14th EDITION

原书第14版

Williams *Textbook of* Endocrinology

原著 ［美］Shlomo Melmed ［美］Richard J. Auchus

［美］Allison B. Goldfine ［美］Ronald J. Koenig ［美］Clifford J. Rosen

Williams 内分泌学

—— 主译 ——
彭永德 王卫庆 赵家军

下卷

中国科学技术出版社
·北京·

图书在版编目（CIP）数据

Williams 内分泌学 : 原书第 14 版 . 下卷 / (美) 施罗莫·梅尔梅德 (Shlomo Melmed) 等原著 ; 彭永德，王卫庆，赵家军主译 . — 北京 : 中国科学技术出版社，2024.8

书名原文 : Williams Textbook of Endocrinology, 14E

ISBN 978-7-5236-0784-8

Ⅰ . ① W… Ⅱ . ①施… ②彭… ③王… ④赵… Ⅲ . ①内分泌学 Ⅳ . ① R58

中国国家版本馆 CIP 数据核字 (2024) 第 105959 号

著作权合同登记号 : 01-2023-5185

策划编辑	王久红　孙　超
责任编辑	王久红
文字编辑	张风娇　延　锦
装帧设计	佳木水轩
责任印制	徐　飞

出　　版	中国科学技术出版社
发　　行	中国科学技术出版社有限公司
地　　址	北京市海淀区中关村南大街 16 号
邮　　编	100081
发行电话	010-62173865
传　　真	010-62179148
网　　址	http://www.cspbooks.com.cn

开　　本	889mm×1194mm　1/16
字　　数	1993 千字
印　　张	58.75
版　　次	2024 年 8 月第 1 版
印　　次	2024 年 8 月第 1 次印刷
印　　刷	北京盛通印刷股份有限公司
书　　号	ISBN 978-7-5236-0784-8 / R·3289
定　　价	499.00 元

Elsevier (Singapore) Pte Ltd.

3 Killiney Road, #08–01 Winsland House Ⅰ, Singapore 239519

Tel: (65) 6349–0200; Fax: (65) 6733–1817

This translation of *Williams Textbook of Endocrinology, 14E* by Shlomo Melmed, Richard J. Auchus, Allison B. Goldfine, Ronald J. Koenig, Clifford J. Rosen was undertaken by China Science and Technology Press and is published by arrangement with Elsevier (Singapore) Pte Ltd.

Williams Textbook of Endocrinology, 14E by Shlomo Melmed, Richard J. Auchus, Allison B. Goldfine, Ronald J. Koenig, Clifford J. Rosen 由中国科学技术出版社进行翻译，并根据中国科学技术出版社与爱思唯尔（新加坡）私人有限公司的协议约定出版。

《Williams 内分泌学（原书第 14 版·下卷）》（彭永德　王卫庆　赵家军，译）

ISBN: 978–7–5236–0784–8

注　意

本译本由中国科学技术出版社完成。相关从业及研究人员必须凭借其自身经验和知识对文中描述的信息数据、方法策略、搭配组合、实验操作进行评估和使用。由于医学科学发展迅速，临床诊断和给药剂量尤其需要经过独立验证。在法律允许的最大范围内，爱思唯尔、译文的原文作者、原文编辑及原文内容提供者均不对译文或因产品责任、疏忽或其他操作造成的人身及（或）财产伤害及（或）损失承担责任，亦不对由于使用文中提到的方法、产品、说明或思想而导致的人身及（或）财产伤害及（或）损失承担责任。

译校者名单

主　　审　宁　光

学术顾问　滕卫平　母义明

主　　译　彭永德　王卫庆　赵家军

副主译　单忠艳　洪天配　严　励　夏维波　杨　涛　余学峰　曲　伸　童南伟　王桂侠　秦贵军
　　　　　刘礼斌　宋勇峰

译　　委　（以姓氏笔画为序）

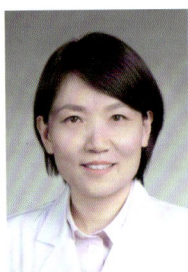

丁晓颖
上海交通大学医学院
附属第一人民医院

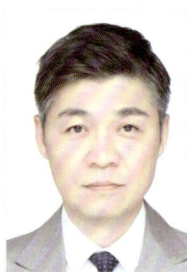

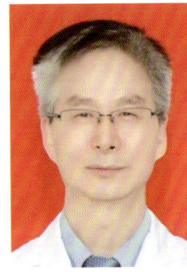

王　广
首都医科大学附属
北京朝阳医院

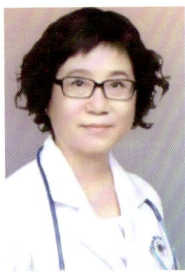

王卫庆
上海交通大学医学院
附属瑞金医院

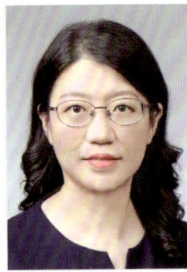

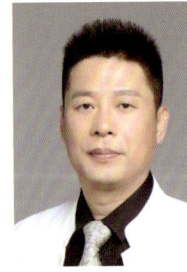

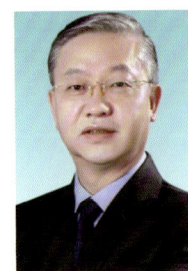

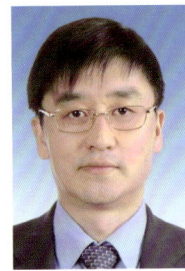

王育璠
上海交通大学医学院
附属第一人民医院

王养维
陕西省人民医院

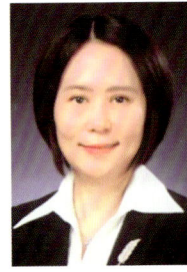

王桂侠
吉林大学第一医院

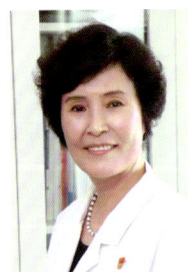

王新玲
新疆维吾尔自治区
人民医院

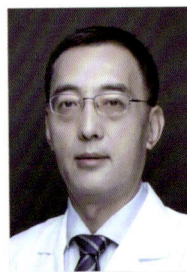

王颜刚
青岛大学附属医院

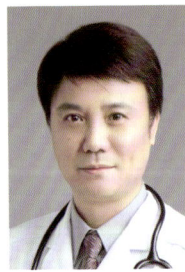

石勇铨
海军军医大学
第二附属医院

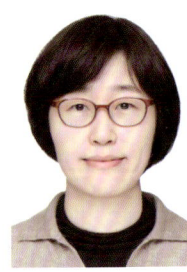

叶　蕾
上海交通大学医学院
附属瑞金医院

冯　波
同济大学附属
东方医院

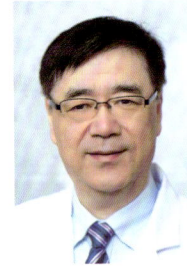

宁　光
上海交通大学医学院
附属瑞金医院

母义明
解放军总医院
第一医学中心

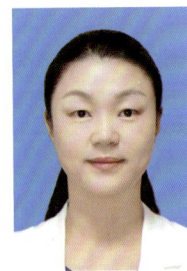

毕宇芳
上海交通大学医学院
附属瑞金医院

曲　伸
同济大学附属
第十人民医院

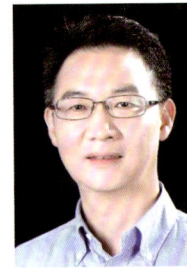

吕朝晖
中国人民解放军总医院
第一医学中心

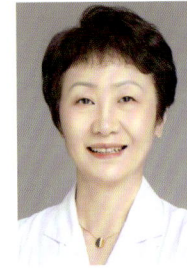

乔　虹
哈尔滨医科大学附属
第二医院

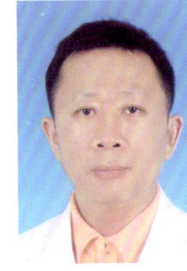

全会标
海南省人民医院

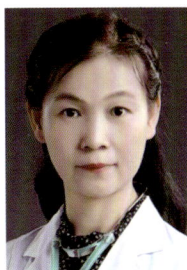

刘 萍
宁夏医科大学总医院

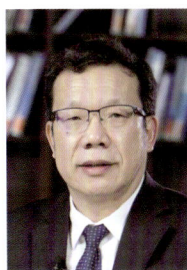

刘 铭
天津医科大学总医院

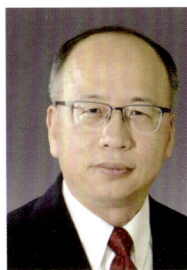

刘礼斌
福建医科大学附属
协和医院

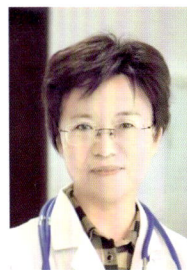

闫朝丽
内蒙古医科大学
附属医院

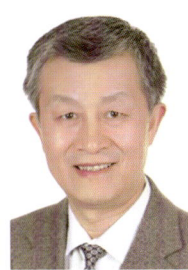

汤旭磊
兰州大学第一医院

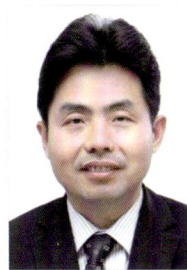

孙子林
东南大学附属中大医院

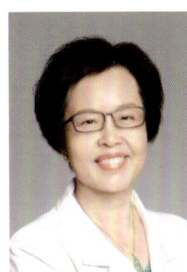

严 励
中山大学孙逸仙纪念
医院

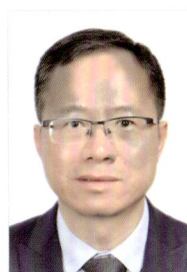

苏 恒
云南省第一人民医院

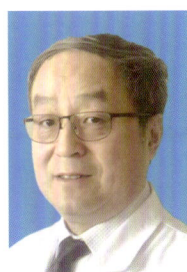

苏本利
大连医科大学第二
附属医院

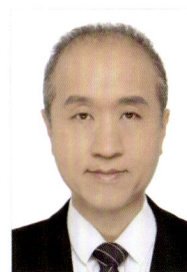

李 秋
山东第一科科大学附
属省立医院

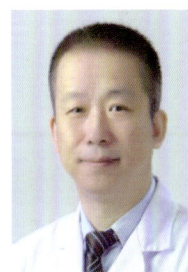

李 强
深圳大学总医院

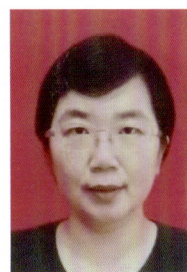

李 静
中国医科大学附属
第一医院

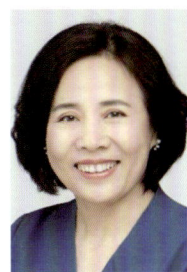

李玉秀
中国医学科学院
北京协和医院

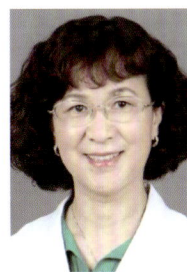

李延兵
中山大学附属第一
医院

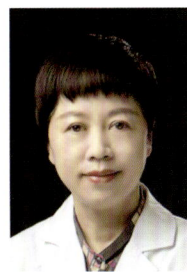

李艳波
深圳大学附属华南
医院

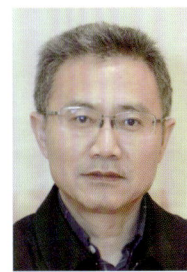

杨 涛
南京医科大第一附属
医院

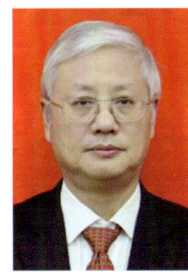

杨刚毅
重庆医科大学附属
第二医院

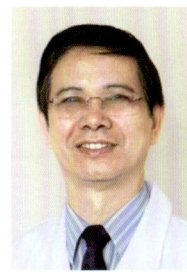

肖建中
北京清华长庚医院

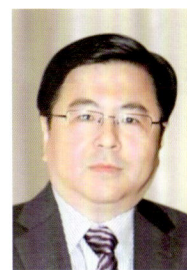

余学锋
华中科技大学同济医
学院附属同济医院

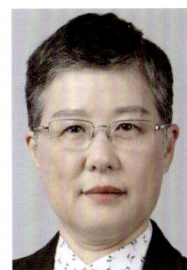

谷 卫
浙江大学医学院附属
第二医院

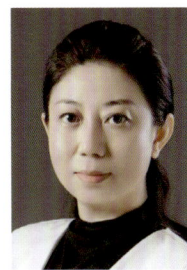

谷伟军
中国人民解放军总医院
第一医学中心

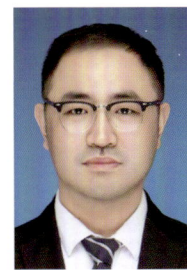

宋勇峰
济南市中心医院

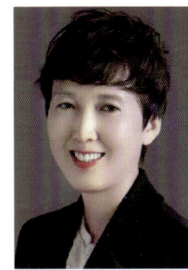

张 巧
贵黔国际总医院

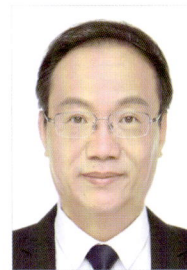

张 波
中日友好医院

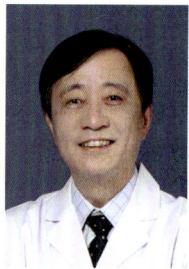

张力辉 河北医科大学第二医院	**张俊清** 北京大学第一医院	**张海清** 山东第一医科大学 附属省立医院

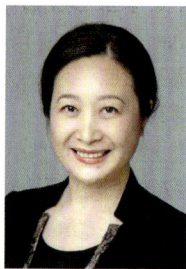

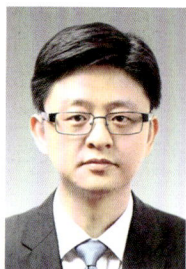

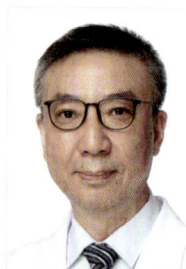

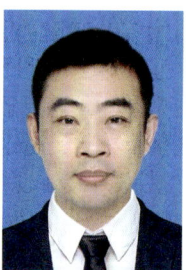

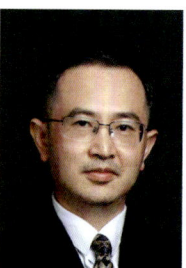

陆志强 复旦大学附属 中山医院	**陆洁莉** 上海交通大学医学院 附属瑞金医院	**陈 刚** 福建省立医院

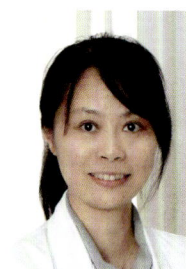

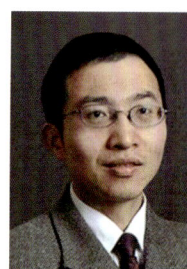

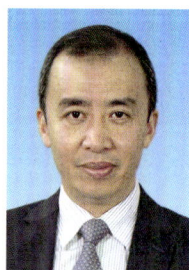

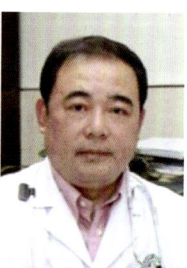

陈 宏 南方医科大学 珠江医院	**陈海冰** 同济大学附属 第十人民医院	**周翔海** 北京大学人民医院

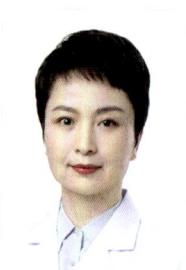

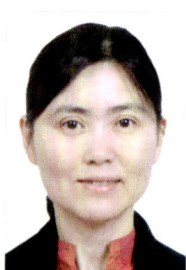

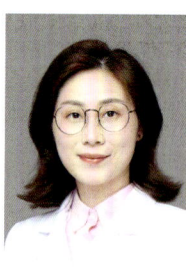

郑 超 浙江大学医学院附属 第二医院	**郑宏庭** 陆军军医大学 新桥医院	**单忠艳** 中国医科大学附属 第一医院

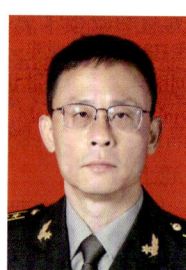

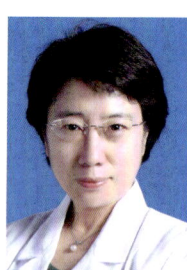

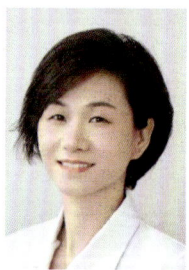

赵艳艳 郑州大学第一附属 医院	**赵家军** 山东第一医科大学 附属省立医院	**侯新国** 山东大学齐鲁医院

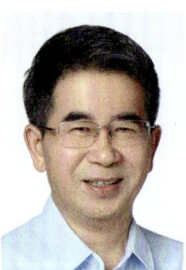

洪天配 北京大学第三医院	**秦映芬** 广西医科大学第一 附属医院	**秦贵军** 郑州大学第一附属 医院

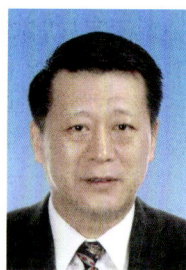

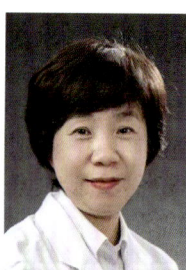

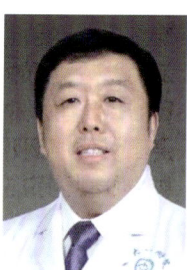

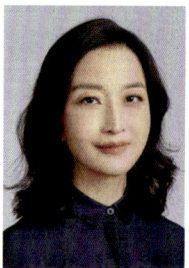

袁慧娟 河南省人民医院	**夏维波** 中国医学科学院 北京协和医院	**徐 进** 山东第一医科大学 附属省立医院

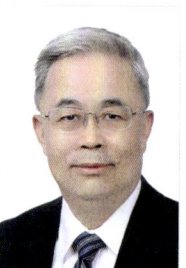

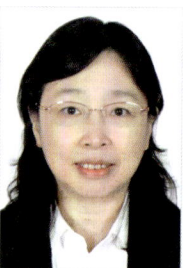

盛志峰 中南大学湘雅二医院	**彭永德** 上海交通大学医学院 附属第一人民医院	**焦 凯** 第四军医大学 唐都医院

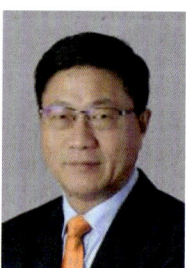

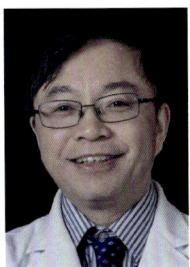

童南伟
四川大学华西医院

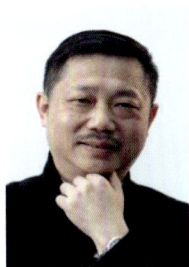

曾天舒
华中科技大学同济医学院附属协和医院

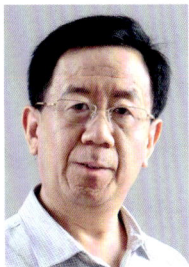

管庆波
山东第一医科大学附属省立医院

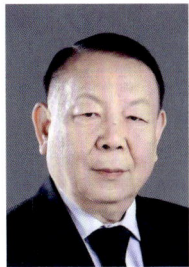

滕卫平
中国医科大学附属第一医院

学术秘书 宋勇峰（兼） 王育璠 侍 茹

译 校 者 （以姓氏笔画为序）

卜 乐	同济大学附属第十人民医院	叶蔚然	深圳大学附属华南医院
于 璐	河南省人民医院	史晓阳	河南省人民医院
于永桌	青岛大学附属医院	丘 悦	中山大学孙逸仙纪念医院
于静雯	海南省人民医院	司 可	青岛大学附属医院
马 宇	内蒙古医科大学附属医院	邢宝迪	中国医学科学院北京协和医院
马宇航	上海交通大学医学院附属第一人民医院	邢渝敏	中国医科大学附属第一医院
马佳静	中山大学附属第一医院	吉米兰木·麦麦提明	新疆维吾尔自治区人民医院
马晓森	中国医学科学院北京协和医院	巩博深	中国医科大学附属第一医院
马婉璐	中日友好医院	吕 璐	中国医学科学院北京协和医院
王 苹	中国医科大学附属第一医院	吕丽芳	河南省人民医院
王 凯	山东第一医科大学附属省立医院	朱天欣	中山大学孙逸仙纪念医院
王 晶	深圳大学附属华南医院	朱余蓉	华中科技大学同济医学院附属同济医院
王 娸	内蒙古医科大学附属医院	朱佳冉	陆军军医大学第二附属医院
王 慧	内蒙古医科大学附属医院	任 萌	中山大学孙逸仙纪念医院
王一婷	云南省第一人民医院	任高飞	郑州大学第一附属医院
王先令	中国人民解放军总医院第一医学中心	刘 玲	南京医科大学第一附属医院
王沁怡	中南大学湘雅二医院	刘艺文	中国医学科学院北京协和医院
王林曦	福建医科大学附属协和医院	刘兆祥	北京清华长庚医院
王佳璐	中国医学科学院北京协和医院	刘玲娇	陕西省人民医院
王金硕	中国医科大学附属第一医院	刘彦玲	郑州大学第一附属医院
王铭婕	内蒙古医科大学附属医院	刘艳霞	郑州大学第一附属医院
王紫薇	北京大学第一医院	刘博苑	中山大学附属第一医院
云素芳	内蒙古医科大学附属医院	刘婷婷	中国医科大学附属第一医院
毛贝蓓	华中科技大学同济医学院附属同济医院	齐梦亚	中国医学科学院北京协和医院
方 芳	上海交通大学医学院附属第一人民医院	汤 玮	海军军医大学附属长征医院
巴建明	中国人民解放军总医院第一医学中心	许晓燕	宁夏医科大学总医院
叶静雅	浙江大学第二医院	阮玉婷	南方医科大学珠江医院

孙 齐	华中科技大学同济医学院附属协和医院	张 妍	贵州省贵黔国际总医院
孙 航	山东第一医科大学附属省立医院	张 莹	郑州大学第一附属医院
孙 嘉	南方医科大学珠江医院	张 倩	陆军军医大学第二附属医院
孙亮亮	海军军医大学附属长征医院	张 竞	新疆维吾尔自治区人民医院
孙首悦	上海交通大学医学院附属瑞金医院	张 晨	山东第一医科大学附属省立医院
孙婧雪	哈尔滨医科大学附属第二医院	张 翠	上海交通大学医学院附属瑞金医院
苏颐为	上海交通大学医学院附属瑞金医院	张丽娟	内蒙古医科大学附属医院
杜培洁	郑州大学第一附属医院	张思捷	南京医科大学第一附属医院
李 冰	中国人民解放军总医院第一医学中心	张晨宇	中国医科大学附属第一医院
李 拓	海军军医大学附属长征医院	张曼娜	同济大学附属第十人民医院
李 娜	上海交通大学医学院附属第一人民医院	张斯文	吉林大学第一医院
李 辉	陕西省人民医院	张智慧	内蒙古医科大学附属医院
李 晶	首都医科大学附属北京朝阳医院	张馨月	四川大学华西医院
李子怡	中国医学科学院北京协和医院	阿地拉·阿里木	新疆维吾尔自治区人民医院
李丹霜	华中科技大学同济医学院附属同济医院	陈 宁	复旦大学附属中山医院厦门医院
李旭辉	中山大学附属第一医院	陈 薪	中山大学附属第一医院
李若青	重庆大学附属中心医院	陈永连	四川大学华西医院
李雨辰	山东第一医科大学附属省立医院	陈雪莹	中山大学附属第一医院
李欣遥	中国医学科学院北京协和医院	陈翠红	广西医科大学第一附属医院
李秋贤	中国医科大学附属第一医院	邵一珉	北京大学第一医院
李奕璇	青岛大学附属医院	邵明伟	郑州大学第一附属医院
李谨见	中山大学附属第一医院	武鲁铭	上海交通大学医学院附属瑞金医院
杨 进	北京大学第三医院	范能光	上海交通大学医学院附属第一人民医院
杨 娜	中国医学科学院北京协和医院	林 纬	福建省立医院
杨 烨	新疆维吾尔自治区人民医院	林 苗	福建省立医院
杨 淳	南京医科大学第一附属医院	林 露	福建医科大学附属协和医院
杨 琨	北京大学第三医院	罗 绰	中南大学湘雅二医院
杨宇成	中国医学科学院北京协和医院	罗佩琼	华中科技大学同济医学院附属同济医院
杨海燕	广西医科大学第一附属医院	岳 纯	中南大学湘雅二医院
杨梦柳	重庆医科大学附属第二医院	岳 瑶	内蒙古医科大学附属医院
杨梦姣	山东第一医科大学附属省立医院	金明月	深圳大学总医院
肖显超	吉林大学第一医院	周若彤	中国医学科学院北京协和医院
吴言美智	哈尔滨医科大学附属第二医院	周潇滢	东南大学附属中大医院
吴雨朔	中国医学科学院北京协和医院	周薇薇	上海交通大学医学院附属瑞金医院
邱山虎	东南大学附属中大医院	冼 炜	中山大学附属第一医院
何 毅	华中科技大学同济医学院附属同济医院	庞倩倩	中国医学科学院北京协和医院
何丽云	中国医学科学院北京协和医院	郑思畅	上海交通大学医学院附属瑞金医院
余 洁	中国医学科学院北京协和医院	孟肖雨	华中科技大学同济医学院附属同济医院
宋 君	同济大学附属东方医院	项羽茜	华中科技大学同济医学院附属同济医院
宋璐璐	中日友好医院	赵 雪	吉林大学第一医院
张 丽	宁夏医科大学总医院	赵 琳	大连医科大学附属第二医院

赵 媛	中国医学科学院北京协和医院	黄艺玲	中国医学科学院北京协和医院
赵思楠	河北医科大学第二医院	萨如拉	内蒙古医科大学附属医院
胡 祥	华中科技大学同济医学院附属协和医院	梅永生	青岛大学附属医院
胡晓娜	中国人民解放军总医院第一医学中心	崔 晨	山东大学齐鲁医院
柯 文	中山大学附属第一医院	崔梦钊	吉林大学第一医院
柯琳秋	重庆市人民医院	梁寒婷	中国医学科学院北京协和医院
柯甦捷	福建医科大学附属协和医院	彭 格	四川大学华西医院
钟 旭	上海交通大学医学院附属瑞金医院	韩 丽	中国医学科学院北京协和医院
姜 蕾	上海交通大学医学院附属瑞金医院	韩学尧	北京大学人民医院
洪晓思	中山大学孙逸仙纪念医院	程杨蕾	中山大学附属第一医院
秦 静	内蒙古医科大学附属医院	曾文衡	浙江大学第二医院
顾 楠	北京大学第一医院	温俊平	福建省立医院
顾 愹	南京医科大学第一附属医院	甄 琴	上海交通大学医学院附属第一人民医院
顾丽萍	上海交通大学医学院附属第一人民医院	窦京涛	中国人民解放军总医院第一医学中心
柴雨薇	山东第一医科大学附属省立医院	廖晓玉	陆军军医大学第二附属医院
倪启成	上海交通大学医学院附属瑞金医院	阚冉冉	华中科技大学同济医学院附属同济医院
倪晓琳	中国医学科学院北京协和医院	虤晶翠	北京大学第一医院
高若男	福建医科大学附属协和医院	潘 娟	内蒙古医科大学附属医院
高艳霞	宁夏医科大学总医院	潘李萌	华中科技大学同济医学院附属同济医院
郭 丰	郑州大学第一附属医院	魏 蕊	北京大学第三医院
郭亚明	华中科技大学同济医学院附属同济医院	瞿 华	陆军军医大学第二附属医院
郭清华	中国人民解放军总医院第一医学中心		

内容提要

本书引进自 Elsevier 出版集团，初版由 Robert Williams 著于 20 世纪 50 年代初，70 余年来不断更新再版，如今已更新至第 14 版。全书共九篇 46 章，内容涵盖激素及其作用、下丘脑与垂体、甲状腺、肾上腺皮质与内分泌性高血压、性发育与性功能、内分泌学与寿命（包括母胎、儿童、成年）、矿物质代谢、糖类和脂肪代谢紊乱、多发性内分泌疾病与内分泌肿瘤。著者有着深邃的理论思想及深厚的临床功底，对新版本各章内容进行了修订并添加了许多新内容，如全球内分泌疾病负担、内分泌指南汇总导读、跨性别内分泌学及骨软化症等，对 2 型糖尿病治疗新进展进行了大幅更新并单独设置了胰岛素分泌生理学章节，这些更新反映了不断强化的内分泌实践对临床治疗理念及决策的深远影响。本书内容全面、阐述系统、图文并茂、与时俱进，适合内分泌相关医师及科研人员阅读参考。

补 充 说 明

本书收录图片众多，其中部分图表存在第三方版权限制的情况，为保留原文内容完整性计，存在第三方版权限制的图表均以原文形式直接排录，不另做中文翻译，特此说明。

书中参考文献条目众多，为方便读者查阅，已将本书参考文献更新至网络，读者可扫描右侧二维码，关注出版社医学官方微信"焦点医学"，后台回复"9787523607831"，即可获取。

原书编著者名单

原 著

Shlomo Melmed, MB ChB, MACP
Executive Vice President and Dean of the Medical Faculty
Cedars-Sinai Medical Center
Los Angeles, California

Richard J. Auchus, MD, PhD
Professor
Departments of Pharmacology and Internal Medicine
Division of Metabolism, Endocrinology, and Diabetes
University of Michigan
Endocrinology Service Chief
Ann Arbor VA Healthcare System
Ann Arbor, Michigan

Allison B. Goldfine, MD
Associate Physician, Division of Endocrinology, Diabetes, and
   Hypertension
Brigham and Women's Hospital

Lecturer, Part-Time
Harvard Medical School
Boston, Massachusetts
Director, Translational Medicine Cardiometabolic Disease
Novartis Institute of Biomedical Research
Cambridge, Massachusetts

Ronald J. Koenig, MD, PhD
Professor
Department of Internal Medicine
Division of Metabolism, Endocrinology, and Diabetes
University of Michigan
Ann Arbor, Michigan

Clifford J. Rosen, MD
Professor of Medicine
Tufts University School of Medicine
Boston, Massachusetts

参编者

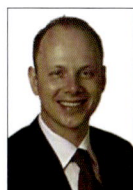

John C. Achermann, MB, MD, PhD
Wellcome Trust Senior Research Fellow in Clinical
   Science and Professor of Pediatric Endocrinology
Department of Genetics and Genomic Medicine
UCL GOS Insititute of Child Health
University College London
London, Great Britain

Andrew J. Ahmann, MD, MS
Professor of Medicine
Division of Endocrinology, Diabetes, and Clinical
   Nutrition
Director, Harold Schnitzer Diabetes Health Center
Oregon Health & Science University
Portland, Oregon

Lloyd P. Aiello, MD, PhD
Professor of Ophthalmology
Harvard Medical School
Director, Beetham Eye Institute
Joslin Diabetes Center
Boston, Massachusetts

Mark S. Anderson, MD, PhD
Professor
Diabetes Center
University of California, San Francisco
San Francisco, California

Ana María Arbeláez, MD, MSCI
Associate Professor
Department of Pediatrics
Washington University School of Medicine
Pediatrician, St. Louis Children's Hospital
St. Louis, Missouri

Mark A. Atkinson, PhD
American Diabetes Association Eminent Scholar for
   Diabetes Research
Departments of Pathology and Pediatrics
Director, University of Florida Diabetes Institute
Gainesville, Florida

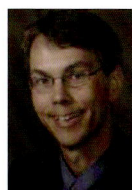

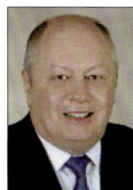

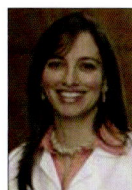

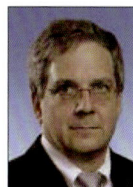

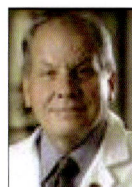

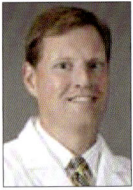

Erik K. Alexander, MD
Chief, Thyroid Section
Brigham and Women's Hospital
Professor of Medicine
Harvard Medical School
Boston, Massachusetts

Richard J. Auchus, MD, PhD
Professor
Departments of Pharmacology and Internal Medicine
Division of Metabolism, Endocrinology, and Diabetes
University of Michigan
Endocrinology Section Chief
Ann Arbor VA Healthcare System
Ann Arbor, Michigan

Rebecca H. Allen, MD, MPH
Associate Professor
Department of Obstetrics and Gynecology
Warren Alpert Medical School of Brown University
Providence, Rhode Island

Jennifer M. Barker, MD
Associate Professor
Department of Pediatrics
University of Colora do
Aurora, Colorado

Bradley D. Anawalt, MD
Professor and Vice Chair
Department of Medicine
University of Washington
Seattle, Washington

Rosemary Basson, MD, FRCP(UK)
Clinical Professor
Department of Psychiatry
University of British Columbia
Director, University of British Columbia Sexual
    Medicine Program
British Columbia Centre for Sexual Medicine
Vancouver, British Columbia, Canada

Sarah L. Berga, MD
Professor and Director
Division of Reproductive Endocrinology and Infertility
University of Utah School of Medicine
Salt Lake City, Utah

Annabelle Brennan, MBBS, LLB (Hons)
Department of Obstetrics and Gynaecology
Royal Women's Hospital
Melbourne, Australia

Sanjay K. Bhadada, MBBS, MD, DM
Professor
Department of Endocrinology
Nehru Hospital
Post Graduate Institute of Medical Education and
    Research
Chandigarh, India

Gregory A. Brent, MD
Professor of Medicine and Physiology
Chief, Division of Endocrinology, Diabetes, and
    Metabolism
The David Geffen School of Medicine at University of
    California, Los Angeles
Los Angeles, California

Arti Bhan, MD
Division Head, Endocrinology, Diabetes, Bone and
    Mineral Disorders
Henry Ford Health System
Detroit, Michigan

F. Richard Bringhurst, MD
Physician and Associate Professor of Medicine
Endocrine Unit
Massachusetts General Hospital
Harvard Medical School
Boston, Massachusetts

Shalender Bhasin, MB, BS
Professor of Medicine
Harvard Medical School
Director, Research Program in Men's Health: Aging
    and Metabolism
Director, Boston Claude D. Pepper Older Americans
    Independence Center
Brigham and Women's Hospital
Boston, Massachusetts

Juan P. Brito, MD, MS
Associate Professor
Department of Medicine
Division of Endocrinology
Knowledge and Evaluation Research Unit in
    Endocrinology
Mayo Clinic
Rochester, Minnesota

Dennis M. Black, PhD
Department of Epidemiology and Biostatistics
University of California, San Francisco
San Francisco, California

Todd T. Brown, MD, PhD
Professor of Medicine and Epidemiology
Division of Endocrinology, Diabetes, and Metabolism
Johns Hopkins University
Baltimore, Maryland

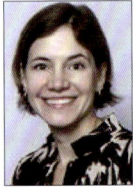

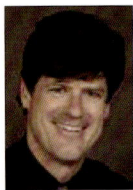

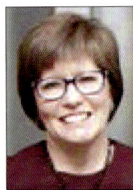

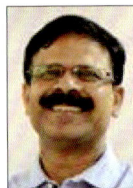

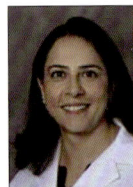

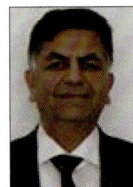

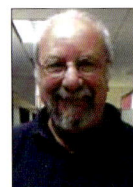

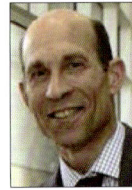

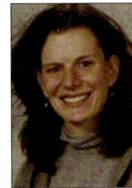

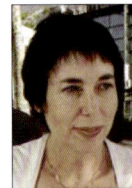

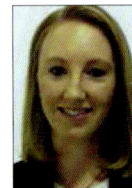

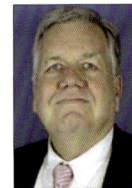

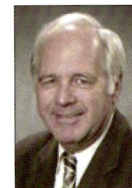

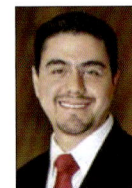

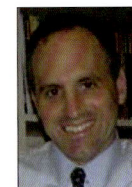

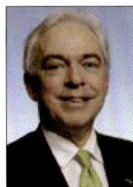

Andrew J.M. Boulton, MD, FACP, FRCP
Professor
Centre for Endocrinology and Diabetes
University of Manchester
Manchester, Great Britain
Visiting Professor
Division of Endocrinology, Metabolism, and Diabetes
University of Miami
Miami, Florida

Glenn D. Braunstein, MD
Professor of Medicine
Cedars-Sinai Medical Center
Professor of Medicine Emeritus
The David Geffen School of Medicine at University of
    California, Los Angeles
Los Angeles, California

David A. Bushinsky, MD
Professor of Medicine and of Pharmacology and
    Physiology
Department of Medicine
University of Rochester School of Medicine
Rochester, New York

Christin Carter-Su, ScB, PhD
The Anita H. Payne Distinguished University Professor
    of Physiology
The Henry Sewall Collegiate Professor of Physiology
Professor of Molecular and Integrative Physiology
Professor of Internal Medicine
University of Michigan Medical School
Associate Director
Michigan Diabetes Research Center
Ann Arbor, Michigan

Yee-Ming Chan, MD, PhD
Associate Physician
Department of Pediatrics
Division of Endocrinology
Boston Children's Hospital
Assistant Professor of Pediatrics
Harvard Medical School
Boston, Massachusetts

Ronald Cohen, MD
Associate Professor
Department of Medicine
University of Chicago
Chicago, Illinois

David W. Cooke, MD
Associate Professor
Department of Pediatrics
Johns Hopkins University School of Medicine
Baltimore, Maryland

Mark E. Cooper, AO, MB BS, PhD, FRACP
Professor and Head
Department of Diabetes
Central Clinical School
Monash University
Melbourne, Australia

Michael Brownlee, MD
Anita and Jack Saltz Chair in Diabetes Research
    Emeritus
Professor Emeritus, Medicine and Pathology
Associate Director for Biomedical Sciences Emeritus
Einstein Diabetes Research Center
Albert Einstein College of Medicine
Bronx, New York

Serdar E. Bulun, MD
JJ Sciarra Professor of Obstetrics and Gynecology and
    Chair
Department of Obstetrics and Gynecology
Northwestern University Feinberg School of Medicine
Chicago, Illinois

Philip E. Cryer, MD
Professor of Medicine Emeritus
Department of Medicine
Washington University School of Medicine
Physician
Barnes-Jewish Hospital
St. Louis, Missouri

Eyal Dassau, PhD
Director, Biomedical Systems Engineering Research
    Group
Senior Research Fellow in Biomedical Engineering in
    the Harvard John A. Paulson School of Engineering
    and Applied Sciences
Harvard University
Cambridge, Massachusetts

Mehul T. Dattani, MD, MBBS, DCH, FRCPCH, FRCP
Professor
Department of Paediatric Endocrinology
Great Ormond Street Hospital for Children NHS
    Foundation Trust
Genetics and Genomic Medicine Programme
University College London Institute of Child Health
London, Great Britain

Francisco J.A. de Paula, MD, PhD
Associate Professor of Endocrinology and Metabolism
Department of Internal Medicine
Ribeirão Preto Medical School
University of São Paulo
Ribeirao Preto, Brazil

Marie B. Demay, MD
Physician and Professor of Medicine
Endocrine Unit
Massachusetts General Hospital
Harvard Medical School
Boston, Massachusetts

Sara A. DiVall, MD
Associate Professor
Departments of Pediatrics
Division of Endocrinology
University of Washington
Seattle, Washington

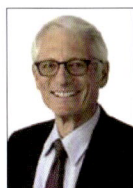

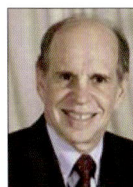

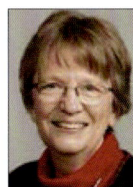

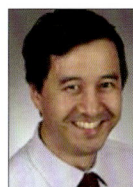

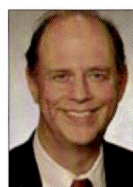

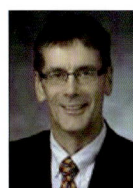

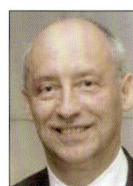

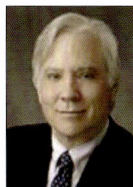

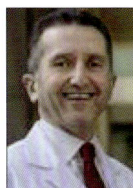

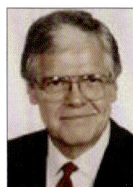

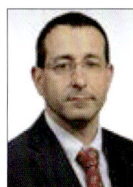

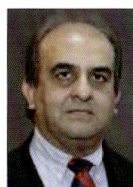

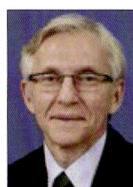

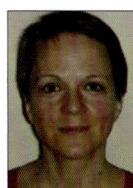

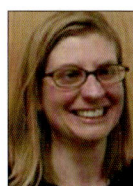

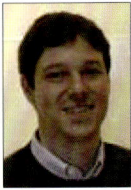

Ewerton Cousin, MSc
Postgraduate Program in Epidemiology
Universidade Federal do Rio Grande do Sul
Porto Alegre, Brazil

Bruce B. Duncan, MD, MPH, PhD
Department of Social Medicine and Postgraduate
    Program in Epidemiology School of Medicine
Universidade Federal do Rio Grande do Sul Porto
    Alegre, Brazil

Eva L. Feldman, MD, PhD
Russell N. DeJong Professor of Neurology
Director, Program for Neurology Research and
    Discovery
University of Michigan Medical School
Ann Arbor, Michigan

Ele Ferrannini, MD
Professor of Medicine
Institute of Clinical Physiology
National Research Council
Pisa, Italy

Heather A. Ferris, MD, PhD
Assistant Professor of Medicine
University of Virginia
Charlottesville, Virginia

Sebastiano Filetti, MD
Full Professor of Internal Medicine
Department of Translational and Precision Medicine
Sapienza University of Rome
Rome, Italy

Laercio J. Franco, MD, MPH, PhD
Professor of Social Medicine
Ribeirão Preto Medical School-University of São Paulo
Ribeirão Preto, Brazil

Evelien F. Gevers, MD, PhD
Department of Pediatric Endocrinology
Royal London Children's Hospital
Barts Health NHS Trust
Centre for Endocrinology
William Harvey Research Institute
Queen Mary University of London
London, Great Britian

Ezio Ghigo, MD
Professor of Endocrinology
Division of Endocrinology, Diabetology, and
    Metabolism
University of Turin
Turin, Italy

Ira J. Goldberg, MD
Clarissa and Edgar Bronfman Jr. Professor
New York University School of Medicine
Director, Division of Endocrinology, Diabetes, and
    Metabolism
New York University Langone Health
New York, New York

Allison B. Goldfine, MD
Associate Physician, Division of Endocrinology, Diabetes,
    and Hypertension
Brigham and Women's Hospital
Lecturer, Part-Time
Harvard Medical School
Boston, Massachusetts
Director, Translational Medicine Cardiometabolic Disease
Novartis Institute of Biomedical Research
Cambridge, Massachusetts

Peter A. Gottlieb, MD
Professor
Department of Pediatrics
University of Colorado
Aurora, Colorado

Steven K. Grinspoon, MD
Professor of Medicine
Harvard Medical School
Chief, Metabolism Unit
Massachusetts General Hospital
Boston, Massachusetts

Sabine E. Hannema, MD, PhD
Paediatric Endocrinologist
Department of Paediatrics
Leiden University Medical Centre
Leiden, The Netherlands
Department of Paediatric Endocrinology
Erasmus Univeristy Medical Centre
Rotterdam, The Netherlands

Frances J. Hayes, MB BCh, BAO
Associate Professor of Medicine
Harvard Medical School
Clinical Director, Endocrine Division
Massachusetts General Hospital
Boston, Massachusetts

**Harshini Katugampola, PhD, BSc, MBBS,
MRCPCH, MSc**
Department of Paediatric Endocrinology
Great Ormond Street Hospital for Children NHS
    Foundation Trust
Genetics and Genomic Medicine Programme
University College London Institute of Child Health
London, Great Britain

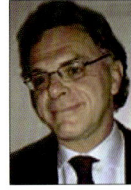

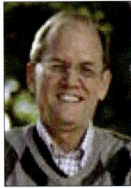

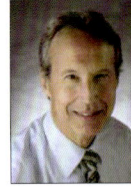

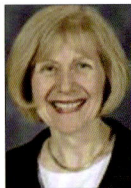

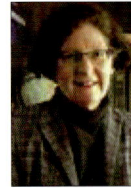

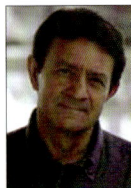

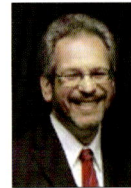

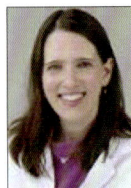

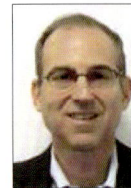

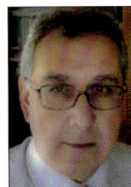

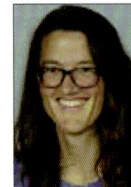

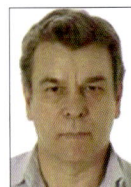

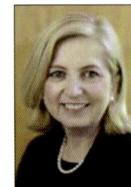

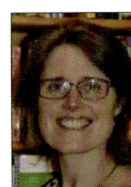

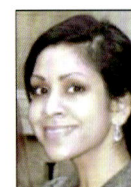

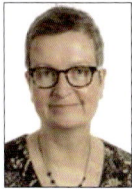

Martha Hickey, MD, BA(Hons), MSc, MBChB, FRCOG, FRANZCOG
Professor
Department of Obstetrics and Gynaecology
University of Melbourne
Melbourne, Australia

Joel. N. Hirschhorn, MD, PhD
Chief, Division of Endocrinology
Concordia Professor of Pediatrics and Professor of
    Genetics
Harvard Medical School
Boston, Massachusetts

Ken Ho, MD, FRACP, FRCP (UK), FAHMS
Emeritus Professor
St. Vincent's Hospital
Garvan Institute of Medical Research
University of New South Wales
Sydney, Australia

Anthony Hollenberg, MD
Sanford I. Weill Chair
Joan and Sanford I. Weill Department of Medicine
Professor of Medicine
Physician-in-Chief
New York Presbyterian/Weill Cornell Medical Center
New York, New York

Ieuan A. Hughes, MD, MA
Emeritus Professor of Paediatrics
Department of Paediatrics
University of Cambridge
Cambridge, Great Britain

C. Ronald Kahn, MD
Chief Academic Officer
Joslin Diabetes Center
Mary K. Iacocca Professor of Medicine
Department of Medicine
Harvard Medical School
Boston, Massachusetts

Ursula Kaiser, MD, FACP
Chief, Division of Endocrinology, Diabetes, and
    Hypertension
George W. Thorn, MD, Distinguished Professor in
    Endocrinology
Department of Medicine
Brigham and Women's Hospital
Professor of Medicine
Harvard Medical School
Boston, Massachusetts

Steven W.J. Lamberts, MD, PhD
Professor of Internal Medicine
Erasmus Medical Center
Rotterdam, The Netherlands

Andrew M. Kaunitz, MD, FACOG
Professor and Associate Chairman
Department of Obstetrics and Gynecology
University of Florida College of Medicine-Jacksonville
Jacksonville, Florida

Ronald J. Koenig, MD, PhD
Professor
Department of Internal Medicine
Division of Metabolism, Endocrinology, and Diabetes
University of Michigan
Ann Arbor, Michigan

Peter A. Kopp, MD
Professor of Medicine
Division of Endocrinology, Metabolism, and Molecular
    Medicine
Center for Genetic Medicine
Northwestern University
Feinberg School of Medicine
Chicago, Illinois

Henry M. Kronenberg, MD
Physician and Professor of Medicine
Endocrine Unit
Massachusetts General Hospital
Boston, Massachusetts

Lori Laffel, MD, MPH
Chief, Pediatric, Adolescent and Young Adult Section
Senior Investigator and Head, Section on Clinical,
    Behavioral and Outcomes Research
Joslin Diabetes Center
Professor of Pediatrics
Harvard Medical School
Boston, Massachusetts

Eleftheria Maratos-Flier, MD
Professor Emerita
Department of Medicine
Beth Israel Deaconess Medical Center
Harvard Medical School
Boston, Massachusetts
Director, Translation Medicine
Cardiovascular-Metabolic Disease
Novartis Institutes of Biomedical Research
Cambridge, Massachusetts

Andrea Mari, PhD
Institute of Neuroscience
National Research Council
Padua, Italy

Alvin M. Matsumoto, MD
Professor of Medicine
University of Washington School of Medicine
Seattle, Washington

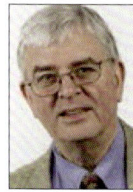

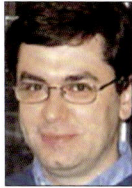

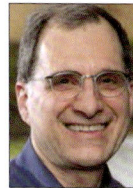

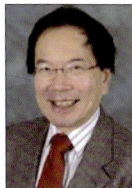

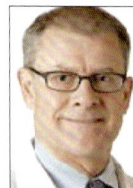

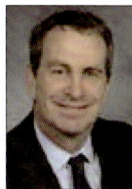

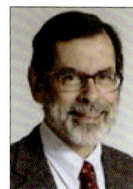

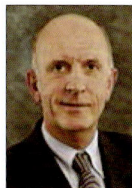

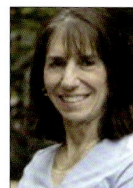

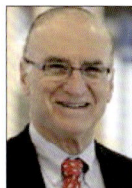

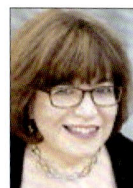

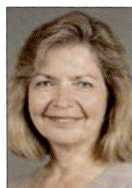

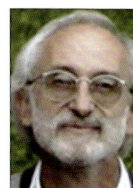

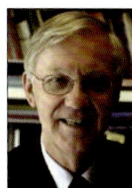

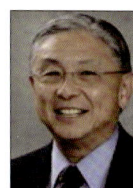

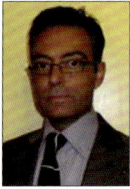

Fabio Lanfranco, MD, PhD
Division of Endocrinology, Diabetology, and
 Metabolism
Department of Medical Sciences
University of Turin
Turin, Italy

P. Reed Larsen, MD, FRCP
Professor of Medicine
Harvard Medical School
Senior Physician
Division of Endocrinology, Diabetes, and Metabolism
Brigham and Women's Hospital
Boston, Massachusetts

Sophie Leboulleux, MD, PhD
Department of Nuclear Medicine and Endocrine
 Oncology
Gustave Roussy
Villejuif, France

Ronald M. Lechan, MD, PhD
Professor of Medicine
Department of Medicine
Division of Endocrinology
Tufts Medical Center
Boston, Massachusetts

Amit R. Majithia, MD
Assistant Professor
Departments of Medicine and Pediatrics
University of California San Diego School of Medicine
La Jolla, California

Spyridoula Maraka, MD, MSc
Assistant Professor of Medicine
Division of Endocrinology and Metabolism
University of Arkansas for Medical Sciences
Department of Medicine
Central Arkansas Veterans Healthcare System
Little Rock, Arkansas
Knowledge and Evaluation Research Unit in
 Endocrinology
Mayo Clinic
Rochester, Minnesota

John D.C. Newell–Price, MA, PhD, FRCP
Professor of Endocrinology, Oncology, and Metabolism
The Medical School
University of Sheffield
Sheffield, England

Dayna E. McGill, MD
Research Associate, Section on Clinical, Behavioral,
 and Outcomes Research
Pediatric Endocrinologist, Pediatric, Adolescent, and
 Young Adult Section
Joslin Diabetes Center
Instructor of Pediatrics
Harvard Medical School
Boston, Massachusetts

Shlomo Melmed, MB ChB, MACP
Executive Vice President and Dean of the Medical
 Faculty
Cedars-Sinai Medical Center
Los Angeles, California

Victor Montori, MD, MS
Professor of Medicine
Division of Endocrinology, Diabetes, and Nutrition
Knowledge and Evaluation Research Unit in
 Endocrinology
Mayo Clinic
Rochester, Minnesota

Martin G. Myers, Jr., MD, PhD
Professor
Department of Internal Medicine
University of Michigan
Ann Arbor, Michigan

Naykky Singh Ospina, MD, MS
Assistant Professor
Department of Medicine
Division of Endocrinology
Department of Medicine
University of Florida
Gainesville, Florida

Jorge Plutzky, MD
Director, Preventive Cardiology
Director, The Vascular Disease Prevention Program
Division of Cardiovascular Medicine
Brigham and Women's Hospital
Harvard Medical School
Boston, Massachusetts

Kenneth S. Polonsky, MD
Richard T. Crane Distinguished Service Professor
Dean of the Division of the Biological Sciences and the
 Pritzker School of Medicine
Executive Vice President for Medical Affairs
University of Chicago
Chicago, Illinois

Sally Radovick, MD
Professor of Pediatrics
Rutgers Robert Wood Johnson Medical School
New Brunswick, New Jersey

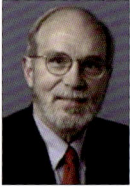

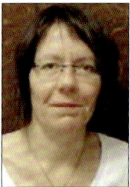

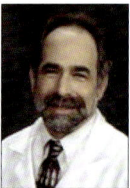

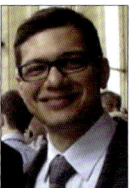

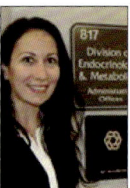

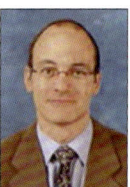

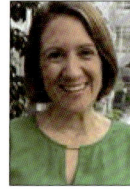

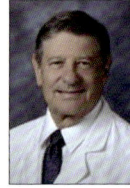

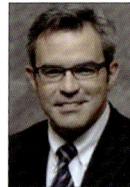

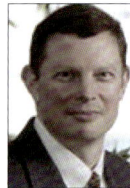

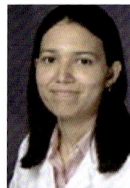

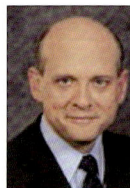

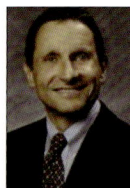

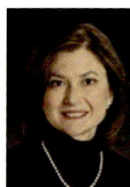

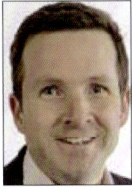

Paul J. Newey, MBChB (Hons), BSc (Hons), DPhil, FRCP
Senior Lecturer in Endocrinology
Division of Molecular and Clinical Medicine
Jacqui Wood Cancer Centre
Ninewells Hospital and Medical School
University of Dundee
Dundee, Scotland

Joshua F. Nitsche, MD, PhD
Associate Professor
Division of Maternal-Fetal Medicine
Department of Obstetrics and Gynecology
Wake Forest School of Medicine
Winston Salem, North Cardina

Kjell Öberg, MD, PhD
Professor
Department of Endocrine Oncology
University Hospital
Uppsala, Sweden

David P. Olson, MD, PhD
Associate Professor
Department of Pediatrics
University of Michigan
Ann Arbor, Michigan

Brian T. O'Neill, MD, PhD
Assistant Professor
Fraternal Order of Eagles Diabetes Research Center
Department of Internal Medicine
Division of Endocrinology
University of Iowa
Iowa City, Iowa

Matthew C. Riddle, MD
Professor of Medicine
Division of Endocrinology, Diabetes, and Clinical
  Nutrition
Oregon Health & Science University
Portland, Oregon

Rene Rodriguez–Gutierrez, MD, MS
Professor of Medicine
Plataforma INVEST Medicina UANL-KER Unit (KER Unit Mexico)
Facultad de Medicina
Endocrinology Division
Hospital Universitario "Dr. José E. Gonzalez"
Universidad Autónoma de Nuevo León
Monterrey, México
Knowledge and Evaluation Research Unit in Endocrinology
Mayo Clinic
Rochester, Minnesota

Clifford J. Rosen, MD
Professor of Medicine
Tufts University School of Medicine
Boston, Massachusetts

Ajay D. Rao, MD, MMSc
Associate Professor of Medicine
Section of Endocrinology, Diabetes, and Metabolism
Lewis Katz School of Medicine at Temple University
Philadelphia, Pennsylvania

Sudhaker D. Rao, MBBS
Section Head, Bone and Mineral Disorders
Division of Endocrinology, Diabetes, and Bone and
  Mineral Disorders
Director, Bone and Mineral Research Laboratory
Henry Ford Health System
Detroit, Michigan

Domenico Salvatore, MD, PhD
Professor of Endocrinology
Department of Public Health
University of Naples "Federico II"
Naples, Italy

Victoria Sandler, MD
Clinical Assistant Professor
Division of Endocrinology
NorthShore University Health System
Evanston, Illinois

Maria Inês Schmidt, MD, PhD
Professor
Department of Social Medicine and Postgraduate
  Program in Epidemiology
School of Medicine
Universidade Federal do Rio Grande do Sul
Porto Alegre, Brazil

Clay F. Semenkovich, MD
Irene E. and Michael M. Karl Professor
Washington University School of Medicine
Chief, Division of Endocrinology, Metabolism, and
  Lipid Research
Washington University
St. Louis, Missouri

Patrick M. Sluss, PhD
Associate Director, Clinical Pathology Core
Pathology Service
Massachusetts General Hospital
Associate Professor of Pathology
Harvard Medical School
Boston, Massachusetts

Christian J. Strasburger, MD
Professor of Medicine
Chief, Division of Clinical Endocrinology
Department of Endocrinology, Diabetes, and Nutritional
  Medicine
Charité Universitaetsmedizin
Berlin, Germany

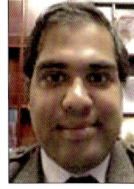

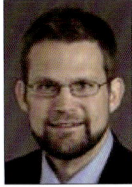

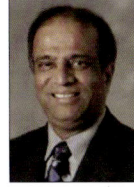

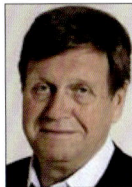

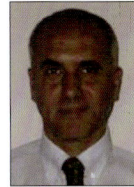

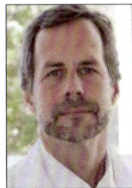

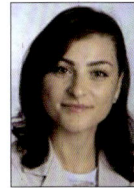

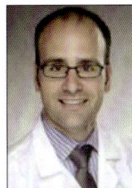

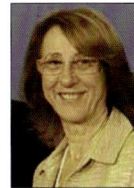

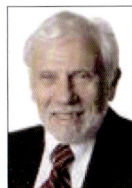

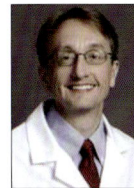

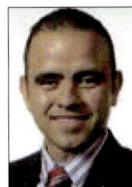

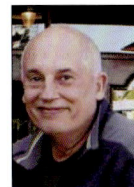

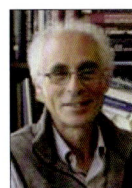

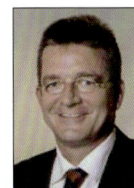

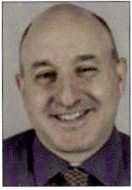

Evan D. Rosen, MD, PhD
Chief, Division of Endocrinology, Diabetes, and Metabolism
Beth Israel Deaconess Medical Center
Professor of Medicine
Harvard Medical School
Boston, Massachusetts
Institute Member
Broad Institute of Harvard and MIT
Cambridge, Massachusetts

Stephen M. Rosenthal, MD
Professor of Pediatrics
Division of Endocrinology and Diabetes
Medical Director, Child and Adolescent Gender Center
Benioff Children's Hospital
University of California, San Francisco
San Francisco, California

Mahmoud Salama, MD, PhD
Adjunct Assistant Professor
Department of Obstetrics and Gynecology
Northwestern University
Chicago, Illinois

Dennis M. Styne, MD
Yocha Dehe Chair of Pediatric Endocrinology
Professor of Pediatrics
University of California
Davis, California

Jennifer K. Sun, MD, MPH
Associate Professor of Ophthalmology
Harvard Medical School
Chief, Center for Clinical Eye Research and Trials
Beetham Eye Institute
Investigator, Research Division
Joslin Diabetes Center
Boston, Massachusetts

Vin Tangpricha, MD, PhD
Professor of Medicine
Division of Endocrinology, Metabolism, and Lipids
Emory University School of Medicine
Atlanta, Georgia
Staff Physician
Atlanta VA Medical Center
Decatur, Georgia

Rajesh V. Thakker, MD, ScD, FRCP, FRCPath, FRS, FMedSci
Academic Endocrine Unit
Radcliffe Department of Medicine
University of Oxford
Oxford Centre for Diabetes, Endocrinology and Metabolism (OCDEM)
Churchill Hospital
Oxford, United Kingdom

Robert L. Thomas, MD, PhD
Resident Physician
Department of Internal Medicine
University of California
San Diego, California

R. Michael Tuttle, MD
Clinical Director
Endocrinology Service
Department of Medicine
Memorial Sloan Kettering Cancer Center
New York, New York

Annewieke W. van den Beld, MD, PhD
Department of Internal Medicine
Groene Hart Hospital
Gouda, The Netherlands
Department of Endocrinology
Erasmus Medical Center
Rotterdam, The Netherlands

Joseph G. Verbalis, MD
Professor of Medicine
Georgetown University
Chief, Endocrinology and Metabolism
Georgetown University Hospital
Washington, District of Columbia

Anthony P. Weetman, MD, DSc
Emeritus Professor of Medicine
Department of Human Metabolism
University of Sheffield
Sheffield, Great Britain

Wilmar M. Wiersinga, MD, PhD
Professor of Endocrinology
Department of Endocrinology and Metabolism
Academic Medical Center
Amsterdam, The Netherlands

Teresa K. Woodruff, PhD
Thomas J. Watkins Professor of Obstetrics and Gynecology
Northwestern University
Chicago, Illinois

William F. Young, Jr., MD, MSc
Professor of Medicine, Tyson Family Endocrinology
Clinical Professor
Division of Endocrinology, Diabetes, Metabolism, and Nutrition
Mayo Clinic
Rochester, Minnesota

Christopher J. Thompson, MD, MBChB, FRCP, FRCPI
Professor of Endocrinology
Academic Department of Endocrinology
Beaumont Hospital/Royal College of Surgeons in Ireland Medical School
Dublin, Ireland

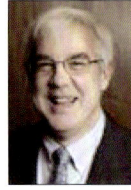

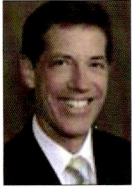

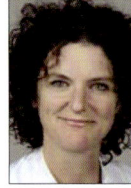

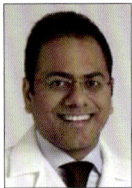

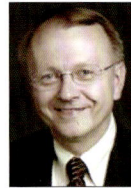

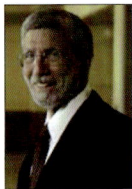

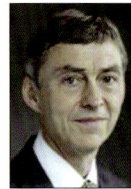

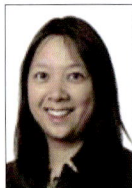

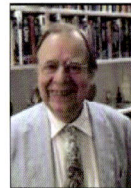

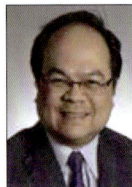

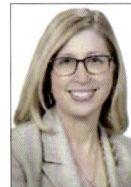

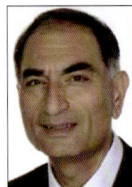

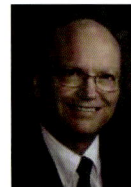

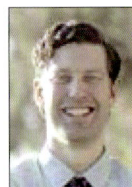

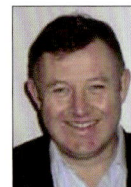

中文版序一

内分泌学是一个充满魅力与活力的学科。内分泌系统在生理上维持内环境稳态，对抗应激状态，保证生长、发育及生殖功能等。内分泌系统与全身各器官均相互联系、相互作用，伴随一个人的全生命周期。内分泌学科面临着诸多新机遇和新挑战：随着我国社会经济快速发展，人口老龄化日益凸显，人们的生活方式已发生改变，导致各种慢性非传染性疾病的患病率不断攀升。此外，近年来新型疾病不断出现，如肿瘤免疫治疗引发多种免疫检查点抑制剂相关性内分泌疾病，这些变化均对内分泌学科提出了艰巨且紧迫的挑战。作为一名内分泌科医生，临床能力的提升是关键，必须拥有并精读几部经典专业教科书。

本书是由 Robert Williams 先生于 20 世纪 50 年代初编撰的经典医学巨著，是欧美经典内分泌学教科书，大约每 5 年修订一次。70 余年来，本书不断更新再版，畅销不衰，目前已更新至第 14 版，影响了一代又一代的内分泌科医生，被誉为内分泌科医生"最喜爱的宝典"。

全新第 14 版中文版由彭永德教授、王卫庆教授和赵家军教授领衔主译，他们组建了由国内多位著名内分泌学专家参与的翻译队伍，以专业化的翻译水平，力求达到"信、达、雅"的标准。本书从策划到出版历时 2 年余，汇集了国内资深内分泌学专家的智慧和汗水，必将为所有的内分泌科医生，尤其是基层内分泌学专业从业者提供一部必备的工具书。

世界医学科技的进步日新月异，内分泌学科的发展需要我们赓续接力，一代又一代人努力开拓前行。勇于创新、服务百姓，是我们心中永远追求的星辰大海！

在本书中文版即将付梓之时，谨向参与翻译的专家们致以敬意与祝贺。谨呈以上感言，权充为序。

中国工程院院士　　宁　光
上海交通大学医学院附属瑞金医院院长

中文版序二

    这部内分泌学经典巨制自问世至今已 70 余年，历经十余次修订，致力于"基于化学与生理学的基础研究，简明且权威地阐述临床内分泌疾病"，已成为无数内分泌科医生的指路明灯。在临床上摸爬滚打越多，越能体会这部著作的深刻思想。70 余年来，该著作始终作为衡量其他内分泌学教科书的标准，成为世界级的经典医学著作，其传承的不仅是知识与经验，更是一代代内分泌学者的情怀与求真精神。

    本版原著共有 46 章，对内分泌的基础理论、分子机制、检测方法、临床特征及相关疾病的诊治方案均做了详细论述，既有临床经验的总结，又有基础研究的进展，字里行间渗透着科学思想和临床智慧的光芒，在内分泌领域实属翘楚。

    在知识爆炸及科学技术迅猛发展的年代，本书仍不断推陈出新，将各相关进展融入内分泌学的框架之中，每版问世，均让人叹为观止。在这种情况下，以"信、达、雅"为标准来翻译全新第 14 版，对任何译者而言无疑是一项艰巨的任务。

    彭永德教授、王卫庆教授和赵家军教授带领全国内分泌领域的权威专家，历时 2 年余完成了本部巨制的翻译工作，全面展现了内分泌领域的最新进展，为全国内分泌医生提供了一部原汁原味的中文译著。在此，向所有的翻译学者致以崇高的敬意！

    本书可作为所有内分泌科医生的必备工具书，也可供医学院校用作研究生课程的教科书。

中华医学会内分泌学分会名誉主任委员   滕卫平

中国医科大学第一附属医院教授

译者前言

本书自 20 世纪 50 年代初版至今，一直是所有内分泌科医生心目中的宝典，或者说是永远的灯塔，照亮了无数内分泌科医生前行的道路。如今本书已更新至第 14 版。随着当代生物学、遗传学、细胞学、人体科学的进展，以及生物技术和药物研发领域突飞猛进的创新，内分泌学得到了前所未有的开拓和发展，该版在继承原著"经典与标杆"的同时，更新了大量相关领域内容及与相关学科的融合和交叉，同时亦增添了新的章节。全书共 46 章，最大限度地覆盖和反映了当今内分泌学及相关领域的最新进展和前沿知识，是每一位内分泌科医生必读的案头书。

为了让本书有更广泛的读者受众，尤其为了使在基层医疗机构从事内分泌专业的人员也能熟读全著，中华医学会内分泌学分会牵头组织了由国内众多业内著名专家参与的翻译队伍，力求最大限度地实现翻译的专业化，力争达到"信、达、雅"的标准，尤其是宁光院士对原著前言的翻译，彰显了众多著名内分泌专家对本次翻译工作的重视，力盼为全国内分泌同仁奉上一部原汁原味的中文译著。众多专家在翻译过程中相互校正，呕心沥血，挑灯夜战，无不付出了艰辛的劳动。宁光院士和滕卫平教授特为本书作序，让我们倍加感动，在此对所有参与翻译的专家致以衷心的感谢和崇高的敬意！

由于参译人员众多，书中如有不足之处，恳请广大读者批评指正。最后感谢中国科学技术出版社工作人员的辛勤努力！

彭永德　王卫庆　赵家军

原书前言

欢迎阅读本书全新第 14 版（69 周年纪念版）。在新版的编撰过程中，我们继续秉承了 Robert Williams 先生 1950 年的初版宗旨，即"基于化学与生理学的基础研究，简明且权威地阐述临床内分泌疾病"的理念。在过去几十年中，随着遗传学、分子学、细胞学和生命科学的不断发展，共同形成了对内分泌疾病发病机制和管理方面的众多深刻认识，极大丰富了我们学术的航标。本版的编者们力求通过该领域新的医学发现、进展及知识累积提供令人信服的引导，给内分泌疾病患者带来新的治疗路径。鉴于本版涵盖相关内分泌转化医学和临床医学范畴，同时需要兼顾可读性及权威性，故我们面临着巨大挑战。

基于上述目标，我们组织了在不同领域有独特贡献的权威专家团队共同编撰本书。在全新第 14 版中，我们添加了许多新的章节，如全球内分泌疾病负担、内分泌指南汇总导读、跨性别内分泌学及骨软化症等。糖尿病章节扩充了内容并单独设置了胰岛素分泌生理学部分，对 2 型糖尿病的治疗进展进行了广泛更新。这些新的章节不仅反映了当今内分泌领域不断强化的内分泌实践，还展示了共同影响临床治疗的新理念及治疗决策。本版每个章节都进行了修改和更新，旨在把最新的信息分享给亲爱的读者。

在此，对与我们并肩作战的同事们（包括 Shira Berman 和 Grace Labrado）所做出的具有很高价值的贡献表达深深的谢意。同时，感谢 Elsevier 出版社的 Rae Robertson 和 Nancy Duffy 在出版过程中付出的辛勤劳动和给予的专业帮助。由于他们在医学著作出版领域的专业指导，才让这部著作成为经典。我们相信，在大家共同的努力下，全新第 14 版一定可以成功达到既往版本所设定的目标，即成为所有内分泌学同仁必看的经典之作。

目 录

上 卷

下 卷

第六篇 内分泌学与寿命

Part A 母 胎

Part B 儿 童

Part C 成 人

第七篇 矿物质代谢

第八篇 糖类和脂肪代谢紊乱

第九篇 多发性内分泌疾病与内分泌肿瘤

第六篇 内分泌学与寿命

Endocrinology and the Life Span

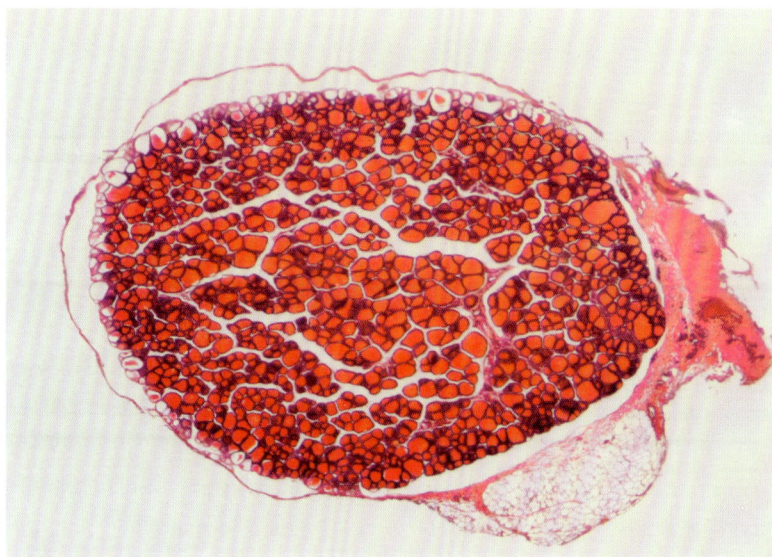

Part A 母 胎
Maternal-Fetal

第 22 章　妊娠期内分泌变化
Endocrine Changes in Pregnancy

JOSHUA F. NITSCHE　GLENN D. BRAUNSTEIN　SARAH L. BERGA 著

叶蔚然　王　晶　李艳波 译　张俊清 校

要点

- 妊娠对内分泌系统的影响是深远的，从着床时滋养层产生 hCG 影响就已经开始。
- 妊娠期母体代谢的变化是为了满足胎儿的生长，这些变化包括高胰岛素血症、胰岛素抵抗、血脂升高和更有效的血浆氨基酸转运。
- 孕妇脂肪储备的增加只占孕妇妊娠期间体重增加的一小部分。
- 在妊娠期间由于肾小球滤过率和血容量的增加，许多药物的药代动力学和药效学会发生变化。
- 妊娠期心脏负荷的增加可能会导致既往患有心脏病的女性血流动力学不稳定。
- 与胎儿一样，胎盘也存在性别差异，胎盘对暴露因素反应的性别差异会转化为成人疾病发育起源的性别差异。
- 母体、胎盘和胎儿的细胞及 DNA 普遍经胎盘进行双向转运。检测孕妇外周血中的胎儿 DNA 可以非侵入性筛查胎儿是否为非整倍体和其他遗传疾病。持续的产后微嵌合体状态与母亲和后代晚年发生自身免疫性内分泌疾病有关。

一、胎盘的形成

正常胎盘的形成是从受精开始的一系列协调事件。在未避孕而性生活规律时，单个月经周期的受孕率是 25%～30%。然而，约 1/3 的受孕者要么着床失败，要么发生临床或亚临床的自然流产[1]。

受精后的最初 5 天，受精卵在输卵管中进行着床前的发育。在此期间，受精卵进行卵裂，至少发育到 8 细胞阶段，这些卵裂球细胞具有全能性。在卵裂为 16 细胞阶段时，最里层的细胞分化成内胚层细胞团，外层细胞分化成滋养外胚层。内胚层细胞发育为胎儿，

滋养外胚层发育为胎盘和胎膜。一般受精后 5～6 天，囊胚进入子宫，再经过 1～2 天，直至胚胎周围的透明带消失后才会着床[2]。

体外受精期间，胚胎培养的最新进展可以使胚胎成熟到囊胚阶段，进而可以进行滋养外胚层活检。活检的滋养层细胞可以进行整倍体或非整倍体检测，如果有合适的探针，还可以检测单基因疾病[3]。

着床是一个复杂的过程，外胚层细胞上的微绒毛与子宫内膜细胞上的吞噬细胞（融合微绒毛）相互作用，随后在孕酮作用下子宫内膜细胞通过胞饮作用去

除细胞间液体，此时孕酮的合成和维持来源于黄体的刺激[4]。而在妊娠6～7周，由滋养层细胞分泌hCG刺激孕酮的合成并维持一定的浓度。在受孕6～9天后即可在孕妇血中检测出hCG[5]。多种黏附分子，如黏液素、整合素、trophinin（一种滋养层特异性的膜吸附蛋白）、细胞因子、生长因子和很多同源异型基因编码的转录因子表达增加，促进胚胎着床[4, 6]。

排卵后的6～10天，滋养细胞附着于子宫内膜是"着床窗口期"，之后，胚胎通过复杂的机制侵入子宫内膜，这些机制包括基质金属蛋白酶及滋养外胚层向细胞滋养层细胞或合体滋养层细胞的分化。合体滋养层细胞是细胞滋养层细胞融合形成的多核细胞。细胞滋养层生成一层细胞侵入子宫内膜，形成锚定绒毛，并汇入母体循环系统，最终由一层细胞滋养层细胞（血管滋养层细胞）[7]取代子宫内膜内皮层和子宫肌层螺旋细动脉。这一过程使子宫血管由高阻、低容量转变为低阻、高容量，而这对胎盘和胎儿的生长是至关重要的[8]。在着床的部位，子宫内膜发生蜕膜化，通过增加组织抑制剂、金属蛋白酶、细胞外间质蛋白、细胞因子及生长因子的合成，使其代谢活性得到增强和加速，这些因子调节滋养层细胞侵入并影响滋养层细胞功能[4, 5, 9]。

滋养层细胞能分泌一些生成血管的蛋白，包括VEGF、PDGF和bFGF，它们能促进绒毛区血管的形成[10]。合体滋养层细胞在细胞滋养层和母体血管之间的绒毛膜绒毛上形成一层外层细胞。胎儿血液和母体血液之间只有3种组织隔离：①绒毛区胎儿血管内皮；②结缔组织；③胚胎滋养层。这种胎盘形成的方式被称为血性绒毛膜。hCG的分泌对维持早期妊娠是关键的，而在黄体向胎盘转化后，妊娠的维持除了hCG外，还需要孕酮和其他激素及生长因子的合成与分泌（表22-1）。胎儿氧气和营养物质的转运及代谢废物的排出主要通过合体滋养层细胞。

物质通过跨膜运动穿过胎盘进行转运，包括载体介导转运（如免疫球蛋白G通过Fcγ受体转运）和简单的细胞外扩散。激素通过胎盘从母体转入胎儿的量取决于：①胎盘的血流速度；②母体内游离的或易于解离的激素浓度；③激素分子量大小、脂溶性、极性及胎盘对激素的降解情况。<700Da的激素能通过胎盘，而>1200Da的激素则不能通过胎盘[11]。

胚胎滋养层细胞使胎盘和胎儿固定在子宫内，并保护带有父亲抗原的胎儿不被母亲的免疫系统排斥。这种免疫保护作用可能受滋养层母体面高浓度的孕酮和滋养层细胞表达的组织相容性抗原复合体及HLA-G所调控。HLA-G与其他大部分的HLA抗原不同，它的抗原多态性降低[12]。在妊娠前3个月滋养层细胞呈对数增加，随后缓慢增加。孕妇血清中hPL及妊娠特异性β₁糖蛋白与滋养层密切相关，hCG在妊娠早

表22-1　胎盘合成的产物	
下丘脑激素类似物	• GnRH • CRH • 尿皮质醇 • 生长抑素 • GHRH • 人GHRP • TRH • 多巴胺 • 神经肽Y • 脑啡肽
垂体激素类似物	• 绒毛膜促性腺激素 • 胎盘催乳素 • 绒毛膜ACTH • β-脑啡肽 • α-MSH • 胎盘变异生长激素 • 催产素
类固醇激素	• 雌激素（雌三醇、雌二醇、雌四醇） • 孕激素 • 黄体酮
其他	• 激活素 • 抑制素 • 卵泡抑素 • 松弛素 • 降钙素 • 瘦素 • 甲状旁腺激素相关蛋白 • 促红细胞生成素 • 肾素 • IL • 氧化亚氮 • TGFβ • TNFα • EGF • IGF-1 • IGF-2 • IGF结合蛋白-1 • 集落刺激因子-1 • 基本纤维生长因子 • CRH结合蛋白 • 血小板衍生的生长因子 • VEGF • 内皮素-1 • 内源性大麻素 • HGF • 癌调钙蛋白

期与滋养层的厚度密切相关，妊娠中后期两者的关系减弱[13]。

胎盘的性别差异

现在有大量的文献指出了男女之间的生理差异，以及这些差异如何影响许多急性和慢性疾病的发生发展。其中一些性别上差异在数十年前人们已经了解，如寿命的差异、慢性疾病（如心血管和脑血管疾病）发生风险和结局的差异。而正在进行的研究表明，性别差异是常态而不是例外。很多疾病的发病频率、临床表现、病理生理学和药理学方面等都存在性别差异。这其中包括系统性红斑狼疮、甲状腺疾病、骨质疏松症、糖尿病、阿尔茨海默病和精神分裂症等。这种差异可能是由严格的生物学差别导致，或者是由于社会文化差异与生物学差异相互作用所造成的[14]。例如，女性患系统性红斑狼疮、甲状腺疾病和骨质疏松症的风险增加；而男性患心血管疾病和精神分裂症的风险增加。此外，对急性损伤的反应同样也存在性别差异，如在经历创伤、败血症和手术时，女性的反应往往比男性更积极[14-19]。

疾病病理生理学的两个重要决定因素是性别和年龄。我们现在认识到性别差异开始于胎儿和新生儿早期[20-25]。因此，从受孕开始性别差异就与年龄相互影响。围绕这些早期事件影响的流行病学通常被称为健康和疾病的发育起源（developmental origins of health and disease，DOHAD）或成人疾病的胎儿起源（fetal origins of adult disease，FOAD）。人们刚刚开始了解到介导胚胎发生和宫内胎儿发育的基本过程中的性别差异。胎儿期受到的伤害，如自然灾害、家庭成员的死亡、母亲严重的焦虑或抑郁，都可能增加后代发生神经发育障碍（抑郁症、焦虑症、精神分裂症和自闭症）的风险[26]。一个典型的流行病学例子是 1940 年荷兰被入侵后产生了饥荒[27]，经历这个时期的中期妊娠女性，他们的男性后代在成年后患精神分裂症的风险较女性后代增加。在大多数情况下，男性后代更容易受到妊娠期伤害的影响。最近的数据表明，发育风险的性别差异是由胎盘对常见暴露和应激反应的性别差异所介导的。由于胎盘和胚胎来自相同的细胞团，所以人们往往没有意识到胎盘应该也有性别。然而，因为性别是指与性相关的预期，以及刻板的社会文化结构和行为印象，所以胎盘并没有获得性别认证。

性染色体和类固醇被认为在介导胎盘和胎儿对暴露因素反应的性别差异方面起着很大的作用[28]。正如预期的那样，男性胎儿的总睾酮和游离睾酮水平较高，女性雌二醇的水平较高[29]。然而，与男性胎盘相比，睾酮对女性胎盘的细胞因子产生更强的抑制作用，这表明女性胎儿受睾酮的影响可能比男性胎儿更敏感[28]。事实上，性别特异性激素的作用可能是常态，而不仅仅局限于类固醇激素。

除了前面描述的整体性别差异外，越来越多的证据表明，表观遗传修饰也在两性对共同暴露因素的敏感性不同方面起着门控作用。女性胎盘显示出免疫调节基因（*JAK1*、*IL2RB*、*Clusterin*、*LTPP*、*CXCL1* 和 *ILR1L1*）的表达增加，而在男性，介导移植物与宿主疾病和炎症的基因（*HLADQB1*、*HLA-DOA1*、*HCP5*、*NOS1*、*FSTL3* 等）表达更高[30]。总的来说，生理学上的性别差异似乎产生了一个反应性较差的女性和反应性较强的男性胎盘表型。这使女性胎盘能更好地缓冲胚胎在发育关键时期受到的伤害。女性胎盘所提供的保护，符合长期以来众所周知的女性早产儿的死亡率和患病率较男性早产儿较低的现象[31-33]。

虽然现在已详细阐明驱动胎盘结构和功能基因表达谱的性别差异，但表观遗传变化也发挥着作用。使用已建立的产前早期压力小鼠模型的研究已确定 DNMT[34] 和 OGT[35, 36] 是在表观遗传变化中起主要作用的因子。OGT 的一个主要功能是稳定组蛋白 H3K27 的甲基转移酶 EZH2，进而导致转录的全局抑制。由于 OGT 位于 X 染色体上，在胎盘中能逃避 X 的失活，所以在女性胎儿胎盘中 OGT 的水平是男性胎儿的 2 倍[35, 36]。男性胎儿中较低的 OGT 水平将导致胎盘中的全局反应性表型。更有针对性地表达调节可能是通过 DNMT1 介导的，它与甲基结合蛋白 MeCP2 一起，导致 DNA 甲基化和特定基因的抑制表达。DNMT1 在女性胎盘中的基线表达较高，在女性胎盘中随着母体压力的增加而进一步增加，但在男性胎盘中则没有此种现象[34]。同样，这将进一步促成男性胎盘的反应性表型，母体压力可能给男性胎儿带来更大的并发症风险。

二、妊娠期的母体变化

在某种程度上，孕期母亲的每个器官系统都会发生改变。妊娠对内分泌系统的影响是深远的，从着床时滋养层细胞产生 hCG 时影响就已经开始。对许多其他器官系统的影响更为缓慢，可能直到孕后期才会出现。虽然这些变化绝大多数是激素介导的，但一些器官系统也受到子宫增大或母体血容量增加等解剖学变化的影响。临床医生在护理孕妇时应该了解这些变化，因为许多在非孕期被视为不正常和令人担忧的体检结果、实验室检查结果和影像学检查结果在孕妇身上可能是正常的。

（一）生理上的适应

妊娠期间，预计会有一定程度的体重增加，超重和肥胖的女性预计会比正常或体重不足的女性增加得少。妊娠期体重过度增加与许多新生儿[37, 38] 和母亲[39-43] 的不良结局有关。鉴于这种关联和育龄女性中肥胖症的日益流行，美国医学研究所（Institute of Medicine，IOM）建议根据女性妊娠前的体重指数，更新关于妊娠期体重增加的指南[44]（表 22-2）。

	总增重		孕中晚期体重增加速率	
孕前 BMI	范围（kg）	范围（磅）	平均每周（kg）	平均每周（磅）
偏瘦（<18.5kg/m²）	12.5～18	28～40	0.51（0.44～0.58）	1（1～3）
正常（18.5～24.9kg/m²）	11.5～16	25～35	0.42（0.35～0.50）	1（0.8～1）
超重（25～29.9kg/m²）	7～11.5	15～25	0.28（0.23～0.33）	0.6（0.5～0.7）
肥胖（≥30kg/m²）	5～9	11～20	0.22（0.17～0.27）	0.5（0.4～0.6）

表 22-2　妊娠期增重

近年来，许多肥胖流行病学专家和医疗专业组织提议将肥胖症（BMI>30kg/m²）进一步细分为Ⅰ级（BMI 30～34kg/m²）、Ⅱ级（BMI 35～39kg/m²）和Ⅲ级（BMI≥40kg/m²）[45]。因为缺乏有关 BMI 非常高的女性适当增加体重的证据，所以 IOM 指南没有根据肥胖程度进一步细化对体重增加的建议。虽然这种更具体的分类系统有助于在流行病学或临床研究中对患者进行分类，但它没有临床意义，因为和生硬的分类系统相比，肥胖本身对产妇健康的影响更为直接。与 IOM 提出的 BMI 分类模式一样，肥胖症的亚分类也将大量的患者归为Ⅲ类。在当前的临床实践中经常遇到此类患者，因为 BMI≥40kg/m² 的育龄女性的总体患病率约为 7.5%，在某些种族群体中高达 15%[46]。

重要的是，IOM 指南里所建议的孕期增加的体重只有一小部分是由来自母体脂肪的储存。例如，一个体重增加 12.5kg 的正常体重孕妇，9.25kg 是来自母体脂肪储存以外的因素（胎儿约占 3.4kg，胎盘占 0.65kg，羊水占 0.8kg，子宫占 1kg，乳房占 0.4kg，血液占 1.5kg，血管外液体占 1.5kg）[14]，因此，只有 3.25kg 是母体脂肪的储存。如果考虑到超重和肥胖孕妇的体重增加目标（5～9kg），并假设大多数人在妊娠期间预计会增加 9.25kg 的非脂肪体重，那么按照 IOM 指南，这些女性的脂肪增加应该可以忽略不计，甚至可能减少。

子宫腔的容积从非妊娠状态的 10ml 增加到足月时的平均 5L，通过子宫胎盘循环的血流量达到 450～650ml/min，约增加了 10 倍[47]。为了维持母亲和胎儿 - 胎盘单位的适当灌注，全身血容量在整个妊娠期增加，足月时比非妊娠状态高 40%～45%。由于醛固酮刺激引起水钠潴留，血浆容量增加 45%～50%。因为红细胞生成素的分泌增加了 2～3 倍，所以红细胞质量增加约 20%。净效应是在分娩时血细胞比容生理性地减少约 15%[47]。

子宫血流量的增加虽然在妊娠期间对维持胎儿和胎盘至关重要，但在分娩期间也有严重出血的风险。由于流向子宫、宫颈和阴道的血流量高，阴道分娩期间血管撕裂可能导致严重出血。如果出血进入腹膜后，在出现症状和确诊之前，可能已经有大量血液积聚在腹膜后，会危及生命。剖宫产时子宫动脉分支的损伤可能导致出血迅速，需要术中输血来补充持续的失血。由于这些原因，择期手术通常避免在妊娠晚期进行。幸运的是，产妇也有一定的代偿能力，可以减轻失血带来的潜在影响。妊娠期间，血细胞比容的生理性下降导致一定量的血液中流失的红细胞减少。这使得孕妇在大量失血后仍能保持一定的携氧能力，而在非妊娠女性同样的失血量会发展至休克[48]。

肾血流量和肾小球滤过率（glomerular filtration rate，GFR）在妊娠中期迅速增加并逐渐达到峰值，肌酐清除率增加 50%，导致血清肌酐水平降低。ANP 水平在妊娠期间升高，可能部分导致肾血流量、GFR、24h 尿量和尿钠增多[49]。hCG 的性腺外作用引起的垂体后叶血管升压素释放和下丘脑口渴中枢的激活，使渗透压阈值改变，导致血清渗透压降低约 4%（10mOsm/kg）[50]。

孕妇使用经肾脏清除的药物时，必须考虑到 GFR 和血容量的增加。许多药物，包括处方药和非处方药，都是经肾脏清除的，包括氨基糖苷类、β- 内酰胺类、抗病毒药、抗真菌药、组胺（H_1 和 H_2）阻滞药等。其中一些药物由于妊娠期 GFR 增加而需要调整剂量[51]。抗癫痫药物的剂量调整尤为重要，如果不对其进行监测并在妊娠过程中逐渐增加药物剂量，其血浆浓度会逐渐低于治疗水平。尽管妊娠期药物需求量增加的所有原因尚不清楚，但分布容积的增加可能是一个因素，低分子肝素作为妊娠期首选的抗凝血药就是如此，尽管其只有一小部分药物在肾脏中被清除，但妊娠时 GFR 的增加导致孕妇需要更大的剂量来维持疗效[52]。

低阻力、高容量的子宫胎盘血管系统可引起一些血流动力学变化，其作用类似于动静脉分流器。妊娠期间的大量雌激素、孕酮、前列腺素和血管紧张素被认为是介导这些变化的因素。其他变化包括心率增加 10～15 次 / 分，心输出量增加 30%～50%，这是由于孕早期每搏量增加和孕晚期的心率增加所致。同时舒张压降低 10～15mmHg，收缩压几乎没有变化，外周血管阻力降低约 20%[47]。

虽然对大多数孕妇来说这些心脏负荷的增加很容易耐受，但对一些人来说，特别是那些本身就存在冠状动脉或结构性心脏病的人，心脏负荷的增加会威胁到母亲和婴儿的健康。虽然有心肌梗死病史的女性，只要左心室功能正常就能很好地耐受妊娠，但血流动力学不佳且左心室严重损伤的女性则不鼓励尝试妊娠，因为孕产妇的发病率和死亡率会明显增加[53]。在患有结构性心脏病的女性中，特别是 Eisenmenger 综合征，心输出量和血容量的增加会使已经受损的心脏不堪重负，导致心律失常、充血性心力衰竭、流产和产妇死亡[54]。

妊娠期肺血管阻力降低约 1/3，肺潮气量增加约 30%，后者导致呼吸性碱中毒，通过增加肾脏碳酸氢盐排泄来代偿。每分通气量增加 30%～40%。呼吸频率、最大呼气量、肺活量、用力肺活量都没有变化。然而，由于增大的子宫使横膈膜升高，呼气末容积减少约 40%[47]。

虽然孕期的变化不会增加孕妇感染流感和细菌性肺炎等呼吸道疾病的风险，但其发病率和死亡率在孕期显著增加。2009 年 H1N1 大流行时，所有患者死亡率为 1%[55]，其中孕妇占总死亡人数的 5%。孕妇也有可能因肺炎住院，但与普通人群相比，她们感染肺炎的风险似乎没有增加[57]。

妊娠期间胃肠道功能发生改变。胃排空时间在分娩前保持不变，在分娩后延长。食管下段括约肌张力降低和妊娠子宫使腹腔内容物上移导致胃食管反流显著增加。肠道运动也会减少，导致孕早期出现恶心和呕吐，以及孕后期常见的便秘。胆囊蠕动下降导致胆囊体积增加，餐后胆汁排空减少，产生更易致石性胆汁，增加妊娠期胆石症风险[47]。

（二）代谢上的适应

妊娠期间，母亲的代谢会发生许多变化，以确保胎儿在子宫发育期间有稳定的代谢原料供应。这些变化包括高胰岛素血症、胰岛素抵抗、血脂升高和更有效的血浆氨基酸转运等[58]。由于这些改变，母亲本身的能量需求主要通过脂肪分解来满足，使葡萄糖和其他糖类能够满足胎儿的能量需求。母体原料利用的这种变化可以被视为一种加速饥饿。虽然母体很容易获得糖类，但胰岛素抵抗会减少葡萄糖进入母体细胞，从而限制母体对糖类的利用。为了代偿，母体细胞转向利用脂质代谢，类似于长时间禁食后生成酮体提供能量[59]。因为胎盘 HMG-CoA 还原酶活性很低，限制了胎盘原位从醋酸产生胆固醇的能力[62]，因此，胎盘中生成类固醇激素所需的胆固醇主要由母体供应，使得妊娠期母体 LDL 和 VLDL[60,61] 水平增加。

人们在很大程度上已经理解了妊娠期间代谢原料变化的根本原因，但仍存在一定的知识盲区。很明显，人胎盘催乳素和人胎盘生长激素水平的增加减少了胰岛素受体和葡萄糖转运[63]。然而，胰高血糖素和皮质醇在这一过程中发挥了多大作用尚未得到深入的研究，两者已被证实在非孕状态下有强烈的致糖尿病作用。

三、母体内分泌系统改变

（一）垂体

妊娠时垂体前叶腺体体积平均增大 36%，主要是由催乳素细胞的体积和数量增加 10 倍引起的。这导致在 MRI 上垂体的高度和凸度增加。妊娠时分泌生长激素和促性腺激素的细胞数量减少，分泌 ACTH 和 TSH 的细胞数量无改变[64]。孕期垂体后叶腺体体积减小[65]。

孕期雌激素水平的升高使催乳素的合成和分泌增多，母体血中催乳素浓度升高与分泌催乳素细胞的增大成平行关系。妊娠足月时，血清平均催乳素浓度是 207ng/ml（范围为 35～600ng/ml），而正常未孕绝经前女性血清催乳素浓度是 10ng/ml[66]。羊水中也有催乳素，可能主要来源于蜕膜，因为蜕膜具有合成催乳素的活性。孕早期时羊水中催乳素的浓度是母体体循环中的 10～100 倍。服用溴隐亭不能降低羊水中的催乳素水平，但可以降低母体和胎儿血中的催乳素水平。分娩后不哺乳的产妇血中催乳素水平约于产后 7 天降至非孕期水平。哺乳者催乳素水平继续保持高水平，数月后逐渐降低，但在吸吮的 30min 内催乳素水平显著升高[64]。

垂体瘤虽然罕见，但确实在育龄女性中也可发生。虽然大多数是患者在妊娠前诊断的，但有些是在妊娠期间首次诊断的。最常见的肿瘤类型是催乳素瘤，顾名思义是催乳素过度分泌。催乳素瘤和其他垂体瘤通常根据大小进行分类，直径＜10mm 为微腺瘤，直径＞10mm 为大腺瘤。妊娠期垂体体积增大可能导致催乳素瘤女性出现一系列并发症。在一项对 352 例未经治疗的微腺瘤女性的研究中发现，2.3% 的女性出现视觉障碍，4.8% 的女性出现头痛，0.6% 的女性出现尿崩症。而在 144 例大腺瘤患者中的研究发现并发症发生率更高，其中 15.3% 的患者出现视觉障碍，15.3% 的患者出现头痛，2.14% 的患者出现尿崩症[67]。在妊娠期，因肿瘤增大引起症状时，多巴胺激动药溴隐亭可以安全使用，并且在大多数情况下可以成功地减少肿瘤大小和症状[68]。卡麦角林是一种更具选择性的 D_2 受体激动药，也是非妊娠期的推荐治疗药物，似乎也安全，但在妊娠期使用该药物的经验较少。如果肿瘤快速生长或溴隐亭治疗后症状仍持续，偶尔需要经蝶切除垂体瘤。

虽然妊娠时母体血中生长激素水平不变，但有免疫活性的 GH 来源发生改变。妊娠早期，妊娠黄体分泌的松弛肽和雌激素共同刺激 GH 分泌[69]。

已知垂体 GH 是 GH1 或 hGH-N。在妊娠 25 周后，垂体 GH mRNA 和 GH1 分泌减少，从妊娠第 4 个月起，胎盘合体滋养层细胞以非脉冲方式分泌 GH 的异构体（GH-2 或 hGH-V）。妊娠前半期和后半期 GH 的来源不同，GH 对激惹性刺激的反应也不同。与非孕期的女性相比，妊娠前半期，GH 对胰岛素低血糖或精氨酸刺激的 GH 反应增强，妊娠后半期 GH 的反应则降低[64]。

妊娠后半期母体血中 IGF-1 浓度升高可能与胎盘 GH 异构体和胎盘催乳素的协同作用相关，GH 异构体和 hPL 分别与 GH 和催乳素的进化有关。hPL 有促生长的生物活性，其血清浓度在孕期升高，并与 IGF-1 平行增高[70]。相反，高浓度的 IGF-1 可能抑制垂体 GH 的合成和分泌，孕晚期 IGF-1 的浓度比未孕女性高 5 倍[71]。

虽然胎盘可以合成并分泌有生物活性的 GnRH，但在妊娠期垂体合成的促性腺激素减少，因为从妊娠 10 周开始，可以发现促性腺激素细胞的促性腺激素免疫活性显著降低，而血中 LH 和 FSH 的浓度也降低[64]。

这些表明，尽管胎盘合成并分泌有生物活性的 GnRH，但妊娠时垂体合成的促性腺激素减少。这种抑制作用可能受血中卵巢和胎盘合成的甾体激素水平增高及胎盘合成的抑制素共同调节。这种抑制作用是不完全的，因为使用外源性 GnRH 可以使促性腺激素释放。虽然与未孕女性相比，这种反应不明显，但在产后 1 个月能恢复正常[71]。

hTSH 的平均浓度在孕早期比孕中晚期或非孕女性显著降低[72]。孕早期这些激素的降低与 hCG 内在的促甲状腺活性有关。母体血清中 TSH 的最低值与停经后 10～12 周血中的 hCG 浓度峰值相对应，表明 hCG 水平上升与 hTSH 浓度下降之间存在相互关系[72, 73]（图 22-1A）。较高的 hCG 水平与较高的 T_4 水平有关（图 22-1B）。虽然妊娠早期 TSH 的平均浓度较低，但 hTSH 对外源性 TRH 的反应是正常的[64]。

妊娠时母体血中 ACTH 水平升高，妊娠 7～10 周时血中 ACTH 水平是非孕时的 4 倍，妊娠 33～37 周其水平进一步升高至孕前的 5 倍，分娩前 ACTH 的水平降低 50%，而分娩应激时又显著升高 15 倍[74]。产后 24h ACTH 的水平恢复至孕前水平。妊娠时循环中

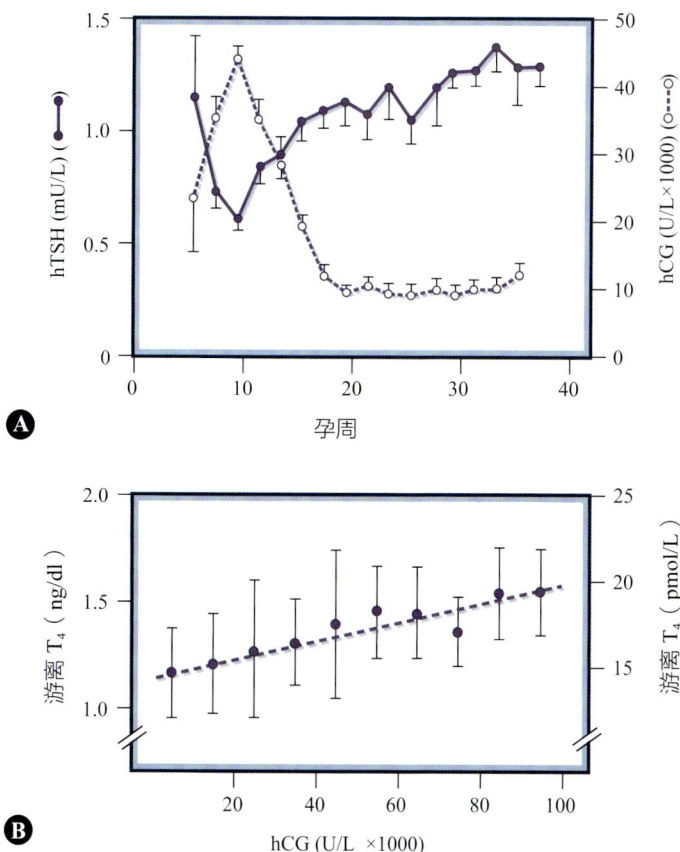

▲ 图 22-1 **A.** 妊娠时血清 hTSH 和 hCG 浓度的变化。妊娠 8～14 周，体内 hTSH 和 hCG 水平呈明显负相关（$P < 0.001$）。每个点代表均数 ± 标准差（Mean±SE）。**B.** 妊娠前半期母体血清游离 T_4 和 hCG 浓度的直线回归（$P < 0.001$）

引自 Glinoer D, de Nayer P, Bourdoux P, et al. Regulation of maternal thyroid during pregnancy. *J Clin Endocrinol Metab*, 1990, 71: 276-287.

的 ACTH 来源于垂体和胎盘，外源性 CRH 以浓度依赖方式促进垂体和胎盘释放 ACTH[47]。具有生物活性的 CRH 在胎盘合成和分泌，少部分在蜕膜和胎膜分泌。与对垂体 CRH 的抑制作用相反，糖皮质激素可促进胎盘 CRH 的表达[75]。

妊娠期间 CRH 和 ACTH 之间的关系有所改变。尽管有生物活性的 CRH 会促进 ACTH 的生成。但在妊娠 6 个月内，CRH 呈指数增长，而 ACTH 的分泌缓慢逐步增加，这两者有很大的不同。妊娠时母亲血中 CRH 和 ACTH 缺乏显著的相关性，提示母亲血中游离皮质醇浓度增高等因素可能调节 ACTH 对 CRH 的反应性。妊娠时昼夜节律和对应激的反应能力没有明显改变，妊娠晚期 ACTH 对外源性 CRH 的反应性降低，对血管升压素的反应性不变，这提示母体血中 CRH 浓度的升高会下调对 CRH 的反应性[74]。

母体血中精氨酸升压素的浓度与未孕女性相似。妊娠时 AVP 的合成增多，可以通过来源于滋养层的半胱氨酸氨基肽酶（血管升压素酶）增加激素代谢清除率抵消。妊娠时血管升压素的升高与滋养层细胞的增大平行[76, 77]。妊娠期间口渴中枢渗透压调节阈值减低且 AVP 释放减少，使得在妊娠期血浆渗透压平均降低 $10mOsm/kg$，这可能也是 hCG 性腺外作用的体现[48]。由于渗透压调节阈值的减低，AVP 对脱水和水负荷的反应能力保持正常。

母亲血液中催产素浓度逐渐升高，并与血浆雌二醇和孕酮浓度平行升高。在产程和分娩时宫颈和阴道的扩张使催产素浓度进一步升高，促进子宫平滑肌收缩和胎儿娩出[78]。妊娠时子宫催产素受体也增多，妊娠足月时在子宫肌层与催产素的结合能力提高 100 倍[79]。

（二）甲状腺

妊娠时甲状腺的体积平均增大 18%[72]。甲状腺体积增大与滤泡体积增大使滤泡胶质增多和血流量增大有关。hCG 和唾液酸基缺失 hCG 的促甲状腺效应可能是甲状腺增大的原因，这也可能是妊娠时血清甲状腺球蛋白浓度升高的原因。尽管在临床上存在禁忌，但实验证据表明，母亲甲状腺的 ^{131}I 的摄取率增高，毫无疑问，这是 hCG 的刺激作用和由于肾清除率的增加使血中碘化物浓度降低共同作用的结果[72]。

妊娠时雌激素浓度的升高促进肝合成甲状腺素结合球蛋白，使 TBG 的唾液酸化作用增加，降低它的代谢清除率[73]。在妊娠期母体血中 TBG 浓度升高 2 倍，总 T_4 和 T_3 浓度升高，而大多数妊娠者游离 T_4、游离 T_3 的浓度正常[73]。甲状腺结合前白蛋白浓度变化不大，但由于血容量的增大其白蛋白的浓度降低。

在妊娠女性中，虽然甲状腺功能亢进症相对少见，但甲状腺功能减退症相对常见。在处理妊娠合并甲状腺功能减退时，需要重点关注的是，在整个妊娠早期，孕妇是胎儿 T_4 和 T_3 的唯一来源。因此，早在妊娠第

5 周，母亲对甲状腺激素替代的需求就增加了。尽管这种需求在妊娠中期往往趋于平稳，但在许多患者中，需求会持续增加到妊娠晚期。50%~85% 的女性需要增加甲状腺激素的剂量，总剂量可能会增加多达 50%[80, 81]。因此，对于已有甲状腺功能减退症的女性，有必要在第一次产前检查时检查甲状腺功能，以确定是否需要额外的甲状腺激素替代。或者，确诊妊娠后，在甲状腺功能实验室评估之前，可以根据经验增加甲状腺激素剂量[82]。在整个妊娠期间，每隔 4~8 周进行一次监测，以确保随着妊娠的进展，甲状腺激素的替代仍然是足够的。妊娠期是否对未诊断甲状腺功能减退症的女性进行常规筛查尚存在争议，目前尚未得到美国甲状腺协会、美国妇产科医师学会（American College of Obstetricians and Gynecologists，ACOG）或内分泌学会的认可[83-85]。相反，根据危险因素的不同，如有甲状腺疾病的家族或个人病史、既往头颈部放射治疗史、病态肥胖或年龄大于 30 岁，建议采用有针对性的筛查方法。

（三）甲状旁腺

在妊娠期，约有 30g 的钙从母亲转送到胎儿，其中大多数在妊娠晚期发生。妊娠时母体血清总的钙浓度降低，在妊娠 28~32 周时达到低谷，与随血容量增加的人血白蛋白浓度降低有关。而在非妊娠状态，白蛋白调节的总钙和离子钙浓度实际上是略微高于这个水平的[86]。妊娠期尿钙排泄的增加与 GRF 升高平行，肠钙吸收升高 2 倍[86]。

虽然有些研究表明妊娠时甲状旁腺激素的浓度升高，但通过双位点免疫检测方法测定完整 PTH 的结果显示，在非妊娠及妊娠期 PTH 的浓度均在正常范围内。相反，妊娠时 PTHrp 的浓度升高[87]。很多正常的组织能合成 PTHrp，但妊娠时 PTHrp 升高的机制仍不清楚，乳房组织和胎盘组织是合成 PTHrp 两个最可能的来源[87]。该蛋白可能参与胎盘和乳房的钙转运。

妊娠时血清 25- 羟维生素 D 浓度不变[86]，但是雌激素诱导的维生素 D 结合球蛋白的升高使母体血中 1，25- 羟维生素 D 浓度升高[86]。维生素 D 活性代谢产物的增多可能是肠钙吸收能力增强的原因之一。

虽然妊娠合并甲状旁腺功能亢进症和甲状旁腺功能减退症并不常见，但它们都可能导致妊娠期严重并发症。妊娠对本身患有甲状旁腺功能亢进症的女性有一定的保护作用，因为胎儿对钙的吸收有助于降低母体的钙水平。尽管妊娠合并高钙血症的女性通常有轻至中度的恶心、呕吐、疼痛和肾绞痛[88]，但有些女性会出现更严重的并发症，如肾结石、胰腺炎、高血压、骨病和高钙危象[89]。而此时的高钙危象治疗存在难度，因为双膦酸盐和普卡霉素等许多用于非妊娠期患者的药物，出于顾及胎儿安全而被限制使用。降钙素因其不会透过胎盘可能会被使用，然而，它在妊娠期

的益处和安全性还没有得到充分的研究[90]。

甲状旁腺功能减退症通常较少造成严重风险，但如果妊娠合并严重的甲状旁腺功能减退，可以导致产妇和胎儿骨折[91, 92]。这些并发症通常可以通过补充足够的口服钙和维生素 D 来预防。胎儿在妊娠期间吸收大量母体钙。因此需要在整个妊娠期间稳定地增加钙（每天 1～1.5g 元素钙）和维生素 D（50 000～100 000U/d 或更多），以维持正常的母体血清钙稳态[93]。

（四）胰腺

胰岛 B 细胞的增生肥大可能是雌激素和孕激素刺激的结果[94]。在妊娠早期，胎儿对葡萄糖的需求使葡萄糖经胎盘转运增加，孕妇可能存在空腹低血糖。孕妇的基础胰岛素水平可能是正常的，但是餐后胰岛素的分泌增多。妊娠时胰岛素的半衰期没有改变，因此餐后胰岛素分泌的增多表明胰岛素的合成和分泌增多[95]。最终造成糖原累积增多而肝糖输出减少。

随着妊娠发展，糖皮质激素水平升高，hPL 浓度也升高，在妊娠后半期出现胰岛素抵抗[96]。与非孕状态相比，在妊娠晚期摄入葡萄糖使血糖和胰岛素升得更高且持续时间更长，胰高血糖素的抑制程度也更强。

（五）肾上腺

由于妊娠时的高雌激素血症，肝脏合成的皮质类固醇结合球蛋白增加，使孕妇血清皮质类固醇结合球蛋白水平翻倍，从而导致妊娠 26 周时皮质醇的代谢清除率减少，而血清总皮质醇浓度升高 3 倍[74, 97]。妊娠 26 周时血清总皮质醇浓度达高峰，随后下降直至产程开始时其浓度再次升高。此时皮质醇合成速度加快，血浆中游离的皮质醇浓度也升高[92]。皮质醇合成增多是由妊娠期母体血浆 ACTH 浓度升高、肾上腺皮质对 ACTH 刺激的高敏感性造成的[74]。皮质醇的分泌依赖 ACTH 的分泌，并且在妊娠期也维持昼夜节律[97]。尽管游离皮质醇浓度升高，但是孕妇并没有出现皮质激素过多的体征，这可能是因为孕激素浓度升高拮抗糖皮质激素活性的缘故。

不论其来源于肾上腺还是卵巢，雄烯二酮和睾酮水平的升高都是由雌激素诱导肝脏合成的性激素结合球蛋白增多所造成的。但是游离的雄激素水平仍然正常甚至偏低。肾上腺产生 DHEA 和 DHEAS 的速度升高 2 倍。但是，由于 16- 羟化作用和胎盘利用增强，16- 羟脱氢表雄酮硫酸盐形成雌激素增加，孕妇血清 DHEAS 的浓度却降至非妊娠期的 1/3～1/2 水平。肾上腺髓质的功能在妊娠各阶段保持正常，因此，24h 尿儿茶酚胺、血浆肾上腺素和去甲肾上腺素水平与非妊娠状态是相似的[98]。

幸运的是，皮质醇增多症在妊娠期是罕见的，因为这种疾病常常导致月经紊乱和不孕。非孕状态下皮质醇增多症最常见的原因是产生 ACTH 的垂体腺瘤(库欣病)[99]，如果发生在妊娠期，常见原因则是原发性肾上腺增生（库欣综合征）。发生这种差异可能是由于原发性肾上腺增生症患者的月经紊乱程度较低[100]。两种情况下的皮质醇增多症，均可导致高血压、糖尿病、先兆子痫，甚至产妇死亡。妊娠期库欣综合征还有 43% 的早产风险和 6% 的死胎风险[74]。

（六）肾素 - 血管紧张素系统

由于雌激素对肝脏的作用，血浆肾素底物浓度随之升高，肾素水平也增加，而增加的肾素活性导致血管紧张素 II 水平升高，进而使醛固酮合成增多，血浆醛固酮水平可升高 8～10 倍[74]。在妊娠中期醛固酮水平达到高峰并一直维持到分娩。

尽管醛固酮的基础浓度很高，但是肾素 - 血管紧张素 - 醛固酮系统各组分对体位变化、钠限制、钠负荷的反应是正常的。升高的醛固酮水平并不会导致血清钠浓度的升高、血清钾的浓度降低或血压的升高，这也提示高浓度的孕激素可以将醛固酮从肾脏的受体上置换下来。另一种盐皮质激素是 11- 脱氧皮质酮，在妊娠足月时其浓度升高了 6～10 倍[45]。11- 脱氧皮质酮浓度的升高是由雌激素诱导胎盘产生的孕激素在腺体外进行 21- 羟化作用引起的[101]。

近年来，育龄女性高血压的发病率稳步上升，目前已成为产科医生遇到的一个常见问题。在非妊娠期状态下，血管紧张素转换酶抑制药和血管紧张素受体阻滞药被广泛用于治疗高血压，尤其是糖尿病患者，因为它们已被证明可以减缓糖尿病肾病的进展[102]。ACE 抑制药与羊水过少、胎儿肾脏发育不良和胎儿小脑发育不良有关[103]。虽然 ARB 没有被证明对胎儿有同样的不良反应，但通常在妊娠期间也会避免使用此类药物[104]。使用这两类药物的患者应在妊娠前或妊娠期的前 3 个月改用其他药物。甲基多巴是被研究最多的妊娠期降压药物，在妊娠期的任何阶段都可以安全使用[105]。钙通道阻滞药硝苯地平虽然研究较少，但似乎对胎儿是安全的，经常在妊娠期使用[106]。β 受体拮抗药虽然也经常被使用，但其可能会增加胎儿生长受限的风险[107]。

四、胎盘激素的合成

（一）来自母体 - 胎儿 - 胎盘单位的类固醇性激素

成年卵巢中性腺类固醇的产生过程是一个经典的"双细胞过程"，其中卵泡膜细胞将胆固醇转化为孕酮、睾酮和其他雄激素，但由于卵泡膜细胞缺乏关键的芳香化酶，因此无法产生雌激素。而卵泡膜细胞旁的颗粒细胞具有丰富的芳香化酶，可以吸收雄激素并迅速将其转化为雌激素[108]。类似的应用多位点多种细胞类型的策略也被用于妊娠期间大量增加性腺类固醇激素。在这个系统中，母体和胎儿的肾上腺都与胎盘相互作用，产生大量的孕酮和雌激素。这种相互依赖最终导致母体 - 胎儿 - 胎盘单位概念的产生[109]。它们之间的相互作用见图 22-2[110, 111]。

胎盘与卵巢的膜细胞一样，具有生产孕酮所需的酶。然而，胎盘的 HMG-CoA 活性水平很低，所以它利用来自母体循环的胆固醇作为生产孕酮的底物。胆固醇由 VLDL、LDL 和 HDL 输送到胎盘，因为合体滋养层细胞具有这些脂蛋白的受体。胆固醇通过 CYP11A1 酶转化为孕烯醇酮[109, 113]，再通过 3βHSD 转化为孕酮。尽管胎盘有足够的芳香化酶活性将雄激素转化为雌激素，但因为缺乏 17α- 羟化酶，不能将孕酮转化为雄激素[114]，所以孕酮在胎盘中没有进一步被修饰，约 90% 的孕酮被释放到母体循环中。然而，胎盘孕酮也是胎儿肾上腺产生糖皮质激素和盐皮质激素的重要底物[109, 113]。

滋养层缺乏 17α- 羟化酶和 17, 20- 裂解酶（CYP17）的活性，因此不能直接将孕激素转化为雌激素。胎盘中产生的孕烯醇酮进入胎儿，被胎儿的肾上腺皮质吸收，胎儿肾上腺皮质区也可将 LDL-C 合成为孕烯醇酮。孕烯醇酮在胎儿肝脏和肾上腺通过类固醇磺基转移酶和硫酸盐结合形成硫酸盐孕烯醇酮，并在胎儿肾上腺转化为 17α- 羟基 - 硫酸盐孕烯醇酮，随后在 17α- 羟化酶和 17, 20- 裂解酶（CYP17）的作用下转化为 DHEAS[115]。

DHEA 进入胎儿循环，在胎儿肝脏中发生羟基化，形成 16α- 羟基脱氢表雄酮，在胎盘中经硫酸酯酶的作用转化为 16α- 脱氢表雄酮。在滋养细胞中进一步被

3βHSD1、17βHSD 和芳香化酶（CYP19）代谢，生成雌三醇，雌三醇是妊娠期母体循环中含量最高的雌激素。在母体肝脏中，雌三醇与葡萄糖醛酸盐和硫酸盐有效结合，并被排泄到尿中。母亲血清和尿液中的雌三醇约 90% 来自胎儿的前体物质，因此，血清或尿液中的雌三醇水平可作为胎儿健康状况的指标[115]。

来自胎儿和母亲的 DHEA 都可以被胎盘吸收，并在硫酸酯酶、3βHSD1、17βHSD 和芳香化酶的作用下转化为雌二醇，或在硫酸酯酶、3βHSD1 和芳香化酶的作用下转化为雌酮。雌四醇是妊娠期特有的雌激素，它是由胎儿肾上腺中 16α-DHEA 经过 15α- 羟化，随后由胎盘硫酸酯酶、3βHSD1、17βHSD 和芳香化酶进行酶转化后生成的[115]。

（二）蛋白质激素

1. hCG

（1）化学性质：hCG 是一种由 α 和 β 2 个不同亚基组成的糖蛋白，2 个亚基之间通过疏水键非共价结合。这种分子和其他糖蛋白激素（如 hLH、hFSH 和 hTSH）具有同源结构区域。它们都具有 α 亚基，α 亚基包含 92 个相同的氨基酸序列，但糖基的组成有所不同；β 亚基在氨基酸序列和糖基结构上都是不同的，β 亚基对异二聚体（聚合型的）激素的生物特异性和免疫特异性都非常重要。hCG 的 β 亚基由 145 个氨基酸组成，分子量为 22200。起始的 115 个氨基酸中大约有 80% 的氨基酸与 hLH 的 β 亚基是同源的。hCG 在

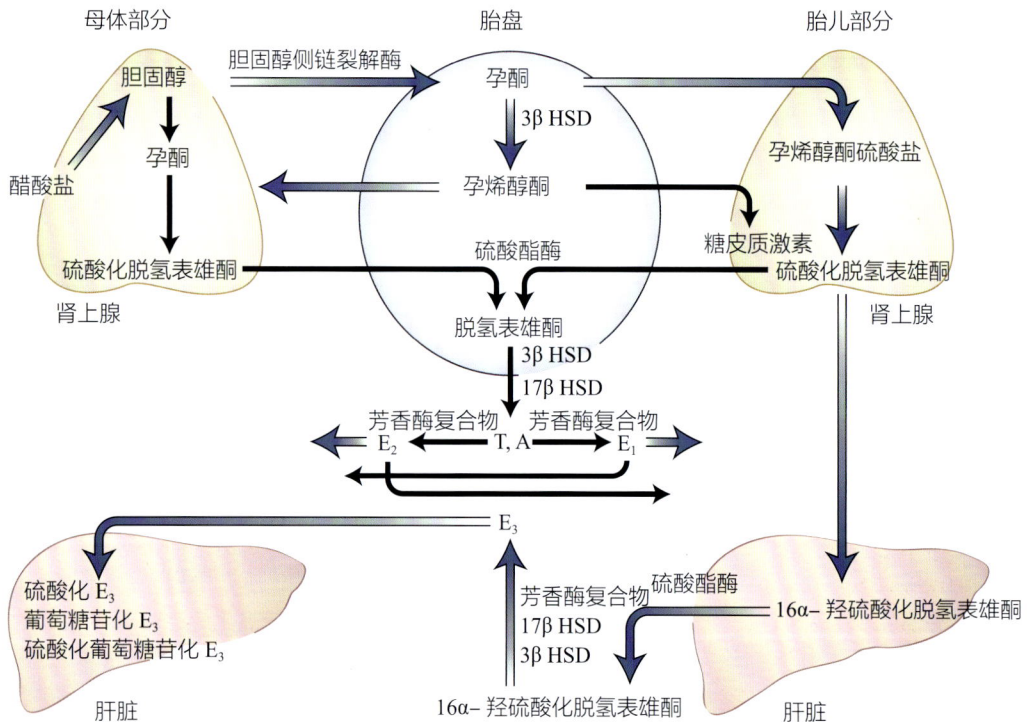

▲ 图 22-2　母体 - 胎儿 - 胎盘单位的类固醇激素生成

HSD. 羟化类固醇脱氢酶

羟基末端有额外 24 个氨基酸，从而增强了 hCG 的生物活性。

hCG 的两个亚基中均有 2 个寡糖链通过 N 端糖苷键连接到天门冬氨酸残基上，而 β 亚基在羟基末端还包含 4 个羧基 - 丝氨酸寡聚糖单位。hCG 的糖类结构具有微观不均匀性，并影响激素的清除率和生物活性。hCG 的三级结构取决于糖结构的成分和亚单位之间的多个二硫键。α 亚基包含 5 个二硫键，β 亚基有 6 个二硫键。每一个亚基中，3 个二硫键形成 1 个胱氨酸区，它与 PDGFβ 和 TGFβ 中发现的胱氨酸区类似[116]。

(2) 生物合成：单个 α 亚基的基因位于 6 号染色体上，在细胞滋养层和合体滋养层均表达活跃。相反，β 亚基是由位于 19 号染色体上的 6 个基因簇所编码的，它与 hLHβ 基因靠近。hCGβ 基因中有 3 个基因在妊娠期转录活跃，它们主要在合体滋养层中转录，从而合成和分泌游离的亚基和聚合型 hCG。蛋白核心合成后，每个亚基都进行糖基化，并通过进一步的转录后修饰，然后组合成完整的 hCG[116]。

hCG 的分泌与许多其他的胎盘蛋白不同，它的分泌方式类似于滋养层的形成。hCG 早在受孕后 6～9 天就可以在母体血清中检测出来[5]。hCG 水平呈对数升高，停经后 8～10 周达高峰，随后下降，在 18 周降到最低点，之后一直维持不变直至分娩[117]（图 22-3）。胎盘也能分泌游离的 α、β 亚基。在妊娠的前 13 周，分泌的 β 亚基相对比 α 亚基多，而之后分泌的 α 亚基相对比 β 亚单基多[118]。另外，高度糖基化的 α 亚基（大 α 亚基）不能与游离的 β 亚基结合，被分泌到母体的血清中。

体内调节 hCG 分泌的生理因素还不清楚。促进或抑制 hCG 合成和分泌因素的大量研究都是体外实验，因而很难据此推断体内的情况。有力的间接证据表明，由细胞滋养层和合体滋养层合成的 GnRH 可能是影响 hCG 分泌的一个重要因素。它与下丘脑分泌的 GnRH 是相同的，并在体内和体外都可以刺激胎盘产生 hCG，而 GnRH 拮抗药可以减少 hCG 的基础分泌量[116, 119, 120]。

对胎盘组织中的 GnRH 进行免疫组化染色，发现妊娠 8 周时 GnRH 含量最高，随后降低，大致与 hCG 的产生相平行，与母体血循环中 GnRH 的变化也相似。此外，胎盘中存在 GnRH 受体。cAMP、前列腺素 E_2、前列腺素 F_2、肾上腺素、EGF、胰岛素及血管活性肠肽都可以促进胎盘中 GnRH 的释放，这些因子也可以增加 hCG 的体外分泌[116, 119, 123]。

细胞滋养层分泌的其他两种肽类是激活素和抑制素，它们也可以调节 GnRH 和 hCG 的分泌[119]；激活素可以增加 GnRH 和 hCG 的分泌，而抑制素可以抑制 GnRH 在合体滋养层的活性[119]。滋养层在 FGF、钙、糖皮质激素和佛波酯的作用下可以促进 hCG 的合成，TGF-β、卵泡抑制素和孕激素可以减少 hCG 的

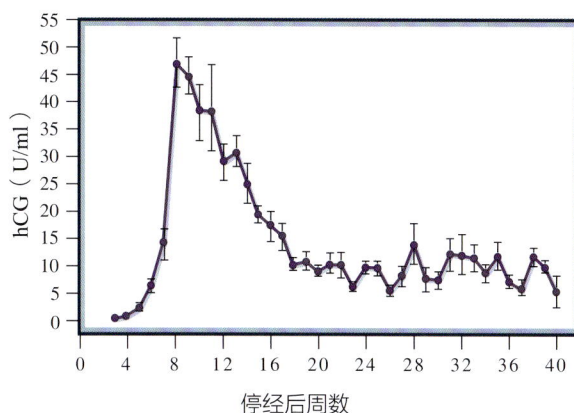

▲ 图 22-3　正常妊娠时母体血清中人绒毛促性腺激素的平均水平（±SE）

引自 Braunstein GD, Rasor J, Danzer H, et al.Serum human chorionic gonadotropin levels throughout normal pregnancy. *Am J Obstet Gynecol*. 1976; 126: 678-681.

合成[119]。蜕膜也可以通过旁分泌机制影响 hCG 的合成。蜕膜的 IL-1 可以刺激体外培养的滋养层细胞分泌 hCG[124]，而蜕膜的催乳素和 8～10kDa 的蜕膜蛋白则可抑制 hCG 的合成[125]。

最后，hCG 在一定程度上可以调节其自身合成。滋养层细胞表面存在 hCG 受体，在培养的胎盘细胞中加入 hCG 可以刺激 cAMP 的产生并促进细胞滋养层向合体滋养层的增殖和分化[116]。cAMP 的类似物或激活腺苷酸环化酶的因子都可能通过一种蛋白激酶途径刺激 hCG mRNA 和 hCG 的生成[116, 119]。因此，合体滋养层质量和 cAMP 增加的净效应是促进 hCG 的分泌。

胎盘不是分泌 hCG 的唯一场所。通过免疫组化方法或大范围正常组织的免疫测定法发现，在精子、睾丸、子宫内膜、肾、肝、结肠、胃组织、肺、脾、心、成纤维细胞、脑和垂体中存在 hCG 的免疫活性[126]。有研究发现，一些胎儿组织也可以合成 hCG[116]。垂体可能是非妊娠者 hCG 或 hCG 样物质的主要来源。已经从垂体中纯化得到部分免疫活性和生物活性的 hCG；体外试验显示胎儿垂体细胞可以分泌这种物质，免疫组化的方法证明其存在于促性腺激素型细胞，但这种细胞不含有 hLH 或 hFSH[126, 127]。

在正常非妊娠者的血清中可以检测出 hCG 的免疫活性，它在绝经后女性的浓度最高[127, 128]。在绝经后的女性体内，这种物质是根据 hLH 的浓度以脉冲的方式分泌的，在正常的月经周期中，hCG 的免疫活性在月经中期达到峰值，这与 hLH 的峰值一致[129]。在男性和绝经后女性，GnRH 促进激素的分泌，而口服避孕药可以抑制女性体内 GnRH 的分泌，GnRH 拮抗药可以抑制睾丸缺失男性体内 GnRH 的分泌[128, 130]。

妊娠和非妊娠期的滋养细胞肿瘤都可以分泌 hCG

及其游离亚基。非妊娠期滋养细胞肿瘤患者主要由合体滋养层细胞分泌 hCG，精原细胞瘤患者主要由滋养层巨核细胞分泌 hCG[130]。在许多情况下，肿瘤可以产生不完整的 hCG 或其亚基，糖基的组成与妊娠期 hCG 糖基的组成存在明显差异。很多非滋养层肿瘤也可分泌 hCG，但主要是游离 hCGβ 亚基[130, 131]。

（3）代谢：hCG 在血循环中的清除呈双指数形式，即 6h 的快速半衰期（$T_{1/2}$）和约 36h 的慢速 $T_{1/2}$。而游离的 β 亚基呈 41min 的快速 $T_{1/2}$ 和 4h 的慢速 $T_{1/2}$，游离的 α 亚基呈 13min 快速 $T_{1/2}$ 和 76min 慢速 $T_{1/2}$[132]。约 22% 的 hCG 在尿中以原形存在，其余都被代谢降解（图 22-4）。其中一个早期的步骤为游离 β 亚基在缬氨酸 – 亮氨酸和甘氨酸 – 缬氨酸部位的溶蛋白性裂解（"缺口"）。巨噬细胞和白细胞中的人白细胞弹性蛋白酶似乎对某些 β 亚基的裂解起一定作用[132]。

有"缺口"的 hCG 是不稳定的，会裂解成游离的 α 亚基和有"缺口"的游离 β 亚基。后者主要在肾内进一步代谢产生 β 核心片段，β 亚基 6～40 位的氨基酸通过二硫键连接到 55～92 位的氨基酸，之后去掉一部分糖基形成一个分子量为 10479 的分子[133]。这个 10479 的分子片段是妊娠期尿中有免疫活性的 hCG 的主要形式。正常妊娠时，尿中也包含很多过度糖基化的 α 亚基、游离 α 亚基、游离 β 亚基、有缺口的 hCG、有缺口的游离 β 亚基、羟基末端的 β 亚基片段和 α 亚基片段[132]。

（4）生理功能：与 hLH-hCG 受体结合后，hCG 发挥大部分的生理功能。该受体基因位于 2 号染色体上，编码一个 7 跨膜结构 G 蛋白耦联受体，以及一个大的可以结合 hCG（和 hLH）的细胞外氨基端。这些受体属于受体超家族的成员，该家族中包括 hFSH、hTSH、AVP、PTH 的受体，以及大量生物多胺和神经递质的受体[116]。hCG 与受体的相互作用导致 cAMP 的合成增加，而且在某些组织促进了磷酸肌醇的转化[132]。

hLH-hCG 受体和其他糖蛋白激素受体具有高度的结构同源性，因而 hCG 可以与 hTSH 和 hFSH 受体相互作用，并具有微弱的内在 hTSH 和 hFSH 的生物学活性。停经后 8～12 周 hCG 达到高峰，但此时母体 hTSH 水平却反而降得很低，证明了正常妊娠时 hCG 的 hTSH 样活性。hCG 在葡萄胎和其他类型的滋养细胞疾病中尤其重要，患有这些疾病时 hCG 浓度可以超过 10 万 U/L，从而发生临床显性的甲状腺毒症[72, 73]（图 22-1）。

妊娠期间 hCG 的一个主要功能就是"挽救"受孕周期中的黄体功能[134]。未受孕的月经周期中，血清中的孕激素浓度会在黄体期最初的 6～7 天持续增加，随后 3～4 天维持一个高水平，然后随着子宫内膜的脱落而降低。而受孕和着床后的 4～6 周，黄体继续分泌孕激素和 17- 羟孕酮。此后孕妇血清孕激素和 17- 羟孕

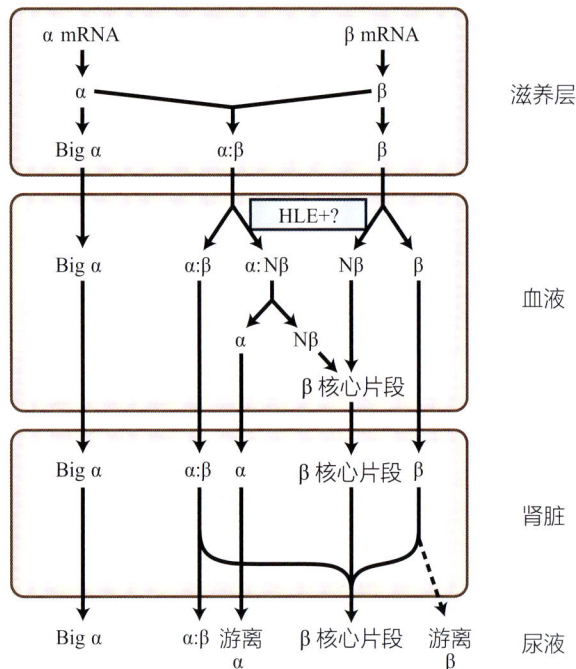

▲ 图 22-4 人绒毛促性腺激素可能的代谢通路

α：β. 完整 hCG；α：Nβ. 缺失 β 亚基的 hCG；Big α. 高糖基化的 α 亚基；CTP 片段 . 羧基末端片段；HLE. 人白细胞弹性蛋白酶；mRNA. 信使 RNA；Nβ. 游离的缺失 β 亚基（引自 Braunstein GD. Physiologic functions of human chorionic gonadotropin during pregnancy. in Mochizuki M, Hussa R, eds. *Placental Protein Hormones*. Amsterdam: Elsevier Science, 1988: 33. ）

酮浓度将降低，这表示黄体功能的显著降低[135]。17-羟孕酮的浓度降低是持续的，而孕激素水平的降低只是暂时的。孕激素的分泌从依赖卵巢过渡到依赖胎盘（黄体 – 胎盘转变）。末次月经后 50 天内进行黄体切除术与孕激素水平的下降和受孕产物的排出有关。进行人工流产后，孕激素的水平也会迅速下降。

由此可见，胎儿 – 胎盘单位对维持黄体的信号非常重要，支持 hCG 是生理信号观点的证据如下：①黄体上有 hLH-hCG 受体的存在；②着床后滋养层细胞早期产生 hCG；③体外培养的黄体细胞在 hCG 作用后，cAMP、孕激素和雌二醇的增加呈现 hCG 剂量依赖性；④妊娠早期孕激素和 hCG 平行升高；⑤非妊娠女性在黄体期给予外源性 hCG 后，孕激素分泌增加且月经周期延长。

妊娠 6～8 周后，hCG 不能延长妊娠黄体的寿命，这是由于腺嘌呤环化酶系统同源的脱敏作用和高雌激素水平通过抑制黄体中 3β– 羟类固醇脱氢酶和 Δ^{5-4} 异构酶，从而抑制孕激素的合成。

hCG 的另一个生理作用是促进男性胎儿睾丸的分化。在中肾管结构分化和外生殖器发育期，hCG 可激活胎儿睾丸间质细胞上 hLH-hCG 的受体，从而促进

男性胎儿睾丸的分化。在妊娠 10～12 周，每单位重量睾丸产生睾酮的最高量与 ^{125}I 标记的 hCG 结合到胎儿睾丸受体上的最大值是一致的。体外培养的胎儿睾丸间质细胞在 hCG 作用下可以产生 cAMP 和睾酮。当胎儿垂体 hLH 不足以刺激睾酮产生时，胎儿血清中 hCG 的浓度与胎儿睾丸的睾酮水平是相平行的 [136]。

正常妊娠时，hCG 可能还有一些其他作用。在体外，hCG 刺激细胞滋养层分化为合体滋养层，因此 hCG 可能对调节合体滋养层和滋养细胞激素产生方面起着重要的旁分泌作用 [125, 137]。其他支持 hCG 这种自动调节作用的数据包括：在体外，hCG 可刺激胎盘合成 cAMP 并激活糖原磷酸化酶，在 hCG 作用下放射标记的半乳糖和亮氨酸与胎盘蛋白结合 [136]。hCG 刺激细胞滋养层分泌 VEGF，而这可能对胎盘血管生成起重要作用 [116]。妊娠早期，hCG 与血管上的 hCG 受体结合，使子宫肌层血管舒张，从而增加子宫血流量 [116]。体外研究发现，胎儿的肾上腺在 hCG 作用下可引起 DHEAS 释放；因此，hCG 可能与胎儿垂体 ACTH 和胎盘 ACTH 协同具有 ACTH 分泌的活性 [136]。

还有人认为 hCG 在妊娠期的免疫抑制方面发挥作用。很多关于这项课题的早期研究或是因使用制备不纯的 hCG 而受阻，或是因为使用了像苯酚这样影响免疫反应测定终点的制剂而受阻。另外一些使用体内模型的研究中，hCG 通过促进性腺生成类固醇激素而引起免疫抑制效应 [138]。体内外研究均表明 hCG 可以刺激黄体分泌松弛肽 [116]。

最后，因口渴引起的渗透压阈值的降低和妊娠期 AVP 释放的减少都与 hCG 有关。渗透压阈值的降低和 AVP 释放的减少到底是由于 hCG 的直接效应还是通过 hCG 激活性腺激素的间接效应，又或是由于 hCG 与血管平滑肌上 hLH-hCG 受体的相互作用，目前还不清楚。

(5) 妊娠滋养细胞疾病：妊娠滋养细胞疾病（gestational trophoblastic disease，GTD）包括完全性葡萄胎和部分性葡萄胎、绒毛膜癌和胎盘部位的滋养细胞肿瘤 [139]。完全性葡萄胎是最常见的一种，其发病率为 0.1%～0.2%。患者通常表现为阴道流血、子宫大于正常的妊娠子宫、贫血和剧烈呕吐。病理学检查可以发现滋养层过度增生、绒毛明显水肿，但没有胎儿组织。部分葡萄胎表现为局部滋养层过度增生、绒毛水肿并常有先天畸形的胎儿组织。约 20% 的完全性葡萄胎患者会发展为持续性滋养细胞疾病，而部分性葡萄胎的患者中只有 2%～4% 会发展为持续性滋养细胞疾病。持续性滋养细胞疾病也可继发于正常足月妊娠、自然流产和人工流产。

绒毛膜癌是最具侵袭性的恶性持续性滋养细胞疾病，它在子宫局部的并发症是出血或子宫破裂等，而当病变转移时出现相应的症状，尤其是转移至肝、肺和脑时。妊娠滋养细胞疾病最少见的是胎盘部位的滋养细胞肿瘤，它源于中间型滋养细胞，常与阴道出血和闭经有关 [139]。

所有这些肿瘤都可以分泌 hCG、游离 β 亚基及这些分子的其他常见类型。除了胎盘部位滋养细胞肿瘤分泌较少的 hCG 外，血清和尿中 hCG 的浓度与肿瘤的负荷大致平行，并可判断疾病的预后。hCG 的测定结合临床和影像学表现（尤其是阴道超声的结果）对诊断滋养细胞疾病很有帮助。很少见的情况下，在一些血清中含有异嗜性抗体或其他干扰物质的女性中会出现 hCG 假阳性或低水平的 hCG，这可能导致 GTD 的误诊。因为这些物质并不能在尿中排泄，所以这些"假 hCG"者的尿妊娠试验为阴性 [139]。

葡萄胎患者先进行吸宫术，然后选择进行辅助性的甲氨蝶呤或放线菌素 D（更生霉素）单一化疗。大约 90% 低危的持续性滋养细胞疾病患者可以通过单一化疗治愈；而 75% 有转移的高危患者需要用依托泊苷、甲氨蝶呤、放线菌素 D、环磷酰胺和长春新碱等联合化疗药物治疗。连续的 hCG 随访监测至关重要，它可以准确反映肿瘤的治疗效果 [139]。

2. 人胎盘催乳素　人胎盘催乳素也称为绒毛膜生长催乳素。hPL 是一条非糖基化的多肽单链，由 191 个氨基酸残基和 2 个二硫键连接，分子量达 21 600Da [70]。它与 GH（85% 氨基酸同源）和催乳素（13% 氨基酸同源）在化学和生物学特性上紧密相关。hGH-hPL 基因簇位于 17 号染色体长臂上，共由 5 个基因组成，分别是编码垂体 hGH（hGH-N）、胎盘 hGH（hGH-V）和另外 3 个胎盘 hPL（hPL-L、hPL-A、hPL-B，其中只有后两者被转录）的基因 [140]。

hPL 是由合体滋养层细胞生成和分泌的，在妊娠的第 20～40 天可以在孕妇血清中检测到。随后迅速升高，至 34 周达到高峰，并一直保持这一浓度 [70]（图 22-5）。血清 hPL 浓度和胎盘 hPL mRNA 浓度都与胎盘重量和合体滋养层细胞密切相关 [141]。妊娠足月时孕妇血清中 hPL 的浓度平均为 6～7μg/ml，此时它在血循环中清除的半衰期是 9～15min，胎盘生成的 hPL 超过 1g/d。胎儿血清 hPL 水平是母体的 1/100～1/50 [140]。

虽然已知生成 hPL 的胎盘部位，但 hPL 合成和分泌的体内生理调节还不清楚。研究 hPL 对孕妇营养作用的实验表明，延长葡萄糖液的输注时间会降低 hPL 的浓度，而延长禁食时间则增加 hPL 的浓度，但是急性高血糖和低血糖似乎都不能改变 hPL 的浓度 [70, 118]。静脉注射精氨酸，给予地塞米松或改变血浆游离脂肪酸水平都不能影响孕妇血浆 hPL 的水平 [142, 143]。不同的体外研究中，葡萄糖、雌激素、糖皮质激素、前列腺素、肾上腺素、缩宫素、TRH、GnRH 和左旋多巴对 hPL 的作用缺乏一致性 [144-147]。

在体外，血管紧张素 II、IGF-1、PLA5、花生四

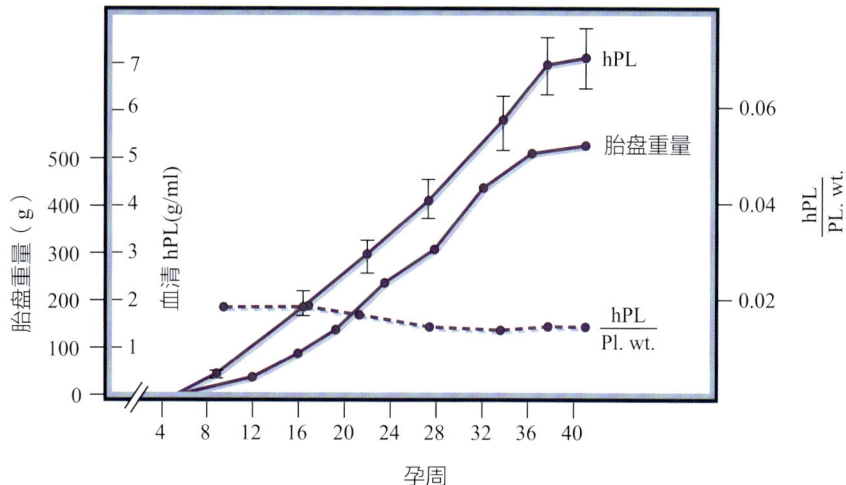

▲ 图 22-5　妊娠时胎盘重量（PL.wt.）与母体血清胎盘催乳素（hPL）浓度的变化

引自 Selenkow HA, Saxena BN, Dana CL. Measure ment and pathophysiologic significance of human placental lactogen.In:Pecile A, Finzi C, eds. *The FetoPlacental Unit*. Amsterdam:Excerpta Medica; 1969: 340.

烯酸和 EGF 都能促进 hPL 的释放[119, 148]。EGF 可能通过加速细胞滋养层向合体滋养层的分化促进 hPL 的合成[148]。ApoA Ⅰ 通过 cAMP 依赖和花生四烯酸依赖的信号通路刺激 hPL 的合成和释放[70, 149, 150]。妊娠期母体血浆 ApoA Ⅰ 浓度的变化与 hPL 的变化相似，所以血浆 Apo 可能单独或作为循环 HDL 的一部分对 hPL 的分泌起重要作用[150]。

hPL 的很多生物活性在本质上与 hGH 和催乳素类似，它也可以与 hGH 和催乳素的受体结合[151]。在很多生物测定系统中，hPL 有微弱的促生长和刺激乳腺分泌的作用[151, 152]。hPL 可能是调节 IGF-1 合成的重要因素，妊娠期 hPL 浓度与 IGF-1 浓度呈相关性[70, 151]。hPL 也影响母体营养物质代谢[151]，它可以直接或在给予糖类后刺激胰腺胰岛分泌胰岛素。hPL 促进胰岛素抵抗，因而它可能是妊娠期糖尿病的致病因素。它能加速脂肪分解，使得游离脂肪酸升高，这可能是引起胰岛素抵抗的部分原因[151]。

hPL 的各种生物活性产生一种假设，即妊娠期 hPL 的重要作用是为胎儿持续提供葡萄糖和氨基酸[151]。在母体禁食时，hPL 的脂肪分解作用可利用游离脂肪酸来产生能量，使葡萄糖、氨基酸和酮体通过胎盘为胎儿所用。另外在胎儿体内，hPL 还具有促进肌肉摄取氨基酸、促进蛋白生成、IGF-1 生成和糖原合成的作用[152]。

尽管有人认为 hPL 在妊娠期对稳定母体和胎儿的代谢内环境起重要作用，但是缺失 hPL 似乎并未影响妊娠。hPL 不足或缺失被发现与基因缺陷有关，但在这些女性中，部分也曾经历过正常妊娠并分娩正常婴儿[153]。

3. 胎盘生长激素　合体滋养层细胞能合成并分泌胎盘 GH（hGH-V）[70]。hGH-V 基因的交替剪接导

致 2 个非糖基化亚型的产生，其分子量分别为 22kDa 和 26kDa[70, 140]。分子量为 22kDa 的亚型也可以被糖基化，形成一个 26kDa 的循环蛋白[140]。HGH-V 自妊娠 10 周起可在孕妇血清中测得，其在妊娠晚期达到高峰[70, 133, 154]（图 22-6）。

HGH-V 具有促生长活性，它可以促进 IGF-1 的合成，而增加的 IGF-1 反过来又会抑制孕妇垂体分泌 hGH[152]（图 22-6）。和垂体 hGH 不同的是，hGH-V 不是以脉冲的形式分泌，它在滋养层细胞的分泌也不受 GHRH 调控，但是葡萄糖会抑制其分泌。据估计，妊娠足月时母体血浆中 GH 的生物活性 85% 来自 hGH-V，12% 来自 hPL，仅 3% 来自垂体 hGH[155]。分娩 48h 内，垂体 hGH 的分泌恢复至正常水平。

4. hCC　合体滋养层可以合成一种类似 ACTH 样的肽类物质，即 hCC 和几种阿片 - 促黑素细胞皮质素源性的肽类，包括 β- 促脂解素、β- 内啡肽和 α- 促黑素[74]。孕妇血清 ACTH 的浓度随着妊娠的进展而增加，妊娠期游离皮质醇水平的升高可能与胎盘 hCC 和垂体 ACTH 的合成有关[74]。

CRH 可以促进 hCC 的分泌，CRH 可能是局部调节肽类合成最重要的因子。因为细胞滋养层和合体滋养层都可以产生 CRH，因此 CRH 可能是通过旁分泌和（或）自分泌两种方式来调节的。和垂体 ACTH 不同的是，糖皮质激素和催产素也可以刺激胎盘培养物释放 hCC[75]。给予糖皮质激素后，母体血浆 ACTH 对其抑制作用的抵抗，提示胎盘 hCC 对总的循环 ACTH 池免疫活性的贡献[74]。

5. 下丘脑肽类

(1) GnRH：细胞滋养层和合体滋养层都可以合成和分泌 GnRH，它与下丘脑分泌的 GnRH 具有相同的

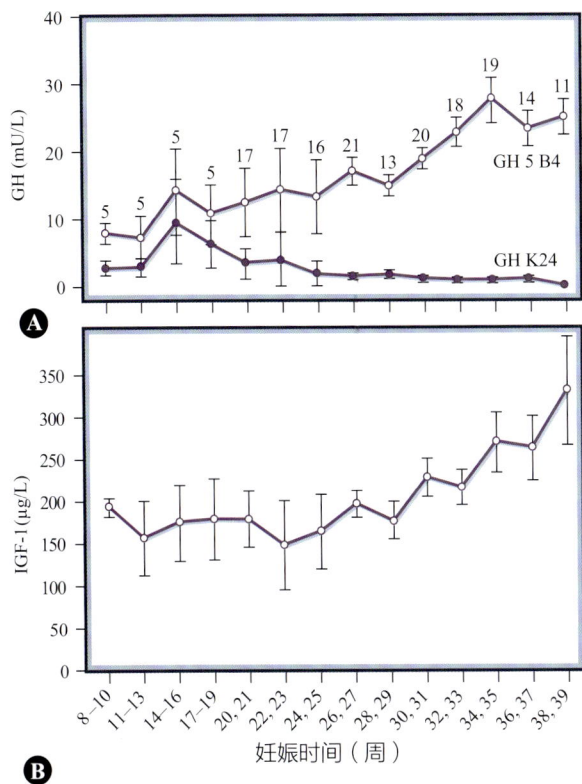

▲ 图 22-6　妊娠时血清 hGH（A）和 IGF-1（B）平均浓度（±SE）的变化

A 图中误差线上标出了妊娠各阶段测得的 GH 和 IGF-1 值。GH5 B4 表示胎盘生长激素（hCG-V），GH K24 表示垂体生长激素（引自 Mirlesse V, Frankenne F, Alsat E, et al. Placental growth hormone levels in normal pregnancy and in pregnancies with intrauterine growth retardation. *Pediatr Res*. 1993; 34: 439-442.）

化学结构和生物学活性[119, 121]。妊娠期胎盘中 GnRH mRNA 水平基本维持不变，但胎盘和血清中多肽的浓度高峰出现在妊娠前 3 个月，并与细胞滋养层的质量和峰值 hCG 浓度相关[121, 156]。

在体外，前列腺素、肾上腺素、激活素、胰岛素、EGF、VIP、雌二醇和雌三醇均能促进胎盘移植物或纯化的滋养层细胞合成 GnRH，而抑制素、孕激素、κ 阿片制剂及 μ 阿片制剂等拮抗药则减少 GnRH 合成[155, 157]。合体滋养层细胞中存在低亲和力的 GnRH 受体，其浓度与 hCG 的分泌形式平行[122]。

在体外，GnRH 促进胎盘移植物或纯化的滋养层细胞分泌 hCG，并且妊娠早中期的胎盘对 GnRH 的反应大于足月时的反应，因而推测 GnRH 是 hCG 分泌的一种重要的自分泌或旁分泌调节因素[155]。GnRH 拮抗药可以阻断 GnRH 对 hCG 的促进作用[158]。由于 GnRH 激活细胞滋养层内的金属蛋白酶，所以它对胚胎植入也很重要[159]。

(2) CRH：细胞滋养层和合体滋养层都可以合成和分泌一种 41 个氨基酸的多肽，与下丘脑的 CRH 是相同的[119, 160]。CRH mRNA 首先在妊娠 7 周的滋养层细胞中检测到，在妊娠前 30 周它的水平很低，但在妊娠最后 5 周 CRH mRNA 的水平升高 20 倍，这种模式与胎盘内 CRH 的含量和母体血浆中 CRH 的升高相平行[102]。在母体血浆中，循环 CRH 与 1 种 37kDa 的蛋白结合，这种蛋白由胎盘、肝和脑合成，并且可以降低 CRH 的生物学活性[75, 160]。

在体外，前列腺素（E_2 和 $F_2\alpha$）、去甲肾上腺素、乙酰胆碱、缩宫素、神经肽 Y、AVP、血管紧张素 Ⅱ 和 IL-1 可以促进胎盘合成 CRH。有研究表明，糖皮质激素可增加 CRH mRNA 和 CRH 表达，但会抑制下丘脑 CRH。孕激素和氧化亚氮减少 CRH 的分泌。胎盘上存在 CRH 的结合位点，在培养的胎盘细胞中加入 CRH，发现 hCC、β- 内啡肽和 α-MSH 分泌的增加与 CRH 呈浓度依赖性[74, 119, 160]。由此可见，CRH 在胎盘中可能具有自分泌和旁分泌效应。

CRH 对母体垂体 ACTH 分泌是否具有生理学效应还不清楚，由于与蛋白结合，循环中的 CRH 无生物学活性。但在即将分娩前，结合蛋白的浓度减少约 50%，CRH 水平升高[74, 160]。此时，CRH 刺激蜕膜、羊膜和绒毛膜合成并释放前列腺素来促进宫颈扩张[161]。子宫肌层中存在 CRH 受体，而 CRH 可以增加子宫肌层的收缩性[102]。由此可见，CRH 对诱导和促进分娩起作用。CRH 可以刺激胎儿垂体合成 ACTH，而 ACTH 的合成也可以导致胎儿肾上腺 DHEA 和胎儿胎盘单位雌三醇合成的增加[160]。除了 CRH 外，合体滋养层和胎膜分泌尿皮质醇 1，通过 CRH 受体在体外促进胎盘分泌 ACTH、PGE_2 和激活素[162]。

五、妊娠和分娩的内分泌学

（一）雌激素和孕酮的作用

尽管"将妊娠的维持与分娩的开始视为孕酮和雌激素作用之间的平衡"这一观点过于简单化，但有助于将这一非常复杂的过程概念化。众所周知，孕酮对妊娠是至关重要的，事实上，它的名字就是孕激素的缩写。因为在妊娠前 7 周没有孕酮会导致流产，所以它从妊娠早期就很重要[163]。在妊娠后期，它被认为是通过限制前列腺素的产生和基因的表达来减少子宫收缩，具体通路包括离子通道、催产素受体、前列腺素受体和参与子宫收缩机制的离子通道等[164, 165]。补充黄体酮可以预防早产也说明了黄体酮在减少子宫收缩方面的作用，目前应用黄体酮已成为预防高危女性早产的常规手段[166]。

显然雌激素在妊娠内分泌中也发挥作用，但在妊娠和分娩期间，它似乎不如孕酮重要。在妊娠期间，雌激素通过促进合胞滋养细胞对 LDL 的摄取，帮助类固醇的产生，增加子宫血流量，使得可以通过胎盘进行充分的气体交换和营养运输，并促使乳腺组织肥大，为乳房泌乳做准备[109]。

在许多动物模型中，已经清楚地证明，无论是自发还是诱导的孕酮浓度降低，都足以启动分娩[167]。然而，在分娩前几周，女性的孕酮水平没有明显地自发下降。虽然一开始看起来似乎有些矛盾，但越来越多的证据表明，尽管在整个妊娠后期激素水平恒定，但人类确实会出现功能性黄体酮戒断。孕酮受体有两种不同的亚型，即 PR-A 和 PR-B。PR-B 被认为通过激活孕酮反应基因和抑制雌激素受体的产生来调节孕酮对子宫静止的大多数作用。另外，PR-A 主要充当 PR-B 拮抗药。与 PR-B 相比，分娩启动时子宫肌层中 PR-A 的水平相对增加，这表明与其他哺乳动物一样，人类的孕酮活性出现功能性下降[168-172]。

这种功能下降与 ER 表达增加同时发生，反过来，ER 表达又会形成收缩型子宫表型，其中包括子宫肌层缝隙连接和前列腺素生成增加，为分娩做准备。雌激素在妊娠和分娩中的非必要作用在合并胎盘硫酸酯酶缺乏的妊娠中得到证实。尽管在整个妊娠期间雌激素分泌非常低，但这类妊娠一般会持续到足月。虽然分娩启动会有延迟，子宫对前列腺素和催产素相对不耐受，但分娩最终会自发进行，虽然很困难，但还是可以成功地分娩[173]。

（二）前列腺素的作用

强有力的证据表明，前列腺素作为分娩介质在分娩过程发挥重要作用[164, 165]。它们在子宫内分布不同，PGE_2 局限于胎膜，$PGF_{2\alpha}$ 位于蜕膜，PGI_2 位于子宫肌层。虽然它们的结构非常相似，但不同种类的前列腺素可能产生相反的作用，增加了前列腺素调节子宫活动的复杂性。虽然胎膜产生的 PGE_2 和子宫肌层产生的 PGI_2 抑制子宫活动[174]，但蜕膜产生的 $PGF_{2\alpha}$ 是一种有效的子宫收缩药，可用于治疗产后出血。妊娠期 $PGF_{2\alpha}$ 的产生受到抑制，妊娠子宫中的水平低于非妊娠子宫月经周期的任何阶段[175, 176]。在妊娠后期，尤其是随着分娩启动，母体血清和羊水中 $PGF_{2\alpha}$ 水平均升高[174]。

前列腺素在分娩过程中的生理学作用在现代产科中被广泛利用。PGE_1 通常用于促进宫颈成熟和引产[177]。PGE_1 或 $PGF_{2\alpha}$ 可以非常有效地治疗因子宫收缩乏力引起的产后出血[178]。此外，前列腺素合成抑制剂，如吲哚美辛，是用于治疗早产最有效的宫缩抑制药之一[179]。

（三）催产素的作用

催产素是一种在下丘脑产生并储存在垂体后叶的多肽激素。它是最早被发现在人类分娩中起作用的内源性化合物之一，也是少数获得美国 FDA 批准用于妊娠的药物之一。众所周知，它会引起子宫收缩，因此经常用于引产和治疗因子宫收缩乏力引起的产后出血[178]。催产素通过与子宫的 G 蛋白耦联受体结合来

发挥作用。受体在子宫底分布较多，而在子宫下段和宫颈中的水平较低，这使得子宫底的收缩性较子宫下段强[180]。虽然直到第二产程晚期[180]，催产素水平才随着分娩的进展而明显升高，但其受体浓度在妊娠早期已增加 100 倍，在妊娠晚期增加高达 300 倍[180]。受体的增加主要由雌激素介导，使得子宫肌层在妊娠中期对催产素的敏感性增加[180]。

（四）胎盘激素在胎儿基因筛查和预测妊娠结局中的应用

唐氏综合征、其他非整倍体和不太常见的遗传性疾病的现代生化筛查在很大程度上依赖于评估胎盘产生的激素和其他蛋白质。例如，将母体 hCG 和 PAPP-A 水平与胎儿颈部透明层的测量相结合可以用于妊娠早期筛查。总的来说，与整倍体妊娠相比，唐氏综合征妊娠时 hCG 水平较高，而 18 三体妊娠时 hCG 水平较低。常见非整倍体（即 21 三体、13 三体、18 三体）妊娠时 PAPP-A 水平低于整倍体妊娠[181, 182]。在妊娠中期，hCG 可以与由胎盘生成的雌三醇、抑制素 –A 及主要由胎儿产生的甲胎蛋白相结合来进行筛查。与整倍体妊娠相比，唐氏综合征和其他三体妊娠时雌三醇水平较低，而唐氏综合征妊娠时抑制素 –A 水平较高[183]。尽管并非旨在如此，但在进行基因筛查时同时测定激素水平，可以为其他遗传病提供一些线索，甚至有助于预测未来的妊娠并发症。例如，在妊娠合并胎盘硫酸酯酶缺乏症[184] 和 Smith-Lemli-Opitz 综合征[185] 时，雌三醇水平非常低，这是一种胆固醇合成途径中的酶缺陷导致包括雌三醇在内的所有类固醇激素紊乱的疾病。表 22–3 概述了异常血清标志物与妊娠并发症之间的相关性。

现已明确，在遗传学筛查中使用的某些异常的母体血清标志物与正常整倍体胎儿妊娠后期出现的妊娠并发症有关。其中 MSAFP 和抑制素 –A 相关性最强，两者均与胎儿生长障碍和宫内胎儿死亡呈正相关。抑制素 –A 升高也与早产风险增加有关[184, 186, 187]。一旦发现这些异常血清标志物，通常需要通过连续胎儿超声监测，以评估生长障碍，并在发现胎儿异常生长时持续记录胎儿健康状况。虽然这种关联还不太明确，但整倍体妊娠中异常低的 PAPP-A 与生长受限、死胎、早产和子痫前期有关[188]。妊娠早期降低的 PAPP-A 和妊娠中期升高的抑制素 –A 均与子痫前期风险增加相关。表 22–4 概述了这些异常血清分析物与妊娠结局的相关性。

（五）无创性产前检测和微嵌合体

母体、胎盘和胎儿的细胞经胎盘双向转运在妊娠期普遍发生，从妊娠 6～7 周开始，足月时达到高峰。胎儿和母体细胞无限期地存在于宿主体内[189]。除胎儿细胞外，母体循环中还含有胎儿细胞的游离 DNA。来自母体循环的胎儿细胞游离 DNA 可以被测序并用于

遗传性疾病	PAPP-A	hCG	AFP	uE3	inhA
唐氏综合征	↓	↑	↓	↓	↑
18 三体综合征	↓	↓	↓	↓	—
13 三体综合征	↓	↓	—	—	—
Smith-Lemli-Opitz 综合征	—	—	↓	↓	—
不伴有水肿的特纳综合征（45, XO）	↓	↓	↓	↓	—
伴有水肿的特纳综合征（45, XO）	—	↑	↓	↓	↑
胎盘硫酸酯酶缺乏症	—	—	—	—	—

表 22-3　母体血清标志物与遗传性疾病的关系

AFP. 甲胎蛋白；hCG. 人绒毛膜促性腺激素；inhA. 抑制素 –A；PAPP-A. 胎盘相关血浆蛋白 –A；uE3. 未结合雌三醇；↓. 降低；↑. 升高；—. 无变化

	子痫前期	生长受限	死 胎	早 产
PAPP-A（＜0.42MoM）	↑	↑	↑	↑
游离 hCG（＜0.021MoM）	—	↑	↑	—
AFP（＞2MoM）	—	↑	↑	↑
hCG（＞2MoM）	↑	—	↑	—
uE3（＜0.5MoM）	—	↑	↑	—
inh A（＞2MoM）	↑	↑	↑	↑

表 22-4　母体血清标志物与妊娠结局的关系

AFP. 甲胎蛋白；hCG. 人绒毛膜促性腺激素；inhA. 抑制素 –A；MoM. 中位数倍数；PAPP-A. 胎盘相关血浆蛋白 –A；uE3. 未结合雌三醇；↓. 降低；↑. 升高；—. 无变化

筛查胎儿是否存在非整倍体，这种方法被称为无创产前筛查（noninvasive prenatal testing，NIPT）。该技术通常被认为对胎儿非整倍体具有高度敏感性和特异性，但也存在与滋养细胞外胚层活检相同的缺陷，即嵌合体可能难以检测，即使检测到也难以解释。尽管如此，NIPT 的出现使其在高危患者群体中的应用明显增加，高危患者是指 35 岁以上的孕妇和那些曾经有过异常 NIPT 筛查、异常超声检查和非整倍体家族史的人。与传统筛查方法相比，NIPT 因其优越的准确性使得采取侵入性诊断的数量显著减少，侵入检查导致的流产数量也随之减少[190]。NIPT 的引入显著减少了单纯使用胎盘激素在高危人群而非低危人群中进行筛查[191]。虽然 NIPT 更精确，但它也更昂贵。此外，无论采用何种筛查方法，仍建议采用侵入性胎儿核型分析来确认异常[192]。不断改进的筛查技术和不断降低的成本可能会推动 NIPT 的使用，但即使是明智的应用，也需要患者和医疗提供者对其局限性有更好的认识[193]。

然而，比在母体循环中利用胎儿游离 DNA 进行产前筛查更令人感兴趣的是，持续的母体和胎儿微嵌合可以对成人疾病的胎儿起源论和产后母亲长远健康推测做出的贡献。事实上，微嵌合现象是无限期存在的，因为在出生几十年后的母体循环中发现了胎儿细胞，并且可以从祖母传给孙子[194]。虽然母体和胎儿微嵌合体均被认为是自身免疫性疾病（包括内分泌疾病，如自身免疫性甲状腺疾病和 1 型糖尿病）的病因[195]，但微嵌合体也可能具有益处，包括增强组织修复或再生能力，通过干细胞传递减缓衰老等。微嵌合被认为可以保护宿主免受某些类型癌症的侵扰[195]。因此，急性和慢性的母体和胎儿微嵌合可能是不利、中性或有益的，这取决于诸如 HLA 匹配与否、持久性、微嵌合细胞质量和其他尚未确定的因素。分娩数年后持续性微嵌合体的发现为我们理解与妊娠相关的内分泌变化和结局增加了一个新的维度。

（六）"孕四期"和为人父母的大脑

妊娠时的生理、内分泌稳态和代谢适应深刻影响母体和胎儿组织，包括母体大脑。虽然分娩是一个相对突然短暂的过程，期间产妇和新生儿会面临高风险的死亡率和患病率，但分娩后会出现一系列新的内分泌、代谢、心理和社会文化挑战。事实上，妊娠会给母亲和孩子留下永久的印记，并决定两者未来的急性和慢性健康状况。急性变化是，分娩后的哺乳、婴儿的睡眠和喂养给产妇带来了一系列直接且巨大的挑战，导致母亲的内分泌、代谢和心理显著不同于妊娠期。胎盘激素水平急剧下降，神经内分泌轴会做出反应。人们现在流行将这段产后立即进行适应性调整的时期称为"孕四期"。目前人们对"孕四期"及随之而来的许多内分泌和其他并发症都不屑一顾。我们所知道的是，不良的妊娠结果，如妊娠糖尿病和先兆子痫，不仅增加了产妇心血管健康的风险 [195-200]，还会带来刚刚开始被大家认知的社会文化方面的调整。并非所有女性都能应对正常妊娠和分娩时内分泌代谢变化的挑战，更不用说面对复杂的妊娠和分娩。虽然孕期激素为产妇的大脑做好"筑巢"准备，促进哺乳和照顾婴儿，但妊娠和生育对女性和男性长期内分泌代谢系统的影响，我们知之甚少。常识表明，妊娠对每个性别都带来不同的挑战，如果是同性伴侣，则对妊娠和非妊娠的父母构成了不同的挑战。育儿的心理挑战通常被称为"父母的大脑" [201]。产后适应不良可能导致产后精神障碍，这种负担似乎完全落在了妊娠的父母身上 [202]。我们目前的观点是，与分娩相关的妊娠激素在产后突然撤退会造成内分泌紊乱，使脆弱个体的内分泌、新陈代谢和社会文化适应能力不堪重负。此外，我们开始认识到，因妊娠期糖尿病、高血压和其他母体和胎儿疾病而复杂化的妊娠，增加了未来孕产妇患病的风险。我们现在已经知道，妊娠期糖尿病易导致产妇产后患糖尿病，而妊娠期高血压是日后产妇心血管疾病的预兆。妊娠的心理后遗症，如产后抑郁症，似乎不仅会增加日后精神疾病的风险，而且还会增加内分泌和心血管疾病的风险。如果我们要确保这类个体和群体的健康，就需要在科学和临床层面采取团队方法。特别是，医疗保健人员应询问女性妊娠期间和妊娠后的身体及心理方面的并发症，以便对风险评估、筛查、监测和干预措施进行适当调整 [203]。

结论

与妊娠和分娩相关的内分泌、代谢、心理和社会文化变化体现了一套协调和合作的稳态反应，共同促进了孕产妇和胎儿的健康。正常妊娠是一个巨大的挑战，而妊娠并发症，如先兆子痫和妊娠糖尿病，使母亲及其后代在妊娠后易患内分泌、代谢、心血管、免疫和其他疾病。要想获得适当的医疗和社会关怀，就必须更好地了解妊娠及其后遗症的生理和病理生理学。

第23章 胎儿发育内分泌学
Endocrinology of Fetal Development

HARSHINI KATUGAMPOLA　EVELIEN F. GEVERS　MEHUL T. DATTANI　著

赵琳 苏本利 译　袁慧娟 校

要点

- 胎盘 – 胎儿的内分泌环境，是由一系列的胎盘激素、生长因子及为适应宫内环境所发生的各种胎儿内分泌变化形成的。
- 甲状腺、甲状旁腺、垂体、胰腺和性腺发育异常均可能与临床内分泌表型有关。
- 胎儿肾上腺皮质、主动脉旁嗜铬细胞系统和垂体中叶是重要的胎儿内分泌腺体。
- 肾上腺皮质类固醇的生成需要胎儿 ACTH。矛盾的是，肾上腺皮质所产生的肾上腺类固醇大多数是无活性的，如孕烯醇酮和脱氢表雄酮。
- 某些肾上腺类固醇由胎儿肾上腺和肝脏转化为产生胎盘雌酮和雌二醇的底物。
- 垂体前叶和后叶由口腔外胚层和腹侧间脑发育而来。在妊娠 8～10 周时开始分泌垂体激素。
- 妊娠 11 周开始合成甲状腺激素。妊娠 35 周后，循环 T_4 升至最高水平，但在妊娠晚期才出现下丘脑 – 垂体调控系统的成熟，以及甲状腺对 TSH 产生反应。
- 在 SRY 存在的情况下，男性于妊娠 7 周性腺开始分化。第 10 周睾丸间质细胞开始发育，并促进睾酮生成，刺激中肾管基分化为双侧输精管、附睾、精囊和射精管。双氢睾酮刺激泌尿生殖窦和外生殖器的男性分化。
- 在妊娠晚期，胎盘开始主动进行钙转运，维持胎儿钙浓度，这一过程依赖于甲状旁腺激素相关蛋白的作用。
- 钙敏感受体和 FGF23 参与了新生儿钙磷代谢的正常调节。
- 胎儿的生长涉及环境、表观遗传和遗传因素之间复杂的相互作用。IGF 对胎儿生长很重要，主要受通过胎盘来源的营养底物的调节。对出生后生长最重要的激素，如 T_4、生长激素和性激素，对胎儿生长的作用有限。
- 胎儿激素系统的编程，主要是以维持同化作用，并将干扰因素降至最小状态，限制分解代谢和产热激素的生成，削弱干扰代谢底物供应和分配激素的作用。
- 出生后即刻的向宫外生活的过渡涉及肾上腺皮质和自主神经系统的功能。长期过渡到间歇性营养供应和短时间营养素缺乏的阶段，则需要甲状旁腺激素 – 降钙素系统和内分泌胰腺的分泌控制机制成熟。

　　我们对哺乳动物妊娠和胎儿发育的逐渐理解，代表了近半个世纪科学进步的重要篇章之一。人类妊娠需要自分泌、旁分泌和内分泌网络和谐一致，以协调母体 – 胎盘 – 胎儿之间的沟通。妊娠的演变伴随着激素环境的急剧变化。这是一个具有潜在易损性但可塑性巨大的时期，涉及复杂的基因、细胞和激素相互作用，为发育中的胎儿创造独特的保护性宫内环境（表 23–1）[1]。一系列信号分子、转录因子和表观遗传事

表 23-1　胎儿内分泌环境的特点	
胎盘激素生成	• 雌激素 • 黄体酮 • 神经肽 • 生长因子
激素的中和作用	• 生长激素 • 皮质醇 • 甲状腺 • 儿茶酚胺
特有的胎儿内分泌系统	• 胎儿肾上腺皮质 • 主动脉旁嗜铬细胞系统 • 垂体中叶
主要胎儿激素或代谢物	• 催产加压素 • 降钙素 • 可的松 • rT_3 • 硫酸化碘甲状腺原氨酸 • 异位神经肽
胎儿内分泌系统适应	• 肾上腺 – 胎盘相互作用 • 男性表型分化的睾丸控制 • 发育调节生长因子对胎儿生长的控制 • 神经肽与胎儿水代谢 • 甲状旁腺与胎盘钙转运 • 儿茶酚胺和加压素对缺氧的反应 • 宫外暴露的皮质醇编程 • 儿茶酚胺和皮质醇对宫外适应的控制 • 围产期激素编程

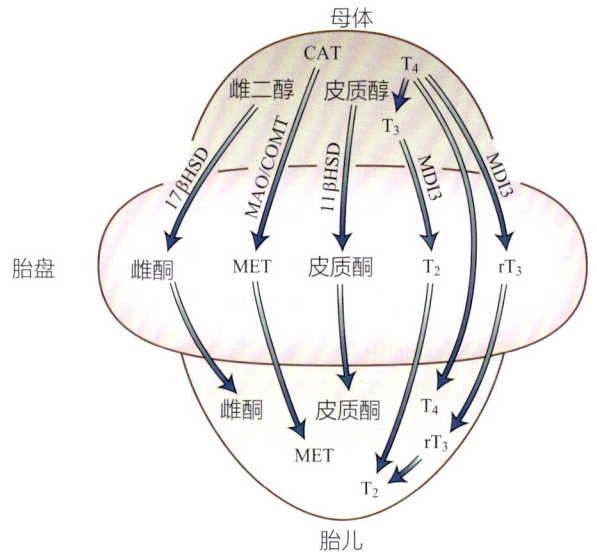

▲ 图 23-1　母胎转移过程中激素生物活性的胎盘中和作用
显示了中和酶 17β 羟化类固醇脱氢酶和 11β- 羟化类固醇脱氢酶。CAT. 儿茶酚胺；COMT. 儿茶酚 O- 甲基转移酶；MAO. 单胺氧化酶；MDI3.3 型碘甲状腺原氨酸单脱碘酶；MET. 异丙肾上腺素；rT_3.3,3′5′（反向）三碘甲状腺原氨酸；T_2. 二碘甲状腺原氨酸；T_3.3,5,3′- 三碘甲状腺原氨酸；T_4. 甲状腺素

件参与调控胚胎着床、胎盘形成，并最终维持妊娠，直至分娩开始，以及胎儿向宫外生命的过渡。越来越清楚的是，宫内环境不仅能孕育胎儿，而且对个体的终身健康产生重大影响，并可产生多代效应。本章概述了目前对激素经胎盘转运、胎儿内分泌发育和激素生成、胎儿内分泌系统对宫外生活的适应、胎儿内分泌系统发育过程的认识。

一、激素的胎盘转运

　　胎盘是母亲与胎儿之间的沟通界面，为胎儿输送营养物质和氧气，并起到选择性屏障的作用。胎盘有显著的适应不良环境的能力，并减轻其对胎儿的影响。胎盘对激素的转运能力随分子量的增加而减少，0.7～1.2kDa 的激素几乎不能进入胎儿生活环境[2]。因此，母体激素在胎儿内分泌环境中的作用非常有限。穿过胎盘的激素可能在途中代谢（图 23-1），包括类固醇激素（皮质醇）、甲状腺激素（T_3、T_4）、雌二醇和儿茶酚胺[3-6]。

　　母体皮质醇的浓度几乎是胎儿的 10 倍。胎盘细胞含有活性 11βHSD，可催化母体皮质醇转化为无活性的可的松[7]。合成糖皮质激素（如地塞米松或倍他米松）可以绕过这种保护机制，导致胎儿暴露于类固醇激素。虽然这些药物可在先兆早产的情况下短期用于促进胎肺成熟，但长期使用可能对血压、血糖和记忆产生不良影响（如啮齿类动物模型所证实）[8-10]，并对胎盘和胎儿生长产生负面影响[11]。在先兆早产的产科管理中，临床使用单疗程或多疗程糖皮质激素的治疗仍在继续，但对于缺乏有力证据的其他拟定适应证（例如，在妊娠期使用糖皮质激素以降低先天性肾上腺皮质增生胎儿的男性化）的治疗应仅在仔细评估后的研究环境中进行[12, 13]。

　　雌激素在整个妊娠期间调节许多宫内过程，子宫内雌激素和孕酮之间的平衡对维持妊娠、胎儿成熟和分娩开始至关重要。胎盘以雌二醇、雌酮、雌三醇和雌四醇的形式产生大量雌激素。胎盘释放的雌激素产物取决于可用底物的性质。雌二醇是足月时循环的主要雌激素。此外，在母体循环中也发现了明显增高的雌三醇和雌四醇，并且在妊娠后期增加明显。这些羟基化形式的雌激素是胎盘利用胎儿肾上腺和肝脏共同作用的底物生成的。虽然雌激素生物合成的主要部位是胎盘，但胎盘缺乏细胞色素 P_{450} 酶 CYP17，因此无法从头合成雌激素[14]。胎盘雌激素生物合成依赖于 C_{19} 雄激素的供应，主要是 DHEA 及其硫合物 DHEAS，主要来自胎儿和母体的肾上腺皮质[14-16]。足月时，雌二醇和雌酮浓度比非妊娠女性高 100 倍，雌三醇浓度高 1000 倍 [16]。胎盘通过 17β- 羟类固醇脱氢酶将活性雌二醇转化为无活性的雌酮，保护发育中的胎儿免受过量雌激素暴露 [5]。

妊娠早期，甲状腺激素从母体循环经胎盘进入胎儿对神经发育很重要。胎盘组织含有碘甲状腺原氨酸内环单脱碘酶，该酶将大部分 T_4 脱碘转化为无活性的 rT_3，并将有活性的 T_3 转化为无活性的二碘甲状腺原氨酸 [6, 17]。不适当的高浓度碘甲状腺激素与流产有关 [18]，因此，通过胎盘的甲状腺激素的数量及其代谢产物需精细调节。然而，妊娠早期有一些 T_4 经胎盘进入胎儿 [19-21]，流行病学数据报告，患有轻度未经治疗或亚临床甲状腺功能减退症的母亲所生的婴儿会有智力和行为的受损 [22]，尽管这也可能是由甲状腺过氧化物酶（thyroid peroxidase，TPO）抗体通过胎盘所致 [22]。

胎盘组织中的儿茶酚胺降解酶包括单胺氧化酶和儿茶酚 -O- 甲基转移酶，在胎盘匀浆中可发现肾上腺素和儿茶酚胺的二羟扁桃酸代谢产物的同时存在（图 23-1）[23]。

二、异位胎儿激素生成

许多激素在胎儿中的组织分布似乎更广泛，尽管它们在子宫内的功能作用尚不确定，而且异位激素的生成并不总是与内分泌表现相关。

hCG 是一种由胎盘大量生成的异二聚体糖蛋白激素，优先分泌到母体循环中。hCG 和 LH（由垂体前叶生成，hCG 的结构和功能同源物）与同一跨膜糖蛋白 hCG/LH 受体结合；然而，hCG 的亲和力更高。母体血清 hCG 浓度呈指数级升高，约在妊娠早期末达到峰值，随后迅速下降 [24]。胎儿循环中也含有低浓度的 hCG；研究表明，人类胎儿 16～20 周时，肾脏、肝脏和睾丸在体外可生成免疫反应性和生物活性 hCG [25, 26]。hCG 也存在于胎儿卵巢、肾脏、肺、肾上腺、胸腺、脾脏和肌肉中 [27]；已证实在胎儿肾脏、肝脏、胰腺、肺、小肠和大肠、肾上腺中存在 hCG/LH 受体 [28]。尽管 hCG 在胎儿中的作用几乎未知，但它能够刺激 DHEA [29] 的生成，并额外刺激睾丸间质细胞生成睾酮，这对胎儿组织的男性化至关重要 [30]。其他组织中的 hCG 信号传导可能对其生长和分化很重要。胎儿非性腺 hCG/LH 受体的存在表明 hCG 在人类胎儿发育中发挥多效性作用 [31]。

异位 ACTH 可能来源于非垂体依赖性 POMC 母体分子，在新生大鼠胰腺和肾脏中表现出相对高浓度的 ACTH 样免疫反应性 [25]。POMC 也由胎肺的神经内分泌细胞分泌。已知 POMC 可改变肾上腺对 ACTH 的敏感性，胎儿垂体、肺和肾上腺之间的这种相互作用可调节肾上腺对应激的反应或分娩开始 [32]。胎肺神经内分泌细胞除 POMC 外还合成其他激素，包括血管活性

肠肽和血清素，但这些激素的功能尚不清楚 [32]。

下丘脑神经肽（TRH、CRH、GHRH）存在于多种成人组织中，尤其是胰腺和肠道，以及胎儿肠道及其衍生组织中 [33-35]。据报道，在新生大鼠胰腺和胃肠道组织中，免疫反应性 TRH 和生长抑素的浓度较高，而下丘脑的浓度较低 [36, 37]。此外，胰腺切除术（而非脑切除术）可显著降低新生大鼠循环中 TRH 浓度。胎羊甲状腺激素可调节胰腺和肠道 TRH 浓度 [38]。TRH 和生长抑素也存在于人类新生儿胰腺中，并可在循环中检测到，这两种激素主要来源下丘脑外 [39-42]。这些数据表明，在近足月下丘脑 TRH 成熟之前，下丘脑外 TRH 在控制胎儿垂体 – 甲状腺激素分泌中发挥作用。神经外生长抑素在胎儿中的作用仍不确定。

GHRP 是一种具有强效 GH 释放活性的激素，由大鼠和人胃内分泌细胞及垂体、下丘脑和胎盘生成。胎肺内分泌细胞中 GHRP 蛋白数量从胚胎期到胎儿晚期逐渐减少，其表达在新生儿中得以持续 [43]。因此，胎肺是循环中 GHRP 的另一来源，其在呼吸道水平的功能仍有待阐明 [43, 44]。

CRH 是由下丘脑释放的一种肽类激素；然而，人类胎盘、胎膜和经期蜕膜也表达与下丘脑 CRH 相同的 CRH，从妊娠中期开始，胎盘是 CRH 分泌的主要来源。随着妊娠进展，CRH 的循环浓度增加 1000 倍 [45]，足月时达到 0.5～1nmol/L；非妊娠女性的正常值 <0.01nmol/L。在妊娠的最后 12 周，CRH 血浆浓度显著升高，在分娩期间达到峰值，然后在分娩后急剧下降 [46, 47]。在妊娠晚期，脐血和羊水中 CRH 水平同样升高 [48]。胎儿 CRH 浓度低于母体循环中的浓度（50pmol vs. 1000pmol），但与男性和非妊娠女性相比仍相当高。与下丘脑 CRH 不同，糖皮质激素可刺激胎盘 CRH 的基因表达和合成 [49]。这种正向反馈作用是胎盘 CRH 的独特特征，表明其在妊娠中具有独特的作用。胎儿肾上腺和垂体表达 CRH 受体 [50, 51]。使用培养的原代肾上腺细胞进行的体外实验表明，体内胎盘 CRH 刺激垂体 ACTH 分泌，驱动胎儿 HPA 轴激活，直接刺激肾上腺类固醇生成，以及影响胎儿肾上腺对 ACTH 的反应，从而间接促进类固醇生成 [51-53]。似乎在妊娠的大部分期间，CRH-BP 结合胎儿和母体的大部分循环 CRH，这可能有助于严格控制胎盘 CRH 的活性 [54]。在妊娠结束时，由于 CRH 结合蛋白水平下降，CRH 的生物利用度增加，导致从妊娠 35 周到足月，母体 CRH 浓度呈指数级增加 [45]。CRH 的急剧上升和达到峰值被认为是分娩的启动因素，通过形成前馈回路，导致肾上腺雄激素和胎盘雌激素生成增加 [45]。

三、胎儿内分泌系统

胎儿具有独特的激素网络，不仅包含自身成熟的内分泌系统，还包含黄体、胎盘和母体激素等内分泌

系统。胎儿的内分泌器官从妊娠早期即以精准协调的方式发育，其发育异常可影响体内一系列的其他系统。

（一）垂体

1. 人类下丘脑 – 垂体发育　妊娠 3 周形成胎儿前脑，妊娠 5 周发育成间脑和端脑；Rathke 囊（垂体前叶的颊前体）在妊娠 5 周时与原咽口基分离[55-57]。大部分神经成分（下丘脑、垂体柄和垂体后叶）在妊娠 7 周时发育，此时蝶鞍的骨底也存在，将腺垂体与原肠基隔开。

妊娠 10～14 周时，下丘脑组织中出现了含有神经肽生长抑素、GHRH、甲状腺素释放激素和 GnRH 的下丘脑神经元。15～18 周时，通过纤维束互相连接。30～35 周时，垂体 – 门静脉系统成熟，此时该系统功能正常，门脉血管延伸至下丘脑。

最终的 Rathke 囊由逐渐向腹侧迁移的增殖性祖细胞组成。包含 SRY（SOX2 表达）祖细胞的增殖区在小鼠胚胎的腔外区域得以维持，并在成年后持续存在[58-60]。这可以生成垂体前叶内的所有细胞类型。妊娠 7～16 周时出现专有垂体前叶细胞类型（催乳素细胞、生长激素细胞、ACTH 细胞、TSH 细胞和促性腺激素细胞）[57]。垂体前叶中 5 种不同的激素生成细胞的细胞分化是一个高度调节和协调的过程；然而，最终分化过程仍不清楚。10～12 周时垂体前叶细胞内开始出现分泌颗粒，10～17 周时可通过免疫分析鉴别所有垂体激素[57, 61]。因此，组成下丘脑 – 垂体神经内分泌传感器的解剖结构和生物合成机制在妊娠 12～17 周时发挥功能。

2. 垂体前叶和靶器官　垂体的两个不同组成部分在胚胎发育期变得明显：腺垂体（前叶和中叶）和神经垂体（后叶）[62-65]。成熟垂体的三个叶具有双重胚胎起源：前叶和中叶来源于口腔外胚层；垂体后叶来源于漏斗部，漏斗部是发育中的中枢神经系统的一个特定区域，形成于腹侧间脑中线。小鼠作为哺乳动物垂体发育的模式生物已获得许多信息，但原基分布图研究表明，这些过程在所有研究的脊椎动物种属中都是相似的，包括斑马鱼、两栖动物、小鸡和啮齿动物[66-69]。小鼠在受孕后（dpc）7.5 天出现垂体发育的最早迹象，垂体基板发育，前神经嵴中线的外胚层增厚（图 23-2）。在妊娠约 9 天，基板向背侧内陷形成一个发育不全的 Rathke 囊，即前叶和中叶的原基。到妊娠 10.5 天，上覆的神经外胚层外翻形成漏斗状突起，垂体后叶和垂体柄由此衍生，然后与 Rathke 囊直接接触。在垂体器官发生的整个早期阶段，Rathke 囊和间脑一直并存。神经和口腔外胚层之间的组织相互作用需要这种密切关系，这对垂体特殊发育结构形成的初始阶段至关重要。垂体形态发生所需的诱导相互作用的迭代性质使其对功能丧失和功能获得性突变都非常敏感[70]。

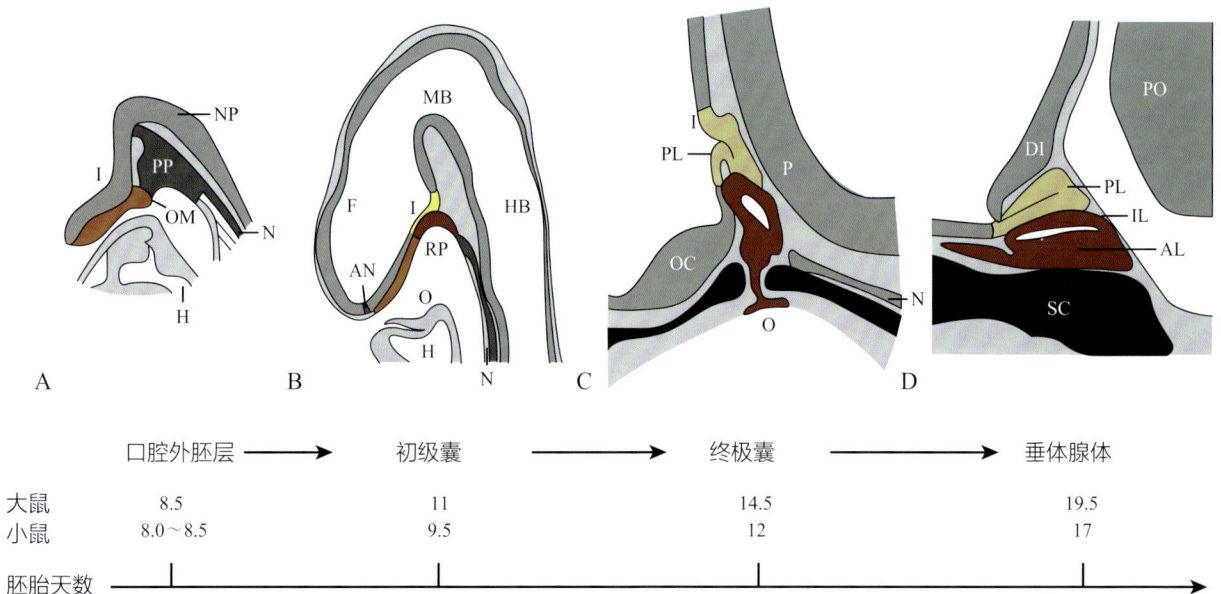

▲ **图 23-2　垂体发育过程示意图**

小鼠垂体矢状切面发育。发展阶段用 dpc 表示。AL. 前叶；AN. 前神经孔；DI. 间脑；F. 前脑；H. 心脏；HB. 后脑；I. 漏斗部；IL. 中间叶；MB. 中脑；N. 脊索；NP. 神经板；O. 口腔；OC. 视交叉；OM. 口腔膜；P. 脑桥曲；PL. 后叶；PO. 脑桥；PP. 脊索前板；RP.Rathke 囊；SC. 蝶骨软骨（引自 Sheng HZ, Westphal H. Early steps in pituitary organogenesis. *Trends Genet*.1999; 15: 236-240；改编自 Gevers EF, Fisher DA, Dattani MT. Fetal and neonatal endocrinology. In Jameson JL, De Groot LJ, eds. *Endocrinology: Adult and Pediatric*. 7th ed.Philadelphia:Elsevier; 2016.）

3. 垂体中叶 垂体中叶在人类和羊的胎儿中都很明显。中叶细胞在接近足月时开始退化，在成人垂体中几乎不存在，尽管一些低等动物成年个体的中叶在解剖学和功能上是不同的[71]。中叶的主要分泌产物是 α-MSH 和 β- 内啡肽，均来自 POMC 分子的裂解[72]。前叶 POMC 的裂解主要形成 ACTH 和 β- 促脂素。在恒河猴和人类中，胎儿垂体含有高浓度的类似 α-MSH 和 CLIP 的化合物[73]。在人类胎儿中，α-MSH 水平随胎龄的增加而降低[74]。胎羊 β- 内啡肽和 β- 促脂素的循环浓度较高，垂体前叶在缺氧刺激时 β- 内啡肽与 β- 促脂素的比值增加[75]。由于缺氧可刺激垂体前叶 ACTH 释放和 β- 促脂素生成，表明胎儿的基础 β- 内啡肽水平来源于中叶。α-MSH 和 CLIP 可能在胎儿肾上腺激活中发挥作用，α-MSH 可能在胎儿生长中发挥作用[76, 77]。中期妊娠结束时，人类胎儿垂体 POMC 的处理与成人相似，但这些中叶肽在胎儿中的作用仍不明确[78]。

4. 垂体后叶 后叶由神经元的轴突投射组成，这些投射穿过垂体柄和下丘脑底部的正中隆起。神经元来自下丘脑大细胞体，称为视上核、视交叉上核和室旁核。前两者释放精氨酸升压素，后者释放催产素[79]。

胎儿神经垂体在妊娠 10～12 周时发育良好，含有精氨酸升压素和催产素[80, 81]。此外，精氨酸血管紧张素（arginine vasotocin，AVT）是亚哺乳动物的亲本神经垂体激素，存在于胎儿垂体和松果体，以及几种哺乳动物（包括人类）的成年松果体中[82]。AVT 存在于 11～19 周胎儿期的垂体中，在妊娠中期由培养的人胎儿松果体细胞分泌，在新生儿期消失[81, 82]。在成年哺乳动物中，将 AVT 滴入脑脊液可抑制促性腺激素和 ACTH 释放，刺激垂体前叶释放催乳素，并诱导睡眠；但这些作用的生理学意义仍不清楚。AVT 在胎儿松果体中的作用尚不清楚。最近的研究表明，OT 在垂体后叶神经血管界面的发育中发挥作用[83]。到 40 周时，AVP 和 OT 的浓度约为成人的 20%。11～15 周时可检测到胎儿 OT 浓度，19 周时其浓度超过 AVP。此后，AVP-OT 比值逐渐下降。

在胎羊中，妊娠中期后的基线胎儿血浆 AVP 浓度与母体水平相似。在妊娠晚期胎儿下丘脑和垂体对 AVP 分泌的容量和渗透压刺激的反应性发育良好，AVP 对胎儿肾脏发挥抗利尿作用[80, 81]。妊娠晚期胎羊 AVT 的基线血浆水平接近 AVP 和 OT 的值[82]。推测该 AVT 来源于垂体后叶，但对胎儿分泌 AVT 的刺激尚不确定。神经垂体肽由大前体分子（神经垂体素）合成，并加工成具有生物活性的酰胺化肽[84]。酶促反应涉及羧基末端延伸肽的渐进裂解，依次产生（对于 OT）OTGKR、OTGK、OTG 和 OT。类似的逐步加工过程从 AVP 神经垂体素中产生 AVP- 甘氨酸和 AVP。神经垂体素的酶促反应在胎儿中逐渐成熟，因此在妊娠早期胎儿血浆中含有相对较高浓度的延长肽[84]。对于 OT，胎羊血清中 OT- 延长肽与 OT 的比例在妊娠早期约为 35：1，妊娠晚期约为 3：1[84]。

在胎儿中，AVP 似乎是一种应激反应性激素。可能胎儿的主要潜在应激是缺氧，与母体反应和胎儿 AVP 对渗透压刺激的反应相比，AVP 对缺氧的反应增强[81, 85-87]。人脐血中血浆 AVP 浓度升高与宫内心动过缓和胎粪解出有关[86]。AVP 的血管升压作用在出血和缺氧期间对维持胎儿循环稳态可能很重要，AVP 对胎儿胎盘血流的影响有限[81, 88]。胎儿缺氧也是儿茶酚胺释放的主要刺激因素。在胎儿缺氧期间，有关 AVP 与儿茶酚胺之间相互作用的信息很少，但胎儿缺氧和 AVP 均可刺激垂体前叶功能[88]。AVP 作为 CRH 的作用在成人中已明确，在妊娠晚期的早期胎羊垂体对 AVP 和 CRH 分别产生协同反应[89]。AVP 控制胎儿 ACTH 释放的作用似乎随着胎龄的增加而降低。尚不清楚 AVT 在胎儿中是否作为 CRH 发挥作用。

已证实在足月时人类胎膜中存在 OT 受体，在新生绵羊的肾髓质膜中也发现了 AVP 受体[82, 90, 91]。AVP 和 AVT 在妊娠晚期的羊胎中均有抗利尿作用，两种激素通过抑制体液通过肺和肾流失到羊水，为胎儿保存水分[81, 82]。水通道受体（水通道蛋白 1、2 和 3）存在于人类胎儿和新生儿肾脏中，新生儿在容量和渗透压刺激下调节自由水清除率的能力已被证实[92]。AVT 是通过 AVP 受体还是单独的胎儿 AVT 受体发挥作用尚不清楚。胎儿肾脏的最大浓缩能力限制在约 600mmol/L。这种限制与 AVP 刺激不足无关，而与肾小管本身不成熟有关。

AVP 缺乏与尿崩症相关，不能将水保留在体内，导致多尿和烦渴。尽管大多数 DI 病例来自获得性原因，如垂体生殖细胞瘤、颅咽管瘤或朗格汉斯细胞组织细胞增生症，该疾病可能很少由 AVP- 神经垂体素基因突变或其他先天性原因所致，如视隔发育不良或前脑无裂畸形等。*WFS1* 突变与常染色体隐性遗传的 Wolfram 综合征相关，该综合征包括尿崩症、糖尿病、视神经萎缩和感音神经性耳聋[93]。

5. 下丘脑和垂体柄 发育下丘脑的解剖结构已经很清楚了。它从位于前方的视交叉延伸到位于后方的乳头体，形成特定的吻侧到尾侧区域：视前区、前区、结节区和乳头区。该器官被细分为三个内外侧区域：脑室周围、内侧和外侧[94]。内侧区包含视前核、前下视核、背内侧核、腹内侧核和乳头核。外侧区包括视前区和下丘脑区[94]。

当 Rathke 囊内陷时，腹侧的部分间脑向腹侧外翻形成漏斗，随后形成垂体后叶和垂体柄。垂体柄是垂体和大脑之间的物理连接，包含垂体（下丘脑 - 垂体）门脉系统，以及穿过下丘脑正中隆起的神经元连接纤维。这些神经元起源于视上核、视交叉上核和室旁核，它们是位于下丘脑脑室周围区域的大型下丘脑大细胞体[94]。下丘脑底部正中隆起本身是毛细血管床，广泛分布的下丘脑小细胞神经元分泌促垂体激素。这些激素通过垂体门脉系统刺激 7 种垂体前叶/中叶激素的释放。小细胞神经元也分泌催产素和精氨酸升压素，尽管其浓度远低于大细胞神经元，但小细胞衍生的精氨酸升压素与 CRH 协同作用调节 ACTH 的释放。因此，显而易见的是，下丘脑通过垂体发挥作用，是生长、生殖和体内平衡的核心中枢[55]。

事实证明，了解胚胎发育过程中下丘脑如何发育的是很困难的，这可能是由于其解剖学的复杂性，以及细胞群和神经元亚型的多样性。因数据有限，现无法确定遗传学、信号和标记分子在其描述和识别中的作用[95, 96]。FGF3/FGF10 在潜在的脊椎动物下丘脑区域的神经支配和血管化中具有双重新的作用，可能是作为神经下丘脑神经元发育起到化学趋化作用[97]。目前对控制下丘脑形成的分子机制知之甚少，下丘脑内的基因表达研究对多种神经元亚型和下游生理过程有连锁反应。研究正在缓慢地阐明下丘脑的发育，这将及时详细阐述所涉及的过程。

6. 垂体疾病相关基因 复杂的遗传相互作用决定了正常的垂体发育[55]。一系列的信号分子和转录因子的级联过程在器官定向、细胞增殖、细胞形态和终末分化中发挥至关重要的作用。最终产物是该协调过程的结晶（图 23-3）。

最初，垂体原基内的细胞有能力分化为所有细胞类型。垂体发育的最早标志物表达后，如在胚胎干细胞（Hesx1）中表达的同源盒基因，在腺体和腹侧间

脑内建立了进一步的信号通路，指导这些细胞向终末分化，成为成熟的激素分泌细胞类型。信号分子和转录因子在垂体发育的关键时期依次表达，其中许多因子的表达随后减弱（图 23-4）。早期表达的基因与器官定向发育有关，但也与下游靶基因的抑制和激活有关，下游靶基因在引导细胞走向定向发育方面具有特定作用。

小鼠自发或人为诱发的突变使人们对人类垂体疾病有了重要的认识，而识别与人类垂体疾病相关的突变反过来又对确定该胚胎组织发育的遗传关联方面认识非常宝贵。表 23-2 列出了涉及人下丘脑 – 垂体疾病的突变。

腹侧间脑和周围结构中的外源性分子，如 BMP2、BMP4、FGF8、SHH、Wnt4、TTF1（也称为 Nkx2-1）及参与 Notch 信号传导的分子，在早期器官形成中发挥关键作用[55, 56, 97]。最近在小鼠中进行的研究表明，口腔外胚层和神经外胚层之间的密切相互作用对垂体的初始发育至关重要。Rathke 囊的发育分为两步，需要来自间脑的至少两个连续的诱导信号。首先，初级囊的诱导和形成依赖于 BMP4；其次，FGF8 激活两个关键的调控基因，即 LHX3 和 LHX4，这对随后将初级囊发育为终极囊的过程至关重要。BMP4 和 FGF8 仅存在于间脑，不存在于 Rathke 囊中。仅在假定的腹侧间脑中表达的编码小鼠 TTF1/Nkx2-1（也称为甲状腺特异性增强子结合蛋白）的基因突变，可导致间脑和垂体前叶发育严重缺陷。通过条件性去除编码 Notch 通路主要介质的 RBPJ 可致使晚期（Pit1）谱系转化为早期（ACTH 细胞）谱系。Notch 信号是维持

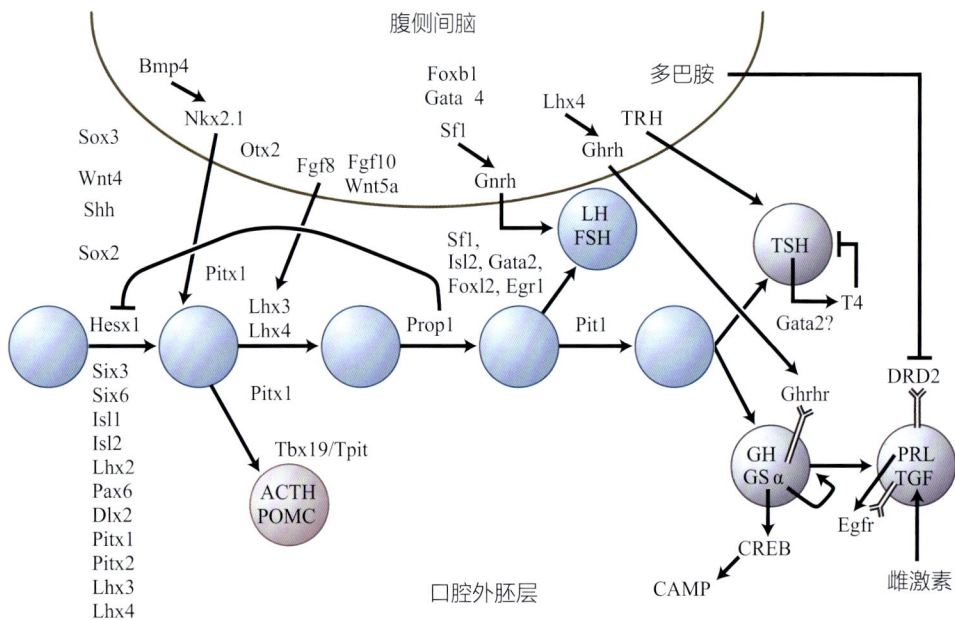

▲ 图 23-3　垂体细胞分化相关基因的发育级联示意图

垂体基板 E8～8.5	初级 Rathke 囊 E9.5	终极 Rathke 囊 E11	成人垂体 E15～17

外来

| Bmp4
Ttf1 | Bmp4
Fgf8
Wnt5a | Fgf8
Wnt5a | |

固有

| Hesx1
Six3
Pax6
Ptx1
Is11 | Hesx1
Six3
Is11
Lhx3
Lhx4
Ptx1
Wnt4
Nkx3.1 | Hesx1
Six3
Is11
Lhx4
Ptx1
Wnt4
Nkx3.1
Ptx2
αGSU
Prop1
Bmp4
Bmp2
Bmp7
Msx1
Brn4
P-Frk | Lhx3
Lhx4
Sf1
GATA2
Pit1
αGSU |

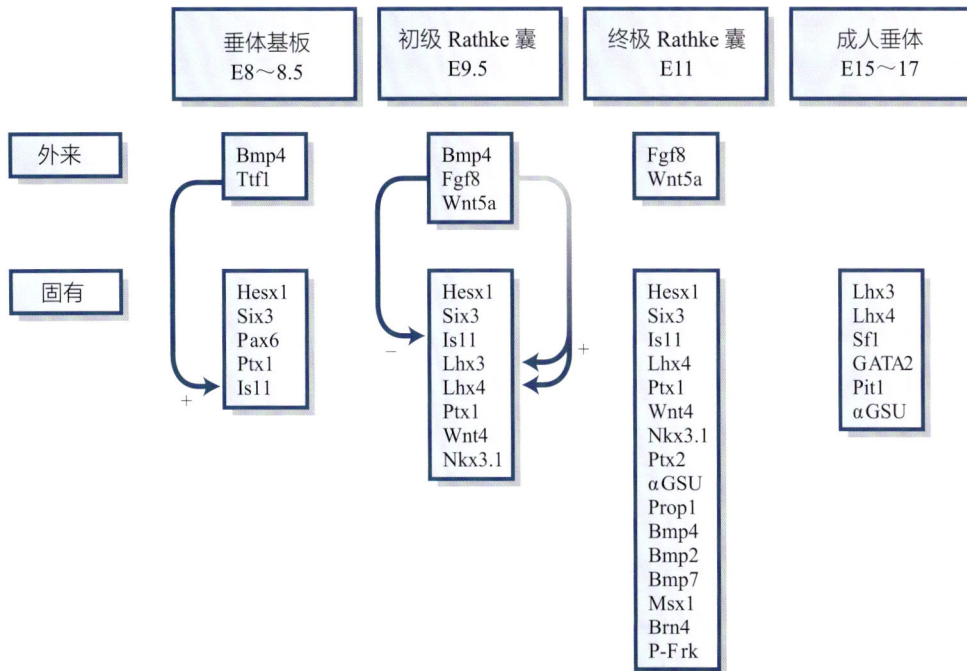

▲ 图 23-4　垂体前叶发育相关的转录因子和信号分子

Pit1 的祖先蛋白（PROP1）表达所必需的，这是 Pit1 谱系生成所必需的。削弱 Notch 信号传导对于 Pit1 细胞的终末分化、分泌 GH 的生长激素细胞的成熟和增殖是必要的[98]。

SHH 信号通路（SHH、TGIF、ZIC2、PTCH1、GLI2）和 SIX3 转录因子、TDGF1 和 FOXH1/FAST1 的突变已在有或无下丘脑 - 垂体缺陷的前脑无裂畸形患者中被证实[99-103]。哺乳动物 SIX6 和 SIX3 是果蝇的脊椎动物同源物，其表达仅限于发育中的眼睛和大脑。SIX6 基因敲除小鼠垂体发育不良，可伴随失明，无法完成发情周期，从而导致不孕。SIX3 和 SIX6 是垂体谱系（特别是促性腺细胞系）定向发育的重要转录因子[104]。

FGF8 突变亦被确定与尿崩症和 Kallmann 综合征相关的前脑无裂畸形相关[62, 105]。在视隔发育不良（垂体、眼和中线前脑缺陷的组合）、联合性垂体激素缺乏症（combined pituitary hormone deficiencies，CPHD）和孤立性生长激素缺乏症（isolated growth hormone deficiency，IGHD）患者中已发现 HESX1 突变[55, 106]。SOX2 和 OTX2 突变与严重的眼部缺陷、促性腺激素性功能减退症和不同程度的垂体功能减退有关[107-111]。在伴或不伴学习缺陷的垂体功能减退症患者中发现 SOX3 突变和基因组复制[112]。

在垂体功能减退、颈部异常和感音神经性耳聋患者中发现编码 LIM 同源域转录因子 LHX3 的基因突变，而在垂体功能减退（可能是致死性的）和小脑异常患者中发现了 LHX4 突变[113-115]。垂体发育后期表达

的基因突变，如 PROP1 和 POU1F1（以前称为 PIT1），与更特异的垂体表型有关（不同 GH、TSH、ACTH、PRL 和促性腺激素缺乏，通常是较大的垂体前叶，后来随着 PROP1 突变而退化；POU1F1 突变相关的 GH、TSH 和 PRL 缺乏），与这些基因在细胞增殖、分化和激素分泌中的作用一致[55, 116-118]。早发性孤立 ACTH 缺乏症患者中已有 T-box 转录因子 TBX19/TPIT 突变的描述[119]。TSHβ 突变与中枢性甲状腺功能减退症有关[120]。最近研究发现，IGSF1 突变和缺失与 TSH 及巨睾丸症相关的不同程度的 GH 和 PRL 缺陷有关。IGSF1 是一种在垂体和睾丸中表达的糖蛋白。该基因的功能尚不清楚，但可能参与 TRH 信号的传导[121, 122]。中枢性甲状腺功能减退症可能比以前认为的更为普遍，在荷兰，通过 T_4 和 TSH 联合筛查，新生儿中患病率高达 1/16000。

TRHR 中罕见的隐性双等位基因失活突变，即 p.S115-T117del 和 p.A118T，已在来自两个无关谱系的 3 例受累个体中报告，这些患者伴有先天性中枢性甲状腺功能减退症（central congenital hypothyroidism，CCH），对外源性 TRH 无 TSH 和催乳素应答[123, 124]。最近，孤立性 CCH 中描述的 p.P81R 错义突变强调了第二个跨膜螺旋通过激素结合介导 TRH 受体激活的重要性，使其成为引起 CCH 的第一个有害的错义 TRHR 缺陷[125]。此外，最近发现的一种新的纯合子突变 p.I131T，在一名体重超重、CCH 和身材正常的患者中降低了 TRH 亲和力[126]。

TBL1X 基因是甲状腺激素受体 - 辅助抑制因子复

基　因	蛋白质	鼠类功能缺失表型	人类表型	遗传特征（鼠类及人类）
HESX1	HESX1	• 无眼症或小眼症、胼胝体发育不全、透明隔缺失、垂体发育不良或再生障碍	• 不同程度 SOD、CPHD、IGHD 伴 EPP • 垂体发育不良或缺失 • 垂体后叶异位或原位 • 突变频率：<1%	• 人类为显性或隐性，小鼠为隐性
OTX2	OTX2	• 前脑和中脑、嗅板、视板缺失	• 无眼症、APH、垂体后叶异位、漏斗缺失 • 突变频率：无眼症 / 小眼症病例的 2%～3%	• 杂合体：单倍体剂量不足 / 显性负效应
SOX2	SOX2	• 纯合缺失突变体：胚胎致死 • 杂合子小鼠和进一步减量：生长不良、生育能力下降、中枢神经系统异常、无眼球；垂体发育不良伴所有细胞类型减少	• 促性腺激素分泌不足；APH、海马异常、双侧无眼 / 小眼、胼胝体异常、学习困难、食管闭锁、感音神经性听力丧失、下丘脑错构瘤 • 突变频率：3%	• 人类原发单倍体剂量不足，小鼠与单倍体剂量不足相关的杂合突变
SOX3	SOX3	• 生长不良、虚弱、颅面骨畸形、ACC、下丘脑和漏斗部异常	• IGHD 及脑发育迟缓、垂体低功；漏斗发育不良、EPP、中线异常 • 突变率：6%（重复突变），1.5%（突变）	• 小鼠和人类均为 X 连锁阴性
GLI2	GLI2	• N/A	• 前脑无裂畸形、垂体功能减退、颌面畸形、多指畸形、单鼻孔畸形、单中切牙畸形及部分 ACC • 突变率：1.5%	• 人类表现为单倍体缺失
FGF8	FGF8	• 前脑无裂畸形，抗利尿激素及催产素降低，GnRH 神经元减少	• 前脑无裂畸形，促性腺激素缺乏性性功能减退，ACTH 及 TSH 缺乏，尿崩症	• 人类及小鼠均表现为常染色体隐性遗传；某些病例表现为常染色体显性遗传
LHX3	LHX3	• Rathke 囊发育不良	• GH、TSH、伴垂体发育不良的促性腺激素缺乏 • 伴不同程度的身材矮小的 ACTH 缺乏、刚性颈椎、不同程度的感音性耳聋 • 突变率：1.3%	• 人类和鼠类均表现为隐性遗传
LHX4	LHX4	• 轻微前垂体发育不良	• GH、THS、皮质醇及促性腺激素缺乏，颅咽管持久存在及小脑扁桃体异常，APH，异位或原位后垂体，漏斗缺失 • 突变率：1.2%	• 小鼠为隐性遗传，人类为隐性 / 显性或隐性遗传
PROP1	PROP1	• 前垂体发育不良性生长激素细胞、催乳素细胞、TSH 细胞、ACTH 细胞及促性腺激素细胞减少	• GH、TSH、PRL 及促性腺激素缺乏伴进行性 ACTH 缺乏 GH、TSH、PRL • 先有垂体增大后逐渐体积恢复 • 突变率：1.1% 散发病例，29.5% 呈现家族性病例	• 两者均为隐性遗传
POU1F1	POU1F1 (PIT1)	• 前垂体发育不良伴生长激素、催乳素及 TSH 细胞减少	• 不同程度的前垂体发育不良及不同程度的 GH、TSH 及 PRL 缺乏 • 突变率：3.8% 散发性，18% 家族性	• 鼠类为隐性遗传，人类为显性 / 隐性遗传
ARNT2	ARNT2	• 前垂体发育不良，TRH、生长激素、催产素及 CRH 缺乏，抗利尿激素神经元减少	• TSH、GH、ACTH 缺乏，DI，小前垂体，膀胱 - 输尿管反流，肾功异常，视力异常，新生儿抽搐伴进行性小脑	• 常染色体隐性遗传
PNPLA6	PNPLA6	• N/A	• Oliver-McFarlane 综合征，睫毛粗长症，先天性垂体功能低下及视神经萎缩伴脉络膜萎缩，促性腺激素低下性性功能减退	• 常染色体隐性遗传
TCF7L1	TCFL1	• 前脑、眼及垂体缺陷	• 视隔发育不良伴不同程度的垂体功能低下	• 常染色体隐性遗传

表 23–2　小鼠和人下丘脑 – 垂体发育表型的比较

ACC. 胼胝体发育不全；ACTH. 促肾上腺皮质激素；APH. 垂体前叶发育不全；CPHD. 联合垂体激素缺乏；EPP. 异位垂体后叶；GH. 生长激素；IGHD. 孤立性生长激素缺乏症；N/A. 不适用；PRL. 催乳素；SOD. 视隔发育不良；TSH. 促甲状腺激素

合体的组分，该突变既往被发现与感音神经性耳聋有关[127, 128]。最近的一项研究，在孤立性 CCH 的无关家系中发现了 6 种突变[129]。与 IGSF1 相似，TBL1X 与 X 连锁的 TSH 缺乏症有关。

PCSK11 突变导致 ACTH 缺乏、低血糖、低促性腺激素性性腺功能减退、肥胖、GH 缺乏和 DI。在一项对 13 名 PC1/3 缺乏症（一种由 *PCSK1* 基因罕见突变引起的常染色体隐性遗传病）儿童的研究中，肥胖和重度吸收不良型腹泻与许多内分泌异常有关。PC1/3 是一种内切蛋白酶，处理许多在内分泌细胞和神经细胞中表达的激素原。肠内分泌细胞不能产生功能性激素，从而导致全身性吸收不良。随着疾病进展发生的其他内分泌异常包括中枢性 DI、GH 缺乏、原发性男性性腺功能减退、继发于 ACTH 缺乏的肾上腺功能不全和甲状腺功能减退[130]。

下丘脑 – 垂体 – 性腺轴是性发育和生殖的关键调节因子，该过程通过十肽 GnRH 启动。GnRH 在胚胎发育期间从嗅板穿过筛板迁移至下丘脑弓状核，成功迁移后生成并释放 GnRH，从妊娠约 9 周起可在此处检测到。这些神经元随后被投射到下丘脑正中隆起。最近有报道称，在孕早期结束时大脑中 GnRH 神经元数量比先前在下丘脑中描述的要高 5 倍（约 10 000）[131]。来自三维成像的新发现包括在非下丘脑区域存在 GnRH 神经元，这增加了 GnRH 非生殖作用的可能性[131]。

妊娠 16～20 周时可检测到与 GnRH 有关的功能性关联。这种激素以脉冲方式释放，并与垂体促性腺激素受体结合，然后通过合成和释放促性腺激素 LH 和 FSH 做出反应。它们与性腺中的同源受体结合，刺激性类固醇（如雄激素或雌激素）生成，并刺激配子形成。性激素通过下丘脑或垂体水平的负反馈调节促性腺激素的分泌。先天性促性腺激素分泌障碍包括正常孤立性 GnRH 缺乏症，导致低促性腺激素性性腺功能减退症和 KS（一种以低促性腺激素性性腺功能减退、嗅觉丧失 / 嗅觉减退、唇裂 / 腭裂、感音神经性耳聋、牙齿畸形、共济失调和肾脏异常为特征的疾病）。

迄今为止，已报道了 Kallmann 综合征的多个基因突变，包括 KAL1、CCDC141、FEZF1、IL-17RD、SEMA3A、SEMA3E 和 SOX10[105, 132-134]。CHD7、FGF8、FGF17、FGFR1、DUSP6、SPRY4 和 FLRT3、HS6ST1、NSMF（NELF）、PROK2、PROKR2 和 WDR11 的致病变异可引起 KS 和嗅觉正常性低促性腺激素性性腺功能减退症[134, 135]。已在约 9% 的 Kallmann 综合征患者中发现编码前激动素受体 2 和前激动素 2（分别为 PROKR2 和 PROK2）的变异[136]。动力蛋白原是一种富含半胱氨酸的分泌性蛋白质，具有多种生物活性，包括对神经元存活、胃肠平滑肌收缩、昼夜运动节律和食欲调节的影响[136]。动力蛋白原 PROK1 和 PROK2 通过其 G 蛋白耦联受体 PROKR1 和 PROKR2

发挥作用，这两种受体在嗅球中表达。PROK2 作为神经元祖细胞的化学引诱剂发挥作用，神经元祖细胞遵循吻侧迁移流。*PROKR2⁻/⁻* 小鼠垂体 LH 降低、小性腺和嗅球形成异常，但 PROKR2 似乎对正常垂体形成是可有可无的[84, 85]。*PROKR2* 的变异也与垂体功能减退症、垂体柄中断综合征和视中隔发育不良有关，但不大可能单独致病，可能仅与其他基因突变或环境因素共同作用而导致包括 KS 在内的表型。

CHD7 的杂合致病性变异或微缺失也可引起 CHARGE 综合征，其特征为眼缺损、心脏异常、后鼻孔闭锁、生长发育迟缓、生殖器发育不良和耳畸形[137]。CHARGE 综合征的生殖器畸形是由低促性腺激素性性腺功能减退引起的，常伴有嗅觉缺陷和唇 / 腭裂[138]。

许多基因的突变也已被确定与嗅觉正常性低促性腺激素性性腺功能减退症相关，这些突变包括编码 GnRH1 及其受体 GnRHR、吻肽（KISS1）及其受体 KISS1R、神经激肽 B（由 TAC3 编码）及其受体 TACR3 的基因[134, 139-142]。

最近，作为 Gordon-Holmes 综合征（RNF216、OTUD4、STUB1）和 Boucher-Neuhäuser 综合征（PNPLA6）的一部分，在 GnRH 缺乏综合征（具有共济失调和痴呆等相关特征）中发现了 RNF216、OTUD4、STUB1 和 PNPLA6 等基因突变[143-145]。RNF216、OTUD4 和 STUB1 参与蛋白质泛素化，PNPLA6 编码一种参与神经递质乙酰胆碱产生的酶。

其他与下丘脑 – 垂体疾病综合征形式有关的基因包括 GLI3，它是 SHH 信号通路的组分，其单倍体不足导致 Pallister-Hall 综合征，伴有多指（趾）畸形、下丘脑结构紊乱、下丘脑错构瘤和垂体功能减退[146, 147]。PITX2 突变已被确定为 Axenfeld-Rieger 综合征的原因之一，包括眼部、牙齿和下丘脑异常[148]。Pitx2 缺失突变小鼠表现出垂体发育不良，GHRH-R、GH、FSH、LH 和 TSH 基因表达降低[148]。

ARNT2 突变与重度垂体功能不全相关，包括 GH、TSH 和 ACTH 缺乏，尿崩症伴进行性小头畸形、癫痫发作、重度视力障碍，重度学习困难，以及肾和尿道异常[149]。ARNT2 是一种碱性螺旋 – 环 – 螺旋转录因子，对室旁核和视上核的正常发育至关重要。

垂体前叶缺陷伴不同程度的免疫缺陷综合征是一种罕见的疾病，包括中枢 ACTH 缺乏和常见的可变免疫缺陷（可以是轻度、缺失或在后期发展），这种情况有报道可表现为垂体前叶较小。该综合征是由 NFKB2 突变引起的[150]。

罕见的孤立性垂体激素缺乏与相应的下丘脑释放激素或释放激素受体突变（如 GHRH-R 突变所致的家族性 GH 缺乏）、TRHR 突变所致的 TSH 和 GNRHR 突变所致的促性腺激素缺乏有关[123, 140, 151]。

已发现极少数突变可解释垂体后叶和垂体柄的异常。垂体柄中断综合征包括垂体柄变细或消失、垂体后叶异位、垂体前叶变小或消失，通常伴有垂体激素缺乏。环状交叉（robo）基因首先在果蝇中被发现，其编码的 robo 蛋白属于由中线胶质细胞分泌的免疫球蛋白超家族，在轴突导向中发挥作用。最近利用全外显子组测序在 25 例垂体柄中断综合征患者中发现了 ROBO1 变异；然而，尚未进行功能性研究来支持因果关系[152]。

然而，在大多数先天性垂体功能减退症病例中尚未确定其遗传病因，这表明其他未确定的基因或环境或表观遗传因素具有一定作用。

7. 生长激素和催乳素 妊娠 8~10 周时，胎儿垂体可合成和分泌 GH。垂体 GH 含量从 10 周时的约 1nmol（20ng）增加到 16 周时的 45nmol（1000ng）。在妊娠早期，脐血样本中的胎儿血浆 GH 浓度为 1~4nmol/L，在妊娠中期增加至约 6nmol/L 的平均峰值。血浆 GH 浓度在妊娠后半期逐渐下降，足月时平均值为 1.5nmol/L[57]。血浆 GH 对生长抑素和 GHRH、胰岛素和精氨酸的反应在人类足月婴儿中是成熟的[57, 153]。妊娠中期垂体–门脉系统发育后血浆 GH 浓度升高可能反映了其分泌不受限制[57]。无论机制如何，GH 分泌的控制在妊娠后半期和出生后数周逐渐成熟，因此在 3 月龄时对睡眠、葡萄糖和左旋多巴存在成熟反应。人出生后不久 GH 分泌就已经具有脉冲性[154]，但谷浓度仍高于后期生命周期的水平，因此可以用随机 GH 采样检测新生儿期 GH 缺乏，这个水平在后期生命周期中是不可能达到的[155]。

胎儿血浆 PRL 的个体发育与 GH 显著不同；PRL 浓度在妊娠 25~30 周之前一直较低，在足月时升高至约 11nmol/L 的平均峰值（图 23-5）[57]。在 12~15 周，垂体 PRL 含量逐渐增加。TRH 刺激导致 PRL 释放增加，多巴胺刺激导致 PRL 释放减少。大脑和下丘脑对 PRL 的控制在妊娠晚期和宫外出生后最初几个月内成熟[57, 153]。妊娠晚期胎儿血浆 PRL 浓度的显著升高与胎儿血浆雌激素浓度的升高平行，尽管滞后数周[57, 153]。

出生后，GH 通过刺激肝脏和其他组织中的受体，刺激 IGF-1 产生，对 IGF-2 产生的作用较弱。出生前，虽然其他胎儿组织中存在生长激素受体 mRNA，但胎儿肝脏 GH 受体 mRNA 表达及与 GH 的结合能力都较低[57]。无脑胎儿的生长基本正常，表明胎儿存在除 GH 以外的因素刺激了 IGF 的产生。在此，营养物起到了重要的作用[156, 157]。在妊娠早期，大多数胎儿组织中存在 PRL 受体，因此，催乳素相关激素可能在妊娠早期的器官和组织发育中起到了重要的作用[61, 157]。

人类染色体 17q22-24 包含一个 GH/PL 基因簇，包含 5 个相关基因：GH-N 编码垂体生长激素，GH-V

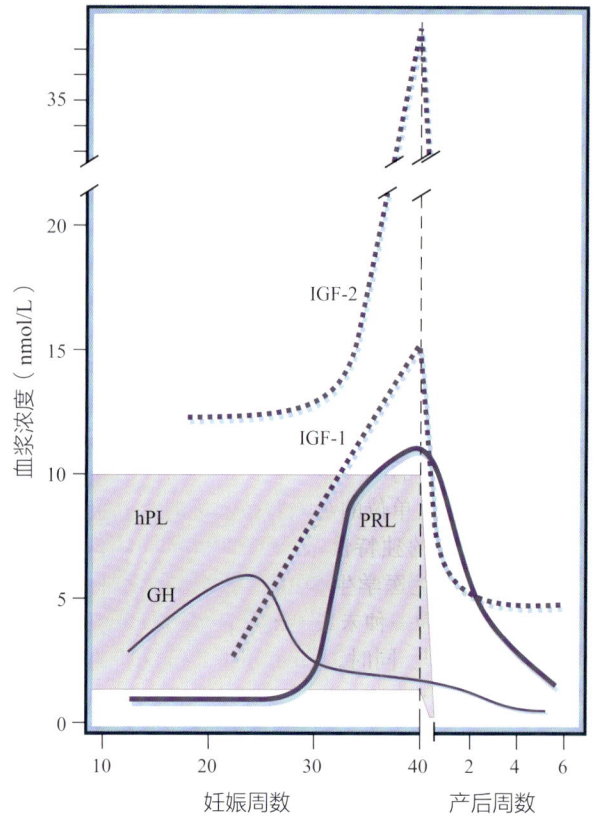

▲ 图 23-5 妊娠期和新生儿期胎儿血浆 hPL、GH、PRL、IGF-1 和 IGF-2 的变化模式，阴影区域表示胎儿血浆 hPL 浓度的范围

hPL. 人胎盘催乳素；GH. 生长激素；PRL. 泌乳素；IGF. 胰岛素样生长因子（引自 Bennett A, Wilson DM, Liu R, et al. Levels of insulin-like growth factors I and II in human cord blood. *J Clin Endocrinol Metab*. 1983; 57:609-612; Kaplan SL, Grumback MM, Aubert ML. The ontogenesis of pituitary hormones and hypothalamic factors in the human fetus:maturation of central nervous system regulation of anterior pituitary function. *Recent Prog Horm Res*. 1976; 32:161-243; Bala RM, Lopatka J, Leung A, et al. Serum immunoreactive somatomedin levels in normal adults, pregnant women at term, children at various ages and children with constitutionally delayed growth. *J Clin Endocrinol Metab*. 1981; 52:508-512.）

编码胎盘生长激素，hPL-A、hPL-B 和 hPL-L 编码胎盘催乳素原（也称为绒毛膜促生长激素）。主要的循环胎盘催乳素来自 hPL-A 和 hPL-B 基因。GH-V 在 GH-N 的 191 个氨基酸中有 13 个不同，在合体滋养细胞中产生[158]。在妊娠中期后急剧上升，34~37 周时达到峰值，在胎盘娩出后 1h 内从循环中消失[159]。胎盘 GH-V 分泌到母体循环中，降低母体的胰岛素敏感性，以便节省下更多的葡萄糖和营养物质通过胎盘保证胎儿的生长发育。

人胎盘催乳素原在结构上与 GH 同源，但在功能上更接近催乳素，并直接分泌到胎儿和母体循环中。hPL 在妊娠 6 周时首次在母体内检出，并在 32~35 周

时达到 5000～7000ng/ml 的峰值；然而，足月时胎儿
hPL 浓度为 20～50ng/ml。hPL 浓度随胎盘质量增加而
增加，双胎妊娠高于单胎妊娠。催乳素原影响母体的
胰岛素生成、下丘脑基因表达和瘦素作用，从而维持
代谢稳态，同时为胎儿和新生儿提供营养底物。啮齿
类动物研究表明，母体摄食过量是由孕酮和催乳素介
导的[158]。至少在啮齿类动物中，有证据表明 PRL 受
体介导的催乳素和催乳素原的信号对 B 细胞量的增加
是必要的[160]。

（二）肾上腺

了解人类肾上腺发育对于正确理解肾上腺生理学
及许多先天性肾上腺疾病的病理基础至关重要。此外，
了解肾上腺发育的调节有助于阐明妊娠期间胎儿肾上
腺作为胎儿胎盘单位的组分所起的关键作用。以往人
类胎儿肾上腺的独特性很大程度上被忽视了，直到
1911 年 2 名波兰医学生 Starkel 和 Węgrzynowski 首次
将胎儿区描述为一种未成熟皮质，在出生后的前几年
内逐步退化[161]。同时，Elliott 和 Armour 发表了题为
*The Development of the Cortex in the Human Suprarenal
Gland and Its Condition in Hemicephaly* 的文章，描述
了这一独特的 FZ[162]。在大多数哺乳动物中不存在一
过性 FZ，FZ 似乎是人类和少数高等灵长类动物所特
有的。

1. 胚胎学　由于转录因子、SF1（NR5A1）（肾上
腺发育和类固醇生成所必需的核受体）的表达，人肾
上腺在妊娠 28～30 天表现为双潜能性肾上腺性腺原基
（adrenogonadal primordium，AGP）[163]（图 23-6）。肾
上腺皮质来源于间质中胚层（称为生殖腺嵴）增厚演
变而来，肾上腺髓质则来源于外胚层。

AGP 细胞分化成肾上腺和性腺的类固醇生成细
胞。性腺细胞向尾部迁移。妊娠 33 天时，性腺细胞位
于更心部位，表达最高水平 SF1，向腹膜后迁移到中
肾上极，形成肾上腺原基。约在妊娠 48 天，交感神
经嵴细胞开始迁移到肾上腺原基（adrenal primordium，
AP）发育的区域。这些细胞在出生后聚集并分化为产
生儿茶酚胺的肾上腺髓质内的嗜铬细胞。神经嵴侵入
后，AP 被包裹，形成一个位于发育肾脏上方的独特器
官。在妊娠第 50～52 天，皮质内有两个不同的区域：
较大的内部 FZ 含有高水平类固醇合成酶表达的嗜酸
性细胞；较小的外部定向区则由致密排列的细胞组成，
类固醇合成酶表达水平非常低。在受孕后（wpc）14
周时可识别出第三个皮质区，即移行区（transitional
zone，TZ）。TZ 位于 DZ 和 FZ 之间，包含具有两者组
织学外观的细胞[14]。

随着妊娠的进展，胎儿肾上腺会经历巨大的增长，
这主要是由于 FZ 体积的增加，到妊娠中期，FZ 占腺
体质量的 80%～90%[164, 165]。胎儿肾上腺本身相当于足
月体重的 0.4%，重 3～5g，相对大小是成人肾上腺的

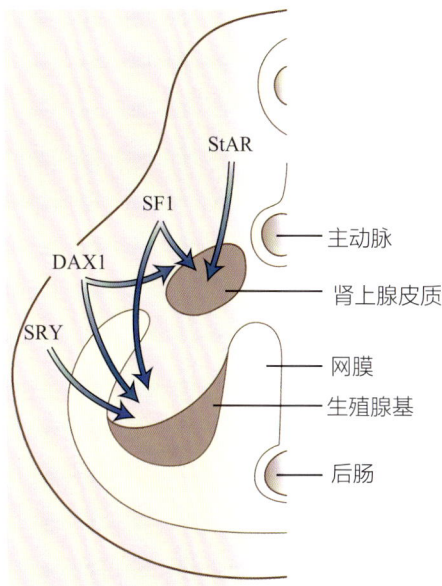

▲ 图 23-6　5 周人胚胎的半横截面，显示肾上腺原基（肾
上腺皮质）和生殖腺嵴的位置

SF1 参与睾丸和卵巢的发育。SRY 是睾丸胚胎发生的唯一关键调
节因子。DAX1 基因的失活导致肾上腺发育不良。StAR 是肾上
腺类固醇生成的限速因子。SF1. 类固醇生成因子 1；StAR. 固醇
激素合成急性调节蛋白

10～20 倍[14]。生长与功能发育平行，特别是 FZ 产生
雄激素的类固醇生成，皮质醇分泌短暂增加。这些类
固醇维可持宫内稳态，为胎儿的宫外生活做准备。FZ
细胞稳健表达 $P_{450}c17\alpha$，这是一种具有 17- 羟化酶和
17，20- 裂解酶活性的双功能酶，可将孕烯醇酮转化
为 DHEA。DHEA 硫酸化为 DHEAS，随后被胎盘芳
香化为雌激素[14]。

出生后 FZ 立即迅速退化，其内部区域细胞发生凋
亡、退化并重构，肾上腺雄激素分泌同步减少[163]。在
出生后最初 2 周内，肾上腺重量下降 50%[166]，在大多
数情况下，FZ 在 6 月龄时消失。胎儿肾上腺退化的时
间是由妊娠还是出生决定存在争议。已报道早产儿持
续存在 FZ 雄激素产生[167]；然而，最近的一项超声研
究表明，在所有接受检查的新生儿中，出生后前 2 周
内的肾上腺退化模式相似，与出生时的胎龄无关[14]。

从 3 岁左右开始在人肾上腺皮质中可检测到具有
网状带形态的细胞，直到 6 岁左右形成连续的 ZR，并
重新开始出现肾上腺皮质雄激素的合成，这一阶段称
为青春期前肾上腺性性冲动[168]。在发育中的成人肾上
腺皮质中，DZ 和 TZ 分别形成球状带和束状带。

2. 肾上腺发育的转录调控　我们已从发育异常
的人类和动物模型中获得肾上腺发育的基因调控相关
知识。肾上腺发育相关的关键基因时空表达在肾上腺
发育中的作用至关重要。参与间介中胚层和泌尿生殖
嵴形成的基因影响肾脏、肾上腺和性腺的发育；影响

AGP 发育的基因同时影响肾上腺和性腺的发育，还有一些基因特异性影响 AP 的发育。

肾上腺发育的最早阶段似乎受许多转录因子（如 ODD1、SALL1、FOXD1/FOXD2、WT1、SF1、DAX1）、协同调节因子（如 CITED2）、信号转导分子（如 SHH/GLI3、WNT3/WNT4/WNT11）、基质蛋白（如 SPARC）和端粒酶活性调节因子（如 ACD）的调节。对 AGP 早期发育最重要的转录因子是 *SF1* 和 *DAX1*（剂量敏感性性别逆转、先天性肾上腺发育不良、X 染色体因子、NR0B1）等[169-171]。除在肾上腺皮质中表达外，这些基因也在性腺、下丘脑和垂体组织中表达。在缺乏 *SF1* 表达的情况下，肾上腺不会形成[163]。*Sf1* 基因敲除突变小鼠表现为肾上腺和性腺发育不全、促性腺激素缺乏和下丘脑腹内侧核缺失[170]。人 *SF1* 的严重破坏可导致肾上腺功能不全，但是人 *SF1* 的大多数致病性基因突变导致的是睾丸发育受损和睾丸间质细胞功能障碍，而不是肾上腺功能不全。人 *SF1* 杂合功能丧失突变导致 46，XY 和 46，XX DSD、完全性性腺发育不全和原发性肾上腺功能衰竭[170]。迄今为止，尚未报道纯合 *SF1* 突变病例。目前的数据表明，虽然 WT1 调节 AGP 中 *Sf1* 的表达，但 AGP 中 Cbp/p300 相互作用的反式激活因子与富含谷氨酸 / 天冬氨酸 – 羧基末端结构域 2（CITED2）的表达对于适当分化 AP 是必需的[163]。

SF1 上调 DAX1，DAX1 本身是 SF1 转录活性的负调节因子，因此也是类固醇生成的负调节因子。尚不清楚 SF1 及其负调节因子的破坏如何导致类似的缺陷；然而，DAX1 在高水平表达时可作为类固醇生成细胞中 SF1 转录活性的共激活因子。小鼠和人 *Dax1/DAX1* 失活突变与促性腺激素缺乏和肾上腺发育不全有关[170]。敲除 *Dax1* 导致小鼠肾上腺皮质祖细胞过早分化，并且随着干 / 祖细胞多能性储存库的耗尽而发生肾上腺功能衰竭。现已证实，人 *DAX1* 的致病性突变或缺失是导致 X 连锁先天性肾上腺发育不全的病因[172]。

参与啮齿动物泌尿生殖嵴早期形成的转录因子包括 *Odd1*、*Wt1*、*Sal1*、*Pbx4*、*Wnt4*、*FOxD1* 和 *FoxD2*。*Wt1* 基因敲除小鼠表现为肾脏和性腺发育异常，缺乏肾上腺。在人类，生殖系 *Wt1* 突变导致性腺和肾脏形成缺陷[171]。*Pbx1* 基因敲除小鼠发生宫内死亡，并伴随多器官缺陷，包括肾上腺发育不全和睾丸发育受损。相反，*Wnt4* 缺失突变小鼠从妊娠 15 天开始肾脏发育受损，XX 雌性小鼠雄性化，米勒管发育不全，肾上腺异常，类固醇合成酶表达减少。人 *WNT4* 纯合错义突变可导致从妊娠 19 周起的肾发育不全、性腺缺陷和肾上腺发育不全有关。*Sal1* 缺失突变在出生时有严重的肾发育不全或缺失和肾上腺发育不全。*SALL1* 杂合突变导致 Townes-Brocks 综合征，包括肾和生殖器异常。小鼠模型中可见 Townes-Brocks 综合征表型缺失，妊娠 16 天时肾上腺和肾脏缺失，性腺发育不全。

3. 肾上腺发育的信号通路 SHH 是脊椎动物 Hedgehog（Hh）分泌型配体家族的一员，在胚胎发育过程中发挥许多关键作用，是成人组织维护、分化和干细胞群调节所必需的。SHH 信号传导是正常肾上腺发育必需的，在 SF1 和 DAX1 之后的阶段发生，并在 AP 中紧邻包膜下的细胞中表达[173-175]。长期以来，人们一直认为肾上腺皮质中存在未分化的多能干细胞，以维持成人的体内平衡。肾上腺皮质细胞的确切起源仍有争议，其起源仍不明确。针对 Hedgehog 通路的下游激活剂胶质瘤相关癌基因同源物 1（锌指蛋白）（Gli1）的研究发现，肾上腺包膜细胞也可分化到 DZ。Gli1 表达细胞特异性地位于肾上腺包膜，不表达 SF1。在体外，该细胞亚群能够在胚胎发育期间可被诱导分化成表达 SF1 肾上腺皮质细胞[174]。Shh 表达是皮质祖细胞的标志[173]，Shh 表达细胞在皮质区分化出所有类固醇合成细胞。小鼠胚胎中 Shh 纯合缺失是致命的；但在对这种小鼠妊娠 14.5 天和 16.5 天的肾上腺分析发现，该小鼠有肾上腺原基形成，但比野生型小的多[174, 175]。

有研究表明，β-catenin 在肾上腺区带形成和维持中起重要作用。β-catenin 通路的激活仅限于 ZG[176]，其异位表达可导致类似于 ZF 细胞的 ZG 标志物的激活[87]。最近发现 Rspo 基因家族成员从 E12.5 开始在围绕形成肾上腺的间充质细胞中表达[177]。R– 脊椎蛋白是正调节 β-catenin 信号通路的信号分子。这项研究表明，包膜细胞 RSPO3 可向潜在的类固醇生成区传递信号，诱导 β-catenin 信号传导，表现出靶向球状细胞发育特征。SHH 反过来发出信号，至少在发育过程中，募集囊膜细胞形成肾上腺皮质。因此，本研究确定肾上腺包膜是肾上腺皮质正确区带化维持所需的关键信号中心。

FGF 信号转导控制着早期发育过程，如前 / 后结构分布和器官形成过程[178]。FGF 是一个分泌型糖蛋白大家族，可与 4 种 FGF 信号受体（FGFR1～4）结合。FGF 信号转导与 SF1 和 SHH 信号转导相互作用[179]。*Fgfr2* 和 *Fgfr4* 在发育中的肾上腺皮质表达。广泛 *Fgfr2IIIb* 缺失胚胎的肾上腺发育不良[179]，类固醇生成组织中 *Fgfr2* 的两种亚型缺失再现了这一表型，并导致男女性别逆转，提示 *Fgfr2* 不是 AGP 形成的必要条件，而是肾上腺后续生长和发育所必需的[180]。EGF 刺激胎儿区和终末发育区的增殖。胎儿肾上腺高表达 IGF-2 mRNA 和蛋白质，并对 ACTH 有反应[15]。IGF-2 增强 ACTH 刺激的类固醇合成酶的表达，促进胎儿肾上腺皮质细胞类固醇激素的生成。

CDKN1C（*P57KIP2*）是位于染色体 11p.15 上的父性印迹基因，编码 CDKN1C 蛋白，为细胞周期进展抑制剂。*CDKN1C* 变异或其基因组印迹可导致

肾上腺病变[171]。*CDKN1C* 功能丧失导致 Beckwith-Wiedemann 综合征（Beckwith-Wiedemann syndrome，BWS），这是一种过度生长综合征，好发肾上腺癌。IMAGe 综合征（宫内生长受限、干骺端发育不良、AHC 和生殖器异常）是一种罕见的多系统疾病[181]，表现为 BWS 的特征，由 *CDKN1C* 功能获得性突变所致。大多数受累个体出生时体型较小，并发生骨骼异常。男性出现生殖器畸形，包括小阴茎、隐睾及尿道异常，但该综合征最重要的临床表现是肾上腺功能不全，由于盐皮质激素和糖皮质激素均合成障碍，导致耗盐、低血糖及休克，出生后不久可能危及生命[181]。

4. 胎儿肾上腺类固醇生成 胎儿肾上腺表达 5 种类固醇合成脱辅基酶，这些酶与成人相同：CYP17A1（$P_{450}c17$, 17- 羟 化 酶 /17, 20- 裂 解 酶 ）、CYP21A2（$P_{450}c21$, 21- 羟化酶）、CYP11A1（$P_{450}scc$, 侧链裂解酶）、CYP11B1/CYP11B2（$P_{450}c11$/ 醛固酮合成酶）。第 5 种酶由滑面内质网表达，具有 3βHSD 和 Δ4, Δ5- 异构酶活性[14]。这些酶的时空表达表现出这些酶的区带活性差异性，类固醇类激素合成酶基因的转录受到严格调控[14]。胎儿肾上腺生成的类固醇在维持宫内稳态和胎儿成熟方面具有重要作用，为出生后适应宫外生活做好准备。类固醇生成需要大量胆固醇作为前体，它们是通过细胞表面的 LDL 受体获得，以及在细胞内通过醋酸胆固醇合成途径获得的。与成人肾上腺相同，利用胆固醇合成类固醇激素的过程也是受到严格控制的，如 StAR 表达，该蛋白调节胆固醇向线粒体内膜的转运，CYP11A 在线粒体内膜将其转化为孕烯醇酮。SGPL1 是一种内质网酶，在组织中广泛表达。该酶介导脂质信号分子鞘氨醇 –1– 磷酸的不可逆性裂解。几项新近的研究发现 SGPL1 突变可导致原发性肾上腺功能不全和类固醇耐药型肾病综合征[182,183]。

在妊娠的大部分时间，胎儿肾上腺缺乏 3βHSD2，阻止皮质醇和醛固酮合成，并将类固醇的生成导向 DHEA 的生成。FZ 中 SULT2A1 的高表达主导了绝大多数 Δ5 硫酸化类固醇激素的产生，如 DHEA 和孕烯醇酮。DHEA 在 FZ 中被硫酸化为 DHEAS，然后由胎盘芳香化酶转化为雌激素[14]。

TZ 产生皮质醇，早期峰值在妊娠 8~9 周，与 3βHSD2 瞬时表达同步[184]。此时，下丘脑 – 垂体 – 肾上腺轴对糖皮质激素介导的反馈敏感；46,XX 类固醇合成缺陷的胎儿（如 CYP21 或 CYP11）缺乏皮质醇，ACTH 水平升高，在生殖器和阴囊皱襞对雄激素暴露敏感期胎儿雄激素生成过多，导致女性生殖器官男性化[184]。皮质醇能延缓胎儿和胎盘的生长，因此在胎盘和胎儿组织中被 11βHSD2 酶转化为无生物学活性的可的松。这样可以保护胎儿免受子宫内高浓度皮质醇的影响。妊娠中期胎儿循环的可的松浓度比皮质醇浓度高 4~5 倍（图 23-7）。

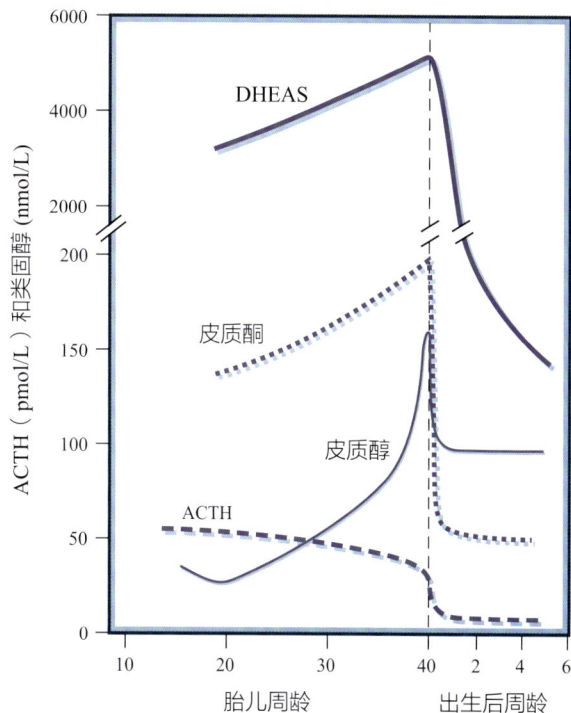

▲ **图 23-7 妊娠期和新生儿期胎儿血浆 ACTH、皮质醇、可的松和 DHEAS 的变化模式**

每种激素的平均值趋势显示为 nmol/L。请注意 DHEA 的刻度。ACTH. 促肾上腺皮质激素；DHEAS. 硫酸脱氢表雄酮（引自 Geller DH, Miller WL. Molecular development of the adrenal gland. In:Pescovitz OH, Eugster EA, eds. *Pediatric Endocrinology*. Philadelphia:Lippincott Williams & Wilkins; 2004:548–567; Winters AJ, Oliver C, Colston C, et al. Plasma ACTH levels in the human fetus and neonate as related to age and parturition. *J Clin Endocrinol Metab*. 1974; 39:269-273; Murphy BEP. Human fetal serum cortisol levels related to gestational age:evidence of a midgestational fall and a steep late gestational rise, independent of sex or mode of delivery. *Am J Obstet Gynecol*. 1982; 144:276-282; Beitins IZ, Bayard F, Ances FIG, et al. The metabolic clearance rate, blood production, interconversion and transplacental passage of cortisol and cortisone in pregnancy near term. *Pediatr Res*. 1973; 7:509-513.)

胎儿肾上腺中的酶成熟模式表明，在妊娠 30 周之前，皮质醇不会是胆固醇从头开始合成的，但某些以孕酮为前体的皮质醇合成可能早期发生[15]。在妊娠晚期，11βHSD2 的表达 / 活性下降，特定胎儿组织（包括肝脏和肺）也表达 11βHSD1，因此胎儿可获得糖皮质激素以促进胎儿器官（包括肺和脑）的成熟。这种胎儿皮质醇生成的增加对宫外生存适应有重要作用。足月时，随着糖皮质激素浓度的增加，羊胎下丘脑中糖皮质激素受体的数量增加，这表明胎儿的某些过程允许糖皮质激素受体在足月时允许通过其足量结合，实现正常自我调节[185]。缺乏 GR 功能的小鼠表现为肾上腺皮质增大和紊乱、肾上腺髓质萎缩、肺发育不良和糖异生缺陷。出生时正常，但不能存活。

出生后，循环中生物活性皮质醇高于可的松。尽管存在相当大的个体差异，健康足月儿具有皮质醇的初始脉冲性分泌，在出生后1个月开始出现昼夜节律。然而，关于早产儿中"正常"皮质醇浓度的定义尚无共识。

产前给予类固醇治疗先兆早产有显著的有益作用，可降低死亡率和发病率，但存在此类早期高类固醇暴露的后果，并且长期影响未知。HPA 轴在发育过程中极易受到组织重构程序的影响。与内源性皮质醇可在胎盘中被 11βHSD2 灭活不同，人工合成的糖皮质激素更容易穿过胎盘。在胎羊中，妊娠中期存在下丘脑和垂体糖皮质激素受体，在妊娠晚期的中间阶段就存在皮质醇对 ACTH 抑制作用[186]。

对接受倍他米松治疗的先兆早产女性的后代进行的纵向随访显示，子代在治疗 30 年后出现胰岛素抵抗，尤其是女性。对先前孩子患有 CAH 的母亲的胎儿进行产前治疗，在妊娠 8～12 周给予地塞米松口服，可发现胎儿雄激素水平降低，女性胎儿男性化减轻，但由于缺乏疗效和安全性方面的高质量证据，应被视为一种极具争议的试验性治疗[13]。使用恒定剂量的地塞米松可导致皮质醇浓度超过胎儿生理浓度约 60 倍。迄今为止，有报道显示地塞米松治疗可导致许多不良反应，包括后代的神经异常[13]。

出生后使用类固醇预防或治疗早产儿慢性肺病有助于早期拔管并降低慢性肺病的风险，但由于这种治疗与高血糖、高血压、胃肠道出血和穿孔、肥厚型心肌病、生长障碍和脑瘫有关，因此不推荐使用[186]。更多涉及生理剂量氢化可的松的试验目前正在进行中，但所有全身和吸入类固醇均与新生儿肾上腺抑制有关。

有报道显示早期低剂量氢化可的松治疗可改善无支气管肺发育不良的极早产儿的存活率。在对 PREMILOC 随机临床试验（早期低剂量氢化可的松改善极早产儿无支气管肺发育不良的存活率）的次要结局分析中发现，早期低剂量氢化可的松对 2 岁时神经发育影响无统计学显著差异[187]。但仍需要做更多的随机研究来评估氢化可的松对极早产儿神经发育影响的安全性。

随着球状带的发育，人胎儿肾上腺能够在近足月时分泌醛固酮，剖宫产婴儿的胎儿血浆醛固酮浓度比母体浓度高 3 倍或 4 倍[188]。阴道分娩和母体限盐会增加母亲和婴儿体内的醛固酮浓度。胎儿醛固酮浓度升高是胎儿肾上腺分泌增加的结果，并在出生后第 1 年内持续存在。血浆肾素活性与脐血醛固酮浓度之间的相关性较差[189]。盐皮质激素受体存在于妊娠 12～16 周的胎儿组织中[190]。在胎肾、皮肤、毛囊、气管和细支气管、食管、胃、小肠、结肠和胰腺外分泌管中可检测到 MR 免疫反应性。MR 在这些胎儿组织中的作用尚不清楚。MR 基因敲除小鼠在出生时表现正常，

但在出生后表现出盐皮质激素和肾素－血管紧张素系统功能缺陷[191]。

羊胎中的血管紧张素 II 浓度与母体值相似，使用血管紧张素转换酶抑制药阻断胎儿合成会降低胎儿肾小球滤过率[192]。在胎儿发育早期，包括肾脏在内的各种组织中均可检测到血管紧张素受体的两种亚型 AT1 和 AT2[191]。许多激素因子可调节胎羊肾 AT 基因的表达：血管紧张素 II 抑制 AT1 和 AT2 表达，皮质醇增加肾和肺中 AT1 基因的表达[193]。胎儿肾素－血管紧张素系统的作用尚不清楚；它不是通过醛固酮来调节肾脏钠排泄，而是维持肾向羊水中排泄盐和水，以防止羊水过少[192]。胎儿和新生儿期醛固酮浓度升高的机制尚不清楚。

醛固酮可影响胎羊和早产儿的肾脏钠排泄[189]。由于醛固酮缺乏或因其他竞争性类固醇（如 17- 羟孕酮）与肾脏 MR 结合，新生足月儿可能出现盐皮质激素缺乏的表现。新生儿肾小球滤过相对减少，早期限制了钠的丢失，但到 1 周龄时，醛固酮缺乏会出现低钠血症、高钾血症和容量不足的特征性表现。

5. 肾上腺发育的激素调节 肾上腺发育的激素调节尚不清楚。对胎儿肾上腺功能的主要刺激因子是胎儿垂体 ACTH，ACTH 是一种在 CRH 控制下由垂体前叶分泌的 39 个氨基酸的肽类激素。ACTH 与肾上腺皮质细胞特异表达的跨膜受体 MC2R 结合，通过其下游 cAMP 和 Ras/MEK/ERK 信号通路发挥作用。部分 ACTH 的促生长作用是通过刺激局部生成的生长因子（如 IGF-2 和 FGFβ）介导的[163]。在发育过程中，随着外部 DZ 的出现，ACTH 参与调控类固醇激素生成、细胞分化和细胞生长过程[163]。虽然在人类妊娠早期，肾上腺皮质的生长和分化与 ACTH 无关，但在妊娠 15 周后，ACTH 开始在肾上腺的形态和功能发育中发挥重要作用[194]。

体内研究发现，ACTH 通过激活 StAR 和增加底物胆固醇向 $P_{450}scc$ 的转运来刺激类固醇生成[188]。体外研究发现，ACTH 直接刺激 DHEAS 和皮质醇的生成。体内研究发现，与 CAH 相关的 ACTH 大量产生显然与胎儿体内高雄激素浓度有关。HPA 轴在胎儿早期就发挥明显功能，但缺乏垂体 ACTH 的无脑儿的肾上腺含有相对正常的类固醇合成酶成分，维持了其类固醇激素生成的能力[171]。此外，妊娠期间胎儿肾上腺的生长和类固醇激素生成的增加与胎儿血浆 ACTH 浓度的增加并不平行。这一矛盾现象的可能解释是，胎儿肾上腺组织对 ACTH 的反应性可能存在年龄依赖性的变化过程。因此，ACTH 依赖性和非 ACTH 依赖性机制似乎都调节了胎儿肾上腺类固醇生成。

肾上腺中存在所有的 CRH 肽类及其受体表明，CRH 系统可在人和啮齿动物肾上腺内发挥局部作用。人胎盘是 CRH 的一个重要来源，释放 CRH 到胎儿循

环中。随着妊娠进展，CRH 浓度升高。妊娠末期胎盘 CRH 合成的显著增加是一个正反馈过程，导致人胎儿肾上腺皮质醇和 DHEA/DHEAS 的合成增加，从而促进分娩过程。研究表明，CRH 通过升高类固醇合成急性调节蛋白和其他类固醇合成酶（包括 3βHSD2、CYP21A2 和 CYP11B1）的 mRNA 水平，刺激胎儿肾上腺皮质细胞原代培养物中的皮质醇的生成。此外，CRH 增强肾上腺对 ACTH 的反应，进一步驱动皮质醇和 DHEA/DHEAS 的生成[51]。敲除小鼠 CRH 基因导致新生小鼠因肺发育不全死亡，表明 CRH 刺激的糖皮质激素生成对肾上腺素能嗜铬细胞和正常肺发育至关重要。胎儿循环 CRH 浓度升高，主要来自下丘脑外侧部和胎盘。随着妊娠进展，CRH 的循环浓度增加 1000 倍[45]，足月时达到 0.5～1nmol/L；非妊娠女性的正常值低于 0.01nmol/L。妊娠结束时，由于 CRH 结合蛋白水平降低，致使 CRH 的生物利用度增加，妊娠从妊娠 35 周到足月的母体 CRH 浓度呈指数级增加[45, 195]。产后，CRH 在分娩后 24h 内恢复至非妊娠水平，这符合胎盘是其主要来源的事实[45, 195]。这种胎盘 CRH 具有生物活性，其浓度与母体皮质醇浓度相关，表明这种循环胎盘 CRH 在刺激母体 ACTH 释放中发挥作用。妊娠中期胎儿血浆 ACTH 平均浓度约为 55pmol/L（250pg/ml），该水平可最大限度刺激晚期胎儿肾上腺类固醇生成，尽管在近足月时有所下降，但整个妊娠期的浓度高于出生后的浓度（图 23-7）[25, 188]。

6. 胎儿 – 胎盘单位　人类胎儿肾上腺功能的矛盾之处在于，类固醇生成是通过类固醇合成酶表达（如相对 3βHSD 缺乏）模式编程调控，这些酶产生无活性的产物（包括 DHEA 和孕烯醇酮及其硫酸盐结合物）[188]。大部分 DHEA 通过胎儿肾上腺和胎儿肝脏转化为 16- 羟基 -DHEAS。这是为胎盘雌酮和雌二醇的合成提供底物；16- 羟基 -DHEA 在胎盘中代谢为雌三醇。胎儿 DHEAS 生成和母体雌三醇浓度逐渐增加至足月，近足月时 DHEAS 产量约为 200mg/d[25]。在胎盘雌激素生成被芳香化酶抑制药抑制的妊娠狒狒中，其胎儿肾上腺的 FZ 体积显著增加[196]。通过抑制药联合雌激素应用可逆转这种作用，表明雌激素在灵长类动物妊娠后半期选择性抑制 FZ 的生长和发育。胎儿肾上腺 DHEA 的分泌存在反馈调节系统，以维持正常的胎儿 – 胎盘功能和发育[196]。

7. 肾上腺功能不全　肾上腺功能不全是一种罕见疾病，可能继发于 ACTH 缺乏或原发于肾上腺功能衰竭。成熟的 ACTH 肽及其他小肽（如 β- 内啡肽、α-MSH 和 β-MSH）一起从较大的前体分子 POMC 中裂解。ACTH 合成、加工或释放缺陷可导致继发性肾上腺发育不全，从而导致新生儿低血糖、黄疸期延长或衰竭。鉴于盐皮质激素分泌在很大程度上不依赖 ACTH 的分泌，其分泌往往正常，因此盐流失是罕见的。然而，

在一些 ACTH 不敏感患者中，盐皮质激素缺乏可能是一个问题。血清 ACTH 浓度低，无色素沉着，存在相关特征，如皮肤苍白、毛发红、腹泻和肥胖（POMC/PC1 突变）是重要的诊断线索。

多种垂体激素缺乏（如 GH、ACTH、TSH、促性腺激素、加压素和 PRL）为诊断多种垂体激素缺乏症提高线索，常伴随垂体结构异常、眼部异常和前脑异常（视隔发育不良）。先天性甲状腺功能减退、低血糖、先天性低促性腺激素性性腺功能减退症（小阴茎、隐睾）和重度出生后生长障碍等表现为该病提供诊断线索。目前已知许多单基因缺陷与先天性垂体功能减退症有关（如 HESX1、SOX3、OTX2、GLI2、ARNT2、LHX3、LHX4 和 PROP1 突变）[55, 149, 197]。偶尔，ACTH 缺乏可能在诊断时不存在，但可能随着时间推移而逐渐发展而显现。

在严重早发性孤立 ACTH 缺乏症患者中发现了 TBX19 的隐性突变，这些患者伴有严重低血糖、长期黄疸和新生儿猝死[118]。TPIT 是促性腺激素前体和促黑素前体细胞群的靶向发育、成熟和维持，以及抑制促性腺激素释放所必需的。这一过程还需要与转录因子 PTX1 一起激活 POMC 的表达。在 TPit 缺失的小鼠中，小鼠转基因导致 ACTH 和糖皮质激素缺乏、肾上腺发育不全和色素沉着缺陷[118]。65% 的严重先天性孤立 ACTH 缺乏症患者发现 TBX19 突变，但在部分或迟发性 ACTH 缺乏症中未发现突变[198]。

ACTH 抵抗可发生在许多定义明确的疾病中，如 ACTH 受体（MC2R）缺陷、家族性糖皮质激素缺乏症 1 型（FGD1）、MC2R 辅助蛋白缺陷（MRAP、FGD2）或作为 3A 综合征的一部分（无泪症、贲门失弛缓、原发性肾上腺皮质功能减退；也称为 Allgrove 综合征，由 ALADIN/AAAS 缺陷引起）。这些疾病的特点是孤立性糖皮质激素缺乏、色素沉着和 ACTH 浓度显著升高[199, 200]。然而，约 15% 的 3A 综合征患者有盐皮质激素缺乏的证据，其中功能丧失最严重的患者表现为低钠血症。最近，发现 NNT、GPX1 和 MCM4 变是 FGD 的原因[201-203]。在爱尔兰旅行者社区发现 MCM4 突变，由于染色体断裂增加，导致迟发型、不太严重的糖皮质激素缺乏、身材矮小和自然杀伤细胞缺乏。参与活性氧解毒的 GPX1 和 NNT 突变也可能导致 FGD[204]。

原发性肾上腺功能衰竭可能由先天性肾上腺发育不全所致[205]。这会导致在婴儿早期或儿童期发生严重的失盐性原发性肾上腺功能衰竭，尽管存在较轻的迟发型类型。这种疾病最常见的遗传方式是 X 连锁。患者的核受体 DAX1（NROB1）发生突变；除了肾上腺功能衰竭外，男性还患有低促性腺激素性形象功能减退症。罕见情况下，患者表现为孤立性盐皮质激素缺乏，皮质醇浓度正常；然而，糖皮质激素缺乏通常发展较晚。DAX1 在 ES 细胞、类固醇激素生成组织（性

腺和肾上腺）、下丘脑腹内侧核和垂体促性腺激素细胞中表达。它作为其他核受体途径的转录抑制因子，但也参与干细胞多能性的维持[206]。

SF1 杂合和纯合突变与 46, XY 表型女性及至少一名 46, XX 女性的肾上腺功能衰竭相关，尽管后者表型罕见[205]。在没有肾上腺功能不全的 46, XY 个体中，SF1 突变也与性腺发育不全有关[207]。此外，SF1 突变与原发性卵巢功能衰竭有关，但这种情况罕见[208, 209]。

不同的先天性肾上腺皮质增生症可能与不同程度的肾上腺功能衰竭（如 CYP11A1、StAR、HSD3B2、CYP17、CYP21A2、CYP11B1 突变）有关，并伴有不同程度的两性畸形。在 ZG 中发现的酶 $P_{450}c11$（醛固酮合成酶）具有 11β- 羟化酶、18- 羟化酶和 18- 甲基氧化酶活性，并催化将 11- 脱氧皮质酮（deoxycortone，DOC）转化为醛固酮所需的所有反应。编码该酶的基因突变与孤立性盐皮质激素缺乏有关。功能性盐皮质激素缺乏伴重度失盐导致的低钠血症和高钾血症，也可能是 MR 或编码 ENaC 的基因突变所致。

肾上腺发育不全所致的原发性肾上腺功能减退症可分为非综合征型和综合征型（3A 综合征、IMAGe 综合征、爱尔兰旅行者综合征），高达 30% 的患者未发现病因。原发性肾上腺功能减退综合征和显著多系统疾病表型（包括骨髓发育不良、感染、生长受限、肾上腺发育不全、生殖器畸形和肠病）患者的全外显子组测序显示 SAMD9 基因突变（MIRAGE 综合征）[210, 211]。鉴于糖皮质激素和盐皮质激素缺乏可能危及婴儿生命，必须及时对肾上腺功能减退做出判断。

（三）甲状腺发育

1. 胚胎学 甲状腺是最早发育的内分泌器官之一，来源于两种原胚基：在妊娠 22 天，咽底中线增厚（正中原基）形成产生 T_4 滤泡细胞的前体。起源于第四咽鳃囊内的成对后鳃体（侧方原基）形成滤泡旁降钙素分泌（C）细胞[21]。

甲状腺前体细胞在妊娠 28~48 天之间向尾侧迁移、增殖并向两侧扩增，这一过程被称为分叶。在约妊娠 44 天，侧方原基和正中原基融合，在下降过程中，发育中的甲状腺通过被称为甲状舌管的上皮柄与咽部保持连接[212]。到妊娠 37 天，正中原基和口腔底部的结构（后来在发育舌上称为盲孔）的链接通常已经消失，导管的唯一残余是盲孔本身[212]。如果甲状腺下降异常，可能会出现异位甲状腺和持续性甲状舌管囊肿。

到妊娠 51 天，腺体形成两个外侧叶，中间由峡部连接，妊娠 9 周腺体到达甲状软骨下的最终位置。妊娠 10 周，胎儿甲状腺重量约为 80mg，足月时为 1~1.5g。约妊娠 60 天，在迁移完成后，开始发生终末分化。编码 TSH 受体、钠 - 碘同向转运体、甲状腺球蛋白和甲状腺过氧化物酶的基因表达提示分化完成、

滤泡形成和具备了甲状腺功能[213]。TSH 刺激甲状腺激素的生成，需要充足的碘供应。小鼠妊娠 70 天，组织学上可见胶体，甲状腺表达 Slc5a5，编码 13- 跨膜结构域糖蛋白 NIS，能够摄取碘并合成甲状腺激素。甲状腺激素在人类妊娠 9 周时的甲状腺中和妊娠 10 周的胎儿血液中均可检测到[214-217]。

2. 甲状腺激素生物合成 人类胎儿垂体和血浆 TSH 浓度在妊娠中期开始升高，大约发生在垂体门脉血管连续性发育的时期（图 23-8）。

大鼠妊娠 17 天胎鼠 TSHR 基因的表达显著上调，并伴随着结构和功能的显著生长和快速发育。Tg 和 TPO 表达增加，甲状腺滤泡可见甲状腺激素生成，提示 TSHR 在这些发育过程中发挥重要作用。小鼠 TSHR 基因突变与 hyt/hyt 表型相关，该表型表现为重度甲状腺功能减退和位置正常、滤泡结构发育不良的甲状腺发育不全。在人类中，存在强效 TSHR 阻断抗体的母亲的婴儿和 TSHR 功能严重丧失突变的婴儿中观察到相似的表型。

虽然胎儿甲状腺激素合成开始于妊娠早期结束时，

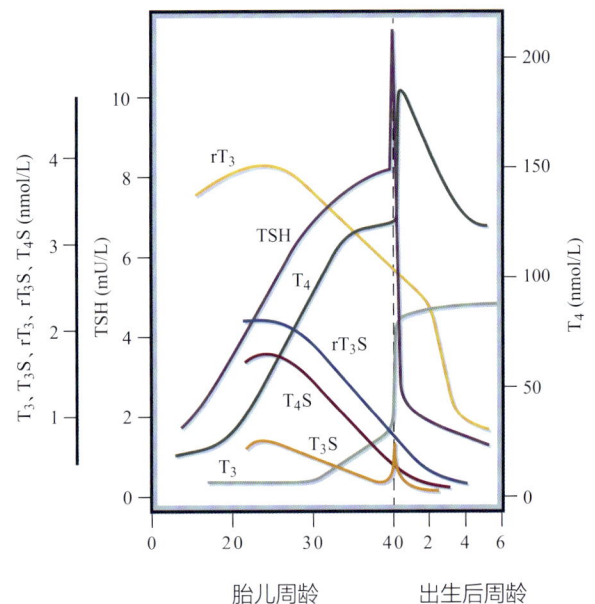

▲ 图 23-8 妊娠期和新生儿期胎儿血浆 TSH、T_4、T_3、rT_3 和硫酸碘甲状腺素（T_4S、rT_3S 和 T_3S）的变化模式，T_4S 和 rT_3S 的模式是基于有限的 30 周数据

TSH. 促甲状腺激素；T_4. 甲状腺素；T_3. 三碘甲状原氨酸；rT_3. 反 T_3。（引自 Roti E. Regulation of thyroid stimulating hormone[TSH] secretion in the fetus and neonate. *J Endocrinol Invest.* 1988; 11:145-158; Fisher DA, Klein AH. Thyroid development and disorders of thyroid function in the newborn. *N Engl J Med.* 1981; 304:702-712; Santini F, Chiovato L, Ghirri P, et al. Serum iodothyronines in the human fetus and the new-born:evidence for an important role of placenta in fetal thyroid hormone homeostasis. *J Clin Endocrinol Metab.* 1999; 84:493-498.）

但水平较低，故妊娠期间胎儿对母体甲状腺激素的依赖性很高。研究表明，母体甲状腺功能减退与不良妊娠结局（包括流产和早产）及后代的不良围产期和神经认知结局密切相关。亚临床母体甲状腺功能减退或低甲状腺素血症的影响尚不清楚。利用斑马鱼模型，对下丘脑 – 垂体 – 甲状腺轴的个体发育及其由甲状腺激素的负反馈调节进行了描述。发育时间窗内胚胎暴露于过量的甲状腺激素会导致发育中的促甲状腺细胞凋亡，从而导致垂体功能长期失调[218]。这些发现与母体 Graves 病或妊娠早期甲状腺功能减退女性左甲状腺素过度替代所致的母体甲状腺功能亢进有关。

血浆 TSH 浓度在妊娠后半期逐渐升高。T_4 结合球蛋白和总 T_4 的血浆浓度逐渐升高，人类妊娠 14～16 周水平较低，到足月水平最高。游离 T_4 浓度随着 T_4 生成的增加而增加。妊娠晚期血浆 TSH 和 T_4 浓度升高反映了下丘脑 – 垂体控制和甲状腺对 TSH 反应逐渐成熟。在妊娠晚期的早期阶段垂体 TSH 分泌对低甲状腺素血症和 TRH 有反应[215]。妊娠后半期胎儿 TSH 和游离 T_4 浓度平行升高，随后在新生儿早期 TSH 和游离 T_4 连续激增，在婴儿期和儿童期 TSH/ 游离 T_4 比值最终缓慢平衡至成人值[219-222]。该演变过程包括下丘脑 TRH 分泌的协调成熟、垂体 TRH 敏感性、TSH 负反馈控制和甲状腺滤泡细胞对 TSH 的反应。胎儿血清 TRH 浓度高于母体血液，这是下丘脑外（胎盘和胰腺）TRH 生成和胎儿血清中 TRH 降解减少的结果。在功能上，胎儿从妊娠中期的原发性（甲状腺）和三发性（下丘脑）甲状腺功能减退状态，到孕期最后几周轻度三发性甲状腺功能减退状态，到出生后 2 个月完全成熟的下丘脑 – 垂体 – 甲状腺轴。

成年甲状腺滤泡细胞可随着饮食中碘摄入量的变化而改变碘转运或摄取，与血清 TSH 浓度的变化无关[223, 224]。在妊娠 36～40 周前，甲状腺缺乏这种自身调节机制，容易受到碘诱导的甲状腺激素合成抑制[224, 225]。当胎儿甲状腺滤泡细胞暴露于高循环水平的碘时，不能减少碘捕获并阻止细胞内的高碘浓度聚集，从而阻断激素合成，称为 Wolff-Chaikoff 效应。未发育成熟的甲状腺不能表现出自身调节，其原因可能是由甲状腺细胞膜 NIS 单位下调失败所致，这可能与甲状腺滤泡细胞中 8～10kDa 的蛋白质不能被碘化有关[223, 224]。除了自身调节成熟过程外，在妊娠晚期阶段甲状腺对 TSH 的反应性增加[21]。

甲状腺激素的代谢是通过一系列渐进的单脱碘过程完成的[219, 226]。三种脱碘酶作用分别从 T_4 分子的外（酚）环或内（酪氨酸）环上去除一个碘原子，从而激活或灭活激素。脱碘酶由单独的基因编码，序列具有同源性。成人循环中大多数生物活性 T_3 来自肝脏和其他非甲状腺组织中 T_4 的外环单脱碘，无生物活性的 rT_3 来自外周组织中 T_4 的内环脱碘。D_1 是外环单脱碘酶，是一种高米氏常数（Km）酶，受丙硫氧嘧啶抑制，并受甲状腺激素刺激。它将 T_4 脱碘为 T_3，rT_3 脱碘为 T_2。D_1 还具有内环脱碘酶活性，将 T_3 转化为 T_2。整个妊娠期 D_1 活性较低。D_2 是一种低 Km 酶，对 PTU 不敏感，可被甲状腺激素抑制。它将 T_4 脱碘为 T_3，rT_3 脱碘为 T_2，在脑和垂体中高表达。D_3 通过 T_4 到 rT_3 和 T_3 到 T_2 的内环脱碘灭活 T_4 和 T_3，其在胎儿组织和胎盘中高表达。D_1 主要负责生成 T_3，从细胞（尤其是肝脏和肾脏）逸出并进入循环；D_2 负责局部组织 T_3 的生成。无活性 rT_3 也从大多数组织弥散到血浆中。

碘甲状腺原氨酸脱碘酶属于硒蛋白家族。硒是硒蛋白生物合成所必需的微量元素。SBP2 是硒代半胱氨酸插入硒蛋白的关键因素。最近，有报道称 SBP2 基因突变导致多系统疾病，并伴有多种硒蛋白缺乏，从而导致生长迟缓、肌病和皮肤光敏性、非酮症性低血糖、结肠炎和不孕[227, 228]。由于 D_2 活性异常，T_3 偏低，T_4 和 rT_3 升高，TSH 轻度升高。由于硒蛋白也作为抗氧化剂，组织损伤可能与活性氧浓度升高有关[228, 229]。

现已确定了脱碘酶在啮齿类动物和人体组织中的分布（表 23–3）[230]。D_2 可在妊娠中期检出，其在向发育中的脑组织供应 T_3、调节新生儿期棕色脂肪组织的产热和调节垂体 TSH 分泌中起重要作用。D_3 活性

表 23–3　人和啮齿类动物组织中脱碘酶的表达			
组　织	D1	D2	D3
大脑	×	×	×
垂体	×	×	
甲状腺	×	×[a]	
肝脏	×		×[b]
肾脏	×		
卵巢	×		
耳朵		×[a]	
心脏		×[a]	
骨骼肌		×[b]	
皮肤			×
睾丸			×
子宫			×
棕色脂肪		×	

a. 仅在人类中表达；b. 仅在胎儿中表达（改编自 St. Germain DL, Hernandez A, Schneider MJ, et al. Insights into the role of deiodinases from studies of genetically modified animals. *Thyroid*. 2005; 15: 905-916.）

存在于胎盘、肝脏，可能还存在胎儿皮肤中，因此胎儿中 rT_3 的浓度较高，并抑制了胎儿大部分时间内甲状腺激素的代谢效应。在人类胎儿中，直至妊娠中期，T_4 很少通过 D_1 脱碘转化为循环 T_3；直至妊娠 30 周，血浆 T_3 的浓度仍较低（<0.2nmol/L 或<15ng/dl），此后平均值升高至足月时的 0.7nmol/L（50ng/dl）（图 23-8）[231]。另外，由于 D_2 的作用，到胎龄 20~26 周时，胎儿脑 T_3 浓度为成人的 60%~80%。胎儿甲状腺功能减退时，D_2 活性增加可导致 D_3 活性降低，以便维持尽可能接近正常脑组织内 T_3 的浓度。

硫酸盐化在胎儿组织中很活跃，胎儿中主要的甲状腺激素代谢产物是硫酸碘甲状腺原氨酸 [219, 232, 233]。妊娠中期胎儿肝脏、肺和脑中可检测到高水平的 SULT。新生儿期 SULT 活性迅速下降 [233]。妊娠晚期，胎羊 T_4 及代谢物的平均血浆生成率 [以 μg/(kg·d) 为单位] 如下：T_4，40；T_4S，10；rT_3，5；rT_3S，12；T_3，2；T_3S，2。除 T_3 和可能的 T_3S 外，所有代谢物均无生物学活性，因此胎儿中 90% 的 T_4 代谢物无生物学活性 [232]。由于胎儿组织中 D_1 活性较低，并且由于硫酸化碘甲状腺原氨酸不是 D_3 的底物，因此硫酸化代谢物在胎儿血清中蓄积 [223, 234]。随着肝脏和其他组织中 D_1 活性出现，胎盘中 D_3 活性降低，T_3 的生成率从妊娠 30 周至足月期间逐渐增加 [21, 233]。妊娠晚期胎羊肝脏 D_1 活性逐渐增加 [235]。

长期以来，人们一直认为甲状腺激素会被动扩散到细胞中。然而，已经证实了几类细胞膜碘 – 甲状腺原氨酸转运蛋白，甲状腺激素被动扩散这一假设受到了质疑 [236-238]。这些转运蛋白属于有机阴离子、氨基酸和单羧酸溶质载体的不同家族，包括 OATP 家族和 SLC21 [236-238]。这些转运蛋白的意义尚不清楚，但人 MCT8（SLC21 家族的成员，业已证明是存在于发育中的大脑中的特异性甲状腺激素转运体）的突变导致甲状腺功能异常和精神运动迟缓综合征（X 连锁 Allan-Herndon-Dudley 综合征）[239, 240]。MCT8 在新生小鼠中的表达局限于嗅球、大脑皮质、海马和杏仁核的神经元。据推测，所有甲状腺激素敏感细胞群均表达碘甲状腺原氨酸膜转运蛋白。细胞表面的 T_4 受体是一种 $\alpha_V\beta_3$ 整合素，作为血管生成及肌动蛋白聚合和神经元迁移中 T_4 诱导 MAPK 通路激活的起始位点 [241]。这些细胞表面受体和膜转运蛋白在胎儿发育中的个体发育和意义仍有待进一步确定。最近的研究表明，MCT8 除了作为甲状腺激素转运蛋白的作用外，也是正常甲状腺激素分泌所必需的 [242]。MCT8 缺陷的人类胎儿的脑损伤在宫内已经发生 [276]。目前对该病的治疗方法有限。PTU 阻断甲状腺激素的生成并抑制 T_4 转化为 T_3。PTU 联合左甲状腺素显示出有限的代谢获益，但对神经系统特征没有影响。迄今为止，两种拟甲状腺药物（二碘甲状腺丙酸和三碘甲状腺乙酸）正

在研究中 [277, 278]。DITPA 已用于少数 9 个月以上的患者；结果显示，DITPA 可穿过胎盘并到达小鼠的神经元靶细胞，诱导 T_3 样效应 [277, 278]。因此，DITPA 可能是未来 MCT8 缺陷宫内治疗的选择。

3. 甲状腺激素作用 经典的甲状腺激素作用是通过功能性甲状腺激素核受体介导的，TR 是核转录因子类固醇 / 维 A 酸 / 维生素 D 家族的成员。该受体由两个基因编码：17 号染色体上的 THRA 编码 TRα，3 号染色体上的 THRB 编码 TRβ [243]。这些基因编码 4 种经典受体亚型（TRα₁、TRα₂、TRβ₁ 和 TRβ₂），其中 3 种与甲状腺激素结合（T_3/T_4 亲和力 10∶1），并与 DNA 结合影响基因转录。TRα₂ 亚型不与甲状腺激素结合，但与 DNA 结合，并能抑制其他 TR 的结合。TR 与 RXR 等其他核受体家族成员以单体、同源二聚体和异二聚体的形式存在。业已发现还存在其他 TR 转录物，包括 TRΔα₁ 和 TRΔα₂；它们不与 DNA 或 T_3 结合，但可以抑制 TR 和维 A 酸受体活性 [244]。

TR 在多种胎儿和成人组织中的表达与发育相关，并呈现差异化。大多数组织中存在 TRα 蛋白。TRβ₁ 在肝脏、肾、肺及发育中的脑、耳蜗和垂体中表达。TRβ₂ 的表达主要局限于垂体、视网膜和耳蜗 [21, 243]。小鼠基因敲除研究发现，甲状腺激素受体存在功能冗余，但表现出一种或另一种 TR 的主要作用（表 23-4）。敲除小鼠中的 TRα 和 TRβ 基因并不具有致死性，但会导致 TSH 浓度升高、耳聋、心动过缓和出生后生长下降伴骨骼成熟延迟 [21, 243]。TRα 或 TRα 和 TRβ 基因联合敲除小鼠中，会因与持续性 TRΔα 亚型表达相关的肠道发育不良发生而导致死亡 [244]。在胎鼠脑中，妊娠 12~14 天（足月为 21 天）可检测到 TRα₁ mRNA 和受体结合能力，并在出生时升高至最高水平。出生时即可检测到 TRβ₁ 亚型，出生后早期可升高约 40 倍 [20, 21]。在人胎脑中，妊娠 8~10 周时出现 TRα₁ 和 TRβ₁ 亚型与受体结合；妊娠 16~18 周时，TRα₁ 转录物和受体占有率增加 8~10 倍 [21, 245, 246]。妊娠 13~18 周内可以检测到肝脏、心脏和肺受体结合能力 [21, 246, 247]。

最近发现 THRA 中编码 TRα₁ 的杂合错义突变与身材矮小、发育迟缓和慢性便秘有关。突变以显性负向方式发生。临床表型与 TRα₁ 突变表型一致，TRα₁ 是骨、胃肠道、心脏、骨骼肌及中枢神经系统的主要受体亚型 [248, 249]。

4. 甲状腺激素分泌的发生学 母体甲状腺激素在胎儿发育过程中的作用仍存在争议。胎盘中 D_3 的浓度较高，可使来自母体循环的大部分甲状腺激素灭活。此过程所释放的碘被用于合成胎儿甲状腺激素。尽管人类胎儿中 T_4 的母胎胎盘转运有限，并且主要产生无活性甲状腺激素代谢物，但胎儿体液中存在大量游离 T_4，来自妊娠早期胎盘转运和妊娠后期胎儿甲状腺生成 [20, 21]。在妊娠早期，胎盘转运是胎儿体液中 T_4 的唯

表 23-4　发育中小鼠的主要甲状腺激素受体亚型功能

大　脑	产　热
$TR\alpha_1$, $TR\beta_1$	• $TR\alpha_1$, $TR\beta_1$, $TR\beta_2$
垂体 TSH 分泌	• 内耳
垂体 GH 分泌	• $TR\alpha_1$, $TR\beta_2$ • $TR\beta_2$, $TR\alpha_1$ • 视网膜
骨骼成熟	• $TR\beta_2$ • $TR\alpha_1$ • 肠
$TR\alpha_1$	• $TR\alpha_1$
肝脏	• 心脏
$TR\beta_1$	• $TR\alpha_1$

GH. 生长激素；TR. 甲状腺激素受体；TSH. 促甲状腺激素
（改编自 Yen P. Genomic and nongenomic actions of thyroid hormones. In: Braver-man LE, Utiger RD, eds. *The Thyroid*. 9th ed. Philadelphia, PA:Lippincott Williams & Wilkins; 2005:135-150; Flamant F, Samarut J. Thyroid hormone receptors:lessons from knockout and knockin mutant mice. *Trends Endocrinol Metab*. 2003; 14:85-90; Ortiga-Carvalho TM, Sidhaye AR, Wondisford FE. Thyroid hormone receptors and resistance to thyroid hormone disorders. *Nat Rev Endocrinol*. 2014; 10:582-591. ）

一来源，对正常胎儿神经发育至关重要。在胎儿甲状腺功能出现之前，妊娠 6~11 周时，可在胎体腔液中检测到 T_4，水平为 0.5~2nmol/L[19]。约在妊娠 10 周时，胎儿脑中可检测到低浓度的 T_4。在无甲状腺的胎儿血清中 T_4 水平为 30~70nmol/L（2.3~5.4μg/dl），提示 T_4 经胎盘转运过程持续到足月[250]。足月妊娠大鼠的同位素平衡研究表明，胎儿组织中 15%~20% 的 T_4 来自母体[251]。在妊娠早期甲状腺激素可穿过胎盘，在胎儿甲状腺激素合成前的 12~20 周提供对大脑发育至关重要的低水平游离 T_4[20]。直到围产期前，胎儿体内的大多数甲状腺激素被硫酸化成失活状态和脱碘类似物状态存在[219, 232]。循环甲状腺激素的活性中和，可维持体内低 T_3 代谢状态，促进胎儿生长和程序化组织成熟。

甲状腺激素 - 选择性胎儿组织的程序化发育需要局部组织 D_1、D_2、甲状腺受体、受体共激活因子和甲状腺应答基因的相互作用。在大多数反应性组织中，成熟事件的发生时间受到甲状腺受体作为分子开关的状态的控制[244, 252]。在 T_3 缺乏的情况下，未结合受体（游离受体）募集共抑制因子，抑制基因转录。非 T_3 结合受体也可通过抑制受体 DNA 结合抑制转录。局部组织成熟事件由 T_3、配体 T_3 受体、T_3 介导的共抑制因子与共激活因子的受体交换，产生全活性受体，

激活反应性基因转录。

有研究探索了转基因小鼠对这些程序性发育事件发生过程，包括脑、肝脏、心脏、肠和骨组织，产热，诱发脾脏造血[239, 240, 252–256]。小鼠这些事件的发生时间范围从妊娠第 15 天的早期中脑神经元发育，至围产期肝酶、心脏离子通道和脾脏造血发生，直到出生后大脑、肠道和骨骼成熟和产热。小鼠分娩发生的胎龄相当于人类孕中期。在甲状腺功能减退小鼠中，抑制游离受体的作用可以延迟脑、骨、肠、脾和心脏的组织成熟[240]。小鼠和人与分娩相关的循环 T_3 水平升高会触发组织功能成熟，对保证出生后代谢和体内平衡至关重要的（如肝脏、肠和心脏功能，以及棕色脂肪产热）。甲状腺激素促进视觉和听觉的成熟，这似乎是由 D_2 的局部表达触发的，介导局部 T_3 的生成，在小鼠发生在产后，在人类，这些事件可能相当于中期妊娠第二阶段的末尾时期。

在人类，T_3 介导的胎儿组织成熟，如肝脏、心脏、棕色脂肪组织和骨骼，使其在妊娠晚期和围产期对甲状腺激素产生应答。甲状腺激素的旁分泌作用对正常胎儿发育至关重要（例如，在耳蜗中，D_2 表达于紧邻感觉上皮的结缔组织中，在螺旋神经节中，甲状腺激素受体位于此处）。这意味着结缔组织中含有 D_2 的细胞从循环中吸收 T_4，将其转化为 T_3，然后释放 D_3 至邻近的反应细胞。同样，在脑中，D_2 主要在胶质细胞中表达，而 TR 在邻近神经元和少突胶质细胞中表达。在脑的其他区域，如垂体、海马和尾状核，D_2 和 TR 共表达。另外，D_3 与 TR 在神经元中共同表达，从而保护其他敏感组织免受过量甲状腺激素的影响。

甲状腺激素的作用及其在大脑中的发育调节作用比较复杂。从功能上讲，甲状腺激素对大脑发育的关键窗口期间的神经回路的建立至关重要。甲状腺激素为许多分化和成熟进程提供了诱导线索，如神经发生和神经细胞迁移（发生在妊娠 5~24 周）、神经元分化、树突和轴突生长、突触形成、胶质发生（胎儿晚期至产后 6 个月）、髓鞘形成（妊娠中期至产后 24 个月）和神经递质酶合成。研究发现，TR 在发育中的神经元和胎儿大脑的多个区域中浓度最高，包括大脑、小脑、听觉和视觉皮质。激素与受体结合并刺激许多基因，如髓鞘质、神经促进素及其受体、细胞骨架成分、转录因子、细胞外基质蛋白和黏附分子、细胞内信号传导分子、线粒体和小脑基因表达。

甲状腺激素对正常的骨骼生长也很重要。T_3 在体内和体外调节软骨内骨化并控制生长板中软骨细胞的分化。TR 在成骨细胞和生长板软骨细胞上表达，T_3 靶基因已在骨中确定。T_3 刺激体内颅骨缝闭合[257]。

在围产期，甲状腺激素刺激产热蛋白（也称为 UCP1）的转录，这种蛋白将核苷酸磷酸化和能量储存（如 ATP）解耦联，这些作用对于棕色脂肪组织的非颤

抖性产热非常重要。

5. 甲状腺发育的遗传调控 至少有 5 个发育基因参与甲状腺和甲状旁腺的胚胎形成。这些基因包括甲状腺转录因子 Pax8、Nkx2-1（以前称为 TTF1）、Hhex、Foxe1（以前称为 TTF2）和 Nkx2-5（图 23–9）。

这些转录因子除了介导甲状腺芽形成之外，还驱动甲状腺细胞的功能性分化，调节甲状腺激素生物合成相关基因的表达，并在维持成熟甲状腺中发挥作用（见第 11 章）。NKX2-1、PAX8 和 FOXE1 的突变均与人类甲状腺发育不全有关 [215, 217, 258–260]。

6. 促进甲状腺形态发生的机制的假设性推测 对小鼠和斑马鱼的动物研究提示，外在因素（如来自血管的允许信号等）可为甲状腺形态发生提供指导线索 [261]。已知有助于动物模型中甲状腺形态发生的基因有 Notch 配体 JAG1、甲状腺和心脏转录因子 Nkx2-5 和 NTN1，它们与斑马鱼主动脉弓动脉形成和甲状腺形态发生有关 [262–265]。其他可能起作用的自主因素包括 Tbx[266]、一个转录因子 T-box 家族的成员、DiGeorge 综合征的主要候选致病基因。在小鼠中，Tbx1 在咽内胚层和咽下中胚层中均有表达，但只有在其中胚层，Tbx1 促进甲状腺基板中 Nkx2-1+ 祖细胞的生成 [267]。Tbx1 对胚胎甲状腺的作用是由 Fgf8 介导的，Fgf8 也是由中胚层产生的 [267]。信号分子（如 Shh 通路中的信号分子）也与鼠甲状腺发育有关 [261]。在器官形成晚期，Shh 似乎在甲状腺对称性双叶定位中起重要作用；它还抑制甲状腺滤泡细胞的异位表达 [268]。

7. 早产儿的甲状腺功能 与足月出生的婴儿相比，新生儿游离 T_4 升高能力在胎龄 31～34 周出生的新生儿降低，在 28～30 周出生的新生儿下降，23～27 周出生的新生儿缺失 [269]。这反映了下丘脑－垂体－甲状腺系统不成熟与胎龄呈负相关 [220]。现已知小于胎龄儿（small for gestational age infant，SGA）和正常出生体重儿从出生到成年的甲状腺功能的年龄相关性的变化情况 [270]。早产中断了妊娠晚期应该发生的甲状腺激素代谢变化，即妊娠晚期 T_4 和 T_3 浓度降低，随着早产儿分娩时的胎龄增加，甲状腺激素水平也成比例增加 [269]。甲状腺激素浓度似乎甚至低于子宫内预期值 [271]；其原因是多因素的，包括与 TSH-T_4 轴不成熟相关的母体 FT_4 缺失、碘储备低、DIO1 活性降低。

甲状腺浓度在出生后第 7 天达到自然最低点，随后升高 [220, 269, 272]。早产儿可能出现几种类型的甲状腺功能障碍 [226, 269, 273]。

(1) 早产儿一过性低甲状腺素血症：可通过游离 T_4 低和 TSH 正常确定，见于 50% 胎龄不足 28 周的早产儿，无须治疗。此种情况多由下丘脑垂体轴的成熟可能延迟所致，尽管所有胎龄胎儿出生后都可观察到 TSH 激增，但在大多数早产儿中这种反应都似乎减弱。

(2) 原发性甲状腺功能减退症：极低出生体重（very low birth weight，VLBW）婴儿发生原发性甲状腺功能减退症的风险较高，并可能表现出 TSH 升高延迟的模式，尽管在这些婴儿中，有相当一部分甲状腺功能减退症是暂时的。应开始甲状腺激素治疗，并至少持续至约 3 岁甲状腺激素依赖性脑成熟完成。在此阶段，可重新评估甲状腺功能。

(3) 碘过量导致的甲状腺功能减退：早产儿在使用含碘抗菌剂和对比剂时有碘过量风险。

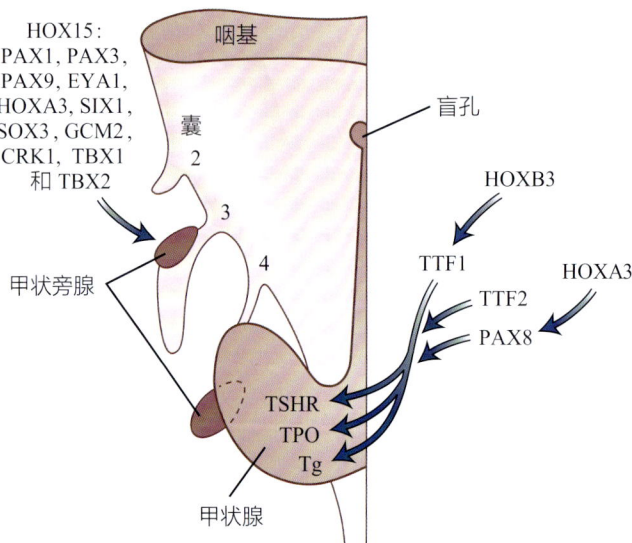

▲ 图 23–9 编程甲状腺和甲状旁腺发育的同源盒基因

HEX 在早期参与整合级联反应，编程甲状腺胚胎发生。*HOXB3* 和 *HOXA3* 可能分别负责在早期胚胎发育期间激活甲状腺转录因子 TTF1 和 TTF2。*PAX8* 在级联中至关重要。这些因子也参与甲状腺滤泡细胞功能，促进甲状腺球蛋白（Tg）、甲状腺过氧化物酶（TPO）和促甲状腺激素受体（TSHR）基因转录。小鼠 *HOX15* 基因敲除导致甲状旁腺发育不全

(4) 碘缺乏导致的甲状腺功能减退：早产儿存在碘缺乏的风险，因为他们的碘储备低（通常在妊娠晚期完成），肠内和肠外营养中几乎不含碘。

(5) 非甲状腺疾病引起的甲状腺功能障碍：通常伴有低 T_4、T_3 和 TSH。无须治疗，但建议每 1～2 周复查一次。

8. 先天性甲状腺功能减退症　先天性甲状腺功能减退症的典型征象（黄疸、嗜睡、喂养困难、巨舌症、黏液水肿、低体温、生长迟缓和进行性发育迟缓，以及智商下降）出现在出生后最初关键的数周和数月内，此时因无法获得母体 T_4，非中枢神经系统组织开始对甲状腺激素产生应答效应[21, 219]。极少数情况下，甲状腺功能减退症与新生儿期的呼吸窘迫有关。脑发育对甲状腺激素的依赖期可长达 3 岁，大多数国家都有严格的筛查计划，以确保患儿得到早期诊断和治疗[280]。大多数永久性原发性先天性甲状腺功能减退症病例是由甲状腺发育不全引起的。在先天性甲状腺功能减退症和甲状腺发育不全患者中，已知基因突变所致者所占比例不到 5%。Carré 及其同事最近描述了 *BOREALIN* 突变作为人甲状腺发育不全的遗传原因的影响。在甲状腺激素合成开始之前和之后显示人胚胎甲状腺细胞中 *BOREALIN* 基因的表达，*BOREALIN* 参与甲状腺细胞的黏附和迁移，与甲状腺异位症的表型一致[281]。降低新生儿筛查阈值提高了甲状腺原位腺体正常的先天性甲状腺功能减退症的检出率，新近的研究发现，有相当比例的患者在多个甲状腺特异性基因中发生多个基因突变，支持先天性甲状腺功能减退症的寡基因发病假说[282]。已知的先天性甲状腺功能减退症原位腺体的致病基因包括 *TG*、*TPO*、*DUOX2*、*DUOXA2*、*SLC5A5*、*SLC26A4*、*IYD* 和 *TSHR*，分子谱正在增加。

在先天性甲状腺功能减退症患儿中，其母体甲状腺激素对胎儿的净流量增加，导致脐带 T_4 浓度为正常的 25%～50%。有关妊娠前半期母体 T_4 转移的证据越来越多，在那个阶段胎儿甲状腺激素水平较低[283]。甲状腺激素的经胎盘转移，与脑组织脱碘酶活性的调整协调一致，保证最大限度地减少胎儿甲状腺功能减退症对机体的负面作用，这有助于解释为何甲状腺功能减退症胎儿的正常或接近正常的临床结局（前提是在出生后立即对甲状腺功能减退进行充分治疗），因此，大多数先天性甲状腺功能减退的婴儿出生时看起来相对正常。但是，在孕妇和胎儿同时存在甲状腺功能减退时，如存在强效的 TSHR 阻断性抗体情况时、母体和胎儿 POU1F1 缺乏和重度碘缺乏的情况，尽管已经及早且充分地进行了甲状腺素替代治疗，但仍存在重度神经认知功能障碍。重要的是，母亲低甲状腺素血症或控制不佳的甲状腺功能减退症孕妇，其后代往往有显著神经认知缺陷，这是因为出生后即便早期治疗，

也无法逆转胎儿期已经存在的神经发育异常[284]。表 23-5 显示了由于甲状腺发育异常、甲状腺激素合成异常、甲状腺激素转运或作用异常而导致先天性甲状腺功能减退症的机制，以及这些机制中涉及的基因[285]。已有先天性甲状腺功能减退症的国际治疗指南[286]。

（四）性腺发育

性别定向发育是一系列分子事件的结果，这些事件引导未分化的双能性腺始基发育成为睾丸或卵巢。一旦由决定性别表型的性腺引起的性别决定启动，性分化就开始了。Alfred Jost 的工作阐明了雄化雌犊这一自然实验的病理生理学，在胎儿性别发育领域具有重要意义[287]。

雄化雌犊表型出现在异卵双胞胎妊娠中，其中遗传女性胎儿在男性双胞胎存在的情况下发生男性化。雄化雌犊现象是一种性别发育障碍，其原因是雄性小牛的睾酮和抗米勒管因子对雌性小牛生殖器发育的内分泌效应，这可能是由于牛的胎盘血管吻合导致双生小牛的连体循环。在揭示性别发育的遗传控制和病理生理学方面的后续进展表明，不同阶段的性别分化过程均可能受到干扰，临床表型将取决于干扰的本质。

1. 胚胎学　哺乳动物性腺起源于中间中胚层，双能泌尿生殖嵴由此分化。几个基因（包括编码 SF1、WT1、EMX2、CBX2 和 PBX1 的基因）是形成双能性腺嵴所必需的[288]。性腺来源于两种组织原基，即卵黄囊壁的原始生殖细胞和从原始中肾迁移过来的体细胞和基质细胞[289, 290]。

到妊娠 2～3 周，生殖细胞开始从卵黄囊迁移，而此时性腺脊已从中肾衍生出来。人类胚胎受孕后的第 4 周，生殖细胞整合到发育中的尿生殖嵴中，表现为体腔上皮覆盖的隔温中肾原基增厚。原始性腺由表面上皮、与上皮连接的原始性腺索和被称为肾上腺性腺原基的致密细胞团组成，其中包括类固醇激素生成细胞前体[290]。随着这种原基的生长，细胞从体腔上皮分层并侵入下层间质，与中肾相邻的细胞向背外侧迁移，形成性腺原基。

在妊娠 6 周出现由前支持细胞组成的睾丸索之前，胎儿的睾丸和卵巢无法区分。特定性别表型的发育需要转录因子网络和复杂的信号级联的作用，该级联在妊娠 6 周调节双能性腺向睾丸或卵巢的分化。

性腺的胚胎发育是由编码男性性别决定因子 SRY 及 SF1、SOX9 和 DAX1 的基因指导的[291, 292]。SRY 被认为是从 SOX3 演变而来，是男性性腺分化的关键调节因子。发育中的性腺通常不表达 X 染色体 *SOX3* 基因。因此，当异位表达时 *SOX3* 基因可替代 *SRY* 驱动睾丸发育。*SOX3* 功能缺失突变不影响性别决定，但在小鼠 XX 性腺中 *SOX3* 过度表达导致睾丸分化；在人类中，已在患有睾丸发育不良的 46,XX 个体中发现 *SOX3* 调控区的 *SOX3* 重复或重排[293]。

表 23-5　先天性甲状腺功能减退症的发病机制	
甲状腺发育不良（1/4500）	• 孤立性甲状腺发育不全、偏侧发育不全、发育不全或异位 　– 转录因子缺陷（*PAX8*） 　– 未知 [a] • 伴随其他发育异常相关 　– 转录因子缺陷 [TTF1，FOXE1（TTF2），NKX2-5，SHH，Tbx1]
先天性甲状腺激素生成错误（1/35 000）	• 通过 Na-I 转运蛋白的碘摄取异常（*NIS*，*SLC5A5*） • 碘浓度异常 • 碘有机化异常 • 甲状腺过氧化物酶（*TPO*）催化甲状腺球蛋白异常碘化 • H_2O_2 生成异常（*THOX*，*DUOX2*，*DUOXA2*） • 碘通过顶端阴离子通道渗入胶体中（Pendred 综合征，*SLC26A4*） • 甲状腺球蛋白合成或转运缺陷 • 酪氨酸脱碘酶异常（*DEHAL1*） • 脑中甲状腺激素转运异常（*MCT8*） • 硒结合异常（*SECISBP2*）
继发性和三发性甲状腺功能减退症（1/100 000～1/50 000）	• 下丘脑异常 　– 孤立性 TRH 缺乏 　– 多发性下丘脑激素缺乏症 　– 孤立性下丘脑缺陷 　– 伴其他中线面部/脑畸形特征（如 *SOD*、唇腭裂） • 垂体异常 　– 孤立性 TSH 缺乏症（*IGSF1*） 　– TRH 抵抗 　– TSHβ 分子异常 　– 多重垂体激素缺乏症 　– 垂体后叶异位（特发性，转录因子缺陷，如 *HESX1*、*SOX3*、*LHX4*、*OTX2*） 　– 原位垂体后叶（转录因子缺陷，如 *POU1F1*、*PROP1*、*LHX3*） • TSH 抵抗 • TSH 受体基因突变（*TSHR*） • 受体后缺陷？ • 甲状腺激素抵抗（1/100 000） • Gαs 基因突变（*GNAS*）

a. 最常见

　　SF1 是睾丸和卵巢发育所必需的，并介导米勒管抑制激素（即抗米勒管激素）基因表达和促性腺激素生成。SF1 和 DAX1 都是正常性腺发育所必需的。

　　妊娠第 7 周，在 XY 性腺中 SRY 在支持细胞前体中表达，导致 SOX9 表达上调，并通过 SRY 和 SF1 的协同作用进一步增强了 SOX9 表达，导致最终支持细胞分化的启动。SRY 和 SF1 介导的转录激活是通过这两种蛋白与 SOX9 核心（TESCO）区睾丸特异性增强子结合介导的，该区域位于 SOX9 上游约 13kb。在 46，XX 性逆转患者中发现了影响 SOX9 调控元件的基因组重排（如重复和扩增），位于比 TESCO 增强子区域更上游的位置（500kb）[288]。

　　一旦 SOX9 水平达到临界阈值，就会启动几个正调控环，包括 SOX9 表达的自动调节和通过 FGF9 或 PGD2 信号转导形成正向反馈环。在睾丸发育过程中，SOX9 通过调节睾丸支持细胞产生 AMH，可能通过抑制 WNT4 和 FOXL2 等卵巢发育相关基因而发挥作用。DMRT1 转录因子也可能参与了这一过程[288]。

　　WT1 是肾母细胞瘤抑制基因，也可在双潜能性腺嵴中表达，此性腺嵴分化自间中胚层，WT1 对正常男性性别分化至关重要。*WT1* 基因位于 11p13，在原始肾和生殖嵴中均有表达。WT1 亚型与 SF1 结合并协同促进 AMH 的表达。Denys-Drash 综合征中与 46，XY 性发育障碍相关的 WT1 错义突变导致不能与 SF1 发挥协同作用[294]。此外，WT1 可以结合并激活 SRY 启动子。

SRY 的转录表达受控于 WT1、SF1、GATA-4 及其辅因子锌指蛋白 FOG2（也称为 ZFPM2）和 CBX2 因子[295]。在 SRY 存在的情况下，男性性腺的分化开始于性腺胚泡机化为含有间质和生殖细胞的睾丸索。原始索与上皮失去联系，索内可见原始支持细胞和精原细胞，上皮分化形成白膜[296]。支持细胞通过 Hedgehog 信号通路诱导胎儿睾丸间质细胞的发育，在妊娠第 8~9 周，该通路产生雄激素和胰岛素样家族成员 INSL3[297]。睾丸下降需要 INSL3[288]。罕见突变已在隐睾症中发现[298, 299]。睾酮和 AMH 可引起米勒管结构退化，中肾管分化为附睾、输精管和精囊。在 46, XY 男性中，睾酮通过 5α 还原酶转化为 5- 双氢睾酮，诱导男性外生殖器发育。DHT 的活性由核转录因子雄激素受体介导，AR 与 DHT 具有高亲和力。

胎儿睾丸从妊娠 12 周的约 20mg 长至出生时的 800mg；在妊娠 5~6 个月时，其与附睾和输精管一起下降到腹股沟管[296]。性腺、肾上腺和肾脏最初都是在非常接近的区域发育的，当睾丸下降时，它们可能会携带着残留的肾上腺皮质细胞。如果长期受 ACTH 刺激（如控制不佳的先天性肾上腺皮质增生症患者），这些残余肾上腺可能会增生，导致睾丸增大。

SF1 突变导致许多与性腺发育和功能相关的异常表型。最近有报道发现，在具有不同程度睾丸发育的 XX 个体中发现了 SF1 辅助 DNA 结合区的一种反复发生的特异性杂合子突变[300]。发现 1 名作为女性长大的个体具有 46,XY 核型和部分睾丸发育不全。这些发现强调了发育转录因子的特定变异如何将哺乳动物的器官定向发育从卵巢转换为睾丸，这是人类第一个导致孤立的非综合征性 46,XX 卵睾型性发育异常（disorder of sexual development，DSD）的错义突变。

人类女性在无 SRY 的情况下，卵巢的分化在受孕第 5 周开始。在 XX 性腺中，SRY 的缺失导致 SOX9 表达无法达到临界阈值，加上 RSPO1/WNT4 信号转导、FST 和 FOXL2 等因子的表达导致卵巢的形成，至少部分是通过抑制"睾丸"基因的活性。在 46,XX 女性中，雄激素的缺乏导致女性生殖器的发育；中肾管退化，米勒管得以保留，并形成输卵管、子宫、宫颈和阴道上部[288]。性腺胚泡分化为含有原始生殖细胞的间质和髓索，称为卵圆细胞。髓索退化，表面上皮皮质层出现，其中包含单个小卵原细胞。妊娠第 9~10 周，皮层内分裂的卵原细胞簇被索细胞包绕；此时髓质主要由结缔组织组成[301]。妊娠第 10 周，原始颗粒细胞开始复制，皮质最深处的许多大卵原细胞进入第一次卵母细胞减数分裂。

约妊娠第 16 周原始卵泡首次出现，此后数量迅速增加[302]。然而，卵母细胞的数量从妊娠 5 个月时 300 万~600 万的峰值逐渐下降到足月时的约 200 万[25, 302]。生殖细胞增殖和凋亡同时发生。增殖的卵母细胞聚集，但细胞簇随着卵泡的发育而分解，因为只有那些被发育的颗粒细胞包裹成原始卵泡的卵母细胞才能存活[25, 302]。到妊娠第 5 个月和第 7 个月，基质来源的鞘细胞在成熟为初级卵泡时的原始卵泡周围发育。这一过程在出生后继续向表层发展。

妊娠第 12 周时每个胎儿卵巢重约 15mg，足月时重 300~350mg[301]。出生时存活的初级卵泡数量与随后的青春期后排卵持续时间相关。12 周后出现具有类固醇生成细胞特征的间质细胞，在妊娠晚期，具有类固醇激素生成能力的卵泡膜细胞围绕发育中的卵泡[25]。卵巢在发育过程中还存在显著的芳香化酶活性，但产生的类固醇激素很少[25, 301]。

决定卵巢发育的特定遗传机制正在被阐明，一些最强大的调节因子包括 WNT/FZD/β-catenin、FOXO/FOXL2 和 TGFβ/SMAD 通路[295, 303]。编码叉头转录因子 FOXL2 是卵巢发育所必需的[304]。在睾丸中表达的 DMRT1 阻止了 FOXL2 的表达，从而阻止出生后睾丸中的女性编码[305]。在 XX 性腺中，RSPO1、WNT4、CTNNB1、FOXL2 和 FST 也以女性特有的方式表达，以促进卵巢发育并抑制睾丸发育。在人类和小鼠中，R-spondin-1（由 RSPO1 编码）可能通过 WNT4 增强 β-catenin 信号[306]。RSPO1 纯合子突变导致掌跖角化过度综合征和 46,XX DSD 伴性别逆转和睾丸或卵巢发育不良[307]。WNT4 异常可引起 Mayer-Rokitansky 综合征或 SERKAL 综合征（性别逆转、肾脏、肾上腺和肺发育不良）[302, 308]。

2. 胎儿性相关甾体激素生成 在男性胎儿中，妊娠第 8~18 周时睾丸间质细胞的发育诱导胎儿睾酮生成增加（图 23-10）[296]。雄激素受体出现在妊娠第 7~10 周发育期间的上皮细胞中[308]，两性间表达无差异。

大鼠组织的体外研究显示，hCG 与胎儿睾丸细胞结合不会下调 LH 受体。胎儿 LH 可能对胎儿睾丸间质细胞功能有影响，但在数量上 hCG 是主要的促性腺激素。睾酮本身通过雄激素受体发挥作用，刺激原始中肾管分化为双侧输精管、附睾、精囊和射精管。DHT 刺激男性泌尿生殖窦和外生殖器的分化，包括前列腺的分化，生殖结节的生长形成阴茎，以及泌尿生殖褶皱的融合形成阴茎尿道。DHT 介导睾酮在中肾管中的作用。

胎儿睾丸也生成 AMH，导致男性胎儿的米勒管系统去分化[309, 310]。AMH 是一种糖蛋白，其单体的分子约为 72kDa，多聚体大小为 145~235kDa，是 TGFβ 的一员。它由睾丸支持细胞生成，主要通过扩散到达米勒管；体外导管退化需要暴露于 AMH24~36h。AMH 在妊娠早期合成，米勒管退化时产量达到峰值；AMH 生物合成在整个妊娠期持续，出生后下降。AMH 基因表达由 SRY 和 SF1 基因激活[309]。AMH 在胎儿期对睾丸类固醇激素生成功能也有自分泌和旁分

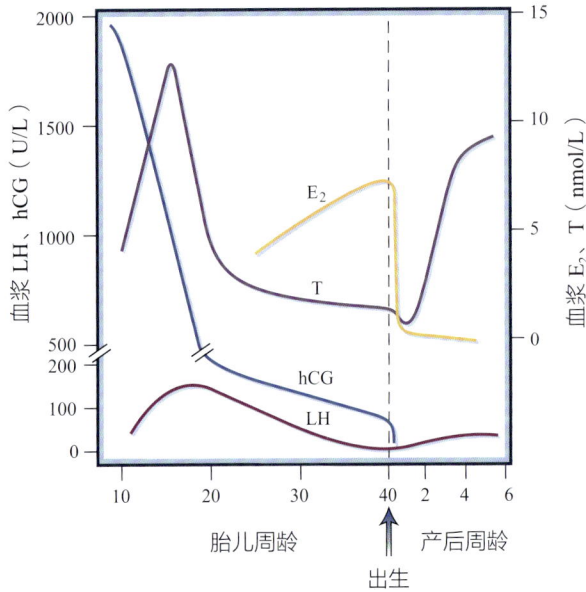

▲ 图 23-10　男性胎儿在妊娠期和新生儿期血浆中 hCG、LH、T 和 E₂ 浓度的变化模式

hCG. 人绒毛膜促性腺激素；LH. 黄体生成素；T. 睾酮；E₂. 雌二醇（引自 Mann DR, Gould KG, Collins DC, et al. Blockade of neonatal activation of the pituitary-testicular axis:effect on peripubertal luteinizing hormone and testosterone secretion and on testicular development in male monkeys. *J Clin Endocrinol Metab*. 1989; 68; 600-607; Reyes FI, Boroditsky RS, Winter JS, et al. Studies on human sexual development:II. Fetal and maternal serum gonadotropin and sex steroid concentrations. *J Clin Endocrinol and Metab*. 1974; 38:612-617; Kaplan SL, Grumbach MM, Aubert ML. The ontogenesis of pituitary hormones and hypothalamic factors in the human fetus:maturation of central nervous system regulation of anterior pituitary function. *Recent Prog Horm Res*. 1976; 32:161-243; Winter JS, Faiman C, Hobson WC, et al. Pituitary-gonadal relations in infancy:I. Patterns of serum gonadotropin concentrations from birth to four years of age in man and chimpanzee. *J Clin Endocrinol Metab*. 1975; 40:545-551; Forest MG, Cathiard AM. Pattern of plasma testosterone and Delta[4]-androstenedione in normal newborns; evidence for tes-ticular activity at birth. *J Clin Endocrinol Metab*. 1975; 41:977-980.）

泌作用[310]。男性表型分化由睾丸睾酮和 AMH 介导，发生在妊娠第 6～12 周。

在女性胎儿中，米勒管系统在无 AMH 的情况下分化，在缺乏睾酮的情况下中肾管不能发育，未分化的泌尿生殖窦和外生殖器成熟为女性结构。*AMH* 基因突变导致 XY 胎儿出现持续性米勒管综合征[309]。

雌激素效应由同源受体介导，该受体属于一类类固醇激素和甲状腺激素大家族成员、维生素 D 和维 A 酸受体[311, 312]。已确定出两种受体，即 ERα（由 6 号染色体上的 ESR1 编码）和 ERβ（由 14 号染色体上的 ESR2 编码），DNA 结合和配体结合域的同源性分别为 96% 和 58%。在 16～23 周的人胎儿中可发现这两种受体的 mRNA 的表达谱。大多数组织中存在一种或两

种受体 mRNA。ERβ 信号，特别是在睾丸、卵巢、脾脏、胸腺、肾上腺、脑、肾脏和皮肤中表达占优势。ERα 信号在子宫中表达更显著，在大多数其他组织中相对较低[311, 312]。

ER 在胎儿发育中的意义尚不清楚。敲除小鼠的 ERα 基因不会损害胎儿任何组织的发育，但成年雌性会因子宫发育不良和多囊卵巢导致不孕，而成年雄性生育能力下降[312]。ERβ 基因敲除小鼠发育正常，成年雌性有生育能力，性行为正常；成年雄性生殖正常，但有前列腺和膀胱增生[311]。雌激素可调节狒狒和人胎儿肾上腺中 DHEA 的生成[311]。

ERα（*ESR1*）和 *ERβ*（*ESR2*）基因同时敲除对胎儿发育影响不大，但女性出生后子宫、输卵管、阴道和宫颈发育不良，对雌激素无反应[312]。在人类中，男性 *ESR1* 突变与身材高大、骨质疏松和胰岛素不敏感有关[313]。

雄激素和雌激素均参与大鼠大脑的结构发育[314]。性腺激素还控制大脑中促性腺激素的生成，导致周期性卵巢功能变化和睾丸发挥正常功能[315, 316]。新生雌性大鼠给予睾酮后，通过雌二醇局部芳构化和 ER 结合，对周期性下丘脑控制产生永久性抑制。在灵长类动物和人类中，雌激素在这方面似乎更有效，但是没有证据表明灵长类动物有永久性的编程，也没有子宫内性别之间主要的组织生化差异来解释性别二态性或促性腺激素编程[315]。这些影响的机制在灵长类动物和人类胎儿中尚不清楚。

基因编程性腺分化通路的当前观点见图 23-11。下游基因靶点的完整路径仍有待确定，但最终结果是高度有序的性腺发育和表型性分化模式。性腺发育或性别分化不需要胎儿垂体促性腺激素，LH 或 FSH 受体基因敲除小鼠出生时表型正常[317]。

3. 性发育障碍　随着人们对性别决定和分化的认识不断增加，社会对性别认同和性别角色性质的可变性认知日益增加，导致对 DSD 以往管理实践的重新评估。正如 2005 年的芝加哥共识所强调的那样，对 DSD 婴儿的最佳护理需要一个经验丰富的多学科团队，能够过渡到成年，并且需要更多的数据共享和正式的研究和临床专家网络。人类编程性腺分化的几个基因的突变已经被描述，未来"组学"技术（如转录组学）的创新可能将导致对潜在异常的更好理解，并解释表型的可变性。

（五）胎儿自主神经系统

自主神经系统的活动可被认为是反应胎儿中枢神经系统整体功能的具有里程碑意义的脑功能。交感神经系统和副交感神经系统之间的相互作用通过大脑皮质、延髓、交感神经节和迷走神经进行。越来越多的人认识到，胎儿的神经功能的演变随发育所特有的特殊需求变化而变化，而神经系统成熟的开始则代表了

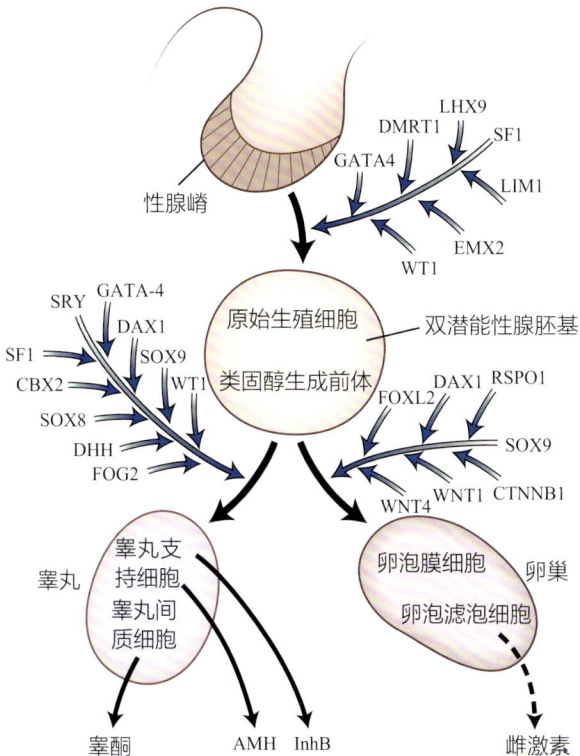

▲ 图 23-11 性腺分化的分子和细胞事件概述

AMH. 抗米勒激素或米勒管抑制物质；DHH. 沙漠刺猬因子；InhB. 抑制素 B(改编自 Harley VR, Clarkson MJ, Argentaro A. The molecular action and regulation of the testis-determining factors, SRY [sex-determining region of the Y chromosome] and SOX9 [SRY-related high-mobility group (HMG) box 9]). *Endocr Rev.* 2003; 24, 466-487; Park SY, Jameson JL. Minireview:transcriptional regulation of gonadal development and differentiation. *Endocrinology.* 2005; 146:1035-1042.)

这些独特的神经活动模式的丧失。这一点在交感神经系统及其内分泌对应物肾上腺髓质中最为明显。

1. **胚胎学** 早在妊娠第 4~5 周，人类胎儿中就可见交感神经干神经节的原基。交感肾上腺（sympathoadrenal，SA）细胞谱系是神经外胚层嵴（neuroectodermal crest，NC）的衍生物，产生交感神经元和肾上腺髓质的神经内分泌嗜铬细胞及肾上腺外嗜铬细胞。在很大程度上对这两种细胞的定向发育重要的信号是未知的。SA 祖细胞向背外侧迁移，形成大量的髓外交感副神经节[318]，分布在腹部和盆腔交感神经丛中[319]。妊娠 28 周，每个副神经节的最大直径可达到 2~3mm；其中最大的是靠近肠系膜下动脉起源的 Zuckerkandl 器官，在足月时扩大到 10~15mm。出生后，副神经节逐渐萎缩，到 3 岁时消失。

SA 细胞通过硬化小体向腹侧迁移到达背主动脉[320]，在背主动脉壁和周围间充质的细胞产生的骨形态蛋白引导下，生成表达酪氨酸羟化酶的儿茶酚胺能

神经元祖细胞[321]。妊娠第 6 周，一些细胞然后从背主动脉沿着神经和血管迁移，进入肾上腺原基头端，并获得嗜铬细胞的表型[322, 323]。曾认为这些 SA 细胞表失了神经元基因的表达，但新近的研究显示，至少一些假定的嗜铬细胞群进入肾上腺原基后，仍然表达神经嵴标志物，随后获得酪氨酸羟化酶和多巴胺 β- 羟化酶的表达，但不是获得神经元标志物[324]。在研究 SA 细胞谱系的发育过程中已发现了多种转录因子，如 PHOX2B、MASH1、PHOX2A 和 HAND2[318]。*PHOX2B* 基因在自主神经系统的发育中至关重要。Phox2b−/− 小鼠因自主神经系统神经元要么不发育，要么发生退化，在宫内就死亡。人 *PHOX2B* 基因突变可导致一种罕见的家族性自主神经功能异常综合征（先天性中枢性肺换气不足综合征）和易患成神经细胞瘤[325]。

神经生长因子是发育中的交感神经元存活所必需的。在啮齿动物中，向新生大鼠注射 NGF 抗血清，可导致未成熟的嗜铬细胞、交感神经细胞和肾上腺髓质母细胞变性[326]。目前尚不清楚 NGF 和其他生长因子是否与参与了人胎儿自主神经系统的成熟过程。

2. **交感肾上腺系统的功能发育** 嗜铬细胞最初散布在肾上腺皮质内，主要合成去甲肾上腺素。在约妊娠 10 周时，嗜铬细胞形成小岛样，表达 PNMT，是将去甲肾上腺素转化为肾上腺素所需的酶，这时嗜铬细胞能合成肾上腺素[327]。随着胎龄的增加，肾上腺髓质进行性生长，儿茶酚胺含量增加，髓质功能逐渐成熟。从组织学上讲，肾上腺髓质在出生时还不成熟，到 1 岁时发育成类似于成人的腺体。

妊娠 8~13 周，儿茶酚胺存在于主动脉旁嗜铬组织中，浓度一直升高至足月。可能是因为主动脉旁嗜铬组织中 PNMT 活性较低，其主要的儿茶酚胺是去甲肾上腺素。相反，因肾上腺髓质的 PNMT 活性水平较高，这种酶催化 NE 甲基化为肾上腺素，该酶可被高水平的皮质醇激活，而皮质醇可从肾上腺皮质直接扩散到肾上腺髓质内[319, 328]。

1 个多世纪以来，胎儿如何克服宫内相对缺氧的环境一直是活跃的研究领域。绵羊模型为胎儿生理和发育研究提供了一个适用于人类医学的比较系统。随着妊娠晚期儿茶酚胺清除机制的成熟，妊娠晚期绵羊[329, 330]的基础血浆肾上腺素、去甲肾上腺素和多巴胺浓度降低[330]。用该模型可研究胎盘功能不全期间胎儿对慢性缺氧和营养缺乏的适应性反应。胎羊对缺氧的反应是儿茶酚胺浓度增加[331]。这种反应也存在于妊娠晚期的人胎儿中[332]。中枢和肾上腺脑啡肽也参与胎儿自主神经系统功能；纳洛酮预处理可增强胎儿对缺氧的儿茶酚胺反应，而美沙酮可抑制此反应[319, 333]。

儿茶酚胺对胎儿心血管功能和胎儿存活至关重要。针对酪氨酸羟化酶或多巴胺 β- 羟化酶基因敲除的小鼠研究显示，在 90% 的突变胚胎出现儿茶酚胺缺乏症

和妊娠中期胎儿死亡[334, 335]。此外，胎儿儿茶酚胺是胎儿的主要应激激素[328, 332]。胎儿肾上腺和主动脉旁嗜铬细胞团在胎儿缺氧时可直接向循环中释放大量儿茶酚胺[328]。对胎儿缺氧的防御需要心脏 α 受体介导的儿茶酚胺的作用，这种作用是未成熟动物所特有的。α 受体在未成熟心脏组织中占主导地位，但随着 β 受体的成熟而增加，α 受体数量逐渐减少。胎儿的嗜铬组织也受阿片受体的支配，含有相对大量的似乎与儿茶酚胺共分泌的阿片肽[328]。这些肽或垂体内啡肽参与调节胎儿儿茶酚胺分泌的程度尚不清楚。

新生儿对分娩的反应是血浆肾上腺素和去甲肾上腺素浓度升高，这些反应因缺氧和酸中毒而增强[331, 334, 335]。新生儿在遇冷暴露和低血糖时，儿茶酚胺分泌也增加[328, 332]。分娩诱导的儿茶酚胺释放可能是新生儿适应宫外环境反应和招募重要机制以适应出生后状态。

（六）内分泌胰腺：胰岛素和胰高血糖素

1. 胚胎学 胰腺发育是一个极具吸引人类兴趣的过程，其中两种形态不同的组织类型极有可能源自单一上皮。这两种组织类型分别为外分泌（包括腺泡细胞、泡心细胞和导管）和内分泌（A 细胞分泌胰高血糖素，B 细胞分泌胰岛素，D 细胞分泌生长抑素，PP 或 C 细胞分泌胰多肽），发挥不同的功能。胰腺发育是一个多步骤过程，定义为三个主要时期（初级和次级过渡期以及出生后期）。

胰腺的胚胎发育是由一系列同源盒基因和转录因子介导的，这些基因和转录因子程序化引导了胰腺从肠管的萌芽、分支导管和未分化上皮细胞的发育、内胚层组织来源的外分泌和内分泌细胞系的分化、内分泌细胞成朗格汉斯胰岛的装配过程[336]。生长因子 EGF 家族成员、层粘连蛋白，或许还有其他生长因子，包括 IGF，也可能参与了胰腺的生长和分化[337, 338]。

胰腺发育过程中的细胞谱系定向分化涉及许多转录因子的调节。有人通过小鼠试验进行了充分的研究，该过程从 21 天妊娠的第 8 天开始，一直持续到出生后 2～3 周（图 23–12）。约在胚胎第 8.5 天（e8.5），背侧和腹侧胰腺芽从背侧前肠内胚层长出[339]。这些细胞表达 Pdx1，如果没有 Pdx1 表达，胰腺则不能形成[339]。小鼠的这种表型与 PDX1 纯合子缺失的人类相似，PDX1 纯合子缺失导致胰腺发育不全。Pdx1 表达后紧接着表达碱性螺旋 – 环 – 螺旋蛋白 Ptf1a，该转录因子是小鼠和人内分泌和外分泌腺进一步发育及 FOXO1、NKX2.2、NKX6.1 和 NKX6.2 表达所必需的[339, 340]。在小鼠，虽然 Rfx6 在这个早期时间点也表达，但它似乎只是胰腺内分泌发育所必需的，与人类 RFX6 突变的表型一致[339]。Mnx1（以前也称为 Hlbx9 或 Hb9）较早表达，但与前述转录因子不同，Mnx1 缺失小鼠不能形成背侧胰腺，形成的胰腺胰岛数目较少且功能不全[336, 339, 341]。在具有 MNX1 突变的人类中观

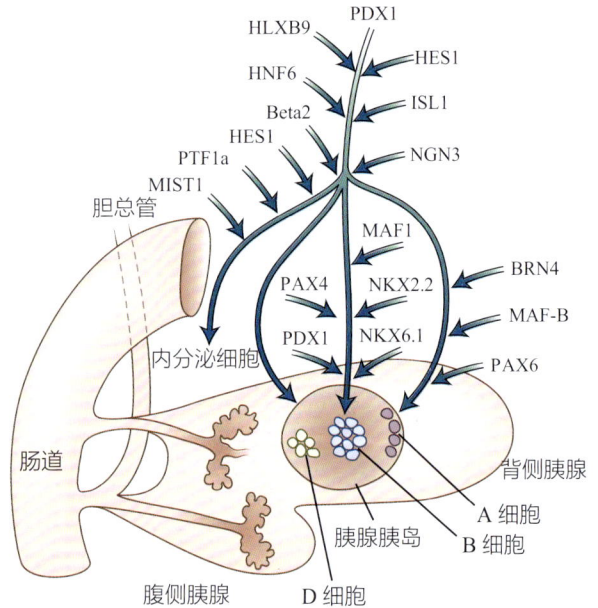

▲ **图 23–12 胰腺胚胎形成过程中主要转录因子的表达**

PDX1、*MNX1*（之前称为 HLXB9）或 *ISL1* 基因敲除与胰腺发育早期停滞有关。*MNX1* 基因敲除导致胰腺背芽不能发育，残余胰腺中 B 细胞数量减少。*HES1*、*PTF1A* 或 *NGN3* 破坏导致胰岛不发育或发育不全。下游转录因子的破坏会损害 B 细胞或 A 细胞的形成。*SOX9* 和 *HNF3B*（未显示）是早期前肠形成和胰腺特征所必需的（引自 Habener JF, Kemp DM, Thomas MK. Minireview: transcriptional regulation in pancreatic development. *Endocrinology*. 2005; 146: 1025-1034.）

察到了类似的表型结果。

Hes1 是一种 Notch 信号通路组分。在小鼠，该因子缺失会干扰胰腺的正常发育，但仍可形成外分泌和内分泌细胞[340]，此期间所形成的激素阳性内分泌细胞仅为少量胰高血糖素阳性的细胞。目前尚不清楚这些细胞是否会影响胰腺的发育，出生后功能如何，以及该作用是如何进行的[336]。

从小鼠胚胎 13.5 天左右开始，碱性螺旋 – 环 – 螺旋转录因子 Ngn3 的表达标志着内分泌祖细胞即将分化为成熟的可产生激素的朗汉斯胰岛[336, 339, 340]。Ngn3 仅在激素表达之前表现为高表达，缺失 Ngn3 可阻止内分泌祖细胞的发育，进而阻止胰岛的发育。敲除小鼠 Ngn3 基因导致明显的 B 细胞再生障碍和发育不全[341]。Ngn3 启动了一组新的内分泌细胞谱系分化和发育程序的维持，如 Isl1、Pax4 和 Pax6、Arx 和 Neurod1。这些因子都在 Ngn3 缺陷的小鼠中丢失。Ngn3 基因敲除的小鼠内分泌细胞会完全缺失，而敲除图 23–12 所示的下通路基因会导致特异性胰岛细胞分化异常[341]。Nkx2.2、Nkx6.1、Pax4 或 Pax6 功能丧失会导致内分泌细胞再生障碍或发育不全[342-344]。祖细胞的再生能力随时间变化而变化，发育早期 Ngn3+ 细胞优先分化为胰高血糖素阳性细胞，完全 Ngn3+ 细胞则分化为胰岛

素阳性或生长抑素阳性细胞[339]。

在 B 细胞分化的后期，MafB 和 MafA（V-maf 肌腱膜纤维肉瘤癌基因同源物 B 和 A）转录因子发挥了主要作用。B 细胞终末分化完成，MafB、Pdx1、Neurod1、Pax6 和 MafA 启动并维持胰岛素基因转录。Pax4、NKX6.1 和 Pdx1 同时抑制胰高血糖素基因的表达，从而阻止了 B 细胞合成胰高血糖素[339]。

Arx 是最早已知的特异性标记产生胰高血糖素的 A 细胞谱系的转录因子之一，缺失 Arx 会阻止 A 细胞的发育，同时伴随 B 细胞和 D 细胞数量的增加[339]。事实上，Arx 和 Pax4 之间的竞争性相互作用参与了 A 细胞和 B 细胞之间的细胞定向分化。虽然 Arx 对 A 细胞的早期定向分化是必需的，并可直接维持 A 细胞数量，但它不直接参与胰高血糖素的表达。A 细胞和 B 细胞共同表达 Pax4 相关因子 Pax6。Pax6 缺陷小鼠缺乏 A 细胞。除了在 B 细胞中参与其胰岛素的转录外，Pax6 还通过与胰高血糖素启动子结合直接协调 A 细胞中的胰高血糖素转录，并通过诱导其他转录因子（如 c-Maf、MafB 和 Neurod1）的表达间接协调 A 细胞中的胰高血糖素转录，这些转录因子也激活胰高血糖素的表达。对后期 A 细胞发育至关重要的第三个因素是 Foxa2，它在 Arx 和 Pax6 的下游发挥作用[339]。

在一名患有先天性高胰岛素血症和先天性垂体功能减退症的儿童中发现了一种 FOXA2 基因的新生杂合突变，该患儿表现为特征性颅面畸形、脉络膜缺损和来源于内胚层的器官畸形，如肝、肺和胃肠道等[345, 346]。通过免疫组织化学检测人胚胎中的表达谱显示，hFOXA2 在内胚层来源的器官（包括胰腺）中强烈表达，转染研究和蛋白质印迹检测证明了 FOXA2 在该综合征中的致病作用。A 细胞系成功定向成熟之后，Foxa1、Brn4 和 Isl1 进一步促进其胰高血糖素原的表达。在所有可促进胰高血糖素表达的转录因子中，与 B 细胞相比，只有两种（即 Brn4 和 MafB）在成年小鼠 A 细胞中富集表达[339]。

最近的研究通过整合来自多项研究的数据，如突变分析、基因表达、细胞系追踪和生化基因调控，汇编了胰腺发育的基因调控网络。这些网络涵盖前述所有的基因，还有其他基因，如 Tle2、DII、One-cut1、BMP7 和 SOX9[340]。转录因子 Glis3 与新生儿 1 型和 2 型糖尿病的发生有关[347]。Glis3 的功能性缺失会导致出生后 B 细胞和胰多肽细胞数量的严重减少及囊性胰管的形成。Ngn3、glis 和 Glis3 的表达是相对"晚期参与者"，因为它们的表达仅限于建立定向发育完成的内分泌祖细胞（或 Glis3 在内分泌细胞和导管细胞内表达）。

在人类中，GLIS3、NeuroD1、PDX1、PTF1A 和 GATA6 突变与胰腺发育不全所致的新生儿糖尿病相关；EIF2AK3、HNF1B、MNX1、NKX2.2 和 RFX6 突变会导致

因胰腺发育不全而发生新生儿糖尿病[348-351]。PTF1A 远端增强子的隐性突变也会导致胰腺发育不全[352]。

2. 内分泌胰腺的功能发育　人类胎儿可在妊娠 4 周时看到胰腺，妊娠 8~9 周可识别 A 细胞和 B 细胞。可在妊娠 8~10 周时检出胰岛素、胰高血糖素、生长抑素和胰多肽[353]。在早期胎儿胰腺中，A 细胞比 B 细胞多，在妊娠中期达到相对峰值；B 细胞在整个妊娠后半期持续增加，因此，到足月时，A 细胞与 B 细胞的比例约为 1:1。A 细胞和 B 细胞在葡萄糖稳态中的作用相反，尽管它们来自共同的祖细胞，并共享了许多对葡萄糖传感和激素分泌重要的蛋白质。小鼠模型研究发现了两种细胞类型之间的相似性，在某些实验环境下可以发生 β-α 和 α-β 转分化，提示胰腺内不同分泌细胞之间存在显著可塑性[339]。

人妊娠 14 周时，B 细胞出现功能，妊娠大部分时间里，胎儿胰腺胰岛素含量都超过成人。胰腺的胰岛素含量从 7~10 周时的低于 3.6pmol/g（0.5U/g）增至 16~25 周时的 30pmol/g（4U/g）和到接近足月时的 93pmol/g（13U/g），成人胰腺中的浓度约为 14pmol/g（2U/g）[354]。20 周时内分泌细胞分散于整个外分泌组织中，31 周时出现明显的胰岛分化。

胎儿葡萄糖代谢在很大程度上独立于胰岛素和胰高血糖素[355-357]。生理剂量下，胰高血糖素不会增加肝糖生成，这可能是由于胎儿缺乏肝胰高血糖素受体[357]。多种胎儿组织表达胰岛素受体，其表达水平常超过成人水平，但与成年动物的观察结果相反，在胎儿高胰岛素血症期间，不发生胰岛素受体结合下调。急性低血糖或高血糖既与胰岛素无关，也与胰高血糖素浓度显著改变无关。

虽然在妊娠 14~24 周胎儿 B 细胞出现功能，但胎儿胰腺分泌进入血液中的胰岛素水平较低。在体外培养的葡萄糖或丙酮酸刺激的胎鼠胰腺胰岛素释放量很少，但亮氨酸、精氨酸、甲苯磺丁脲或氯化钾可显著刺激胰岛素释放，表明胎儿胰腺存在部分胰岛素分泌机制[354, 355, 358]。成人胰岛的胰岛素分泌存在两种或两种以上机制，如腺苷酸环化酶系统受刺激后产生 cAMP，抑制钾外流，导致细胞膜去极化和电压依赖性钙通道开放。胎儿胰岛不存在成年人胰岛细胞去极化的胰岛素释放钙离子通道激活过程[358]。在妊娠中期或近足月时，给孕妇输注葡萄糖或精氨酸不能刺激胎儿胰岛素分泌，妊娠晚期人类胎儿的血浆胰岛素浓度对分娩前的高葡萄糖浓度相对无反应[354]。在猴子身上也观察到相似的结果，近足月时葡萄糖和精氨酸均不能刺激胎儿胰岛素释放，但胰高血糖素可诱发瞬时胰岛素分泌[354]。胎羊妊娠晚期肾上腺素通过受体途径可抑制胰岛素释放[354]。

在无脑畸形人胎儿中，如果无母体糖类代谢受损，内分泌胰腺发育正常；无脑儿或暴露于慢性高血糖的

断头胎兔中 B 细胞无肥大和增生。这种 B 细胞对高血糖缺乏反应性可能是由于 GH 或 IGF-1 缺乏，或两者都缺乏，因为 GH 可刺激胰岛素的基因表达，GH 可能在 B 细胞增生和肥大过程中起了允许作用[338]。慢性胎儿高血糖确实可引起高胰岛素血症并抑制胰高血糖素分泌，而慢性低血糖可抑制胎儿胰岛素分泌并促进胎儿胰高血糖素释放[343]。

胰高血糖素在胎儿血浆中浓度相对较高，并随胎龄增大而逐渐增加[354, 355]。妊娠中期胎儿胰高血糖素含量约为 6μg/g，而成人水平为 2μg/g。和胰岛素一样，胎儿的胰高血糖素分泌能力较弱。高血糖不会抑制大鼠、猴或羊的胎儿血浆胰高血糖素浓度，急性低血糖不会引起大鼠胎儿胰高血糖素分泌。氨基酸是成人胰岛素和胰高血糖素的重要促泌剂，对足月前胎儿这种作用似乎明显；而足月妊娠时，对女性输注丙氨酸，会同时增加母体和脐血胰高血糖激素浓度，表明足月胎儿对氨基酸刺激的胰高血糖素有反应。儿茶酚胺也可引起近足月胎羊胰高血糖素的释放[354]。

因此，尽管胎儿胰岛细胞在组织学上成熟，表现出了激素合成和细胞增生能力，但在出生时其胰岛素和胰高血糖素的分泌能力方面仍相对不成熟。早产儿和足月婴儿在出生后发生对葡萄糖的反应快速成熟，表明胎儿表现出对葡萄糖的迟钝状态，可能是由于母体葡萄糖经胎盘转移并维持胎儿体内的血糖浓度相对稳定的继发结果，而非原发、时间固定的成熟过程。另一种解释可能是，胎儿期因进食刺激肠道所分泌的肠促胰岛素信号缺乏也能解释这种稳定性。胰岛素和胰高血糖素分泌能力的减弱与胎儿胰岛细胞生成 cAMP 的能力不足或磷酸二酯酶对 cAMP 的快速破坏也可能有关，或两者兼而有之[354]。

在啮齿动物中，可以看到 B 细胞数量在出生时和出生后不久会迅速增加；在达到成年体积之前，细胞凋亡会削弱这种快速数量增加。从人类发育的角度来看，B 细胞体积更难确定。人类出生时，有 $200 \times 10^6 \sim 300 \times 10^6$ 个 B 细胞，大约是成人数量的 1/3。然而，大多数实际体积变化发生在新生儿期，这种体积变化是因 B 细胞大小随之变化，而不是数量的变化[359]。此后，细胞数量会迅速进一步增加，但目前对 B 细胞体积的消长，尤其是对孕期内的情况了解甚少。对 B 细胞量的多少是进展为 2 型糖尿病的决定因素尚不清楚。

胰岛素和胰高血糖素通常不是胎儿底物代谢所必需的[355]。胎儿能量供给是通过胎盘持续静脉灌注葡萄糖来满足，胎儿葡萄糖摄取与母体血糖浓度和经胎盘梯度直接相关。胎儿内源性葡萄糖生成很少。胎儿呼吸商约为 1，表明葡萄糖是胎儿的主要能量底物。其他底物，如氨基酸和乳酸，也可用于人和胎羊，这些底物与葡萄糖一起作为脂肪和糖原储存，以备分娩。

孕早期，肝脏代谢和底物利用似乎与胰岛素无关，葡萄糖代谢是通过葡萄糖自身调节方式进行[354]。此外，葡萄糖持续的供应可排除内源性糖异生的必要性，并且胎肝中的糖异生酶活性较低。

胎儿糖原储存受胎儿糖皮质激素和胎盘催乳素的调节。胎儿胰岛素在近足月时发挥作用，此时胰岛素还具有增加胎儿葡萄糖摄取和脂肪生成的能力[354, 355]。胰岛素受体存在于大多数胎儿细胞中，数量高于成人细胞；高浓度的胰岛素水平不能下调胎儿胰岛素受体[354]。相反，胎肝胰高血糖素受体数量减少，并且胎肝对胰高血糖素升糖效应具有相对抵抗性。这样保证了妊娠晚期胎儿快速生长期间处在以合成代谢为主的环境。

3. 胰腺血糖调节　在新生儿期，就失去了胎盘来源的葡萄糖。正常足月儿出生后最初 2～4h 内血糖浓度立即下降，血糖值波动于接近母体水平到约 2.5mmol/L（45g/dl）[360, 361]。低血糖值通常表现为一过性、无症状，是对宫外生活正常适应的一部分。升血糖激素会迅速变得有活性，这些变化使血糖浓度保持稳定，但直至出生后约 72h 才能达到成人的浓度[360]。血浆胰高血糖素浓度升高与功能耦联的胰高血糖素受体快速增加有关。与分娩一起升高的血浆儿茶酚胺可能是引起这些变化的原因，儿茶酚胺可刺激胰高血糖素分泌并抑制胰岛素释放[344, 357, 362]。PEPCK 活性在此期间也增加。因此，新生儿糖异生作用显而易见，其中近 10% 的葡萄糖利用来自丙氨酸的糖异生。

由于儿茶酚胺和化学发热的作用，出生后血浆游离脂肪酸浓度升高。脂肪酸氧化可能提供了糖异生所需的辅助因子（乙酰辅酶 A 和还原型烟酰胺腺嘌呤二核苷酸），并将节省下来的葡萄糖保证葡萄糖依赖性关键组织（如大脑）的供给[344]。这一系列生理变化的失败可导致低血糖发生，最常见于出生后最初数小时内。据报道，乳酸对出生后 48h 内有低血糖风险婴儿具有神经保护作用，而此时酮体不能提供保护作用[363]。新生儿低血糖很常见，可通过喂养或静脉注射葡萄糖治疗。对低血糖高危新生儿（包括糖尿病母亲的婴儿、小于或大于胎龄儿和早产儿）进行早期喂养以预防低血糖发生是主要治疗路径。葡萄糖凝胶可有效治疗新生儿低血糖，并且不影响母乳喂养。Pre-hPOD 研究报道了第一项在高危婴儿中预防性口服葡萄糖的随机对照试验，显示可显著降低新生儿低血糖发生率[364]。

4. 新生儿糖尿病　新生儿糖尿病表型包含许多亚型，涉及 B 细胞功能的严重破坏。新生儿糖尿病可能是永久性的，需要终身治疗，也可能是暂时性的，在这种情况下，糖尿病可能在 18 个月前自行缓解（60% 的病例）（或病情轻微，无须治疗），但往往会复发，通常发生在青春期。两者的发病率为 1/25 万～1/20 万[365]。

在大多数情况下，暂时性新生儿糖尿病（transient neonatal diabetes mellitus，TNDM）可能是由于染色体 6q24 上印迹基因的过表达，而编码胰腺 B 细胞 ATP 敏感内向整流钾通道的两个亚单位（Kir6.2 和 SUR1）的 *KCNJ11* 和 *ABCC8* 激活突变占 25%。编码胰岛素原的 INS 基因突变较为罕见，调节基因甲基化的 *ZPF57* 突变也较罕见。大约一半的 NDM 患者可以明确遗传原因。宫内发育迟缓（intrauterine growth retardation，IUGR）是 TNDM 的另一个特征，但由 K-ATP 通道病变引起的 TNDM 没有宫内生长延迟。缓解后，约 50% 的患者可出现糖尿病复发。

永久性新生儿糖尿病（permanent neonatal diabetes mellitus，PNDM）最常见的原因是 *KCNJ11* 或 *ABCC8* 激活突变，导致钾通道过度激活，从而损害胰岛素分泌。这些患者对磺酰脲类药物治疗有反应，不需要胰岛素治疗。PNDM 的其他原因包括 INS 和 GCK 突变。*EIF2AK3* 突变导致 Wolcott-Rallison 综合征，其他特征包括骨骼异常、肝功能不全、心脏和肾脏异常、发育迟缓、癫痫和中性粒细胞减少。*FOXP3* 突变导致 IPEX，也可导致 PNDM。PNDM 的其他单基因原因包括编码锌指蛋白 GLIS3、PAX6、硫胺转运体 SLC19A2、葡萄糖转运体 GLUT2（由 *SLC2A2* 编码）[366]、NeuroG3 和 NeuroD1 的基因突变，以及对胰腺发育重要的基因：*PTF1A*（胰腺和小脑发育不全）、*PDX1*（胰腺发育不全、内分泌和外分泌激素缺乏）[367]、*RFX6*、作用于 NeuroG3 下游（胰腺发育不良、胆囊、肠闭锁、顽固性腹泻）[368, 369]、GATA4[370] 和 GATA6[367]。最近，编码胰腺发育关键转录因子的 *MNX1*（以前也叫 HLXB9）和 *NKX2-2* 突变被确定为人类 PNDM 的单基因病因[350]。磺酰脲类药物治疗无效的新生儿糖尿病，最好使用速效胰岛素类似物通过胰岛素泵持续皮下注射胰岛素治疗。新生儿和婴儿通常需要稀释胰岛素后填充泵。胰岛素的需求量非常小，喂食也很频繁，因此每天多次注射治疗很困难[371, 372]。

虽然大多数新生儿糖尿病病例涉及孤立性糖尿病，但许多已知的单基因病因具有多种综合征特征。随着对早发糖尿病主要遗传性质的日益关注，致病基因列表和综合征形式中表型特征也在不断扩大。

5. 婴儿高胰岛素血症性低血糖　高胰岛素血症性低血糖（hyperinsulinemic hypoglycemia，HH）是新生儿和婴儿持续性和复发性低血糖最常见的原因。这是由胰岛素分泌失调所致，可能是暂时的，也可能是永久性的[373, 374]。持续数天的一过性低血糖一般与母亲糖尿病患、母亲使用磺酰脲类药物治疗，或在分娩期间葡萄糖输注相关。母亲糖尿病控制不佳与巨大儿、自然流产风险增加和胎儿畸形相关。母亲高血糖也会导致婴儿高胰岛素血症和 B 细胞增生。糖尿病母亲的婴儿易发生红细胞增多症、肾静脉血栓形成、低钙血

症、呼吸窘迫综合征、黄疸、持续性胎儿循环、心肌病、先天性心脏病和其他器官畸形。

由宫内发育迟缓、围产期窒息和 BWS 所引起的高胰岛素血症一般为暂时性，可持续数天至数月，有时可能需要治疗[375]。永久性高胰岛素血症在组织学上可分为局灶性和弥漫性，分别以散发或常染色体方式遗传。迄今为止，已有报道显示，先天性高胰岛素血症（congenital hyperinsulinism，CHI）涉及了 B 细胞胰岛素释放相关的 12 个不同基因的致病性突变，如 *ABCC8*、*KCNJ11*、*GLUD1*、*GCK*、*HADH*、*SLC16A1*、*HNF4A* 和 *UCP2*[374-376]。*ABCC8* 和 *KCNJ111* 编码胰腺 B 细胞 ATP 敏感 K⁺ 通道的亚基（Kir6.2 和 SUR1）[377]。然而，高达 60% 的患者尚不清楚 HH 的分子基础[375, 376, 378]。由于对 ATP 敏感，K⁺ 通道在随后的级联反应中将细胞内代谢信号转化为膜兴奋性。葡萄糖通过 GLUT 转运到细胞内，细胞内葡萄糖激酶催化了糖酵解过程中一个重要且不可逆的步骤。细胞内葡萄糖代谢使胞质 ATP/ADP 比例升高，抑制 SUR1 上的 K⁺ 通道部分，关闭 K⁺ 通道，随后导致细胞膜去极化、电压门控钙通道开放和钙内流，进而触发贮存颗粒释放胰岛素。因此，*ABCC8* 和 *KCNJ11* 突变可导致胰岛素分泌过度。高胰岛素血症 / 高氨血症（hyperinsulinism/hyperammonemia，HI/HA）综合征是由 GDH 功能增强性突变所致，表现为空腹低血糖和蛋白质摄入所致的高胰岛素血症性低血糖[379]。某些综合征与高胰岛素血症相关，如过度生长综合征（BWS、Sotos、Simpson-Golabi-Behmel）、染色体异常（13 三体综合征、嵌合型特纳综合征）、生长衰竭综合征（Kabuki 综合征、Costello 综合征）、钙稳态异常综合征（Timothy 综合征）、先天性糖基化障碍、先天性通气不足综合征和连续基因缺失，包括 *ABCC8*（Usher 综合征）等[375]。

最近发现，极其罕见 CHI 类型与 *UCP2* 基因（一种线粒体内膜蛋白）失活性突变有关[380]。近期，关于先天性高胰岛素血症和先天性多囊肾病并存的报道扩大了 HH 的遗传病因谱，该疾病是由 *PMM2* 基因的启动子突变所引起[381]。

低血糖发生时，通过低血糖筛查（包括葡萄糖、胰岛素、C 肽、乙酰乙酸和 β- 羟基丁酸）很容易发现先天性高胰岛素血症。

CHHI 的诊断标准为葡萄糖输注速率超过 8mg/（kg·min）时，血糖化验仍低于 3mmol/L，而且此时仍可检测到血清胰岛素或 C 肽，伴随血清酮体和血清脂肪酸降低。

一线治疗是二氮嗪和氯噻嗪，二线治疗是奥曲肽和胰高血糖素。对二氮嗪不敏感的患者需要进一步联合使用 CT/¹⁸F-DOPA PET 评估是否存在局灶性或弥漫性病变。局灶性病变可通过手术治愈，而弥漫性病变则需要近全胰腺切除术，这通常不会治愈，并可能导

致糖尿病[377]。

现今在高胰岛素血症性低血糖症领域正在取得巨大进展，如快速分子基因检测的应用、新型成像技术（[18]F-DOPA PET-CT、GLP1 受体成像）的应用、新型治疗药物的开发（如长效奥曲肽制剂、mTOR 靶点抑制剂、GLP1 受体拮抗药）和腹腔镜手术技术应用等[373,374]。

（七）甲状旁腺 / 降钙素系统

1. 胚胎学　在宫内发育的第 5～6 周，胚胎咽部外部有 4 个鳃裂来自外胚层，内部有 5 个鳃囊来自内胚层。中胚层起源的鳃弓位于两者之间。这些结构共同构成了鳃器，鳃器逐步退化，留下其衍生器官原基，包括甲状腺、甲状旁腺、胸腺、后鳃体、咽鼓管、中耳和外耳道[382]。

第三和第四鳃囊背侧内胚层的上皮增厚发育为甲状旁腺。上甲状旁腺起源于第四鳃囊，第四鳃囊也可发育成甲状腺。第三鳃囊形成下甲状旁腺和胸腺。甲状旁腺与其各自的鳃囊衍生器官保持紧密联系，第三和第四咽囊的甲状旁腺发育与甲状腺胚基发生同步进行[21,383]。

当第三囊遇到移行的甲状腺原基相时，甲状旁腺原基被甲状腺尾端携带一起移行，最后停留在甲状腺叶的下极形成下甲状旁腺[21,383]。第四囊稍后与甲状腺原基相遇，停留在甲状腺叶的上极，作为上甲状旁腺[21,383]。每个甲状旁腺的直径从妊娠 14 周时的 < 0.1mm 增大到出生时的 1～2mm。甲状旁腺实质大部分由主细胞（也称为甲状旁腺主细胞）组成。通过感知细胞外钙浓度的变化，释放适量的 PTH 以纠正或维持正常的血钙浓度，在钙稳态中发挥关键作用。由于钙稳态正常，主细胞大部分时间处于无活性状态。近足月时，胎儿甲状旁腺细胞主要由无活性的主细胞组成，只有少数中间主细胞偶含分泌颗粒。第五囊提供成对的后鳃体，作为分泌降钙素的滤泡旁或 C 细胞并入发育中的甲状腺。新生儿甲状腺中 C 细胞的降钙素含量高达 540～2100μg/g 组织，是正常成人甲状腺中值的 10 倍[384]。妊娠中期和晚期两个内分泌系统都有功能。

2. 参与甲状旁腺发育的转录因子　通过对甲状旁腺功能减退症患者和相应的小鼠模型的研究，阐明了咽囊内胚层向甲状腺旁细胞定向分化的分子信号通路。这些研究揭示了几种转录因子的重要作用，包括同源盒（Hox）和配对盒（Pax）家族的成员。小鼠中 Hox15 基因的破坏会导致甲状腺旁发育不全，表明该基因是遗传级联编程正常甲状腺 – 甲状旁腺发育的一部分。小鼠中几种转录因子的编码基因缺失导致发育异常，包括甲状旁腺缺陷，虽然这种异常尚未在人类中得到报道。甲状旁腺发育相关的转录因子有 Hox（Hoxa3，与甲状旁腺发育不全有关；Pbx1，一种 Hox 转录因子辅助因子的蛋白质）、Pax（Pax1、3、9）家族成员、Eya1 和 Six1[385]。

人类伴先天性甲状旁腺功能减退症的疾病与 GATA3、AIRE1 及微管蛋白折叠辅助因子 E 基因突变和缺失相关，GATA2 基因突变与甲状旁腺功能减退 – 耳聋 – 肾发育异常（hypoparathyroidism,deafness,renal dysplasia，HDR）综合征相关、AIRE1 基因突变与自身免疫性多发性内分泌腺病 – 念珠菌病 – 外胚层营养不良综合征或自身免疫性多腺体综合征 1 型相关，TBCE 基因突变与 Kenny-Caffey 综合征相关。TBX1（T-box 家族的一种 DNA 结合转录因子，已知在脊椎动物和无脊椎动物器官发生和模式形成中起重要作用）和 CRK1 突变与 22q11 缺失综合征相关[386]。

孤立性甲状旁腺功能减退症与 PTH、GCMB 和 SOX3 突变有关[385]。GCMB 是小鼠 Gcm2 基因的人类同源物，仅在甲状旁腺中表达。两个多代相关家族中报道表现为 X 连锁隐性遗传性甲状旁腺功能减退症，患病个体携带的 SOX3 下游的缺失 – 插入导致 SOX3 表达产生位置效应。这些发现表明，SOX3 基因在咽囊甲状旁腺胚胎发育中具有潜在作用。

3. 胎儿和新生儿钙代谢　甲状旁腺生成的甲状旁腺激素是一个含有 84 个氨基酸的序列肽类激素，可刺激骨（钙）吸收、肾小管（钙）吸收、肾脏骨化三醇的合成。离子钙和骨化三醇存在负反馈回路。PTHrp 结合并激活 PTH 受体。PTH 可在子宫、胎盘、羊膜、脐带、哺乳期乳腺和胎儿甲状旁腺中表达。在动物模型中，尽管钙限制饮食、维生素 D 缺乏、甲状旁腺切除术或维生素 D 受体缺失模型可诱导母体低钙血症，但胎儿的血钙能够保持正常。因此，胎儿的钙浓度与母体钙浓度无关（图 23–13）。

对胎羊和胎猴的研究、人类早产儿和足月儿中的血钙测量结果表明，大部分钙在妊娠晚期转运。与母体相比，胎儿循环中总钙（妊娠晚期平均为 2.75～3mmol/L）和离子钙、磷酸盐和镁的浓度更高，证实（胎儿血）钙是通过胎盘逆梯度主动转运获得[387,388]。几乎所有转运到胎儿的钙都参与了胎儿骨骼的矿化[389]。

钙主要通过 TRPV6 通道从刷状缘膜进入胎盘滋养层。钙结合蛋白 D9K 可促进钙的转运过程，通过钙泵 PMCA3 将钙释放至胎儿循环。无机磷酸盐可能是通过钠 – 磷酸盐协同转运蛋白 NaPillb 将无机磷释放到滋养层[387]。有人提出了跨细胞胎盘钙转运的三步模型[387,390]。

(1) 钙离子从母体循环流入，通过位于母体胎盘的滋养层细胞顶端刷状缘膜界面电压依赖性钙通道吸收钙，这种电压依赖性钙通道是 TRPV6。TRPV6 是一种钙通道，在合体滋养层面向母体的基底膜中开放，使钙进入细胞。

(2) 钙离子在滋养层细胞胞质内通过细胞内钙结合

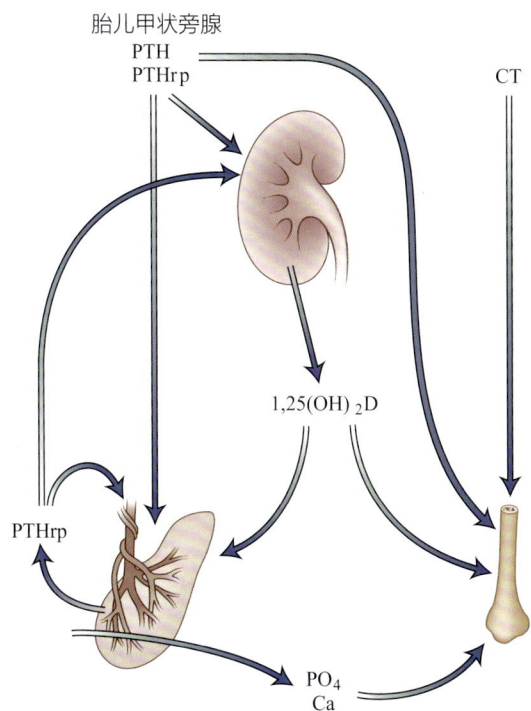

▲ 图 23-13　**PTH、PTHrp 和降钙素在胎儿中的可能作用**
来自甲状旁腺的 PTHrp 和 PTH，以及来自胎盘的 PTHrp 作用于胎盘，促进钙（Ca）和磷酸盐（PO₄）从母体转运至胎儿循环，以维持妊娠后半期的相对胎儿高钙血症和高胎儿骨形成率。PTHrp 还作用于肾脏，促进 25- 羟基胆骨化醇的 1- 羟化为骨化三醇 [1,25-（OH）₂D]，从而增强胎盘钙转运并促进胎儿骨生长。高胎儿 CT 水平往往会促进骨增生。PTH. 甲状旁腺激素；PTHrp. 甲状旁腺相关蛋白；CT. 降钙素（引自 Kovacs CS. Bone metabolism in the fetus and neonate. *Pediatr Nephrol*. 2014; 29: 793-803. ）

蛋白（主要是钙结合蛋白 D9K），将其转运到滋养层细胞基膜。

（3）钙离子从胞质中流出穿过基底外侧胎盘膜，将钙转运到胎儿循环中。这一过程是通过膜 ATP 依赖性钙泵（PMCA3，位于胎盘 - 胎儿界面）实现的。

与妊娠母亲相比，胎儿的钙和磷酸盐阈值更高，特别是妊娠晚期，以满足胎儿骨矿化的需求。在妊娠晚期，胎儿血清钙和磷酸盐浓度比母亲血钙浓度分别高 1.2～2mg/dl 和 1.5mg/dl[388]。虽然胎儿 Mg 浓度相对于母体浓度也有所升高，但差值较小（约 0.12mg/dl）[388]。虽然对经胎盘钙转运的分子机制进行了充分研究，但对磷酸盐和镁的转运机制知之甚少。

胎儿血磷也高于母体血清浓度。NaPi Ⅱ b 在胚胎内脏和顶叶内胚层及胎盘的迷路细胞中表达，可能在胎儿磷酸盐稳态中发挥作用[387]。尚不清楚胎盘镁转运的机制。

胎盘不能透过 PTH、PTHrp 和降钙素，但 25-(OH) 维生素 D 和 1,25-(HO)₂ 维生素 D（骨化三醇）

可通过胎盘转运，胎儿血液中游离维生素 D 浓度类似或高于母体水平[391, 392]。

胎羊的 PTH 循环浓度较低，但 EDTA 诱导的血清钙浓度下降可以升高血清 PTH 浓度，并可对输注的钙迅速做出反应，伴随血清降钙素浓度的升高。在该模型中，胎儿甲状旁腺切除术可减少胎盘钙转运，降低胎儿血钙。

虽然 PTH 对胎盘钙转运无影响，但胎儿组织和胎盘中存在 PTHrp 并刺激钙转运。主要的 PTH 受体是 PTHR1，它对 PTH 和 PTHrp 具有同等的亲和力。第二种受体 PTHR2 存在于 CNS 中，与 PTH 结合但不与 PTHrp 结合，而胎盘中的 PTHrp 作用可能是通过一种与 PTHrp 结合但不与 PTH 结合的独特受体发生的[387, 393]。

接近妊娠结束时，胎儿中的 PTH 浓度（＜4.72pg/ml）低于母体或非妊娠成人浓度。脐血 PTHrp 的浓度比足月时 PTH 的浓度高 15 倍，在围产期钙稳态和维持较高的胎儿钙阈值方面起着关键作用[390, 394]。在胎儿中，许多组织可生成 PTHrp，包括胎盘。PTH 对成人钙调节和骨稳态中发挥重要作用，但胎儿 - 胎盘矿物质稳态和骨骼发育是否需要 PTH 调节尚不确定。现不清楚人类胎盘是否生成 PTH。与未妊娠成人相比，孕期母体 PTH 浓度受到抑制，胎儿 PTH 浓度似乎受到抑制更强烈。使用免疫测定法在胎儿血浆中检测到少量 PTH，通过生物活性分析发现胎儿 PTH 具有显著的生物活性[395]。从妊娠 12 周左右开始，人类胎儿的甲状旁腺就很活跃，胎羊的甲状旁腺切除术导致胎儿血浆钙浓度迅速下降，胎盘钙梯度丧失[391]。尽管胎儿 PTH 浓度极低，但对胎儿很重要，缺乏甲状旁腺、PTH 或 PTH/PTHrp 受体的胎鼠会出现血钙过低且骨骼矿化不足[389, 396, 397]。因此，产生这种生物活性的主要因素似乎可能是 PTHrp，而不是 PTH 本身。

其他因素也参与胎儿血清钙浓度的维持，因为敲除小鼠 *PTH-PTHrp* 基因在胎盘钙转运正常或增加的情况下也会出现低钙血症[390, 398]。PTH 和 PTHrp 通过 PTH/PTHrp 受体调节胎儿骨骼钙流量、胎儿肾脏的钙排泄，也可能调节钙从羊水中的重吸收过程。PTHrp 在胎儿骨骼发育和代谢、胎儿钙稳态中发挥重要作用。*PTHrp* 基因敲除小鼠的颅骨基底部、长骨、椎体和骨盆骨化增加，肋骨和胸骨的正常软骨部分矿化增加；由于软骨矿化，动物在新生早期会死于窒息[390, 394, 399, 400]。

联合 PTH+PTHrp 或 PTH/PTHrp 受体基因消融的动物表现为严重的骨骼软骨发育不良[397, 401]。小鼠降钙素基因或维生素 D 受体基因敲除分别导致出生后骨硬化或骨软化，但幼崽出生时外观正常[402]。研究表明，缺失 *Pthrp* 的胎儿表现为低钙血症（等于母体血液浓度）、低镁血症、高磷血症、胎儿 - 胎盘钙转运减少、羊水钙含量正常和骨骼矿物质含量正常[389]，与缺乏 PTHrp 相比，甲状旁腺缺失导致更为显著的血清钙减低和骨骼矿物质含量的减少，而胎儿循环中仍保持正常的较低水平的 PTH。

缺失 *PTH* 基因的小鼠表现为甲状旁腺肿大，但不能产生 PTH，而缺失 *Gcm2* 基因的小鼠缺乏甲状旁腺，但血中有来自胸腺的 PTH。缺失 *PTH* 基因的小鼠是完全无 PTH 的模型，而缺失 *Gcm2* 基因的小鼠是重度甲状旁腺功能减退的模型。Simmonds 及其同事证明 PTH 促进胎儿矿物质稳态，因为胎儿甲状旁腺功能减退的表型是低钙血症、低镁血症、高磷血症、羊水矿物质含量低，并且在缺乏 PTH 时骨骼矿物质含量减少[389]。PTH 调节胎盘钙和其他溶质转运相关基因的表达，可能有助于调节胎盘钙转运。PTH 可能通过内分泌 / 全身（甲状旁腺源性）和旁分泌（胎盘源性）途径促进胎盘基因的表达和功能。尽管 PTHrP 与 PTH 协同作用，调节胎儿矿物质稳态和胎盘钙转运，但与 PTH 不同，它在胎儿低钙血症时不升高。

胎儿甲状旁腺 – 胎盘轴促进母胎骨矿物质转运和胎儿骨矿物质积累。胎儿 PTH 和可能的 PTHrP 作用于胎儿肾脏，刺激 25- 羟基维生素 D 的 1α- 羟化，1,25- 二羟维生素 D 参与调节胎盘钙转运。1,25-$(OH)_2$D 或 24,25-$(OH)_2$D 也在胎儿软骨生长和骨矿物质积累中发挥作用[403]。因此，胎羊中 PTHrP 和较低浓度的 PTH 似乎可增加母体到胎儿的钙转运，从而在妊娠后半期提供更高的骨矿物质累积率。

妊娠期间，母体 25-(OH)D 穿过胎盘，因此胎儿 25-(OH)D 的浓度达到足月时母体浓度的 75%～100%[404]。然而，胎儿 1,25-$(OH)_2$D 浓度低于母亲（＜50%）[405]。妊娠期母体 1,25-$(OH)_2$D 浓度比未妊娠成人高 2～3 倍。这表明母体肾脏对提高妊娠母体 1,25-$(OH)_2$D 水平有贡献[406]。胎羊肾切除术可降低胎儿血清钙浓度，可通过预先给予 1,25- 二羟维生素 D 来预防。此外，向胎羊输注 1,25-$(OH)_2$D 抗体可降低胎盘钙梯度[391]。胎儿肾脏可产生 1,25-$(OH)_2$D，胎盘含有 1,25-$(OH)_2$D 受体及维生素 D 依赖性钙结合蛋白[400]。一般认为，高浓度的钙和磷酸盐、低浓度的 PTH 抑制了胎儿 1,25-$(OH)_2$D 的合成。

胎儿血中降钙素浓度较高，可能是由胎儿高钙血症的慢性刺激所致，可能有助于胎儿骨矿物质的累积[391, 397]。降钙素的主要作用是抑制骨吸收，较高的胎儿血清钙浓度加上较高的循环降钙素促进了骨矿物质的合成代谢[397]。胎盘降钙素的生成可能有助于提高胎儿血浆中的降钙素，但新生儿血浆中持续的高血浆降钙素浓度支持降钙素主要由胎儿产生。甲状腺 C 细胞在妊娠约 12 周时开始分化[407]，降钙素在妊娠约 15 周时可检出。胎儿循环中的降钙素浓度约为母体浓度的 2 倍[388, 408, 409]。胎盘的滋养细胞也产生降钙素，并将其供应给胎儿[410]。由于小鼠或大鼠循环中的降钙素

不能穿过胎盘[411]，胎儿循环降钙素来源于胎儿。现今对胎儿循环中降钙素的主要来源尚未确定。

4. CaSR 和 FGF23　钙敏感受体通过调节钙调节激素（如 PTH、降钙素、FGF23 和维生素 D）的生成和分泌，以及尿钙排泄，在全身钙代谢中发挥关键作用[412, 413]。CaSR 存在于甲状旁腺、肾小管、骨和软骨及许多其他组织中。镁与 CaSR 结合并影响 PTH 分泌。不同 *CaSR* 基因突变可导致受体失活或过度活化，从而导致高钙血症或低钙血症[414]。失活突变导致血钙在比正常浓度更低的情况下就可关闭 PTH 分泌，进而出现高钙血症，肾钙排泄减少。

与 *CASR* 基因失活型突变相关的高钙血症为杂合子（常染色体显性家族性良性高钙血症，仍被称为低尿钙高钙血症综合征 1 型）或纯合子（重度新生儿期甲状旁腺功能亢进）。鉴别诊断包括低尿钙高钙血症综合征 2 型（与 *GNA11* 相关）和 3 型（与 *AP2S1* 相关）、甲状旁腺功能亢进、与 *CYP24A1* 和 *SLC34A1* 基因相关的维生素 D 代谢异常和 GFR 降低等情况。

低钙血症较为罕见，与 *CASR* 基因的杂合激活突变（1 型）有关，包括常染色体显性遗传低钙血症（autosomal dominant hypocalcemia，ADH），有时表现为假性 Batter 综合征。鉴别诊断包括高尿钙低钙血症综合征 2 型、与 *GNA11* 相关性低钙血症和其他甲状旁腺功能减退病因。在线数据库会不断更新上述相关基因突变，请访问 http://www.casrdb.mcgill.ca。

某些情况在新生儿期尤为重要。当新生儿出现血钙异常时，评估儿童和父母的钙、白蛋白、磷酸盐、肌酐、碱性磷酸酶、维生素 D 和尿钙 – 肌酐比值、磷酸盐重吸收将有助于明确病因诊断。胎儿和母体维生素 D 缺乏所致的低钙血症相对常见。偶尔，重度新生儿维生素 D 缺乏可能与可逆性扩张型心肌病有关[415, 416]。窒息可导致皮下脂肪坏死，这是由于巨噬细胞释放 1,25-(OH)D 并导致高钙血症。为了降低钙浓度，可能需要充分水化、类固醇激素治疗、低钙牛奶，偶尔需要双膦酸盐治疗。

FBH 和 家 族 性 低 钙 尿 高 钙 血 症（familial hypocalciuric hypercalcemia，FHH）可出现在轻 – 中度血钙升高、PTH 正常高值（非抑制）和尿钙 – 肌酐比值低的新生儿中[417]。FHH 也可表现为新生儿甲状旁腺功能亢进，导致骨病和高钙血症等多种症状。尤其是当受影响的婴儿遗传了父亲的 *CaSR* 失活突变，而母亲正常时，会发生这种情况。胎儿把母体正常血钙感受为低钙血症，因而会过量生成 PTH。西那卡塞治疗可能有助于结合钙和缓解甲状旁腺功能亢进，但偶尔需要甲状旁腺切除术。低钙血症和高钙血症也可由 G 蛋白亚基 α11（*GNA11*）、*AP2S1*（参与 G 蛋白内化）、钙通道 *TRPV5* 和 *TRPV6* 的突变所致[418, 419]。

FGF23 是调节磷酸盐转运的主要激素。它主要由

骨细胞生成并分泌到循环中，经 GALNT3 糖基化活化后，通过 FGFR1c 和 FGFR4 作用于肾小管上，通过磷酸钠交换体（NaPiIIC，SLC34A3）增加磷酸盐排泄 [420]。α-Klotho 作为 FGF23 与 FGFR1c 结合的辅因子，可增加 FGFR1c 对 FGF23 的特异性。枯草溶菌素 / 弗林样酶的裂解作用可使 FGF23 失活。PHEX 是位于 X 染色体上与内肽酶同源的磷酸调节基因，可调节 FGF23 裂解及 PHEX 突变，从而使 FGF23 具有结构性活性。除增加肾小管磷酸盐排泄外，FGF23 还抑制 1α 羟化酶，从而降低 1,25 维生素 D 活性。FGF23 或 FGF23 网络的组分（GALNT3、FGF23、α-Klotho）缺失会导致高磷血症、骨骼外钙化和早期死亡，FGF23 或通路组分（FGF23、PHEX、SLC34A3、PCSK、磷酸盐转运蛋白 NPT2a 和 NPT2c）超量会导致低磷血症伴佝偻病或骨软化 [421]。然而，FGF23 在胎儿发育过程中可能并不重要。Ma 和同事的一项研究发现，FGF23 缺乏（Fgf23 无效）和 FGF23 过量（Phex 无效突变）不会改变胎儿的磷或骨骼参数 [422]。尽管 FGF23 在胎儿循环中的浓度可能与成人相同，而且胎盘和胎儿肾脏中 FGF23 靶基因的表达量很高，但 FGF23 本身可能并不是胎儿磷代谢的重要调节因子。

四、胎儿生长

尽管 TR 和 GHR 在许多胚胎组织（包括生长板）中表达，出生后对生长最重要的激素 T_4、GH 和性腺类固醇对胎儿生长的作用有限 [1]。胎盘激素，包括人 GH 变体和胎盘催乳素的作用有限；hPL 可促进早期胚胎生长，并可刺激 IGF 和胰岛素的生成 [1]。IGF-1 和 IGF-2 由胎盘生成，可能对胎盘生长发挥自分泌 – 旁分泌作用。IGF-1、IGF-2 及 IGF-1、IGF-2 受体广泛表达于间充质、外胚层和内胚层起源的胎儿组织中，在调节正常胎儿生长中发挥关键作用，包括神经系统 [423, 424]。

（一）IGF

IGF 参与妊娠期间子宫和胎盘生长的调节。在早期胚胎和胎儿发育过程中，IGF-1、EGF 和雌激素是子宫内膜基质细胞的有丝分裂原，在母体中着床时和早期胚胎形成期间，子宫内膜中 IGF-1 和 IGF-1 mRNA 含量较高 [425]。子宫 IGF-1 和 IGF-1 mRNA 水平随着妊娠进展而进行性下降 [425]。胎盘组织也含有 IGF-1 和 IGF-2 mRNA、显著浓度的相应蛋白和 IGF-1 受体 [25]。推测 IGF 在子宫和胎盘组织中有自分泌和旁分泌作用。IGF-1 和胰岛素是在小鼠胰腺发育前期由胚胎组织生成的，这两种因子都刺激胚胎小鼠的细胞生长 [426]。

IGF-2 在胎儿和胎盘中具有基因组印迹和父系基因表达。成熟的 IGF-2 蛋白是由无生物学活性的 IGF-2 前肽经前蛋白转化酶 4 的作用生成的。既往的研究表明，IGF-2 在抑制胎盘营养供应和胎儿生长中发挥作用 [427]。在缺乏印迹胎盘特异性 IGF-2 转录本的突变小鼠中，胎盘的生长从妊娠早期开始发生改变，但在妊娠晚期胎儿生长正常，这表明胎盘的功能适应满足了胎儿的需求。认为这种适应可能是胎盘转运蛋白 GLUT3 和 Slc38a4 表达改变所介导的 [428]。

通过对编码 IGF-1、IGF-2 或 IGF-1 受体基因的失效性突变的转基因小鼠的研究，已经确定了这些生长调节素的作用；缺乏 IGF-1 或 IGF-2 的胚胎出生重量仅为对照小鼠的 60%。当这两种基因都失活时，出生体重再下降 30%，缺乏 IGF-1 受体的小鼠出生体重平均为对照值的 45% [157]。IGF-2 缺陷小鼠也表现出与胎盘小相关的宫内发育迟缓。出生后生长接近正常，但骨骼发育延迟 [157]。IGF-2 受体基因敲除的胎鼠体重超重 30%，表明该受体具有负生长调节作用。

IGF-1 受体和 IGF-2 受体同时敲除的胎儿生长正常可能与 IGF-1 可通过胰岛素受体介导其信号转导有关，IGF-1、IGF-2 和胰岛素受体联合敲除会导致严重的宫内发育迟缓和胎儿死亡。敲除个别的 IGF 结合蛋白对胎儿或胎盘生长几乎没有影响 [157]。在人类中，IGF-1 或 IGF-1R 突变与宫内发育迟缓有关 [429, 430]，提示 IGF-1 信号对胎儿生长有重要贡献。除生长迟缓外，这些儿童还患有发育迟缓、小头畸形、低血糖和感音神经性耳聋 [428, 429]。事实上，脐带血中 IGF-1 浓度与人类出生体重有关；母亲吸烟会降低脐带血中 IGF-1 和胎儿的出生体重 [431, 432]。

新近对小鼠的研究结果表明，IGF-1 和 IGF-1R 是妊娠晚期肺成熟所必需的 [433]。11p15 印迹区的低甲基化与 Silver-Russell 综合征的表型相关 [434]。这可导致 H19 的印迹和双等位基因表达放松，以及 IGF-2 下调。此外，胎盘中前蛋白转化酶 4 对 IGF-2 的加工异常与胎儿生长受限的病因有关 [435]。怀有宫内发育迟缓（低出生体重）胎儿的孕妇，其 pro-IGF-2 浓度高于正常对照组。最近，在一个家族的 4 名个体中发现了人类 IGF-2 基因的基因组突变，他们表现出严重的宫内和产后生长迟缓及 SRS 体征 [436]。该缺陷是无义突变，推测 prepro-IGF-2 发生了严重截断；该疾病为父系遗传，受影响的儿童血清 IGF-2 浓度降低。

Murphy 及其同事报道了严重的宫内发育迟缓和继发于胰岛素抵抗的非典型性糖尿病，可能与 IGF-2 基因调控的干扰有关 [437]。另外，IGF-2 过度表达相关的印记与单亲二倍体、CDKN1C 基因功能丧失、KvLQT1 差异甲基化区域改变、人类 H19 DMR 微缺失与 BWS 的过度增长有关 [438]。有研究发现，CDKN1C 的 PCNA 结合域的活化突变可引起 IMAGe 综合征 [181]。Arboleda 和同事的研究显示，PCNA 结合域的错义突变可因 PCNA 与 CDKN1C 结合的丧失，对体内生长和分化产生抑制效应 [181]。BWS 与 CDKN1C IMAGe 突变之间的对比凸显了特异性 CDKN1C 突变的双重和相反作用。

早在妊娠 5 周时就存在 IGF 结合蛋白；出生前后，循环中 IGF 与结合蛋白结合[157]。循环中高浓度的 IGFBP1 与胎鼠的生长受限相关，人类胎儿 IGFBP1 的过度表达也是如此[439, 440]。IGFBP4 表达于母体蜕膜并被其蛋白酶 PAPP-A 裂解，抑制 IGF 作用。最近发现，母体高浓度 IGFBP4 与胎儿生长受限有关[435]。胎儿期和出生后，IGF 的血浆浓度相对高于组织浓度。

胎儿中的 IGF-2 浓度比儿童和成人中的 IGF-1 浓度高 5～6 倍；两者的浓度在整个妊娠期内逐渐增加[441]，足月时胎儿浓度为成人浓度的 30%～50%。金属蛋白酶 PAPP-A2 可调节 IGFBP，并假设可通过 IGFBP3 和 IGFBP5 的特异性蛋白水解裂解来增加 IGF-1 的生物活性。新近研究发现，作为一种新型生长障碍综合征的一部分，PAPPA-A2 突变可导致 IGF-1 有效性降低，从而引起身材矮小[442]。Dauber 和同事描述了两种突变可导致 PAPP-A2 蛋白水解活性完全缺失、结合 IGF-1 显著增加和 IGF-1 浓度下降，强调了 PAPP-A2 在从 BP 中释放 IGF-1 的关键作用[442]。

在大多数研究中，脐带血 IGF-1 浓度与出生体重相关。尽管 IGF-2 具有促进胎儿生长的作用，但血液浓度与出生时的大小仅有微弱的相关性，这主要是由于可溶性 IGF-2R[424]的抑制作用，也因为 IGF-2 似乎在妊娠早期就发挥了大部分生长作用。可溶性 IGF-2R 是通过许多组织中受体跨膜区的蛋白水解裂解而产生的。IGF 受体早在妊娠 5 周就可出现，并广泛存在于胎儿组织中[443]。IGF-1 可刺激培养的胎鼠肝细胞糖原的生成，诱导培养的成肌细胞形成肌管。IGF-2 在培养的肌肉和新生大鼠星形胶质细胞中有活性。胎儿细胞中的胰岛素受体数量增加，并能抵抗其下调的调节作用。

胎儿期和出生后 IGF 生成的调控机制是不同的。胎儿组织中存在 GH 受体，但 hPL 受体占主导地位[61]；GH 在出生后刺激 IGF-1 的生成，但在胎儿 IGF 的生成中作用有限[423]。GH 确实在胎儿生长中起次要作用，这反映在 GH 抵抗（Laron 侏儒症）和生长激素缺乏症的婴儿 IGF 浓度较低，出生体重和身长略有下降[444]。hPL 刺激人胎儿成纤维细胞和肌肉细胞生成 IGF-1，增强氨基酸转运和 DNA 合成[61]。在蛋白质饥饿的妊娠大鼠的胎儿中，IGF-1 和 IGF-2 浓度降低，而较低的 IGF-2 浓度则被 hPL 逆转[445]。

妊娠晚期绵羊胎儿的甲状腺切除术会损害骨骼肌的生长，这与肌肉生长激素受体 mRNA 和 IGF-1 mRNA 的减少相关，但对 IGF-2 浓度没有影响[446]。糖皮质激素可抑制胎儿生长，推测可能是通过抑制 IGF 基因转录起作用，但也可能与直接影响生长板软骨细胞所致[446]。事实上，在被剥夺乳汁的哺乳大鼠中，IGF 浓度下降，而在蛋白质饥饿的妊娠大鼠和受胎盘限制的绵羊的胎儿中，IGF-1 和 IGF-2 浓度是降低

的[156, 157]。最近的研究表明，光刺激改变了循环和大脑中 IGF-1 浓度，并可通过增加 IGF-1 的信号传导来控制神经元迁移[447]。每周一次羊膜腔内注射（IGF-1）可促进宫内生长受限绵羊的胎儿生长[448]。这些数据支持了这样一种观点，即 IGF 在胚胎和胎儿生长中很重要，并且在胎儿中，它们至少部分受到 hPL 和经胎盘来源的营养底物的调节。胎鼠血清中 IGF-2 浓度高、胎儿组织中 IGF-2 mRNA 浓度高、人胎脑组织中存在截短型 IGF-1，提示这些肽具有独特的发育作用。

（二）胰岛素

胰岛素被认为是胎儿生长因子。糖尿病女性所生的婴儿可能会出现与出生体重增加相关的高胰岛素血症[449]。这种体重增加大部分是由身体脂肪引起；体长增加很少，但可能发生一些器官肥大。先天性高胰岛素血症或 BWS 引起的高胰岛素血症婴儿在子宫内躯体生长也可能增加；人类新生儿出生时是大于胎龄儿，主要是由于胰岛素或 IGF-1 受体介导的脂肪生成增加。相反，胰腺发育不全的人类胎儿较小，肌肉体积减小，几乎无脂肪组织[449]。

胰岛素或胰岛素受体基因突变的小鼠出生体重下降 10%，新生儿早期死亡伴高血糖和酮症[157]。人胰岛素受体突变导致重度宫内发育迟缓和出生后体重增加有限[157]。与小鼠相反，人类胎儿在妊娠后半期脂肪量显著增加，脂肪组织对胰岛素高度敏感。IGF-1 治疗在一定程度上可改善其临床状况[450]。

（三）EGF/TGF

已对 EGF/TGFα 系统进行了详细的描述[451, 452]。EGF 是由 1207– 氨基酸前体大分子生成的 6kDa 肽产物，通过 170kDa 膜受体糖蛋白发挥作用。这与 IGF 受体一样具有内在酪氨酸激酶活性，酪氨酸激酶介导的自身磷酸化是 EGF 信号转导的关键事件。TGFα 与小鼠 EGF 的氨基酸同源性为 35%，与人 EGF 的氨基酸同源性为 44%，它也可通过 EGF 受体系统发挥作用[453, 454]。另外几个家庭成员也已被确定，包括双调蛋白、肝素结合 EGF、B 细胞素和神经调节蛋白[452]。另外 3 种受体在动物中称为 ErbB2、ErbB3 和 ErbB4；其人类受体为 HER2、HER3 和 HER4[452]。

啮齿动物出生后的大多数组织中存在 EGF、pre-pro-EGF mRNA 和 EGF 受体，但在唾液腺和肾脏中 mRNA 水平最高。胎鼠中 EGF 和 pre-pro-EGF mRNA 水平缺失或较低，在新生早期小鼠组织中仍较低[453]。尽管如此，EGF 受体基因敲除小鼠表现出上皮不成熟和多器官衰竭，并早期死亡[453]。出生后的最初 2 个月内，小鼠组织中 EGF mRNA 浓度升高；实际上，3 周龄至 3 月龄唾液腺中的 EGF 浓度升高了 1000 倍。在 1 周龄至 2 月龄，小鼠尿中 EGF 水平增加 200 倍，肾脏浓度增加 10 倍。出生后的第 1 周，小鼠眼组织中的 EGF 浓度增加 100 倍[452]。肝脏 EGF 浓度增加较慢，

血清浓度也是如此，并且在发育小鼠中，血清和肝脏EGF浓度之间存在高度相关性[452]。因此，在新生儿早期，啮齿动物中EGF的产生加速，正是在这段时间内，大多数激素也在刺激生长和发育。

胎鼠和人类组织中的TGFα浓度较高[451, 454, 459]。小鼠中的免疫反应性TGFα浓度在胎儿/新生大鼠的肺、脑、肝和肾组织中处于相对较高水平时可测出，并且TGFα的个体发育模式具有组织特异性；研究的大多数晚期胎儿组织中均含有TGFα，并且在生长和发育期大部分组织中的水平持续存在或升高[454]。

在啮齿类动物和绵羊中，EGF可刺激新生动物的眼睑过早张开和牙萌出，刺激肺成熟，促进器官培养中的腭发育，刺激胃肠道成熟，引起垂体激素（包括GH、PRL和ACTH）的分泌，并刺激胎盘分泌绒毛膜促性腺激素和胎盘催乳素产生[452, 453]。

EGF和TGFα均竞争性与EGF受体结合，因此，这两种因子可通过与相同的EGF受体发生相互作用，加速新生啮齿动物的睁眼和牙齿萌出[452]。大量证据表明，生长因子EGF家族在哺乳动物CNS的发育中发挥作用[456]。EGF、TGFα、神经调节蛋白和EGF受体广泛分布于神经系统[452, 157, 460]。作为星形胶质细胞的分化因子，EGF促进星形胶质细胞的增殖，并增强特定神经胶质细胞的存活和生长[457, 458]。神经调节蛋白、ErbB2、ErbB3或ErbB4缺陷的转基因小鼠可发生宫内死亡，伴有心脏异常和后脑、中脑和腹侧前脑发育异常[459, 460]。

EGF在啮齿动物妊娠过程中也发挥重要作用。在妊娠期间，小鼠母体唾液腺和血浆EGF浓度增加了4～5倍[461]。切除唾液腺可阻止血浆EGF的升高，并使达到足月妊娠的小鼠数量减少50%，降低存活幼崽的百分比，并减少分娩胎儿的顶臀长度[461]。对无唾液腺的妊娠小鼠，给予EGF抗血清可进一步增加流产率，而给予EGF可改善妊娠结局[461]。由于母体EGF分子太大，不能穿过胎盘屏障，因此，其作用可能是通过对母体代谢或胎盘产生影响起作用的[461]。胎盘富含EGF受体，结合并降解EGF成氨基酸[452]。TGFα也可由啮齿动物的母体蜕膜产生，刺激蜕膜组织增殖和蜕膜PRL生成。

（四）其他因素

参与胎儿生长发育的其他生长因子包括造血生长因子、PDGF、FGF、VEGF和TGFβ家族成员[157, 462]。细胞外生长因子的TGFβ超家族包括超过35个成员，包括TGFβ、BMP、生长和分化因子、活化素、抑制素、米勒抑制物质、Nodal和Lefty等[463]。这些配体激活多种组织中表达的12个跨膜丝氨酸/苏氨酸激酶受体。该家族成员对早期胚胎发育、左右不对称发育、心脏和血管系统发育、颅面发育、神经系统发育

和骨骼形态发生至关重要，并对身体组成和生长有重要作用。

造血生长因子在发育过程中对胎儿也有活性；胎羊的促红细胞生成素是由肝脏而不是肾脏生成的，胎羊的促红细胞形成素基因表达受糖皮质激素的调节[464]。分娩后转为由肾脏生成[465]。出生后，甲状腺激素、睾酮和缺氧可调节促红细胞生成素的生成。PDGF代表来自两个基因位点的PDGFA链和PDGFB链的同源二聚体和杂合二聚体家族[466]。已确定了两种PDGF受体，即PDGFα和PDGFβ。PDGF及其受体的基因在许多组织中表达。小鼠PDGFA基因失活导致肺、皮肤、肠道、睾丸和大脑缺陷，导致出生后早期死亡[466]。PDGFB基因失活导致微血管破裂和渗漏，并伴有出血、水肿和宫内死亡。

肝素结合生长因子的FGF家族目前包括17个成员，对发育、血管生成、伤口愈合和其他生物学系统具有不同作用[467, 468]。这些效应由4个相关基因转录的配体活化酪氨酸蛋白激酶受体介导。几种受体亚型是选择性RNA剪接的产物[157, 451]。已确定小鼠中FGF和FGFR基因的靶向破坏在发育中具有关键作用[157, 467]。FGF3缺陷小鼠具有尾部和内耳缺陷。FGF4基因敲除是致命的，会导致早期死亡。FGFR1基因敲除也会导致早期胎儿死亡。FGF10基因敲除小鼠在出生时死于肺发育不全。FGF4、FGF8、FGF9、FGF10或FGF17缺乏与肢体畸形相关。FGF8缺陷导致左右轴模式异常。在小鼠中，FGFR3基因敲除导致软骨细胞肥大和骨长度增加[451]。在人类中，多种功能获得性FGFR突变与软骨发育不良和颅缝早闭综合征相关[451]。另外，FGFR1和FGF8的功能缺失性突变与Kallmann综合征或低促性腺激素性功能减退症相关；FGF8突变也与前脑无裂畸形相关[62, 469, 470]。FGF与EGF一样，刺激胎盘上皮细胞系产生hCG[465]。FGF21主要由肝脏生成，但也在脂肪细胞和胰腺中表达，通过在这些组织和大脑中的多向作用调节葡萄糖和脂质代谢。在小鼠热量限制期间，FGF21增加导致生长减弱和GH不敏感。此外，高浓度的FGF21可直接抑制生长板软骨细胞增殖和分化。据报道，FGF21浓度与线性生长存在负相关，高水平的FGF21与早产儿的生长障碍相关[471]。其机制可能涉及GH诱导的SOCS2表达（负调节GH信号）和抑制GH诱导信号STAT5磷酸化引起的GH抵抗。这些观察结果及胎盘中含有FGF、NGF、TGFα、TGFβ、IGF-1和IGF-2的事实表明，胎盘在调节胎儿生长中起重要作用。

最后，Wnt信号、Notch信号、BMP信号和Hedgehog信号在胚胎形成和胎儿器官生长发育中起主要作用。这些信号通路也参与骨骼发育和生长，因此对胎儿大小有重要影响[472]。

五、胎儿激素作用的中和

在胚胎形成后，胎儿环境通过一系列广泛和特殊的生长因子来优化身体生长和器官发育，并通过胎盘维持胎儿底物供应。宫外环境的内分泌和代谢系统演变以维持不断变化的外部环境中代谢稳定。胎儿的激素系统被编程为在最小的激素干扰下维持合成代谢。因此，分解代谢和产热激素的产生是被限制的，而改变代谢底物供应和分布途径的激素的作用是被削弱的（表 23-6）。

（一）激素分泌的限制

人类胎儿胰腺在妊娠中期发挥功能，但在新生儿期之前，对葡萄糖或丙酮酸盐的反应性胰岛素分泌极少 [354, 355]。尽管胎儿血中胰高血糖素浓度相对较高，但胰高血糖素分泌也会减弱。慢性高血糖（如糖尿病母亲的婴儿）可导致胎儿胰岛增生和胰岛素分泌增加，胎儿快速输注亮氨酸、精氨酸或甲苯磺丁酰胺可刺激胰岛素释放 [355, 358]。此外，在新生儿期，胰岛素和胰高血糖素对葡萄糖的反应性分泌迅速发展。目前尚不清楚有限的胎儿胰岛细胞反应性是由相对稳定的胎儿血糖浓度还是由时间固定的成熟过程所致。

（二）非活性激素代谢物的生成

在妊娠后半期，皮质醇通过 11βHSD2 的活性在胎儿组织中代谢为无活性的可的松。类固醇激素可通过胎盘，包括皮质醇。妊娠中期，胎盘 11βHSD2 活性较低，部分皮质醇转运给胎儿。在胎盘雌激素的控制下，妊娠后半期胎盘 11βHSD2 活性增加，近足月时酶活性较高 [25, 194]。母胎皮质醇转运逐渐减少。此外，尽管许多成人组织可将可的松转化为皮质醇，但在胎儿期大部分时间内的转化有限。因此大部分穿过胎盘或由胎儿生成的皮质醇被胎盘或胎儿组织灭活为可的松。

妊娠 30 周后，胎儿血浆中可的松的浓度高出皮质醇浓度 3~4 倍（图 23-5）。从目的上讲，这将有助于保护胎儿的合成代谢和促进生长环境，最大限度地减少皮质醇对早产发生和分娩的影响。30 周后，胎儿组织和血浆中的皮质醇与可的松的比例增加，这是因为胎儿分泌增加，胎盘和胎儿组织中皮质醇向可的松转化减少 [194]。皮质醇在近足月时对一些胎儿组织成熟具有重要的作用。

胎儿甲状腺激素代谢的特点是活性甲状腺激素转化为无活性的 rT_3 和无活性的硫酸化碘甲状腺原氨酸，以及在特定的组织中对甲状腺激素的受体和受体后反应有限 [219, 232]。胎盘含有碘甲状腺原氨酸内环单脱碘酶，可以催化母体 T_4 转化为 rT_3。与成人肝脏和肾脏不同，胎羊肝脏和肾脏的 D_1 活性浓度较低，因此 T_4 转化为活性 T_3 的能力有限，大量无活性的碘甲状腺原氨酸硫酸结合物蓄积 [219, 233]。因此，直到妊娠最后几周，胎儿的血浆 T_3 浓度仍较低（图 23-8）。特定的胎

表 23-6　胎儿激素作用的中和	
无活性代谢产物的产生	
活性激素	无活性代谢物
皮质醇	可的松
T_4	rT_3、T_4S、rT_3S
T_3	T_3S、T_2
受体的延迟表达或中和	
活性激素	受体
生长激素	GHR
甲状腺激素	TRα、TRβ
儿茶酚胺	βAR
雌激素	ERα、ERβ
胰高血糖素	GR
激素分泌的限制	
活性激素	分泌细胞
胰岛素	胰岛 B 细胞
胰高血糖素	胰岛 A 细胞

AR. 受体；T_2. 二碘甲状腺原氨酸；rT_3. 反 T_3；$T_4S.T_4$ 磷酸盐

儿组织（脑、棕色脂肪组织）具有 D_2 活性，有助于维持局部组织 T_3 浓度；局部 T_3 在发育中非常重要，尤其是在甲状腺功能减退的胎儿中 [219, 473]。人类胎儿在近足月和新生儿期，血浆 T_3 浓度急剧升高，推测是因 T_3 生成增加所致，预示着甲状腺激素开始对生长发育和代谢产生作用（图 23-8）。

（三）受体应答的中和

特定的胎羊组织似乎对甲状腺激素相对无反应。胎羊肝脏和肾脏产热（表现为耗氧量、钠钾泵活性和线粒体 α- 甘油磷酸酶活性）在妊娠晚期对外源性 T_3 无反应，许多组织（心脏、肝脏、肾脏和皮肤）中的甲状腺激素反应仅在围产期出现 [474]。胎羊心脏和肺中的 β 肾上腺素能受体在妊娠晚期对 T_3 无反应，但在新生儿期对 T_3 的反应增强 [21, 474]。在啮齿类动物中，出生时的发育与妊娠中期的人类胎儿发育相当，垂体 GH 浓度仅在宫外生命的前几周对甲状腺激素有反应 [475]。小鼠颌下腺中 EGF 和 NGF 浓度在出生后第 2 周对甲状腺激素产生应答，尿液和肾脏 EGF 浓度、肝脏 EGF 受体水平也是如此 [476, 477]。出生后第 1 周小鼠皮肤 EGF 水平和 EGF 受体有反应 [478, 479]。因此，尽管在发育中的大鼠和胎羊中存在显著浓度的核 T_3 受体，但这些物种中的许多甲状腺激素作用仍被延迟 [480]。这

种甲状腺激素应答延迟的机制尚不清楚，碘甲状腺原氨酸单脱碘酶表达的发育编程和通过无配体结合的 TR 或 TR– 相互作用的共抑制剂的基因表达编程可能都起作用。

高循环浓度的 GH 对胎儿的影响也很有限。胎儿躯体生长仅部分依赖于 GH；实际上，GH 缺乏的胎儿几乎没有生长迟缓[61, 444]。胎儿 GH 效应缺乏是由于 GH 受体或受体后机制的成熟延迟。在绵羊等动物中，肝脏 GH 受体结合仅出现在新生儿期[61]。受体缺乏也可能是胎儿近足月 PRL 生物活性有限的一个因素[61]。

其他系统对胎儿激素反应性的信息较少。胎羊心脏和肺中的 β 肾上腺素能受体结合在近足月时相对较低，在新生儿期对甲状腺激素的反应性增加[474]。早产羔羊出生时血浆儿茶酚胺激增，但血浆游离脂肪酸浓度相对轻度增加，表明儿茶酚胺反应降低[481]。胎儿血液中高浓度的孕酮和雌激素对胎儿的影响似乎也有限。孕酮受体在妊娠中期以低浓度存在于豚鼠肾、肺和子宫中，并逐渐增加直至足月[482]。在出生后的前 10 天，ER 出现在新生大鼠的子宫、输卵管、宫颈和阴道中，在妊娠中期 ERα 和 ERβmRNA 均存在于人类胎儿组织中[312, 483]。人类新生儿出生时往往表现轻度乳房增大，女婴出生时阴道雌激素化作用明显。雌激素的其他效应似乎有限（表 23–6）。

六、胎儿内分泌系统的编程

越来越明显的是，早期环境会对个体一生的健康产生重大影响。在过去几十年中，胎儿内分泌系统可塑性的概念已从几个哺乳动物物种的实验中演变而来，这些实验表明激素编程发生在胎儿或围产期发育的关键时期。我们对编程机制的理解正在扩展，表观遗传过程显然有关。

例子越来越多。在雌性啮齿动物中，新生儿短暂的雄激素给药使下丘脑 GnRH 分泌和垂体促性腺激素分泌的控制模式男性化。此外，可见成人行为和性活动的男性化，GH 分泌模式随着纵向骨骼生长和体重的增加而永久性改变[484, 485]。出生前雄激素编程绵羊神经内分泌青春期的时间：出生前睾酮剂量越高，青春期 LH 开始升高的时间越早[486]。妊娠大鼠在妊娠晚期给予雌激素会产生隐睾雄性后代，并可能永久性抑制成年雄性的精子生成[487]。对新生啮齿动物给予短暂的左甲状腺素可导致生长迟缓、青春期延迟、成人垂体重量下降、垂体 TRH 浓度降低、血清 TSH 水平降低和 TSH 对丙硫氧嘧啶激发的反应性降低[488, 489]。新生大鼠给予胰岛素或四氧嘧啶会导致葡萄糖耐量永久性改变[490]。新生大鼠单次给予血管升压素可永久性增强成人对血管升压素的反应[5, 32]。大鼠胎儿暴露于高母体糖皮质激素浓度会抑制胎儿生长，并导致后代出

现高血压[9]。此外，据观察，永久性编程可以传递给后代，从而产生表观遗传效应的概念[490, 491]。

通过观察胎儿和早期生命健康指标（如出生大小、婴儿死亡率）与成人疾病之间的生态相关性，扩展了胎儿编程的概念。20 世纪 80 年代提出的成人疾病有胎儿和围产期起源的概念被称为 Barker 假说[492]。目前有大量证据表明，IUGR 与晚期高血压、胰岛素抵抗、糖尿病、心血管和冠心病的风险增加相关[493–500]。编程涉及表观遗传学、神经内分泌、激素受体，以及涉及胎盘和胎儿的代谢改变。

胎儿的生长涉及表观遗传和遗传因素之间复杂的相互作用。此外，人们越来越认识到环境的影响。研究表明，空气中污染物（如镉和香烟烟雾等）可能会改变甲状腺激素功能，而甲状腺激素对生长至关重要。最近一项关于细颗粒物空气污染作用的研究报道称，妊娠晚期直径小于 2.5μm（PM2.5）的细颗粒物会影响胎儿甲状腺功能[501]。在脐血中，TSH 和 $FT_4 : T_3$ 比率随着暴露于 PM2.5 的增加而降低，可能是通过糖皮质激素活性间接调节下丘脑 – 垂体 – 甲状腺轴来实现的[502]。

近年来，发现了越来越多的表观遗传效应和相应的临床综合征。表观遗传效应包括遗传印迹。印迹基因是哺乳动物和有袋动物的一类基因，其表达取决于亲本来源；它们仅从父系或母系基因拷贝表达，而不是双亲表达。迄今为止，已有超过 150 个人类基因被证明是印迹的[503]，但是很可能还有更多。

在大多数印迹疾病中描述了 4 类分子变化：单亲二倍体、染色体不平衡、异常甲基化（表观遗传突变）和印迹基因中的基因组突变。这些都改变了印迹基因的表达，但是决定表型的是突变影响的亲代等位基因。迄今为止，仅报道了 Beckwith-Wiedemann 综合征、Silver-Russell 综合征和 Angelman 综合征、性早熟和假性甲状旁腺功能减退症（pseudohypoparathyroidism，PHP）的印迹基因的基因组点突变。印迹是通过 DNA 甲基化、转录后组蛋白修饰、染色质结构和非编码 RNA 在表观遗传学（通过营养等因素）上进行控制的。印迹位点通常包含多个在表观遗传调控下的基因，在具有相同 DNA 序列的细胞中导致阶段特异性和组织特异性转录活性。大多数印迹疾病中，仅疾病特异性位点受到影响，但据报道，越来越多的患者表现出多位点甲基化印迹紊乱（multilocus methylation imprinting disturbance，MLID）[504]，其机制目前尚不清楚。

许多印迹基因参与胎儿生长的控制[505]。父亲表达的印迹基因往往会促进胎儿生长，而母亲表达的基因往往会抑制胎儿生长。敲除父源表达的 IGF-2、PEG1、PEG2 和胰岛素基因会导致 IUGR，而敲除母源基因 H19、IGF-2R 或过表达 IGF-2 会导致胎儿过度生长[505]。最近，在生长受限患者中发现 IGF-2 突变，表明 IGF-2

不仅介导出生前生长，还有助于出生后生长，具有多效性[436]。IGF-2 突变在过度生长和生长限制表型中的作用是可以想象的，正如在 11p15.5 中 CDKN1C 的功能相反突变所显示的那样[506]，在超过 50% 的 SRS 患者中发现 H19/IGF-2 结构域 DNA 甲基化缺失（loss-of-methylation，LOM）[507]。相反，在 10% 的 BWS 患者中发现该结构域甲基化增加。已经描述了其他基因的改变，包括胰岛素基因串联重复序列的修饰[508]。

胎儿的激素来源于胎盘、母体、胎儿内分泌腺，以及胎儿或胎盘组织中的循环前体。这些广泛联系母体 – 胎盘 – 胎儿内分泌相互作用的网络和发育内分泌和代谢系统的表观可塑性促进了内分泌系统的编程。编程可能相对性表现为系统局限性。其他例子包括多年前的观察结果，即妊娠女性服用己烯雌酚会增加女性后代在 20—30 岁的阴道腺癌患病率[498]。最近，研究表明仓鼠和小鼠出生前或出生后己烯雌酚暴露通过影响编程子宫分化的遗传途径干扰正常子宫发育，并导致 cJun、cFos、Myc、Bax 和 Bclx 水平升高的增生性和肿瘤性子宫病变[509, 510]。

胎儿期雄激素过度暴露与后来的多囊卵巢综合征有关[498]。激素编程在细胞系和单细胞有机体中也可以证明，在这些细胞系和有机体中，单次暴露于激素可导致激素反应特征或激素原处理的持续性改变[511, 512]。大鼠妊娠期营养不足会导致成年期肥胖、高胰岛素血症和高瘦素血症；当后代接受高脂食物时，该表型可能会增强。新生儿瘦素治疗使编程表型正常化，表明在发育可塑性期间代谢编程可能是可逆的[513]。

母体营养不足和胎儿 IUGR 的影响可扩展到多个系统，推测过量的母胎糖皮质激素起着重要的编程作用。糖皮质激素在胎儿体内具有广泛的作用，可改变妊娠晚期胎儿多种细胞和组织中的受体、酶、离子通道和转运蛋白，并可诱导其他内分泌系统的编程。在整个妊娠期，它们可改变胎盘和胎儿中的 GLUT 基因表达，影响各种组织中 IGF 和糖皮质激素受体基因的表达，影响几种转录因子的表达，并影响胎盘、肝脏、肾脏、肠和肺中的多种酶[514]。已证实宫内暴露于应激或高水平内源性或外源性糖皮质激素对大脑发育（尤其是边缘区）具有分子和结构影响，认知损害并增加对应激的焦虑和反应性[515]。此外，最近的研究已经开始在大鼠模型中显示跨代效应，宫内暴露于糖皮质激素导致两代后代出生时体重低于对照组，以及糖耐量异常和行为改变[491, 516]。这些编程效应通过母系或父系传递，暗示了一种表观遗传机制。HPA 轴似乎在成人疾病的胎儿编程中发挥重要作用，但病理机制尚不清楚。在妊娠小于 32 周的极早产儿中，出生后观察到相对肾上腺功能不全，而在成年期观察到慢性糖皮质激素过量的不良影响[517, 518]。母体营养不足、应激和胎盘功能障碍与母体和胎儿糖皮质激素浓度升高相关，

这对 IUGR 和成人内分泌系统和代谢的程序性变化有重要影响[496, 514, 519]。有研究证明，在关键的发育窗口期断奶前给予生长激素治疗，可预防母体营养不良导致的出生后生长模式变化和相关肥胖，使身体生长轨迹正常化，并逆转成年后代的代谢失调[520]。这些发现表明，对 GH-IGF-1 轴的早期干预可能减弱或阻止胎儿编程的长期后果。

七、过渡到子宫外生活

向子宫外生命的过渡包括从受保护的宫内环境中突然娩出，胎儿被胎盘保护进入到相对恶劣的宫外环境。由于胎盘能量和营养物质的供应被移除，新生儿必须开始呼吸空气，并抵抗低温、低血糖和低钙血症。肾上腺皮质和自主神经系统（包括主动脉旁嗜铬系统），对宫外适应至关重要。长期过渡需要适应间歇性营养供应和短暂性底物缺乏的环境，并需要 PTH– 降钙素系统和内分泌胰腺的分泌控制机制成熟。

（一）皮质醇激增

在大多数哺乳动物中，皮质醇激增发生在近足月时，并通过胎儿肾上腺生成的皮质醇增加和皮质醇向可的松的转化率降低诱导。PePe 和 Albrecht 提出，早产儿皮质醇激增是由于雌激素渐进性刺激胎盘 11βHSD2 活性，随后皮质醇向可的松的胎盘转化增加[194]。母体 – 胎儿皮质醇转运的减少导致通过负反馈控制回路刺激胎儿 CRH 和 ACTH 的分泌。同时，在胎儿组织中雌激素刺激的 11βHSD2 活性增加增强了相对胎儿皮质醇缺乏和 CRH-ACTH 反应[194]。胎盘 CRH 也可能增强胎儿肾上腺活化。最近的数据表明，妊娠晚期胎盘和宫内胎膜中 11βHSD1 的表达和活性增加，导致分娩前局部皮质醇的生成增加[521]。皮质醇激增可产生许多作用（图 23–14）[522-524]。

- 增强肺组织表面活性剂的合成。
- 增加肺液的再吸收。
- 增加肾上腺髓质 PNMT 活性，进而增加去甲肾上腺素甲基化为肾上腺素。
- 增加肝脏碘甲状腺原氨酸外环单脱碘酶活性，从而将 T_4 转化为 T_3。
- 降低动脉导管对前列腺素的敏感性，促进导管闭合。
- 诱导多种酶成熟和小肠转运过程。
- 刺激肝酶成熟。

在某些情况下，这些事件涉及特异性蛋白质或酶的合成增加。在其他情况下，如对动脉导管的作用，其机制仍不明确。

皮质醇的继发性作用也促进了宫外适应。T_3 浓度升高刺激 β 肾上腺素能受体结合，增强肺组织表面活性物质合成，并增加棕色脂肪组织对 NE 的敏感性。基因靶向 CRH 或糖皮质激素受体缺陷对小鼠的影响证

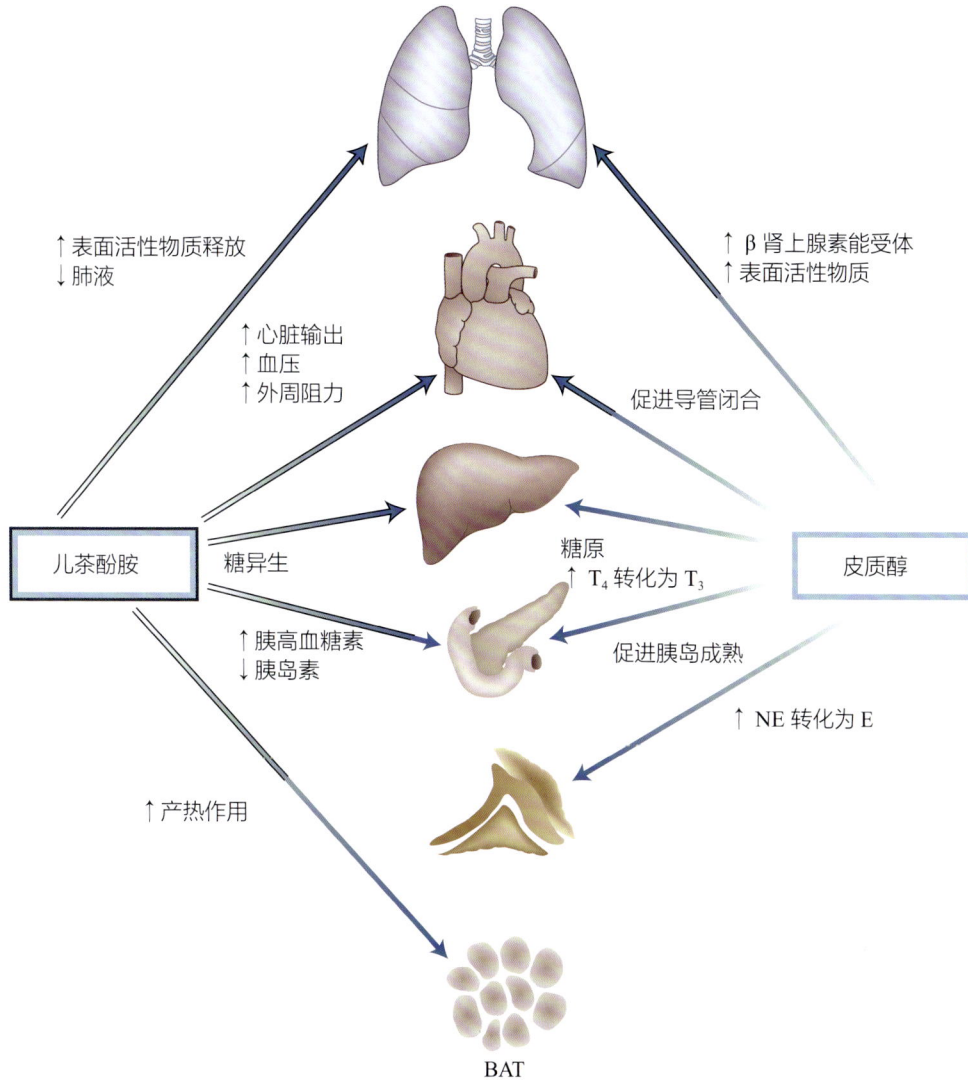

▲ 图 23-14　胎儿适应宫外环境时皮质醇和儿茶酚胺的作用

出生前皮质醇激增促进了多个器官系统的功能成熟。新生儿儿茶酚胺激增可触发或增强许多宫外心肺和代谢功能适应，这些适应对宫外生存至关重要的。BAT. 棕色脂肪组织；E. 肾上腺素；NE. 去甲肾上腺素；T_3. 三碘甲状腺原氨酸；T_4. 甲状腺素

实了出生前皮质醇的重要性；纯合 CRH 缺陷或糖皮质激素受体缺陷动物的后代在最初 12h 内死于肺发育不良和表面活性物质缺乏[525, 526]。

由于出生前皮质醇激增的适应效应，目前建议在受到早产风险威胁的孕妇中进行产前皮质类固醇治疗。一般而言，出生前暴露于增加的糖皮质激素浓度的早产儿的总体发病率和死亡率低于未经治疗的婴儿。

（二）儿茶酚胺激增

分娩还引起新生儿儿茶酚胺急剧激增，导致脐带血中 NE、肾上腺素和多巴胺浓度异常高[319]。由于外周和肾上腺髓质及主动脉旁儿茶酚胺的释放，血浆 NE 浓度超过肾上腺素浓度。足月儿自然分娩后，脐血 NE 浓度通常为 15nmol/L（2500pg/ml），肾上腺素浓度为 2nmol/L（370pg/ml）[319]。早产儿脐带血中的 NE 浓度为 25nmol/L（4200pg/ml），肾上腺素浓度为 35nmol/L

（640pg/ml）。这些变化引起了关键的心血管适应，包括血压升高、心脏肌力效应和胰高血糖素分泌增加、胰岛素分泌减少、棕色脂肪组织产热增加、血浆游离脂肪酸浓度和肺适应性（包括肺液体转运和表面活性剂释放增加）[319, 521]。

（三）新生儿棕色脂肪组织产热

棕色脂肪组织是新生儿产热的主要部位，在哺乳动物胎儿中尤其明显。最大的棕色脂肪组织积聚包绕肾脏和肾上腺，少量包绕纵隔和颈部血管[234]。棕色脂肪组织的质量在出生时达到峰值，并在出生后数周内逐渐减少。手术切除该组织会导致新生儿体温过低。NE 通过 β 肾上腺素能受体刺激棕色脂肪组织产热，该组织对 NE 的最佳反应取决于甲状腺激素[527]。棕色脂肪组织富含线粒体，其中含有独特的 32kDa 蛋白质（产热素），可解耦联二磷酸腺苷的氧化和磷酸化，减少

ATP 生成，从而增强产热[234]。产热素具有 T_3 依赖性，并且棕色脂肪组织含有 D_2，可将 T_4 局部脱碘至 T_3[234]。羊胎分娩前，棕色脂肪组织中儿茶酚胺刺激的细胞呼吸完全成熟，需要甲状腺激素[234]。对该物种进行胎儿甲状腺切除术会导致明显的低体温，血浆游离脂肪酸浓度低，血浆肾上腺素浓度升高[528]。胎儿甲状腺切除术可减少棕色脂肪组织的基础产热，以及 NE 刺激和双丁酰 cAMP 刺激的产热。

棕色脂肪组织的快速产热对新生儿的存活至关重要。在新生儿早期，儿茶酚胺释放是棕色脂肪组织产热的刺激因素，切断脐带可显著增加对儿茶酚胺的反应性[527]。胎儿缺氧和胎盘抑制剂，包括前列腺素 E_2 和腺苷，似乎抑制子宫内棕色脂肪组织产热[527]。新生儿期剪断脐带、新生儿降温、儿茶酚胺刺激、棕色脂肪组织中 T_4 向 T_3 的转化增加是介导和促进新生儿产热的基本组分。既往认为棕色脂肪组织在出生后不久即消退，但 ^{18}F-FDG-PET 和 CT 联合已确定成年人中仍有活跃的棕色脂肪组织，并显示棕色脂肪组织活性与基础代谢率呈强正相关[529-531]。

（四）钙稳态

在子宫内，从母体到胎儿的主动钙转运通过胎盘进行，占胎儿钙储备的 20%～30%。新生儿必须从 PTHrp 和降钙素调节的高钙环境迅速调整为需要 PTH 和维生素 D 调节的低钙环境。足月儿胎盘取出后，血浆总钙浓度下降，在出生后 24h 内达到约 2.3mmol/L（9mg/dl）的最低值[390]，离子钙浓度达到约 1.2mmol/L（4.8mg/dl）的低水平[532]。新生儿期的血浆 PTH 浓度相对较低，出生后 2～3 天内对低钙血症的反应极小。脐带血中降钙素浓度较高（约 2000ng/L），在新生儿早期进一步升高，并在出生后数天内保持高水平[390, 533]。相对迟钝的 PTH 反应和较高的降钙素浓度导致 2～3 天的短暂性新生儿低钙血症[533, 534]。降钙素分泌的抑制和 PTH 分泌刺激逐渐导致新生儿血清钙浓度升高。新生羔羊中 PTHrp 的消失大约与钙浓度恢复至成人范围的时间一致[390]。新生儿甲状旁腺由 PTHrp 转变为 PTH 分泌的机制尚不清楚。

在人类新生儿中，钙稳态也受到持续数天的低水平肾小球滤过率的影响[533, 534]。此外，出生后最初几天肾脏对 PTH 的反应性降低。这些因素限制了磷酸盐的排泄，并使新生儿易患高磷血症，特别是饮食中含有高磷牛奶，如喂食非配方牛奶时。与足月儿相比，早产儿的 PTH 往往更低，降钙素浓度更高，肾功能更差；在这些婴儿中，新生儿低钙血症可能更明显，持续时间更长，症状性低钙血症的发生率更高。出生窒息也使新生儿易患低钙血症[534]。母亲患有与甲状旁腺功能亢进相关的高钙血症，其所生婴儿的症状性低钙血症发生率较高。这些婴儿的甲状旁腺功能抑制更明显，新生儿期一过性甲状旁腺功能减退时间更长。

足月儿 PTH 分泌和钙稳态通常在 1～2 周内恢复正常，而早产儿则在 2～3 周内恢复。

（五）葡萄糖稳态

通过胎盘持续静脉输入葡萄糖满足了胎儿能量需求，胎儿葡萄糖摄取与母体血糖浓度和经胎盘梯度直接相关。内源性葡萄糖生成极少。葡萄糖和其他底物以脂肪和糖原的形式储存，为分娩做准备。分娩过程中，糖皮质激素和儿茶酚胺等应激激素的分泌导致胎儿血糖浓度升高，因此脐血血糖浓度通常较高。

在分娩时脐带夹紧后，母体停止供应葡萄糖。正常足月儿在出生后 2～4h 内血糖浓度立即下降，产后最初几个小时内从接近母体水平降至约 2.5mmol/L（45g/dl）[354, 355]。低浓度通常是一过性、无症状的，是宫外生活正常适应的一部分。在足月婴儿中，代谢适应通过产生替代能量物质来代偿，通过将乳汁引入肠道完成向间歇喂养和禁食的转变，几乎没有外部证据表明其变化的程度。胰岛素拮抗性调节激素迅速变得有活性，儿茶酚胺、胰高血糖素、GH 和糖皮质激素浓度升高，胰岛素浓度降低[354, 355]。胰岛素浓度在出生时较低，并随着低血糖的发生而进一步降低。早期胰高血糖素应答持续时间较短，但在最初 12～24h 内浓度保持在约 100ng/L；在此期间，胰高血糖素/胰岛素比值足够高，足以将葡萄糖浓度稳定在 2.8～4mmol/L（50～70mg/dl）的范围内。早期的胰高血糖素和儿茶酚胺激增耗尽了肝糖原储备，因此，血糖浓度在 12～18h 后恢复正常需要在高血浆胰高血糖素与胰岛素比值的刺激下肝糖异生的成熟[355]。在出生后早期，胰高血糖素分泌逐渐增加，尤其是在蛋白质喂养的情况下，这会刺激肠道胰高血糖素释放和胰腺胰高血糖素分泌[354, 355]。这些变化共同导致血糖浓度稳定，尽管直至出生后约 72h 才能达到成人的血糖浓度。

这种生理序列演变的异常可能导致低血糖发生，最常见于出生后最初数小时内。如果这些激素的正常关系受到干扰，则会发生严重低血糖，但这些变化的净效应是在开始喂奶的最初几个小时内将血糖浓度稳定在较低水平。酮体的可用性允许葡萄糖保证对脑供应。然而，当婴儿早产或宫内发育迟缓后就会受到损害，这种适应的过程是不完整的。

由于糖原储备减少和肝糖异生耗尽，早产儿的低血糖更严重，持续时间更长。由于相对的高胰岛素血症，糖尿病母亲所生的婴儿发生更严重的新生儿低血糖机会更多。健康足月儿在出生后 5～7 天内达到葡萄糖稳态，早产儿可能需要 1～2 周。

（六）其他激素适应

胎盘的娩出导致胎儿血中雌激素、孕酮、hCG 和 hPL 浓度下降。雌激素浓度的下降可能消除了对胎儿垂体 PRL 释放的主要刺激，PRL 浓度在数周内下降。相对延迟的下降可能是由胎儿垂体中的催乳素细胞增生或下丘脑多巴胺分泌的成熟延迟所致。出生后最初几周内，下丘脑 – 垂体反馈控制 GH 释放的成熟延迟可引起 GH 浓度逐渐下降[57]。在新生灵长动物，血浆 GH 浓度和 GH 对外源性 GHRH 的反应性同时降低[535]。机制尚不清楚，可能涉及分泌变化或垂体对 GHRH 或生长抑素的敏感性降低，或两者均有可能。IGF-1 和 IGF-2 浓度在几天内降至婴儿值水平，可能与胎盘 hPL 和胎盘 IGF 生成被去除有关（图 23–5）。

在男婴中（图 23–10），随着 hCG 刺激减弱，睾酮浓度短暂下降，垂体 LH 分泌适度反弹，血浆睾酮再次激增，显著水平持续达数周[57, 536]。这种激增由下丘脑 GnRH 介导，用 GnRH 激动剂阻断新生猴的垂体 – 睾丸轴可消除新生猴的 LH 和睾酮水平升高[537]。这种阻断还可导致这些动物血浆 LH 和睾酮浓度的增量低于正常，青春期睾丸的增大低于正常，表明垂体 – 睾丸激活的新生儿 GnRH 释放可能对雄性灵长类动物的正常性成熟至关重要[537]。在女性中，FSH 的一过性、继发性激增可能一过性升高雌激素浓度。

分娩导致胎儿可的松 / 皮质醇比值升高逆转，新生儿血浆皮质醇浓度升高，尽管血浆 ACTH 浓度相对较低（图 23–7）。这种增加可能是由于雌激素对肾上腺 3βHSD 的抑制作用降低，也可能是由于胎盘 CRH 对胎儿垂体 ACTH 释放的作用消除。血浆 DHEAS 和 DHEA 浓度随胎儿肾上腺萎缩而下降。

出生后数分钟内血清 TSH 浓度的升高是由新生儿在宫外环境中的降温引起的[21, 219]。足月儿中，TSH 峰值出现在 30min 时，浓度约为 70mU/L（图 23–7）。该峰值引起甲状腺分泌 T_4 和 T_3 增加。此外，肝脏和其他组织 T_4 向 T_3 的转化增加，将 T_3 浓度维持在 1.6~3.4nmol/L（105~220ng/dl）的宫外范围内。TSH 浓度重新平衡至正常宫外范围可能是由于出生数周内重新调整了未受控的血清 T_3 浓度，甲状腺激素对 TSH 的反馈控制成熟[21, 538]。胎儿和新生儿组织产生的 rT_3 在 3—4 周龄时减少，此时血清 rT_3 达到成人浓度。

八、母胎医学

胎儿成像、基因组学和微创技术的进步，以及对许多内分泌疾病的宫内内分泌环境和自然史的更好理解，彻底改变了胎儿和新生儿内分泌疾病的管理理念。这一进展为疾病的诊断、胎儿内分泌代谢紊乱的治疗、胎儿生长障碍的管理、围产期或新生儿内分泌功能障碍的诊断和管理奠定了基础。此外，对发育内分泌学的了解与早产儿、婴儿和胎儿生长迟缓儿童的管理策略，以及对成人内分泌和代谢疾病发病机制的了解越来越相关。高达 18% 的婴儿早产，在过去几十年中，存活率有所提高。了解极早产儿的内分泌生理学并建立正常参考范围具有重要的临床价值。为此，最近建立了一个 24—32 周龄婴儿血样的生物样本库[539]。

我们现在正进入一个直接进入和管理宫内环境的时代，提供医疗和外科胎儿治疗，带来潜在的优势和不良影响[540]。随着羊水胎儿细胞取样、母体血浆 DNA 分析的应用和范围的扩大，以及胎儿可视化和宫内胎儿采血的出现，现在可以直接进行胎儿诊断[541]。用于胎儿评估的无创技术实现了低风险但稳健诊断的希望；实例包括母体血液中游离胎儿 DNA 的取样和分析，以及分析在母体部位可获得的胎儿产物。出生后，可通过分析胎粪、胎发和其他替代基质来回顾性评估胎儿的出生前环境和（或）药物暴露[542]。胎儿肾上腺和甲状腺疾病的宫内诊断已成为诊疗常规[543, 544]，其次是宫内治疗策略，尽管这些方面经常存在争议。例如，甲状腺功能减退胎儿甲状腺肿的治疗存在与诊断性羊膜穿刺术 / 脐带穿刺术和羊膜内甲状腺激素治疗相关的重大风险（包括流产）[545]。这些风险往往妨碍了对最佳出生前治疗进行大规模研究。

胎羊静脉营养补充可预防某些形式的生长迟缓，动物胎儿可通过留置泵进行长期胎儿治疗[546]。这些方法，加上合成激素和生长因子激动剂和拮抗药的可用性增加，有助于直接胎儿内分泌治疗。此外，宫内干细胞移植已成功用于矫正先天性血液系统疾病。妊娠早期的胎儿是细胞疗法的良好接受者，胎儿细胞移植可能适用于特定内分泌和代谢疾病的治疗[547]。例如，涉及内分泌胰腺的研究表明，羊子宫内干细胞移植后可实现循环中人胰岛素长期释放，这可能转化为糖尿病细胞治疗[548]。

最后，在动物中进行胎儿和新生儿基因治疗的经验越来越多[549]，尽管该领域仍然是医学的一个具有挑战性的前沿领域。例如，胎盘内基因疗法是一种新型策略，可利用出生时被丢弃的器官实现。近期在兔身上进行的初步研究结果表明，胎盘基因疗法可能是宫内生长受限的有效疗法，目前对此尚无治疗方法[550]。

母胎医学的快速发展提出了复杂的伦理和医学法律挑战，这些挑战与创新治疗与人体实验有关，无论有没有"医学研究"的保护伞。这些存在于黑白之间灰色地带，强调需要更清晰、负责的指导方针和深思熟虑、安全的实践，以便提供更卓越的治疗手段[551]。

Part B 儿 童
Childhood

第 24 章 性发育异常
Disorders of Sex Development

YEE-MING CHAN　SABINE E. HANNEMA　JOHN C. ACHERMANN　IEUAN A. HUGHES　著

李 晶　陈翠红　杨海燕 译　秦映芬　王 广 校

要点

- 不同专业健康保健人员可能会遇到不同年龄的性发育障碍，儿科和内分泌学家在诊断、治疗和疾病管理方面发挥着核心作用。
- DSD 表现多样，存在许多潜在诱因，了解性发育和类固醇生成的基本生物学有助于理解这类疾病。
- 准确诊断对于预测特定疾病的自然病史、确定相关特征、监测内分泌功能和肿瘤风险、评估生育潜力及就遗传模式向家庭提供咨询等非常重要。在特定情况下，诊断将影响患者的性别确认。
- 一系列特殊的生化检测和基因分析将有助于大多数类固醇生成障碍疾病的确诊。目前，性腺发育不良的儿童中只有不到一半的患者可获得基因诊断。
- 多学科协作是该类疾病诊断直至患者全生命周期管理的关键。有经验的心理学家及相关专业人员对于患者和家属可以提供全生命周期的有力帮助。支持团体也发挥着重要作用。
- 部分 DSD 出现于青少年甚至成年期。成人内分泌学家在管理成年期的年轻人以及长期随访儿童期诊断的 DSD 患者方面发挥着至关重要的作用。确诊实验和更敏感的检测方法对于该类疾病至关重要。

性发育异常（DSD）的定义是"染色体、性腺或解剖学上性别不典型"[1]，涵盖了不同生活阶段可能出现的多种情况。

新生儿期，约每 4500 名婴儿中就有 1 例出生时外生殖器发育不典型的患儿，这类患儿经专业检测评估前无法准确判定性别。DSD 有多种临床表现，包括产前核型和出生时外生殖器外观之间的不一致、双侧腹股沟疝、儿童期其他相关综合征（如肾脏）伴随性腺异常、青春期男性化、青春期发育不全或青少年原发性闭经，部分成年不孕症的患者也存在一定的性发育障碍。因此，DSD 的诊断和综合管理需要多学科参与，所有专业人员都应该了解 DSD 的含义、可能出现的情况及处置原则[1, 2]。

DSD 的诊断和管理需要富有经验的多学科团队[2, 3]。在儿童和青少年时期，儿科内分泌学家在该团队中发挥着关键作用，而成人内分泌学家参与了过渡期管理、激素替代和骨骼健康等长期问题的干预。泌尿科医生、妇科医生、生化学家、临床病理学家、放射科医生和遗传学家在此类疾病的管理中扮演着重要角色，此外，经验丰富的心理学家对处于人生关键时刻的 DSD 患者及其家人的心理支持也至关重要。在过去 10 年中，诊断概念、术语和对于疾病的态度发生了很多变化（表24-1），但DSD仍令患者有很大的耻辱感，建立支持团体和DSD群体的密切联系对于完善地方和国家层面最佳的诊治途径越来越重要。

为了与本书之前的版本保持一致，本章将首先描述生殖系统的发育，然后概述可归类为DSD的各种情况，最后探讨不同年龄段DSD的检查和管理方法。

一、生殖系统发育

人类的生殖系统发育始于受孕后4～5周，至青春期后完成第二性征和生育能力（即产生有活力的配子）。性发育是一个动态过程，需要许多基因、蛋白质、信号分子、旁分泌因子和内分泌刺激的相互作用[5-9]。在整个动物届，性别决定、分化和生殖策略的基本机制在不同物种中存在显著差异，性染色体组成、性腺发育和配子发生也存在差异[10, 11]。在本章中，我们将重点讨论人类生殖发育的基本机制。从正常和转基因小鼠的研究中获得的一些重要的信息，也会在本章涉及。有关垂体促性腺激素发育的更详细解释见第23章，正常和紊乱青春期的详细内容见第26章。

（一）性别决定与性别分化

性别决定是双潜能性腺发育成睾丸或卵巢的过程。性别分化指的是内外生殖器的发育，发育中的性腺产生肽类激素和性激素。

在典型的男性中，性别分化过程包括外生殖器的雄激素化（致阴茎和阴囊的形成）、米勒管结构的退化（导致子宫、输卵管和阴道上2/3的缺失）、沃尔夫结构的稳定（致精囊、输精管和附睾的发育），以及睾丸从泌尿生殖嵴的起源下降到阴囊的最终位置（图24-1）。

胎儿期的卵巢激素分泌对性别分化的影响不大。

表24-1　建议的命名	
之前的命名	目前建议的命名
阴阳人	性发育障碍
男性假两性畸形、XY型男性化不足、XY型性别分化障碍	46, XY DSD
女性假两性畸形、XX型女性化不足、XX型性别分化障碍	46, XX DSD
真两性畸形	卵睾DSD
XX男性或XX性反转	46,XX睾丸化DSD
XY性反转	46,XY完全性腺发育不良

经许可转载，引自Hughes IA, Houk C, Ahmed SF, et al.Consensus statement on management of intersex disorders. *Arch Dis Child*. 2006; 91: 554-562.

青春期时，雌激素合成刺激乳房和子宫发育，通过生殖内分泌轴的协调活动，最终形成正常的月经周期。因此，卵巢发育缺陷通常表现为青春期缺失。卵巢的发育和分化在过去一直被认为是一个"默认"或被动的过程，但卵巢的发育实际上涉及许多主动的过程。基因表达的研究表明，特定的基因与卵巢发育和功能完整性有关，其中一些基因（如RSPO1、NR2F2）可能会主动拮抗睾丸分化[6, 12-14]。既往所认为出生时卵巢的生殖细胞群体处于"静止"状态并缺乏类固醇表达的观点也在近年来的研究中逐渐被改变[15, 16]。

典型的性别发育过程中，性别决定和性别分化可

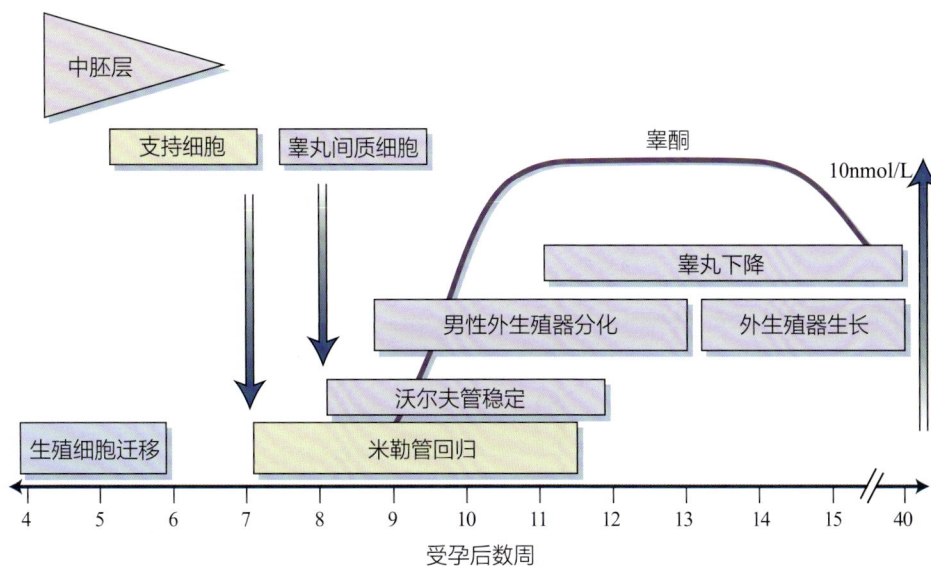

▲ 图24-1　男性胎儿性别分化相关的事件时间轴

中胚层是支持和睾丸间质细胞形成的组织来源。连续实线表示胎儿血清睾酮的升高，其峰值浓度约为10nmol/L（300ng/dl）

分为三个主要组成部分：染色体性别（即 X 和 Y 染色体）、性腺性别（即睾丸、卵巢或两者同时存在）和表型或解剖性别 [即男性和（或）女性外生殖器和内生殖器的存在]（图 24-2）。尽管从染色体性别、性腺性别和表型（解剖学）性别角度考虑性别发育可能是理解生殖发育过程的一种有用方法，但这些过程都不能绝对定义一个个体的性别，性别和性心理发育受到多种生物学因素、环境和社会因素的影响。

1. **染色体性别**　染色体性别描述了个体中存在的性染色体组分（46，XY 或 46，XX）。在人类中，46 条染色体通常由 22 对常染色体（以 1～22 的阿拉伯数字命名）和一对性染色体（XX 或 XY）组成（图 24-3）。其他物种有不同数量的染色体，它们可能有不同类型的性染色体或性二型常染色体 [10, 11]。

在人类中，染色体性别通常是在受精时确定的，

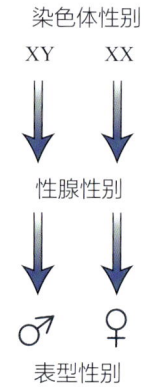

▲ 图 24-2　典型的性别发育分为三个主要组成部分，为诊断和分类提供了有用的框架

染色体性别是指性染色体组。性腺性别指性别决定的过程中出现睾丸或卵巢。表型（解剖学）性别指在性别分化过程后，外部生殖器和内部结构的出现

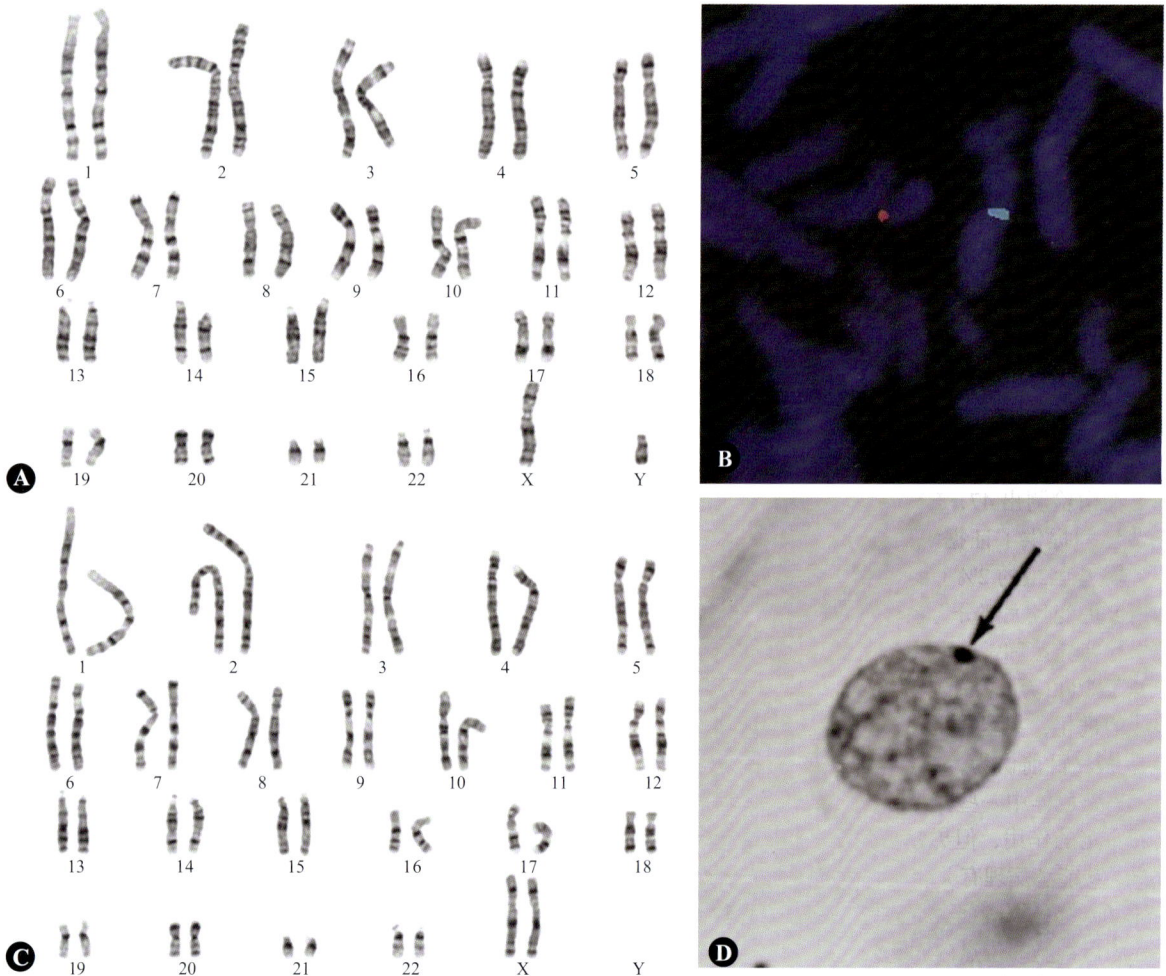

▲ 图 24-3　细胞遗传学和荧光原位杂交研究
A. 典型的男性（46,XY）G 显带核型；B. 荧光探针显示 SRY（Y 染色体上的性别决定区域，光谱红色）和 X 着丝粒（光谱绿色）的对男性（46,XY）的 FISH 分析；C. 典型的女性（46,XX）G 显带核型；D. 显微照片显示 46,XX 名女性颊黏膜细胞核中的 X 染色质体（箭所示为巴氏体）（硫氨酸染色；放大倍数，2000×）（A 至 C. 由 Lee Grimsley and Jonathan Waters,MD,North East London Regional Cytogenetics Laboratory,Great Ormond Street Hospital NHS Trust,London,UK 提供）

此时两个单倍体配子（一个卵细胞和一个精子，各有23 条染色体）融合产生二倍体受精卵（有 46 条染色体）。配子来源于生殖细胞，它们最初复制其染色体组分，经历两次减数分裂（减数分裂Ⅰ和减数分裂Ⅱ），产生单倍体卵细胞或精子。正常卵细胞有一条 X 染色体。正常精子含有一条 Y 染色体或一条 X 染色体，受精后分别产生 46，XY 或 46，XX 的受精卵。

染色体不分离是指一对姐妹染色单体不能在减数分裂后期分离[17, 18]。配子发生过程中减数分裂不分离可导致卵细胞或精子获得或丢失性染色体物质。这种配子的受精可以产生性染色体数目不平衡的受精卵，称为性染色体非整倍体。例如，具有单个 X 染色体（即 45，X）的受精卵可导致特纳综合征，而额外 X 染色体的存在会导致 Klinefelter 综合征（47，XXY）或 X 三体综合征（47XXX，X 三体）[18]。没有 X 染色体（如 45，Y）的受精卵不能存活。

有丝分裂不分离可能发生在受精卵中（即受精后），这导致了体细胞亚群中的性染色体数目不平衡，被称为性染色体镶嵌（如 45，X/46，XY）。在这种情况下，两个（或多个）细胞系起源于单个受精卵。这种情况不同于嵌合现象，嵌合现象是指在一个个体中存在两个或多个具有不同遗传起源的细胞系。嵌合有数种发生机制，包括双核卵细胞的双受精、两个完整的受精卵或桑葚胚在着床前融合或卵细胞及其极体的精子分离受精。如果不同的细胞系具有不同的性染色体，则会出现 46，XX/46，XY 核型。这种真正的性染色体嵌合体在人类中非常罕见。其中部分罕见情况在人类中的后果将在后文讨论。

（1）Y 染色体：Y 染色体起初被认为是惰性的，男性通常表现为 46，XY 核型，在患有 Klinefelter 综合征的男性中检测出 47，XXY 核型，这为 Y 染色体决定男性性别提供了证据。人类 Y 染色体长约 60Mb，仅占人类基因组的 2%（图 24-4）[19, 20]。Y 染色体由一个高度可变且大部分无遗传活性的异色区、一个保守的男性特异区和常染色体衍生区组成，这些区域估计起源于 8000 万～1.3 亿年前。男性特有的区域经历了快速的进化，甚至在人类和黑猩猩之间也存在明显的差异[21]。目前认为，Y 染色体基因编码约 57 种蛋白质。Y 染色体中一些基因在生长、认知和牙齿发育中起着一定的作用，但男性特定区域的一些基因与生殖发育、功能和病理有关。例如，Yq11.22 基因簇（如 AZFc 区）对精子发生至关重要，在发育不良的性腺中存在性腺母细胞瘤位点内的基因（如 TSPY）时会增加恶性肿瘤的风险（图 24-4）[22, 23]。

Y 染色体的常染色体部分由 Y 特异性片段和位于短臂和长臂远端的区域组成，称为假常染色体区（pseudoautosomal regions，PAR）（图 24-4）[19, 24]。这些 PAR 与 X 染色体短臂和长臂的远端同源，是减数

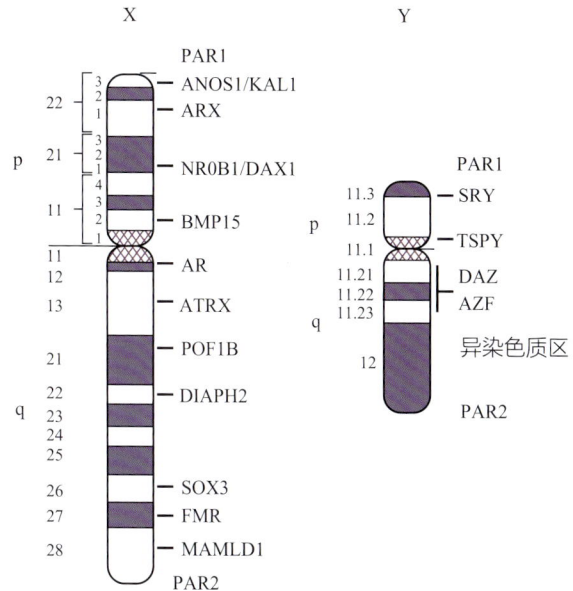

▲ 图 24-4　X 染色体（左）和 Y 染色体组（右）示意图显示了与性别发育和生殖有关的关键区域和基因

ANOS1/KAL1.Kallmann 综合征 1 型；AR. 雄激素受体；ARX. aristaless 相关同源框 X 连锁；ATRX.α– 珠蛋白生成障碍性贫血、智力低下；AZF. 无精症因子；BMP15. 骨形态发生蛋白 15；DAZ. 在无精症中缺失；DIAPH2. 果蝇透明基因的人类同源物；FMR. 脆性 X，智力低下；MAMLD1. 主导样结构域 1（CXorf6）；p. 短臂；NR0B1/DAX1. 剂量敏感性逆转先天性肾上腺发育不全 1 型 X 染色体关键区；PAR. 假常染色体区；POF1B. 肌动蛋白结合蛋白，34kDa；q. 长臂；SOX3.SRY 相关 HMG 盒 3；SRY. 性别决定区 Y；TSPY. 睾丸特异性蛋白 Y

分裂期间参与配对和重组的唯一区域。这一过程对于将重组性染色体正确分布到子代细胞及保持 X-Y 配对的剂量敏感性至关重要，这些区域不受剂量补偿（即基因失活）的影响。PAR1（远端短臂，Yp 和 Xp）包含至少 15 个基因，包括同源盒基因 SHOX。SHOX 单倍体不足导致与特纳综合征、Xp- 或 Yp- 缺失和 Léri-Weill 综合征（即软骨发育不良）相关的身材矮小。

在 Y 染色体上探寻睾丸决定因子的研究始于 50 多年前。1987 年，Mardon 和 Page 提出 Y 染色体的性别决定功能位于短臂的 140kb 片段以内，在 Y 特异性染色体部分内[25]。ZFY 基因是该区域的初始候选基因。然而，1989 年，Palmer 等报道了数个 46，XX 的男性，他们的 Y 染色体物质发生了 Y-X 易位；这些物质位于 ZFY 位点的远端（端粒区），这使研究人员将注意力集中在 Y 染色体靠近假常染色体边界的 35kb 区域[26]。该区域包含编码假定转录因子的基因，随后命名为性别决定区 Y（sex-determining region，SRY）（图 24-4）。

在小鼠和人类中进行的一系列设计精妙的研究确定了 SRY 是主要的 Y 染色体睾丸决定基因[27-29]。第一个明确的证据来自于特异性表达 SRY 基因座（14kb）的转基因 XX 小鼠；其中部分小鼠具有雄性表型，可

以发育出睾丸（但没有精子发生），并表现出雄性交配行为（图 24-5）[30]。这项工作的结论在 46，XY 完全性腺发育不全（Swyer 综合征）患者存在 SRY 缺失和功能缺失突变的研究中得到验证 [28, 31, 32]。本章之后的内容也涉及 SRY 基因和 SRY 基因产物的结构和功能。

（2）X 染色体：与 Y 染色体相比，X 染色体是一条相对较大且富含基因的染色体，它由约 160Mb 的基因组 DNA 组成（图 24-4）[19, 33, 34]。该 DNA 包含 5% 的单倍体基因组和大约 850 个蛋白质编码基因。X 染色体上的数个基因在两性的性发育、配子发生和下丘脑 - 垂体（促性腺激素）功能中起着重要作用 [如 AR、ANOS1（也称为 KAL1）、DAX1（NR0B1）、MAMLD1、SOX3]。然而，大多数 X 连锁基因与生殖功能无关，具有多种其他细胞功能。

X 染色体在每条臂的远端包含 PAR，类似于 Y 染色体（图 24-4）[19]。这些区域及其边界上的几个基因与 Y 染色体 PAR 上的同源基因以常染色体方式发挥作用。然而，由于 X 染色体上的大量基因位于 PAR 之外，并且在 Y 染色体上没有同源物，因此必须存在一个机制维持具有单个 X 染色体的男性和具有两个 X 染色体的女性之间基因的拷贝数（即基因剂量）的平衡，这

个过程称为 X 失活。

第一次了解 X 染色体失活是 1949 年在女性细胞中鉴定出 X 染色质体（即巴氏体）（图 24-3）。巴氏体来源于体细胞间期细胞核中的两条 X 染色体之一。Grumbach 等发现，产生巴氏体的 X 染色体完成 DNA 合成时间比其他染色体晚 [35]。这表明，只有一条 X 染色体在细胞分裂期时具有遗传活性，而另一条 X 染色体是异染色质且相对不活跃。这种激活状态的变化发生在人类妊娠早期（12~18 天，囊胚晚期），是一个多步骤的过程，由基因 XIST 和 TSIX 反义转录物调节，导致除一条 X 染色体外的所有 X 染色体的基因稳定和表观遗传沉默（里昂假说）[36]。但卵原细胞阶段之后的女性生殖细胞不再发生 X 失活，这提示卵母细胞的发育需要第二条 X 染色体。

X 染色体失活在不同的细胞中随机发生 [37]。在失活发生后，该特定 X 染色体的失活状态将遗传给该细胞的所有后代，从而使得 XX 基因型的个体有效地作为 X 连锁性状的遗传镶嵌。如果初始细胞群很小，可以发现 X 失活，但也可能表现为随机失活。在这些情况下，X 连锁疾病的杂合子女性携带者也可能表现出疾病的表型。X 染色体上的一个基因子集也可能被印

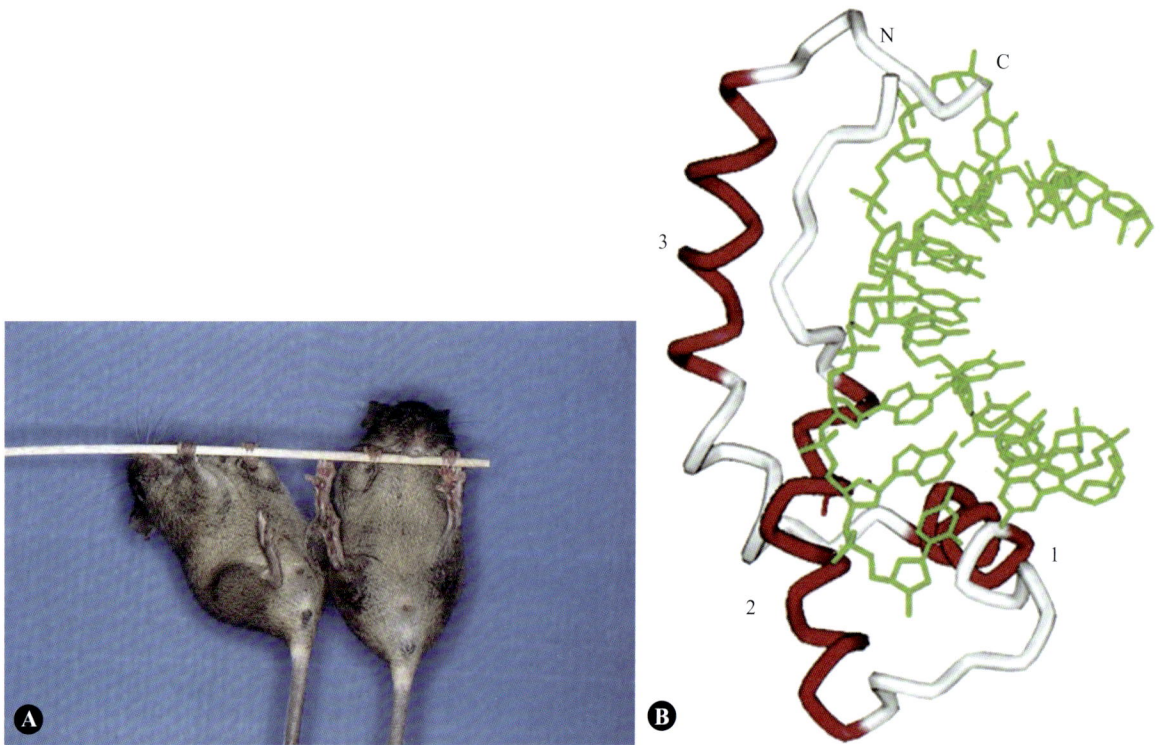

▲ 图 24-5　A. XX SRY+ 小鼠（右）具有睾丸发育和雄性表型，为 SRY（Y 染色体上的性别决定区）是睾丸决定基因提供了令人信服的证据。图中显示了一只正常的 XY 雄性同窝对照（左）。B. 与 DNA 结合的 SRY HMG 盒的结构模型。HMG 结构域包含三个 α 螺旋（红色），它们具有 L 形构象。SRY 的这个区域与 DNA 的小凹槽（绿色）的结合导致其弯曲和解螺旋

A. 图片由 Professor Robin Lovell-Badge, National Institute of Medical Research, London, UK 提供；B. 经 The Endocrine Society, Copyright 2003 许可转载，引自 Harley VR, Clarkson MJ, Argentaro A. The molecular action and regulation of the testis-determining factors, SRY [sex-determining region on the Y chromosome] and SOX9 [SRY-related high-mobility group (HMG) box 9].*Endocr Rev*.2003; 24: 466-487.

迹，并且只由一个等位基因表达。此外，最近的研究表明，数个 X 染色体基因（尤其是短臂上的基因）可能以组织特异性的方式逃脱 X 失活，性染色体基因剂量效应也可能调节常染色体基因网络[38, 39]。所有上述过程都可能影响 X 连锁疾病的表型变异或性染色体非整倍体形成。

2. 性腺性别 性腺性别是指性腺组织发育为睾丸还是卵巢。涉及性腺发育的主要胚胎和形态学变化见图 24-6，并在本书相关章节进行了详细探讨[6-8, 40]。

(1) 双潜能性腺：人类受孕后 4～5 周，原始性腺与肾上腺一起从泌尿生殖嵴的腹中区形成（图 24-6）。原始性腺在约 5 周时从肾上腺原基分离，但在受孕后约 42 天内保持双潜能（未分化状态）。在小鼠发育中的泌尿生殖嵴中的数个重要的基因促进了双潜能性腺的形成，它们包括 *Emx2*、*Lim1*、*Lhx9*、*M33/Cbx2*、*Pod1*、*Six1/4*、*Map3k4*、*Wt1* 和 *Nr5a1/Sf1*[41-47]。这些基因的缺失会导致小鼠性腺发育不良，并可能与其他器官（如肾脏、大脑）的发育异常有关。迄今为止，只发现其中部分基因与人类 DSD 相关（如 *WT1*、*CBX2*、*NR5A1/SF1*）（图 24-7）[48]。这些基因可能在多个阶段影响性腺 / 睾丸发育（图 24-8）。

WT1（11p13）基因编码在发育中的生殖嵴、肾脏、性腺和间皮中表达的四锌指转录因子[49]。小鼠 *Wt1* 的纯合缺失可阻碍性腺和肾脏发育[50]。目前认为，由于 mRNA 剪接变异和复杂的翻译后修饰，至少存在 24 种 WT1 亚型[51]。两种最常见的形式是具有外显子 5 选择性剪接的亚型和外显子 9 选择性剪接供体位点的亚型，这将分别导致在蛋白质产物中间插入额外的 17 个氨基酸，或在锌指 3 和 4 之间插入三个氨基酸，赖氨酸、苏氨酸和丝氨酸（称为 +KTS）。人们认为 +KTS 和 –KTS 亚型具有不同的细胞功能，对性腺和肾脏发育有不同的影响[52]。+KTS 与 –KTS 亚型的比例在睾丸发育中很重要，+KTS 亚型在调节 SRY 表达和影响细胞增殖和支持细胞分化中具有细胞自主作用[53]。Wt1 还调节小鼠中 SF1 和 SOX9 的表达，并可能对抗 β-catenin（Ctnnb1）通路信号。

在人类中，*WT1* 转录物在排卵后 32 天首次形成，可以在双潜能的性腺嵴中检测到[54]。*WT1* 的缺失或突变将导致目前已有明确定义的一系列综合征。含有 *WT1* 和 *PAX6*（11p13）的染色体位点的缺失将导致 *WT1* 单倍体不足，导致 WAGR 综合征（肾母细胞瘤、虹膜缺失、泌尿生殖系统异常和智力低下）[55]。WT1 的显性负性点突变导致 Denys-Drash 综合征（性腺发育不良、早发性肾病和易患肾母细胞瘤 –Wilms 肿瘤）[56]，而 *WT1* 的第 9 外显子剪接位点突变将导致 *WT1* 的 +KTS 与 –KTS 亚型比例改变导致 Frasier 综合征（性腺发育不良、迟发性肾病和性腺母细胞瘤易感性）（图 24-21）[57, 58]。后两种情况存在部分表型重叠。

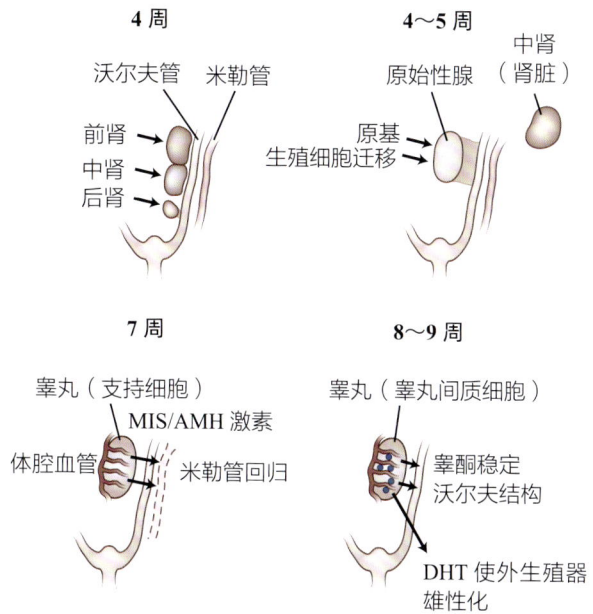

▲ **图 24-6** 人类早期性腺或睾丸发育过程中主要形态学和功能事件示意图

DHT. 双氢睾酮；MIS/AMH. 米勒抑制物质 / 抗米勒激素（经 Chapterhouse Codex 许可转载，改编自 Achermann JC, Jameson JL. Testis determination. *Top Endocrinol.* 2003; 22: 10-14.）

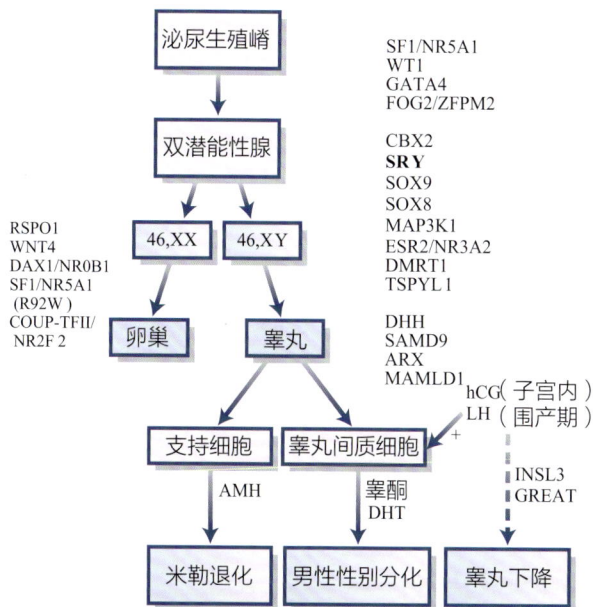

▲ **图 24-7** 性别决定和性别分化的重大事件

部分基因的突变或缺失会导致人类性别发育障碍。hCG. 人绒毛膜促性腺激素；LH. 黄体生成素

在泌尿生殖嵴中表达的另一个关键转录因子是 SF1（由 *NR5A1* 编码）[59]。SF1 是核受体超家族的成员，调节至少 30 个已知参与性腺发育、肾上腺发育、类固醇生成和生殖的基因转录。在小鼠中，编码 SF1 的基因

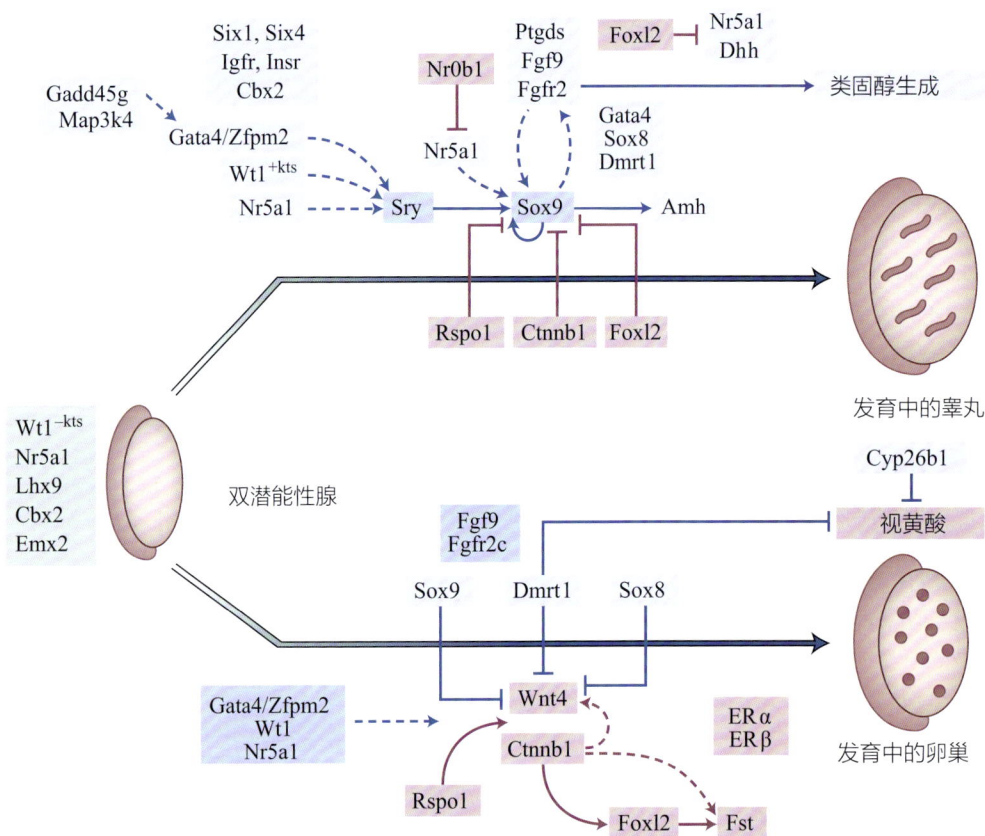

▲ 图 24-8　与双潜能性腺发育、睾丸决定和卵巢发育有关的分子事件概述

这些数据主要基于对小鼠的研究。Sry 是主要的睾丸决定因素，但许多其他因素在下游的相互作用支持睾丸发育并抑制卵巢发育，反之亦然

的完全缺失导致胚胎早期发育过程中发育中的性腺和肾上腺凋亡，导致 XY 动物雄激素化受损和米勒结构持续存在[60]。这些纯合子缺失动物还存在包括促性腺功能减退症、下丘脑腹内侧异常、通过肾上腺移植挽救后成年动物的迟发性肥胖的一系列疾病表型[61]。杂合子动物的性腺体积缩小、肾上腺应激反应受损[62]。小鼠中的研究表明，在性别决定发生前，SF1 在性腺中 SF1+ 祖细胞群体的生成，以及通过促进 SRY 调控 SOX9 的表达来促进睾丸的发育中起着关键作用[63, 64]。

SF1 在人类泌尿生殖嵴形成的早期阶段（胚胎 32 天）表达[54]。与小鼠表型一致，在原发肾上腺功能衰竭伴严重 46，XY 性腺发育不良的患者中，影响关键 DNA 结合能力的杂合和纯合功能缺失突变情况很少被描述[65, 66]。相比之下，由于杂合子破坏性变异导致的 NR5A1 的单倍剂量不足现在被认为是肾上腺功能正常的 46，XY DSD 患者的一个相对常见的原因[67]。

尽管最初的研究认为 SF1 在卵巢中的作用不如在睾丸中重要，但小鼠研究表明，SF1 也是卵巢功能完整性和卵巢早期祖细胞群发育的重要调节因子[68-70]。NR5A1 的功能丧失或单倍体功能不足与早发性卵巢功能不全相关，而影响 SF1 中相同密码子的复发性杂合

变异体（p. Arg92）与 46，XX 睾丸和卵睾型 DSD 相关[71-76]，表明 SF1 可以作为睾丸发育和卵巢发育途径之间的开关。

(2) 原始生殖细胞迁移：原始生殖细胞是配子（精母细胞或卵细胞）的胚胎前体。令人惊讶的是，所有物种中，PGC 都离发育中的性腺有一定距离，并在胚胎发生的早期阶段经历了一个迁移过程[77, 78]。在人类中，PGC 来源于多能外胚层细胞，最初位于 24 胚龄的卵黄囊背侧内胚层区域，靠近尿囊外侧（图 24-6）。有丝分裂后，PGC 在孕后 4～5 周迁移到原始性腺，受信号分子、受体和细胞外基质蛋白 [如 KIT、KIT 配体 KITLG（以前称为 Steel）、β1- 整合素、E-cadherin、WNT5A/ROR2、KIF13B、IFN 诱导的跨膜蛋白 1（IFITM1）、IFITM3] 等的调控[79, 80]。后肠扩张也可能调节或促进这一过程。性腺定植由 CXCL12（以前称为 SDF1）及其受体 CXCR4 介导，并受 CXCR7 影响。

在妊娠的前几个月，PGC 经历了多个周期的有丝分裂。在睾丸中存在着一个自我更新的生殖细胞群。这些未分化的 PGC 由 POU5F1（也称为 OCT4）等因子维持，它们主要响应特定信号分子和转录因子的表达而分化。在经历几个有丝分裂周期后，这些细胞进

入有丝分裂停滞期[81]。随后的睾丸发育可以在没有这种生殖细胞群的情况下发生[82]。减数分裂直到青春期精子发生开始时才会发生（见第19章）。

在发育中的卵巢中，原始卵细胞（卵原细胞）在妊娠的最初几个月（5~24周）经历有丝分裂扩增、随后是减数分裂（8~36周）和减数分裂停滞过程（卵母细胞）。曾有假说提出进入减数分裂是自主发生的，但目前的研究表明，来自中肾的视黄酸信号刺激了这一过程[83, 84]。雄性生殖细胞可通过其在睾丸索内的位置和支持细胞表达细胞色素CYP26B1的作用来保护这种信号，该酶可分解视黄酸。减数分裂停滞于第一阶段，此时同源染色单体开始分离，但已完成交叉固定（二倍体阶段）。这些PGC和随后的减数分裂卵母细胞的存在对于卵泡前细胞分化为卵泡细胞和维持卵巢发育至关重要（见第17章）。单细胞转录组学研究对人类PGC发育阶段有了更详细的描述[85]。

大约在妊娠16周时，发育中的卵巢中存在超过600万个卵原细胞和前期卵母细胞，到妊娠7个月时，PGC中的卵原细胞停止形成。在这个阶段，部分卵母细胞保留在未分化的卵巢中，而其他卵母细胞与体细胞前颗粒细胞结合形成原始或始基卵泡。然而，大约80%的卵原细胞无法形成卵泡并发生凋亡，因此出生

时卵巢中只有100万个生殖细胞。其余的原始卵泡可以在女性的整个生殖期中保持在这个发育阶段，减数分裂随着排卵过程中发生，在女性的生殖期中大约发生400次。

（3）睾丸形成：人类睾丸形成开始于约妊娠后6周，由几个不同的遗传和形态学事件组成[5-7]。睾丸形成的第一个也是最重要的事件之一发生于妊娠后42天，SRY在未分化的性腺的瞬时表达（图24-8和图24-9）[12, 86]。最初，这一过程发生在性腺的中心，随后在位于头极和尾极的细胞中表达。SRY表达必须在一定的时间窗口内达到一定的阈值，才能发生睾丸发育[87, 88]。

SRY表达水平在胚胎第44天左右达到峰值，此时睾丸索首次可见。此后，人类的低水平SRY表达仅限于支持细胞（胚胎第52天），并持续到成年。

在人类中，SRY是一个单外显子基因（Yp11.3），编码一个204个氨基酸的HMG盒转录因子[87]。在散发性或家族性46，XY性腺发育不良的患者中，有10%~15%的患者存在SRY突变（图24-22）。SRY的存在（由于SRY易位到X染色体或常染色体）或SRY的转基因表达将诱导XX核型人类和小鼠的睾丸发育（图24-5）。

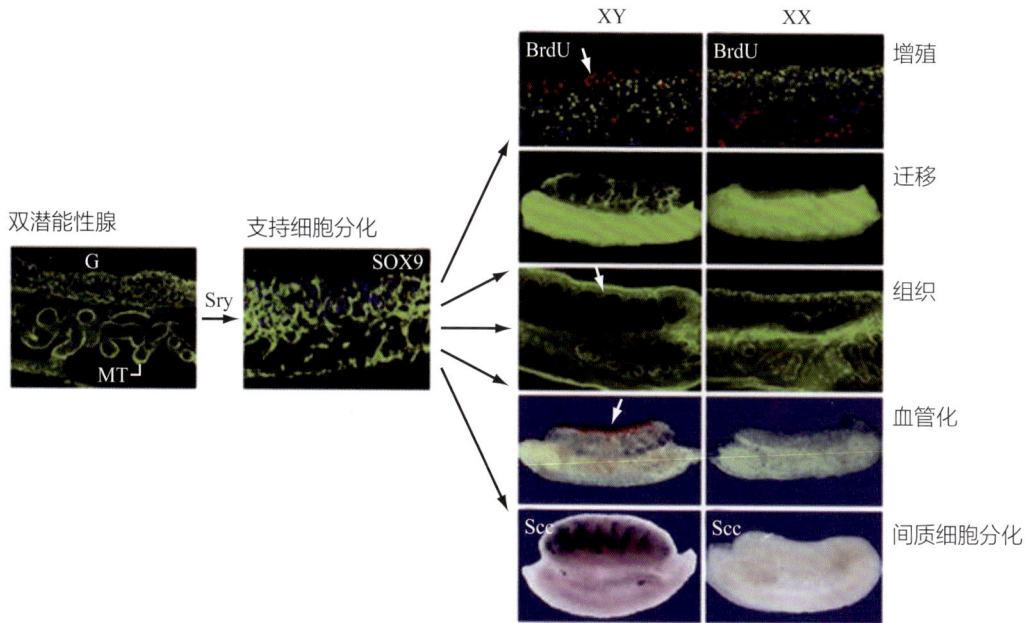

▲ 图24-9 小鼠睾丸发育过程中的关键形态学变化

XY和XX性腺在受孕后10.5~11.5天（dpc）无形态学差异，双潜能性腺阶段（最左）。在XY性腺中，SOX9（蓝色）在前支持细胞中的表达和核定位（中间）之后SRY表达上调，导致支持细胞分化11.5dpc（血管和生殖细胞用PECAM标记，绿色）。在11.5~12.5dpc之间，XY性腺（右图近侧）发生了明显的变化，而在XX性腺（右图远侧）中没有看到这种变化。这些变化包括体腔上皮细胞的增殖（BrdU掺入；红色，箭）；细胞从中肾的迁移（通过野生型性腺和细胞表达绿色荧光蛋白的中肾的重组培养显示）；睾丸索的结构组织（通过层粘连蛋白沉积检测，绿色）；男性特异性血管形成（箭指示血细胞，光学显微镜观察）；睾丸间质细胞分化（类固醇生成酶$P_{450}scc$的mRNA原位杂交检测）。BrdU. 溴脱氧尿苷；MT. 中肾小管基层；G. 性腺（经Macmillan Publishers,Ltd. 许可转载，引自Brennan J, Capel B. One tissue, two fates: molecular genetic events that underlie testis versus ovary development. *Nat Rev Genet*. 2004; 5:509-521. ）

SRY 中的突变和缺失倾向于聚集在编码 HMG 盒子的区域内。此 HMG 盒是一个 79 个氨基酸的结构，与其他物种的 SRY（约 70%）和相关 SOX 蛋白的 HMG 盒（60%）具有中度同源性（图 24-22）[87]。该 HMG 盒由三个 α 螺旋组成，形成 L 形或回旋结构（图 24-5）。HMG 盒与 DNA 小沟中的特定反应元件（AACAAT/A 和变体）结合，并根据序列靶向性诱导形成 40°～85° 的结构弯曲。蛋白质导向的 DNA 弯曲的确切功能尚不清楚，但这种相互作用会导致微小的凹槽扩张、DNA 解螺旋和碱基结构的改变。这些效应可能改变染色质中的 DNA 结构，并允许其他蛋白质复合物与 DNA 相互作用，从而导致转录的激活或抑制过程。SRY 中的其他重要结构域还包括两个核定位信号，它们可以与钙调素和 importin-β 相互作用调节细胞定位；SRY 氨基端的丝氨酸残基可以通过磷酸化影响 DNA 结合，并可以通过羧基端的 7 个氨基酸基序与 SIP1 的 PDZ 结构域相互作用[89-93]。

尽管 20 多年前就已经证明 SRY 是主要的睾丸决定基因，但对 SRY 表达的调控机制知之甚少。部分研究表明，*SF1*、*WT1*、*GATA4* 和 *ZFPM2*（*FOG2*）均可在体外调节 SRY 启动子活性，MAP3K4 和胰岛素相关信号通路可能参与了其表达调控，但体内激活 SRY 的确切机制目前仍不清楚（图 24-8）[47, 94-98]。

SRY 的下游靶点目前也未完全阐明，目前认为，SRY 最重要的作用可能通过上调 SOX9 而发生[12]。SOX9 是一种 SRY 相关的 HMG 盒因子，包含三个外显子（509 个氨基酸）[99-102]。在人类中，SOX9 在排卵后 44～52 天于发育中的性索中高表达，此后在支持细胞中表达（图 24-9 和图 24-10）[86]。SOX9 也在 PTHrP/Indian Hedgehog 信号通路的调节下在发育中的软骨中表达。SOX9 的杂合突变或缺失导致短指发育不良，这是一种严重的骨骼发育不良，约 75% 的患者同时存在性腺发育不良[99, 100]。在 SOX9 的 HMG 盒、C 端反转录激活域及与热休克蛋白（如 HSP70）相互作用的区域中都发现了突变（图 24-22）[101, 102]。

Sox9 启动子的调控区域非常大。据报道，在短指发育不良伴性腺发育不良的患者中，*Sox9* 基因起始处的断点长达 350kb。研究表明，SRY 和 SF1 可以通过睾丸特异性增强子区（TESCO）协同调节小鼠体内 *Sox9* 的表达[64, 103]。目前已经报道了另外几个 SOX9 增强子区域，其由 SRY/SF1 或通过 SOX9 自动调节（如 Enh13）调控[104]，并可能参与维持 SOX9 在关键阶段的表达。

SOX9 可以独立于 SRY 推动睾丸发育，并作为睾丸决定基因发挥作用。SOX9 在小鼠中的转基因表达导致 XX 动物的睾丸发育，而 XX odsex（Od）小鼠由于 SOX9 上游 1Mb 调控元件的破坏导致发育过程中睾丸中 SOX9 特异性过表达而发育为雄性表型[105, 106]。

上游的顺式调节区域的类似破坏导致 SOX9 过表达导致 46，XX 睾丸 DSD[107]。在 46，XX 睾丸或卵睾 DSD 患者中，也报道了由于 17q24.3—q25.1 重复或 SOX9 启动子区域重复而导致的 SOX9 过表达[108-110]。在小鼠中，Sox9 可能通过与其他靶基因（如 *Fgf9*、*Ptgds*、*Amh*）的直接相互作用来促进睾丸发育途径，并通过 β-catenin 的降解抑制睾丸发育的抑制因素（图 24-8）。上述靶基因的自我调节过程在维持 SOX9 表达方面也非常重要。

在 SRY 和 SOX9 表达前后，发育中的睾丸经历了一系列明显的细胞和形态学变化（图 24-9）。对这些过程的了解主要来自于小鼠研究，部分数据来自于全球范围内的人类及单细胞转录组学研究[5, 12, 85, 111]。小鼠睾丸发育的第一阶段涉及 NR5A1/SF1 阳性体细胞的增殖，这导致支持细胞前体的增加，最终诱导支持细胞分化。这一过程受到生长因子，如 Fgf9 和受体 Fgfr2 及 DMRT1（9p24.3）的影响，DMRT1 是一种 373 个氨基酸的蛋白质，与果蝇的性发育双性基因和秀丽隐杆线虫的 Mab3 基因及 Sox8 同源[112]。这些原始的支持细胞与管周肌样细胞（即扁平的平滑肌样细胞）结合形成初级性索，在人类中约 7 周龄形成原始精索。

性腺脉管系统的重组过程维持了性索的发育，这种重组发生于发育中的睾丸中，但并不出现于卵巢发育过程（图 24-9）[5, 113]。这些变化包括离散体腔血管的发育、内皮细胞限制在性索之间的间隙、血管分支的增加。这些血管系统的发育受到生长因子信号系统的影响，如 PDGFRα/PTGDS，并被小鼠体内的 Wnt4/β-catenin/Fst 信号系统抑制[113]。这些血管结构的变化在决定发育中睾丸的细胞模式和组织、支持旁分泌相互作用、雄激素从发育中的胚胎睾丸间质细胞输出到会阴和体循环中起着重要作用。

此时，胎儿睾丸间质细胞群由 NR5A1/SF1 支持，在间质祖细胞丢失 Tcf21 和 Nr2f2/Coup-TFII 后，也从发育中的睾丸中分化出来。这一过程中涉及的其他与人类表型相关的关键因素，包括 DHH 基因、ARX 基因（X 连锁基因）和 *MAMLD1* 基因（以前称为 *CXORF6*）[114-118]。

单细胞转录组学等新技术正在推进对决定细胞命运（分化方向）背后的重要遗传事件的理解。新技术的引入在近年为该领域的研究提供了大量的新数据[40, 63, 111]。这些方法表明，早期 Nr5a1+ 共同祖细胞系首先产生支持细胞系，其次是胎儿睾丸间质细胞系，祖细胞系维持在间质中，具有类固醇生成的能力。这些事件的摘要见图 24-10。

(4) 卵巢发育：多年来，一直认为卵巢的发育是一个自发（默认）过程，性腺在没有 Y 染色体（特别是缺乏 SRY）的情况下将自动分化为卵巢。然而，几项

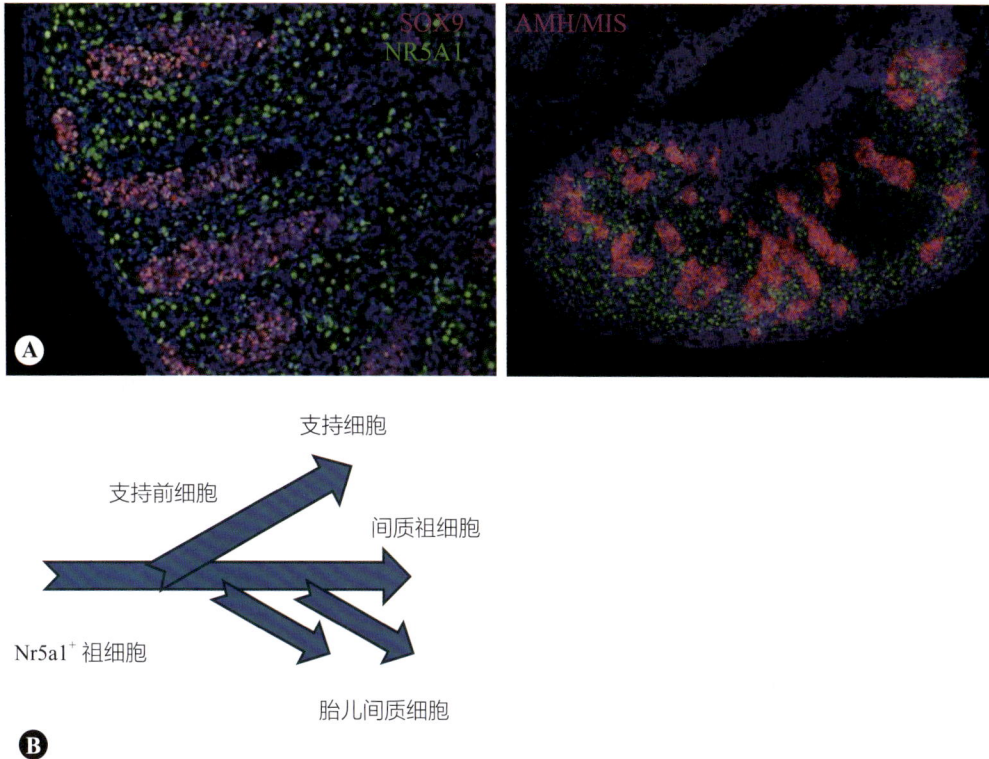

▲ 图 24-10　A. 受孕 9 周后人类胎儿睾丸原始生精小管中 SOX9（左图）和 AMH/MIS（右图）的表达，NR5A1（SF1）以绿色显示；B. 基于小鼠单细胞转录组学研究的胎儿睾丸谱系发育模型

A. 改编自 Del Valle I, Buonocore F, Duncan AJ, et al. A genomic atlas of human adrenal and gonad development. *Wellcome Open Res.* 2017;2:255；B，改编自 Stévant I, Neirijnck Y, Borel C, et al. Deciphering cell lineage specification during male sex determination with single-cell RNA sequencing. *Cell Rep.* 2018;22:1589-1599.

针对小鼠和人类的研究表明，与睾丸相比，在发育的关键早期阶段，发育中的卵巢中有相似数量的基因差异表达[12, 13]。因此，推断卵巢发育也是一个主动激活的过程，需要表达一组特定的基因和因子来促进这一过程并抑制睾丸发育。这些途径之间存在相互拮抗作用（图 24-8）。

卵巢发育的初始阶段需要建立双潜能性腺。与睾丸一样，支持早期颗粒细胞谱系需要数个关键基因（*Gata4/Zfpm2*，*Wt1*，*Nr5a1*）表达的共同作用（图 24-8）。WNT 信号通路主要通过拮抗 SOX9 的功能在促进卵巢发育和抑制睾丸发育中发挥关键作用，RSPO1/R-spondin1 和 WNT4 可稳定 β-catenin。目前已有研究显示，*RSPO1* 或 *WNT4* 的缺失与人类 XX 卵睾 DSD 或高雄激素血症有关[119, 120]。

参与小鼠卵巢发育的其他关键因素包括 Foxl2 和卵泡抑素。*Foxl2* 参与维持或加强卵巢程序和颗粒细胞的命运，小鼠体内 Foxl1 的缺失将造成出生后卵巢向睾丸的转分化[121]。在人类中，*FOXL2* 的缺失与睑裂狭小 – 上睑下垂 – 倒向型内眦赘皮综合征（blepharophimosis-ptosis-epicanthus inversus syndrome，BPES）有关。患有 BPES 的女性可能有不同的 POI，

但尚未报道卵睾 DSD 的表型。卵泡抑素在人类卵巢发育中的作用尚未阐明。

最近针对 *NR5A1/SF1* 和 *NR2F2* 中的特定突变体相关的卵睾 DSD 的研究表明，这两种转录因子在维持卵巢和睾丸分化之间的平衡中发挥作用，但具体机制和相关雌激素受体的作用仍有待更深入的机制研究[71, 122]（图 24-8）。有学者提出，*NR2F2* 和 *NR5A1* 可能通过维持基质祖细胞谱系（类似于睾丸中产生睾丸间质细胞的谱系）参与支持卵巢中的卵泡膜细胞命运，但来自患者的数据表明，卵睾具有比睾丸间质谱系细胞更典型睾丸结构发育。

与睾丸发育一样，单细胞转录组学数据和谱系追踪技术的引入让生殖细胞和前颗粒细胞发育的重要遗传事件及小鼠 / 人类卵巢中的卵泡膜细胞起源相关的研究更加深入。最近已有大量的研究针对这一领域开展，未来可能会在这方面出现重大的新机制[40]。

3. 表型或解剖学性别　发育中的性腺产生多种类固醇和肽类激素，它们介导性别分化并导致出生时的表型性别。1947 年，Alfred Jost 等首次证明了胎儿睾丸雄激素在这一过程中的重要性[123]。在该组研究的经典实验中，Jost 等证明，无论胚胎的染色体性别如何，

在兔胚发育过程中手术切除性腺都会导致雌性生殖特征的发育。

(1) 男性性别分化：支持细胞和米勒结构退化，支持细胞在维持生殖细胞存活方面发挥着关键作用，它们产生两种重要的肽类激素，即抗米勒管激素 [也称为米勒管抑制物质（müllerian-inhibiting substance，MIS）] 和抑制素 B。AMH 是一种糖蛋白同型二聚体，是 TGFβ 超家族的成员，在关键转录因子（如 SOX9、SF1、WT1 和 GATA4）的调控下，于人类胚胎 7~8 周开始分泌（图 24-1、图 24-6 和图 24-10）[124, 125]。AMH 通过其对 AMHR2 的旁分泌作用，导致米勒结构（即输卵管、子宫、阴道上 2/3）退化。

米勒结构在胚胎 9~12 周对 AMH 最为敏感，此时发育中的睾丸处于产生 AMH 的峰值浓度，这一峰值早于发育中的卵巢开始产生 AMH 峰值。AMH 或 AMHR2 基因突变的男性儿童可出现米勒管永存综合征（persistent müllerian duct syndrome，PMDS），可表现为隐睾，但其他方面表现为典型的男性外生殖器。由于支持细胞发育和 AMH 释放受损，严重的 46，XY 性腺发育不良也会导致持续的米勒结构。在某些情况下，如果 AMH 释放仅在一侧受影响（通常与半子宫同侧），则患者将出现半子宫；但在这些病例中，外生殖器的雄激素化通常受损，因此这些儿童出现非典型外生殖器表型。相比之下，46，XY DSD 中局限于睾丸间质细胞类固醇生成的缺陷与持续的米勒结构无关，AMH 的支持细胞产生并不受影响。在男孩身上，米勒残留物有时会作为睾丸附属物或前列腺囊或囊残留物持续存在。

抑制素 B 也是 TGFβ 超家族的一员，对垂体 FSH 的分泌产生负反馈（但不影响 LH 的分泌），但目前尚不清楚抑制素 B 在睾丸发育过程中是否有局部作用。

胎儿睾丸间质细胞和类固醇生成：胎儿睾丸间质细胞由常见的前体细胞在发育中的睾丸间质内发育。类固醇生成基因在胚胎 53~57 天显著上调，随后是雄激素合成和分泌过程（图 24-1）[12, 126]。胎儿睾丸间质细胞在妊娠 14~18 周之间增殖扩增，这一过程在约胚胎 16 周时引起睾酮分泌增加 [126, 127]。妊娠早期，胎盘 hCG 刺激胎儿睾丸间质细胞类固醇生成，但发育中的下丘脑 - 促性腺激素系统在妊娠 16~20 周时产生大量的 LH。

睾丸类固醇生成途径见图 24-11，与肾上腺类固醇生成途径很多步骤相同（见第 15 章）。在本章后面和几个高水平的综述中着重讨论了特定酶与类固醇产物生成缺陷的关系 [130]。简而言之，胆固醇通过 LDL 或高密度脂蛋白受体进入睾丸间质细胞，或通过胆固醇合成途径或胆固醇酯从头合成。LH/hCG 受体的激活可以增加 StAR，并促进胆固醇从线粒体外膜向线粒体内膜移动的能力 [131]。类固醇激素合成的第一步也是限速步骤涉及三个不同的反应：20α- 羟化、22 羟基化和胆固醇侧链裂解生成孕烯醇酮和异己酸，这些步骤由 $P_{450}scc$ 酶（CYP11A1）催化。

孕烯醇酮通过微粒体酶 3βHSD2 转化为孕酮，或通过 CYP17 进行 17α- 羟化，生成 17- 羟基孕烯醇酮。CYP17 还具有 17,20 裂解酶活性，可裂解 17- 羟基孕烯醇酮的 C17,20 碳键，生成 DHEA。Δ^5 底物（如 17- 羟孕烯醇酮）、氧化还原伴侣 [如 P_{450} 氧化还原酶（P_{450} oxidoredut-ase，POR）和细胞色素 b5]、CYP17 的丝氨酸磷酸化有利于 17,20- 裂解酶的活性。这些因子在人类睾丸间质细胞中的相对高丰度促进了这些反应，雄激素产生的主要途径是通过 17- 羟基孕烯醇酮转化为 DHEA，而非 17- 羟孕酮（17-hydroxyprogesterone，17-OHP）转化为雄烯二酮 [132]。这个过程之后睾酮的生成通过 3βHSD2 将 DHEA 转化为雄烯二酮，进而由 17βHSD3 的 17β- 羟类固醇脱氢酶作用生成睾酮或通过中间代谢物雄烯二醇生成（图 24-11）。

睾酮在外周组织中通过 5α- 还原酶 2 型转化为双氢睾酮。DHT 对雄激素受体的高亲和力作用导致外生殖器的雄激素化。针对 POR 缺乏症患者和塔玛尔沙袋鼠胚胎表型的研究发现，人类胎儿睾丸中可能存在 DHT 产生的替代途径，即所谓的后门途径（图 24-12）[133, 134]。

睾酮的局部产生稳定了附睾、输精管和精囊等沃尔夫结构，而 DHT 可以诱导外生殖器和泌尿生殖窦的雄激素化（图 24-13）。在男性中，泌尿生殖窦产生前列腺和前列腺尿道，生殖结节发育成龟头，泌尿生殖（尿道）褶皱融合形成阴茎轴，泌尿生殖（阴唇）肿胀融合形成阴囊（图 24-14 和图 24-15）[135]。

睾酮和 DHT 通过雄激素受体介导其作用。AR 由 X 染色体（Xq11-q12）上的基因（AR，也称为 NR3C4）编码，是配体依赖性核受体转录因子超家族的成员 [136]。与其他核受体一样，它包含高度保守的中央 DNA 结合域和 C 端配体结合域（图 24-16）。此外，AR 包含一个扩展的 N 端结构域（N-terminal domain，NTD），该结构域包括聚谷氨酰胺（CAG）和聚甘氨酸（GGN）重复序列，其重复数量可变；这些重复序列的长度将调节 AR 活性，较长的重复序列将造成 AR 活性降低。

DBD 含有半胱氨酸残基，它可以帮助锌原子形成两个锌指蛋白结构，其中第一个含有一个 P-box，进入 DNA 的大沟以形成与所有经典类固醇受体相同的特定碱基对接触。含有 D-box 的第二个锌指参与了蛋白质 - 蛋白质相互作用并可以稳定受体的二聚化单元。这种结合需要优先识别雄激素反应元件，它由与 5′-AGAACA-3′ 相关的 DNA 序列的反向重复序列组成 [137]。

在与配体结合之前 AR 位于细胞质中，与热休

胆固醇（线粒体外膜）

↓ StAR

胆固醇（线粒体内膜）

↓ CYP11A1

Δ^5– 孕烯醇酮	→CYP17A1→	Δ^5–17-OH- 孕烯醇酮	→CYP17A1 裂合酶→	脱氢表雄酮	→HSD17B3→	Δ^5– 雄烯二醇

↓HSD3B2　　　　↓HSD3B2　　　　↓HSD3B2　　　　↓HSD3B2

黄体酮	→CYP17A1→	17-OH 孕酮	→CYP17A1 裂合酶→	Δ^4– 雄烯二酮	→HSD17B3→	睾酮

↓CYP21A2　　　　↓CYP21A2　　　　↓CYP19A1　　　　↓CYP19A1

脱氧皮质酮		11- 脱氧皮质醇		雌激素	→HSD17B3→	雌二醇

↓CYP11B1　　　　↓CYP11B1

皮质酮　　　　皮质醇

↓(18-OH) CYP11B2

18-OH 皮质酮

↓（18- 氧化酶）CYP11B2

醛固酮

盐皮质激素　　　　糖皮质激素　　　　性腺类固醇

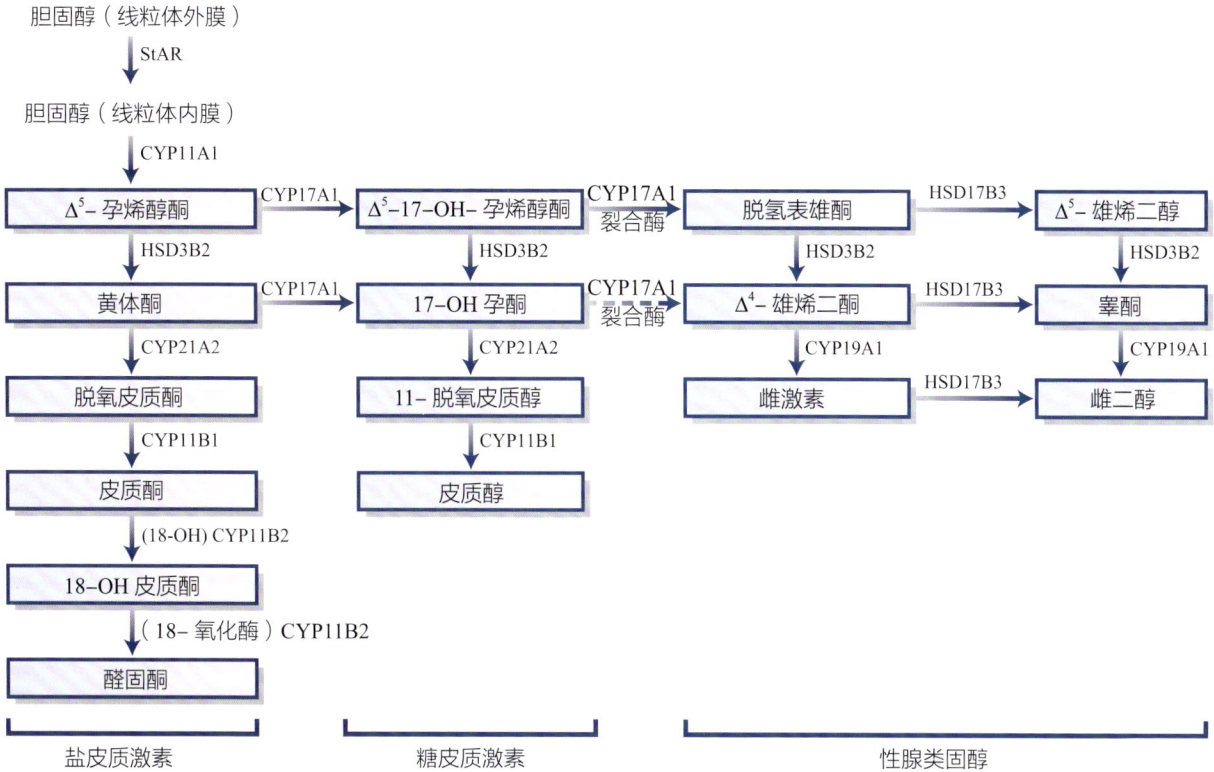

▲ 图 24-11　睾丸产生雄激素的类固醇生物合成途径

在人类中，产生雄激素的主要途径是通过 17- 羟孕烯醇酮转化为 DHEA，而不是通过 17- 羟孕酮转化为雄烯二酮。睾酮生物合成可以通过 DHEA 转化为雄烯二酮（通过 3βHSD2），然后通过 17βHSD3 生成睾酮，或通过中间代谢物雄烯二醇进行。在男性性发育过程中，睾酮通过 5α- 还原酶 2 型（未显示）在局部转化为双氢睾酮。双氢睾酮对雄激素受体的高亲和力作用导致外生殖器雄激素化。负责盐皮质激素和糖皮质激素合成的途径存在于肾上腺中。胎儿睾丸中可能存在产生双氢睾酮的其他或替代途径

克蛋白（如 HSP70 和 HSP90）及共伴侣蛋白（如 FKBP4，也称为 FKBP52）结合。配体与其受体的结合介导从这些复合物的解离，AR 易位到细胞核中，并在细胞核中以同源二聚体形式与 DNA 靶序列结合。

结合了天然或合成雄激素的 AR LBD 的晶体结构见图 24-16C。在配体存在的情况下，螺旋 12 发生构象变化，折叠回到配体疏水口袋顶部以捕获配体、减缓配体 - 受体解离速率。螺旋 12 的这种捕获效应帮助了转录共激活因子的进一步募集。

转录激活过程包括 NTD 中的基序 AF1 和 LBD 中的基序 AF2。AF1 是配体非依赖性的，而 AF2 是配体依赖性的，并与 p160 类固醇受体共激活剂（如 NCOA1、NCOA2 和 NCOA3）相互作用[138]。AR 的一个相对独有的特征是 N 端和 C 端结构域之间存在相互作用（N-C 相互作用）。在其主要生理配体睾酮和 DHT 存在的情况下，AR 招募多种协同调节因子，协同激活雄激素调节基因的转录（图 24-16）。包含氨基酸残基 23—27（FQNLF）和残基 435—439（WHTLF）的 N 端序列参与 AR N-C 的相互作用，稳定 AR 并减缓配体解离。AR 功能的进一步调节发生在翻译后，通过磷酸化和糖基化等过程进行。

通过与作为共激活因子或辅抑制因子的共调节蛋白的相互作用而进一步调节 AR 的作用[138]。激动剂诱导的 LBD 组织变化使共激活子通过其 LXXLL 基序招募[139]。AR 对 ARA70、ARA55 和 ARA54 共调节子存在选择性偏好，这些共调节子都含有与 N 端上述氨基酸残基相关的 FXXLF 基序。

对于发育中的沃尔夫结构（睾酮敏感）和关键靶组织如发育中的外生殖器（DHT 敏感）中的 AR 靶点目前知之甚少。小鼠中的研究表明，沃尔夫导管发育（如 Gdf7、Bmps4、Bmps7、Bmps8a、Bmps8b、Hoxa10、Hoxa11）和生殖结节生长（如 Fgfs、Shh、Wnts、Hoxa13、Hoxd13、Bmp/noggin、ephrin 信号）所必需的一些因素。几种综合征性疾病中的雄激素作用受损部分反映了参与靶组织反应性和生殖器结节生长的基因缺陷（如 HOXA10、HOXA13）。

睾丸下降：睾丸下降有两个阶段，这一过程起始于妊娠 8 周左右，通常在孕晚期的中期完成[140]。睾丸下降的初始阶段发生于腹腔（胚胎 8～15 周），这一过程包括睾丸引带的收缩、增厚及颅悬韧带的退化。该阶段由睾丸自身在分泌 INSL3（一种松弛素样因子）及其 G 蛋白耦联受体 GREAT（也称为 LGR8 或

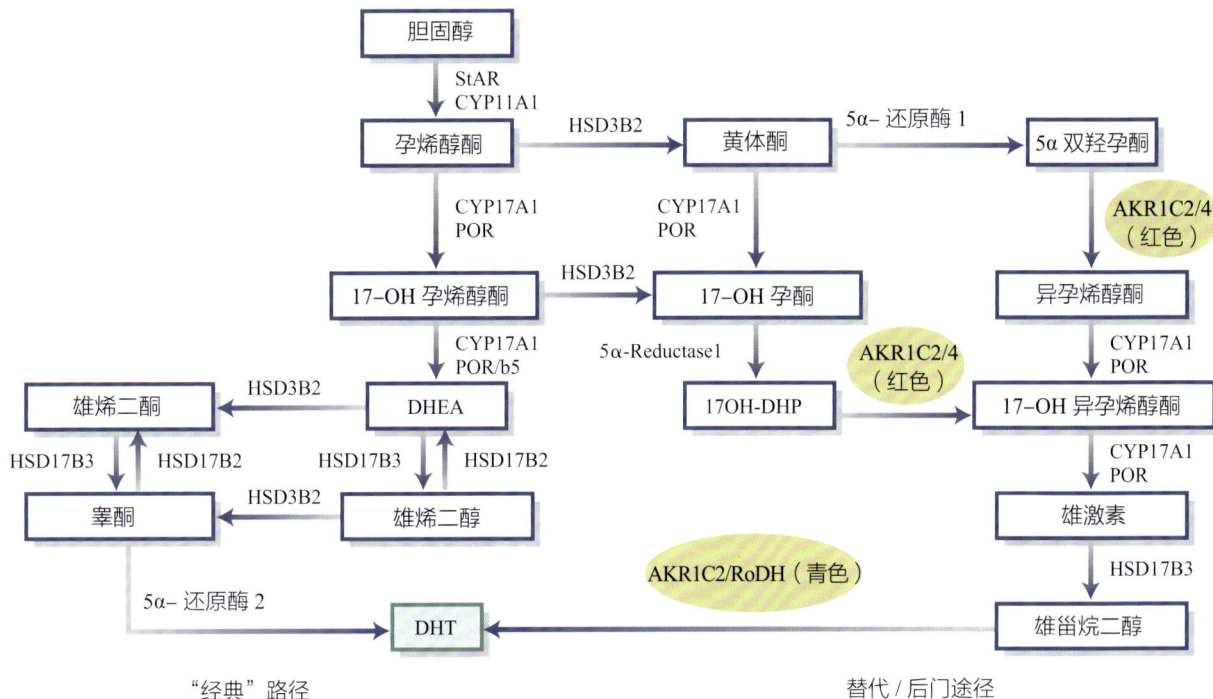

▲ 图 24-12　双氢睾酮合成的经典和替代途径

导致 DHT 合成的经典途径如左图所示。右侧显示了可能参与 DHT 合成的替代途径。替代途径涉及其他酶的作用：5α- 还原酶 1（由 SRD5A1 编码）、AKR1C2（3α- 还原酶 3 型）和可能的 AKR1C4（3α 还原酶 1 型）和 RoDH（3- 羟基异构酶，由 HSD17B6 编码）。DHEA. 脱氢表雄酮；DHP. 二氢孕酮；HSD. 羟基类固醇脱氢酶；POR.P₄₅₀ 氧化还原酶；StAR. 类固醇生成性急性调节蛋白（引自 Flück CE, Meyer-Böni M, Pandey AV, et al.Why boys will be boys:two pathways of fetal testicular androgen biosynthesis are needed for male sexual differentiation. *Am J Hum Genet.* 2011; 89: 201-218.）

RXFP2）等因子介导[141]。其后的睾丸下降期经腹股沟（或腹股沟阴囊）阶段（胚胎 25～35 周）主要由雄激素驱动。生殖股神经及其神经递质降钙素基因相关肽参与了这一过程。

后续的睾丸发育：在孕中期和孕晚期，睾丸表现出一些明显的形态学变化，包括胎儿睾丸间质细胞质量的减少，以及精索的伸长和盘绕。在此期间，生殖细胞并未出现进一步的显著发育，精索直到儿童后期才形成。但在这个阶段，发育损伤也会影响睾丸形成。例如，睾丸退化综合征（也称为睾丸消失或缺失综合征）可能发生于胎儿晚期，患有这种情况的男孩有足够的雄激素化，米勒结构消退，这表明其妊娠早期的睾丸功能正常。

(2) 女性性别分化：女性性别分化过程不涉及外生殖器的显著形态学变化。米勒结构持续形成输卵管、子宫和阴道上部（图 24-13）。即使没有卵巢，小鼠的正常子宫发育也会发生，子宫发育需要多种因素（如 Pax2、Lim1、Emx2、Wnt4/Lp、Hoxa13）和分化因素（如 Wnt7a、Hoxa10、Hoxa11、Hoxa12、孕酮和雌激素受体）参与[142]。缺乏局部睾酮产生将导致沃尔夫结构退化。泌尿生殖窦发育为尿道和阴道下部，没有睾酮时，尿道和阴道由阴道板隔开，从而形成两个独立的开口。

生殖器结节发育成阴蒂，泌尿生殖道（尿道）褶皱形成小阴唇，泌尿生殖器（阴唇）肿胀形成大阴唇（图 24-13 和图 24-14）。

与睾丸不同，发育中的卵巢直到妊娠 16 周后才表达 FSH 或 LH/hCG 受体。在妊娠 20 周左右，FSH 的血浆浓度达到峰值，形成第一个初级卵泡[129]。到妊娠 25 周时，卵巢已发育出明确的形态学特征。卵泡发育继续进行，孕晚期时已形成部分成熟卵泡[8]。部分研究表明，早期胎儿卵巢可以产生类固醇和表达芳香化酶，但与胎盘雌激素合成相比，发育中的卵巢分泌的雌激素量微不足道，青春期前，卵巢雌激素几乎不影响性别发育[16]。

胎儿暴露于雄激素将导致外生殖器雄激素化，进而影响子宫内 46，XX 的性别发育。由于胚胎雄激素通常来源于肾上腺，睾酮浓度通常不足以维持沃尔夫结构。最常见的 46，XX 胎儿的雄性化由肾上腺类固醇生成障碍所致（如缺乏 CYP21、11β- 羟化酶、POR 或 3β- 羟类固醇脱氢酶）。其他雄性化的罕见原因包括（胎盘）芳香化酶缺乏、糖皮质激素抵抗、睾丸和卵睾丸 DSD、母体男性化肿瘤（如妊娠黄体瘤）。除睾丸 / 卵睾 DSD 外，这些情况会导致雄激素暴露，但不影响 AMH，因此患病个体通常保留子宫结构。妊娠期暴露

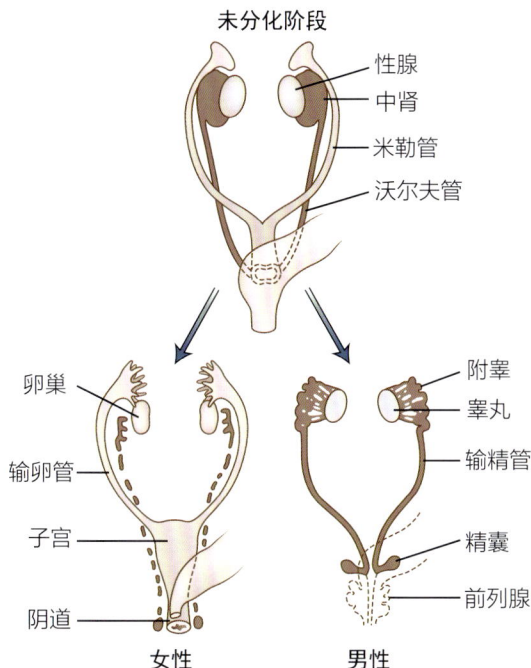

未分化阶段

性腺
中肾
米勒管
沃尔夫管

卵巢
输卵管
子宫
阴道
女性

附睾
睾丸
输精管
精囊
前列腺
男性

▲ 图 24-13　在睾丸下降到阴囊之前，女性和男性生殖管从沃尔夫和米勒原始组织的胚胎分化

女性的米勒结构持续存在，形成了输卵管、子宫和阴道上部。阴道和尿道的下部来自泌尿生殖窦。男性的沃尔夫结构发育为附睾、输精管和精囊，而前列腺和前列腺尿道则源自泌尿生殖窦。在某些情况下，一个小的米勒残体可以作为睾丸附属物存在于男性体内

于某些化学制剂也可能是胎儿雄性化的原因，但目前的研究证据有限。关于女性生殖道的其他发育异常（如 Mayer-Rokitansky-Küster Hauser 综合征），请参见相关章节。

4. 性心理发育　传统观点认为性心理发育具有几个不同的组成部分（表 24-2）。性别认同是指一个人作为男性、女性或非二元性别的自我认同（例如，介于男性和女性之间，男性和女性共存等）。对于一些人来说，缺少确定的性别认同。性别角色（性别典型行为）描述了在普通人群中具有明显性别差异的心理特征和行为特征，如玩具偏好、身体攻击、活动和职业选择等方面。性别表达是指外表是否更符合男性或女性的社会规范。性取向通常指的是情欲行为（如异性恋、双性恋、同性恋），涉及性行为、性幻想和性吸引力等层面，可能与实际的性活动相符，也可能与实际的性活动不一致。

在过去的 50 年里，关于性心理发育起源存在许多不同的理论，染色体、激素、大脑结构、社会和家庭对各种成分影响的相对贡献也存在争论。相关工作大部分集中在啮齿类动物和非人灵长类动物的研究上。例如，Young 及其同事在 1959 年首次发现，妊娠期间豚鼠暴露于睾酮会导致雌性后代的交配行为发生改

变[143]。这些影响可能在暴露的关键窗口期最为明显，在啮齿动物和部分灵长类动物中，性激素的芳香化、受体的可用性和社会环境等因素也可能影响性心理发育[144]。最近，本领域的焦点集中在基因和染色体在性行为中的作用。例如，对发育中的小鼠大脑中差异基因表达模式的研究表明，在胚胎早期，甚至在雄性发育中的睾丸开始大量分泌雄激素之前，不同的 X 和 Y 染色体基因都会上调[145]。*Sry* 缺失（XYSRY⁻）或转基因表达（XXSRY）小鼠的研究表明，XY 和 XX 小鼠之间存在一定的神经解剖学差异，这与性腺发育和内分泌状态无关[146]。这些发现表明，染色体因素至少有可能独立于性激素作用而影响性心理发育，综合这两个因素的模型可能更能全面描述性心理发育的全貌[147]。

理解与人类性心理发育相关的复杂问题更具有挑战性，特别是因为性别认同在非人类物种中不容易进行评估。多年来，人们认为性别认同与出生时"确定"的性别一致，孩子被明确按照某一性别抚养，性别发育未明的孩子根据所选性别制订适当的手术治疗和激素替代。这一理论的前提是"出生时的性心理中性"，但由于目前的研究提示产前（如内分泌）和先天（如染色体）对性心理发育的潜在重要性，这一传统理念受到了挑战[148, 149]。人类此领域的直接研究数据有限，但对患有完全性雄激素不敏感综合征（complete androgen insensitivity syndrome，CAIS）的女性的研究表明，其核型为 46，XY，但性心理发育几乎总是女性，提示雄激素在人类性心理发育中起主要作用，而 Y 染色体基因在人类性心理发育中的作用较小[150]。然而，具有 Y 染色体和部分雄激素暴露或反应性（如部分性雄激素不敏感综合征、17β- 羟类固醇脱氢酶缺乏症、5α- 还原酶缺乏症）的个体的性别特征可能不同，患者长期的性别认同无法预测[151, 152]。有人认为，外生殖器的雄激素化程度可以体现生殖器和大脑的宫内睾酮暴露程度。一项针对 46，XY 核型 PAIS 患者的研究中发现，生殖器雄激素化程度越高，其综合性别指数得分增加越高，综合性别指数包括了性别认同和性别刻板行为等方面，但性别发育模糊的个体评分存在很大的差异[153]。

产前接触雄激素也会影响 46，XX 个体的性心理发育[149, 154]。患有先天性肾上腺皮质增生症且生殖器雄激素化明显的女孩对于男孩的玩具更具偏好，其长期影响在成年后更突出[155]。产前雄激素暴露也可能与其他心理特征，如性取向有关[156]。然而，产前高雄激素暴露与性别认同间的联系通常不那么明显，但在某些卵睾型 DSD 和芳香化酶或 11β- 羟化酶严重缺乏的病例中此结论并不成立[157]。尽管性别不满意（即对出生时指定的性别不满意）在 DSD 患者中更为常见，但在 46，XX 的 CAH 患者中，超过 90% 的女孩被作为

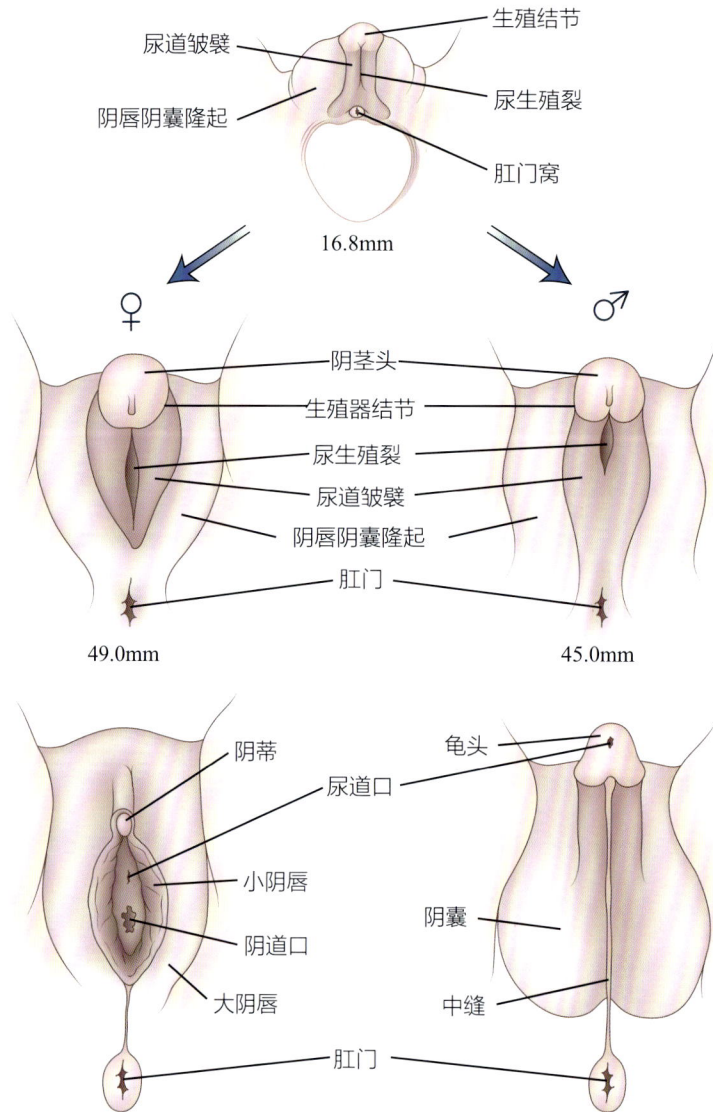

▲ 图 24-14　男性和女性外生殖器的分化

引自 Spaulding MH. The development of the external genitalia in the human embryo. *Contrib Embryol Carnegie Inst*. 1921; 13: 69-88.

女性抚养[149, 158]。少数 46, XX CAH 由于诊断延迟被作为男性抚养。部分 46, XX CAH 患者作为女性抚养，但在青春期后接受了性别转换[159, 160]。

　　社会环境和养育性别在性心理发育中发挥重要作用。这方面的证据主要来自于 46, XY 的病例系列研究，这些患者存在生殖器解剖结构发育紊乱（如盆腔壁异常，泄殖腔外翻）或医源性（如阴茎手术）的破坏，但其睾酮合成和反应性正常[161, 162]。这些患者通常作为女孩抚养。针对这些患者的长期随访表明，许多人认同自己为女性，尽管有相当一部分人被认定为男性或对女性性别认同感到焦虑。值得注意的是，作为男孩抚养长大的患者中，所有人在青春期后期和成年后都认同自己的男性性别。目前倾向于将 46, XY 患者作为男孩抚养。

　　总之，现有的研究表明，核型、产前雄激素暴露和出生时性别判定都可能影响个体的性别认同。但这些因素并不能准确的预测个体的性别认同。此外，由于性别认同、性别典型行为和性取向是性心理发展的独立组成部分。因此，必须认识到对同性关系（相对于抚养性别）的兴趣或对 DSD 患者强烈的跨性别兴趣并不一定表明性别指定不正确[3]。

　　目前还没有公认的手段评估幼儿的性别认同感，通常认为性别认同在出生后 18～36 个月或更早就开始形成[163]。许多在儿童晚期、青春期或成年期报告的大脑结构的性别差异在儿童早期并不存在，因此对于指导性别认定并无帮助[164, 165]。对一些患有 5α- 还原酶缺乏症和 17β- 羟类固醇脱氢酶缺乏症的患者的研究表明，性心理发育可能存在一定的可塑性，这些

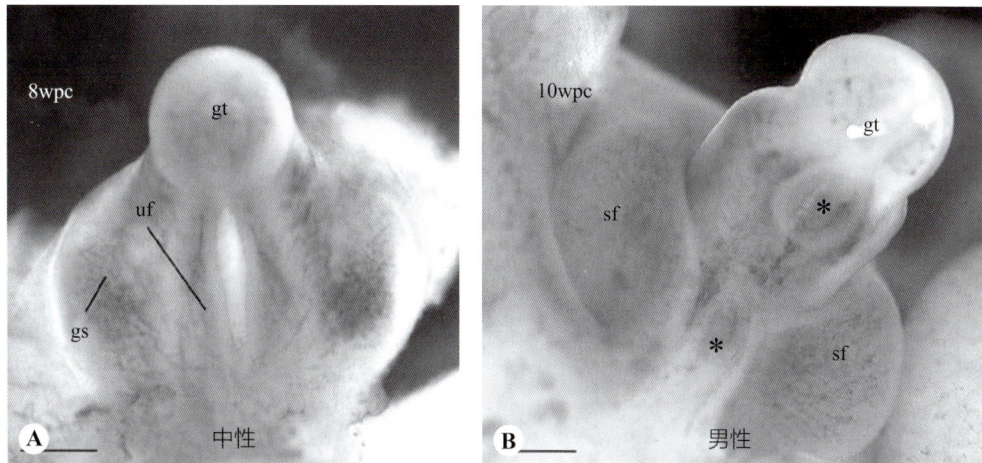

▲ 图 24-15　8 ～ 10wpc 之间人类男性外生殖器的分化

A. 8wpc 的未分化人类外生殖器；B. 10wpc 时，阴囊皱襞分化和尿道皱襞融合（星号表示两侧未闭区域）。gs. 生殖器肿胀；gt. 生殖器结节；sf. 阴囊褶皱；uf. 尿道褶皱。比例尺：500μm（经 American Society for Clinical Investigation, Copyright 2006 许可转载，引自 Goto M, Piper Hanley K, Marcos J, et al. In humans, early cortisol biosynthesis provides a mechanism to safeguard female sexual development. *J Clin Invest.* 2006; 116: 872-874.）

患者在青春期有可能改变其性别角色。此外，部分患有 DSD 的人不符合性别的二元模型。在一些国家，已经进行了相应的法律改革，如可以选择在护照上不将性别定义为男性或女性。但主流社会和个人观点对性别认定还是传统的二元论，这对于认为自己不适合二元模式的人来说，得到广泛的社会认同还有很长的路要走。

（二）胎儿下丘脑 – 垂体 – 性腺轴的发育

下丘脑 – 垂体 – 性腺轴的发育见第 23 章中，本部分仅回顾与 DSD 相关的部分要点。

人类胎儿下丘脑促性腺激素的发育从胚胎 6 周开始，与性别决定和分化过程同时发生。这一过程包括 GnRH 神经元从嗅觉板通过筛板迁移到胎儿下丘脑，下丘脑核发育，Rathke 囊形成垂体前叶，以及作为功能性 HPG 轴一部分的能够释放 LH 和 FSH 的垂体促性腺激素的规律和成熟。这些系统的缺陷可导致一系列临床症状，如 Kallmann 综合征、先天性孤立性促性腺功能减退症和作为多种垂体激素缺乏的一部分的促性腺激素不足（见第 8 章、第 23 章和第 26 章）。

一般认为，LH 和 FSH 的脉冲释放在胚胎 16～20 周时出现并影响性腺，此时阴茎融合已接近完成[129]。在男性胎儿中，促性腺激素维持了与阴茎延长相关的睾丸类固醇的合成并支持睾丸的下降。因此，患有先天性促性腺激素不足的男孩存在阴茎短小（小阴茎）和（或）双侧隐睾表型。这些儿童出生后需要监测相关重要的体征，如 Kallmann 综合征可能存在肾脏发育不全，全垂体功能低下症的儿童可能存在生长激素或 ACTH 不足（将引起低血糖）。由于尿道皱襞在胚胎 20 周前就已经融合，典型的下丘脑或垂体促性腺激素

不足的男孩并不会出现尿道下裂，尿道下裂很少发生在 HPG 相关疾病中。这可能反映了在多个水平上影响 HPG 轴的因素的缺失[166, 167]。

（三）婴幼儿下丘脑 – 垂体 – 性腺轴

出生后婴儿脱离了母体和胎盘激素的影响，并将发生一系列明显的内分泌变化。

1. 男孩产后内分泌变化　睾酮在出生时即可被检测到，在出生前几天内睾酮水平下降。此后，HPG 轴重新激活，并产生血清睾酮，通常在出生后 1～2 周可测量，并在出生后 2～3 个月睾酮峰值接近青春期中期水平（图 24-17）[168, 169]。睾酮峰值与阴茎生长加速有关，并部分与睾丸中的生殖细胞在出生后的早期成熟有关[169]。从大约 6 月龄至青春期开始，HPG 轴相对静止，在此期间 LH、FSH 和睾酮的血清浓度较低。

抑制素 B 在出生和婴儿期的浓度同样很高，在出生后的 2 年内下降至低水平，但仍然可以检测到，随着青春期开始其血清浓度再次上升（图 24-17）[170, 171]。相比之下，AMH 浓度从出生到儿童时期都保持较高水平，随着青春期的开始而下降（图 24-17）[124, 125]。因此，即使在婴儿期和青春期的 HPG 活跃期之间，可以通过抑制素 B 特别是 AMH 评估发育状态，这两个指标也可以作为隐睾症、无睾症和 46，XY DSD 男孩睾丸组织（特别是支持细胞）活性的有用标志物。INSL3 有潜力作为睾丸间质细胞的功能标志[172, 173]。

2. 女孩产后内分泌变化　女孩产后早期的内分泌事件特征不明显。胎盘雌激素暴露可导致出生前乳房发育，出生后几天因雌激素和孕酮撤退可出现少量月经样出血。女孩在婴儿期也有 HPG 轴的离散激活，在 1—3 岁时下降。在出生的前几个月可以测量

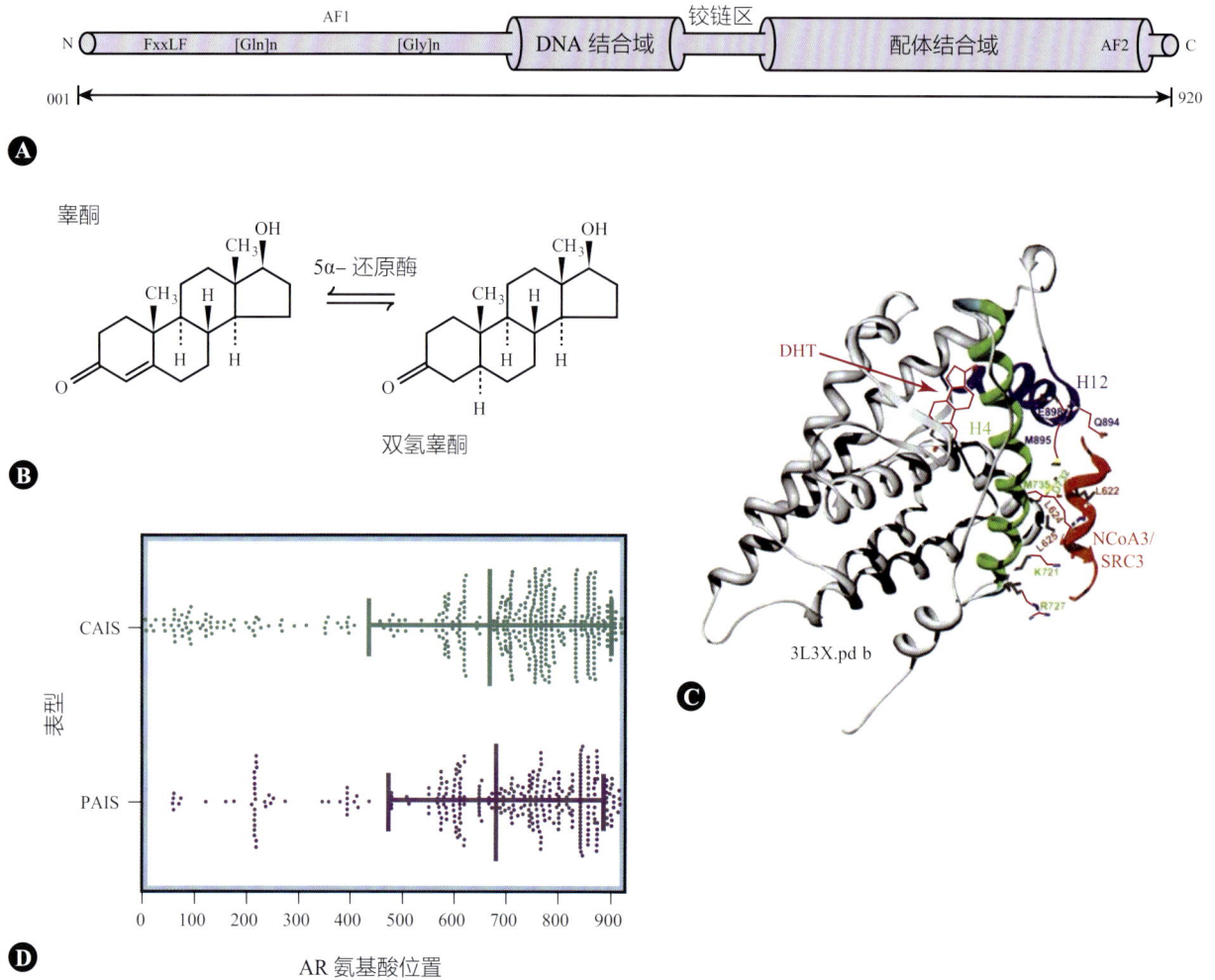

▲ 图 24-16 **A** 和 **B**. 雄激素受体的结构与核受体大体一致。**AR** 独特地具有延伸的氨基末端结构域，其包含 **FxxLF**、聚谷氨酰胺和聚甘氨酸基序，这些基序影响睾酮及其 **5α-** 还原代谢物双氢睾酮的反转录激活。**C. LBD**（配体结合域）的晶体结构显示为与配体 **DHT** 结合，**DHT** 启动涉及螺旋 12 的构象变化，并使辅激活因子（如 **NCoA3/SRC3**）得以募集。**D.** 显示了与 **CAIS** 和 **PAIS** 相关的突变的基因分布（图 24-31）

CAIS. 完全性雄激素不敏感综合征；PAIS. 部分性雄激素不敏感综合征（引自 Mongan NP, Tadokoro-Cuccaro R, Bunch T, et al.Androgen insensitivity syndrome. *Best Pract Res Clin Endocrinol Metab.* 2015; 29: 569-580. ）

表 24-2 性心理发育的组成部分	
时　期	**说　明**
性别认同	自我认同的性别为男性、女性或其他
性别表达 / 角色	• 性别特定行为表现 • 好斗性格 • 育儿排练 • 同伴和小组互动 • 特定标签（如"假小子"） • 打扮
性取向	性和浪漫吸引力的模式

到雌二醇 [5～20pg/ml（20～80pmol/L）] 和抑制素 B（50～200pg/ml），在婴儿期和幼儿期 FSH 具有显著个体间变异性 [中位数为 3.8U/L，范围为 1.2～18.8U/L（2.5%～97.5%），健康足月女孩 3 月龄时][174]。在整个儿童时期，FSH 仍可检测到，但 LH 水平较低。AMH 在青春期之前一直保持低水平。抑制素 A 仅由卵巢合成，已有研究建议作为可能患有卵睾 DSD 新生儿期卵巢组织的测试标志，但这种激素在许多正常足月新生儿中低于检测下限，需要行 FSH 刺激试验辅助评估[175]。

二、性发育障碍（差异）

DSD 具有多种表现型，取决于疾病种类及其严重程度。患者可能就诊于多个不同的学科专业，包括新生儿科、遗传学、泌尿科、妇科或和内科。典型的

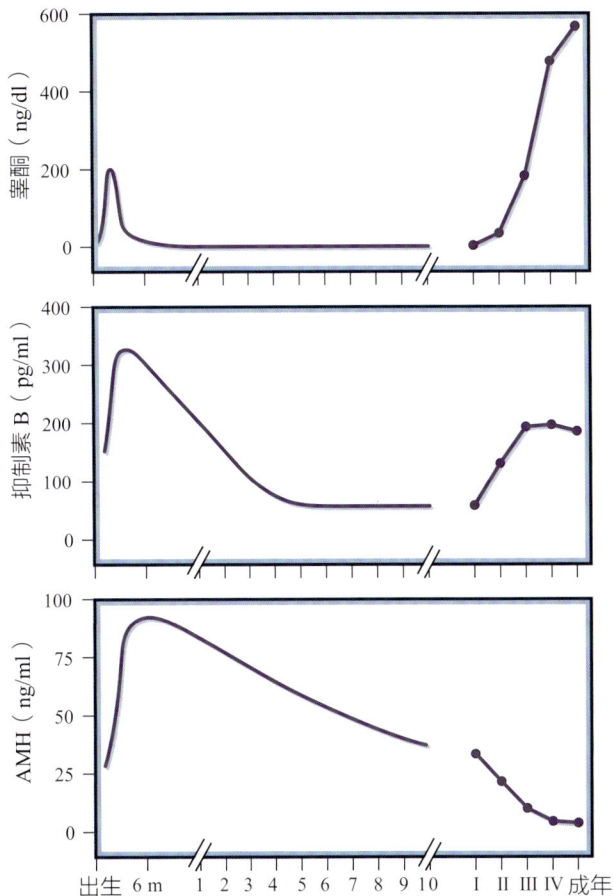

▲ 图 24-17　正常男性从出生到成年期间睾酮、抗米勒管激素和抑制素 B 的典型变化

显示了青春期（Ⅰ～Ⅳ）。换算：睾酮，1ng/dl=0.0347nmol/L；AMH，1ng/ml=7.14pmol/L；范围可能随测定而变化，因此仅提供指示值以显示随时间的趋势。AMH. 抗米勒管激素

疾病表现是婴儿期生殖外观性别不能界定，但并非所有疾病在出生时都有明显的表型。例如，46, XY 完全 17α- 羟化酶 /17，20 裂解酶缺乏的患者可能因青春期早期高血压和青春期延迟起病，患有 CAIS 的年轻女性（46, XX）可能因闭经就诊于妇科。

在过去 30 年中，在了解性腺发育的分子基础方面取得了重大进展。已经报道了多个导致人类性腺发育不全的单基因疾病，在小鼠研究中已经发现了更多的候选基因。随着二代测序或全外显子组测序技术的应用（目前为 25%～40%），可在分子水平上诊断性腺发育障碍患者的比例正在增加[166, 176-179]，大多数情况下已经可以对类固醇生成的经典障碍进行分子诊断。确定患者 DSD 的确切基础对于性别指定、预测治疗反应（如补充雄激素）、筛查相关特征（如肾上腺功能障碍）、评估肿瘤发生风险、确定可能的生育选择、为个人和家庭提供长期咨询具有重要意义。目前仍缺少长期的随访研究，在多数情况下对患者不可能采用循证的管

理方法。

（一）性发育障碍的命名和分类

DSD 被定义为"染色体、性腺或解剖性发育不典型的先天性疾病"[1]。该定义范围广泛，涵盖了非内分泌疾病，如泄殖腔外翻等，但 DSD 不包括青春期障碍。引入 DSD 一词的共识声明进一步提出了 DSD 的核型分类（表 24-3）：性染色体变异（性染色体 DSD）、睾丸发育障碍、雄激素合成和作用障碍（46, XY DSD）、雄激素过量和卵巢发育障碍（46, XX DSD）。尽管核型不能确定性别，但快速评估核型有助于评估和向患者家人提供一定的咨询建议并给出部分病因学结论。

（二）性发育中的性染色体障碍

性染色体数量的差异（即性染色体非整倍体）可以确诊为性染色体 DSD。

这些疾病包括 Klinefelter 综合征（47, XXY 及其变体）、特纳综合征（45, X 及其变体）、X 三体（47, XXX 及其变体）和 XYY 综合征（47, XYY 及其变体），45, X/46, XY 镶嵌现象及其变体，以及真性染色体嵌合体（46, XY/46，XX）（表 24-4）。45, Y 细胞系不能存活。

如果由于性染色体镶嵌或嵌合，Y 染色体或 Y 染色体片段出现在一些但不是所有细胞，则有可能造成出生时生殖器外观模糊，但 Klinefelter 综合征（除非存在四条或更多的 X 染色体）和经典的特纳综合征（缺乏 Y 染色体）通常不会导致生殖器外观模糊。在许多典型的性染色体非整倍体病例中，诊断通常建立于青春期或成年期表型、青春期发育受损或不孕时。相关章节（例如，第 26 章的特纳综合征，第 19 章和第 26 章的 Klinefelter 综合征）将进一步讨论这些疾病的特征和长期管理策略。

1. Klinefelter 综合征及其变体　Klinefelter 综合征及其变体是性染色体非整倍体最常见的形式，据报道，其发病率为 1/500～1/1000[180]。这种发病率呈增加的趋势[181]。Klinefelter 综合征的典型形式为 47, XXY 核型，由配子发生过程中性染色体的减数分裂不分离引起（图 24-18）[18]。大约 50% 的患者在精子发生期间产生这种异常，大约 50% 的患者在卵细胞发生或合子后分裂期间发生核型的改变[180]。镶嵌型 Klinefelter 综合征（46, XY/47, XXY）提示发育中的有丝分裂不分离参与了疾病发生，约 10% 的 Klinefester 综合征患者存在这种情况。Klinefelter 综合征还有可能存在其他染色体变异（如 48, XXXY）。

表 24-4[180] 总结了 Klinefelter 综合征及其变体的临床特征。在典型的情况下，患者可能因睾丸小、男性乳房发育、青春期雄激素化不良、宦官体型或不育而被诊断。患者也可能存在学习困难、言语和语言延迟、行为问题和运动发育改变，及时发现和针对并进

表 24-3　DSD 分类		
性染色体 DSD	**46, XY DSD**	**46, XX DSD**
• 47, XXY（Klinefelter 综合征）和变体 • 45, X（特纳综合征）和变体 • 45, X/46, XY（嵌合）和变体 • 46, XX/46, XY（嵌合）	**性腺（睾丸）发育障碍** • 完全或部分性腺发育不良（如 SF1/NR5A1、WT1、GATA4、FOG2/ZFPM2、CBX2、SRY、SOX9、SOX8、MAP3K1、ESR2/NR3A2、DMRT1、TSPYL1、DHH、SAMD9、ARX、MAMLD1/CXorf6） • 卵睾 DSD • 睾丸退化	**性腺（卵巢）发育障碍** • 性腺发育不良 • 卵睾 DSD（如 NR5A1、NR2F2、RSPO1） • 睾丸 DSD（如 SRY+、dup SOX9、dup SOX3、NR5A1、NR2F2、RSPO1、WNT4）
	雄激素合成或作用障碍 • 雄激素合成障碍 　– LH 受体突变 　– Smith-Lemli-Opitz 综合征 　– StAR 蛋白突变 　– 胆固醇侧链裂解（CYP11A1） 　– 3β– 羟类固醇脱氢酶 2（HSD3B2） 　– 17α– 羟化酶 /17,20 裂解酶（CYP17） 　– POR 　– 细胞色素 b5（CYB5A） 　– 醛酮还原酶 1C2（AKR1C2） 　– 17β– 羟类固醇脱氢酶（HSD17B3） 　– 5α– 还原酶 2（SRD5A2） • 雄激素作用障碍 　– 雄激素不敏感综合征 • 药物和环境调节剂	**雄激素过量** • 胎儿因素 　– 3β– 羟类固醇脱氢酶 2（HSD3B2） 　– 21– 羟化酶（CYP21A2） 　– POR 　– 11β– 羟化酶（CYP11B1） 　– 糖皮质激素受体突变 • 胎儿胎盘因素 　– 芳香化酶（CYP19） 　– 缺乏 POR • 母亲因素 　– 母体男性化肿瘤（如黄体瘤） 　– 雄激素药物
	其他 • 男性生殖器发育综合征（如泄殖腔畸形、Robinow、Aarskog、手 – 足 – 生殖器综合征、腘窝翼状胬肉综合征） • 米勒管永存综合征 • 睾丸消失综合征 • 孤立性尿道下裂 • 隐睾症（INSL3、GREAT） • 环境影响	**其他** • 综合征关联（如泄殖腔异常） • 米勒管发育不全（如 MKRH） • 子宫异常（如 MODY5） • 阴道闭锁（如 McKusick Kaufman） • 阴唇粘连

行早期教育支持非常重要[182, 183]。那些表型更严重的 Klinefelter 综合征更容易通过出生后核型分析确诊，但只有 25% 的 Klinefester 综合征患者可能得到确诊。随着产前基因检测在 Klinefelter 综合征的诊断越来越普遍，这种情况可能会改变。

Klinefelter 综合征为 Y 染色体（而不是 X 染色体数）的存在在睾丸发育和随后的产前雄激素产生中的关键作用提供了重要的证据。但患者睾丸功能可能并不完全；部分患者出现阴茎短小和尿道下裂，部分研究提示，在出生后的"小青春期"，患者的 FSH 浓度仅轻度升高，睾酮水平处于正常范围的低水平[184]。

Klinefelter 综合征患者青春期前期，HPG 轴激活后促性腺激素浓度（如 FSH、LH）升高[185, 186]。青春期中期，90% 的 Klinefelter 综合征患者血浆 FSH 浓度升高，80% 的 LH 浓度升高。睾丸功能的其他血清标志物（如青春期前的抑制素 B、青春期中期的 INSL3）通常低于正常水平[173, 186]。典型的 Klinefelter 综合征患者青春期通常在正常年龄开始，睾酮水平适当升高，但其水平在青春期中期左右随着促性腺激素的增加而下降。在大多数年轻人中，血清睾酮处于参考范围的低水平[185, 187]。睾丸通常小而硬，长度和容积中位数分别为 2.5cm 和 3ml，但大多数 < 3.5cm（容积 1~7ml）[185]。

表 24-4　性染色体异常 DSD 的临床表现

异常情况	核　型	生殖腺	内生殖器	特　征
Klinefelter 综合征	47, XXY 及变体	睾丸玻璃样变	无子宫	睾丸小，无精症，低雄激素血症；身材高大，腿长增加；学习困难、语言延迟、肥胖、乳腺肿瘤、静脉曲张、糖耐量受损的发生率增加
特纳综合征	45, X 及变体	条索状性腺或未成熟卵巢	子宫	儿童时期：淋巴水肿、盾胸、颈蹼、低发际线；心脏缺损和主动脉缩窄；肾脏和泌尿系统异常；身材矮小、肘外翻、指甲发育不良、脊柱侧弯；中耳炎和听力损失、上睑下垂和弱视；痣、自身免疫性甲状腺疾病；视觉空间学习困难 成年：青春期缺失，原发性闭经；高血压、主动脉根部扩张和夹层；感音神经性听力损失；CVD、IBD、结肠癌、甲状腺疾病、葡萄糖耐量受损、糖尿病、骨质疏松症的风险增加（部分可能与雌激素缺乏有关）
混合性腺发育不良	45, X/46, XY 及变体	睾丸或发育不良的性腺	多变	性腺肿瘤风险增加；身材矮小；可能存在特纳综合征的特征
卵睾 DSD	46, XX/46, XY 嵌合	睾丸、卵巢或卵睾	多变	性腺肿瘤风险增加

CVD. 心血管疾病；DSD. 性别发育障碍；IBD. 炎症性肠病

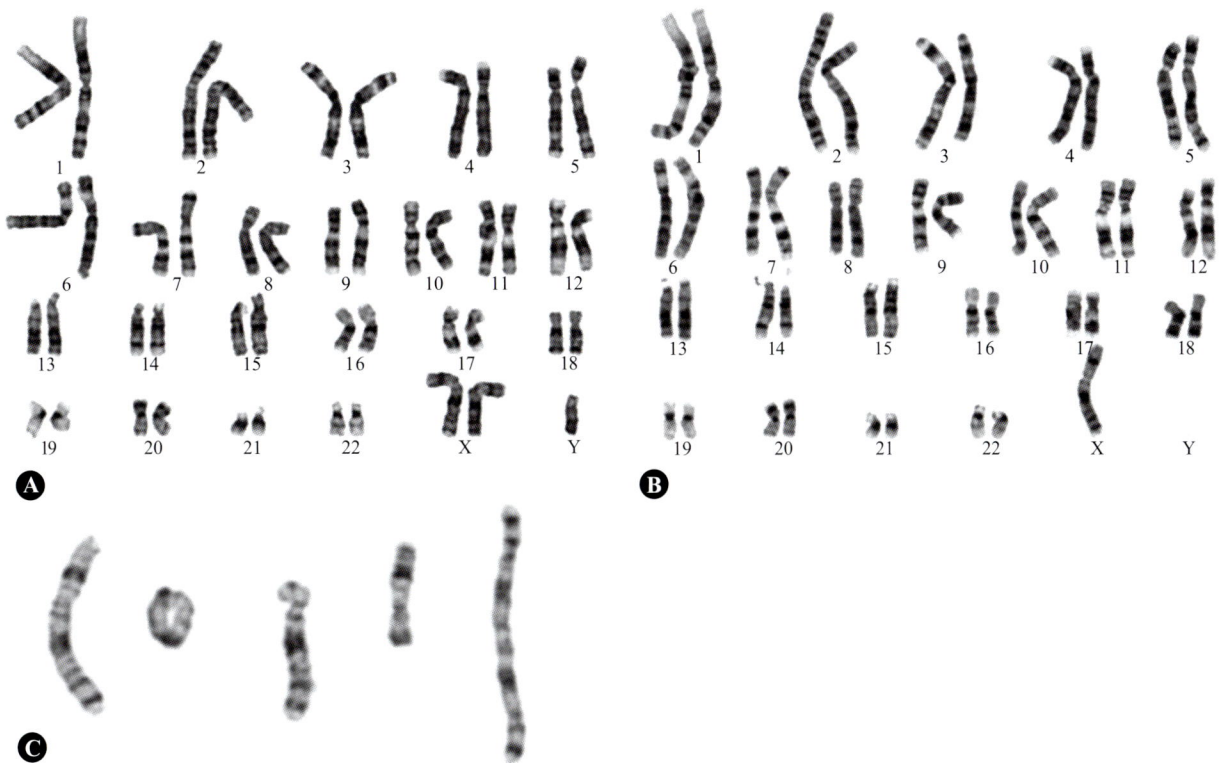

▲ 图 24-18　A 和 B. Klinefelter 综合征（47, XXY）（A）和特纳综合征（45, X）（B）的 G 带核型；C. 特纳综合征变种中 X 染色体的结构变化（从左到右）：正常 X；环状染色体（r[X][p22.3q22]），短臂缺失（del[X][p21]），长臂缺失（del[X][q21.31]），等臂染色体（I[X][q10]）

图片由 Lee Grimsley and Jonathan Waters, MD, North East London Regional Cytogenetics Laboratory, Great Ormond Street Hospital NHS Trust, London, UK 提供

睾丸小，通常与雄激素化程度不匹配。血清雌二醇浓度升高，这导致了青春期男性乳房发育。

睾丸活检在临床诊断并不必要，通过外周血细胞的核型诊断可以确诊本病。部分睾丸组织学研究报道指出，经 LH 刺激后，患者存在生殖细胞耗竭、生精小管进行性透明化和睾丸间质细胞增生[185]。在青春期时应密切监测患者的睾酮水平[186]。Klinefelter 综合征患者很多需要接受睾酮补充治疗以充分诱导青春期，并在成年期支持其性特征、性欲和骨矿化。部分患者可能需要心理支持和教育支持，对糖尿病等潜在长期问题需要加以的关注。第 19 章将进一步讨论青春期和成年期 Klinefelter 综合征的治疗。

尽管有报道称嵌合型 Klinefelter 综合征（46, XY/47, XXY）可以自然生育，但经典型 Klinefelter 综合征患者的生育功能低下，大多数男性患有无精症。在过去 10 年中，睾丸取精术已使 40%～50% 的患有典型 Klinefelter 综合征（47, XXY）的男性成功地获得了精子，与年龄、睾丸体积或激素状况无关[188]。在既往接受和未接受睾酮治疗的患者中，精子获得率无明显差异[189]。ICSI 已帮助 40%～50% 的患者成功妊娠和孕育后代[185, 188]。尽管存在其他染色体变化的增加，通过辅助生殖手段受孕的子代性染色体非整倍体的遗传风险似乎并未增加，辅助生殖技术通常还可以进行受精卵植入前的遗传学诊断。

2. 特纳综合征及其变体 特纳综合征是第二常见的性染色体非整倍体异常，其发病率在活产女性胎儿中约为 1/2500（图 24-18）。特纳综合征的典型核型是 45, X，约 1/2 患者核型是 45, X。特纳综合征的镶嵌型（45, X/46, XX）约占患者的 1/4，其余患者存在 X 染色体的结构异常，如长臂或短臂缺失、等染色体或环状染色体（图 24-8）[190]。

45, X 染色体结构可能是父母双方配子发生过程中不分离或染色体丢失的结果，导致精子或卵细胞缺乏性染色体。正常受精卵有丝分裂的错误常导致嵌合体形成，但在第一次分裂时，纯合子 45, X 染色体的形成通常由于性染色体丢失或有丝分裂不分离形成，此时将同时存在 47, XXX 或 47, XYY，但这两种核型的细胞在后续的发育中通常不能存活，大约 7% 的自然流产胚胎存在 45, X 核型，这也人类最常见的染色体异常。

特纳综合征的临床特征高度可变，诊断时的年龄跨度也很大。特纳综合征可在产前因基因检测或因胎儿超声检查发现颈后透明层增厚而诊断[190]。在婴儿早期，对患有淋巴水肿、颈部褶皱、低发际线和（或）左心缺陷的女婴应进一步评估除外本病的诊断。不明原因的生长障碍或特征性躯体特征（如指甲异常、盾胸、肘外翻、反复耳部感染等）可能在儿童期提示本病，所有的青春期延迟或青春期不发育、高促性腺激素性腺

功能减退的女孩都应考虑特纳综合征。表 24-4 总结了特纳综合征的临床特征，第 25 章和第 26 章讨论了本病的诊断和治疗。生长激素治疗可以降低患者矮小的严重程度。青春期时需要及时适当地给予雌激素替代治疗，以确保患者获得最佳的生长、骨骼健康、心理发育、乳房和子宫充分发育，为成年后可通过获得卵细胞捐赠等手段获得受孕的机会创造最优条件[190-192]。然而，在妊娠前和妊娠期间仔细评估心血管风险是必要的[193]。患有特纳综合征的女性应加强对其青春期和长期的随访，重点关注其心血管、骨骼、生殖健康和听力等问题[190, 194-198]。

患有典型特纳综合征的女孩通常存在卵巢发育不良。对特纳综合征胚胎的研究表明，妊娠前 3 个月，患者的生殖细胞迁移正常、卵巢发育正常[199]。其后患者的生殖细胞凋亡增加，并出现卵母细胞闭锁，导致出生前或出生后卵巢的进行性退化。随着这些性腺的变化，LH 和 FSH 在儿童晚期、下丘脑脉冲发生器激活后或更早期出现明显的升高。大约 25% 的特纳综合征女孩（45, X 的女孩占 10%；45, X/46, XX 镶嵌的女孩占 30%～40%）有足够的雌激素合成使青春期开始，大约有 2% 的病例会出现月经[194, 200]。AMH 可作为卵巢储备功能的标志物，也是卵巢功能不全的预测因子[201]。除非存在含有 TSPY 基因座的 Y 染色体片段，会使性腺母细胞瘤的风险增加，患者通常并不需要切除性腺[202]。

卵母细胞冷冻保存技术已成功帮助特纳嵌合体的女性保存生育功能，该技术是具有卵巢功能的年轻女性的生育力保存选择之一[190, 203]。卵巢皮质组织冻存也可作为女性生育力保存的手段，但由于其侵入性，目前尚处于实验阶段。目前并不建议 12 岁以下女孩进行常规生育保留[190]。

由于存在心血管缺陷和其他并发症，特纳综合征患者的妊娠风险很高，妊娠之前和孕期应进行详细的评估和咨询[190, 203]。

3. 45, X/46, XY 嵌合体及其变体 45, X/46, XY 嵌合体核型由受精卵有丝分裂过程中的后期延滞产生，有时伴有 Y 染色体异常，而染色体间重排和结构异常 Y 染色体丢失是这种变异的常见机制。通常表现为典型的 45, X/46, XY 嵌合，但也可能出现 45, X/47, XYY、45, X/46, XY/47, XYY 和其他嵌合核型。

这种染色体异常的真实患病率目前未知（表 24-4）。由于只有外生殖器外观不典型的 45, X/46, XY 嵌合体患者才会接受进一步评估，因此目前文献中对于其发生的报道存在一定的偏倚；基于非选择性产前核型分析的研究表明，大多数 45, X/46, XY 嵌合体的儿童表现为男性[204-206]。

45, X/46, XY 嵌合体表型高度可变。性腺可以发育为发育不良的卵巢（存在原始卵泡稀疏的卵巢样间

质）或条索状性腺（类似于特纳综合征）、正常或发育不良的睾丸，极少数发育为卵睾（单个性腺内有睾丸和发育不良卵巢成分）。

根据睾丸间质细胞激活的程度（如果存在），性腺可能位于睾丸下降路径的任何位置，条索性腺更有可能位于腹腔内，形态良好的睾丸更可能位于腹股沟阴囊区。性腺发育和组织学外观的显著差异有时可以在左右两侧（称为混合性性腺发育不良）或甚至在单个性腺内看到。

所有可能的生殖器表型都有相关报道，患者可能表现为从典型的女性外生殖器或轻度阴蒂肿大到生殖器模糊、尿道下裂或典型的男性外生殖器等所有异常[204, 207-210]。外生殖器的不对称性强烈提示性腺发育不对称性（即混合性性腺发育不良）。

如果支持细胞产生的 AMH 缺失或受损，则患者将可能保留米勒结构，这些结构通常也是不对称的。在混合性腺发育不良的病例中，遗传发育不良的性腺一侧存在半子宫和输卵管，这为 AMH 对米勒结构发育的旁分泌作用提供了重要证据。

与 45, X/46, XY 核型相关的体细胞特征也高度可变，并且并不总是与性腺表型良好相关[204, 207, 209, 210]。大约 40% 的本病儿童具有特纳综合征外观，如身材矮小、颈部褶皱、低发际线、心脏和肾脏异常等[207]。身材矮小也可能是唯一的身体表现。因此，对特纳综合征相关临床特点（如甲状腺功能、听力和心脏异常）（见第 26 章）的监测策略也适用于这一人群[190]。此外，患者及其家庭将受益于持续的心理支持和教育，这些支持和教育可以与专科服务相结合。

对于 45, X/46, XY 的个体，可能存在性别指定困难，此时应考虑包括可能的性别认同、生殖器外观和泌尿生殖器解剖、生育能力和生殖选择、性腺恶性肿瘤风险、激素替代的潜在需求等多方面综合因素。性别指定建议综合评估，详细讨论对患者带来的风险、益处和潜在结果。大多数生殖器为女性或雄性化程度低的婴儿以女性身份抚养，由于患者存在子宫或半子宫结构，可能通过接受卵细胞捐赠的手段完成受孕，但对生殖系统的功能预测则非常困难。此外，与患有典型特纳综合征的女孩一样，患者存在心血管异常，妊娠将增加相关风险。腹内条索状性腺（即扁平、瘢痕状性腺）和发育不良的性腺显著增加了生殖细胞恶性肿瘤的风险，应予切除[208, 210, 211]。45, X/46, XY DSD 患者的生殖细胞肿瘤风险估计为 15%～40%[212]。青春期此类患者需要雌激素替代治疗诱导乳房和子宫发育，如果患者有子宫结构，雌孕激素替代治疗可以诱发月经。生长激素治疗已用于身材矮小，但尚无大型试验来评估这类患者的治疗效果。通常情况下，患者青春期的生长突增明显减少，部分研究表明，儿童早期使用生长激素可能会优化生长[209, 213]。同样，关于性别认同或性心理功能的长期随访数据有限。

患有尿道下裂的婴儿通常会被当作男性抚养。可以在婴儿期使用睾酮促进阴茎生长，尿道下裂的修复方式取决于尿道下裂的严重程度。应该尝试睾丸固定术，对于不能放置在可触及位置的性腺，由于这些性腺可能存在恶性肿瘤的显著风险，应考虑进行性腺切除术。有学者主张通过影像学密切监测肿瘤，但影像学无法检测到腹腔内性腺的早期肿瘤变化[208, 210, 214]。可固定在阴囊内的性腺需要触诊 / 自我检查和影像学监测，以发现微小结石等变化[214]。在睾丸固定术时和青春期时，睾丸活检可用于评估癌前变化和评估生殖细胞癌的风险。青春期时应加强监测，以确保足够的内源性睾酮水平。大多数男孩会自发进入青春期，但部分男孩会出现雄激素不足，需要补充睾酮[210]。患者终身高一般较矮小，部分男孩对生长激素有效应[215]。

生殖器外观高度模糊的 45, X/46, XY 的儿童个体进行性别指定和管理，对于家庭和医生来说都是一个困难的抉择，这一群体的长期随访数据很少。作为女性抚养的个体通常不孕，患者通常没有子宫，由于肿瘤风险时常需要接受性腺切除术，并可能接受泌尿生殖手术。作为男性抚养的个体通常需要经历多次尿道下裂手术，如果存在发育不良的性腺也需要切除，这些都会导致不育，此类患者即使性腺结构完整，通常也存在不育的情况。关于此类患者性别认同结果的数据也非常有限；在一个由 11 名混合性腺发育不良儿童组成的队列中，6 名作为女性抚养的个体最终接受为男性性别认同[216]。对每个孩子进行详细评估非常重要，由经验丰富的多学科团队采取个性化方法对长期监测、管理和支持意义重大。更大样本的研究的长期随访数据可能会为未来这一群体的管理提供更好的指导。

45, X/46, XY 嵌合核型也可能表现为男性表型和明显正常的睾丸发育。最早报道的 45, X/46, XY 核型典型男性病例是在筛选家庭成员作为骨髓移植供体时发现。羊水穿刺研究表明，90% 的 45, X/46, XY 核型婴儿的男性生殖器正常，睾丸外观正常，但出生后这些人可能会出现身材矮小或不孕[205, 206, 217, 218]。外周血采样的嵌合体程度与性腺或体细胞表型之间的相关性目前尚不明确。建议对具有典型男性表型或轻微生殖器异常的个体进行性腺功能和生长监测、性腺癌前变化评估、心脏和肾脏的筛查，这部分患者存在生长异常、支持细胞功能障碍、性腺生殖细胞癌、心脏和肾脏畸形的风险[217]。

4. 卵睾性发育障碍：46，XX/46，XY 嵌合及其变体　卵睾 DSD（以前称为真两性畸形）的诊断需要在性腺中证实同时存在卵巢组织（包含卵泡）和睾丸组织（图 24-19 和表 24-4）。组织学上存在螺旋排列的性腺间质，类似于典型的卵巢，但缺乏卵母细胞是

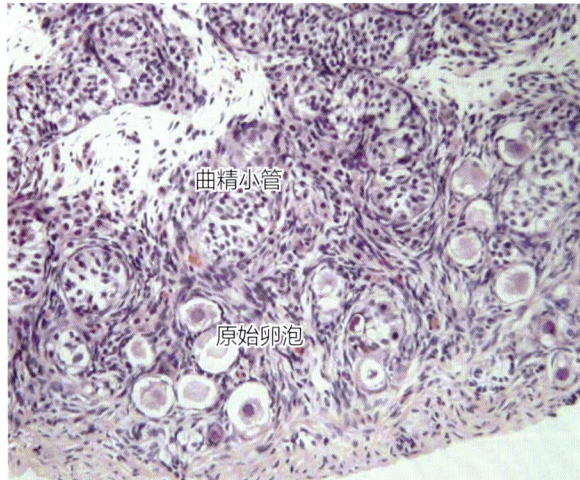

▲ 图 24–19　卵睾，显示未成熟的曲精小管排列有支持细胞和生殖细胞（左上），卵巢组织排列有原始卵泡（右下）（HE 染色；原始放大倍数，400×）

图片由 Neil Sebire, MD, Great Ormond Street Hospital NHS Trust, London, UK 提供

表 24–5　卵睾 DSD（真两性畸形）不同核型的相对频率（%）			
地　域	46,XX/46,XY	46,XX	46,XY
北美	21	72	7
欧洲	41	52	7
非洲	—	97	—

DSD. 性发育障碍（改编自 Krob G, Braun A, Kuhnle U. True hermaphroditism: geographical distribution, clinical findings, chromosomes and gonadal histology. *Eur J Pediatr*. 1994; 153: 2-10.）

发育不良或条索状性腺的常见表现，无明确发育特征的原始性腺并不能被判定为卵睾。

卵睾 DSD 在美国和欧洲是罕见疾病，仅存在于不到 5% 因非典型生殖器而转诊的婴儿，但这却是南非外生殖器发育不典型的常见原因[218]。卵睾 DSD 有多种形成原因。经典诊断常存在 46, XX/46, XY 嵌合（有时由双受精或卵细胞融合引起），在我们中心 20%～30% 的卵睾的儿童存在此类染色体异常（表 24–5）[219, 220]。更常见的是 46, XX 核型相关的卵睾 DSD。部分病例可能由 NR5A1/SF1 中的 p.Arg92 变异、RSPO1 或 NR2F2/COUP-TFII 功能丧失或 SRY、SOX9 或 SOX3 表达上调所致[71, 72, 122, 221, 222]。值得注意的是，46, XX 卵睾丸 DSD 在撒哈拉以南非洲的儿童中更为普遍，其分子病因目前尚不清楚（表 24–5）。在 46, XY 性腺发育不良（如 MAP3K1、SOX9）相关的情况下很少被报道，46, XY 女性已被报道[223–225]。

我们将讨论基于 46, XX/46, XY 嵌合的卵睾 DSD 治疗的基本原则，这些原则适用于其他形式的疾病。然而，需要明确的是，Y 染色体（包含生精位点）对于精子生产是必要的，因此 46, XX 卵睾 DSD 的孩子不可能发育成有生育能力的男性。

卵睾 DSD 患者通常具有不对称的性腺发育，有时可根据性腺的类型和位置进行分类[4]。患者可能有三种表型：一侧睾丸，另一侧卵巢（20%）；双侧睾丸和卵巢组织（30%）；以及一侧卵睾丸，另一侧卵巢或睾丸（50%）。有研究表明，左侧性腺更可能发育成卵巢，而右侧性腺更可能发育成睾丸。卵巢可能处于正常的解剖位置，而睾丸或卵睾可能位于睾丸下降路径的任

何位置，通常位于腹股沟区域。

卵睾 DSD 中生殖道的分化和第二性征的发育各不相同[226, 227]。大多数患者生殖器类型不明确或存在明显的尿道下裂。隐睾在此种情况下常见，通常患者至少有一个性腺在阴囊褶皱或腹股沟区域可触及，并常发生腹股沟疝。生殖器导管的分化通常遵循性腺的分化，半子宫或发育不全的子宫常出现在卵巢或卵睾侧。

青春期时的乳房发育在卵睾 DSD 中常见[227]。在有子宫的病例中，很大一部分出现月经，当有卵巢时，有 46, XX 核型的患者有排卵和妊娠。然而，有睾丸组织的女孩可能会发生进行性雄激素化，如不治疗，可能会出现青春期的声音改变和阴蒂增大。尽管有报道称存在双侧阴囊卵睾，但作为男性抚养的个体常存在尿道下裂和隐睾。这些人在青春期时会经历明显的雌激素化，如有子宫，患者可能会出现周期性血尿。精子发生罕见，睾丸的间质纤维化常见。生育力需要 Y 染色体基因而不是 SRY，因此患有 46, XX 卵睾 DSD 的男孩将不育。

尽管卵睾 DSD 很少见，但对于所有生殖器不明确的患者都应考虑本诊断可能。46, XX/46, XY 核型强烈提示本病诊断，但检测到 46, XX 或 46, XY 的核型并不能排除诊断，特别是当 46, XX 婴儿出现生殖器不对称发育的情况时。超声或 MRI 的盆腔成像有助于评估盆腔内生殖器的形态。可以通过在出生后数月的基础睾酮水平、AMH 和抑制素 B 水平及之后基础 AMH 的表达情况评估是否存在睾丸组织。雌二醇、抑制素 A 和 FSH 刺激后的卵泡反应有助于诊断，但在儿童早期通常无法评估卵巢组织的存在[175]。腹腔镜检查及活检有助于评估内生殖器结构，并在其他形式的 DSD 被排除时，允许活检来确认卵睾 DSD 的诊断[228, 229]。但活检有时并不能对性腺中所有组织进行取样[229]。

卵睾 DSD 的处理取决于诊断时的年龄、生殖器发育、内部结构和生殖能力。婴儿期，可进行男性或女性指定。具有 46, XX 核型、小男性化和子宫的个体可能有功能性卵巢组织，此时可建议作为女性抚养。如

果个体不希望进行雄激素化治疗，可在青春期前将功能性睾丸组织切除，并在术后进行血清 AMH 和睾酮水平进行的监测。低温保存性腺组织的选择目前处于探索阶段。对于年轻患者而言，他们需要更多的时间来了解疾病，并参与决定是否进行性腺切除术（无论是完全的还是部分的），GnRH 激动剂可用于暂时推迟青春期。46, XX 患者卵巢组织发生恶性转化的风险尚无定论，但由于缺乏 Y 染色体物质，其风险可能较低。

如果存在明显的阴蒂发育和睾丸组织，并且米勒结构缺失或形成很差，则建议指定为男性性别。在考虑青春期前切除卵睾内的卵巢组织之前，应提供适当的医疗咨询，并不断探讨成为男性的证据。同样，性腺组织的低温保存可能成为一种选择，但目前正在实验中。如果需要更多的时间来做性别选择，GnRH 激动药或芳香化酶抑制药可作为备选。如果有血尿或尿潴留的问题，经验丰富的外科医生可以帮助切除残留的米勒结构，但术中需要极度小心，不要破坏残存睾丸组织 / 睾丸的血液供应，持续存在米勒结构完整通常没有严重后果。46, XX 卵睾 DSD 患者的睾丸组织通常分化良好，未来发生生殖细胞肿瘤的风险较低[22]。由于女孩雄激素化或男孩雌激素化，临床表现首次出现在儿童后期或青春期，性别认同也是卵睾 DSD 患者的一个重要考虑因素。在大多数情况下，性别认同与抚养时的性别一致。经过适当的咨询后，可以手术去除与性别认同不一致的性腺和发育不良的组织，以防止女孩不必要的雄激素化和男孩的雌激素化。青春期的发育和成年后可能需要性激素替代。

（三）46, XY 性别发育障碍

46, XY DSD 分为睾丸发育障碍、雄激素合成障碍、雄激素作用障碍和其他影响性发育的疾病（表24-6 和图 24-7）。

1. 睾丸发育障碍 睾丸发育障碍有多种表型和表现形式。完全性睾丸发育不良（有时称为 Swyer 综合征）与外生殖器完全缺乏雄激素化与 AMH 产生不足和持续存在的米勒结构有关。相反，部分性腺发育不良可能存在系列表型，包括阴蒂肥大、表型不明确或不典型的外生殖器、孤立的尿道下裂等。患者可能存在子宫或子宫残余和阴道结构。轻微睾丸发育不良可表现为睾丸退化、阴茎短小或无外生殖器表型的男性不育。

在不同程度睾丸发育不良的患者中，已发现了数个单基因疾病。表 24-6 总结了相关基因，其中多个因素在睾丸发育章节中已有论述。尽管特征性表型有助于遗传分析评估，目前只有 20%～40% 的 46, XY 睾丸发育不全患者可以获得遗传诊断。

(1) 单基因疾病

① SF1:NR5A1：SF1（由 NR5A1 编码）是核受体超家族的成员，调节至少 30 个参与性腺发育、肾上腺发育、脾脏发育、类固醇形成和生殖的基因的转录[59, 230]。NR5A1 突变首次报道于 2 例 46, XY 核型却有女性外生殖器并存在持续性米勒结构和原发性肾上腺功能衰竭的患者[65, 66]。第一个突变体是 SF1 的 p-box 初级 DNA 结合域中的杂合 p.Gly35Glu 变化，第二个是 a-box 次级 DNA 结合域的隐性遗传纯合 p.Arg92Gln 突变（图 24-20）。这些突变导致 DNA 结合受损。性腺和肾上腺表型的组合形式罕见，提示 SF1 异常可能是人类 DSD 的罕见原因。

② 在过去 10 年中，已报道了 NR5A1 的多个单等位基因（杂合子）无义、移码和错义突变与肾上腺功能正常个体出现 46, XY DSD 相关（图 24-20）[59, 67, 231, 232]。这些变化通常导致 SF1 的单倍体不足并造成一系列表型，最常见的是轻度性腺发育不良和雄激素化受损，目前在大约 15% 的病例中发现了 SF1 的改变[59]。这些变异通常是从头产生的，但可能以性别限制的显性方式遗传自母亲（即母亲携带突变但不受影响），甚至可能从父亲遗传，偶尔可能是常染色体隐性遗传[66]。在某些情况下，有卵巢功能不全的家族史时，家族中的女性将来可能有发展为卵巢功能不足的风险[68]。在患有严重尿道下裂和隐睾的男孩中约 5% 的患者存在 SF1 功能缺失，而在无睾症、阴茎短小和不孕男性中 SF1 的功能缺失率约为 2%[233-235]。其他基因的寡基因效应也在一定程度上影响生殖表型[236, 237]。因此，SF1 活性的可变丧失主要与人类不同程度的睾丸或卵巢功能障碍有关。此类患者需要长期监测肾上腺功能，但目前的研究提示肾上腺功能不全在 SF1 功能缺失的患者中并非普遍表现。此外，亦可在 SF1 功能缺失的患者中观察到脾脏的发育异常，包括无脾或多脾表现[230, 238]。目前脾脏病变在 NR5A1 突变患者中的患病率目前尚不清楚，但考虑到（功能性）脾减少可能产生的严重后果，建议通过超声评估脾脏解剖结构和功能，并在外周血中寻找 Howell Jolly 小体以排除严重的血液系统疾病[238]。明确疾病发生的分子基础对于治疗，尤其是卵巢功能不全发生的潜在风险，并识别需要监测潜在雄激素功能不全或随着年龄增长出现生育能力下降的男性患者具有很重要的意义。NR5A1 突变也可导致卵睾 DSD。

③ Wilms 肿瘤 1 基因：WT1（11p13）是一种在发育中的生殖嵴、肾脏、性腺和间皮中表达的四锌指结构转录因子，WT1 蛋白有几种不同的亚型，它们在性发育中具有复杂的作用（图 24-21）。通过对 WAGR 综合征、Denys-Drash 综合征和 Frasier 综合征患者的各种 WT1 突变的研究提示，WT1 在人类睾丸发育中具有重要作用。

WAGR 综合征是由染色体 11p13 的一个区域性缺失引起[239]。由此产生的表型可能是由 WT1 的单倍体不足及 PAX6 等发育基因缺失所引起，PAX6 与眼睛发

表 24-6 DSD 相关的重要基因

46, XY DSD 的原因

性腺（睾丸）发育障碍：单基因障碍

基因	蛋白	OMIM	位点	遗传形式	性腺	米勒结构	外生殖器	相关特征
WT1	TF	607102	11p13	AD	睾丸发育不良	±	女性、发育不明确或尿道下裂	肾母细胞瘤、肾脏异常、性腺肿瘤（WAGR、Denys Drash 和 Frasier 综合征）
NR5A1 (SF1)	核受体 TF	184757	9q33.3	AD/AR (SLD)	睾丸发育不良（变量）	±	女性、发育不明确、或尿道下裂	严重的表型，包括原发性肾上腺功能衰竭；一般表型，具有孤立的部分性腺发育不全或雄激素化受损，或两者兼有
GATA4	TF	600576	8p23.1	AD (SLD)	睾丸发育不良（变量）	−	女性、发育不明确、或尿道下裂/小阴茎	心脏缺陷（如间隔缺损、法洛四联症）
ZFPM2 (FOG2)	共同调节因子	603693	8q23.1	AD	睾丸发育不良（变量）	±	女性或发育不明确	先天性心脏缺陷。学习和语言困难，曾有个案表现为孤独谱系障碍
CBX2	多梳蛋白	602770	17q25.3	AR	卵巢（1例）	+	女性	
SRY	TF	480000	Yp11.3	Y	睾丸发育不良或卵睾	±	女性或发育不明确	
SOX9	TF	608160	17q24-q25	AD	睾丸发育不良或卵睾	±	女性或发育不明确	短指发育不良（17q24 重排的表型比点突变轻）
SOX8	TF	605923	16p13.3	AD, de novo	睾丸发育不良（变量）	±	女性或发育不明确	16p 缺失突变可能具有其他表型
MAP3K1	信号分子	600982	5q11.2	AD	睾丸发育不良（变量）	±	女性、发育不明确或尿道下裂/小阴茎	
NR3A2 (ESR2)	核受体 TF	601663	14q23.2	AD/AR	睾丸发育不良	±	女性或发育不明确	多变（肛门闭锁、眼睑运动、畸形特征）
DMRT1	TF	602424	9p24.3	AD	睾丸发育不良	+	女性	婴儿猝死
TSPYL1	?染色质重塑	60471	6q22.1	AR	睾丸发育不良	−	女性或发育不明确	数位患者表现为小束神经病变
DHH	信号分子	605423	12q13.1	AR	睾丸发育不良（Leydig 细胞）	−	女性或发育不明确	
SAMD9	生长抑制因子	617053	7q21.2	AD, de novo	睾丸发育不良（Leydig 细胞）	−	女性、发育不明确或尿道下裂	MIRAGE 综合征（骨髓增生异常、感染、生长受限、肾上腺发育不全、生殖器表型、肠病）
ARX	TF	300382	Xp22.13	X	睾丸发育不良（Leydig 细胞）		发育不明确	X 连锁无脑回畸形、癫痫、体温不稳定

（续表）

基 因	蛋 白	OMIM	位 点	遗传形式	性 腺	米勒结构	外生殖器	相关特征
MAMLD1 (CXORF6)	未知	300120	Xq28	X	正常（Leydig 细胞功能障碍）	–	尿道下裂	

性腺（睾丸）发育障碍：涉及关键候选基因的染色体变化 [a]

基 因	蛋 白	OMIM	位 点	遗传形式	性 腺	米勒结构	外生殖器	相关特征
DMRT1	TF	602424	9p24.3	单体缺失	睾丸发育不良	±	女性或发育不明确	精神发育迟缓
ATRX	解旋酶（淡色质重塑？）	300032	Xq13.3	X	睾丸发育不良	–	女性、发育不明确或男性	α- 地中海贫血、精神发育迟缓
NR0B1 (DAX1)	核受体	300018	Xp21.3	dupXp21	睾丸或卵巢发育不良	±	女性或发育不明确	
WNT4	信号分子	603490	1p36.12	dup1p35	睾丸发育不良	+	发育不明确	精神发育迟缓

激素合成或作用紊乱

基 因	蛋 白	OMIM	位 点	遗传形式	性 腺	米勒结构	外生殖器	相关特征
DHCR7	酶	602858	11q13.4	AR	睾丸	–	变量	Smith-Lemli-Opitz 综合征：面容粗大、第 2~3 趾并指，不能发育，发育迟缓，心脏和内脏异常
LHCGR	G 蛋白受体	152790	2p16.3	AR	睾丸	–	女性、发育不明确或小阴茎	Leydig 细胞发育不全
STAR	线粒体相关蛋白	600617	8p11.2	AR	睾丸	–	女性、发育不明确或小阴茎	类脂质 CAH（原发性肾上腺皮质功能衰竭），青春期失败
CYP11A1	酶	118485	15q24.1	AR	睾丸	–	女性或发育不明确	CAH（原发性肾上腺皮质功能衰竭），青春期失败
HSD3B2	酶	201810	1p13.1	AR	睾丸	–	发育不明确	CAH，原发性肾上腺皮质功能衰竭，青春期失败，$\Delta^5:\Delta^4$ 比例升高
CYP17A1	酶	202110	10q24.3	AR	睾丸	–	女性、发育不明确或小阴茎	CAH，由 DOC（除个别 17, 20- 裂解酶外）导致的高血压
POR（P450 氧化酶）	CYP 酶电子供体	124015	7q11.2	AR	睾丸	–	男性或发育不明确	21- 羟化酶缺乏症、17α- 羟化酶缺乏症和芳香化酶缺乏症的混合特征；有时与 Antley-Bixler 颅缝早闭症有关
CYB5A	辅因子	613218	18q22.3	AR	睾丸	–	发育不明确或尿道下裂	高铁血红蛋白症
AKR1C2 (AKR1C4)	酶	600450	10p15.1	AR（? 二基因）	睾丸	–	变量	

（续表）

基　因	蛋　白	OMIM	位　点	遗传形式	性　　腺	米勒结构	外生殖器	相关特征
HSD17B3	酶	605573	9q22.23	AR	睾丸	-	女性或发育不明确	青春期部分雄激素化，雄烯二酮与睾酮的比例↑
SRD5A2	酶	607306	2p23.1	AR	睾丸	-	发育不明确或小阴茎	青春期部分雄激素化，睾酮与 DHT 的比例↑
雄激素受体(NR3C4)	核受体 TF	313700	Xq12	X	睾丸	-	女性、发育不明确、小阴茎或正常男性	表型谱从完全性 AIS（女性外生殖器）到部分性 AIS（不明确）再到正常男性生殖器/不育
AMH	信号分子	600957	19p13.3	AR	睾丸	+	正常男性	永久性米勒管综合征（PMDS）
AMH 受体	丝氨酸/苏氨酸-9激酶跨膜受体	600956	12q13.13	AR	睾丸	+	正常男性	男性外生殖器，双侧隐睾
46, XX DSD 的原因 性腺（卵巢）发育障碍								
SRY	TF	480000	Yp11.3	易位	睾丸或卵巢	-	男性或发育不明确	
SOX9	TF	608160	17q24	dup17q24 或缺失调控区	未确定	-	男性或发育不明确	
SOX3	TF	313430	Xq27.1	dup Xq27 或 del 调控区	睾丸（变量）	-	男性	如果有较大的重复，则有额外的功能
NR5A1 (SF1)	核受体 TF	184757	9q33.3	AD 或 de novo（影响密码子 92）	睾丸或卵巢	-	男性或发育不明确	
NR2F2 (COUPTFII)	核受体 TF	107773	15q26.2	AD 或 de novo	睾丸或卵巢	-	男性或发育不明确	心脏缺陷，膈疝，BPES
RSPO1	凝血反应蛋白(Wnt 信号)	609595	1p34.3	AR	睾丸或卵巢	-	男性	掌跖角化过度，鳞状细胞癌
WNT4	Wnt 信号	611812	1p36.12	AR	睾丸或卵巢	-	男性或发育不明确	SERKAL 综合征
雄激素过多								
HSD3B2	酶	201810	1p13.1	AR	卵巢	+	阴蒂增大（轻度）	CAH，原发性肾上腺皮质功能衰竭，DHEA 升高导致部分雄激素化
CYP21A2	酶	201910	6p21.33	AR	卵巢	+	发育不明确；罕见 Prader V型	CAH，从与肾上腺功能衰竭相关的严重失盐型到转换导致的单纯男性化型的表型谱，17-OHP 升高

（续表）

基 因	蛋 白	OMIM	位 点	遗传形式	性 腺	米勒结构	外生殖器	相关特征
CYP11B1	酶	202010	8q24.3	AR	卵巢	+	发育不明确；罕见 Prader V型	CAH，因 11-脱氧皮质酮升高导致的高血压
POR (P$_{450}$ 氧化酶)	CYP 酶电子供体	124015	7q11.23	AR	卵巢	+	正常或发育不明确	21-羟化酶缺乏症、17α-羟化酶/17，20-裂解酶缺乏症和芳香化酶缺乏症的混合特征；与 Antley-Bixler 颅缝早闭症相关
CYP19A1	酶	107910	15q21.2	AR	卵巢	+	发育不明确	妊娠期母体雄激素化，除部分病例外，青春期乳房发育缺如
糖皮质激素受体b(NR3C1)	核受体 TF	138040	5q31.3	AR	卵巢	+	正常或发育不明确	ACTH、17-Ohp、皮质醇、盐皮质激素、雄激素升高；地塞米松抑制失败

a. 包括可能包括关键基因的染色体重排；+. 表达；b. 患者 CYP21 突变为杂合子
-. 缺失；+. 表达；ACTH. 促肾上腺皮质激素；AD. 常染色体显性（通常为新生突变）；AIS. 雄激素不敏感综合征；AR. 常染色体隐性；BPES. 睑裂狭小-上睑下垂-倒转型内眦赘皮综合征；CAH. 先天性肾上腺皮质增生；CYP. 细胞色素 P$_{450}$ 酶；DHEA. 脱氢表雄酮；DHT. 双氢睾酮；DOC. 11-脱氧皮质酮；DSD. 性发育障碍；17-OHP. 17-羟孕酮；LHCGR. LH 或 hCG 受体；OMIM. 在线人类孟德尔遗传数据库；SERKAL. 性反转、肾脏、肾上腺和肺发育不全；SLD. 性别限制性显性；TF. 转录因子；WAGR. 肾母细胞瘤、无虹膜、泌尿生殖系统异常和智力低下（经 Achermann JC, Ozisik G, Meeks JJ, et al.Genetic causes of human reproductive disease. J Clin Endocrinol Metab. 2002; 87: 2447-2454.）
©2002 The Endocrine Society 许可转载，改编自

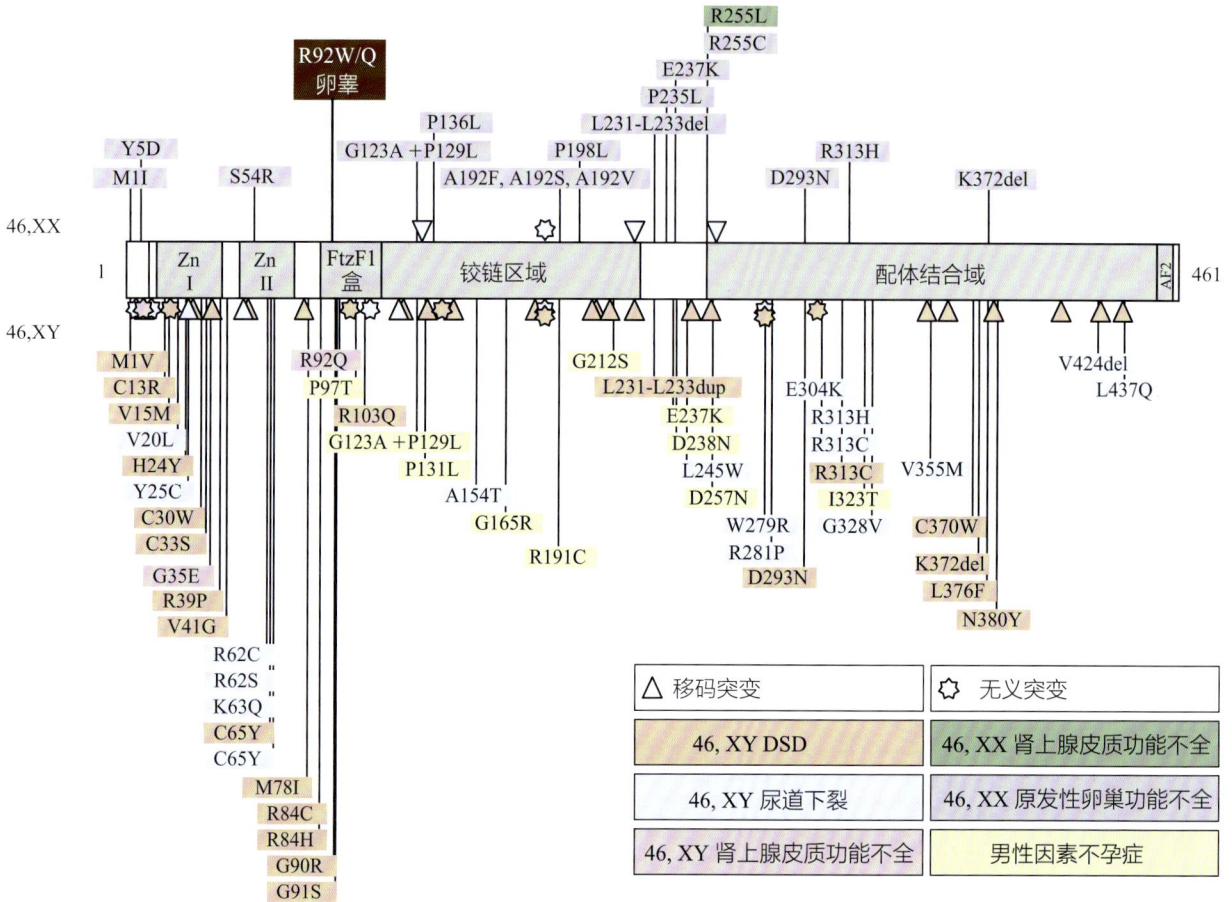

▲ 图 24-20　SF1 的示意图显示了与性腺表型相关的关键结构域和突变

Gly35Glu（杂合子）和 Arg92Gln（纯合子）变化影响蛋白质的 dna 结合区域，并与显著的雄激素不足、性腺异常、多勒结构和原发性肾上腺衰竭有关。杂合子移码（三角形）、无义突变（星号）及错义突变已经在 46XY 性发育障碍（结构图下方）和原发性卵巢功能不全的女性（结构图上方）中被描述 [引自 Suntharalingham JP, Buonocore F, Duncan A, et al. DAX-1 (NR0B1) and steroidogenic factor-1 (SF-1, NR5A1) in human disease. *Best Pract Res Clin Endocrinol Metab*. 2015; 29:607-619；经 The Endocrine Society, Copyright 2007 许可转载，引自 Lin L, Philibert P, Ferraz-de-Souza B, et al. Heterozygous missense mutations in steroidogenic factor-1 (SF1/Ad4BP, NR5A1) are associated with 46, XY disorders of sex development with normal adrenal function. *J Clin Endocrinol Metab*. 2007; 92:991-999.]

育有关；有研究显示，患者同时还可能表现为肾脏异常包括儿童肾母细胞瘤（约一半儿童中）和肾发育不全，肾功能不全常发生在青春期后。泌尿生殖系统异常通常比较轻微，表现为双侧隐睾、阴茎短小和偶尔表现为尿道下裂。无虹膜或虹膜发育不全需要眼科确诊，部分患者还可能出现白内障或角膜混浊。较大的染色体缺失将造成发育迟缓，如果染色体片段缺失较大且包含 BDNF 基因（WAGRO 综合征），患者将存在肥胖表型。

Denys-Drash 综合征的特征是性腺发育不良、严重的先天性或早发性肾病（弥漫性肾小球硬化症）和 Wilms 瘤的易患性 [56]。尽管部分患者可能具有典型的男性或女性生殖器外观，大多数 46, XY 核型的 Denys-Drash 综合征患者在新生儿期将出现生殖器性别模糊或严重的尿道下裂表现。米勒结构的存在与否取决于支持细胞功能障碍的程度。Denys-Drash 综合征通常

由 WT1 中的杂合子从头点突变引起，该突变对野生型蛋白的功能具有显性负面影响。这些点突变通常影响 WT1 的 DNA 结合区（锌指结构）。患者具有早发性肾衰竭的高风险，生命早期患者即可能出现肾母细胞瘤。患者的生殖细胞肿瘤的风险明显增加 [212]。有报道显示，患有阴囊尿道下裂和隐睾的男孩 WT1 突变的患病率高达 7%[240]。

Frasier 综合征通常由 WT1 第 9 外显子剪接位点杂合突变引起 [57, 58]。这些碱基变化会导致 WT1 的 +KTS 与 −KTS 亚型比例失衡，患者典型特征是有条索状性腺，具有米勒结构 46, XY 的女性表型，通常在幼年即出现肾脏病变（局灶性节段性肾小球硬化），并在 20 岁左右进展至肾衰竭。Frasier 综合征患者发生性腺肿瘤（性腺母细胞瘤和无性生殖细胞瘤）风险高 [241]。在临床中，Denys-Drash 综合征和 Frasier 综合征可能代表了一个连续的表型 [242]。严重患者表现为先天性肾

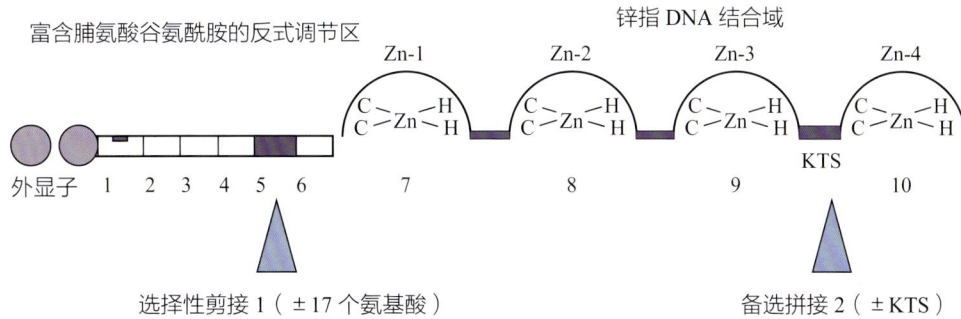

富含脯氨酸谷氨酰胺的反式调节区　　　　　　锌指 DNA 结合域

▲ 图 24-21　示意图显示了 +KTS 亚型中 WT1 的结构，以及与外显子 5 和外显子 9（添加赖氨酸、苏氨酸和丝氨酸）相关的变化。许多与 Denys-Drash 综合征相关的点突变位于锌指 2 和 3（尤其是 Arg394）内。影响外显子 9 剪接位点的突变可能引起 Frasier 综合征

经 BMJ Publishing Group, Copyright 1999 许可转载，改编自 Koziell A, Grundy R. Frasier and Denys-Drash syndromes: different disorders or part of a spectrum? *Arch Dis Child*. 1999; 81: 365-369.

病综合征，较轻的变异表现为男性患者尿道下裂和迟发性肾病[243]。综上所述，这些病例强调了在 46, XY DSD 中考虑这一诊断和对 46, XY DSD 儿童进行蛋白尿检查的重要性。Meacham 综合征（即 DSD、心脏缺陷和膈疝）也可能存在 *WT1* 突变[244]。

WT1 突变患者的治疗包括肾功能的监测和治疗，评估肾母细胞瘤，对 Frasier 综合征患者和具有 Y 染色体的 Denys-Drash 综合征患者进行性腺切除术[22]。

④ GATA 结合蛋白 4：GATA4 是一种参与早期睾丸发育和心脏发育的四锌指结构转录因子。*GATA4* 的单倍体不足或杂合性功能丧失改变可能引起一系列的心脏缺陷（如房间隔和室间隔缺损）。杂合子 *GATA4* 突变可导致伴有或不伴有心脏异常的胚胎发育不良[245]。这些突变由母亲携带，呈现出伴性遗传。GATA4 及其辅因子的结构破坏，GATA2 及其伴侣分子（FOG2，也称为 ZFPM2）之间的相互作用异常可能是引起疾病表型的分子机制。

⑤ FOG2（或 ZFPM2）：FOG2 是 GATA4 的关键辅助调节因子，编码 FOG2（*ZFPM22*）基因的错义突变可在 46, XY 性腺发育不良的个体中出现[166, 246, 247]。突变将影响其与 GATA4 的相互作用，在心脏缺陷患者中的研究提示 GATA4/FOG2 复合物破坏后将出现性腺和心脏表型的可变性表型缺陷。

⑥ CBX2：CBX2 是多梳蛋白 M33 的人类同源物。其基因的缺失可导致小鼠 XY 性别逆转。人类研究中，目前有 CBX2 的功能缺失突变的个案报道，该病例是一位有子宫和卵巢结构存在，核型为 46, XY 的女孩，该女孩经产前核型分析确诊，但目前 CBX2 变异在人类中很少见[48]。

⑦ SRY：确认 SRY 为主要睾丸决定基因的事件及 SRY 在睾丸发育中的作用已在前文阐述。SRY 是一种 204 个氨基酸残基的 HMG 盒转录因子，由 Y 染色体（Yp11.3）上的单个外显子编码（图 24-5）[87]。46, XY 性腺发育不良患者中 SRY 失活突变的发现证实了该因子在人类睾丸决定中的关键作用[31]。

大约 10% 的完全型 46, XY 性腺发育不全的个体存在 SRY 失活突变[87]。大多数突变发生在 SRY 蛋白的 HMG 盒的 DNA 结合域（图 24-22），该区域参与 DNA 的结合[87]。5′ 和 3′ 侧翼区域的突变相对罕见[248]。HMG 盒包含至少两个结合钙调蛋白 / 输出蛋白 4 和输入蛋白 B 的核定位信号域[90]。SRY 的 HMG 盒中这些核定位信号域的突变导致 SRY 蛋白无法转运到细胞核中，而核输入和输出的细微改变可导致 XY 性腺发育不良，大多数 SRY 突变的个体表现为女性，患者青春期不能正常发育（Swyer 综合征）。该综合征患者的睾丸肿瘤发生风险较高。

⑧ SOX9：常染色体 *SOX9* 基因（17q24—q25）的杂合突变将导致躯干发育异常[99, 100]。这类疾病特征包括长骨弯曲、肩胛骨发育不全、骨盆畸形、11 对肋骨、小胸腔、腭裂、巨头畸形、小颌畸形、心肌肥大及各种心脏和肾脏解剖学缺陷。新生儿时期患儿常因呼吸窘迫而死亡，偶有长期存活的报道。

SOX9 是一个重要的睾丸决定基因，是 *SRY* 下游睾丸决定的关键调节因子。支持这一假说的临床情况是，杂合 *SOX9* 突变的 46, XY 患者中，3/4 患有性腺发育不良，生殖器表型涵盖典型的男性外观到典型的女性外观在内的所有表型[87]。表现为双性别生殖器或女性外生殖器的 46, XY 核型患者的性腺组织学检查发现，该类患者性腺表型包括条索性腺、发育不良的睾丸、卵睾和卵巢等广泛表型[223]。随着性腺发育不良的程度不同，患者的米勒结构可能存在或不存在。而具有 *SOX9* 突变的 46, XX 女性具有正常的外生殖器和正常的卵巢。

对通过 3 例平衡相互易位患者的研究后，将伴躯干发育异常的 46, XY DSD 基因定位于 17q24.3—q25.1，小鼠的表达研究提示 *SOX9* 作为疾病相关候选

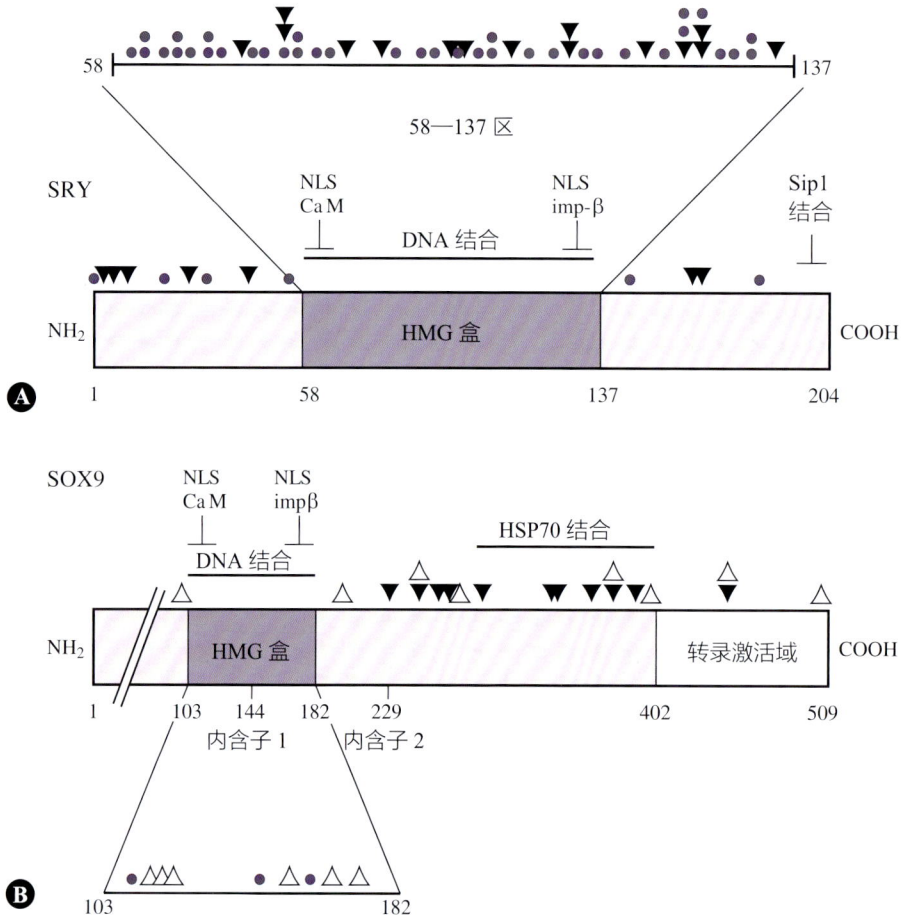

▲ 图 24-22　人 SRY 和 SOX9 蛋白的结构，以及所报道的突变的选择

A. SRY 示意图。HMG 盒是一个 80 个氨基酸的 DNA 结合域，两端带有核定位信号，其中一个与 CaM 或输出蛋白 -4 结合，另一个与 imp-β 结合。SRY 的最后 7 个氨基酸可以与 SiP1 中的任一 PDZ 结构域结合。实心圆圈表示 SRY 蛋白中报告的错义突变，影响睾丸发育并聚集在 HMG 盒内。SRY 中的无义和移码突变由实心三角形表示。B. SOX9 的示意图。SOX9 有一个带有两个 NLS 的 HMG 盒，类似于 SRY。然而，与 SRY 不同，SOX9 由三个外显子编码，与 HSP70 结合，并在羧基末端具有反转录激活域。导致 46, XY DSD 和躯干发育异常的选定突变由实心圆圈（错义）和实心三角形（无义和移码）表示。在 46, XY 男性中仅引起躯干发育异常或骨表型或影响 46, XX 女性的突变由开放三角形表示

基因。在伴有或不伴有性腺发育不良的躯干发育异常患者中也可以检测到 SOX9 的错义、无义、移码和剪接突变 [87]。这些突变通常是杂合子突变。在一个家系中，由于父母的 SOX9 突变形成了同源嵌合体，多个子代受到影响 [223]。这一家系的性腺表型在两个受累的 46, XY 子代的表现不同：其中一个出现了性腺发育不良，另一个卵巢表型正常。

SOX9 基因有三个外显子和两个内含子，编码了一个 509 氨基酸残基蛋白，该蛋白含有一个 HMG 盒，与 SRY 蛋白的同源性为 71%，同时其含有一个 C 端反式激活结构域（图 24-22）。与大多数突变位于 HMG 盒内的 SRY 不同，SOX9 突变可能发生于蛋白质全长，突变的功能域定位和表型之间几乎没有对应关系。破坏 SOX9 启动子上游调控元件的染色体易位可能将造成 46, XY 核型 DSD 患者表现为表型不太严重的性腺

发育不良、无性腺异常的躯干发育异常或骨骼表型正常的个体。允许残留 DNA 结合和反式激活的杂合性变化也可能与弯肢变异和可变或缺失 DSD 有关。

⑨ SOX8：SOX8（16p13.3）与 SRY 和 SOX9 密切相关，在人类睾丸发育早期与支持和睾丸间质细胞中的 NR5A1 和 SOX9 共表达 [249]。在睾丸发育不良的个体中已有文献报道发现了 SOX8 的缺失和点突变，这种情况有时是染色体 16p 缺失综合征的组成部分。在包括少精症和原发性卵巢功能不全等多种生殖表型情况下均可观察到 SOX8 的罕见变异 [249]。

⑩ MAP3K1：MAP3K1 是参与器官发生的几个激酶信号通路之一，数个睾丸发育受损的家系和个体中均发现了 MAP3K1 的杂合剪接位点或点突变 [97]。MAP3K1 在小鼠的早期睾丸索和支持细胞中表达，MAP3K1 的破坏可造成 46, XY 个体出现完全睾丸发

育不良、尿道下裂、阴茎短小伴隐睾等多种表型。家系病例通常存在明显的常染色体显性遗传模式。*MAP3K1* 突变是 46, XY DSD 的常见原因之一，因此建议对所有 46, XY 伴有完全或部分性腺发育不良的患者进行该基因突变的常规筛查 [225]。

⑪雌激素受体 β：ESR2/NR3A2。在针对 1 例 46, XY DSD 患者的研究中发现了其纯合 *ESR2* 突变，临床表现为没有性腺、子宫和阴道、畸形特征、眼发育异常和肛门闭锁；而在 2 例 46, XY 性腺发育不良但无特定综合征特征的患者中鉴定出该基因的杂合突变 [250]。目前认为，ESR2 变体可能通过非经典信号传导致 MAPK 通路活性增加，从而改变性腺命运。

⑫ DMRT1：*DMRT1* 是果蝇（双性别基因）和秀丽隐杆线虫（Mab3）中具有性别特异性的同源基因，在早期性腺发育过程中表达，在支持睾丸发育中起着重要作用 [112, 251]。DMRT1 的染色体 9p24 pter 区域的缺失与 46, XY 性腺发育不良有关 [252]。最近，在 46, XY DSD 患者中也发现了 DMRT1 部分缺失和 DMRT1 显性负性点突变 [253, 254]。

⑬ TSPYL1：46,XY 性腺发育不良和婴儿猝死综合征之间存在关联，出现在一个大型阿米什家族中并命名为婴儿猝死 – 遗传性睾丸发育不良（sudden infant death,dysgenetic testes，SIDDT）[255]。导致这种常染色体隐性疾病的基因 *TSPYL1* 编码一种功能未知的蛋白质，可能参与染色质重塑。在 46, XY DSD 患者中观察到了 *TSPYL1* 的其他变体 [256]。

⑭ DHH：Heghog 信号通路在神经元、骨骼和内分泌发育的许多方面发挥着重要作用。*DHH* 的纯合子突变最初发现于一名部分性腺发育不良和微束神经病变的患者 [116]。随后，在完全性 46, XY 性腺发育不全或睾丸间质细胞缺陷的患者中发现了大量 *DHH* 突变，患者伴或不伴明显的神经系统特征 [117, 166]。

⑮ SAMD9：SAMD9 是一种负调控生长和发育的内吞体蛋白。有研究提示，SAMD9 中的功能获得变异可导致睾丸功能受损和 46, XY DSD，并造成复杂的多系统生长受限障碍，即海市蜃楼综合征（MIRAGE 综合征）[257, 258]。受累个体通常发生早产，并且死亡率高。由于体细胞单体 7 或 SAMD9 本身的继发性功能丧失可以部分改善疾病表型，但单体化与骨髓增生异常综合征的发生相关。其睾丸的局部表型表明了睾丸间质细胞功能缺陷 [258]。

⑯ ARX：ARX 是一种在神经元迁移中起核心作用的转录因子，*ARX* 敲除小鼠存在严重的髓鞘形成障碍。在 X 染色体连锁的无脑伴外生殖器发育模糊畸形（X-linked lissencephaly ambiguous genitalia，XLAG）综合征中可发现 *ARX* 突变 [114]。这种罕见的无脑畸形与严重癫痫和热不稳定有关。患者生殖器异常说明睾丸间质细胞功能的缺陷。在不伴有明显 DSD 的神经

系统缺陷（如婴儿痉挛）患者中，也有报道存在 ARX 突变。

⑰ MAMLD1：*MAMLD1*（以前称为 *CXORF6*）是 X 染色体上的一个基因，编码发育中睾丸中表达的蛋白质。*MAMLD1* 的杂合突变首先报道于一名患有孤立严重尿道下裂的男性患儿，此后的研究发现这一突变可能有一系列的疾病表型，*MAMLD1* 突变将导致胎儿睾丸间质细胞发育和功能缺陷，但 *MAMLD1* 突变是否足以解释所有个体的表型目前尚无定论 [118, 259, 260]。

(2) 与性腺发育不良相关的染色体重排：生殖器发育异常与许多染色体缺失、复制和重排有关。最常见的变化是 9p24 pter（影响 *DMRT1*）、10q25 qter 和 Xq13 的缺失、Xp21 的重复。

10 号染色体（10q25 qter）的末端缺失常与泌尿生殖系统异常有关，有时还与完全性腺发育不良相关 [261]。该位点的基因尚未确定，*FGFR2* 是一个可能影响疾病表型的候选基因。Xq13.3 和 16p 染色体末端的缺失可导致 α– 珠蛋白生成障碍性贫血伴智力低下（α-thalassemia mental retardation，ATR）综合征，该综合征患者存在性腺发育不良 [262]。Xq13.3 位点包含转录因子基因 ATRX（也称为 *XH2* 或 *XNP*）。SOX8 基因位于 16p 上，该位点的重排与性腺发育和（或）功能受损的多种情况有关 [249, 263]。

含有 *DAX1*（*NR0B1*）基因的 Xp21.3 区的重复可导致 46, XY 部分或完全性腺发育不良 [264]。已经讨论了 *DAX1* 和 *WNT4* 通路（重复 1p35）在对抗睾丸发育中的作用 [264, 265]。

近年来，微阵列比较基因组杂交及单核苷酸多态性分析等技术手段的应用已经筛选出了可能影响睾丸发育不良的其他候选区域 [266, 267]。

(3) 46, XY 性发育障碍综合征的病因：除了特定综合征外，不同程度的睾丸发育不良和生殖器发育受阻（如尿道下裂、隐睾、阴囊移位）也见于许多散发遗传学异常 [268, 269]。目前已经阐明了部分表型的遗传基础，但多数情况的遗传学病因尚未阐明。46, XY DSD 的综合征相关的遗传学异常可能存在着更广泛的遗传背景缺陷，相关内容将在相应章节中阐述 [268, 269]。

46, XY DSD 常与宫内发育迟缓有关 [270]。这种情况下，单卵双胞胎可以表现出明显的生殖器发育差异，双胞胎出现生长受限且伴有生殖器表型模糊，通常情况下双胞胎中较大者表现为正常男性。这种遗传背景和表型差异关联的机制尚未阐明，提示遗传背景和影响胎儿生长、胎盘功能和生殖发育的常见表观遗传 / 体细胞发育事件共同影响了胎儿的性别发育过程。46, XY DSD 常见的遗传缺陷（如 SRY、SF1、雄激素受体和类固醇生成酶的突变）在这种双胎 IUGR 患者中很少被检测到（个案报道）。

(4) 中枢性腺功能减退相关基因：由于胎儿睾丸

类固醇生成的早期阶段是自发过程或由 hCG 驱动，导致 LH 和 FSH 缺乏的性腺功能减退的主要原因通常不会导致尿道下裂的发生。数个可能的基因突变可能造成男性患儿出现尿道下裂或 DSD 中枢缺陷，这些基因的突变可能在多个水平上影响 HPG 轴（如 *CHD7*、*ANOS1/KAL1*、*WDR11*、*PROK2*、*PROKR2*、*FGF8* 和 *FGFR1*）[166, 167]。

(5) 潜在的新基因和寡基因效应：全外显子组测序和二代测序鉴定了部分与睾丸发育相关的基因（如 *WWOX*）中的潜在致病性变异，但部分变异的临床意义尚未阐明。此外，这些方法所得到的数据表明，多个基因的寡基因效应也可能影响性腺发育不良，在某些特定的情况下影响疾病表型的严重性[166, 236, 237]。

2. 雄激素合成障碍 雄激素合成和靶器官作用途径上的任何缺陷都可能导致雄激素化受损和 46, XY DSD（以前曾称为男性假两性畸形）（表 24-6 和图 24-11）。由于雄激素合成的多个步骤与糖皮质激素合成的步骤重叠，部分导致雄激素缺乏的酶的缺乏也将导致先天性肾上腺皮质增生。在所有这些因素的影响下，由于分泌 AMH 的支持细胞不受影响，米勒结构可以正常消退。

(1) 胆固醇合成缺陷：Smith-Lemli-Opitz 综合征由 7- 脱氢胆固醇还原酶（DHCR7）缺乏引起，该酶是系统发育保守的含有甾醇敏感结构域的酶，是从乙酸盐到胆固醇的生物合成途径的最后一步所需的酶。胆固醇是类固醇激素合成的必需底物，胆固醇合成的中间体也可能与 hedgehog 通路有重要的相互作用。

Smith-Lemli-Opitz 综合征具有广泛的疾病表型，小头畸形、发育迟缓、心脏缺陷、上睑下垂、鼻上翘、小颌畸形、腭裂、多指畸形、脚趾并指畸形（尤其是第二和第三脚趾）、严重尿道下裂、小阴茎和生长衰竭等均是本综合征可能的表型缺陷[271]。大约 65% 的 46,

XY 患者出现外生殖器发育异常，从小阴茎和尿道下裂到完全没有雄激素化，导致女性表型。

血浆 7-DHC 水平升高伴胆固醇低水平，有助于该综合征的诊断。*DHCR7* 基因定位于 11q12—q13，目前已有 150 多个突变被报道[272]。不论疾病程度如何，在所有具有相关表型特征的雄激素不足男性中应进行血清 7-DHC 的测量。睾丸发育正常，HPG 功能完整的男性患儿血浆睾酮浓度可以正常、升高或降低。部分患者存在肾上腺功能受损。

(2) LH 受体突变：LH/hCG 受体的突变可造成 hCG 和 LH 的反应性受损，导致睾丸间质细胞发育不良或发育不全[273]。患者的经典表型外生殖器从女性外观到小阴茎男性表型不等（表 24-7）。即使在一些外生殖器雄化严重不足的患者中，也可能存在原始的沃尔夫管衍生物。这一发现可能反映了妊娠 8～10 周期间睾酮合成的早期 hCG 依赖的独立机制。在最严重的睾丸间质细胞发育不全患者的腹股沟区通常可探及小而未下降的睾丸。由于睾丸间质细胞群只占睾丸体积的 10% 左右，轻症患者可能有相对下降和相对正常大小的睾丸。在组织学检查中，青春期前患者的睾丸缺乏明显的睾丸间质细胞，但即使在正常的青春期前睾丸中，间质细胞也可能难以看到。青春期后患者表现为无 Reinke 晶体的睾丸间质细胞数量缺失或减少、支持细胞正常、生精停滞的离散生精小管。这些表现说明睾丸内睾酮在精子成熟阶段具有重要作用。

睾丸间质细胞发育不全患者的典型生化特征包括婴儿早期或青春期由于性激素负反馈的丧失而导致的基础和 GnRH 刺激下的 LH（和 FSH）水平升高。在儿童期，当 GnRH 脉冲相对静止时，基础 LH 水平可能仍会高于正常范围。雄烯二酮和睾酮的血浆水平较低，对长时间的 hCG 刺激几乎无反应，给予睾酮后患者血浆 LH 下降。在疾病程度相对轻的患者中血清激

表 24-7 46, XY 个体间质细胞发育不全的临床特征	
核 型	**46, XY**
遗传特征	常染色体隐性遗传；*LHCGR* 基因突变
生殖器畸形	女性，尿道下裂或小阴茎
沃尔夫管衍生物	发育不全
米勒管衍生物	缺如
性腺	睾丸
生化和生理特征	雄激素不足伴青春期性激素分泌不足
激素情况	T 和 DHT 低水平；LH（和 FSH）升高；LH 对 LHRH 刺激过度反应；hCG 刺激的 T 和 DHT 反应差

DHT. 双氢睾酮；FSH. 促卵泡激素；hCG. 人绒毛膜促性腺激素；LH. 黄体生成素；LHCGR.LH 或 hCG 受体；LHRH. 黄体生成素释放激素；T. 睾酮

素水平的变化可能相对不明显。

在这种疾病的个体中，目前已报道了30余种LH/hCG受体基因（*LHCGR*）的纯合或复合杂合突变（图24-23）[274, 275]。Kremer等[274]和Latronico等[275]的观察研究中分别描述了46, XY表型女性的纯合子Ala593Pro和Arg554Ter突变，这些女性患者存在睾丸间质细胞发育不全、高促性腺性性腺功能减退和hCG刺激后睾酮反应缺失。对一名46, XX女性的研究发现，患者在青春期表现出正常的性成熟，但存在LH高水平和闭经，提示LH受体信号对雌激素合成是非必需的，但对女性的排卵是必需的。这些突变通过干扰hCG结合、细胞内信号传导和（或）受体稳定和运输途径，影响了hCG对细胞内cAMP的刺激过程。LH受体隐匿外显子（外显子6A）的缺陷也可能是46, XY DSD的病因[276]。LH/hCG受体中的部分功能缺失突变可能导致轻度疾病表型，目前认为定位于第七跨膜结构域（Ser616Tyr、Ile625Lys）的异常可能参与了疾病发生（图24-23）[275, 277]。完全睾丸间质细胞发育

不全的个体通常作为女性抚养，在青春期需要外源补充雌激素。此种情况下性腺恶性肿瘤的发生风险目前未知，但通常建议行性腺切除术。如果选择了男性性别，可以考虑给予睾酮补充以支持其青春期完成。

(3) 类固醇源性急性调节蛋白缺陷：StAR是一种30kDa的线粒体蛋白，存在于肾上腺和性腺中。它在促进胆固醇从线粒体外膜转运至线粒体内膜的过程中起着关键作用[131, 278]。这一过程对于肾上腺中的ACTH或血管紧张素II或性腺中的LH脉冲应答的类固醇从头合成是必要的。尽管有小部分胆固醇代谢（约14%）与StAR无关，StAR在肾上腺和性腺类固醇生成的急性调节中起着核心作用。与$P_{450}scc$（CYP11A1）不同，StAR对于胎盘孕酮的产生是非必需的。

StAR隐性先天性缺陷患者常表现为严重的原发性肾上腺功能衰竭，称为先天性类脂性肾上腺增生症（类脂CAH）[279, 280]。这种情况下患者往往在生命早期出现严重的糖皮质激素缺乏（如低血糖、色素沉着）伴有进行性盐皮质激素不足，导致低钠血症、高钾血症、

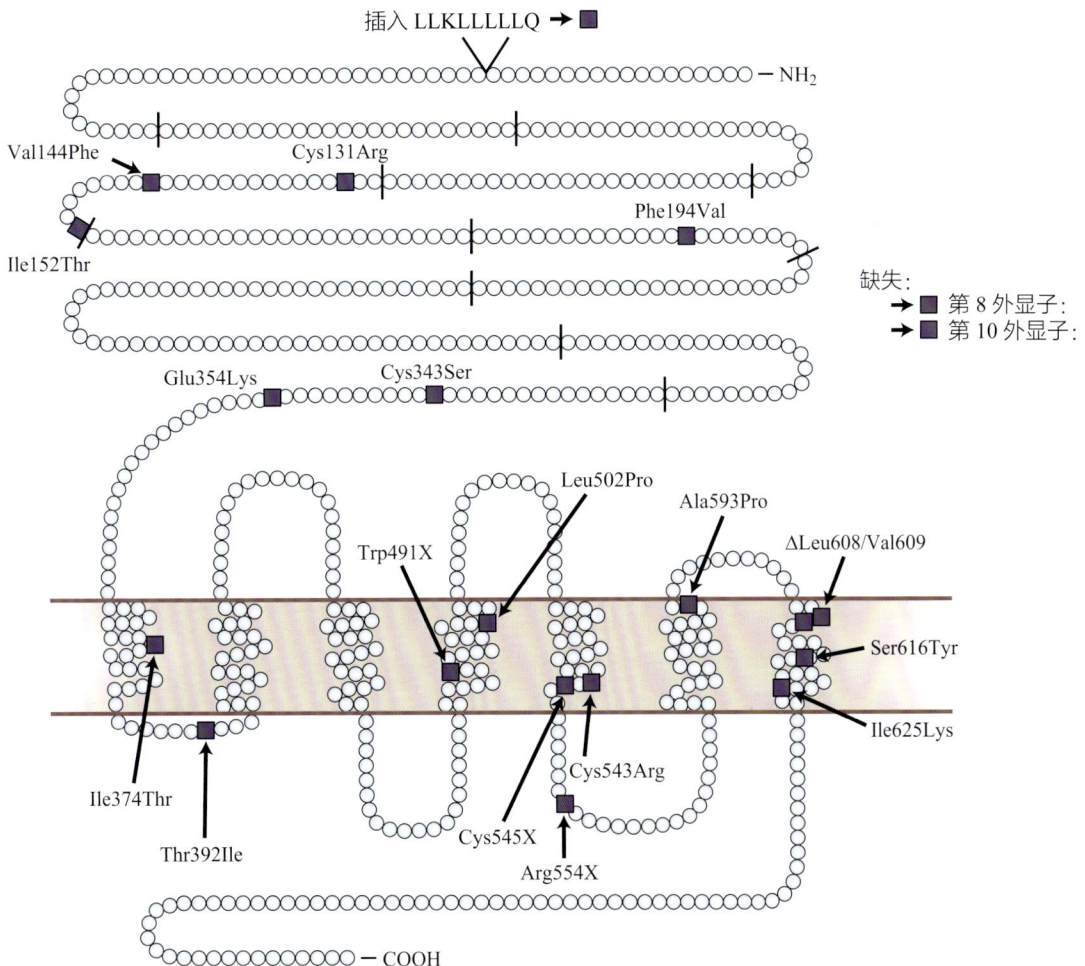

▲ 图 24-23　LH/hCG 受体的选定失活错义突变图

这些变化大多与明显的雄激素不足有关。然而，第七跨膜结构域中残基 616 和 625 处的变化与小阴茎的一种较温和的表型有关

脱水、酸中毒和休克（表 24-8）。患者在 3 周龄至 3 月龄发病。患者的血浆或尿液中几乎检测不到 C18、C19 和 C21 类固醇（分别包括雌激素、雄激素和孕酮 / 糖皮质激素 / 盐皮质激素），给予 ACTH 刺激或 hCG 刺激后无反应。患有脂类 CAH 的女性（46, XX）具有典型的女性生殖器。在 46, XY 个体中，STAR 突变通常会导致胎儿睾丸间质细胞的睾酮合成明显不足，表现为典型的女性生殖器，睾丸可存在于腹部、腹股沟或阴唇内。患者米勒结构退化，并形成阴道盲袋结构。对于所有明显早发性肾上腺功能衰竭的女性表型患儿应进行染色体核型分析辅助诊断。

类脂 CAH 的典型组织学发现是类固醇生成细胞内的脂质积累。在类固醇缺乏状态下，ACTH、血管紧张素 Ⅱ 和 LH 驱动导致类固醇生成细胞的胆固醇摄取和合成增加。由于 StAR 缺陷，不能促进胆固醇进入线粒体，这将导致胆固醇在细胞中明显积累，进而体现为 MRI 或 CT 上观察到肾上腺增大、脂质过多。最终，胆固醇过度积累将导致肾上腺充血、结构破坏直至功能破坏，即"两次打击"假说（图 24-24）[280]。

上述假说解释了 46, XX 类脂 CAH 女性患儿在青春期可以表现出雌激素水平升高和乳房发育，但患者存在进行性高促性腺性功能减退[280, 281]。卵泡细胞在子宫内和青春期前相对静止，功能相对完整。它们在每个月经周期开始时被招募，由于 StAR 的独立机制存在，患者可以产生少量雌二醇。滤泡细胞失能之前，上述过程均可完成。患者存在青春期发生，但患者的月经周期无排卵。如果不进行治疗，通常会出现多囊卵巢和进行性卵巢功能不全。

全世界的患者中已经发现了 40 多种不同的 StAR 突变，类脂 CAH 在日本和韩国尤其普遍，是仅次于 CYP21 缺陷的第二常见类固醇生成障碍疾病（图 24-25）。大多数日本患者和几乎所有韩国患者都携带

Gln258Stop 突变，目前认为，每 300 名日本人中就有 1 人携带该突变[282]。其他种族包括瑞士血统患者可能表现为 Leu260Pro 突变，沙特阿拉伯东部患者表现为 Arg182His 突变，巴勒斯坦人群则表现为 Arg82Leu 突变。这些突变大多导致 StAR 完全失能。目前也有非经典形式的类脂 CAH 的报道，它由 StAR 的点突变引起；在这种形式下，StAR 保留了大约 20% 的功能[283]。相关患者表现为 2—4 岁出现进行性糖皮质激素缺乏；男性患者的外生殖器的雄激素化正常，但在以后的生活中可能会逐渐出现雄激素水平低下或生育能力下降。具有部分功能的 StAR 突变也可能与尿道下裂和轻度肾上腺功能衰竭有关[284]。这些功能部分丧失的变化往往会影响胆固醇结合袋周围的氨基酸编码（密码子 187、188、192、221）[285]。

经典类脂 CAH 的治疗包括早期糖皮质激素和盐皮质激素替代和盐类补充。虽然数据有限，但目前的报道提示此类患者生殖细胞肿瘤发生概率增加，目前推荐在核型为 46, XY 的患者进行预防性性腺切除[286, 287]。非经典类脂 CAH 的男性患者需要严密随访，以确保青春期和成年期睾酮水平。在 46, XX 的女性患者中，当性腺功能不全时，应进行雌激素治疗以帮助诱导青春期发生。

(4) 胆固醇侧链裂解酶（$P_{450}scc$）缺陷：胆固醇侧链裂解酶 $P_{450}scc(CYP11A1)$ 是一种线粒体酶，可以通过 20α- 羟化、22- 羟化和胆固醇侧链的裂解三种不同的酶促反应将胆固醇转化为孕烯醇酮。因此，$P_{450}scc$ 是类固醇激素合成的第一步和限速步骤的关键酶，也是胎盘产生孕烯醇酮和孕酮、肾上腺产生盐皮质激素、糖皮质激素和雄激素，以及性腺产生性激素所必需的。

$P_{450}scc$ 酶缺乏的家兔是先天性类脂性肾上腺皮质增生症（lipoid CAH, LCAH）的天然动物模型，但目前普遍认为，人类 $P_{450}scc$ 酶严重失活是致死性的。这

核　型	46, XY
遗传特征	常染色体隐性遗传；StAR 基因突变
生殖器畸形	女性、性别不清、尿道下裂或男性
沃尔夫管衍生物	发育不全或正常
米勒管衍生物	缺如
性腺	睾丸
生化和生理特征	婴儿期严重肾上腺功能不全伴盐丢失，青春期发育不全，罕见的非经典病例与孤立性糖皮质激素缺乏症相关
激素情况	通常缺乏糖皮质激素、盐皮质激素和性类固醇，但非经典病例除外，其中糖皮质激素产生主要缺陷（类似于家族性糖皮质激素缺乏）

表 24-8　46, XY 个体类脂 CAH 的临床特征

CAH. 先天性肾上腺皮质增生；StAR. 类固醇生成性急性调节（蛋白）

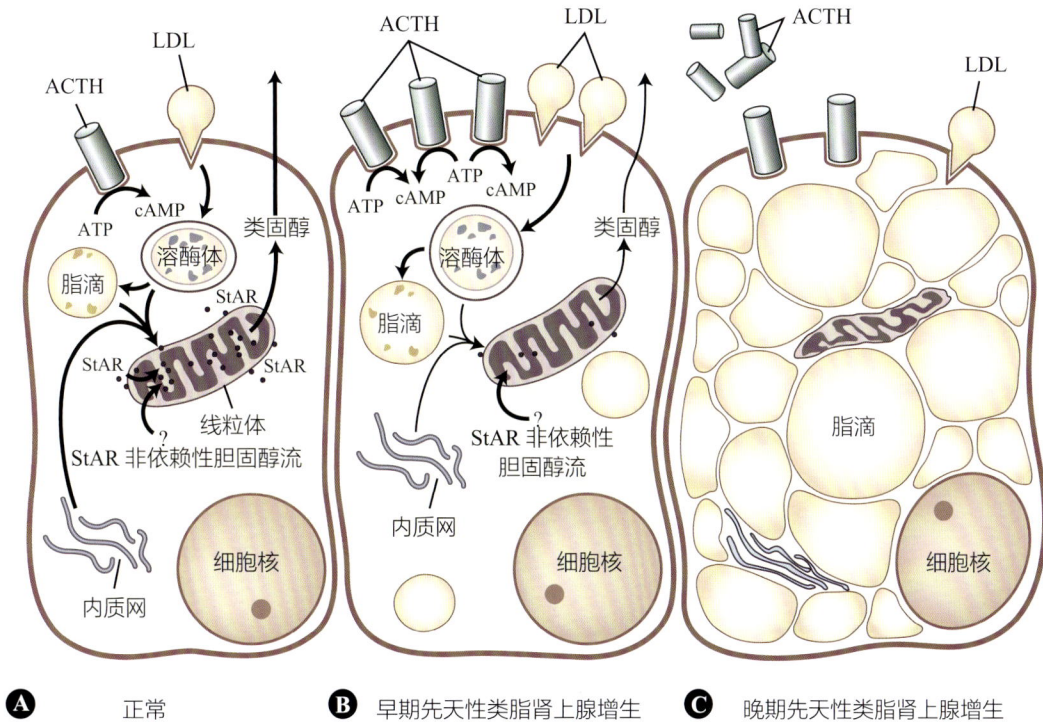

▲ 图 24-24　类固醇合成细胞（肾上腺 / 性腺）模型，显示胆固醇转化为类固醇

A. 来自 LDL、储存在脂滴中的胆固醇酯，以及内质网中内源性合成的胆固醇从线粒体外膜输送到内膜。StAR 和其他 StAR 独立机制促进了这种转运。在线粒体中，类固醇合成开始于酶 CYP11A1（P_{450}scc）将胆固醇转化为 Δ5 孕烯醇酮。B. 在先天性类脂性肾上腺增生症患者中，编码 StAR 基因的突变导致突变 StAR 活性很小或没有活性，从而大大降低了胆固醇进入线粒体的转运。可以通过独立于 StAR 的机制发生低水平的类固醇生成；然而，ACTH（或 LH、FSH）的分泌增加会导致胆固醇在细胞中以脂滴的形式积累。C. 持续的刺激和由此产生的胆固醇积累导致这些细胞充血，细胞功能受到机械和化学干扰。这导致原发性肾上腺功能不全和胎儿睾丸间质细胞的雄激素生物合成受损。患有先天性类脂性肾上腺增生症的女性在青春期和月经期女性化，但有进行性高促性腺激素性性腺功能减退症。这可能是因为卵泡细胞在子宫内和青春期前相对静止，因此没有受到损伤。在每个周期开始时，卵泡被募集，由于 StAR 独立机制，可以产生少量雌二醇。这可能发生在滤泡细胞充血并失去功能之前。ATP. 三磷腺苷；cAMP. 环磷酸腺苷（经 the Massachusetts Medical Society, Copyright 1996 许可转载，引自 Bose HS, Sujiwara T, Strauss JF Ⅲ , et al.The pathophysiology and genetics of congenital lipoid adrenal hyperplasia. *N Engl J Med.* 1996; 335: 1870-1878.）

是由于高等灵长类动物中胎盘产生的孕酮是妊娠中后期维持妊娠的必要条件（所谓的黄体胎盘交替），但在啮齿类动物中则非必需。曾有 CYP11A1 基因纯合子移码突变致 P_{450} 酶完全失活，导致 1 名 46, XY 婴儿出现女性外生殖器表型和严重早发性失盐型肾上腺皮质功能减退的病例报道[288]。随之在 46, XY 女性表型伴严重失盐型肾上腺皮质功能减退案例中也逐渐发现更多 P_{450}scc 酶的其他突变类型（表 24-9）[289, 290]。近年来陆续有尿道下裂的男孩在儿童晚期出现肾上腺皮质功能减退是由 P_{450}scc 功能部分缺失导致，在无性发育障碍的原发性肾上腺皮质功能减退儿童中 CYP11A1 的变化较轻的报道[291-293]。目前认为，CYP11A1 基因突变是引起肾上腺伴性腺功能不全或孤立性肾上腺皮质功能不全的原因之一。因此，对尿道下裂或孤立性肾上腺皮质功能不全患者的长期随访中，需监测睾丸功能和生育能力。虽然 P_{450}scc 缺陷很少会出现明显的肾上

腺类脂性增大，P_{450}scc 缺陷与 StAR 缺陷的鉴别需要进行分子层面的检测分析[290]。

（5）3β- 羟类固醇脱氢酶 2 缺乏症（3βHSD2 缺陷症）：3βHSD2 缺陷症是罕见的 CAH 原因之一，为常染色隐性遗传，能同时影响肾上腺和性腺类固醇激素的合成，是在 46, XX 和 46, XY 个体中导致非典型生殖器的少数情况之一。该病由 *HSD3β2* 基因突变所致，该基因编码的 3βHSD/$Δ^{4,5}$- 异构酶的 2 型同工酶主要表达于肾上腺和性腺，3βHSD2 是催化所有类固醇激素生物合成的一个关键步骤，即从 $Δ^5$ 类固醇转化为 $Δ^4$ 类固醇（图 24-11）[294]；人类的另一种 3βHSD 同工酶即 3βHSD1，表达于胎盘和外周组织，如皮肤（主要是皮脂腺）、乳腺及前列腺，与 CAH 无关。

3βHSD2 缺陷症分为失盐型和非失盐型两种临床类型（表 24-10）。3βHSD2 严重失活会导致出生后不久即出现失盐型肾上腺功能不全。46, XY 患者的外生

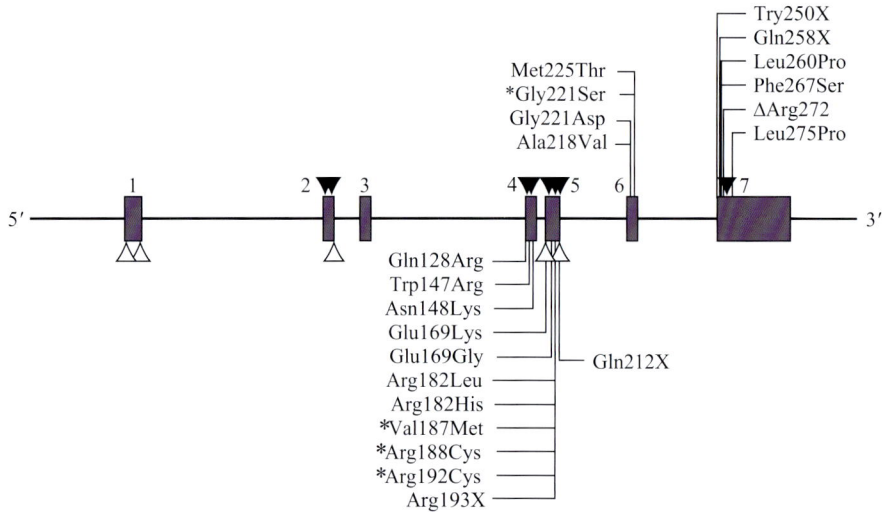

▲ 图 24-25　与先天性类脂性肾上腺皮质增生症相关的部分 *StAR* 基因突变示意图

编号实框表示外显子。氨基酸的三个字母缩写表示错义突变的位置;X 表示无义（终止）突变;插入和缺失会导致移码突变（实心箭头）和剪接位点突变（空心箭头）。*StAR* 突变在日本、韩国和中东地区较为常见，但其他国家发现的散发的 *StAR* 蛋白突变正日渐增加。非典型迟发型糖皮质激素不足与 *StAR* 基因残基 187、188、192 和 221（星号）的错义突变相关

表 24-9　CYP11A1 缺陷症中 46, XY 核型个体的临床表现	
核　型	**46, XY**
遗传方式	常染色体隐性；*CYP11A1* 基因突变
生殖器	女性，罕见性别模糊或尿道下裂
沃尔夫管衍生物	发育不全或正常
米勒管衍生物	无
性腺	睾丸（或无）
生化和生理特征	婴儿期严重的失盐型肾上腺皮质功能不全，儿童期起病的轻度肾上腺皮质功能不全；其中 1 例与早产相关
激素	常有盐皮质激素、糖皮质激素及性激素缺乏

CYP11A1. 细胞色素 P$_{450}$ 侧链裂解酶

表 24-10　3βHSD2 缺陷症患者 46,XY 核型个体的临床表现	
核　型	**46, XY**
遗传方式	常染色体隐性；*HSD3β2* 基因突变
生殖器	性别模糊，尿道下裂
沃尔夫管衍生物	正常
米勒管衍生物	无
性腺	睾丸
生化和生理特征	婴儿期严重肾上腺皮质功能不全；青春期男性化特征差，可伴男性乳房发育 轻型：无盐皮质激素缺乏、肾上腺早衰→轻度男性化
激素水平	Δ^{5}C21 和 C19 类固醇水平升高（如 ACTH 刺激下的 17- 羟孕烯醇酮 / 皮质醇比值；17- 羟孕烯醇酮、DHEA 可被地塞米松抑制）

DHEA. 脱氢表雄酮；HSD3β2. 3β- 羟类固醇脱氢酶 2 型

殖器通常不典型，伴有小阴茎、严重尿道下裂、部分阴囊融合和泌尿生殖窦。引起 3βHSD2 酶严重失活的基因突变时，患者通常表现为失盐型（图 24–26）[295-297]。相比之下，Ala245Pro 等突变保留了相当大的酶活性（2%～10%），因此男性患者仅表现为阴囊型尿道下裂而无失盐表现。女性迟发型 3βHSD2 缺陷症患者主要表现为阴毛早现及特发性多毛。经典型 3βHSD2 缺陷症的生化特征为 17- 羟孕烯醇酮水平升高，通常在基线或 ACTH 刺激后可高于 100nmol/L[298]。Δ^5/Δ^4 类固醇的比值在少部分患者也可升高；肾上腺来源的 Δ^4 类固醇（如 17–OHP 和雄烯二酮）减少，但其血清浓度可能升高，这可能与机体通过 3βHSD1 酶将 Δ^5 外周转换为 $\Delta 4$ 类固醇相关。在新生儿筛查中，17–OHP 水平升高伴有失盐表现的 3βHSD2 缺陷症患儿可能被误诊为 21- 羟化酶 CYP21A2 缺陷症[299-300]。由于在 3βHSD2 缺陷症患者中 Δ^5/Δ^4 类固醇的比值并不一定会升高，因此有学者提出将 17- 羟孕烯醇酮 / 皮质醇的比值作为这一类疾病更敏感的筛查方法[301]。然而，考虑到 17- 羟孕烯醇酮测定检测条件的局限性，早期基因检测仍是可以考虑的替代筛查手段。

　　3βHSD 缺陷症儿童需要糖皮质激素替代，部分需要盐皮质激素替代。最近一项针对阿米什人群的研究表明，c.35G＞A 创始人效应表明，一些儿童只需要生理剂量的糖皮质激素来抑制 ACTH，进而抑制肾上腺雄激素的产生，而其他儿童则需要更高的超生理剂量糖皮质激素才有雄激素抑制[300]。糖皮质激素剂量不

足可能引起骨骼过早成熟和青春期提前（儿童时期性激素过量导致），而过度治疗则可能导致医源性并发症[300]。男性 3βHSD 缺陷症患者在青春期可能出现男性乳房发育症，这与 3βHSD1 介导的 Δ^5 C19 类固醇外周转化为 Δ^4 C19 类固醇、芳香化雌激素有关[302]。据报道，男性患者中 HSD3β2 基因的无义突变可维持青春期正常，但仍需在青春期密切监测雄激素是否充足，目前对于未来生育力影响的数据仍非常有限[302]。

　　（6）17α- 羟化酶 /17,20- 裂解酶缺陷症：细胞色素 $P_{450}c17$（CYP17）是一种微粒体酶，具有 17α- 羟化酶和 17,20- 裂解酶活性，在肾上腺和性腺中表达，但在胎盘或卵巢颗粒细胞中不表达[303, 304]。$P_{450}c17$ 的 17α- 羟化酶可催化孕烯醇酮（Δ^5）转化为 17- 羟孕烯醇酮、孕酮（Δ^4）转化为 17–OHP（图 24–11）。$P_{450}c17$ 的 17,20- 裂解酶可使 17- 羟孕烯醇酮（Δ^5）转化为 DHEA，17- 羟孕酮（Δ^4）转化为雄烯二酮（图 24–11）。$P_{450}c17$ 结合到滑面内质网，接收来自 NADPH-POR 的电子。在 POR、细胞色素 b5、丝氨酸磷酸化等氧化还原底物存在时，$P_{450}c17$ 的 17,20- 裂解酶活性更容易受到 $\Delta 5$ 底物激活。与啮齿类动物不同，人类 $P_{450}c17$ 的 17,20- 裂解酶活性在 $\Delta 5$ 底物上效率是 $\Delta 4$ 底物的 50 倍；因此，体内雄烯二酮极少来源于 17–OHP，而是主要源于 DHEA[132]。此外，$P_{450}c17$ 也具有 16α- 羟化酶活性。

　　$P_{450}c17$ 作用缺陷可导致两种不同形式的 CAH。最常见的是 17α- 羟化酶 /17,20- 裂解酶联合缺陷，但罕

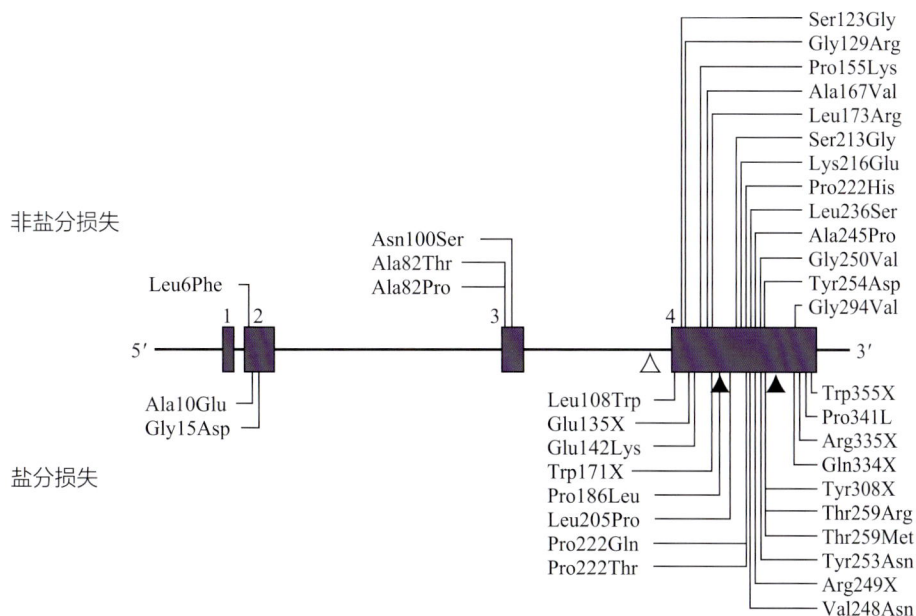

▲ 图 24–26　HSD3β2 基因的图表显示了导致该酶缺陷的突变

与盐分损失相关的变化如下所示，而非盐分损失如上所示。编号的实心盒描绘了外显子。突变是根据它们与失盐和非失盐状态的关联进行细分的。氨基酸的三个字母缩写用于表示错义突变的位置，X 表示无义（停止）突变，显示导致移码突变（实心三角形）和剪接位点突变（空心三角形）的插入和缺失

见孤立型 17,20- 裂解酶缺陷的病例报道（表 24-11 和表 24-12）[305]。

尽管多个国家的病例报道增多，17α- 羟化酶 /17,20- 裂解酶联合缺陷症仍是 CAH 中罕见的常染色体隐性遗传类型[306]。据报道，在一些地区该病患病率约 1/50 000，但总体患病率低于这一水平。完全性 17α- 羟化酶 /17,20- 裂解酶联合缺陷症的典型表型为女性表型（核型为 46, XX 或雄性化低下的 46, XY），其青春期缺乏第二性征发育，生化呈现高促性腺激素性性腺功能减退、低肾素性高血压和低钾性碱中毒（表 24-11）。

酶的缺陷可以解释典型表型和潜在的生化表现（图 24-11）[305]。肾上腺皮质和性腺中 17α- 羟化缺陷导致 17-OHP 和 17- 羟孕烯醇酮的合成受损，进而导致皮质醇、雄激素和雌激素的合成受损。皮质醇合成减少导致 ACTH 分泌增加，并进一步导致肾上腺皮质

过度分泌 17- 脱氧类固醇，包括盐皮质激素 11- 脱氧皮质酮（DOC）、皮质酮和 18- 羟基皮质酮。过量的 DOC 分泌最终导致高血压、低钾性碱中毒和肾素 – 血管紧张素系统的抑制，并时有醛固酮合成和分泌减少的报道。虽然皮质酮是一种较弱的糖皮质激素，但该病高水平皮质酮可部分抵消皮质醇缺乏带来的临床症状体征（如低血糖），并可调节 ACTH 的分泌。

46, XX 女性具有正常的典型女性内外生殖道，但卵巢在青春期不能正常分泌雌激素，导致乳房发育不良、高促性性腺功能减退。由于肾上腺和卵巢的雄激素分泌缺乏，患者出现阴毛和腋毛稀少或缺失。46, XX 患者的卵巢中有较高比例的闭锁卵泡，部分卵巢存在增大的卵泡囊肿。

青春期诊断的完全性 17α- 羟化酶 /17,20- 裂解酶联合缺陷的 46,XY 患者通常有女性外生殖器和盲袋阴道（表 24-11），睾丸可在腹腔内、腹股沟管内或阴囊

表 24-11　17α- 羟化酶 /17, 20- 裂解酶联合缺陷的 46, XY 个体临床特征	
核　型	46, XY
遗传方式	常染色体隐性遗传；CYP17 基因突变
生殖器	女性，或性别模糊，尿道下裂
沃尔夫管衍生物	缺失或发育不全
米勒管衍生物	缺失
性腺	睾丸
生理特征	青春期缺失或男性化不良，男性乳房发育，高血压
激素	T 降低，LH 和 FSH 增加，血浆脱氧皮质酮、皮质酮和孕酮升高，血浆肾素活性降低，低肾素高血压伴低钾碱中毒

CYP17. 17α- 羟化酶 /17,20 裂解酶；FSH. 促卵泡激素；LH. 黄体生成素；T. 睾酮

表 24-12　孤立型 17, 20- 裂解酶缺陷症的 46, XY 个体临床特征	
核　型	46,XY
遗传方式	常染色体隐性遗传；CYP17 基因突变，通常影响关键的氧化还原结构域
生殖器	女性或性别模糊，尿道下裂
沃尔夫管衍生物	缺失或发育不全
米勒管衍生物	缺失
性腺	睾丸
生化和生理特征	青春期缺失或男性化不良，男性乳房发育
激素	血浆 T、DHEA、雄烯二酮和雌二醇降低；血浆 17- 羟孕酮和 17- 羟孕烯醇酮异常增加；LH 和 FSH 增加；hCG 刺激后 C21 脱氧类固醇与 C19 类固醇（DHEA、雄烯二酮）的比值增加

CYP17. 17α- 羟化酶 /17,20 裂解酶；DHEA. 脱氢表雄酮；FSH. 促卵泡激素；hCG. 人绒毛膜促性腺激素；LH. 黄体生成素；T. 睾酮

皱襞内。患者常见腹股沟疝、米勒管结构缺失、沃尔夫衍生物发育不良。由于性激素分泌的减少，骨龄延迟，长时间的线性生长会导致身材高大。阴毛和腋毛缺乏或稀疏，高促性腺性性功能减退导致青春期第二性征发育不全。46, XY 患者可类似 46, XX 女孩一样，因 DOC 和皮质酮过度分泌，出现低肾素性高血压和低钾性碱中毒。

完全性 17α- 羟化酶 /17,20- 裂解酶缺陷与 CYP17 基因的多种致病性突变导致酶活性完全丧失有关，包括一系列错义突变、移码突变和无义突变（图 24-27）。常见的突变是第 8 外显子的 4bp 重复，是门诺派成员和荷兰弗里斯兰地区的个人所共有，并被称为弗里斯兰的创始人效应。其他地理集群包括东南亚的 487～489 残基框内缺失，以及分别在葡萄牙和西班牙血统的巴西人中发现的 Arg362Cys 和 Trp406Arg 错义突变[306]。然而，其他群体也存在多种不同突变，并且分布在酶的不同位点[307]。

17α- 羟化酶 /17,20- 裂解酶联合缺陷症的部分表型已被阐述。最常见为 46, XY 的婴儿存在生殖器模糊或严重尿道下裂，其激素特征符合 $P_{450}c17$ 缺陷症的诊断。17α- 羟化酶 /17,20- 裂解酶联合部分缺陷患者

可存在 / 不存在高血压，醛固酮分泌可正常或者升高；皮质酮水平通常比正常升高 50～100 倍，这可提供充足的糖皮质激素作用，因此患者可无皮质醇缺乏的相关症状。青春期男性第二性征的发育可能不完全，常见男性乳房发育，可能与 53 或 54 密码子的苯丙氨酸缺失和部分错义突变有关[305, 308]。

目前已有关于孤立型 17,20- 裂解酶缺陷症的少数病例报道[305, 309, 310]，其中 46,XY 个体通常存在生殖器模糊，糖皮质激素和盐皮质激素分泌正常，性腺类固醇合成明显减少（表 24-12）。前 2 例患者显示 $P_{450}c17$ 存在纯合突变（Arg347His、Arg358Gln），该突变通过改变氧化还原伙伴结合位点的表面电荷分布，特异性地干扰 17,20- 裂解酶活性[311]。其他患者也有类似突变或点突变（Glu305Gly），从而改变了底物结合位点的构象[312]。

17α- 羟化酶缺陷症诊断的主要依据为低肾素性高血压、低钾性碱中毒、青春期缺乏第二性征发育，其他依据包括血浆 ACTH、DOC、皮质酮、孕酮浓度升高，17α-OHP、皮质醇、性腺激素浓度降低。生理替代量的糖皮质激素可抑制 DOC 和皮质酮的分泌，使血钾、血压、血浆肾素和醛固酮水平恢复正常。低钾

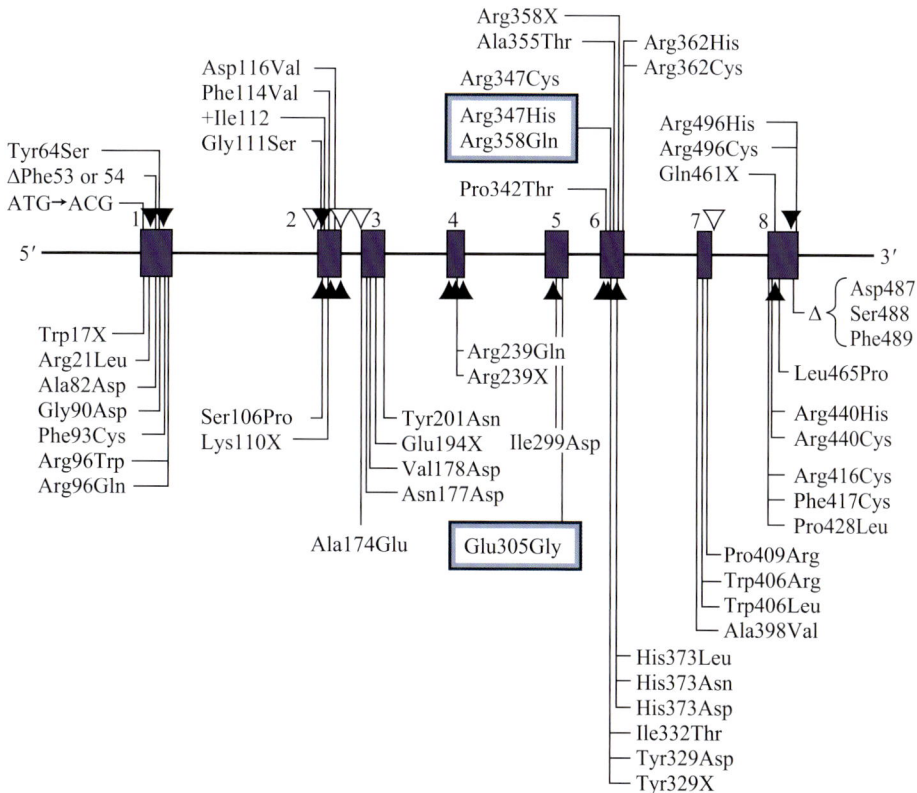

▲ 图 24-27　CYP17 基因选择性突变导致 17α- 羟化酶 /17,20- 裂解酶缺乏的示意图

编号的实框描绘了外显子。氨基酸的三个字母缩写用来表示错义突变的位置，X 表示无意义（终止）突变，导致移码和拼接位点突变的插入和删除分别用实心三角和空心三角表示。所有这些突变都导致 17α- 羟化酶缺陷症。一些错义突变，如密码子 305、347 和 358（盒子）上的突变，已经被分离出来

血症可与危及生命的心律失常相关，因此需要在急性期进行仔细的监测和治疗。对于有女性性别认同的 46,XY 核型患者，确认知情同意后可考虑行性腺切除术。曾有报道显示，2 例 46,XX 核型女性的性腺中分别存在性腺母细胞瘤和浸润性混合生殖细胞瘤[306, 313]。建议患者在青春期进行适当的性腺激素替代治疗。

（7）细胞色素 b5 缺陷：关于 17,20- 裂解酶氧化还原伴侣细胞色素 b5 的剪接位点突变首次在 1 例 46,XY 核型、伴生殖器模糊和高铁血红蛋白血症的儿童病例中报道，但该病例并未详细报道激素谱数据[314]。该致病基因 CYB5A 的纯合无义突变和错义突变目前已在 46,XY 核型伴严重尿道下裂的儿童中报道，其生化谱与单纯 17,20- 裂解酶缺陷症一致，可累及多名家庭成员，并呈现一系列生殖表型[315, 316]。所有这些病例中高铁血红蛋白均高于正常范围，但不引起临床症状。

（8）细胞色素 P_{450} 氧化还原酶缺陷症：细胞色素 P_{450} 氧化还原酶是一种膜结合的黄素蛋白，在 NADPH 到 P_{450} 酶的电子转移中起核心作用（图 24-28）[317]。POR 在 P_{450}c17 的 17,20- 裂解酶反应中至关重要，它与 57 种微粒体 P_{450} 酶相互作用，包括 P_{450}c21（21- 羟化酶）和 P_{450}c19（芳香化酶），以及许多其他参与肝脏药物代谢的酶。

在报道了几例显著的 CYP17 和 CYP21[318] 联合缺陷的患者之后，POR 在人类类固醇合成中的潜在作用浮出水面。这些患者不仅表现为模糊的生殖器和异常的类固醇生成缺陷，而且还患有 Antley-Bixler 综合征（Antley-Bixler syndrome，ABS）。ABS 主要表现为一系列的骨骼发育不良，如颅缝早闭、短头畸形、面中发育不全、前额突出、后鼻孔狭窄、尺桡关节或肱桡关节骨缝早闭、股骨弓和蛛网膜畸形。

第一例隐性遗传的人类 POR 突变于 2004 年首次报道，并描述了广泛的表型（表 24-13）[133, 319, 320]。最严重表型是由于明显的 CYP17 和 CYP21 联合缺陷而引起的生殖器模糊，伴或不伴 ABS。POR 的轻度缺陷患者表型可类似多囊卵巢综合征（女性）和轻度性腺功能不全（男性），有时伴有轻微的骨骼特征。目前该病有两种常见的突变，一是欧洲患者中最常见的 Arg287Pro 突变，二是日本常见 Arg457His 突变[320, 321]。成纤维细胞生长因子受体 2（fibro blast growth factor receptor2，FGFR2）的激活也有报道与 ABS 相关，这些患者没有生殖器模糊或类固醇缺陷。

大多数 POR 缺陷症患者电解质和盐皮质激素功能正常（表 24-13），可能存在皮质醇不足，或者基础皮质醇正常，但对 ACTH 刺激反应降低[321]。血清 17-OHP 浓度通常升高，对 ACTH 刺激可有不同反应。性激素水平一般低下。46, XY 和 46, XX 的 POR 缺陷症患者均可存在生殖器模糊。46, XY 男性化不足可能是由于胎儿时期睾丸间质细胞类固醇形成过程中 17,20-

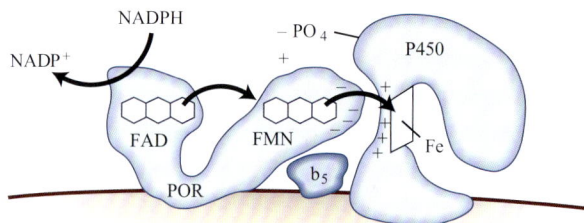

▲ 图 24-28　P_{450} 氧化还原酶在电子传递到微粒体（Ⅱ型）P_{450} 酶过程中的作用

NADPH 与 POR 相互作用，结合于内质网，向 FAD 传递一对电子，电荷变化导致构象改变，这使电子从 FAD 传递到 FMN。经过进一步的重排，FMN 结构域可以与 P_{450} 酶的氧化还原反应结合位点（如 P_{450}c17、P_{450}c21、P_{450}c19）相互作用，将电子转移到 P_{450} 酶的有活性血红素辅基，使底物被催化。POR 与 P_{450} 酶的相互作用是通过 POR 的 FMN 结构域表面带负电荷的酸性残基和 P_{450} 酶氧化还原反应结合位点上带正电荷的碱性残基来协调的。在人类 P_{450}c17 中，细胞色素 b5 的变构作用和 P_{450}c17 的丝氨酸磷酸化促进了这种相互作用。FAD. 黄素腺嘌呤二核苷酸；FMN. 黄素单核苷酸（经 The Endocrine Society, Copyright 2005 许可转载，引自 Miller WL. Minireview: regulation of steroidogenesis by electron transfer. *Endocrinology*. 2005; 146: 2544-2550）

裂解酶活性紊乱。由于 POR 是芳香化酶的电子供体，而芳香化酶缺陷将导致 46, XX 胎儿的产前雄激素化（见"芳香化酶缺陷"），46, XX 婴儿的部分雄激素化更为普遍，可能是芳香化酶活性紊乱的结果。另外，在某些物种中（如塔玛沙袋鼠）已经描述了雄激素生物合成的"旁路"途径[133, 134]。在这个"旁路"途径模式下，17-OHP 可以在不经过雄烯二酮或睾酮作为中间体的情况下转化为双氢睾酮。研究表明，这一途径可能也在人类发育过程中发挥作用。POR 缺陷症儿童的青春期表现是多样的，青春期延迟或紊乱在女孩中尤其常见。对于任何有骨骼特征和尿道下裂（46, XY）或阴蒂肥大（46, XX）或青春期无进展的儿童，都应考虑此诊断[322]。

（9）3α- 还原酶和 3α- 还原酶 1 型，AKR1C2 和 AKR1C4：从 17-OHP 到 DHT 的"旁路"途径涉及 AKR1C2 的活性（图 24-12）。有研究报道了一个家族中数名不同程度的 46, XY 雄性化不足的成员存在 AKR1C2 基因突变，或同时伴有 AKR1C4 基因变化，而他们最初被诊断为 17,20 裂解酶缺陷症[323]。AKR1C2 的复合杂合突变或重排在另一个不相关家系的 46, XY DSD 患儿中发现，这些变异以一种性别限制的隐性方式遗传。这些发现被认为是"旁路"途径在人类和沙袋鼠的胎儿雄激素合成中发挥作用的证据。这些研究还强调 17,20- 裂解酶缺陷症的生化表现可能有多个分子层面的原因，如 CYP17A1、CYB5A、POR，也可能是 AKR1C2/4[310]。

（10）17β- 羟类固醇脱氢酶（17β-hydroxysteroid

表 24–13 P₄₅₀ 氧化还原酶缺陷症 46, XY 核型个体的临床特征

核 型	46, XY
遗传方式	常染色体隐性遗传；*POR* 基因突变
生殖器	性别模糊，尿道下裂或男性生殖器
沃尔夫管衍生物	缺失或发育不全
米勒管衍生物	缺失
性腺	睾丸
生化和生理特征	出生时不同程度的雄激素化；青春期不同程度的男性化，特别是女孩；糖皮质激素缺乏；无严重盐皮质激素缺乏；在某些病例中并 Antley-Bixler 综合征（颅缝早闭，骨骼发育不良）
激素谱	CYP17 和 CYP21 联合缺陷的激素表现；皮质醇正常或偏低，对 ACTH 刺激反应差；17-OHP 升高；T 降低

ACTH. 促肾上腺皮质激素；CYP. 细胞色素 P₄₅₀ 酶；17-OHP. 17- 羟孕酮；POR. P₄₅₀ 氧化还原酶；T. 睾酮

dehydrogenase，17βHSD）3 型缺陷症：17βHSD 反应又称 17- 酮类固醇还原酶反应，是由同工酶介导的，分别催化雄烯二酮、DHEA 和雌酮还原为睾酮、Δ⁵ 雄烯二醇和雌二醇，并催化其相应逆反应（图 24–11）。17βHSD 家族包含至少 14 种同工酶，这些同工酶与人体各种生理过程和病理疾病相关，如乳腺癌、前列腺癌和子宫内膜异位症。染色体 9q22 上的 *HSD17β3* 基因包含 11 个外显子，编码 17βHSD3，该酶主要在睾丸中表达，有利于弱的雄激素雄烯二酮转化为生物活性更强的睾酮（图 24–11）。除 17βHSD3 外，17βHSD 其他同工酶也参与卵巢雌激素的合成。

Saez 和同事首次报道 17βHSD3 缺陷症（最初被称为 17- 酮类固醇还原酶缺陷症）为 46, XY DSD 常染色体隐性遗传的病因（图 24–29）[324]。目前已有许多病例报道，其表型特征已经明确（表 24–14）[325, 326]。大多数 46, XY 患儿在出生时具有典型的女性外生殖器，少数婴儿存在阴蒂肥大或生殖器模糊；患儿睾丸通常位于腹股沟管；米勒管结构缺失，可有盲袋阴道；沃尔夫管常稳定形成附睾、输精管、精囊和射精管，这可能与高浓度雄烯二酮的旁分泌雄激素作用相关[327, 328]。患儿通常被认定为女性，并可能被误诊为完全性雄激素不敏感综合征。17βHSD3 缺陷症表型局限于 46, XY 个体。46, XX 个体中 HSD17B3 双等位基因突变者可无症状，并且可生育。如果母亲有双等位基因突变，其生育患儿的概率会增加 1 倍，这就是为什么 17βHSD3 缺陷的 46, XY 患者兄弟姐妹患病比预期更常见。

46, XY 17βHSD3 缺陷症患者通常在青春期发生显著的男性化，表现为阴蒂增大、多毛、声音低沉和肌肉发育。如果没有在青春期前做出更早期诊断，这些症状和体征将作为该病的特征表现[329]。这些变化主要是由于青春期性腺产生雄烯二酮的增加，以及随

后雄烯二酮转化为睾酮。据推测，这是由基因或环境共同作用下 17βHSD 其他同工酶激活介导的，如 5 型同工酶（也称为 17βHSD5 和 AKR1C3）[330]。在某些情况下，睾丸也有部分 17βHSD3 活性。在一个来自加沙地带近亲人口的大队列研究中，该群体阴茎长度达到 4~8cm[331]，在该人群中报道的 17βHSD3 突变（Arg80Gln）与正常 17βHSD3 活性的 15%~20% 保留相关（图 24–29）。青春期男性乳房发育的发生是由于腺外组织的芳香化酶将雄烯二酮转化为雌酮，随后在 17βHSD1 或 17βHSD2 同工酶作用下将雌酮转化为雌二醇。

17βHSD3 缺陷症的典型生化特征是雄烯二酮水平相对于睾酮水平升高（表 24–14）。这些患者在青春期前 hCG 刺激试验后睾酮与雄烯二酮的比值通常小于 0.8，但这并不是常见表型，可能与 17βHSD 其他同工酶在睾丸外的作用有关，仅基于激素检测进行诊断是困难的[326, 332, 333]。在性腺切除术时睾丸静脉取血结果显示，相对于睾酮，雄烯二酮梯度显著增加，但该试验无法常规进行。对部分儿童进行早期基因分析很有必要，可以避免患儿进行 hCG 刺激试验[334, 335]。

17βHSD3 缺陷症患者的突变范围见图 24–29，大多数是错义突变。对异源细胞酶突变的表达研究表明，与正常酶相比，突变酶在催化雄烯二酮转化为睾酮时的活性完全缺失。最近一项专门研究成人 DSD 的单中心研究发现，在 46, XY DSD 部分雄性化的女性队列中，大约 1/4 的患者存在 *HSD17β3* 突变[336]，其雄激素化程度低于典型的 5α- 还原酶缺陷症，许多人被判定为部分性雄激素不敏感综合征。其确诊只能通过基因分析。

对于 17βHSD3 缺陷症的儿童来说，性别认定特别困难，因为与其他 DSD 相比，患者外生殖器外观与未来性别认同的相关性更低。部分婴儿已经早期接受

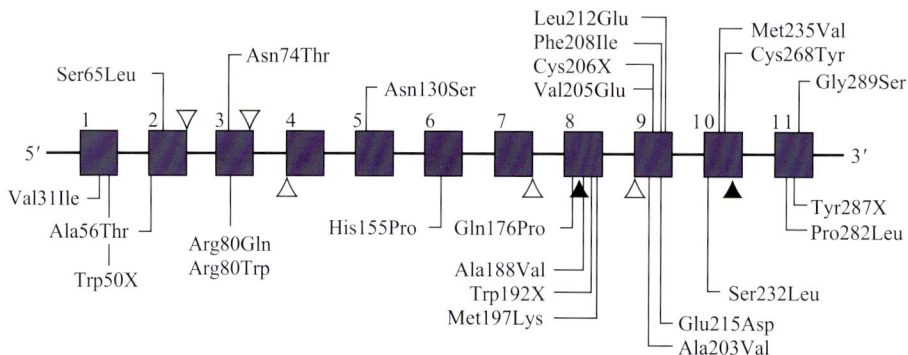

▲ 图 24-29　*HSD17β3* 基因图显示了导致该酶缺乏的突变

编号的实心框描述了外显子。氨基酸的三个字母缩写用于指示错义突变的位置，X 表示无意义（停止）突变，显示了导致移码突变（实心三角形）和剪接位点突变（空心三角形）的插入和缺失

表 24-14　17βHSD3 缺陷症 46, XY 个体的临床表现	
核　型	46, XY
遗传方式	常染色体隐性遗传；*17βHSD3* 基因突变
生殖器	女性，性别模糊或盲袋阴道
沃尔夫管衍生物	有
米勒管衍生物	无
性腺	睾丸（通常是隐睾）
生化和生理特征	青春期男性化（阴茎增大、声音加深、面部和体毛发育）；男性乳房增大
激素	血浆雌酮、雄烯二酮升高；hCG 兴奋试验后血浆睾酮 / 雄烯二酮比值降低；血浆 FSH 和 LH 水平升高

FSH. 促卵泡激素；hCG. 人绒毛膜促性腺激素；HSD17β3.17β- 羟类固醇脱氢酶 3；LH. 黄体生成素

了性腺切除手术后按照女孩抚养。在其他情况下（如在加沙地区），患者通常在青春期被判定为男性，部分患者在诊断时被指定为男性，并在早期使用睾酮治疗[337]。另一种办法是将儿童作为女孩抚养，并将干预措施推迟到儿童后期或青春期早期，以便家庭和儿童有更多时间考虑性别指定，届时患儿的性别分化也更清楚。如果被认定为女性，需要仔细监测其青春期的开始和雄激素的产生，可以考虑切除性腺以防止雄激素化。在青春期第一次表现出男性化的孩子在某些情况下可能存在男性性别的认同。在一项研究中，39%～64% 被当作女孩抚养的患者在青春期发生了性别变化，但根据我们的经验，这一比例较低[151, 152, 336]。其他年轻人可能认为自己是非二元性别。如果不需要雄激素化，性腺切除术提供了明确的治疗，另一种选择是使用抗雄激素药物进行短期、可逆的雄激素化阻断或使用 GnRH 激动剂抑制青春期，以提供适当的咨询时间，并确保患者本人参与决策。多学科团队和经验丰富的心理学家的仔细评估和支持非常重要，长期随访对于激素替代和支持也非常重要。

（11）类固醇 5α- 还原酶 2 型缺陷症：类固醇 5α- 还原酶 2 型缺陷症 46, XY 个体特征为正常分化的睾丸和男性内生殖器，但外生殖器在出生时可能比 17βHSD 缺陷症者更为模糊。表 24-15 总结了这种酶缺陷的典型特征。

在多米尼加共和国和墨西哥对编码类固醇 5α- 还原酶 2 型的 SRD5A2 基因的遗传变异进行了探讨，并对其生化和分子特征进行了分析，强调了 DHT 在男性表型发展中的重要性[338-340]。出生时，患者存在典型的阴囊对裂、泌尿生殖窦、盲袋阴道和类似阴蒂的尿道下裂阴茎。睾丸分化正常，位于腹股沟管或阴唇阴囊褶内，没有米勒管结构，沃尔夫管稳定，附睾、输精管和精囊分化良好，射精管通常终止于阴道盲袋，前列腺发育不良，多达 1/3 的病例可能出现孤立性尿道下裂[341]。

在青春期有明显的男性化改变：声音低沉，肌肉容量增加，阴茎延长到 4～8cm，阴囊变皱和着色，睾丸变大并下降到阴唇阴囊褶内。青春期后的患者没有痤疮，颞发际退缩或前列腺肥大。与 17βHSD3 缺陷症或雄激素不敏感综合征（androgen insensitivity

表 24–15 5α– 还原酶 2 型缺陷症患者 46, XY 个体的临床表现	
核型	46, XY
遗传方式	常染色体隐性遗传；*SRD5A2* 基因突变
生殖器	生殖器小且性别模糊，尿道下裂，盲袋阴道
沃尔夫管衍生物	正常
米勒管衍生物	无
性腺	正常睾丸
生化和生理特征	面部和体毛减少，没有颞毛衰退，前列腺无法触及
激素水平	尿 5α/5β C21 和 C19 激素比值降低；hCG 刺激前后睾酮 / 双氢睾酮比值升高；LH 轻度升高；体外睾酮向双氢睾酮的转化降低

hCG. 人绒毛膜促性腺激素；LH. 黄体生成素；SRD5A2. 5α 还原酶 2 型

syndrome，AIS）患者相比，他们很少会出现男性乳房发育。阴茎勃起时性欲正常。睾丸组织学检查显示间质细胞增生和精子生成减少。不育与精原细胞转化为精母细胞失败、隐睾的不良作用、双氢睾酮在调节精液体积和黏度方面的特定作用等综合因素相关[342]。部分 5α– 还原酶缺乏症个体精子数量正常。多米尼加队列中的一名男子通过宫内人工授精后成功生育了孩子，一个瑞典家庭中的两名患者兄弟在儿童期进行尿道下裂修复后自主生育成功[343, 344]。性别变化常发生在 5α–还原酶缺陷症，尤其是未接受性腺切除术的患者。三个队列的社会性别变化率为 12%～50% 不等，与诊断时的年龄有关。在较年轻（青春期前）确诊的人群中社会性别的变化不太常见[345]。在婴儿时期确诊时，越来越多的人选择男性性别[345, 346]。一种与用于治疗 17β– 羟类固醇脱氢酶缺陷症类似的替代方法是，将孩子作为女性抚养，使其性腺保持完整，青春期前进行进一步的知情讨论。5α– 还原酶缺陷症（46, XX）纯合子的女性青春期正常，有正常的生育能力[347]。

5α– 还原酶缺陷症患者的生化特征通常表现为基础或 hCG 刺激后睾酮 – 双氢睾酮比值升高（表 24–15）。但目前没有一个明确的比值切点用于诊断。在 90 名酶缺陷的研究队列中超过 10∶1（睾酮和 DHT 以相同单位表达时）的敏感性和特异性分别为 78% 和 72%[348]。青春期后血清 LH 和 FSH 水平可能保持正常或升高。最可靠的生化测试（在 3 个月后进行）是通过气相色谱和质谱分析尿类固醇谱，以证明尿中 5α/5β– 还原 C19 和 C21 类固醇比例降低[349, 350]。由于对 5α/5β– 降低 C21 类固醇的持续作用，性腺切除术后仍可通过生化方法确认[351]。早期基因检测也有助于诊断或生化资料怀疑时确认诊断。

5α– 还原酶 2 型缺陷症的早期诊断很重要，因为它与性别指定有关。随着青春期的男性化，有助于使得患者倾向于转变为男性特征，故即使出生时外生殖器相对严重雄激素化不足，患者仍有可能选择男性性别[347]。5α– 还原酶 2 型缺陷在新生儿中可误诊为 PAIS[353]。DHT 可局部应用以增加阴茎长度，促进尿道下裂修复，但其商业可用性有限[354]。

两种微粒体 5α– 还原酶催化 NADPH 依赖性的睾酮向 DHT 的转化。5α– 还原酶 2 型是由染色体 2p23 上的 *SRD5A2* 基因编码的 254 氨基酸蛋白。2 型同工酶主要在前列腺和外生殖器的原基中表达，但在沃尔夫管分化为男性内生殖管后才表达[355]。1 型同工酶在皮肤中表达，包括人类生殖器皮肤成纤维细胞，这种同工酶的作用可能有助于 5α– 还原酶缺陷症患者青春期的男性化[356]。

5α– 还原酶 2 型缺陷症是常染色体隐性遗传，具有遗传异质性，在 *SRD5A2* 基因所有 5 个外显子中检测到的 60 多个突变（图 24–30），大多数是错义突变，在新几内亚人群中发现了一个完全的基因缺失。4 号外显子的突变占主导地位，主要定位在密码子 197～230，其影响是突变酶完全失活。近亲中这种情况常见，但相当多的病例是复合杂合子。雄性杂合子不受影响。

3. 雄激素作用障碍 雄激素不敏感综合征是一种典型的由激素抵抗引起的临床疾病[136]。关于雄激素在性发育中的作用和雄激素受体的分子作用的详细描述在相关章节讨论。

(1) 完全性雄激素不敏感综合征：CAIS 是一种 X 连锁隐性遗传病，通常出现在有乳房发育和青春期生长突增但没有月经初潮的青春期女性（表 24–16）。由于抗米勒管激素的正常作用，阴毛和腋毛缺如或稀少，子宫缺如，尽管可能有米勒体残留物。许多患者的沃尔夫管发育稳定，行性腺切除术时可以观察到输精管和附睾发育良好[328]。46, XY 核型 CAIS 的患病率为 1/20 400～1/99 000[357]。46, XY 核型青少年存在完全

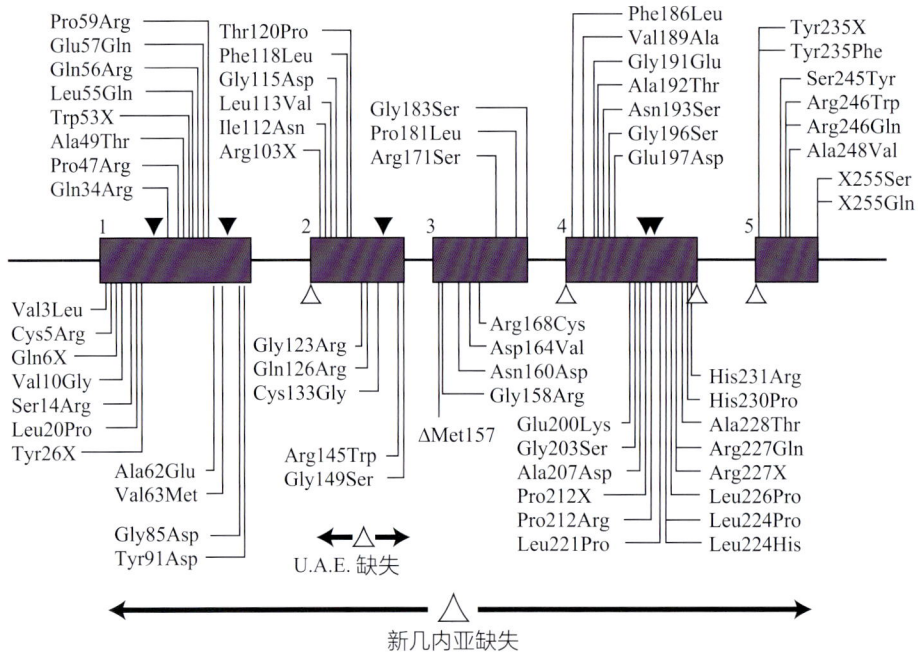

▲ 图 24-30 SRD5A2 基因图显示导致 5α- 还原酶缺陷症的突变

有编号的实框表示外显子。氨基酸的三个字母缩写用来表示错义突变的位置，X 表示无义（停止）突变，导致移码和剪接位点突变的插入和缺失分别由实心三角形和空心三角形显示。在受影响的阿拉伯联合酋长国和新几内亚人群中发现了大量的缺失（改编自 Grumbach MM, Hughes IA, Conte FA. Disorders of sex differentiation. In: Larsen PR, Kronenberg HM, Melmed S, et al, eds. *Williams Textbook of Endocrinology*, 10th ed. Philadelphia, PA: Saunders; 2003, with additional data provided courtesy of Dr. Julianne Imperato-McGinley, Department of Medicine, Weill Medical College of Cornell University, Ithaca, NY）

表 24-16 完全性雄激素不敏感综合征的临床特征	
核 型	**46, XY**
遗传方式	X 连锁隐性遗传；AR 基因突变
生殖器	有盲袋阴道，女性
沃尔夫管衍生物	通常会出现，取决于突变类型
米勒管衍生物	缺失或发育不全
性腺	睾丸
生化或生理特征	阴毛和腋毛少或无；青春期乳房发育；原发性闭经
激素	LH 和睾酮水平升高；雌二醇正常或增加（男性参考范围）；FSH 水平通常正常或略有升高；对睾酮的雄激素和代谢作用的抵抗

AR. 雄激素受体；FSH. 促卵泡激素；LH. 黄体生成素

性性腺发育不良需考虑 Swyer 综合征，需与 CAIS 进行鉴别，与 CAIS 的鉴别点包括：①性腺激素分泌的缺失，导致乳房发育不良；② AMH 分泌的缺失，导致 Swyer 综合征中米勒管结构保留[358]。CAIS 可在婴儿早期表现为双侧腹股沟或阴唇处肿胀，而检查后发现实为睾丸下降不完全。17βHSD3 缺陷症（或罕见的 5α- 还原酶缺陷症或 SF1 缺陷症）也可以有类似表现。女孩双侧腹股沟疝是很罕见的，其中 1%～2% 最终诊断为 CAIS[359]。患有双侧腹股沟疝的女孩应该通过荧光原位杂交法（fluorescence in situ hybridization, FISH）或全核型检测来评估是否有 Y 染色体。如果疝囊含有性腺，可以进行活检和细胞遗传学检测[360]。目前，随着胎儿染色体分析的普及，出生时染色体性别与外生殖器表型的不匹配可能提示 CAIS。

(2) 部分性雄激素不敏感综合征：PAIS 的特点是由于机体对雄激素的不完全反应而导致雄激素不完全化（表 24-17）。PAIS 的表型多样化，包括阴囊尿道下裂、小阴茎和阴囊对裂，睾丸可能未下降。最严重的 PAIS 表现为孤立的阴蒂肿大。较轻 PAIS 表型包括孤立性尿道下裂。PAIS 患者并不表现为孤立的小阴茎，并与其他类型 AIS 一致，米勒管结构缺失。男性乳房发育症在青春期常见。PAIS 需与其他类似 PAIS 表型的疾病鉴别，包括部分性腺发育不良（如由于 SF1/NR5A1 突变或 45,X/46, XY 嵌合）和雄激素生物合成的部分缺陷（如由于 LH 受体异常、17βHSD 缺陷症或5α- 还原酶缺陷症）。

(3) 轻微或轻型雄激素不敏感综合征（minimal or mild androgen insensitivity syndrome,MAIS）：这类 AIS 通常具有典型的男性生殖器，但在青春期可有男性乳房发育，在成年期表现为不育症[361]。乳腺癌在男性中很少见，但 MAIS 和 PAIS 患者的乳腺癌患病风险增加。与此相反，在 CAIS 患者中尚无乳腺癌的报道。在脊髓和延髓肌萎缩症（Kennedy 综合征）中也发现了一种轻微的雄激素不敏感，这是一种由雄激素受体 N 端多聚谷氨酰胺区出现了重复序列异常扩展导致的疾病，可能与男性乳房发育症和生育能力下降有关[362]。

(4) 雄激素不敏感综合征的激素谱：在青春期和成年 CAIS 患者中，血清睾酮在普通成年男性范围内或以上，由于雄激素负反馈的消失（尽管来自雌激素的负反馈仍然完整），LH 浓度适度但不适当地增加[363]。由于雄激素的芳香化作用，血清雌二醇通常在成年男性参考值范围内或略高[363]。性激素结合球蛋白水平由于被雄激素抑制、被雌激素增强，其浓度与 46, XX 女性相似。CAIS 中血清 AMH 浓度通常在正常男性范围内或以上，这一特点将 CAIS 与性腺发育不良区别开来，后者 AMH 水平较低[364]。

正常人在出生后的前几个月被称为小青春期，男婴的生殖内分泌系统非常活跃，LH 和睾酮分泌旺盛。这种早期生殖内分泌活动在大多数 CAIS 婴儿中是缺失的（但在 PAIS 中存在），目前原因尚未阐明[365]，这可能是 CAIS 的一个显著特征。

(5) 雄激素不敏感综合征的分子发病机制：麦吉尔大学的国际突变数据库记录着影响 AR 突变的信息[366]（图 24-31），已报道了超过 400 个 AIS 的种系突变，还记录了与前列腺癌相关的体细胞突变。突变没有特定的热点，但某些位点（如 LBD 内的外显子 5 和 7）受到影响较多。大约 20% 的突变位于 DBD。最常见的功能性 AR 缺陷是由于疏水配体结合口袋的破坏，该位置是对于螺旋 12 的重新定位以形成 AF2 共调节器相互作用表面所必需的。

AIS 个体的表型可因同一密码子内氨基酸替换的不同而有所不同。例如，在螺旋 5 中密码子 754 处的苯基丙氨酸有一个指向远离配体结合口袋的侧链，当被缬氨酸替换时，突变体 AR 在转录上不活跃，导致CAIS[367]。相反，丝氨酸和亮氨酸的替换可引起 PAIS 表型，这可以通过在体外测定的一些残留转录活性来解释。连接 DNA 结合域与配体结合域的是一个由残基 628～669 组成的柔性铰链区，该区域稳定了 AR 受体与选择性雄激素反应元件的相互作用，并发出信号进行核定位。铰链区定点突变缺失可导致基因转录增强，说明该区域发挥了抑制性作用[368]。

特定基因突变也会存在较大表型异质性，甚至在家族内部也是如此。在麦吉尔数据库中列出的四个个体均报道了 LBD 的第 4 外显子 703 密码子发生突变，导致丝氨酸变为甘氨酸，其中 1 例患者具有典型女性生殖器，符合 CAIS，其他 3 例都有与 PAIS 一致的模糊生殖器官，但其外生殖器的雄激素化程度具有相当异质性，其中 2 例被作为男性抚养，第 3 例则被作为

表 24-17　部分性雄激素不敏感综合征的临床特征	
核　型	46, XY
遗传方式	X 连锁隐性遗传；AR 基因突变
生殖器	模糊：盲袋阴道→孤立性尿道下裂→男性不育（轻度 AIS）
沃尔夫管衍生物	通常正常
米勒管衍生物	缺失
性腺	睾丸（通常是隐睾）
生化或生理特征	腋毛、阴毛、胡须生长和体毛减少或正常；青春期男性乳房发育常见
激素	LH 和睾酮水平增加；雌二醇正常或增加（男性参考范围）；FSH 水平可能正常或略有升高；部分抵抗雄激素和睾酮的代谢作用

AIS. 雄激素不敏感综合征；AR. 雄激素受体；FSH. 促卵泡激素；LH. 黄体生成素

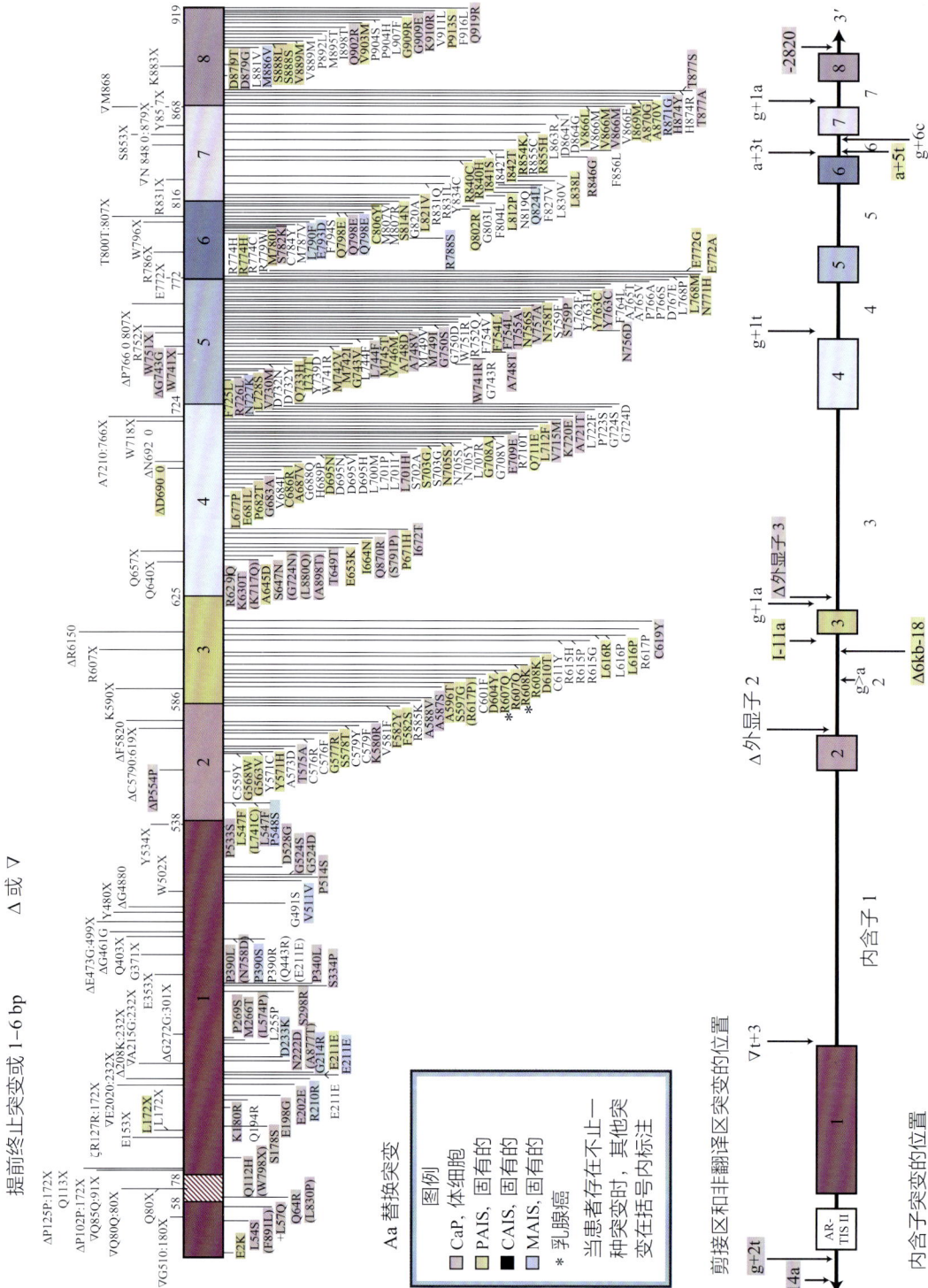

▲ 图 24-31 雄激素受体突变导致不同形式雄激素不敏感综合征

CAIS. 完全性雄激素不敏感综合征；MAIS. 轻微或轻度雄激素不敏感综合征；PAIS. 部分性雄激素不敏感综合征（引自 the McGill Androgen Receptor Gene Mutation Database.Available at http://www.androgendb.mcgill.ca.）

女性抚养[369]。约 30% 的 AIS 突变是新生突变，这种突变产生于亲代生殖细胞（AIS 患者的母亲）的单个突变事件，或母体生殖腺的生殖细胞镶嵌现象。当突变发生在合子后阶段时，指示病例是体细胞镶嵌。大约 1/3 的新生突变发生在合子后阶段，引起突变型和野生型 AR 在不同靶组织中的表达。这部分解释了 PAIS 的表型变异[370]。

AR 突变作为 AIS 的病因通常需要证明其致病性，尤其是新发突变且具有 PAIS 表型时。在 AR 阴性细胞系（如 Cos-1、Hela、CV1 或 PC3 前列腺癌细胞系）中瞬时转染变异 AR 后，使用启动子 – 荧光素酶系统评估转录活性。图 24-32 说明了该方法在 DBD 中 582 密码子的三种不同氨基酸替换分析中的应用[136]。由于氨基酸替代的不同，引起从 CAIS 到重度和轻度 PAIS 的一系列表型。此外，这些数据表明，高剂量的雄激素可以克服突变体 AR 的抗性。提示部分被作为男性扶养的 PAIS 患者可能需要更大剂量的雄激素来诱导青春期或刺激精子生成。除了在体外进行的功能研究外，雄激素受体的结构引导建模也可用于预测 AR 突变的可能后果（图 24-16C）。然而，AR 的 N 端结构域（N-terminal domain，NTD）具有无序柔性结构，这尚未通过晶体学进行分析。NTD 无义突变早已报道，改进的测序技术又发现了一些通常与较轻型的 AIS 相关的错义突变，有可能与 NTD 的结构灵活性使 AR 耐受氨基酸替代而不影响功能有关。这些突变分析为更好地定义 NTD 的结构 – 功能关系提供了一种方法[371]。由于 AR 基因的全序列测定技术的普及，近年来有越来越多的突变点位被报道[372]。

（6）无雄激素受体突变的雄激素不敏感综合征：当临床和生化表型与 CAIS 一致时，在约 95% 的个体中发现了 AR 基因突变[373]。另外存在 AR 编码区外也可能有突变，如最近在两个不相关的 CAIS 个体中报道的 5′ 非翻译区突变，产生上游开放阅读框，导致 AR 蛋白水平降低[374]。此外，在一些与 AIS 表型一致的个体中，没有发现 AR 突变，但在培养的生殖器皮肤成纤维细胞中，DHT 依赖性的 AR 靶基因（即 ApoD）的转录诱导表现出与功能性雄激素不敏感相一致的表型[375]。

与 CAIS 相比，在那些具有 PAIS 表型的患者中发

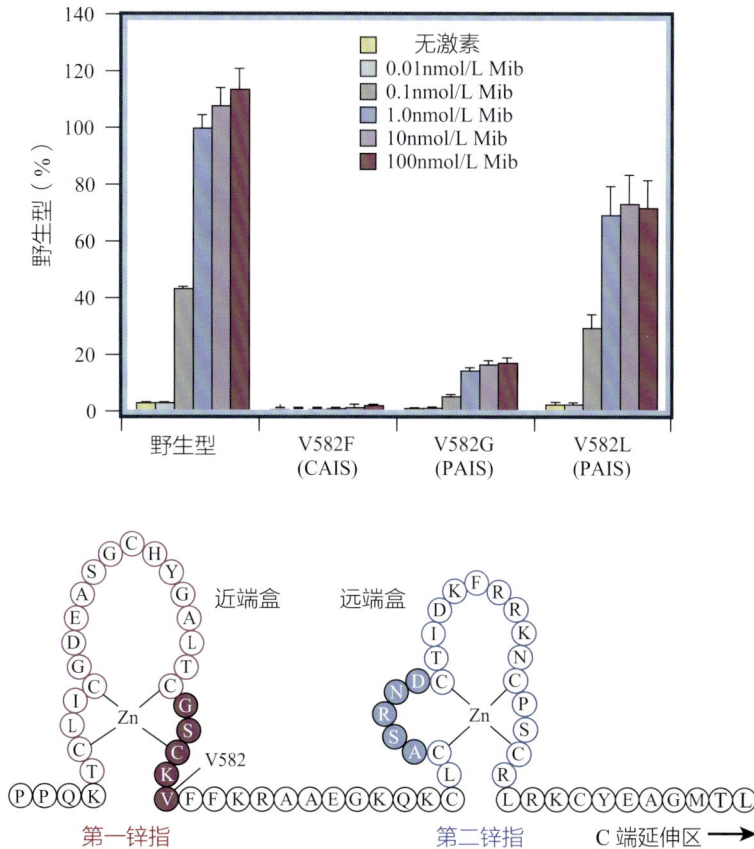

▲ 图 24-32　DNA 结合域第一个锌指密码子 582 位点突变的不同表型

用苯丙氨酸（F）、甘氨酸（G）和亮氨酸（L）取代缬氨酸（V）的效果在合成雄激素衍生物米勃龙的反转录激活试验中显示（上图）。组成 DBD 的氨基酸的线性延伸如下图所示。CAIS. 完全性雄激素不敏感综合征；PAIS. 部分性雄激素不敏感综合征（引自 Hughes IA, Davies JD, Bunch TI, et al. Androgen insensitivity syndrome. *Lancet*. 2012; 380: 1419-1428.）

现致病性 AR 变异的可能性要低得多，即使其他导致类似表型的原因已经被排除在外[369]。根据经过验证的外部男性化评分（external masculinization score,EMS），没有 AR 突变的患者的生殖器表型与已证实有 AR 突变的 PAIS 婴儿没有区别，但男性乳房发育要少得多[376-378]。有 AR 突变的男孩比无突变的男孩可能预后更差[378]。与伴有 AR 基因突变的 PAIS 婴儿相比，无突变者按胎龄的出生体重显著降低[270, 379]。有人认为，这种具有胎儿生长受限的 46, XY DSD 的形式是一个离散的类别，至今尚未得到解释。PAIS 这个术语最适用于患有 AR 突变的个体。患有 17βHSD3 型缺陷症、5α- 还原酶缺陷症，特别是 SF1 突变的个体，在过去也可能被误诊为 PAIS。虽然 AR 与超过 200 多种独特的共调节蛋白存在相互作用，但与前列腺癌的发现不同，在 AIS 中筛选这些蛋白时没有发现突变[380]。

(7) 雄激素不敏感综合征的管理：CAIS 患者的最终性别选择和抚养性别一般均为女性。腹股沟疝在婴儿期出现时需要修复。早期阶段可以选择进行性腺切除术，但大多数患者、家属和医生现在更倾向于晚期行性腺切除术，后者可以使自发的青春期发生，允许患者参与决策过程，并且不会显著增加恶性肿瘤的风险。如果在青春期之前进行性腺切除术，青春期的激素诱导与其他原因导致性腺功能减退的女孩相似，通常在 10—11 岁开始；使用激素的时机应考虑患者的意愿、青春期时间的家族史、骨龄 X 线评估的骨骼成熟程度，以及促性腺激素是否开始上升。如果没有子宫，可以持续激素替代，因无拮抗雌激素而不需要补充黄体酮。一些患有 CAIS 的成年人当同时给予雄激素替代治疗后，其健康状况也有所改善；这种雄激素作用的机制尚不清楚。一项双盲交叉试验发现，与使用雌二醇相比，使用睾酮会增加性欲，但在心理健康方面没有发现差异[381]。性腺完整的 CAIS 女性的腰椎骨密度低于典型的 46, XX 女性，表明雄激素对骨矿化有直接影响[382]。性腺切除术后的女性腰椎骨密度低于性腺完好的女性。适宜的雌激素疗法、补充充足的钙和维生素 D、体育锻炼都是必要的。AIS 中骨折略有增加，但在骨质疏松症方面无差异[383]。

在 46, XY DSD 中，包括 AIS 在内，患者发生性腺生殖细胞瘤的风险增加。在异常的微环境中，生殖细胞的成熟被延迟。一些未成熟的生殖细胞可能随后成熟，虽然许多可能发生凋亡，但有些可能保留胎儿特征，成为恶性细胞/恶性前体细胞。在睾丸环境中，癌前病变被称为原位生殖细胞瘤（germ-cell neoplasia in situ，GCNIS），以前称为原位癌（carcinoma in situ，CIS）或未分类的管内生殖细胞瘤（intratubular germ cell neoplasia unclassified，ITGNU）。GCNIS 可发展为侵袭性生殖细胞瘤，最常见的是精原细胞瘤。最近，成熟延迟和 GCNIS 之间的阶段被称为 pre-GCNIS[384]。

GCNIS 细胞表达免疫组化标志物如胎盘样碱性磷酸酶（placenta-like alkaline phosphatase，PLAP）、c-KIT（干细胞因子 SCF 的受体）、POU5F1（一种转录因子，也称为 OCT3/4）和 NANOG。然而，在 DSD 个体中，生殖细胞经常表现出延迟成熟和标志物的延长表达。因此，我们开发了额外的组织学标准来区分成熟延迟和 GCNIS。此外，SCF[或 KIT 配体（KITLG）] 被认为是生殖细胞肿瘤的特异性标志物，但在成熟延迟的生殖细胞中不表达[384]。

在没有 DSD 的个体中，几乎所有的 GCNIS 最终都进展为侵袭性生殖细胞癌，但目前认为这种进展需要雄激素活性，因此这种恶变过程在 AIS 患者中罕见[384, 385]。在 CAIS 中，青春期前发生 GCNIS 或生殖细胞瘤的风险很低（为 0.8%～2%）[386, 387]。因此，人们普遍倾向于推迟到成年早期再行性腺切除术，以使自发的青春期发生。在青少年和成人 CAIS 患者中，发生 pre-GCNIS、GNIS 或恶性肿瘤的风险估计为 10%～14%[385, 387]。一些 CAIS 成人选择保留性腺，尽管监测可能很困难，特别是腹腔内性腺。

目前可通过手术将腹腔内性腺移至更为浅表的部位，并可在手术时进行病理活检以评估生殖细胞癌的风险[214]。GCNIS 和精原细胞瘤通常不分泌肿瘤标志物（如 β-hCG 和 AFP），而且超声或 MRI 不能检测到 GCNIS[388]。随着血清中胚胎 miRNA 检测技术的发展，无创监测可能会出现，但这种方法目前也无法检测 GCNIS[389]。CAIS 患者行性腺 MRI 检查常可发现支持细胞腺瘤和附睾囊肿[388]。

CAIS 的手术通常局限于性腺切除术。对于阴道发育不全，自行扩张是一线治疗方法[390, 391]。这项技术对于大多数 CAIS 女性来说可以有效地延长阴道，但需要时间，因此，当一个女孩在考虑性关系，并且有明确的焦点和性动机时，就应该开始自行阴道扩张。有阴道扩张经验的专科护士或妇科医生对于提供支持和指导很重要，也可借鉴于有用的书面材料（例如，www.dsdteens.org）。在自行扩张不合适或不可能的情况下，可以提供替代形式的阴道成形术，如腹腔镜 Vecchietti 手术[390]。

PAIS 的早期管理集中在性别指定和随后的手术计划和时机。近几十年来，选择男性性别进行抚养的趋势越来越大[392]。最近一项对 PAIS 男孩的前瞻性研究表明，出生时的 EMS 具有预测青春期发育的价值[393]，EMS≥5 的患儿可自然开始青春期。该研究进一步对这 27 名 PAIS 男孩使用报告基因分析进行 AR 突变的功能分析，与 EMS 作为预测因子相比，研究结果并不是是否需要雄激素诱导青春期的可靠指标。然而，这种检测可能对指导 PAIS 男性成年期有时需要的高剂量雄激素剂量大小方面有一定的作用。可能需要一些手术来纠正尿道下裂和使睾丸下降至阴囊。男孩进入青春期后男性乳房发育非常普遍，这提高了通过使用抗雌激素和芳香化酶抑制药进行预防的可能性，从而避免了乳房成形术的需要，但长期安全性尚未确定。以前有报道称在 PAIS 患者中发生睾丸生殖细胞瘤的风险很高，但最近的报道表明，与 CAIS 相比，其风险较低[378, 394]。当睾丸下降至阴囊时，应通过定期自检和定期超声检查来监测睾丸。有专家建议，双侧睾丸活检应在睾丸固定术和青春期后进行以确定是否存在 GCNIS[396]。考虑到恶性进展的风险，如果发现 GCNIS，建议行性腺切除术，备选方案是双侧原位病变的放射治疗。

当 PAIS 的婴儿被指定为女性时，为防止青春期男性化，则需要在青春期前切除性腺。性腺切除手术后需要补充雌激素以诱导青春期，然后进行激素替代。是否及何时进行生殖器成形术是一个有争议的话题。在 MAIS 中，临床表现或是青春期出现男性乳房发育，或成年期出现男性不育。男性乳房发育患者可能需要行乳房成形术。曾有 1 例 MAIS 男性患者提取睾丸精子后成功受孕的报道[396, 538]。

4. 其他影响 46, XY 性发育的情况

(1) 米勒管永存综合征：抗米勒管激素是一种糖蛋白同源二聚体，最早在约 7wpc 时由发育中的睾丸支持细胞分泌，并在 8~12wpc 时作用于 AMHR2，导致米勒管退化[124]。

AMH 由染色体 19p13.3 区域的一个包含 5 个外显子的 2.75kb 的基因编码。AMHR2 是一种丝氨酸 / 苏氨酸激酶，具有一个跨膜结构域，由 12q13 上的一个 11 号外显子基因编码，1~3 号外显子编码 AMHR2 的信号序列和胞外结构域，4 号外显子编码跨膜结构域，5~11 号外显子编码胞内丝氨酸 / 苏氨酸结构域。

米勒管永存综合征是指有发育良好的睾丸和正常的男性外生殖器的 46, XY 男性，但也存在米勒管衍生物。一般在接受腹股沟疝修补术、睾丸固定术或腹部手术的患者偶然发现有输卵管和子宫时，才会做出诊断。较常见的表现为双侧隐睾，并且子宫、输卵管和睾丸位于骨盆中。此外，还存在几种疝的情况，如疝内容物包含部分下降的睾丸或阴囊睾丸，或疝内容物为同侧输卵管和子宫（又称为腹股沟子宫疝），或对侧睾丸和输卵管也出现在疝囊中的情况（称为横向睾丸异位）。

在所有经基因证实的 PMDS 病例中，大约有一半是由 AMH 缺陷引起的，还有一半是由其受体突变引起的（图 24-33）[397-399]。AMH 基因突变最常见于地中海国家和北非国家[400]，而且大多数家族性突变都是纯合子突变。而编码 AMHR2 基因的突变在北欧和中东地区更常见。欧洲人通常是第 10 外显子 27bp 缺失的复合杂合突变[401, 402]。血清 AMH 水平的测定可以为指导遗传分析提供一个有用的手段；由 AMH 基因

突变引起的 PMDS 患者的血清 AMH 水平通常较低或检测不到（除了 p.Gln496His 突变被认为影响其受体结合），而 AMHR2 突变患者 AMH 水平正常或升高。12% 的病例未检测到 AMH 或 AMHR2 的突变，称为特发性 PMDS，但通常伴有相应的畸形[399]。

PMDS 的管理的主要目的是预防睾丸癌和保持男性的生育能力，但由于解剖结构的因素使得该目标达成较为困难。睾丸扭转和（或）解剖位置异常导致睾丸退化发生率升高。附睾和输精管的解剖异常也是常见的。不孕症可能是由睾丸固定术较晚或与米勒衍生物中输精管的机械阻碍因素引起。治疗包括早期进行睾丸固定术，这通常需要切除米勒结构，但不应该尝试完全切除这些结构，因为这可能会损害生殖道或血液供应。高位盆腔睾丸的男性睾丸固定术很少能成功，其中许多人是雄激素缺乏的。据报道，患有这种情况的成年男性中睾丸恶性肿瘤的发病率不断增加，这使不能进行睾丸切除的性腺的长期管理进一步复杂化[399]。PMDS 患者生育是罕见的，但在个别病例中有借助睾丸取精 - 卵胞质内单精子注射技术（testicular sperm extraction and intracytoplasmic sperm injection，TESE-ICSI）成功生育的报道[399]。

(2) 尿道下裂：尿道下裂是由于尿道海绵体和腹侧包皮发育停滞而导致阴茎尿道不完全融合[403]。尿道下裂可导致阴茎下弯畸形。这是一种常见的先天性异常，估计出生患病率为每 1000 例活产婴儿中有 3~4 例。虽然有人认为尿道下裂的发生率一直在增加，但这在同期的研究中并没有得到证实[404]。尿道下裂的病因尚不清楚，但目前认为是遗传和环境因素的相互作用[405-407]，在少数病例中发现候选基因（如 MAMLD1、NR5A1 和 AR）的突变[408]。尿道下裂有家族聚集病例，一个或多个受影响家庭成员的发生率为 7%[409]。通过对类固醇代谢相关基因的精细定位分析，在家族性尿道下裂中已经确定了 4 个染色体区域[410]。一项全基因组关联研究共涉及 2978 例病例和 7298 例欧洲血统的对照，在全基因组意义上确定了 18 个与尿道下裂相关的基因位点[407]。这些位点中没有一个位于已知的 46, XY DSD 基因附近，因此不同的信号通路可能是尿道下裂易感性的基础。

尿道下裂与母亲年龄增加、多胞胎、母亲在孕期接触己烯雌酚、父亲生育能力不足、母亲素食、母亲吸烟、辅助生殖受孕、父亲接触杀虫剂和胎儿生长受限有关[411]。在所有关于特发性尿道下裂的研究中，这与低出生体重的关联是显著一致的[412]。

尿道下裂可能是轻度 46, XY DSD 中唯一的表型，但对于孤立性尿道下裂的儿童何时需要对 DSD 进行评估尚不完全清楚。如果尿道下裂严重（中轴或更近）或有其他生殖器发现（如单侧或双侧隐睾、小阴茎、阴囊异常），建议进行这样的评估，但 DSD 伴上述异

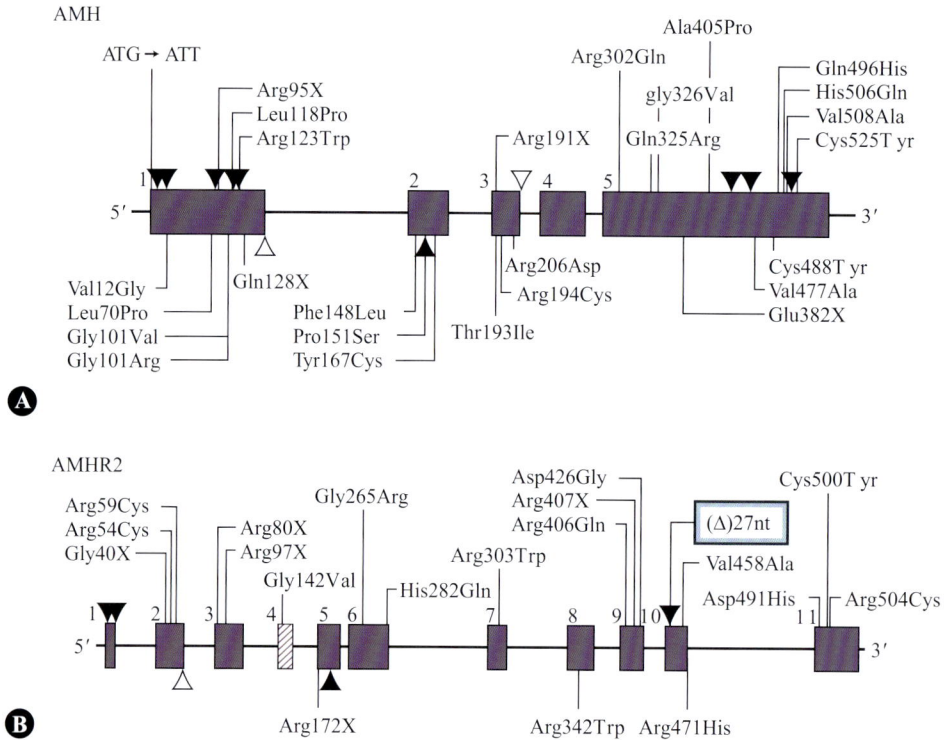

▲ 图 24-33　A.AMH 基因选定突变导致米勒管永存综合征示意图。有编号的实框表示外显子。氨基酸的三个字母缩写用来表示错义突变的位置，X 表示无义（停止）突变，导致移码和剪接位点突变的插入和缺失分别用实心三角形和空心三角形表示。B.AMHR2 基因选择突变图。有编号的实框表示外显子。外显子 1~3 编码该受体的胞外结构域。外显子 4（对角线）编码跨膜结构域，外显子 5~11 编码胞质内结构域。图中描述了不同形式的突变（A）。Δ27nt（空心盒）是一个 27 个核苷酸的缺失，是导致米勒管永存综合征的最常见的 AMHR2 突变

A. 经 Oxford University Press 许可转载，改编自 Imbeaud S, Carré Eusebe D, Rey R, et al.Molecular genetics of the persistent müllerian duct syndrome:a study of 19 families. *Hum Mol Genet*. 1994; 3:125-131; B. 经 Oxford University Press 许可转载，改编自 Imbeaud S, Belville C, Messike-Zeitoun L, et al.A 27 base-pair deletion of the antimüllerian type II receptor gene is the most common cause of the persistent müllerian duct syndrome. *Hum Mol Genet*. 1996; 5: 1269-1277.

常的发病率尚未见报道。

尿道下裂的治疗通常需要外科手术。尿道口被移到龟头，通过矫正阴茎下弯使阴茎变直，以提供一个正向的尿流和进行性交的能力。书中描述了许多技术，尿道下裂的修复可能需要多个阶段，通常可从 6—18 月龄开始，或推迟到 4 岁或更晚。推迟手术可以让孩子参与有关手术的决定，但据报道，手术年龄较大是并发症的一个危险因素[413]。手术前通常使用睾丸激素来诱导阴茎生长，特别是存在小阴茎时。尿道下裂的严重程度可能要等到阴茎下弯解除后才会明显表现出来。手术并发症包括尿道瘘、尿道口狭窄、尿道狭窄和阴茎下弯的残留。成年期的随访研究表明，与对照组相比，手术组外生殖器外观差强人意：阴茎长度较短，排尿功能障碍概率高，以及尿流率较低[414]。这些问题在严重的尿道下裂患者中更为明显。

（3）无睾症和隐睾症：术语睾丸退化综合征（也称睾丸消失综合征）用于描述具有典型男性生殖器表型但双侧睾丸缺失。该表型表明，在妊娠早期睾丸功能的存在可使外生殖器有不同程度的男性化，诱导米勒管退化，并稳定沃尔夫管的发育。双侧无睾症伴小阴茎是该综合征的一种变体，可能代表睾丸发育不良的一种形式。睾丸退化综合征的病因尚不清楚，但有人提出可能是子宫内阶段发生的睾丸血供扭转或血管阻塞事件所致睾丸血供中断引起。家族性病例表明，在某些病例中可能有遗传原因。手术探查和组织学表现通常显示纤维组织结节，盲端输精管周围无睾丸组织。

诊断是基于生化检查、影像学和（或）外科手术探查的综合评估。未检测到血清 AMH 水平加上血清促性腺激素（特别是 FSH）水平升高时高度怀疑睾丸缺失[415]。如果有这样的临床证据，则不需要外科探查了。在患者 11—12 岁需要雄激素替代诱导青春期。如果年轻人愿意，可以植入睾丸假体。目前尚不清楚睾丸结节是否有患性腺肿瘤的风险，但大多数研究表明，该肿瘤风险很低；是否应该通过手术切除残存睾丸结节仍然是一个有争议的话题。

出生时未下降的睾丸（即隐睾症）是男孩最常见的先天性异常，影响 2%～9% 的足月婴儿[140, 416]。由于睾丸下降发生在妊娠后期，隐睾在早产男婴中很常见[417]。流行病学证据表明，英国人群患病率已上升到 6%[417]。纵向研究表明，睾丸在婴儿早期就会自发下降，但在后期可意外出现隐睾。现在人们认识到，获得性隐睾症的男孩和先天性隐睾症的男孩一样多[418]。这与低出生体重、垂体 - 性腺轴紊乱和一些综合征密切相关，但在大多数情况下，睾丸下降不良的原因还是未知的。单侧隐睾不需要评估潜在原因，但双侧隐睾可能是低促性腺性性功能减退症的标志，而促性腺激素低下可能是合并垂体激素缺乏的迹象，需要及时诊断和治疗，以避免中枢性甲状腺功能减退引起的神经认知障碍，以及 ACTH 和生长激素缺乏引起的低血糖。此外，46, XX 先天性肾上腺皮质增生症很少表现为双侧性腺无法触及。单侧和双侧隐睾症，同时伴有其他雄激素化不足的表现（如尿道下裂），需要进行 DSD 评估。在一些隐睾症男孩中报道，INSL3 及其受体基因 RXFP2 因子的突变参与了睾丸下降经腹期[419]。在特发性隐睾症中，特别是在 3 月龄时睾丸下降的婴儿中，脐带血中 INSL3 水平下降，但睾酮水平不下降[420]。

先天性和获得性隐睾症的治疗方式有所不同。根据最新指南推荐，前者在出生 6 个月后行睾丸固定术，最好不迟于 12—18 月龄[421, 422]。由于缺乏高质量的证据和长期随访数据，对于 GnRH 或 hCG 的激素治疗的作用尚未达成共识[422]。由于激素治疗不能实现睾丸完全下降，而激素治疗对生殖细胞和睾丸体积的积极和消极的潜在影响已被报道，故不作为常规治疗推荐。欧洲泌尿外科协会 / 欧洲儿科泌尿外科学会指南建议对双侧隐睾的男孩提供激素治疗，可进一步提高生育潜力，而加拿大泌尿外科协会 / 加拿大儿科泌尿外科协会指南认为这种治疗是实验性的[422, 423]。hCG 已被证明可将大多数睾丸诱导下降到较低位置，因此作为新辅助治疗，可改善术前睾丸位置，增加睾丸固定术成功的机会[424]。一些人也建议对获得性隐睾进行睾丸固定术，备选方案是等到青春期后再评估，因为超过 50% 的病例睾丸会自发下降[425]。大量证据表明，如果在青春期前接受睾丸固定术，成年期与隐睾症相关的生殖细胞肿瘤发生的相对风险将减少一半以上[426]。早期的睾丸固定术也有利于睾丸的发育和精子的发生，尽管目前还缺乏可以改善生育能力的证据[427]。

（4）骨盆和阴茎的解剖缺陷：泄殖腔外翻是一种影响生殖器官发育的异常畸形，是一种涉及膀胱的复杂的解剖异常，通常伴有胃肠道、肛门直肠和骨骼的畸形。阴茎发育不全是一种非常罕见的孤立性阴茎发育缺陷。泄殖腔外翻和阴茎发育不全两种情况下，睾丸通常有典型的雄激素合成，大脑中有雄激素反应，所以最有可能是男性的性别认同。

（5）内分泌干扰物：男性生殖道疾病（睾丸癌、精子发生异常、隐睾和尿道下裂）的增加导致了胎儿起源的睾丸发育不良综合征（testicular dysgenesis syndrome, TDS），可能是由生活方式因素、在胎儿和围产期接触内分泌干扰物质（endocrine-disrupting chemicals, EDC）引起的[428, 429]。美国环境保护署已将 EDC 定义为一种外源性物质，它干扰人体中负责稳态、生殖和发育过程的天然血源性激素的合成、分泌、运输、代谢、结合作用或消除[430]。这些化合物的类型一般包括洗涤剂、杀虫剂和化妆品，其假定的作用模式包括雌激素和抗雄激素作用。如此宽泛的定义，以及环境中数千种可能具有内分泌干扰作用的化合物的普遍存在，给科学研究带来了巨大的挑战以证明对人类健康的不利影响，如果是这样，可以采取什么预防措施。妊娠期间常用的镇痛药，如对乙酰氨基酚和布洛芬，也被认为是干扰睾丸和卵巢发育的潜在内分泌干扰物[431-434]。

在动物中使用的经典毒理学方法并不适合人类研究，但毒理学家长期以来在动物中应用的测试 EDC 的表型标志物已在人类流行病学研究中得到验证[435]。与正常相比，孤立性尿道下裂和隐睾患者的肛门 - 生殖器距离（anogenital distance, AGD）明显缩短（图 24-34）[436]。作为在生殖发育流行病学研究中应用 EDC 表型标志物的一个范例，在许多产品中广泛用作增塑剂的邻苯二甲酸酯在产前暴露与男性出生时 AGD 降低有关[437, 438]。在动物体内进行人类胎儿睾丸组织的异种移植是一种最近开发的方法，它可以有效地了解与人类生殖发育相关的化学效应[439]。另一种方法是对职业暴露的研究，有证据表明，使用杀虫剂、工业化学品、化妆品和其他几种潜在有毒物质的父母的后代发生尿道下裂和隐睾症的风险增加[440, 441]。

这些流行病学发现与 DSD 儿童的评估的相关性仍不确定。对于人类在一生中接触的无数化学物质的组合或测量暴露量的最佳毒理学方法对健康的影响尚未达成共识[442, 423]。一个专家小组已经找到了令人信服的证据，证明接触邻苯二甲酸酯可导致男性不育症，并估计了欧洲联盟因需要更多辅助生殖技术而产生的财政负担[444]。同样的分析也可以用来估计其他需要睾丸固定术的隐睾症病例。在 EDC 对人类健康的不利影响存在诸多不确定因素的情况下，采取预防原则，在合理可行的情况下尽可能减少接触化学品，是一种明智的做法。这尤其适用于可能需要定期服用止痛药的孕妇。

（四）46, XX 性发育障碍

46, XX DSD 可分为卵巢发育障碍、导致雄激素过多的类固醇激素合成障碍和其他影响性发育的情况（表 24-3）。

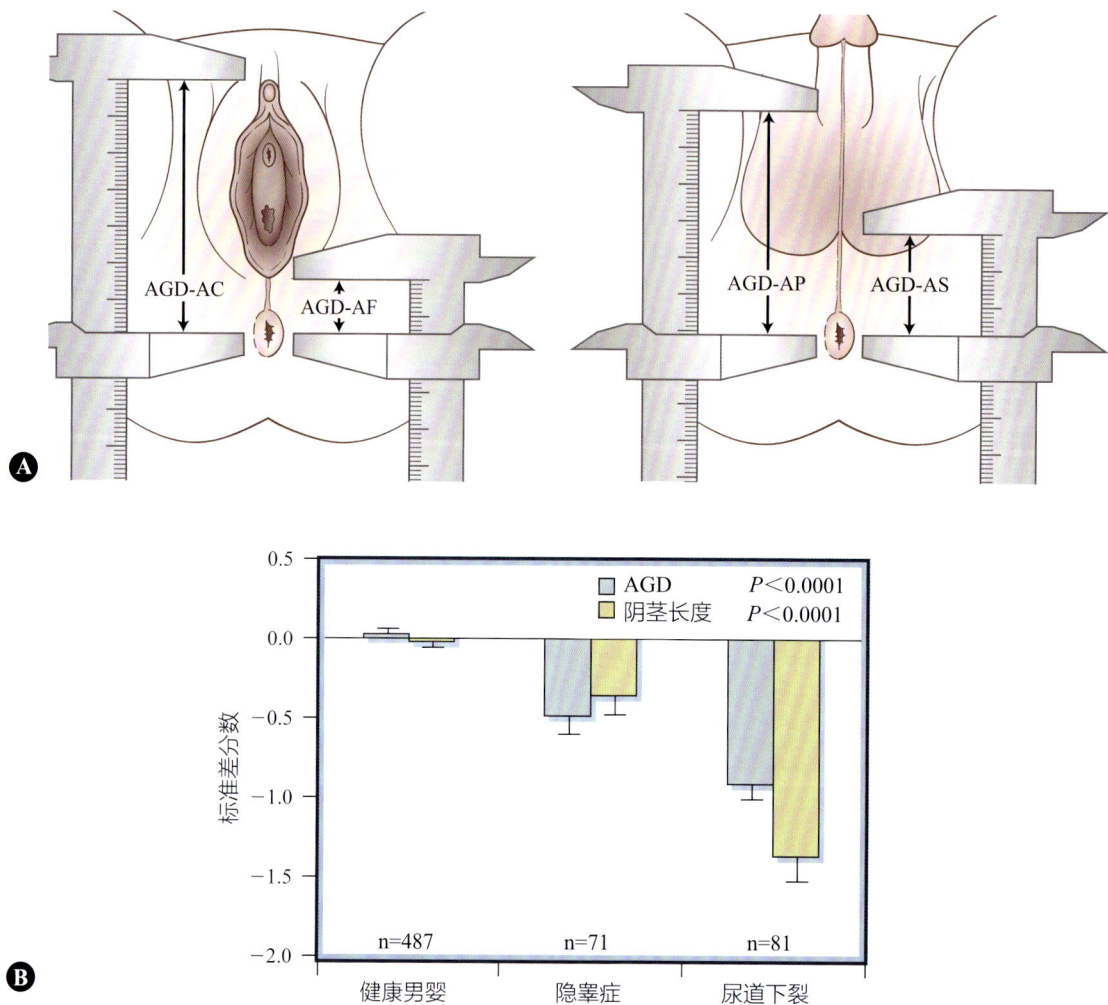

▲ 图 24-34　肛门－生殖器距离的测量

A. 测量女婴和男婴的不同标志。女性 AF 为肛门中心至阴唇后联合的距离，AC 为肛门中心到阴蒂的距离。男性 AP 为肛门中心至阴茎基底腹侧的距离，AS 为肛门中心到阴囊基底部的距离。这些标志是流行病学研究中确定 AGD 常用的标志。B. 隐睾和尿道下裂男孩阴茎长度与正常男婴阴茎长度和 AGD 的测量（经 Environmental Health Perspectives 许可转载，改编自 Thankamony A, Lek N, Carroll D, et al.Anogenital distance and penile length in infants with hypospadias or cryptorchidism; comparison with normative data. *Environ Health Perspect*. 2014; 122:207-211.）

1. 卵巢发育障碍　卵巢发育障碍（即卵巢发育不良或卵巢抵抗）通常表现为由于缺乏雌激素产生而导致的青春期缺失。其他性腺发育障碍可以导致 46, XX 个体的卵巢含有睾丸组织（即 46, XX 卵睾型 DSD），或睾丸能够产生足够的睾酮以维持男性表型和（或）足够的 AMH 使子宫退化（即 46, XX 睾丸型 DSD）。

(1) 卵巢发育不良：卵巢发育不良最常发生于性染色体非整倍体（如特纳综合征，45, X 和变异体），伴进行性滤泡细胞凋亡。许多基因的突变可能导致早发性卵巢功能不全，但每一个基因的突变只占很小部分，POI 确切病因尚未明确。最近的两篇综述对所涉及的各种基因组进行了概述[445, 446]，其中一些基因对未分化性腺的形成很重要，包括 NR5A1 和 WT1。FOXL2 在早期卵巢分化中起作用，其基因突变通常但不总是与

POI 相关，如在睑裂狭小、上睑下垂、先天性睑裂狭小综合征中。其他基因参与减数分裂和 DNA 修复，如内聚蛋白（如 STAG3）和各种解旋酶（如 MCM8 和 HFM1）。这些基因的突变破坏了卵母细胞的减数分裂进程，并导致卵母细胞变性。它们在 POI 女性中形成了一组重要的基因，这些基因突变与患各种癌症的风险增加有关。部分参与线粒体功能的基因突变可导致感音神经性耳聋合并 POI，引起包括 Perrault 综合征和其他神经感觉综合征（如 POLG）。其他包括 POI 在内的综合征有早衰综合征（如 LMNA）和骨骼综合征（如 BMPR1B）。SOHLH1、SOHLH2、NUP107、FIGLA 和 NOBOX 基因突变参与原始卵泡的形成和成熟，ESR1、FSHR、LHCGR 和 BMP15 基因参与下一个激素依赖步骤，即从初级卵泡到排卵卵泡的成熟和生长，

可引起非综合征性 POI。最常见的单基因突变之一是 FMR1 的前突变，可在 2%～6% 的散发性 POI 女性中发现。最近在一个 POI 女性队列中发现了 5% 的患者 SOX8 突变[249]。

(2) 46, XX 卵睾型和 46, XX 睾丸型性发育异常：在极少数情况下，发育中的卵巢可能含有睾丸组织（即 46, XX 卵睾型 DSD），甚至可能发育成一个功能正常的睾丸（即 46, XX 睾丸型 DSD）。在 46, XX 卵睾型 DSD 中，患者通常在出生时出现生殖器模糊，如果不去除睾丸成分，在青春期将出现进行性男性化。相比之下，46, XX 睾丸型 DSD 通常与出生时的男性表型和米勒管结构的缺失有关。然而，由于 Y 染色体上关键的精子发生基因缺失，在这两种情况下都会发生不育症，睾丸雄激素的产生可能不足以支持青春期的完全发育，或可能随着年龄的增长而减少，因此需要仔细监测。在某些情况下，卵睾型 DSD 和睾丸型 DSD 可能代表同一分子状况下的疾病谱。

46, XX 卵睾型 DSD 的临床表现、内分泌学和治疗与 46, XX/46, XY 嵌合引起的卵睾型 DSD 相似。然而，46, XX 男性不具有男性生育能力。46, XX 是卵睾型 DSD 中最常见的核型，特别是在来自撒哈拉以南非洲的患者中[219, 220]。家族性病例已被描述过，而且在某些情况下很可能存在遗传基础。最近在一些来自不同祖先背景的卵睾型 / 睾丸型 DSD 个体中发现 NR5A1（SF1）一个特定的残基（p.Arg92Trp 或 p.Arg92Gln）上存在突变（图 24-20）[71, 72]。这些特定的突变可能是通过抑制因子活性的丧失而启动睾丸发育途径，占卵睾型 DSD 的 10%。另外，核受体 NR2F2（COUP-TFII）的受损也被报道发生在卵睾型 / 睾丸型 DSD 和心脏缺陷中，有时伴有其他特征（如膈疝、BPES）[122]。卵巢 - 睾丸抑制基因 RSPO1（编码 R-spondin1）的纯合突变可导致卵睾型 / 睾丸型 DSD，并伴有眼睛和皮肤异常和听力损伤[222, 447]。

相比之下，46, XX 睾丸型 DSD 患者通常首先表现为男性不育，尽管有时也会出现尿道下裂。在某些病例中可以发现家族史。不同的家族成员存在表型异质性，46, XX 睾丸型 DSD 可能代表了卵巢转分化表型谱中最严重的一端。在 46, XX 男性中，高达 80% 的人携带含有睾丸决定因子 SRY 的 Y 染色体物质易位。这一发现极大地帮助到了 SRY 基因的首次定位，在某些情况下，残留的卵巢组织（卵睾）会发育。患有 SRY 易位的个体可以通过使用针对该基因的探针进行 FISH 分析来诊断（图 24-3）。已报道了一些 SRY 阴性病例。有时，这些来自于 NR5A1 或 NR2F2 的相同突变，可导致 46, XX 卵睾型 DSD。包含 SOX9 的基因位点的重复或远端调控区域的缺失或重排导致 SOX9 过表达[107-109]，X 染色体的类似改变导致 SOX3 过表达[448]。此外，有研究推测，SOX10 的过表达可

能是导致两个 22q13 区拷贝数增加的个体出现 46, XX 卵睾型 / 睾丸型 DSD 的原因[449]。在 46, XX 睾丸型 DSD 和卵睾型 DSD 的个体中均报道了 RSPO1 的功能缺失突变。WNT4 的严重破坏可导致 46, XX 卵睾型 / 睾丸型 DSD，作为 SERKAL 综合征的一部分，其他表现还包括肾、肾上腺和肺发育不良[450]。

2. 雄激素过多症 导致雄激素过多和 46, XX DSD 的类固醇生物合成异常疾病的总结见表 24-6。虽然 CYP21 缺陷症是迄今为止导致这种疾病最常见的原因，但由于进一步咨询和管理策略不同，应充分考虑其他诊断。

(1) 3β- 羟类固醇脱氢酶 2 型缺陷症：3βHSD/Δ^{4,5}- 异构酶可催化 Δ^5 类固醇转化为 Δ^4 类固醇，是肾上腺和性腺产生盐皮质激素、糖皮质激素和更强的雄激素（如睾酮、DHT）所必需的（图 24-11）。3βHSD 的作用和 3βHSD2 缺乏的后果在前面已经描述过，因为在 46, XY 个体中，这种缺陷将导致肾上腺功能不全和雄激素化的各种缺陷。

3βHSD2 缺陷也可导致 46, XX 女性生殖器表型。严重的隐性遗传性该酶缺陷可导致糖皮质激素缺乏伴或不伴失盐的女婴出生时阴蒂轻度增大。这种轻度的雄激素化不是过量 DHEA 的直接雄激素效应，而是胎盘和胎儿外周组织中的 3βHSD1 将 DHEA 和其他 Δ5-3β- 羟基 -C19- 类固醇转化为睾酮的结果。这种转化，再加上胎盘在妊娠早期将雄激素芳香化为雌激素的能力有限，可以增加女性胎儿的循环雄激素水平，并导致少数患者的阴蒂肥大。其他女孩的生殖器正常，但也表现出肾上腺表型。轻度、非典型的 3βHSD2 缺陷症会导致女孩的阴毛早现。女性患者可以在青春期乳腺发育，可能是通过主要在肝脏和外周组织中表达的 3βHSD1 将 Δ^{5}C19 类固醇转化为 Δ^{4}C19 类固醇，以及随后的雄激素芳香化为雌激素。

3βHSD2 缺陷症的诊断在非典型病例中具有挑战性[299]，表现为 Δ^5 类固醇（如 17- 羟孕烯醇酮、DHEA 及其硫酸盐 DHEAS）的水平通常升高，而 Δ5 类固醇与 Δ^4 类固醇的比例（如 17- 羟孕烯醇酮与皮质醇的比例）显著升高，特别是在静脉注射 ACTH 刺激后。尿类固醇也可以提供信息，因为 17- 酮类固醇，特别是 DHEAS 和 16- 羟基 -DHEAS 升高。虽然肾上腺 17-OHP 的产生由于酶的阻断而减少，但血浆 17-OHP 的浓度由于 Δ^5-17- 羟基孕烯酮被 3βHSD1 型酶转化为 17-OHP 而增加，这一发现可能导致与其他类型的 CAH 相混淆，如 CYP21A2 缺陷或 POR 缺陷。轻度 3βHSD2 缺陷症的表现可能类似于男性化肾上腺肿瘤。糖皮质激素抑制血浆和尿液中 C19 和 C21 3β- 羟类固醇水平的升高，可以区分这类情况下的 3βHSD 缺乏。3βHSD 缺陷症的治疗是适当补充糖皮质激素、盐皮质激素和盐，如果需要的话，可以补充雌激素来

诱导青春期[300]。

(2) 21- 羟化酶缺陷症：CYP21A2 缺陷症（图 24-11）是导致新生儿生殖器模糊最常见的原因之一。它是一种肾上腺类固醇激素生成障碍的疾病，每 15 000 名儿童中约有 1 人受影响，其中大多数 46, XX 患者在出生时出现生殖器男性化（见第 15 章）[451, 452]。

患有 CYP21A2 缺陷症的 46, XX 胎儿可发生不同程度的男性化，Prader 分级见图 24-35。胎儿 17-OHP、雄烯二酮和睾酮浓度升高是 CYP21A2 缺陷导致的 CAH 标志。75% 以上的典型 CAH 患者，以皮质醇缺乏为特征，由于他们无法合成足够的盐皮质激素，表现为失盐，被称为失盐型 21- 羟化酶缺陷症。其他儿童则没有这种显著的失盐表现，被称为单纯男性化型。第三种形式是非典型的 21- 羟化酶缺陷症，其特征是轻度亚临床盐皮质激素和糖皮质激素缺乏，但有不同程度的雄激素分泌过多，通常表现为阴毛早现、月经不规律或多毛症，但也可无症状。失盐通常是由染色体 6p21.3 上的 CYP21A2 基因的突变或缺失引起的，这导致了酶活性的完全缺失。单基因疾病的基因型和表型之间的一致性是相当强的，但不是一成不变的（图 24-36）。在复合杂合子突变的患者中，表型通常由较温和的等位基因决定。超过 90% 的病例是由 CYP21A2 缺失或与无功能假基因 CYP21P 重组后产生的 9 个突变之一引起的（图 24-36）。大约 5% 的 CYP21A2 突变是自发的[453]。世界范围目前报道了约 100 个 CYP21A2 等位基因的非假基因衍生突变。

外生殖器评分

Prader 分级

正常 ♀　Ⅰ　Ⅱ　Ⅲ　Ⅳ　Ⅴ　正常 ♂

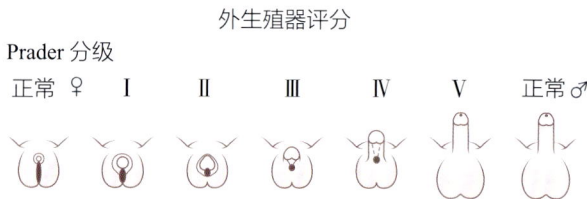

▲ 图 24-35　46, XX 先天性肾上腺皮质增生症患者雄激素化程度的 Prader 分级

对于生殖器模糊的新生儿，CYP21A2 缺乏的诊断很容易通过检测出生 48h 后血清 17-OHP 浓度显著升高（>300nmol/L）来确定。患病和（或）早产儿的类固醇水平可能会适度升高，因此可能需要 ACTH 刺激来鉴别。男性患儿通常在出生时没有可疑临床表现，如果是失盐型，直到出生后 1～2 周才会出现低钠血症、高钾血症和体重减轻[452]。一些国家已将出生后血液 17-OHP 浓度检测作为新生儿筛查项目[454]。17-OHP 的升高也可以在 3βHSD 缺陷症、11β- 羟化酶缺陷症和 P_{450} 氧化还原酶缺陷症等情况下看到，尽管其水平通常没有 21- 羟化酶缺陷症那么高。

(3) 21- 羟化酶缺陷症的治疗：21- 羟化酶缺陷症需要及时诊断和治疗，以替代肾上腺类固醇激素和抑制雄激素的产生。肾上腺急速替代治疗的细节见第 15 章，诊断和初始管理的方法将在稍后提供。21- 羟化酶缺陷症是一种潜在的威胁生命的疾病，不典型的生殖器官外观对于诊断本病具有重要提示作用。

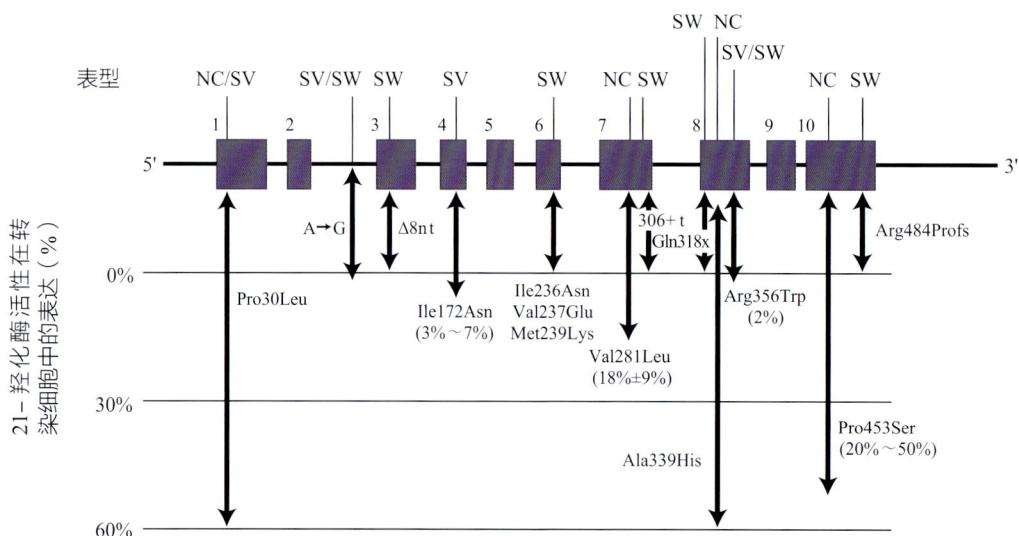

▲ 图 24-36　CYP21 基因图和导致 90% 以上 21- 羟化酶缺陷症病例的突变位置

有编号的盒子描绘了外显子。氨基酸使用三个字母的缩写；X 表示无义（停止）突变。内含子 2 中腺嘌呤（A）向鸟嘌呤（G）的转变导致了一个共同的剪接位点突变。其他突变包括第 3 外显子的 8- 核苷酸缺失（Δ8nt），306 密码子的胸腺嘧啶插入（306+t），以及 484 密码子的鸟嘌呤（G）向胞嘧啶（C）的转变。突变酶的活性，以野生型的百分比表示，在纵轴和一些错义突变的括号中表示。历史密码子编号显示。目前密码子编号的分类通常是 n+1（例如，Pro30Leu 是 Pro31Leu，Ile172Asn 是 Ile173Asn）。NC. 非经典形式；SV. 单纯男性化；SW. 失盐型

与 DSD 相关的是，通过产前使用地塞米松治疗，可以防止新生儿生殖器模糊，尽管这种治疗被认为是实验性的[455, 456]。如果在妊娠早期给母亲服用地塞米松，雄激素化可以被预防，这表明胎儿垂体 – 肾上腺轴对负反馈调节有反应。如果地塞米松在妊娠 6~7 周开始应用，治疗通常是有效的，但对接受治疗的母亲和胎儿有一定不良反应。核型分析和 CYP21 基因型分析在妊娠 9~11 周才能进行绒毛膜绒毛活检。这意味着在初始阶段，每有一个女性患儿受益，就有 7 个未受影响的胎儿或男性胎儿接受（不必要的）地塞米松治疗。最近对于母体血清中循环游离胎儿 DNA 技术方面的检测进展提高了在妊娠早期确定胎儿染色体性别的敏感性和特异性[457]。此外，通过对 CYP21 位点的靶向大规模平行测序进行亲本单倍型分析，可以在妊娠早期确定胎儿的基因型，从而减少未受影响的女性接受治疗[458]。通过这种方法，CAH 可以通过在妊娠 6 周时抽取的母亲血液样本来诊断，但这有待于更大规模的研究的验证[459]。如果父母决定在妊娠期间接受地塞米松治疗，这些监测手段可能减少未受影响的婴儿接触地塞米松的可能性。

关于地塞米松对发育中的胎儿的潜在影响已经引起了一些关注。虽然基于问卷调查的认知和运动发展似乎没有受到接触地塞米松的不利影响，但与对照组相比，对妊娠 6~7 周接触地塞米松的儿童直接检查确实显示了对语言工作记忆的不良影响[460-463]。所有这些研究都是观察性的，一项 Meta 分析强调了缺乏高质量的长期随访数据来进行风险 – 收益分析[464]。女孩的认知功能可能比男孩更容易受到影响[465]。年龄较大的儿童、青少年和成人的长期数据表明，任何不利影响可能不会是终生的[466, 467]。在咨询家庭产前治疗时应考虑到这方面。临床实践指南建议，产前治疗应仅使用机构审查委员会批准的方案和在作为多中心研究一部分能够收集长期结果数据的中心进行[468, 469]。

(4) P₄₅₀ 氧化还原酶缺陷症：P₄₅₀ 氧化还原酶是一种膜结合的黄素蛋白，在 NADPH 向所有微粒体 P₄₅₀ 酶的电子转移中起着核心作用，包括 CYP17、CYP21 和 CYP19（芳香化酶）（图 24-28）。POR 缺陷可导致明显的 CYP17 和 CYP21 联合缺陷，伴或不伴 ABS（一种颅缝早闭的综合征）。这些情况在前面已经描述过[320, 322]。在 46, XX 和 46, XY 婴儿中，POR 缺乏可与生殖器模糊相关。46, XX 胎儿的雄激素化可能是由于芳香化酶活性的缺陷，或通过 DHT 生产的后门途径发生，该途径不涉及雄烯二酮或睾酮作为中间产物[134]。患有这种情况的儿童通常有皮质醇缺陷症，但盐皮质激素的功能相对保留。需要仔细监测青春期，因为这可能会被延迟或中断[320]。

(5) 11β- 羟化酶缺陷症：11β- 羟化酶（CYP11B1 基因编码）缺陷可导致受影响的 46, XX 胎儿发生严重的雄激素化，约占 CAH 患者的 5%[470, 471]。11β- 羟化酶缺陷症在 46, XX 新生儿中通常表现为生殖器模糊，尽管在某些情况下雄激素化可能非常明显，以至于婴儿被认为是一个有小阴茎和隐睾的男孩[472]。随后在儿童时期可能出现高雄激素血症和性早熟，生长加速和骨骼成熟。2/3 的病例发生高血压是因为 11– 脱氧皮质酮的长期积累，它具有一定的盐皮质激素活性，导致水钠潴留，血浆肾素被抑制。11β- 羟化酶的轻微缺陷引起非经典型病例，类似于非经典的 21– 羟化酶缺陷，主要表现为高雄激素[473]。生化诊断可以通过尿液类固醇分析和皮质醇减少和 11– 脱氧皮质酮等中间产物升高来证实。

11β- 羟化酶由 CYP11B1 基因编码，该基因位于染色体 8q21-22 上与 CYP11B2 串联，后者编码醛固酮合成酶，催化脱氧皮质酮转化为皮质酮再转化为醛固酮。一些导致 11β- 羟化酶缺陷的 CYP11B1 突变见图 24-37。大多数突变都是错义突变。Arg448 似乎是一个相对频繁的突变位点，其中 Arg448His 可能是摩洛哥犹太人口中的创始人突变。11β- 羟化酶缺陷症的治疗包括糖皮质激素替代以减少 ACTH 刺激，在某些情况下需要抗高血压治疗。

(6) 家族性糖皮质激素抵抗：糖皮质激素抵抗是一种罕见的疾病，通常是由 NR3C1 基因编码的 GRα 的个别杂合突变引起[474]。部分终末器官对糖皮质激素作用的不敏感加上反馈机制受损导致 ACTH 分泌过多和循环皮质醇水平升高，而没有库欣综合征的临床特征。在许多情况下，盐皮质激素水平升高会导致高血压和低钾血症，而肾上腺雄激素水平升高会导致多毛和痤疮。虽然典型的糖皮质激素抵抗与非典型生殖器无关，但有来自巴西的 NR3C1 纯合突变（Val571Ala）女性患者，其出生时表现为阴蒂增大、后阴唇融合和泌尿生殖窦[475]，这种突变导致 GRα 功能显著降低，而不完全丧失受体活性；她还携带了 CYP21 的杂合突变，这可能影响了外生殖器表型。

(7) 芳香化酶缺陷：芳香化酶（CYP19A1）是一种细胞色素 P₄₅₀ 酶，是已知的唯一一种催化脊椎动物中雄激素（C19 类固醇）转化为雌激素（C18 类固醇）的酶[476]。芳香化酶在许多组织中都有表达，包括胎盘、卵巢、大脑、骨骼、血管内皮、乳腺和脂肪组织，在这些组织中，芳香化酶受许多组织特异性启动子的调节，将睾酮转化为雌二醇，将雄烯二酮转化为雌二醇（图 24-38）。芳香化酶在青春期雌激素的局部产生和卵巢循环雌激素的合成中起着至关重要的作用。

在大约 40 名患有 46, XX DSD 的女孩中，已经发现了 CYP19 隐性遗传突变导致的芳香化酶缺陷症（图 24-38）。这种情况的临床和生化特征强调了芳香化酶在胎儿胎盘单位中的关键作用，这种情况有时被称为胎盘芳香化酶缺乏。芳香化酶在保护胎儿和母亲在妊

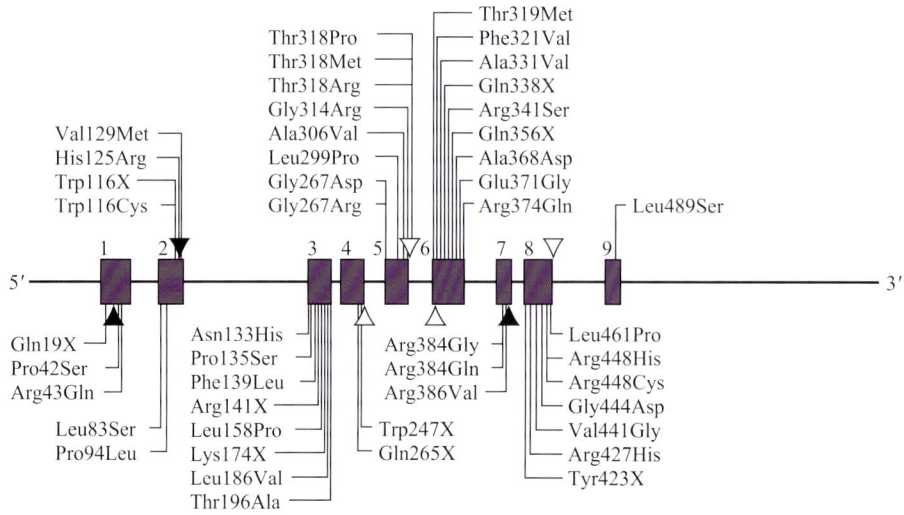

▲ 图 24-37　CYP11B1 基因图和导致 11β- 羟化酶缺失的选择性突变位点

有编号的实框表示外显子。氨基酸使用三个字母的缩写，X 表示无义（停止）突变。密码子 32 上胞嘧啶（C）的缺失和密码子 394 上两个核苷酸的添加导致移码突变，导致移码和剪接位点突变的插入和缺失分别用实心三角形和空心三角形表示

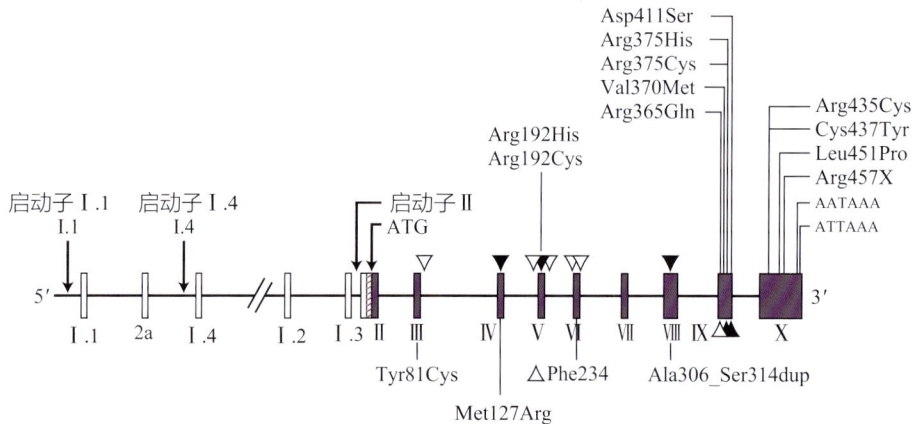

▲ 图 24-38　CYP19 基因和导致芳香化酶缺失的选择性突变示意图

有编号的实框表示翻译后的外显子。外显子 II 中空心框中的阴影部分表示未翻译外显子 II 的 3' 受体剪接连接。空心框代表多个选择性启动子和未翻译的外显子。氨基酸的三个字母缩写用于表示错义突变的位置，X 表示无义（停止）突变，导致移码和剪接位点突变的插入和缺失分别用实心三角形和空心角形表示。除了导致经典芳香化酶缺乏的突变外，纯合子 Arg435Cys 突变和 234 位苯丙氨酸残基的缺失都与部分芳香化酶不足表型相关（经 The Endocrine Society, Copyright 1995 许可转载，引自 Morishima A, Grumbach MM, Simpson ER, et al.Aromatase deficiency in male and female siblings caused by a novel mutation and the physiological role of estrogens. *J Clin Endocrinol Metab*. 1995; 80: 3689-3698. ）

娠期间免受过度雄激素暴露中起着关键作用。在没有芳香化酶的情况下，雌激素不能由胎盘合成，大量的胎盘睾酮和雄烯二酮转移到胎儿和母体循环，导致女性胎儿的雄激素化和妊娠母亲的男性化[477]。

　　芳香化酶不足的女性（46, XX）出生时伴有阴蒂肿大、不同程度的阴道后融合、阴唇阴囊皱襞阴囊化，在一些婴儿的泌尿生殖窦只有一个单一的会阴生殖窦口[478-480]。通常在妊娠中期后，有显著的母体男性化病史（如痤疮、毛发生长、声音变化），加上母体雄激素水平升高，通常在婴儿出生后消失，但母体男性化

并不总常见[481, 482]。正如预期的类固醇性缺陷，女性患者（46, XX）由于不产生 AMH，具有正常的米勒管结构。婴儿期卵巢的组织学表现正常，但在没有卵巢芳香化酶的情况下，在增加的 FSH 刺激下，会出现多个扩大的滤泡囊肿。在青春期，女性患者有高促性腺激素性性腺功能减退症，通常不能发展出女性第二性征，并表现出进行性男性化；血浆雄烯二酮和睾酮水平升高，雌激素和雌二醇水平较低或无法测量。高促性腺激素性和多发性卵巢囊肿对雌激素替代治疗有反应，但某些情况下，短期使用抗雄激素治疗是必要的。

除了在生殖轴中发挥作用外，芳香化酶缺乏对骨骼发育、代谢和免疫功能也有影响，这是通过对少量芳香化酶缺乏的女性（46, XX）和男性（46, XY）的长期随访、芳香化酶敲除小鼠的研究确定的。对于男性的影响通常在青春期后出现，患儿身材高大、骨成熟延迟、骨骺融合延迟、骨质减少，这表明雌激素对于正常骨骼成熟和比例、预防骨质疏松是必不可少的 [483]。芳香化酶缺陷症也有高胰岛素血症和血脂异常的报道，这可能部分反映了雌激素不足和（或）睾酮分泌过剩，但也可能反映了芳香化酶本身的特定作用。在 3 名芳香化酶缺失的青少年或成年患者和 1 名雌激素受体缺陷的男性患者中，观察到了正常的性心理发育，表明雌激素在人类大脑的性别分化中不起关键作用，正如在非灵长类哺乳动物中报道的那样。

CYP19A1 突变以隐性遗传方式导致男性和女性芳香化酶缺乏（图 24-38）。芳香化酶活性的功能分析显示，在几乎所有与经典芳香化酶缺乏相关的病例中，酶功能严重丧失（活性约为野生型的 0.3%）；在一个酶活性约为 1% 病例中，报道了 Arg435Cys 在伴 Cys437Tyr 无效突变的复合杂合状态下的变化 [480]。部分芳香化酶缺乏也有报道，在一个出生时生殖器男性化、青春期有一定乳腺发育的女孩检测到 Arg435Cys 纯合突变，在一个男性化的 46, XX 个体中，检测到单一苯丙氨酸残基（Phe234del）的缺失导致芳香化酶活性的部分丧失，其青春期有明显的乳腺发育（Tanner4 期）[484]。

因此，在人类中芳香化酶不足时可以看到一系列表型。当更常见的 CAH 形式（如 CYP21 缺陷症）和卵睾型 DSD 被排除时，所有雄激素化的 46, XX 婴儿都应考虑这一重要的诊断。应始终寻找妊娠期母亲男性化史，但可能不总是存在，Δ⁴ 雄烯二酮、睾酮和 DHT 水平升高，血浆雌三醇、尿雌三醇、羊水雌酮、雌二醇和雌三醇水平低。在儿童时期，当 HPG 轴相对静止时，诊断可能很困难，可能需要进行遗传分析。

(8) 母体雄激素过剩：使女性胎儿男性化的母体雄激素来源可能是来自肾上腺、卵巢肿瘤或母亲暴露于外源性雄激素化合物。达那唑是一种乙炔睾酮的合成衍生物，具有轻度的雄激素作用、抗雌激素和抗孕激素的作用，用于多种情况，如子宫内膜异位症、良性纤维囊性乳腺疾病、遗传性血管水肿和患有不明原因的生育力低下的女性。它可穿过胎盘，鉴于有女性胎儿可能发生男性化的报道，故在妊娠期禁用 [485]。卵巢男性化的原因包括原发性恶性肿瘤和良性病变，如黄体瘤和高反应性黄素化。黄体瘤可在随后的妊娠复发和导致母体男性化 [486]。有一个病例报道了类似的复发性高雄激素化但无胎盘芳香化酶缺乏的证据 [487]。

3. 影响 46, XX 性别发育的其他情况 在 46, XX 女性中，存在一些导致性发育异常相关的综合征。复杂的盆腔异常（如泄殖腔外翻）可影响两性，需要行膀胱、肠道和下生殖系统的重大重建手术。

子宫发育异常可导致双角子宫（即 Fryns 综合征）、子宫半发育或发育不全或子宫发育不全。这些情况可能是 Mayer-Rokitansky-Küster-Hauser 综合征（MRKHS）的一部分，它可能与阴道和（或）卵巢发育不全，以及肾脏、心脏和颈髓异常有关，如米勒管、肾脏和颈椎综合征（müllerian, renal, and cervical spine syndrome, MURCS）[488, 489]。大多数病因尚不清楚，尽管已经有一些家族病例报道，并且在一个米勒管结构缺失（子宫和上阴道）、单侧肾发育不全和轻度高雄激素血症的患者中报道了 WNT4 突变 [120]。子宫异常也与青少年起病的成人型糖尿病 5 型（HNF1B）、手足生殖器综合征（HOXA13）和 McKusick-Kaufman 综合征（以前称为 BBS6）患者的阴道异常有关。患者突出的阴蒂可能与 Fraser 综合征（不要与 Frasier 综合征混淆）或神经纤维瘤病等疾病有关，因此在诊断出高雄激素病因之前，需要进行仔细的评估。

其他可能被误认为更严重的潜在疾病的常见情况，包括早产儿或曾经早产儿的明显阴蒂肿大或唇脂肪组织很少，因此由有识别阴蒂大小正常变异性经验的外科医生或内科医生进行评估是很重要的。有时这种孤立的阴蒂肿大会持续到儿童时期 [490]。阴唇粘连在女婴中是常见的现象，它们通常会自行分离，尽管雌激素乳膏可以用来加速这一过程。由于在出生后大量雌、孕激素的撤退女婴在出生后第 1 周可出现短暂的月经出血，这对父母来说可能令人担忧，但很快会消失，而且不需要治疗。

三、性发育障碍的监测与管理

DSD 可以出现在很多年龄段，不同的卫生专业人员都可能遇到。一些最常见的表现见表 24-18，我们中心在 2 年期间所诊治的病种见表 24-19。DSD 的潜在诊断对儿童和家庭有重要意义。大多数人从来没有听说过 DSD，也没有想到他们可能会面临这样的情况，例如，他们不能立即被告知他们的新生儿是男孩还是女孩。讨论这些问题可能是困难的，而来自所有卫生专业人员的敏感和积极的支持和教育对于为父母提供知识和信心至关重要 [491]。

专业的多学科（或跨学科）团队（MDT）与患 DSD 的家庭、年轻人和成年人的参与是重要的 [1-3, 348, 492]。儿科（或成人）内分泌学家在团队中扮演着核心角色，同时需要心理学家、泌尿科医生和其他卫生专业人员的支持（图 24-39）[3, 492, 493]。中心结构和可用的专业知识因中心的不同而有所不同。专业的 MDT 通常只基于大型中心，因此团队与健康专业人员之间的有效沟通在管理初始至关重要。在人口分散的地区或不同中心的专家举行电话会议需要区域或国家网络（如苏格兰生殖器官异常网络）提供支持，让初级保健医生

表 24-18 不同年龄 DSD 的常见表现		
表 现	特 征	举 例
产前	核型 - 表型不一致	完全性雄激素不敏感，46, XY 完全性性腺发育不良，46, XX 睾丸 DSD 伴 SRY 易位
新生儿	• 非典型生殖器 • 失盐危象	• 21- 羟化酶缺陷症（46, XX）、45, X/46, XY 嵌合体、部分 AIS、5α- 还原酶缺陷症、SF1/NR5A1（46, XY） • 21- 羟化酶缺陷症、3βHSD 缺陷症（46, XX）StAR、CYP11A1、3βHSD 缺陷症、SF1/NR5A1（46, XY）
儿童期	• 腹股沟疝 • 男性化 • 相关特征	• 完全型 AIS • 21- 羟化酶缺陷症，11β- 羟化酶缺陷症 • 肾母细胞瘤
青春期	• 雄激素化 • 青春期缺失	• 17βHSD 缺陷症，5α- 还原酶缺陷症（SF1/NR5A1 罕见，部分型 AIS，卵睾） • 完全性性腺发育不良（Swyer 综合征），17α- 羟化酶缺陷症
青春后期	闭经	完全型 AIS
成年	肿瘤	轻微 AIS，SF1/NR5A1 等

AIS. 雄激素不敏感综合征；CYP. 细胞色素 P_{450} 酶；DSD. 性别发育障碍 / 差异；HSD. 类固醇脱氢酶；SF1. 类固醇生成因子 1；StAR. 类固醇生成急性调节（蛋白）

了解信息是很重要的。如果家庭需要问进一步的问题，有一个明确定义的联系点也是有用的 [494]。

虽然在开始时往往存在不确定性，但通常可以通过一系列仔细的评估和基本调查得出一般诊断。在某些情况下，获得更具体的诊断可能很重要，可能需要更长的时间，还需要更详细的调查或基因检测。每个人都是不同的，许多与 DSD 相关的情况可以有一系列的表现，因此，对孩子和家庭采取个性化的治疗方法也很重要。

以下是对不同年龄段的 DSD 的调查和管理的讨论，随后突出介绍了几个主要的主题。

（一）产前诊断

随着胎儿超声检查的改善和越来越多的人因各种妊娠原因进行核型分析或无细胞的胎儿 DNA，DSD 的产前诊断越来越普遍 [495]。尽管一些准父母选择不知道孩子的性别，但许多夫妇会问他们怀的是男孩还是女孩，当扫描结果显示生殖器外观不清楚或生殖器外观与已知的核型不一致时，问题就会出现。这些情况会让父母产生巨大的焦虑，早期接触 DSD MDT 有助于帮助父母。有时会考虑产前基因检测（如微阵列），特别是当超声检查怀疑有多种先天性异常时。然而，产前基因检测偶尔不准确，这些结果在婴儿的核型分析中没有得到证实（如在双胞胎胎儿死亡的情况下）。此外，出生时的生殖器外观可能不同于产前扫描。处理的不确定性和解释如果他们的婴儿确实有非典型生殖器的后果很重要，对具体诊断的讨论最好推迟到出生后。尽管如此，产前对 DSD 的怀疑也有好处，因为它给父母时间来了解可能的情况，并考虑只要以敏感的方式提供支持，他们将如何处理这种情况。

（二）生殖器不典型的新生儿

DSD 最明显的表现为新生儿不典型（或不明确）生殖器，无法立即确定婴儿是男孩还是女孩。有时不典型的生殖器特征首先在第一次新生儿检查中发现，而不是在出生时立即发现。通常需要进一步的调查，如核型分析，并可能需要专家咨询。据估计，大约每 4500 名婴儿中就有 1 人在出生时不能立即明确性别，发病率尚不清楚。有些表现可能会被误认为是 DSD，如臀位分娩后的阴唇肿胀、睾丸未降或轻度尿道下裂，可影响多达 1/300 名男婴。可疑的 DSD 生殖器特征见表 24-20。特别是任何无法触及睾丸的儿童都需要仔细检查，因为这个孩子可能是一个患有严重并危及生命的 CAH 的 46, XX 婴儿，虽然很少，但却非常重要。

1. 病史和体检 仔细的病史询问很重要，但必须谨慎处理，很少能立即诊断。需要考虑的要点包括妊娠各方面的问题，如生长受限和子痫前期、母亲痤疮或妊娠期毛发生长（这表明芳香化酶或 POR 缺乏）、所进行的产前检查或扫描检查。理论上，药物和毒品均可能对胎儿有影响（如 5α- 还原酶抑制药），辅助生殖或需要生育治疗可能表明一个潜在和可变的外显性遗传原因。仔细的家族史应包括任何肾上腺疾病史、已知的 CAH 或婴儿死亡、其他已知的 DSD、尿道下裂或不孕症（注意可能提示雄激素不敏感综合征的 X 连锁模式），这些问题可能较为隐晦。血缘关系与常染色体隐性遗传疾病的风险增加有关，如许多类固醇生成酶缺陷症。重要的是要理解父母的想法和信念，不要因为不敏感的问题而产生额外的焦虑。

<table>
<tr><td colspan="3" align="center">表 24-21　DSD 潜在的检测</td></tr>
<tr><td>方　法</td><td>检测方式</td><td>用　途</td></tr>
<tr>
<td rowspan="1">遗传学</td>
<td>
• FISH[a]（X 特异性和 Y 特异性探针）
• qfPCR[a]
• 核型

• 阵列 CGH 或 SNP 微阵列 [a]

• 多重连接探针依赖性扩增

• 单基因分析

• 靶向面板测序

• 全外显子组测序
</td>
<td>
• 细胞性染色体组分的快速分析
• DNA 中性染色体信号的快速分析
• 通过筛选多个细胞，以及对主要缺失、重复和平衡易位的检测，分析细胞中具有发现嵌合体的性染色体和常染色体
• 分析整个基因组的染色体信号，利用 DNA 能够检测较小拷贝数变异，但不是平衡易位
• 使用 DNA 分析特定外显子或整个基因在预先确定的探针组上的丢失或获得，如 DSD 基因
• 根据发病率、临床和生化特征，对极有可能引起 DSD 的单个基因进行 Sanger 测序和分析（如 CYP21A2）
• 利用 DNA 的高通量测序分析大量已知的导致 DSD 基因
• 使用高通量测序分析 DNA 中所有编码外显子，可能显示已知、假定或新的 DSD 相关基因的变化
</td>
</tr>
<tr>
<td rowspan="1">内分泌</td>
<td>
• 常规血清生化检查[a]，尿检[a]
• 17- 羟孕酮[a]
• 11- 脱氧皮质醇
• 17- 羟基孕烯醇酮

• 肾素，ACTH

• 睾酮[a]，雄烯二酮，DHT；基线时或 hCG 刺激后

• 促性腺激素

• AMH，抑制素 B
尿类固醇气相色谱 / 质谱测定
动态试验：ACTH 刺激
hCG 刺激
FSH 刺激试验
</td>
<td>
• 可提示失盐危象或相关的肾脏疾病（如 WT1）
• 有助于诊断 CAH 或揭示与 DSD 相关的肾上腺通路的特定阻滞
• 可能表现为失盐状态或原发性肾上腺功能不全
• 提示雄激素产生的程度和雄激素的比例，可能有助于诊断雄激素产生障碍（如 17βHSD 或 5α 还原酶缺乏），也可以揭示卵睾型 DSD 中雄激素的产生
• 可表明类固醇生成障碍或雄激素不敏感（LH），或支持细胞功能受损（FSH），或性腺发育不良（FSH 和 LH）
• 可作为睾丸完整性的有用标记：AMH 在整个儿童时期都可以检测到，在睾丸发育不良时减少，或在条状性腺或无睾症的情况下缺失；AMH 升高见于 AIS 或由于类固醇合成缺陷导致的雄激素分泌减少；AMH 有助于发现 46, XX 卵睾型 DSD 中睾丸组织的存在
• 可用于诊断新生儿期特定的类固醇生成缺陷（如 21- 羟化酶缺乏、11β- 羟化酶缺乏、3β- 羟类固醇脱氢酶缺乏、P450 氧化还原酶缺乏、17α- 羟化酶缺乏）；只能在 3～6 个月后显示 5α- 还原酶缺陷
• 用于评估肾上腺应激反应（定量），并可结合类固醇代谢物的测量或刺激后尿液类固醇分析来研究代谢物的比率（诊断）
• 短期（如 3 天）或延长（如 3 周）刺激来评估雄激素产生（定量）和雄激素生物合成途径（诊断）；也可用于评估睾丸组织（如无睾丸、卵睾）的存在，尽管 AMH 现在更常使用
• 很少通过测量抑制素 A 和雌二醇反应来研究卵巢组织的存在
</td>
</tr>
<tr>
<td>影像学</td>
<td>
• 腹部盆腔及肾超声检查

• MRI

• 膀胱尿道镜检查，窦腔 X 线
</td>
<td>
• 可以显示性腺（特别是睾丸）的大小、位置和结构，米勒管结构的存在及相关变化（肾脏大小或异常）
• 有时用于评估内部结构，尤其在青春期可以显示膀胱、阴道和共用通道的结构
</td>
</tr>
<tr>
<td>外科手术</td>
<td>
• 腹腔镜检查
• 性腺组织活检
</td>
<td>
• 可以通过镜下直接揭示内部结构，如性腺和米勒管结构
• 可以用来确定性腺的性质，特别是当怀疑睾丸发育不良或卵睾形成时
</td>
</tr>
</table>

a. 表示在几天内就有结果的一线调查。G 带核型图像及 FISH 分析见图 23-3

ACTH. 促肾上腺皮质激素；AIS. 雄激素不敏感综合征；AMH. 抗米勒管激素；CAH. 先天性肾上腺皮质增生；CGH. 比较基因组杂交；DHT. 双氢睾酮；DSD. 性发育障碍；FISH. 荧光原位杂交；FSH. 促卵泡激素；hCG. 人绒毛膜促性腺激素；LH. 黄体生成素；MRI. 磁共振成像；qfPCR. 定量荧光聚合酶链反应；SNP. 单核苷酸多态性

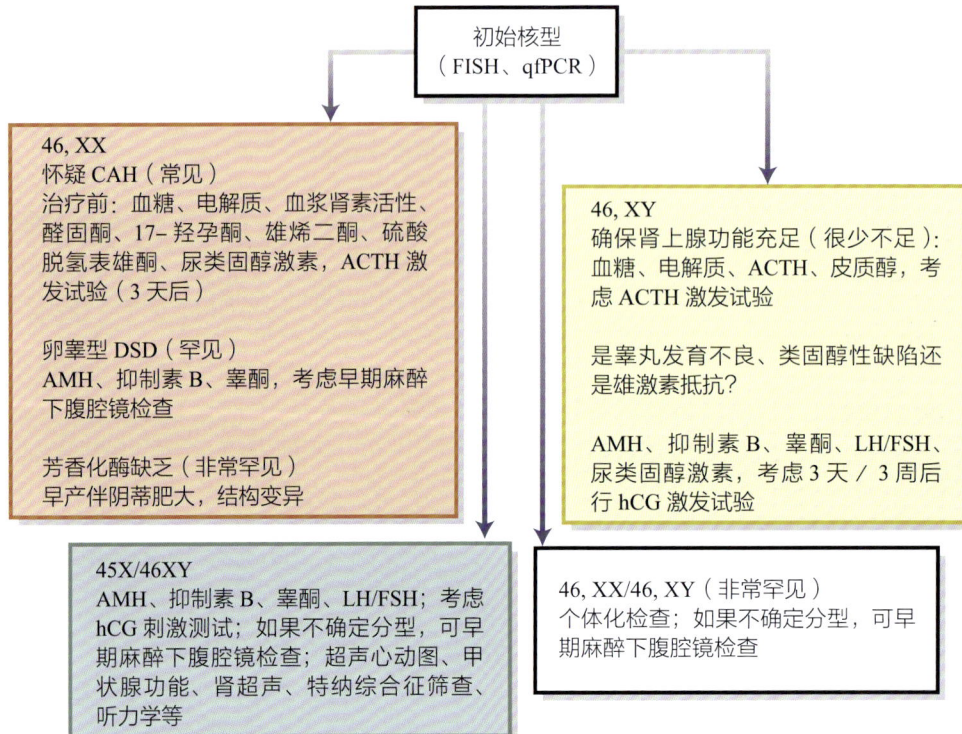

▲ 图 24-41　初始核型或性染色体评估完成后，对潜在不典型生殖器或性发育异常新生儿的检查概述
FISH. 荧光原位杂交；qfPCR. 定量荧光聚合酶链反；CAH. 先天性肾上腺皮质增生症；DSD. 性发育异常；ACTH. 促肾上腺皮质激素；AMH. 抗米勒管激素；LH. 黄体生成素；FSH. 促卵泡激素；hCG. 人绒毛膜促性腺激素

的家庭成员），有助于未来儿童复发风险的咨询都很重要，确定寻找相关特征的必要性，并在某些情况下就潜在的性别认同、内分泌功能和生育能力、肿瘤风险等问题提供指导[334]。获得一个特定的基因诊断可以提供一种解决感，减少不确定性，但如果没有发现原因或偶然的遗传信息被发现，可能会产生焦虑。父母可能会因为将基因突变传递给孩子而感到内疚或自责。个人和家庭应该清楚地了解正在进行的基因测试，以及潜在的好处和缺点可能是什么。基因检测可能很昂贵，而且在当地可能无法获得或负担得起，特别是作为一项临床服务[334]。

随着染色体和单个基因分析的新技术的出现，基因检测的方法正在迅速改变。在部分医疗中心，性染色体 FISH 正在被 qfPCR 取代，基于微阵列或基于微阵列的比较基因组杂交方法正在取代或补充传统核型分析。与传统的 G 带核型相比，这些技术可以检测到更小的拷贝数变化，但不能检测到平衡易位，而且与传统的核型一样，可能会错过低水平的镶嵌现象。多重连接依赖探针扩增（multiplex ligation-dependent probe amplification，MLPA）是一种寻找已知 DSD 基因中特定拷贝数变化（NR0B1 复制或其他基因外显子缺失）的方法，这些变化太小，通常无法在阵列上检测到。

随着二代测序方法的发展，单基因的分析也在发生变化。传统上，一个条件下的候选基因通过 PCR 逐个扩增，并通过 Sanger 测序进行分析。当生化分析中有明确的候选基因（如 HSD17B3、SRD5A2）时，特别是当存在假基因（如 CYP21A2）导致测序困难时，这种直接测序方法仍然是首选的方法[334]。然而，这种方法相对耗时和昂贵，尤其是在有多个候选基因的情况下。较新的方法包括使用 NGS 对与 DSD 相关的基因面板进行测序，或对所有外显子组甚至整个基因组进行测序[176, 506]。这些方法可以提供高通量分析，但价格昂贵，产生大量的数据（包括所谓的旁观者或其他基因的附带数据，尚不能明确是否需要的），尽管这些方法越来越多地用于临床检测，但它们仍然只能作为研究工具。阳性结果可以通过集中的临床检测进行验证，从而为家庭和临床医生提供有用的信息。对 DSD 基因中已识别的变异的解释可能具有挑战性，可能需要关于受影响个体的解剖和内分泌功能的详细信息，家庭成员的遗传分析（观察变异与表型的分离）或（体外）变异的功能研究佐证。

鉴于遗传学的进步和越来越认识到 DSD 可以是许多有明确定义的综合征，临床遗传学家可以是 MDT 中一个非常有价值的成员，特别是当一个孩子需要检查额外的综合征特征或当家庭需要建议基因检测和解释任何结果的意义时。

人 群	年 龄	伸长的阴茎长度（cm）或 阴蒂长度（mm）	阴茎宽度（cm）或 阴蒂宽度（mm）	睾丸体积（ml）或 会阴长度（mm）
表 24-22　外生殖器的人体测量方法（平均值 ±SD）				
男 性				
美国	30 孕周	2.5 ± 0.4cm		
美国	足月	3.5 ± 0.4cm	1.1 ± 0.1cm	0.52ml（中位数）
日本	足月 14 岁	2.9 ± 0.4cm 8.3 ± 0.8cm		
澳大利亚	24～36 孕周	2.27+（0.16×GA）cm		
中国	足月	3.1 ± 0.3cm	1.07 ± 0.09cm	
印度	足月	3.6 ± 0.4cm	1.14 ± 0.07cm	
北美	足月	3.4 ± 0.3cm	1.13 ± 0.08cm	
欧洲	成人	13.3 ± 1.6cm		16.5～18.2ml
女 性				
美国	足月	4.0 ± 1.24mm	3.32 ± 0.78mm	
美国	成人，未生育	15.4 ± 4.3mm		
美国	成人	19.1 ± 8.7mm	5.5 ± 1.7mm	31.3 ± 8.5mm

GA. 胎龄；SD. 标准差

经许可转载，引自 Cheng PK, Chanoine JP. Should the definition of micropenis vary according to ethnicity? *Horm Res.* 2001; 55:278-281; Feldman KW, Smith DW. Fetal phallic growth and penile standards for newborn male infants. *J Pediatr.* 1975; 86:395-398; Fujieda K, Matsuura N. Growth and maturation in the male genitalia from birth to adolescence. II. Change of penile length. *Acta Paediatr Jpn.* 1987; 29:220-223; Lloyd J, Crouch NS, Minto CL, et al. Female genital appearance: "normality" unfolds. *BJOG.* 2005; 112:643-646; Oberfield SE, Mondok A, Shahrivar F, et al. Clitoral size in full-term infants. *Am J Perinatol.* 1989; 64:53-54; Schonfield WA, Beebe GW. Normal growth and variation in the male genitalia from birth to maturity. *J Urol.* 1942; 48:759-777; Tuladhar R, Davis PG, Batch J, et al. Establishment of a normal range of penile length in preterm infants. *J Paediatr Child Health.* 1998; 34:471-473; Verkauf BS, Von Thron J, O'Brien WF. Clitoral size in normal women. *Obstet Gynecol.* 1992; 80:41-44; Zachmann M, Prader A, Kind HP, et al. Testicular volume during adolescence:cross-sectional and longitudinal studies. *Helv Paediatr Acta.* 1974; 29:61-72; from Hughes IA, Houk C, Ahmed SF, et al. Consensus statement on management of intersex disorders. *Arch Dis Child.* 2006; 91:554-562.

（八）童年时期的表现

DSD 在儿童时期偶尔会被发现。父母可能在童年时第一次注意到生殖器的差异，或者感觉到腹股沟肿块可疑为睾丸。或在女孩腹股沟疝气中发现有一小部分睾丸组织，最常见于 CAI 患者。有时相关特征在儿童时期第一次出现，例如，一小部分患有阴囊下裂的男孩由于 Wilms 肿瘤发展到腹部肿块，从而被发现患有 Denys-Drash 综合征（由于 WT1 的突变）。

（九）青春期表现

DSD 在青春期存在三种公认的表现形式：①女孩在青春期经历自发男性化；②女孩缺乏青春期发育；③女孩在乳房发育正常后出现原发性闭经。虽然情况不像失盐型 CAH 的新生儿那样紧急，但敏锐地处理这种情况同样重要，年轻人和父母意识到这些问题后，必须参与决策和同意。

通常与青春期男性化相关的疾病是 5α- 还原酶缺乏 2 型和 17β- 羟类固醇脱氢酶缺乏型 3。其他诊断包括在部分性睾丸发育不良（如 SF1/NR5A1 突变）[507]、部分性雄激素不敏感综合征或睾丸 / 卵睾 DSD，既往阴蒂增大的情况可能被忽视。通常根据血清雄激素浓度和比值、尿液类固醇谱和基因检测，诊断相对简单。如果不希望出现男性化，最好避免用 hCG 试验进一步刺激，部分学者提出可以用 GnRH 类似物阻断青春期一段时间，如果没有条件，可以使用抗雄激素药物，以便有时间获得基因诊断，教育和指导年轻患者及其家人，并让他们有时间做出决定。经验丰富的心理学家或性别医学专家参与的 MDT 对于患者及家庭至关重要。部分患 5α- 还原酶缺乏症的年轻人会选择从女性过渡到男性，据报道，一些 17-HSD 缺乏症患者也会发生这种情况 [151, 152]。许多患有这些疾病的女孩选择继续被认为是女性，通常愿意接受生殖器手术，因此关于风险、获益和生育选择的适当咨询至关重要。如果性腺功能失调或被切除，就需要用雌激素来诱导青春期。在一段时间内收集和分享信息，并提供心理支持，可以帮助确保年轻人为未来做出最好的选择。

在青春期的另一个表现是女孩没有任何青春期发育。对于 46, XX 的女孩，这种情况可能包括多种诊断：体质性青春发育延迟、促性腺激素性性腺功能减退、先天性或后天（如自身免疫性）原发性卵巢功能不全。性染色体 DSD（特纳综合征）或 46, XY DSD（完全性性腺发育不良或 17α- 羟化酶 /17,20 裂解酶缺乏症）的表现特征。在完全性睾丸发育不良（Swyer 综合征）中，间质细胞睾酮的产生和支持细胞 AMH 的产生都受到损害。因此，通常会出现米勒管结构。不成熟的子宫即使在 MRI 中也可能难以发现，但在雌激素治疗后可能更容易发现（"秘密"子宫）[508]。发育不良的性腺，可能呈条索状（即扁平状和瘢痕状），即使在青春期前的儿童中也有很高的肿瘤风险，因此应该被切除。根据定义真正的条索状性腺（即包含纤维组织、缺乏生殖细胞和支持细胞）没有患生殖细胞癌（germ cell cancers，GCC）的风险，但这只能在组织学检查中得到证实。完全性性腺发育不良的潜在原因可能是一系列的遗传原因（表 24-6），但原因往往找不到。青春期可以用雌激素来诱导。相比之下，患有 17α- 羟化酶 /17,20- 裂解酶缺乏症的 XY 女孩具有完整的支持细胞功能和 AMH 的产生，因此她们没有子宫。肾上腺类固醇生成受阻可与高血压和低钾血症有关，这可导致心律失常，因此这是一种罕见但重要的诊断。雌激素治疗是必要的。性腺通常是未下降的，但不是发育不良的，青春期儿童患 GCC 的风险可能很低，但在青春期后期和成年期患生殖细胞肿瘤的风险可能会增加。两项关于 XY DSD 个体性腺肿瘤的大型研究，包括 42 名 17α- 羟化酶 /17,20- 裂解酶缺乏的女性，报道了 1 例无性生殖细胞瘤、2 例支持细胞瘤和 1 例间质细胞瘤 [509, 510]。在讨论了这些风险后，应该做出关于性腺切除术的决定。

第三种常见表现是乳房发育后出现原发性闭经。应考虑获得性低促性腺性性腺功能减退症，原发性卵巢功能不全也可能伴有一些乳房发育，但未出现月经初潮。激素测定、染色体核型和盆腔超声通常有助于初步鉴别诊断。如果子宫可见，则可能是流出道梗阻所致，如处女膜闭锁，这通常伴有周期性腹痛。在没有子宫的情况下，诊断很可能是子宫发育不良的一种形式，如果核型为 46, XX 则为 MRKH 综合征，如果核型为 46, XY 则为完全性雄激素不敏感综合征。患有 CAIS 的女孩通常有阴毛和腋毛的稀少。

（十）成年期的表现

偶有 DSD 在成年期首次被发现，DSD 基因的轻度变异（如 NR5A1）引起的男性因素不育或卵巢功能不全，在男性身上偶然发现子宫样结构，如米勒管永存综合征，或典型的 DSD 成年后从一个医疗服务不足的地区或从一个国家移民到另一个国家才得以诊断。

（十一）信息共享、转换和成人服务

信息共享（披露）是教育人们了解其身体状况和让他们了解未来的重要组成部分。过去，DSD 的私密性更高，但大多数研究支持随着时间的推移，可以适合年龄的方式与患者本人分享信息 [511]。有时，父母需要相当多的帮助来处理问题和担忧，心理支持在此过程非常必要，这可让他们有信心与孩子讨论这些问题 [491, 52, 513]。教育是一个持续的过程，必须考虑到孩子认知发展的持续变化 [511, 514]。不同的家庭可能更喜欢不同的策略，但在机会出现时准备好公开对话通常会很有效。有时，心理学家或儿科内分泌学家可以在关键阶段提供信息，并支持家庭加强信息或在问题出现时回答问题。讨论孩子和父母喜欢什么术语很重要；大多数人更喜欢使用特定的诊断，而不是一般的术语 DSD [515]。

在儿童时期，生长和发育受到监测。在青春期，激素替代疗法可能适用于性腺功能障碍的情况，或在某些情况下，可能会通过药物阻断青春期，以延缓男性化的进展。

将青少年的护理从儿科过渡到成人服务是 DSD 管理的另一个重要方面 [516, 517]。通常，儿科内分泌医生会在转到成人内分泌科医生之前诱导青春期，但在早期阶段让成人内分泌科医生参与进来可能是有用的，这样患者就可以与医生建立信任。在儿童时期及以后，任何生殖器检查都应该在必要时进行，理想情况下应该由有长期护理经验的人进行。除非绝对必要，而且只有得到同意，否则应避免摄影。

随着越来越多的年轻人转向成人服务，对 DSD 专业成人中心的需求变得越来越明显。建议使用标准化随访流程，帮助发现和治疗与成年期 DSD 相关的健康问题 [514]。该团队仍然主要包括内分泌学家、心理学家、泌尿科医生和妇科医生，而放射科医生可以是重要的团队成员，特别是在讨论有保留性腺或复杂解剖结构的年轻人时。所有团队成员都在场的多学科诊所有助于协调护理，减少住院次数和患者离开工作的时间。DSD 长期管理的关键问题包括激素替代、骨骼健康、性活动、人际关系问题、生殖器 / 泌尿系统问题、心理健康、生育 / 家庭建设，以及其他有助于整体生活质量的因素 [518-520]。现在已有一些关于成年期一般医学问题和生活质量的数据。

（十二）支援小组及资料

支援小组在为患有 DSD 的儿童、青少年和成年人提供额外信息，以及将社区成员聚集在一起方面也可以发挥非常重要的作用[521]。在一些国家有完善的一般DSD、CAH和AIS等特定情况的支持小组(Lee 等[522])。越来越多的关于DSD的信息可以通过互联网获得，如DSD的生物学特性、家庭支持（例如，dsdfamilies.org ）[498, 524]。它对于指导年轻人和家庭如何搜索信息是很有用的，因为一般的搜索词，如性，可能会导致许多不恰当的点击。患者和家属也应该被告知，在DSD条件内和条件之间有很大的差异性，可能会导致许多不适当的点击。

（十三）肿瘤风险和 DSD

含有GBY区（Y染色体性腺母细胞瘤位点）的Y染色体的DSD患者的性腺有恶变的风险，但发病率差异很大，具体情况取决于潜在的诊断（表 24–23）。由于各种研究中缺乏分子生物学证实的诊断、报告偏倚、定义前体病变的标准，基于早期性腺切除术的病史资料有限，这些因素阻碍了准确的个体诊断风险评估。一般来说，性腺发育受损或停滞的DSD形式患生殖细胞癌的风险很高，而睾丸发育正常但雄激素合成或作用减少的DSD形式患癌的风险较低，特别是在儿童时期[384]。阴囊睾丸被认为比隐睾睾丸发生 GCC 的风险更低[384]。真正的条索状性腺（即包含纤维组织和缺乏生殖细胞的生殖腺）在定义上没有 GCC 的风险，但这只能在组织学检查中得出结论。条索状性腺（即出现

瘢痕样和缺乏内分泌功能的性腺）实际上可能含有生殖细胞，而这些发育不良的性腺有患 GCC 的风险。

GCC 存在各种亚型：一种是精原细胞瘤，包括睾丸精原细胞瘤、卵巢无性生殖细胞瘤和生殖腺发育不良，以及位于生殖腺外的生殖细胞瘤；另一种是非精原细胞生殖细胞肿瘤，包括畸胎瘤、卵黄囊瘤、绒毛膜癌和胚胎癌[384]。在 GCC 发育之前，出现生殖细胞发育异常。

在低分化的性腺中，生殖细胞可能没有形成卵泡或生精小管，这被称为未分化的性腺组织，这些生殖细胞可能发展成性腺母细胞瘤，这是无性生殖细胞瘤的前体病变[384]。如果性腺的睾丸化程度较高，生殖细胞存在于生精小管中，这些细胞可能由于雄激素的合成或作用减少而保持不成熟。DSD 中经常可见到生殖细胞成熟的延迟，其特征是管腔性腺细胞表达POU5F1（也称为OCT3/4）等标志物的时间延长，这些标志物通常只在生命早期表达。一旦这些生殖细胞迁移到基底膜，并且继续表达 POU5F1、以异质模式共表达 TSPY，并显示局灶性 KITLG 表达，它们就被归类为前 – 睾丸原位生殖细胞肿瘤（ pre-GCNIS ）[384]。如果生殖细胞表现为细胞核异型性，TSPY 均匀表达，弥漫性 KITLG 表达，则诊断为 GCNIS[384]。GCNIS 是未分化睾丸 GCC 的前体病变。GCNIS 以前被称为原位癌、睾丸上皮内瘤变或管内生殖细胞瘤变，未分类。

表 24–23　根据诊断，生殖细胞恶性肿瘤的风险

风险组	紊乱	恶性肿瘤风险（%）	建议操作	研究数	病例数
高	GD[a]（+Y）[b] 腹腔内 部分非阴囊性 AIS[c] Frasier 综合征 Denys-Drash 综合征 （+Y）	15～35 50 60 40	生殖腺切除[d] 生殖腺切除[d] 生殖腺切除[d] 生殖腺切除[d]	12 2 1 1	350 24 15 5
中级	特纳综合征（+Y） 17βHSD GD（+Y）[b] 阴囊 部分 AIS 阴囊性腺	12 28 未知 未知	生殖腺切除[d] 监视观察 活检[e]和照射？ 活检[e]和照射？	11 2 0 0	43 7 0 0
低	完全型 AIS[f] 卵睾丸型 DSD 特纳综合征（–Y）	2 3 1	活检[e]和？ 睾丸组织切除？ 没有	2 3 11	55 426 557
无（？）	5α– 还原酶 间质细胞发育不全	0 0	未解决 未解决	1 1	3 2

a. GD 包括未进一步明确的紊乱，46XY，45X/46XY，混合性，部分性和完全性；b. GBY 区阳性，包括 TSPY 基因；c. 最近的报告显示风险较低，与 CAIS 相比[378, 394]；d. 诊断的时间；e. 在青春期，允许检查至少 30 个输精小管，优先基于 OCT3/4 免疫组化诊断；f. 这一风险评估涉及青春期后个体，在青春期前患病的风险较低[387]

AIS. 雄激素不敏感综合征；DSD. 性发育障碍；GD. 性腺发育不良；17βHSD. 17β– 羟类固醇脱氢酶（经许可转载，引自 Hughes IA, Houk C, Ahmed SF, et al.Consensus statement on management of intersex disorders. *Arch Dis Child*. 2006; 91: 554-562.）

在一般人群中，GCNIS 被认为在大多数情况下进展为侵袭性 GCC，但这种进展在 CAIS 中似乎很罕见，这表明雄激素影响了这种进展[384, 385]。

GCC 的风险可以通过临床、内分泌、遗传和影像学信息来评估。尽管使用适当的免疫组织化学标志物及病理学家具有高水平的专业知识很重要，性腺活检仍是金标准，但应该意识到活检可能不能代表整个性腺。遗传易感性被认为对 GCC 的发展发挥了作用，疾病发展候选基因中的 SNP 已经被作为 GCC 风险的预测因子进行了研究，但发现在临床实践中没有足够的鉴别诊断价值[394]。

早期性腺母细胞瘤发生风险最高的是 Frasier 综合征（由 WT1 突变引起），其风险可能高达 60%[212]。在由于 45, X/46, XY 核型导致性腺发育不良的个体中，性腺母细胞瘤的患病率估计为 15%~40%[212]。在 AIS 中，GCC 的风险较低[385]。关于影响类固醇生成情况下风险的数据较少，但风险似乎相对较低，但不可忽视[212]。其他肿瘤（如支持细胞腺瘤）在 CAIS 中很常见。

在为患者及其家属提供监测和（或）治疗咨询时，应基于诊断、个体年龄、性腺位置和性腺活检结果（如有）进行 MDT 评估性腺 GCC 的风险，同时兼顾性腺重新定位、监测手段的选择、性腺的内分泌潜力，以及个体是否需要这种内分泌功能、性腺生育潜力、手术风险和激素替代疗法的不良反应等[214, 384, 526]。

由于早期肿瘤发展的高风险，通常建议对发育不良的性腺和条索状性腺进行儿童期或儿童早期的预防性性腺切除术，因为这些性腺是未下降及无法通过手术固定在可以被监控的较低位置。可以通过对患者体格检查进行连续监测，对于下行或可置于腹腔外（最好是阴囊位置）、具有较强内分泌功能的性腺的个体建议自我检查和影像学检查（如超声）。在 CAIS 等生殖细胞肿瘤风险较低的情况下，GCC 通常不会在青春期前发生，故性腺切除术可推迟到青春期后；经过适当的评估咨询，尽管监测腹部性腺相对困难，部分患者可能更愿意在成年后将性腺留在原位。GCNIS 不能直接在超声波上检测到，尽管微结石特别是当与不均匀的睾丸实质相关时，可能有提示作用[385]。腹部性腺可能无法在超声波上显示出来，虽然 MRI 已被建议作为一种替代方法，但这也不能可靠地检测到 GCNIS[385]。备选方案是将腹腔性腺移到更浅的位置[214]。标准循环肿瘤标志物（如甲胎蛋白、β-hCG、乳酸脱氢酶）在检测 GCNIS 或精原细胞瘤中应用有限。新的血清生物标志物 [如 miRNA（如 miR371-3 和 miR302/367）] 可能有助于检测恶性肿瘤病变，但目前不能发现癌前病变[385]。

（十四）外科治疗和 DSD

DSD 的手术方法曾经被认为是标准的治疗方法，但现在人们更需要考虑手术的必要性和时机[527, 528]。

可以对性腺、泌尿生殖道和生殖器进行手术。任何潜在手术的适应证、时机和选择都应根据个人情况进行，并可能受到潜在诊断的影响。MDT 应告知患者和家属所有治疗方案及其潜在的好处和风险，并应考虑到医疗、心理、社会和文化方面，从而可以做出明智的共享决策[529]。

有些手术在功能上很重要（如预防阴道积血或降低高肿瘤风险），而其他手术（如阴蒂切除手术）可能被视为美容类手术。有些人认为早期手术是有益的，因为组织更容易手术，愈合更好，父母可以为孩子做决定，以孩子的最大利益化，而另一些人认为手术应该推迟到患儿可以参与决策和同意过程的时候[528-531]。这些决定对于心理影响可能是巨大的。一些父母因为他们孩子生殖器的外观而经历了巨大的痛苦[532]。一方面，早期手术使生殖器的外观更正常，可能会让一些父母感到心理上更能接受，但孩子以后可能会对父母的决定后悔，特别是如果有性功能或感觉受损或者需要进一步的手术时。另一方面，抚养一个生殖器非常不典型的孩子会保护孩子的身体完整性权利，但需要强有力的积极养育和支持，而且尚不清楚年轻人在成熟过程如何应对这些情况。

对于一名出生时生殖器非典型并被作为女性抚养的儿童，父母应综合所有因素权衡利弊。考虑阴蒂切除手术的最常见情况是在 46, XX CAH 的女孩中。在 CAH 患儿中，一旦肾上腺抑制使雄激素暴露减少，增大的阴蒂通常会有相当大的缩小，而且随着患儿的成长，阴蒂也可能变得不那么突出，所以在决定手术之前进行一段时间的观察是合适的[530]。在处理诸如换尿布之类的担忧时，应该提供心理支持，在许多情况下可能不考虑手术。涉及 CAH 女性生殖器敏感性和性功能评估的结局研究显示，女性生殖器敏感性和性功能下降与既往女性化生殖器手术的损伤相关[531, 533]。尽管手术过程已经发生了变化，更加强调神经保留，这些数据对婴儿期和儿童期对 CAH 等疾病的手术治疗决策有影响，但新的方法正在等待长期结果数据。在提供手术选择的中心，人们普遍认为阴蒂成形术应在最严重的阴蒂肿大患者中进行，在许多情况下，阴道手术可推迟到青春期后。在成年期，在 CAIS 和 MRKH 综合征等情况下的阴道延长通常可以单独通过扩张器治疗来实现[390]。如果进行外科阴道成形术，Vecchietti 手术通常是首选。

男性 DSD 患者通常需要接受手术矫正尿道下裂和使睾丸下降（睾丸固定术）。尿道下裂的修复可安排在 6~18 个月之间，也可推迟到大约 4 岁或更晚。由于狭窄、瘘管或需要再手术等并发症相对频繁，患者通常需要经历多次手术。外科医生应向患儿父母提供有关这些手术的完整信息，并确保他们的期望符合实际情况[534]。因为在青春期实施这些手术可能更困难且并发症发生率更高，许多重度尿道下裂的男孩在生命早期接受了手术，但目前缺乏最佳手术时机和结局的数据[535]。需要与父母及孩子进行公开讨论共同决定，男孩在童年和青少年时期可能需要更多的支持。

在46, XY个体中青春期前性腺切除术以防止男性化，在其他DSD患者避免性腺肿瘤的话题之前已经被提及。由于这种手术结局不可逆转，当手术在患儿能够参与讨论之前已进行了手术，以及患者个体本身在未来可能有生育或内分泌功能时已进行手术的情况，使得专业医疗人员的决策具有了不确定性。使用GnRH类似物暂时抑制青春期可能被用于推迟性腺切除术的决定[528]。性腺切除术是另一个需要多学科团队集体讨论的问题，可能包括伦理学家的意见。应该谨慎地看待冷冻保留切除的生殖腺以保持生殖潜力的不切实际的期望的做法，特别是目前的知识主要是基于癌症治疗的性腺效应[536]。如果组织被保存下来，就需要就可能的结果和选择进行明确的对话。然而，生殖细胞的数量和生存能力可能会随着时间的推移而下降，因此手术时机时间窗可能很有限[536]。近年来，生殖技术正在迅速进展，有大量报道的干细胞处理方法，如在动物中生殖细胞重编程，以及在猴子中低温保存（正常）青春期前睾丸后成功分娩[537]。但这些技术最终能否应用于临床还有待观察。

（十五）生育/家庭建设

多种DSD患者存在生育能力降低或不孕不育。据报道，在某些病例中已成功使用辅助生殖技术，如PAIS或5α还原酶缺乏症男性的TESE和（或）ICSI[396, 538, 539]。少数有子宫的46, XY DSD女性中通过供体卵母细胞成功受孕[540, 541]。子宫移植技术的进步使没有子宫的女性能够妊娠，并可能帮助患有MRKH综合征的女性成功生育。建立家庭的替代选择包括使用捐赠的精子、收养或寄养。重要的是要向患者个人提供有关其具体情况下的可能性的信息；最近的一项研究提示，现有信息渠道并不十分通畅[543]。

（十六）资源有限国家的DSD

我们的许多DSD方法都是在大型医疗中心和经验丰富的MDT背景下开发的，它们随时可以获得生化分析，如AMH、影像和最先进的基因检测。事实上，许多患有DSD的儿童和成人生活在获得资源的机会较少或面临着不同的社会和文化压力的国家[501]。每个临床医生都需要使用可用和负担得起的测试和治疗方法，以优化他们评估、诊断和治疗DSD患者的能力。了解某些形式的DSD和遗传热点的当地流行情况非常重要，以及可能影响儿童和家庭看待DSD的方式的相关社会、文化和宗教因素。一些国家的临床医生接受关于DSD的教育有限，但欧洲儿科内分泌学会（European Society for Paediatric Endocrinology，ESPE）提供的电子学习等工具可能有价值[501]。2008年设立的非洲

儿科培训中心（Paediatric Training Centres in Africa，PETCA）为合格的儿科医生提供内分泌学和糖尿病方面的专家培训正开始奏效，在13个撒哈拉以南非洲国家增加了100多名合格的专家[545]。

（十七）结局研究

DSD的疾病谱广泛，因此很难对从小患有DSD的人的成年健康和生活质量进行全面评估。进行跨中心标准化DSD患者的纵向评估将有助于促进未来的临床结局研究[514]。

大多数关于性功能和生活质量的数据来自于CAH女性，她们在童年时期接受过各种生殖器成形术[546, 547]。关于CAH女孩的手术时机，以及Ⅰ期手术还是Ⅱ期外生殖器重建手术方案选择，目前仍有争议[548]。成人内分泌学家现在正在对与CAH相关的并发症及其治疗进行详细研究（见第15章）。英国先天性肾上腺皮质增生成人研究对200多名成年人队列的研究显示，DSD健康状况与肥胖、高血压、胰岛素抵抗、骨质疏松、生育能力受损和生活质量下降有关[549-551]。尽管近年来生长状况有所改善，但成年身高较低仍是不良结局之一，尤其是与高血压相关的不良结局。在对瑞典成人CAH患者人群的结局研究中也发现了类似结果[552]。与对照组相比，瑞典CAH人群的受教育程度较低，收入较低，残疾津贴和病假较多，结婚的可能性更小，子女更少[553]。这些并发症可能是长期使用糖皮质激素替代治疗对CAH控制不足造成的，估计超过1/3的成人存在这种情况。对更接近皮质醇昼夜节律的氢化可的松控制释放制剂的研究显示出有希望的结果，充分抑制肾上腺雄激素所需的氢化可的松每天总剂量减少[554]。

目前针对46, XY DSD成人的结局研究较少，但陆续有数据发表。丹麦一项针对46, XY DSD女性的全国性研究表明，当与DSD本身直接相关的诊断被排除时，发病率并没有增加[384]。瑞典的一项研究报道称，与对照组相比，患有CAIS和CGD女性的精神病发病率更高，但与原发性卵巢功能不全的女性相似[555]。

最近在德国、意大利和巴西针对46, XX DSD和46, XY DSD的人群（社会性别为男性或女性）的生活质量研究显示，结果具有异质性[556-558]，总体而言患者生活质量令人满意，没有性别焦虑的证据，与老一代的DSD个体相比，年轻人的心理社会适应能力更好。在巴西人群的46, XY DSD组中，社会性别为男性的患者比社会性别为女性的患者（如CAIS组）的生活质量更好。总体而言，在伴侣关系和性关系方面存在更多困难。另一项来自德国的研究，包括46, XX和46, XY DSD患者，显示了对现有医疗服务不满的证据，尤其是46, XY DSD患者。在一项重点比较CAIS和MRKH综合征女性的研究中，CAIS女性更缺乏性

自信和性满意度，而 MRKH 综合征女性虽然担心性问题，但报告说她们对自己的性生活感到满意 [560]。与女性对照组相比，患有 46, XY DSD 的丹麦女性的同居率和生育率更低，但受教育程度和收入与对照组相似或更高 [383]。相比之下，46, XX DSD 的丹麦男性在某些年龄组的受教育程度较差，收入较低 [561]。

最近对 400 多名 46, XY 受试者根据 PAIS、性腺发育障碍（部分性腺发育不良）和雄激素合成障碍（如 5α– 还原酶缺乏症）的临床诊断进行细分后进行的一项研究显示出非典型生殖器婴儿作为男孩抚养的趋势增加 [392]。因此，需要对这些人群进行结果研究。最近一篇关于 46, XY DSD 的综述主要提供了关于性别认同和性别重新认定、男性是否对生殖器外观满意、性功能障碍流行率等问题的零星数据。总的来说，男性对自己的性别感到满意，而且很少在成年后发生由男性转变为女性的性别认定，大多数男性都很担心生殖器的外观，而许多人对性功能并不满意。另一项荷兰小型研究报道了在阴茎大小和性功能方面的不良结果，尽管他们的整体身体形象和性心理功能与对照组没有差异 [563]。

关于 46, XY DSD 的具体病因（如 PAIS）的结果信息较少 [565, 566]。通常在没有确认表型是由于 AR 基因突变的情况下应用该标记；因此，可能无意中包括了其他诊断。一项法国多中心研究报道对 15 名 PAIS 成年患者进行了研究，这些患者自出生以来一直在接受监测 [567]。EMS（图 24–40）非常低，无论是否进行雄激素治疗，成年期阴茎长度明显减少。所有男孩在青春期都出现了男性乳房发育，性功能严重受损。一项针对 29 名 16 岁以上的 PAIS 男性的国际研究和最近一项针对 27 名 PAIS 男性的前瞻性研究也证实了男性乳房发育的普遍性 [378, 393]。小阴茎在初次就诊时常见，但在青春期后的评估时则不那么常见。青春期通常自发开始，尽管随后可能需要雄激素治疗。

自本章的上一版以来，在 DSD 的许多方面都取得了相当大的进展。现在显然需要的是对更大的 DSD 个体队列进行结果研究，特别是在 46, XY DSD 类别中。实现这一目标的主要步骤是建立国际注册 DSD 研究（I-DSD）和相关活动，如对 DSD 的长期护理和结果的评估（DSD-Life）、DSD 活动互动网络（DSDnet）、欧洲罕见病（如 DSD）参考网络和 DSD 翻译研究网络（DSD-TRN）[568]。这种网络应该提供在整个生命周期中收集更多关于 DSD 的个别罕见原因的数据的方法，然后可以转化为改进的管理和结果。

声明

我们感谢已故的 Melvin Grumbach 医学博士和他的亲密同事 Felix Conte 医学博士对本章的主要贡献。John C.Achermann 获得了 Wellcome Trust 临床科学高级研究奖学金（209328/Z/17/Z）。Ieuan A.Hughes 在性发育障碍方面的研究得到了英国国立卫生研究院剑桥生物医学研究中心的支持。Yee-Ming Chan 是由美国国立卫生研究院及 Eunice K.Shriver 国立儿童健康与人类发展研究所（R01 HD089521）资助。

第 25 章 儿童的正常和异常成长

Normal and Aberrant Growth in Children

DAVID W. COOKE SARA A. DIVALL SALLY RADOVICK 著

金明月 陈 宁 译 陆志强 李 强 校

要点

- 身高是儿童时期重要的生命体征，因为偏离正常的线性增长模式提示孩子可能有潜在的疾病。
- 正常线性生长需要完整的下丘脑（GHRH）/ 垂体（GH）/IGF-1 轴、充足的营养和没有严重的全身性疾病。
- 对异常生长的初步调查需要全面的既往病史、家族史和社会史，并评估准确的生长速度。实验室和放射学调查包括对隐匿性系统性疾病的评估和激素异常的排除。
- 成功治疗潜在疾病或纠正激素缺乏可改善线性生长。
- 使用生长促进剂治疗身材矮小可能会改善 GHRH/GH/IGF-1 轴功能完整的特定患者的线性生长。

一、正常成长

（一）概述

成长是儿童健康的一个基本、内在的方面。这也是一个复杂但受到严格调控的过程。一个人的最终身高和到达终点的路径很大程度上取决于该人的基因组成。但生长和最终身高也会受到外部因素的影响，包括营养的质量和数量，以及社会心理因素。这个过程由多种激素和生长因子与一系列内源细胞内信号级联激活膜受体相互作用来调节，尽管这个过程很复杂，但成人身高的 1 个标准差仅代表成人平均身高的 4%。

线性增长是作为一个连续过程发生还是伴随着周期性的增长和停滞很难明确表征[1-4]。生长确实存在季节性变化，秋冬季生长较慢，春季和初夏生长较快[5, 6]。一些正常儿童的生长通道较宽，其中许多表现出多样化但特征性的生长轨迹[7]。尽管成长的过程是多因素且复杂的，但孩子通常以一种可预测的方式成长。多种疾病可能以偏离这种正常的生长模式为首要表现，包括内分泌和非内分泌疾病，几乎涉及身体的每一个器官系统。

因此，经常而准确的生长评估在儿童护理中至关重要。

（二）测量

生长评估需要准确且可重复的身高测定。对 2 岁以下的儿童进行常规测量仰卧位长度，对年龄较大的儿童进行直立身高测量。测量 2—3 岁儿童的身长和身高可能很有用，以便与之前的身长测量值进行比较，并记录初始身高测量值以进行持续比较。婴儿身长测量所涉及的固有误差常常被这一时期骨骼的快速生长所掩盖。对于仰卧位长度的测量（图 25-1），最好使用一个坚固的盒子，上面有一块不灵活的板，头部靠在上面，还有一个可移动的脚踏板，婴儿的脚垂直于仰卧的平面。最理想的情况是，孩子应该放松，双腿完全伸直，头位于法兰克福平面，外眦与外耳道连线垂直于躯干长轴。当孩子长大（并且身体有能力）可以直立时，最好使用类似于 Tanner 和 Whitehouse 为英国 Harpenden 生长研究设计的壁挂式 Harpenden 测距仪。传统的安装在重量天平上的柔性臂测量装置并不能可靠地准确连续测量数据。

与婴儿的长度测量一样，儿童在测距仪中的定位至关重要（图 25-2）。孩子应该完全直立，头部在法兰克福平面；后脑勺、胸椎、臀部、脚后跟应接触测距仪的垂直轴，脚跟应并拢。应尽一切努力纠正与脊

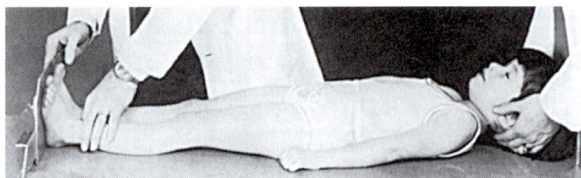

▲ 图 25-1　测量卧位长度的技术（可以从英国埃塞克斯郡的 **Raven Equipment Limited** 购买适合测量婴儿身长的设备）
图片由 Noel Cam eron 提供

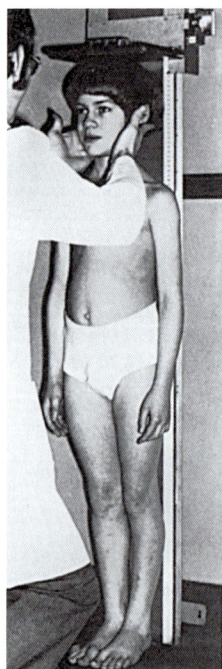

▲ 图 25-2　使用带有直接数字显示高度的 **Harpenden** 测距仪测量直立高度的技术
这种类型的设备可从 Holtain Ltd., Wales, UK, and Seritex Inc., Carlstadt, NJ 获得

柱前凸或脊柱侧弯有关的差异。理想情况下，应在一天中的同一时间进行连续测量，因为站立高度可能会发生昼夜变化。

　　身高测定应由受过培训的人员而不是没有经验的工作人员进行。我们建议测量长度和高度 3 次，偏差不应超过 0.3cm，并记录平均高度。为了在短时间内进行多次测量时确定身高速度，应由同一个人执行测量以消除观察者间的变异性。即使尽一切努力获得准确的身高测量值，也需要至少 6 个月的间隔才能进行有意义的身高速度计算。最好使用 9～12 个月的数据，以便最大限度地减少测量误差，并将身高速度的季节性变化同步到数据中。

（三）生长曲线图表

　　孩子的身高必须在正常标准的范围内进行评估。大多数美国儿科内分泌诊所使用国家卫生统计中心

（National Center for Health Statistics，NCHS）提供的测量数据。该数据最初于 1977 年推出，自 2000 年以来修订和更新的增长图表已在 CDC 网站（www.cdc. gov/growthcharts）提供（图 25-3 至图 25-8）[8]。这些图表的数据包括 1963—1995 年在美国获得的测量值，并且它们比早期图表中可用的所有测量值具有更广泛的美国人口代表性。基于 WHO 在 1997—2003 年收集的数据应用于监测 2 岁以下儿童的生长情况。虽然 CDC 和 WHO 曲线之间的长度数据非常相似，但 CDC 曲线描述了更高的体重增加，这反映了 CDC 数据中母乳喂养婴儿的比例较低，并且不代表最佳生长 [9]。

　　这些图表允许将个体儿童与正常美国儿童的第 3、10、25、50、75、90 和 97 百分位数进行比较。然而，当应用于个别儿童时，这些图表有两个局限性。首先，他们不能令人满意地定义低于 3% 或高于 97% 的儿童。对于这些儿童来说，定义他们偏离正常生长百分位的程度是最关键的。但是，NCHS 数据表（也可在 CDC 网站上获得）可用于计算 SDS。例如，可以将低于第

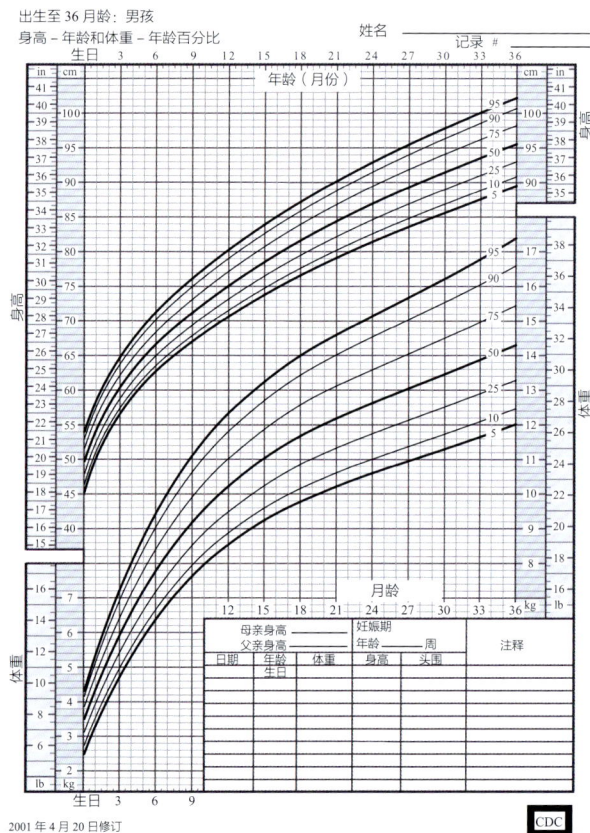

▲ 图 25-3　男孩的年龄比身长和年龄体重比百分位数（出生—36 月龄）
引自 the National Center for Health Statistics in collaboration with the National Center for Chronic Disease Prevention and Health Promotion, 2000. http://www.cdc.gov/growthcharts.

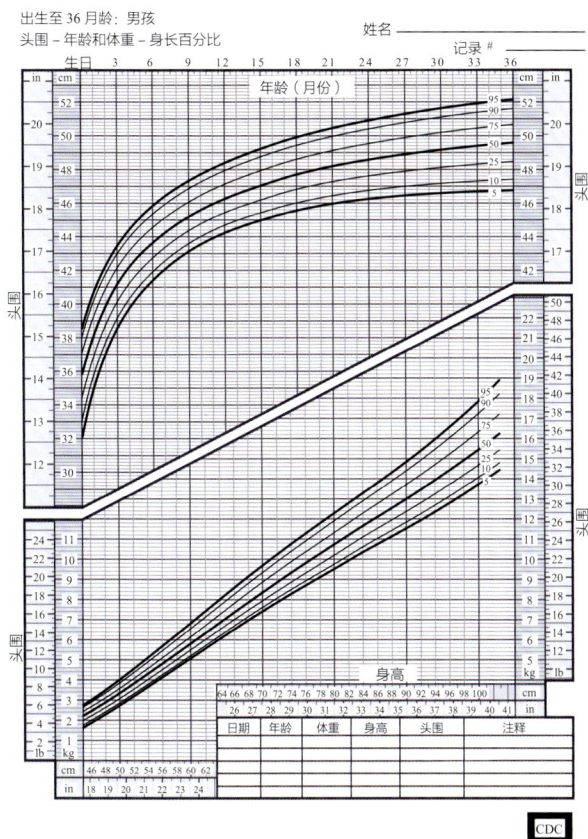

▲ 图 25-4　男孩（出生至 36 月龄）的年龄头围比和身高体重比百分位数

引自 the National Center for Health Statistics in collaboration with the National Center for Chronic Disease Prevention and Health Promotion, 2000. http://www. cdc. gov/growthcharts.

▲ 图 25-5　女孩（出生至 36 月龄）的年龄身长比和年龄体重比百分位数

引自 the National Center for Health Statistics in collaboration with the National Center for Chronic Disease Prevention and Health Promotion, 2000. http://www. cdc. gov/growthcharts.

3 百分位的矮个子儿童更准确地描述为，低于年龄平均值约 4.2SDS。年龄的身高 SDS 计算如下：SDS 等于儿童的身高减去该儿童的年龄和性别的正常儿童的平均身高，除以该年龄和性别的正常儿童的身高 SD。其次，这些数据在婴儿期和儿童期比在青春期更有价值，因为青春期开始时间的差异会显著影响正常的生长速度。为了解决这个问题，Tanner 和 Davies[10] 开发了纵向生长曲线图表，以从大型横截面调查获得的百分位宽度的曲线形状，从而解释青春期启动时间的可变性。这样的图表对于评估青春期和青春期的生长、绘制任何单个儿童的连续生长数据具有特殊价值。

来自横向和纵向生长研究的数据已主要被用于建立身高速度标准（图 25-9 和图 25-10）。需要强调的是，仔细记录的身高速度数据对于评估发育异常的儿童非常宝贵。不同年龄儿童的正常身高增长速度存在相当大的差异；然而，在 2 岁和青春期开始之间，儿童的生长基本符合正常生长曲线。在此年龄期间，身高图表上的任何百分位曲线交叉都应视为异常，需要进一步评估。

已针对许多与生长障碍相关的临床病症制订了特定综合征的生长曲线，如特纳综合征 (Turner syndrome, TS)[11]、软骨发育不全[12] 和唐氏综合征[13, 14]。这种生长曲线或有助于跟踪患有这些综合征患者。生长偏离适当的疾病相关生长曲线表明可能存在另一个潜在原因，如患有唐氏综合征或 TS 的儿童同时患有自身免疫性甲状腺功能减退。

（四）身体比例

许多异常生长状态，包括身材矮小和身材过大，都以不成比例的生长为特征。评估身材矮小的应评估以下几条。

1. 枕额头围。

2. 下半身长：从耻骨联合顶部到地平面。

3. 上半身长：总高度与下半身段的差值（也可测量坐高，减去椅子或凳子的高度）。

4. 臂展。

这些身体比例测量存在已发布的标准，应对应患者的相应年龄进行评估[15]。上段与下段的比率范围从新生儿的 1.7 到成人的略小于 1.0（图 25-11）。

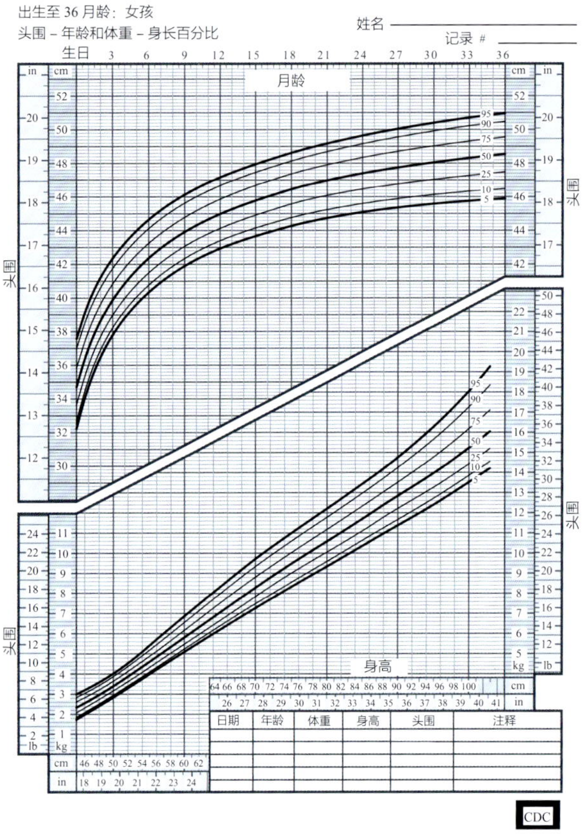

▲ 图 25-6　女孩（出生至 36 月龄）的年龄头围比和身长体重比百分位数

引自 the National Center for Health Statistics in collaboration with the National Center for Chronic Disease Prevention and Health Promotion, 2000. http://www. cdc. gov/growthcharts.

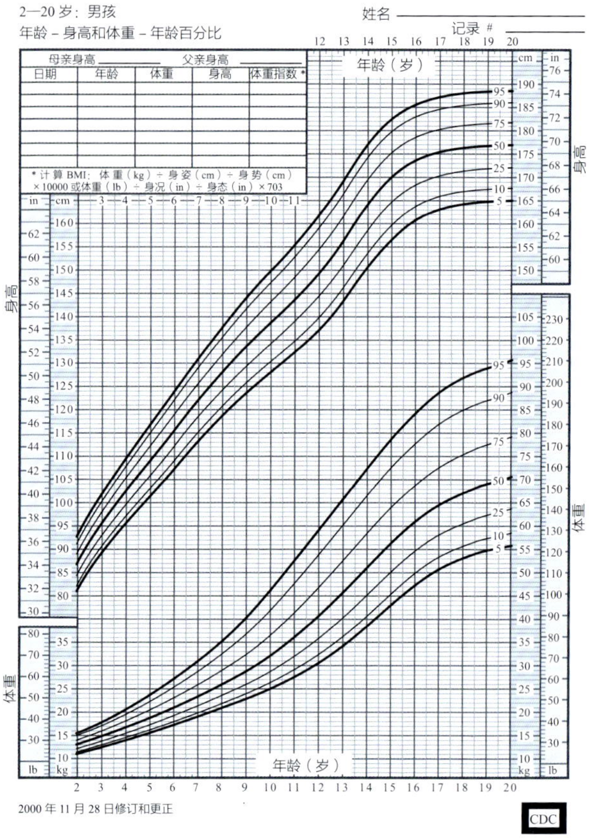

▲ 图 25-7　男孩（2—20 岁）的年龄身高比和年龄体重比百分位数

引自 the National Center for Health Statistics in collaboration with the National Center for Chronic Disease Prevention and Health Promotion,2000.http://www.cdc.gov/growthcharts.

（五）遗传靶身高

遗传因素是决定生长和身高潜力的重要因素。因此，参照患者同胞或双亲对其身高进行评估是非常有用的方法。Tanner 及其同事开发了一个生长图表，将父母的身高纳入对 2—9 岁儿童身高的评估中 [16]。还可以通过计算父母身高中位数，根据父母的身高来计算孩子的预期最终身高。这是父母身高的平均值，在考虑了平均身高差异后成年男女之间（13cm）。换句话说，男孩的父母身高中位数等于父母身高的平均值加 6.5cm，而女孩的父母身高中位数等于父母身高的平均值减去 6.5cm。

由于回归均值 [17, 18]，矮个父母的孩子可能比他们的父母高，而高个父母的孩子可能比他们的父母矮。因此，孩子的遗传目标身高范围集中在代表孩子父母中间身高与孩子性别平均成年身高之间差异的 80% 的点上 [17]。例如，如果男孩的父亲身高 168cm，而他的母亲身高 153cm，父母中间身高 167cm，比成年男性平均身高（177cm）矮 10cm。因此，男孩的目标身高范围以 169cm 为中心，比男性成年平均身高低 8cm。

在超过 95% 的儿童中，成人身高在由此计算的点的 10cm 以内 [16, 17]。在身材极矮（≥3SD）的儿童中，父亲的身高可能与患者的身高有更强的相关性，并且母亲的身高可能会更大地影响出生长度 [19]。

（六）骨骼成熟

管状骨的生长潜力可以通过评估骨骺内的骨化进展来评估。正常儿童骨骼的骨化中心以可预测的顺序出现和生长，并且这种骨骼成熟可以与正常的年龄相关标准进行比较。这构成了骨龄或骨骼年龄的基础，这是对净躯体成熟度定量测定的工具。骨龄也反映了生长板衰老的程度，因此是评估生长机会（即最终成年身高）的有用辅助手段。

并非所有决定骨骼成熟正常模式的因素都已确定，但其中涉及遗传因素和多种激素，包括甲状腺素、生长激素和性腺类固醇 [20]。最终，生长停止发生在生长板软骨细胞的增殖能力用尽后 [21]。雌激素在此过程中起重要作用，动物研究表明，雌激素会加速生长板衰老 [22]，以及对雌激素受体 [23] 或芳香酶基因突变患者的研究 [24, 25] 证明雌激素主要负责骨骺融合 [26]。

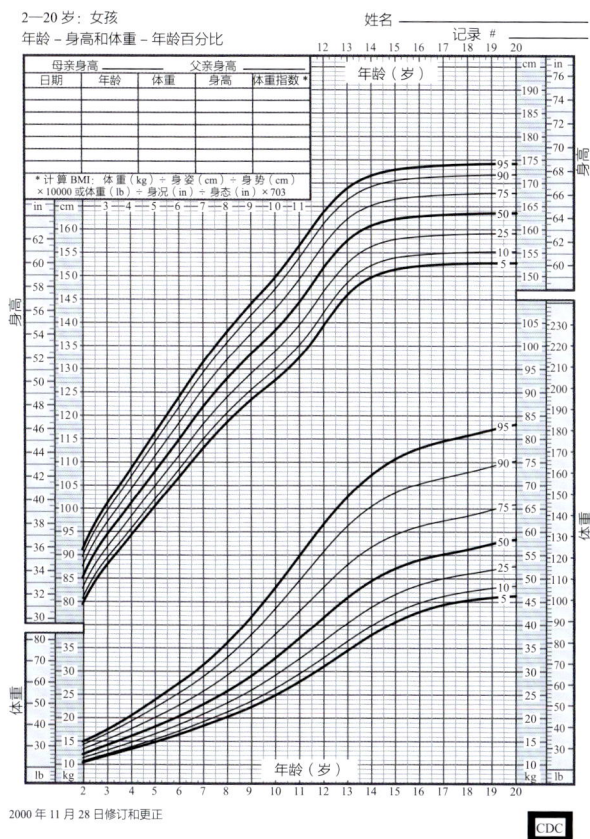

▲ 图 25-8 女孩（2—20岁）的年龄身高比和年龄体重比百分位数

引自 the National Center for Health Statistics in collaboration with the National Center for Chronic Disease Prevention and Health Promotion, 2000. http://www. cdc. gov/growthcharts.

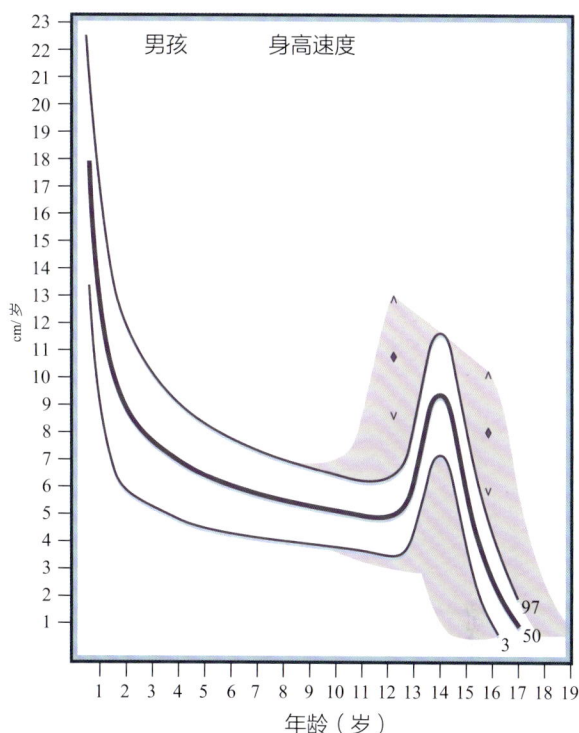

▲ 图 25-9 根据英国儿童的纵向观察构建的男孩身高速度图 第97、50和3百分位曲线定义了青春期的一般生长模式。阴影区域表示在百分位线描绘的平均年龄之前或之后出现高达2个标准差的峰值儿童速度（向上箭、菱形和向下箭分别表示峰值出现在这些早期或晚期限制时的峰值速度的第97、50和3百分位数）（改编自 J. M. Tanner and R. H. Whitehouse from data published in references 10 and 30.Reproduced with permission of J. M. Tanner and Castlemead Publications, Ward's Publishing Services, Herts, UK.）

（七）正常成长阶段

在宫内时期、儿童早期和中期、青春期以不同的速度发生生长，然后在长骨和椎骨骨骺生长板融合后停止。Karlberg 及其同事将正常的线性生长曲线分解为三个相加、部分重叠的阶段[27, 28]："婴儿期"，从妊娠中期开始，然后迅速减速，直到3～4岁；"童年"阶段，在青春期前缓慢增长；以及包含青春期生长突增的S形"青春期"阶段。产前生长平均每周1.2～1.5cm，但变化很大（图25-12）；每周2.5cm的孕中期长度生长速度在出生前立即下降到每周几乎0.5cm。在生命的前2年，生长速度（图25-9和图25-10）平均每年约15cm；在童年中期减慢至每年约6cm。在此期间，绘制在生长曲线上的正常儿童身高通常保持在指定的生长通道内；也就是说，它不会跨越增长曲线上的百分位线。

男孩和女孩的青春期前发育相似。男性和女性之间的平均身高差为13cm，这是由两个因素造成的。首先，男孩的平均生长时间比女孩长2年，因为女孩的青春期开始得更早，因此也更早停止生长。因此，男

孩的青春期前生长更快；与女孩青春期开始时的身高相比，他们在青春期开始时高8～10cm[17]。其次，男孩的最大青春期生长速度比女孩快，使他们的青春期生长快3～5cm。正常儿童的青春期开始时间各不相同，结果是青春期生长突增时间的正常变化。然而，在大多数正常儿童中，最终身高不受青春期生长突增开始时的实际年龄的影响，因为青春期后期发生的青春期前生长的额外时间与青春期越晚生长越小这一事实相平衡（图25-9和图25-10）。青春期后，生长板中的软骨细胞增殖减慢，并且由于生长板静止区的干细胞样细胞耗竭而发生衰老[29, 30]。

正常生长有两种变体，其特征模式使得表现出这些生长变体的儿童经常被评估为生长障碍。这两个变体跨越了婴儿期的线性百分位数、体质性生长和发育延迟（constitutional delay of growth and development，CDGD）。在许多情况下，很难将这些正常生长变异的儿童与生长障碍的儿童区分开来。

1. 跨越婴儿期的线性百分位数 与出生后的生长一样，遗传和环境因素是胎儿生长和出生时婴儿大

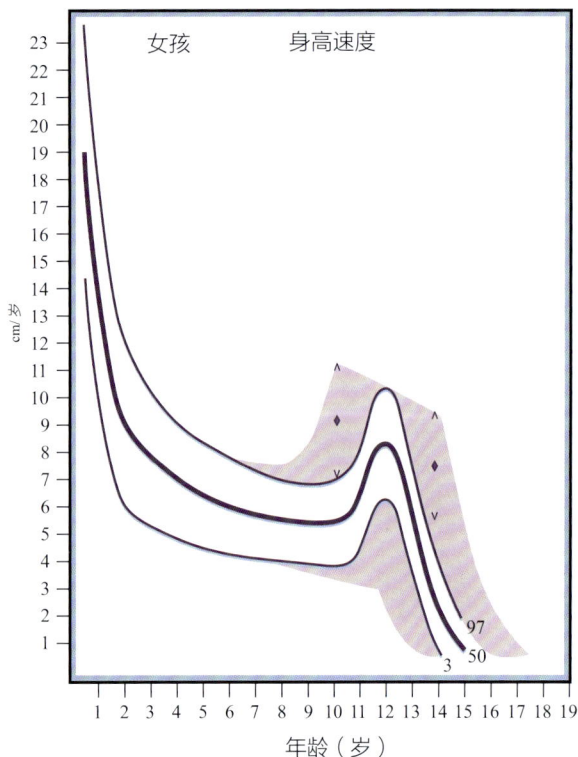

▲ 图 25-10 根据对英国儿童的纵向观察构建的女孩身高速度图

第 97、50 和 3 百分位曲线定义了青春期一般生长模式。阴影区域表示在百分位线所描绘的平均年龄之前或之后出现高达 2 个标准差的峰值速度的儿童中的速度（经许可转载，改编自 J. M. Tanner and Castlemead Publications, Ward's Publishing Services, Herts, UK.)

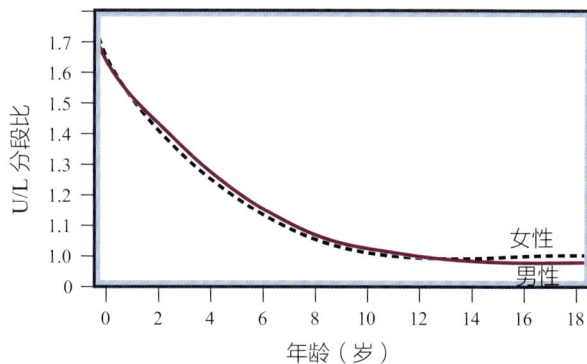

▲ 图 25-11 从出生到 18 岁的上部量 / 下部量比例

引自 Wilkins L. The Diagnosis and Treatment of Endocrine Disorders in Childhood and Adolescence. Springfield, IL: Charles C. Thomas; 1957.

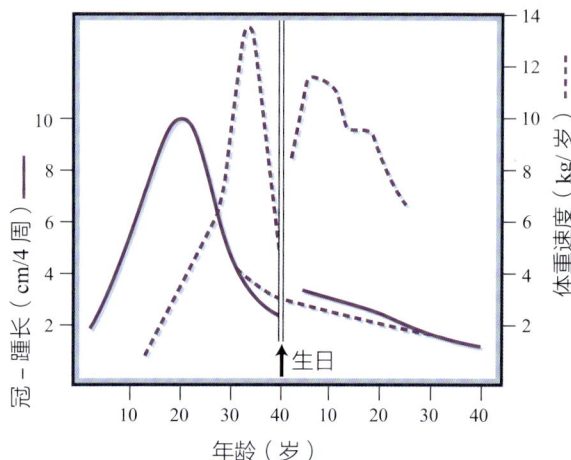

▲ 图 25-12 宫内和出生后最初 40 周内的线性生长率和体重增加率

增长度速度以每周厘米数表示。实线描绘了实际的线性增长率，连接产前和产后长度速度线的虚线描绘了妊娠晚期宫内受限的理论曲线，较浅的虚线描绘重量速度（引自 data in Tanner JM. *Fetus Into Man*. Cambridge, MA: Harvard University Press; 1978.）

小（体重和身长）的重要决定因素。然而，影响出生体型的因素与影响儿童成长和成年身高的因素之间存在显著差异。出生时身长与最终成年身高之间的相关性远低于出生时身长与儿童后期身高之间的相关性[31]。

父母身高会影响出生身长，就像成年身高一样；这是遗传对生长的影响。虽然母亲和父亲的身高对儿童成长和成年身高的贡献相同，但母亲身高对出生时身高的影响可能超过父亲身高[32, 33]。然而，一些研究发现母亲和父亲身高对出生的影响相同[34]。母体营养和健康对胎儿生长有显著影响。孕妇体重有积极影响，然而妊娠期间吸烟有消极影响。母体糖尿病对胎儿生长有很强的积极作用。例如，产前决定因素有可能导致最终身高低于平均身高但在出生时高于平均身高的儿童。出于这个原因，婴儿的长度在生长曲线上跨越百分位数是很常见的。事实上，婴儿的生长越过百分位比从出生到童年只遵循第 1 百分位更为常见：大约 1/3 的婴儿长度跨越百分位在生长曲线上向上移动，大约 1/3 跨越百分位的长度向下移动[33, 35]。大多数正常

婴儿在前 6~12 个月内跨越百分位，尽管一些正常婴儿在 1 岁后跨越百分位。

出生时体型较小的婴儿可分为：①仅因早产的适于胎龄儿（appropriate for gestational age，AGA）；②小于胎龄儿。SGA 通常被定义为出生体重或身长（或两者）低于胎龄的第 3 百分位（或有时低于第 10 百分位）[36]。一些出生 SGA 的婴儿代表一小部分遗传潜力导致出生时的大小，并且可以预期它们在整个童年和成年期都保持较小。然而，许多婴儿由于宫内发育迟缓而患有 SGA，并且具有预计遗传不会导致成年身材矮小。大多数出生时体型较小的婴儿，无论是 AGA 还是 SGA，都具有追赶性生长，并且在生命的前 2 年内达到的长度大于第 3 百分位数。然而，高达 10%

的 SGA 没有表现出这种追赶性增长 [37, 38]。没有追赶性生长的婴儿的 IUGR 和 SGA 的病理方面将在后文讨论。

2. 生长发育的体质延迟　CDGD 是一种正常的生长变体 [39]。它描述了青春期比平均时间晚的儿童的生长模式。他们的出生大小是正常的，最终身高在遗传潜力范围内。然而，在童年的大部分时间里，他们的身高百分比低于基于其遗传潜力的预期身高。通常，这些孩子在生命的最初几年的生长速度较低，在长度百分位生长曲线上向下交叉，因此到 2 岁时，他们的身高处于或略低于第 5 百分位。3 岁后，生长速度通常是正常的，因此他们的身高增长通常保持平行于第 5 百分位数，直到青春期，尽管在某些情况下，身高 SDS 在儿童中期可能会逐渐降低 [39, 40]。他们的身高由于这些儿童的青春期前生长速度下降，而与平均青春期开始时间的儿童的生长速度相比，这些儿童的生长速度与普通儿童的差距更大。

最终，患有 CDGD 的儿童会出现较晚的生长突增，这与他们的青春期后期一致，使他们的身高进入正常成人范围。最终身高通常在父母目标身高范围的较低部分，并且很少有患者超过父母目标身高 [41-43]，尽管这一发现可能至少部分是针对此类研究的儿童选择偏倚的结果。然而，有证据表明，延迟的生长突增可能会对脊柱的生长产生不利影响，导致上部身长与下部身长的最终比例降低，并可能导致最终身高受限 [44]。研究还报道说，青春期前男孩 CDGD 患者的骨密度降低 [45]，尽管到了青年期，大部分 BMD 缺陷都消失了 [46, 47]。

（八）身高的长期变化

令人惊讶的是，在 18 世纪军队招募新兵使身高测量成为习惯之前，关于现代人类身高的数据很少。上一个冰河时代的骨骼遗骸似乎表明，10 000～20 000 年前的成年身高与当代成年人的身高没有本质区别，尽管这一记录是零碎的 [48]。大约 5000 年前引入农业，由于营养缺乏、人口增长和传染病传播的综合影响而导致生长受限。

18 世纪和 19 世纪的新兵招募身高记录明显矮于今天，但必须承认，士兵通常是从较低的社会经济阶层中招募的，健康状况不佳和营养不良会导致生长不良和晚熟 [49]。而 20 世纪的男性平均身高比我们有记录的 18 世纪的男性高 5～10cm，这种身高增长的大部分发生在过去 100 年，这可能反映了西方国家整体营养和健康状况的显著改善。在 21 世纪初，许多发达国家的这种身高上升趋势似乎已经停止 [50]。

因此，身高的长期变化似乎反映了生活水平的根本变化，而不是人群之间的主要基因组差异；可以预测，发展中国家未来的经济进步将导致成年身高的提高并缩短与全球的生长差异。

二、生长的内分泌调节

（一）下丘脑 - 垂体轴：胚胎发生和解剖学

垂体是调节哺乳动物生长的中心。垂体从口腔外胚层发育而来，以响应来自腹侧间脑神经上皮的诱导信号和内在信号梯度，这些信号梯度决定了发育中的垂体前叶中垂体特异性转录因子的表达模式 [51]。垂体前叶原基（Rathke 囊）形成单细胞厚外胚层的向上内陷，在小鼠胚胎的胚胎第 8.5 天接触下丘脑腹侧原基的神经外胚层 [52]，并且可以在小鼠胚胎的第 3 周识别人类妊娠。神经垂体（垂体后叶）起源于前脑底部的神经外胚层，也发育到第三脑室。在垂体前叶发育过程中，同源盒转录因子表达的重叠但区域特异性和时间上不同的模式，导致终末分化细胞类型从 E12.5 到出生的顺序出现 [52]。

垂体前叶发育的启动取决于口腔外胚层对来自腹侧间脑上皮的诱导因子的反应能力 [53]。来自腹侧间脑的 BMP4 信号是背侧神经上皮垂体前叶器官所需的关键信号。Wnt5a 和 FGF8 也在间脑中以与 BMP4 不同的重叠模式表达。随后，BMP2 信号从口腔外胚层区域的边界产生，其中最初在口腔外胚层中均匀表达的 SHH 表达被选择性地排除在发育中的 Rathke 囊之外。

还表达了 Gli1 和 2、Lhx3、Pitx1 和 2，它们在垂体祖细胞类型发育中很重要。腹侧 - 背侧 BMP2 信号和背侧 - 腹侧 FGF8 信号似乎产生了相反的活性梯度，这被认为是决定细胞系规范基础的特定转录因子的重叠模式。这些转录因子在其领域中的各种扩展被理论化，以组合地确定特定的细胞类型。FGF8 梯度决定了背侧细胞的表型 [53, 54]，背侧表达的转录因子包括 Hesx1、Nkx-3.1、Six3、Pax6[55] 和 Pit1（PROP1）[56]。Hesx1 的衰减是 PROP1 表达所必需的。腹侧细胞类型的终末分化需要 BMP2 信号的时间特异性衰减，腹侧表达的转录因子包括 islet-1（Isl1）、Brn4、P-Frk 和 GATA2[53, 56, 57]。Pit1（由基因 POU1F1）在 PROP1 表达减弱时表达，是生长激素、催乳素和 TSH 发育所必需的 [58, 59]，而孤儿核受体 SF1 在促性腺激素中选择性表达 [60, 61]。

腹背梯度在推定的促性腺激素和 TSH 中以相应的梯度诱导 GATA2，并且在发育中的垂体前叶最腹侧的高水平 GATA2 直接或间接限制了推定的促性腺激素 POU1F1 的表达。在没有 Pit1 的情况下，GATA2 表达似乎足以诱导整组典型的促性腺激素细胞转录因子类型，包括 SF1、P-Frk 和 Isl1。相反，背侧 GATA2 的缺失对于 Pit1 阳性细胞分化为生长激素 / 催乳素细胞的转归至关重要。据推测，促甲状腺素细胞中 GATA2 的表达水平低于抑制 POU1F1 基因早期增强子激活所需的阈值，从而允许出现导致促甲状腺素细胞命运的 Pit1+、GATA2+ 细胞 [57]。Pax6 在决定促甲状腺细胞和促性腺激素细胞谱系的腹侧信号衰减的尖锐边界。在没有 Pax6 的情况下，腹侧线（特别是促甲状腺素细胞）会在以替代生长激素和泌乳细胞类型为代价的情况下向背侧延伸[55]，并且 Pax6 突变小鼠缺乏 GH 和 PRL[62]。

垂体前叶最早的标志物是 GSU 的表达，它出现在小鼠的 E11.5。这些 αGSU 阳性细胞还表达转录因子 Isl1 并标记出生后消失的分化促甲状腺素细胞群[54, 58, 63, 64]。αGSU 在成熟的促甲状腺素细胞和促性腺激素细胞中表达。在 E12.5，ACTH 开始分化并产生 POMC[54, 64]。Rathke 囊内细胞增殖增强导致在 E12.5[52] 上形成可见的新生垂体前叶，在受孕后 14.5 天（dpc）观察到明确的促甲状腺素细胞，其特征是在 E14.5 表达 Tshb，随后分别在 E15.5 表达生长激素细胞和催乳素细胞中的生长激素和催乳素。促性腺激素是最后一个发育的细胞类型，在 E16.5，以 LH 和后来的 FSH 为标志。最终成熟的腺体由至少五种高度分化的细胞类型组成，从腹侧到背侧，它们是促性腺激素细胞、促甲状腺素细胞、生长激素细胞、催乳素细胞和 ACTH 细胞[53]。最终，这些相同的转录因子中的一些也参与了细胞这些垂体细胞类型的基因产物的特异性表达和调节，ACTH 细胞产生 ACTH，TSH 细胞产生 TSH，促性腺激素细胞产生促性腺激素（LH 和 FSH），生长激素细胞产生 GH，以及催乳素细胞产生 PRL。

在垂体发育和分化中发挥体内作用的发育因子见图 25-13。

在人类中，到妊娠 9 周时，可以在垂体前叶中发现 GH 产生细胞[65]，尽管垂体在缺乏与下丘脑联系的情况下同样能够产生激素，与此同时连接垂体与下丘脑的血管开始发育[66]。在无脑新生儿的垂体中可以发现生长激素细胞[67]。

在新生儿中，垂体重约 100mg。在成人中，平均重约 600mg，范围为 400～900mg；女性的垂体比男性稍重，并且在妊娠期间增加[68]。成人垂体的平均大小为 13mm×9mm×6mm[69]。垂体前叶通常占垂体重量的 80%。垂体位于蝶鞍，紧邻蝶骨上方并部分被蝶骨包围。蝶鞍的体积是垂体大小的一个很好的指标，在垂体发育不全的儿童中可能会减少。视交叉位于垂体上方，因此垂体瘤的鞍上生长可能最初表现为视觉不适或周边视力下降。此外，神经垂体和垂体的发育密切相关，导致中枢神经系统异常与垂体发育不全的潜在解剖关联。例如，视隔发育不良与中枢神经系统解剖异常和垂体激素缺乏。因此，应监测患有先天性失明或眼球震颤的儿童是否存在垂体功能减退。垂体前叶通过门静脉循环系统接收来自下丘脑的控制信号（图 25-14）[66]。下丘脑整合来自其他大脑区域和环境的信号，通过释放因子控制垂体激素的合成和分泌。合成肽的下丘脑神经元终止于漏斗部，进入垂体门静脉循环的初级丛，并通过垂体门静脉输送到垂体前叶的毛细血管。垂体柄中的这个系统提供了下丘脑神经元和垂体前叶之间的桥梁。

1. GHRH GHRH 是一种由 44 个氨基酸组成的肽激素[70, 71]，由位于下丘脑弓状核（arcuate nucleus，ARC）的神经元分泌[72]。GHRH 是主要的低生理性神经肽，负责产生和维持脉冲性 GH 分泌[73, 74]。GHRH 对 GH 产生的调节主要在转录水平上介导，并通过细胞内 cAMP 水平的增加而增强。证据包括使用 GHRH 拮抗药导致 GH 脉冲受损，消融 ARC 导致 GH 分泌减少[74, 75]，和使用合成 GHRH 增加 GH 分泌[75]。GHRH 与生长激素中的 GHRH 受体结合，以激活多种细胞内信号通路，从而刺激生长激素细胞增殖、分化和生长[76, 77]，以及刺激 GH 的分泌和合成（图 25-15）[78, 79]。GHRH 受体是 GPCR 家族 B Ⅲ 的成员[80]。GHRHR 激活参与的 GH 信号通路包括腺苷酸环化酶（adenylate cyclase，AC），增加 cAMP 的产生，进而导致增加 PKA 活性[81-83]、细胞内和细胞外 Ca^{2+}、NOS/NO/GC/cGMP 和 PKC/PLC 途径[81, 84]。在 GHRH 产生减少的矮化转基因小鼠模型中，垂体生长激素增殖显著降低[85, 86]。过度表达 GHRH 的转基因小鼠比对照小鼠生长速度更快[87]。

2. 生长抑素 SST 或 SRIF 源自 116 前体，该前体通过替代的翻译后处理产生两种不同的环状形式，即生长抑素 14 和生长抑素 28。生长抑素与至少 5 种受体亚型（SST1～5 受体）结合，它们是具有七个跨膜结构域的 GPCR。亚型 2 和 5 是在垂体中发现的主要类型[88-90]。SST 结合导致募集多个下游信号通路，包括 AC、蛋白磷酸酶、cGMP 依赖性蛋白激酶和钙到其他离子通道[91-93]。SST 抑制 GH 释放并拮抗 GHRH 或胃促生长素的刺激作用[73]。

（二）生长激素

人 GH 是一种由 191 个氨基酸构成的 22kDa 单链蛋白质，含有两个分子内二硫键（图 25-16）。GH 与 PRL、绒毛膜促生长激素（胎盘催乳素）和仅由胎盘分泌的 22kDa GH 变体具有序列同源性与垂体 GH 相差 13 个氨基酸。编码这些蛋白质的基因很可能是从一个共同的祖先基因进化而来的，尽管它们位于不同的染色体上（PRL 为 6 号染色体，GH 为 17 号染色体）[94]。GH、PRL 和胎盘催乳素的基因具有共同的结构组织，四个内含子分隔五个外显子。GH 亚家族包含五个成员，其基因位于第 17 号染色体的 78kb 部分；基因的 5 到 3 顺序是 GH、CS 假基因、CS-A、GH-V 和 CSB。通常，垂体产生的约 75% 的 GH 是成熟的 22kDa 蛋白。第二个密码子的选择性剪接导致氨基酸 32～46 的缺失，产生 20kDa 的蛋白，通常占垂体 GH 的 5%～10%[94]。其余垂体 GH 包括脱酰胺和 N- 乙酰化形式，以及各种 GH 寡聚体。

1. 生长激素脉冲 GH 分泌的脉冲模式特征反映

A

Nkx2.1
Wmt5a
BMP4

Tebp

下丘脑

FGF8

SF1

GnRH

Gsh1

多巴胺

TRH

GHRH

GnRH

Pitx1
Lhx4
NeuroD 1
Tbx19

POMC

Pitx1/2
Lhx3/4
POU1F 1
GATA2

TSH

Gli1,2
Lhx3,4 Otx2
Pitx1/2
Shh

Isl1 Pax6
Pitx1/2
Rpx Six3,6

Lhx3
Lhx4
Pitx1/2

Pitx1/2
Lhx3/4
Prop1

αGS U

Pitx1/2
Lhx3/4
Pit1

Pitx1/2
Lhx3/4
POU1F 1
Zn15

GH

Pitx1/2
Lhx3/4
POU1F1
ER/Ets

PRL

Pitx1/2
Lhx3/4
SF 1

Pitx1/2
Lhx3/4
SF 1
GATA2

LH,FSH

Pitx1/Pitx2
Rpx/Hesx1
Lhx3/Lhx4
Prop1
SF1
Pit1
Krox24

e7　e9　e11　e13　e1 5　e17　e1 9

气孔　　Rathke 囊　　垂体前叶

B

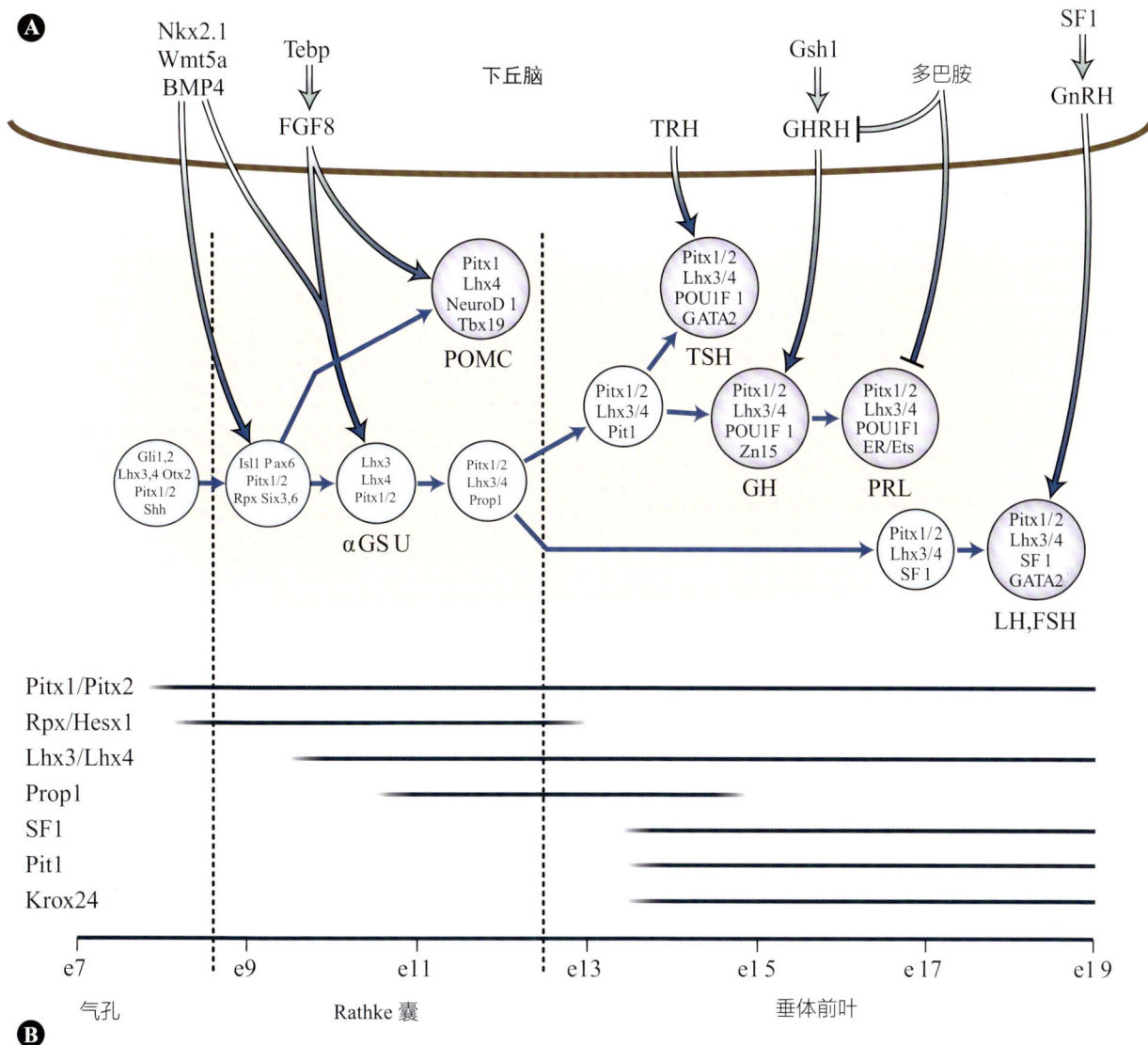

▲ 图 25-13　垂体细胞系的发育阶段

A. 垂体细胞前体的示意图显示了每个发育阶段转录因子的表达。最终分化的细胞与分泌的激素一起显示为较大的阴影圆圈（谱系特异性转录因子在这些细胞中以粗体突出显示）。描述了转录因子和下丘脑信号分子间的相互作用。转录因子以小写字母表示（SF1 和 GATA2 除外），而信号分子以大写字母表示。B. 小鼠胚胎发生过程中垂体转录因子出现和消失的时间。αGSU. α 糖蛋白亚基；BMP4. 骨形态形成蛋白 4；e. 胚胎天数；ER. 雌激素受体；FGF8. 成纤维细胞生长因子 8；FSH. 促卵泡激素；GATA2.GATA 结合因子 2；GHRH. 生长激素释放激素；GnRH. 促性腺激素释放激素；Hesx1. 在 ES1 细胞中表达的同源异形框；LH. 促黄体激素；Nkx2.1.NK2 同源框 1；POMC. 阿片黑皮质原；PRL. 催乳素；SF1. 类固醇生成因子 1；Tebp. 端粒结合蛋白；TRH. 促甲状腺激素释放激素；TSH. 促甲状腺激素；Wmt5a. 无翅型 MMTV 整合温度点家族成员 5A（经许可转载，引自 Lopez-Bermejo A, Buckway CK, Rosenfeld RG. Genetic defects of the growth hormone-insulin-like growth factor axis. *Trends Endocrinol*. 2000; 11: 43.）

了两种下丘脑调节肽 GHRH 和生长抑素的相互作用，以及推测受到 GH 释放因子的调节[95, 96]。生长抑素主要影响 GH 分泌的时间和幅度，而非调节 GH 的合成。体内 GH 的脉冲分泌被认为是由于下丘脑生长抑素释放同时减少和 GHRH 释放增加[97]。相反，当生长抑素在 GHRH 活性降低的情况下释放时，就会出现 GH 分泌的低谷。

GH 脉冲响应 GH 协调分泌是由 GH 细胞的连续体产生的，这些 GH 细胞由黏附连接点连接，如 3D 重建显微镜所显示的那样[98]。

对 GHRH 和生长抑素的相互分泌的调节尚不完全清楚。多种神经递质与神经肽参与下丘脑因子的调节，这些因子与压力、睡眠、出血、禁食、低血糖、运动等一同影响 GH 释放。这种生理现象构成了用于评估 GH 分泌能力或储备的许多 GH 刺激测试的基础。GH 分泌还受到多种非肽类激素的影响，包括雄激素[99]、

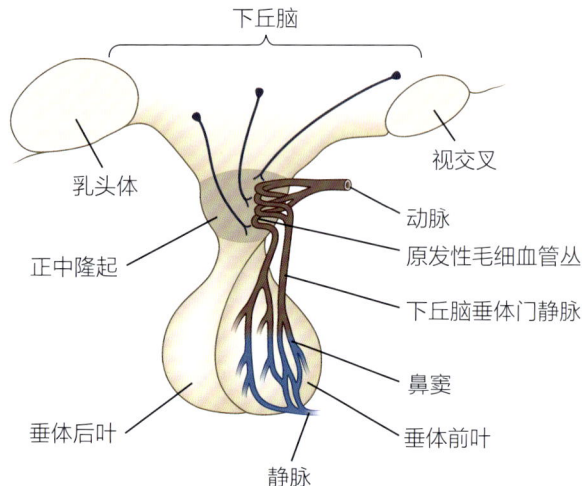

▲ 图 25-14　下丘脑 - 垂体门户系统的主要组成部分

经许可转载，引自 Guyton AC, Hall JC. *Human Physiology and Mechanisms* of Disease, 6th ed. Philadelphia: WB Saunders; 1997: 600.

雌激素[100]、甲状腺素[101] 和糖皮质激素[102, 103]。这些激素调节 GH 分泌的机制可能涉及下丘脑和垂体的作用。例如，甲状腺功能减退和糖皮质激素过量都可能会抑制自发性和刺激性 GH 分泌。性激素似乎是导致青春期特征性生长激素分泌增加的原因。

2. 生长素释放肽　能够刺激 GH 分泌的合成六肽[80]，称为 GH 促分泌素，增强 GH 对 GHRH 的反应，尽管它们作用于与 GHRH 不同的受体，作用于下丘脑和垂体部位。Kojima 及其同事[104] 发现了一种称为胃促生长素的天然配体，这是一种 28 个氨基酸的蛋白质，其中第 3 位丝氨酸残基被辛酰化，主要由胃的泌酸细胞（以及整个胃肠道[105]）和下丘脑、心脏、肺和脂肪组织产生[106, 107]。胃促生长素具有有效的剂量相关的 GH 释放作用[108]，并增强 GHRH-GH 的依赖性分泌。在下丘脑水平，它增加 GHRH 分泌并抑制生长抑素神经元[81, 109-111]。GH 释放是由于胃促生长素与垂体生长激素[108]，以及下丘脑中含 GHRH 的神经元上的 GHSR1α 结合[112]。胃促生长素与 GHSR1α 受体的耦联导致激活多个信号级联，包括 PLC、PKC、PKA[113]、细胞内和细胞外 Ca^{2+}、促分裂原激活蛋白激酶[110, 114, 115]。许多研究表明，生长素释放肽具有广泛的影响，包括对免疫功能、认知、其他垂体前叶激素（包括性腺轴调节）、骨代谢、胃肠动力、细胞增殖和心血管系统的影响[111, 116-123]。

然而，很难将生长素释放肽的直接作用和与生长激素分泌有关的作用区分开来。尽管胃促生长素在体内具有生理效应，但 GHSR1α 敲除小鼠的表型与野生型动物相似，这表明胃促生长素在生长中没有作用。然而，补偿机制可以解释这些发现[124, 125]。

最近，研究记录了胃促生长素与生命最初几个月的人体测量参数之间存在正相关性，这一发现加强了胃促生长素对生长产生影响的假设[126]。两份关于家族性矮身高 GHSR1α 突变的报道提供了证据[127, 128]。进一步的研究表明，衰老过程可能与下丘脑中 GHSR 的表达减少[129] 和胃促生长素的全身浓度有关[130]。除了对线性生长的直接影响外，胃促生长素已被证明可以通过刺激食欲和影响外周葡萄糖和脂质代谢来储存能

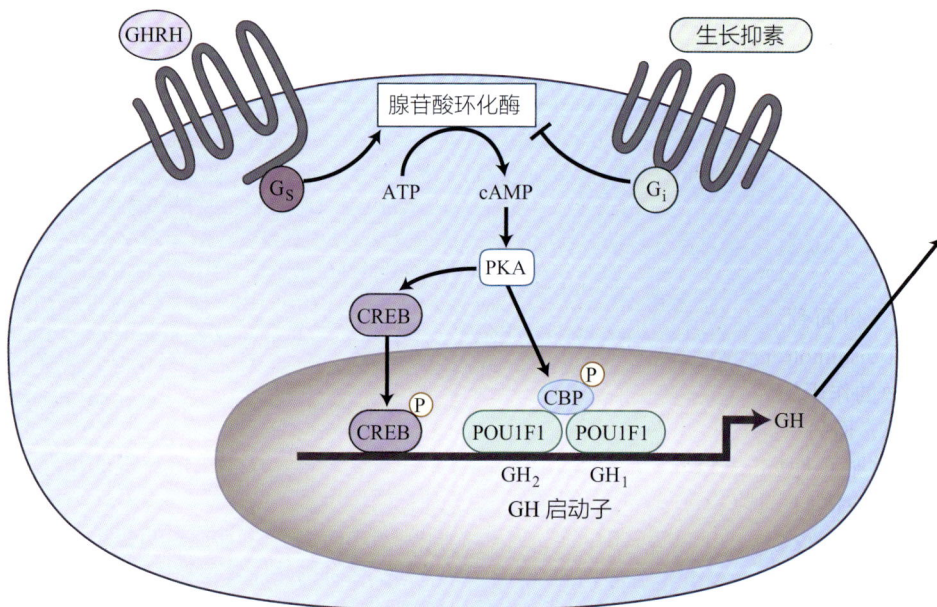

▲ 图 25-15　示意图总结了生长激素中与 **GHRH** 和生长抑素反应有关的主要信号通路

与其受体结合的 GHRH 会增加细胞内 cAMP。PKA 通路的激活导致 POU1F1 与 GH 基因上的特定启动子序列结合以增加转录。生长抑素与其受体的结合降低了细胞内 cAMP

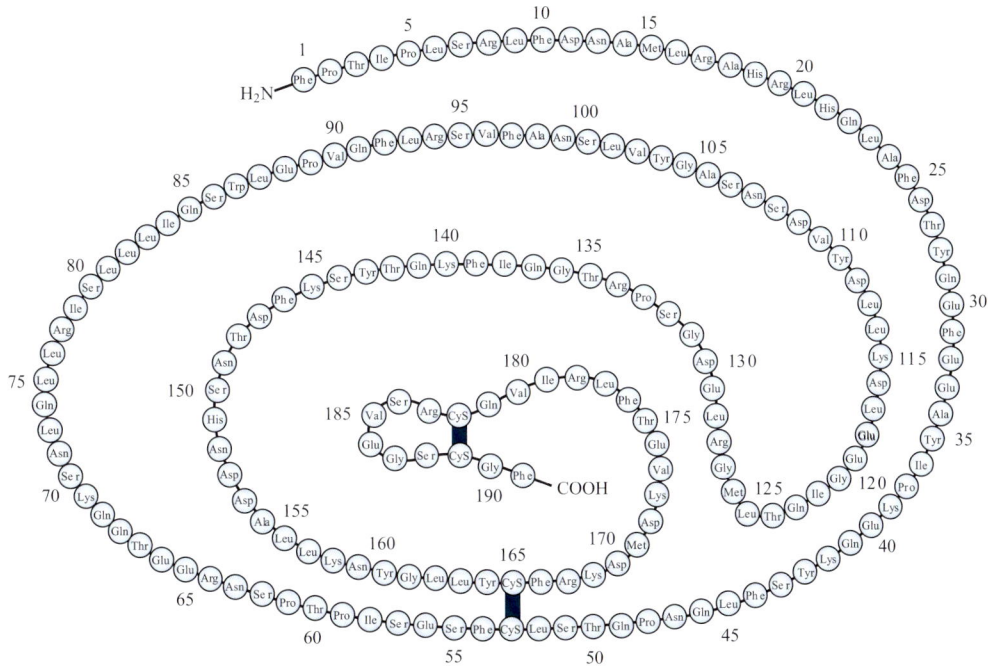

▲ 图 25-16　人类生长激素的共价结构

引自 Chawla RK, Parks JS, Rudman D.Structural variants of human growth hormone:biochemical, genetic and clinical aspects. *Annu Rev Med*. 1983; 34: 519-547.

量[131-133]。这些数据表明，生长素释放肽是生长和代谢营养分配的重要刺激物，也是生长激素调节系统的核心组成部分。口服活性生长素释放肽类似物已被认为可以用于治疗 GH 缺乏症，因为与单日剂量的重组人 GH 相比，它们可以提供一种更符合生理学的方法来增加内源性 GH 的脉冲释放。然而，没有明确的证据表明生长素释放肽类似物的疗效。

3. 垂体腺苷酸环化酶激活多肽　垂体腺苷酸环化酶激活多肽（pituitary adenylate cyclase-activating polypeptide，PACAP）是一种下丘脑肽，已被证明可有效从培养的垂体细胞中释放 GH。它属于激素超家族，包括胰高血糖素、促胰液素、GLP1、GLP2、GHRH、血管活性肠肽、肽组氨酸蛋氨酸（peptide histidine methionine，PHM）和葡萄糖依赖性促胰岛素多肽（glucose-dependent insulinotropic peptide，GIP）。关于 PACAP 对 GH 释放的作用的研究是相互矛盾的，一些报道具有刺激作用，而另一些则显示对 GH 释放没有影响[73]。PACAP 增加了人类生长激素肿瘤细胞系[134]中 cAMP 的产生和 GH 的释放，涉及激活电压操作 / 门控通过 AC/PKA 通路的 Ca^{2+} 通道和信号传导[73, 135]。然而，人体研究并未揭示静脉内给予 PACAP 后可以诱导 GH 释放[136]。

PACAP 与几种 G 蛋白耦联受体结合，对 PACAP 或 VIP 具有不同的亲和力。PAC1R 对 PACAP 更具特异性，而 VPAC1 和 VPAC2 受体以相似的亲和力结合 VIP 和 PACAP 同种型。PAC1R 选择性剪接的至少 5 种选择性剪接产物进一步增加了复杂性，它们对 PACAP 异构体具有不同的亲和力并诱导不同的信号通路[137, 138]。

PAC1R 存在于整个大脑和外周组织中[137, 138]。特定 *PAC1R* 基因敲除导致 PAC1R 缺失小鼠在出生后的前 4 周内的死亡率为 60%，从而深入了解 PACAP 的重要性，尽管其他超家族成员可能会补偿它的一些功能[139]。幸存的基因敲除小鼠表现出葡萄糖刺激的胰岛素释放减少和葡萄糖不耐受。这一观察结果表明，PACAP 在糖类代谢中很重要，可能通过 GH。GH 的合成和分泌也受 IGF 肽的调节。已在下丘脑和垂体中鉴定出 IGF-1 和 IGF-2 特异性受体[140]。IGF-1 或 IGF-2 或两者均抑制 GH 分泌已得到证实[141, 142]，并且在用合成 IGF-1 治疗的人中，自发 GH 分泌减少[143]。

4. 人类的生长激素分泌　垂体生长激素释放 GH 会导致血清 GH 水平的间歇性升高，当 GH 分泌减少时，其间 GH 可存在低水平或无法检测到[97, 144]。多点采血及使用敏感的免疫荧光或化学发光检测证实了 GH 呈脉冲式分泌[144]。GHRH 主要负责产生和维持 GH 脉冲 / 间歇性分泌[73, 74]。

正常情况下，两次分泌高峰之间的血清 GH 水平低于 0.04mg/L。通过随机血清取样评估 GH 分泌是不切实际的。对正常人和许多异常情况下不同年龄的广泛抽样研究已经确定了 GH 脉冲、基础分泌和昼夜变异性模式。已经开发了计算机程序，在不同生命周期和不同临床情况下，GH 水平的变化是由于分泌量或脉冲频率的变化、清除率的改变或这些过程的共同作用而发生[144, 145]。反褶积技术可以准确估计每次 GH 高峰分泌量、GH 清除动力学、脉冲幅度和频率，以及内源性 GH 产生的总体计算。近似熵是一种无模型测量，用于量化 GH 释放模式的有序程度[146]。脉动 GH 分泌的特殊性质对其生物学作用的影响正在研究中[144, 145]。

例如，似乎身高增长更多与 GH 分泌高峰较高及相对一致的脉冲幅度相关（高近似熵）[147, 148]。

妊娠 9～12 周时可鉴别出 GH 分泌细胞，妊娠 7～9 周时出现免疫反应性垂体 GH[149]。体外胎儿垂体细胞在 5 周时开始分泌 GH，早于下丘脑 – 门静脉血管系统分化之前。PitT1 mRNA 和 Pit1 蛋白在妊娠至少 6 周时表达，它们在妊娠早期大量存在，表明在细胞分化和细胞增殖中起重要作用[150]。GH 可以在妊娠早期结束时在胎儿血清中鉴定，在妊娠中期的峰值水平约为 150mg/L[149]。血清水平在整个过程中下降妊娠后期，足月期低于早产儿，这可能反映了妊娠后期较高血清 IGF 肽水平的反馈[151]。

GH 的平均水平从新生儿期的 25～35mg/L 下降到儿童期和青春期早期的 5～7mg/L[152]。青春期 24h GH 分泌达到峰值，促成这一阶段特征性及高血清 IGF-1 水平。青春期中后期 GH 产生的增加是由于脉冲幅度增强和每次分泌的 GH 增加，而不是由脉冲频率的变化引起的（图 25–17 和图 25–18）[145, 146, 152, 153]。由于 GHBP 水平保持稳定[154]，青春期 GH 生成似乎与更高水平的"游离"GH 水平相关（图 25–19），从而协助 IGF-1 向靶组织的转运。GH IGF 轴活性的增强导致青春期发生胰岛素抵抗[155]。GH 和 IGF 的产生在青春期后期开始下降，并在整个成年生活中继续下降。正常年轻成年男性每 24 小时经历 6～10 次 GH 分泌爆发，这一数值与在年幼儿童和青少年中观察到的相似[144, 152]。另外，正常男性的 24h GH 生成率范围为 0.25～0.52mg/m² 表面积[103]，为青春期水平的 20%～30%；这主要是由于年龄的增长 GH 脉冲幅度降低[152]。事实上，青春期可以被认为是"生理性肢端肥大症"的时期，而衰老随着 GH 分泌减少，被称为生长停滞。

除了成熟和衰老之外，影响 GH 分泌的生理状态还包括睡眠[157]、营养状况[95, 158]、禁食、运动[159]、压力[159] 和性激素。GH 分泌高峰发生在夜间，尤其是在第一个慢波睡眠期（第 III 阶段和第 IV 阶段）开始时。另外，快速眼动睡眠与 GH 分泌量低有关[157]。叠加 GHRH 释放的生长抑素分泌及昼夜节律，可能有助于解释 GH 产生的夜间增加[160]。

当青春期延迟的男孩服用睾酮时，自发的 GH 释放会增强，但这种变化并没有被非芳香化雄激素所复

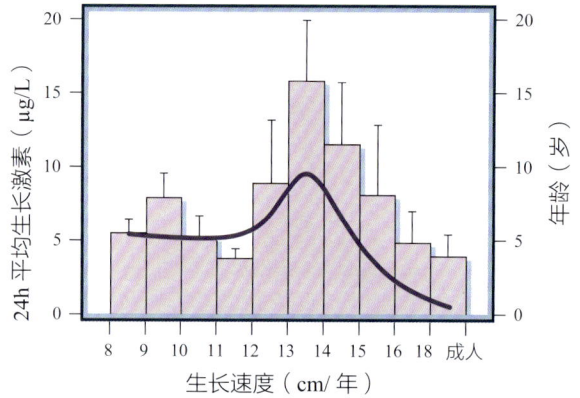

▲ 图 25–17　男性年龄与 24h 平均 GH 水平之间的关系
条形代表 GH（左轴）的 24h 平均值和标准误差（+SE）值，该值来自根据实际年龄细分的健康男孩和男性的 60 个 24h GH 谱（引自 Martha PM Jr, Rogol AD, Veldhuis JD, et al. Alterations in the pulsatile properties of circulating growth hormone concentrations during puberty in boys. *J Clin Endocrinol Metab*. 1989;69:563-570.）

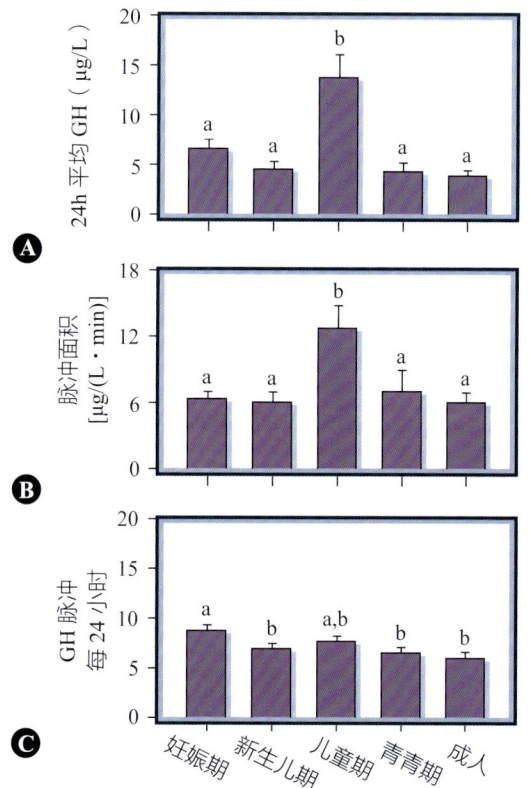

▲ 图 25–18　A. 处于青春期不同成熟阶段的正常男孩组的 24h 和 GH 标准误差（+SE）水平。B. 单个 GH 脉冲的 GH 浓度 – 时间曲线下的平均（+SE）面积，由集群脉冲检测算法识别。C. 在每个青春期研究组的男孩的 24h GH 浓度曲线中，通过聚类算法检测到的 GH 脉冲数（+SE）。请注意，平均 24h GH 浓度变化主要是由每次脉冲分泌的 GH 量的变化而不是脉冲频率介导的。在每个面板中，带有相同字母的条形在统计上无法区分

引自 Martha PM Jr, Rogol AD, Veldhuis JD, et al.Alterations in the pulsatile properties of circulating growth hormone concentrations during puberty in boys. *J Clin Endocrinol Metab*. 1989; 69: 563-570.

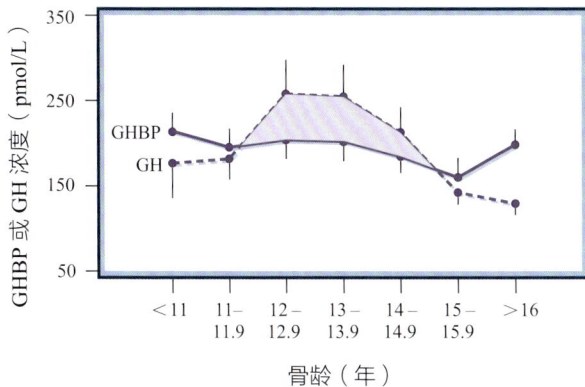

▲ 图 25-19　正常青春期男孩整个青春期测量的 GH 和 GHBP 水平

GHBP 水平在青春期没有显著变化，但在同一时间 GH 产生显著增加，因此 GH 水平显著增加。这些数据表明，在此期间可能有更多的"游离 GH"，从而导致更多的 IGF-1 的产生（引自 Martha PM Jr, Rogol AD, Blizzard RM, et al. Growth hormone-binding protein activity is inversely related to 24-hour growth hormone release in normal boys. *J Clin Endocrinol Metab*. 1991;73:175-181; Martha PM Jr, Rogol AD, Veldhuis JD, et al. Alterations in the pulsatile properties of circulating growth hormone concentrations during puberty in boys. *J Clin Endocrinol Metab*. 1989;69:563–570.）

制，这显示了雌激素在 GH 分泌中可能具有独特的重要性[161]。睾酮对血清 IGF-1 水平的影响可能部分独立于 GH，因为 GHR 突变的个体在青春期仍会经历血清 IGF-1 的适度升高[162]。结合反褶积分析、近似熵和余弦回归分析，Veldhuis 在两性的青春期前和青春期儿童中[146, 161]仔细评估 GH 采样数据，其中 GH 测定采用敏感的 GH 检测方法。除了由共同增加的 GH 脉冲幅度和持续时间引起的放大的分泌峰值之外，他们发现性激素选择性地影响 GH 神经分泌控制的各个方面：雌激素增加基础 GH 分泌率和 GH 释放模式的不规则性，而睾酮使 GH 分泌峰值和 IGF-1 浓度增加。

肥胖的特点是 GH 产生降低，反映为 GH 分泌脉冲数减少和半衰期缩短[163, 164]。儿童和青春期肥胖的特点是 GH 产生减少，IGF 正常，GHBP 水平升高，通常线性生长增加[164]。

与肥胖相关的高胰岛素血症导致 IGFBP1 水平降低，并且可能导致更高水平的"游离"IGF-1[165]。内源性 GH 分泌和在肥胖受试者的兴奋试验测试中达到的水平接近 GHD 的诊断范围。禁食增加了 GH 分泌脉冲的数量和幅度，可能反映了生长抑素分泌减少和 GHRH 释放增加，同时降低了 GHBP 浓度。IGFBP 水平因营养改变和胰岛素水平变化而迅速变化可能会改变 IGF-1 对其负反馈和效应部位的影响[158, 164]。体重也影响正常青春期前和青春期儿童和成人的 GH 产生[167-169]。

5. 生长激素的外周调节剂

(1) 糖皮质激素：相互矛盾的研究表明，糖皮质激素（glucocorticoid，GC）能够刺激或抑制 GH 分泌，具体取决于特定条件[170-178]。在短期（1h）孵育期间，GC 抑制 GHRH 刺激的 GH 分泌，原因是 SST 分泌增加[172, 179-181]。在正常人类受试者中用地塞米松治疗 3h 后，GH 释放被刺激，然后在 12h 后被抑制[173, 174]。在用泼尼松治疗 4 天后，GHRH 刺激的 GH 分泌减少钝化[175]。信号传导被认为与 cAMP/PKA 或 PKC 信号通路的激活和细胞内游离钙动员相关[182]。

(2) 甲状腺激素：几项研究表明，人体甲状腺激素（thyroid hormone，TH）水平的增加会抑制 GH 的释放，这是由于 SST 增加或直接影响 GHRH 释放[183, 184]。

TH 还被证明可以抑制细胞培养物中 hGH 基因的表达和 GH 的分泌[185]。T_3 治疗还降低了过度表达人类 GH 基因的 hGH RNA 水平[186]。

(3) 胰岛素和 IGF-1：IGF-1 和 IGFBP3 已被证明对人类自发性 24h GH 分泌产生积极影响[187]。IGF-1 对下丘脑和垂体具有负反馈作用，以调节 GH 分泌。低剂量的重组 IGF-1 输注导致对禁食刺激的 GH 分泌的反应迟钝[188]，其生理剂量给药降低了 GH 对 GHRH 的反应，但不改变自发 GH 水平[189]。此外，游离 IGF-1 水平和非总 IGF-1 水平可能是 GH 分泌的主要介质[190]；然而，单剂量的重组 IGF-1 不会影响基础或脉冲 GH 释放[191]。

同样，胰岛素会降低 GH 对 GHRH 的反应[192]，与肥胖相关的胰岛素升高被认为与 GH 降低相关[193]。IGF-1 和胰岛素对生长激素有直接作用，以降低 GH mRNA 水平和 GH 分泌[194]。IGF-1 介导的信号通过 PI3K、mTORC1 和 MEK 通路抑制生长激素，胰岛素通过 PI3K 信号通路抑制[176, 195, 196]。缺失在基因小鼠中，来自生长激素的 IGF-1 受体导致小鼠体重和长度正常，而 GH 信使 RNA 和血清 GH 水平仅略有升高[197]。

(4) 游离脂肪酸：游离脂肪酸通过抑制 GHRH 和（或）刺激 SST 分泌或对生长激素的直接影响来抑制 GHRH 刺激的 GH 分泌[198-205]。

(5) 脂肪因子：脂肪因子（瘦素、脂联素和抵抗素）是蛋白质细胞因子家族的成员，它们从脂肪组织中释放出来。尽管研究报道了瘦素或脂联素对生长激素的影响，但确切的相关性尚不清楚。其与 GH 脉冲分泌有关；然而，这是直接还是间接影响尚不清楚[206]。脂联素也已被证明可以减少 GHRH 刺激的 GH 释放，但不能减少胃促生长素刺激的 GH 释放。脂肪因子均利用 AC/PKA 信号通路；瘦素还通过细胞内/细胞外钙和 PLC/PKC 信号通路，脂联素通过细胞内/细胞外钙信号通路，抵抗素通过 mTOR 途径信号通路，均会增加 GH 的分泌[207]。

(6) 雌激素：雌激素受体在生长激素细胞中表达，雌二醇治疗降低了男性 IGF-1 并升高了基础 GH 浓度[208]。

在绝经后女性中，雌激素治疗增加了 GH 分泌并降低了 IGF-1 水平。这些作用可能直接或间接由 IGF-1 的负反馈作用介导[209]。在啮齿动物中，雌激素受体 α 的缺失导致 GH mRNA 表达和分泌减少[210]。雌激素受体 α 和 β 均刺激垂体 GH 基因表达。

(7) 生长激素受体和生长激素结合蛋白：人类 GHR 的基因位于染色体 5p13.1p12，其跨度超过 87kb[211]。GHR 基因包含 10 个外显子：外显子 1 包含 5 非翻译区；外显子 2～10 编码 GHR 的三个结构域，即细胞外配体结合域、单个跨膜结构域和用于信号转导的细胞质结构域[212]。GHR 表达水平最高的是肝脏，其次是肌肉、脂肪、肾脏、心脏。该受体长 638 个氨基酸，糖基化前的预测分子量为 70kDa。

在人类中发现了两种 GHR 同种型：一种全长形式和一种缺失外显子 3（GHRd3）的形式，受体胞外结构域的 22 个氨基酸片段丢失[213]。GHRd3 等位基因存在于大约 33% 的普通人群中[213]。几项研究调查了 GHRd3 等位基因对生长和 GH 的临床意义在特定疾病状态下的反应。

GH 必须与 GHR 的同源二聚体复合物结合以激活其细胞内信号通路（图 25–20）。GHR 亚基的二聚化是否发生在 GH 结合之前或之后是一个有争议的问题。最初认为二聚化只会在 GH 结合后发生。GH 将与第一个亚基结合，之后 GH-GHR 复合物将在其中扩散直到与第二个亚基接触，激活受体[214]。然而，在活细胞中显示，GHR 的亚基在无活性（即未结合）状态下组成二聚体[215]。细胞外的 GH 结合位点两个亚基的结构域不对称放置。因此，一旦 GH 与两个亚基结合，它就会诱导通过跨膜结构域传递到细胞内结构域的二聚体的两个亚基旋转，从而通过转磷酸化激活下游激酶。

与其受体结合后，GH 会刺激 JAK2 的磷酸化，这是一种与 GHR 相关的酪氨酸激酶（图 25–20）。在募集或激活时，JAK2 分子会导致 GHR 细胞内部分的关键酪氨酸磷酸化，这是一种转磷酸化。GHR 上的磷酸化酪氨酸为关键的中间 STAT 蛋白提供了对接位点[214]。STAT 蛋白通过其 SH2 结构域与配体激活受体上的磷酸酪氨酸对接，如 GHR。对接后，磷酸化发生在蛋白质羧基末端（C 端）的单个酪氨酸上。

STAT 从 GHR 解离，二聚化后转移到细胞核，并通过其 DNA 结合域与 DNA 结合以调节基因转录。有七种已知的哺乳动物 STAT；其中，STAT5B 似乎最关键地参与了调节 GHR 的生长促进作用[216]。

GHR 信号还导致 ERK1 和 ERK2 的激活以增加转录[217]。GHR 激活如何促进 ERK1/2 激活是一个有争议的问题。Src 依赖 JAK2 非依赖性磷酸化模型已建立[167]，同时也存在 JAK2 依赖 Src 非依赖性机制[218]。实验是在不同的细胞系中进行的，因此 GHR 激活 ERK1/2 的机制可能在不同的细胞中是不同的。尚不清楚这些途

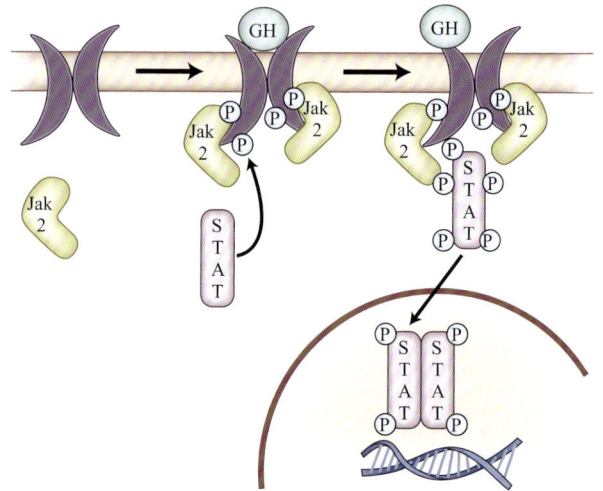

▲ 图 25–20 描述由 GH 与 GHR 结合诱导的细胞内信号传导中间体的模型

Jak. Janus 激酶；P. 磷酸化；STAT. 信号转导和转录激活因子（引自 Le Roith DC, Bondy S, Yakar J-L, et al. The somatomedin hypothesis. *Endocrine Rev*. 2001; 22: 53-74.

径在 GH 刺激生长中发挥何种作用。

GHBP 延长 GH 的半衰期，可能是通过肾小球滤过，并调节其与 GHR 的结合。它以高特异性和亲和力结合 GH，但结合能力低；只有约 45% 的循环 GH 被结合[154]。GHBP 来源于受体胞外结构域的蛋白水解切割[219]。GHBP 水平反映 GHR 水平和活性；也就是说，低水平与 GH 不敏感状态有关[154]。GHBP 水平在生命早期较低，在儿童时期升高，在青春期和成年期达到稳定水平[220]。营养受损、糖尿病、甲状腺功能减退、慢性肝病、GHR 和遗传性异常与 GHBP 水平低有关，而肥胖、再喂养、早孕和雌激素治疗与 GHBP 水平升高有关[154]。一般来说，GHBP 水平反映 GHR 水平和活动。由于 GHR 细胞外结构域缺陷而对 GH 不敏感的患者的 GHBP 水平较低，因此 GHBP 水平可用于识别这些个体。由于非受体异常、GHR 细胞内结构域缺陷或受体无法二聚化而导致 GH 不敏感的患者可能具有正常水平的 GHBP[162]。GHR 信号会立即影响许多基因的转录（刺激后 <3h），并在较长时间的刺激下影响其他基因的转录。在 GH 缺陷大鼠急性 GH 刺激后，由 GH 立即诱导的肝基因包括信号转导子（STAT3、gp130、p38）、DNA 修复蛋白、受体蛋白酶和代谢调节剂，如 IGF-1、Igfbp3 和 Mct1.221 GHR 信号，参与调节糖类、脂肪和类固醇代谢相关基因的表达[222]。

对缺乏 Ghr 或 GHR 信号下游成分的小鼠的研究揭示了 GH 在正常生理中的作用。Ghr-/- 小鼠在出生时表现出正常大小，但在出生后生长减弱，体重约为正常值的一半，身长约为正常值的 2/3[223]。Ghr-/- 小鼠还表现出青春期成熟延迟、寿命延长，与对照组相比，胰岛素敏感性增加。仅在肝脏中敲除 Ghr 的小鼠具有低

IGF-1 水平和高 GH 水平。这些小鼠表现出正常生长，但骨密度明显低于对照组。它们还表现出肝脏脂肪变性，伴有胰岛素抵抗和血清游离脂肪酸水平升高[224]，显示了独立于血清 IGF-1 信号传导的过度 GHR 信号传导的代谢功能。

敲除小鼠中的 Jak2 是胚胎致死性的[225]，敲除 Stat3 也是如此。敲除 Stat1 或 Stat5a 不会影响体型。然而，Stat5b 的缺失导致雄性小鼠而不是雌性小鼠的体型减小。Stat5a/b$^{-/-}$ 小鼠比 Stat5b$^{-/-226}$ 联合 IGF-1 和 Ghr$^{-/-}$ 小鼠的出生后生长衰减比单独敲除任一基因的小鼠更严重，表明 GH 和 IGF-1 通过共同和独立功能促进生长[227]。肝脏特异性 IGF-1 敲除血清 IGF-1 水平极低的小鼠具有正常的线性生长，表明 GH 或旁分泌产生的 IGF 非依赖性作用和 IGF-1 的影响，或两者兼而有之[228]。

从历史上看，GH 的合成代谢作用被认为完全由 IGF 肽介导（所谓的生长素假说）[164]。虽然大多数 GH 作用是由 IGF 介导的，但 GH 和 IGF 在代谢和敲除中的作用相反。小鼠模型表明，GH 有独立于 IGF 的作用。事实上，GH 的"糖尿病"作用与 IGF 的降糖作用是矛盾的。体外研究表明，GH 在以下组织中具有潜在的非 IGF 依赖性作用。

• 骨骺：刺激骨骺生长。

• 骨：刺激破骨细胞分化和活性，刺激成骨细胞活性，通过软骨内骨形成增加骨量。

• 脂肪组织：急性胰岛素样作用，随后增加脂肪分解、抑制脂蛋白脂肪酶、刺激激素敏感性脂肪酶、减少葡萄糖转运和减少脂肪生成。

• 肌肉：增加氨基酸转运、增加氮保留、增加瘦组织和增加能量消耗。

(8) IGF

① 历史背景：IGF（生长介素）是部分 GH 依赖性的肽家族，介导 GH 的许多合成代谢和促有丝分裂作用。它们最初是在 1957 年发现能够促进 [^{35}S] 硫酸盐掺入大鼠软骨，并被命名为硫酸化因子[164]。1972 年，该术语被生长介素取代[169]，并从人血清中纯化生长调节素产生了一种碱性肽和一种中性肽[229]。1978 年，Rinderknecht 和 Humbel[230, 231] 从人血浆中分离出两种活性生长介素，并在证明了与胰岛素原结构相似性后，将它们重新命名为胰岛素样生长因子。

② IGF 基因和蛋白质结构：人体中有两种 IGF，即 IGF-1 和 IGF-2。IGF-1 是 70 个氨基酸的碱性肽，IGF-2 是 67 个氨基酸的肽。这两种肽共有 73 个可能的氨基酸位置中的 45 个，与胰岛素有 50% 的氨基酸同源性[164, 230, 231]。与胰岛素一样，两种 IGF 都具有通过二硫键连接的 A 链和 B 链。连接的 C 肽区对于 IGF-1 有 12 个氨基酸，对于 IGF-2 有 8 个氨基酸，与胰岛素原的 C 肽区没有同源性。与胰岛素的结构相似性解释了 IGF 与胰岛素受体结合的能力，以及胰岛素与 IGF-1 受体（由 IGF-1R 编码）结合的能力。另一方面，结构差异可能解释了胰岛素未能以高亲和力与 IGFBP 结合的原因。

(9) IGF-1

① 基因调控：人类 *IGF*-1 基因位于 12 号染色体的长臂上，包含至少 6 个外显子（图 25–21）。外显子 1 和 2 编码替代信号肽，每个信号肽包含几个转录起始位点；也就是说，现有的多个 IGF-1 转录本由外显子

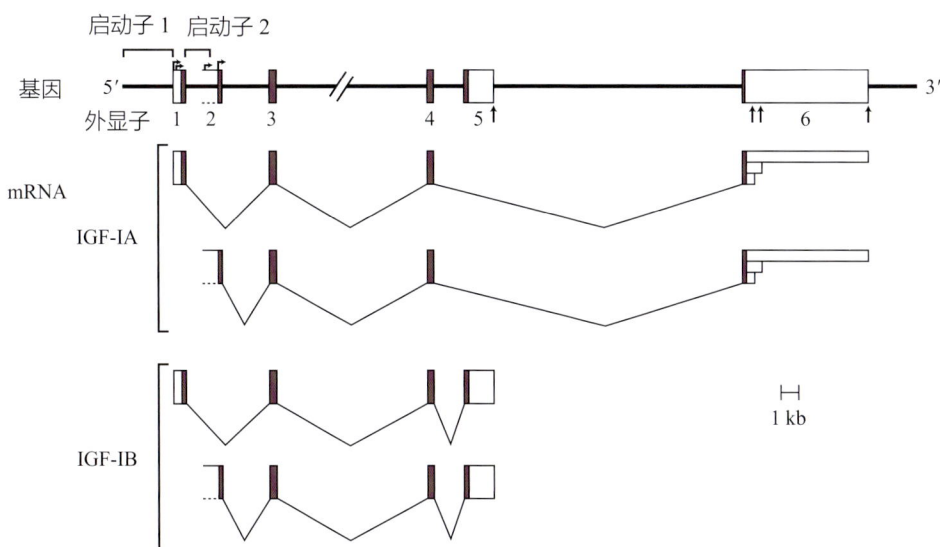

▲ 图 25–21　人 IGF-1 基因的结构和表达

不同人类 IGF-1 信使 RNA 的结构显示在基因图谱下方。前 mRNA 加工位点由细线表示。差异多聚腺苷酸化位点在基因的 3′ 端用垂直箭标记，在 mRNA 中用不同长度的水平框标记（引自 Rotwein P. Structure, evolution, expression and regulation of insulin-like growth factors I and II. *Growth Factors*. 1991; 5:3-18.）

1 或外显子 2 组成。以组织特异性方式调节的两种不同启动子[232]控制外显子 1 或 2 的使用。外显子 3 和 4 编码剩余的信号肽、成熟 IGF-1 分子的剩余部分和部分尾肽（E 肽）。外显子 5 和 6 编码交替使用的尾肽片段和具有多个不同多聚腺苷酸化位点的 3 非翻译序列。因此，存在多种 mRNA 种类，允许对 IGF-1 基因表达进行组织特异性、发育和激素调节。

GH 是 IGF-1 转录的主要调节因子，导致 IGF-1 mRNA 增加 20 倍。GH 诱导的 IGF-1 mRNA 表达程度可能存在组织间差异[233, 234]。

雌激素还调节 IGF-1 转录，因为它对 Ghr-/- 小鼠的给药可以刺激肝脏 IGF-1 的合成和生长[223]。性类固醇对 IGF-1 转录的影响在人类青春期 IGF-1 水平升高中起作用[235]。参与调节 IGF 基因表达的机制包括多个启动子的存在、每个启动子内的异质转录起始、各种外显子的可变剪接、差异 RNA 多聚腺苷酸化和可变的 mRNA 稳定性。转录因子 STAT5B 是 GH 诱导的 IGF-1 转录激活的最关键介质。两个相邻的 STAT5B 结合位点存在于大鼠 IGF-1 基因的第二个内含子中，在 GH 处理后染色质结构发生急剧变化的区域内[216]。

一旦翻译，IGF-1 前肽需要加工以形成成熟的 IGF-1 肽（图 25-22）。来自 SPC 的蛋白酶切割 pro-IGF-1[236]。

②血清水平：在人类胎儿血清中，IGF-1 水平相对较低，并且与胎龄呈正相关[237]。据报道，胎儿脐带血清 IGF-1 水平与出生体重之间存在相关性[238]，但这种关系存在争议[239]。新生儿血清中的 IGF-1 水平通常为 30% 达到成人水平的 50%，并在童年时期上升。在青春期，IGF-1 水平上升到成人范围的 2～3 倍。与实际年龄相比，青春期的水平与 Tanner 阶段或骨龄的相关性更好[240]。青春期性激素水平升高可能通过 GH 分泌的增加和直接通过增加肝脏合成 IGF-1 来间接刺激 IGF-1 的产生。性腺发育不全的女孩在青春期的血清 IGF-1 没有升高，这证明了青春期 IGF-1 升高与性激素的产生之间存在关联[241]。作为进一步的证据，由于 GHR 突变导致 GH 不敏感的患者在治疗期间表现出 IGF-1 的适度升高。尽管 GH 水平下降，但仍处于青春期水平。

20—30 岁后，血清 IGF-1 水平逐渐下降，这种下降与负氮平衡、肌肉质量下降和老年的骨质疏松症有关[242]。

(10) IGF-2

①基因调控：IGF-2 基因位于 11 号染色体的短臂上，与胰岛素基因相邻，包含 9 个外显子（图 25-23）。外显子 1～6 编码 5 非翻译 RNA，外显子 7 编码信号肽和大部分成熟蛋白，外显子 8 编码蛋白的 C 端部分。与 IGF-1 一样，存在多种 mRNA 种类以转录产物的组织特异性表达和激素调节。IGF-2 mRNA 表达在胎儿期很高，早在小鼠的胚泡阶段就已检测到[243]。胎儿组织通常具有较高的 IGF-2 mRNA 水平，并在出

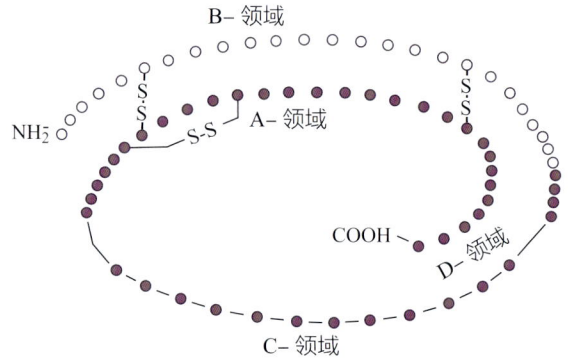

▲ 图 25-22　IGF-1 肽的结构

引自 Yakar S, Wu Y, Setser J, et al. The role of circulating IGF-1. *Endocrine*. 2002; 19: 239-248.

生后下降。IGF-2 是基因印迹的，也就是说，只有一个等位基因活跃，这取决于父母的遗传。在 IGF-2 的情况下，只有父系表达的等位基因活跃。大多数印记基因以相互印记基因成簇出现，IGF-2 也不例外。非编码基因 H19 位于 IGF-2 的下游，并且印记相反，这意味着只有母本等位基因表达，父本等位基因无活性。IGF-2 和 H19 的启动子共享一组作用于任一基因的增强子。在父系等位基因上，H19 启动子区域被甲基化并因此失活（所谓的表观遗传调控表达）[244]。IGF-2 启动子不包含可以被甲基化的区域。相反，H19 和 IGF-2 启动子区域的上游是所谓的差异甲基化区域 I（DMR）。当它被甲基化时，CTCF 的结合被阻止，从而使增强子作用于 IGF-2 启动子以激活转录[245]。在母体染色体上，DMR 未甲基化，从而使 CTCF 结合并阻止转录（图 25-24）[246]。IGF-2 是单等位基因表达的事实强调了基因剂量对正常生理和发育的重要性。IGF-2 印记的丧失可导致组成型表达的 IGF-2 mRNA 和过量的 IGF-2。IGF-2 mRNA 在许多间充质和胚胎肿瘤中组成性表达，包括肾母细胞瘤[247]、横纹肌肉瘤、神经母细胞瘤、嗜铬细胞瘤、肝母细胞瘤、平滑肌瘤、平滑肌肉瘤、脂肪肉瘤和结肠癌[248]。IGF-2 印记缺失导致双等位基因表达发生在 Beckwith Wiedemann 综合征中，其特征是胎儿和新生儿过度生长，以及儿童期风险增加癌症。BWS 中印记缺失是由影响 11 号染色体区域印记的突变导致的，该区域含有 IGF-2[249]，甲基化缺陷导致该区域的高甲基化或表达的父本等位基因重复，导致 IGF-2 表达增加或父本单亲二体性（表达父系等位基因的遗传）。

②血清水平：人类新生儿 IGF-2 水平通常是成人水平的 50%。到 1 岁时，达到成人水平，随后即使到 70—80 岁也几乎没有下降[250]。

(11) IGF 受体：IGF 受体有两种类型，即 I 型和 II 型（图 25-25）。这些受体的结构特征提供了这两种形式之间的差异[251]。IGF-1 受体与胰岛素受体密切相关，

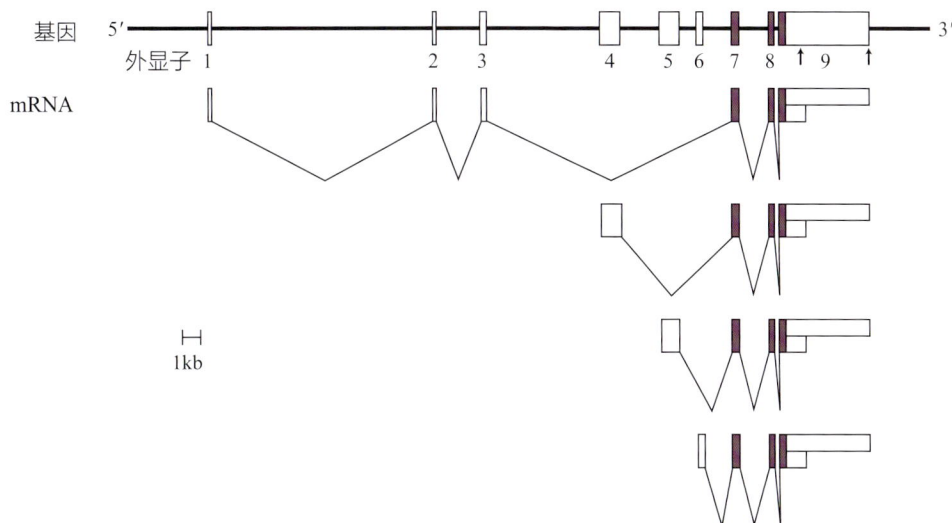

▲ 图 25-23　人 *IGF-2* 基因的结构和表达

不同人类 IGF-2 信使 RNA 的结构显示在基因图的下方。细线表示 mRNA 加工的模式。差异多聚腺苷酸化位点在基因的 3′ 端用垂直箭标记，在 mRNA 中用不同长度的水平框标记（引自 Rotwein P. Structure, evolution, expression and regulation of insulin-like growth factors 1 and 2. *Growth Factors*. 1991; 5: 3-18.）

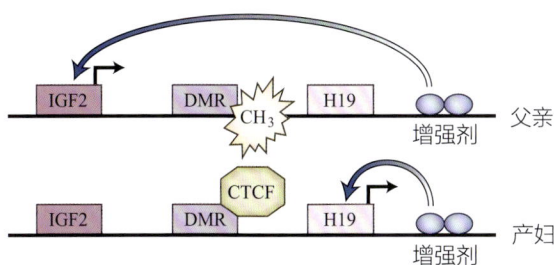

▲ 图 25-24　IGF-2-H19 基因座印迹区域示意图

CTCF. CCCTC 结合因子；CH₃. 甲基化；DMR. 差异甲基化区域（改编自 Chao W,D'Amore P. IGF-2: epigenetic regulation and role in development and disease. *Cytokine Growth Factor Rev*. 2008; 19: 111-120.）

两者都是包含两个跨膜的异四聚体 α 亚基和两个细胞内 β 亚基。α 亚基包含 IGF-1 的结合位点并通过二硫键连接。β 亚基包含一个跨膜结构域、一个 ATP 结合位点和一个酪氨酸激酶结构域，它们构成了可能的受体信号转导机制。

虽然 IGF-1 受体通常被称为 IGF-1 受体，但该受体并未以高亲和力结合 IGF-1 和 IGF-2，并且两种 IGF 肽都可以通过与 I 型受体结合来激活酪氨酸激酶。IGF-1 受体对胰岛素的亲和力通常低 100 倍，这解释了胰岛素的促有丝分裂作用相对较弱。

成熟的 IGF 受体肽有 1337 个氨基酸，预计分子量为 151869kDa（图 25-26）。翻译的 αβ 异二聚体在 707~710 位的 Arg-Lys-ArgArg 序列处被切割。释放的 α 亚基和 β 亚基通过二硫键连接，然后形成成熟的（αβ）₂ 受体，其中两条 α 链由二级二硫键连接。α 亚基位于细胞外，含有一个富含半胱氨酸的结构域，该结构域

对 IGF 结合至关重要。β 亚基具有短的细胞外结构域、疏水性跨膜结构域和具有 ATP 结合位点的细胞内酪氨酸激酶结构域。

IGF-1R 基因跨越超过 100kb 的基因组 DNA，有 21 个外显子；基因组结构类似于胰岛素受体基因的结构[252]。外显子 1~3 编码 5′ 非翻译区和参与配体结合的 α 亚基的富含半胱氨酸结构域。

α 亚基的其余部分由外显子 4~10 编码。参与产生 α 亚基和 β 亚基的肽切割位点由外显子 11 编码，而 β 亚基的酪氨酸激酶结构域由外显子 16~20 编码。IGF-1R 和胰岛素受体基因具有最大的序列同源性，范围为 80%~95%。

IGF-1R mRNA 已在除肝脏之外的几乎所有组织中均可发现[253]。该 mRNA 在胚胎组织中含量最高，并且似乎随着年龄的增长而减少。IGF-1R 在植入后广泛表达，这与该受体对于正常胎儿生长必不可少的观察结果一致。

与其他生长因子受体酪氨酸激酶一样，配体（IGF-1 或 IGF-2）的结合诱导 IGF-1 受体中关键酪氨酸残基的受体自磷酸化[221]。具体而言，配体与 α 亚基的结合导致酪氨酸激酶结构域激活的 β 亚基。自磷酸化似乎通过对面 β 亚基上位点的转磷酸化发生[254]。酪氨酸激酶结构域 Tyr950 附近的酪氨酸是基序的一部分，当该基序缺失时，会降低受体自磷酸化，影响受体内化，并抑制受体后信号传导；衔接蛋白 Shc 和 IRS1 与该结构域结合。

IGF-1 受体胞质区域的自磷酸化和激活促进了几种对接蛋白的募集或激活，每一种都激活不同的信号通路，有一些重叠（图 25-27）。与激活的 IGF-1 受

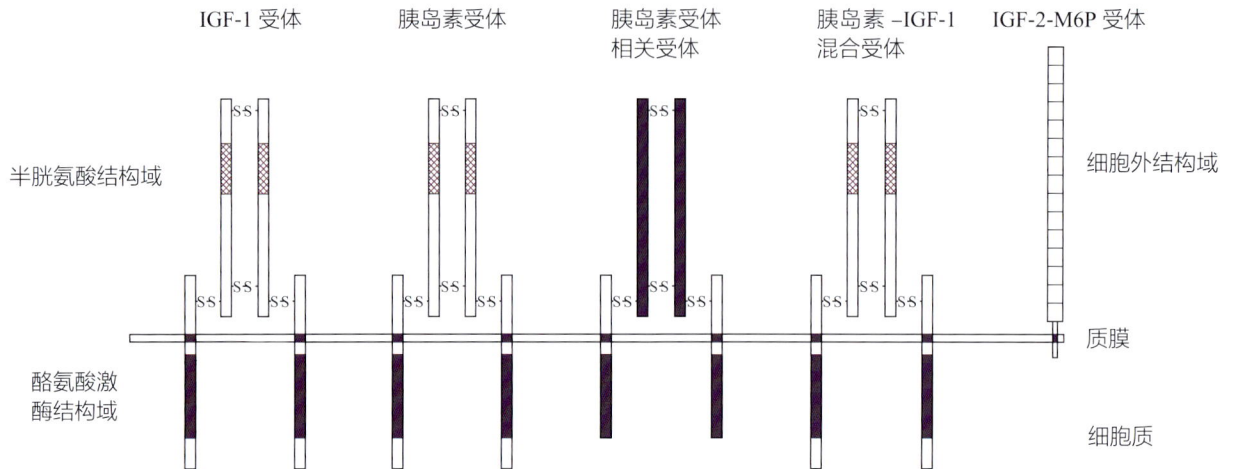

▲ 图 25-25　IGF 受体的结构

胰岛素受体和 IGF-2 型受体都是异四聚体复合物，由与配体结合的细胞外 α 亚基和将受体锚定在膜中，并在其细胞质结构域中与含有酪氨酸激酶活性的 β 亚基组成。IRR 的酪氨酸激酶结构域与胰岛素和 IGF-1 受体的酪氨酸激酶结构域同源。羧基末端结构域在 IRR 中被删除。杂交体由来自胰岛素和 IGF-1 受体的半受体组成。IGF-2/M6P 受体在结构上与 IGF-1 和胰岛素受体或 IRR 无关，具有短的细胞质尾部且没有酪氨酸激酶活性（引自 LeRoith D, Werner H, Geitner-Johnson D, et al. Molecular and cellular aspects of the insulin-like growth factor I receptor. *Endocr Rev.* 1995; 16: 143-163.）

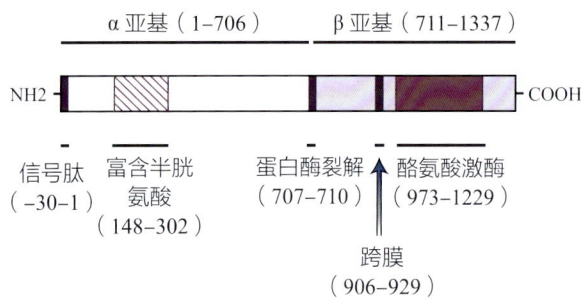

▲ 图 25-26　人 IGF-1 受体前体的结构

从胎盘文库中分离的人 IGF-1 受体互补 DNA 的分子克隆揭示了 4101 个核苷酸的开放阅读框的存在。1367 个氨基酸的多肽在其 NH₂ 末端包含一个 30 个氨基酸的疏水信号肽，负责将新生蛋白链转移到内质网中。在位于残基 707～710 处的蛋白水解切割位点（Arg-Lys-Arg-Arg）被内肽酶消化后，α 亚基和 β 亚基被释放并通过二硫键连接以产生成熟异四聚体受体的构型，还显示了 α 亚基的富含半胱氨酸的结构域和 β 亚基的跨膜和酪氨酸激酶结构域（引自 LeRoith D, Werner H, Beitner-Johnson D, et al. Molecular and cellular aspects of the insulin-like growth factor I receptor. *Endocr Rev.* 1995; 16: 143-163.）

体对接的蛋白质包括 IRS 家族成员、Shc、PI3 激酶的 p85 亚基、酪氨酸磷酸酶 PTP1D 和 mGRB10。在这些对接蛋白中，最能表征涉及 IRS 和 Shc 的途径。

IRS1 是一种 185kDa 蛋白质，当它被磷酸化时，它含有特定的磷酸酪氨酸基序，这些基序可以与含有 SH₂ 结构域的蛋白质结合，如 PI3K 的 p85 亚基、Grb2、Syp（一种磷酸酪氨酸磷酸酶）和 Nck（一种致癌蛋白）。Shc 和 Grb2 的激活导致 Ras、Raf、MAPKK 和 S6K 通路的激活[255]。PI3K 的 p85 亚基的结合导致

PI3K 的 p110 亚基激活。该过程随后激活包括 Akt 在内的下游磷脂信号转导途径。

Akt 的激活导致多种细胞过程的调节，包括细胞凋亡、葡萄糖转运和代谢、蛋白质合成、有丝分裂和分化[255]。磷酸化 Shc 是 Grb2 的 SH2 结构域的对接位点。Grb2 然后绑定 SOS（一个鸟嘌呤核苷酸交换因子），将无活性的 GDP 转化为 GTP。GTP 结合 Ras，然后招募 Raf，Raf 随后激活 MAPK 和有丝分裂原，以及 MEK1 和 MEK2。这些蛋白质的激活最终调节基因转录。鉴于胰岛素和 IGF 肽通过它们自己的特定受体激活相似的信号通路，尚不清楚细胞如何区分这些重叠的配体。结果是否仅反映受体的相对水平，以及胰岛素和 IGF 作用是否存在不同的下游途径，仍然是未来研究的问题。IGF 受体的 α 亚基和 β 亚基可以与胰岛素受体的 α 亚基和 β 亚基形成异二聚体，形成杂合受体（图 25-25）。在大多数组织中发现了大量杂合受体。杂合受体可以结合 IGF-1 的任一胰岛素，但 IGF-1 可能以更高的亲和力结合。无论配体结合，胰岛素或 IGF-1 受体的 β 亚基都会发生自磷酸化[256]。这些杂合受体的生理意义尚不清楚，因为迄今为止只在体外进行了研究。

IGF-2 受体与胰岛素受体或 IGF-1 受体没有结构同源性（图 25-25）。该受体不包含内在的酪氨酸激酶结构域或任何其他公认的信号转导机制。IGF-2 受体与阳离子非依赖性 M6P 受体相同，M6P 受体是一种参与酸性水解酶和其他甘露糖化蛋白的细胞内溶酶体靶向的蛋白质[257]。这种常见受体通常被称为 IGF-2/M6P 受体。IGF-2/M6P 受体（IGF-2R）基因位于 6 号染色体的长臂上。外显子 1～46 编码受体的细胞外区域，其

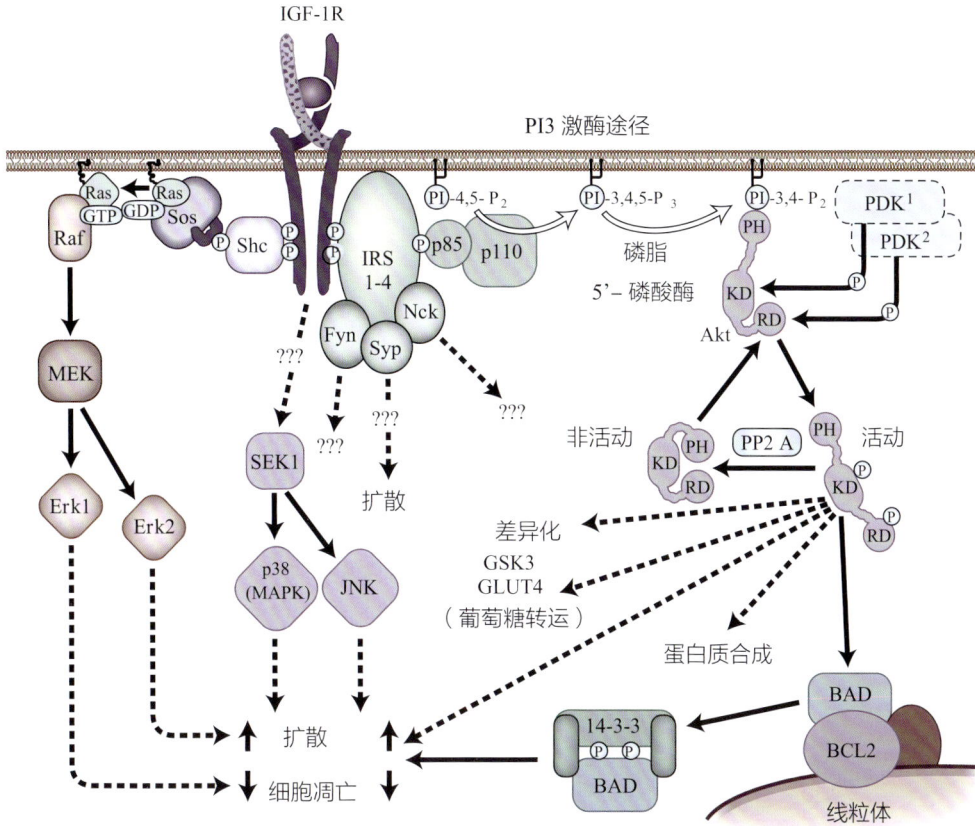

▲ 图 25-27 IGF-1 受体的细胞内信号通路示意图

在与 IGF-1 结合时，IGF 受体在多个酪氨酸残基处发生自磷酸化。受体的内在激酶活性还在多个酪氨酸残基处磷酸化 IRS1。各种含 SH 结构域的蛋白质，包括 PI3K、Syp、Fyn 和 Nck，与 IRS1 中特定的含磷酸酪氨酸基序相关。这些对接蛋白募集多种其他细胞内底物，然后激活一系列蛋白激酶，包括 Raf1，以及一种或多种相关激酶，包括 MAPK、MEK 及其他。反过来，这些蛋白激酶激活各种其他元素，包括核转录因子。各种 IGF-1 反应基因表达的改变导致 IGF-1 的长期影响，包括生长和分化。这种信号转导级联模型也显示了抑制细胞凋亡的潜在机制。BAD.BCL2 相关的细胞死亡激动剂；Erk. 细胞外信号调节激酶；GDP. 鸟苷二磷酸；GLUT4. 葡萄糖转运蛋白 4；GTP. 鸟苷三磷酸；JNK. c-Jun N 端激酶；KD.Akt 的催化激酶结构域；MEK. 丝裂原活化蛋白激酶；P. 磷酸化；PH. Akt 的 pleck 串同源结构域；PP2A. 蛋白磷酸酶 2A；RD. Akt 的调节 C 端尾；SEK1. 血清诱导型和糖皮质激素诱导型蛋白激酶 1（引自 Le Roith D, Bondy C, Yakar S, et al. The somatomedin hypothesis. *Endocr Rev.* 2001; 22: 53-74.）

中包含 15 个重复序列，每个序列有 147 个残基。外显子 47 和 48 编码 23 个残基的跨膜结构域和一个仅由 164 个残基组成的小细胞质结构域[258]。与 IGF-2 不同，基因表达在人类中是双等位基因的。与 IGF-2 一样，IGF-2R 表达在胎儿发育早期最高，出生后下降[258]。

IGF-2/M6P 受体在非还原条件下的表观分子量为 220 000，还原后为 250 000，表明它是一种单体蛋白[259]。15 个重复序列含有半胱氨酸，以形成受体折叠所必需的分子内二硫键[258]。重复 11 结合 IGF-2，而重复 3、5 和 9 结合 M6P。由于受体折叠，IGF-2 结合位点似乎位于 M6P 结合位点的反面[260]。

IGF-2/M6P 受体结合多种含 M6P 的蛋白质，包括溶酶体酶、TGFβ[261] 和 LIF[262]。IGF-2/M6P 受体仅以高亲和力结合 IGF-2，IGF-1 以较低的亲和力与该受体结合，而胰岛素根本不结合[263]。该受体参与跨高尔基网络和细胞外空间之间的溶酶体酶运输，调节细胞外 IGF-2 和 LIF 水平，并在 TGFβ 激活中发挥作用（El-Shewy 等[264]）。IGF-2 受体缺失的小鼠出现巨大儿和胎儿死亡，这表明在 IGF-2 降解中起作用[265]。

IGF-2 的有丝分裂和代谢作用是通过 IGF-1 受体介导的，因为针对 IGF-1 受体上 IGF-1 结合位点的单克隆抗体会抑制 IGF-1 和 IGF-2 刺激胸腺嘧啶掺入和细胞复制的能力[266]。多克隆阻断 IGF-2 与 IGF-2/M6P 受体结合的抗体不会阻断 IGF-2 的作用[267, 268]。

（三）IGF 和 IGF 受体基因的功能靶向破坏

IGF 轴在出生前后中的体内作用通过一系列涉及 IGF 和 IGF 受体基因无效突变的研究得到了牢固验证[269]。与出生时接近正常大小的 Gh 或 Ghr 无效小鼠不同，缺失 IGF-1 或 IGF-2 的小鼠出生体重约为正常体重的 60%[269]。按比例缩小后，IGF-1 缺失小鼠的新生儿死亡率高于 IGF-2 缺失小鼠。出生后，在新生儿期存活的 IGF-1 缺失的小鼠继续出现生长障碍，到 2 月龄时体重为正常值的 30%。当 IGF-1 和 IGF-2 都被破坏时，出生时的体重仅为正常的 30%，所有动物在出生后不久就死亡，显然是由于肌肉发育不全继发的呼吸功能不全（图 25-28）。缺乏 IGF-1 和 Ghr 的小鼠只有正常大小的 17%[227]。因此，IGF-1 和 IGF-2 在胎儿生长中都很重要，但 GHR 信号传导也可能对生长具有独立于 IGF 的作用。IGF-1-/- 小鼠的出生后生长比在具有 Ghr 或 Ghrh 受体突变的小鼠中观察到的要差，这表明 IGF-1 的 GH 依赖性和 GH 非依赖性效应对于正常生长都是必需的。

通过 Cre/LoxP 重组系统特异性消融肝脏 IGF-1，证实肝脏是循环 IGF-1 的主要来源，但由此产生的血清 IGF-1 水平降低 80% 对出生后生长没有影响[228, 270]，表明出生后生长相对独立于肝脏 IGF-1 的产生。据推测，局部软骨细胞或其他组织产生的 IGF-1 维持了足够的 IGF-1 内分泌来源，以解释生长保护。在 Igfals（编码 ALS 的基因）缺失的小鼠中仅观察到出生后生长的适度下降[271]。

通过将肝脏来源的 IGF-1 基因缺失小鼠与 ALS 基因缺失小鼠杂交，血清 IGF-1 减少了 85%～90%，伴随着出生后早期生长迟缓[272]。这些发现表明，出生后的生长依赖于肝脏和组织 IGF-1，尽管面对这些研究中观察到的 GH 产生升高和 IGFBP 系统的干扰，尚不能得出明确的结论。

敲除 IGF-1r 导致出生体重为正常值的 45%，新生儿死亡率为 100%[273]。同时敲除 IGF-1 与单独敲除 IGF-1r 相比，IGF-1r 不会导致出生体型进一步减小；这与所有 IGF-1 作用都是通过 IGF-1 受体介导的假设一致。鼠体内 IGF-2r 的缺失导致出生体重增加，但会导致在妊娠晚期或出生时死亡[265]。因为这种受体通常会降解 IGF-2，所以生长增加反映了过量的 IGF-2 通过 IGF-1 受体发挥作用，组织中 IGF-2 的积聚不一。敲除 IGF-2r 和 IGF-2 导致出生体重为正常值的 60%，与仅敲除 IGF-2 的小鼠大小相似，对新生儿存活没有影响[274]。同时敲除 IGF-2 和 IGF-1r 基因导致出生体型进一步减小到正常值的 30%，这表明 IGF-2 的某些胎儿合成代谢作用是由另一种机制介导的，如通过胎盘生长或与胰岛素受体的相互作用。事实上，胎盘中 IGF-2 的特异性缺失会导致胎盘变小和生长迟缓[275]。

这些研究得出以下结论：① IGF-1 对胎儿和出生后的生长都很重要；② IGF-2 是主要的胎儿生长因子，但对产后生长作用不大；③ IGF-1 受体介导 IGF-1 和 IGF-2 的促合成代谢作用；④ IGF-2 受体具有双重作用，既可作用靶向溶酶体酶，又可加快向 IGF-2 转换；⑤ Williams-2 缺失导致胎盘生长受损；⑥ IGF-1 是 GH 对出生后生长影响的主要介质，尽管 GH 和 GHR 可能存

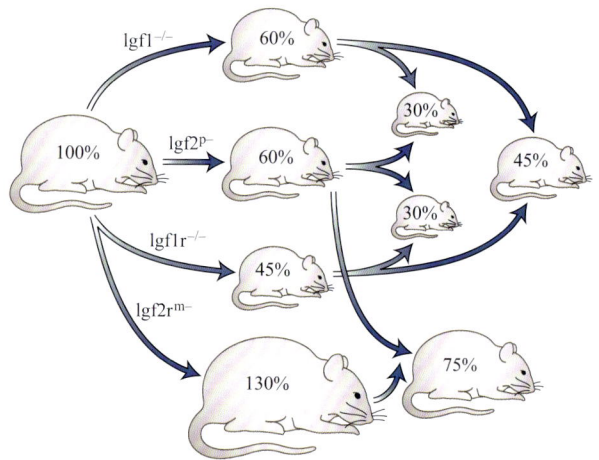

▲ 图 25-28 Igf 系统的一个或多个基因的破坏对小鼠胎儿生长的影响，以正常体重的百分比表示。**IGF-1-/-.IGF-1 基因缺失小鼠；IGF-2p-. IGF-2 父系等位基因缺失小鼠；IGF-1r-/-，IGF-1r 基因缺失小鼠；IGF-2rm-. IGF-2r 母体等位基因缺失小鼠。具有两个箭来源的小鼠是箭来源小鼠的组合基因型**
引自 Gicquel C, LeBouc Y. Hormonal regulation of fetal growth. *Horm Res.* 2006; 65: 28-33.

在小部分 IGF-1 非依赖性作用。

（四）IGF 结合蛋白

与胰岛素不同，IGF 与一系列结合蛋白复合，在血浆中循环，运送至靶细胞。这些结合蛋白可延长 IGF 肽的血清半衰期，并调节 IGF 与表面膜受体的相互作用[276]。此外，IGFBP 对独立于 IGF 的细胞有影响。

IGFBP 的存在和各种作用为 GH-IGF 轴提供了多层调节，大大增加了其复杂性（图 25-29）。后文首先描述 IGFBP 家族的结构，然后描述 IGFBP 在 IGF 生理学中的作用，以及各个 IGFBP 的特征。

1. IGFBP 的结构 IGFBP 在 N 端和 C 端结构域具有结构同源性，但具有高度可变的中段，这可能解释了单个 IGFBP 更特殊的特性，如细胞解离、IGF 结合增强和不依赖 IGF 作用。在每个保守的 N 端和 C 端结构域中，有大量富含半胱氨酸的残基具有保守的空间顺序，这意味着 IGFBP 的二硫键依赖性二级结构也是保守的[277]。二硫键蛋白被还原导致 IGF 结合活性丧失，进一步证明了富含半胱氨酸区域的重要性。

已证明，N 端结构域包含对于 IGF 与 IGFBP1、3 和 4[278] 结合必不可少的残基，负责结合的 C 端结构域中的确切序列在 IGFBP 之间可能不同。IGFBP 高度可变的中区片段是翻译后修饰（如糖基化和磷酸化）和蛋白水解的位点。IGFBP 的一级结构及其翻译后修饰均负责对组织的不同靶向：糖基化可影响细胞相互作用，磷酸化可影响 IGF-1 结合亲受体和对蛋白酶的敏感性，蛋白水解酶影响 IGF/IGF 受体依赖性和 IGF/IGF 受体非依赖性作用[279]。IGFBP1、2、4 和 5 的三

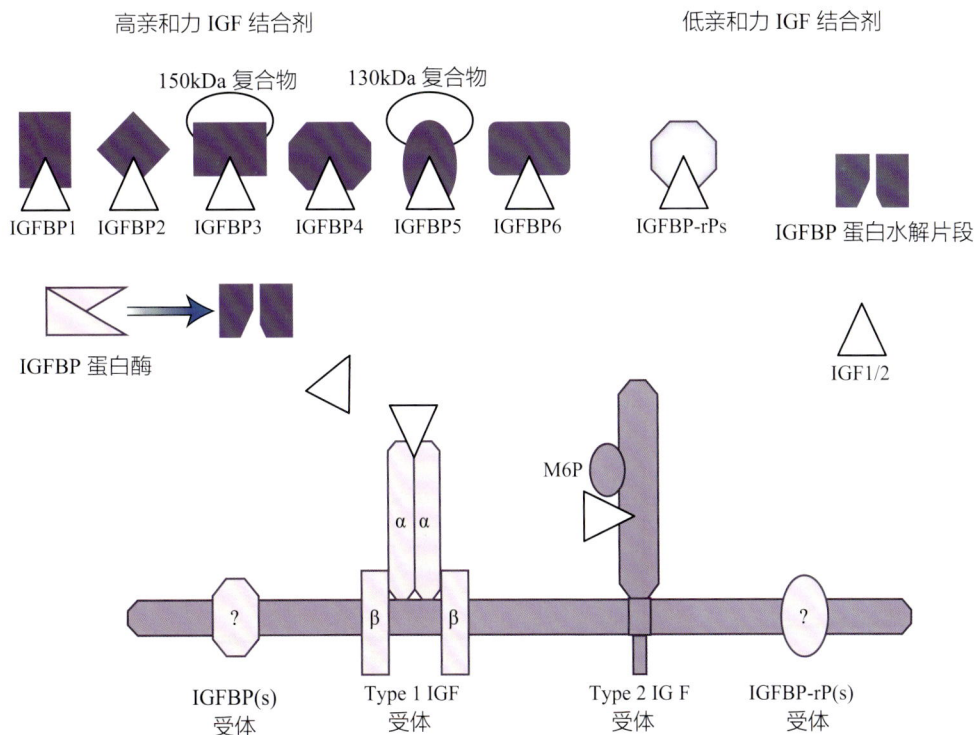

▲ 图 25-29 **IGF 系统示意图，包括 IGF 配体（IGF 受体 1 和 2）、结合蛋白（高亲和力和低亲和力结合剂）、IGFBP 蛋白酶、1 型和 2 型 IGF 受体，以及其他 IGFBP 和 IGFBP 相关蛋白的潜在受体**

M6P. 甘露糖 –6– 磷酸（©Endocrine Society 版权所有，引自 Hwa V, Oh Y, Rosenfeld RG. The insulin-like growth factor-binding protein [IGFBP] superfamily. *Endocr Rev*. 1999; 20: 761-787.

维结构详细说明了 N 端和 C 端结构域中的 IGF 结合位点。晶体学表明 N 端结构域的结构对于 IGF 结合至关重要，而 C 端结构域对于抑制 IGF-1 与其受体之间的相互作用很重要[280, 281]。

因存在降解 IGFBP 的 IGFBP 蛋白酶，IGFBP 的分析变得复杂（图 25-30）[282]。IGFBP 的蛋白水解使它们的测定复杂化，在测量生物体液中的各种 IGFBP 时必须加以考虑。

存在多种 IGFBP 蛋白酶，包括钙依赖性丝氨酸蛋白酶、激肽释放酶、组织蛋白酶和基质金属蛋白酶[283, 284]。IGFBP 的蛋白水解释放 IGF 与细胞表面受体相互作用，从而增强 IGF 肽的促有丝分裂和合成代谢作用。

2. IGFBP 在 IGF 生理学中的作用

（1）IGFBP 作为载体蛋白：由于 IGFBP 对 IGF 的高亲和力（$10^{-10}\sim10^{-11}$mol/L），几乎所有循环的 IGF-1 和 IGF-2 均与 IGFBP 形成复合物[285]。在成人中，75%～80% 的 IGF 以三元复合物的形式存在，该复合物由 1 分子 IGF 加上 1 分子 IGFBP3 加 1 分子蛋白质 ALS 组成[286]。三元复合物由于分子量太大从血管腔渗出，从而可将 IGF 肽段的半衰期从大约 IGF 单体的约 10min 延长到 IGF-1 IGFBP3 二元复合物 1～2h，其

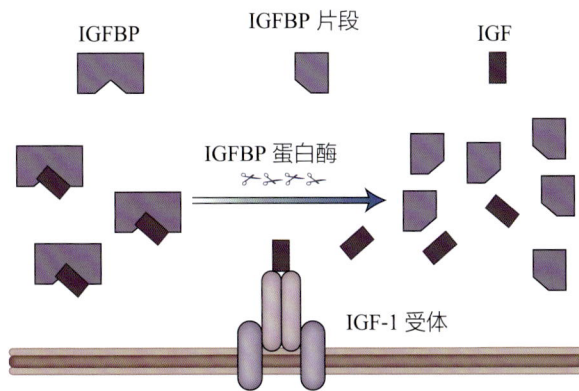

▲ 图 25-30 **IGFBP 蛋白酶对 IGF 作用影响的示意图**

在该模型中，IGFBP 的蛋白水解导致其对 IGF 配体的亲和力降低，从而导致 IGF 肽与 IGF 受体的结合增强（引自 Cohen P, Rosenfeld RG. The IGF axis. In Rosenbloom AL, ed.Human *Growth Hormone: Basic and Scientific Aspects*. Boca Raton, FL: CRC Press; 1995: 43-58.）

至三元复合物 12～15h[287, 288]。IGFBP3 和 ALS 都具有 GH 依赖性，可能存在 GH 对 IGF 轴的调节机制。GH 缺乏患者的 GH 给药将 IGF 转变为三元[289]，然而，单独使用 IGF-1 治疗后，IGFBP3 水平没有增加，而 ALS 水平可能会降低；因此，IGF 不会转变为三

元复合体[290]。在 GHD 或 GH 不敏感患者的血清中，150kDa 三元复合体中几乎没有 IGF；存在的 IGF 存在于 IGF-IGFBP3 二元复合物中或与其他 IGFBP 结合，如 IGFBP1、2、4 或 5[291]。

(2) IGFBP 作为 IGF 作用的调节剂：IGFBP 还通过调节 IGF 的可用性来调节生物学作用（图 25-31）。IGF 与 IGFBP 的结合亲和力高于 IGF 受体，IGF 与 IGFBP 的解离是 IGF 与 IGF 受体相互作用所必需的[285]。此外，与 IGF 相比，许多体液中 IGFBP 的浓度过高[292]。IGF 从 IGFBP 的解离是通过质量作用、蛋白水解或其他未知机制实现的。IGFBP4 存在对 IGF-1 作用的抑制发生在体外和体内[293]。IGFBP1、3 和 5 对 IGF 作用具有增强作用，可能是通过促进 IGF 向靶受体的传递，就像 IGFBP3 一样[294]。

IGFBP5 的增强作用涉及 IGFBP5 与细胞外基质蛋白的结合，这降低了 IGFBP5 对 IGF 的亲和力。IGFBP5 与细胞外基质的结合可能使 IGF 以低亲和力复合物靠近细胞表面，它从该复合物中可以缓慢释放，以结合相邻的 IGF 受体[295]。更复杂的是，似乎相同的 IGFBP 可以增强或在体外抑制 IGF 作用，具体取决于细胞培养条件、细胞类型、IGFBP 剂量和翻译后修饰，如磷酸化状态[296]。也有人提出，IGFBP-IGF 复合物可以储存在组织中以旁分泌方式起作用。这已在 IGFBP5 和骨基质中得到证实。IGFBP5 由成骨细胞产生，IGFBP5-IGF 复合物可以结合羟基磷灰石，可能参与骨转换[295]。

降解 IGFBP 的 IGFBP 蛋白酶被假定通过降低 IGFBP 对其配体的亲和力来改变 IGF 可用性，从而增加 IGF 对细胞膜受体的可用性。表征最好的蛋白酶是 PAPP-A2。PAPP-A2 基因敲除小鼠出生后生长受限[297]，PAPP-A2 的突变导致人类生长迟缓和高 IGF-1 水平[298]，因此表明这些蛋白酶对组织 IGF-1 可用性的重要性。

3. IGFBP 的 IGF 非依赖性作用 IGFBP 还具有 IGF 非依赖性作用，如抑制某些细胞类型的生长、刺激组织生长、直接诱导细胞凋亡、调节其他非 IGF 生长因子。IGF 非依赖性作用的机制正在慢慢被揭示，包括与 IGFBP 特异性细胞表面受体的结合，与其他细胞表面受体的结合，以及与核受体的相互作用（图 25-32）。

IGFBP1、2、3 和 5 的 IGF 非依赖性作用已被特征化。IGFBP1 与细胞运动和黏附有关。IGFBP2 具有独立于 IGF-1 结合的促有丝分裂作用。在体外，IGFBP3 给药或过表达在 IGF-1 或 IGF-1 受体被中和的条件下抑制 DNA 合成和细胞增殖，表明 IGFBP3 对 IGF 的非依赖性抑制[285]。IGFBP5 对成骨细胞具有非 IGF 依赖性作用[279]。

IGFBP 还通过与 IGFBP3、IGFBP5 或其他受体（如 TGFβ 受体 V.279）的 IGFBP 特异性膜受体结合，从而

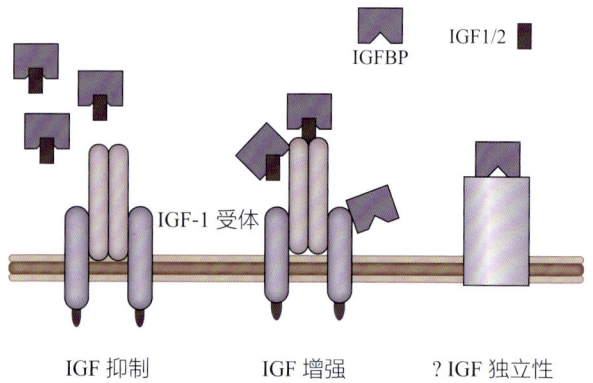

▲ 图 25-31 **IGFBP 细胞作用的理论机制**

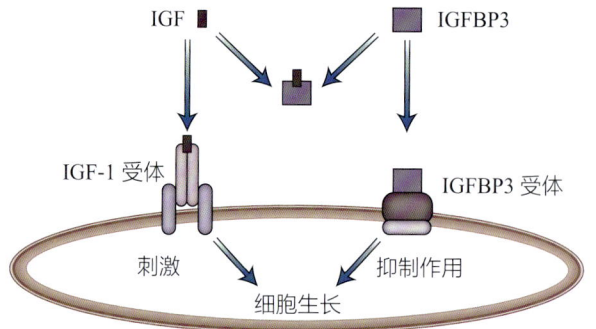

▲ 图 25-32 **IGFBP3 的 IGF 依赖和 IGF 非依赖性作用示意图，后者通过推定的膜相关 IGFBP3 受体介导**

具有 IGF 非依赖性作用。由 IGFBP 特异性受体激活的下游信号通路是未知的，正如与 IGF 受体信号传导的可能相互作用。

4. IGFBP1~6 的特征 IGFBP1 是第一个被纯化出来并克隆其 cDNA 的 IGFBP。该基因位于染色体 7 的短臂上，由四个外显子组成[299]，在蜕膜、肝脏和肾脏中强烈表达。它是妊娠早期胎儿血清中的主要 IGFBP，到妊娠中期达到 3000μg/L 的水平。新生儿血清中 IGFBP1 的水平与出生体重呈负相关，表明对胎儿 IGF 作用具有抑制作用。

IGFBP1 可能与生殖功能有关，包括子宫内膜周期性循环、卵母细胞成熟和胎儿生长[300]。它似乎还具有重要的代谢作用，因为它的基因表达在分解代谢状态下增强[250]，而胰岛素抑制 IGFBP1 的表达。血清 IGFBP1 水平与胰岛素敏感性相关。低水平与较低的胰岛素敏感性有关。禁食水平可预测纵向队列中糖尿病发展的风险[301]。IGFBP1 缺失小鼠具有正常的葡萄糖稳态，但 IGFBP1 转基因小鼠在受到高脂饮食挑战时可免受胰岛素抵抗。介导这些作用的 IGFBP1 的细胞靶标是未知的，因为 IGFBP1 可以具有 IGF-1 非依赖性作用。

IGFBP2 基因位于 2 号染色体的长臂上，在胎儿组

织中高度表达，特别是在中枢神经系统中[302]。它是血清中第二丰富的 IGFBP，仅次于 IGFBP3。与 IGFBP1 不同，它的表达不随喂养而改变。IGFBP2 转基因小鼠出生后体重增加减少，空腹胰岛素水平略有降低，保护免受与年龄相关的胰岛素抵抗[301]。IGFBP3 基因位于 7 号染色体上。IGFBP3 由保守的 N 端和 C 端结构域及可变的中段组成。中间部分是 N- 连接的糖基化位点，它在 IGFBP1 或 IGFBP2 中不存在，是磷酸化位点。该中段是负责与细胞表面相互作用的部位[303]。

IGFBP3 是成人血清中主要的 IGFBP，它携带大约 75% 的总 IGF，主要作为由 IGF-1、IGFBP3 和 ALS 组成的 150kDa 三元复合物的一部分。

IGFBP3 和 IGFBP5 是唯一能形成这种复合物的 IGFBP。据信，这种三元复合物的形成限制了 IGF 进入靶细胞，同时延长了 IGF 肽及其结合蛋白的血清半衰期[304]。

GHD 或 GH 不敏感患者的血清 IGFBP3 和 ALS 水平降低，在这种情况下，血清 IGFBP3 的测定具有重要的诊断价值。IGFBP3 在 GH 过量和肢端肥大症状态下增加。

IGFBP3 的作用是直接或通过 IGF 调节的 GH 依赖性。GH 不敏感患者的 IGF-1 治疗不会显著改变血清 IGFBP3 水平[143]，GH 缺乏患者的 GH 治疗不会增加其血清水平。

这些观察结果是否意味着 GH 对 IGFBP3 或反映 ALS 的 GH 调节和三元复合物的形成尚不清楚，尽管这两个因素似乎都可能起作用。

IGFBP3 以特定的、阳离子依赖性的方式和高亲和力与细胞膜蛋白结合[279]。细胞膜蛋白是否构成真正的 IGFBP3 受体仍有待确定，尽管它们可能介导 IGFBP3 的独立于 IGF 的作用。

IGFBP3 的表达可由细胞周期调节剂和生长抑制因子（如 TNFα、TNFβ、视黄酸、维生素 D、抗雌激素和抗雄激素）诱导[305]。与许多基因一样，IGFBP3 的表达受甲基化和组蛋白修饰的影响。IGFBP3 基因的异常甲基化或组蛋白修饰存在于许多不同类型的人类癌症中（Jogie-Brahim 等[305]）。

IGFBP4 基因位于 17 号染色体上，包含四个外显子。它广泛表达于胚胎组织、成纤维细胞、成骨细胞、前列腺细胞、卵巢细胞和肝脏中。循环形式主要来自肝脏。IGFBP4 在大多数组织中抑制 IGF 作用[306]。IGFBP4 的抑制作用在被 PAPP-A 蛋白水解后降低，因为 IGFBP4 的蛋白水解导致游离 IGF-1 的增加。循环 IGF-1 或 IGF-2 通过诱导构象变化来激活 IGFBP4 蛋白水解，从而允许 PAPP-A 进入切割位点[306]。

IGFBP5 基因位于 5 号染色体上，包含四个外显子。IGFBP5 结合细胞外基质蛋白，如 III 型和 IV 型胶原蛋白、层粘连蛋白和纤连蛋白，它是响应 IGF-1[307]

的结合而结合的。当结合蛋白与细胞外基质结合时，IGFBP5 的亲和力降低了约 7 倍，提供了一种 IGF 释放到细胞表面受体的潜在机制。IGFBP5 与细胞外基质的结合可保护其免受蛋白水解[308]。与 IGFBP4 的蛋白水解不同，IGFBP4 的蛋白水解可通过添加 IGF 来增强，IGFBP5 的降解受到 IGF 肽结合的抑制[309]。

IGFBP6 基因位于 12 号染色体上，包含四个外显子。虽然 IGFBP6 与 IGF-1 和 IGF-2 结合，但它对 IGF-2 的亲和力显著更高[310]。IGFBP6 在脑脊液中含量很高，IGFBP2 也是如此，它也以高亲和力结合 IGF-2。IGFBP6 可能在调节卵巢活动中发挥作用，可能是通过作为抗促性腺激素发挥作用[311]。

单个 IGFBP 的无效小鼠表现出适度的生长变化（如果有的话）。已注意到 IGFBP2 缺失小鼠的器官大小适度减小[312]，而 IGFBP4 缺失小鼠的生长为正常值的 85%～90%。在这些小鼠中注意到其他 IGFBP 水平的增加。IGFBP3、IGFBP4 和 IGFBP5 缺失的三重敲除小鼠的长度是正常的 80%，IGF-1 水平是野生型的 45%[313]。过表达 IGFBP1、IGFBP2、IGFBP3 和 IGFBP4[314] 的转基因小鼠表现出不同程度的生长迟缓，证明 IGFBP 在隔离 IGF-1 或抑制其作用中的作用。过表达 IGFBP1 和 IGFBP3 的小鼠表现出葡萄糖耐量受损和生育力下降，进一步暗示 IGF-1 的作用或这些 IGFBP 在葡萄糖代谢和繁殖中的单独作用。

5. 性激素 雄激素和雌激素主要通过两种机制影响生长：调节 GH-IGF-1 轴和骨骺生长板的成熟。青春期血清性激素水平的升高是青春期身高突增的重要组成部分。此外，它是通过刺激骨骺闭合前雄激素和雌激素过剩导致青春期线性生长迅速及骨骼快速成熟。

雄激素和雌激素都促进骨骼成熟并加速生长板衰老。然而，这些影响大部分是由于雌激素的作用，雄激素在通过芳香酶在腺外组织（包括生长板局部）中转化为雌激素后间接起作用。雌激素的首要作用来自动物研究[22] 及人类受试者发生突变的报道。男性的雌激素受体突变与身材高大和骨骺开放有关[23]，并且在芳香酶编码基因突变的患者中也报道了类似的发现[315]。此外，雌激素受体的变异[316] 和女性[317] 个体身材较高导致男性成年身材相对矮小[318, 319]。

虽然雄激素对生长的大部分影响是通过芳构化为雌激素后发生的作用来调节的，但有证据表明，雄激素具有特异性作用。值得注意的是，双氢睾酮是一种不可芳香化的雄激素，可以加速男孩的线性生长。雄激素的这种作用似乎不是由 GH 或循环 IGF-1 介导的，但它可能是由局部 IGF-1 产生的增加介导的[320]。

性激素、GH 和 IGF-1 有助于达到成人骨量峰值。同样，这种性激素效应主要是由雌激素作用介导的[321-323]。

(1) 甲状腺激素：甲状腺激素对胎儿生长的重要性相对较小，但对出生后生长和骨骼成熟有显著影响。

甲状腺功能减退症患者自发的 GH 分泌减少，对 GH 激发试验的反应迟钝。甲状腺激素对软骨细胞和成骨细胞也有直接影响，它们都表达甲状腺激素受体。甲状腺激素调节软骨细胞增殖，并刺激终末分化、矿化和血管生成[324, 325]。甲状腺激素对肥大软骨细胞分化至关重要[326]。出生后，甲状腺功能减退会导致生长障碍和骨骼成熟延迟，而甲状腺功能亢进与甲状腺功能减退相比会相对加速线性生长和骨骼成熟。

（2）糖皮质激素：糖皮质激素对 GH 分泌既有刺激作用又有抑制作用，其绝对作用取决于时间和糖皮质激素浓度。与 Addison 病一样，糖皮质激素缺乏会导致 GH 分泌减少，因为 GHRH 和 GH 促分泌素受体表达减少[170]。急性暴露于超生理水平的糖皮质激素会在 1h 内减少 GH 分泌，随后 GH 分泌会短暂增加[170, 327]。持续的糖皮质激素过量会导致持续抑制 GH 分泌。这种 GH 分泌的减少是由于生长抑素张力的增加[170]。糖皮质激素还可以通过抑制局部 IGF-1 的产生，抑制软骨细胞 GHR 表达、损伤软骨细胞 IGF-1 受体表达来局部 IGF-1 产生，从而通过直接作用于生长板来损害生长[170, 328]，导致 IGFBP 水平的改变和细胞内信号传导的损害[329]。最后，糖皮质激素可能会刺激生长板软骨细胞的凋亡[320]。

过量糖皮质激素对生长的额外间接影响可能是由糖皮质激素抑制钙吸收和重吸收，以及存在继发性甲状旁腺功能亢进所致[325]。在青春期儿童中，糖皮质激素过量可导致性激素缺乏，导致这些激素失去正常的生长刺激作用[325]。

三、生长迟缓的病理基础

表 25-1 给出了生长迟缓的分类。生长障碍也可细分为：①下丘脑 - 垂体轴障碍导致 GH 缺乏；②导致 IGF-1 缺乏或抵抗的疾病；③主要影响生长板的生长障碍或由慢性疾病引起；④特发性身材矮小（idiopathic short stature，ISS），单独考虑但可能在 GH-IGF-1 轴或生长板有致病基础。GH-IGF-1 轴已知缺陷示意图见图 25-33，已知涉及基因见表 25-2。

（一）GH-IGF-1 轴疾病

1. 生长激素缺乏症　虽然并不总是可以明确确定下丘脑或垂体功能障碍是否是激素缺乏的原因，但这些成分被区分以进行病理学的讨论。表 25-3 指出了 GH-IGF 轴缺乏的可能原因。"特发性"一词通常用于表示对 GHD 的基础缺乏了解。下丘脑发育或功能异常是大多数特发性垂体功能减退病例的原因，最近的分子研究已经开始阐明这些疾病的分子基础。预计未来大多数特发性垂体功能减退病例将在基因水平上得到定义。

2. 下丘脑

（1）先天性疾病：负责合成和释放 GH 的主要下丘脑神经肽是 GHRH。生长抑素在 GH 释放中起拮抗

表 25-1　生长迟缓的原因

- GH-IGF-1 轴障碍
  - GH 缺乏
    - ➢ 下丘脑
      - ■ 先天性疾病
      - ■ 获得性疾病
    - ➢ 垂体
      - ■ 先天性疾病
        - ◆ 联合垂体激素缺乏症
        - ◆ 孤立性生长激素缺乏症
      - ■ 获得性疾病
        - ◆ 颅咽管瘤等肿瘤
        - ◆ 组织细胞增生症 X
  - GH 不敏感
    - ➢ GHR 信号蛋白和 ALS 突变
  - IGF-1 和 IGF-1 受体信号异常
- GH-IGF-1 轴外的生长障碍
  - 营养不良
  - 慢性病
  - 内分泌失调
  - 骨软骨发育不良
  - 染色体异常
  - 小于胎龄儿
  - 母体和胎盘因素
- 特发性身材矮小

GH. 生长激素；IGF-1. 胰岛素样生长因子 1

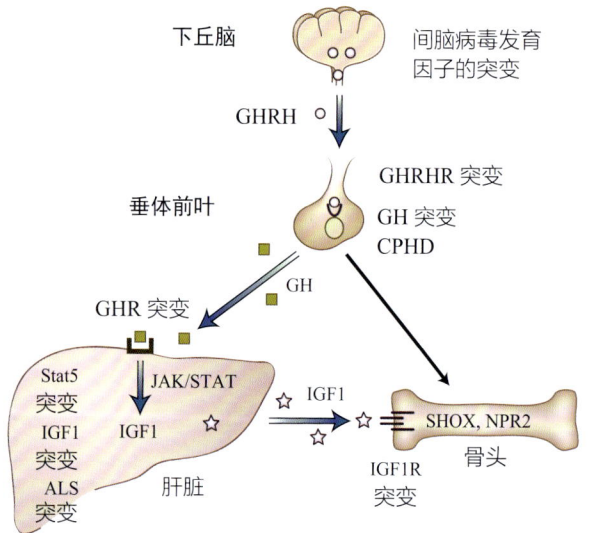

▲ 图 25-33　下丘脑 - 垂体 -IGF 轴：已确定突变的位点
ALS. 酸不稳定亚基；CPHD. 联合垂体激素缺乏症；GH. 生长激素；GHRH. 生长激素释放激素；GHRHR. GHRH 受体；IGF-1. 胰岛素样生长因子 1；IGF-1R. IGF-1 受体；JAK. Janus 激酶；NPR2. 利钠肽受体 2；SHOX. 短同源盒；STAT. 信号转导和转录激活剂（经许可转载，引自 Lopez-Bermejo A, Buckway CK, Rosenfeld RG. Genetic defects of the growth hormone-insulin-like growth factor axis. *Trends Endocrinol Metab.* 2000; 11: 43.）

因　素	基因功能	受影响的细胞类型	临床表型	遗传模式
表 25–2　GH-IGF 轴的遗传缺陷导致生长激素功能障碍和 GH 缺乏				
导致生长激素和相关激素缺乏的因素的突变				
Hesx1	• 成对的同源基因 • 垂体原基的早期标志物和 Rathke 囊 • 需要 Lhx3 进行维持和 PROP1 用于抑制	生长激素、甲状腺激素、促性腺激素（垂体后叶也可能受到影响）	• 孤立的 GH 缺乏症或多重激素缺乏（包括尿崩症） • 青春期可能会延迟 • 与视隔发育不良有关 • 异常的 MRI 表现：垂体发育不全、异位垂体后叶、中线前脑异常	AD, AR
Lhx3（Lim3，P-LIM）	• LIM-homeodomain 家族成员基因调控蛋白 • 生存和增殖所必需的 Rathke 囊 • 激活 αGSU 启动子 • 与 Pit1 共同激活 TSHβ 基因启动子	生长激素、乳酸营养物质、TSH、促性腺激素，可能还有 ACTH	• 患者可能出现颈部僵硬，脊柱导致颈部旋转受限 • 垂体前部 / 中部发育不全	AR
Lhx4	• LIM 蛋白与 Lhx3 非常相似 • 对细胞谱系的增殖和分化很重要 • 与 PROP1 和 POU1F1 可能有重叠功能	生长激素、催乳素、TSH、促性腺激素、ACTH	• 垂体激素缺乏症和主要的 GH 缺乏症 • 严重的垂体前叶发育不全，异位神经垂体	AD
SIX6	• SIX/sine oculis 同源框基因家族成员 • 早期在下丘脑中表达，后来在 Rathke 囊、神经视网膜和视交叉中表达	生长激素、促性腺激素	• 双侧无眼症 • 垂体发育不全 • 与染色体 14q22—23 缺失有关	未知
FGF8, FGFR1, PROKR2	腹间脑	生长激素、促性腺激素	视隔发育不良	AD
PITX2（RIEG1）	• Bicoid 相关的同源框基因早期在 Rathke 囊中表达 • 对 Hesx1 和 PROP1 保持表达很重要	生长激素、催乳素、TSH、促性腺激素的表达降低	• 与 Rieger 综合征相关 　– 前房眼异常 　– 牙齿发育不全 　– 突出的肚脐 　– 智力迟钝 　– 垂体功能障碍	AD
PROP1（Pit1 前体）	• 成对的同源域转录 PIT1 表达所需的因子 • 与 Hesx1 共表达	生长激素、泌乳激素、TSH、促性腺激素、促皮质激素（延迟）	• 联合垂体缺陷（报道了 GH、TSH、PRL 和迟发性 ACTH） • 促性腺激素不足或正常伴青春期后出现缺乏症 • 在非亲缘近亲家族中发现了几个突变	AR
POU1F1（PIT1）	• POU 转录因子成员家族 • 对激活 GH1、PRL 和 TSHβ 基因很重要	生长激素、催乳素、TSH	• 联合垂体缺陷（报道了 GH、TSH、PRL 和迟发性 ACTH）；TSH 分泌最初可能是正常的 • 垂体发育不全	AD, AR

（续表）

因　素	基因功能	受影响的细胞类型	临床表型	遗传模式
Otx2	• Bicoid 型同源域基因，前脑和眼睛发育所需 • 拮抗 FGF8 和 SHH 表达 • 可能对激活 Hesx1 重要	生长激素、TSH、ACTH 和可能的促性腺激素	• 严重的眼部畸形，包括无眼症 • 联合垂体激素缺乏与 LH/FSH 缺乏 • 垂体前叶发育不全伴异位垂体后叶	未知
SOX2	SOXB1 亚家族的成员，如 SOX1 和 SOX3，在发育早期表达	生长激素、促性腺激素（以及动物模型中的 TSH）	• 低促性腺激素性腺功能减退 • 垂体前叶发育不全 • 双侧无眼症 / 小眼症 • 中脑缺陷，包括胼胝体和海马体 • 感觉神经缺陷 • 食管闭锁和学习困难	新发突变
SOX3	• SOX 成员（SRY 相关 HMG 框） • 发展因素为发展中的漏斗和下丘脑	生长激素，其他垂体前叶细胞类型	• 男性受影响的 Xq26—27 重复（女性携带者不受影响） • 可塑的智力低下 • 垂体功能减退伴 MRI 异常 • 垂体前叶发育不全 • 漏斗发育不全 • 异位 / 未降垂体后叶 • 胼胝体异常 • 小鼠研究表明，SOX3 剂量是垂体正常发育的关键	X 连锁
孤立的生长激素缺乏症				
GLI2	GLI 基因家族成员；介导 SHH 信号传导的转录因子	生长激素	• 前脑全裂患者杂合体功能丧失突变 • 外显率变量 • 垂体功能障碍伴有可变颅面畸形	未知
GHRHr	编码 GHRH 受体	生长激素	• 身材矮小 • 垂体前叶发育不全	AR
GH1	• 编码 GH 肽 • 几个突变显示影响 GH 的分泌或功能	生长激素	• 身材矮小 • 异常面容 • 包括非生物活性 GH 的存在	AR，AD，或 X 连锁

ACTH. 促肾上腺皮质激素；AD. 常染色体显性遗传；AR. 常染色体隐性遗传；FSH. 促卵泡激素；GH. 生长激素；GHRH. 生长激素释放激素；αGSU. 糖蛋白 α 亚基；HMG. 高流动性组；IGF. 胰岛素样生长因子；LH. 黄体生成素；MRI. 磁共振成像；PRL. 催乳素；SHH. 声波刺猬因子；TSH. 促甲状腺激素

作用。这两种下丘脑蛋白质的合成受一系列神经化学物质的控制，它们之间的平衡是对 GH 生物合成的严格神经内分泌控制的原因。一些编码下丘脑肽的基因的突变解释了一些由于下丘脑功能障碍引起的 GHD 病例。

早期诊断为先天性 GHD 的患者常有垂体柄异常、垂体后叶异位和垂体前叶发育不全（图 25–34）。无脑畸形会导致脑下垂体变小或异常形成，并且通常是异位的。尽管失去了下丘脑调节，但生长激素细胞分化和增殖，尽管总质量减少[67]。在宫内生活期间，血清 GH 和 IGF-1 水平为正常范围的 30%～50%[151]，出生时垂体 GH 含量为正常的 15%～20%[149, 151]，新生儿血

表 25-3　GH-IGF-1 缺乏综合征	
先天性生长激素缺乏症	• 下丘脑功能障碍导致的 GH 缺乏 • 全前脑畸形和视隔发育不良 • 垂体功能障碍导致的 GH 缺乏 • GHRH 受体和 GH 突变导致的 GH 缺乏 • CPHD 导致的 GH 缺乏 • 生物惰性生长激素
获得性生长激素缺乏症	• CNS 肿瘤、创伤或炎症导致的 GH 缺乏 • 循环中抑制 GH 作用的 GH 抗体
先天性 IGF-1 缺乏症	• GHR 异常 • STAT5 突变 • ALS 突变 • IGF-1 突变 • IGF-1 受体突变
获得性 IGF-1 缺乏症	• 循环中的 GHR 抗体 • 慢性疾病状态

ALS. 酸不稳定亚基；CPHD. 联合垂体激素缺乏症；CNS. 中枢神经系统；GH. 生长激素；GHR. 生长激素受体；GHRH. 生长激素释放激素；IGF-1. 胰岛素样生长因子 1

浆 GH 水平同样低 [330]。

在大多数患者中，所谓的特发性垂体功能低下或 GHD 被认为是由下丘脑低生理性因子的合成或分泌异常所致 [331, 332]。在许多报道中，特发性 GHD 与 MRI 发现异位神经垂体、垂体柄发育不良、垂体前叶发育不全或发育不全有关。

总体而言，下丘脑 - 垂体区域异常最明显的患者，主要是那些合并垂体激素缺乏症的患者，垂体前叶腺最小 [333]。GH 缺乏更严重的患者出现明显形态学异常的频率更高 [334]。

尽管先天性特发性垂体功能低下新生儿窒息的臀位和产伤发生率增加，导致一些人提出这些事件的病因学作用 [335]，但先天性垂体功能低下的垂体柄发育不全综合征可能是发育异常的结果，围产期困难可能是异常的结果而不是原因。在与 I 型 Arnold Chiari 综合征和脊髓空洞症 [149, 333]、可能与前脑全裂 [149] 相关的视隔发育不良 [149, 336] 患者中发现类似的 MRI 表现和先天性垂体低下的小阴茎发生 [149, 337, 338] 都支持先天性垂体低下是一种遗传或发育畸形，而不是产伤的概念。进一步的间接证据表明，下丘脑垂体功能减退和臀位分娩是先天性中线脑缺陷的后果，尽管臀位分娩的围产期残留物可能会加剧下丘脑 - 垂体单元的缺血性损伤。

为早期诊断的垂体功能减退症患者描述的 MRI 发现也出现在较晚诊断的儿童中。因为垂体激素分泌减少，这些儿童大多患有下丘脑功能障碍。在老年组中，与婴儿一样，必须考虑结构性、获得性下丘脑、垂体柄或垂体异常。

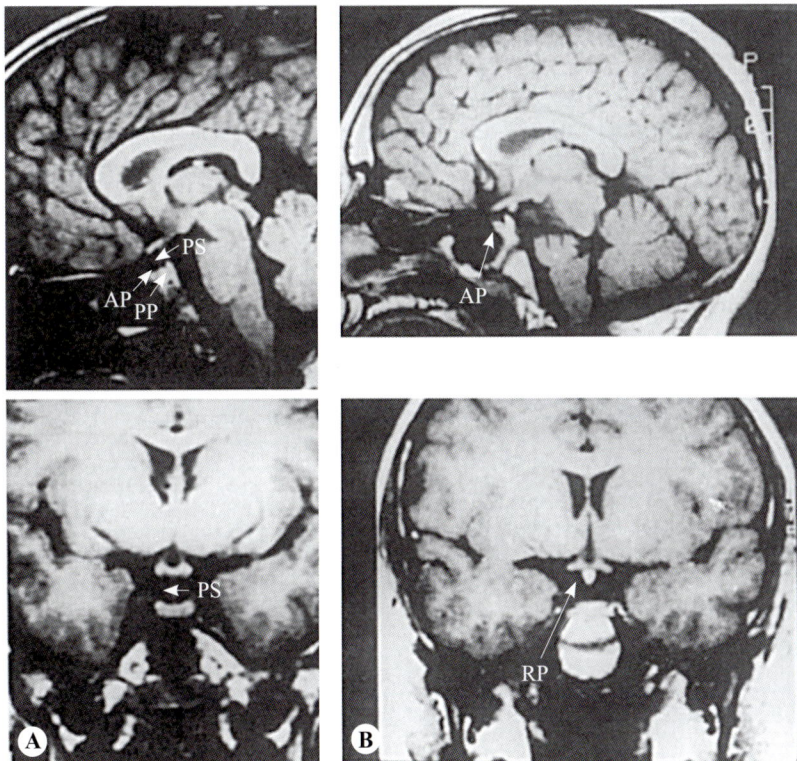

◀ 图 25-34　漏斗发育不全 MRI
A. 正常 8 岁女孩下丘脑 - 垂体区的 T_1 加权矢状位和冠状位图像，标记了垂体前叶（AP）、后叶（PP）及垂体柄（PS）；B. 一名 17 岁孤立性生长激素缺乏症男孩下丘脑 - 垂体区的 T_1 加权矢状面和冠状面图像，垂体前叶（AP）发育不全，垂体后叶（PP）异位，垂体柄缺失（引自 Root AW, Martinez CR. Magnetic resonance imaging in patients with hypopituitarism. *Trends Endocrinol Metab.* 1992; 3: 283-287.）

①全前脑畸形：由胚胎前脑中线发育异常引起的全前脑畸形通常会导致下丘脑功能不全，并且与发育蛋白的突变有关[340-344]。这些突变与 SHH 信号减弱有关，SHH 是前脑发育的关键因素[343]。Hedgehog 配体结合并激活跨膜受体 Patched（PTCH），导致 SMO 释放，从而激活 GLI 转录因子。SHH 和 FGF8 在 BMP2 和 LHX 的诱导中发挥作用，这对发育中的垂体的增殖很重要，并受 GL12 基因功能丧失突变的影响[342, 343]。

前脑全畸形的面部畸形范围从睫状体畸形到眼距过远，并伴有鼻中隔缺失、上腭或唇的中线裂，有时有单个中切牙。GHD 可能伴有其他垂体激素不足[345]。GHD 的发病率在单纯唇裂或腭裂（或两者兼有）的情况下会增加[346]，并且有异常生长的腭裂儿童需要进一步评估。

②视隔发育不良：在其完整的形式中，罕见的视隔发育不良综合征（septo-optic dysplasia，SOD）结合了视交叉或视神经（或两者）发育不全或缺失、透明隔或胼胝体（或两者）发育不全，以及下丘脑[336, 347, 348]解剖和功能异常的程度可能不同，但通常是相互平行的[347, 348]。GHD 可以单独发生，也可以与 TSH、ACTH 或促性腺激素的缺乏同时发生。50%～70% 的严重解剖缺陷儿童有垂体功能减退，或至少有可识别的 GH-IGF 轴异常[349]，任何患有与垂直或旋转性眼球震颤相关的生长障碍的儿童都应考虑诊断视力受损和小视神经盘。在一些患者中，已通过 MRI 发现发育不全或垂体柄中断和异位垂体后置位[149, 336, 347]。

越来越多的发育转录因子突变，包括 HESX1、SOX2、SOX3 和 OTX2，特发性与视隔发育不良的发病机制有关。最近，已发现已知与促性腺功能减退症、PROKR2、FGF8 和 FGFR1 相关基因突变与其他垂体激素缺乏、视隔发育不良有关[350]。

环境和遗传的不同条件可能导致表型的变化[351, 352]。年轻母亲的后代、头胎、高失业率地区及暴露于宫内药物、吸烟、饮酒或者糖尿病婴儿的发病率有所增加[353]。

③HESX1：第一个纯合错义突变（N53C）在近亲父母所生的两个兄弟姐妹的 HESX1 同源框结构域内检测到[354-361]。HESX1 突变是一种成对的同源结构域基因，在垂体和前脑发育的早期表达，与视隔发育不良的家族性形式[351, 354, 362, 363]。HESX1 也称为RPX（Rathke 囊同源框），是同源框基因配对类的成员，对正常前脑和垂体形成至关重要[364]。它是最早已知的垂体原基特异性标记，编码发育抑制因子，定位于 Rathke 囊[357]。TLE1 和核辅助抑制因子 NCOR1 与HESX1 结合以发挥抑制作用[365, 366]。HESX1 PROP1介导的细胞测定需要下调[367]。

LIM 同源域蛋白 LHX1 和 LHX3 是激活 HESX1启动子所必需的[368]。Hesx1 缺失突变小鼠在前脑、眼睛和其他前部结构（如垂体）中表现出异常[354]。Hesx1 和 Six3 缺失突变杂合子的小鼠胚胎具有温和的表型，这表明这些发育因素控制着祖细胞增殖的转换。HESX1 抑制和 PROP1[369]激活等缺陷与人类表型（如视隔发育不良和 CPHD）具有相似性。患有视隔发育不良的患者可能会出现与先天性垂体功能减退相关的广泛表型。已在具有可变表型的垂体功能减退症患者的 HESX1（OMIM601802）中鉴定出几种纯合和杂合突变[354, 356, 357, 359, 363, 370-373]。

两个兄弟姐妹（由近亲所生）具有严重的视隔发育不良表型，包括垂体前叶发育不全、异位后叶、胼胝体发育不全、透明隔缺失和视神经发育不全，被发现具有纯合突变在同源域（p.R160C）的高度保守的精氨酸残基上，导致突变蛋白的 DNA 结合丧失。另一种纯合突变，即残基 26 处的苏氨酸 / 异亮氨酸取代（p.I26T），在一名患有 GH 和促性腺激素缺乏症的儿童中发现，后来演变为 ACTH 和 TSH 缺乏症。她没有前脑异常和正常的视神经，但 MRI 显示垂体前叶发育不全和垂体后叶未下降。该突变位于转录抑制所需的高度保守的同源结构域（eh-1）中。发现阻遏物功能的丧失是由于与 TLE1 辅助阻遏物的相互作用受损。为了明确这些突变导致疾病的机制，产生了这些突变的纯合小鼠[374]。

R160C 突变的纯合小鼠表现出与 Hesx1 缺失胚胎相似的垂体和前脑缺陷，表明 HESX1 与 DNA 相互作用在发育过程中转录抑制的关键作用。p.I26T 等位基因纯合的小鼠表现出垂体缺陷和眼部异常，提示存在亚型等位基因，表明 TLE 相互作用在垂体和眼部发育中的重要作用。

HESX1 的杂合突变已在垂体功能低下和视隔发育不良的患者中发现，并且通常与受影响较小的表型相关。大约 850 名患者接受了 HESX1 突变的研究，其中包括 300 多名患有视隔发育不良的患者，410 人有孤立的垂体功能障碍、视神经发育不全或中线神经系统异常，126 人有家族选择性。该人群中 HESX1 编码区突变的发生率约为 1%，这表明 HESX1 突变是垂体功能低下和视隔发育不良的罕见原因[370]。

在大型 CPHD 队列中进行的 HESX1 筛查大多未能检测到突变。唯一的突变在散发性受试者中检测到鉴定的全球频率估计为 0.45%[375]。

④OTX2：在其他基因的突变与中枢神经系统解剖异常和垂体功能减退有关。OTX2 是最早在前脑和中脑的细胞神经外胚层中表达的同源盒基因[376]，并编码属于正齿科家族的转录因子。该因素也在眼部发育中起作用。携带突变 Otx2 基因的小鼠模型显示出异常的原始条纹组织和无头表型[376]。OTX2 在调节HESX1 的早期表达中起作用，并在垂体中表达以调节POU1F1（Pit1）。Dateki 及其同事[377]在一名患有双侧

无眼症和部分孤立性 GHD 的患者中发现了一个移码 OTX2 突变，并且反式激活活性最小。

在 2 名不相关的垂体功能减退患者中描述了杂合 OTX2 突变。尽管最初的研究表明与 HESX1 结合位点的正常结合，但突变 OTX2 基因被证明减少了 HESX1 启动子的激活，这表明导致 CPHD 的显性负效应[378]。转录因子 OTX2 和 HESX1 之间的这种关系强调了复杂性垂体发育的影响，并表明遗传原因可能是多因素的。进一步的研究揭示了 2 个移码突变、2 个无关患者的无义突变和第 5 个患者的杂合微缺失[377-385]。

⑤ SOX3：X 连锁垂体功能减退和智力迟钝综合征涉及包含 SOX3（OMIM313430）的 Xq26—27 重复，已在几个谱系中描述。

SOX3 是 SOX 转录因子家族的成员，在神经上皮祖细胞和干细胞中表达，从胚胎发生的最早阶段开始，参与不同的发育过程，如原肠胚形成、神经诱导、演化，以及许多细胞类型的分化。SOX3 的过表达和表达不足均可导致不同的表型，从 IGHD 到伴有异位神经垂体的 CPHD，伴有或不伴有智力障碍的胼胝体异常[386-388]。已报道含有 SOX3 基因组区域的微复制和缺失，以及多腺嘌呤束（在一个病例中缺失）[389, 393, 394]。受影响的男性患有垂体前叶和漏斗部发育不全，垂体后叶未降和胼胝体异常。其他异常可能包括无眼症或小眼症、食管闭锁和感觉神经性听力损失[395, 398, 399]。GHD 也可能与 ACTH、TSH 或促性腺激素缺乏症有关。由于 Sox3 在小鼠的 Rathke 囊中不表达，垂体前叶发育缺陷可能继发于漏斗部发育中断[351, 386-389]。女性携带者似乎没有临床表现，在性逆转患者中未发现突变、性腺发育不全或不孕症[388-394]。在无临床表现但有遗传变异的父母的后代中发现了同义突变[395, 396]。据报道，一名患者患有孤立的促性腺激素性性腺功能减退症和正常的垂体前叶，这表明 SOX3 可能参与了下丘脑神经元生殖轴的生长和调节。事实上，SOX3 的表达已经与 LHX3 和 HESX1 共定位[374, 395]。

⑥ SOX2：男性 SOX2 内的杂合突变与无眼症或小眼症和垂体前叶发育不全有关。由此产生的激素异常包括生长激素和促性腺激素缺乏症。一些患者还出现生殖器异常[395]。可能存在多种其他异常，包括胼胝体发育不全、下丘脑错构瘤、海马畸形、食管闭锁、感觉神经性听力损失和学习困难[395-399]。除了从头杂合突变，在从临床上来看未受影响的父母那里继承该变异的个体中发现了非同义突变[395, 396]。一个令人困惑的案例是，存在一个患有特发性促性腺激素性性腺功能减退但没有垂体前叶发育不全的患者，这表明 SOX2 可能独立参与下丘脑神经元发育。已发现 SOX2 的表达与 Rathke 囊中的 LHX3 和 HESX1 的表达重叠[374, 395, 400]。

⑦ GLI2：据报道，前脑全畸形患者存在杂合移码或无义 GLI2 突变。此外，在伴有 CPHD 的先天性垂体功能减退和无前脑全畸形的异位垂体后叶患者中发现了非同义 GLI2 变异。据报道，一些患有垂体异常、多指畸形和面部特征异常（也没有前脑全畸形）的患者具有截断突变。这些突变的遗传模式一直是显性的，具有不完全外显率和可变表达[401-403]。

⑧ PROKR2：已发现患有 CPHD 的视间隔发育不良患者在 PROKR2 中有突变，这是孤立性特发性促性腺激素性性腺功能减退症和嗅觉丧失的已知原因。近期，一种新的杂合取代（c.742C>T；p.R248W）在患有全垂体功能减退症和垂体发育不良的病例中被鉴定出来[350, 404-406]。

(2) 获得性疾病

①大脑或下丘脑的炎症：细菌、病毒或真菌感染可能导致下丘脑 / 垂体功能不全，下丘脑或垂体（或两者）也可能与结节病有关[407]。

②脑或下丘脑肿瘤：脑肿瘤是下丘脑功能不全的主要原因[408]，尤其是中线脑肿瘤，如生殖细胞瘤、脑膜瘤、胶质瘤、室管膜瘤和视神经胶质瘤[409]。尽管身材矮小和 GHD 最常与神经纤维瘤病中的鞍上病变相关，但它们也可能在没有这种病变的情况下发生。

生长障碍是否早于病理学发现尚不清楚[408]。颅外癌转移在儿童中很少见，但下丘脑供血不足可能是由颅咽癌局部扩展或鼻咽部霍奇金病所致。脑肿瘤患儿 GHD 的实验室诊断可能很困难，因为 IGF-1 和 IGFBP3 水平预测效果不佳，尤其是在青春期患者中[410]。颅咽管瘤和恶性组织细胞增多症可引起下丘脑功能障碍。

③大脑或下丘脑的创伤：拳击和各种伤害导致的头部外伤可导致 IGHD 或多发性垂体前叶缺陷。部分系列患者 GHD 表明产伤发生率增加，如臀位分娩、广泛使用产钳、长时间分娩或突然分娩。虽然 GHD 可能是分娩困难或围产期低氧血症的结果，但它更常与发育缺陷或生命后期的头部外伤有关。在一系列 22 名头部受伤的青少年和成人中，几乎 40% 有一定程度的垂体功能减退[411-413]。

④心理社会侏儒症：发育迟缓的一种极端形式被称为社会心理侏儒症或情感剥夺侏儒症[414-417]。大多数发育迟缓的案例可以追溯到恶劣的家庭环境和不适当的养育，在婴儿离开再生家庭后体重开始出现增加，身高也开始出现增长。然而，据报道，一些儿童表现出超出典型发育迟缓婴儿的戏剧性行为表现，即奇怪的饮食习惯（如从厕所饮水）、社交退缩和原始语言[414]。摄食过多和异常 GH 产生的减少可能与此有关[415]。GH 分泌对药物刺激的反应较低，但在离开家后会恢复正常。与此同时，饮食和行为习惯恢复正常，随后是一段追赶增长期。对内源性 GH 分泌的仔细评估显示 GH 不足在 3 周内逆转，包括 GH 脉冲幅度的增强和脉冲频率的可变增加[415]。GH 分泌不足的恢复

及延迟的生长证实了心理社会侏儒症的诊断[415]。

与心理社会侏儒症有关的神经内分泌机制仍有待阐明。GH 分泌异常，ACTH 和 TSH 水平也可能偏低，尽管有些患者血浆皮质醇水平较高。即使 GH 分泌减少，在社会心理状况得到改善之前，用 GH 治疗通常也没有益处。管理生长失败的环境原因是必不可少的，并且通常与显著增长有关。根据我们的经验，虽然心理社会功能障碍是婴儿期发育不良的常见原因，但心理社会侏儒症中描述的一系列怪异行为却很少见。

患有各种精神疾病的成年人的 GH 生成受损、功能性 GHD 的生长异常与社会心理侏儒症一起表明，有情绪问题的儿童可能有 GH 分泌和生长受损[416]。实际上，儿童抑郁症像成年人抑郁症一样，同样可造成低 GH[417]。在女孩成年以后，其焦虑状态可以造成相当程度的身高变矮[416]。

3. 垂体前叶 许多损害下丘脑 GH 分泌调节的疾病过程也会损害垂体功能。另一组异常特别影响垂体生长激素的发育和功能。

（1）先天性疾病：多达 3%～30% 的 GHD 患者的拥有同样问题的父母、兄弟姐妹或孩子受到影响[418]。影响下丘脑垂体发育的核转录因子、GHRH 受体或 GH 基因的基因先天性错误可导致 GHD 和 IGF 不足。

①联合垂体激素缺乏症：在垂体发育过程中，一系列转录因子在特定的时间范围和空间环境中表达。细胞分化和增殖的结果是具有 5 种不同细胞类型的成熟垂体前叶[352]。

② PITX2：PITX2（也称为 RIEG）是 bicoid 样同源框转录因子家族的成员，与发育过程中在头端脑中表达的哺乳动物 OTX 基因密切相关；它在垂体发育的许多阶段都是必需的[352]。研究表明，WNT 信号通路的激活或 β-catenin 的组成型激活可诱导 PITX2 表达。此外，PIAS 可调节 PITX2 的表达[419]。PITX2 在促甲状腺素细胞、促性腺激素细胞、生长激素细胞和催乳素细胞中表达，但在 ACTH 细胞中不表达[420]。

PITX2 可激活垂体激素目标基因的启动子[421, 422]。PITX2 的纯合子缺失导致早期胚胎致死率，严重影响垂体发育[423-426]。

这被认为与 PITX2 对细胞周期调节基因的控制有关[427, 428]。此外，PITX2 的缺乏还会导致垂体早期发育过程中细胞过度死亡，这表明它在细胞存活中起作用[429]。表达亚形态的小鼠系 Pitx2 的等位基因提供的证据表明，垂体发育不全和细胞分化的程度与 Pitx 剂量的减少成正比[426, 430]。在该模型中，促性腺激素谱系主要受到影响，分化的生长激素和 TSH 的数量减少，但 ACTH 的数量减少不受影响[430]。

在 Pitx2 过表达模型中，促性腺激素群体扩大，可能是因为 Pitx2 在促性腺激素特异性转录因子 GATA2、EGR1 和 NR5A1（SF1）表达中的作用[429]。在 Rieger

综合征的患者中发现了 PITX2 突变，这是一种常染色体显性遗传病，具有多种表现，包括眼前房异常、牙齿发育不全、突出的脐部、智力低下和垂体异常。PHX2 进一步与脑信号传导、牙发育、心脏发育和心房颤动有关[431-433]。

PITX2 突变被发现于与 DNA 结合的同源域内的，其中一些突变显示出 DNA 结合能力的丧失[434]。已发现将同源域中第 50 位的赖氨酸变为谷氨酸的杂合突变被发现基因型表达具有负面的影响，导致明显的表型[435]。

③ SOX2：SOX2 中的杂合突变与眼睛异常（即无眼、小眼和缺损）和以与 GH、促性腺激素缺乏相关的垂体前叶发育不全为特征的垂体功能减退症有关。许多无意义、移码和错义突变，以及 SOX2 染色体缺失，导致功能受损的 SOX2 蛋白表达，已被确定[352]。

④ LHX3：LHX3 是 LIM 型同源域蛋白转录因子家族的成员，其氨基末端（N 端）具有两个 LIM 结构域，以及与靶基因上特定 DNA 元素相互作用所需的位于中心的同源域。在发育过程中，在垂体、脊髓和髓质的前叶和中叶中可以看到 LHX3 持续存在于成人垂体中的表达[436]。

靶向破坏 Lhx3、报告转基因小鼠和 LHX3[437] 突变体的鼠模型显示甲状腺营养因子、促性腺激素和生长激素的消耗，这表明 Lhx3 对细胞分化和增殖很重要[438]。已在人类中鉴定出三种 LHX3 同种型：LHX3a、LHX3b 和 M2LHX3[439]。其中，LHX3a 显示出最大的激活垂体基因启动子的能力。LHX3 与 INHAT 的成分相互作用，调节染色质结构[440]。报道 LHX3 突变的患者有 GH、PRL、TSH 和促性腺激素缺陷，垂体形态异常，以及限制头部旋转的僵硬颈椎[441-443]。其他相关症状可能包括听力损失和 ACTH 缺乏。

LHX3 突变是报道的垂体功能减退的罕见原因，一项研究报道称，在 CPHD 患者中纯合 LHX3 突变的发生率为 2.2%[444]。

LHX3 突变在基因筛查中显示出非常低的突变频率（零星病例为 0.3%，家族病例为 11.1%）。瑞典最北部的两个县的突变率出乎意料地高，携带频率估计为 1/50，在明显无关的个体中，这可能是由可追溯到 17 世纪的共同祖先所解释的。已经报道了 CPHD 患者的其他几种新的 LHX3 突变，这些突变表现为常染色体隐性遗传[441, 442, 444-448]。

⑤ LHX4：LHX4 是另一种与 LHX3 同源的 LIM 同源域蛋白，它也在发育中的大脑中表达，包括皮质、垂体和脊髓[449]。它在其 N 端包含两个 LIM 域和一个 DNA 结合同源域。

尽管蛋白质结构相似，但 LHX4 在发育中的作用与 LHX3 不同，这在小鼠中的单基因缺失和联合基因缺失靶向中得到了证明。有针对性地敲除 Lhx4 的小鼠模型形成了一个确定的 Rathke 囊，可阻止垂体发育并导致发育不全。与 Lhx3 基因敲除小鼠相比，Lhx4-/- 小鼠包含所有 5 种分化细胞类型 [450, 451]。Lhx4 突变体中的 Lhx3 表达受损，这表明 Lhx4 是细胞存活、囊扩张和垂体分化所必需的特定细胞谱系。由于 Lhx4 的正确表达对于其他器官（如肺）的正常发育也至关重要，因此 Lhx4-/- 小鼠在出生后不久就会因肺衰竭而死亡，而杂合子似乎是正常的。

有几份报道描述了 CPHD 患者存在垂体发育不全的证据，这些患者具有 LHX4 突变 [436, 452, 453]。这些杂合突变已被证明会导致蛋白质无法结合 DNA 并激活垂体基因表达 [454]。进一步的研究表明，POU1F1 和 LHX4 在特定垂体细胞类型中调节 POU1F1 表达方面存在功能关系 [455]。此外，一些研究表明，LHX4 和 PROP1 在垂体发育中具有重叠功能 [450]。最后，除了垂体激素缺乏外，LHX4 突变与结构异常有关。据报道，具有 LHX4 突变的患者 MRI 发现异常，包括垂体前叶发育不全、后叶异位、蝶鞍发育不良和 Chiari 畸形 [456]。在迄今为止文献中描述的 9 例病例中，在家族间和家系内存在异质性较大 [454, 457-459]。最近报道了一种新的隐性突变（pT126M），它与一种致命的先天性垂体功能减退症有关。然而，功能测定未能显示突变体和野生型 LHX4 之间的任何差异，因此很难将突变与致病性联系起来 [460]。

⑥ SIX6：SIX6 是 SIX/sine oculis 同源框基因家族的成员，在视网膜、视神经、下丘脑和垂体中表达 [461]。

垂体发育过程中的 LEF 转录因子家族表明，SIX6 在 Rathke 囊早期形成期间在细胞增殖中发挥作用 [462]。SIX6 也已被证明与 Groucho 转录阻遏物家族相互作用 [463, 464]。缺乏 SIX6 的小鼠表现出不育症 [465]。SIX6 已定位到染色体 14q22—23，该染色体区域缺失的患者表现出双侧无眼症和垂体异常 [466, 467]。

无眼症/小眼症被证明有几个常见的 SIX6 多态性和一个潜在的致病错义突变 [461]。一份病例报道暗示 SIX6 单倍体不足是导致眼部和垂体发育不良的原因。尽管它在早期发育中很重要，但仍需要进一步的研究来确定垂体激素缺乏患者中是否存在 SIX6 突变。

⑦ ISL1：ISL1 是 LIM homeodomain 转录因子家族的成员，其特点是两个串联重复的富含半胱氨酸/组氨酸的 LIM 结构域，它们参与蛋白质-蛋白质相互作用。ISL1 已被证明是 LHX3 的转录调节因子 [468]。它的表达仅限于表达 αGSU 基因的垂体细胞 [469, 470]。小鼠中 Isl1 的纯合缺失导致发育停滞而没有小囊形成 [471]。迄今为止，尚未发现 ISL1 的人类突变。

⑧ PROP1：PROP1 是一种成对的同源域转录因子，在发育过程中表达仅限于垂体前叶，它的突变也被发现会导致 CPHD [472]。该基因的突变导致一种称为 Ames 的鼠垂体性侏儒症小鼠 [473]。携带 Prop1 突变

的小鼠的垂体似乎扩大了，尽管机制尚不清楚 [473-476]。最后，增殖和细胞凋亡的减少导致垂体发育不全，类似于在人类中看到的情况 [402, 450, 474-478]。从 HESX1 抑制靶基因表达到由 PROP1 激活的转变对于 POU1F1（GH、PRL 和 TSH）和促性腺激素谱系的发育很重要 [366, 476, 479]。PROP1 和 β-catenin 已被证明可以形成一个复合物，抑制 Hesx1 在激活 Pou1f1 的同时表达 [480]。PROP1 弯曲成回文 TAAT 序列作为二聚体来驱动靶基因表达 [481, 482]。Ames 侏儒中的促性腺激素缺乏仍然无法解释，虽然 T4 或 GH（或两者）治疗恢复了一些雄性小鼠的生育能力，并恢复了雌性小鼠的性成熟，但没有恢复生育能力 [483, 484]。

人类 PROP1 的突变会导致 GH、PRL 和 TSH 缺乏，尽管已报道所有细胞谱系（包括促性腺激素和 ACTH）的减少 [485-487]。PROP1 突变的表征是复杂的，因为表型是可变和动态的，并且即使在具有相似遗传背景的患者中，激素缺乏也可能随着时间的推移而发展 [485, 488, 489]。促性腺激素异常特别多样化，因为约 30% 的患者在最终发展为促性腺激素性性腺功能减退症之前有自发的青春期发育，包括初潮 [485, 490]。显然，没有 GH 的正常生长也在患 PROP1 缺乏症的儿童中发现 [491, 492]。ACTH 缺乏症可能在 40—50 岁时出现 [493]。垂体大小变异性非常大，大腺体通常来源于中间叶 [494]，在 MRI T1 加权信号中显示高信号图像 [486, 495, 496]。

这些腺体可能会退化，在完全前垂体功能减退症（包括 ACTH 缺乏）的患者中留下一个大的空蝶鞍 [497-499]。

许多 PROP1（染色体 5q35，OMIM601538）已鉴定出异常，包括错义、移码和剪接突变。外显子 2 中的 GA 重复（295-CGA-GAGAGT-303）已被报道为 PROP1 中的"热点"，此重复区域中 GA 或 AG 缺失的任何组合都会导致编码序列的移码和密码子 109 [490, 500] 的提前终止 [500]。

在来自 4 个家庭的 36% 的儿童中检测到两个突变的复合杂合性，两种不同的常见缺失都导致了 109 [501] 位的终止密码子，这些突变预计会导致 PROP1 的 DNA 结合和 C 端反式激活结构域的丢失。一些错义突变已被证明保留了部分活性 [486, 487, 502]。反式激活域中的两个突变，而不是 DNA 结合域（W194 X Prop1，S156 insTProp1），被证明对 DNA 结合和反式激活有不同的影响 [503]。

迄今为止，PROP1 突变代表了散发性（6.7%）和家族性病例（48.5%）中最常见的 CPHD 遗传原因，考虑到所有患者，全球突变频率为 11%。Deladoey 及其同事对 73 名被诊断患有 CPHD 的受试者（36 个家庭）进行了筛选，确定 35 名患有 PROP1 基因缺陷的患者包括三种不同的错义突变、两种移码突变和一种剪接位点突变。在 36 个不相关的家族中，有 12 个缺陷位

于 nt296～nt302 区域，这表明 CPHD 中 PROP1 突变可能是热点[490]。虽然 PROP1 突变在散发病例中似乎很少见，但根据 Turton 和同事的报道，CHPD[391, 504] 在不同地理区域的突变率差异很大，虽然西欧、美国、澳大利亚和日本队列的突变率低于 1%，但东欧和俄罗斯队列显示频率更高，在立陶宛人口中达到 64.8%。两个变体，即 c.301_302delAG 和 c.150delA，是 PROP1 中最常见的突变，代表了东欧队列中 90% 以上的突变等位基因。最近 Dusatkova 等[505] 对 PROP1 周围 9.6Mb 区域侧翼的 21 个 SNP 进行了基因分型，并证明了这两种变体的祖先起源于跨越 0.2～0.3Mb 的单倍型，表明最常见的 PROP1 变体不是突变热点[375, 488, 501, 506–511]。

表型和基因型之间似乎没有很强的相关性[490]。Nyström 及其同事报道了在垂体功能低下和晚期 ACTH 缺乏的双胞胎中 PROP1 基因的复合杂合突变[512]。

⑨ POU1F1：POU1F1 基因（染色体 3p11，OMIM173110）编码 Pit1，它是一大类转录因子的成员，称为 POU 结构域蛋白，负责 GH、PRL、TSH 和 GHRH 受体基因的垂体特异性转录[59, 513–515]。Pit1 为 290– 氨基酸蛋白，包含两个结构域，即 POU-specific domain 和 POUhomeo domain；两者都是 DNA 结合和激活 GH 和 PRL 基因，以及调节 PRL、TSHβ 和 POU1F1 基因所必需的[516]。它的表达仅限于垂体前叶，以控制生长激素细胞、泌乳素细胞和促甲状腺激素细胞的分化、增殖和存活[418, 515–517]。

Pit1 通过与反应元件结合并募集辅激活蛋白（如 CBP）来调节靶基因[518]。基因表达微阵列分析结合染色质免疫沉淀（chromatin immunoprecipitation，CHIP）用于检测 POU1F1 的目标[519]。

首次报道了两种小鼠模型具有 GH、PRL 和与基因突变或重排相关的 TSH 缺乏 Pit1 基因，这些是 Snell[dw/dwS] 和 Jackson[dw/dwJ] 侏儒小鼠[520, 521]。POU1F1 的许多不同突变国际上已经在 GHD 和 PRL 缺乏、TSH 表达的可变缺陷的家庭中发现[522–525]。这些突变作为常染色体隐性或显性性状传播，并导致可变肽激素缺乏伴或不伴垂体前叶发育全[522–528]。

最常见的突变存在于大约 30% 携带 POU1F1 突变的患者中，它是影响 POU 同源域的 R271W 取代，编码一种突变蛋白，该蛋白通常与 DNA 结合并作为主要的转录抑制剂[528–531]，显示了 R271W 突变的垂直传播，强调了妊娠期间诊断和治疗管理的重要性[532]。R271W 突变患者的证据表明，Pit1 可能在细胞存活中起作用[531]，用于靶向细胞增殖肿瘤模型系统。据报道，一名被诊断患有 GHD 和 PRL、TSH 失调的患者在密码子 216（K216E）处具有赖氨酸到谷氨酸的突变[516]。这种突变 Pit1 与 DNA 结合，似乎不会抑制 GH 的基础激活和 PRL 基因；然而，该突变体无法支持 POU1F1

的视黄酸诱导基因表达。另一份报道表明，CBP（p300）募集和 Pit1 二聚化是靶基因激活所必需的，这一过程的中断可能是 CPHD 发病机制的原因[533]。所有报道的突变都涉及影响 POU1F1 DNA 结合、二聚化或靶点的位点基因反式激活[524, 525, 528, 534–542]。

表型变异发生在具有明显相似基因型的患者中。似乎没有出现 ACTH 或促性腺激素缺乏症，这在 PROP1 缺陷中经常出现[504]。但据报道，伴有 POU1F1 突变的患者肾上腺功能可能缺失或减退[543]。针对 Pit1 的循环抗体已被确定为与突变引起的垂体功能减退相似的原因[544]。在散发性 CPHD 病例中，1.6% 被发现具有 POU1F1 突变，人群之间没有显著差异。在家族性病例中检测到更高频率的 POU1F1 突变（21.6%）[375]。

(2) ARNT2：发现 CPHD 和小头畸形近亲家族的 6 名成员在 ARNT2 中具有纯合移码突变（c1373_1374dupTC）[545]。

(3) GRP161：最近在一个患有 CPHD 和垂体柄中断的家族中发现了 GRP161 的纯合突变，编码孤儿 G 蛋白耦联受体 161[546]。

① 孤立的生长激素缺乏症：IGHD 的发病率估计为每 3480～10 000 名活产婴儿中有 1 名[86, 547-549]。

在大多数患有 IGHD 的儿童中，无法确定病因，该组通常被称为患有特发性 GHD。然而，人们越来越认识到遗传缺陷是某些 GHD 病例的基础。据估计，在高达 34% 的 IGHD 家族病例中可以检测到 GH 和生长激素受体基因的突变。GHD 患者可能会出现其他垂体前叶激素缺乏症[550]。已经报道了 4 种形式的 IGHD（表 25–2）[551]。分类系统基于临床特征、遗传模式和 GH 分泌，但不一定基于疾病病因。IGHD 最近由 Alatzoglou 及其同事审查[552]。

编码 GH（GH1）的基因位于染色体 17q23 上五个高度同源基因簇中，其中包括两个绒毛膜促生长激素基因 CHS1 和 CHS2、胎盘表达的生长激素基因 GH2 和一个假基因 CSHP1。GH1 和 GH2 的 mRNA 剪接模式不同，GH1 产生 20kDa 和 22kDa 的蛋白质（生物活性大致相同），而 GH2 产生的蛋白质与 GH1 有 13 个氨基酸残基不同。

22kDa 异构体包括具有 GH 完整生物学活性的五个外显子。外显子 3 内的一个神秘的框内剪接位点产生了缺少外显子 3 前 45bp 的替代剪接转录物，并产生一个缺少 32～46 位氨基酸的 20kDa 肽[94]。17.5kDa 形式是由于完全跳过缺少 32～71 位氨基酸的外显子 3，占总 GH1 转录脚本的 1%～5%。已检测到两种亚型缺乏编码 11.3kDa 肽的外显子 3 和 4，以及编码 7.4kDa 肽的外显子 2～4[553-559]。

② IGHD Ⅰ型：IGHD Ⅰ A 型主要由大缺失导致，GH1 具有罕见的移码和无义突变阻止激素合成或分泌的基因[552, 560]。IGHD Ⅰ A 作为常染色体隐性遗

传，受影响的个体患有严重的先天性 GHD，包括婴儿期低血糖症和 6 月龄时出现严重侏儒症[561]。据报道，10%～15% 的受试者身高低于 4.5SDS，重度 IGHD 携带 GH1 基因缺失；然而，研究之间存在地理和患者选择标准差异。在具有 IGHD Ⅰ A 表型的受试者中也发现了移码和无义的 GH1 突变[561]。

因为即使在胎儿期也不会产生 GH，所以患者在免疫学上对 GH 耐受，并且在使用垂体衍生或重组 DNA 衍生的 GH 治疗时通常会产生抗 GH 抗体。当抗体阻止患者对 GH 产生反应时，IGHD Ⅰ A 可被视为 GH 不敏感的一种形式，此类患者是 IGF-1 治疗的候选者[554, 561-563]。

不太严重的常染色体隐性遗传 GHD 形式，称为 IGHD Ⅰ B 型，也可能是由于 GH1 基因的突变或重排导致产生保留某些功能或至少产生免疫耐受的异常 GH 分子。表型变异性大于 IGHD Ⅰ A[551, 552]。这些患者通常对外源性 GH 治疗有反应，但产生抗体。家族性 Ⅰ B 型 IGHD 中 GH1 基因突变的极低频率（1.7%），表明研究不明原因 GHD 患者的 GH1 基因启动子区域的重要性[564]。

GHRHR 中的突变也被归类为 IGHD Ⅰ B 型。已在小鼠 lit/lit 中鉴定出 Ghrhr 基因在其配体结合域中发生突变[565]，并导致侏儒症和生长激素细胞数量减少[515, 556, 566]。在该模型中，胎儿生长激素细胞正常，生长发育不良的变化仅在出生后才明显[515, 517, 556, 566]。这些数据表明 GHRH 不是胎儿生长激素分化的必要因素，并且依赖 GHRH 的细胞持续存在，或者突变不会导致 GHRH 功能的完全丧失[567-569]。

Wajnrajch 及其同事报道了 GHRHR 基因突变的首例人类病例，这些病例是印度穆斯林近亲家族的两个表亲，患有 IGF 缺乏和严重的生长障碍[570]。基因缺陷是一种在第 72 位引入终止密码子的无义突变（E72X），导致明显截短的 GHRHR 蛋白缺乏跨膜区域和 G 蛋白结合位点。受影响的孩子有在标准激发试验和外源性 GHRH 给药后无法检测到 GH 释放，但对 GH 治疗有反应。据报道，在斯里兰卡的一个不相关的 Tamoulean 亲属中[571]，在巴基斯坦的一个近亲亲属（"Sindh 侏儒症"，Sindh 为巴基斯坦地名）[572, 573]、来自印度西部一个穆斯林和四个印度教家庭的 17 名患者中也发现了相同的突变[574]。鉴定出 GHRHR 突变的最大家族是一个巴西家族，该家族具有外显子 1.86 的纯合供体剪接突变（位置 +1 处的 G 到 A）。这种突变破坏了 50 个供体剪接位点高度保守的共有 GT，产生截断的 GHRHR[575, 576]。

在两个近亲以色列阿拉伯家庭中描述了外显子 11（R357C）的 GHR 错义突变[577]。所有组中的患者均出现早期生长障碍，身材矮小（-8.6～-4.5SD），声音高亢，腹部脂肪堆积[572, 576]。正如预期的那样，所有患者在刺激 GH 分泌后都表现出血清 GH 浓度严重降低甚至检测不到，血清中 IGF-1、IGFBP3 和 ALS 的浓度非常低[576]。心血管风险概况，包括 LDL-C 和总胆固醇水平升高、CRP 升高、血压升高和腹部肥胖。然而，一项令人费解的研究发现，在这些具有 GHRHR 突变的患者中，没有发现过早动脉粥样硬化或过早心肌缺血的证据[578]。患者对外源性 GH 反应良好而没有抗体形成。杂合子的身高缺陷可能很小，并且可能表现出 GH-IGF 轴的中度生化缺陷[572]。

尽管进行了广泛的研究，但这些患者群体之间存在地理分离和种族差异，并表明印度次大陆的家庭之间最近（＞200 年）有联系。

目前，对所有四个家族的可能解释是创始人效应或每组中的一次性突变，然后在地理上孤立的基因库中传播[86]。在对 30 个 IGHD Ⅰ B 型家族的分析中，Salvatori 和同事[579] 在三个家族（10%）中发现了 GHRHR 跨膜和细胞内结构域的新错义突变，每个家族有两个受影响的成员。转染实验表明这些突变受体的细胞表达正常。Corazzini 和 Salvatori 最近审查了 GHRH 的突变[580]。

最近报道了一个不完全外显率的显性突变，这是由于 3 名无关患者的信号肽中的错义取代（Val10Gly），导致受体加工和易位到细胞表面的缺陷。

大多数报道的 GHRHR 突变发生在近亲家族中，其中少数受影响的是复合杂合子。在一组 65 名 IGHD Ⅰ B 患儿中，GHRHR 基因在编码细胞外区域的结构域中正常[581]，但在 10% 的 IGHD Ⅰ B 家庭中发现跨膜和细胞内基因结构域发生突变[86, 556, 577, 579, 582-587]。

③IGHD Ⅱ型：IGHD Ⅱ 型作为常染色体显性性状遗传。最常见的原因似乎是使 GH1 内含子 3 的 5' 剪接供体位点失活的突变基因，它在外显子和内含子中包含多个顺式作用的剪接增强子，这些增强子是激活内含子 2 和 3 的典型剪接位点及使神秘位点沉默所需的。外显子 3 的跳过导致 17.5kDaGH 同种型突变体，该突变体已被证明以显性负性方式发挥作用，抑制野生型 GH 的细胞内积累和分泌[565, 588, 589]。在外显子 4 或 5 错义突变的患者中，临床表现是相当多变的，有一些证据表明，GH 治疗可以逆转细胞内 GH 储存和分泌的损害[590]。Mulis 和同事[591] 研究了来自 19 个家庭的 57 名受试者，发现 Ⅱ 型 IGHD 患者不仅在 GHD 的发病、严重程度和进展方面具有可变的表型，而且可能表现出后期出现 ACTH 或 TSH 缺乏和垂体发育不全。对患有和不患有 GHD 的矮小儿童 GH1 基因突变的广泛评估揭示了大量杂合突变[591]。

最近对 GH 分泌缺陷机制和 17.5kDa 同种型表达增加的研究可能会导致新的分子疗法[592]。

④IGHD Ⅲ型：IGHD Ⅲ 型作为一种与低丙种球蛋白血症（XLA）相关的 X 连锁疾病[593]，尚未被证

实与 GH1 基因的突变相关。一个大的澳大利亚血缘关系证明 GHD 具有多种垂体激素缺乏，这可能是由 Xq25.Xq28 区域的重复引起的[594]。

Bruton 酪氨酸激酶（Bruton tyrosine kinase，BTK）内的剪接突变已经报道了 XLA 和 IGHD 患者中的基因。BTK 突变是一种在 B 淋巴细胞和骨髓细胞中表达的胞质酪氨酸激酶，在一些患有 XLA 但没有 IGHD 的患者中也已发现。

⑤ SOX3：SOX3 的突变是 Xq27.1 上 SOX 转录因子家族的成员，已在伴有异位神经垂体、胼胝体异常和智力障碍的 IGHD 家族中发现[388]。GH 缺乏和具有近端 Xq 染色体重复的复杂表型的患者已有报道[595, 596]。

⑥生物惰性 GH：血清 GH 以多种分子形式存在，分别反映了 mRNA 或蛋白质的替代转录后或翻译后加工的后果。这些形式中的一些被假定在 GH 与其受体结合所需的氨基酸序列中存在缺陷，并且不同分子形式的 GH 可能具有不同的刺激骨骼生长的效力，尽管这仍有待严格证明。已经提出，具有正常 GH 免疫活性但生物效力降低的身材矮小[597, 598]，但在相对较少的患者中发现了分子异常，许多疑似生物无活性 GH 的病例尚未得到严格证明[599, 600]。

在一个极端身材矮小（-6.1SDS）的儿童中，由单个错义杂合突变（半胱氨酸到精氨酸，GH1 的密码子 77）引起的突变 GH 与 GHBP 和 GHR 的亲和力高于正常值，并抑制了正常生长激素的作用。在中等剂量的外源性 GH 期间，孩子长得更多（6cm/ 年 vs. 3.9cm/ 年）。父亲被发现有同样的基因异常，但没有表达突变激素。在另一例显著身材矮小（-3.6SDS）的患者[600]中，GH 外显子 4 中的杂合丙氨酸到甘氨酸取代导致甘氨酸取代精氨酸。该突变位于 GH 分子与其受体结合的位点 2，显然导致二聚化受体的适当分子旋转失败，随后酪氨酸磷酸化和 GH 介导的细胞内级联事件减少。

在小鼠 B 细胞淋巴瘤系中测定的生物活性约为免疫反应性的 33%[601]。外源性 GH 显著提高了生长速度（每年 4.5～11cm）。

在矮个子儿童中发现的 Ile179Met 替代物的特征是 STAT5 激活正常，但 ERK 激活减少 50%[217]。这一新发现证明了 GH 与其受体的功能相互作用，但由于 STAT5B 显然是 IGF-1 基因转录的主要（如果不是唯一的）GH 依赖性介质，因此该突变的作用尚不清楚。通过筛选矮小的儿童，发现了 6 个具有 JAK/STAT 激活受损证据的 GH 杂合变体，这表明需要进一步研究以确定 GH 与其受体相互作用的机制[602]。由于这些变体发生在杂合子中，因此基因型 - 表型相关性尚不清楚。在迄今为止报道的更令人信服的生物非活性 GH 案例中，Besson 和同事[603]在一个矮小患者（-3.6SDS）

中发现了一个纯合错义突变（G705C），导致两个二硫键缺失。GHR 结合和 JAK2/STAT5 信号传导活性均显著降低。

一些患者表现出生物活性降低（当通过敏感的体外测定法测量时），但免疫反应性没有降低。没有突变表明 GH 或其他外围机制的异常翻译后修饰可能是原因[604, 605]。

（4）获得性疾病

①颅咽管瘤和其他肿瘤：许多损害下丘脑功能的肿瘤也会影响垂体分泌 GH。此外，颅咽管瘤是垂体功能不全的主要原因。这些肿瘤起源于 Rathke 囊的残余物，即胚胎口腔顶部的憩室，通常会产生垂体前叶。最近对颅咽管瘤的诊断和治疗进行了综述。

这种肿瘤是出生时出现的先天性畸形，并在随后的几年中逐渐生长。肿瘤起源于腺垂体和神经垂体交界处的鳞状细胞的其余部分，随着它的扩大形成一个囊肿；囊肿含有退化的细胞，可能会钙化，但不会发生恶性变性。囊液的表现为从黏稠的类似机油物到清亮的富含胆固醇的液体，钙化可能是微观的或严重的。约 75% 的颅咽管瘤发生在鞍上区，其余类似于垂体腺瘤。在造釉细胞瘤性颅咽管瘤患者中发现了 β-catenin 突变[606]。

颅咽管瘤可在从婴儿期到成年的任何年龄引起表现，但通常在儿童中期出现。最常见的表现是颅内压升高，包括头痛、呕吐和动眼神经异常。视交叉受压导致视野缺损，可能存在视盘水肿或视神经萎缩。

视觉和嗅觉幻觉已有报道，癫痫发作和痴呆也是如此。大多数患有颅咽管瘤的儿童在就诊时有生长障碍的证据，并且经常在回顾性研究中发现他们自婴儿期以来生长缓慢[607]。GH 和促性腺激素是儿童和成人中最常受影响的垂体激素，但缺乏 TSH 和 ACTH 也可能发生，25%～50% 的患者存在尿崩症[607]。50%～80% 的患者在诊断时至少存在一种垂体前叶激素异常。

MRI 可以识别囊性和实性成分，并且可以描绘解剖关系以帮助计划合理的手术方法。通过开颅或经蝶骨切除进行手术干预可能会导致部分或几乎完全切除病变。术后照射是常用的，尤其是在肿瘤切除不完全的情况下。在一些患者中，特别是那些变得肥胖的患者，可能发生无 GH 的正常线性生长综合征。代谢综合征有胰岛素不敏感和体重指数增加的证据，很常见，是潜在的主要长期发病率的预测因素[607, 609]。儿童和青少年时期发现颅咽管瘤的后果是长期才能显现出来的，许多生活质量问题加剧了垂体功能减退。有下丘脑肥胖病史且与颅咽神经瘤相关的脑部手术患者更倾向于持续减轻体重。

垂体腺瘤（见第 9 章）在儿童期和青春期并不常见，在大型中心接受手术的患者中仅占不到 5%。几乎 2/3

的肿瘤免疫化学染色为 PRL，少数为 GH。分泌 GH 的垂体腺瘤在青年人中极为罕见。关于垂体腺瘤的侵袭性存在不同的经验，但普遍的观点是，它们在儿童中的侵袭性低于成人。在梅奥诊所的 56 名经蝶窦切除非 ACTH 分泌腺瘤的患者中，大腺瘤的发生率比微腺瘤高约 1/3，女孩的病例数与男孩相比约为 3.3∶1。大腺瘤患者垂体功能减退的发生率百分比约为 50%，微腺瘤患者发生率为 0%；两种肿瘤大小的长期治愈率为 55%~65%。家族性孤立性垂体腺瘤（familial isolated pituitary adenoma，FIPA）约占垂体腺瘤的 2%，并且与 AIP 基因突变有关。巨人症是一些生长激素瘤患者的特征[610]。

②组织细胞增多症 X：单核巨噬细胞（组织细胞）的局部或全身性增殖是朗格汉斯细胞组织细胞增多症的特征，这是一种发生在所有年龄的患者中的多种疾病，发病率高峰在 1—4 岁。内分泌学家更熟悉术语组织细胞增生症 X，它包括三种相关疾病：孤立性骨病（嗜酸性粒细胞瘤）、Hand-Schüller-Christian 病（伴有尿崩症、眼球突出和颅骨多发性病变的慢性疾病）和播散性组织细胞增多症 X（Letterer-Siwe 病，内脏受累广泛）。这些综合征的特征是朗格汉斯细胞在相关区域的浸润和积累，如颅骨、下丘脑 – 垂体柄、中枢神经系统和内脏。尽管这些疾病，尤其是 Hand-Schüller-Christian 病，通常与尿崩症有关，但在所选系列中 50%~75% 的患者在就诊时患有生长障碍和 GHD。垂体柄厚度的程度已被证明与长期风险结果相关[611]。相比之下，法国国家登记处（n=589）在 61 名受试者中发现了 GHD，其中 148 名受试者存在整体内分泌功能障碍。进展中的神经退行性综合征（在 15 年的随访中发现 10% 的患者）似乎与垂体受累有关[612]。在加拿大生活 15 年的未经选择的朗格汉斯细胞组织细胞增多症儿童中只有 1% 患有 GHD[613]。

(5) 生长激素不敏感

① GHR 信号蛋白和 ALS 的突变：GH 不敏感，也称为原发性 *IGF-1* 缺乏症，包括各种以生长障碍、血清 GH 水平高和血清 IGF-1 水平极低为特征的遗传病[614]。这些发现由 Laron 及其同事于 1966 年在兄弟姐妹中首次描述[615]，也称为 Laron 综合征。大多数诊断为典型 GH 不敏感的个体来自地中海或中东血统。来自厄瓜多尔具有地中海血统的近亲人群[616]。

典型的 GH 不敏感的表型特征包括出生时明显的生长障碍[615]，出生后生长速度低于正常水平，身高低于平均值 4~10SD（图 25–35）[614]。患者还具有低于正常的头围、前额突出、异常的上下身比例、四肢短、头发稀疏（表 25–4）。运动发育迟缓，表明 IGF-1 在大脑发育中的重要性。生殖器小，青春期延迟，但生育能力正常。在代谢方面，IGF-1 缺乏最显著的特征是低血糖，随后发展为肥胖、相对高胰岛素血症和胰

岛素抵抗[617]。个体对外源性 GH 没有反应，这取决于生长速度、低血糖发生率或血清 IGF-1 或 IGFBP1 水平[618]。这些患者的血清中通常无法检测到 GHBP 活性[619, 620]，但可测量的水平对应于较高的最终身高。

对两名受影响的患者进行的肝活检表明，微粒体细胞未结合重组 GH，这表明 GHR 中的缺陷[621]。GHR 中的缺失和纯合点突变（错义、无义和异常剪接）在 GH 不敏感的人中都有描述[622-624]。

所述基因缺失涉及外显子 3、5 和 6[625]，外显子 5 和 6 的缺失导致移码和过早的翻译停止信号，随后编码缺乏大部分细胞外 GH 结合结构域的受体。

迄今为止，已经报道了超过 70 种导致 GH 不敏感的 GHR 基因突变[626]。大多数突变位于受体的细胞外（GH 结合）结构域，导致 GH 与受体结合的能力受损；这也导致循环 GHBP 缺乏，GHBP 来源于受体的细胞外结构域。一种报道的细胞外结构域突变不影响 GH 与受体的结合，但会阻止受体的二聚化[627]。跨膜结构域也有纯合子突变的报道[628, 629]。这些突变导致 GH 对正常的 GH 结合不敏感，但缺乏受体转导。因为细胞外结构域是完整的，而突变受体蛋白显然从细胞受体表面脱离，GHBP 水平从正常到升高。

影响 GHR 细胞内结构域的突变也会发生，这些直接涉及导致显性遗传的 GH 不敏感性的细胞内结构域[630-636]。在报道的杂合突变中，GHR 的截断导致细胞内结构域的缺失。在体外，这种截短的 GHR 分子以显性负向方式表现，可能是通过保留与正常 GHR 二聚化的能力，从而抑制 GH 诱导的 STAT5 酪氨酸磷酸化。导致 GHR 细胞内结构域 C 端缺失的突变表现出正常的 GH 结合和 JAK2 磷酸化，但 STAT5B[637, 638] 的磷酸化受损。

已经描述了一些突变的显性负面影响提出了一个问题，即缺陷的杂合性是否胞外结构域的缺失也会导致身材矮小。据报道，*GHR* 缺陷的杂合性导致某种程度的相对 GH 不敏感性，仅在高剂量的 GH 时才会出现适度的生长改善[639-642]。此外，已经描述了一种截短的 *GHR* 剪接变体，它作为显性全长受体的阴性抑制剂并导致大量 GHBP，进一步下调 GHR 功能[643]。

GHR 基因中研究最广泛的多态性是外显子 3（*GHRd3*）的缺失，其存在于高达 50% 的高加索人中。有人提出，没有外显子 3 的 GHR 以相当的亲和力与 GH 结合[644, 645]，但在体外可能以不同的强度转导信号[644, 645]。在 GH 治疗后，患有 GHD、TS 或 SGA 的儿童具有一个或两个 *GHRd3* 拷贝在校正 GH 剂量后，变异体的生长速度比没有变异体的更快。然而，不同的研究报道了关于具有 *GHRd3* 变体的 GH 缺陷儿童是否会经历更快的生长的不同发现[646-648]。研究中不同的 GH 剂量和所研究人群之间的差异可以解释不同的结果。

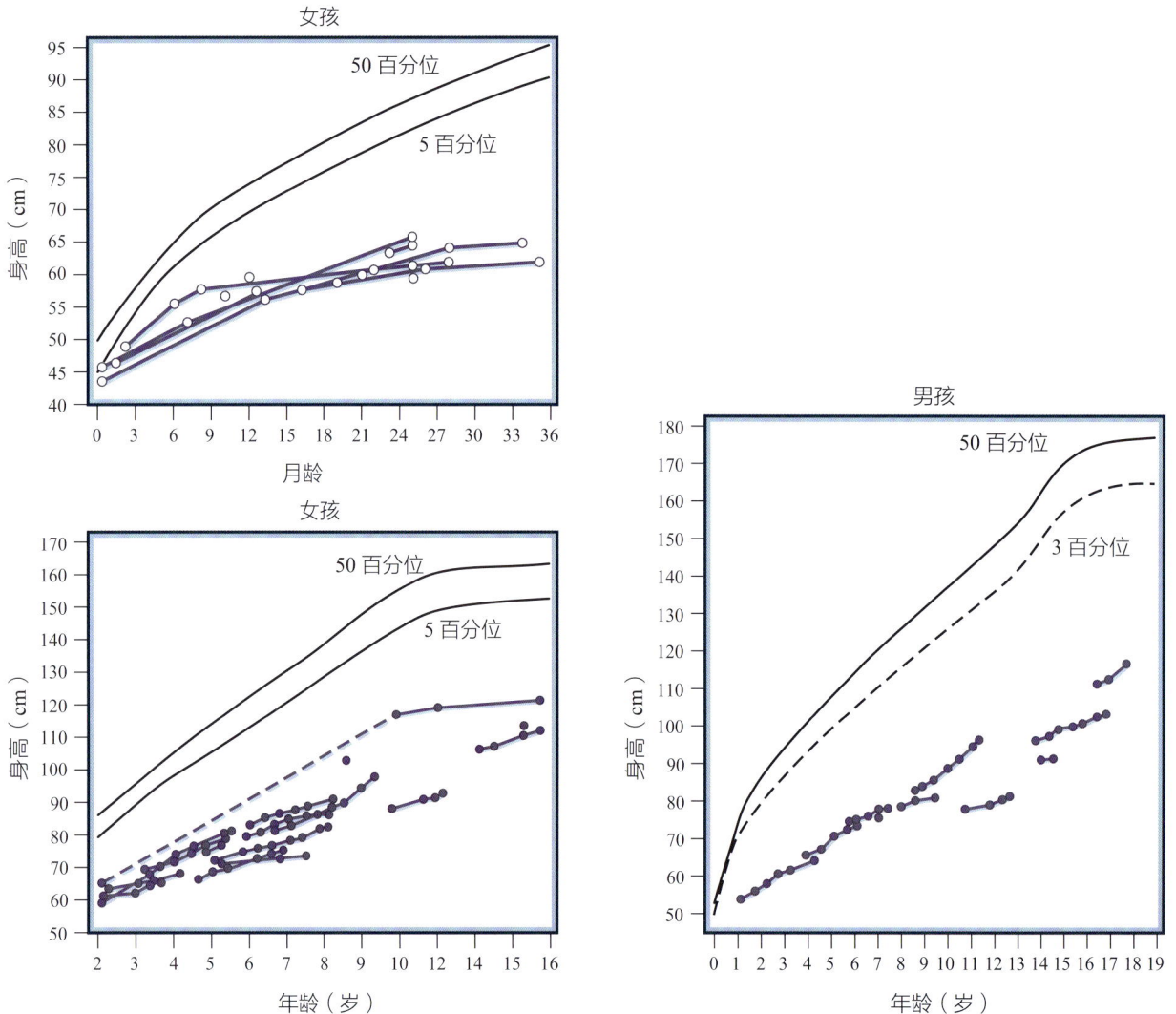

▲ 图 25-35　厄瓜多尔儿童因 GH 不敏感而导致 IGF 缺乏的身高测量值

引自 Rosenfeld RG, Rosenbloom AL, Guevara-Aguirre J. Growth hormone [GH] resistance due to primary GH receptor deficiency. *Endocr Rev.* 1994; 15: 369-390.

一些具有 GH 不敏感表型但没有 GHR 基因突变的患者可能在下游 GHR 信号分子中发生突变。*Stat5B* 基因的纯合突变通过降低酪氨酸的磷酸化[649]，导致无法与 GH 激活受体上的磷酸酪氨酸对接，或稳定结合 DNA[650]，或通过导致外显子 10 中的插入导致早期蛋白质终止，从而导致 GH 不敏感[651]。研究还描述了 *Stat5b* 的 SH2 结构域中的突变，导致无法诱导基因转录[652]。*Stat5b* 突变的患者具有免疫功能障碍和反复肺部感染，因为 *Stat5B* 参与多种细胞因子的下游信号传导。

DNA 结合结构域或卷曲螺旋结构域中的杂合 STAT5b 变体可导致 GHR 信号传导中断[653]。突变蛋白以显性负性方式发挥作用，因为它可以与野生型 STAT5b 二聚化，但不能结合 DNA 诱导转录。受影响的患者身材矮小，但免疫功能障碍不像 STAT5b 纯合

突变的人那样明显。

ALS 基因突变患者的血清 IGF-1 和 IGFBP3 浓度显著降低[654]。GF1 和 IGFBP3 与典型的 GH 不敏感患者一样低，但身高缺陷不太严重，据报道患者身高在 –3.6～–0.3SDS[655]。受影响的男性患者青春期延迟，存在不同程度的胰岛素不敏感。在 IGFALS 基因中发现的突变是纯合子或复合杂合子，都在外显子 2 中。由于在受影响的患者中无法检测到 ALS 水平，因此认为该突变会阻止蛋白质在血清中表达、分泌或稳定[655]。这些患者相对正常的生长是否反映了局部产生的 IGF-1 的更大重要性，或面对降低的结合蛋白浓度，IGF-1 的血清动力学改变仍然不确定。观察到的胰岛素抵抗背后的机制也是未知的，但推测是由于 GH 过量[655]。

② IGF-1 和 IGF-1 受体信号异常：Woods 及其同

表 25–4　生长激素不敏感的临床特征	
参　数	**临床表现**
生长和发育	
出生体重	接近正常
出生身长	可能会略有下降
产后生长	严重的生长衰退
骨龄	延迟，但相对于身高年龄可能提前
生殖器	儿童时期的小阴茎，成人外形正常
青春期	延迟 3～7 年
性功能和生育能力	正常
颅　相	
头发	7 岁前稀疏
前额	突出，正面凸起
颅骨	正常头围，小脸导致的颅面不均衡
脸	小
鼻梁	发育不全
眼眶	浅
牙质	延迟生长
巩膜	蓝色
嗓音	高尖音
肌肉骨骼 / 代谢 / 其他	
血糖	婴儿和儿童的低血糖，一些成年人的禁食症状
步行和运动里程碑	延迟
臀部	发育不良，股骨缺血性坏死
肘部	柔韧性下降
皮肤	变薄；过早老化
骨密度	骨质减少

事[656] 描述了一个 15 岁男孩，其 IGF-1 基因的外显子 4 和 5 缺失导致 IGF-1 分子截短。除了感觉神经性耳聋、智力低下和小头畸形外，该男孩还表现出严重的产前和产后（约 –7SDS）生长迟缓，对 GH 无反应。他的 IGFBP3 和 GHBP 水平正常，无法检测到的 IGF-1 水平和高胰岛素血症。在接受 IGF-1 治疗后，患儿的成长和代谢参数得到改善[657]。在身高 –4.0SDS 和低但可检测到的 IGF-1 的同类成员中，IGF-1 中的杂合突

变基因导致外显子 4 剪接，并导致蛋白质截短[658]。一名身高为 –2.7SDS 且 IGF-1 水平处于正常低水平的儿童被发现具有 260kb 的 12 号染色体杂合缺失，其中包括 IGF-1 基因[659]。

③ IGF-1 基因的失活突变：具有与具有 IGF-1 缺失的男孩相同表型但血清 IGF-1 水平显著升高的成人在 IGF-1 基因中具有纯合点突变[660]。这种突变导致 IGF-1 分子对 IGF-1 受体的亲和力显著降低，从而很难刺激 IGF-1 受体的自磷酸化和 AKT 或 ERK 的激活[661]。这种突变杂合子的家庭成员的出生体重、最终身高和头围显著降低，表明该突变的杂合性对 IGF-1 功能的影响。

④ IGF 运输和清除的主要缺陷：兄弟姐妹来自两个具有高 IGF-1 和 IGF-2 水平、正常至高的 IGFBP3 水平、正常 ALS 水平和身高 SDS 评分在 –2.2～1.06 的家庭，被发现在 PPAP-A2 基因中有突变[298]。所述突变产生不能切割 IGFBP3 或 IGFBP5 的截短蛋白质。由于 IGFBP3 的 PAPP-A2 裂解会从三元复合物中释放 IGF-1，因此受影响者中的游离 IGF-1 水平较低。来自受影响患者的血清不能在体外刺激 IGF-1 受体，进一步提供了突变诱导的功能丧失的证据。IGF-1 水平升高表明 GH 信号被放大。与 GH 受体缺陷患者相比，这种 GH 信号放大可能是这些患者身高不足的原因。用 rIGF-1 治疗具有这种突变的儿童在 1 年后导致生长速度增加[662]。rIGF-1 治疗对成人身高的影响尚不清楚。

⑤ IGF-1 受体产生或反应性的主要缺陷：据报道，患有 IUGR 和出生后生长障碍、小头畸形和精神发育迟滞、血清 IGF-1 水平正常至升高的患者的 IGF-1 受体基因发生突变，导致 IGF-1 与其受体的结合减少[663, 664]。

Fang 及其同事发表了一份报道，患者在 IGF-1R 和身高 –5.9SDS 中发生错义突变，IGF-1 水平升高，从而导致下游信号通路的激活减少[665]。

在妖精貌综合征（一种生长障碍和胰岛素受体功能障碍综合征）中，存在不同程度的 IGF-1 不敏感[666, 667]。胰岛素受体的严重异常表明异二聚体胰岛素和 IGF-1 受体组合可能导致 IGF-1 信号级联激活失败。IGF-1 受体基因位于 15q，因此 15 号染色体远端长臂或 15 号环状染色体缺失的人具有 IGF-1 受体杂合性[667, 668]。这些患者可能患有 IUGR 和出生后生长障碍，但缺乏对 IGF-1 尚未得到最终证实[668]。因此，生长失败是由 IGF-1 受体水平改变引起，还是由位于 15q 上的其他基因丢失引起，仍有待确定。

（二）生长激素 –IGF 以外的疾病轴

许多全身性疾病，如果足够严重，会导致儿童生长障碍。那些主要改变直接影响激素的激素调节生长（如甲状腺激素、糖皮质激素），可以根据这些激素的已知作用来理解。即使在病理学主要不在内分泌系统内的那些疾病中，也经常存在导致生长障碍的潜在激

素异常。在某些情况下，潜在的疾病会产生继发性激素缺乏症。

无法确定激素缺乏症的那些疾病可能被认为是激素抵抗，因为这些儿童在正常生长激素产生的情况下会出现生长障碍。

1. 营养不良　鉴于全球普遍存在营养不良，能量、蛋白质或两者的摄入不足是导致生长障碍的最常见原因。消瘦是指热量的整体缺乏，包括蛋白质营养不良。皮下脂肪最少，蛋白质消耗明显。Kwashiorkor 特指蛋白质摄入不足，尽管它也可能以某些热量营养不足为特征。这两种情况经常重叠。体重增长下降通常发生在新生儿期很短的时间内和老年期数年的线性增长失败之前。早年因热量或蛋白质营养不良而导致的生长发育迟缓通常会产生终身后果，包括骨骼生长减少[669]。

急性和慢性营养不良都会影响 GH-IGF-1 系统。营养不良导致的生长受损通常与基础或刺激的血清 GH 水平升高有关[670, 671]，尽管在某些全身性营养不良（消瘦）病例中，GH 水平正常或低[672]。在这两种情况下，血清 IGF-1 水平都会降低[671, 673]。GH 水平升高是由 IGF-1 负反馈减少和生长抑素张力降低引起的[674]。

营养不良还会导致胃促生长素水平升高[675, 676]，这也可能导致 GH 分泌增加，尽管胃促生长素在调节 GH 分泌中的作用仍不清楚[677]。尽管 GH 水平正常或升高，但血清 IGF-1 水平降低，营养不良是一种 GH 不敏感[671]，这种不敏感的一个原因是 GHR 表达降低，这反映在血清 GHBP 水平降低[670, 678]。此外，禁食会增加 FGF21 的表达，这可能通过抑制 STAT5 导致 GH 不敏感[679]。这种 GH 不敏感可能是一种适应性反应，将稀缺的能源从生长转向用于急性代谢需求。低 IGF-1 可最大限度地减少对合成代谢的刺激，而升高的 GH 水平的直接作用（如脂肪分解、胰岛素拮抗作用）可能会增加能量底物的利用能力[671, 680, 681]。这些适应性机制伴随着血清 IGFBP 的变化，进一步限制了 IGF 营养不良期间的行动[670, 682]。

热量或蛋白质摄入不足会使许多以生长障碍为特征的慢性疾病复杂化。厌食是肾衰竭和炎症性肠病的共同特征，同时也会出现在发绀型心脏病、充血性心力衰竭、中枢神经系统疾病和其他疾病中。这些病症中的一些可能进一步以特定饮食成分的缺乏为特征，如正常生长和发育所必需的锌、铁和维生素。

营养不足也可能是自愿的，如节食和食物时尚（图 25-36）[682]。热量限制在青春期的女孩中尤其常见，其中可能与对肥胖的焦虑有关，包括在体操运动员和芭蕾舞演员中。神经性厌食症和贪食症是"自愿"热量剥夺的极端情况，通常与骨骺融合前的生长受损有关，这可能导致减少最终成年身高[683, 684]。青少年骨矿物质增加受损，严重的骨质减少可能持续到成年

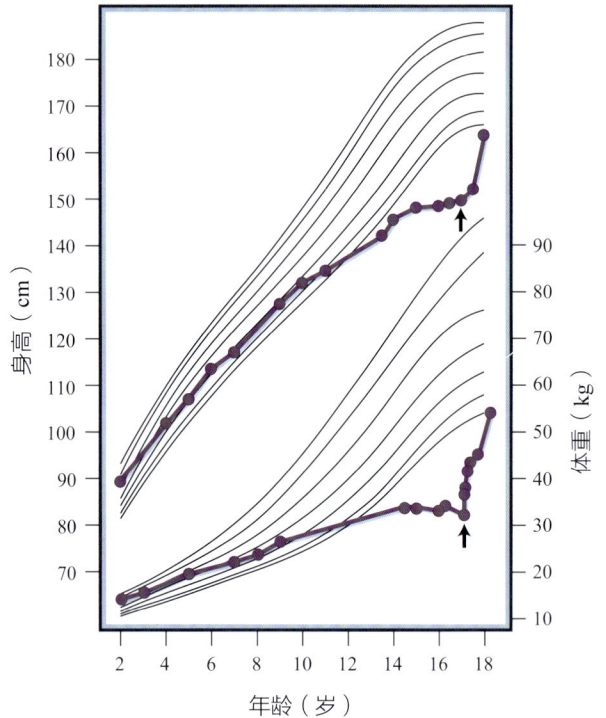

▲ 图 25-36　因害怕变得肥胖而长期自我限制热量限制导致生长迟缓的儿童的体重和身高曲线

请注意，体重曲线上百分位数的交叉先于身高曲线上的交叉，并且在热量摄入正常化后（箭），体重增加发生在线性增长改善之前。在长期热量限制结束时，体重年龄（10.2 岁）小于身高年龄（12 岁）（经 the New England Journal of Medicine 许可转载，引自 Pugliese MT, Lifshitz F, Grad G, et al.Fear of obesity:a cause of short stature and delayed puberty. *N Engl J Med*. 1983; 309: 513-518.）

期[685]。在青春期后期，营养不良可能导致青春期或初潮延迟（或两者兼而有之），以及各种代谢改变。在神经性厌食症中，激素分布与蛋白质能量营养不良中的相似[683, 684, 686]，具有高基础 GH 水平。

然而，与慢性危重病（其中非搏动性分泌增加，但搏动性 GH 分泌减少）相比，厌食症中 GH 的非搏动性和搏动性分泌均增加[674]。在神经性厌食症患者中，胰岛素诱导的低血糖，多巴胺能药物或地塞米松急性给药可导致 GH 分泌受损，而可乐定和精氨酸则可引起正常的生长激素反应。最后，已经描述了静脉输注葡萄糖后 GH 释放的矛盾增加[674]。与一般营养不良一样，在神经性厌食症中发现低水平的 IGF-1 和 IGFBP3，表明 GH 抵抗。同样，GHBP 水平下降[674]，表明 GHR 表达下降是导致 GH 抵抗的一个因素。GH-IGF-1 轴的激素随着再喂食恢复到正常水平[670, 683, 687]。

婴儿和幼儿无法茁壮成长的一个罕见原因是间脑综合征[688]。这种综合征的特点是体重增加明显受损，甚至体重减轻，但线性生长正常（至少在最初）。它是由下丘脑肿瘤引起的。与其他原因的发现相似，已发现间脑综合征患者的身高或身高体重偏低，GH 水平

升高。与神经性厌食症患者一样，GH 水平随着葡萄糖负荷而反常地增加。然而，与营养不良或神经性厌食症中所见的 GH 分泌增加相反，IGF-1 水平正常而不是降低[688]。因此，间脑综合征不像这些其他疾病那样表现出 GH 抗性。

2. 慢性或全身性疾病

(1) 吸收不良和胃肠道疾病：损害热量或蛋白质吸收的肠道疾病会导致生长障碍，原因与营养不良本身的许多原因相同[680, 689, 690]。生长迟缓可能早于吸收不良或慢性炎症性肠病的其他表现。在不明原因生长障碍的鉴别诊断中应考虑乳糜泻（麸质诱导的肠病）和区域性肠炎（克罗恩病）。血清 IGF-1 水平可能会降低[680, 691]，反映营养不良，区分这些疾病和与 GHD 相关的疾病至关重要。记录吸收不良需要证明粪便消耗的热量，尤其是粪便脂肪，以及肠道功能障碍的其他措施，如 D- 木糖或呼吸氢研究。

乳糜泻是一种免疫介导的疾病，肠黏膜因膳食麸质受损（图 25–37），线性生长受损可能是疾病的首发表现[680]。

有或没有胃肠道症状的患者的生长障碍程度可能相似[680]。美国儿童期乳糜泻的发病率约为 0.9%[692]，但其在接受身材矮小评估的儿童中，患病率约为 5%[693]。乳糜泻在 TS、胰岛素依赖型（1 型）糖尿病 [insulin-dependent (type 1) diabetes mellitus，IDDM]、唐氏综合征或 Williams 综合征患者中的发病率也有所增加[693]。青春期的进展可能会延迟，初潮可能会延迟[694]。tTG-IgA[695] 的测量是目前推荐的筛查测试。该测试的灵敏度高达 99%，其特异性远高于 AGA-IgA。

然而，tTG-IgA 在 18 月龄以下的儿童中的敏感性显著降低[696]，在这些儿童中，最好同时测量 AGA-IgA。测量 IgA 抗体时，有必要测量总 IgA 水平以排除 IgA 缺乏症，特别是因为 IgA 缺乏症在乳糜泻患者中的发病率增加[697]（在 IgA 缺乏症患者中，可以使用 tTG-IgG[697]）。尽管如此，乳糜泻的诊断最终需要在小肠活检中证明特征性的黏膜变平[692]。麸质戒断是一种非常有效的乳糜泻治疗方法，在治疗最初的 6～12 个月内会导致快速追赶性生长和临床症状减轻[680, 694]。低 IGF-1 和 IGFBP3 水平在此期间恢复正常[691, 698]。大多数接受适当饮食管理的儿童最终达到正常的最终身高[699, 700]。

克罗恩病的生长障碍与疾病的严重程度相关[701]，可能是由于吸收不良、厌食、营养损失、慢性炎症[690, 701]、饮食中微量矿物质不足和使用糖皮质激素引起的营养不良。IGF-1 水平低，尤其是生长受损[680, 690]。在动物模型中，大约一半的 IGF-1 水平下降是由于营养不良，另一半是由于炎症的影响[702]。1/3～2/3 或更多患有克罗恩病的儿童在诊断时生长受损。在一些患者中，生长障碍先于肠道疾病的临床症状几年，其中

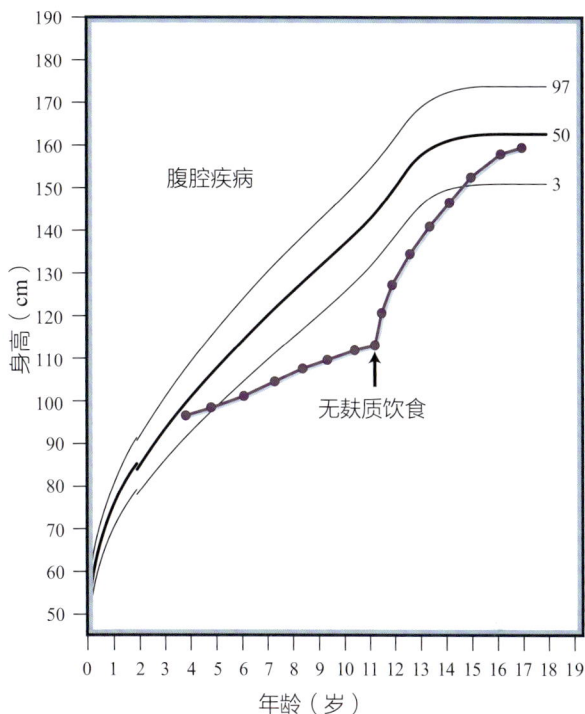

▲ 图 25–37　一名患麸质引起的肠病（乳糜泻）的女孩的追赶性生长

在 8 年的生长障碍后，患者接受了无麸质饮食，并表现出显著的追赶性生长，恢复到之前的生长百分位数（图片由 J .M. Tanner 提供）

相当一部分患者在体重减轻之前表现出线性生长障碍[680, 690, 701, 703, 704]。充足的营养补充和患病肠道的手术切除可以改善生长，但手术并不是常见选择[705-707]。

骨质减少很常见[708, 709]。红细胞沉降率升高、贫血和人血白蛋白低是有用的线索，但克罗恩病的诊断最终需要结肠镜检查和活检，以及胃肠道影像学检查。30% 的患者可能会出现线性生长的永久性障碍和最终身高缺陷[710]。大约 20% 的成年身高患者低于父母中位数目标身高 8cm 以上[711]。对克罗恩病儿童进行 GH 治疗的小型、大多数非对照试验结果相互矛盾，一些显示生长速度提高[712, 713]，但另一些则没有[714]。一些显示身体成分和 BMD 得到改善[713]。然而，没有报道显示延长超过 2 年的治疗是否有长期益处。

(2) 慢性肝病：儿童时期的慢性肝病可导致线性生长受损。食物摄入减少、脂肪和脂溶性维生素吸收减少、微量元素缺乏会导致生长障碍[715, 718]。此外，这些儿童表现出 GH 抵抗，IGF-1 和 IGFBP3 水平降低，GH 分泌增加[719-722]。IGF-2 水平也降低，而 IGFBP1 水平升高[719-721]。虽然 IGF-1 水平低可能是由于肝脏合成能力受损，但也有与营养不良一样，肝硬化肝脏中 GHR 的表达降低[723]。然而，尽管提供了足够的热量，但对 GH 作用的不敏感性仍然存在[718, 720]，这表明肝衰竭的 GH 抗性不仅仅是由于营养不良。肝移

植可延长预期寿命，并且在移植后的早期线性生长得到不同程度的改善[717, 721, 724, 725]。外源性糖皮质激素给药可能在持续生长迟缓中起主要作用[717, 725]；GH和 IGF-1 的产生是正常的，但"游离 IGF"的量可能会减少，因为 IGFBP3 水平相对较高[721, 724]。移植后生长与年龄成反比，与移植时生长受损程度直接相关[716, 717, 724]。治疗 1 年后，外源性 GH 治疗可提高生长速度并增加中位身高 0.3～0.6SDS[472, 726, 727]，在治疗期间身高 SDS 持续增加长达 5 年[472]。

（3）心血管疾病：先天性心脏病伴发绀或慢性充血性心力衰竭可导致生长障碍[728-730]。虽然一些先天性心脏病患儿会出现与潜在遗传疾病相关的生长障碍，但疾病本身会导致生长障碍。CHD 患儿的生长迟缓通常是由于营养不良，存在多种原因。这通常是由于与心脏病相关的喂养困难导致的热量摄入不足[728, 729, 731]。

此外，慢性充血性心力衰竭与吸收不良有关，包括蛋白质丢失性肠病、肠道淋巴管扩张和脂肪泻。更多的心脏和呼吸功需求、代谢活跃、能量利用的大脑和心脏组织与生长迟缓的体重（心脏恶病质）的比例相对较高，导致这些儿童的基础代谢率增加[732, 733]。因此，食物摄入量虽然看起来足以维持儿童所需，但不足以支持患儿的生长发育所需。最后，在患有发绀型 CHD 的儿童中，低氧血症会损害细胞代谢和生长。在慢性低氧血症新生绵羊中，IGF-1 和 IGFBP3[733-735]水平降低，GH 和肝脏 GHR 水平正常[735]，表明 GHR 远端对 GH 不敏感。

过去，高达 30% 的先天性心脏病儿童的身高和体重低于年龄的第 3 百分位数[730]。在发展中国家，高达90% 的先天性心脏病儿童继续遭受生长障碍[729]。相比于发展中国家，在发达国家，由于能够进行早期诊断，以及改善支持治疗和早期手术矫正这些病变，CHD 对儿童生长的影响几乎已被消除。这些婴儿在手术矫正前的营养管理包括使用高热量喂养（因为需要限制液体）、钙补充剂（因为使用会导致尿液中钙流失的利尿剂）和铁以维持增强红细胞生成率。早期手术矫正可恢复正常生长，经过一个追赶生长阶段之后能量消耗才能恢复正常水平[728, 730, 732, 736]。

（4）肾脏疾病：所有损害肾功能的情况都会损害生长[737-740]。在其他临床表现变得明显之前，尿毒症和肾小管酸中毒可导致生长障碍。生长障碍是由多种机制引起的，包括 1,25- 二羟基胆钙化醇形成不足，导致骨质减少、热量摄入减少、正常生长所需的电解质丢失、代谢性酸中毒、蛋白质消耗、胰岛素抵抗、慢性贫血、心脏功能受损，以及 GH 和 IGF 产生和作用受损。在肾病性胱氨酸病中，获得性甲状腺功能减退会导致生长不足[741]。在 GH 治疗时代之前接受治疗的慢性肾衰竭患者中，有 60%～75% 的最终成年身高低于平均值 2SD 以上[742]。

肾衰竭对 GH-IGF-1 轴的影响是复杂的，有证据表明 GH 和 IGF-1 耐药。儿童和青少年的 GH 循环水平正常或升高，具体取决于肾衰竭的程度[737, 738, 743-745]。GH 水平升高是由于 GH 分泌增加和肝脏 GH 清除率降低[746]。血清 IGF-1 和肾衰竭患者的 IGF-2 水平通常是正常的[737, 745, 747, 748]。

早期关于尿毒症患者血清 IGF 水平降低的报道是由于在测定前 IGF 与 IGFBP 分离不充分引起的人为因素[749]。然而，面对升高的 GH 水平，正常的 IGF-1 水平表示 GH 抗性，发现肝脏 IGF-1 产生减少也表明了这一点[750]。

GH 抗性的机制包括肝脏和生长板中 GHR 基因表达降低[747, 751]。还有证据表明，尿毒症状态通过减少 GH 激活的 STAT 蛋白磷酸化和核转位导致 GH 信号转导的后受体缺陷[746, 752]。虽然 IGF-1 受体信号传导的缺陷已在肾衰竭中得到证实[751]，但肾衰竭中 IGF-1 作用降低的更重要机制是 IGFBP 血清水平的改变，从而降低了 IGF-1 的生物利用度。IGFBP1、2、4 和 6 增加[737, 738, 751, 753-756]。此外，对 IGF-1 亲和力降低的低分子量 IGFBP3 片段由于肾清除率降低而积累[751]。

在肾病综合征中，其他导致生长障碍的原因可能是由于 IGF-IGFBP 复合物的尿液丢失导致血清 IGF-1 和 IGFBP3 水平降低[739]。最后，用于治疗肾脏疾病的糖皮质激素疗法可通过减少 GH 释放和钝化来加剧生长迟缓 IGF-1 在生长板上的作用[755, 757, 758]。

肾移植成功后，生长可能完全恢复正常[759, 760]。根据北美儿科肾移植合作研究（North American Pediatric Renal Transplant Cooperative Study，NAPRTCS）的大型患者队列数据，在 6 岁之前接受移植的儿童表现出追赶性生长在随后的 1～2 年中，其生长速度趋于平稳[759]。相比之下，移植时 6 岁以上的儿童没有出现追赶性生长，他们的最终身高取决于他们在移植时的身高[759]。尽管如此，需要肾移植的儿童的最终身高在过去 25 年中显著提高，因此 NAPRTCS 登记中接受移植的儿童的最终身高中，2002—2010 年为 –0.94SDS，而 1987—1991 年间移植的最终身高平均为 –1.93SDS。这种改善似乎几乎完全是由移植时身高的提高推动的，即 2009 年 的 1.5SDS vs.1987 年[759]的 –2.5SDS，尽管存在复杂的移植后健康问题，但移植时身高对确定最终成年身高的重要性证实了提高移植前生长速度和绝对身高的价值。影响移植后生长的其他因素包括同种异体移植物的功能和免疫抑制方案中糖皮质激素的使用。

使用隔日糖皮质激素的免疫抑制方案[760, 759]。使用糖皮质激素停药方法[759, 761]和避免使用糖皮质激素的方案都与改善移植后生长率有关[759]。与他克莫司相比，西罗莫司是否会损害生长的数据相互矛盾[759]。接受每天或隔日糖皮质激素治疗的生长迟缓的移植后儿童生长激素分泌减少，IGF-1 和 IGFBP1 水平正常，IGFBP3 水平升高。它们与终末期肾病患者的不同之处在于 IGFBP1 水平没有显著升高，这可能是由于慢性糖皮质激素治疗引起的葡萄糖耐量改变和高胰岛素血症[755]。

(5) 血液系统疾病：慢性贫血（如镰状细胞病）以生长障碍为特征[762]。一般而言，青少年时期身高和体重的下降比早期更大，因为青少年生长突增的开始延迟且初潮较晚[762-764]。

然而，镰状细胞病患者的青春期生长和最终成年身高可能是正常的[764]。生长迟缓的原因可能包括营养不良和性腺功能减退[765]。对组织的氧气输送受损、心血管系统的工作增加和能量需求血细胞生成增加可能是营养受损的原因。作为脑卒中预防治疗一部分的长期慢性输血治疗与促进生长有关[766]。GH-IGF-1 系统可能在镰状细胞性贫血的生长障碍中发挥主要作用，尽管已描述 GH-IGF-1 系统异常[763]。

在珠蛋白生成障碍性贫血中，除了慢性贫血的后果外，慢性输血和伴随的含铁血黄素沉着症还可能导致内分泌缺陷[767]。尽管努力将血红蛋白水平维持在接近正常水平并避免铁超负荷，但生长障碍仍然是珠蛋白生成障碍性贫血的共同特征，尤其是在男性青少年中[768]。患者往往表现出身体比例失调，躯干缩短但腿长正常。贫血、IGF-1 合成受损、甲状腺功能减退、性腺功能减退和促性腺激素性性腺功能减退症都可能导致这种疾病的生长障碍。在某些情况下，GH 不敏感是由一般充足的 GH 产生和低 IGF-1 水平表明的[769, 770]。几个小组报道了关于 GH 产生似乎减少的珠蛋白生成障碍性贫血患者的治疗数据。在大多数患者中，至少在最初[769, 771]，生长激素治疗增加了生长。在一项从年轻患者（7.2 岁）开始的长期研究（平均持续时间 59 个月）中，在整个治疗期间保持了增加的生长速度[772]；当在较大年龄（13.6 岁）开始治疗时，最终身高没有得到改善[773]。发现少数患有珠蛋白生成障碍性贫血的成年人持续存在 GHD，因此出于心脏和骨骼健康原因的 GH 治疗可能对这种疾病很重要[774]。

国际范可尼贫血登记处大约一半的患者身材矮小。GHD 通过激发试验（48 名患者中的 22 名）或内源性分泌评估（13 名中的 13 名）在平均身高为 -2.23SDS 的组中得到证实[775]。

在纯红细胞再生障碍中，大约 30% 的患者表现出生长迟缓[776]。频率随着年龄的增长（>16 岁的个体为 42%）和慢性输血或糖皮质激素等治疗方案而增加。

(6) 先天性代谢异常：新陈代谢的先天性异常通常伴随着明显的生长障碍。糖原贮积病、黏多糖症、糖蛋白症和黏脂症特点是生长不良。许多先天性代谢紊乱也与严重的骨骼发育不良有关。在少数有机酸中毒患者中，如甲基丙二酸和丙酸尿症，IGF-1 水平低，

GH 水平正常，这表明可能存在与营养状况相关的 GH 不敏感状态[777]。初步数据表明，外源性 GH 治疗可能改善此类儿童的代谢状况[777, 778]。

(7) 肺病：患有哮喘的儿童，包括那些未接受糖皮质激素治疗的儿童，其生长可能会减慢。哮喘儿童的生长下降似乎与 GH-IGF-1 轴异常无关[779]。营养受损和能量需求增加，以及慢性压力，尤其是夜间哮喘和内源性糖皮质激素生成增加，导致线性生长不良。然而，尽管存在这种生长障碍，但哮喘患者的最终身高最多只有很小的差异，大部分生长障碍是由于青春期延迟造成的[780]。全身性糖皮质激素治疗很少需要，但可以预计会损害增长。间歇性糖皮质激素治疗通常与最终身高受损无关。隔日或雾化糖皮质激素治疗通常可改善生长迟缓，并可能与加速追赶期有关[781, 782]。大型儿童哮喘管理计划调查了吸入糖皮质激素（inhaled corticosteroids，ICS）对哮喘儿童生长的影响。虽然随着 ICS 的开始生长速度下降，但随后恢复正常，接受 ICS 治疗 4~6 年的儿童的最终身高仅比对照组低 1.2cm[783]。然而，ICS 可以抑制下丘脑 - 垂体轴，对于使用 ICS 生长受到抑制的儿童群体仍需要进一步的研究[780]。

支气管肺发育不良（bronchopulmonary dysplasia，BPD）是新生儿呼吸窘迫综合征和早产的后遗症，在极低出生体重（<1500g）婴儿中的发病率高达 35%[784]。使用地塞米松治疗新生儿 BPD 导致生长的短暂停止[785]，并引起对神经发育和躯体生长的长期关注[786]。存活婴儿的生长在幼儿期很差[787-789]，但缺陷通常在 8 岁时消失[790-792]。长期低氧血症、营养不良、慢性肺部感染和反应性气道疾病是早期生长不良的原因。

在囊性纤维化（cystic fibrosis，CF）患者中，慢性肺部感染伴支气管扩张、胰腺功能不全伴外分泌和内分泌不足、吸收不良和营养不良均会导致生长减慢和性成熟延迟。超过 20% 的 25 岁以下 CF 患者的身高或体重低于第 10 百分位数[793]。通过新生儿 CF 筛查，现在不太可能看到作为常见表现特征的发育迟缓，尽管这些婴儿仍然表现出一些生长障碍[794]。未通过新生儿筛查发现的婴儿通常在诊断前表现出明显的生长障碍，然后在诊断后出现追赶性生长。儿童时期的线性生长率在青春期前通常是正常的[795]，随后是青春期延迟，包括延迟和减弱的青春期生长突增。与人群标准相比，CF 患者的成人身高略微下降 0.2~0.7SD[795-797]。CF 患者的 GH-IGF-1 轴显示了某种程度的获得性 GH 不敏感性，平均 IGF-1 降低和 GH 水平升高[798]。

生长迟缓程度与肺部疾病的严重程度和变异性最密切相关，而不是与胰腺功能障碍有关[799, 800]。虽然脂肪泻的程度与生长障碍没有很好的相关性，但改善的营养计划确实改善了整体临床情况[801, 802]。内分泌

异常情况，如胰岛 A 细胞和 B 细胞衰竭、胰高血糖素和胰岛素产生减少，似乎不会影响 CF 儿童的青春期前生长模式。维生素 D 代谢的改变虽然可能影响骨骼矿化，但不会减少生长[803]。

GH 治疗的合成代谢作用有可能改善 CF 患者的健康。已经报道了许多长达 12 个月的 GH 治疗短期试验[793, 804, 805]。这些研究表明，GH 治疗 CF 患者会增加身高、体重和去脂体重。此外，肺功能的一些指标略有改善，特别是用力肺活量，尽管这种改善并不总是超过基于生长改善的预期[805]。虽然一些研究表明接受 GH 治疗的患者的住院率降低，没有明确的证据表明肺部恶化减少[805, 804]。

这些研究，以及长达 4 年的不受控制的治疗的报道，并未对 CF 患者的 GH 治疗提出严重的安全问题。具体而言，葡萄糖不耐受或糖尿病并未增加，尽管在一些研究中空腹血糖水平有所增加[804-806]。尽管目前的数据表明 GH 治疗有可能使 CF 患者受益，但尚无足够的数据表明 GH 治疗改善了这些患者的长期健康结果。

(8) 慢性炎症和感染：生长不良是慢性炎症性疾病和复发性严重感染的特征。已经讨论了与克罗恩病、CF 和哮喘等疾病相关的生长受损，其中炎症过程可能很重要。炎症状态与许多细胞因子水平升高有关。具体而言，IL6 与这种生长障碍有关。De Benedetti 和同事[807] 研究人类幼年类风湿关节炎和表达过量 IL6 的转基因鼠模型，证明 IL6 介导的 IGF-1 产生减少。IL6 已被证明可以激活 SOCS3；这为炎症提供了一条抑制 IGF-1 产生的途径，因为 SOCS3 是 JAK2/STAT5 GH 信号转导途径的负调节剂[702, 808, 809]。IL6 还可能通过降低 IGFBP3 水平来增加其清除率，从而导致血清 IGF-1 水平降低[702]。此外，细胞因子可以在许多其他层面影响内分泌系统[810, 811]，损害矿物质和营养代谢、骨骼的生长和重塑[812]。

儿童和青少年接触 HIV 的途径包括围产期传播、输血、吸毒和性接触。生长障碍是儿童 AIDS 的一个主要特征[813-817]。然而，感染 HIV 的婴儿和儿童甚至在表现出严重的免疫功能障碍之前就表现出生长障碍[818, 819]。体重、身长和头围都会受到影响，尽管身高比体重可能正常[815, 817, 820]。

在高效抗反转录病毒疗法时代之前，身高生长速度与存活率相关，与 CD4+T 细胞淋巴细胞计数或病毒载量无关，在大多数研究中，HAART 疗法可使生长正常化[820]。

HIV 感染儿童的 GH-IGF-1 轴已显示出 GH 分泌减少、GH 抗性和 IGF-1 抗性的证据，可以看到正常和低水平的 GH 和 IGF-1[818]。与 HAART 治疗相关的脂肪营养不良发生在儿童中，尽管比成人少见，并且在 HIV 相关的脂肪营养不良中已证明 GH 分泌减少[818]，

可能导致增长受损。感染 HIV 的儿童经常延迟青春期，这可能导致他们的线性生长障碍。在标准剂量 GH 的短期治疗试验中，身高和体重增长增加，蛋白质分解代谢减少，对病毒负荷没有任何不利影响[821]。

3. 内分泌失调

(1) 甲状腺功能减退：未经治疗的严重先天性甲状腺功能减退症会导致严重的生长障碍。然而，通过适当治疗，患有先天性甲状腺功能减退症的儿童可以达到与其遗传潜力相适应的高度[822]。

儿童期获得性甲状腺功能减退也可能导致生长障碍，其范围从轻微到严重，具体取决于甲状腺功能减退的严重程度和持续时间。生长障碍可能是儿童甲状腺功能减退症最突出的表现[823]。生长不良在身高方面比在体重增加方面更为明显，因此这些儿童往往因身高而超重。

Rivkees 和同事[823] 报道称，从生长减缓到诊断为甲状腺功能减退症之间平均延迟了 4.2 年。诊断时，女孩低于同龄平均身高 4.04SD，男孩低于平均身高 3.15SD。在甲状腺功能减退足以阻碍生长的儿童中，骨骼成熟延迟，诊断时的骨龄与甲状腺功能减退的发病年龄相对应[823]。身体比例不成熟，上半身往往长于下半身。虽然慢性甲状腺功能减退症通常与青春期延迟有关，但甲状腺功能减退症儿童可能会出现性早熟和初潮过早（见第 26 章）。

在那些严重生长障碍的儿童中，甲状腺激素治疗会导致快速追赶性生长。这种生长通常伴随着显著的骨骼成熟。在长期严重甲状腺功能减退的情况下，治疗后骨骼成熟的进展可能超过生长加速，导致成人身高受损[823]。成人身高不足与开始治疗前甲状腺功能减退的持续时间相关。如果在青春期附近开始治疗，则可能会特别阻碍追赶性生长[824]。

正如预期的那样，甲状腺功能亢进症对生长的影响与甲状腺功能减退症相反，它导致加速生长和骨骼成熟。患有甲状腺功能亢进症的儿童会出现身高增加和骨龄提前。在新生儿中，甲状腺功能亢进可导致颅缝早闭。然而，尽管诊断时骨龄已提前，但接受甲状腺功能亢进治疗的儿童的最终身高与遗传潜力相关仍然正常[825]。

(2) 糖尿病：尽管体重减轻可能会在临床上明显的 IDDM 发作前立即发生，但新发糖尿病儿童的身高通常高于同龄儿童，这可能是因为在疾病的临床前演变过程中 GH 和胰岛素水平升高[826-828]。大多数患有糖尿病的儿童 IDDM，即使是那些有边缘控制的患儿[829]，生长也很正常，尤其是在青春期前几年，尽管在青春期生长速度可能会下降[830]。

然而，长期血糖控制不佳的糖尿病儿童可能会出现生长障碍[831, 832]。Mauriac 综合征[833] 描述了由于肝糖原沉积过多导致 IDDM 调节不佳、严重生长障碍和

肝脾大的儿童。这种类型的生长迟缓在现代糖尿病护理中变得越来越少见。

许多病理生理过程，包括营养不良、慢性间歇性酸中毒、糖皮质激素分泌增加、甲状腺功能减退、钙平衡受损、对 GH 或 IGF 的终末器官无反应，可能导致 IDDM 的生长障碍[826, 834-836]。IGF-1 和 IGFBP3 水平降低面对增强的 GH 产生[837-841]，反映了获得的 GH 不敏感性。GHBP 水平下降[834, 840]，支持受损 GHR 数量或功能的概念。此外，IGFBP1 通常被胰岛素抑制，低胰岛素血症导致血清 IGFBP1 水平升高，这可能会抑制 IGF 作用[612, 840, 842-844]。与青少年和成人的情况相反，发育良好的青春期前儿童的 IGFBP1 水平没有升高[844]。相反，增加的 IGFBP3 蛋白水解可能会增强可用 IGF-1 的生物活性[613, 841]。尽管间歇性低胰岛素血症和 GH-IGF-1 系统外周指数紊乱，大多数 IDDM 儿童仍能获得正常的细胞营养和生长因子作用。

尽管血糖控制与 IGF-1 水平呈负相关[835, 837, 840, 845]，但血糖控制与生长之间的相关性较弱。在关于血糖调节对生长影响的相互矛盾的报道之后[826, 827, 846, 847]，一项对 46 名在 10 岁之前开始患糖尿病儿童的纵向研究[847]结果表明，诊断时的初始身高是正常的，并且最终身高 SDS 与发病时的相比略有降低。在男孩中，尽管青春期开始延迟约 2.5 年，但青春期总身高增加是正常的。然而，在患有糖尿病的女孩中，青春期总身高增长减少，男性早起年龄延迟；尚未在此类患者中评估胰岛素和 IGF-1 水平改变对卵巢功能的影响。慢性代谢控制与青春期身高增加或正常最终身高无关。然而，良好的血糖控制可能会改善某些成熟期（如青春期）的生长[826, 839, 848]。

（3）库欣综合征（糖皮质激素过量）：糖皮质激素过量会损害骨骼生长，通过抑制成骨细胞活性来干扰正常的骨代谢，并增强骨吸收[849-851]。这些影响与类固醇过量的持续时间有关[852]，无论库欣综合征是否是由于 ACTH 分泌过多、肾上腺肿瘤，或葡萄糖皮质激素给药。

即使是适度剂量的口服糖皮质激素也能抑制生长，这些剂量可能低至每天 3～5mg/m² 的泼尼松或每天 12～15mg/m² 的氢化可的松（即仅略高于生理替代剂量）[853]。糖皮质激素的"毒性"作用（慢性糖皮质激素过量）纠正后，骨骺可能会在一定程度上持续存在，患者经常达不到目标身高[854, 855]。糖皮质激素过量持续时间越长、强度越大，完成追赶性生长的可能性就越小。

隔日糖皮质激素治疗会降低但不能消除生长抑制的风险[782, 856, 857]。用于治疗哮喘的吸入性糖皮质激素抑制生长的风险甚至更低，但即使剂量适中（如 400μg/d 倍氯米松[858]、200μg/d 氟替卡松[858] 或 400μg/d 布地奈德[783]），它们至少会导致生长暂时减缓。然而，

吸入皮质类固醇似乎不会显著损害最终身高[783]。

GH 疗法可以克服过量糖皮质激素的一些生长抑制作用。GH 诱导的生长速率增加与糖皮质激素剂量成反比[859]，一项小型研究发现，对于大于每天 0.35mg/kg 的泼尼松剂量，GH 治疗没有益处[860]。GH 或 IGF-1 给药可以减少许多过量糖皮质激素的分解代谢作用[850, 861, 862]。

分泌大量糖皮质激素的肾上腺肿瘤会产生过量的雄激素，这可能会掩盖糖皮质激素的生长抑制作用。此外，儿童库欣综合征可能不会导致成人出现与该疾病相关的所有临床体征和症状，并且可能表现为生长停滞。然而，库欣综合征在肥胖儿童中不太可能被诊断出来，因为外源性肥胖与正常甚至加速的骨骼生长有关，而当库欣综合征的其他迹象出现时，生长减速通常很明显（图 25-38）。在接受库欣病手术和颅脑照射治疗的 10 名儿童和青少年的系列研究中，治疗后 GHD 很常见，平均最终身高为 -1.36SDS[863]。

（4）假性甲状旁腺功能减退症（Albright 遗传性骨营养不良）：Albright 遗传性骨营养不良是由刺激性 GTP 结合蛋白 Gα$_s$ 的突变引起的。它存在和不存在多激素抵抗，称为假性甲状旁腺功能减退症 1A 型

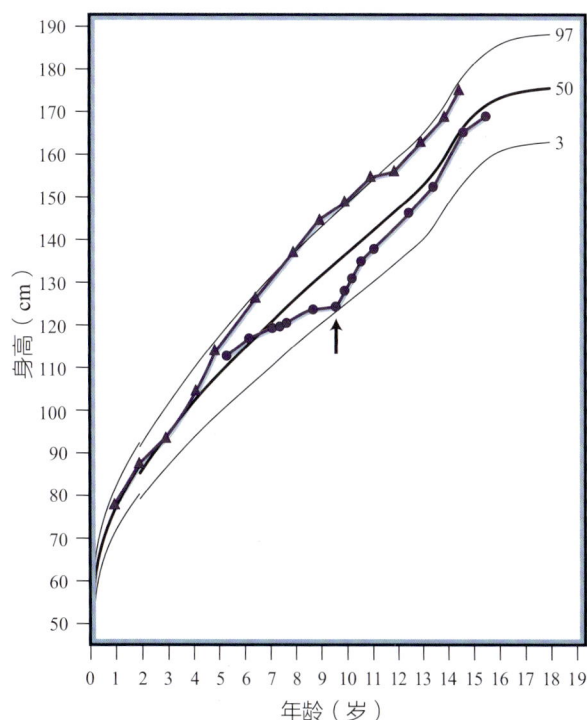

▲ 图 25-38 **2 个肥胖男孩的生长曲线**
圆圈所描绘的男孩患有与库欣病相关的皮质醇过量。他在 7 岁时开始快速体重增加并伴有线性生长速度下降，从而做出诊断，并在 9.5 岁时进行了肾上腺切除术（箭），生长速度几乎立即增加并显著赶超生长。用三角形表示成长的男孩患外源性肥胖。在 9.5 岁时，他的体重与库欣病患者的体重大致相同，但他的身高在第 97 百分位数，反映了外源性肥胖个体线性生长的增强

（PHP1A）和假性甲状旁腺功能减退症（假 PHP）。第 29 章详细讨论了这种情况，被包括在此处是因为成人身高矮是一个常见特征[864]。AHO 的特征是肥胖（在 PHP1A 中比在假 PHP 中更显著[865]）、短掌骨、皮下骨化、圆脸和认知障碍。AHO 患者，无论是 PHP1A 还是假 PHP，通常都具有较短的成年身高。许多 PHP1A 患者由于对 GHRH 耐药而表现出 GHD[866, 867]。有意思的是，由编码 Gα$_s$ 的 GNAS 基因中的甲基化缺陷引起的 PHP1B 患者与 PHP1A 患者一样具有 PTH 和 TSH 耐药性，但既没有 AHO 表型，也没有 GHRH 抵抗[868]。尽管 AHO 患者有 GHD 的证据，但他们的生长模式表明，还有另一个导致生长障碍的因素，因为他们在儿童早期和中期有适度的生长障碍，早期骨骺融合导致他们的最终身高变矮[866, 869]。与这种可能导致身材矮小的多因素原因一致，PHP1A 患者的初步数据发现，GH 治疗后生长速度增加，但最终身高没有增加，因为少数达到最终身高的儿童似乎没有青春期增长突增[870]。

（5）佝偻病：过去，维生素 D 缺乏是身材矮小的主要原因，并且通常与其他导致生长障碍的原因有关，如营养不良、早产、吸收不良、肝病或慢性肾衰竭（见第 29 章）。在孤立的营养性维生素 D 缺乏症中，母乳喂养的婴儿通常很少接触阳光，并且没有营养补充维生素 D。佝偻病的特征性骨骼表现包括额叶隆起、颅骨、佝偻状念珠和腿弯曲。通过补充维生素 D，无论是由于规定的补充还是扩大饮食，通常会改善线性生长速度的早期下降。维生素 D 受体基因多态性与出生身长、生长速度、成年身高和 BMD 的关联强调了维生素 D 在正常生长中的重要性[871-874]。

（6）低磷佝偻病：低磷佝偻病通常是一种 X 连锁显性遗传疾病，由肾小管对磷酸盐的重吸收减少引起，这与位于染色体 Xp22.1 上的磷酸盐调节内肽酶基因 PHEX 的突变有关。其他低磷综合征包括常染色体显性低磷佝偻病、遗传性低磷佝偻病伴高钙尿症和肿瘤诱导的骨软化症（见第 29 章）[875]。在所有这些情况下，FGF23（一种主要的磷尿剂）水平升高[876]。男孩通常更严重，包括身材矮小[776, 877]、明显的腿部弯曲，有时还有佝偻病症状[878]。仅靠维生素 D 治疗无法克服代谢和骨骼异常。治疗需要口服磷酸盐替代物，但这种治疗可能导致肠道对钙的吸收不良。在口服磷酸盐中添加骨化三醇可增加肠道对磷酸盐的吸收，并防止低钙血症和继发性甲状旁腺功能亢进。这样的联合治疗改善佝偻病，但可能无法纠正生长[875, 879, 880]。在婴儿早期开始这种治疗可能会导致儿童和成人身高更高[877]。内源性 GH 分泌、IGF-1 或磷酸盐水平与儿童身高之间没有明确的关联[881-883]。然而，8 项试验（包括 83 名患者）中的 GH 治疗导致骨骼生长增强和 BMD 改善[884-886]。在其中 14 名患者中，治疗 4~5 年导致身高增加高达 1.2SDS。然而，一项 Cochrane 评价并未发现确凿证据表明 GH 治疗可改善低磷佝偻病患者的生长[887]。一份报道警告说，GH 治疗似乎夸大了不成比例的躯干生长[888]。

在治疗 64 周后，使用 FGF23 单克隆抗体 Burosumab 治疗增加了血清磷酸盐并改善了线性生长速率[889]。这种疗法可能会取代目前的补充磷酸盐和骨化三醇的疗法。

4. 骨软骨发育不良　骨软骨发育不良是一组异质性疾病，其特征是软骨和骨骼的内在异常[890]。这些疾病包括四肢、脊柱或颅骨中骨骼的大小或形状异常，通常在影像学评估中可见。根据物理特征和放射学特征，已经确定了 100 多种骨软骨发育不良（表 25-5）。

骨软骨发育不良的诊断可能很困难，临床和放射学评估是诊断的核心。家族史很重要，尽管许多病例是由新发突变引起的，这通常是常染色体显性遗传的软骨发育不良和软骨发育不良的情况。测量身体比例应包括臂展、坐高、上身和下身节段、头围。放射学评估应用于确定是否受累是长骨、颅骨或椎骨，以及异常是否主要位于骨骺、干骺端或骨干。

表 25-5　骨软骨发育不良的分类

管状（和扁平）骨和轴向骨骼的缺陷
- 软骨发育不全
- 软骨形成
- 脊椎发育不良（围产期致死）
- 后斜视发育不良
- 短肋发育不良（伴或不伴多指）
- Atelosteogenesis/diastrophic 发育不良
- Kniest-Stickler 发育不良
- 先天性脊柱骨骺发育不良
- 其他脊椎骨骺 / 干骺端发育不良
- 多重骨发育障碍
- 脊椎干骺端发育不良
- 骨骺发育不良
- 点状软骨发育不良（点状骨骺）
- 干骺端发育不良
- 短臂（短脊柱发育不良）
- 中体发育不良
- 肢端发育不良
- 具有显著（但不排除）膜骨受累的发育不良
- 弯曲骨发育不良
- 多发性脱位伴发育不良
- 原始侏儒症骨发育不良
- 骨密度增加的发育不良
- 有矿化缺陷的发育不良
- 骨密度增加的发育异常

软骨和骨骼纤维成分发育紊乱

特发性骨质溶解

软骨发育不良是最常见的骨软骨发育不良，发病率为1/26 000。骨骼的特征性异常包括巨头畸形、鼻梁低、腰椎前凸、三叉戟手短和伴有皮肤冗余的短小四肢（近端腿和手臂短）。

放射学表现包括小的长方体形椎体，椎弓根短，腰椎椎弓根间距逐渐变窄。小的枕骨大孔可能导致脑积水，脊柱后凸、椎管狭窄或椎间盘病变可能导致脊髓和牙根受压[891]。

从婴儿期开始就出现生长速度减慢，尽管身材矮小可能要到2岁以后才明显。男性和女性的平均成年身高分别为130cm和120cm。GH分泌与正常人相当。

软骨发育不良是由FGFR3基因的跨膜结构域突变引起的[892]。它以常染色体显性方式遗传，但80%~90%的病例由新生突变引起。大多数病例是激活FGFR3核苷酸1138突变的结果基因，它为限制性内切酶创造了新的识别位点，从而简化了分子诊断。该位点报道的突变率非常高，FGFR3已被标记为基因组中最易变的基因。由于受体活性的上调，软骨内骨化过程中出现异常的软骨形成和成骨，导致典型的表型结果。软骨发育不全中突变的同质性可能解释了表型的最小异质性。该突变纯合子的婴儿患有严重的疾病，通常在婴儿期死于胸腔小而导致的呼吸功能不全。

软骨发育不全也是常染色体显性遗传，70%的受累个体是FGFR3突变的杂合子基因，通常位于氨基酸位置1620[893]。软骨发育不全的面部特征不存在，身材矮小和肢体比例短小均不太明显。成人身高通常在120~150cm。生长不良可能要到2岁后才会明显，但随后身高会逐渐偏离正常。有时，不成比例的身材矮小直到成年才明显。腿向外弯曲可能伴有膝内翻。在放射学评估中，$L_{1~5}$之间的腰椎椎弓根间距减小，并且可能存在骨盆扩张和坐骨神经切迹狭窄。诊断可能很困难，该综合征的轻度变异很难与正常区分。

SHOX基因位于远端Xp和Yp的假常染色体区域。SHOX突变或缺失与生长不良和骨骼发育不良综合征有关，包括Léri-Weill软骨发育不良（Léri-Weill dyschondrosteosis，LWD）、TS和Langer中间体发育不良（Langer mesomelic dysplasia，LMD）[894]。存在身材矮小、马德隆畸形、承载角增加、胫骨弯曲、脊柱侧弯和高拱形上腭。相对较短的肢体的生长发育发现表明SHOX存在缺陷，因为SHOX蛋白可能影响生长板软骨细胞的细胞增殖和凋亡[895]。事实上，骨骼表现与宫内表达SHOX的区域有关[895]。LWD由纯合基因引起缺陷，而TS和LMD由单倍体不足引起。与TS相比，LWD的深入发现可能反映了LWD中青春期雌激素暴露的影响[894]。软骨内生长受多种内分泌、旁分泌和自分泌因素的调节，并且已发现许多先天性错误。在肢端发育不良综合征中，生长明显受损，导致成人身高可能比平均值低5SD以上。在一些受影响的个体中发现了同二聚体跨膜NPR-B的纯合突变，该突变会损害配体C型利钠肽的结合[896]。强制性杂合子明显短于正常人，但具有正常的骨骼解剖结构[897]。因此，NPR-B的杂合突变表明，一部分患有无法解释的身材矮小的儿童实际上可能患有轻度骨软骨发育不良。

5. 染色体异常　常染色体或性染色体的异常可导致生长迟缓，而没有骨骼发育不良的证据，通常伴有体细胞异常和发育迟缓。在许多情况下，生长失败的确切原因尚不清楚，因为遗传缺陷不会影响GH-IGF-1系统的已知组件。

6. 染色体畸变　染色体病变可能直接影响正常组织的生长和发育，或间接调节生长板上对IGF或其他生长因子的局部反应。

（1）唐氏综合征：21三体或唐氏综合征可能是与生长迟缓相关的最常见的染色体疾病，影响大约每600名新生儿中的1名。平均而言，患有唐氏综合征的新生儿出生体重比正常人低500g，比正常人矮2~3cm。生长障碍在出生后继续存在，通常与骨骼成熟延迟和青春期生长突增延迟和不完全有关。成年身高男性为135~170cm，女性为127~158cm[14]。

唐氏综合征中生长障碍的原因尚不清楚，并且试图找到生长迟缓的潜在激素解释的尝试没有成功。生长迟缓可能是由与下丘脑功能障碍相关的GH缺乏所致。

对唐氏综合征患者的形态测量研究显示，弓状核和腹内侧核中的神经元较少，这是负责GHRH神经分泌功能的区域[898]。14名患有唐氏综合征的儿童（10月龄—5岁，–4.9~–1.3SDS）进行了研究，发现对左旋多巴和可乐定激发试验缺乏反应，而对GHRH有反应，表明可能存在下丘脑缺乏症[899]。据报道，唐氏综合征患者GH分泌的边缘水平和正常血清IGF-1水平偏低。外源性GH已在一些唐氏综合征患者中进行了尝试，并已提高了生长速度，但尚未研究对最终成年身高的长期影响。此外，没有注意到粗大运动或智力发育的改善[900, 901]。桥本甲状腺炎在唐氏综合征患者中很常见，应及时就诊和治疗。由于担心白血病的发展，这在患有唐氏综合征的个体中更为常见，因此通常不建议使用GH。

（2）特纳综合征：在患有TS的女孩中，身材矮小是最常见的单一特征，比青春期延迟、肘外翻或颈蹼更频繁[902-904]。身材矮小发生在95%~100%核型为45,X的女孩[905-908]。美国和欧洲的成年平均身高在142~146.8cm，不同地区女孩的生长具有重要的遗传和种族影响。父母身高与最终成年身高密切相关[908, 909]，在15个国家进行的一项跨文化研究表明，TS和正常人群的最终身高之间存在非常强的相关性，大约有20cm的缺陷[905]。几个不同的生长阶段已在患有TS[910, 911]的女孩中发现：①轻度IUGR，平均出生体重 2800g，平均出生身长 48.3cm；②在婴儿早期发现生长缓慢，到 3 岁时达到 -3SDS[912]；③"儿童"生长阶段的延迟开始[27, 28, 913]，以及在 3—14 岁的身高速度逐渐下降，导致进一步偏离正常身高百分位数；④青春期延长，特征是部分恢复到正常身高，随后骨骺闭合延迟。

这些女孩有许多骨骼发育不良的特征，如马德隆畸形，并且单倍体不足 SHOX 基因位于 X 染色体短臂的假常染色体区域[914]。将 TS 女孩的身高与 LWD 女孩的身高进行比较时，涉及 SHOX 敲除，似乎 SHOX 缺陷可能占 TS 身高不足的 2/3[915]。患有 TS 的女孩在儿童期的 GH 和 IGF 水平正常，青少年 GH 或 IGF 水平低或两者兼有的报道可能是由于血清性激素水平低[916]。多项研究表明，GH 治疗能够加速短期生长，并增加最终成年身高[907, 917, 918]。

(3) Noonan 综合征：Noonan 综合征患者有出生后生长障碍、右侧心脏异常（最常见的是肺瓣膜异常）、颈蹼、后发际线低、上睑下垂、肘外翻和耳朵畸形。小阴茎和隐睾很常见，青春期可能延迟或不完整。25%～50% 的患者存在不同程度的认知延迟。尽管这种疾病与 TS 具有相同的表型特征，但两者明显不同[919, 920]。在 Noonan 综合征中，性染色体正常，并且传播是常染色体显性遗传，尽管大约 50% 的病例散发。

Noonan 综合征由 RAS-MAPK 通路中蛋白质基因的杂合激活突变引起，包括 PTPN11、SOS1、RAF1、KRAS 和 NRAS，大约一半的患者存在 PTPN11 突变[921, 922]。在童年的大部分时间里，身高和体重的平均增长低于第 3 百分位[923-925]。GH 分泌异常并不能解释身材矮小，尽管内源性 GH 的产生可能会略有减少[925, 926]。PTPN11 基因的蛋白质产物是非受体 2 型酪氨酸磷酸酶（SHP2）。SHP2 使 JAK2 去磷酸化，提示 Noonan 综合征的生长障碍可能是由于 SHP2[927-929] 作用增强导致的生长激素抵抗。然而，SHP2 是 RAS-MAPK 通路的正调节因子，该通路中其他蛋白质的激活突变引起的 Noonan 综合征表明，RAS-MAPK 信号的改变是造成表型的原因。GH 疗法已用于治疗身材矮小的 Noonan 综合征患者。

(4) Prader-Willi 综合征：Prader-Willi 综合征（Prader-Willi syndrome，PWS）是一种神经遗传发育障碍，最初由 Prader、Willi 和 Labhart 于 1956 年描述。该综合征的特征是肥胖、肌张力减退、食欲旺盛、运动技能发育迟缓、身材矮小、智力迟钝、下丘脑功能障碍和性腺功能减退[930]。

PWS 的发病率为每 12 000 例新生儿中有 1 例，使其成为导致肥胖的最常见综合征。PWS 是由父系遗传的 15 号染色体（q11—13）上基因缺失引起的。在 70%～75% 的病例中，PWS 是由父系等位基因缺失所致；在 25% 的情况下，这是由于存在母亲单亲二体性（uniparental disomy，UPD）。其他更罕见的 PWS 原因是易位、分子缺陷或印迹错误[931, 932]。虽然 PWS 基因座的几个基因和基因产物已被鉴定，但对其发病机制负责的特定基因尚不完全清楚[933, 934]。

在 PWS 中，生长障碍在出生时可能很明显，但在出生后更为明显[935]。PWS 中的下丘脑功能障碍与内分泌疾病有关，包括身材矮小、食欲旺盛和身体成分异常的肥胖、生长激素分泌不足、中枢性甲状腺功能减退主义和性腺功能减退[936-938]。

有趣的是，最近的一项研究表明，UPD 患者的 GH 分泌显著低于缺失患者[939]。尽管 PWS 婴儿通常具有低渗和体重增加不良，但在出现食欲旺盛和肥胖之前，体脂百分比增加[940]。

(5) 其他综合征：其他与中度至重度生长障碍相关的综合征包括 Bloom 综合征、de Lange 综合征、矮妖精综合征、Ellis-van Creveld 综合征、Aarskog 综合征、Rubinstein-Taybi 综合征、穆利布雷侏儒、Dubowitz 综合征、早衰症、Cockayne 综合征和 Johanson-Blizzard 综合征[941]。

7. 小于胎龄　从历史上看，根据研究，SGA 婴儿组成了一个异质组，其出生体重或身长低于胎龄的第 3、5 或 10 百分位数[36]。由于已观察和表征出生 SGA 的生长和代谢后果，研究更一致地将 SGA 定义为出生体重或身长（或两者）至少低于胎龄平均值 2SD（通常等于或低于人口的第 2.3 百分位数）。IUGR 一词已与 SGA 互换使用来描述这些婴儿。然而，有人提出，由于 IUGR 意味着已知的潜在病理过程，该术语应保留给那些通过宫内生长评估证实产前生长异常且其生长受限可归因于特定原因的婴儿[942]。在多达 40% 的病例中，胎儿发育异常的原因尚不清楚[943]，表 25-6 列出了已知的根本原因。对 SGA 的准确评估取决于准确的孕期测量，以及体重和身长测量，这在发达国家和发展中国家都可能很困难[944]。然而，最近的技术使得对子宫内胎儿大小的超声测量变得越来越精确[945]。

大多数 SGA 在 2 岁时表现出追赶性生长（由大于实际年龄和性别中位数的生长速度定义）。追赶增长发生在约 80% 的 SGA 生命的前 6 个月[37]。10%～15% 的 SGA 在儿童期和青春期表现出缓慢、减弱的生长，并伴有持续的身高缺陷。剩下的 5%～10% 表现出较慢的追赶增长模式，在 3—5 岁达到低于平均值 2SD 的高度。这些估计因研究而异；在需要在新生儿重症监护室接受护理的严重 SGA 人群中，27% 的婴儿在 6 岁时尚未实现追赶性生长[946]。

适合胎龄的低出生体重早产儿在出生后的前 2 年总是会出现追赶性生长。所有 SGA 出生的儿童的最终成年身高为 -0.8～-0.9SDS，根据家庭身高调整后的平均身高为 3.6～4cm[947]。据估计，在所有矮身材儿

表 25-6　与 SGA 出生的相关因素

胎儿内在因素
- 染色体疾病
  - 编码 IGF-1、IGF-2、IGF-1R、INS、KCNJ11、ABCC8、染色体 6ICR、INSR[Donohue 综合征（lep rechaun）、Rabson-Mendenhall 综合征]、PTF1A、IPF1、BLM 的基因突变（Bloom 综合征）、FANC AM（范可尼综合征）、ACAN
- 综合征
  - Russell-Silver 综合征
  - Seckel 综合征
  - 早衰
  - Cockayne 综合征
  - Rubinstein-Taybi 综合征

胎盘异常
- 胎盘异常着床
- 胎盘血管功能不全，梗死
- 血管畸形

孕产妇疾病
- 营养不良
- 对子宫生长的限制
- 血管疾病
  - 高血压
  - 毒血症
  - 重度糖尿病
- 子宫畸形
- 药物摄入
  - 烟草
  - 酒精
  - 麻醉品

童中，大约有 20% 是 SGA，而在 SGA 中 10%～15% 出现身材矮小。在美国，符合 SGA 定义的人口中有 2.3%，代表大约 43 名新生儿中有 1 名的发病率。因此，SGA 身材矮小的可能性是 AGA 儿童的 5～7 倍[36]。

正常的胎儿生长取决于母体和胎儿遗传和外部环境影响的复杂相互作用。胎儿、胎盘或母亲的病理过程可能导致子宫内异常生长。身长增长发生在胎儿生命早期，而体重增加发生在胎儿生命后期[948]；孕早期生长障碍与低出生体重和低出生体重百分位数密切相关[949]。由于发生病理过程的胎儿时期对体重和身长有不同的影响，因此 IUGR 被细分为对称和不对称类型。这对称型 IUGR 由妊娠早期的损伤引起，通常是由于胎儿遗传因素或综合征、先天性感染或毒性作用；不对称 IUGR 是由妊娠晚期发生的损伤引起的，通常是由于胎儿胎盘功能不全。历史上，人们认为具有对称 IUGR 的婴儿不会出现追赶性生长，而头围和身长

正常但出生体重低的 IUGR 不对称婴儿通常会在出生后出现追赶性生长[948]。然而，研究表明，具有不对称 IUGR 的婴儿比具有对称 IUGR 的婴儿围产期结局更差[950, 951]，并且这两种类型的生长限制都可能出现在妊娠中期[952, 953]。因此，IUGR 的子分类就像 IUGR 本身一样，是有争议的。最近的一项研究发现，在出生后发育迟缓的 SGA 畸形儿童中，有 16% 具有病理性基因组拷贝数变异[954]。在最近的一项研究中，14% 具有晚期骨骼成熟的 SGA 出生的儿童有 ACAN 基因突变[955]。

内分泌相关的原因占胎儿生长异常的许多因素中的一小部分，但与胎儿和新生儿生长受限相关的激素紊乱揭示了胎儿生长的内分泌机制。

尽管 GH 在产后生长中起主要作用，但它对胎儿生长的作用较小；患有新生儿 GHD 的婴儿通常比平均身高低 0.5～1.5SD，并且在这个长度上很重[338, 956]。充足的营养供应是胎儿生长的主要决定因素，但胰岛素、IGF-1 和 IGF-2 等生长因子也扮演一个角色。IGF-1 和 IGF-2 是胎儿生长的主要激素调节剂，可以相互补偿[265, 273, 957-960]。IGF 的生长促进作用由 I 型或 IGF-1 受体介导[273]。在胎儿生命期间，IGF 系统在很大程度上独立运作的 GH 转基因小鼠模型表明，大约 70% 的体型是由 IGF 引起的，其中一半是由 GH 诱导的 IGF 浓度变化介导的，另一半是由 IGF 的直接作用引起的[227]。GH 对体型的直接影响相对较小。

SGA 的新生儿表现出与对 GH、IGF-1 和胰岛素作用不敏感的激素模式。在患有 IUGR 的新生儿中，GH 水平升高[961]，而 IGF-1 和 IGFBP3 水平较低[151, 961-964]。据报道，IGFBP1 和 IGFBP2 水平高于 AGA 婴儿[291]，这种模式见于胰岛素抵抗个体。在胎儿严重营养不良后的第 1 周发现了类似的模式[965]。外源性生长激素治疗对新生儿期的生长、身体成分或能量消耗几乎没有影响[966, 967]。在大多数患有 SGA 的婴儿中，GH、IGF-1 和 IGFBP3 水平在 3 月龄时恢复正常，儿童期对 GH 刺激测试的反应正常[968]。在测量自发 GH 分泌时，脉搏频率高，脉搏幅度减弱，波谷升高在 SGA 中已经注意到 GH 的值[969-971]。SGA 出生的矮身高儿童的血清 IGF-1 水平略低于追赶性生长儿童[968, 969, 971]。

胰岛素分泌或作用缺陷与胎儿生长受损有关[948]。先天性胰岛素分泌缺陷（如葡萄糖激酶缺乏[972] 或胰腺发育不全[973]）与严重的 IUGR 相关。妖精症由胰岛素受体缺陷引起，与严重的胰岛素抵抗和 IUGR 相关[27]。IGF-1 基因缺失的最初病例导致严重的宫内生长障碍[974, 656]。据报道，IGF-1 基因的多态性也与 IUGR 有关[974-976]。

SGA 在出生后最初几年体重显著增加，在儿童后期可能会出现内分泌失调，包括肾上腺皮质功能过早、胰岛素抵抗、多囊卵巢综合征和生长突增减退[977]。

这部分 SGA 在以后的生活中患高血压、成年期糖尿病和心血管疾病的风险增加[978-980]。这与 Barker 假设一致，该假设指出可能导致胎儿对营养不良的子宫内环境的代谢反应[979, 981]。尽管已经描述了胰岛素抵抗，但这些问题似乎不会出现在没有追赶性生长的 SGA 身上[982]。SGA 是否与这些疾病或潜在的先天代谢疾病的症状有因果关系，尚不清楚。

Russell-Silver 综 合 征（Russell-Silver syndrome, RSS）由 Russell[983] 和 Silver 独立描述[984]。发现 IUGR 伴产后生长障碍、先天性半侧肥大和小三角面[985]。其他非特异性发现包括弯曲指、延迟闭合囟门、延迟骨龄和性早熟[986-988]。成人身材矮小，最终身高比平均值低约 –4SD[985]。发病率介于 50 000～100 000 例活产婴儿中 1 例。青春期前 RSS 儿童的内源性 GH 分泌与其他 IUGR 矮小的儿童相似，但低于 AGA 矮小的儿童[969, 989]。7%～10% 的病例中存在母亲 7 号染色体的单亲二体性[985, 990]。

尽管在 7 号染色体上存在许多参与生长发育的印记基因或因子，但大量研究并未检测到候选基因中的任何病理性突变。染色体 7p 上的一个基因 GRB10 参与调节胰岛素和 IGF-1 受体信号传导，主要由母体等位基因表达；母体等位基因缺失会导致胎儿和胎盘过度生长[990, 991]。在 RSS 患者中未发现可能导致 GRB10 过度表达的突变。

少数 RSS 患者存在 11p15 区域的母体等位基因重复[992]，该区域父本等位基因的重复与 BWS 和 IGF-2 的过表达有关。11p15 区域包含两个印记控制区域，即 ICR1 和 ICR2（图 25–39）。ICR1 包含 IGF-2 和 H19 基因。非编码基因 H19 位于 IGF-2 的下游，并且印记相反，这意味着只有母本等位基因表达，而父本等位基因无活性。IGF-2 和 H19 基因的启动子共享一组作用于任一基因的增强子。在父本等位基因上，H19 启动子区域被甲基化，因此失活[244]。H19 和 IGF-2 启动子区域的上游是父本甲基化区域，可防止 CTCF 结合，使增强子作用于 IGF-2 启动子以激活转录[245]。在母体染色体上，该区域未甲基化，允许 CTCF 结合并阻止转录[246]。在该 ICR1 区域中，已在大约 40% 的 RSS 患者中描述了导致 H19 启动子区域低甲基化的突变[993]。

相反，ICR1 区域的高甲基化与 BWS 相关。ICR2 的中断已在 BWS 中进行了描述，但在 RSS 中没有描述。体外研究证实，RSS 患者的成纤维细胞中 IGF-2 表达降低[993]，但 RSS 患者的血清 IGF-2 水平正常[994]。IGF-2 无效突变的小鼠产前生长迟缓，但产后生长正常；IGF-2 的表达减少如何导致 RSS 的出生后生长障

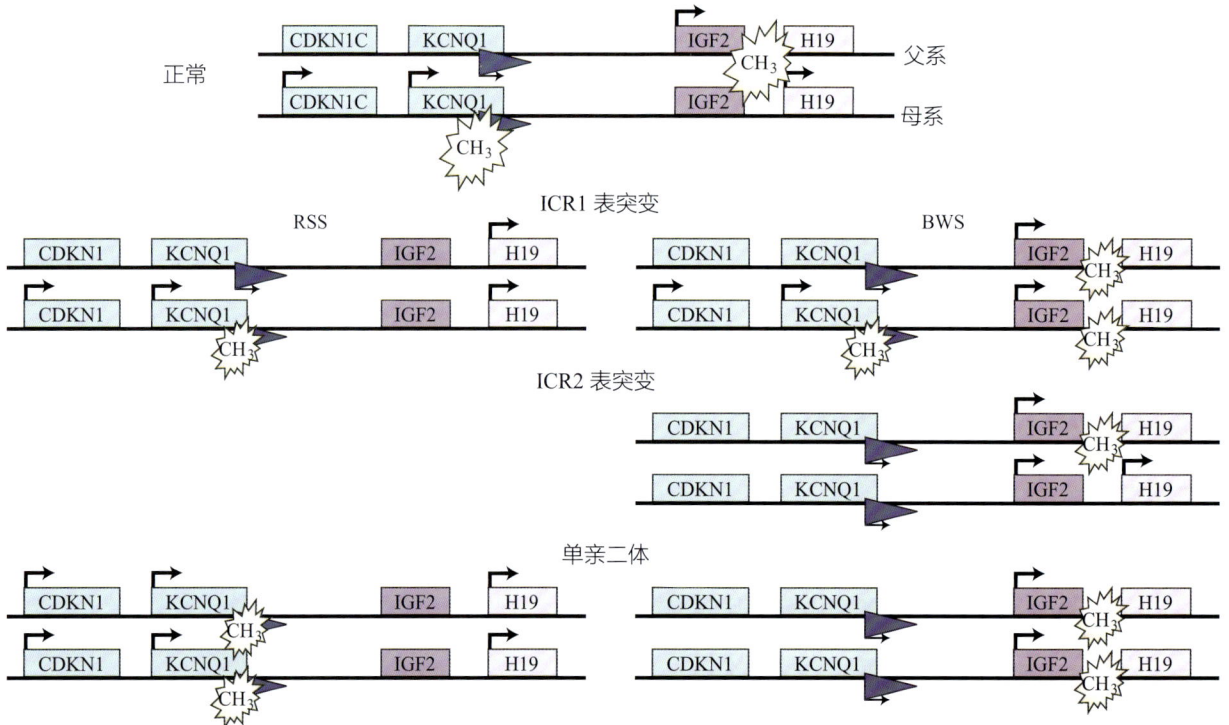

▲ 图 25–39　图示 11p15 区域和表观遗传突变的示意与 Russell-Silver 综合征和 Beckwith-Wiedemann 综合征
红色和粉色方框代表的 ICR1，绿色盒子代表 ICR2 基因。箭表示基因转录的存在。暗三角形表示可以抑制转录的反义转录本 ICR2 基因的组成。当甲基化（以 CH₃ 表示）时，转录本不能形成，允许 ICR2 基因的转录和下游基因（即 IGF-2）转录的相互抑制（改编自 Eggerman T. Silver-Russell and Beckwith-Wiedemann syndromes: opposite [epi]mutations in 11p15 result in opposite clinical pictures.*Horm Res*.2009;71:S30–S35.）

碍尚未阐明。许多其他罕见的遗传缺陷也与 RSS 相关，因此这些个体中有 60% 可能存在已知的分子异常[995]。

母体因素和胎盘功能不全会损害胎儿生长，可能是大多数不对称 IUGR 病例的原因。母体营养是胎儿生长和生命第 1 年生长的重要因素[996]。胎儿生长迟缓可能是由妊娠期间使用酒精[997]、可卡因[998]、大麻[998] 或烟草[999] 造成的。药物引起胎儿生长迟缓的机制尚不清楚，但可能包括子宫血管收缩和血管功能不全、胎盘早剥或胎膜早破。母体激素环境受胎盘类固醇和肽的影响。母体 IGF-1 影响胎盘功能，并可能促进营养物质向胎儿的运输。已发现母体 IGF-1 水平与胎儿生长相关[1000, 1001]。在正常人类妊娠期间，发现游离 IGF-1 水平升高[1002]。

胎盘具有多种功能，包括运输营养物质、氧气和废物，以及产生激素。它消耗子宫循环带来的氧气和葡萄糖。胎盘生长激素影响母体 IGF 的产生，进而影响胎盘功能。一名因 PIT1 患有 GHD 的女性突变表现出胎盘 GH 和 IGF-1 的正常水平，表明胎盘独立产生 GH 和 IGF-1[1003]。人胎盘催乳素是母亲葡萄糖、氨基酸和脂质代谢的主要调节剂，有助于调动营养物质输送给胎儿。

由血管疾病、感染或合体滋养细胞的内在异常引起的胎盘损伤会损害这些重要功能。有时，胎盘检查可能会发现儿童产生生长迟缓的线索。仅在胚胎外组织和人类睾丸中检测到的 X 连锁同源框基因 ESX1 是胎盘形态发生的染色体印记调节剂[1004-1006]。杂合子和纯合子突变小鼠出生时比正常小鼠小 20%，并且有大的水肿胎盘[1004]。母胎界面的脉管系统异常，可能导致生长迟缓。

四、过度生长的病理基础

尽管根据定义，身高高于平均值 2 个标准差的儿童与身高低于平均值 2 个标准差的儿童一样多，但在内分泌实践中，身高作为主诉的情况并不多。然而，确定身高过高或生长速度加速可提供至关重要的潜在疾病的线索（表 25-7）。

（一）胎儿的过度生长状态

母体糖尿病是大于胎龄儿（large-for-gestational-age，LGA）最常见的原因。LGA 的定义是指身高或体重大于胎龄的第 90 百分位数。即使没有临床症状或家族史，如果一个过大婴儿出生，则也应对母体或妊娠期糖尿病进行评估。两种综合征，即 Sotos 综合征和 BWS，也可导致 LGA。

1. Sotos 综合征 患有脑性巨人症（Sotos 综合征）的儿童出生时的身高和体重通常在第 90 百分位数以上[1007-1009]。临床特征还包括突出的前额、长头颅、大头畸形、高弓腭、宽眼距、眼睛异常倾斜、耳朵、下巴和下颌突出、皮下组织增厚的手脚增大、认知迟缓、

表 25-7 过度生长状态的鉴别诊断

胎儿过度生长
- 母体糖尿病
- 脑性巨人症（Sotos 综合征）
- Weaver 综合征
- Beckwith-Wiedemann 综合征
- 其他 IGF-2 过量综合征

出生后过度生长导致的儿童时期高身材
- 家族（体质）性身材高大
- 脑性巨人症
- Beckwith-Wiedemann 综合征
- 外源性肥胖
- 生长激素分泌过多（垂体腺瘤伴巨人症）
- 与生长激素分泌过多相关 McCune-Albright 综合征或多发性内分泌瘤
- 性早熟
- 马方综合征
- Klinefelter 综合征（XXY 核型）
- Weaver 综合征
- 脆性 X 综合征
- 同型半胱氨酸尿
- XYY 核型
- 甲状腺功能亢进

出生后过度生长导致成人高身材
- 家族（体质）性身材高大
- 雄激素或雌激素缺乏 / 雌激素抵抗（男性）
- 睾丸女性化
- 生长激素分泌过多
- 马方综合征
- Klinefelter 综合征（XXY 核型）
- XYY 核型

运动不协调。儿童在儿童早期继续快速生长，但青春期提前，并伴有过早的骨骺融合。因此，大多数患有 Sotos 综合征儿童的最终身高都在正常范围内[1009]。生长激素分泌和血清 IGF 水平正常，但还没有发现过度生长的确切原因。约 80% 的患者存在 NSD1 基因的功能缺失突变，该基因产物是一个核定位的基本转录因子[1010]。

2. Beckwith-Wiedemann 综合征 BWS 是过度生长疾病中最常见的（每 13 700 个活产婴儿中就有 1 个），这是一种与过度躯体和特定器官生长相关的疾病。其特征是伴脐膨出的巨大胎儿[1011]，以及其他继发于器官肿大的临床特征，如大舌症、肾髓质增生和由胰岛细胞增生引起的新生儿低血糖[1012]。儿童时期的过度生长最终造成青春期提前和早期骨骺融合，从而导致正常的成年身高[1013]。

各种证据表明，BWS 与染色体 11p 基因 15.5 上 IGF-2 基因的印记丢失有关（图 25-39）。在正常情况下，父系的 IGF-2 基因被表达，而母系 IGF-2 基因不活化。BWS 与单亲二体或父系 11p15 区域复制及由此导致的 IGF-2 基因的过表达有关[1014]。11p15 的 ICR1 区域包含 IGF-2 和 H19 基因；非编码基因 H19 位于 IGF-2 的下游，基因印迹相反。IGF-2 和 H19 基因的启动子共享一组作用于两个基因的增强子。在父系等位基因上，H19 启动子区域被甲基化，因此失活[244]。H19 和 IGF-2 启动子区域的上游是一个父系甲基化区域，该区域阻止了 CTCF 的结合，允许增强子作用于 IGF-2 启动子以激活转录[245]。在母体染色体上，该区域没有被甲基化，允许 CTCF 结合并阻止转录[246]。H19 启动子区域的高甲基化导致 IGF-2 的印迹缺失和双等位基因表达，这与不到 10% 的 BWS 病例相关[1015, 1016]。在 BWS 患者中已经发现了 ICR1 区域的点突变。这些突变改变了 OCT（八聚体）转录因子与导致启动子高甲基化区域的结合[1017]。该区域的低甲基化与 RSS 相关，RSS 是一种与产前和产后生长缺陷相关的综合征。

位于 ICR1 的 5′ 端的 ICR2 包含 CDKN1C 和 KCNQ1 基因，这些基因在母体等位基因是甲基化的。与这两个基因相关的一个父系表达可能抑制转录的反义转录；据推测，这一基因簇与 IGF-2/H19 簇处于"表达竞争"状态[1018]。高达 25% 的 BWS 家族性病例与 CDKN1C 或 KCNQ1 基因突变相关[1019]，但是在 IGF-2 基因印迹缺失是否确信发生在大多数突变中尚存在争议。4 例非 BWS 诊断特征的躯体过度生长儿童有 IGF-2 基因过表达[1020]。此外，一种编码 IGF-2 中和膜受体的甘聚糖基因 GPC3 突变，导致相关的 Simpson Golabi-Behmel 过度生长综合征[1021, 1022]。

（二）出生后的状态过度生长

与生长不足儿童的情况一样，婴儿期和青春期初期之间的身高百分位数交叉提示需要进一步评估，因为它可能提示严重的潜在疾病。与身材矮小一样，身材高大的儿童必须在家族生长和青春期模式的背景下进行评估。

1. 高身材 家族性高身材患者的 GH 分泌和 IFG1、IGFBP3 水平通常在正常范围的较高水平[1023]。Tauber 及其同事[1024] 将 65 名家族性高身材的儿童分为生长激素高分泌量和高脉冲频率组，以及另一个生长激素低分泌量和低脉冲频率组。较高生长激素水平 IGF-1 水平较高，而低生长激素组 IGF-1 水平正常。作者推测，生长激素分泌的增强和生长激素介导的 IGF-1 产生增多可能是家族性身高的潜在原因。

高身材也是某些综合征的一个特征。马方综合征是一种常染色体显性遗传的胶原蛋白病代谢异常疾病，特征是关节过伸、晶状体脱位、脊柱后凸、夹层主动脉瘤，以及导致蜘蛛网膜指和一定身高增加的长而薄的

骨头。它是由 FBN1 基因突变引起的。来自突变基因的异常 FBN1 单体破坏了 FBN1 的正常聚集，损害了微纤维的形成。同型半胱氨酸尿症是一种常染色体隐性疾病，其表型类似于马方综合征，但患者也有认知障碍。高身材也见于由于 ACTH 受体缺陷而导致家族性 ACTH 抵抗的患者[1025]。

SHOX 基因的剂量效应可能导致高身材[1026]。在有 3 个 SHOX 基因拷贝和性腺发育不良的女性中，成年身高为 +2～+2.9SD[1027]。在 47，XXX 核型的女性中，平均最终身高比总体平均身高高 5～10cm，而 47，XXY 核型（Klinefelter 综合征）的男性比总体平均身高高约 3.5cm[31, 1028]。具有 XYY 核型的男性也可能有较高的身高。除了 SHOX 效应，这些综合征中不同程度的雌激素产生也可能影响骨骼成熟和最终身高[26]。

不能进入青春期和不能完成性成熟可能致成年后持续生长，导致终身高增加和类宦官体型。基于雌激素在促进骨骺融合和终止正常骨骼生长方面的作用，高身材也见于由于雌激素受体突变或芳香化酶缺乏而导致的骨骺不闭合[23, 24]。

2. 肥胖症 肥胖通常与骨骼快速生长和青春期提前有关[1029]。出生后早期体重的快速增加与 8 岁时的身高高于预测身高有关[1030]。其他研究表明，出生后早期的生长与发育速度的改变有关，但儿童中期的突然体重增加对身高轨迹的影响不大[1031]。肥胖患者的整体生长激素产生往往减少，但 GHBP 和 IGF-1 正常至高水平似乎能够维持足够或增加的线性生长速度。骨龄常提前，青春期和骨骺融合均提前，成年身高正常。肥胖儿童的肥胖和快速生长之间联系密切，同时矮身材的疾病状态也应评估，如甲状腺功能减退、GHD、库欣综合征或 PWS。

3. 肿瘤 垂体巨人症较罕见，类似于成人的肢端肥大症（见第 9 章）[1032-1034]。垂体分泌生长激素的肿瘤是典型的嗜酸性或嫌色细胞腺瘤。它们的原因尚不确定，尽管一些体细胞突变产生研究结果显示这些突变产生了 GTP 酶活性降低的激活 G 蛋白（见第 9 章）[1035]。垂体细胞内 cAMP 的增加导致生长激素分泌的增加。McCune-Albright 综合征可能发生生长激素分泌过多的生长激素瘤，这是由突变导致 G 蛋白的激活引起的[1036, 1037]。GH 分泌肿瘤也被报道在多发性内分泌瘤中，与神经纤维瘤病和结节性硬化症相关[1038]。

在骨骺融合前发生的生长激素过量会导致快速生长和具备超过预期的成人身高的潜力。当生长激素分泌过多伴有促性腺激素缺乏时，加速线性生长可能持续几十年，就像病例 Alton "巨人" 那样，他在 20 多岁去世时达到 280cm 的高度[1039]。肢端肥大症的典型表现也可能出现，如软组织肿胀，面部特征粗化的鼻子、耳朵和下巴增大，手和脚的大小明显增大，出汗，

溢乳，以及月经不规律。

五、对生长状况异常的评价和处理

（一）生长发育迟缓的临床评价

生长不足儿童最重要的是仔细的临床评估，包括准确的连续身高和增长速度的评估。当一个孩子的长度或身高低于正常范围（<第3百分位数），生长速度低于正常（由长度或高度测量与生长曲线百分位交叉或年生长速度小于该年龄的第3百分位数），或者孩子身高低于基于父母的身高预期范围，就应该考虑生长障碍。若要持续以身高的第3百分位数生长，儿童生长速度必须保持同龄儿童的第25百分位数[1040]。因此，身高速度始终低于第25百分位的矮小儿童表明生长异常。然而，由于评估生长速度和身高速度之间存在巨大误差[1041]，在矮小儿童中，即使身高增速这个单一指标超过该年第25百分位数，哪怕是基于年度身高数据，也不能完全排除矮小儿童的生长异常[1041]。

生长激素作为生长因子的作用在出生前不如出生后重要。然而，生长激素对产前生长并非没有影响，因此，尽管这些儿童的长度和体重在正常范围内，但先天性生长激素缺乏症婴儿的平均体型减少，平均出生长度为 -1.3SDS，平均出生体重为 -1.0SDS[1042]。第1年的生长速度平均接近 -2 个标准差，因此超过一半的婴儿在 1 岁时的长度比平均长度低 2 个标准差[1042]。

表25-8 提供了一种评估生长缺陷的儿童的评估方法。虽然 1/3 的健康婴儿会在长度百分位生长曲线上向下交叉，但这只在父母较小的相对较大的婴儿或遵循 CDGD 生长模式的婴儿中是正常的。在其他情况下，在长度百分位数曲线上向下交叉的婴儿应该与其他生长速度低于正常水平的儿童一样进行追踪调查。

1. 病史和体格检查 前文已经讨论了导致生长减退的许多与疾病相关的原因。在线性生长之前，体重获得受损，或体重获得的损害大于长度/身高增加，表明营养受损，如摄入不足、吸收不良或能量需求增加。生长减退的非激素原因应根据从仔细的病史和体格检查中获得的数据进行调查。此外，在家族史的背景下仔细评估生长曲线可能见到正常的变异生长模式，如婴儿的交叉线性生长百分位、家族性矮小或 CDGD。在这种情况下，可能只需要进行仔细的观察。1/3 婴儿的生长参数在生长曲线百分位上向下交叉，3% 儿童的长度或身高低于第 3 百分位数。这些儿童中大多数没有疾病或生长障碍，在持续观察中可见到正常的生长速度。

体格检查应寻找潜在的器官特异性或全身性疾病的证据。它还应该评估生长障碍的特定线索，如提示遗传疾病的发现（如 Noonan 综合征、RSS 或 TS）。此外，应该测量身体比例，因为骨骼比例失调表明骨骼发育不良。

病史和检查的结果可能表明 GHD 存在的可能性增加（表 25-9）。男性新生儿的小阴茎提示需对 GH-IGF-1 轴进行评估。眼球震颤提示新生儿失明，提示视神经发育不全综合征中的视神经发育不全导致的垂体功能低下。有其他中线缺陷的病史，如唇裂和腭裂[1043]，或者一个中切牙增加了对垂体功能低下的关注。不明原因的新生儿期低血糖、肝炎或延长的黄疸应提示进行垂体功能评估。年龄较大的 GHD 儿童体重增加的受损比身高增加的要小，导致体重增加，通常被描述为"小天使"的外貌。体重增加合并身高增长缺陷也是甲状腺功能减退的特征。如果体重增加显著，应考虑库欣综合征（然而，伴体重增加的线性生长加速在库欣综合征并持续存在）。最后，对于已知或怀疑有中枢神经系统病理（如肿瘤、既往中枢神经系统放疗、畸形、感染、创伤）或记录缺乏 TSH、ACTH、抗利尿激素或促性腺激素的儿童，应怀疑 GHD。

（二）实验室测试

如果病史和体格检查没有提示一种特定的障碍导致生长缺陷，并且生长模式和家族史不能充分保证生长遵循正常的变异生长模式，则有必要进行实验室检测。在许多情况下，测试并不能鉴别出异常，这个孩子最终或被发现是正常的变异生长，或进入 ISS 的分类。实验室检测可分为 GH-IGF-1 轴外的疾病筛查和评估该轴的疾病。

1. 筛选试验 由于许多疾病可能在没有其他迹象或症状之前或在没有其他迹象或症状的情况下导致生长不足，因此有必要对生长异常的儿童进行这些疾病的筛查。进行全血细胞计数，可以寻找贫血、慢性感染和炎症的证据。一个完整的血液化学系列检查提供了无性肾脏疾病（包括肾小管酸中毒）、肝脏疾病和钙和磷紊乱的证据。测量红细胞沉降率是为了寻找涉及慢性炎症的疾病的证据，如症状前的青少年特发性关节炎和炎症性肠病。需要进行尿检，以寻找肾脏疾病和慢性尿路感染。测定组织谷氨酰胺转移酶 IgA（和血清总 IgA）筛查乳糜泻。对于没有发现其他解释的身材矮小的女孩，应获得核型来排除 TS。即使在没有 TS 的其他体征的情况下，也可以这样做，因为生长缺陷可能是唯一明显的特征，特别是在明显嵌合基因的情况下。

对于患有生长不足的儿童，应筛查甲状腺功能减退症。由于甲状腺激素对婴儿大脑发育的重要性，在早期评估生长缺陷的婴儿时应考虑这种可能性，以迅速纠正已确定的甲状腺功能减退症。此外，甲状腺功能减退症可导致血清 IGF-1 水平降低和生长激素水平降低[1044-1046]。因此，在评估 GHD 前，有必要确保甲状腺功能正常。TSH 的测量是因为它是原发性甲状腺功能减退症最敏感的指标。然而，由于中枢性甲状腺功能减退也必须被认为是儿童生长失败的一个原因，

表 25-8 生长功能不足的临床和生化评价：评价 GH-IGF-1 轴

步骤 1：确定 GH-IGF-1 轴异常的风险

- 症状异常

  - 严重身材矮小（身高 SDS<−3SD）

  - 严重增长速度减慢

    ➢ 身高<−2SD，身高速度<−1.0SD

    ➢ 身高<−1.5SD 和身高速度<−1.5SD 超过 2 年

- 危险因素

  - 有脑瘤、头颅放射或其他有记录的器质性或先天性下丘脑 – 垂体异常的病史

  - 在 MRI 上偶然发现的下丘脑 – 垂体异常

如果存在上述任何一种情况，请继续进行步骤 2；如果没有，则进行临床随访，6 个月后返回步骤 1

步骤 2：筛选 GH-IGF-1 轴和其他疾病

- 定制实验室套餐，包括骨龄、FT_4、TSH、染色体（女性）和非内分泌检查；如果有需要，请咨询初级保健医生或适当诊断情况

- 定制 IGF-1 和 IGFBP3 水平

  - 如果 IGF-1/IGFBP3 均高于 −1SD，则进行临床随访，6 个月后返回步骤 1

  - 如果 IGF-1/IGFBP3 均低于 −2SD，则继续执行步骤 4。如果 MRI 异常，可选择进行生长激素刺激测试

  - 如果患者合并青春期延迟，在步骤 3 前性激素治疗，请继续执行步骤 3

步骤 3：评估 GH 分泌

- 如果有明确的 GHD 危险因素和严重的 IGF 缺乏，则可以跳过此步骤。

- 执行以下两项生长激素刺激试验（如合适，雌激素刺激）（表 25-11）

  - 可乐定

  - 精氨酸

  - 胰岛素

  - 胰高血糖素

  - 左旋多巴

  - 普萘洛尔

- 如果所有 GH 水平都为<7μg/L，请转至步骤 4

- 如果峰值 GH>15μg/L，则获得 GHBP；如果 GHBP<−2SD，则考虑 IGF 生成试验；如果异常，则考虑 IGF 治疗

- 如果 GH>15μg/L 和 GHBP 正常，则临床随访，6 个月后返回步骤 1

- 如果峰值 GH 在 7~15μg/L，则在 6 个月后返回步骤 1

步骤 4：评估垂体

- 进行 MRI 检查，特别注意下丘脑 – 垂体解剖结构。

- 对没有完成 HPA 评估（CRH 刺激或 ITT）者完成评估，并指导根据需要进行补充皮质醇（如果 MRI 异常者必须进行）

- 考虑 GH、GHR 或 GHRHR 和其他潜在分子缺陷进行遗传评价（图 25-2）

步骤 5：促进生长的治疗

- 在适当的剂量水平上开始生长激素治疗

- 如果怀疑是 GHIS，如果可考虑 IGF 治疗

- 定期评估生长参数、IGF-1 和 IGFBP3，以及依从性和安全性（表 25-14）

- 根据成人生长激素评估方案在完成生长后评估生长激素分泌

CRH. 促肾上腺皮质激素释放激素；GH. 生长激素；GHD. 生长激素缺乏；GHIS. 生长激素不敏感；GHR. 生长激素受体；GHRHR. 生长激素释放激素受体；HPA. 下丘脑 – 垂体轴；IGF-1. 胰岛素样生长因子 1；IGFBP3. IGF 结合蛋白 3；ITT. 胰岛素耐量试验；MRI. 磁共振成像；SD. 标准差

表 25-9 提示生长激素缺乏症的诊断关键的

表 25-9 提示生长激素缺乏症的诊断关键的病史和体格检查 [a]

提示生长激素缺乏诊断

- 在新生儿
  - 低血糖
  - 长时间黄疸
  - 肝炎
  - 小阴茎
  - 创伤性分娩
- 对于身材矮小或生长迟缓的儿童
  - 颅内照射
  - 头部外伤或中枢神经系统感染
  - 有血亲或受影响的家庭成员
  - 颅面中线异常

需尽快评估生长激素缺乏的症状

- 矮身材儿童
  - 有颅内病变的迹象
  - 新生儿出现 GHD 的症状和体征
  - 生长学发现
    - ➢ 严重身材矮小（<-3SD）
    - ➢ 高度<-2SD 和超过 1 年的增高速度<-1SD
    - ➢ 2 岁以上儿童 1 年身高下降>0.5SD 以上
      增高速度 1 年<-2SD
      高度速度>低于平均持续速度 1.5SD
- 多垂体激素缺乏症的症状

a. 生长激素研究学会 2000 年标准

GHD. 生长激素缺乏; SD. 标准差 [引自 Growth Hormone Research Society. Consensus guidelines for the diagnosis and treatment of growth hormone（GH）deficiency in childhood and adolescence: summary statement of the GH research society. *J Clin Endocrinol Metab*. 2000; 85: 3990-3993.]

甲状腺素也应该测量。

(1) 骨龄：新生儿期结束后，骨龄的测定可用于评估儿童的生长障碍。左手和手腕的 X 线通常用于与 Greulich 和 Pyle 标准进行比较 [1047]。从左手 X 线中评估骨龄的另一种方法包括对 20 块骨骼的发育阶段的基于计算机技术评分系统 [1048, 1049, 1050]。之所以使用左手，是因为对整个骨骼的 X 线检查费时而昂贵，而且会涉及额外的辐射暴露。然而，手对身高没有影响，准确评估生长潜力可能需要腿部和脊柱 X 线。

虽然骨龄结果不能确定生长障碍儿童的具体诊断，但它可以用来将儿童的生长与诊断类型进行分类。由

潜在疾病或激素紊乱（如肾脏疾病、营养不良、糖皮质激素过量）引起的生长障碍与骨龄延迟有关，即骨龄比患者日历年龄小。同样，甲状腺功能减退症和 GHD 也与骨龄延迟有关。然而，如果身材矮小是疾病状况的特性，那么骨龄就不会延迟，并且在日历年龄的正常范围内。这适用于遗传性疾病，如 TS、Noonan 综合征和 RSS，也适用于家族性身材矮小。CDGD 骨龄延迟，同时有未来的青春期延迟和骨骺融合的延迟。考虑到缺乏对 GHD 的精确实验室诊断检测，缺乏骨龄延迟不支持该诊断。另外，CDGD 患者的骨龄延迟，骨龄有时并不能鉴别 CDGD 和 GHD。

必须考虑一些关于骨龄的重要注意事项。确定骨龄的经验需最小化观察者的差异，而涉及骨龄的临床研究由同一判读者执行是有益的。在男孩和女孩之间，以及在不同的种族群体之间，骨骼成熟的正常速度是不同的。Greulich 和 Pyle 标准是因性别而不同，但这是在 1931—1942 年期间基于美国白人儿童建立的。这些标准以及 Tanner 和 Whitehouse 的标准都是基于正常儿童的 [1051]，可能不适用于骨骼发育不良、内分泌异常或其他形式的生长迟缓或加速的儿童。

(2) 成人身高预测：在个体中观察到的骨骼成熟的程度可以用来预测最终的高度潜力。这些预测是基于这样的观察，即骨龄（相对于日历年龄）越延迟，距离骨骺融合阻止进一步生长的时间就越长。最常用的身高预测方法，是基于 Greulich 和 Pyle 的骨骼发育放射学图谱 [1047] 由 Bayley 和 Pinneau 开发的 [1052]，其判断依赖于骨龄、身高和日历年龄的半定量剩余生长余量评估（表 25-10）。Tanner 及其同事的评价系统 [1048] 使用测量身高、骨龄、日历年龄，青春期状态、身高和骨龄在前一年的增量，以及月经状况。Roche、Wainer 和 Thissen[1053] 运用身高、骨龄、日历年龄、父母中间身高和体重的组合（RWT 法）。人们已经尝试在不需要确定骨骼年龄的情况下计算最终的身高预测 [1054]，通过使用现有数据进行多元回归分析，如身高、体重、出生测量值和父母中间身高。这些系统本质上是经验性的，并不是绝对准确的预测。事实上，预测的 90%CI 在较年轻时约为 ±6cm。骨龄越高，其准确性就越高成人身高预测，因为骨龄增加会使患者更接近他或她的最终身高。

所有预测成人身高的方法都是基于正常儿童的数据，没有任何证据证明对有生长异常的儿童是准确的。为了精确预测，有必要建立疾病特异性的骨骼成熟图谱（如软骨发育不全或 TS）。此外，在没有得到充分处理的生长损害过程的情况下，身高预测在预测最终

---

*. 译者注：日历年龄和生理年龄是有差别的，日历年龄指从出生之后的实际时间，生理年龄有歧义，可用来表示机体发育和衰老的程度。

表 25–10 成年身高预测					
各骨龄达到成人身高比例 ª					
	女			男	
骨龄（年 – 月）	延 迟	平 均	提 前	延 迟	平 均	提 前
6–0		0.733	0.720	0.680		
6–3	0.742	0.729		0.690		
6–6	0.751	0.738		0.700		
6–9	0.763	0.751		0.709		
7–0	0.770	0.757	0.712	0.718	0.695	0.670
7–3	0.779	0.765	0.722	0.728	0.702	0.676
7–6	0.788	0.772	0.732	0.738	0.709	0.683
7–9	0.797	0.782	0.742	0.747	0.716	0.689
8–0	0.804	0.790	0.750	0.756	0.723	0.696
8–3	0.813	0.801	0.760	0.755	0.731	0.703
8–6	0.823	0.810	0.771	0.773	0.739	0.709
8–9	0.836	0.821	0.784	0.779	0.746	0.715
9–0	0.841	0.827	0.790	0.796	0.752	0.720
9–3	0.851	0.836	0.800	0.794	0.761	0.728
9–6	0.858	0.844	0.809	0.800	0.769	0.734
9–9	0.866	0.853	0.819	0.807	0.777	0.741
10–0	0.874	0.862	0.828	0.812	0.784	0.747
10–3	0.884	0.874	0.841	0.816	0.791	0.753
10–6	0.896	0.884	0.856	0.819	0.795	0.758
10–9	0.907	0.896	0.870	0.821	0.800	0.763
11–0	0.918	0.906	0.883	0.823	0.804	0.767
11–3	0.922	0.910	0.887	0.827	0.812	0.776
11–6	0.926	0.914	0.891	0.832	0.818	0.786
11–9	0.929	0.918	0.897	0.809	0.827	0.800
12–0	0.932	0.922	0.901	0.845	0.834	0.809
12–3	0.942	0.932	0.913	0.852	0.843	0.818
12–6	0.949	0.941	0.924	0.860	0.863	0.828
12–9	0.957	0.950	0.935	0.869	0.863	0.839
13–0	0.964	0.958	0.945	0.880	0.876	0.850
13–3	0.971	0.967	0.955		0.890	0.863

（续表）

各骨龄达到成人身高比例 [a]					
	女			男	
骨龄（年 – 月）	延 迟	平 均	提 前	延 迟	平 均	提 前
13–6	0.977	0.974	0.963		0.902	0.875
13–9	0.981	0.978	0.968		0.914	0.890
14–0	0.983	0.980	0.972		0.927	0.905
14–3	0.986	0.983	0.977		0.938	0.918
14–6	0.989	0.986	0.980		0.948	0.930
14–9	0.992	0.988	0.983		0.958	0.943
15–0	0.994	0.990	0.986		0.968	0.958
15–3	0.995	0.991	0.988		0.973	0.967
15–6	0.996	0.993	0.990		0.976	0.971
15–9	0.997	0.994	0.992		0.980	0.976
16–0	0.998	0.996	0.993		0.982	0.980
16–3	0.999	0.996	0.994		0.985	0.983
16–6	0.999	0.997	0.995		0.987	0.985
16–9	0.9995	0.998	0.997		0.989	0.988
17–0	1.00	0.999	0.998		0.991	0.990
17–3					0.993	
17–6		0.9995	0.9995		0.994	
17–9					0.995	
18–0		1.00			0.996	
18–3					0.998	
18–6					1.00	

a. 当骨龄低于慢性年龄＞1 岁时，使用标题为"延迟"的栏；当骨龄＞1 岁时，使用标题为"提前"的栏

根据 Bayley and Pinneau[1052]，引自 Post EM, Richman RA.A condensed table for predicting adult stature. *J Pediatr*. 1981; 989: 440-442.（预测最终高度的计算方法是将当前高度除以从表格中确定的成人身高的比例）

身高方面显然是不准确的。

此外，在治疗期间评估身高结果时，必须谨慎地使用身高预测。例如，在使用 GnRH 激动剂治疗的性早熟患者中，身高预测高估了实际的最终身高[1055]。因此，高度预测只能被认为是一个合理的估计。

2. GH-IGF-1001 轴的测试　对于其他原因被排除的生长迟缓儿童，应考虑 GHD 的可能性。然而，这些检测的特异性较差，因此临床评估必须在评估 GH-IGF-1 轴异常中始终发挥重要作用。例如，一个孩子的身高一直低于第 3 百分位数，相应的增长率高于第

25 百分位数，则不太可能缺乏生长激素。在这种情况下，异常的检测结果很可能是假阳性结果。

GH-IGF-1 轴的测试从 GH 功能的"静态"测试开始，测量 IGF-1。测量 IGFBP3 也可能很有帮助。在某些情况下，如果临床表现高度提示 GHD（表 25–9）[1056]而 IGF-1 水平（和 IGFBP3 水平，如果获得）也表明有很高的可能性 GHD，直接进行生长激素分泌的动态测试是合适的。然而，在大多数情况下，除非在筛查试验中发现异常，否则应对儿童监测 6～12 个月的生长情况，以准确评估儿童的生长速度。然后，根据完

整的临床表现，包括生长速率和 IGF-1 水平，决定是继续进行生长激素分泌的动态测试或是继续监测儿童的生长情况。

没有明确测试确诊 GHD。由于没有金标准，因此不能精确定义任何 GHD 检测的敏感性或特异性。一些关于特异性的信息可以通过与正常儿童比较获得的结果，尽管对于更复杂的测试，这些数据很难在儿童中获得。敏感性依赖于比较一种试验的阳性结果与另一种试验的阳性结果，如比较低 IGF-1 浓度与生长激素兴奋试验的阴性结果。IGF-1 作为 GHD 指标的敏感性较差，这是基于 IGF-1 浓度正常的儿童的结果，这些儿童在生长激素兴奋试验中结果异常[1057]。然而，由于已知这些兴奋试验的特异性有限，无法确定结果差异是由于 IGF-1 试验的敏感性较差，还是 GH 兴奋试验的特异性较差。同样，在临床数据的背景下共同解释所有的结果是至关重要的。

（1）IGF-1：GHD 与低血清 IGF-1 浓度相关（图 25-40）。与生长激素水平随着其脉动性分泌而上升和下降不同，血液中 IGF-1 水平的日变化很小。IGF 的生长激素依赖性关系的建立源于 Salmon 和 Daughaday 的报道[164]，并随着区分 IGF-1 和 IGF-2 的敏感性和特异性免疫分析方法的发展而进一步阐明[1058]。IGF-1 水平比 IGF-2 水平更依赖于 GH，并且更有可能反映 GH 分泌模式的细微差异。然而，血清 IGF-1 水平也受到年龄的影响[240, 1059, 1060]，以及性成熟的程度和营养状况的影响。因此，IGF-1 水平必须在特定年龄（图 25-41）和由性成熟阶段的参考范围进行比较。一些临床医生根据骨龄（而不是日历年龄）的参考范围来评估 IGF-1 结果。尽管没有数据来说明该方法的正确性，但这可能会提高该检测对 GHD 的特异性。

5—6 岁正常儿童的 IGF-1 水平较低。这导致 IGF-1 水平对幼儿识别 GHD 的敏感性较差。在兴奋试验中有 GHD 证据的幼儿中，只有 40%～50% 的儿童 IGF-1 水平低于参考范围的低限[1061, 1062]。IGF-1 水平随着年龄的增长而增加，导致更好区分 GH 缺乏儿童与正常儿童的 IGF-1 水平，并且 IGF-1 水平对 GHD 的敏感性更高。然而，尽管在一些研究中已经报道敏感性达 85%～100%[1062, 1063]，但其他研究的敏感性约为 70%[1044, 1063-1066]。然而，金标准的缺乏再次意味着通过测量 IGF-1 水平获得的一些假阴性结果更可能代表了生长激素兴奋试验的假阳性。

IGF-1 水平在诊断 GHD 时也缺乏特异性。一般来说，IGF-1 水平在年龄较小的儿童中具有较高的特异性，而在年龄较大的儿童中特异性下降。Juul 和 Skakkebaek[1066] 发现 IGF-1 水平对 10 岁以下儿童 GHD 的特异性为 98%，但在 10 岁以上的人中只有 67%。同样，Cianfarani 和同事[1061] 发现 9 岁以下儿童的特异性为 100%，而较大儿童的特异性下降到 76%。因此，

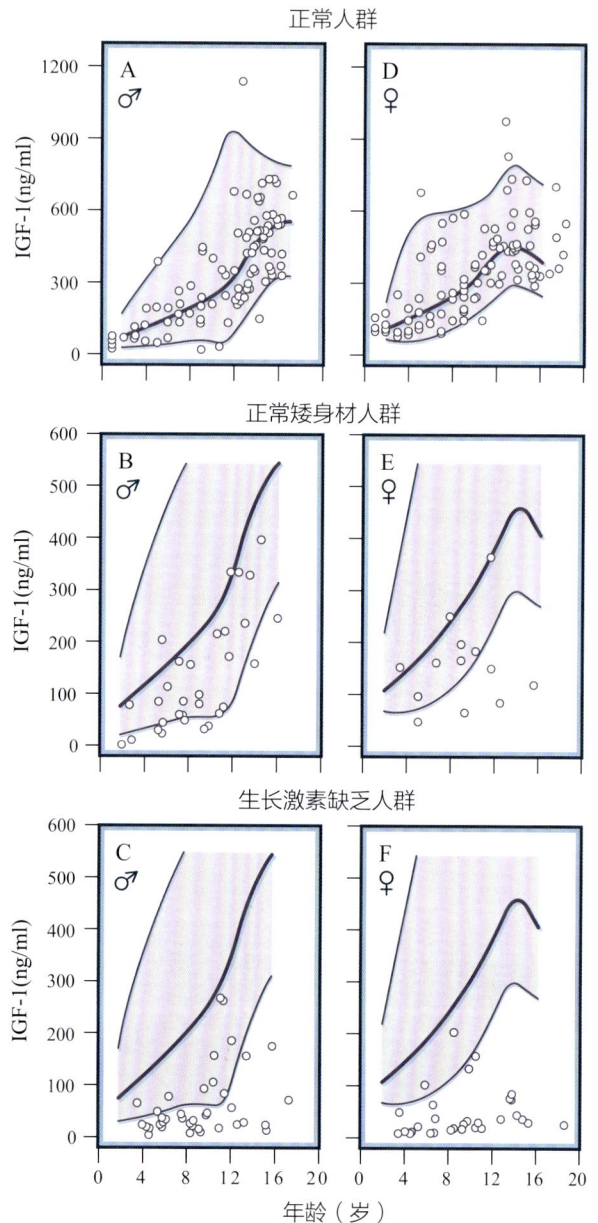

▲ 图 25-40　正常和生长障碍患者的血清 IGF-1 水平

图中圈代表正常人群（A 和 D）、正常矮身材人群（B 和 E）和生长激素缺乏受试者（C 和 F）的 IGF-1 水平。图中线代表了正常人群对数转化的 IGF-1 水平第 5、50、95 百分位数（引自 Rosenfeld RG, Wilson DM, Lee PD, et al. Insulin-like growth factors I and II in the evaluation of growth retardation. *J Pediatr*.1986; 109 428-433. ）

低 IGF-1 浓度的整体特异性大约为 70%[1044, 1063, 1064]。

除了准确定量血清中 IGF-1 水平的有难度，IGF-1 水平的营养依赖性显著影响了该试验评估 GHD 的准确性。即使是减少几天的热量摄入也能降低 IGF-1 水平[1044, 1067]。这可能有能造成了在一个特定患者的个体中 IGF-1 水平可能每天的变化高达 38%[1067, 1068]。

IGF 的早期生物定量方法或基于 [35S]– 硫酸盐的结合（因此“硫化因子”作为 IGF/ 生长介素 C 的早期同

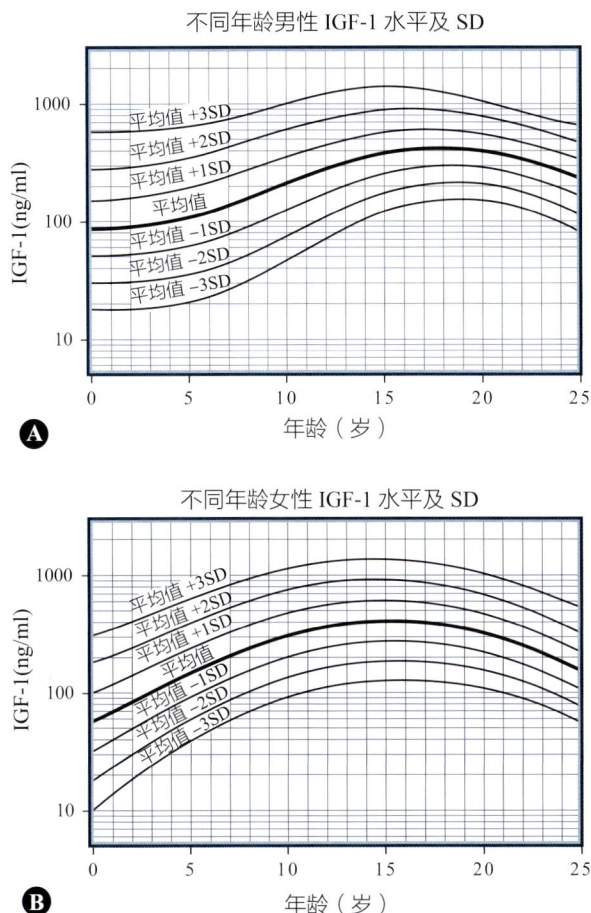

不同年龄男性 IGF-1 水平及 SD

不同年龄女性 IGF-1 水平及 SD

▲ 图 25-41 正常男性（A）和女性（B）血清 IGF-1 水平

SD. 标准差（改编自 Diagnostic Systems Laboratories, Inc., Webster, TX.）

义词），或基于刺激 DNA、RNA 或蛋白质的合成，或基于葡萄糖摄取[1069, 1070]。特异性抗体的发现使准确和特异性地测量 IGF-1 和 IGF-2 成为可能[1058, 1064, 1071, 1072]。然而，IGFBP 的存在给血清中 IGF-1（和 IGF-2）的准确定量带来了一个重大的技术挑战[620, 1044, 1069]。在 IGFBP/IGF 肽比相对较高的条件下和极端情况下（即 GHD、肢端肥大症），干扰是一个尤为重要的问题。在尿毒症时，IGFBP 人为地降低了 IGF-1 水平，并增加了 IGF-2 的检测水平[749]。

处理 IGFBP 最有效的方法是在酸性条件下通过色谱法将其从 IGF 肽中分离出来[1073]。这种耗费人力的方法偶尔会被酸性乙醇提取法取代[1074]。尽管后一种方法可能对大多数血清样本相当有效，但在应用于 IGFBP/IGF 肽比高的情形还是可能有问题的，如来自细胞系培养基、新生儿或 GHD 或尿毒症受试者的血浆。已经开发了一系列替代方法来解决来自 IGFBP 的干扰，包括使用不与 IGFBP 结合的示踪剂[1075]和"三明治"分析方法[1076]。自动 IGF-1 的 IRMA 或免疫化学发光法（immunochemiluminometric，ICMA）通常

在检测中添加过量的 IGF-2 以替换 IGFBP，并使用高度特异性的 IGF-1 抗体[1044, 1069, 1077]。尽管目前的 IGF-1 检测显著减少了 IGFBP 的干扰，但重要的是，每种检测都要制订与要检测的临床样本相匹配、消除种族差异和营养、会影响"正常"血清 IGF-1 浓度环境因素的参考范围。然而，即使有特定的检测参考范围，当水平接近参考范围的上限或下限时，IGF-1 检测的改变也可能导致检测之间不一致，可能误判[1078]。

已经开发了一些检测方法，旨在测量"游离"或"游离可分离"IGF-1，作为评估循环与 IGFBP 不结合的 IGF-1 肽浓度的方法[1079]。其准确性和生理相关性仍有待证实[240, 1044, 1079]。

(2) IGF 结合蛋白 3：IGBP3 是 IGF 肽的主要血清载体，可能是评估生长激素功能的一个潜在的额外工具[754, 1080, 1081]。

测定 IGFBP3 浓度有下列优点：① IGFBP3 水平依赖于生长激素；② IGFBP3 水平全天都是不变的；③ IGFBP3 的免疫分析技术简单，不需要从 IGF 肽中分离结合蛋白；④正常的血清 IGFBP3 水平较高，通常在 1～5mg/L 的范围内，因此检测灵敏度不是问题（IGFBP3 的摩尔浓度近似于 IGF-1 和 IGF-2 的摩尔浓度之和）；⑤血清 IGFBP3 水平随年龄的变化低于 IGF-1 水平（图 25-42），即使在婴儿中，血清 IGFBP3 水平也足够高，可以从正常范围内区分出低值；⑥血清 IGFBP3 水平对营养的依赖性低于血清 IGF-1，反映了 IGF-2 水平的"稳定"作用。

与 IGF-1 水平一样，测定 IGBP3 水平用于识别 GHD 的敏感性和特异性缺乏金标准。考虑到这一限制，Blum 和他的同事[754]最初研究发现，低 IGFBP3 水平对 GHD 具有较高的敏感性（97%）和较高的特异性（95%）。大多数后续研究证实了其高特异性，其值一般为 80%～90%[1044, 1061, 1063, 1065, 1066]。然而，大多数经 GH 激发试验诊断的 GHD 儿童 IGFBP 水平正常，并且该检测的敏感性低于 60%。在 Cianfarani 及其同事的一项研究中[1061]，只有 7%（2/28）的 14 岁以下 GHD 儿童的 IGFBP3 水平低于平均值 1 个标准差。低 IGFBP3 水平可能是更严重的指标。例如，在一项研究中，如果激发试验中峰值 GH<5μg/L，IGFBP3 检测的灵敏度为 93%，但当 GH 峰值为 5～10μg/L 时，灵敏度仅为 43%[1082]。

(3) IGF-2：IGF-2 水平高于 IGF-1 水平。出生后水平迅速上升，但之后 IGF-2 水平的年龄依赖性低于 IGF-1。然而，尽管 GHD 与低 IGF-2 水平相关，但 IGF-2 对 GH 的依赖性远低于 IGF-1（图 25-43）。在两项研究中，只有 21% 和 31% 的经生长激素兴奋试验诊断为生长激素缺乏的儿童，IGF-2 水平低于平均水平 2 个标准差[1061, 1083]。

Rosenfeld 及其同事[1064]在 52% 的生长激素缺乏症儿童和 35% 的正常矮小儿童中发现 IGF-2 水平较低。

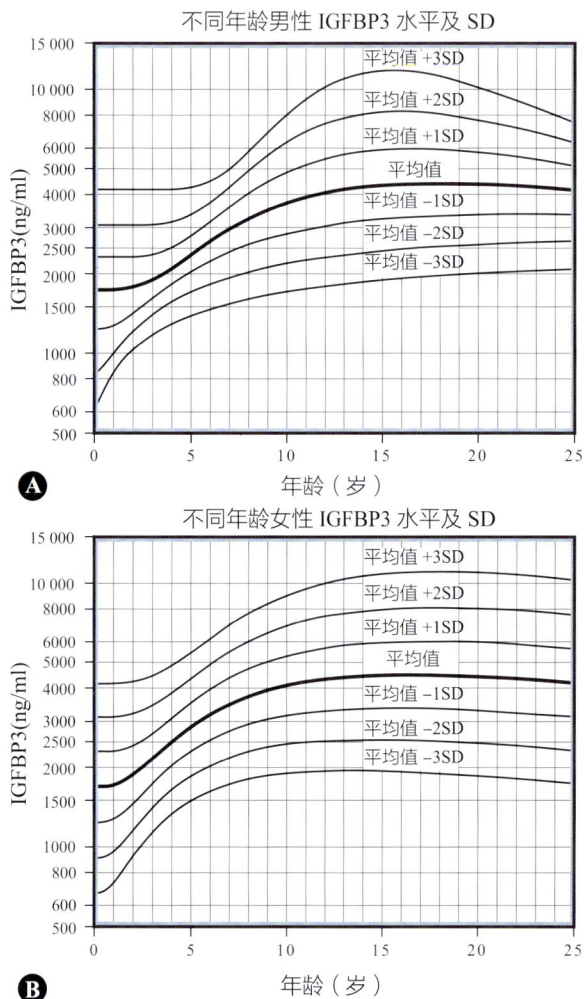

不同年龄男性 IGFBP3 水平及 SD

不同年龄女性 IGFBP3 水平及 SD

▲ 图 25-42　正常男性（A）和女性（B）患者血清中 IGFBP3 水平

改编自 Diagnostic Systems Laboratories, Inc., Webster, TX.

然而，只有 4% 的 GH 缺乏症儿童和 11% 的正常矮小儿童血浆中 IGF-1 和 IGF-2 水平均正常，相较于 IGF-1/IGFBP3 联合检测，有相似的敏感性和特异性。

（4）生长激素：评估垂体生长激素的产生是困难的，因为生长激素的分泌是脉冲的，在睡眠的第 3 阶段和第 4 阶段，在慢波脑电图节律时出现最一致的激增。自发性生长激素的分泌随性别、年龄、青春期和营养状况而变化，所有这些都必须纳入生长激素产生的评估。

在正常的生长激素分泌脉冲之间，血清生长激素水平较低（通常为＜0.1μg/L），低于大多数常规检测方法的灵敏度下限（通常为＜0.2μg/L）。因此，随机测量血清生长激素浓度在诊断 GHD 时几乎无用处，但可能对诊断生长激素不敏感和生长激素过量有用。生长激素"分泌储备"的测量依赖于生理或药物刺激的使用，这种兴奋测试是 40 多年来诊断 GHD 的基础[1084, 1085]。

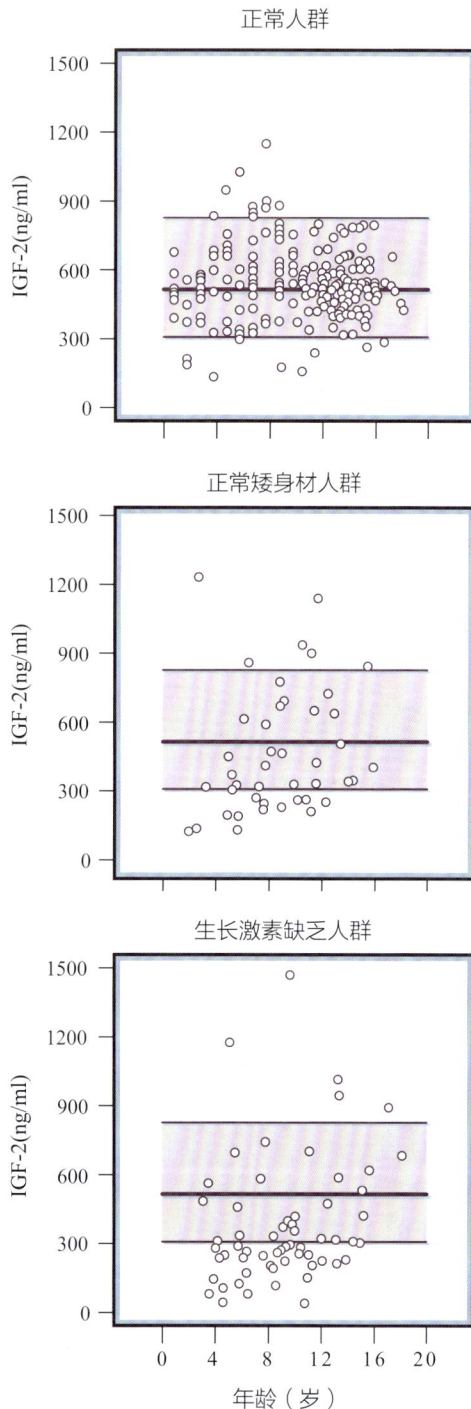

正常人群

正常矮身材人群

生长激素缺乏人群

▲ 图 25-43　正常患者和生长障碍患者的血清 IGF-2 水平

引自 Rosenfeld RG, Wilson DM, Lee PD, et al. Insulin-like growth factors I and II in the evaluation of growth retardation. *J Pediatr*. 1986; 109: 428-433.

①测定限制：对生长激素分泌评价最大的混杂因素之一是不同分析的方法之间所测量的生长激素变化。许多研究表明，在血清生长激素的测量中，在被认可的实验室之间的水平大约有 3 倍的变化[1086, 1087]。最近的一项研究发现，测定值在 5～10μg/L 范围内的 9 次

测试间变异系数为 24.3%，最大差异高达 11.4μg/L[1088]。这种差异的部分解释是血清中存在几个生长激素的分子形式。循环生长激素由两种分泌的生长激素亚型的单体（约 43% 为单体 22kDa 亚型，8% 为单体 20kDa 亚型）、两种亚型的二聚体和高阶低聚物、生长激素的乙酰化形式、脱氨基生长激素和生长激素的肽片段组成[1044]。因此，检测可变性大部分是由于使用了不同的单克隆或多克隆抗体，不同循环识别不同形式的生长激素。此外，标准品选择的不同，以及标记技术和分析缓冲液（基质）也有影响[1044]。因此，被一种检测确定为 GHD 的儿童可能被另一种检测认为是正常的[1088]。

②激发试验：由于随机的生长激素水平不能用于诊断 GHD，因此对生长激素分泌的评估需要在预期的生长激素分泌刺激后获得样本。生理刺激包括禁食、睡眠和运动，药物刺激包括左旋多巴、可乐定、胰高血糖素、普萘洛尔、精氨酸和胰岛素。标准生长激素兴奋试验总结见表 25-11。在刺激后获得的多个标本上测量生长激素水平。未能将血清生长激素升高到确定的临界水平被认为表明 GHD。

尽管自生长激素检测首次出现以来，生长激素检测一直是 GHD 诊断的基础，但当用于识别 GHD 时，它们存在一些缺陷[1084, 1089, 1090]。最重要的是，没有区分正常反应和缺陷反应明确的切点来；其次，这些兴奋测试的特异性较差。

确定对兴奋测试的"非正常状态"反应：生长激素分泌具有连续的分布；在刺激试验后，自发生长素分泌或激发试验生长激素水平峰值没有双峰分布，这将正常和分泌不足分开。基于对患者的经典研究、对腺垂体破坏患者的研究发现，激发试验中生长激素的初始水平可用于定义 GHD[1091]。此外，部分由于生长激素的供应有限，其中一个目标是确定受影响最严重的儿童。

最初，切点定于 2.5μg/L；后来增加到 5μg/L，随后又增加到 7μg/L。在重组 DNA 生产的生长激素消除了对生长激素供应的限制后，许多儿科内分泌学家认为生长激素峰值水平低于 10μg/L 是 GHD 的指示。希望识别出不完全的 GHD 儿童（即部分 GHD），更高的切点可能会部分调整。尽管如此，很少有数据证实了更高切点价值[1090, 1092]。

建立基于循证切点的困惑在于，不同测定方法中测量的生长激素水平的变异度。许多新的生长激素测定检验方法化验结果比早期方法结果低 33%～50%，但既没有"新方法的正常"生长激素切点的一个系统性重新评估，内分泌学家也没有对他们的中心可能使用的检测方法进行关键评估[1093, 1094]。同样的切点已经被

激发方法	用　量	取样时间（min）	注意事项
睡眠	从留置导管中取样	入睡后 60～90min	
运动	攀登；运动时间 10min	0, 10, 20	在台阶上密切观察运动儿童
左旋多巴	<15kg: 125mg 10～30kg: 250mg >30kg: 500mg	0, 60, 90	恶心，很少呕吐
可乐定	0.15mg/m²	0, 30, 60, 90	疲惫，体位性低血压
盐酸精氨酸（IV）	盐酸精氨酸，0.5g/kg（最大剂量 30g），用注射用水稀释配制成 10% 的溶液，30min 内滴完	0, 15, 30, 45, 60	
胰岛素（IV）[a]	0.05～0.1U/kg	0, 15, 30, 60, 75, 90, 120	低血糖症，需要密切监护
胰高血糖素（IM）	0.03mg/kg（最多 1mg）	0, 30, 60, 90, 120, 150, 180	恶心，偶尔呕吐
GHRH（IV）[b]	1μg/kg	0, 15, 30, 45, 60, 90, 120	脸红，金属味觉

表 25-11　生长激素激发试验

患者在检查时必须甲状腺功能正常。测试应在禁食过夜后进行。对于青春期前的儿童，用性激素进行预治疗，增加测试特异性
IV. 静脉滴注；IM. 肌内注射；a. 胰岛素诱导的低血糖是方法的潜在风险，该方法降低至少 50% 的血糖。建议有适当降低血糖的证据。如果怀疑是 GHD，特别是对婴儿，通常会给予较低剂量的胰岛素。应备用 10% 葡萄糖水溶液和胰高血糖素溶液；b. GHRH 测试所使用的切点值高于其他测试（引自 Maghnie M, Cavigioli F, Tinelli C, et al. GHRH plus arginine in the diagnosis of acquired GH deficiency of childhood-onset. *J Clin Endocrinol Metab*. 2002; 87:2740-2744; Pandian R, Nakamoto JM. Rational use of the laboratory for childhood and adult growth hormone deficiency. *Clin Lab Med*. 2004; 24:141-174.）

应用，而不考虑所使用的刺激物。胰岛素和精氨酸产生相似的生长激素峰值，可乐定[1095] 和 GHRH[1096-1098] 刺激更高的生长激素水平，从而表明需要更高的切点。

对生长激素缺乏症的兴奋试验的特异性：现有的数据表明，这些刺激试验的特异性较低，大量正常儿童的生长激素峰值水平低于 7~10μg/L[1089]。Ghigo 和同事[1097] 研究了 472 名健康正常的儿童，包括 296 名身高正常，177 名身材正常矮小。排除使用 GHRH 的测试（通常没有用于评估儿童生长激素功能），他们发现 10%~25% 的受试者 GH 峰值水平低于 7μg/L，23%~49% 的人峰值水平低于 10μg/L。在其他研究中也发现了类似的结果[1099-1102]，在正常生长的儿童中，对大多数兴奋刺激的峰值生长激素反应的第 5 百分位数 <5μg/L[1103]。由于这种较差的特异性，在根据诊断 GHD 应获得两次刺激试验的阴性结果。这种方法显著提高了兴奋试验检测的特异性，尽管它仍然不完善。在 Ghigo 和同事的研究中[1097]，对 78 名儿童进行了两次测试，10% 的儿童在两次测试中生长激素水平峰值均低于 10μg/L（2.6% 的儿童在两次测试中生长激素水平峰值 <7μg/L）。

可以通过使用较低的切点来增加生长激素试验的特异性。然而，如果它排除了 GHD 程度较轻的个体，这是不可取的。由于个体间生长激素分泌的连续性，以及缺乏 GHD 的金标准测试，特异性和敏感性之间的冲突不能完全解决。然而，有两份报道检查了矮小儿童的多个临床和实验室特征，他们根据生长激素刺激测试的结果分为三组：一组结果较低（<5μg/L 或 <7μg/L），符合 GHD 标准；一组结果 >10μg/L，因此被认为没有 GHD；一组结果介于这些高和低切点之间。在这两项研究中，生长激素水平峰值最低的组在测量上与中等水平和高水平的生长激素组都有显著差异[1104, 1105]。然而，中间组与没有 GHD 的组难以区分，而不是预期的因 GHD 程度轻所具有介于其他两组之间的特征。5μg/L 是对正常生长儿童的生长激素兴奋试验的第 5 百分位数的生长激素水平，同样用于识别那些对生长激素治疗的第 1 年生长反应最高的儿童[1103]。最后，最近一项使用可乐定作为刺激物的研究确定了 3μg/L（通过免疫化学发光试验）是识别儿童和青少年 GHD 的最佳切点[1106]，而另一个根据不同刺激物确定的切点是 5.1~6.8μg/L，敏感性为 88%~93%，特异性为 92%~97%[1107]。

③性激素启动：血清生长激素水平在青春期上升，卵巢产生的雌激素升高刺激生长激素分泌[152, 1108]。同样的过程导致在青春期儿童（与青春期前儿童相比）[1100, 1109] 及接受过雌激素或睾酮治疗的儿童[1057, 1100, 1109-1111] 在兴奋试验中更高的生长激素水平。Marin 和同事进行的一项研究中[1100]，61% 的正常青春期前儿童和 44% 的青春期早期正常儿童（Tanner Ⅱ期）在兴奋试验中生

长激素水平低于 7μg/L；基于这些结果（但不是他们的身高），他们应该符合 GHD 的诊断标准。然而，在接受雌激素治疗 2 天后，95% 的儿童的生长激素峰值水平高于 7μg/L。因此，生长激素刺激试验可以通过对外源性性腺激素进行预治疗（"启动性刺激"）来提高其的特异性[1112, 1113]。在安慰剂对照比较研究中，生长激素刺激试验的特异性（使用 9μg/L 作为多克隆生长激素试验的切点）从 80% 增加到 98%[1057]。在一项对 50 名生长迟缓男孩的研究中，这些男孩在无睾丸激素启动的情况下刺激生长激素测试结果不正常，但启动后结果正常，最终身高（无干预）大于父母中间身高，与这些儿童的正常生长激素功能一致[1114]。儿科内分泌学会的最新指南建议，对 11 岁以上的青春期前男孩和 10 岁以上的青春期前女孩进行性激素启动[1103]。

在评估兴奋生长激素测试时需要考虑的另一个因素是体重对生长激素分泌的影响。在成年[144, 1115-1117] 和儿童[1118, 1119]，与非肥胖个体相比，肥胖个体的自发性和刺激性生长激素水平降低。即使在正常范围内，在儿童的兴奋试验中，BMI SDS 与生长激素峰值水平呈负相关[1120]。因此，在解释肥胖个体的生长激素刺激测试结果时，必须特别注意。

尽管从兴奋性生长激素试验中获得的信息有局限性，但它们仍然有助于评估儿童的 GHD。测试应在一夜禁食后进行，患者在测试时甲状腺正常。如果患者正在服用生理上剂量的糖皮质激素（如 >15mg/m² 的氢化可的松及相当剂量的合成类固醇激素）不应进行兴奋试验，因为这些药物可以抑制生长激素的反应。这些试验通常是安全的，尽管必须采取适当的预防措施。具体来说，涉及胰岛素给药的测试有低血糖和癫痫发作的风险，应仅由经验丰富的医务人员和在适当的患者监督下进行。有胰岛素诱导的低血糖和因纠正低血糖过度使用肠外葡萄糖致死亡的报道[1121]。提高这些试验的特异性可以通过用雌激素或睾酮预处理儿童（例如，1~2mg 微粒化雌二醇[1057] 或在测试前连续 3 天服用 50~100μg/d 炔雌醇，或在测试前 3~7 天服用 100mg 长效睾酮），并仔细选择正常反应的下限来达到。

④自发性生长激素分泌的试验：另一种评估生长激素分泌的诊断方法涉及测量自发性生长激素分泌。这可以通过在 12~24h 内进行多次采样（每 5~30 分钟一次），也可以通过在 12~24h 内持续抽血来完成[103, 1122-1124]。前一种方法允许人们评估和描述生长激素的脉冲性，而后者只允许测定平均生长激素浓度。这两种方法都受到许多与兴奋生长激素测试相同的限制。费用和不适的问题是显而易见的，尽管人们认为这种方法可能比兴奋生长激素测试更可重复，但变异性仍然是一个问题[1095, 1125, 1126]。这种测试区分 GHD 儿童和正常身材矮小儿童的能力非常有限，因为在

正常儿童和 GHD 儿童之间测量的参数均有显著的重叠。Rose 和同事[1127] 报道，自发生长激素分泌的测量仅确定 57% 由兴奋试验确定的 GHD 儿童。同样，Lanes[1128] 报道称，1/4 的正常生长儿童夜间生长激素水平较低，一项对青春期正常男孩的纵向研究显示，存在广泛的个体差异，包括许多完全正常生长儿童的"低" 24h 生长激素产生率[152, 1129]。因此，测量生长激素分泌的自发性似乎比评估生长激素功能的备选方法没有优势。

结论：尽管与生长激素测量方法相关的许多问题，但在生长不足儿童的诊断评估中，确定生长激素分泌能力仍然有价值。生长激素水平下降、正常或升高的记录有助于区分 GHD、非生长激素 /IGF-1 相关的生长障碍（包括 ISS）和生长激素不敏感性。支持 GHD 存在的结果提醒临床医生注意其他垂体缺陷的可能性。垂体功能障碍的存在需要进行临床和放射学评估，以获得先天性或后天的下丘脑或垂体结构缺陷的证据，包括颅内肿瘤的可能性。最后，有 GHD 的证据，无论是单独或联合其他垂体缺陷，都可能值得评估生长激素产生的分子缺陷。

(5) 生长激素结合蛋白：GHR 的突变损害生长激素信号，导致生长激素不敏感。最严重的突变会导致严重的生长不足（Laron 侏儒症）。GHR 的细胞外部分从剩余部分中分离出来，并以 GHBP 的形式在血液中循环，这可以在血清中测量。低水平，特别是无法检测到的水平，可能是由 GHR 突变导致的生长激素不敏感性的诊断。

GHBP 水平并不是所有形式的生长激素不敏感性中都很低。由于 GHR 的突变不改变蛋白质的 GHBP 部分（即跨膜或胞内结构域的突变）或 GHR 下游的缺陷，该水平可能是正常的，甚至增高。

(6) IGF-1 和 IGFBP 生成测试：IGF-1 和 IGFBP3 生成试验旨在评估生长激素不敏感性的存在[1130]。当生长激素不敏感的患者接受生长激素治疗数天后，IGF-1 和 IGFBP 水平并不像正常人那样增加[1131, 1132]。表明生长激素不敏感的标准包括 IGF-1 的上升小于检测内变异的 2 倍（约 10%）[617] 或 IGF-1 未增加至少 15μg/L[750]。考虑到足够用于定义 IGF-1 生成的不同方案和切点，最近的儿科内分泌学会指南建议在使用该诊断测试时要谨慎，并将其与其他诊断测试相结合，包括基因检测[1103]。

3. 测试的解读

(1) 新生儿：新生儿的生长激素水平远远高于此时期之后的水平。在脐带血和生命的前几天内，其含量最高[1133]。Cornblath 和同事在 1965 年报道了脐带血中的平均生长激素浓度为 66μg/L；在 7—55 日龄的婴儿中，这一比例在第 1 周下降到平均 16～20μg/L[1133]。然而，即使在所使用的检测条件下，报道的水平范围也包括低至 1μg/L 的测量值。随后的研究证实了新生儿的高生长激素水平，许多记录的脐带血水平在 20～40μg/L，尽管其他使用类似检测方法的研究发现其水平为 13～18μg/L[1134]。其他研究也证实，生长激素水平在出生后第 1 周下降，因此在 1—2 月龄时会出现较低的基础值[1134, 1135]。早产儿的生长激素水平通常被发现甚至高于那些足月婴儿[1133]。

新生儿期是随机测量生长激素水平可能有用的一个时期。然而，在健康新生儿中可以发现的值较低[1135]。因此，虽然高值可以排除 GHD，但单一的低值并不能诊断 GHD，除非是在出生后的前几天 GHD 概率高的婴儿[1103]。IGFBP3 的测量对新生儿 GHD 的诊断有价值，对于疑似 GHD 的婴儿应进行测量；IGF-1 水平很少有帮助[1136]。

(2) 生长激素缺乏：当考虑因身材矮小或生长障碍而被评估的儿童 GHD 诊断时，必须使用临床和实验室评估[1056]。对于 GHD，目前还没有明确的诊断试验。此外，GHD 的实验室检测特异性较差，应仅在临床表现符合 GHD 的儿童中进行。有正常身高发育速度的矮小儿童通常不需要评估生长激素功能。因此，评估首先根据危险因素或生长参数确定那些可能患有 GHD 的儿童（表 25-8 和表 25-9）。

在儿童的历史和生长模式表明 GHD 风险，同时排除其他原因生长失败（包括甲状腺功能减退），在选定的患者开始测量 IGF-1 水平和生长激素兴奋试验检查 GHD（表 25-8）。在某些情况下，特别是在年龄较小的儿童中，测量 IGFBP3 水平也可能有帮助。如果怀疑是 IGHD，则需要进行两次生长激素激发试验（按顺序或在另日进行）。当 IGF-1（或 IGFBP3）水平低于正常范围，即较相应年龄和青春期状态的平均值低 >2SD，并且两次刺激试验的生长激素峰值低于支持 GHD 诊断的切点时，患者被诊断为经典 GHD。如果儿童在刺激性生长激素测试前接受雌激素或睾酮的预治疗，诊断就会更加确定。在一些患者中，不需要刺激检测生长激素水平来做出诊断。这包括生长不足和垂体激素缺乏的儿童，在已知的垂体功能低下风险的情况下，如垂体解剖异常（如垂体后叶异位和伴有异常垂体柄发育不全）、肿瘤或照射[1103]。同样，如果在伴低血糖的出生第 1 周婴儿随机生长激素水平低于 5ng/dl 合并另一个垂体激素缺乏或典型的影像检查结果（异位垂体后叶和异常垂体柄发育不全），可以诊断 GHD 是由先天性垂体功能低下所致[1103]。对于患有颅骨照射或下丘脑 – 垂体形态异常的患者，GHD 可能会随着数年的推移而演变，其诊断可能需要连续检测。

一些生长发育学提示，GHD 患者在重复试验中 IGF-1 或 IGFBP3 水平可能低于正常范围，但在激发试验中 GH 反应高于切点水平。这些儿童不是典型的 GHD，但可能有 GH-IGF-1 轴异常。有颅骨照射史、身高速度下降、血清 IGF-1 和 IGFBP3 水平降低的儿童，即使兴奋试验正常，也可能出现 GHD（或 GH 不敏感）[1137]。其他儿童可能患有非生理刺激试验结果不支持的 GHD（可能比不通过刺激试验的儿童 GHD 程度更轻），或者他们可能有生长激素不敏感。必须再次考虑和排除影响 IGF-1 的合成或作用的系统性疾病。

一个难以解决的临床情况是，生长速度持续低于正常水平的矮小儿童 IGF-1 和 IGFBP3 水平正常。如果 IGF-1 水平高于比正常平均值低 1SD，则有理由考虑排除 GHD。然而，由于多达 30% 的生长激素刺激试验确定的 GHD 儿童的 IGF-1 水平并不低[1044, 1063-1066]，对于那些 IGF-1 水平在年龄和青春期状态的 –1SD 和 –2SD 之间，两项 GHD 检测结果异常、生长持续缓慢的儿童，适合考虑兴奋生长激素的检测。特别是在这种情况下，应该用睾酮或雌激素对儿童进行预治疗，以最大限度地提高刺激试验的特异性。

任何被诊断为 GHD 的儿童都应该进行特别注意下丘脑 – 垂体区域的头颅 MRI。此外，垂体生长激素分泌异常的记录应及时评估其他垂体激素缺乏。根据临床情况，也可以考虑对生长激素、GHR、GHRHR 和其他潜在的遗传缺陷进行分子评估。

(3) 生长激素不敏感性：生长激素不敏感的特征是在正常（或增加）生长激素产生的情况下，血清 IGF-1 浓度较低（图 25–44 和图 25–45）。生长激素不敏感可由 GHR（Laron 侏儒症）、GH 信号级联、IGFBP、IGF-1 或 IGF-1 受体的缺陷引起。对于 IGF-1 水平较低但生长激素水平（如基础 GH 水平 >5μg/L 或刺激水平 >15μg/L）增加的患者，应考虑生长激素不敏感。这种改变也见于营养不良，这是一种生理上的生长激素不敏感的形式。如果怀疑生长激素不敏感，可以测量 GHBP 和 ALS，低值分别支持由于 GHR 或 ALS 基因突变而导致的生长激素不敏感的诊断。IGF-1 水平和 IGFBP3 水平升高的生长不足可能表明 IGF-1 生物活性受影响，在 PAPP-A2 基因突变的患者中可以见到[298]。

儿科内分泌学会指南建议，原发性 IGF-1 缺乏 / GH 不敏感综合征的诊断基于多种因素的组合，包括血清 IGF-1 和 GHBP 检测，排除营养不良、肝病、GH 缺乏引起的继发性 IGF-1 缺乏，以及可能的 IGF-1 生成试验[1103]。因为此类测试的规范数据或标准化有限，IGF-1 生成试验有局限性，必须谨慎解读。鉴于参与 GH-IGF-1 的生长级联反应架构基因不断增加，基因检测可能在不久的将来在诊断中发挥重要作用。然而，目前很少有临床实验室提供参与 GH-IGF-1 生长级联的基因的突变分析。

与生长激素不敏感性相关的其他考虑因素包括：①存在 IUGR（合并出生后严重的生长衰减）和发育迟缓表明 IGF-1 基因缺失、不具有生物活性的 IGF-1

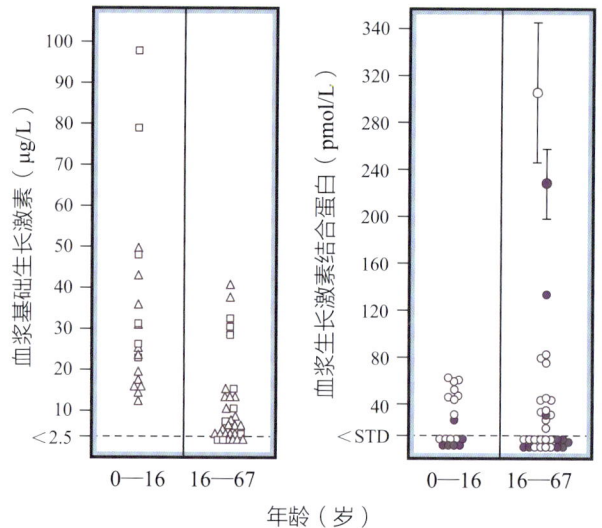

▲ 图 25–44 RIA（方形）和 IRMA（三角形）测定的生长激素

空圈代表女性生长激素结合蛋白水平，实圈代表男性生长激素结合蛋白水平。显示厄瓜多尔成年对照受试者 GHBP 水平的平均数（±SD）的标准误。STD. 测定标准（引自 Rosenfeld RG, Rosenbloom AL, Guevara-Acquirre J. Growth hormone [GH] resistance due to primary GH receptor deficiency. *Endocr Rev*. 1994; 15:369-390.）

或 IGF-1 受体异常；②低 GHBP 提示 GHR 的胞外结构域存在缺陷，但在一些有 GHR 或 GH 信号级联缺陷的患者中，可能可见正常（或增加）的 GHBP；③ IGF-1 水平的升高（在伴有生长衰减的儿童中）可能提示 IGF-1 受体的缺陷或 PAPP-A2 的缺陷；④在有 IGF-1 分子缺陷的患者中，IGFBP3 和 ALS 浓度可能升高；⑤对于有 GH 不敏感证据的有免疫缺陷证据的儿童，应怀疑 STAT5B 缺陷，存在 STAT5B 突变的 PRL 水平升高[1138]。

(4) 体质性生长和发育延迟：体质性生长和发育延迟描述儿童有身材矮小的一个正常的成熟节奏，在童年相对正常的生长速率，并迟发和平缓的青春期快速生长，最终达到基于父母身高的正常成人身高（表 25–12）[39, 1139]。在儿童时期，这些患者的身高低于基于父母身高的预期。CDGD 呈家庭聚集[1140]。如果父母中的一方或双方都有青春期延迟的病史，那么一个身材矮小的儿童可能会被怀疑为 CDGD。骨龄通常是延迟的，所以预测的最终高度在正常范围内，即在儿童的目标身高范围内，尽管预测和最终身高之间的相关性是不完善的，必须谨慎观察[44, 1141, 1142]。预测的最终身高，特别是当骨骼年龄极度延迟时，比通常达到的身高要高，但很难可靠地预测[44, 1142, 1143]。虽然所描述的发现可以导致 CDGD 的假定诊断，但只有当孩子显示出青春期的时间较晚，并在正常范围内完成生长，身高与父母的身高一致时，才能进行回顾性诊断。

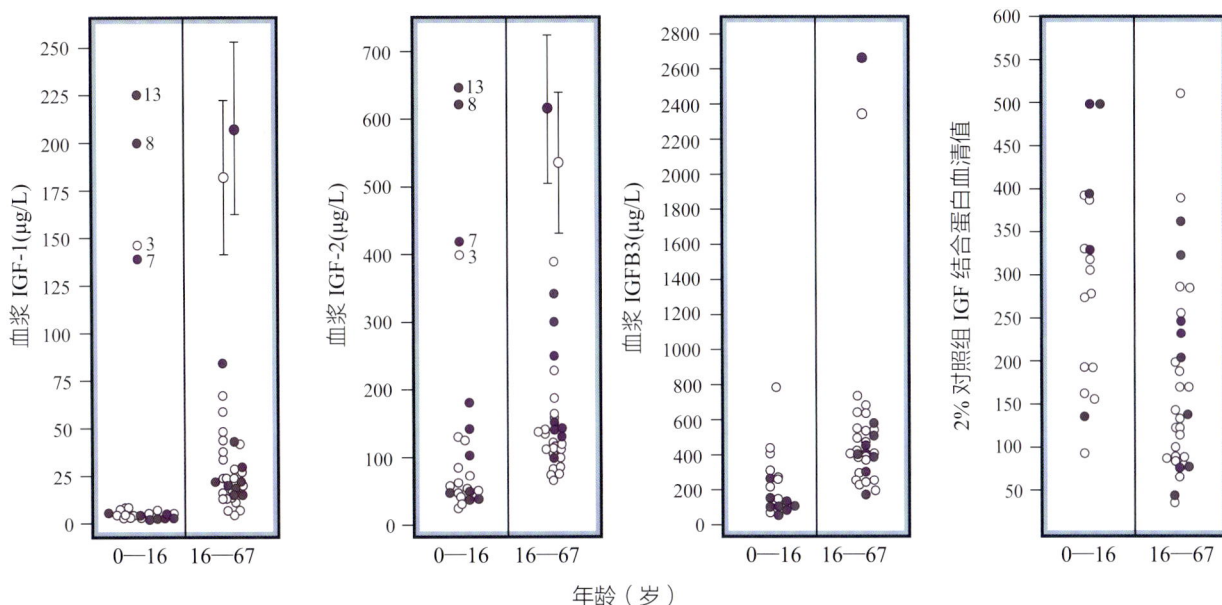

▲ 图 25-45 来自厄瓜多尔的生长激素受体缺乏症患者的血清 IGF 和 IGF 结合蛋白水平

空圈代表女性，实圈代表男性。除了 IGFBP3，厄瓜多尔成人男性和女性的对照值以平均数 ±SD 显示。IGFBP3 中大圈代表合并的男性（实圈）和女性（空圈）对照血清值。圆圈旁边的数字代表 3 岁、7 岁、8 岁和 13 岁的正常厄瓜多尔儿童 [引自 Rosenfeld RG, Rosenbloom AL, Guevara-Acuirre J. Growth hormone (GH) resistance due to primary GH receptor deficiency. *Endocr Rev.* 1994; 15: 369-390.]

表 25-12 体质性生长发育迟缓的推定诊断标准

- 无全身性病史
- 营养正常
- 体格检查正常，包括身体比例
- 甲状腺激素和生长激素水平正常
- 全血计数、红细胞沉降率、电解质、血尿素氮正常
- 同龄比较：身高≤第 3 百分位数，但年增长率 > 第 5 百分位数
- 青春期延迟：在男性中，未能按年龄在 13.8 岁达到 Tanner G_2 或 15.6 岁达到 P_2 阶段；在女性中，在 13.3 岁时未能达到 Tanner B_2 阶段
- 延迟骨龄
- 正常预测的成年身高：男性 > 163cm（64 英寸），女性 > 150cm（59 英寸）

由于在青春期雌激素刺激与生长激素分泌相关，患有 CDGD 的儿童可以与青春期、年龄匹配的同龄人相比，预计生长激素分泌下降，IGF-1 水平降低。然而，青春期的 IGF-1 水平应正常，经性腺激素预处理后，刺激试验中的生长激素水平应正常 [1112, 1143-1145]。与仔细匹配对照组相比，这些儿童的夜间生长激素分泌通常是正常的 [1146]。

通常很难区分 CDGD 和 GHD。两组患者的身高 SDS 均低于其目标身高 SDS 范围，并且均有骨龄延迟。随着患有 CDGD 的儿童进入正常青春期年龄，他或她

的生长速度可能太低，无法在此基础上排除 GHD（生长速度通常在整个儿童期下降，直到青春期生长突增时增加；患有 CDGD 和青春期生长突增延迟的儿童可能会有另外 2 年或更长时间的生长速度下降，这可能导致生长速度每年 < 4cm）。如果有明显的 CDGD 家族史，孩子患有 CDGD 的可能性很高，仔细的持续观察可能是唯一的方法。短疗程性激素治疗后生长速度的增加可以作为反对 GHD 存在的证据 [1147]。然而，在某些情况下，有必要进行实验室检查以排除 GHD。在这类儿童中，IGF-1 和 IGFBP3 水平较相应青春期或骨龄低，并且在性腺激素启动后对生长激素兴奋试验的反应较差，应关注 GHD，并检查可能的潜在疾病（如颅内肿瘤）。

(5) 遗传（家族性）矮小：儿童时期对生长的控制和最终达到的身高在本质上是多基因的。家族身高影响个体生长，对特定生长模式的评估必须放在家族生长和身高的背景下。可以根据孩子父母的身高来确定孩子的生长模式是否合适。一般来说，孩子的成长速度与兄弟姐妹或父母不一致，值得进一步评估。

遗传性矮小（genetic short stature，GSS）也称为家族性矮小，是一种正常的生长模式，描述了健康个体在身高分布的下限（如低于第 3 百分位数）。根据父母的身高，他们的身高适合于他们的遗传潜力，即身高 SDS 在目标高度 SDS 范围内。特别是当亲代中身高显著高于或低于平均值时，在计算这个目标身高范围时，包括向均值回归的调整是很重要的。

虽然差别可能不完整，但 GSS 儿童通常与 CDGD 儿童不同，GSS 患者的最终身高将低于第 3 百分位数，而 CDGD 儿童的最终身高将达到正常范围。GSS 儿童的父母身高低于 CDGD 儿童父母；通常，父母双方的身高都低于第 10 百分位数。GSS 患儿的生长速度处于或低于第 3 百分位数，但生长速度通常是正常的。青春期的开始和进展是正常的，所以骨骼年龄与日历年龄一致。这些个体的最终身高在该家庭的目标身高范围内[43]。根据定义，GH-IGF-1 系统是正常的（和所有其他系统一样）。

许多以生长迟缓为特征的疾病都是通过遗传传播的，包括由突变引起的生长激素不敏感 GHR 基因，GH 基因缺失、PROP1、POUF1 或 SHOX 基因突变，假性甲状旁腺功能减退，以及某些形式的甲状腺功能减退。以身材矮小为特征的遗传性非内分泌疾病包括与 IUGR 相关的骨软骨发育不良和畸形综合征、先天性代谢错误、肾脏疾病和珠蛋白生成障碍性贫血。确定患者的矮小是遗传的，本身并不能减轻临床医生查明生长失败的潜在原因的责任。此外，父母的身材矮小可能是一种无特征的基因差异的结果，它已遗传给孩子，并导致孩子的身材矮小。因为身高在种群中是正态分布的，所以无论是将这些遗传差异描述为突变还是等位基因的变异，都可以是任意的。然而，父母和孩子的身高与平均水平差异越大，就越有理由认为这种基因改变是不正常的。

(6) 特发性身材矮小：ISS 被定义为"在给定的年龄、性别和人口群体中，个体的身高比相应的平均身高低于 2 个标准差，并且没有可识别的疾病"[1138]。这个定义包括患有 CDGD 的儿童、患有 GSS 的儿童，以及那些没有延迟青春期且身高与父母身高不一致的矮小儿童。因此，这一定义包括正常、健康的儿童（那些患有 GSS 和 CDGD 的儿童）和那些被认为患有损害其生长的不明疾病的儿童。区分这些可能性并不总是一件简单的事情：CDGD 只能在生长完成时才能被明确诊断，而 GSS 并不排除遗传性生长障碍。

患有 ISS 的儿童可能有 GH-IGF-1 轴以外的未确诊疾病（如不典型的软骨营养不良），或者他们可能有下丘脑 – 垂体 –IGF 轴的疾病[640, 1148]。由于缺乏诊断 GHD 的金标准，区分部分 GHD 和 ISS 有主观因素，很大程度上依赖于非生理刺激刺激试验的结果。不同的 GH 启动子单倍型的活性差异可达 6 倍[602, 1149]。一些患有 ISS 的儿童可能有生长激素神经分泌功能障碍，目前的诊断测试无法检测到[1122, 1123]。同样，虽然 Laron 综合征的严重生长激素不敏感性可以通过实验室检测来确定，但部分生长激素不敏感性可能是一个未被认识 ISS 原因[1150]。

在大量的 ISS 儿童中已经发现了 GHR 的杂合突变[639, 642, 1140]。在杂合子中，来自突变等位基因的蛋白质可能会破坏正常 GHR 激活所需的正常二聚体和旋转，导致生长激素作用减弱和生长障碍[215]。此外，ISS 患者的 GHBP 表达可能降低，其中 20% 的患者血清 GHBP 水平低于正常范围[1150-1152]。其他生长激素不敏感的潜在原因部分包括生长系统中其他组分的杂合突变，以相对更大能力的阻断生长激素信号传递（例如，增强细胞内磷酸酶活性，生产等信号因子，如 SOC2 和 CIS），基因介导的改变生长激素或 IGF 产生模式，或其他尚未发现的可能性[1153]。

（三）生长不足的治疗

当生长不足是慢性基础疾病的结果，如肾衰竭、CF 或吸收不良时，治疗必须首先针对基础疾病的治疗。虽然使用生长激素或 IGF-1 治疗的儿童可能会出现生长加速，但完全的追赶需要纠正主要的医学问题。如果对潜在疾病的治疗涉及糖皮质激素，生长不足可能是严重的，在类固醇减少或停用类固醇之前不太可能被纠正。

纠正与慢性甲状腺功能减退相关的生长不足需要适当的甲状腺替代。甲状腺治疗会导致显著的追赶性生长，但也会显著加速骨骼的成熟，这可能会限制成年人的身高。

1. 对体质性生长延迟的处理 CDGD 是一种正常的生长变异，青春期成熟延迟，成人身高正常。大多数受试者可以通过仔细的评估来排除其他生长异常或青春期延迟的原因，并结合适当的解释和咨询。CDGD 家族史通常是一种安慰的来源。骨骼年龄和 Bayley-Pinneau 表通常有助于向患者和父母解释正常生长的潜力。预测的最终身高通常大于所达到的身高，特别是当骨骼年龄极其延迟时，但这很难可靠地预测[44, 1141, 1154]。

有时，身材矮小和成熟迟缓的耻辱感是青春期前或青少年患者的心理伤害。一些青春期延迟的青少年自我形象较差，社会参与程度有限[1155]。在这些根据总体临床情况预测青春期延迟的患者中，短期雄激素治疗可能有帮助。

(1) 雄激素（氧雄龙和睾酮）：雄激素治疗解决了男孩 CDGD 的两个方面，包括身材矮小，特别是 10—14 岁的男孩，以及 14 岁以后的青春期延迟。在年龄较小组中，CDGD 被认为是身材矮小的原因，口服合成雄激素氧雄龙被广泛用于加速生长，与非治疗相比，使身高比不治疗更快地增加到（或更接近）正常范围[1156]。在几项对照研究中[1139, 1157-1161]，氧雄龙治疗 3 个月～4 年，使线性生长速度每年增加 3～5cm，没有不良反应，也没有降低实际[1161-1163]或预测[1158, 1162, 1164]最终高度（这种治疗并不会增加这些男孩的最终身高）。氧雄龙促进生长的作用似乎与其雄激素和合成代谢作用有关，而不是与 GH-IGF-1 轴的增强有关[1165, 1166]。氧雄龙对 GH-IGF-1 轴缺乏可测量的影响，可能反映了其不能芳香化为雌激素。目前推荐的治疗方法为0.05～0.1mg/kg 口服。

氧雄龙是一种相对较弱的雄激素，它的使用只刺激很小的青春期男性化。在年龄较大的男孩中，青春期成熟的延迟是高度压力和焦虑引发的，十一酸睾酮肌内注射已被成功应用[1156, 1157, 1167]。对这类青少年的治疗标准应包括：①最低年龄 14 岁；②身高低于第 3 百分位数；③青春期前或早期 Tanner G_2 期，清晨血清睾酮水平低于 3.5nmol/L（＜1ng/ml）；④自我形象较差，单纯的安慰不起作用。治疗包括肌内注射十一酸睾酮，每次 50～100mg，3～4 周，总共注射 4～6 次[1155, 1165, 1167, 1168]。患者通常在第 4 次注射时表现出早期的第二性特征，并在随后的 1 年中平均生长 10cm。睾酮通过直接作用提高生长速度，增加生长激素的产生，并可能直接影响 IGF-1 的分泌[970, 1108, 1165, 1169-1171]。短暂的睾酮方案不会导致骨骼过度成熟，损害成人身高，或抑制青春期成熟[1172]。重要的是要向患者强调，他是正常的，治疗是短期的，目的是比他自己更早提供一些青春期的发育，治疗不会增加他最后的成年身高。在这种情况下，结合短期雄激素治疗、安慰和咨询，可以帮助患有 CDGD 的男孩应对困难的青春期。

几种新型的睾酮，已被批准用于性腺功能减退的成人，为青少年提供了一个选择不同的雄激素替代疗法的机会。睾酮凝胶是无痛的，容易应用，并被证明很受欢迎[1173]。然而，人们对污染感到担忧，包括关于家庭中成年人局部使用睾酮导致儿童性早熟的报道[1174-1176]。如果处方是局部睾酮，必须给予仔细的指导，以避免无意中接触他人。睾酮贴片也避免注射，但由于局部皮肤反应，它们往往耐受性差。最近的睾酮产品包括一种应用于腋窝的溶液和一种鼻腔凝胶。这些局部睾酮制剂和经皮贴剂的另一个缺点是需要日常使用。这些对儿童和青少年替代治疗形式的剂量尚未确定，必须注意避免使用过高剂量的治疗，这有危及最终身高的风险。

必须重新评估患者，以确保他们进入"真正"的青春期。睾酮治疗 1 年后，男孩睾丸增大，血清睾酮水平在青春期范围内。如果不是这样，应考虑诊断下丘脑 - 垂体功能不全或性腺功能减退症。尽管在这类患者中仍然最有可能被诊断为体质生长迟缓，但一些最终被证明是促性腺激素缺乏，特别是如果他们仍然在青春期前的后期。

就诊的 CDGD 在男孩中比在女孩中更常见。当CDGD 在女孩中出现问题时，可以使用短期雌激素治疗，但在提高生长速度和性成熟的剂量下，加速骨骼成熟的风险更大。

(2) 生长激素：CDGD 患儿的最终身高将在正常范围内，并适合该儿童的遗传潜力。这些儿童不需要任何治疗来达到正常的身高。然而，CDGD 的诊断直到青春期后期和达到正常身高后才能得到证实。因此，在某些情况下，很难将这些儿童与患有 ISS 或 GHD 的儿童区分开来。在这种情况下，可能不确定最终的高度是否在正常范围内，并且可以考虑尝试增加最终高度的治疗。如果实验室检查支持 GHD 的诊断，那么生长激素治疗将是合适的。如果没有 GHD 的证据，关于生长激素治疗的考虑将与关于使用生长激素治疗ISS 的考虑相同。

美国 FDA 对生长激素治疗的适应证在其对 ISS 的定义中包括了儿童具有"生长速度不太可能达到正常的成人身高"的标准。"一个患有 CDGD 的孩子，如果被期望达到正常的成人身高，将不符合这个定义。"尽管如此，部分由于诊断的不确定性和无法完全预测最终身高，接受生长激素治疗 ISS 的儿童结果数据库中包含了 CDGD 儿童治疗的数据。ISSGH 治疗试验可能包括有显著骨龄延迟的儿童[1177, 1178]，至少其中一些人患有 CDGD。因此，GH 治疗 ISS 的结果数据可以作为 GH 治疗 CDGD 的预期结果的提示。此外，由于生长激素治疗 ISS 后的估计最终身高增加与治疗开始时的骨龄延迟成正比[1179]，生长激素治疗 CDGD 后的身高获得可能大于治疗 ISS 时。然而，一项专门报道了CDGD 中生长激素治疗结果的回顾性研究发现，接受生长激素治疗的患者和未接受任何治疗或睾酮治疗的患者之间的成人身高没有差异[1180]。

(3) 芳香化酶抑制药：鉴于雌激素在骨骼成熟过程中的重要作用，芳香化酶抑制药可与雄激素治疗联合使用，以防止骨龄加速，并进一步提高最终的成人身高[1181, 1182]。一份关于联合使用芳香化酶抑制药（来曲唑）和睾酮的报道并没有明确回答添加芳香化酶抑制药是否会增加 CDGD 男孩的最终身高的问题。来曲唑加睾酮治疗的男孩接近最终身高，高于单独睾酮治疗的男孩，而来曲唑治疗的男孩在这些身高测量时大一岁，有更高的治疗前和父母中间身高[1182]。此外，单独接受睾酮治疗的男孩达到了在正常范围内的接近最终的身高（与 CDGD 的诊断一致）。由于缺乏关于在青春期男孩中使用芳香化酶抑制药的长期安全性数据，没有足够的数据表明芳香化酶抑制药在 CDGD 中的作用。

2. 生长激素缺乏症的治疗

(1) 命名法和效力估计：各种生物合成生长激素制剂的命名法反映了产品的来源和化学成分。人生长激素（Somatropin）是指与自然发生的人类生长激素具有相同氨基酸序列的生长激素。来自人垂体的生长激素缩写为 GH 或 pitGH，重组来源的生长激素被称为重组 GH 或 rGH。人蛋氨生长激素（Somatrem）是指重组 GH 的蛋氨酸衍生物，简称 met-rGH。虽然后者是一种更具抗原性的制剂，但这种倾向与临床无关；尽管存在抗 GH 抗体，但对 met-rGH 的生长反应与接受 rGH 治疗的患者相似[1183, 1184]。这种生长激素的衍生物已不再可供使用。在本部分，我们将生物合成制剂称为 GH。

市售生物合成生长激素制剂的生物活性，以 WHO 第二个生长激素重组参考试剂（生长激素 98/574）表示，为 3U/mg[1185]。由于不同的生产技术（如提取、柱纯化），有必要对早期的制剂通过生物测定法标准化。最常见的生物测定方法是垂体切除大鼠体重增加试验、胫骨宽度测量和更敏感的 Nb2 大鼠淋巴瘤增殖试验[1186-1188]。随着纯化和本质上等效的重组生长激素产物的应用，对生物测定的要求已经成为 FDA 证实生物活性的必要条件，而不是评估制剂之间的潜在差异。生物测定可能被使用分子技术来源的 GHR 或 GHBP 的体外结合测定所取代。

(2) 历史视角：因为未经治疗的 GHD 患者身材非常矮小（平均接近 –5SDS[1189, 1190]），临床上迫切需要立即使用生长激素治疗是可以理解的[1092]。生长激素的作用具有高度的物种特异性，人类对动物来源的生长激素没有反应（其他灵长类动物除外）[1191]。多年来，人类尸体垂体是灵长类动物生长激素治疗 GHD 的唯一实际来源，全球有超过 27 000 名 GHD 儿童接受了 pit-GH 的治疗[1192]。pit-GH 供应有限，使用低剂量和中断治疗方案导致生长增长不完全；通常，男性身高到达 1.65cm 和女性身高到达 152.4cm 停止治疗。尽管如此，这种治疗确实增加了线性生长，并在许多患者中增强了成人的最终身高。在此期间，认识了剂量 – 反应关系和年龄与生长激素反应的关系[1193]。

1985 年，由于担心克雅病（Creutzfeldt-Jakob disease，CJD）存在因果关系，pit-GH 停止销售。克雅病是一种罕见且致命的海绵状脑病，以前曾报道称能够通过人体组织进行医源性传播。在北美和欧洲，这种疾病在普通人群中的发病率约为每 100 万人中有 1 例，而且在 50 岁之前极为罕见。迄今为止，已有 200 多名接受过人体尸体垂体产品治疗的年轻人被诊断为克雅病，所有受影响的患者都有可能死于这种疾病[1194-1196]。CJD 发病于治疗后 5～42 年，平均潜伏期为 17 年[1196]。在 1977 年美国开始使用净化激素的新方法后开始接受治疗的美国人中，目前还没有发现克雅病的病例。

当垂体源性生长激素的风险被发现时，生物合成的生长激素正在进行安全性和有效性测试[1183, 1197, 1198]。最初的重组生长激素在合成代谢和代谢作用方面与 pit-GH 相似，并仔细单体异构、抗原性细菌产物和任何类型的毒素。生长激素已普遍取代 pit-GH，成为公认的 GHD 治疗方法。

(3) 治疗方案：GHD 儿童生长激素的推荐治疗起始剂量为每周 0.16～0.24mg/kg，分成 7 天剂量应用[1103, 1199]。替代方案包括 6 天 / 周和 3 天 / 周的计划，

有相同的每周剂量，但它们不那么成功。一般来说，对生长激素的生长反应是给定的对数剂量的函数，因此增加剂量会进一步提高生长速度[1192, 1193, 1200]，但每天给药剂量可能是最重要的治疗参数[1201]。皮下和肌肉内给药具有同等的促生长活性[1202]；前者现在被专门使用。此时，所有商业上可获得的生长激素制剂都能产生相当的生长结果。

对外源性生长激素的生长反应取决于给药频率、剂量、年龄（较小的儿童绝对增加更大，但不一定大于生长速度 SDS）、体重、GHR 类型和数量（通过血清 GHBP 水平评估），可能还有季节性[646, 1203-1206]。然而，推荐剂量的每天生长激素一般方案通常会加速生长激素缺乏儿童的生长，从 3～4cm/ 年到治疗第 1 年的 10～12cm/ 年，到第 2 年和第 3 年的 7～9cm/ 年。生长激素疗效逐渐下降，原因不清。剂量频率的重要性通过数据说明（图 25-46 和图 25-47），数据的来源是通过仔细生长反应评估。青春期前新发现生长激素缺乏儿童随机分配接受每周 3 次或每天相同的每周总剂量（每周 GH0.30mg/kg）[1201]。每天接受治疗的患者这一期间的平均总身高多增加为 9cm（38.4cm vs. 28.7cm，$P < 0.0002$），骨骼成熟的增加相似，青春期

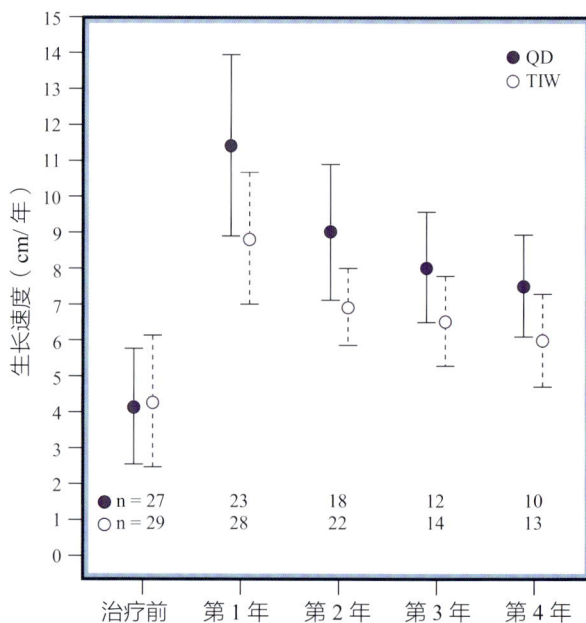

▲ 图 25-46 青春期前 GH 缺乏症患者每天与每周 3 次注射生长激素在治疗前和 4 年期间的年生长速度（平均数 ± 标准差）结果对比

QD. 每天；TIW. 每周 3 次。QD 组的年平均生长速度显著高于 TIW 组，但在第 1～4 年逐年显著下降（经 M. H MacGillivray 许可转载，引自 MacGillivray MH, Baptista J, Johanson A. Outcome of a four-year randomized study of daily versus three times weekly somatropin treatment in prepubertal naive growth hormone deficient children. *J Clin Endocrinol Metab*. 1996; 81: 1806-1809.）

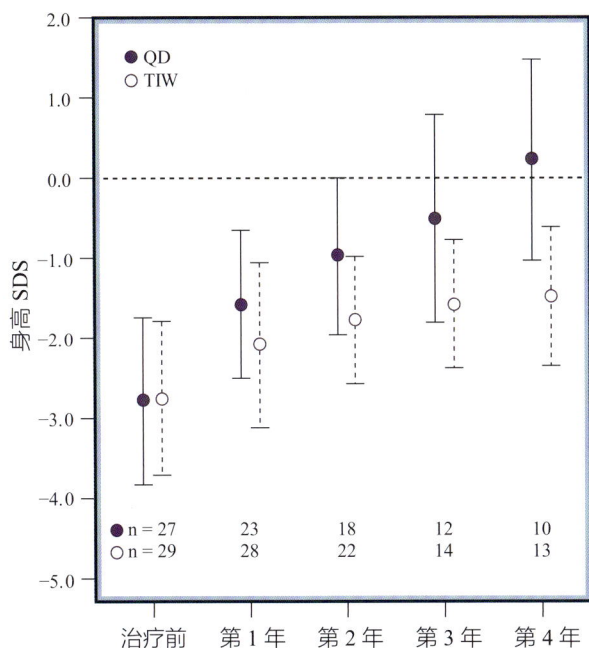

▲ 图 25–47　生长激素缺乏症患者 GH 每天与每周 3 次注射治疗 4 年前后身高标准差评分（均数 ± 标准差）比较

QD. 每天；TIW. 每周 3 次。QD 组的平均 SDS 在整个治疗期间显著升高。年轻患者身高 SDS 增加最大，QD 组对年龄的影响更明显（经 M. H MacGillivray 许可转载，引自 MacGillivray MH, Baptista J, Johanson A. Outcome of a four-year randomized study of daily versus three times weekly somatropin treatment in prepubertal naive growth hormone deficient children. *J Clin Endocrinol Metab*. 1996;81:1806-1809.）

开始没有加速。4 年末的平均身高 SDS 为 +0.2 或在同龄正常人值的中点。根据性别、生长反应性和生长因子浓度使用不同剂量的生长激素的研究表明，需要对当前的治疗方案更加复杂和个体化[1207, 1208]。

复杂的数学模型[1200, 1209]研究了许多影响生长激素治疗反应的实验室和发育参数。因为开始治疗的年龄与生长反应呈负相关，而且体型较小、体重较轻的儿童需要较少的生长激素（具有显著的经济效益），因此评估早期接受治疗的儿童的生长数据很重要。在对 134 例患者进行的短期研究中[1210-1212]，在 3 岁前治疗出现明显的早期追赶生长，4 年后平均身高增加约 3SDS，大多数儿童在儿童中期达到正常身高范围。在一项研究中，治疗 8 年后平均身高[1210]达到 –0.4SDS。13 例在 5 岁前接受治疗的患者均接近成人身高[1213]，与亲代中间目标身高没有显著差异（–0.9SDS vs. –0.7SDS）。在一组 25 名 12 个月前接受治疗的儿童中，尽管低剂量和低频率给药[1214]，但成人身高也与目标身高相匹配。在对上市后数据建立的生长预测模型中，同样剂量在非常年幼的儿童身高增加更大，但婴儿早期对内源性生长激素的敏感性似乎降低，增加了这些

数据解释的复杂性[1215]。

（4）成人身高结果：以 pit-GH 治疗生长缺陷儿童，显著提高最终身高，尽管大多数儿童的最终身高仍低于 –2SD[1216]。这可能是由于与目前的治疗相比所使用的剂量较低，以及治疗中断，持续时间较短。

接受生物合成生长激素治疗的患者[1092, 1213, 1216-1225]已经改善了成人的最终身高 SDS，超过 1400 名患者的平均最终身高接近 –1.3SD。数据来自两个最大的数据库[1217, 1219, 1224-1226]，代表儿科内分泌学家报道的北美和欧洲的经验（表 25–13）。

尽管使用了生长激素治疗，但长期的研究仍然表明，大多数患者未能达到他们的遗传目标高度。在 Genentech GH 研究试验中，对 121 例儿童 GHD 患者的成人身高进行的评估表明，男性和女性患者的成人平均身高均为 –0.7SDS，其中 106 例患者在正常美国成年人的平均身高 2SDS 以内[1222]。然而，即使在这些密切监测的患者中，与父母中间目标身高 –0.4～ –0.6SDS 的差异仍然存在。然而，基因目标的实现是可能的，瑞典亚组（KIGS 数据库）的最终身高 SDS 为 –0.32，相当于父母的中间目标身高[1226]。一项更近的瑞典亚组研究发现，最终身高大于亲本中目标身高的 +0.2SDS（表 25–13）[1217]。

与 GH 治疗的 GHD 儿童的成人身高提高相关的因素包括基线身高、在治疗开始时较小年龄、治疗时间较长（特别是青春期前）、治疗第 1 年更大的生长速度（图 25–48 和图 25–49）[1225]。虽然有相当大的重叠，身高速度增加和后续优异的成人身高结局在携带一个或两个 GHRd3 等位基因（如第 3 外显子缺失）的 GHD 儿童中得以证实[646, 1227, 1228]，尽管没有见到以 GH 治疗基于 GHRd3 等位基因多态性的 ISS 的结局差异[1229]。来自 NCGS 和 KIGS 的数据显示，GHD 患者在青春期获得的身高通常与骨龄延迟的健康儿童相当[1224, 1230]。根据这一观察结果，我们可以预期，GHD 患者的最终身高与青春期开始时的身高相关[1205, 1221, 1231-1233]。因此，应该尽一切努力促进青春期前的生长，延迟诊断，以及开始治疗可能导致许多研究仍报道的成人身高下降。

生长激素治疗因颅照射导致 GHD 的儿童是评估最终身高结局时的一个特殊情况。在这些接受颅照射治疗恶性肿瘤的儿童中，直到没有肿瘤活跃的证据，才开始生长激素治疗；这导致了 GHD 诊断和开始治疗之间的延迟。最终高度与该滞后时间的长度呈负相关[1234]。此外，除颅骨照射外还接受过脊柱照射的患者，由于照射后脊柱生长受损，最终高度较低[1234, 1235]。

为了增加 GHD 患者的最终身高，青春期使用大剂量生长激素的治疗被进行研究，基于生长激素分泌在青春期生长激增期间通常会增加 2～4 倍，并显著伴随而来的是血清 IGF-1 水平升高，青春期生长激增通

表 25–13　生物合成生长激素治疗生长激素缺乏儿童的成人身高

研 究	性 别	人 数	生长激素剂量 [mg/(kg·周)]	疗程（年）	年龄（岁）	身高 SDS	身高 SDS 改变	身高与父母中间目标身高
KIGS[a]	M	351	0.22	7.5	18.2	−0.8	+1.6	−0.2
	F	200	0.2	6.9	16.6	−1	+1.6	−0.5
KIGS （Sweden）[b]	M	294	0.23	8.4	18.5	−0.9	+1.8	+0.2
	F	107	0.23	8.5	17.4	−0.7	+2.1	+0.2
NCGS[c]	M	2095	0.28	5.2	18.2	−1.1	+1.4	−0.7
	F	1116	0.29	5	16.7	−1.3	+1.6	−0.9

F. 女性；KIGS.Pharmacia Kabi 国际增高研究；M. 男性；NCGS. Genetech 国际合作生长研究；SDS. 标准差评分

a.引自 Reiter EO, Price DA, Wilton P, el al. Effect of growth hormone (GH) treatment on the near-final height of 1258 patients with idiopathic GH deficiency:analysis of a large international database. *J CIin Endocrinol Metab.* 2006; 91:2047–2054；b. 引自 Westphal O, Lindberg A, Swedish KIGS National Board. Final height in Swedish children wiith idiopathic growth hormone deficiency enrolled in KIGS treated optimally with growth hormone. *Acta Paediatr.* 2008; 97:1698–1706；c. 引自 August GP, Julius JR, Blethen SL. Adult height in children with growth hormone deficiency who are treated with biosynthetic growth hormone：the National Cooperative Growth Study experience. *Pediatrics.* 1998; 102(2 Pt 3):512–516; updated NCGS data from Dana K, Baptista J, Blethen SL (personal communication, 2001.)

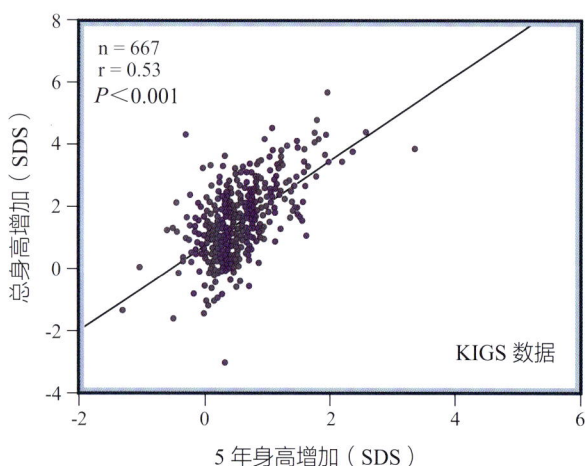

▲ 图 25–48　特发性孤立性生长激素缺乏症儿童在开始生长激素治疗与接近最终身高之间的第 1 年身高 SDS 变化与身高 SDS 总变化的关系

KIGS. Kabi 国际增长研究数据库。经许可转载，改编自 Reiter EO, Price DA, Wilton P, et al. Effect of growth hormone [GH] treatment on the final height of 1258 patients with idiopathic GH deficiency:analysis of a large international database. *J Clin Endocrinol Metab.* 2006; 91:2047-2054.

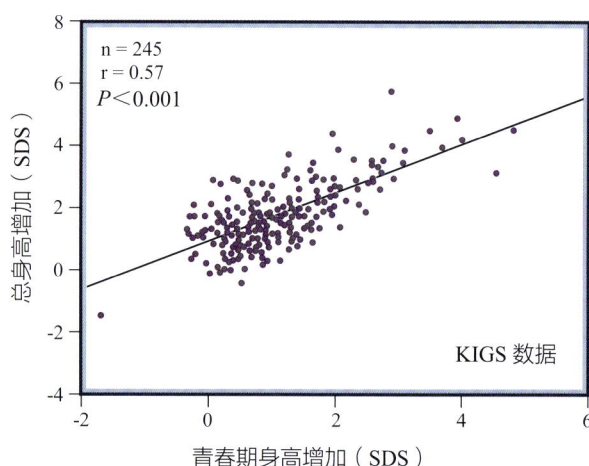

▲ 图 25–49　特发性孤立性生长激素缺乏症儿童在开始生长激素治疗与接近最终身高之间的青春期前身高 SDS 变化与身高 SDS 总变化的关系

KIGS. Kabi 国际增长研究数据库。经许可转载，改编自 Reiter EO, Price DA, Wilton P, et al.Effect of growth hormone [GH] treatment on the final height of 1258 patients with idiopathic GH deficiency:analysis of a large international database. *J Clin Endocrinol Metab.* 2006; 91:2047-2054.

常约占成年男性身高的 17% 和成年女性身高的 12%。Stanhope 和同事的早期研究[1236, 1237]表明，当青少年患者接受每周 30U/m² 与 15U/m²（约每天 0.04mg/kg 与 0.02mg/kg）治疗时，身高增加的差异不大。Mauras 和同事[1238]评估青春期较高剂量的生长激素（每天 0.1mg/kg vs. 0.043mg/kg），发现较高剂量导致接近最

终高度增加 4.6cm。每天接受 0.043mg/kg 生长激素治疗的组的平均身高 SDS[1222]为 −0.7 ± 0.9，但在每天接受 0.1mg/kg 的组为 0.0 ± 1.2。较高的生长激素剂量并没有导致更快加速骨骼成熟。

另一种试图增加生长激素治疗患者最终身高的方法是调整生长激素的剂量以达到目标 IGF-1 水平，而

不是使用固定的基于体重的剂量进行治疗[1239, 1240]。Cohen 及其同事报道的一项研究发现，与两个比较组相比，高目标 IGF-1 水平（达到平均 IGF SDS 约为 +1.5）可导致生长速率增加，这两个比较组的平均 IGF-1 SDS 约为 +1[1239]。需要大约 3 倍以上的生长激素剂量才能达到这个 IGF-1 水平（每天 0.11mg/kg，比较组分别 0.041mg/kg 和 0.033mg/kg）[1239]。在 Marchisotti 及其同事报道的研究中[1240]，各组间 IGF-1 水平的差异（+0.8SDS vs. –0.3SDS）甚至比 Cohen 及其同事的报道中还要大[1239]，但是 Marchisotti 的研究并没有发现两组之间的增长率有差异。然而，生长激素剂量的差异要小得多（每天 0.038mg/kg vs. 每天 0.30mg/kg）。因此，正如预期的那样，更高的生长激素剂量会导致更高的生长速率，但目前尚不清楚针对特定的 IGF-1 水平是否会增加最终高度，也不知道这些较高剂量是否有目前使用的更常见剂量所没有的不良反应。一个有趣的发现是，要达到一个给定的 IGF-1 水平需要的剂量范围很宽：高 IGF-1 目标组需要 GH 剂量从每天小于 0.025mg/kg 到大于 0.25mg/kg，而低 IGF-1 目标组需要的剂量从每天小于 0.025mg/kg 到大于 0.15mg/kg[1239]。

通过改变性激素水平（如 GnRH 激动药、芳香化酶抑制药）以改变 GHD，从而改善最终身高和其他状况的影响将在后文讨论。

（5）生长激素治疗在改善生长外的好处：生长激素有超越对儿童时期生长的影响。有一些数据表明，儿童生长激素治疗与生长无关的健康益处。一项小型研究发现，儿童期 GHD 治疗改善了这些受试者的心功能和结构受损，并改善了成人 GHD 治疗患者的身体成分[1241]。

（6）CPHD：如果 GHD 是合并垂体缺乏综合征的一部分，无论出于一般的医学原因，还是出于确保生长激素治疗的最大效果，都有必要解决每个内分泌缺乏症。TSH 缺乏症通常在治疗的初始阶段被"揭露"，在生长激素治疗的前 3 个月，应在治疗开始前评估甲状腺功能[1242]，此后至少每年进行一次。垂体 – 肾上腺轴可以在 GHD 检查的胰岛素刺激试验中进行评估，如果使用其他刺激试验确定 GHD，也可以单独进行评估。如 ACTH 分泌受损，患者可接受最低安全剂量维持剂量糖皮质激素治疗；不超过每天 10mg/m² 氢化可的松，如果可能的话，甚至更少。高剂量损害生长激素治疗的生长反应，但应在应激期给予。监测糖皮质激素缺乏症的长期演变是至关重要的，特别是在那些有 PROP1 突变的患者中。然而，Lange 和同事研究了 24 名有特发性孤立性儿童 GHD 病史的成年人，其中 10 名肾上腺功能不全，其中半数没有正在持续 GHD 证据[1243]；这表明需要考虑监测 ACTH 分泌受损，即使是在那些推定为单纯性生长激素缺乏症的患者。

促性腺激素缺乏可能在小阴茎婴儿中明显。这可以在出生的第 1 个月开始，使用 3～4 个月，每月注射 25mg 睾酮来治疗[1244]。青春期的管理可能更为复杂，因为促进性成熟的生理和心理收益必须与骨骺融合的影响相平衡。当生长激素治疗在儿童时期开始，在青春期前生长正常时，用性腺类固醇替代来促进青春期发育是适当的。

（7）监测生长激素治疗：接受生长激素治疗的患者应每 3～6 个月就诊一次，以监测他们对治疗的反应（表 25–14）。在前 6 个月内，应见到线性生长速度的增加。身高 SDS 在第 1 年至少增加 0.25SDS[1199]。已经开发出了治疗模型，可以预测生长激素治疗后的预期生长速率[1200, 1209, 1245–1247]。一个模型[1200]解释了治疗第 1 年 61% 的生长反应变异，包括在刺激试验中与最大生长激素反应、年龄和身高 SDS 减去父母中间身高 SDS 呈负相关关系，与体重 SDS、GH 剂量和出生体重 SDS 呈正相关[1248, 1249]。对第 2～4 年增长最重要的预测因素是第 1 年的身高速度。这些模型可以用来量化个体患者是否对生长激素治疗做出了适当的反应。如果患者的初始生长反应低于预测，临床医生应考虑 GHD 的诊断是否正确，是否存在额外的生长障碍（如甲状腺功能减退），以及是否对治疗缺乏依从性[1246]。

在生长激素治疗开始后或之后每年监测 IGF-1 水平是适当的[1199, 1250]。随着治疗，IGF-1 水平未能增加到正常范围，同时生长反应不足，表明依从性差或存在 GH 不敏感。由于 IGF-1 水平升高与某些癌症相关，对于治疗前 2 年后血清 IGF-1 水平显著高于正常范围的患者，应考虑降低 GH 剂量[1199]。IGF-1 水平是否应该用于指导生长激素给药有待进一步研究。

CPHD 可能会持续数年，因此最初诊断为 IGHD 的儿童可能会发展为 CPHD。甲状腺素水平应在生长激素治疗开始后进行，此后每年评估，在治疗期间确定中枢性甲状腺功能减退的发展。应定期对 ACTH 缺乏症进行再评估。没有必要常规监测空腹胰岛素和血糖水平，但如果怀疑血糖控制受损，则应该测量空腹血糖水平和糖化血红蛋白。

对生长激素的生长反应通常在几年后减弱，但在

表 25–14　生长激素治疗检测

- 每 3～6 个月随访儿科内分泌医生
- 确定生长反应（改变身高 SDS）
- 评估依从性
- 筛选潜在不良影响
- 间歇测量血清 IGF-1 和 IGFBP3
  每年评估甲状腺功能
  根据 IGF 值、生长反应，与生长预测模型比较进行剂量调整
  定期重新评估肾上腺和甲状腺功能

IGFBP. IGF 结合蛋白；IGF. 胰岛素样生长因子；SDS. 标准差评分

整个治疗过程中应继续不低于年龄的正常高度速度。已证明使用统计生长治疗模型有判断治疗效果的价值 [1251-1253]。导致对生长激素治疗的未达最佳反应可能原因包括：①依从性差；②生长激素准备不当或不正确的注射技术；③亚临床甲状腺功能减退；④共存的系统性疾病；⑤过度糖皮质激素治疗；⑥之前照射脊柱；⑦骨骺融合；⑧抗生长激素抗体；⑨错误诊断 GHD 作为生长迟缓的解释（特别是在特发性 IGHD 和 MRI 表现正常的患者）。尽管 10%～20% 的重组生长激素受者产生了抗生长激素抗体，但这种抗体很少引起治疗失败，除非是由于生长激素基因缺失而导致 GHD 的个体 [1254-1256]。

（8）在过渡到成年期和成年期的治疗：GHD 患者管理的一个日益增长的挑战是在生长过程停止后的治疗问题 [1257]。这一时期，从青少年中期到 20 岁中期，骨骼和肌肉质量达到峰值，具备成年期的独立和自足特征。这也是一个时间由儿科治疗的患者被转移给治疗成人内分泌专家。

GHD 在成人中的临床重要性和生长激素治疗对这类患者的潜在益处已经在前文进行描述 [1258, 1259]。成人 GHD 的体征和症状包括瘦体重和肌肉组织减少、体脂增加、骨密度降低、运动表现下降和血浆胆固醇升高。患有 GHD 的成年人因心血管原因死亡的风险显著增加，这一发现可能与内脏脂肪的增加和其他心血管危险因素的增加有关 [1260]。患有 GHD 的成年人被发现"心理健康和生活质量受损" [1261]。一些安慰剂对照研究表明，生长激素治疗成人 GHD 会导致身体成分、脂肪分布、骨密度和幸福感的显著改变 [1259]。

考虑到与未治疗的 GHD 相关的代谢紊乱，在表现为持续性 GHD 患者的青春期晚期，持续 GHD 的证据和继续生长激素治疗是重要的。在近 500 例 IGHD 患者中，有 207 例（44%）在再次刺激试验时生长激素水平正常 [1262, 1263]。相比之下，约 96% 的 CPHD 患者（有或没有下丘脑 - 垂体区结构异常）都有持续的 GHD [1262, 1263]。PES 生长激素治疗指南建议，有两种以上垂体激素缺乏应被诊断为持续性生长激素缺乏 [1103]。有两种或更少的垂体激素缺乏、特发性 GHD、伴有小垂体或孤立性异位垂体后叶的特发性 GHD、放射治疗后的患者需要对持续性 GHD 进行诊断评估。

许多患者不希望继续每天生长激素治疗方案，但研究数据支持持续治疗。停止生长激素治疗 1～2 年后，IGF-1 和 IGFBP3 水平显著低于基线水平 [1258, 1264, 1265]。继续生长激素治疗使这些水平正常，尽管有强烈的迹象表明生长激素需求存在性别差异，女性需要更高的生长激素剂量 [1258, 1264, 1265]。未经治疗的严重 GHD 患者在向成年过渡期间可能会出现能量和力量的丧失，一些生活质量数据表明，存在与年龄相关的心理问题 [1266]。关于 GH 治疗的儿童 GHD 生活质量数据的严谨研究设计尚缺乏 [1267]。与对照组、生长激素治疗的患者、重新接受治疗的患者相比，未接受治疗的患者全身脂肪和腹部脂肪显著增加，瘦体重减少 [1159, 1268, 1269]。

因为骨量积累直到生命第 30 年才完成，青春期晚期是生长激素充足的重要时间，以防止后期骨质减少 [708, 1257]。在过渡年龄组中已经进行了许多生长激素治疗研究，以评估其对骨矿化的影响 [1265, 1268, 1270, 1271]。再治疗开始时的年龄、治疗时间、生长激素剂量和性别分布的差异导致了结果的差异。然而，总的来说，这些数据证实了这样一个概念，即在过渡时期重新进行 2 年的治疗可以防止未经治疗的持续 GHD 的年轻人的骨密度减退。

这些研究支持在青春期后期继续进行生长激素治疗，尽管其剂量低于儿童期，以防止不良心血管风险的发展、骨矿化的减少和生活质量的损害。治疗和反应数据的多样性是否与儿童生长激素治疗过程的疗效有关尚不清楚，但生长激素停止的时间和持续 GHD 的程度似乎可能是重新开始生长激素治疗时临床状态的预测因素。

在患有 GHD 的青少年完成骨骼生长后，应评估 GHD 是否持续存在 [1103]。骨骼生长完成的定义为每年生长速度低于 2～2.5cm，女性骨龄为 14 岁，男性为 17 岁。应停止儿童剂量时的生长激素，如果需要评估持续性 GHD，生长激素治疗应停止 1～3 个月，然后进行仔细的重新评估。这种评估的推荐流程见图 25-50 [1272]。

与儿童 GHD 一样，实验室检测对于仍然持续的 GHD 的诊断并不完全精确。一些患者的结果在中间状态，既不表明也不排除正在持续的 GHD，提示可能或部分 GHD。如果认为存在或可能存在持续的 GHD，则应评估身体成分、骨密度和空腹血脂水平。决定重新开始生长激素治疗是根据与患者和家属讨论关于根据实验室检测结果和产生代谢后果的风险进行（图 25-50）[1272]。此外，当已知糖尿病或恶性肿瘤的风险时，在考虑是否继续进行生长激素治疗时应谨慎。这也是一个充分的临床重新评估和确定是否需要替代其他激素的机会。转换为成人生长激素替代疗法应由治疗儿科患者和治疗成人患者的内分泌学家之间密切合作，并应包括与患者和家属的讨论。

3. 生长激素治疗其他的矮身材

（1）Prader-Willi 综合征：PWS 导致的生长不足是美国被批准的 hGH 治疗的适应证，而在欧洲，身体成分紊乱是另一个适应证。除了促进生长外，人类生长激素治疗还可以改善身体成分和体力，并增加能量消耗 [1273-1276]。

PWS 临床管理指南在 2013 年的国际多学科专家会议后发表 [1277]。由于生长激素不足而导致的身材矮小几乎总是存在于患有 PWS 的儿童中。在一个对 1135 名开始接受生长激素治疗的 PWS 儿童进行的大

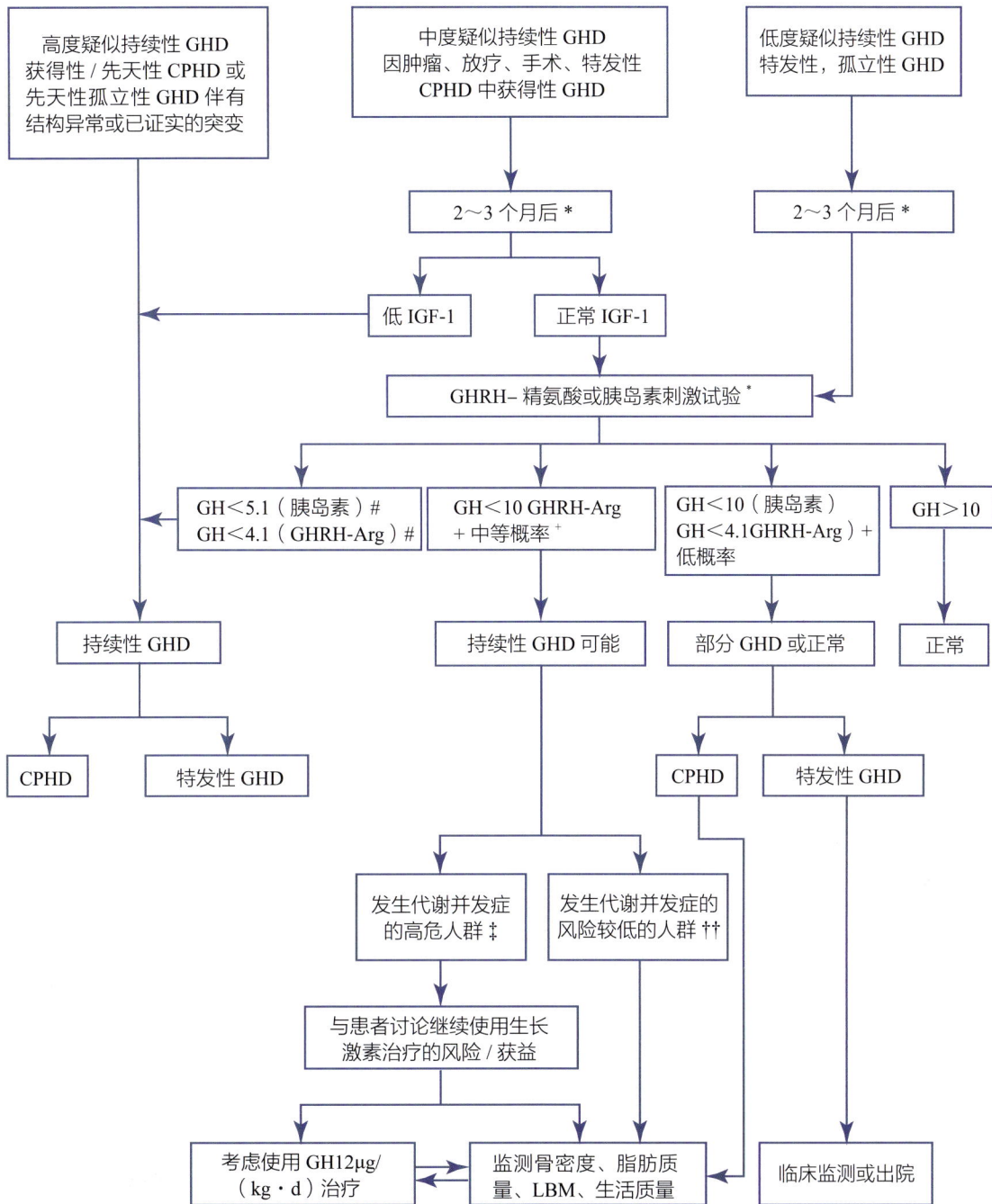

▲ 图 25-50　评估在儿童期诊断为 GHD 的患者至生长结束的流程图

CPHD. 联合垂体激素缺乏；GH. 生长激素；GHD. 生长激素缺乏；LBM. 瘦体重（引自 Molitch ME, Clemmons DR, Malozowski S, et al. Evaluation and treatment of adult growth hormone deficiency:an Endocrine Society clinical practice guideline. *J Clin Endocrinol Metab.* 2006; 91:1621-1634; Growth Hormone Research Society. Consensus guidelines for the diagnosis and treatment of growth hormone [GH] deficiency in childhood and adolescence:summary statement of the GH Research Society. *J Clin Endocrinol Metab.* 2000; 85:3990-3993. ）*. 基于临床共识和指南；#. 诊断成人 GHD 阈值的敏感性为 95%，特异性为 91%~92%（引自 Biller BMK, Samuels MH, Zagar A, et al. Sensitivity and specificity of six tests for the diagnosis of adult GH deficiency. *J Clin Endocrinol Metab.* 2002; 87:2067-2079. ）†. 根据数据表明，照射诱导的 CPHD 患者可有下丘脑功能障碍导致 GHD（引自 Darzy KH, Aimaretti G, Wieringa G, et al. The usefulness of the combined growth hormone [GH]–releasing hormone and arginine stimulation test in the diagnosis of radiation-induced GH deficiency is dependent on the post-irradiation time interval. *J Clin Endocrinol Metab.* 2003; 88:95-102. ）‡. 发生代谢并发症的高危人群，包括骨密度异常、高脂肪量、低 LBM 的患者；††. 发生代谢并发症的风险较低的人群，包括骨密度、脂肪量和 LBM 正常的患者

队列研究中，中位身高 SDS 为 -2.2（范围为 -4.1～-0.3），中位年龄为 6.4 岁（范围为 1.3~12.9 岁）[1278]。患 PWS 婴幼儿的生长标准已经发表 [1279]。

大多数 PWS 患儿的血清 IGF-1 水平降低 [938, 1280-1282]。研究表明，自发生长激素分泌减少，70% 的 PWS 儿童药物刺激的生长激素峰值小于 10μg/L [1273]。大多数专家同意，在开始生长激素治疗之前不需要事先进行生长激素检测。许多临床试验已经证明了生长激素治疗在促进生长和改善身体成分、能量消耗、力量和敏捷性方面的有效性 [1283-1287]，同时能够提高 PWS 婴幼儿的生长和运动技能 [1288, 1289]。

在随机、对照研究中，在生长激素治疗的第 1 年，身高和生长速度显著增加，体脂百分比显著降低，无脂质量百分比增加，肌肉力量和敏捷性提高，脂肪氧化增加 [1281, 1290]。这些指标的稳定发生在治疗的第 2 年之后。与未接受生长激素治疗的 PWS 儿童相比，接受生长激素治疗的 PWS 儿童的瘦体重在前 2 年显著增加 [1220, 1284]。生长激素继续治疗 2 年可持续改善身体成分。当生长激素的剂量降低到每天 $0.3mg/m^2$ 时，这些改善不能维持 [1284]。在接受生长激素治疗 8 年后，有益的效果仍存在 [1287]。

BMD 在生长激素治疗的 PWS 儿童得到改善。在两个德国队列中，一项研究报道成人的平均自发身高为男孩 162cm，女孩 150cm [1291]；另一项研究是男孩 159cm，女孩 149cm [1292]。在 KIGS 数据库中，33 例患者（21 名男孩和 12 名女孩）达到了成人身高，其中 2/3 高于 -2SDS；平均持续 8.4 年后，成人身高中位数为 -1SDS [1293]。另一项对 21 名成年人（13 名男性，8 名女性）进行的研究显示，在平均持续 7.9 年的生长激素治疗后，成人的平均身高为 0.3SDS [1293]。在这个队列中，在最初的 2 年获得的力量和敏捷性一直持续到成年期。这些患者还报告了更高的生活质量和更少的抑郁 [1294]。对 55 名儿童在 4 年进行持续生长激素治疗（每天 $1mg/m^2$），身体成分显著改善，平均身高正常，头围增加，BMI 显著降低。生长激素治疗对骨成熟、血压、葡萄糖稳态和血脂均无不良影响 [1295]。在儿童和青春期接受生长激素治疗的成人中，身体成分和代谢状态得到改善 [1296]。

因为与原发性和中枢性甲状腺功能减退并发，在生长激素治疗开始之前应筛查甲状腺功能减退 [1297, 1298]。推荐继续进行筛查。建议早在 2 岁时就开始使用生长激素进行治疗，但在 6~12 个月时开始治疗可能有额外的收益。一些研究发现了运动发育、肌肉张力、头围改善，可能还有认知和行为的改善 [1288, 1299-1301]。

最近的一项综述记录了生长激素治疗的好处，包括增加女性身高、改善身体成分和增加运动耐受性 [1302]。生长激素治疗患儿的认知功能得到改善 [1303]。

自 2002 年 10 月以来，已发表了几份关于 PWS 婴儿和儿童意外死亡的报道 [1304-1306]。1985—2006 年，NCGS 在 54 996 名儿童中监测了重组人生长激素的安全性和有效性。在 PWS 患者中报道有 2 例死亡 [1307]。虽然在没有接受生长激素治疗的 PWS 中，由于肥胖导致的低通气或呼吸暂停事件导致的死亡已有报道，但在生长激素治疗期间此类死亡的发生提出了生长激素是否会加剧这种情况的问题 [1308, 1309]。与生长激素治疗相关的扁桃体肥大和液体潴留是潜在的危险因素。大多数死亡（无论是否生长激素治疗）均与肥胖或相对轻微的呼吸道感染、睡眠呼吸暂停、腺样体或扁桃体肥大（或两者）、通气不足和误吸所致的复杂情形有关。肥胖 - 低通气综合征是更有可能的病因，提示在生长激素治疗前和治疗期间应通过多导睡眠图研究来评估通气和肺功能 [1308, 1310]。

在一项包括 64 名儿童（42 名男孩和 22 名女孩，28 名接受生长激素治疗）的综述中，最高的死亡风险发生在生长激素治疗的前 9 个月 [1306]。因此，建议生长激素治疗以低剂量开始生长激素治疗（如每天 $0.25～0.30mg/m^2$ 或 $0.009～0.012mg/kg$），并在最初的几周和几个月内增加，以达到标准替代剂量，即约每天 $1mg/m^2$ 或每周 0.24mg/kg。应监测患者的睡眠呼吸暂停和 IGF-1 水平。如果有证据表明 IGF-1 水平较高，特别是如果与水肿、恶化或新发的打鼾、头痛或肢端肥大症的临床特征相关，则应降低生长激素的剂量。一项纵向观察研究评估了 75 名 PWS 儿童，结果显示，生长激素治疗后呼吸暂停 - 缺氧指数（apnea-hypoxia index，AHI）增加 [1311]。

5 项前瞻性研究评估了生长激素治疗对 PWS 呼吸障碍的影响 [1285, 1312-1314]。在生长激素治疗的 6~9 个月期间，二氧化碳反应性、静息通气和气道阻塞压力均有所改善 [1314]，与对照组相比，在生长激素治疗 12 个月期间，吸气和呼气肌力有所改善 [1312]。在一项双盲、安慰剂对照、交叉研究中，发现在生长激素治疗 6 个月后，12 名 PWS 患儿的 AHI 下降，尽管差异没有统计学意义 [1285]。另一项研究发现，在接受生长激素治疗 6 周后，大多数成人和儿童的 AHI 都有所下降 [1315]。一部分患者 AHI 增加，伴有更多的阻塞性事件，但大多数患者有上呼吸道感染和腺样 / 扁桃体肥大，其中 2 例 IGF-1 水平高。在另一项对 35 名青春期前 PWS 儿童的研究中，AHI 在生长激素治疗 6 个月期间没有显著变化 [1316]。然而，其中 4 名儿童上呼吸道疾病期间的阻塞性呼吸暂停发作次数有所增加；这些发作在康复后不出现。因此，建议在生长激素治疗开始前评估与肥胖相关的睡眠和呼吸问题，并在治疗开始后进行谨慎监测。必要时应进行多导睡眠描记术和耳、鼻、喉部评估。一项对多导睡眠描记术数据的纵向回顾表明，2 岁以下的儿童在开始生长激素治疗后最容易发生与睡眠相关的呼吸障碍（sleep-related disordered

breathing，SRDB）[1317]。

最近的一项研究[1318]显示，60%的PWS患者有中枢性肾上腺功能不全。这也许可以解释高猝死率的原因，特别是在与感染相关的应激期间。作者的结论是，PWS患者应在肾上腺功能不全排除前使用氢化可的松治疗[1318, 1319]。

30%～70%的PWS患儿患有脊柱侧弯[1320-1325]。体重控制是其预防和管理的重要组成部分。因此，在开始生长激素治疗之前，建议进行脊柱X线检查，并在适当时进行骨科评估。在生长激素治疗期间，脊柱侧弯恶化的报道反映了这种情况的自然进程，而不是在大多数情况下治疗的不良反应，并没有提示停止生长激素。

鉴于儿童时期发现的低瘦体重、高脂肪含量、骨质减少和一定程度的葡萄糖耐受不良，必须考虑和研究到成年期进行长期治疗的问题[1326-1328]。在生长完成后，达到正常的骨量峰值、肌肉质量和力量持续改善、体脂减少、预防心血管疾病、改善健康和生活质量是持续生长激素治疗的潜在获益[1329]。PWS的成年患者GHD和低IGF-1水平已被报道[1282, 1330]。据报道，对未经治疗的患有PWS的成人进行短期生长激素治疗可适度改善身体成分、认知能力、运动表现和社会地位[1330]。需要对PWS青少年过渡到成人治疗进行进一步的长期研究。

（2）慢性肾脏疾病：慢性肾脏疾病（chronic renal disease，CRD）被认为是开始生长激素的适应证。先天性肾脏疾病儿童的身材矮小比获得性肾脏疾病的儿童更严重[738, 1331, 1332]。即使在肾移植后，约50%的儿童的最终身高也低于正常身高的下限[1333]。在CRD患者给予生长激素治疗能够提高身高增加速度和高度SDS[748, 1334, 1335]，并显著提高了最终的高度[1336-1338]（图25-51和图25-52）。如果受试者身材矮小持续超过6个月且生长速度明显减慢，应实施治疗，并应持续到移植进行[1339]。已经建立了生长激素启动后的典型生长模式。年龄的生长速度小于同龄人 −1SDS（未透析或移植的儿童）是不够的，表明存在需要发现的混杂因素[1340]。

至少超过5年的治疗，生长激素加速CRD儿童的生长[1341-1344]。使用生长激素剂量为每天0.05mg/kg，Fine和同事[1334]报道，生长激素组的第1年平均增长率为10.7cm，安慰剂组为6.5cm；在第2年，接受生长激素治疗的患者的年平均增长率为7.8cm，而安慰剂接受者为5.5cm，导致身高SDS从−2.9提高到−1.5。20例患者接受治疗5年后，正常身高SDS达到−0.7，平均身高增加40cm[1344]。最年轻的患者（<2.5岁）对生长激素治疗的生长反应最显著（每年14.1cm）。CRD儿童推荐的剂量高于GHD患者（即每周约0.35mg/kg），因为这些儿童生长模式患者是剂量依赖性的。未观察

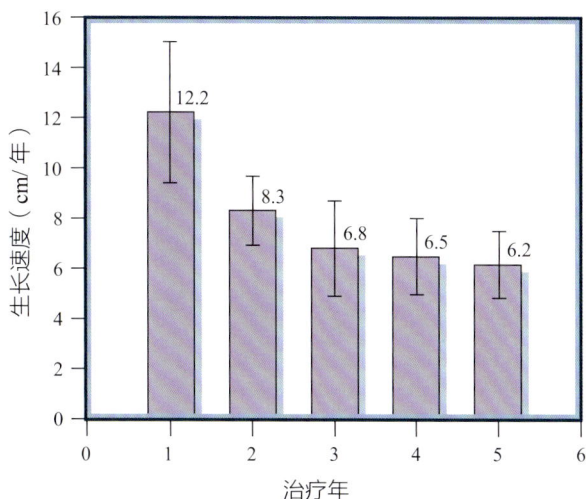

▲ 图 25-51 20例生长迟缓的青春期前慢性肾功能不全患者的年生长速度（平均数 ± 标准差）

经 R. N. Fine 许可转载，引自 Fine RN, Kohaut E, Brown D, et al. Long-term treatment of growth retarded children with chronic renal insufficiency with recombinant human growth hormone. *Kidney Int.* 1996; 49:781-785.

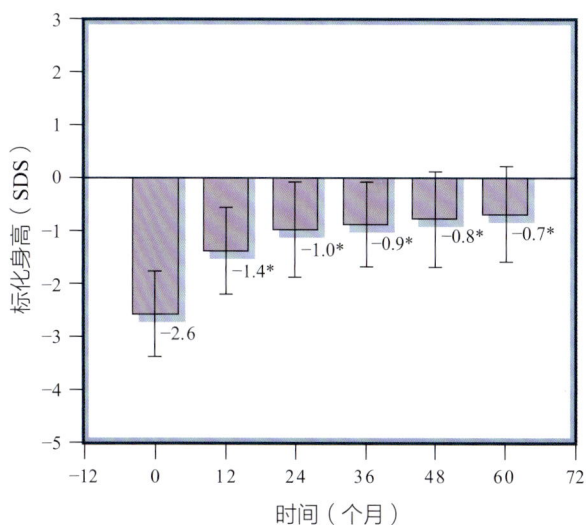

▲ 图 25-52 20例生长迟缓的青春期前慢性肾功能不全患者的身高 SDS（平均数 ± 标准差）

注意基础高度未达正常范围（−2.6SDS），在治疗开始后1年内进入正常范围，生长激素治疗第5年与均值没有差异（经 R.N.Fine 许可转载，引自 Fine RN, Kohaut E, Brown D, et al.Long-term treatment of growth retarded children with chronic renal insufficiency with recombinant human growth hormone. *Kidney Int.* 1996; 49: 781-785.）

到对肾功能的有害影响和骨营养不良的进展[1345]。这种治疗方案对移植后的肾功能没有不利影响，移植后也没有明显"抑制"生长[1346]。38名接受生长激素治疗、平均年龄为5.3岁的德国儿童的最终身高为 −1.6 ± 1.2SDS，比预处理基线增加了1.4SDS。未经

治疗的对照组的最终身高为 –2.1 ± 1.2SDS，或低于基线 0.6SDS[1337]。

最近，报道了 178 名接受生长激素治疗的法国患者的成人身高。成年男性平均身高为 162.2cm，女性为 152.9cm，46% 的身高大于 –2SDS。成年身高 SDS 与治疗前身高 SDS、治疗前自发身高增加速度、治疗反应相关。与未接受过 GH 治疗的历史队列患者相比，这些成人身高明显更好[1347]。

2009 年，对北美儿童肾试验和合作研究中纳入慢性肾功能不全的 7189 例患者的纵向数据回顾显示，827 例患者（11.5%）接受了生长激素治疗。共有 787 例 CRD 儿童之前未接受生长激素治疗，以重组人生长激素治疗 1～4 年（中位数为 1.5 年），与 787 例对照患者配对并监测 4 年。GH 治疗组在 2.5 年时的身高速度 SDS 显著高于对照组。在 2 年评估的 220 对患者中，GH 治疗组的身高 SDS 比对照组高 0.56SDS（$P<0.05$）。生长激素治疗对 BMI 和估计肾小球滤过率没有显著影响[1348]。

对生长激素治疗的反应程度取决于生长激素的剂量。每周 0.35mg/kg 的剂量似乎是矮小 CRD 患者的最佳剂量；半量治疗效果较差，在双盲研究中，加倍并没有显著改善反应[1342]。长期生长激素治疗也被证明对极端矮小的（–4.0SDS）肾病型胱氨酸病儿童安全有效，如果营养和半胱氨酸治疗不能防止生长不足，应予以考虑[1332]。由于儿童在肾移植时通常身材矮小，生长激素相对不敏感，并接受慢性泼尼松治疗，因此有时在移植后使用生长激素。对此类儿童和青少年进行治疗 1 年和 2 年后的数据[1349]表明，第 1 年生长速度增长较快，第 2 年收益较小。与生长激素治疗 CRD 一样，药物治疗方案克服了生长激素的相对不敏感性。个体患者在治疗反应上表现出很大的差异，预测因素包括年龄、GFR、需要透析治疗需求、目标身高和治疗前生长速率[1350]。

KIGS 建立了一个预测青春期前 CRD 儿童对生长激素反应的数学模型[11]。第 1 年治疗反应的 37% 的改变可以用这个模型来解释，在没有体重减轻、没有遗传性肾疾病和残余肾功能高的低龄儿童中，第 1 年的治疗效果最大。在治疗的第 1 年，有一个较小的 GH 剂量效应[11]。使用临床变量，这种模型可个体化决定 CRD 儿童的生长激素治疗剂量。

必须进行大量评估，以证明经过更长期的增加生长，肾功能不会恶化，以及排斥反应的风险没有增加。生长激素治疗没有导致移植物功能的加速下降[1351-1353]或组织病理学表现的改变[1354]。使用非类固醇的免疫抑制方案可以避免移植后生长激素治疗的需要。

一项针对慢性、营养良好的透析患者的短期研究表明，中等剂量的生长激素联合 rhIGF-1 对蛋白质代谢有互补作用[1355]。这种方法在理论上是合理的；然而，这种干预措施的安全性是未知的。

（3）青少年特发性关节炎：青少年特发性关节炎（juvenile idiopathic arthritis，JIA）常伴有生长缺陷。线性生长的减少通常与疾病的严重程度相关，尽管在缓解期间可能不会发生追赶性生长。11% 的多关节性 JIA 患者和 40% 的全身性 JIA 患者的最终身高小于 –2SDS[1356]。血清生长激素水平正常或较低，通常血浆 IGF-1 水平较低[1357]。身材矮小的发病机制被认为是与炎症过程和糖皮质激素治疗相关生长激素不敏感[1358]。已经进行了一些试验来确定生长激素替代疗法对 JIA 患者是否有效[1359-1361]。在生长激素替代试验中，使用每周 0.1～0.46mg/kg 的生长激素剂量可增加血清 IGF-1 水平和线性生长速度。然而，所有的试验都有显著的个体间变异性[1362]。生长激素治疗长达 3 年，可显著降低与 JIA 活性期相关的生长速度的损失[1363]。

在一项随机对照试验中，31 例 JIA 患儿接受生长激素治疗（0.33mg/kg，连续 4 年），发现身高增加 1SDS，而未治疗对照组的身高下降 0.7SDS[1361]。与未接受 GH 治疗的对照组患者相比，接受 GH 治疗的患者的终身高显著升高（–1.6 ± 0.25SDS vs. –3.4 ± 2.0SDS，$P<0.001$）[1364]。与预期的一样，炎症的严重程度对生长激素治疗的疗效有负面影响[1361, 1364]。在一项随机试验中，在糖皮质激素治疗开始后的 12～15 个月内开始接受高剂量生长激素治疗（每周 0.46mg/kg），3 年随访显示，生长激素治疗儿童的身高保持正常（基线 –1.1SDS，治疗后 3 年 –0.3SDS），而对照组患者的线性增长从 –1.0SDS 下降到 –2.1SDS[1359]。在迄今发表的随机对照试验中，对患者进行了长达 7 年的随访，在 GH 治疗和对照组之间的疾病活动度方面没有发现显著差异，包括先前存在骨畸形的恶化患者[1358, 1360, 1361, 1363]。

在一项对平均治疗超过 5 年的患者的纵向研究中，生长激素增加使最终身高正常化，改善骨骼和肌肉质量[1365]。由于慢性炎症、糖皮质激素治疗和生长激素治疗都与胰岛素敏感性降低有关，JIA 儿童有葡萄糖稳态受损的风险[328, 1362, 1366]。因此，以血糖、空腹胰岛素和 HbA1c 监测糖耐量，建议每 6～12 个月进行一次检测。在基线时进行口服葡萄糖耐量试验，然后在治疗期间进行每年 1 次的监测。

（4）特纳综合征（TS）：在美国，TS 患者的最终平均身高为 143cm[11, 907]，比正常女性的平均身高低 20cm[905]。促进生长疗法的目标是为了尽可能早地达到正常的年龄身高，在正常的年龄进入青春期，并达到正常的成人身高。TS 的延迟诊断往往是 TS 女孩获得正常身高的最大障碍。在一项研究中报道，在平均身高低于平均身高 2.9 个标准差，5.3 年内平均身高低于第 5 百分位数的患者中，诊断延迟了 7 年[1367]。在诊断后，应经常评估生长情况，绘制 TS 特异性生长图，以监测相关的生长问题和治疗的有效性[11, 912, 1368]。

在重组生长激素获得之前，关于其在这种疾病中的疗效存在相互矛盾的数据，但生长激素加速生长的能力现在已经在多个报道中得到证实。生长反应不受核型的影响。1983年，北美启动了一项随机对照研究，研究生长激素治疗（剂量为每周0.375mg/kg），添加或不添加氧雄龙，开始治疗的平均年龄约为9岁[1369]。对所有62名接近最终身高的女孩进行的分析显示，生长激素加氧雄龙治疗组平均身高为152.1cm（与Lyon和同事的身高预测相比较增加10.3cm）[11]，而单独接受生长激素治疗的女孩平均身高为150cm（增加了8.4cm）（图25-53）[907]。在这项研究的另一组中，在15岁之前在生长激素方案中添加雌激素可以将最终的身高增加从8.4cm降低到5.1cm[1370]。在对北美NCGS数据的重新评估中，早期开始生长激素治疗允许在生理年龄给予雌激素而不影响成人身高[1371, 1372]。

其他几项研究[917, 1373]使用更高剂量的生长激素显示成人身高结果有更大的增加。在一项多中心试验中，Sas和同事从平均年龄8.1岁时开始应用每周0.63mg/kg治疗，4.8年无雌激素的生长激素治疗，结果比用Lyon和同事改良的预测方法所得结果增加了16cm[11, 917]。在同一项研究中，接受与美国研究相似的生长激素剂量的组从7.9岁开始的4.8年无雌激素治疗，在16岁时身高增加12.5cm。在这些女孩中，在正常（而不是延迟）年龄诱导青春期与这些良好的身高结局相关[1374]。Carel和同事[1373]在从10.2岁开始接受5.1年无雌激素治疗的一组中，每周使用0.7mg/kg，比Lyon及其同事的预测增加了10.6cm[11]。接受常规剂量的一组（每周0.3mg/kg），从11岁开始的3年无雌激素的生长激素治疗仅增加了5.2cm。由于患有TS的女孩通常生长激素分泌模式正常，兴奋生长激素测试只应该对那些通过绘制TS特异性生长的长度和高度曲线确定生长明显异常的人进行[11, 910, 914, 1375]。

虽然生长激素治疗在增加成人最终的身高方面是有效的，但在早期的研究中，身高增加的幅度有所不同，这取决于研究设计和治疗参数。2005年，在第一个随机对照试验中随访生长激素治疗组的TS个体至终身高，加拿大生长激素咨询委员会支持与历史对照受试者相比较成人身高的增加[907, 1374, 1376, 1377]。在加拿大的研究中，TS女孩（7—13岁）随机接受生长激素（每周0.3mg/kg，每周最大剂量15mg），在平均5.7年后，最终成年身高比对照组高7.2cm。预测较高成人身高的因素包括治疗开始时相对较高的身高、父母身高、开始治疗时的年龄较轻、治疗疗程和高生长激素剂量[917, 1372, 1378, 1379]。

虽然最佳年龄的生长激素治疗尚未建立，来自学步期特纳研究初步数据显示，88个女孩在9月龄和4岁之间随机接受有或没有生长激素治疗，表明生长激素治疗最早在9月龄有效，安全性类似于较大的儿童

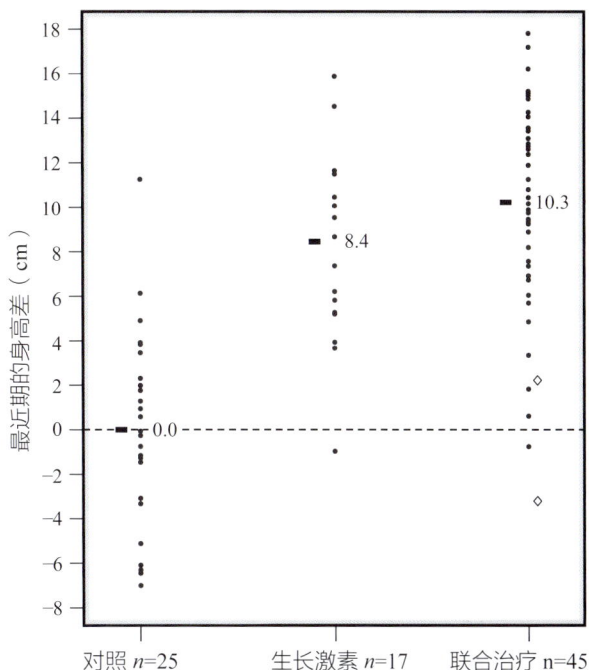

▲ 图 25-53 接受生长激素或生长激素 + 氧雄龙联合治疗的特纳综合征患者和历史对照组的成年身高，相对于预计成人身高（虚线），显示了成人相对高度的平均增量。联合治疗组的菱形标志表明有两名依从性较差的受试者提前终止治疗
引自 Rosenfeld RG, Attie KM, Frane J, et al. Growth hormone therapy of Turner syndrome:beneficial effect on adult height. *J Pediatr*. 1998; 132: 319-324.

TS[1380]。一旦生长不足明显，应考虑使用生长激素治疗。在美国，生长激素治疗通常以FDA批准的剂量（每周0.375mg/kg）开始。剂量可以根据患者的生长反应和IGF-1水平而改变。生长预测模型可能有助于确定给药剂量变化的潜在影响[1378]。

研究表明，较高的剂量对最终身高产生相对较小的增加，尽管短期不良事件没有明显增加[1381]。在荷兰研究组的一项研究中，在每天4U/m²（每天0.045mg/kg）、6U/m²和8U/m²治疗组，最终身高的平均增加分别为11 ± 3.6cm、15.7 ± 3.5cm和16.9 ± 5.2cm[1374]。然而，当生长激素的剂量较高时，IGF-1水平往往高于正常范围，这在理论上可能导致长期的不良反应[1382]。

对于年龄大于9岁的没有生长激素的女童和极端矮小的女童，可以考虑使用更高剂量的生长激素和添加不可芳香化的合成代谢类固醇，如氧雄龙[907]。氧雄龙的最大建议剂量是每天0.05mg/kg，因为剂量更高与男性化和骨骼的加速成熟有关。应监测肝酶含量。治疗可以持续进行，直到达到一个令人满意的高度（骨龄 > 14年），或直到每年的生长速度下降到小于2cm。应每隔3～6个月对这些儿童进行监测[1383]。

在这些研究中，生长激素诱导的生长增量的显著差异可能与生长激素剂量、无雌激素生长激素治疗的

持续时间、开始生长激素和雌激素使用时的年龄、人群和父母成人身高有关。此外，据报道，GHRd3 多态性与 TS 女童对生长激素的反应性增加相关[1384]。与口服雌激素相比，经皮或储存雌激素也可能有助于良好的生长结局[1385, 1386]。在这些高剂量治疗研究中，推测胰岛素抵抗的高胰岛素血症明显但可逆[1373, 1387]。其他数据表明，胰岛素分泌受损可能最终是 TS 患者的重要问题[1388, 1389]，尽管长期的生长激素治疗的耐受性很好。

这些研究都不是针对成人身高的安慰剂对照研究，一些研究得到了更差的身高结局[918]，因此，在随机、对照、多中心的加拿大研究之前，还存在一些不确定看法。该研究中，在治疗方案停止 1 年后，生长激素治疗的平均身高增加为 7.3cm。13 岁时开始雌激素治疗[1376]。另一项来自意大利的时间匹配的对照研究显示增加了 8.1cm[1377]。这些研究证实并支持了从 TS 自然生长的历史数据与现有的生长激素治疗结果一起积累的信息。总的来说，这些数据为生长激素可以加速生长速度和增加成人身高提供了令人信服的支持。

建议包括在任何年龄对不明原因身材矮小的女孩积极寻求诊断，并在年轻时（即在诊断时或在儿童早期）开始治疗。必须记住，未经治疗的 TS 女孩的生长速度早在 1—3 岁时就会减慢[911, 913]。使用 FDA 批准的生长激素剂为每周 0.375mg/kg 开始治疗，通过生长学和 IGF-1 测量监测依从性，确保甲状腺持续正常。在超重女孩中，使用体重来计算剂量可能会导致过量的生长激素。在两项使用基于体表面积剂量的荷兰试验和五项使用基于体重剂量的瑞典试验中，将成人身高进行比较[1390]，研究发现，接受体表面积剂量治疗的女孩的成人身高高于接受体重剂量治疗的女孩。每周 0.375mg/kg 的 GH 剂量大约相当于每天 1.38mg/m²。

在晚期诊断的女孩的治疗方案中可以添加氧雄龙。在 12 岁就开始接受雌激素治疗，而不是在 14 岁及以上时，最近已被证明可以改善成人的身高[1374, 1386]。

2011 年的一项随机安慰剂对照研究（双安慰剂：单独雌激素、单独生长激素、生长激素加雌激素），跟踪 5—12.5 岁至成人身高的女孩显示，在 12 岁之前给予非常低剂量的炔雌醇，以及生长激素治疗，对增加成人身高的影响最大。

生长激素可增强 TS 患者减少的面积骨密度，但需要雌激素治疗才能使体积密度正常化（即不仅仅是尺寸）正常化[1391]。考虑到这些患者有夹层动脉瘤的倾向，生长激素没有对主动脉直径的不良影响，可令人放心[543]。使用对 TS 患者长期生长激素治疗的数学统计预测模型可能允许对个体治疗疗效进行更定量的评估[1378]。

尽管有证据表明对 TS 女孩进行积极的生长激素治疗，可以达到足够的成年身高，并在成年期进行相对较高的生活质量评估[1392, 1393]，但与健康有关的问题不尽如人意。Carel 和同事[1394]回顾了 568 名接受 GH 治疗的法国成年女性（25 岁左右）的健康结果，她们的平均身高为 150.9cm（比预测增加了约 9cm），发现身高和身高增加与生活质量评分无关。相反，关于心脏病和耳科健康问题及青春期开始时间延迟超过 15 岁的问题更值得关注。相比之下，对 49 名荷兰女性的平均成年身高为 160.7cm（身高增加＞15cm）的长期随访评估表明，高生活质量得分与身高增加和充分的雌激素化有关[1395]。

NCGS 最近发表了关于过去 20 年里 5220 名 TS 儿童治疗的有效性和安全性的数据。这些患者共报告了 442 例不良事件，其中 117 例是严重的。7 例死亡，其中 5 例死于主动脉夹层或破裂。与其他无 TS 的患者相比，颅内高压、股骨滑脱、脊柱侧弯和胰腺炎的发生率增加。10 例新发恶性肿瘤，其中 6 例为无已知危险因素的患者。发生 IDDM 的患者数量似乎也有所增加。人们认为，这些不良事件很可能与生长激素的治疗无关。主动脉夹层或破裂的发生率反映了 TS 中较高的基线风险[1396]。

两项超声心动图研究报道了接受 GH 治疗的 TS 女孩的左心室形态和功能正常[1397, 1398]，两项 MRI 研究发现生长激素治疗对主动脉直径没有有害影响[532, 1383, 1399, 1400]。由于生长激素治疗可以改变颅面比例，所有接受生长激素治疗的 TS 女孩都应定期接受正畸随访[1401]。这些研究没有对照研究，但他们的研究结果强调了 TS 女性的广泛健康问题，并确认了多学科随访护理的必要性。

建议：①早诊断，早治疗；②对所有 TS 预测低于正常成人身高女孩予生长激素治疗；③生长激素分泌不受损，因此不需要进行生长激素分泌状态的兴奋测试；④生长激素治疗的剂量高于对生长激素缺乏的患者，并应滴定生长激素的剂量以增加生长速度，USFDA 已经批准了每天高达 67μg/kg 的生长激素剂量，尽管这个剂量比通常的处方剂量要高；⑤在较早的年龄开始生长激素治疗，一旦发现正常生长曲线上的身高百分位数下降（目前的平均年龄约为 9 岁），就会开始进行治疗，因为较长时间的治疗将改善成人身高；⑥持续治疗至达到适当的成人身高或生长速度下降到每年 2～2.5cm；⑦早期使用超低剂量雌激素治疗可以促进生长。青春期雌二醇应在 12 岁左右开始使用。8 岁以上的女孩可考虑加氧雄龙每周服用 0.03mg/kg 治疗。

(5) SGA：在 SGA 出生的矮小儿中使用生长激素的研究因这组患者的异质性受到阻碍，较少的生长可能反映了母体因素、染色体疾病、畸形综合征（如 RSS、Dubowitz 综合征）、毒素和特发性因素[1402]。2001 年的一项共识声明建议将 SGA 定义为出生体重或出生长度至少低于平均值 2 个标准差[1403]。大约

90% 的 SGA 出生的婴儿在出生后的 2 年内经历了追赶性生长，而那些没有生长的婴儿就适用生长激素治疗[37, 38, 947, 989, 1402, 1404, 1405]。根据这些比例，并因为"矮小 SGA"的发病率为每 1000 名儿童 2~3 名，1/300~500 名儿童适合生长激素治疗，已于 2001 年获得美国批准和 2003 年获得欧洲批准。生长激素似乎介导了出生后的追赶性生长[1406]。出生的 SGA 在儿童时期以低正常的生长速度生长[1407]，但青春期往往发生在较早的年龄，并迅速进展，导致青春期身高增加下降，成人身高低于平均值约 1 个标准差（约 7cm）[38, 987, 989, 1408-1411]，比父母的目标身高低 4cm[947]。

在出生的 SGA 中观察到的出生后生长受损可能是由于许多因素，包括广泛性细胞发育不全[1412]，改变了每天生长激素的分泌模式[237, 969, 971, 1407, 1413]；此外，GH-IGF 轴的异常可能是由 GHR 中第 3 外显子的存在或缺失而导致的 GH-IGF 轴异常[1414-1416]。IGF-1 基因在耳聋和严重 IUGR 患者中均有 IGF-1 基因的缺失和突变[974, 660, 1417]。也有报道 SGA 患者有 IGF-1 基因多态性或错义突变，导致血清 IGF-1 浓度较低[975, 976, 989, 1416, 1418, 1419]。在一组 RSS 的 SGA 患者中发现 IGF-2 表达水平降低，与 11p15 染色体端粒域低甲基化相关[993]。在 2 例 IUGR 和出生后生长不良（1 例 IGF-1 升高）患者中发现了 IGF-1 受体基因的突变（一个复合杂合子，一个无义）[663]。

许多 IUGR 婴儿的 IGF-1 和 IGFBP3 水平较低，显然与胎儿营养不良有关，似乎并不能预测随后的生长障碍的程度[968]，然而持续的低水平与较差的追赶增长有关[1420]。在儿科内分泌实践中，矮小的 SGA 占发育迟缓患者的很大一部分[947, 989, 1421]。因为这些儿童的身高可能在 IGF 缺乏综合征的范围内，所以治疗尝试是合适的，推测这些瘦小儿童的胰岛素抵抗[982] 不会成为一个临床问题。生长激素治疗已经获得了显著的生长反应。

FDA 批准生长激素用于长期治疗 2 岁前未能显示追赶生长的 SGA 的生长不足，是基于 4 个随机、对照、开放标签临床试验的数据，这些试验招募了 209 名年龄在 2—8 岁的患者。在未经治疗 1 年后测定身高增加速度，然后将患者随机接受生长激素治疗 [每天 34mg/kg 或 69mg/kg（每周 0.24mg/kg 或 0.48mg/kg）] 或不治疗 2 年，之后进行交叉设计。与接受较低剂量的儿童相比，2 年后儿童接受更高的生长激素剂量增加约 0.5SDS 身高，两治疗组高度增加速度与未经治疗的儿童显著增加（注射用重组 DNA 基因生长激素，Pfizer, Inc., New York, 2006）。在欧洲，治疗标准与美国的不同：身高 SDS 低于 –2.5，前一年的身高速度 SDS 低于 0，年龄大于 4 岁。

有关治疗对于成人身高的有效性仍然有限，欧洲监管当局在批准治疗前需要这些证据。根据欧洲当局的要求，对 56 名 SGA 的最终身高数据进行了 Meta 分析，发现每天接受 34mg/kg 生长激素治疗的受试者的平均身高增加了 1.9SDS，而 69mg/kg 剂量的平均身高增加了 2.2SDS。一项对 28 名患者的 3 项随机研究的 Meta 分析报道，生长激素治疗 7~10 年，开始剂量为每天 34~69mg/kg，可使成人身高增加 1.0~1.4SDS[1422]。一项针对 91 名接受生长激素治疗和 33 名未接受治疗的法国青少年（平均年龄 12 岁）的更大随机对照研究显示，2.7 年治疗后，成人身高的组间差异较低，为 0.6SDS[1423]。

许多研究证明了生长激素治疗对数千名 SGA 的疗效，但因数量太多无法详细报道，已经在其他地方进行了回顾[1422, 1424, 1425]。尽管结果各不相同，但生长激素治疗有望导致每年增加 1cm。可以增加身高增加的因素包括相对于父母身高的更大的身高不足，更高的生长激素剂量，在更早开始治疗年龄，更长的治疗时间，以及 GHRd3 等位基因的可能存在[1384, 1403, 1424, 1426]。添加 GnRH 类似物被证明可以改善 SGA 的成年身高[1427]。在一个来自 KIGS SGA 数据的预测模型中，Ranke 和同事[1426] 发现，年龄和生长激素剂量是初始生长的强力预测因子，但第 1 年的生长是后期生长的有力预测因子。虽然从这些研究来看，生长反应可能需要相对较高的剂量（FDA 批准的剂量为每天 70μg/kg），但初始剂量为每天 35~50μg/kg 是合理的，因为患者个体的治疗反应的差异较大。如果生长速度不足，则可以增加剂量。

建议常规测定血清 IGF-1 对于接受生长激素作为安全标志的患者，因为 IGF-1 水平的升高可能导致不良反应风险和未来恶性肿瘤可能性的增加[1199, 1428, 1429]。然而，没有证据表明这种联系，一些患有 SGA 的儿童可能有 IGF-1 耐药的证据，需要更高的血清 IGF-1 水平以优化生长[1430]。此外，以 IGF-1 提示生长激素剂量的水平已被证明不比标准剂量有效[1431]。这可能是由于儿童"正常"IGF-1 范围较大，血清 IGF-1 水平是 IGF-1 敏感性相对较差的指标。

SGA 出生的儿童，特别是那些出生后体重迅速增加的儿童，胰岛素介导的葡萄糖摄取减少，并且更有可能出现胰岛素抵抗[982, 1432-1437]。然而，目前还没有可靠的数据证明非胰岛素依赖的糖尿病的风险增加[1436]。在 GH 注册研究中，有几名儿童患有轻度、短暂性高血糖（处方信息：注射用重组 DNA 来源的生长激素，Pfizer, Inc., New York, 2006）。SGA 出生儿童在生长激素治疗期间的胰岛素抵抗已被报道[1381, 1438, 1439]，通常在停止生长激素后消失[1440]。在一个接受生长激素治疗的儿童的大型数据库中，1900 名 SGA 出生儿童与患有 ISS 的儿童在血糖调节方面没有发现差异[1441]。随着 6000 个患者年的暴露，在生长激素治疗期间没有糖尿病病例的报道[1441-1444]。

欧洲生长激素治疗出生 SGA 患儿的产品标签上写道[1425]:"这些患者的管理应遵循公认的临床实践，并包括禁食的安全治疗前和治疗期间每年的监测胰岛素和血糖。"由于生长激素治疗 SGA 可降低胰岛素敏感性，但很少导致葡萄糖耐受不良，停止生长激素治疗后胰岛素抵抗恢复正常，目前没有迹象表明需常规监测代谢参数[1445, 1446]。除了胰岛素抵抗外，SGA 出生的儿童患代谢综合征的风险也会增加[1443, 1447-1449]。目前的文献没有提供关于儿童时期的生长激素治疗是否会增加成人代谢性疾病的风险的信息。需要长期的随访研究来确定与生长激素治疗相关的代谢风险。

(6) 骨软骨发育不良：生长激素的治疗已被研究在几种骨骼发育不良。已发表的最大的软骨发育不全研究涉及 40 名儿童；在治疗的第 1 年，身高速度从每年 3.8cm 增加到 6.6cm，在第 2 年下降到每年约 5cm[1450]。下肢长度与身高的比值略有改善。虽然生长激素耐受性良好，但有 1 名患者在生长激素治疗期间发生寰枢椎脱位。在另一项研究中，35 名受试者的正常生长速度长达 6 年，身高 SDS 显著增加至少 4 年[1450, 1451]；在该研究中，椎体生长不成比例地大于肢体生长。

Bridges 和 Brook[1452] 报道了 27 例软骨发育不全患者的生长激素治疗的效果；在治疗的第 1 年反应最大，但在青春期受试者的 4 年治疗中看到了实质性的益处。

生长激素在其他骨骼疾病中治疗的经验有限，如软骨发育不良、遗传性多发性外骨病、成骨不全和 Ellis-van Creveld 综合征。

SHOX 单倍体不足和 Léri-Weill 综合征：SHOX 基因突变或缺失的患者有不同程度的矮小，伴或不伴有中膜骨骼发育不良。如果不治疗，SHOX 缺乏的矮小患者在成年期仍然矮小。SHOX 基因位于 X 和 Y 染色体远端 Xp22.3 和 Yp11.3 的 PAR1[1453]。因为 PAR1 中的基因不发生 X 失活，正常个体表达了 SHOX 基因的两个拷贝。该基因编码一种同源结构域转录因子，在胎儿早期的生长板中表达，并在调节软骨细胞分化和增殖中发挥作用[895, 1454]。SHOX 单倍体不足（或缺乏）是 LWD 患者身材矮小的主要原因[941, 1455]。SHOX 突变和缺失也在无软骨骨生成障碍证据的身材矮小的患者中发现[1456]。

SHOX 缺乏的临床表现包括前臂和小腿弯曲、肘外翻、马德隆畸形、腕和肘尺骨部分脱位、第四和第五掌骨短，腭高弓并伴有特征性的放射学征象[894, 941, 1455]。在一项对 52 名有 SHOX 基因缺陷的青春期前受试者的随机研究中，GH 治疗组的第 1 年身高增加速度显著高于未治疗的对照组（均数 ± 标准误，每年 8.7 ± 0.3cm vs. 5.2 ± 0.2cm，$P<0.001$），与接受 GH 治疗的 TS 受试者第 1 年的身高增加速度相似（每年 8.9 ± 0.4cm，$P<0.592$）。与未经治疗的受试者相比较，GH 治疗的 SHOX 缺乏的受试者也有显著更大的第 2 年身高速度

（每年 7.3 ± 0.2cm vs. 5.4 ± 0.2cm，$P<0.001$）、身高 SDS（−2.1 ± 0.2cm vs. −3.0 ± 0.2cm，$P<0.001$）和身高增加（16.4 ± 0.4cm vs. 10.5 ± 0.4cm，$P<0.001$）[1457]。28 名接受 SHOX 缺乏症治疗的平均 4.5 年至成人身高的数据表明，调整后的最终身高为 −2.1SDS，与参与研究的 TS 女孩相似。计算出的身高 SDS 获得为 1.3，同样与患有 TS 的女孩相似[1458]。

特纳综合征和 Langer 肢中骨发育不良：SHOX 基因的纯合子突变导致了 Langer 型的肢中部骨性侏儒症（如 LMD）。一个患有 LMD 和 TS 的儿童被发现有一个 SHOX 基因异常，这是由于她正常的 X 染色体的下游等位基因缺失。有许多研究证明使用生长激素治疗可以改善 TS 患者的生长[907, 1373, 1396]。在杂合 SHOX 基因缺失中[1455]，只有一例在罕见的 LMD 伴 TS 的情况下对生长激素治疗有生长反应。在生长激素治疗的第 1、2、3 和 4 年，生长速率分别为 3.46cm、3.87cm、2.3cm 和 0.7cm，该患者的骨骼畸形无临床恶化。由于生长激素治疗未能实现生长改善，作者得出结论，生长激素治疗对纯合子 SHOX 缺乏导致的 TS 和 LMD 联合导致的严重矮小患者无效[1459]。

(7) Noonan 综合征：自 1994 年以来，Noonan 综合征的一个基因被定位到 12 号染色体（12q24.1）和蛋白酪氨酸磷酸酶非受体 11 型（PTPN11）的突变在家族性病例中被鉴定和特征描述，至少有三个其他的基因突变已经被鉴定出来[922, 923, 1460-1463]。虽然这些突变导致了 NS 的广泛异质性，但它们并没有完全定位身材矮小的原因。然而，一些基因型 – 表型相关性与患者管理相关。PTPN11 突变的患者通常生长激素水平正常或升高，血清 IGF-1 浓度较低[928]。PTPN11 转基因小鼠模型在 GH 刺激下 ERK 激活增加，并通过抑制 ERK1/2 刺激生长[1464]。一些研究已经报道了生长激素对 Noonan 综合征患者近成人身高的影响[1465-1469]，但所有报道都是小样本，涉及不同入组年龄、治疗时间、生长激素剂量和反应的患者。关于 Noonan 综合征儿童对生长激素反应的最大研究来自 NCGS，这是一项针对各种疾病儿童的重组人生长激素治疗的上市后观察性研究。共有 370 名 Noonan 综合征患者（平均入组年龄，11 岁）接受了生长激素治疗（平均剂量，每周 0.33mg/kg），平均治疗时间为 5.6 年。在 65 例有数据得出接近成人身高的患者中，男孩高于预期身高的平均增加为 10.9 ± 4.9cm，女孩为 9.2 ± 4.0cm。青春期前重组人生长激素治疗的持续时间和青春期身高 SDS 是接近成人身高的重要贡献因素。未观察到新的不良事件。作者认为，随着更早的开始治疗，更大的生长优化将成为可能[1470]。这种身高的增加与在同一研究中观察到的 TS 患者的变化相似，但明显少于在特发性 GHD 患者中发现的变化。

大多数生长激素治疗 Noonan 综合征中身材矮小

的经验仅限于小型、无对照的研究，其中很少有患者达到最终身高[920, 1471, 1472]。临床诊断的畸形综合征可能使治疗组具有异质性，但鉴定出突变的 PTNN11 基因[1473]有助于界定。总的来说，3～4年的治疗结果与 TS 患者的治疗结果相似；平均值在治疗的前4年，生长速度每年提高 2～4cm（超出每年约4cm的基线率），患者的身高从 –3.5 增加到 –1.7SDS，而没有骨龄的过度进展[919, 920, 929, 1472]。据报道，那些具有可识别的 PTPN11 突变的儿童在生长和 IGF 产生方面对生长激素治疗的反应较差，这表明磷酸化依赖的生长激素信号通路的效率受损[927-929]。虽然最初的零星证据表明心室肥厚性心肌病的进展，但这并没有在更大的、仔细监测的研究中得到证实[920, 1474, 1475]。然而，有人建议接受生长激素的 Noonan 综合征儿童监测肥厚性心肌病和血液学异常[921]。虽然肿瘤是一个理论上的关注点，但目前还没有研究将生长激素治疗与恶性肿瘤联系起来。最近的一篇报道称，生长激素治疗几年后脑肿瘤生长[1476]，建议在用生长激素治疗时要谨慎。

（8）特发性矮小（整个生长轴的轻微异常）：虽然根据定义，患有 ISS 的儿童没有可识别的生长迟缓原因，但该术语显然包含一个异质群体，可能包括体质发育迟缓、遗传性矮小或 GH-IGF 轴细微缺陷的儿童。尽管他们通常被归为一类，ISS 儿童已经被证明有较大范围的刺激生长激素反应，从正常到升高；血清 IGF 浓度范围广泛，从正常到 IGF 缺乏。这一组还可能包括患有不明综合征或不明慢性疾病或内分泌疾病的儿童。患有 ISS 的儿童可能会经历压力的行为环境，但研究表明，社会心理问题与矮小的关系是可变的[1477-1479]。尽管如此，通过激素干预来促进生长，以减少这些困难，已经被使用。

虽然具体的病因往往尚不清楚，但生长激素的治疗已被广泛使用。关于生长激素治疗对"正常"矮小儿童的经济、伦理和心理影响提出了重要问题[1474, 1480, 1481]。考虑到生长激素的成本，治疗这些儿童的经济影响是相当大的。容易采纳的意见是，无论我们是否用生长激素治疗，5% 的人口总是低于第5百分位，而关注矮小可能会在心理和社会上妨碍正常的儿童。没有令人信服的数据表明生长激素治疗矮小儿童确实改善了心理、社会或教育功能[1481-1483]。一个可能的例外是，接受生长激素治疗的 SGA 的智力功能得到了改善[1484]。此外，CDGD 儿童的最终成人身高（可能是一个常见的纳入因素，尽管不是 FDA 批准中定义的 ISS）在没有任何治疗时可能是足够的[41-43]。

最后，已知和未知的生长激素治疗的治疗风险，即使非常小，仍是一个合理的关注[1485]。在许多研究中未能报道 IGF-1、IGFBP3 和 GHBP 的水平，对内源性生长激素分泌研究的不同解释（如检测差异、对照组大小），以及患者组的异质性，混淆了反应数据的评

估。然而，很明显，许多不符合传统 GHD 诊断标准的特发性矮小儿童与具有真正 GHD 的儿童一样存在严重的生长迟缓，可能被认为是促进生长治疗的合适人选。

生长激素研究学会、Lawson Wilkins 儿科内分泌学和欧洲儿科内分泌学会于 2007 年发表了基于循证的、对儿童 ISS 的评估和管理的共识。他们一致认为，治疗的主要目标应该是达到正常的成人身高。他们还同意，应该不鼓励患者及其家属期望更高的身材与生活质量的积极变化相关的期望[1480]。医生应该告知家庭可用的治疗方案，并提供对治疗后身高增加的现实期望，包括结果可能存在差异的事实，以及心理咨询方案应该被讨论。此外，患者和家属应意识到，如果生长反应较差或如果孩子不再提供同意，则可能会停止治疗。医生负责持续监测疗效和安全性，并应提供治疗方案的灵活性。

最终导致美国批准生长激素治疗的研究包括由 Leschek 及其同事在美国国立卫生研究院进行的长期、随机、双盲、安慰剂对照试验[1178]，以及欧洲特发性矮小研究组的随机给药试验[1486]。在前一项试验中，采用每周 0.22mg/kg，每周 3 次，平均起始身高为 –3SDS，被治疗后的儿童平均最终身高比对照组增加 3.7cm[1178]。在后来的随机研究中，生长激素剂量为每周 0.24mg/kg 和 0.37mg/kg，每周注射 6 次，儿童开始时身高 –3.4～–3.0SDS，改善高剂量组超过低剂量组 3.6cm，最终身高 –1.12SDS[1486]。当两项试验的数据合并时，与安慰剂相比，每周接受 0.37mg/kg 治疗的组累积增加了 7.3cm。

在一项对 1089 名儿童进行的 Meta 分析中，有 4 项对照试验显示了成人身高数据，治疗获益 0.54～0.84SDS，对应的对生长的平均影响为 5～6cm[1487]。

有人担心生长激素治疗可能会加速 ISS 儿童的青春期启动和进展，导致无法改善骨龄的 SDS 身高，并抵消在生长激素治疗早期观察到的积极反应。在欧洲 ISS 研究中[1488]，没有证据表明接受更高剂量的组的青春期或骨骼成熟加速，与 Kamp 和同事报道的数据相比[1489]，生长激素剂量增加 30%。这种促进成熟的假设效应尚未被其他研究证实[1490-1493]。综上所述，这些数据表明，生长激素治疗青春期前儿童 ISS 增加了生长速度和最终身高。

美国生长激素治疗的生长发育标准是基于 FDA 批准对低于 –2.25SDS（1.2 百分位）的儿童进行生长激素治疗。一些人认为，如果儿童的身高低于 –2.0SDS，低于父母中目标身高 2.0SDS，或者他们的预测身高低于 –2.0SDS（或两者），就应该接受治疗。虽然对于开始治疗的年龄没有共识，但大多数关于 ISS 儿童生长激素治疗的研究都涉及从 5 岁到青春期早期的儿童。对于在 ISS 中启动生长激素治疗，目前还没有公认的

生化标准。骨龄用于预测成人身高，尽管在对 ISS 受试者的纵向研究中，骨龄延迟对预测的精度有影响。在骨龄延迟约为 2 年，成人平均身高几乎与预测身高相等；没有骨龄延迟的儿童，成人身高大于初始预测身高；如果骨龄延迟超过 2 年，则成人身高显著低于预测的成人身高[1494]。生长激素治疗对 ISS 儿童的心理益处尚未得到证实[1495]，但是对于似乎身材矮小的儿童，应该考虑进行医学和心理干预。

文献中使用生长激素治疗 ISS 的临床试验往往不包含长期对照组，因此结果显示了不同的生长反应[1485,1496]。大多数接受生长激素治疗的矮小儿童经历生长加速，通常在治疗的最初几年持续，随着时间的推移，治疗反应的衰减。一般来说，较慢的治疗前生长速度和较高的重高比（提示 GHD 的因素，以及在较小程度上的骨龄迟缓）与更好的早期生长反应相关。在 KIGS 数据库中有 3000 名儿童被归类为 ISS，其中 153 名已达到最终身高[1491]。生长激素治疗（每周 0.2～0.25mg/kg）家族性矮小患者可达到目标身高，尽管他们成年后继续保持矮身材（男性 –1.7SDS，女性 –2.2SDS），治疗期间平均增加 0.6～0.9SDS。在没有家族性矮小的儿童中，男性的获得平均终身高更大（–1.4SDS），而女性没有获得（–2.3SDS），平均增加分别为 1.3SDS 和 0.9SDS。这些获得的高度因父母身高中值而产生差异，高度接近 0SDS。Hintz 及其同事[1177]评估了 80 名北美 ISS 儿童的成人身高，这些儿童接受了每周 0.3mg/kg 的生长激素剂量治疗长达 10 年。在研究结束时，平均高度 SDS 为 –1.4SDS，增益为 1.3SDS，与 KIGS 数据库的结果非常相似。虽然 Hintz 的研究不是安慰剂对照，但我们将数据与两组未经治疗的矮身材儿童的预测身高和实际最终身高进行了比较。与未接受治疗的儿童相比，接受治疗的男孩平均身高高 9.2cm，女孩平均身高高 5.7cm。

其他几项研究已经证明了生长激素治疗对 ISS 儿童的最终身高的增加，尽管其反应是差异较大和具有剂量依赖性。ISS 儿童的成人身高平均增加了 3.5～7.5cm（平均治疗时间为 4～7 年）[1177,1497]，这是与历史对照组受试者相比较，与患者的治疗前预测成人身高相比较，或与未治疗或安慰剂对照组相比较[1178,1487]。多种因素影响对生长激素的生长反应，最好的反应是更小年龄或更重的儿童、接受更高剂量生长激素的儿童和相对于目标身高最矮小的儿童。成人身高结果受到开始治疗时的年龄的负面影响，而受到父母中间身高、初始身高、延迟骨龄和第 1 年对生长激素治疗较大效果的正面影响[1498,1494]。一项为期 2 年的研究表明，IGF-1 的增加与身高的增加相关[1178]。最近，发表了一篇关于 ISS 的文献综述，结论是生长激素治疗增加了一些儿童的身高；然而，成本效益比和长期安全性令人担忧[1499]。

使用 GnRH 激动剂单药治疗的研究显示，对最终成人身高只有很小和差异较大的影响，因此不推荐 GnRH 激动剂治疗。此外，GnRH 激动剂已被证明对骨密度有短期不良反应[1500]。然而，GnRH 激动剂和生长激素联合治疗在增加最终身高方面有潜在价值，但仅通过治疗至少持续 3 年[1501,1502]。然而，在一项随机研究中，联合使用 GnRH 激动剂和生长激素治疗的儿童和对照组在成人身高方面没有差异[1502]。最近一项对 8 项研究的 Meta 分析显示，GnRHa 和 GnRHa/GH 组的成人身高和预测成人身高有显著差异，但两组之间的最终身高 SDS 和初始身高 SDS 没有显著差异。结果表明，在 GnRHa 治疗中添加生长激素可能会增加青春期早期女孩的成年身高。该研究受到研究数量较少的限制，其关注于女孩的青春期早期，并没有分层评估患者年龄和在开始治疗时预测的成人身高与成人身高之间的关系[1503]。

生长激素治疗的监测应包括身高、体重、青春期发育和不良反应（脊柱侧弯、扁桃体肥大、视盘水肿和股骨骨骺滑脱），每年 2～3 次。治疗 1 年后，应计算高度速度 SDS 和高度 SDS 的变化。检查骨龄用来重新评估身高预测和考虑干预延缓青春期。IGF-1 水平可能有助于指导生长激素剂量的调整。由于尚未有经 GH 治疗的 ISS 患者血糖水平升高的报道，因此不建议常规监测糖代谢。

FDA 批准的治疗 ISS 中生长激素的剂量为每周 0.3～0.37mg/kg[1504]。如果生长反应不足，并确保了依从性，则可以增加剂量。然而，目前还没有关于生长激素剂量高于 0.5mg/kg 治疗 ISS 的长期安全性的数据。IGF-1 水平可能有助于评估依从性和生长激素敏感性。IGF-1 水平升高（>2.5SDS）应及时考虑降低 GH 剂量。当选择更高的 IGF 靶点时，基于 IGF 的 ISS 儿童剂量调整增加了短期生长，但尚未进行关于有效性、安全性和成本效益的长期研究[1489]。如果生长速度继续不足，应停止生长激素治疗，并考虑替代疗法。治疗时间是有争议的，如果身高在正常成人范围内（–2SDS 以上），则考虑在达到接近成人身高（身高速度每年<2cm 或男孩骨龄>16 岁或女孩>14 岁）时停止治疗。停止治疗可能会受到患者和家属对由此产生的身高的满意度、持续的成本效益分析或儿童因其他原因（如对每天注射的不满）而希望停止治疗的影响。

生长激素治疗的 ISS 儿童可能的不良反应与以前报道的因其他适应证接受生长激素治疗的儿童相似，没有长期不良反应记录[1505,1506]。治疗后监测，重点关注癌症流行率和代谢不良反应是可取的。

生长激素治疗 ISS 儿童的平均费用为每厘米生长改善花费 1 万～2 万美元[1497]。其好处还不太明显[1497]，因为目前尚不知道身高的提高是否能提高生活质量。因此，对于增加成人身高的治疗的建议应该与这些疗法的高成本相平衡。

(9) 生长不足的各种原因：除了前面讨论的临床情况外，生长激素已被用于治疗与涉及产后生长失败的各种其他疾病相关的身材矮小。一般来说，这类试验不设对照，并且没有包括足够数量的受试者来评估疗效。应在大型国际数据中继续审查这种治疗方法。

唐氏综合征：生长激素治疗 TS 的令人鼓舞的结果导致了生长激素治疗唐氏综合征儿童的研究。在几项初步研究中，生长激素加速了这类患者的生长，尽管关于这种治疗的适当性提出了伦理问题[901, 1507–1509]。在不设对照的 NCGS 经验中，23 名儿童在生长激素治疗的前 4 年经历了 1.3SDS 的身高增加[1471]。没有令人信服的数据表明生长激素可以改善这类患者的神经或智力功能。生长激素治疗可以增加唐氏综合征儿童发生糖尿病和白血病的风险的增加[1510]。一项对 15 名唐氏综合征儿童进行的生长激素治疗的综述报道称，平均身高增加，但对智力发育没有影响。他们不推荐生长激素治疗，并呼吁进行进一步的对照研究[900]。

正常的衰老和其他分解代谢状态：详细考虑生长激素在正常老化中的潜在应用超出了本章的范围。这种治疗的基本原理是基于躯体暂停的概念，这个术语强调了 30 岁后生长激素分泌的逐渐下降，这反映在 IGF-1 水平的下降上。衰老可以被视为一种分解代谢状态，生长激素治疗可能会逆转或延缓肌肉质量和力量的损失，以及骨密度的下降。没有证据表明在衰老期间补充生长激素可以改善肌肉力量或生活质量[1511]。

生长不足，通常伴有成人最终成人身高受损，是内源性或外源性库欣综合征的典型临床发现。过量的糖皮质激素会导致分解代谢状态，其特征是蛋白质水解增加，蛋白质合成减少，成骨细胞降低和骨溶解活性增加，以及胰岛素抵抗[1254]。生长激素治疗减弱了一些这些分解代谢作用，但增加了胰岛素抵抗[1255]。Mauras 和 Beaufrere[862] 表明 IGF-1 治疗同样会诱导合成代谢反应，尽管糖皮质激素过量，但不会引起胰岛素抵抗。移植术后生长激素的治疗[1351–1353] 及其他接受糖皮质激素治疗的儿童[851] 会导致一些身高的增加，但不能产生像没有服用糖皮质激素的人那么好的反应。生长激素确实能增强这类儿童的骨形成并增加成骨细胞活动[1512]。生长激素治疗期间 IGF-1 水平的显著增加可能足以克服局部对 IGF 作用的不敏感性[300, 756, 757, 1513]。

生长激素治疗也正在研究分解代谢状态，如烧伤、肿瘤恶病质、腹部大手术、AIDS、脓毒症、代谢性酸中毒和需要全肠外营养的情况。生长激素不应用于危重症患者，因为一项随机对照试验表明，生长激素治疗可增加这类患者的发病率和死亡率[1514]。FDA 批准的生长激素用于刺激生长的适应证有成人 GHD、AIDS 相关消耗或恶病质、需要全肠外营养的短肠综合征。

4. 生长激素的不良反应　垂体来源的人类生长激素在 25 年以来有着令人羡慕的安全记录，但却被证明是传播致命的海绵状脑病克雅病的一种媒介[1194–1196]。尽管 pit-GH 在 1985 年在美国不再使用，但后来在世界各地，已经发现了 200 多名 GH 诱发的 CJD 患者[1194–1196]。虽然重组 DNA 来源的生长激素不存在这种风险，但 pit-GH 的经验严重提醒人们，用于生理替代的产品可能存在潜在的毒性。

近 30 年来，人们使用重组生长激素的丰富经验令人鼓舞[1092, 1307, 1430, 1515–1517]。人们对一些潜在的并发症表示担忧，这显然需要继续进行随访和评估。GH 制造商建立的广泛数据库促进了这一评估，如基因泰克（NCGS）[1307] 和法玛西亚（KIGS）[1442, 1518]。然而，这些登记研究的一个重要局限性是，尽管它们提供了关于使用生长激素期间的疾病风险的有价值的信息，但它们的设计并不是为了提供关于停止使用生长激素后的不良反应的数据。

(1) 白血病和其他恶性肿瘤的发展：1998 年的一份报道显示，GH 治疗的日本儿童发生了 5 例白血病，这引起了人们对生长激素治疗可能增加白血病风险的担忧[1519]。一个评估 GH 治疗在致肿瘤作用的困难是，许多 GH 缺乏儿童有使白血病的发展条件，如之前恶性肿瘤、辐照历史，或并发综合征本身与白血病的发展（如 Bloom 综合征、唐氏综合征、范可尼贫血）。在最初对生长激素治疗在白血病发展中的作用出现担忧之后，长期数据显示，生长激素治疗并没有增加尚未增加白血病风险的儿童的白血病发病率[1307, 1520–1522]，不会增加癌症幸存者随后患白血病的风险[1523]，也不会增加白血病的复发率[1442, 1520, 1524]。虽然不可能确定生长激素治疗是否会增加因既往恶性肿瘤以外的原因而增加风险儿童的白血病发病率，但这些高危儿童的白血病发病率似乎与预期发病率不一致[1521]。尽管如此，对既往有白血病、淋巴瘤或其他导致白血病风险增加的疾病史的儿童开生长激素治疗时应谨慎。

关于白血病以外的恶性肿瘤，超过 88 000 名接受 GH 治疗的患者超过 275 000 患者年的风险数据没有显示非白血病颅外肿瘤的风险增加[1307, 1452, 1516]。然而，在移植前接受生长激素治疗与终末期肾脏疾病相关的生长不足的儿童中，发现移植后淋巴组织增生性疾病的风险增加（OR=1.88，95%CI 1.00～3.55，P=0.05）[1525]。在接受 GH 治疗的 TS 女孩中，恶性肿瘤无统计学意义的增加（标准化发病率为 2.1，95%CI 0.76～4.49）[1396]。

(2) 中枢神经系统肿瘤的复发：由于许多生长激素的受者由于中枢神经系统肿瘤或其治疗而获得了 GHD，因此通过治疗，关注肿瘤复发的可能性是明显重要的。考虑到过去 40 年使用的大量治疗方案，很难获得非 GH 治疗的儿童和青少年中枢神经系统肿瘤复发率的估计数。在 11 个未接受生长激素治疗的报道中，共有 1083 例患者中，有 209 例（19.3%）有复发[1251, 1524, 1526-1534]。这些异质性组的数据，包括颅咽管瘤、胶质瘤、室管膜瘤、髓母细胞瘤和生殖细胞瘤患者，为评估接受 GH 治疗的青少年的复发率提供了背景。来自 9 个中心的报道，包括 390 名患者，显示在发表时有 64 名患者（16.4%）复发[1524, 1526, 1534-1539]，这与在大量未经治疗的患者中观察到的复发率没有太大的区别。在由 1071 名脑肿瘤患者组成的三个儿童神经肿瘤中心进行的一项完善的比较研究中，180 名患者接受生长激素治疗平均 6.4 年，其中 31 名被监测超过 10 年；有生长激素治疗和没有生长激素治疗，复发或死亡的相对风险相似[1538]。在一项对 361 名癌症幸存者（包括 172 名脑瘤患者）的研究中，接受生长激素治疗的儿童中，所有癌症的复发与未接受生长激素治疗的儿童的复发没有差异[1523]。一项对 110 名以前接受过放疗的脑肿瘤患者进行的单中心研究发现，在大约 15 年的随访后，接受 GH 治疗的患者与匹配的对照组患者相比，复发率没有差异[1540]。最后，在 NCGS 和 KIGS 数据库中对 4410 例在生长激素治疗前有脑瘤或颅咽管瘤病史的患者进行了广泛的分析[1442, 1516, 1541]，显示出类似的缺乏肿瘤复发增加依据。在 NCGS 系列中，最常见中枢神经系统肿瘤、颅咽管瘤（6.4%）、原发性神经外胚层肿瘤（髓神经管细胞瘤和室管膜瘤，7.2%）和低级别胶质瘤（18.1%）的复发率低于或类似于非 GH 治疗的儿童[1252, 1524, 1542]。

（3）后续肿瘤的发展：由于潜在的遗传易感性或原发性恶性肿瘤治疗的后续，包括放疗和烷基化剂的治疗，癌症存活下来的儿童发生第二种肿瘤的风险增加。由于生长激素和 IGF-1 具有有丝分裂和抗凋亡作用，人们担心生长激素治疗可能会增加后续肿瘤的发生率。这已经通过大型的 NCGS 和 KIGS GH 治疗数据库、儿童癌症幸存者研究（Childhood Cancer Survivor Study，CCSS）小组进行了监测。CCSS 研究跟踪了 361 名接受生长激素治疗的癌症幸存者，最初的报道发现总体风险增加了 3.21（95%CI 1.88~5.46）[1523]。虽然这些第二种肿瘤中的大多数是脑膜瘤，但在 122 名接受生长激素治疗的白血病 / 淋巴瘤幸存者中，有 3 名儿童发展为成骨肉瘤。在一项对 60 名接受 GH 治疗的成人患者的研究中，也发现了类似的第二种肿瘤的风险增加，其中也主要是脑膜瘤[1543]。在 NCGS 数据库中，2500 名接受 GH 治疗的癌症幸存者中，继发恶性肿瘤的发病率也有增加，主要是中枢神经系统肿瘤（胶质母细胞瘤 / 胶质瘤、星形细胞瘤、脑膜瘤）和成骨肉瘤[1307]。然而，最近的 CCSS 随访发现，未接受生长激素治疗的儿童的脑膜瘤发病率随着时间的推移而上升，与接受生长激素治疗的幸存者相当。因此，CCSS 数据发现，生长激素治疗并没有增加后续中枢

神经系统肿瘤的发生率[1544]，任何中枢神经系统继发性肿瘤的校正率为 1.0，脑膜瘤为 0.8，神经胶质瘤为 1.9（95%CI 0.7~4.8，P=0.21）。长期脑膜瘤的随访比率的逐渐均衡，生长激素治疗增加可能加速了这些肿瘤的表现，而不是增加绝对发生率。然而，另一种可能的解释是，由于治疗的原因，激素治疗患者接受了更严格的监测，因此在早期阶段被确定。

（4）假性脑瘤：大脑假肿瘤（特发性颅内高压）已在 GH 治疗的患者报道[1307, 1442, 1516, 1545]。这种疾病可能会在治疗开始后的几个月内发展起来，或长达 5 年的时间；肾衰竭患者似乎比 GHD 患者更常见[1307, 1516]。机制尚不清楚，但可能反映了中枢神经系统内流体动力学的变化。甲状腺功能减退患者甲状腺激素替代后也有假肿瘤。在任何情况下，临床医生都应警惕头痛、恶心、头晕、共济失调或视觉变化。明显的液体潴留伴有水肿或高血压是罕见的[1546]。由于假性视盘水肿可能与 GHD 有关，GHD 可能代表视神经发育不全的一种变体[1547]，对于疑似生长激素治疗相关的假性脑瘤的患者，应进行仔细的眼科评估，以避免过度诊断和侵入性治疗。

（5）股骨头骨骺滑脱：股骨骺滑脱与甲状腺功能减退和 GHD 相关。生长激素治疗是否在这种疾病中起作用一直难以确定，部分原因是股骨大骨骨骺滑脱的发生率随年龄、性别、种族和地理位置而异。报道的发病率在每 10 万人中为 2~142 人，KIGS 和 NCGS 研究的数据就在这个范围内[1307, 1442, 1516]。因此，虽然股骨骨骺滑脱不能归因于生长激素治疗本身，但髋关节、髋关节和膝关节疼痛或跛行的症状应仔细评估。这种疼痛的发生在接受生长激素治疗的儿童中，其生长速度非常快，应该导致考虑这一诊断。

（6）脊柱侧弯：在接受生长激素治疗的儿童中，已描述有脊柱侧弯和新发脊柱侧弯的进展[1307]。这个数字非常小，在 NCGS 数据库中的 54 996 例患者中，只有 238 例报道病例。在 TS 和 PWS 患者中，GH 对脊柱侧弯存在影响，这些患者的脊柱侧弯发生率增加。虽然在 GH 治疗的 TS 患者中脊柱侧弯的发生率高于其他 GH 治疗的患者，但仍然很罕见，仅有 0.69% 的患者报道[1396]。PWS 本身的脊柱侧弯发生率为 30%~80%，而 GH 治疗似乎并没有增加 PWS 患者脊柱侧弯的发生率或严重程度[1325, 1548]。

（7）糖尿病：生长激素治疗与胰岛素抵抗之间的关系已被充分证明[1549]。此外，生长激素治疗的候选者包括一些已知有 2 型糖尿病风险增加的人，包括 TS、PWS 或出生的 IUGR 患者。来自 NCGS 数据库的数据估计，接受 GH 治疗的患者的 2 型糖尿病发病率约为每 10 万例患者年 14 例[1307, 1442]，以及 KIGS 和 GeNeSIS（矮小症遗传和神经内分泌学国际研究，另一家大型制药公司赞助的上市后监测数据库）发现，

接受 GH 治疗的儿童中 2 型糖尿病的发病率约为每 10 万患者年 30 例[1550, 1551]。在 KIGS 和 GeNeSIS 研究中发现的发病率比预期发病率高 6～6.5 倍[1550, 1551]。这些儿童中有许多确实有 2 型糖尿病的危险因素，尽管他们不都是肥胖的[44, 45, 1516]。在一些（而非所有）发生 2 型糖尿病的受试者中，在停止生长激素治疗后，糖尿病得到了缓解[1520, 1550, 1551]，这可能强调了这些个体患糖尿病的潜在风险，并支持生长激素治疗在糖尿病发展中的致病作用。因此减少由生长激素引起的胰岛素敏感性是一个需要密切评估的问题，特别是对于高危患者，如那些有 PWS 或 TS 或有 IUGR 病史的患者。然而，令人欣慰的是，在一项基于大规模人群的研究中，那些曾在儿童时期接受过生长激素治疗的年轻人的糖尿病患病率并没有增加[1552]。

(8) 其他不良反应[1307, 1442, 1516]：生长激素治疗的其他潜在不良反应包括青春期前的男性乳房发育[1553]、胰腺炎[1554]、痣生长[1555, 1556]（尽管通常没有恶性变性的证据[1520]）、行为改变、神经纤维瘤病恶化、扁桃体和腺样体肥大、睡眠呼吸暂停。生长激素治疗增加了皮质醇向可的松的转化，这可能会导致亚临床中枢性肾上腺功能不全的患者需要糖皮质激素替代治疗[1430]。生长激素治疗还增加了 T_4 向 T_3 的转化，这可能增加中枢性甲状腺功能减退患者治疗患者的左甲状腺素剂量需求，或暴露了已存在但未确诊的中枢性甲状腺功能减退患者[1430]。一个研究报道[1557]4 名曾接受生长激素治疗的 ISS 年轻成年男性的睾丸体积减小和促性腺激素水平升高，但没有被双盲、安慰剂对照研究[1558]和国际数据库[1559]证实。这个不良反应的列表只是部分的。临床医生最好要记住，生长激素和它所调节的肽生长因子是具有不同的代谢和合成代谢作用的有效的有丝分裂原。所有接受生长激素治疗的患者，即使是替代治疗，也必须仔细监测其不良反应。

在大多数情况下，生长激素的不良反应是很小和罕见的。当它们确实发生时，仔细的病史和体格检查就足以确定它们的存在。这些不良反应的管理可能包括短暂减少剂量或暂时停止生长激素[1056]。在没有其他危险因素的情况下，没有证据表明长期接受生长激素治疗的患者发生白血病、脑瘤复发或股骨头骨骺滑脱的风险增加。任何接受生长激素治疗的患者，如果患有第二种主要疾病（如作为肿瘤幸存者），应与适当的专家（如肿瘤医生或神经外科医生）一起进行随访。尽管生长激素已被证明会增加重症监护病房危重症患者的死亡率[1514]，没有证据表明 GHD 儿童在并发疾病期间需要停止生长激素替代治疗。

最近的体外研究发现，生长激素可以通过诱导上皮细胞向间充质细胞的转化，在某些癌症类型的进展中发挥作用[1560]。这种效应可能会增加癌症转移的风险；因此，强烈反对对活动恶性肿瘤患者的生长激素治疗。

虽然生长激素治疗对长期死亡率的影响是复杂的，但没有证据表明儿童期生长激素治疗会增加急性死亡风险[1561]。

(9) 长期癌症风险的问题：一些流行病学研究表明，高血清 IGF-1 水平与恶性肿瘤发病率的增加之间存在关联[1562-1564]。这些研究发现，较高的 IGF-1 水平与乳腺癌、前列腺癌和结肠癌有关[1564-1566]。相比之下，较高的 IGFBP3 水平与前列腺癌和乳腺癌患者的风险降低相关，然而其他研究没有发现 IGFB3 水平与癌症之间的关联[1564]或者发现正相关的联系[1564, 1566]。因为生长激素增加了 IGF-1 和 IGFBP3 量，发现与 IGF-1 水平高和 IGFBP3 水平低的癌症相关性最高的研究并不表明生长激素和癌症风险之间存在简单的关系。

评估肢端肥大症患者恶性肿瘤风险的流行病学研究发现了不同的结果，其中一些[1566-1569]（但不是其他[1570, 1571]）研究确定了肢端肥大症与结肠癌风险之间的显著关联。这些研究的小规模和不设对照组的回顾性性质，以及多种可能的偏倚来源，使这些报道难以解释。迄今为止规模最大的一项研究回顾了 1000 多名患者，表明肢端肥大症的癌症发病率总体上没有增加[1572]。虽然在该研究中，结肠癌的风险也没有增加，但死亡率更高，这表明生长激素或 IGF 对已确定的肿瘤有影响[1573]。一项对肢端肥大症患者的结肠癌和结肠镜检查系列或前瞻性结肠息肉的前瞻性分析没有观察到这两种疾病之间的相关性[1574]。肢端肥大症与一些器官的良性增生的发生率显著增加有关，包括结肠息肉[1575]。这些发现表明，GH-IGF-1 轴可能导致症状性的良性增殖性疾病，这可能与直肠出血等症状相关，从而导致潜在的检测（或确定）偏倚。

接受生长激素治疗的儿童似乎没有更大的新生肿瘤或复发肿瘤的风险[1092, 1307, 1442, 1516, 1576]。在英国，对 1848 名接受生长激素治疗的患者进行了长达 40 年的队列研究，发现结直肠癌和霍奇金病的发病率增加，但与肿瘤相关的死亡人数很少，单个患者死亡会显著改变风险比[1577, 1578]。在接受 GHD 治疗的成人中，生长激素接受者的癌症发病率没有增加[1579, 1580]。欧洲的一项大型研究发现，在儿童时期接受生长激素治疗的成年人中，并没有明显的潜在癌症风险，他们的癌症风险总体上没有增加[1576]。然而，该研究确实发现骨癌和膀胱癌的发病率增加，同时可能有证据表明这些成年人中霍奇金淋巴瘤的风险增加。此外，虽然不是在所有的研究中都有发现[1581]，但有一些数据表明，在儿童接受生长激素治疗后，癌症死亡的风险增加[1576, 1581, 1582]。其中一项研究发现，骨肿瘤的死亡率增加[1581]，而欧洲的一项大型研究发现，在既往癌症后接受生长激素治疗的患者中，每天生长激素剂量会增加癌症死亡风险[1576]。这些报道为不完善、不设对照的研究。总体数据并没有表明在没有其他危险因素的情况下，生长激素治疗与肿瘤在未来的发展有明确的关联，但对于特定癌症的风险和癌症死亡风险仍存在一些不确定性。

使用 IGF-1 和 IGFBP3 监测成人和儿童已被国际机构推荐和批准，如生长激素研究协会[1055]、Lawson Wilkins 儿科内分泌学会药物和治疗委员会和欧洲儿科内分泌学会[1577, 1578]。在生长激素治疗中的癌症风险问题完全解决之前，谨慎的方法似乎是定期监测 IGF-1 和 IGFBP3，并改变生长激素剂量，以确保生长激素治疗引起的理论风险概况是有利的。这可以通过避免接受 GH 治疗的患者的 IGF-1 水平在正常范围的上限和 IGFBP3 水平在正常范围的下限的不太可能的情况来实现。

(10) 生长激素治疗后的长期死亡率：生长激素缺乏和生长激素治疗对总死亡率的影响是复杂的。因 PROP1 突变而导致先天性生长激素缺乏的受试者似乎延长了寿命[1564]。相比之下，GH1 基因缺失导致生长激素缺乏的个体寿命缩短，心血管疾病和传染性疾病的死亡率增加[1564]，然而，与当地人群相比，GHRH 突变导致生长激素缺乏的受试者的死亡率没有变化[1564, 1583]。基因缺失和 GHRH 突变种族人群的背景死亡率差异很大，这可能是造成死亡率差异的部分原因。未经治疗的 Laron 患者的癌症死亡率显著下降[1564]。目前还没有接受 GH 治疗的 Laron 患者的死亡率数据。未经治疗的生长激素缺乏症的成年人（由于心血管疾病死亡率增加）死亡风险增加，但生长激素过量的成年人（由于心脑血管和呼吸系统死亡增加）也有死亡风险增加[1564]。2012 年，研究人员报道了因孤立性生长激素缺乏症而接受生长激素治疗的法国儿童的全因死亡率。该队列中的生长激素治疗始于 1985—1996 年，其平均随访年龄为 28 岁。他们发现，与法国普通人群相比，全因死亡率有所增加，标准化死亡率为 1.33（95%CI 1.08～1.64）[1581]。导致死亡率增加的疾病是循环系统疾病和蛛网膜下腔疾病或脑出血。为了回应这份报道，研究人员研究了瑞典、比利时和荷兰接受 GH 治疗的儿童的各种原因死亡率[1582]。这些患者于 1985—1997 年开始接受治疗，随访时平均年龄为 27～29 岁。在这个队列中，没有受试者死于癌症或心血管疾病。另一份报道也发现，瑞典 3847 名儿童接受生长激素治疗的成年人因 IGHD、ISS 或 SGA 的死亡率没有增加[1584]。因此，这些数据并没有对生长激素治疗对寿命的长期影响提供一个明确的答案，包括其影响是否会因生长激素治疗的适应证而有所不同。

5. IGF-1 治疗　2005 年，FDA 批准使用 rhIGF-1 用于"对严重原发性 IGF-1 缺乏症的儿童和生长激素基因缺失的已经产生生长激素中和抗体的儿童的生长不足进行长期治疗"。严重原发性 IGF-1 缺乏症的定义为身高 SD 评分低于 –3.0，基础 IGF-1 SD 评分低于 –3.0，GH 正常或升高。严重的原发性 IGF-1 缺乏包括 GHR、post-GHR 受体信号通路和 IGF-1 基因缺陷的患者 [Increlex（rhIGF-1）处方信息，2009，Tercica，Inc.]。研究 rhIGF-1 治疗的安全性和有效性的临床试验大多是在已证实的 GHR 突变的个体中进行的，只有不到 10% 的受试者由于生长激素抗体而对生长激素不敏感。由于 GHR 突变的罕见性，临床试验的规模一直很小。

许多使用不同剂量的皮下 IGF-1 治疗的短期生长相关研究已经被报道。尽管 IGF-1 的剂量和纳入标准略有差异，但 IGF-1 对生长激素不敏感性生长的短期影响是一致的：生长速率从治疗前每年 3～5cm 增加到平均每年 8～11cm。在 5 名患有 GHR 缺乏症的儿童中，每天一次剂量为 150μg/kg，持续 3～10 个月，导致生长速度加速到每年 8.8～13.6cm[1585]。Wilton[1253] 报道了 30 例年龄在 3—23 岁的因为 GHR 缺乏或 IGHD Ⅰ A 型具有抗生长激素抗体的生长激素不敏感患者的合作数据，IGF-1 的剂量为 40～120μg/kg，每天 2 次。除了两个年龄最大的个体外，Wilton 的受试者的生长速度每年至少增加 2cm。在 11 例每天 2 次 80μg/kg 的青春期前儿童中，发现生长速度平均每年增加超过 4cm[1585]。本研究还表明，对外源性 IGF-1 的生长反应与生长激素不敏感表型的严重程度之间存在显著的反比关系。

对 IGF-1 治疗生长激素不敏感性的长期研究表明，IGF-1 对生长速度的作用逐渐减弱[1586]。在一项欧洲合作试验中，接受了至少 4 年治疗的 17 名患者的数据显示，平均身高 SDS 从 –6.5 增加到 –4.9，其中 2 名青少年达到了第 3 百分位数。接受 rhIGF-1 治疗 2 年或少于 2 年的儿童比接受长期 rhIGF-1 治疗的儿童生长速度更快。最长治疗研究是在对 58 名患有生长激素受体突变、生长激素抗体或生化证据生长激素不敏感未发现突变的儿童进行的 4 年治疗[1587]，结果与欧洲的研究相似，最初的生长爆发（每年 3.1～8.0cm），然后在第 4 年减缓到略高于基线（每年 4.8cm）。经过 5～6 年的治疗后，身高 SDS 从 –6.5 提高到 –5.2。其中 21 例患者处于或接近成人身高，平均治疗时间为 10 年，数据范围为 –8.0～–6.2SDS，而生长激素抗体的患者为生长激素抵抗原因的增长较低[1588]。

这些有限的数据表明，rhIGF-1 在增加状态生长方面有效，但其生长反应既不如 GHD 儿童对生长激素的生长反应强劲，也不持久。与重组人 GH 相比，rhIGF-1 稍逊的生长反应归因于：① rhIGF-1 不能增加 IGFBP3 和 ALS 水平，导致 IGF-1 向靶组织的传递减少；②生长板中缺乏 GH 诱导的前软骨细胞增殖；③生长板中没有 GH 诱导的局部 IGF-1；④由于低血糖风险，难以使用更高剂量的 IGF-1。

对 IGF-1 基因缺失的个体接受 IGF-1 治疗[656]，GH 受体后信号传导的生长模式与由于 GHR 缺乏导致生长激素不敏感的儿童相似。对 124 名低血清 IGF-1 和身高 SDS 低于 –2，没有生长激素不敏感生化证据儿童的一项开放标签研究显示，显示生长速度在治疗年份增加（每年 5～7cm）[1256]。

rhIGF-1 最常见的不良反应是低血糖。在一些研究中，几乎一半使用 rhIGF-1 治疗的生长激素不敏感的患者发生[1587]，通常是在治疗的第 1 个月内。重要的是，在 GHR 缺陷的个体中，这些治疗研究中最高比例的参加者，有基线低血糖。在一项为期 6 个月的安慰剂对照试验中，67% 接受安慰剂的儿童经历了低血糖，而接受 rhIGF-1 的儿童为 85%，这一差异没有统计学意义[1589]。在一项对 23 名生长激素不敏感患者的研究中，在治疗开始前出现了低血糖；3 个月后，2.6% 的接受安慰剂的患者的葡萄糖值小于 50mg/dl，而接受 rhIGF-1 的患者为 5.5%[1587]。充足的食物摄入是不可避免的。在 IGF-1 低但无生长激素不敏感的儿童中，接受高 IGF-1 剂量的 20% 的患者出现低血糖症状；只有 1 名受试者有低血糖记录[1256]。

用 rhIGF-1 治疗的生长激素不敏感的患者也存在淋巴组织增生，包括扁桃体/腺样体生长和相关的打鼾和睡眠呼吸暂停，以及胸腺和脾大[1587]。增生发生于 22% 的患者，10% 的患者需要扁桃体切除术/腺样体切除术。在青春期的患者中观察到面部粗糙[1587]。有研究报道，通过 DEXA 评估，治疗后 BMI 增加，体脂增加了 2～3 倍[1590]。对成人身高的研究并没有注意到体脂的显著增加[1588]。也观察到多达 5% 的治疗患者有颅内高压并视盘水肿。在 Midyett 和同事的研究中，100 名接受 IGF-1 的患者中有 2 例记录有颅内高压[1256]。大约一半接受治疗的患者在第 1 年产生抗 IGF-1 抗体，但对治疗反应没有影响[1587]。与重组人生长激素治疗一样，考虑到 IGF-1 在肿瘤中的作用，以及与生长激素分泌增多相关的癌症风险增加，rhIGF-1 治疗增加癌症风险是一个未知但合理的担忧[1591]。

FDA 和欧洲医疗产品评估机构批准 rhIGF-1 引发了严重 IGF-1 缺陷的诊断的扩张，以及随之而来的扩大使用 rhIGF-1 超出合并 GH 中和抗体或证实 GHR、GHR 信号通路、IGF-1 基因突变患者的争论。一些人认为，ISS、低血清 IGF-1 或对生长激素试验反应不良的个体可能有 GHR 信号的细微改变，并可能从 rhIGF-1 治疗中获益[1592]。另一些人则对扩大 IGF-1 缺陷和 rhIGF-1 使用的诊断持保留意见，认为考虑到 IGF-1 治疗的 GHR 缺陷儿童的长期生长反应较低，ISS 儿童对 rhIGF-1 的反应可能较小。另一个理论上的问题是 rhIGF-1 对生长激素分泌的负反馈，这导致对 IGF-1 非依赖的生长激素促生长影响减弱[1593]。

6. 其他促进生长的治疗方法

(1) GnRH 激动剂

特发性矮小儿童成人身高的增加：GnRH 激动剂治疗对 ISS 和正常青春期女孩（8—10 岁）成人身高的影响进行了研究；与预测身高相比，平均增加 0～4.2cm[1485, 1594-1605]。在青春期快速发展的男孩中，GnRH 激动剂治疗与预测的身高相比，增加了成人身高[1606, 1607]，接受联合治疗的患者平均比预测身高增加 4.4～10cm，而未接受联合治疗的对照组的平均增加 0.5～6cm[1487, 1608]。

在这些研究中，生长激素的作用不能与 GnRH 激动剂的作用明确地分离出来。在两项对青春期正常的女孩进行的随机研究中，将 GnRH 激动剂加 GH 治疗与单独使用 GnRH 激动剂进行比较，发现联合治疗后身高增加 3cm 治疗[1609, 1610]。

在 ISS 儿童中使用 GnRH 激动剂的缺点包括没有青春期生长加速、青春期延迟、有潜在的社会心理劣势和骨密度降低。目前还缺乏长期的随访研究。一组专家小组得出结论，单独使用 GnRH 激动剂治疗 ISS 儿童和正常定时的青春期在增加成人身高方面效果最低，可能会损害骨密度，不能建议治疗常规使用[1611]。GnRH 激动剂和生长激素联合治疗可导致显著的身高增加，但可能有不良反应。目前还不建议在接受生长激素治疗的 ISS 儿童中常规使用 GnRH 激动剂（证据水平，C Ⅲ）。

增加出生为 SGA 的儿童的成人身高：SGA 的矮小儿童通常有一个正常的青春期时间，尽管有些有快速发展的青春期，可能用生长激素治疗[1445]。关于 GnRH 激动剂治疗的附加效果的数据有限。不建议在 SGA 中常规联用 GnRH 激动剂和 GH。

生长激素缺乏症儿童成人身高的增加：一些患有 GHD 的儿童在青春期开始时身材矮小，并且有导致成人身材矮小的风险。回顾性研究评估了 GnRH 联合生长激素治疗涉及有限数量的受试者，并提供了有争议的结果[1612, 1613]。三项前瞻性研究报道了接近成人或成人的身高，显示身高增加了 –1SDS[1614-1616]。对于青春期开始时成人身高预测值较低的生长激素缺乏儿童，不建议常规使用 GnRH 激动剂和 GH 联合治疗（证据水平，C Ⅲ）。

(2) 芳香化酶抑制药：由于芳香化酶基因缺陷而导致雌激素缺乏或由于雌激素受体不活跃而导致雌激素抵抗的男性经历 30 年生长，证明了雌激素在生长板融合中的作用[23, 315]。芳香化酶分别催化睾酮和雄烯二酮的芳构化，转化为雌二醇和雌酮。各种研究已经开始探索芳香化酶抑制类药物延缓生长板融合和增加身高在男孩身材矮小相关疾病中的疗效。迄今为止的研究规模较小，许多研究使用了辅助治疗，包括生长激素、GnRH 激动剂或睾酮，因此芳香化酶抑制药的单一作用尚不清楚。此外，迄今为止的大多数研究都是短期的，并测量了预测的成人身高的变化，只有一项研究调查了对最终成人身高的影响。

芳香化酶抑制药首次在性类固醇过量和性早熟的疾病中进行试验，对预测的成人身高只有轻微影响（如果有）。用第一代芳香化酶抑制药去氢睾内酯治疗家族性疾病性早熟的男孩，仅在 5～6 年的治疗后才可改善成人身高的预测[1617]。然而，在 12 岁时，6 年后预测身高的明显改善，与对照组相比，增加 12.9cm。相比之下，第一代和第二代芳香化酶抑制药并没有显著影响 McCune-Albright 综合征患者的预测成人身高[1618-1620]。最终的高度数据未获得。

芳香化酶抑制药也被用于男孩的 CDGD。现有的研究有少量受试者加入，CDGD 男孩接受第二代芳香化酶抑制药来曲唑联合睾酮治疗 12 个月，与单独接受睾酮治疗的对照组相比，预测的成人身高增加了 5cm[1181]。当跟踪到成人身高时，那些接受来曲唑和睾酮治疗的男孩最终达到了比单独接受睾酮治疗的男孩高出 5.7cm[1182]。在接受生长激素治疗的生长激素缺乏的男孩中，使用阿那曲唑 3 年，预测成人身高增加了 6.7cm，而单独接受生长激素治疗的男孩增加了 1cm[1498]。这些初步的小试验的结果表明，芳香化酶抑制药可能能够增加成人身高，但需要更大、更长时间的试验来确定显著增加成人身高的最佳条件和治疗时间。此外，还需要更长时间的随访来证明这种治疗在青春期周围和青春期男孩中的安全性。鉴于观察到雌激素合成或作用缺陷的男性骨密度下降，我们在这些治疗中研究了短期芳香化酶抑制药治疗对骨密度的影响。在接受芳香化酶抑制药或安慰剂治疗长达 3 年的患者中，通过 DEXA 扫描评估，没有一项研究发现骨密度的差异。然而，与安慰剂相比，接受芳香化酶抑制药的男孩出现轻度椎体异常；目前尚不清楚畸形是否由于治疗效果，以及能否使用较长时间的来曲唑治疗。因此，芳香化酶抑制药必须谨慎使用。显然，需要进行纵向随访来更好地了解芳香化酶抑制药促进长的安全性和有效性。

(3) 氧雄龙：一种合成代谢类固醇，对许多疾病可增加生长速度。因为它不能被芳香化为雌激素，所以它不应该加速骨骼的成熟。总的来说，评估氧雄龙对生长的影响的研究发现，它增加了生长速度，但与最终高度的增加无关。

疗效的临床试验：氧雄龙治疗患有 CDGD 的男孩进行了许多研究。研究发现，氧雄龙能增加这些男孩的生长速度[1139, 1158]。典型的治疗反应是生长速度从每年 4～4.5cm 增加到 8～9cm。虽然治疗不会降低最终身高，因为过度接触性激素可能导致骨骼成熟加速，也不会增加最终身高[1158]。因此，氧雄龙可用于加速 CDGD 男孩的生长，使他们比自然更快地增加身高，

但它不会增加他们最终的成年身高。目前还没有试验比较氧雄龙和睾酮治疗男孩 CDGD 的疗效。

氧雄龙对 TS 女孩的研究涉及单独用药，以及与生长激素联合治疗。与 CDGD 男孩一样，氧雄龙增加了 TS 女孩的生长速度[1623, 1624]。虽然一些研究发现，单独使用氧雄龙治疗对最终身高没有影响[1625]，但另一些研究发现，使用氧雄龙治疗后，最终身高平均增加至多 5.2cm[1624]。我们回顾了三个测试联合使用生长激素与单独使用生长激素对成人身高的影响的三个对照试验的结果[1626]。这些研究在治疗开始时有不同的平均年龄，并使用了不同的生长激素和氧雄龙剂量[1627-1629]。总的来说，研究报道了氧雄龙加入标准生长激素治疗有正向作用，对成人身高的影响为 2.3～4.6cm。

不良反应：在使用氧雄龙治疗 CDGD 的男孩中没有明显的不良反应报道。虽然雄酮的雄激素作用明显少于睾酮，但有报道称服用雄酮的女孩有轻度男性化，包括阴蒂肥大。在较低剂量时可不关注[1626]。也有报道称，乳房发育会延迟，在更高的雌激素剂量治疗后可改善。据报道，氧雄龙治疗肝功能障碍表现为 HDL-C 改变，因此建议监测脂质[1626]。

（四）过度生长的诊断和治疗

1. 诊断　身高的正态分布预测 2.5% 的人口将高于平均值 2 个标准差。高身材最常见的原因是家族性的，诊断评估的核心是区分高身材或体质高身材与罕见的病理原因造成的身高。与身材矮小一样，身高较高的儿童必须相对于家族生长模式和父母的目标身高进行评估。当有身高较高的家族史，生长速度和体格检查结果正常时，通常只需要证实和确认，无须进一步的检查。仔细评估青春期状态和骨龄有助于预测成人的身高，并与患者和家属进行讨论。如果病史表明有潜在的疾病或生长速度加快，就应该进行额外的测试来调查 GH-IGF-1 轴、染色体疾病、青春期或其他罕见的原因。

在生长激素过量时，血清 IGF-1 水平升高，尽管 IGF-1 水平高可能是青春期的正常表现。基础血清生长激素水平可能正常升高，但给予葡萄糖（1.75g/kg 体重，最高可达 100g）并不能抑制血清生长激素。尽管在颅骨侧位片上可以明显发现蝶鞍异常，但 GH-IGF 分泌增加的表现应通过 MRI 或 CT 对下丘脑和垂体进行放射学评估。

2. 治疗　GH 分泌肿瘤的最终治疗需要手术切除，可以经蝶窦，如果体积较大，则采用更积极的手术途径。生长抑素类似物、多巴胺激动药和生长激素受体拮抗药是生长激素过量治疗方案的重要组成部分（见第 9 章）。

在过去，大多数治疗家族性身高的患者是女性。在过去 40 年里，随着女孩的身高在社会和心理上越来

越容易被接受，在美国接受治疗的患者数量显著下降。治疗方案通常是在青春期发病前使用雌激素来诱导早期骨骺成熟[1630]，并被认为是预测身高大于 183cm 的女孩。治疗方案差异很大，而且目前还没有随机试验来测试治疗的有效性。关于对身材高大的女孩的治疗存在争议，特别是考虑到长期研究提出了对生育能力产生影响的可能性[1631]。1999 年，1/5 的儿科内分泌学家报道使用雌激素治疗身高[1632]，这一比例可能正在下降。在男性中，雄激素通过芳香化为雌激素来加速骨骼成熟，但男性化进展迅速。

第26章　青春期生理与异常
Physiology and Disorders of Puberty

DENNIS M. STYNE　著

张智慧　秦　静　王铭婕　王　慧　王　娱　岳　瑶　云素芳　萨如拉　潘　娟　马　宇
张丽娟　柯甦捷　高若男　王林曦　林　露　刘　萍　译　　刘礼斌　刘　萍　校

要点

- 青春期不是一个从头开始的事件，而是下丘脑－垂体－性腺系统从胎儿到完全性成熟，具有生育能力的性腺功能及个体发育的一个持续阶段。
- 青春期第二性征出现，身高突增，导致成熟个体出现显著的两性特征，并具有生育能力，随之而来的是深远的心理变化。
- 性腺功能初现（性腺类固醇分泌的出现）和肾上腺功能初现（肾上腺雄激素分泌的出现）是两个独立的过程，必须单独评估。按照惯例，两个事件发生的时间关系在不同个体之间可能差异性很大。
- 根据国际数据，在过去的几十年里，初潮及乳房发育的起始年龄已经降低；尽管人们怀疑还有其他因素，肥胖的流行可能是导致女性发育较早这一长期趋势的原因之一。
- 下丘脑调控青春期发育基因的发现极大地扩展了我们对青春期延迟和性早熟原因的理解，但在特定年龄启动正常青春期发育的复杂机制在很大程度上仍是未知的。
- 对儿童和青少年青春期的评估应包括使用具有儿科标准的高度特异性和敏感性的测定方法；除非需要烦琐的提取和手工免疫分析方法，性激素应使用高效液相色谱串联质谱方法进行测量。
- 儿童肿瘤治疗的极大成功成为青春期发育的继发性影响，提前或延迟青春期的开始年龄，并通常损伤后续的生育能力。

青春期不是一个从头开始的事件，而是下丘脑－垂体－性腺系统从胎儿到完全性成熟，具有生育能力的性腺功能及个体发育的一个持续阶段。在青春期，第二性征出现，生长突增，导致成熟个体出现显著的两性体态，并具有生育能力[1]。这些变化是垂体促性腺激素刺激性腺，随后促进性激素释放的结果。"青春期"这个词特指这一时期生理及内分泌激素的变化，而"青少年"通常指这一时期所面临的更复杂的心理变化。

一、青春期和进化

人类的进化成为繁殖最成功的哺乳动物，许多人类学家将这种成功归因于人类生长发育的延长模式及性成熟的延迟[2]。人的生长发育过程包括儿童期和青春期，包括青春期生长突增（图26-1）。即使是我们在生物学上最亲近的黑猩猩，其成熟速度是人类的2倍，也没有明确地表现出这两个阶段，而且黑猩猩缺乏人类特有的青春期生长突增[3]。学习和操作与性和育儿有关的成人行为，特别是为儿童（不仅仅是婴儿）提供食物，这是人类独有的，被认为是人类成功的关键部分：在性成熟之前，建立一个更好、更健康的身体，培养更强壮的生物、行为和文化适应性，这将使成人更健康长寿[2]。工具制造先于青春期的进化发展，这表明人类童年和青春期的进化和价值，以及这种独特的成长和发育模式在人类繁殖成功方面发挥了重要

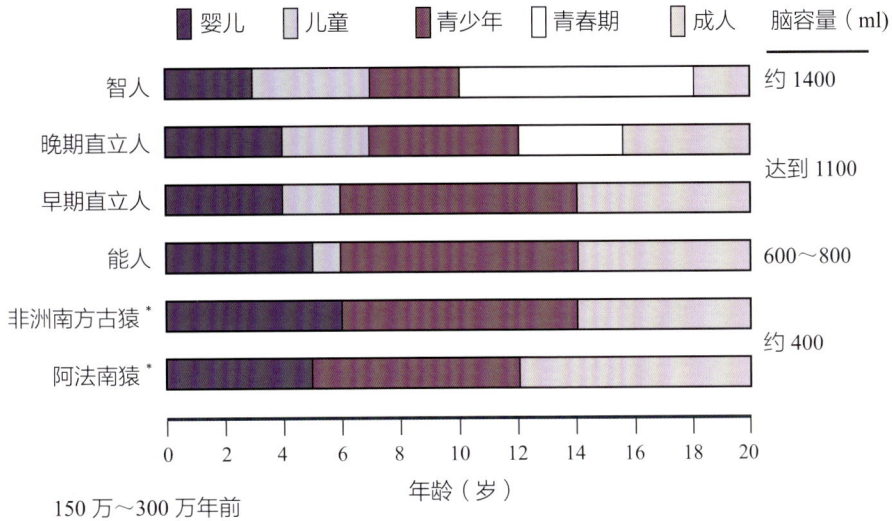

▲ 图 26-1　生命最初 20 年人类出生后生长发育模式的演变

标本包括阿法南猿，一种"两足黑猩猩"；非洲南方古猿；能人，工具制造者；早期直立人；晚期直立人；现代智人。来自南非的早期原始人类南猿标本可以追溯到 150 万～300 万年前。尽管阿法伦人是原始人类（所有人类物种的家族），但保留了非人类物种的许多解剖学特征，如与能人（650～800ml）、早期直立人（850～900ml）、晚期直立人（高达 1100ml）和现代智人（约 1400ml）相比，成人脑大小约为 400ml。婴儿期是母乳作为唯一或最重要的营养来源的时期，在工业化前的社会，婴儿期大约在 36 个月左右结束。童年是断奶后的一段时期，孩子依赖他人的食物和保护；这段时期结束时，大脑的重量在 7 岁左右发育几乎完成。青少年阶段被定义为不再依赖父母生存的青春期前个体。青春期开始，到达成年身高时结束（Moggi-Cecchi; Conroy and Kuykendall）。阿法南猿的模式与黑猩猩的模式没有什么不同。注意能人（出现于大约 200 万年前）首次出现童年的时期，直立人（大约 50 万年前）首次出现青少年的时期，智人出现于 12 万～15 万年前（改编自 Bogin B. Growth and development:recent evolutionary and biocultural research. In:Boaz NT, Wolfe LD, eds. *Biological Anthropology: The State of the Science*. Bend, OR:International Institute for Human Evolutionary Research; 1995:49–70；引自 MoggiCecchi J. Questions of growth. *Nature*. 2001; 414:595-597; Conroy GC, Kuykendall K. Paleopediatrics:or when did human infants really become human? *Am J Phys Anthropol*. 1995; 98:121-131.）

作用。

在发达国家，生殖成熟比心理社会成熟早几年出现，因此造成生物学阶段与心理社会期望和角色之间的不匹配(图 26-2)[4]。在过去的时代，如新石器时代、希腊或罗马时期，没有这样的错配，因为初潮发生在接近生殖成熟的年龄。

随着人口的增加，农业的出现，城市和后来的城市中心的发展，月经初潮的发生较晚，生活的复杂性导致成年人在社会中的角色实现延迟。在 2000 年前的罗马不列颠，青春期发育作为青春期的一个标志发生在与今天相似的年龄段，但是青春期进展的速度较慢，显然导致了生殖成熟期的推迟[5]。

在现代，月经初潮的年龄已经降低，但社会成年的年龄仍然出现较晚，造成了一个可能在人类历史上从未出现过的差异。人类进化的研究增加了对许多现代医学条件及青春期的理解，进化生物学学科现在被美国医学院协会推荐为必修的医学预科课程[6, 7]。

二、成人疾病的胎儿起源

胎儿和新生儿发育异常会产生长期的影响。从纵

向研究中可以看出，婴儿期出生体重低，随后体重迅速增加（即追赶式生长），导致儿童身材高大和青春期早期发育。产前营养不良和 SGA 状态往往会使女孩青春期和肾上腺功能初现的年龄提前[8-10]；产后营养增加的不良反应，通常导致超重或肥胖，也降低了青春期的年龄。图 26-3 描述了过量脂肪组织与青春期提前之间的关系。一项前瞻性研究表明，8 岁时较低的预期出生体重比（即观察到的婴儿出生体重与匹配母亲年龄、体重、身高、胎次、婴儿性别和胎龄的中位出生体重的比率）和较高的体重指数导致初潮年龄较早[11]。女孩出生时身体较长，体重较轻，随后在 8 岁时体重指数增加，往往月经初潮较早[12]。在一项纵向研究中，体重于第 2～9 个月迅速增加，与 10 岁时更高的体重指数和较早的初潮并没有相关性[13]。另一方面，多个国家的数据表明，较高的出生体重与较晚的月经初潮年龄相关[14]。大于胎龄儿往往有较早的青春期生长高峰的年龄[15]。许多国际研究发现，低出生体重或追赶性生长与成年期慢性病之间存在关系；这种现象即巴克假说，在许多人群中都有发现[16]。

出生体重和出生后生长速度（不仅仅是早产儿）

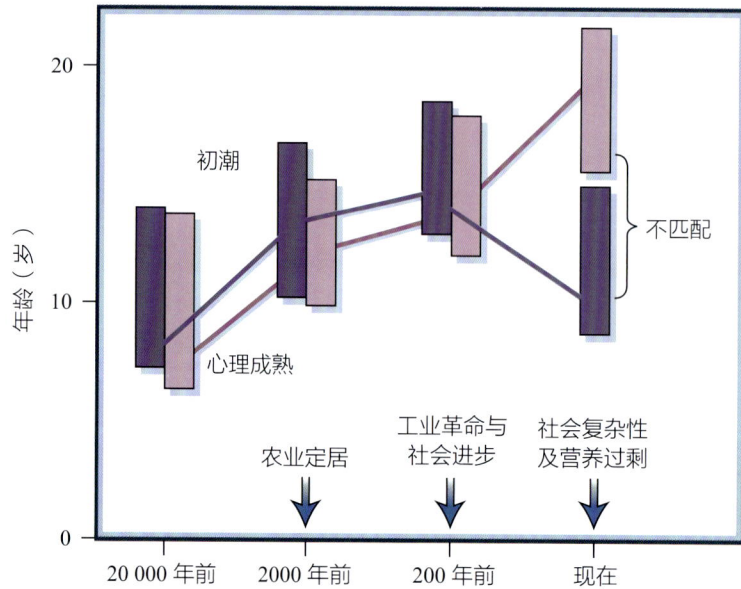

▲ 图 26-2　从 20 000 年前到现在，月经初潮年龄范围（紫色）与心理社会成熟度（粉色）之间的关系。这两个过程之间的时间不匹配是一个新的现象

引自 Gluckman PD, Hanson MA. Evolution, development, and timing of puberty. *Trends Endocrinol Metab.* 2006; 17: 7-12.

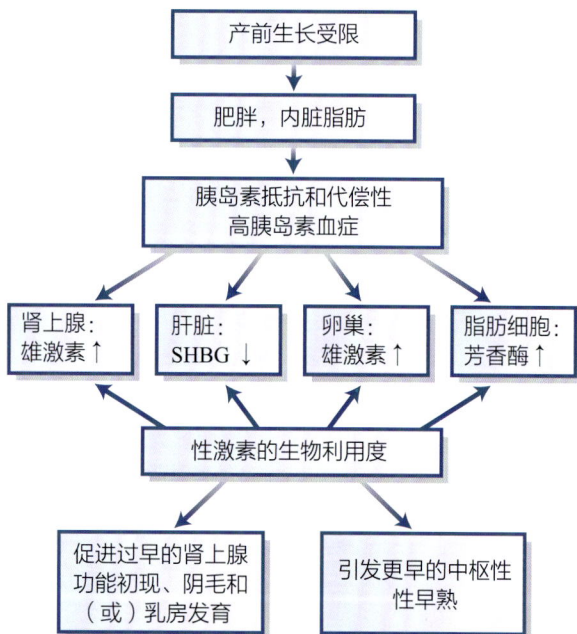

▲ 图 26-3　儿童肥胖和胰岛素抵抗与早期青春期启动和成熟相关的内分泌途径

儿童肥胖和宫内生长受限后内脏脂肪易感性导致胰岛素抵抗和外周高胰岛素血症。胰岛素作用于各种器官，包括肾上腺、肝脏、卵巢和脂肪细胞，以增加性类固醇激素的生物利用度。肥胖青春期前儿童的血液循环和组织性类固醇激素水平升高只能产生轻微的局部效应，或激活下丘脑-垂体青春期和生殖成熟提前。SHBG. 性激素结合球蛋白（引自 Ahmed ML, Ong KK, Dunger DB. Childhood obesity and the timing of puberty. *Trends Endocrinol Metab.* 2009; 20: 237-242.）

与心血管死亡风险和胰岛素抵抗综合征（即代谢症候群或 X 综合征）的患病率呈负相关，其中包括高血压、糖耐量受损和甘油三酯水平升高等越来越多的其他发现。这一结果归因于胎儿和新生儿的代谢规划，其中以提高困难的宫内环境存活率的早期调整，为以后的疾病奠定了阶段。胰岛素抵抗可能是大多数并发症的基础，也可能只是这种综合征的一个特征，它可能使肌肉中的营养物质不能被充分利用转而可供大脑使用。这种机制可以最大限度地减少营养不良期间胎儿中枢神经系统的损害。

三、青春期和初潮年龄的决定因素

虽然历史记录表明，现如今青春期发生在较早的年龄，大多数证据来自报道的月经初潮年龄（表 26-1）[17, 18]。月经初潮年龄与女孩第二性征发育的第一个体征相差几年，而现代研究表明，月经初潮年龄与青春期开始年龄之间的相关系数仅为 0.37，这表明对这些年龄产生影响的因素既有独特性，又有相似性[19]。在不同年代收集数据的地区，健康状况和社会经济地位的变化导致对现代国家数据解释的复杂性。

月经初潮年龄的确定方式多种多样。月经初潮的回忆年龄被认为在事件发生后 1 年内（90% 的情况下）到 30 年内是准确的[20]。同时期的录音采用了概率单位法，即对"你来月经了吗？"这个问题回答"是"或"不是"。然而，研究结果受到来自文化和社会经济群体的社会压力的影响[21]。

由训练有素的观察员对性腺或乳房进行触诊是评

表26-1　各种研究报道的初潮年龄比较

研究	年份	形式	评估方法	数量	初潮年龄				评　价
---	---	---	---	---	总　体	W	B	M	
英国	1969	纵向	概率单位法	192（W）		13.5			
NHES Ⅲ	1963—1970	横断面	回忆法	3272		生于1940—1960年：12.8 生于1890—1910年：13.5	12.52		
NHANES Ⅲ	1988—1994	横断面	是/否 概率单位法	330（W） 419（B） 419（M）		12.7	12.3	12.5	平均年龄黑种人＜白种人
NHANES Ⅲ	1988—1994	横断面	是/否	2510	12.42			12.3	平均年龄黑种人＜白种人
			概率单位法	710（W） 917（B） 883（M）		12.6	12.06		
PROS	1992—1993	横断面	现况调查 概率单位法	17077（W） 1638（B）		12.9	12.16		平均年龄黑种人＜白种人
NHLB Growth	1987—1997	纵向	回忆法	1092（W） 1164（B）		12.7	12.1		平均年龄黑种人＜白种人 BMI与初潮年龄呈反比
Bogalusa	1973—1974	横断面		5552		12.7	12.9		
	1992—1994	横断面				12.5	12.1		
	1973—1994	纵向	是/否现况调查	2508		12.6	12.3		平均年龄黑种人＜白种人 BMI与初潮年龄呈反比
NHES	1963—1970	现况调查	是/否	3272	12.75	12.8	12.48		
	1988—1994	现况调查	中位数 是/否	1414	12.54	12.6	12.14		平均年龄 NHANES Ⅲ ＜NHES 黑种人、白种人初潮年龄差距呈增长 BMI与初潮年龄呈反比

W. 白种人；B. 黑种人；M. 墨西哥裔美国人；BMI. 体重指数；NHANES. 全国健康和营养检查调查；NHES. 全国健康检查调查；NHLB. 生长、国家心脏、肺和血液研究所生长与健康研究；PROS. 办公室环境中的儿科研究；（引自 Styne DM. Puberty, obesity and ethnicity. *Trends Endocrinol Metab.* 2004; 15: 472-478 ）

估青春期发育最准确的方法。即使是训练有素的观察者也很难在体格检查中判断超重女孩乳房发育是否为 2 期（虽然 3 期通常很明显）。亲眼观察发育阶段（不是通过照片）与体格检查和触诊只有一步之遥；在评估肥胖女孩的乳房组织或在男孩的睾丸增大阶段可能会出现误差。第三次全国健康和营养调查 [以及 20 多年前的全国健康检查调查（National Health Examination Survey，NHES）] 采用了多名观察者的目测观察，目测观察结果可能会受到观察者间差异的影响。在诊所儿科研究（Pediatric Research in the Office Setting，PROS）的一项研究中，这是一个由美国儿科学会培育的网络，经过专门培训的 225 名诊所的儿科医生、护士或医生助理对 30% 的研究人群进行了触诊，对全美 17 070 名女孩进行了目测检查[22]。

由于只有数量有限的训练有素的人员参加考试，或者受试者拒绝参加令人尴尬的检查而使用代理措施。自我报告或父母报告青春期进展允许使用青春期发育的照片或图画，但与医生的检查或目测受试者相比，相关性为 0.48～0.91[23]。自我评估的答案可能会受到受试者希望符合其对正常发育理解的影响，在一些种族群体中可能比其他群体更不准确，这与报道的月经初潮年龄相类似。肥胖的女孩可能高估了乳房的发育阶段，而男孩可能高估了阴毛的发育。患有学习障碍、慢性疾病（如囊性纤维化、克罗恩病）或心理疾病（如神经性厌食症）的个体，其青春期分期可能更不准确[24]。自我报告与男孩和女孩的睾酮水平有关，即使不精确，也被认为是足够准确的[25]。尽管存在种种困难，而且自我或父母报告可能从青春期开始就能确定青春期前的状态。但体格检查仍然是准确评估青春期发育的最佳方法。

（一）青春期和初潮的长期变化趋势

尽管大部分数据是推断出来的，但通过对经典著作的回顾，我们深入了解了青春期和初潮年龄在各个时代的变化[28, 29]。在旧石器时代和新石器时代，初潮估计发生在 7—13 岁，等于或早于现在的平均年龄。据推测，初潮提前可以使生育应对早逝。希腊、罗马和印度的历史记载表明，初潮年龄在 12—14 岁，男孩的遗精年龄也相似。中世纪欧洲的记录显示，初潮年龄在 12—15 岁。直到 20 世纪，初潮年龄似乎增加到 14—16 岁。

1. 发达国家 欧洲工业化国家的平均初潮年龄在过去 150 年中每 10 年减少 2～3 个月；在美国，平均初潮年龄在过去 1 个世纪中每 10 年减少 2～3 个月[17, 30]（图 26-4）。然而，在 1940—1970 年，这种长期趋势在美国、澳大利亚和西欧等发达国家有所放缓，可能是由于社会经济地位、健康状况的改善及城市化的益处。在富裕的发达国家，初潮的年龄范围相对较小，社会经济地位较低的阶层在疾病或营养不良方面的负

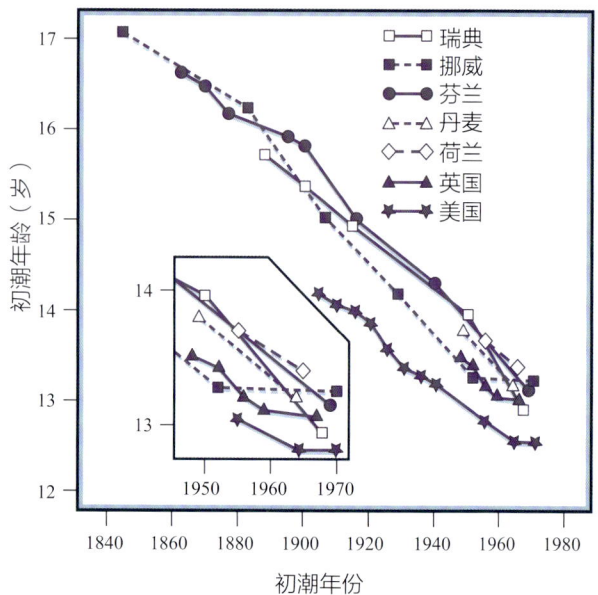

▲ 图 26-4 1840—1978 年间初潮年龄的变化表明，自 1840 年以来，西欧和美国的初潮年龄有所提前，而大约从 1965 年以来，这一趋势有所放缓

改编自 Tanner M, Eveleth PB. Variability between populations in growth and development at puberty. In: Berenberg SR, ed. *Puberty, Biologic and Psychosocial Components*. Leiden, The Netherlands:H. E. Stenfert Kroese; 1975: 256-273.

担没有增加。既往慢性病会延长月经初潮年龄，而月经初潮延迟仍与未得到充分治疗的严重疾病（如乳糜泻、哮喘）相关。平均初潮年龄的标准差也有所下降，这表明处于弱势地位的人群中，那些非常晚熟的女性数量有所减少[31]。如果要明确微妙的长期趋势中涉及的各种因素，需要进一步的长期研究，并在营养和健康最优的地区采用更新的方法[32]。值得注意的是，在欧洲的某些地区出现了一种相反的长期趋势，导致初潮年龄推迟。这被归因于生理和心理压力的复苏，正如在以前的时代（如第二次世界大战）所看到的那样[32]。

从 20 世纪后期的横断面和纵向数据来看，包括种族影响在内，美国的长期趋势正在复苏[33, 34]。根据 1973 年美国国家卫生统计中心国家卫生教育研究，美国初潮的中位数年龄为 12.8 岁，NHANES Ⅲ（1988—1994）的数据表明当时的中位数年龄为 12.43 岁，比 1973 年提前了 0.37 年[35]。在 Bogalusa 心脏研究的 20 年期间，非洲裔美国女孩的初潮年龄中位数下降了大约 9.5 个月，而白种人女孩的初潮年龄中位数下降了 2 个月[36]，出现了 4 个月的差异。在 Bogalusa 研究中，5—9 岁的非洲裔美国女孩身材更高，体重更重，这些因素可以预测 11 岁前的初潮。在青春期的前三个阶段，与同龄的美国白种人女孩相比，非洲裔美国女孩的第二性征发育更早，而且她们的骨龄也更大；这可

能与非洲裔美国女孩肥胖发病率较高及种族特异性遗传因素相关[37-39]。

肥胖被定义为体重指数（BMI，即以千克为单位的体重除以米为单位的身高的平方）等于或超过年龄的第95百分位，超重被CDC定义为BMI等于或大于年龄的第85百分位。许多研究报道了儿童肥胖和超重的流行对初潮年龄的影响[40,41]。初潮年龄或青春期其他阶段与BMI或其他反映肥胖的因素之间呈负相关[42,43]。如果20世纪70年代的人口BMI范围与20世纪90年代相同，那么20世纪70年代的预计初潮年龄也将与20世纪90年代相同[44]。如果女孩在8—10岁青春期发育或乳房提早发育，其超重或肥胖的发生率也较高[45]。对美国不同种族男孩青春期开始年龄的研究表明，根据指标和种族群体，启动年龄提前在6月龄—2岁[46]。除了体重指数低于15%的青春期发育延迟外，这些男孩没有像其他研究中发现的女孩那样受超重或肥胖的影响。

纵向研究在美国是有局限性的，但在评价一个长期的趋势非常重要。国家心肺血液研究所（National Heart,Lung,and Blood Institute，NHLBI）在一项生长和健康纵向研究中从9岁或10岁开始对1266名白种人和1313名非洲裔美国女孩进行了10年或更长时间的随访。最近对该研究中的1239名女孩进行的一份样本报告指出，10.4%的白种人、23.4%的非西班牙裔黑种人和14.9%的西班牙裔女孩在7岁时达到了乳腺发育2期；18.3%、42.9%和30.9%的相应人群，分别在8岁时进入乳腺发育2期，比10～30年前的数据提前。在1155名女孩的样本中，白人初潮的平均年龄为12.7岁，非裔美国人为12.1岁；体重、体重指数和初潮年龄之间存在直接关系[38]。在这些女孩中，51.6%青春期启动只有一种表现。首先经历乳腺发育（即乳腺初现）而不是阴毛初现的女孩（即肾上腺功能初现），月经初潮年龄较早（12.6岁 vs. 13.1岁）；这与更高的BMI和体重相关，而那些表现出肾上腺功能初现的女孩则不是这样[47]。这些发现支持NHANES Ⅲ的分析，即乳房发育较早的女孩在初潮时的BMI值高于那些肾上腺功能初现的女孩[48]。

美国国家青少年健康追踪研究中，非洲裔女孩在11岁前初潮的可能性是欧裔美国人女孩的1.55倍[49]，墨西哥裔美国人是欧裔美国人女孩的1.76倍。亚洲人成熟年龄晚于14岁的可能性比白种人高1.65倍。初潮较早的女性超重的可能性是其他女性的2倍，而非裔美国女孩如果在11岁前初潮，超重的风险会增加2.57倍。在月经初潮过早的非裔美国人中，57.5%的体重指数高于第85百分位，32.5%的体重指数高于第95百分位。一项对180名青春期发育过早女孩的纵向研究表明，她们的青春期发育在5—9岁，5岁时体脂百分比较高；7岁时体脂百分比较高、BMI百分比较高或腰围较大；5—9岁时体脂百分比增加较多；7—9岁时腰围增加较多[50]。

过去的40年里，在Fels随访研究的白种人受试者中，即使体重指数在增加，但她们的月经初潮年龄相对稳定，两者之间没有显著的关系。初潮较早的受试者在初潮后BMI有增加的趋势[51]，这表明体重增加似乎是初潮年龄的结果，而不是决定因素，BMI和初潮平均年龄的长期变化可能是独立的现象。在一项较短的纵向研究中，初潮后的数年内，体重指数、腰围、臀围和血清LH、雄烯二酮、睾酮和DHEAS水平均立即有所上升[52]。

国际数据支持BMI对青春期的影响，青春期发育过早造成儿童时期的高身材，但并不会导致成人终身高的增高[53]。对丹麦儿童进行的纵向研究显示，与1991年相比，2006年的儿童乳房发育较早（估计平均年龄为9.86岁，而1991年为10.88岁），初潮年龄（13.42岁，而1991年为13.13岁）更迟，这不能用BMI来解释，甚至不能用促性腺激素的差异来解释，表明其他因素起了作用[54]。

2. 发展中国家　在世界上营养状况欠佳的地区，社会经济条件、营养、能量消耗、健康状况和青春期之间的相互作用尤为重要，在那些营养状况改善最快的地区，如瓦哈卡、格陵兰岛或韩国，初潮年龄下降得更快。在生活水平没有变化的地方，初潮年龄更为稳定。在南美洲和非洲，一些农村儿童比城市儿童生活得更好，青春期更早，身材更高，这表明在拥挤的城市中心存在不利的健康和营养状况的趋势。全世界营养不良的人月经初潮年龄较晚[55]。

总体而言，这些报道表明，生活在最困难条件下、社会经济地位有所改善的人群初潮年龄明显下降。一旦达到最低营养状况或健康状况，社会经济地位对初潮年龄的影响就会被最小化或消除，但BMI增加可以进一步降低初潮年龄。然而，还有其他因素，尤其是环境因素，被认为会影响月经初潮的年龄，而这些因素可能并没有对月经初潮的年龄产生那么大的影响。

3. 影响青春期和初潮年龄的因素　饮食结构和饮食中的热量可能与初潮年龄相关[56]。哈佛大学对儿童健康和发育的前瞻性纵向研究发现，女孩在3—5岁时，如果身高较高，食用动物蛋白较多，植物蛋白较少，她们的初潮年龄就会更早；如果在1—2岁时摄入较高的脂肪膳食，在6—8岁时摄入较高的动物蛋白，她们的生长速度会更早达峰。如果在生长高峰前2年摄入更多的热量和动物蛋白，为控制体型，则身高增长速率峰值（peak height velocity，PHV）会增加。在德国和英国，高动物蛋白质量的摄入和低龄月经初潮的相关性得到了证实[57,58]。在46个国家的比较中得到证实，高纤维膳食的摄入和初潮年龄之间呈正相关[59]。一项纵向研究表明，摄入较高异黄酮的女孩青春期较晚，PHV 较低，表明青春期前高膳食纤维可以降低乳腺癌的风险[60]。另一方面，终身素食并不影响初潮年龄[61]，对于 LDL-C 升高的 8—10 岁的健康青春期前儿童，低脂饮食对月经初潮年龄或青春期进展没有影响[62]。植物雌激素（黄酮醇而非木质素）的摄入会延缓乳房发育，特别是在体重指数较低的女孩中[63, 64]。

初潮年龄的另一个影响因素是母体环境。由母亲糖尿病或肥胖引起的巨大儿与儿童期 BMI 升高有关，而 BMI 升高本身与青春期和初潮提前有关。根据护士健康研究 Ⅱ 的数据，妊娠期间体重增加或减少同样会降低初潮年龄[65]。母亲大量吸烟而不是吸食大麻会导致后代男性青春期提前，但对女性青春期没有影响[66]。女儿初潮和青春期较晚与母亲喝茶而不喝咖啡有关。母亲在妊娠期间多运动，其女儿的月经初潮会有一定程度的延迟[67]。

(1) 压力与青春期：旨在解释对青春期年龄产生影响的生活史理论，涉及能量学、压力抑制、社会心理加速、父亲投入和儿童发育，其中每一项都可能对青春期发育的时间和进展产生不同影响[68]。这种方法承认了一个事实，即进化优化了有限资源的配置，以最大限度地提高适应性，并允许繁殖成功[69]。

压力可以增加或减少月经初潮的年龄。然而，有证据表明，父亲缺失或父母教育程度较低会增加初潮提前的可能性。然而有证据表明，在这种情况下，父亲缺失之前暴露于父亲的精神病理学可能是致病因素[70]。战争增加了男孩变声的年龄（例如，1727—1749 年奥地利继位战争期间巴赫的合唱团），在第二次世界大战期间和最近在前南斯拉夫的敌对行动期间，初潮年龄增加了[71]。在一项大型的美国全国研究中，与对照人群相比，性虐待与早熟和初潮提前有关，尽管这种情况下很难消除家庭功能障碍的影响[72]。在英国的一项大型研究中，各种类型的儿童虐待与青春期和月经初潮延迟有关，在这一队列研究中，性虐待导致了月经初潮提前或推迟[73]。

(2) 遗传对青春期和初潮的影响：即使在社会经济因素稳定的情况下，不同国家达到青春期阶段的年龄仍然存在差异；例如，日本男孩睾丸大小的变化比瑞士男孩早 1 年左右[74]。当社会经济和环境因素带来良好的营养、健康和婴儿保健时，正常儿童青春期开始的年龄 60%～80% 似乎是由遗传因素决定的[31]。

遗传因素在青春期启动中所起的重要作用可以通过种族成员和父母子女、兄弟姐妹或双胞胎的初潮年龄相似来说明[75, 76]。如果只有遗传因素起作用，那么母女初潮相关性模式性理论上应该等于姐妹初潮年龄模式，但是姐妹相关性高于母女相关性，说明环境影响必然提供遗传因素之外的额外影响，长期趋势和营养因素可能包括在内。

与异卵双胞胎相比，同卵双胞胎的青春期发育和月经初潮年龄的一致性更接近，支持遗传因素的影响。一起抚养的同卵双胞胎月经初潮的年龄比分开抚养的同卵双胞胎更相似，而异卵双胞胎在一起抚养时与同卵双胞胎中的任何一个都不相似，这表明环境对遗传因素的影响。一些双胞胎研究表明，附加遗传因素占女孩青春期年龄变异的 96% 和男孩变异的 88%（尽管来自美国、澳大利亚、英国、芬兰和挪威的其他来源发现遗传效应占差异的 50%～80%），其余来自共同和非共同的环境影响[77, 78]。

一项对 180 对双胞胎（其中 132 对同卵双胞胎和 48 对异卵双胞胎）进行的大型研究表明，DHEAS 水平和青春期发育具有较高的遗传性，在同卵双胞胎中更高[79]。

GWAS 技术解决了青春期和生长的遗传控制这一极其复杂的问题。rs7759938（LIN28B）上 6q21（T）附近的等位基因与青春期提前、青春期前儿童矮身材、初潮年龄相关[80, 81]。对 17 510 名女性 GWAS 数据的 Meta 分析显示，与初潮年龄 $\times 10^{-9}$ 相关的最强信号，其中最近的基因包括 TMEM38B、FKTN、FSD1L、TAL2 和 ZNF462，其次是 LIN28B 基因附近的最强信号（rs7759938；$P=7.0 \times 10^{-9}$），这也影响成人终身高和癌症风险[82]。包含数千名欧洲个体的研究表明，男性及女性 MKL2（$P=8.9 \times 10^{-9}$）上游基因位点与青春期提前、青春期生长减少（$P=4.6 \times 10^{-5}$）和成年身材矮小（$P=7.5 \times 10^{-6}$）相关联[83]。MAPK3、PXMP3 和 VGLL3 附近的变异将青春期前身高较高与初潮提前联系起来，ADCY3-POMC 附近的变异与 BMI 增加、青春期生长缓慢和青春期提前有关[83]。

GnRH-I 及其受体（GnRHR）基因与初潮年龄仅中度相关[84]。ERα 基因（ESR1）的 LEP1875、XbaI 和 PvuII 基因多态性，母亲生产年龄（>30 岁或<30 岁）与初潮年龄相关[85, 86]。参与雌激素形成的 CYP17 高活性等位基因、代谢雌二醇的 CYP1A2 和 CYP1B1 高活性等位基因与青春期无关[87]。而 CYP3A4*1B/1B 高活性的正常等位基因女孩青春期年龄更早。CYP3 基因 rs10235235 变异与月经初潮年龄在 15 岁或以上的女性乳腺癌风险降低相关，但与月经初潮年龄在 11 岁以下的女性无关[88]。SHBG 基因中 TAAAA 重复次数较长（>8 次）的女孩，其月经初潮年龄比重复次数较少的女孩晚[89]。一项 GWAS 研究表明，常见的遗传变异对女孩青春期提前的影响大于对青春期延迟的影响，而对男孩青春期推迟的影响大于对青春期提前的影响。这可能解释了为什么女孩的性早熟更可能是特发性而不是器质性的，而男孩的青春期延迟更可能是体质性的[90]。这项研究还发现，无论体重指数如何，青春期提前与女性患乳腺癌、卵巢癌和子宫内膜癌的风险较高相关。

（3）癌症和青春期年龄：关于青春期和前列腺癌的研究数据存在分歧。之前的研究表明，青春期提前的男性患前列腺癌的风险增加。这在一项对 2927 例前列腺癌病例的研究中得到证实，该研究发现青春期开始较迟导致前列腺癌的风险降低，尤其是侵袭性类型，包含 757 名男性的另一项研究也得到证实[91]。在一项针对 1088 例前列腺癌患者的研究中出现了矛盾的结果，该研究表明，如果青春期在 15 岁之后开始，则青春期延迟一年罹患前列腺癌的风险增加 6%，OR 为 1.35[92]。

基因对男孩睾丸发育的起始年龄也有影响。丹麦和智利男童的 FSHβ 生成（FSHβ c.-211G＞T）发生遗传变异时，青春期开始时间较晚；而 FSH 受体敏感性（FSHR c.-29G＞A）的遗传变异进一步增强了这一改变[93]。与 BMI 的影响相比，基因修饰解释了 1.5%～1.7% 的变异，这解释了智利男孩 7.2% 的变异和丹麦男孩 17.2% 的变异。

（4）其他因素：在 3000 名美国大学生队列研究中观察了月经初潮的季节性。1970 年以后出生的人的初潮年龄更早，并且在 7 月出现更明显的频率峰值。推测影响月经初潮季节性的因素包括压力和光周期[94]。在秘鲁，青春期开始于较晚的年龄，即使营养状况相似，高海拔地区的青春期发育持续时间也比低海拔地区要长。欧洲的初潮年龄从北到南呈递减趋势[25]，这可能是环境因素或遗传影响的结果[31]。

（二）青春期早期合并症

许多国际研究表明，初潮年龄越早，患乳腺癌的风险越大，初潮年龄每提前一年其患乳腺癌的风险就会增加 1.050 倍（95%CI 1.044～1.057，$P<0.0001$）[95]。初潮年龄每延迟 1 年，绝经前乳腺癌的风险降低 9%，绝经后乳腺癌的风险降低 4%[96]。生育功能持续时间较长增加乳腺癌风险的这一趋势更多是由于初潮较早而不是绝经较晚，其他研究也发现了这一趋势。在疾病不一致的同卵双胞胎中，患有癌症的那一位回忆其青春期更早；在疾病一致的双胞胎中，月经初潮较早的那一位被诊断为乳腺癌也较早[97]。乳腺癌女性在儿童期更高、更瘦，在 4—7 岁和 11—15 岁时身高增长速度加快。较高的 BMI 增加这种风险。这些变量在初潮较早（年龄<12.5 岁）的女性中尤其显著[98]。值得注意的是，另一项针对 117 415 名女性的研究发现，出生体重增加、8 岁时身高、生长高峰过早、14 岁时身高较高、14 岁时 BMI 低是乳腺癌的独立危险因素，但对初潮的年龄没有影响[99]。然而，在另一项有 90 人的研究中，50% 的女性在 8 岁时体重增加似乎降低了患乳腺癌的风险[100]。

有间接证据表明，初潮较早与肝细胞癌的可能性增加相关。另外，初潮年龄较晚（>14 岁）与胶质瘤或非霍奇金淋巴瘤的风险增加有关[101, 102]。

来自白种人女性的 Fels 纵向研究的证据显示，自我报告的初潮年龄小于 11.9 岁的女孩（被归类为初潮提前，占样本的 23%）有不良心血管危险因素，如血压升高和糖耐量异常与身体成分无关[103]。在 Bogalusa 心脏研究的 461 名女性中，初潮年龄小于 11 岁的女性与初潮年龄超过 11 岁的女性相比，颈动脉内膜 - 中膜厚度增加[104]。

（三）全国青春期发展趋势

正常青春期发育的局限　NHES 招募了 12 岁的受试者；尽管它有助于确定正常青春期发育的上限，但该调查对青春期开始年龄的下限没有提供任何信息[37, 105]。一项纳入 9.5 岁白种人男孩和女孩的纵向研究（表 26-2 和表 26-3）对确定达到青春期阶段的平均年龄有很大帮助[106]；然而，这项研究开始得太晚，无法将较早进入青春期的正常儿童包括在内。有两项研究使用了 NHANES Ⅲ 的数据。一项研究发现，在 1623 名女孩中，非裔美国人、墨西哥裔美国人和欧裔美国人的 2 期乳房发育分别发生在 9.5 岁、9.8 岁和 10.3 岁，2 期阴毛发育分别发生在 9.5 岁、10.3 岁和 10.5 岁[107]。另一项研究报道，在 2145 名女孩的样本中，非洲裔美国人 2 期乳房发育的开始年龄为 9.5 岁，墨西哥裔美国人为 9.8 岁，欧裔美国人为 10.4 岁；欧裔美国人 2 期阴毛发育的开始年龄为 10.4 岁，非洲裔美国人为 9.4 岁，墨西哥裔美国人为 10.6 岁[108]。

因为 PROS 研究的年龄从 3 岁开始，到 12 岁结束，所以它排除了一部分进入青春期较晚的正常女孩，尽管概率统计方法可以估计事件，但只有一部分人群达到了事件发生[22]。这项研究因为抽样样本中的受试者与 NHANES 等全国性研究中考虑的许多因素不匹配而被质疑。前面纵向研究的标准差很低，在大多数情况下为 1.0 年或更短，而横断面研究 PROS 的标准差较大，约为 2 年。任何关于青春期的研究都将证明青春期启动年龄曲线上限的分布是有限度的，因为最严重的体质性青春期延迟的个体很少在 18 岁后自发进入青春期。青春期启动的正常年龄可能会向较早的年龄分布倾斜。

一项关于 NHANES 儿童青春期年龄的研究表明，在那些 BMI 值正常的人群中，只有不到 5% 的非西班牙裔白种人女性在 8 岁之前出现青春期体征，而 BMI 值正常的非西班牙裔黑种人和墨西哥裔美国女孩中 8 岁前出现青春期体征的比例为 12%～19%；非西班牙裔黑种人月经初潮的第 5 百分位数比非西班牙裔白种人受试者早 0.8 年[43]。虽然在所有民族中，在 BMI 值正常的 8 岁女童中，阴毛出现的比例高达 3%，但在少数民族中，阴毛出现的时间明显更早。与 BMI 值正常的女孩相比，BMI 值较高的女孩在 8—9.6 岁的乳房发育和 8—10.2 岁的阴毛早现的患病率显著增高。BMI 值升高的年轻女孩更早出现初潮。在 BMI 值正常的男

分 期			起始年龄		平均年龄	
			均 值	标准差	均 值	标准差
乳房发育分期	2 期	Roche 等（俄亥俄州）	11.2	0.7	11.3	1.1
		Herman-Giddens 等（美国） 非洲裔美国人	8.9	1.9		
		欧裔美国人	10.0	1.8		
	3 期	Roche 等（俄亥俄州）	12.0	1.0	12.5	1.5
		Herman-Giddens 等（美国） 非洲裔美国人	10.2	1.4		
		欧裔美国人	11.3	1.4		
	4 期	Roche 等（俄亥俄州）	12.4	0.9		
Tanner 阴毛分期	Tanner2 期	Roche 等（俄亥俄州）	11.0	0.5		
		Herman-Giddens 等（美国） 非洲裔美国人	8.8	2.0		
		欧裔美国人	10.5	1.7		
	Tanner3 期	Roche 等（俄亥俄州）	11.8	1.0		
		Herman-Giddens 等（美国） 非洲裔美国人	10.4	1.6		
		欧裔美国人	11.5	1.2		
	Tanner4 期	Roche 等（俄亥俄州）	12.4	0.8		
月经初潮	Herman-Giddes 等（美国）	非洲裔美国人	12.2	1.2		
		欧裔美国人	12.9	1.2		
	月经百分比		11 岁		12 岁	
		非洲裔美国人	27.9%[a]		62.1%	
		欧裔美国人	13.4%[b]		35.2%	
腋毛起始 2 期	非洲裔美国人		10.1 ± 2.0			
	欧裔美国人		11.8 ± 1.9			

表 26–2　女性性成熟阶段时间的描述性统计

a. 非裔美国女孩比欧裔美国人女孩早 1～1.5 年进入青春期，并且比欧裔美国人女孩早 8.5 个月开始月经初潮

引自 Roche AF, Weilens R, Attie KM, et al. The timing of sexual maturation in a group of US white youths. *J Pediatr Endocrinol.* 1995; 8: 11–18; Herman-Giddens ME, Slora EJ, Wasserman RC, et al. Secondary sexual characteristics and menses in young girls seen in office practice: a study from the Pediatric Research in Office Settings network. *Pediatrics.* 1997; 99: 505-512.

孩中，10 岁前出现阴毛的比例不到 2%。研究人员得出结论，BMI 值正常的女孩在 8 岁前的青春期发育是过早的。这些数据支持对 NHANES Ⅲ 的其他分析，其中体重最重的女孩往往在阴毛出现前有乳房发育，而最重的男孩在性腺初现前有阴毛出现[48]。

最新且规模最大的多种族和民族研究对 4131 名 6—16 岁的美国男孩进行了方便抽样调查，发现非西班牙裔白种人男孩的 Tanner2 期生殖器发育的平均年龄为 10.14 岁，非裔美国男孩为 9.14 岁，西班牙裔男孩为 10.04 岁。2 期阴毛的年龄分别为 11.47 岁、10.25 岁和 11.43 岁。睾丸容量大于 3ml 的白种人男孩的平均年龄为 9.95 岁，非裔美国男孩为 9.71 岁，西班牙男孩为 9.63 岁；大于 4ml 的年龄分别为 11.46 岁、11.75 岁和 11.29 岁[46]。

表26-3 白种人男性性成熟阶段时间的描述性统计（俄亥俄州）

分 期		初始年龄		年龄阶段	
		均 值	标准差	均 值	标准差
生殖器分期	2	11.2	0.7	11.3	1.0
	3	12.1	0.8	12.6	1.0
	4	13.5	0.7	14.5	1.1
	5	14.3	1.1	—	—
阴毛分期	2	11.2	0.8	11.3	0.9
	3	12.1	1.0	12.4	1.0
	4	13.4	0.9	13.7	0.9
	5	14.3	0.8	14.8	1.0
	6	15.3	0.8	—	—

引自 Roche AF, Wellens R, Attie KM, et al. The timing of sexual maturation in a group of US white youths. *J Pediatr Endocrinol*. 1995; 8: 11-18.

体重会影响男孩青春期的启动，但不是线性的。超重男孩比正常体重男孩更早进入青春期，而肥胖男孩更晚进入青春期[109]。

西班牙研究人员证明，正常女孩越早进入青春期，初潮前的青春期持续时间越长。在其中一项研究中，9岁、10岁、11岁、12岁和13岁开始青春期的女孩分别在2.77年、2.27年、1.78年、1.44年和0.65年后经历了初潮，显示出一种正常化的趋势，使初潮年龄在整个群体中相对稳定[110]。这些数据可能表明，提前进入青春期的第一个阶段可能不会对初潮的年龄产生重大影响。这与荷兰和瑞典的男孩和女孩从青春期开始到结束所需要的时间缩短形成对比[31]。

总之，数据表明，不管社会经济状况如何，非裔美国女孩比欧裔美国人女孩发育得更早。有证据表明，儿童期BMI值上升与青春期提前成熟有关，这可能解释了这些种族群体之间年龄差异增加的部分原因。环境干扰物也可能发挥作用。虽然有证据表明初潮提前，但由于研究的年龄不同，并且过去几十年缺乏可比性研究，这些数据无法支持女孩青春期提前而BMI未增加的长期趋势[34,111]。

美国尚缺乏一项全面、大型、纵向的研究，这项研究要开始得足够早，以包括最年轻的正常青春期受试者，持续时间足够长，以包括最年长的受试者，并且研究将基于直接体格检查而不只是观察。这样的研究必须在种族方面进行平衡，设计者必须使用美国某种族人口的预测增长来避免我们现在的困境，因为我们只是回顾性研究，并试图在没有来自不同族群的充分数据的情况下就长期趋势得出了结论[34]。

从所有纵向数据和部分横断面数据来看，我们可以认为男孩青春期开始的平均年龄为11岁，正常范围为9—14岁[106]。一些正常的男孩，尤其是非洲裔美国男孩，可能会在8—9岁进入青春期或肾上腺功能初现。必须考虑BMI的影响。肥胖男孩通常会提前进入青春期，尤其是当存在*MCR4*突变时，但肥胖也与青春期延迟有关。

美国女孩青春期发育正常变化的指南是有争议的。在横断面、抽样样本研究中，欧裔美国人女孩在6岁时乳房发育为2期占比为3%，7岁时为5%，而非洲裔美国人6岁时乳房发育为2期占比为6.4%，而7岁为15.4%。非裔美国女孩的青春期发育提前约1年，尽管在横断面研究中她们的初潮平均年龄仅相差8.5个月（非裔美国人为12.2岁，欧裔美国人为12.9个月）。我们可以结合这些发现，将欧裔美国人女孩7—13岁和非洲裔美国女孩6—13岁的年龄范围设定为正常青春期范围。然而，发育提前的一些女孩可能具有MKRN3失活突变，可能是家族性的；但目前只能在实验室研究中进行检测，将来可能会用于临床诊断。

这些指南有助于决定哪些青春期提前的儿童适合进行昂贵的诊断测试并考虑长期治疗，因为过去几年，许多似乎有轻度性早熟的儿童现在可能被认为是正常变化。我们强调家族史、第二性征发育的速度、生长速度、是否存在中枢神经系统或其他类型的疾病，必须纳入评估儿童的决策。我们在本书的前几版中推荐了这些观点，Lawson Wilkins儿科内分泌学会的药物和治疗学和执行委员会支持对欧裔美国人女孩的正常青春期开始年龄下限（7岁）和非裔美国女孩的正常青春期开始年龄下限（6 岁）进行修订，而对目前的男孩评估指南没有改变，因为该指南针对的是那些在 9 岁之前就有青春期发育体征的男孩[112]。

几项研究表明，如果遵循新指南，可能会漏诊严重的内分泌疾病[113-115]。根据所有这些研究，我们可以推断，如果检查医生寻找疾病的体征和症状，而不是仅仅依靠年龄标准，那么只有不到 10% 的真正的性早熟会被漏诊。在这些病例中，有些（可能是很多）会非常轻微，以至于不需要干预，可能代表正常的变化。来自欧洲的一项多国研究表明，中枢神经系统 MRI 用于诊断性早熟的有效指征是 6 岁之前的女孩青春期启动，这与我们的建议一致，并且雌二醇值高于中枢性性早熟（central precocious puberty，CPP）女孩的第 45 百分位（在实验室进行诊断测试），这是一项新标准[116]。

青春期发育的变化并不表现为青春期 LH 值升高。例如，伴有骨龄提前和生长加速而没有 LH 升高的早期乳房发育可被描述为"乳腺发育变异"[117] 或"青春期早期正常变异"[118]。这些分类在文献中没有明确解释。肥胖女孩可能局部产生雌激素导致乳腺发育而 LH 并不升高，但一些研究，特别是来自丹麦的研究表明，乳腺发育不伴有 LH 升高的女孩，其 BMI 值也并没有升高。

四、青春期的第二性征和生理变化

（一）女性发育

在女性身上会出现两种截然不同的现象。乳房及其修饰的顶泌腺的发育主要受卵巢分泌的雌激素控制（图 26-5），阴毛和腋毛的生长（图 26-6）主要受肾上腺皮质和卵巢分泌的雄激素的影响。改变正常乳房发育的环境毒物（如内分泌干扰物）导致啮齿类动物发生乳腺癌，并且这种关系被假定发生在暴露于内分泌干扰化学物质的女孩身上，特别是早期发育的女孩[119]。芳香化酶存在于脂肪组织中，多余脂肪产生的雌激素可能会刺激肥胖女孩乳房早期发育。围青春期肥胖女孩的雄激素水平也升高，尤其是在青春期开始前和青春期早期，与非肥胖女孩相比，LH 分泌减少[120, 121]。

Tanner 描述的乳房发育的五个阶段是最广泛使用的分期机制（图 26-5）。最初的乳房发育可能是几个月的单侧发育，会引起女孩或父母的毫无根据的担忧。对这种正常变异进行不必要的手术活检，超声检查可能会预先排除对乳腺癌毫无根据的担忧。如果担心青春期发生乳腺癌（罕见事件），则建议进行超声评估，因为这一阶段的组织是致密的。无论雌激素刺激水平如何，遗传性或偶发性乳房发育不全都不会导致腺体或脂肪增大。处女性乳房肥大是青春期开始时乳房体积急剧快速增加，这种情况很少见，但部分归因于对雌激素作用的敏感性增加或局部雌激素合成和生长因子增加。

乳头直径的变化是连续的，并与青春期发育阶段有关[122]。乳头直径（3～4mm）在阴毛 1～3 期或乳房发育 1～3 期间不会增加太多，但在乳房 3 期后显著增加，这为区分第 4 期和第 5 期发育（最终直径约 9mm）提供了一种客观的方法。

正常女孩的乳房发育通常与阴毛发育同步发生，但由于控制这两个过程的内分泌器官不同，可能会出现不一致。因此，乳房和阴毛的发育阶段应该独立分期评估，以获得最大的准确性（图 26-7 和表 26-2）。

阴道黏膜在青春期前呈淡红色、光泽的外观，随着内膜细胞的形成，黏膜变厚变暗，呈粉红色外观；月经初潮前的几个月，由于雌激素的作用，透明或白色分泌物增加。在这个阶段，女孩可能会注意到内裤上有浅色分泌物。由于阴道菌群中乳酸杆菌产生的乳酸增加，阴道 PH 随着初潮的临近而降低。阴道长度从青春期开始时的约 8cm 增加到初潮时的 11cm。出现大阴唇和小阴唇增厚、突出和皱褶。脂肪堆积在阴阜处，大阴唇的外观变得皱褶。偶尔，一侧或两侧的小阴唇会增大到足以提示肿瘤；儿童不对称大阴唇增大是青春期前或青春期早期的一种疾病[124]。阴蒂略大，尿道开口更明显。正常女性青春期前生殖器的照片图谱是可用的，其中包括处女膜开口外观变异的标准；这些信息在评估疑似虐待儿童的受害者时是无价的。

1. 卵巢发育 胎儿卵巢中的生殖细胞群在妊娠 16～20 周时达到峰值。原始卵泡在胎儿期 20 周开始出现，随后是初级卵泡。它们构成个体终身卵泡的储备，随着发育和年龄的增长而减少[125]。在妊娠中期人类胎儿卵巢中未检测到 FSH 受体，胎儿垂体 FSH 不是卵原细胞增殖、卵母细胞分化或原始卵泡形成所必需的[126]。在胎儿期和儿童期，卵泡会生长到大腔卵泡期，但在初潮之前，所有发育中的卵泡都注定要经历闭锁（图 26-8）。青春期前很少出现大的排卵前卵泡。

青春期前卵巢超声表现随促性腺激素脉冲式分泌而改变，多囊性表现为直径至少为 4mm 的卵泡超过 6 个；这种外观不同于多囊卵巢综合征。在青春期前，超声检查显示卵巢体积为 0.2～1.6ml，青春期开始后体积增加到 2.8～15ml。高个女孩的卵巢体积比普通身高的女孩大。

在雌二醇、孕酮、GH[127] 和 IGF-1 的影响下，子宫一直生长到 16 岁。超声检查（图 26-9）表明，在青春期进展过程中，子宫体增大，从最初的管状结构变为球状结构；子宫长度从 2～3cm 增加到 5～8cm，体积从 0.4～1.6ml 增加到 3～15ml[128]。在 128 例的特纳综合征、儿童期接受放射治疗、HOX 和 WNT 基因表达异常的患者中发现子宫体积缩小，母亲吸烟会使青春期子宫变小。较小的子宫与流产和着床失败的风

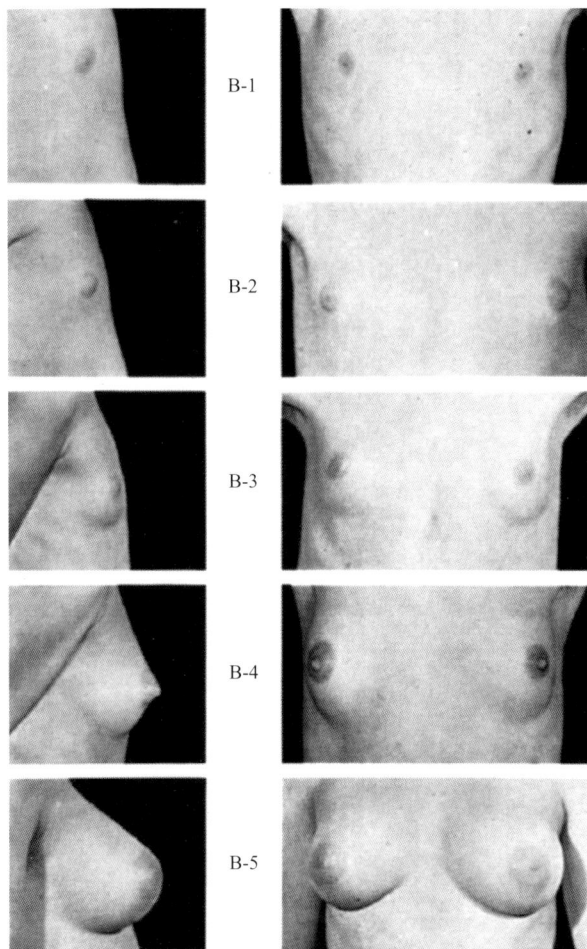

▲ 图 26-5 根据 Marshall 和 Tanner（1969）的乳房发育阶段

第1阶段：青春期前期，仅有乳头突起。第2阶段：乳芽期，乳房和乳头突起明显，呈小丘状，乳晕直径增大。第3阶段：乳房和乳晕进一步增大，两者没有明显分界。第4阶段：乳晕和乳头突出，形成一个高于乳房水平的小山包，乳房继续扩大。第5阶段：成熟期，仅乳头的突出，乳晕融合在乳房的轮廓中（引自 Van Wieringen JD, Wafelbakker F, Verbrugge HP, et al. *Growth Diagrams 1965 Netherlands: Second National Survey on 0-24 Year Olds.* Netherlands Institute for Preventative Medicine TNO. Groningen, The Netherlands:Wolters-Noordhoff; 1971.Additional data from Marshall WA, Tanner JM.Variations in pattern of pubertal changes in girls. *Arch Dis Child.* 1969; 44:291-303.）

险增加有关。

建议进行子宫超声检查以帮助临床医生区分乳房早发育和性早熟。彩色多普勒超声检查可提高性早熟诊断的准确性，并可与乳房早发育相鉴别。一项多普勒研究表明，在 CPP 的女孩中，确定子宫动脉阻抗最低[129]。

子宫内膜异位症被认为是一种雌激素依赖性疾病，然而在初潮前的女孩中也有报道。有人提出，其引发慢性腹痛的原因比以前所认知的更常见。对早发

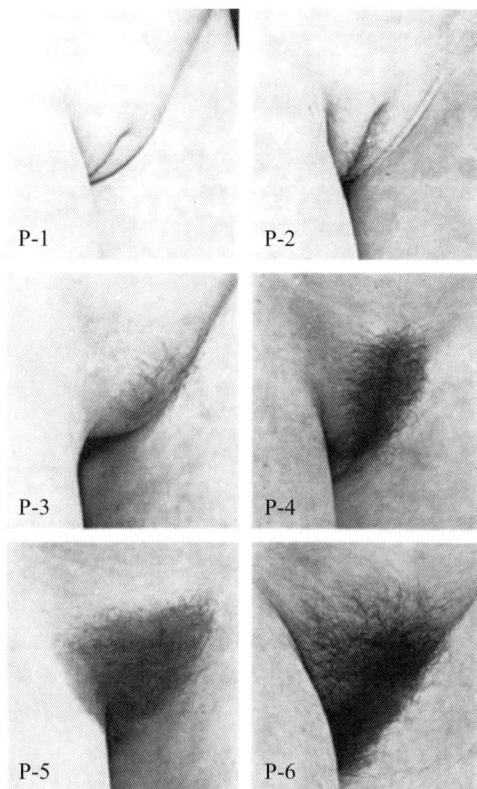

▲ 图 26-6 根据 Marshall 和 Tanner（1969）的女性阴毛发育阶段

第1阶段：青春期前，阴阜上的毫毛和腹前壁上的没有区别，无阴毛生长。第2阶段：主要沿阴唇生长，长而稀疏、略带色素的绒毛，呈直发或轻微卷曲，很难在照片上看到。第3阶段：毛发颜色加深、增粗、卷曲，稀疏地散布在阴阜的交界处。第4阶段：毛发是成人型，但它所覆盖的面积仍然比大多数成人要小得多，未达到大腿内侧面。第5阶段：毛发在数量和类型上都已成熟，呈典型的女性倒三角分布，延伸到大腿的内侧面，但没有延伸到白线或倒三角形底部以上的其他部位（引自 Van Wieringen JD, Wafelbakker F, Verbrugge HP, et al. *Growth Diagrams 1965 Netherlands: Second National Survey on 0-24 Year Olds.* Netherlands Institute for Preventative Medicine TNO. Groningen, The Netherlands:Wolters-Noordhoff; 1971. Additional data from Marshall WA, Tanner JM. Variations in pattern of pubertal changes in girls. *Arch Dis Child.* 1969; 44:291-303.）

性子宫内膜异位症原因的解释可能是残余米勒管引起的[130]。

2. 初潮和少女受孕 初潮通常发生在第二和第一远端指骨骨骺融合和籽骨出现之前或之后的 6 个月；在大多数情况下，这对应于 Tanner 分期 4 期。初潮的第 95 百分位是 14.5 岁，尽管许多教科书将原发性闭经定义为 16 岁时尚未初潮。重新考虑女性青春期开始的年龄可能会导致重新定义原发性闭经。初潮后的前几年无排卵周期是常见的。据报道，初潮后的前 2 年无排卵率为 55%，到第 5 年减少到 20%；也有人观察到初潮后不久和初潮后 5 年的排卵次数较低。由于

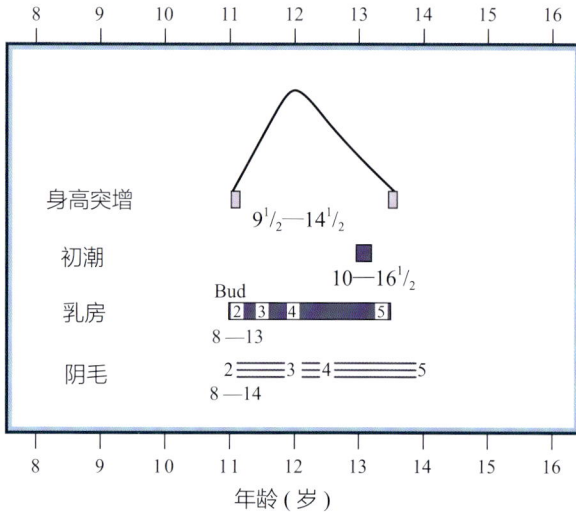

▲ 图 26-7 女性青春期事件的顺序。男性青春期事件顺序图

平均数是相对于年龄尺度来表示的，下面的数字表示发生某些变化的年龄范围。年龄来自 40 年前的英国女孩，因此变化的顺序，而年龄不是重要因素（引自 Marshall WA, Tanner JM. Variations in pattern of pubertal changes in girls. *Arch Dis Child.* 1969; 44: 291-303.）

PCOS 的高患病率，尚不清楚延迟的规律性在多大程度上是 PCOS 或正常变异的早期迹象。

（二）男性发育

阴茎的生长和成熟通常与阴毛发育密切相关，因为这两个特征都是由雄激素调控。然而，阴毛发育和生殖器发育的分期应独立确定，因为不一致的分期可能为肾上腺或睾丸的潜在疾病状态提供了线索（图 26-10 和图 26-11，表 26-3）。

睾丸的生长通常是男性青春期发育的第一个体征，大约在女孩乳房发育的平均实足年龄后 6 个月开始（图 26-4）。青春期睾丸增大是指睾丸纵向测量 >2.5cm（不包括附睾）或体积 >3ml。睾丸体积指数 [（右睾丸长 × 宽）+（左睾丸长 × 宽）/2] 和睾丸体积，通过将睾丸与已知体积的椭圆形的睾丸测定计进行比较来测量，与青春期各阶段相关[131, 132]。一项长期研究支持在睾丸体积为 3ml 时增加 2a 阶段的评估，82% 达到 3ml 阶段的男孩在 6 个月内出现进一步的青春期进展[133]（表 26-4）。血清睾酮和计算出的游离睾酮的最显著变化发生在睾丸体积在 1~2ml、2~3ml、6~8ml、10~15ml 的过

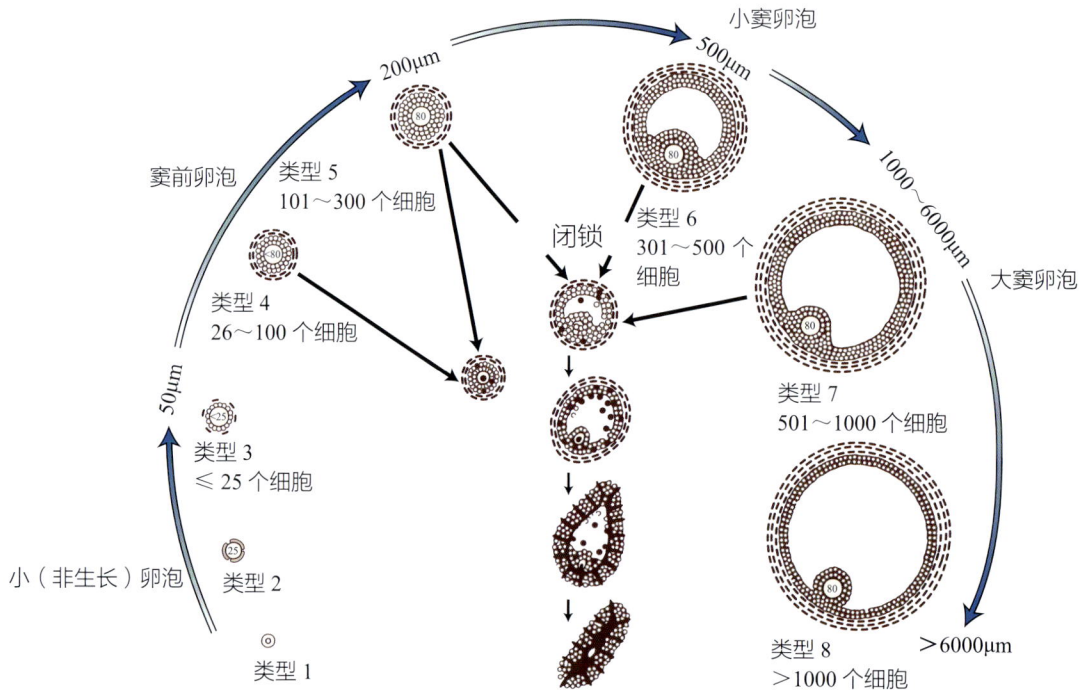

▲ 图 26-8 婴儿期和儿童期卵泡生长示意图

1 型（原始卵泡）和 2 型（初级卵泡）由一个小卵母细胞和少量至一圈扁平颗粒细胞组成。在前期的双线期（筑巢）阶段，初级卵泡是卵母细胞的主要形式，并构成卵泡生长的细胞库。3~5 型（窦前卵泡）是已进入生长期的卵泡；卵母细胞增大并被透明带包围，颗粒细胞数量增加并分化。卵母细胞的生长在窦前阶段结束时完成，卵泡大小的增加是由卵母细胞生长和液体积聚引起的。6~8 型代表窦卵泡，包含完全发育的卵母细胞、大量颗粒细胞、充满液体的腔和基底膜外发育良好的卵泡膜。没有大的排卵前卵泡（10 000~15 000μm）。卵泡生长和闭锁发生在整个儿童时期。所有进入生长期的卵泡都会闭锁，这可以发生在它们发育的任何阶段，但主要涉及大的窦卵泡（引自 Peters H, Byskov AG, Grinsted J. Follicular growth in fetal and prepubertal ovaries of humans and other primates. *Clin Endocrinol Metab.* 1978; 7:469-485.）

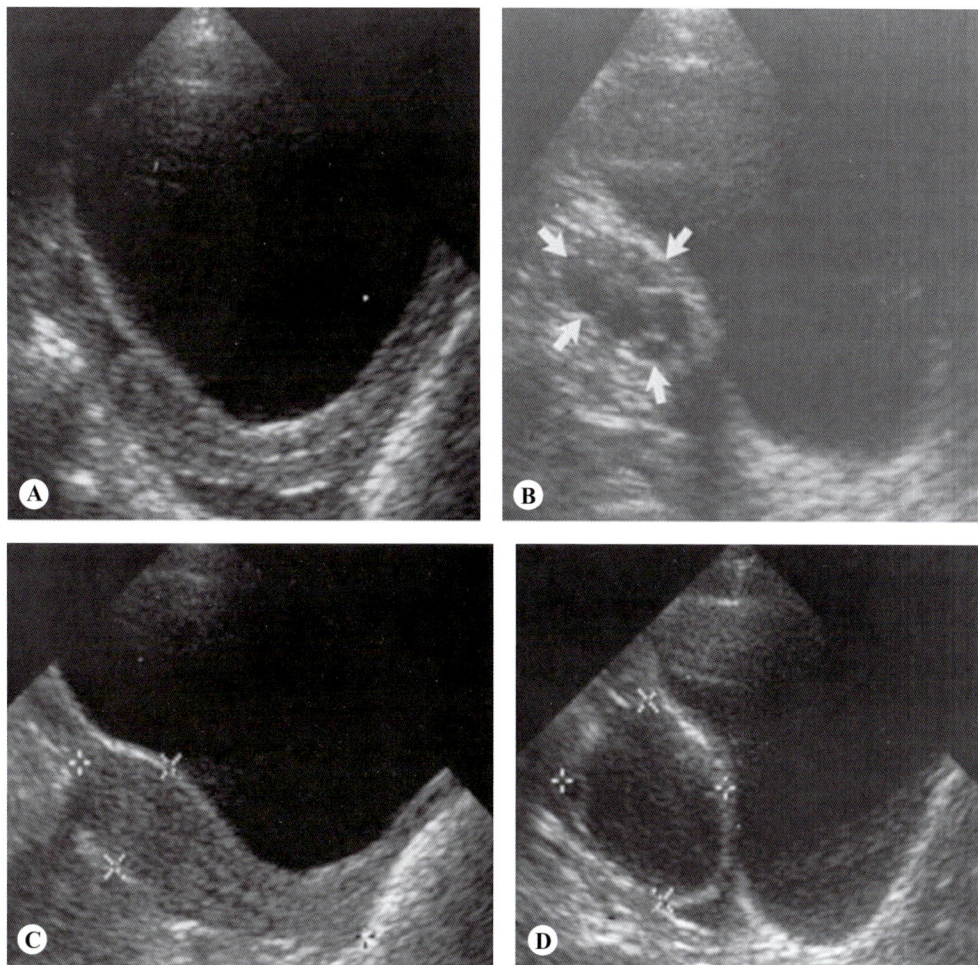

▲ 图 26-9 高分辨率盆腔超声检查

A. 青春期前的子宫；B. 青春期前卵巢显示四个小的囊性卵泡（箭）；C. 青春期初潮后子宫；D. 真正性早熟女孩的卵巢囊肿

渡期，表明青春期前 1 阶段（睾丸，1ml）、青春期前 2 阶段（睾丸，2ml）、青春期早期（睾丸，3～6ml）、青春期中期（睾丸，8～12ml）、青春期晚 1 期（睾丸，15～25ml，男孩未达到终身高）和晚 2 期（睾丸，15～25ml，男孩已达到终身高）[134]。右侧睾丸通常比左侧睾丸大，左侧睾丸在阴囊中的位置比右侧睾丸低。

阴茎应该在伸展和松弛状态下测量，因为个体之间未伸展阴茎的长度存在很大差异。勃起后组织（不包括包皮）的长度从青春期前的平均 6.2cm 增加到欧裔美国成人的 12.4±2.7cm。种族差异是明确的，非裔美国男性的平均值为 14.6cm，亚洲人的平均值为 10.6cm[135]。

与女孩一样，青春期男孩的乳晕直径也增加。当女性的乳晕直径发育明显超过男性发育，就进入性腺发育第 4 阶段，出现明显的两性分离。在男性乳腺发育中，乳晕直径明显增加高于正常值。

1. 青春期男性睾丸发育 睾丸在青春期前阶段是活跃的，尽管水平低于青春期发育阶段[136]。在青春期发育期间，睾丸的大小增加，主要是因为与精子发生活动和支持细胞有丝分裂相关的生精小管的生长，以及睾酮的产生增加（图 26-12 和表 26-5）。支持细胞是青春期前和青春期早期生精索中的主要细胞类型，但在成人中，生殖细胞占主导地位。在青春期的进展过程中，支持细胞停止有丝分裂，分化成成人型支持细胞，并随着血睾屏障的发育形成闭塞连接。尽管间质细胞存在于妊娠早期和新生儿睾酮分泌期，但在儿童期，间质组织主要由未分化间充质细胞组成。随着青春期发育和血清 LH 水平升高，出现成人型间质细胞（表 26-6）。研究表明，间质细胞成熟的三个阶段与睾酮生成增加的年龄相对应：胎儿 14～18 周、出生后 2～3 个月、青春期至成年期[137]。从儿童期到青春期，精囊会逐渐增大，可容纳 3.4～4.5ml 精液，占精液的 70%。男孩的睾丸平均血流量增加到成人值（多普勒超声测量），睾丸体积大于 4ml。

睾丸大小一般以最长直径测量，不包括附睾，或

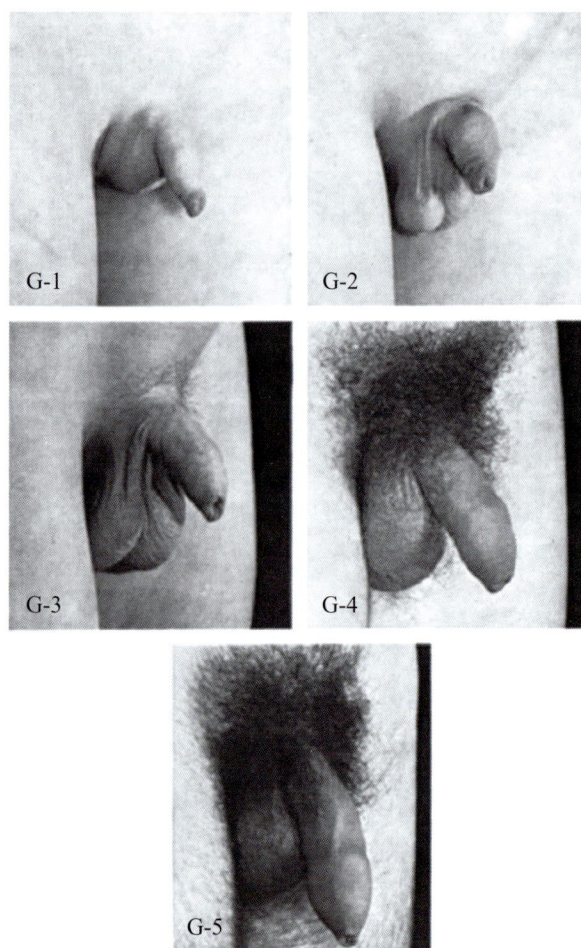

▲ 图 26-10　根据 Marshall 和 Tanner（1969）的男性生殖器发育和阴毛发育阶段

生殖器发育：第 1 阶段，青春期前。睾丸、阴囊和阴茎的大小和比例与儿童时期大致相同。第 2 阶段，阴茎和睾丸增大，阴囊皮肤颜色变红，纹理改变；第 3 阶段，阴茎开始生长，起初主要是长度，但也有增粗；睾丸和阴囊进一步生长。第 4 阶段，随着龟头的发育，阴茎的长度和宽度进一步增长。睾丸和阴囊进一步增大。阴囊皮肤进一步变黑。第 5 阶段，生殖器在大小和形状上都达到成人标准。达到第 5 阶段后不再有进一步生长。阴毛发育：第 1 阶段，青春期前；阴阜上的毳毛和腹前壁上的没有区别；无阴毛生长。第 2 阶段，长而稀疏、略带色素的绒毛，呈直发或轻微卷曲，主要出现在阴茎根部。第 3 阶段，毛发颜色加深、增粗、卷曲，稀疏地散布在阴阜的交界处。第 4 阶段，毛发是成人型，但它所覆盖的面积仍然比大多数成人要小得多。但未达到大腿内侧面。第 5 阶段，毛发在数量和类型上都已成熟，呈倒三角分布。延伸到大腿的内侧面，但没有延伸到白线或倒三角形底部以上的其他部位。大多数男性的阴毛会进一步蔓延（引自 Van Wieringen JD, Wafelbakker F, Verbrugge HP, et al. *Growth Diagrams 1965 Netherlands: Second National Survey on 0-24 Year Olds*. Netherlands Institute for Preventative Medicine TNO. Groningen, The Netherlands:Wolters-Noordhoff; 1971. Additional data from Marshall WA, Tanner JM. Variations in pattern of pubertal changes in girls. *Arch Dis Child*. 1969; 44:291–303. ）

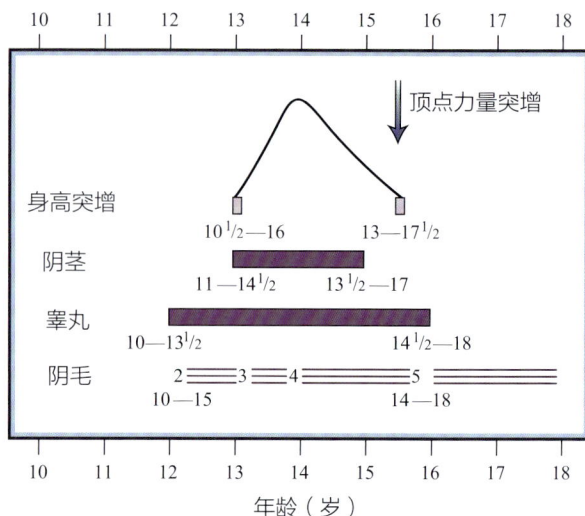

▲ 图 26-11　男性青春期事件顺序图

平均数是相对于年龄尺度来表示的，下面的数字表示发生某些变化的年龄范围。年龄来自 40 年前的英国男孩，因此变化的顺序，而年龄不是重要因素（引自 Marshall WA, Tanner JM. Variations in the pattern of pubertal changes in boys. *Arch Dis Child*. 1970; 45: 13-23. ）

通过将睾丸与 Prader 睾丸测量计比较来确定体积。根据 769 例健康荷兰男孩的体格检查和超声检查，得到新的睾丸体积随年龄变化的平滑曲线[138]。

2. 精子发生　精子发生的第一个组织学证据出现在 11—15 岁（图 26-6、图 26-9 和图 26-13）。精尿可能是青春期发育的第一个迹象，但尿液中精子的存在是间歇性的，因此不是所有男孩的可靠指标。精尿在青春期早期比在青春期晚期更普遍，这表明在青春期早期，精子可能会通过尿道持续流动，但遗精是精子在青春期晚期出现在尿液中的必要条件。在一项研究中，第一次晨尿标本中的精尿发生在平均年龄 13.3 岁和平均阴毛 2～3 期（或在另一项研究中为 16 岁），但也可能在双侧睾丸体积仅为 3ml 且无青春期体征的正常男孩中出现[139]。正常精子（即正常的精子浓度、形态外观和运动能力）直到 17 岁骨龄才会出现。第一次有意识遗精发生在正常男孩的平均生理年龄为 13.5 岁，而青春期延迟男孩的平均骨龄为 13.5 岁[140]。1995—2010 年，中国首次遗精的年龄（初精期）有所下降，BMI 越高，初精期越早；这种模式在一定程度上反映了女孩月经初潮的长期趋势[141, 142]。

在达到成人表型，成人血浆睾酮浓度及在身高生长速率高峰发生之前就达到了生育力。

（三）青春期的其他生理、生化变化

声音的性别差异在青春期出现。在青春期前后，男孩和女孩的声带长度为 12～15mm，其中膜部为 7～8mm[143]。在成年男性中，声带的长度为 18～23mm

表 26–4　睾丸容积与青春期发育阶段的相关性						
青春发育期						
参　数		1	2	3	4	5
睾丸容积指数 [a]	Burr 等，August 等	1.8	4.5	8.2	10.5	–
睾丸容积（cm³）	Zachmann 等 [b]	2.5	3.4	9.1	11.8	14
	Waaler 等 [c]	1.8	4.2	10.0	11.0	15
	Waaler 等 [d]	1.8	5.0	9.5	12.5	17

a. TV 指数计算如下：[（右睾丸长 × 宽）+（左睾丸长 × 宽）]÷2；b. 通过与等于或小于睾丸的已知容积（睾丸计）的椭圆体进行比较估计的容积；c. 与睾丸测定计比较的容积；d. 用卡尺测量，两个睾丸的平均容积计算如下：0.52× 纵轴 × 横轴

引自 August GP, Grumbach, MM, Kaplan SL. Hormonal changes in puberty:correlation of plasma testosterone, LH, FSH, testicular size, and bone age with male pubertal development. *J Clin Endocrinol*. 1972; 34:319–326. No abstract available; Burr IM, Sizonenko PC, Kaplan SL, et al. Hormonal changes in puberty:correlation of serum luteinizing hormone and follicle stimulating hormone with stages of puberty, testicular size, and bone age in normal boys. *Pediatr Res*. 1970; 4:25-35. No abstract available; Waaler PE, Thorsen T, Stoa KF, et al. Studies in normal male puberty. *Acta Paediatr Scand Suppl*. 1974; 249:1–36; Zachmann M, Prader A, Kind HP, et al. Testicular volume during adolescence. Cross-sectional and longitudinal studies. *Helv Paediatr Acta*. 1974; 29:61-72.

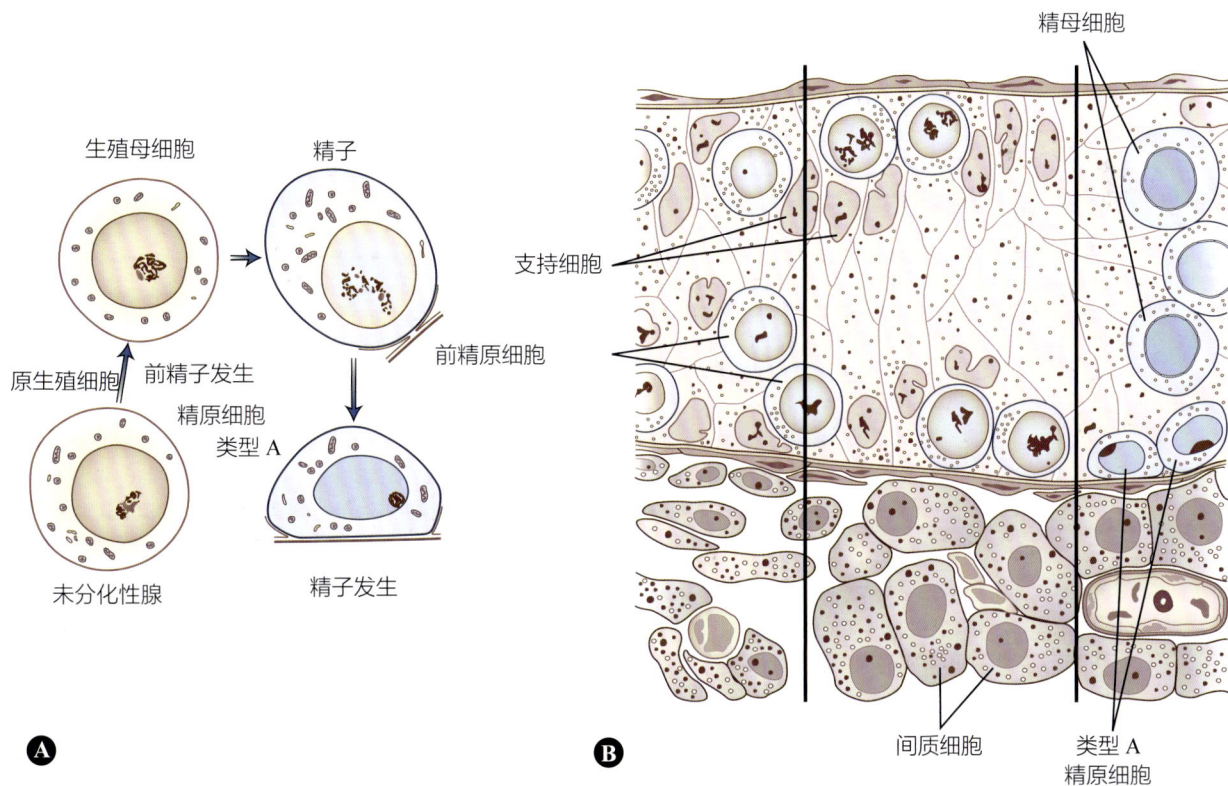

▲ 图 26–12　**A.** 该图显示了基于电子显微镜结果的兔睾丸生殖细胞的发育阶段，注意前精原细胞和精原细胞之间的区别；**B.** 显示了兔睾丸细胞类型从青春期前（左）到精子发生（右）的成熟过程，间质细胞在间质细胞分化过程中发生形状、大小和排列的变化

引自 Gondos B. Testicular development. In: Johnson AD, Gomes WR, eds. *The Testis*, vol 4. New York, NY: Academic Press; 1977: 1-37.

变　量		PS1	PS2a	PS2b	PS3	PS4	PS5
表 26-5　男孩青春期各种身体测量值和血清激素水平的平均值（俄亥俄州）ᵃ							
年龄（岁）		11.44（NS）	12.18	12.79	13.74	14.63	15.19
升高（cm）		144.2	149.8	154.6	162.3	169.9	173.3
体重（kg）		38.18	41.65	47.27	54.67	61.11	66.88
体重指数（kg/m²）		18.1	18.4	19.5	20.6	21.0	22.2
睾酮 [nmol/L（ng/dl）]	黑种人	0.8（23）	3.0（86）	4.9（141）	11.5（331）	13.4（338）	15.5（449）
	白种人	0.6（16）	2.9（83）	4.6（132）	9.7（281）	13.3（383）	14.6（422）
游离睾酮 [pmol/L（ng/dl）]		11（0.33）	60（1.74）	114（3.28）	294（8.49）	413（11.9）	504（14.5）
DHEAS[μmol/L（μg/dl）]		2.71（99.7）	3.31（121.8）	4.04（148.7）	4.75（175.0）	5.08（187.0）	5.89（217.0）
睾酮结合球蛋白（nmol/L）		34.6（NS）	33.3（NS）	28.4	21.5	14.4	10.7

a. 受试者是来自俄亥俄州的 515 名男孩，其中包括 237 名黑种人和 278 名白种人，年龄在 10—15 岁之间，每 6 个月监测一次，为期 3 年。Duncan 事后分析显示，除 NS 标记外，所有值均有显著性（$P<0.01$）。青春期阶段定义如下：PS1，阴毛缺失，睾丸体积<3ml；PS2a，无阴毛，睾丸体积≥3ml；PS2b，Tanner2 期阴毛；PS3～5，Tanner 阴毛 3～5 期；DHEAS. 硫酸脱氢表雄酮；NS. 不显著（改编自 Biro FM, Lucky AW, Huster GA, et al. Pubertal staging in boys. *J Pediatr*. 1995; 127: 40-46. ）

阶　段	生殖细胞	支持细胞	睾丸间质细胞
表 26-6　人类睾丸发育不同阶段的细胞活性			
青春期前	存在前生精细胞	生精索中的优势细胞	存在分散、部分分化的细胞
青春期	精子发生的起始	复杂性增加，形成闭塞连接	出现完全分化的细胞
成人	活跃的精子发生，优势细胞	与生殖细胞群相关的单个细胞	存在完全分化的细胞群

引自 Gondos B, Kogan S. Testicular development during puberty. In: Grumbach MM, Sizonenko PC, Aubert ML, eds. *Control of the Onset of Puberty*. Baltimore, MD: Williams & Wilkins; 1990:387-398. ©1990, the Williams & Wilkins Co., Baltimore.

（膜部分，12～16mm），而在女性中，声带仅略微增宽（13～18mm）。在青春期，男性喉部、环状软骨和喉部肌肉增大，导致喉结出现。唱歌和说话频率的最大变化发生在生殖器发育的 Tanner3 期和 4 期之间；大约 13 岁时会变声，而成人的声音大约在 15 岁时形成。较高的 BMI 与较早的变声有关。变声被认为是监测男孩青春期发育的一种非侵入性方法[144]。

男孩的面部毛发首先出现在上唇角和上脸颊，然后蔓延到下唇的中线，最后蔓延到下颌的两侧和下缘。面部毛发发育的第一阶段通常发生在阴毛发育 3 期（美国平均年龄为 14.9 岁），最后阶段发生在阴毛发育 5 期和生殖器发育 5 期之后。

男孩大约 14 岁时会出现腋毛。93% 的非裔美国女孩在 12 岁时有腋毛，而欧裔美国女孩的这一比例为 68%[22]。腋毛出现时腋窝汗腺也就开始有功能了。男孩外周毛发的出现早于腋毛的出现。

头皮的粉刺、痤疮和脂溢性皮炎是性腺和肾上腺性类固醇分泌增加的结果[145]。早发型痤疮与青春期后期严重痤疮的进展相关。寻常痤疮是青春期最常见的皮肤病，在男孩中出现的平均年龄为 12.2 ± 1.4 岁（范围为 9—15 岁），并随着青春期的发育而进展。然而，寻常痤疮可能是女孩青春期的第一个显著迹象，先于阴毛和乳房的发育[145]。护士健康研究 II 的分析表明，牛奶和脱脂牛奶的摄入与痤疮的发生有关，这一关联被认为反映了牛奶中的激素含量[146]。在青春期后期，许多男孩都出现粉刺，并且 100% 的男孩在生殖器 5 期出现粉刺。

面部形态学外观随着青春期的发育而变化，最终出现成熟的外观。男孩的下颌骨和鼻子增大较多，而男女下颌骨和上颌骨、额头、额窦、颅中窝和颅后窝

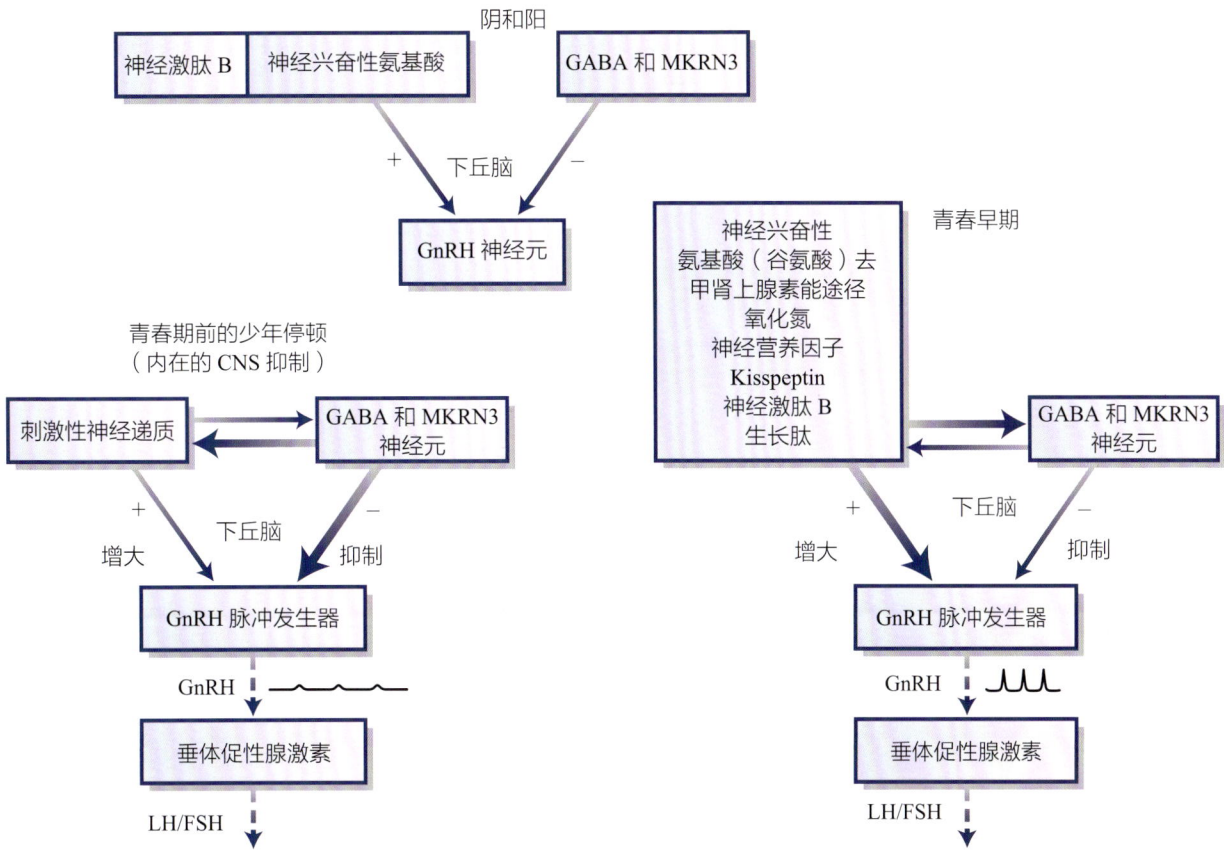

阴和阳

| 神经激肽 B | 神经兴奋性氨基酸 | | GABA 和 MKRN3 |

+ 下丘脑 −

GnRH 神经元

青春早期

神经兴奋性
氨基酸（谷氨酸）去
甲肾上腺素能途径
氧化氮
神经营养因子
Kisspeptin
神经激肽 B
生长肽

青春期前的少年停顿
（内在的 CNS 抑制）

刺激性神经递质 ↔ GABA 和 MKRN3 神经元

GABA 和 MKRN3 神经元

+ 下丘脑 −
增大 抑制

增大 下丘脑 抑制

GnRH 脉冲发生器

GnRH 脉冲发生器

GnRH

GnRH

垂体促性腺激素

垂体促性腺激素

LH/FSH

LH/FSH

▲ 图 26-13 青春期前少年停滞期神经内分泌的阴和阳，它对 **GnRH** 脉冲发生器的内在中枢抑制，以及这种抑制的逆转和少年期暂停的终止，导致青春期的启动

GABA 能神经元网络及其神经递质 γ- 氨基丁酸是下丘脑和大脑中最普遍存在的抑制性递质。在青春期前的少年停滞期，这种神经递质系统似乎在抑制 GnRH 脉冲发生器方面发挥了主要的神经作用。在此期间抑制 GABA 会迅速导致恒河猴中被抑制的 GnRH 脉冲发生器重新激活。随着青春期的临近，GnRH 脉冲发生器的 GABA 抑制作用减弱，并逐渐重新激活。这些再激活可能是由刺激性神经递质（如 kisspeptin、兴奋性氨基酸）、神经营养因子和生长肽的增强，其中一些神经递质的激活依赖于增加的性腺激素。GnRH 神经元网络重新激活的一个关键组成部分是，独立于性类固醇之外，增加了下丘脑内侧基底部 kisspeptinic 神经元中 KISS1 mRNA 的表达，以及 GnRH 神经元表面 kisspeptin 受体（KISS1R，原名 GPR54）的同源配体 kisspeptin 的分泌（Shahab 等）。因此，GnRH 脉冲分泌的幅度和频率在较小程度上增加，这导致 FSH 和 LH 的脉冲分泌增加，并激活卵巢和睾丸。正如在猴子身上的实验所示，GnRH 脉冲发生器可以在没有下丘脑刺激因子的情况下发挥作用。负责中枢抑制转变的机制和因素，以及推测的 GABA 在抑制释放和 GnRH 脉冲发生器的再激活中的主导地位尚不清楚（引自 Shahab M, Mastronardi C, Seminara SB, et al.Increased hypothalamic GPR54 signaling:a potential mechanism for initiation of puberty in primates. *Proc Natl Acad Sci USA*. 2005; 102: 2129-2134.）

均增大，主要发生在青春期生长突增期。同性性早熟（isosexual precocity，ISP）的儿童具有大龄儿童的面部特征，而青春期延迟的个体具有低龄儿童的面部特征。与颅骨的测量相比，面部的各种测量值都有较大的变化，下颌的变化最大[147]。

在青春期，超声检查的甲状腺大小通常会随着身高、体重、表面积和去脂体重的增长而增加 40%～50%，但与 BMI 无关[148]。这可能导致检查人员错误地得出由于生理变化而导致的甲状腺疾病的结论。淋巴组织的生长大约在 12 岁时达到最大值，此后随着青春期的进展而减少。

许多其他生理和生化指标随着青春期的开始而变化，必须根据青春期发育阶段进行解释。所有实验室都应该使用与年龄相关的标准，但通常不是这样，临床医生必须求助于儿科教科书或 Harriet Lane 手册进行解释。例如，男孩青春期血红蛋白水平升高；这种效应似乎是由雄激素介导的，因为用睾酮和来曲唑治疗患有 CDP 的男孩（阻止对雌激素的芳香化）导致血红蛋白水平升高，即使 IGF-1 没有升高[149]。

（四）青少年生长

1.青春期生长突增 为了便于比较，青春期生长突增可分为三个阶段：在突增前的青春期前最低生长速度（起飞速度）；生长最快的时期，或称身高速率峰值；骨骺融合时生长速度下降和停止的阶段。生后最快的生长发生在婴儿期；生长下降到最低点，被称为最小发育前速度，这是童年时期生长最慢的时期，紧跟着是青春期的生长突增。

在青春期，男孩和女孩的生长速度比自婴儿期以来的任何出生后年龄都要快（但与胎儿生长相比就相形见绌了，当一个受精卵在 9 个月内长到 3.2kg 时）。男孩达到 PHV 的时间比女孩晚大约 2 年，并且在起飞时更高（图 26-14）；PHV 发生在大多数男孩的青春期第 3～4 期（图 26-11），超过 95% 的男孩在第 5 期结束。男孩在平均约 13.5 岁时达到每年 9.5cm 的 PHV，早熟者的 PHV 高于晚熟者 [150]。女孩的青春期生长突增（女孩的 PHV 约为每年 8.3cm，平均实足年龄为 11.5 岁）发生在 2～3 期（图 26-7）。在英国的一项研究中，男孩平均增长了 28cm，女孩在青春期开始到停止生长之间长了 25cm [151]。尽管人们一直认为男孩在青春期快速生长期间增加的 8～11cm 是造成成年男女身高差异的主要原因 [150]。但对双胞胎骨骼形态的研究表明，成年男女身高的差异更多是由男孩在青春期发育较晚造成的，而不是由于性别之间的生长速度差异造成的。男孩和女孩之间骨骼宽度的差异在很大程度上是在青春期之前就已经形成的 [152]。

一项数学模型试图根据纵向数据定义青春期生长曲线的各个阶段，该模型将婴儿期、儿童期和青春期的生长阶段分离开来，并且允许在青春期开始年龄不同的情况下对生长进行评估。缓慢减速的儿童期部分为基础，在第二性发育过程中添加 S 形青春期部分（图 26-14C）。婴儿 - 儿童 - 青春期（infancychildhood-puberty，ICP）模型检测青春期生长突增的开始，预测青春期突增的实际幅度，并使用青春期开始的年龄和身高测量值来预测成年身高 [153]。Tanner 和 Davies 使用国家健康统计中心的数据为美国儿童构建了生长曲线，根据理论生长曲线计算的数据可以根据 PHV 的时间进行调整 [154]。

每天对青春期超过 120～150 天的女孩进行细致的观察，发现每个女孩都有停滞期（3～7 次，持续 7～22 天）；急剧变化期（1～4 次，这些急剧变化的总和在研究期间占总生长的百分比为 15.3%～42.9%）；其余时间则持续生长，没有发现规律或周期。临床医生在青春期观察到一个完整的生长速率，而不是在较短的观察时间内发生的各种复杂模式。

但在瑞典的一项大型登记研究中，婴儿期和儿童期较快的线性生长与青春期早期 PHV 相关，但在 8—18 岁身高增加较少；出生时较高的身高和 BMI 与青春期 PHV 较晚、8—18 岁身高较大增幅相关 [156]。

因为女孩在初潮前 1.3 年左右达到 PHV，初潮后的增长潜力有限；女孩在初潮后尽管有 1～7cm 的变化，但大多数只长高约 2.5cm。初潮、起飞和 PHV 的年龄并不能很好地预测成年后终身高，因为青春期生

长的持续时间是更重要的决定因素。较晚的青春期启动和随之而来的青春期生长突增时身高的增加，可以通过 PHV 期间实际身高的降低来平衡，而不会导致成年身高的净变化。然而，青春期提前会降低成年身高，青春期推迟会增加身高，月经初潮年龄越大，女性成年身高越高。PHV 的年龄和青春期启动的年龄与正常儿童青春期发育阶段的生长速度密切相关。对男孩的体格检查可以显示，如果他处于青春期早期，则可能还有很大的生长空间，而青春期晚期的男孩可能生长有限。

由于四肢的生长，身高和上下（U/L）部量比（定义为从耻骨支顶部到头顶的高度除以从耻骨支顶部到脚掌的距离），在青春期前后和青春期早期发生显著变化 [157]。出生时，U/L 比约为 1.7；1 岁时为 1.4；在 10 岁时，在正常健康个体中为 1.0。腿在躯干之前开始生长，尽管在青春期后期，生长突增期间，腿的生长与上躯干的生长相似 [158]。

欧裔美国人平均 U/L 段比值为 0.92，非裔美国人平均 U/L 段比值为 0.85。U/L 段比值在性别之间无差异。一般来说，性腺功能减退患者有延迟的骨骺融合，缺乏青春期生长突增；因此，他们的四肢生长时间更长，导致 U/L 节段比下降，身高跨度增加，这种情况被称为"宦官比例"。在雌激素合成缺陷和雌激素受体缺乏的受试者中出现宦官比例，但在完全性雄激素不敏感综合征的患者中是正常比例，这表明雌激素在减轻或建立这种比例方面起着重要作用 [159-161]。四肢远端的部位，即手和脚，早于近端部位的生长；鞋码的迅速增加是青春期生长突增的先兆。患有 Klinefelter 综合征的男孩腿长但手臂不长，这是一种可以在青春期前帮助诊断的身体特征。男孩的肩膀变宽，女孩的臀部变大。女性骨盆入口变宽，主要是因为髋臼的生长。在 10 岁时，头部的大小接近成人的大小，而大脑在青春期开始时达到成人大小的 95%。

2. 骨龄　通过比较手、膝或肘部 X 线与正常人群的成熟标准来评估骨骼成熟度 [162, 163]。骨化中心出现在生命早期，骨骼在形状和大小上成熟，并发育出关节面；最终，骨骺或生长板在骨骺融合过程中与骨干融合。骨龄是生理成熟的一个指标，与正常儿童的青春期启动没有明确的关系，因为它似乎比实际年龄更易变化 [164]。此外，骨龄评估者必须具有判读骨龄的经验，否则可能会出现误读；较小的医院 / 放射科可能不具备这样的经验。然而，骨龄仍被用于预测月经初潮的年龄，以及男童一般意义上的青春发育正常、提前和延迟的启动。

骨龄和年龄之间的差异必须超过 2 个标准差才具有生物学意义。标准差范围从婴儿期的几个月到青春期后期的 1 年不等；在少年时期，骨龄与实足年龄相差 2 年的变化是在正常范围内。正如通常估计的那样，

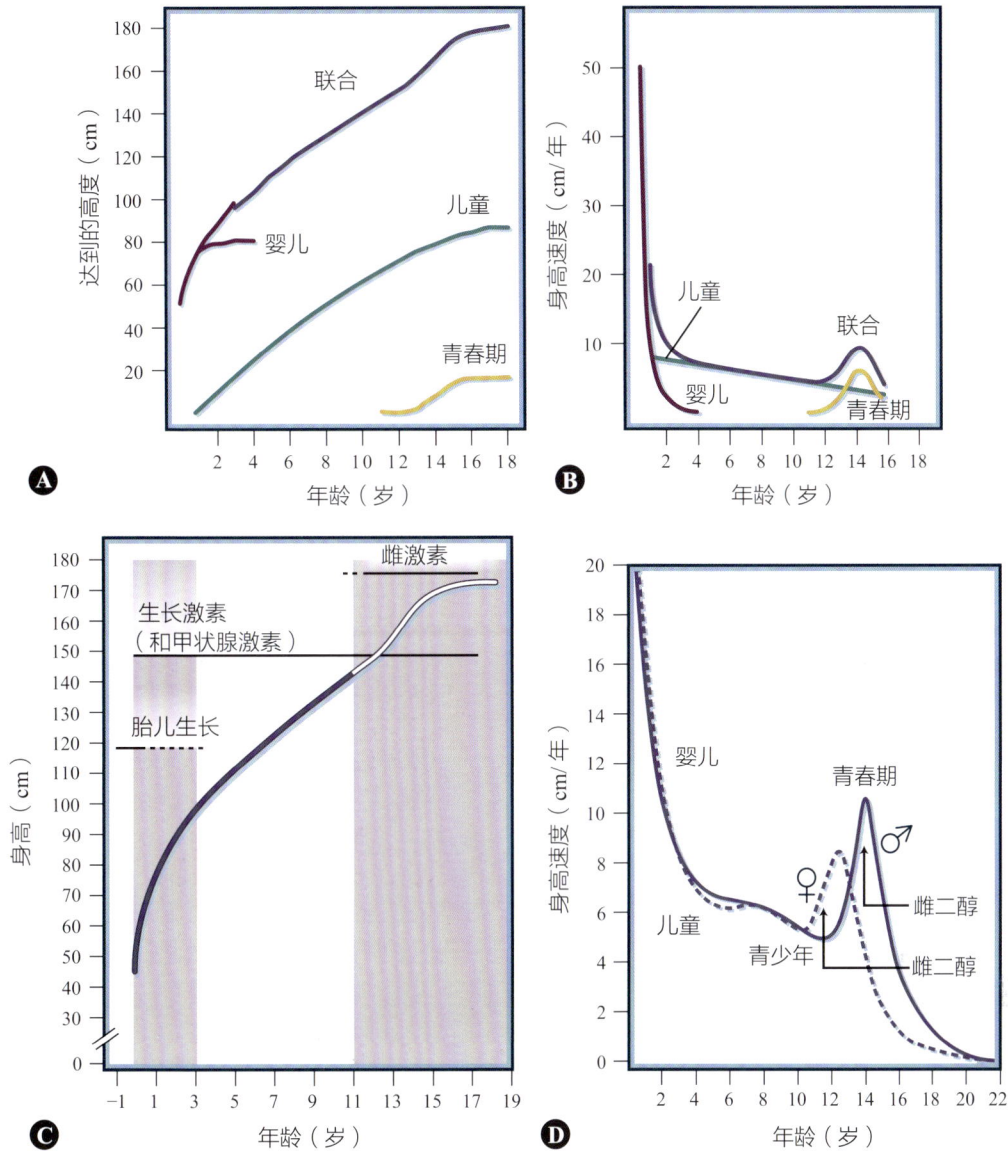

▲ 图 26-14 **A** 和 **B.** Karlberg 的婴儿－儿童－青春期模型，用于男孩的平均达到身高（**A**）和身高速度（**B**）。绘制了每个组成部分（婴儿期、儿童期和青春期）的平均值及其总和 [综合增长率（**A**）和综合速度（**B**）]。个体的生长曲线代表生长过程的三个生物阶段的叠加效应。**Karlberg** 为模型的每个组成部分提供了数学函数。婴儿期：该部分开始于出生前，在 3—4 岁时下降。它可以用指数函数 y=a+b[1−exp（−ct）] 来描述。瑞典男孩的平均总身高增长 **79cm**（最终身高的 **44%**），女孩增长 **76.8cm**（**46.2%**）。儿童期：这个阶段开始于生命的第 1 年末，并持续到成熟身高。二次多项式函数描述了这个分量，即 **y=a+bt+ct²**。男孩的平均总身高增长 **85.2cm**（**47.4%**），女孩增长 **78.4cm**（**47.3%**）。青春期：青春期生长突增的模型是一个逻辑函数，即 y=a/{1+exp[−b（t_tv）]}。男孩的平均总身高增长为 **15.4cm**（**8.6%**），女孩 **10.9cm**（**6.5%**）；y 表示在时间 t 达到的身高，以出生后的年数为单位；a、b 和 c 是常数；tv 是身高速度峰值的年龄。**C.** 男性生长示意图显示了重叠的 **ICP** 模式的特征，并说明了控制每个生长阶段的主要内分泌机制。第一个阴影区域强调当个体离开胎儿生命的快速生长阶段时，婴儿生长速度的下降。开放区域是儿童期，它继续并放大了儿童期增长速度的下降，进入一个相当恒定的平台期。这两个阶段很大程度上取决于生长激素和甲状腺激素的作用，而性腺激素几乎没有作用。在青春期生长突增的下一个时期，性腺激素发挥其直接和间接作用。性腺激素通过刺激局部产生 **IGF-1** 和其他生长因子对骨骼产生直接作用，通过刺激生长激素分泌增加而发挥间接作用，对骨骼产生自身作用并刺激 **IGF-1** 的产生。在女性中，参与青春期生长突增的主要性激素是雌二醇，而在男性中，睾酮和雌二醇（主要来自睾酮的芳香化作用）是主要的性激素。**D.** 女孩和男孩的青春期生长突增（生长速度曲线）。请注意，男孩青春期生长突增的时间较晚，峰值身高速度差异约为 **2** 年，并且与女孩相比，峰值身高速度的幅度更大。图中显示了雌二醇的作用时间。进行性骨骺融合终止生长突增并导致最终的成人身高

A 和 B. 改编自 Karlberg J. On the construction of the infancy-childhood-puberty growth standard. *Acta Paediatr Scand Suppl.* 1989; 356:26–37; C 和 D. 引自 Grumbach MM. Estrogen, bone, growth, and sex:a sea change in conventional wisdom. *J Pediatr Endocrinol Metab.* 2000; 13:S1439-S1455.

骨龄是不精确的，它是一种定性而非定量的测量方法[165]。扫描射线照片与计算机分析相结合的技术发展已经在欧洲得到批准，可能会提高评估的准确性[166]。

据报道，非裔美国儿童的骨龄略高于同龄欧裔美国儿童[167]，但最近的证据表明，亚裔和西班牙裔儿童的骨龄较非裔美国人或高加索人在相同的生理年龄上更早[168]。

骨龄、身高和实际年龄可通过 Bayley-Pinneau 表[169] 或通过使用 Roche-Wainer-Thissen[170]、Khamis-Roche[171]（仅适用于健康白种人）或 Tanner-Whitehouse 技术 TW2[158] 和 TW3[172] 预测成人身高，因为女孩 11 岁和男孩 13 岁的早期青春期骨龄与手腕法的骨成熟阶段相当，因此女孩的骨骼成熟比相同实际年龄的男孩更早。据报道，不同方法对身高的预测有相当大的差异，因此必须考虑到预测的主观方式[173]。

3. 骨密度　普遍观点认为，成人骨密度的决定因素在很大程度上取决于遗传倾向和在童年生长过程中骨矿物质的适当获取。骨质疏松和骨量减少是成年人的重要疾病，被认为在青少年时期就有先兆，因此人们越来越关注儿童和青少年的骨骼健康，包括初潮年龄、营养、运动和遗传对正常骨骼发育的影响[174, 175]。如果排除年龄和青春期的影响，骨密度存在代际关系，因为峰值骨量的 60%～80% 的变化归因于遗传因素[176]。临床研究和动物模型得出的结论是，过去的骨骼生长模式不如现在的情况重要，儿童骨骼生长对成人骨密度没有太大的影响[177]。因此，即使在童年和青少年时期饮食不良，在以后的生活中骨密度也可能得到改善。

骨密度代表了一种二维图像和骨骼大小的函数，临床上最常用的双能 X 线吸收法测量。较小的骨骼对辐射束的衰减小于较大的骨骼，因此在使用 DXA 设备测量骨密度时，必须考虑这个因素。通过 DXA 测量全身、腰椎和股骨颈的骨密度，男孩的年化增长率为 $0.047g/cm^2$，女孩的年化增长率为 $0.039g/cm^2$（图 26–15A）。全身 DXA 评估的纵向研究表明，男孩每年积累 407g 矿物质，女孩每年积累 322g 矿物质（即男孩每天 359mg，女孩每天 284mg）；成人 26% 的钙是在钙沉积高峰的青少年时期积累的，男孩为 14 年（平均），女孩为 12.5 年[178]。女孩的骨密度在 16 岁时接近最大值，男孩的骨密度在 17 岁左右接近最大值，这种时间上的差异与 PHV 的差异有关；这个比率随后下降，在 30 岁左右达到一个平台期[179]。

定量 CT 是目前的一种能够提供骨质重要信息的研究技术[180]。尽管定量 CT 显示腰椎的皮质骨密度随着年龄的增加而增加，但直到青春期后期，松质骨密度才会随年龄增加。

骨密度的增加与身高、体重（青春期和青春期后女性骨密度的主要决定因素）、年龄、青春期发育和 BMI 密切相关，但与血清 IGF-1 水平的相关性较小。

在一项对 227 名女孩进行的纵向研究中，骨密度的增加与青春期提前相关[181]。

有人认为，达到峰值骨密度年龄的概念过于简单，更愿意考虑骨骼的强度和几何形状[182]。

体积骨密度（骨矿物表观密度）表示骨膜包膜内的骨量，其具有十分重要的生理意义，因为它不受生长过程中，尤其是青春期阶段骨骼大小本身发生变化的影响（图 26–15A）。体积骨密度以一种区域特有的模式增长，在儿童期和青春期影响骨矿物质积累的条件会因受影响的骨骼达到其最大骨矿物质含量（bone mineral content，BMC）的时间长短而产生不同的效果。矿物质积累（青春期后期）会影响肢体长度（青春期前）、脊柱长度（青春期早期）或体积骨密度，使其出现不足[183]。

BMAD 计算如下。

$$BMAD = BMC \div 需要计算部分的面积$$

在发育过程中，面积骨密度或体积骨密度的模式不同[184]。

DXA 设备制造商不会专门为儿童和青少年制订标准。儿童经常被纳入到骨质疏松症的评估，并用他们的 DXA 结果与年轻成人的标准进行了比较，尽管他们还没有接近达到年轻成人的最大骨密度特征[185]。在骨骼达到成人状态，以及 PHV 在达到最大 BMC 之前，这些因素可能让骨骼的脆性增加并且更容易受伤。瘦体重（lean body mass，LBM）与骨骼密度（男孩比女孩强）、脂肪量和骨骼密度（女孩比男孩强）有关[186]。有标准可以根据 LBM 来解释 BMC，LBM 与正常骨生长的相关性似乎优于与实际年龄的相关性；肌肉压力是骨骼发育的重要因素[187]。儿科 DXA 研究数据可以从各个中心获得[179, 187, 188]。

定量超声标准适用于儿童和青少年[189]。因为它没有辐射，可以广泛应用于儿童时期的研究。

Seeman 提出了他认为在骨密度测量方面存在的两个误区[184]。首先是体积 BMD 在生长过程中增加的概念。事实并非如此。生长只是让骨骼更大而不会形成更致密的骨架。其次，男性的峰值体积 BMD 高于女性的观点也是错误的。与对照组相比，骨骼越大的患者骨量也更高，它被低估了。出现这种误解是因为面积骨密度的结果是冠状平面上每单位投影骨面积的 BMC，或面积 BMC（g/cm^2）。很多时候，"面积"元素被删除，"含量"被密度取代，因此每单位投影面积的 BMC 被称为 BMD，尽管体积骨密度是理想的测量方法。虽然男孩的 BMC 通常可能高于女孩，并随着发育而升高，但男孩和女孩的长骨体积骨密度相同。与长骨相比，男女脊柱的体积骨密度均增加[179, 183, 184]。

青春期前和青春期 BMD 的增加反映了长骨大小

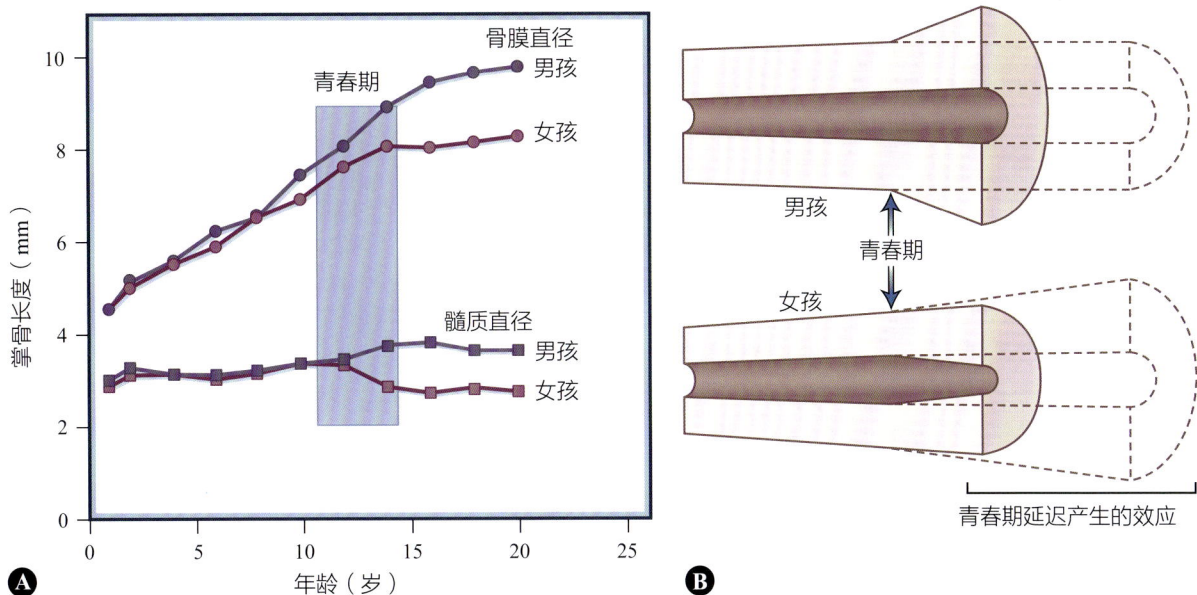

▲ 图 26-15　**A.** 男孩和女孩的掌骨骨膜直径在青春期前没有差异。在青春期，男孩的骨膜直径扩大，女孩的骨膜直径停止扩大，男孩的骨髓质直径在整个生长过程中保持相对稳定，而女孩则收缩。**B.** 对于男孩来说，青春发育延迟可能会减少外骨膜成骨，这样薄皮质及正常厚度的骨髓质就会形成相对细的骨干（顶部）。对女孩来说，青春发育延迟可能导致内皮质骨膜成骨减少（如果外骨膜成骨没有受到雌激素抑制而继续发生），皮质更薄和更大的骨髓直径就会形成正常或者更粗的骨干（底部）
引自 Seeman E. Pathogenesis of bone fragility in women and men. *Lancet.* 2002; 359: 1841-1850.

的增加。在青春期前的女孩，下肢比躯干长得更快，但在青春期时，躯干生长得更快。与女孩相比，男孩由于外骨骨膜成骨增加（骨强度增加）和内骨膜吸收增加而形成更粗的骨干；女孩在皮质内骨膜表面增加的骨质，可能为后期哺乳和妊娠提供钙储存库[190]。

出生体重、婴儿期体重及 9—12 岁体重的增长会影响 21 岁时的骨量。在一项纵向研究中，青春期开始时的骨密度可以用来预测性成熟时的峰值骨量，以及反映成年后骨质疏松的可能性，为识别需要提前进行干预的人群提供了可能性[192]（图 26-16）。机械恒压器概念假定骨骼强度的发育变化是由更大的肌肉力量施加的不断增加的负荷导致的，这会刺激骨矿物质的获取。在一项纵向研究中，LBM 的增加发生在 BMC 达到峰值之前，脂肪量随后产生了更大的影响[193]。增加体育活动通常对骨骼健康有益，但过度的跑步、体操和啦啦操可能会逐渐导致应力性骨折[194]，过度的锻炼会导致女性运动三联征。青春期股骨头强度显著增加，冲击负荷运动（如跑步）[与主动负荷运动（如游泳）相比] 会增加股骨颈密度。在青春期早期，儿童每天只需 3～12min 的运动就可以增加股骨的骨密度[195]，在青春期时增加的更多。

从事体操的青春期前女孩因为经常锻炼四肢，四肢骨的骨密度会增加，这是以剂量反应的方式发生的[196]。一项对体操运动员及其母亲的纵向研究发现，这些影响并不主要来自基因遗传。只要一直进行这种

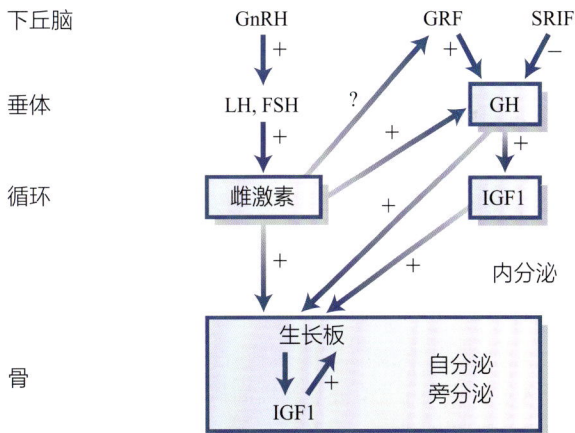

▲ 图 26-16　**青春期主要促生长激素之间的相互作用**
"+"代表促进作用，而"–"代表抑制作用。循环中 IGF-1 主要来自肝脏，但其他组织也可以少量产生（即内分泌作用）。生长激素和性激素直接刺激骨和软骨细胞局部 IGF-1 的生成（即旁分泌作用）。简单来说，IGF-1 和性激素对下丘脑垂体单元上的反馈回路被省略。FSH. 促卵泡刺激激素；GnRH. 促性腺激素释放激素；GRF. 生长激素释放因子；LH. 黄体生成素；SRIF. 生长激素释放抑制因子

锻炼，青春期女性运动员的骨密度就会一直增加。

在大多数研究中，青春期的钙摄入量已经被证明会影响到以后的骨密度[176]，因此只要一直补钙，钙的积极影响就会一直持续下去。据估计，青春期女孩

的钙摄入量远远低于推荐的摄入量，甚至推荐的摄入量也可能是低的，无法达到最佳骨矿化水平。两杯牛奶或同等量的牛奶可以为 8—16 岁儿童提供足够的钙摄入量[197]。不吃乳制品和不补充钙的儿童在青春期前骨折的发生率增加，即使是轻微创伤的概率都会增加[198]。青春期早期的女孩像老年人一样不能通过胃肠道钙的充足吸收来弥补不良饮食造成的钙缺乏。非裔美国儿童的钙含量比欧裔美国儿童高，而且非裔美国儿童的骨骼结构更厚；不同种族之间的椎体骨密度差异似乎在青春期后期开始出现。1985—2005 年间的随机、安慰剂对照临床试验，对正常儿童进行了至少 3 个月的试验，发现补钙对上肢的作用很小，而且 BMD 的增加不会降低晚年骨折的可能性[199]。然而，这种效应的缺失只适用于正常儿童，而对影响骨骼发育的青春期异常受试者的研究可能会揭示其他结果。值得注意的是，钙的摄入在一定程度上直接关系到骨龄的进展速度[200]。以牺牲钙摄入为代价的钠摄入增加会对骨生长产生不利影响。充足的锌摄入量是与青春期骨密度相关的另一个因素。

维生素 D 缺乏是另一个需要关注的问题。因为 32% 的钙摄入量低的女孩也缺乏维生素 D，这会使血清甲状旁腺激素和 TRAP5b 浓度升高，导致桡骨远端和胫骨干的皮质体积骨密度显著降低，另有 46% 的女孩维生素 D 浓度低于正常水平[201]。钙和维生素 D 缺乏可引起青春期继发性甲状旁腺功能亢进。

杂合子 ERα 基因型（Pp）的高体力活动水平的女孩与低体力活动水平的女孩相比，负重骨部位（与桡骨远端相比，桡骨远端不是负重骨）的骨量、骨密度和皮质厚度显著增加[202]。这些结果表明，高体力活动对 ER 杂合基因型的人可以产生有利影响，所以 Pp 杂合基因型的缺陷可以通过增加在青春期早期休闲体育活动来弥补。

虽然对男性运动员的研究比女性的研究少，但 16—19 岁的男孩运动员其脊柱和股骨骨量仍然比不运动的对照组更高[203]。青春期异常会影响男女骨骼的生长，主要是由于雄激素分泌减少或外周芳香化导致雌激素缺乏（图 26–15B）。年轻女性月经初潮推迟（平均年龄增加 1.9 岁）与桡骨面积 BMD T 值评分降低有关；同样降低的还有骨小梁数目、厚度和间距、皮质厚度，但横截面积没有减少，这一发现与内皮质骨膜成骨减少相一致，也解释了月经初潮晚是前臂骨质疏松的危险因素[204]。尿肾上腺激素代谢产物与桡骨骨干近端骨强度增加有关，8 岁左右的尿液雄烯二醇水平是青春期后期（16 岁左右）骨干骨强度的早期预测指标[205]。17βHSD 将肾上腺素 DHEA 在外周转化为雄烯二醇可能与桡骨生长过程中桡骨增生有关。

青春期前正常男孩服用睾酮可增加钙沉积和骨骼生长，并可增加患有 CDP、睾酮缺乏的 Klinefelter 综合征或男性促性腺功能减退症的青少年的骨密度。雄激素过多的女性骨密度增加，而神经性厌食症、下丘脑性闭经或卵巢功能衰竭的女孩骨密度降低。

血清无机磷酸盐、碱性磷酸酶、血清骨钙素（Gla-蛋白水平）、Ⅰ型前胶原氨基端前肽（NTX）和Ⅰ型前胶原羧基端前肽（PICP）水平[206]；Ⅰ型胶原交联羧基末端肽（ICTP）、Ⅰ型胶原交联氨基末端肽（P3NP）和抗酒石酸酸性磷酸酶异构体 5b；尿吡啶啉、脱氧吡啶啉和半乳糖羟基赖氨酸排泄，反映成骨细胞活性和生长速率，在儿童期和青春期生长期间的增加，在青春期中期达到峰值，然后下降[207]。

4. 身体成分 正如内分泌变化会导致第二性征发育和生长发生显著变化一样，身体成分也会受到极大影响。生长激素和性激素在这个过程中发挥主要作用[208]。青春期前的男孩和女孩的 LBM、骨密度和体脂相等，但到了成熟期，男性的 LBM 是女性的 1.5 倍，骨密度几乎是女性的 1.5 倍，女性的体脂（25%）是男性（13%）的 2 倍，从而产生具有女性特点（类似女性）或机器人（类似男性）的体态外观[209]。LBM 会在女孩 6 岁和男孩 9.5 岁的生长阶段增加。在青春期，男孩比女孩获得去脂体重更快，时间更长；女孩在 15—16 岁达到稳定，男孩在 2～3 年后达到稳定[150]。女孩的体脂含量平均每年增加 1.14kg，但男孩的体脂含量在青春期没有变化，最终女孩的体脂量高于男孩[150]。

男性脂肪的一般分布（中心型、苹果型、男性型）不同于女性（下体型、梨型、女性型），主要在青春期形成，因此男性比青春期前发育地更男性化，而女孩在青春期开始就保持女性特点。这种变化模式存在种族差异，其中亚洲人的变化最为显著[210]。

在青春期生长突增之后，青春期会出现力量的突增。青春期男孩的肌肉量占体重的 54%，女孩的肌肉量占体重的 42%，这一差异的原因部分是由于男性的肌肉细胞更多且更大。在 8 岁之前几乎没有性别差异，但到 14 岁时，男孩就会比女孩发育出更多的腿部肌肉，力气也会更大[211]。

5. 肥胖、青春期和代谢综合征 在 NHANES Ⅱ 和 NHANES Ⅲ 之间，大约 20 年的时间里，体重达到或超过 95%（由 CDC 定义为超重）的儿童和青少年的患病率增加了 2 倍多，达到 17.1%；体重等于或高于第 85 百分位的儿童和青少年（表示为肥胖）较前增加了 50%[212]。

体重并不能准确反映体脂。尽管也并不完美，但 BMI 现在被用来描述经年龄调整后的身体形态，并能更好地反映儿童和青少年的体脂含量[40]。BMI 随年龄而变化，与成人不同，没有具体定义所有发育阶段 BMI 正常或异常的标准值。在线可获得与年龄和性别相比较的 BMI 第 3～97 百分位数的参考图表，用于解读 BMI 值[213]。BMI 与体脂量相关性存在种族差异，降低了其准确性。

肥胖青少年的内脏脂肪（即腹内脂肪组织）增加与高甘油三酯血症、HDL-C 降低和小而致密且富含胆固醇的 VLDL 降低相关。皮下脂肪与大的富含脂质的 VLDL 颗粒有关，这些颗粒直接从循环中去除，风险较小。导致身体形态明显不同的皮下脂肪组织只是脂肪细胞内部分布不完全的反映，因为 IAAT 增加可能会引起代谢紊乱，而不会增加全身脂肪。研究表明，儿童腹腔内内脏脂肪增加是导致胰岛素抵抗和血脂异常的原因，小脂肪细胞对脂肪的储存能力有限，这会增加肌细胞和肝细胞中异位脂肪的沉积[214, 215]。腰臀比可能无法反映儿童和青少年的 IAAT，因为在内脏脂肪增加的情况下，腹部皮下脂肪可能较少。尽管人们关注到儿童的腰围可以反映 IAAT，并且有可用的标准，但对于腰围是否比单独的 BMI 能更好反映 IAAT 仍存在疑问[216]。

DXA 用于测定体脂、水和骨矿物质的百分比，精确度很高，但不能区分内脏和皮下脂肪组织。在没有辐射的 MRI 进行评估前，CT 一直被用来确定腹部和皮下的脂肪分布。儿童期和青春期体脂过多在生命的早期和后期具有显著的医学影响。儿童期的肥胖、糖耐量异常和高血压与美洲原住民的过早死亡率增加密切相关，但儿童期高胆固醇血症却无相关性[217]。

(1) 血清脂质在正常青春期人群、肥胖或患有代谢综合征人群中的特点：在正常青春期，睾酮会增加血清 LDL-C 水平并降低 HDL-C 浓度，这是男性与女性相比 LDL 与高密度脂蛋白比率更低的原因[218]。外源性雄激素会增加肝素后肝脂肪酶活性（雌激素会降低），这是雄激素治疗后或内源性雄激素分泌增加后 HDL 下降的原因。儿童时期血脂水平的标准与成人的标准值不同[219]。

肥胖症的流行导致了青年代谢综合征的出现。代谢综合征的诊断因研究而异，因此我们需要一个能被普遍接受的定义[220]。在纵向研究中，判断儿童和青少年的胆固醇水平是否升高沿用了成人胆固醇的标准。虽然青春期患有家族性高胆固醇血症会导致颈动脉内膜斑块，但随机尸检显示在没有家族性高胆固醇血症的正常青年中也存在宏观或微观动脉硬化的证据，并且肥胖增加了这种趋势。15—19 岁尸检男性中，2% 患有晚期（美国心脏协会 4 级或 5 级）冠状动脉粥样硬化性病变，与血清胆固醇升高、肥胖和高血压相关[221]。

(2) 胰岛素和胰岛素抵抗：胰岛素抵抗是肥胖的标志，也被认为是与心脏病相关的代谢综合征的原因或相关因素[222]。正常血糖钳夹技术是诊断胰岛素抵抗的金标准。空腹胰岛素浓度几乎不能提供关于个体胰岛素抵抗的信息，基于空腹胰岛素水平的稳态模型评估（homeostatic model assessment，HOMA）方程的可参

考价值也有限，但是空腹胰岛素值却能为流行病学研究提供很多有用的信息[223]。空腹胰岛素浓度随 PHV 增加 2～3 倍，青春期葡萄糖负荷后的胰岛素分泌增加超过青春期前的水平，并且在高胰岛素正常血糖钳夹或最小模型频繁采样静脉葡萄糖耐量试验（intravenous glucose tolerance test，IVGTT）中，外周组织中胰岛素促进葡萄糖利用的效率下降，就提示青春期胰岛素抵抗增加。胰岛素敏感性与青春期和 BMI 呈负相关。

在青春期发育的任何阶段，非裔美国人受试者的胰岛素对口服葡萄糖耐量试验（oral glucose tolerance test，OGTT）的反应都大于欧裔美国人受试者；这种胰岛素抵抗的种族差异被认为是导致非裔美国成年人 2 型糖尿病发病率高于欧裔美国人成年人的原因，似乎也能解释欧裔美国人青少年的胰岛素敏感性高于欧裔美国人非裔美国人或西班牙裔青年[224, 225]。特纳综合征和重型珠蛋白生成障碍性贫血病程的早期会发生胰岛素抵抗，但即使在特纳综合征中，胰岛素抵抗也潜在增加，GH 治疗似乎没有增加这些疾病的风险。

随着 2 型糖尿病（非胰岛素依赖型糖尿病）患病率的增加，制订 2 型糖尿病的筛查标准也正在评估。目前，BMI 高于第 85 百分位的儿童如果有 2 型糖尿病家族史，有胰岛素抵抗的迹象（如黑棘皮病、功能性卵巢高雄激素症、高血压、血脂异常），或属于某些特定的种族（如非裔美国人、印第安人、西班牙裔美国人、亚裔美国人），就应该进行筛查。如果空腹血糖水平高于 126mg/dl 或餐后 2h 血糖值高于 200mg/dl，或出现体重减轻、多尿或烦渴等症状且随机血糖水平高于 200mg/dl，则诊断为糖尿病，应该进一步确定糖尿病分型（1 型或 2 型）。

1 型糖尿病（胰岛素依赖型糖尿病）患者在青春期通常需要增加胰岛素剂量以控制血糖。胰岛素抵抗的原因部分归因于青春期脂肪氧化增加，这与血清 IGF-1 水平升高相关，可能与 GH 分泌增加有关。然而，没有证据表明单独使用 GH 治疗会增加患 2 型糖尿病或糖耐量异常的风险。青春期 1 型糖尿病儿童体重增加，导致 IDDM 儿童肥胖发生率高于预期的家庭模式。一些患有 IDDM 的青少年，主要是女孩，为了减肥而减少胰岛素用量会引起严重的后果。IDDM 引起的视网膜病变通常发生在青春期及以后，青春期前的病程及血糖控制状况均是促进因素。美国糖尿病学会建议筛查尿微量白蛋白，这是青春期糖尿病肾病进展的指标。

正常个体可以适应青春期生理性胰岛素抵抗变化的，但具有 2 型糖尿病遗传风险的个体，存在胰岛 B 细胞功能缺陷，就可能无法适应胰岛素抵抗，加之肥胖的胰岛素抵抗特征，在青春期或更早时期就可能发展为临床 2 型糖尿病。儿童或青少年的 2 型糖尿病不应与各种形式的单基因糖尿病（以前称为青少年发病

的成人糖尿病相混淆，后者是常染色体显性遗传。

尽管 PCOS 很常见，但几种罕见的严重胰岛素抵抗综合征也会有高血糖和男性化的表现 [228]。Kahn A 型综合征的特征包括消瘦、肌肉发达的青春期女性表型，伴有黑棘皮、多毛、月经稀发或闭经，以及与胰岛素受体基因异常相关的卵巢增生和间质增生。雄激素过多 – 胰岛素抵抗 – 黑棘皮病（hyperandrogenism,insulin resistance,acanthosis nigricans，HAIR-AN）综合征多发于青春期女性中，多囊症状比 Kahn A 型综合征轻。Rabson-Mendenhall 综合征患者有严重的胰岛素抵抗（可能导致糖尿病酮症酸中毒）、面容畸形、黑棘皮病、指甲增厚、多毛、牙齿发育不良、腹胀、阴茎或阴蒂肿大。Rabson-Mendenhall 综合征与 Donahue（妖精症）综合征相似，具有这些特征是由胰岛素受体基因的纯合或复合杂合子缺陷引起的。Kahn B 型综合征是由胰岛素受体的抑制性或刺激性抗体引起的，有时会出现黑棘皮病和卵巢高雄激素血症。该综合征可发生在共济失调 – 毛细血管扩张综合征或其他正常青少年。Berardinelli-Seip 综合征患者常存在脂肪营养不良和严重的胰岛素抵抗，表现为皮下脂肪完全或部分缺失、生长和骨骼成熟增加、肌肉肥大、黑棘皮病、多毛症、器官肿大和外生殖器轻度肥大。

大多数这些 NIDDM 综合征最初可以用口服降糖药治疗，后期随着疾病的进展可能需要使用胰岛素进行治疗。据统计，一些患有这些胰岛素抵抗综合征的青春期女孩血清促性腺激素值低，对 GnRH 反应不良，但卵巢会增大，这表明胰岛素可以直接刺激卵巢生长。在不同程度的脂肪营养不良中发现的低脂血症状态似乎不会影响青春期的进展，但服用瘦素可以使一些女性恢复月经周期，并使男性的睾酮分泌恢复到正常水平 [229]。

（3）血压：在适当的标准下，血压与儿童的年龄、性别和身高有关 [230]。血压随着青春期成熟而升高，这与身高增加有关，并与青春期的生长突增同步，表明这两个过程的控制存在一定的关系 [231]。高血压作为肥胖的合并症在青春期越来越常见。青春期血压升高取决于 BMI 和身高，这两个因素是相互关联的。儿童和青春期的血压可以预测成人血压（跟踪）。与欧裔美国儿童相比，非裔美国儿童的体重指数较低，血压升高，这使得非裔美国人群中的问题更严重。在性早熟中，血压高于青春期前水平，达到与体型和 BMI 相称的值。

五、青春期中枢神经系统解剖、功能、心理学和脑电图节律

在儿童晚期和青春期，大脑解剖结构和功能发生了显著变化（图 26–17）。青春期是能够以成熟的方式解决复杂问题的时期。婴儿期皮质代谢率增加，随后在儿童晚期缓慢下降，直到 20 岁时下降至成人水平后

停止。前额叶联合皮质是大脑中与情绪行为的前瞻性规划和调节控制有关的区域，它会在 20—25 岁持续发育。不同发育阶段的压力，即使是在幼儿时期，也可能导致青春期的心理表现。

在这个时期变得明显的行为或精神病理学是基于这些早期生命和产前时期的变化和暴露，所有这些都与遗传背景相互作用。前额叶皮质是一个与情绪调节和计划有关的区域，通过 fMRI 研究揭示的解剖变化发生在身体成熟的时期，很可能与青春期的许多特征行为变化有关。由于发育过程中髓鞘的增加，白质的体积在 4—22 岁呈线性增加 [233]。皮质突触密度和神经元密度的降低，类似于程序性细胞死亡，发生在 2—16 岁，这种突触的修剪似乎与记忆力的改善有关。灰质的这种变化从 6 岁开始呈倒 U 形曲线增加。使用人类皮质发育动态图谱的纵向研究表明，高级关联皮质（如涉及执行功能、注意力和运动协调的皮质）在低级躯体感觉、运动和视觉成熟之后成熟，而那些系统发育较老的区域在新皮质成熟之前成熟 [234, 235]。子宫内过量的雄激素导致杏仁核增大，在青春期，女孩比男孩早 2 年达到更多的灰质，这表明性激素对人类大脑生长和重塑具有积极影响。至少在女孩中，灰质体积似乎与青春期雌二醇水平升高有关 [236]。LH 水平升高与脑白质密度增加有关，包括扣带回、颞中回和胼胝体压部；这种关系是有遗传因素的。大脑可塑性在青春期会下降。例如，青春期后我们学习说外语都可能带有口音，以及在中枢神经系统受到损伤后儿童可以恢复，在年长的青少年或成年人中却可能出现失语症。丧失可塑性可能与我们迅速变化的世界和与史前时代相比延长的寿命不适应 [237]。可塑性允许我们在青春期之前进行发育学习，但缺乏可塑性和对成人条件的标准反应允许在过去的静态环境中取得成功。

躁狂症、抑郁症、强迫症和精神分裂症在青春期后更常见，这可能与在青春期发生的大脑结构和功能的正常变化有关。

（一）青春期的睡眠模式

睡眠增加是物种生长发育时期的特征。睡眠是一个脆弱的时期，压力会干扰正常睡眠，而安全感是让睡眠正常进行的必要条件，因为青少年正在为在一个可能充满敌意的世界中独立和增加自我照顾做准备。青春期大脑功能复杂性的增加反映在深度睡眠期时 δ 波（0～3Hz 脑电波）的幅度和频率增加，这似乎与年龄有关，与青春期发育或生长无关 [238]。深度睡眠（即慢波或非快速眼动睡眠）对清醒状态的学习和其他活动有恢复作用，而最具恢复性的是高振幅 δ 波睡眠。在青春期，深度睡眠（第四阶段）的时间会减少 40%～50%，而第二阶段睡眠则会随着青春期的发展而增加（19.7%）。青春期慢波睡眠的减少可能反映了大脑的发育变化。

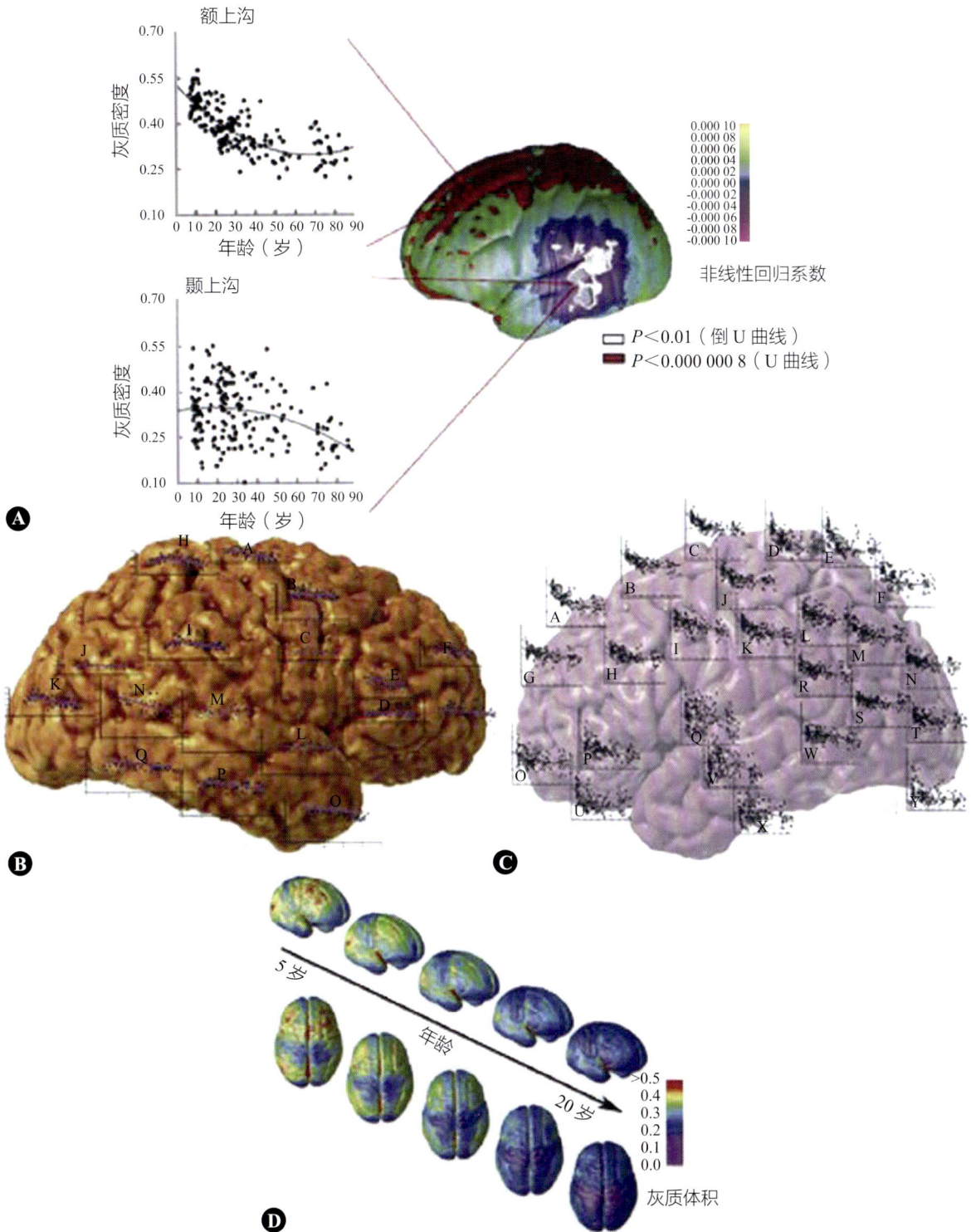

▲ 图 26-17　大脑随时间变化的图像。大脑发育过程中的变化可以通过拟合时间相关的统计模型来确定。从受试者横断面（即在特定时间跨越一组受试者）或纵向（即随着年龄增长而跟随个体受试者）收集的数据，或两者兼而有之来识别。然后使用颜色代码将灰质厚度等测量值绘制到皮质上。人类一生中灰质损失的轨迹基于 **7—78 岁的 176 名受试者**的队列研究

A. 表示在青春期灰质密度迅速下降的区域（即额上沟，其中灰质减少由倒 U 形曲线表示的二次方程描述），或更稳定地遵循在生命周期中下降的时间过程（即颞上沟，其中灰质的减少由 U 形曲线表示的二次方程描述）。B 和 C. 叠加在大脑上的图显示了特定区域的灰质密度如何随着年龄的增长而降低，这些区域用不同的字母表示。大脑成熟和灰质密度的变化在 D 图中按年龄绘制，灰质的分数变化由颜色编码（C 和 D）显示（引自 Sowell ER, Peterson BS, Thompson PM, et al. Mapping cortical change across the human life span. *Nat Neurosci*. 2003; 6:309-315; Toga AW, Thompson PM, Sowell ER. Mapping brain maturation. *Trends Neurosci. 2006*; 29:146-159.）

当一个人被允许"自由奔跑"时，其周期与地球 24h 的明暗周期同步。因为天黑后人类没什么事可做，进化倾向于早睡，但在这个时间表内，发育发生了变化。1 岁的婴儿平均每天睡 11h，到 18 岁时，如果情况允许，平均每天睡 8h。老年人比青少年或年轻人醒得早，认为自己更喜欢早起；因为孩子也喜欢早起，所以在整个发育过程中，他们喜欢起床的时间呈倒 U 型曲线[239]。青春期从清晨觉醒到晚上的这种变化似乎与生物因素有关，与社会因素无关；而在过去，社会因素被认为与这种变化密切相关。

没有了工作或学习的压力，青少年会比正常工作日的作息时间熬夜更久，起床时间更晚，这与他们年轻时遵循的作息时间大相径庭。上学早的青少年比上学晚的青少年醒来得更早，但入睡的时间没有差异，导致获得的睡眠时间差异很大。Add Health 研究的数据显示，在青春期发育过程中，自我报告的睡眠持续时间减少，随着青春期的进展，女孩出现的睡眠问题更多（如失眠、睡眠不足、睡醒后疲倦），男孩身上没有出现这种现象。即使在纵向多年研究中，总睡眠时间保持不变，青春期的白天嗜睡也会增加，尤其是在青春期中期直至第 3～4 阶段[241]。在自愿睡眠剥夺的情况下（如有深夜作业的习惯），嗜睡可能达到发作性睡病和睡眠呼吸暂停的水平。与其他年龄段相比，青少年对睡眠模式变化的适应能力较差。这表现在工作日和周末清醒时间的差异上。青少年更容易调整到较晚的时间表，而不是较早的时间表。当夏天习惯熬夜之后，但又需要为上学调整作息，这个调整就会特别漫长和困难。

在对 27 000 人进行了研究后，有人提出，从青春期的夜间觉醒（在经历了童年时期的类似早晨的模式之后）到成年时期的早晨警觉的拐点可能被用作青春期结束的标志，这是大脑通路发育重塑完成的标志[242]。拐点的年龄男性约为 20.9 岁，女性约为 19.5 岁，当然除此之外，青春期其他方面的变化女性也都是比男性发生更早（图 26-18）。

（二）青春期的特点

本章的大部分内容涉及我们称之为青春期的生化和生理变化，但在这一时期也有深刻的社会心理变化，通常被称为青少年期。虽然在非西方社会，在生殖成熟后的几年内就会达到社会中的成人角色，但社会技术越先进，允许青少年的社会心理发展的时间就越长。在当今社会中，青春期的持续时间较长，在美国是 11—20 岁，这在人类历史上出现的时间比较晚，在西方社会也不过 100 年。

正如 Remschmidt 所言，青春期最重要的心理和社会心理变化是抽象思维的出现、吸收他人观点的能力不断增强、内省能力增强、个人和性别认同的发展、价值观体系的建立、从家庭中获得更多的自主性和个人独立性、同伴关系（有时具有亚文化性质）的重要性增强、获得克服困难和应对危机的技能[243]。

青春期可按年龄分为三个阶段（早期、中期和晚期）。然而，可能在不同的成熟年龄达到这些时期，因为在这些年龄组的个体之间，生理成熟的速度是不同的[244]。

青春期的大部分生理变化发生在青春期早期（11—15 岁），包括在美国社会中经历从小学的庇护、单教室环境到中学或初中的多教室、多教师环境这样深刻的社会变化。与儿童时期的具体推理相比，个体发展出一种既成熟但又不成熟的抽象思维和决策过程的能力。

青春期中期（15—17 岁）是高中阶段，比青春期早期平静。在学校的经历并不是一个显著的变化，许多最突出的生理和生理青春期的变化已经完成。在一定程度上增加自主权是可以接受的（如驾照和执照是允许的），但个人仍然住在家里。与青春期早期相比，青少年在情感上远离家庭，受同伴群体的影响较小；但友谊会逐渐扮演着越来越重要的角色。

青春期后期开始于高中的最后一年，是接受成人在工作、家庭和社区中角色的年龄。如果个人上了大学，这个阶段就会延长。

（三）行为与正常青春期

大约 100 年前，G.Stanley Hall 在没有使用当代研究方法的情况下，将儿童的成熟过程描述为经历了"风暴和压力"（Sturm und Drang），这通常受到文化影响的限制。与这一观点相反，最近的大多数经验研究将青少的年发展描述为一个持续、适应性的情绪成长阶段，其特点是稳定而非无序的，更多的是代与代之间的和谐关系而不是冲突。虽然青少年的情绪变化通常比成年人更快（在数小时或数天内发生），也更明显，但这些变化必须与严重精神病理相关的长期情绪和行为变化区分开来。

青春期的骚动或真正的混乱行为，在青春期不是一个正常的阶段，但可能反映了需要诊断和治疗的精神病理学。这些问题常被误诊为青春期适应性反应的暂时性问题，但当这些问题从青春期发展到成年阶段时，就会变得更加严峻。一项对正常的美国高中一年级学生为期 4 年的纵向研究表明，25% 的学生经历了持续的成长，其特征是在压力环境下平稳、良好地适应能力；34% 的人经历了快速成长，表现出良好的适应能力，但在一些压力情况下表现出短期的困难和沮丧。21% 的人被判断为处于混乱状态，有着情绪易波动、焦虑和抑郁这样的性格特征，他们主要来自以冲突、家庭精神疾病和社会经济困难为特征的家庭。在 5 年后的研究中，许多患有青春期混乱症的人还没有"摆脱它"，最终被诊断为单相和双相抑郁症。我们可以得出这样的结论，80%～90% 的青少年在青春期心理表现良好，是快乐的个体，但 10%～20% 有显著的

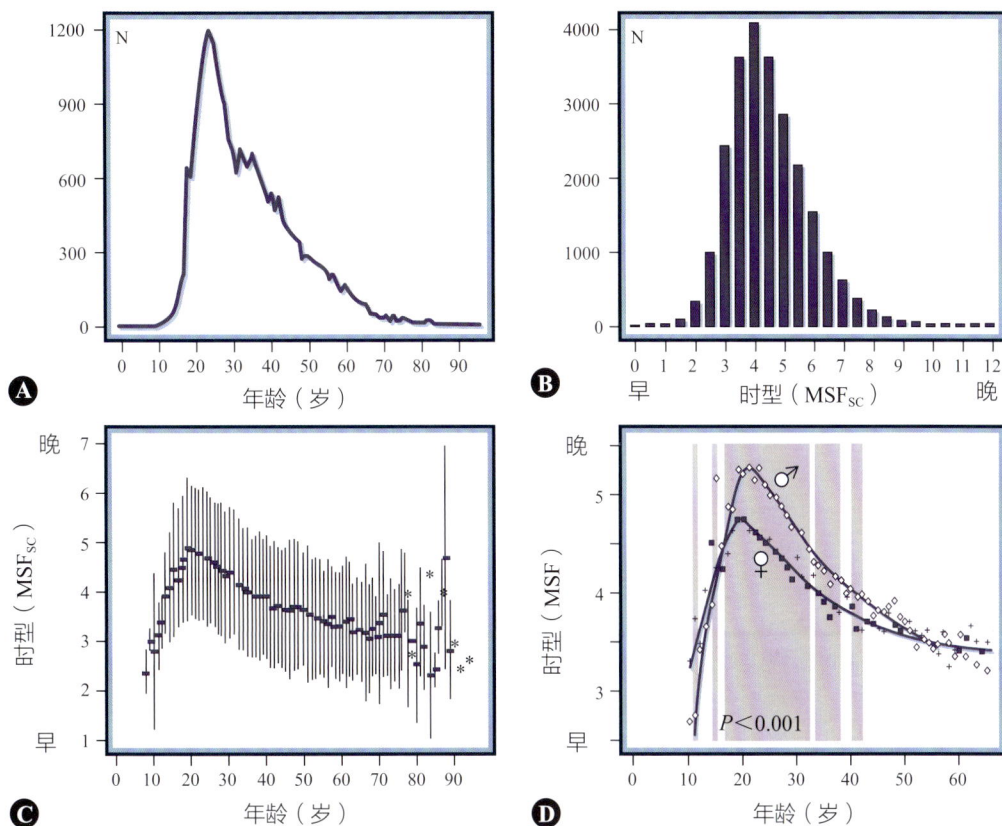

▲ 图 26-18　使用 MCTQ 数据库（n≈25 000）评估睡眠类型（无外部暗示时的觉醒时间）

数据库内的年龄分布（A）、时型分布（B）、平均时型（±SD）的年龄依赖性变化（C）具有高度系统性（除 19、21、22 和 23 岁年龄组外，其余各年龄组的平均 ±SD 均与 20 岁年龄组有显著性差异；t 检验，P＜0.001）。男性和女性的时间类型（D）随年龄的变化不同（填充圈和黑线：女性；开放的圆圈和灰线：男性）。灰色区域表示显著的男女差异（t 检验，P＜0.001）（引自 Roenneberg T, Kuehnle T, Pramstaller PP, et al. A marker for the end of adolescence. *Curr Biol.* 2004; 14: R1038-R1039.）

困难。

1. 青春期情绪与自我形象　青春期初期的年轻女孩往往表现出消极的自我形象、积极的身体形象；随着乳房的持续发育，观察到积极的同伴关系和优越的调整改进。青春期情绪与青春期阶段不相关，但抑郁情绪（先升高后降低）和冲动控制（先降低后升高）与血清雌二醇水平呈明显的曲线趋势。这些数据表明，作为青春期某些情绪和行为模式的决定因素，激素的变化可能比身体变化更重要。

2. 正常年龄在青春期开始时的行为变化　在青春期发育的正常范围内，早熟女孩和晚熟男孩在青春期及其后的适应反应最普遍。早熟的男孩和女孩遭受虐待的风险会更大[247]。

发育早的男孩在别人眼中更成熟、更有魅力、更聪明，并被赋予了更多的领导角色；发育较晚的男孩更缺乏安全感，自尊更容易受到发育不良的身体形象的影响，也更容易受同伴压力影响，尤其是在工人阶级和少数族裔群体中。发育晚大多会使身高发育不良，而不影响性腺发育。重度 CDP 患者即使接受了雄激素治疗，其社会成熟也是滞后的。延迟的社会成熟可能会使男孩面临失去教育机会的风险。

相比之下，女孩早熟往往经历更多的困惑，尤其是在初中阶段，她们可能会引起年龄较大、更成熟的男孩的注意，内化症状和障碍的发生率更高。与正常年龄的女孩相比，她们经常成为欺凌的目标，但也更经常成为欺凌的施害者。

青春期提前可能会给女孩的身体发育带来负面影响，但对男孩产生积极影响。早熟可能会增加暴力行为的倾向，这是生活在弱势社区所培养的。青春期早熟的女孩可能比晚熟的女孩有更小的智商优势。晚熟的女孩往往更适应，在家人的支持下生活的时间更长，而且她们比晚熟的男孩更少得到医疗照顾。早熟和晚熟女孩都有采取危及健康行为的倾向，包括减肥策略、增加肌肉策略、饮食紊乱、使用食物补充剂和类固醇、运动依赖，这些倾向不会出现在相同发育阶段的男孩身上。

3. 不良行为　那些认知复杂性或具体思维水平较低、青春期出现较早的青少年，其冒险行为会增加。

在女孩中，开始吸烟和饮酒的年龄与开始进入青春期的年龄成正比：早熟的女孩吸烟更早，男孩也可能遵循同样的模式。

4. 青春期性行为　社会压力在向女孩传达的信息中更加复杂，既鼓励性行为，也以一种比男孩更迥然不同的方式限制性行为。与过去几个世纪相比，如今青春期提前，这对性行为的社会规范产生了深远的影响。例如，青春期提前与性交提前有关。

12 岁时有性行为的青少年比例低于 2%，15 岁时为 16%，16 岁时为 33%，17 岁时为 48%，18 岁时为 61%，19 岁时为 71%。与过去相比，青少年等待发生性行为的时间更长了。青春期开始、自我概念薄弱、曾尝试吸烟或饮酒、肥胖等因素与女孩的早期性活动显著相关。对于男孩来说，年龄较大、与父母的关系不佳、家庭收入低、曾尝试吸烟是与性活动显著相关的因素。Add Health 杂志指出，智力较高和较低的青少年发生性行为的可能性较小。

在男孩和女孩获得成年表型之前，就已经具备生育能力。自 1991 年以来，美国 15—19 岁青少年的妊娠人数减少了近 50%，自 2009 年以来减少了 22%；2011 年为 31.3‰[250]。然而，种族间存在差异，拉美裔为 49.6‰，非拉美裔黑种人为 47.3‰，美国印第安人 / 阿拉斯加土著（AIAN）为 36.1‰，非拉美裔白种人为 21.7‰，美国太平洋岛民（American Pacific Islanders，API）为 10.2‰。这一下降可以归因于避孕知识的普及，有证据表明避孕措施的使用有所增加。

在一些研究中，性行为似乎与男孩的睾丸激素分泌有关，但在另一些研究中，它似乎又受到青春期成熟的社会效应的影响。宗教活动可能会降低性行为发生的可能性。

一项随机、双盲、安慰剂对照、交叉临床试验针对青春期延迟的男孩和女孩，研究了口服结合雌激素对女孩的影响，口服睾酮对男孩的影响，三种剂量水平分别模拟青春期早期、中期和晚期的水平，结果显示对性行为的影响不大或没有影响。结果表明，男孩在中高剂量时会出现遗精和触摸行为增加，但没有其他影响。女孩表现为仅在青春期晚期雌激素有关的颈缩显著增加，而没有其他影响。

六、青春期激素和代谢的变化

青春期 GnRH 分泌的幅度和变化模式的增加启动和调节垂体促性腺激素和性腺类固醇分泌的连续增加，最终导致生育能力的提高。

（一）促性腺激素

由于 GnRH 呈脉冲式分泌，促性腺激素的分泌也是周期性的。较新的免疫超敏测定法允许在小的儿童样本中进行准确测量。结果低于以前检测报告的分析。

在出生后的前 2 年内，血浆 LH 和 FSH 水平间歇性上升至成人水平（"婴儿小青春期"），偶尔会高一些，但在青春期之前一直保持低水平。在 3 岁以下的健康丹麦女孩中，GnRH 试验后 LH 升高到 9.2U/L，3 年后下降[251]。LH 和 FSH 的超敏测定和第三代测定证实了青春期前促性腺激素脉冲分泌，并表明 LH 的基础免疫反应水平远低于先前报道的水平[252, 253]。青春期前男女生血清 FSH 水平均高于 LH 水平[254]。至少在青春期开始前 1 年（即性成熟迹象出现之前的青春期），血清 LH 幅度会有更显著的上升，并达到早期平台期，而 FSH 在男性青春期期间随着脉冲幅度的增加会比青春期前更稳定地上升。5 岁时男女生 LH 和 FSH 分泌幅度均在夜间增加；随着青春期发育的进展，这些峰值的幅度和频率增加，日间分泌增加。

在女孩中，FSH 水平在青春期早期上升，LH 水平在青春期后期趋于上升；从青春期开始到青春期后期，LH 浓度升高 100 倍以上（图 26–19 和图 26–20）。在青春期开始之前，注意到的是 LH 呈无序分泌，而不是 FSH；其次是青春期早期分泌较规律，在青春期后期，无序性再次增加。这表明在青春期早期有一个更完整的反馈系统，随后就不那么稳定了[255]。

在青春期前，对刺激促性腺激素和性腺类固醇分泌相对无效的外源性 GnRH 剂量在青春期开始时变得有效；随着青春期的进展，下丘脑 – 垂体 – 性腺轴出现扩增[256]。尽管 GnRH 或 GnRH 激动剂试验通常需要在 GnRH 给药后进行多次采样，但现在使用新的灵敏的检测方法，在 60min 或 24min 内进行一次测定就足够[257-260]。据报道，超敏测定的血清 LH 和 FSH 基础值与 GnRH 测定一样，可预测青春期发育的开始；免疫化学发光法测定的血清 LH 值大于 4mU/ml 与青春期的开始一致。此外，使用这些超敏检测方法测定尿液中 LH 和 FSH 的浓度，结果显示，在青春期，男孩和女孩的尿 FSH 升高 5 倍，男孩的尿 LH 升高 50 倍，女孩升高 100 倍[261]。

在发育过程中，脑垂体、血清和尿液中的 FSH 和 LH 模式除了发生明确的定量变化外，还会发生质变。促性腺激素 α 亚基和 β 亚基的糖基化模式受成熟、GnRH 分泌和性腺类固醇对垂体促性腺激素的影响。糖基化的变化会影响激素的大小和电荷，这是 FSH 和 LH 的异质性、大量的异构体随较酸性或较碱性的电荷而变化的主要原因[262]。这种多态性对生物半衰期和生物活性具有重要影响，并提供了调节促性腺激素生物活性的一种额外机制。已有部分研究者报道青春期 LH 的血清生物活性和免疫活性之间的差异。然而，在青春期释放的 FSH 的异构体的变化可能有利于生物活性 FSH 的分泌增加，这可能有利于生殖发育[262]。

（二）性腺类固醇

直到最近人们才认识到，男性睾酮对线性骨骼生

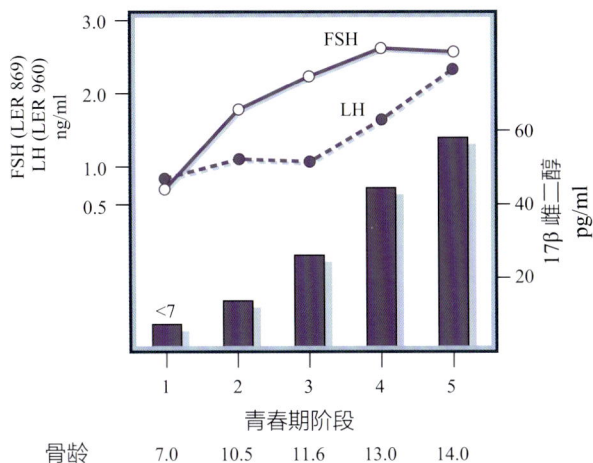

▲ 图 26-19　青春期前和青春期女性性成熟阶段血浆雌二醇、FSH 和 LH 的平均浓度（1. 青春期前；5. 经期青少年）和每个阶段的平均骨龄

FSH. 促卵泡激素；LH. 黄体生成素。由于促性腺激素释放的脉冲性和整个青春期睡眠期间 LH 脉冲幅度的增加，促性腺激素的单一日间值的作用有限。然而，性激素在确定青春期发育阶段是有用的。将 FSH 值（LER-869）转换为 U/L 乘以 8.4。LH 值（LER-960）到 U/L 转换乘以 3.8。将雌二醇值转换为 pmol/L 乘以 3.671（经 Kluwer Academic Publishers 许可转载，引自 Grumbach MM. Onset of puberty. In:Berenberg SR, ed. *Puberty, Biologic and Social Components*. Leiden, The Netherlands:H. E. Sten-fert Kroese; 1975:1-21.）

长、骨骼成熟和骨量增加的许多作用主要归因于其对雌激素的外周芳香化作用（表 26-7）。

1. 睾酮　睾丸间质细胞产生睾酮和少量的雄烯二酮、α₅- 雄烯二酮、双氢睾酮和雌二醇，尽管少量睾酮来自睾丸和肾上腺分泌的雄烯二酮的腺外转化。在女性中，卵巢和肾上腺雄烯二酮的腺外转化几乎占了循环睾酮的全部。

以往测定低水平性激素的方法已被证明是不准确的[263, 264]。这种不准确主要是由于存在干扰物质和检测中使用的抗体相对不敏感。现在，较大的国家实验室开始使用高效液相色谱串联质谱联用技术（HPLC-MS/MS），可以准确测量儿童样品中存在的极低值[265]。这些新技术可能对旧方法得到的一些结果加以修订。在具有儿童标准的实验室中，用高效液相色谱串联质谱联用测定睾酮和雌二醇是测定性腺激素的首选方法，用于研究青春期异常。

青春期前的男孩和女孩血浆睾酮浓度低于 0.3nmol/L，但男性在婴儿期的前 3～5 个月除外，此时发现青春期水平的睾酮。男性在 5 岁时，在青春期体征开始之前可在夜间检测到血清睾酮水平升高，并且在青春期早期出现伴随睡眠诱导的 LH 分泌和垂体对 GnRH 敏感性增加后升高。LH 高峰和睾酮增加之间的 60min 延迟可能是由于类固醇的合成和分泌。在

白天，睾丸体积大于 4ml 后，睾丸激素水平就会增加，并且在整个青春期持续增加。男性的睾酮激素浓度在发育期第 2～3 阶段增长最快（图 26-20 和表 26-5）。尿液中睾酮和表睾酮的比例（用来评估运动员服用兴奋剂的情况）在青春期可能会正常升高。

游离睾酮测定可通过透析或使用睾酮值和可用蛋白结合位点进行计算来确定。睾酮测定的低准确性会使游离睾酮测量不准确[265]。如果游离睾酮水平所依据的总睾酮浓度是通过一种高度特异性的测定方法测定的，那么游离睾酮或生物可利用性睾酮的测定有助于评估女孩的多囊卵巢综合征或非经典的先天性肾上腺皮质增生。

对雄激素生物活性进行的一项敏感的哺乳动物细胞重组生物测定与血清免疫反应性睾酮浓度强相关，并表明在 CDP 患者中，睾酮浓度随着青春期发育而升高，与阴毛和阴茎发育的进展一致[266]。与这种特定的生物测定不同，一种新型、高度敏感的转录雄激素受体介导的生物测定系统证明了绝经期女性中生物活性雄激素的循环值更高，并且可能在未来用于儿童[267]。

在唾液中测定的性类固醇的值比在血清中要低得多，但是创伤（甚至刷牙）导致标本中有血液会影响结果，因此基本化验的准确性是至关重要的。正如既往声称的那样，唾液中的类固醇水平并不能直接代表血清中游离类固醇。一些报道称唾液中的睾酮与正常受试者和慢性疾病（如囊性纤维化）患者的血清睾酮水平密切相关。随着青春期的发展，唾液中的孕酮水平会上升。青春期开始后，唾液中脱氢表雄酮含量明

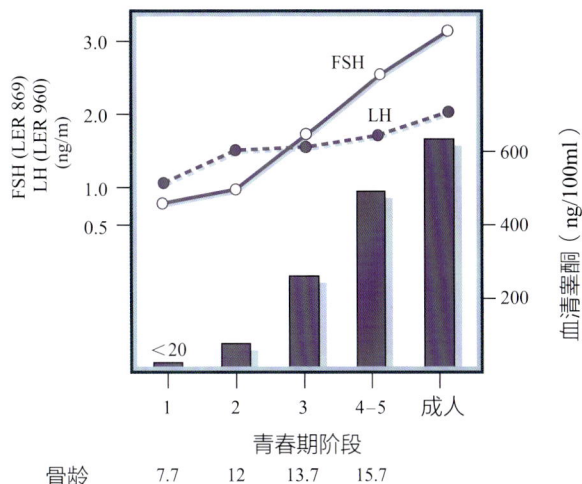

▲ 图 26-20　不同成熟阶段正常男孩（1. 青春期前）平均血浆睾酮（经过溶剂提取和色谱）和促性腺激素水平，每个阶段的平均骨龄（图 26-19）。将睾酮值转换为 nmol/L 乘以 0.034 67

FSH. 促卵泡激素；LH. 黄体生成素（经 Kluwer Aca-demic Publishers 许可转载，引自 Grumbach MM. Onset of puberty. In: Berenberg SR, ed. *Puberty, Biologic and Social Components.* Leiden, The Netherlands: H. E. Stenfert Kroese; 1975: 1–21.）

表 26-7　雌激素对男性生长和骨骼成熟影响的早期临床线索
完全雄激素不敏感（抵抗）综合征 （Zachmann M, Prader A, Sobel EH, et al.Pubertal growth in patients with androgen insensitivity:indirect evidence for the importance of estrogen in pubertal growth of girls.J Pediatr.1986; 108:694-697.）
短期雌二醇给药可增加青春期前男孩的尺骨生长速度 （Caruso-Nicoletti M, Cassorla FG, Skerda MC, et al.Short term, low dose estradiol accelerates ulnar growth in boys.J Clin Endocrinol Metab.1985; 61:896-898.）
芳香化酶抑制药降低了高睾酮血症患者的快速生长和骨骼成熟，而抗雄激素药物对骨骼成熟没有影响 （Laue L, Jones J, Barnes K, et al.Treatment of familial male precocious puberty with spironolactone and deslorelin.J Clin Endocrinol Metab.1993; 76:151-155.）
男孩的芳香化酶过量综合征与生长和骨骼成熟速度加快、血浆雌激素浓度升高有关，而不是青春期前的睾酮值 （Stratakis CA, Vottero A, Brodie A, et al.The aromatase excess syndrome is associated with feminization of both sexes and autosomal dominant transmission of aberrant P_{450} aromatase gene transcription.J Clin Endocrinol Metab.1998; 83:1349-1357）
雌激素分泌肿瘤：肾上腺和睾丸肿瘤（特别是 Peutz-Jeghers 综合征） （Bulun SE, Rosenthal IM, Brodie AM, et al.Use of tissue-specific promoters in the regulation of aromatase cytochrome P_{450} gene expression in human testicular and ovarian sex cord tumors, as well as in normal fetal and adult gonads.J Clin Endocrinol Metab.1993; 77:1616-1621.）

引自 Grumbach MM. Estrogen, bone, growth, and sex: a sea change in conventional wisdom. *J Pediatr Endocrinol Metab*. 2000; 13: S1439-S1455.

显高于青春期前。如果唾液类固醇测量准确，可以提高研究人员以无创方式研究发育与行为之间关系的能力，但可能需要在唾液分析中使用 LC/MS-MS 才能实现这种准确性。

2. 雌激素　在女性中，90% 的雌二醇由卵巢分泌；一小部分循环雌二醇来自睾酮和雄烯二酮的腺外转化。在男性，大约 75% 的雌二醇来自睾丸激素的腺外芳香构化和（间接）雄烯二酮，25% 来自睾丸分泌。

在胎儿和足月时，由于胎儿和母亲肾上腺 C19 类固醇通过胎盘转化为雌激素，雌激素水平很高，但在出生后的前几天，雌激素水平会急剧下降。青春期前血浆雌二醇水平很低，用标准的免疫测定法很难检测，但通过敏感的放射免疫测定法可以观察到青春期雌二醇水平上升和昼夜节律（表 26-8 和图 26-19）。雌激素水平上升较早，在青春期中期达到平台期。一项高度敏感的生物测定表明，在青春期前，女孩的雌二醇浓度高于男孩，在整个青春期持续上升，直到青春期生长突增之后开始下降。目前，采用高效液相色谱串联质谱法测定雌激素是首选方法。生长速度峰值与雌二醇浓度升高呈显著相关；女孩的增长比男孩早，但生物活性雌二醇水平在生长速度高峰时是相当的 [160, 268]。与男孩相比，女孩体内较高的雌激素水平可能是女孩骨骼成熟水平更高的一个重要因素，并可能在她们性成熟开始的更早方面发挥作用。一项人类细胞生物测定法测量儿童雌激素的总生物活性（而不是单独雌二醇），其检测限极其敏感，小于 1pg/ml[269]。

青春期早期雌二醇日峰值出现在夜间 LH 峰值后 6～9h，与 LH 合成所需时间明显相关。在青春期的所有阶段，男孩的雌酮浓度都高于雌二醇，而这两种雌激素的水平都低于同龄女孩。

（三）性腺的蛋白质产物

1. 抑制素、激活素和卵泡抑素　抑制素是睾丸支持细胞和卵巢颗粒细胞（以及胎盘等组织）产生的一种异二聚体糖蛋白产物，对垂体分泌 FSH 起负反馈作用。抑制素由一个 α 亚基和两个 β 亚基中的一个组成，即 $β_A$ 或 $β_B$，它们分别形成抑制素 A 或抑制素 B，具有明显相同功能的二聚体。抑制素是 TGFβ 超家族的成员之一，该超家族包括抗米勒管激素和两个抑制素亚单位的二聚体，即激活素 A 和激活素 B，可刺激垂体细胞释放 FSH。FSH 可诱导性腺抑制素的合成和分泌 [270]。抑制素在男性和女性青春期 FSH 分泌的反馈调节中起着重要作用。

与抑制素一样，卵泡抑素抑制 FSHβ 亚基的表达，而激活素则刺激 FSHβ 亚基的表达，从而影响 FSH 的生物合成和分泌。在卵泡期，抑制素也可能是 LH 释放的抑制剂 [271]。除性腺外，这些激素在多种组织中合成，并具有不同于生殖器官的各种活性。

循环系统、性腺和其他组织中存在两种不同的抑制素和激活素结合蛋白：$α_2$ 巨球蛋白，一种高容量、低亲和力的结合蛋白；卵泡抑素，一种糖基化的单肽链，可作为高亲和力结合蛋白和激活素生物活性的调节剂（例如，在垂体中，激活素和卵泡抑素的合成

类固醇及方法	年　龄	正常值		样本量
		男　性	女　性	（儿科最低样本量）

表 26–8　儿童血浆性激素值

类固醇及方法	年　龄	男　性	女　性	样本量（儿科最低样本量）
睾酮，LC-MS/MS（ng/dl）	婴儿期	75～400	20～64	0.18 ml 血清 (Quest) 0.5 ml 血清 (Esoterix) 0.15 ml 血清 (ARUP)
	1—7 月龄	在第 1 周迅速下降到 20～50，然后在 20～60 天增加到 60～400；7 个月后水平下降到青春期前	第 1 个月，其水平会下降到<10，并一直保持到青春期	
	7—12 月龄	<16	<11	
	Tanner 1期	<16	<16	
	Tanner 2期	<167	<40	
	Tanner 3期	7～762[a]	<60	
	Tanner 4期	25～912	<62	
	Tanner 5期	110～975	<68[a]	
雄烯二酮，提取后由 RIA 法测定（ng/dl）	婴儿期	1 周后降至 10～80	20～290ng/dl；1 周后降至 10～80	0.25 ml 血清 (Esoterix) 0.5 ml 血清 (Quest)
	1—11 月龄	6～68	6～68	
	青春期前	8～50	8～50	
	Tanner 1期	8～50	8～50	
	Tanner 2期	31～65	42～100	
	Tanner 3期	50～100	80～190	
	Tanner 4期	48～140	77～225	
	Tanner 5期	65～210	80～240	
双氢睾酮，萃取色谱法，RIA（ng/dl）	1—6 月龄	12～85	<5	0.5 ml 血清 (Esoterix) 1.1 ml 血清 (Quest)
	青春期前	<5	<5	
	Tanner 2～3 期	3～33	5～19	
	Tanner 4～5 期	22～75	3～30	
雌二醇，LC-MS/MS 法（ng/dl）	新生儿	水平显著升高，在第 1 周下降到<1.5	水平显著升高，在第 1 周下降到<1.5	1.2 ml 血清 (Esoterix)
	1—11 月龄	在 1～2 个月期间，水平增加到 1～3.2，然后在 6 个月后下降到<1.5	在 1～2 个月期间，水平增加到 0.5～5，然后在第 1 年下降到<1.5	
	青春期前	<1.5	<1.5	
	Tanner 1期	0.5～1.1	0.5～2	
	Tanner 2期	0.5～1.6	1～2.4	

（续表）

类固醇及方法	年　龄	正常值		样本量
		男　性	女　性	（儿科最低样本量）
雌二醇，LC-MS/MS 法（ng/dl）	Tanner 3期	0.5～2.5	0.7～6	
	Tanner 4期	1～3.6	2.1～8.5	
	Tanner 5期	1～3.6	3.4～17	
雌二醇，提取色谱法，放射免疫分析法（ng/dl）	Tanner 1期	0.3～1.5	0.5～1	0.6ml (Quest)
	Tanner 2期	0.3～1	0.5～11.5	
	Tanner 2期	0.5～1.5	0.5～18	
	Tanner 4期	0.3～4	2.5～34.5	
	Tanner 5期	1.5～4.5	2.5～41	
雌二醇，化学发光免疫分析法（ng/dl）	0—8	0.7～0.8	0.7～1.4	0.2mL 血清 (ARUP)
	9—10	0.7～1.1	0.7～3.2	
	11—12	0.7～2.2	0.7～3.8	
	13—14	0.7～2.4	1～9.1	
	15—16	1.1～3.3	1.7～18.1	
	17—40	1.8～6.7	2.3～17.0	
Extrone，LC-MS/MS 法（ng/dl）		水平在出生时显著升高，然后在第 1 周下降到 <1.5	水平在显著升高，然后在第 1 周下降到 <1.5	1.2ml 血清 (Esoterix)
	青春期前	<1.5	<1.5	
	Tanner 1期	0.5～1.7	0.4～2.9	
	Tanner 2期	1.0～2.5	1～3.3	
	Tanner 3期	1.5～2.5	1.5～4.3	
	Tanner 4期	1.5～4.5	1.6～7.7	
	Tanner 5期	2～4.5	2.9～10.5	

a. 因为此表结合了来自不同实验室的数值，所以总的来说，这个范围比在特定实验室的标准中发现的要大。请咨询用于解释结果以作临床决策的实验室

LC-MS/MS. 液相色谱串联质谱；RIA. 放射免疫法（引自 Albrecht L, Styne D. Laboratory testing of gonadal steroids in children. *Pediatr Endocrinol Rev.* 2007; 5: S599-S607.）

位点）。

在妊娠期间，胎盘分泌抑制素 A，胎膜分泌抑制素 A 和抑制素 B，但至少在妊娠前 20 周，只能在母体血清中检测到抑制素 A。足月女婴脐带血清中未检测到抑制素二聚体，而男婴脐带血清中含有抑制素 B，这是唯一在成年男性中检测到的抑制素 [272]。妊娠 16 周时，胚胎睾丸支持细胞和间质细胞中存在 α 亚基和 β_B 亚基（不存在 β_A 亚基）；妊娠 24 周时，支持细胞中这两种亚基的免疫表达增加。两种亚基的表达均在 4 月龄时下降。胎儿卵巢中未检测到抑制素亚基，胎儿或新生儿性腺中也未检测到免疫反应性卵泡抑素 [273]。

在大型的横断面研究中，使用高度特异性的抑制素 B 和抑制素 A 免疫测定法，该方法与抑制素的生物活性相关，并将抑制素 B 与抑制素 A 区分开来。男性血清抑制素 B 的平均浓度在青春期前（这一阶段高于阉割男性的未检测水平）[274] 和青春期第一阶段之间增加；当与年龄的强相关性被考虑在内时，LH 和睾酮值的相关性仍然存在。从青春期生殖器 2 期开始，抑

制素 B 水平相对稳定，尽管在 2～3 期血清 FSH 平均浓度上升，此后 FSH 值相对不变。在青春期早期，抑制素 B 的上升与 AMH 的下降是一致的，这显然反映了支持细胞的成熟[275]。到生殖器发育 3 期，抑制素 B 与 FSH 呈部分负相关，并随着青春期的进展而持续；生殖发育 4 期，抑制素与血清 FSH 呈明显的负相关。二聚体抑制素 B 在发育过程中 2 次升高，反映了婴儿期和青春期早期支持细胞增殖的两个阶段，而抑制素与 FSH 在青春期中期及以后呈负相关，提示了负反馈抑制的发生。在青春期早期，抑制素 B 水平与 LH 和睾酮水平密切相关，但在第 3 阶段，当抑制素 B 达到峰值时，这种关系消失，而抑制素 B 与 FSH 水平更加密切相关[276]。

在女孩青春期早期，血清抑制素 A 和 B 水平会升高，尽管在青春期前也有个别与 FSH 水平直接相关的升高，这表明由于 FSH 刺激，导致婴儿和儿童的零星卵泡发育。抑制素 B 在卵泡期起主导作用，抑制素 A 在黄体期也起主导作用。抑制素 A 和抑制素 B 在青春期中期达到峰值，随后抑制素 B 下降。在青春期早期，抑制素 B 值与雌二醇和 FSH 值相关，但这些关系会随着青春期的发展而减弱[277]。虽然在女性青春期激活素没有显著变化，但卵泡抑素从青春期中期的峰值下降至后期低于青春期前的值。

血清中 FSH 调节蛋白的值遵循昼夜节律模式，在抑制素 B 达到最低点之后，夜间 LH 和 FSH 的值较高。在青春期女孩中，卵泡抑素的浓度在清晨达到最大值，激活素 A 的浓度随着 FSH 水平的夜间升高而下降[278]。男生在青春期前后或青春期早期，抑制素 B 的昼夜变化表现为抑制素在夜间随 LH 下降，随后睾酮上升，说明睾酮对抑制素 B 分泌有负反馈作用[279]。重组 FSH 治疗后使睾酮分泌增加，抑制了抑制素 B，说明睾酮能够对抑制素 B 分泌产生负性调节作用[280]。使用 GnRH 激动剂后，FSH 水平增加 30min，抑制素 B 水平在 5 岁以上女孩增加 8h，在男孩增加 20h[281]。男孩的基线抑制素 B 浓度高于女孩，基线激活素 A 浓度高于女孩，激活素在 GnRH 给药后没有变化。给 Tuner2 期的男孩使用睾酮会导致 FSH 和 LH 降低，激活素升高，抑制素 B 水平降低，但未引起卵泡抑素的变化。Tuner1 期或 2 期女孩服用雌二醇会导致 LH 和 FSH 水平降低，激活素 A 水平升高，但抑制素 B 或卵泡抑素浓度没有变化，而 Tuner 综合征女孩服用雌二醇会导致血清 FSH 水平降低，尽管无法有效检测到的激活素和抑制素水平没有变化[282]。

男性和青春期男孩体内低浓度的抑制素 B 是输精管功能受损的一个指标[283]。青春期早期睾丸缺陷的男孩具有较高的 FSH 浓度和较低抑制素水平。抑制素 B 与睾丸功能关系最密切，在睾丸切除术的男性中不存在抑制素 B。抑制素 B 在青春期前与支持细胞功能有关，但青春期发生了发育变化，因此在生命的后期，抑制素 B 的浓度与精子发生有关。青春期前患有支持细胞单纯性综合征的男孩体内抑制素 B 水平正常，而青春期后患有支持细胞单纯性综合征和早期生精障碍的男孩其男性体内抑制素 B 水平检测不到或较低，晚期生精阻滞或阻塞性无精子症的男孩血清抑制素 B 水平正常或接近正常[274]。在青春期前，α 和 $β_B$ 抑制素亚基在支持细胞中表达，但在青春期和男性中，完全分化的支持细胞只表达 α 亚基，β 亚基在生殖细胞中表达。抑制素 B 在成人体内似乎是生殖细胞和支持细胞的产物。在青春期前的男孩中，基础血浆抑制素 B 浓度与 hCG 给药后睾酮反应的增加有高度相关性，它们为睾丸的存在及其功能提供了有用的评估[284]。

2. 抗米勒管激素　AMH（又称 MIS 或 MIF）是一种 14kDa 的同二聚体糖蛋白，在结构上与抑制素和 TGFβ 亚基相关，由胎儿睾丸的支持细胞在 7 周后和青春期前睾丸产生，在胎儿发育早期和妊娠后期由胎儿卵巢颗粒细胞引起男孩米勒管的退化。在 FSH 上升之前，AMH 的产生首先受到 SOX9、SF1、GATA4 和 WT1 的刺激，随后受到 FSH 的刺激[285]。在男性出生后的第 1 年，可免疫测定的 AMH 值浓度会从出生上升到相对较高的水平，10 岁时下降，在青春期进一步下降[286]。新生女婴血清中 AMH 水平较低或无法检测，此后仅略有上升；在青春期前，大多数女孩的血清中几乎检测不到 AMH。低体重女婴和高体重女婴受 GnRH 类似物刺激后，血清中 AMH 和雌二醇水平升高，提示卵泡发育改变[287]。刺激后 FSH 水平升高和脂联素浓度降低仅在高出生体重婴儿中观察到，这表明卵巢功能发生改变的机制与低出生体重婴儿不同。

血清 AMH 和抑制素 B 水平与青春期男孩的雄激素浓度呈负相关[275]，CPP 男孩的值适合于青春期而不是实际年龄[286]。雄激素抵抗会导致血清 AMH 浓度升高。在低促性性腺功能减退症中，用重组 FSH 和 hCG 进行治疗会增加睾酮水平，降低血清中升高的 AMH（由于未成熟的支持细胞）和抑制素 B 的水平，进一步证明了这一关系[280]。与青春期年龄匹配的对照组相比，青春期延迟的男孩的 AMH 略高，而因为男性化受损导致睾丸发育不良的男孩比正常男孩的 AMH 低。孤立性隐睾的男孩 AMH 值正常，无睾症的 AMH 和抑制素 B 缺失，这可在出生后的第 1 个月进行鉴别诊断[288]。异常发育的睾丸只分泌低水平的血清 AMH，睾酮对 hCG 的反应表明睾丸组织的存在[289]。

多囊卵巢综合征女孩和月经少而非典型 AMH 的女孩，AMH 会升高。这一发现表明，月经量少的青少年可能会增加窦卵泡数量，与 PCOS 的女孩中观察到的类似[290]。AMH 是一种有效的性腺肿瘤标志物，因为它在患有原始支持细胞样肿瘤的男性，以及在患有颗粒细胞肿瘤的女孩和女性中都有升高。

（四）肾上腺雄激素

男童和女童的血浆 Δ^5– 类固醇、DHEA 和 DHEAS 水平在 8 岁之前（骨骼年龄为 6—8 岁）开始进行性升高，并持续至成年早期（表 26-9）。肾上腺雄激素及其前体分泌的增加被称为肾上腺功能初现，由肾上腺功能初现引起的阴毛出现被称为阴毛初现。血浆 DHEA 水平具有与皮质醇相似的昼夜节律，但血浆 DHEAS 水平变化较小，是肾上腺功能初现的有效生化标志物。

DHEA 是女性体内更强效雄激素的主要前体，但 DHEAS 不能转化。DHEAS 由 DHEA 通过硫酸转移酶（SULT2A1）的作用产生，主要存在于肾上腺和肝脏中。硫酸盐供体磷酸腺苷磷酸硫酸酯（PAPS）是 SULT2A1 必需的，在人体内，PAPS 是由 PAPS 合成酶的两种亚型 PAPSS1 和 PAPSS2 合成的[291]。

（五）睾酮结合球蛋白

97%～99% 的游离睾酮和雌二醇可逆性与睾酮结合球蛋白（TeBG）（或与性激素结合球蛋白）结合；青春期前的 TeBG 水平在男孩和女孩中大致相等，但随着青春期前年龄的增长和血浆性激素的增加，TeBG 水平会下降[292]。在青春期，女孩的 TeBG 水平会小幅下降。随着青春期发育的推进，由于睾酮的作用，男孩下降幅度更大，在正常男孩中接受他莫昔芬治疗后观察到下降幅度有所减弱。肾上腺功能初现期，肾上腺雄激素水平的上升可能解释了 TeBG 水平的早期下降，TeBG 可以使在给定的睾酮浓度下循环更多的自由激素。尽管男性的血浆睾酮浓度是女性的 20 倍，但游离睾酮的浓度却是女性的 40 倍。患有低促性腺激素性性腺功能减退症的男孩和雄激素抵抗综合征的患者在青春期表现出相同的 TeBG 水平下降特征，但介于正常成年男女之间。

（六）催乳素

青春期女孩的催乳素水平会升高。男孩青春期前平均（± 标准误差）血浆催乳素浓度低于 10μg/L，女孩为 3～12μg/L。青春期晚期的女孩和成年女性的催乳素浓度较高（分别为 3～20μg/L 和 3～20μg/L），而成年男性的平均浓度为 2～18μg/L[293]。这种性别差异可能是女孩和女性在青春期的雌二醇水平较高的结果。

（七）INSL3 蛋白

在青春期，正常男孩在 LH 刺激下和来曲唑治疗导致 LH 分泌增加的男孩血清中，INSL3（一种由间质细胞产生的蛋白质）水平升高[294, 295]。在 Klinefelter 综合征的患者中没有增加，在青春期中期，上升开始趋于平稳。根据文献指出，INSL3 与睾丸激素具有相同的敏感度，可作为评价睾丸间质细胞功能的指标[296]。

（八）前列腺特异性抗原

前列腺特异性抗原（prostate-specific antigen, PSA）在男性和女性脐带血及婴儿血清中均可检测到，但其浓度在儿童期会降低至检测不到。PSA 浓度随着男性青春期的开始上升到可测量的范围，并与青春期的进展、睾丸的大小、血清 LH 和睾酮浓度有关，以及可能和前列腺的大小相关[297, 298]。在患有特发性 CPP 的男孩中 PSA 值会升高至青春期范围，并且随着 GnRH 治疗而降低。

（九）青春期生长突增的激素控制

出生后的增长遵循一个特定的模式：刚出生时，婴儿的生长速度非常高，随后出现减速，会持续到 3 岁；接下来，有一个较慢的减速阶段，直到青春期。随后的青春期生长突增是出生后生长的第二个重要时期，紧随其后的是脊柱和长骨的成熟，直至达到成年身高[151]。许多因素影响着生长板[299]。正常女孩和男孩的青春期生长突增取决于雌二醇、GH 水平及其他因素。

导致青春期生长突增的激素调控很复杂（图 26-15 和图 26-16）。GH 通过刺激 IGF-1 的产生来促进青春期的生长。性激素对青春期生长有两个作用：

表 26-9　儿童 DHEAS 的平均血清浓度 [mmol/L（ng/ml）]

	6—8 岁	8—10 岁	10—12 岁	12—14 岁	14—16 岁	16—20 岁
年　龄						
男孩	0.5 (188)	1.6 (586)	3.4 (1260)	3.6 (1330)	7.2 (2640)	7.2 (2640)
女孩	0.8 (306)	3.2 (1170)	3.1 (1130)	4.6 (1690)	6.9 (2540)	6.3 (2320)
骨　龄						
男孩	0.98 (360)	1.6 (574)	3.4 (1250)	5.8 (2150)	10.9 (4030)	
女孩	0.73 (276)	3.1 (1130)	4.33 (1560)	7.1 (2610)	3.9 (1450)	

DHEAS. 硫酸脱氢表雄酮（改编自 Reiter EO，Fuldauer VG，Root AW.Secretion of the adrenal androgen, dehydroepiandrosterone sulfate, during normal infancy, childhood, and adolescence, in sick infants, and in children with endocrinologic abnormalities. *J Pediatr*.1977; 90:766-770.）

①诱导 GH 分泌增加，从而增加 IGF-1 的产生，从而间接刺激青春期生长；②通过刺激局部产生 IGF-1 和其他局部因子对软骨和骨骼产生直接影响[160, 300]。

1. 性腺类固醇　人体骨骼发育过程中，性腺类固醇对软骨细胞、成骨细胞和其他骨骼成分具有促进生长和成熟的作用[159, 160]。这一作用最终导致男孩和女孩的骨骺融合和纵向生长的停止，主要是由直接分泌的雌激素（女孩）介导，或由外周组织中通过芳香化酶将睾酮和雄烯二酮转化为雌激素引起（表 26-8）。由编码雌激素受体基因的无效突变和 CYP19A1 基因的异常导致严重的细胞色素 P_{450} 芳香酶缺乏症，从而产生雌激素抵抗，这凸显了雌二醇（而非睾酮）在男孩和女孩的青春期生长突增、骨骺成熟度、正常骨骼比例和矿化过程中的主要作用。ERα 基因（ESR1）或编码芳香化酶的 CYP19A1 基因突变的个体持续生长，缺乏青春期的快速生长，并有开放的骨骺和骨质减少[301-303]。对有芳香酶缺乏症的男性进行雌激素治疗会导致骨骺闭合、生长停止和骨量显著增加[304-306]。芳香化酶过多的患者会产生过多的雌激素，使骨骼成熟提前、生长停止，最终导致成年身材矮小[307]。

尽管卵巢分泌的雌二醇长期以来被认为是导致女性青春期生长突增、骨骼成熟和骨矿物质沉积的主要性激素，但直到人类在雌激素合成或作用方面发现罕见的遗传缺陷之前，传统观点认为，睾酮介导了男性青春期的这些成熟变化。现在已知雌激素（不是雄激素）是男性和女性在青春期生长突增、骨骼成熟、峰值骨量增加和成人骨量维持过程中的关键性激素。雌激素刺激骨骺生长板中的软骨形成，增加青春期的线性生长[270]。在青春期，雌激素促进骨骼成熟和骨骺生长板逐渐进行性闭合[159]。在青春期前和青春期男孩中进行血浆雌二醇的超敏测定显示，雌二醇浓度与峰值生长速度（但不是血清 GH 水平）之间存在高度正相关，在青春期开始后约 3 年达峰[268]。进一步说明雌激素在男孩和女孩的青春期生长突增和骨骼成熟中起着重要作用。

生长板软骨细胞中存在 ERα 和 ERβ 两种雌激素受体[299]。对用皮质类固醇或雌激素治疗的啮齿动物的骨骼和软骨的组织学研究，以及对青春期性早熟儿童的临床评估，也证实了这一理论，即生长板的衰老是由性早熟时雌激素的过度刺激而产生的，因此导致用 GnRH 进行治疗期间生长量减少[308]。

青春期早期骨转换率高，随之而来的是皮质骨外骨膜原位成骨和骨内骨吸收的减少，皮质骨和松质骨内骨重塑的减少是由生长板软骨细胞的凋亡、皮质骨和松质骨内破骨细胞的凋亡介导的，部分是由雌激素介导的。这导致初潮时骨转换标志物的减少，反映了骨骺生长板的闭合[309]。

缺乏雌激素的特纳综合征女孩骨转换标志物保持升高。患有特纳综合征的女孩在青春期前容易出现骨质流失，但当雌激素治疗开始后这种状况就会停止[310]。在青春期和进入第 30 年期间，雌激素能促进成骨细胞的合成代谢和破骨细胞的凋亡，从而增加中轴骨和附骨中骨矿物质的获取。进化论认为，雌激素对骨密度的积极作用，加上机械负荷，使女性在妊娠和哺乳期间能够承受更大的体重；这个过程在生育后是不必要的，因此骨质疏松症在更年期变得更常见[311]。

睾酮也可能对人类男性的骨骼有直接作用，因为 AR 存在于人类胫骨生长板中的成骨细胞和软骨细胞、骨细胞、单个核细胞和骨髓中的血管内皮细胞中[312]。由于与受体的相互作用，不能芳香化为雌激素的雄激素仍会导致生长速度增加。男孩外骨膜原位成骨的增加，由此产生的骨皮质增厚和骨强度增加，以及更大的骨面积，可能是睾酮的直接作用。雄激素可以通过保持松质骨量和扩大皮质骨来保护男性免受骨质疏松症的影响。

在完全性雄激素抵抗的个体中，青春期生长突增导致成年身高接近基因型男性，表明在男孩青春期生长突增中起关键作用的是雌激素而非雄激素。根据特定年龄的女性标准值，BMD 的 Z 值在脊柱骨中出现一定的下降，但在髋部中没有出现，但使用男性标准时下降幅度更大。受影响的女性骨折发生率增加，即使使用雌激素替代后也是如此。这表明在完全雄激素不敏感的女性中，骨矿化缺陷的部分原因是睾酮缺乏对骨骼，尤其是脊柱骨的直接作用[313]。

2. 生长激素和生长因子　在基础状态或刺激后，男孩和女孩在青春期的 GH 分泌量大约增加 1 倍，但在青春期发育后减少。值得注意的是，GHRP 是一种 6 个氨基酸的 GH 释放肽（或 GH 促分泌素），在青春期前刺激的 GH 分泌的峰值与青春期相同。由于女孩青春期开始的时间比男孩早，因此女孩在更早的年龄和发育期开始增高。GH 分泌增加与乳房发育（Tanner2 期）同时开始，并且在乳房发育 Tanner3~4 期达峰；在男孩中，GH 升高较晚，并在生殖器发育 4 期达到峰值。在青春期后期 GH 分泌和 IGF-1 水平开始下降。正常身高的青少年体重与生长激素水平呈负相关。基础状态下 GH 脉冲幅度的增加和每个脉冲分泌的 GH 含量（但不是频率、代谢清除率或 GH 的分泌间期和半衰期）是导致 GH 水平增加的主要原因[314]。

青春期雌二醇的增加是 GH 脉冲振幅和每脉冲 GH 分泌量增加的主要介质，男孩的雌二醇增加是睾丸激素和雄烯二酮分泌腺外合成的结果，女孩则是卵巢分泌的结果。青春期延迟时给予外源性雄激素可增加 GH 分泌。经皮应用睾酮可增加生长激素的自发分泌，而不依赖于 GHRH，因为注射 GnRH 拮抗药不会影响这一现象[315]。睾酮的作用主要是通过其转化为雌二醇来介导的，因为用雌激素受体拮抗药他莫昔芬治疗青春期晚期的男孩，会导致生长激素分泌峰值变小，生长激素分泌次数减少。外源性雌激素会增加胰岛素诱导的低血糖、运动和精氨酸试验后达到的生长激素峰值，这是一种在临床实践中使用的启动效应，因为在青春期前的受试者进行刺激性试验前给予雌激素会增加生长激素的反应。不能芳香化成雌激素的雄激素（如氧雄酮、双氢睾酮）对生长激素分泌的影响较小；然而，用氟他胺阻断雄激素可以增加生长激素的分泌。双氢睾酮不芳香化为雌激素，不增加生长激素的分泌或 IGF-1 的血浆浓度，并可能减少整体生长激素的分泌，但它仍然刺激生长速率的增加，这表明雄激素对青春期生长的直接作用可能独立于生长激素或雌二醇[300]。生长激素分泌增加也发生在性早熟。在用强效 GnRH 激动剂治疗 CPP 后，生长激素分泌随着性腺激素水平的下降而减少[316]。

生长激素缺乏或生长激素抵抗导致青春期生长突增减弱，表明生长激素和 IGF-1 在这一过程中的重要性。严重的原发性或继发性性腺功能减退症导致轻微或无生长突增，证明了性腺激素在青春期生长中的主要作用。GH 和促性腺激素缺乏的垂体功能减退症患者在 GH 单独替代时没有青春期的生长突增，性腺激素也必须给予，证实生长激素和性腺激素在青春期生长突增中的相互作用。在正常青春期，GH 分泌增加的幅度和血浆 IGF-1 的浓度都与青春期生长突增的 PHV 无关。虽然 GH 分泌一定的阈值水平是必要的，但生长突增的程度与性腺激素分泌相关。同时患有 CPP 和生长激素缺乏的个体（通常是脑瘤的头颅照射的结果）在临床上与 CPP 和正常生长激素分泌的生长突增难以区分。在用 GnRH 激动剂治疗性早熟后，生长激素缺乏和 CPP 患者的生长速度下降，青春期进展受到抑制，说明性腺激素（主要是雌二醇）对青春期生长突增的直接影响。

尿液中 GH 排泄反映了其血清水平并随青春期发育而发生变化。在青春期 3～4 期达到高峰，男孩的水平高于女孩。

3. 生长激素结合蛋白
生长激素结合蛋白的氨基酸序列与生长激素受体的细胞外成分相同，血清浓度与 GHR 的数量直接相关。在正常生长的儿童中，血浆 GHBP 水平与 24h GH 分泌量呈负相关。在一些横断面研究中，血清 GHBP 水平在童年早期及青春期全程升高，但在其他研究中没有得出这样的结论。因为在青春期启动期，血浆 GHBP 没有显著变化，而在青春期突增时，相较于与 GHBP 结合的 GH，未结合（游离）GH 是相对增加的。GHBP 与肥胖有关，这可能是导致女孩 GHBP 水平高于男孩、性早熟女孩 GHBP 水平升高、睾酮对 GHBP 水平呈反作用的原因[317]。

4. IGF-1
在青春期，IGF-1 浓度明显高于青春期前或成年人的水平；在身高增长速度达高峰后，IGF-1

继续升高，在青春期生长发育高峰后 1～2 年达到峰值（男孩峰值较女孩晚），随后降至正常成年人水平[316, 318]。在青春期发育过程中，生长激素依赖性的血清 IGFBP3 水平与血清[319]IGF-1 是相似的。然而，尽管血清 IGFBP3 浓度与 BMI 相关，但 IGF-1 却与其无关。检测发现游离 IGF-1 与总 IGF-1 水平随着青春期发育而变化，游离 IGF-1 在青春期前缓慢上升，随后在青春期急剧上升，在青春期后期，游离 IGF-1 呈现出与年龄相关的减少[319, 320]。在青春期生长突增时，血清 IGF-1/IGFBP3 比值的增加是由 IGF-1 的生成增加引起的，因为正常生长儿童在青春期时 IGFBP3 蛋白的水解并不发生变化。男孩体内的睾酮水平和女孩体内的雌二醇水平与 IGF-1 浓度升高有关，但性腺激素并不是 IGF-1 升高的直接原因；相反，由于雌激素促进生长激素分泌增加的作用，青春期生长激素的分泌较青春前期约增加 1 倍。

性早熟患者血浆 IGF-1 浓度随年龄增长而升高，而青春期延迟患者血浆 IGF-1 浓度降低。雌激素通过增加 GH 的分泌，介导上调青春期 IGF-1 的浓度，同时通过性腺类固醇诱导软骨和骨骼中 IGF-1 的局部生成发挥额外的促生长作用。一名 16 岁男孩因存在人类 GHR 的 WSXWS 样基因纯合突变导致 Laron 综合征，使用 GnRH 激动剂治疗，导致其原本就低下的血清 IGF-1 和 IGFBP3 水平进一步降低，双氢睾酮治疗并没有逆转这种变化，表明雌二醇对 IGF-1 生成具有直接作用[299, 321]。在使用 GnRH 激动剂治疗中枢性性早熟的儿童时，治疗前升高的 GH 浓度受到了一定的抑制，血浆 IFG1 浓度也有所降低，但尚未抑制到青春期前的水平。上述现象支持了这一观点，即 GH 是青春期循环 IGF-1 水平升高的主要（但并非唯一）因素[316]。

肝脏产生的循环中的 IGF-1（即内分泌作用）及局部产生的 IGF-1（即旁分泌/自分泌作用）在儿童线性成长中的相对作用是一种混杂因素。举例来说，肝脏中 IGF-1 基因完全缺失的小鼠循环 IGF-1 水平显著降低，但出生后身体和骨骼生长是正常的[322]。

GH 与软骨细胞中的 GHR 结合促进位于生长板骨骺端的"储备区"或"干细胞区"内的静止区软骨细胞局部 IGF-1 的产生。IGF-1 的生成可以通过自分泌和旁分泌刺激静止软骨细胞或生殖细胞衍生的增殖软骨细胞的克隆增殖。GH 和 IGF-1 可以缩短干细胞周期时间、增殖细胞周期时间和肥大期（导致凋亡的阶段）的持续时间，使细胞成为矿化和新骨生成的支架。

5. 其他激素
人体生长板中存在糖皮质激素受体，主要存在于肥大软骨细胞中。然而，慢性肾功能不全的患儿在接受适当的替代治疗后，尽管会出现肾上腺雄激素分泌不足，但其青春期生长突增是正常的，这表明肾上腺雄激素对青春期正常成长的影响是很小的[290]。

甲状腺功能减退患儿即便伴有性早熟，往往也缺乏青春期生长突增[323]。甲状腺激素对青春期生长突增有允许作用，是正常生长的必要条件。甲状腺功能减退症会减少 GH 的分泌，并间接影响生长。然而，甲状腺激素与甲状腺激素受体 α_1 和 β 相互作用，α_1 和 β 蛋白被发现存在于人类生长板的早期增殖软骨细胞中，也存在于软骨细胞和成骨细胞其他发育阶段的 mRNA 中。甲状腺激素也与生长板中局部的 IGF-1 和 GH 相互作用促进生长[299]。一项针对 323 名儿童的纵向队列研究表明，青春前期高水平 FT_4 及 TT_4 与阴毛早现有关[324]。

七、中枢神经系统与青春期

在青春期前和青春期，性腺类固醇激素分泌增加涉及两个独立但又相关的过程，这两个过程由不同机制控制，但在时间上却又密切联系。在第一个过程（肾上腺功能初现）中，肾上腺雄激素分泌的增加[301, 325]比第二个过程（性腺功能初现）早大约 2 年，这是下丘脑 – 垂体 – 促性腺激素 – 性腺器官的青春期再激活的结果[290, 325, 326]。

青春期的启动是个体生长发育成熟的一系列过程，包括第二性征的发育、青春期生长突增、获得生育力及社会心理的变化，这些变化都源于下丘脑 GnRH 脉冲式分泌的去抑制或再增强从而促性腺激素的分泌，促进性腺类固醇激素分泌增加[256, 327]（表 26–10）。性腺功能发育的标志性事件可以视作一个连续的过程，起始于胎儿期和婴儿早期的性别分化，以及下丘脑 – 垂体 – 促性腺激素 – 性腺系统的个体发生[126, 254, 326, 327]，经过一段幼年停滞期（在此期间，系统被抑制到低水平的活性[326]）到青春期时达到完全的性成熟及获得生育力，从而使个体获得生殖能力（图 26–21）。在这种情况下，青春期并不意味着 GnRH 或垂体性腺激素脉冲式分泌的开始或首次出现，而是下丘脑内侧基底部 GnRH 神经分泌神经元的再激活或去抑制，尤其是在儿童期静态活动期后自主维持的 GnRH 震荡分泌。在灵长类和其他哺乳动物中，GnRH 脉冲释放的增加预示着青春期的开始[126, 327, 328]。在青春期前，抑制下丘脑 – 垂体 – 性腺系统激活的是中枢神经系统，而不是下丘脑 GnRH 脉冲发生器、垂体、性腺或性腺类固醇靶组织。

某些涉及下丘脑及其周围结构的中枢神经系统损伤可导致人类青春期的启动提前或延后[256, 326]。中枢性性早熟 CPP 包括女孩的周期性排卵和男孩的精子发生，可能由多种中枢神经系统疾病引起。下述为调控青春期发育的几个系统（图 26–22）。

• 对于灵长类动物，控制促性腺激素细胞分泌的神经元位于下丘脑内侧基底部，包括弓状区。GnRH 神经分泌神经元有 1500～2000 个，它们没有分离出明确的细胞核，但在功能上相互连接。这些 GnRH 神经元

表 26–10　人类青春期启动的控制假说

• 中心法则：中枢神经系统是青春期启动过程中唯一主要的制约因素。青春期的神经内分泌控制是由下丘脑内侧基底中下丘脑分泌 GnRH 的神经内分泌神经元充当内源性脉冲发生器（振荡器）所介导的。

• 生殖功能的发展是一个从胎儿期性分化、个体下丘脑 – 垂体性腺系统的发育，一直延伸到性成熟和获得生育能力的一系列连续的过程。

• 对于青春期前儿童，尤其是在胎儿和婴儿中，由于 GnRH 脉冲式分泌依赖及不依赖类固醇的抑制机制，GnRH 脉冲发生器的功能处于较低水平（即幼年停顿）。

• 中枢神经系统抑制 GnRH 脉冲发生器是婴儿晚期和儿童期的特点，青春期意味着 GnRH 脉冲发生器的再激活，GnRH 脉冲放电的幅度和频率增加，促进垂体促性腺细胞激素的分泌，并最终引起性腺成熟。在激素层面，青春期是随着 GnRH 和促性腺激素脉冲式分泌增加的再一次出现（主要在夜间）而开始的。

GnRH. 促性腺激素释放激素（引自 Grumbach MM, Kaplan SL. The neuroendocrinology of human puberty:an ontogenetic perspective. In:Grumbach MM, Sizonenko PC, Aubert ML, eds. *Control of the Onset of Puberty.* Baltimore, MD:Williams & Wilkins, 1990:1–68. ©1990, the Williams & Wilkins Co., Baltimore.）

组成 GnRH 脉冲发生器，它驱动并控制垂体的促性腺细胞，促进 LH 和 FSH 的释放，并以一种协调的方式将神经信号转换为周期性振荡的化学信号，即 GnRH。这些脉冲是由去极化的传播、单个细胞动作电位的激发、细胞膜上 L 型钙通道开放，钙离子向细胞内流而产生的[329]。

• GnRH 节律信号，垂体促性腺激素细胞（包含 7 次跨膜的 G 蛋白耦联 LHCGR）[330]以脉冲形式释放 LH 和 FSH，每个 LH 和 FSH 脉冲都由 GnRH 脉冲介导。

• 性腺主要由促性腺激素调控，将周期性的促性腺激素信号转化成性激素的脉冲式分泌。这种调控机制是所有哺乳动物所共有的。在最后两个层次（垂体腺和性腺）靶细胞含有肽类激素的受体，介导刺激信号的细胞反应[330, 331]。

物种间和性别间的不同的适应机制和策略已经发生了进化，这影响着青春期的生物学特征及起始时间。光周期性、季节性繁殖、生物钟、信息激素都是某些物种青春期的特诊，但不是人类的青春期特征。关于人类青春期神经内分泌学最有启发性的研究，来源于对人类和其他灵长类动物的研究[328, 332]。

（一）促性腺激素分泌模式

1. 紧张性分泌　紧张性分泌或称作基础分泌受负反馈机制调节，即血液中性激素或抑制素浓度的变化反向调节垂体促性腺激素的分泌。这是男性体内性激素的分泌模式，也是女性体内性激素的调控机制之一。

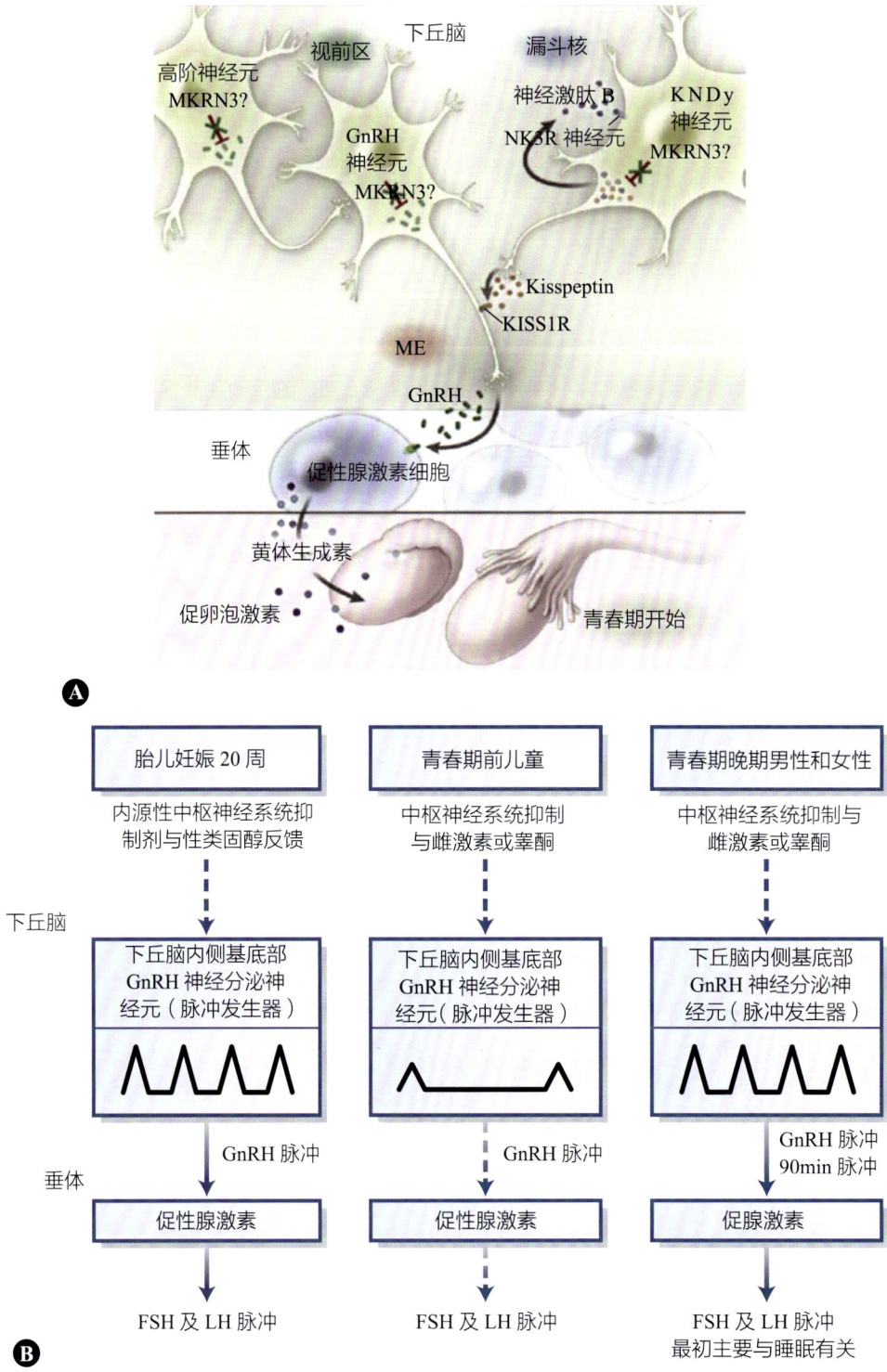

A

B

▲ 图 26-21　**青春期的启动。**哺乳动物青春期开始的一个关键事件是下丘脑神经元中 **GnRH** 的脉冲释放的恢复。影响哺乳动物青春期开始时间的已知因素包括光周期、瘦素水平和神经激肽表达的增加

A. Kisspeptin 及其受体（分别为 NK3R 和 KISS1R）。Abreu 及其同事 [427] 发现，MKRN3 是一种在青春期开始时介导泛素化的蛋白质，与促进青春期启动的 Kisspeptin 和神经激肽 B 相反，MKRN3 似乎抑制青春期，MKRN3 的突变预示着蛋白质功能丧失，从而导致中枢性性早熟。KNDy. 亲吻素 - 神经激肽 B- 强啡；ME. 正中隆起。B. 抑制青春期发育的假定双重机制。虚箭表示抑制。注意幼年停顿（青春期前）期间两种机制的反应，这两种机制在发育过程中的相对作用（图 26-45）

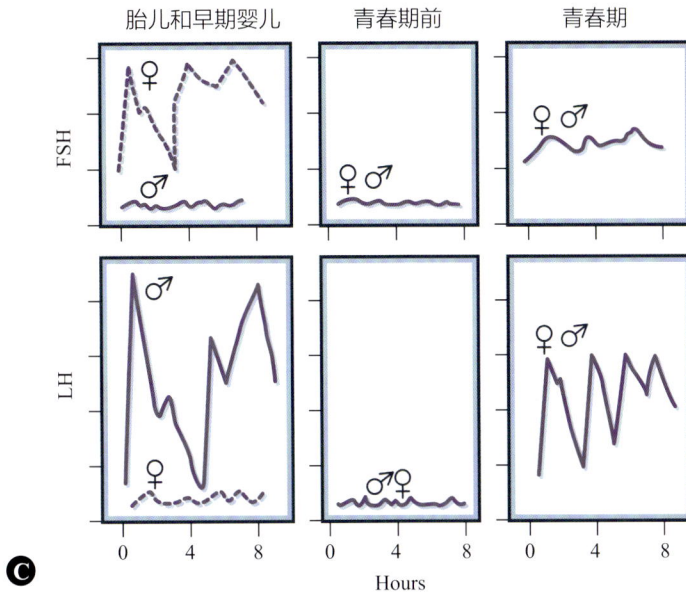

胎儿和早期婴儿　　青春期前　　青春期

FSH

LH

Hours

▲ 图 26-21（续）　青春期的启动。哺乳动物青春期开始的一个关键事件是下丘脑神经元中 GnRH 的脉冲释放的恢复。影响哺乳动物青春期开始时间的已知因素包括光周期、瘦素水平和神经激肽表达的增加

C. 胎儿和婴儿早期、青春期前和青春期 FSH 和 LH 脉冲式分泌模式的变化（数据引自 Waldhauser et al）。注意胎儿和婴儿的脉冲式分泌，以及男性和女性婴儿之间 FSH 和 LH 脉冲幅度的显著差异。婴儿期后的近十年内（即幼年停顿），促性腺激素脉冲的振幅和频率大幅下降，直到青春期开始（A. 引自 Hughes IA. Releasing the brake on puberty. *N Engl J Med*. 2013;368:2513-2515;B 和 C. 改编自 Grumbach MM, Kaplan SL. The neuroendocrinology of human puberty:an ontogenetic perspective. In:Grumbach MM, Sizonenko PC, Aubert ML, eds. Control of the *Onset of Puberty*. Baltimore, MD:Williams & Wilkins;1990:1-68. Additional data from Waldhauser F, Weissenbacher G, Frisch H, et al. Pulsatile secretion of gonadotropins in early infancy. *Eur J Pediatr*. 1981;137:71-74.）

临床研究表明，男性体内的睾酮和雌二醇对 LH 分泌有着独立影响。睾酮通过芳香化后作用于垂体，从而抑制 LH，但不会对其下丘脑产生影响；而雌二醇对 LH 的负反馈发生在下丘脑水平[333]。

对于女性，周期性分泌涉及一种正性 / 刺激性反馈机制。在这种机制中，循环雌激素增加至临界水平并持续足够的时间后，将启动 LH 和 FSH 的同步释放（即排卵前 LH 激增），这是正常成年女性绝经前的特征。

2. 脉冲式分泌

GnRH 脉冲发生器

① GnRH：GnRH 脉冲式分泌是 GnRH 神经分泌网络的固有特性，还有多个因素调节着 GnRH 神经元基本的自律性，其中包括下游的 cAMP 门控离子通道通过 cAMP 对脉冲的调节[334]。

体外培养的 GnRH 神经分泌神经元细胞株和猴 GnRH Ⅰ 神经元，均可表现出自发的 GnRH 的脉冲式分泌，并且其分泌频率与体内观察到的相似。但是，膜片钳夹初级 GnRH 神经元将会使分泌模式紊乱，因为这种模式对细胞外钾离子的敏感性增加，雌激素可通过其受体激活 GnRH 神经元，上述研究表明刺激因素并不是 GnRH 脉冲式分泌所必需的[335]。

因为 GnRH 脉冲发生器具有脉冲性，所以在生长

发育的任何阶段，FSH 和 LH 的分泌始终是脉冲式的。正常成年人免疫反应性 FSH 的脉冲式分泌不如 LH 明显，这在一定程度上是由于 FSH 比 LH 具有更长的半衰期，并且调节 GnRH 对促性腺激素细胞释放的 FSH 和 LH 作用的因子有一定的差异（尤其是性激素、抑制素，可能还有激活素和卵泡抑素），同时也与两种促性腺激素分泌模式存在内在差异有关。例如，GnRH 脉冲频率的变化可以改变 FSH/LH 的比值，对于脉冲式注射 GnRH 后的 FSH 和 LH 而言，女性卵泡中期雌二醇浓度、成年男性血浆睾酮浓度对 FSH 比对 LH 具有更强烈的抑制作用。

通过毁损成年猴子下丘脑，去除弓状核区并消除内源性 GnRH 分泌，采用间歇或脉冲给药 GnRH，1μg/min，6min/h，可诱导其脉冲式释放 LH 和 FSH[336]。持续输注 GnRH 会抑制促性腺激素细胞的分泌，因为后者的 GnRH 受体出现脱敏现象。对于那些因持续输注 GnRH 而导致促性腺激素细胞分泌受抑制的动物，脉冲式给予 GnRH 可重建其体内的促性腺激素分泌（图 26-23）。因此，成年人 GnRH 对垂体促性腺激素分泌细胞的刺激使脉冲式的。

位于嗅板中的下丘脑 GnRH 神经元，表现出自发的节律性，本质上作为一个神经脉冲器，诱导 GnRH 的反复脉冲式分泌。GnRH 神经元的自节律性含有与

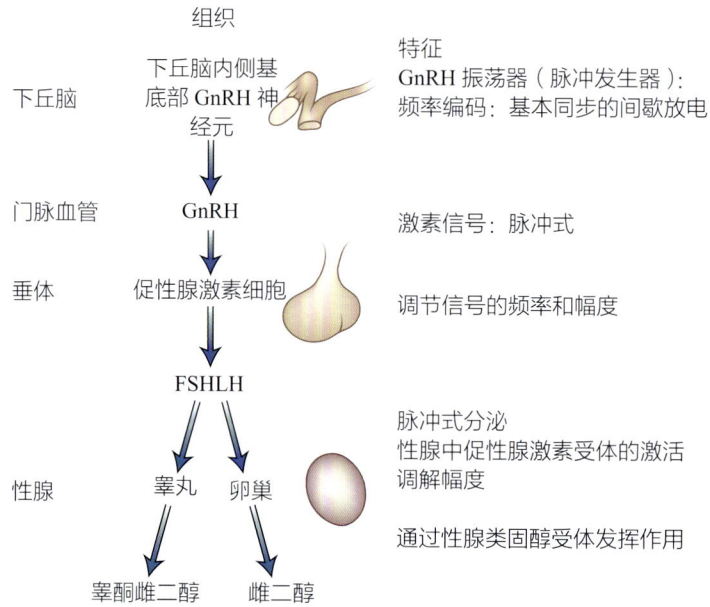

组织

下丘脑　下丘脑内侧基底部 GnRH 神经元

特征
GnRH 振荡器（脉冲发生器）：
频率编码：基本同步的间歇放电

门脉血管　GnRH

激素信号：脉冲式

垂体　促性腺激素细胞

调节信号的频率和幅度

FSHLH

脉冲式分泌
性腺中促性腺激素受体的激活
调解幅度

性腺　睾丸　卵巢

通过性腺类固醇受体发挥作用

睾酮雌二醇　雌二醇

▲ 图 26-22　下丘脑 - 垂体促性腺激素细胞 - 性腺系统的组成和特征

下丘脑内侧基底部包含性腺激素释放激素神经分泌神经元。这些神经元将神经信号转化为周期性的化学信号，即 GnRH。MBH 复合体的功能是作为 GnRH 脉冲发生器，它被频繁刺激，并从正中隆起部位的轴突末梢释放 GnRh（这在很大程度上是同步的），间歇性释放至下丘脑垂体门静系统的初级毛细血管丛中。GnRH 脉冲发生器受生物胺类神经递质、肽类神经递质、神经兴奋性氨基酸和神经通路的影响。在成年女性卵泡期和成年男性中，通过监测外周血中的 LH 脉冲间接估计 GnRH 脉冲，全天每 90～120 分钟发生一次。GnRH 脉冲分泌的频率和振幅调节 LH 和 FSH 的分泌模式。睾酮和孕酮作用的主要部位在 GnRH 脉冲发生器，因为这两种性激素会降低 LH 脉冲分泌频率，但也有它们作用于垂体的报道。雌激素可以直接抑制和兴奋 GnRH 诱发的垂体促性腺激素的释放，负反馈作用与垂体 LH 分泌的频率和幅度降低有关。也有证据表明，雌激素对 GnRH 脉冲发生器具有负反馈和正反馈的调节作用。抑制素对垂体 FSH 的分泌有直接抑制作用。性腺分泌性激素主要受垂体促性腺激素分泌的幅度的控制（引自 Grumbach MM, Kaplan SL. The neuroendocrinology of human puberty:an ontogenetic perspective. In:Grumbach MM, Sizonenko PC, Aubert ML, eds. *Control of the Onset of Puberty.* Baltimore, MD:Williams & Wilkins; 1990:1-68.）

细胞内钙离子周期性增加有关的 cAMP 及核苷门控离子通道，这是神经分泌和细胞缝隙连接的标志[337]。此外，培养的 GnRH 神经细胞株含有 NO 合成酶，GnRH 神经元产生的 NO 可作为细胞间或细胞内的信使发挥作用。再者[338]，GnRH 作为一种自分泌因子，可能在同步机制中发挥作用。GnRH 在这些神经元中合成，并从正中隆起的轴突末梢间歇性释放到下丘脑-垂体-门脉系统的初级毛细血管丛；随后由门脉血管输送到垂体前叶，产生 LH 和 FSH 的脉冲式分泌。值得注意的是，GnRH 神经元同时具有轴突和树突的特征，被称作树突[339]。树突上的离子型 γ- 氨基丁酸和谷氨酸受体可以使细胞去极化，由此产生动作电位。

②促性腺激素抑制激素：促性腺激素抑制激素是一种肽类物质，最早发现于鹌鹑体内，现今已知的其同源物存在于多数动物体内。GnIH 是 RFa 家族的成员，其 C 端具有 RF 酰胺（Arg-Phe-NH2）序列[340]。该家族被称为 RFRP，Kisspeptin 是这个家族的神经递质之一。GnIH 的人类同源物被称为 RFRP3，由 NPVF 基因编码。哺乳动物的 RFP3 受体是 GPR147，是一种 7 次跨膜 G 蛋白耦联受体[341]，人类 RFP3 及其受体存在

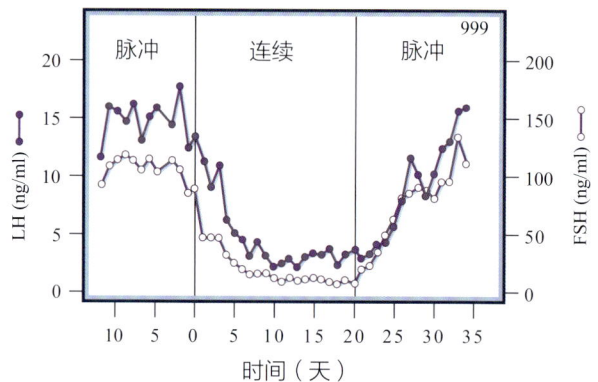

▲ 图 26-23　**Knobil 研究的图例**

被切除卵巢的成年恒河猴，其下丘脑内侧基底 GnRH 脉冲发生器被损毁，故其体内促性腺激素分泌停止。通过脉冲式注射和持续输入的方式给予 GnRH，产生的效果是相反的。注意每小时给予一次 GnRH 的猴子，体内具有高浓度血浆 LH 和 FSH，但持续输注剂量相同的 GnRH，恒河猴表现出促性腺激素分泌受抑制，而重新采用脉冲式模式注射 GnRH 时，FSH 和 LH 的分泌恢复（引自 Belchetz PE, Plant TM, Nakai Y, et al. Hypophysial responses to continuous and intermittent delivery of hypothalamic gonadotropin releasing hormone. *Science.* 1978;202:631-633.）

于下丘脑背内侧，其轴突终止于 GnRH 神经元和正中隆起，提示其作用于人类下丘脑和垂体。令人惊奇的是，在首个特发性低促性腺激素性功能减退症和一个特征良好的中枢性性早熟队列研究中发现，NPVF 基因的 3- 核苷酸框内缺失（p.I71K72）突变与 CPP 发生的风险降低相关 [342]。RFP3 能否在青春期疾病的治疗中发挥作用仍需进一步研究。

　　③ Kisspeptins 和 KISS1R：在中枢神经系统的下丘脑 - 垂体 - 性腺轴中，Kisspeptin 及其受体（KISS1R 或 GRP54）在生殖方面起着重要的作用（图 26-21、图 26-24 和图 26-25）[343, 344]。KISS1 是人类转移抑制基因，位于基因图谱位点 19p13.3，KISS1 的 mRNA 可以在胎盘、睾丸、胰腺、肝脏、小肠和大脑表达，但主要表达于下丘脑和基底节 [345, 346]。在灵长类动物体内，KISS1 mRNA 仅表达于内侧弓状核中；但小鼠体内，KISS1 mRNA 表达于弓状核、室旁核和前腹侧室周核中，这些部位是生殖功能的重要区域 [347, 348]。Kiss 神经元虽然不影响 GnRH 神经元从嗅板迁移，但在类固醇的影响下，GnRH 神经元一旦到达下丘脑，它们就与 GnRh 神经元建立连接。KISS1 基因的产物是一种由 145 个氨基酸组成的肽，经剪切和分泌的产物是一种由 54 个氨基酸组成的蛋白质，即转移抑制素或 Kisspeptin，与内源性受体相结合。

KISS1 受体（即 KISS1R，以前称作 GPR54）是一种 G 蛋白耦联受体。该受体主要存在大脑的下丘脑和基底节区；此外还存在于胎盘中，胎盘是 KISS1 受体首次被分离并测序的部位。KISS1R 在大鼠 GnRH 神经元、小鼠、灵长类动物弓状核的内侧和外侧部分，以及下丘脑腹内侧核的腹侧，共同表达 [347, 349]。尽管 KISS1R mRNA 的表达不随小鼠的发育而增加，但在 AVPV 细胞核中 Kisspeptin mRNA 显著增加，并且对 Kisspeptin 有反应的受体数量随着发育而增加 [350]。在小鼠的青春期，Kisspeptin 对 GnRH 神经元的激活表现为双重过程，一方面来自 AVPV 的 Kisspeptin 输入增加，另一方面表现为 GnRH 神经元 KISS1R 信号的转录后变化。增加的 Kisspeptin 是通过中间神经元的方式导致 GnRH 释放增加，而不是直接作用于 GnRH 分泌神经元 [351]。它和 GnRH 一样以脉冲的方式释放。

转染 KISS1R 基因突变的小鼠，表现出低促性腺激素性性腺功能减退。不含 KISS1R 的小鼠下丘脑中 GnRH 含量正常，同时对 GnRH 或促性腺激素有反应，提示尽管发生了突变，促性腺激素细胞的 GnRH 受体和性腺 LH、FSH 受体的功能正常 [352]。在给予 kisspeptin 后，正常小鼠可表现出 LH 分泌高峰，而在 KISS1R$^{-/-}$ 小鼠，由于缺乏受体，没有这种反应 [349]。

青春前期营养不良的小鼠下丘脑 KISS1 减少，但外源性给予 Kisspeptin 可引起 KISS1R mRNA 增加，从而导致 LH 和 GnRH 分泌增加 [353]。对营养不良的小鼠长期给予 Kisspeptin，可以使阴道开口恢复，并增强对促性腺激素和雌激素的反应。

给成年雄性大鼠的头侧视前区（RPOA）、内侧视前区（MPOA）、室旁核和下丘脑弓状核分别注射 Kisspeptin，可显著增加血浆 LH 和睾酮水平 [354]，向其脑内注射 Kisspeptin 可以刺激 FSH 的释放，但所需剂量远高于刺激 LH 释放的剂量 [355, 356]。对于啮齿动物，GnRH 可调节 Kisspeptin 的中枢作用，因为阻断 GnRH 会消除 FSH 的释放。对于大鼠，Kisspeptin 及其受体的 mRNA 在青春期增加，并且在青春期前向雌性大鼠脑内注射 Kisspeptin 可引起 LH 达峰，并使阴道开口提前，这是青春期发育和排卵提前的标志 [357, 358]。外周 Kisspeptin 可诱导青春前期雌性大鼠排卵，这一作用会因 GnRH 被阻断而中止 [359]。

KISS1 和 KISS1R mRNA 表达在猴子弓状核的后 2/3 处 [360]。在下丘脑内侧基底部，含有 Kisspeptin 的轴突仅与 GnRH 神经元发生罕见接触，而在正中隆起中广泛存在 Kisspeptin 和 GnRH 轴突，同时观察到 GnRH 与 Kisspeptin 核周体及树突间的紧密连接。在正中隆起，非突触连接是 Kisspeptin 调节 GnRH 释放的可能机制，并为 GnRH 控制 Kisspeptin 的神经元活动提供了解剖学基础 [361]。虽然在正常的雄性和雌性猴子青春期时，KISS1 分泌增加，KISS1R mRNA 在雌性猴子体内也随之增加，但在去势的雄性猴子体内 KISS1R mRNA 却并不增加。对 GnRH 预处理的幼年雌性恒河猴，通过脑内导管给予 KISS1 可刺激 GnRH 释放，但是这种释放可通过注射 GnRH 拮抗药而消失。根据这些发现提出了以下假设：灵长类动物下丘脑中 KISS1R 介导的 KISS1 信号可能在青少年暂停期结束时被激活，并且可能在青春期 GnRH 脉冲式释放的恢复中发挥作用 [347]。

短期应用 Kisspeptin 可增加男性和非人类灵长类动物的促性腺激素分泌（图 26-26A）。正如持续输注 GnRH 会抑制 GnRH 释放一样，持续输注 Kisspeptin 可降低去势雄性猴子体内促性腺激素细胞对 Kisspeptin 的反应。然而，在大剂量给予一定剂量 NMDA 或 GnRH 后，FSH 和 LH 仍会释放，这表明 KISS1R 的脱敏对 kisspeptin 的给药方式是有选择性的 [362]（图 26-26B）。这与以下发现恰恰相反：对于 TAC3 突变并患有低促性腺激素性性腺功能减退的男性和女性，持续输注 Kisspeptin 可使其重新出现促性腺激素脉冲式释放，而且男性抑制素 B 的分泌增加 [363]。Kisspeptin 治疗各种青春期和生殖障碍似乎有很大的希望，但最佳的给药方案尚不确定。

给去势的年轻雄猴注射睾酮会导致下丘脑内侧基底部中的 Kisspeptin mRNA 减少，但视前区 Kisspeptin mRNA 水平不受影响，并且 KISS1R 的表达没有变化。这表明睾酮对促性腺激素分泌的反馈抑制是由 GnRH

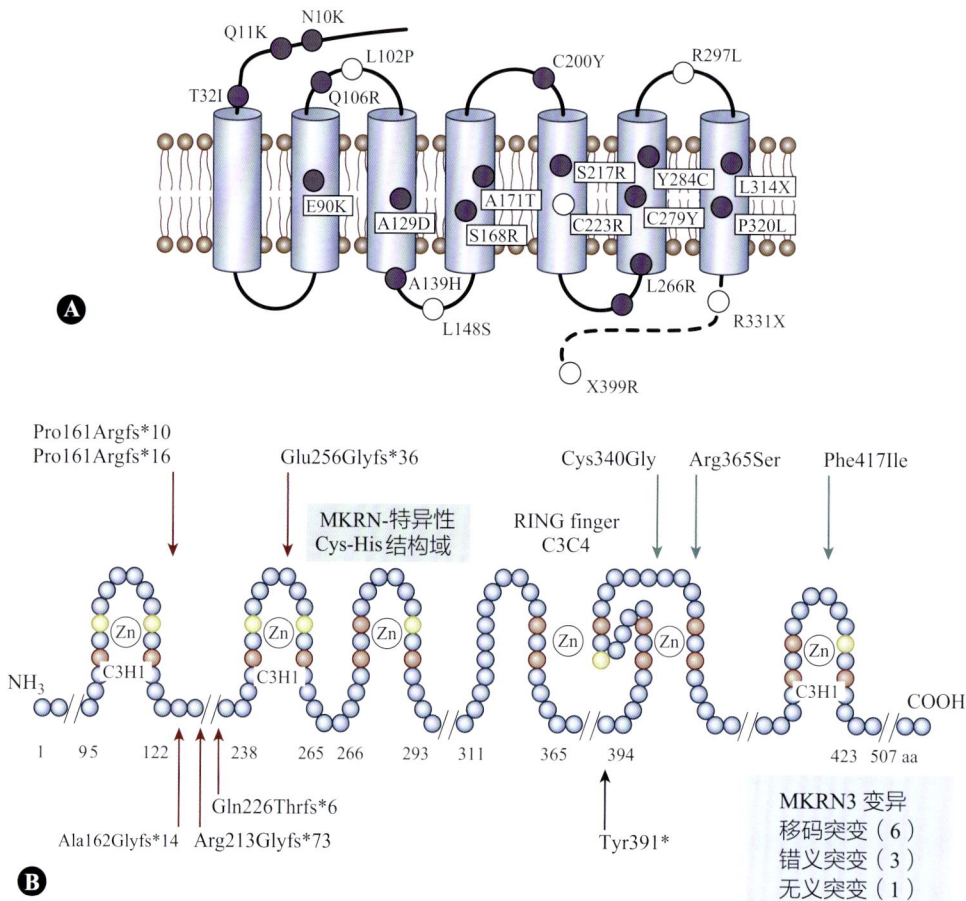

▲ 图 26-24　**A. 在单纯性性腺功能减退患者中，发现了 GnPHR（闭合环）和 kisspeptin 受体（KISS1R）（开放环）的失活突变**

虚线表示 KISS1R 的细胞内结构域。这两种受体可以用 7 次跨膜 G 蛋白耦联受体模型来解释。B.MKRN3 基因突变导致性早熟的示意图。蛋白质中的氨基酸位置用数字表示，移码突变用红箭表示；图中 1 个无义突变用黑箭表示，3 个错义突变用绿箭表示（A. 引自 de Roux N. GnRH receptor and GPR54 inactivation in isolated gonadotropic deficiency. Best Pract Res *Clin Endocrinol Metab*. 2006; 20:515–528; B. 引自 Macedo DB, Brito VN, Latronico AC. New causes of central precocious puberty:the role of the genetic factors. *Neuroendocrinology*. 2014; 100:1–8. ）

上游的 Kisspeptin 介导的[364]。

　　KISS1R mRNA 在垂体中表达，有证据表明 Kisspeptin 可以直接作用于促性腺激素细胞以促进 LH 的分泌[355]。在绵羊体内，kisspeptin 很大一部分共定位于视前区的含有 GnRH 受体的细胞，以及正中隆起区外神经分泌区的各种神经纤维。这提出了一种可能性，即 kisspeptin 和 GnRH 都被分泌到垂体门脉系统，从而影响垂体[365]。在视前区也有单标记的 KISSP1R 细胞，这种细胞的数量在卵巢切除后升高。

　　除了特异性分泌 kisspeptin 的神经元外，人体其他共同表达 kisspeptin、神经激肽 B 和 β 强啡肽（阿片类抑制剂）的漏斗部核神经元被称为 KNDy 神经元[366]。KNDy 神经元具有神经激肽 B 和 β 强啡肽轴突的受体，并与自身或其他 KNDy 细胞、GnRH 神经元相连接。神经激肽 B 的刺激作用和强啡肽的抑制作用似乎可通

过自突触来协调 kisspeptin 的脉冲释放，kisspeptin 反过来刺激 GnRH 的脉冲分泌[366]。GnRH 神经元上没有类固醇受体，但 kisspeptin 和 KNDy 神经元上有类固醇受体，它们似乎同时调节雌激素对促性腺激素分泌的负反馈和正反馈作用。

　　人类 KISS1/KISS1R 轴的自发突变很罕见，但对阐明 KISS1 在青春期发育中的作用很有启发性；KISS1R 的不同突变会导致低促性腺激素性性腺功能减退和中枢性性早熟 CPP。儿童的 kisspeptin 血浆浓度高于成年人，另有研究初步表明，男孩和女孩 kisspeptin 的血浆浓度在青春期会升高[367]。这些例子加上对各物种的研究，证明了 kisspeptin 通过 KISS1R 发挥作用是一种刺激 GnRH 分泌的传入影响。

　　KISS/KISSR 在人类生殖中的重要性得到了证实，而值得注意的是，小鼠体内起作用的是替代途径。因

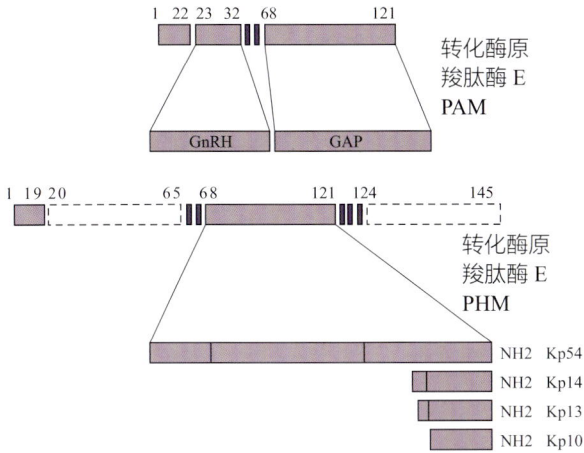

▲ 图 26-25 **GnRH（顶部）和 Kisspeptin（Kp）在翻译后的加工过程**

碱基残基和甘氨酸的双链用竖线表示。参与正常成熟过程的酶已在图中指出。GAP.GnRH 相关肽；PAM. 肽酰甘氨酸 α 酰胺化单加氧酶；PHM. 肽基 α– 羟化单加氧酶（引自 de Roux N. GnRH receptor and GPR54 inactiva-tion in isolated gonadotropic deficiency. *Best Pract Res Clin Endocrinol Metab.* 2006; 20: 515-528.）

此，通过敲除 *KISS*（保留 5%）和 *KISSR* 基因（保留 90%）来消除 KISS 信号并不能消除发育中雌性小鼠的青春期或生育能力，虽然急性轴损伤确实去除了成年小鼠的生育能力[368]。替代研究表明，保留 5% 的 KISS/KISSR 轴的雄性小鼠可保有生育能力，但相反表现为雌性小鼠生育能力下降[368]。雌性小鼠的这种差异可能是研究中所用技术不同造成的，但目前仍未解决。然而很明显的是，KISS 或 KISSR 神经元的数量远远超过了生育所需的数量，这种冗余可以确保生殖的关键作用能够实现。

（二）个体发育

在所有研究过的脊椎动物中，GnRH 神经元都是在胚胎期起源于嗅板上皮细胞，并按照有序的时空过程，朝着延髓方向，沿着神经末端 Vermonasal 复合体通路移动到前脑[369]。该复合体也起源于嗅板，在鼻中隔和前脑之间起着连接作用。而 GRF、TRF 或 CRF 神经分泌神经元的模式有所不同，起源于胚胎前脑内的脑室区[370]。

GnRH 的绿色荧光蛋白模型显示，成年小鼠的树突棘和胞体棘较幼年时增多，表明在整个青春期，对 GnRH 神经元的直接兴奋性刺激增加，并且 GnRH 神经元的谷氨酸能刺激增加[371]。胚胎期，嗅板和下丘脑 GnRH 神经元共同表达 GnRH 和 1 型 GnRH 受体 mRNA，这些神经元表现出自发的电脉冲活动，这种电脉冲可被 GnRH 激动剂刺激，并被 GnRH 拮抗药消除（模式与 GnRH 脉冲相同），这些都以钙依赖的方式进行（也就是说，激动剂刺激细胞内钙反应，拮抗药抑制细胞内钙反应）[353]。

1. 人类胎儿 妊娠 42 天时，正常人类胎儿的嗅板内侧上皮可观察到 GnRH 的免疫活性，但在 28～32 天则观察不到[369]（表 26-11）。一个妊娠 19 周的男性胎儿患有 Kallmann 综合征，其脑中（包括下丘脑）未发现 GnRH 神经分泌神经元，嗅球缺失[372]。然而，在其鼻内（包括鼻中隔和筛板）和前脑下方脑脊膜的硬脑膜层内，存在密集的 GnRH 细胞和纤维簇。在正常人和其他哺乳动物均能观察到 GnRH 神经元从嗅基板（它们在中枢神经系统外的神经嵴和外胚层祖细胞产生）到下丘脑的迁移过程[373]。到达下丘脑时，它们与引导其来到此处的嗅轴突分离，其中一些终止于正中隆起，在这里可以将产物释放到下丘脑 – 垂体 – 门脉系统。

许多基因参与 GnRH 神经元的迁移，它们包括 FGF8、CHD7 和 SOX10。其他影响迁移的基因包括 Kallmann 蛋白（现称具有 ANOS1 基因的 Anosmin-1 蛋白），以及 PROK2 和 PROKR2、WDR11、SEMA3）、（FEZF1）、NELF[374]、DAX1（ 或 NR0B1）、LEP、LEPR、KISS1、KISS1R、TAC3、TACR3 和 GNRH1。

在非人灵长类和小鼠的青春期发育过程中，GnRH 神经元数量和 GnRH mRNA 水平似乎没有变化。GnRH 神经元对电刺激或化学刺激的反应能力也不随青春期发育而变化[375]。

腺垂体起源于 Rathke 囊肿的细胞发育，最终包含五种不同的细胞类型。垂体的发育受到多种基因的影响，包括以下基因：HESX1、LHX3、LHX4、POU1F1、PROP1、SIX6、OTX2、PITX1、PITX1、PTX2、GLI2、GLI1 和 SOX3[376]。

促性腺激素细胞受到 TBX19（或 TPIT）、GATA2 和 SF1（或 NR5A1）的影响。妊娠第 12 周开始，就可以在人胎儿垂体中检测到 LH。第 14 周时可以检测到 FSH[254]。

人类妊娠 4.5 周胚胎的大脑提取物和妊娠 6 周的胚胎下丘脑均可以检测到 GnRH（表 26-11），而且胎儿垂体促性腺激素对 GnRH 有反应。下丘脑 – 垂体门脉系统在妊娠 11.5 周时已具有功能。到妊娠 16 周时，含有 GnRH 的轴突纤维出现在正中隆起，其末端与门脉系统的毛细血管网相连接[126, 254, 326, 327]。现有数据与人类胎儿下丘脑 GnRH 脉冲发生器至少在妊娠前 3 个月（妊娠早期）发育结束的数据相一致[127, 327]。

肾上腺 – 性腺原基促使睾丸生成是在妊娠 7 周时检测到的。妊娠几周后，在 FSH 的影响下支持细胞增殖，产生抗米勒激素和抑制素 B，并在妊娠中期升高。间质细胞的分化晚于支持细胞 1 周，并在妊娠早期绒毛膜促性腺激素的影响下开始分泌睾酮。到了妊娠中期，LH 是间质细胞产生睾酮的主要驱动力。hCG 和 LH 均作用于 LH-CG 受体，当受到刺激时会导致间质细胞增殖、睾酮和 INSL3 的分泌。

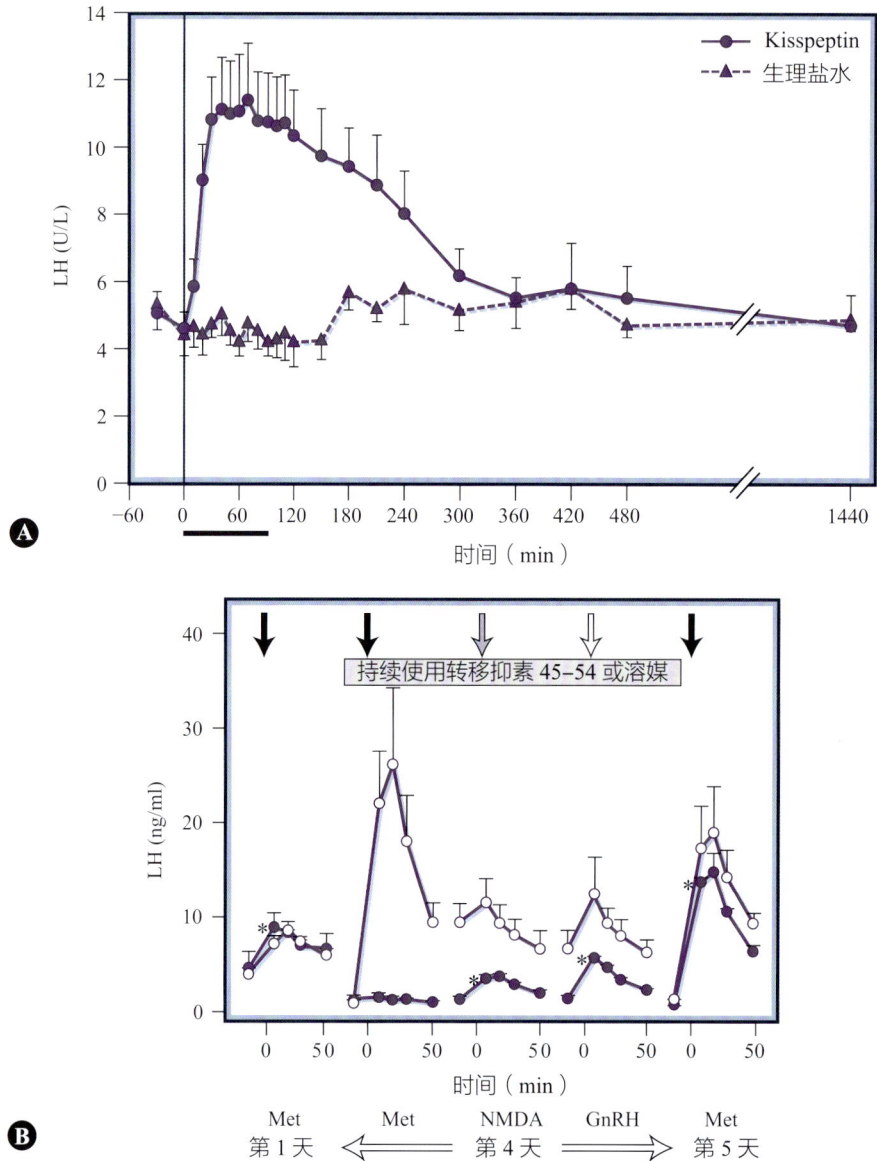

▲ 图 26-26　A. kisspeptin-54[4pmol/(kg·min)] 或生理盐水输注对男性志愿者（n=6）平均血浆的影响。每个志愿者都输注 kisspeptin-54 和生理盐水，并以自身为对照。B. 一组给予 98h 静脉注射（阴影框）剂量为 100μg/h（闭环）的人类转移抑素 45-54 或溶媒，并在最后 3h 内单次连续注射人类转移抑素 45-54（Met-Kisspeptin10）（黑箭）、NMDA（灰箭）、GnRH（白箭）；另一组在停用人类转移抑素 45-54 或溶媒的 1h 前（第 1 天）及 21h 后（第 5 天），给予同样剂量的人类转移抑素 45-54。比较两组血浆 LH 浓度（平均值 ±SEM）所受影响。注射人类转移抑素 45-54（星号）前后，LH 均值的差异存在显著性（$P<0.05$），n=3

A. 引自 Dhillo WS, Chaudhri OB, Patterson M, et al. Kisspeptin-54 stimulates the hypothalamic-pituitary gonadal axis in human males. *J Clin Endocrinol Metab*. 2005; 90:6609–6615; B. 引自 Seminara SB, Dipietro MJ, Ramaswamy S, et al. Continuous human metastin 45–54 infusion desensitizes G protein-coupled receptor 54–induced gonadotropin-releasing hormone release monitored indirectly in the juvenile male rhesus monkey *(Macaca mulatta):* a finding with therapeutic implications. *Endocrinology.* 2006; 147:2122-2126.

　　人类胎儿时期性腺受到胎盘促性腺激素和垂体释放的 FSH 和 LH 的影响 [327]。在妊娠 8~13 周，胎盘促性腺激素 hCG 可通过在胎儿睾丸间质细胞分泌睾酮过程中发挥重要作用来促使沃尔夫管发育和外生殖器趋于男性化。然而，在妊娠 12 周时，胎儿睾丸中是否存在功能性 hCG、LH 和 FSH 受体，以及早期胎儿睾

丸对 hCG 是否有反应尚不确定。胎儿间质细胞是一种仅存在于胎儿及婴儿时期的独特的间质细胞群。在青春期后期，随着成人间质细胞的分化而退化 [377]。对妊娠 11~19 周孕中期流产后观察，胎儿睾酮和 hCG 水平下降，而 LH 水平并未降低，睾丸反应性没有显著变化。胎儿睾丸中无功能的 LH-CGR 配体的比例是成

孕 周	下丘脑	垂 体	门脉循环
	表 26–11 人胎儿垂体和下丘脑的早期发育		
3	前脑出现		
4		Rathke 囊与口腔相接	
5	间脑的分化	Rathke 囊与口腔分离，与漏斗相接；培养的垂体可分泌 ACTH、催乳素、GH、FSH	
6	视交叉前乳状核；检测到 GnRH	垂体中叶原基，细胞束渗透到 Rathke 囊周围的间充质	
7	弓状核，视上核	蝶骨板形成	
8	正中隆起分化，可检测到 TRH	嗜碱性粒细胞出现	间充质毛细血管
9	室旁核；背内侧核	垂体结节的形成：检测到 β- 内啡肽 [a]	
10	检测到血清素和去甲肾上腺素	嗜酸性粒细胞出现	
11	乳头核；初级（下丘脑）门脉网状结构出现；可检测 β- 内啡肽和阿片能神经元 [a]	次级（垂体）门脉网状结构出现 IF 技术所检测到儿茶酚胺类物质	功能性下丘脑垂体门脉系统
12	可检测到多巴胺		
13	可检测到 CRH [a]	可检测到 α- 促黑素	
14	完全分化的下丘脑	发育成成人型垂体	

a. 激素在该孕龄检测到，但可能更早出现

FSH. 促卵泡激素；GH. 生长激素；GnRH. 促性腺激素释放激素；IF. 免疫荧光；TRH. 促甲状腺激素释放激素

人的 2.3 倍，因此有功能的配体可能发挥着更大的作用。母亲吸烟能够降低胎儿体内 hCG 水平，同时也使非活性 LH-CGR 亚型数量与活性 LH-CGR 亚型数量的比值降低。由于睾丸间质细胞 LH/hCG 反应性保持不变，孕中期胎儿睾酮水平似乎由于母体 hCG 下降而下降。即使母亲吸烟导致胎儿 hCG 水平降低，但由于非活性 LHCGR 亚型数量与活性 LHCGR 亚型数量的比值降低，胎儿促性腺激素的刺激作用，睾酮水平仍能保持正常。

与成人型相比，胎儿型间质细胞能够形成紧密对立的"簇"，这种"簇"由缝隙连接构成，但缺乏 Reinke 晶体；这种"簇"对 hCG/LH 诱导的脱敏作用（hCG/LH 产生 LH-CGR 的上调作用）具有抵抗性，并且它们含有较少的芳香化酶活性和较少的雌二醇受体。

与胎儿睾丸相比，胎儿卵巢中的 FSH 受体只出现在妊娠中期末，即在男性表型分化完成之后才出现。这表明在妊娠阶段存在性别差异，此阶段胎儿垂体促性腺激素对胎儿性腺的发育有重要影响。在无脑胎儿（下丘脑 GHRH 缺乏，导致垂体促性腺激素缺乏）病例中，睾丸在妊娠晚期之初即出现发育不全；然而，无脑胎儿的卵巢至少在妊娠 32 周之前都是正常的 [126, 327]。与成人相比，胎儿睾丸支持细胞中雄激素

受体 mRNA 表达较低，但抗米勒管激素 mRNA 的表达较高。这可能解释了在这个阶段睾酮不能支持精子发生和抑制 AMH 产生的原因。雄激素不敏感综合征的患者，其循环睾酮和 AMH 水平增加，并伴有促性腺激素刺激，这与在缺乏雄激素受体信号的情况下，睾酮未能抑制 AMH 相一致 [378]。AR 在管周细胞和间质细胞中表达。

人类胎儿的脑垂体在 10 周时含有 FSH 和 LH，11～12 周开始分泌，直到妊娠 25～29 周时促性腺激素含量增加 [126, 254, 327]。胎儿血清中 LH 和 FSH 浓度在妊娠中期上升至峰值水平，到足月时，在脐静脉血中下降至低值。在妊娠 17～24 周时，女性胎儿血清中的 FSH 和 LH 及具有生物活性的 FSH 的浓度明显高于男性胎儿，在妊娠 25～40 周，两者的浓度显著下降。FSH 和 LH 的平均浓度在妊娠晚期开始时升高，随着胎龄的延长而降低，直至足月胎儿无法检测到。26～36 周女性胎儿的平均 FSH 值较高，而男性胎儿的平均 LH 水平较高。在绵羊胎儿体内，下丘脑 GnRH 的脉冲分泌调控 LH 和 FSH 的脉冲式分泌。人类胎儿垂体促性腺激素可能以相同的方式释放。在妊娠中期，女性胎儿垂体的平均 FSH 和 LH 含量高于男性胎儿。这种差异是由于男性胎儿在 11～24 周时血浆睾酮浓度

较高（男性和女性胎儿之间性腺类固醇激素水平的唯一主要差异）和胎儿睾丸抑制素的存在[126, 327]。妊娠晚期和近足月期间血清 FSH 和 LH 浓度的降低归因于负反馈机制的成熟、下丘脑 - 垂体中性腺类固醇受体的发育[254] 及抑制素的作用[126, 327]。

体外研究表明，人类胎儿脑垂体早在妊娠 10 周时就对 GnRH 有反应；孕中期培养的女性胎儿垂体细胞经 GnRH 刺激后 LH 释放比培养的男性更多，并且在两种性别的胎儿垂体细胞中，LH 的释放均会因受到雌二醇的刺激而增多[354]。对于妊娠中晚期的体内研究表明，外源性 GnRH 对 16 周时胎儿 FSH 和 LH 的释放具有促进作用，但 FSH 对 GnRH 的反应性存在显著的性别差异，这种反应性会在妊娠后期减弱。对于无脑儿及一些下丘脑垂体功能低下的新生儿，其垂体对于 GnRH 刺激的反应性是减低或缺失的[126, 254, 327]，这与正常新生儿垂体对于 GnRH 刺激有明显的释放反应形成鲜明对比。

因此，FSH 和 LH 的合成和分泌增加会导致两者血清峰值浓度达到去势水平。这可能是胎儿下丘脑 GnRH 脉冲发生器的功能具有相对自主性和未被抑制，垂体促性腺激素细胞受到 GnRH 的刺激所致。随后从孕中期至孕期结束，FSH 和 LH 水平下降，可能是因为负反馈机制的成熟和 GnRH 脉冲发生器对胎儿体内高浓度性激素（来自胎盘的雌激素和孕酮，在男性来自胎儿睾丸的睾酮）的抑制作用的敏感性增加所致；在男性胚胎，妊娠后期 FSH 下降与睾丸分泌的抑制素有关。中枢神经系统对促性腺激素分泌的控制程度增加似乎需要胎儿下丘脑和垂体促性腺激素中性激素受体（细胞内或细胞表面，或两者都有）的成熟[254]。

2. 绵羊胎儿 在胎羊体内，下丘脑以一种脉冲的方式分泌 GnRH[326]。在妊娠中期，由下丘脑 GnRH 脉冲发生器所介导的 LH 和 FSH 也呈脉冲式分泌[326]。绵羊及人类胎儿体内促性腺激素的分泌均存在性别差异，对绵羊胎儿进行睾丸切除后会导致 LH 的脉冲性分泌增加, FSH 的脉冲性分泌也有较小程度的增加[379]。阿片类神经元对绵羊胎儿体内 GnRH 的脉冲分泌有紧张性抑制作用[380]，兴奋性氨基酸类似物 NMDA 诱发的 LH 脉冲式分泌是由 GnRH 介导的[381]。兴奋性氨基酸谷氨酸和天冬氨酸可以直接或间接地刺激 GnRH 脉冲发生器。谷氨酸大量存在于下丘脑中，并通过 ATP 依赖和钙依赖过程的胞吐作用从谷氨酸能神经元中释放出来。FSH 刺激绵羊胎儿睾丸和卵巢的抑制素合成，使用富含抑制素的提取物可以抑制胎儿 FSH 分泌，但不能抑制 LH 的分泌，这证明了 FSH- 胎儿性腺抑制素反馈系统的功能[382]。这些观察结果支持这一过程在下丘脑 GnRH- 垂体促性腺激素单位的中枢神经系统调节中的核心作用。

3. 人类新生儿和婴儿[291, 326] 在男女胎儿体内，脐带血的 FSH 和 LH 的浓度都较低是由于高水平的胎盘源性雌激素在发挥抑制作用，但在出生后的几分钟内，男性新生儿的外周血中 LH 浓度突然增加（约 10 倍），但女性新生儿却没有上述改变；随后在出生 3h 后血清睾酮浓度增加，这种增加会持续 12h 或更长时间[326, 383]。在出生后的前几天，胎盘来源的类固醇（特别是雌激素）的循环水平下降，血清中 FSH 和 LH 的浓度会增加，并在胎儿出生后的最初几个月均表现为脉冲式分泌。FSH 的脉冲式分泌幅度在女婴中要大得多，这与女性的整个儿童时期 FSH 对 GnRH 的反应更敏感有关；而 LH 的脉冲式分泌幅度在男性中更大。这种显著的性别差异也存在于恒河猴幼崽体内[326, 384, 385]。这种性别差异在很大程度上可能与男性胎儿体内睾酮对下丘脑 - 垂体的发育和功能的影响有关[126, 327]。

血液中较高的促性腺激素浓度与睾丸支持细胞和生殖母细胞（及其转化为精原细胞）的增殖有关，显示一个短暂的胎儿型间质细胞发生二次分化高峰；男婴在出生后的前几个月内血清睾酮水平升高，女性在出生的第 1 年和第 2 年间断地出现雌二醇水平增加[377]。在婴幼儿时期，女性的平均 FSH 浓度高于男性。大约到男性 6 月龄、女性 2—3 岁时，体内促性腺激素血液浓度会下降至较低水平，这种低水平会持续直至青春期启动（男孩比女孩更早）。

新生儿到婴儿期中期，促性腺激素的脉冲式分泌，性激素和抑制素的激增（即出生后或婴儿小青春期的激素水平激增）均归因于 GnRH 脉冲式释放幅度的增加，在男婴体内与以下因素相关[327]。

• 由于生精小管长度的增加（大约在第 1 年增加了 6 倍）而引起睾丸体积的增加（通过直接测量）。

• 支持细胞群的数量迅速增加（占输精管细胞总数的 85%～95%）。

• 循环中高浓度的抑制素 B（低促性腺激素性性腺功能减退症时浓度低）。

• 睾丸支持细胞的数量，包括出生后细胞的增殖，决定着生精功能。

正常男婴体内循环睾酮的增加可能导致面部粉刺甚至痤疮样病变，促性腺激素的增加可能会导致睾丸短暂性增大，但这种变化可能不明显。一项对芬兰 18 570 名婴儿（51% 为男孩）的研究表明，婴儿在小青春期的生长发育很快，男孩的生长速度比女孩更快，这与青春期注意到的生长速度相似[386]。

婴儿小青春期是评估儿童是否患有先天性性腺功能减退症的危险信号特征的最佳时机[387]。在这个年龄如果错失测定睾酮的敏感机会，可能会将性腺功能减退症的诊断延误到青春期以后。完全性雄激素不敏感综合征患者在此期间不存在 LH 和睾酮激增。

出生后的激素激增显然不是典型男性性心理发育所必需的。先天性性腺功能减退症（包括 Kallmann 综合征）患者的大脑，尽管在婴儿时期缺乏促性腺激素和睾酮的激增这一过程，但在青春期时给予雄性腺激素治疗后，能够被男性化。

男婴体内 GnRH 脉冲发生器会在其出生后到婴儿期中期这段时间内发挥短暂作用，这可能与男性未来的生精功能和生育能力相关 [388, 389]。睾丸支持细胞和生殖细胞在出生后的 100 天内进行增殖（这表明上述细胞具有有丝分裂活性；促性腺细胞转化为成人深色精原细胞，即精子发生的干细胞），在出生约 6 个月后，睾丸支持细胞和生殖细胞主要通过细胞凋亡而减少数量，促性腺激素和睾酮水平在同期也会下降。

4. 神经调控　中枢神经系统的成熟是环境和遗传因素共同作用的结果，这些因素阻碍或加速了青春期的启动。这是一个令人兴奋但未经证实的假说，即与机体构成相关的代谢信号，是下丘脑 GnRH 脉冲发生器成熟或激活的一个重要因素，而不是人类青春期早期激素和机体构成变化的结果。无论哪一种情况，临床和实验数据都支持这样的论点，即通过中枢神经系统调节青春期的启动来影响青春期的时间 [256, 326]。但对于人类来讲，松果体和褪黑素似乎对这一控制系统并没有产生重大作用 [326, 390]。

（三）青春期启动及时间

1. 遗传的神经调控　许多层次基因控制着青春期的启动，因此一种系统生物学的方法在描述这个神经和神经内分泌网络的复杂组成部分方面成为希望。正常及某些异常的青春期启动是在多基因控制之下进行的。GnRH 的脉冲式释放增加是由抑制性和兴奋性因素通过跨突触和胶质 – 神经元通信的协调变化而达到平衡引发的；刺激因子（以谷氨酸和吻肽最为显著）的增加，抑制张力的降低，主要是通过 GABA 能神经元（即分泌 γ– 氨基丁酸神经元）、阿片能神经元和 MKRN3 的表达引起，上述表达均受基因表达调控。神经胶质细胞通过生长因子依赖的细胞 – 细胞信号通路影响 GnRH 分泌，这些信号通路由许多不相关的基因协调。第二层次基因被认为控制细胞与细胞之间的相互作用。第三个最高层次的控制是通过其他高级基因对次级基因的转录调控来维持了网络的功能和整合。

青春期 GnRH 释放的激活涉及许多不同的细胞表型，以及细胞内和细胞间的信号分子，这是由一个甚至数百个基因产物的高度协调和互动调节系统所控制；一种系统生物学的方法解释这些网络是如何以分层的方式组织起来的 [391]。该理论指出，存在转录调控因子，直接调控下游从属基因的表达，能够使控制青春期启动的细胞网络稳定并参与该网络的协调运作。对营养或内分泌干扰物等外部输入物质敏感的表观遗传机制能够对基因网络的反应进行整合 [392]。本章其他部分所讨论的内分泌干扰物似乎通过表观遗传机制来发挥作用。

尽管人们早已认识到青春期启动时存在多基因（即多基因遗传）的相互作用（如身高），但人们对于这种复杂数量特征的基因位点或基因相互作用对基因位点产生的影响却知之甚少 [393]。据估计，正常青春期启动时，50%～80% 的变异性由遗传因素所决定。通过连锁分析（其中数量性状位点已被证明与月经初潮年龄相关）和基于单倍型的大规模关联研究对这些复杂性状进行了分析。家系分析显示，有 CDP 病史的亲属相较于没有 CDP 病史的亲属，前者具有青春期延迟风险。对于一级亲属，在青春期开始时延迟 2 个标准差的风险为 4.8。在单基因遗传病例中，基因对于青春期启动有着显著的影响，如基因 KAL1、KISS、KISS1R（GRP54）、MKRN3，以及基因突变和其他影响。基因可以起到阻止或促进青春期发展的作用。

2. 营养和代谢控制　遗传对青春期启动时间及其过程的调节受到环境因素（如社会经济因素、营养、一般健康、地理）的影响。环境因素通过中枢神经系统来发挥作用。长期以来人们一直假设一些机体能量代谢的改变可能会使中枢神经系统对青春期启动和发育产生抑制作用，例如，中度肥胖女孩出现月经初潮的年龄较早，而营养不良、慢性疾病、早期超负荷运动（如芭蕾舞训练）的女孩月经初潮则会延迟；患有神经性厌食症、主动减肥和进行剧烈运动的女孩，其促性腺激素分泌发生变化，甚至会出现闭经的情况。

20 世纪 70 年代有人提出，无论实际年龄如何，健康女孩青春期体重激增开始时的平均体重（48kg）、体重增长的最大速率和月经初潮都是不变的，这一概念引起了争议和批评，部分原因是经验性估计研究方式和用于确定脂肪量的方程受到了挑战，并且没有直接测量数据支持这一理论 [394]。最近一项对 469 名女孩进行的 5 年纵向研究表明，尽管青春期的发生年龄存在差异，但与青春期开始相关的体脂百分比却是相似的 [395]。青春期前 2 年的机体成分对青春期发育年龄的影响不大，但较高的体脂含量导致青春期发育速度更快 [396]。

脂源性细胞因子瘦素及其受体基因的发现阐明了脂肪组织质量 [397, 398]、脂肪代谢和能量平衡与生殖之间的关系 [399]。学者对瘦素在控制青春期启动中的潜在作用非常感兴趣，有人提出在触发青春期启动过程中，瘦素起到了至关重要的作用。瘦素是一种公认的人类饱腹感传入因子，它通过作用于下丘脑，包括控制食欲的核团，抑制食欲。瘦素反映体脂含量，因此，能量储存在控制体重和调节新陈代谢中起着重要作用。

ob/ob 小鼠（缺乏瘦素）和 ob/ob 小鼠（缺乏瘦素受体）表现出肥胖及性腺功能减退，为瘦素在生殖中发挥重要作用提供了证据。给性腺功能减退的 ob/ob

小鼠和因食物限制引起青春期延迟的大鼠注射重组瘦素可部分逆转其性腺功能减退。然而，给正常的青春期前大鼠服用瘦素并不能够使其青春期启动提前。瘦素的临界值对于青春期的启动和推进是必要的，但是单独使用瘦素（如给正常啮齿动物使用）并不足以促进青春期启动。瘦素仅仅是许多重要因素之一[400]。

通过小鼠实验，证实了瘦素对下丘脑 GnRH– 垂体促性腺激素的作用部位[401]。尽管有报道称，瘦素受体（LepR）在永生化小鼠 GnRH（GT1）细胞中表达，但瘦素受体在体内的 GnRH 神经元上不表达[402]。选择性缺失瘦素受体长链（信号）的小鼠具有正常的青春期和生育能力。Kiss1 神经元表达瘦素受体（Ob-Rb 亚型），提示瘦素对青春期发育和生育的影响是通 Kiss1/Kiss1n 复合物介导的。选择性缺失 kiss1 神经元瘦素受体的小鼠正常进入青春期和生育，这强烈表明瘦素对下丘脑 GnRH 垂体促性腺激素系统的作用不是通过 kiss1 神经元介导的[403, 404]。瘦素受体在腹侧乳头前神经元中高水平表达，该神经元表达的兴奋性神经递质谷氨酸能够分别刺激 GnRH 神经元或 GnRH 末端正中隆起部分。这些研究结果割裂了瘦素在生殖功能和营养功能方面所起到的作用（图 26-27）。

雄性恒河猴的瘦素水平在青春期前到青春期的过程中是相似的。给 3—5 岁并禁食 2 天的青春期恒河猴予以瘦素，可以防止动物体内血浆促性腺激素的下降。给无生殖腺的雄猴侧脑室持续注射瘦素并不能引起 GnRH 的增加[332]。

瘦素是中枢神经系统使得青春期启动的外周躯体触发器吗？或仅仅起到允许作用？或是由瘦素向下丘脑和 GnRH 脉冲发生器发出信号，即重要的能量储存已经达到要求水平？关于青春期前和青春期男女儿童血清瘦素水平的纵向研究表明，瘦素在青春期前逐渐增加，并且这种增加无明显性别差异[405]。在青春期阶段，女性体内瘦素持续上升，而男性体内的瘦素平均水平却会在 Tanner2 期时达到峰值，在生殖器分期 5 期时下降到青春期前的浓度[406]。这种下降归因于睾酮对瘦素分泌的影响[407]。脂肪组织质量、体脂百分比和年龄与瘦素水平相关[405, 408]，但在处于青春期前和青春早期的非肥胖和肥胖女孩体内，24h 血清雌二醇和瘦素浓度之间并没有相关性。针对青春期延迟儿童，予以脉冲式注入 GnRH 36h 后，血清瘦素水平升高；但在予以单个剂量的 Buserelin（一种 GnRH 激动剂）后，受试者体内血清瘦素水平无升高；这表明青春期不是由瘦素触发的，相反是青春期阶段 GnRH 的脉冲式释放促进了瘦素的产生[409]。

瘦素以游离形式和高分子量的结合形式存在于血液循环，血清中的瘦素结合活性在儿童时期最高，而在青春期下降到相对较低的水平。游离瘦素比所测量的总瘦素与生殖发育更具有相关性；男性的可溶性瘦

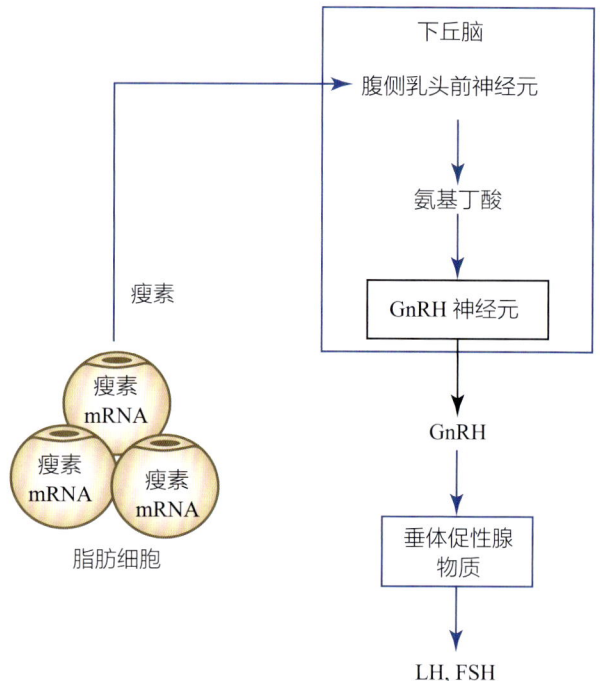

▲ 图 26-27　瘦素受体在腹侧乳头前神经元中表达

脂肪细胞分泌的瘦素引起腹侧乳头前神经元释放兴奋性神经递质谷氨酸，导致 GnRH 神经元激活。瘦素在人类青春期的启动过程中作为一种允许因子，而不是一种触发器。在啮齿类动物中，瘦素促进了青春期的启动，并在青春期的启动和不孕症中起着关键作用。下丘脑通过瘦素调节能量消耗和食物摄入的途径与瘦素对生殖的影响途径相独立

素受体似乎高于女性，并且这种可溶性瘦素受体与女性发育后期的瘦素水平呈负相关[410]。一项对 132 对同卵双胞胎和 48 对异卵双胞胎的研究表明，在整个青春期，瘦素均升高；可溶性瘦素受体在发育 1~2 期之间下降，导致同期的游离瘦素指数升高；这是由于可溶性瘦素受体的遗传性要比游离瘦素的遗传性高[411]，IGF-1 水平同样也具有较高的遗传性。

瘦素和瘦素受体基因多态性与 CDP 之间的关系尚不清楚；然而，瘦素短等位基因的存在只与较重的体重有关，而那些身材消瘦、有显著骨龄延迟、父母青春期延迟频率增加的人不太可能存在这个瘦素短等位基因[412]。

与 ob/ob 小鼠一样，瘦素基因[413]或瘦素受体[414]纯合子突变的人类会出现病态肥胖，并且由于促性腺功能减退而导致青春期明显延迟。在一个瘦素编码基因发生终止密码子突变的家系中，一名 23 岁的男性因低促性腺激素性性腺功能减退症未能达到青春期，两名患病女性处于青春期前且闭经。其中 1 名患者直到 29 岁才有不规则月经，另一名直到 36 岁之后才开始每月来一次月经。一名患有先天性瘦素缺乏症的 9 岁女孩拥有 13 岁的骨龄，并出现体重减轻，经重组瘦

素治疗后，其在青春期早期便能对外源性 GnRH 产生 LH 释放的反应，给予 GnRH 出现体重下降，LH 分泌和青春发育提前[415]。这位 9 岁女孩的一位 4 岁亲属，受益于瘦素的代谢改善，没有经历过青春期早期发育，这表明瘦素在青春期具有允许作用。

患有 CDP 的男孩平均瘦素水平低于预期水平，并且可以在不增加循环瘦素的情况下进入青春期。两名患有先天性脂肪萎缩性糖尿病（Berardinelli-Seip 综合征）的女性与皮下和内脏脂肪组织的缺失有关，尽管表现为严重的低脂血症，但月经初潮并没有延迟，其中一名女性的三个孩子未受影响[416]。严重的瘦素缺乏会导致促性腺激素功能减退，这表明瘦素和瘦素信号的水平对于人类发育周期向青春期转变至关重要，但是瘦素的增加并不能够触发青春期启动。总之，在人类发育至青春期时，瘦素是一种允许因素（紧张性介质），而不是一种触发因素（阶段性介质）。

在一项导致男孩清晨唾液睾酮浓度增加的纵向研究中发现，基础代谢率与肌肉组织含量的比例相对恒定，但 BMR 与每天总能量消耗的比例有所增加。这一微妙的能量依赖过程发挥作用可能与大脑 BMR 的增加相关，大脑 BMR 的增加作为青春期开始时的次要现象，表明 BMR 的上升是青春期启动的信号。

胃促生长素（肠促生长素）不仅是生长激素促分泌激素受体的天然配体，也作为一种促食欲信号，在食物缺乏之后增加；胃促生长素水平通常与 BMI 呈负相关。胃促生长素给药可通过性腺和中枢效应延迟大鼠的青春期发育，这表明营养不良与生殖发育或功能下降之间存在着联系[417]。

脂联素是脂肪细胞产生的一种脂肪细胞因子，具有抗糖尿病、抗动脉粥样硬化和抗炎作用。脂联素在脂肪过量的肥胖患者体内减少，并被睾酮和 DHEAS 水平的升高所抑制。男性的脂联素浓度在青春期发育过程中下降，但在女性随着 Tanner 分期的推进，保持

稳定水平[418]。

抵抗素是一种脂肪细胞因子，属于富含半胱氨酸的分子的抵抗素样分子家族。尽管证据不足，但可以说男孩体内抵抗素数值会随着青春期的进展而增加，女孩似乎也是如此。因为在肥胖小鼠模型中，抵抗素血清水平升高，这被认为是胰岛素抵抗和肥胖之间的潜在联系，但相较于与胰岛素抵抗的关系，血清抵抗素水平与青春期发育的关系更密切。

3. 调控机制 不同的物种已经进化出能够控制不同物种青春期的模式和适应机制[332, 385]。针对啮齿类动物，外感因子生物素，包括有光感、嗅觉和信息素，能够通过中枢神经系统对促性腺激素的分泌产生重要影响。像绵羊这样的季节性繁殖物种，光–暗周期的长度是至关重要的，而促性腺激素的分泌模式也有所不同。相比之下，雄性和雌性灵长类动物表现出由雌激素引起的 LH 激增。

在人类和非人灵长类动物中，胎儿发育和功能开始后，出现了 LH 和 FSH 分泌增加的婴儿高峰；在接下来的十年里，下丘脑 GnRH 脉冲发生器的活性受到抑制（并不是该功能的缺失），并导致垂体促性腺激素–性腺轴的活动静止，这被称为青春期前或幼年停顿期（表 26–13）[126, 326, 332, 385]。然后是逐渐地去抑制和重新激活，主要发生在儿童晚期的夜间[326, 332, 385, 420]。最终，在临近青春期和青春期期间，GnRH 脉冲振幅会增大，并反映在循环 LH 脉冲式释放的逐渐增加和变化的模式中。两种相互作用的机制来解释幼年停顿期[326, 420]（图 26–28）。

（1）性腺类固醇激素依赖性负反馈机制：有三条证据表明青春期前[256, 326]儿童[258, 327]体内存在一个有效的负反馈机制。

青春期前儿童的垂体分泌少量的 FSH 和 LH，这表明下丘脑–垂体–性腺复合体的活动水平较低。

在性腺缺失的婴儿和青春期前儿童（如特纳综合

表 26–12 瘦素和青春期：一个宽泛的因素，并不是青春期开始的诱因	
瘦素触发青春期启动的证据	• 与突变相关的先天性瘦素缺乏或先天性瘦素抵抗与青春期延迟和促性腺激素缺乏有关，有证据表明瘦素或瘦素信号的缺失导致严重的性腺功能减退 • 针对先天性瘦素缺乏症患者，使用瘦素会导致体重减轻，并在受影响的青春前期女孩中出现 LH 释放的早期青春期模式
瘦素对青春期发育的允许作用证据	• 循环中瘦素的急剧上升并不发生在青春期的开始 • 在青春前期和青春期早期的女孩中，血清瘦素的升高与血清雌二醇的升高无关 • 在发育和青春期的延迟中，青春期前瘦素水平的增加对青春期的开始并不是必需的 • 在先天性脂肪萎缩型糖尿病中，尽管没有皮下和内脏脂肪组织，并因此导致严重的低脂血症，但青春期可在正常年龄发生，并有生育能力 • 在啮齿类动物、绵羊和非人类灵长类动物中存在支持性的实验数据

引自 Grumbach MM. The neuroendocrinology of human puberty revisited. *Horm Res.* 2002; 57: S2-S14.

表 26-13	内在中枢神经系统抑制机制的潜在成分（"幼年暂停"）

抑制成分	• 抑制性中枢神经递质 – 神经调节通路
	  – γ- 氨基丁酸（主要抑制因子）
	  – 内源性阿片肽

刺激作用	• 刺激性中枢神经递质 – 神经调节通路
	  – 兴奋性氨基酸类物质
	  – 钙动员激动剂
	  – 去甲肾上腺素
	  – 多巴胺
	  – 神经肽 Y 类物质
	  – 一氧化氮
	  – 前列腺素 E_2
	• 脑内其他肽类物质
	  – 神经营养肽和生长肽
	  – 激活素 A
	  – 内皮素 1、2、3

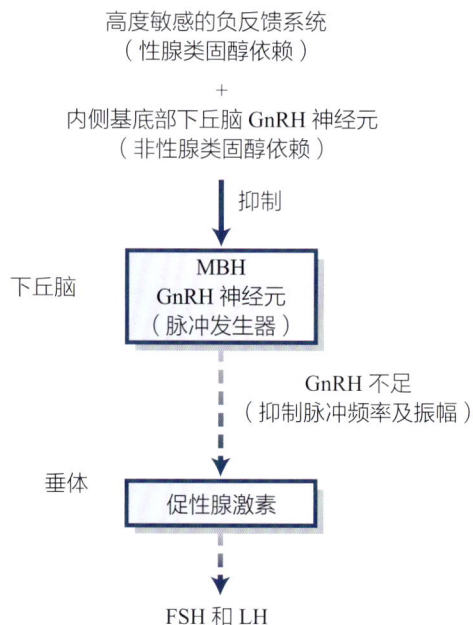

▲ 图 26-28 涉及性腺类固醇依赖性和性腺类固醇非依赖青春期抑制假说的双重机制（即内在中枢神经系统抑制机制）

FSH. 促卵泡激素；GnRH. 促性腺激素释放激素；LH. 黄体生成素；MBH. 下丘脑内侧基底部（改编自 Grumbach MM, Kaplan SL. The neuroendocrinology of human puberty:an ontogenetic perspective. In:Grumbach MM, Sizonenko PC, Aubert ML, eds. *Control of the Onset of Puberty*. Baltimore, MD:Williams & Wilkins; 1990:1-68.

征：先天性卵巢发育不全）体内，FSH 和 LH 的分泌程度有所增加，这表明即使在正常的青春期前性腺分泌的激素水平较低，也会通过一种敏感、功能性、紧张性、负反馈机制来抑制促性腺激素的分泌[256, 326, 420]（图 26-29）。

儿童期低水平的促性腺激素分泌可通过给予少量性腺类固醇激素而被抑制，这表明下丘脑 – 垂体促性腺激素轴对性腺激素的反馈作用是高度敏感的（儿童时期的这种敏感性是成年人的 6～15 倍）[258, 327]。

(2) 不依赖性腺类固醇激素的（内在）中枢神经系统抑制机制：从婴儿期到成年期，基础和 GnRH 诱导的 FSH 和 LH 分泌的双相模式在正常个体和性腺功能缺失的患者中是相似的，但在后者中，除了在童年中期的最低点，促性腺激素浓度更高[392, 393, 420]。在婴儿期至 4 岁左右的无性腺儿童血浆中 FSH 和 LH 的浓度较高，促性腺激素储备的增加，反映了低血浆浓度的性腺类固醇激素水平对下丘脑垂体单位并没有起到抑制作用（图 26-29）[326, 327]。然而，在 4—11 岁，促性腺激素分泌量的显著下降表明存在一种中枢神经系统抑制机制，这一机制能够抑制下丘脑 GnRH 脉冲发生器，并独立于性腺类固醇激素的分泌过程。促性腺激素分泌的下降并不是由于性腺类固醇激素的反馈所引起（因为功能性性腺缺乏），也不是由于肾上腺类固醇分泌的增加（因为浓度很低，肾上腺类固醇激素抑制肾上腺并不会增加循环中促性腺激素的浓度）[326, 329, 327]。抑制下丘脑 GnRH 脉冲发生器的中枢神经激素独立抑制机制似乎是抑制青春期的主要因素[326, 421]，年龄在 4—11 岁[327, 394]，这种内在中枢神经抑制机制的逐渐丧失会导致青春期 GnRH 脉冲发生器

的去抑制或重新激活。

(3) 负反馈机制与内在中枢神经系统抑制机制的相互作用：在青春期的抑制过程中，负反馈机制和内在的 CNS 抑制机制相互作用（图 26-29）。在 2—3 岁时，性腺激素的负反馈机制似乎占主导地位，但从大约 3 岁开始，内在的中枢神经系统抑制机制开始占据主导地位，并持续整个幼年时期。例如，尽管缺乏功能性腺，但在 3—10 岁，FSH 和 LH 水平是下降的。负反馈机制在幼年停顿期仍然发挥着作用；与正常的青春期前儿童相比，该年龄组的无性腺患者的平均血浆 FSH 浓度增高，并且在临时予以外源性 GnRH 后，这些人体内 FSH 和 LH 反应更强[392, 393, 420]。随着青春期的临近，中枢神经系统抑制机制逐渐减弱，最初是在夜间睡眠期间，下丘脑 GnRH 脉冲发生器对性腺类固醇激素负反馈的敏感性降低[326, 327]（图 26-29）。在青春期开始后，性腺类固醇负反馈机制成为抑制促性腺激素分泌的主要机制，主要表现在促性腺激素浓度的增加上，这是青少年严重原发性性腺功能减退症的特征表现[332]。对于青春期抑制的双机构学说见图 26-29。

(4) 内在中枢神经系统抑制机制的潜在成分：长期以来，人们对于中枢神经系统的内在抑制机制的研究一直不明确[385]。在恒河猴体内，尽管 GnRH 脉冲

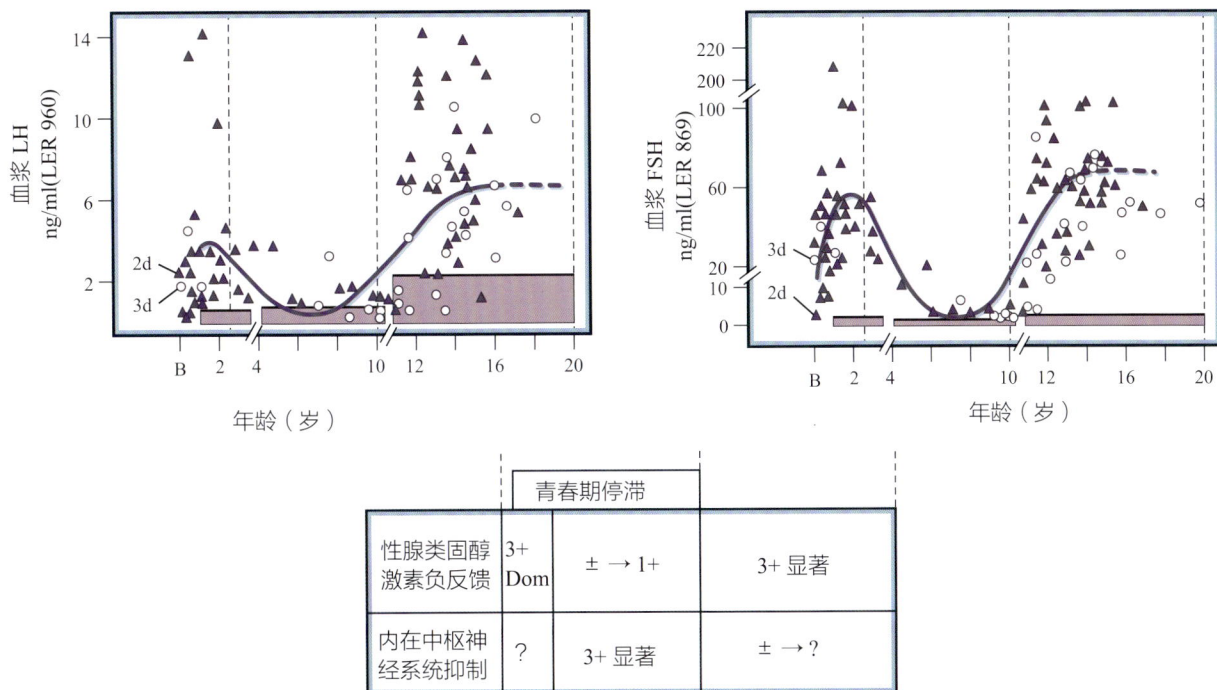

	青春期停滞		
性腺类固醇 激素负反馈	3+ Dom	± → 1+	3+ 显著
内在中枢神 经系统抑制	?	3+ 显著	± → ?

▲ 图 26-29　从婴儿、儿童和青少年的 FSH 和 LH 浓度的变化模式推断，负反馈机制和假定的内在中枢神经系统抑制机制存在相互作用

三角形表示具有 45X 核型的患者。圆圈表示特纳综合征患者存在 X 染色体嵌合现象或 X 染色体结构异常，或两者兼有。注意 2 日龄和 3 日龄婴儿的数值，实线表示最佳拟合的回归线。阴影区域表示正常雌性的平均血浆值。将 FSH 值转换为 U/L，乘以 8.4。在大约 3 岁前，敏感的性腺类固醇激素负反馈机制在抑制促性腺激素分泌中起到了主导作用。例如，在这个年龄组没有性腺（和性腺类固醇反馈）的情况下，促性腺激素浓度很高。由于性功能缺失时促性腺激素水平的升高，在这一年龄组中，内在中枢神经系统抑制机制的主要作用不太可能发生。在 4—6 岁，假定的内在中枢神经系统抑制机制占主导地位，这表明在没有性腺的情况下，FSH 和 LH 浓度下降。即使在这个年龄组，GnRH 引起的促性腺激素反应性增强和无生殖腺的个体中略高的基础促性腺激素平均浓度均支持一个观点，即内在中枢神经系统抑制机制对于性激素的释放即使不起到主导作用，也还是有作用的，但在幼年停顿这段时期，促性腺激素对于其负反馈调控的反应性增强，从而抑制了促性腺激素的分泌。研究者认为，内在的中枢神经系统抑制机制抑制了功能性 GnRH 脉冲发生器发挥作用。在大约 10 岁之后，中枢神经系统的抑制作用逐渐减弱，导致 GnRH 脉冲发生器抑制去抑制。具有成人型设定点和抑制素的性腺类固醇负反馈机制在调节 GnRH 脉冲发生器和垂体促性腺激素系统中起主导作用（改编自 Grumbach MM, Kaplan SL. The neuroendocrinology of human puberty: an ontogenetic perspective. In: Grumbach MM, Sizonenko PC, Aubert ML, eds. *Control of the Onset of Puberty.* Baltimore, MD: Williams & Wilkins; 1990:1-68; Conte FA, Grumbach MM, Kaplan SL. A diphasic pattern of gonadotropin secretion in patients with the syndrome of gonadal dysgenesis. *J Clin Endocrinol Metab.* 1975;40:670-674. The Endocrine Society 版权所有）

发生器在幼儿停顿期会出现衰减，但这一阶段的下丘脑 GnRH 和 GnRH mRNA 的含量却与婴儿或成年猴体内含量相似。LH 和 FSH 的小幅度脉冲释放可以通过具有敏感性和特异性的免疫放射测定法检测，这表明 GnRH 脉冲发生器的活性水平较低[329, 385]。幼儿停顿期的结束是以 LH 的脉冲式释放幅度增加为标志的，这在睡眠的早期最为明显。

中枢性性早熟患儿的病因常与以下因素相关，包括下丘脑后部肿瘤（通常是毛细胞型星形胶质细胞瘤），中枢神经系统受到辐射，中枢神经系统中线发育异常（如缺乏一种或多种垂体激素的中隔发育不良），其他的中枢神经系统病变为这些位于下丘脑后部或投射区域的神经具有抑制作用提供了间接证据。这些病变损害神经通路，从而抑制下丘脑 GnRH 脉冲发生器

功能，导致其去抑制和激活出现中枢性性早熟[326]。例如，鞍上蛛网膜囊肿可以通过挤压和扭曲下丘脑而引起 CPP[326]。但在囊肿减压后，由于逆转了垂体后 CNS 抑制机制的去抑制作用，青春期该有的体貌特征及激素水平回归逆转。幼年雌性恒河猴下丘脑后部病变可诱发性早熟，这些病变能够使青春期 LH 起始增加的年龄提前，使雌激素第一次产生正反馈效应的时间也提前[385]。

分泌 GnRH 的下丘脑错构瘤是一种异型神经组织块，含有附着在脑灰质或第三脑室底部的 GnRH 分泌神经元，可以引起 CPP[422, 423]。错构瘤内的 GnRH 神经元及其轴突纤维投射到正中隆起部位，以脉冲的方式分泌 GnRH。我们认为下丘脑错构瘤是一种异位 GnRH 脉冲发生器，其功能独立于中枢神经系统抑制

机制，该机制通常抑制下丘脑 GnRH 脉冲发生器[326, 423]（图 26-31）。我们可以通过将胎儿或新生儿的下丘脑组织移植到第三脑室，从而模拟分泌 GnRH 的下丘脑错构瘤和改善 GnRH 缺乏的性腺功能减退（[hyp/hyg]）小鼠生育能力。一些罕见的能够引起 CPP 的大型下丘脑错构瘤中含有 TGFα，这是一种星形胶质细胞来源的生长因子。很少甚至没有 GnRH 神经元来分泌 TGFα，这就提示 TGFα 的分泌很有可能通过直接或间接相互作用来刺激 GnRH 的释放。

最近的一项研究发现，青春期性早熟的家庭与 MKRN3 基因功能突变的丧失有关，这使人们对内在抑制青春期启动的中枢神经系统"刹车"机制有了重要的认识[424, 425]。在小鼠体内，MKRN3 下降的同时，KISS 和神经激肽 B 升高促进青春期。

在正常个体中，MKRN3 作为母系等位基因被甲基化和抑制，只有父系基因起作用；随着父系 MKRN3 基因的突变，它不再有功能。MKRN3 编码的环指蛋白 3，该蛋白与泛素化和细胞信号传导有关，并在弓状核中表达，这是发现其他涉及调控青春期进程的基因的位置。在青春期开始前，男孩和女孩血液中 MKRN3 浓度都有所下降[426, 427, 984]。

目前，在 CPP 病例中已经发现了 10 多种不同的 MKRN3 功能缺失突变，包括 8 个移码缺陷、3 个错义突变、1 个无义突变和最新发现的 MKRN3 启动子区域的杂合子缺失突变[428, 429]（图 26-24B）。

以下物质能够影响下丘脑 GnRH 脉冲发生器：去甲肾上腺素能、多巴胺能、5- 羟色胺能和阿片类药物；抑制性神经递质（如 GABA）；兴奋性氨基酸（如谷氨酸、天冬氨酸）；氮能递质；其他肽类物质，包括神经营养因子和生长因子；CRH（表 26-13）。褪黑激素并不是灵长类动物的关键抑制因子，也不是内源性阿片类物质[326, 330, 384]。

GnRH 脉冲发生器在青春期前被 GABA（灵长类动物大脑中最重要的抑制性神经递质）和 GABA 神经元所抑制，但由于局部内源性 GABA 水平的升高，外源性给予 GABA 是无效的[328, 329]（图 26-32）。GAD65 和 GAD67 属于谷氨酸脱羧酶的不同形式，是能够催化谷氨酸转化为 GABA 的酶，位于下丘脑中基底部，即 GnRH 脉冲发生器所在的位置。将 GAD67 和 GAD65 的反义寡核苷酸注入处于青春期前期猴子的下丘脑底部正中隆起，能够诱导 GnRH 的释放显著增加，然而 D- 寡核苷酸则没有增多。这些研究为中间神经元产生的 GABA 作为内在的中枢神经系统抑制剂提供了额外的证据支持。

GABA 通过 GABA_A 和 GABA_B 受体发挥作用，从而影响周围灌注小鼠 GT1 GnRH 释放神经元细胞系的 GnRH 分泌。GABA_B 受体的刺激也会抑制成年小鼠的 kisspeptin 分泌[430]。相反，在青春期前，给猴子的第

三脑室底部慢性、重复注射 GABA 抑制剂，会导致月经初潮和第一次排卵时间提前[328]。虽然 GABA 在青少年和成人的大脑中具有抑制作用，但它在大脑发育早期至出生后是具有兴奋作用的[431]。从婴儿期和幼儿期性腺的类固醇激素依赖性负反馈主导机制转变为内在中枢神经系统抑制机制，可能与 γ- 氨基丁酸能突触传递从兴奋性转变为抑制性的发育有关。

恒河猴青春期启动的特征是下丘脑 GnRH 脉冲发生器 γ- 氨基丁酸（可能还有 NPY）抑制减少和谷氨酸[329] 释放增加，谷氨酸[328] 是下丘脑中主要的兴奋性氨基酸神经递质。青春期启动后，尽管 GnRH 脉冲发生器对输入的刺激性谷氨酸能的敏感性显著增加，但是 γ- 氨基丁酸能抑制的减少是 GnRH 脉冲发生器去抑制的关键因素[329]。

一个长期存在的问题是，单个中枢信号如何通过激活 GnRH 神经元，同时抑制 GABA 和刺激谷氨酸（这两者都汇聚在 AVPV 核中）释放来引起 LH 释放并导致排卵。雌性大鼠 AVPV 中的大多数神经元同时表达在下丘脑谷氨酸能神经元标志物 VGLUT2，以及 GABA 能神经元的标志物 GAD 和 VGAT 中。这些双表型神经元在女性体内是男性的 2 倍，是该区域 E2 结合位点的主要靶点[432]。此外，双表型突触末端与 GnRH 神经元接触，在激增时，在这些突触末端，含 VGAT 的囊泡减少，含 VGLUT2 的囊泡增加。双表型 GABA/ 谷氨酸神经元可能是向 GnRH 神经元传递激素和神经信号的中枢转导器，从而减少 GABA 的同时增加谷氨酸的释放。

NELL2 是一种含有 EGF 样重复序列的蛋白质，选择性地表达在出生后啮齿类动物大脑中包含 VGLUT1 和表达 VGLUT2 的谷氨酸能神经元中。NELL2 mRNA 丰度在雌性大鼠下丘脑内侧基底部中选择性增加，在幼年期结束时达到峰值，其在青春期时下降，这一现象在下丘脑视前区变化较小。脑室内给予 NELL2 反义寡核苷酸后，减少了下丘脑内侧基底部 GnRH 释放，推迟了女性青春期的启动。因此，NELL2 在青春期谷氨酸依赖性神经内分泌调节过程中发挥重要作用[433]。

兴奋性 NMDA 刺激新生和成年大鼠、胎儿时期的羊、青春期前和成年恒河猴 LH 的释放，其受体广泛分布于整个中枢神经系统，包括下丘脑。NMDA 诱发来自 GnRH 神经元细胞系的大鼠下丘脑外植体的 GnRH 分泌，并强烈刺激绵羊胎儿的 GnRH 脉冲发生器，但对垂体促性腺激素没有直接影响[332, 381, 385, 434]。

永生化 GnRH 神经元含有能介导 NMDA 释放 GnRH 的变力性 NMDA 受体[404]。青春期前的雄性恒河猴可能通过反复静脉注射 NMDA 而被迫进入青春期；在青春期前和青春期雌性恒河猴中，NMDA 中枢和外周给药可诱导 GnRH 的释放[435]。

NPY 被认为是雄性恒河猴中枢抑制机制的一个组

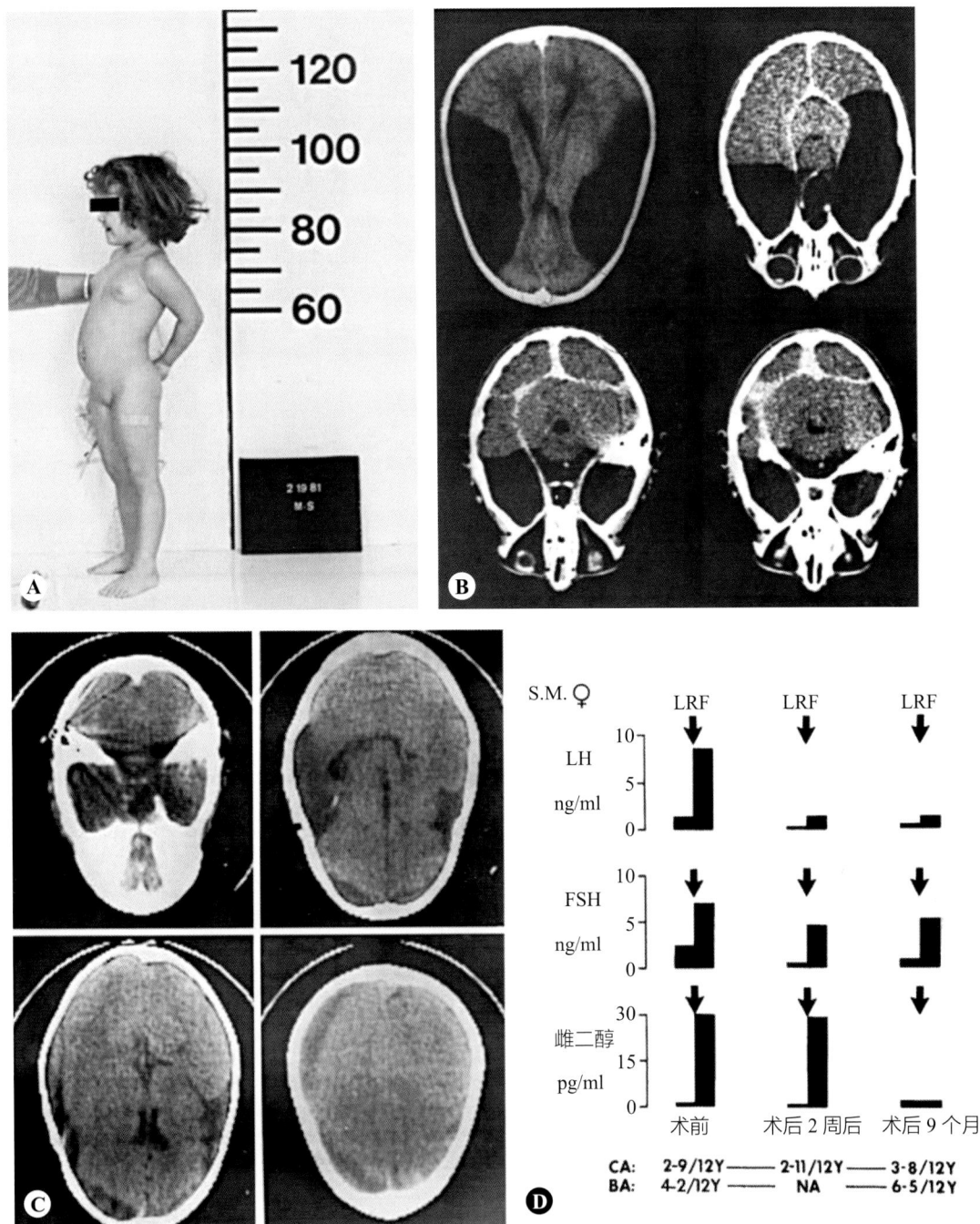

▲ 图 26-30　A. 一个 2.75 岁女孩的真性性早熟由一个大的双侧先天性鞍上蛛网膜囊肿引发。患儿大约在 1 年前被观察到有性早熟的迹象。头围比年龄平均值高出 +5SD，并且出现额头隆起。乳房发育 Tanner3 期。血清雌二醇水平为 26pg/ml，雌酮水平为 38pg/ml，DHEAS 水平低于 3μg/dl。在静脉注射 GnRH 后，血清 LH 浓度从 1.4ng/ml 上升至 8.7ng/ml（LER-960），这构成其青春期反应。她的骨龄为 3.5 岁。盆腔超声检查显示青春期大小的子宫和卵巢。要将雌酮值转换为 pmol/L 需乘以 3.699。将脱氢表雄酮值转换为 μmol/L 需乘以 0.02714。其他转换见图 26-19。B. 颅脑 CT 显示其中颅窝内有低密度液体聚集，皮质变薄，并存在侧脑室和第三脑室的明显受压。C. 经蛛网膜囊肿减压术、囊肿和基底脑脊液池之间形成连通、囊肿 - 腹腔分流术后 8 个月进行颅脑 CT，可见积液量显著减少，以及大脑皮质扩张。D. 在蛛网膜囊肿减压术前及减压术后 2 周和 9 个月，给予 GnRH 后 SM 中 LH 和 FSH 基础和峰值浓度，以及血清雌二醇值。注意青春期前 LH 对 GnRH 的反应，以及术后 9 个月血清雌二醇水平的下降。在 11 个月的时间里，骨龄增加了 3 年，但速度恢复正常。在随访期间，患者仍处于青春期前状态

LRF. 黄体生成素释放因子；LH. 黄体生成素（引自 Grumbach MM, Kaplan SL. The neuroendocrinology of human puberty:an ontogenetic perspective. In:Grumbach MM, Sizonenko PC, Aubert ML, eds. *Control of the Onset of Puberty*. Baltimore, MD:Williams & Wilkins; 1990:1-68. ）

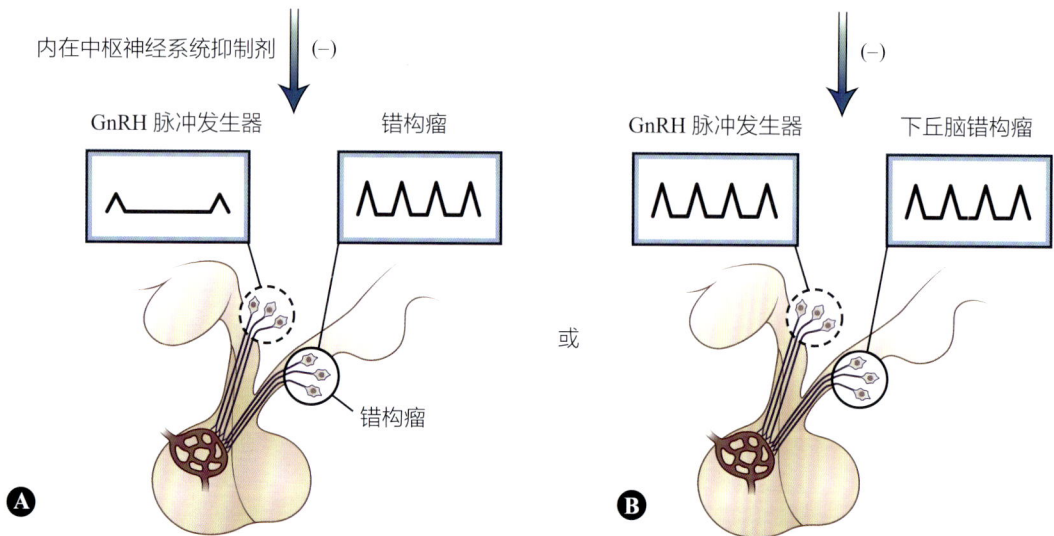

▲ 图 26-31　下丘脑错构瘤是一种异位 GnRH 脉冲发生器，它逃脱了内在的中枢神经系统抑制机制并导致真性性早熟
对此提出了两种可能的机制。A. 错构瘤中的 GnRH 神经分泌神经元作为 GnRH 脉冲发生器发挥作用，而不激活被抑制的正常位置的 GnRH 脉冲发生器；B. 错构瘤充当异位 GnRH 脉冲发生器，但与正常位置的下丘脑 GnRH 脉冲发生器通信并激活（可能通过轴突连接或 GnRH 本身），然后与错构瘤同步发挥作用

成部分。一项针对女孩的小型研究表明，患有 CDP 的女孩 NPY 浓度高于青春期正常启动的女孩，这一研究支持了这种关系 [332, 436]。

这些观察提供了额外的证据，表明下丘脑 GnRH 神经分泌神经元和 GnRH 脉冲发生器一样，在青春期不是一个限制因素；垂体前叶、性腺和性腺激素靶器官在胎儿和青春期前功能完整，可通过适当的刺激充分激活。因此，中枢神经系统对青春期的抑制高于下丘脑自主节律性 GnRH 神经分泌神经元的水平。图 26-13 对比了 GABA 抑制性和兴奋性氨基酸刺激神经递质（以 NMDA 和其他谷氨酸受体为代表）对 GnRH 释放的直接和间接影响。在灵长类动物中，GABA 下丘脑神经网络似乎是幼年停顿期内源性中枢神经系统抑制机制的主要组成部分。

4. 睡眠相关 LH 释放和青春期启动　在灵敏的放射免疫测定中，血清 LH、FSH 和睾酮的昼夜节律已在 5—6 岁的正常女孩中得到证实，这表明在青春期的身体特征和经典内分泌标志物出现之前，就开始为青春期的变化做准备了 [252, 326]。尽管成年男性和女性月经周期中大部分阶段 24h 内 LH 脉冲释放的幅度或频率几乎没有差异，但与睡眠相关的 LH 脉冲释放在青春期早期和中期较为突出；只有在青春期后期才会在白天检测到显著的 LH 分泌，但在达到成人模式之前，LH 分泌仍比睡眠期间少。睡眠期间 LH 释放增加导致男孩、患有 CPP 的儿童、使用糖皮质激素治疗、伴有骨龄提前和真正青春期提前的 CAH 儿童，以及在青春期的无生殖腺患者中夜间血浆睾酮浓度升高，表明它不依赖于性腺功能。青春期前儿童夜尿 LH 排泄

量较白天明显增加。

睡眠增强的 LH 分泌可被视为与中枢神经系统和下丘脑对 GnRH 释放抑制作用有关的成熟现象。促性腺激素的间歇性释放受到抗 GnRH 抗体和性腺激素或某些儿茶酚胺激动剂和拮抗药的抑制，并被阿片类拮抗药纳洛酮所增强。纳洛酮不会改变睾酮介导的 LH 抑制作用，也不会改变睾酮对青春期早期至中期男孩 LH 波动性释放的影响。我们提出青春期内源性 GnRH 分泌的增加对促性腺激素具有启动作用，并导致垂体对内源性或外源性 GnRH 的敏感性增加 [256]。在猴子中，在青春期前和青春期之间，脉冲振幅显著增加，脉冲频率增加较少 [328, 332]。青春期前后睡眠相关的 LH 释放与垂体促性腺激素在青春期前后对 GnRH 分泌的敏感性增加相关，这表明即使在青春期前儿童，下丘脑 GnRH 脉冲发生器最初在睡眠中受到的抑制较小。

5. 垂体和性腺对向性的刺激的敏感性　通过测定 LH 的脉冲分泌，不同阶段和下丘脑 - 垂体 - 性腺系统紊乱时促性腺激素对外源性 GnRH 的反应 [425]，可以间接和定性地评估内源性 GnRH 分泌。给予 GnRH 后，在婴儿期之后的青春期前的儿童中 LH 的释放量最小，在青春期前和青春期增加（图 26-33），在成人中 LH 的释放量更大（取决于女性月经周期的阶段）[256]。这些结果支持青春期前状态以功能性 GnRH 缺乏为特征的概念。给予 GnRH 后的 FSH 释放在青春期前、青春期和成年男性中相当，表明垂体对 GnRH 的敏感性相似，但女性在性成熟的所有阶段释放的 FSH 都比男性多。在青春期间和青春期之间，男性或女性予以 GnRH 后 FSH/LH 比例发生显著的逆转（图 26-33）。

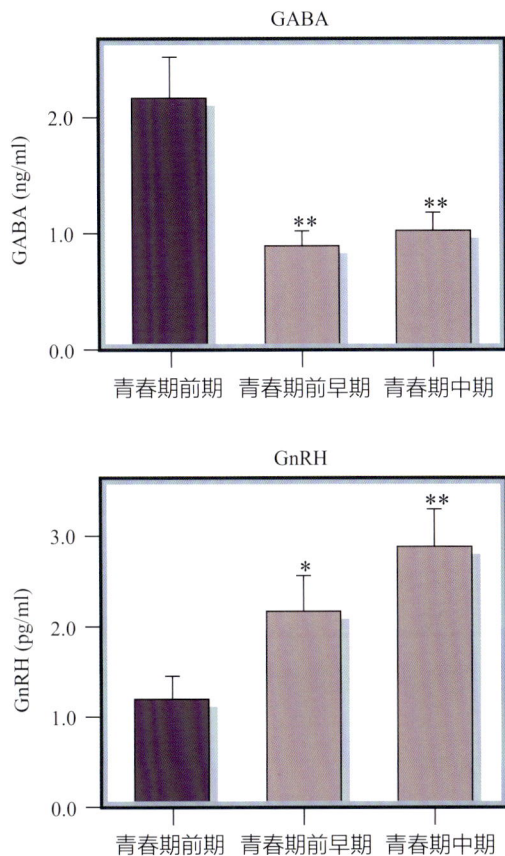

▲ 图 26-32　以青春期前和青春期恒河猴的垂体柄正中隆起 10min 灌注液为标本，测得 GABA 和 GnRH 释放的显著发育变化

从每只动物获得多个样品。平均值 ±SEM；**. *P*<0.01；*. *P*<0.05，与青春期前的猴子相比。GABA.γ- 氨基丁酸；GnRH. 促性腺激素释放激素（引自 Mitsushima D, Hei DL, Terasawa E.γ-Aminobutyric acid is an inhibitory neurotransmitter restricting the release of luteinizing hormone-releasing hormone before the onset of puberty.*Proc Natl Acad Sci USA*.1994; 91:395-399.）

这些观察表明，青春期前和青春期个体的垂体对 GnRH 的敏感性发生了显著变化，并表明垂体 FSH 的动态储备存在性别差异，因为青春期前女性的垂体促性腺激素对 GnRH 的敏感性高于青春期前男性，即使在成熟阶段，男女循环性腺激素的浓度都很低[256]。与青春期前或青春期男性相比，青春期前女孩的垂体有更大的 FSH 可释放库，这可能与青春期前男孩的抑制素 B 浓度较高有关（图 26-33）。这些可能是女孩特发性 CPP 和乳房早现发生率较高的因素[437]。现有数据与 FSH 释放所需 GnRH 少于 LH 释放的假设一致。

促性腺激素反应性的这种变化显然是由 GnRH[256, 326] 的脉冲分泌增加所介导的。LH 对合成 GnRH 的反应增加是青春期开始的最早激素标志物之一。急性和慢性给予合成 GnRH 对高促性腺激素性功能减退症、低促性腺性功能减退症、生长发育和青春

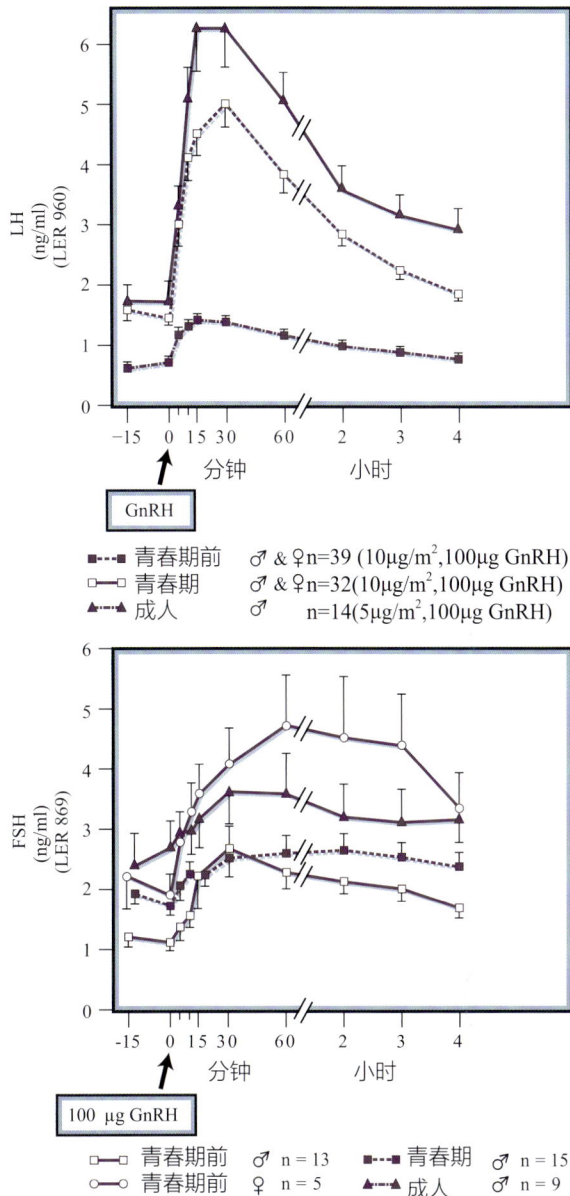

▲ 图 26-33　青春期前、青春期和成年个体的血浆 LH（上）和 FSH（下）水平的变化

请注意，与青春期和成人受试者相比，青春期前儿童的 LH 反应有限。FSH 对 GnRH 的反应在青春期前、青春期和成年男性中相似。在女性中，FSH 反应明显高于青春期前、青春期或成年男性。有关国际单位制的转换见图 26-19（改编自 Grumbach MM, Roth JC, Kaplan SL, et al. Hypothalamic pituitary regulation of puberty in man:evidence and concepts derived from clinical research. In:Grumbach MM, Grave GD, Mayer FE, eds. *Control of the Onset of Puberty.* New York, NY:John Wiley & Sons; 1974:115-166.）

期发育迟缓、特发性性早熟的研究表明，促性腺激素对内源性 GnRH 的先前暴露程度似乎会影响 LH 反应的幅度和质量，即一个自我启动的现象[256]。

随着青春期的临近，下丘脑 GnRH 脉冲发生器抑制的解除和 GnRH 脉冲分泌的增加，增加了垂体对

GnRH 的敏感性，LH 的储备也增加。在下丘脑切除损伤的成年恒河猴中，内源性 GnRH 分泌缺失，当外源性 GnRH 脉冲频率降低（从每小时 1 次到每 3 小时 1 次）会增加 FSH/LH 的比例，这表明 GnRH 脉冲频率是影响 FSH 和 LH 相对分泌的一个因素。抑制素和内源性性腺类固醇激素也可能通过作用于下丘脑或垂体或同时作用于两者从而影响这一比例。

对青春期前猴子进行 GnRH 脉冲式给药可迅速启动青春期（以及雌性的排卵周期），并恢复患有下丘脑病变的成年猴子的完整性腺功能 [332, 438]。对青春期前儿童、神经性厌食症和患有下丘脑 - 促性腺功能减退症成人的类似研究也得出了相似的结果 [439]。这些结果进一步支持了下丘脑 GnRH 脉冲发生器的重新激活，作为青春期启动时的第一个激素变化。

青春期性腺对促性腺激素的反应性增加。例如，青春期男孩给予绒毛膜促性腺激素后睾酮分泌增加可能是睾丸间质细胞内源性 LH 分泌增加（FSH 存在时）引发效应的结果。

6. 正反馈机制的成熟 当内源性（或外源性）雌二醇对促性腺激素释放的正反馈作用未得到证实时，雌激素在胎儿后期到青春期前发挥抑制作用 [256, 326]。排卵所需的正反馈作用是青春期晚期的成熟事件，在正常女孩的青春期中期之前可能不会发生。正反馈效应需要在青春期后期和成年女性的卵泡期后期，血浆雌二醇浓度在足够长的时间内增加 [336]。

在青春期，雌二醇对促性腺激素释放的正反馈作用的条件包括：卵巢卵泡由 FSH 启动以分泌足够的雌二醇，在循环中达到并且维持在临界水平；垂体对 GnRH 敏感，含有足够大的 LH 释放池以支持 LH 激增；以及充足的 GnRH 储备，使 GnRH 神经分泌神经元在正常成人模式的脉冲分泌之外，能够急性增加 GnRH 释放（最后一个条件在人类中是有争议的，但在低等动物中没有）[256]。

雌激素在垂体前叶和下丘脑发挥作用 [440]。在切除卵巢的成年雌性恒河猴中，通过手术将下丘脑内侧基底与剩余的中枢神经系统断开，正反馈和负反馈仍可能发生。在患有下丘脑病变的猴子中，持续或间歇予以 GnRH 会导致卵巢释放足够的雌二醇，从而在 GnRH 脉冲剂量不增加的情况下诱导排卵期 LH 的激增 [336, 438]。雌二醇对正常女性的垂体有直接的正反馈作用，长期使用雌二醇伴随 LH 对 GnRH 的反应增强。在脉冲 GnRH 分泌没有增加的情况下，垂体的主要正反馈作用是可以证明的，这一事实表明，给青春期前的女孩使用雌二醇不能引起正反馈作用可能与 GnRH 脉冲不足或 LH 储备不足或两者兼有。

促性腺激素的周期性和雌二醇诱导的正反馈可在青春期中期和初潮前表现出来，但可能不足以诱导排卵性 LH 激增，即使垂体中储备足够的易释放的 LH

和 FSH[1, 256]。卵巢分泌雌二醇的水平或持续时间不足以诱导排卵性 LH 激增。

我们将排卵想象成一个渐进的过程，其中卵巢（即排卵授时因子 [336]）和下丘脑 - 垂体 - 性腺复合体逐渐变得更加整合和同步，直到准备排卵的卵巢分泌足够的雌二醇来诱导排卵性 LH 激增。

在月经初潮后的前 2 年内，多达 55%～90% 的月经周期是无排卵性的，但到月经初潮 5 年后，这一比例降至不到 20%[441]。排卵机制似乎不稳定也不成熟，没有达到维持正常排卵周期所必需的精细调节和同步。然而，多囊卵巢综合征的流行增加了青春期月经不规律和无排卵。

7. 当前概念概述 青春期不是一成不变的过程，它可以被阻止或逆转。影响青春期启动或进展的环境因素和某些疾病直接或间接抑制下丘脑 GnRH 脉冲发生器及其周期性振荡信号 GnRH 调节其影响。表 26-14 列出了其中一些因素。

八、肾上腺雄性激素和肾上腺功能初现

聚焦在肾上腺功能初现（青春期成熟的肾上腺部分）的机制假设，肾上腺功能初现早于性腺功能初现（下丘脑 - 垂体 - 性腺系统的成熟）的事实，以及青春期肾上腺和性腺激素之间的相互作用 [290, 325, 442]。

（一）肾上腺雄性激素的性质和调节

肾上腺皮质分泌的主要肾上腺雄激素前体是脱氢表雄酮、DHEAS 和雄烯二酮，它们可以进行腺外代谢，产生生理活性睾酮和雌二醇 [159]；然而，肾上腺雄激素不会直接激活 AR。DHEA，尤其是 DHEAS（与血清蛋白，特别是白蛋白紧密结合）是肾上腺雄激素分泌和肾上腺功能初现启动的有效生化标志物。雄烯二酮是青春期和青春期后卵巢分泌的主要雄激素，与 DHEA 或 DHEAS 相比，它更容易转化为强效雄激素。

横断面和纵向研究表明，男孩和女孩的 DHEA 和 DHEAS 血浆浓度从 3 岁开始逐渐增加，并且在促性腺激素和性腺类固醇分泌持续增加至青春期（13—15 岁）之前大约 2 年分泌更加明显 [290, 325, 443, 444]。在 20—30 岁达到峰值，然后逐渐下降（图 26-34）[442]。这种增加与垂体促性腺激素对 GnRH 敏感性增加 [430] 或与睡眠相关的 LH 分泌及下丘脑 - 垂体 - 性腺复合体功能低下所处的年龄均无关 [290, 437]。肾上腺功能初现的重要性是一个长期争论的问题。DHEA 是一种神经类固醇，在 6—20 岁中期，随着皮质功能的成熟，神经类固醇也平行增加，这表明肾上腺功能初现会影响大脑发育。DHEAS 可增加杏仁核和海马体的活动，促进皮质内的突触发生，对恐惧感、焦虑和产生影响，以及增加与不熟悉的个体的社交互动并塑造认知发展记忆 [445]。

肾上腺分泌的脱氢表雄酮和 DHEAS 增加（且独立于皮质醇或醛固酮分泌的变化）与肾上腺皮质网状带

表 26-14 假设的下丘脑 – 垂体 – 性腺回路的个体发育

胎儿	• 下丘脑内侧基底 GnRH 神经分泌神经元（脉冲发生器）在妊娠 80 天时起作用 • 妊娠 80 天时 FSH 和 LH 的脉冲式分泌 • 最初无限制地分泌 GnRH（妊娠 100～150 天） • 妊娠 150 天时性腺激素负反馈机制的成熟：性别差异 • 足月 GnRH 分泌水平低
婴儿早期	• 12 日龄后，下丘脑 GnRH 脉冲发生器具有高度功能 • 显著的 FSH 和 LH 间歇性释放，直到约 6 月龄（男性）和 18 月龄（女性），男性的血浆睾酮水平和女性的雌二醇水平暂时升高
婴儿后期和儿童时期	• 下丘脑 GnRH 脉冲发生器的内在 CNS 抑制作用；儿童时期的主要机制；约 4 岁时达到最大敏感度 • FSH 和 LH 分泌的负反馈控制对性腺类固醇高度敏感（低设定点） • GnRH 脉冲发生器被抑制；低幅度和频率 GnRH 的释放 • 低 FSH、LH，性腺类固醇分泌
青春期前后期	• 降低 CNS 内在抑制影响的有效性和降低下丘脑 – 垂体单元对性腺类固醇的敏感性（增加的设定点） • 增加 GnRH 脉冲分泌的幅度和频率，最初在睡眠时最为显著（夜间） • 增加促性腺激素对 GnRH 的敏感性 • 增加 FSH 和 LH 的分泌 • 增强性腺对 FSH 和 LH 的反应性 • 增加促性腺激素分泌
青春期	• 下丘脑 GnRH 脉冲发生器的中枢神经抑制和对性腺激素负反馈机制的敏感性进一步降低 • 显著的与睡眠相关的 GnRH 的间歇性分泌增加，逐渐改变为成年人的脉冲分泌模式，约每 90 分钟一次 • LH 的脉冲分泌遵循 GnRH 脉冲分泌的模式 • 第二性征逐步发育 • 男性精子形成 • 青春期中后期，有效的正反馈机制和表现出雌激素诱导的 LH 激增能力 • 女性排卵

CNS. 中枢神经系统；FSH. 促卵泡激素；GnRH. 促性腺激素释放激素；LH. 黄体生成素（引自 Grumbach MM, Roth JC, Kaplan SL, et al. Hypothalamic-pituitary regulation of puberty in man:evidence and concepts derived from clinical research. In:Grumbach MM, Grave GD, Mayer FE, eds. *Control of the Onset of Puberty.* New York:John Wiley & Sons; 1974:115-166.）

（即脱氢表雄酮和脱氢表雄酮的主要来源）的出现和生长相关，与肾上腺功能初现同时发生（图 26-35）。

与球状带和束状带相比，网状带有 4 个主要特征。

1. 3βHSD/Δ^{4,5}– 异构酶 2 型和 CYP21 mRNA 的水平和酶活性较低。

2. 发现了丰富的 DHEA（羟基类固醇）硫基转移酶活性。

3. 催化这两种活性的酶 CYP17 的 17, 20- 裂解酶活性相对于 17α- 羟化酶活性有所增加。这些特征是胎儿肾上腺皮质的胎儿区所共有的。

4. MHC Ⅱ类（HLA-DR）抗原表达，在胎儿肾上腺皮质的胎儿区不表达。

与束状带相比，网状带 17, 20- 裂解酶与 17α- 羟化酶的比率增加。人 CYP17 中的 *Arg347Ala* 基因突变导致 17, 20- 裂解酶活性显著降低，但 17α- 羟化酶活性保持不变。具有高促性腺激素性腺功能减退症、正常盐皮质激素和糖皮质激素功能的两个 XY 表型女性

由于 CYP17 中 Arg347 或 Arg358 残基的纯合突变而分离出 17, 20- 裂解酶缺陷症。

与这些 17α- 羟化酶活性保留而 17, 20 裂解酶活性丧失的观察结果相反，人类 17, 20- 裂解酶与 17α- 羟化酶活性的比率通过 CYP17 酶上丝氨酸和苏氨酸残基的磷酸化增加、氧化还原伴侣（如细胞色素 P_{450} 氧化还原酶和细胞色素 b5）的丰度增加而增加。它通过变构作用影响 CYP17 和 P_{450} 氧化还原酶之间的相互作用，优先促进 17, 20- 裂解酶活性[446]。这些研究为网状带 17, 20- 碳链裂解酶活性相对增加的机制提供了一个初步假设，但没有提供其调节机制（图 26-35）。

网状带中肾上腺雄激素分泌的调节被假定是基于一种双重控制机制。首先，ACTH 是必需的，ACTH 缺乏或抵抗的病例中证明了这一点。其次，该机制需要一种未知的肾上腺雄激素刺激因子，可能起源于垂体或非肾上腺来源或源自肾上腺内[301]（图 26-36[443]）。

CRH 是一种肾上腺雄激素分泌促进剂，对网状

血清血浆 DHEAS 随年龄变化与网状带生长有关

A

网状带的发育

B

肾上腺的增长

C

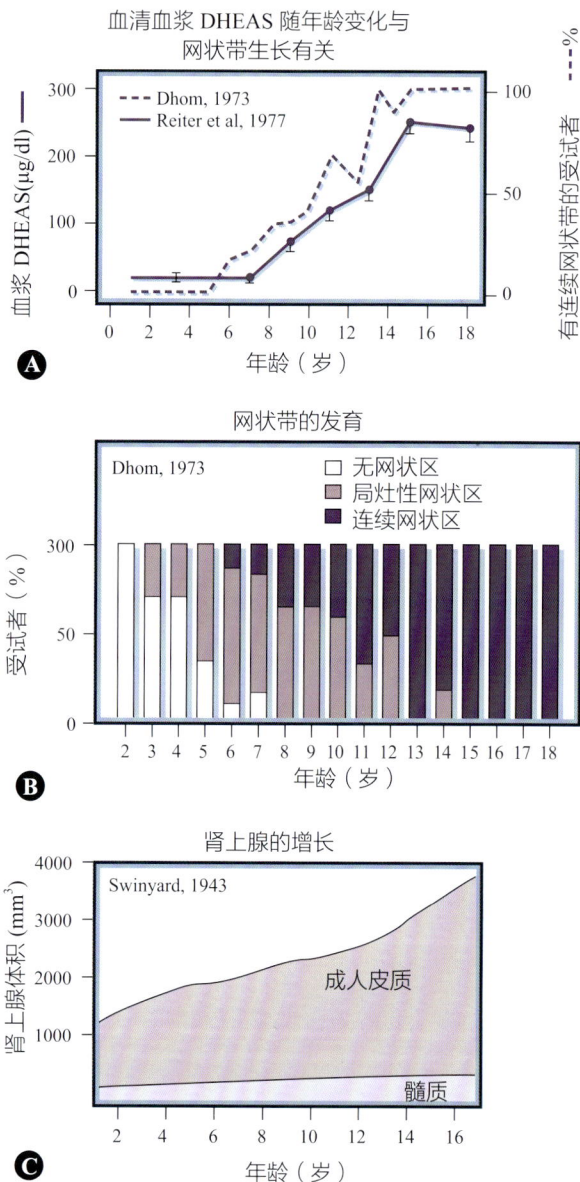

▲ 图 26-34 血浆 DHEAS 水平与网状带生长和肾上腺体积随年龄增加的关系

A. 网状带的发育与血浆 DHEAS 水平的升高密切相关。B. 在一系列既往无疾病的猝死患者中发现局灶性网状带或连续网状带的年龄。C. 青春期时肾上腺体积的增加。有关国际单位制的转换，见图 26-19（引自 Grumbach MM, Richards HE, Conte FA, et al. Clinical disorders of adrenal function and puberty:assessment of the role of the adrenal cortex and abnormal puberty in man and evidence for an ACTH-like pituitary adrenal androgen stimulating hormone. In:James VHT, Serio M, Giusti G, et al, eds. *The Endocrine Function of the Human Adrenal Cortex*. New York, NY:Academic Press; 1978:583-612.）

带有刺激作用。给地塞米松抑制的青年男性静脉注射人 CRH 后，在 3h 内增加 DHEA、DHEAS 和雄烯二酮的分泌。在患有高雄激素血症和肾上腺功能初现的青少年女性中也得到了类似的结果。CRH 通过胎儿肾

上腺皮质细胞直接刺激的 DHEAS 分泌和 CYP17 的表达[447]。体外瘦素强烈刺激 17, 20- 裂解酶活性并瞬时刺激微粒体酶 CYP17 的 17α- 羟化酶活性，这提示瘦素在肾上腺功能初现发挥作用[448]，但没有临床证据表明瘦素在肾上腺功能初现中起到关键作用。因此，除 ACTH 外，尚未分离出刺激网状带和肾上腺雄激素分泌的独特激素或因子，肾上腺功能初现的调节机制仍然未知[325]。

一种独特的肾上腺雄激素刺激因子，无论是垂体、肾上腺内还是其他来源，可能解释以下观察到的现象[301]。

1. 肾上腺功能初现时，肾上腺的快速生长和肾上腺网状带的分化和生长独立于 ACTH 或皮质醇分泌的增加，但与血浆中 DHEAS 水平的增加相关（图 26-35）。

2. 在正常和肾上腺功能早现，以及库欣病、饥饿、营养不良、神经性厌食症和慢性疾病中，皮质醇和肾上腺雄激素的分泌独立于年龄而发生变化。

3. 与皮质醇分泌不同，给予 ACTH 后，脱氢表雄酮和 DHEAS 的分泌随年龄而变化。

4. 肾上腺功能初现和性腺功能初现的分离发生在多种性成熟障碍中（图 26-36），包括肾上腺功能早现（即 8 岁之前出现阴毛或腋毛）、慢性肾上腺皮质功能不全、CPP（6 岁之前起病）、原发性性腺功能减退症、单一促性腺激素缺乏症和神经性厌食症[442]。

一项对 42 名儿童的纵向研究表明，BMI 的增加（但不是任何年龄的值本身）与 DHEAS 的尿排泄量增加有关，这表明营养状况的变化是肾上腺功能初现的一种生理调节剂。

肾上腺功能初现前后 DHEA 的增加可能提示与胎儿期肾上腺区的作用相似；事实上，胎儿肾上腺区和网状带的组织学和生物化学表现是相似的。然而，胎儿的肾上腺区在出生时会退化。此外，生物标志物 [如 AKR1C3（17βHSD5）等] 在网状带中高于胎儿肾上腺区[325]。

（二）肾上腺雄激素与青春期

肾上腺功能初现早于性腺功能初现，肾上腺雄激素促进阴毛和腋毛生长，这使得一些人认为正常儿童的肾上腺雄激素是青春期启动和下丘脑 - 垂体 - 性腺复合体成熟过程中的一个重要因素。

尽管 CPP 可能发生在青春期前儿童暴露于内源性或外源性雄激素水平过高的情况下（例如，在先天性男性化型肾上腺皮质增生启动糖皮质激素治疗开始后，或在切除分泌类固醇激素的肾上腺或性腺肿瘤后）[290, 450]，但几乎没有证据表明肾上腺雄激素在正常儿童的青春期启动中起到重要的定性或限速作用。大多数肾上腺功能初现早的患者分泌的肾上腺雄激素与他们的年龄相比过多，他们会在正常年龄范围内进入

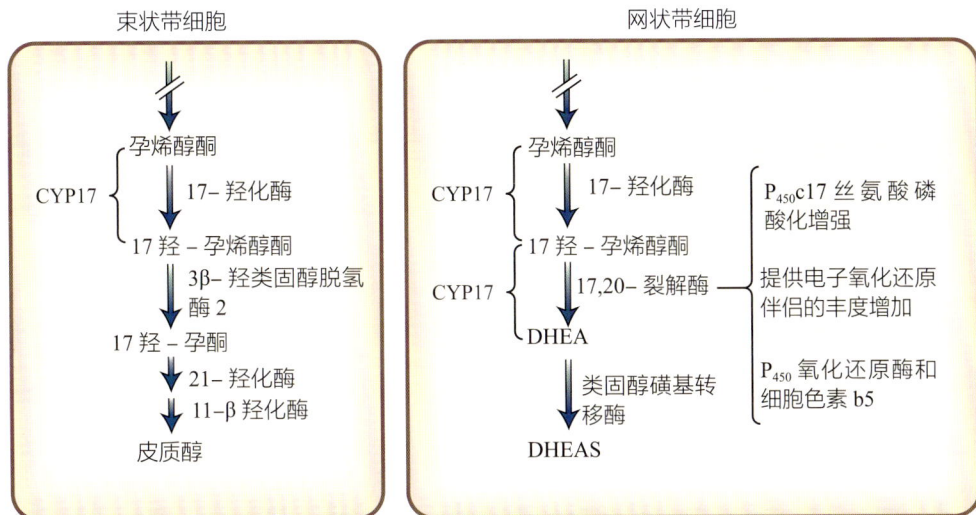

▲ 图 26-35 肾上腺功能初现和网状带

循环中 DHEAS 水平的升高是肾上腺功能初现的生化标志。该图比较并对比了束状带和网状带中的主要类固醇生成途径。与束状带相比，网状带中 3β- 羟类固醇、$\Delta^{4,5}$ 异构酶 2 型 mRNA 的表达及其活性（将 Δ^5 前体不可逆地捕获到 Δ^4 类固醇中的酶）非常低，而类固醇硫基转移酶的表达和活性很高。单基因 CYP17（现称为 CYP17A1）编码一种具有 17α- 羟化酶和 17，20- 裂解酶活性的酶，在网状带中 17，20- 裂解酶与 17α- 羟化酶活性的比率相对于束状带较高。一些似乎能放大 CYP17 17，20- 裂解酶活性增加的因素是酶的丝氨酸磷酸化作用增强和提供电子的氧化还原伴侣（包括 P_{450} 还原酶和细胞色素 b5）的丰度明显增加

青春期并经历月经初潮[290]。此外，患有先天性或后天性慢性肾上腺功能不全（即 Addison 病）并因此缺乏肾上腺雄激素分泌的青春期前儿童，如果给予适当的糖皮质激素和盐皮质激素替代治疗，通常青春期会正常启动并发育[290]。对患有慢性肾上腺皮质功能不全、单纯性促性腺激素缺乏症、高促性腺激素性性腺功能减退或雄激素抵抗的儿童的研究表明，肾上腺雄激素对于女孩和男孩的青春期快速生长不是必需的，而睾丸和卵巢分泌的性激素是必需的，并且与生长激素协同作用[290]。儿童期中期（6—7 岁）出现短暂的身高速度增加（两性约每年 1.5cm），持续约 2 年，在血清 DHEAS 水平继续升高时终止。这种生长速度的增加与青春期前生长的循环模式和生长的遗传调节有关，而不是与肾上腺雄激素或生长激素分泌的增加有关[451]。

九、青春期疾病

（一）青春期延迟与性幼稚症

正常青春期启动年龄的上限为同性别人群平均值 +2SD，男孩的上限为 14 岁（一些来源说 13.5 岁），女孩的上限为 13 岁（表 26-15）。青春期延迟的原因按功能可分为影响 GnRH 脉冲发生器、垂体或性腺。

1. 特发性或体质性生长和青春期延迟 13 岁后自发进入青春期的健康女孩和 14 岁后开始进入青春期的男孩可能有体质性生长和青春期延迟，这是青春期延迟最常见的诊断。受影响的个体通常在评价时较矮（低于相应年龄身高平均值 2SD），并且多年来一直较

其同学矮，尽管生长速度和身高通常与骨龄匹配骨龄（图 26-37 和表 26-16）。多达 77% 的病例的家族史显示，其存在母亲月经初潮延迟或父亲（或兄弟姐妹）进入青春期较晚（年龄 14—18 岁），并且一些病例中的模式提示显性遗传伴不完全外显[452-454]。

最近的 GWAS 研究表明，CHH 中发现的基因在 CDP 患者中的流行率较低[455, 456]；值得注意的是，约在 17% 的对照组发现 CHH 的常见基因。然而，对照组中的寡基因遗传仅为 2%，而 CHH 受试者中的寡基因遗传为 15%，证明了该遗传现象的重要性。最近，在 CDP 雄性动物中发现 IGSF10 发生突变[457]。该基因在小鼠 GnRH 神经元从鼻间充质迁移至端脑边缘的最早阶段非常重要，突变似乎抑制了神经元的正常迁移。虽然 IGSF10 基因并不是 IHH 的唯一原因，但它似乎在部分下丘脑性闭经中的 HH 发挥作用。CDP 中发现的突变可能证明 CDP 与 IHH 的关联。

发育的体质性延迟是生理上的不成熟，成熟的速度慢，但最终会达到完全性成熟，虽然这一过程比平时要长，但几乎在 18 岁之前会启动。由于 GnRH 脉冲发生器的反应延迟，GnRH 在实足年龄而不是生理发育阶段存在功能缺陷。体质性（特发性）生长和青春期延迟个体的肾上腺皮质和性腺皮质发生较晚[452]，然而，据报道，孤立性促性腺激素缺乏患者的肾上腺皮质功能可发生在正常年龄[442]。虽然就诊时骨龄落后，但在达到 12—14 岁男孩或 11—13 岁女孩的骨龄后，性成熟开始（骨龄可变，不是可靠的指标）。患者

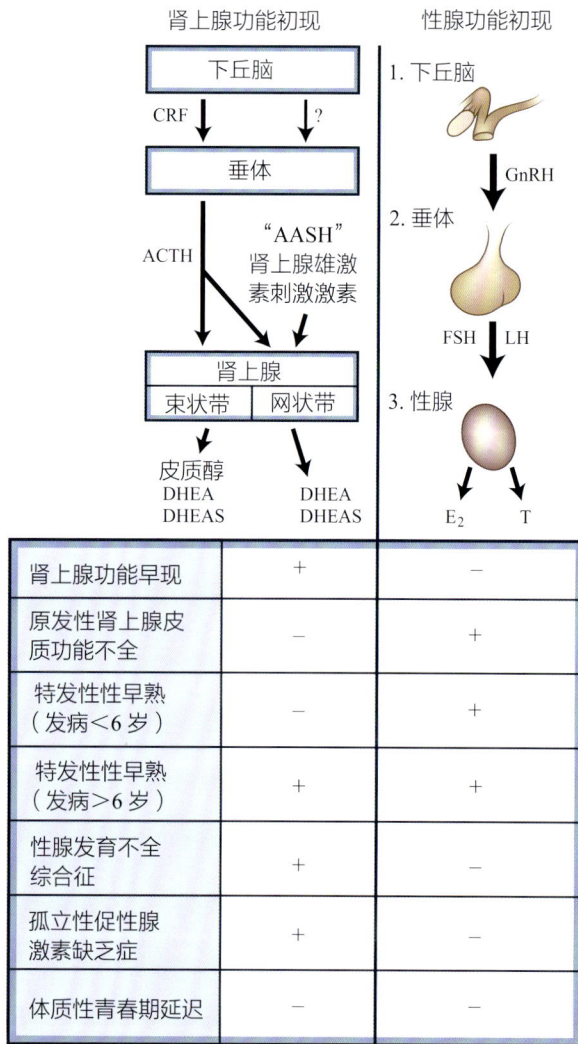

▲ 图 26-36　垂体肾上腺雄激素分泌的控制假说：一种假定的单独的肾上腺雄激素刺激激素作用于 ACTH 激活的肾上腺皮质

虽然这张图提示肾上腺促雄激素起源于垂体，但尚未分离出具有 AASH 活性的独特垂体因子。不排除垂体外的因素。图的下半部分显示了肾上腺功能初现与性腺功能初现的关系，包括各种临床性腺发育障碍中的分离（+. 存在；–. 不存在）。CRF. 促肾上腺皮质激素释放因子；DHEA. 脱氢表雄酮；DHEAS. DHEA 硫酸脱氢表雄酮；E_2. 雌二醇；FSH. 促卵泡激素；GnRH. 促性腺激素释放激素；T. 睾酮（The Endocrine Society 版权所有，改编自 Sklar CA, Kaplan SL, Grumbach MM. Evidence for dissociation between adrenarche and gonadarche:studies in patients with idiopathic precocious puberty, gonadal dysgenesis, isolated gonadotropin deficiency, and constitutionally delayed puberty. *J Clin Endocrinol Metab*. 1980; 51:548-556.）

在 18 岁时达到性成熟。

这些 CDP 患者中的大多数体型瘦弱，但 25% 高于相应年龄 BMI 的第 85 百分位数，并且这些体重较重的男孩的骨龄延迟小于典型的瘦弱的先天性糖基化障碍（congenital disorders of glycosylation，CDG）患

者（他们倾向于达到较高的成人身材[452]）。符合骨龄延迟诊断标准的青春期前男孩，其每千克去脂体重（fat-free mass，FFM）的总能量消耗（total energy expenditure，TEE）增加，营养需求增加，可能是由于线粒体代谢改变或非运动性产热（nonexercise activity thermogenesis，NEAT）增加；增加营养可增加能量摄入，但 TEE 也升高，需要继续高能量摄入[458, 459]。与 Kallmann 综合征不同，这类患者没有嗅觉异常，睾丸下降异常概率也与正常人群无异。发现症状时，敏感的儿科检测方法测得的血浆性激素水平低，随着骨龄增长，血清促性腺激素浓度和 LH 脉冲幅度增加（最初在夜间）；通过第三代测定法测量的基础血清促性腺激素浓度和 LH 对 GnRH 或 GnRH 激动剂的反应反映了下丘脑 – 垂体系统的成熟。

第二性征发育的首发体征发生在静脉注射合成 GnRH 或皮下注射 GnRH 激动剂后 LH 升至青春期水平后 1 年内，或促性腺激素和睾酮或雌二醇浓度开始自发高于青春期前值后 1 年内[256, 326]。清晨 8 血清睾酮值为 0.7nmol/L（20ng/dl）预示着男孩在 12～15 个月内出现青春期表型[460]。

CDP 在男孩中更常见，可能与特发性 CPP 相反，后者在女孩中更常见。家族性身材矮小是一种生长的生理性变异，其发育速度和骨龄正常，但身材减低，这与 CDP 相反，CDP 是一种节奏异常引起继发性生长障碍。CDP 与家族性身材矮小的共同存在导致青春期身材明显短小，尤其是其他儿童生长速度增快时；与以上任一疾病单独存在相比，联合存在的情况更常被转诊。因为没有一个单一的测试能可靠地区分 CDP 和 IHH，所以以观察等待通常是有序的。

体质性发育迟缓患者的青春期实际开始前的生长速率通常对于实足年龄来说是不足的，但生长速度通常在青春期开始后增加到正常水平[461]。受影响的男孩似乎更多地因为身材矮小而不是性发育迟缓而苦恼。

在 CDP 儿童中，基础状态下和 GH 促泌剂（包括 GHRH 给药）引起的 GH 释放随年龄增长而降低，并且可能进一步降低，但给予外源性（芳香化）雄激素或雌激素后，GH 分泌幅度和 GH 对 GHRH 的反应更大。因此，CDP 可能是实足年龄而非骨龄相关的 GH 功能不全的暂时性状态。CDP 患者有时被错误地诊断为生长激素缺乏症。IGF-1 与卵巢和睾丸中的促性腺激素相互作用，GH（推测性腺内 IGF-1）的分泌相对较低可能损害性腺对促性腺激素的反应。

青春期和生长体质性延迟的患者往往达不到预测的身高。当生长的遗传倾向较大时，CDP 受试者达到较高的成人身材，但最可能被转诊的患者是遗传矮小与 CDP 共存的患者。CDP 女孩的成年身高比平均预测身高低 2.4cm，成年身高的正常范围可比预测值高或矮约 10cm。男孩青春期线性生长的追赶程度是成年

表 26-15　青春期延迟及性幼稚分类

特发性（体质性）生长和青春期延迟（下丘脑 LRF 脉冲发生器激活延迟）

性腺功能减退性腺功能减退	性腺功能亢进性腺功能减退
CNS 疾病 **肿瘤** • 颅咽管瘤 • 生殖细胞瘤 • 其他生殖细胞肿瘤 • 下丘脑和视神经胶质瘤 • 星形细胞瘤 • 垂体瘤（包括 MEN1、催乳素腺瘤） **其他原因** • 朗格汉斯组织细胞增多症 • CNS 感染后病变 • CNS 血管异常 • 放射治疗 • 先天性畸形，尤其是与颅面畸形相关的先天性畸形 • 头部外伤 • 淋巴细胞性垂体炎 **孤立性促性腺激素缺乏症** • Kallmann 综合征 　– 伴嗅觉减退或嗅觉丧失 　– 不伴嗅觉丧失 • LHRH 受体突变 • 先天性肾上腺发育不全（DAX1 突变） • 孤立性 LH 缺乏 • 孤立性 FSH 缺乏 • 激素原转化酶 1 缺乏症（PCI） **包括 PROP1 突变在内的多种垂体激素缺乏的特发性和遗传形式** **其他疾病** • Prader-Willi 综合征 • Laurence-Moon 和 Bardet-Biedl 综合征 • 功能性促性腺激素缺乏 　– 慢性全身性疾病和营养不良 　– 镰状细胞病 　– 囊性纤维化 　– AIDS 　– 慢性胃肠道疾病 　– 慢性肾病 **营养不良** • 神经性厌食症 • 贪食症 • 精神性闭经 • 女运动员和芭蕾舞演员的青春期受损和月经初潮延迟（运动闭经） • 甲状腺功能减退症 • 糖尿病 • 库欣病 • 高催乳素血症 • 大麻使用 • 戈谢病	**男性** • 生精小管发育不全综合征及其变异型（Klinefelter 综合征） • 其他形式的原发性睾丸衰竭 　– 化疗 　– 放射治疗 　– 睾丸类固醇生物合成缺陷 　– Sertoli-only 综合征 　– LH 受体突变 　– 无睾症和隐睾 • 创伤 / 手术 **女性** • 性腺发育不全综合征（特纳综合征）及其变异 XX 和 XY 性腺发育不全 　– 家族性和散发性 XX 性腺发育不全及其变异 　– 家族性和散发性 XY 性腺发育不全及其变异 • 芳香化酶缺乏 • 其他形式的原发性卵巢功能衰竭 　– 过早绝经 　– 放射治疗 　– 化疗 　– 自身免疫性卵巢炎 　– 半乳糖血症 　– 糖蛋白综合征 1 型 　– 卵巢抵抗 　– FSH 受体突变 　– LH/hCG 抵抗 　– 多囊卵巢疾病 　– 创伤 / 手术 　– Noonan 或假特纳综合征 　– 卵巢类固醇生物合成缺陷

CNS. 中枢神经系统；hCG. 人绒毛膜促性腺激素；LHRH. 黄体生成素释放激素；LRF. 黄体生成素释放因子；MEN. 多发性内分泌肿瘤

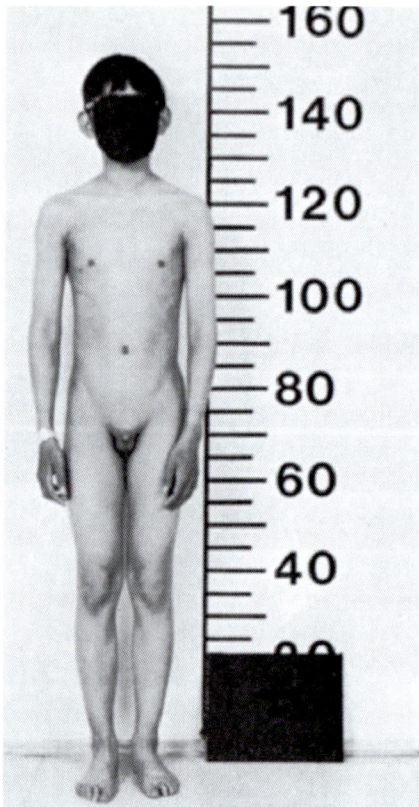

▲ 图 26-37　16 岁 2 个月男孩体质性生长发育延迟

他的身高为 149.5cm（比年龄平均值低 4SD），上部量比下部量为 1.1（与同龄相比迟缓），阴茎为 6.0cm × 1.6cm，睾丸为 2.5cm × 1.4cm，阴囊显示早期变薄。在实足年龄 15 岁 4 个月时，骨龄为 11 岁，蝶鞍正常。LH 的血浆浓度为 0.7ng/ml（LER-960），FSH 的浓度为 0.5ng/ml（LER-869）。在 GnRH 检测中，LH 的血浆浓度增加至 2.2ng/ml（增量为 1.5ng/ml），睾酮水平从 52ng/dl 升高至 77ng/dl。随后睾丸自发增大，患者进展至青春期。转换为 SI 单位见图 26-19 和图 26-20（引自 Styne DM, Grumbach MM.Puberty in the male and female:its physiology and disorders. In:Yen SCC, Jaffe RB, eds. *Reproductive Endocrinology.* 2nd ed.Philadelphia, PA:WB Saunders; 1986: 313-384.）

身高的主要决定因素。体重较重的 CDP 个体达到的身高高于较瘦的个体[452]。如果受累个体在生命早期出现身高 SDS 降低，则成人身高较低[462, 463]。

　　因为 15%～20% 的成人身高是在青春期获得的，许多方法旨在增加其他正常但矮小儿童的身高。一些研究表明，使用 GnRH 激动剂可延迟青春期的发生或进展，但停药后 1 年骨密度降低导致警告称这种常规给药治疗存在重大风险[464]。另外，还必须考虑治疗方法在其他方面正常的儿童中延迟青春期造成的额外心理风险，因此这种治疗既不确定也不推荐[465]。

　　美国 FDA 批准 GH 用于治疗预计成年身高低于第 1 百分位数（160cm）的儿童，其中包括一些 CDP 儿童（但尚未专门批准用于 CDP 本身），一些研究报道了这种治疗可增加成年身高。由于内源性 GH 水平在青春期

表 26-16　体质性生长延迟和青春期

- 正常变异
- 男性更常寻求帮助
- 月经初潮延迟或第二性征延迟家族史
- 身高常低于第 5 百分位数，但生长速度对骨龄正常
- 肾上腺皮质功能亢进发作延迟
- 遗传矮小和体质延迟共存导致更严重的矮小
- 最终高度低于预期

发育过程中升高，FDA 批准更大剂量的 GH 用于治疗青春期 GH 缺乏。然而，青春期 GH 剂量增加对成人身高仅有中度影响。男性性别具有积极影响，青春期开始年龄对增加剂量及成人身高有负面影响[466]。

　　GH 治疗非 GH 缺乏性身材矮小的费用非常高：每厘米 14 000 美元或每英寸 35 000 美元[467]。在许多情况下，付费方不愿意支付未确诊 GH 缺乏症患者的 GH 治疗费用。很少有成人身高的对照研究，但一些可用的结果表明成人身高增加了几厘米；强烈建议进行更多的研究，以更好地确定这种治疗在身材矮小、其他方面正常的 CDP 儿童中的疗效[468]。

　　GnRH 激动剂治疗联合 GH 治疗试图增加以下儿童的成年身高：除遗传性身材矮小和 SGA 儿童外，对于增加预测身高或接近最终身高的结果不确定，这种治疗方案不一定转化为成人身高增加。这种治疗方法仍然是实验性的。对上市后调查的大型数据库进行审查，结果不支持该方法的疗效[469]，也未对成人身高进行良好的随访评价。实质性证据不能支持这种联合治疗[470]。

　　当人们认识到雌二醇在骨骼成熟中的关键作用时，用强效芳香化酶抑制药治疗通过抑制骨骼成熟来增加成人身高引起了人们的兴趣[159, 160, 303]。一项双盲、随机、安慰剂对照研究纳入了 CDP 男孩，连续 6 个月每月接受睾酮或睾酮加用 12 个月每天口服来曲唑（一种强效第四代芳香化酶抑制药）。结果显示，来曲唑 + 睾酮组的预测成年身高平均增加 5.1cm；一项后续研究支持这些有希望的增加青春期生长高度时间的作用，而不影响男性第二性征的发育，但关于实际成年身高的数据很少[471]。经细胞实验分析，睾酮和来曲唑治疗组男孩与对照男孩相比，具有生物活性的睾酮增加[266]。通过 HPLC-MS/MS 测定的血清睾酮水平可达到 1000ng/dl 以上。然而，在特发性身材矮小患者中，使用这些药物可能会出现骨转换标志物降低和椎骨异常[472]。一项为期 1 年的芳香化酶抑制药阿那曲唑联合 GH 与 GH 单药治疗相比，在男孩中进行的研究表明，阿那曲唑对身体成分、血脂、骨代谢或青春期节奏没有不良影响（但正如预期，使用阿那曲唑后雌激素降低），并且预测的身高增加[473]。但在达到成人身高的

患者中进行的长期观察并不支持这种治疗。这种疗法可能对骨密度和形态学产生影响，要解决这种担忧，很可能要等到患者年满20—25岁，以及血清 HDL 胆固醇水平降低和红细胞增多时，才能推荐这种超说明书治疗[474, 475]。

2. 低促性腺激素性性腺功能减退症：与促性腺激素缺乏有关的性幼稚症　GnRH 脉冲式分泌不足及由此导致的 FSH 和 LH 缺乏导致性成熟延迟，这可能是永久性的。低促性腺激素性性腺功能减退症的表型可以从严重的性幼稚到明显的 CDP 不等。这两种情况可能在同一家族中发现，或者低促性腺激素性性腺功能减退症可能首先表现为 CDP（例如，GNRHR 纯合子 R262Q 突变表现为体质性延迟，但随后与少精相关）[476]。可能存在 GnRH 脉冲绝对或相对定量缺陷，或者该缺陷可能是定性的，尤其是在女性中；可能涉及 GnRH 脉冲或两种成分的振幅或频率异常（图 26-38）。这种情况可表现为多种形式，在男性中的发生率约为 1/4000，在女性中的发生率则低 3～5 倍。

IHH 患者通常早期或青少年中期身高正常，而 CDP 患者通常骨龄生长速度正常，但较实足年龄矮。与 CDP 患者相比，低促性腺激素性性腺功能减退症患者通常对 GnRH 刺激无反应，也没有与骨龄相称的 LH 脉冲分泌谱。尽管血浆 FSH、LH 和尿促性腺激素的血清浓度较低，但差异是相对而不是绝对的，对个体没有诊断意义。

低促性腺激素性性腺功能减退症可能仅涉及青春期和生殖，也可能是危及生命疾病（如脑肿瘤）的表现。低促性腺激素性性腺功能减退症可能是由于出生时存在的遗传或发育缺陷，但在预期的青春期之前仍未被发现，也可能是由肿瘤、炎症过程、血管病变、照射或下丘脑创伤引起。同样，低促性腺激素性性腺功能减退症可由直接累及垂体的病变或缺陷引起。当 GH 及促性腺激素受到影响时，生长受损表现为生长速度下降，尤其是在预期的青春期生长突增期间，和身材矮小。

（1）孤立性腺功能减退：涉及 GnRH 脉冲发生器或

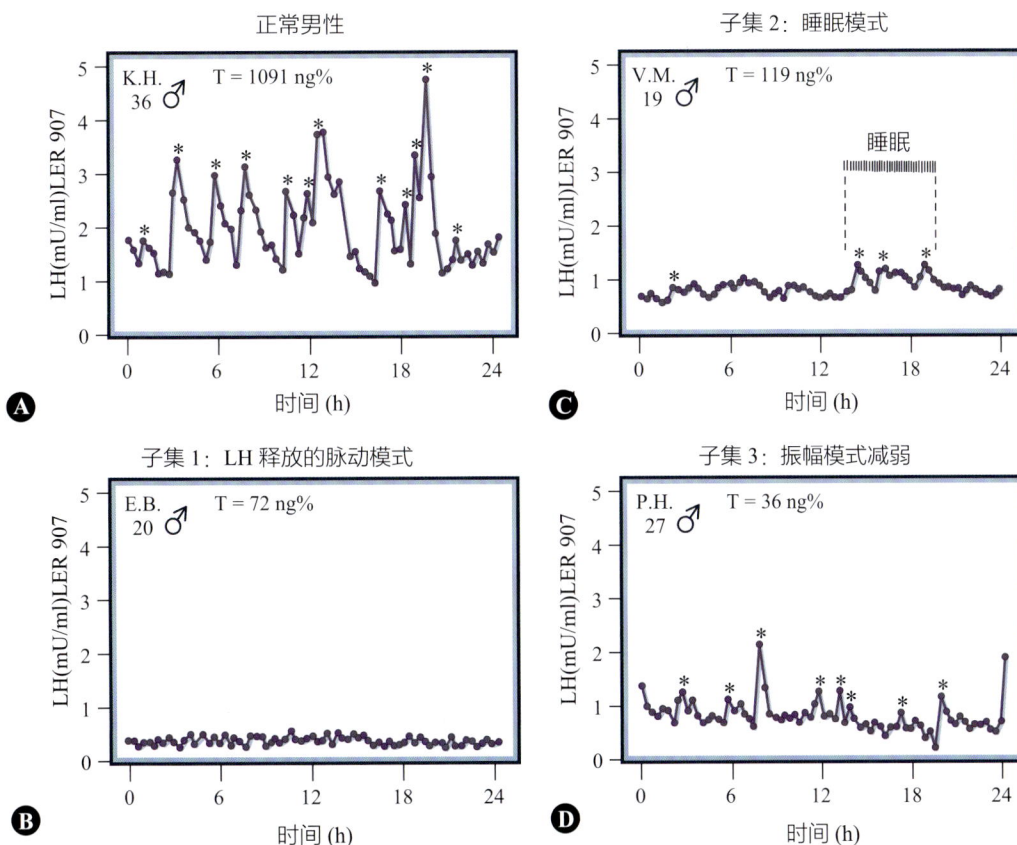

▲ 图 26-38　将孤立性低促性腺激素性性腺功能减退症（**B** 至 **D**）中可能出现的多种脉冲式 **LH** 分泌模式与正常男性（**A**）的 **LH** 分泌进行比较

A. 正常 36 岁男性约每 2 小时发生一次离散的 LH 脉冲；B. 典型的无脉冲性 LH 模式与低睾酮浓度有关，通常见于孤立的低促性腺激素性性腺功能减退症；C. 发育停滞伴低振幅夜间 LH 脉冲的模式仅在睡眠期间明显；D. 低振幅 LH 脉冲模式发生在睡眠和觉醒期间。将 LH 值转换为 U/L，乘以 1.0（引自 Spratt DI, Crowley WF. Hypogonadotropic hypogonadism:GnRH therapy. In:Krieger DT, Bardin CW, eds. *Current Therapy in Endocrinology and Metabolism, 1985-1986.* Toronto, Canada:BC Decker; 1985:155-159.）

促性腺激素的缺陷而无解剖学病变会导致促性腺激素的选择性缺乏，从而产生 IHH（表 26-17 和表 26-18）[477]。男孩直到 14 岁，女孩直到 13 岁仍未进入青春期或者青春期成熟不完全或青春期持续时间过短。在男孩中，小阴茎（阴茎正常形成，但伸展长度小于 2cm，比平均新生儿男性的平均长度低 2.5SD）或睾丸未降或两种情况均存在是促性腺激素缺乏导致胎儿睾酮缺乏的证据。青春期前性腺分泌的性激素的浓度（男孩为睾酮，女孩为雌二醇）和低血清促性腺激素水平或值在正常范围内（在基础状态下正常，但在刺激状态下不正常）是特征性的。性腺分泌的性激素和促性腺激素的浓度较低，LH 脉冲式分泌几乎不存在，LH 对 GnRH 或 GnRH 激动剂给药的反应严重缺乏。在初始研究中，相较于 CDP，IHH 患者睾丸较小（1～2ml），血清抑制素 B（生精小管功能的估计值）较低[478]。

IHH 可出现家族聚集性（20%～30% 的患者），也可零星发生。导致低促性腺激素性性腺功能减退症的基因缺陷越来越多[479]。一些遗传模式罕见，遵循经典的孟德尔模式；其他是寡基因遗传，即常见基因的多个缺陷协同导致其中任何一个单独基因都不能引起的疾病[454,480]。

IHH 中的寡基因遗传比 CDP 更常见，IHH 中的 IHH 基因比 CDP 更常见，表明 IHH 的遗传结构与 CDP 不同[456]。

与 CNS 肿瘤（患者通常存在 GH 缺乏和生长障碍）和 CDP（患者为身高较实足年龄矮）相比，IHH 患者的身高与年龄匹配（图 26-39）。由于雌二醇水平过低，在正常年龄不会引起骨骺融合，因此存在身高的手臂跨度增加和上部量与下部量的比值降低（宦官比例）。如果不对该疾病进行治疗，生长将持续，并且成年身高较高[481-483]。

值得注意的是，约 22% 的 IHH 伴重度青春期延迟患者的睾丸体积自发增大并进入完全青春期[484]。5 例再次逆转的男性患者变为性腺功能减退。因此，长期随访至关重要。

① Kallmann 综合征：嗅觉丧失或嗅觉减退是由嗅叶或脑沟发育不全或发育不全引起的 Kallmann 综合征中的 GnRH 缺乏，IHH 最常见[485]（表 26-18）。1856 年，在对一名 40 岁男性的小阴茎、小隐睾睾丸和嗅球缺失进行尸检时首次观察到这种情况，但 Kallmann 于 1944 年描述了一种家族模式（图 26-40）。男性的患病率为 1/10 000，女性的为 1/40 000。尽管嗅觉丧失通常与 GnRH 缺乏的程度相关，即使在完全嗅觉丧失的情况下（在经典的 KAL1 形式中发现），GnRH 缺乏也可能部分嗅觉丧失[486]。由于受影响的个体通常不会注意到嗅觉受损，因此有必要使用纯气味的分级稀释液进行检测，以确定部分嗅觉丧失。Kallmann 综合征患者与正常青春期前男孩相比，促性腺激素夜间脉冲分

表 26-17　孤立性促性腺激素缺乏症

- 男性更常受累
- 家族性（女性多见）或散发性（男性多见）身高为相应年龄的正常身高；如未治疗，则为高成人身高
- 宦官骨骼比例
- 骨龄延迟
- 睾丸较小，通常为隐睾：直径<2.5cm，青春期前大小
- 阴茎可能较小
- 肾上腺皮质功能正常
- 检查嗅觉丧失或嗅觉减退（Kallmann 综合征）
- 寻找相关畸形（面部、中枢神经系统、骨骼、肾脏）

表 26-18　Kallmann 综合征的特征

临床	• GnRH 缺乏：青春期缺失或停滞 • 嗅觉丧失或嗅觉减退 • 婴儿期：小阴茎，隐睾 • 儿童期身材和生长正常 • 肾上腺皮质功能正常 • 宦官身材比例 • 相关中线缺陷（如唇裂、腭裂、中线颅骨异常） • MRI：嗅球和（或）脑沟发育不全或发育不全
患病率	• 男性约 1/7500，女性约 1/50 000；Klinefelter 综合征患者中的患病率为 10%
遗传特点	• 散发和家族性病例，遗传异质性 • X 连锁 　– X 连锁隐性遗传（Kallmann 等） 　– X 染色体缺失：Xp22.3（Meitinger 等） • 常染色体 　– 显性（性别限制）（Santen 和 Paulsen，Merriam 等） 　– 隐性（White 等）
解剖学	• 发育缺陷 • 嗅球和嗅沟不发育或发育不全 • GnRH 分泌神经元从嗅觉基板向内侧基底下丘脑的迁移受阻

GnRH. 促性腺激素释放激素；MRI. 磁共振成像（引自 Kallmann F, Schonfeld WA, Barrera SW. Genetic aspects of primary eunuchoidism. *Am J Ment Defic*. 1944; 48:203-236; Meitinger T, Heye B, Petit C, et al. Definitive localization of X-linked Kallmann's syndrome（hypogonadotropic hypogonadism and anosmia）to Xp22. 3:close linkage to the hypervariable repeat sequence CRI-S232. *Am J Hum Genet*. 1990; 47:664-669; Merriam GR, Beitins IZ, Bode HH. Father-to-son transmission of hypogonadism with anosmia:Kallmann's syndrome. *Am J Dis Child*. 1977; 131:1216-1219; Santen RJ, Paulsen CA. Hypogonadotropic eunuchoidism. I. Clinical study of the mode of inheritance. *J Clin Endocrinol Metab*. 1973; 36:47-54; White BJ, Rogal AD, Brown KS, et al. The syndrome of anosmia with hypogonadotropic hypogonadism:a genetic study of 18 new families and a review. *Am J Med Genet*. 1983; 15:417-435.）

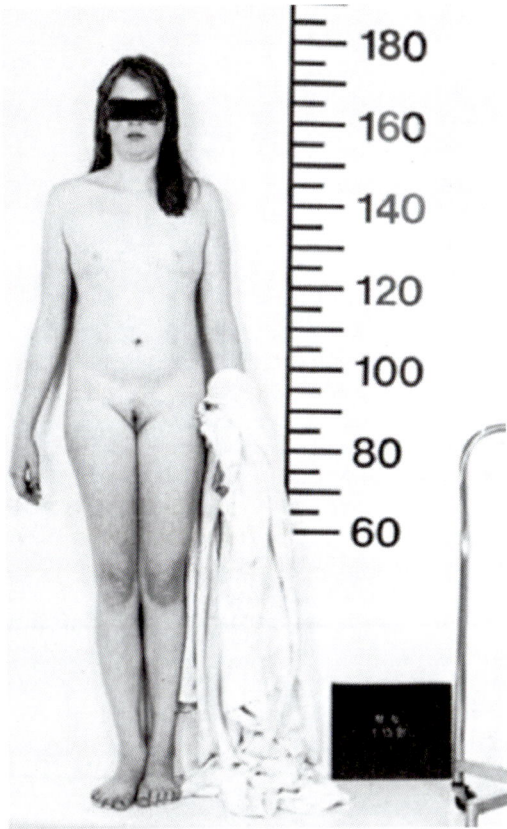

▲ 图 26-39 一名 18 岁 8 个月女孩有孤立的促性腺激素缺乏（性幼稚症和原发性闭经）

她的身高为 173cm（+1SD），体重为 66.5kg（+1SD），骨龄为 13 岁。13.5 岁时发生肾上腺皮质功能初现伴阴毛发育。照片时，阴毛处于 3 期，既往短疗程雌激素治疗导致乳房和乳头轻微发育。可见未成熟小阴唇、大阴唇，阴道黏膜未见雌激素作用。嗅觉检查结果正常。GnRH 给药后的血浆 LH（LER-960）水平从 0.5ng/ml 升高至 1.8ng/ml（青春期前反应）。血清雌二醇检测不到。DHEAS 水平为 92μg/dl（符合阴毛 2 期）。注意肾上腺功能初现和性腺功能初现之间的矛盾。转换为 SI 单位，见图 26-19 和图 26-30（引自 Styne DM, Grumbach MM. Puberty in the male and female:its physiology and disorders. In:Yen SCC, Jaffe RB, eds. *Reproductive Endocrinology.* 2nd ed. Philadelphia, PA:WB Saunders; 1986:313-384. ）

泌减弱或消失，日间促性腺激素值相近。未下降的睾丸在这种和所有类型的低促性腺激素性性腺功能减退症男孩中都很常见 [483]。GnRH 缺乏的程度与睾丸的大小相关。大约一半的 Kallmann 综合征男性会出现小阴茎，因为正常中孕胎儿缺乏特征性升高的垂体促性腺激素（图 26-41）。

其他可能存在的相关缺陷包括唇裂、腭裂、面部融合不完善、癫痫发作、掌骨短小、腔静脉足、感觉神经听力丧失（很少见于 X 连锁形式）、小脑性共济失调和眼球震颤、眼球运动异常、单侧或罕见的双侧肾发育不全或发育不良、上肢镜像运动（即双手共济失调），仅限于 X 连锁形式（表 26-18）。

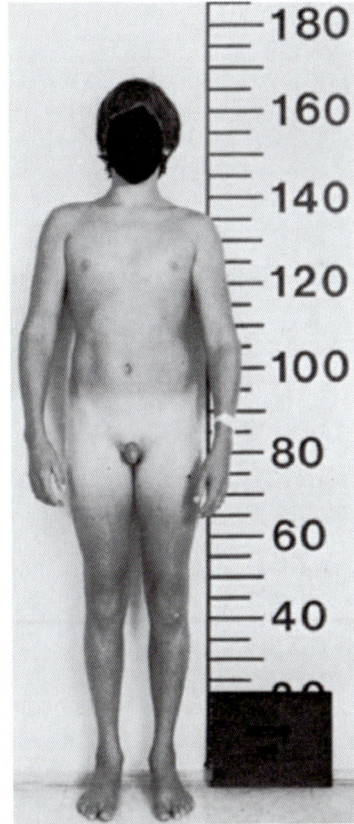

▲ 图 26-40 一名 15 岁 10 个月的男孩有孤立的促性腺激素缺乏和嗅觉丧失（Kallmann 综合征）

他的睾丸未降，但在给予 hCG10 000U 后，睾丸下降，并在阴囊中可触及。身高 163.9cm（+1.5SD）；上下部量比 0.86，为宦官体型。阴茎测量值为 6.3cm × 1.8cm，睾丸 1.2cm × 0.8cm。血浆 LH 浓度低于 0.3ng/ml，FSH 水平为 1.2ng/ml，睾酮水平为 16ng/dl。给予 GnRH100μg 后，血浆 LH 水平（LER-960）为 0.7ng/ml，FSH 水平（LER-869）为 2.4ng/ml。转换为 SI 单位，见图 26-19 和图 26-20（引自 Styne DM, Grumbach MM. Puberty in the male and female:its physiology and disorders. In:Yen SCC, Jaffe RB, eds. *Reproductive Endocrinology.* 2nd ed. Philadelphia, PA:WB Saunders; 1986:313-384. ）

②KAL1：在经典的 X 连锁 KAL1 突变中，胎儿 GnRH 神经分泌神经元不会从嗅觉基板迁移到内侧基底下丘脑，它们通常在那构成 GnRH 脉冲发生器，以筛板周围和前脑下脑膜相邻的硬脑膜层中的缠结结束 [372]。在 MRI 中观察到异常或缺失的嗅球或褶皱，以及导致的其他脑形态测量学变化 [487]。单侧或双侧嗅球和脑沟的冠状和轴向头部 MRI 在约 90% 的病例中反映了这种缺陷，并且可以指向诊断，特别是在受影响的婴儿和青春期前儿童中（图 26-42）。

越来越多的基因与 Kallmann 综合征有关，从首次描述的 X 连锁的经典 ANOSM1（以前称为 KAL1）基因开始，但只有 30% 的患者有可识别的基因缺陷。现在，双基因和寡基因遗传被进一步认识，可能解释了

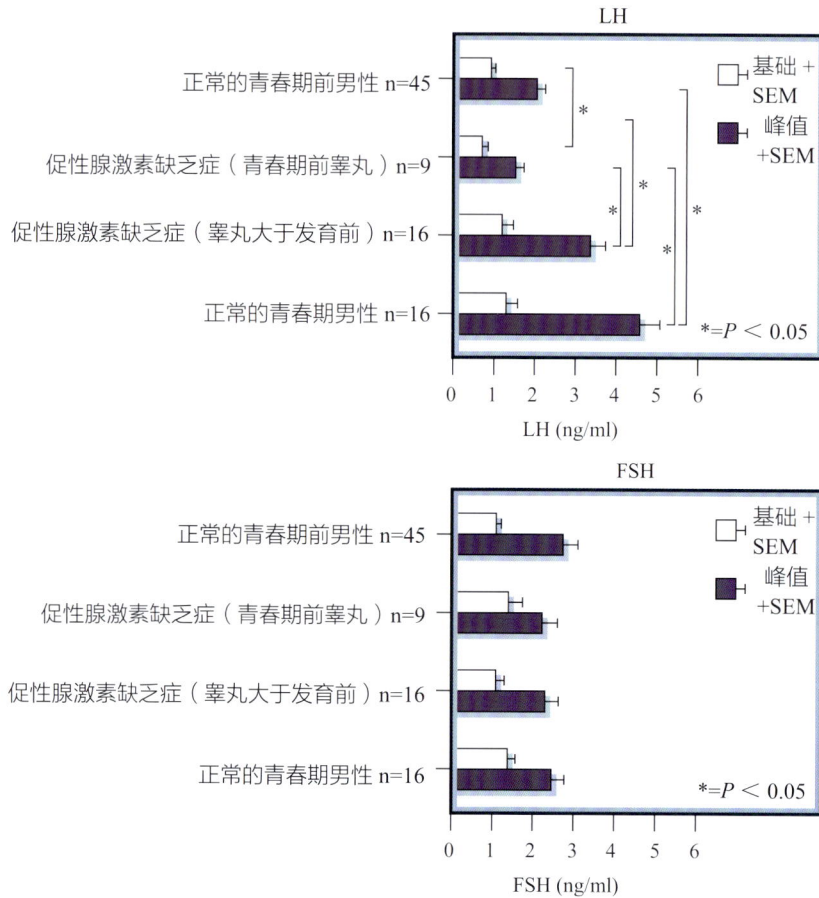

▲ 图 26-41　25 例孤立性促性腺激素缺乏伴或不伴嗅觉丧失的男性根据睾丸体积是青春期前大小还是大于 2.5cm³ 分组，观察血清 LH 和 FSH 对 GnRH 给药的反应

睾丸体积大于 2.5cm³ 者的睾丸体积增大至 4cm³。图示基础和静脉注射 100μg GnRH 后的促性腺激素水平（峰值）（$P < 0.05$）。转换为 SI 单位，见图 26-16。SEM. 平均值的标准误（引自 Van Dop C, Burstein S, Conte FA, et al.Isolated gonadotropin deficiency in boys:clinical characteristics and growth. *J Pediatr*. 1987; 111: 684-692. ）

该综合征的遗传异质性和一个家族内遇到的表型变异，即 10%～20% 的 IHH 用少基因遗传来解释。最近，在 IHH 和 Kallmann 综合征（*FGF17*、*IL-17RD*、*DUSP6*、*SPRY4* 和 *FLRT3*）发现了一些突变基因与 FGF8 基因同步表达，支持了该病的寡基因遗传性质。

关于 *ANOSM1* 基因的各种缺失和突变已经有很多报道，包括大和小（外显子）缺失、点突变和导致移码和提前终止密码子的各种无义突变。ANOSM1 突变在日本患者中比在白种人患者中更普遍，它们可能与正常的嗅觉功能相关[489]。在一些没有 ANOSM1 突变但存在 X 连锁遗传的罕见患者中，缺陷可能位于 *ANOSM1* 基因的启动子区域。由类固醇硫酸酯酶缺乏、精神发育迟滞和点状软骨发育不良引起的与 X 连锁鱼鳞病相关的 Kallmann 综合征是连续基因综合征中的一个表型。仅 14% 的家族性病例和 11% 的散发性病例涉及 X 染色体上 *ANOSM1* 基因突变，但这些患者更有可能出现促性腺激素分泌脉冲完全缺失和 GnRH 神经

元未迁移至下丘脑[490]。女性 *ANOSM1* 基因突变很少引起低促性腺激素性性腺功能减退症。

③ KAL2：常染色体显性遗传形式被称为 Kallmann 综合征 2 型（KAL2），相关基因为 *FGFR1*（以前称为 *KAL2*），基因图谱位点为 8p11.2—p11.1 及其配体 FGF8。突变导致常染色体显性遗传 Kallmann 综合征、常染色体显性遗传性正常性腺功能减退症或青春期延迟。评估孤立性低促性腺激素性性腺功能减退症患者中 FGF8 的研究显示，此类患者中 FGF17、IL-17RD、DUSP6、SPR-Y4 和 FL-RT3 发生失活突变[488]。

Kallmann 综合征患者提前终止 FGFR1，产生具有显性负性效应的可溶性受体，产生无跨膜和胞内结构域的截短 FGFR1[491]。脑内给予抗 FGFR1 抗体可导致啮齿类动物体重减轻；在 KLB 的刺激作用下，由肝脏分泌的 FGF21（介导 FEF21 信号转导的专性辅助受体）也参与营养代谢。虽然迄今为止尚无 FGF21 突变引起性腺功能减退的报道，但 KLB 突变会损害 FGF21 信

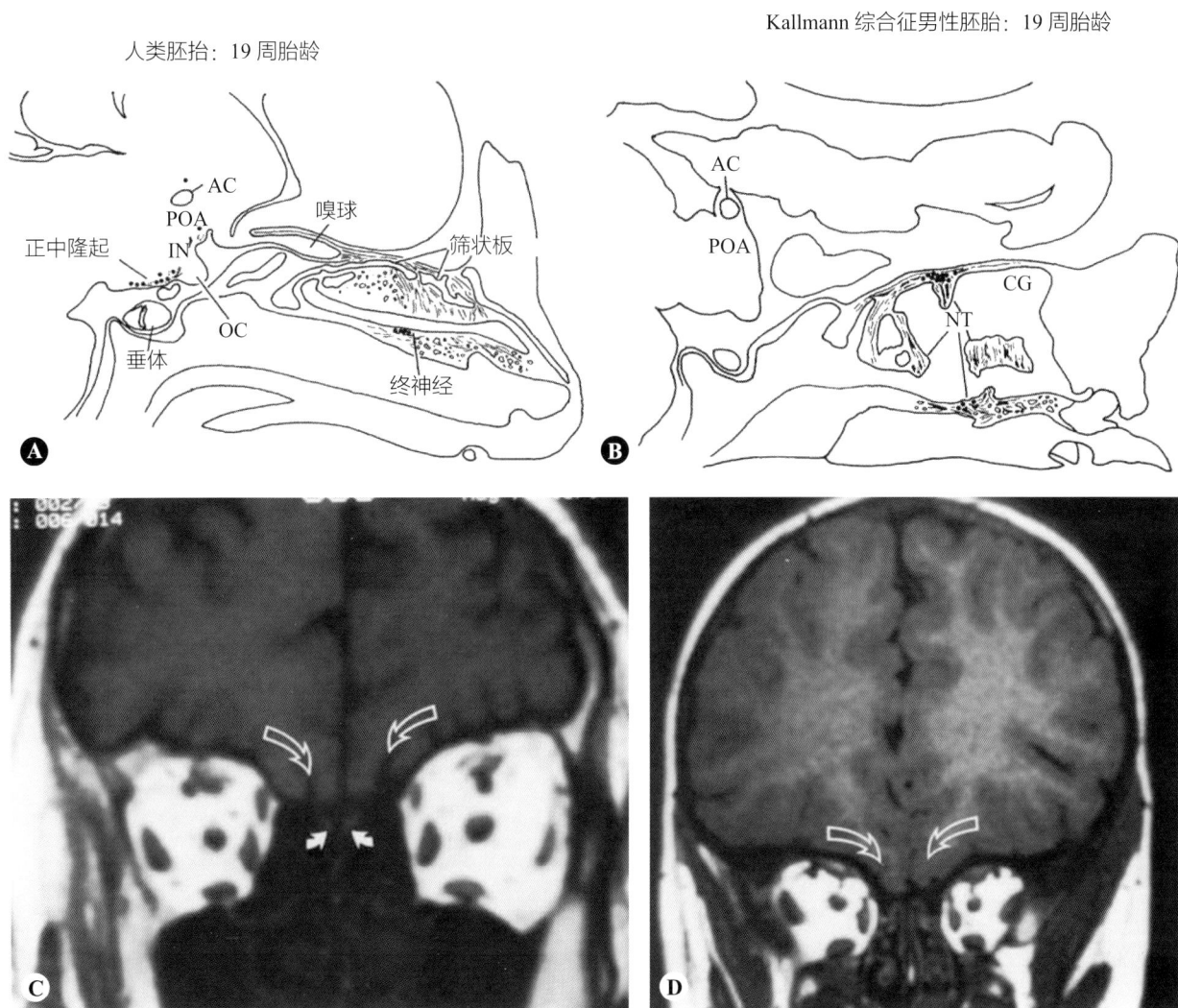

人类胚抬：19 周胎龄

Kallmann 综合征男性胚胎：19 周胎龄

▲ 图 26-42　A 和 B. 正常 19 周龄男性胎儿（A）与 Xp22.3 位点 X 染色体缺失导致 Kallmann 综合征的相似年龄男性胎儿的脑和鼻腔比较（B）。在正常胎儿大脑中，GnRH 神经分泌神经元（黑点）位于下丘脑区域，包括内侧基底下丘脑、下丘脑前部区域，甚至下丘脑错构瘤可作为异位 GnRH 脉冲发生器、乳头前和乳头后区域。鼻中隔底部终末神经纤维间存在一小簇 GnRH 神经元。在 Kallmann 综合征的男性胎儿中，下丘脑区域未检测到 GnRH 神经元，包括基底下丘脑、正中隆起和视前区。GnRH 细胞不能从鼻的起源迁移到大脑并进入大脑；这些细胞在筛板背面的前脑下方和鼻腔中以缠结结束。AC. 前连合；CG. 帽状嵴；IN. 漏斗核；NT. 终神经；OC. 视交叉；POA. 视前区。C 和 D. 显示脑部 MRI（冠状切片，T1 加权图像）。C. 1 例 15 岁男孩的嗅觉沟（空箭）和嗅球（实箭）正常。D.1 例 17 岁、嗅觉丧失、性幼稚的 Kallmann 综合征男孩无嗅觉沟（空箭）和嗅球

号传导，导致不同严重程度的 GnRH 缺乏[492]。由于 KLB 和 FGF21 基因在 GnRH 神经元上表达，GnRH 神经元可能通过其检测营养状态判断是否适合进行生殖活动[493]。

KAL2 与发育迟缓、后鼻孔闭锁、身材矮小、先天性心脏缺陷、感音神经性聋等有关，其表现较 KAL1 更为多样。

FGFR1 基因的功能缺失突变干扰嗅觉细胞向嗅球的迁移。ANOSM1 是一种神经元蛋白，可能通过 FGFR1 发挥作用，介导 FGF 信号转导。ANOSM1 在雌性动物中部分逃避失活，推测尽管 FGFR1 单倍

体不足，但在受影响的雌性动物中可能产生足够的 ANOSM1，以维持 FGF 信号转导，完成嗅觉功能和 GnRH 神经元迁移。一个包含 4 例携带 FGFR1 突变的女性 Kallmann 综合征家系，这些女性的生殖和嗅觉正常，但其男性后代受传递影响[494]。

尽管 FGFR1 基因的功能获得性突变与颅缝早闭相关，但功能丧失性突变与颅缝融合缺失无关。据报道，1 个酪氨酸激酶结构域存在 FGFR1 突变（Arg622X）的家系，其中一些临床表现为暂时性；先证者的母亲青春期延迟，外祖母嗅觉丧失，而 KAL2 先证者在既往睾酮治疗后表现出正常的 LH 水平、睾酮生成和精

子发生[495]。

对小鼠的研究表明，GnRH 神经从胚胎嗅觉基板中早期出现需要 FGF8 信号传导（作为通过 *FGFR1* 介导的配体）[496]。约 30% 的 FGF8/FGFR1 功能丧失突变与腭裂相关，而 FGFR1 突变可能很少导致耳、鼻或指（趾）软骨异常[496]。一个异常的家系，其先证者显示重度耳异常、下颌发育不全、胸部发育不良，以及其他常见的与 *FGFR1* 基因 Arg622 突变相关的表现，当发生此类面部异常时，应进一步确定是否存在性腺功能减退[497]。日本人群中 *FGFR1* 突变的发生率与白种人中的发生率相等。尽管肾发育不全是 ANOSM1 突变的特征，腭裂和牙齿发育不全是 KAL2 中 FGFR1 突变的特征，但这些结果可发生在无 ANOSM1 或 *FGFR1* 突变的 Kallmann 患者中[489]。

④ KAL3：常染色体隐性遗传是其他 Kallmann 综合征 3 型（KAL3）家系的特征，受影响的基因为 *PROKR2*。可发生单侧肾缺如、眼距过窄、唇腭裂和中线颅骨融合缺陷。在携带 *PROK2* 或 *PROKR2* 突变的患者中可能出现骨纤维异常增殖症、睡眠障碍、重度肥胖、共济失调和癫痫，一项研究指出，约 3% 的 IHH 患者受到以上的影响。*PROK2* 基因编码前激肽 2，即一种由 81 个氨基酸组成的肽，影响 *PROKR2* 基因（以前称为 *KAL3*）的 G 蛋白耦联产物。缺失 *PROK2* 基因（以前称为 *KAL4*）的基因敲除小鼠，出现嗅球发育和 GnRH 神经元迁移异常。该模型证明了 9% 的 Kallmann 综合征患者出现 *PROKR2* 或 *PROK2* 功能缺失突变[499]，这些患者大多为杂合子，但也有报道存在纯合子和复合杂合子突变[498]。一些家系似乎具有常染色体显性遗传。

其他形式的 Kallmann 综合征：小鼠鼻胚胎 GnRH 因子基因（*Nelf*）的人类等同基因是 *Nelf*，在 IHH 和 Kallmann 综合征患者中发现该基因突变[500]。在 Kallmann 综合征中发现膜辅助感受器神经纤毛蛋白 1（SEMA3A）基因结合域突变，呈常染色体显性遗传[501]。在一些已经存在其他 Kallmann 综合征基因突变的患者中发现了该突变，进一步表明了该疾病的寡基因遗传特点。Semaphorin 3E（*SEMA3E*）是一种与轴突生长相关的蛋白，在两名患有 Kallmann 综合征的兄弟中发现了 SEMA3E 的错义突变[502]。

约 30% 的 Kallmann 综合征患者有听力受损，其中约 38% 有 *SOX10* 基因的异质性突变[503]。耳聋也可能见于 CHARGE 综合征，但在没有其他 CHARGE 综合征表现的情况下，需要寻找 *SOX10* 的突变。在 IHH 和 Kallmann 综合征患者和家系中发现 *HS6ST1* 突变[504, 505]。这种异常存在于复杂的遗传模式中，因为患者也可能存在 FGF1 和 NELF 突变。因此，*HS6ST1* 突变可能不足以引起疾病，但可能会对疾病的发生有贡献。

最近，发现 Kallmann 综合征与 *HESX1*[506] 和 *FEZF1*[507] 突变相关。

先天性低促性腺激素性性腺功能减退症可能与不涉及生殖系统的许多其他临床特征相关。CHARGE 综合征表现为眼器官缺损或小眼畸形、结肠肛门狭窄或闭锁、中耳和内耳缺损、各种脑神经缺损 [包括嗅觉丧失或嗅觉减退（包括嗅球缺如）] 和 IHH。在常染色体显性遗传家系病例中，在编码染色质重塑因子 *CHD7* 中发现了致病突变，这是在一小部分 Kallmann 综合征患者和一些明显功能缺失突变的 IHH 患者中发现的致病突变。如果出现耳聋和半规管发育不全，低促性腺激素性性腺功能减退症可能更常见[508]。

编码 rabconnectin-3α 的 DMXL2 发生突变分患者，最初会出现脱髓鞘性感觉运动多发性神经病、发育迟缓和严重低血糖，随后会出现非自身免疫性胰岛素依赖性糖尿病[509]。

Kallmann 综合征已在 *WDR11* 基因存在异合子突变的患者中有报道，该基因参与嗅觉神经元的发育[502, 510]。

蛋白 CCDC141 在 GnRH 神经元中表达，并在激活突变的背侧表达，导致正常渗透压低促性腺激素性性腺功能减退症[511]。在两个 Kallmann 综合征家系中发现 FEZF1 突变[507]。该基因促进蛋白酶的表达，调控嗅觉受体神经元与 GnRH 神经元一起进入大脑。

SMC-HD1 突变导致 41 例个体无鼻，其中大多数为性腺功能减退伴嗅觉丧失[512]。

Gordon Holmes 综合征表现为先天性低促性腺激素性性腺功能减退症、嗅觉正常和小脑萎缩 / 共济失调，该综合征与 *OTUD4*、*RNF216* 和 *PNPLA6* 基因突变相关[513]。

Kallmann 综合征的不同表型是由突变的异质性导致的。例如，一个 20 岁的男性具有 Kallmann 综合征的全貌，有一个相同的双胞胎兄弟（通过遗传指纹证明），嗅觉丧失，但成人表型正常，血浆睾酮和促性腺激素浓度正常。

可能干扰 GnRH 神经元迁移的其他假定缺陷是 NCAM 和相关蛋白（如腱糖蛋白、层粘连蛋白和磷酸多糖）的基因突变。还可能涉及各种糖复合物。

⑤其他形式的孤立低促性腺激素性性腺功能减退症：仅约 15% 的正常性腺功能减退患者有明确的遗传缺陷。人类遗传学研究和小鼠模型的结合导致发现了许多参与促性腺激素调节的基因[514]。在常染色体显性（基因图谱位点 19p13.3、9q34.3）、常染色体隐性（8p21—p11.2）或 X 连锁隐性（Xp21）疾病中可能发现低促性腺激素性性腺功能减退症的遗传（表 26-19），不具有 Kallmann 综合征的其他特征[515, 516]。男性小脑性共济失调和促性腺激素分泌不足在 X 连锁遗传（可能是 Kallmann 综合征的一种变异型）的家族中有报道，低促性腺激素性性腺功能减退症可能与多发性雀斑样痣和基底细胞痣综合征有关。

孤立性腺功能减退症	基 因	表 型	复杂表型
表 26–19 与低促性腺激素性性腺功能减退症相关的发育障碍的分子基础			
Kallmann 综合征或正常 IHH（具有相同的突变基因）	KAL1（Xp22.3）	X 连锁 Kallmann 综合征	嗅觉丧失 / 嗅觉减退、肾发育不全、运动障碍
	FGFR1（KAL2）（8p11.2）	常染色体显性遗传性 Kallmann 综合征（± 隐性）	嗅觉丧失 / 嗅觉减退、唇腭裂
	FGF8（FGFR1 的配体）（10q25）		
	NELF（9p34.3）	常染色体显性遗传（？）Kallmann 综合征	
	PROK2（3p21.1）	常染色体隐性遗传性 Kallmann 综合征	
	PROKR2ᵃ（20p12.3）		
	CHD7（8p12.1）	常染色体显性遗传（一些）	CHARGE 综合征包括嗅觉减退
正常的孤立性低促性腺激素性性腺功能减退症	GNRH1（8p21—11.2）	常染色体隐性遗传	
	GNRHRᵃ（4q13.2—3）	常染色体隐性（± 显性）	
	GPR54ᵃ（19p13.3）	常染色体隐性遗传	
	SNRPN		Prader-Willi 综合征
	父系 15q11—q13 区域功能缺失或母系单亲二体		肥胖
	LEP（7q31.3）	常染色体隐性遗传	肥胖
	LEPR（1p31）	常染色体隐性遗传	肥胖
	NR0B1（DAX1）（X21.3—21.2）	X 连锁隐性	肾上腺发育不全
	TAC3（12q13—12）	常染色体隐性遗传	
	TACR3（4q25）	常染色体隐性遗传	
多发性垂体激素缺乏	PROP1（POU1F1）	常染色体隐性 GH、PRL、TSH 和 LH/FSH（较少见的迟发型 ACTH 缺乏症）	
	HESX1（RPX）	常染色体隐性和杂合突变	视隔发育不全
		多发性垂体缺陷，包括糖尿病尿崩症，但 LH/FSH 不常见	
	LHX3	常染色体隐性遗传 GH、PRL、TSH、FSH/LH	刚性颈椎
	PHF6	X 连锁；GH、TSH、ACTH、LH/FSH	Börjeson-Forssman-Lehmann 综合征：智力障碍；面容

a. G 蛋白耦联受体

ACTH. 促肾上腺皮质激素；CHD7. 染色质重塑因子；DAX1.X 染色体上剂量敏感的性别逆转 – 先天性肾上腺皮质增生关键区域，基因 1；FGF. 成纤维细胞生长因子；FSH. 促卵泡激素；GH. 生长激素；GNRH. 促性腺激素释放激素；GPR54.kisspeptin G 蛋白耦联受体 54；HESX1.ES 细胞中表达的同源盒基因；IHH. 特发性低促性腺激素性性腺功能减退症；LEP. 瘦素；LH. 黄体生成素；LHX3.lim 同源盒基因 3；NELF. 鼻胚胎黄体生成素释放因子；NR0B1. 核受体家族 0，B 组，成员 1；PHF6. 植物同源结构域样指基因；PRL. 催乳素；PROK2. 前激肽 2；PROP1.Pit-1 的前体；R. 受体；SNRPN. 小核核糖核蛋白多肽 SmN；TAC3. 神经激肽 3；TSH. 促甲状腺激素 [（改编自 Semple RK, Topaloglu AK. The recent genetics of hypogonadotrophic hypogonadism—novel insights and new questions.*Clin Endocrinol.* 2010; 72(4): 427-435.]

GnRH 基因突变：*GnRH* 基因（*GNRH1*）可能是促性腺功能减退症的可能病因，但 *GnRH* 突变受体基因（*GNRHR*）是在数年前发现的，*GNRH1* 基因突变直到 2009 年才被证实。在小鼠中描述了常染色体隐性形式（hyg/hyg），其中存在部分 *GNRH* 基因缺失。根据小鼠模型的信息，GnRH 神经元似乎正常迁移至下丘脑基底节内侧[517]。

GNRH1 突变是一种非常罕见的疾病，在孤立人群中的患病率低于 1%，在一般人群中可能低得多。人类纯合子 GNRH1 移码突变，特征为在编码含信号肽的蛋白 N 端区域的序列中第 18 位核苷酸（c.18—19insA）插入腺嘌呤。GnRH 的前体（prepro-GnRH）见于 IHH 正常的兄妹[518]。当在体外表达时，突变肽未表现出免疫反应性 GnRH。310 例重度、先天性、正常性腺 IHH 患者（伴有小阴茎、双侧隐睾和青春期缺如）中只有 1 例发生纯合移码突变，预计会破坏 GnRH 十肽结构的 3 个 C 端氨基酸，并产生提前终止密码子[517]。在 4 例正常性腺 IHH 患者中，1 例发生 GnRH 十肽第 8 个氨基酸的非同义错义突变；1 例发生无义突变，导致 GAP 提前终止，GAP 位于 GnRH 前体内 GnRH 十肽的 C 端；2 例发生序列变异，导致信号肽和 GnRH 相关肽的非同义氨基酸替换。

GnRH 受体突变：编码 1 型 GnRH 受体的基因突变（*GNRHR*，基因图谱位点 4q21.2）影响 G 蛋白耦联的 7 次跨膜片段，导致不同程度的家族性和散发性低促性腺激素性性腺功能减退症伴嗅觉正常。在 40%～50% 的家族性、常染色体隐性、正常渗透性 IHH 病例和约 17% 的正常渗透性 IHH 散发病例中发现 GNRHR 突变。

发现性腺功能亢进性腺功能减退中的突变伴细胞外 N 端结构域（Thr32Ile）、第二胞外环（Cys200Tyr）、第三胞内环（Leu266Arg）和第六跨膜螺旋（Cys279Tyr）中的氨基酸替换可影响特异性 GnRH 结合[519, 520]。除 Thr32Ile 外，GnRH 刺激后无显著的肌醇磷酸盐蓄积，表明即使结合完成，也会丧失功能。然而，增加 GnRH 的剂量可以刺激促性腺激素亚基和 GnRHR 启动子，并且部分激活 ERK1 和刺激 CRE– 荧光素酶活性的能力。较高剂量的 GnRH 导致 Cys200Tyr 突变体刺激促性腺激素亚基和 GnRHR 启动子活性，因为该突变体降低了细胞表面感受器的表达。

另一种人 GNRHR 基因突变位于第二跨膜螺旋中的高度保守序列由于受体的表面表达缺失而损害 GNRHR 效应子耦联，并导致 IHH 的严重表现[521]。某些 GnRH 受体缺陷可以通过作为折叠模板（分子伴侣）的膜渗透药来挽救，从而挽救突变引起的结构缺陷，并允许功能发生（即配体结合和恢复受体与效应物的耦联）[522]。这种方法可能允许对这种突变和导致蛋白质错误折叠的其他受体突变引起的情况采取治疗。

GnRH 受体突变患者的临床表现具有异质性，即使在同一家系内，信号传递异常具有高度变异性（如 IHH 的严重特征、性幼稚、青春期延迟延长伴成年期逆转、相对轻度的性腺功能减退和不育），尤其是复合杂合突变患者。例如，2 例青春期正常、有下丘脑性闭经的女性存在 GNRHR 基因突变[523]，而另外 1 例存在 FGFR1、PROKR2 和 ANOSM1 基因突变。当突变为纯合子时，表型与突变数量有关。但当其是单等位基因，则没有上述关联，这表明有其他基因与 GNRH1 中的单等位突变基因相互作用[524]。在 2 名青春期发育不完全或继发性闭经女孩（复合杂合 c.317A＞G p.［Gln106Arg］，c.924_926delCTT p.［Phe309-Del］，纯合 c.785G＞A p.［Arg262Gln］）中发现 GNRHR 的双等位基因突变，青春期发育不完全的双胞胎男孩有 GNRHR 突变的复合杂合 c.317A＞G p.（Gln106Arg），c.785G＞A p.（Arg262Gln）[525]。随着在部分和可逆性嗅觉正常的 IHH 中发现的 GnRH 受体突变数量的增加，被认为是在这种情况下该基因的首次报道[526]。在所有类型的先天性促性腺激素缺乏中，男性患者可能表现出小阴茎（阴茎长度出生时和婴儿期＜2cm），由于妊娠后半期胎儿睾丸缺乏胎儿促性腺激素刺激。先天性 GH 缺乏的男孩即使促性腺激素功能正常也有小阴茎。由于睾酮治疗可有效增加阴茎大小，因此在这些小阴茎病例中不适合进行性逆转[527]。

⑥ KISS1/KISS1R 轴突变：KISS1/KISS1R 轴在青春期 GnRH 信号传导幅度增加中发挥作用。KISS1/KISS1R 轴突变罕见但有指导意义。在一项研究中，30 例嗅觉正常的性腺功能减退症患者中，1 人出现 KISS1R 的 2 个错义突变（第 5 个跨膜螺旋中的 Cys223Arg 和第 3 个细胞外环中的 Arg297Leu）；前者无活性，后者表现为信号传导能力轻度下降[528]。在所有受影响的 IHH 家族成员中发现 KISS1R 基因中 155 个核苷酸的纯合子缺失，包括内含子 4– 外显子 5 连接处的剪接受体位点和部分外显子 5[529]，但未受影响的家族成员无缺失或仅有一个等位基因突变。另一个家系在 KISS1R 的第二个胞内环（IL2）中有一个 Leu48Ser 突变，另一个亲属在基因中有两个单独的突变[352]，即 Arg331Xaa 和 Xaa399Arg。后一例患者的 GnRH 分泌减少，对 GnRH 给药的反应降低。一系列转染了受影响基因的小鼠表现出低促性腺激素性性腺功能减退症，并且下丘脑分泌 GnRH 减少，但对 GnRH 或促性腺激素给药有反应。激动剂刺激可稳定 Gα 的开关 II 区，促进 Gα 开关 II 的开放，以促进 GDP 和 GTP 的交换[530]。Leu148Ser 突变不影响 KISS1R 的表达、配体结合特性或蛋白质相互作用网络，但多种 KISS1R 功能反应明显受到抑制。

X 连锁先天性肾上腺发育不全和性腺功能减退症：X 染色体基因 1（NR0B1，以前称为 DAX1；基因图谱位点 Xp21.3—p21.2）上剂量敏感性性别逆转 –A（DSS）先天性肾上腺发育不全基因的罕见缺失或突变导致 X 连锁隐性肾上腺皮质器官发生障碍[531]。该基因编码孤儿受体，是核受体超家族的成员，是映射到 Xp21 位点的推定转录抑制因子。双倍剂量的 NR0B1 与 46,XY 男性的女性表型或模糊生殖表型相关。NR0B1 蛋白在 N 端有一个新的结构域，包含两个假定的独特锌指基序，C 端包含一个保守的配体结合域，结合 DNA，定位于细胞核，并包含一个转录沉默结构域，拮抗 SF1（也称为 NR5A1）反式激活功能。NR0B1 在 5′ 启动子区有一个 SF1 反应元件，是核激素受体超家族的另一个孤儿成员。NR0B1 和 SF1 在肾上腺、性腺、垂体和下丘脑表达，提高了这两个基因及其产物之间重要相互作用的可能性。

NR0B1 的罕见异常表现为严重的糖皮质激素、盐皮质激素和青春期雄激素缺乏。肾上腺皮质的异常结构与胎儿区的结构相似，由排列紊乱、空泡化、巨细胞组成，但具有正常的成熟皮质。严重的原发性肾上腺功能不全伴低钠血症、高钾血症、酸中毒和低血糖，临床表现为发育停滞、呕吐、喂养不良、脱水、循环衰竭和色素沉着增加，患病男孩生命早期如不治疗可致死。

肾上腺脑白质营养不良可能在神经系统症状出现之前很久就表现为肾上腺功能衰竭，一些 X 连锁 Addison 病病例可能代表了这一诊断。这种情况是肾上腺发育不全的鉴别诊断。血浆肾素活性高，血浆皮质醇和醛固酮水平低。症状性肾上腺功能不全可在儿童后期首次出现。在男婴中，盐耗的体征通常是最主要的特征，可检测到皮质醇缺乏，肾上腺功能不全包括网状带类固醇、DHEA 和 DHEAS 分泌不足。ACTH 升高的早期体征是皮肤色素沉着增加。不到一半的患者睾丸未降；小阴茎罕见，但偶尔出现泌尿生殖系统畸形和听力丧失。婴儿期未出现肾上腺功能不全临床证据的男孩，往往在儿童期或成年期起病较隐匿。

在一个家系中，2 例受累男孩有半合子 NR0B1 无义突变和新生儿肾上腺功能不全，1 例姨妈为该突变纯合子，患有性幼稚症和原发性闭经，但即使经过数十年的随访，她仍保持肾上腺功能正常。患者携带相同突变的外祖父是无症状的[532]。该家系体现了基因型和表型相关性的局限性和复杂性。最常见的是，由于低促性腺激素性性腺功能减退症，青春期时缺乏性成熟的体征（如阴毛和腋毛、睾丸增大），血清 FSH、LH 和睾酮浓度较低。青春期延迟是一些 NR0B1 突变女性携带者的一种临床表现。

NR0B1 的基因内突变（即移码突变、无义突变和错义突变）表明，低促性腺激素性性腺功能减退症是该疾病的内在特征，是单基因突变的表现，而不是连续基因参与的结果。NR0B1 基因在肾上腺皮质、睾丸（在卵巢中表达较弱）、下丘脑和垂体中表达。有证据表明

GnRH 缺乏和促性腺激素细胞异常，导致下丘脑和固有性腺肥大缺陷的混合表现，LH 脉冲式分泌缺失或不稳定。即使基础免疫反应性 LH 和 FSH 水平正常，促性腺激素似乎也缺乏生物活性。在一些受影响的男孩中，GnRH 脉冲发生器和垂体促性腺激素组织在婴儿期和幼儿期是完整和有功能的，GnRH 促性腺激素缺陷直到儿童期后期或青春期才表现出来。在少数受累男性中检测到对促性腺激素治疗无反应的无精子症[508, 515, 533, 534]。

先天性肾上腺发育不全基因座缺失（位于 Xp21）可能包括甘油激酶（glycerol kinase，GK）和进行性假肥大性肌营养不良（Duchenne muscular dystrophy，DMD）基因，如果其以着丝粒方式延伸或产生发育延迟（如果延伸至端粒），导致连续基因综合征。

X 染色体的其他突变可能与 IHH 相关。有报道 2 例兄弟患有低促性腺激素性性腺功能减退症、肥胖和与母系遗传性臂间倒位（X）相关的身材矮小（p11.4q11.2）。由于断点与青春期疾病相关的其他基因无关，因此尚不清楚这是功能关系还是巧合[535]。

TAC3 基因编码速激肽 –3，速激肽 –3 裂解为神经激肽 B，是 127 种神经肽的速激肽超家族成员，包括 P 物质和神经激肽 A。其同源 G 蛋白耦联受体 126 是由 TACR3 编码的 NK3R。下丘脑弓状核中存在共表达 kisspeptins 和 NKB 的神经元，kisspeptin/NKB/Dyn（KNDy）神经元也表达强啡肽 A（内源性阿片肽）和 NK3R[536]。家族性先天性低促性腺激素性性腺功能减退症中该系统发生功能缺失突变，给予脉冲式 GnRH 可恢复促性腺激素分泌[537-539]（图 26-43）。对 345 例正常性腺功能减退症患者的调查发现，TACR3 中 13 种罕见的独特核苷酸序列编码变异［3 种无义突变、6 种非同义突变和 4 种同义突变（1 种预测可影响剪接）］和 1 种纯合单碱基对缺失，导致神经激肽 B 完全缺失。在表型信息可用的 16 例男性中，15 例有小阴茎，没有女性有自发性月经初潮。当受试者停止治疗后接受评估时，7 例男性中的 6 例和 5 例女性中的 4 例表现出促性腺激素分泌不足可逆的证据[540]。对 2 例神经激肽 B（TAC3）或其受体（TAC3R）功能缺失突变的患者连续输注 kisspeptin 引起促性腺激素脉冲式分泌，表明无须 kisspeptin 脉冲给药即可引发 GnRH 脉冲式分泌[363]。

激素原转化酶 1 基因突变（PCSK1，也称为 PC1）导致极端儿童肥胖、低皮质醇血症、胰岛素原转化为胰岛素缺陷，引起低血糖、尿崩症和孤立性部分低促性腺激素性性腺功能减退症，可存在自发青春期发育但伴随原发性闭经。性腺功能减退可能是由于 GnRH 或参与其分泌的神经肽的加工受损。另一例病例的结果扩展至胃肠道紊乱、与单糖和脂肪相关的小肠吸收不良、前胃泌素和胰高血糖素原水平升高，表明肠内分泌细胞中的激素原加工异常[541]。

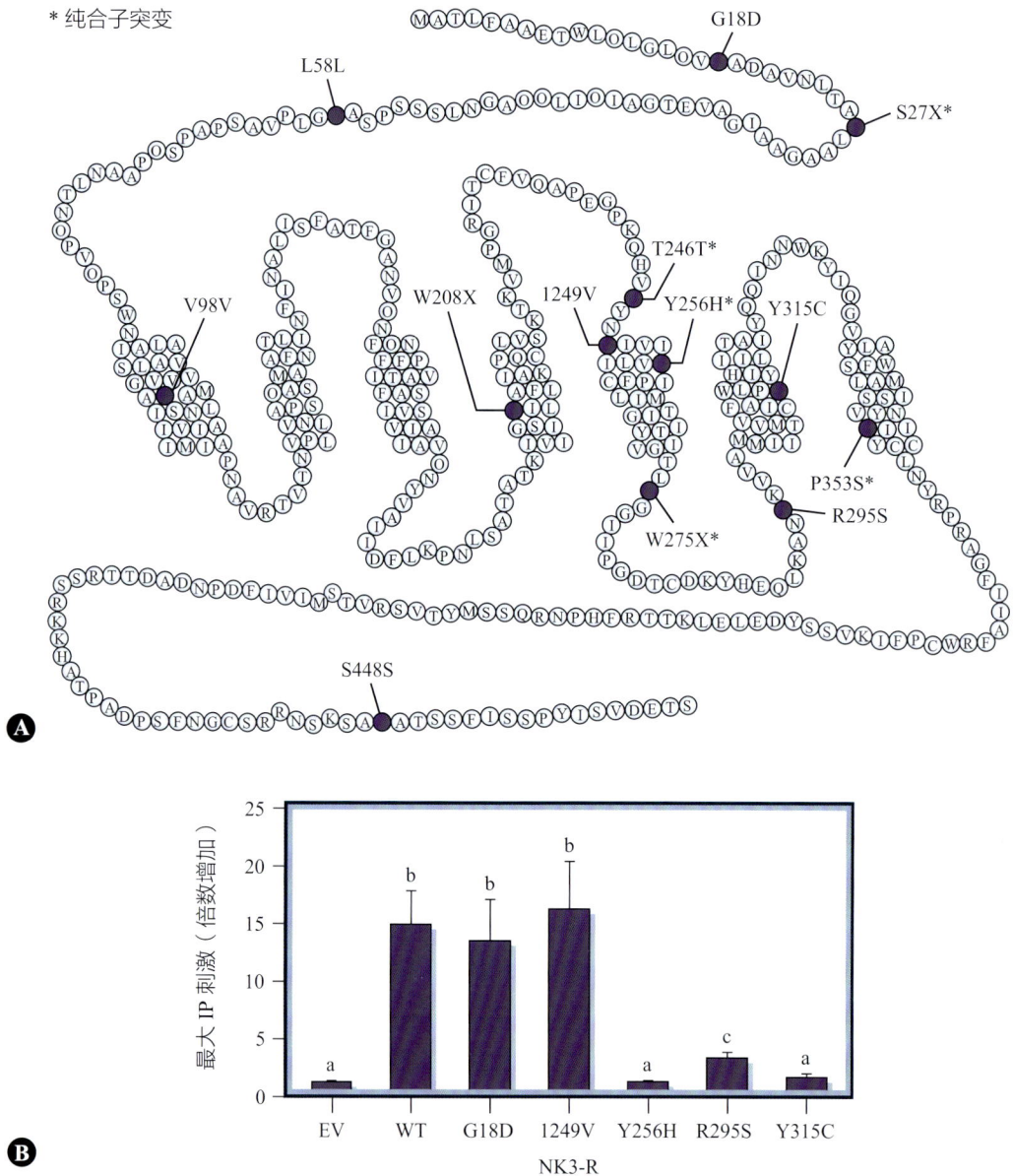

▲ 图 26-43　A. 由 TAC3 编码的 NK3-R 突变示意图。B. TACR3 突变对 NKB 介导的信号转导激活的影响。用 NKB（10-7M）处理转染野生型（WT）G18D、I249V、Y256H、R295S 和 Y315C NK3R 或空载体的 COS7 细胞 1h。在转染 WT、G18D 或 I249V NK3R 的细胞中，肌醇磷酸盐蓄积显著增加。相反，在转染 Y256H、R295S 或 Y315C NK3-R 或 EV 的细胞中，NKB 刺激的 IP 生成显著减少。a 至 c 表示 IP 蓄积的增加倍数显著不同

引自 Gianetti E, Tusset C, Noel SD, et al. *TAC3/TACR3* mutations reveal preferential activation of gonadotropin-releasing hormone release by neurokinin B in neonatal life followed by reversal in adulthood. *J Clin Endocrinol Metab*. 2010; 95:2857-2867.

孤立性 LH 缺乏症：孤立性 LH 缺乏（能生育的宦官综合征）与睾酮生成不足（对 hCG 给药有反应）和在成熟睾丸大小和精子发生多变的情况下男性化减少有关；该疾病可能是特发性，也可能是下丘脑垂体肿瘤所致。1 例患者基因位点 4q21.2 GnRH 受体第一胞外环的纯合 Gln106Arg 突变与正常睾丸体积（17ml）相关，但与无脉冲分泌、低促性腺激素值和低睾酮[542] 值相关。hCG 刺激后，患者发育出足够的精子来生育，

停止 hCG 治疗后，表现出成人睾酮值和脉冲式促性腺激素分泌，这是该综合征可逆性的一个例子。

孤立性 FSH 缺乏症：FSHβ 亚基的同源或复合杂合突变。有报道称，3 名女性和 2 名男性出现青春期延迟或第二性征发育较差，并且有原发性闭经，但女性肾上腺皮质功能正常[543]。LH 浓度升高，血清雌二醇水平低，并且无免疫活性 FSH。3 例女性中有 2 例 FSHβ 亚基基因在基因图谱位点 11p13 发生纯合无义

突变（Val61X），另外 1 例为复合杂合子（Cys51Gly/Val61X）。这些女性有窦卵泡，但没有进展，表明 FSH 的作用可能不是发展到窦卵泡期所必需的。这两名男性无精子，睾丸小而软，血清 FSH 缺乏。一例患者为 Cys82Arg 错义突变，青春期正常，LH、睾酮正常；另一例患者为 Val61X 无意义突变，表现为轻度青春期延迟，睾酮和抑制素 B 水平低下。

FSH 受体突变：FSH 受体突变是低促性腺激素性性腺功能减退的罕见原因。女性可能存在多种突变，但报道仅有 5 例男性出现 Finnish p.Ala189Val FSHR 基因突变。尽管受累女性表现为原发性闭经，但是一些受累男性仍有生殖能力，以及完整的青春期和体积正常或稍小的睾丸。FSH 受体缺陷的临床表现严重程度似乎低于配体的缺失。在丹麦健康女孩中，FSHR 变异与乳房初始发育年龄相关，而 LIN28B 变异与初潮和乳房初始发育年龄相关；这表明特定基因位点对乳房初始发育年龄和初潮年龄具有不同影响[545]。

(2) 中线发育缺陷：视隔或视神经发育不良是由于前脑发育异常，导致小且发育不良的双轮廓的视盘苍白和摆动性（侧对侧均匀移动）眼球震颤，可发生失明。患病率为 1.9/100 000 和 2.5/100 000[546]。下丘脑中线缺陷可能导致 GH 缺乏、尿崩症，以及 ACTH、TSH 和促性腺激素缺乏。虽然 CPP 是一种替代方法，但也可能导致身材矮小和青春期延迟[546]。透明隔常与视神经发育不全或发育不良有关，这很容易通过成像技术得到证实[547]。在 UCSF 的系列研究中，该综合征与母亲年龄降低有关；最近的系列研究发现，母亲年龄为 20—24 岁时风险最高[545]。垂体可能发育不良，因为缺乏下丘脑刺激因素，神经垂体可能存在异位位置（通过 MRI 上垂体后叶热点的位置来确定）。

胼胝体和小脑的异常在 MRI 上是常见的。描述了 4 组：MRI 结果正常，透明隔异常且下丘脑垂体区域正常，下丘脑垂体区域异常且透明隔正常，以及两个区域均异常的受试者[548]。第一组中未描述内分泌异常，但其他组中内分泌异常逐渐增多，其中性早熟在第二组中最常见。早期诊断很重要，因为存在肾上腺功能不全相关的猝死风险。这种疾病通常是散发的，但病例报道涉及转录因子 HESX1、SOX2、SOX3 和 OTX2 的遗传性病例[549]。

孤立性上颌中切牙综合征与同侧中线缺损相关，并伴有明显的腭中嵴（腭环）和垂体功能减退。这种常染色体显性遗传病的缺陷是基因图谱位点 7q3 的 sonic hedgehog 基因（SHH）[550]。

其他先天性中线缺陷，从完全闭合不全和前脑无裂畸形到腭裂或唇裂与下丘脑–垂体功能障碍有关。青春期延迟很少见于垂体重复畸形。脊髓脊膜鞘（脊髓发育不良）与内分泌异常有关，包括下丘脑甲状腺功能减退、高催乳素血症、促性腺激素浓度升高及 CPP。

对低促性腺激素性性腺功能减退症或部分青春期发育的长期随访显示，即使存在确定的遗传缺陷，也可能在超过 20% 的病例中发生正常性腺功能的恢复，包括成年后脉冲式 LH 分泌和精子发生[551, 552]。最近的 308 例患者系列显示，22% 的患者接受了逆转[484]。1 例患者的嗅球无法检测，表明这种解剖学发现不一定会导致长期不育。在接受逆转的受试者中，神经激肽 B 信号传导的患病率较高（10%），但均无 KAL1 突变。5 例接受逆转的男性恢复为低促性腺激素性性腺功能减退症。即使对于已确定存在解剖和遗传缺陷的患者，也有必要进行长期随访。

(3) 特发性垂体功能减退症侏儒症：除 HESX1 突变外，编码垂体发育早期相关转录因子同源盒基因的常染色体隐性突变导致低促性腺激素性性腺功能减退症和其他垂体激素缺乏[553, 554]。基因图谱位点 5q 的 PROP1 突变导致 GH 和 TSH 缺乏，并在成年期产生青春期延迟或迟发型继发性性腺功能减退症，很少引起 ACTH 缺乏（图 26-44）[555]。在一项 73 例特发性多发性垂体激素缺乏症患者的研究中，35 例患者携带 PROP1 突变。10 个 PROP1 纯合子 Arg73Cys 突变受累家族成员中的 2 个自发进入青春期。ACTH 缺乏的发生时间可能晚于其他缺乏，这在 PROP1 缺陷更罕见。

在基因图谱 9q34.3 的 LHX3 基因中发生纯合子突变。它编码 LIM 类的成员同源结构域蛋白，与多种垂体激素缺乏（包括 LH 和 FSH）相关，通常伴有头部旋转严重受限[556]。LH4 和 GLI2 突变可能导致孤立的 GH 缺乏或合并垂体激素缺乏，包括促性腺激素缺乏[557, 558]。

常染色体隐性或 X 连锁遗传的多发性垂体激素缺乏症的家族形式较少见。在具有相同遗传缺陷的单个家族中，激素缺乏的程度和垂体激素缺乏的发病年龄可能不同。

X 连锁形式的垂体功能减退症可能与 SOX3 基因复制相关[559]。SOX2（一种参与早期下丘脑–垂体胚胎发育的转录因子）缺陷可导致垂体前叶发育不全。携带 SOX2 突变的患者存在重大眼部异常，包括无眼畸形、小眼畸形和缺损。他们也有低促性腺激素性性腺功能减退症，这是最常见的垂体缺陷，与大多数其他类型的垂体发育不全相比，GH 缺乏症是最常见的[560]。

臀位分娩（尤其是男婴）、围产期窘迫和特发性垂体功能减退症之间存在关联[126]。MRI 显示的垂体柄畸形在这些患者中很常见。其他类型的出生创伤或并发症也可能导致垂体功能减退。

许多先天性垂体功能减退性侏儒症患者常见表现是早期生长障碍；晚期发生的生长迟缓是一个不好的发现，提示存在 CNS 肿瘤。

当骨龄达到 11—13 岁的青春期阶段时，通常在达到相应的实足年龄后，孤立性 GH 缺乏会出现自发性青春期发育。而相关的促性腺激素缺乏不会出现自

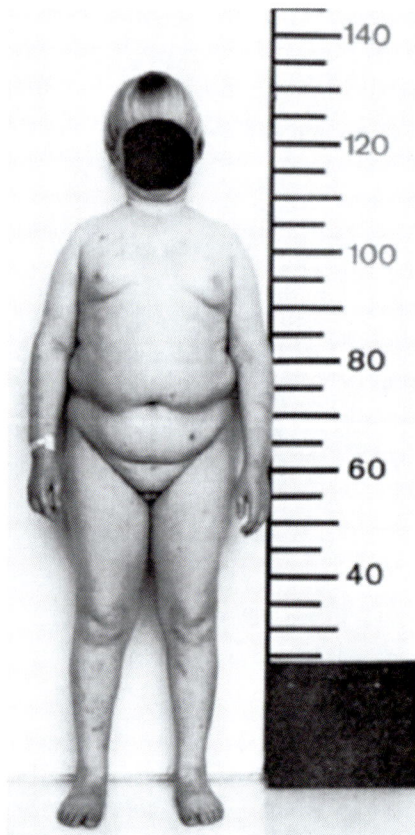

▲ 图 26-44　1 例 20 岁男性特发性垂体功能减退症患者，伴有促性腺激素、TSH、ACTH 和生长激素缺乏，有静止性脑积水病史。他的身高为 129cm（−8SD），阴茎长 2cm，睾丸测量值为 1.5cm×1cm。曾接受甲状腺激素及糖皮质激素替代治疗。基础 LH 水平低于 0.2ng/ml（LER-960），FSH 水平为 0.5ng/ml（LER-869），睾酮水平低于 0.1ng/ml。在 GnRH 100μg 的作用下，血浆 LH 浓度略微升高至 0.6ng/ml，血浆睾酮水平未升高。尿 17- 酮类固醇的排泄量为 1.1mg/24h。骨龄 10 岁，颅骨 X 线蝶鞍体积较小。转换为 SI 单位，见图 26-19 和图 26-20

引　自　Styne DM, Grumbach MM. Puberty in the male and female:its physiology and disorders. In:Yen SCC, Jaffe RB, eds. *Reproductive Endocrinology*. 2nd ed. Philadelphia, PA:WB Saunders;1986:313-384.

发性青春期，即使在 GH 治疗期间骨龄进展到青春期阶段。

（4）其他条件

Prader-Willi 综合征：Prader-Willi 综合征是一种常染色体显性遗传病，结合宫内发育迟缓、延迟发作和胎儿活动不良、婴儿中枢性张力减退和嗜睡的倾向，随后出现早发性儿童时期食欲亢进、病理性肥胖和糖类不耐受（导致 25% 的平均年龄为 20 岁的患者发生 2 型糖尿病）。特征包括身材矮小、手足小、轻中度智力障碍和情绪不稳定，存在持续、强迫观念和强迫行为。杏仁形眼睛、三角形嘴、双额叶直径狭窄，以及由下丘脑和性腺联合功能障碍引起的青春期延迟和低促性

腺激素性性腺功能减退症是其特征[561]。尽管青春期较晚或缺失，但肾上腺皮质功能减退症（14%）甚至性早熟倾向罕见（3.6%）。

受影响的男孩通常有小阴茎和隐睾（大型系列研究中为 100%[562]），阴囊发育不足（69%）很常见。在一项对 37 例成人 Prader-Willi 综合征患者的研究中，全部没有达到完全生殖器发育，提示有原发性睾丸缺陷[563]。血清 AMH 水平接近正常下限，抑制素 B 水平始终较低或检测不到，在成人中，FSH 水平较高，但 LH 水平正常。2 例成人患者的 LH 和 FSH 水平检测不到，但与其他成人相反，他们的 AMH 水平较高。女性患者表现出大阴唇、小阴唇或阴蒂发育不足（76%）。闭经发生于约一半病例（53%），其他病例伴有月经不规则或点滴出血。体重减轻可能导致一些女性初潮，因为重度肥胖可能在一些患者的青春期受损中发挥作用。尽管同时使用 GH 治疗可能克服生长缓慢的缺点，在 2—10 岁的膳食疗法可有效治疗肥胖，但可能会减缓生长[564]。

相对 GH 缺乏在这种疾病中的作用尚不确定，存在争议。FDA 批准 Prader-Willi 综合征作为重组人 GH 治疗的适应证，无须评估 GH 分泌。基因检测用于确诊该综合征的临床诊断。长期、随机、对照试验显示，GH 治疗（剂量为每周 0.24mg/kg，皮下注射，每周 6～7 次）可减少体脂，增加脂肪利用、LBM、线性生长和能量消耗，并可能改善体力和运动发育[565]。Prader-Willi 综合征儿童有因胃肠道、呼吸系统或心脏并发症而猝死的风险[566]。然而，GH 治疗期间有因呼吸系统并发症而猝死的报道，因此建议在开始 GH 治疗前评估睡眠呼吸暂停或呼吸困难。最近的数据对 GH 对身体成分和 BMI 的有益作用提出了质疑，但父母教育程度越高，临床结局越好[986]。

这种截然不同的遗传病，发病率为 1 例 /15 000～30 000 人，很少有家族性（即复发风险取决于遗传缺陷的类型）。由 q11—q13 区累及 15 号染色体长臂的异常引起。大约 70%Prader-Willi 病例是由 15q11—q13 的父系缺失引起的（通常长 3～5 兆碱基对）；20%～25% 的病例涉及母系单亲二体（等二体或异二体），其中两条 15 号染色体均来自母体，可能是由于母体减数分裂期间的不分离，这是代表了基因组印记的一个典型例子[561]。在 2%～5% 的病例中，检测到印记中心缺陷。由多种遗传机制中的任何一种引起的缺乏功能性父系 15q11—q13 区域，均可导致该综合征。一种印记基因，即 SNRPN，涉及前体 mRNA 剪接，在脑（包括下丘脑）中表达，已被推进作为该综合征某些特征的一种解释。

在 Prader-Willi 综合征的基础状态下，血清 GH 促泌剂浓度和胃促生长素浓度升高[567]。餐后发现胃促生长素水平升高，此时该值应被抑制，这可能是食欲不

满足的原因。给予生长抑素类似物奥曲肽可导致基础胃促生长素值降低和餐后值略微降低，但尚未证实食欲变化。

Laurence-Moon 和 Bardet-Biedl 综合征：Laurence-Moon 综合征和 Bardet-Biedl 综合征之前被分为罕见的常染色体隐性遗传病，伴有各种类型的色素性视网膜炎和性腺功能减退。目前，这两种综合征被认为是一种疾病，目前的术语是 Bardet-Biedl 综合征。据估计，北欧人群中的发病率为 1/160 000，一些阿拉伯人群中的发病率为 1/13 500[568]。报道的临床表现为发育迟缓、痉挛性截瘫、轴后多指（趾）畸形、肥胖发作（通常在婴儿早期）和肾发育不良。性腺功能减退症具有特征性，男性患者和大多数女性患者一样不孕。遗传和表型异质性 Bardet-Biedl 综合征与 16 个基因相关联，占病例的 80%。基本缺陷是纤毛病。Biemond 综合征 II 具有相似的特征，有虹膜缺损、性腺功能低下、肥胖、多指（趾）畸形和发育迟缓，但它是一个截然不同的疾病。

功能性促性腺激素缺乏和其他慢性疾病：营养不良（可导致功能性低促性腺激素性性腺功能减退症）的影响应与慢性全身性疾病的主要影响分开，其中一些对下丘脑 – 垂体单位或性腺的功能有直接影响。从任何原因导致的体重减轻至低于理想体重 80% 可导致促性腺激素缺乏和血清瘦素水平降低；体重增加通常可在不同时期恢复下丘脑 – 垂体性腺功能，但不同个体重新开始月经期所需的体重不同，并且与首次月经停止时的体重相关[569]。

如果局部肠炎或慢性肺部疾病患者维持足够的营养和体重，促性腺激素分泌通常足够。囊性纤维化还与青春期延迟和 PHV 年龄相关，很大程度上是通过营养不良所致；管理改善和新生儿筛查增加了 PHV，并提高了 PHV 年龄，但均未达到正常值[454, 570, 571]。囊性纤维化女孩的初潮年龄与母亲年龄相关，符合预期，但与母亲初潮相比延迟了约 1 年，这种影响主要与营养状况相关[570, 987]。然而，即使青春期进展正常，囊性纤维化男孩也几乎普遍因精索管阻塞引起少精，这与营养状况无关。与女性患者相比，男性囊性纤维化患者生殖困难的患病率更高，可能反映了男性生殖组织（如附睾、输精管）中 CFTR 的患病率更高，管腔内容物更黏稠，最终损伤睾丸，可导致附睾和输精管缺如。正常卵巢不表达 CFTR，子宫内膜组织仅在青春期后表达，在宫颈上皮和输卵管中发现不同水平的 CFTR。尽管 CFTR 基因及其蛋白在人下丘脑中表达，但在永生化小鼠下丘脑 GnRH 分泌细胞系中，相应基因突变似乎不影响 LH 和 FSH 分泌。

镰状细胞病男孩和女孩青春期延迟发育约 2 年，即使采用现代治疗技术，月经初潮也延迟约 6 个月[572]。这可能是由营养状况所致。镰状细胞性贫血男

孩常表现出睾丸缺血或促性腺激素缺乏或两者引起的睾丸间质细胞功能受损。

由于垂体和下丘脑中的输血性铁沉积，珠蛋白生成障碍性贫血有血色病的风险；因此，60%～80% 的患者可能有低促性腺激素性性腺功能减退症和生长障碍[573]。外源性促性腺激素可以刺激性腺，在许多没有性腺损伤的患者中使用 hCG 和人 FSH 可以促进令人满意的性发育，包括生育能力，尽管在疾病控制不佳的儿童中垂体和性腺损伤可能很严重。原发性甲状腺功能减退症在这种情况下是常见，但它只是性成熟问题的一部分。去铁胺治疗可能引起骨骼发育不良并损害青春期生长，GH 缺乏导致的生长障碍也可能影响青春期生长[574]。

珠蛋白生成障碍性贫血患者的 BMD 降低使得早期识别和治疗该问题变得更为重要。用于准备患者在这种情况下进行骨髓移植的烷化剂的细胞毒性作用增加了问题。青春期开始后的治疗对男孩的性腺功能更安全，但不一定对女孩更安全。早期骨髓移植和青春期发育明显正常的女孩血清 FSH 水平升高和月经异常，直至闭经[575]，表明性腺损伤在骨髓移植后重型珠蛋白生成障碍性贫血女孩中普遍存在。

与暴露但未受影响的儿童相比，产前获得性 HIV 感染儿童的青春期显著延迟[988]。预计现代治疗方案可减少这种延迟。

慢性胃肠道疾病（如克罗恩病）通常伴有青春期延迟，如果成功，恢复营养的治疗可使青春期进展。青春期生长突增受到活动性炎症性肠病的影响，尤其是在需要糖皮质激素治疗的情况下。乳糜泻会降低儿童和青少年时期的生长速度，但在适当的饮食限制下，成人身高似乎是正常的。

慢性肾病与青春期发育延迟和促性腺激素脉冲式分泌减少相关，这是由于分泌的生物活性和免疫活性 LH 量减少，而不是频率改变所致。成功的肾移植通常可恢复促性腺激素分泌并改善生长。免疫反应性促性腺激素浓度可能升高，推测是由于肾脏清除率受损，但在重度肾损害时对 GnRH 的反应减弱。TeBG 在慢性肾衰竭中升高，游离睾酮水平较低。正在接受免疫抑制和隔日类固醇治疗的肾移植幸存者往往青春期开始延迟，夜间 GH 和促性腺激素的脉动性下降。

肾病综合征患者青春期生长不良，第二性征发育不良，促性腺激素分泌缺乏，类似 CDP。隔日糖皮质激素治疗的肾小球肾炎导致青春期生长突增延迟、减弱但延长，可导致最终身高正常。

白血病的早期发作和早期长期缓解的儿童在适当的年龄出现青春期或仅有轻微的延迟，而在儿童晚期有白血病初始症状的患者可能有相当大的青春期发育延迟。CNS 放疗可能引起低促性腺激素性性腺功能减退症或 GH 缺乏或两者兼有，腹部或盆腔照射和某些

类型的化疗（特别是在青春期给药）可能损害性腺功能并引起原发性性腺功能减退症，尽管即使面对血清促性腺激素水平升高，卵巢功能也可能恢复[568]。骨髓移植的全身照射发挥了最显著的作用，如 50% 的男性 GH 重度缺乏、56% 的甲状腺功能减退症和 83% 的性腺功能减退症，100% 的女性有卵巢功能衰竭；83% 发现胰岛素抵抗，61% 发现血脂异常[576]。接受 CNS 照射治疗的白血病儿童青春期生长突增减少，最终身高降低。长期随访研究证明，儿童期癌症中代谢综合征幸存者的发病率升高和心血管疾病的终生风险较高[577]。

其他内分泌疾病和青春期：甲状腺功能减退症可能会延迟青春期或初潮的开始（青春期提前开始的极端情况除外）；左甲状腺素治疗可逆转这种模式，但如果诊断延迟，身高可能会永久下降。

1 型糖尿病与月经初潮延迟有关[578]。值得注意的是，无论血糖控制程度如何，均可能发生这种情况。青春期前儿童最容易受到血糖控制不佳的影响，青春期受试者表现出正常的生长，除非发生严重的高血糖。无法准确量化避免这些并发症的控制程度，但即使是控制适度较差的青少年，也经常表现出一定程度的生长障碍和青春期延迟或月经不规则。Mauriac 综合征的特征是糖尿病控制不佳、肝大伴肝脏脂肪浸润和青春期延迟，这可能与营养不良有关[579]。

库欣病可能与性腺发育延迟或停滞有关，尽管过度男性化是另一种发现。

神经性厌食症及其变异[580, 581, 990]包括以下方面。

神经性厌食症：神经性厌食症是青春期促性腺激素缺乏的常见原因，是一种功能性疾病[582]。女孩患病率高（是青春期女孩第三大慢性疾病），男孩罕见。在所有精神疾病中，该疾病的死亡率最高[583]；神经性厌食症的加权死亡率（每 1000 人年的死亡率）为 5.1，神经性厌食症的 1.7 标准化死亡率为 5.86。其特征为身体形象扭曲、对肥胖的强迫性恐惧和食物回避，可导致重度自我诱导的体重减轻（低于年龄和身高正常体重的 85% 或 BMI＜17.5kg/m²）、受累女性的原发性或继发性闭经、广泛的内分泌紊乱，甚至死亡。具体诊断信息见 DSM-Ⅳ标准[581]。

相对于需求限制能量摄入，导致年龄、性别、发育轨迹和身体健康背景下的体重显著降低。显著低体重定义为体重低于最低正常值，或对于儿童和青少年，低于最低预期。

强烈恐惧体重增加或变得肥胖，或干扰体重增加的持续行为，即使在体重显著较低的情况下。

体重或体形体验方式紊乱，体重或体形对自我评价的过度影响，或持续缺乏对当前低体重严重性的认识。

有以下亚型：限制型和暴食 / 泻下型。

闭经的发生可能早于严重体重减轻的发生。其他共同特征包括青春期中期发病、多动、体温调节缺陷伴低体温和对寒冷敏感、便秘、心动过缓和低血压，BMR 降低、皮肤干燥、细或多毛、外周水肿和腮腺肿大。发病机制是多因素的，包括遗传因素和特征明确的心理成分。在诊断为神经性厌食症之前，必须排除器质性疾病；例如，患有巨催乳素腺瘤的女孩可能出现与神经性厌食症一致的体征。特纳综合征患者中神经性厌食症的患病率增加。

神经性厌食症具有相当大的内分泌影响[584]。血浆 FSH、LH、瘦素和雌二醇的浓度，以及尿促性腺激素的排泄通常较低。如果发病在青春期，LH 分泌的昼夜节律可能发生逆转，青春期早期特征性的睡眠相关的发作性 LH 分泌增加或 LH 对 GnRH 的反应增加也可能发生逆转，或者脉冲性分泌的幅度可能降低，如青春期前儿童的模式。GnRH 脉冲式静脉给药（间隔 90～120min）可产生 LH 脉冲，这与正常的青春期模式不同，表明功能性 GnRH 缺乏。血清瘦素水平较低，与脂肪组织质量显著降低一致，并随体重增加而升高。其他激素变化包括血浆 GH 和血浆皮质醇平均浓度升高；血浆 IGF-1、DHEAS 和 T_3 水平降低，T_4（除非存在低甲状腺素综合征）和 TSH 水平正常；TRH 给药后血清催乳素升高降低或胰岛素诱导的低血糖；浓缩尿液的能力降低。在年轻受试者生长障碍的鉴别诊断中必须考虑到这种情况。

心率降低是严重疾病的特征性体征，体现疾病危险性，考虑到患者可能进行过度运动，不要与运动性心动过缓混淆。神经性厌食症患者可见收缩压降低、体温降低、贫血和白细胞减少。神经性厌食症女孩的骨龄与实足年龄的比值显著降低，并与病程和营养状况标志物呈正相关。BMD 的所有指标均较低，骨密度最显著的预测因素是 LBM、BMI 和初潮年龄。通过改善营养治疗这些个体骨密度降低，可发生一定程度的骨密度追赶，但可能不会恢复正常。

体重增加后内分泌和代谢功能可能正常，但闭经可能持续数月，提示持续性下丘脑功能障碍。考虑到相关的死亡率，肠外营养可能适用于伴有重度体重减轻的耐药患者，尤其是伴有感染或电解质失衡的患者。然而，如果不正确处理，可能会导致再喂养综合征伴随低磷血症。这种疾病的治疗需要以团队的方式进行娴熟的管理、理解、耐心和精神科会诊。不幸的是，最佳治疗的循证方法并不充分，在未投保的个体中获得治疗仍然存在困难[585]。

功能性下丘脑性闭经定义为无月经，促性腺激素水平低或正常，促性腺激素对 GnRH 刺激的反应正常，但周期中 LH 峰缺乏或不足，促性腺激素正常脉冲式分泌（振幅或频率，或者两者）减少，以及无器质性异常的低雌激素血症[523]。这种情况可发生于体重正常但体脂百分比下降的女性。这些患者的皮质醇值高于平均水平；游离 T_4、游离 T_3 和总 T_4 水平降低，TSH 水平正常；瘦素浓度降低，这可能是由饮食模式的细微功能障碍和能量消耗改变所致。其后果从严重的雌激素缺乏到无排卵到短黄体期。骨密度降低是一个问题。在功能性下丘脑性闭经女性中发现了与低促性腺激素性性腺功能减退症病因有关的基因，如 GNRHR、KAL1 和 PROKR2，存在杂合子模式，表明对各种类型应激引起的疾病具有遗传易感性[523]；因此，功能性闭经可能不仅仅是功能性的[586, 587]。

神经性贪食症：现在将神经性贪食症与神经性厌食症的诊断分开[582]，DSM-IV 诊断标准如下。

- 暴食反复发作。暴食发作表现为以下两种情况。
  - 在离散时间段内（如在任何 2h 内）进食的食物量肯定大于大多数个体在相似情况下在相似时间段内进食的食物量。
  - 发作期间对进食缺乏控制感（如感觉无法停止进食或控制进食的内容或量）。
- 反复出现不适当的代偿行为以防止体重增加，如自我诱发的呕吐；误用泻药、利尿药或其他药物；禁食；或过度运动。
- 暴食和不适当的代偿行为平均每周至少发生 1 次，持续 3 个月。
- 自我评价不适当地受到体型和体重的影响。
- 这种紊乱并不只发生在神经性厌食症发作期间。

约 1.5% 的年轻女性发生贪食症。诱导呕吐引起的手部病变（即 Russell 征）和血清电解质水平异常是有用的临床标志物。经常滥用泻药、减肥药和利尿药。虽然减肥并不频繁，但闭经很常见。贪食症在女高中生和大学生中尤其普遍。儿童期性虐待史较未受影响的青少年多见。患有心理社会侏儒症的婴幼儿可发生生长停止。紧张的社交场合也会抑制青春期的生长和身体青春期发育。

运动、卵巢功能减退和闭经：女性运动员三联征。1992 年，美国运动医学学会将女性运动三联征定义为原发性或继发性闭经、进食障碍和骨质疏松症[582]。尽管过度运动训练对女孩的内分泌影响很大，但优秀的青春期前和青春期女运动员遭受的身体损伤相对较少。由于中度运动对亚优秀女性跑步者的青春期发育没有明显的影响，因此在青春期不应阻止适度运动。然而，对于青春期前女孩来说，广泛的训练（每周 10～12h）可能是过度的。

贪食症、神经性厌食症或运动性厌食症最常见于从事强调体重的运动的女孩[587]。与体力活动较少的女孩相比，青少年芭蕾舞演员体重较轻，体脂较少，青春期延迟，以及原发性和继发性闭经的发生率较高。体重下降以外的因素可通过抑制下丘脑 GnRH 脉冲发生器损害健康的芭蕾舞演员和女运动员（如体重不轻

的游泳运动员）的青春期进展并延迟初潮。

初潮前开始剧烈训练的运动员初潮年龄延迟[588]。然而，基因的影响盖过了由于体重或活动引起的变化，因为运动女孩初潮延迟与其母亲初潮年龄之间存在正相关。尽管一些艺术体操和艺术体操运动员的研究发现，与他们的母亲和姐妹相比，月经初潮延迟更明显，但[589-591] 国际体操联合会科学委员会最近的一项文献调查发现[592]："①女性和男性艺术体操运动员的成年身高或接近成年身高不受强化体操训练的影响；②体操训练似乎不会减弱上（坐高）或下（腿）体节长度的生长；③体操训练似乎并不能减弱青春期的生长和成熟，既不能减弱生长速度，也不能减弱生长突增的时间和节奏；④现有数据不足以解决强化体操训练和内分泌系统改变的问题。"这意味着这些运动员可能因为自我选择而变矮和青春期延迟。有研究的结果与这些结论不一致。

据报道，与芭蕾舞演员和对照受试者相比，体操运动员的股骨骨密度较高，但体操运动员和芭蕾舞演员的桡骨骨密度较低，反映了施力对骨重建的影响；发现血清瘦素与胫骨骨密度之间存在正相关关系[593]。月经规律的女性长跑运动员的骨密度高于月经不调者。晚年的骨质减少可能是由芭蕾舞演员闭经所致，即使是雌激素替代，营养治疗也被认为对改善结局很重要[594]。

瘦弱和剧烈的体力活动似乎具有协同作用，但剧烈运动训练本身可能抑制 GnRH 脉冲发生器，部分由涉及 β 内啡肽的内源性阿片类药物途径介导。当剧烈的生理活动被中断时（如因损伤），闭经患者青春期提前，月经初潮常发生在活动中断后的几个月内，在某些情况下，在身体成分或体重发生显著变化之前出现月经。即使性腺发育迟缓，肾上腺发育也不会延迟。

与非田径运动员的女孩（如滑冰、游泳运动员）相比，体重正常、脂肪较少且肌肉较多的女性运动员也有青春期延迟、原发性和继发性闭经的风险。然而，其机制显然与跑步者和芭蕾舞者的下丘脑性闭经不同。在游泳运动员中，月经周期经常是不规则和不排卵而不是没有月经周期，血浆 DHEAS 和 LH 浓度高于正常，但血浆雌激素水平正常。

对体操运动员与游泳运动员进行对比的前瞻性研究表明，体操运动员的生长速度下降，下肢长度生长发育不良，并且在一些研究中，身高预测下降[595]。

女性运动员的催乳素水平可能升高，并可能导致该组初潮延迟。骨量减少可由相关的慢性低雌激素血症引起[588]。女孩的脊柱侧弯通常在青春期生长突增期间发生，并且更常发生在青春期生长突增更快的女孩中。芭蕾舞者脊柱侧弯发生率较高，比一般人群多且常有青春期延迟和初潮延迟。这些女孩的瘦素水平降低，但可溶性瘦素受体和脂联素水平在整个青春期升

高；这些变化与 LBM 的变化有关，而与 BMI 无关。在一般人群中，特发性脊柱侧弯与统计学上较早的初潮年龄和青少年早期生长突增相关。与脊柱侧弯相关性最强的是青春期生长突增时身高较高。成人身高在家族性脊柱侧弯的家庭系统排列中与家庭正常无差异。

虽然相比女性，男性受影响小，但男性也可能受到严格的体能训练的影响。他们可能对 GnRH 的 LH 反应降低，自发 LH 脉冲频率和振幅降低；血清睾酮水平正常或较低，具有极端活动水平。

（5）青春期延迟的其他原因：大麻的使用与男性乳腺发育有关，是青春期延迟的假定原因。未经治疗的戈谢病会导致青春期发育延迟，但早期酶替代治疗可使青春期按时开始 [596]。家族性自主神经异常女孩的月经初潮延迟，通常会出现严重的经前综合征。这种情况最终与妊娠相容。慢性感染可能会延迟青春期的开始。

（6）中枢神经系统肿瘤：细胞外肿块可能干扰 GnRH 的合成、分泌或刺激垂体促性腺激素。大多数下丘脑 - 垂体肿瘤引起促性腺激素缺乏的患者有一种或多种垂体激素缺乏（或血清催乳素水平升高伴催乳素腺瘤）。与患有特发性和家族性垂体功能减退症的患者相比，由于肿瘤导致 GH 缺乏的患者生长障碍发生较晚，其中生长障碍在生命早期开始。婴儿期存在垂体前叶和垂体后叶缺陷提示中线发育缺陷，但婴儿期后这种组合的发展使 CNS 病变扩大。

颅咽管瘤：颅咽管瘤是一种罕见的儿童期非神经节起源的胚胎性畸形（每年每 100 万人口中有 0.5～2 例新发病例，或者占儿童颅内肿瘤的 1.2%～4%），是一种常见的 CNS 肿瘤 [597]。然而，它是与下丘脑 - 垂体功能障碍和性幼稚症相关的最常见的脑肿瘤，占垂体肿瘤的 80%～90%，在儿童期所有颅内肿瘤的 15% [598]。症状通常出现在 20 岁之前，6—14 岁为发病高峰，30%～50% 发生在儿童年龄范围。Harvey Cushing 引入了术语颅咽管瘤，并将其视为"最可怕的颅内肿瘤" [599]。

关于这种非神经节颅内肿瘤的胚胎学起源的各种理论是目前的：一种理论支持 Rathke 囊外胚层残余的发育，另一种理论支持垂体前叶和前漏斗部残余胚胎上皮的发育。颅咽管瘤可位于蝶鞍内或蝶鞍上方，或更罕见的是可见于鼻咽或第三脑室。

颅咽管瘤似为单克隆肿瘤，约 50% 有 1q、12q 和 17q 的增益等细胞遗传学异常。儿童期颅咽管瘤约 70% 的病例为伴有囊肿形成的造釉细胞瘤型。这些类型存在 Wnt 信号通路失调和 β-catenin 基因（CTNNB1）突变，而乳头状颅咽管瘤存在 BRAF 突变，更常见于成人患者 [600, 601]。

颅咽管瘤的 CNS 体征随着肿瘤侵犯周围结构而发展。颅咽管瘤的症状包括头痛、视觉障碍、身材矮小、尿崩症、呕吐、一个或多个肢体无力。颅咽管瘤的特征包括视觉缺陷（包括双侧颞区缺陷）、视神经萎缩或视盘水肿，以及 GH 缺乏、青春期延迟和甲状腺功能减退的体征。尽管大多数患者在诊断时身高和身高速度均低于平均值，但可能存在较长的惰性病程。促性腺激素、GH、TSH、ACTH 和精氨酸加压素缺乏很常见。血清催乳素浓度正常或升高。骨龄延迟很常见，可能指向肿瘤生长的开始。

约 70% 的颅咽管瘤患者有鞍上或鞍内钙化（见于不到 1% 的正常个体）和蝶鞍异常，有时在因其他适应证（包括正畸）拍摄的 X 线上发现。CT（而非 MRI）显示在侧位颅骨 X 线上不明显的细小钙化。钆前后 MRI 是疑似颅咽管瘤的首选诊断程序，可确定肿瘤是囊性还是实性，提示是否存在脑积水；必要时可采用 CT 寻找钙化灶，CT 或 MRI 加增强可确定肿瘤是囊性还是实性，提示是否存在脑积水（图 26-45）。

较小的颅咽管瘤（通常在鞍内）可以通过经蝶窦显微外科手术进行治疗，但较大或鞍上肿块通常需要开颅手术，并且入路必须个体化。据报道，术后 5 年总生存率为 88%～94%，10 年总生存率为 70%～92%，20 年生存率为 76%。与尝试完全手术摘除相比，有限的肿瘤切除和放射治疗的结合导致令人满意的神经系统预后、更好的认知结果和更好的内分泌结果。明显完全切除后早期的肿瘤复发频率和不完全切除后的肿瘤进展提示术后放射治疗的必要性。替代方法包括质子束治疗；主要在囊性颅咽管瘤病例中，正在研究放射性同位素或硬化物质（如博来霉素或 IFNα）的滴注 [602]。尽管如此，尚未确定保持最佳生活质量的推定治疗方式，但纵向研究（如随机多国试验 KRANIOPHARYNGEOM2007）可能回答这个问题 [602]。

术后食欲亢进和肥胖（BMI 高于正常值，>5SD）可能是显著的，并与头颅 MRI 上下丘脑损伤的程度相关。下丘脑腹内侧核（与副交感神经活性增加和高胰岛素血症相关）或 PVN 损伤可能引起这些结果，胰岛素抑制可能有帮助。短期随访研究证明了减肥手术治疗受累患者肥胖的疗效 [601]。下丘脑保留手术可降低术后食欲亢进和肥胖的风险 [602]。手术治疗颅咽管瘤后可能出现睡眠模式异常，甚至发作性睡病和日间嗜睡，部分患者使用褪黑素可改善睡眠模式 [603]。尽管内分泌并发症更容易管理，但抗利尿激素分泌不足（即尿崩症）和口渴感受损的组合仍然是一个复杂的管理问题。

Rathke 裂隙囊肿通常是 MRI 上偶然发现，但它可以产生与颅咽管瘤难以区分的症状和体征，如性早熟或青春期延迟 [604]。手术引流和囊壁切除是一种重要方法。

其他鞍外肿瘤：具体如下。

生殖细胞瘤：生殖细胞瘤（即松果体瘤、异位松果体瘤、非典型畸胎瘤或无性细胞瘤）和 CNS 的其

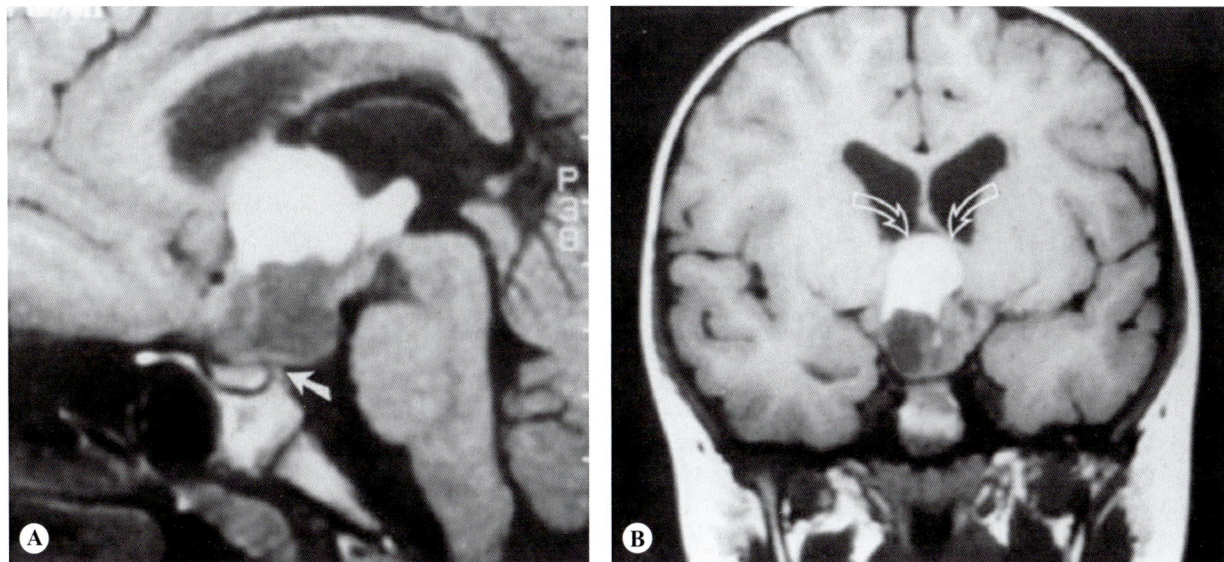

▲ 图 26-45 一名 5 岁小女孩发生颅咽管瘤，该患者有额叶头痛、视力受损和生长不良病史

A. 中线、矢状位、T₁加权图像显示高信号区域向上和低信号区域向下。非增强检查中高信号和低信号区域的组合是颅咽管瘤最具特征性的发现。注意鞍背侵蚀（实箭）和垂体后叶亮点。B. 冠状位、T₁加权成像显示肿瘤向上延伸至额下角，使室间孔变窄，并引起轻度脑积水。空箭表示肿瘤高信号区域的上边界

他生殖细胞肿瘤是最常见的鞍外肿瘤，出现在鞍上下丘脑区域和松果体区域，通常导致性幼稚症。生殖细胞瘤占所有颅内生殖细胞肿瘤的 66%，占小儿脑肿瘤的 3%～11%。约 84% 见于松果体和神经垂体区。发病高峰出现在 20 岁和婴儿期。更常见于男性[605]。烦渴和多尿是最常见的症状，其次是视力障碍和生长异常、青春期或运动障碍。诊断可能延迟数月至数年，因为结果归因于精神疾病。血管升压素和生长激素缺乏是最常见的，但其他垂体前叶激素缺乏（包括促性腺激素缺乏）和血清催乳素水平升高也很常见。脑脊液和血清中 hCG 浓度及 α 甲胎蛋白水平的评估为儿童和青少年生殖细胞肿瘤患者提供了有用的肿瘤标志物。男孩生殖细胞肿瘤通过分泌 hCG 引起同性 GnRH 非依赖性性早熟（GnRH-independent sexual precocity，GISP）。分泌 hCG 的肿瘤引起男孩性早熟，曾有 1 例女孩发病的病例报道。

生殖细胞肿瘤沿第三脑室内衬室管膜下扩散常见，种植可累及下脊髓和马尾。对比增强 MRI 可用于检测孤立性垂体柄增大，这需要定期 MRI 监测，以期早期发现，尤其是在尿崩症患者中[481]。在 1—15 岁，垂体大小增加 100%，但在出生第 1 年后，松果体大小通常不会发生变化；任何后期增大均表明存在占位病变。松果体囊肿是 CPP 的少见原因。

放疗是纯生殖细胞肿瘤（如生殖细胞瘤）的首选治疗方法；除活检确定组织诊断外，很少有手术指征[481]。因为试图降低放疗的长期并发症转而考虑化疗。单独化疗不充分，但化疗和放疗联合治疗可能

成功[485, 606]，这两种治疗方法均推荐用于混合性生殖细胞肿瘤。由于在 CNS 生殖细胞肿瘤成功治疗数年后偶尔会发现睾丸生殖细胞肿瘤，因此需要长期监测[557, 607]。

作为神经纤维瘤病（von Recklinghausen 病）的一部分或独立发生的下丘脑和视神经胶质瘤或星形细胞瘤也可引起性幼稚症。胶质瘤和脑膜瘤是接受 CNS 放疗的儿童期癌症存活者（通常为年轻成人甚至青少年晚期）中最常见的 CNS 肿瘤[608]。

垂体腺瘤：在所有手术治疗的垂体瘤中，只有 2%～6% 发生在儿童和青少年时期，大约 1/100 万儿童受累[598]。大多数功能性垂体腺瘤分泌 ACTH，催乳素腺瘤或 GH 瘤或无功能腺瘤不太常见。大多数垂体瘤是由 GNAS 突变引起的单克隆病变。青少年发生的垂体组肿瘤可能是多发性内分泌肿瘤 1 型或家族性孤立性垂体腺瘤的首发表现[609]。通过更高灵敏度的成像技术，可能会发现垂体偶发瘤（之前因不相关原因而在成像研究中发现的非疑似垂体病变）[610]。评价此类病变的分泌活性、考虑占位效应并随访监测大小变化很重要，但检测到的一些病变与青春期异常无关。

催乳素腺瘤在儿童期的发病率较低，但在 15—24 岁年龄组中的发病率为 1/5[611]。一项 44 例病例的调查报道，61% 的催乳素腺瘤为大腺瘤（男孩更常见，垂体功能减退和生长障碍常见），39% 为微腺瘤（女孩更常见，青春期延迟常见）[612]。这 29 例患者中只有 2 例出现青春期延迟，但 13/20 的青春期女性患者出现原发性闭经。症状包括女孩月经稀发和溢乳，男孩头

痛。溢乳只能通过人工检查乳头来证实（检查前或数小时后，因为乳头操作可使催乳素水平升高，所以应采集血样检测催乳素）。

多巴胺能治疗通常能成功地降低催乳素值。多巴胺激动药溴隐亭可降低血清催乳素浓度和减小肿瘤大小，这是大催乳素腺瘤手术前和肿瘤切除不完全时的有用方法。经鼻蝶入路切除儿童和青少年微小催乳素腺瘤是一种有效的治疗方法。女孩的青春期进展和正常月经功能通常发生在血清催乳素水平降低之后。1 名 16 岁女孩在卡麦角林治疗巨催乳素腺瘤后发生垂体卒中 [613]；在接受溴隐亭治疗的成人中观察到该并发症，三尖瓣反流可能是一种累积效应 [614]。在市售催乳素测定中，巨催乳素（免疫球蛋白 G 和单体催乳素的复合物，在体内几乎没有生物活性）的高血清水平发生交叉反应，导致假高催乳素血症；聚乙二醇沉淀后，应通过亚分馏重新检查高催乳素值 [615]。

导致青春期延迟的其他中枢神经系统疾病：具体如下。

朗格汉斯细胞组织细胞增多症：朗格汉斯细胞组织细胞增生症（即 Hand-Schüller-Christian 病或组织细胞增生症 X）是朗格汉斯组织细胞或其前体的克隆性增生性疾病。其特征是皮肤、内脏和骨骼中富含脂质的组织细胞或泡沫细胞浸润 [616]。原因尚不明确，因为存在肿瘤特征和反应性免疫疾病的特征。由下丘脑或垂体柄浸润引起的尿崩症是最常见的内分泌表现，可能伴有 GH 缺乏和青春期延迟。肺、肝和脾脏、扁骨和长骨中的囊样区域及腰背脊柱可能受累。可见下颌骨稀疏骨内"浮动牙"，牙齿缺失或松动，眼眶浸润所致眼球突出。乳突或颞骨受累可能导致慢性中耳炎。糖皮质激素、抗肿瘤药物和放射治疗在生存方面有希望，但超过 50% 的患者有晚期后遗症或疾病进展。这种罕见疾病的自然消长过程使治疗评价变得困难，并突出了国家标准化治疗方案的重要性 [616]。

中枢神经系统感染后炎性病变、血管异常和头部创伤：CNS 结核性或结节病样肉芽肿与青春期延迟相关。脑积水可引起青春期延迟，可通过减压逆转，蛛网膜下腔囊肿的压力也可逆转。

中枢神经系统放射：用于治疗肿瘤、白血病或头面部肿瘤的 CNS 放疗可能导致下丘脑 – 垂体衰竭逐渐发作 [617]。尽管 GH 缺乏是最常见的激素紊乱，但也会出现促性腺激素缺乏、甲状腺功能减退和骨密度降低 [618, 619]。对于女性卵巢早衰和男性需要睾酮治疗，下丘脑垂体轴暴露于 30Gy 的复发率约为 6% [620]。

据报道，在大约初潮时接受 CNS 放疗治疗急性淋巴细胞白血病的女性自我报告的生育力较低 [621]，但这项长期研究中女性的平均年龄在 20 岁出头，生育力的长期随访可能会改变结果。生命早期的 CNS 照射使患者后期易发生继发性 CNS 肿瘤，有时发生在首次肿瘤治疗后的几年内 [608]。

Fröhlich 综合征：Fröhlich 综合征或脂肪发育不全是一组内分泌异常，结合了由下丘脑 – 垂体疾病引起的肥胖和性腺功能减退的结果。值得注意的是，最初的描述涉及 1 例累及下丘脑 – 垂体轴的结核病患者。

(7) 高促性腺激素性性腺功能减退症：原发性性腺疾病引起的性幼稚症。最常见的原发性性腺功能衰竭形式与性染色体异常和特征性生理结果相关 [590, 622]。睾丸或卵巢功能障碍作为孤立性结果是青春期高促性腺激素性性腺功能减退症的较少见原因。

• 男孩

Klinefelter 综合征及其变异类型（见第 24 章）：Klinefelter 综合征（即生精小管发育不全综合征）及其变异类型在男性中的发生率约为 1/1000，是男性性腺功能减退的最常见形式 [622-624]。常见的临床特征包括成年后睾丸小而坚硬（<3.5cm）；精子发生受损；男性表型，通常伴有男性乳腺发育和长腿，但不伴有长臂 [622]（图 26-46）。在青春期前，患者可以通过四肢不成比例的长度、上 / 下部量比值降低不伴臂展长度增加被发现，而宦官体型臂展长度和下肢长度通常是增加的；但是，不到 10% 可以在青春期前诊断。随着染色体核型检查在有行为问题的儿童和因各种原因在妊娠中，生命早期的诊断中使用增加，青春期前 Klinefelter 综合征的诊断可能会增加。由于腿部的不成比例生长，会出现家族性的高身高，似乎与 SHOX 基因 [624] 的多个拷贝有关；然而，正常或身材矮小并不能排除诊断。

患有 Klinefelter 综合征的婴儿在 2—3 月龄时 INSL3 水平正常，在婴儿的微小青春期短暂升高，睾酮水平低于对照受试者的中位数，但在正常范围内，抑制素 B 和 AMH 水平也在正常范围内 [624]。然而，25% 的患者 FSH 水平高于正常，是睾丸缺陷的早期证据。一些患者的肌张力也较低 [625]。

青春期前睾酮、INSL3 和抑制素 B 的浓度正常升高。到青春期中期，睾酮和 INSL3 浓度仍处于正常范围下限，在 XXY 型青少年中不到 AMH 水平，但下降比正常男孩的年龄更晚，在血清睾酮（>2.5nmol/L）水平明确升高和支持细胞退化后，抑制素 B 水平从正常水平下降至青春期晚期成人 Klinefelter 综合征患者的特征低水平 [626]。血清 LH 和 FSH 通常在青春期中期升高。当低促性腺激素性性腺功能减退症伴有 47,XXY Klinefelter 综合征或并存体质性延迟时，很少促性腺激素浓度很少降低。

青春期前睾丸仅表现出细微的组织学改变，尽管睾丸较小，生殖细胞含量减少，而支持细胞在 2 岁前丰度和外观正常。年长的青春期前患者的生精小管正常。青春期后出现生精小管玻璃样变和纤维化，以及睾丸间质细胞假腺瘤样改变；在围青春期男孩中发现

个体中监测乳腺癌非常重要。

AR 基因位于 X 染色体上，编码在第一外显子的编码序列中具有高度多态性 CAGn 三核苷酸重复序列的配体依赖性转录因子。所得蛋白 N 端反式激活结构域中翻译的聚谷氨酸束的长度，该聚谷氨酸束的长度与受体反式激活活性成反比。正常变异范围内的重复序列越短，AR 越活跃，这种活性的微小变化可能导致对 Klinefelter 综合征更显著的影响，其中睾酮分泌可能已经受损。据报道，儿童中的 CAGn 重复长度与阴茎长度呈负相关，但与睾丸大小无关[581, 631]。另一项研究发现，CAGn 重复长度与身高呈正相关，与骨密度和与身高的手臂跨度呈负相关，并且对于男性乳房发育和成人睾丸较小，存在较长的 CAGn 重复[632]。额外 X 染色体的父系与青春期开始较晚和 CAG 重复次数较长有关[627]。

Klinefelter 综合征中的行为和发育：神经行为异常，主要是语言、言语、学习和额叶执行功能的异常，在 Klinefelter 综合征中很常见，甚至是普遍的，但严重的发育迟缓并不常见[244]。这些问题可能引起在儿童期进行评估和青春期前识别该综合征。青春期适应问题的发生率增加。患有 Klinefelter 综合征的成年人受教育时间较短，收入较低，退休时间较早，失业率较高，而且结婚率比全国平均水平低。Klinefelter 综合征男性的死亡率显著增加（HR=1.9）[633]。性虐待和纵火的犯罪率显著增加，而色情犯罪和毒品犯罪显著减少。

未经选择的 Klinefelter 综合征受试者人群的总体 IQ 正常或接近正常，但与特纳综合征患者相比，言语 IQ 通常低于（如 10～20 分）操作 IQ。

青春期前 Klinefelter 综合征患者左半球对言语任务的特化降低，右半球对非言语任务的特化增强。然而，这些异常在青春期开始后趋于正常化，提示青春期大脑半球重组。提出了支持产前睾酮对脑优势、语言和阅读病理影响的假设。

关于睾酮治疗婴儿或青少年 Klinefelter 综合征的适应证存在争议。尽管越来越多的父母认为在婴儿期或青春期早期进行睾酮治疗可改善 Klinefelter 综合征男孩的语言、阅读、行为和自我形象，但尚无支持这一观点的严格对照研究，需要进行长期研究[634, 991]。

Klinefelter 综合征其他方面：与 Klinefelter 综合征相关的疾病包括主动脉瓣疾病和浆果样动脉瘤破裂（正常发生率的 6 倍）；乳腺癌（正常男性发生率的 20 倍，女性发生率的 1/5）；其他恶性肿瘤，如急性白血病、淋巴瘤和任何中线部位的生殖细胞肿瘤；系统性红斑狼疮；约 25% 的受累成人出现骨质疏松症。糖尿病、甲状腺疾病、疲乏、静脉曲张和特发性震颤的风险增加。

约 20% 的纵隔生殖细胞肿瘤与 Klinefelter 综合征有关，它们发生的年龄比与该综合征无关的纵隔生殖

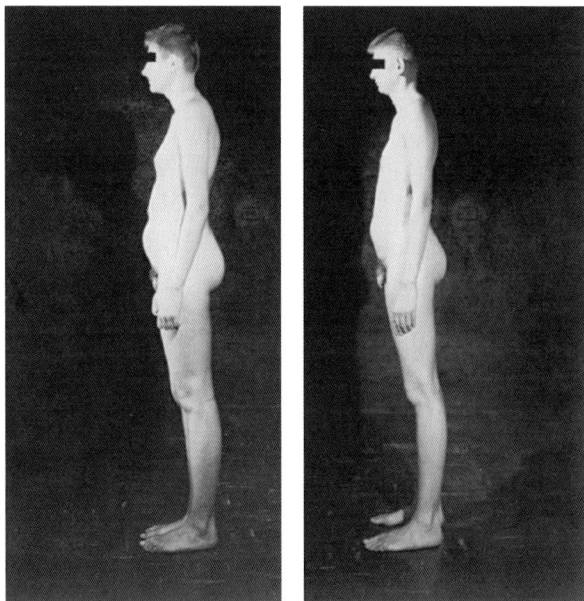

▲ 图 26-46　一对患有 47, XXY Klinefelter 综合征的 17 岁双胞胎

在 15 岁时，观察到男性乳腺发育。这对双胞胎有宦官体型和发育较差的男性第二性征。均高 187cm；臂展 187cm，189.5cm；声音高调；睾丸大小 1.8cm×1.5cm；阴茎长 7.5cm。男性乳房发育和雄激素缺乏体征在左侧双胞胎中更明显。尿促性腺激素水平大于 50mU/24h。睾丸表现为广泛的肾小管纤维化、小管发育不良和睾丸间质细胞成团或假腺瘤形成；生殖细胞罕见。显微镜下表现为典型的生精小管发育不全（引自 Grumbach MM, Barr ML. Cytologic tests of chromosome sex in relation to sexual anomalies in man.*Recent Prog Horm Res*. 1958; 14: 255-324.）

成人型精原细胞，但年长男孩没有生殖细胞；青春期开始时睾丸加速退化[627]。然而，从睾丸组织中取精的成功率为 44%，使用显微切割睾丸精子抽吸术的成功率为 55%。101 名儿童依靠卵胞质内单精子注射技术出生，其中先天性或遗传缺陷没有明显增加[628]。建议在睾丸退化进展之前进行睾丸组织冷冻保存[629]，但可能保险难以覆盖此类程序。

儿童和青春期患者的睾丸间质细胞功能存在变异，但睾酮的血浆浓度未能上升到正常成人水平。青春期起始通常不会延迟，但睾丸间质细胞储备受损和低睾酮水平可能导致青春期变化进展缓慢或停滞。当 LH 水平高于正常值范围时，应考虑睾酮替代治疗，但并非所有青春期早期患者都需要[630]。血清雌二醇/睾酮比值和 TeBG 水平高于正常男性，表明雌激素效应增加和睾酮效应降低，这可能部分解释了 Klinefelter 综合征的男性乳腺发育特征。睾酮给药似乎不能减少男性乳腺发育，但双氢睾酮可能有帮助。芳香化酶抑制药或雌激素受体拮抗药似乎不能有效治疗 Klinefelter 综合征的男性乳腺发育。如果男性乳腺发育在 2 年内没有消退，则需要进行乳房缩小成形术。在这些易感

细胞肿瘤小。除了罕见的例外，这些可能位于 CNS 至盆腔任何部位中线的生殖细胞肿瘤分泌 hCG 并诱导性早熟。患有分泌 hCG 的生殖细胞肿瘤的男孩需要考虑 Klinefelter 综合征，尤其是肿瘤位于纵隔或 CNS 时。

其他形式的原发性睾丸衰竭：具体如下。

癌症幸存者：化疗和直接放疗影响睾丸功能，随着更多儿童在癌症有效治疗后存活，将导致青春期延迟和成人不育。癌症治疗，尤其是性腺照射或使用烷化剂化疗药物，会影响睾丸功能，并可能导致成人不育[635]。一些疗程会对生殖细胞造成严重损伤，但对睾丸间质细胞无明显影响。儿童期霍奇金淋巴瘤的化疗，包括苯丁酸氮芥、长春碱、氮芥、长春新碱、丙卡巴肼和泼尼松（COPP/MOPP），可使青春期自然进展，但 FSH 和 LH 浓度可升高，抑制素 B 浓度在青春期降低。基础血清 FSH 水平、GnRH 刺激后 LH 和 FSH 水平的升高与环磷酰胺的剂量相关。COPP/MOPP 化疗治疗霍奇金淋巴瘤可引起支持细胞和生发细胞的严重损伤，但在睾丸间质细胞影响较小，即使治疗发生在青春期前。建议降低剂量或限制治疗少于 3 个疗程以减少这些并发症[636]。正常的基础 LH 值可能放大人们对睾丸间质细胞功能正常的期望，但如果 GnRH 后 LH 水平过度升高，则存在代偿性睾丸间质细胞损伤。阿霉素（多柔比星）、博来霉素、长春碱和达卡巴嗪（ABVD 方案）联合应用可引起生殖细胞耗竭。虽然最初认为一定程度的青春期前性腺成熟发生在这些药物引起性腺损伤之前，但青春期前治疗可能导致性腺损伤发生较早，并且直到青春期年龄才可能证实。用于治疗肾病综合征或白血病的化疗药物，如环磷酰胺或苯丁酸氮芥，导致青春期前患者的支持细胞、睾丸间质细胞和生殖细胞损伤；这些性腺损伤有时是可逆的。

放射治疗：性腺辐射可引起原发性睾丸衰竭，通常导致无精子症，尽管正常睾酮分泌可能与 LH 和 FSH 值升高相关（代偿性睾丸间质细胞衰竭）；如果可能，必须保护性腺免受放射。直接辐射剂量超过 2Gy 可能会损害精子发生。暴露于超过 20Gy 的剂量时，成人需要睾酮替代的概率较未暴露组高 11 倍[620]。

目前正在研究冷冻保存儿童癌症患者（Klinefelter 综合征患者）的精子，但从青少年中采集精子的伦理和逻辑问题仍然很大，青春期前儿童更是如此。并非所有的精子都可能受到治疗的影响，即使在似乎睾丸衰竭的个体中，通过显微切割生精小管也可能回收到功能性精子。即使精子数量较少，也可通过卵胞质内单精子注射成功受精。当放疗或化疗导致 DNA 损伤时，负责细胞凋亡的基因被激活；对这些基因的操作可能允许未来重建生育能力。肿瘤生育是一个新的研究领域，旨在保留接受癌症治疗的儿童和青少年的生育能力，新的方法无疑会出现。

对未提供保留生育力或在诊断时甚至未与之讨论此类问题的成人的调查显示，他们感到相当痛苦。然而，青春期或青春期前的精子库在程序、库成本和结果的不确定性方面存在伦理问题，目前不是标准治疗[637]。

在接受下丘脑 - 垂体轴放射治疗的癌症生存者中也出现了对骨密度降低和骨折风险的关注。

睾丸生物合成缺陷：46,XY 性发育障碍是由于位于 10q24.3 的 CYP17A1 基因突变引起的 17α- 羟化酶 / 17, 20- 裂解酶缺陷，它与性幼稚症和女性表型有关[638]。睾酮生物合成缺陷阻断睾酮和肾上腺雄激素的合成，在所有发育阶段损害男性化。在这种情况下，相关的皮质醇缺乏和盐皮质激素分泌增加导致高血压、血清钾水平降低和代谢性碱中毒。血清孕酮水平升高和血浆肾素活性降低是特征诊断[639]。糖皮质激素替代可抑制 ACTH 和盐皮质激素过多，并纠正电解质异常，但除非给予外源性性腺类固醇，否则性发育不会出现。不太严重的缺陷与生殖器表型模糊有关。CYP17A1 突变导致孤立的 17,20- 裂解酶缺乏罕见。

一种罕见的常染色体隐性遗传病是 StAR 蛋白缺乏，导致生成 C21、C19 和 C18 类固醇的能力丧失，并严重损害胆固醇转化为孕烯醇酮；严重受累患者的肾上腺富含脂质[640]。超声、CT 或 MRI 可显示增大的肾上腺。如果因糖皮质激素分泌不足和盐皮质激素缺乏而不治疗，常在婴儿期死亡。受影响的个体在生理上似乎是性幼稚型女性，无论是核型为 46, XY，还是 46, XX；由于性腺或肾上腺雄激素缺乏产生，受影响的 XY 表型女性不会出现第二性征，包括阴毛[622]。然而，具有无效突变的 XX 女性在青春期出现女性特征，包括阴毛和多囊卵巢，但也有原发性或继发性闭经。与胎儿睾丸相反，胎儿卵巢对 FSH 不敏感且不生成类固醇，在胎儿期未受损并可一直保持到青春期开始。在青春期 FSH 刺激下，随着卵巢卵泡的募集，卵巢发生进行性损伤和囊肿形成。卵巢损伤和卵巢 StAR 非依赖性类固醇生成受损似乎与卵巢中的脂质沉积有关[641]。

LH 抵抗：据报道，LH 受体异常引起 LH 抵抗的推定证据出自一名 18 岁男孩由睾丸间质细胞上，该患者具有男性表型但无男性第二性征发育、男性乳腺发育、血浆 LH 水平升高和青春期早期血浆睾酮浓度对 hCG 无反应；睾酮前体水平未升高[642]。睾丸大小为青春期前，但显微镜下表现为青春期前正常睾丸。睾丸的质膜受体制剂结合的放射性标记 hCG 仅为对照睾丸的一半。

在受累的男性中，这种常染色体隐性遗传病是由 LHCGR（编码 G 蛋白耦联的 7 次跨膜 LH/hCG 细胞受体的基因，位于基因图谱位点 2p21）突变引起的。导致 LHCGR 功能更严重受损的突变与 XY 性发育障碍相关。LH 受体外显子 10 纯合子缺失或纯合子错义突变 Ser616Tyr、Ile625Lys 与 LH 受体功能部分受损引起的小阴茎（但不是尿道下裂）相关，出现对 LH 反应不佳而非 hCG。

男孩肾病性胱氨酸病导致高促性腺激素性性腺功能减退症。

无睾症和隐睾：隐睾是一种在出生前一侧或双侧睾丸未达到阴囊底部的病症。动物和人类数据表明，睾丸下降受睾酮和 INSL3 的影响；例如，雄激素抵抗导致下降不足，在无 INSL3 的转基因小鼠中也会发生。当睾丸没有下降时，它们可能位于高阴囊、阴囊上或腹股沟位置，或者无法触及，其中也包括异位睾丸[643]。但文献分析显示，足月适于胎龄儿的未降睾丸率为 1.0%～4.6%，而早产儿或 SGA 的未降睾丸率为 1.1%～4.3%[644]。到 1 岁，足月 AGA 男孩的未降睾丸率为 1.0%～1.5%，在 6 岁时为 0.0%～2.6%，在 11 岁时为 0.0%～6.6%，在 15 岁时为 1.6%～2.2%。睾丸可能在出生后上升，睾丸上升，这导致在几个国际研究中青春期前未降睾丸的患病率高于出生时，并且这些患者并不总是包括在隐睾调查中。对 100 多万丹麦男孩的研究表明，隐睾的一致率为：同父异母兄弟 3.4%，同母异父兄弟 6%，同父同母兄弟 8.8%，异卵双胞胎兄弟 24.1%，同卵双胞胎兄弟 27.3%，表明这受遗传和宫内环境的影响[645]。

没有可触及睾丸的 46, XY 男性可能有腹腔内睾丸，这会增加恶性退化的风险；无睾症（即由围产期扭转引起的睾丸消失综合征），在剖腹手术时没有发现睾丸；回缩睾丸（这是正常的变异）。约 50% 的双侧不可触及的睾丸为未降睾丸，另外 50% 为存在于阴囊中的消失睾丸的睾丸残留物，通常不含生殖细胞，没有患癌的风险。如果病史确定，则不需要切除[646]。如果存在男性表型和男性内导管，则在胎儿生命早期存在能够分泌睾酮和 AMH 的功能性胎儿睾丸，但此后退化。血清促性腺激素遵循婴儿期和青春期高值的正常 U 形曲线，无睾症儿童中期值较低，但高于正常值[647]。在无睾症中无法检测到血清 AMH 和抑制素 B[648]。超声通常用于定位未降的睾丸，但准确性较差。一项 Meta 分析表明，阳性超声结果将诊断不可触及睾丸位于腹部的概率从 55% 增加至 64%，而阴性超声结果将这一概率降至 49%[649]。因此，建议使用腹腔镜检查诊断不可触及睾丸[650]。

单侧隐睾的发现可能代表一侧睾丸下降，另一侧无下降，这是一个诊断困境。如果没有一侧睾丸，对侧睾丸则发生代偿性肥大，这有助于诊断。一项日本的研究表明，无睾丸男孩的平均对侧睾丸长度和体积为 22.4mm 和 2.20ml，单侧睾丸组男孩为 16.6mm 和 1.10ml，对照组为 16.6mm 和 1.18ml；以 21mm 长和 1.6ml 体积为最佳临界值，预测无睾丸的准确度为 87.3%，灵敏度为 81.8%，特异性为 95.5%，预测体积的相应准确度、灵敏度和特异性分别为 85.5%、84.8%

和 86.4%[651]。由于该结果不能普遍预测单睾，如果超声不成功，腹腔镜检查可用于诊断这种情况。如果存在单侧未降睾丸，对侧下降睾丸患癌的相对风险增加 1.74（95%CI 1.01～2.98），低于单侧未降睾丸（6.33；95%CI 4.30～9.31）[652]。

未降睾丸的激素治疗可成功引起下降，但由于剂量和治疗时间的变异，证据很少，Meta 分析存在困难。没有令人信服的证据表明短期激素治疗是有害的，但不成功的药物治疗不应被允许显著延迟手术治疗。在一个方案中，肌内注射单剂量 1500U hCG，并在基线和之后 72h 测量血清 LH、FSH、睾酮、抑制素 B 和 AMH 水平。3—12 月龄婴儿中 72h 后最大睾酮浓度水平是基线水平的 2～20 倍；在 1—4 岁婴儿中，该值是基线的 5～10 倍，为 2.5～9nmol/L[653]。给予 hCG 剂量，即 3—12 月龄婴儿 250U，1—4 岁婴儿 500U 肌内注射，每周 2 次，持续 6 周，引起 62% 的刺激试验阳性婴儿睾丸下降，23% 的睾丸达到稳定的阴囊位置。有研究表明，长期给予 hCG 或 GnRH 可促进睾酮升高，在用于诊断或治疗无 Prader-Willi 综合征男孩的睾丸下降的结果各不相同。睾酮浓度未升高，加上血浆 FSH 和 LH 浓度升高或 GnRH 诱导的促性腺激素反应增强，以及 AMH 和抑制素 B 降低，是诊断双侧无睾症的证据。由于睾丸下降通常发生在 1 岁时，因此对于药物治疗后睾丸未下降或在 12 个月后发现隐睾的患者，建议在 6～12 个月之间进行睾丸固定术[654]。一项研究观察 4 个月 AGA 婴儿和 6 个月早产儿中睾丸下降与新生儿 LH 和睾酮分泌高峰的关系，作者建议在 1 岁前考虑治疗。

隐睾与不育风险增加相关。隐睾睾丸可能表现出先天性异常，即使在生命早期带入阴囊，也可能不能正常发挥功能。在正常青春期前睾丸中描述了生殖细胞成熟的两个关键步骤，这在单侧未降睾丸中不会发生。2—3 月龄时，胎儿干细胞池中的生殖细胞（原始精原细胞）转变为成体暗精原细胞，后者成为成体干池（可能与婴儿早期 LH、FSH、睾酮激增有关）。4—5 岁，减数分裂开始，初级精母细胞出现。对侧下降的睾丸受到影响，但不如未下降的睾丸。生殖细胞转化的鉴定影响了对睾丸固定术时机的建议。青春期后睾丸固定术与 85% 以上的无精子症或少精子症相关。据推测，隐睾睾丸即使归位阴囊，也可能永远不具有正常的生精功能，这是由生殖细胞成熟的早期异常、睾丸固定术期间睾丸循环的血管损伤或内在睾丸缺陷所致。生育能力因术前病史和实验室检查结果而异。促性腺激素水平升高可能提示睾丸发育不全，可能需要早期手术；促性腺激素水平正常和生殖细胞数量减少可能提示一过性下丘脑 - 垂体 - 性腺功能减退伴生育预后不良；如果促性腺激素、抑制素 B 和生殖细胞数量正常，也可能有良好的生育预后[655]。一项男性隐睾研究报道，双侧隐睾男性的生育概率为 65%，而既往单侧隐睾男性为 90%，对照男性为 93%；精液和激素分析提示这些双侧隐睾男性生育力降低[656]。有报道，使用从青春期后接受睾丸固定术的隐睾男性的睾丸提取的精子进行卵细胞胞质内注射，成功受精[657]。接受睾丸固定术的患者可能出现持续的输精管的细微损伤，导致后来产生精子抗体，从而可能导致不育。

隐睾与睾丸癌风险增加有关，睾丸癌风险正在上升。英格兰所有年龄段的睾丸癌发病率从 1909 年的 2/10 万增加到 1999 年的 4.4/10 万，在青春期有所上升[658]。这些数据具有国家特异性，国家之间的变异范围约为 10 倍[646]。瑞典最近的一项研究报道隐睾中睾丸癌的总体相对风险为 2.5～8 倍，与腹内而非腹股沟睾丸相关的风险最高，同时在染色体异常、综合征或晚期或无睾丸固定术的患者中观察到的风险更高。未下降的睾丸比下降的睾丸温度更高，未降的睾丸在生殖细胞向精原细胞转化时成熟停滞，这似乎引导睾丸向恶性变性方向发展。青春期前患睾丸癌的风险很小，但青春期前未患原位癌并不能保证成年后不会发生睾丸癌。建议在青春期开始后对受累患者的睾丸进行定期超声检查。

不利的环境因素可能明显增加睾丸癌、隐睾、尿道下裂和精液质量低，这些都是睾丸发育不全综合征中描述的特征[659]。该概念在没有病理生理学解释的情况下将这些结果聚集在一起，这样的复杂性引起了对该概念的批评[654]。这仍然是一个重要的研究领域。

可伸缩的睾丸可下降到阴囊内，但随后又恢复。它们被认为是正常变异，但在一项 150 例的研究中有 22.7% 的患者报告需要睾丸固定术。在该研究中，发现一名自发下降的男孩患有睾丸癌，这表明需要长期随访此类病例[660]。在有睾丸未降、睾丸固定术、睾丸炎、睾丸损伤、不育或任何原因导致的青春期延迟病史的男性中，与乳腺发育相关的乳腺癌风险增加。

小于胎龄儿：SGA 使男性易患生殖问题，也与 TDS 相关。出生时为 SGA 的男性往往睾丸较小、睾酮较低且 LH[661] 水平较高，表明与 SGA 女性一致出现生育力受损。出生时为 SGA 的成年男性芳香化酶和 5α– 还原酶活性增加，导致雌二醇和双氢睾酮水平升高[662]。最值得关注的是，男性雌二醇水平升高会增加患睾丸癌的风险，但不会像女性那样对心血管健康产生保护作用。抑制素 B 的水平在 SGA 男孩中显著升高（即平均出生体重比平均胎龄低 >2SD），但其他研究中出生体重较高的 SGA 男孩未发生此类变化[647, 663]。

- **女孩**

性腺发育不全综合征及其变异类型[622]：女性中最常见的高促性腺激素性性腺功能减退症形式是性腺发育不全综合征（特纳综合征及其变异类型），这是一种散发性疾病，在活产女孩的发生率为 1/2500，其中所有（即 X 染色体单体伴单倍剂量不足）或部分第二性染色体（即部分性染色体单体）缺失[590, 646]。45，X 妊娠个体中约 99% 自然流产，1/15 自然流产具有 45，X 核型。45，X 核型与女性表型、身材矮小、性幼稚和各种躯体异常有关。

性染色体嵌合体或 X 或 Y 染色体结构异常（影响约 40% 的特纳综合征患者）可能会改变该综合征的特征。性腺发育不全综合征及其变异类型可伴有典型的 45，X 表型或正常的男性、女性表型[590, 622]。国际委员会提出了特纳综合征诊断和管理的综合建议[649]。

45，X 特纳综合征[993]：身材矮小和性幼稚是性染色质阴性 45，X 性腺发育不全（特纳综合征）的典型特征，大约 60% 的病例中可发现该核型[622]（图 26–47）。身材矮小是由位 X（p22）和 Y（p11.3）染色体短臂假常染色体区域（PAR1）编码骨源性因子的含同源盒基因丢失引起的。这种 SHOX 基因[664] 以前被称为假常染色体同源盒成骨基因（PHOG）。由于它位于 X 和 Y 染色体短臂的 PAR1 上，因此逃避了 X 染色体组失活。除异常生长外，SHOX 单倍剂量不足还导致肢体中部生长迟缓和腕关节 Madelung 畸形 [Leri-Weill 软骨发育不良（SHOX 单倍剂量缺乏）中发现的双侧桡骨弯曲伴远端尺骨背侧半脱位]。Langer 系膜发育不良，包括重度侏儒症伴尺腓骨显著发育不全或发育不全，由 SHOX 无效性引起。SHOX 单一等位基因不足性似乎是特纳综合征中身高和骨骼异常大约 3 个标准偏差的 2 个标准偏差的原因。另一方面，由于 der（X）染色体上的 SHOX 重复，完全性腺发育不全和身材高大的患者有一个 45，X/46，X der（X）和三个剂量的 SHOX 基因。

特纳综合征的诊断在经典意义上可能是简单的，但通常存在诊断延误。例如，丹麦的研究发现，约 15% 的患者在小于 1 岁被诊断出，33% 的患者在青少年时期被诊断出，38% 的患者在成年期被诊断出[665]。然而，随着医疗服务提供者和公众教育程度增加，诊断年龄可能会下降。特纳综合征全因死亡的标准化死亡率为 2.86，其中 40 个 5X 和 45 个 isoXq 核型的女性患病率最高。

特纳综合征可在新生儿期或以前发现。90% 以上的特纳胎儿自然流产。45，X 流产儿有水肿和颈部大水囊瘤，可在产前超声检查中看到。这种淋巴缺损是皮折松散最终形成蹼颈（即颈翼状胬肉）的基础。受影响的新生儿也可能有四肢淋巴水肿，Bonnevie-Ullrich 综合征已应用于具有特纳综合征这些特征的新生儿。

常见的特征是明显的小颌面容、鱼口状外观、高腭弓伴牙齿异常、内眦赘皮、上睑下垂、低位或畸形耳、短颈伴低发际、蹼状（即翼状胬肉）和复发性中耳炎，通常导致听力受损（25% 的受累成人需要助听器[622]）。宽大、盾状的胸部导致出现广泛间隔的乳头，

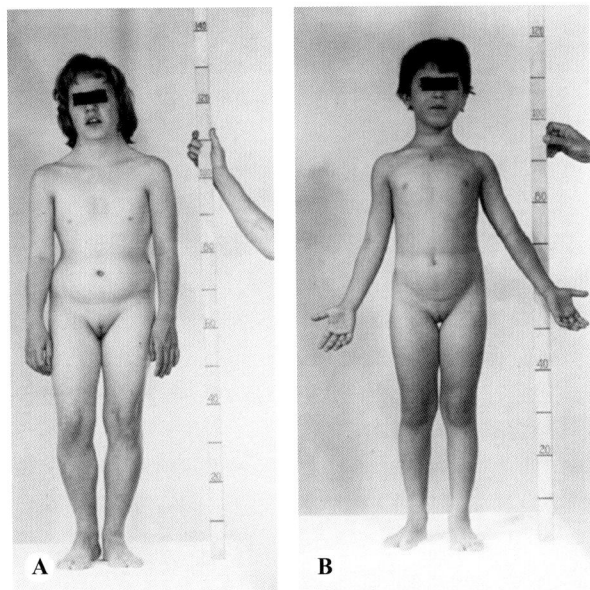

▲ 图 26-47　A. 14 岁 10 个月女孩，患有典型的性腺发育不全综合征（特纳综合征）。X 染色质模式阴性，核型为 45,X。她身材矮小（身高 134.5cm；身高对应年龄 9 岁 5 个月），性幼稚，阴毛稀疏。她表现出该综合征的特征性表现：短的蹼状颈部，具有广泛分离乳头的盾状胸部，双侧掌骨体征，手指背肿胀，肘外翻，色素痣数量增加，特征性面容，低位耳。骨龄 13.5 岁，尿 17- 酮类固醇水平 5.1mg/d，尿促性腺激素水平大于 100mU/d。阴道涂片和尿细胞图显示不成熟模式，无角化鳞状细胞。用雌激素治疗诱导女性第二性征，周期性给药导致周期性雌激素撤退性出血。B. 45,X 核型女孩，9 岁 11 个月，患有特纳综合征。除身材矮小（身高 118cm；身高对应年龄 6 岁 11 个月）、色素痣增加、手指和脚趾的细微变化外，她几乎没有躯体异常。与左侧患者相反，主要临床特征为身材矮小

乳晕常发育不良。骨骼缺陷包括第四掌骨短小和肘外翻（可能在出生后发生）、手腕 Madelung 畸形（约 7%）、膝外翻和脊柱侧弯。存在广泛的色素痣 [622]、瘢痕疙瘩形成倾向和甲发育不良。淋巴阻塞导致婴儿四肢浮肿和颈翼状胬肉，并导致独特的耳部形状。心血管异常影响心脏左侧，包括约 10% 的主动脉缩窄（其中 40% 伴有颈蹼）、主动脉瓣狭窄和二叶式主动脉瓣，后者存在主动脉夹层动脉瘤的风险。必须进行心血管系统的超声心动图检查，如果发现解剖结构异常，应给予预防性抗生素治疗。动态动脉硬化指数（ambulatory arterial stiffness index，AASI）升高可能是晚期严重心脏疾病的另一个风险因素 [666]。建议成年后每 5 年进行一次特纳综合征超声心动图检查 [659]。30%～60% 的患者出现肾盂肾盏集合系统异常、肾脏位置或排列异常、肾脏血管供应异常。伴随复发性尿路感染。胃肠道系统缺陷包括肠道毛细血管扩张和血管瘤病，很少导致胃肠道大出血。炎症性肠病、慢性肝病和结肠癌的患

病率增加。自身免疫性疾病，如桥本甲状腺炎（16 倍相对风险）和 Graves 病很常见，并且已描述其与幼年型类风湿关节炎和银屑病关节炎相关。

特纳综合征的诊断年龄继续延迟，除了 Bonnevie-Ullrich 综合征表型显著的新生儿或羊膜穿刺术诊断的新生儿。建议对至少有两个综合征特异体征的所有低于 −2SD 的青春期前女孩进行核型分析，早期诊断是最佳管理生长障碍和检测综合征隐匿性特征的关键。

盆腔超声检查或 MRI 通常甚至可以发现一个小的婴儿样子宫，并发现条索状性腺。超敏感雌激素检测可以证实特纳综合征女孩的卵巢功能下降，因为雌二醇值显著低于青春期普通女孩。对既往接受过 GH 和雌激素治疗的受累女性进行长期随访，结果表明仅在核型为 45,X/46,XX 的患者中，成人子宫长度正常，而在核型为纯 45,X 的患者中，子宫长度和体积较小 [667]。条索状性腺导致性幼稚，但在约 10% 的病例中，可能会发生青春期、初潮和（罕见的）妊娠 [667]。具有某些变异类型的女性能够获得生育能力并分娩正常婴儿，尽管心血管风险会增加。受影响的成人可以接受激素替代治疗，使子宫准备接受捐赠的胚胎并继续分娩。不幸的是，一些接受捐赠卵细胞的患者由于主动脉夹层破裂而死亡，在考虑这种技术时应谨慎 [622]。

宫内发育迟缓伴平均出生身长缺陷 2.6cm（−1.24SD）和儿童期生长速率缓慢导致特纳综合征女孩在 3 岁时损失 8～9cm（−3SD）身高 [660, 668]。身高缺陷的主要部分发生在出生后 3 年内。生长速度下降发生在预期青春期时，无青春期发育者青春期生长突增消失。在英国和美国，未经治疗的特纳综合征患者的平均成年身高为 142～143cm，比典型女性的平均身高约低 20cm；这些患者的成年身材与父母身高中位数相关，与同种族未受影响女性的身高相关。据估计，SHOX 基因的单倍体不足导致了 2/3 的身高不足。据推测，X 染色体短臂上未发生 X 染色体失活的第二个基因导致了另外 1/3 的缺陷。在特纳综合征伴自发性青春期的女孩中，青春期身高增速一过性高于闭经女孩，但成年身高并无差异 [669]。有特定的生长曲线可用于绘制受影响儿童的生长曲线 [622]。

FDA 批准 GH 治疗用于治疗特纳综合征，以增加生长和成年身高 [670]。如果在 GH 基础上加用低剂量雌激素治疗，则对成年身高有适度的累加效应；未治疗的身高为 144.6 ± 5.5cm。在平均 7.2 ± 2.5 年的治疗 / 观察期内，单独雌激素治疗组为 140.8 ± 5.0cm，单独 GH 治疗组为 147.9 ± 7.2cm，GH 和雌二醇联合治疗组为 149.3 ± 6.6cm [992]。各种研究中的平均身高增量 4～16cm 不等，文献的系统综述显示，5cm 增量是最可能的结局 [671]。身高增量的变异性尚不完全清楚，但涉及许多因素，包括开始治疗的年龄、剂量持续时间、开始雌激素替代治疗时的年龄（尤其是开始 hGH 治疗

的年数）、每周注射次数、依从性、末次测量的身高代表成人身高。早期开始 hGH 治疗（如 2—8 岁）产生的效应最大。特纳综合征患者接受 GH 治疗是安全的，不良事件并不比接受 GH 治疗的其他疾病更常见。hGH 治疗可在一定程度上改善特纳综合征的异常身体比例，但足部的不成比例生长可能会使一些女孩无法继续治疗以获得最大身高获益。对患有特纳综合征的年轻成人患者进行的 5 年随访表明，GH 对血压、血脂水平和成人身高的持续有益作用 [672]。

对 632 名患有特纳综合征的丹麦女孩进行的一项全国性调查显示，与对照受试者相比，骨折的患病率增加，主要发生在前臂。在没有卵巢功能，以及有骨折家族史和推测有家族性骨密度异常的女孩中，患病率仍然较高 [673]。雌激素治疗似乎对预防和修复骨质疏松症至关重要，但对于青少年和成人，预防骨质疏松症的最佳剂量和给药部位尚不清楚。GH 治疗特纳综合征至少 1 年显示 BMD 无差异，但 LBM 高于对照组，脂肪量低于对照组 [674]。

约 50% 的特纳综合征患者在未接受 GH 治疗的情况下有糖耐量受损倾向；在某些患者中，这可能是由相关肥胖引起的，并且 2 型糖尿病的风险增加。尽管 GH 治疗后血糖值没有变化，但治疗期间胰岛素水平可逆性升高，表明 GH 引起了额外的胰岛素抵抗 [675]。在接受 GH 或雌激素治疗前，11 岁的特纳综合征患者的血清胆固醇浓度已经升高。

在特纳综合征中，正常婴儿期和儿童期促性腺激素分泌的双相模式被夸大 [420]（图 26-27）。

在性腺发育不全综合征中，阴毛出现（即初现）通常延迟，尽管通过血浆 DHEAS 浓度的增加评估肾上腺功能初现在正常年龄 [442]。卵巢功能衰竭女孩表现出肾上腺功能初现提早，因此 DHEAS 的血清值较高，但阴毛初现较晚，而那些开始乳房发育的女孩则与未受累女孩有相似的肾上腺功能初现过程。这表明正常女孩中，卵巢功能是将 DHEA 转化为促进阴毛初现的活性雄激素的必要条件。受累者阴毛稀疏，但雌激素治疗尽管无法增加肾上腺雄激素分泌，但可增加阴毛生长，影响阴毛外观。

特纳综合征的行为和发展：咨询和同行支持小组是长期管理的极其重要的组成部分。6 岁以下的特纳综合征女孩没有意识到身高有问题，但到 7—12 岁，尤其是 13—15 岁时，受影响的特纳女孩对 GH 治疗有强烈的渴望，甚至对 GH 治疗可以在成人身高方面实现的目标抱有不切实际的期望。GH 治疗改善了自尊，即使特纳女孩的身高与正常范围仍存在显著差异。心脏缺陷和耳科并发症影响生活质量，但 GH 治疗增加的身高不影响生活质量 [676]。在达到成年身高后停止 GH 治疗的女孩没有抑郁的证据，但仍然存在自我感觉和身体态度问题。

尽管身高显著增加。特纳综合征的心理问题不一定会随着 GH 治疗和成人身高的增加而减轻。

特纳综合征女孩在语言和语言技能方面与正常女孩相似，当考虑语言能力（包括知觉理解和词汇）时，IQ 是正常的，但视觉 - 结构或视觉 - 时空处理、视觉运动协调和数学能力（特别是在几何学方面）可能受损，导致操作和对准过程中的错误使得 IQ 测试的表现下降 [677]。45, X/46, XX 嵌合体女孩评分比其他类型嵌合体女孩更接近正常。只有 3.3% 的特纳综合征女孩在没有 X 染色体引起的特纳综合征变异类型的情况下有发育迟缓。监测患者在高中数学方面的进展是有用的。右顶叶和枕叶的 MRI 异常一致，这些区域的体积减小提示视觉空间处理缺陷。这些解剖学数据与大多数特纳综合征女孩研究中发现的视觉空间技能困难有关，因为这些困难与右顶叶区域的联系最为密切。

特纳综合征患者的社会适应受损的风险增加。尽管有证据表明经典特纳综合征中剩余 X 染色体的起源会影响印记引起的行为，但最近的证据无法支持印记对社会行为的影响 [678]。

最好由经验丰富的团队将特纳综合征女孩的护理过渡到成人护理，该团队最好由内分泌学家、心脏病专家、肾病学家、生殖内分泌学家、听力学家、ENT（耳、鼻和喉）外科医生、整形外科医生、牙医和心理学家组成，因为在生长障碍、心血管疾病、性腺衰竭和学习障碍领域，个体可能会遇到多种并发症 [677]。

性染色质阳性的性腺发育不全综合征变异类型：45, X/46, XX、45, X/47, XXX、45, X/46, XX/47, XXX 染色体的嵌合体与染色质阳性的口腔涂片有关，通常性腺发育不全综合征的表现较少。同样，X 染色体的结构异常可能与该综合征较少的表型特征相关。第二 X 染色体长臂或短臂上缺乏遗传物质可导致性腺功能下降，X 短臂全部或部分缺失可导致特纳综合征的体征 [622]。根据 X 染色体短臂缺失的位置和程度，这些患者更有可能出现适度的青春期生长和一些自发性青春期发育。

性染色质阴性的性腺发育不全综合征变异类型：这些变异包括 45, X/46, XY 嵌合体和 Y 染色体结构异常。受累个体的表型各不相同，从典型性腺发育不全到生殖器表型模糊再到表型男性 [622]。患者可能表现为身材矮小、青春期延迟和有生殖缺陷修复史。睾丸分化的表型多样，从条索型性腺到有功能的睾丸。嵌合体涉及 Y 细胞系或 Y 染色体异常的患者有发生异常遗传睾丸肿瘤转化的风险。性腺母细胞瘤是一种良性、非转移性肿瘤，可发生于性腺内，产生睾酮或雌激素。如果肿瘤出现足够程度的钙化，可在腹部 X 线片上检出。性腺发育异常患者出现女性化或男性化，Y 细胞系可能提示性腺母细胞瘤形成。更重要的是恶性生殖细胞肿瘤的发生率增加，这是由于生殖腺或性腺母细胞瘤的遗传异常，如无性细胞瘤、成熟畸胎瘤和睾丸上皮内瘤[679]。这些肿瘤更常见于青春期后患者，儿童中罕见[621]。

46, XX 和 46, XY 性腺发育不全：单纯性腺发育不全是指具有性幼稚型且核型为 46, XX 或 46, XY 而无染色体异常表型的女性[621]。

家族性和散发性 46, XX 性腺发育不全及其变异类型：46, XX 性腺发育不全的常见表型包括正常身材、性幼稚、双侧条索性腺、正常女性内外生殖器和原发性闭经。条索性腺偶尔产生雌激素或雄激素，但恶变罕见。这种情况的不完全形式可能出现卵巢发育不全，产生足够的雌激素，引起一些乳房发育和几个月经期，随后继发闭经。异质性综合征偶尔发生或伴有常染色体隐性遗传倾向[621]，在某些情况下，与其他先天性畸形相关。一些家族性病例与感音神经性耳聋（即Perrault 综合征）相关。

家族性和散发性 46,XY 性腺发育不全及其变异类型：表型包括女性生殖器（伴或不伴阴蒂增大）、正常或高大身材、双侧条索性腺、正常米勒管结构、性幼稚症和孤雌生殖型，是典型的 46, XY 性腺发育不全。约 15% 的患者 SRY 基因缺失或突变。如果发育异常的睾丸产生大量睾酮，出生时可出现轻微的阴蒂增大，青春期可随之男性化。不完全型 46, XY 性腺发育不全可能涉及外生殖器和内导管的任何程度的表型模糊。性腺发育异常且有 Y 染色体或 SRY 基因的所有患者均易患生殖腺肿瘤或癌症。关于最佳治疗的证据没有高质量证据支持，但诊断时有性腺切除术的指征，特别是在不能触诊性腺的情况下[673]。

这些性状通常以 X 连锁或性别限制的常染色体显性传递或不太常见的常染色体隐性传递[621]。

原发性卵巢衰竭的其他原因：由于细胞毒性化疗和放疗的长期作用，原发性卵巢功能衰竭的患病率正在增加，因为这些药物可延长儿童和青少年癌症患者的生命。对于接受这些方式治疗的睾丸男性，也会出现相同的模式。

化疗：儿童急性淋巴细胞白血病的成功治疗已司空见惯。CNS 或卵巢的化疗和放疗以剂量依赖性方式造成损伤[680]。对卵巢有不良影响的化疗使卵巢早衰的复发率为 6%[620]。试图通过性腺类固醇或 GnRH 激动剂抑制垂体 – 性腺轴来保护性腺可能是无效的[681]。肿瘤生育力是一个新的研究领域，旨在保护接受癌症治疗的儿童和青少年的生育力，并改善保存方法[682, 683]。一个主要问题是缺乏对由肿瘤学家和家属探讨可能的保存方法。对接受颅部治疗或放射治疗的儿童和青少年进行仔细的内分泌随访至关重要。

放射治疗：卵巢移位，如果卵巢不是治疗的目标，则在放射治疗与正常月经、青春期发育和妊娠相容之前将卵巢移出放射野[684]。如果子宫可能受到辐射的影响，在妊娠期间可能无法正常扩张。下丘脑 – 垂体暴露于 30Gy 射线，卵巢功能不全的复发率增加 6 倍。

自身免疫性卵巢炎：过早绝经可能发生在正常更年期之前的任何年龄，并且在少女中已有报道。卵巢功能停止通常表现为继发性闭经[685]。自身免疫性卵巢炎可引起卵巢功能衰竭，导致原发性闭经、月经稀发、青春期停滞，偶见卵巢囊性增大。最常见的是与其他自身免疫性内分泌病有关，特别是自身免疫性 Addison 病，可能早于肾上腺功能不全发生，但很少发生孤立的卵巢早衰。自身免疫性肾上腺功能不全患者中 20% 以上发生自身免疫性卵巢炎。在自身免疫性卵巢炎中检测到各种自身抗体，包括细胞色素 P_{450} 类固醇生成酶的自身抗体；有些具有器官特异性，而另一些则与一种以上组织和一种以上细胞类型中的抗原反应。糖皮质激素治疗至少可以改善卵巢功能。

Ⅰ 型自身免疫性多腺体功能不全也称为自身免疫性多内分泌病 – 念珠菌病 – 外胚层营养不良，是一种罕见的系统性自身免疫性疾病，具有一系列临床特征，包括甲状旁腺功能减退、肾上腺功能不全、性腺衰竭、糖尿病、恶性贫血、甲状腺功能减退、慢性肝炎、皮肤黏膜念珠菌病、营养不良性甲发育不全、白癜风、脱发、角质病和肠道吸收不良。66% 的 APECED 女性在 20 岁前表现出卵巢功能衰竭，而只有 4% 的受累男性在该年龄出现睾丸功能衰竭。常染色体隐性遗传病是由位于 21q22.3 的 CDK14（AIRE1）基因中超过 42 种突变引起的。

纯合子半乳糖血症：纯合子半乳糖血症，半乳糖 –1– 磷酸尿苷酰转移酶（GALT）基因突变与原发性卵巢功能衰竭相关，表现从未能发育为青春期至原发性或继发性闭经和过早绝经，但男性青春期通常正常，睾丸功能障碍的风险较低，复合杂合子的青春期开始时间正常。饮食限制计划既不能预防卵巢功能衰竭，也不能有效避免卵巢功能衰竭[686]。半乳糖诱导的卵巢毒性的发病机制尚不清楚，但可能涉及半乳糖本身及其代谢物，如半乳糖醇和尿苷二磷酸盐半乳糖。大多数病例由新生儿筛查项目发现。

FOXL2 基因的单倍体不足：一种罕见的涉及眼睑发育不良和卵巢早衰的常染色体显性遗传病，由 FOXL2 基因（转录因子的翼状螺旋／叉头家族成员）的单倍剂量不足引起[687]。眼睑异常包括小睑裂、上睑下垂和小皮折从下眼睑向内和向上延伸（即内眦赘皮）。该基因在卵巢滤泡细胞中表达，导致单倍剂量不足的突变与滤泡闭锁率增加相关。卵巢功能衰竭的程度从原发性闭经到不规则月经和卵巢早衰，超声结果从外观正常的卵巢到生殖腺条索，卵巢活检发现的原始卵泡数量不一致。该综合征的不孕部分仅限于女性。动物研究提供了可能导致人类卵巢早衰的其他基因突变的见解，包括 BMP15、FMR1、POF1B 和 FOXO3A

突变 [688]。

先天性糖基化 –1 疾病：糖类缺乏糖蛋白综合征 Ⅰa 型。糖基化 –1 的先天性疾病（糖类缺乏糖蛋白综合征 Ⅰa 型）是一种常染色体隐性遗传病，其与缺乏末端碳水合物部分的循环糖蛋白相关，包括广泛的糖蛋白、酶、结合蛋白和凝血因子 [689]。通过等电聚焦检测的血清转铁蛋白的典型亚型被用作诊断试验。主要临床特征是累及中枢和周围神经系统的神经系统表现。受影响的其他器官系统包括垂体 – 性腺系统。

高促性腺激素 – 性腺功能减退症在女性的表型更严重，因为男性在青春期男性化。卵巢和垂体受到影响。受影响的女孩有性幼稚症，卵巢发育不良或萎缩。高血清 FSH 和 LH 水平表现出正常的电泳亚型模式，但在 FSH 生物测定中，FSH 的生物活性似乎降低但不缺乏。

FSH 受体抵抗：基因突变和高促性腺激素性性腺功能减退症。FSH 受体是 G 蛋白耦联受体（7 次跨膜超家族）的成员。它具有一个大的扩展的细胞外配体结合域。在 6 个芬兰家族中，主要来自北中央区，为常染色体隐性遗传病，受影响的女性 FSH 受体的胞外配体结合域突变导致青春期延迟（40%）或正常，但出现原发性闭经、促性腺激素水平升高和高促性腺激素性卵巢发育不全，伴卵巢卵泡发育停滞在初级卵泡阶段和持续闭锁 [642]。临床特征与 FSHβ 亚基编码基因靶向破坏产生的 FSH 缺陷小鼠的结果非常相似。这种疾病可能是大多数难治性卵巢综合征的原因。FSH 受体基因包含 9 个小外显子（1～9），编码细胞外配体结合域和 1 个大外显子 10，决定受体的其余部分，包括 7 次跨膜和胞内域。该芬兰出现的突变是一种 Ala1989Val 替换，发生在胞外域。突变转染细胞中的表达，表明 FSH 对 cAMP 生成的影响较小，FSH 结合能力显著降低，但结合亲和力明显正常。

芬兰患者的 FSH 受体突变并非无效突变。FSH 受体的缺失或完全失活是否会导致青春期失败和性幼稚或 FSHβ 亚基敲除小鼠中描述的未成熟卵巢卵泡合成雌激素仍有待确定。这些家族中受影响的男性通常在青春期男性化，但往往睾丸较小。他们具有不同程度的生精功能不全，但非无精子症、血浆 FSH 和 LH 浓度升高、抑制素 B 水平降低和血浆睾酮值正常 [690]。

LH 和 hCG 抵抗：编码 7 次跨膜 LH-CGR 的基因突变引起的 LH/hCG 抵抗见第 24 章。在受影响的 XY 个体中，这种常染色体隐性遗传病导致不同程度的男性假两性畸形，最轻微的形式表现为孤立的小阴茎 [691]。LHCGR 不太严重的突变可能与青春期延迟相关。在受影响的女性中，LH/hCG 抵抗不影响青春期性成熟，但确实导致闭经伴血清 LH 水平升高，但 FSH 和雌二醇浓度正常。

多囊卵巢综合征：PCOS 或功能性卵巢高雄激素血症不会延迟青春期的开始，但通常会延迟月经初潮或引起月经异常 [692]。它可能会产生严重的长期代谢后果，如血脂异常和胰岛素抵抗超过雄激素过多和生殖困难。

Noonan 综合征：Noonan 综合征（即假性特纳综合征、Ullrich 综合征）患者有蹼颈、上睑下垂、睑裂下斜、低位耳、身材矮小、肘外翻和淋巴水肿，这解释了为什么这种表型被称为假性特纳综合征 [622]。这些患者与特纳综合征患者的区别特征包括三角形面容、漏斗胸、右侧心脏病（例如，肺动脉狭窄，通常伴有瓣膜发育不良；房间隔缺损），与特纳综合征的左侧心脏病相比、肥厚型心肌病、各种凝血缺陷和发育迟缓的发生率增加。女性 Noonan 综合征患者卵巢功能正常。男性外生殖器分化正常，但可有未降睾丸；可出现性腺发育不全或不发育，或者睾丸间质细胞功能受损。青春期通常延迟，35% 的男孩在 13.5 岁后进入青春期，44% 的女孩在 13 岁后进入青春期 [693]。正常出生身长和体重后，身高下降，平均成年身高为男性 162.5cm，女性 152.7cm，通常遵循 –2SD 曲线。青春期生长突增通常延迟或减弱。

Noonan 综合征是一种常染色体显性遗传病 [622]。与 Noonan 综合征有关的基因位于 12 号染色体长臂（12q24.2—q24.31），发现了 PTPN11 突变，但至少发现了 3 种其他基因突变。Noonan 综合征与染色体带 12q24.1 相关，RAS-MAPK 信号转导通路中的 8 个基因可引起 Noonan 综合征：PTPN11、SOS1、KRAS、NRAS、RAF1、BRAF、SHOC2 和 CBL [693]。（RAS）大鼠肉瘤 –MAPK 通路突变的疾病被归类为 RAS 疾病之一 [694]。发生率估计为 1/1000～1/2500。40%～60% 的病例父母一方可有该综合征的特征。约 50% 的患者有新的突变。

FDA 批准 hGH 给药用于治疗 Noonan 综合征。在一些（但并非所有）[695] 报道中，GH 的反应随 PTN11 突变而降低，并且该基因型的肿瘤形成风险也增加 [696]。GH 治疗可使受累儿童达到正常身材下限。

Frasier 综合征：编码肾母细胞瘤抑制基因 WT1 的锌指 2 或锌指 3 的第 8 或 9 外显子的种系突变，导致 Denys-Drash 综合征，包括肾母细胞瘤、男性假两性畸形和伴弥漫性系膜硬化的早期肾病综合征。Frasier 综合征包括男性假两性畸形、肾病综合征伴局灶性和节段性肾小球硬化及性腺母细胞瘤的发生，与内含子 9 中第二个剪接供体位点的突变导致 KTS+ 减少有关亚型。大多数 Frasier 综合征患者表现为生殖器表型模糊，对于任何表型的女性终末期肾病（由于局灶节段性肾小球硬化）和性幼稚型患者均应考虑该诊断。该病核型可能为 46, XY 或 46, XX。

Williams-Beuren 综合征：Williams-Beuren 综合征是一种微缺失疾病，或由 Williams-Beuren 综合征某

些染色体区域缺失引起的连续基因缺失疾病；之前称为 Williams 综合征。患病率约为 1/10 000。虽然它通常以其特征性的面部外观和不寻常的个性而闻名，但也会出现许多其他特征，包括内分泌疾病。虽然儿科学会的指南指出，在这种情况下性早熟是罕见的[697]，在最近的一项包括 24 名患者的研究中，约 18% 受累的女孩报告了 CPP，这些病例对 GnRH 激动剂治疗有反应[698]。

（二）青春期延迟和性幼稚症的诊断

当女孩在 13 岁时仍处于青春期前或男孩在 14 岁时仍处于青春期前（尽管有些人说是 13.5 岁），医生需要对哪些人是正常变异、哪些人需要广泛的评估和治疗做出临床判断（图 26-48 和图 26-49，表 26-20 和表 26-21）。青春期开始后 4.5 年内未完成第二性成熟的男孩或开始后 5 年内未来月经的女孩可能有下丘脑、垂体或性腺疾病。高促性腺激素性性腺功能减退症的诊断很容易通过随机血浆 LH 和 FSH 浓度的升高来确定。然而，尽管经过数十年的研究，低促性腺激素性性腺功能减退症的诊断与体质性生长和青春期延迟的鉴别仍然很困难，因为这两种疾病的表现和实验室检查结果重叠（表 26-21）[699]。大多数青春期延迟男孩的生长速度和青春期开始时有自限性变化。

病史必须记录慢性或间歇性疾病的所有症状，以及与生长和发育相关的所有细节。有关患者嗅觉的问题至关重要。青春期是否未能发生，或是否开始但未能进展甚至消退？妊娠障碍、分娩异常和产伤（如果是患者病史的一部分）表明先天性或新生儿事件可能与青春期延迟有关。新生儿期和儿童期线性生长不良和营养状况不良可能反映了长期的发育异常。家族史可显示亲属青春期紊乱或不育、嗅觉丧失或嗅觉减退，父母或兄弟姐妹青春期开始年龄延迟。回忆的青春期发病年龄在女性中相对可靠，但在男性中不太准确。近亲婚配史在常染色体隐性遗传病的检测中具有重要意义。

体格检查从准确测定起始身高、体重和 BMI 开始。绘制生长图，以图形方式显示出生后的生长速度（见第 25 章）。迟发型生长障碍通常提示存在需要立即评估的严重疾病。绘制体重图以确定营养不良状态。在这个流行肥胖时代，应计算 BMI 并按年龄和性别绘图，以进一步确定营养状况。身高增速应记录至少 6 个月，最好是 12 个月。测量上下部量比和臂展长度并与身高进行比较。评估青春期体征，根据前面提出的标准，通过体格检查确定第二性征的发育阶段（图 26-5、图 26-6 和图 26-10）。在一些研究中，使用带图片的调查问卷可以让儿童确定自己的青春期阶段，但不能取代体格检查，因为在青春期早期有高估发育和在青春期晚期低估发育的趋势。测量男孩睾丸的长度和宽度，或使用睾丸计评估体积。在男孩中确定轻

轻拉伸阴茎的长度和直径，在女孩中确定乳腺组织的直径和乳晕大小。记录是否存在溢乳。肥胖男孩往往因为阴茎周围脂肪组织过多而显得阴茎较小；只有当脂肪回缩时，才能评估阴茎发育的全部程度。这是性腺功能减退症不适当转诊的最常见原因之一。评估阴毛和腋毛的范围，以及痤疮或黑头粉刺的程度。如果阴囊内未触及睾丸，应确定隐睾或睾丸回缩的可能性。神经系统检查，包括通过正面对抗视野测量检查视盘和视野，可发现提示存在 CNS 肿瘤或发育缺陷，可能提示需要更准确的眼科评估。嗅觉的测定很重要，因为许多 Kallmann 综合征患者等待数年才能做出正确的诊断，即使存在经典的症状；医生必须对这种诊断的可能性、患者或家人可能数年未注意到先天性嗅觉丧失的事实保持警惕。性腺发育不全特征（即特纳综合征）或小睾丸和 Klinefelter 综合征的男性乳腺发育可能提示核型异常。全面体格检查（包括肺、心脏、肾脏和胃肠道）对于寻找可能延迟青春期的慢性疾病非常重要。

实验室检测（表 26-22）包括确定在儿科内分泌实验室通过灵敏的第三代测定法测定血浆 LH 和 FSH 浓度，测量 GnRH 或 GnRH 激动剂给药后 LH 水平的升高，并在儿科内分泌实验室使用 HPLC-MS/MS（均符合该实验室的儿科标准）测定男孩的睾酮浓度和女孩的雌二醇水平。应在其中一个国家级内分泌实验室测定青春期激素，因为大多数当地实验室仅对区分正常较高的成人值感兴趣，对于不适当的低水平，它们不能确定青春期发现的低水平值的等级[265]。据报道，LH 和 FSH 的综合免疫化学发光测定法的结果在儿科中比免疫荧光测定法（immunofluorometric assays，IFMA）更敏感[700]。一些国家实验室开始使用液相色谱串联质谱法来提高灵敏度和特异性，并在儿童（和女性）中测定以提高准确性[265]。目前还没有市售的用于测定睾酮和雌二醇低值或总雄激素或雌激素的新型超灵敏生物测定法。男孩和女孩的 T_4 和 TSH 浓度测量通常是必要的，催乳素通常也有用。

低促性腺激素性性腺功能减退的基因检测可使用靶向评价或商业实验室开发的检测组套。可通过以下方式进行针对性筛查：在腭裂或唇部或骨骼异常的患者中评估 FGF8 突变，在 CHARGE 综合征患者中以评估 CHD7 突变，在双手共济运动失调或肾发育不全的患者中寻找 KAL1 突变，或在重度肥胖患者中寻找瘦素或瘦素受体或 PCSK1 突变[374]。应向受累家庭提供遗传咨询。相比于寡基因遗传疾病，以上措施在存在常染色体显性、常染色体隐性或 X 连锁表现时更容易执行。

影像学检查可包括骨龄测定，如果病史或体格检查符合 CNS 病变，则进行脑部 MRI 检查，使用对比剂对垂体和下丘脑区域进行特异性检查。嗅束的 MRI

男孩 13.5 岁后第二性征发育开始延迟

↓

血清促性腺激素

升高 / 低

低 → 生长模式

升高分支：
核型

47, XXY

正常 46, XY

47, XXY → Klinefelter 综合征（青春期开始通常正常，但随后进展较差）

正常 46, XY → 原发性睾丸衰竭

生长模式分支：
始终是按时间顺序排列的

迟发型生长障碍，尤其是并发尿崩症时

正常，无生长突增

始终是按时间顺序排列的 → 骨龄延迟 → 体质性生长和青春期延迟

迟发型生长障碍，尤其是并发尿崩症时 → MRI

正常，无生长突增 → 嗅觉

嗅觉 → 嗅觉丧失或嗅觉减退 / 正常

MRI → 质量 / 正常

质量 → 中枢神经系统肿瘤

嗅球和（或）嗅沟缺失 → Kallmann 综合征 [隐睾和（或）小阴茎使其更有可能]

正常 → 孤立性促性腺激素缺乏 [隐睾和（或）小阴茎使其更有可能]

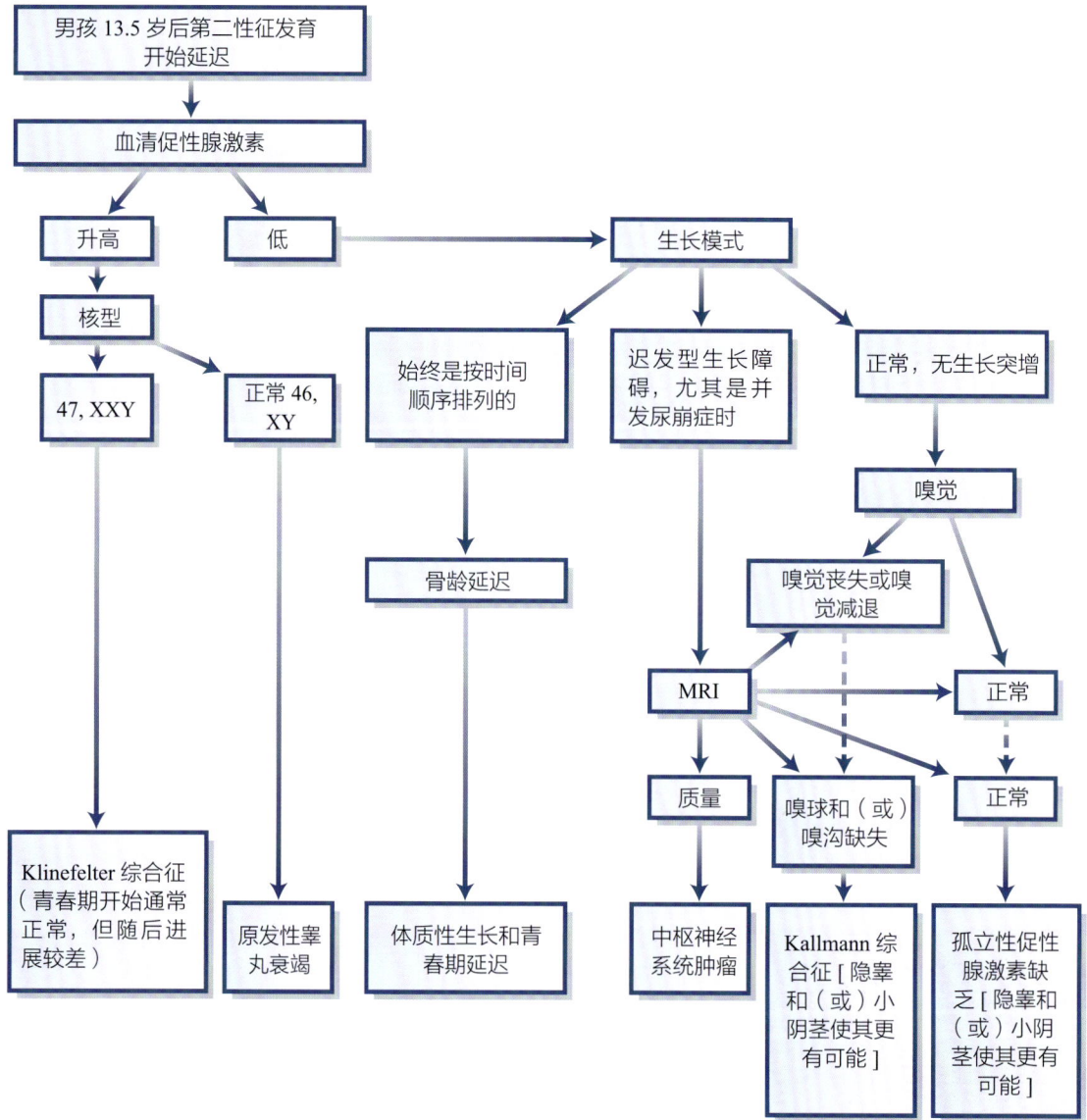

▲ 图 26-48　评估男孩青春期延迟的流程图
MRI. 磁共振成像

（T₂ 加权）冠状位有助于 Kallmann 综合征的诊断。与标准 MRI 相比，CT 可以发现钙化，尽管有时在平片上也可以发现钙化。子宫和卵巢的超声检查提供了关于这些结构发育状态的有用信息，但前提是检测人员具有诊断儿童和青少年的经验。在性腺功能减退症中应考虑应用 DXA 对骨密度进行评价。

所有未诊断的患者均应考虑检测核型。鼻子矮小的女孩，特别是有青春期延迟或涉及不明原因的身材矮小，即使没有特纳综合征的体征也应筛查核型。对怀疑有 Klinefelter 综合征特征或行为的男孩应进行染色体核型评估。

如果病史和生长曲线提示身材矮小史，但骨龄生长速率一致（且无下丘脑病变的体征或症状）；如果家族中有青春期延迟的父母或兄弟姐妹，若体格检查（包括嗅觉阈值评估）正常，视盘和视野正常，但骨龄明显延迟，则推定诊断为体质性生长延迟和青春期延迟。在典型病例中，下丘脑 – 垂体区域 MRI 可能不是必需的。这些患者的生长速率通常适合骨龄；一些正常儿童在出现第二性征之前出现生长速率下降，如果这些患者出现这种情况，可能会引起注意。在青春期延迟中，青春期开始年龄与骨龄的相关性优于实足年龄，尽管骨龄在估计正常男孩青春期开始方面并不比实足年龄更好，因此不能认为是高度准确的检测 [164]。青春期早期出现促性腺激素和性腺类固醇浓度升高直至第二性征发育前数月，用适当的方法测量血清 LH、FSH、雌二醇或睾酮水平可能有助于预测未来的发育。

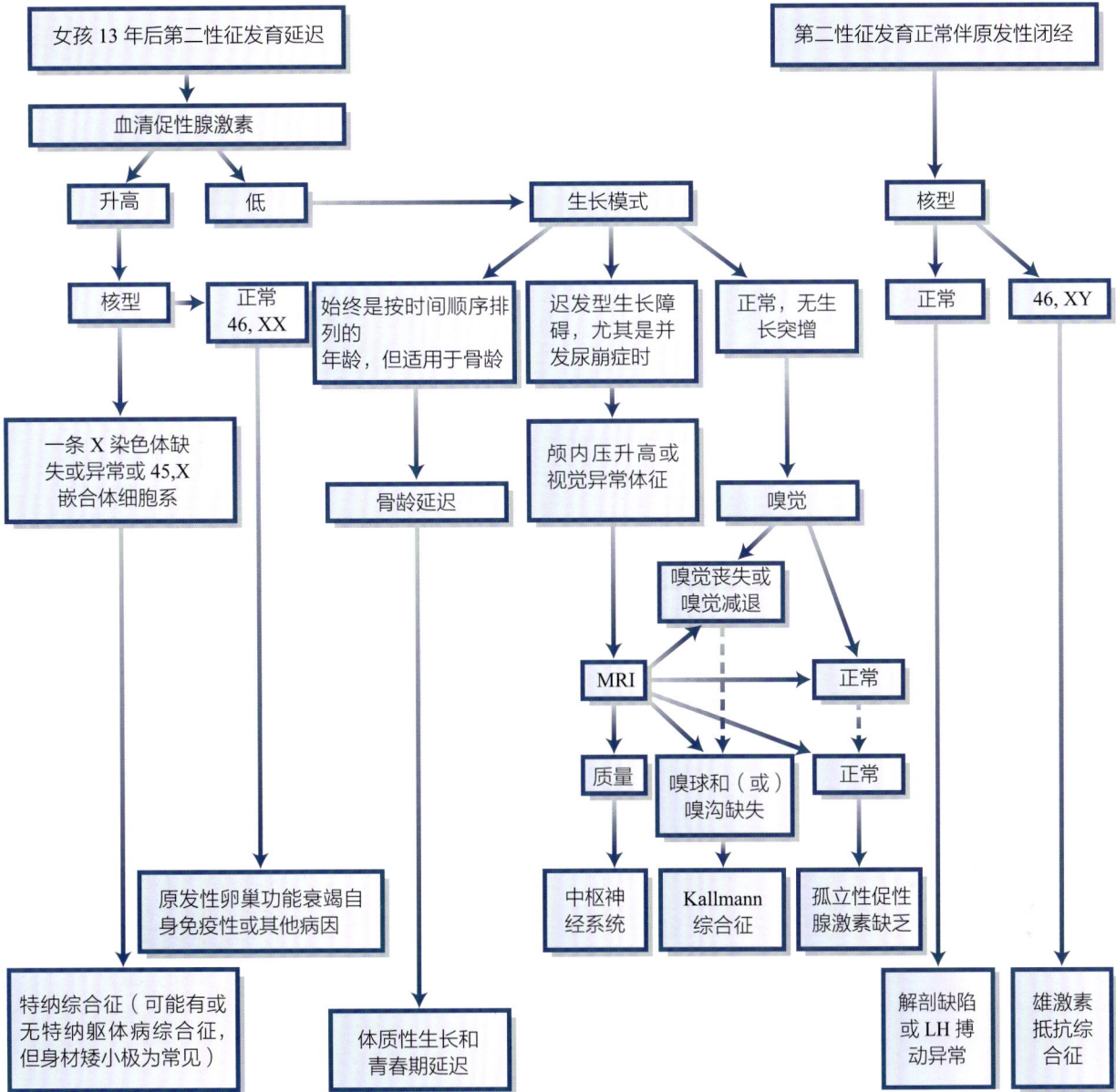

▲ 图 26-49　评价女孩青春期延迟的流程图

LH. 黄体生成素；MRI. 磁共振成像

GnRH 刺激试验是确定儿童是否处于青春期的金标准，但 GnRH 在美国无法获得。3 岁以下儿童促性腺激素和性类固醇的峰值可能与青春期青少年相似。在 3 岁以下的健康丹麦女孩中，GnRH 试验后 LH 升高至 9.2U/L，刺激的 LH/FSH 比值不超过 0.43。第三代 LH 测定法足够敏感，大多数男孩用单一血样即可测定内分泌青春期的开始，但使用 GnRH 激动剂的动态 GnRH 实验仍常进行。皮下注射 GnRH 激动剂后 1h（或在一些报道为 4h），测量促性腺激素是目前在无天然 GnRH 供应的情况下检测促性腺激素动态分泌的方法。

测量早晨 8 点血清睾酮水平可准确指示即将进入青春期发育；当数值大于 0.7nmol/L（20ng/dl）时，

77% 的病例在 12 个月时和 100% 的病例在 15 个月时睾丸增大至 4ml 以上，而数值小于 0.7nmol/L 的病例中，仅 12% 在 12 个月内进入青春期，仅 25% 在 15 个月内进入青春期。这项技术可能有助于预测自发性青春期发育，但仍需要更多的观察和等待[460]。低于 35pg/ml 的单一抑制素 B 有望用于排除男孩的 CDP[260, 488]。有人提出一种可靠地区分女孩体质性青春期延迟和特发性低促性腺激素性性腺功能减退症的方法，基础抑制素 B 低于 20pg/ml 或 GnRH 激动剂刺激后 4h 的 FSH 低于 11U/L 更倾向 IHH 诊断[701]。对于男孩，基础 LH 低于 0.3U/L、GnRH 激动剂刺激后 4h 的 LH 低于 5.3U/L 或抑制素 B 低于 111pg/ml 被认

条　件	身　材	血浆促性腺激素	GnRHa 试验 LH 应答	血浆性腺类固醇	血浆 DHEAS	核　型	嗅　觉
表 26-20　青春期延迟和性幼稚的鉴别诊断特征							
体质性生长和青春期延迟	低于实际年龄，但骨龄通常适配	青春期前或青春期晚期	青春期前或青春期晚期	低，后续正常	对于实际年龄低，与骨龄适配	正常	正常
低促性腺素性性功能减退症							
特发性促性腺激素缺乏	正常，不存在青春期的生长突增	低	青春期前或无反应	低	与实际年龄适配	正常	正常
Kallmann 综合征	正常，不存在	低	青春期前或无反应	低	与实际年龄适配	正常	嗅觉丧失；青春期的生长突增或嗅觉减退
特发性多垂体激素不足	身材矮小和生长不良起自儿童期早期	低	青春期前或无反应	低	通常较低	正常	正常
下丘脑 – 垂体肿瘤	迟发型生长速度降低	低	青春期前或无反应	低	与实际年龄适配或偏低	正常	正常
原发性性腺功能衰竭							
性腺不发育综合征 X（特纳综合征）及其变异类型	自儿童期矮小	高反应	对年龄高反应	低	与实际年龄适配	45, X 或变异类型	正常
Klinefelter 综合征和变异类型	正常至高	高反应	青春期时高反应	低或正常	与实际年龄适配	47, XXY 或变异类型	正常
家族性 XX 或 XY 性腺不发育	与年龄适配	高	高反应	低	与实际年龄适配	46, XX 或 46,XY	正常

DHEAS. 硫酸脱氢表雄酮；GnRH. 促性腺激素释放激素；LH. 黄体生成素

表 26-21　体质性青春期延迟和低促性腺激素性性腺功能减退症的内分泌诊断

- 没有可靠的单一检测能鉴别这两种疾病
- 男孩青春期开始的表现为
  - 睾丸直径＞2.5cm
  - 血清睾酮浓度＞50ng/dl
  - 青春期对 LH 对注射 GnRH 反应
  - 青春期 LH 脉冲模式

GnRH. 促性腺激素释放激素；LH. 黄体生成素

为是可靠的鉴别 CDP 和 IHH 的方法[702]。最近一项纳入 174 名青春期延迟男孩的研究发现，有隐睾病史的患者性腺功能减退的发生率最高，若合并小睾丸（＜1.1ml）和低抑制素 B（10～50ng/L），则 CHH 风险最高[703]。在重度 IHH 中发现 AMH 值较低[703]。如果每年生长速度低于 3cm，则更可能发生功能性低促性腺激素性性腺功能减退症或 CDP。上述方法在成为标准临床方法之前需要持续评价。当患者不符合上述标准且不属于可诊断分组时，观察等待仍然是首选。

如果出现红旗征被认为是促性腺激素缺乏的强烈指征，而不是 CDP。既往缺乏婴儿期小青春期（如隐睾或小阴茎）或存在包括嗅觉丧失、耳聋，镜像运动、肾脏发育不全、牙齿/手指异常、隐裂或缺损或 CHARGE 综合征等先天性缺陷的情况，更可能被诊断促性腺激素缺乏症[704]。可对引起 Kallmann 综合征的许多基因进行基因检测，建议优先在嗅觉丧失或嗅觉减退、共济失调、牙齿发育不全、指骨异常和听力丧失患者中进行此项检测[705]。市售的 PROP 突变基因检测可适用于伴有垂体功能减退症的患者。

表 26-22 青春期延迟的内分泌和影像学检查

- 初步评估
  - 血浆睾酮或雌二醇
  - 血浆 FSH 和 LH
  - 血浆甲状腺素（和催乳素）
  - 骨龄和头颅侧位片
  - 嗅觉检查
- 随访评估
  - 染色体核型（身材矮小，女性表型）
  - MRI 对比增强
  - 盆腔超声检查（女性）
  - GnRH 试验
  - hCG 试验（男性）
  - LH 脉冲分泌模式
  - 视力和视野

FSH. 促卵泡激素；GnRH. 促性腺激素释放激素；hCG. 人绒毛膜促性腺激素；LH. 黄体生成素；MRI. 磁共振成像

特发性促性腺激素缺乏的典型患者的平均身高与年龄相符，比例正常；性腺类固醇、LH 和 FSH 的血浆浓度较低；GnRH 或 GnRH 激动剂给药后 LH 无升高或反应迟钝。对 24h 内连续血样进行研究，振幅和 LH 脉冲的频率通常降低。在某些形式的 Kallmann 综合征中，嗅觉缺失或受损。然而，在没有嗅觉减退或嗅觉丧失的情况下，CDP 与特发性促性腺激素缺乏的鉴别可能在初始时很困难。促性腺激素缺乏的患者可能与体质性生长和青春期延迟的患者一样身材矮小，低促性腺激素性性腺功能减退症患者的 LH 和 FSH 浓度可能与正常青春期前儿童或体质性发育延迟的儿童难以区分。有时，需要观察数年才能发现第二性征的自发启动和进行的体征，或在诊断明确前记录到促性腺激素或性腺类固醇的浓度升高。低促性腺激素性患者倾向于在正常年龄发生肾上腺皮质功能初现，并且 DHEAS 浓度高于体质性生长延迟的患者，这种模式有助于做出鉴别诊断[442]。大多数情况下，在 18 岁时没有性成熟的首发体征或促性腺激素或性腺类固醇水平升高失败，并且实足年龄血清 DHEAS 浓度正常的情况下，支持特发性促性腺激素缺乏的诊断。

促性腺激素缺乏合并其他垂体激素缺乏的患者需要仔细评估 CNS 肿瘤，特别是存在获得性缺陷时。视野或视盘异常支持 CNS 肿瘤的诊断；即使这些检查正常，也应进行头颅 MRI 以评价垂体和垂体柄、下丘脑区域。在检测下丘脑 - 垂体区域的占位病变和发育异常方面，MRI 似乎优于 CT。

（三）青春期延迟和性幼稚症的治疗

体质性生长和青春期延迟的患者通常在青春期自发启动和进展。通常，继续观察以确保预期的性成熟发生是足够且令人放心的。然而，看起来不如同龄人成熟的耻辱会引起心理压力。这部分患者可能无法参加他们的朋友开始的约会活动；体型较小可能导致他们避免参加体育运动；外表不成熟可能导致嘲笑，特别是在更衣室；学业可能因为他们的自卑较差而受挫。一些孩子感到强烈的同伴压力和自卑，只有青春期迹象的出现才能让他们放心，使他们能够与同伴一起参加体育和社会活动。晚熟男孩的自卑可能会延续到成年，即使在正常的青春期到来之后。生长迟缓似乎更常导致大部分压力，而不是青春期发育延迟本身。

由于心理原因，对于没有青春期体征的 14 岁或 14 岁以上的男孩，3~6 个月的庚酸睾酮、环戊丙酸睾酮或环丙酸睾酮（每 4 周肌内注射 50mg）可能是有帮助的。以较高剂量 100mg 开始治疗可能导致未经治疗的男孩阴茎异常勃起，因此建议谨慎、较低剂量和短期治疗。数十年的经验证实，短期低剂量的治疗对成人身高没有影响[706]。通常认为低剂量庚酸睾酮是安全的，但可升高 ApoB 并降低 HDL 胆固醇和 ApoA I 水平（雌二醇可升高 HDL 胆固醇，降低甘油三酯、LDL-C 和 ApoB）。虽然使用外源性雄激素可能改善自我形象，促使青春期的第二性征出现，但使用低剂量雄激素并不能增加最终身高。低剂量雌激素可能以类似的方式用于治疗 CDP 女孩。

如果在停止性腺类固醇治疗后的 3~6 个月内未发生自发性青春期，或男孩的血浆促性腺激素和血浆睾酮浓度、女孩的血浆雌二醇浓度未增加，则可重复治疗。通常只需要 1 个或 2 个疗程的治疗。当因骨龄增加停止治疗时，如女孩 12—13 岁或男孩 13—14 岁，体质性发育迟缓的患者通常会自行继续青春期发育，而促性腺激素缺乏的患者则不会进展，并且可能会消退。在对体质性青春期延迟男孩进行的一项大型研究中，成功口服十一酸睾酮不到 1 年，没有明显不良反应[707]。

与慢性疾病相关的功能性低促性腺激素性性腺功能减退症通过缓解原发病进行治疗。这种情况下，青春期延迟通常是营养不足和低体重或能量消耗过多引起。当体重恢复到正常值时，青春期通常自发发生，尽管可能会延迟数月。T_4 治疗可使青春期延迟的甲状腺功能减退患者的青春期正常发育。

护理从青春期的年龄范围（由儿科执业医师管理）过渡到成人（由具有成人内分泌学经验的执业医师管理），这种医疗护理方式改变具有重要意义。因为这一过渡时期个人自主权和法律适用范围的变化，一些人建议应考虑这一过渡时期作为生命的另一个阶段[708]。

由于病变或手术导致的先天性或获得性促性腺激素缺乏需要在接近正常青春期开始年龄时进行替代治疗（表 26-23 和表 26-24）。目前低促性腺激素性性腺功能减退症的治疗方法是性腺类固醇替代治疗，但有研究使用促性腺激素或 GnRH 以更符合生理的方式刺激青春期性腺；目前尚不清楚哪种方法是治疗青少年的最佳方法，但最常用的是性类固醇替代治疗。

一种例外情况是当 GH 缺乏与促性腺激素缺乏同时存在时；如果在 GH 充分激发线性生长前通过睾酮或雌二醇替代治疗导致骨龄增加和骨骺融合，则成年身高将受到影响。但如果青春期不及早开始，患者可能遭受心理影响。不论促性腺激素缺乏是否确诊，建议这类患者在男孩 14 岁和女孩 13 岁时使用低剂量性腺类固醇的起始青春期。特发性 GH 缺乏患者可能出现青春期起始延迟；GH 给药后，青春期通常发生在适当的年龄，但进展可能快于正常个体。GH 合并促性腺激素缺乏的患儿诱导青春期的起始年龄与成年身高相关，而那些经历自发青春期（早于促性腺激素缺乏儿童激素诱导青春期起始年龄）的儿童成年身高降低。这些证据支持建议 GH 缺乏和促性腺激素缺乏儿童等待青春期开始。GH 缺乏儿童青春期起始时的身高也与成年身高相关。然而，在一些 GH 缺乏或正常变异身材矮小的病例中，有尝试使用 GnRH 类似物人为地延迟青春期，以试图达到更高的最终身高，但由于担心在接受 GnRH 类似物治疗的患者中出现骨密度

表 26-23　青春期延迟的管理和治疗

目的	• 确定异常部位和原因 • 诱导和维持第二性征 • 诱导青春期生长突增 • 预防青春期延迟潜在的短期和长期心理、人格和社会障碍 • 确保性欲和性功能正常 • 获得生育能力
治疗	**有担心但未焦虑或无社交障碍的青少年** • 保证和跟进（时间淡化） • 每 6 个月重复评估（包括血清睾酮或雌二醇） **社会心理障碍，焦虑，极度担心** • 治疗 4 个月 • 男孩：14—14.5 岁时庚酸睾酮 100mg 肌内注射，每 3 周 1 次，或过夜睾酮透皮贴剂 • 女孩：炔雌醇 5～10mg/d 口服或结合雌激素 0.3mg/d 口服或 13 岁时过夜炔雌醇贴剂 • 4～6 个月无治疗；重新评估，包括血清睾酮或雌二醇；如有指征，重复治疗方案

表 26-24　激素替代治疗性腺功能减退

男孩	• 目标：确诊后，接近正常青少年发育 • 初始治疗：13 岁时，每月肌内注射庚酸睾酮（或其他长效睾酮酯）50mg，持续约 9 个月（6～12 个月） • 接下来的 3～4 年：逐渐增加剂量至成人替代剂量 200mg，每 2～3 周 1 次 • 睾酮凝胶正在广泛使用 • 对疑似低促性腺激素血症男孩在骨龄≤14 岁前起始替代治疗 • 在适当时间诱导低促性腺激素性性腺功能减退患者生育力：脉冲式 GnRH 或 FSH 和 hCG 治疗
女孩	• 明确诊断为性腺功能减退症（如 45，X 性腺发育不全的女孩），在 12—13 岁时开始激素替代治疗 • 目标：接近正常青少年发育 • 初始治疗：口服炔雌醇 5mg/d 或结合雌激素口服 0.3mg/d（或更少），持续 4～6 个月，或首选雌二醇经皮给药 • 治疗 6 个月后（或如果发生突破性出血，则更早），开始人工周期 　– 雌激素：每月的前 21 天 　– 孕激素（如醋酸甲羟孕酮 5mg 口服），每月第 12～21 天 　– 在接下来的 2～3 年内逐渐增加雌激素的剂量，在每个月的前 21 天每天增加结合雌激素 0.6～1.25mg 或炔雌醇 10～20mg 或雌二醇贴剂 • 在适当的时间诱导低促性腺激素性性腺功能减退症患者排卵：脉冲式 GnRH 或 FSH 和 hCG 治疗

FSH. 促卵泡激素；GnRH. 促性腺激素释放激素；hCG. 人绒毛膜促性腺激素

降低，因此有警告在 GH 缺乏患者中谨慎使用该药物。目前的疗效证据不足以推荐该疗法[470]。

下丘脑缺陷引起的小阴茎症可以用 1～3 个月疗程的庚酸睾酮治疗，每月 25mg 肌内注射以增大阴茎的大小[327]。尽管有人担心早期睾酮治疗可能无法达到正常成人阴茎大小，但其他经验却支持。如果在儿童期暴露于睾酮，阴茎可能在生命后期对雄激素无反应（在大鼠中观察到的模式）的担心已被证明是不正确的。有报道显示，治疗可以达到积极的心理结局和正常伸展阴茎[527, 709]。对于因促性腺激素或 GH 缺乏而患有小阴茎的男婴和儿童，应使用短期雄激素治疗，以使阴茎增大到正常的儿童期范围。特发性先天性 GH 缺乏症患者偶尔会出现小阴茎，单独使用 GH 替代可成功治疗。胎儿期睾酮或 GH 缺乏引起小阴茎的男婴，不适合进行性逆转。

在青春期前儿童或低促性腺激素患者中，GnRH 的间歇性给药可引起脉冲式 LH、FSH 释放和性腺刺激。便携式泵用于长期间歇性 GnRH 给药。脉冲式 GnRH 治疗可诱导青春期，并促进男性第二性征和精子发生发育，以及女性排卵[710]，但对于促性腺激素缺乏的未成年男孩和女孩的常规诱导青春期并不实用。该方案可使低促性腺激素性性腺功能减退症女性妊娠，男性可使精子发生。较低的 GnRH 给药频率有利于 FSH 分泌，而较快的频率有利于 LH 分泌，并最终与 PCOS 样情况相关。

人绝经期促性腺激素和 hCG 可作为重组人垂体 LH 和 FSH 的有效替代引导性腺完全成熟，但该方案烦琐且昂贵。目前，长期性腺类固醇替代治疗是下丘脑或垂体促性腺激素缺乏的首选治疗方法，除非有生育要求。

高促性腺激素性性腺功能减退症的治疗方法是男孩使用睾酮替代，女孩使用雌二醇替代。对于性腺发育不全的治疗，应在患者 13 岁（骨龄＞11 岁）时开始雌激素治疗，以允许在适当的实足年龄进行第二性征发育。Klinefelter 综合征与青春期不同程度的自发男性化相容，一些患者需要睾酮替代治疗。应在青春期每 6 个月监测一次血浆睾酮和 LH 浓度，此后每年监测一次。如果 LH 水平升高超过平均值 2.5SD 或睾酮水平降低低于相应年龄的正常范围，则需要睾酮替代治疗。由于受累睾丸缺乏抑制素，FSH 升高，并且睾酮治疗后可能不会降低。

无论诊断为低促性腺激素性性腺功能减退症，还是高促性腺激素性性腺功能减退症，接受性腺类固醇替代治疗的患者均遵循相同的治疗方案（表 26-24）。不同睾酮制剂有几种给药途径。应避免使用烷基化睾酮制剂，因为有发生肝紫癜（即出血性肝囊肿）的危险，这与剂量或治疗持续时间无关；尽管停用睾酮治疗可使缓解，但仍可能进展为肝衰竭。男性可在开始

时接受庚酸睾酮、丙酸睾酮或环戊丙酸睾酮（50mg，每 4 周 1 次肌内注射），在未接受过睾酮治疗的男孩中，曾有较高的起始剂量（100mg）引起阴茎异常勃起的报道；以后逐渐增加剂量至 200～300mg，每 2～3 周 1 次。低剂量替代治疗在进入青春期生长突增前是恰当的。

睾酮的皮肤制剂已用于青春期延迟的研究。睾酮可通过非性器官皮肤上的皮肤贴剂给药，以促进性腺功能减退青少年的第二性征发育；贴剂可在夜间给药，以重现青春期早期观察到的睾酮昼夜变化。这些贴剂可使血清睾酮达到生理值，同时达到第二性征发育。青少年男孩不太可能每天使用贴剂，每 2 周或每月注射一次给药可能会提高依从性；然而，2.5mg 和 5mg 皮肤睾酮贴剂可能对态度积极的青少年有用。睾酮凝胶制剂通常涂在前臂或肩部，已被批准用于成人，但不适用于青少年。接触接受雄激素凝胶治疗的患者使用的皮肤、衣物或毛巾可引起幼儿或女性男性化。睾酮软膏可用于治疗小阴茎，旨在增大阴茎的大小，但正常婴儿或儿童接触睾酮凝胶治疗个体的皮肤（在吸收前）会有意外的睾酮效应风险[711]。10mg 2% 经皮睾酮给药 6 个月，在身高增长速度方面达到与 50mg 肌内注射睾酮相似的效应，但对照组的睾丸增大，而治疗组的睾丸未增大[712]。12—17 岁 Klinefelter 综合征或无睾症患者每天接受 1% 睾酮凝胶治疗，在 6 个月的治疗期间内血清睾酮水平升高至青春期范围，咳嗽是主要的不良反应[713]。经皮睾酮未被批准用于青春期延迟的青少年。

正在重新考虑女孩的雌激素给药类型和途径。许多人建议，使用 17β- 雌二醇而不是炔雌醇，因为有更多的生理效应；在治疗变性个体时有证据表明，使用炔雌醇或结合雌激素具有更高的静脉和动脉血栓形成风险[704]。目前建议使用经皮雌激素给药，以避免首过效应和肝脏凝血因子的产生，因为注射的雌激素经过肝脏并刺激蛋白质的产生，如 CRP、血管紧张素前体和活化蛋白 C，这些参与心脏并发症的转变；接受注射雌激素治疗的成年女性深静脉血栓形成和肺血栓栓塞、乳腺癌的风险增加，血清 IGF-1 浓度降低，瘦体重减少但脂肪量增加。这与经皮给药的雌激素形成对比，经皮给药的剂量较低，达到的治疗目标相对稳定，较低剂量下的生理活性更高；经皮给药的雌激素不会改变这些蛋白质[714, 715]。对于 13 岁或以上的女孩，经皮给药的雌激素已在临床试验中用于治疗青春期延迟或性腺功能减退数十年，对身体发育和骨密度均有有益结果，并被广泛使用[716]。

最初，12—13 岁女孩接受雌二醇单独给药，试图模拟青春期的正常雌激素暴露特征。雌激素贴剂是 Evorel 贴剂的一部分（年轻女孩每晚 0.05～0.07μg/kg 或年长女孩每晚 0.08～0.12μg/kg），其作用是为了更

快的乳房发育，被证明可以达到合理的血清雌激素水平[716]。Evorel 贴剂在欧洲可用；在美国，Vivelle-Dot 贴剂的 1/8～1/6 每周给药 1 次或 2 次[677]。吸收存在高达 10% 的个体差异，但在个体中，使用每天 2mg 口服 17β- 雌二醇、每天 2mg 凝胶或 100mg 贴剂可达到相似的血浆药物水平[704]。然而，FDA 目前尚未批准这些贴剂用于此类用途。有临床研究，50 名女孩每 6 个月增加一次剂量，直至成人剂量为每天 100～200μg 或每天 1～2 泵 0.06% 雌激素凝胶治疗有效。据报道，5 年内以 0.1～1.5mg 递增剂量给予雌二醇凝胶作为特纳综合征女孩的替代治疗是安全有效的[717]。与睾酮一样，儿童不得使用该制剂，因为可能发生不良雌激素效应。然而，需要注意的是，迄今为止，皮肤雌激素制剂尚未获批用于青少年。如果使用口服雌二醇，初始剂量可能为 0.1mg，在成年后增加至每天 1～2mg。

在发生突破性出血后或女孩在开始周期性雌激素治疗后达到 Tanner4 期时加用孕激素，以避免引起子宫内膜增生，并与雌二醇一起增强人工诱导的月经期。孕激素类药物的起始剂量为 5～10mg 黄体酮，首次每月给药 5 天，至成年后每月增加至 14 天。雌二醇可在周期的前 21 天给药，并在人工周期的最后 14 天添加黄体酮。

维持剂量应是维持第二性征、持续撤退性出血和预防骨质疏松的最小剂量。不良反应不常见，但可能包括体重增加、头痛、恶心、外周水肿和轻度高血压。

长期接受雌激素替代治疗的患者（包括特纳综合征患者）中子宫内膜癌和乳腺癌的风险增加[718]。使用孕激素类药物拮抗雌激素的作用可降低子宫内膜癌的风险，但关于雌激素的最佳剂量、给药途径和孕激素的剂量以促进发育而不过度增加癌症风险的最佳方案仍待研究。雌激素替代治疗对抗骨质疏松作用很重要。特纳综合征患者的骨密度降低部分是因为青春期性腺功能减退，在停止或未接受雌激素替代治疗的患者中，这种趋势随年龄增长而变得更加严重。透皮雌激素可增加已完成身材生长的特纳综合征患者的骨密度[719]。我们缺乏在青少年女性中进行的可选性类固醇替代方案的适当的对照研究。

特纳综合征患者接受生物合成 hCG 治疗后生长速率增加，成年身高增加至接近或达到可能的正常生长曲线的下限。

垂体功能减退症患者可主诉阴毛生长稀疏，或者女孩阴毛完全缺如。hCG 治疗后受累男性的阴毛进一步增厚，这源于睾丸来源的睾酮对外源性睾酮治疗的贡献。GH 缺乏和促性腺激素缺乏男性的 GH 治疗可增强睾丸对 hCG 给药的类固醇生成反应。青春期或年轻成年女性每 4 周给予小剂量（25mg）长效睾酮肌内注射，以刺激阴毛生长而不引起男性化。建议口服 DHEAS 治疗可改善垂体功能减退症女孩的阴毛生

长[720]。然而，这些雄激素治疗实践目前尚未标准化。

芳香化酶抑制药已被用于通过降低通常会提前的骨龄和限制即将增长的雌激素水平来促进身材矮小儿童（包括体质性青春期延迟儿童）的生长[471]。不幸的是，关于实际成人身高的数据有限，因为大多数研究在儿童实际停止生长之前就预测了成人身高[721]。

与男性一样，心理咨询有利于女孩应对长期就医的影响、广泛药物治疗后的不育，并且与同龄人相比，可能是不太理想的身体发育。受低促性腺激素性性腺功能减退症影响的成人评论称，虽然他们的医疗服务提供者可能会参与他们的医疗，但他们往往不能解决他们的情绪需求。当患者因过渡到成人护理期间失访时，会出现更多问题[722]。

（四）性早熟[994]

如果同性性早熟是由下丘脑 GnRH 脉冲发生器 / 垂体促性腺激素 – 性腺轴过早再激活所致，则该病症具有 GnRH 依赖性，称为中枢性（或既往 – 完全性或真性）性早熟。脉冲式 LH 释放具有青春期模式，GnRH 或 GnRH 激动剂给药后 LH 浓度升高与血清 LH 的正常青春期模式难以区分。如果垂体外促性腺激素分泌或不依赖于脉冲 GnRH 刺激的性腺类固醇分泌导致男孩男性化或女孩女性化，则该病症被称为不完全性、假性性早熟或外周性早熟。男性产生过多的雌激素导致不适当的女性化，并产生增加的女性的雄激素水平导致不适当的男性化；这些情况被称为异性性早熟或异性恋性早熟。因此，引起性早熟的疾病分为性激素分泌增加依赖于 GnRH 刺激垂体促性腺激素的疾病和与下丘脑 GnRH 脉冲发生器激活无关的疾病。

在所有形式的性早熟中，增高的性腺类固醇可增加身高增长速度、躯体发育和骨骼成熟率；由于不成熟骺板融合，性早熟可导致儿童期身材高大但成年身高矮小的悖论（表 26-25）。患有特发性 CPP 且未接受治疗的女孩的平均成年身高为 151～155cm[723]。在未接受治疗的性早熟男孩少数的成年身高报告中，平均成年身高为 155.4cm ± 8.3SD，根据现有数据，所有患者均远低于父母的中位身高，并且远低于父亲的身高[724, 725]。

血清碱性磷酸酶反映生长，IGF-1 浓度反映性发育的程度而不是生理年龄，大多数生化和血液学值也是如此。正常青春期和 CPP 中 P-Ⅲ-NP 的血清浓度与正常青春期生长曲线平行，也与接受 GnRH 激动药治疗的儿童生长速率变化平行。根据最新的血压标准，校正骨龄而非实际生理年龄后，血压与相同身高和性别的正常研究对象匹配[726]。

在男孩（图 26-51）中观察到出现任何其他青春期体征之前，睾丸通常在促性腺激素刺激下增大；在女孩中，生长速率加快、乳房发育、小阴唇增大和阴道黏膜的成熟变化是常见的体征，阴毛的表现则因发

研 究	研究人数（女性／男性）	最终身高（cm）ᵃ	
		女 性	男 性
Thamdrup			
Sigurjonsdottir 和 Hayles	26/8	151.3 ± 8.8	155.4 ± 8.3
	40/11	152.7 ± 8.0	156.0 ± 7.3
Werder 等	4/0	150.9 ± 5.0	
Lee	15/0	155.3 ± 9.6	
加州大学旧金山分校	8/4	153.8 ± 6.8	159.6 ± 8.7
总计	93/23	152.7 ± 8.6	155.6 ± 7.7

表 26-25 未经治疗的真性性早熟儿童的历史对照

a. 平均值 ± 标准差

引自 Paul D, Conte FA, Grumbach MM, et al. Long-term effect of gonadotropin-releasing hormone agonist therapy on final and near-final height in 26 children with true precocious puberty treated at a median age of less than 5 years. *J Clin Endocrinol Metab*. 1995; 80:546-551；引自 Lee PA. Medroxyprogesterone therapy for sexual precocity in girls. *Am J Dis Child*. 1981; 135:443-445; Sigurjonsdottir TJ, Hayles AB. Precocious puberty:a report of 96 cases. *Am J Dis Child*. 1968; 115:309-321; Thamdrup E. *Precocious Sexual Development:A Clinical Study of 100 Patients*. Springfield, IL:Charles C Thomas; 1961; Werder EA, Murset G, Zachmann M, et al. Treatment of precocious puberty with cyproterone acetate. *Pediatr Res*. 1974; 8:248-256.

病年龄而异。第二性成熟的进展可能比正常更快，但发育的过程可能会时好时坏。男性精子生成和女性排卵经常发生，可能具有生育能力。快速的生长发育与雌二醇刺激导致的 GH 分泌增加和血清 IGF-1 水平升高相关。骨龄与实际生理年龄的比值和 IGF-1 高于实际生理年龄正常值可预测结果：更轻度受累儿童进展速度较慢且倾向于维持其目标身高，这可能代表良性疾病。

1. 中枢性性早熟 完全同性性早熟的女孩诊断性早熟的典型年龄下限为 8 岁。然而，修订的性早熟诊断（表 26-26）重新考虑该限度，即欧裔美国女孩在 7 岁前和非裔美国女孩在 6 岁前出现任何次级性成熟体征。这些较低的临界值是假设无中枢性疾病或其他可能导致性早熟的并发疾病的体征或症状，因为评价适用于所有年龄的病例。此外，新版的年龄下限通常适用于体重指数升高的女孩，如果受试者的 BMI 评价未增加，仍可能适用。因此，在这些年龄范围较小的女孩中，仔细评估至关重要，这些女孩应该只有极小的缓慢进展的性早熟体征。然而，新的年龄低限仍然存在争议，因此必须注意所描述的注意事项。

在超过 200 例 CPP 患者的 UCSF 研究中，真正的女孩性早熟（即 GnRH 依赖性 CPP）发生率是男孩的 5 倍，女孩的特发性 CPP 发生率是男孩的 8 倍（表 26-27）。还有人报道，与男孩相比，女孩性早熟的患病率增加了 10 倍。在男孩中，中枢性异常的发生频率至少与特发性 CPP 相同，而在女孩中，神经系统病变的发生频率是特发性 CPP 的 1/5。因此，有必要寻找 CPP 的中枢性病因，尤其是在男孩中，因为性早熟可能是中枢神经系统肿瘤的唯一表现（表 26-28 和表 26-29）。然而，大多数被转诊接受评估的儿童具有导致不成熟的月经初潮或肾上腺功能的良性变异。

(1) 特发性真性或中枢性性早熟 [159, 160, 316, 423, 726, 727]：在其他方面健康的女孩中，6—8 岁开始青春期的女孩通常代表青春期起始年龄正常范围的一端；那些体质性生长和青春期延迟体女孩则落在正常变化范围的另一端。通常认为这些青春期开始时正常年龄较低的女孩处于青春期早期；一项 Meta 分析表明，这部分人群不需要 GnRH 激动剂治疗即可达到父母的身高 [728, 729]。

患儿可发生 CPP，无家族倾向，无器质性病变征象；这些患儿为特发性 CPP。在婴儿期可能出现该疾病（表 26-27），这通常与脑电图异常相关。约 50% 受累女孩的发病年龄为 6—7 岁（正常青春期开始年龄的新界限表明一些 7 岁儿童可能在正常范围内），约 25% 为 2—6 岁，18% 为婴儿期（图 26-50）。器质性 CPP 患者的平均发病年龄早于特发性 CPP 患者，尤其是伴有下丘脑错构瘤的 CPP 患者。

该亚组中许多女孩的临床和激素特征介于月经初潮提前和 CPP 之间（如生长速度更快），并且不是这两种疾病的典型特征 [730]；该标志是过度的乳房发育。约 10% 典型的乳房早发育的女孩进展为明确的 CPP，但在首次就诊时没有迹象可将其与持续乳腺发育提前模式的女孩区分开来，甚至生化测量也无法确定 [731]。

（续表）

表 26-26 性早熟分类

真性性早熟或完全的同性性早熟（GNRH 依赖性性早熟和 GNRH 脉冲发生器的过早激活）

- 特发性真性性早熟
- 中枢性肿瘤
  - 视神经胶质瘤伴神经纤维瘤病 1 型
  - 下丘脑星形细胞瘤
- 其他中枢神经系统疾病
  - 发育异常，包括灰结节下丘脑错构瘤
  - 脑炎
  - 静止性脑病
  - 脑脓肿
  - 结节病样或结核性肉芽肿
  - 头部外伤
  - 脑积水
  - 蛛网膜囊肿
  - 脊髓脊膜膨出
  - 血管性病变
  - 头颅照射
- 先天性男性化肾上腺皮质增生症晚期治疗或其他既往长期暴露于性激素后的真性性早熟
- 由于获得功能突变导致的真性性早熟：
  - 在 KISS1R/GPR54 基因
  - 在 KISS1 基因

不完全性同性性早熟（下丘脑 GNRH 非依赖性）

男性
- 促性腺激素分泌肿瘤
  - 分泌 hCG 的中枢性肿瘤（如绒毛膜上皮瘤、生殖细胞瘤、畸胎瘤）
  - 中枢神经系统外的 hCG 分泌肿瘤（肝癌、畸胎瘤、绒毛膜癌）
- 肾上腺或睾丸雄激素分泌增加
  - 先天性肾上腺皮质增生（CYP21 和 CYP11B1 缺陷）
  - 男性化肾上腺肿瘤
  - 睾丸间质细胞腺瘤
  - 家族性肠毒症（性别限制性常染色体显性遗传，垂体促性腺激素非依赖性早熟性睾丸间质细胞和生殖细胞成熟）
  - 皮质醇抵抗综合征

女性
- 卵巢囊肿
- 分泌雌激素的卵巢或肾上腺肿瘤
- 黑斑 – 息肉综合征

两种性别
- McCune-Albright 综合征
- 甲状腺功能减退症
- 医源性或外源性性早熟（包括无意中接触食品、药品或化妆品中的雌激素）

青春期发育的变异
- 乳房发育过早
- 月经初潮过早
- 肾上腺功能初现过早
- 男孩青春期男性乳腺发育
- 巨睾丸症

异性性早熟

男性女性化
- 肾上腺肿瘤
- 绒毛膜上皮瘤
- CYP11B1 缺陷
- 迟发型肾上腺增生
- 睾丸肿瘤（黑斑息肉综合征）
- 增加循环肾上腺雄激素向雌激素的腺外转化
- 医源性（暴露于雌激素）

女性男性化
- 先天性肾上腺皮质增生
  - CYP21 缺乏
  - CYP11B1 缺乏
  - 3βHSD 缺乏
- 男性化肾上腺肿瘤（库欣综合征）
- 男性化卵巢肿瘤（如恶性淋巴瘤）
- 医源性（暴露于雄激素）
- 皮质醇抵抗综合征
- 芳香化酶缺乏

CYP11B1.11– 羟化酶；CYP21.21– 羟化酶；GnRH. 促性腺激素释放激素；hCG. 人绒毛膜促性腺激素；3βHSD.3β– 羟类固醇脱氢酶 4,5– 异构酶；KISS1R/GPR54.kisspeptin/G 蛋白耦联受体 54（改编自 Grumbach MM.True or central precocious puberty. In:Kreiger DT, Bardin CW, eds. *Current Therapy in Endocrinology and Metabolism, 1985-1986.* Toronto, Canada: BC Decker; 1985:4-8.）

在这种情况下，大多数患者在 2 岁后首次发现乳房发育。如果在睡眠期间脉冲式 LH 分泌的青春期模式不存在，或者如果通过超灵敏测定法测量的基础 LH 或 LH 对外源性 GnRH 或 GnRH 激动剂的反应是青春期前，或敏感超声显示子宫小于 34mm，则可能不适合治疗（青春期前状态下子宫长度的上限为 35mm）。因此，定期随访很重要。

尽管基因组数据正在积累，但与生长和青春期的体质性延迟（男性＞女性）相比，特发性 CPP 患病率（女性＞男性）中的显著性别差异的原因知之甚少。受累受试者家族中可能有早期成熟史。CPP 可能是一种常染色体显性遗传，在男孩和女孩中具有不完全显性[726]。

在开始治疗之前，必须确定性早熟进展。在一部

系 列	特发性		神经源性	
	男 性	女 性	男 性	女 性
Thamdrup（1961）	4	34	7	11
Wilkins（1965）	13	67	10	5
Sigurjonsdottir 和 Hayles（1968）	8	54	16	16
加州大学旧金山分校（1981）ª	13	121	26	45

表 26–27 按性别列出的特发性和神经源性性早熟儿童的分布

a. 未发表的数据。引自 Sigurjonsdottir TJ, Hayles AB. Precocious puberty:a report of 96 cases. *Am J Dis Child*. 1968; 115:309–321; Thamdrup E. *Precocious Sexual Development:A Clinical Study of 100 Patients*. Springfield, IL:Charles C Thomas; 1961; Wilkins L. *The Diagnosis and Treatment of Endocrine Disorders in Childhood and Adolescence*. Springfield, IL:Charles C Thomas; 1965.

表 26–28 真性性早熟的病因 ª

病 因	女性人数	男性人数
特发性	121	13
CNS: 下丘脑肿瘤, 包括错构瘤	11	15
蛛网膜囊肿	2	1
脑积水	6	1
头部创伤（虐待儿童）	1	
围产期窒息、脑瘫	3	1
脑炎或脑膜炎	3	1
性染色体异常（47, XXY; 48, XXXY）		2
非特异性癫痫发作或精神发育迟滞	26	16
退行性 CNS 疾病		3
先天性男性化肾上腺皮质增生伴继发性真性性早熟		3

a. 数据来自加州大学旧金山分校儿科内分泌诊所
CNS. 中枢神经系统（引自 Kaplan SL, Grumbach MM. Pathogenesis of sexual precocity. In Grumbach MM, Sizonenko PC, et al, eds. *Control of the Onset of Puberty*. Baltimore, MD:Williams & Wilkins; 1990:620–660. ©1990, The Williams & Wilkins Co. , Baltimore. ）

表 26–29 在 UCSF 与同性性早熟相关的 CNS 肿瘤的分类

- 占所有真性性早熟患者的 10%:CNS 肿瘤, 下丘脑（n=26）
- 男性 IPP/ 器质性性早熟 = 13/15（0.9：1）
- 女性 IPP/ 器质性性早熟 = 121/11（12：1）
- GnRH 依赖性真性性早熟
  - 星形细胞瘤: 3M, 5F
  - 错构瘤: 3M, 3F
  - 神经纤维瘤病: 5M, 1F
  - 颅咽管瘤: 2F
    > GnRH 非依赖性不完全性性早熟
    > hCG 分泌肿瘤 ª, 4M

a. CNS 和 CNS 外肿瘤
CNS. 中枢神经系统；F. 女性；GnRH. 促性腺激素释放激素；hCG. 人绒毛膜促性腺激素；IPP. 特发性真性或中枢性性早熟；M. 男性；UCSF. 加州大学旧金山分校

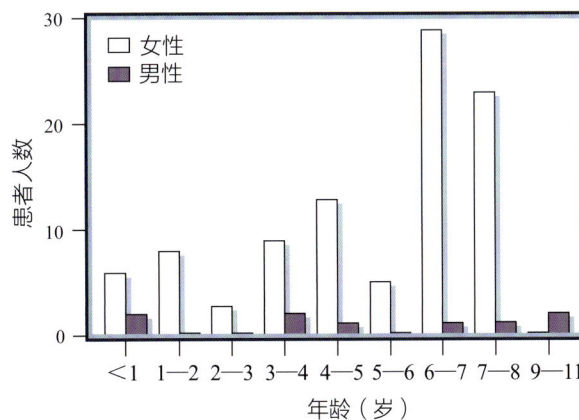

▲ 图 26–50 **106 例儿童中特发性真性性早熟的发病年龄**
在所有年龄中，女性的频率均高于男性。女孩的患病率高峰在 6—8 岁（引自 Kaplan SL, Grumbach MM. The neuroendocrinology of human puberty:an ontogenetic perspective. In:Grumbach MM, Sizonenko PC, Aubert ML, eds. *Control of the Onset of Puberty*. Baltimore, MD:Williams & Wilkins; 1990:1–68. ）

分女孩中，节奏相对较慢，性早熟可能不会持续。青春期 LH 对 GnRH 反应和夜间 LH 脉冲式分泌增加证实的少部分 CPP 患者可自发恢复至更不成熟的青春期状态，持续存在而无进一步进展，或者在进展和消退之间波动。CPP 女孩从月经初潮提前到持续或缓慢进展的性早熟，再到性成熟开始后相对快速进展，都是一个连续过程 [732]。如果生长速率随年龄增长而减慢至正常，骨骼成熟的进展与实际生理年龄相符，并且成年身高受损的风险很小或没有风险 [733]；雌激素和

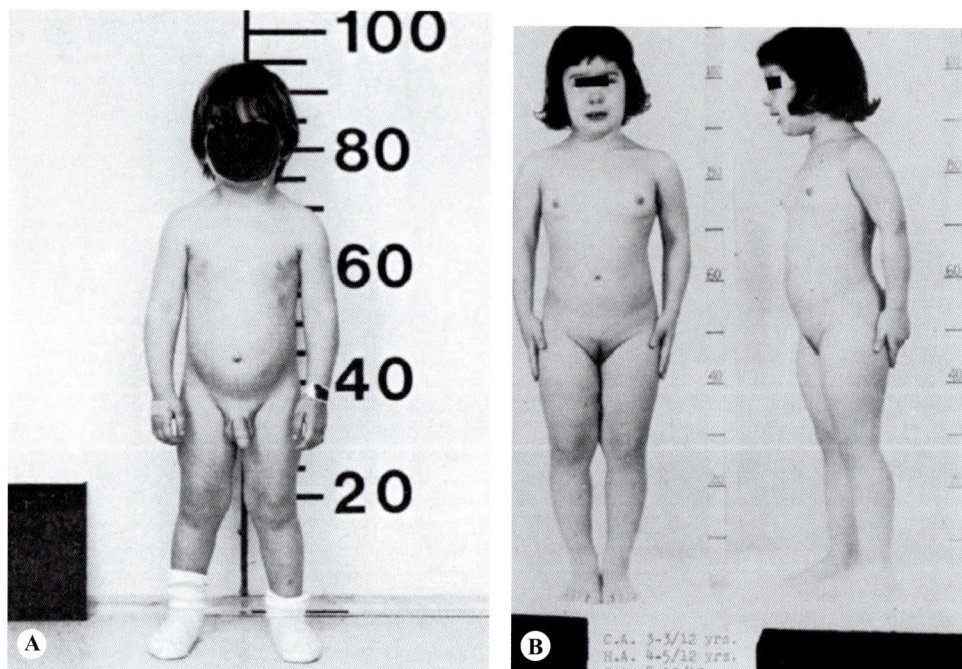

▲ 图 26-51　A. 一名 2 岁 5 个月的特发性性早熟男孩。至 10 月龄时有阴毛及阴茎、睾丸肿大。1 年时身高 86cm（+4SD）；阴茎大小 10cm×3.5cm，睾丸大小 2.5cm×1.5cm。血浆 LH 水平为 1.9ng/ml（LER-960），FSH 水平为 1.2ng/ml（LER-869），睾酮水平为 416ng/dl。给予 GnRH100μg 后，血浆 LH 水平升高至 8.4ng/ml，FSH 水平升高至 1.8ng/ml，属于青春期反应。拍照时，患者已接受醋酸甲羟孕酮治疗 1.5 年。身高 95.2cm（+1SD），阴茎 6cm×3cm，睾丸 2.4cm×1.3cm。**LH（LER-960）的基础浓度为 0.9ng/ml，FSH（LER-869）水平为 0.8ng/ml，睾酮水平为 7ng/dl。GnRH 给药 100μg 后，LH 浓度升至 2.3ng/ml，而 FSH 浓度在接受醋酸甲羟孕酮治疗时没有变化。转换为 SI 单位见图 26-19 和图 26-20。B.1 例 3 岁 3 个月特发性真性性早熟女孩自 9 月龄起反复阴道出血。她的身高年龄为 4 岁 5 个月，骨龄为 8 岁 10 个月**

A. 引　自 Styne DM, Grumbach MM.Puberty in the male and female: its physiology and disorders. In: Yen SCC, Jaffe RB, eds. *Reproductive Endocrinology.* 2nd ed. Philadelphia: WB Saunders; 1986: 313-384. ）

IGF-1 浓度正常或仅轻微升高。如果诊断时身高预测正常而不是降低，患者不需要治疗；6 岁后发病者 GnRH 治疗的疗效不一致，很少导致增加成人身材（一些资料称，8 年后开始治疗后 GnRH 治疗的效果降低）[470]。在一些女孩中，我们观察到在 1~2 个月的时间内，睡眠期间 LH 脉冲式的青春期前期模式恢复，青春期前 LH 对 GnRH 的反应，以及血浆雌二醇浓度相当于青春期前状态。与典型患者不同，此类女孩不会表现出血浆雌二醇和 LH 对 GnRH 激动剂的初始过度反应或雌激素对机体的影响，她们的血清 IGF-1 往往较低。

CPP 时子宫和卵巢体积增大。卵巢也可能出现多囊性外观（但不是多囊卵巢性外观），即使在 GnRH 激动剂成功治疗后仍可能存在。CPP 患者的垂体在婴儿早期、青春期和妊娠时发生肥大，MRI 显示垂体体积也增大。

女性 CPP 不会导致过早绝经。然而，女孩在成年期发生乳腺癌的风险增加[734]。性早熟患者的性心理发育适度提前（特发性 CPP 女孩约 1.5 岁）。

血浆中促性腺激素和性激素浓度、LH 对 GnRH 给药的反应、LH 脉冲的振幅和频率均在 CPP 的正常青春期范围内（图 26-52 和图 26-53）。第三代促性腺激素测定法可通过测定大多数女孩基础状态下的单个血清 LH 样本来诊断 CPP[260]。GnRH 或 GnRH 激动剂单次皮下给药后 60min 或 240min 测定促性腺激素可诊断 CPP，其具有高特异性和灵敏度。在 5 岁或 6 岁以下的 CPP 女孩中，肾上腺皮质功能亢进通常不伴随性腺功能亢进[442]；这些女孩的阴毛最初稀疏或缺失。当 CPP 发生在 6 岁以后时，通常与年龄较早而骨龄不早的初潮有关。

在 UCSF 的经验和其他经验中，患有特发性 CPP，CNS 异常引发的 CPP 或月经初潮过早的女性也可会发生正常妊娠[735]。大众刊物报道了一名 5 岁 CPP 患者的妊娠，这是儿童期性虐待和 CPP 的不幸结果。

与对照人群相比，对 142 例 50 岁以下中枢性早熟女性患者的长期随访表明其健康状况并无显著差异[736]。GnRH 激动药治疗或不治疗并没有改变这一结论。然而，在即将进行的讨论中，人们对 PCOS 的发生提出了担忧。

据报道，2014—2010 年，韩国 CPP 女孩的患病率有所增加[737]。男孩的患病率也有小幅度的增加。

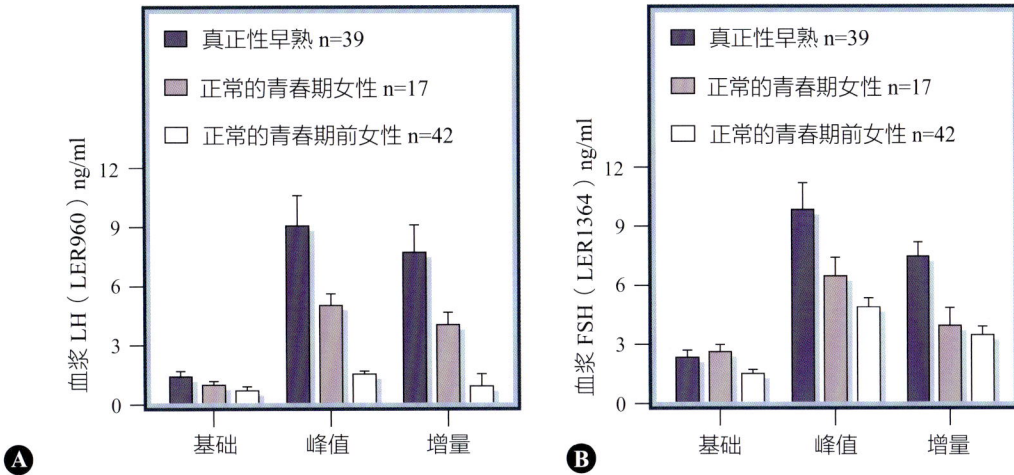

▲ 图 26−52　**A.** 正常青春期前和青春期女性、特发性真性性早熟女性的平均基础血浆 **LH** 水平（**LER-960**）和静脉注射 **GnRH**（**100μg**）后的平均峰值和增加。真性性早熟血浆 **LH** 的平均峰值和增量均高于正常青春期。**B.** 患有真性性早熟的正常青春期前和青春期女性静脉给予 **GnRH**（**100μg**）后的基础 **FSH** 水平（**LER-1364**）和平均峰值及增量。真性性早熟和正常青春期女性 **FSH** 的浓度和对 **GnRH** 的反应大于青春期前女性

引自 Kaplan SL, Grumbach MM. Pathogenesis of sexual precocity.In:Grumbach MM, Sizonenko PC, Aubert ML, eds. *Control of the Onset of Puberty*. Baltimore, MD: Williams & Wilkins; 1990: 620-660.

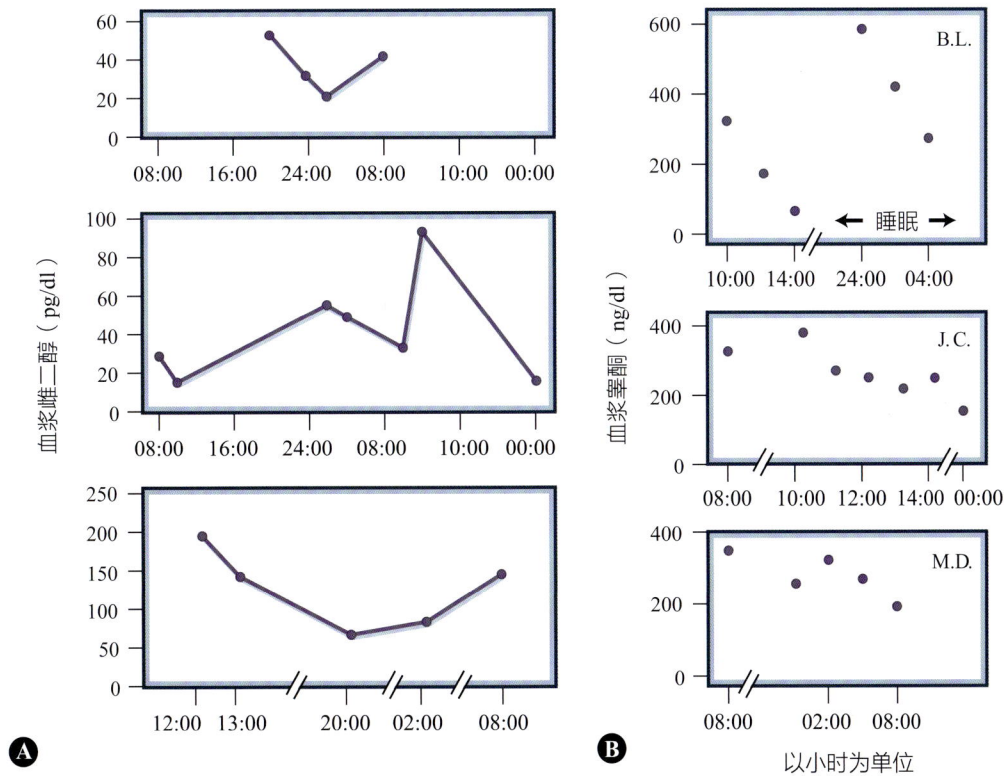

▲ 图 26−53　**A.** 连续测定 **3** 名特发性真性性早熟女孩的血浆雌二醇，注意到显著波动；**B.** 连续测定 **3** 例真正性早熟男孩的血浆睾酮（**B. L.** 和 **J. C.** 有下丘脑错构瘤，**M. D.** 具有特发性形式）。转换为 **SI** 单位见图 **26−19** 和图 **26−20**

引自 Kaplan SL, Grumbach MM. Pathogenesis of sexual precocity. In:Grumbach MM, Sizonenko PC, Aubert ML, eds. *Control of the Onset of Puberty*. Baltimore, MD:Williams & Wilkins; 1990:620−660.

(2) 功能获得性突变是中枢性性早熟的病因

KISS 和 KISSIR/GRP54 突变：具体如下。

KISS 突变：尽管 KISS1R 受体的失活突变可引起低促性腺激素性性腺功能减退症，但最近首次报道了在编码 KISS 和 KISSR 的基因中检测到与性早熟相关的突变[727]。在 3 例特发性 CPP 儿童中发现了 2 种新的 KISS1 错义突变，这些突变在 400 个对照等位基因中不存在。1 例是领养的巴西女孩，自出生后乳腺发育缓慢进展，但在 7 岁时出现生长加速、骨龄成熟和第二性征发育，并通过 GnRH 激动剂治疗后逆转，并且处于青春期 GnRH 刺激的 LH 峰值水平[738]。KISS1R（p.Arg386Pro）的杂合激活突变，导致 kisspeptin 引起的细胞内信号通路激活延长。

1 例 1 岁 CPP 男孩携带 KISS1 杂合错义突变和 KISS1 基因外显子 3 c.C369T 转换，导致 kisspeptin-1（1～145）第 74 位的丝氨酸取代脯氨酸（p.Pro74Ser）。他的 KISS1 产物被认为对降解的抵抗力更强，与野生型 kisspeptin 相比，kisspeptin 的生物利用度更高，刺激信号转导的能力更强；没有迹象表明受体亲和力发生变化。由于其青春期发育正常的母亲和外祖母也携带杂合子状态的 p.Pro74Ser 突变，因此认为该突变具有不完全的性别依赖性外显率[727]。2 名无血缘关系的 CPP 女孩在外显子 3 的 c.417 C3G 中发生纯合突变，导致组氨酸被 kis-speptin-1（p.H90D）的第 90 位天冬氨酸取代。目前尚不清楚该突变导致性早熟的生物学变化，但之前在罕见的 IHH 患者中发现了纯合子 H90D 突变。在既往被认为患有特发性 CPP 的儿童中，导致 CPP 的 KISS 突变的患病率仍有待确定，但似乎较低。目前未发现引起 CPP 的 KISS1 新突变[428]。

(3) 基因功能缺失性中枢性性早熟原因

MKRN3：MKRN3 是位于 Prader-Willi 综合征关键区域染色体 15q11.2 长臂上的印记基因，编码 makorin 环指蛋白 3，在 22 例 CPP 患者中发现了 10 种不同的功能缺失突变，大多数为女孩，所有 CPP 患者均从其父亲处遗传了其突变，因为该基因的母系等位基因被甲基化（单等位基因表达）沉默[428]。没有患者出现 Prader-Willi 综合征。尽管该性状具有遗传性，但在大多数病例中未报道家族史；这被认为是在许多病例中低估 CPP 为家族性的一个例子，在多数情况下，母亲更常带孩子到医生处就诊。该突变代表了家族性 CPP 最常见的原因。受影响女孩出现第二性征的年龄范围为 3—6.5 岁，平均年龄为 5.9 岁，中位 6 岁，男孩为 5.9—9.7 岁，平均年龄为 8.5 岁，中位年龄为 8.8 岁；这种遗传二型性让人想起女孩正常青春期的年龄比男孩更早，并证明女孩受该突变的影响更大。一个被诊断为青春期前的女孩大约在 6 岁进入青春期[739]。这些年龄有时与女孩性早熟的新指南重叠，在 BMI 值高的欧裔美国女孩中从 7 岁开始，在非裔美国女孩中

从 6 岁开始，表明在纳入下限开始青春期的一些女孩可能患有家族性 CPP。由于受影响患者的青春期开始年龄为出生后数年，因此推测 MKRN3 在婴儿期之后的青春期发育抑制中不起作用，但在 GnRH 脉冲发生器重新激活中确实起作用，更接近正常青春期开始年龄。受影响的患者通常但并不总是能通过 GnRH 激动剂成功治疗。1 名女孩被描述为在 MKRN3 的 4nt 近端启动子区域中的基因改变。她的母亲在 10 岁时月经初潮，但没有相同的 4nt 位点突变[429]。1 名 MKRN3 基因突变的男孩和一名女孩是无症状携带者[740]。功能正常的 MKRN3 基因被认为是青春期开始的停顿，该停顿缺失导致性早熟[425]。

DLK1：DLK1 是最近报道的另一种与女孩性早熟相关的父系印记基因[741]。

(4) 引起真性性早熟的中枢神经系统肿瘤：当任何细胞类型的下丘脑肿瘤发生在或撞击下丘脑后部时，性早熟可能是其首发表现。神经系统症状涉及头痛和可出现视力障碍，儿童除性早熟外，还可有尿崩症、脑积水或肿瘤增大引起的视神经萎缩。中枢神经系统肿瘤引起的 CPP（表 26-29）在人群中男孩的患病率与女孩大致相同；然而，男孩性早熟的总体患病率较低，神经系统异常占 CPP 患者的 2/3。CPP 男孩比女孩更易发现中枢神经系统肿瘤。在 UCSF 经验中，该组中至少一半存在中枢神经系统肿瘤。

在任何 CPP 患者的鉴别诊断中必须考虑中枢神经系统肿瘤。中枢神经系统肿瘤引起 CPP 的部位使手术切除变得困难。保守的方法需要对肿瘤进行活检、放疗、化疗或两者兼而有之，这取决于病理结果。视神经和下丘脑胶质瘤（常与神经纤维瘤病有关）、星形细胞瘤、室管膜瘤和罕见的颅咽管瘤可能通过影响在儿童期抑制 GnRH 脉冲发生器的神经通路引起 CPP，或由脑肿瘤治疗的颅内照射引起。松果体肿瘤可伴有脑干受压所致的向上注视丧失（Parinaud 综合征）。

即使放疗靶向垂体，局部肿瘤或白血病经颅照射后 CPP 的患病率也会增加[300]。CNS 肿瘤经颅照射下丘脑垂体区域后，CPP 的患病率为 29%；存在成年身高下降的风险，通常是由于诊断和治疗延迟[742]。此外，据报道，约 33% 的受照射受试者出现晚发性促性腺激素缺乏。GH 缺乏和 CPP 的组合可能发生在之前接受过 CNS 治疗性照射的儿童中，与中枢神经系统肿瘤相关，以及患有各种其他 CNS 异常的儿童中，包括发育畸形和头部创伤[300]。GH 缺乏可能不明显，因为性激素水平升高导致生长增加；GH 缺乏的 CPP 儿童比 GH 充足的 CPP 儿童生长更慢，但比 GH 缺乏的无性早熟儿童生长更快。GH 缺乏的 CPP 儿童的 IGF-1 浓度介于 GH 充足的性早熟儿童中发现的较高水平和青春期前 GH 缺乏儿童中发现的较低水平之间。

CNS 放射剂量仅为 18～47Gy 时，可能发生 GH

缺乏和 CPP，而剂量大于 40Gy 时，通常会发生促性腺激素缺乏、TSH 缺乏、ACTH 缺乏和低催乳素血症[743]。青春期开始年龄的提前与接受放射治疗的疾病的诊断年龄呈正相关（青春期开始年龄越早，诊断时年龄越早），与诊断时的 BMI 呈正相关。使用较低剂量放疗治疗各种恶性肿瘤的较新放疗方案对月经初潮年龄的影响较小，并且可能导致较低的长期发病率。GH 与 GnRH 激动剂联合治疗适用于这些患者，与 GnRH 激动剂单药治疗相比，可获得更好的生长和改善的身高预后。由于 GH 分泌与 BMI 有关，因此在将 CPP 中 BMI 增加引起的 GH 分泌减少解释为 GH 缺乏的证据之前，排除 CPP 中 BMI 增加引起的 GH 分泌减少非常重要。

大脑结节错构瘤：错构瘤由含有 GnRH 神经分泌神经元、纤维束和神经胶质细胞的异位神经组织组成的生殖器畸形；它们通常与 CPP 相关（图 26-54），通常在患者 3 岁前出现（表 26-30）[423, 718, 744]。下丘脑错构瘤可能无蒂或有蒂，通常附着在灰质结节和乳头体之间的下丘脑后部。这些肿块进入到鞍上池，有蒂的错构瘤有明显的柄。它们呈现不随时间变化的特征。灰结节错构瘤不是真正的肿瘤[395, 396, 744]，因为长期随访显示定期 CT 或 MRI 监测显示无生长[396, 745, 746]。错构瘤在 CT 或 MRI 上表现为等密度，脚间、脑桥前和鞍上后池异常饱满，偶伴第三脑室前部变形。其外观和位置与临床表现有关，第三脑室变形与癫痫发作的发生更密切相关。对比剂无增强，T_2 加权 MRI 可提供病变的最佳可视化（图 26-55）[396]。然而，如果调用较低分辨率 MRI 研究，当与蛛网膜下囊肿相关的错构瘤的实性成分可能会被遗漏[747]。

下丘脑错构瘤的病因学发展可能与 Kallmann 综合征中 GnRH 神经元缺乏迁移相反，这是由于不产生由 KAL1 基因编码的黏附分子。我们可以假定，在下丘脑错构瘤中，KAL1 蛋白和其他轴突导向因子可能导致约 1500 个 GnRH 神经元的迁移到错构瘤；或者，刺激了位于错构瘤中能够合成 GnRH 的祖细胞。

与 CPP 相关的错构瘤含有异位 GnRH 神经分泌细胞，与内侧基底下丘脑中含 GnRH 的神经元相似。这种发育异常通过 GnRH 的合成和脉冲式释放发挥其内分泌效应。已发现含 GnRH 的纤维从错构瘤向正中隆起通过。我们已经表明，肿瘤中含有 GnRH 的神经分泌神经元不受抑制正常 GnRH 脉冲发生器的内在中枢神经性机制的限制，并作为异位 GnRH 脉冲发生器[326]，独立或与内侧基底下丘脑的 GnRH 神经分泌神经元同步，产生间歇性 GnRH[326]分泌爆发（图 26-29）。GnRH 通过门脉循环转运到垂体，引起 LH 的脉冲式释放。如果错构瘤以连续的方式分泌 GnRH，则不会发生 CPP，因为 GnRH 受体将脱敏。约 10% 的下丘脑错构瘤与 CPP 无关。与 CPP 相关的错构瘤倾向

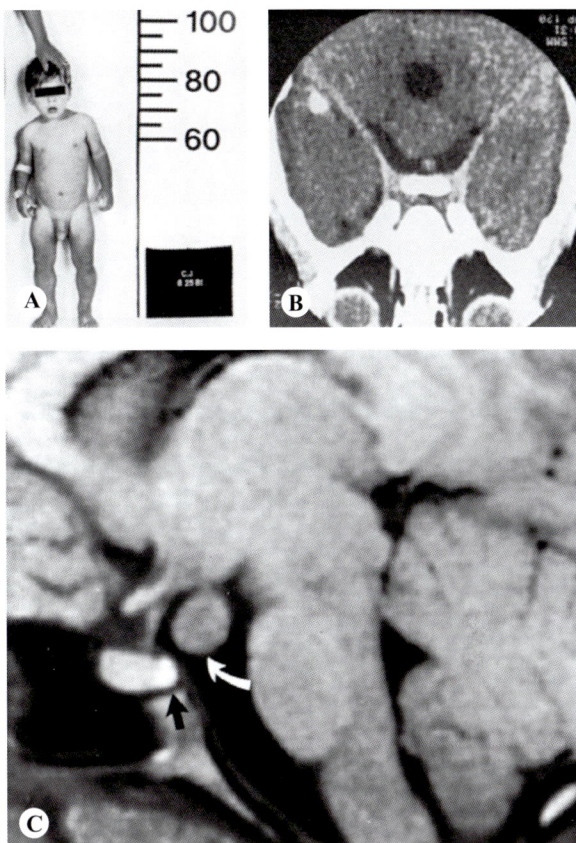

▲ 图 26-54　A. 1 例 17 月龄男性婴儿，患有灰质结节错构瘤和真性性早熟。患者 8 月龄时，可见第二性征发育，误诊为先天性男性化肾上腺增生。他接受了糖皮质激素治疗，减缓了他的生长，但不影响他的性发育和骨龄增长。17 个月首次就诊时身高 84.2cm，体重 14.8kg，阴毛 2 期，阴茎 10.4cm×2.2cm，睾丸 1.5cm×2.8cm，阴囊变薄皱褶。骨龄 4.25 岁。GnRH 给药后，LH 水平从 0.5ng/dl 升至 3.1ng/dl（LER-960），FSH 水平从 0.5ng/dl 升至 1.2ng/ml（LER-869），睾酮水平从 409ng/dl 升至 450ng/dl。DHEAS 为 17 μg/dl（肾上腺皮质前值）。患者接受强效、长效 LHRH 激动剂地氯瑞林（d-Trp 6Pro 9NEt-GnRH）治疗，导致青春期发育停滞，血浆中的睾酮、LH 脉冲和对外源性 GnRH 的反应显著降低。**B. CT** 显示蝶鞍背后方和口侧有 1.5cm 肿块，抑制第三脑室的血流。转换为 SI 单位见图 26-19、图 26-20 和图 26-30。**C. 矢状位 T_1 加权 MRI** 显示 1 例 4 岁真正性早熟男孩的下丘脑错构瘤（白箭）。垂体后叶热点用黑箭表示

B. 引自 Styne DM, Grumbach MM. Puberty in the male and female:its physiology and disorders. In: Yen SCC, Jaffe RB, eds. *Reproductive Endocrinology.* 2nd ed. Philadelphia: WB Saunders; 1986: 313-384.

于更可能接触漏斗部或灰质结节，不太可能使第三脑室变形，并且比非 CPP 的错构瘤更大，但错构瘤的大小与青春期开始的年龄无关[748]。假设下丘脑错构瘤通过能够在肿瘤内产生 GnRH 的神经元、通过控制与 GnRH 神经元突触连接的神经元或通过神经元网络（包括下丘脑错构瘤本身的 GnRH 神经元或信号感受态星

形细胞和室管膜细胞）发挥作用[749]。可通过 GnRH 激动剂治疗的早熟性发育[750]。

在最近的系列研究中，所有下丘脑错构瘤均含有 GnRH、GnRHR 和 TGFα，部分含有 KISS1、GPR54 和 GRM1A（编码代谢型谷氨酸受体 1A，在雌性猴青春期时升高），与是否发生 CPP 无关[748]。早期患有快速进展性 CPP 的两名幼龄女孩不含免疫反应性 GnRH 神经元，但肿块显示含有 TGFα 的星形胶质细胞网络[751]。这表明一些下丘脑错构瘤，通过旁分泌机制增加 TGFα 和下丘脑和星形胶质细胞合成的神经调节蛋白的产生，影响生物活性因子的释放，包括作用于 GnRH 神经元以增加 GnRH 分泌的前列腺素 E_2。然而，这些错构瘤比与 CPP 相关典型的下丘脑错构瘤要大得多；一个女孩的肿块向第三脑室膨出，另一个女孩的垂体肥大，并通过膈肌自身膨出。在这些情况下，通过质量效应和限制机制受损激活 GnRH 脉冲发生器可能是 CPP 的机制，而不是 TGFα 信号转导。

1980 年之前，文献中仅有 37 例灰结节错构瘤患者，但更多的病历自脑 CT 和 MRI 出现以来被报道（图 26-54 和表 26-30）。在美国国立卫生研究院研究的 CPP 女孩中，16% 患有下丘脑错构瘤，40% 患有其他中枢神经系统异常，60% 患有特发性 CPP。在 CPP 男孩中，10% 患有特发性 CPP，50% 患有下丘脑错构瘤，其余患有其他中枢神经系统异常，包括下丘脑肿瘤[752]。

引起 CPP 的下丘脑错构瘤可伴有大笑（痴笑样）、小发作或全身强直阵挛性癫痫发作、发育迟缓、行为障碍和早在新生儿期就开始出现的情感障碍综合征。男性更容易出现这些病变的癫痫发作，在没有性早熟的情况下，癫痫发作可由错构瘤引起。当错构瘤的肿块直径小于 10mm 时，癫痫发作的发生并不常见，而肿块越大，风险越高。

尽管一些人主张仅因发生性早熟而通过神经外科手术切除这些错构瘤，但在没有强有力的证据证明肿块生长或相关并发症（如难治性癫痫发作或脑积水）的情况下，我们不建议进行神经外科摘除[423,753]。痴笑样癫痫发作不像其他错构瘤相关癫痫发作那样容易接受抗癫痫治疗，可能需要手术治疗；使用内镜技术和伽马刀手术的治疗越来越多[754,755]，尤其是小病灶[756]。难治性癫痫发作已取代性早熟成为灰结节错构瘤手术的主要原因。这些病变手术的内分泌结果很少报道，但在 29 例受试者的一个系列中，出现了高钠血症、低 T_4、低 GH 和体重增加[757]。既往手术不成功可能会增加这些患者内分泌疾病的发病风险。术后内分泌紊乱似乎是一过性的，轻度或无症状，但 25% 的受试者出现食欲增加和体重增加，可能存在持久的问题。尽管有病例切除下丘脑错构瘤导致青春期过程逆转，但在尝试手术切除后报告了死亡。如果没有癫痫发作或癫痫发作得到控制，GnRH 激动剂替代手术的药物治疗是与这些错构瘤相关的性早熟的最佳治疗。

Pallister-Hall 综合征与下丘脑错构瘤、性早熟（但罕见）伴或不伴癫痫发作、多指（趾）畸形、肛门闭锁、会厌二裂和垂体功能减退症伴癫痫发作相关[758]。

1 型神经纤维瘤病：1 型神经纤维瘤病（NF1 或 von Recklinghausen 病）与发生视交叉肿瘤的倾向相关，视交叉肿瘤是神经纤维瘤病儿童发生 CPP 的最常见原因（但不是唯一原因）[759]。大多数视神经胶质瘤在 10 岁前出现，但仅 20%～30% 出现症状性；这些肿瘤在诊断后数年内很少进展。肿瘤抑制因子 NF1 基因位于染色体组 17（q11.2）的长臂，具有高突变率，编码 327kDa 的蛋白质神经纤维蛋白，即使 NF1 主要

表 26-30　真正性早熟儿童的临床和实验室特征下丘脑引起的青春期错构瘤

特　征		UCSF（6M，6F）	Hochmand 等[a]（18M，9F）
青春期体征发作时的年龄	出生至 1 岁	4	6
	1—2 岁	4	17
	2—4 岁	3	6
	7 岁	1	
神经系统体征	癫痫发作，包括凝胶型	3/12	11/24
	头痛和视觉症状	1/12	5/24
	无	7/12	7/24

a 引自 Hochman HI, Judge DM, Reichlin S.Precocious puberty and hypothalamic hamartoma [literature review]. *Pediatrics*.1981; 67: 236-244.
F. 女性；M. 男性；UCSF. 加州大学旧金山分校

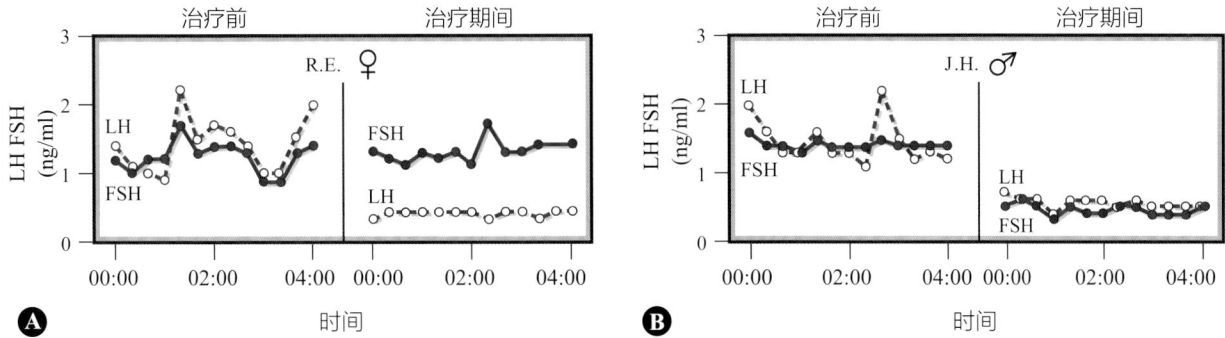

▲ 图 26-55 下丘脑错构瘤引起的真正性早熟男孩（B）和女孩（A）在 GnRH 激动剂治疗前和治疗期间的脉冲式 LH 分泌。转换为 SI 单位，见图 26-19

FSH. 促卵泡激素

涉及神经嵴来源的组织也广泛表达。报道了多种 NF1 基因突变，尤其是缺失、无义突变和分布在编码区的截断突变。在散发病例中，新突变在大多数情况下起源于父系来源的 NF1 等位基因，表明基因组印记的作用。与健康对照受试者相比，NF1 患者血清中中期因子（midkine，MK）和干细胞因子（而非 EGF）的浓度显著增加，并作为诊断特征[760]。18 岁以上患者的血清 MK 水平显著增加，显然是青春期发育的特征。因为 NF1 患者的血清促进了人神经纤维瘤来源的原代施万细胞和内皮细胞的增殖，循环生长因子水平的增加有助于 NF1 的弥漫性肿瘤发生。

NF1 的特征是多个色素沉着区域、神经鞘和纤维组织成分的过度生长（图 26-56）。与 McCune-Albright 综合征（缅因州海岸外观）相比，常见到多发性咖啡牛奶色斑，并且轮廓更平滑（加利福尼亚海岸外观）。如果观察到以下两种或多种情况，则进行诊断[761]。

• 6 个或以上咖啡牛奶斑，青春期前受试者的最大直径超过 5mm，青春期后受试者的最大直径超过 12.5mm。

• 2 个或 2 个以上任何类型的神经纤维瘤或 1 个丛状神经纤维瘤。

• 腋窝或腹股沟区雀斑。

• 视神经胶质瘤。

• 两个或多个虹膜 Lisch 结节（青春期开始后更常发生的眼科错构瘤）。

• 独特的骨病变，如蝶骨发育不良或假关节。

• 根据先前描述的标准，一级亲属患有 NF1。

神经纤维瘤病的皮肤神经纤维瘤在儿童可为皮下、无蒂或深部丛状肿块，在儿童后期发生有蒂的病变。内神经纤维瘤引起大部分并发症。常见骨异常，如囊肿和假关节、偏侧肥大、弯曲、脊柱侧弯、颅骨和面部缺损（20% 的患者）；脊髓神经根的哑铃形肿瘤可引起疼痛、感觉和运动功能障碍以及骨侵蚀；中枢神经系统任何部位的胶质瘤或神经纤维瘤，包括

视神经和下丘脑，可钙化。虹膜的 Lisch 结节很常见，特别是在成人中。5%～15% 的患者发生肉瘤样变性。其他肿瘤包括常累及视觉通路的中枢神经系统星形细胞瘤、室管膜瘤、脑膜瘤、神经纤维肉瘤、横纹肌肉瘤和非淋巴细胞白血病。受累成人可发生嗜铬细胞瘤。

神经纤维瘤病的临床表现包括癫痫发作、视觉缺陷，以及青春期延迟或 CPP，但许多都有生长激素缺乏[759]。尽管 NF1 的一些表现相当常见（例如，咖啡牛奶色斑，在 297 例受试者的 99% 中发现），但性早熟在一些报告中更为罕见（在同一系列的 3.2% 中发现）[762]，但在 40 例患者的报道中发现了约 33%[759]。就诊时可能存在 GH 缺乏，但在相关的视神经胶质瘤放射治疗后，可能会出现 GH、TSH、ACTH 和促性腺激素缺乏。发育迟缓在该人群中更常发生，但通常不严重；精神疾病的发生率也增加。大多数受累患儿到 1 岁时有该病的一些表现。建议进行筛选 MRI，以早期发现 CNS 肿瘤。

(5) 其他中枢神经系统病症：CPP 可继发于脑炎、静止性脑脑病、脑脓肿或下丘脑结节病样或结核性肉芽肿，伴或不伴结核性脑膜炎。CPP 可发生于严重头部创伤后（通常发生于女孩），它与脑水肿（引起脑损伤）后发生的脑萎缩或局灶性脑软化有关，并发糖尿病酮症酸中毒。患有非肿瘤脑积水的儿童，即使分流，也会经历更早的青春期发育，那些没有得到充分治疗的儿童可能发生 CPP。青春期延迟是少数受累儿童的替代结局。患有重度脑积水的儿童的生长模式通常包括青春期前生长不良和青春期早期生长突增，导致最终身高降低。

蛛网膜囊肿：感染后或手术后新发的蛛网膜囊肿可导致过早的性发育，可能与 GH 缺乏有关[326, 763]。30%～40% 的病例报道了点头、步态异常和视野异常。蝶鞍区可发生侵蚀或扩大成 J 形。鞍上蛛网膜囊肿减压摘除可逆转性早熟（图 26-30）。在接近鞍上蛛网膜

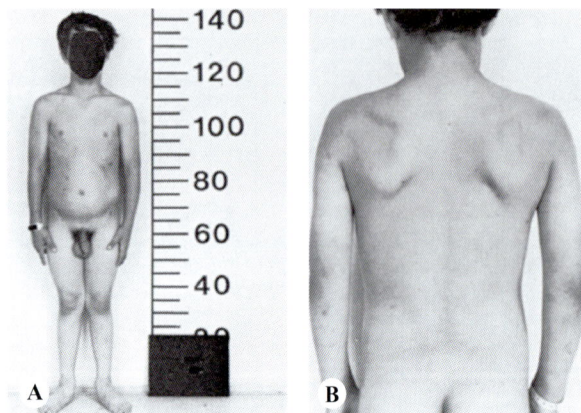

▲ 图 26-56　一名 8 岁 8 个月的男孩，患有由下丘脑胶质瘤引起的神经纤维瘤病和性早熟。2.5 年时强直阵挛性发作，4 年时开始生长迅速；7.5 年时首次注意到阴茎、睾丸增大，出现阴毛。此时，他的身高为 139.9cm（+1.4SD）；阴茎为 9cm×3cm，右侧睾丸测量为 5.5cm×3.2cm，左侧测量为 5.4cm×2.9cm。他有 3 期阴毛和 24 个大的咖啡牛奶斑。CT 及气脑造影提示，1.5cm×2.5cm，下丘脑占位，给予照射治疗。LH 的血浆浓度为 0.5ng/ml（LER-960）；FSH 水平为 0.4ng/ml（LER-869）；睾酮水平为 221ng/dl。静脉给予 100μg LHRH 后，LH 的峰浓度为 4.9ng/ml，FSH 的峰浓度为 1.4ng/ml，属于青春期反应。转换为 SI 单位见图 26-19 和图 26-20 引自 Styne DM, Grumbach MM. Puberty in the male and female:its physiology and disorders. In:Yen SCC, Jaffe RB, eds. *Reproductive Endocrinology*. 2nd ed. Philadelphia:WB Saunders; 1986:313–384.

囊肿的手术后可以发现晚期内分泌效应，如生长激素缺乏[764]。

其他中枢神经系统异常：其他与 CPP 相关但影像学检查未发现明显病变的中枢神经系统异常包括癫痫、大笑发作、智力发育迟缓、脑瘫和创伤后状态[765]。透明隔发育不良可能不仅与多种垂体激素缺乏和青春期延迟相关，而且与 CPP 相关（罕见）[546]。一些垂体激素可能同时存在缺陷和其他分泌过多，包括催乳素。

脊髓脊膜膨出（脊髓发育不良）患者内分泌异常的患病率增加，包括下丘脑性甲状腺功能减退症、高催乳素血症和促性腺激素浓度升高，在一些患者中与 CPP 相关。

（6）其他原因：发展中国家的儿童中枢性性早熟：在被纳入丹麦的发展中国家的儿童（有确定的出生日期）中，CPP 的患病率增加了 15～20 倍，其他国家也报道了类似的趋势。在瑞典，被领养的印度儿童的青春期生长与瑞典儿童的青春期生长突增相似，但成人身高降低，儿童期身高下降和青春期早现明显相关。许多环境影响与目前的肥胖流行有关，被认为对报道的发展中国家儿童初潮年龄的下降产生影响。这些儿童的产前营养较差，通常是 SGA，被纳入发达国家的家庭，在这种富裕的环境中，他们会经历性早熟[4, 766]。

目前尚不清楚为什么领养儿童可能发生青春期早熟，有些人甚至质疑这一现象本身；被收养儿童的年龄报道不足符合将性早熟归因于收养的倾向的解释，并寻求对数据进行更批判性的分析[767]。从发展中国家移民到比利时的外国儿童及其生物学家庭的 p,p′-DDE（有机氯农药 DDT 的衍生物）的浓度显著升高，提高了内分泌干扰物在其 CPP 中发挥作用的可能性[768]，但这与其他国家的经验相矛盾。领养年龄大和移民是性早熟的危险因素。一项研究表明，在新国家出生的移民群体的儿童可能比该国主要族裔群体的儿童更早进入青春期；这些影响可能是遗传，也可能与文化和饮食差异有关，但可能使分析变得复杂[31]。然而，西班牙的详细分析显示，与西班牙出生的儿童相比，国内和国际收养儿童患 CPP 的相对风险为 27.82（19.99～38.77），而移民的相对风险为 1.55（0.97～2.38）；作者认为心理因素可能是造成这种差异的原因，而不是移民、营养或农药暴露[744]。值得注意的是，从韩国领养的儿童似乎不会像其他研究国家那样早在青春期开始[744]。

据报道，在领养的 CPP 儿童中，在 GH 治疗的基础上加用 GnRH 激动药可增加成人身高，但没有足够的证据支持在领养儿童或任何 CPP 儿童中推荐这种联合用药[470]。领养、出生时生活在背景不熟悉的文化中和性早熟的联合用药使这些儿童容易受到精神创伤的影响，必须始终考虑精神创伤。

男性化疾病后的真性性早熟：纠正长期男性化后可能发生 CPP 伴下丘脑 – 垂体促性腺激素 – 性腺系统激活。这种继发性 CPP 发生在先天性男性化肾上腺增生伴骨龄较大时，在 4—8 岁后开始糖皮质激素替代治疗[290, 727]。在儿童早期因各种疾病接受或长期暴露于雄激素或雌激素的儿童中也记录到 CPP。

马方综合征：与北美平均水平相比，马方综合征可能与身材高大、早期 PHV 和初潮相关[745]。

（7）中枢性性早熟的管理：表 26-31 阐述了 CPP 治疗的主要心理社会和临床目标。3 种主要药物用于治疗特发性或神经系统 CPP，即醋酸甲羟孕酮、醋酸环丙孕酮和超活性 GnRH 激动药。

醋酸甲羟孕酮和醋酸环丙孕酮：甲羟孕酮和环丙孕酮可逆转或阻止第二性征的进展，但对成年身高没有明显影响或仅有很小影响，尤其是在受影响的女孩中[622, 746]。醋酸甲羟孕酮通过作用于下丘脑 GnRH 脉冲发生器 / 垂体促性腺激素单位抑制促性腺激素分泌，并通过 3βHSD2 直接抑制性腺类固醇生成。醋酸甲羟孕酮具有糖皮质激素作用，可抑制 ACTH 和皮质醇分泌，增加食欲并导致过度体重增加，诱发高血压和类库欣综合征。

醋酸环丙孕酮已在美国以外地区用于治疗 CPP，其优缺点与醋酸甲羟孕酮相似。醋酸环丙孕酮具有抗

表 26-31 管理目标和治疗真性性早熟

- 颅内扩展性病变的检测与治疗
- 阻止性成熟至正常年龄的青春期开始
- 第二性征的退化已经表现为达到正常的成熟身高
- 抑制快速的骨骼成熟
- 预防情绪障碍和残疾，减轻父母焦虑；通过咨询、早期性教育和加速社会年龄促进理解
- 降低性虐待和首次性行为的风险
- 预防女孩妊娠
- 保留未来生育能力
- 降低与过早初潮相关的乳腺癌风险

引自 Grumbach MM. True or central precocious puberty. In:Krieger DT, Bardin CW, eds. *Current Therapy in Endocrinology and Metabolism*, 1985–1986. Toronto, Canada:BC Decker; 1989:4-8.

雄激素、抗促性腺和孕激素特性。醋酸环丙孕酮抑制 ACTH 的分泌和皮质醇的血浆浓度。疲乏和无力是常见的不良反应，可能是继发性肾上腺功能不全的结果。该药物缺乏糖异生活性，似乎不会产生库欣样特征。

尚不清楚这些药物对生育力的长期影响。对于 CPP 的治疗，醋酸甲羟孕酮和醋酸环丙孕酮现已被更有效的 GnRH 激动药所取代；然而，它们可用作 GnRH 激动药治疗后偶尔出现不良反应的患者的备用药物。

超活性 GnRH 激动药；GnRH 激动药是天然 GnRH 十肽氨基酸序列的合成类似物，是任何原因 CPP 的首选治疗（表 26-32 和表 26-33）。之后在初始刺激时，这些药物抑制脉冲式 LH 和 FSH 释放、性激素输出和配子发生，类似于天然 GnRH 连续给药的作用，即在促性腺激素释放的初始短暂刺激后抑制促性腺激素分泌[336, 747]。激动剂与促性腺激素细胞上的 GnRH 受体结合，随后促性腺激素细胞对 GnRH 脱敏，受体下调和丢失。由于受体与细胞内信号效应通路解耦联，受体水平恢复正常后脱敏持续存在。该方案作为促性腺激素分泌的选择性、高特异性药理学钳夹，不直接干扰其他垂体激素的释放。本质上，该方案可产生可逆性药物性腺切除术（表 26-32）。

GnRH 的超活性激动剂类似约有天然 GnRH 十肽效力的 15～200 倍，作用持久且毒性低（表 26-33）。用烷基胺（即 NEt）替代 GnRH 的甘氨酸–酰胺末端，如 Pro⁹-NEt GnRH；用 d-Trp⁶ GnRH 替代第 6 位的某些 d–氨基酸；或用 d-Nal[2]⁶ GnRH 在第 6 位进行大量疏水改变，可增加 GnRH 的效力和作用持续时间。这些变化使分子更能抵抗酶降解，增加类似物与垂体促性腺激素上受体的结合亲和力，增加疏水性，并且在一些类似物中增加与血浆蛋白的结合。

GnRH 激动药对促性腺激素分泌的抑制作用使其

表 26-32 促性腺激素释放在真性性早熟的作用

- 一种选择性、高度特异性的促性腺激素分泌药物，可进行药物性腺切除术
  - 长期给药诱导垂体促性腺激素细胞对内源性 GnRH 作用脱敏
- 结果
  - 抑制 LH 和 FSH 的脉冲式分泌
  - 促性腺激素分泌抑制导致睾丸或卵巢的性腺类固醇输出显著减少和性腺体积缩小

FSH. 促卵泡激素；GnRH. 促性腺激素释放激素；LH. 黄体生成素

可用于治疗 CPP，还可用于治疗子宫内膜异位症、前列腺癌，以及考虑在跨性别者使用中进行确定性治疗时延迟青春期。每 4 周 1 次和每 12 周 1 次的亮丙瑞林（醋酸亮丙瑞林）制剂已被 FDA 批准用于治疗 CPP[769]。长期研究已经确定了每 4 周 1 次注射的疗效和安全性，但只有短期研究可用于每 12 周 1 次。曲普瑞林最近被批准用于治疗儿童中枢性性早熟，可以每 6 个月注射 1 次[770]。鼻内给予激动剂的生物利用度大大降低，表现为需要更频繁地使用高剂量，目前很少使用。皮下植入组氨瑞林被批准用于 CPP 的 12 个月治疗，最近的研究显示，植入后 2 年内对促性腺激素抑制有效[771]。这种治疗证明了预测的成年身高增加[772]。GnRH 激动剂在 CPP 的治疗因类似物的效力、剂量、给药途径和依从性而异。

用强效 GnRH 激动药治疗 CPP 可导致 FSH 和 LH 释放增加 1～3 天，循环性腺类固醇水平升高，治疗 7～14 天后，抑制 LH 和 FSH 的脉冲式分泌，以及青春期 LH 对天然 GnRH 给药的反应（图 26-57 和图 26-58）。促性腺激素的亚型倾向于更基本的刺激。女孩血浆雌二醇浓度低于 18pmol/L（5pg/ml）或男孩使用 HPLC-MS/MS 进行的儿科分析中血浆睾酮水平低于 0.7nmol/L（20ng/dl）表明性腺受到充分抑制；女孩和男孩分别在 2～4 周和 6 周内发生。GnRH 激动药治疗不影响肾上腺雄激素的分泌或性毛发生长[750, 773]。

治疗前 6 个月内第二性征的变化（图 26-59），包括乳房缩小和阴毛减少、月经停止（如果在治疗前存在），以及通过女孩盆腔超声检查评估的子宫和卵巢缩小。部分女孩潮热、喜怒无常反复发作。在男孩中，阴毛变薄，睾丸缩小，痤疮和皮脂溢出消退，阴茎勃起和手淫减少，高能量水平和攻击行为减少，自尊改善。

在治疗第 1 年，身高增长速度降低约 60%，在骨龄最晚和相对高度较高的患者中发现更大的降低[774]。骨骼成熟在前 3 年内显著减缓，速率通常低于实足年龄的进展。从第 2 年开始，骨龄的身高速度通常是合适的（图 26-60）。骨龄被认为是既往暴露于雌激素导

| 表 26-33　GnRH 激动剂：真正性早熟的药物治疗 ||||||
激　素	效　价	公　式	剂　型	剂　量	参考文献
天然 GnRH 的结构		GnRH（效价 1）：Glu-His-Pro-Ser-Trp-Gly-Leu-Arg-Pro-Gly-NH2 1–2–3–4–5–6–7–8–9–10			

GnRH 激动剂类似物的替代品					
去氯瑞林 d-Trp[6],-Net	150	(d-Trp[6]Pro[9]NEt)GnRH	SQ Depot-IM	4～8mg/(kg·d)	Grumbach and Kaplan, Kaplan and Grumbach, Styne et al,[750] Pescovitz et al,[752] Boepple et al,[773] Comite et al (1986),[421] Comite et al (1981), Oerter
那法瑞林 d-Nal（2）[6]	150	[d-Nal(2)[6]Pro[9]NEt]GnRH	SQ Intranasal	4mg/(kg·d) 800～1600mg/d	Grumbach and Kaplan, Kaplan and Grumbach, Comite et al (1981)
亮丙瑞林 d-Leu[6],–Net	20	(d-Leu[6]Pro[9]NEt)GnRH	SQ Depot-IM	20～50mg/(kg·d) 140～300mg/(kg·m)	Boepple and Crowley, Eshet et al, Kaplan and Grumbach (1991)[b]
布舍瑞林 d-Ser(tBu)[6],-Net	20	[d-Ser(tBu)[6]Pro[9]NEt]GnRH	SQ Intranasal	20～40mg/(kg·d) 1200～1800mg/d	Drop et al, Bourguignon et al, Holland et al, Rappaport et al, Suwa et al, Luder et al, Donaldson et al, Rime et al
曲普瑞林 d-Trp[6]	35	(d-Trp[6])GnRH	SQ Depot-IM	20～40mg/(kg·d) 60 mg/(kg·m)	Kauli et al, Roger et al
组氨瑞林 d-His(Bzt)[6],-Net	150	[d-His(Bzt)[6]NEt]GnRH	SQ implant	12-mo pellet	

GnRH. 促性腺激素释放激素；IM. 肌内注射；SQ. 皮下注射（改编自 Grumbach MM, Kaplan SL. Recent advances in the diagnosis and management of sexual precocity. Acta Paediatr Jpn. 1988; 30:S155-S175. Data from Boepple PA, Crowley WFJ. Gonadotrophin-releasing hormone analogues as therapeutic probes in human growth and development:evidence from children with central precocious puberty. Acta Paediatr Scand Suppl. 1991; 372-338; Bourguignon JP, Van Vliet G, Vandeweghe M, et al. Treatment of central precocious puberty with an intranasal analogue of GnRH（buserelin）. Eur J Pediatr. 1987; 146:555-560; Comite F, Cutler GBJ, Rivier J, et al. Short-term treatment of idiopathic precocious puberty with a long-acting analogue of luteinizing hormone-releasing hormone:a preliminary report. N Engl J Med. 1981; 305:1546-1550; Donaldson MD, Stanhope R, Lee TJ, et al. Gonadotrophin responses to GnRH in precocious puberty treated with GnRH analogue. Clin Endocrinol（Oxf）. 1984; 21:499-503; Drop SL, Odink RJ, Rouwe C, et al. The effect of treatment with an LH-RH agonist（buserelin）on gonadal activity growth and bone maturation in children with central precocious puberty. Eur J Pediatr. 1987; 146:272-278; Eshet R, Duz Z, Silbergeld A, et al. Erythrocytes from patients with low concentrations of IGF-1 have an increase in receptor sites of IGF-1. Acta Endocrinol. 1991; 125:354-358; Grumbach MM, Kaplan SL. Recent advances in the diagnosis and management of sexual precocity. Acta Paediatr Jpn. 1988; 30:S155-S175; Holland FJ, Fishman L, Costigan DC, et al. Pharmacokinetic characteristics of the gonadotropin-releasing hormone analog D-Ser（tBU）6Pro9NEt luteinizing hormone-releasing hormone（buserelin）after subcutaneous and intranasal administration in children with central precocious puberty. J Clin Endocrinol Metab. 1986; 63:1065-1070; Kaplan SL, Grumbach MM. True precocious puberty:treatment with GnRH-agonists. In:Delemarre-Van de Waal H, Plant TM, van Rees GP, et al, eds. Control of the Onset of Puberty. Amsterdam, The Netherlands:Elsevier; 1989:357-373; Kauli R, Pertzelan A, Ben-Zeev A, et al. Treatment of precocious puberty with LHRH analogue in combination with cyproterone acetate:further experience. Clin Edocrinol（Oxf）. 1984; 20:377-387; Luder AS, Holland FJ, Costigan DC, et al. Intranasal and subcutaneous treatment of central precocious puberty in both sexes with a long-acting analog of luteinizing hormone-releasing hormone. J Clin Endocrinol Metab. 1984; 58:966-972; Oerter KE, Manasco P, Barnes KM, et al. Adult height in precocious puberty after long-term treatment with deslorelin. J Clin Endocrinol Metab. 1991; 73:11235-11240; Rappaport R, Fontoura M, Brauner R. Treatment of central precocious puberty with an LHRH agonist（buserelin）:effect on growth and bone maturation after three years of treatment. Horm Res. 1987; 28:149-154; Rime JL, Zumsteg U, Blumberg A, et al. Long-term treatment of central precocious puberty with an intranasal HLRH analogue:control of pituitary function by urinary gonadotrophins. Eur J Pediatr. 1988; 147:263-269; Roger M, Chaussain JL, Berlier P, et al. Long term treatment of male and female precocious puberty by periodic administration of a long-acting preparation of D-Trp6-luteinizing hormone-releasing hormone microcapsules. J Clin Endocrinol Metab. 1986; 62:670-677; Suwa S, Hibi I, Kato K, et al. LH-RH agonistic analog（buserelin）treatment of precocious puberty:collaborative study in Japan. Acta Paediatr Jpn. 1988; 30:S176-S184.）

M. Mey. ♀
C. 年龄 5 5/12Y
B. 年龄 13Y

脉冲性 LH 分泌

A

LH 对 LHRH 的反应

B

雌二醇

C

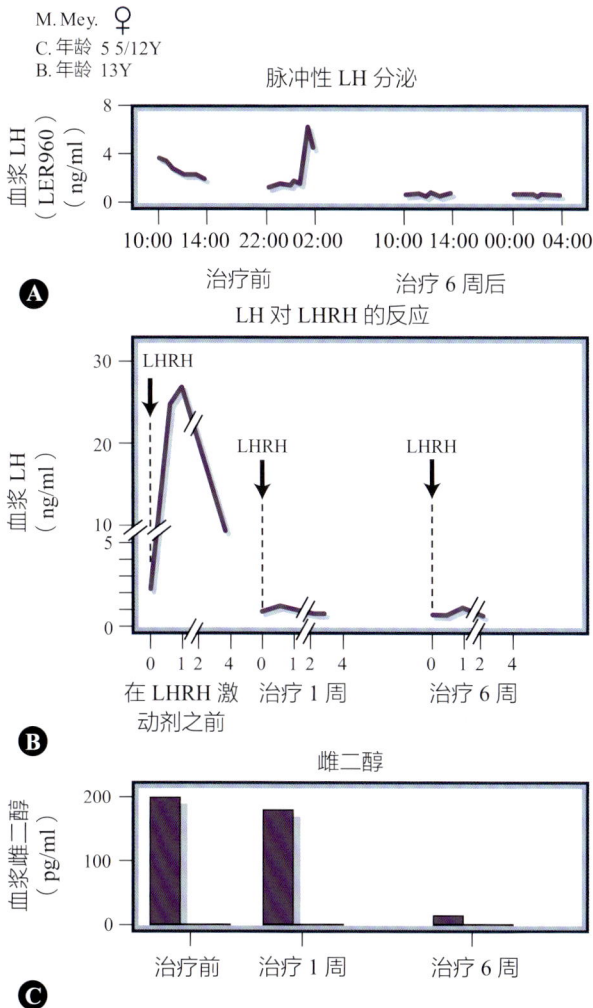

▲ 图 26-57 在一名患有特发性真性性早熟的 5 岁 1 个月女孩中给予 GnRH 激动剂德舍瑞林（每天 4μg/kg 皮下注射）对 LH 脉冲式分泌（**A**）、LH 对 GnRH 的反应（**B**）和血浆雌二醇浓度（**C**）的影响

该患者在开始治疗时骨龄为 13 岁，已接受德舍瑞林治疗 7 年。在此期间，估计的预测最终身高增加了 15cm。令人惊讶的是，几年来连续检查骨龄仅提前了约 6 个月。LHRH.LH 释放激素(改编自 Grumbach MM, Kaplan SL. Recent advances in the diagnosis and management of sexual precocity. *Acta Paediatr Jpn*. 1988; 30: S155-S175.)

致生长板衰老的替代指标。治疗开始前病程最长、体格检查结果最先进、骨龄最快者治疗前的进展在治疗期间生长速度最低。

GnRH 激动剂治疗期间的生长速率与治疗开始时的骨龄呈负相关[308]，最好的治疗结果发生在早熟后不久开始治疗及骨龄仅提前几年时[775]。5 岁前接受治疗的儿童（女孩身高 164.3 ± 7.7cm）与 5 岁后（157.6 ± 6.6cm）或未治疗患者（152.7 ± 8.6cm）相比，有显著获益[722]接受 GnRH 激动剂治疗的儿童的成人身高有所改善，尤其是在 6 岁前开始治疗时，而

不是在 8 岁后开始治疗时[470, 724, 776]（表 26-34）。关于 6 岁后青春期开始的儿童治疗的文献各不相同，但通常未显示在增加成人身高方面的已证实疗效[777]。约 90% 的女孩和男孩治疗后的成年身高在目标身高范围内[778]。我们建议对 6 岁前青春期开始的所有受累儿童进行治疗，以确保成人身高的最佳预后。尚未确定停止治疗的最佳年龄，因为治疗后生长突增对确定成人身高至关重要[470]。

当生长速度在 6 个月内充分降低以损害预测的最终身高时，考虑在 GnRH 方案中添加 hGH 治疗[779]，关于 GnRH 激动剂和 GH 治疗正常变体身材矮小的问题，这与担忧正好相反，目前没有证据证明[470]。

在一项初步研究中，GnRH 拮抗药西曲瑞克似乎能更快地抑制促性腺激素分泌，并消除 GnRH 激动剂给药后促性腺激素分泌的突然增加；它用于辅助生殖治疗[777]。目前尚无关于西曲瑞克单独治疗性早熟的报道，但在一例罕见病例中，一名声称患有促性腺激素非依赖性性早熟的女孩对该治疗有反应，提示该药物可能对卵巢功能有直接影响[780]。药物抑制卵巢而不是肾上腺功能，被认为是一种有用的测试，在青春期雄激素过多症中，以区分起源。

患有 CPP 的女孩有肥胖倾向，这与 GnRH 激动剂治疗无关[470]。性早熟患者的血清瘦素值与 BMI 和青春期发育相似的儿童的平均值保持一致[781]。关于 GnRH 激动剂治疗期间体重增加的数据相互矛盾。一项纵向研究追踪 101 名女孩（治疗开始时肥胖 23%），表明在充分抑制促性腺激素的情况下，年龄 BMI 可能在治疗至少 2 年后得到改善[782]。一项 117 名女孩的研究显示，治疗期间 BMI 增加通常在停止治疗后恢复正常[783]。然而，一项 333 名女孩（部分达到成年身高）的纵向研究证明，随着治疗持续至成年，BMI SD 增加[784]。这些相互矛盾的结果使得很难预测 GnRH 激动剂对个体 BMI 的影响。

CPP 中的 IGF-1 浓度与青春期分期和睾酮或雌二醇的血浆浓度相关性最好。GnRH 激动剂治疗可将 IGF-1 水平降低至骨龄的正常范围，但不会降低至实际年龄的正常范围[316]。与正常青春期一样，性激素可增加 CPP 患者的血浆 IGF-1 浓度。CPP 中 GH 的分泌增加至与正常青春期相当的水平。GnRH 激动剂治疗通常导致 GH 分泌减少，大多数在睡眠期间，GH 对兴奋性刺激物的反应显著降低。

GnRH 激动剂的长效制剂通过每 4~26 周单次肌内注射提供持续的药物暴露，并将依从性问题降至最低。然而，治疗不规范或不充分或依从性差导致血浆性腺类固醇浓度持续或间歇性升高，导致生长减缓但骨龄提前。

定期评估是必不可少的，最初间隔 3~6 个月使用注射制剂，应包括定期测定男孩的血浆睾酮水平和

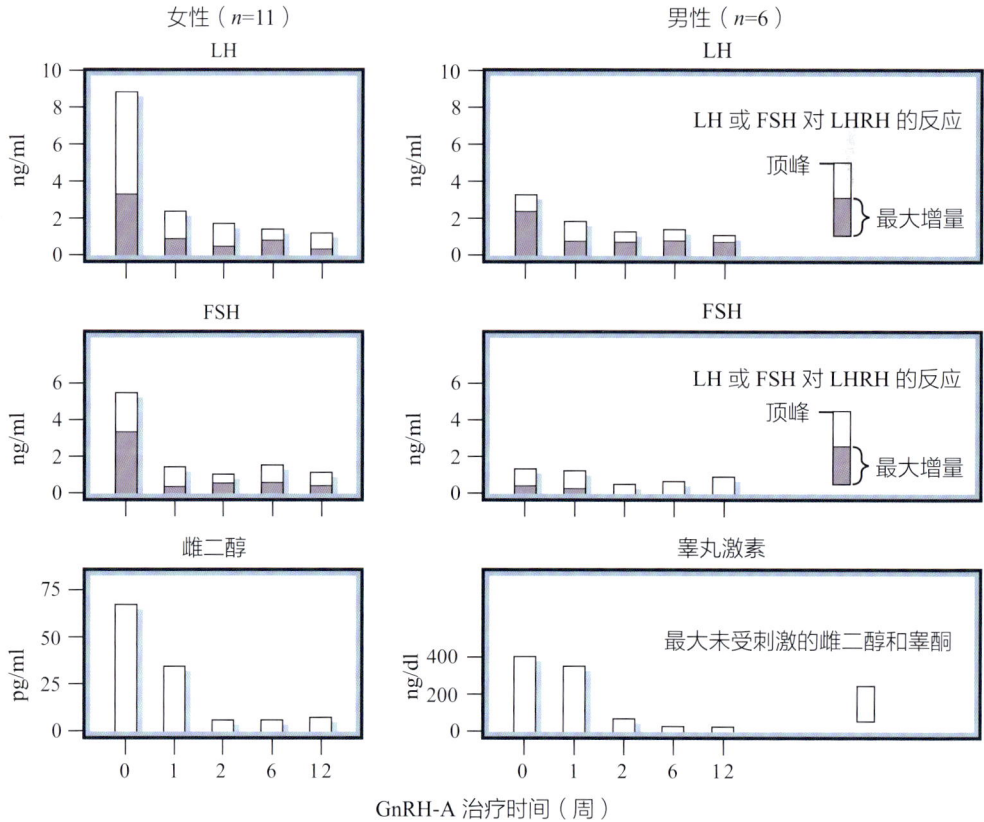

▲ 图 26-58 德舍瑞林治疗（每天 4μg/kg 皮下注射）真正性早熟女孩和男孩

在治疗的前 12 周观察到对 GnRH 激发的 LH 和 FSH 反应（平均峰值反应和最大增量），以及对女孩血浆雌二醇和男孩血浆睾酮的最大未刺激浓度的影响。请注意，从青春期数值到青春期前数值的变化相对较快。转换为 SI 单位见图 26-19 和图 26-20。LHRH.LH 释放激素（The Endocrine Society 版权所有，引自 Styne DM, Harris DA, Egli CA, et al. Treatment of true precocious puberty with a potent luteinizing hormone releasing factor agonist:effect on growth, sexual maturation, pelvic sonography, and the hypothalamic pituitary gonadal axis. *J Clin Endocrinol Metab*. 1985; 61:142–181. ）

女孩的雌二醇水平（HPLC-MS/MS）；通过使用儿科标准的第三代测定法测量的 LH 和 FSH 基础浓度的变化或 LH 和 FSH 对外源性 GnRH 或 GnRH 激动剂的反应；生长、骨龄和第二性征；在女孩中，通过骨盆超声连续评价卵巢形态外观和子宫大小。GnRH 激动剂治疗成功后，盆腔超声检查显示卵巢和子宫缩小[750]。由于无法获得天然 GnRH，因此在 GnRH 激动剂给药后 60min 或 240min 评价血清 LH 和 FSH 的升高情况[257-259]。LH 和 FSH 对有效治疗可抑制 GnRH 激动剂，但由于实验室间的标准不同，实际临界值在临床实践中可能存在差异，具体取决于研究中心。为期 1 年的组氨瑞林 GnRH 激动剂硅橡胶植入，尽管涉及手术操作，但无须滴定剂量和重复检测以获得最大效果；据报道，第 2 个治疗年有效[771]。即使成功抑制青春期提前，青春期 LH 值也可能较低[785]。

在正常受试者中，尿 LH 排泄与青春期发育阶段相关，并且在 CPP 中升高；这些方法被认为是监测或诊断 CPP 的无创方式[786]。

当停止治疗时，即使在 8 年后，性腺抑制也会在数周至数月内逆转，表现为血浆性腺类固醇浓度升高、性成熟进展和月经恢复。月经初潮发生在停止治疗后平均 1.2～1.5 年（0～60 个月）。50% 的女孩在初潮后 1 年排卵，90% 的女孩在初潮后 2 年或更长时间排卵，GnRHa 治疗的女孩报告妊娠[735, 787]。发现平均卵巢体积仍大于正常受试者，对 GnRH 的 LH 反应小于正常反应。

在 CPP 男孩中也证实了治疗的可逆性，因为基础或 GnRH 刺激状态下的促性腺激素在停止治疗后 1 年恢复至正常青春期值[788]。睾丸大小可能需要更长时间才能达到正常值。

在停止 GnRH 激动剂治疗后 12.5 年研究的 46 例女性的报道显示，成年身高比目标身高低 1.6cm 或 0.3SD，没有生殖障碍或明显的 PCOS 或多毛症的证据[789]。然而，在有 CPP 病史的年轻女性（平均年龄 18.1 岁）中，PCOS 的患病率增加，发病时的平均年龄为 7.65 岁[790]。在这些患者中，根据鹿特丹定义，

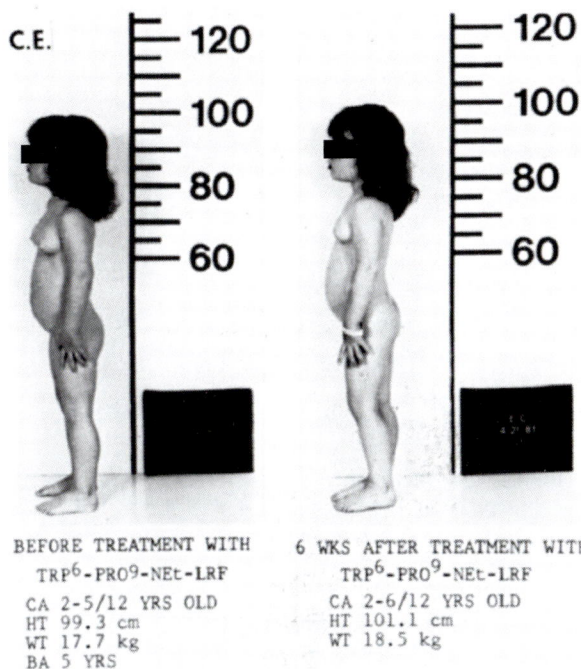

▲ 图 26-59 一名 2 岁 5 个月女孩在接受德舍瑞林治疗（4μg/d 皮下注射）6 周后出现真性性早熟

请注意乳房大小的消退；然而，快速生长速率并未下降。在治疗 1 年结束时，生长速率抑制至每年 4cm，骨龄仅提前 1 年。BA. 骨龄；CA. 实足年龄；HT. 身高；WT. 体重（引自 Styne DM, Grumbach MM. Puberty in the male and female:its physiology and disorders. In:Yen SCC, Jaffe RB, eds. *Reproductive Endocrinology.* 2nd ed. Philadelphia:WB Saunders; 1986:313-384.）

32% 患有 PCOS，根据雄激素过多学会定义，30% 患有 PCOS；最常见的表现是临床或生化高雄激素血症，或两者兼有，以及多囊卵巢的形态学表现。研究作者在诊断 CPP 时未发现任何其他 PCOS 发生的预测因素。根据最新的标准，这些女孩不符合 CPP 的诊断标准，因此值得关注的是，这些早性早熟而不是性早熟的女孩有如此高的 PCOS 患病率。与未接受治疗的患者相比，GnRH 激动剂治疗实际上可能会降低 PCOS 的发生率 [735]。因此，Lupron 治疗 CPP 后 PCOS 的患病率尚不清楚 [777]。

Lawson Wilkins 儿科内分泌学会和欧洲儿科内分泌学会召开的国际共识会议审查了使用 GnRH 的世界文献，以循证方法确定在性早熟中适当使用该药物。然而，在儿童中使用 GnRH 类似物进行的对照前瞻性研究很少，因此许多结论依赖于部分基于集体专家意见。主要结论如下 [451, 470]。

• GnRH 类似物在增加早发性 CPP 儿童（女孩＜6 岁）的成年身高方面有益，并且在该年龄后不推荐常规使用。

• CPP 的心理社会效应及其 GnRH 的改变类似物需要额外的研究。

• 使用 GnRH 类似物似乎不会引起体重 BMD 增加或长期减少。

• 不建议将 GnRH 类似物用于 CPP 以外的疾病，如增加特发性身材矮小或 SGA 儿童的成年身高，或在儿童中使用 GH 治疗。

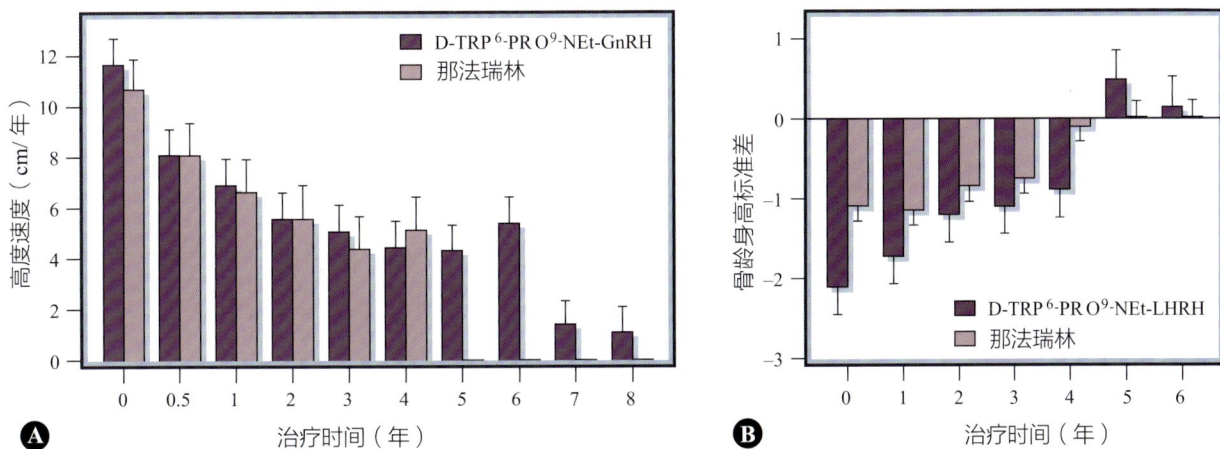

▲ 图 26-60 GnRH 激动剂治疗真性性早熟对生长的影响

A. 用 d-Trp [6]Pro [9]Net（德舍瑞林）（深色条）或用那法瑞林（浅色条）开始 GnRH 激动剂治疗后平均身高增速的变化（cm/ 年 ±1SE）。1 年内出现身高速度急剧下降。B. GnRH 激动剂治疗前和治疗期间骨龄的平均（±1SE）身高。长期 GnRH 激动剂治疗后，身高与更晚期骨龄之间的差异降低（恢复正常）。SD. 标准差（引自 Kaplan SL, Grumbach MM. True precocious puberty:treatment with GnRH agonists. In:Delemarre-Van de Waal H, Plant TM, van Rees GP, et al, eds. *Control of the Onset of Puberty.* 3rd ed. Amsterdam, The Netherlands:Elsevier; 1989: 357-373.）

表 26-34 GnRH 激动剂治疗对成人或近成人身高和身高增长的影响

开始时的实龄		编号患者	平均目前身高（cm）		平均身高增量（cm）[a]
			女 性	男 性	
未治疗[b]	总计	116	152.7 ± 8.6	155.6 ± 7.7	
	<5 岁	41	150.2 ± 7.6	153.3 ± 7.1	
	>5 年	75	153.4 ± 8.4	161.3 ± 6.0	
GnRH 治疗[c]	UCSF	26	160.5 ± 6.6	166.3 ± 12.2	
	<5 岁	11	164.3 ± 7.7	172.1	10.0 F; 11.1 M
	>5 年	15	157.6 ± 6.6	163.3 ± 13.0	4.0 F; 6.0 M
参考未治疗研究	Oerter 等	40	157.8 ± 5.9	168.8 ± 8.3	5.2 F; 6.7 M
	Kauli 等	8	151.2 ± 5.9		5.8 F
	Boepple 和 Crowley	26	154.4		4.1 F

a. 最终预测身高减去初始预测身高（Bayley-Pinneau 方法）；b. 最终身高；c. 最终或接近最终身高；F. 女性；GnRH. 促性腺激素释放激素；M. 男性；UCSF. 加州大学旧金山分校（引自 Paul D, Conte FA, Grumbach MM, et al. Long-term effect of gonadotropin-releasing hormone agonist therapy on final and near-final height in 26 children with true precocious puberty treated at a median age of less than 5 years. *J Clin Endocrinol Metab.* 1995; 80:546-551；引自 Boepple PA, Crowley WFJ. Gonadotrophin-releasing hormone analogues as therapeutic probes in human growth and development:evidence from children with central precocious puberty. Acta Paediatr Scand Suppl. 1991; 372-338; Kauli R, Pertzelan A, Ben-Zeev A, et al. Treatment of precocious puberty with LHRH analogue in combination with cyproterone acetate:further experience. *Clin Endocrinol (Oxf).* 1984; 20:377-387; Oerter KE, Manasco PK, Barnes KM, et al. Effects of luteinizing hormone-releasing hormone agonists on final height in luteinizing hormone-releasing hormone-dependent precocious puberty. *Acta Paediatr Suppl.* 1993; 388:62-68; discussion 69.）

虽然在初步研究中母亲会出现这种情况，但受影响的女孩似乎不会表现出压力增加[791]。尽管在决定是否开始 GnRH 激动剂治疗时需要评估对儿童健康产生不利影响的心理社会因素和父母焦虑，但这种治疗不能常规推荐用于此类问题（表 26-35）。

不良反应：GnRH 激动剂的罕见反应包括局部和全身过敏反应，包括鼻内给药时的哮喘发作。GnRH 激动剂引起的过敏反应罕见[792]。肌内注射长效储库制剂后无菌性脓肿的发生率包括亮丙瑞林和曲普瑞林明显增加（5%～10%）；这些反应是不可预测和间歇性的，并且在大多数情况下与聚乳酸和聚乙醇酸聚合物有关，而不是与 GnRH 激动剂本身有关。改用非长效制剂的每天皮下注射或鼻内制剂很少与复发相关。在接受 GnRH 激动剂治疗后，女孩的血清催乳素略有升高，但未观察到溢乳。在停止 GnRH 治疗期间和之后，BMD 体积和峰值骨量正常。在治疗期间必须确保钙和维生素 D 的摄入，以实现最佳的骨骼健康。然而，大量水果和蔬菜摄入（定义为每天 >3 份，比建议的年幼儿童摄入 3 种蔬菜和 2 种水果低）对所有儿童都是可取的，并且可能在青春期早期作为增加骨骼的一个因素密度，这可能是由于水果蔬菜的摄入减少了尿液中钙的排泄[793]。

据报道，有 4 名患者在使用 GnRH 激动剂治疗 CPP 期间或刚治疗时出现股骨头骨骺滑脱[794]。股骨头骨骺滑脱主要发生在软骨增大期间，而不是在软骨融合后，因此这些病例可能有与一般青春期儿童不同的病因病程。

当使用 GnRH 激动剂减少性类固醇时，存在对维持骨密度的担忧。然而，有证据表明，先前用 GnRH 激动剂治疗性早熟的青少年骨密度正常[795]。

最近，出现了一些年轻女性主诉各种疾病的报道，这些女性以前曾用 GNRH 激动剂治疗过性早熟。他们主诉为下巴疼痛、纤维肌痛、椎间盘退行性症状、骨骼变薄和抑郁，或其他心理症状。这些通常出现在非专业网站上，但 FDA 正在收集此类报道以进行持续监测，以确定这些是否与 Lupron 治疗后的长期影响有关[796]。

性早熟的其他治疗：GnRH 激动剂与 GH 联用可用于治疗伴有 GH 缺乏（通常是脑部照射的结果）的器质性或神经源性 CPP。然而，即使在没有性早熟的情况下，也提倡使用 GnRH 激动剂，以便在骨骺融合前进行较长时间的 GH 治疗。一些通常是短期的研究

表 26-35 使用 GnRH 治疗真正或中枢性性早熟的激动剂的适应证

在具有特发性真性性早熟临床和明确内分泌特征的儿童中：

- 在 6~12 个月的第二性交期间快速进展特征、身高、身高速度和骨龄 [增加＞2.5SD（按实际年龄）]
- 通过敏感、特异性免疫测定法测定，8 岁以下男孩的血浆睾酮浓度持续＞2.5nmol/L（＞75ng/dl）
- 血浆雌二醇浓度反复≥36pmol/L（≥10pg/ml），通过能够定量低浓度雌二醇的灵敏、特异性测定法测定
- ＜9 岁女孩月经初潮（和月经反复）
- 心理社会因素和父母焦虑，包括证据在患有神经源性或器质性真性性早熟的儿童中，儿童的心理社会健康受到不利影响，尤其是伴有 GH 缺乏的患者，病程几乎总是进行性的，不应延迟 LHRH 治疗

GH. 生长激素；LHRH. 黄体生成素释放激素；SD. 标准差

评估了这种组合，但结果不一。该方案是实验性的，需要考虑其成本效益 [470]。

芳香酶抑制药（如来曲唑）减少或消除雌激素对骨龄增长的影响。它们有助于增加男孩的家族性性早熟的身高预后 [787]。一项针对因青春期提前而使预期成年身高降低的希腊女孩的研究表明，芳香酶抑制药与 GnRH 激动剂的组合将增加成人预测身高 [797]。需要长期对照研究来确定安全性和有效性，特别是对成人骨密度的影响，这仍然是儿童使用芳香酶抑制药时令人担忧的主题 [475]（表 26-36）。

社会心理方面：心理管理是 CPP 儿童护理的一个重要方面。随着实际年龄的身体成熟，这些孩子倾向于寻找更接近他们的体型、力量和身体发育的朋友。

可能会出现困难，因为他们缺乏大孩子的社交技能。儿童和家庭的性教育是必不可少的，必须以熟练、敏感和明确的方式进行；需要讨论性虐待（男女）和妊娠的风险 [798]。

父母需要了解月经的管理。性活动的开始可能早于平均水平，但通常保持在正常范围内。初潮在 11 岁之前或之后会增加犯罪率和负面同伴影响 [799]。

必须在处理身高增加、性成熟提前，以及性激素对行为、活动和情绪稳定性的影响方面提供支持。由于孩子的体格与其实际年龄、心理年龄和性心理年龄之间的差异而产生的不切实际的要求和期望需要明智的咨询，对同伴嘲笑的反应和对与同龄人不同的担忧也是如此。其中一些问题已经通过学校得到缓解，如果这与心理和情感发展相一致，孩子会进步 1~2 个年级。这适用于所有形式的性早熟儿童，GnRH 激动剂的有效性减少但并未消除 CPP 中的许多此类问题。

对性早熟儿童影响的心理评估必须考虑到他们的家庭情况和其他社会压力因素，以免这些因素对孩子产生影响而被错误地归因于性早熟 [800]。一项针对 10 名女孩的一系列研究表明，在接受中枢性性早熟治疗之前，她们的压力水平会增加，而通过适当的治疗，压力会减少 [801]。然而，一项针对 15 名女孩的详细研究发现，性早熟女孩与对照组女孩之间存在显著相似性，只是那些性早熟的女孩有一些情绪不稳定的倾向 [802]。

2. 外周性性早熟或不完全同性性早熟 不依赖 GnRH 性早熟 [995]。在不完全性或外周性性早熟（IPP）形式中，如 GISP，男孩的睾酮和女孩的雌激素分泌与下丘脑 GnRH 脉冲发生器无关（表 26-26）。青春期 LH 对 GnRH 或 GnRHa 没有反应，也没有青春期的

表 26-36 芳香酶抑制药或雌激素受体拮抗药在生长和性成熟障碍中的潜在用途	
生长障碍或正常生长变异	**孤立性生长激素缺乏症** • 抑制骨骺成熟 **遗传性身材矮小 / 体质性生长延迟** • 抑制骨骺成熟
性早熟	**男性和女性先天性男性化肾上腺增生** • 减少糖皮质激素的剂量 • 抑制 C19 类固醇转化为雌激素（或雌激素作用） • 使用或不使用 17,20- 裂解酶抑制药抗雄激素睾酮 **高睾酮血症** • 抑制 C19 类固醇转化为雌激素 **McCune-Albright 综合征** • 抑制 C19 类固醇转化为雌激素（或雌激素作用）
青少年男性乳房发育症	抑制雌激素合成（或雌激素作用）

引自 Grumbach MM. Estrogen, bone, growth, and sex: a sea change in conventional wisdom. *J Pediatr Endocrinol Metab*. 2000;13:S1439-S1455.

LH 脉冲式分泌。患者对抑制性腺类固醇输出的慢性 GnRH 激动剂治疗没有反应。ISP 是独立于 GnRH 的性腺或肾上腺类固醇分泌的结果、性腺类固醇的医源性暴露，或者在男孩中是罕见的 hCG 分泌或 LH 分泌肿瘤。它可以被认为是由肿瘤产生激素或促性腺激素分泌的病理改变引起的副肿瘤综合征[803]。肿瘤标志物（如 hCG 或 AFP）的测量可能有助于评估外周性性早熟，但不能评估 CPP。

- 男孩

绒毛膜促性腺激素分泌肿瘤：儿种类型的生殖细胞肿瘤会分泌 hCG，这可能会在一些多克隆 LH 检测中发生交叉反应（尽管目前很少使用），并且会导致妊娠筛查阳性。患有 hCG 分泌性肿瘤的男孩的睾丸略微增大（尽管其大小与阴茎的大小和其他男性第二性征的大小不相符，因为生精小管不受影响），并且在 CPP 的早期阶段，仅在体格检查的基础上可能难以将这些患者与男孩区分开来。然而，血浆 hCG 水平升高，而在特定测定中测量的 FSH 或 LH 浓度没有增加，这将导致妊娠筛查呈阳性。

患有肝细胞瘤或肝母细胞瘤的男孩表现为肝大或坚硬、不规则的肝结节、贫血和性早熟[804]，这些是最严重的 hCG 分泌瘤之一（图 26-61）。hCG 定位于多核肿瘤巨细胞，1 例肝母细胞瘤胚胎型肿瘤细胞中发现甲胎蛋白。该病平均发病年龄为 2 岁 8 个月，以往系列诊断后平均生存时间仅为 10.7 个月，但较新的化疗可以延长生存时间[805]。

婴儿绒毛膜癌也与 hCG 升高有关，并被认为起源于胎盘；婴儿可能在 1 月龄时被诊断出来，存活时间仅为 3 个月[806]。大约 20% 的纵隔生殖细胞肿瘤发生在 47, XXY 或 Klinefelter 综合征男孩中，患病率是未受影响的男孩 30～50 倍。血浆甲胎蛋白是卵黄囊（内胚窦）或混合生殖细胞肿瘤的有用附加标志物，肿瘤中分泌甲胎蛋白的细胞似乎与分泌 hCG 的细胞不同。极少数情况下，生殖细胞含有足够的芳香酶活性，可以将循环的 C19 前体（肾上腺素后的肾上腺源）转化为雌二醇，在某些情况下，雌二醇足以诱导乳房发育[807]。

下丘脑区（或中膈、肺、性腺或腹膜后）部分畸胎瘤、绒毛膜上皮瘤和混合性生殖细胞瘤，某些松果体肿瘤（通常是生殖细胞瘤或混合生殖细胞瘤），以及较少见的绒毛膜上皮瘤或其变异体，通过分泌 hCG，而不是通过下丘脑 GnRH，脉冲激活垂体促性腺激素 – 性腺轴，从而导致男孩性早熟。

颅内生殖细胞肿瘤占儿童和青少年恶性中枢神经系统肿瘤的 3%～11%，远东地区占优势。下丘脑或松果体区的生殖细胞肿瘤在西方国家占原发性中枢神经系统肿瘤的比例不到 1%，但在日本占此类肿瘤的 4.5%。男性颅内生殖细胞肿瘤的发病率是女性的 2.6

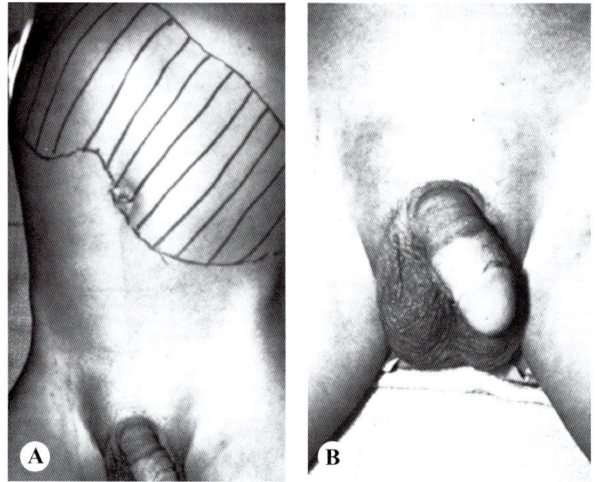

▲ 图 26-61　一名 1 岁 5 个月的男孩患有 hCG 分泌性肝母细胞瘤

注意大肝脏（A）和阴茎增大（B）的轮廓。睾丸为 2cm×1cm，阴毛为 2 期。血浆 hCG 水平为 50mU/ml，血浆睾酮水平为 168ng/dl，血浆甲胎蛋白水平为 160 000ng/ml。胸片上可见双肺转移灶。要将睾酮值转换为 SI 单位，见图 26-19。将 hCG 值转换为 U/L，乘以 1.0。将甲胎蛋白值转换为 μg/L，乘以 1.0

倍，但鞍上 – 下丘脑区域的生殖细胞肿瘤不表现出性别优势，通常与垂体激素缺乏有关，包括尿崩症和青春期延迟[481]。生殖细胞肿瘤不会在女性中引起促性腺激素诱导的 ISP，因为 hCG 对青春期前的女性影响不足。然而，CPP 可能通过局部肿块效应对下丘脑 GnRH 脉冲发生的去抑制作用而发生[808]。8%～11% 的 8—11 岁儿童发现松果体钙化，并且其本身并不表示生殖细胞肿瘤。

分泌 hCG 的生殖细胞肿瘤很少位于丘脑和基底节。在 "真正" 的纯 CNS 生殖细胞肿瘤（生殖细胞瘤）中，hCG 在循环中不容易检测到，但可以在脑脊液中检测到[481]。在混合性生殖细胞肿瘤中，hCG 常见于血液和血液中脑脊液。中枢神经系统肿瘤中 hCG 水平极度升高，表明原发性颅内绒毛膜癌或生殖细胞肿瘤在活检过程中具有很高的肿瘤出血风险，手术切除或减瘤而不是诊断性活检是最主要的手术方法[809]。

混合性生殖细胞肿瘤，尤其是纯生殖细胞瘤对放射敏感，如果骨龄小于 11 岁，性早熟可能会退化，但以后会发展到正常青春期。据报道，88% 的中枢神经系统生殖细胞肿瘤患者经过适当治疗后可长期存活。然而，睾丸生殖细胞肿瘤偶尔会在成功治疗 CNS 生殖细胞肿瘤数年后发现，因此始终需要进行长期监测[606]。

松果体囊肿是 CPP 的罕见原因[810]。所有垂体腺瘤，包括促性腺激素分泌垂体腺瘤，在儿童中极为罕见。分泌 LH 的垂体腺瘤（基础血清 LH 为 900U/L，GnRH 后没有升高）和分泌催乳素的垂体腺瘤（215μg/L）

导致 2 名血清睾酮水平为 7nmol/L 的男孩性早熟（200ng/dl）[811]。切除这些鞍上延伸的嫌色腺瘤后青春期前睾酮水平回归正常。

肾上腺引起的性早熟雄激素分泌：男性化先天性肾上腺皮质增生。由 21- 羟化缺陷（CYP21 缺乏）引起的男性化 CAH 会导致雄激素浓度升高和男性化，并且是男孩 GISP 的常见原因[812]。大约 75% 的 CYP21 缺乏症患者由于醛固酮分泌受损导致盐丢产生低钠和高钾血症。血浆 17- 羟孕酮浓度升高、尿 17- 酮类固醇和孕三醇水平升高、骨龄提前和快速生长是其特征。最近发现了在这种情况下产生雄性化雄激素的替代类固醇生成途径，即后门途径，为评估最佳治疗方案的新方法带来了希望[813, 814]。

糖皮质激素治疗抑制异常雄激素分泌并阻止男性化，必要时用盐皮质激素治疗可纠正电解质失衡。11β- 羟化酶缺乏症（CYP11B1 缺乏症）出现男性化并伴有高血压；通过糖皮质激素治疗，进行性男性化可以停止，血压可降至正常。所有形式的 CAH 都是常染色体隐性遗传。未经治疗的男性化会导致女性无排卵性闭经和男性少精子症，这些情况可以通过治疗逆转。男性化的治疗延迟可能会产生 GnRH 依赖性 CPP（继发性 CPP），这是由于长期暴露于肾上腺雄激素导致的晚期体细胞和下丘脑成熟的结果。在青春期时，当雄激素分泌正常范围内增加时，CAH 的治疗存在困难，女孩青春期糖皮质激素清除率的增加可能会改变药物剂量需求。

在超过 90% 的 CAH 男孩中发现了睾丸中的异位肾上腺及肾上腺组织。它们可能会扩大（有时会变大），并且可能类似于双侧或单侧间质细胞肿瘤。这些睾丸肾上腺组织（testicular adrenal rest tissues，TART）的大小被认为与儿童和青春期 CAH 控制不佳有关，但最近的证据表明，生化控制或血浆 ACTH 浓度与肿瘤生长模式之间没有关系，这表明也许起源于胎儿时期的其他控制机制决定了这些肿瘤的大小[815]。MRI 超声检查，包括睾丸的多普勒血流研究，有助于确定睾丸肿块的范围和性质。这些肿瘤会显著降低生育能力，然而，在一些研究中显示（并非所有研究），手术治疗（包括切除肿瘤）有助于防止睾丸进一步受损并提高生育能力。

与大多数起源于儿童时期的慢性病一样，在青少年后期将护理过渡到成人是必不可少的。建议综合护理诊所为患有 CAH 的儿童和成人提供最佳护理方法[816]。

男性化肾上腺肿瘤：男性化的肾上腺癌或腺瘤会分泌大量的 DHEA 和 DHEAS，有时还会分泌睾酮。糖皮质激素不像在 CAH 中那样，在癌症中抑制肾上腺雄激素分泌增加至正常年龄范围。由肾上腺癌引起的库欣综合征可能会导致男孩 ISP 和生长障碍。极少数情况下，肾上腺腺瘤会同时产生睾酮和醛固酮，导致

性早熟和高血压伴低钾血症。

NR0B1（DAX1）基因突变：2 例 NR0B1 移码突变表明肾上腺衰竭和 GISP 可被糖皮质激素治疗抑制，但不能被 GnRH 激动剂抑制。极高的 ACTH 水平可能通过人间质细胞中存在的人黑皮质素 1 受体起作用，根本原因可能是糖皮质激素治疗逆转了类固醇生成和睾酮分泌增加。因为 NR0B1 抑制 SF1（类固醇生成基因的调节剂）的反式激活，NR0B1 对 SF1 转录活性的抑制作用的丧失也可能起作用[817, 818]。

间质细胞瘤：睾丸肿瘤在儿童时期很少见，占所有儿科实体瘤的 1%～2%，而间质细胞瘤仅占其中的 1.5%[819]。产生雄激素的间质细胞瘤生长缓慢，很少是恶性，但必须治疗，否则骨骺融合会限制身高，性早熟也会影响社会发展。它们来源于原始间充质，被归类为间质细胞肿瘤，最常见于 4—5 岁。睾丸单侧增大（通常结节）通常发生在患有这种肿瘤的男孩身上（尽管 5%～10% 的病例是双侧的）；相比之下，在患有 CAH 或男性化肾上腺肿瘤的男孩中，两个睾丸通常大小正常（小）[820]。尽管在几个患有散发性间质细胞腺瘤的男孩中检测到 LH 受体激活突变[779]，在其他人中找不到已知的突变。在睾丸良性病变中存在保留睾丸手术或影像学观察而不是睾丸切除术的趋势[821]。

垂体促性腺激素非依赖性性早熟：睾丸间质细胞和生殖细胞成熟（家族性或散发性睾丸毒症）[331, 779, 822, 823, 997]。垂体促性腺激素非依赖性的家族性间质细胞和生殖细胞过早成熟或高睾酮血症[822, 824, 825]导致男孩出现第二性征，阴茎增大（可能在出生时出现）和双侧睾丸增大至青春期早期或中期范围，尽管在阴茎生长和青春期成熟方面，睾丸通常比预期的要小（图 26-62）。间质细胞、支持细胞和精子发生过早成熟。可能发生间质细胞增生；受累男孩的间质细胞产生二聚抑制素 B 和睾酮，间质细胞和精原细胞对抑制素的 α 和 β_B 区段染色呈阳性。线性生长速度快，骨骼成熟提前，肌肉发育突出。青春期前基础和 GnRH 刺激的促性腺激素浓度缺乏青春期 LH 搏动模式（通过免疫学或生物测定技术测量），青春期或成人睾酮水平和睾酮清除率正常（表 26-37）。肾上腺皮质激素及血清生化标志物 DHEAS 与骨龄相关，而不是与实际年龄相关。

GnRH 激动剂治疗不会抑制初始阶段的睾丸功能或成熟。在儿童晚期或青春期早期，GnRH 激动剂治疗使其生育能力得以实现，获得 LH 分泌和对 GnRH 的反应性[825]；继发性 GnRH 依赖性 CPP 可能叠加在高睾酮血症上。在一些成年人中，生精功能受损与血浆 FSH 浓度升高有关。高睾酮血症可能偶尔发生，可能是生殖系突变甚至合子后突变的结果，但它通常作为性别限制的常染色体显性性状遗传。据报道，一个家族有 9 代受影响的男性；该性状的女性携带者不受

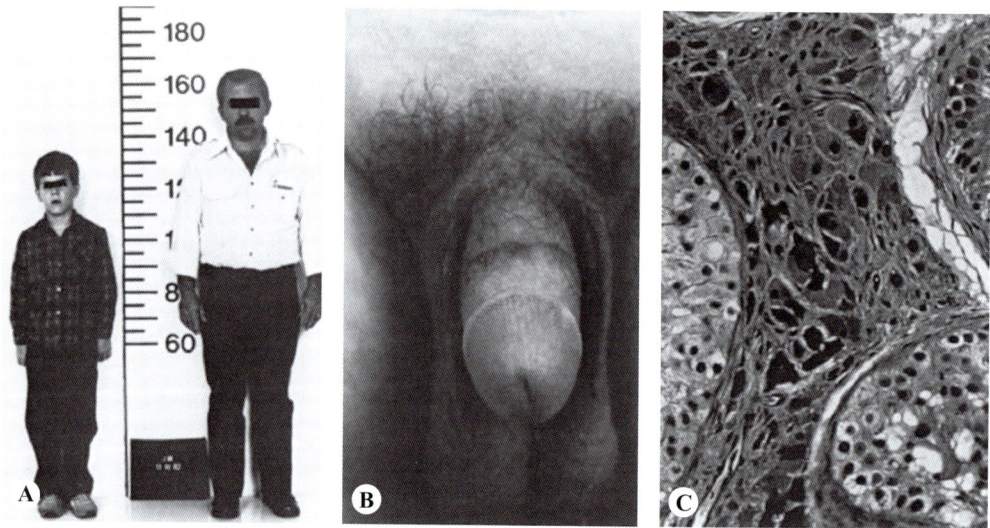

▲ 图 26-62　A. 一个 5.5 岁的男孩和他 28 岁的父亲患有家族性高睾酮血症。男孩在 3 岁时表现出性早熟迹象。他的身高为 130.6cm（+4.8SD），骨龄为 12.5 岁。血浆睾酮水平为 267ng/dl，双氢睾酮水平为 46ng/dl，DHEAS 水平为 23μg/dl。血浆 LH 和 FSH 水平较低，治疗后均未升高。LH 脉冲分泌不明显。用 GnRH 激动剂 Deslorelin 治疗没有效果。父亲在 3 岁时开始性成熟，十几岁时的最终身高达到 162.6cm。血浆睾酮水平为 294ng/dl，LH 水平为 0.5ng/ml（LER-960），FSH 水平为 0.5ng/ml（LER-869）。父亲对 GnRH 有成人型 LH 和 FSH 反应；LH 水平增加到 7.5ng/ml，FSH 水平增加到 2ng/ml。至少有超过 9 代的 28 名男性家庭成员受到影响。将双氢睾酮值转换为 nmol/L，乘以 0.03467。对于其他转换为 SI 单位，见图 26-19 和图 26-20。B. 5.5 岁男孩的外生殖器。阴茎尺寸为 12cm×2.8cm，右侧睾丸为 4cm×2cm，左侧睾丸为 3.5cm×2.5cm。C. 男孩的睾丸显示睾丸间质细胞成熟，没有 Reinke 晶体和精子发生（Mallory 三色染色）

影响，因为卵巢上 LH 受体的体质激活不会引起不良影响[826]。

异源三聚体蛋白耦联 LH-CGR 的杂合激活突变共同将 LH/hCG 信号转导至主要效应物腺苷酸环化酶，是高睾酮血症[827]的原因（图 26-63）。从人类克隆的 LH 受体是一种 80～90kDa 的糖蛋白，属于七个跨膜 G 蛋白耦联受体的一个亚家族。该基因定位于染色体 2p21（与 FSH 受体相同）；它跨越至少 70kb，包含由 10 个内含子分隔的 11 个外显子。701- 氨基酸 LH-CGR 的大糖基化 N 端细胞外激素结合结构域由外显子 1～10 编码。单个外显子（大外显子 11）编码整个 G 蛋白连接的跨膜结构域及其 7 个 α- 通过交替的细胞外和细胞内环、细胞内结构域和 3 个非翻译区（几乎 2/3 的受体）连接的螺旋片段[828]。

超过 60 名患者[827]报道了 14 个组成型激活杂合错义突变（图 26-63）。9 个突变位于氨基酸残基 542～581 之间，表明存在突变热点。美国男孩的突变似乎有限，这与创始者效应一致。欧洲血统更加多样化。受体的跨膜结构域模型为这些激活突变的结构和功能效应提供了新的建议[829]。具有这些突变的转染培养细胞在没有激动剂的情况下表现出基础 cAMP 产生增加，观察结果与组成型激活突变一致[823]。已经考虑了导致其组成型激活的 LH 受体构象变化的各种可能性。本章前面讨论了 LH-CGR 的失活突变及其临床后果。

尽管受影响的男孩对长期给予 GnRH 激动剂抑制睾酮分泌没有反应，但据报道，口服醋酸甲羟孕酮可降低睾酮分泌、骨成熟、攻击性和过度活跃行为[822]（表 26-38）。

酮康唑是一种具有口服活性的取代咪唑衍生物，通过抑制 CYP17 酶来抑制性腺和肾上腺的生物合成，CYP17 调节 17α- 羟基孕烯醇酮羟基化，剪切 17α- 羟

表 26-37　高睾酮血症：临床和实验室特征

- 性别限制的常染色体显性遗传；激活编码 LH 受体的基因突变
- 男孩早发性早熟，伴双侧睾丸增大
- 青春期前对 GnRH 的免疫学和生物学 LH 反应，青春期前 LH 脉冲分泌模式
- 青春期血浆睾酮浓度
- 间质细胞和生精小管过早成熟
- 放射学或激素研究未发现中枢神经系统、肾上腺或睾丸异常
- GnRH 激动剂缺乏对血浆睾酮的抑制或青春期体征

GnRH. 促性腺激素释放激素；LH. 黄体生成素

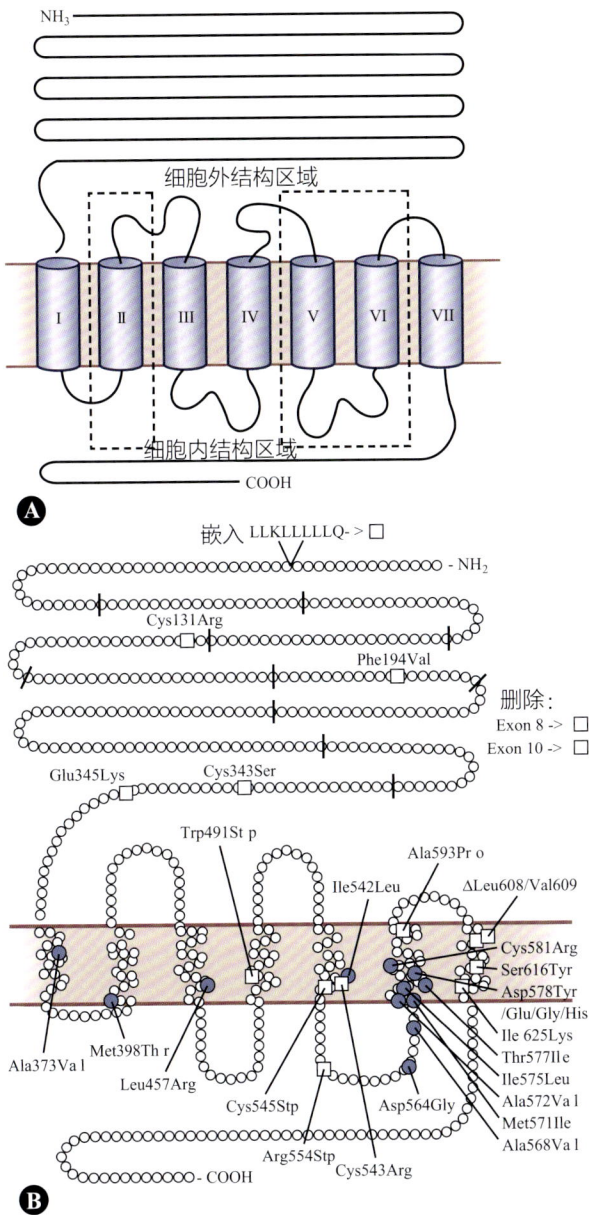

▲ **图 26-63**　A. 蛇形七次跨膜 Gs 蛋白耦联的 **hLH/hCG 受体**及其细胞外结构区域和细胞内结构域。七螺旋跨膜结构域用罗马数字表示。**B. LH 受体蛋白的突变**，以及人 LH 受体中失活（开放方块）和激活（蓝色圆圈）突变的定位。注意Ⅵ跨膜螺旋和第三个细胞质环中的突变簇。**Asx578Gly 突变**是最常见的激活突变。氨基酸链上的短线将 **11 个外显子**分开

基孕烯醇酮形成 DHEA。在用于治疗高睾酮血症的剂量 [中位剂量 16.2mg/（kg·d）至最大剂量 700mg/d][830] 中，该药剂会导致皮质醇分泌轻度短暂减少，并干扰睾酮与 TeBG 的结合。继发性 CPP 常发生在骨龄提前或已达到青春期范围（通常>11.5 岁）时，此时加用 GnRH 激动剂是合适的[827]。酮康唑可引起肝损伤，通常是轻度和可逆，但在极少数情况下，肝毒性很严重。在耐受较低剂量的患者中报道了可逆性肾损伤、皮疹、

间质性肺炎和间质性肺炎，这表明存在剂量反应效应。尽管如此，5 名接受酮康唑治疗的患者除了肝酶轻度和短暂升高外没有其他不良反应。他们有适当的青春期开始年龄，成年身高几乎与目标身高相同（比最初预测的身高平均增加 8cm），表明这种治疗在这种情况下有很大的好处[830, 831]。

抗雄激素（和抗盐皮质激素）螺内酯与芳香酶抑制药睾内酯（CYP19）（雄激素转化为雌激素的关键酶）联合用于治疗高睾酮血症[832]。GnRH 激动剂对于抑制垂体促性腺激素分泌和随后可能出现的继发性 CPP 有用[829]。更有效的非甾体抗雄激素（如氟他胺、尼鲁米特）和芳香酶抑制药（如来曲唑）通过抑制雌二醇合成来抑制骨骼成熟和线性生长的速度，可能具有更大的治疗效果[159, 160]。比卡鲁胺和阿那曲唑被提议作为另一种方法[833]。对这些疗法的 20 年随访报道证明了疗效，不良反应很少。表 26-38 列出了用于治疗高睾酮血症的各种药物。

对一名未接受治疗的高睾酮血症男孩（GISP）的研究显示，该男孩生长迅速，并在早期停止生长，成年身高 174cm 在目标身高范围内（171.5~188.5cm），这表明在考虑治疗以最大限度提高身高时，个别方法对受影响男孩至关重要[832]。

对患有高睾酮血症的男孩的随访表明，他们在成年期患精原细胞瘤和在儿童后期患间质细胞腺瘤的风险增加[779, 834]。一名患有高睾酮血症的男孩在 10 岁时出现结节性间质细胞增生[835]。这些病例支持一种关系在编码 LH 受体的基因和睾丸间质细胞肿瘤的激活突变之间[836]。

不依赖促性腺激素的性早熟和假性甲状旁腺功能减退症 Ⅰ a 型：Gsα 的突变可以组成性激活或失活腺苷酸环化酶[837]。有 2 个在婴儿期出现典型 Ⅰ a 型假性甲状旁腺功能减退症（PHP Ⅰ a）的男孩，这种疾病的特征是对激素的抵抗，其作用由 cAMP 介导，出现性早熟伴随大约 24 月龄时高睾酮血症的激素特征（即不依赖促性腺激素的性早熟）。尽管丙氨酸残基在所有异源三聚体 G 蛋白中通常是绝对保守的，但这 2 名患者在 Gsα 基因的一个等位基因中都具有独特的 Ala366Ser 突变。PHP Ⅰ a 是由 Gsα 中的多种失活突变引起的，这些突变导致功能测定中 Gsα 活性降低约 50%。

Gsα 突变既导致 PHP 失活，又导致高睾酮血症的构成性激活，这一悖论通过体外实验得到解决。实验表明，不同于 Gsα 的其他激活突变，包括抑制其内在 GTP 酶活性的突变，以及降低 GTP 对 GDP 的水解速率的突变，在转染的睾丸间质细胞中，这两个男孩的突变在 33℃时导致 GDP 加速分离，但在淋巴瘤细胞[838]中，在 33℃和 37℃时，在转染突变的皮肤成纤维细胞中，GDP 迅速降解。这些观察结果解释了睾丸（比身体温度低 3~5℃）中 Gsα 活性增加的临床后果，

表 26–38　性早熟的药物治疗		
紊 乱	**治 疗**	**机 制**
依赖 GnRH　真性或中枢性性早熟	GnRH 激动剂	促性腺激素脱敏；阻断内源性 GnRH 的作用
女 孩		
自主卵巢囊肿	醋酸甲羟孕酮	抑制卵巢类固醇生成；囊肿消退（抑制 FSH 释放）
McCune-Albright 综合征	醋酸甲羟孕酮 a	抑制卵巢类固醇生成；囊肿消退（抑制 FSH 释放）
男 孩		
不完全性早熟　家族性高睾酮血症	酮康唑 a	抑制 CYP17（主要是 17,20– 裂解酶活性）
	氟他胺或比卡鲁胺和来曲唑或阿那曲唑	抗雄激素 抑制芳香化酶；阻止雌激素合成
	醋酸甲羟孕酮 a	抑制睾丸类固醇生成

a. 如果出现真正的性早熟，可以添加 LHRH 激动剂（改编自 Grumbach MM, Kaplan SL. Recent advances in the diagnosis and management of sexual precocity. *Acta Paediatr Jpn.* 1988: 30:S155-S175. ）

以及该突变的组织特异性和温度依赖性。一个患者的母亲似乎是 Gsα 突变的马赛克；在另一个男孩身上，可能是生殖细胞发生了突变。

- 女孩

女孩的 GISP（表 26–26）由卵巢囊肿或肿瘤或肾上腺肿瘤的自主雌激素分泌或无意中暴露于雌激素引起。对 129 名患者研究表明，如果排除先天性肾上腺皮质增生，非促性腺激素依赖性性早熟的患病率为 1000 名儿童中发现 14 名。由于女孩患卵巢囊肿，其次是 McCune-Albright 综合征，女孩受到的影响是男孩的 4 倍[837]。患有分泌 hCG 的畸胎瘤或畸胎癌（或中枢神经系统生殖细胞肿瘤）的女孩经历了由以下原因引起的性早熟肿瘤同时分泌雌激素，但单独使用 hCG 没有影响；这些女孩也可能有溢乳，尤其是当绒毛膜促生长激素（hCS 或 hPL）也被分泌时。

自主卵巢滤泡囊肿：最常见的儿童期分泌雌激素的卵巢肿块和导致性早熟的卵巢原因是卵泡囊肿[838]。直径约 8mm 的窦卵泡常见于正常青春期前女孩的卵巢，可见于妊娠晚期胎儿和新生婴儿[839]。它们可能会自发出现和消退。由于存在腹部肿块或腹痛，尤其是在扭转后或因其他原因进行的盆腔超声检查中意外发现时，可能会发现较大的滤泡囊肿。偶有窦卵泡分泌雌激素形成大肿块，或卵泡囊肿复发，反复出现性早熟和非周期性阴道流血征象。增大的窦卵泡或囊肿发生在早熟、CPP 和一过性或不完全性性早熟中。在一些卵巢滤泡囊肿患者中，短暂或复发性性早熟与 GnRH 无关（图 26–64）。雌二醇浓度波动，通常与盆腔超声监测时滤泡囊肿大小的变化相关，并可能增加

至在颗粒细胞瘤中发现的水平，尽管数值也可能在青春期范围内。

这些患者的血浆颗粒细胞肿瘤标志物（如 AMH 或抑制素）没有升高[840]。LH 浓度受到抑制，不存在青春期的 LH 脉冲式分泌，GnRH 诱导的 LH 升高是青春期前的。尚未在女性中描述 FSH 受体的组成型激活突变，但在一名切除垂体的男性中，在 FSH 受体的第三细胞内环中检测到杂合突变 Asp567Gly，该男性尽管缺乏促性腺激素，但仍能生育且有正常大小的睾丸[827]。因此，一些患有复发性卵巢囊肿的女孩携带 FSH 受体激活突变的可能性似乎值得研究。由于编码异源三聚体 Gs 蛋白 α 亚基的基因中的体细胞激活突变，McCune-Albright 综合征可能导致复发性卵巢囊肿，即使最初明显缺乏这种疾病的其他特征。滤泡囊肿的黄体化可能与血浆 FSH 的细微升高和脉冲增加有关。卵巢囊肿和性早熟与女孩的脆性 X 综合征有关[841]。

分泌雌二醇的卵巢囊肿发生在妊娠 30 周之前出生的早产儿；它们与大阴唇水肿有关，在某些情况下，与下腹壁水肿有关[842]。这些患者对 GnRH 的 LH 和 FSH 反应表明是 GnRH 依赖的，醋酸甲羟孕酮治疗与囊肿退化有关。已报道 1 例在 6 月龄的乳房和阴毛发育的婴儿中发现与卵巢囊肿相关的大量卵巢水肿[843]。

GnRH 激动剂可用于治疗与 CPP（GISP）相关的卵巢滤泡囊肿，但不适用于所谓的自发性囊肿。然而，自主功能的卵巢滤泡囊肿，无论是复发还是孤立发作，通常对口服醋酸甲羟孕酮（或美国以外的醋酸环丙孕酮）治疗有反应，这似乎可以防止复发，加速卵泡囊肿的退化[843]，并降低扭转风险。使用强效芳香

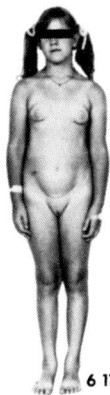

FOLLICULAR CYST OF OVARY (Pt. G.B.)

AGE OF ONSET: 2 10/12 Y
P.E. AT AGE 4 10/12 Y
HT: 122.8 cm (+3.2 SD)
BREASTS: III, PH: 2
LAB: LRF: LH: 0.4 to 0.7 ng/ml, FSH: 0.4 to 0.8 ng/ml
E_2: 180 pg/ml
BA: 6 Y, CA: 4 10/12
Rx: 5 3/12: REMOVAL OF OVARIAN CYST
CYST FLUID: 25,000 pg/ml E_1
>34,000 pg/ml E_2
MPA: AGE 5 5/12 to 9 0/12 Y
LRF: PREPUBERTAL LH RESPONSE
E_2:<10 pg/ml
REMISSION WITH NO PROGRESSION OF
PUBERTAL SIGNS
6 11/12 Y, ON MPA

▲ 图 26-64 一名 4 岁 10 个月的女孩，患有复发性"自主"卵巢滤泡囊肿。有关转换为 SI 单位的信息，见图 26-19

BA. 骨龄；CA. 实际年龄；E_2. 雌二醇；FSH. 促卵泡激素；LH. 黄体生成素；LRF. 黄体生成素释放因子；MPA. 醋酸甲羟孕酮（口服）；P.E.. 体格检查；Rx. 治疗

化酶抑制药（如来曲唑）来减少雌二醇分泌是另一种潜在的治疗方法，并已成功用于除自主性卵巢囊肿外没有 McCune-Albright 综合征特征的女孩 [844, 845]。手术干预很少指出，通过腹腔镜穿刺可以缩小大的或持续性囊肿，并且可以通过盆腔超声检查轻松监测囊肿的大小。

虽然这是一种罕见的导致卵巢肿瘤的原因，但垂体分泌 FSH 和 TSH 的腺瘤导致一名 9 岁女孩的卵巢出现了巨大的囊肿，但直到 19 岁时出现绝经后的 FSH 水平而诊断出肿瘤时才被发现 [846]。

卵巢肿瘤：卵巢肿瘤是女孩最常见的泌尿生殖系统肿瘤 [847, 848]，约占 17 岁以下女孩所有肿瘤的 1%，但在青春期前很少见。根据大多数报道，大多数卵巢肿瘤是良性的 [849]，但转诊中心可能会发现大多数肿瘤是恶性的 [850]。大多数卵巢肿瘤起源于儿童期的生殖细胞或性索间质细胞，只有不到 20% 是上皮起源的，而在成人中，大多数是上皮起源的 [851]。大多数儿童卵巢肿瘤的早期诊断可以成功治愈，这与成年女性的卵巢癌不同。这些女孩中的大多数出现疼痛或腹部肿块。诊断时，小于 5cm 的肿瘤更可能是非肿瘤性的，大于 10cm 的肿瘤更可能是肿瘤性的 [838, 852]。通过超声检查、CT 或 MRI 大多是实性或异质性的，并且比良性肿瘤大 [853]。成功使用肿瘤标志物进行诊断因病因而异。例如，在一个系列研究中，囊性畸胎瘤导致乳酸脱氢酶升高和红细胞沉降率增加；未成熟畸胎瘤产生的 LDH、甲胎蛋白和 CA125 水平升高，而颗粒细胞瘤的性类固醇（雌二醇或睾酮 [850] 或两者）升高 [854]。

卵巢颗粒细胞瘤在儿童时期很少见，尽管卵泡膜细胞瘤更不常见 [855]。由于大多数颗粒细胞瘤产生雌激素，受累的最年轻的女孩会发生不完全同性性早熟。

幼年颗粒细胞瘤的特征性组织学特征包括结节结构、滤泡形成、丰富的间质和滤泡内富含酸性黏多糖的液体、不规则的微囊、单个细胞坏死和高有丝分裂活性（平均活性，每 10 个高倍视野有 11 个有丝分裂）。尺寸可以为 2.5~25cm，平均直径为 12cm。间质黏液主要由透明质酸组成。预后良好，死亡率约为 3%，但延误治疗会导致严重并发症。在一个系列中，出现 ISP 并被正确诊断的女孩没有腹内扩散，并且患有妇产科联合会（Federation of Gynecology and Obstetrics，FIGO）I A 期病，而那些出现急性腹部症状的人有 50% 的腹内扩散发生率和两次手术后复发。在正常青春期开始后做出诊断时，一些女孩出现男性化或腹部症状；80% 有腹内扩散，30% 有 FIGO II C 期复发。

大约 80% 的颗粒细胞肿瘤可以在双手检查时触诊到，而少于 5% 是双侧或临床恶性的。血浆雌二醇浓度可升高至高水平，血清 FSH 和 LH 浓度通常受到抑制。AMH 和抑制素是敏感的肿瘤标志物，用于筛查转移，尤其是在诊断时升高时 [856]；9 岁以下受累患者的雌二醇浓度升高或任何年龄的血浆 AMH 或抑制素浓度异常升高都表明复发或转移。受 I 期疾病影响的女孩可以仅通过手术治疗，但更高级别需要化疗 [857]。

条索性腺中的性腺母细胞瘤、罕见的类脂瘤、囊腺瘤和卵巢癌偶尔会分泌雌激素、雄激素或两者兼而有之。即使成功切除了性腺性类固醇分泌性肿瘤，该儿童未来仍有发生继发性 CPP 的风险。由生殖细胞和性索间质细胞混合组成的性腺肿瘤与性腺母细胞瘤不同。它们可能是良性或恶性的，据报道，支持间质细胞肿瘤最具侵袭性 [858]。α- 甲胎蛋白和其他肿瘤标志物有助于诊断。然而，在一名性早熟且血清肿瘤标志物未升高的 7 岁女孩中发现了一个 558g 的卵巢无性细胞瘤 [859]。

Peutz-Jeghers 综合征：Peutz-Jeghers 综合征是一种常染色体显性遗传综合征，通常由位于 9p13.3 上的基因突变引起，该基因编码丝氨酸 / 苏氨酸蛋白激酶 STK11，导致这种新型肿瘤抑制基因的单倍体不足 [88, 860]。这种病例以嘴唇、颊黏膜、手指和脚趾的黏膜色素沉着为特征，以及胃肠道错构瘤性息肉病和恶性肿瘤的易感性。

它与一种罕见、独特的性索肿瘤有关，在男孩和女孩中都有环状小管。肿瘤分泌的雌激素可能导致女孩女性化和男孩不完全性早熟。较少见的是，在 Peutz-Jeghers 综合征患者中发现了女性化的支持间质细胞瘤。男性睾丸中罕见的女性化大细胞钙化支持细胞肿瘤伴男性乳房发育症，见于 Peutz-Jeghers 综合征和 Carney 综合征，后者最常由 PRKAR1A 突变引起，该基因编码调节亚基 1 型 PKA。

性索 - 间质细胞肿瘤来源于胚胎性腺的腔上皮或间充质细胞，由颗粒细胞、膜细胞、间质细胞和支持细胞组成。这些肿瘤的雌激素分泌会导致女孩出现 ISP，而雄激素分泌会导致男性化。产生抑制素 A 和 B 激活素，AMH 也是如此，都可以作为有用的肿瘤标志物。与 Peutz-Jeghers 综合征无关的性索间质细胞肿瘤在 25% 的病例中为恶性；这些肿瘤可以长得很大，但与 Peutz-Jeghers 综合征相关的肿瘤通常很小且多发，并且含有钙化[861]。Peutz-Jeghers 综合征中的雌激素过多，已用芳香酶抑制药治疗[474]。

患有这种疾病的女孩应定期通过盆腔超声检查是否存在性腺肿瘤。不明原因的男性乳房发育症男孩应考虑 Peutz-Jeghers 综合征，尤其是青春期前的男孩。

肾上腺肿瘤：肾上腺皮质肿瘤在儿童时期很少见（占所有儿童肿瘤的 0.6%，占所有恶性儿童肿瘤的 0.3%），但大多数会产生类固醇激素，而成人通常不会。诊断时的中位年龄为 4 岁，但这些肿瘤中有 41% 在 2 岁前出现，71% 在 5 岁前出现。大多数会导致男性化或库欣综合征，但肾上腺肿瘤可能会产生雌激素和雄激素，并可能导致女孩性早熟或男孩的男性乳房发育[862]。在一名 7 岁女孩中发现的一个肾上腺腺瘤表达了芳香化酶，证明肿瘤可以直接产生雌激素[863]，达到 145pg/ml，即肾上腺癌的激素水平。

• 男孩和女孩

McCune-Albright 综合征：McCune-Albright 综合征[846, 1003] 在女孩中的发生率大约是男孩的 2 倍；它是散发性的，是由编码三聚体 GTP 结合蛋白 α 亚基的基因（GNAS1）的外显子 8 中的体细胞激活突变（Cys 或 His 到 Arg201）引起的，该蛋白可刺激腺苷酸环化酶[474]。这引起了镶嵌分布的细胞功能的结构性无配体激活，导致器官受累和严重程度的高度可变性。它的特点是三位一体的边缘不规则的色素沉着斑（缅因州海岸型牛奶咖啡色斑）；是一种缓慢进展的骨骼疾病，多骨性纤维发育不良，可累及任何骨骼，通常与面部不对称和颅底骨质增生有关；在女孩中更常见的是 GISP（图 26-65 和表 26-39）。必须至少存在两个特征才能考虑诊断。

自主功能亢进最常累及卵巢，但其他内分泌受累包括甲状腺（结节性增生伴甲状腺毒症或甲状腺功能正常）、肾上腺（多发性增生结节伴库欣综合征，可能发生在新生儿期，随后可能出现肾上腺功能不全）[866]、垂体（腺瘤或乳腺增生症伴巨人症、肢端肥大症和高催乳素血症）和甲状旁腺（腺瘤或增生伴甲状旁腺功能亢进）[867, 868]。发生低磷血症性维生素 D 抵抗性佝偻病或骨软化症，要么是由于骨病变所分泌的磷化因子（磷化素）过量产生，要么是由于肾内异常导致近端小管中肾源性 cAMP 的过量生成，从而导致磷酸盐的再吸收减少。突变激活基因在肝细胞中表达可能导致肝细胞功能障碍，导致肝胆疾病相关的黄疸和胰腺炎。另一种非内分泌的表现是心脏疾病，患者有心律

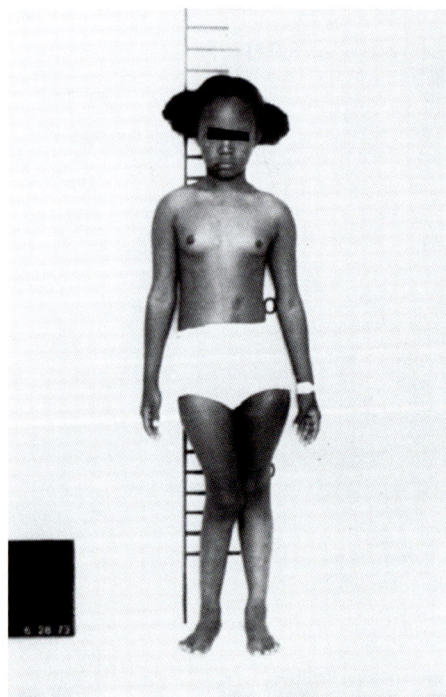

▲ 图 26-65　一名 7 岁 4 个月的女孩，患有与 McCune-Albright 综合征相关的 GnRH 独立性早熟

她从婴儿期就开始乳房发育，3 岁左右明显增加；6 个月后，开始反复阴道出血。在 4—5 岁时注意到阴毛生长。5.5 岁时，骨龄为 6 岁 11 个月；身高比年龄平均值高 1 个标准差。到 6.5 岁时，当她在加州大学旧金山分校就诊时，骨龄已提前到 9 岁，身高为 +1SD。乳房处于 Tanner4 期，阴毛处于 3 期。广泛且不规则的牛奶咖啡斑覆盖在面部右侧、左下腹和大腿、两个臀部。骨检查显示，典型的多骨性纤维发育不良的长骨广泛累及，颅前窝底硬化，并且椎间隙增宽。她有两次病理性骨折通过骨囊肿在右上股骨。注意骨畸形。血浆雌二醇浓度始终在青春期范围内，LH 对 GnRH 的反应是青春期前的。甲状腺功能检查结果正常，包括 TSH 对 TRH 的反应，未检测到抗甲状腺抗体。口服醋酸甲羟孕酮治疗可抑制月经并阻止青春期发育，但不会减慢骨骼成熟。她的最终身高是 142cm（-2.5SD）。月经周期很规律

失常和猝死的风险。这是一种在同卵双胞胎中可能是一致或不一致的偶发情况。

考虑到至少有一种 McCune-Albright 综合征征兆的儿童，24% 有经典三联征，33% 有两个征兆，40% 只有一个经典征兆。46% 的典型三联征患者血液样本中检测到了突变，但分别只有 21% 和 8% 的患者样本中存在两种体征或一种体征。如果有受影响的组织，无论有多少迹象，超过 90% 的患者都会发现突变。在 39 例孤立性外周性性早熟病例中，有 33% 发现了该突变。单发性纤维发育不良、孤立性外周性性早熟、新生儿肝胆汁淤积症或经典 McCune-Albright 综合征患者都有相同的分子缺陷[818]。McCune-Albright 综合征的大多数内分泌器官与亲本特异性无关[869]，但分泌 GH 的垂体腺瘤表达 NESP55 转录本，该转录本由母

表 26-39　158 名报道 McCune-Albright 综合征患者的临床表现 [a]

表　现	百分比			平均诊断年龄（年）和区间范围	报　道
	总计（*n*=158）	男性（*n*=53）	女性（*n*=105）		
纤维发育不良	97	51	103	77（0~52）	多发性骨质疏松症比单发性骨质疏松症更常见
牛奶咖啡色斑	85	49	86	77（0~52）	不规则的边界（缅因州海岸）
性早熟	52	8	74	4.9（0.3~9）	常见的初始症状
肢端肥大症 / 巨人症	27	20	22	14.8（0.2~42）	MRI/CT 检查腺瘤 17/26 例
高催乳素血症	15	9	14	16（0.2~42）	肢端肥大症伴 PRL23/42 例
甲状腺功能亢进	19	7	23	14.4（0.5~37）	甲状腺肿大很常见
皮质醇增多症	5	4	5	4.4（0.2~17）	所有原发性肾上腺素
黏液瘤	5	3	6	34（17~50）	四肢黏液瘤
骨肉瘤	2	1	2	36（34~27）	纤维异常增生部位，与之前的放疗无关
佝偻病 / 骨软化症	3	1	3	27.3（8~52）	对磷加骨化三醇有反应
心脏异常	11	8	9	（0.1~66）	心律失常和充血性心力衰竭
肝脏异常	10	6	10	1.0（0.3~4）	新生儿黄疸最常见

CT. 计算机断层扫描；MRI. 磁共振成像；PRL. 催乳素（评估包括临床和生化数据；其他很少描述的表现包括代谢性酸中毒、肾钙质沉着症、发育迟缓、胸腺和脾脏增生、结肠息肉）（改编自 Ringel MD, Schwindinger WF, Levine MA. Clinical implication of genetic defects in G proteins: the molecular basis of McCune-Albright syndrome and Albright hereditary osteodystrophy. *Medicine*. 1996;75:171-184.）

系等位基因而非 1A 外显子父系等位基因单等位基因表达。涉及 Arg201His 替代的 GNAS1 突变与明显的早衰和月经初潮提前有关[870, 871]。

大多数患者在婴儿期就有色素性皮损，通常随着身体的生长而增大[872]。边界不规则的牛奶咖啡色斑通常不越过中线，但也可能会越过；它们通常与主要骨病变位于同一侧并呈分段分布。

皮质中的骨骼病变发育不良，充满梭形细胞，胶原蛋白支持组织不良；它们在放射学上表现为稀疏的散在囊性区域，通常导致病理性骨折和进行性畸形（图 26-66）。锝骨闪烁显像一直是在 X 线可见之前检测骨病变的最敏感方法。骨折最常见于 6—10 岁，但此后会下降，如果存在磷酸尿症，骨折会更频繁[873]。因一处或多处骨纤维发育不良而转诊的患者经常发现有 McCune-Albright 综合征的内分泌或皮肤病学表现、GNAS1 突变，因此在评估纤维性病变时应保持高度怀疑[874]。如果涉及颅骨，可能会卡压和压迫视神经或听神经孔，从而导致失明、耳聋、面部不对称和下垂。下巴不对称是 McCune-Albright 综合征的另一种表现。系列研究报道 50% 的受影响儿童在 8 岁时表现出骨骼

异常[872]。高达 30% 的病例会出现血清 GH 水平升高，并对颅骨畸形产生不利影响，具体取决于发病年龄；生长抑素类似物通常对抑制 GH 有效[875, 876]。下丘脑 - 垂体区域的照射可能会被调用，但它具有以后发生肉瘤的风险。使用长效生长抑素激动剂（如培维索孟）可以快速控制升高的 GH[877]。

性早熟通常开始于生命的前 2 年，通常以月经出血为先兆；原因是女孩卵巢的自主功能黄素化滤泡囊肿（表 26-40）[865]。卵巢含有黄体，通常表现为不对称的增大，这是一个巨大的单发卵泡囊肿的结果，其特征是增大，然后自行退行，直到复发（图 26-67）[865]。血清雌二醇升高（有时达到异常水平）；相比之下，LH 对 GnRH 的反应是青春期前的，夜间 LH 脉冲的青春期模式在开始和最初几年不存在。在性早熟的后期，当骨龄接近 12 岁时，GnRH 脉冲发生器开始起作用，排卵周期随之而来。然而，成年人有患非循环性高雌激素血症、不孕症和雌激素依赖性癌症（包括乳腺癌）的潜在风险[878]。

受影响的女孩可能会从不依赖 GnRH 的青春期进展到依赖 GnRH 的青春期（表 26-40）。GnRH 激动剂

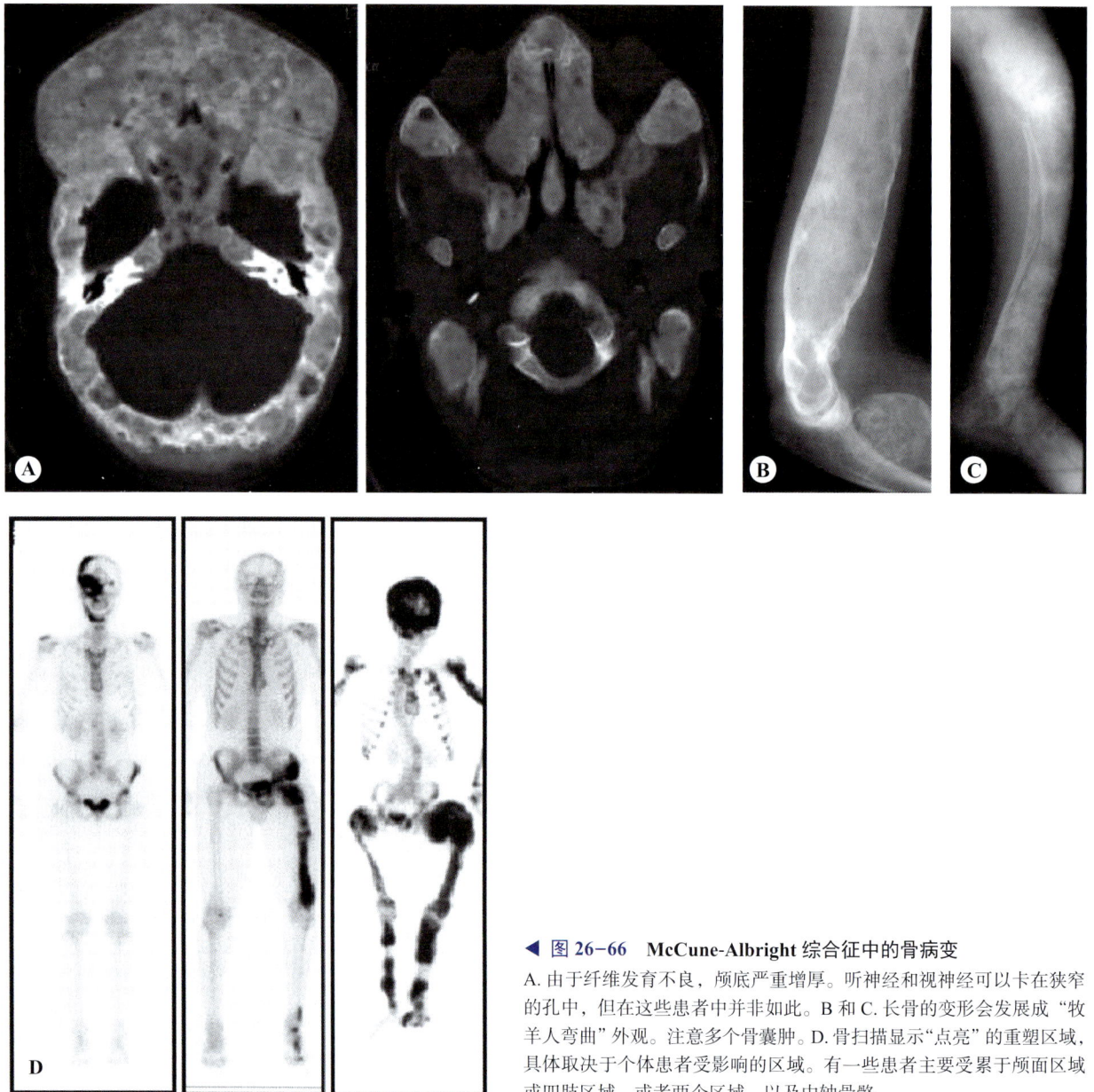

◀ 图 26-66　McCune-Albright 综合征中的骨病变

A. 由于纤维发育不良，颅底严重增厚。听神经和视神经可以卡在狭窄的孔中，但在这些患者中并非如此。B 和 C. 长骨的变形会发展成"牧羊人弯曲"外观。注意多个骨囊肿。D. 骨扫描显示"点亮"的重塑区域，具体取决于个体患者受影响的区域。有一些患者主要受累于颅面区域或四肢区域，或者两个区域，以及中轴骨骼

对 GnRH 非依赖性阶段的治疗无效。在初步研究中，睾酮、法多唑和阿那曲唑在控制症状方面的成功程度不明确或没有成功[475]。在一份用他莫昔芬（一种抗雌激素的药物）治疗的单一病例报道显示，他莫昔芬可以降低骨龄进步、生长速度、月经和青春期发育，一项多中心试验证明了该药物在减少阴道出血、降低感染女孩的骨龄进步和生长速度方面的效用[879]。然而，卵巢和子宫体积仍然升高。最长期的研究表明，来曲唑可以抑制骨龄增长并保持成年身高远高于对照组[880]。

McCune-Albright 综合征[865]男孩性早熟少见；然而，受累男孩的睾丸疾病与女孩的卵巢疾病一样频繁[881]。受累男孩除了性早熟迹象外，还可能有睾丸不对称增大。组织学变化和激素检查结果提示在高睾酮血症中观察到的情况：常见的组织学检查结果表现为生精小管扩大并表现出精子发生，并且间质细胞可能增生[865, 881]。一名患有 McCune-Albright 综合征的 3.8 岁男孩（背部多处咖啡样损伤和多发性纤维发育不良）在骨骼和睾丸组织中检测到 Arg201His 突变，以及大睾丸的异常特征（右侧睾丸，9ml；左侧睾丸，7ml），但不存在性早熟。基础和 GnRH 刺激的促性腺激素和性类固醇水平处于青春期前，但血清抑制素 B 和 AMH 浓度显著升高。关于组织学睾丸检查，大部分生精小管直径略有增加，充满支持细胞，但缺乏管腔。抑制素 β_B 亚基染色强烈；成熟间质细胞缺失[882]。经超声检查评估的 McCune-Albright 综合征男孩的罕见睾丸微小结石症发病率增加[883, 884]。

实际年龄（年）	骨龄（年）	身高（cm）	体征	基础和之后 LHRH（ng/ml）[a,b]	血浆雌二醇 [pmol/L（pg/ml）]	X 线（长骨）
$1^{4/12}$	$1^{3/12}$	81.1	牛奶咖啡色斑，B_2，PH_1	LH 0.6～1.3 FSH 1.9～3.2	40 (11)	正常
			阴道出血（×2 个月）	DHEAS <50ng/ml（<0.14mmol/l）		
$1^{8/12}$			B_1，PH_1			
$2^{6/12}$	$2^{6/12}$	92.4	B_2，PH_2	LH 0.6～1.1	55～66 (15～18)	正常
			阴道出血	FSH 1.9～3.2		
				DHEAS <50ng/ml（<0.14mmol/l）		
$3^{1/12}$		98.3	B_1，PH_1			
$3^{10/12}$	$3^{10/12}$		B_2，PH_1	LH 1.1～2.0	51～95 (14～26)	正常
				FSH 1～1.7		
$4^{3/12}$			B_1，PH_1		7.3～7.3 (20～20)	股骨多发性纤维结构不良
$5^{11/12}$	6	123.4	B_3，PH_2	LH 1.1～4.3		
			阴道出血（×2 个月）	FSH 1.0～2.0		
$6^{6/12}$	$7^{10/12}$	128.5	B_3，PH_2			
			口服醋酸甲羟孕酮，10mg，bid		<5	
$7^{10/12}$	$8^{10/12}$	136.8				
$8^{7/12}$		142.2				

表 26–40　一名患有 McCune-Albright 综合征和复发性卵巢囊肿的患者

a. 匹配的标准试剂是 LER-960 用于 LH 和 LER-869 用于 FSH。将 ng/ml 转换为 U/L，LH 值乘以 3.8，FSH 值乘以 8.4；b. 注意青春期前 LH 对 GnRH 的反应与不依赖 GnRH 的性早熟一致，直到 $5^{11/12}$ 岁，青春期 LH 反应在 $5^{11/12}$ 岁，与继发性真性性早熟（GnRH 依赖）的发展一致。注意 DHEAS 的前肾上腺浓度证明了性腺和肾上腺之间的差异

B. 乳房分期；bid. 每天 2 次；DHEAS. 硫酸脱氢表雄酮；FSH. 促卵泡激素；LH. 黄体生成素；LHRH. 黄体生成素释放激素；PH. 阴毛发育程度

McCune-Albright 综合征在同卵双胞胎中可能发生一致或不一致，家庭病例尚未得到令人信服的报道。1986 年，Happle[885] 假设该疾病是由常染色体显性致死基因引起的，该基因导致受精卵在子宫内丢失，并且携带该突变的细胞仅在嵌合致死基因的胚胎中存活。早期体细胞突变会导致包含突变的细胞分布呈镶嵌式。疾病的严重程度取决于各种胚胎组织中突变细胞的比例。人类内分泌肿瘤中体细胞突变将 Gs 蛋白的肽链视为推定的致癌基因（称为 gsp 突变），这一描述提出了 McCune-Albright 综合征中类似缺陷的可能性，这两种缺陷都会影响分化功能，如信号通路并介导增殖的调

节。这些假设目前成立，因为在患有 McCune-Albright 综合征的儿童组织中发现了编码腺苷酸环化酶刺激性 G 蛋白 α 亚基的基因突变。

异源三聚体鸟嘌呤核苷酸结合蛋白（G 蛋白）是 GTP 结合蛋白大超家族中的一个亚家族，用于转导来自大量细胞表面受体的信号，这些受体具有七跨膜的共同结构基序细胞内效应分子的结构域，包括酶和离子通道；本质上，它们将蛇形细胞表面受体与效应器耦联（图 26-68）。对于 Gs，即刺激性 G 蛋白，其效应是腺苷环化酶，受 Gs 和抑制性 G 蛋白[836]（即 Gi 控制）。异源三聚体由与 GTP 结合的 α 亚基

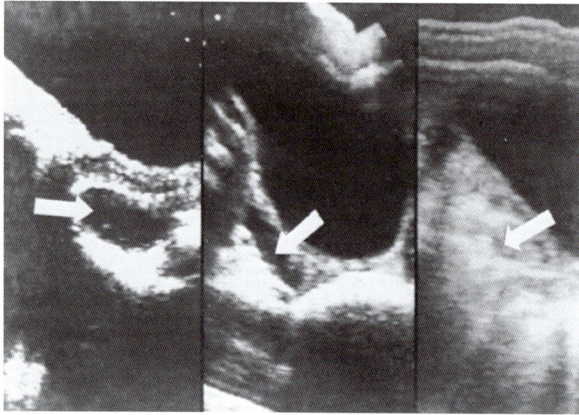

▲ 图 26-67　一位患有 McCune-Albright 综合征的 6 岁女孩每 2 周进行一次连续盆腔超声检查

乳房发育和阴道出血与卵巢囊肿增大同时发生；白箭表示囊肿缩小。随着大卵巢囊肿的自发消退，乳房缩小，阴道出血停止

（39～45kDa）组成，具有内在的 GTP 酶活性，并将 GTP 转化为 GDP、一个 β 亚基（35～36kDa）和一个较小的 β 亚基（7～8kDa）。后两个亚基彼此紧密但非共价结合。每个亚基由不同的基因编码。G 蛋白起构象开关的作用。GDP 配体的 α 亚基与 βγ 亚基结合并处于失活状态。当细胞表面受体被其配体或激动剂激活时，GDP 从 α 亚基催化释放，使 GTP 能够结合。这导致 GTP 激活的 α 亚基从结合的 βγ 亚基中分离，并激活效应子腺苷环化酶。当 GTP 被 Gsα 内在 GTP 酶活性水解时，α 亚基和 βγ 亚基重新结合，α 亚基处于关闭或失活构象。已确定异源三聚体 G 蛋白的三维结构。

McCune-Albright 综合征描述了作为早期合子后事件发生的 Gsα 亚基杂合突变的激活。体细胞组成型激活突变会导致 cAMP 产生过多，并且在某些组织中会导致 cAMP 诱导的增生，具有镶嵌模式；与正常细胞

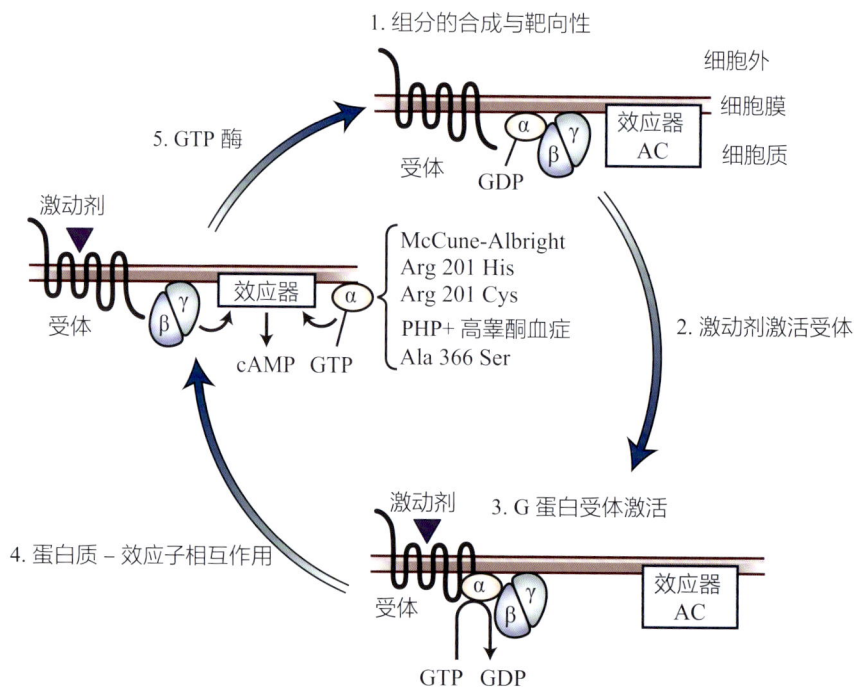

▲ 图 26-68　G 蛋白 GTP 酶循环

异三聚体鸟嘌呤核苷酸结合蛋白（G 蛋白）由三个亚基（α、β、γ）组成，由细胞表面受体组成的单蛇形多肽具有七螺旋膜结构域和一个效应域。在这种情况下，腺苷酸环化酶催化 ATP 转化为 cAMP。Gs 介导了 cAMP 生成的刺激。在非活性、未受刺激的状态下，G 蛋白是一种异三聚体，GDP 与 α 亚基紧密结合。当细胞表面受体被其同源激动剂激活时，该受体催化紧密结合的 GDP 的释放，从而使 GTP 能够与 α 亚基结合。αGTP 与紧密结合的 βγ 二聚体解离，两者都在 G 蛋白激活效应器（腺苷酸环化酶）的过程中起作用。α 亚基的内在 GTP 酶活性通过将结合的 αGTP 转化为 αGDP 来结束对效应物的刺激；因此，α 亚基再次回到其非活性状态，并与 βγ 亚基以高亲和力重新结合，产生 α、β、γ 异三聚体。信号转导紊乱可由生殖细胞或体细胞突变在周期的五个阶段中的任何一个产生。编码 Gsα 亚单位并导致 McCune-Albright 综合征的 GNAS1 基因的功能增强、激活性体细胞突变（如括号中所示），涉及高度保守的精氨酸 201 残基。这些突变抑制了 α 亚单位固有的 GTP 酶活性，从而抑制了结合的 GTP 向 GDP 的转化。在两名男孩中检测到 Ala366Ser 突变（括号），他们都患有假性甲状腺功能减退 1A 和高睾酮血症。该突变蛋白在阴囊温度（32～33℃）下的间质细胞中被组成性激活，导致高睾酮血症，但在体温 37℃ 下迅速降解，导致 PHP1A（改编自 Spiegel AM. Mutations in G proteins and G protein-coupled receptors in endocrine disease. *J Clin Endocrinol Metab.* 1996; 81: 2434-2442.）

相比，过度活跃的突变体的比例在不同组织中有所不同，这至少部分地导致了不同的临床表现、严重程度、综合征的散发性、同卵双胞胎中的不一致发生。种系突变被认为对胚胎是致命的。在这种疾病中已经描述了两种功能获得性体细胞错义突变，这两种突变都涉及 α 亚基的精氨酸 201 残基[836]。这是霍乱毒素共价修饰的位点：半胱氨酸或组氨酸取代精氨酸 201（图 26-68）。精氨酸 201 残基对 α 亚基 GTP 酶活性至关重要，这两个突变中的每一个都降低了 Gsα 亚基的 GTP 酶活性，导致组成型激活。在受该病影响的所有组织中都发现了这些激活突变，包括骨病变。

患有这种综合征的成年人有持续的内分泌器官功能亢进，但也有其他并发症的报道。例如，有报道称 1 名女性患了 GNAS 阳性乳腺癌，2 名 GNAS 阳性肌肉瘤，3 名患了血小板功能障碍，在 16 名受影响的成人中发现了各种类型的呼吸道和心血管并发症[886]。有报道称，患有 McCune-Albright 综合征的成年人有生育能力。

青少年甲状腺功能减退：长期未治疗的原发性甲状腺功能减退症，通常是桥本甲状腺炎的结果，是女孩和男孩不完全 ISP 的罕见原因，并与生长受损和骨骼成熟迟缓有关[323]。如果血浆催乳素的浓度升高，可能会出现溢乳，患病女孩比男孩更常见（图 26-69 和图 26-70）。女孩有乳房发育，小阴唇肥大，阴道涂片有雌激素变化，通常不出现阴毛；一些女孩有不规则

阴道出血，可能发展为子宫内膜炎，盆腔超声检查或体检可发现单发或多发卵巢囊肿[887]。重要的是要认识到这种情况，以避免对卵巢囊肿或伴随的垂体肥大进行不必要的手术，鉴于医疗管理的成功，这将是一个悲剧性的错误。在大约 80% 的青少年甲状腺功能减退的男孩中，睾丸由于精小管的增大而增大，但没有男性化和间质细胞成熟的迹象，血浆睾酮浓度在青春期前水平。在 TSH 分泌旺盛的情况下，龟头和垂体增大（图 26-70），并伴有溢乳，这导致了对垂体肿瘤的误诊。甲状腺功能减退、性成熟不成熟、溢乳和垂体增大可在几个月内通过左甲状腺素治疗得到逆转或纠正。

1960 年，Van Wyk 和 Grumbach 提出[323]，该综合征是由于慢性甲状腺功能减退导致的促性腺激素、催乳素和 TSH 分泌增加的负反馈调节的激素重叠。随着垂体激素放射免疫测定法的出现，在原发性甲状腺功能减退症的儿童和成人及患有该综合征的女孩中发现催乳素分泌增加。生长激素的释放通常会减少，如无并发症的原发性甲状腺功能减退症。

然而，对性成熟的解释仍然不确定。原发性甲状腺功能减退症的青春期发育通常是延迟的，只有很少的情况下会比正常年龄提前。通过使用放射免疫分析或其他方法检测 FSH 和 LH，其中与 TSH 的交叉反应可以忽略不计，已经检测到血浆免疫活性和生物活性的 FSH 浓度增加（青春期），但没有检测到 LH。具有

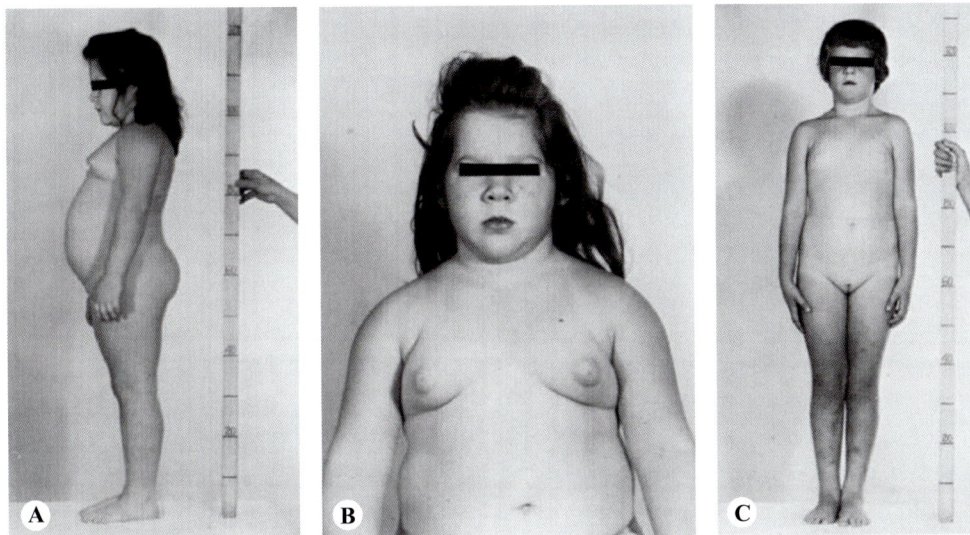

▲ 图 26-69　A 和 B. 一名 7 岁 1 个月的女孩因桥本甲状腺炎而出现严重的慢性甲状腺功能减退，并伴有性早熟（无阴毛或腋毛）、阵发性阴道出血和溢乳。她有甲状腺功能减退的症状，并且在过去 2 年里生长速度急剧下降（身高，-1SD；骨龄，5 岁 3 个月）。乳房发育为 Tanner3 期，小阴唇增大，阴道黏膜呈暗粉色，增厚，并有皱褶，是雌激素作用征象。没有痤疮、皮脂溢血症或多毛症的存在。子宫呈青春期大小，子宫内膜黏膜处于增殖期。通过生物测定，尿液中的促性腺激素几乎检测不到。C. 甲状腺激素治疗 8 个月后，外观发生了惊人的变化。她的身高增长了 7cm，体重下降了 8.1kg。乳房缩小，溢乳不再明显，小阴唇退缩，阴道黏膜呈粉红色并有光泽（无雌激素作用）。在开始接受甲状腺激素替代治疗 10 周后，她患上了右侧股骨头骨骺滑脱，通过手术进行了修复，恢复情况良好

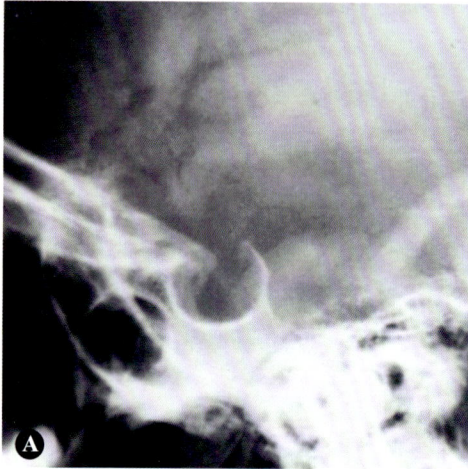

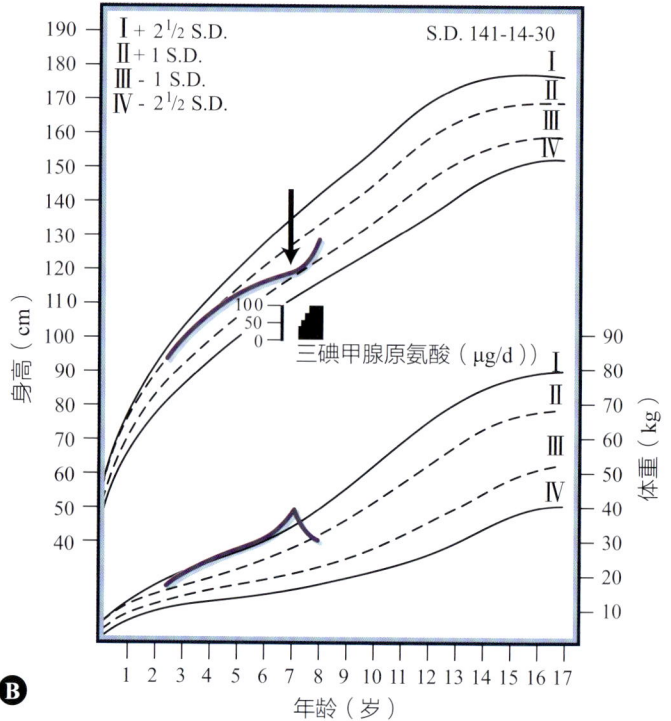

▲ 图 26-70　**A.** 一名甲状腺功能减退患者颅骨 X 线侧位片显示垂体窝增大。颅背薄而脱矿，底面有双轮廓线。鞍区面积为 **150mm²**，气脑造影术显示鞍上肿块侵犯交叉池。经甲状腺激素治疗 **8 个月**后，鞍体积减小 **30% 至 100mm²**，鞍背再矿化，双层不明显。**B.** 生长曲线显示尽管性早熟和甲状腺激素治疗诱导的追赶性生长，但生长速率下降

引自 Van Wyk JJ, Grumbach MM. Syndrome of precocious menstruation and galactorrhea in juvenile hypothyroidism: an example of hormonal overlap in pituitary feedback. *J Pediatr*. 1960; 57: 416-435.

生物活性的 LH 活性也较低。在该综合征患者和一些未表现出过早性成熟的原发性甲状腺功能减退症儿童中，显示 FSH 脉冲波动增加，主要是在夜间，但没有 LH 释放。FSH 释放的增加[888] 和 FSH/LH 的高比率（与正常青春期观察到的相反）似乎是女孩卵巢雌激素分泌增加的原因，也是男孩睾丸增大而无男性化迹象的原因；这表明 FSH 诱导的支持细胞增殖是成熟睾丸大小的一个重要决定因素。催乳素可能在这种情况下抑制 LH 的分泌。

脉冲性 TSH 的释放在夜间增加，而在正常儿童中给予 TRH 似乎会增加 FSH 释放（但在成人中不会）。此外，在原发性甲状腺功能减退症中，FSH 对 TRH 的反应增强，但对 GnRH 的反应没有增强，这种现象可发生在分泌促性腺激素的垂体腺瘤中。不完全性早熟、催乳素分泌增加和溢乳可能是 TRH 释放增加的结果，也可能是乳腺细胞和性腺细胞对 TRH 的敏感性增加的结果，或两者兼而有之[323]。这种机制已获得了支持，它可以解释为什么左甲状腺素治疗相对迅速和完全逆转该综合征的情况。在转染了人 FSH 受体的 COS7 细胞中，人重组 TSH 的剂量约为人 FSH 的 1000 倍，这表明 FSH 依赖性（或 FSH 样依赖性）但 GnRH 不依赖的性早熟的另一种可能机制，但可能性较小[889]。严

重甲状腺功能减退对青春期前睾丸的直接影响导致支持细胞的过度增殖，这也可以解释巨睾症发生的原因。

该综合征很少见，但有少数病例合并有 Van Wyk-Grumbach 综合征和 Kocher-Debre-Semelaigne 综合征，表现为下肢肌肉假性肥大，血清肌酐和肌酐激酶浓度升高、反射性收缩和放松延迟，以及黏液性水肿；甲状腺功能减退的两种表现都可以用适当剂量的甲状腺素治疗[890, 891]。

医源性性早熟和内分泌干扰物：青春期前的儿童对外源性性激素非常敏感，可能会出现被忽视的雄性激素或雌性激素来源导致的性成熟迹象，如摄入或吸收的爽肤水、乳液、发膏或直发器中含有或无意中被污染的雌性激素[892]。皮肤暴露于雌激素的剂量加起来可能超过 300μg，远远超过了治疗剂量，对于暴露于雌激素皮肤凝胶的婴儿和儿童来说可能危害更大。含有茶树和薰衣草油的化合物导致 3 个青春期前男孩的男性乳房发育，并在体外显示出雌激素活性[893, 894]。雌激素乳膏的短期应用可用于治疗阴唇粘连，但长期应用可能会导致乳房发育，甚至是撤退性出血。除了乳房发育外，接触皮肤雌激素的儿童可能会出现乳晕、白斑的色素沉着和阴毛。接触使用雄性激素凝胶治疗

的男性皮肤或毛巾的儿童可能自己会出现男性化[895]。对隐睾男孩使用 hCG 可能会诱发睾丸激素的分泌，足以导致不完全性早熟。

FDA 指南规定，将不超过青春期前儿童每天正常雌激素分泌量的 1% 作为雌激素的安全摄入量[835]；根据极其敏感的雌激素检测数据，这相当于男孩 0.43ng/d，女孩 3.24ng/d，但食品仍然是内分泌干扰物的可疑来源[835, 892]。在意大利的学童中，男孩和女孩乳房发育的流行被怀疑是由受污染的肉类引起的。在 10 年的时间里，波多黎各发现了 600 多例男孩乳房发育和女孩早熟或不完全性早熟；这是世界上报道的最高患病率，大约比明尼苏达州奥姆斯特德的一项调查高出 10～15 倍[896, 897]。在 2/3 受影响的波多黎各女孩中显示出母亲的卵巢囊肿。有人提出，在动物身上秘密使用雌性激素制剂以刺激体重增加，导致摄入这些动物被雌性激素污染的肉类，是导致性早熟高患病率的一个可能的原因。然而，美国农业部对波多黎各的肉类、家禽和牛奶进行的特定分析既没有证实也没有排除这个原因。

人们越来越关注内分泌干扰物质，它被定义为"一种外源性物质，由于内分泌功能的改变而对完整的生物体或其后代造成不良的健康影响"，对儿童的生长和发育产生许多影响，包括青春期发育[852, 898]。有关 EDC 负面影响的更多确凿证据来自动物而不是人类的研究，而且一些关于人类的数据来自工业事故和高水平暴露，而不是大多数个体经历的低水平暴露，因此 EDC 必须在人类中进行更详细的研究。调查方法、实验室方法、各种相关分子的活性和半衰期，以及从关联研究而不是对照研究中得出结论的常见困难，都给解释数据带来了复杂性。

与未接触或未接受母乳喂养的女孩相比，在母亲意外接触多溴联苯（polybrominated biphenyls，PBB）后接受母乳喂养或在胎儿期接触多溴联苯的女孩月经初潮提前（大约在 1 岁前），阴毛出现较早，但乳房发育未出现。

NHANES 2003—2004 年的数据表明，血清多溴二苯醚（PBDE，一种阻燃剂）浓度较高的初潮年龄略早[899, 900]。相反，最近一项针对西班牙裔美国儿童的纵向研究显示，在子宫内暴露于多溴二苯醚的情况下，男孩的初潮年龄较晚，而男孩的阴毛发育较早[901]。

据报道，BMI 降低的市中心女孩接触多氯联苯（polychlorinated biphenyls，PCB）会延缓乳房发育[63]。与周边地区相比，意大利局部地区 GnRH 激动剂治疗性早熟的相对风险增加了 9.56 倍，表明该地区存在内分泌干扰物[902]。最近的纵向研究表明，尿液中邻苯二甲酸酯排泄水平的升高对女孩的第二性征发育没有影响，但会使男孩的青春期年龄略有下降[900]。一项中国的研究发现，在青春期发育迟缓、邻苯二甲酸盐含量升高的儿童中，LH 水平升高，这与睾酮水平降低相

对应[903]。

在意大利，广泛接触 2，3，7，8- 四氯二苯并对二噁英（TCDD）（一种极其有效的抗雌激素异生素）表明，与年龄较大的女孩相比，接触时年龄小于 8 岁的女孩（与年龄较大的女孩相比，其 BMI 剂量可能最高）出现了月经初潮年龄下降的趋势，这表明接触环境内分泌干扰物的年龄会调节其影响[904]。2003—2008 年，NHANES 收录的 440 名女孩的血液中 2,5- 二氯苯酚和 2,4- 二氯苯酚的浓度与初潮年龄成反比[904]。对接触邻苯二甲酸二（2- 乙基己基）酯（DEHP）的青少年进行的随访表明，尽管发现接触该物质的动物发育受到干扰，但对青春期发育没有影响，这表明将动物数据转化为人类数据存在困难。邻苯二甲酸二（2-乙基己基）酯是用于塑料管和医疗器械的聚氯乙烯的一种成分[905]。

生活在纽约和加拿大边境附近的莫霍克女孩中铅含量的增加推迟了月经初潮的年龄，而多氯联苯含量的增加则促进了月经初潮的年龄[906]；令人惊讶的是，BMI 的变化对这些集中在脂肪组织中的有毒物质没有影响。在 NHANES Ⅲ 调查中，血清铅水平为 0.7～2.0μg/dl 延迟了月经初潮和阴毛发育，而暴露于 3μg/dl 的非裔美国人也经历了乳房发育延迟[908]。在俄罗斯被工业废物高度污染的查帕斯克进行的一项长期青春期研究表明，8—9 岁的血清铅水平≥5μg/dl 的男孩进入 2 期生殖器的概率降低了 43%[909]。

丹麦成年男性中生殖问题的发生率很高，包括精液质量受损、睾丸癌和婴儿睾丸癌发病率增加；这些疾病的发生模式归因于睾丸发育不良综合征中描述的环境干扰因素[669]。与芬兰婴儿相比，丹麦新生儿和较小的尿道下裂率较高，表明环境因素发挥了作用。在这两个国家的母亲的母乳中都发现了邻苯二甲酸盐，尽管这与尿道下裂的发现没有关系，但有迹象表明男孩的生殖激素发生了变化，这表明了对睾丸间质细胞的影响。基于 GWAS 分析，可能存在对 TDS 易感性的遗传成分，表明该疾病的 X 基因环境基础[848]。

INSL3 是一种与睾丸下降相关的睾丸产物；正常生殖器发育过程中 INSL3 的羊膜值受到邻苯二甲酸盐暴露的影响，这被认为是 TDS 病因的潜在机制，尽管这迄今尚未得到证实[910, 911]。

使用乳房组织的物理检查对丹麦哥本哈根女孩进行的纵向观察显示，Tanner 期乳房发育的年龄（估计平均年龄，2006—2008 年为 9.86 岁，1991 年为 10.88 岁）和初潮年龄（分别为 13.13 岁和 13.42 岁）显著下降；血清促腺激素没有变化，但血清雌二醇浓度在 2006 年有所下降[54]。在这项研究中，两个队列之间的 BMI 没有发生变化，这可能是内分泌干扰物质造成的。

在一项初步研究中，与对照组受试者相比，在宫

内暴露于母亲摄入的大米污染中的多氯联苯和多氯二苯并呋喃（PCDF）的男孩睾丸激素减少，青春期后精子生成缺陷，雌激素增加，尽管体检或青春期开始年龄没有差异 [915]。宾夕法尼亚州费城的一项研究表明，在子宫内暴露于 DDT 的男孩在青春期没有表现出任何异常 [854]。

在一项对 437 名女孩进行的纵向队列研究中发现，与未接触交通工具的女孩相比，接触交通工具的女孩出现青春期迹象的时间要早 2～9 个月。这表明暴露于空气污染物会影响青春期的开始，尽管在这项研究中没有测量到污染物 [913]。青春期内分泌干扰物研究的复杂性在于类型、数量、暴露时的发育年龄及其他难以区分的因素 [914]。在美国，化学物质可以在其安全性被证明之前进入环境，导致潜在内分泌干扰物的名单不断扩大，而没有数据证明其影响。环境干扰物对神经发育和内分泌系统有广泛的有害影响 [915]。

在这一领域，需要进行精心设计的纵向研究 [910]。

3. 性早熟的诊断　与延迟性青春期一样，大多数因性早熟而转诊的患者将被证明具有正常发育的变异，或者由于转诊医生对正常青春期年龄的误解而被不恰当地转诊。然而，性早熟肯定是一种具有严重疾病的外在表现。因此，将患有自限性良性疾病（如肾上腺发育过早、乳腺发育过早或正常但青春期提前）的患者与患有严重甚至潜在致命疾病的患者分开是评估的第一步（图 26-71 至图 26-73，表 26-41）。病史可能显示围产期中枢神经系统异常或损伤、既往感染、偶然摄入或接触性腺类固醇，或家庭成员存在类似情况。以前的测量值应该绘制在生长图上，以确定高度速度和生长速度的任何增长开始时的年龄。

体格检查的重要方面包括根据 Tanner（性成熟）阶段描述第二性征发育；测量男孩的阴茎（轻轻拉伸的长度和宽度）和睾丸（与睾丸测量计比较不含附睾的最大直径或体积），女孩的乳房组织（乳晕和腺体直径），以及对粉刺和痤疮、油性皮肤、面部和体毛、阴毛和腋毛发育、腋窝大汗腺气味、肌肉发育和溢乳的检查。对外生殖器的仔细检查应该在一个无血缘关系的监护人在场的情况下进行。需要进行彻底的神经系统检查，重点是评估视野和视盘，寻找颅内压增高的迹象；评估 McCune-Albright 综合征或神经纤维瘤病相关的皮肤损伤；进行腹部、性腺或附件肿块和共存内分泌疾病的检查。骨龄在所有情况下都是需要确定的，尽管这是一个不完善的测量，读片的人必须有经验。牙齿发育可以作为青春期发育的一个粗略指标 [916]，但在临床上很少引用，除非在法医案例中 [917]。

卵巢和子宫的超声检查在评估患病女孩时非常有用，因为子宫和卵巢的形状、体积有标准值范围 [918]。婴儿和儿童子宫大小的超声测量最大值出现在青春期和新生儿期。青春期前子宫长度的上限是 3.5cm。子宫体积大于 1.8ml 是正常青春期开始的特异性指标，但卵巢体积增加的特异性较低。当使用这一超声标准时，乳房早发育患者与年龄匹配的对照受试者没有区别 [128]。通过超声检查，也可发现卵巢是否有微囊肿和大囊肿。囊肿可能出现在 CPP 或 GnRH 非依赖性 ISP 患者的卵巢中；前者通常小于 9mm，后者通常大于 9mm [919]。据报道，卵巢体积是性早熟的最佳指标，子宫长度是鉴别性早熟的最佳指标早熟性乳房发育症 [920]。然而，在青春期发育的早期，尽管促性腺激素值可以区分患者和青春期前状态，但骨盆超声检查可能无法区分 [921]。子宫内膜条纹的出现表明性早熟 [128]。据报道，乳房超声检查是一种确定快速进展与缓慢进展或短暂性早熟的方法；当乳房超声的表现加入子宫超声和其他因素时，准确性会提高 [922]。

男性的 CPP 通常始于睾丸增大，随后是第二性征成熟的其他迹象。睾丸间质细胞肿瘤通常导致睾丸不对称增大，而性腺外分泌 hCG 的肿瘤与 CPP 男性化的同一阶段相比，睾丸增大不明显。患有 CAH 的男孩睾丸肾上腺组织可能增大，并且可能是双侧的，尽管它们不太可能接近正常的青春期睾丸发育。青春期前促性腺激素值或 GnRH 试验的 hCG 水平升高提示异位自主性促性腺激素分泌肿瘤的存在。如果肿瘤位于中枢神经系统，MRI 或 CT 脑部扫描可能会出现异常。性早熟男孩肝脏肿大或纵隔、腹膜后肿块提示产生 hCG 的肝脏或生殖细胞肿瘤；在后一种情况下，需要考虑克氏综合征的可能性。

性激素和促性腺激素的实验室检测必须在有经验的实验室中通过适当的方法进行。在标准实验室简单地测定 LH 或 FSH 水平，通常可以确定性腺衰竭（如更年期）时是否有高水平或成人的正常水平，但这种分析很少能确定儿童期和青春期特有的细微变化。必须订购具有儿科标准的高灵敏度第三代检测。此外，标准睾酮测定可以区分正常男性和性腺衰竭男性，但不能确定青春期早期的低水平特征。对于儿童和青少年（实际上对于女性）来说，有必要使用符合儿科标准的 HPLC-MS/MS 方法；必须使用相同类型的化验来确定女孩的雌二醇水平 [266]。

使用符合儿科标准的第三代检测法，测量基础血浆促性腺激素浓度和 LH 对 GnRH（目前尚不可用）或 GnRH 激动剂给药的反应，或 LH 脉冲的振幅和频率，尤其是在夜间，以及使用 LC/MS-MS 检测法测量男孩的睾酮或女孩的雌二醇的血浆浓度，在诊断中至关重要。基础 LH 水平 0.3U/L 或更高的患者随后出现青春期进展，而基础 LH 水平 0.2U/L 或更低的 41 例患者中有 39 例没有进展，在一份报道中导致 100% 的特异性（95%CI 92%～100%）和 90.5% 的敏感性（69.6%～98.8%）[261]。在 CPP 早期，女孩的雌二醇水平可能会升高（但并不总是被注意到），这与 LH 水平

7 岁前乳房发育 → 是 → 阴毛

阴毛 → 是 → 基础和 LHRH 刺激的 LH（部分 CPP 女孩没有阴毛）→ 青春期 → 真性性早熟 → MRI

MRI → 正常 → 特发性中枢性性早熟
MRI → 异常 → 灰结节错构瘤 / CNS 肿瘤或其他病变

阴毛 → 否 → 外源性雌激素的可能性

外源性雌激素的可能性 → 否 → 基础 LH 或 LH 对 GnRH 的反应 → 青春期前或抑制期 → 血清雌二醇 → 升高 → 卵巢和子宫超声 → 卵巢囊肿、卵巢肿瘤

卵巢囊肿、卵巢肿瘤 → 游离 T₄ → 高 TSH → 原发性甲状腺功能减退
卵巢囊肿、卵巢肿瘤 → 骨闪烁显像 → 正常 → 卵巢囊肿或肿瘤
骨闪烁显像 → 多发性骨纤维性发育不良 → McCune-Albright 综合征 → 咖啡牛奶斑可能

基础 LH 或 LH 对 GnRH 的反应 → 青春期前 → 乳房早熟

外源性雌激素的可能性 → 是 → 外源性雌激素暴露

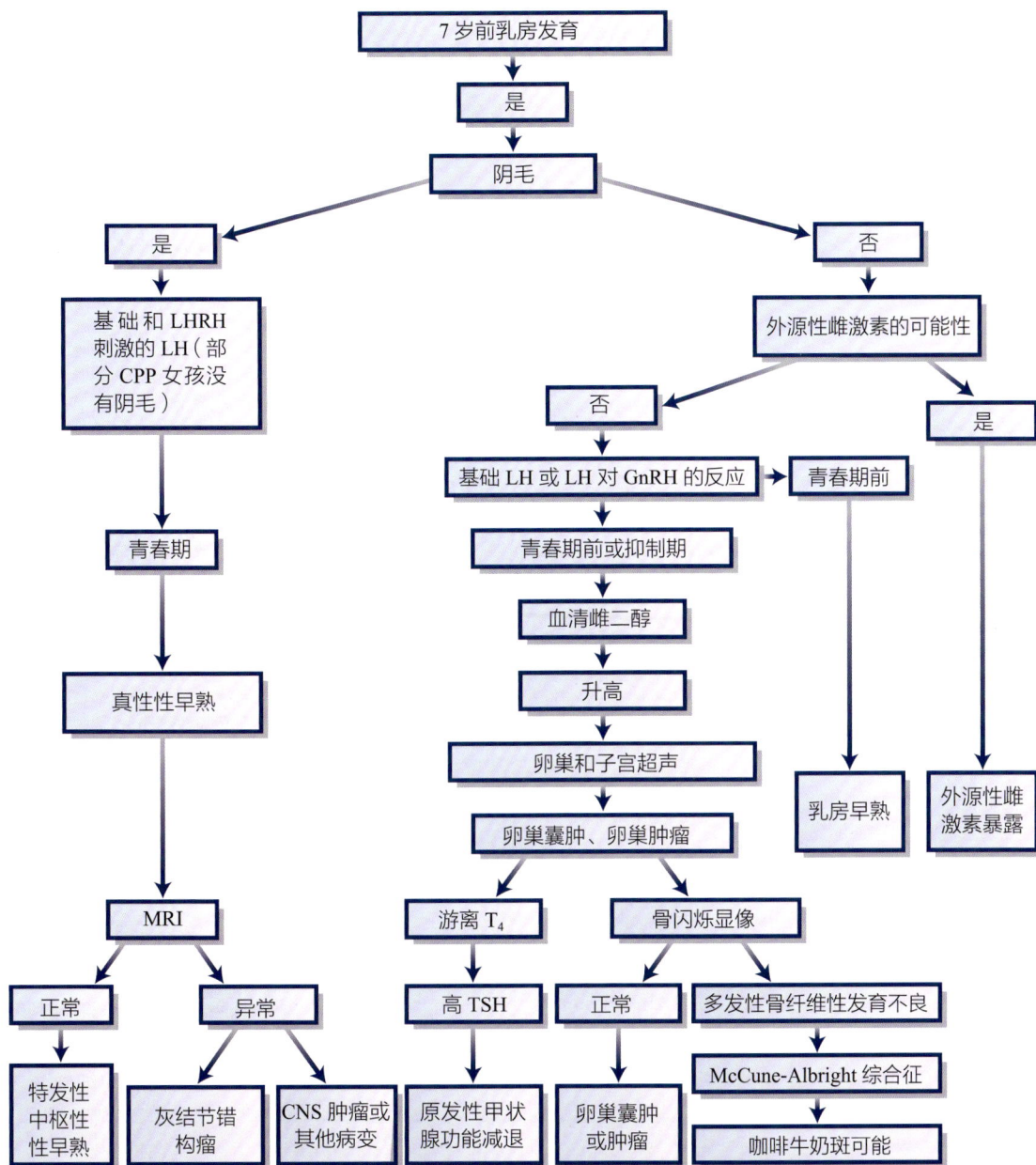

▲ 图 26-71　女孩性早熟的诊断流程图

CNS. 中枢神经系统；CPP. 中枢性早熟；FSH. 促卵泡生成素；GnRH. 促性腺激素释放激素；LH. 黄体生成素；LHRH. 促卵泡生成素释放激素；MRI. 磁共振成像；T₄. 甲状腺素；TSH. 促甲状腺激素

升高有关，但不一定与 FSH 浓度升高有关。随着青春期的开始，男孩的睾丸激素的值将会上升。青春期 LH 和 FSH 的浓度，即一种青春期脉动性 LH 分泌模式（最初在睡眠期间），或青春期 LH 对 GnRH 或 GnRH 激动剂的反应证实了 CPP 的诊断（并在男孩中区分 CPP 与家族性高睾酮血症）。当怀疑甲状腺功能减退是导致性早熟的原因时，需要测定 T₄ 浓度（通常为游离 T₄）。

中枢神经系统肿瘤被认为是下丘脑 GnRH 脉冲发生器过早激活的潜在原因，尤其是在男孩中。中枢神经系统肿瘤作为 CPP 病因的评估类似于中枢神经系统分泌 hCG 肿瘤的研究[923]。虽然 CT 是确定中枢神经系统异常存在的一种成熟的方法，但 MRI 对比对检测下丘脑的小肿瘤更敏感，如灰质错构瘤（图 26-55）。对比剂的使用增加了诊断的确定性，并被推荐用于中枢神经系统 MRI。所有患有 CPP 的男孩都应该进行中枢神经系统 MRI 评估，但是女孩并不建议，因为中枢神经系统肿瘤在女孩中引起 CPP 的可能性低于男孩。然而，使用 MRI 或 CT 脑部扫描的研究表明，下丘脑

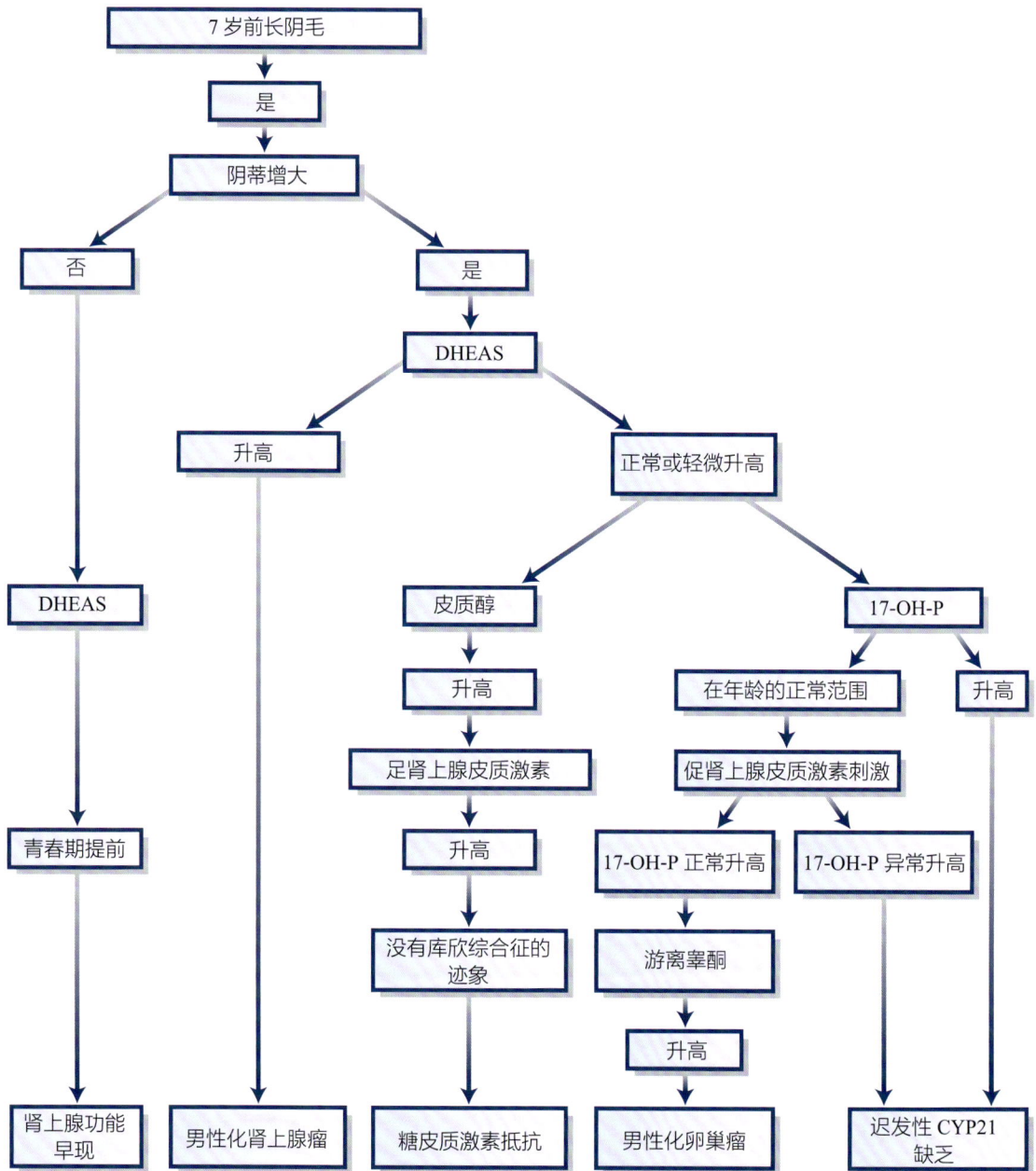

▲ 图 26-72　正常表型女孩 7 岁前阴毛评价流程图
DHEAS. 硫酸脱氢表雄酮；17-OH-P. 17– 羟孕酮

错构瘤在所谓的特发性 CPP 的男孩和女孩中比以前的怀疑更普遍。一组未经选择的性早熟且无其他症状的女孩接受了中枢神经系统 MRI 检查；15% 被发现有颅内创伤，研究人员发现这些女孩和其他 85% 被研究的女孩之间没有临床差异，支持对性早熟女孩使用中枢神经系统 MRI[924]。

MRI 显示，脑垂体的高度与年龄的增长和青春期的发育相关[925]；CPP 患者的垂体高度平均超过 6mm，而早衰期患者的垂体高度较低。脑下垂体的形状也很重要：一个凸出的外观而不是一个扁平的顶部与任何

原因的 CPP 有关[749]。青春期特征的脑垂体生理增大是许多不必要的神经外科转诊的来源[926]。GnRH 治疗成功后，脑垂体的大小和形状不会减小。

T₁ 加权图像显示正常患者和 CPP 患者的垂体上缘均有凸状，表明两种青春期患者的生理变化相似。垂体增生（高度 >1cm）是 CPP 中罕见的报道。空蝶鞍综合征在 CPP 患者中的发生率低于垂体功能低下患者。在 10% 因怀疑下丘脑 – 垂体疾病（包括低促性腺激素性性腺功能减退症）而接受影像检查的儿童中发现空蝶鞍[927]。

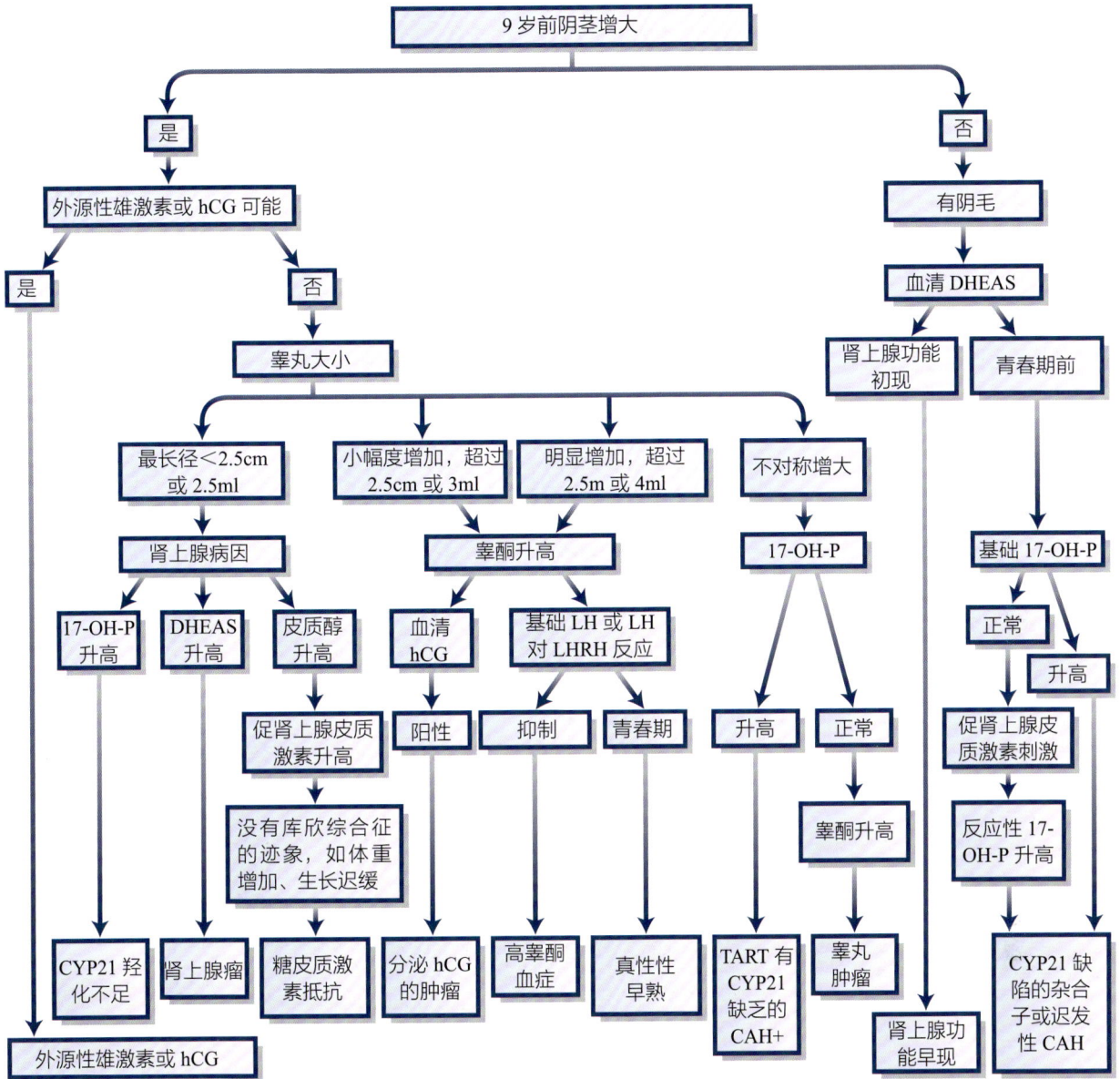

▲ 图 26-73 **男性表型性早熟诊断流程图**

CAH. 先天性肾上腺皮质增生；DHEAS. 硫酸脱氢表雄酮；hCG. 人绒毛膜促性腺激素；LH. 黄体生成素；LHRH. 黄体释放激素；17-OH-P. 17- 羟孕酮；TART. 睾丸肾上腺静止组织

在没有睾丸或肝脏增大的男性中，过早出现阴毛、阴茎增大和其他男性化体征提示男性化 CAH、男性化肾上腺肿瘤或更罕见的库欣综合征的诊断。血浆 17- 羟孕酮和 DHEAS 浓度的测定及其对糖皮质激素的抑制作用将 21-OH 缺陷型 CAH 与男性化肾上腺肿瘤区分开来。如果生长速度受到抑制，原发性甲状腺功能减退症或库欣综合征的可能性增加；地塞米松抑制后，血浆皮质醇、尿游离皮质醇、17- 羟皮质类固醇或唾液皮质醇浓度升高，证实了后一种诊断。女孩出现阴毛和其他男性化迹象，如阴蒂增大、痤疮、声音变深、肌肉发育或生长突增，是由男性化 CAH、

男性化肾上腺肿瘤或男性化卵巢肿瘤引起的。肾上腺皮质癌引起的库欣综合征可导致与生长障碍相关的男性化，男性化的肾上腺皮质癌可表现出如此大的雄激素效应，以致库欣综合征的体征不明显，因为首先注意到快速生长和男性化；这些肿瘤可能分泌雌二醇和雄激素。男性化卵巢肿瘤可以通过盆腔超声检查发现。

男孩或女孩出现阴毛而无其他青春期迹象，通常是肾上腺发育过早的结果，但也可能是性早熟或其他原因引起的肾上腺男性化的第一个迹象。

在女孩中，与阴道黏膜萎缩和增厚相关的乳房发

表 26–41 性倾向的鉴别诊断					
促性腺激素紊乱	血浆促性腺激素	LH 对 GnRHa 的反应	血清类固醇浓度	性腺大小	其 他
促性腺激素依赖性					
真正的性早熟	突出的 LH 脉冲（GnRH 脉冲发生器过早重新激活）	青春期 LH 反应最初在睡眠期间	睾酮或雌二醇在青春期的值	正常青春期睾丸增大或卵巢和子宫增大	脑部 MRI 排除中枢神经系统肿瘤或其他异常；McCune-Albright 综合征的骨骼调查（美国）
不完全性早熟（垂体促性腺激素独立）					
男性					
男性绒毛膜促性腺激素分泌肿瘤	高 hCG，低 LH	青春期前 LH 反应	睾酮在青春期的值	睾丸轻度至中度均匀增大	肝大提示肝母细胞瘤；如果怀疑绒毛膜促性腺激素分泌中枢神经系统肿瘤，则应进行脑部 CT
男性间质细胞瘤	降低	没有 LH 反应	睾丸激素很高	睾丸不规则、不对称的增大	
家族性睾丸中毒	降低	没有 LH 反应	青春期睾丸激素水平	睾丸对称，>2.5cm，但小于青春期发育的预期；发生精子发生	家族性；可能有性别限制，常染色体显性特征
男性化的先天性肾上腺皮质增生症	青春期前	青春期前 LH 反应	CYP21 缺陷时 17–OHP 升高或 CYP11B1 缺陷时 11– 脱氧皮质醇升高	青春期前的睾丸	常染色体隐性遗传可能是先天性或迟发性的，在 CYP21 缺乏时可能有盐丢失，在 CYP11B1 缺乏时可能有高血压
肾上腺肿瘤男性化	青春期前	青春期前 LH 反应	高 DHEAS 和雄烯二酮值	青春期前的睾丸	腹部 CT、MRI 或超声检查
早产儿 Adrenarche	青春期前	青春期前 LH 反应	青春期前睾酮，DHEAS，或尿 17– 酮类固醇值适合阴毛 2 期	青春期前的睾丸	发病通常在 6 岁以后，中枢神经系统损伤的儿童发病率更高
女性					
颗粒细胞瘤（卵泡囊肿可能表现类似）	降低	青春期前 LH 反应	雌二醇含量很高	体格检查，CT 或 US 时的卵巢增大	体检时常可触及肿瘤
卵泡囊肿	降低	青春期前 LH 反应	青春期前雌二醇含量很高	体格检查，CT 或 US 时的卵巢增大	月经和（或）乳房发育的单次或反复发作；排除 McCune-Albright 综合征
女性化肾上腺肿瘤	降低	青春期前 LH 反应	高雌二醇和 DHEAS 值	青春期前卵巢	单侧肾上腺肿块

（续表）

促性腺激素紊乱	血浆促性腺激素	LH 对 GnRHa 的反应	血清类固醇浓度	性腺大小	其　他
单纯性乳房早发育	青春期前	青春期前 LH 反应	青春期前或早期雌二醇反应	青春期前卵巢	发病通常在 3 岁以前
单纯阴毛早现	青春期前	青春期前 LH 反应	青春期前雌二醇；DHEAS 或尿 17– 酮类固醇值适用于阴毛 2 期	青春期前卵巢	发病通常在 6 岁以后；脑损伤儿童发病率更高
迟发性男性化先天性肾上腺皮质增生症	青春期前	青春期前 LH 反应	17-OHP 在基础或 ACTH 刺激状态下升高	青春期前卵巢	常染色体隐性遗传
男女					
McCune-Albright 综合征	降低	降低	性别类固醇青春期或以上	卵巢（在美国）；轻微的睾丸增大	多发性骨纤维发育不良的骨骼调查，牛奶咖啡斑的皮肤检查
原发性甲状腺功能减退症	青春期前 LH；FSH 可能略有升高	青春期前 FSH 可能增加	雌二醇可能是青春期的	睾丸增大；卵巢囊性	TSH 和催乳素升高；T_4 低

育导致粉红色多于红色的外观和小阴唇增大，表明雌激素分泌显著或医源性雌激素暴露。鉴别诊断包括 CPP（一种雌激素分泌肿瘤）、芳香化酶过量和卵巢囊肿。如果促性腺激素的血浆浓度在青春期范围内，如果检测到青春期幅度的 LH 脉冲，或者如果引发青春期 LH 对 GnRH 或 GnRH 激动剂的反应，则存在 CPP。在一份报道中，一名儿童的青春期血清 LH 水平因嗜异性抗体干扰 LH 测定而错误地升高了基础和刺激状态下的值；加入抗鼠抗体后，LH 值下降[928]。一如既往，临床观察应与实验室发现一致，检测方式应高度敏感并符合有效的儿科标准。正常青春期或 CPP 早期女孩的雌二醇浓度在一天中的大部分时间都在青春期前的范围内，单次测定可能不足以反映卵巢功能[160]。

如果血浆雌二醇浓度升高，但促性腺激素水平低，则存在雌激素分泌囊肿或肿瘤，或者是外源性雌激素引起的。中等大小的卵巢肿瘤可通过双手检查触诊。盆腔超声技术的进步可以探查卵巢囊肿或肿瘤，确定子宫大小和子宫内膜条纹的大小[128]。分泌雌激素的卵巢肿瘤通常伴有高雌二醇浓度，但有些卵巢囊肿与高雌二醇浓度有关，与颗粒细胞瘤中的雌二醇浓度一样高；这些囊肿和卵巢肿瘤之间的鉴别诊断很少需要剖腹探查或腹腔镜检查，通常可以通过盆腔超声和使用肿瘤标志物来解决。在没有其他雌激素作用的情况下，乳房发育几乎总是乳房过早发育的结果。

4. 假两性倾向　男孩的女性化和女孩的男性化。

男孩：青春期前的男孩女性化是罕见的。很少情况下，分泌雌激素的肾上腺腺瘤或肾上腺皮质腺瘤会导致男性乳房发育症。据报道，一名 1 岁男孩患有 11β– 羟化酶缺乏症，另一名男孩患有晚发型 CAH[929]。

芳香化酶过度综合征：青春期前男孩的男性乳房发育可由肾上腺来源的 C19 类固醇的腺外芳香化增加，如雄烯二酮，以及随后在散发性或家族性病例中腺外雌激素的产生增加引起。常染色体显性形式导致芳香化酶过表达导致 C19 前体过量雌激素合成，特别是在脂肪和皮肤中；这是 CYP19 功能获得突变的结果，CYP19 是编码芳香化酶的基因，由染色体排列产生一个隐启动子[930]。据报道，青春期前男性性发育和成人性腺功能减退，但在血清雌酮升高（雌二醇很少或没有升高）时，身高不矮小；这些患者的 CYP19 基因突变似乎与之前描述的基因倒置导致功能获得突变的家族不同[931]。在土耳其的一个家族中，15q21.2 染色体上的 CYP19 和 TRPM7 基因之间可能存在重排，这是导致芳香化酶过量综合征的一个原因。芳香酶过量综合征是由复制引起的，包括 CYP19A1 和由重组介导和复制介导机制产生的简单和复杂重排，独立于已知的重排诱导 DNA 特征或晚期复制时间[932]。

女性化睾丸肿瘤：女性化的睾丸肿瘤可能导致 6 岁以下男孩的男性乳房发育[860, 933]。芳香化酶在青春期前的睾丸中缺失或几乎检测不到的数量，但最大的数量出现在青春期晚期。在正常的睾丸中，芳香化酶主要存在于间质细胞中，但在支持细胞或间质细胞的睾丸肿瘤中（如与 Peutz-Jeghers 综合征相关），肿瘤的支持细胞表达芳香化酶。两个睾丸均可增大，组织学检查显示性索或支持细胞肿瘤形成环状小管，常有钙化区域；基底状态下雌二醇分泌增加，hCG 给药后进一步增加。除此之外，女性化的支持细胞肿瘤在男孩中非常罕见。睾丸的超声或 MRI 可能有助于诊断。

在一个系列研究中，581 名男性乳房发育症男孩中有 5% 在诊断时为青春期前（平均年龄 9 岁），93% 未发现潜在原因[935]。6 个男孩记录到自然消退，15 个没有发现变化，6 个发现乳房进一步增大。青春期前男性乳房发育症也可能由神经纤维瘤病引起。

女孩：具体如下。

男性化的肾上腺原因：由 21- 羟化酶或 11β- 羟化酶缺乏或肾上腺雄激素产生肿瘤引起的 CAH 可导致男性化。非典型或晚发性的 CAH 并不显示出模糊的生殖器，但有证据表明在青春期前或青春期有雄激素效应。其病因通常是 21 个 OH 缺乏症。3βHSD/Δ^{4,5}-异构酶缺乏症是一种罕见的 CAH 类型，其特征是 Δ^5-17P、DHEA 和 DHEAS 水平升高，严重时醛固酮和皮质醇分泌降低。严重患者盐皮质激素和糖皮质激素缺乏，可能在婴儿时期死亡。过多的肾上腺雄激素导致子宫内男性化和外生殖器模糊，包括女性阴蒂增大，出生后持续男性化。这种疾病的较轻形式会导致女性多毛症。具有 46，XY 表型和不完全形式的雄激素抵抗综合征或 17βHSD3 缺乏的女性可能在预期的青春期出现男性化和乳房发育。编码芳香酶的 CYP19 基因突变导致的芳香酶缺乏症与受影响的 46，XX 个体的外生殖器宫内男性化有关，并与进行性男性化、女性第二性征缺乏、青春期多囊卵巢、高身材和骨质减少有关[272, 274, 301, 303]。

肾上腺癌引起的库欣综合征通常表现为伴或不伴男性化的生长障碍、肥胖和满月脸，条纹可能要到几个月到几年后才会出现。

糖皮质激素抵抗综合征：糖皮质激素抵抗综合征有多种表现。一些患者表现出高雄激素性的症状，如痤疮、多毛症、畸形秃顶、月经不规律、排卵少和不孕症[936]。地塞米松可降低一般肾皮质激素抵抗中过量的肾上腺雄激素分泌、男性化和骨龄提前。

病毒化卵巢肿瘤：阿氏母细胞瘤，又称卵巢支持性瘤，是最常见的病毒性卵巢肿瘤，但在儿童中很少见[871]。最近，体细胞错义突变影响 DICER1 的 RNase Ⅲ b 结构域，以改变 DICER1 的功能，干扰 miRNA 加工成为致癌基因，这在这些非上皮性卵巢肿瘤中很常见[937]。卵巢的脂样细胞肿瘤和卵巢的性腺母细胞瘤是更不寻常的雄激素来源。

5. 青春期发育的变化

（1）乳房过早发育：单侧或双侧乳房增大，无其他症状性成熟（如阴毛、小阴唇生长、子宫生长）在婴儿期和儿童期并不少见，被称为乳房早发育。这种疾病通常发生在 2 岁以上（超过 80% 的病例），很少发生在 4 岁以后[938]。在明尼苏达州的一项回顾性研究

中，乳房过早发育的年发病率为每 100 000 患者 21.2 例，60% 的病例在 6 月龄—2 岁的患者中发现，大多数病例在诊断后 6 个月～6 年内消退，尽管少数病例持续到青春期。在丹麦，乳房过早发育的患病率似乎在增加[940]。当对乳房过早发育进行 10～35 年的随访时，发现对以后的健康、生长或生育没有明显的不良影响[897]。乳房增大通常在几个月后消退，但偶尔会持续数年或直到正常青春期开始；在大约一半受影响的女孩中，典型的周期性乳房发育持续 3～5 年，并且发现发病年龄超过 2 岁[939]。通常没有明显的乳头和乳晕发育，雌激素引起的阴道黏膜增厚和变暗也不常见。超声检查子宫增大（体积 >1.8ml，长度 >36mm）是罕见的。子宫椭圆体积的测量（V= 纵径 × 前后径 × 横径 ×0.523）是区分乳房早发育和早期[128]CPP 最敏感和特异的指标，比 LH 对 GnRH 或 GnRH 激动剂的反应提供了更好的早期鉴别。身材的增长是正常的。

这是一种良性的自限性障碍，与适当年龄的正常青春期发育相适应；通常，只需要安抚和跟进。然而在少数病例中，乳房过早发育的出现可能是进一步性成熟的先兆。虽然发病出生后不久和 2 岁前发生的携带较高的回归预测，两个大型系列中有 14% 的回归预测进展与乳房早发育症的发病年龄无关[940]。因为乳房发育可能是单侧的，所以重要的是要考虑单侧乳房发育女孩的情况，这样父母就不会对乳房肿瘤产生不必要的担心，也不会进行不必要的外科手术。切除过早乳房发育的组织可能会使孩子没有未来乳房发育的可能性。在某些情况下，乳房超声检查有助于区分单侧乳房过早发育和良性疾病，但在区分乳房过早发育和性早熟方面价值有限[941]。青春期女孩乳房肿块的最常见原因是纤维腺瘤，尽管转移性疾病可能位于青春期乳房，但乳腺癌在年轻患者中非常罕见。在大多数标准检测中，血浆雌二醇水平在青春期前，但是通过高灵敏度的雌激素生物测定法确定的乳房过早发育患者的年龄稍高[942, 943]。然而，血浆 TeBG 或甲状腺素结合球蛋白水平通常没有显著增加，这是雌激素对循环血浆蛋白作用的指标，TeBG 被认为是区分乳房早发育和 PP 的一种方法[940]。

尿细胞图经常显示雌激素对未成熟乳房发育患者尿液中鳞状上皮细胞的影响[840, 944]。

提出了一些内分泌测量来区分 PT 和 CPP。血清 FSH 浓度可能在青春期范围内，已检测到夜间 FSH 的脉动性，GnRH 给药引起的 FSH 升高可能随年龄增长而增加，早熟乳房发育患者的 FSH/LH 比高于正常人或患有 CPP 的女孩。48 个月以下轻度乳房早发育的女孩用提取 RIA 法测得的 17βE$_2$ 水平低于 32pmol/L，而患有 CPP 的女孩的值高于 70pmol/L[935]。然而，这些方法在区分这两种情况方面并非绝对正确。

正如对一些复发性卵巢囊肿的假设，过早的乳房

发育似乎是由于卵巢对 FSH 水平短暂升高的反应，也可能是由于卵巢对 FSH 敏感性的变化。在所有情况下，LH 对 GnRH 的反应都是青春期前的[437, 945]。乳房早发育女孩的血浆抑制素 B 和 FSH 水平高于对照组，与性早熟患者相似。激活素浓度尚未报道。旁分泌作用的垂体因子独立于 GnRH 刺激 FSH 的可能作用尚不清楚。

卵巢的超声图可能显示一个或几个大于 0.5cm 的囊肿消失并重新出现，通常与乳房大小的变化有关，但卵巢和子宫的体积是青春期前的[128]。在临床实践中，在出现症状时和超声检查中很少发现囊肿。

过度的乳房发育被描述为具有以下特征的过早乳房发育骨龄提前和生长加快的额外发现这是雌激素效应。内分泌测量处于正常的青春期前范围，但是之后 GnRH 激动剂刺激后，FSH（而不是 LH）水平上升高于对照受试者或 CPP 患者。变化涉及 Arg201His 的 GNAS1 与明显过早或夸大的乳房发育和初潮提前相关[730]。

不幸的是，没有指导方针可以确定哪些女孩将经历从早熟到性早熟的进展。临床随访是必要的，以确定哪个过程将发生。

(2) 孤立性月经初潮过早：女孩很少在 1—9 岁开始周期性的阴道出血，并且没有任何其他二性发育的迹象。出血可于 1～6 年间反复出现，然后停止。在青春期的正常年龄（3～11 年后），第二性发育和月经随之而来，并遵循一个正常的模式，身高也是如此[946]。

后来证明，具有这种青春期发育变异的女性在青春期正常开始后具有生育能力。原因不确定，但它可能是早熟乳房的一个对应物。FSH 分泌占优势，但促性腺激素分泌模式不是 CPP 的特征[947]。在 McCune-Albright 综合征患者和青少年甲状腺功能减退症患者中，孤立性初潮可能先于其他性早熟表现出现。

在接受月经初潮过早的诊断之前，应排除阴道出血和雌激素分泌过早及暴露于外源性雌激素的所有其他原因，包括肿瘤、肉芽肿、阴道或子宫颈感染、异物存在。需要仔细检查外伤，如性虐待造成的外伤。尿道脱垂可能被误诊为阴道出血。

(3) 肾上腺功能过早初现：过早的肾上腺发育导致阴毛（即耻骨发育）、腋毛和顶泌腺臭、粉刺和痤疮的早熟出现，而没有青春期或男性化的其他迹象。其特征是过早和轻度肾上腺雄激素过多症[444, 948]。术语"过早肾上腺发育"是指血清肾上腺雄激素浓度升高，导致阴毛出现，称为"过早青春期"。过去，当这些临床特征在女孩 8 岁或男孩 9 岁之前出现时，就指定了这个名称。尽管对男孩来说，9 岁似乎仍然是一个合适的分界点，但根据之前引用的研究结果，8 岁可能不再适合女孩，这些研究表明近年来青春期开始提前（平

均年龄见表 26-1）。我们建议青春期提前的诊断应限于 6 岁以下的非裔美国女孩和 7 岁以下的欧裔美国女孩，这将影响实验室研究开始的年龄，除非有其他男性化的迹象，如阴蒂肥大或快速生长。

肾上腺功能过早出现的情况女孩比男孩多见[289, 949, 950]。中枢神经系统异常儿童的患病率增加，但没有明显的性别差异；在没有其他神经病学发现的情况下，脑电图可能异常。家族遗传并不常见。过早的肾上腺发育通常是缓慢进行的，对性腺发育的开始或正常进展或最终的成人身高没有不良影响[444]。尽管如此，导致胎儿宫内发育迟缓的胎儿发育迟缓和随后的 SGA 与肾上腺皮质功能早衰的患病率增加之间存在一定的关系，并且可能与生活中的卵巢雄激素过多症有关，尽管这种关系在不同种族之间可能有所不同[951]。

DHEA、DHEAS、雄烯二酮、睾酮、17- 羟孕酮和 Δ^5-17P 通常与阴毛 2 期的正常值相当。然而，一些患者的肾上腺雄激素浓度较低，这表明这些分子转化为活性更高的雄激素或雄激素受体活性的升高在早熟青春期的发展中与肾上腺雄激素分泌本身一样重要[444]。ACTH 刺激增加了血清 DHEA 和 DHEAS 浓度，以及尿 17- 酮类固醇的排泄，但是血浆 17- 羟孕酮和 Δ^5-17P 的浓度没有增加到男性化型 CAH 患者的水平[884]。在一些肾上腺性早熟的女孩中，AR 基因 CAG 数量较短，提示雄激素敏感性增加，这表明对低雄激素水平的敏感性增加可能是基础，而不是高雄激素值本身。与 CAH 一样，地塞米松抑制肾上腺雄激素和雄激素前体的分泌[952]。

基础状态和 GnRH 后的血清促性腺激素水平在肾上腺皮质发育过早患者青春期前的范围内[437]。过早的肾上腺发育不依赖于性腺发育，是由除 GnRH 或 ACTH 分泌增加以外的未知因素引起的。骨龄、身高和体重增加与实际年龄相比略有提前，但正常的成人身高通常可以达到，除了（很少）一些人的肾上腺雄激素水平异常高，存在多毛症、痤疮，骨龄比实际年龄的平均值提前 2 年或 2.5SD 以上[953]。在一项对 20 名女孩的随访研究中，过早肾上腺发育中的功能性肾上腺雄激素过多症仅限于儿童期。

过早的肾上腺发育可被认为是肾上腺皮质网状带的分化、生长和功能发育调节的正常变异，其生化标志是血浆 DHEAS 浓度提早增加到 40μg/dl 以上[290]。后者可能与 17,20 裂解酶活性有关，这是由于 CYP17 酶上丝氨酸和苏氨酸残基磷酸化增加，细胞色素 b5 和细胞色素 P_{450} 氧化还原酶和细胞色素 b5，这对该功能性微粒体酶的 17,20 裂解酶活性至关重要（图 26-36）[884]。根据体外证据，肾上腺内皮质醇的升高可能抑制 3βHSD 活性，从而增加 DHEA[948]。尽管如此，独立于 ACTH 的刺激网状带发育和功能的因素仍然难以捉摸。

青春期早熟的出现可能是由 CYP21 基因的纯合子或复合杂合子错义突变引起的非经典的 21- 羟化酶缺乏症 CAH 的一种表现[954]。这种情况很容易通过基础状态下血浆 17- 羟孕酮高于 200ng/dl（6nmol/L）或对 ACTH 反应高于 2000ng/dl 或 72nmol/L 来检测，这比年龄的平均值高至少 10SD。非经典 21- 羟化酶缺乏症在明显表现为肾上腺皮质早生的儿童中的患病率较低，但在某些种族群体（如西班牙裔、意大利裔、阿什肯纳兹犹太人）中的患病率可能高达 20%～30%。

观察到的 3βHSD 活性轻度缺乏的原因尚不清楚，但可能是多因素造成的，并可能导致网状区分泌能力的广泛性。有一个家族群被描述为具有肾上腺和雄激素、雄激素前体升高的显性遗传模式，表现为青春期过早[949]。后来受影响的个体出现多毛症和无排卵。几个研究者联合提出了在明显的青春期提前病例中诊断 3βHSD 缺乏的激素标准，并指出 ACTH 刺激的 Δ^5-17P 值必须超过 294nmol/L（17 ± 5nmol/L），或者 Δ^5-17P 与皮质醇（F）的比值必须至少为 363。与基础和 ACTH 刺激条件下的基因型和激素分析相关的研究已经证实，Δ^5-17P/F 比值显著升高对于证明遗传性疾病中真正的 3βHSD 缺乏是必要的，并且这是一种罕见的疾病，表现为假定的过早肾上腺皮质发育[955]。然而，有一系列研究结果表明，PCOS 患者可能有更细微的这些数值的升高，并呈现出一种 3βHSD 活性的肾上腺损伤，但没有出现编码该酶的基因突变。编码该酶的基因发生突变，这些儿童表现为青春期过早。据推测，这些出现青春期提前的儿童会在较晚的年龄发展为临床 PCOS。

早熟的表型也与较罕见的非经典的 11β- 羟化酶缺乏症有关。HSD3B2 或 HSD3B1 的突变是青春期女孩和女性青春期早熟、肾上腺素激增和多毛症的一个不常见原因。

DHEA 刺激皮脂腺活动[956]，青春期前痤疮或黑头粉刺可能与一些儿童血清 DHEAS 浓度升高有关，但不出现阴毛，提示早熟肾上腺素的变体可能以这种方式表现出来[145]。更明显的雄激素影响（如阴蒂或阴茎增大、快速生长、多毛症、声音加深）可排除早熟肾上腺素症，并表明有更严重的高雄激素症形式。

虽然肾上腺早发通常被认为是一种良性疾病，没有实质性的长期风险，但越来越多的观察表明，患有肾上腺早发的女孩在青春期和成年期发生功能性卵巢高雄激素血症和 PCOS、高胰岛素血症、黑棘皮病和血脂异常的风险增加，特别是如果胎儿生长迟缓和出生体重低[950]。受影响女孩的 BMI 值与对照组相似，但脂肪分布不同；她们更有可能出现腰围增加和胰岛素抵抗[957]。

夸张的肾上腺初潮的概念最早是在假定的 PCOS 的儿童时期提出的。它已被扩展到包括与 Δ^5-17P、

DHEAS 和雄烯二酮对 ACTH 的过度反应有关的肾上腺早熟的罕见情况，这些情况在患有功能性肾上腺高雄激素的女性中发现。

一份关于肾上腺皮质早衰、骨龄偏高、痤疮过多、雄激素过多性无排卵、DHEAS 水平极低和雄激素水平升高的患者的报道显示 PAPSS2 发生突变，PAPSS2 是一种产生硫酸供体 3′- 磷酸腺苷 -5′- 磷酸硫酸的酶，是 SULT2A1 酶将 DHEA 转化为 DHEAS 所必需的。虽然这个孩子被描述为青春期提前，但雄激素的影响比这种情况下通常遇到的要大。DHEA 的水平没有随着年龄的增长而升高，但雄烯二酮的水平较高，这是由于 DHEAS 的形成不足，降低了 DHEA 向雄烯二酮的转化。这种表现通常提示卵巢是男性化的原因。这种单基因缺陷必须添加到肾上腺素过早的鉴别诊断中[292]。

（4）多囊卵巢病[958, 959]：多囊卵巢综合征是育龄女性最常见的内分泌疾病；据估计，它影响到 10% 的女性[960]。这种情况的特点是高雄激素、多毛症[961]、无排卵、闭经或少经和胰岛素抵抗；存在代偿性高胰岛素血症，伴随着主要代谢后遗症的风险，包括 2 型糖尿病、血脂异常、冠心病倾向增加，以及大约 50% 的受影响女性存在肥胖症。PCOS 被认为相当于男性的代谢综合征，其在女性中有多种表现。2013 年的一项诊断标准审查支持使用鹿特丹诊断标准，并注意到该方法的弱点。因此，诊断取决于存在以下两个标准：雄激素过量、排卵功能障碍或多囊卵巢[691]。鉴于诊断时不需要多囊卵巢，一些人倾向于将高胰岛素血症性雄激素过多作为疾病基础的更好指标[950]。事实上，诊断多囊卵巢形态学表现的标准可能需要比鹿特丹标准推荐的更多数量的卵泡（超声检查 > 25 个），并且标准可能会改变[933]。目前正在考虑使用 AMH 诊断 PCOS，但由于研究标准和用于报道 AMH 值的检测方法的差异，仍存在争议[962]。至少可以说，在许多研究中，AMH 似乎与多囊外观和雄激素表现相关，将来可能成为诊断标准。

在一些人群中，过早的肾上腺发育是青少年和成年女性 PCOS 和功能性卵巢雄激素过多症的一个风险因素；这种风险的大小尚不清楚，但似乎很罕见，除非是有 SGA 病史的女孩[963]。然而，SGA 后的追赶性增长可能是 PCOS 发展的一个重要因素，甚至早产也可能是一种风险。在 880 名 8 岁儿童的队列中，血清雄烯二酮和 DHEAS 水平与 1—3 岁的体重增加和当前体重直接相关，与出生体重呈负相关[878]。然而，荷兰的一项研究未能证实 181 名出生 SGA 的受试者与 170 名出生 AGA 的受试者体重之间的关系[964]。

在某些种族群体中，特别是在非洲裔美国人和西班牙裔女孩中，肾上腺皮质早发症与代谢综合征（肥胖、高胰岛素血症、血脂异常和其他增加日后冠心病

风险的因素）、青春期晚期和成年早期 PCOS 的发生有较大关联，尤其是在肾上腺皮质早发症伴有胰岛素敏感性降低和黑棘皮症的情况下[965]。

高胰岛素血症与许多代谢和内分泌疾病及功能性卵巢高雄激素血症有关，在某些情况下，这预示着肾上腺素过早发育。改变生活方式改变是治疗 PCOS 的主要方法[966]，虽然理论上是可以实现的，但失败率相当高。口服避孕药经常被使用，但可能被认为是基于胰岛素抵抗和过度肥胖的治疗效果而非原因；尽管如此，使用具有促孕和抗雄激素作用的口服避孕药可以调节月经期，但目前缺乏对患有 PCOS 的青少年仅使用避孕药的长期研究[967]。降低胰岛素抵抗的治疗方法，尤其是胰岛素增敏剂的使用，已经被引入到 PCOS 的治疗中。最广泛使用的药物是二甲双胍，因为它的不良反应低，治疗效果较好。大量数据支持二甲双胍用于胰岛素抵抗青少年的安全性和有效性，尽管 FDA 没有批准二甲双胍用于此类用途。虽然较高剂量的氟他胺会导致肝毒性，但据报道，低剂量氟他胺（1mg/kg）对多毛的年轻女性是安全有效的（但尚未证明其在肥胖症或脂肪性肝病中具有这样的安全性）[968]；使用这种致畸剂时，禁欲或避孕是必要的。出于安全考虑，不推荐使用 TZD 类药物[691]。

在一项涉及刚月经初潮的女孩的试验中，这些女孩有低出生体重和过早肾上腺皮质发育的病史，因此有患 PCOS 病的风险，二甲双胍阻止了这一预测过程[963]。在短期研究中，对具有相似风险因素的 8 岁女孩进行治疗似乎降低了风险。对身体成分、血脂异常、胰岛素抵抗和其他参数的有益影响仅在治疗期间出现；停用二甲双胍后，它们恢复到增加的危险因素。使用二甲双胍和口服避孕药的联合使用可以减轻体重[969]。

内分泌学会推荐口服避孕药（oral contraceptives pill，OCP）作为 PCOS 的一线治疗方法。

(5) 青春期男性乳房发育[970]：正常的男生，通常在青春期初期，可能有单侧乳房增大（约 25% 男孩）[971]或双侧乳房增大（50%～65% 男孩不同程度）；这通常发生在 14—14.5 岁或阴毛 3 期和 4 期[972]。体检旨在检测腺体组织，但由于儿童和青少年肥胖的流行，区分腺体组织和脂肪组织变得更加困难。捏起拇指和食指之间乳晕下的组织，并将其与胸部的其他区域进行比较，有助于确定乳腺组织[973]。此类触诊后，血清催乳素的测定可能会产生误导，因此必须在触诊前或触诊后采集血样。

在受影响的男孩中，睾酮和雌激素的血浆浓度在青春期是正常的。一些人认为，雌激素与雄激素的比例或睾酮与双氢睾酮的比例增加是一个原因。在一项前瞻性研究中，患有男性乳房发育的青春期男孩的平均游离睾酮浓度较低，体重较轻，血浆 TeBG 水平较高，并有青春期更早开始和青春期进展更快的趋势[971]。在一项研究中，血浆雌酮或雌二酮/睾酮正常的青春期乳房发育的男孩中，也有类似的血浆 DHEAS/雌酮或雌二酮比例显著降低。据推测，肾上腺雄激素的产生减少或（更有可能的是）肾上腺雄激素向雌激素的外周转化增加是青春期男性乳房发育发展的一个因素[974]。

雌激素受体拮抗药（如他莫昔芬、雷洛昔芬）的试验显示了希望，但需要更多的研究。芳香酶抑制药给药对男性乳房发育症有不同的结果[975, 976]。一项针对男性乳房发育症男孩（平均年龄 13 岁）的研究表明，与观察等待相比，阿那曲唑治疗平均 7 个月，通过手工测量和超声波检查，乳房面积（63%）和体积（53%）显著减少[977]；然而，建议进行更大的研究来证明这种方法的效用，因为另一项研究没有发现这样的结果。

青春期男性乳房发育症是由纤维结缔组织中的导管增生所致[978]。这种情况通常在发病后 1～2 年内自然消退[972]，安慰和持续观察通常是适当的治疗。然而，一些男孩有明显的男性乳房发育症，如果持续时间超过 2 年（在各种研究中为 5%～20%），它可能会成为永久性的。这些孩子可能有足够的心理压力，从而需要乳房缩小成形术。事实上，心理压力似乎与持续时间或严重程度无关，应该考虑对适当的男孩进行咨询[979]。脂肪抽吸术是一种替代治疗，但其对青少年男性乳房发育的疗效仍有待确定。未治疗的持续性男性乳房发育会持续到成年。男性生理性乳腺发育组织的组织学检查很少发现癌，因此常规的疾病检查可能不必要[980]。

男性乳房发育症是 Klinefelter 综合征、无睾症、原发性和继发性性腺功能低下、睾酮合成的生物合成缺陷、脂肪和其他组织中芳香化酶活性增加（芳香化酶过剩综合征）[1008]、支持细胞肿瘤的一个组成部分。偶然接触肉类或化妆品中的雌激素，以及雄激素抵抗综合征的变体，包括 Rosewater 综合征（家族性性腺功能低下和妇科炎症）和 Reifenstein 综合征（少精症、性腺功能低下和妇科炎症）。这些疾病通常有特征性的发现或环境情况，可以随时与正常的青春期妇科炎症相区分[622]。男性乳房发育已被描述与西咪替丁、螺内酯、洋地黄、非典型抗精神病药物和吩噻嗪等药物的使用有关，与生长激素治疗有关，以及与使用大麻有关。

(6) 巨睾症：巨睾症的定义是正常年龄大小的 2 倍，但没有雄激素化的睾丸。这是 McCune-Albright 综合征[884]的一种罕见表现，偶尔在患有长期原发性甲状腺功能减退症的青春期前男孩中发现。这种形式的睾丸增大似乎是由于 FSH 分泌增加造成的，不依赖于青春期 LH 分泌的增加，或青春期 LH 与 GnRH 的反应无关。CAH 中的睾丸肾上腺残留可以引起双侧巨睾症，通常有结节，淋巴瘤也可以。在 McCune-Albright 综合征中，主要在支持细胞中表达的 Gsα 基因的激活性突变可引起巨睾症，原因是支持细胞增生和功能亢进，血清抑制素 B 和 AMH 浓度增加。抑制素 B 和 AMH 浓度增加，但由于睾丸间质细胞增生，睾丸激素水平没有增加。细胞增生、促性腺激素升高或青春期征兆导致的睾丸激素水平升高[327]。巨睾症是年轻男性成人和患有 FSH 分泌型垂体大腺瘤的男性严重芳香化酶缺乏症的一个特征。双侧巨睾症（睾丸体积 26ml）在成人中可以作为一种正常的变体出现[981]。人们可以推测一些双侧巨睾症的例子是 FSH 受体的杂合激活突变的结果。在 NR0B1/DAX1 基因的 434 号密码子处有一个单碱基对缺失（1301delT），导致青春期前睾丸激素和促性腺激素值的增加[818]。

IGSF1 基因通过降低 TGFβ1-Smad 信号通路的活性来刺激 TRH 受体的转录，同时增加 TSH 的合成和生物活性；它还下调激活素 –Smad 通路，使 FSHB 下降。因此，随着 IGSF1 基因的突变，会出现中枢性甲状腺功能减退和大睾丸症[982]。

在用芳香酶抑制药治疗期间，睾丸可能会增大。

脆性 X 综合征与发育迟缓、长脸和明显大耳有关，80% 受影响的青春期男孩有巨睾症。大睾丸症可能只有在仔细测量后才会显现出来。睾丸增大的原因是间质体积增大和结缔组织过多，包括管周胶原纤维增加，而不是生精小管增加。大多数脆性 X 综合征患者在青春期前的睾丸增大是显而易见的，但真正的巨睾症（> 4cm）只发生在青春前期的后期[983]。

Part C 成 人
Adult

第27章 激素和体育运动
Hormones and Athletic Performance

FABIO LANFRANCO　EZIO GHIGO　CHRISTIAN J. STRASBURGER　著

孙 嘉 阮玉婷 陈 宏 译 曲 伸 校

要点

- 运动能够调节多种激素的合成与分泌，对内分泌系统有着重要影响。人体多器官和系统通过内分泌系统和神经系统的介导，受到运动和锻炼的影响。
- 运动的模式、强度和持续时间，机体的年龄、性别、个体健康、环境因素和心理因素都能够引发激素对运动的反应。
- 运动和激素存在双向调控作用，激素能够影响运动并改变人体成分。
- 在职业运动员和业余运动员中愈发普遍地存在滥用激素现象。蛋白同化雄性类固醇、生长激素和生长激素促分泌素、胰岛素样生长因子1、胰岛素、促红细胞生成素和糖皮质类固醇等多种激素，在运动过程中被经常使用。本章描述了检测激素的具体方法。
- 运动医学和内分泌学专业人员对运动和内分泌系统间的相互作用进行了阐述。在竞争和娱乐性质的运动过程长期滥用激素对健康产生负面影响。

一、体育运动对激素系统的影响

（一）儿茶酚胺类

去甲肾上腺素和肾上腺素密切相关，它们能够对运动做出快速的反应，以重新分配血流满足代谢需求。最大的运动负荷可使去甲肾上腺素迅速从静息状态下 $1.2 \sim 3.0 nmol/L$ 上升到 $12.0 nmol/L$。肾上腺素在静息状态下的浓度是 $380 \sim 655 pmol/L$。在大量运动后，肾上腺素的浓度可上升至 $3300 pmol/L$。两种激素的浓度随着运动量的增大而逐渐升高。而在运动后的几分钟内，血浆儿茶酚胺就会恢复到静息状态水平。

儿茶酚胺类物质对低强度运动几乎不产生反应。

在中等强度运动时，循环中的去甲肾上腺素水平会显著增加，而肾上腺素浓度变化很小。在高强度或持久时间运动后，两种激素水平都会显著升高。急剧、短暂的负荷量运动也可显著增加去甲肾上腺素和肾上腺素的水平。这种快速应答提示，激素水平的调节主要通过激活交感神经系统调节神经释放。在运动过程中，肌肉和肾脏是促进激素释放的重要来源[1]。此外，在运动中肾上腺髓质释放更多的肾上腺素，导致去甲肾上腺素和肾上腺素的比值改变，也提示下丘脑可能参与了对运动的反应。

相对于通过长期运动产生的儿茶酚胺物质，运动强度的增加导致儿茶酚胺类物质的升高会相对减弱。

儿茶酚胺物质对运动的应答更多取决于运动负荷量和机体的摄氧量。此外，小肌肉群对儿茶酚胺的反应会比大肌肉群的反应更大。

研究表明，在相同高强度运动时，长期耐力训练的人比未接受过训练的人分泌肾上腺素水平更高。在锻炼或低血糖或缺氧时，肾上腺素分泌能力也会更强[2]。这种现象部分解释了为何耐力训练的人比未经训练的人表现出更好的体能。最近研究发现，超高强度运动还能诱导无氧训练人群表现出良好的体能。

心理和体力的双重负荷会比单一情况下诱导更多的儿茶酚胺释放。Webb 等[3] 证明，严重的心理压力和体力压力能够导致更多儿茶酚胺的释放并影响心肺功能。这种对应激的应答受到健康水平的影响（越健康的个体反应水平越高）。研究发现，交感神经系统肾上腺轴的激活对于机体安全和生存至关重要，通过健身对那些长期处于双重压力的人群（如应急反应人员、军事人员等）可能会带来更大的获益。

目前对女性运动的研究仍然较少。与男性运动相比，女性运动的研究结论不一。此外，体育锻炼的类型（有氧或无氧）对儿茶酚胺的反应也有待进一步研究。

肾上腺素和去甲肾上腺素在静息状态下和运动过程均能产生相应的效应，包括调节心血管和呼吸系统，以及对其相关生化底物有着更好的作用[2]。儿茶酚胺水平的变化直接或间接影响其他激素促进机体血液的再分配、肌肉的运动、皮肤的散热及出汗。儿茶酚胺也可通过运动改善精神状况[2]。

（二）水平衡 – 加压素 – 肾素 – 血管紧张素 – 醛固酮稳态系统

汗液中水分和电解质的大量流失是锻炼过程中必要的生理反应。通过肌肉运动产热过程维持体温的恒定。出汗可导致体液损失高达 1500ml/h。通过渴感中枢的调控加强液体的补充，以及时补偿体液丢失。正常的摄食也可补充运动后电解质的丢失，或通过肾脏的重吸收功能保留电解质。

运动过程中，精氨酸加压素、利钠肽、肾素 – 血管紧张素 – 醛固酮轴和儿茶酚胺等激素参与了维持机体水和电解质的平衡。它们通过不同的运动做出相应的应答，不仅对运动负荷、运动时间、训练状态表现出不同反应，也对不同的运动模式、环境因素、年龄和性别及一些病理 / 生理条件[1, 4] 做出相应的反馈。但机体对维持水、电解质平衡的激素反应是相同的。

运动时 AVP 浓度可增加到 24pg/ml，在运动停止后 60min 内仍保持较高水平。运动时由于血浆渗透压的升高和血容量的减少均可刺激 AVP 增加。动物实验发现，下丘脑神经元的激活促进 AVP 水平的增加，并超过无氧代谢时的阈值[5]。因此，AVP 对运动的反应可能与无氧代谢有关，也与应激状态下皮质醇和

ACTH 增加有关[6]。

有研究观察跑步者通过使用受体特异性激动剂或拮抗药激活 / 抑制 V2R，发现运动时 AVP 只通过肾脏调节体液的流失，而对汗腺和唾液腺没有影响。

运动还可以改变 ANP 和 BNP 的浓度[1]，促进尿钠排泄。ANP 在运动时呈线性增加。在长时间运动过程中，ANP 的水平先增后降，然后再回升直到运动结束[1]。ANP 对运动的反应可能与心房容积变化，如心房牵拉、神经信号传导和钠摄入有关[1]。BNP 对运动的反应主要受到钠的摄入、机体容量和缺氧等因素的调节[1, 7]。然而，在高海拔或缺氧状态下，剧烈运动时不会引起 BNP 持续改变，但长时间运动（如 100km 的超级马拉松）能够引起 BNP 水平增加[7]。

剧烈运动能够显著增加肾素 – 血管紧张素 – 醛固酮系统的活性。研究发现，在一定强度的运动下能够增加血浆肾素活性[1]。通常可增加超过 60%～70%。运动时 PRA 的增加，会出现血管紧张素 Ⅱ 的相应升高，并部分介导醛固酮水平的升高至 250～3300pmol/L。在运动结束后数天内，通过水钠的摄入维持较高水平的醛固酮。运动时主要通过交感神经系统激活 RAA 系统。通过肾交感神经活动，导致局部去甲肾上腺素升高，进而刺激肾素的释放。运动也受到 RAA 系统的激活，促使 A Ⅱ 的升高并介导醛固酮的升高。然而，通过抑制健康受试者血管紧张素转换酶，并未降低一定强度运动状态下醛固酮水平的升高[8]。钠的摄入、钾离子的平衡和 ACTH 水平等其他因素也参与了醛固酮的生成。在停止运动后较长时间内，醛固酮水平可能会仍持续增加，可能与水和钠的摄入量相关[1]。

运动结束后为了改善体液丢失需要持续摄入水份，血浆渗透压和钠离子浓度降低，也会导致醛固酮较长时间持续增加[1]。因此，醛固酮对运动的应答受到机体多因素的调控作用。

与剧烈运动相反，普通运动训练后 PRA 活性会降低，而血清醛固酮或 A Ⅱ 不受影响。运动训练后的收缩压和舒张压明显降低，而 PRA 的活性变化与血压的变化没有关系[4]。

（三）下丘脑 – 垂体 – 肾上腺轴

1. 糖皮质激素 Davies 和 Few 先创性的研究[9]，让人们了解到适当强度的运动可刺激皮质醇的分泌。糖皮质激素在运动时能够产生多种有益的作用，如增加代谢底物的利用以满足肌肉对能量的需求，维持正常的血管完整性和反应性，保护机体在运动损伤肌肉时免疫系统的过度反应等[10]。

在剧烈运动时，下丘脑 – 垂体 – 肾上腺轴对各种不同的刺激，如神经元稳态信号（化学感受器，压力感受器和渗透感受器刺激）、循环稳态信号（葡萄糖、瘦素和 ANP）、炎症信号（IL-1、IL6 和 TNFα）也能够做出调节和整合的反馈[11, 12]。

通过对人体肱动脉血液数据的分析，发现在运动中 HPA 轴的激活与下丘脑 CRH 和 AVP 的分泌有关(具有 CRH 的显著作用)，并导致垂体合成并释放 ACTH 以增加皮质醇。

2. 对耐力运动的反应 HPA 轴对耐力运动的反应取决于两个主要因素：运动强度和持续时间[10, 13]。能够激活 HPA 轴产生皮质醇的最小运动强度，是让机体超出最大摄氧量（VO_{2max}）的 60%[13, 14]。当有氧运动超过最大摄氧量的 60% 以上，血浆皮质醇浓度随运动强度的增加呈线性增加。而低于这一强度时，也可通过长时间的低强度运动（小于 60% 的最大摄氧量），促使 ACTH 和皮质醇的增加；在运动强度维持在最大摄氧量 40%[14] 时，需要持续 90min 才会促使皮质醇对运动做出反应，而这个时间阈值与训练无关。

其他一些因素也会影响 HPA 轴对运动的反应。运动过程中脱水、摄食和时间均可调节皮质醇的改变。脱水（丢失超过体重的 4.8%）极大地放大了皮质醇对运动的响应，并独立于外部热应力。由于人体体温升高和循环持续降低血浆容量的需求，都导致皮质醇在运动时增加[15]。摄食也会刺激人皮质醇的释放。进食后立即运动可能导致皮质醇对运动刺激的反应减弱。最后，皮质醇对运动的反应也受到时间的调节，主要影响了皮质醇对增加运动量的反应（晚上的增幅大于早上），但不影响其对运动峰值的反应[13]。

耐力训练是人类的慢性压力。当 HPA 轴多次受到运动刺激时，HPA 轴的活动也随之改变，提示对耐力训练的适应过程。研究发现接受过耐力训练的受试者，其 HPA 轴在静息状态下的活动与久坐的健康受试者相似[14, 16]。因此，接受过耐力训练的受试者在静息状态时，其皮质醇的昼夜节律、早上 8 点和午夜的血浆皮质醇水平、24h 尿游离皮质醇水平、皮质醇对地塞米松抑制试验的反应均与同年龄阶段未接受过训练受试者相似[13, 14, 16]。

然而，当 HPA 轴受到刺激时，接受耐力训练的受试者表现出垂体对糖皮质激素负反馈的敏感性下降，这可解释为什么他们能够在短暂休息间隔后，完成第二轮运动训练。这种适应可能涉及不同的机制。在中枢神经系统水平，大脑和垂体前叶中的神经肽和皮质激素受体（糖皮质激素受体、盐皮质激素受体）在循环皮质醇水平的调节中起着重要作用。接受耐力训练的人群和久坐的人群之间，外周组织对糖皮质激素的敏感性也有所不同[17]。总之，这些适应过程最终都是为了保护机体免受皮质醇水平升高所带来的代谢异常的结果。

3. 对抗阻运动的应答 抗阻力（力量）运动也可以刺激 HPA 轴。抗阻力运动会使皮质醇的分泌急剧增加，从而使血浆皮质醇水平上升[18]。

HPA 轴对抗阻力运动的反应取决于两个主要因素：

运动强度和运动量（组数 × 重复次数 × 强度）。中等至高强度、高运动量、锻炼大肌肉群和缩短休息间歇可导致 ACTH 和皮质醇水平快速升高[18]。

皮质醇在阻力训练中具有多重作用：满足阻力训练更大的代谢需求；肌肉重塑以适应一次锻炼，如皮质醇通过抑制肌肉的蛋白质合成来调节肌肉的蛋白质含量；可能通过激活泛素通路导致蛋白质降解[13]。此外，皮质醇还可以通过各种快速或短期机制影响神经肌肉功能（即神经元活动、细胞内信号传导、肌肉力量）。皮质醇通过快速调节骨骼肌细胞的钙离子内流，对外周神经肌肉系统起作用[19]。

4. 盐皮质激素 RAA 系统和运动紧密关联，并可对运动产生反应。PRA 值在负荷量运动后会升高[1]。随着运动量的增加，醛固酮水平逐渐升高。升高的醛固酮水平可以维持至运动结束后数天，这取决于水和钠的摄入量。有多种调节因素的相互作用参与醛固酮的反应。这些因素包括交感神经系统、肾素活性、A Ⅱ、钠的摄入、钾的平衡、血容量减少和 ACTH 水平[1]。与急性运动相反，耐力训练后 PRA 降低，而血清醛固酮或 A Ⅱ 没有受到影响[4]。

5. 内啡肽 运动能够影响 β- 内啡肽的释放，这取决于运动的强度和持续时间。如果超过阈值强度，内源性阿片水平开始升高。逐级增加运动强度的测试可使 β- 内啡肽水平提高 1.5～7 倍[20]。一些研究表明，适当的低强度运动（超过 60% 最大摄氧量）可增加循环中的 β- 内啡肽水平，但并非总是如此[20]。其他研究发现，β- 内啡肽的增加与乳酸阈值相关，但与有氧运动能力无关[20]。此外，其他因素（如饮食和免疫功能）也会影响 β- 内啡肽水平。目前对于不同训练状态对 β- 内啡肽释放的影响知之甚少，并且不同研究的结果往往不一致。

有趣的是，有研究发现与竞技训练相关的心理和生理压力会刺激内啡肽分泌，以对抗竞技压力的负面影响[21]。内源性阿片在运动员体内增加的目的是调节疼痛和改善心情[22]。总的来说，内源性阿片类的作用可以被认为是一种奖励机制，使运动员可以继续进行训练。

（四）下丘脑 – 垂体 – 性腺轴

1. 男性性腺轴 运动对男性下丘脑垂体性腺轴的影响受运动强度和持续时间、个体健康水平和营养代谢状态的影响。短时间、剧烈的运动通常会增加血清睾酮水平，而更长时间的运动通常会降低血清睾酮水平[23-25]。有报道称，血清睾酮水平在相对艰苦的自由跑步和跑步机训练、重量训练、攀岩和负重单车训练时会升高[26]。

睾酮水平对运动的反应会随着运动量的增加而增加[27]。无论运动负荷是来自有氧运动还是无氧运动，相似的运动量会产生相似的反应[28]。环境温度的变化、海拔和脱水不会影响睾酮对剧烈运动的反应[29]。剧烈运动引起的睾酮水平增加也见于老年男性，尽管他们有着不同的激素环境[30]。

由于 LH 对运动的反应是不一致的，并且睾酮水平对运动的反应比 LH 的反应更迅速，所以目前认为循环睾酮的增加不是由 LH 所介导的。循环睾酮增加可能的机制包括血液的浓缩、肾脏清除率的降低和（或）睾酮合成的增加[26]。然而，睾酮反应的时间与其他循环类固醇不同（如雄烯二酮和脱氢表雄酮与皮质醇同时增加），这表明有特定的睾丸机制参与睾酮对运动的反应[31]。这些机制可能包括交感系统的激活。在某些物种中，交感系统在运动中通过直接的神经通路刺激睾酮的产生。

与短期睾酮增加相反，血清睾酮水平在长时间运动期间及其后会被抑制，并且在剧烈的短暂运动后的数小时内也会被一定程度的抑制[32, 33]。在长时间运动期间及其后，多个系统都可能使睾酮合成减少。现已报道，基础 LH 无明显上升，睾酮浓度降低，反映了促性腺激素分泌不足 – 性腺功能减退的特点[34, 35]。此外，基础催乳素水平的变化也是对长期运动的反应[34, 36]。

对于运动 – 性腺功能减退的男性，体育锻炼可能会导致瘦素和胃促生长素的水平下降。瘦素是一种脂肪细胞释放的激素，与下丘脑传达饱腹感和能量储备状态相关[37]。它还与女性和男性的生殖功能有关。剧烈和缓慢的运动可以降低瘦素水平，并且不依赖于身体的肥胖状态[38, 39]。

胃促生长素是另一种与食欲调节相关的激素。来自动物和人类的实验研究表明，胃促生长素可能作为 HPG 轴的代谢调节剂，其主要抑制作用与其作为能量不足信号的作用一致[40]。研究表明，剧烈和缓慢的运动都可以增加胃促生长素水平[38, 41]。然而，目前还没有研究调查运动 – 性腺功能减退的男性的胃促生长素水平是否正常。

另一种可能破坏 HPG 轴的激素是皮质醇。Cumming 及其同事[42]证明，直接向男性静脉输注皮质醇会导致睾酮水平下降。然而，在关于激素水平的研究中，在睾酮水平降低的男性训练者中都没有报道其静息皮质醇水平升高。因此，目前对皮质醇在训练后男性性腺轴变化中的作用还需要进一步研究。

如果睾酮水平长期持续下降，将会影响机体的健康状况。对于运动员而言，睾酮水平下降会对与骨骼肌相关的适应过程（即肌肉的可塑性）产生负面影响，而骨骼肌可塑性是运动训练进步和成绩提高的基础[43, 44]。

需要重点注意的是，过度训练和（或）能量摄取不足所导致的激素水平变化会减少睾酮的产生。参加一些以瘦为竞争优势的运动，如跑步、骑车、摔跤、轻量级划船和体操，可能与较低的 BMI、饮食失调和能量摄取不足有关[33, 45]。在男性中，神经性厌食症患者的能量摄取不足与睾酮水平较低有关[46]。Hagmar 和同事对 26 个来自不同项目的运动员进行了评估，并根据他们是否参加瘦身运动进行分组。参加瘦身运动的运动员体脂率较低，骨密度较高，血清游离睾酮和瘦素水平较低，IGF-1 结合蛋白较高。

针对男性运动的研究表明，通过长期的耐力运动训练，男性的生殖激素水平发生了改变（即基础静息睾酮浓度持续较低）[34]。这些男性大多数表现出临床上的"正常"睾酮浓度，但这些浓度处于正常范围的低值，甚至达到亚临床状态。这种激素的变化会影响健康，增加异常精子的发生风险，导致男性不育问题，以及骨骼矿化危害[34]。这类健康问题的发生率似乎很低，但关于这些状况及其后果的研究很少[34]。用于描述这类情况的专业术语尚未得到普遍认可。2005 年，Hackney 及其同事提议使用"男性运动 – 性腺功能减退"来描述这种现象[33]。

2. 女性性腺轴 调节女性生殖功能的内分泌平衡状态会受到生理和心理因素的双重影响。在女性中，体育锻炼对 HPG 轴的短期影响没有像在男性那样得到广泛的研究。两性之间激素反应的差异被认为是依赖于基础激素浓度（即基础雌二醇和睾酮的性别差异）[33]。一些研究表明，女性在进行几轮剧烈的抗阻和耐力训练后，总睾酮水平会增加[54-57]。考虑到雌二醇水平在一个月经周期内会发生较大变化，评估雌二醇水平急性变化情况的研究十分具有挑战性。然而，多项研究发现运动后雌二醇水平急剧增加[54, 58]。与男性相比，雌二醇水平的增加似乎是导致女性在运动中氧化更多的脂质和更少的糖类的原因，并且似乎对处在锻炼压力下的肌肉具有保护作用[33]。

运动和训练对激素水平的长期影响已经在女性中得到了更广泛的研究，特别是在能量可用率低的情况下。经常参与高强度运动的女性可能有月经紊乱的风险，如月经初潮推迟、月经过少、闭经，以及黄体期缺失[59]。

虽然某些生理和（或）竞争造成的心理应激等因素被认为是运动引起生殖障碍的原因，但目前越来越多的证据表明，能量负平衡才是造成女性运动员正常生殖功能受损的主要原因[60, 61]。1939 年，Selye[62] 报道，当年轻雌性大鼠在被迫长时间运动时，"卵巢会萎缩，随后或多或少会出现永久性的无情欲期"。此前，Selye[63] 观察到一种一般性适应症候群，包括肾上腺肥大、增生和停止泌乳、肝脏缩小、肌张力下降、体温下降和脂肪组织消失。在 1980 年，Warren[60] 首次提出舞蹈演员的月经紊乱是由"能量消耗"造成的。1984 年，Winterer 及其同事[64] 推测，缺乏足够的代谢燃料来满足大脑的能量需求会导致大脑功能改变，从而干扰 GnRH 脉冲发生器,尽管这种变化的机制尚不清楚。对运动员内分泌激素水平的观察结果支持能量可用性假说。结果显示,闭经运动员 24h 血糖低、24h 胰岛素低、24h IGFBP1 高[65],瘦素昼夜节律消失[66],以及晨起 T_3 水平低[67]。Loucks 等[68]发现,低能量可用性降低了 LH 脉冲频率,增加了 LH 脉冲幅度,并且在运动能量消耗不影响能量可用性的情况下,运动并不会抑制 LH 脉冲。LH 脉冲会在以下几种情况被抑制:仅通过极端能量限制造成能量供应减少,仅通过运动造成极度的能量消耗,或是由适度的膳食能量限制和运动能量消耗联合。膳食补充剂可防止运动能量消耗对 LH 脉冲的抑制。

为了研究运动女性的能量可用性和 LH 脉冲之间的剂量 – 应答关系,Loucks 和 Thuma[69]通过让 29 名月经规律、习惯久坐的年轻女性连续使用 5 天临床膳食产品,将其能量可用性控制在 45kcal/kg 和 10kcal/kg、20kcal/kg 或 30kcal/kg 去脂体重。只有当每天的能量可用性低于 30kcal/kg FFM 时,LH 脉冲才会中断。这与许多对闭经跑步者的研究结果一致。所有这些研究都表明闭经跑者每天的能量可用性低于 30kcal/kg FFM 时 LH 脉冲会中断[70],这也与唯一一项关于闭经运动员再进食的前瞻性研究结果一致,在这项研究中,通过将每天的能量可用性从 25kcal/kg FFM 增加到 31kcal/kg FFM,可以恢复跑步者的月经周期[71]。

低能量可用性是女性运动员三联征的表现之一,该术语用来描述能量可用性降低、随后导致 HPG 轴抑制引起月经不规则和骨密度降低之间的相互关系[45]。20 世纪 90 年代,美国运动医学院首次描述了女性运动员三联征。2007 年,美国运动医学院发表了一份关于女性运动员三联征的修订意见,通过更广泛地描述三联征为低能量可用性对月经功能和 BMD 的负面影响,纠正了之前狭义地将三联征描述为饮食紊乱、闭经和骨质疏松症的综合征的误解[61]。国际奥林匹克委员会(International Olympic Committee, IOC)提出将该女性运动员三联征的概念扩大到男性运动员中,并创造了"运动中相对能量不足"一词[73]。这个词的提出有三个主要目的:①让人们认识到,除了对女性,限制能量也会对男性产生负面影响;②强调除了骨骼问题,低能量对运动员健康和成绩的其他潜在负面影响;③鼓励对不同人群(包括残奥会运动员)的低能量可用性的影响进行广泛研究。

1994 年瘦素的发现对阐明负能量平衡和生殖功能障碍之间的关系具有重要意义。各种数据表明,瘦素可能作为中枢神经系统的信号,提供有关 GnRH 分泌和青春期 HPG 轴激活所需的脂肪组织临界量的信息。一些不利的代谢情况与血浆瘦素水平低、下丘脑神经肽 Y 分泌增加和性腺功能减退有关,并且因果关系已

被提出。幼龄雌性大鼠严重的饮食限制与低血浆瘦素水平和性发育不成熟有关。停止食物限制可使血浆瘦素水平立即增加,随后是性成熟的出现[74]。下丘脑性闭经的女性瘦素相对缺乏时给予瘦素可改善生殖、甲状腺和生长激素轴及骨形成标志物,并能恢复排卵周期[76]。这证实瘦素是正常生殖和神经内分泌功能所必需的[75]。

促性腺激素分泌受损,导致黄体期缺乏和无排卵,这是运动性月经紊乱常见的激素表现,但其他几种激素也可能出现显著变化。

运动时 HPA 轴的激活可能与性腺轴的功能受损有关。应激假说认为,运动激活 HPA 轴,它通过另一种未知的机制破坏 GnRH 脉冲发生器。闭经运动员可能会表现出皮质醇水平的轻度升高,并且这是将闭经归因于应激的基础。然而,由于皮质醇是一种由低血糖水平激活的血糖调节激素,在闭经运动员中观察到的轻度皮质醇增多症可能反映的是一种慢性能量缺乏,而不是运动应激[61]。

有研究认为,内源性阿片肽和儿茶酚雌激素也会导致女运动员月经不调[77]。在基础水平,β– 内啡肽可以通过抑制下丘脑 GnRH 从而降低 LH 水平;某些儿茶酚雌激素也可以抑制 LH 水平,而其他激素似乎可以增强并诱导 LH 水平激增。β– 内啡肽和儿茶酚雌激素的活性取决于环境中是否存在足量的雌激素。此外,内源性阿片肽和某些儿茶酚雌激素似乎能够抑制催乳素的释放,这可能是通过干扰其抑制因子多巴胺实现的。人们猜测体育运动后血浆中 β– 内啡肽浓度升高是否与女运动员常见的月经不调有关[77]。

高雄激素血症被认为是一些月经紊乱的女运动员月经过少或闭经的另一种可能机制[78-80]。那些强调力量而非瘦身的运动,如游泳和划船,与低体重和限制性饮食模式无关,但参与这些运动的运动员也容易出现月经紊乱。这些运动员的内分泌特征是 LH 水平轻度升高,LH/FSH 比值升高和轻度高雄激素血症,而非低雄激素血症。有趣的是,与月经紊乱但雄激素水平正常的女运动员相比,高雄激素水平的女运动员有更好的机体构成、更高的最大摄氧量,以及更好的运动表现评价[78]。

(五)催乳素

在运动过程中催乳素水平的增加,与运动强度成正比[36]。在足够的运动强度下,催乳素迅速增加,并在较短时间内达到峰值。在长时间的运动中,催乳素的分泌与运动强度成正比。通过延长运动时间可以增加催乳素水平[36]。目前,运动增加催乳素分泌的机制尚不清楚。当达到无氧阈值时,催乳素也会增加分泌,可能与生长激素增加相关[81]。在某些情况下,如竞技运动,过度的情绪压力会导致催乳素在运动之前就增加[82]。此外,催乳素增加可能与体温变化和脱

水有关，在适应和缺氧时减少，而对代谢事件没有反应[83]。

剧烈的高强度无氧运动对催乳素升高的反应比次最大稳态有氧运动更强烈[28]。阻力运动本质上是间歇性的，对催乳素的影响尚未得到广泛研究。运动训练对基础静息状态的催乳素水平的慢性影响尚不清楚，需要进一步研究。一些研究发现静息状态催乳素升高，而另一些研究发现静息状态催乳素降低[36]。这些矛盾的结果似乎与训练方案（强度、频率和持续时间）的差异有关。

（六）生长激素 / 胰岛素生长因子 1 轴

1963 年，Roth 等[84]证明，运动能够增加生长激素水平，后来研究证明了运动是促进生长激素释放的最有强的生理刺激[85]。许多关于生长激素和运动的认知大多基于有氧运动研究。生长激素对运动的反馈取决于运动持续的时间和强度、个体健康水平、垂体促生长激素细胞对运动刺激的敏感性和其他环境因素[86]。有人提出，乳酸和一氧化氮是运动诱导生长激素释放的传入因素[87]。运动强度和生长激素分泌反应之间存在线性剂量反应关系，在一定运动强度范围内，随着运动强度增加，生长激素释放也不断增加（乳酸阈值的 25%～175%）。

运动时间至少应持续 10min，因为在乳酸阈值以外的较短时间的运动都不能使循环中生长激素水平升高[86]。运动所引起的生长激素峰值出现在运动开始后 25～30min，与运动持续时间无关[86]。因此，当运动时间很短时，峰值就只能在运动停止后才能达到，但当运动持续时间较长（如 45min）时，生长激素峰值就会在运动过程中出现。运动的性质也会影响生长激素的反应。虽然持续运动的训练可以与竞赛项目相媲美，但许多运动员进行的耐力型训练包括间歇或间断的运动。在比较总负荷相同的运动时，生长激素水平在持续运动（40%～45% 最大摄氧量）时是偏低的，而在间歇运动方案（在一半时间中进行运动量为原来 2 倍的运动）时生长激素水平较高，这反映了后者更大的代谢压力和乳酸水平[88]。目前也有报道，在抗阻运动中对生长激素的反应强度增加[89]。其中重要的决定因素似乎是运动负荷和个体重复频率之间的关系。有报道称，无论受试者的性别是男是女，"耐力"方案（中等负荷，重复率高）比"力量"方案（强负荷，重复率低）的生长激素增量更大[90]。

现有的关于在运动过程中调节生长激素分泌的神经内分泌通路的各种证据是相互矛盾的。目前已经提出了关于胆碱能、血清素能、α 肾上腺素能、多巴胺能和阿片类能等多种机制[91]。这些通路之间可能存在相互关系，它们可能在不同强度的运动下发挥作用。在年轻男性中，常规但非急性的运动会使生长激素释放更多，并增加了 GHRH 对生长激素释放的刺激作

用[92]。据推测，这是由下丘脑血清素能活性降低和生长激素波动性较高所致。

女性对运动引起的生长激素反应比男性更大。随着时间的推移，未受刺激的生长激素水平也会随着年龄的增长而下降[91]。实际上即使在中年早期（平均年龄 42 岁），与年轻受试者（平均年龄 21 岁）相比，生长激素对极端运动的反应也大大减弱[93]。然而，很难将衰老的影响与身体成分的变化区分开，因为身体脂肪随着衰老而增加，而超重人群的生长激素分泌水平降低[94]。

环境和营养因素及一些病理状态也可能会干扰生长激素对运动的反应。Cappon 等[95]表明，高脂膳食可以抑制生长激素对运动的反应强度，抑制运动引起的生长激素反应与循环中生长抑素的水平相关。高环境温度可能会增加循环中生长激素的水平[96]，而低温会抑制生长激素的释放[97]。肥胖和（或）多囊卵巢综合征的特点是机体生长激素对运动的反应减弱[98]。

运动对 GH/IGF-1 轴的其他成分也会产生急性影响。有多位研究者针对运动对循环中 IGF-1 水平的影响进行了研究，根据运动的强度、持续时间和类型的不同，研究结果有所不同。Schwarz 和同事[99]证实在进行 10min 小于或大于乳酸 / 无氧阈值的运动后，IGF-1 会增加。这项研究表明，运动伴随的 IGF-1 水平增加与生长激素无关。

运动后 IGF-1 水平的短暂升高表明，运动本身对血流动力学或代谢的影响可能在其中发挥作用。人们运动时，脾脏中浓缩的血液可以迅速地"内输血"进入循环，这是通过增加流向运动肌肉的血液流量和血浆中的水分丢失而实现的。这些现象至少可以部分解释，增加的 IGF-1 浓度是由循环中 IGF-1 流量和（或）分布体积的变化引起的。

然而，更长时间的运动训练会刺激 IGF-1 基因在神经内分泌中枢和局部组织的 GH-IGF-1 系统的组成部分中表达。Eliakim 等[100]证实，耐力训练可以使大鼠肌肉中的 IGF-1 蛋白浓度增加，尽管肌肉 IGF-1 mRNA 或血清 IGF-1 没有变化。

几乎没有关于 IGFBP 对运动反应的相关报道。在 30min 中等强度的运动[90]中，IGFBP1 水平没有发生变化，但在剧烈运动后会短暂升高[101]。因为 IGFBP1 会抑制 IGF-1 对代谢的作用，所以运动后 IGFBP1 水平升高的生理作用可能是为了预防运动后低血糖的发生。Schwarz 等[99]已经证明，低强度和高强度的运动都会增加 IGFBP3 的水平，并且高强度运动增加了 IGFBP3 蛋白的水解。Wallace 等[101]也证实了剧烈运动会导致 IGFBP3 水平短暂升高，他们描述了三元复合物的所有组成部分：IGF-1、IGFBP3 和酸性不稳定亚单位（ALS）的急剧增加。

Eliakim 等[102]描述了处于青春期后期的少女，其

健康功能和结构指标与生长激素夜间平均水平、生长激素结合蛋白和血清 IGF-1 水平相关。此外，大腿肌肉体积与 IGFBP2 和 IGFBP4 呈负相关。

Wallace 等[101] 也描述了剧烈运动引起血清 GHBP 的急性反应。因为静息状态下 GHBP 对生长激素水平的波动有抑制作用，研究人员推测，运动后 GHBP 水平的升高可能延长生长激素信号，增加由生长激素介导的促进运动后蛋白质合成、组织修复和肌糖原补充的信号。血清 GHBP 浓度的增加代表了肝脏合成的增加或清除率的下降[101]。

（七）下丘脑 – 垂体 – 甲状腺轴

运动调节甲状腺功能，有助于更好地平衡能量消耗和支出，被视为运动适应性的机制之一[103]。通过逐级增加短时运动（≤20min）可以增加循环中 TSH 水平，当运动超过 50% 最大耗氧量时可诱导 TSH 显著变化[36]。大多数短暂运动研究表明，尽管 TSH 升高，但总 T_4、T_3 和游离 T_4、T_3 的浓度不会即刻受到影响[36]。总 T_4 和 T_3 水平在短时运动后的增加，可能由运动导致的血液浓度改变引起[104]。

长期次极量运动（大约 60min）对甲状腺激素的影响是有争议的。一些研究发现次极量运动对 TSH 水平没有影响，而另一些研究发现，随着高强度稳态运动负荷的增加，TSH 和（或）游离 T_3 水平逐渐增加[36]。由于运动类型差别很大（即不同的持续时间和强度）及所采用的不同采血方案，这些研究结果很难解释。甲状腺激素通过维持能量平衡对运动起着重要的调控作用。Loucks 和 Heath 发现[105]，对低热量摄取的健康女性进行有氧运动测试，发现其 T_3 和 fT_3 降低，rT_3 升高。这种"低 T_3 综合征"在较高能量饮食的个体中并未发现。比较一致的结论是 rT_3 升高，特别是当能量缺乏与运动相关时[103]。

（八）胰岛素和糖代谢

运动影响正常人和糖尿病患者葡萄糖及中间产物的代谢。运动对糖类代谢的影响十分复杂，涉及运动的类型、强度和持续时间，身体成分的变化和其他行为的改变，如摄食、胰岛素缺乏，葡萄糖 – 胰岛素反应的时间曲线等[106]。

正常人运动时，骨骼肌增加对葡萄糖的利用率增加，但血糖不会有较大的变化。伴随着运动，α 肾上腺素能系统的激活抑制胰腺释放胰岛素，导致外周组织脂肪分解增加，并刺激了肝脏葡萄糖输出。当血糖开始下降，胰高血糖素升高，进一步刺激肝脏葡萄糖的输出。当血糖下降到低血糖时，肾上腺素释放，刺激肝脏葡萄糖输出并增加外周组织脂肪分解，为肌肉代谢提供更多的游离脂肪酸以降低肌肉对葡萄糖的利用率。研究表明，即使这些机制中有个别失效了，其他机制也可以在很大程度上进行弥补，避免低血糖的发生[106]。

通过运动训练可以降低基础胰岛素水平，使运动相关的胰高血糖素和胰岛素变化减少，增加胰岛素在静息状态下对葡萄糖的敏感性，并在剧烈运动时减少了胰岛素下降[107]。规律运动是 2 型糖尿病患者治疗策略中的重要部分，运动能够改善胰岛素敏感性并降低平均血糖[108, 109]。体育锻炼会刺激胰岛素分泌调节葡萄糖代谢，改善 2 型糖尿病患者的血糖。如果没有定期运动，胰岛素敏感性快速消失。运动可以有效延缓或预防 2 型糖尿病的发生[109, 110]。

（九）促红细胞生成素

在海平面水平，血浆促红细胞生成素水平不会受到单次剧烈运动的影响。由于控制促红细胞生成素合成的氧传感器位于肾脏不在骨骼肌或心脏，因此常氧运动对 EPO 产生的影响较小[111]。一般来说，运动员的基础红细胞计数、血细胞比容、血红蛋白浓度和平均红细胞血红蛋白浓度值与非运动员相比没有显著差异。耐力较好的运动员血红蛋白水平是增加的[112]。然而，从事耐力运动的运动员可能存在相对较低的血红蛋白浓度和血细胞比容。这种"运动性贫血"通常是由于血浆容量增大导致的假性贫血。如果压力导致溶血发生率增加，那么红细胞寿命将缩短[111]。

二、可应用和滥用于提高运动性能的激素

（一）蛋白同化雄性类固醇

运动员使用增加功能（提高运动性能）的药物仍然是一个日益严重的问题，雄激素是最常被滥用的药物之一[113]。有 6.4% 的男性和 1.6% 的女性在一生中使用过蛋白同化类雄激素类固醇（anabolic-androgenic steroids，AAS）[114]。AAS 并不只在传统体育领域，在健美运动员中也同样普遍被使用，因此这类药物被统称为外观和性能增强药物（appearance-and performance-enhancing drugs，APED）。

虽然兴奋剂自古以来就在使用，通常具有安慰剂或毒性作用，但真正有效的 APED 是在现代药理学兴起之后，尤其是在分离合成睾酮和蛋白同化雄性类固醇以后才开始使用。睾酮在 1935 年首次合成后不久就被投入临床应用[115]，首次记载睾酮作为兴奋剂使用的是 1952 年德国赛艇运动员（为了在艰苦的训练中维持他们的婚姻责任）和 1954 年为了增强力量的俄罗斯举重运动员[116]。

国际奥林匹克委员会在 1967 年首次制订了反兴奋剂条例，并在 1972 年慕尼黑奥运会上进行了第一次反兴奋剂测试。1976 年，雄激素被列入国际奥林匹克委员会兴奋剂名单[113]。

有趣的是，一份早期全面的综述报道指出，几乎没有证据表明超生理剂量的睾酮或 AAS 对健康男性的肌肉体积或力量程度有任何可察觉的影响[117]。然而，许多研究缺乏充分的对照和标准。更近一些的综述表

明，如果使用 AAS 的男性运动员满足某些特定条件，包括给药的时机、饮食等因素，他们的力量可以得到显著提高[118, 119]。1996 年，Bhasin 和同事[120] 证明在男性举重运动员中，超生理剂量的睾酮结合运动，比单独运动或单独睾酮治疗能更多地提高肌肉体积和力量，也就是说，超生理剂量睾酮和运动相结合后产生的效果是累加的。随后的研究表明，无脂肪体重（瘦体重、FFM）、肌肉体积、肌肉强度、肌肉力量都是高度睾酮剂量依赖的，并与血清睾酮水平相关[121, 122]。事实上，只有当每周服用 300mg 及以上的剂量时才会显著增加肌肉的体积和力量[121]。肌肉体积的增加是由Ⅰ型和Ⅱ型肌纤维的横截面积增加和肌核数量增加所造成的肥大所致[123]。

雄激素的同化作用主要是通过雄激素受体信号介导。雄激素受体在骨骼肌纤维间质中的卫星细胞和其他干细胞样细胞上表达[124]。越来越多的证据支持以下推测：睾酮和双氢睾酮促进间充质多能干细胞的肌源性分化，并抑制其向脂肪细胞系分化[125, 126]。

用于非治疗目的的 AAS 有内源性雄激素（如雄烯二酮、脱氢表雄酮）、睾酮的 17β- 酯类（如环戊丙酸盐、庚酸、庚酸盐、丙酸盐、十一酸酯、丁酸酯）、睾酮的 17α- 烷基衍生物（如甲基睾酮、氟甲睾酮、奥雄酮、司坦唑酮）、19- 去甲睾酮（诺龙）、19- 去甲睾酮的 17β- 酯（如癸酸盐、苯丙酸盐）、19- 去甲雄烯二酮和 19- 去甲雄烯二醇、四氢孕三烯酮。已经有 100 多种不同的 AAS 被开发出来，其中大多数被非法使用，它们在秘密实验室合成，没有经过医生处方或安全控制就被私自出售，有时科学界亦对此一无所知[127]（表 27-1）。

更新后的 AAS 列表可在以下网站上获得：https://www.wada-ama.org/en/banhibited-list.[128]

肌内注射剂比口服制剂更常被使用。运动员使用的 AAS 剂量差异很大，往往超过了推荐治疗剂量的 10～40 倍。另外，联合用药比单一用药更为常见。多种雄激素联合使用这一方法被称为堆叠，在数周时间内逐渐添加两种或更多种类的雄激素并逐渐增加剂量。运动员还经常应用一种叫作"循环"的给药方式，在这种方式中，使用雄激素几周后会进入药物假期，即停药一段时间；这种方式是基于一个未经证实的前提，循环使用激素可以防止对大剂量雄激素脱敏。"构建金字塔"一词指的是在一个周期内雄激素剂量逐渐增加。在一个周期结束时，运动员可能会减少雄激素的剂量或改用其他药物（如 hCG 或芳香化酶抑制药或雌激素拮抗药），他们认为这些药物可能会减少对睾丸的抑制。在大多数调查中，类固醇使用时间或类固醇周期持续 4～12 周[129]。

1. 不良反应 与使用 AAS 相关的不良反应很多，并且涉及多个器官系统[113, 116, 130]（表 27-2）。出于各种

表 27-1 可提高运动性能的激素

蛋白同化雄性类固醇

- 睾酮的 17β- 酯（环戊丙酸盐、庚酸、庚酸盐、丙酸盐、十一酸酯、丁酸酯）
- 睾酮的 17α- 烷基衍生物（甲基睾酮、氟甲睾酮、奥雄酮、司坦唑醇）
- 19- 去甲睾酮（诺龙）
- 19- 去甲睾酮的 17β- 酯（癸酸盐、苯丙酸盐）
- 19- 去甲雄烯醇酮
- 19- 去甲雄烯二醇
- 四氢孕三烯酮

肽类激素

- 生长激素
- IGF-1
- 胰岛素
- 促红细胞生成素

原因，很难对运动员和业余健美运动员体内雄激素的不良影响进行系统研究。除了肝功能异常与一些口服 AAS 相关的研究外，在其他健康的个体中发生的严重不良反应大部分来自轶事记录案例研究或少量大多基于自我报告数据的回顾性研究[130]。混杂因素，如未诊断的既往疾病、家族史和同时使用其他药物，都进一步降低了个案报道的可信度。此外，由于大多数蛋白同化雄性类固醇是在黑市上获得的，并且质量十分可疑，所以不良医疗事件的发生有潜在可能与类固醇使用无关。然而，来自大型观察性研究的数据表明，大部分（88%～96%）AAS 使用者都至少经历过一次轻微的主观不良反应，包括痤疮（40%～54%）、睾丸萎缩（40%～51%）、乳房女性化（10%～34%）、皮肤条纹产生（34%）和注射部位疼痛（36%）[131]。

AAS 引起的性腺功能减退症（AAS-induced hypogonadism，ASIH）在 AAS 成瘾者中很常见，通常表现为低促性腺激素性性腺功能减退，这是由 AAS 停药后血浆雄激素水平突然下降所致[132]。关于 ASIH 的研究数据有限，但该疾病以性腺功能减退的症状和体征为特征（如睾丸萎缩、血浆睾酮水平降低、精子发生受损、勃起功能障碍、疲劳、性欲下降和抑郁症状），并在 6～12 个月内自行消失[116, 133]。然而，关于患有 ASIH 的年轻男性康复阶段的研究较少。越来越多的研究报道了在 AAS 停药数年后仍有 ASIH 表现的病例，这表明在较大比例的 AAS 成瘾者中，ASIH 是一种持久状态[132]。在未来几年，这一新兴青年群体可能会发展成为较大的公共卫生问题。

Rasmussen 和同事[132] 进行了一项横断面病例对照研究，纳入 37 名 AAS 成瘾者、33 名既往 AAS 成瘾

表 27-2　蛋白同化雄性类固醇的不良反应

心血管
心肌病
血脂异常（高密度脂蛋白降低、LDL 升高）
增加血小板聚集
红细胞比容升高
血压升高

外观
乳房女性化
痤疮
脱发
皮肤条纹

生殖内分泌
性欲改变
低生育力

男性
睾丸萎缩
精子发生受损
勃起功能障碍
前列腺疾病

女性
多毛症
乳腺萎缩
声音低沉
男性化（阴蒂增大）
月经失调

肝
胆汁淤积
脂肪变性
肿瘤
　肝细胞腺瘤和癌
　肝血管肉瘤和胆管癌

心理
攻击性
情绪波动
焦虑
精神病
易怒
依赖
戒断反应
抑郁症

注射相关
感染
瘀青
纤维化
注射部位疼痛

者和 30 名健康对照者。研究表明，与对照组相比，停药 2 年以上的既往 AAS 成瘾者的血浆总睾酮和游离睾酮显著降低，睾丸缩小，抑郁症、疲劳、勃起功能障碍和性欲下降的发生比例更高。

AAS 还可导致血脂异常、心血管疾病、胰岛素抵抗、糖耐量受损、糖尿病和肝病[113, 130]。一般来说，口服 C17α- 烷基化蛋白同化雄性类固醇可以平均减少 30% 的高密度脂蛋白，平均增加 30% 的 LDL[134]。这种作用的机制尚不清楚，但显然包括增加肝脏甘油三酯脂肪酶活性，使高密度脂蛋白微粒被分解。大多数研究表明，注射非 C17α- 烷基化蛋白同化类固醇，如睾酮和诺龙酯，对血脂的不良影响就很小[129, 134]。目前尚不清楚使用睾酮造成的血脂不良变化是否会导致冠心病发病率的增加。

AAS 还可能影响血小板聚集和心肌，虽然这些影响与心血管疾病之间的关系尚不清楚。偶有报道指出

心肌病和心律失常与使用类固醇有关，并提出一些可能的机制[130]。

肝病是大部分但并非所有的 C17α- 烷基化 AAS 的不良反应，证据确凿，但唯一例外的是氧雄龙。与此相反，大多数非 C17α- 烷基化类固醇仅有很小的肝毒性。和蛋白同化类固醇相关的肝脏病变包括胆汁淤积、紫癜样肝病、肝腺瘤和癌、肝血管肉瘤和胆管癌[113, 130]。

对生殖系统的潜在影响包括男性不育和睾丸萎缩，女性月经和生殖道改变和女性不孕[116]。尽管所有的 AAS 都在一定程度上抑制下丘脑 - 垂体轴，然而由此造成的男性不育通常是可逆的。AAS 对女性生育能力的影响尚不清楚[116]。类固醇使用者的月经减少或消失，但仍可以排卵[135]。

秃顶常见于那些服用 AAS 被 5α 还原为强效雄激素的使用者。在一些男性类固醇使用者中，乳房女性化的原因可能是循环中雌激素的增加，如使用了可芳香化的雄激素和（或）绒毛膜促性腺激素、肝功能受损，因而循环中雌激素的清除率下降和（或）由于 AAS 的临时停药出现暂时性的低睾酮血症[130]。

数个研究表明，使用 AAS 可以显著提高心理疾病的发病率。与 AAS 相关的心理疾病包括焦虑、精神病、易怒、攻击性增加、反社会和暴力行为。此外，依赖、戒断症状和抑郁症可在非医疗性使用 AAS 的同时或者之后发生[130]。

最后，人们担心雄激素会对前列腺疾病风险产生潜在影响，但超生理剂量的雄激素对前列腺癌、良性前列腺肥大和下尿路症状风险的长期影响尚不清楚[116]。

2. 检测　所有已知的 AAS 都可以在最后一次使用后一段时间内通过尿液发现。推荐使用气相色谱 / 质谱法，并辅以液相色谱 / 串联质谱法来检测滥用外源性药物[136]。为了提高选择性和灵敏度，可协同应用传统的 GC-MS 与高分辨率质谱和（或）串联质谱技术[137]。

内源性雄激素及其代谢物天然存在于人体内，因此需要特异性指标来检测外源性的使用[137]。为了筛查可以采用检测类固醇滥用的 GC-MS 来测定尿液中几种内源性类固醇或代谢物的浓度。1983 年，Donike和同事[138] 首次将类固醇分析方法引入常规兴奋剂检查（睾酮与表雄酮之比）。兴奋剂中最重要的类固醇特征参数是睾酮 / 表雄酮、雄甾酮 / 黄体酮、雄甾烷 / 睾酮和雄甾烯 –3,17– 二醇的 5α/5β 的比值。已经证实使用睾酮或其前体（如雄烯二醇、雄烯二酮或 DHEA）或代谢物（如双氢睾酮或表雄酮）等类固醇可以使尿液中类固醇谱的多个指标发生改变[138]。因此，通过测定类固醇谱的指标可以检测到兴奋剂的使用。

（二）生长激素

生长激素被体育界作为药物滥用的历史可以追溯到 20 世纪 80 年代初，尽管第一个证明 GH 对成人有明确生理作用的科学研究是在 1989 年发表在同行评审的医学文献中[139, 140]。

hGH 在运动中的滥用比在成人内分泌疾病中的应用早 10 年，尽管早在 1950 年尸体来源的 GH 已应用于儿童。由于在曾经使用 hGH 的患者中发现了克雅病病例，于是被临床医生（而不是运动员）停止应用。1985 年，美国 FDA 批准了第一种合成的 rhGH，随后 GH 又开始在临床应用[141]。

GH 具有多种特性，对希望提高运动表现的运动员来说十分具有吸引力，但由于其促进合成代谢和脂肪分解的效应而常被滥用。服用 GH 会增加肌肉质量，减少和重新分布中央和外周的脂肪，从而提高运动员的力量重量比[141]。

2008 年，Liu 及其同事[142]完成了对 44 项随机对照试验的系统回顾，这些研究根据健康成人是否使用 GH 进行分组对比。他们的研究表明，虽然使用 GH 可能会增加 FFM，却并没有改善力量和运动性能，水肿和疲劳在使用 GH 的受试者中更为常见。作者得出结论，GH 改善运动表现的说法并没有得到文献的支持。

Graham 及其同事[143]进行了一项对照研究显示，在已经戒断类固醇的成瘾者中使用 rhGH，对力量和峰值力量输出都有影响。一项针对业余运动员的研究表明，GH 在短期内可增加瘦体重，减少脂肪含量，提高短跑能力，但没有增加力量或耐力[144]。

由于 GH 是违禁物质，运动员使用的剂量很难评估。有人建议滥用 GH 的运动员每周注射 3～4 次 rhGH，剂量为每天 10～25U，以增加他们的瘦体重[145]。

GH 滥用的范围超出了职业体育，学校从事体育运动的青少年也会滥用 GH。这种广泛使用造成了公共健康问题，因为 GH 的使用伴随着不良反应，长期使用可能导致严重的不良反应发生率[146]。

1. 不良反应　生长激素缺乏的成人接受 GH 治疗的不良反应已得到充分证实，包括水肿、关节痛、肌痛、出汗、疲劳和眩晕[141, 147]。通常运动员服用的剂量可能是替代剂量的至少 10 倍。虽然大剂量使用 GH 的长期不良反应目前尚不清楚，但可从肢端肥大症患者的临床表现中获得一些启示。肢端肥大症患者会增加胰岛素抵抗、糖尿病、高血压、心肌病和某些癌症（结直肠癌、甲状腺癌、乳腺癌和前列腺癌）的风险[148]。

最后，必须考虑到使用未经消毒或污染的注射器[145]而导致的感染风险，如 HIV/AIDS 或肝炎，以及黑市上获得的来自人类脑垂体的 GH，这是克雅病的来源。

2. 检测　已经提出了两种不同的策略来检测体育运动中的 GH 兴奋剂[149]。对于标记法"GH 应用的药效学终点"，GH-2000 和 GH-2004 联合会议确定了 IGF 系统中的生化参数，如 IGF-1、IGFBP3 和酸性不稳定亚单位，可以与使用 GH 后出现的明显增加的前胶原分解产物一起，作为检测 GH 使用的合适标志物。将 IGF-1 和前胶原Ⅲ N 端延长肽的信息整合在一起，可以提供一套标志物，检出在最近一次注射 GH 后 2 周内的运动员。

"GH– 异构体方法"是利用重组 GH 异构体组成上的差异，重组 GH 主要由单体的 22kDa hGH 组成，而垂体分泌多种不同异构体，包括缺乏 14 个氨基酸的 20kDa 形式，酰胺化和乙酰化等异构体，以及 GH 的二聚体、低聚体和片段。在外周注射 22kDa hGH 后，通过 IGF-1 的负反馈，垂体产生的 GH 异构体会减少。将血清样品进行两次免疫测定分析，其中一次专门测定 22kDa 单体 hGH，而另一次测定垂体释放的大多数异构体，从而计算出异构体的比例（图 27–1）。

如果最后一次使用 GH 不久（24～36h 内，视剂量而定）[150]，实际上亦可能在 12～24h 内使用[146]，那么异构体测定是检测 GH 兴奋剂的优秀方法。由于机会窗较短，所以该方法不适用于竞赛中检测。但是在不通知的抽样筛查中使用该方法，可以更成功地检出 GH 滥用者，这种方法也主要应用于这种情况[146]。

（三）生长激素促分泌素

GH 促分泌素是肽类或非肽类药物，其作用是促进垂体释放 GH。有证据表明，运动员会将其作为服用 GH 的间接方式。促分泌素包括促 GH 释放激素及其类似物、胃促生长素类似物（称为 GH 释放肽）或 GHS（狭义的 GH 促分泌素）、氨基酸（如精氨酸或鸟氨酸）。GHS 作用时间很短，与直接使用 GH 相比，GHS 对 GH 暴露效应的促进作用相对较弱[146]。然而，GHS 可能对想要避免被检测到兴奋剂的运动员具有吸引力，因为释放的 GH 是内源性的，因此无法通过检测 GH 异构体的方法得以检测[146]。

目前，还没有关于 GHS 对运动性能影响的研究，但研究表明，GHS 可增加 GH 分泌，并可能通过这一机制提升运动性能[141]。

（四）IGF-1

rhIGF-1 早已应用于临床，但也有各种 IGF-1 化合物和类似物在网上宣传，其中许多已经在黑市上销售了好几年[151]。使用 rhIGF-1 作为能量补充剂的机制与 rhGH 类似。潜在的获益包括增加肌肉蛋白合成、增加糖原合成和游离脂肪酸的可用性[152]，但与 GH 相比，IGF-1 不能分解脂肪。

IGF-1 的滥用比 rhGH 的滥用出现更为新近。实际上 IGF-1 直到现在仍然供应有限，部分原因是这种激素没有天然来源，部分原因在于没有药物制剂。随着 Tercica 公司的美卡西芬和 Insmed 公司的美卡斯芬酯的发现，这种情况发生了改变，这两种制剂都获得了

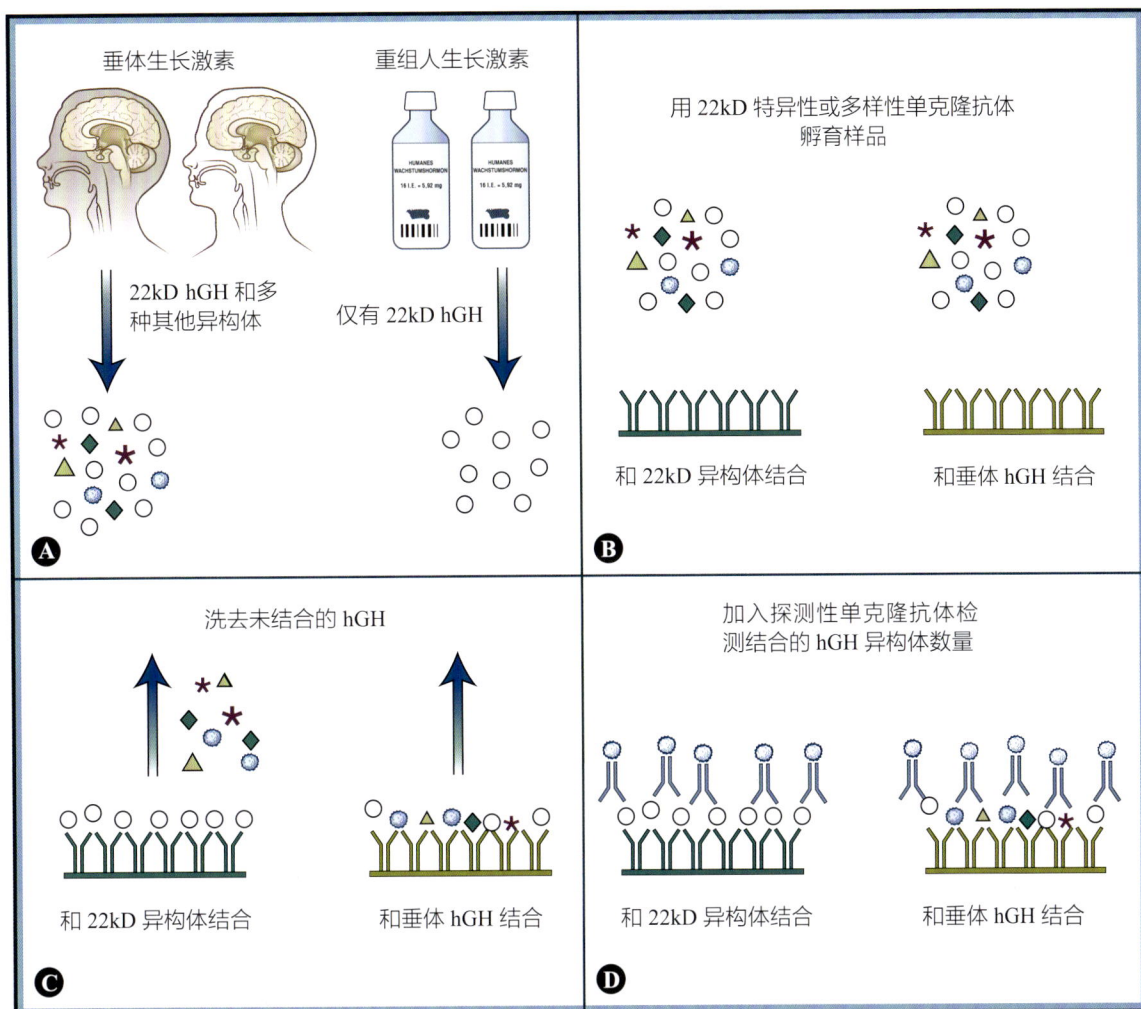

▲ 图 27-1 **A**. 垂体分泌多种分子形式的生长激素，重组 GH 主要由 22kD GH 组成；**B**. 血清样品与针对 GH 的特异性单克隆抗体（mAb）孵育，这些抗体优先结合 22kD 异构体（左）或垂体 hGH（右）；**C** 和 **D**. C 在 D 与独立标记的与所有 GH 分子形式结合的抗 GH 抗体孵育前，将未结合的 GH 和其他样品成分洗去，然后通过免疫测定的结果计算出两种不同异构体的比例

美国 FDA 的批准，用于治疗患有严重原发性 IGF-1 缺乏症或 GH 基因缺失并产生中和 GH 抗体的儿童生长障碍[153]。虽然没有运动员滥用 IGF-1 的案例，但该药物似乎已经在业余健美运动员中广泛使用。IGF-1 在互联网健美论坛上被广泛讨论。声称使用 IGF-1 的益处包括增加肌肉大小和力量，提高能量和耐力，以及对免疫系统的获益和增加骨密度。

很少有研究调查 IGF-1 对运动表现的影响。Guha 和同事[154]证明，虽然身体成分没有变化，但在使用 rhIGF-1/rhIGFBP3 28 天后，业余运动员的最大摄氧量增加了 9%。这种变化的机制尚不清楚，但先前的研究表明，静脉注射 rhIGF-1 可导致健康成人的心输出量、心率和每搏输出量增加[155]。IGF-1 可能通过改变一氧化氮合成进而在调节血管张力中发挥作用，从而改善肌肉内的血流。血清 IGF-1 与血红蛋白浓度呈正相关，

这可能会增强运动肌肉的氧输送。最后，合成代谢效应对呼吸肌力量的影响可能会改善吸气能力[141]。

1. 不良反应 据报道，美卡舍明的不良反应包括低血糖、下颌疼痛、头痛、肌痛和体液潴留[156]。目前使用美卡西芬酯最常见的不良反应包括局部注射部位红斑和脂肪增生，还有头痛、肝肾体积增大和肝功能改变[153]。

我们可以合理地推测，IGF-1 可能导致类似于肢端肥大症的不良反应[152]。

2. 检测 目前，还没有检测 IGF-1 滥用的具体方法，检测这种形式的兴奋剂具有许多挑战。IGF-1 在尿液中排出的浓度较低，并且检测尿液中 IGF-1 的方法既复杂又耗时。有几个因素有助于肾脏清除 IGF-1，在运动导致的蛋白尿中观察到尿 IGF-1 浓度显著增加。因此，IGF-1 兴奋剂检测需要采集血液样本，而不是

尿液[151]。

GH-2004 研究小组一直在研究检测 IGF-1 滥用的方法，并且正在根据成功的 GH-2000 标记法的原理开发检测。针对这些标志物的商业性免疫测定法被证明可用于反兴奋剂，但一些测量 IGF-1 的新方法（如质谱法）有望提高检测的效果，并有助于检测那些服用了肽类激素的运动员[151, 157]。

（五）胰岛素

胰岛素通过增加细胞膜上的 GLUT4 刺激肌肉和脂肪组织摄取葡萄糖。然而，胰岛素的主要作用是抑制脂肪分解、糖酵解、糖异生、生酮和蛋白质分解[158]。

胰岛素通过抑制糖异生和促进糖原储存来调节肝脏葡萄糖输出。在肌肉细胞中，胰岛素介导的葡萄糖摄取使糖原得以合成和储存，并使糖类，而非脂肪酸或氨基酸，成为肌肉收缩时的即时可用能量来源。虽然在高胰岛素水平下，胰岛素可以刺激氨基酸进入细胞并促进一系列组织的蛋白质合成，但在较低胰岛素水平时，胰岛素的主要作用是抑制蛋白质水解[152]。

胰岛素提高运动性能的理论依据是通过增加肌肉糖原储存和抑制蛋白质水解来实现的，但尚未在临床或科学试验中得到证实[152]。最早在 1996 年，胰岛素作为蛋白同化剂的建议发表于两本健美杂志上，1997 年英国运动医学杂志发表了相关评论[159]。在 1998 年长野冬奥会上，一名俄罗斯医务人员询问胰岛素的使用是否仅限于 1 型糖尿病[160]。这引起了人们开始关注胰岛素作为一种潜在的性能增强药物，并导致其在 1999 年被国际奥林匹克委员会禁止[153]。

从那时起，很多研究报道了为提高运动性能和肌力而滥用胰岛素。有些研究是关于胰岛素类似物的，报道了生物技术修饰胰岛素的有益作用[161]。

1. 不良反应　使用胰岛素最常见的不良反应是低血糖。大多数滥用胰岛素的运动员通常在注射起效迅速的胰岛素类似物时都会注意平衡摄入糖类。另一个与胰岛素相关的不良反应是体重增加，但是大多数竞技运动员都会节食并遵循训练方案，来严格控制体重的增加[152, 153]。

2. 检测　到目前为止，还没有任何检测方法可以快速准确地发现胰岛素滥用。只有通过复杂的程序包括免疫亲和纯化、液相色谱和串联质谱，才能检测到血液或尿液样本中的合成胰岛素[162]。胰岛素类似物通过替代人胰岛素中的 1~2 个氨基酸来改变其药代动力学。这些微小的差异可用于区分天然胰岛素和外源性胰岛素[153]。

（六）促红细胞生成素和促红细胞生成素系统

促红细胞生成素是一种在自然状态下由肾脏和肝脏中产生的糖蛋白激素，是骨髓红系祖细胞的重要生长因子。组织缺氧可刺激 EPO 表达和红细胞生成。EPO 一旦释放就可以刺激血红蛋白的增加。以增强血液的携氧能力[111]。

人类 EPO 基因的成功克隆使 rhEPO 的生产得以实现，随后获准用于治疗贫血患者。目前已经生产了几代更新的 EPO 类似物[163]。

由于血红蛋白质量与血液携氧能力相关，一些运动员试图通过药理学手段增加红细胞的生成。使用 rhEPO 可以通过提高血红蛋白浓度来提升运动表性能。研究表明，给予健康受试者低剂量的 rhEPO 时，红细胞比容增加约 0.50，最大摄氧量增加了 6%~12%。此外，在设定的最大摄氧量情况下，精疲力竭前的最大耗氧量（在实验室中）增加 50%[164]。当 rhEPO 停止给药时，最大摄氧量仍维持升高至少 3 周[111]。

除了 rhEPO 外，还有其他几种刺激红细胞生成的药物。达贝泊汀 α 是一种 rhEPO 糖基化类似物，2002 年在欧盟和美国批准使用。其作用机制与 rhEPO 相同，通过结合和激活 EPO 受体发挥作用，但达贝泊汀 α 的血清半衰期更长，使其在体内的效力增强。另一种长效促红细胞生成剂是甲氧基聚乙二醇 – 环氧丙烷 –β。甲氧基 – 聚乙二醇 – 环氧丙烷 β 在静脉注射时的半衰期为 130~140h。达贝泊汀 –α 和甲氧基 – 聚乙二醇 – 环氧丙烷 –β 体内存活时间延长的部分原因是 EPO 受体的结合亲和力降低[111]。

EPO 模拟肽是由大约 20 个氨基酸合成的环状肽，通过 EPO 受体发出信号，但与 EPO 没有序列同源性。临床上最先进的产品是合成的聚乙二醇肽，它是两种 EPO 模拟肽的聚乙二醇二聚体，最初在美国被批准用于治疗患有慢性肾衰竭的贫血患者，但后来因为在一些患者中发现致命的急性超敏反应被召回[165]。

索他西普（ACE-011）是一种新型重组红细胞生成蛋白。它由激活素 II 型受体的细胞外基质和人免疫球蛋白 G1 的 Fc 结构域组成。在一项 I 期临床研究中发现，单次静脉注射索他西普可提高血液血红蛋白水平、红细胞数量和红细胞比容[166]。然而，索他西普或类似化合物对红细胞生成作用的机制仍不清楚[111]。

EPO 基因（染色体 7q22）的表达受多种转录因子的控制，包括抑制 EPO 表达的 GATA-2。GATA 拮抗药是阻止 GATA-2 抑制 EPO 启动子的有机小分子化合物。GATA 拮抗药可能在运动中被滥用，因为它已被证明能增加小鼠的 EPO 浓度、血红蛋白水平和增强耐力，但尚无人类研究的相关报道[111, 167]。

HIF 稳定剂，如 α– 酮戊二酸拮抗药，通过增加肾脏和肾外部位的 EPO 表达来刺激红细胞生成。与重组蛋白相比，HIF 稳定剂的优势包括口服给药途径。然而，HIF 可以激活除 EPO 之外的 1000 多个基因，包括参与肿瘤生长的蛋白质基因，如 VEGF。但是一些 HIF 激活的基因编码蛋白质可以提高运动表现，可能独立于红细胞生成的刺激[111]。

EPO 基因移植在理论上是可行的，但在医学上没有取得进展。体内同种异体 EPO 移植可引起免疫反应。此外，反兴奋剂研究提供了特异性扩增无内含子 DNA 序列的技术，可以检测血液中的少量转基因 DNA[168]。体外 EPO 移植通过体外培养后将自体或同种异体的细胞移植到体内。自体离体移植方法已在进行临床试验[169]。然而，该方法进展甚微，即使经过多年的研究，也没有超越临床试验阶段。总之，由于技术上的困难，促红细胞生成素基因兴奋剂可能不会应用于体育运动，至少目前还没有[111]。

1. 不良反应 人为提高血红蛋白水平可能会产生严重后果。与引起血容量增加的耐力训练效果相反，给予 rhEPO 可选择性增加红细胞质量。如果红细胞比容超过 0.50，血液黏度和心脏后负荷会显著增加。红细胞增多使红细胞比容大于 0.55，会带来包括心力衰竭、心肌梗死、癫痫发作、外周血栓栓塞事件和肺栓塞等主要风险[170]。此外，EPO 的戒断反应可能与新生的细胞溶解有关，即在红细胞比容增加的情况下，新生的红细胞发生溶血[171]。

2. 检测 1990 年，体育当局禁止使用促红细胞生成素，现在任何类似物或模拟物也被列入世界反兴奋剂机构（World Anti-Doping Agency，WADA）的禁用药物清单。检测 EPO 滥用存在挑战，有很多方法为检测 EPO 提供了支持[172]。标记物法是通过测量一些血液学和血清学参数，将它们与群体或个体极限值进行比较[173]。Parisotto 及其同事发明了一种建立在 5 项血液参数基础上的间接检测法，包括网织红细胞比容、血清 EPO、红细胞比容、可溶性转铁蛋白受体和巨红细胞比例[174]。他们开发了两种模型。"开"模型使用了所有参数来检测最近是否使用了 EPO。"关"模型使用 3 个参数来更多地追溯过去是否使用过 EPO[173]。间接方法检测 rhEPO 的一个优势是，它可以覆盖不同类型的 EPO 类似物和模拟物，这是一个明显扩展的领域。

鉴别内源性和重组 EPO 最有效的方法可能是基于两种分子在糖链上的不同[175]。1995 年，Wide 和同事[176] 首次提出了一种能在血液和尿液标本中鉴别这两种分子的方法。这项技术是可靠的，因为它可以直观地在尿液和血液标本中检出是否存在 rhEPO。然而，这种检测技术只对最后一次注射 rhEPO 后 24h 内收集的样本才有效，而对于注射后较久收集的样本，这种方法的敏感性就很低。

2000 年 6 月，悉尼奥运会前几周，Lasne 和 de Ceaurriz[177] 在自然杂志上发表了一项创新的检测方法，该检测法采用双印迹法在聚丙烯酰胺凝胶上对尿液中的 EPO 异构体进行电离[178]。在过去的 10 年里，这种方法可以检出几种新型重组 EPO 药物，如达贝泊汀 –α

（其异构体位于凝胶最酸性的部分），促红细胞生成素 –δ，或生物仿制或"复制"的 EPO。

（七）糖皮质类固醇

当人们发现糖皮质类固醇强大的抗炎作用后，在 20 世纪 30 年代和 40 年代首次被纯化和生产[179]。GC 广泛应用于医学领域，在慢性炎症和其他疾病中有着绝对的治疗潜力。

GC 还广泛用于运动医学，用于治疗哮喘和急性损伤等疾病。尽管如此，它在某些运动条件中的益处仍有待证实，而炎症只是一种继发反应[180]。

根据世界反兴奋剂法，禁止所有口服、直肠、静脉和肌肉内给药的 GC，其医疗用途需要遵循标准的治疗方案。除皮肤制剂不被禁止以外，所有通过其他途径应用 GC 均需要简短的治疗用途说明，才可以获准使用[180]。由于 GC 的复杂性，确定其医疗用途和滥用之间的界限对反兴奋剂组织来说是一个持续的挑战。

20 世纪 60 年代，GC 首次用于提高运动性能[179]。对于运动员来说，GC 最有趣的系统效应是通过刺激糖异生、氨基酸和脂肪酸的动员来产生能量。GC 还可能增加心血管功能，但仍存在争议，因为没有证据表明它有这种作用。因此几十年来，为了提高运动表现，全身性 GC 一直被滥用。它曾经是体育运动中最常用的兴奋剂[180]。实际上使用和滥用 GC 的预期影响是多种多样的：大脑 GC 受体的神经刺激作用可以减轻大脑中枢的疲劳，抗炎和镇痛作用可以减轻肌肉疼痛，提高疲劳阈值[181]。

关于 GC 对运动性能影响的研究较少。Duclos[182] 进行了深入的文献回顾发现两种结果：一种是支持运动性能与皮质类固醇使用之间没有联系（负面研究），另一种是支持运动性能与皮质类固醇使用之间存在联系（正面研究）。

关于 GC 对运动性能所产生的不一致结果可能是以下原因造成：①给药剂量、途径和方式（急性或短期）；②运动的类型、持续时间和强度（极限强度、极限下强度）；③受试者（经过强化的或专业的训练或业余训练）；④饮食的差异，如研究是否控制饮食，受试者是否空腹；⑤GC 的使用是否与强化训练相结合[182]。

值得注意的是，"阴性结局的研究"报道的数据主要是 GC 的急性给药。在动物和人类研究中，使用更高剂量的 GC 和（或）更长的给药时间（阳性结局的研究）为阐明 GC 的作用提供了科学依据，这些研究清晰地证明 GC 在动物和人体中都具有提高运动性能的作用[182]。

1. 不良反应 GC 具有多效性，可引起多种不良反应，如骨质疏松症、胰岛素抵抗和心血管疾病（如高血压和动脉粥样硬化），尤其是在大剂量和长时间使用 GC 时 [183]。此外，停用 GC 可能会出现一种严重（可能危及生命）的并发症：急性肾上腺功能不全。

2. 检测　由于人体天然生成这些类固醇，所以 GC 的检测十分复杂。几个研究小组提出了应用液相色谱 / 质谱法对尿代谢产物中的内源性 GC 进行分析的实验方案和筛选方法。有些方法已获准应用于大多数 WADA 禁药目录中的药物的分析检测，并达到 WADA 敏感度的要求，这些药物包括促合成代谢药物、β2 促性腺激素、激素拮抗药和调节剂、利尿药、兴奋剂、麻醉剂、糖皮质激素和 β 受体拮抗药 [184]。

第 28 章　内分泌与衰老
Endocrinology and Aging

ANNEWIEKE W. VAN DEN BELD　STEVEN W. J. LAMBERTS　著

陈海冰　卜　乐　张曼娜　曲　伸　译　陈　宏　校

要点

- 老年人亚临床甲状腺功能减退症的治疗没有临床获益。在年轻人中，亚临床甲状腺功能减退的治疗可以减少缺血性心脏病事件发生，但在 70 岁以上的老年人中没有证据支持。
- 亚临床甲状腺功能亢进增加总死亡率、缺血性心脏病死亡率、心房颤动的风险。目前，当 TSH 水平＜0.1mU/L，并且已确诊 3～6 个月后，建议对年龄在 65 岁及以上；不服用双膦酸盐或雌激素的绝经后女性；有心脏危险因素、患有心脏病或骨质疏松症的患者进行治疗。当 TSH 水平在 0.1～0.5mU/L 时，仅考虑对 65 岁以上，以及患有心脏病或甲状腺功能亢进症状的患者进行治疗。
- 衰老会导致傍晚和夜间皮质醇水平升高；清晨更早达到皮质醇水平峰值（相位提前，例如，老年人在上午 6∶30 达到峰值，而年轻人在上午 9∶00 达到峰值；较低的昼夜节律幅度，以及更不规则的皮质醇分泌模式。
- 雌激素治疗目前只推荐用于患有更年期症状的围绝经期女性。激素治疗对 70 岁以上女性没有心脏保护作用。
- 目前建议年龄相关的睾酮水平下降的无症状老年男性无须治疗。临床医生可以考虑为睾酮水平低且有明显雄激素缺乏的临床症状的老年男性提供个体化的睾酮治疗。治疗时必须监测前列腺大小、前列腺特异性抗原水平和血细胞比容。
- 在衰老过程中，生长激素 /IGF-1 轴的活性下降。目前，没有证据表明对生长激素 /IGF-1 轴进行医学干预可以抵抗衰老，延长寿命或使健康老年人恢复活力。

目前全球平均预期寿命男性为 69.1 岁，女性为 73.8 岁[1]。29 个国家的平均预期寿命为 80 岁或更高。从 2000 年起，大多数地区的预期寿命增长加快，总体而言，2000—2015 年全球预期寿命增加了 5 年。预计到 2030 年，全球平均预期寿命将进一步增加 4 年[1]。1950—2050 年，世界上 80 岁以上的人口数量预计将从 1450 万增加到 3.947 亿[2]。

然而，尚不能确定平均预期寿命的增加是否有利。2015 年高收入国家男性和女性平均健康预期寿命为 69.8 岁，比平均总预期寿命低 8.9 岁。一般而言，平均健康预期寿命比平均预期寿命短 11.7%（国家之间波动在 9.3%～14.7%）[1]。大量数据表明，健康预期寿命年数略有增加，但同时身体、心理和社会功能受损的年数增加更多[3]。70 岁以后，活动受限以及住医院和疗养院的天数急剧增加[4]。疾病压缩假说[5] 提示终生累计发病率有可能降低。由于慢性病和残疾通常发生在晚年，如果初级预防措施延缓慢性病的发生，则可以减少终生累积残疾。实际上，在中年及成年后期吸烟、体重指数和运动模式是将来发生残疾的重要预测因素[6]。健康习惯更好的人寿命更长，并且这些人发生残疾的时间延缓到更接近生命终末期[1]。

一、衰老和机体衰弱

在成年期，所有的生理功能开始逐渐下降[7]。细胞蛋白质合成能力下降，免疫功能下降，脂肪量增加，肌肉质量和力量下降，骨密度下降[7]。大多数老年人死于动脉粥样硬化、癌症或痴呆症，但在越来越多的"健康"老年人中，肌肉力量的丧失限制了他们独立生活直到死亡。

与年龄相关的残疾的特点是全身无力、行动和平衡受损、耐力降低。在高龄老人中，这种状态被称为机体衰弱，定义为"一种与残疾易感性增加导致相关的生理储备减少的状态"[8]。机体衰弱的临床相关因素包括跌倒、骨折、日常生活活动障碍和丧失独立性。其中，跌倒占疗养院入院人数的 40%[9]。

肌肉力量的丧失是导致机体衰弱的一个重要因素。肌无力可能是由肌肉纤维及其支配神经的老化、骨关节炎和慢性衰弱性疾病引起的[10]。久坐不动的生活方式、体力活动减少和废用也是肌肉力量下降的重要决定因素。

在一项针对 100 名平均年龄在 87 岁的机体衰弱的疗养院居民的研究中发现，下肢肌肉质量和力量密切相关[11]。有监督的阻力运动训练（每周 3 次，每次 45min，持续 10 周）可使肌肉力量翻倍并显著增加步态速度和爬楼梯能力。这一发现表明，老年人的机体衰弱不是衰老和疾病的不可逆影响，而是可以逆转甚至可以预防[11]。此外，对于生活在社区的非残疾老年人，其下肢功能的客观测量可预测将来是否发生残疾[12]。预防机体衰弱可以通过补充热量和蛋白质、维生素 D，以及减少复方用药和工作（训练）来实现[13]。然而，锻炼在老年人群的日常生活中很难实施，退出锻炼计划的人数非常多。

衰老过程中涉及身体成分的变化（如肌肉力量和骨骼量丢失，脂肪量增加）可能与内分泌系统的变化有关[14]。目前的知识已经阐明了长期激素替代疗法对身体成分的影响，以及对动脉粥样硬化、肿瘤形成和认知功能的影响。

二、衰老内分泌学

衰老过程中内分泌活动的两个最重要的临床变化涉及胰腺和甲状腺。大约有 40% 的年龄介于 65—74 岁和 50% 的年龄为 80 岁以上的人患有葡萄糖耐量受损或糖尿病，并且有近 50% 的老年糖尿病患者未被诊断出来[15]。这些人群将来发生继发性（主要是大血管）并发症的风险显著增加。与衰老相关的胰腺、胰岛素受体和受体后变化是衰老内分泌学的重要组成部分。除了 B 细胞（相对）胰岛素分泌减少外，与不良饮食、缺乏运动、腹部脂肪增加和去脂体重减少有关的外周胰岛素抵抗也会导致糖代谢恶化[16]。饮食管理、运动、降糖药和胰岛素是这些患者治疗的四个组成部分，其医疗费用昂贵且密集（见第 27 章）。

与年龄相关的甲状腺功能障碍也很常见。有 5%～10% 的老年女性出现血浆 T_4 降低和 TSH 浓度升高[17]。这些异常主要由自身免疫引起，是一种与年龄相关的疾病表现，而不是衰老的结果。正常衰老伴随着血清 TSH 水平的升高，似乎与区域碘摄入量有关[18–21]。血清游离 T_4 水平在衰老过程中基本上不受影响，但 T_4 的外周降解减少导致血清 T_3 浓度随年龄增长逐渐下降[17, 22]。然而，在衰老过程中甲状腺功能变化的幅度和模式存在较大的个体差异[21, 23]。血浆 T_3 水平的轻微下降主要发生在健康老年人群的正常范围内，但没有证据表明其与衰老过程中的功能变化有关。血清 TSH 水平为什么会随着年龄的增长而升高仍有待研究。目前已经提出了几种机制，如垂体敏感性的变化或影响 TSH 糖基化，进而影响 TSH 生物活性[19]。明显的甲状腺功能障碍对老年人的不利影响是明确的。然而，轻度的甲状腺功能减退和甲状腺功能亢进的临床相关性仍存在争议。

在美国，4%～8.5% 的成年人存在亚临床性甲状腺功能减退症（subclinical hypothyroidism，SCH），但这些成年人既往没有甲状腺疾病[24]。高龄老年人群（>85 岁）经常存在轻微的甲状腺功能障碍。尽管 SCH 与年轻个体的动脉粥样硬化风险增加有关[25]，但这种关联在 65 岁以上的老年人中不存在[26, 27]。此外，根据从英国全科医师研究数据库显示，用左甲状腺素治疗 SCH 可减少年轻人的缺血性心脏病事件，但在年龄超过 70 岁的老年人中没有证据支持[26]。对 65 岁以上的 SCH 患者使用左甲状腺素治疗 1 年并没有改善甲状腺功能减退或疲劳症状[28]。事实上，在 85 岁的"健康"人群中，甲状腺功能减退的老年人在未来 4 年发生全因死亡和心血管死亡的风险较甲状腺功能正常的人低[29]。在一组 400 名平均年龄为 78 岁的男性中，较低的血清游离 T_4 和 T_3（rT_3 浓度正常）水平与较好的身体性能和 4 年生存率相关，而低 T_3 和高 rT_3 水平（即满足"低 T_3 综合征"的标准）的人没有表现出生存优势和体力活动减少[23]（图 28-1）。这些发现在其他研究中得到证实，这些研究将降低甲状腺激素水平与减少机体衰弱联系起来[30, 31]。这些研究支持这样一种观点，即组织水平上某种程度的生理性甲状腺活性降低甚至可能对最年长的受试者产生有利影响，但在解释老年受试者甲状腺功能障碍的预测价值时应谨慎，如果不在适当的背景下考虑，可能会产生双面"Janus 反应"[32, 33]。

最近 10 项前瞻性队列研究汇总的数据表明，亚临床甲状腺功能亢进症似乎与总死亡率和缺血性心脏病死亡率、心房颤动发生风险增加相关[34]。此外，亚临床甲状腺功能亢进症与骨折风险增加有关[35]。关于是

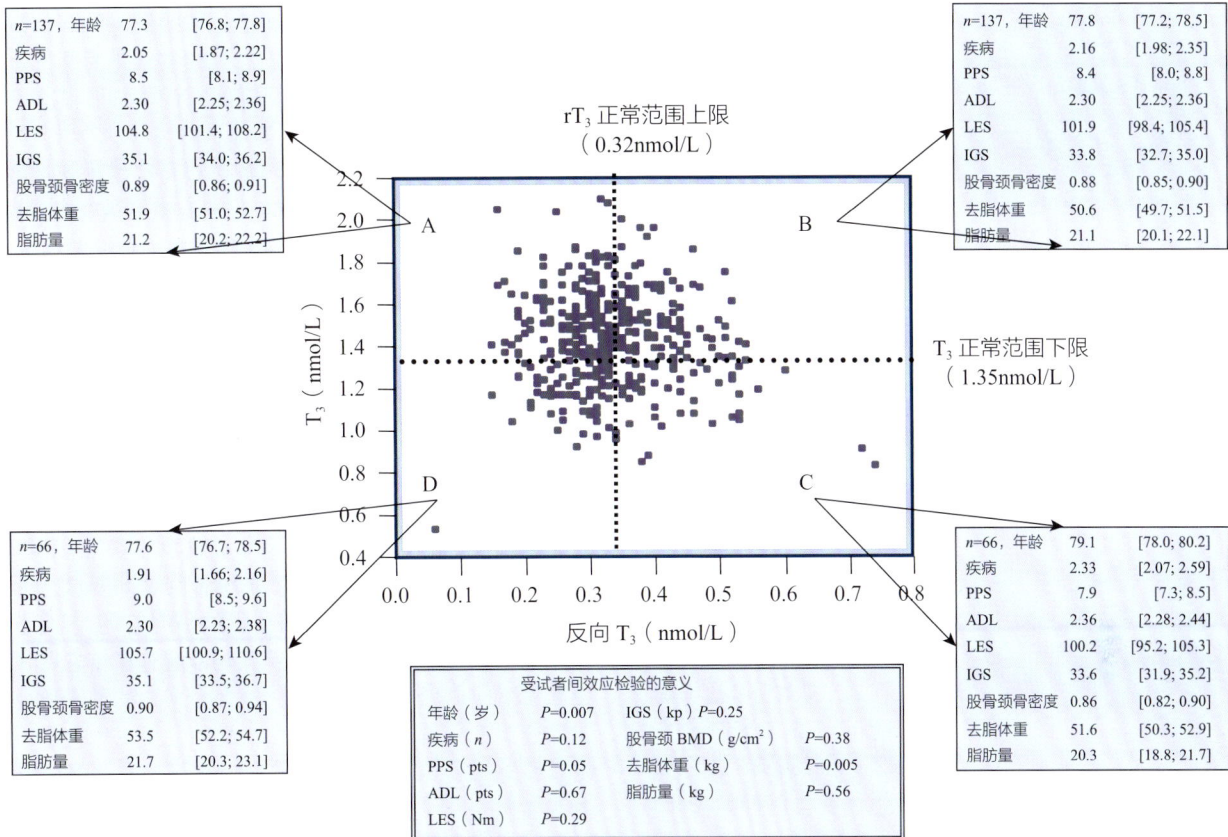

n=137，年龄	77.3	[76.8; 77.8]
疾病	2.05	[1.87; 2.22]
PPS	8.5	[8.1; 8.9]
ADL	2.30	[2.25; 2.36]
LES	104.8	[101.4; 108.2]
IGS	35.1	[34.0; 36.2]
股骨颈骨密度	0.89	[0.86; 0.91]
去脂体重	51.9	[51.0; 52.7]
脂肪量	21.2	[20.2; 22.2]

n=137，年龄	77.8	[77.2; 78.5]
疾病	2.16	[1.98; 2.35]
PPS	8.4	[8.0; 8.8]
ADL	2.30	[2.25; 2.36]
LES	101.9	[98.4; 105.4]
IGS	33.8	[32.7; 35.0]
股骨颈骨密度	0.88	[0.85; 0.90]
去脂体重	50.6	[49.7; 51.5]
脂肪量	21.1	[20.1; 22.1]

n=66，年龄	77.6	[76.7; 78.5]
疾病	1.91	[1.66; 2.16]
PPS	9.0	[8.5; 9.6]
ADL	2.30	[2.23; 2.38]
LES	105.7	[100.9; 110.6]
IGS	35.1	[33.5; 36.7]
股骨颈骨密度	0.90	[0.87; 0.94]
去脂体重	53.5	[52.2; 54.7]
脂肪量	21.7	[20.3; 23.1]

n=66，年龄	79.1	[78.0; 80.2]
疾病	2.33	[2.07; 2.59]
PPS	7.9	[7.3; 8.5]
ADL	2.36	[2.28; 2.44]
LES	100.2	[95.2; 105.3]
IGS	33.6	[31.9; 35.2]
股骨颈骨密度	0.86	[0.82; 0.90]
去脂体重	51.6	[50.3; 52.9]
脂肪量	20.3	[18.8; 21.7]

受试者间效应检验的意义			
年龄（岁）	$P=0.007$	IGS（kp）	$P=0.25$
疾病（n）	$P=0.12$	股骨颈 BMD（g/cm²）	$P=0.38$
PPS（pts）	$P=0.05$	去脂体重（kg）	$P=0.005$
ADL（pts）	$P=0.67$	脂肪量（kg）	$P=0.56$
LES（Nm）	$P=0.29$		

▲ 图 28-1 403 名老年男性人群中 T_3 和 rT_3 的值概览

虚线表示 T_3 和反 T_3 的正常值。PPS. 体能得分；ADL. 日常生活活动；LES. 最大腿部伸肌力量；IGS. 等距握力［引自 van den Beld AW, Visser TJ, Feelders RA, et al. Thyroid hormone concentrations, disease, physical function, and mortality in elderly men. *J Clin Endocrinol Metab*. 2005; 90(12): 6403-6409.］

否有必要治疗的争论仍然存在。最新的共识指南建议在诊断出潜在疾病后，根据 TSH 抑制水平对亚临床甲状腺功能亢进进行治疗。当 TSH 低于 0.1mU/L，并且已确诊 3～6 个月，建议对有甲状腺功能亢进症状的个体，所有 65 岁或以上的人，不服用双膦酸盐或雌激素的绝经后女性，以及患有心脏危险因素、心脏病或骨质疏松症的患者进行治疗；当 TSH 水平在 0.1～0.5mU/L 时，仅考虑对 65 岁或以上的患者，以及患有心脏病、骨质疏松症或有甲状腺功能亢进症状的患者进行治疗[36]。此外，最近的一项系统综述表明，有大量证据支持亚临床甲状腺功能亢进与认知障碍之间存在联系。然而，缺乏证据支持抗甲状腺治疗会延缓痴呆症的发展[37]。

此外，皮质醇稳态受年龄影响，机制尚未明确。大量临床研究表明，随着年龄的增长，皮质醇的昼夜节律会发生变化（Veldhuis 等[38]）。衰老会导致傍晚和夜间皮质醇水平升高，清晨更早达到皮质醇峰值（相位提前），例如，老年人在上午 6：30 达到峰值，而年轻人在上午 9：00 达到峰值，昼夜节律幅度低（峰值减去最低点或 24h 递减斜率尾端），以及更不规则的皮质醇分泌模式。

但问题是这些变化是否反映或导致与衰老相关的功能、认知和情绪变化。一些研究调查了下丘脑 - 垂体 - 肾上腺轴激素水平与功能参数之间的关联。下丘脑 - 垂体 - 肾上腺轴的更多动态活动（即更大的昼夜波动）似乎与晚年更好的身体表现[39]、更好的认知功能有关[40]。在纵向研究中，尿皮质醇水平升高与阿尔茨海默病病理风险增加相关[41]。此外，一项对 400 多名平均年龄为 61 岁的男性和女性进行的前瞻性队列研究的数据表明，一天中皮质醇水平变化斜率变平缓与 6 年内全因死亡率的增加有关[42]。阿姆斯特丹衰老纵向研究的结果表明，早晨较高的唾液皮质醇水平与男性的死亡率增加有关，夜间较高的唾液皮质醇水平与女性的死亡率增加有关[43]。未来的临床研究有必要明确，检测昼夜皮质醇是否与识别可能从干预治疗中获益的人群有关。

其他三种激素系统在正常衰老过程中表现出较低的外周激素水平，目前认为这些变化是生理性的（图 28-2 和图 28-3）。虽然已经制订了激素替代策略，但许多方面仍存在争议，对于 30—50 岁的患者，尚无

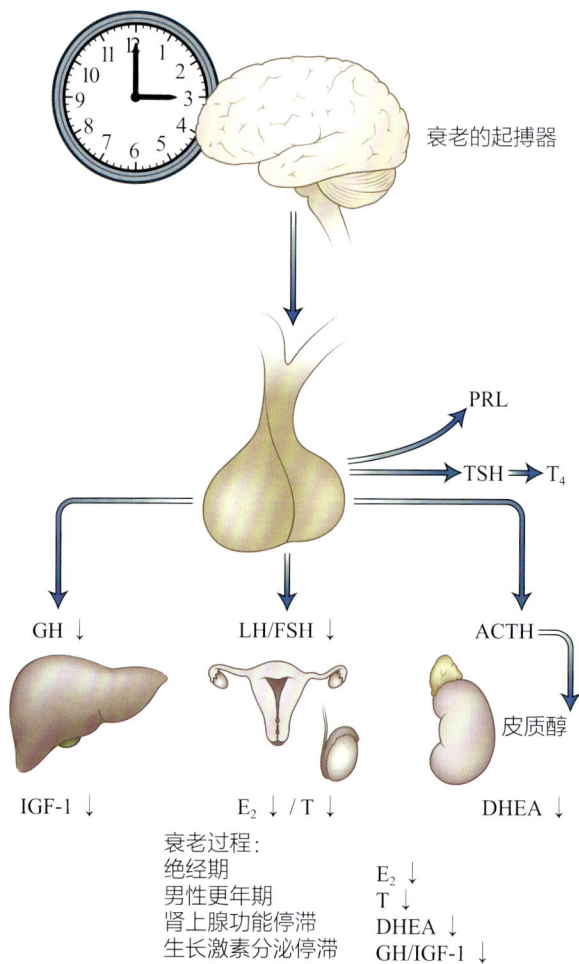

▲ 图 28-2　在衰老过程中，一些内分泌系统的活动会下降
左边，垂体释放的生长激素减少会导致肝脏和其他器官产生的 IGF-1 减少（生长激素分泌停滞）。中间，促性腺激素 LH 和 FSH 的释放减少、性腺水平的分泌减少（来自卵巢、睾丸中的雌二醇减少、睾酮减少）导致女性绝经期和男性更年期（绝经开始后，血清 LH 和 FSH 水平立即急剧增加）。右边，负责产生 DHEA 的肾上腺皮质细胞活动减少（肾上腺功能停滞），但 ACTH 和皮质醇分泌没有明显的临床变化。假设：下丘脑或更高级的大脑区域（或两者都有）有一个中央起搏器，它与周围器官（卵巢、睾丸和肾上腺皮质）一起调节这些内分泌轴的衰老过程。PRL. 催乳素；T₄. 甲状腺素；TSH. 促甲状腺激素

证据表明激素替代治疗是有益和安全的。

女性在 50 岁左右最显著和最迅速发生的变化是更年期[44]。雌二醇由育龄期时的周期性分泌变为非常低的水平且恒定分泌。多年来，人们普遍认为更年期是由卵巢卵泡衰竭引起的。还有一种观点是，中枢神经系统和下丘脑 – 垂体单元与年龄相关的变化导致向更年期过渡。有充分证据证明，卵巢和大脑都是更年期关键起搏器[44]。

男性下丘脑 – 垂体 – 性腺轴活动的变化更慢、更微妙。在衰老过程中，血清总睾酮和游离睾酮水平会逐渐下降[45]。男性更年期的特点是睾丸间质细胞数量

及其分泌能力下降，以及与年龄相关的偶发性和刺激性促性腺激素分泌减少[46, 47]。衰老影响的主要部位似乎是睾丸间质细胞对 LH 的反应能力，并且增加睾酮的产生。

与年龄相关的第二个激素系统的变化是肾上腺功能停滞，这一术语描述的是循环中 DHEA 及 DHEAS 水平逐渐下降[48, 49]。肾上腺分泌的 DHEA 随着时间的推移逐渐减少，而 ACTH 的分泌在生理上与血浆皮质醇水平有关，基本保持不变。

因此，男性与女性 DHEA 和 DHEAS 水平的下降与血浆皮质醇水平的维持形成反差，可能是由肾上腺皮质中功能性网状带细胞数量的选择性减少引起的，而不是由衰老的中枢（下丘脑）调节的[50]。

在衰老过程中活动逐渐减弱的第三个内分泌系统是 GH/IGF-1 轴[51]（图 28-3[219]）。随着年龄的增长，GH 的平均脉冲幅度、持续时间和比例逐渐降低，而脉冲频率没有减少。与此同时，循环中的 IGF-1 水平在男性及女性中都在逐渐下降[51, 52]。没有证据表明在生长激素分泌停滞过程中存在外周因素，其触发位点主要位于下丘脑，因为即使在高龄的老年人中，垂体生长激素也可以通过 GH 释放肽治疗恢复其年轻时的分泌能力。

目前尚不清楚性腺功能（绝经期、男性更年期）的变化是否与男性和女性的肾上腺功能停滞和生长激素分泌停滞过程相关。此外，尚未证明功能相关因素（肌肉大小和功能、脂肪和骨量的减少、动脉粥样硬化的进展和认知功能的下降）与这些内分泌变化有直接的因果关系。然而，衰老与一些（单独）激素缺乏（如性腺功能减退症、生长激素缺乏症）的特征非常相似，在中年的受试者中，这些特征通过适当的激素替代被成功逆转[53, 54]。尽管衰老不仅仅是由各种激素缺乏状态导致的，但对绝经期、男性更年期、肾上腺功能停滞或生长激素分泌停滞过程的医学干预可能会预防或延缓某些方面的衰老过程。

三、绝经

绝经是由于卵巢卵泡功能丧失导致的月经永久停止，一般在闭经 12 个月后进行回顾性诊断。在大多数女性中，雌激素下降的这段时期常伴随血管舒缩反应、情绪低落和泌尿生殖系统不适。在随后的几年中，随着雌激素的减少，心血管疾病、骨量减少和认知障碍的发生率很高。绝经期的平均年龄（51.4 岁）并未随着时间的推移而改变，似乎很大程度上取决于遗传因素。

在过去十年中，已提出抗米勒管激素作为预测自然绝经年龄的标志物。在女性中，AMH 仅由卵泡发育早期的卵泡颗粒细胞产生。从最初增加直到成年早期，AMH 浓度随着年龄的增长而缓慢下降，直到大概

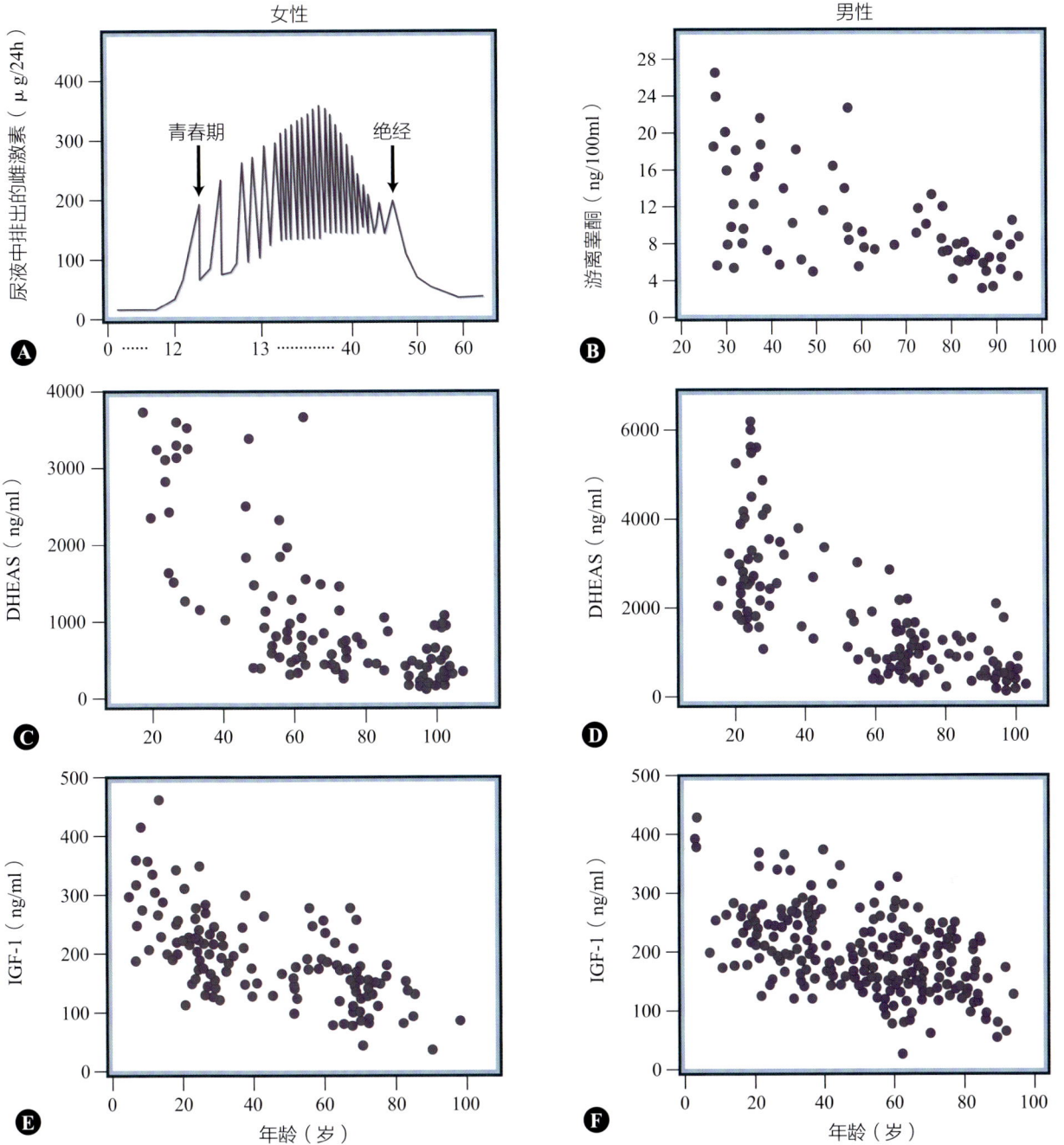

▲ 图 28-3 正常女性（左）和男性（右）在衰老过程中激素水平的变化

A 和 B. 正常女性一生中的雌激素分泌（表示为尿中的雌激素排泄）（A）和正常男性平均游离睾酮指数（血清总睾酮与性激素结合球蛋白水平的比值）（B）。C 和 D.114 名健康女性（C）和 163 名健康男性（D）的血清脱氢表雄酮浓度。E 和 F.131 名健康女性（E）和 223 名健康男性（F）在衰老过程中血清 IGF-1 浓度变化过程。注意不同面板中年龄分布差异［A 和 B. 引自 Guyton A.Textbook of Medical Physiology,8th ed.Philadelphia:Saunders;1991:899；C 和 D. 改编自 Ravaglia G,Forti P,Maioli F,et al.The relationship of dehydroepiandrosterone sulfate (DHEAS) to endocrine-metabolic parameters and functional status in the oldest-old.Results from an Italian study on healthy free-living over-ninety-year-olds.*J Clin Endocrinol Metab*.1996;81(3):1173-1178；E 和 F. 改编自 Corpas E,Harman SM,Blackman MR.Human growth hormone and human aging.*Endocr Rev*.1993;14(1):20-39.］

绝经前 5 年原始卵泡储备耗尽时无法检测到[55]。在一项长期随访研究中对 257 名女性进行了 11 年的随访。结果表明，通过年龄和 AMH，可以单独计算将来更年期的年龄范围[56, 57]。一项对 401 名参与宾夕法尼亚州卵巢衰老研究的女性的进行研究表明，基线 AMH 水平低于 0.20ng/ml 的女性，45—48 岁年龄组的中位绝经时间为 5.99 年（95%CI 4.20～6.33），35—39 岁年龄组的中位绝经时间为 9.94 年（95%CI 3.31～12.73）。

基线 AMH 水平高于 1.50ng/ml 时，最大年龄组的中位绝经时间为 6.23 岁，最小年龄组的中位绝经时间超过 13.01 岁。吸烟显著缩短了绝经时间[58]。

（一）围绝经期的激素治疗

绝经前后雌激素分泌突然减少导致的典型症状是月经周期紊乱、血管舒缩变化（潮热、盗汗）和泌尿生殖系统并发症（阴道萎缩刺激和干燥、性交困难、尿道上皮细胞萎缩导致排尿障碍）。其他症状包括易怒、情绪波动、关节疼痛和睡眠障碍。症状的频率、严重程度、发作和持续时间在个体之间和种族之间存在很大差异。西方社会中约 75% 的女性在围绝经期经历的症状非常少，因此不需要激素治疗[59]。HT 可迅速缓解更年期症状。潮热和血管舒缩不稳定，以及泌尿生殖系统萎缩的症状，在开始 HT 时迅速消失。

（二）长期激素替代疗法

由于预期寿命不断增加，女性绝经后的时间占其生命的 1/3 以上。10 年前认为长期使用 HT（5～10 年）可以有效预防老年人发生最常见的三种慢性疾病：心血管疾病、骨质疏松症和痴呆症。在 20 世纪 00 年代初期，几项横断面和前瞻性研究表明，采取 HT 的绝经期女性的冠心病发生率显著减低。Grady 及其同事[60] 对已发表的观察性研究进行了 Meta 分析，并报道 HT 可减少 1/3 的致死性冠心病。对 1976—1996 年间进行的 25 项观察性研究的进行 Meta 分析表明，与从未采取 HT 的女性相比，曾经使用过 HT 的女性患冠心病的相对风险为 0.70[61]。

护士健康研究是对 121 700 名 30—55 岁的女护士进行的综合调查。在最新报道中，汇总了 70 533 名绝经后护士 20 年的随访数据，目前采取 HT 的女性发生冠心病的总体风险降低，相对风险比为 0.61[62]。

然而，在过去的 15 年中，一些前瞻性随机对照试验的结果改变了人们对 HT 风险和获益的态度。女性健康倡议试验包括两项大型、随机、安慰剂对照的临床试验，包括对 161 000 多名 50—79 岁的"健康"绝经后女性进行雌激素和雌 - 孕激素联合研究[63]。预计 WHI 将明确回答雌激素是否具有心脏保护作用。然而，由于心血管并发症（冠心病、脑卒中和静脉血栓栓塞）增加，以及治疗组乳腺癌发病率增加，涉及 16 000 多名女性的雌 - 孕激素对比安慰剂试验提前终止[63]。虽然也看到了重要的治疗获益（降低骨折和结肠癌的风险），但有人担心联合使用雌孕激素的风险大于获益。雌激素对比安慰剂试验纳入近 11 000 名接受过子宫切除术的女性（因此不需要孕激素），虽然髋部骨折风险降低，但由于乳腺癌和冠心病风险略有增加，该试验也被提前停止[64]。

其他三项 RCT 关于 HT 对预防冠心病和缺血性脑卒中没有获益[65, 66]。这些研究人群包括既往有缺血性脑卒中或短暂性脑缺血发作的绝经后女性[67]，既往有心肌梗死[65] 或患有冠心病的女性[66]。

总之，纳入健康的女性的 WHI 研究及其他 3 项在有心血管疾病记录的女性中进行的研究都强烈反对早期基于观察性研究做出的假设，即雌激素使用者的冠心病死亡率和发病率相对于非用药者降低 30%～40%。

一系列评论解决了观察性研究和随机试验之间的结果差异[68, 69]。健康人群的偏倚、研究参与者开始 HT 的年龄、不同的雌激素和孕激素制剂及剂量都被列为可能的混杂因素。

随后，对来自 WHI 试验和其他研究数据的重新评估导致对数据的不同解释，因为围绝经期和早期绝经后女性可能从激素替代疗法中获得心血管益处。在这方面，人们对"时间假说"非常感兴趣，该假说指出，如果在动脉粥样硬化发展的早期阶段使用雌激素，则具有动脉粥样硬化保护作用。在 WHI 试验的一个亚组中 50—59 岁的女性接受雌激素治疗，冠状动脉钙化评分略微，但显著低于对照组[70]。丹麦最近的一项研究也支持时间假设，该研究表明，被分配到 HT 且基线年龄小于 50 岁的参与者全因死亡率、心力衰竭或心肌梗死的风险降低了 65%。不幸的是，这项研究没有安慰剂，试验也没有设盲[71]。此外，WHI 的一项独立子分析也支持时间假设，这项研究还表明，治疗的持续时间很重要。第 1～6 年与第 7～8 年的比例显示，与安慰剂相比，使用结合马雌激素超在 6 年后的心血管疾病风险显著降低（P=0.003）[72]。总之，大多数长期大型观察性研究和几项小型 RCT 强烈表明，如果绝经期早期开始 HT 应该对动脉粥样硬化具有保护作用，但如果对已经有成熟高危斑块的女性进行治疗，则可能有害[73]。

随后，几项研究证实了患乳腺癌的风险随着 HT 持续时间的延长而增加[74-76]。在百万女性研究中发现，目前使用雌激素的人发生浸润性乳腺癌的风险增加了 30%，而在使用雌孕激素联合治疗的女性中，患乳腺癌风险增加了 1 倍。既往接受过子宫切除术，仅用雌激素治疗的老年女性和年轻女性的乳腺癌风险没有变化。曾经进行 HT 的患者也没有增加乳腺癌的风险[77]。

此外，观察性研究早期提出的使用雌激素可能预防认知能力下降的预期并未得到随机、安慰剂对照试验的证实。单独使用雌激素治疗并不能减少≥65 岁女性痴呆或轻度认知障碍的发生，但雌 - 孕激素联合治疗导致两个终点的风险略有增加[78]。HT 在预防髋部和其他部位的骨质疏松性骨折方面仍然无可争议[79]（表 28-1）。

WHI 试验的结果非常重要，并且已被广泛宣传，以至于他们认为，HT 总是带来超过其益处的风险。有趣的是，最近公布的数据显示了对 WHI 的两项联合研究的分析，这些研究的随访时间延长了 18 年。与安慰剂相比，CEE 联合醋酸甲羟孕酮治疗组（平均治疗 5.6

表 28–1　Absolute Risks and Benefits of Clinical Events With Estrogen-Progestin and Estrogen-Only Therapy Compared With Placebo in the Women's Health Initiative Trial.[a]

Health Event	ESTROGEN-PROGESTIN THERAPY		ESTROGEN THERAPY	
	Absolute Risk (per 10 000 women/yr)	Absolute Benefit (per 10 000 women/yr)	Absolute Risk (per 10 000 women/yr)	Absolute Benefit (per 10 000 women/yr)
Coronary heart disease	8	—	—	3
Stroke	8	—	11	—
Breast cancer	8	—	—	8
Venous thromboembolism	18	—	8	—
Colorectal cancer	—	7	1	—
Hip fracture	—	5	—	6
Any fracture	—	47	—	56
New-onset diabetes	—	15	—	14

a. For overall hazard ratio, 95% confidence interval, and adjustments, see the original article.（Modified from Hodis HN. Assessing benefits and risks of hormone therapy in 2008: new evidence, especially with regard to the heart. *Cleve Clin J Med*. 2008;75 Suppl 4:S3–S12.）

年）和仅 CEE 组（平均治疗 7.2 年）的全因死亡率（心血管和癌症相关）没有差异。尽管 CEE 联合醋酸甲羟孕酮治疗会增加乳腺癌的风险，但其死亡风险与安慰剂组相似[80]。然而，目前尚不清楚更长的治疗时间是否获益并超过风险。

鉴于上述不确定性，在有更年期症状的女性中，可以在围绝经期考虑 HT[81]。对于 60 岁以上或绝经后 10 年以上，并且伴有血管舒缩症状且无禁忌证或心血管或乳腺癌风险的绝经期女性，建议对无子宫的人接受雌激素治疗，有子宫的人接受雌孕激素联合治疗。许多年前就观察到子宫内膜癌与雌激素使用之间存在关联。数十年来。雌激素的使用使得子宫内膜癌的风险增加了 10 倍[60]。因此，HT 方案补充了孕激素，几乎避免了子宫内膜癌的风险。

目前建议的雌激素剂量最初是为了预防骨质流失而设计的，而孕激素方案则用于预防子宫内膜癌。有几种雌激素和孕激素制剂可用于 HT[59]。可用制剂的成分因对不同靶组织的影响而异。商业制剂的临床效果因设计而异，个别女性的反应也不同。HT 可以口服、透皮、局部、鼻内或作为皮下植入物给药。

虽然围绝经期的 HT 会引起一些症状（如阴道分泌物、子宫出血和乳房胀痛），但它可以缓解许多其他症状，包括潮热和盗汗[82]。Grady 估计，每 1000 名使用了 1 年激素治疗的 50 岁女性中，大约有 1 例严重的不良事件发生。WHI 试验中的 HT 方案结合了 0.625mg/d CEE 和 2.5mg/d 醋酸甲羟孕酮。然而，许多女性减少围绝经期症状所需的雌激素剂量可能较低。每天

0.3mg 或 0.45mg CEE 剂量也能有效减少潮热的次数和强度[83]。

（三）SERM

在寻找绝经期间的最佳激素替代疗法时，观察到他莫昔芬在不同组织中具有不同的抗雌激素和雌激素作用[84, 85]。他莫昔芬抑制雌激素受体阳性乳腺癌细胞的生长。用他莫昔芬长期治疗绝经期乳腺癌患者也使新发（对侧）乳腺癌的发病率降低了 40%。此外，心血管事件减少了 70%，并且部分预防了与年龄相关的骨密度下降[86]。

这些最初令人困惑的观察结果可以用以下事实来解释，即他莫昔芬及其他具有选择性雌激素受体调剂作用的化合物（如雷洛昔芬）等，对正常乳腺组织和乳腺癌组织具有拮抗作用，但对骨骼、脂质和血管壁等具有激动作用。这些作用可以通过雌激素受体构象的稳定性不同来解释，稳定性不同选择性促进了与共激活蛋白或共抑制蛋白的相互作用，进而启动或抑制靶基因的转录。正是靶细胞中的这些特定相互作用导致了 SERM 的组织选择性作用。目前，以雷洛昔芬为代表的其他几种 SERM 已被评估用于治疗乳腺癌、骨质疏松症和更年期症状。

有研究报道证实，雷洛昔芬在预防绝经后女性骨质疏松症中具有有效性和安全性。该研究发现，在一组绝经非骨质疏松症女性中，雷洛昔芬治疗 2 年，其腰椎和髋部的骨密度增加了 2.5%。这证明雷洛昔芬可以显著降低椎体骨折风险。同时通过 Meta 分析发现雷洛昔芬治疗可以降低绝经后女性椎体骨折风险，但对

非椎体骨折风险没有影响。

在一项临床对照试验中，筛选了 1 万名冠心病风险增加的绝经后女性，分别给予安慰剂和雷洛昔芬。结果表明，安慰剂和雷洛昔芬组心血管事件的发生率没有影响。脑卒中的发生率在安慰剂组和雷洛昔芬组之间没有明显差异。然而，在接受雷洛昔芬治疗的个体中，尤其是在吸烟者中，有更高的致命性脑卒中发生率，以及静脉血栓栓塞事件发生率 [每 100 名女性年发病率分别为 0.22 vs. 0.15（$P<0.05$）和 0.39 vs. 0.27（$P=0.02$）]。与他莫昔芬和雌激素相比，雷洛昔芬不会刺激子宫内膜增厚或阴道出血。在不良反应方面，雷洛昔芬会增加腿部抽筋和潮热的发生率。

近年来，通过内分泌方法预防乳腺癌越来越成功。在乳腺癌风险增加的女性中进行了四项试验，试验中服用他莫昔芬 5 年或更长时间，发现乳腺癌的发生率降低了约 50%，但仅限于雌激素受体阳性患者（图 28-4[220]）（Howell）。随访表明，他莫昔芬在 5 年治疗结束后有残留效应，因此 10 年的预防效果明显大于 5 年。

雷洛昔芬在三项试验中与安慰剂进行了比较：一项在患有骨质疏松症的女性中进行，一项在患有心脏病或有心脏病风险的女性中进行，一项在乳腺癌高风险女性中将雷洛昔芬与他莫昔芬进行了比较：在雷洛昔芬治疗 4~5 年后，三项试验中乳腺癌风险分别降低了 66%、44% 和 50%。最后一项试验表明，雷洛昔芬与他莫昔芬一样在预防和治疗乳腺癌上一样有效，并且与之前的他莫昔芬研究一样，雷洛昔芬仅降低了雌激素受体 α 阳性肿瘤的风险。

在美国，60mg 剂量的雷洛昔芬现在被用于治疗

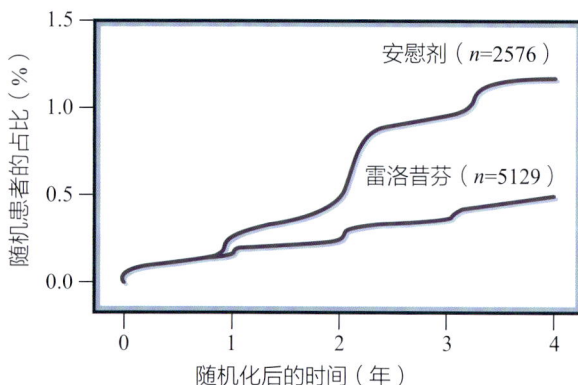

▲ 图 28-4　雷洛昔芬给药（60~120mg/d）对 7705 名患有骨质疏松症的绝经后女性（平均年龄 66.5 岁）乳腺癌累积发病率的影响（组间显著性差异统计 $P<0.001$）

改编自 Cummings SR, Eckert S, Krueger KA, et al. The effect of raloxifene on risk of breast cancer in postmenopausal women: results from the MORE randomized trial.Multiple Outcomes of Raloxifene Evaluation. *JAMA*. 1999; 281(23): 2189-2197.

和预防绝经后骨质疏松症，以及用于降低患有绝经后骨质疏松症合并高浸润性乳腺癌风险的女性。虽然在拉索昔芬已被欧盟批准用于预防椎体骨折，但尚未上市。此外，巴多昔芬已获准在欧盟使用。4 项随机对照试验表明，巴多昔芬降低了新发椎体骨折的发生率（RR=0.69，95%CI 0.52~0.93）。巴多昔芬的使用与乳腺癌风险的增加、子宫内膜厚度的增加或肿瘤的发生无关。替勃龙是一种同样可以选择性调节不同组织雌激素活性的化合物，对更年期症状的治疗和预防骨丢失有很高的疗效。该化合物已在许多国家获得批准，但在美国却未获批准。在一项 5 年的试验中，给予替勃龙（2.5mg/d）可以观察到与对照组相比，替勃龙组椎体骨折减少 45%，非椎体骨折减少 26%，浸润性乳腺癌减少 68%，结肠癌风险减少 69%。然而，单独使用替勃龙可以导致脑卒中风险增加（HR=2.19，$P=0.02$）。

雄激素替代

在女性绝经前，雄激素的产生分别来自肾上腺和卵巢。女性的雄激素随着年龄的增长而下降，到绝经后，血液雄激素水平下降 50% 以上。

目前，人们越来越意识到低雄激素水平对围绝经期女性情绪和性健康的影响，但仅凭单一的雄激素水平无法预测女性性功能低下。在一项 1423 名 18—75 岁女性的研究发现，大多数 DHEAS 水平低的女性，具有正常的性功能。

在一项为期 52 周的双盲、安慰剂对照试验中研究了睾酮治疗对绝经后女性性欲减退症的疗效和安全性，该试验有 800 多名女性参与。每天给予 300μg 睾酮贴片治疗，结果显示其对女性性功能有温和但有意义的改善。在另外一项 272 名女性使用睾酮贴片治疗 6 个月的小型研究中发现了类似的结果。但睾酮的长期应用，包括对女性乳房的影响，仍然不确定。

（四）HT、SERM 还是不治疗

绝经后女性的雌激素替代治疗存在争议，许多方面仍未解决。雌激素替代治疗作为一种低风险广泛应用的策略已被放弃。尽管在围绝经期和绝经后的短期内 HT 应用的总体益处在患有雌激素戒断症状的女性中是显而易见的，但绝经后长期 HT 的应用总体是一个弊大于利的负面效果。HT 与心血管风险的相关性从保护到有害再到可能的保护，这一演变引起了争议和困惑。

HT 通常用于 45—60 岁出现血管舒缩症状的女性。HT 不适用于 70 岁以上的女性或没有血管舒缩症状或泌尿生殖系统萎缩的女性的心脏保护。然而，数据清楚地表明，在最需要治疗的时候，临床医生可以开具处方，女性可以使用（低剂量）HT。关于 HT 对围绝经期女性心血管风险 / 死亡率的潜在益处的争论尚未解决。这一点应根据未来的科学证据，对每个人定期

重新评估各种治疗（包括 HT）的益处和风险。

目前，可以使用其他多种药物来降低心血管疾病和骨骼疾病风险；这些药物包括降低胆固醇的他汀类药物、β 受体拮抗药、SERM 和双膦酸盐。在这些不同类型药物中为更年期女性选出最佳药物需要个体化的治疗决策。例如，冠状动脉疾病是一种由遗传易感性和环境因素相互作用引起的复杂疾病，应建议首先改变风险因素包括饮食习惯、吸烟、体育锻炼。其次为二级预防，包括降脂药物、阿司匹林、硝酸盐和 β 受体拮抗药等药物治疗。对于患有骨质疏松症的女性，HT 替代治疗是有效的，然而，与 SERM 及双膦酸盐类药物相比，HT 在减少骨折的效果方面不尽人意。绝经后乳腺癌风险的女性是选择 SERM 的重要考虑因素。目前雷洛昔芬已成为绝经后女性用于长期预防治疗、降低乳腺癌发生风险的重要考虑因素。

四、男性更年期与迟发性性腺功能减退症

（一）睾酮在衰老过程中的作用

男性与年龄相关的性腺功能减退症不如更年期女性那么明显。主要区别在于，男性雄激素水平的变化通常是逐渐温和的降低，而女性雌激素的变化则是急剧下降。一般认为，随着男性年龄的增长，从 40 岁以后血清总睾酮浓度开始下降。在横断面研究中，总睾酮和游离睾酮每年分别下降 1.0% 和 1.2%。其中游离睾酮下降幅度较大，与性激素结合球蛋白水平随着年龄的增长而增加有关。这些归因于衰老的变化因素可能与肥胖等健康相关因素混淆。也有报道称，在自我报告非常健康的男性中，血清睾酮在各个年龄段都是稳定的。目前还不清楚男性衰老过程中发生的众所周知的生理性改变（如性活动减少、肌肉质量和力量下降、骨丢失）是否与睾酮生物活性的变化有因果关系。睾酮水平的逐渐下降被称为迟发性性腺功能减退症（late-onset hypogonadism, LOH）。近年来，关于如何定义老年男性雄激素缺乏的问题一直存在重大分歧。根据实践指南，在老年人雄激素缺乏或 LOH 的诊断中，当同时存在性腺功能低下症状和明确的血清（游离）睾酮水平低时，可以考虑睾酮替代治疗。

生化部分通过测量早晨血清总睾酮水平（两次）或额外测量 SHBG 水平来确定"游离"睾酮浓度。大多数老年男性的睾酮水平在正常范围内，"低"血清睾酮浓度（如<10.4nmol/L，即<300ng/dl）的发生率为 10%～25%。大多数睾酮水平低的男性不会引起临床关注，因为在临床中没有常规检测睾酮水平。关于通过生化方法诊断老年男性 LOH 的一个重要问题在于，睾酮水平低的男性可能不会表现出临床症状，这可能导致仅仅由于低于某一阈值而使大量男性被诊断为需要睾酮替代疗法。

此外，临床上关于如何诊断老年男性雄激素缺乏症还具有很多不足。雄激素缺乏症的所有症状和体征都是非特异性的，很容易用并发症和药物来解释或改变。嗜睡、注意力不集中、睡眠障碍、易怒和情绪低落可能与身体疾病（以及治疗的不良反应）、肥胖和（或）缺乏体育锻炼和其他生活方式问题（如酗酒或吸毒）、人际关系困难、职业或财务压力有关。事实上，现有的雄激素缺乏症筛查工具缺乏足够的特异性和敏感性，无法可靠地用于指导临床诊断和治疗。

Araujo 及其同事通过研究雄激素缺乏症状（性欲低下、勃起功能障碍、骨质疏松症或骨折，或包含以下两种非特异性症状：睡眠障碍、情绪低落、嗜睡或体力下降）和低血清总睾酮浓度（<10.4nmol/L，即<300ng/dl）、低游离睾酮浓度（<0.17nmol/L，即<5ng/dl）之间的关系，确定了男性雄激素缺乏症的患病率。在近 1500 名男性（年龄为 30—79 岁）中，他们发现 24% 的男性总睾酮水平低于 10.4nmol/L，11% 的男性游离睾酮水平低于 0.17nnol/L。症状的发生率如下：性欲低下（12%），勃起功能障碍（16%），骨质疏松/骨折（1%），以及两种或两种以上的非特异性症状（20%）。虽然睾酮水平低与症状存在相关性，但许多睾酮水平低的男性没有症状（如 50 岁以上男性为 47.6%）。在图 28-5 中，相互关系显示，4.2% 的 50 岁以下男性和 8.4% 的 50 岁以上男性出现了伴有低血清睾酮水平（<10.4nmol/L）的症状性雄激素缺乏。这种情况随着年龄的增长迅速增加，如在 70 岁男性中达到了 18.4%。

此外，Wu 及其同事为了更好地识别患有 LOH 的老年男性，随机调查了 3369 名年龄在 40—79 岁的男性（欧洲男性老龄化研究）。根据调查提出了最低诊断标准：同时存在三种性症状（即早晨勃起不良、性兴趣下降和勃起功能障碍）的"综合征"，以及血清总睾酮水平低于 11nmol/L（320ng/dl）和游离睾酮水平低于 0.22nmol/L（6.4ng/dl）；其中满足这些标准且血清总睾酮水平低于 8nmol/L（230ng/dl）的男性被认为患有严重的 LOH。以欧洲男性老龄化研究中 LOH 的诊断标准为筛选标准，发现 LOH 的患病率随着年龄、体重指数和并发症数量的增加而增加，其中在 70—79 岁的男性中患病率为 5.1%。患有 LOH 的男性血红蛋白和肌肉含量较低，并且与同龄人相比，骨量、身体表现和一般健康状况较差；仅睾酮水平低的男性，无论性症状如何，与相同终点的关联程度较小。

近年来，研究发现 LOH 与代谢性疾病（如肥胖、代谢综合征和 2 型糖尿病等）之间的关联更清晰。肥胖引起的雌激素水平上升可能引起了垂体的负反馈调节，导致促性腺激素水平降低或促性腺激素功能减退。此外，胰岛素抵抗可能也是导致肥胖男性的睾酮水平降低的原因之一，并发症也与较低的总睾酮水平相关。2011 年发表的三项独立 Meta 分析，以及最近一项近

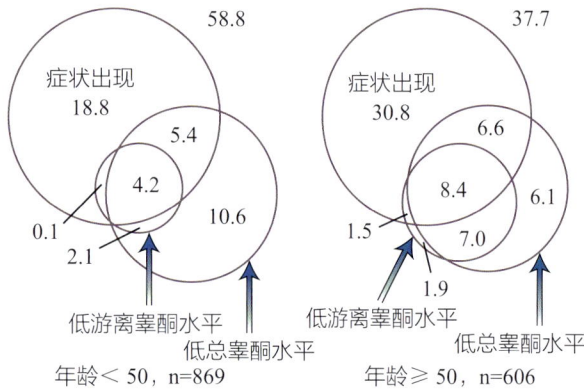

▲ 图 28-5 男性临床症状、低总睾酮水平 (<10.4nmol/L，即 <300ng/dl) 和低游离睾酮水平 (<0.17nmol/L，即 <5ng/dl) 之间相互关系的文氏图，显示 50 岁以下（左）和 50 岁或以上（右）。图中的数字是每个区域内的百分比。阳性症状、低总睾酮和游离睾酮在老年男性中更为常见。与年轻男性相比，老年人临床症状与睾酮水平的相关性更强，这表明与年轻人（**43.1%** 的总睾酮或游离睾酮低的男性有症状）相比，老年人的症状存在与低总睾酮和游离睾酮之间的重叠程度更大（总睾酮或游离睾酮低的男性中有 **52.4%** 有临床症状）。症状与总睾酮和游离睾酮水平低的交集在老年男性中更为常见（症状性雄激素缺乏症的患病率在 <50 岁的男性中为 **4.2%**，在 50 岁或以上的男性中为 **8.4%**）。文氏图的圆圈与年龄层成正比

引自 Araujo AB, Esche GR, Kupelian V, et al. Prevalence of symptomatic androgen deficiency in men. *J Clin Endocrinol Metab*. 2007; 92(11):4241-4247.

2600 名男性参与的大型观察性研究（欧洲男性老龄化研究）表明，性腺功能减退与总体死亡率和心血管死亡率之间存在关联，但他们未能发现其与任何心血管事件之间的统计学关系。尽管如此，这些发现仍支持心血管疾病与男性性腺功能减退有关的概念。

（二）睾酮替代疗法

许多有说服力的文献报道表明，睾酮替代疗法适用于所有年龄段（少年、成年和老年）具有明确的临床症状和生化水平下降的性腺功能减退症的男性，睾酮替代疗法可快速逆转血管运动活性（潮红和出汗）症状，改善性欲、性活动和情绪，增加肌肉质量、力量和骨矿化，预防骨折，减少脂肪量，减少疲劳和注意力不集中。此外，对正常成年男性给予超生理剂量的睾酮治疗，特别是在结合阻力运动时，可增加瘦体重、肌肉大小和力量。

大多数关于雄激素治疗老年男性结果的研究是小型、短期、不可控的，没有统一的终点。在健康老年男性中进行的第一个大型随机研究的结果似乎代表了雄激素治疗预期的效果。96 名男性（平均年龄 73 岁）在阴囊上使用睾酮贴片（每 24 小时给予 6mg 睾酮）或安慰剂贴片，持续 36 个月。结果显示，睾酮治疗

的男性平均血清睾酮浓度从治疗前的 12.7 ± 2.9nmol/L（367 ± 7.9ng/dl）增加到 21.7 ± 8.6nmol/L（625 ± 249ng/dl）（*P*<0.001），并在研究期间保持这一水平。在 36 个月的治疗中，睾酮治疗的男性脂肪质量下降（–3.0 ± 0.5kg）与安慰剂治疗的男性脂肪质量下降（–0.7 ± 0.5kg）显著差异（*P*<0.001）（图 28-6A）。睾酮治疗组的瘦体重增加（1.9 ± 0.3kg）与安慰剂治疗组的瘦体重增加（0.2 ± 0.2kg）呈显著差异（*P*<0.001）。

两组患者的膝关节伸屈力量、握力、行走速度等肌肉力量和功能参数变化无显著性差异。睾酮组（4.2% ± 0.8%）和安慰剂组（2.5% ± 0.6%）的腰椎骨密度均增加，但组间的平均变化没有差异（图 28-6）。然而，治疗前血清睾酮浓度越低，睾酮治疗对 36 个月后腰椎骨密度的影响越大（*P*=0.02）。在治疗前血清睾酮浓度为 13.9nmol/L（400ng/dl）的男性，睾酮治疗对骨密度的影响最小（0.9% ± 1.0%），但在治疗前睾酮浓度为 6.9nmol/L（200ng/dl）的男性，骨密度增加了 5.9% ± 2.2%。

在 36 个月的治疗期间，安慰剂治疗组患者身体功能的主观感知显著下降（*P*<0.001），这在睾酮治疗组没有出现。有趣的是，睾酮治疗对身体功能主观感知的影响与治疗前血清睾酮浓度成反比（*P*<0.01）。两组患者对能量和性功能的主观感知没有显著差异。

为了明确睾酮治疗是否能改善衰老相关疾病，我们针对睾酮水平低下的老年男性设计了一组临床试验评估其症状和客观指标，分为 7 项。这 7 项试验共包含 790 名男性，分别测量身体活动能力、性功能、疲乏程度、认知功能、贫血、心血管和骨骼参数[132]。这些试验表明，对于 65 岁以下睾酮水平低于 9.5nmol/L（275ng/dl）的男性，给予调整剂量的睾酮凝胶治疗 1 年可以使其睾酮水平维持在年轻男性的正常范围内，并且自我报告性功能增加程度高于安慰剂组。6min 步行距离增加至少 50m[131] 的男性比例在睾酮组和安慰剂组之间存在微小差异（图 28-7）。此外，在改善疲劳程度方面，睾酮治疗与安慰剂相比没有显著优势（通过 FACIT 疲劳评分[131] 提高至少 4 分）（图 28-8）。

关于睾酮治疗对健康老年男性的潜在不良影响，Snyder 及其同事[131, 133] 的研究具有一定的代表性。安慰剂组的血清前列腺特异性抗原水平在治疗期间没有变化，但睾酮治疗组抗水水平略有增加且具有统计学意义（*P*<0.001）。在睾酮治疗组中观察到 3 例前列腺癌，而在安慰剂组中观察到 1 例。两组的尿流率和残余尿量没有显著差异。安慰剂组的血红蛋白和血细胞比容没有变化，但睾酮治疗组两者均显著增加（*P*<0.001）。7 名接受睾酮治疗的男性在治疗期间反复出现红细胞增多症（血红蛋白 >17.5g/dl，血细胞比容 >52%）。

许多关于大规模健康男性人群的相关研究表明，

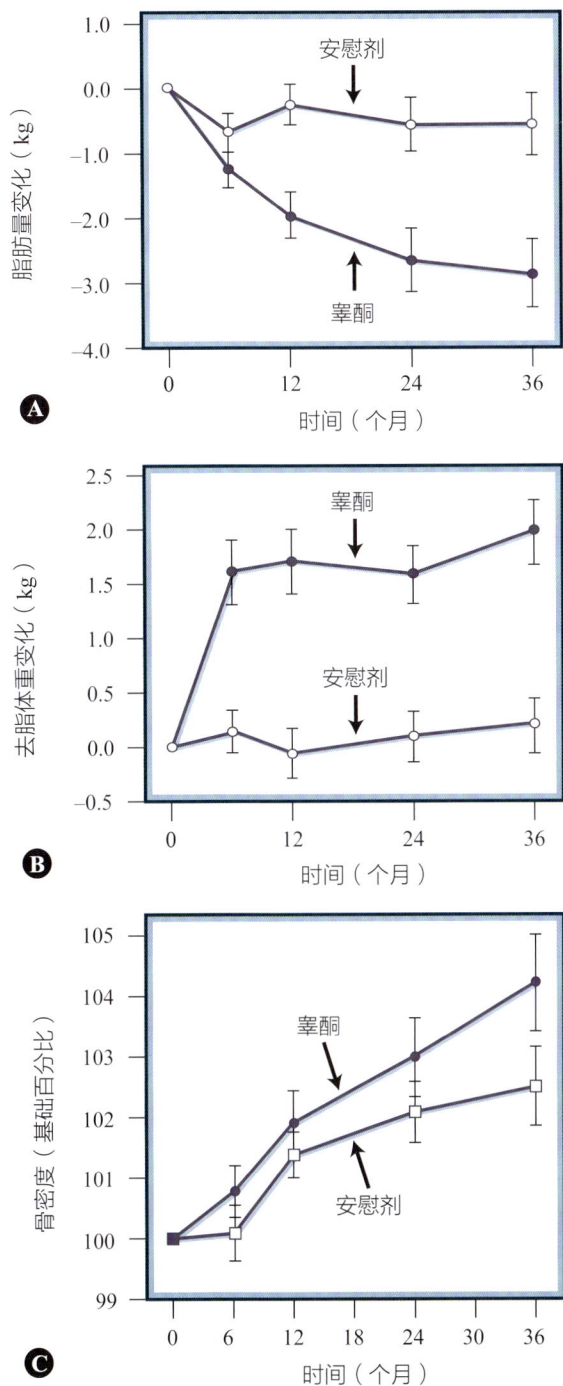

▲ 图 28-6 **108 名老年男性通过双能 X 线吸收测定法确定的腰椎（L$_{2\sim4}$）脂肪量、瘦肉量和骨密度从基线平均值（±标准差）变化超过 65 岁接受睾酮或安慰剂治疗的人（54 名男性）。在 36 个月时，睾酮治疗受试者的脂肪量减少（*P*＜0.005）和瘦体重增加（*P*＜0.01）与安慰剂治疗受试者显著不同。两组的骨密度均显著增加**

A 和 B. 引自 Snyder PJ, Peachey H, Hannoush P, et al. Effect of testosterone treatment on body composition and muscle strength in men over 65 years of age. *J Clin Endocrinol Metab*. 1999;84(8):2647-2653; C. 引自 Snyder PJ, Peachey H, Hannoush P, et al. Effect of testosterone treatment on bone mineral density in men over 65 years of age. *J Clin Endocrinol Metab*. 1999;84(6):1966-1972.

在 60—70 岁的男性中，阳痿的发病率显著上升，可达到 50% 以上[134]。尽管在不同年龄组之间，阳痿发病率增加与血清（游离）睾酮水平降低有明显相关性，但是两者的因果关系尚未明确。选取随机、安慰剂对照的试验进行系统综述和 Meta 分析，结果发现，正常男性使用睾酮能够略微改善勃起功能满意度，以及适度改善性欲[135]。其他因素，如动脉粥样硬化、饮酒、吸烟和人际关系的质量，似乎起到更重要的作用[136, 137]。只有在明确性腺功能减退的情况下，睾酮替代疗法才能有效改善性欲和性功能下降[114, 128, 133]。

目前缺乏大规模人群或长时间随访的 RCT 来明确睾酮替代疗法对主要不良心血管事件的影响。一项 Meta 分析表明，睾酮治疗能够增加男性心血管相关事件的发生风险。在非制药行业资助的试验中，这种风险尤为显著[138]。在这项 Meta 分析之后发表的睾酮研究[132]探究了睾酮治疗对老年男性心血管相关参数的影响。与安慰剂相比，394 名有性功能减退症状且睾酮水平低于 275ng/dl 的男性患者使用睾酮凝胶治疗 1 年可以小幅降低胆固醇和胰岛素水平，但与葡萄糖标志物、炎症或纤维蛋白溶解标志物或肌钙蛋白无关[139]。然而，在 73 名男性亚组中，睾酮治疗组与安慰剂组相比，冠状动脉非钙化斑块体积显著增加[140]。此外，关于睾酮治疗对老年男性动脉粥样硬化的影响方面，一项纳入了 308 名 60 岁以上的社区男性的随机安慰剂对照双盲的试验发现，134 名非糖尿病男性在接受睾酮治疗 36 个月后，胰岛素敏感性并没有改善[141]。

内分泌学会临床实践指南针对睾酮治疗成年男性的雄激素缺乏综合征，总结了睾酮浓度介于正常偏低到低水平的老年男性睾酮治疗 1～3 年的 RCT 观察到的疗效和不良结局[115]。

需要治疗的老年人 心脏和雌 / 孕激素替代疗法、WHI 研究为我们提供了一个重要的经验，在获得可靠的安全性和疗效性的临床证据之前，传统医疗实践不应先行。老年男性的睾酮替代疗法和绝经后女性的激素替代疗法是相对应的，但两者的关键区别在于前者缺乏明确的雄激素缺乏综合征的诊断。根据一位老年男性的病史、症状、体征收集到的具有提示性的临床特征，寻求证实雄激素缺乏的生化证据。在前面关于老年男性睾酮替代治疗的讨论中提到，如果血清总睾酮浓度低于 6.9nmol/L（200ng/dl），那么"真"性腺功能减退的生化诊断是成立的。但是这样的诊断切点是很武断的，并且也不能回答我们的疑问：睾酮水平在 6.9～10.4nmol/L 的健康老年人是否有性腺功能减退，或者这样的男性能否在雄激素替代治疗中获益。目前尚且没有足够的证据来确定老年人的低睾酮水平是否是健康状况不佳的标志，是否需要进行睾酮替代治疗。有证据表明，并发的疾病常导致血清睾酮水平出现一过性急剧下降，而体弱的老年男性的睾酮水平通常比

步行距离 – 参加身
体功能试验的男性

P=0.20

时间（个月）	0	3	6	9	12
睾酮（n）	191	179	174	172	172
安慰剂（n）	196	179	171	159	165

A

步行距离 – 所有男性

P=0.003

时间（个月）	0	3	6	9	12
睾酮（n）	392	368	358	348	346
安慰剂（n）	389	356	339	320	326

B

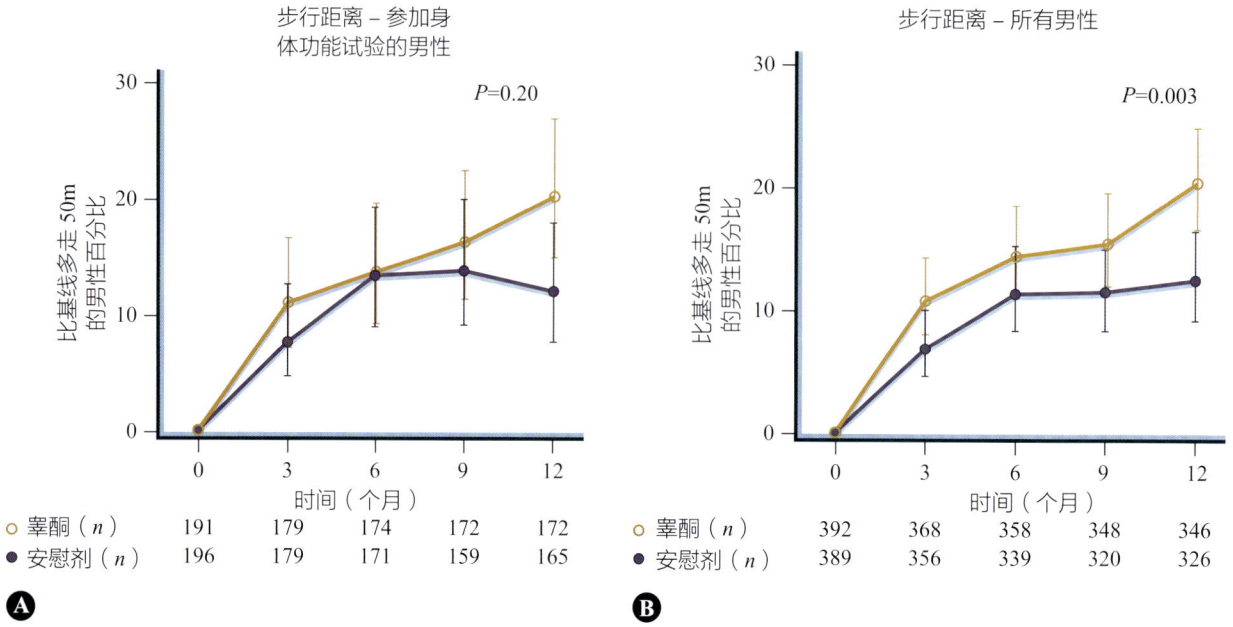

▲ 图 28-7　睾酮对步行距离的影响

图显示服用睾酮或安慰剂并参加身体功能试验的男性（A）和参加睾酮试验的所有男性（B）在 6min 内步行距离比基线增加 50m 或更多的百分比。数据以平均值和 95%CI 表示［改编自 Snyder PJ,Bhasin S,Cunningham GR,et al.Lessons from the Testosterone Trials.*Endocr Rev*.2018;39(3):369-386.］

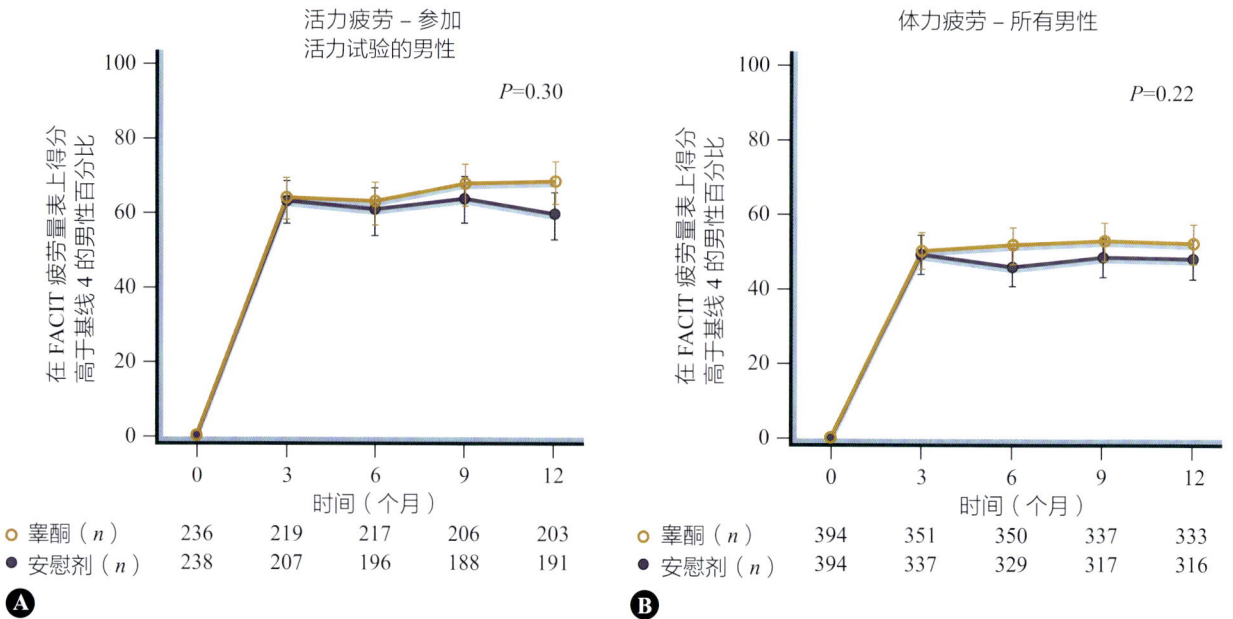

活力疲劳 – 参加
活力试验的男性

P=0.30

时间（个月）	0	3	6	9	12
睾酮（n）	236	219	217	206	203
安慰剂（n）	238	207	196	188	191

A

体力疲劳 – 所有男性

P=0.22

时间（个月）	0	3	6	9	12
睾酮（n）	394	351	350	337	333
安慰剂（n）	394	337	329	317	316

B

▲ 图 28-8　睾酮对活力和疲劳的影响

图表显示服用睾酮或安慰剂并参加活力试验的男性（A）和参加睾酮试验的所有男性（B）的百分比，其 FACIT 疲劳量表得分至少提高 4 分。数据以平均值和 95%CI 表示［改编自 Snyder PJ,Bhasin S,Cunningham GR,et al.Lessons from the Testosterone Trials. *Endocr Rev*.2018;39(3):369-386.］

同龄的健康对照者低 10%～15%。另外，老年人功能性性腺功能减退可能是可逆的。通过改善生活方式，尤其是减重，能够增加睾酮水平，因为肥胖是导致老

年人雄激素水平低下的最强危险因素。

目前的指南推荐，对于老年男性年龄相关的睾酮水平下降，如果没有症状就不需要治疗。指南建议临

床医师在明确讨论睾酮治疗的风险和获益的不确定性后，考虑对不止一次检测到低睾酮水平和临床上有明显的雄激素缺乏症状的老年男性提供个体化睾酮治疗方案。但是专家们对血清睾酮到底低于什么水平就需要对有症状的老年男性进行治疗存在分歧。当发现血清睾酮水平低时，必须额外评估血清促性腺激素和催乳素水平来排除垂体病变。

如果决定了要进行睾酮替代治疗，指南建议将总睾酮水平控制在年轻男性正常偏低水平，也就是 400～500ng/dl（14.0～17.5nmol/L）。因此，使用的剂量需要根据血清睾酮的水平进行调整。有关睾酮制剂及给药方式（口服、注射、植入或者透皮）的选择见第 8 章。

睾酮给药的持续时间是不确定的。给药时必须监测前列腺大小、前列腺特异性抗原水平和血细胞比容。哪些老年男性可能从睾酮治疗中获益尚未明确。前列腺和血黏度增加的风险也需要进一步的研究。

五、肾上腺功能停滞

（一）DHEA 在衰老中的作用

人类是区别于灵长类动物和啮齿类动物的，因为人类肾上腺皮质分泌大量的类固醇前体 DHEA 及其硫酸盐衍生物 DHEAS[148]。在成年男性中，血清 DHEAS 水平比睾酮高 100～500 倍，在成年女性中，血清 DHEAS 水平比雌二醇高 1000～10 000 倍。在正常人中，DHEA 及其硫酸盐的血清水平在 30 岁的时候最高，之后两者的水平逐渐降低；因此在 70—80 岁时，男性

DHEAS 水平会降至峰值水平的 20%，女性会降至峰值水平的 30%[49]（图 28-3）。

DHEA 和 DHEAS 是主要的前体物质，能够在人体组织中通过复杂的酶网络转化为雄激素或雌激素，或两者兼而有之（图 28-9）。关键酶包括芳香酶、类固醇硫酸酯酶、3β- 羟类固醇脱氢酶（3β-HSD-1 和 3β-HSD-2），以及至少 7 种器官特异性 17β- 羟类固醇脱氢酶（17β-HSD-1 至 3β-HSD-7）。Labrie 及其同事[148]引入了术语"胞内分泌学"来描述活性类固醇在外周靶组织中的合成，他们被合成后在细胞内直接发挥作用，而没有释放到胞外和全身循环中。

在绝经后女性中，除了少量来自卵巢或肾上腺的睾酮和雄烯二酮外，几乎 100% 的性类固醇是由肾上腺来源的前体在外周组织中转化而来的。因此，在绝经后的女性中，几乎所有的活性类固醇都是通过一种胞内分泌机制在靶组织中产生。在老年男性中，雄激素的分泌也很重要；不到 50% 的雄激素来源于睾丸产生。

男性和女性肾上腺性类固醇激素的高分泌率与实验室动物模型不同，后者的性类固醇分泌仅发生在性腺中。大鼠和小鼠长期服用 DHEA 可预防肥胖、糖尿病、癌症和心脏病，并增强免疫功能[48, 50, 149]。

这些动物实验数据证明，给成年人或老年人使用 DHEA 可以延长寿命，并且可能是一种"长生不老药"。然而，人类相关研究的支撑数据很少，而且存在很大的争议。流行病学研究明确指出，较高水平的 DHEAS 对男性和女性都有轻微的心脏保护作用[150]。鹿特丹

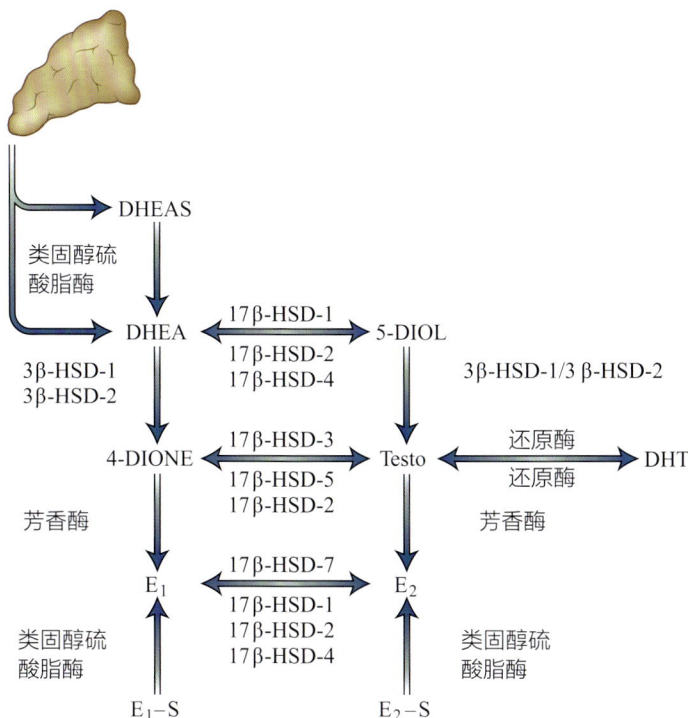

▲ 图 28-9　外周内分泌组织中的人类固醇生成酶

DHEA. 脱氢表雄酮；DHEAS.DHEA 硫酸盐；DHT. 双氢睾酮；5-DIOL. 雄甾酮 5- 烯 -3β, 17β- 二醇；4-Dione. 雄烯二酮 E1, 雌酮，E_2. 雌二醇；3β-HSD. 3β- 羟类固醇脱氢酶；17β-HSD. 17β- 羟类固醇脱氢酶；Testo. 睾酮 [改编 自 Labrie F,Luu-The V,Lin SX,et al.Intracrinology:role of the family of 17 beta-hydroxysteroid dehydrogenases in human physiology and disease. *J Mol Endocrinol*.2000;25(1): 1-16.]

研究表明，DHEA、DHEAS 水平与糖尿病风险呈负相关[151]。血清 DHEAS 水平最低的 90 岁以上男性，他们的日常生活活动的功能参数也最差[49]；在健康的老年人中，皮质醇与 DHEAS 水平的比值与认知障碍之间存在关联[152]。

CYP3A7 在胎儿的肝脏中表达，在出生后会被沉默在 DHEA、DHEAS 和雌酮的 16α- 羟化中起重要作用。*CYP3A7* 基因的一种常见的多态性（CYP3A7*1C）导致该基因的酶活性在成年期间持续存在。6%～8% 的人群是该多态性的杂合携带者，这会导致他们的 DHEAS 水平比纯合子低近 50%。有趣的是，并没有证据能表明这种水平的降低与衰老过程加速相关。

（二）DHEA 替代治疗

一项双盲的临床研究已明确了 DHEA 在女性中扮演的生理作用。在患有肾上腺功能不全的女性患者中[154]，服用 DHEA 治疗（50mg/d）可使血清 DHEA、DHEAS、雄烯二酮、睾酮水平恢复正常。此外，服用 DHEA 治疗能显著改善机体健康状况、抑制焦虑评分、性生活频率、性欲、对性行为的满意度。

几项短期对照的临床研究表明，在小范围的老年人中使用 DHEA 治疗的效果仍不明确[155, 156]。一项为期 2 年的安慰剂对照试验表明，与安慰剂相比，口服 DHEA（男性服用剂量为 75mg/d，女性为 50mg/d）对人体成分、肌肉力量或胰岛素敏感性均无显著影响[157]；一项纳入了 87 例 DHEAS 和游离睾酮水平均较低的老年男性患者，以及 57 例 DHEAS 水平较低的老年女性患者的临床研究中，DHEA 给药期间，男女性受试者的血清 DHEA 水平均增加了约 9.5μmol/L。

另一项纳入了 280 例年龄在 60—79 岁健康受试者的研究中，所有受试者均服用 DHEA（50mg/d）持续治疗 1 年，研究结果表明，尽管女性受试者的性欲有所提高，所有受试者的人体成分及肌肉力量均无显著改善[158]；此外，一项双盲随机对照试验研究对 50 例年龄在 70 岁及以上的老年男性进行了为期 36 周的 50mg DHEA 替代治疗，结果显示，在肌肉力量测试中得分较低的受试者的等距握力、下肢伸展力、身体表现均无显著改善。

目前关于 DHEA 替代治疗的获益主要在于 DHEA 治疗能增加女性的骨密度[157, 158, 160, 161]。但是，这些治疗效果非常微弱，并且疗效不及目前骨质疏松症常规（如雌激素和双膦酸盐）治疗疗效的一半。因此，它们对骨折风险发生的影响较小[157]。纳入安慰剂对照的 RCT 的相关综述表明，绝经后女性患者口服 DHEA 治疗对其性功能、幸福感和认知能力受损的无显著改善，此外，对脂质和糖类代谢也无显著改善作用[162, 163]。但是，Weiss 等研究结果发现[164]，老年男性患者（*n*=92）和老年女性患者（*n*=51）在给予 DHEA 补充治疗（剂量为 50mg/d）并随访 12 个月后可减轻动脉硬化。

一项 Meta 分析结果显示，在 8 项测量了骨代谢相关指标的 RCT 中共纳入了 644 名老年男性，予以 DHEA 替代治疗，平均随访 52 周后并未改善患者腰椎或股骨的骨密度，与骨质形成或吸收相关的骨转换指标也均无显著改善[165]。此外，该 Meta 分析还纳入了 25 项 RCT，对 1353 例老年男性患者进行了平均 36 周的随访，研究结果表明，每天 50～100mg DHEA 补充治疗与患者体脂含量减少有关，但对糖脂代谢、性功能或生活质量无显著影响。

此外，有研究发现，女性患者在阴道内使用 0.50%DHEA（6.5mg/d），第 12 周时能改善中度至重度阴道干燥情况，并能缓解性生活的疼痛感，提示 DHEA 局部用药可能一定的获益[166]。

（三）结论

DHEAS 是合成雌激素和雄激素重要的前体物质，其在脑、骨、皮肤和脂肪组织等靶组织中可能存在广泛的作用。但 DHEA 对这些通路的重要性尚不明确，尤其对睾丸来源的睾酮水平相对较高的男性更是如此。与安慰剂相比，老年患者 DHEA 治疗可增加血清 DHEA、睾酮、游离睾酮、雌酮、雌二醇和 IGF-1 水平，并降低血清 SHBG 水平[157, 159, 160]。目前，尚不清楚长期服用 DHEA 导致的性类固醇激素水平是否会增加卵巢癌、前列腺癌或其他类固醇激素依赖性癌症的发生风险。不管是在血清 DHEA 和 DHEAS 高水平的老年患者中还是在低水平的患者中，予以补充 DHEA 治疗（50mg/d）的临床意义都是十分有限的。

DHEA 已成为一种膳食补充剂，并已在美国被广泛用作未经批准的抗衰老治疗，但目前尚无令人信服的证据证明（常规）使用 DHEA 治疗能延缓或预防衰老，并且其安全性尚不明确。

六、生长激素分泌停滞

（一）GH 和 IGF-1 在衰老中的作用

与年轻男性相比，老年男性和女性分泌 GH 的频率和幅度较低[20]。事实上，正常人的 GH 分泌量每 10 年下降约 14%[169, 170]。同时，健康老年人的血清 IGF-1 水平（图 28–3）比健康年轻人低 20%～80%[171]。然而，这种下降是否有不利或有益的影响存在一定争议。在无脊椎动物和啮齿动物中，胰岛素 /IGF 信号通路的减弱可延长寿命[172]。此外，在人类中，生长轴的遗传缺陷导致 IGF-1 信号通路降低或减少可能与生存率的增加有关[173]。但与之相矛盾的是，人体内低 IGF-1 水平与心血管疾病、脑卒中、2 型糖尿病和骨质疏松症的风险增加有关。过去 10 年中的许多研究都在寻找 IGF-1 水平与死亡风险之间的潜在关联，但仍无明确定论，如一些研究发现两者之间并没有任何关联[174-176]；另一些研究发现，血清 IGF-1[177-179] 或 IGF-1 生物活性降低[180] 与全因死亡率增加相关；一些研究发现，低

IGF-1 水平预示着生存期延长[181]；一项研究发现，较高的 IGF-1 水平与较高的死亡风险相关[182]，有两项研究发现，较高 IGF-1 水平和较低 IGF-1 水平的受试者的死亡风险都较高[183, 184]；一项 Meta 分析表明，在一般人群中高和低 IGF-1 水平都与普通人群中肿瘤和心血管相关死亡率的增加有关[185]。

IGF-1 和 IGF-2 的作用可由 IGFBP 调节。IGFBP2 是循环中第二丰富的 IGFBP，由于其在代谢综合征和几种癌症中的潜在作用，它在过去 10 年中受到了广泛关注。研究表明，IGFBP2 水平随着年龄的增长而增加，随着体重指数的增加而降低[186, 187]，并且低 IGFBP2 水平与代谢综合征和低胰岛素敏感性之间存在很强的关联[187-190]。然而，值得注意的是，尽管研究发现高 IGFBP2 水平与较低的空腹血糖和空腹胰岛素等代谢获益相关，但有两项研究表明较高的 IGFBP2 水平与老年人死亡率之间存在密切关联[187, 189]。此外，早年有报道称，IGFBP2 水平高的受试者与蛋白质能量营养不良的受试者的临床特征相似，高 IGFBP2 水平与老年男性群体的身体功能差、肌肉质量低、骨密度低有关[191]；不管患者身体功能如何，高浓度 IGFBP2 和死亡率增加密切相关，但有意思的是，这些关联仅存在于 BMI 正常和独立生活的受试者中。

IGFBP2 在几种恶性肿瘤中过表达[192]。到目前为止，尚不清楚 IGFBP2 在人类肿瘤的发生发展过程中起到何种作用[192]。前面提到的研究中，不管是否存在恶性肿瘤，高 IGFBP2 水平和死亡率增加显著相关。此外，IGFBP2 在衰老过程中的作用仍有待阐明。GH 和 IGF-1 分泌的下降会导致老年人（生长激素）功能下降，这一概念主要来自研究发现，对 GH 缺乏的成年人补充 GH 可以增加肌肉质量、肌肉力量、骨质量、生活质量。此外，在这些患者中还观察到 GH 对改善脂质代谢和减少脂肪含量有一定获益[53, 193, 194]。鉴于在衰老中处于核心地位的几个分解代谢过程均可以通过 GH 替代治疗来逆转，因此，与性腺功能减退的个体一样，可以将成人 GH 缺乏视为一种正常衰老。

（二）GH 治疗

Rudman 等于 1990 年进行了一项随机对照试验研究，研究纳入了 61—81 岁且血清 IGF-1 浓度低于同年龄段 1/3 的健康男性，GH 治疗（每周 3 次，每次 30mg/kg，共 6 个月）可将这些男性的 IGF-1 水平恢复到"正常"水平[195]。在治疗组中，瘦体重增加了 8.8%，腰椎密度增加了 1.6%。这些初始变化的幅度相当于将年龄相关的变化逆转了 10～20 年。然而，当这项研究持续到 12 个月的时候，以上这些关于骨密度的显著积极影响都消失了[196]。

在随后的几年中，健康老年人 GH 治疗后常引起各种急性不良反应，如腕管综合征、男性乳房发育、体液潴留、高血糖，这些急性不良反应严重到足以让

相当多的人退出这些研究。然而，令人沮丧的是，GH 治疗并没有改善肌肉力量、最大耗氧量或肌肉功能。而当 GH 治疗与抗阻力运动训练相结合时，可观察到显著改善肌肉质量和肌肉力量，但与安慰剂相比没有差异，这表明 GH 不会增加运动的有益效果[197, 198]。表 28-2 列出了一项对随机的老年男性使用 GH 的对照研究[199]。

一项纳入 31 篇文章的 Meta 分析评估了 GH 在健康老年人中的安全性和有效性[200]。该研究纳入 220 名平均年龄在 69 岁的受试者，并且他们属于超重 / 肥胖（平均 BMI，28kg/m^2），其初始的每天 GH 剂量（平均值为 14μg/kg 体重）和治疗持续时间（平均值为 27 周）各不相同。采用 GH 治疗的人总脂肪量减少了 2.1kg，瘦体重增加了 2.1kg，总胆固醇水平减少了 0.29mmol/L，但没有观察到肌肉力量、身体活动或社会心理的显著变化。

GH 与大量不良反应有关[200]。为了深入了解其使用后的情况，在 65—88 岁的健康女性（n=57）和男性（n=74）中分别给予 GH 和安慰剂治疗，其中 GH 以 30μg/kg 的初始剂量皮下给药，每周 3 次，然后减

表 28–2　生长激素用药对健康老年男性的影响			
参　数	变量的平均变化		
	生长激素（n=26）	安慰剂（n=26）	P 值
IGF-1(ng/ml)	119.2	7.6	<0.0001
体重和成分			
体重（kg）	0.5	1.0	>0.2
瘦体重（%）	4.3	-0.1	<0.001
脂肪量（%）	-13.1	-0.3	<0.001
骨矿物质含量（%）	0.9	-0.1	0.05
皮肤厚度（%）	13.4	1.1	0.09
肌肉力量（%）			
膝关节伸展	3.8	1.3	>0.2
膝关节屈曲	10.0	8.2	>0.2
手柄	-1.5	3.8	0.11
最大耗氧量（%）	2.5	-2.0	>0.2

生长激素，每周 3 次，每次 30μg/kg，对 52 名 69 岁的功能完好但 IGF-1 水平较低的男性进行 6 个月给药；IGF-1. 胰岛素样生长因子 1（引自 Papadakis MA,Grady D,Black D,et al.Growth hormone replacement in healthy older men improves body composition but not functional ability. *Ann Intern Med*.1996;124:708-716. ）

至 20μg/kg，持续 26 周[201]。该研究表明，38% 的女性（安慰剂为 7%）和 24% 的男性（安慰剂为 10%）出现了腕管综合征，39% 的女性（安慰剂为 0%）和 30% 的男性（安慰剂为 12%）出现水肿，46% 的女性（安慰剂为 7%）和 41% 的男性（安慰剂为 0%）出现关节痛。值得注意的是，有 18 名接受 GH 治疗的男性和 7 名接受安慰剂的男性出现了葡萄糖耐量受损或糖尿病[201]。

在一项随机对照试验中，Blackman 等[201] 观察了 GH 和性类固醇在健康老年女性和男性中的协同作用。接受 GH 和睾酮治疗的老年男性中观察到瘦体重和肌力略有增加，但接受 GH 和雌激素治疗的女性中没有观察到这种变化。在另一项关于健康老年男性的研究中发现，与单独使用 GH 或睾酮相比，同时使用低剂量 GH 和睾酮在改善肌肉力量和生活质量方面有轻微的改善作用[202]。在 112 名老年男性的部分安慰剂对照试验中，服用睾酮和重组人 GH4 个月后似乎没有增加健康老年男性的心脏代谢风险[203]。早期研究表明，应用药理剂量的 GH 可预防急性疾病对肌肉质量产生的不良影响[204]。然而，GH 是否能够在体弱的老年人的急性分解代谢状态的疾病中发挥作用还需要进一步研究证实。

调节 GH-IGF-1 轴的其他成分可有效激活 GH 和 IGF-1 分泌。持续 14 天皮下注射（每天 2 次）下丘脑 GHRH 的长效衍生物时，70 岁男性比 35 岁男性的 GH 和 IGF-1 水平显著升高[51]。该研究表明，生长激素分泌停滞主要由下丘脑驱动，而垂体生长激素仍可保持合成和分泌高水平 GH 的能力。

胃促生长素模拟物 GHS 也已被证明能够将老年人的 GH 和 IGF-1 水平恢复到年轻人的水平[205]。胃促生长素是一种辛烷化的 28 个氨基酸肽，通过一种独特的内源性 GHS 受体刺激 GH 分泌，也具有刺激食欲的作用[206]。GHS 在不改变脂肪质量，肌肉力量和生活质量的情况下，略微增加了无脂肪质量[207]，并改变了身体组成，增加了食欲[208]。

由于有报道称血清 IGF-1 水平与肿瘤风险存在关联，因此激活老年人 GH 和 IGF-1 水平的长期安全性已成为一个关注问题。IGF-1 水平处于正常高值（或低 IGFBP3 水平）的人患前列腺癌、结肠癌、乳腺癌的风险增加[209-211]。流行病学研究及实验数据表明，IGF-1 系统参与了肿瘤的发生发展过程。然而，IGF-1 水平与肿瘤风险之间的因果关系尚未建立，并且在大多数情况下，增加老年人 IGF-1 生物活性的医疗干预可能是在生命终末期进行，可能没有足够的时间来观察其对肿瘤的发展或进展的影响。

（三）结论

在衰老过程中，GH-IGF-1 轴活性下降。目前尚不清楚身体成分的变化和功能改变是否直接相关。老年人使用 GH 会导致瘦体重增加和脂肪量明显减少。然而，尽管老年人循环 IGF-1 恢复到年轻人的水平，GH 治疗并不能改善老年人的肌肉力量和功能。此外，大多数 GH 剂量方案会引起明显的不良反应，并且肿瘤发展和进展的长期安全性仍不确定。口服胃促生长素模拟物能够恢复老年人群的 GH 和 IGF-1 水平，同时增加食欲。一项研究中，服药 2 年后可以观察到适度的功能改善。

在不久的将来，在体弱多病或 IGF-1 水平明显降低的老年人中使用这种口服活性分子的临床试验，或两者同时应用，应该能够阐明 GH-IGF-1 轴在衰老过程中的作用。在此类试验中，必须高度重视安全性问题。目前，没有证据推荐对 GH-IGF-1 轴进行药物或其他干预，作为抗衰老措施以延长健康老年人的寿命或使他们恢复活力[212, 213]。仅由器质性疾病引起的 GH 缺乏的老年患者，如垂体腺瘤患者，采用 GH 替代疗法才会明显获益[214]。

七、健康老龄化（成功老化）的概念

衰老对健康个体的影响存在相当大的差异，有些人表现出很大的生理功能变化，而另一些人则表现出很少甚至没有与年龄相关的生理功能变化。有人建议区分出传统的衰老和成功的衰老模式[215]。遗传因素、生活方式和安全、健康的社会环境是成功衰老的重要方面[216]。传统的衰老过程包括在生命结束时身体虚弱，这是生理性和不可避免的。

然而最近有证据表明，可能没必要接受那种将衰老视为不可逆转的衰退和功能丧失的刻板印象[215]。随着未来几十年预期寿命的进一步提高，总体目标应该是"增加健康寿命，在生命的每个阶段拥有全面的健康功能"[217]。该目标可以通过调整生活方式来实现，但关于内分泌系统衰老可能需要提供一种或多种激素的长期替代治疗，以延缓衰老过程[218]。然而，遗憾的是，目前关于性类固醇、DHEA、GH 和（或）口服胃促生长素激动剂的激素干预对老年人身体能力的影响仍十分有限，但不良影响往往是相当大的。

第七篇 矿物质代谢
Mineral Metabolism

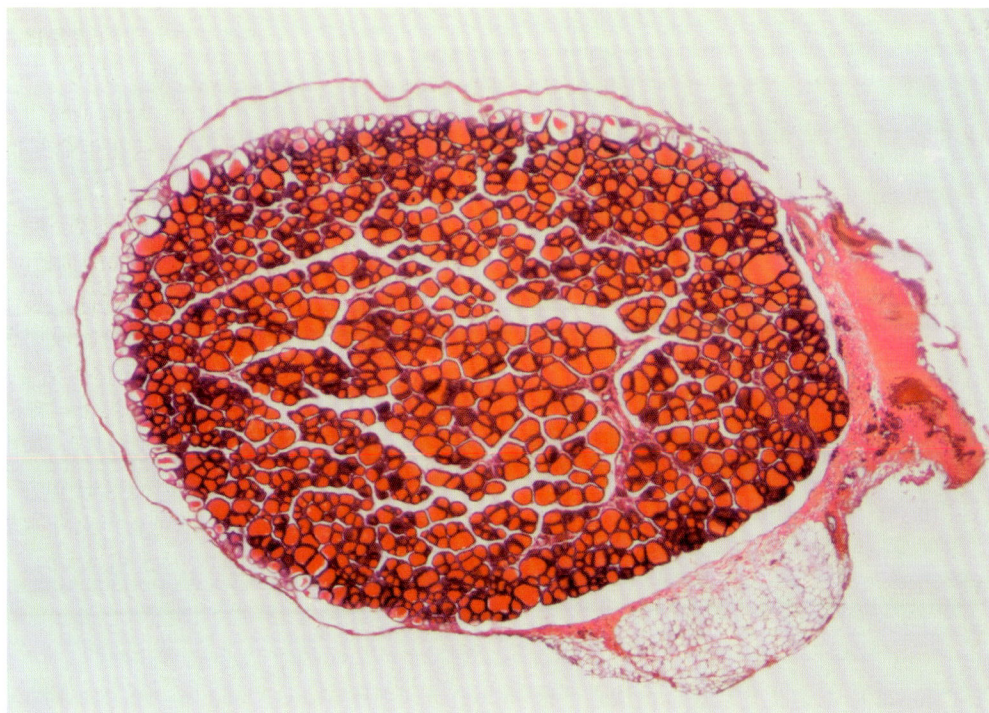

第 29 章　激素与矿物质代谢疾病
Hormones and Disorders of Mineral Metabolism

F. RICHARD BRINGHURST　MARIE B. DEMAY　HENRY M. KRONENBERG　著

庞倩倩　周若彤　吴雨朔　李欣遥　马晓森　倪晓琳　梁寒婷　译　夏维波　盛志峰　校

要点

- 甲状旁腺激素、维生素 D 和 FGF23 共同调节循环中的钙磷水平，维持其相对稳定，并略高于钙磷固有的可溶性产物浓度。这些激素主要作用于肠道、肾脏、骨骼和甲状旁腺的细胞。
- 原发性甲状旁腺功能亢进症和恶性肿瘤相关的高钙血症是高钙血症的最常见病因。高钙血症根据病因，可分为 PTH 依赖性或 PTH 非依赖性。
- 低钙血症通常可分为 PTH 相关疾病、维生素 D 相关疾病或其他疾病。
- 与血液中磷酸盐水平异常相关的疾病通常是由肾脏疾病引起的。
- 镁代谢紊乱通常可由肠道吸收镁、肾脏排泄镁、镁离子在细胞内与细胞外的转移异常而引起。

一、矿物质代谢的基础生物学：矿物离子的作用

钙（Ca）和磷（P）是骨骼的主要成分，占其重量的 65%。人体中几乎所有的钙、磷和超过一半的镁包含于骨骼之中。这些离子虽然在细胞外液和细胞内含量极少，但所起的生理作用非常重要（图 29-1）。

人体总钙的 99% 以矿物相的晶体结构方式存在于骨骼中，剩下的 1% 是可以快速交换的细胞外钙，这些钙在细胞内液和细胞外液中均匀分布。细胞外钙是软骨和骨矿化的主要底物，也是许多细胞外酶，尤其是参与凝血级联反应的酶辅因子。此外，细胞外钙尚可作为钙离子的来源，充当各种细胞内过程的信号分子。这些过程包括神经和肌肉的自律性，心肌、骨骼肌和平滑肌的收缩，神经递质的释放，以及各种形式的内分泌和外分泌。

在血液中，大约有 50% 的钙与蛋白质结合，这些蛋白以白蛋白和球蛋白为主。血清中的离子钙浓度约为 1.2mmol/L（5mg/dl），具有生物活性，由激素严格调控。由于细胞内离子钙浓度通常仅在 100nmol 左右，细胞内外之间会形成巨大的化学梯度（即 10 000∶1），

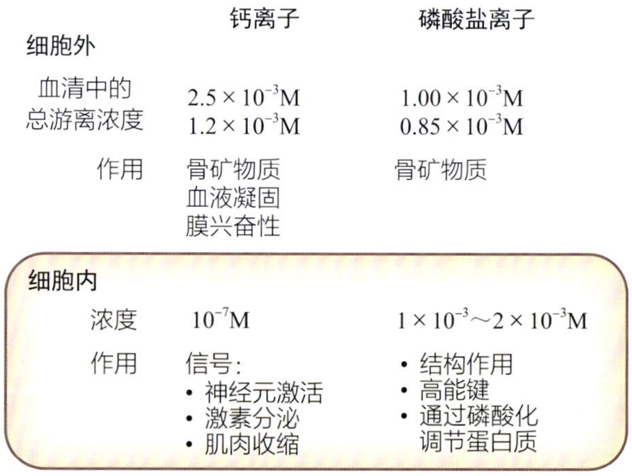

	钙离子	磷酸盐离子
细胞外		
血清中的总游离浓度	2.5×10^{-3}M 1.2×10^{-3}M	1.00×10^{-3}M 0.85×10^{-3}M
作用	骨矿物质 血液凝固 膜兴奋性	骨矿物质

细胞内

	钙离子	磷酸盐离子
浓度	10^{-7}M	$1 \times 10^{-3} \sim 2 \times 10^{-3}$M
作用	信号： • 神经元激活 • 激素分泌 • 肌肉收缩	• 结构作用 • 高能键 • 通过磷酸化调节蛋白质

▲ 图 29-1　钙和磷的分布和功能

注意细胞内和细胞外钙离子浓度的显著差异，以及细胞内钙和磷酸盐功能的显著差异

通过负性电位的放大效应，可有利于钙离子通过钙通道进入细胞内。这一梯度是通过静息钙通道的有限电导，高亲和力的钙 -ATP 酶、氢 -ATP 酶和低亲和力的钠钙（Na^+-Ca^{2+}）交换，以能量依赖性的方式将钙

排出至细胞外液。

99%以上的细胞内钙以各种复合物的形式或存在于线粒体中，或结合在细胞膜内侧，或与内质网内膜结合，或存在于其他细胞器中。细胞器膜结合中的钙，释放出来后可以传递细胞信号，并且受严格的调控。通过识别钙调信号分子的特异性受体，如 IP_3 受体和雷诺丁受体，可以更好地帮助我们理解细胞内钙在胞质和细胞器区域之间转移的机制。

磷酸盐在非骨组织中的分布比钙更广泛。人体内85%的磷酸盐存在于骨骼的矿物相中，其余以无机或有机的形式存在于细胞外和细胞内的区域中。在人体血清中，无机磷（P_i）的浓度约为1mmol/L，几乎全部以 $H_2PO_4^-$ 或 HPO_4^{2-} 的形式存在。只有12%的血清磷与蛋白质结合，另外一小部分与钙、镁和其他阳离子松散地结合。尽管细胞内的负电位产生了大量能量以供磷转移至细胞内，但是细胞内的游离磷浓度一般与细胞外液中的浓度一致（即1～2mmol/L）。该过程一般是由钠磷协同转运蛋白在跨膜钠梯度的驱动下完成的。目前已经克隆了一些钠磷协同转运蛋白；不同的细胞和组织具有不同的转运蛋白，并且这些转运蛋白具备独特的调节特征。

有机磷酸盐是几乎所有类型的结构分子、信息分子和效应分子的关键组成部分，这些分子对正常的遗传、发育和生理过程至关重要。磷酸盐是核酸、磷脂、复合糖类、糖酵解中间产物，结构、信号和酶促磷蛋白，以及酶和G蛋白的核苷酸辅助因子的组成部分。细胞增殖需要大量的磷酸盐，参与组建细胞成分，这就解释了为什么血液中的磷酸盐水平除了受到骨矿化激素的调控，还受IGF-1的调控。更为重要的是，ATP、二磷酸甘油酯和磷酸肌酸等分子中存在高能磷酸酯键，储存化学能量。磷酸盐作为许多激酶和磷酸酶调节级联反应中的关键底物或识别位点，发挥重要作用。胞质中的磷酸盐也直接调节一系列关键的细胞内反应，包括涉及葡萄糖运输、乳酸生成和ATP合成的反应。因为磷酸盐具备许多不同的作用，当细胞内磷酸盐严重消耗引起磷代谢紊乱时，会导致器官功能严重和广泛的受损。需要注意的是，细胞内磷酸盐的作用与细胞内钙的作用无关；我们之所以把这些作用放在此处讨论，仅仅是因为钙和磷在调节细胞外的骨矿化方面存在密切关联。

镁是人体第四丰富的阳离子。大约一半的镁存在于骨骼中，另一半存在于肌肉和其他软组织中。骨骼中一半的镁为非矿物相，可以与细胞外液自由交换，因此可以作为缓冲，调节细胞外镁离子的浓度变化。细胞外液中镁的含量不及人体总含量的1%，浓度约为0.5mmol/L。血液中镁的浓度通常为0.7～1mmol/L，其中约1/3与蛋白质结合，15%与磷酸盐或者其他阴离子松散地结合，55%以游离的形式存在。细胞内的

镁，超过95%与其他分子结合，尤其是ATP，浓度约为5mmol/L。细胞内游离镁浓度约为0.5mmol/L（比钙浓度高1000倍），由具有活性的钠镁逆向转运体所维持。尽管已经获得了一些关于调节通道的证据，但是镁进入细胞的机制尚不清楚，有可能是顺电化学梯度的方式[1]。

细胞内镁和磷酸盐一样，为广泛的细胞功能所必需。它是酶反应中重要的辅助因子，包括大多数涉及磷酸盐的糖酵解、激酶和磷酸酶途径。镁可以直接稳定各种大分子和复合体的结构，包括脱氧核糖核酸、核糖核酸和核糖体，是许多ATP酶耦联离子转运蛋白的关键激活剂，并在线粒体氧化代谢中发挥直接作用。因此，镁对于能量代谢和维持正常的细胞内环境至关重要。细胞外镁对正常的神经肌肉兴奋性和神经传导至关重要，镁缺乏或过量所导致的许多临床后果反映了其异常。

细胞外钙和磷的水平是以一种协同的方式进行调节，这反映了钙和磷在骨骼矿化中的作用。这些离子在体液中的浓度接近于可能导致软组织自发沉淀的浓度。事实上，我们对体内既能防止组织中的磷酸钙沉淀又能调控钙和磷在骨组织中的沉积的复杂机制了解甚少[2]。矿物质离子对正常细胞生理学及骨骼完整性的重要性体现在强大的内分泌调控机制上，这些机制促使细胞外矿物质的浓度维持在相对窄的范围内。后文将论述PTH、降钙素、$1,25-(OH)_2D_3$ 和FGF23的结构、分泌调控、活性及彼此之间的相互作用，它们是参与调节矿物离子平衡的主要激素，以及这一激素网络异常所引起的各种临床疾病。

二、甲状旁腺激素

甲状旁腺激素是一种肽类激素，调控血液和细胞外液中离子钙水平的瞬息变化。PTH与骨骼和肾脏的细胞表面受体结合，从而引起血钙升高（图29-2）。PTH还能促进肾脏合成活性维生素D，即 $1,25-(OH)_2D_3$。后者作用于肠道，促进食物中钙的吸收，还可以促进钙从骨骼和肾脏进入血液。血钙升高［和 $1,25-(OH)_2D_3$］负反馈作用于甲状旁腺，从而减少PTH的分泌。甲状旁腺、骨骼、肾脏和肠道是参与PTH介导的钙稳态的重要器官。

（一）甲状旁腺生物学

甲状旁腺第一次出现在进化史上，是随着两栖动物脱离海洋，从依赖鱼鳃转变为完全依赖骨骼、肠道和肾脏来维持细胞外钙稳态。爬行动物、鸟类和哺乳动物都有甲状旁腺，这些腺体是由咽囊的内胚层发育而成。虽然鱼没有分散的甲状旁腺，但它们确实有一些与PTH相关的基因，包括两个及以上可以影响钙稳态的基因[3]。

甲状旁腺主细胞的三个特征对维持其功能稳态至

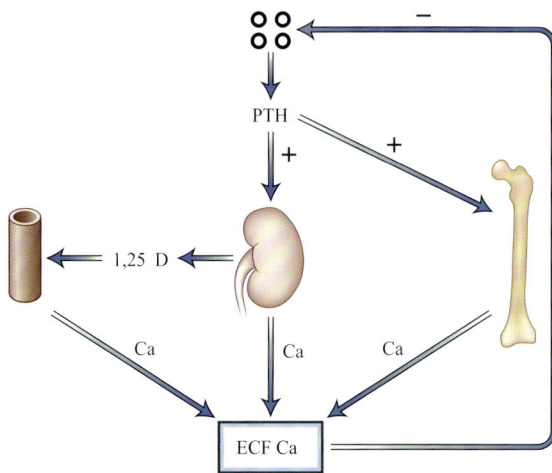

▲ 图 29-2　甲状旁腺激素控制钙稳态的反馈环

四个器官（甲状旁腺、肠道、肾脏和骨骼）共同决定了钙稳态的参数。PTH. 甲状旁腺激素；ECF. 细胞外液；1,25D. 1,25- 羟维生素 D；-. 负效应；+. 正效应

关重要：第一，当血液中钙变化时，主细胞能迅速分泌 PTH。第二，主细胞通过被调节的方式，合成、加工和储存大量 PTH。第三，主细胞在慢性刺激下会出现增殖。这些功能特征能够为甲状旁腺适应短期、中期和长期钙供应的变化提供保证。

1. 甲状旁腺激素的生物合成　哺乳动物的 PTH 是由 84 个氨基酸组成的蛋白质，由氨基酸残基数更多的前体 Pre-Pro-PTH 合成。近十年基因组测序的迅速发展，完成了该基因从鱼到人等大量物种的测序（http://www.ncbi.nlm.nih.gov/gene/5741）。图 29-3 显示了典型的 pre-pro-PTH 序列。这些 pre-pro-PTH 序列共享 25 个残基的“pre”或信号序列和 6 个残基的“pro”序列。信号序列与短的 pro 序列引导蛋白质进入分泌通路（图 29-4）。在穿过内质网膜的过程中，信号序列被切割并迅速降解。PTH 信号序列对于正常分泌 PTH 十分重要，这一点可以通过家系遗传的 pre-pro-PTH 信号序列突变引起的甲状旁腺功能减退症来说明[4-6]。

短 pro 序列的作用尚不完全清楚，它可能帮助信号序列有效地工作，并确保前体被准确切割[7]。pro 序列被切割后，成熟的 PTH（1～84）聚集在分泌囊泡和颗粒中。一种形态不同的颗粒亚型既含有 PTH，也含有组织蛋白酶 B 和组织蛋白酶 H。蛋白水解酶和 PTH 在分泌颗粒中共存可能解释了甲状旁腺分泌的 PTH 的一部分由羧基末端 PTH 片段组成。不存在 PTH 的氨基末端片段的分泌。虽然 PTH 的羧基末端片段可能的功能尚未明确，但是这些片段并不能激活 PTH/PTHrP（PTH 相关蛋白）受体，甚至可能会阻止骨吸收[8]。因此，新合成的 PTH 在细胞内的降解可能是一个重要的调节机制。在高钙血症时，PTH 的分泌显著减少，分泌的大部分由羧基末端片段组成[9]。

2. 甲状旁腺激素的分泌　虽然儿茶酚胺、镁和其他刺激可以影响 PTH 的分泌，但其主要调节因素是血液中的离子钙浓度。升高的血清离子钙导致 PTH 的分

```
                       PRE                  ↓ PRO ↓     PTH
        -31                        -6       +1       +10
人      MIPAKDMAKVMIVMLAICFLTKSDG  KSVKKR  SVSEIQLMHN
牛      MMSAKDMVKVMIVMLAICFLARSDG  KSVKKR  AVSEIQFMHN
猪      MMSAKDTVKVMVVMLAICFLARSDG  KPIKKR  SVSEIQFMHN
小鼠    MMSASTMAKVMILMLAVCFLTQADG  KPVKKR  AVSEIQLMHN
犬      MMSAKDMVKVMIVMFAICFLAKSDG  KPVKKR  SVSEIQFMHN
鸡      MTSTKNLAKAIVILYAICFFTNSDG  RPMMKR  SVSEMQLMHN

                  +20        +30        +40         +50
人      LGKHLNSMERVEWLRKKLQDVHNFVALGAPLAPRDAGSQRPRK
牛      LGKHLSSMERVEWLRKKLQDVHNFVALGASIAYRDGSSQRPRK
猪      LGKHLSSLERVEWLRKKLQDVHNFVALGASIVHRDGGSQRPRK
小鼠    LGKHLASVERMQWLRKKLQDVHNFVSLGVQMAAREGSYQRPTK
犬      LGKHLSSMERVEWLRKKLQDVHNFVALGAPIAHRDGSSQRPLK
鸡      LGEHRHTVERQDWLQMKLQDVH..SALE.....DARTQRPRN

               +60            +70                 +80
人      KEDNVLVE...SHEKSLGEA.........DKADVNVLTKAKSQ
牛      KEDNVLVE...SHQKSLGEA.........DKADVDVLIKAKPQ
猪      KEDNVLVE...SHQKSLGEA.........DKAAVDVLIKAKPQ
小鼠    KEENVLVD...GNSKSLGEG.........DKADVDVLVKAKSQ
犬      KEDNVLVE...SYQKSLGEA.........DKADVDVLTKAKSQ
鸡      KEDIVLGEIRNRRLLPEHLRAAVQKKSIDLDKAYMNVLFKTKP.
```

▲ 图 29-3　来自六个物种的前甲状旁腺激素原序列

用粗体表示完全保守的残基。箭表示信号序列（“pre”）和“pro”序列的切割位置。数字从成熟甲状旁腺激素残基 +1 开始；由于有间隔，这些数字只对应哺乳动物，而不对应鸡的序列。氨基酸由单字母编码表示：A. Ala；R. Arg；N. Asn；D. Asp；C. Cys；Q. Gln；E. Glu；G. Gly；H. His；I. Ile，L. Leu；K. Lys；M. Met；F. Phe；P. Pro；S. Ser；T. Thr；W. Trp；Y. Tyr；V. Val

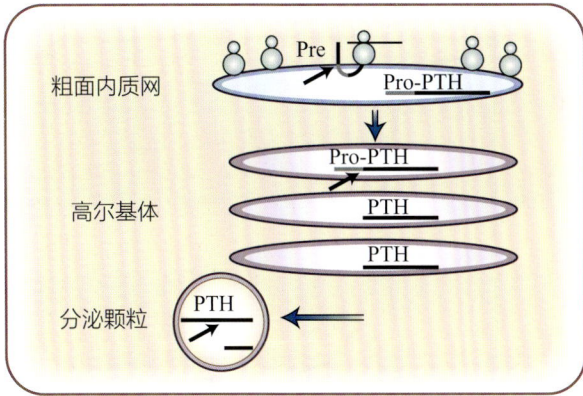

▲ 图 29-4 pre-pro-PTH 的细胞内加工

斜线箭表示酶的切割位点，它们在粗面内质网中生产 pro-PTH，在高尔基体中生产 PTH，在分泌颗粒中生产 PTH 的羧基末端片段

泌减少（图 29-5A）。剂量 – 效应曲线呈现 S 形。甲状旁腺细胞的特征决定了 S 形曲线的构象，但它不能单独决定曲线上代表个体生理稳态的点。这一点通常位于曲线的中点和底部之间，取决于靶器官对 PTH 反应的强烈程度[10]。图 29-5C（实线）表明个体的钙水平是如何随着 PTH 的增加而升高，甲状旁腺的 S 形曲线是虚线。在稳态下，个体血液中 PTH 和钙的水平代表着这两条线的交汇。

S 形曲线揭示了甲状旁腺的几个重要的生理特征。最小分泌率低，但不是零。最大分泌率代表甲状旁腺对低钙血症反应能力的储备。由于正常人在稳态时的数值位于 S 形曲线的较低部分，该系统似乎被设计成对低钙血症的反应比对高钙血症更明显。

人体的生理学研究证实了这种 S 形关系，并揭示了甲状旁腺细胞对血钙的绝对水平和下降速率都有反应。因此，相比于血钙的缓慢下降，当血钙突然下降时，PTH 水平会短暂地升得更高。甲状旁腺细胞的这一特征为预防突发性低钙血症提供了额外的保护。

甲状旁腺 S 型反应曲线的生化和细胞决定因素已经开始明确。甲状旁腺细胞表面的甲状旁腺钙敏感受体（CaSR）是 G 蛋白偶联受体家族的成员[11]。该受体的序列像其他 G 蛋白偶联受体家族中的受体一样，跨膜 7 次（图 29-6）。其较大的一个胞外结构域类似于大脑代谢性谷氨酸受体，以及细菌周质蛋白的结构域结合包括阳离子在内的小配体。这个结构域已经被晶体化，并确定了其与钙、磷和其他配体的具体结合部位[12]。该受体在许多类型的细胞中都有表达，被证明能激活 PLC，并阻断 cAMP 的产生，与它在正常甲状旁腺细胞中所行使的功能一致。

明确甲状旁腺 CaSR 存在最可信的证据是，观察到该受体基因突变导致特定的人类疾病。失活突变会

导致家族性低钙尿性高钙血症，这是一种钙敏感缺陷的疾病[13]，而激活突变会导致家族性甲状旁腺功能减退伴高尿钙[14]。此外，只有一个 CASR 基因功能拷贝的基因工程小鼠也出现预期的甲状旁腺钙敏感缺陷[15]。重要的是，激活克隆的 CaSR 的拟钙化合物已被证明能抑制人体 PTH 的分泌，并有助于治疗继发性甲状旁腺功能亢进症[16, 17]。尽管我们对细胞外钙如何激活甲状旁腺 CaSR 的了解日益增加，但对其激活后导致 PTH 分泌减少的机制尚不清楚。

CaSR 被广泛表达。在肾小管和降钙素生成细胞中表达可以维持钙稳态，而在脑等器官中表达所产生的钙信号具有多种作用。敲除小鼠成骨细胞中的 CaSR 表明该受体调节成骨细胞的分化和矿化[18]。除此之外，我们也观察到 CaSR 也对某些氨基酸的生理水平做出反应[19]，表明 CaSR 在肠道、甲状旁腺和其他部位的表达可能有助于多种营养物质的吸收。

3. 甲状旁腺激素基因的调节 PTH 水平的瞬时调节可以通过 CaSR 及细胞内储存激素降解的放大效应而实现。在较长的时间内，甲状旁腺细胞也调节 PTH 基因的表达。

虽然活性维生素 D [$1,25-(OH)_2D_3$] 对 PTH 的分泌没有直接影响，但它极大地抑制了 PTH 基因的转录[20]。然而，当给慢性低钙血症的动物注射 $1,25-(OH)_2D_3$ 时，这种转录抑制不会发生，可能是因为低钙血症引起甲状旁腺细胞的维生素 D 受体下降，或者是因为低钙血症增加了甲状旁腺中钙网蛋白的表达[21]。低钙血症能够克服高水平 $1,25-(OH)_2D_3$ 对它的影响，这是一种重要的防御措施，因为它为甲状旁腺细胞在两者都需要时，同时合成大量的 PTH 和 $1,25-(OH)_2D_3$ 提供了一种途径。

钙还可以调节 PTH 的生物合成。体内实验表明，急性低钙血症的大鼠在 1h 内会出现 PTH 信使 RNA 的增加。相反，高钙血症对于 PTH mRNA 的影响很小或没有变化。因此，在正常条件下，钙对 PTH 的生物合成的抑制作用几乎是最大的，就像对 PTH 的分泌一样。甲状旁腺对钙的下降比上升更容易做出反应。低钙血症导致 PTH mRNA 增加的机制尚不清楚；不同的实验表明，在基因转录、mRNA 翻译和 mRNA 稳定性水平上存在调控。后一种机制是分子水平上最好理解的机制[22]。在甲状旁腺细胞中，肽基丙酰异构酶 Pin1 与 KSRP 结合并激活后者。KSRP 是一种 RNA 结合蛋白，可破坏 PTH mRNA 的稳定性。Pin1 缺失小鼠的 PTH 和 PTH mRNA 水平较高，而低钙血症大鼠和慢性肾脏疾病大鼠的 Pin1 水平较低。因此，Pin1 和 KSRP 调节正常生理状态和疾病状态下的 PTH mRNA 水平，并调节钙和磷对于 PTH mRNA 稳定性的影响[23]。

近几十年来，我们已经知道，高磷主要通过降低血钙和 $1,25-(OH)_2D_3$ 水平促进 PTH 的分泌。此外，体

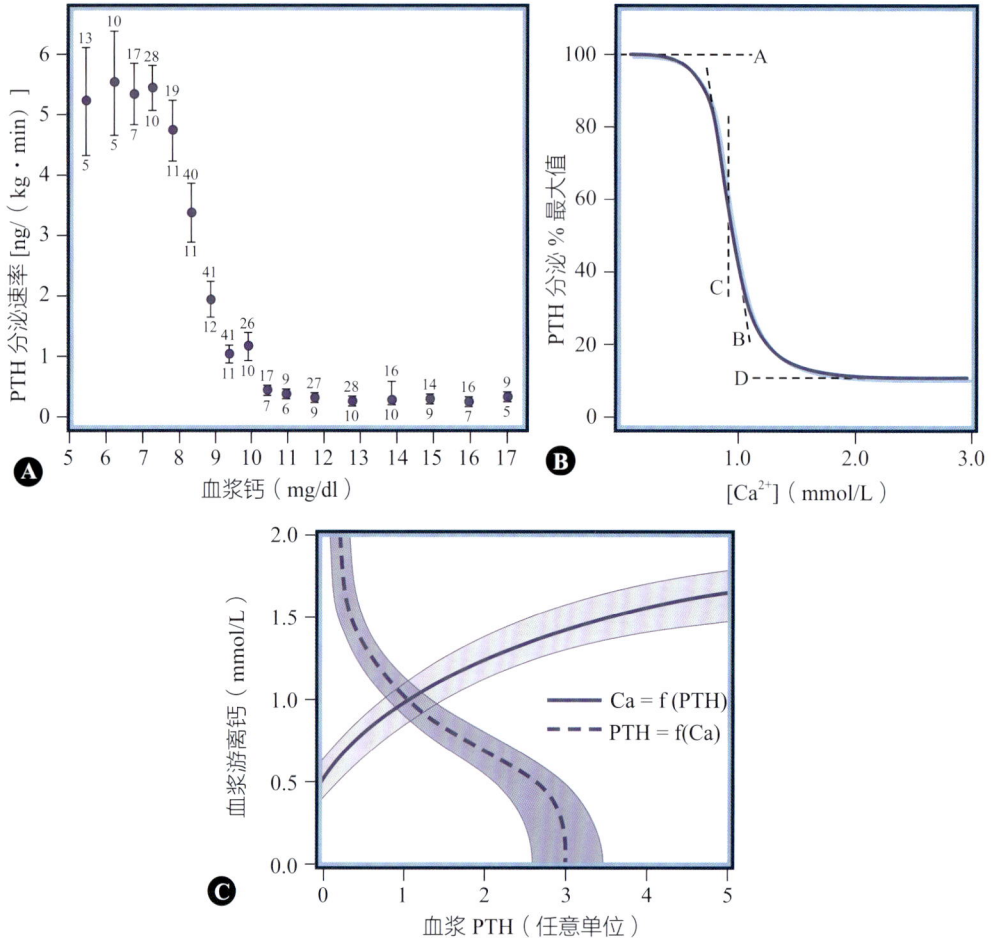

▲ 图 29-5 甲状旁腺激素的分泌

A. 牛甲状旁腺对引起的血浆钙浓度变化的分泌反应。给牛注射氯化钙或 EDTA，通过测定甲状旁腺静脉流出物中 PTH 的水平来评估 PTH 的分泌。符号和竖线分别表示钙浓度范围为 1mg/100ml 或 0.5mg/100ml 的分泌率（平均值 ±SE）。牛的数量和样本的数量分别由图表上下的数字表示。B. 方程 Y=（[A-D]/[1+（X/C）B]）+D 绘制的 S 形曲线。曲线由四个参数定义：最大分泌率（A）、曲线中点的斜率（B）、中间钙水平（通常称为调定点）（C），以及最小分泌率（D）；本文论述了 A、B、C 和 D 的重要性。C. 当每个变量被视为一个独立变量时钙和 PTH 水平之间的关系。当钙是自变量时，虚线表示钙和 PTH 之间的 S 型关系。这条曲线与 A 和 B 中的曲线相同，但它是翻转的，因为轴是相反的。当 PTH 是自变量时，实线表示钙和 PTH 之间的关系；这条曲线的值来自于给甲状旁腺切除动物输注 PTH 过程中所做的测量。因为实际数据有限，所以这些曲线被视为说明（A. 引自 Mayer GP, Hurst JG. Sigmoidal relationship between parathyroid hormone secretion rate and plasma calcium concentration in calves. *Endocrinology*. 1978; 10: 1037-1042; B. 改编自 Brown EM. Four-parameter model of the sigmoidal relationship between parathyroid hormone release and extracellular calcium concentration in normal and abnormal parathyroid tissue.*J Clin Endocrinol Metab*. 1983; 56: 572-581; C. 引自 Parfitt AM. Calcium homeostasis. In Mundy GR, Martin TJ, eds. *Physiology and Pharmacology of Bone*. Berlin: Springer-Verlag; 1993.）

外 [24, 25] 和体内 [26] 的一系列实验表明，磷酸盐可以直接增加 PTH 的分泌，而不依赖血钙和 1,25-(OH)$_2$D$_3$ 的影响。磷酸盐显著增加 PTH 分泌的作用，需要在延迟一段时间后才显现出来，这可能主要是因为磷酸盐是通过调节 PTH mRNA 水平在起作用。甲状旁腺细胞感知磷酸盐的机制尚不清楚，但低磷血症和高磷血症可以通过改变 mRNA 的 3′非编码区与蛋白的结合，从而调节 PTH mRNA 的稳定性，其机制与钙密切相关 [27]。FGF23 是一种重要的磷酸盐调节激素，它激活甲状旁腺细胞上的 FGF 受体 1 及其辅助受体 Klotho，从而抑制 PTH 的合成 [28]。然而，不依赖 Klotho 的信号转导可能也很重要 [29]。另外，在肾衰竭的状态下，FGF23 和 PTH 水平会同时升高，这种矛盾的表现与 FGF23 抑制 PTH 分泌的作用不相符合，其可能的机制或许可以通过肾衰竭时甲状旁腺细胞的 FGF 受体 1 和 Klotho 的下调来解释 [30, 31]。

4. 甲状旁腺细胞数量的调节 甲状旁腺细胞主要在动物的幼年生长阶段增殖分裂，动物成年后增殖很少 [32]。然而，在低钙血症、低水平的 1,25-(OH)$_2$D$_3$、高磷血症、尿毒症或肿瘤生长期间，甲状旁腺细胞的

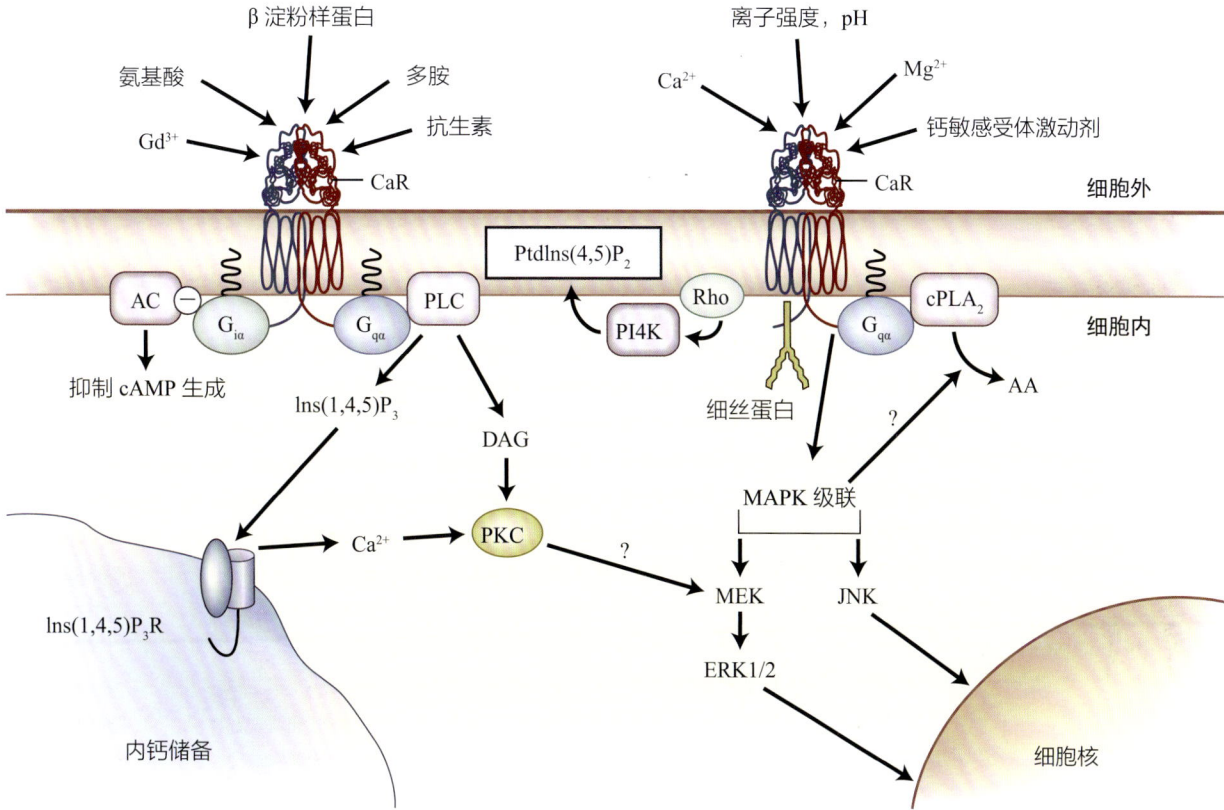

▲ 图 29-6　钙离子敏感受体发出的信号

许多激动剂激活钙离子敏感受体并触发细胞内通路。AA. 花生四烯酸；AC. 腺苷环化酶；cAMP. 环磷酸腺苷；cPLA₂胞质型磷脂酶 A₂；DAG. 甘油二酯；ERK. 细胞外信号调节蛋白；G$_i$α 和 G$_q$α.i 型和 q 型异三聚体 G 蛋白 α 亚单位；Ins（1，4，5）P$_3$.1，4，5- 三磷酸肌醇；Ins（1，4，5）P$_3$R.1，4，5- 三磷酸肌醇受体；JNK.Jun 氨基末端激酶；MAPK. 丝裂原活化蛋白激酶；MEK.MAPK 激酶；PI4K. 磷脂酰肌醇 4- 激酶；PKC. 蛋白激酶 C；PLC. 磷脂酶 C；Ptdlns（4，5）P$_2$. 磷脂酰肌醇 -4，5- 二磷酸（引自 Hofer AM,Brown EM.Extracellular calcium sensing and signaling.*Nat Rev Mol Cell Biol*.2003;4:530-538.）

数量可以显著增加。

钙通过甲状旁腺 CaSR 起作用，抑制甲状旁腺的增殖。这一机制可以在同时缺乏两个 *CASR* 基因拷贝的患者中得到证实。这些新生儿可能是因为细胞外钙对甲状旁腺 CaSR 的激活不足，表现出严重的原发性甲状旁腺功能亢进症，并出现大而弥漫的增生性腺体。另外，给予拟钙化合物 NPS R-568，可以直接激活 CaSR，防止实验尿毒症中甲状旁腺细胞的增殖。

1,25-(OH)₂D₃ 不依赖血钙，它在调节甲状旁腺细胞增殖方面的作用不如钙的作用明确。许多体内实验已经表明，1,25-(OH)₂D₃ 可以显著地影响甲状旁腺细胞的数量，但这样的研究不能严格地排除血液钙短暂变化对其的影响。1,25-(OH)₂D₃ 对培养的甲状旁腺细胞增殖的抑制作用[33] 表明它可直接抑制其复制。在实验性肾衰竭的模型中，1,25-(OH)₂D₃ 抑制甲状旁腺细胞内 TGFα 和 EGF 受体的表达，可能部分解释甲状旁腺增殖被抑制的原因[34]。然而，维生素 D 通过VDR 来调控甲状旁腺细胞数量并不必要，因为在缺乏 VDR 的小鼠中，单靠钙就可以防止甲状旁腺细胞增

生[35]。低钙血症和实验性肾衰竭激活了 mTORC1 复合体，而 mTOR 引起的信号增加为甲状旁腺细胞增殖所必需[36]。

虽然增加甲状旁腺细胞数量以应对生理激发的能力是抵抗低钙血症的重要防御措施，但这种反应缓慢，并且不易逆转。当对甲状旁腺细胞的数量需求消失时（如尿毒症肾移植后），持续性甲状旁腺功能亢进会在数月或数年内引起棘手的临床问题。甲状旁腺细胞数量减少的机制尚不清楚。

（二）甲状旁腺的发育

参与甲状旁腺细胞发育的基因也可能调节 PTH 的合成和甲状旁腺细胞的数量，并可能在人类先天性甲状旁腺功能减退症中发生突变[37]，因此了解甲状旁腺细胞的发育可能具有广泛的临床意义。尽管在发育过程中产生甲状旁腺主细胞的遗传机制尚不清楚，但目前已经明确几个特定基因的重要性。基因敲除小鼠的研究表明，hoxa3[38]、pax1[39]、pax9[40] 和 Eya1[41] 转录因子为甲状旁腺及许多其他咽囊衍生物的形成所必需，如 Liu 及其同事所述[42]。另一种转录因子 Tbx1 受发育

相关的旁分泌因子（sonic hedgehog 因子）的调控，在甲状旁腺发育早期表达，对其细胞发育非常重要。在人类和小鼠中，转录因子 Tbx1 的单倍剂量不足可能是 DiGeorge 综合征包括甲状旁腺功能减退症产生异常的原因[43]。尽管这些转录因子对甲状旁腺细胞的早期产生非常重要，但另一种转录因子，即小鼠的 gcm2 和人类的 GCMB，为甲状旁腺细胞持续生存所必需[42]。此外，在这两个物种中[44]，缺失 gcm2 或 GCMB 基因（等同于人类）在调控甲状旁腺发育方面具备极大的特异性，因为在其他组织中都没有发现异常。在人类甲状旁腺功能减退症的研究中，我们发现了其他转录因子在甲状旁腺发育中的可能作用。另一种转录因子 MafB 依赖于 GcmB 的表达，对甲状旁腺功能也很重要[45]。在小鼠中，MafB 的一个拷贝缺失会导致异位甲状旁腺，并在成年后抑制肾衰竭模型中的继发性甲状旁腺功能亢进[46]。Sox3 是一种在咽囊中表达的转录因子，可生成甲状旁腺细胞。患有 X 连锁甲状旁腺功能减退症的人表现出 SOX3 基因末端的缺失 – 插入，这一发现表明 Sox3 在甲状旁腺发育中发挥重要作用[47]。编码转录因子 GATA3 的基因发生突变，并且仅仅是其中一个拷贝发生突变时，人会出现甲状旁腺功能减退症，感觉神经性耳聋和肾脏异常[48]。GATA3 与 GCMB、MafB 在激活 PTH 基因表达方面具有协同作用[49]。

（三）甲状旁腺激素的代谢

最早的 PTH 放射免疫测定法表明，血液循环中 PTH 的分子形式与甲状旁腺中不同。对 PTH 及其片段的代谢研究明确了血液中 iPTH 分子的起源和意义[50]。甲状旁腺分泌 PTH（1～84）和 PTH 的羧基末端片段，非活性 PTH 与活性 PTH 分泌的比值随着血钙的增加而增加。分泌完整的 PTH（1～84）主要被肝脏（70%）和肾脏（20%）代谢，循环中的半衰期为 2min，这种快速的外周代谢不受血钙或 1,25–(OH)$_2$D$_3$ 水平大范围变化的影响。不到 1% 的分泌激素能抵达生理靶器官上的 PTH 受体。PTH 的代谢特征确保了其血液水平主要是由甲状旁腺的活动所决定，并且当激素分泌速率发生微小变化时，PTH 能快速响应这些变化。

生理状态下，在肝脏中，少量 PTH 与 PTH 受体结合，其余大部分完整的 PTH 被裂解，初始裂解部位在第 33 位和第 36 位残基之后，组织蛋白酶可能参与了其裂解过程。在肾脏中，同样仅少量 PTH 会与 PTH 受体结合，其余完整的 PTH 被肾小球过滤后，与一个大分子的管腔膜蛋白 megalin 结合[51]，这种结合导致 PTH 被肾小管内化和降解[52]。此外，肾小球滤过也能有效地清除 PTH 的羧基末端片段。肾脏是目前唯一已知的羧基末端 PTH 片段的清除部位；因此，当肾小球滤过率下降时，这些片段会显著蓄积。即使在肾功能正常的情况下，PTH 羧基末端片段的半衰期也比 PTH

（1～84）高出数倍。因此，尽管甲状旁腺分泌的 PTH 通常是完整的 PTH，但循环中的羧基末端片段的浓度超过了完整 PTH 的浓度。

用高效液相色谱仪和免疫学方法仔细分析 PTH 片段发现，几乎全长的 PTH 片段缺少激素的前几个氨基酸，但包含大部分或全部剩余的激素序列[53]。这些不完整的片段都是由甲状旁腺所分泌，并且通过激素的外周代谢产生。因为它们缺少 PTH 的氨基末端，所以不能通过结合 PTH/PTHrP 受体来促进 cAMP 生成，并且除了肾衰竭外，它们循环的数量很少。然而，它们和其他 PTH 片段的生物活性，可能是通过新的受体来实现，这是一个新兴的研究领域。PTH（7～84）相关实验表明，与完整的 PTH 相反，这种延长的羧基末端片段可能在体内发挥强大的作用[8, 54, 55]。

（四）甲状旁腺激素的作用

1. 甲状旁腺激素对肾脏的作用

（1）促进钙的重吸收：几乎所有的肾小球初始滤过的钙都会被肾小管重新吸收。65% 及以上的钙通过被动的细胞旁转运被近曲小管和肾直小管重新吸收[56]。跨上皮转运的电压梯度变化主要由钠的重吸收速率决定，它调控近端小管中钙的转运速率，而 PTH 对这部分的钙流动影响很小。剩余的钙主要在更远处被重新吸收，20% 的初始滤液在髓襻的皮质升支粗段（cortical thick ascending limb，cTAL），10% 在远曲小管和集合管。在 cTAL 中，钙的重吸收也主要依赖被动转运和细胞旁转运，但也可能发生一些跨细胞的主动转运。细胞旁钙和镁的有效转运需要一种特定的紧密连接蛋白，即 paracellin1，也称为 claudin16；paracellin1 基因突变是一种肾脏钙镁排泄障碍的罕见原因[57]。由于 cTAL 中的细胞旁阳离子转运是由 Na-K-Cl$_2$ 主动重吸收形成的管腔侧跨上皮电压梯度所驱动，因此襻利尿药，如呋塞米可以显著抑制钙的重吸收。CaSR 最初位于甲状旁腺中，在 cTAL 中也有表达。当被血液中的高钙或高镁激活时，该受体抑制 cTAL 中 Na-K-Cl$_2$ 的重吸收，从而抑制细胞旁钙的重吸收。当血钙浓度变化时，肾脏调节钙是一种不依赖甲状旁腺的应对机制。

虽然 PTH 能适度促进 cTAL 的细胞旁钙重吸收，但激素调节肾脏钙重吸收的主要部位是远端肾单位，它通常通过独特的跨细胞主动转运机制重吸收剩余几乎所有的 10% 过滤钙。如图 29–1 所示，与肾小球滤液和血液中的 mmol 含量相比，细胞内钙含量极低，约为 150nmol。钙离子通过位于远曲小管（distal convoluted tubule，DCT）和集合管（connecting tubule，CNT）细胞顶端膜上的选择性通道（TRPV5 和 TRPV6）从肾小管腔顺电化学梯度进入远端肾小管细胞。细胞内钙抑制这些通道的活性，但钙与钙结合蛋白 –D28K 的紧密结合使这种抑制作用最小化，这可以有效地缓冲细胞内钙并将其转运至基底膜。在那里，钙主要通过钠钙交换器 NCX1 和 ATP 驱动的钙泵（PMCA）被排出[58]。PTH 通过增加 1,25-(OH)$_2$D 的合成直接或间接上调 TRPV5、钙结合蛋白 –D28K 和 NCX1，从而促进 DCT 和 CNT 的主动钙转运[58]。PTH 通过 TRPV5 残基上的 PKA 磷酸化，显著增加钙的转运，否则 TRPV5 残基将与钙调蛋白结合，从而关闭通道[59]。

最终尿液中的钙含量反映了上述肾小管的重吸收过程，但它也很大程度上取决于最初滤过的钙负荷。PTH 的所有作用都有助于提高血液中的钙水平，因此 PTH 过量会使滤过的钙负荷较高。在这种情况下，因为最初滤过的负荷很高，即使 PTH 增加远端肾小管的钙重吸收速率，最终尿液中的钙总量也可能很高。

(2) 抑制磷酸盐转运：磷酸盐重吸收主要发生在近端小管，它重吸收了大约 80% 的滤过负荷。一些额外的磷酸盐（8%～10%）在远端小管中重新吸收（但不在髓襻中），剩下 10%～12% 的磷酸盐由尿液排泄。因此，正常全部的部分肾小管磷酸盐重吸收（tubular reabsorption of phosphate，TRP）约为 90%，尽管肾脏处理磷酸盐的更可靠的衡量标准是磷酸盐阈值（TmP/GFR），该数值来自于列线图中的 TRP。列线图基于健康人和各种患有磷酸盐排泄障碍患者的输注磷酸盐的试验（图 29-7）[60]。

PTH 显著抑制近端小管和远端小管的磷酸盐重吸

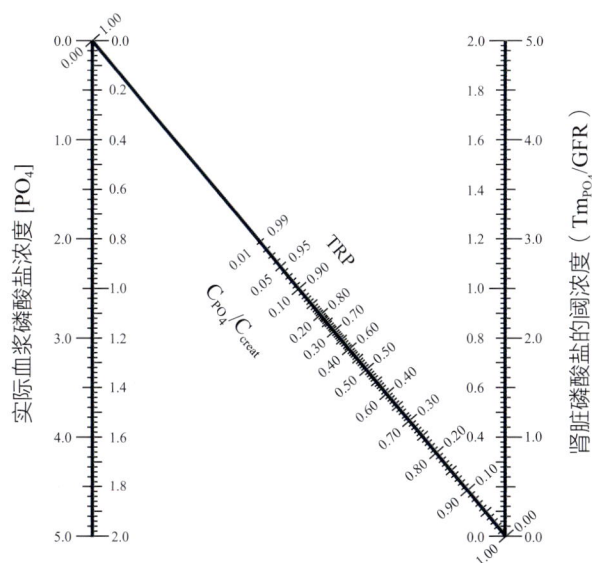

▲ 图 29-7　根据血浆磷酸盐浓度和过滤后磷酸盐的部分重吸收（*Trp*）或过滤后磷酸盐的部分排泄（1-Trp，或 C$_{PO_4}$/C$_{creat}$）来计算肾脏磷酸盐的阈浓度（Tm$_{PO_4}$/GFR）的列线图
因为血磷水平影响肾脏对磷酸盐的处理，肾脏磷酸盐的阈浓度可以很好地区分正常和异常肾脏磷酸盐处理。C. 清除；creat. 肌酐；GFR. 肾小球滤过率；TRP. 肾小管磷酸盐重吸收（引自 Walton RJ,Bijvoet OLM.Nomogram of derivation of renal threshold phosphate concentration.*Lancet*.1975;2:309-310.）

收，尽管近端小管的作用在数量上是最重要的。磷酸盐通过跨上皮途径被重新吸收。从肾小球滤过液到细胞的转运由特定的磷酸钠协同转运蛋白（NaPi）介导，其中几种类型已经被克隆并具有广泛的特征[61]。尽管磷酸盐多了一个电化学梯度，但细胞内低水平的钠促进了钠磷的协同转运。在 PTH 刺激下，NaPi 协同转运蛋白的最大速率（V$_{max}$）降低，因为 NaPi 协同转运蛋白（包括 NaPi-Ⅱa 和 NaPi-Ⅱc）被迅速（15min 内）阻隔在接近顶端膜的胞吞囊泡中，随后被运至溶酶体进行蛋白水解。在 PTH 刺激下[62]，cAMP 和 PKA 介导的磷酸盐转运迅速减少，尽管 PTH 受体激活 PLC 也是 PTH 持续抑制磷酸盐转运所必需[63]。这种对 PTH 的反应依赖于 Na$^+$/H$^+$ 交换调节因子（NHERF）。它与 PTH/PTHrP 受体和 NaPi-Ⅱ 转运体相互作用，并调控 PTH 受体信号的模式[64, 65]。相反，在甲状旁腺功能减退症中，NaPi 蛋白和 mRNA 的表达显著上调。

食物中磷酸盐的摄入也通过一种独立于 PTH 的机制来调节 NaPi 协同转运蛋白的表达和活性，从而调节近端肾小管对磷酸盐的吸收。例如，饮食中缺乏磷酸盐会刺激磷酸盐的重吸收，这一作用胜过 PTH 对近端小管的影响。这种通过饮食来影响 NaPi 表达量的调节很可能是由 FGF23 所介导[66]。

(3) 甲状旁腺激素对肾脏的其他影响：PTH 通过快速诱导 25- 羟维生素 D[25(OH)D]1α- 羟化酶基因的转录，刺激肾小管合成 1,25-(OH)$_2$D，这一作用可被高钙血症或 1,25-(OH)$_2$D 所逆转。1,25-(OH)$_2$D 和 PTH 在调节 25-(OH)D1α- 羟化酶基因中相互作用，其作用包括 PKA 介导的转录激活因子磷酸化和 PKC 介导的 25-(OH)D1α- 羟化酶基因上游去甲基化[67]。PTH 抑制 25-(OH)D24- 羟化酶基因在近端小管转录，并拮抗 1,25-(OH)$_2$D 对 24- 羟化酶的上调。PTH 抑制近端小管钠、水和碳酸氢盐的重吸收，其作用主要是通过抑制顶端膜的 Na$^+$/H$^+$ 交换体（NHE3）和基底侧膜的 Na$^+$/K$^+$-ATP 酶。PTH 还刺激近端小管糖异生，并直接作用于肾小球足细胞，从而降低单个肾单位和全肾 GFR。

2. 甲状旁腺激素对骨骼的作用　PTH 对骨骼的作用是复杂的，因为 PTH 直接或间接作用于多种类型的细胞。多年来，PTH 通过刺激骨吸收，从而释放钙被认为是 PTH 对骨的主要作用。然而，这只是一部分。事实上，PTH 通过增加破骨细胞数量而促进骨吸收，通过增加成骨细胞数量促进骨形成。PTH 的作用取决于其剂量和给药途径。当 PTH 持续作用时，它对骨吸收的影响占主导地位，最终结果是钙从骨中释放，骨量减少。因此，PTH 的这种特点导致原发性甲状旁腺功能亢进症的患者血钙增加。同样，给予 RANKL 的可溶状态，也增加破骨细胞的数量。RANKL 是 PTH 增加破骨细胞骨吸收的主要介质（图 29-8）。给予 RANKL 后的骨量甚至比给予 PTH 更低，因为持续给 PTH 比 RANKL 能更有效地增加成骨细胞数量[68]。这一发现表明，PTH 有较高促进骨形成的作用在于目的，当长时间需要 PTH 时，这种独立作用可能有助于维持骨量。

（1）PTH 促进骨形成：每天一次皮下注射小剂量 PTH 或 PTH 的活性氨基末端片段会引起骨量的净升高，而对血钙只有短暂的影响。PTH 这些不同作用的机制尚不完全清楚，但一定表明了骨骼中不同类型的细胞可以直接对 PTH 做出反应，并且反应时间不同，以及 PTH 的自分泌和旁分泌反应会产生间接影响[69]。

图 29-9 说明了成骨细胞谱系的细胞（见第 30 章）。成骨细胞可能来源于多能间充质干细胞，后者可分化为软骨细胞、脂肪细胞、成骨细胞等细胞类型[70, 71]。小鼠皮下移植人体骨骼中的血管周围细胞[72]，可以重建骨组织，并支持造血。这些细胞很可能代表体内的一组成骨干细胞。在成骨细胞谱系中，骨祖细胞分裂，形成前成骨基质细胞（进一步分裂），然后形成成骨细胞。成骨细胞不再分裂，而存在于骨表面的立方细胞活跃地形成新骨。这些细胞被新生成的骨基质包围，并伸出大量的树突状突起，形成骨细胞。成骨细胞可以不再合成基质，而是作为骨衬细胞留在骨表面。并不是所有的前成骨细胞和成骨细胞都会成熟，不同数量的细胞死于程序性死亡[73]。

PTH 影响细胞在成骨细胞谱系中的变化[69]。当体内连续或间歇给予 PTH 时，可增加成骨细胞的表面积、数量及骨形成率。在小鼠谱系追踪模型中给予 PTH 后，早期成骨前体细胞的数量和分化速度增加[74]。当间断给予大鼠 PTH，骨衬细胞的数量随着活性成骨细胞数量的增加而减少[75]；随后的研究通过使用基因标记的小鼠表明，PTH 可以将骨衬细胞转化为

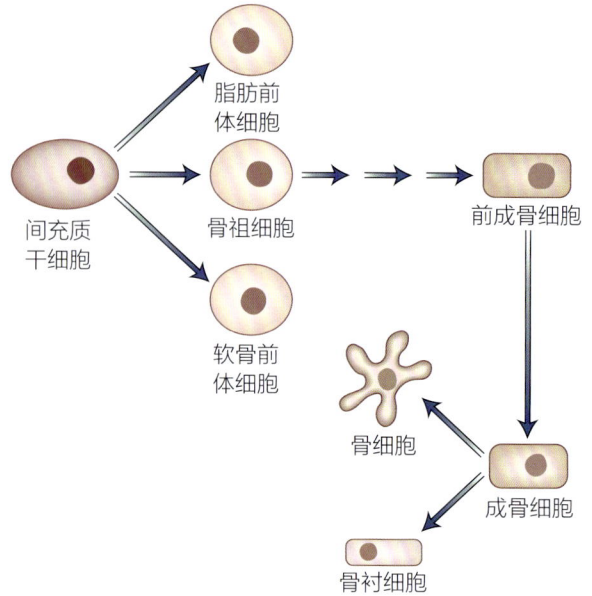

▲ 图 29-9　成骨细胞谱系

所有成骨细胞前体都可以增殖；成骨细胞转化为骨细胞和骨衬细胞后，便不再进一步增殖。在 PTH 刺激下，骨衬细胞可恢复成骨细胞的功能。在谱系的每个阶段，细胞凋亡性死亡可能是另一种结局

活性成骨细胞[76]。此外，间断给予 PTH 后成骨细胞凋亡率降低，从而导致成骨细胞数量的增加[73]。

为了模拟原发性甲状旁腺功能亢进症的表现，我们持续给予大鼠 PTH，发现大量增殖的碱性磷酸酶阳性的成纤维细胞聚集在骨髓中，这一结果可能模拟了原发性甲状旁腺功能亢进症的纤维性骨炎。停止输注 PTH 后，成纤维细胞消失，新增殖的成骨细胞出现，表明许多成纤维细胞是成骨细胞的前体[77]。

除了改变成骨细胞数量外，PTH 还通过多种机制改变成熟的成骨细胞活性。使用 PTH 干预体外培养的小鼠颅骨组织，成骨细胞降低了 I 型胶原和其他基质蛋白的合成。这一作用可能部分表明 PTH 通过破坏蛋白酶来调节重要的成骨细胞转录因子 Runx2[78]。然而在体内，PTH 最显著的作用是促进成骨细胞的骨形成，可能是通过自分泌和旁分泌途径的间接作用来实现。PTH 刺激成骨细胞释放生长因子，如 IGF-1、FGF2 和双调蛋白[79]。PTH 还减少了 Wnt 信号的抑制剂[82] dickkopf-1[80] 和硬骨抑素[81] 的合成，这些作用有望促进 Wnt 蛋白对成骨细胞的合成代谢。骨细胞合成硬骨抑素，因此这些细胞可以对 PTH 做出反应，从而调节周围成骨细胞的活性。此外，因为骨基质是成骨细胞生长因子的丰富来源，PTH 诱导骨吸收后，这些生长因子从该基质中释放出来，这可能会增加骨形成，并将成骨细胞带到骨形成部位[83]。因此，PTH 的各种直接和间接作用都可以引起骨量增加。

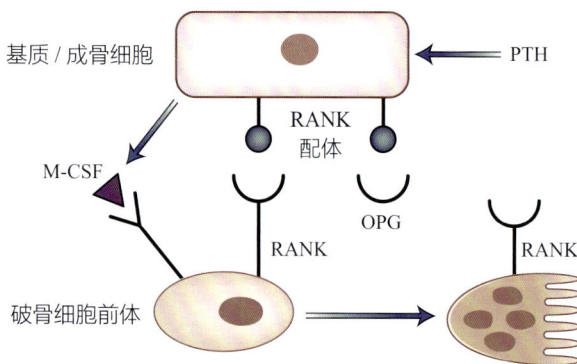

▲ 图 29-8　成骨细胞谱系控制破骨细胞生成和活性

甲状旁腺激素作用于成骨细胞前体上的 PTH/PTHrP 受体，增加 M-CSF 和 RANK 配体的生成，减少生骨保护素。M-CSF 和 RANK 配体通过与受体 RANK 结合，刺激破骨细胞的产生，增加成熟破骨细胞的活性。OPG 阻止了 RANK 配体与 RANK 的相互作用

(2) PTH 促进骨吸收：令人惊讶的是，破骨细胞来源于造血祖细胞的骨吸收细胞，表面没有 PTH 受体。相反，成骨细胞谱系的细胞，包括前成骨细胞、成骨细胞和骨细胞，向破骨细胞前体发出信号，使它们融合并形成成熟的破骨细胞。这一信号也刺激成熟的破骨细胞吸收骨并阻止凋亡（图 29-8）。M-CSF 和 RANKL 是刺激破骨细胞形成必不可少的两种细胞表面蛋白[84]，而 RANKL 是刺激成熟破骨细胞所必需的。生长因子 M-CSF（或 CSF1）既以分泌蛋白的形式表达，也以细胞表面蛋白的形式表达；这两种形式的产生均受 PTH 的刺激[85]。RANKL 又称骨保护素配体（OPGL）、破骨细胞分化因子（ODF）、TRANCE（TNF 家族的膜结合型成员），PTH 也促进其合成。RANKL 与其受体 RANK 结合，RANK 是 TNF 受体家族的成员。RANK 存在于破骨细胞前体和成熟破骨细胞上。RANKL 与 RANK 的结合可被 TNF 受体家族的另一成员骨保护素阻断。OPG（也称为 OCIF 和 TR1）在体内循环，由成骨细胞谱系的细胞分泌。PTH 减少这些细胞合成和分泌 OPG。因此，PTH 通过增加 RANK 和降低局部骨的 OPG 来促进骨吸收。

激活 PTH 受体后也可以通过一种罕见的机制促进钙从骨骼中释放，即骨细胞性骨溶解。骨细胞可以直接从其周围基质中释放矿物质。这些细胞产生与破骨细胞骨吸收相关的蛋白质，包括碳酸氢酶 2、组织蛋白酶 K 和抗酒石酸酸性磷酸酶[86]。例如，在小鼠哺乳期间，骨细胞周围的陷窝释放钙；这种释放依赖于表达 PTH/PTHrP 受体的骨细胞[87]。在不同的条件下，我们对骨细胞性骨溶解与破骨细胞性骨吸收的数量重要性知之甚少。

3. 甲状旁腺激素作用的分子基础　自从发现 PTH 刺激 cAMP 分泌到尿液[88]，就一直认为 PTH 是通过触发细胞内第二信使的级联反应起作用。这一指导性假说目前看来假定了 PTH 的所有作用都是通过激素与靶组织质膜上的受体结合而产生的。这种受体是 G 蛋白相关受体大家族的成员，跨越质膜七次（图 29-10）。与膜外激素的结合导致七个跨膜螺旋结构的发生构象变化，从而激活与受体结合的 G 蛋白 α 亚基释放 GDP。GTP 代替 GDP，与 G 蛋白结合。G 蛋白的 α 亚基与 βγ 亚基分离，G 蛋白的不同亚基调节酶和通道的活性。这些酶和通道的活性影响更下游的蛋白质，最终导致骨和肾脏细胞的生理反应。

4. 甲状旁腺激素和甲状旁腺激素相关蛋白受体　编码 PTH/PTHrP 受体的 DNA 已经从许多物种的组织中分离出来，包括大鼠、负鼠、人、猪、非洲爪蟾（蟾蜍）和斑马鱼[89]，甚至一些昆虫[90]。该受体的预测氨基酸序列和插入表位的直接定位表明，该受体跨越质膜 7 次，但该序列与大多数已知的 G 蛋白偶联受体的序列并不相似。相反，它是一个独特的亚家族

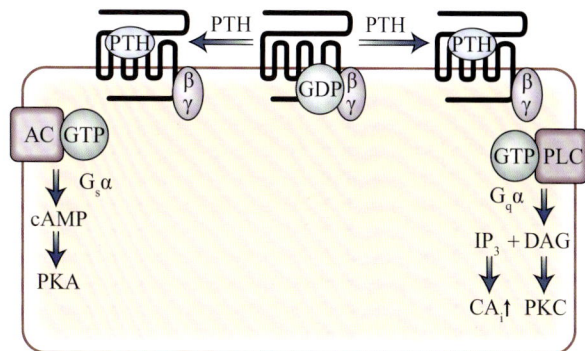

▲ 图 29-10　**PTH/PTHrP 受体作为核苷酸交换因子**

PTH 与受体结合引起 GTP 代替了 GDP，与 G 蛋白 α 亚基结合。与 GTP 结合的 $G_s\alpha$ 亚基从受体和 βγ 亚基中释放出来，然后激活效应器。$G_s\alpha$ 激活腺苷环化酶，形成 cAMP，进一步激活 PKA。$G_q\alpha$ 及其相关的 α 亚基激活 PLC。PLC 水解 1，4，5-三磷酸磷脂酰肌醇，生成 DAG 和 1，4，5-IP_3。DAG 激活 PKC，IP3 激活微粒体囊泡上的一个受体，该受体引导钙（Ca_i）从微粒体囊泡进入胞质

B 家族的成员，具有与之密切相关的受体。这些受体大多数结合长度为 30～40 个氨基酸的多肽。已知的成员包括促胰液素家族多肽（促胰液素、血管活性肠肽、胰高血糖素、GLP、GHRH、垂体腺苷环化酶激活肽、抑胃肽）、CRH、降钙素，以及与 CRH 相关的昆虫利尿激素的受体。PTH/PTHrP 受体与促胰液素受体最为相似。PTH/PTHrP 受体的编码基因具有复杂的结构，有 13 个内含子隔断了编码序列。

PTH/PTHrP 受体介导了 PTH 和 PTHrP 的许多作用。克隆的 PTH/PTHrP 受体以相同的亲和力结合 PTH 和 PTHrP 的氨基末端片段。该受体不仅在肾脏和成骨细胞中高水平表达，也在多种组织中表达，如平滑肌、脑和各种胎儿组织，这些组织被认为是 PTHrP 的靶组织，而不是 PTH 的靶组织。例如[91]，当去除小鼠的 PTH/PTHrP 受体时，突变小鼠在钙稳态，以及 PTHrP 在骺板上的局部作用都存在缺陷。在人体中发现的受体突变也与这一结论一致。然而，图 29-10 所示的 PTH 的作用被认为是一个简化的描述。PTH 的所有作用不太可能通过与克隆的 PTH/PTHrP 受体相互作用来解释，看上去不与受体结合的 PTH 片段可能具有生物学活性[92]。此外，PTH（1～84）的羧基末端部分结合了与 PTH/PTHrP 受体不同的细胞表面蛋白。

另一种 PTH 受体被克隆出来，它可以被 PTH 激活，但不能被 PTHrP 激活，称为 PTH2R。该受体在多种组织中表达，包括脑、血管内皮细胞和平滑肌、胃肠道的内分泌细胞和精子。然而，它不在成骨细胞或肾小管中表达。虽然 PTH 可以良好地激活人的 PTH2R，但对大鼠和其他物种的 PTH2R 的激活作用很

差。此外，一种名为 TIP39（39 个残基的结节漏斗多肽）的新配体已被发现并被证明是 PTH2R 的强效激活剂。TIP39 与 PTH 或 PTHrP 只有很低的相似性，并很可能是 PTH2 的生理相关激活剂。PTH2R 的功能作用尚不清楚，但它似乎介导了 TIP39 在大脑和睾丸中的许多作用；一项基因敲除小鼠的研究表明，TIP39 参与调节应激反应[93]和生殖细胞的发育[94]。这两个克隆的 PTHR 及 PTHrP 片段的不同受体可能是复杂的配体和受体网络的一部分（图 29-11）。

    5. 甲状旁腺激素结构的功能意义 有两个重要的理论可以帮助思考 PTH 如何激活 PTH/PTHrP 受体。第一，目前很清楚，所有 G 蛋白偶联受体都具有灵活变换的结构，允许它们通过多种构象与配体相互作用[95]。这些不同的构象紧密结合相关的配体，并可能传递不同的信号。第二，在激动剂、拮抗剂和 G 蛋白的存在下，可以得知这些 B 家族受体的高分辨结构。这些结构与之前行使的许多功能一致，并使结果合理化[96]。它们都具有一个大的氨基末端胞外结构域，该结构域结合它们各自配体的羧基末端。PTH/PTHrP 受体胞外结构域的晶体结构以类似的方式结合 PTH（1～34）或 PTHrP（1～36）的羧基末端部分[97, 98]。特征性的 B 家族受体的结构展示了与配体羧基末端部分的结合是如何引导配体氨基末端与受体七跨膜结构域和相关胞外环相互作用的（图 29-12）。配体的氨基末端结构改变了第六跨膜结构域的构象，使受体与 G 蛋白相互作用并被激活。PTH 的氨基末端片段，如短片段 PTH（1～34），其效力与全长的 PTH（1～84）相同[89]。PTH 前几位残基对触发受体构象改变进而激活 Gs 和腺苷酸环化酶极为重要。负责跨膜激活 Gs 的序列构成了 PTH 前 13 个残基的大部分。这些残基在 PTH 和 PTHrP 之间高度保守。在高浓度的情况下，

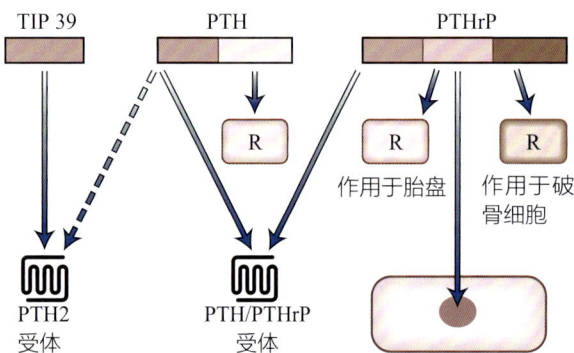

▲ 图 29-12 甲状旁腺激素的 PTH 肽（1～34）与 PTH/PTHrP 受体的结合

受体的氨基末端（N）胞外结构域（绿色部分）迅速与配体的羧基末端部分结合。受体的 J 结构域，包含跨膜结构域和相关环，与配体的氨基末端结构域结合（标记了 N 的红色圆柱体）。这种结合较慢，可能需要配体和受体的构象改变。这些构象变化触发 G 蛋白激活、受体内化和其他作用（图片由 Tom Gardella 提供）

PTH（1～14）即可激活 PTH/PTHrP 受体。这个活性区域和受体的跨膜结构域及胞外环相互作用。当 PTH 的前 9 个残基共价连接到受体的跨膜结构域和胞外环时，它们可以激活受体。PTH（1～14）的类似物也可以触发 Gq 激活，从而激活 PLC[99]。这些数据，外加对在位置 1 上被修饰的 PTH 类似物选择性地失去其激活 PLC 能力的观察，表明 PTH 的氨基末端部分对于激活 Gs 和 Gq 都是必不可少的[100]。更多的 PTH（1～34）远端区域可以激活 PKC，并通过尚未完全阐明的机制提高细胞内钙水平。

    （1）第二信使激活：PTH 如何精确结合到 PTH/PTHrP 受体并激活 G 蛋白的确切机制尚不清楚。其他 B 家族受体跨膜部分的晶体结构类似于被研究的更广泛的视紫红质 A 家族受体，但不同的是，结合肽配体的潜在口袋更大，从侧面看形成了一个 V，TMD1、6 和 7 形成 V 的一个臂，TMD2～5 形成 V 的另一个臂。上述提到的结构，TMD1 毗邻 TMD6 和 7，与一些突变的 PTH/PTHrP 受体的生物行为相一致[101, 102]。据推测，PTH 与受体的几个不同区域的结合改变了跨膜结构域之间的关系，从而使受体的 3 个胞内环和羧基末端尾部以一种可变的方式与 G 蛋白相互作用[103]。

    在第 2、6 和 7 跨膜结构域有特定点突变的受体，即使没有受到激素的刺激，也能激活 Gs。通过分析 Jansen 干骺端软骨发育不良患者的 PTH/PTHrP 受体，发现了这些突变受体[104]。这种疾病的患者有甲状旁腺

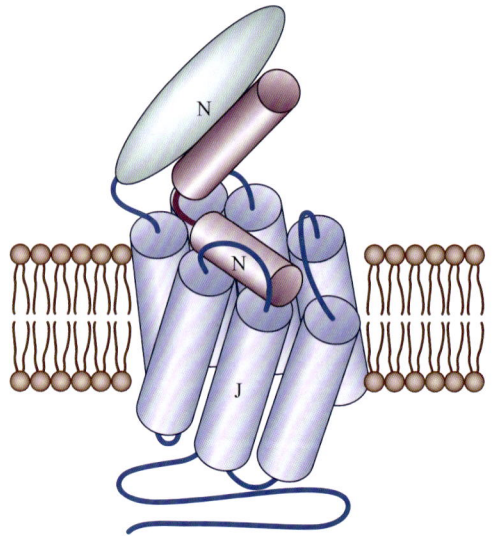

▲ 图 29-11 甲状旁腺激素配体和受体网络（R）

PTH 和 PTHrP 在氨基末端非常相似，而 TIP39（39 个残基的漏斗结节多肽）的关系更远。虽然目前仅 PTH/PTHrP 受体和 PTH2 受体被克隆，但生物学作用表明，PTH 的羧基末端部分有特异的受体，PTHrP 的中央区和更远的区域也有特异的受体。PTHrP 也存在于细胞核中，并可能直接在核中起作用

功能亢进的表现 [高钙血症、低磷血症、1,25-(OH)$_2$D$_3$ 和尿 cAMP 水平升高]，但 PTH 和 PTHrP 水平低。这些患者表现为生长异常，可能反映了在软骨生长上不适当、过强的 PTHrP 样作用。这些突变都位于跨膜结构域预测的 V 型结构底部，一定改变了受体胞内部分的构象，可产生类似于 PTH 与正常受体结合的效果。在 Jansen 软骨发育不良患者中，PTH/PTHrP 受体的不适当激活可导致与原发性甲状旁腺功能亢进一样的代谢异常，这一观察结果是最具说服力的证据之一，证明了克隆的 PTH/PTHrP 受体实际上介导了在人体内 PTH 对骨骼和肾脏的作用[105]。

PTH 和 PTHrP 都能结合并激活靶细胞表面的 PTH/PTHrP 受体。然而，配体 – 受体复合物的命运随后会有显著的不同[106, 108]。PTH，而不是 PTHrP，与 PTH/PTHrP 受体、β- 抑制蛋白、Gα$_s$ 和腺苷酸环化酶一起内化在囊泡中。值得注意的是，在这些囊泡中，PTH 相比 PTHrP 转导信号的时间更长，而 PTHrP 在被内化时失去了转导信号的性质。某些 PTH 类似物可以持续发出信号数小时，是因为它们在细胞内具稳定性。PTH 与其受体紧密的抗酸性结合可能解释了 PTH 和 PTHrP 的不同性质，这种区别及其完整的功能意义，仍是当前的研究热点话题。

(2) 第二信使和甲状旁腺激素的远端作用：PTH 对多种 G 蛋白的激活提出了关于每个第二信使的独立作用和它们之间可能相互作用的问题。cAMP 调节 PTH 生理作用的重要性已在体内和体外的研究中得到了证实[88, 109]。此外，Ⅰ 型假性甲状旁腺功能减退症患者对 PTH 无反应，进而无法提高尿 cAMP 水平，表现出肾脏对 PTH 明显的抵抗。

PLC 的激活伴随着 PKC 的激活和 IP3 的合成，可能也有助于 PTH 发挥生理作用，如抑制钠 – 磷酸盐共转运和激活肾脏 25-(OH)D$_1$α- 羟化酶[110, 111]。携带 PTH/PTHrP 受体突变的小鼠，不能激活 PLC，表现出轻度的骨发育延迟；当 Gs 在生长板中也有缺陷时，生长板就会出现异常表现，当给予低钙饮食时，肾脏对磷酸盐的处理就会出现异常[112, 113, 114]。给这些突变小鼠输注 PTH 多肽时，它们对磷酸盐的反应起初是正常的，但在长期注射的过程中，其对磷酸盐的处理就会出现缺陷[63]。当这些突变小鼠被注入大剂量的 PTH 时，它们在骨髓中产生预期数量的基质细胞（纤维性骨炎）的能力也会出现缺陷，正常小鼠在长期注入 PTH 后也出现这种缺陷[115]。因此，PTH 对骨骼和肾脏的作用需要 PLC 的激活，这一点在维持一段时间高水平 PTH 的情况下最为明显。

PTH/PTHrP 受体对一种或另一种 G 蛋白的刺激在不同类型的细胞中可能不同，甚至在同一细胞的不同区域也可能不同[110]。在某些情况下，这种选择性可能受到 PTH/PTHrP 受体与细胞内支架蛋白 [如 NHERF1 和 NHERF2（Na$^+$/H$^+$ 交换器的调节因子）] 间相互作用的影响。PTH/PTHrP 受体与 NHERF 的结合是由受体序列中最后 4 个氨基酸所引导。这种结合在肾脏近端小管上皮细胞的顶面特别显著，例如，可能会使 PTH/PTHrP 受体激活的 G 蛋白从以 Gs 为主转变为以 Gi 为主[116]。

(3) 靶细胞对甲状旁腺激素的反应性：PTH 的生理反应不仅取决于血液中 PTH 的浓度，还取决于靶细胞对 PTH 的反应性。这种反应能力可以通过先前暴露于 PTH 或暴露于各种其他激素和旁分泌因子来改变。通过改变细胞对 PTH 反应过程中的每个环节，都可以改变这种反应性。

PTH/PTHrP 受体基因表达的主要调控因子包括 PTH 和 1,25-(OH)$_2$D$_3$，这两者都能降低特定靶细胞中 PTH/PTHrP 受体 mRNA 的表达。在某些情况下，PTH 减少了细胞表面的免疫活性受体和功能受体的数量，而不改变 PTH/PTHrP mRNA 的水平。这种减少反映了配体诱导的受体内化和降解。受体的内化由 PTH 结合而激发，这导致受体胞质尾部的特定丝氨酸磷酸化，随后由 β- 抑制蛋白与受体的结合引导内化[117, 118]。

（五）甲状旁腺激素相关蛋白

PTHrP 被发现是因为多种肿瘤分泌的 PTHrP 造成了恶性肿瘤相关的体液高钙。因此，在人体和动物中对 PTHrP 的初步研究一直强调分子具有类似 PTH 的结构和性质。然而，随后的研究很快表明，PTHrP 与 PTH 不同，它由各种各样的组织产生，在这些组织中，PTHrP 的局部作用方式可能与血钙调控不相关。

1. 基因和蛋白质的结构 从鱼类到人类多个物种的 PTHrP 序列已被确认（图 29-13）[119, 120]。在人类中，可变剪接的 RNA 产生了编码 3 种不同蛋白质的转录本，这 3 种蛋白质序列只在残基 139 之后的残基 139、141 和 173 不相同。

对这些序列的研究表明，PTHrP 有几个功能不同的结构域。PTHrP 的前 13 个残基中有 8 个或 9 个与已知哺乳动物的 PTH 序列相同。这些序列包含已知的 PTH 的"激活"区域，即与受体的跨膜区域相互作用的区域，并有助于 PTHrP 激活 PTH/PTHrP 受体的能力。

PTHrP（14～34）中的序列也是高度保守的。尽管这些序列与 PTH 的相应区域不太相似，但它们可以从 PTH/PTHrP 受体上取代 PTH，并且在 PTH/PTHrP 受体氨基末端结构域的晶体结构中，结合到重叠但不同的接触位点上[98]。

PTHrP 分子的其余部分与 PTH 中的相应序列不相似。然而，PTHrP 的第 35～111 个残基明显具有高度保守性，在哺乳动物和鸡的 PTHrP 序列中只有 9 个残基不同。这种序列的保守性远远高于 PTH 的羧基末端

PTH 样
序列
PTH 样活性

```
          1        10        20        30        40
人    AVSEHQLLHDKGKSIQDLRRRFFLHHLIAEIHTAEIRATSEVSPN
大鼠   AVSEHQLLHDKGKSIQDLRRRFFLHHLIAEIHTAEIRATSEVSPN
小鼠   AVSEHQLLHDKGKSIQDLRRRFFLHHLIAGIHTAEIRATSEVSPN
犬    AVSEHQLLHDKGKSIQDLRRRFFLHHLIAEIHTAEIRATSEVSPN
鸡    AVSEHQLLHDKGKSIQDLRRRIFLQNLIEGVNTAEIRATSEVSPN
```

高度保守序列

```
          50        60        70        80        90
人    SKPSPNTKNHPVRFGSDDEGRYLTQETNKVETYKEQPLKTPGKKKK
大鼠   SKPAPNTKNHPVRFGSDDEGRYLTQETNKVETYKEQPLKTPGKKKK
小鼠   SKPAPNTKNHPVRFGSDDEGRYLTQETNKVETYKEQPLKTPGKKKK
犬    SKPAPNTKNHPVRFGSDDEGRYLTQETNKVETYKEQPLKTPGKKKK
鸡    PKPATNTKNYPVRFGSEDEGRYLTQETNKSQTYKEQPLKVSGKKKK
```

```
          100        110        120        130        140
人 1   GKPGKRKEQEKKKRRTRSAWLDSGVTGSGLEGDHLSDTSTTSLELDSR
人 2   GKPGKRKEQEKKKRRTRSAWLDSGVTGSGLEGDHLSDTSTTSLELDSRRH
人 3   GKPGKRKEQEKKKRRTRSAWLDSGVTGSGLEGDHLSDTSTTSLELDSRTA
大鼠   GKPGKRKEQEKKKRRTRSAWPGTTGSGLLEDPQPHTSPTSTSLEPSSRTH
小鼠   GKPGKRKEQEKKKRRTRSAWPSTAASGLLEDPLPHTSR..TSLEPSSRTH
犬    GKPGKRKEQEKKKRRTRSAWLNSGVAESGLEGDHPYDISATSLELNLRRH
鸡    AKPGKRKEQEKKKRRARSAWLNSGMYGSNVTESPVLDNSVTTHNHILR
```

```
          150        160        170
人类 3  LLWGLKKKKENNRRTHHMQLMISLFKSPLLLL
```

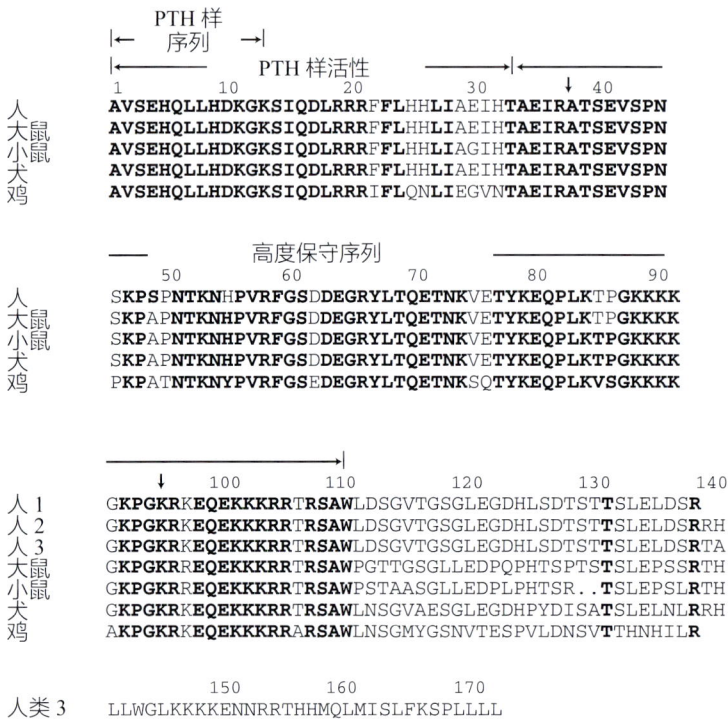

◀ 图 29-13　5 个物种的甲状旁腺激素相关蛋白序列

完全保守的残基用黑体表示；标注了前 111 个残基中高度保守的部分。箭表示残基 37 和 95 后的内部切割位点，可生成 PTHrP（38～94）酰胺和 PTHrP（38～95）。另一个切割位点，生成了 PTHrP（38～101），也许 PTHrP（107～139）没有显示出来[120]。3 个人源序列代表由可变剪接的 mRNA 合成的蛋白质，并且只有在残基 139 之后才有所不同。氨基酸用单个字母编码表示（图 29-3）

部分，这表明 PTHrP 的这个区域具有独特且重要的功能。该区域还包括一个核定位信号，该信号在培养的细胞中已被证明具有功能[121]。在残基 111 之后，不同物种的 PTHrP 序列差异很大。

在 PTHrP 序列中穿插着多个包含一个或几个基本残基的位点，这些残基可能是翻译后切割的位点（图 29-13）。对肿瘤、细胞系和转染细胞中 PTHrP 片段的广泛分析表明，这些位点中有几个实际上是功能性切割信号。PTHrP 在第 37 位残基精氨酸之后被切割，进而又被羧肽酶酶切，产生一个类似于 PTH 的 PTHrP（1～36）片段，以及片段 PTHrP（38～94）酰胺、PTHrP（38～95）和 PTHrP（38～101）[122]。在细胞中也检测到了更多其他 PTHrP 羧基端片段。PTHrP（107～139）和 PTHrP（107～111）等片段可以触发胞内激酶级联反应并影响体内骨量，然而实际上 PTHrP 任何羧基端片段的生理作用都尚未确定[123]。

在由恶性肿瘤造成高钙血症的患者的血液中，已经发现了多种具有免疫反应性的 PTHrP，它们可能与细胞和组织培养基中的 PTHrP 片段很好地对应，尽管目前对这些具有免疫反应性 PTHrP 的精确特征认识的还不完全。全长 PTHrP 很可能不循环，因为氨基末端特异性免疫亲和柱无法从恶性高钙血症患者的血清中提取到来自羧基末端的免疫反应性[124]。

2. 甲状旁腺激素相关蛋白的功能　PTHrP 第一个被定义的作用是与恶性肿瘤的体液高钙血症相关的 PTH 样作用。在这种病理实体中，PTHrP 作为一种激素；它从肿瘤分泌进入血液，然后作用于骨骼和肾脏

提高血钙的水平[125]。PTHrP 在正常成年人体内的循环水平是否也保持在足够高的水平，以维持正常的钙稳态，尚不清楚。当乳腺癌转移到骨骼，局部产生的 PTHrP 可以提高血清钙，但不一定会提高 PTHrP 在血液中的水平。肿瘤表达的 PTHrP 也会导致癌症患者的恶病质，并刺激肿瘤模型中脂肪细胞的"褐变"[126]。

PTHrP 在胎儿期和哺乳期作为一种趋钙激素。缺失 PTHrP 基因的胎鼠通过胎盘转运 ^{45}Ca 的效率低下。PTHrP 的这种作用只需要 PTHrP 的中间区域，可能涉及一个与 PTH/PTHrP 受体不同的受体。PTHrP 和 PTH 的氨基末端部分可能也能增加胎盘的钙转运，因为 PTH（1～84）也能增加缺失 PTH 基因的小鼠的胎盘钙转运[127]。

PTHrP 发挥体液作用的第二个背景是哺乳期。在小鼠中，PTHrP 从乳房分泌到血液中导致骨吸收增加[128]。钙激活乳房组织中的 CaSR，增加钙进入乳汁，并下调乳房中 PTHrP 的表达[129]。因此，PTHrP 可能导致了人类哺乳期间显著但基本可逆的骨质流失，这个过程仅仅轻微受到钙剂补充的影响[130]。骨质流失是由破骨细胞骨吸收增加和骨细胞吸收周围基质引起的，骨细胞吸收周围基质需要激活 PTH/PTHrP 受体（骨细胞骨溶解）[87]。PTHrP 对泌乳作用的增强可以解释孕妇和哺乳期女性为何很少出现高钙血症和高水平的 PTHrP[131]。大量 PTHrP 也会分泌到母乳中，尽管 PTHrP 在母乳中的作用尚不清楚。

PTHrP 的大部分作用方式可能是旁分泌或自分泌[132]。在胎儿时期，几乎每一个组织都会在某个时

间合成 PTHrP。通过对缺失 PTHrP 基因的转基因小鼠中明显异常的发现，证明了它在胎儿骨骼发育中的作用。这些异常提示在正常情况下 PTHrP 可保持软骨细胞按列有序增殖，从而延迟软骨细胞分化[133]。PTHrP 通过驱动 Ⅱa 类组蛋白去乙酰化酶抑制剂进入细胞核，阻断 Mef2 和 Runx2 转录因子激活软骨细胞分化的作用[134]。PTHrP 在胎儿的许多其他组织中可能也涉及类似对增殖和分化的调节。PTHrP 在胎儿期的广泛表达可能是多种恶性肿瘤中 PTHrP 表达的基础。正如恶性肿瘤中经常发生的情况一样，PTHrP 的表达代表着胎儿基因表达模式的重新启动。

PTHrP 可在许多成人组织中合成。在皮肤、头发和乳房等组织中，PTHrP 可能调节着细胞的增殖和分化。PTHrP 也可在血管、胃肠道、子宫和膀胱的平滑肌中为应答拉伸而合成，并以自分泌的方式起作用，使平滑肌放松[135]。PTHrP 也广泛表达于中枢神经系统的神经元中。它在大脑中的功能尚不清楚，但它可能通过降低电压门控钙通道的通量来保护神经元免受兴奋毒性。类似的机制也可以解释 PTHrP 松弛平滑肌的作用。

PTHrP 的许多作用是由 PTH/PTHrP 受体介导的。胎盘钙转运的激活可能有一部分是由一种不同的受体介导的，而骨细胞上的其他作用可能涉及另一种对 PTHrP 更末端部分有反应的受体。此外，越来越多的证据表明，PTHrP 的一些作用涉及 PTHrP 对胞核的直接作用[136]。因此，PTH 和 PTHrP 可能都是利用多种机制来刺激细胞（图 29-11）。

三、降钙素

降钙素在鱼类和啮齿类动物中具有调节血钙的重要作用；然而，降钙素在人类钙稳态中的重要性仍不确定。

除了 PTH 外，第二种钙调节激素的存在是在犬的甲状腺 / 甲状旁腺灌注研究中被证实的[137]。高钙灌注导致血浆钙快速下降，甚至比甲状旁腺切除术后下降更快。这表明钙刺激了一种降低血钙的激素的分泌。随后证实，这种激素（因其调节钙的"基调"或水平而被命名为降钙素）是由甲状腺而不是甲状旁腺合成的。降钙素存在于甲状腺的非滤泡细胞中，称为 C 细胞，起源于神经嵴[138]。在鱼类中，由于 C 细胞位于分离的器官中，因此在角鲨、鲑鱼和其他几种鱼类中，降钙素可以迅速从这些后腮体中分泌出来。确定了降钙素的腺体来源，就可以分离出足够数量的降钙素，从而对其序列进行分析，并研究相关的结构和生物功能[139]。

（一）合成和分泌

降钙素是由 32 个氨基酸组成的多肽，包含一个由 1 和 7 号位置的半胱氨酸形成的链内二硫键（图 29-14）。这 2 个半胱氨酸残基，连同羧基端脯氨酰胺和另外 6 个残基，是从不同物种中分离出来的降钙素中保守的氨基酸。二硫键和脯氨酰胺残基对分子的功能很重要，尽管已经开发出缺乏二硫键的生物活性类似物。有趣的是，鱼类降钙素在哺乳动物中比哺乳动物激素更有效。成熟肽来自一个 136 个氨基酸前体的中间部分。人类降钙素基因位于第 11 号染色体的短臂上，包含 6 个外显子，这些外显子以组织特异性的方式进行可变剪接产生编码降钙素或降钙素基因相关肽 mRNA（图 29-14）。编码降钙素的 mRNA 是由前 4 个外显子剪接在一起得到的，它代表了甲状腺 C 细胞中超过 95% 的成熟转录本[140]。前 3 个外

肽	物种	序列	
CT	人	CGNLSTCMLGTYTQDFNKFHTFPQTAIGVGAP	-NH2
	鲑鱼 1	CS----CV--KLS-ELH-LQTY-R-NT-SGT-	-NH2
	鲑鱼 2	CS----CV--KLS-DLH-LQTF-R-NT-AGV-	-NH2
	鲑鱼 3	CS----CM--KLS-DLH-LQTF-R-NT-AGV-	-NH2
CGRP	人 α	ACDTATCVTHRLAGLLSRSGGVVKNNFVPTNVGSKAF	-NH2
	人 β	-CN---C----------------S----------	-NH2
	鲑鱼	-CN---C------DF-N-----GNS----------	-
Amylin	人	ACDTATCVTHRLAGLLSRSGGVVKNNFVPTNVGSKAF	-NH2
ADM	人	YRQSMNNFQGLRSFGCRFGTCTVQKLAHQIYQFTDKDKDNVAPRSKISPQGY	-NH2
IMD	人	TQAQLLRVGCVLGTCQVQNLSHRLWQLMGPAGRQDSAPVDPSSPHSYG	-NH2
CRSP-1	猪	SCNTATCMTHRLVGLLSRSGSMVRSNLLPTKMGFKVFG	-NH2
CRSP-2	猪	-C---SCV--KMT-W------VAKN-FM--NVDS-IL	-NH2
CRSP-3	猪	-C---ICV--KMA-W------V-KN-FM-IN--S-VL	-NH2

▲ 图 29-14 所选物种的降钙素、降钙素基因相关肽、胰淀素、肾上腺髓质素、垂体中叶素和降钙素受体刺激蛋白的氨基酸序列

粗体 Cs 代表半胱氨酸残基，可形成对这些肽二级结构至关重要的二硫键。其他的保守残基用虚线表示（图 29-3，单个字母编码氨基酸）

显子和第 5、6 外显子剪接产生了编码 37 个氨基酸 α CGRP 肽的 mRNA。编码 αCGRP 的 mRNA 在多种组织中表达，也是在神经组织中检测到的降钙素基因唯一的成熟转录本。第二个 CGRP 基因编码密切相关的 βCGRP。在人类中，成熟肽的预测序列与 αCGRP 的预测序列仅相差 3 个氨基酸（图 29-14）。βCGRP 基因也存在于第 11 号染色体上，其组织分布与 αCGRP 相同。

降钙素的合成和分泌受到严格调控。在猪模型中的研究表明，降钙素的分泌与环境中钙水平之间存在线性关系[141]。用钙离子载体和钙通道阻滞药进行的细胞培养的研究证明，C 细胞内的钙离子浓度决定了降钙素的分泌速率[142]。从甲状旁腺细胞克隆的 CaSR 也在 C 细胞中表达，有助于调节降钙素的分泌[143]。其他降钙素促分泌剂包括糖皮质激素、CGRP、胰高血糖素、胃泌素、五肽甘肽、胰酶和 β 肾上腺素等[144]。胃肠道激素调节降钙素的生理作用尚不清楚；然而，它们已经被假设在调节餐后高钙血症中发挥作用。降钙素的分泌受到生长抑素的抑制，生长抑素也由甲状腺 C 细胞分泌。体内和体外研究均证明，1,25-(OH)$_2$D$_3$ 通过转录机制降低降钙素 mRNA 水平[145, 146]。

被快速给予降钙素后，降钙素可通过直接作用于破骨细胞，抑制破骨细胞介导的骨吸收和减少肾小管对钙的重吸收[147, 148]。已证明在啮齿类动物中，降钙素可调节进食后的高钙血症和骨骼对哺乳的反应[149, 150]。对降钙素敲除小鼠的研究表明，在缺乏该激素的情况下，骨形成率翻倍，并能遏制卵巢切除引起的骨丢失[151]。在降钙素受体杂合或纯合的敲除小鼠中也发现了骨形成的增加[152, 153]。这种骨形成的增加被认为是缺乏降钙素介导的抑制破骨细胞分泌 1- 磷酸鞘氨醇引起的，因为 1- 磷酸鞘氨醇可诱导骨形成[153]。

然而，降钙素在人体中的生理作用仍不清楚。在甲状腺髓质癌继发的长期高降钙素血症患者和甲状腺次全切除术导致降钙素分泌储备不足的患者中，并未观察到降钙素水平异常对腰椎和桡骨远端骨密度的影响[154]。此外，长期、高剂量给予外源性降钙素也未引起生理异常[155]。

降钙素的许多作用是由 PTH/ 胰泌素受体家族中的 G 蛋白耦联的细胞表面受体介导的[156, 157]。编码这种受体的 mRNA 已经在多种组织中被发现，包括肾脏、大脑和破骨细胞。该受体与不同的 G 蛋白耦联导致腺苷酸环化酶或 PLC 的激活；在某些情况下，这一过程为细胞周期依赖性的[158]。

（二）降钙素家族：降钙素基因相关肽、胰淀素、肾上腺髓质素、降钙素受体刺激肽和垂体中叶素

CGRP、胰淀素、肾上腺髓质素、CRSP1 和垂体中叶素都被证明在细胞膜上具有高亲和力的结合位点，而置换研究证明了这些相关配体的几个受体亚型的存在。然而，克隆这些配体的特异性受体并非易事，因为功能受体是由 G 蛋白偶联受体和单跨膜蛋白 RAMP（受体活性修饰蛋白家族）组成的异二聚体[159, 160]。降钙素受体样受体（降钙素受体相关受体）与 RAMP1 相互作用产生 CGRP 受体，而 RAMP2 和 RAMP3 与同一降钙素受体样受体相互作用产生肾上腺髓质素受体。RAMP1 与降钙素受体相互作用产生胰淀素受体[161]。在 Gα$_s$、Gα$_i$ 和 Gα$_{q/11}$ 的通路中，CGRP 受体显示出配体依赖和 RAMP 依赖的信号偏倚性[162]。

CGRP 被认为是一种神经递质和血管扩张剂，而不是一种激素。使用单克隆抗体抑制 CGRP 受体信号通路可降低易感个体偏头痛的频率[163, 164] 和缺乏 αCGRP 的小鼠已被证明平均动脉压升高都支持这一假说[165]。大脑和周围神经系统中 CGRP 的免疫组化研究显示，这种神经肽在感觉和综合的运动功能中均起着重要作用。

从猪脑中分离出 3 个结构相关的多肽（图 29-14）。这些 CRSP 也在甲状腺中表达。CRSP1 在氨基酸水平上与 αCGRP 有 60% 的同源性，它与降钙素受体结合，剂量依赖性地刺激 cAMP 的产生，并抑制破骨细胞的产生。与这一观察结果一致的是，与降钙素一样，给予 CRSP1 会导致血清钙的降低。CRSP2 和 CRSP3 的受体尚未被鉴定出来[167]。

胰淀素与 CGRP 和降钙素高度同源（图 29-14）。尽管胰淀素已被证明对骨骼具有一定作用，但在 2 型糖尿病患者胰腺中存在的胰淀素提示了该肽在这种疾病中的病因作用[168]。因为胰淀素能减缓胃排空，促进饱腹感并减弱餐后胰高血糖素的升高，所以这种肽的类似物目前被用作 2 型糖尿病的治疗药物，以及用于肥胖症治疗的研究。胰淀素可抑制大鼠因卵巢切除和链脲佐菌素诱导的糖尿病所致的骨丢失[169, 170]。在小鼠中，靶向敲除胰淀素可导致骨吸收增加，从而导致低骨量[152]。在许多模型中，胰淀素也被证明可以减少食物摄入量和抑制胃酸分泌，防止溃疡的发展[171]。

肾上腺髓质素（图 29-14）具有与 CGRP 相似的血管舒张作用。除了激活 CGRP 受体外，肾上腺髓质素还与血管系统中的特定受体结合[172]。缺乏肾上腺髓质素的小鼠在妊娠中期死亡[173]。调节肾上腺髓质素与降钙素受体结合的 RAMP2 单倍体不足导致高泌乳素血症、骨骼发育迟缓和骨密度降低[174]。与其他家族成员不同，肾上腺髓质素不抑制破骨细胞的活动或形成[166]。肾上腺髓质素在骨骼中的生理作用尚不清楚。

垂体中叶素（肾上腺髓质素 2）是这个家族最新的成员（图 29-14），通过表达的序列标签的同源性筛选被鉴定出来。它主要在垂体和胃肠道中表达。垂体中叶素能够通过 CGRP 受体发出信号，并和 CGRP 竞争与受体的结合[175]。然而，与 CGRP 和肾上腺髓质

素不同，垂体中叶素是 RAMP 共受体的非选择性激动剂。

（三）降钙素与人类疾病

作为肿瘤标志物。基础和五肽胃泌素刺激的降钙素水平已被用于确定和跟踪那些有患甲状腺髓样癌风险或受甲状腺髓样癌影响的人（见第42章），尽管在慢性血液透析患者中也可能观察到异常的降钙素基础和刺激后水平[176]。其他肿瘤也能异位分泌降钙素，包括胰岛素瘤、血管活性肠肽瘤和肺癌。重症患者，包括烧伤吸入性损伤、中毒性休克综合征和胰腺炎等，降钙素水平也可能升高[177-179]。

（四）治疗的应用

降钙素可抑制破骨细胞的骨吸收，因此它被用于治疗与骨吸收过度相关的几种疾病，包括骨质疏松症和佩吉特骨病。降钙素也因其止痛作用而被用于治疗椎体压缩性骨折、溶骨性转移瘤或幻肢的患者[180, 181]。基于其他药物更好的疗效和鲑鱼降钙素治疗患者的恶性肿瘤的潜在风险增加，以及降钙素的边缘效益，降钙素不再推荐用于骨质疏松症的治疗[182]。

四、维生素 D

（一）维生素 D 的代谢

维生素 D 并不是一种真正的维生素，因为日晒充足的人不需要补充。当暴露在紫外线照射下，皮肤的 7- 脱氢胆固醇即维生素 D 前体，其甾体环 9 号碳和 10 号碳之间的碳键发生光化学裂解（图 29-15）。合成的产物即前维生素 D，是热不稳定的，经过 48h 的温度依赖的分子重排，最终产生维生素 D。这种热不稳定的产物可以异构成两种生物惰性产物，即光固醇和速固醇。这种可替代的光异构化可以防止长时间日晒产生过多的维生素 D。皮肤色素沉着的程度也随着阳光照射的增加而增加，从而通过阻止过多紫外线的穿透来调节 7- 脱氢胆固醇向维生素 D 的转化。

维生素 D 的另一种来源是饮食。老年人、住院患者和生活在北方气候地区的人可能需要从饮食中获得大部分维生素 D。然而，随着人们越来越多地避免晒太阳，确保充足的维生素 D 饮食摄入对大多数人来说变得很重要。维生素 D 缺乏是普遍存在的，并已被证明是导致骨量减少和骨折风险增加的重要原因。维生素 D 的主要膳食来源是强化乳制品，尽管缺乏监测，但不同的补充会存在维生素 D 摄入量的显著差异[183]。其他膳食来源包括蛋黄，鱼油和强化谷物产品。植物来源的维生素 D 以维生素 D_2 的形式存在，而动物来源的维生素 D 以维生素 D_3 的形式存在（图 29-15）。这两种形式具有相当的生物效力，并且被人体中的羟化酶同样有效地激活。虽然维生素 D_3 已被证明在提高 25-(OH)D 水平方面更有效，但这种效果取决于维生素 D 结合蛋白的基因型和浓度[184, 185]。

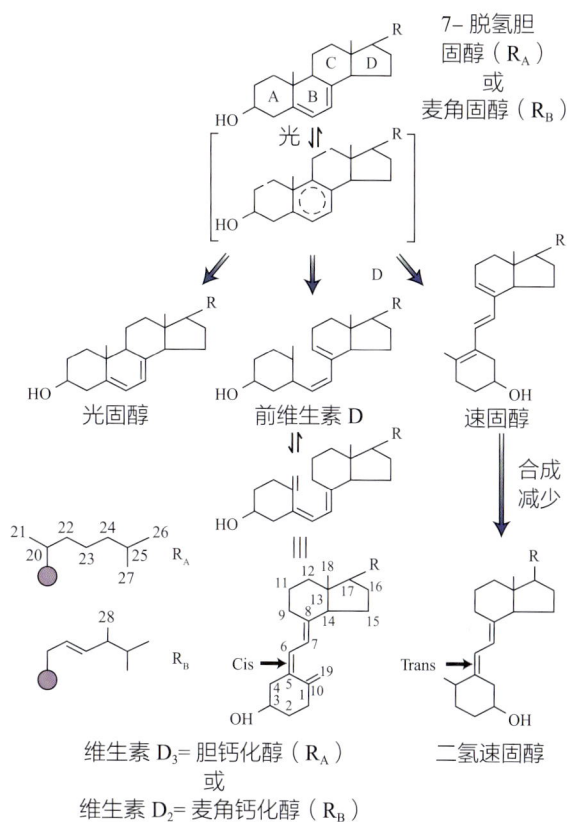

▲ 图 29-15 维生素 D 前体和可替代的反应产物

标注了维生素 D 碳的编号系统、维生素 D_2（麦角钙化醇）和 D_3（胆钙化醇）之间不同的结构，以及一种合成产物而非体内产生的二氢速固醇的结构。标注二氢速固醇的 3- 羟基是伪 1- 羟基构型。这可能解释了在 1α- 羟化酶活性较低的条件下，二氢速固醇具有较高的活性

维生素 D 被淋巴管吸收，进入循环，主要与 VDBP 结合，少量维生素 D 与白蛋白结合。人类的 VDBP 是一种在肝脏中合成的 52kDa 的 α- 球蛋白。该蛋白质对 25-(OH)D 有很高的亲和力，但也结合维生素 D 和 1,25-(OH)$_2$D。在循环中，大约 88% 的 25-(OH)D 与 VDBP 结合，0.03% 是游离的，其余与白蛋白结合。相比之下，在循环中 85% 的 1,25-(OH)$_2$D$_3$ 与 VDBP 结合，0.4% 是游离的，其余与白蛋白结合。缺乏 VDBP 的小鼠对 1,25-(OH)$_2$D$_3$ 毒性和膳食维生素 D 缺乏的敏感性增加[186]。维生素 D 结合蛋白的多态性导致非裔美国人和芬兰人维生素 D 水平存在差异[187]。然而，在多个群体中对游离 25-(OH)D 的测定表明，之前研究中使用单克隆抗体可能会带来误导的结果[188]。

对 megalin 缺乏的患者和 megalin 缺失小鼠的研究表明，VDBP 被肾小球滤过，并在近端肾小管通过 megalin 依赖的通路重吸收。还需要进一步的研究来确定这一通路在维生素 D 代谢中的重要性，以及 megalin 依赖性内吞作用还在哪些组织中起到重要作用。

在肝脏中，维生素 D 通过线粒体和微粒体中存在的细胞色素 P_{450} 样酶进行 25- 羟化。25-(OH)D 的半衰期为 2～3 周。维生素 D 的 25- 羟化没有严格的调控，因此血液中 25-(OH)D 的水平反映了进入循环的维生素 D 的数量。当 VDBP 水平较低时，如在肾病综合征中，循环中 25-(OH)D 的水平也会降低。25-(OH)D 的半衰期会因其活性代谢物 1,25-(OH)$_2$D$_3$ 水平的增加而缩短。

产生活性激素的最后一步是肾脏 1α- 羟化 25-(OH)D 到 1,25-(OH)$_2$D$_3$。这种激素的半衰期为 6～8h。与 25- 羟化酶一样，近曲小管中的 1α- 羟化酶是一种类似细胞色素 P_{450} 的混合功能氧化酶，但与 25- 羟化酶不同的是，1α- 羟化酶受到严格调控。PTH 和低磷血症是这种微粒体酶的主要诱导剂，而钙、1,25-(OH)D 和 FGF23 可抑制它[189, 190]。与缺乏 FGF23 的小鼠类似，具有 FGF23 共受体 α-Klotho（β- 葡萄糖苷酶同源的 I 型膜蛋白）失活突变的小鼠，由于 1,25-(OH)$_2$D$_3$ 水平升高，导致高钙血症。与 FGF23 缺失小鼠一样，Klotho 缺失小鼠的 1α- 羟化酶水平增加，其表型可因 1,25-(OH)$_2$D$_3$ 作用受损而改善[191]。在动物模型和体外研究中，其他激素（如雌激素、降钙素、生长激素和催乳素）已被证明可以提高 1α- 羟化酶的活性；然而，这些观察结果的临床意义尚未得到证实。酮康唑已被证明以剂量依赖性的方式降低 1,25-(OH)$_2$D$_3$ 水平，这可能是通过干扰 1α- 羟化酶的活性实现的。

1α- 羟化酶也表达在角质形成细胞、胎盘的滋养层、肉芽肿（包括结节肉芽肿）和许多其他组织。在肉芽肿组织中，表达的 1α- 羟化酶基因与肾脏中的相同，但不受这些细胞中的 PTH、磷酸盐、钙或维生素 D 代谢物的调节。然而，用 IFN-γ 或可用配体激活 TLR1 和 2 的异源二聚体来激活巨噬细胞，可增加巨噬细胞中 1α- 羟化酶的表达；而用糖皮质激素、酮康唑、氯喹治疗结节病相关的高钙血症已被证明可降低血清 1,25-(OH)$_2$D$_3$ 水平[192-195]。人类巨噬细胞中 VDR 的激活可诱导抗菌肽的产生，增强了对细胞内结核分枝杆菌的杀伤能力[193]。因此，结节病中 1,25-(OH)$_2$D$_3$ 的病理性过量可能代表了组织巨噬细胞的正常旁分泌反应的放大。这种作用可以被视为维生素 D 许多其他作用的范例，即这些作用更多由局部生成的 1,25-(OH)$_2$D$_3$ 而不是循环中的 1,25-(OH)$_2$D$_3$ 介导。

25-(OH)D 和 1,25-(OH)$_2$D$_3$ 也可以被维生素 D 24- 羟化酶羟化，维生素 D 24- 羟化酶存在于大多数组织中，包括肾脏、软骨和肠道。1,25-(OH)$_2$D$_3$ 可增加 24- 羟化酶的活性，从而诱导其自身的代谢。24- 羟化的维生素 D 的代谢物 24,25-(OH)$_2$D$_3$ 和 1,24,25-(OH)$_3$D$_3$ 被认为除了灭活 1,25-(OH)$_2$D$_3$ 外，没有发挥其他的生物学作用。具有无功能 24- 羟化酶基因的小鼠和人，由于维生素 D 毒性，表现出高钙血症、高尿钙和肾钙质沉着症[196, 197]。

1,25-(OH)$_2$D$_3$ 也通过 23- 羟化或 26- 羟化和侧链氧化和裂解等代谢成几种无活性产物。后一种侧链裂解发生在肝脏和肠道中，导致钙三酸的形成。1,25-(OH)$_2$D$_3$ 在大多数靶组织中通过 24- 羟化失活。此外，1,25-(OH)$_2$D$_3$ 极性代谢物随胆汁排出。部分这种代谢物在肠道中被结合，并被重新吸收到肠肝循环。

（二）维生素 D 的作用

1. 维生素 D 受体 1,25-(OH)$_2$D$_3$ 通过与核受体结合发挥其生物学功能，进而调节 DNA 向 RNA 的转录。在其他核受体中，VDR 最类似于视黄酸、T$_3$ 和 RXR。受体对 1,25-(OH)$_2$D$_3$ 的亲和力大约比对其他维生素 D 代谢物高 3 个数量级（图 29-16）。尽管 25-(OH)D$_3$ 在摩尔基础上的效力较低，但其在血清中的浓度约比 1,25-(OH)$_2$D 高 3 个数量级。然而，它的游离浓度只比 1,25-(OH)$_2$D$_3$ 高 2 个数量级。因此，在正常情况下，25-(OH)D$_3$ 不太可能对钙稳态起重要作用。因为维生素 D 结合蛋白对 25-(OH)D$_3$ 的亲和力大于 1,25-(OH)$_2$D$_3$，所以在维生素 D 中毒状态下［其相关的 25-(OH)D$_3$ 水平较高］，25-(OH)D 可将 1,25-(OH)$_2$D$_3$ 从维生素 D 结合蛋白中取代出来，导致 1,25-(OH)$_2$D$_3$ 的游离水平增加。因此，25-(OH)D$_3$ 可能通过其直接的生物学效应（即出现了毒性高水平）或提高游离的 1,25-(OH)$_2$D$_3$ 的水平在维生素 D 中毒的临床综合征中起作用。在正常情况下，认为 25-(OH)D 不对矿物质离子稳态起作用；然而，局部激活这种激素原可能有助于宿主的免疫反应和屏障功能。

维生素 D 受体通过与 RXR 形成异二聚体，与 DNA 元素结合，并以配体依赖的方式招募共激活因子发挥作用。这些共激活因子将受体复合体连接到基底转录装置，从而调节靶基因的转录。在大多数情况下，维生素 D 的上调反应元件包含 3 个碱基分离的六聚体重复序列（图 29-17）[198]。维生素 D 抑制转录的机制各不相同。例如，VDR-RXR 异二聚体通过阻断其他转录因子的功能来抑制 1α- 羟化酶和肾素基因，VDR 与 Ku 抗原的相互作用，作为转录因子，是抑制 hPTHrP 基因转录所需的[199-201]。

糖皮质激素已被证实在骨肉瘤细胞系中降低 VDR 基因的表达，而 1,25-(OH)$_2$D$_3$ 在许多细胞类型中增加其表达，然而在肾近曲小管，1,25-(OH)$_2$D$_3$ 降低维生素 D 受体的水平。这种降低被认为可以造成肾脏 24- 羟化酶活性降低，从而保护新合成的 1,25-(OH)$_2$D 不受局部失活的影响[202]。

1,25-(OH)$_2$D$_3$ 会产生某些生物学快效应，这些效应无法通过转录机制实现。这些所谓的非基因组作用，可以在几种类型细胞暴露于 1,25-(OH)$_2$D$_3$ 的几分钟内观察到，包括细胞内钙的快速增加、PLC 的激活和钙

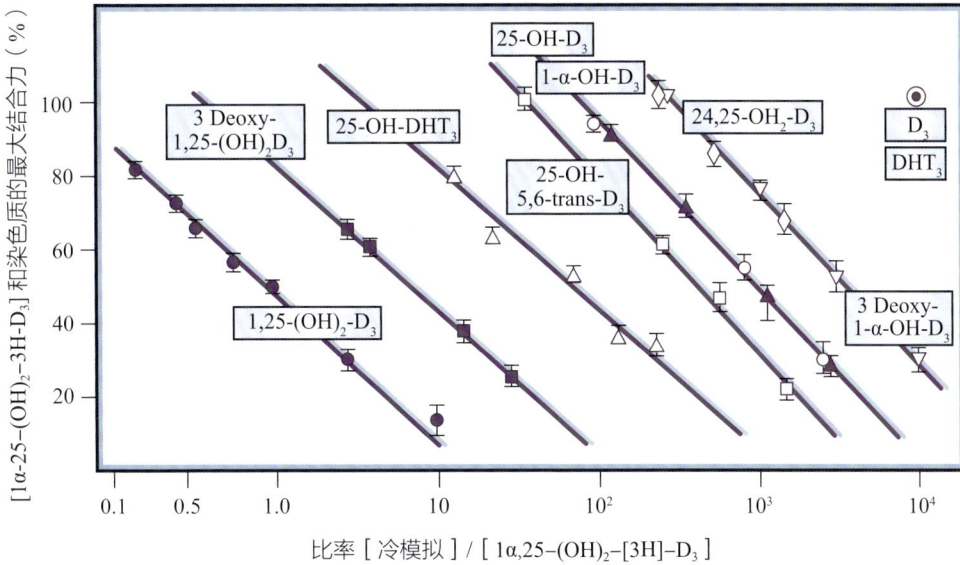

▲ 图 29-16　1,25-(OH)₂D₃ 类似物与鸡肠黏膜维生素 D 受体竞争性结合的相对效力

斜线（从左到右）依次为 1,25-(OH)₂D₃；3- 脱氧 -1,25- 二羟维生素 D₃；25-OH-DHT₃（25- 羟速固醇）；25-OH-5,6-trans-D₃（25- 羟 -5,6- 反式维生素 D₃）；25-OH-D₃（25- 羟维生素 D₃）；1α-OH-D₃（1α- 羟维生素 D₃）；24,25-OH₂-D₃（24,25- 二羟维生素 D₃）；3-deoxy-1-α-OH-D₃（3- 脱氧 -1α- 羟维生素 D₃）；D₃（维生素 D₃）；DHT₃（二氢速固醇）（引自 Proscal DA,Okamura WH,Norman AW.Structural requirements for the interaction of 1α,25-(OH)₂-vitamin D3 with its chick intestinal system.*J Biol Chem*.1975;250:8382-8388.）

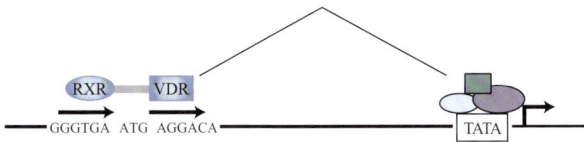

▲ 图 29-17　1,25-(OH)₂D₃ 的转录激活

RXR 和 VDR 的异二聚体结合到一对由 3 个中间碱基（ATG）分隔的六聚体序列上。箭表示在上调骨钙素基因的大鼠中发现的六聚体是共同序列的变体，在这里沿相同的方向重复（直接重复）。在与 DNA 结合后，RXR-VDR 异二聚体促进转录起始复合体的形成，该复合体与 DNA 在 TATA 序列及其附近结合

通道的打开等。支持非基因组作用不依赖于经典受体假说的其他证据有：1,25-(OH)₂D₃ 对肠细胞的非肠腔表面特定结合位点的识别，以及各种维生素 D 类似物对核受体的亲和力及其在这些非基因组作用之间的差异[203]。然而，细胞内与维生素 D 受体相关的 cGMP 的快速积累和细胞对 1,25-(OH)₂D 的反应造成胞内钙快速增加，都依赖于完整的核受体的存在，因为这些效应都没有在 VDR 突变的患者和小鼠的细胞中观察到[204]。然而，1,25-(OH)₂D 与细胞表面受体 PDIA3/Erp57 结合会导致肠上皮细胞钙吸收迅速增加，而该受体的缺失会使钙吸收缺失[205]。维生素 D 代谢产物非基因组作用的生理重要性尚未得到证实[206]。

VDR 在大多数组织中表达，并被证明在许多细胞类型中调节细胞分化和功能。然而，维生素 D 最显著的生理效应，是通过 VDR 起作用，涉及调节肠道钙运输。这在 VDR 突变（遗传性维生素 D 抵抗性佝偻病）的患者和小鼠表型中得到了最清楚的证明，通过绕过肠道钙吸收的缺陷，骨矿化的显著异常可以被逆转[35, 207, 208, 210]。

2. 肠内钙吸收　在正常的饮食条件下，钙的摄入量为每天 700～900mg。30%～35% 被吸收；然而，由于肠道分泌钙的损失导致钙每天净摄入量约为 200mg。虽然维生素 D 是决定肠道钙吸收的主要激素，但肠腔内矿物离子的生物利用度可能受到许多局部因素和饮食成分的影响。胆盐缺乏、脂肪变性状态下未吸收的游离脂肪酸、膳食中纤维或植酸盐含量过高会损害钙和镁的吸收。人体需要胃酸来促进钙与食物中的阴离子部分或从钙盐治疗制剂中分离。在进餐时服用钙盐，特别是对于胃酸缺乏者，以及分次服用，或服用可溶性更高的钙盐（如柠檬酸钙等），是提高钙生物利用度的常见策略。

钙被认为通过两种途径吸收：一种是可饱和的跨细胞途径，另一种是不饱和的胞旁途径。跨细胞途径依赖于 1,25-(OH)₂D₃。尽管维生素 D 对细胞旁钙吸收的必要性仍存在争议，但有大量证据表明，维生素 D 也能促进这一途径[211]。值得注意的是，1,25-(OH)₂D₃ 诱导紧密连接蛋白 -2 和紧密连接蛋白 -12 的表达，这有助于肠道钙的吸收，并被认为可在相邻细胞之间形成细胞旁通道[212]。

最广泛研究的肠道钙吸收机制涉及跨细胞途径。这一途径被认为包括 3 个步骤：钙进入肠上皮细胞（这

是限速步骤），运输穿过细胞，穿过基底外侧膜[213]。

（1）进入肠细胞：$1,25-(OH)_2D_3$ 诱导了许多刷状缘蛋白的合成，包括肠膜钙结合蛋白、刷状缘碱性磷酸酶和低亲和力 Ca^{2+}/Mg^{2+}-ATP 酶。这些蛋白质的活性与活性钙转运有关；然而，因果关系仍有待建立。2 种钙通道 TRPV5 和 TRPV6 是 TRPV 受体亚家族的成员，包含 6 个跨膜结构域，在十二指肠、空肠、肾脏及其他组织中表达。TRPV6 被认为在肠道钙吸收中起关键作用，$1,25-(OH)_2D_3$ 可以增加 TRPV6 的表达，对 TRPV5 也是如此[214]。在缺乏 TRPV5 的小鼠中的研究表明，该通道主要负责肾脏对钙的重吸收，因为缺乏 TRPV5 的小鼠由于循环中 $1,25-(OH)_2D$ 的高水平，肠道对钙的吸收增强而不是受损[215]。在进入肠上皮细胞后，钙与质膜下刷状缘复合体的组件结合。钙调素在 $1,25-(OH)_2D_3$ 作用下重新分布到刷状缘，可能在这一过程中发挥作用，$1,25-(OH)_2D_3$ 诱导的钙结合蛋白（钙结合蛋白 -9K）也可能在这一过程中发挥作用。

（2）跨膜转运：维生素 D 对小肠最明确的作用是诱导肠钙结合蛋白（钙结合蛋白 -9K）的合成。这种蛋白质具有 EF 手形结构，允许每个分子结合 2 个钙离子。钙结合蛋白对钙的亲和力大约是刷状缘钙结合组件的 4 倍，因此钙优先转移到钙结合蛋白。钙结合蛋白在钙吸收过程中起到缓冲细胞内游离钙的作用。它与微管结合，可能在肠上皮细胞内的钙运输过程中起作用。然而，在缺乏 TRPV6 和钙结合蛋白 -D9k 的小鼠中进行的研究表明，$1,25-(OH)_2D_3$ 介导的正常钙转运仍存在 40%，这表明其他的激素效应基因可能发挥了重要或补偿性的作用[216]。细胞器（如线粒体、高尔基体和内质网）也是细胞内钙的储存库。

（3）移出肠上皮细胞：钙在肠上皮细胞非肠腔表面的运输，即肠钙吸收的最终过程，依赖于 $1,25-(OH)_2D_3$。钙跨过基底外侧膜的主要机制是 $1,25-(OH)_2D_3$ 诱导的 ATP 依赖性 Ca^{2+} 泵（PMCA1b）。泵对钙的亲和力大约是钙结合蛋白的 2.5 倍。在钙摄入量高的情况下，非 $1,25-(OH)_2D_3$ 依赖的 Na^+/Ca^{2+} 交换器可能也在钙跨越基底外侧膜的转运中发挥了作用。

3. 对甲状旁腺作用 $1,25-(OH)_2D_3$ 已被证实可调节甲状旁腺的基因转录和细胞增殖。虽然钙和 $1,25-(OH)_2D_3$ 在体内调节甲状旁腺细胞增殖的相关作用尚未确定，但该激素可以抑制在培养中分散的甲状旁腺细胞的增殖。缺乏功能性维生素 D 受体的正常血钙的小鼠具有正常的 PTH 水平和正常大小的甲状旁腺，这表明 $1,25-(OH)_2D_3$ 的基因组作用对甲状旁腺细胞内稳态不是必不可少的[210]。然而，$1,25-(OH)_2D_3$ 在体内和体外均被证明可降低 PTH 基因的转录。$1,25-(OH)_2D_3$ 已被用于治疗与慢性肾衰竭相关的继发性甲状旁腺功能亢进。

4. 对骨的作用 $1,25-(OH)_2D_3$ 对骨骼的影响是多方面的。$1,25-(OH)_2D_3$ 是 2 种最丰富的骨基质蛋白的主要转录调控因子，它抑制 I 型胶原的合成并诱导骨钙素的合成。$1,25-(OH)_2D_3$ 在体外可促进单核 - 巨噬细胞干细胞前体向破骨细胞的分化，在体内高剂量时通过刺激成骨细胞产生 RANKL 来促进破骨细胞的骨吸收[217]。值得注意的是，成骨细胞特异性敲除维生素 D 受体基因可以导致骨量增加，这与 RANKL 表达减少致骨吸收减少有关[218]。与此一致的是，尽管 $1,25-(OH)_2D_3$ 在体外对骨骼生物学有多重影响，但在 $1,25-(OH)_2D_3$ 缺乏的大鼠和缺乏功能性维生素 D 受体的小鼠体内的研究表明，激素和受体缺乏对骨质的主要影响，在矿物质离子保持正常的稳态时可逆转[35, 208]。此外，肠外钙灌注已被证明可治愈 VDR 突变儿童的骨软化[209]。这些观察结果表明，$1,25-(OH)_2D_3$ 在骨骼中的主要作用是通过刺激肠道钙和磷酸盐的吸收为骨矿化提供适当的微环境。

5. 维生素 D 的其他作用 $1,25-(OH)_2D_3$ 对磷酸盐转运作用的研究不如对钙转运的研究深入。$1,25-(OH)_2D_3$ 已被证明可以促进本已高效的肠道磷酸盐吸收，并诱导 FGF23 的表达[66]。

严重维生素 D 缺乏的一个显著临床特征是严重的近端肌病，这一点还未被人们深入认识。虽然一些研究证实了 VDR 在骨骼肌纤维中的表达，但该受体在肌肉中的表达和作用仍有争议[219]。无论如何，体外 $1,25-(OH)_2D_3$ 的处理增加了肌肉细胞对 $25-(OH)D$ 和氨基酸的摄取，并改变了磷脂代谢。服用维生素 D 已被证明可以增加肌钙蛋白 C 的浓度，肌钙蛋白 C 是肌肉中的一种钙结合蛋白，在兴奋耦联中起作用，并增加肌浆网对钙的摄取速率[219]。给维生素 D 严重缺乏的成年人补充维生素 D 可以改善肌肉力量，经 ^{31}P-NMR 光谱评估，发现这与线粒体功能的增加有关[220]。维生素 D 受体敲除小鼠表现出成肌细胞 / 肌母细胞分化延迟；然而，关于维生素 D 在正常肌肉生理过程中的直接作用，我们知之甚少[221]。伴有维生素 D 缺乏的肌病特征是具有正常的 CPK 水平，肌电图（electromyogram，EMG）表现为肌病状态，活检可发现肌原纤维丢失、脂肪浸润和间质纤维化。补充维生素 D 后，肌病在数天至数周内消退，这与矿物质离子稳态正常化无关；然而，对维生素 D 缺乏的大鼠的研究证实，保持正常的矿物质离子水平可以阻止肌病的发展[222]。维生素 D 缺乏也与他汀类药物诱发的肌病有关[223]。与这些表明维生素 D 对肌肉功能具有有益作用的研究相反，在 70 岁以上的人群中，每月服用 60000U 维生素 D 与摔倒的发生率增加有关[224]。

虽然维生素 D 受体被广泛表达，但这些发现的临床意义还不清楚。然而，最近的研究证实，在妊娠早期和晚期，维生素 D 水平高于 30ng/ml 的女性患先兆子痫的风险较低[225]。产前补充维生素 D 也被证明可以降低儿童早期患哮喘的风险[226]。

（三）维生素 D 类似物

自从认识到 1,25-$(OH)_2D_3$ 可以促进细胞分化和抑制细胞增殖，人们就致力于生产一种既可以保留这些作用又不会导致高钙血症的新类似物。在体外和免疫抑制小鼠的异种移植中，一些类似物已被证明对正常细胞及恶性细胞具有抗增殖作用[227]。此外，在小鼠模型中，维生素 D 类似物已被证明与环孢素协同作用，可防止移植的胰岛细胞的排斥反应[228]。不造成高钙血症的类似物在大鼠中已被证明可在刺激肠道钙吸收低于 1,25-$(OH)_2D_3$ 的剂量下，抑制 PTH 的合成和分泌。这种类似物目前用于预防和治疗与慢性肾脏疾病相关的甲状旁腺功能亢进[229]。维生素 D 的抗增殖作用已被应用于银屑病的临床治疗[230]。虽然主要使用钙活性降低的类似物，但局部过量使用此类化合物后仍可发生高钙危象。

这些类似物产生不同生物学效应的生理学基础尚未被完全了解。改变对维生素 D 结合蛋白的亲和力，靶组织对其的代谢，以及维生素 D 受体对共刺激因子的招募作用可能是造成各种维生素 D 类似物具有独特性质的机制[231, 232]。

五、FGF23

（一）FGF23 与人类疾病

随着人类常染色体显性遗传低磷佝偻病（autosomal dominant hypophosphatemic rickets，ADHR）的分子基础的确定，对导致肿瘤性骨软化症（tumor-induced osteomalacia，TIO）（见第 31 章）患者低磷血症激素因子的研究已经接近尾声[233]。对家系的连锁分析发现编码 FGF23 的基因突变是 ADHR 的病因。患病个体的突变会破坏 RXXR 蛋白酶的识别基序，这个基序被认为是负责 FGF23 的切割和失活[234, 235]。编码 FGF23 的 cDNA 预测了一个含有 251 个氨基酸的肽，其中前 24 个氨基酸包含一个信号肽。利用重组 FGF23 的研究表明，全长成熟肽是其生物活性所必需的，而在 ADHR 患者中发生的切割位点的突变是其失活的原因。弗林蛋白酶抑制剂抑制了 FGF23 的切割，这表明该酶是一种类似枯草菌素的原蛋白转化酶。

对 TIO 患者分离的肿瘤分析显示，其中 FGF23 mRNA 表达显著增加[236]。绝大部分此类肿瘤表现出纤连蛋白 /FGFR1 或纤连蛋白 /FGF1 的融合，被认为是FGF23 生成增加的基础[237]。TIO 患者在肿瘤切除后其升高的血清 FGF23 水平恢复正常，也与该疾病特征性低磷血症的缓解有关[238, 239]。FGF23 也会造成 X 连锁低磷血症患者的肾脏磷酸盐的排出增加。FGF23 水平的升高已被报道在以体细胞嵌合为特征的疾病中，包括骨纤维异常增殖症、先天性线样表皮痣综合征。后一组个体的外显子组测序显示了 *HRAS* 和 *NRAS* 的体

细胞激活突变，但这些突变是如何导致血清 FGF23 水平升高，尚不清楚[240]。相反，罕见的瘤样钙质沉着症患者表现为高磷血症和软组织磷酸钙沉积。其中一些患者的 FGF23 基因有点突变，导致蛋白质处理异常，血液中活性激素水平低，而非活性片段水平高[241, 242, 243]。其他受影响的个体已被证明有 FGF23 共受体 α-Klotho 或 GALNT3 的突变，这些共受体正常时是用来 O- 糖基化 FGF23 的[244, 245]。因此，FGF23 活性增加或减少均会造成人类的疾病，表明该因子是一个重要的磷酸盐代谢调节因子。

（二）FGF23 的作用

通过小鼠过表达和敲除模型证明，FGF23 是一种在正常的磷酸盐稳态中起关键作用的激素。FGF23 过表达或给予动物 FGF23 会导致低磷血症[235]和阻碍25-(OH)D 的 1α- 羟化[190, 246]，这也概括了在 TIO 患者中观察到的结果。对靶向敲除 FGF23 小鼠的研究证明，内源性产生的这种激素对正常的磷酸盐稳态和调节维生素 D 代谢中至关重要[247, 248]。缺少 FGF23 会导致肾脏磷酸盐排泄受损，造成在出生后的前 2 周内出现高磷血症。受影响的小鼠由于高水平 1,25-$(OH)_2D_3$而出现高钙血症，这是缺少 FGF23 对肾脏 25-(OH)D_1α- 羟化酶的正常抑制作用的结果[190]。FGF23 的敲除会导致小鼠过早死亡，并与包括肾脏在内的软组织异位矿化相关。抑制 1,25-$(OH)_2D_3$ 在这些动物中的作用可以阻止高钙血症的发生并提高生存能力，这表明过早死亡是矿物质离子稳态受损的直接后果，而不是FGF23 特定的发育或成熟效应[249]。

FGF23 破坏了在肠道和肾脏刷状缘膜囊泡中 Na^+依赖的磷酸盐转运[250]。它已经被证明可以降低Ⅱa、Ⅱb 和Ⅱc 型 Na^+ 依赖的磷酸盐转运体的水平，从而调节肠道和肾脏的磷酸盐转运[251, 253]。FGF23 通过降低肾脏 25-(OH)D1α- 羟化酶的 mRNA 水平和增加 24- 羟化酶 [1,25-$(OH)_2D_3$ 失活的关键酶] 的表达来降低循环中 1,25-$(OH)_2D_3$ 的水平[190]。FGF23 在共受体 α-Klotho（一种单跨膜蛋白）存在的条件下激活 FGF 受体 1[254]。Klotho 敲除小鼠表现出与 FGF23 敲除小鼠相同的高磷血症和高 1,25-$(OH)_2D_3$ 水平，证明了它在介导 FGF23发挥作用中起着关键作用[191]。

在慢性肾脏疾病中，FGF23 水平与左心室质量增加相关。虽然 FGF23 已被证明对心肌细胞有直接作用，它也增强了肾小管远端钠的重吸收，从而导致了高血压[255, 256]。然而，在低磷血症背景下，如在 X 连锁低磷血症的人类和小鼠及 *DMP1* 基因突变的小鼠中，高 FGF23 水平不会导致心肌肥厚，表明这个过程可能需要磷酸盐和 FGF23 之间的协同作用[257]。

（三）FGF23 的调节

循环 FGF23 水平可受饮食摄入磷、血清磷和 1,25-$(OH)_2D_3$ 的调节而提高[66, 258-259]。甲状旁腺激素诱

导 FGF23 mRNA 水平升高，但也增加弗林蛋白酶的切割，从而限制靶器官的作用[260]。缺铁也被证明可通过 EPO/HIF-1α 依赖的机制，增加骨骼中 FGF23 的表达[261, 262]。有趣的是，在对软骨细胞维生素 D 受体特异性敲除小鼠的研究中，循环中的 FGF23 水平增加，这表明软骨细胞表达了一种由维生素 D 调节的抑制 FGF23 生成的因子[263]。此外，对有 *PHEX* 或 *DMP1* 基因突变的小鼠的研究证明这些基因抑制 FGF23 的表达[248, 264]。有研究表明，*PHEX* 和 *DMP1* 的突变改变了由 FGF23 诱导的胞外磷酸盐的调定点[265]。在急性肾损伤和脂多糖诱导的炎症反应中，循环中的 FGF23 水平显著升高。在后一种情况下，脾脏是循环中 FGF23 的主要来源，这证明了非骨骼因素对循环中 FGF23 水平的调节[266]。

在慢性肾衰竭患者中，FGF23 水平的增加已被证明比继发性甲状旁腺功能亢进的发展早，因此评估 FGF23 水平可能有助于预测哪些个体将发展为这种疾病[267]。用盐酸司维拉姆和碳酸钙治疗透析的患者可同时降低磷酸盐和 FGF23 水平，提示血清磷酸盐升高或肠道吸收的增加是该人群 FGF23 水平增高的病理生理基础[268]。基于血清 FGF23 水平在缺铁和促红细胞生成素升高的患者中升高，仔细关注 CKD 患者的铁储备和限制促红细胞生成素的使用可能也有助于降低血清 FGF23 升高的水平。FGF23 已成为正常磷酸盐和 1,25-(OH)₂D₃ 稳态的重要调节因子。磷酸盐和

1,25-(OH)₂D₃ 可增加 FGF23 水平；然后，FGF23 作用于肾近端小管抑制 1,25-(OH)₂D₃ 的合成，并减少磷酸盐的重吸收。

六、钙和磷酸盐的内稳态

细胞内钙、磷和镁的浓度差异显著，它们在细胞内的生理作用各不相同，并且在很大程度上互不相关（图 29-1）。相比之下，这些矿物质离子在细胞外液中的浓度相当（即 1~2mmol/L），正是在细胞外液中，它们与细胞及彼此之间发挥重要的相互作用，这对骨骼矿化、神经肌肉功能和正常矿物质离子的内稳态至关重要。特别是细胞外的钙和磷酸盐，它们的存在非常接近相互溶解的极限，因此需要严格调节它们的浓度，以避免磷酸钙晶体在组织中的弥漫性沉积。

矿物质离子在血清中的浓度及全身的平衡，需通过强大的相互作用的体内平衡机制来维持在狭窄的范围内。PTH、1,25-(OH)₂D 和 FGF23 调节矿物质离子水平，矿物质离子水平反过来调节 PTH、1,25-(OH)₂D 和 FGF23 的分泌，这些激素也可以调节彼此的分泌。甲状旁腺中的钙感受器通过监测血液中游离钙的浓度来控制 PTH 的分泌，而肾脏中的钙感受器则独立于 PTH 或 1,25-(OH)₂D 来调节钙的肾小管重吸收。相反，正常体内平衡所需的磷酸盐感应机制尚不清楚。通过考虑以下有机体如何适应钙负荷变化的例子（图 29-18），可以了解这些内稳态机制的运转。

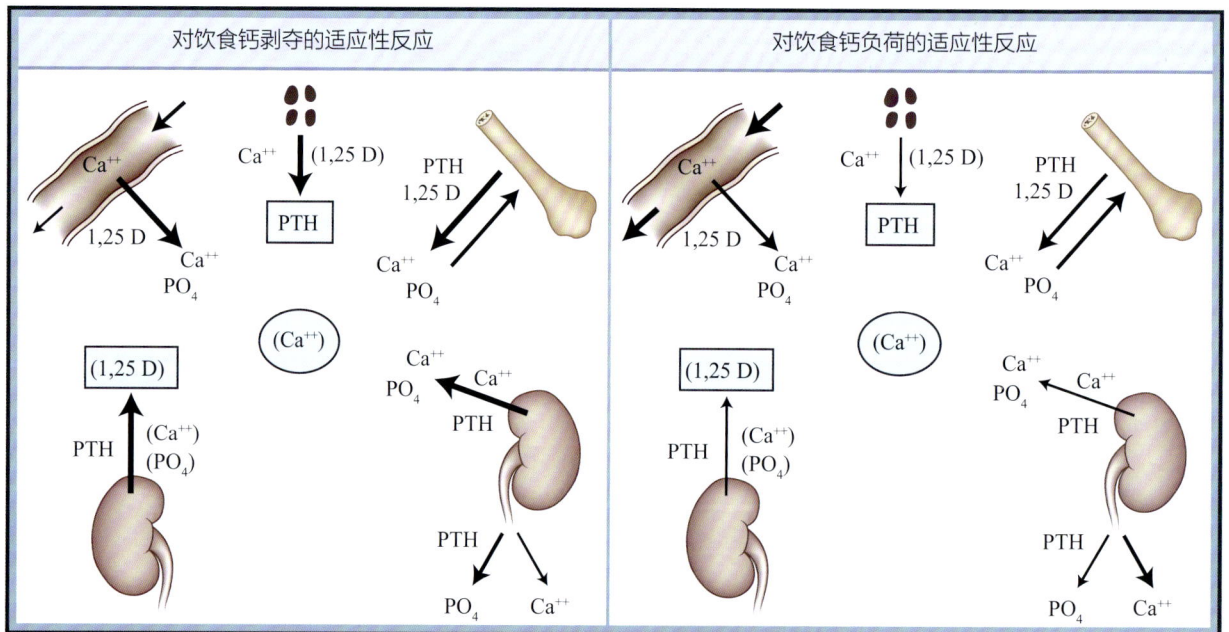

▲ 图 29-18　对不同膳食钙含量的体内稳态反应

描述了对膳食钙剥夺或负荷下主要的体内稳态反应。箭的粗细表示运输或分泌机制的相对活性，而激素或运输离子的数量与它们的符号大小有关。括号表示抑制性调节。注意，细胞外钙浓度保持稳态，尽管在这 2 种情况下涉及不同的潜在机制。1,25D. 1,25-(OH)₂D₃；PTH. 甲状旁腺激素

例如，如果限制饮食中的钙摄入，随之而来的是肠道钙吸收率的提高。这种效率的提高来自于一系列的内稳态反应，血游离钙降低会刺激 PTH 的分泌，PTH 增加了肾脏近端小管 $1,25\text{-}(OH)_2D_3$ 的合成，$1,25\text{-}(OH)_2D_3$ 直接作用于肠上皮细胞，增加了钙跨膜转运的活性。从数量上说，增加肠道钙吸收是对钙缺乏最重要的反应，但也发生了一系列其他的内稳态事件，共同限制了这种应激的影响。PTH 可增加肾小管对钙的重吸收，这一效应可通过远端小管中 $1,25\text{-}(OH)_2D_3$ 刺激的钙结合蛋白 –D28k 表达的增加而增强。钙的重吸收也会因低钙的倾向而直接增强，因为 Henle 环（可能也在远端肾单位中）中的 CaSRs 感知到低钙，并独立于 PTH 或 $1,25\text{-}(OH)_2D_3$ 调控跨上皮的钙转运。

通过对 PTH 和 $1,25\text{-}(OH)_2D_3$ 的反应，骨骼释放钙，可减少约 15% 因饮食中钙缺乏带来的影响。增加的净骨吸收可以释放磷酸盐和钙到细胞外液中。$1,25\text{-}(OH)_2D_3$ 也增加了肠道磷酸盐的吸收。由此带来的磷酸盐负荷是存在问题的，因为磷酸盐可直接降低细胞外液中的离子钙，抑制肾脏合成 $1,25\text{-}(OH)_2D_3$，并直接抑制骨吸收。然而，磷酸盐这些潜在的负面影响可被 PTH 和 FGF23 强大的清除磷酸盐的作用所消除，磷酸盐、钙和 $1,25\text{-}(OH)_2D$ 均可促进 FGF23 的分泌。

最后，钙对 PTH 分泌的影响、$1,25\text{-}(OH)_2D_3$ 对 PTH 和 PTH 受体合成的直接抑制作用，防止了 PTH 不受限制的分泌导致过度骨吸收和严重低磷血症的可能。由于这些内平衡反应，钙缺乏的人能够保持接近正常的血清钙和磷酸盐浓度，但表现出肠道钙吸收增加，骨吸收增加和进行性骨质减少，肾小管钙重吸收增加，肾小管磷酸盐重吸收减少，尿钙排泄降低，尿磷酸盐排泄升高，血清 PTH 和 $1,25\text{-}(OH)_2D_3$ 浓度升高。

钙负荷诱导了一系列相反的适应性调节：甲状旁腺抑制，抑制肾脏 $1,25\text{-}(OH)_2D_3$ 合成，降低肠道内钙转运活性，增加肾脏钙排泄，减少肾脏磷酸盐排泄（继发于功能性甲状旁腺功能减退），以及骨吸收的显著减少至骨骼正钙平衡。肠道钙吸收的下降是防止钙超载的主要保障，尽管由于钙吸收中被动、非维生素 D 依赖模式的持续存在，这一机制可能会被异常高的钙摄入量所覆盖。此外，非肠内来源的钙，如静脉输注钙或过度的骨吸收（如制动或恶性肿瘤），一旦绕过抑制肠道钙吸收，可能很容易打破有限的内稳态适应。在这种情况下，肾脏而不是肠道成为对抗高钙血症的主要器官，钙稳态变得严重依赖于良好的肾功能。正如在临床经常发生的，如果在上述条件下肾功能受损，严重的高钙血症和骨外部位的病理性钙沉积可能随之而来。

七、矿物盐代谢的实验室评估

（一）甲状旁腺激素

血液中 PTH 含量测定的主要难点在于，PTH 在循环系统中含量较低，以及无活性的 PTH 片段远多于完整、具有生物活性的 PTH 含量。如果无活性的 PTH 与有活性的 PTH 含量比值恒定的话，那么测量无活性的 PTH 含量也不成问题。但是这个比值确实会随着肾小球滤过率与甲状旁腺的分泌活动而改变。针对 PTH 含量的放射免疫分析因灵敏度低、无法测定有生物活性的激素含量而变得困难重重。

因此，需要同一分子上具有全长 PTH（1～84）的氨基末端与羧基末端序列的双位点分析法取代原先的放射免疫分析法[269]。这类方法足以测出正常人群中的 PTH 含量。此类方法展现了 PTH 含量具有一定程度的昼夜变化，以及 PTH 的一些脉冲式分泌，但这些变化并不影响对测定随机抽取的 PTH 含量的诊断学有效性。一些研究表明，PTH 含量会随年龄适度上升，但另外一些研究并没有发现类似现象。与原先的放射免疫分析不同的是，双位点法测定的原发性甲状旁腺功能亢进症患者与非甲状旁腺性的高钙血患者之间的 PTH 含量几乎没有重叠（图 29-19）。由于这两类患者的区分是临床工作上最大的挑战，双位点法的应用极大程度地辅助了临床医师的工作。

然而，几乎所有双位点法都只能探测到较长的 PTH 片段而无法探测到其氨基端片段[270]。该类片段在肾衰患者体内显著性累积。这促使在双位点法的基础上发展出了利用特异性结合 PTH 前四位氨基酸的抗体进行测量的新方法，从而不再测定更大的 PTH 片段。尽管这种新方法看似在一些临床场景中具有实操价值，但它们的作用尚未明确。因为它们比起原先的双位点法并没有什么显著性优点，如在测定原发性甲状旁腺亢进症等方面[271]。这类方法确实能检测到常规测定方法无法发现的 PTH 免疫活性次峰（用特异性结合 PTH 羧基末端的抗体同样能检测到），这可能是由于在 PTH（15～20）处存在翻译后修饰[272]。可能由于测定这类非常规形式的 PTH，利用特异性结合 PTH（1～4）抗体所测得甲状旁腺癌患者中的 PTH 免疫活性会远高于良性的原发性甲状旁腺功能亢进患者[273]。

（二）甲状旁腺激素相关蛋白

测量血清中 PTHrP 同样困难重重。即使是在 PTHrP 促成的恶性高钙血症患者的循环血中，这类蛋白的含量也并不高，并且对于这类循环的具有生物活性片段的分子层面的定义还不明确。但一些研究者还是开发出了便于评估高钙血症患者亚集的 PTHrP 测定方法。对 PTHrP 氨基末端进行放射免疫分析，以及对 PTHrP 的氨基末端与中段进行双位点分析[124]，均可以将恶性肿瘤体液性高钙血症患者从健康群体与非恶性

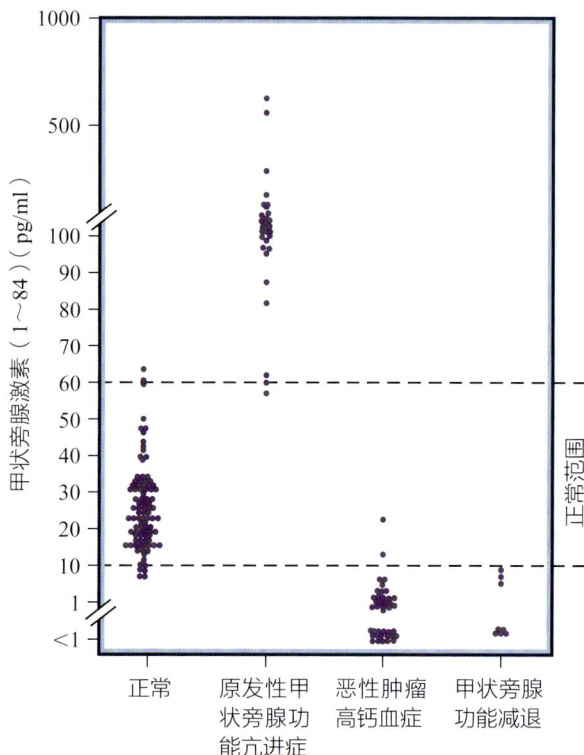

▲ 图 29-19 由双位点放射免疫分析测得的正常对照者与三类不同高钙血症患者具有免疫活性的完整甲状旁腺激素含量。正常对照者与原发性甲状旁腺功能亢进症患者测定结果可见重叠，但高钙血症患者与原发性甲状旁腺功能亢进症患者、恶性肿瘤诱发高钙血症患者测定结果没有重叠

引自 Segre GV. Advances in techniques for measurement of parathyroid hormone:current applications in clinical medicine and directions for future research.*Trends Endocrinol Metab.* 1990; 1: 243-247.

肿瘤引发高钙血患者群体中区分出来（图 29-20）。利用最新方法测定 PTHrP 发现，绝大多数无骨转移的恶性肿瘤高钙血症患者，以及大部分高钙血症伴骨转移的患者，循环中 PTHrP 水平均有所升高。

PTHrP 测定在一些病例中可以帮助将不典型的恶性肿瘤所诱发的高钙血症从非 PTH 依赖的高钙血症中区分出来。不过在临床中对恶性肿瘤诱发高钙血症的诊断很明确，并且 PTH 测定法可应用于对原发性甲状旁腺功能亢进症的诊断，因此 PTHrP 测定法在临床方面还没有明显的实践价值[274]。

（三）降钙素

市面上目前已有几种测定血清降钙素浓度的方法。测量主要由利用单抗或双抗的放射免疫分析法或酶免疫分析法完成，其中一些方法的灵敏度已足以判断是否有降钙素缺乏[275]。异嗜性抗体会对降钙素测定产生干扰[276]。由于降钙素单体被认为是具有生物活性的分子，因此一些研究者认为，先提取出降钙素多聚体，再利用放射免疫分析测定，会提升血清降钙素测

定的敏感度与特异性。然而，双抗测定法可以在更少的样本下，达到相同的检测效果。降钙素测定目前唯一的临床应用是作为肿瘤标志物（主要用于甲状腺髓样癌中）。

（四）维生素 D 相关代谢产物

一些非放射配体分析法可用于测定维生素 D 相关代谢产物水平。然而，这些方法间存在较大差异，因此导致了对被测者维生素 D 营养状态的误判[277, 278]。目前质谱法也被较多应用于测定 25-(OH)D 的水平。无论利用哪种测定法，都需要一个统一标准的中央数据库作为方法与判断化验室是否准确的验证标准。为此，美国国家标准与技术研究院已开发出标准参照资料[279]。

相较于 1,25-(OH)$_2$D$_3$，25-(OH)D 水平与维生素 D 缺乏的临床体征与症状关联更为紧密。由于对维生素 D 的 25- 羟化并不受到严格调控，25-(OH)D 的测量值可准确反映身体中维生素 D 的储存量。因此，当疑诊维生素 D 缺乏时，可以对 25-(OH)D 的水平进行测定。

对于疑似 1α- 羟化酶激活或缺陷的病例，应测定 1,25-(OH)$_2$D$_3$ 水平。在结节病、淋巴瘤、Williams 综合征、1α- 羟化代谢物中毒的患者中均可见高水平 1,25-(OH)$_2$D$_3$。肾功能不全、肿瘤性骨软化、遗传性维生素 D 代谢缺陷等伴随的 1α- 羟化酶活性缺陷的患者，可产生低血钙症状。

（五）FGF23

目前有两种免疫分析法可用于测定人血清 FGF23 含量。利用双多克隆抗体特异性结合羧基端抗原表位[280] 可以测定几乎所有循环中的 FGF23，但无法区分未经切割、具有生物活性的 FGF23 与已切割、被认定为无生物活性的 FGF23 片段。用于测定完整 FGF23 的方法为经典的"三明治"法，激素的氨基末端与羧基末端各有特异性结合的抗体[235]。后者被证实在研究饮食摄入的磷对人体中 FGF23 水平的影响更为有用，因此，人们普遍认为此种方法测得的循环系统中具有活性的 FGF23 的含量更为准确[281]。

八、高钙血症

（一）甲状旁腺依赖高钙血症

区分两种不同的高钙血症十分重要：①与甲状旁腺细胞功能紊乱相关的高钙血症；②甲状旁腺分泌得到适度抑制时，仍发生的高钙血症。这两种高钙血症的区分在临床上格外重要，因为它强化了 PTH 检测在针对高钙血症患者诊断方法中的核心地位。以下三种情况，高钙血症与甲状旁腺功能异常相关：①原发性甲状旁腺功能亢进症；②家族性低尿钙高钙血症；③镁诱导的高钙血症。

1. 原发性甲状旁腺功能亢进 在原发性甲状旁

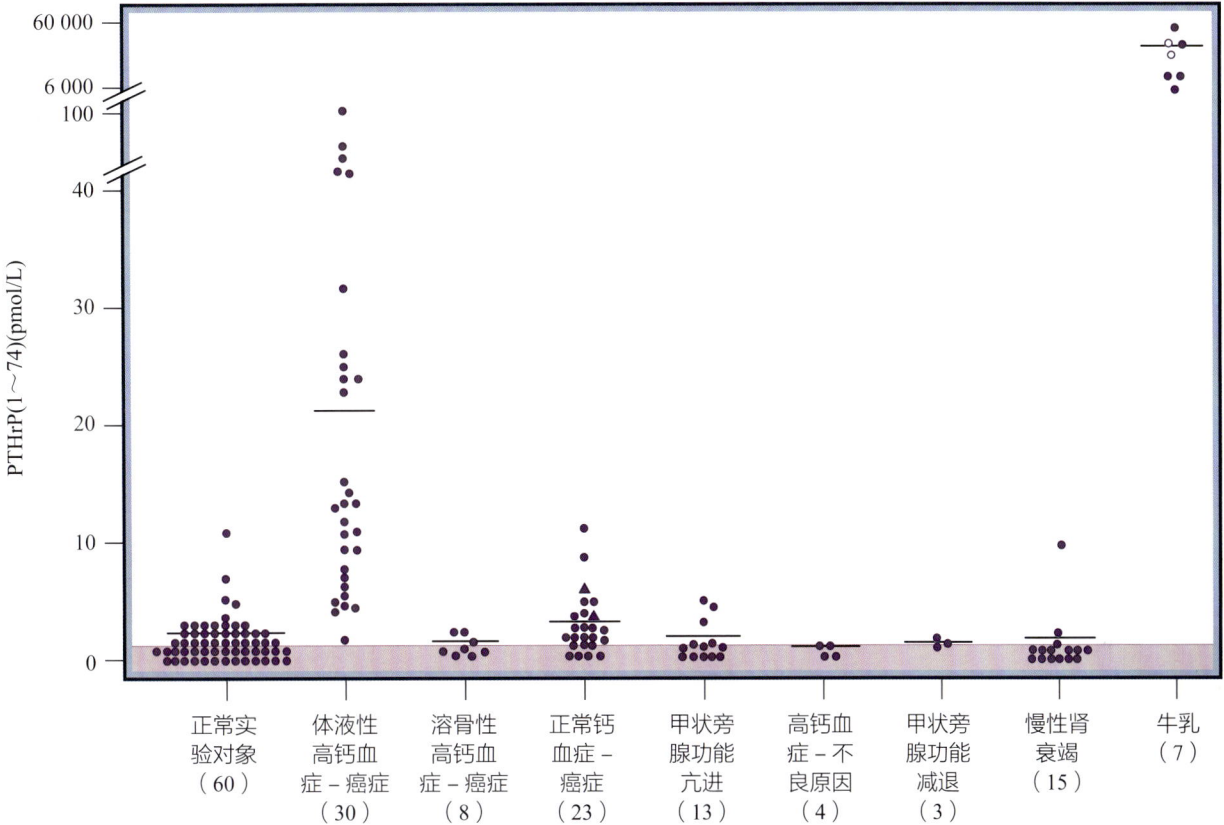

▲ 图 29-20　利用双位点免疫放射分析测定选定患者与正常受试者的血浆 PTHrP（1～74）含量

图中还展示了母乳（实心点）与牛乳（空心点）中 PTHrP 的浓度。两位血钙含量正常的癌症患者（实心三角）随后转为高钙血症。阴影区表示浓度低至此法无法测定。PTHrP. 甲状旁腺激素相关蛋白（改编自 Burtis WJ,Brady TG,Orloff JJ,et al.Immunochemical characterization of circulating parathyroid hormone-related protein in patients with humoral hypercalcemia of cancer.*N Engl J Med*.1990;322:1106-1112.）

腺功能亢进症患者中，原发于甲状旁腺组织本身的病变所导致 PTH 分泌异常。与之相反的是，低钙血症引发的 PTH 分泌增加所导致的甲状旁腺功能亢进，称为继发性甲状旁腺功能亢进。在原发性甲状旁腺功能亢进症患者血清中，过高浓度的 PTH 会转而维持肾对钙过多的重吸收、尿磷排泄、1,25-(OH)₂D 合成及更多的骨吸收。PTH 引发的这些活动导致了一些特征性生物学表型，即高血钙、低血磷、骨质流失、高尿钙及慢性高钙血症等一系列临床症候。原发性甲状旁腺功能亢进症多数来源于原先正常的甲状旁腺中出现一个或多个腺瘤（占 75%～80%），20% 的病例中为甲状旁腺弥漫性增生，极少数为甲状旁腺癌（<2%）[282-285]。

（1）典型原发性甲状旁腺功能亢进：1981 年，von Recklinghausen 首次描述了"囊状纤维性骨炎"这类骨病，但直到 1925 年才将此类疾病的病因与甲状旁腺肿瘤联系起来，当 Mandl 将一位患有严重骨病的男性甲状旁腺腺瘤移除后，发现其临床症状好转。早期将原发性甲状旁腺功能亢进症（一种少见且发病率、病死率很高的疾病）的临床特征描述为几乎所有患者都表现出明显的放射显影，或症状性的骨骼或肾脏受累。

在典型原发性甲状旁腺功能亢进症患者中，骨骼受累反映出广泛且显著的破骨骨吸收升高，同时伴有骨髓纤维化与成骨细胞活性上升。X 线影像学表现为（图 29-21）广泛的骨组织脱矿化，骨小梁粗大（因较细的骨小梁被破骨细胞吸收）；特征性骨膜下吸收（通常在手指骨最为明显）使骨膜下的外层皮质呈现不规则、锯齿状的形态，并可能会进展为广泛的皮质骨吸收；骨囊肿通常为多发性的，其内含有褐色浆液或黏液，往往发生在掌骨、肋骨或骨盆的中央髓质部，并可能扩展破坏覆盖它的骨皮质；破骨细胞瘤，或称褐色肿瘤，由大量多核破骨细胞（"巨细胞"）与基质细胞、基质混合组成，最常出现在颌骨、长骨和肋骨的骨小梁部分；此外，患者还可能会发生病理性骨折。

颅骨可表现为细微的斑点状、"盐和胡椒"样的影像特征，并且内部皮质与外部皮质的界限模糊不清。牙科 X 线常显示牙槽骨由于骨膜下吸收被侵蚀或完全消失，常伴随邻近下颌骨受累。皮质骨的侵蚀和软化

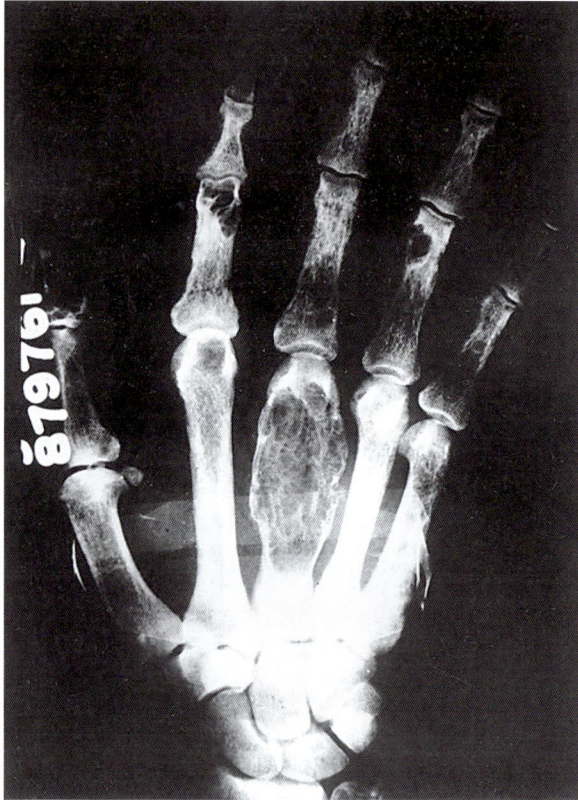

▲ 图 29-21 严重原发性甲状旁腺功能亢进患者的手的影像学表现

第三指骨处可见由大量骨质集中降解导致明显的骨重塑，同时可见广泛的骨膜下、骨膜内与骨小梁重吸收（图片由 Fuller Albright Collection, Massachusetts General Hospital, Boston, MA 提供）

可能导致一些骨骼在 X 线上不能显影，最明显为手指骨末端指节、锁骨远端 1/3 的内侧皮质、尺骨远端、股骨颈和耻骨下缘、胫骨近端的内侧。这些变化在临床上可能会导致骨痛和局部压痛，肩部"鞠躬"态、驼背和身高变矮，以及侧外侧肋骨和骨盆塌陷，分别呈现出"鸽子胸"和三棱柱样畸形。

对于典型的严重原发性甲状旁腺功能亢进症患者，其肾脏的损害表现为复发性肾钙化、肾钙质沉着症和肾功能异常，肾功能受损可表现为重吸收受损，至终末期肾衰竭。相关的症状和体征包括复发性侧腹痛、多尿和多饮。原发性甲状旁腺功能亢进症的结石病不具有特异性，无法与其他常见的钙质肾结石相关疾病区分。结石病往往反复发作且病情严重，有些患者的结石可能完全由磷酸钙组成，而非像其他结石疾病中常见的纯草酸盐或草酸盐和磷酸盐的混合物构成。在 1965 年前诊断的患者中，原发性甲状旁腺功能亢进症并发肾结石的频率高达 60%～80%（目前该频率< 25%），但在过去 50 年中对未经筛选的患者中，原发性甲状旁腺功能亢进症导致的肾结石占所有钙质肾结

石病的比例不足 5%。

典型严重原发性甲状旁腺功能亢进症相关的其他临床特征有结膜钙化、带状角膜病、高血压（50%）、胃肠道症状和体征（厌食、恶心、呕吐、便秘）。针对原发性甲状旁腺功能亢进症是否会增加消化性溃疡和胰腺炎风险这一问题仍有争议。虽然甲状旁腺功能亢进症与高血压的风险相关，但成功的甲状旁腺切除术被证实并不能改善高血压。

原发性甲状旁腺功能亢进症的症状和体征可能是由骨骼（骨折、骨痛）或肾脏（肾绞痛、肾衰竭）、消化性溃疡病、胰腺炎或高钙血症本身（虚弱、淡漠、抑郁、多尿、便秘、昏迷）受累所致。尤其是神经精神病学症状的出现，以及严重程度与血清钙浓度的关联性很低，尽管很少有严重高钙血症患者完全没有此类症状。老年人最有可能出现此类症状。在 1949 年，一种特殊的神经肌肉综合征（现在很少遇到）首次被描述，其包括对称性近端无力和步态障碍，伴有肌肉萎缩、特征性肌电图异常、全身反射亢进和舌自发性收缩[286]。

(2) 现代原发性甲状旁腺功能亢进症：20 世纪 70 年代初，原发性甲状旁腺功能亢进的临床谱系因常规多通道血清化学筛查法的发明而发生了巨大的变化，大量以前未曾发现的无症状患者得以筛查出来。例如，在明尼苏达州的罗切斯特，从筛查前时代（1965—1974 年）到 1975 年（引入常规筛查的第 2 年），该病的年发病率从每 1000 人中的 0.15 增长到 1.12[287]。原发性甲状旁腺功能亢进症的发病高峰出现在 60 岁左右，鲜少见于 15 岁以下的患者。女性发病率是男性的 2～3 倍，发病年龄比男性略大。此后，原发性甲状旁腺功能亢进症的发病率有所下降；这次下降可能不能简单归因于"人口普筛"的残余效应，因为在罗切斯特随后进行的连续筛查中发现，该地区维持了较低的发病率（最近一次筛查是在 1992—2001 年，当时的发病率为每 1000 人中 0.21）[288]。

由于基层医疗环境的常规血清化学筛查无法得到经济上的支持，今后对轻度或无症状原发性甲状旁腺功能亢进症的筛查可能会进一步减少。然而，只将明显的高钙血症作为该病的诊断标准可能会低估该疾病的真实发病率。例如，对接受常规乳腺检查的瑞典女性测量血清钙含量和 iPTH 时发现，若将原发性甲状旁腺功能亢进症的诊断标准改为以血清钙的正常值上限加上 iPTH 含量的正常值上限，那么未被发现的原发性甲状旁腺功能亢进症的发病率达 2.1%[289]。这些女性中有 2/3（72/109）血钙正常（10～10.4mg/dl），但整个群体的骨密度却有所下降，并且在 61 名接受手术治疗的女性中有高达 98% 的人经组织学证实确实患有该病。此外，针对骨质疏松症患者进行 PTH 测量的推广应用，使人们发现了 PTH 高水平而血钙正常的

患者[290]。其中许多人在随访过程中进展为高钙血症患者。

鉴于原发性甲状旁腺功能亢进症现在通常是被意外诊断出来的，那么也就不足为奇的是，仅有少数患者具有典型的体征或症状，而大部分表现为无症状。例如，居住在明尼苏达州 Olmsted 县的原发性甲状旁腺功能亢进患者，只有 2% 拥有该病典型的临床症状，而一项纽约的研究显示，121 名患者中具有典型临床表现的患者只占 17%[287, 291]。其中大多数患者的相关症状是尿石症。然而，许多临床医生认为，大多数无症状或血钙轻微升高的原发性甲状旁腺功能亢进症患者，实际上有各种神经精神症状或其他症状，这些症状在根治性手术后可能会得到改善[292]。这些症状特异性不高，在正常人群中也可以出现，包括易疲劳、虚弱、健忘、抑郁、躯体化、多饮、多尿、骨和关节疼痛等。有关手术治疗的小型随机研究显示，手术治疗对生活质量的影响有利有弊[290, 293-295]。手术时机的选择仍有争议，但微创手术的出现及对骨折、癌症和死亡风险的考虑，降低了许多患者接受手术的门槛。在本章中，无症状的原发性甲状旁腺功能亢进症是指缺乏典型罹病症状或体征的患者，患者可能出现前面提到的轻微症状。

目前对未经治疗的无症状原发性甲状旁腺功能亢进症的自然病程仍需研究。在多年的观察中，似乎很少有该疾病患者出现恶化，如血清或尿钙大幅升高、出现肾功能障碍或肾钙盐沉着、骨质丢失加剧等[291]。另外，在长达 15 年的随访中可在少数患者中观察到股骨颈和桡骨远端晚期皮质骨的流失，说明有必要对此类患者进行持续监测[296]。另外，在对瑞典人口健康筛查[297] 出的慢性高钙血症（和假定的原发性甲状旁腺功能亢进症）患者进行大队列长期随访时，发现该群体死亡风险较高（主要死亡原因为心血管疾病），在对甲状旁腺功能亢进症术后患者的长期随访中也得出了类似的结果[292]。这表明高血压、高尿酸血症和葡萄糖不耐受与原发性甲状旁腺功能亢进症相关，以上因素加上高钙血症本身都被认为是导致死亡风险升高的原因[291]。在原发性甲状旁腺功能亢进症患者中也有关于心脏异常钙化和左心室肥大的报道（可通过成功的甲状旁腺切除术改善）[298]。心血管死亡风险的增加可能只是严重甲状旁腺功能亢进症的特征；因为在 Olmsted 县的研究中，该类患者死亡风险的增加只限于血清钙含量最高的那 1/4 患者，如果纳入全体患者，则其总死亡风险甚至会有所降低[299]。在一项涉及 4163 名瑞典患者的报道中，这些患者在多年前为治疗原发性甲状旁腺功能亢进（假定为有症状的）而接受手术，其多出 40% 罹患恶性肿瘤的风险[300]。有人认为，即便这个结论得到证实（上升的死亡率与恶性肿瘤率），它也可能只适用于那些比现在通常可见的无症状原发性

甲状旁腺功能亢进症更为严重的患者。

轻度原发性甲状旁腺功能亢进症患者，其骨质异常远比典型甲状旁腺功能亢进症更不易察觉。组织学上，骨重建周期被激活的速度加快。由于骨形成阶段比吸收阶段需要更长时间，因此骨重建激活不可避免地导致骨重建空间周边空间增大，骨组织孔隙率增加。后续的成骨细胞活动增加，骨形成的速率和幅度不同产生的结果会有所不同，如矿化的骨量减少、保持稳定或是增加等。原发性甲状旁腺功能亢进症增加的骨吸收和骨矿化间的平衡，不仅取决于甲状旁腺功能亢进的严重程度，还取决于骨组织所在的位置。因此，髂嵴活检可以发现骨净吸收主要发生在骨皮质处，而骨的净形成则可能主要在松质骨[301, 302]（图 29-22）。骨密度可能会发生下降，特别是在以皮质骨为主的部位（如桡骨中部）可下降 10%～20%[303]。与之相反的是，使用双能 X 线骨密度仪测定发现，原发性甲状旁腺功能亢进症患者的椎体相对维持了原骨量[304]。尽管该证据表明原发性甲状旁腺功能亢进症的小梁骨骨量得以维持，但椎体骨折率却是上升的[305, 306]。对这一矛盾现象的解释似乎与小梁（和皮质）的微结构异常相关，这些异常可以通过高分辨率外周定量 CT 或在DXA 测量中评估小梁骨评分来检测[307, 308]。这些异常反映了由板状至棒状的微结构改变，这种改变让骨更脆弱，并可能是椎体骨折率增加的原因。这些异常症状在成功切除病变甲状旁腺组织后可以改善[309]。

目前，只有 10%～25% 的原发性甲状旁腺功能亢进症患者伴有肾结石，但在多达 1/3 的无症状患者中，可能会发现某种程度的肾功能障碍，即肌酐清除能力明显下降、浓缩或酸化能力受损。这些肾功能异常在多数患者都不会恶化[291, 310]。没有任何疾病危重程度的参数预测肾小球滤过率会继续下降[311]。然而，肾结石与原发性甲状旁腺功能亢进症的关系通常被视为甲状旁腺切除术的手术指征，因为成功的切除术通常可以防止进一步的症状性结石病[291, 292]。另外，现在无法通过对血液或尿液的生化检测方法来断定哪些无症状甲状旁腺功能亢进症患者后续会产生新的结石病。结石病患者一般具有高尿钙，但只有不到 1/3 的高钙尿症甲状旁腺功能亢进症患者体内真的形成了结石。

(3) 病因学与发病机制：甲状旁腺腺瘤是由甲状旁腺细胞的 DNA 突变引起的，这些突变使受影响的细胞比其邻近的正常细胞更具增殖和生存优势[312, 313]。由此，一个特定的甲状旁腺细胞的细胞克隆会持续克隆性扩张并产生腺瘤。

在个别甲状旁腺腺瘤中，甲状旁腺细胞有多个染色体区域缺失。这些基因缺失可能表示抑癌基因的丢失。这些染色体位点包括部分 1p-pter 染色体（40% 腺瘤中），6 号的长臂（32% 腺瘤中），15 号的长臂（30% 腺瘤中），以及 11 号的长臂（25%～30% 腺瘤中）。

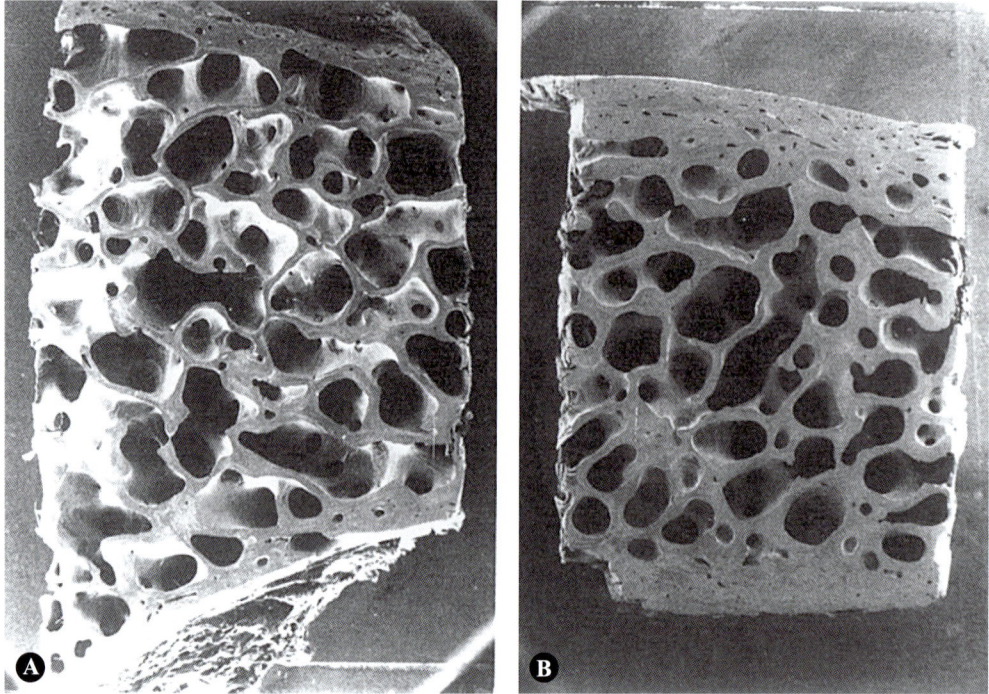

▲ 图 29-22　用扫描电子显微镜观察原发性甲状旁腺功能亢进症患者（A）和正常对照组（B）的髂嵴活检标本，可见患者的骨皮质较薄，与骨小梁的维持情况相反

引自 Parisien M,Silverberg SJ,Shane E,et al.The histomorphometry of bone in primary hyperparathyroidism:preservation of cancellous bone structure.*J Clin Endocrinol Metab*.1990;70:930-938.

当 11 号染色体长臂发生缺失时，多数编码转录因子 menin 的基因会发生突变；该基因在多发性内分泌肿瘤 1 型细胞中也发生突变。由此可知，该基因也普遍涉及散发性甲状旁腺腺瘤患者中的体细胞突变。在一部分主细胞腺瘤的线粒体基因组中也发现了体细胞突变，而在所谓的嗜酸性细胞腺瘤中发现的频率甚至更高，该类腺瘤已知其线粒体形态异常[314]。体细胞突变在散发性腺瘤中的广泛存在，并且只有在任一肿瘤中存在大量细胞都拥有同样的染色体缺失才能被检测出来，这也支持了甲状旁腺腺瘤是突变细胞克隆后的理论。

cyclin D1 最初被称为 PRAD1，是人们第一个发现的复发性甲状旁腺原癌基因[315]。这个基因是在甲状旁腺腺瘤倒位的 11 号染色体上的断点发现的。这个倒位导致 PTH 基因的调控区转到了和编码 cyclin D1 的 DNA 相毗邻的位置上，因此 cyclin D1 基因被过度表达。cyclin D1 是细胞周期从 G1 期（有丝分裂后）向 S 期（与 DNA 合成有关）过渡的重要调节因子，在多种恶性肿瘤中发生突变或过表达。尽管只有 5% 的腺瘤有 cyclin D1 基因重排的记录，cyclin D1 在高达 20% 的甲状旁腺瘤中过表达。在转基因小鼠的甲状旁腺中过量表达 cyclin D1 会导致甲状旁腺腺瘤，并伴有持续数月的高钙血症[316]。这些小鼠的表型说明 cyclin D1 过表达可导致原发性甲状旁腺功能亢进。cyclin D1

可以活化细胞周期蛋白依赖性蛋白激酶。最近，人们发现细胞周期蛋白依赖性蛋白激酶的抑制剂（编码蛋白 p21、p15 和 p18）在生殖细胞系和散发性甲状旁腺瘤中的体细胞内发生突变，其结果表明这些基因起到了抑癌的作用[317]。在多发性内分泌肿瘤中发生突变的 1 型基因（编码 menin）也仅在大量散发性甲状旁腺肿瘤细胞中发生了突变（Costa-Guda 和 Arnold[318]）。

DNA 测序技术的进步使得测定人类基因组中几乎所有外显子的序列成为可能，这种全外显子组测序已经由三个研究小组完成[319-321]。这些研究（对 43 个肿瘤进行测序）最惊人的发现是，平均每个肿瘤大约有 5 个外显子突变 [除了一个肿瘤有 110 个突变，突变涉及已知增加遗传不稳定性的基因（POT1）的突变相关]。这个数字大大低于在癌症甚至良性肿瘤中检测到的突变数量。在这两项研究中，有 35% 的肿瘤都携有 MEN1 基因的突变，通常与第二个 MEN1 基因的缺失有关。在这个肿瘤系中没有其他常发突变的基因，尽管在更大的肿瘤系进行检测时第二次发现了一个已知的原癌基因突变（EZH2 的激活突变）[319]。最近对 24 例甲状旁腺癌的全外显子组测序研究表明，这些肿瘤的突变频率比甲状旁腺瘤高得多；迄今为止，甲状旁腺癌中的突变基因似乎与甲状旁腺瘤中的突变基因有所不同[322]。

作为一种由 DNA 突变引起的疾病，数十年前接受过颈部辐射照射的患者中发生甲状旁腺瘤的频率更高，因为更大剂量的辐射暴露导致了更高的患病风险。然而，大多数患者没有明确的对特定诱变剂的暴露史。一个耐人寻味的线索是，维生素 D 生理学功能的异常可能会导致原发性甲状旁腺功能亢进症，因为甲状旁腺瘤患者比其他人更有可能遗传到 VDR 基因的一个特定等位基因[323]。这些患者体内的肿瘤编码 VDR mRNA 的水平格外低。尽管如此，在甲状旁腺腺瘤中编码 VDR 基因的编码区没有发现突变[324]。

散发原发性甲状旁腺增生的病因不明。目前已知对甲状旁腺细胞增殖的刺激因素 [低水平血钙或 $1,25-(OH)_2D_3$] 并没有参与该病的发病机制中。据推测，一些甲状旁腺外的其他刺激或存在于全四个甲状旁腺的基因异常导致了过度的细胞增殖。在几种遗传性的甲状旁腺增生症中发现了这类异常，但在大多数甲状旁腺增生症的病例中都没有发现家族聚集性。

腺瘤是一种克隆性增殖导致的结果，与一种多克隆性生长导致的增生有非常明确的理论区别。然而在某些情况下，在已有非克隆性增殖的条件下还可继续发生克隆性增殖。在涉及严重肾衰竭的大腺体中，这类并发症尤为典型。在许多因高钙血症或严重的甲状旁腺依赖性骨病而被切除的此类腺体中发现了克隆性增殖并发继发性增生的现象。有趣的是，这些克隆性肿瘤的染色体异常情况与没有肾衰竭症状的甲状旁腺瘤不同[325]。类似的机制可能在一些刺激甲状旁腺细胞增殖的条件下起作用，如 X 染色体连锁低磷酸盐血症和长期锂治疗。此外，正如克隆性肿瘤可在继发性甲状旁腺增生的情况下出现一样，它们也可在散发性原发甲状旁腺增生[326]和多发性内分泌肿瘤 1 型[327]的情况下出现。

区分腺瘤和增生在临床上很重要，因为治疗甲状旁腺腺瘤只需切除一个异常腺体，而要成功治疗甲状旁腺增生则需切除多个。但在病理检查中区分腺瘤、增生与正常的甲状旁腺组织并不简单。病理学家通过异常腺体的增大与脂肪减少来判断甲状旁腺是否异常。有人试图根据形态学特征区分腺瘤和单个增生性腺体，但目前没有任何完全可靠的标准[328]。在增生性肿瘤中继发的克隆性肿瘤可能是造成这类病理学难点的原因。

细胞数量的增加并不是原发性甲状旁腺功能亢进的唯一异常。即使甲状旁腺细胞的数量发生了适度增加，正常的甲状旁腺细胞会通过抑制 PTH 分泌来保护个体免受持续高钙血的影响。不幸的是，甲状旁腺瘤中的甲状旁腺细胞对钙的响应异常，调定点右移（图 29-23）。调定点的变动，加上无法抑制的 PTH 分泌使甲状旁腺进入新的稳态，即 PTH 水平和血钙含量均稳定在正常值之上。这类异常响应的分子基础已逐渐揭开面纱。腺瘤中的甲状旁腺细胞经细胞外钙浓度

的变化，引发的细胞内钙上升要小于正常值，并且其细胞表面的 CaSR 蛋白数量减少[329]。令人惊讶的是，在甲状旁腺瘤中并未发现编码 CaSR 的基因有所变异。在 cyclin D1 过量表达致原发性甲状旁腺功能亢进的实验模型中[316]，仅在细胞增殖有所增加的一段时间内 CaSR 的表达才会减少。因此，甲状旁腺瘤中 CaSR 的表达下调可能是在肿瘤形成中的继发反应。甲状旁腺细胞中存在一个已被证实的 CASR 基因表达的调节因子，为发育调节因子 gcm2[330]。

（4）遗传性甲状旁腺功能亢进症：尽管遗传性原发甲状旁腺功能亢进并不常见，但它在临床上占有重要地位，原因如下：在家族性甲状旁腺综合征中发现，甲状旁腺肿瘤的处理往往与散发性原发甲状旁腺功能亢进不同；此外，遗传性甲状旁腺综合征的甲状旁腺外表现可能需要治疗，并且对家族集性的认知应促使对该家族进行系统性的筛查。

多发性内分泌肿瘤 1 型（见第 42 章）：MEN1 是由编码 menin 的抑癌基因的失活突变引起[331]。menin 是一种普遍表达的转录因子，是针对组蛋白 H3 甲基化复合体的一部分[332]，从而促进胰岛和其他组织中细胞周期抑制因子的表达[333]。menin 与许多核蛋白相互作用，目前还不知道哪些相互作用是 MEN1 发病机制的关键[334]。有一类罕见 MEN1 患者并无 menin 突变，但其编码细胞周期蛋白依赖性激酶抑制因子（如 p27）的基因存在突变[335]；有人将这类主要表现为甲状旁腺和垂体肿瘤的疾病变异称为 MEN4[336]。这些患者也可同时患有胰腺神经内分泌肿瘤、性腺、肾上腺、肾脏和甲状腺肿瘤[337, 338]。尽管 MEN1 包括甲状旁腺、垂体前叶和胰岛的肿瘤，甲状旁腺肿瘤的发病率远高于其他肿瘤；95% 的患者最终会发展为甲状旁腺功能亢进。大多数甲状旁腺肿瘤的 menin 基因都是双拷贝突变；一个突变遗传自上一代，另一突变发生在甲状旁腺细胞中，其后代形成肿瘤。

高钙血症常发于 20—40 岁，偶尔有 10 岁以内的患者。高钙血症从不发于出生时或婴儿期。该病涉及全部四个甲状旁腺，但受累情况可能是不对称或显著不同步的。除较早诊断出的患者外，其临床表现一般与散发性原发甲状旁腺功能亢进相似，也许骨密度损失稍大[339]。同时，高钙血症会使同时患有胃泌素瘤患者的胃泌素水平急剧上升，症状明显恶化；这是该病的一个明显并发特征。在这种情况下，治疗甲状旁腺疾病可以大大简化对胃酸过多情况的管理。甲状旁腺手术后，甲状旁腺功能减退和复发性甲状旁腺功能亢进比其他形式的甲状旁腺功能亢进更为常见[340]。因此，与散发性原发甲状旁腺功能亢进相比，手术的时机和方式更为复杂。多数权威人士认为，甲状旁腺疾病最终会复发，尤其是在切除腺体小于 3 个的情况下。一些外科医生倾向于采用次全甲状旁腺切除术，而其

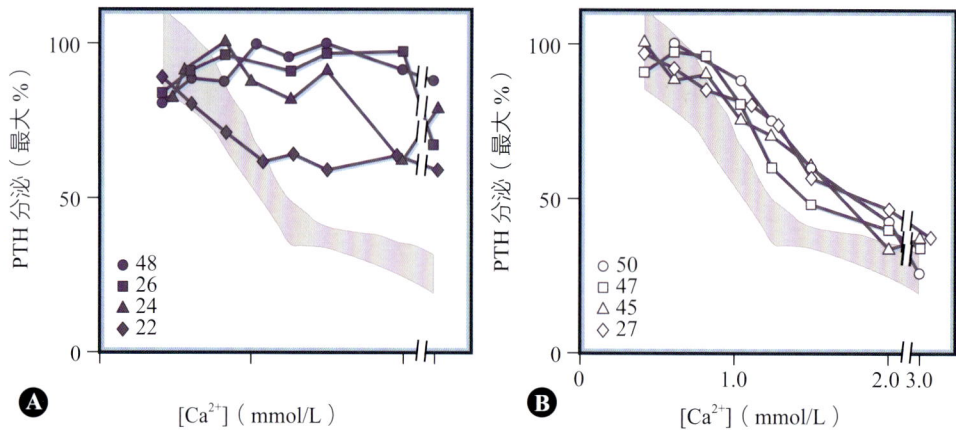

▲ 图 29-23　从腺瘤性腺体中制备的细胞在组织培养中受到不同程度的钙刺激时甲状旁腺激素的异常分泌情况。阴影区为正常人甲状旁腺细胞的 PTH 分泌（±1SD）

A. 4 名患者 PTH 的分泌情况，可见钙对 PTH 分泌的抑制作用很小；B. 另外 4 名患者 PTH 的分泌情况，其钙对 PTH 分泌的抑制机制相对完整。即便这组的钙抑制调定点也向右发生偏移（引自 Brown,EM.Calcium-regulated parathyroid hormone release in primar hyperparathyroidism:studies in vitro with dispersed parathyroid cells.*Am J Med*.1979;66:923-931.）

他医生则倾向于采用全甲状旁腺切除术，并在前臂植入少量的甲状旁腺组织。

多发性内分泌肿瘤 2a 型（见第 42 章）：在 MEN2a 中，甲状旁腺疾病通常是晚发且并不常见（5%～20%），这类疾病定义为甲状腺髓样癌、嗜铬细胞瘤和甲状旁腺功能亢进的集合。甲状旁腺疾病通常较轻，可能无症状[338]。在一些家庭中，甲状旁腺功能亢进较为常见；但这些家庭 *RET* 基因的突变情况与不常发甲状旁腺功能亢进的家庭相同。甲状旁腺增生和腺瘤两种情况在手术时均可见。由于在甲状腺手术时就可见无症状的甲状旁腺增生，因此有人认为，MEN2a 患者病情的发展就是从增生到腺瘤的过程。此类甲状旁腺功能亢进症的诊断和治疗方法与散发性原发甲状旁腺功能亢进症类似，但增生通常表现得更为明显。甲状旁腺功能亢进症的发病机制尚不确定，但在几乎所有 MEN2a 的病例中，甲状旁腺细胞都会表达突变的 *RET* 基因[341]，所以 *RET* 在甲状旁腺细胞中的异常表达可能是导致甲状旁腺肿瘤形成的直接原因。甲状旁腺功能亢进症不会发生在 MEN2b 型中，MEN2b 是与黏膜神经瘤有关的变异类型。

甲状旁腺功能亢进 - 颌骨肿瘤综合征：遗传性甲状旁腺功能亢进 - 颌骨肿瘤综合征[342]的患者表现为甲状旁腺腺瘤，可多发，通常为囊性。这些肿瘤往往（并非总是）与纤维性颌骨肿瘤有关，后者不是甲状旁腺功能亢进所直接引起的。重要的是，与 MEN1 和 MEN2 型中的表现不同之处在于，这种综合征引起的甲状旁腺肿瘤经常是恶性的。患病家庭中也可见 Wilms 瘤和多囊肾病。在这类疾病中发生突变的基因为 *CDC73*，又称为 *HRPT2*，该基因编码核蛋白 parafibromin[343]。parafibromin 是进化上高度保守的

PAF 复合物的一部分，PAF 复合物与 RNA 聚合酶 II 结合，调节染色质结构与基因表达[344-346]。parafibromin 与 β-catenin 结合，可介导 Wnt 和 Notch 信号通路，虽然尚不清楚 parafibromin 的这些特性是否与其肿瘤抑制功能有关[347]。在大量散发性甲状旁腺癌的患者中可见 parafibromin 的失活突变[348]。在一项关于散发性甲状旁腺癌的全外显子组测序研究中发现，17 名患者中有 8 名携带 *CDC73* 的突变；半数 *CDC73* 突变的患者也出现了生殖系细胞突变，尽管他们明显表现为散发性的患者[322]。这些发现表明所有的甲状旁腺癌症患者都应接受 *CDC73* 生殖系细胞基因突变的筛查。

(5) 原发性甲状旁腺功能亢进的治疗：原发性甲状旁腺功能亢进症的治疗策略随疾病表现的变化而不断发展。永久性治愈的唯一机会是经手术切除异常腺体，这种方法显然适用于几乎所有那些几十年前诊断为典型、严重疾病的患者，而且这对于那些出现复发性肾结石、肾钙盐沉着、具有明显临床表现的骨病或严重高钙血症的患者仍然是首选疗法。

相比之下，对于无症状的原发性甲状旁腺功能亢进症患者是选择手术治疗还是药物治疗仍是一个开放且争论激烈的问题。赞成手术治疗的人指出，在经过成功的手术干预后，患者的骨密度（髋部和脊柱处）和左心室肥厚症状有望得到改善；有证据表明，原发性甲状旁腺功能亢进症患者伴发骨折、心血管疾病死亡、恶性肿瘤和神经精神症状的风险有所增加；最近微创手术的成功进展更有利于手术的开展。赞成保守治疗的人强调：有证据表明大多数无症状患者的症状都不会恶化；手术失败和术后并发症的风险虽小但也依旧存在；那些在重病患者观察到的高死亡率和癌症风险可能并不适用于那些轻微且无症状的原发性甲状

旁腺功能亢进症患者；很难将模糊的神经精神症状归咎于甲状旁腺疾病；同时也缺乏证据（或负面证据）表明上升的高血压和癌症、骨折或心血管死亡风险（如果存在）会因成功的甲状旁腺切除术得到改善；目前有足够敏感的技术来监测未经手术治疗患者的疾病状态[291]。

遗憾的是，目前还没有大型的前瞻性研究比较无症状的原发性甲状旁腺功能亢进症患者进行手术治疗后和保守治疗后的临床结果。不过，目前已有三项规模较小的随机对照试验得出了一些疾病替代指标的相关结论[293-295]。三项试验都表明，手术组患者的脊柱和髋部的骨密度有所增加，其效果与对原发性甲状旁腺功能亢进进行双膦酸盐治疗产生的效果相似。三项研究中的两项显示，一些患者的生活质量得到了适度改善，尽管这些研究的非盲性限制了结果的解读。迄今为止，这些研究报道的所有结果都是在研究2年或更短时间后得出的。尽管这些研究很有用，但其局限性迫使人们进行更多的观察性研究，并在现有的数据基础上归纳出试行的治疗建议。

上述的治疗建议在1990年由美国国立卫生研究院赞助的共识会议中产生，随后在2002年、2008年和2014年进行过非官方的更新[349]。大会认为，尽管手术适用于有症状的甲状旁腺功能亢进症患者，也应始终被视为无症状的甲状旁腺功能亢进症患者治疗的一种合理选择，许多无症状的患者可在无手术的条件下进行多年安全的监测。这类患者应符合：骨骼完整性良好且无明显损伤，肾功能未受到明显损害，无泌尿系结石或胃肠道或神经精神症状的病史，并符合表29-1中列出的标准[350]。此类患者至少占目前原发性甲状旁腺功能亢进症患者的50%。

另外，符合以下条件之一，患者可采取手术治疗：有手术意愿的无症状患者；无法开展持续性监测的患者；合并其他疾病使治疗复杂化或干扰对疾病进展的观察；年龄相对年轻的患者（<50岁）。这类建议反映了在几十年的随访中缺乏有关该疾病自然史的可靠信息，医疗监测累积的成本在5～10年后开始超过进行手术的成本，以及一些数据表明，年轻人的疾病恶化概率更大[351]。另外，年龄本身并不被视为甲状旁腺切除术的禁忌证，因为对大量经过适当选择的75岁以上患者进行手术都已取得了良好的效果，围术期死亡率为1%～3%。高血压并不被认为是轻度原发性甲状旁腺功能亢进症的特异性表现，而且高血压一般也不会由甲状旁腺切除术改善，因此高血压不被视为该手术的指征。

尽管会议达成的治疗共识加上之后的修订为治疗提供了一个有用的框架，但目前仍缺乏大型临床试验的数据支持。一项研究遵从了1990年共识会议达成的标准，选择非手术治疗的52名无症状患者，对他

表29-1　原发性甲状旁腺功能亢进症手术的适应证

明显的疾病临床表现
- 肾结石或肾钙化症
- 影像学上有骨折或典型的纤维素性骨炎表现
- 典型的神经肌肉疾病
- 有症状的或危及生命的高钙血症

血清钙＞1mg/dl，超过正常值上限
肌酐清除率＜60ml/min，X线、CT或超声显示有结石存在
尿钙＞400mg/d，外加其他尿液生化指标提示有结石风险
任何部位的骨密度低（T值≤-2.5）[a]
通过X线或DXA探测到的椎体骨折
有脆性骨折的历史
年龄小（<50岁）
不确定日后是否能开展药物监测

a. 在绝经前的女性与年龄低于50岁的男性中，Z值≤-2.5；CT. 计算机断层扫描；DXA. 双能X线吸收计量法（引自 Bilezikian JP,Khan AA,Potts Jr JT,Third International Workshop on the Management of Asymptomatic Primary Hyperthyroidism. Guidelines for the management of asymptomatic primary hyperparathyroidism:summary statement from the Third International Workshop.*J Clin Endocrinol Metab*.2009;94:335–339.Based upon recommendations of the 2014 NIH-sponsored Workshop on the Management of Asymptomatic Primary Hyperparathyroidism.）

们的病程进行10年跟踪随访发现，大约25%的患者出现了一个或多个新的手术适应证[291]。那些不符合手术指征的患者在接受了手术后，骨密度同样会增加，这与有手术指征而接受了手术患者的骨密度改变相一致[352]。有学者强调，在原发性甲状旁腺功能亢进症中，如出现不常见的椎体骨质减低，也应被视为手术的指征之一[353]，同样对于绝经后出现椎体骨质流失的患有原发性甲状旁腺功能亢进症的女性也应考虑手术[291]。

治疗时常遇到的困境是，无法判断那些模糊而又麻烦的症状，如疲劳、嗜睡、虚弱（没有客观的肌肉无力）和抑郁是否由甲状旁腺功能亢进引起的，以及是否能成为符合手术要求的"有价值"的指征。大多数临床医生不会仅因为这些症状而建议患者行甲状旁腺切除术，尽管偶尔也会出现术后这些症状出现明显改善。随着优化的微创手术方法的出现，现在对此类症状致严重功能障碍的患者进行手术的门槛显然比过去要低。有学者主张，在某些病例中进行有限的药物治疗试验以降低血钙（即拟钙剂），从而预测患者对手术治疗反应。

对甲状旁腺功能亢进症的医疗检测：最新的NIH共识会议表示，对未进行手术治疗的患者应仔细随访，每年测量血钙、计算肌酐清除率，并在1～2年的间隔内连续测定骨密度。目前认定那些主要反映皮质骨变

化的部位为最适合骨密度测定（即前臂远端），同时跟踪椎体骨密度也十分重要[291]，目前的标准也承认检测出（无论何处）出现明显骨质流失的重要性[350]。

接受非手术治疗的患者必须保持充足的水分，避免使用利尿药与长时间制动，如果生病时伴有明显的呕吐或腹泻，应及时就医。患者膳食中的钙摄入不应该限制。

目前对性激素和 SERM、双膦酸盐和拟钙剂的研究仍在继续，针对原发性甲状旁腺功能亢进症的药物治疗目标尚不清楚。雌激素和孕激素可降低原发性甲状旁腺功能亢进症女性的血钙和血磷、尿钙和羟脯氨酸、活性骨吸收（组织学上），但出于安全考虑，限制了这种治疗措施。

静脉注射双膦酸盐已成功应用于原发性甲状旁腺功能亢进症引起的高钙血症的紧急治疗，临床试验表明，口服阿仑膦酸钠治疗 1 年或更长时间可改善脊柱和髋部的骨密度，但对血清钙和 PTH 只造成了短暂的影响[354, 355]。拟钙剂是一类新的治疗药物，通过使 CaSR 对细胞外钙敏感来减少 PTH 的分泌。西那卡塞是第一个被批准用于控制肾病继发性甲状旁腺功能亢进症的拟钙剂，对原发性甲状旁腺功能亢进症（以及一些甲状旁腺癌患者）有降低血清钙和 PTH 的作用，但对这一人群的骨密度改善尚无文献报道[356]。

对于不能选择手术治疗的无症状原发性甲状旁腺功能亢进症的患者，在至少 2 年的随访中发现，口服双膦酸盐可以在改善骨密度的同时不使其他症状恶化，而西那卡塞可以控制血钙。这些药物或其他任何药物疗法是否能提供一个有益于手术的长期替代方案尚不清楚。

原发性甲状旁腺功能亢进症的手术治疗：甲状旁腺切除术是对原发性甲状旁腺功能亢进症治疗的一种安全而高效的方法。在技术高超的外科医生手下，甲状旁腺手术最严重的潜在并发症（声带麻痹和永久性甲状旁腺功能减退）的发生率分别不到 1% 和 4%，但在医生经验不足的情况下，比例可能会高很多。以上并发症最常发生在因甲状旁腺增生或甲状旁腺癌需要进行次全切除的患者[357, 358]。除了操作者缺乏经验外，手术失败（"顽固性"）通常是由未被识别的（通常是非常不对称的）甲状旁腺增生或异位甲状旁腺组织（即甲状旁腺内、未下降、食管后或纵隔腺体）导致的[359]（图 29-24）。多达 1/5 的甲状旁腺可能位于异位，特别是对于过多的腺体。复发性疾病是指在间隔至少 6～12 个月的血钙正常后发生的疾病，其发生率为 2%～16%。复发性甲状旁腺功能亢进症通常发生在未被切除的增生腺体中，但也有少数情况是由于甲状旁腺癌、第二个腺瘤或在以前的甲状旁腺手术中不慎将甲状旁腺组织（通常是增生的）局部播种到颈部而引起的多中心或粟状"甲状旁腺腺瘤"[282, 360]。

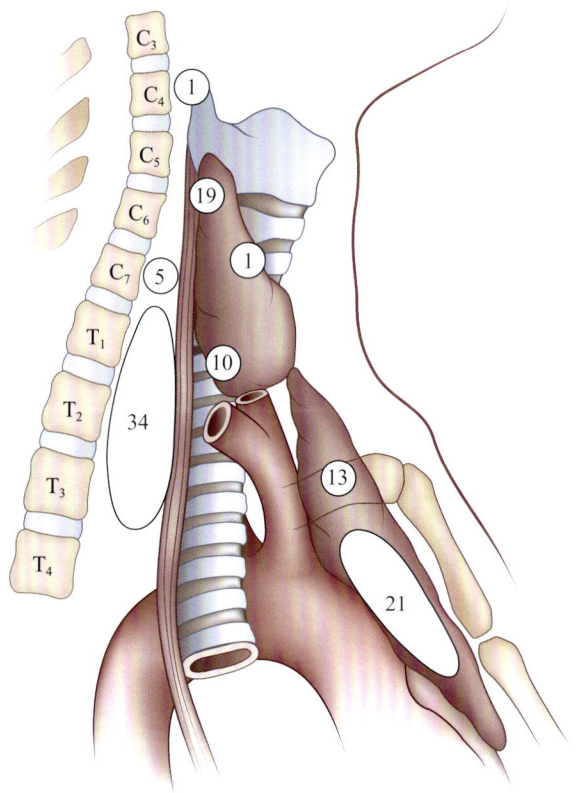

▲ 图 29-24 原发性甲状旁腺功能亢进症患者再手术时发现的 104 个甲状旁腺的异位部位

引自 Wang C-A.A clinical and pathological study of 112 cases.*Ann Surg*.1977;186:140-145.

过去，人们普遍认为保证手术成功最好的方法是进行双侧颈部探查，确定所有四个甲状旁腺并切除所有增大的腺体。在这种情况下，在最初的颈部探查之前便没有进行术前甲状旁腺定位的必要了，因为即使是最好的技术（99mTc-sestamibi 扫描），其阳性预测值也远远低于有经验的外科医生在没有事先成像辅助下的手术成功率[282, 361]。

随着术前 99mTc-sestamibi 扫描技术的进一步发展，医生可以准确定位 80%～90% 的单个腺瘤（占病例总数的 75%～85%），人们对进行单侧定向探查重新产生了兴趣，这可以减少手术和恢复的时间，将所需冰冻切片的数量降到最低，明显减少术后并发症，并且可以使微创技术（包括局部麻醉和静脉镇静）更易进行，使得患者可以在手术当天出院[362]。sestamibi 扫描也可以识别出偶发的纵隔腺瘤，从而避免不必要的颈部探查。另一方面，在存在多腺体疾病（增生或双腺瘤）的情况下，sestamibi 扫描的敏感性和阳性预测值较差（<50%），因此该检查可能经常会错过双侧同时存在的疾病[358]。为了降低这种与双侧探查相比高得令人难以接受的失败率，通常采用术前超声成像补充或高分辨率 CT 与动态对比剂给药（四维 CT）[363]，并开

发了术中快速 PTH 检测法以验证切除手术的成功[364]。由于完整的 PTH 在血液中的半衰期很短（<2min），如果其在 10min 左右从起始点下降到 50% 或更低，则表明手术成功切除了所有功能亢进的甲状旁腺组织。这种方法在单个腺瘤患者中效果良好，但对多腺体疾病患者可能会产生误导性结果，除非采用更严格的标准判定手术是否成功（即 iPTH 下降>90%，甚至正常化）[365]。

目前，在那些术前被认为是由单发腺瘤引起的散发性原发甲状旁腺功能亢进症的患者中，大约 70% 的患者可以通过术前影像学检查来考虑是否进行单侧甲状旁腺微创切除术。入选患者的手术治愈率与双侧颈部探查后的治愈率相当（95%~97%）[358]，最近的一项研究显示，所有入选微创手术的患者也都进行了双侧颈部切除术；在这些受试者中，有 16% 的多腺疾病未能识别[366]。已知或怀疑有多腺体疾病的患者，如 MEN1 患者和年龄小于 30 岁的患者，应进行双侧颈部探查[367]。增生患者的手术选择包括仅切除明显异常的腺体、部分甲状旁腺切除术并冷冻保存组织，以及甲状旁腺全切后立即自体移植（即在前臂）部分切除组织。在 MEN1 患者中，考虑到复发率（30%~50% 或更高的长期随访）和复发时机，以及手术治疗导致甲状旁腺功能减退症的潜在发病率，目前倾向于采用部分甲状旁腺切除术作为首选方法。

原发性甲状旁腺功能亢进症患者中发生甲状旁腺癌的概率低于 1%[285]，但对于异常严重的甲状旁腺功能亢进症、颈部有可触及肿块、声音嘶哑、手术时有局部浸润现象或复发性高钙血症的患者[368]，应考虑这种可能性的存在。即便如此，术前很少会考虑到甲状旁腺癌的可能，而且在初次手术时往往无法得出诊断。当发现甲状旁腺癌后，手术时应尽量尝试将肿瘤全部切除。然而，局部复发的发生率接近 50%，远处转移（尤其是肺部转移）可能预示着复发的严重甲状旁腺功能亢进[369]。由于明显的散发和孤立的甲状旁腺癌可能发生在有 parafibromin 突变的家族中，在所有甲状旁腺癌患者中寻找这种突变可推进家庭咨询的进程[348]。

甲状旁腺切除术的术后管理重点是观察手术是否成功，密切监测患者是否出现症状性低钙血症，以及出血、声带麻痹或喉痉挛等不常见但可能严重的急性并发症。成功切除甲状旁腺瘤后，血清中完整 PTH 的水平会迅速下降，通常降至检测不到的浓度；其半衰期约为 2min，而血清钙通常在 24~36h 内达到最低值。血清 PTH 在 30h 内恢复到正常范围，但对低钙血症患者对甲状旁腺分泌反应的测量表明，血清 PTH 至少在数周内不会完全恢复正常[370]。

过去患者一般在明确证明血清钙恢复正常前都维持低钙饮食并在床边保留注射钙的安瓿和其他预防发作的药物，至少每 12 小时测量一次血清钙直到钙含量稳定为止，并及时用钙治疗有症状的低钙血症，可以静脉注射（每次 90mg，50~100mg/h）或口服（1.5~3g/d）。这种方法现在已经不适合于绝大多数的患者，因为大部分患者手术创伤已经很小，在术后几小时内就可出院。取而代之的是，一旦患者可以进食，便对其提供口服钙补剂，对于那些有大腺瘤和严重甲状旁腺功能亢进的患者，或者那些在术前有碱性磷酸酶升高的患者，要增加适量的 1,25-(OH)$_2$D（每天 0.5~1μg），也就是说，因为患者的骨骼会重新矿化，可以预料到这些患者在术后许多周内都会有大量的钙需求。这种"骨饥饿"综合征与低钙血症、低磷血症和低尿钙排泄有关。

最初应每隔数天检查一次血清钙来时刻指导调整钙和维生素 D 的治疗，以达到稳定的效果。对于那些低钙血症持续超过数天的患者，应测量血清 PTH 以排除术后甲状旁腺功能减退的可能性。鉴于有证据表明，在成功的甲状旁腺切除术后，骨密度至少会持续增加 1 年[291]，因此，至少在这段时间内需要谨慎补钙。

在处理持续性或复发性甲状旁腺功能亢进症的患者时，需要认识到甲状旁腺增生或癌变、异位或多余的甲状旁腺组织、术后甲状旁腺功能减退和其他进一步的手术并发症都在这一类患者中更为常见[359, 361]。首先需要确定该类患者是否有手术指征。即使术前一开始没有找到腺瘤，并不能据此推翻患者的手术指征，尽管有些患者由于同时患有内科疾病可能不适合做大范围的手术，如胸骨正中切开术。患有甲状旁腺增生症的患者，即使在部分甲状旁腺切除术后也会发生明显的临床改善，而 MEN1 的患者很可能会出现疾病恶化。

对第一次手术后病情持续或复发的患者，建议进行术前定位探查。用 ^{99m}Tc-sestamibi 扫描敏感性和准确性最好，尽管其他手段（超声检查、CT、MRI）可以提供额外信息或验证性的辅助[371]。尽管 sestamibi 从甲状腺组织中清除的速度比甲状旁腺组织中快得多，它确实可能会定位到甲状腺结节，后者在 20%~40% 的甲状旁腺疾病患者中会伴随发生。^{99m}Tc-sestamibi 可与 ^{131}I 扫描技术相结合来更明确地区分甲状旁腺与甲状腺结节，或与单光子发射 CT 相结合，达到平面成像无法达到的定位精度（图 29-25）。另外，在甲状旁腺增生症（术后甲状旁腺功能亢进的最常见原因）病例中，sestamibi 扫描可能无法探测到小腺体（探查精度与腺体大小和 PTH 水平有关[372]）或显示多个异常腺体[358, 373]。使用 4D-CT 与同步对比增强的多平面解剖学重建技术已被证明在二次手术的患者中，其敏感性优于 sestimibi 扫描[374]。

一些操作侵入性更强的探测手段也有应用，如血管造影和选择性静脉穿刺（来测量 PTH 含量）[375, 376]。

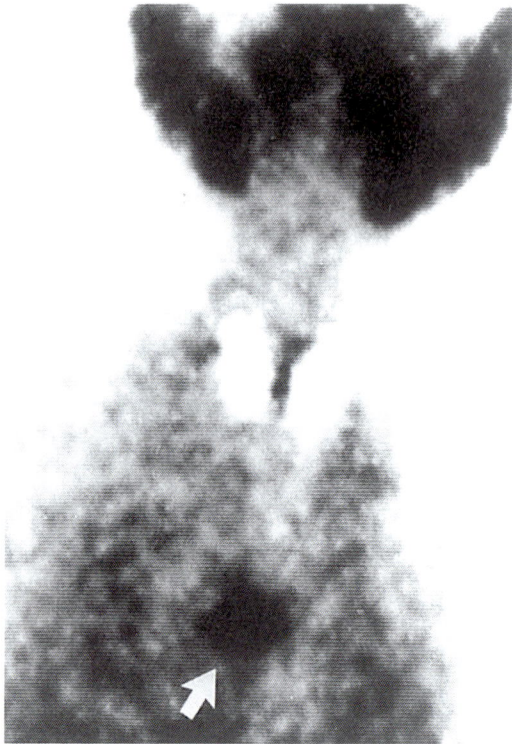

▲ 图 29-25　对一位先前两次手术均不成功的甲状旁腺功能亢进症患者进行 ^{99m}Tc Sestamibi-^{123}I 减影扫描

箭指向甲状旁腺瘤，在图上显示为主动脉肺窗的对比剂摄取量增加（引自 Thule P, Thakore K,Vansant J, et al. Preoperative localization of parathyroid tissue with technetium-99m sestamibi123I subtraction scanning. *J Clin Endocrinol Metab.* 1994; 78: 77-82.）

利用超声引导或 CT 引导对可疑的甲状旁腺组织进行细针穿刺使得医生可在术前从细胞学或免疫化学上确认该组织，另外，术中利用超声检查定位某些病例颈部或甲状腺内的腺体很实用[361]。利用视频辅助胸腔镜切除纵隔病变的成功案例[348, 377] 提供了一种比胸骨正中切开术创伤更小的手术方式。

是否有必要采取这些手段取决于手术医生的经验，以及对颈部是否已经被探查清楚的判断。例如，在一个临床中心的所有再次手术病例中（且都接受过经验丰富的甲状旁腺外科医生的检查），有超过一半的增生性甲状旁腺被"遗漏"在纵隔或其他异位位置，而由经验不足的外科医生那里转到此处的病例中，有超过90% 是在颈部的正常解剖位置发现的[282]。

进行成功的原发性甲状旁腺功能亢进症手术后，第一年内含小梁骨较多部位（脊柱、股骨颈）的骨量一般可增加 5%～10%，而皮质部位（桡骨远端）的改善则不容易预测[378, 379]。

原发性甲状旁腺功能亢进症手术成功后，富含小梁骨部位（脊柱、股骨颈）的骨量一般在第 1 年提升 5%～10%，而骨皮质（桡骨远端）的骨量改善情况难

以预测[378, 379]。小梁骨部位的骨密度增长可持续数年，10 年时可达 12%～15%，尽管有可能达不到正常骨密度。术前有明显骨量减少的患者改善最为显著，可能与先前骨重建扩大部分的快速再矿化有关[352]，但持续数年的改善也提示骨的净形成和总骨量的持续增长。

2. 家族性低尿钙性高钙血症　家族性低尿钙性高钙血症，也称家族性良性高钙血症，在大多数家系中表现为常染色体显性遗传，最常由甲状旁腺、肾脏和其他器官中发现的 *CaSR* 基因突变引起。*CaSR* 基因突变使钙敏感受体的功能完全或部分缺失，进而引起甲状旁腺细胞钙调定点的偏移[380]。因此，需要高于正常的血钙水平来抑制 PTH 分泌。此外，肾脏升支粗段钙敏感受体的异常导致非 PTH 依赖的钙重吸收增加及低尿钙症。在少数患者中，已经发现了由 CaSR 激活的信号通路中另外两个基因的突变。一个编码参与响应 CaSR 激活的异三聚体 G 蛋白的 α-11 亚基[381]，另一个为编码适配器蛋白复合体 2α 亚基的 *AP2S1* 基因，该基因是网格蛋白包被凹坑所需的支架蛋白，用于内化 CaSR[382]。在 FHH 中，*AP2S1* 突变较 *Gα11* 突变更常见[383, 384]。*AP2S1* 突变患者有特别严重的高钙血症，可表现为发育迟缓和认知功能障碍[383]。

尽管受体以二聚体形式起作用，并且某种突变可使正常等位基因的功能恶化，但一个正常的钙敏感受体基因与异常的基因并存时只有轻度的临床表现。从父母双方遗传 *CaSR* 基因突变的患者极罕见，其在出生时即表现出严重、危及生命的原发性甲状旁腺功能亢进症，并且几乎都需要立即进行甲状旁腺手术。在另一种遗传变异类型中，以家族形式表现的依赖于钙敏感受体的高钙血症，与其他自身免疫性疾病（如桥本甲状腺功能减退症和乳糜泻性口炎）相关，作用于钙敏感受体的自身抗体，同时拮抗甲状旁腺及肾小管对钙的识别[385, 386]。

FHH 表现为出生时的高钙血症。尽管存在一些争议，但大多数研究者指出，与 *CaSR* 突变相关通常是无症状的，极个别患者存在明显的症状。可能的例外包括发生软骨钙质沉着症及胰腺炎。血钙水平通常不超过 12mg/dl，但也可更高。与原发性甲状旁腺功能亢进症一样，血磷水平降低，血镁水平在正常高限或略高于正常。相对于高钙血症，PTH 水平为不恰当的正常，偶尔可中度升高。尽管发现细胞内部受体尾部的一个新突变与高尿钙有关，但尿钙水平通常是降低的，可能仅与肾功能轻度异常有关[387]。

当患者成年时，很难与轻度原发性甲状旁腺功能亢进症相鉴别。但鉴别 FHH 与原发性甲状旁腺功能亢进症至关重要。原发性甲状旁腺功能亢进症的年轻患者一般可通过手术治愈。相反，FHH 术后高钙血症总是复发，除非患者切除所有甲状旁腺组织而出现甲状旁腺功能减退。因此，除极少数重度、有症状的高钙

血症患者，手术是 FHH 的禁忌证。尽管钙清除率与肌酐清除率的比值可将绝大多数 FHH 与原发性甲状旁腺功能亢进症区分开，但要鉴别这两种疾病，血和尿的测定并非完全可靠[388]。如图 29-26 所示，该比值能将两组分开，但组间有中度重叠。然而，由于原发性甲状旁腺功能亢进症远比 FHH 更常见，大多数钙清除率与肌酐清除率的比值位于临界值 0.01 附近的患者为原发性甲状旁腺功能亢进症而非 FHH[389]。因此，这些患者在甲状旁腺手术前，应该对其 CaSR 基因进行测序[390]（目前有商业公司可以完成）。最有用的诊断信息是婴儿亲属中存在高钙血症，这种早期高钙血症不会发生在 MEN1 中。此外，明确的血钙正常的既往史，远低于目前的血钙水平，如果没有其他引起血钙变化的原因（如重度维生素 D 缺乏症），可排除 FHH。在偶尔出现症状的患者中，拟钙剂西那卡塞通常可以降低血钙水平[391]。

3. 锂中毒 用锂治疗双相情感障碍时可导致血钙轻度、持续的升高[392, 393]。游离钙测定提示，游离钙是锂中毒时更敏感的指标，在一项横断面研究中，连续24% 的患者游离钙水平升高[394]。使用锂治疗数年后，经常会发生 PTH 水平明显升高，超声检查发现甲状旁腺体积增加。停用锂后，血钙和 PTH 通常在数月内恢复正常。罕见引起实质性的高钙血症和甲状旁腺功能亢进症。手术时可发现累及单个或多个甲状旁腺体，其中累及多个腺体的比例高于与锂治疗无关的原发性甲状旁腺功能亢进症[395, 396]。

轻度锂诱导的高钙血症患者的治疗在某种程度上有些复杂。与轻度原发性甲状旁腺功能亢进症一样，服用锂剂的患者通常能耐受轻度的高钙血症而无明显症状。这些患者可以按照与无症状原发性甲状旁腺功能亢进症患者类似的方案进行监测。但必须密切注意这些患者的尿液浓缩功能，因为与锂治疗相关的肾源性尿崩症可导致脱水和高钙血症的突然恶化。如果可能，出现真正高钙血症时应停用锂治疗，并代之以较新的抗精神病类药物。如果停用锂治疗后高钙血症仍持续存在，则遵循与原发性甲状旁腺功能亢进症患者同样的指南，考虑手术。

体外条件下，锂可以升高分离的甲状旁腺细胞分泌 PTH 的调定点。在接受锂治疗数年的患者中，体内 PTH 分泌的调定点也出现右移。提高细胞内钙水平所需的细胞外钙浓度的相应变化[397]提示锂会干扰甲状旁腺 CaSR 的作用。

（二）非甲状旁腺依赖性高钙血症

在非甲状旁腺依赖性高钙血症中，PTH 分泌受抑制。使用双位点测定的 PTH 始终低于 25pg/ml，通常低于正常或检测不到。大多数受累患者有恶性高钙血症，尽管非甲状旁腺依赖性高钙血症也见于许多其他情况[398]。

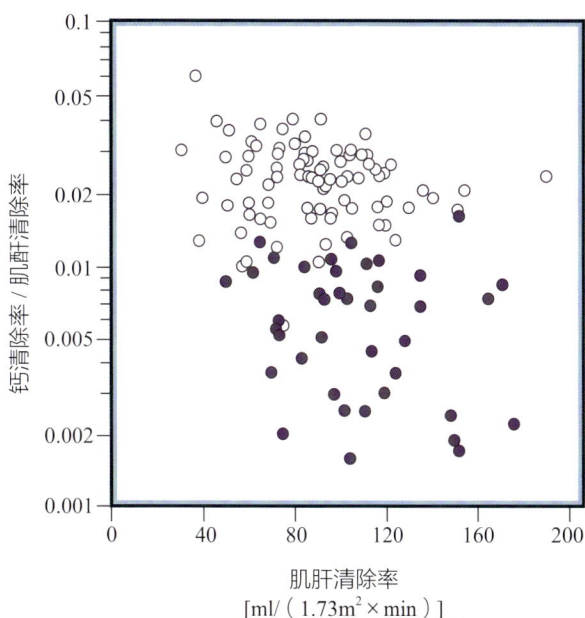

▲ 图 29-26 尿钙排泄率指数作为肌酐清除率的函数

每个点代表一例家族性低尿钙性高钙血症（实心圆）或典型原发性甲状旁腺功能亢进（空心圆）患者多次测定的平均值。数据基于平均 24h 尿排量及平均空腹血标本（引自 Marx SJ, Attie MF, Levine M, et al. The hypocalciuric or benign variant of familial hypercalcemia: clinical and biochemical features in fifteen kindreds. *Medicine*. 1981;60:397-412.）

1. 恶性肿瘤相关高钙血症 恶性肿瘤相关高钙血症很少在血钙细微变化时诊断出来[125]。大多数恶性肿瘤仅在快速进展期才出现高钙血症，通过病史、体格检查、常规检查后明确诊断。恶性高钙血症患者通常在发现高血钙后 1~2 个月死亡。患者表现出高钙血症的典型症状和体征，包括意识模糊、烦渴、多尿、便秘、恶心、呕吐。或许是由于血钙的急性升高和多为高龄患者，精神状态的改变相对常见，最终发生昏迷。误诊可因其与恶性肿瘤表现相重叠，也可由于血白蛋白降低导致游离钙水平增高的情况下血总钙水平正常。即使总的预后不良，恶性肿瘤相关高钙血症的诊断仍然很重要。

治疗在短期内通常简单有效，数周即可显著逆转患者的症状，甚至为潜在肿瘤（如果可治）的治疗提供时间。治疗包括扩容，静脉注射双膦酸盐或地舒单抗。对于恶性肿瘤相关的高钙血症患者，只有有效地治疗肿瘤才能显著改善长期预后。

虽然就单个患者而言，可能存在多种引起高钙血症的机制，但是鉴别肿瘤是局部骨骼侵犯还是体液机制引起的高钙血症是非常必要的。在所有病例中，骨吸收都在高钙血症的发病中起到了关键作用。

(1) 局部骨溶解性高钙血症：肿瘤侵入骨骼所引起的高钙血症常发生在多发性骨髓瘤及一些乳腺癌患者

中。几乎没有证据表明肿瘤细胞本身可以导致骨吸收。相反，在肿瘤细胞附近发现的活化破骨细胞被认为介导了骨吸收[399]。骨髓瘤细胞和与之相关的骨髓细胞可分泌大量刺激骨吸收的细胞因子及趋化因子，包括 MIP1、淋巴毒素（TNFβ）和 IL-1β、IL3、IL6。这些因子引起 RANKL（图 29-8）在骨髓基质细胞表面表达增加，并刺激破骨细胞的形成和活化。RANKL 也存在于骨髓瘤细胞的表面，因此这些细胞可直接刺激破骨细胞的产生和活化。骨吸收增加不仅将钙释放到血中，还破坏了骨骼结构。骨髓瘤细胞通过分泌 Wnt 信号通路抑制剂 dickkopf-1（DKK1）抑制骨形成，进一步破坏骨骼结构[400-402]。在骨髓瘤患者中，间断静脉注射双膦酸盐或地舒单抗可抑制骨吸收，并减少骨痛、骨折和高钙血症的发生率[403]。

乳腺癌中高钙血症的发病机制尚不完全清楚。在大多数高钙血症和乳腺癌患者中发现了广泛的骨转移，提示转移的肿瘤细胞在骨骼中产生的细胞因子很重要。乳腺癌细胞产生大量刺激破骨细胞骨吸收的细胞因子[404]。肿瘤产生的 PTHrP 尤为重要[401]。大多数患有高钙血症的乳腺癌患者血 PTHrP 水平升高。血 PTHrP 及肿瘤转移细胞在骨骼产生的 PTHrP 可能导致了高钙血症。肿瘤细胞 PTHrP 染色阳性的乳腺癌患者较染色阴性患者更容易发生骨转移，提示 PTHrP 促进了溶骨性骨转移。动物模型表明，PTHrP 可刺激破骨细胞再吸收从骨基质中释放出的 TGF-β，进一步促使肿瘤细胞分泌 PTHrP。后者可受雌激素的进一步刺激，这解释了雌激素或他莫昔芬治疗本病后偶发高钙血症的原因[405]。

（2）恶性肿瘤的体液性高钙血症：Albright 于 1941 年首次提出 PTH 样体液因子与几乎没有骨转移的恶性肿瘤患者的高钙血症有关[406]。40 年后的生化分析证实了这些患者同原发性甲状旁腺功能亢进患者一样，血钙升高，血磷降低，尿 cAMP 升高，但不伴有 iPTH 升高[407]。对 cAMP 合成的刺激作用被用于检测并最终纯化了来源于人类恶性肿瘤的体液性高钙血症相关的 PTHrP[408]。

在大多数患者中有明确的证据表明，PTHrP 介导了恶性肿瘤相关的体液性高钙血症。PTHrP 与 PTH/PTHrP 受体结合，模拟了 PTH 氨基末端片段的所有作用。在大多数实体瘤合并高钙血症的患者中，血 PTHrP 水平升高。在恶性肿瘤体液性高钙血症的动物模型中，PTHrP 的抗体能逆转高钙血症[409]。

然而，PTHrP 的急性作用不能解释恶性肿瘤相关高钙血症患者的所有表现。快速给予 PTHrP 能够通过刺激肾脏 1α- 羟化酶增加血 1,25-$(OH)_2D_3$ 的水平，但作用弱于 PTH[410]。相反，恶性肿瘤相关高钙血症患者通常具有低水平的 1,25-$(OH)_2D_3$[407]。这一发现尤其令人费解，因为钙和 PTHrP 升高但 1,25-$(OH)_2D_3$ 水平低

的患者的肿瘤移植到裸鼠体内后会刺激 1,25-$(OH)_2D_3$ 合成[411]。患者 1,25-$(OH)_2D_3$ 水平低的原因可能包括 PTHrP 对人体肾脏 1α- 羟化酶较弱的激活作用，以及高钙血症或肿瘤产物对 1α- 羟化酶的抑制[412]。

PTHrP 的急性作用与恶性肿瘤性高钙血症患者的第二个矛盾涉及骨形成速率。在大鼠中急速输注 PTHrP，同 PTH 一样，可引起骨形成增加[413]。然而，在恶性肿瘤性高钙血症患者中，骨形成显著低于正常水平。对该现象可能的解释是其他细胞因子的作用、制动或 PTHrP 新的特定片段的作用。

最常与体液性高钙血症相关的肿瘤包括肺、头颈部、食管、子宫颈、外阴、皮肤鳞状细胞癌、乳腺癌、肾细胞癌和膀胱癌。良性或转移性嗜铬细胞瘤、胰岛细胞瘤和类癌也可过量合成 PTHrP，导致高钙血症。与 HTLV1 感染相关的侵袭性 T 细胞淋巴瘤是唯一常见的与 PTHrP 过量生成及高钙血症相关的血液系统恶性肿瘤。

恶性肿瘤相关高钙血症常伴有恶病质。在实验模型中，给予 PTHrP 的单克隆抗体不仅可以降低血钙，而且还能抑制白色脂肪组织向产热的棕色脂肪的转化，最终改善恶病质[126]。

PTHrP 不太可能是恶性肿瘤体液性高钙血症的唯一原因。肿瘤细胞可产生多种刺激骨吸收的细胞因子。大量动物模型显示，这些细胞因子与 PTHrP 有协同作用。此外，在合并非霍奇金淋巴瘤的高钙血症患者中，血 1,25-$(OH)_2D_3$ 水平高于预期[414]，并且这些患者对 25- 羟维生素 D 的应用异常敏感[415]。在这些高钙血症患者中，需要明确 1,25-$(OH)_2D_3$、细胞因子、PTHrP 和制动等因素的相对重要性。只有少数非霍奇金淋巴瘤患者的 PTHrP 或 1,25-$(OH)_2D_3$ 明显升高[416]。

少数病例报道中，恶性肿瘤分泌 PTH 而不是 PTHrP[125, 417]。尽管这种现象现已得到充分证实，但应该强调的是，在几乎所有高 PTH 水平的癌症患者中，甲状旁腺功能亢进症的原因是合并甲状旁腺功能亢进症，而非异位 PTH 的合成。

2. 维生素 D 中毒 人体内 1,25-$(OH)_2D_3$ 的合成受到十分精密的调控，只有摄入极高剂量的维生素 D，如 100 000U/d，才会引起高钙血症。而在美国，这种高剂量摄入只能通过医生的处方获得，因此，大多数维生素 D 中毒病例是医源性的。仅少数情况因意外摄入过多维生素 D 而引发高钙血症。在世界各地，包括美国，特别是在互联网时代，以及对维生素 D 潜在特性的广泛热情，越来越多的关于维生素 D 中毒的报道是由维生素 D 制剂的含量比实际所宣称的含量更多所引起[418]。维生素 D 中毒的患者表现为恶心、呕吐、乏力、意识改变。由于维生素 D 可以在脂肪中储存，可出现严重和持久的高钙血症。维生素 D 中毒正如预期的那样，PTH 水平是受到抑制的，而 25-(OH)D 水平

因不受严密调节，可反应机体维生素 D 摄入情况，其浓度显著升高。相反，1,25-$(OH)_2D_3$ 仅轻度升高或正常甚至较低。1,25-$(OH)_2D_3$ 的轻度变化是由于 PTH 降低、血磷、血钙、FGF23 和 1,25-$(OH)_2D_3$ 本身升高引起。当高钙血症发生在 1,25-$(OH)_2D_3$ 水平正常时，其原因可能是 25-(OH)D 的直接作用，25-(OH)D 能与 1,25-$(OH)_2D_3$ 受体结合或被局部非肾脏来源的 1α- 羟化酶羟基化，从而发挥升高血钙的作用。值得注意的是，在敲除编码 1α- 羟化酶基因的小鼠中，维生素 D 可引起高钙血症[419]，认为 25-(OH)D 和其他代谢物大量存在时，足以引起高钙血症。此外，较弱的维生素 D 代谢物能够取代 1,25-$(OH)_2D_3$ 与维生素 D 结合蛋白结合，提高有活性的游离 1,25-$(OH)_2D_3$ 浓度[420, 421]。

维生素 D 中毒导致高钙血症由以下两个原因引起：肠道对钙的吸收增加，1,25-$(OH)_2D_3$ 促进骨吸收的直接作用。因此，在重症患者中，在常规治疗方案（水化及限制饮食钙）的基础上应用双膦酸盐治疗，可有效降低血钙水平。

3. 结节病和其他肉芽肿性疾病　结节病可能与高钙血症有关，更常见引起高尿钙症[422]。高钙血症患者 1,25-$(OH)_2D_3$ 水平较高。尽管刺激骨吸收的细胞因子和 PTHrP 过量合成在一些患者中起作用，但升高的 1,25-$(OH)_2D_3$ 可能导致了高钙血症。与 1,25-$(OH)_2D_3$ 依赖性高钙血症类似，小肠钙吸收增加，PTH 水平受抑制。此外，升高的血钙和 1,25-$(OH)_2D_3$ 在糖皮质激素治疗后下降。在肾脏缺如的患者体内观察到 1,25-$(OH)_2D_3$ 合成不受调节，进一步证实，这种合成并非在肾脏而是发生在结节性肉芽肿中。切除大量肉芽肿组织可逆转高钙血症。

此外，分离的肉芽肿样巨噬细胞可从 25-(OH)D 中合成 1,25-$(OH)_2D_3$，正常巨噬细胞在受到 IFNγ 或 TLR 激活后也可合成 1,25-$(OH)_2D_3$。这种巨噬细胞表达与肾脏相同的编码 25-(OH)D1α- 羟化酶的基因。活化的巨噬细胞局部合成 1,25-$(OH)_2D_3$ 并激活 VDR（一种可以激活抗菌机制的旁分泌调节，是巨噬细胞正常功能的一部分）[193]。

结节病中活化巨噬细胞的异常增加导致患者血钙升高。这些患者对维生素 D 敏感性增高，可因紫外线照射或口服维生素 D 而出现高钙血症。钙代谢异常通常仅见于疾病活动期和临床上显著全身肉芽肿的患者。然而，高钙血症可出现在没有明显肺部疾病的患者中。此外，即使轻微活动的结节病患者也可出现维生素 D 代谢的轻度异常。

高钙血症还与其他肉芽肿性疾病有关，如肺结核、真菌感染和铍中毒，并且已在韦格纳肉芽肿、AIDS 相关的耶氏肺孢子虫感染、新生儿脂肪坏死中报道[423]，甚至与广泛的肉芽肿异物反应相关[398]。克罗恩病患者肠道巨噬细胞 1,25-$(OH)_2D_3$ 产生增加，引

起 1,25-$(OH)_2D_3$ 水平升高，通常血钙正常、骨量减低，偶尔出现高钙血症[424]。一项对澳大利亚 101 例伴有 1,25-$(OH)_2D_3$ 升高的高钙血症患者的分析显示，50% 患者有结节病，其他人患有血液系统恶性肿瘤，其他类型感染或其他原因[425]。

4. CYP24A1 功能缺失　*CYP24A1* 基因编码维生素 D-24α- 羟化酶，是调节 1,25-$(OH)_2D_3$ 失活的重要酶。*CYP24A1* 基因纯合突变导致特发性婴儿高钙血症，通常是一种出现在儿童早期的严重疾病。然而，疾病临床表现广泛，一些患者在儿童晚期甚至成年发病，伴有高尿钙、肾结石和肾钙质沉着症[426]。

5. 甲状腺功能亢进　轻度高钙血症可由甲状腺毒症引起[427]。血钙水平很少超过 11mg/dl，但在 1/4 的甲状腺功能亢进患者中发现血钙轻度升高。患者表现为低 PTH、低 1,25-$(OH)_2D_3$ 和高尿钙。高钙血症是由甲状腺激素直接刺激骨吸收引起[428]。β受体拮抗药可以逆转高钙血症[429]。

6. 维生素 A 中毒　过量摄入维生素 A（视黄醇）会导致皮肤干燥、瘙痒、假性脑瘤引起的头痛、骨痛，以及偶发高钙血症综合征。高钙血症只有在摄入 10 倍的推荐膳食供给量（recommended dietary allowance，RDA）（5000U/d）时才会发生。相同的症状可由摄入治疗痤疮和急性早幼粒细胞白血病的维生素 A 衍生物异维 A 酸（13- 顺式 – 视黄酸）和维 A 酸（全反式视黄酸）引起[430, 431]。X 线片显示出特征性的骨膜钙化。高钙血症可能是由维 A 酸类物质刺激骨吸收所引起。诊断通过过量摄入类视黄醇的病史与特征性综合征和肝功能异常结果，维生素 A 水平升高可进一步明确诊断。治疗包括补液，必要时使用糖皮质激素或双膦酸盐。

7. 肾上腺皮质功能不全　高钙血症发生在肾上腺皮质功能不全的患者中。血钙升高部分是由于血液浓缩和白蛋白水平升高，但离子钙的水平也可以升高[432]。PTH 和 1,25-$(OH)_2D_3$ 水平下降至正常低限[433]。血钙升高另一原因是钙（可能来自骨骼）流入血管间隙，以及肾脏清除率降低。

8. 噻嗪类利尿药　噻嗪类利尿药本身不会引起高钙血症，但它们可以加剧原发性甲状旁腺功能亢进症的高钙血症或任何其他原因引起的不被高钙血症抑制的钙流入血液。高钙血症的机制可能与噻嗪类利尿药直接作用于远端小管，继而引起近端小管钙重吸收有关[434, 435]。仅肾脏钙清除率降低只会暂时提高正常人血钙，因为短暂的高钙血症会抑制 PTH 分泌，并导致血钙恢复正常。然而，在原发性甲状旁腺功能亢进症、结节病、过量钙摄入或任何其他原因导致的高而持久的钙负荷的情况下，噻嗪类药物会增加血钙水平。

正如该模型所预测，噻嗪类药物在甲状旁腺功能异常患者中引起慢性高钙血症，但在甲状旁腺功能正

常者中不会[436]。在原发性甲状旁腺功能亢进症中，噻嗪类药物加重高钙血症，而在甲状旁腺功能减退症中，噻嗪类药物与 1,25-$(OH)_2D_3$ 和钙联合给药时，有助于维持正常血钙水平。

9. 乳碱综合征 高钙血症、代谢性碱中毒和肾衰竭三联征可能是大量摄入钙和可吸收碱的结果。这种综合征在大量应用牛奶和碳酸氢钠治疗消化性溃疡病时被首次描述。随着溃疡治疗转变为不可吸收的抗酸剂和抑酸剂，乳碱综合征变得罕见。然而，在过去几年中，碳酸钙用于治疗消化不良和骨质疏松症的增加导致乳碱综合征的再次出现[437, 438]。在大多数情况下，每天摄入数克钙元素（以碳酸钙形式存在）可能会诱发乳碱综合征。一些研究显示，每天没有超过 4g 钙即可引起乳碱综合征，这比以前估计的量要少，可能是因为现在维生素 D 的摄入比过去更多[439]。该综合征的发病机制尚不清楚，但很可能涉及一个恶性循环，其中碱中毒降低肾脏钙清除率，高钙血症有助于维持碱中毒。肾脏钙质沉积、肾源性尿崩症、与高钙血症相关的 GFR 降低、呕吐引起的低血容量都会导致肾衰竭，这是很严重的。使用目前可用的双位点方法测量的 PTH 水平在高钙血症患者中总是很低，1,25-$(OH)_2D_3$ 的水平也是如此。通过水化或透析清除钙后，肾功能通常会恢复正常，除非疾病很重且持续了很长时间。

10. 制动 制动可引起骨吸收并足以导致高钙血症。尽管制动可发生于帕金森病等患者，但其通常由骨折后脊髓损伤或广泛牵拉所致[434]。前瞻性研究显示，创伤后制动所引起的高钙血症很常见，但通常无症状[440]。制动所引起的高钙血症主要发生在年轻人或其他原因导致高骨转换的患者，如佩吉特骨病或广泛骨折。高尿钙和大量骨质流失比高钙血症更常见。脊髓损伤后，高尿钙在 4 个月时达到峰值，并可持续 1 年以上。PTH 和 1,25-$(OH)_2D_3$ 水平受到抑制，骨活检显示骨吸收增加，骨形成减少。双膦酸盐和地舒单抗已被用于逆转制动引起的高钙血症和高钙尿症。

11. 肾衰竭 横纹肌溶解后，在急性肾衰竭的少尿期，急性高磷血症和肌肉中的钙质沉积可引发严重的低钙血症[441]，进而 PTH 升高。在随后的多尿期，会发生高钙血症。高钙血症可由钙沉积动员引起，但在一小部分患者中，有时可见到与之相关的 1,25-$(OH)_2D_3$ 水平升高[442]。

在慢性肾衰竭中，高钙血症可由三发性甲状旁腺功能亢进症引起，也可能在治疗与低 PTH 相关的无动力性骨病期间出现，有时与铝中毒有关。

12. Williams 综合征 Williams 综合征是一种发育障碍性疾病，表现为主动脉瓣上狭窄、"小精灵"面容与神经发育障碍[443]。4 岁前可出现一过性高钙血症。Williams 综合征患者的血钙水平高于正常，通常处于正常高值[444]。已发现受累高钙血症婴儿的肠道钙吸收增加，并伴随着 1,25-$(OH)_2D_3$ 升高，随着血钙的正常化，该升高亦恢复正常[445]。25-(OH)D 水平正常。高钙血症通常可以通过饮食得到控制，如果需要，还可以使用双膦酸盐进行治疗[446]。

分子分析已经阐明 Williams 综合征结缔组织成分的起源。Williams 综合征是一种连续基因综合征，伴有一个或多个基因的缺失。孤立性主动脉瓣上狭窄与编码弹性蛋白基因远端的缺失或易位有关。伴有明显蛋白结缔组织异常和智力迟钝的 Williams 综合征，与包含弹性蛋白基因和 *LIMK1* 基因的大片段缺失有关。Williams 综合征缺失区内的编码核蛋白的基因，即 Williams 综合征转录因子。该转录因子是大型染色质重塑复合物的一部分，可以结合 VDR 并影响 VDR 反应基因的转录[447]。因此，该基因是与 Williams 综合征中短暂性高钙血症发生的强烈相关的候选基因。然而，该基因是否可以引起高钙血症，以及该基因与高钙血症的关系仍缺乏遗传学证据。

13. Jansen 型干骺端软骨发育不良 Jansen 型干骺端软骨发育不良是一种罕见疾病，在儿童时期表现身材矮小和高钙血症（图 29-27）。血生化提示甲状旁腺功能亢进，伴有血钙升高、血磷正常低值、高 1,25-$(OH)_2D_3$、高碱性磷酸酶和高尿羟脯氨酸水平，但 PTH 受到抑制[448]。软骨内骨形成缺陷是由生长板软骨细胞的异常分布引起的。X 线上，干骺端呈现出紊乱和佝偻病样特征，骨骼呈现出纤维囊性骨炎的特征。影响受体跨膜结构域的 3 种不同氨基酸的 5 个不同的点突变，引起 PTH/PTHrP 受体组成性激活，导致 Jansen 型干骺端软骨发育不良[104, 449, 450]。血清生化异常是由骨骼和肾脏中受体激活引起的 PTH 样作用所致。一例 Jansen 型干骺端软骨发育不良患者血 FGF23 水平升高[451]。生长板紊乱是由生长板上受体激活引起 PTHrP 样作用所致。

（三）高钙血症患者的治疗方法

高钙血症患者的诊断明显受临床影响，并且原发性甲状旁腺功能亢进症的发病率至少是其他所有病因发病率总和的 2 倍（表 29-2）。这些因素对于其他情况良好且偶然发现高钙血症或轻度、稳定或持续时间长（数年）的患者尤其重要。例如，在转诊至内分泌科医生评估高钙血症的门诊患者中，超过 90% 的患者被发现患有原发性甲状旁腺功能亢进症。在患病或住院患者中，超过 50% 的患者与恶性疾病有关。然而，鉴别诊断并不复杂，因为恶性高钙血症通常表现为进展的、临床上较为明显的疾病。

由于高钙血症通常首先以血清总钙升高被检出，因此区分血清游离钙真正升高与血液浓缩或罕见的钙结合副蛋白血症或血小板增多症相关性高钙血症（由于细胞内钙的释放）非常重要（图 29-28）。

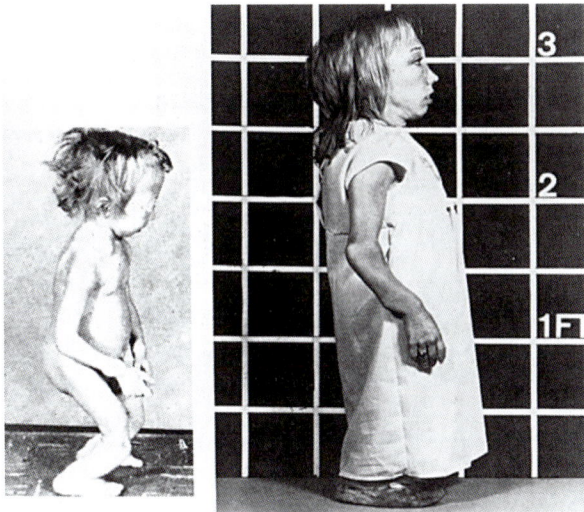

▲ 图 29-27　一名 Jansen 干骺端软骨发育不良患者 5 岁和 22 岁照片

注意其身材矮小、特征性面容和长骨干骺端畸形特征（引自 Frame B, Poznanski AK. Conditions that may be confused with rickets. In DeLuca HF, Anastas CS, eds. *Pediatric Diseases Related to Calcium*. New York: Elsevier; 1980:269-289.）

应通过直接测定游离钙水平来明确高钙血症的存在，应重复测定总钙，同时应检测白蛋白、球蛋白、电解质、血尿素氮、肌酐和血磷水平。特别是当血钙轻度升高时，应在空腹且不应用止血带的情况下，至少重复测定 2 次血清总钙或游离钙水平，然后再决定是否进行更昂贵的病因学检查。

仔细的病史采集和体格检查，结合既往血清生化检查结果来评估病情持续时间，通常都能做出可能的诊断。甲状旁腺功能亢进症患者的血磷水平通常降低，但分泌 PTHrP 的恶性肿瘤的血磷也降低，因此低磷血症无助于鉴别这些可能性。然而，当纠正脱水，血磷水平仍正常或升高，更倾向于考虑 PTH 或 PTHrP 非依赖性高钙血症。原发性甲状旁腺功能亢进症中常常可观察到血氯和碱性磷酸酶水平升高，不能用于高钙血症的鉴别诊断。高钙血症患者的病史应包括询问有无肾结石或骨折、体重下降、背部或骨痛、疲劳或乏力、咳嗽或呼吸困难、溃疡病或胰腺炎，维生素、钙剂、锂或噻嗪类药物的服用史，最近一次乳腺照相或胸片，高钙血症、肾结石、溃疡病、内分泌病或头颈部肿瘤的家族史等重要内容。由于恶性肿瘤是高钙血症的常见病因之一，并且可能与原发性甲状旁腺功能亢进症合并存在，因此，如果临床强烈怀疑恶性肿瘤，无论血 PTH 水平如何，都应直接寻找潜在的肿瘤。

高钙血症鉴别诊断中最重要的一项检测是血清 PTH，优选使用双位点方法特异性测定全段有生物活性的分子（图 29-19）。新 PTH 测定方法可忽略激素长且缺乏 PTH/PTHrP 受体活性所需的氨基末端残基

表 29-2　高钙血症的原因

甲状旁腺激素依赖性高钙血症

- 原发性甲状旁腺功能亢进症
- 三发性甲状旁腺功能亢进症
- 家族性低钙尿性高钙血症
- 锂相关高钙血症
- 钙敏感受体的拮抗性自身抗体

甲状旁腺激素非依赖性高钙血症

- 肿瘤
  - PTHrP 依赖性
  - 其他体液综合征
  - 局部溶骨性疾病（包括转移）
- PTHrP 过量（非肿瘤）
- 维生素 D 作用过度
  - 摄入过量维生素 D 或维生素 D 类似物
  - 外用维生素 D 类似物
  - 肉芽肿性疾病
  - Williams 综合征
- 甲状腺毒症
- 肾上腺皮质功能不全
- 肾衰竭
  - 急性肾衰竭
  - 慢性肾衰竭伴动力缺失性骨病
- 制动
- Jansen 病
- 药物
  - 维生素 A 中毒
  - 乳碱综合征
  - 噻嗪类利尿药
  - 茶碱

PTHrP. 甲状旁腺激素相关蛋白

的循环片段。但这些新测定方法是否比标准的"全段 PTH"测定更有用仍有待证实[452, 453]。当存在真正高钙血症时，若血清 PTH 仍持续升高是异常的，绝大多数提示存在原发性甲状旁腺功能亢进症。例外情况包括 FHH、继发性甲状旁腺功能亢进症伴随甲状旁腺自主性分泌（三发性甲状旁腺功能亢进症）、锂相关性甲状旁腺功能亢进症，以及极罕见的异位 PTH 分泌的恶性肿瘤，或合并其他自身免疫性疾病的患者中存在直接拮抗 CaSR 的自身抗体（一种类似于 FHH 的获得性疾病）[385, 386]。

然而，由于一些患者不同时存在高钙血症和 iPTH 升高，导致原发性甲状旁腺功能亢进症的诊断很复杂。在多达 10% 高钙血症合并原发性甲状旁腺功能亢进症患者中，以目前的检测方法，PTH 水平可能落在正常（高限）内。但这种 PTH 水平与高钙血症不匹配，支

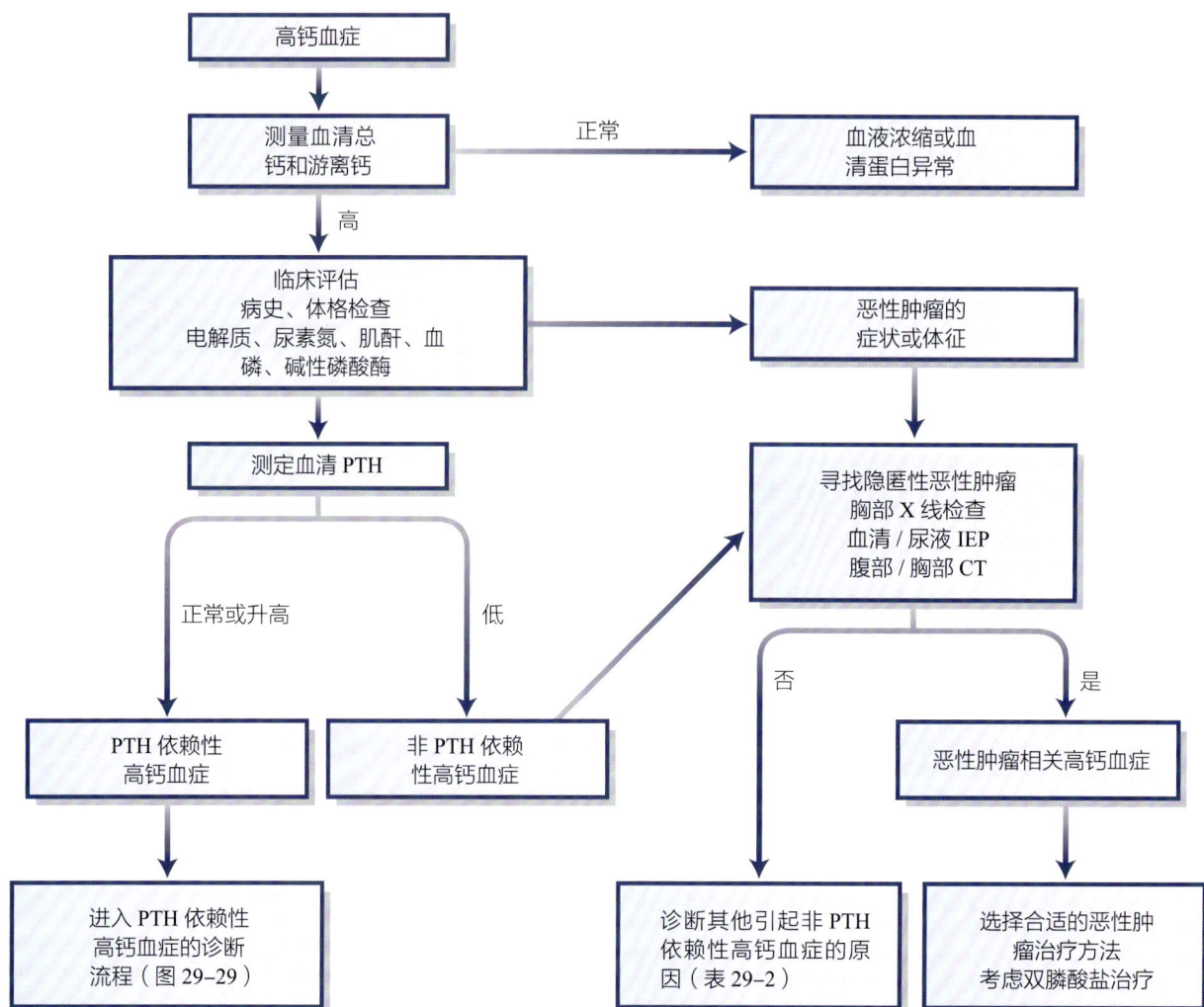

```
        ┌─────────────┐
        │   高钙血症    │
        └──────┬──────┘
               │
        ┌──────▼──────┐      正常    ┌──────────────┐
        │  测量血清总   ├──────────→│ 血液浓缩或血   │
        │  钙和游离钙   │            │ 清蛋白异常    │
        └──────┬──────┘            └──────────────┘
               │ 高
        ┌──────▼──────────┐
        │  临床评估        │         ┌──────────────┐
        │  病史、体格检查   ├────────→│ 恶性肿瘤的     │
        │  电解质、尿素氮、肌酐、血 │    │ 症状或体征     │
        │  磷、碱性磷酸酶   │         └──────┬───────┘
        └──────┬──────────┘                │
               │                    ┌──────▼──────────┐
        ┌──────▼──────┐            │  寻找隐匿性恶性肿瘤 │
        │  测定血清 PTH │            │  胸部 X 线检查    │
        └──────┬──────┘            │  血清 / 尿液 IEP  │
               │                    │  腹部 / 胸部 CT   │
          正常或升高    低           └──┬──────────┬───┘
               │        │           否 │          │ 是
        ┌──────▼──┐ ┌──▼──────┐       │      ┌───▼────────┐
        │ PTH 依赖性│ │非 PTH 依赖│      │      │ 恶性肿瘤相关 │
        │ 高钙血症  │ │性高钙血症 │      │      │ 高钙血症     │
        └──────┬──┘ └──┬──────┘      │      └───┬────────┘
               │        │            │          │
        ┌──────▼──┐ ┌──▼──────────┐ │     ┌────▼─────────┐
        │进入 PTH 依赖性│ │诊断其他引起非 PTH│    │选择合适的恶性肿  │
        │高钙血症的诊断 │ │依赖性高钙血症的原│    │瘤治疗方法       │
        │流程（图 29-29）│ │因（表 29-2）   │    │考虑双膦酸盐治疗  │
        └──────────┘ └─────────────┘     └──────────────┘
```

▲ 图 29-28　高钙血症患者的管理方法

CT. 计算机断层扫描；IEP. 免疫电泳；PTH. 甲状旁腺激素

持 PTH 依赖性高钙血症的诊断。事实上，许多类似患者如果重复检测都会有 PTH 轻度升高，特别在事先限制饮食钙时。某些原发性甲状旁腺功能亢进症患者血钙可在正常高限（＞10mg/dl），伴随 PTH 升高或正常偏高。这可能是在无症状的患者，或评估复发性尿路结石，或骨量减少时偶然发现的。血钙和 iPTH 水平持续正常偏高的患者应每隔一段时间重复测定，同时给予甲状旁腺功能亢进症的临时诊断并进行相应评估。

对于 PTH 依赖性高钙血症患者（图 29-29），应同时测定血清标本和 24h 尿液中钙和肌酐水平，以测定总尿钙排量（mg/d），以及尿（U）和血清（S）中钙（Ca）/ 肌酐（Creat）的清除比（UCa/SCa × SCreat/UCreat）。每天钙排泄量低于 100mg 或清除比＜0.01，应考虑 FHH，尤其是 40 岁以下的患者、有 FHH 家族史的患者、血 iPTH 在正常范围内的患者。尿钙排泄量＞4mg/（kg·d）或清除比＞0.02 可排除 FHH 的诊断。FHH 患者，血磷正常或轻度降低，血镁可轻度升

高，血 1,25-(OH)$_2$D$_3$ 正常或降低（与原发性甲状旁腺功能亢进症不同）。如 MEN 综合征，FHH 可通过明确相关突变来确诊，尽管此类研究并不总提供有用信息（大概是因为内含子和其他未检测区域的突变），并且通常是不必要的。*RET* 基因突变的识别目前是 MEN2 家系管理的重要组成部分，因为这些信息能十分有效地指导预防性甲状腺切除术以预防甲状腺髓样癌。相反，*MEN1* 基因突变的识别尚不能指导任何有效的预防策略，因此遗传分析可能仅对 MEN1 家系的遗传咨询有用。即使出于这个目的，不能完全确定突变也限制了此类分析的有效性。

对于怀疑锂诱导的甲状旁腺功能亢进症患者，如果临床上允许，尝试停用锂药物可有助于确诊或提示持续性原发性甲状旁腺功能亢进症的存在。原发性甲状旁腺功能亢进症患者应进行骨密度测定，最好是在富含皮质骨（前臂或髋部）和小梁骨（腰椎）的部位，以决定是否手术。年龄小于 40 岁或有高钙血症家族

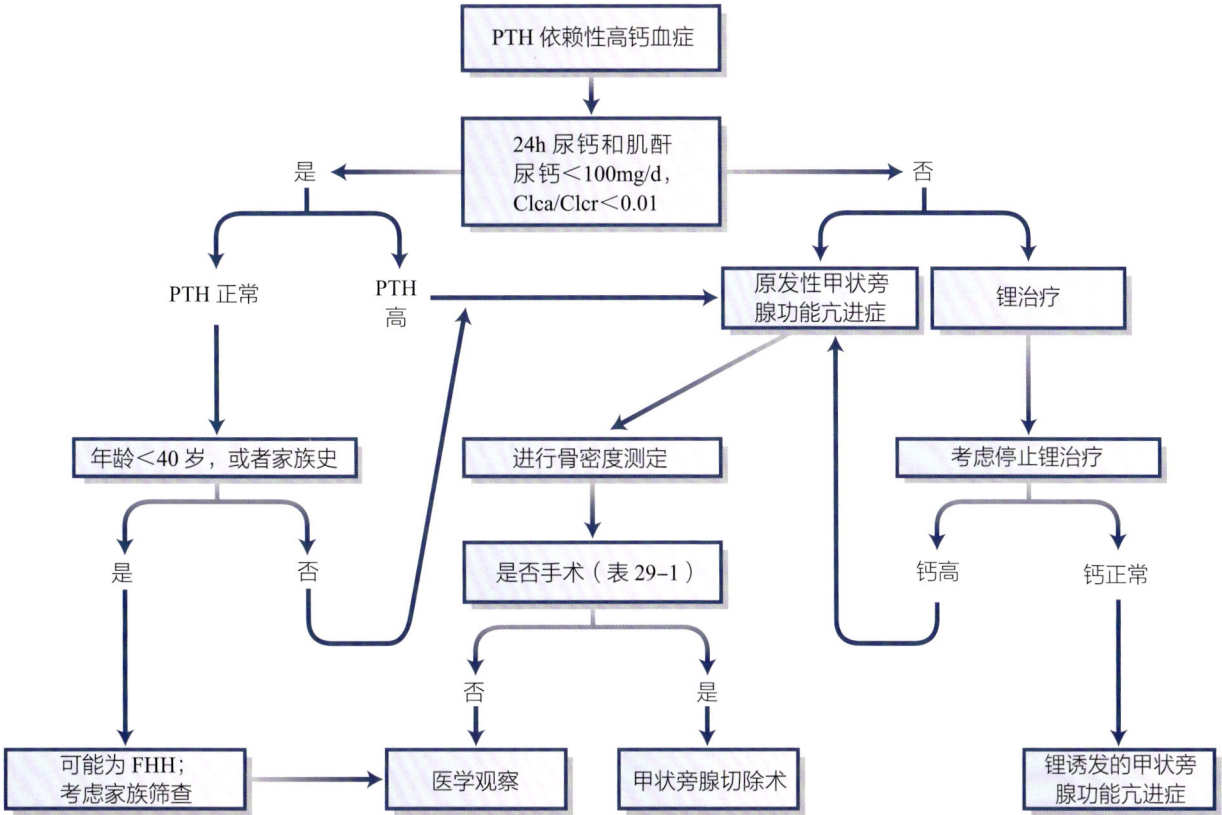

▲ 图 29-29 甲状旁腺激素依赖性高钙血症患者的管理方法
Cl. 清除率；FHH. 家族性低钙尿症性高钙血症；PTH. 甲状旁腺激素

史（或有其他 MEN 表现）的患者还应接受 MEN 综合征的评估。对于不符合甲状旁腺切除术条件及 FHH 患者，应进行医学随访。在罕见的存在 CaSR 拮抗性自身抗体的患者中，高钙血症可能对糖皮质激素有反应[386]。

血清 PTH 水平降低或测不到提示非甲状旁腺性高钙血症的存在，应当仔细评估有无恶性肿瘤或其他非 PTH 依赖性高钙血症（表 29-2）。仅乳腺癌和肺癌就占所有恶性肿瘤相关高钙血症的 50% 以上。乳腺钼靶 X 线检查、胸部 X 线检查（伴或不伴 CT）、腹部 CT、血清和尿液免疫电泳是检测非甲状旁腺性高钙血症最有用的检查。尽管大多数癌症相关性高钙血症与体液机制有关，特别是 PTHrP 的分泌，但骨转移仍然很常见，特别是在乳腺癌中。因此，^{99m}Tc 骨扫描通常用于检测这种综合征和识别容易骨折的骨骼。血清 PTHrP 测定可能仅限于血清 PTH 受抑制而无法证实的潜在恶性肿瘤的情况。PTHrP 相关的高钙血症偶见于妊娠和哺乳期，或者由良性肿瘤分泌，或者与红斑狼疮或 HIV 中的淋巴增生有关[398]。

在缺乏恶性肿瘤证据时，应寻找高钙血症的罕见病因[398]。维生素 D 和维生素 A 中毒可分别通过测定血清 25-(OH)D 和类视黄醇水平来排除。1,25-(OH)$_2$D$_3$

和高钙血症升高可见于结节病及其他肉芽肿性疾病、B 细胞和 T 细胞淋巴瘤（包括 AIDS 相关的淋巴瘤），以及罕见的克罗恩病、新生儿皮下脂肪坏死综合征或肺癌等上皮肿瘤。在极其罕见的情况下，患者伴有严重特发性高钙尿症并从饮食中过度吸收钙时，可能表现为轻度饮食依赖性的高钙血症。从病史中可以明确甲状旁腺功能减退症过度治疗，以及其他口服 1,25-(OH)$_2$D$_3$ 或在银屑病时局部使用活性代谢物类似物的情况。由于在多达 10% 和 30% 的甲状腺毒症患者中分别观察到高钙血症和高钙尿症，因此测定血清 TSH 是有帮助的，尤其在症状不太明显的老年患者中。肾上腺皮质功能不全和嗜铬细胞瘤患者通常伴有典型的临床特征，但确诊需进行适当的检查。在最初不明原因的高钙血症中，肉芽肿性疾病较为常见。

（四）重度高钙血症的病因

需要对急性、重度高钙血症［通常定义为血清钙浓度超过 14mg/dl（＞3.5mmol/L）］进行紧急处理情况并不常见。这是因为大多数高钙血症患者有原发性甲状旁腺功能亢进症，此时高钙血症通常为慢性轻度增高。急性、重度高钙血症的发作可偶尔发生在原发性甲状旁腺功能亢进症（甲状旁腺危象）中，通常见于巨大甲状旁腺腺瘤和 PTH 水平明显增高的患者。在这种情况下，严重的高钙血症见于由腹泻、长期呕吐或利尿药治疗引起的脱水、从大手术恢复、制动、大量摄入口服钙盐、出血或破裂的囊性甲状旁腺肿瘤或甲状旁腺癌患者。

急性重度高钙血症大多见于恶性肿瘤患者，此类患者骨吸收加速显著增加了钙的滤过负荷。随后严重高钙尿损伤了肾小管对钠的重吸收，从而导致进行性细胞外液丢失，GFR 下降，肾脏钙清除率下降，并进一步加重高钙血症。在许多此类患者中，循环 PTHrP 水平升高通过模拟 PTH 的作用来增强远端肾小管钙重吸收，使问题进一步复杂化。

（五）重度高钙血症的临床特征

高钙血症急诊处理的适应证通常与高钙血症临床症状更相关，而非血清钙的绝对水平，尽管患者血清总钙超过 14mg/dl（>3.5mmol/L）时，几乎没有临床医生会不处理。许多既往有轻度高钙血症患者在血清钙浓度超过 12mg/dl（>3mmol/L）时出现症状。重要的是，低白蛋白血症会掩盖游离钙的显著升高。严重高钙血症最常见的症状是神经系统及胃肠道功能紊乱，表现为疲劳、乏力、嗜睡、意识模糊、昏迷（罕见）、厌食、恶心、腹痛（很少由于胰腺炎）和便秘。多尿、夜尿增多和烦渴也很常见。

经常出现骨痛，但通常是由于潜在的转移性疾病。可出现心律失常，特别是缓慢性心律失常或心脏传导阻滞，并可加重洋地黄中毒。可见与高钙血症治疗相关的 ST 段抬高。死于急性重度高钙血症患者可表现为昏迷、低血压、急性胰腺炎、急性肾衰竭、广泛软组织钙化、心力衰竭或静脉栓塞（尤其是肾静脉）。

（六）重度高钙血症的管理

在急性、重度高钙血症的管理中，首先要明确是否进行治疗。对于患有无法治疗、广泛分布的恶性肿瘤的患者，当所有其他控制肿瘤的治疗都已用尽，并且患者不接受治疗并发症时，这就成为一个问题。否则，有症状或血清钙水平超过 14mg/dl 的患者应接受积极治疗。治疗通常需要补液和静脉注射双膦酸盐（表 29-3）。降钙素可在治疗早期短期应用，糖皮质激素或透析可适用于部分患者[125]。

1. 恢复血容量　存在治疗适应证时，首要任务是纠正几乎总是存在的细胞外液容量丢失，通常静脉输注等渗生理盐水 2~4L/d。对每个患者进行积极水化必须考虑患者的容量状态，以及诱发或加重充血性心力衰竭或腹水的风险。应停用利尿药，特别是噻嗪类。如果在治疗过程中过早使用促进尿钙排出的呋塞米或其他强效襻利尿药，可能会加剧细胞外液丢失。鉴于目前有治疗高钙血症有效选择，最好避免使用此类药物，除非积极补液不能改善严重的高钙血症或诱发充血性心力衰竭。在任何情况下，都不建议长期使用生理盐水诱导的促进尿钙排出的治疗，应该尽早应用有效的抗骨吸收药物治疗。

2. 双膦酸盐　静脉注射双膦酸盐可迅速抑制骨吸收，目前是治疗已知或怀疑主要由破骨细胞骨吸收引起的重度高钙血症的首选药物[125]。双膦酸盐不可应用于乳碱综合征患者，此类患者更易出现治疗后低钙血症[454]。帕米膦酸盐和唑来膦酸已被美国 FDA 批准用于治疗恶性肿瘤引起的高钙血症，是在美国应用最广泛的药物，但在其他地区伊班膦酸盐和氯膦酸盐也已被成功使用。这些药物通常能被很好耐受，但会有局部注射部位的疼痛或肿胀，注射后 1~2 天可出现低热、一过性淋巴细胞减少、轻度低磷血症或低镁血症。血清钙通常单次注射后 24h 内下降，并在 1 周内达到最低点，此时，70%~90% 患者的血钙水平可恢复正常。静脉注射双膦酸盐可能具有肾毒性，但尚无指导其在肾功能不全患者中应用的临床数据。在合并中度肾功能不全（GFR>30ml/min）的重度高钙血症患者中，大多数临床医生使用标准剂量（表 29-3）（以一半或低于常规速率给药）。在更严重的肾功能不全患者中，最好避免使用双膦酸盐，透析可能是更合适的选择。对静脉注射双膦酸盐有反应的时间变化很大，从 1~2 周到数月不等。根据临床情况，有时需要重复用药并且依然有效。

3. 地舒单抗　地舒单抗是一种针对 RANKL 的单克隆抗体，已被证明可有效治疗恶性肿瘤相关性高钙血症，包括双膦酸盐难治性患者[455]。地舒单抗为肾衰竭的高钙血症患者静脉输注双膦酸盐提供了可能，但与双膦酸盐类药物一样，地舒单抗也存在极小的下颌骨坏死的风险。地舒单抗经典剂量为每周皮下注射 60mg，持续 1 个月，而后以每月 60mg 剂量维持。

4. 降钙素　降钙素直接抑制破骨细胞功能，可与其他抗骨吸收药物一起使用，以更快速地控制重度高钙血症。降钙素很少能使血清钙下降超过 1~2mg/dl，并且疗效通常最多局限于几天之内，可能是由骨和肾中靶细胞受体下调所致。其主要优点是比双膦酸盐起效更快（数小时），并直接促进肾脏排钙。降钙素通常耐受性良好，但也可出现一过性恶心、呕吐、腹部痉挛、潮红和局部皮肤反应。

5. 其他治疗重度高钙血症的方法　由于其潜在的毒性作用，其他抗吸收剂 [如硝酸镓、普卡霉素、静脉磷制剂（用于严重低磷血症患者）] 在大多数情况下已不再用于治疗重度高钙血症，尽管一项随机试验表明，硝酸镓在控制恶性肿瘤引起的高钙血症时比双膦酸盐更有效[456]。在密切监测血清磷和肾功能的情况下，口服或肠内磷补充剂适用于合并有显著低磷血症（<2.5mg/dl）的患者。对于疑似维生素 D 依赖性高钙血症（包括淋巴瘤或肉芽肿性疾病）的患者，应早期考虑静脉注射或口服糖皮质激素。对糖皮质激素的治

治疗	通常剂量	频率
	表 29-3　重度高钙血症的治疗	
水化	0.9%NaCl，IV，2～4L/d	1 次 / 天 ×（1～5）d
呋塞米	20～40mg，IV（水化后）	每 12～24 小时 1 次
帕米膦酸盐	60～90mg，IV，持续 2～4h	1 次
唑来膦酸	4mg，IV，持续 15～30min	1 次
地舒单抗	60mg，SC	每周 1 次
降钙素	4～8U/kg，SC	每 12～24 小时 1 次
硝酸镓	200mg/m²，IV，持续 24h	1 次 / 天 ×5d
糖皮质激素	200～300mg 氢化可的松，IV 40～60mg 泼尼松口服	1 次 / 天 ×（3～5）d 1 次 / 天 ×（3～5）d
透析		

NaCl. 氯化钠；IV. 静脉注射；SC. 皮下注射

疗反应可能晚于双膦酸盐。英夫利昔单抗成功治疗克罗恩病中的高钙血症已被报道[457]。

对于伴或不伴有心脏病的严重肾功能不全患者，使用生理盐水水化促进尿钙排泄的方法可能不可行，双膦酸盐也应避免使用，而应用低钙或不含钙的透析液进行透析治疗可能是最合适的选择。对于已知原发性甲状旁腺功能亢进症并发严重高钙血症（甲状旁腺危象）患者，应考虑在初始治疗稳定后行急诊甲状旁腺切除术。

目前治疗重度高钙血症的新方法正在发展中。拟钙制剂西那卡塞可用于治疗甲状旁腺癌，它可能对某些患者有效[458]。PTHrP 单克隆抗体可能证实对控制 PTHrP 依赖性高钙血症有效[459]。

九、低钙血症性疾病

（一）临床表现

低钙血症的主要临床症状和体征表现为神经肌肉易激惹，包括口周麻木、手指和足趾的抽搐、自发或迟发的痉挛。痉挛可通过叩击颧骨下方的面神经引出，导致同侧面肌的收缩（Chvostek 征）或用血压计袖带加压 3min 导致手掌的痉挛，有时伴有疼痛（Trousseau 征）（图 29-30）。值得注意的是，不能过分强调上述体征在低钙血症的诊断及疗效评估中的作用。

低钙血症也可导致心电图异常，包括 QT 间期延长，以及明显的 QRS 波和 ST 段的类似于急性心肌梗死或传导异常的改变。室性心律失常是低钙血症的罕见并发症，但已有报道血钙恢复正常可纠正充血性心

力衰竭。在重度低钙血症或血钙急性下降时，可观察到癫痫大发作或喉痉挛。慢性低钙血症与较轻的神经肌肉激惹性增高的症状和体征相关，甚至可以无症状。长期低钙血症伴高磷血症可引起基底节钙化[460-463]，偶尔可导致锥体外系疾病。此外，矿盐离子在晶状体的沉积可引起白内障。慢性低钙血症，尤其是合并低磷血症，见于维生素 D 缺乏，可引起儿童生长板异常（佝偻病）和新骨矿化障碍（骨软化症）（见第 31 章）。在甲状旁腺功能减退症引起的低钙血症中未见上述发现。严重症状性低钙血症是需要立即处理，以防止癫痫发作，以及喉痉挛或心脏原因引起的死亡。

血清总钙包括游离钙（有生物活性）和与蛋白质结合的钙，主要的结合蛋白是白蛋白。因此，如果不同时测量白蛋白水平，就无法解释总钙的测定结果。对患有肝硬化低白蛋白血症患者的研究导出了基于白蛋白水平校正总清总钙的公式（血白蛋白每减少 1g/dl，血钙水平降低 0.8mg/dl）。然而，对急性病患者无准确的公式用于评价血钙浓度。这可能与许多增加蛋白结合、降低总钙中游离钙的因素有关，包括碱中毒、循环游离脂肪酸水平增高、脂质输注。因此，在急性疾病和严重低白蛋白血症的情况下考虑低钙血症的诊断时，应测定游离钙水平。

慢性低钙血症最常见的原因是 PTH 或 1,25-$(OH)_2D_3$ 的缺乏或对这些钙调节激素生物效应的抵抗（表 29-4）。

（二）甲状旁腺相关疾病

甲状旁腺功能减低相关的低钙血症可通过常规实

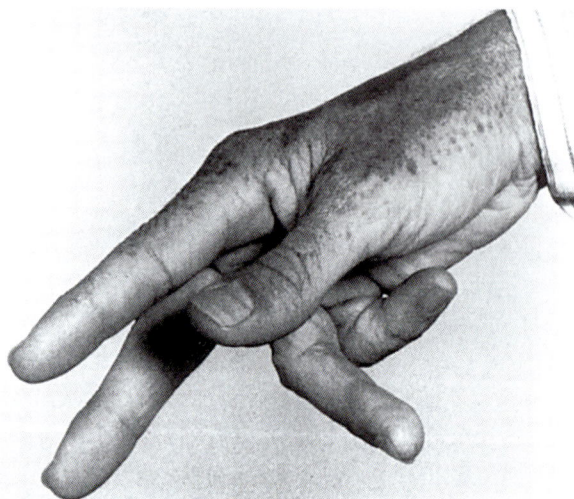

▲ 图 29-30　**Trousseau 征临床表现**

引自 Burnside JW, McGlynn TJ. *Physical Diagnosis*. 17th ed. Baltimore: Williams & Wilkins; 1987:63.

验室检查与其他原因鉴别。由于缺乏 PTH 介导的骨吸收和尿钙重吸收，血清钙水平降低。肾脏清除下降引起血磷升高。由于 PTH 缺乏及低磷血症刺激肾脏 1α-羟化酶，而此时的血清 1,25-$(OH)_2D_3$ 水平降低。因此，1,25-$(OH)_2D_3$ 介导的肠道钙吸收明显降低，进一步加重低钙血症。使用敏感的双位点 PTH 测定法检测的 PTH 水平（图 29-20）通常较低或检测不到，但在保留一定程度合成 PTH 能力时，PTH 可在不恰当的正常范围（与血钙水平不匹配）。PTH 水平升高见于存在对 PTH 生物效应抵抗时。

1. 先天性或遗传性甲状旁腺疾病　与先天性或遗传性甲状旁腺功能减退症相关的几种罕见综合征呈散发性，或存在多种遗传模式，提示存在多种原因。

GCMB 基因（染色体 6p23）编码一种甲状旁腺特异性转录因子，在发育中分泌 PTH 的甲状旁腺细胞中表达，其突变与人和小鼠家族性甲状旁腺功能减退症有关[44]。X 连锁隐性甲状旁腺功能减退症与位于 Xq26—Xq27 的 *SOX3* 附近 DNA 插入 / 缺失有关[47]。一个两代人的家系分析的结果提示，该表型亦与 *FHL1* 基因突变相关[464]。

在许多疾病中，甲状旁腺功能减退症与颈胸部区域胚胎发育的多种异常有关。DiGeorge 综合征呈散发性，与第 3、4 和 5 咽囊形成的胚胎缺陷有关，导致没有甲状旁腺。实际上，DiGeorge 综合征可能是一种神经嵴病，因为在雏鸡胚胎中去除迁移前头侧神经嵴会产生相同的表型[465]。敲除同源盒基因 hoxa3 的小鼠缺乏胸腺和甲状旁腺组织，伴有心脏和颅面异常，提示同源盒基因对甲状旁腺发育，以及 DiGeorge 综合征的潜在作用[466]。DiGeorge 综合征通常与其他

表 29-4　低钙血症的原因	
甲状旁腺相关疾病	• 1α- 羟化异常
	－ 肾衰竭
甲状旁腺或 PTH 缺如	• 维生素 D 依赖性佝偻病 I 型
• 先天性	• 肿瘤性骨软化症
－ DiGeorge 综合征	• 靶器官抵抗
－ X 连锁或常染色体遗传性甲状旁腺功能减退症	－ 维生素 D 依赖性佝偻病 II 型
－ 自身免疫性多内分泌腺体综合征 I 型	－ 苯妥英钠
－ *PTH* 基因突变	
• 术后甲状旁腺功能减退症	**其他原因**
• 浸润性疾病	• 在骨骼过度沉积
－ 血色病	－ 成骨性恶性肿瘤
－ Wilson 病	－ 骨饥饿综合征
－ 转移	• 骨吸收受损
• 放射性碘切除甲状旁腺治疗后甲状旁腺功能减退症	－ 维生素 D 缺乏
	－ 双膦酸盐
	－ RANKL 抑制药
PTH 分泌缺陷	• 螯合
• 低镁血症	－ 膦甲酸
• 呼吸性碱中毒	－ 输注磷酸盐
• 钙敏感受体或 *GNA11* 激活性突变	－ 输注含枸橼酸钾的血制品
	－ 输注含 EDTA 的对比剂
	－ 氟
靶器官抵抗	• 新生儿低钙血症
• 低镁血症	－ 早产
• 假性甲状旁腺功能减退症	－ 窒息
－ I 型	－ 糖尿病母亲
－ II 型	－ 甲状旁腺功能亢进症母亲
	－ 维生素 D 缺乏母亲
维生素 D 相关疾病	－ 小儿恶性骨硬化症
	• HIV 感染
• 维生素 D 缺乏	－ 药物治疗
－ 饮食缺乏	－ 维生素 D 缺乏
－ 吸收不良	－ 低镁血症
• 丢失加速	－ PTH 反应受损
－ 肝肠循环受损	• 严重疾病
－ 抗惊厥药物	－ 胰腺炎
－ *CYP3A4* 突变	－ 中毒性休克综合征
• 25- 羟化异常	－ 重症监护病房患者
－ 肝病	
－ 异烟肼	
－ *CYP2R1* 突变	

CYP3A4. 细胞色素 P_{450} 家族 3 亚家族 A 成员 4；CYP2R1. 细胞色素 P_{450} 家族 2 亚家族 R 成员 1；EDTA. 乙二胺四乙酸；GNA11. G 蛋白 α-11 亚基；PTH. 甲状旁腺激素；RANKL.NF-κB 受体激活因子配体；X. X 染色体

先天性异常相关，构成一种CATCH22综合征（心脏缺陷、异常面容、胸腺发育不良、腭裂、低钙血症及22q11缺失）[467]。22q11.21—q11.23缺失和t（2;22）（q14；q11）平衡易位提示，染色体22q11处的基因与该综合征有关。最近的研究确定TBX1基因的点突变导致DiGeorge综合征[463]。许多DiGeorge和眼-心-面综合征的病例未发现22q11异常，却发现10p末端的缺失或10p13/10p14间的缺失，提示两个位点对咽囊结构的发育十分重要。伴有甲状旁腺功能减退症10p终末端缺失可被进一步细分为DiGeorge临界区Ⅱ（10p13—14）及更远端区域（10p14—10pter），此处转录因子GATA3的突变引起甲状旁腺功能减退-耳聋-肾发育异常综合征[468]。对小鼠模型的研究表明，GATA3调节GCM2（GCMB的小鼠同源物）的表达，并且对于甲状旁腺的发育至关重要[469]。

Kenny-Caffey综合征1型以甲状旁腺功能减退、极矮身材、智力发育迟缓和畸形为特征，其遗传基础是伴侣蛋白TBCE的突变，而TBCE是α微管蛋白正确折叠和α-β微管蛋白异二聚体形成所必需的[470]。而常染色体显性遗传的Kenny-Caffey综合征2型以身材矮小、甲状旁腺功能减退和骨颅骨狭窄为特征，是由FAM111A基因突变引起的，该基因具有蛋白酶基序但功能未知[461]。

家族性甲状旁腺功能减退症可与皮肤黏膜念珠菌病、Addison病和常染色体隐性自身免疫性多内分泌腺综合征Ⅰ型中的其他免疫紊乱合并，该综合征是由AIRE突变引起（见第43章）[471, 472]。在受累患者中，NALP5已被鉴定为甲状旁腺特异性抗原[473]。甲状旁腺功能减退症也可能与线粒体肌病有关，如线粒体三功能蛋白缺乏和Kearns-Sayre综合征[474, 475]。其他遗传性甲状旁腺功能减退症可被视为孤立的缺陷，也可表现出其他特征，如淋巴水肿、畸形、肾脏和心脏异常。

2. PTH基因异常 在少数先天性甲状旁腺功能减退症家系中，已经发现了PTH基因的特殊缺陷。其中包括信号肽的点突变[4, 5]、导致异常剪接的内含子边界的点突变[476]、导致转录本提前终止的PTH基因第二外显子的纯合突变[477]。在家族性甲状旁腺功能减退症中也有PTH（1~84）第25个氨基酸的纯合突变的报道[478]。

3. 甲状旁腺的破坏 慢性低钙最常见的原因是术后甲状旁腺功能减退。这可能发生在甲状腺切除术或恶性肿瘤根治性颈部清扫术中切除所有甲状旁腺组织后，或在头颈部手术中无意中断甲状旁腺的血液供应后。由于对剩余正常腺体的可逆损伤所致的短暂性甲状旁腺功能减退，在甲状旁腺切除术后很常见；永久性甲状旁腺功能减退可能发生在血管或手术损伤或意外切除所有甲状旁腺组织后。在原发性甲状旁腺功能

亢进症中，短暂的甲状旁腺功能减退可能发生于自发的功能自主的组织梗死之后[479]。甲状旁腺功能减退是Graves病放射性碘消融的罕见并发症[480]。

甲状旁腺功能减退也可发生于甲状旁腺浸润性疾病，可见于铁超载的疾病，如血色素沉着症和大量输血的严重珠蛋白生成障碍性贫血患者[481]。Wilson病中的铜沉积也可能导致甲状旁腺功能障碍[482]。恶性肿瘤转移到甲状旁腺可导致甲状旁腺功能减退，但这种情况很少发生，可能是因为在观察到显著的甲状旁腺功能减退之前需要四个腺体均受累。

4. PTH分泌受损 甲状旁腺分泌PTH受损可导致功能性甲状旁腺功能减退。这在严重的低镁血症中很常见，同时，可合并靶器官对PTH的抵抗[483]。这两种异常在补充镁后都是可逆的[484, 485]。

慢性呼吸性碱中毒可导致高磷血症和离子钙水平降低，并伴有肾钙重吸收受损和PTH水平不恰当的正常[486]。这种生化表型提示PTH分泌异常，以及肾脏对PTH的抵抗。狗的急性碱中毒也会抑制PTH的分泌[487]。

CaSR激活突变导致的常染色体显性遗传性低钙血症1型（autosomal dominant hypocalcemia type 1，ADH1），与不恰当的正常PTH水平相关。这种综合征也可以在激活该受体的抗体阳性的患者中看到[488]。ADH2已被证明是由G蛋白亚基α11（GNA11）的激活突变引起的[381]。其临床症状异质性大，患者可表现为低钙血症和癫痫发作，而其受影响的亲属可能仅诊断为无症状低钙血症[14]。与钙传感器失活突变的患者不同，ADH1纯合子患者似乎没有更严重的表型。这些患者的高钙尿使治疗具有独特的挑战性。维生素D代谢物治疗常导致尿钙排泄显著增加，与肾钙化和由此产生的肾损害相关。基于这些发现，目前建议对无症状个体不进行治疗，对有症状个体的治疗目标仅仅是缓解症状，而不是达到正常的血钙水平。用钙和维生素D代谢物治疗的同时，应使用噻嗪利尿药以减少尿钙排泄，并确保足够的尿量以降低尿钙浓度。

5. 假性甲状旁腺功能减退症 特发和遗传的PTH抵抗称为假性甲状旁腺功能减退症。PHP主要有两种类型：Ⅰ型注射PTH后，尿cAMP不升高，并且尿磷排泄不增加；Ⅱ型注射PTH后，尿cAMP升高，但尿磷排泄不增加。1942年，Albright描述了第一例PTH抵抗的病例。患者呈现低血钙、高血磷，并表现出许多现在称为Albright遗传性骨营养不良的特征。这些特征包括身材矮小、脸圆润、第四掌骨和其他掌骨缩短、肥胖和皮下骨化（图29-31和图29-32）。PTH治疗无法升高尿磷及血钙水平。随后的研究表明，具有AHO特征的低钙患者PTH水平升高，而PTH治疗不能刺激肾脏产生cAMP。刺激cAMP产生的失败

提示 PTH 受体或其 cAMP 介导的信号转导存在缺陷。注射合成的 PTH（1~34）后测定尿 cAMP 水平，可用于诊断 PTH 抵抗[489]。

根据有无 AHO、肾脏对 PTH 的抵抗，对 PHP 进行了亚分类（表 29-5）。1A 型的特征是有 AHO 体征和 Gα$_s$ 活性降低（约为正常的 50%）。目前已在肾脏、成纤维细胞、转化淋巴细胞、血小板和红细胞等组织中发现 Gα$_s$ 活性下降。许多 PHP1A 患者的成纤维细胞中存在 Gα$_s$ 的 mRNA 减少（50%），编码 Gα$_s$ 的 GNAS 基因的 1~13 外显子的失活突变已在许多家系和个体中被发现。在 PHP1B 患者中发现的表观遗传变化可解释部分 PHP1A 患者的发病[490]。在肢端发育不全患者、无 GNAS 基因异常但呈现类似 AHO 体征的患者中，也可发现 PRKAR1A、PDE3A 和 PDE4D 突变。然而，这些患者大多没有或只有轻微的 PTH 抵抗。

大约一半的 PHP1A 患者出现认知障碍，这似乎与 Gα$_s$ 缺乏有关，而不是与慢性低钙有关，因为其他形式的低钙患者没有认知障碍。PHP1A 中 Gα$_s$ 的缺乏可能不仅与 PTH 抵抗有关，还与 TSH、胰高血糖素和促性腺激素等其他激素的抵抗有关，从而导致甲状腺和性腺功能障碍。矛盾的是，曾报道 2 例无关联的病例同时合并 PHP1A 和促性腺激素非依赖的性早熟。在这些个体中发现的 Gα$_s$ 的点突变被认为可产生一种在 37℃ 下不稳定的蛋白质，因此导致肾脏对 PTH 产生抵抗。然而，因睾丸温度较低，蛋白不会被降解。在这种情况下，稳定但突变的蛋白具有活性，并以类似于 McCune-Albright 综合征中 Gs 突变对骨骼的影响方式刺激睾丸间质细胞（见第 26 章）[492]。

PHP1A 的个体还表现出静息能量消耗减少[493] 和胰岛素敏感性降低[494]，这可能会促进糖尿病的发展。

假 - 假性甲状旁腺功能减退症（pseudo-pseudohypoparathyroidism，pseudo-PHP）是指具有 AHO 体征但生化参数正常的个体。pseudo-PHP 患者通常与 PHP1A 患者同族，但从未出现在同胞中，而且他们总是遗传与 PTH 抵抗的亲属相同的涉及编码 Gα$_s$ 外显子的 GNAS 基因突变[495]。当 GNAS 突变遗传自父亲时，患者表现为 pseudo-PHP；当 GNAS 突变遗传自母亲时，患者表现为 PHP1A[496, 497]。这种表型依赖于亲源的模式被称为遗传印记。靶向敲除 GNAS 的小鼠也表现出这样的印记[498]。除了 AHO 表型外，涉及 GNAS 1~13 外显子的父源突变会导致严重的宫内发育迟缓，这表明从父源 GNAS 位点转录的 mRNA 在胎儿生长发育中起作用[499]。

Gα$_s$ 的杂合功能缺失突变可导致表型，这与其他 Gα 基因（Gα$_{i2}$、Gα$_o$、Gα$_q$、Gα$_{11}$、Gα$_{13}$）相反，后者仅可在纯合缺失的小鼠中观察到表型[500]。事实上，GNAS 基因在某些组织中是印记的，这在一定程度上解决了这种显性表型的困境。值得注意的是，当突变遗传自母亲时，靶向敲除 GNAS 的第 1 外显子，小鼠肾皮质中 Gα$_s$ 的 mRNA 不表达，而当突变遗传自父亲时，肾皮质中 Gα$_s$ 的 mRNA 正常表达。在肾髓质中看

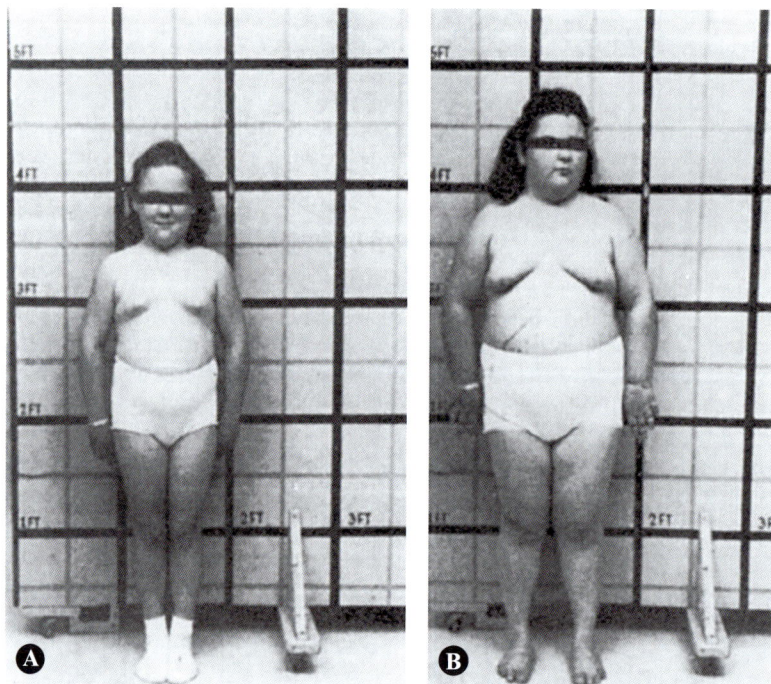

▲ 图 29-31　假性甲状旁腺功能减退症和 Albright 遗传性骨营养不良症，女儿（A）和母亲（B）

的 $G\alpha_s$ 水平相关。虽然轻度 TSH 抵抗是常见的[501-503]，但肾脏对 PTH 的抵抗是 PHP1B 最显著的特征。因此，一些研究者推测，这种综合征是于 PTH 受体的异常引起的。然而，对受体基因编码外显子突变的研究未能发现患者的受体功能异常[449]。随后，在一个家系中发现了 PTH 受体编码区的一个纯合突变，该家族有 PTH 抵抗和认知障碍的表现，但没有对突变受体进行功能检测[504]。需要进一步的研究来阐明受体突变在该家系临床表现中的作用。PHP1B 患者的靶器官表现多样，部分受累个体表现为骨中 PTH 活性过高而肾近端小管 PTH 抵抗。培养来自该病患者的成骨细胞样细胞，显示尽管肾脏对 PTH 缺乏反应，cAMP 对 PTH 的反应正常。

常染色体显性遗传的家族型 PHP1B 的致病位点位于染色体 20q13.3 上[506]，该区域包含编码 $G\alpha_s$ 的 GNAS 基因。在这些 PHP1B 患者中发现的最常见的甲基化缺陷 A/B 的甲基化缺失，导致近端肾小管 $G\alpha_s$ 表达减少，最终导致激素抵抗[507]。虽然家族性 PHP1B（15%～20%）表现为常染色体显性遗传，但疾病则具有 PHP1A 的印记特征[508, 509]。常染色体显性遗传的 PHP1B 在大多数情况下是由 STX16 或 GNAS 内的母源性杂合缺失引起的，这分别与 A/B 的甲基化缺失或三个母源性 GNAS 启动子的甲基化缺失相关。散发型 PHP1B 的致病突变尚不清楚（除了少数 20q 父源单亲二倍体的病例）[501]，但它是该病最常见的形式，也以 GNAS 的印记异常为特征[502, 507, 510]。GNAS 产生多种转录本（图 29-33），包括 $G\alpha_s$，它在大多数组织中以双等位基因表达，但只有母系转录物在肾近端小管、甲状腺、性腺、垂体和可能的少数其他组织中表达。XLαs、A/B 和 A/S 转录本由父系表达，而 NESP55 转录本则由母系表达。多个家系的连锁分析发现，除了一个家系存在重叠缺失，大部分家系存在一个 3kb 区域的缺失[511, 512]。这些缺失导致了 STX16 的几个外显

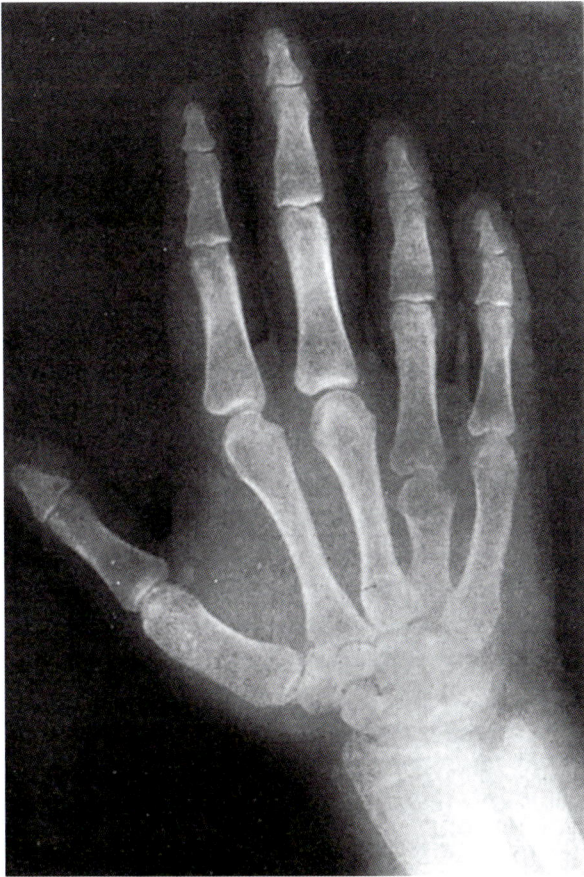

▲ 图 29-32　假性甲状旁腺功能减退症和 Albright 遗传性骨营养不良症患者的手部 X 线，注意第四掌骨的缩短

不到这种印记模式，这与小鼠（和患者）表现出 PTH 抵抗，而非抗利尿激素抵抗有关[498]。

假性甲旁减 1B 型（pseudohypoparathyroidism type IB，PHP1B）表现为低钙血症、高 PTH 水平和 PTH 注射后尿 cAMP 不升高。然而，在大多数患者中，它既不伴有任何 AHO 体征，也不与成纤维细胞中异常

表 29-5　假性甲状旁腺功能减退症的类型

疾　病	尿 cAMP 对 PTH 的反映	尿 PO_4 对 PTH 的反映	其他激素抵抗	AHO	病理生理学
假性甲状旁腺功能减退症 Ⅰ A	降低	降低	是	是	$G\alpha_s$ 突变或印记异常
假 - 假性甲状旁腺功能减退症	正常	正常	否	是	$G\alpha_s$ 突变
假性甲状旁腺功能减退症 Ⅰ B	降低	降低	罕见	否	GNAS1 位点印记异常
假性甲状旁腺功能减退症 Ⅰ C	降低	降低	是	是	$G\alpha_s$ 功能正常，印记异常
假性甲状旁腺功能减退症 Ⅱ	正常	降低	否	罕见	维生素 D 缺乏或肌强直性营养不良

AHO. Albright 遗传性骨营养不良症；cAMP. 环磷酸腺苷；$G\alpha_s$. G 蛋白 α 亚基 S；GNAS1. 鸟嘌呤核苷酸结合蛋白 α 刺激活性多肽 1；PO_4. 磷酸；PTH. 甲状旁腺激素

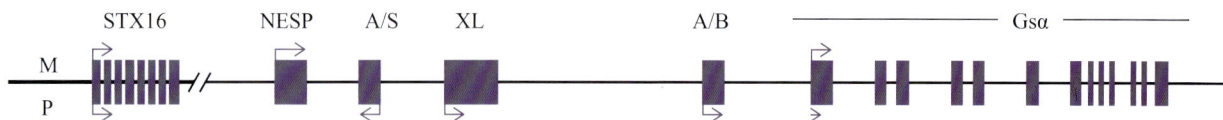

▲ 图 29-33 **GNAS 位点**

图中给出了 GNAS 位点的示意图，黑框表示 STX16、NESP55(*NESP*)、反义(*A/S*)NESP55 转录本、XLα$_s$(*XL*)、A/B 和 Gα$_s$(*Gsα*)的外显子。转录的起始位置和方向（正义与反义）由箭表示。母源转录的基因（M）在相关基因上方用箭表示，而父源转录的基因（P）在下方表示。XLαs、A/B 和 A/S 表达来自父系等位基因，NESP55 表达来自母系的转录本。包含 STX16 基因区域 4~6 外显子或 2~4 外显子（较为少见），相关内含子的缺失与 GNAS 中的印记异常相关。Gsα 位点下方的箭表示只有母系等位基因在肾小管中表达

子及相关的内含子的缺失，它们编码突触蛋白 -16，突触蛋白 -16 是一种在细胞内运输中起作用的蛋白质。虽然 PHP1B 的发生与母体遗传的基因缺陷及 A/B 甲基化缺失有关，但 STX16 本身并没有印记。该区域的其他缺失，包括编码 NESP55（一种嗜色粒样神经分泌肽）的 DNA 和两个非编码 GNAS 的反义外显子的缺失，也在常染色体显性遗传性 PHP1B 中被发现[512-514]。这些缺失的母系遗传导致该位点的异常印记。

虽然大多数散发 PHP1B 病例与 STX16 或 NESP55/AS 缺失无关，但它们均与 GNAS 外显子 A/B 甲基化受损相关。除了 A/B 区域的甲基化缺陷外，还发现了 NESP55 甲基化增加、XL 和 A/S 转录本启动子的甲基化缺失。一些散发的 PHP1B 病例与未受影响的兄弟姐妹和未受影响的女儿具有相同的母体 GNAS 单倍型，因此排除 GNAS 区域为致病位点[515]。在散发和一些家族性 PHP1B 病例中，很可能有一个其他的基因位点是甲基化异常的基础。是否有一个共同的基因座为大多数 PHP1B 病例的遗传基础仍有待确定。

一些有 AHO 体征和 PTH 抵抗的患者 Gα$_s$ 活性正常，这个亚群被命名为 PHP1C。然而，这些患者有涉及 Gα$_s$ 羧基末端区域的突变，导致红细胞中 Gα$_s$ 活性正常，但受体激活有缺陷[516]。对 26 例 Gα$_s$ 活性正常患者的 A/B、XL、A/S 和 NESP55 的甲基化模式的进一步分析显示，6 例患者至少有一个差异甲基化的 GNAS 区域存在异常的甲基化模式，提示这些个体为散发型 PHP1B 病例[517]。

PHP2 患者予以 PTH 输注，可增加尿 cAMP；然而，PTH 不促进他们的尿磷排泄[518]。这种综合征和 PHP1B 一样，缺乏 AHO 体型，也没有家系病例的描述。PHP2 患者的发病年龄可从婴儿期到老年期，表明该疾病是一种后天缺陷，或生化表型可能被并发异常所掩盖。部分肌强直性营养不良患者表现出 PHP2 的生化特征，PTH 的抵抗程度与肌强直性蛋白激酶基因中致病性 CTG 重复序列的扩增程度相关。在维生素 D 缺乏的人群中也可以观察到类似的生化表型[519]。Minagawa 和他的同事报道了 3 例没有佝偻病表现、维生素 D 水平正常的新生儿出现短暂的 PHP2，在大约 6 月龄时消退[520]。他们推测 PTH 的反应性取决于胎儿和新生儿发育的成熟。一些没有亲缘关系的肢端发育不良患者，表现出与 AHO 相似的骨骼表型和与 PHP2 一致的生化表型，被发现在编码 PKA 调节亚基的基因 PRKAR1A 中有杂合突变。该基因突变损害 PKA 对 cAMP 刺激的反应，与 PHP2 类似，PTH 注射后尿 cAMP 可升高[521]。因此，PHP2 似乎反映了一种异质性较大的临床病症，与 PTH 反应缺陷相关，或涉及一个单独的信号转导通路[522]。

与近端小管在 PHP1A 和 PHP1B 中对 PTH 抵抗不同，从 PHP1A 和 PHP1B 患者中分离出的成骨细胞对 PTH 表现出正常的 cAMP 反应[505]。这表明 PHP 中的低钙血症不是继发于骨骼抵抗，而是由于肾对 PTH 抵抗和低水平的 1,25-(OH)$_2$D。因此，低钙血症可在骨和肾远端小管（低尿钙）对 PTH 相对正常的反应下发生[523]。维生素 D 活化的缺乏导致肠钙吸收减少和骨软化，这两者都进一步加剧了低钙血症。缺乏 1,25-(OH)$_2$D 和由此产生的低钙血症反过来会损害 PTH 的排磷作用，而不是尿 cAMP 对 PTH 的反应。因此，有必要在维生素 D 正常、血钙正常的患者中进行研究，以确认 PHP2 的诊断。最近的研究表明，尽管存在继发性甲状旁腺功能亢进，但在 PHP1A 中，区域特异性的骨密度并未降低，并且患者的全身骨密度大于正常对照[525]。据报道，PHP1B 患者的骨骼变化与甲状旁腺功能亢进的骨病一致，治疗后骨骼损害可逆[526, 527]。此外，2 名 STX16 缺失的 PHP1B 患者（兄弟）被发现患有骨硬化症，腰椎 Z 值分别为 +5.4 和 +4.9，与髂骨活检中骨小梁和皮层内表面骨形成率增加有关[528]。

（三）维生素 D 相关疾病

继发于维生素 D 缺乏或抵抗 1,25-(OH)$_2$D$_3$ 生物效应的低钙血症很容易通过常规的临床和实验室评估与甲状旁腺功能减退症导致的低钙血症区分开来。维生素 D 缺乏引起低钙血症的主要原因是肠道对钙的吸收减少。在肾功能正常的情况下，与甲状旁腺功能减退症不同的是，维生素 D 缺乏引起的低钙血症伴有低磷

血症和肾磷清除率增加。磷清除的增加是代偿性（继发性）甲状旁腺功能亢进的直接结果。甲状旁腺功能亢进症是低血钙刺激 PTH 分泌，以及低血钙刺激 PTH 基因表达和甲状旁腺细胞增殖的结果。因此，测定血磷和 PTH 对区分甲状旁腺功能减退症和这些疾病非常有用。继发性甲状旁腺功能亢进导致骨钙动员增加，肾对钙的重吸收增加，肾脏对 25-(OH)D 的 1α- 羟化增加。在严重维生素 D 缺乏的情况下，PTH 水平的增加不再导致骨吸收的增加，这可能是因为破骨细胞不吸收未矿化的类骨质。

在严重维生素 D 缺乏的情况下，1,25-(OH)$_2$D$_3$ 水平通常较低，但在中度维生素 D 缺乏的情况下，PTH 刺激肾 1α- 羟化酶可使 1,25-(OH)$_2$D$_3$ 水平正常甚至升高。1,25-(OH)$_2$D$_3$ 的高水平反映了 PTH 对肾脏 1α- 羟化酶的作用。高水平的总 1,25-(OH)$_2$D$_3$ 不能使血钙恢复正常，可能是由于当 25-(OH)D 水平很低时，这种代谢物与维生素 D 结合蛋白的结合增加，或者可能是 25-(OH)D 局部激活受损的结果。

1. 维生素 D 缺乏 由于维生素 D 的两个来源是饮食和紫外线照射后皮肤合成，缺乏太阳照射和维生素 D 摄入量的减少或吸收受损会导致维生素 D 缺乏。随着人们越来越多地了解到太阳照射导致皮肤癌的风险，避免长时间的强烈阳光照射和使用高太阳保护因子（solar protective factor，SPF）防晒霜，导致人们越来越依赖饮食中的维生素 D 来源。根据美国医学研究所 2010 年的报告，建议 1—70 岁的人群每天维生素 D 摄入量为 600U，建议 70 岁以上的人群每天维生素 D 摄入量为 800U。然而，对于孕妇、有基础疾病的人、老年人、肥胖者，为了保持维生素 D 的充足，可能需要增加维生素 D 的补充[529-531]。维生素 D 代谢酶的基因变异，包括 VDR 和维生素 D 结合蛋白中的 CYP2R1 和 CYP24A1，也会影响达到正常 25OHD 水平所需的维生素 D 摄入量[532,533]。维生素 D 存在于许多食物来源中，包括蔬菜和动物。此外，许多预制食品，特别是谷类食品，都添加了维生素 D。尽管乳制品中也添加了维生素 D，但实际提供的维生素 D 量与宣称的含量并不相符[183]。从蔬菜中提取的维生素 D 是维生素 D$_2$，从动物中提取的是维生素 D$_3$。这两种形式的维生素 D 代谢相同，用于强化食物。

美国医学研究所将维生素 D 的"充足"定义为高于 50nmol/L（20ng/ml）。然而，对于那些有肠道疾病、短肠综合征、肠旁路、肥胖症的患者和老年人来说，可能需要更高水平的维生素 D 来优化肠道钙的吸收。尽管老年人、长期居家的人缺乏维生素 D 的风险很高，但多项研究表明，维生素 D 缺乏在普通人群中普遍存在（Thomas 和 Demay[534]）。一项研究证实了维生素 D 缺乏与临床的相关性，该研究发现针对活动正常的老年人群补充维生素 D（800U/d）可以降低血清 PTH 水

平和髋部骨折发生率[535]。同样，对 2011—2015 年进行的随机临床试验的 Meta 分析支持使用钙和维生素 D 预防骨折。吸收不良也是所有年龄组维生素 D 缺乏的一个重要原因。因为维生素 D 是脂溶性维生素，它的吸收依赖于胆汁酸的乳化作用。任何脂肪吸收不良的原因或短肠综合征（包括病态肥胖的旁路手术）都可能导致维生素 D 缺乏，因此应该排查 25-(OH)D 水平低的患者是否伴有吸收不良。

2. 维生素 D 的加速流失或失活 25-(OH)D 和 1,25-(OH)$_2$D$_3$ 随胆盐分泌，进行肠肝循环。因此，肠道疾病也可能通过维生素 D 过度流失导致维生素 D 的缺乏。在服用抗惊厥药物和抗结核治疗的个体中，维生素 D 代谢增加，导致血液中 25-(OH)D 水平降低。苯巴比妥、苄米酮、苯妥英、利福平和谷替咪啶都被报道能加速维生素 D 在肝脏的失活[537,538]。

在两名患有早发性佝偻病和对维生素 D 代谢物反应受损的无血缘关系的患者中发现了 CYP3A4 突变。这种突变显著增加了 CYP3A4 灭活维生素 D 代谢物的能力[539]。

3. 维生素 D 的 25- 羟化受损 被吸收的维生素 D 在肝脏中经历 25- 羟化，因此严重的肝实质损伤会导致 25-(OH)D 缺乏。临床上，肝脏疾病导致的严重维生素 D 缺乏是罕见的，因为损害 25- 羟化所需的肝脏破坏程度的患者，无法长期生存。然而，异烟肼已被证明能降低维生素 D 的 25- 羟化[540]。

对 CYP2R1 突变个体的研究已经确定该基因是人类主要的 25- 羟化酶编码基因。临床和生化表现，以及治疗反应支持遗传性 25- 羟化缺陷。

4. 25-OHD 的 1α- 羟化受损 活化维生素 D 的最后一步是肾脏 1α- 羟化酶将 25-(OH)D 羟化生成 1,25-(OH)$_2$D$_3$。因此，肾实质损伤可导致维生素 D 活性代谢物的缺乏。一旦肌酐清除率降低到 30～40ml/min，1α- 羟化受损即可被观察到。与肝衰竭不同的是，肾衰竭患者可以通过透析获得长期生存，因此，肾脏 1α- 羟化受损导致 1,25-(OH)$_2$D$_3$ 缺乏是常见的重要临床问题。慢性肾衰对甲状旁腺和骨骼的代谢影响是复杂的。肾脏 1α- 羟化受损导致钙在肠道吸收减少，引起低钙血症。与肾衰竭相关的磷酸盐清除减少导致血磷水平升高，从而增加循环 FGF23。这反过来又进一步降低 1,25-(OH)$_2$D$_3$ 和血钙的水平。由此产生的继发性甲状旁腺功能亢进增加了骨骼中钙和磷酸盐的释放。然而，由于肾功能不全，PTH 没有利磷作用。结果，血磷进一步升高。口服磷酸盐结合剂用于降低血磷，包括含钙抗酸剂和磷酸盐结合交换树脂（司维拉姆）。钙补充也减弱了低钙对甲状旁腺分泌的刺激。1,25-(OH)$_2$D$_3$ 补充对钙吸收至关重要，应在肾衰竭早期（当肌酐清除率低于 30～40ml/min 时）进行，以避免继发性甲状旁腺功能亢进的发生，并密切监测

以避免高钙血症。一旦继发性甲状旁腺功能亢进，可能需要静脉或口服 1,25-(OH)$_2$D$_3$，或应用拟钙剂来抑制 *PTH* 基因转录和甲状旁腺细胞增殖。

在服用酮康唑的患者中，以及患有与 FGF23 高水平相关的 ADHR、X 连锁低磷血症、TIO 等疾病的患者中，也可观察到 1,25-(OH)$_2$D$_3$ 水平的降低（见第 31 章）。

一种罕见的遗传性维生素 D 激活缺陷已经在几个家族中被描述过。生化上，假性维生素 D 缺乏性佝偻病（pseudo-vitamin D deficiency rickets，PDDR）的特征是低钙血症和继发性甲状旁腺功能亢进。将其与营养性维生素 D 缺乏症区别开的唯一代谢异常是维生素 D 和 25-(OH)D 水平正常或升高，伴低水平 1,25-(OH)$_2$D$_3$[542, 543]。该病以常染色体隐性遗传方式遗传，婴儿表现为佝偻病、骨软化和癫痫[544]。1α- 羟化酶基因的克隆证实了该基因的突变是 PDDR 的分子基础，正如预期的那样，维生素 D 的 1α- 羟化代谢物的生理剂量替代可促进临床缓解[545]。

5. 靶器官对 1,25-(OH)$_2$D$_3$ 抵抗 第二种罕见的遗传性疾病，其特征是对 1,25-(OH)$_2$D$_3$ 的生物作用抵抗，已在几个家系中被描述过。这种疾病被称为遗传性维生素 D 抵抗性佝偻病（hereditary vitamin D-resistant rickets，HVDRR），也是常染色体隐性遗传性疾病。其生化表现为低钙血症、低磷血症和继发性甲状旁腺功能亢进，类似于维生素 D 缺乏，但伴有 1,25-(OH)$_2$D$_3$ 水平升高。这种疾病的分子基础是维生素 D 受体基因突变，导致靶器官反应受损。大多数已经被描述的突变都涉及受体的 DNA 结合域。这些突变导致受体对靶基因的响应元件亲和力降低，导致这些基因的调控受损。该受体的激素结合和核受体辅活化子结合结构域的突变也在 HVDRR 家系中被描述过。

HVDRR 的临床表现是多变的，然而，大多数患者在婴儿期出现佝偻病、低磷血症和癫痫，尽管也有青春期晚期发病的描述报道。部分家系的患者可在 2 岁前出现全秃。在 VDR 突变的小鼠中也发现脱毛，证实了脱毛是由于 VDR 基因的破坏。

由于靶器官对维生素 D 的活性代谢物抵抗，目前 HVDRR 尚无理想的治疗方法。超生理剂量的维生素 D，如 25-(OH)D、24,25-(OH)D 和 1,25-(OH)$_2$D$_3$，已被用于克服靶器官抵抗，疗效不一[547]。在那些对上述治疗措施无效的低钙血症和骨软化的患者中，肠外钙输注已被用于治疗骨软化[209]。对 VDR 敲除小鼠的研究表明，保持正常的矿物离子稳态可防止除脱发外的所有并发症[208, 210]。基于这些观察，VDR 突变的患者应早期开始积极治疗，以防止骨骼异常和甲状旁腺增生。通常需要终身治疗，尽管治疗后的自发缓解也有描述。由于潜在的遗传缺陷仍然存在，自发缓解的病理生理学还不太清楚。很可能这些所谓的缓解反映了一旦骨骼生长的需求得到满足，可达到补偿性的钙稳态。支持这一假设的是一个孕妇复发，但产后再次缓解的报告[548]。

苯妥英除了可以加速维生素 D 代谢物在肝脏分解代谢，还可引起靶器官对 1,25-(OH)$_2$D$_3$ 产生抵抗。苯妥英已在体内被证明可以损害大鼠肠道钙吸收，在体外证明损害 PTH 和 1,25-(OH)$_2$D$_3$ 介导的骨吸收。据报道，氟尿嘧啶和低剂量叶酸联合化疗可导致 65% 的患者血钙过低，并伴有血浆 1,25-(OH)$_2$D$_3$ 水平的急性下降[550]。

（四）低血钙的其他原因

1. 骨骼中过度钙沉积 骨骼中钙的过度沉积可与骨转移、软骨肉瘤、饥饿骨综合征相关[551]。该综合征表现为原发性甲状旁腺功能亢进症患者进行甲状旁腺切除术后长时间的低血钙、低钙尿和低血磷。低血钙是对长期受到 PTH 的骨吸收作用的骨骼再矿化的结果。在治疗其他与过度骨吸收相关的疾病后，也可观察到骨饥饿综合征。一名 Graves 病患者进行放射性碘治疗后也被描述过骨饥饿综合征[552]。

2. 吸收受损 低钙血症可以是应用抑制破骨细胞的抗骨吸收药物的结果，包括双膦酸盐和地舒单抗。维生素 D 缺乏被认为是与抗骨吸收治疗相关的低钙血症的一个重要危险因素。

3. 螯合作用 据报道，使用膦甲酸酯（一种用作抗病毒药物的焦磷酸盐类似物）时，离子钙含量下降，这可能是因为离子钙和药物之间形成了复杂的结构[553]。

由于磷酸盐的使用或软组织的快速破坏（如横纹肌溶解、血液恶性肿瘤的化疗）导致的高磷血症，可通过直接在骨或软组织中络合和沉淀钙，抑制骨吸收，并阻断肾脏合成 1,25-(OH)$_2$D$_3$，产生严重的低钙血症。

大量输注含柠檬酸的血液制品可能导致低钙血症，可能是因为血浆中的柠檬酸与钙结合[554]。大剂量含 EDTA 的对比剂也有引起低钙血症的报道。钙和氟的复合物引起的低钙血症，曾在氢氟酸烧伤或摄入中报道[555, 556]。

4. 新生儿低钙血症 新生儿低钙见于母亲患有甲状旁腺功能亢进、母亲患有糖尿病、早产儿和出生窒息的患儿。糖尿病母亲的新生儿发生低钙血症可能是多因素的。早产本身并不是较高发病率的原因[557]。早产儿和糖尿病母亲的婴儿对外源性 PTH 的反应表明，功能性甲状旁腺功能减退可以部分解释这两个人群的低钙血症[557, 558]。甲状旁腺功能亢进母亲的婴儿的低钙血症可能是继发于母亲的高钙血症，而高钙血症反过来又抑制了胎儿甲状旁腺功能[559]。新生儿低钙血症也见于维生素 D 缺乏母亲的后代和婴儿恶性骨硬化[560, 561]。

（五）HIV

HIV 感染者的低钙血症发病率是普通人群的 6 倍[562]。虽然低钙血症通常是抗反转录病毒和抗生素 / 抗真菌药物治疗的结果，但维生素 D 缺乏和低镁血症在 AIDS 患者中也很常见。甲状旁腺对低钙血症的反应减弱也有文献记载（见第 44 章）。

（六）严重疾病

低钙常见于危重患者，被认为是甲状旁腺抑制、无法激活维生素 D、钙螯合和（或）低镁血症的反映。然而，在重症监护病房的一些脓毒症和非脓毒症患者中，已经观察到 PTH 的基础水平，以及 PTH 对低血钙的反应升高，强调了低钙血症的多因素起源[563]。在本研究和其他研究中，细胞因子水平和低钙血症之间存在相关性，这表明这些炎症因子可能在钙再分配到细胞内或其他池中发挥作用。在注射了细胞因子的大鼠中，已证实 IL-1 可增加甲状旁腺细胞上钙敏感受体的表达，降低 PTH 分泌和血钙[564]。严重急性胰腺炎常与低钙血症相关，是预后不良的指标。低钙血症发生在胰腺炎发病后不久，与 PTH 水平升高有关，提示甲状旁腺功能正常。长期以来，人们一直认为这种低钙血症是由于钙和脂肪酸组成的"钙皂"沉积所致。对一名胰瘘患者的研究证明，在腹水中钙（26mg/dl）和脂肪酸水平较高的情况下，低钙血症（4.3mg/dl）的发生支持这一假设[565]。随后的研究在大鼠模型上证实了这一发现，并证明油酸盐对钙有很高的结合能力[566]。然而，对胰腺炎猪模型的研究表明，如果在诱导胰腺炎之前对动物进行甲状腺切除术，则不会发生低钙血症[567]。这一发现表明降钙素在急性胰腺炎患者的低钙血症发展中的作用，尽管一些临床研究已经证明发生低钙血症的胰腺炎患者降钙素水平正常[568]。重度低钙血症伴高降钙素血症和低磷血症已在中毒性休克综合征败血症和危重患者中报道过[569]。与急性胰腺炎一样，这种低钙血症通常伴随着血清 PTH 水平的升高，低血钙程度是一个负面的预后指标。这些患者的低钙血症机制可能是异质性的，尚未得到明确的定义。

（七）低钙血症的治疗

急性低钙血症是一种急症，急需重视。如果在体检时出现神经肌肉刺激症状和腕关节痉挛，或心电图改变，则需要静脉补钙治疗，直到低钙血症的症状和体征消退。大约 100mg 的元素钙应该在 10～20min 内注入（表 29-6）。如果低钙血症的临床症状还未缓解，成年人可以以每小时 100mg 元素钙的速度持续输入数小时，并密切监测钙水平。在伴有低镁血症的低钙血症中，也需要补充镁。镁应静脉注射，在紧急情况下，24h 内给予 100mEq 的镁。因为大部分的肠外镁是通过尿液排出的，所以应该尽快口服氧化镁，以补充体内镁储备。肾衰竭患者服用镁时需要特别小心，应减少剂量。

低钙血症的治疗应针对潜在的疾病。在所有情况下，应开始应用外源性钙（每天 1～3g 元素钙，来自食物或口服补充剂）进行替代。碳酸钙是最便宜的配方，但它需要在酸化环境下才能有效吸收。这在胃酸缺乏患者及使用抑酸药物的患者中特别需要注意，尤其是碳酸钙本身就有一部分中和缓冲胃酸的能力。因此，建议患者分次服用碳酸钙补充剂，每次剂量不超过 1g。在这种情况下，钙应该与食物或柑橘类饮料一起摄入，以促进最大限度的钙吸收。

在维生素 D 缺乏或抵抗的情况下，维生素 D 代谢物的选择取决于潜在的疾病。如果肾脏 1α- 羟化受损，如肾衰竭、甲状旁腺功能减退症（或 PTH 抵抗），或维生素 D 依赖性佝偻病，则应给予不需要这种修饰的代谢物（骨化三醇 0.25～1μg/d 或度骨化醇 2.5～5mg/d）。如果是摄入减少或丢失增多，应该服用维生素 D，并针对潜在的疾病进行治疗。起始补充剂量可以是每天 50 000U 维生素 D，持续 1～3 周，然后给予显著超过 RDA 的每天维持剂量。对维生素 D 抵抗的患者，如服用苯妥英的患者，可能需要每天 5000U 或更多作为维持治疗。在克罗恩病导致的吸收不良的患者中，使用舌下维生素 D 已被证明能有效地补充维生素 D 水平[570]。对于那些没有慢性疾病的人，一旦基础疾病被治疗、体内储备充足后，800～1200U 维生素 D 补充可以提供足够的维持治疗。

应密切监测患者，以评估治疗反应和预防治疗相关的并发症。治疗的第 1 周到第 1 个月，应频繁监测血钙（重度低钙者每天监测，中度低钙者每周监测）。伴随着低钙血症的消退，继发性甲状旁腺功能亢进缓解，应该观察到血清 PTH 水平的下降。治疗开始后 2～4 周内应进行血清 PTH 测定和 24h 尿钙排泄评估。尿钙测量反映了治疗对患者钙吸收能力和骨骼净吸收的影响。尿钙含量低表明对饮食方案的依从性差、钙吸收差，或者被骨骼吸收增加。此外，尿钙为避免肾结石的治疗调整提供了重要的信息。一旦观察到血钙和尿钙恢复正常，PTH 水平下降，应从积极的替代治疗过渡到维持治疗，以防止高钙血症和肾结石。在剂量改变后 1 个月和 3 个月时应监测上述参数，以评估治疗干预的效果。这时也可以进行碱性磷酸酶的监测。因为骨软化的恢复，碱性磷酸酶水平可能会在开始治疗后很快增加。然而，在治疗开始后的 3～4 个月，应该观察到碱性磷酸酶明显的下降趋势。碱性磷酸酶和 PTH 可能在治疗后 6～12 个月保持升高。如果它们正在下降，而且其他参数表明治疗是有效的，就不必担忧。

甲状旁腺功能减退症的治疗与维生素 D 缺乏的治疗相似，除非这些患者肾脏 25-(OH)D 的 1α- 羟化受损，才会需要 1α- 羟化代谢物治疗。PTH（1～84）也

化合物	分子量[a]	矿物离子含量		可获得的剂型					
				口服制剂			肠外制剂		
				化合物	矿物离子含量		化合物	矿物离子含量	
		mg/g	mmol/g		mg/g	mmol/g		mg/g	mmol/g
钙									
碳酸钙	100	400	10.0	1250mg[b]	500mg	12.5mmol			
磷酸钙	310	383	9.6	1565mg	600mg	15.0mmol			
醋酸钙	158	253	6.3	668mg[b]	167mg	4.2mmol			
柠檬酸钙	498	210	6.0	950mg[b]	200mg	5.0mmol			
乳酸钙	218	130	4.6	650mg[b]	84mg	2.1mmol			
葡乳醛酸钙		64	1.7	5ml	115mg	2mmol			
葡萄糖酸钙	430	93	2.3	1000mg[b]	93mg	2.3mmol	10% 溶液	93mg/10ml	2.3mmol/10ml
葡庚糖酸钙	488	82	2				22% 溶液	90mg/5ml	2.3mmol/10ml
氯化钙	147	273	6.8				10% 溶液	273mg/10ml	11.2mmol/ml
镁									
氧化镁	40	603	24.8	400mg[b]	241mg	9.9mmol			
葡萄糖酸镁	450	54	2.2	500mg	27mg	1.1mmol			
氯化镁	203	120	4.9	535mg	64mg	2.6mmol	20% 溶液	24mg/ml	1mmol/ml
硫酸镁	246	99	4.1				50% 溶液[b]	49mg/ml	2mmol/ml
磷[c]									
钠 / 钾磷酸盐（中性）				胶囊	250mg	8.1mmol			
钾磷酸盐（中性）				胶囊	250mg	8.1mmol	溶液	94mg/ml	3mmol/ml
钠磷酸盐（中性）							溶液	94mg/ml	3mmol/ml

表 29-6 治疗性矿物离子制剂

a. 所示的分子量是通常的化学形式，包括水分子（如 $MgSO_4 \cdot 7H_2O$）；b. 存在其他剂型，表中显示的是在美国获得批准的药物；c. 磷酸盐制剂含有缓冲的单碱性（$H_2PO_4^-$）和双碱性（HPO_4^-）离子混合物，因此磷含量以 mmol 为单位。口服磷酸盐胶囊含 7mEq 钠和钾（钠 / 钾型）或 14mEq 钾（钾型）。每毫升注射液通常含有 4mEq 的钠或钾（引自 Drug Facts and Comparisons.St.Louis:Facts and Comparisons; 1995.）

已被批准用于治疗。与钙和活性维生素 D 治疗相比，PTH（1～84）治疗可以在控制低钙血症的同时保持较低的尿钙排泄，但价格昂贵，而且需要通过胃肠外给药。因此，口服钙和 1α-羟化维生素 D 代谢物仍然是治疗的主要手段。与治疗维生素 D 缺乏类似，应监测血钙和尿钙。这些患者的治疗是终身的，因此需要监测以避免肾脏或高钙血症并发症。治疗目标为维持血清钙在正常值范围低限，而不引起明显的高钙尿。由于 PTH 在肾钙重吸收中起着重要作用，因此实现这些治疗目标往往有些困难。在这种情况下，可通过在治疗方案中加入噻嗪类利尿药来减少肾钙流失。PTH（1～34）替代治疗也被证明对甲状旁腺功能减退症的治疗有效[571]。

在治疗甲状旁腺功能减退患者中经常遇到的问题之一是，对看似稳定的治疗方案的治疗反应的波动。治疗期间偶有不明原因的高钙血症的发作。因此，应每 3 个月监测一次血钙，如果观察到高钙血症趋势，则暂时停用 1,25-$(OH)_2D_3$。幸运的是，这种代谢物的半衰期很短，因此停用几天到 1 周，然后恢复低剂量通常是有效的。

所有服用维生素 D 代谢物和钙的患者都需要意识到潜在的治疗并发症。重要的是，应向患者强调高钙血症的轻微症状。这些患者必须意识到，在可能影响钙吸收或水合状态的并发疾病中，应该更频繁地监测他们的血钙，以防止低钙血症或严重高钙血症的发展。

十、磷代谢紊乱

（一）高磷血症

血磷水平主要由近端肾小管对磷酸盐的重吸收率决定，该过程主要依赖于钠依赖性协同转运蛋白（NaPi-Ⅱ2a 和 NaPi-Ⅱ2c）的整体活性。NaPi-Ⅱ2c 受甲状旁腺激素和 FGF23 调节可强烈下调，PTH 和 FGF23 均可被磷酸盐刺激。因此，若无超量的磷酸盐滤过负荷，正常肾脏的排磷能力则不受影响。因此，高磷血症的发生通常意味着肾功能受损、甲状旁腺功能减退、FGF23 功能缺陷、大量磷酸盐进入细胞外液，或以上这些因素的组合（表 29-7）。

高磷血症最常见的原因是急性或慢性肾衰竭，即肾小球滤过率降低，导致在正常血磷水平下，即便残余功能性肾单位重吸收磷酸盐这一过程受到最大程度抑制，日常负荷的磷酸盐仍无法被排出。在甲状旁腺功能减退症（或假性甲状旁腺功能减退症）患者中，即便升高的 FGF23 水平可能会进一步抑制血磷增加，患者的血磷水平仍可能升高至 6～8mg/dl，因为 PTH 抑制重吸收磷的主要作用消失[572]。甲状旁腺功能减退症患者本身缺乏 PTH 仅是高磷血症的部分原因。在该情况下，低钙血症可能会影响磷酸盐的清除，通过补充维生素 D 代谢物和口服钙剂纠正低钙血症，此时即

表 29-7　高磷血症的病因
肾脏排磷受损
• 肾功能不全
• 家族性肿瘤样钙质沉着症
• 内分泌疾病
− 肢端肥大症
− 甲状旁腺功能减退症
− 假性甲状旁腺功能减退症
• 使用肝素类抗凝血药
细胞外磷酸盐增加
快速补充磷酸盐（经静脉、口服、经直肠给药）
• 磷酸盐
• 磷苯妥英
• 脂质体两性霉素 B
细胞快速分解代谢或细胞快速溶解
• 分解代谢状态
• 组织损伤
− 体温过高
− 挤压伤
− 急性重型肝炎
• 细胞溶解
− 溶血性贫血
− 横纹肌溶解
− 肿瘤溶解综合征
细胞间磷酸盐转移
• 代谢性酸中毒
• 呼吸性酸中毒

使 PTH 水平较低，血磷仍可降低[573]。

无肾衰竭时，其他导致肾小管排磷减少的情况包括肢端肥大症[574]、长期肝素治疗和家族性肿瘤样钙质沉着症[575]。家族性肿瘤样钙质沉着症可由 FGF23 或 O 糖基化转移酶 GalNAc-T3 失活突变所致，后者通过弗林样蛋白酶将 FGF23 裂解位点糖基化，从而抑制 FGF23 裂解[576]。若缺少 GalNAc-T3，FGF23 则加速裂解[577-579]。因此，FGF23 检测对诊断肿瘤样钙质沉着症具有重要意义。FGF23 和 GalNac-T3 突变可能使 FGF23 分子更容易被蛋白酶降解，因此，血液中具有生物活性的全段 FGF23 水平较低，而无生物活性的羧基段 FGF23 水平可能相当高[578]。患者可表现为局部骨质增生；关节周围出现大且呈分叶状的异位钙化，尤其是肩关节或髋关节周围；肾小管重吸收磷增加所致的高磷血症；尽管血清 PTH 水平低

或正常，但血清 1,25-(OH)$_2$D 水平增加；肠钙吸收增加，与血清 1,25-(OH)$_2$D 浓度升高一致。该病可于儿童期或成年期起病，在非裔美国人中更为常见，并且是终身疾病，肿瘤样钙化在受累部位呈进展趋势。与血清 1,25-(OH)$_2$D 升高不同，虽然高磷血症在具有显著钙化的患者中往往最为严重，但这不是肿瘤样钙质沉着症的固有特征。尽管患有慢性高磷血症，但这类患者并未出现继发性甲状旁腺功能亢进症，可能是由于 1,25-(OH)$_2$D 水平较高和肠钙吸收增加。治疗方面，有报道称磷酸盐结合抗酸剂、钙剥夺、降钙素和乙酰唑胺可在一定程度上治疗该病，但仍存在困难[580]。

磷酸盐制剂或富磷药物（磷苯妥英、脂质体两性霉素 B）的快速、过量给药可致高磷血症，这通常是由机械损伤或代谢障碍引起的，在肾功能受损[581] 或磷酸盐从胞内快速转移至胞外的情况下尤为显著。与肠道磷负荷相关的高磷血症病例主要涉及使用含磷通便剂或灌肠剂的儿童，或在结肠镜检查前采用含磷酸盐的泻药做肠道准备但肾功能受损的老年人[582]。由于细胞溶解、胞内磷酸盐释放所致的高磷血症则非常严重，血磷浓度通常高达甚至超过 20mg/dl。这种情况最初被认为是某些血液系统恶性肿瘤进行快速诱导化疗所出现的并发症（肿瘤溶解综合征），当然，也可能发生于其他原因所致的细胞损伤，如创伤、高热、全身感染、溶血、横纹肌溶解症或代谢性酸中毒[583]。比较罕见的是，显著的高磷血症可能反映的是骨髓瘤中副蛋白所致的测定假象[584]。

尽管慢性高磷血症是进行性肾衰竭继发甲状旁腺功能亢进的一个重要因素，但高磷血症通常较轻微且无临床症状。急性重度高磷血症的临床表现主要与伴发的低钙血症有关，血清中磷酸盐过高，与钙离子形成不溶性磷酸钙沉淀物，从而导致低钙血症。因此，可能会出现手足搐搦、肌肉痉挛、感觉异常、癫痫发作，并可伴其他代谢紊乱，如高钾血症、酸中毒、高尿酸血症，这些代谢紊乱常常并发出现。磷酸钙广泛沉积于软组织中可致器官功能障碍，尤其是肾衰竭[582]。

高磷血症的治疗选择有限。扩容可能有助于改善急性综合征患者的 GFR。识别和去除任何外源性磷酸盐都很重要，用于结合磷酸盐的氢氧化铝抗酸剂可能有助于限制肠内磷酸盐吸收，以及螯合分泌至肠内的磷酸盐。血液透析是最有效的方法，重度高磷血症患者应尽早考虑血液透析治疗，尤其是在肿瘤溶解综合征中，以及由于害怕引起广泛的软组织钙化而无法获得充分治疗的症状性低钙血症。

（二）低磷血症

1. 病因 低磷血症可能由以下一种或多种原因所致（表 29-8）：肾小管重吸收磷减少致尿磷排出增

加；磷酸盐从细胞外液快速转移至细胞内或骨骼中参与矿化；或更罕见的是，严重的选择性剥夺膳食中磷酸盐的摄入，如长期服用大量不可吸收的含铝抗酸剂。禁食或饥饿不会直接导致低磷血症，主要因为骨组织和软组织中的磷酸盐从经分解代谢而动员入血，足以维持血磷水平，即使在长期缺乏热量的情况下也是如此[585]。饥饿确实会诱导出现磷酸盐缺乏的情况，因此容易在再喂养后出现低磷血症[586]。

持续性肾脏磷酸盐丢失是慢性低磷血症常见的原因。除肾衰竭外，其余任何可导致血清 PTH 升高的原因，如由于维生素 D 或钙缺乏导致的原发性或继发性甲状旁腺功能亢进症，都会抑制肾小管重吸收磷酸盐及出现空腹血磷低。恶性肿瘤中，患有 PTHrP 相关的高钙血症患者，其血清清除率增加，尽管这类患

表 29-8 低磷血症的病因

肾小管磷酸盐重吸收减少

PTH 或 PTHrP 过度分泌

- 原发性甲状旁腺功能亢进症
- 分泌 PTHrP 致高钙血症的恶性肿瘤
- 继发性甲状旁腺功能亢进症
  - 维生素 D 缺乏 / 抵抗
  - 钙缺乏或吸收障碍
  - 伊马替尼
  - 快速选择性纠正重度低镁血症

FGF23 或其他"调磷因子"过度分泌

- 家族性低磷佝偻病
- 常染色体显性低磷佝偻病
- 常染色体隐性低磷血症
- 肿瘤性骨软化症
- McCune-Albright 综合征（骨纤维发育不良）
- 表皮痣综合征
- 肾移植或肝移植后
- 特发性高尿钙症

固有肾脏疾病

- Fanconi 综合征或其他肾小管疾病
  - 胱氨酸病
  - 淀粉样变
  - 溶血性尿毒症综合征
  - 镁缺乏
  - Wilson 病
  - 多发性骨髓瘤
  - 重金属中毒
  - 复温或体温过高
- 钠磷共转运体 NaPi-Ⅱa 突变
- 钠磷共转运体 NaPi-Ⅱc 突变（HHRH）

（续表）

其他
- 糖尿病控制不佳，酗酒
- 醛固酮增多症
- 肝脏部分切除术后
- 肾移植后
- 药物或毒素
  - 乙醇
  - 乙酰唑胺，其他利尿药
  - 大剂量糖皮质激素
  - 碳酸氢盐
  - 甲苯
  - 重金属（铅、镉）
  - 降钙素
  - 替诺福韦
  - 大剂量雌激素
  - 异环磷酰胺
  - 顺铂
  - 苏拉明
  - 膦甲酸
  - N- 甲基甲酰胺
  - 双膦酸盐
  - 百草枯

胞外磷酸盐转移至胞内或骨骼
胞内快速转移
- 静脉注射葡萄糖、果糖、甘油
- 胰岛素治疗高血糖、糖尿病酮症酸中毒
- 儿茶酚胺（肾上腺素、沙丁胺醇、特布他林、多巴胺）
- 甲状腺毒性周期性麻痹
- 急性呼吸性碱中毒、水杨酸中毒、急性痛风
- 革兰阴性菌脓毒症、中毒性休克综合征
- "酸中毒、饥饿、神经性厌食、肝衰竭"恢复期
- 细胞快速增殖
  - 白血病急变
  - 促红细胞生成素、G-CSF 强化治疗

净骨形成加速
- 甲状旁腺切除术后
- 成骨性转移
- 维生素 D 缺乏症治疗
- 严重佩吉特病抗骨吸收治疗

肠道吸收磷受损
- 含铝抗酸剂

FGF23. 成纤维细胞生长因子 23；G-CSF. 粒细胞集落刺激因子；HHRH. 遗传性伴高尿钙症低血磷性佝偻病；PTH. 甲状旁腺激素；PTHrP. 甲状旁腺激素相关激素

者出现严重高钙血症时，低磷血症可能被潜在的容量不足和 GFR 降低所掩盖。酪氨酸激酶抑制药伊马替尼和尼罗替尼可能会导致低磷血症，部分原因是两者通过抑制成骨细胞和破骨细胞的形成，降低血钙，从而刺激甲状旁腺，出现继发性甲状旁腺功能亢进症[587-589]。重度低镁血症可影响 PTH 分泌，若纠正低镁血症时仅快速静脉注射镁，而未注意到合并的低钙血症，可能使潜在的缺磷患者出现大量尿磷排泄和低磷血症。

FGF23 功能获得性突变致常染色体显性遗传低血磷性佝偻病这一发现，开创了理解磷稳态的新纪元[590-592]。常染色体隐性遗传低磷血症（autosomal recessive hypophosphatemia，ARHP）由编码 DMP1 和 FAM20C 基因突变所致，该病也会出现 FGF23 升高。DMP1 在骨细胞中表达，可调节局部 FGF23 生成[593]。FAM20C 是一种分泌型激酶，可在弗林裂解位点附近使 FGF23 磷酸化，该磷酸化过程需要通过弗林样蛋白酶裂解 FGF23 使其失活。免疫分析表明[594]，FGF23 是一种调磷因子，可在部分疾病中减少磷酸盐重吸收和降低血清 1,25-(OH)$_2$D 水平，如较为常见的 X 连锁低血磷性佝偻病（X-linked hypophosphatemic rickets，XLH），罕见但独特的肿瘤性骨软化症和表皮痣综合征，以及约 50%McCune-Albright 综合征（骨纤维发育不良）患者会出现低磷血症[590-592, 595-597]。这些疾病具有共同的生化表型，可能包括更广泛的近端肾小管功能障碍，伴中度蛋白尿和氨基酸尿。血钙通常处于正常范围或正常低限水平，尿钙水平往往偏低，PTH 水平正常或轻度升高，1,25-(OH)$_2$D 处于不恰当的正常水平。临床表现主要包括乏力、骨痛和其他与佝偻病或骨软化症相关的特征（见第 31 章）。FGF23 升高可能在 20% 左右的肾结石和特发性高钙尿症患者的磷酸盐重吸收障碍中起作用，此类患者主要表现为空腹血磷低[598]。尽管这类患者中，有少部分可能存在钠磷共转运体 NaPi-Ⅱa 突变[599]。

在更常见的肾小管疾病中（如 Fanconi 综合征）或其他与系统性疾病相关的情况下，如淀粉样变、Wilson 病或胱氨酸病，其肾脏磷酸盐清除功能可能受损（表 29-8）。除 NaPi-Ⅱa 突变外，同样也表达于近曲小管且受 PTH 和 FGF23 调节的 NaPi-Ⅱc 共转运体发生失活突变，是遗传性伴高尿钙症低血磷性佝偻病这一罕见疾病的原因，其原发性肾小管磷酸盐消耗可使 1,25-(OH)$_2$D 略升高，从而导致高尿钙[600, 601]。其他肾小管磷酸盐重吸收受损的原因包括与糖尿病控制不佳、酗酒、醛固酮增多症相关的渗透性利尿，以及暴露于各种药物或毒素（表 29-8）。肝脏部分切除或肾移植后磷酸盐丢失的发病机制尚不明确，似乎与体液机制有关[602, 603]。

细胞外磷酸盐迅速转移至胞内是低磷血症的原因，

包括在静脉注射葡萄糖、胰岛素治疗高血糖、服用儿茶酚胺（升压药或支气管扩张药）、甲状腺毒性周期性麻痹、重度呼吸性碱中毒、严重酸中毒或饥饿后的再喂养综合征、急性肝衰竭的恢复期（低磷血症公认的良好预后因素[604]）、其他涉及细胞快速增殖的情况，如白血病急变或对造血生长因子产生反应。潜在磷酸盐缺乏时若合并以下情况，如甲状旁腺功能亢进症或维生素 D 缺乏、长期营养不良、酗酒、尿糖时，则低磷血症最为明显。在手术后、烧伤或创伤患者中，磷吸收加速尤为常见，循环中较高的儿茶酚胺水平可能会促进磷的吸收，呼吸性碱中毒、发热、容量增加、败血症和低钾血症可能会加速磷吸收。净骨形成加速时可能表现为低磷血症和低钙血症，包括原发性或三发性甲状旁腺功能亢进症患者行甲状旁腺切除术后立即出现的骨饥饿综合征、重度维生素 D 缺乏或佩吉特病的起始治疗期间、患者偶发广泛成骨细胞骨转移的情况。

2. 临床特点 低磷血症的临床意义取决于是否存在潜在的磷酸盐缺乏情况及其严重程度。遗憾的是，全身磷储备的状况，尤其是关键细胞内磷储备的状况，只能间接地通过细胞外液中的磷酸盐浓度反映，而细胞外液的磷酸盐含量不到人体磷总量的 0.5%。因此，尽管根据血磷浓度可将低磷血症分为重度（<1～1.5mg/dl，<0.3～0.5mmol/L）、中度（1.5～2.2mg/dl，0.5～0.7mmol/L）、轻度（2.2～3mg/dl，0.75～1mmol/L），但在细胞内严重缺磷的情况下，血磷水平可能正常或甚至升高（取决于肾功能）。相反，当胞内磷酸盐相对正常时，若细胞外磷酸盐突然转移至细胞内，血磷水平可能较低。

在所有住院患者中，重度低磷血症的患病率低于 1%，而在 2%～5% 的患者中可能存在轻度或中度低磷血症[605]。低磷血症最常见于危重症患者、酗酒者或其他营养不良者、失代偿期糖尿病患者、急性感染或患肺部疾病者[605]。

重度低磷血症的临床表现多种多样。最常见的是各种神经肌肉症状，从进行性嗜睡、肌无力、感觉异常到瘫痪、昏迷甚至死亡，这取决于磷缺乏的严重程度。意识模糊、极度乏力、瘫痪、癫痫和其他主要后遗症通常仅出现在血磷浓度低于 0.8～1mg/dl 的患者中[606]。超过 1/3 的患者血磷浓度降至 2mg/dl 以下，可在 1～2 天内观察到肌肉损伤的生化证据[607]。也可能发生具有临床表现的横纹肌溶解症，尤其是在慢性酒精中毒伴营养不良和磷缺乏的情况下[608, 609]。然而，当意识到这一点时，受损的肌肉大量释放胞内磷酸盐，而这通常会提高血磷浓度。由于呼吸肌无力所致的可逆性呼吸衰竭，可能会阻碍使用机械通气支持的患者脱机[610, 611]。左心室功能障碍、心力衰竭和室性心律失常可能由重度低磷血症引起，但如果血磷大于 1.5mg/dl，

以上表现则可能不明显[612]。纠正感染性休克患者的中度低磷血症（<2mg/dl）时，可致血压、左心室功能和动脉 PH 显著升高[612]。重度低磷血症的血液系统后遗症包括溶血、血小板功能障碍伴出血和白细胞功能受损（吞噬和杀伤）[613]。红细胞脆性增加，红细胞膜组成、硬度改变，出现小球红细胞增多症，ATP 和 2,3-DPG 水平降低[613]。红细胞 2,3-DPG 的减少削弱了氧合血红蛋白的解离，从而可减少向组织输送氧。这一问题，再加上快速溶血，可能会导致心输出量大幅增加。当血磷水平介于 1～2mg/dl 时，细胞糖酵解过程被阻断[614]。这些患者也表现为葡萄糖不耐受和胰岛素抵抗[615]。

3. 治疗 低磷血症最常见于急危重症患者。因此，低磷血症是否是这类患者多器官功能障碍的特征性原因通常难以辨别。例如，在糖尿病酮症酸中毒治疗过程中，虽然细胞内的高能有机磷酸盐被抑制，补磷可使红细胞 2,3-DPG 浓度恢复更快，但在这种情况下，补磷治疗在是否能加速恢复、预防并发症或降低死亡率方面，存在意见分歧[616, 617]。然而，在各类临床情况中，由于重度低磷血症与严重的神经肌肉、心血管和血液功能障碍相关，至少在补磷后这些功能障碍部分可逆，因此目前大多数医生认为应采用相对较低的血磷水平作为起始治疗的阈值[612]。

应根据预估细胞缺磷的严重程度、是否存在缺磷的迹象或症状、患者的整体临床状况，决定是否快速纠正低磷血症。还应考虑肾功能不全（存在医源性高磷血症的风险）、静脉注射葡萄糖（单独或作为高营养液的组成部分）、伴发低钙血症加重的可能性。

从临床试验中获得的有限数据可预测合适的补磷剂量和速率。在不伴重度肾功能不全或低钙血症的患者中，以 2～8mmol/h 的静脉输注速率给予元素磷，输注 4～8h，通常可纠正低磷血症，并且不会引起高磷血症或低钙血症[605, 618–620]。基于血磷水平补磷的建议见表 29-9。在补磷治疗期间和补磷后，必须每 6～12 小时监测一次血钙和血磷，以监测不良后果，因为许多患者在充分补磷后的 24～48h 内，需再次补磷治疗复发性低磷血症[619]。如果可能的话，对于较轻的低磷血症患者，应采用口服（或肠内）磷酸盐补充剂的治疗方式，通常采用中性磷酸钠或磷酸钾，每天补充磷元素 1～2g，分 3～4 次服用（表 29-6）。然而在许多患者中，因恶心、呕吐等胃肠道症状，口服磷酸盐治疗会受到限制。

十一、镁代谢紊乱

镁是细胞外第四丰富的阳离子，和钙一样发挥关键生理作用，特别是在神经肌肉功能方面的作用，同时也是骨矿物质的组成部分。细胞内镁对能量的正常代谢至关重要，是 ATP 和许多酶和转运体的辅因子，

表 29-9 低磷血症的紧急治疗 [a]			
需考虑的因素			
• 低磷血症的严重程度			
• 具有潜在的磷酸盐消耗可能性			
• 患者的临床情况			
• 肾功能			
• 血钙			
• 同步进行的肠外营养治疗（葡萄糖、高营养）			
用药原则			
血清 PO4（mg/dl）	输液速率（mmol/h）	输液时长（h）	总 PO4（mmol）
<2.5	2	6	12
<1.5	4	6	24
<1	8	6	48

a. 输液速率以体重 70kg 的成年人为标准。美国现有的大多数配方为 3mmol/L 的磷酸钠或磷酸钾；PO4. 磷酸盐

这反映在许多伴随镁稳态紊乱的全身疾病中。低镁血症和高镁血症是最常见的电解质紊乱，这两种镁稳态异常可在多达 20% 的住院患者中被发现，在 ICU 患者中更为常见，达 30%～40%[621]。

（一）高镁血症

肾小管髓襻通过重吸收镁可高效调节镁稳态。正常情况下，肾脏可以很容易地排出大量镁（即 500mEq/d），因此，除了重度肾功能不全患者外，高滤过负荷镁很少引起高镁血症[622]。镁负荷增加可见于如下情况：大量口服镁盐（通常是泻药或抗酸剂），或由于广泛软组织缺血或坏死所致的创伤、败血症、心肺骤停、烧伤或休克[622]（表 29-10）。高镁血症可能由镁盐的肠外给药所致，如镁用于治疗子痫前期或作为催产剂使用[623]。患有高镁血症孕妇诞下的婴儿也可能出现短暂性高镁血症，同时伴甲状旁腺抑制和神经行为相关症状[624, 625]。由于肠梗阻或肠穿孔可致肠道吸收增加，口服以镁制剂为主要成分的泻药可能会导致高镁血症[626]。

高镁血症最突出的临床表现是血管扩张和神经肌肉阻滞症状，这可能与突触前和突触后神经肌肉传递受抑制有关[627]。血清镁若未超过 4mEq/L，通常不会出现相关临床症状和体征[622]。低血压可能是进行性高镁血症的早期征兆之一，通常对升压药和容量扩张不敏感[627, 628]。当血镁浓度超过 8～10mEq/L 时，嗜睡、恶心、乏力、深反射减弱或消失等症状可能会发展为昏睡、昏迷、呼吸功能不全或四肢瘫痪。胃肠道动力减弱或肠梗阻、面部潮红、瞳孔扩张也是常见的临床表现。因相对心动过缓，低血压的情况可能更为复杂，其他心脏方面的影响较为明显，包括 PR

表 29-10 高镁血症的病因
镁摄入过量
• 泻药、抗酸药、灌肠剂
• 在死海中溺水
• 镁经非消化道给药
• 富镁泌尿系冲洗剂
• 摄入镁后肠梗阻或肠穿孔
镁离子从软组织迅速释放
• 创伤
• 休克，败血症
• 心搏骤停
• 烧伤
镁排泄障碍
• 肾衰竭
• 家族性低尿钙性高钙血症
其他
• 肾上腺皮质功能不全
• 甲状腺功能减退
• 低体温

间期、QRS 间期、QTc 间期延长，出现心脏传导阻滞，当血镁浓度接近 20mEq/L 时，最终会导致心脏停搏。

高镁血症激活甲状旁腺和远端肾小管中的钙敏感受体，从而抑制 PTH 分泌[692]，减少肾小管对钙和镁的重吸收。重度低钙血症与高镁血症对 PTH 分泌的影

响相反，因此，血清 PTH 水平在正常范围内时，对应的血钙水平可能无法与之匹配[630]。

高镁血症治疗的关键在于确定并阻断镁的来源，并促进细胞外液中的镁清除。采用无镁泻药或灌肠剂加速清除从消化道摄入的镁，再加上强有力的静脉水合治疗，高镁血症往往可成功逆转。难治性高镁血症可能需要血液透析，尤其是晚期肾功能不全者。静脉输钙（100~200mg）是治疗高镁血症的有效方法，在部分病例中这种治疗方法可获得成功，至少可获得暂时性成功[622, 627, 631]。

（二）低镁血症

低镁血症可能是由于肠道镁吸收障碍引起，更常见的原因是由于腹泻、术前肠道准备或长时间引流导致的胃肠道过度失镁。大多数情况下，尽管镁可从胞外迅速转移至胞内、发生其他类型的肾外丢失、参与形成新骨，但低镁血症仍反映了肾小管重吸收镁存在缺陷（表 29-11）。由于细胞外液中的镁含量仅占人体镁总量的 1%，因此血清总镁或游离镁浓度的测定可能无法充分反映人体镁总量或关键组织（如肌肉）中胞内腔室的镁状态[632]。因此，组织镁缺乏的患者可能没有明显低镁血症的表现[633]，但可能表现为输注镁时发生异常滞留（即 24h 内＞50%），这是一种可用于评估镁状态的手法[634]。

1. 病因

(1) 低镁血症的肠道病因：因选择性膳食所致的镁缺乏通常不会发生，事实上，通过实验性喂养缺镁膳食来诱导镁缺乏非常困难，可能是因为肾脏对防止镁丢失的作用非常有效。在慢性腹泻状态下（腹泻液的镁含量可能大于 10mEq/L），或肠穿孔、长期胃肠道引流时，可能会大量丢失镁[635]。更常见的是，在慢性吸收不良相关疾病中，镁离子与肠道内脂肪酸形成不溶性脂肪酸皂，从而影响镁吸收[636]。在研究一种罕见的常染色体隐性遗传病时，即低镁血症伴继发性低钙血症（hypomagnesmia with secondary hypocalcemia, HSH），鉴定了一种形式为异源寡聚体的瞬时受体电位通道蛋白 TRPM6，与其密切相关的是通道蛋白 TRPM7，TRPM7 是肠道和肾小管经上皮细胞转运镁的关键分子介质[637]。

(2) 低镁血症的肾脏病因：约 60% 在肾脏髓襻升支粗段重吸收，另有 5%~10% 的肾镁在远端肾小管重吸收[1]。对几种与肾脏镁丢失相关的遗传性疾病的发病机制进行探究，已确定肾脏这些部位重吸收镁的关键途径（表 29-11）。因此，编码 paracellin1 蛋白的 claudin16 基因（或相关基因 claudin19）发生功能缺失突变，可致家族性低镁血症伴高尿钙症和肾钙质沉着症，该基因是相邻上皮细胞紧密连接的组成部分，选择性地损害细胞旁镁和钙的重吸收，以响应跨上皮电压梯度（管腔内阳性）[57, 638]。

表 29-11 低镁血症的病因
肠道吸收镁障碍
• 低镁血症伴继发性低钙血症
• 吸收不良综合征
镁经肠道丢失过多
• 持续呕吐或腹泻
• 术前肠道准备
• 肠道引流或瘘管
细胞外液中的镁快速转移
遗传性低镁血症
• Batter 综合征
• 家族性低镁血症伴高钙尿症和肾脏钙质沉着症
• 常染色体显性遗传低钙血症
• Gitelman 综合征
• 孤立性肾性失镁
• 低镁血症伴高血压和高胆固醇血症
• 低镁血症伴继发性低钙血症
获得性肾病
• 肾小管间质病
• 梗阻后、急性肾小管坏死（多尿期）
• 肾移植
药物或毒素
• 乙醇
• 地高辛
• 利尿药（襻利尿药、噻嗪类利尿药、渗透性利尿药）
• 顺铂
• 环孢素
• 他克莫司
• 西妥昔单抗
• IL2
• 喷他脒
• 氨基糖苷类
• 膦甲酸
• 两性霉素 B
内分泌和代谢异常
• 细胞外液过多
• 醛固酮增多症（原发性、继发性）
• 抗利尿激素不适当分泌综合征
• 糖尿病
• 高钙血症
• 磷酸盐消耗
• 代谢性酸中毒
• 甲状腺功能亢进

（续表）

其他
- 低体温
- Sézary 综合征
- 急性脑损伤
- 氟化氢烧伤

其他

胞内再分布
- 糖尿病酮症酸中毒恢复期
- 再喂养综合征
- 纠正呼吸性酸中毒
- 儿茶酚胺类
- 甲状腺毒性周期性麻痹

净骨形成加速
- 甲状旁腺切除术后
- 成骨性转移
- 维生素 D 缺乏症治疗
- 降钙素治疗

其他丢失途径
- 胰腺炎
- 输血
- 大面积烧伤
- 出汗过多
- 妊娠（妊娠晚期）和哺乳

在 Batter 综合征中，髓襻升支中任何一种钠氯共转运体发生失活突变，均可导致失盐，影响电压梯度，同样损害细胞旁镁和钙的重吸收[639-641]。在常染色体显性遗传性低钙血症中，CaSR 突变导致该受体对阳离子激动剂的敏感性增加，进而通过不适当的 CaSR 依赖性抑制 PTH 分泌和肾小管重吸收阳离子，导致低镁血症和低钙血症[642]。

在 Gitelman 综合征中，远曲小管表达的噻嗪类敏感性氯化钠协同转运蛋白（NaCl cotransporter，NCC）发生失活突变，导致氯化钠和镁丢失，同时伴有低钙尿症[639-641, 643]。在 NCC 基因敲除小鼠或用噻嗪类药物治疗的正常小鼠，尽管其正常镁跨顶膜转运所需的 TRPM6 通道蛋白在远端小管表达减少，但 NCC 活性下降如何影响该段跨细胞重吸收镁的方式尚不清楚[434]。

远端肾小管基底外侧的钠钾 ATP 酶的 FXYD2γ 亚基突变也会影响该部位盐和镁的重吸收，并导致部分（并非全部）孤立性肾镁丢失[644, 645]。EGF 基因失活突变可致常染色体隐性遗传性低镁血症，这也许能解释为什么在低镁血症的情况下，使用西妥昔单抗（针对

EGF 受体的单克隆抗体）变得复杂[646]。另一种遗传性综合征与线粒体 tRNA DNA 突变相关，与 Gitelman 综合征类似，该病也涉及远曲小管功能缺陷，以肾镁丢失和低钙尿症为特点，同时合并高血压和高胆固醇血症[647]。其他与远曲小管镁丢失相关的罕见病因涉及钾通道（Kv1.1 或 Kir4.1）突变，该突变破坏了镁重吸收所需的电压梯度[648]。

大多数情况下，肾镁丢失可归因于肾小管重吸收镁的获得性异常。正常受试者接受实验性缺镁饮食时，肾脏对镁的重吸收可在几天内完成，甚至在血清镁显著下降之前即可完成肾镁重吸收[649]。因此，低镁血症患者若每天尿镁超过 1mEq，则表明肾小管重吸收镁存在缺陷。获得性原发肾小管镁丢失的原因包括各类肾小管间质疾病、急性肾小管坏死/梗阻后的恢复期、肾移植、各种内分泌疾病、酗酒和使用部分药物（表 29-11）。

由于肾脏重吸收功能异常导致的低镁血症或镁缺乏可能使多种内分泌疾病复杂化，包括醛固酮增多症、甲状腺功能亢进症，以及与高钙血症、高钙尿症或磷酸盐缺乏相关的疾病[634]。在原发性甲状旁腺功能亢进症中，PTH 刺激肾小管重吸收镁，但这一作用与高钙血症对肾小管的直接效应相反，钙和镁在髓襻升支存在竞争性转运，导致镁的重吸收减少。因此，原发性甲状旁腺功能亢进症患者的血镁通常正常，或略微降低[650]。甲状旁腺功能减退症患者的血镁和尿镁水平均较低。甲状旁腺功能减退症患者出现镁丢失，与 PTH 刺激肾脏重吸收镁和 1,25-(OH)$_2$D 促进肠道吸收镁的作用减退有关[651]。

糖尿病是与低镁血症相关的最常见疾病之一[652, 653]。糖尿病患者低镁血症的严重程度与尿糖指标和血糖控制不佳相关[654]，表明尿糖引起的镁丢失可能在部分程度上解释了镁缺乏。通过胰岛素治疗来快速纠正高血糖会使镁向胞内转移，可能在治疗期间进一步降低细胞外镁浓度。

酗酒是另一种导致低镁血症发生的常见临床情况。酗酒导致镁缺乏的部分原因可能是营养性镁缺乏、总热量不足和酮症，以及呕吐或腹泻引起的胃肠道失镁，但摄入酒精所致的急性尿镁排泄可能起主要作用[655]。酒精的这种作用在血 - 乙醇曲线上升段最明显，可能与短暂抑制 PTH 分泌有关[655]。其他可能导致酗酒患者出现低镁血症的因素包括胰腺炎、吸收不良、继发性醛固酮增多症、呼吸性碱中毒和血浆儿茶酚胺升高，这些因素会增加细胞内镁的螯合作用[634]。

许多药物已被确定为肾小管镁重吸收缺陷和低镁血症的原因[634]。这些药物包括利尿药（尤其是襻利尿药）、地高辛、顺铂、西妥昔单抗、喷他脒、环孢素、他克莫司、IL2、氨基糖苷类、膦甲酸和两性霉素 B。

大多数情况下，药物诱导的低镁血症较轻且具有可逆性，尤其是应用利尿药的情况。在接受顺铂治疗的患者中，一半以上的患者在几天或几周内出现低镁血症，约一半的患者在数月甚至数年后出现持续性低镁血症。在顺铂治疗的患者中，低镁血症的中位持续时间约为 2 个月，但其恢复期也可长达 2 年 [656]。顺铂可能导致更广泛的肾病和氮质性肾衰竭，但镁丢失似乎是一种孤立的功能异常。

（3）低镁血症的其他病因：像磷一样，镁是一种主要的细胞内离子，因此，在从慢性呼吸性酸中毒或急性酮症酸中毒的恢复过程中、再喂养后、给予高营养溶液后、在循环儿茶酚胺升高时，镁可从胞外转移至胞内 [634]。其他细胞外镁的快速丢失可能发生在净骨形加速期（甲状旁腺切除术后、维生素 D 缺乏恢复期、成骨细胞转移），或因胰腺炎、体外循环手术 [657]、大量输血 [658]、大面积烧伤、出汗过多、妊娠或哺乳而大量流失。

2. 低镁血症的结果 大部分低镁血症的症状和体征表现为神经肌肉功能改变：手足搐搦、反射亢进、Chvostek 征和 Trousseau 征阳性、震颤、痉挛、癫痫、共济失调、眼球震颤、眩晕、手足舞蹈症、肌无力、淡漠、抑郁、易激惹、谵妄和精神病 [634]。除非血镁低于 1mEq/L，否则患者通常不会出现症状，即便是出现相关症状，如细胞内镁，可能与血镁没有很好的相关性。可能会发生房性或室性心律失常，各种异常心电图表现包括 PR 或 QT 间期延长、T 波低平或倒置、ST 段平直 [634]。低镁血症也会增加心肌对洋地黄中毒的敏感性 [659]。

低镁血症引起的矿物质离子和钾稳态改变，常常会加重综合征的临床表现。镁缺乏的人或动物会出现低钙血症、低钙尿症、低钾血症（由于肾小管重吸收钾受损）、钠和钙的正平衡 [649, 660]。持续纠正低钙血症或低钾血症不能通过单独补充钙或钾来实现，而补充镁对这两种电解质紊乱均有效 [636, 661]。

在这种情况下，低钙血症的发生机制涉及许多因素。尽管存在低钙血症，但血清 PTH 呈不适当的正常或偏低水平，该现象较为常见，并提示 PTH 分泌缺陷 [662]，这是由于甲状旁腺激素细胞内 CaSR 相关 G 蛋白（通常被镁抑制）的信号增强所致 [663]。其他证据表明，低镁血症也可能损害 PTH 对骨和肾靶细胞的作用，但在部分低镁血症患者中 PTH 对骨和肾的作用是正常的，这一问题仍存在争议 [483, 484, 661, 662, 664]。

维生素 D 抵抗也是低镁血症的一个特征 [665, 666]。这种情况主要是由于肾脏对 25（OH）D 的 1α- 羟化作用受损，也可能是组织对 1,25-(OH)$_2$D 起抵抗作用 [651, 667]。低镁血症时，血清 1,25-(OH)$_2$D 浓度通常较低，可能是由镁缺乏、甲状旁腺功能不全或维生素 D 缺乏并存所致 [668-670]。然而，1,25-(OH)$_2$D 缺乏可能不是这类患者出现低钙血症的主要原因，因为单独补充镁可在数小时到数天内快速纠正低钙血症，并且早于血清 1,25-(OH)$_2$D 浓度的上升 [668, 669]。

3. 低镁血症的治疗 轻度无症状低镁血症患者可口服镁盐治疗 [如 MgCl$_2$、MgO、Mg(OH)$_2$]，通常分次服用，每天总量 40～60mEq（480～720mg）（表 29-6）。大剂量口服镁时可能导致腹泻，但这通常不是问题。葡萄糖酸镁（每克含 54mg 元素镁）也许能减少腹泻的发生 [634]。吸收不良或持续尿镁丢失患者可能需要长期口服镁盐治疗，以免反复发生镁丢失。在肾衰竭患者中，虽然肠道吸收镁的过程严重受损 [671]，但在肾衰患者口服补充镁需非常谨慎，尤其是在接受 1,25-(OH)$_2$D 联合治疗的患者中。

当症状性低镁血症或重度低镁血症（＜1mEq/L）时，尤其是合并低钙血症时，通常意味着每千克体重至少缺乏镁 1～2mEq，最好及时进行肠外补镁治疗。不鼓励肌内注射 MgSO$_4$，因为注射时很痛苦，并且补充的镁相对较少，每 2 毫升 50%MgSO$_4$ 仅提供 8mEq 镁元素，而镁缺乏的量往往超过 100mEq。此外，由于未保留的硫酸根离子可能增加尿钙排泄，因此，对于可能合并低钙血症的患者而言，静脉注射氯化镁或葡萄糖酸镁可能是启动肠外治疗的最合理方法。肾功能正常的低镁血症成年患者中，通常需要每小时输注镁 2～4mEq（即 50～100mEq/d）的速度，使得血镁维持在 2～3mEq/L 的水平 [630, 662, 666]。每天应用镁高达 100mEq，连续应用 2 天，不会使血镁升高到 4mEq/L 以上，但若每天应用 200mEq，可能会使血镁过度升高，增加到 4.5～5.5mEq/L [672]。对于有活动性癫痫发作或其他紧急适应证的患者，开始输液时，可先缓慢给药 10～20mEq，然后仅在前 1～2h 内以更高的速率输液（即 10～15mEq/h）。肾功能正常的患者每天可以很容易地排出 400mEq 以上的镁，因此不会出现高镁血症，但在肾衰竭的患者中，即使是轻度肾衰竭，镁排泄也可能受到极大程度的限制。因此，肾功能受损的患者，其补镁剂量应减少 2～3 倍，并应仔细地连续监测血镁。

重要的是要认识到，即使是重度缺镁的患者，很大一部分经肠外给药的镁也可能随尿液排出体外。许多这类患者会排出高达 50%～75% 的输注镁，而在正常受试者中，这一比例接近 100% [636]。此外，由于细胞内外镁池的平衡相对较慢，一般需补镁 3～5 天，使典型镁缺乏者充分补充镁。由于血镁可能在组织储备充分补充之前就已恢复正常，因此监测尿镁排泄是一种更可靠的方法，尤其是在患者改为口服补镁之后。

通常，在低镁血症的治疗时，应考虑补充钙、钾和磷酸盐的必要性。低镁血症常常合并维生素 D 缺乏，应口服或肠外补充维生素 D 或 25-(OH)D。因

1,25-(OH)₂D 不会促进低镁血症恢复，因此无须应用 1,25-$(OH)_2$D，实际上，1,25-$(OH)_2$D 可能通过抑制 PTH 分泌，从而促进肾镁排泄，加重低镁血症[673]。合并低钙血症的患者，起始接受肠外补镁治疗时，镁可快速刺激 PTH 分泌，从而导致严重的低磷血症。该现象可能发生在吸收不良、酗酒、糖尿病等潜在磷酸盐缺乏的患者中，这类患者可能会出现急性神经肌肉功能障碍，可通过同步静脉补钙来避免这一情况。

第 30 章　骨质疏松症：基础和临床
Osteoporosis: Basic and Clinical Aspects

FRANCISCO J. A. DE PAULA　DENNIS M. BLACK　CLIFFORD J. ROSEN　著

罗　绰　王沁怡　岳　纯　盛志峰 **译**　徐　进 **校**

要点

- 依据近期发现，人们重新评估了骨骼的功能意义。除了众所周知的力学支撑及矿物质储存的作用，骨骼矿化的间质还能提供对调节循环磷酸盐及全身能量代谢至关重要的多肽。由此，我们对骨骼本身及其在维持矿物质平衡和代谢稳态中的作用有了更全面的了解。

- 骨质疏松症削弱了骨强度，对患者的生活质量与生存有重要影响。在过去的 30 年中，骨质疏松性骨折的危险因素得到了详尽的探究。借助网络技术实现的在线计算评估法是一种重要的患者评估工具，可以协助预测评估未来长期的骨折风险。与之对应的是，骨重建生化标志物的检测及各种评估骨代谢和骨结构的影像技术的开展可以用于骨折易感性的早期识别。

- 随着对骨质流失机制的深入了解，我们不断研发了新的具有成本效益的骨折预防药物。此外，目前正在进行的研究还提示了其他疗效更好的骨质疏松症治疗药物的存在。但诊断和治疗骨质疏松症的临床意识仍然不足，只有少部分人可以从上述诊断和管理骨质疏松症的知识和技术水平中获益。

- 与其他慢性病的已有治疗方案不同，骨质疏松症治疗的独特之处在于，每周、每月、每半年甚至每年一次的给药频率就足以达到治疗目的。

一、背景

骨质疏松症是一种以骨量减少、骨质量下降和骨折风险增加为特征的疾病。既往认为，骨质疏松症是一种以腰背痛、椎体骨折、X 线片提示矿化减少的临床综合征；患者的管理主要侧重于寻找引起低骨量的继发性因素，以及骨折的外科干预和相关疼痛管理等[1]。然而，随着骨密度测量方法的出现、新的治疗方案的研发、公众意识的提高，骨质疏松症逐渐被认识到是一种临床表现多样化，并且可以通过采取积极预防及干预措施来控制的原发性疾病。此外，对该疾病发病机制的认识[2, 3]，特别是骨重建在调节正常骨骼生理活动的重要意义，以及如何影响峰值骨量的获取等方面的研究也取得了重大进展。近期的研究还发现，骨骼尚可作为内分泌器官，通过释放调节葡萄糖转运、磷酸盐平衡和肌肉功能的骨特异性多肽来调控代谢稳态。

除了以上机制方面的进展，人们在骨密度降低和骨折风险的关联强度，以及将骨骼质量作为骨折的其他风险因素的重要性上达成了共识。新的影像技术既为人们了解骨骼微观结构提供了新的方法，也为科研人员提供了更好地探究与骨骼脆性相关的疾病和评价药物疗效的工具[7, 8]。同样，关于骨质疏松症流行病学及骨折对患者、社会造成的经济影响等研究也取得了一定突破。人们逐渐认识到骨质疏松症是一种发病率高和死亡风险高的疾病[9, 10]。上述领域的进步，推进了增加骨量、提高骨质量的抗骨质疏松症药物的开发，可有效地降低骨折发生率。自 1995 年美国 FDA 首次批准抗骨质疏松症药物以来，美国人口的骨折率曾显著下降。但是，这一良好趋势在过去几年中发生了逆转，因为担心不良反应的发生（尽管实际发生率很低），许多医生减少处方量，有些患者不愿继续使用药物，即使药物很好地预防了骨折的发生，这被称为"骨质疏松症的治疗危机"[11]。因此，对这一疾病的系统性理解及治疗，依赖于了解骨重建的正常生理、基本骨单位失调的过程、如何正确地使用诊断和疾病管理的工具。

二、骨骼生物学

（一）骨骼的结构与功能

骨骼是人体最大的器官之一，由矿化基质及高度活跃的细胞重建单元组成。细胞重建单元由成骨细胞、破骨细胞、骨细胞、脂肪细胞及骨衬细胞组成。骨骼最重要的功能是联接机体的完整性，保证机体能进行一系列运动，同时将额外体重控制在最低限度维持基本的身体重量。除了结构功能，骨骼还充当矿物质库，通过骨重建及释放 FGF23 等骨特异性因子维持血钙和血磷的正常水平。骨骼也是造血的重要场所，在松质骨间隙的缺氧微环境中，含有包含成骨细胞、脂肪细胞、网状内皮细胞、血窦、间充质间质细胞及间充质干细胞的造血干细胞龛。造血干细胞龛能提供可对机体任意部位的损伤做出反应的祖细胞，在修复过程中起到了关键作用。值得注意的是，成人骨骼还拥有一个巨大的脂肪库，占身体所有脂肪组织的 10%～15%。因此，骨骼结构或代谢功能的改变会对机体的整体健康产生重要影响[12]。

（二）胚胎学和解剖学

骨骼的发育始自胚胎发育的早期。该过程始于能分化成软骨结构的间充质干细胞的富集。骨形成可以分为软骨内成骨和膜内成骨两种途径。软骨内成骨是指在软骨结构的基础上，成骨细胞附着软骨基质上形成骨基质，随后破骨细胞驱动骨基质和细胞的转换。膜内成骨是指间充质前体细胞在没有软骨模板的情况下，分化为成骨细胞并且形成骨基质[13]。长骨及椎体的形成包含软骨内成骨：生长板中的软骨细胞增殖、肥大，肥大的软骨细胞进行基质的矿化，与破骨细胞对骨基质的降解同步；血管侵入软骨内，成骨细胞覆盖在矿化软骨的骨针上形成松质骨或骨小梁，这通常被称为初级骨小梁；这些结构之后完全被小梁板吸收和取代，称为次级骨小梁（图 30-1）。这一过程常发生在长骨末端和椎体中。

膜内成骨发生在扁骨（如颅骨、肩胛骨等）软骨模板旁边，以及长骨的外表面，导致骨膜附着和扩张。膜内成骨的早期阶段会形成编织骨，由无序的 I 型胶原及骨细胞网络构成，之后随着成骨细胞定向层产生的板层骨而变得结构更为有序。软骨内成骨和膜内成骨最主要的区别在于，膜内成骨不需要以钙化的软骨作为成骨细胞的直接模板。

皮质骨是位于长骨骨干的致密骨。占骨骼质量的80%，决定了骨骼的形状，并提供了骨骼的大部分强

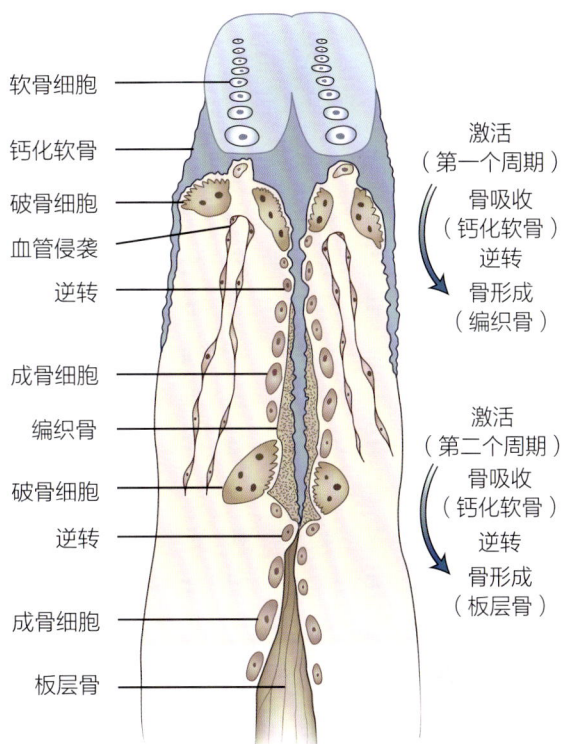

▲ 图 30-1 软骨内成骨的步骤

（改编自 Baron R.Anatomy and ultrastructure of bone.In:Favus MJ,ed. *Primer on the Metabolic Bone Diseases and Disorders of Mineral Metabolism*.2nd ed.New York,NY:Lippincott-Raven;1993:3-9. Copyright 1993,American Society for Bone and Mineral Research.

度。在纵向骨骼的生长中，软骨内成骨和膜内成骨分别决定了骨骼的长度和宽度[4]。机体以骨塑建的方式形成皮质骨，在这一过程中，成骨细胞骨形成与破骨细胞骨吸收解耦联。骨塑建会导致骨骼形状的变化，影响骨骼强度。骨塑建受力学的影响。在青少年身高突增期间骨塑建增加。在骨骼生长的过程中，生长板下方形成的宽皮质骨必须通过塑建/吸收的方式再塑，保证骨骼在维持狭窄管状结构的同时，实现纵向生长。

骨重建是保证骨骼稳定性和弹性的重要骨骼活动，是决定成人骨量和维持骨量的关键过程（图 30-2）。骨重建是临时协调的，以保持骨形成和骨吸收之间的平衡。承担骨重建的基本多细胞单元（basic multicellular units，BMU）由成骨细胞、破骨细胞、骨衬细胞及骨细胞构成。松质骨或小梁骨的骨重建比皮质骨更活跃[14]。在啮齿动物等较小的动物中，皮质骨可以保持层状。在大型动物及人类中，通过哈弗系统再建，层状的皮质骨逐渐被取代形成圆柱形骨单位。骨重建的启动是由内分泌、旁分泌和自分泌因子引导的。骨细胞通过极小的骨小管为骨衬细胞以及成骨细胞提供信号，启动骨重建[15]。这些细胞可以发出信号，募集破骨细胞至需要进行骨吸收的部位。之后产生基质蛋白及破骨细胞来源的因子，指导成骨细胞分

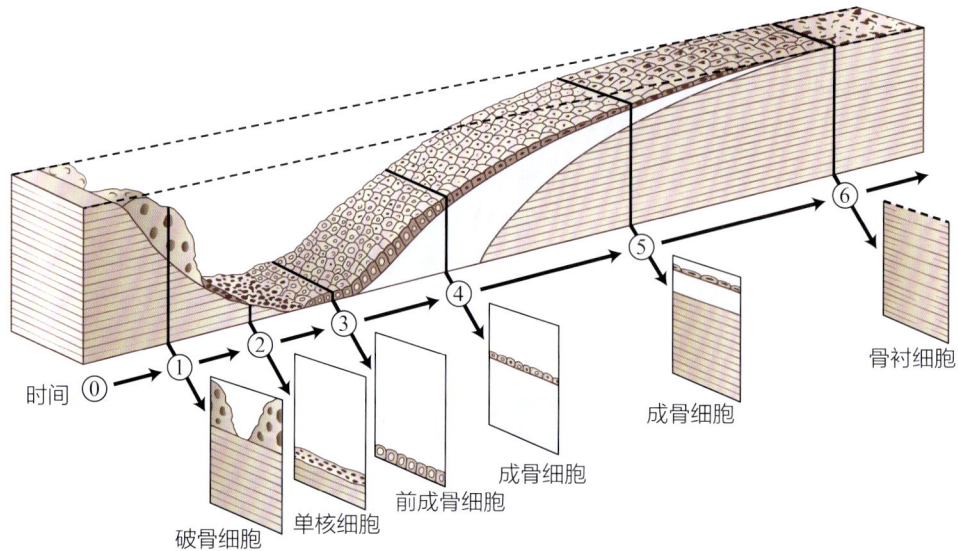

▲ 图 30-2　人类骨小梁中骨重建过程的三维重建

1. 破骨细胞的早期骨吸收；2. 单核细胞的晚期骨吸收；3. 前成骨细胞的逆转阶段；4. 成骨细胞早期基质形成；5. 晚期基质形成伴矿化；6. 完成骨重建，变成骨衬细胞（引自 Eriksen EF.Normal and pathological remodeling of human trabecular bone:three dimensional reconstruction of the remodeling sequence in normals and in metabolic bone disease.*Endocr Rev*.1986;7:379-408.Copyright 1986 by The Endocrine Society.）

化、胶原合成，以及最终促进基质矿化。

1. 骨基质与矿物质　骨基质含有大量不同走向分层的 I 型胶原。在哺乳动物的骨骼中，尽管一部分 I 型胶原成无序分布，但仍可增加骨基质的强度（图 30-3 和图 30-4）。骨基质中还含有其他蛋白，包含其他类型的胶原蛋白，这些胶原在 I 型胶原与基质中的非胶原蛋白的相互作用中发挥重要作用。骨基质中的非胶原蛋白，如骨钙素和多种蛋白聚糖，占骨骼总蛋白的 10%，可以指导纤维的形成、骨矿化、调节骨骼细胞与基质的黏附，并在骨形成和骨吸收过程中发挥作用。

不同骨基质中的蛋白组成不同，在编织骨和层状骨中，这一差异尤为明显[16]。蛋白质从分子量大于 400kDa 的大分子蛋白（如血小板反应蛋白、纤连蛋白）到 6kDa 的钙结合蛋白，即维生素 K 依赖性 γ- 羧化蛋白（如基质 Gla 蛋白和骨钙素）。骨钙素可以被完全羧化或不完全羧化，这取决于分子内被维生素 K 依赖性酶转变为 γ- 羧化谷氨酸的谷氨酸位点的数量。不完全的 γ- 羧化可能是华法林等抑制剂的作用，或脱羧过程的作用。羧化不足的骨钙素（GLU13-OCN）在骨吸收过程中从骨骼基质中释放出来。一些非胶原蛋白（如双糖链蛋白聚糖、核心蛋白聚糖、骨唾液蛋白、骨桥蛋白、骨黏附素）具有高酸性，在信号传导和造血龛基质中发挥重要作用。除了细胞附着序列外，这些蛋白质还含有不同数量的被称为糖蛋白或蛋白聚糖的糖类。骨的非胶原蛋白通常是高度磷酸化的，这使它

们能够结合钙，从而调节矿化。实验小鼠模型中的遗传操作提供了有关非胶原蛋白功能的重要信息。例如，在一些研究中，骨粘连蛋白基因的无效突变会导致骨量减少，这表明这种基质蛋白可能对维持正常的骨骼结构有重要意义[17]。然而，敲除骨钙素基因被证实会增加骨量[18]。

骨钙素基因缺失的小鼠身体成分显著变化，并且表现出胰岛素敏感性增强[19]。研究表明，GLU13-OCN 从骨骼基质中释放出来，可以与 B 细胞和脂肪细胞表面的 G 蛋白偶联受体结合，从而增加胰岛素的产生，以及脂肪细胞中葡萄糖转运[20]。此外，胰岛素本身可以刺激基质 GLU13-OCN 的释放。这一过程需要破骨细胞的共同参与，从而将骨重建与胰岛素敏感性的调节结合起来。成骨细胞中的胰岛素信号 FOXO1 下调骨保护素，从而增强破骨细胞生成，并最终促进骨吸收。破骨细胞活性增加为酸性环境介导的 γ- 羧基谷氨酸残基脱羧创造了必要的条件（图 30-5）[21, 22]。这是首个证明骨骼通过基质蛋白的释放发挥内分泌功能的研究。重要的是，这一发现使人们对骨骼在调节能量代谢中的作用有了更深入的了解。

2. 胶原合成　I 型胶原是骨基质中最丰富的蛋白质。它是一种刚性、杆状、不可溶分子，由两条 α_1 链和一条 α_2 链组成（图 30-4）[23, 24]。胶原蛋白链由重复的氨基酸三联体组成，每 1/3 个位置就有一个甘氨酸，并且含大量脯氨酸和赖氨酸。两条 α_1 和一条 α_2 胶原蛋白链形成了一个三螺旋体，通过脯氨酸和赖氨酸的残

I 型胶原单体和原纤维结构

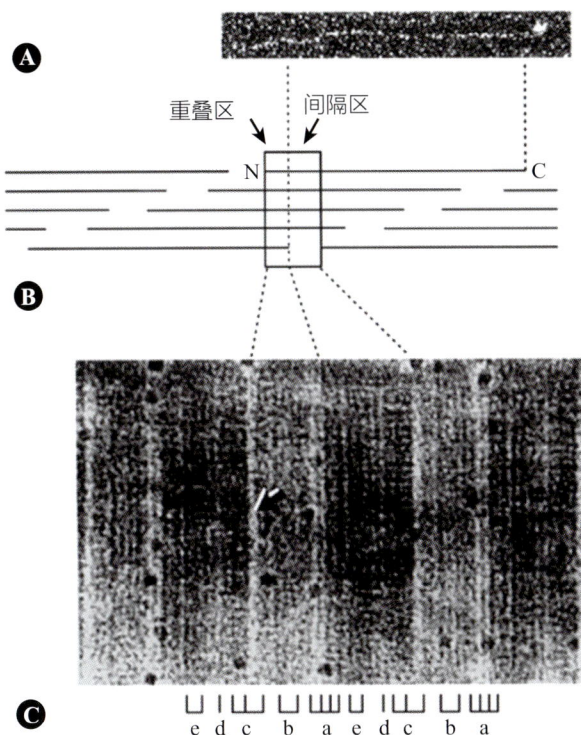

▲ 图30-3　I 型胶原单体及纤维状结果

A. 拍摄于旋转阴影电子显微镜。前胶原蛋白（约 300nm 长）为绳状三螺旋，两端有球状羧基末端（右侧）和氨基末端结构域。B. 胶原纤维的 Chapman 模型，图中所示为胶原纤维内原胶原单体排列情况，相当于原纤维染色示意图中重叠区和间隔区的位置。原胶原分子为水平棒状结构，原纤维中所有单体的极性由一个单体上的 N 端（NH₂ 末端）和 C 端（COOH 末端）标记表示。C. 在乙酸铀酰染色可见的原纤维中，戊二醛固定的肝素 – 金 I 型胶原纤维复合物的电镜照片。图片下方的字母显示正染色的原纤维带的位置，遵循公认的符号。B 与电镜照片之间的虚线显示的是对应的重叠区和间隔区。肝素 – 金颗粒相对于与原纤维分子结构的位置每 67 纳米为 1 个周期，从重叠区左边界的中心（原点，箭）延伸到重叠区右边界的中心。肝素 – 金颗粒是圆形黑色物体，主要存在于原纤维的 "a" 带区（经 The Rockefeller University Press 许 可 转 载，引 自 San Antonio JD,Lander AD,Karnovsky MJ,Slayter HS.Mapping the heparin-binding sites on type I collagen monomers and fibrils.*J Cell Biol*.1994;125:1179-1188.）

基羟基化，以及在抗坏血酸的作用下而保持稳定。胶原蛋白是在羧基端和氨基端有大量非螺旋状延伸部分的可溶性前蛋白。前胶原还含有有助于三螺旋结构形成的羧基端链间二硫键。前胶原蛋白被释放到粗面内质网的潴泡中，包装在高尔基囊泡中，并分泌到细胞外。通过特定的肽酶去除前胶原肽末端以产生成熟的不溶性的胶原分子，这些分子通过分子内和分子间交联进一步稳定。主要的胶原交联由赖氨酸和羟基赖氨酸残基形成，最终形成吡啶环结构（图 30-6）。此外，非酶交联是由于产生晚期糖基化终末产物（advanced

glycation end products，AGE）（如戊糖苷）的反应而形成。随着年龄的增长，特别是患有糖尿病的情况下，这一过程更加明显，损害了 I 型胶原蛋白在骨骼中的结构和正常功能[25]。

3. 矿化　骨矿物质由小而不完整的羟基磷灰石晶体组成，除了钙和磷酸盐外，还含有碳酸盐、镁、钠、钾等物质。骨骼的矿化有两种不同的机制：其一，在细胞外由碱性磷酸酶催化发生；其二，在基质囊泡由磷酸酶 1 催化发生[26]。这两种酶对充分矿化都至关重要，碱性磷酸酶可以增强磷酸钙沉淀抑制药焦磷酸盐的分解，而磷酸酶 1 通过作用于磷酸胆碱和磷酸乙醇胺，加速基质内的磷酸盐利用率。钙化软骨及编织骨的矿化都可能是从基质囊泡开始的[26]。软骨细胞和成骨细胞释放含有碱性磷酸酶的膜结合小体，在存在足够磷酸盐的情况下形成结晶团。相比之下，在板层骨中，胶原纤维紧密堆积，很少见到基质囊泡。在胶原沉积后，不会立即发生矿化，在已经矿化部位的边缘及成骨细胞之间形成一层 10～100μm 的未矿化类骨质。矿化的发生可能需要改变原纤维的结构和非胶原蛋白的组成。SIBLING 是一组由骨细胞合成的蛋白，如骨桥蛋白、DMP1、骨唾液酸蛋白、MEPE，在骨基质的钙沉积中发挥重要作用。SIBLING 与几种内肽酶（包括磷酸盐调节内肽酶同源物）结合，以伴 X 遗传（PHEX，磷酸盐调节基因）的方式通过调节 FGF23 合成调节磷酸盐代谢，同时也影响破骨细胞生成和能量代谢[27, 28]。胶原纤维的矿化开始于钙原纤维的孔区，因为该部位有更多允许无机离子聚集的空间（图 30-3）。矿化需要钙、磷酸盐及碱性磷酸酶。在维生素 D 缺乏、钙摄入量极低、低磷血症、编码碱性磷酸酶的基因突变、存在矿化抑制药焦磷酸盐的情况下，矿化过程会受阻[29]。骨活检时，骨矿化不全的特征是骨骼中类骨质（即骨表面新合成的未矿化的胶原蛋白）增加，而骨矿化不全最常见的原因是总非特异性碱性磷酸酶缺失所导致的低碱性磷酸酶血症。近期研究结果表明，重组碱性磷酸酶可以促进骨骼矿化，改善低碱性磷酸酶血症患者的生活质量[30]。

4. 成骨细胞和骨细胞对胶原的降解　在骨重建的过程中，胶原蛋白会被一组称为胶原酶的蛋白酶裂解和降解。这组胶原酶即基质金属蛋白酶（matrix metalloproteases，MMP），可以在中性环境下裂解胶原纤维，是胶原降解、骨基质分解及骨重建过程的核心环节。骨骼中存在 3 种胶原酶：胶原酶 1（即 MMP1），胶原酶 2（即 MMP8），胶原酶 3（即 MMP13）[31]。人成骨细胞表达胶原酶 1 和 3 的基因（MMP1 和 MMP13）。静止的成骨细胞仅分泌少量的胶原酶，而胶原酶量的变化与骨吸收的变化息息相关。胶原酶在骨重建中发挥重要作用。胶原酶 3 基因敲除或 α₁ I 型胶原基因突变[32]的小鼠对胶原酶 3 的切割有抗性，即

赖氨酰和脯氨酰残基
- 羟基化
- 羟赖氨糖基化

形成三螺旋结构

前胶原蛋白

内质网

分泌囊泡

分泌

前胶原蛋白

前胶原 N 端蛋白酶　　　前肽切割　　　前胶原 C 端蛋白酶

N 端前肽　　　　　　　　　　　　　　　　C 端前肽

N 端肽　　　　　　　　　C 端肽

原纤维形成

原纤维

赖氨酰氧化酶

交联纤维

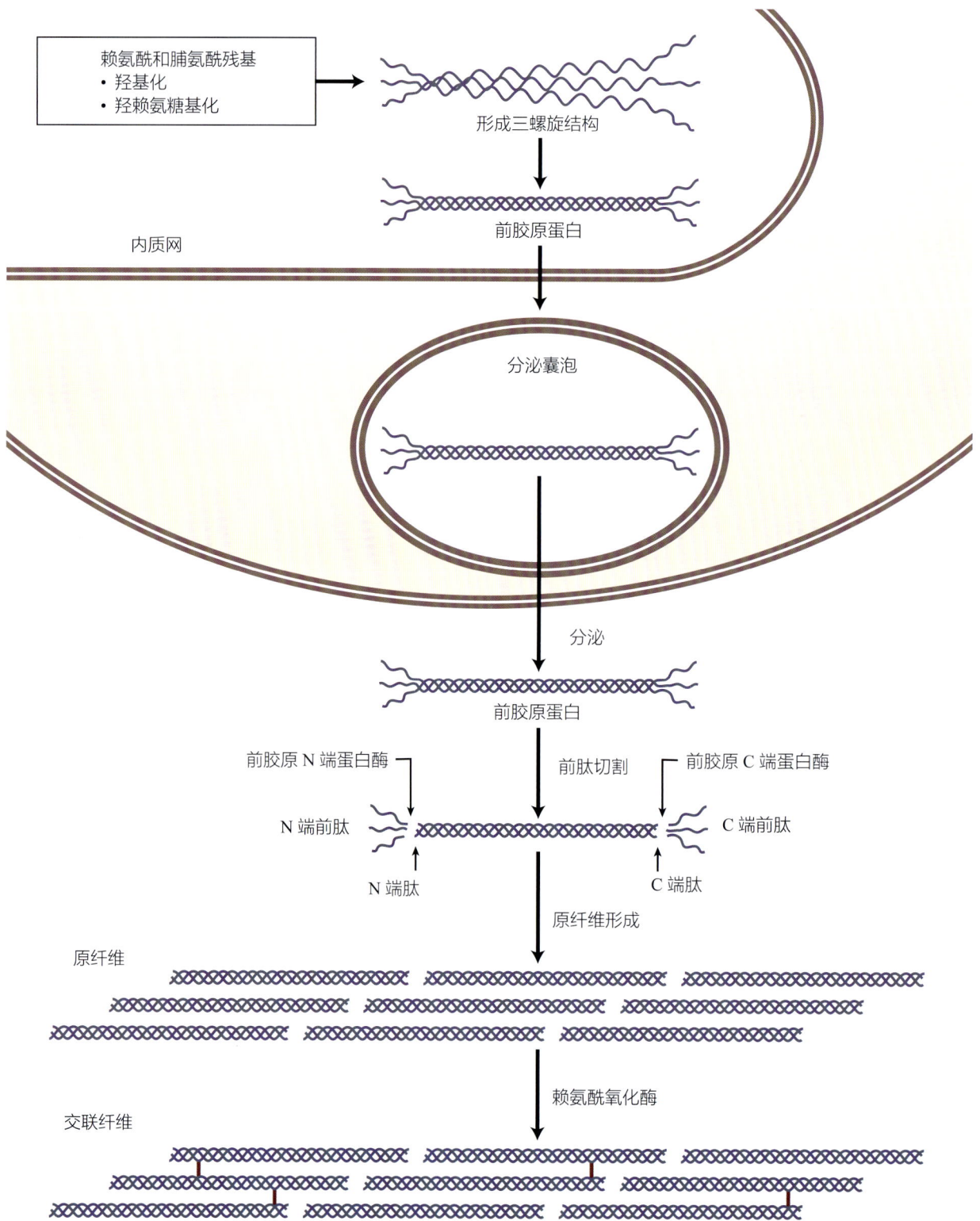

▲ 图 30-4　I 型胶原不同翻译后修饰和组装成原纤维的示意图

经许可转载，改编自 Myllyharju J,Kivirikko KI. Collagens, modifying enzymes and their mutations in humans, flies and worms. *Trends Genet*. 2004; 20: 33-43 and Viguet-Carrin S, Garnero P, Delmas PD. The role of collagen in bone strength. *Osteoporos Int*. 2006; 17: 319-336.

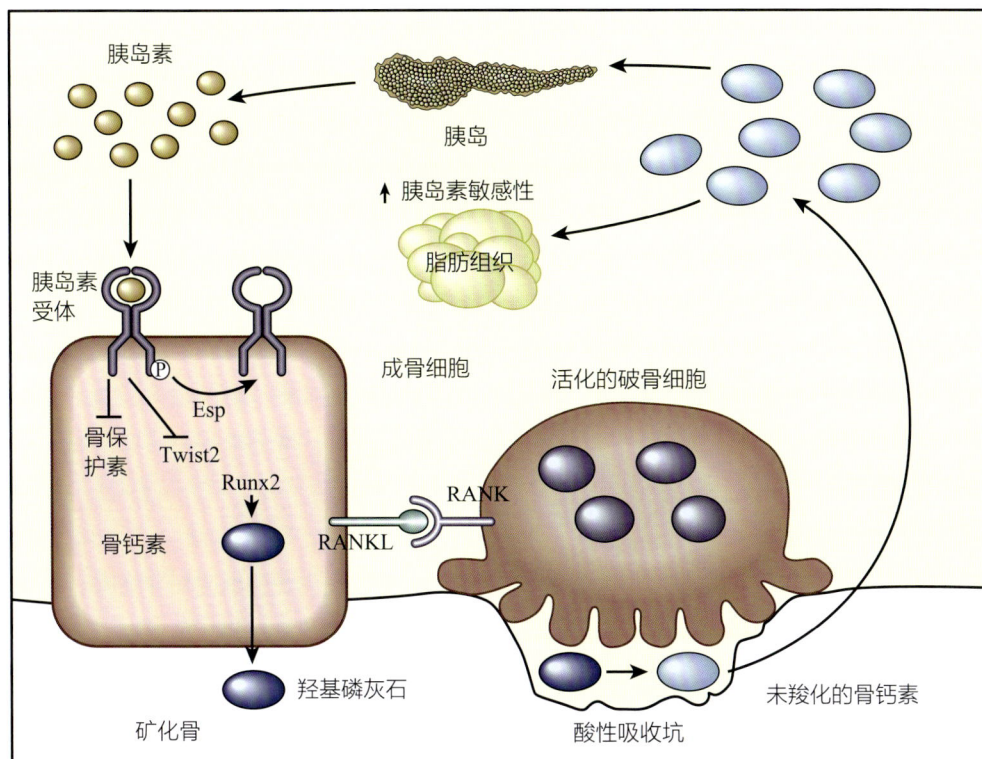

▲ 图30-5　胰岛素／骨钙素轴的能量调节和骨转换

正如 Ferron[22] 和 Fulzele[21] 及其同事的研究所示，假定的前馈调节回路将骨转换与能量调节联系起来。胰岛素激活骨重建（如增加成骨细胞的骨形成和破骨细胞的骨吸收），进而将未羧化的骨钙素从骨骼基质中释放到循环中。这一过程增加了胰岛素分泌，以及脂肪细胞的胰岛素敏感性。由 Esp 基因编码的酪氨酸磷酸酶 OST-PTP 与胰岛素受体结合并通过去磷酸化抑制胰岛素受体。转录因子 Twist2 是成骨细胞分化的关键性抑制因子。骨保护素是 RANKL 受体激活剂的成骨细胞特异性抑制剂，作为诱饵受体阻断骨吸收。羟基磷灰石是骨骼的矿物质成分 [引自 Rosen CJ,Motyl KJ.No bones about it:insulin modulates skeletal remodeling.*Cell*.2010;142(2):198-200.]

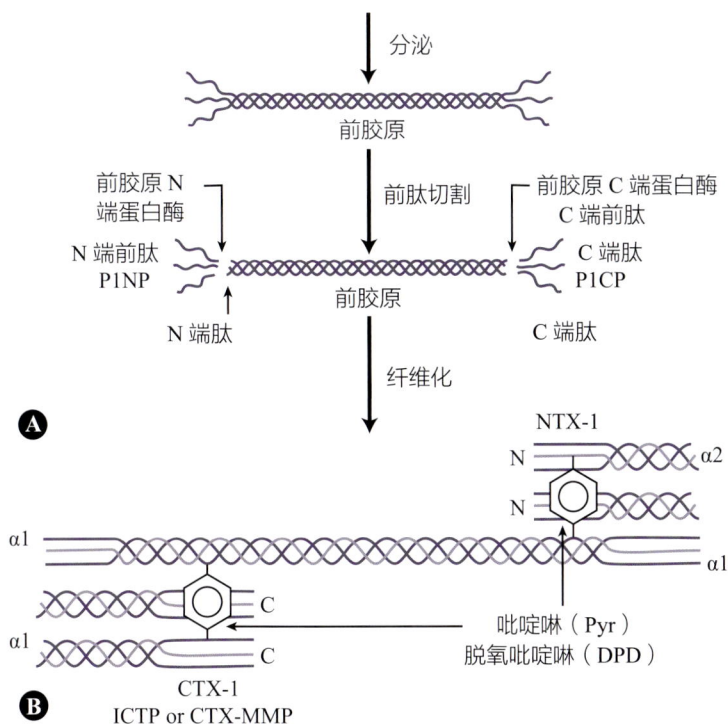

◀ 图30-6　A. 在骨形成过程中，Ⅰ型胶原分子的合成始于前胶原的合成，之后前胶原氨基端和羧基端被切割（分别为 P1NP 和 P1NP）。分子的中心部位，即胶原蛋白的三螺旋被整合到骨基质中。B. 骨吸收过程中，Ⅰ型胶原分解后产生不同的产物：交联分子（吡啶啉、脱氧吡啶啉），由组织蛋白酶 K 产生的 C 端交联端肽（CTX-1）和 N 端交联端肽（NTX-1），由金属蛋白酶（ICTP 或 CTX-MMP）产生的 C 端端肽

改编自 Szulc P, Kaufman JM, Delmas PD. Biochemi cal assessment of bone turnover and bone fragility in men. *Osteoporos Int*. 2007; 18: 1451-1461.

使暴露于甲状旁腺激素也不会进行骨吸收[33]。成骨细胞合成胶原酶受激素和骨微环境中细胞因子的调控，这些激素及细胞因子通过转录和转录后机制发挥作用[34]。需要注意的是，骨微环境中胶原蛋白受到胶原酶的切割虽然是一个早期且必然发生的事件，但是在骨重建过程中，大部分胶原蛋白的降解是由破骨细胞完成的。破骨细胞分泌的氢离子和酶（如 CTSK），可以溶解矿物质并降解基质。胶原蛋白碎片的裂解使其可通过尿液排出，因此一些灵敏的检查可发现尿液中的 N- 端或 C- 端片段。

近期有很多证据表明，骨细胞参与了骨重建。骨细胞是终末分化的成骨细胞，埋在骨骼基质中，但表达 PTH 受体且有代谢活性。骨细胞排列形成一个叫骨单元的功能单位。骨单元包括一个精密的树突状网路，可以与骨表面通信，并且可能参与骨骼的机械感应。骨细胞还富含 RANKL，RANKL 可增强破骨细胞分化，特别是在机体钙需求量增加的状态下，如哺乳期或雌激素缺乏急性期。此外，骨细胞也可以分泌酶，如酸性磷酸酶和胶原酶，通过一种叫作"骨细胞溶骨"的过程直接降解骨基质。骨细胞本身是否也分泌碱性磷酸酶并参与正常的骨重建过程仍存在争议。

5. 骨衬细胞、成骨细胞和骨细胞　骨细胞是成骨细胞终末分化的细胞，不再进行有丝分裂（图 30-7）。成骨细胞来源于骨骼微环境中的间充质细胞[35]。成骨前体细胞也可以出现在循环系统中，特别是在生长期间或受伤后；这部分细胞起源于骨骼组织，但其对骨形成中的作用尚不明确。骨祖细胞 / 前成骨细胞可以增殖分化成具有各种表型特征的活化成骨细胞[36]。例如，早期发育和修复过程中的成骨细胞会产生编织骨，而更成熟的成骨细胞会产生板层骨。成骨细胞活性在骨形成过程中也会发生变化，有的成骨细胞形态较高且排列紧密，在小面积区域产生大量基质，而有的成骨细胞形态更为扁平，在面积更大的区域以较慢的速度产生基质。但所有的成骨细胞都有一些共同的特征：细胞之间的连接方式为缝隙连接，细胞内含有密集的粗面内质网和大高尔基复合体，并且能以定向方式分泌胶原和非胶原蛋白。某些产物，如骨钙素，几乎完全由成骨细胞和骨细胞合成。大部分成骨细胞合成的骨钙素沉积在基质中，在之后的骨重建过程中被释放出来。因此，血清骨钙素水平反映的是骨转换水平而不是骨形成本身。GLU13-OCN 可能作为一种内分泌激素，促进胰岛素分泌并增强外周组织的胰岛素敏感性。

成熟的成骨细胞生成基质的能力有限，骨形成需

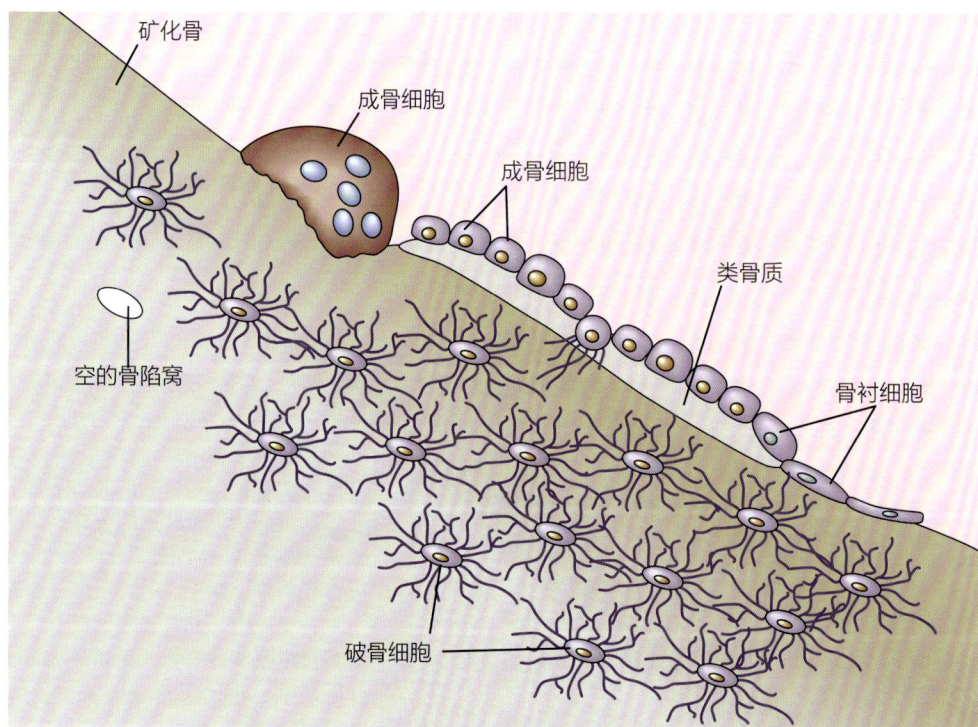

▲ 图 30-7　进行活跃骨重建的骨小梁表面的微观结构
破骨细胞通过吸收骨基质区域来启动骨重建，紧接着是成骨细胞分化和类骨质（未矿化的骨基质）形成来填补被吸收的骨。在这一过程中，一小部分成骨细胞进一步分化成骨细胞，埋在骨基质中，加入骨细胞网络。成熟的骨表面排满了骨衬细胞，其起源和功能尚不明确 [引自 DiGirolamo DJ, Clemens TL, Kousteni S. The skeleton as an endocrine organ. *Nat Rev Rheumatol.* 2012;8(11):674-683.]

要新的成骨细胞不断到达骨表面来维持。成骨细胞数量和功能取决于激素、局部生长因子及细胞因子水平。这些因子可以促进前成骨细胞增殖（发挥细胞有丝分裂原的作用）、分化，修饰成骨细胞的功能或增加骨细胞形成[37]。成熟成骨细胞最终的命运各不相同：凋亡；埋在骨基质中成为骨细胞；转换成扁平的骨衬细胞，骨衬细胞合成的蛋白质很少，但以一层薄薄的细胞质层覆盖于大部分骨表面上（图 30-7）。

骨衬细胞呈扁平的成纤维细胞样外观。近期有研究表明，骨衬细胞并不是静止细胞，而是以类似于骨细胞的方式，可作为骨重建单位的更活跃的参与者。例如，骨衬细胞表达成骨细胞分化过程中的重要转录因子 osterix（Sp7）。此外，这些细胞通过骨小管与埋在基质内的骨细胞进行交流，并且与骨细胞表达类似的分化标志物。PTH 是骨重建的兴奋剂，骨衬细胞可作为骨重建单位中加速转换过程所必需的储备细胞池，在受到 PTH 刺激后分化成成骨细胞[38]。骨衬细胞也表达干细胞样基因，这可能表示成骨细胞存在去分化，或者提示这些细胞可以作为骨骼祖细胞甚至是成脂祖细胞的新的储备库。

骨髓基质中含多能细胞，可以分化成成骨细胞、软骨细胞、脂肪细胞等不同间充质谱系的细胞（图 30-8）[35]。细胞最终的表型取决于细胞所处微环境中存在的因素、缺氧程度、细胞的生化和代谢特征，以及这些因素对细胞内信号传导及基因表达的影响。转录因子的类型和数量对应的是与 DNA 结合以调节基因转录的核蛋白。某些转录因子可以决定未分化细胞的命运，尽管这一调控过程较复杂且受到代谢相关因素的影响（如充足的线粒体和糖酵解装置）[39]。

CCAAT/ 增强子结合蛋白 β 和 δ、PPARγ 在脂肪细胞定向分化中起重要作用，而 RUNX2 在成骨细胞定向分化中发挥核心作用[41, 42]。靶向破坏 RUNX2 基因会导致软骨细胞成熟紊乱、成骨细胞发育停滞而导致的骨形成完全停止[42]。

osterix（Sp7）是软骨内成骨和膜内成骨所需的另一种转录因子，受到 RUNX2 的调节，是成骨细胞分化的下一个阶段。由于成骨细胞分化晚期停滞，Sp7 缺失的小鼠不能形成矿化的骨骼。核因子之间的相互作用是转录和分化调节中的常见步骤[43]。Osterix 与 NFAT 相关联并协同作用，NFAT 是一种调节成骨细胞

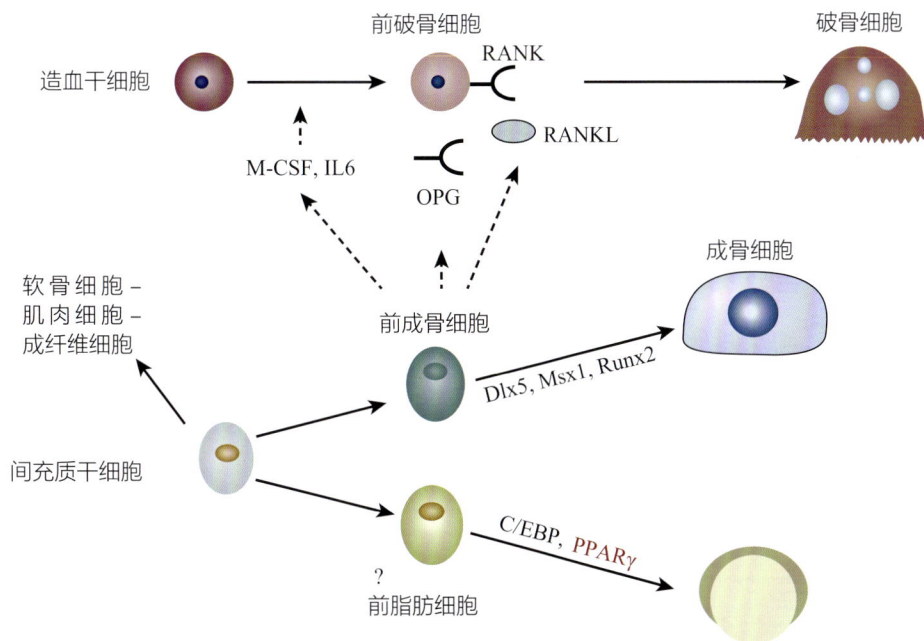

▲ 图 30-8 间充质干细胞分化成成骨细胞需要激活几个关键因子，如 **Runx2**、**BMP2**、**TGFβ** 和转录因子 **Sp7(osterix)**，这一级联事件中的准确排序尚未完全澄清。脂肪分化过程中，间充质干细胞中有两个关键因素需要激活：**C/EPBα**、**β 和 δ**，以及 **PPARα、γ2 和 δ**。内源性（如前列腺素 J2、长链和氧化脂肪酸）或外源性（如罗格列酮）配体对 PPARγ2 的激活会导致间充质干细胞远离成骨细胞谱系向脂肪细胞分化。在体外，这种转变的特点是互斥的，细胞只能分化成脂肪细胞或成骨细胞。脂肪细胞可释放炎性细胞因子，脂肪细胞也可产生瘦素、脂肪素、脂联素和抵抗素等循环激素。实箭表示已经确定的调节网络，虚箭表示潜在的调节通路。

C/EBP.CCAAT/ 增强子结合蛋白；Dlx5. 无远端同源盒 5；IL. 白细胞介素；M-CSF. 巨噬细胞集落刺激因子；Msx1.MSH 同源框同源物 1；OPG. 骨保护素（TNF 配体超家族，成员 11）；PPAR. 过氧化物酶体增殖物激活受体；RANK. 核转录因子 κB 受体激活剂（TNF 受体超家族，成员 11a）；RANKL.RANK 配体（TNF 受体超家族，成员 11）；Runx2. 相关转录因子 2[引自 Rosen CJ, Bouxsein ML. Mechanisms of disease: is osteoporosis the obesity of bone? *Nat Clin Pract Rheumatol*. 2006; 2(1): 35-43.]

生成和破骨细胞生成的转录因子[44]。CCAAT/ 增强子结合蛋白可以与 RUNX2、ATF/cAMP 反应元件结合蛋白家族蛋白相互作用。AFT4 在成骨细胞功能中起核心作用，其活性受核基质附着区结合蛋白 SATB2 的调节，SATB2 与 ATF4 和 RUNX2 相互作用，以调节成骨细胞分化[45]。

成骨细胞向骨细胞的转换涉及代谢活动的变化，以及广泛树突状突起网络的形成。该网络能协助相邻骨细胞之间、骨细胞与骨表面细胞之间的交流（图 30-9）。成骨细胞和骨衬细胞都包含通过骨小管连接下层骨细胞的细胞突起。矿化完成后骨细胞被矿化骨包裹，这些突起能维持骨细胞之间的联系，并帮助维持至少两个对多细胞单元至关重要的特征：首先，扩展的合胞体及其广泛的管状网络允许小分子从骨髓中快速扩散，同时允许骨细胞的细胞质与细胞质之间的直接转运（细胞 – 细胞连接），对于支持骨细胞的活力很重要；其次，它允许骨皮质和基质之间以分泌因子的形式不断交换信息，以调节骨重建及骨衬细胞等前体细胞的募集（图 30-9 和图 30-10）。

最初，骨细胞可以继续合成胶原蛋白，在骨矿化中发挥作用。随后，骨细胞 – 成骨细胞合胞体的主要作用变成感知机械力[46]。骨细胞可以感知骨骼变形和体液转移，并为骨骼大小和形状的适应性重塑提供信号[46]。一种假设是，微小的压力在骨细胞之间的骨小管中产生流体剪切应力。这种效应可能通过离子通道的变化或生物活性分子的产生导致细胞内信号传导。骨微损伤区域含有凋亡的骨细胞，这可能为破骨细胞启动骨重建和随后去除受损骨提供信号[23]。

成骨谱系细胞对骨形成、启动骨吸收很重要。成熟的成骨细胞和骨细胞都可能在激活骨吸收中起作用。大多数刺激骨吸收的激素作用于成骨细胞谱系的细胞，刺激 RANKL 和 CSF1 的合成和释放，这对破骨细胞生成至关重要[46, 47]。成骨细胞还产生调节细胞因子、前列腺素、局部生长因子等调节骨吸收的其他因子。在细胞培养中，成骨细胞和造血细胞之间的接触是破骨细胞形成所必需的（图 30-11）。成骨细胞也可能通过释放胶原酶、其他金属蛋白酶和纤溶酶原激活物在启动骨吸收中发挥作用。这些酶可以去除骨表面阻止破骨细胞进入矿化基质的蛋白。成骨细胞还通过产生调节造血细胞生长和发育的生长因子、细胞因子和趋化因子来影响骨髓的发育与维持。

6. 破骨细胞分化与功能 破骨细胞源于骨髓髓系造血干细胞。造血干细胞在细胞因子及可能的细胞 – 细胞相互作用下，表达决定其向破骨细胞谱系分化的转录因子（图 30-12）。CSF1（如 M-CSF）是调节破骨祖细胞在骨髓中复制和发育的主要细胞因

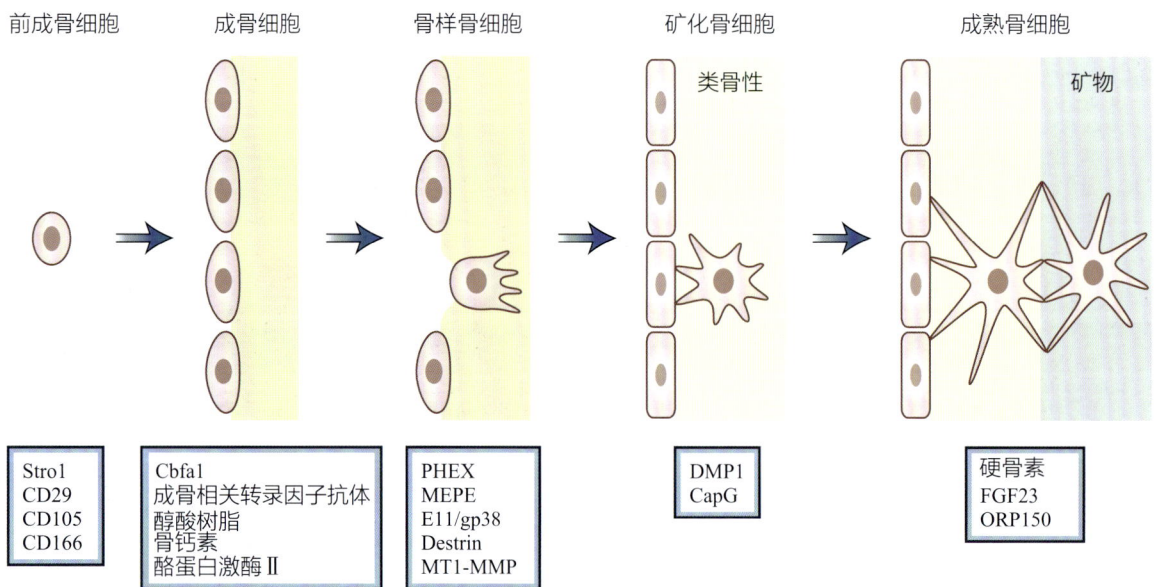

▲ 图 30-9　成骨细胞发育成骨细胞过程中标志物的表达

骨细胞是产生基质的成骨细胞的后代，是间充质干细胞的后代，表达 Stro1、CD29、CD105 和 CD166。产生基质的成骨细胞表达成骨细胞分化所必需的 Cbfa1 和 osterix，其次是生成类骨质所必需的碱性磷酸酶和胶原蛋白。骨钙素由晚期成骨细胞产生，在骨细胞中持续表达。某些特定的细胞嵌入类骨质中并开始延伸树突状突起，与已经嵌入的细胞和骨表面上的细胞保持连接。E11/gp38 和 MT1-MMP 等分子似乎在树突或骨小管的形成中起作用，而 destrin 和 CapG 等调节细胞骨架的形成。磷酸调节内肽酶同系物、PHEX、MEPE 和 DMP1 调节生物矿化和矿物质代谢，FGF23 调节肾磷酸盐排泄。FGF23 不仅在低磷血症动物的骨细胞中升高，而且在正常大鼠的骨细胞中也升高。硬骨抑素是成熟骨细胞的标志物，是骨形成的负调节剂。ORP150 可以在缺氧环境中保持该细胞的活力 [改编自 Bonewald LF.The amazing osteocyte.*J Bone Miner Res*.2011;26(2):229-238.]

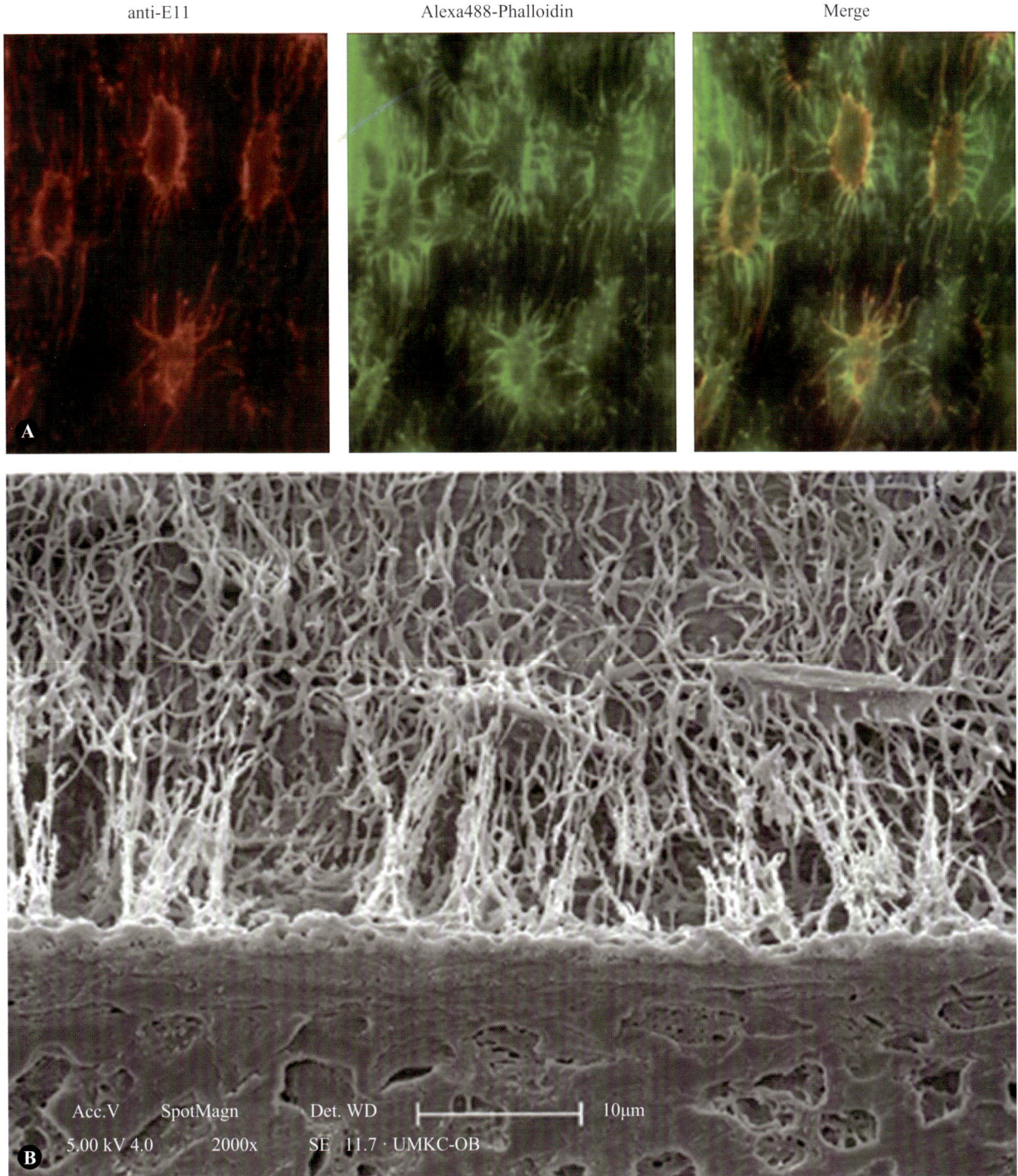

▲ 图 30-10　**A.** 骨细胞使用抗 **E11** 免疫染色和 **Alexa488-Phalloidin** 染色可以对 **12** 天大小的小鼠颅骨中成熟骨细胞和早起骨细胞进行可视化。合并后的图像显示，大部分 **E11** 位于细胞表面及树突状凸起中。此外，观察后可发现，细胞表面末端的树突有一个功能未知的球状尖端。这一结构必须与骨表面上的细胞接触。**B.** 酸蚀树脂包埋的小鼠标本显示，骨细胞腔隙骨骨表面之间用骨小管连接。朝向骨表面的骨小管表面较粗糙，远离骨表面的骨小管表面较光滑，这表明已经形成和正在形成的骨小管之间存在差异。两组图片都展示了骨细胞网络，以及骨细胞与骨表面之间联系的复杂性

A. 引自 Dr.Sarah Dallas,University of Missouri at Kansas City,MO；B. 引自 Bonewald LF.The amazing osteocyte.*J Bone Miner Res.* 2011;26(2):229-238.

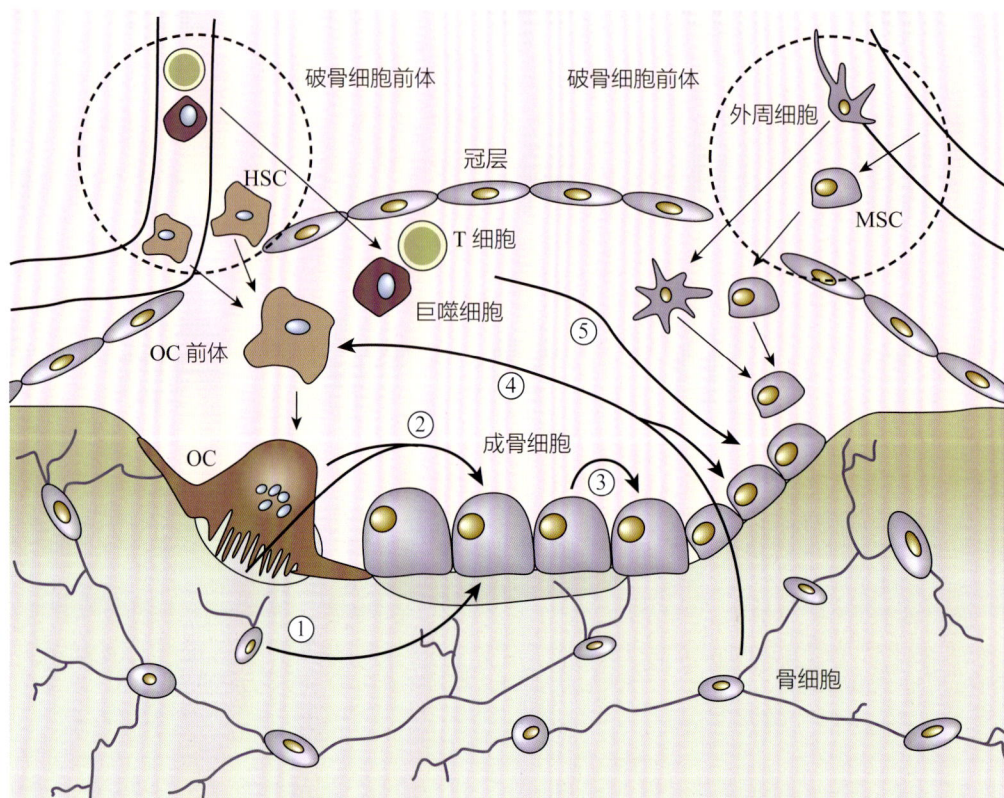

▲ 图 30-11　包括骨重建过程中所有步骤的基本多细胞单元内的细胞间通讯通路

1. 骨细胞作用于成骨细胞的刺激性和抑制性信号（如 OSM、甲状旁腺激素相关肽和硬骨抑素）。2. 破骨细胞作用于成骨细胞的刺激性和抑制性信号（如基质衍生的 TGFβ、IGF-1、CT-1、Sema4D、S1P）。3. 成骨谱系细胞内的刺激性及抑制性信号（如 phrinB2、EphB4、Sema3a、甲状旁腺激素相关肽和 OSM）。4. 成骨细胞、破骨谱系细胞之间的刺激性及抑制性信号（如 NF-κB 配体的受体激活剂、Sema3B、Wnt5a 和骨保护素）。5. 骨髓细胞作用于成骨细胞的信号（如巨噬细胞产生的 OSM、T 细胞产生的 IL 和 NF-κB 配体的受体激活剂）。HSC. 造血干细胞；MSC. 间充质干细胞；OC. 破骨细胞（引自 Sims NA, Martin TJ. Coupling the activities of bone formation and resorption:a multitude of signals within the basic multicellular unit. *Bonekey Rep*. 2014; 3: 481.）

子。转录因子 SPI1（以前称为 PU.1）的表达也是破骨前体细胞发育所必需的因子[48]。在骨髓中，破骨前体细胞是多能的，可以分化成单核巨噬细胞、树突细胞或前破骨细胞[49]。前破骨细胞可融合形成具有骨吸收功能的高度分化的多核破骨细胞。破骨细胞还表现出其他显著特征，如含有大量线粒体、能在含氧和缺氧环境中进行骨吸收、对细胞凋亡的易感性[50]。通过破骨细胞途径的进展受多种局部和全身激素的影响，如 1,25-(OH)$_2$D、前列腺素和细胞因子 IL-1、IL6 和 TNF。骨巨噬细胞是骨重建单位中的巨噬细胞，可能与骨重建单位上方冠层发育、被降解蛋白质的清除及抗原呈递相关。此外，骨巨噬细胞可能在移除衰老的成骨细胞中发挥作用。

直接调节破骨细胞生成和功能的成骨细胞谱系产物的性质已得到阐明[47]。破骨细胞形成的主要刺激物是 RANKL，这是一个 TNF 蛋白质超家族的成员。最初被认为是活化的 T 淋巴细胞的产物，后来研究发现，RANKL 是间充质基质细胞、前成骨细胞、骨细胞及

肥大的软骨细胞产生的促进破骨细胞生成的主要刺激因子。基本上所有刺激破骨细胞形成的因子都会刺激成骨谱系细胞产生 RANKL，包括 PTH、1,25-(OH)$_2$D、前列腺素和许多细胞因子。缺乏 RANKL 的小鼠不会形成破骨细胞，因此患有骨硬化症。相反，外源性注射 RANKL 会刺激小鼠体内破骨细胞的形成及骨吸收，这可能与骨髓脂肪增加相关。RANKL 以膜蛋白的方式产生，在活化的 T 细胞中，RANKL 从细胞膜上裂解并作为可溶性因子释放[51]。目前尚不清楚成骨谱系细胞是否也以相似的方式产生 RANKL，但有证据表明，在骨转移的恶性细胞中，会以这种方式释放可溶性 RANKL。

OPG 是破骨细胞生成的天然抑制剂。作为 RANKL 的可溶性受体，OPG 与 RANKL 结合后可以阻止 RANKL 与其同源受体 RANK 的相互作用。OPG 来源广泛。在骨髓环境中，包括 PTH、1,25-(OH)$_2$D 和 PGE2 在内的很多骨吸收刺激因子都会抑制 OPG 的产生。RANKL 与 OPG 在破骨细胞生成与促进骨吸收

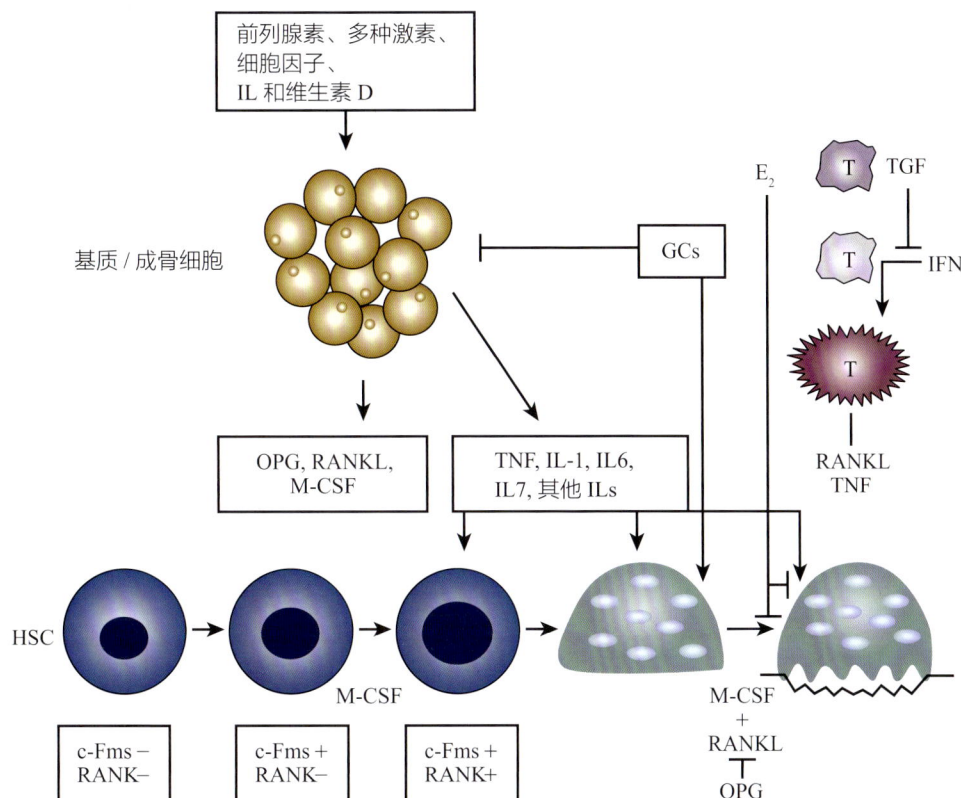

▲ 图 30-12　细胞因子、激素、类固醇及前列腺素在破骨细胞形成中的作用

在其他细胞因子的作用下，HSC 往髓系分化，表达 c-Fms（M-CSF 的受体）及 RANK（RANKL 的受体），分化成破骨细胞。骨髓中的间充质干细胞在一系列刺激下分泌促破骨分化蛋白及抗破骨分化蛋白，后者主要是骨保护素。糖皮质激素间接抑制骨吸收，但也可能靶向破骨细胞及其前体。雌激素通过复杂的机制抑制 T 细胞的活化，减少其分泌 RANKL 和 TNFα。性激素类固醇还能抑制成骨细胞、破骨细胞的分化及生命周期。一个骨吸收的关键调节因素是 RANKL/OPG 的比值。IFN. 干扰素；IL. 白细胞介素；M-CSF. 巨噬细胞集落刺激因子；TGF. 转化生长因子（引自 Rosen CJ,ed.*Primer on the Metabolic Bone Diseases and Disorders of Mineral Metabolism*.8th ed.Ames,IA:Wiley-Blackwell;2013:2–33,Copyright 2013,American Society for Bone and Mineral Research.）

中发挥相反的作用。缺乏 OPG 的小鼠患有骨质疏松症，而过度表达 OPG 的小鼠骨量增加。这些结果，结合 RANKL 缺陷小鼠和注射 RANKL 的小鼠的结果表明，破骨细胞介导的骨吸收受到 RANKL 和 OPG 联合作用的严格调控。

　　RANKL 的活性受体是 RANK，RANK 是 TNF 受体超家族的成员。破骨细胞及前体细胞在 M-CSF 的刺激下表达 RANK[52]。RANKL 与 RANK 的结合激活了一系列细胞内通路，这些通路可激活 NFκB 和 MAPK，以及 NFAT 和 AP1 转录因子家族。TRAF（特别是 TRAF6）是泛素 E_3 连接酶，可在细胞内结合 RANK 并参与 RANK 应答。缺乏 TRAF6 的小鼠，与缺乏 RANK 的小鼠一样，会发展成骨硬化症。除了对骨骼的影响外，RANKL/RANK 系统还涉及淋巴细胞功能、皮肤屏障功能、乳房和淋巴结的发育。成熟的破骨细胞表达 RANK，用 RANKL 处理这些细胞可以抑制破骨细胞凋亡，并促进骨吸收[53]。

　　除了 RANKL，M-CSF 对破骨细胞的形成也至关重要。缺乏 M-CSF 的小鼠会患骨硬化症，并且极度缺乏破骨细胞[54]。体外培养破骨前体细胞时，同时存在 M-CSF 及 RANKL 才能形成成熟的破骨细胞。M-CSF 增强破骨前体细胞中 RANK 的表达，并且抑制破骨前体细胞和成熟破骨细胞的凋亡。M-CSF 受体 CSF1R（既往被称为 C-FMS）存在于破骨前体细胞及成熟的破骨细胞上[52]，与 M-CSF 结合后，会激活受体的酪氨酸激酶活性，从而引起一系列下游信号通路的变化。

　　有一组共激活分子对破骨细胞的发育至关重要。这些分子包括细胞质 ITAM 家族的成员，即 FcRγ 和 DAP12。ITAM 蛋白与破骨前体细胞的细胞膜中的受体蛋白相互作用。在髓系细胞中，发现了一些与 ITAM 相关的受体，目前确定破骨细胞相关受体 OSCAR 和配对的免疫球蛋白样受体 PIR 与 FcRγ 相互作用，而髓系细胞 2 表达的触发受体 TREM2 与信号调节蛋白 $β_1$ SIRPB1 与 DAP12 相互作用。缺乏 FcRγ 和 DAP12 的小鼠尽管能够表达 RANKL、RANK、M-CSF 和 CSF1R，但仍会出现骨硬化症和破骨细胞形成缺陷[44, 55]。部分与该信号通路互作的配体在基因层面尚未被证实，这些配体与 RANKL 一同刺激细胞内钙的累积，从而使 NFAT 去磷酸化并转移到细胞核，作为转录因子发挥作用。

在体外形成多核破骨细胞样细胞需要造血干细胞龛中的造血前体细胞和间充质/成骨细胞谱系的细胞[56]。体内及体外培养中，单核破骨前体细胞附着在骨表面上并融合形成多核破骨细胞[57]。在进行骨吸收的过程中，可能会继续融合新的细胞到现有的破骨细胞中。破骨细胞的寿命有限。随着破骨细胞变得不活跃，细胞会因细胞凋亡而死亡。增强骨吸收的激素可能会延缓破骨细胞凋亡，而骨吸收抑制剂可能会加速破骨细胞凋亡。破骨细胞骨吸收受抑制的机制尚未完全清楚，可能与钙离子在骨吸收部位表面的聚集或在骨吸收过程中释放的局部抑制性因子（TGFβ）相关。

成熟的破骨细胞是一种独特且高度特化的细胞（图 30-13）。它通常包含 10～20 个细胞核，但在佩吉特骨病和骨巨细胞瘤中可见到多达 100 个细胞核的巨大破骨细胞。破骨细胞的大体积可能对其骨吸收功能至关重要。研究证明，在小鼠中抑制或敲除 DC-STAMP 会导致小鼠仅产生骨吸收活性受损的单核破骨细胞[58]。

破骨细胞再吸收骨的能力既取决于它们将骨表面区域与细胞外液分离的能力，又取决于其创造一个可溶解骨矿物质和降解基质的局部微环境的能力。破骨细胞必须极化并产生与吸收空间相对的基底外侧膜，从而促进骨吸收产物的排出（图 30-13）。骨吸收装置包含一个中央褶皱边缘区域，该区域分泌氢离子和蛋白水解酶，周围是一个透明或封闭的区域，被称为"伪足小体"。伪足小体中含有与 $\alpha_v\beta_3$ 整合素连接的丝状肌动蛋白，它将细胞锚定在骨表面。破骨细胞通过伪足小体中的整合素与基质中的非胶原蛋白（如玻璃体结合蛋白和骨桥蛋白）相互作用而附着在骨骼上。

与褶皱膜相邻的骨吸收空间的酸化需要破骨细胞具有液泡质子泵（H^+–ATP 酶）和氯离子通道，氯离子通道与跨褶皱膜的氢离子分泌耦联以保持电子中性[59, 60]。这些破骨细胞 H^+–ATP 酶泵类似于使细胞内细胞器酸化的液泡质子泵，但在破骨细胞中，它们被外置以增加骨吸收空间中的细胞外氢离子浓度（图 30-13）。在碳酸酐酶 II 的作用下，氢离子从碳酸中解离出来。解离产生的碳酸氢盐通过破骨细胞基底外侧膜的氯化物–碳酸氢盐交换从细胞中去除。离子泵可以将溶解的钙从骨表面通过细胞输送到细胞外液。

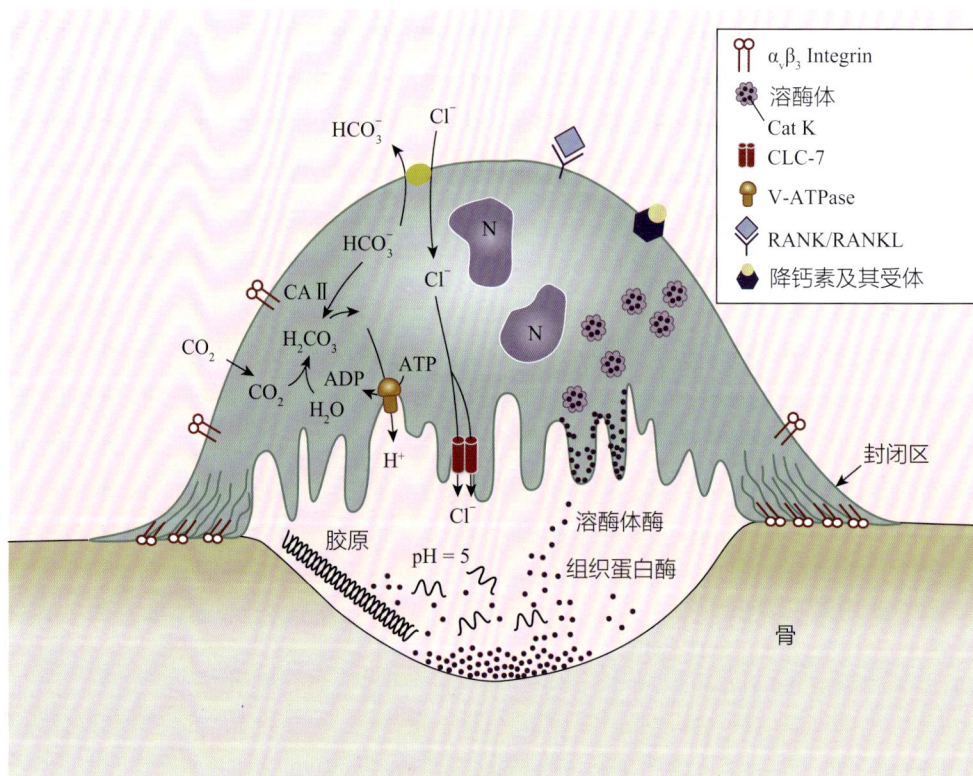

▲ 图 30-13　破骨细胞骨吸收示意图

破骨细胞通过分泌 H^+、Cl^- 酸化吸收腔用于脱矿。分泌溶酶体组织蛋白酶 K 降解 I 型胶原。ADP. 二磷酸腺苷；ATP. 三磷酸腺苷；ATPase. 三磷腺苷酶；CLC-7. 氯化物通道 7；RANK. κB 核转录因子 κB 的受体激活剂；RANKL. RANK 配体（引自 Rodan SB, Duong LT. Cathepsin K—a new molecular target for osteoporosis. *IBMS Bonekey*. 2008; 5: 16-24.）

然而，如果密封区被破坏，钙也可以直接到达细胞外液。破骨细胞产生的蛋白水解酶包括溶酶体酶和金属蛋白酶[61]。溶酶体蛋白酶可以在褶皱边缘区域的低 PH 下降解胶原蛋白。组织蛋白酶 K 可能是破骨细胞产生的酶中最重要的[62]。金属蛋白酶能在电中性的环境中活化，也可以在骨吸收部位被检测到[63]。骨吸收的产物通过皱褶的边界膜运输，并通过胞吞作用从破骨细胞的基底外侧膜排出。在骨小梁中，破骨细胞特点为吸收深度有限，然后横向移动以产生不规则的板状吸收区域，称为 Howship 陷窝。在皮质重塑中，定向骨吸收范围更久，可能是因为来自造血细胞的新的破骨细胞通过哈弗管到达骨吸收部位。

三、骨重建及其调节

（一）骨重建概述

成年人的骨量由两个因素决定：青春期获得的峰值骨量，以及之后的骨质流失。骨量的变化是由骨重建周期中的生理和病理生理过程造成，最终导致骨骼脆性增加[65]。女性骨骼最脆弱的时期是青春期的加速线性生长期（10—16 岁）及绝经后一段时间（通常是 45—60 岁期间）。男性的骨量丢失较慢，同样取决于峰值骨量，以及年龄相关的骨质流失。

骨重建是一个紧密耦联的过程，骨吸收速度与骨形成速度大致相等。由破骨细胞、成骨细胞、骨细胞、骨衬细胞组成的 BMU 是骨重建基本单元[66]。骨髓龛包括这些细胞及造血成分、脂肪细胞、血窦内衬的网状内皮细胞和间充质基质细胞（图 30-11）。成人骨骼中，骨重建具有两个功能：①在急慢性情况下，为细胞外部间隙提供钙；②保持骨骼的弹性与强度。当骨重建解耦联，骨吸收增加时，就会造成骨质流失。在峰值骨量获取期间，骨形成多于骨吸收，骨量得以净增长。松质骨（如椎体、跟骨和股骨近端）骨重建活跃，是骨骼代谢活跃的部位。骨小梁多被骨重建单元上方冠层包围，其中富含用于营养供应的毛细血管网及骨巨噬细胞。相较于皮质骨，骨小梁的骨重建更为活跃，但其也易受局部或全身因素的干扰，发生骨转换失衡。

骨重建周期始于骨表面成骨细胞，以及骨衬细胞的激活（图 30-11）。骨重建启动的信号及其来源已受到广泛讨论。骨细胞感知到骨骼微损伤或受力变化、成骨细胞、破骨细胞或骨衬细胞分泌的局部性因子都可能激活骨重建。信号启动后，活化的成骨细胞或破骨细胞及其前体细胞将产生一系列的分泌产物。这些细胞间的信号，募集造血干细胞并诱导其分化成多核细胞[67]。破骨细胞进行骨吸收后，TGFβ 和 IGF-1、胶原、骨钙素、钙及其他骨基质成分被释放到微环境中。骨吸收过程中产生的生长因子有助于募集成骨细胞到骨表面，从而开始胶原合成及矿化。此外，由活化的破骨细胞释放的细胞因子（如 BMP7、Wnt10b 和 1- 磷酸鞘氨醇）可以反向刺激成骨细胞生成[68]。作为配体和受体的 Ephrin 也参与了这种双向信号机制（图 30-14）[69]。在健康成人中，在任何时候都可能有多达 200 万个骨重建位点处于激活状态，据估计，每年有近 1/4 的骨小梁被重塑。一般来说，骨吸收只需要 10～13 天的时间，而骨形成需要更长时间，可能需要 3 个月以上（图 30-2）。在理想情况下，每个周期

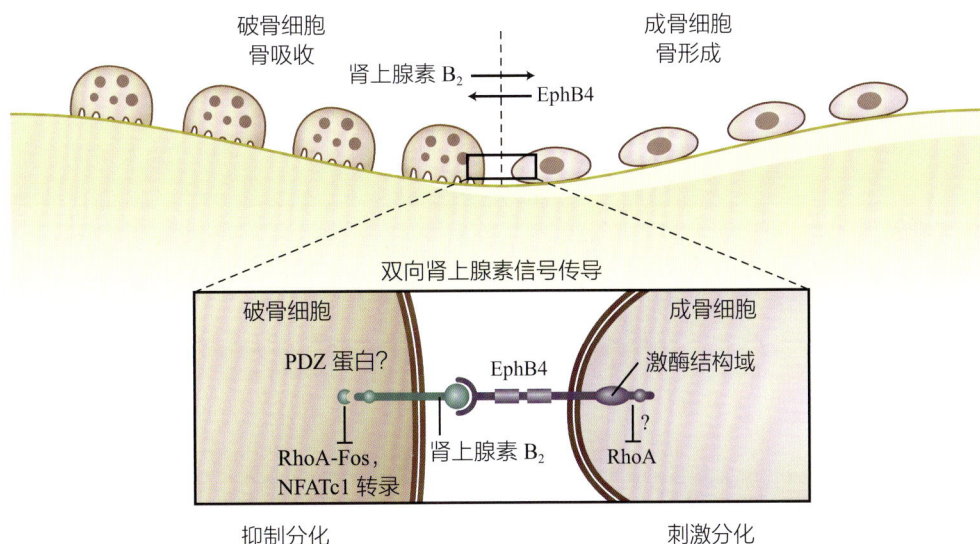

▲ 图 30-14 **Ephrin-Eph** 信号和骨稳态

破骨细胞负责局部骨骼的吸收，当它们停止活动的时候，一组成骨细胞募集到骨吸收部位，增殖分化，重新形成骨骼。从破骨细胞到成骨细胞的 Ephrin-Eph 正向信号可能是驱动新骨形成的原因，而 Ephrin-Eph 反向信号可能是破骨细胞停止骨吸收的原因 [改编自 Mundy GR,Elefteriou F.Boning up on ephrin signaling.*Cell*.2006;126(3):441-443.]

结束时骨吸收的量应等于骨形成的量。

虽然 80% 的骨由皮质骨组成，但皮质骨的表面积仅为松质骨的 1/5 左右。此外，更多的破骨前体细胞存在于松质骨和皮质骨的骨内膜表面。因此，这些部位的骨重建比骨膜更活跃，骨膜在正常情况下几乎不进行骨重建。在甲状旁腺功能亢进的情况下，骨膜下骨吸收可被激活。骨膜表面含有前成骨细胞，这些细胞的活性可能在生命晚期增强，并导致与年龄相关的长骨骨膜直径增加 [70]。这种骨膜扩张可以维持骨强度并补偿骨内膜表面和松质骨的丢失 [71]。

骨重建周期中几个关键步骤容易受到全身及局部因素的影响，导致恶性骨量低。成骨细胞激活骨重建、破骨细胞的募集是骨重建周期中两个最容易受影响的步骤。通常而言，随着全身循环激素的变化，如雌激素缺乏，慢性 PTH 过多或甲状腺功能亢进症，骨重建周期负荷过重，骨吸收与骨形成将无法保持耦联状态。骨形成（约 12 周以上才能使新合成基质完全矿化）和骨吸收（每个骨单位一般 2 周即可完成）之间的解耦联由两者之间的时间差造成。当然，疾病状态下发生改变的还有第三种细胞，即骨细胞。骨骼的重建意味着吸收与形成的耦合，因此骨量没有净变化。而骨细胞通过与骨衬细胞和成骨细胞交流来响应机械负荷或压力，所以这些细胞也可能受损（图 30–11）[72]。事实上，骨细胞凋亡可能直接或通过系统性多肽的协同作用参与年龄相关性骨质疏松症。有趣的是，骨细胞也有可能终止骨重建，其产生的硬骨抑素，通过拮抗 Wnt/LPR5、BMP 途径抑制成骨细胞活性 [15]。目前与硬骨抑素结合的单克隆抗体已经被开发出来，并且至少有一种抗体正在进行 III 期试验（注：在此书截稿后不久，已有药物批准用于临床），这些抗体可以减少硬骨抑素对成骨细胞的抑制作用，从而达到增加骨量的目的 [73, 74]。

骨重建解耦联现象的发生可由绝经期间的雌激素缺乏引起，也可由内源性甲状旁腺激素分泌波动、细胞因子刺激、生长激素激增、糖皮质激素过量或血清钙变化所导致。多数情况下，雌激素缺乏仍然是骨吸收率调定点上调最常见和最关键的因素之一。虽然起初骨形成可以"赶上"骨吸收的速度，但新骨的形成过程需要多过程的相互作用，而骨重建周期中每个组成部分的时长显然都更有利于骨吸收（图 30–2）[72]。然而，尽管目前研究已证明大多数（并非全部）进入更年期的女性会存在潜在的骨质流失，但仍不清楚为什么雌激素水平下降这一绝经期普遍现象，只导致了相对较小比例的女性出现快速骨质流失 [75]。其他因素可能也很重要，如外周睾酮向雌二醇的转化率（肥胖患者中升高）、肾上腺雄激素产生增加和（或）遗传因素，以及其他局部信号等。虽然遗传因素在人类快速骨质流失中的作用尚未确定，但小鼠有较强的遗传

决定因素，可以影响与年龄相关和雌激素缺导致的骨质流失 [76, 77]。无论性别，随着年龄的增长，当骨骼中衰老细胞的数量增加时，骨重建的负平衡会自然发生。衰老细胞的染色质和分泌蛋白组会发生显著变化。通过检测生物标志物 p16Ink4a 的表达水平，可以在组织微环境中识别这些变化。促炎因子是衰老细胞旁分泌、内分泌储备的一部分，对局部和全身代谢产生负面调节作用。骨细胞是骨组织中含量最丰富的细胞，可以呈现出衰老表型。通过在衰老细胞中特异性表达 INK-ATTAC "自杀"转基因工程编码可诱导的半胱氨酸天冬氨酸蛋白酶（caspase8）去除衰老的骨细胞后，研究人员观察到骨量和骨微结构、骨的生物力学特性得以改善。这一结果通过使用"抗衰老药物"消除衰老细胞而得到强化，从而逆转了老年小鼠的骨骼退化。既往研究也表明，去除衰老细胞可能对心血管系统、胰岛素敏感性和衰弱有益，这些结果为开发用于预防与年龄相关的退行性疾病的药物打开了大门 [77]。

骨细胞 – 成骨细胞 – 破骨细胞相互作用的机制一直是最活跃的研究领域之一（图 30–11）。在外部因素的刺激下（如甲状旁腺激素、生长激素、IL-1、缺乏雌激素），静息的成骨细胞和基质细胞会释放细胞因子 [即 IL（如 IL-1、IL-6 和 IL-11）、M-CSF、TNF 和 TGFβ]，增强多核巨细胞的募集，分化成为骨吸收细胞 [79]。然而，成骨细胞 – 破骨细胞相互作用机制中最关键的途径之一是 RANKL 和 OPG 的关系 [47]。

影响破骨细胞分化的 OPG、RANKL 和 RANK 系统，除了影响 M-CSF 对破骨细胞增殖之外，还为破骨细胞与成骨细胞之间的联系起到了关键作用。在此基础上，RANKL 抗体被合成且经过成功的人体试验后，已成为抑制骨吸收的治疗药物。地舒单抗是第一个抗 RANKL 的单克隆抗体，由于其在减少腰椎和髋部骨折方面的强大疗效，已被 FDA、欧洲监管机构、内分泌学和代谢药物咨询委员会批准用于治疗绝经后骨质疏松症和转移性骨病 [80]。每 6 个月给药 1 次，即可抑制 80%～90% 的骨吸收。最初 III 期临床试验的长期随访结果显示，腰椎和髋部的骨量在 10 年内都有显著改善，抗骨折效能可有效维持，并且几乎没有不良事件发生 [81]。经过 10 年的治疗，腰椎的骨量增加了 21.7%，全髋骨量增加了 9.2%，股骨颈骨量增加了 9.0%，并且骨密度在整个治疗过程中呈持续增加 [81]。然而，停止治疗会导致骨密度曲线快速到达拐点，之后将会出现显著的骨质流失。治疗停止 17 个月后，腰椎和全髋部的骨密度分别下降了 8.1% 和 8.4%，相当于脊柱总增加量的 35.5% 和总髋部的 103.3% [82]。地舒单抗还被批准用于治疗乳腺癌和骨转移瘤患者，并且被证明是唯一可以减少接受雄激素阻断治疗的前列腺癌男性患者发生骨折的药物 [83, 84]。

成骨细胞不仅在重建过程中向破骨细胞发出信号，

还可以在骨基质中骨吸收后的陷窝内沉积胶原蛋白并协调矿化。这些复杂的功能与间充质基质细胞和骨衬细胞的分化有关，这些细胞分化成骨细胞并停留在骨重建空间的表面[85]。基质细胞募集并分化成为成骨细胞（而不是脂肪细胞）是骨形成的关键步骤，需要一系列增强分化的因素（图30-8）。这一过程中最重要的驱动因素之一是RUNX2，是早期分化中基质细胞向成骨而不是成脂分化的必不可少的转录因子[86, 87]。随着研究人员开始研发促进骨形成和减少骨髓脂肪生成的新方法，RUNX2及其下游效应的调控已成为主要研究重点。显而易见的是，前脂肪细胞或前成骨细胞可塑性很强，因此图30-8中所示的较旧的示例可能无法真实代表骨髓微环境中的间充质细胞的状态。

在激活休眠成骨细胞的过程中，成熟细胞合成Ⅰ型胶原、几种小胶原、非胶原基质蛋白和一系列生长因子（如IGF-1、IGF-2和TGFβ），而这些产物对骨形成细胞的募集也是必不可少的[88]。此外，成骨细胞合成生长因子（如TGFβ、IGF-1、IGF-2）并储存在骨骼基质，在随后的重建周期中释放出来。在骨重建过程中，成骨细胞的命运由系统性和局部因素决定。成骨细胞可以进一步分化为骨细胞，成为骨表面静止的骨衬细胞或凋亡[85]。骨细胞可能通过分泌RANKL刺激破骨细胞生成，从而参与皮质骨吸收，也可能参与骨细胞性骨溶解（哺乳期和其他有高钙需求时)[89]。

Wnt/β-catenin信号通路已成为骨形成的主要调节剂和机械调节器的潜在介质。Wnt属于一个大的蛋白质家族，它与卷曲膜受体结合，激活细胞内的多条信号通路。当Wnt还与几种辅助受体（LRP5，LRP6，可能还有LRP4）结合时，会触发一条经典信号通路[90]。该通路由β-catenin介导的复杂的细胞内信号通路激活，β-catenin转移至细胞核，并通过与TCF/Lef转录因子的协同作用刺激基因转录。SOST基因的产物硬骨抑素是抑制骨形成的骨细胞特异性蛋白，与另一种Wnt抑制剂dickkopf1（Dkk1）一起，通过与LRP5和LRP6结合阻断Wnt信号，从而抑制骨吸收[91]。

（二）骨重建的局部调节因子

骨骼内部产生的局部调节因子的特征研究代表着骨骼生物学的一个重大进展[92, 93]。这些局部因子可由骨细胞或邻近的造血细胞合成，彼此之间可以相互作用，也可与全身激素相互作用。它们在修复骨骼损伤和对机械力的应答中至关重要。

1. 细胞因子 促炎症细胞因子IL-1α、IL-1β、TNFα和TNFβ是强大的骨吸收刺激因子和骨形成抑制因子，可能在雌激素撤退后的骨质流失中发挥作用[79]。IL6促进细胞培养中破骨细胞的生成，并可能介导甲状旁腺激素的部分吸收活性。IL6由成骨细胞和免疫细胞合成，其合成受PTH[94]、PGE2和其他增

强骨吸收的因素的促进。也有证据表明，IL6可能调节骨细胞向破骨细胞的信息传递[95]。

IL6细胞因子家族的另一成员IL-11也能刺激骨吸收。LIF也是IL6家族的成员，促进成骨前体细胞的增殖，但随后减缓其向矿化的成骨细胞分化[96]。炎性细胞因子，如IL7、IL-15和IL-17刺激骨吸收，而IL4、IL-10、IL-13和IL-18抑制骨吸收[51, 97-99]。IFN-β和IFN-γ通过阻断RANK信号通路抑制骨吸收[100]。IL-10是破骨细胞生成和骨吸收的抑制因子[101]。IL-15和IL-17刺激骨吸收，而IL-18通过增加GM-CSF抑制骨吸收[102]。除直接作用外，细胞对细胞因子的应答可被IL-1受体拮抗药和可溶性TNF受体等抑制剂阻断，或可被可溶性IL6受体等激活剂增强。

2. TGFα与EGF 这些多肽通过相同的受体刺激骨吸收，并通过前列腺素依赖和非依赖途径起作用。TGFα和EGF是骨骼中强大的有丝分裂原，可能作用于间充质和造血前体细胞[103, 104]。EGF多肽家族调节细胞迁移和黏附，在早期募集成骨祖细胞到骨重建部位中发挥重要作用。前成骨细胞内的EGF信号传导通过Cdc42/Rac网络实现[105]。使用永生化细胞和原代骨髓基质细胞的体外研究报道，EGF受体信号增强了机械力传导，这表明EGF系统可能在骨髓基质细胞中作为机械增敏剂[106]。TGFα是由肿瘤产生的，可能在某些恶性肿瘤的骨吸收增加中起作用。

3. 前列腺素 前列腺素是骨细胞代谢的有效调节剂，由骨骼中的许多细胞类型合成[107]。骨中前列腺素的产生受到局部和全身的激素、诱导环氧合酶2的机械力的调节。前列腺素增加可能导致活动受限时的骨吸收增加，冲击负荷下的骨形成增强，以及雌激素撤退后的骨质流失。许多刺激骨吸收的激素、细胞因子和生长因子也会增加前列腺素的产生。前列腺素对骨形成有双相作用。在体内可见其刺激骨形成，而在培养成骨细胞时则会抑制胶原的合成。骨细胞产生的PGE2、PGF2α、前列环素和脂氧合酶产物（如白三烯B4）也可能刺激骨吸收。

4. 多肽生长因子 骨骼细胞合成多种调节骨细胞的复制、分化和功能的生长因子。这些生长因子不仅由骨骼细胞合成，有些还存在于体循环中，并可作为局部和全身骨重建的调节因子。骨骼细胞还合成生长因子结合蛋白，调节特定因子的活性和储存，以及它们与细胞外基质中其他蛋白质的相互作用[92]。

（1）FGF：FGF形成了一个多肽大家族，其特征是与黏多糖肝素结合部位有亲和力[108]。FGF1和FGF2已经被广泛研究，其能促进成骨谱系细胞的有丝分裂增殖，尽管最终分化为成熟成骨细胞时，并无FGF家族作用[109]。事实上，FGF2抑制Wnt信号和IGF-1的合成，导致成骨细胞生成减少和成骨功能下降[110, 111]。体内实验已经证实了FGF的这种作用，过度表达

FGF2 的小鼠骨量减少[112]。然而，对 FGF2 缺失小鼠的研究表明，FGF2 对于成骨细胞的形成是必要的，这可能是因为其对早期细胞复制的影响[113]。FGF 可以通过前列腺素依赖和不依赖的途径刺激骨吸收[114]。FGF 与一系列具有内在酪氨酸激酶活性的四种 FGF 受体结合。在脊椎动物中，22 个 FGF 家族的成员的分子质量为 17～34kDa，有 13%～71% 的氨基酸同源性，FGF 在基因结构和氨基酸序列上都高度保守。FGF 对硫酸乙酰肝素蛋白聚糖有很高的亲和力，需要硫酸乙酰肝素来激活四种细胞表面 FGF 受体中的一种。在胚胎发育过程中，FGF 在调节细胞增殖、迁移和分化方面发挥着不同的作用。在成年生物体中，FGF 是一种稳态因子，在组织修复和损伤反应中发挥作用，当表达不当时，一些 FGF 可能参与癌症的发病机制。

FGF19、FGF21 和 FGF23 的独特之处在于它们能与 α 或 β-Klotho 异源二聚化反应的 FGF 受体结合。FGF23 由骨细胞分泌，已被证明通过抑制肾脏中维生素 D 1α– 羟化酶的活性来调节磷酸盐的动态平衡，从而抑制 1, 25–(OH)₂D 的产生。此外，作为一种骨细胞产生的内分泌激素，FGF23 可促进肾小管中磷酸盐的流失。FGF23 的紊乱，包括产生过多或降解受损，会导致几种以低磷血症和佝偻病 / 软骨病为特征的综合征。FGF21 在肝脏和脂肪细胞中产生，它是一种重要的反调节激素，可刺激 PPARα 和脂肪酸的氧化[115]。在能量限制、营养不良和哺乳期时，FGF21 处于高水平，其可能会导致白色脂肪细胞的褐变，但已被证明可以刺激小鼠的骨吸收。最近，FGF21 被证明可以诱导显著的骨吸收，并且 FGF21 缺失的小鼠具有丰富骨量[116]。增多的 IGFBP1 可能部分地通过增加 FGF21 的产生来调节骨吸收[117, 118]。

(2) PDGF、VEGF、HIF 和活性氧：PDGF 最初是从人类的血小板中分离出来的，目前 PDGF 基因家族的四个成员已被确认，即 PDGFA、PDGFB、PDGFC 和 PDGFD[119]。这些多肽通过 PDGFR 受体家族传递信号。VEGF 与 PDGF 具有高度的序列同源性，这些因子通常被统称为 PDGF/VEGF 家族的成员[120]。

PDGF 必须形成同二聚体或异二聚体才能有活性。PDGF-AA、PDGF-AB 和 PDGF-BB 是骨骼细胞中被广泛研究的亚型，它们具有相似的生物学作用。PDGF 在骨中的主要功能是刺激细胞复制，其还会损害成骨细胞的分化和功能[121]。PDGF 也会刺激骨吸收，小鼠的 Pdfga 或 Pdfgb 及其受体的无效突变会导致胚胎死亡或围产期死亡，因此 PDGF 在出生后骨骼中的功能无法被研究[122]。尽管骨骼细胞表达 Pdfga、Pdfgb 和 Pdfgc 基因的产物，但 PDGF 的主要来源是体循环，并且骨骼细胞在血小板聚集后暴露于 PDGF。PDGFR1a 在造血干细胞龛中的多种祖细胞上表达，其中包括早期成骨细胞和脂肪细胞。

VEGFA 对于血管生成至关重要，软骨细胞和成骨细胞中表达 VEGFA 和 VEGF 受体基因[123]。在软骨内骨形成过程中，VEGFA 是血管形成和血管侵入软骨的必要条件，在骨骼发育过程中，VEGFA 是软骨细胞存活的必要条件[124]。重要的是，VEGFA 也是膜内骨形成和成骨细胞成熟所必需的[125]。成骨细胞 PDGF 和 VEGF 的表达受其他局部衍生生长因子的调节。

HIF 是在造血干细胞龛的低氧张力下局部产生的，是调节包括生产 VEGF 在内的血管生成通路的转录因子。HIF 还可诱导糖酵解所必需的基因转录，而糖酵解是在细胞龛中产生 ATP 的必要生化途径。已有研究证明，在骨折修复过程中，成骨细胞中 HIF1α 具有结构活性的小鼠模型骨形成更多。相反，成骨细胞中缺乏 HIF1α 的小鼠表现出骨愈合缺陷[126]。

活性氧是包括过氧化物在内的自由基，是细胞代谢（特别是氧化磷酸化）的产物。为了防止线粒体和细胞损伤，这些产物被几种酶灭活。在几种衰老的小鼠模型中，骨转换和细胞代谢发生的变化被发现与骨细胞中 ROS 的增加有关[127]。通过抗氧化疗法抑制 ROS 可以逆转一些由性激素丢失对骨造成的影响[128]。然而，ROS 的产生可能对维持一定水平的代谢活动十分重要，而其产生的差异可能是决定成骨细胞和脂肪细胞之间命运转换的关键。

(3) IGF：IGF 是一种有丝分裂原，也可以增加成骨细胞的分化功能，促进矿化和骨形成[129]。动物模型表明，全身和局部合成的 IGF-1 均有助于骨形成[130, 131]。过表达 IGF-1 的转基因小鼠骨量增加，而 IGF-1 缺失的小鼠骨形成、矿化和皮质骨均减少[132]。IGF-1 通过增加破骨细胞生成和骨重建来促进骨转换[133]。IGF-1 和 IGF–2 都是由骨细胞合成并储存在骨基质中，但 IGF-1 可以更有效地刺激成骨细胞的功能[129]。在骨骼和循环系统中已发现 6 种 IGF 结合蛋白（IGFBP1～6）。IGFBP 可以抑制或增强 IGF 的反应，这取决于 IGFBP/IGF 的局部浓度，以及裂解 IGFBP 的蛋白酶是否存在。研究表明，IGFBP2 与 IGF-1 在成骨细胞中有协同作用，IGFBP2 通过磷酸化 PTEN（同源性磷酸酶）的多效性受体发出信号[134]。PTH 和 PGE2 是骨骼 IGF-1 和 IGFBP2 合成的主要诱导者，而糖皮质激素抑制 IGF-1 的转录[129]。因此，IGF 能够调节这些激素对骨形成的选择性作用。

(4) TGFβ：TGFβ 仅在哺乳动物中表达，是一类结构同源性不同、对细胞功能有重要影响的多肽家族[135]。骨骼细胞表达 TGFβ₁、TGFβ₂ 和 TGFβ₃。TGFβ 对骨细胞有复杂而又矛盾的作用，其可促进成骨细胞的复制和骨形成，但不利于成骨细胞的分化[136, 137]，TGFβ 的作用取决于靶细胞和实验条件的不同。TGFβ 在骨吸收中的作用一直存在争议，其对破骨细胞生成具有双相作用，但可以减少骨吸收[138]。靶向阻断

小鼠的 *Tgfb1* 基因是致命的，但不会导致骨骼发育异常[139]。TGFβ 以一种由 TGFβ 前体的 C 端残基和一种 TGFβ 结合蛋白组成的潜在的高分子复合物的形式分泌[140]。TGFβ 的生物活性水平取决于其合成和其潜在形式的激活情况。

（5）BMP 和 Wnt 蛋白：BMP 是 TGFβ 多肽超家族的成员，最初是因为具有诱导软骨内成骨的能力而被发现。BMP 由成骨细胞表达，在成骨细胞的分化和功能中发挥自分泌作用[92]。BMP 的基本功能是诱导成骨细胞分化、软骨内骨化和软骨生成[92, 141]。成骨细胞和破骨细胞的发生和分化是协调的事件，BMP 还诱导破骨细胞生成和破骨细胞存活[142]。

BMP 活性受大量分泌性多肽的调节，这些多肽与 BMP 结合并限制其作用。这些细胞外 BMP 拮抗药可阻止 BMP 信号传导。细胞外 BMP 拮抗药包括 noggin 蛋白、卵泡抑素蛋白、肌生成抑制蛋白、原肠形成蛋白、脊索蛋白家族和 Dan/Cerberus 蛋白家族[92]，这些分子还可以与激活素受体 ACVR2A 和（或）ACVR2B 结合。肌生成抑制蛋白是 TGFβ 超家族成员，是肌肉生长的负调控因子，通过 ACVR2B 发挥作用。这些信号肽及其受体的抑制剂可导致肌肉质量增加，在某些情况下还可导致骨量增加[143]。

分泌的富含半胱氨酸的糖蛋白组成的 Wnt 家族与 BMP 一样，在引导成骨细胞生成方面发挥着关键作用。在骨骼细胞中，许多 Wnt 家族成员使用经典的 Wnt/β-catenin 信号通路[144]。在没有 Wnt 的情况下，axin 蛋白、APC 和 β-catenin 形成一个复合体，促进 β-catenin 的磷酸化和降解。Wnt 家族蛋白与特异性卷曲膜受体及其辅助受体（LRP5 和 LRP6）结合使 β-catenin 稳定，从而将 β-catenin 转移到细胞核，调节靶基因的转录。Wnt/β-catenin 信号通路是成骨细胞生成和骨形成的关键，Wnt 和 BMP 协同作用以调节细胞分化。Wnt 或 β-catenin 基因缺失导致成骨和骨骼组织的缺乏，而 Wnt 辅助受体的失活突变导致骨量减少[145]。例如，LRP5 突变不论导致功能缺失还是功能获得都会导致骨骼疾病，分别表现为低骨量（骨质疏松性假性胶质瘤）[146]或高骨量[147]。Wnt/β-catenin 信号诱导 OPG 生成，通过这一机制，Wnt 成为破骨细胞形成的负调节因子[148, 149]。Wnt 的活性也受细胞外拮抗药和细胞内信号蛋白的调控[93]。细胞外拮抗药，如硬骨抑素和 Dkk1，可阻止 Wnt 家族成员与辅助受体之间的相互作用，而其余细胞外拮抗药，如可溶性卷曲相关蛋白，直接结合 Wnt 并阻断作用。这些拮抗药限制 Wnt 信号，减弱成骨细胞的功能并降低骨量[144, 150]。相反，小鼠缺失硬骨抑素会产生高骨量表型[151]。硬骨抑素主要由骨细胞产生，受全身因素（如 PTH）和骨骼所受机械力所调节。循环与局部硬骨抑素究竟是如何调节骨形成和骨吸收，是一个悬而未决的重要问题，尤其是当循环中的硬骨抑素水平已被证明在正常人和 2 型糖尿病患者中与骨量和骨折呈负或正相关[152, 153]。

（三）全身的激素与骨重建

骨重建由全身因素和局部因素共同激活。机械力的变化可以激活骨重建以提高骨骼强度，并且骨重建可以移除和修复遭受微小损伤的骨骼。上述现象在皮质骨中尤其常见，这可能解释了为什么骨重建在老化的骨骼中持续存在[154]。然而，随着年龄的增长，骨细胞的丢失可能会削弱这种反应[155]。全身性激素水平会影响骨重建，从而调节矿物质从骨骼到细胞外液的移动，以维持血清钙水平，并保持骨的线性生长。在青春期生长过程中，骨塑建和重建增强，并与血清 IGF-1 水平相关，该现象也表明生长激素是骨骼形成的主要调节物[156]。除了生长激素 /IGF-1 轴外，睾酮和雌二醇峰值获得期时的存在，以达到最高骨密度。肾脏中维生素 D 1α- 羟化酶的激活可增加钙吸收，并提高体内 1,25-(OH)$_2$D 的水平，从而确保新生骨的矿化。因此，骨塑建和骨骺闭合都受到以钙调节和生长为中心的激素的调节。

1. 钙调激素

（1）甲状旁腺激素：PTH 作用于骨骼以刺激骨吸收，但在缺乏成骨谱系细胞时并不作用于破骨细胞。成骨细胞、骨衬细胞和骨细胞上存在大量 PTH 受体，但破骨细胞上不存在这些受体[157]。PTH 作用于成骨细胞，引起细胞收缩；诱导即刻 – 早期反应基因的表达，包括 c-Fos 和前列腺素 G/H 合成酶的可诱导形式（即环氧合酶），并促进局部介质 IGF-1 和 IL6 的合成[157, 158]。体外高浓度的 PTH 抑制 I 型胶原的表达，但在体内或体外间歇给予 PTH 可以刺激骨形成[159]。

PTH 诱导 RANKL 的产生，抑制成骨细胞谱系产生 OPG，从而增加破骨细胞生成，促进骨吸收。在某些情况下，PTH 可促进成骨细胞谱系的增殖，减少细胞凋亡[157]。PTH 还可增加肾脏中 1α- 羟化酶活性，从而增加维生素 D 的活化。在骨细胞中，PTH 不仅刺激 RANKL 的产生，还抑制硬骨抑素的生成，并且增加 FGF23 的合成。通过这种方式，PTH 利用骨细胞来调节骨重建和全身钙 / 磷平衡。小鼠间充质干细胞中 PTH/PTH1R 基因的缺失对骨表型有很大影响，小鼠表现出骨形成减少、骨吸收增加和骨髓脂肪组织（marrow adipose tissue，MAT）增多[160]。此外，该研究表明，给对照组小鼠间歇性使用 PTH，骨 MAT 显著减少[160]。这些结果表明，PTH 也可促进祖细胞向成骨细胞的分化。

（2）维生素 D：维生素 D 的激素形式为 1,25-(OH)$_2$D$_3$，是肠道的钙和磷吸收所必需的，因此也是矿化所必需的。这种形式的维生素 D 对骨骼也有影响，但尚不清楚其在骨重建中的生理作用[161]。在体外细胞培养中，维生素 D 通过增加成骨细胞或成骨细胞前体细胞 RANKL 的产生刺激破骨细胞形成[162]。较低浓度的维生素 D 可能会增加骨形成，但骨形成增加程度不如间歇给予 PTH 效果明显。最近利用条件性敲除骨骼和肠道中 VDR 的研究进一步深入了解了维生素 D 在骨重建单位中的生理作用。肠道中 VDR 的缺失会导致类似于低钙饮食的表现，与因骨吸收增加、骨形成减少导致的骨量减少相关，但血清钙能维持正常水平[162]。

然而，在骨细胞和成熟成骨细胞特异性 *Vdr* 缺失的小鼠中，钙、磷、PTH 和 1,25-(OH)₂D 的循环水平没有变化，骨表型也没有变化。此外，仅在肠道中缺乏 VDR 的小鼠通过高水平 1,25-(OH)₂D₃ 对成骨细胞的作用而延迟矿化[162]。这些数据为活性维生素 D 作用于骨重建提供了强有力的机制基础：由于 1,25-(OH)₂D 增加而导致高 1,25-(OH)₂D 水平与成骨细胞上的 VDR 结合，并刺激 RANKL 的产生，从而增加骨吸收以保护身体免受低血钙的影响。其通过抑制体内和体外的矿化，进一步减缓钙进入骨骼的速度，从而维持哺乳动物的基本功能。

（3）降钙素：降钙素通过直接作用于破骨细胞来抑制骨吸收，但其在调节成年人的骨转换中发挥的作用似乎较小[163]。体内降钙素水平高的甲状腺髓样癌患者，或降钙素水平较低的接受甲状腺激素替代治疗的无甲状腺患者的骨量变化均不大[164, 165]。甲状腺髓样癌患者的骨转换增加[166]。*CALCA* 基因负责降钙素及其替代转录物降钙素相关肽的产生，其缺失导致小鼠的骨量增加，骨形成率提高[167]。相反，只有降钙素基因相关肽缺失的小鼠骨量减少[168]。这些结果表明，降钙素同时影响骨形成和骨吸收，但其影响骨形成的机制尚不清楚[169]。

2. 影响骨重建的其他全身性激素

（1）生长激素：生长激素的缺乏和过剩对骨骼生长均有显著的影响[170, 171]。生长激素增加了循环和局部的 IGF-1 水平，而 IGF 水平介导了生长激素对骨骼的许多影响。尽管 IGF-1 也存在于破骨细胞上，并且重组 IGF-1 刺激骨吸收，但外源性生长激素和 IGF-1 也可能通过直接作用于成骨细胞来促进骨重建。骨细胞也有 IGF-1[172]，可以推测的是，在关键生长阶段，IGF-1 可能通过 FGF23 在调节磷酸盐稳态中发挥重要作用。生长激素刺激软骨生长，可能是通过增加局部和全身 IGF-1 的产生，也可能是通过直接刺激软骨细胞的增殖（软骨细胞中存在低水平的生长激素受体）。

（2）糖皮质激素：糖皮质激素对骨重建有极大的影响[173]。糖皮质激素减少肠道对钙的吸收，而且由于糖皮质激素增加了细胞中 RANKL 和 CSF1 的表达，其可能诱导破骨细胞生成和骨吸收[174]。然而，糖皮质激素最显著的作用是其通过损耗成骨细胞群来抑制骨重建[175, 176]。糖皮质激素抑制成骨前体细胞的复制和其

向成熟成骨细胞的分化。出现这种效应的部分原因是糖皮质激素抑制 Wnt 信号和成骨细胞分化所必需的因子[177]。最近一项研究在人类中观察到糖皮质激素对两种 Wnt 信号拮抗药的血清水平有不同的影响：Dkk1 进行性下降，而循环中硬骨抑素水平显著增加[178]。糖皮质激素诱导成骨细胞和骨细胞凋亡，导致有助于骨形成的细胞减少[179]。糖皮质激素抑制成骨细胞的分化功能和骨形成，是由于糖皮质激素对成骨细胞的直接作用和对 IGF-1 转录的抑制[180]。

（3）甲状腺激素：甲状腺激素信号由甲状腺激素受体介导，其为一种配体依赖的转录调节分子。TR 由甲状腺激素受体 α（*THRA* 或 c-erbAα）和 β（*THRB* 或 c-erbAβ）基因编码，有不同的亚型，其分布具有组织、年龄依赖性[181, 182]。TRβ₁ 和 TRα₁ 亚型在骨骼中表达，但先前的研究表明，TRα₁ 是骨骼中甲状腺激素作用的主要介质[183]。然而，甲状腺激素的净作用受环境影响，表现复杂[184, 185]。在儿童中，甲状腺功能亢进与骨矿化和骨骺成熟增加有关，而甲状腺功能减退则导致生长迟滞[186]。但在成年人中，甲状腺功能亢进与骨质流失有关。甲状腺激素对软骨的生长和分化至关重要，并增强其对生长激素的反应。甲状腺激素促进骨吸收和骨转换，但其对骨形成的影响还未阐明[187]。除了对骨吸收的影响外，甲状腺激素还促进成骨细胞胶原酶和明胶酶的转录[188]。由于甲状腺激素促进骨重建，甲状腺素可能也促进骨形成。甲状腺激素还通过抑制 TSH 的合成间接影响骨代谢，TSH 可抑制破骨细胞的形成和存活，从而抑制骨吸收[187, 189, 190]。然而，TSH 对成骨细胞和破骨细胞是否有直接影响仍存在争议。

（4）胰岛素：正常的骨骼生长依赖于足够量的胰岛素[191]。糖尿病未控制的母亲所生胎儿胰岛素产生过量，可能通过影响 IGF-1 导致骨骼和其他组织过度生长。糖尿病控制不佳会导致骨骼生长和矿化功能受损。患有 1 型糖尿病的儿童和青少年将更易出现骨矿物质获取减少和 AGE 累积[192]。T2DM 患者可能出现骨密度正常但骨骼脆性增加的情况，部分原因是皮质骨孔隙率增多和基质中 AGE 增加。在体外，生理浓度的胰岛素通过翻译前机制选择性刺激成骨细胞胶原的合成。在超过生理浓度水平时，胰岛素可以模拟 IGF-1 的作用[109]。

缺乏 IRS1（胰岛素和 IGF-1 受体酪氨酸激酶的主要底物）的小鼠表现出成骨细胞分化功能受损、低骨转换性骨量减少和对 PTH 的反应受损，这证明了胰岛素和 IGF-1 信号在维持骨重建中的中心作用[193]。最近，胰岛素被证明可以刺激成骨功能和骨吸收，导致更多的 GLU13-OCN 释放（图 30-5），这反向增加了胰岛素敏感性，以及胰岛细胞中胰岛素的合成。胰岛素对成骨细胞葡萄糖转运的影响仍存在争议，尽管使用骨钙素的 Cre 启动子敲除成骨细胞中的胰岛素受体

后会导致低骨量、肥胖和胰岛素抵抗。在人类中，胰岛素抵抗对骨骼的最终影响仍有待阐明，但有许多临床证据表明，其对骨量没有不利影响。与胰岛素抵抗有关的流行性疾病（如肥胖）和罕见病（如全身性先天性脂肪营养不良）都与高骨量有关[194, 195]。此外，关于内脏脂肪组织和骨量之间的联系还未达成共识[196]。

在一般情况下，胰岛素缺乏和胰岛素抵抗与 AGE 的形成过量有关，AGE 参与了经典糖尿病微血管和大血管病变的发展。胶原交联是胶原转录后修饰的方式之一，AGE 可以通过影响胶原交联来影响骨的微结构，从而影响骨强度。胶原交联物可以由赖氨酸羟化酶和赖氨酰氧化酶介导的酶促未成熟的二价交联、成熟的三价吡啶和吡咯交联形成，也可以通过糖基化或氧化诱导的非酶交联物（AGE）形成，如葡萄糖苷和戊糖苷。AGE 可能会损害矿化和骨骼自我修复微小损伤的能力。这种机制可能是导致骨脆性的常见原因，骨脆性在 T1DM 和 T2DM 患者中都很常见[197, 198]。

(5) 性腺激素：雌激素和雄激素对骨骼发育和维持至关重要。骨细胞含有雌激素和雄激素受体，但在细胞和器官培养中，性腺类固醇对骨形成或骨吸收的直接影响一直难以被证实。性腺激素对青春期的快速生长期至关重要，并且雌激素是骨骺闭合所必需的激素[199]。此外，性腺类固醇也导致骨骼间的性别差异。由于雄激素刺激骨膜形成，而雌激素具有抑制作用，所以男性的骨骼更大[200]。骨骼性别二态性影响骨骼生物力学特性，部分解释了为什么女性骨质疏松性骨折的发生率更高[201]。缺乏雌激素或雄激素会增加体内的骨吸收，部分是通过增加局部细胞因子合成或增加细胞对因子的敏感性（如 IL-1、IL-6 或 TNFα），影响前列腺素，以及通过对破骨细胞中的雌激素受体的直接作用。在体内，雄激素可促进骨形成[202]。雌激素对骨形成的影响仍不清楚，取决于动物模型和雌激素的剂量。在雌激素缺乏的状态下，由于骨重建的增加，骨形成的绝对速率会增加。然而，雌激素缺乏会导致骨质流失，这意味着骨形成会相对不足。即在雌激素过少的情况下，骨形成的增加与骨吸收的增强的幅度不等。

四、骨质疏松症和骨折的流行病学

在过去的 25 年里，我们对骨折及其病因的研究探索有了显著的进展，同时对骨质疏松症的定义也逐渐明确。目前使用的骨质疏松症的定义由国际共识发展委员会于 1993 年提出，即"一种以骨量减少和骨微结构恶化为特征的疾病，导致骨骼脆性增加，骨折风险增加"[203]。这一定义反映了我们对低骨量、骨骼质量受损和骨折风险增加之间联系的理解。尽管髋部、椎体和腕部骨折是最常见的与骨质疏松症相关的骨折，但其他部位的骨折风险也会增加。

（一）骨折

1. 髋部骨折　股骨近端骨折是发病率和致死率的主要病因，尤其在老年人中常见，其增加了骨质疏松症的医疗支出。大多数情况下，这些骨折发生在股骨颈或粗隆间区域，需要手术治疗。随着年龄的增长，跌倒风险增加，加上骨骼强度下降，导致骨折风险增加。髋部骨折的发病率和死亡率很高，骨折后 1 年内的死亡率为 5%～20%[204]，是致残和丧失独立性的主要原因。据估计，在髋部骨折之前能独立生活的人中，只有 50% 在髋部骨折 1 年后能够独立生活[205]。髋部骨折后，其他部位再次骨折的风险也很大，包括再次发生髋部骨折，因此对髋部（和其他部位）骨折的患者进行进一步评估和治疗非常重要[206, 207]。

2. 椎体骨折　椎体骨折是骨质疏松症的最常见表现[208]。这类骨折的严重程度各不相同，轻度骨折中只有一小部分患者有症状，大部分患者可能只能通过 X 线或其影像学方法才能被发现骨折，但总的来说，仍与临床症状有关[209, 210]。然而，严重的椎体骨折可能伴随着严重的急性背痛，可持续数周或永久存在。椎体骨折，特别是多发性椎体骨折的长期后果是严重的，会导致身高下降、脊柱后弯、残疾率增加、肺功能下降、严重的慢性背痛和整体生活质量下降[211]，与椎体骨折相关的死亡率也增加[212]，上述后果的严重程度随着骨折程度和骨折数量的增加而加重。这些后果虽然由创伤引起，但一般很少与创伤本身相关，甚至与创伤本身无关。

椎体骨折通常被认为是骨质疏松症的标志，而且往往比其他骨折发生的年龄更小。椎体骨折使今后再次发生椎体骨折的风险增加 5～10 倍，并与包括髋部骨折在内的非椎体骨折风险的显著升高相关[213, 214]。因此，与髋部骨折一样，椎体骨折后，应该进行进一步的评估（如 DXA），并考虑进行骨质疏松症的预防和治疗，特别是对那些因其他原因做胸腰椎 X 线时发现椎体骨折的患者。通常，X 线片报告的椎体骨折是无症状的，而且无法确定创伤史，但这并不会降低椎体骨折对预测未来骨折风险或相关发病率的重要性。

3. 腕部骨折　桡骨远端骨折在绝经后女性中很常见，并与骨质疏松症有关。然而，总的来说，与髋部或椎体骨折相比，腕部骨折的发病率及治疗成本更低。其发病率在绝经期女性中有所上升，但并不会随着年龄的增长而再进一步上升，可能是因为随着年龄的增长，对跌倒所作出的反应不同。男性腕部骨折的发生率低于女性。

4. 其他类型的骨折　除了髋部、腰椎和腕部骨折外，其他部位的骨折也很常见，如手臂、小腿、肱骨和肋骨，这些骨折也已被证明具有显著的发病率和死亡风险[215]。此外，越来越多的证据表明，在低

BMD 或骨质疏松症患者中，大多数以上类型的骨折风险将增加[216]，并可以通过抗骨质疏松症的治疗来降低[207, 217-219]。最近发表的一项研究评估了一组非髋部、非椎体骨折患者的并发症与死亡率的关系[9]，任何无并发症的骨折的死亡率在女性为 9.2%，在男性为 5.3%。此外，并发症可独立地使死亡率增加，例如，一名同时患有肱骨骨折和一种并发症的女性 5 年生存率降低情况明显，与一名患有髋部骨折但没有并发症的女性相似[9]。

（二）骨质疏松症的临床评估

1. 双能 X 线骨密度测量法 DXA 是评估是否有骨质疏松症及疾病程度的标准方法。使用 DXA 测量骨密度通常选择椎体和髋部，但也可以评估其他部位（如全身、桡骨远端）。虽然 DAX 测得的不是真正的密度，但可提供以克每平方厘米为单位的单位面积质量的面积密度。国际骨质疏松症基金会和其他组织开发了一种名为 T 评分的 DXA 值分类系统，用于对测量结果进行分类（表 30-1）。T 值是将特定骨密度值与同性别和种族患者的标准参考范围比较来计算的，是低于年轻人正常值的标准差。通常认为 T 值低于 –2.5SD 提示骨质疏松症。在临床上，常用的诊断骨质疏松症的骨密度测量部位有三个：全髋、股骨颈和腰椎的 BMD。

髋部的 DXA 值一般在 30—40 岁达到峰值，然后开始下降（图 30-15），绝经后几年内，骨密度降低速度会略微加速，然后在女性大约 65 岁或 70 岁后再次加速[220]。椎体 BMD 测量对骨质疏松症诊断有一定的意义，但是在老年人中，尤其是老年男性中，BMD 测量结果可能会受到骨赘、主动脉钙化、退行性疾病和其他情况的干扰，这些疾病会明显增加椎体 BMD 测量值，因此在 65—70 岁以上的人中，椎体 BMD 结果可靠性降低。

表 30-1 基于骨密度和骨矿物质含量测量的骨质疏松症诊断分类

类 别	定 义
正常	BMD 与年轻成年人参考均值相差 ±1SD
骨量减少	1SD<BMD 低于年轻成年人参考均值 <2.5SD
骨质疏松症	BMD 低于年轻成年人参考均值>2.5SD
严重骨质疏松症	BMD 低于年轻成年人参考均值>2.5 SD 脆性骨折

BMD. 骨密度；SD. 标准差

大量研究（其中许多是前瞻性的）结果表明，DXA 测定的 BMD 对未来骨折的风险有很强的预测作用。髋部 BMD 对各种类型的非椎骨骨折和椎体骨折均有预测作用，其对髋部骨折的预测作用尤为重要。虽然骨折的风险随着 BMD 的降低而显著增加，但几项研究已经证实，骨质疏松性骨折可发生于一个很宽的 BMD 范围内。最有可能的是，这些骨折与骨质量有关，而 DXA 测量无法捕捉骨质量的变化。WHO 给出的定义是解释 DXA 结果的指南，而不是诊断骨质疏松症的权威方法。因此，DXA 是诊断和治疗骨质疏松症的初级影像工具，可结合其他风险评估工具一起使用，这些工具将其他风险因素与 DXA 结合在一起。DXA 测量已在不同类型的仪器中进行了一定程度的标准化，但复查评估 BMD 变化情况时还是应尽可能在同一仪器上进行。

2. 骨小梁评分 FDA 于 2012 年批准了骨小梁评分（trabecular bone score，TBS），目前已被纳入临床实践，用于评估骨折风险。TBS 是添加到 DXA 设

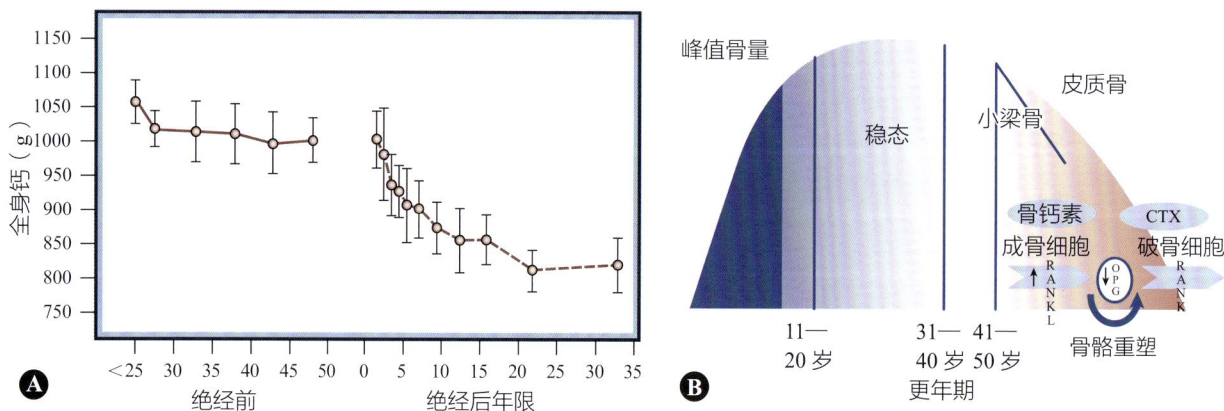

▲ 图 30-15 A. 骨量的形成、维持和丢失：骨小梁丢失开始得更早，而且比皮质骨更严重；B. 总钙随绝经年限的增加而下降

CTX. I 型胶原交联羧基末端肽；OPG. 骨保护素；RANK. NF-κB 受体活化因子（改编自 Tella SH,Gallagher JC.Prevention and treatment of postmenopausal osteoporosis.*J Steroid Biochem Mol Biol*.2014;142:155-170. ）

备的菜单中的一个可选工具，它利用二维投影图像的变异函数提供脊椎 DXA 图像的灰度纹理分析。TBS 是骨小梁微结构的替代测量，有证据表明定量 CT（quantitative computed tomography，QCT）的几个参数与 TBS 值之间存在相关性，与腰椎骨小梁体积 BMD 的相关性最强，而在其他部位，TBS 与骨微结构参数的关系有更大的差异。几项研究表明，TBS 是绝经后骨质疏松症女性和男性骨折的独立预测因子。在加拿大马尼托巴进行的一项大型前瞻性研究纳入了 29 000 多名随访了近 5 年的绝经后女性，这项研究报道了 TBS 在预测骨折方面的准确性。此外，已经证实 BMD 和 TBS 联合测量比单独使用其中之一能更好地估算骨折风险，[221] 在美国小样本研究（男性骨质疏松性骨折研究）和随访 10 年的日本人群中也得到了类似的结果[222]。TBS 还被证明能增强 FRAX 算法预测 10 年骨折概率的能力[223]。

3. 定量 CT　尽管 DXA 仍是首选的方法，但研究表明其他影像学检查也可用于骨质疏松症的评估。QCT 可以在髋部和脊柱进行，研究表明其可以预测骨折风险[219, 224, 225]。已有几个版本的软件[226, 227]上市并可用于 QCT 的分析。QCT 的一个优点是其可以提供骨小梁和皮质骨 BMD 的具体测量。然而，与 DXA 相比，QCT 的缺点是辐射暴露较高，扫描仪之间的标准化程度较低，以及成本较高。外周 QCT（pQCT）和高分辨率 pQCT 已经被开发出来，其中高分辨率 pQCT 可以测量桡骨和胫骨的骨密度和骨微结构。虽然这些测量在研究背景下有助于了解糖尿病等疾病和双膦酸盐类药物对骨骼微结构和质量的影响，但几乎没有证据

表明其在临床实践中预测骨折风险方面比 DXA 在更具优势（此类测量的示例见图 30-16）。

评估风险的测量工具包括手指、跟骨和四肢远端的超声检查和桡骨 MRI。超声对骨折风险具有预测价值，但没有纵向研究评估其在临床应用中的意义[228]。MRI 使我们深入了解对骨小梁和皮质骨微结构，但由于费用和检查所需的时间问题，基本上只能作为一种科研工具。

4. 骨转换标志物　骨吸收和骨形成之间的平衡是导致骨质流失和骨质疏松症的重要因素。骨转换标志物（bone turnover markers，BTM）可以评估骨吸收和骨形成，有助于了解个体患者体内骨转换状态，预测骨折风险和治疗效果。骨形成可以通过几种生化标志物来评估，包括 BSAP、P1NP 和骨钙素。骨吸收的评估既往用 NTX，但现在更常见的是通过血清 I 型胶原 CTX 来评估，两者都是用抗体评估的胶原交联肽（表 30-2）。

BTM 有几个潜在的临床应用，但应用前均须考虑到这些标志物的高分析变异性（无论是在个体内，还是在检测方法和实验室之间）[229]。个体内的重要变异来源包括昼夜节律变化、食物摄入量、运动、季节变化、肾脏损伤等疾病，以及近期骨折[230]。BTM 是否能独立于 BMD 和其他风险因素进行骨折预测还存在争议，一些研究表明，BTM 可以独立预测骨折，但其他研究并未显示这样的结果[231-233]。由于 BTM 在抗骨吸收和促骨形成治疗中变化显著且迅速，所以有人建议用 BTM 水平检测疗效。尽管这一应用的价值存在争议，但当医生面对自报依从性可能不可靠的患者时，

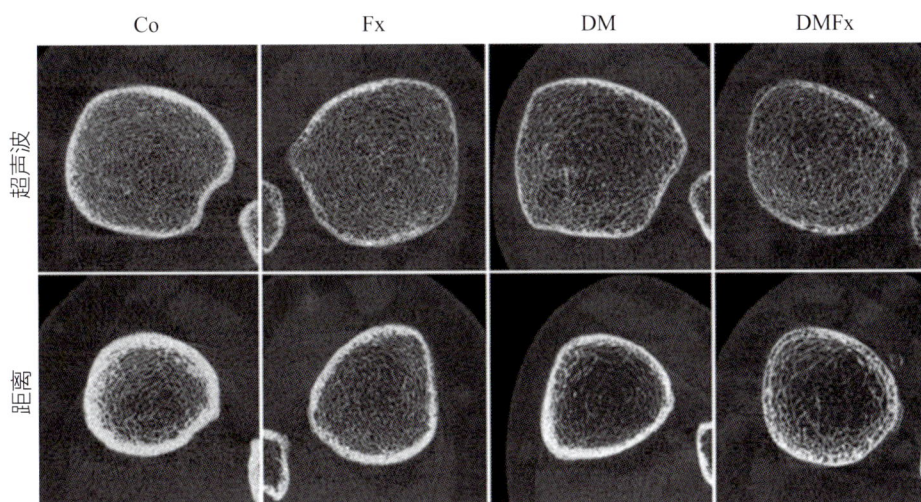

▲ **图 30-16**　胫骨最远端（上）和远端（下）的高分辨率外周定量 CT 图像：显示的是 Co（左）、Fx（左中）、DM（右中）和 DMFx（右）组的中层 X 线断层图像

在 DMFx（右）图中可以看到主要的皮质孔隙。Co. 对照组；Fx. 非糖尿病骨折患者；DM. 糖尿病无骨折患者；DMFx. 糖尿病合并骨折患者 [引自 Patsch JM,Burghardt AJ,Yap SP,et al.Increased cortical porosity in type 2 diabetic postmenopausal women with fragility fractures.*J Bone Miner Res*.2013;28(2):313-324.]

标志物	组织来源	样　本	分析方法	备　注
表 30-2　骨转换标志物				
骨形成标志物				
骨特异性碱性磷酸酶（BAP）	骨	血清	电泳法，沉淀法 IRMA，EIA，ECMA	成骨细胞的特定产物；一些检测显示与肝脏同工酶（LAP）有高达 20% 的交叉反应
骨钙素（OC）	骨、血小板	血清	RIA，IRMA，EIA	成骨细胞的特定产物；血液中有多种免疫反应形式；有些可能来自骨吸收
Ⅰ型前胶原羧基端前肽（PⅠCP）	骨、软组织、皮肤	血清	RIA，EIA	成骨细胞和成纤维细胞增殖的特异性产物
Ⅰ型前胶原氨基端前肽（PⅠNP）	骨、软组织、皮肤	血清	RIA，EIA	成骨细胞和成纤维细胞增殖的特定产物；部分结合到骨的细胞外基质中
骨吸收标志物				
胶原相关的标志物				
总羟脯氨酸，可透析羟脯氨酸（Hyp）	骨、软骨、软组织、皮肤	尿液	比色法 HPLC	存在于所有纤维胶原中，部分存在于胶原蛋白中，包括 C1q 和弹性蛋白 存在于新合成和成熟的胶原中（即胶原合成和组织分解都会导致尿液中的羟脯氨酸）
羟赖氨酸 – 糖苷	骨、软组织、皮肤、血清补体	尿液、血清	HPLC，EIA	胶原中的羟赖氨酸有不同程度的糖基化，这取决于组织类型 糖基半乳糖 – 羟基 – 赖氨酸在软组织胶原和 C1q 中比例较高 半乳糖 – 羟基 – 赖氨酸在骨胶原中比例较高
吡啶啉（PYD）	骨、腱、软骨、血管	尿液、血清	HPLC，EIA	胶原蛋白，在软骨和骨骼中浓度最高；不存在于皮肤中；仅存在于成熟的胶原中
脱氧吡啶啉（DPD）	骨、牙本质	尿液、血清	HPLC，EIA	胶原蛋白，在骨骼中浓度最高；不存在于软骨或皮肤中；仅存在于成熟的胶原中
Ⅰ型胶原交联羧基末端肽（ICTP，CTX-MMP）	骨、皮肤	血清	RIA，EIA	Ⅰ型胶原蛋白，可能骨的贡献最大；可能来自新合成的胶原
Ⅰ型胶原交联羧基末端肽（CTX-Ⅰ）	所有含有Ⅰ型胶原的组织	尿液（α/β）、血清（仅 β）	EIA，RIA	Ⅰ型胶原，可能骨的贡献最大；随着胶原分子的老化，天冬氨酸异构化为 β– 天冬氨酸
Ⅰ型胶原氨基末端肽（NTX-Ⅰ）	所有含有Ⅰ型胶原的组织	尿液、血清	EIA，RIA，CLIA	Ⅰ型胶原，骨的贡献最大
Ⅰ型胶原 α₁ 螺旋肽（HELP）	所有含有Ⅰ型胶原的组织	尿液	EIA	来自Ⅰ型胶原螺旋部分的降解片段，α_1 链，AA（620～633）；与其他胶原降解标志物高度相关，在临床结果方面没有特殊优势或差异
非胶原蛋白				
骨唾液蛋白（BSP）	骨、牙本质、肥大软骨	血清	RIA，EIA	酸性磷酸化糖蛋白，由成骨细胞和破骨细胞样细胞合成，存在于骨的细胞外基质中；似乎与破骨细胞功能有关
OC 片段（uf-OC，U-Mid-OC，U-Long-OC）	骨	尿液	EIA	某些年龄修饰的碎片在破骨细胞性骨吸收过程中被释放，可被认为是一个骨吸收的指标

（续表）

标志物	组织来源	样 本	分析方法	备 注
破骨细胞酶				
抗酒石酸酸性磷酸酶（TRAcP）	骨 Bone	血浆	血清比色法，RIA，ELISA	在人体组织（破骨细胞、血小板、红细胞）中发现六种同工酶；5b 主要存在于骨骼中（破骨细胞）
组织蛋白酶类（如 K、L）	K：主要在破骨细胞；L：巨噬细胞、破骨细胞	血浆、血清	ELISA	组织蛋白酶 K 是一种半胱氨酸蛋白酶，通过裂解 I 型胶原的螺旋和端肽区域，在破骨细胞介导的骨基质降解中发挥重要作用；组织蛋白酶 K 和 L 裂解耐酒石酸酸性磷酸酶的环区并激活潜伏酶；组织蛋白酶 L 在巨噬细胞中具有类似的功能；血液中组织蛋白酶的检测目前正在评估中

BAP. 血清骨碱性磷酸酶；β-CTX- I . I 型胶原交联羧基末端肽；CLIA. 化学发光免疫分析；CTX-MMP. 由基质金属蛋白酶产生的 I 型胶原交联羧基末端肽；DPD. 脱氧吡啶；ECMA. 电化学免疫分析；EIA. 酶免疫分析；HPLC. 高效液相色谱法；ICTP. 羧基末端 I 型胶原端肽；IRMA. 免疫放射分析；PTH. 甲状旁腺激素；PTHrP. 甲状旁腺激素相关肽；PYD. 吡啶啉；RIA. 放射免疫分析；TAP. 血清总碱性磷酸酶；ufOC. 尿骨钙素片段；U-Long-OC. 长氨基端片段；U-Mid-OC. 骨钙素的中分子表位

可能有一定的临床价值[234-236]。BTM 更常用于专科实践，可以帮助确定骨质疏松症的继发性原因。当在新药开发期间对患者群体进行测量时，BTM 尤其有用。在研究过程中，BTM 测量可以提供对药物效力及其随时间的影响的早期评估，并帮助确定最佳剂量[237, 238]。

5. 骨活检 骨活检在临床上用于评估与骨重建相关的动态和静态指标。它在临床上很少用于诊断骨质疏松症，但可用于评估矿化程度（如排除软骨病）、骨形成率或骨吸收速率，以及骨重建的整体状态（如排除骨再生不良）[239]。在使用定时给予四环素标记骨后，可用通用标准评估所测指标。经髂骨活检术可由骨质疏松症专科医生或骨科外科医生进行，需要局部麻醉才能进行粗针活检，并且通常需要 7.5mm 的环钻针用于骨组织学诊断和组织形态计量学。矿物沉积率、矿化表面、骨形成率、侵蚀表面、成骨细胞和破骨细胞的数量、类骨质体积 / 骨体积都可以通过一次活检来确定，但必须在四环素连续标记后才能确定，这是测量两条矿化带之间的距离所必需的。标记间隔略有不同，但通常为开始时的 3 天（第 1～3 天）和 21 天后的 3 天，每天 3 次使用 200mg 地美环素。几个商业实验室提供活检分析，周转时间从 1 个月到几个月不等。然而，在年龄相关性或绝经后骨质疏松症中，骨活检结果多正常，因此诊断的特异性很低。

（三）骨折流行病学

三种原发性骨质疏松性骨折的流行病学的特征见图 30-17。这些数据非常清楚地表明，女性髋部和椎体骨折的人数呈指数级增长。例如，50 岁的白人女性平均每年患髋部骨折的风险为 15%～20%，80 岁后风险还会进一步增加。腕部骨折在女性中表现出不同的模式，在绝经时腕部骨折风险增加，但之后不会随着

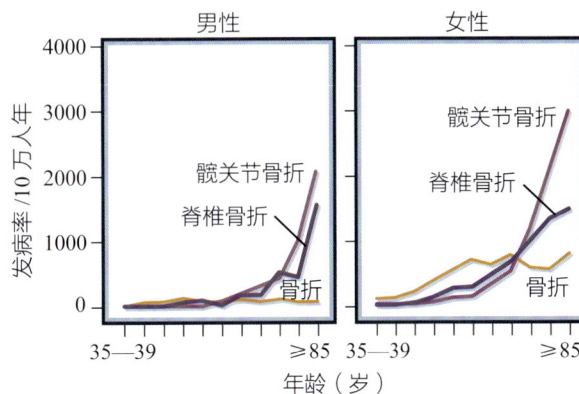

▲ 图 30-17 明尼苏达州罗切斯特市髋部、脊椎和 Colles 骨折的年龄特异性发病率

引自 Cooper C, Melton LJ. Epidemiology of osteoporosis. *Trends Endocrinol Metab*. 1992; 3: 224. Copyright 1992 by Elsevier Science, Inc.

时间的推移而进一步增加。男性与女性的情况是平行的，髋部和椎体骨折随着年龄的增长也呈指数级增长。然而，重要的是，男性髋部和椎体骨折的年龄特异性风险远低于女性（约 50%），这强调了性别在骨质疏松性骨折流行病学中的关键作用。在所有年龄段，男性腕部骨折的发生率都远远低于女性。

种族和文化在骨质疏松症的流行病学中也起着关键作用（图 30-18）。就髋部骨折而言，白种人风险较高，西班牙裔和亚洲人风险中等，非洲裔美国人风险最低。然而，其中的关系往往会更加微妙。例如，有证据表明，在亚洲生活方式较传统的地区，髋部骨折的发病率非常低，而随着城市化程度的提高和西方生活方式的采用，髋部骨折发病率大幅上升[240]。椎体骨

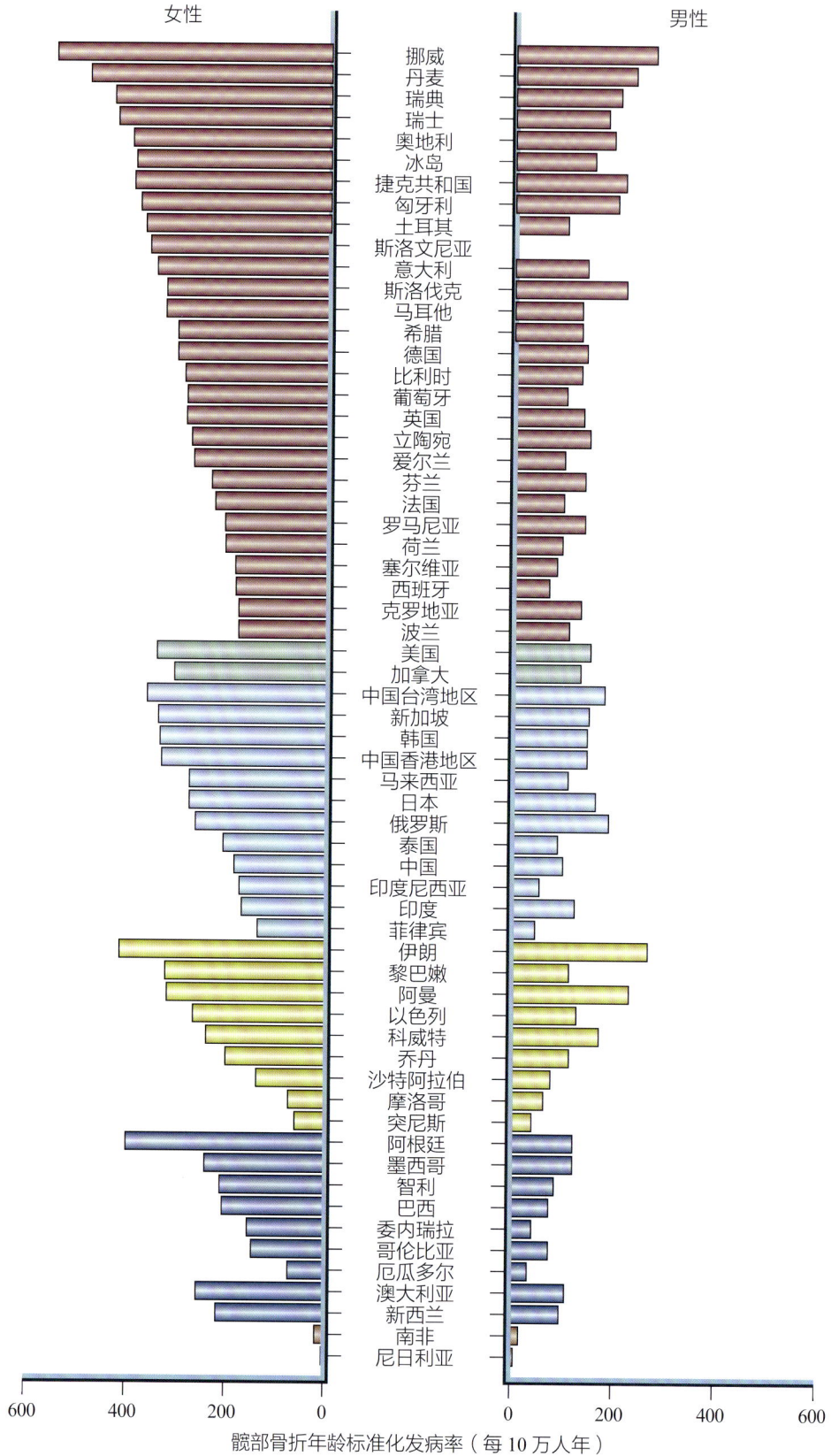

女性　　男性

挪威
丹麦
瑞典
瑞士
奥地利
冰岛
捷克共和国
匈牙利
土耳其
斯洛文尼亚
意大利
斯洛伐克
马耳他
希腊
德国
比利时
葡萄牙
英国
立陶宛
爱尔兰
芬兰
法国
罗马尼亚
荷兰
塞尔维亚
西班牙
克罗地亚
波兰
美国
加拿大
中国台湾地区
新加坡
韩国
中国香港地区
马来西亚
日本
俄罗斯
泰国
中国
印度尼西亚
印度
菲律宾
伊朗
黎巴嫩
阿曼
以色列
科威特
乔丹
沙特阿拉伯
摩洛哥
突尼斯
阿根廷
墨西哥
智利
巴西
委内瑞拉
哥伦比亚
厄瓜多尔
澳大利亚
新西兰
南非
尼日利亚

600　400　200　0　　　0　200　400　600
髋部骨折年龄标准化发病率（每 10 万人年）

▲ 图 30-18　按国家及地区划分的男性和女性髋部骨折年龄标准化发病率

国家及地区按大洲或地理区域划分：欧洲（深粉色）、北美洲（绿色）、亚洲（浅蓝色）、中东（中东）、南美洲（紫色）、大洋洲（深蓝色）和非洲（红色）。[改编自 Cauley JA, Chalhoub D, Kassem AM, Fuleihan GelH. Geographic and ethnic disparities in osteoporotic fractures. *Nat Rev Endocrinol*. 2014;10(6):338-351.]

折的发病率更难评估，但许多研究表明，与髋部骨折的发病率相比，其地域差异较小。

另一个与年龄、性别和种族相互作用的关键流行病学因素是体重或体重指数。在一个65岁的社区居民队列研究中，瘦体重低是发生骨折的独立预测因素[241]。除了肌肉和骨骼之间明显的机械连接外，其他因素也是导致上述联系的重要决定因素，包括分子、遗传和内分泌之间的相互作用[242]。一般而言，BMI较高的人患髋部和椎体骨折的风险较低，其原因之一是更多的脂肪细胞产生了更多的雌激素来发挥保护作用，还有一个原因是高BMI的患者的脂肪填充量更高，在跌倒时产生的力量分布更均匀广泛。尽管一些数据表明肥胖的人骨折风险更高，但大多数研究都支持这样一个原则，即BMI较高对大多数类型的骨折具有保护作用，可能只有下肢骨折例外。非常重要的是，那些低BMI的人患髋部骨折的风险尤其高，因为低BMI可能是虚弱的迹象（特别是在老年人中）。

1. 临床危险因素及其与BMD的关系 除了BMD、年龄、性别和种族之外的几个临床危险因素也与骨折风险相关（表30-3和图30-19），其中最重要的是自50岁以来的骨折史或父母的髋部骨折史[245]。其他风险因素，包括吸烟、过量饮酒（每天超过2杯）、

类风湿关节炎和糖皮质激素的使用，也与骨折风险有关[244,246]。神经或肌肉功能受损是一个强风险因素，这可能是因为这部分患者跌倒风险增加继而导致骨折风险增加。人们也越来越意识到，尽管糖尿病患者BMI普遍很高，但他们发生骨折的风险更高，相同BMD的糖尿病患者比非糖尿病患者的风险高[247]。令人惊讶的是，最近的一些研究表明，在某些情况下，肥胖可能是骨折的危险因素：MrOS研究表明，在相同的BMD下，肥胖的老年男性比非肥胖的老年男性面临更高的骨折风险[248]。

越来越多的人认识到，骨折风险与心脏病风险一样是多因素的，这些风险因素共同作用会增加患病风险[244,246]。最近，联合骨密度和风险因素，预测5年或10年的骨折风险的评估工具已被开发。应用最广泛的是FRAX骨折风险评估工具，包括了表30-3中的危险因素，并且有适用于不同国家的版本[249]，被用于预测髋部和严重骨质疏松性骨折的风险。其他风险评估工具也已被提出，包括不同或较少的风险因素[250]。结合上述工具的临床治疗指南也已被制订（表30-3）。

2. 人群中骨质疏松症患病率和骨折发生率 对骨质疏松症患病率的估计取决于这种疾病的现用定义和适当的诊断标准，而且是基于低BMD的患病

表30-3 用于计算个体10年内骨折概率的相关骨折危险因素的不同组合

FRAX评分	Q骨折评分	Garvan评分
年龄	年龄	年龄
性别	性别	性别
体重	体重	
个人骨折史（包括椎体）		个人骨折史
父母髋部骨折史	父母髋部骨折史	
当前吸烟	当前吸烟（分级）	
糖皮质激素（5mg泼尼松龙当量）使用≥3个月	基线前6个月内至少开出2次全身皮质类固醇处方	
类风湿关节炎	类风湿关节炎	
继发性骨质疏松症、1型糖尿病、成人成骨不全、甲状腺功能亢进、性腺功能减退、慢性营养不良和肝病	继发性骨质疏松症、心血管疾病、2型糖尿病、哮喘、慢性肝病、可能导致吸收不良的胃肠道疾病（如克罗恩病、溃疡性结肠炎、乳糜泻、脂肪泻、盲环综合征）、甲状腺功能亢进症、原发性或继发性甲状旁腺功能亢进症、库欣综合征	
酒精摄入量（每天>3U）	饮酒（>3U/d） 基线前6个月至少开出2次三环类抗抑郁药处方 （女性）基线前6个月至少开出2次激素替代疗法处方 基线前跌倒史	跌倒史
骨密度（可选）		骨密度

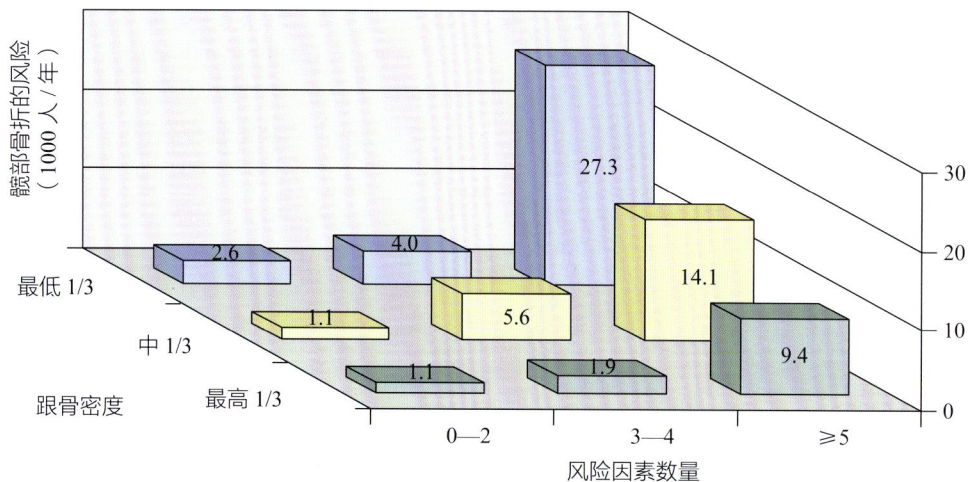

▲ 图 30-19　根据危险因素的数量和年龄特异的跟骨骨密度得到髋部骨折的年危险性

（经许可转载，改编自 Cummings SR,Nevitt MC,Browner WS,et al.Risk factors for hip fracture in white women. Study of Osteoporotic Fractures Research Group.*N Engl J Med*.1995;332:767–773.Copyright©1995 Massachusetts Medical Society）

率或骨折发生率来评估[251-253]。在 DXA 的发展和临床应用后，仅基于 BMD 的定义变得越来越有可能。1992 年，WHO 将骨密度的临界值设定为低于正常年轻人 BMD 平均值 2.5SD，作为评估骨质疏松症患病率和跨人群比较的工具[254]（表 30-1）。在女性（如骨质疏松性骨折研究）和男性（MrOS 研究）的更大规模流行病学研究中，特别是在以人群为基础的样本（如国家健康和营养检查研究）中，DXA 的使用提供了 BMD 对骨质疏松症人群比例的估计[255-257]。对骨质疏松症总体患病率的估测差异很大，但大约接近 4000 万美国人患骨质疏松症[251,258]。

大多数根据骨折发生率估测的结果表明，美国每年约有 30 万例髋部骨折，欧洲约有 60 万例髋部骨折[252,253]。超过 100 万美国绝经后女性在 1 年内将发生椎体骨折[251,258]。从个人角度考虑骨折的重要性，一个 50 岁的白种人女性的髋部骨折终身风险为 15%～20%，腕部骨折终身风险与之类似，临床椎体骨折终身风险约为 16%，而至少发生一次骨质疏松性骨折的风险大约为 50%[259-261]。男性的髋部和椎体骨折的终生风险约为女性的 1/3，但腕部骨折的风险要比女性低很多。结合基于骨质疏松性骨折（即椎体压缩性骨折、腕部骨折、髋部骨折或肱骨 / 胫骨骨折）或低 BMD 的骨质疏松症患病率，估计有 4000 多万美国人患有骨质疏松症[262]，全世界每年约有 900 万例骨折[263]。

虽然美国和欧洲的骨折数量可能会增加，但在发展中国家，尤其是在亚洲和拉丁美洲，这一增长将更加显著，原因为人口规模增加、寿命延长（进入骨折高危年龄）及采用更西方化的生活方式（特别是日常生活活动减少）这几种趋势的交汇[264,265]。这一增长将导致对卫生保健资源的需求随之增加。有趣的是，虽

然髋部骨折是最昂贵的单个部位骨折，但其他类型的骨折加在一起的总成本可能大于髋部骨折[266]。

五、骨质疏松症的发病机制

骨质疏松症是一种受多重因素影响的复杂疾病（图 30-20），其主要特征是易发生骨折及骨脆性增加。尽管本章的重点聚焦骨质疏松症的内分泌和代谢方面，但应该注意的是，跌倒会导致骨折，而骨质疏松性骨折的主要原因之一就是跌倒。跌倒也是多因素的，特别是在老年人中，原发性肌无力、神经系统疾病、药物、维生素 D 缺乏、平衡问题和心血管事件（如晕厥），都可能导致跌倒。因此，骨质疏松症的初级预防应要求采取具体措施，以减少任何原因造成的跌倒机会。本部分中将提到导致骨重建单位不平衡的原因，这些原因会导致继发性骨质流失，造成 BMD 降低、骨骼的脆性增加。

（一）性腺缺乏

1. 雌激素　骨重建的改变是骨质疏松症的核心，可以有多种形式。1947 年，Fuller Albright 首次提出雌激素通过耦合骨重建在绝经后女性中维持钙平衡的重要性[267]。此后，多项随机干预试验结果表明性腺类固醇替代物（含或不含孕激素的雌激素）可减少骨转换，增加骨量，预防骨折[202,268]。然而，这些数据只是间接表明雌激素水平是骨质疏松症的重要致病因素。近期的一些研究更有力地表明了低雌二醇浓度和低骨量之间的关系。有研究表明，绝经后女性中最低的雌二醇水平（即<5pg/ml）与最低 BMD 和最大骨折风险密切相关[269]。此外，有研究表明，患有骨质疏松症的男性血清雌二醇水平低于骨量正常的同龄男性[270]。此外，有几个病例报道称，在男性中编码芳香化酶或

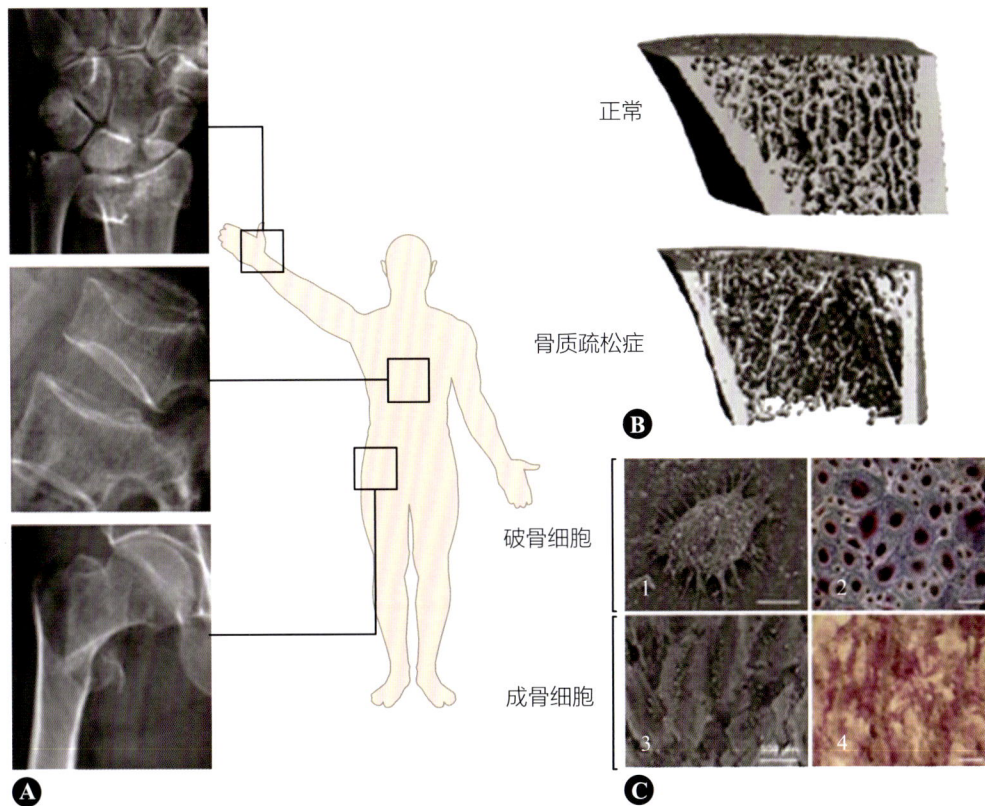

▲ 图 30-20　骨质疏松症一览。骨质疏松症是一种全身性的骨骼疾病，骨吸收大于骨形成，导致骨组织微结构变化
A. 脆性骨折的常见部位是腕部、椎体、髋部；B. 显微 CT 显示，与正常骨骼相比，骨质疏松症的骨小梁明显变薄；C. 破骨细胞和成骨细胞的显微视图：1. 破骨细胞具有独特的形态学外观；2. 多核破骨细胞的抗酒石酸酸性磷酸酶染色；3. 矿化基质上的多个成骨细胞；4. 成骨细胞碱性磷酸酶染色 [引自 Rachner TD, Khosla S, Hofbauer LC. Osteoporosis:now and the future. *Lancet.* 2011; 377(9773): 1276-1287.]

雌激素受体的基因突变，产生了严重的骨质疏松症表型[271, 272]。在编码芳香化酶基因突变的这些男性中，雌激素替代疗法可使腰椎和髋部 BMD 显著增加。不论上述何种基因突变，尽管睾酮水平正常或偏高，由于缺乏功能性雌激素，BMD 均严重降低[199]。

尽管雌二醇水平降低会导致骨质疏松症，但由环境激素浓度的变化引起的具体分子机制或顺序尚不清楚。在一些动物模型中，雌激素缺乏与基质和成骨细胞中 IL6 合成明显增加有关。这与证明雌激素调节 IL6 启动子的转录活性的实验结果一致[273]。然而，其他研究相互矛盾的结果显示，TNF、IL-11 和 IL-1 的变化可能与骨吸收的增加有关[274-276]。RANKL 是破骨细胞分化的主要调节因子，RANKL 增加（局部和全身）有助于雌激素撤退后破骨细胞生成的快速增加。因此，似乎有几种细胞因子与 RANKL 起协同作用，在雌激素剥夺期间是活跃的，并且每一种都可以加速骨吸收过程。破骨细胞表达雌激素受体，一些证据表明雌激素对破骨细胞的直接作用也很重要。因为骨形成率比不上高骨吸收率，所以骨吸收增强最终会导致雌激素缺乏引起的骨质流失（图 30-15）[277]。

2. **雄激素**　目前有大量关于低雌二醇水平的非耦合骨重建和骨质流失的研究，但关于男女雄激素缺乏与骨质流失的研究均较少。雄激素受体位于成骨细胞中，睾酮和二羟睾酮均可刺激成骨细胞分化[278]。睾酮也可增加骨骼和循环中 IGF-1 的表达。然而，在男性的骨吸收的体内外研究中产生了相互矛盾的结果。与雌激素类似，雄激素可以调节 IL6 启动子，在动物实验中睾丸切除与 IL6 产生增加和骨质流失增加有关[279]。前列腺癌接受雄激素剥夺疗法的男性由于骨吸收增加，骨质迅速流失。同样，原发性或继发性性腺功能不全的男性，其骨密度值也低于对照组男性。与雌二醇不同的是，睾酮可以刺激骨形成，这可能是男性缺乏睾酮时导致骨质流失的另一个原因[280]。

在绝经后女性中发现的低睾酮水平与快速骨质流失没有因果关系，但体重较重的女性具有更大的酶促睾酮转化为雌二醇的能力，这可能导致女性肥胖对骨量的保护作用。尽管如此，由于男性长期低雄激素水平与低骨量有关，睾酮替代物可用于增加 BMD 和瘦体重[280]。然而，男性的雌二醇水平可能是一个比雄激素水平更重要的骨折风险因素。总之，雌激素和雄激素可能共同决定了男性和女性的峰值骨量和骨量维持情况。在老年男性中，雌二醇水平可能对维持骨小梁质量至关重要。为了强调这一原则，在一项随机试验中，给予男性 GnRH 类似物（抑制促性腺激素），同时联用或不联用芳香酶抑制药，发现改变雌激素水平与保护骨小梁免受骨吸收影响有关，而循环雄激素水平与骨形成标志物的相关性高于骨吸收标志物[202]。在另一项研究中，Almeida 及其同事[281] 发现，在啮齿类动物中，雌激素对皮质骨量的保护作用是通过雌激素受体 α 介导的，而成熟成骨细胞的雄激素受体对于维持雄性哺乳动物的骨小梁质量必不可少，但皮质骨的合成代谢则不需要雄激素[278, 282]。

在男性中，除性腺功能低下外，其他情况也可能会导致骨质流失和骨折，包括慢性酒精中毒、糖皮质激素过量、吸烟和特发性高尿钙。前两种情况中，低睾酮水平可能促进骨质疏松症的发生，而由于肾功能减退引起的高尿钙可能通过继发性甲状旁腺功能亢进引起骨质流失。需考虑不受雄性激素水平影响的男性骨质疏松症的继发因素，包括麸质肠病变、原发性甲状旁腺功能亢进症、甲状腺毒症、多发性骨髓瘤、淋巴瘤或肉芽肿性疾病，都可以表现为多发性骨折和低骨量（表 30-3）[283]。

（二）年龄相关性骨质流失

女性绝经后骨质流失的速度会立即加快。然而，最近的研究表明，骨吸收标志物在生命后期也非常高。特别是 80 多岁和 90 多岁的女性，腰椎和髋部的骨质流失率每年超过 1%[220]（图 30-15）。与早期研究相反，近期研究显示缺乏体力活动且不服用雌激素的老年女性有极高的骨质流失和后续骨折的风险。这个过程的发病机制是多因素导致的，饮食缺钙导致的继发性甲状旁腺功能亢进肯定也起了一定作用。据统计，女性在 80 多岁和 90 多岁时的平均钙摄入量为 800～1000mg/d。如果维生素 D 的摄入量不足，并且血清中 25- 羟维生素 D 的水平低于 20ng/ml 或 50nmol/L，则可能继发甲状旁腺功能亢进症，不过还有其他导致老年人 PTH 增加的原因，包括肾小球滤过率低下和钙摄入量少[284]。PTH 刺激成骨细胞并引发重建过程，包括促进产生几种可加速骨吸收的细胞因子。但在大多数老年人中，骨形成并没有加强，原因尚不清楚。总的来说，继发性甲状旁腺功能亢进加上高 1,25-(OH)$_2$D，导致骨重建周期的进一步解耦作用和显著的骨质流失。此外，生活在北纬地区的钙摄入量不足的老年人中，当维生素 D 水平随季节性变化降低到 20ng/ml 以下时，可能会加剧骨质流失[284, 285]。骨质流失增加是否为老年人未来骨折的独立危险因素仍然存在争议，需要进一步研究以确定其可能性。

许多老年人已经患有骨质疏松症，因此当维生素

D 摄入不足、缺乏阳光照射或维生素 D 向其活性代谢物的转化受损时，将导致维生素 D 缺乏症，从而引发软骨病，并加重原有的骨质疏松症[286]。近期德国一项队列研究证实软骨病可导致骨骼微结构的巨大变化[287]。该研究中骨小梁和皮质骨变化导致微骨裂和骨骼脆性增加。Priemel 及其团队研究显示[287]，超过 50% 的老年髋部骨折患者缺乏维生素 D。同时患有维生素 D 缺乏与钙摄入量不足会增加易感人群骨质快速流失的可能性。尽管有研究发现老年女性的 PTH 水平升高与骨质流失有关，但在其他研究中则不然。据报道，在老年人中，PTH 水平与 IGFBP4 的合成增加密切相关，IGFBP4 可抑制 IGF 对骨细胞的作用，并可能增加硬骨抑素的分泌[288, 289]。由于 IGF-1 是成骨细胞的重要生长因子，在钙或维生素 D 相对缺乏的状态下，PTH 可能会降低 IGF 的活性。这将改变骨重建的平衡，以保持血管内钙浓度，同时抑制新的钙质融入骨基质中。这些研究具有理论意义，但需要进一步研究来评估血清 IGFBP4 是否为老年人缺钙的可靠标志物[289]。总的来说，钙和维生素 D 不足肯定会导致老年人的骨质流失加速，尽管低维生素 D 水平和低钙摄入的阈值仍然存在争议。衰老的其他伴随因素，如 ROS 的积累和导致骨细胞损伤的其他原因，似乎也可能导致与年龄相关的骨质疏松症[290]。

（三）继发性骨质疏松症

将骨质疏松症分为原发性和继发性稍微有些武断。例如，患有早期性腺功能减退症的患者被认为有继发性骨质疏松症，而自然绝经的女性和性激素水平低的老年男性的骨质疏松症则被称为原发性骨质疏松症。此外，患者可能同时存在原发性和继发性因素。尽管大多数绝经后女性和老年男性没有明确的继发病因，但那些有继发病因的人可以得到更有效的治疗，对每个患者都应考虑这种可能性。继发性骨质疏松症的原因有很多（表 30-4），本章仅讨论其中小部分原因。

1. 糖皮质激素诱导的骨质流失

继发性骨质疏松症最常见的原因是糖皮质激素诱导的骨质流失，通常是治疗炎症或自身免疫性疾病时，药理剂量的类固醇导致的。糖皮质激素对骨骼的影响具有剂量依赖性，因此，持续时间较长、剂量较大的类固醇最有可能导致骨质流失和骨折。然而，个体对大剂量糖皮质激素的骨骼效应敏感性存在差异。临床上具有库欣样外观和脂肪重分布表型的个体几乎总是存在低骨量和骨折。尽管如此，BMD 测量仍适用于长期使用糖皮质激素的患者，用于指导预防方法和治疗决策[291, 292]。

循环中高水平的糖皮质激素对骨量累积和维持有重大影响。1932 年，Harvey Cushing 发现了内源性类固醇过量综合征，包括明显的骨量减少和骨折[293, 294]。长期暴露于药理学剂量的糖皮质激素会导致骨髓基质

表 30-4　继发性骨质疏松症的病因

内分泌系统疾病
- 糖尿病
- 甲状旁腺功能亢进症
- 甲状腺功能亢进症
- 库欣综合征
- 性腺功能减退
- 月经不调（即使是运动员）
- 早绝经
- 男性低睾酮和雌二醇
- 高催乳素血症
- 妊娠和哺乳

自身免疫性疾病
- 类风湿关节炎
- 炎症性肠病
- 系统性红斑狼疮
- 多发性硬化
- 强直性脊柱炎

消化和胃肠道疾病
- 腹腔疾病
- 炎症性肠病
- 减重手术
- 胃切除术

血液病学 / 血液系统疾病
- 白血病和淋巴瘤
- 多发性骨髓瘤
- 镰状细胞性贫血
- 血液和骨髓疾病
  - 浆细胞异常：多发性髓细胞瘤和巨球蛋白血症
  - 骨髓增生性疾病：红细胞增多症
- 地中海贫血

神经病学 / 神经系统疾病
- 脑卒中，帕金森病，多发性硬化
- 脊髓损伤

精神疾病
- 抑郁
- 饮食障碍

癌
- 乳腺癌
- 前列腺癌

结缔组织疾病
- 成骨不全
- Ehlers-Danlos 综合征
- 马方综合征
- Menkes 综合征

药物相关的疾病
- 糖皮质激素
- 肝素
- 抗惊厥药
- 甲氨蝶呤，环孢素
- LHRH 激动剂或拮抗药治疗
- 质子泵抑制药
- 含铝抗酸剂

其他疾病和状况
- AIDS/HIV
- 慢性阻塞性肺病
- 女运动员三联征
- 肾脏疾病
- 肝脏疾病
- 器官移植
- 脊髓灰质炎和脊髓灰质炎后综合征
- 饮食不良，包括营养不良
- 体重减轻
- 脂质沉积症：戈谢病
- 坏血病

AIDS. 获得性免疫缺陷综合征；HIV. 人类免疫缺陷病毒

细胞向脂肪谱系分化，造成显著的骨量丢失和骨髓脂肪生成增加。除了对破骨细胞和成骨细胞有直接影响外，糖皮质激素还会引起继发性性腺功能减退和甲状旁腺功能亢进、维生素 D 代谢障碍、肌肉萎缩和高尿钙。在接受类固醇治疗的前几个月，所有这些因素都

促进了骨量迅速和持续地减少[295, 296]。增加其他免疫抑制药，如环孢素，已被证明可通过进一步增加骨吸收加重骨质流失。在过去十年中，器官移植的数量呈指数增长，移植后骨质疏松症的患病率也大幅上升。现在类固醇引起的骨质疏松症被认为是普通人群中骨量减少的第二大常见原因，也是骨质疏松性骨折的最常见原因之一[297]。

糖皮质激素对骨骼的影响是多方面的，并且破坏性极大，因为这些药物会导致骨重建单元的解耦联。除了糖皮质激素对下丘脑 - 性腺轴的间接抑制作用，以及由于 1,25-$(OH)_2$D 生成受损而抑制肠道钙吸收外，高剂量的类固醇可以刺激破骨细胞生成，增加 RANKL 生成，并降低 OPG，导致骨吸收率进一步增高。此外，糖皮质激素还通过抑制骨细胞中 IGF-1 的表达，以及通过将骨髓基质细胞转向脂肪谱系，而不是进一步分化为成骨细胞，对骨形成产生显著的负面影响[292]。据推测，正如脂肪在锁骨上和纵隔区域重新分布是库欣综合征的临床特征一样，骨髓中的脂肪含量增加则是类固醇诱导的骨病的特征，几乎可以确定这是由于基质细胞分化成脂肪细胞的增加而造成的[295]。骨重建过程中严重的解耦联会显著降低骨强度，骨质流失在短期内迅速发生，在使用高剂量糖皮质激素的情况下尤其明显。虽然糖皮质激素对骨吸收的影响不存在剂量依赖性，但认为低至 5mg/d 的泼尼松仍可能会增加骨折风险[298]。在库欣综合征中，即使存在持续性骨吸收和复发性骨折的情况下，BMD 也可能是正常的，因此基线 BMD 不能被用于预测骨折[299]。在该综合征中，骨小梁受损最严重，腰椎 DXA 是骨质流失最敏感的指标。骨转换标志物则对这些患者的管理没有帮助。

类固醇诱导的骨质流失的治疗集中在治疗基础疾病并将糖皮质激素的剂量降至最低。除此之外，一些干预措施已被证明可以延缓骨质流失和预防骨折。充足的钙和维生素 D 摄入对于每一位接受糖皮质激素治疗的患者都至关重要。然而，仅靠这些措施是不够的。对于包括阿仑膦酸盐、利塞膦酸盐和唑来膦酸盐在内的双膦酸盐类药物，在预防和治疗糖皮质激素诱导的骨质疏松症的监管批准是一致的[300-303]。每周或周期性给予患者这些药物，以防止骨质流失并降低骨折风险。有数据支持在这种情况下使用性腺类固醇，但显然双膦酸盐的效果更为优越。在一项随机试验中，与阿仑膦酸盐相比，PTH（每天皮下注射 20μg 特立帕肽，持续 18 个月）显著增加了髋部和腰椎的骨密度，并减少了新发椎体骨折的数量（7.2%~3.4%），但对其他部位骨折则没有影响[304]。因为类固醇引起的骨质疏松症常伴随继发性甲状旁腺功能亢进症，所以需要更多的研究来确定 PTH 在该疾病中的长期疗效。

2. 骨质疏松症与糖尿病　糖尿病表现为一组异质性代谢紊乱，通常表现为高血糖。糖尿病和骨质疏松

症的关系阐述了几个方面的内容。首先，能量代谢综合影响整个机体，因此，影响能量代谢的严重疾病不会单独影响任何系统或组织。其次，骨和能量代谢的内分泌调节不限于经典的腺体和神经调节。相反，能量代谢与包括骨在内的间充质组织之间存在复杂的相互调节[305]。最后，糖尿病患者的骨脆性是糖尿病异质性的另一个表现，T1DM 和 T2DM 的骨疾病存在显著差异。T1DM 与骨质流失相关，被认为是骨质疏松症和骨折的危险因素。然而，T2DM 患者的骨量则不变甚至增加，说明影响 T2DM 患者骨强度的根本机制是骨质量而不是骨量。

近几十年的流行病学研究结果表明，全球 T2DM 的患病率急剧上升，反映出被诊断患有这种代谢紊乱的美国居民人数的不断变化。"糖胖病"（肥胖症和 T2DM）被认为是人类历史上最大的流行病[306]。T2DM 约占糖尿病中的 90%。在全球范围内，糖尿病患病人数约 4.15 亿，影响着超过 1/3 的美国人口。直到最近研究证明骨折风险不仅在 T1DM 患者中增加，在 T2DM 患者中也增加时，骨质疏松症在糖尿病中的重要性才被充分认识。T2DM 被延迟纳入骨折的危险因素，肯定是受到了 T2DM 不影响骨量的众文献的影响。尽管有研究表明，T2DM 患者的骨质流失率增加，但很可能是影响骨质量，而不是骨量。在相同的 BMD 水平下，与血糖正常的个体相比，T2DM 个体的骨折风险增加[247]（图 30-21）。

一些研究观察到 T2DM 中骨量增加。首先，肥胖是造成胰岛素抵抗和高血糖症的主要决定因素，其对骨量有积极影响[307]。糖尿病患者的骨重建通常会减

少[308]。此外，一项临床研究表明，T2DM 患者的骨量与血清骨钙素水平呈负相关，意味着骨转换不仅减少，T2DM 患者的骨量受保护[194]。高胰岛素血症是参与保护 T2DM 患者骨量的另一个因素，T1DM 和 T2DM 生长因子和脂肪因子分泌的显著差异也是需要考虑的。T1DM 通常表现低血清 IGF-1 水平，然而 T2DM 不是这样。T2DM 主要表现为由白色脂肪组织分泌的脂肪因子所致促炎特点，其中包括为瘦素、趋化素、抵抗素、TNF 和 IL 的水平升高，以及脂联素水平的降低。瘦素和脂联素对骨骼的影响较复杂，其对骨骼的最终影响截至目前尚无定论[305]。T2DM 患者骨折风险的矛盾增加，对研究人员和临床医生来说是挑战，要求他们揭开决定骨脆性的机制，加快识别高危人群，并找出预防该人群骨折的最佳治疗方案。在 T2DM 的动物模型中发现胶原结构改变和骨强度下降与高血糖的发生呈现一致性[309]。分析显示糖尿病动物体内 AGE 增加，而未成熟的酶促胶原交联减少[309]。临床研究观察到绝经后女性尿液中排泄的戊糖苷（一种 AGE）与椎体和髋部骨折有关[310]。影像学的进步使我们能够检测到以前传统方法无法捕捉到的变化。在被诊断为 T2DM 的个体中可发现长骨皮质骨松化[311, 312]。尽管这一发现未在其他研究中得到证实，但皮质骨松化仍然是决定 T2DM 个体骨折易感性的潜在变化[313, 314]。MRI 已成功用于量化 MAT 和骨髓脂肪细胞内的脂质组成[305]（图 30-22A）。在某些情况下，如神经性厌食症、糖皮质激素治疗和衰老，骨量和 MAT 呈负相关（图 30-22B）。正常体重 / 正常血糖、肥胖 / 正常血糖和肥胖 / 糖尿病患者中，个体的 MAT 量相似[194]。然

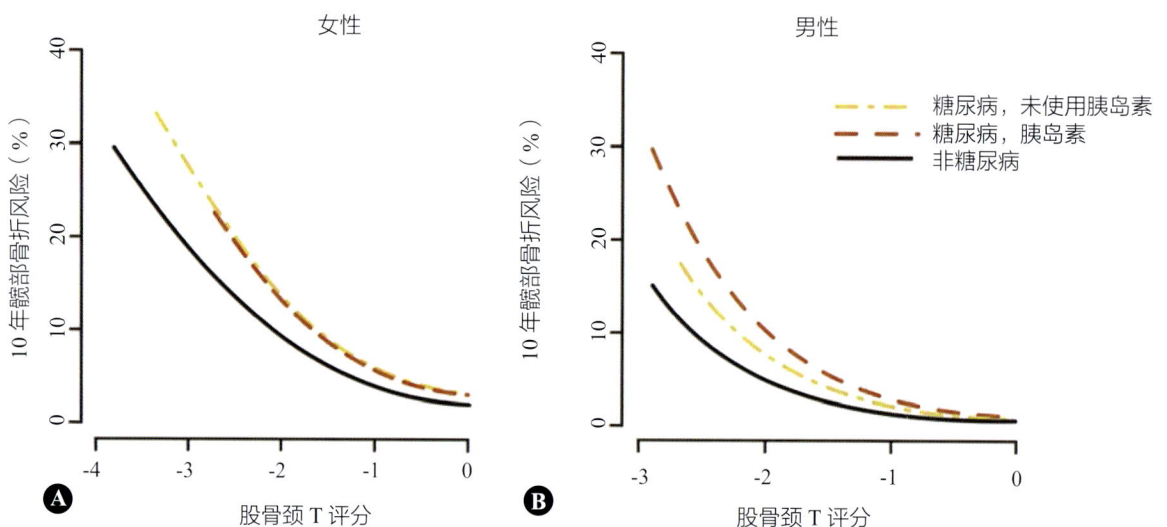

▲ 图 30-21　糖尿病状态和胰岛素使用对 75 岁股骨颈骨密度 T 评分和 10 年骨折风险的影响

评估女性（A）和男性（B）在 75 岁时的 10 年累积骨折风险，使用 Cox 比例风险回归模型计算基线生存函数，将其提升为糖尿病组和 T 值组合的相对风险的幂 [引自 Schwartz AV,Vittinghoff E,Bauer DC,et al.Association of BMD and FRAX score with risk of fracture in older adults with type 2 diabetes.*JAMA*.2011;305(21):2184-2192.]

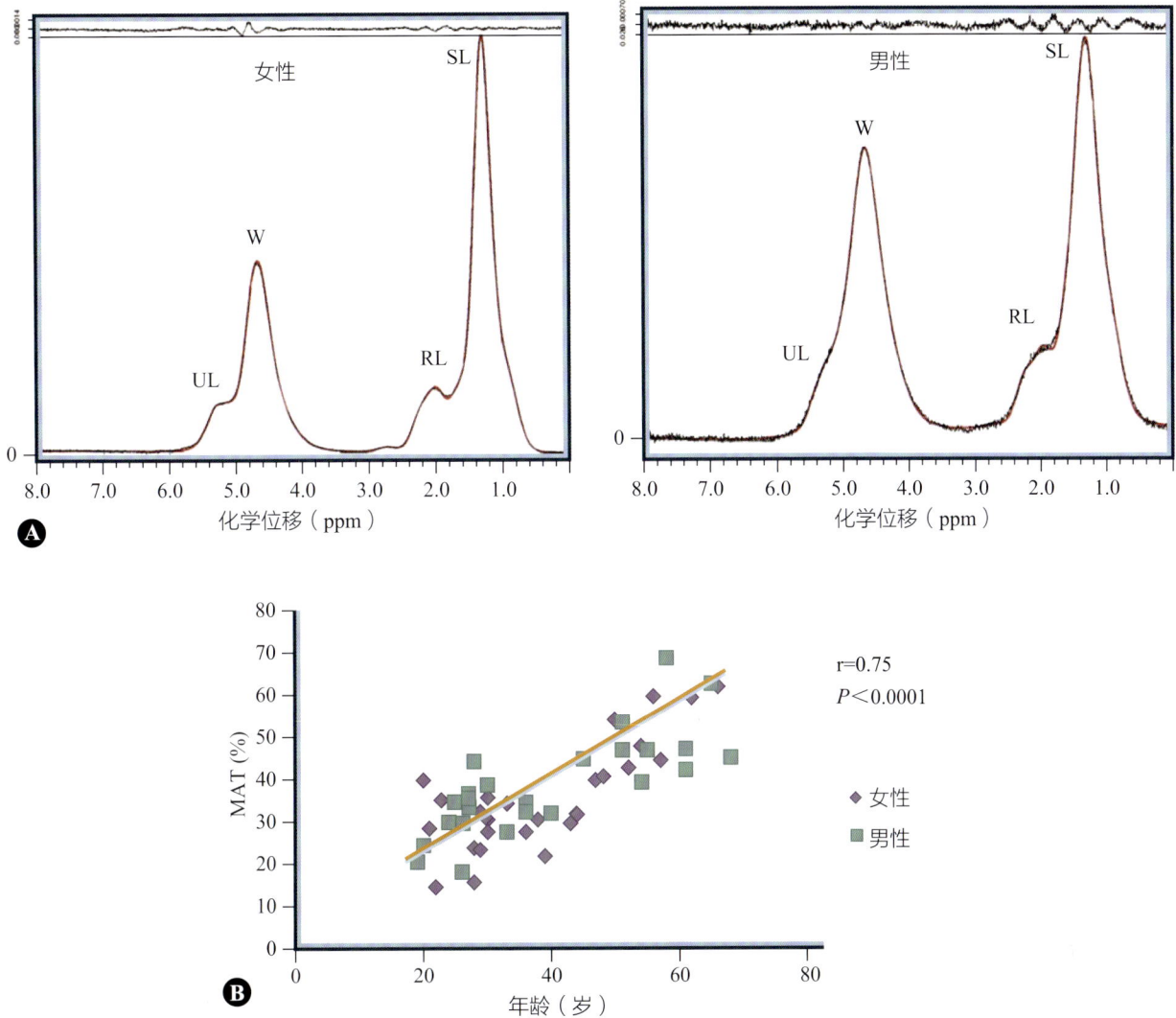

▲ 图 30-22 **A.** ^{1}H-MRI 光谱法可以估计 **MAT** 中的脂质成分。最近的研究呼吁注意这一参数的临床相关性，如糖尿病个体中饱和脂质与骨折的相关性。上图显示了男性和女性不饱和脂肪的差异（女性＞男性）。**B.** 健康对照中与年龄相关的骨髓脂肪组织增加：**53** 人，**28** 名女性和 **25** 名男性；年龄，女性（**38.8±13.2**）岁，男性（**39.7±15.6**）岁；体重，女性（**60.4±6.4**）kg，男性（**66.0±8.0**）kg；身高，女性（**1.65±0.08**）m，男性（**1.71±0.06**）m；体重指数，女性为（**22.1±1.8**）kg/m^2，男性为（**22.3±1.9**）kg/m^2

H. 氢；MAT. 骨髓脂肪组织；RL. 残留脂质；SL. 饱和脂质；UL. 不饱和脂肪；W. 水 [改编自 de Paula FJ and Rosen CJ.Structure and function of bone marrow adipocytes.*Compr Physiol*.2017;8(1):315-349.]

而，另一项研究发现，骨折和 T2DM 都与 MAT 中脂质组成的改变有关，即饱和脂质增加和不饱和脂质减少[315]。因此，患有骨折的糖尿病患者 MAT 中饱和脂质含量显著增加[315]。最近，一项使用体内显微压痕装置的临床研究中观察到了骨材料特性的变化，即骨材料强度指数（bone material strength index，BMSI）。研究还强调，BMSI 与长期代谢控制不良存在负相关，表明骨病与糖尿病慢性并发症之间存在联系[313]。通过皮肤自身荧光测定，BMSI 和 AGE 之间也存在负相关，这进一步证实了上述结果[313]。

总之，BMD 低估了 T2DM 患者的骨折风险（图

30-21）。客观地说，据估计，对于相似的髋部骨折风险，T2DM 女性和男性的 T 值分别比血糖正常者高 0.59（95%CI 0.31～0.87）和 0.38（95%CI 0.09～0.66）[247]。由于糖尿病患者的骨质疏松性骨折的发病率和死亡率增加，以及该人群的骨折预后更差，必须重视糖尿病患者骨质疏松性骨折的可能。

骨骼和能量代谢之间错综复杂的关系一方面体现在有关骨质疏松症治疗对葡萄糖代谢的潜在影响，另一方面则是糖尿病管理对骨量和骨折发生的影响。成骨细胞表达胰岛素受体，实验中沉默成骨细胞的胰岛素受体，会导致骨量减少和糖耐量受损。两个研究小

组独立收集的证据表明，非羧基化的骨钙素是一种源自成骨细胞的内分泌分子，可以调节胰岛素的分泌和敏感性[21, 22]。骨钙素是骨基质中最丰富的非胶原蛋白，最初以羧化形式产生，在矿化过程中起作用。破骨细胞产生的酸性环境导致骨吸收，促进骨钙素脱羧。GPRC6A 是一种 G 蛋白偶联受体，已被确定为非羧化骨钙素促进 B 细胞增生和胰岛素分泌的胰腺效应物，已在多个实验模型中得到验证[316]。此外，未羧化骨钙素似乎通过刺激白色脂肪组织中的脂联素分泌而增加胰岛素敏感性[317]。然而，在与骨钙素和胰岛素敏感性、葡萄糖耐量之间的相关性的临床研究中，报道了无决定意义的研究结果。例如，由于双膦酸盐和地舒单抗治疗而出现骨钙素循环水平降低的个体，其糖尿病发病率不会增加[318, 319]。此外，诊断为原发性甲状旁腺功能亢进症的患者尽管骨重建率增加、血清骨钙素水平增加，仍表现出胰岛素抵抗[320]。

降糖药物对骨骼有多种影响，这些影响有益到无益甚至有害[321]（表 30-5）。因此，有必要实施适当的策略以防止这些个体骨折风险增加。TZD 类药物对骨量有不良影响，并增加骨折风险。TZD 类药物是 PPAR 的外源性激动剂，可驱动骨髓间充质基质细胞分化为脂肪细胞，通过降低 Runx2 转录因子、IGF-1 和 Wnt 信号通路来抑制成骨细胞的生成。胰岛素对骨量则有积极影响，尽管如此，胰岛素治疗却与骨折有关，其决定骨脆性的机制，以及其是否因为低血糖发生和跌倒风险增加导致骨折仍有待阐明。然而，二甲双胍和磺脲类药物似乎对骨骼具有中性或有益作用。在钠依赖性 GLUT2 抑制药中，有人提出关于卡格列净的骨骼安全性问题[322]。钠依赖性 GLUT2 抑制药存在一些潜在因素，可能对骨有害，其中包括低钠血症

诱导的骨吸收[323]。此外，血清磷酸盐水平升高可刺激 PTH 和 FGF23 的分泌，从而导致骨质流失。实验证据表明，肠促胰岛素（DDP4 抑制药）治疗和 GLP1 受体激动剂（GLP1RA）对骨骼有积极影响。骨量减少、破骨细胞活性 / 数量增加和骨强度降低是 GLP1R 敲除小鼠的骨表型。此外，给予 GLP1RA 可逆转失用性骨质疏松症大鼠的骨质流失[325]。尽管如此，关于 DPP4 抑制药和 GLP1RA 对骨骼影响的临床数据仍有限，需要更多的研究来阐明肠促胰岛素治疗对骨折风险的影响。

（四）削弱峰值骨量获取的因素

峰值骨量在 10—16 岁出现，是骨量积累的顶峰，代表了几个过程的总和，包括骨形成的显著增加[326]。男孩往往比女孩晚 2 年达到峰值，他们所有骨骼部位的骨密度都高于女性，部分原因是男性的骨横截面积大于女性[326]。峰值骨量由皮质骨和骨小梁成分的线性生长和巩固达成，在青春期后期达到最快速度，并且与生长激素分泌峰值、高血清 IGF-1 水平、雌二醇和睾酮水平升高相一致。此外，由于 $1,25-(OH)_2D$ 水平较高导致钙吸收量最大，骨骼生长处于最理想阶段。这些过程在相对较短的时间内重合，产生了趋于平稳一段时间后再下降的骨量情况。据估计，超过 60% 的成人骨量可能与峰值骨量获得有关[327]。因此，了解低骨量的机制必须纳入峰值骨量获取的影响因素。

峰值骨量由几种激素、环境和遗传因素决定，包括雌激素 / 睾酮、生长激素 /IGF-1、钙 / 维生素 D 和未知遗传因素。如果有任何因素受到干扰，峰值骨量可能会发生显著变化，导致终生的低骨密度。毫不奇怪的是，性腺类固醇不仅对骨骼维持至关重要，而且对骨量积累也至关重要。在青春期，雌激素和睾酮水平

表 30-5　基于临床研究的降糖药物对骨骼的影响

药　物	骨生物标志物		BMD	骨　折
	骨形成	骨吸收		
二甲双胍	↓ /=	↓ /=	=/ ↑	↓ /=
磺脲类	↑ /=	↓ /=	ND	↓ /=/ ↑
TZD 类	↓ ↓ /=/ ↑	↑ ↑ /=	↓ ↓ /=	↑ ↑ /=
肠促胰岛素（GLP1 类似物）	=	↓ ↓	↑ /=	=
肠促胰岛素（DPP4i）	↓ /=	=	–	↓ /=
SGLT2 抑制药	=	=/ ↑	–	=/ ↑
胰岛素	=	=	=	↑

↑. 增加；↓. 减少；=. 不变；DPP4i. 二肽基肽酶抑制药；GLP1. 胰高血糖素样肽 1；ND. 没有数据；SGLT2. 钠依赖性葡萄糖协同转运蛋白 2

升高，有助于巩固骨量。雌激素也是骨骺闭合所必需的。对具有雌激素受体突变和芳香酶缺乏症的男性的研究已经确定雌二醇对于骨量积累至关重要[199, 271, 272]。这些年轻男性有几个共同的表型特征，包括身材高大、骨骺未融合和骨量极低。因此，在男性中，雌二醇必须存在阈值效应，并且这种效应必须是时间依赖性的。从对女性的研究中也可以得出类似的结论。获得性雌激素缺乏，如神经性厌食症或化疗诱发的卵巢功能障碍，会导致峰值骨量降低和随后的骨质疏松症风险[328, 329]。在未经治疗的特纳综合征患者和Klinefelter综合征男性患者中也发现了类似的结果[330, 331]。

因为有利于骨形成，并且基质合成显著增强的时间窗口相对较短，所以性腺类固醇激增的时机对于骨量累积至关重要[332]。这一时间窗口时长可能不到3年，并且女孩比男孩更早开始。解决这个问题的最佳研究可能是30多岁曾有青春期晚发（即17岁或18岁）病史男性的回顾性分析，这些男性当时行全面的内分泌测试，除青春期晚发之外，其他方面都正常[333]。这些男性的BMD明显低于在正常时间进入青春期的同龄男性。这些数据表明，性腺类固醇的时间和数量对骨量获得至关重要。

青春期雌激素和雄激素的激增对启动生长激素/IGF-1轴也很重要。两者水平的升高使生长激素激增，导致循环和组织中IGF-1的表达增加，而IGF-1是软骨细胞肥大和扩张的重要生长因子。IGF-1在确定骨的横截面大小方面也可能至关重要，是骨强度潜在的重要决定因素[334]。对生长激素缺乏或抵抗的个体的研究表明，循环低IGF-1水平与骨量减少有关，尤其是在青春期[170, 335]。此外，重组人生长激素替代物已被证明能恢复线性生长并改善峰值骨量的获得。在实验动物（包括近亲繁殖的小鼠品系）中进行的几项研究已经证实，IGF-1对于骨量获得非常重要，IGF-1峰值出现的时间与骨形成的最大速率一致[336]。由于获得性疾病（如神经性厌食症）、营养不良、青春期延迟或糖尿病导致的IGF-1生成障碍也会阻碍峰值骨量获取[337]。

激素异常不仅会增强老年人的骨吸收，而且可能会削弱骨细胞在青春期使骨形成最大化的能力。显然，性腺发育不良的男孩和女孩峰值骨量受损，导致成年骨密度较低[330, 331]。甲羟孕酮作为一种避孕方式，可能会降低青少年女性体内的雌激素浓度，从而降低其获得峰值骨量的能力[338]。同样，尽管尚未得到证实，青少年时期吸烟可能会损害成骨细胞的活性，并使峰值骨量获取的预测轨迹变平。

为了使新合成的骨矿化，钙必须能被骨骼基质生物利用。在啮齿动物和人类的实验研究中，在青春期可用钙的数量显著增加，其来源包括从胃肠道流出的钙和可用于融入基质的钙池。生长激素激增不仅增加IGF-1（从而增强骨骼的生长和基质的生物合成），还

可能通过IGF-1诱导1α-羟化酶活性导致维生素D的活性代谢物$1,25$-$(OH)_2D$增加，从而显著增强了来自肠道的钙吸收[339-341]。尽管没有对长期缺钙的青春期个体进行纵向研究，但在青春期和青春期前女孩和男孩中进行的几项随机安慰剂对照试验已证实补钙可增强骨密度[342, 343]。在一项双胞胎研究中，其中一名双胞胎接受补钙，另一名接受安慰剂，服用钙剂的双胞胎比安慰剂组3年后的径向骨密度增加了5%[343]。这项研究表明，基因和环境之间存在显著的相互作用，即使在具有低峰值骨量的遗传决定因素的个体中，补钙也可能作为一种有效且相对简单的方法，来保护个体免受未来骨质疏松性骨折的影响。

（五）决定峰值骨量的遗传因素

尽管缺乏明确的解释，也许遗传因素是决定峰值骨量最重要的因素。低峰值骨量可能是晚年骨质疏松综合征最重要的致病因素。此外，至少50%的峰值骨量似乎是由遗传因素决定的[344-346]。定义峰值骨量的遗传决定因素一直受到几个问题的困扰，这些问题在其他复杂疾病中也常见：①可量化的表型；②研究中特定人群内的异质性；③疾病的多基因特性。在后基因组时代，骨质疏松症之类的复杂疾病，很明显不能通过单核苷酸多态性来解决。相反，这些病起源于多种遗传变异的融合。目前的研究兴趣是评估上位性，以揭示多个SNP相互作用的复杂网络，以及环境因素对基因表达的影响。尽管存在这些障碍，BMD已被明确是定义遗传性决定因素可接受的表型。此外，BMD是完全可量化的，因此可以进行复杂特征分析。此外，人群中的BMD呈正态分布，从而允许在极端情况下（<$-2.0SD$或>$2.0SD$）进行骨密度分布的分析。目前正在研究大型同质和异质群体，以确定人类BMD的遗传决定因素。全基因组研究确定的候选基因包括RANKL、OPG、VDR、胶原IA1、雌激素受体IL-1、IGF-1等。根据队列、表型和研究的个体数量，可能有数百个基因导致个体骨量差异[347]。事实上，在大多数使用验证队列确认候选基因的大型全基因组关联研究中，大多数非编码SNP的效应大小最多为1%。尽管如此，研究人员一直努力整合来自世界各地的研究，以提高效力和检测罕见变异，从而更深入了解遗传决定因素，更重要的是，这帮助了解了低骨量的生物学原理。检验不一致或一致表型的双胞胎研究也很有意义，关于兄弟姐妹的研究也是如此，尽管研究结果令人失望[76, 347, 348]。

最初，Johnson及其同事确定了一个骨密度非常高的大家族，并将该基因位点精确定位到11号染色体的一个区域。经过几年大量的高通量分析，这个家族中发生突变的高骨密度基因被确定为LRP5[350]。这一脂蛋白受体家族的成员对于结合Wnt非常重要，Wnt是在一些生物体中对细胞分化十分重要的关键配体。1

年前，Gong 及其同事[351] 在患有骨质疏松症 – 假胶质瘤综合征的儿童中发现了 LRP5 基因突变。通过 LRP5（Wnt 受体的一种辅助受体，卷曲膜受体蛋白）指导成骨细胞功能和矿化的潜在途径，开辟了新的研究领域（图 30–23）。此外，对于 Wnt/LRP5 信号系统的天然拮抗药，包括硬骨抑素和 Dkk1，已经在小鼠中使用基因工程进行了研究。在过去 5 年中，通过全基因组关联研究对 LRP5 的功能和等位基因效应进行了广泛的研究，同时也进行了转化方面的工作。重要的是，在大型队列研究中，LRP5 多态性与 BMD 和骨折密切相关，这与 LRP5 在人类骨骼生物学中的核心作用一致。因此，这一途径在确定峰值骨量方面很重要。然而，同样清楚的是，由于 BMD 是一种多基因特征，其他基因很快就会被发现。

除了寻找骨质疏松症基因外，对青少年的干预研究为环境对遗传决定因素的影响提供了见解[347]。在印第安纳州研究小组的另一项双胞胎研究中，研究人员发现，只要在青春期继续补钙，男孩的峰值骨量将会增加[352]。在瑞士的一项研究中，补充蛋白质产品的年轻青春期前女孩的腰椎骨密度显著增加，英国一组服用奶粉的青春期女孩骨密度也有显著增加[353]。值得注意的是，在后一组研究中，血清 IGF-1 水平也显著升高，进一步间接证明了青春期状态、骨量和生长激素 / IGF-1 轴之间的联系[353]。

六、骨质疏松症的防治

骨质疏松症的综合管理计划包括诊断高危人群，排除 BMD 降低的继发因素，并选择适当的治疗方法。通常建议大多数 65 岁以上女性和 70 岁以上男性通过 DXA 筛查来评估髋部和腰椎的 BMD，并且许多人（虽然不是所有的人）都进行过这种评估[354, 355]。此外，人们越来越认识到，骨折的发生，特别是由于轻微创伤引起的骨折，应是开展包括 BMD 在内的更全面风险评估的信号，因此导致了过去 5 年中骨折联络服务的迅速发展，并且许多研究团体强调了其重要性[263, 354, 356]。

随着人们越来越认识到除 BMD 外的风险因素的重要性，风险评估应包括 BMD 和其他风险因素。这些因素可以很容易地结合在 FRAX 算法中，以获得骨

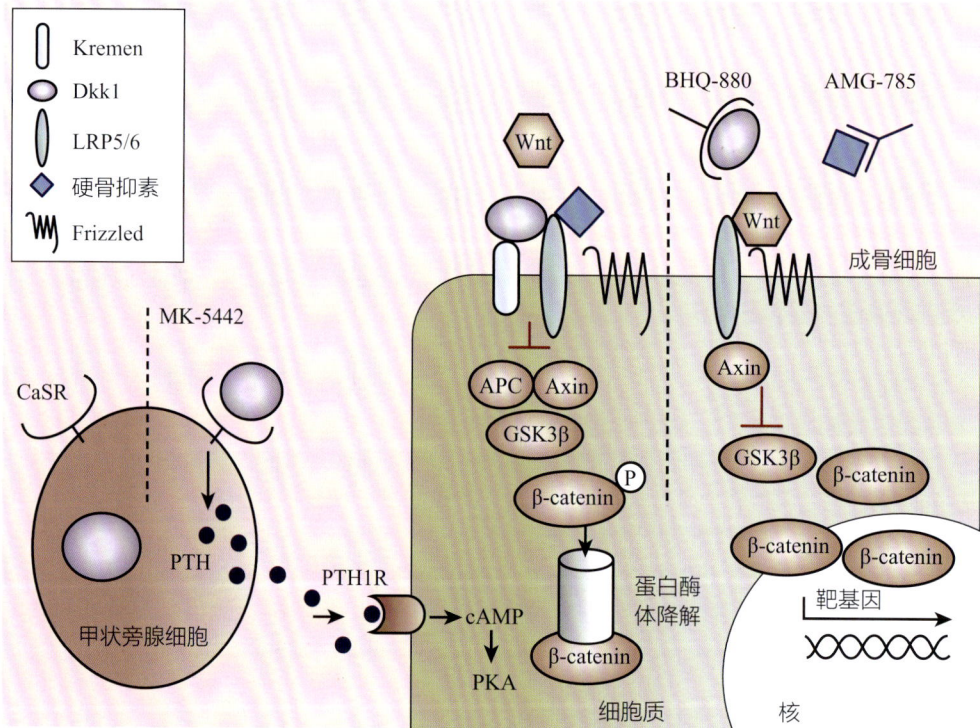

▲ 图 30–23　成骨细胞生理学和潜在治疗靶点

钙敏感受体被 MK-5442 拮抗并触发短暂的 PTH 分泌。PTH 与其受体结合可增强成骨细胞功能和骨形成。Wnt 拮抗药 Dkk1 和硬骨抑素可抑制 Wnt 信号转导。Dkk1 需要与 Kremen 形成复合物才能结合 LRP5/6，而硬骨抑素则直接结合 LRP5/6。BHQ-880 和 AMG-785 分别是 Dkk1 和硬骨抑素的抗体。在中和 Dkk1 和硬骨抑素后，Wnt 可以与 LRP5/6 结合，从而导致 GSK3β 降解。因此，β-catenin 被稳定、积累并转移到细胞核中，从而调节成骨细胞基因的转录。APC. 结肠腺瘤样肉蛋白基因；cAMP. 环磷酸腺苷；CaSR. 钙敏感受体；Dkk1. dickkopf1；GSK. 糖原合成酶激酶 3；LRP. 脂蛋白受体相关蛋白；PKA. 蛋白激酶 A；PTH. 甲状旁腺激素；PTH1R.PTH1 受体 [引自 Rachner TD, Khosla S, Hofbauer LC. Osteoporosis: now and the future. *Lancet*. 2011; 377(9773): 1276-1287.]

折的总体风险，这可能比单独使用 BMD 更有助于临床决策。FRAX 评分可在线获取，并且目前已在大多数 DXA 扫描仪的软件中实现，因此初级保健医生可以在一份报告中轻松获得相关诊断信息。美国常用的算法是在国家骨质疏松症基金会制订的指南内的一种算法，该指南强调骨密度 T 值低于 –2.5 或有髋部或腰椎骨折病史的患者应考虑治疗[354]（表 30–3），在这些指南中，FRAX 用于 BMD 较低但不在骨质疏松症范围内的患者。在其他国家，治疗决定则完全基于风险，但不管其他风险如何，都应该考虑对 BMD T 值低于 –2.5 的人进行治疗，并且许多临床试验结果都证明了这一观点[357-359]。

关于药物治疗的临床决策应考虑几个注意事项。首先，骨质疏松症治疗可以将骨折风险降低高达 50%，但这意味着有些人虽然接受了治疗，仍会继续出现骨折。其次，生活方式和药物干预是长期投入，因此制订治疗决策时必须考虑成本、依从性和安全性。研究表明，每周或每月口服双膦酸盐治疗，超过 40% 的患者 1 年后不会继续治疗。最后，T 值高于 –2.5 的女性患有脆性骨折的并不少见，因此根据前面提到的共识可被定义为骨质疏松症[198]。事实上，在美国超过 140 000 名绝经后女性的国家骨质疏松症风险评估队列中，几乎 1/3 的骨折女性的 BMD 评分也处于低 BMD 范围（T 值为 –2.5～–1）。

（一）一般措施

1. 饮食

(1) 钙：补钙应作为已确诊骨质疏松症女性药物治疗的辅助手段，并且必须成为改善骨质流失预防策略的一部分。增加钙的摄入可以减少随着年龄增长常出现的继发性甲状旁腺功能亢进症，并能增强新形成的骨骼的矿化。钙和维生素 D 同时或单独降低骨质疏松症患者骨折风险的证据仍有一定争议。然而，最近对钙和维生素 D 干预试验的 Meta 分析显示，当 1200mg 钙与 800U 以上维生素 D 联合使用时，BMD 持续增加，但幅度较小，并且非椎骨骨折减少[360]。在高风险女性中，单独补钙并不能降低非椎骨骨折的发生率。最近，来自女性健康倡议的一项大型钙干预试验证明所有绝经后女性每天补充钙和 400U 维生素 D 不能减少髋部骨折风险，但对于 60 岁以上的女性，风险有可能降低[361]。有趣的是，该队列中补钙与肾结石风险增加 17% 相关。目前，IOM 仍然建议所有绝经后女性平均摄入钙 1200mg/d。若摄入超过 2000mg/d，肾钙质沉着症的风险必然增加。

(2) 维生素 D：维生素 D 对于维持骨骼健康和促进钙吸收至关重要。维生素 D 不足是一个日益严重的问题，多达 2/3 的髋部骨折患者被归类为维生素 D 缺乏。生活在长期护理状态下的老年人尤其容易出现维生素 D 不足。一项大型 RPCT 显示，与安慰剂组相比，接受钙和维生素 D 治疗的 84 岁疗养院居民髋部骨折减少了 43%[362]。然而，这些受试者的 25-(OH)D 水平被显著抑制，因此也可能患有软骨病。在一项研究钙和维生素 D 的大规模人群研究中，补充钙和维生素 D 对非椎体骨折没有影响，尽管没有被充分证据排除依从性和维生素 D 水平的影响[361]。至少有一项 Meta 分析表明，每天需要补充 800U 维生素 D 和 1200mg 钙，以减少约 10% 的髋部骨折[360]。IOM 建议人均每天应摄入维生素 D 600U，除 70 岁以上的男性和女性外（每天应摄入 800U 维生素 D）。IOM 建议维生素 D 补充的上限为 4000U/d。

值得注意的是，美国预防服务工作组的 Meta 分析未能显示钙和维生素 D 对骨折风险的影响[363]。三篇系统综述表明，单独使用维生素 D 不影响 BMD[364-366]。因此，如果维生素 D 对骨量和骨折有影响，可能仅限于高风险和低钙摄入量的老年人。除了对骨骼（尤其是老年女性）的潜在积极影响外，补充维生素 D 还可能会降低跌倒风险，尽管最近的一项 Meta 分析指出该影响大小仍存在重大争议。此外，尚不确定成人肌肉组织中的 VDR 表达水平是否足以介导任何直接效应。因此，对于大多数骨质疏松症患者而言，800U/d 的维生素 D 足以维持充足的 25-(OH)D 水平。然而，对于那些骨量低且 25-(OH)D 水平不足或缺乏（即 <20ng/ml）的患者，每周给予 1 次 50 000U 麦角钙化醇（维生素 D_2）或胆钙化醇（维生素 D_3）是将维生素 D 水平恢复到正常范围的一种安全有效的方法。此外，应避免使用大剂量的维生素 D 补充剂来预防骨折、跌倒和（或）心血管疾病，因为其效果不佳（每月 10 万 U 胆钙化醇）[367, 368]，甚至会增加跌倒和骨折的风险（每年口服 50 万 U 的胆钙化醇）[369]。目前正在研究维生素 D 的上限，以确定在更高的剂量下是否有毒性。目前耐受性上限设定为每天 4000U。美国预防服务工作组不建议筛查正常人的维生素 D 水平是否充足，然而，在骨质疏松症患者中，测量至少一种血清 25-(OH)D 水平被认为是标准的治疗方法，特别是对于开始双膦酸盐治疗的患者。

自 20 世纪 80 年代初以来，维生素 D 类似物已用于治疗骨质疏松症。然而，这仍然是一个有争议的领域。高剂量 1,25-(OH)_2D 可增加骨量，但许多患者还出现高尿钙或高钙血症。一个非常小范围的随机试验中得出，在 0.5μg/d 的剂量下，1,25-(OH)_2D 降低了椎体和非椎体骨折的发生率，并增加了骨密度。其他研究发现，其狭窄的治疗窗几乎没有益处，特别是在肾功能和高钙血症方面。目前，维生素 D 类似物不被推荐用于骨质疏松症的常规治疗。一部分肾功能不全的患者（慢性肾脏疾病 ≥3 级且 PTH 水平较高）可能受益于补充骨化三醇，但要非常仔细地监测血清 PTH。

2. 体力活动　卧床休息或不动会导致骨质快速流失，尤其是对于老年人。此外，跌倒次数随着年龄增长而增加，因此导致骨折的跌倒次数也随之增加。Cochrane 评价小组的一项 Meta 分析表明，肌肉强化、平衡再训练、家庭危害评估、停用精神药物和使用多学科风险因素评估方案有助于防止跌倒[370]。另一种方法则是通过衬垫来减少跌倒时臀部的负荷。虽然已证明髋关节保护器可降低至少一个人群的髋部骨折风险，但依从性普遍较差。最近的一项研究未能证明这些设备对有看护的养老院中的老年女性有好的效果[371]。规律的体育活动，包括有氧运动、负重运动和阻力运动，对于提高绝经后女性的椎体骨密度和增强肌肉质量是有效的，但没有大规模研究确定这些干预措施是否能降低骨折风险。

3. 生活方式　其他干预措施，如戒烟和减少酒精摄入，应被考虑进个人预防健康策略中。然而，迄今为止的研究在了解这些生活方式的变化如何影响整体骨折风险方面尚无定论。尽管如此，一些有前景的数据表明，太极可加强平衡并减少跌倒和骨折的发生[370]。关于吸烟和骨折的数据有些矛盾，尽管大多数研究人员认为吸烟可能会损害青春期峰值骨量的获取，并可能直接或通过慢性阻塞性肺病（缺氧和高碳血症）的发展导致绝经后骨质流失[372]。生活方式还包括管理日常生活活动的工具，特别注重避免跌倒和移除行走障碍。

（二）骨质疏松症的药物治疗

大量证据表明，积极的干预方案可以成功地降低绝经后骨质疏松症女性的骨折风险，并改善生活质量。有几种药物可供选择，按作用机制可主要分为两类，分别是抗骨吸收药（即通过抑制破骨细胞来阻止骨吸收的药物）和促骨形成药（即主要通过作用于成骨细胞来刺激骨形成的药物）。

1. 抗骨吸收药　抗骨吸收药通过抑制破骨细胞活性来抑制骨吸收。减缓重建周期可使骨形成赶上骨吸收，从而增强基质矿化并稳定小梁微结构。抗骨吸收药物增加 BMD 并降低骨折风险，但其疗效各不相同。

(1) 雌激素：长期以来，雌激素替代疗法被认为是绝经后女性骨质疏松症治疗的基石。体外和体内研究均支持这样的假设，即雌激素通过抑制从成骨细胞到破骨细胞的细胞因子信号来减缓骨吸收，从而增加 BMD。然而，至少有两组令人信服的证据表明破骨细胞具有雌激素受体，雌激素可阻止破骨细胞凋亡[373, 374]。

雌激素治疗可抑制皮质骨和骨小梁的骨质流失，BMD 通常在 3 年后增加 3%～5%[375]。在接受雌激素治疗的女性中，孕激素对骨量似乎没有附加作用。相反，黄体酮是有子宫的女性激素替代疗法的必要组成部分，因为其可以防止子宫内膜增生和子宫内膜癌的

发展。在 WHI 中，雌激素和孕激素使髋部骨折风险降低了 1/3[268]。低剂量结合雌激素（0.3mg/d 或 0.45mg/d）和超低剂量雌二醇可增加 BMD，并已被批准用于预防骨质流失，但尚不明确这些制剂的抗骨折疗效。停用雌激素会导致明显的骨质流失（第 1 年为 3%～5%），但是否会导致更大的骨折风险仍存在争议。

长期使用雌激素或雌激素与孕激素联用所带来的骨骼外风险引起了人们的极大关注。尤其棘手的是长期使用雌激素和黄体酮会增加患乳腺癌的风险。在 WHI 中，经过 5.2 年的随访，浸润性乳腺癌的风险增加了 26%[268]。因此，任何有乳腺癌病史的女性都禁止使用雌激素替代疗法，而所有接受激素替代疗法的女性每年应进行乳房 X 线检查。以前的病例对照和回顾性研究表明，雌激素可以降低冠状动脉疾病的风险，然而，在 WHI 中，接受联合治疗的女性发生心肌梗死或死于冠状动脉疾病的风险高出 29%[268]。激素替代治疗也会使血栓栓塞疾病增加 3 倍以上[268]。因此，雌激素或雌激素与孕激素联合预防和治疗骨质疏松症的使用数量大幅下降。此外，用于治疗骨质疏松症的新型有效抗骨吸收药物出现后，对骨质疏松症女性进行初级激素治疗的积极性被降低。

(2) SERM：SERM，如他莫昔芬和雷洛昔芬，也通过与雌二醇相同的机制抑制骨吸收。这两种药物都能减少绝经后乳腺癌女性的骨质流失，但只有雷洛昔芬被 FDA 批准用于预防和治疗骨质疏松症。

这两种药物都能阻断雌激素对乳房的作用，但在骨骼中起到雌激素激动剂的作用，他莫昔芬（而非雷洛昔芬）对子宫具有雌激素激动作用，长期使用会增加子宫内膜癌的风险[376]。当这两种药物作为高危患者的预防措施时，都与新发乳腺癌病例减少有关[377]。在接受这些 SERM 的患者中，LDL-C 水平也降低。雷洛昔芬可略微增加腰椎 BMD（与他莫昔芬一样），并降低 40% 的椎体骨折风险，但对非椎体骨折的风险没有影响[378]。雷洛昔芬治疗后出现潮热、腿部痉挛和深静脉血栓形成的风险更大。雷洛昔芬的推荐剂量为每次 60mg，每天 1 次。

这些 SERM 和其他正在研究的组织选择性是具有重大科学意义的课题。雷洛昔芬和雌二醇都与雌激素受体的同一区域结合，但它们在该受体中诱导不同的构象变化。这些受体－配体复合物中招募了不同的共激活和共抑制蛋白，并且认为这些共激活因子和共抑制蛋白最终决定了核复合物的活性。由于招募也取决于细胞类型，这些因子很可能存在显著的组织选择性。新试剂已被设计用于促进细胞核内的特定复合体形成和重排，正在对这些试剂进行临床前和临床水平上的研究。

(3) 双膦酸盐：双膦酸盐是使用最广泛的抗骨吸收药物，通常被认为是治疗绝经后骨质疏松症的一线

用药。这些药物是焦磷酸盐的碳取代类似物，与羟基磷灰石晶体紧密结合。这些药物抑制破骨细胞附着和增强程序性细胞死亡，从而直接抑制骨吸收。第一代双膦酸盐包括依替膦酸钠和氯膦酸盐，尽管前者可在欧洲超适应证使用，但两者在美国均未被批准用于治疗骨质疏松症。依替膦酸钠的剂量为400mg/d，每3个月使用2周。该药物几乎没有胃肠道不良反应，可显著降低椎体骨折风险。阿仑膦酸盐和利塞膦酸盐是两种第二代含氮双膦酸盐，可有效抑制骨吸收和增加BMD。在患有骨质疏松症的绝经后女性的RPCT研究中，阿仑膦酸盐和利塞膦酸盐使椎骨、髋骨和非椎骨骨折减少了近50%，尤其是在治疗的第1年[219, 379]。与其他抗骨吸收药物一样，阿仑膦酸盐或利塞膦酸盐增加BMD仅占其抗骨折疗效的一小部分。因此，随访的DXA测量可能显著低估了骨折风险的降低情况。近期的临床试验表明，这些药物可以安全使用至少5年，不会对骨强度产生不利影响。此外，5年后停用阿仑膦酸盐可在随后的5年内使骨质流失最小化，而骨折风险不会显著增加[380]。虽然糜烂性食管炎是所有口服含氮双膦酸盐的严重并发症，但这两种药物都具有良好的安全性。每周给药1次的阿仑膦酸盐已被证明可降低药物性食管炎的发病率，目前阿仑膦酸盐和利塞膦酸盐均以每周1次的治疗方式上市。

　　另外两种双膦酸盐，伊班膦酸盐和唑来膦酸盐均已获得FDA批准，并自2007年起上市。前者以单月剂量（150mg）口服或每3个月静脉注射（3mg）[381, 382]。伊班膦酸盐抑制骨吸收，将腰椎骨折率降低近50%[358, 383]，但其对非脊椎骨折的疗效略低于阿仑膦酸盐或利塞膦酸盐。每月1次的给药方案使患者的依从性高于每周给药方案，尽管长期数据显示这种影响并不持久。伊班膦酸盐可能出现首剂超敏反应，由于其是一种含氮双膦酸盐，因此也与食管反流有关。唑来膦酸也被批准用于预防和治疗骨质疏松症，每年1次静脉输注给药（5mg），并且给药时间应大于15min，大型随机对照试验已经明确其对髋部、椎体和其他非椎体骨折的抗骨折疗效[384]。最近，FDA批准每2年给予1次唑来膦酸来预防骨质疏松症。两种较新的双膦酸盐在第一次给药时都会引起不良反应，包括关节疼痛、僵硬和低热。一般来说，反复给药后这些症状将不会持续。然而，FDA警告说，唑来膦酸给药时间应大于1h，而不只是15min，以减少肾损伤的风险，尽管这种风险很小。此外，肾小球滤过率降低（<30ml/min）的患者和老年人应谨慎使用。静脉注射唑来膦酸盐已被批准用于治疗恶性高钙血症、多发性骨髓瘤和骨转移。

　　对于治疗骨质疏松症，其他双膦酸盐可超说明书使用或正在被研究。自20世纪90年代中期以来，静脉注射帕米膦酸盐可用于治疗佩吉特病和恶性高钙

血症。目前，其也可用于治疗不能耐受口服双膦酸盐的骨质疏松症女性，但尚未得到FDA的正式批准，并且其抗骨折功效也尚不确定。帕米膦酸盐的给药剂量为每3～9个月给予30～90mg。因为其可导致血钙急剧下降，这种药物可能发生急性和延迟型超敏反应，维生素D缺乏的患者禁用，这一问题也同时适用于唑来膦酸和地舒单抗的使用。

　　随着双膦酸盐在预防和治疗中的广泛使用，两种罕见但严重的不良事件被发现与这类药物的使用有关：粗隆下或非典型股骨骨折，以及下颌骨坏死（osteonecrosis of the jaw，ONJ）[385, 386]。关于前者，在一些研究中发现非典型股骨骨折与双膦酸盐的使用时间有关，与其他类型的髋部骨折患者不同，这种骨折通常在年轻人中出现。髋部或大腿疼痛的前驱症状及相关的股骨近端皮质增厚或喙状隆起是这些骨折的风险指标，即使创伤很小也会对生活质量和活动能力造成毁灭性影响。一些指南建议给高危人群预防性放置支撑杆以预防同侧和对侧股骨骨折。目前，虽然Meta分析表明与这类骨折与双膦酸盐的使用有因果关系，但其患病率尚不明确。

　　当使用治疗骨质疏松症剂量的双膦酸盐时，ONJ的患病率非常低。但当用更高剂量来预防癌症的骨骼并发症时，则因重点关注ONJ的发生。然而，据估计，在其他方面健康的骨质疏松症患者中，给予口服或静脉注射双膦酸盐，ONJ的患病率不到1/10万。ONJ对下颌骨有毁灭性的影响，患者需要长期抗生素治疗和局部口腔护理。对于接受牙齿植入和拔牙等侵入骨骼的牙科手术的患者，其患ONJ的风险增加。与糖皮质激素同时使用可能会增加风险，并且坏死常并发感染。

　　(4) 降钙素：降钙素是一种32-氨基酸肽，通常由甲状腺C细胞产生。破骨细胞有降钙素受体，降钙素能迅速抑制骨吸收。鲑鱼降钙素比人体降钙素更有效，是治疗首选。鼻腔和皮下给予降钙素治疗均被批准用于治疗绝经后骨质疏松症。然而，缺乏支持这种激素对骨质流失或骨折具有明显疗效的证据。在绝经后骨质疏松症女性的RPCT中，鼻腔给予患者降钙素200U/d可将椎体骨折发生率降低1/3[387]。然而，该试验的方法学缺陷打击了将这种药物作为骨质疏松症的主要治疗方法的积极性。在至少一项安慰剂对照研究中，鼻腔给予降钙素降低了新发脊椎骨折相关的疼痛。鼻腔降钙素的推荐剂量为200U/d，而皮下降钙素为100U/d。鼻腔降钙素的不良反应不常见，包括鼻塞和潮红。而皮下给药时，恶心是常见的药物不良反应。

　　(5) 雷尼酸锶：口服雷尼酸锶可刺激骨骼对钙的吸收，同时抑制骨吸收。尽管在骨骼中的确切作用机制尚不清楚，其被认为具有一些合成代谢活性。在已确

诊的绝经后女性 RPCT 中，每天服用雷尼酸锶可将椎体骨折风险降低 40%[388]。然而，在事后分析中，雷尼酸锶只对一小部分女性的非椎体骨折产生具有显著统计学意义的影响[389]。最近的数据提出了雷尼酸锶服用者心血管事件增加的安全问题[390]。该药物最初由欧洲监管机构批准，但未经 FDA 批准。

雷尼酸锶与严重过敏性皮肤反应、静脉血栓栓塞、脑卒中和心脏缺血的风险增加有关。欧洲药品管理局限制雷尼酸锶仅在无法使用其他批准可用于骨质疏松症的药物治疗的严重骨质疏松症患者中使用。该机构还警告了定期医疗护理的必要性，并建议那些出现心脏或循环系统问题（包括高血压或心绞痛）的患者停止使用该药物治疗。正如预期的那样，机构建议不要在有心血管疾病先兆的人中使用雷尼酸锶。

（6）地舒单抗：地舒单抗是一种抗 RANKL 的全人单克隆抗体，而 RANKL 是破骨细胞分化的基本因子。该抗体抑制破骨细胞形成，以减少骨吸收增加 BMD，从而降低骨折风险。RANKL 是 TNF 配体超家族成员，对于破骨细胞的功能至关重要。RANKL 与破骨前体细胞和成熟破骨细胞上的受体（RANK）相互作用，RANKL-RANK 相互作用导致破骨细胞谱系的造血细胞活化、迁移、分化和融合，从而开始骨吸收过程。地舒单抗通过直接结合 RANKL 来阻断这种激活。与双膦酸盐不同，地舒单抗不会在骨骼中持续存在，因此需要每 6 个月给药一次以保持其疗效。事实上，停用地舒单抗可导致骨吸收反跳性增加，但不会增加骨折[391]。

每 6 个月给予一次地舒单抗（60mg）的临床试验包括非常大型（＞7000 名具有低骨量和骨折的绝经后女性）的对地舒单抗在骨质疏松症中的骨折减少评估（Fracture Reduction Evaluation of Denosumab in Osteoporosis Every 6 Months，FREEDOM）试验。该试验用于在 FDA 注册该药物，结果表明，与安慰剂相比，使用地舒单抗 3 年后改善了椎体和髋关节 BMD（实验组和安慰剂组分别为 9.2% 与 0%，4.0% 与 –2.0%）[80]。此外，在服用地舒单抗的患者中，骨转换生化标志物显著降低。重要的是，椎体骨折减少了 70%，包括髋部骨折在内的非椎体骨折也显著减少。FREEDOM 实验的扩展实验表明，患者 6 年后 BMD 继续改善，并且骨折风险仍然较低[392]。在接受雄激素剥夺治疗的男性中，地舒单抗可减少骨质流失并防止骨折。地舒单抗是 FDA 批准的第一种用于治疗男性和女性骨质疏松症的生物制剂。令人惊讶的是，长期研究（2015 年，扩展试验时长 8 年）未能显示该药物的重大不良事件，尽管发生过非典型股骨骨折。

（7）组织蛋白酶 K 抑制药：组织蛋白酶 K 是一种由破骨细胞分泌并导致骨退化的蛋白酶，主要导致 I 型胶原蛋白的降解（表 30–4）。此外，转移到骨骼的癌细胞也可以产生组织蛋白酶 K。奥当卡替是一种组织蛋白酶 K 抑制药，已在患有骨质疏松症的绝经后女性中进行了测试，被证明是一种有效的骨吸收抑制药。此外，一项大型 III 期注册试验显示，接受该药物的女性脊椎和髋部 BMD 显著增加，脊椎和非椎体骨折减少，并且由于疗效明显，导致试验提前终止[393]。然而，奥当卡替的安全性尚不明确，并且尚未被 FDA 批准使用。有趣的是，接受奥当卡替治疗的女性的骨吸收被抑制，但骨形成没有明显变化或轻微增加。随后发现这可能是因为这种药物会阻止胶原蛋白的分解，但不会杀死破骨细胞，因此保留了从破骨细胞到成骨细胞的信号传导，从而保持骨形成。如果这个猜想正确，这将是可以以积极方式解耦联骨重建来治疗骨质疏松症的首批药物之一。一项相关研究检测了奥当卡替在乳腺癌骨转移中的作用，结果表明，其抑制了骨吸收的生化标志物氨基末端肽，与唑来膦酸的作用非常相似[394]。2015 年，默克公司发布了长期奥当卡替骨折试验（Long-Term Odanacatib Fracture Trial，LOFT）研究中有骨骼方面令人鼓舞的结果[395]。与接受安慰剂治疗的患者相比，奥当卡替治疗的患者在以下几个方面的相对风险降低：①新发和恶化的形态学计量的椎体骨折风险降低 54%；②临床髋部骨折风险降低 47%；③临床非椎体骨折风险降低 23%；④临床椎体骨折风险降低 72%（均 P＜0.001）。此外，该公司认识到，奥当卡替组与安慰剂组相比，奥当卡替组的硬斑病样皮肤损伤和非典型股骨骨折的发生率更高[396]，并且奥当卡替组中判定的脑卒中事件数量更为常见。因此，默克公司决定将奥当卡替从申请 FDA 审批的药物中撤除。

2. 促骨形成药　2002 年推出了一类新的抗骨质疏松症药物。这些所谓的促骨形成药刺激骨形成多于骨吸收。因此，这些药物可以增强骨重建，并与减缓骨转换的抗骨吸收药物形成鲜明对比。PTH（1～34）（特立帕肽）是此类药物中第一个获得 FDA 批准的药物。此前，典型的合成代谢药物是氟化钠，其刺激新骨形成的能力使其在 20 世纪 70 年代和 80 年代得到广泛使用。然而，1990 年的一项 RPCT 证实，尽管 BMD 显著增加，但非椎骨骨折风险实际增加了。

（1）甲状旁腺激素：几十年来，众所周知间歇性给予 PTH 会增加哺乳动物的骨形成和骨量[397]。骨转换的增加始于骨形成的显著增加，随后是骨吸收的显著增加，维持了多细胞单元中的耦合。然而，如原发性和继发性甲状旁腺功能亢进症所示，长期高水平的甲状旁腺激素会导致皮质骨的骨质流失[398]。PTH 作为一种促骨形成药，其发展以确定给药的间歇期为中心，如特立帕肽 [人 PTH（1～34）] 是通过每天皮下注射给药。几乎每个国家都批准了特立帕肽用于治疗绝经后骨质疏松症，因为其不仅增加了骨量，还减少了骨折的发生。在一项使用特立帕肽治疗严重绝经后骨质疏松症女性的大型 RPCT 中，皮下注射 20μg/d 的 PTH，可使椎体和非椎体骨折减少 50% 以上，同时可大幅提高（即每年 8%）腰椎 BMD[399]。在接受了 11 个月治疗的男性骨质疏松症患者中也发现了类似的结果[400]。不幸的是，因为高剂量 PTH（1～34）治疗的大鼠发生了骨肉瘤，对绝经后女性的 PTH 相关试验在 20 个月后被停止。然而，回顾性研究未发现骨肉瘤与原发性或继发性甲状旁腺功能亢进症之间存在关联。在超过 100 万的使用者中，仅有 1 例接受 PTH 治疗的患者曾报道发生骨肉瘤。最近，重组人 PTH（1～84）显示出类似的益处，并在美国被批准用于治疗甲状旁腺功能减退症[401]。而除美国之外，PTH（1～84）在欧洲和亚洲被批准用于治疗绝经后骨质疏松症。目前，基于对大鼠的长期毒性研究表明骨肉瘤风险增加，建议 PTH 治疗仅限于患有中度至重度骨质疏松症的患者，并且治疗时间限制在 2 年内。

尽管使用促骨形成药和抗骨吸收药有一定的吸引力，但大多数据表明，不同类型的药物组合并不具有附加性或协同性。在男性或女性中，PTH 和双膦酸盐一起使用并不比单独使用 PTH 更能提高 BMD[402, 403]。然而，PTH 加地舒单抗可在 1 年后使腰椎 BMD 增加到 13%，比其他药物的增幅更大[404]。即使在 2 年的联合治疗后，这种差异仍然存在。与停用双膦酸盐不同，停用 PTH 后可导致第 1 年骨质流失 3%～4%。因此停止使用 PTH 后即可通过添加抗骨吸收剂来防止此效应。一般来说，PTH 的耐受性良好，但也可能发生恶心、潮红、低血压和轻度但无症状的高钙血症（即血清钙<11mg/dl）。对于 PTH 来说，成本和依从性一直是限制因素。

(2) PTH 相关蛋白：自 2002 年特立帕肽获批以来，美国市场花了 15 年时间才推出一种新的促骨形成药。PTHrP 已被证明通过成骨细胞上的 PTH 受体，以类似于 PTH 的方式刺激新骨形成。PTHrP 主要作为旁分泌生长 / 分化因子发挥作用，但在正常哺乳期和恶性高钙血症中也可作为激素发挥作用。然而，当间歇性给药时，PTHrP（1～36），即一种天然的 PTHrP 类似物，可以像 PTH 一样，在增加 BMD 的同时不会出现明显的高钙血症[405]。PTHrP（1～36）的 Ⅲ 期试验已在欧洲完成，结果显示椎体和非椎体骨折（包括髋部骨折）均显著减少。2017 年 4 月，PTH 相关肽类似物的 N 端片段（阿巴洛肽）获得 FDA 批准，可以皮下注射的方式治疗有骨折高风险的绝经后骨质疏松症女性。阿巴洛肽适用于有骨质疏松性骨折史的绝经后女性、具有多种骨折风险因素或对其他治疗方案失败或不耐受的患者。阿巴洛肽在椎体结局的对比试验（Abaloparatide Comparator Trial in Vertebral Endpoints，ACTIVE）研究是一项在 10 个国家开展的 Ⅲ 期双盲随机对照试验。与安慰剂组相比，在 18 个月的治疗后，阿巴洛肽显著增加了腰椎（11.20% vs. 0.63%）、股骨颈（3.60% vs. −0.43%）和全髋关节（4.18% vs. −0.10%）BMD。更重要的是，阿巴洛肽组新发的形态学计量的椎体骨折数量显著减少 [0.58%（n=4），而安慰剂组为 4.22%（n=30）]。此外，ACTIVE 研究报道称，阿巴洛肽和特立帕肽在椎体骨折发生率上均降低了 80%。然而，阿巴洛肽与非椎体骨折的显著减少相关，这一点在特立帕肽治疗中未观察到。使用阿巴洛肽的女性高钙血症的发生率（3.4%）低于特立帕肽（6.1%）[406]。

(3) 未来的促骨形成药：在被低骨量和骨折严重影响的个体中使用促骨形成药进行治疗越发受到重视（图 30-22）。骨重建是一种受到高度调节的过程，包括决定了骨量维持的骨吸收和骨形成过程。促骨形成药刺激骨形成，增强骨形成细胞的数量和功能。骨生物学知识的进步使旁分泌多肽得以被识别，这些多肽是祖细胞向成骨细胞分化的局部调节器。Wnt 信号是成骨细胞分化的积极驱动因素，其受到内部和细胞外机制的严密调节。同时，Wnt 信号也抑制破骨细胞生成。骨细胞是终末分化的成骨细胞，通过分泌硬骨抑素，在维持 Wnt/β-catenin 经典信号通路的结构性抑制中发挥重要作用。骨的机械负荷和 PTH 治疗通过下调硬骨抑素来刺激骨形成。由于 SOST 基因的功能缺失突变，可出现骨硬化症（即硬化性骨化病和 van Buchem 病），导致高骨量。这些研究均推动了抗硬骨抑素的单克隆人源化抗体的开发。

(4) 硬骨抑素单克隆抗体：硬骨抑素由骨细胞产生，并通过阻断经典 Wnt 信号通路抑制骨形成。Sost 缺失小鼠的骨形成和骨量增加。因此，抑制硬骨抑素可增强成骨细胞功能并改善骨量。在动物模型和健康成人的 Ⅰ 期试验中，使用硬骨抑素单克隆抗体确实会增加骨量。同样，在绝经后女性的 Ⅱ 期试验中，所有剂量的单克隆抗硬骨抑素抗体（罗莫单抗）都增加了腰椎、全髋和股骨颈的骨密度[73]。在这项为期 1 年的试验中，419 名绝经后低骨量女性（腰椎、全髋或股骨颈的 T 值介于 −3.5～−2.0）被随机分配到皮下注射活性药物罗莫单抗组（可变剂量，每月 1 次或每 3 个月 1 次）、阿仑膦酸盐对照组（每周 70mg）、皮下注射特立帕肽对照组（每天 20μg）或安慰剂注射组。结果显示，罗莫单抗组的 BMD 增幅最大（每月给药 210mg，增幅 11.3%，而阿仑膦酸盐组和特立帕肽组分别为 4.1% 和 7.1%）[73]。有趣的是，骨形成标志物曾短暂增加，而骨吸收标志物持续下降，这种模式在现有的骨质疏松症疗法中从未出现过，再次表明将骨重建向更有利的方向解耦联是有可能实现的。骨吸收被抑制很可能是由于抑制 Wnt/LRP5/6 信号通路导致的 RANKL 产生减少。QCT 检查提供了罗莫单抗作用的细节，其积极作用发生在椎体和全髋关节的骨小梁上，以及椎体的皮质骨中[407]。根据之前的结果进行有限元分析，发现接受罗莫单抗治疗的绝经后女性椎体和全髋关节强度有所改善[408]。报道的数据表明，罗莫单抗对骨小梁和骨皮质均存在有益作用。罗莫单抗与其他药物的直接比较表明，罗莫单抗在多方面具有更好的性能。罗莫单抗治疗比阿仑膦酸盐（每周 70mg）和特立帕肽（每天 20μg）诱导的 BMD 增幅更大。而通过无限元分析评估发现，接受罗莫单抗治疗的骨质疏松症女性的骨强度改善情况高于特立帕肽治疗组。此外，罗莫单抗在先前接受双膦酸盐治疗的患者中似乎具有更大的增强骨量和骨体积的能力[409]。

罗莫单抗已进入 Ⅲ 期试验，但尚未获得 FDA 批准[348]。实际上，已有两项临床试验检测到了罗莫单抗可减少骨折发生的作用。在第一项研究中，罗莫单抗（每月 210mg，皮下注射）与安慰剂进行了为期 1 年的比较，然后将两组均改为非盲法给予为期 1 年的地舒单抗（每半年给药 60mg）。在整整 24 个月期间，75% 的患者中，罗莫单抗 / 地舒单抗降低了新发椎体骨折的发生率，非椎体骨折的发生率在统计学上无显著降低[410]。第二项临床试验则做了以下设计：每月皮下注射罗莫单抗 210mg 或每周口服阿仑膦酸盐 70mg，以盲法方式给药 12 个月，然后在两组中非盲法给予阿仑膦酸盐。罗莫单抗 / 阿仑膦酸盐组与仅使用阿仑膦酸盐组相比，发生的椎体和非椎体骨折分别减少 48% 和 19%。罗莫单抗很少有关于颌骨坏死和非典型骨折的报道。此外，严重的心血管事件也受到了关注。在第 1 年中，罗莫单抗组比阿仑膦酸盐组更常观察到判定为严重心血管不良的事件 [2040 名患者中有 50 名（2.5%）vs. 与 2014 名患者中有 38 名（1.9%）]。安全性研究和 Ⅲ 期试验的完成将确定该药物在治疗骨质疏松症中的地位。

第31章 佝偻病和骨软化症
Rickets and Osteomalacia

ARTI BHAN　AJAY D. RAO　SANJAY K. BHADADA　SUDHAKER D. RAO　著

张 妍　张 巧 译　吕朝晖 校

要点

- 佝偻病是生长发育期儿童和青少年特有的骨骼疾病，伴有特征性的骨骼畸形。
- 骨软化症是多种病因导致的全身性骨骼软化，可见于儿童和成人。
- 全球营养性维生素 D 缺乏是佝偻病 / 骨软化症最常见的原因，但在推行强化乳制品的国家，遗传性与获得性佝偻病 / 骨软化症相对常见。
- 钙缺乏性佝偻病是一种特殊类型的佝偻病，主要局限于全球的某些地理区域。成人钙缺乏性骨软化症尚未见报道。
- 有几种类型的遗传性佝偻病 / 骨软化症是由于肾小管对磷酸盐的重吸收减少，导致肾脏磷酸盐过度丢失。
- 几种获得性佝偻病 / 骨软化症是由于 FGF23 的异位产生，主要见于良性间充质肿瘤或骨骼肿瘤，骨病在肿瘤切除后可治愈。
- 某些药物（如依替膦酸盐、氟化钠和含铝抗酸剂）及铁过载直接抑制骨矿化过程，导致不常见类型的组织学骨软化症。
- 目前被广泛用于治疗 HIV 和肝炎的抗病毒药物（如替诺福韦和阿德福韦）可引起肾小管损伤，导致获得性低磷血症性佝偻病 / 骨软化症。
- 许多罕见骨病的 X 线表现类似于佝偻病或骨活检结果类似于骨软化症，但这些疾病对常规剂量的维生素 D 治疗没有反应。

概述

　　佝偻病是生长中骨骼特有的疾病，可发生在骨骺闭合前的儿童和青少年，并表现特征性的骨骼畸形[1]。骨软化症是由多种原因导致的成熟板层骨的矿化障碍，引起儿童或成人普遍的骨骼软化[2]。由于佝偻病患者的类骨质软骨和成熟骨基质的矿化缺陷累及了生长板，常出现线性生长低于正常水平。在四种主要的代谢性骨病中，骨质疏松症是最常见的（见第 30 章），而佝偻病和骨软化症远远排在第二位，其次是畸形性骨炎（也被称为佩吉特骨病，见第 30 章）和囊性纤维骨炎。囊性纤维骨炎仅见于严重的原发、继发或三发性甲状旁腺功能亢进症，在美国罕见，但在全球其他维生素 D 缺乏较重的地区仍常见[3, 4]（见第 29 章）。表 31-1 对比了四种常见代谢性骨病的主要特征。

　　在发现维生素 D 后不久，人们认为佝偻病 / 骨软化症是可以通过使用维生素 D 治愈的疾病。然而，随着近年来 FGF23 的发现，以及对其在磷酸盐稳态和维生素 D 代谢中关键作用的了解[5, 6]（见第 29 章），目前已经发现几种类型遗传性与获得性骨软化症都具有特定的基因型和表型特征[5-9]。由 FGF23 介导的佝偻病骨软化症不同于营养缺乏性佝偻病 / 骨软化症，对常规剂量的维生素 D 没有反应，部分患者甚至对 10～100 倍治疗剂量的维生素 D 也存在抵抗耐受。某

表 31-1　四种主要代谢性骨病的特征对比				
变　量	佝偻病 / 骨软化症	骨质疏松症	纤维性骨炎	畸形性骨炎
基本异常	软骨和骨骼的矿化不良	正常板层骨置换不足	由编织骨和纤维组织替代	异形编织骨
患病状况	其次	首位	罕见	不少见
血钙	正常 / 低	正常	高 / 极高	正常
血磷	正常 / 低 / 极低	正常	多数低	正常
碱性磷酸酶	高	正常 / 高	高 / 极高	高
甲状旁腺激素	高	正常 / 高	高 / 极高	正常
25- 羟维生素 D	低 / 正常	正常 / 低	多数低	正常 / 低
皮质变薄	有，除 XLH 外	有时	有	无
椎体畸形	双凹形或鳕鱼椎	楔形 / 压缩	可变	膨大
长骨畸形	弯曲和假性骨折	无，除脆性骨折外	棕色瘤	弯曲和应力性骨折

XLH. X 连锁低磷血症性佝偻病

些罕见的遗传性骨骼疾病其 X 线表现类似于佝偻病[10] 或骨活检类似于骨软化症[11-14]，但其发病机制与维生素 D 相关性或低磷血症性佝偻病 / 骨软化症不同，对维生素 D 或其类似物的治疗反应亦不同[12, 13, 15-17]。此外，某些罕见的获得性骨软化症系多种药物的不良反应导致骨矿化异常或抑制肾小管对磷酸盐重吸收，并对停药有反应。

下面将依次介绍佝偻病和骨软化症的历史视角、流行病学和人口统计学、正常和异常骨矿化过程、发病机制和临床表现。本章将详细讨论营养缺乏性佝偻病 / 骨软化症的治疗策略。不同类型佝偻病 / 骨软化症相关的细节将在具体章节中讨论。在适当的情况下，亦适用于儿童和成人管理。

一、历史视角

（一）佝偻病

佝偻病最早的报道可以追溯到 17 世纪，1645 年，William Glisson 和 Daniel Whistler 首次详细描述了同时期的佝偻病[18]。当时，婴儿坏血病常与佝偻病共存，Glisson 首次提出佝偻病与婴儿坏血病是两个不同的疾病。有趣的是，他认为佝偻病既不是先天性的，也与遗传无关[18]。但目前已知先天性和遗传性佝偻病类型都可能存在。早在 17 世纪中叶，佝偻病就被归因于工业革命、日益发展的城市化（空气污染可能导致阳光照射减少）[19]、母乳喂养（母乳中维生素 D 含量低）[20]。直到 19 世纪，人们才认识到佝偻病和日照时间的关系[21]，20 世纪初，日光照射可治疗佝偻病的概念得到验证[18, 19]。20 世纪早期，关于佝偻病的报道仅来自于

维生素 D 缺乏的地区，几乎所有的病例均因营养性维生素 D 缺乏引起[22-33]。目前，随着发达国家实施了牛奶和其他食品进行常规维生素 D 强化的政策，营养性维生素 D 缺乏佝偻病 / 骨软化症几乎消失[34-36]，而遗传性[37-40] 与获得性[8, 9, 41-49] 佝偻病和骨软化症在维生素 D 缺乏不明显的地区更为常见[8, 9, 11, 12, 41-46, 50]。

（二）骨软化症

术语"骨软化症"最初指的是由于骨骼广泛软化导致残疾畸形，关于其病因和治疗较全面的报道可以追溯到 1896 年[51]。在早期的出版物中，各种术语，如软骨病[52]、风湿性、梅毒性、老年性，甚至神经性骨软化症都曾经被用来描述骨软化症，当时认为此种骨病可能是由感染或炎症引起[53]。由于累及长骨发生罕见的畸形，曾经用"回旋镖骨"或"硬化性骨软化症"描述仅见于澳大利亚土著人和苏丹人中一种罕见的疾病[54]。由于骨质疏松症状常类似骨软化症，因此在 20 世纪，"骨质疏松性骨软化症"也仍然经常被用于描述该病[55, 56]。直到 18 世纪初，人们才认识到主要累及干骺端、在较小程度上与骨骺有关的佝偻病与影响全身骨骼的骨软化之间的区别[51-53]，并且 Fuller Albright 在其经典专著中对此进行了再次强调[57]。

19 世纪末，Pommer 首次通过骨骼的尸检对骨质疏松症和纤维性骨炎的组织学特征进行了区分[58]，随后通过 Fuller Albright 经典的平衡研究证实[57]。1966 年，Harold Frost 首次详细进行了基于骨组织四环素摄取后的组织形态检测[59]。虽然最初的描述将佝偻病 / 骨软化症定义为不同的疾病，但这两个术语经常互换

使用（除儿童佝偻病以外，这两个术语在当时均可能被使用）。然而，令人困惑的是，这种描述性用语的使用范围已经被扩展到具有类似维生素 D 相关疾病的影像学或骨组织学特征的其他疾病上[12-14, 60]。最近报道的一篇综述已经强调佝偻病和骨软化症的术语使用应谨慎[61]。因为这种互换使用缺乏理论依据，可能会误导某些类似佝偻病/骨软化症类型的患者去使用缺乏疗效的维生素 D。

二、流行病学和人口统计学特征

在全球范围内，营养性维生素 D 与钙的缺乏仍然是佝偻病和骨软化症最常见的原因和类型[15, 34, 40, 62-73]。目前已知骨质疏松症（见第 30 章）、纤维性骨炎（见第 29 章）和畸形骨炎（见第 30 章）的患病率、发病率、流行病学和人口统计学特征，但尚缺乏佝偻病/骨软化症患病率的确切数据。研究显示，全球营养性佝偻病的患病率呈上升趋势，包括在已经实施加强补充乳制品政策的地区[34, 64-68, 74-76]。最近对维生素 D 缺乏性佝偻病的估计患病率已经从 1980 年的 2.2/100 000人增加到 2000 年的 24/100 000 人[64]。此外，由于减重手术比例增加，导致了维生素 D 与钙的吸收不良，成人维生素 D 缺乏性骨软化症的患病率可能会因此上升[4, 62, 77]。虽然尚缺乏减重手术后骨软化症患病率或发病率的数据，但它是我们研究所（密歇根州底特律市）骨软化症中最常见的原因[4, 77]。手术后骨软化症增加的情况亦见于早期的肠道旁路手术（目前已被淘汰）[4, 77-79]，因消化道溃疡行胃切除术（部分或全部）后[80-83]。在发达国家，因维生素 D 营养缺乏性佝偻病/骨软化症少见[84-87]，而呈现出遗传性与获得性佝偻病/骨软化症发病率相对高的状况[6-8, 88, 89]。据估计，最常见的遗传性佝偻病/骨软化症的发生率活产婴儿为 1/20 000[90]。过去 10 年，由于抗反转录病毒药物替诺福韦[9]和阿德福韦[91]的广泛使用引起相关性骨软化症的报道越来越多。目前尚未见抗病毒药物治疗导致儿童佝偻病的报道，很可能与此类药物在儿童群体中使用率较低有关。其他药物，如抗惊厥药、抗酸剂和铝中毒引起佝偻病/骨软化症的发生率较低。因此，发达国家多为与营养和药物无关的佝偻病/骨软化症，而发展中国家多为维生素 D 和钙缺乏相关性佝偻病/骨软化症。

某些种族和个体罹患营养性佝偻病和骨软化症的发病风险较高。人群定居稳定性、地理位置、日照时间、饮食习惯都与维生素 D 和钙缺乏相关性佝偻病/骨软化症的发生有关。移民，尤其是肤色较深或有特殊饮食习惯（素食者、高植酸摄入量）者迁徙到光照较少的地区，其罹患佝偻病/骨软化症的风险增加，即所谓的移民性骨软化症[15]。在发达国家，因维生素 D 缺乏导致的佝偻病/骨软化症少见[64, 67, 68, 74, 75]，故此类疾病常常被漏诊或误诊[4, 77]。

三、骨重建和矿化

在个体的整个生命周期中，骨骼既作为代谢器官又作为整体结构具备运动的功能，通过骨重建机制，旧骨被新骨取代以维持骨骼功能的完整性（见第 29 章和第 30 章）。在正常骨重建过程中，旧骨吸收后被等量板层骨置换，但老年期的骨重建明显弱于青年时期。而在某些疾病状态下，骨重建机制可能出现异常。如甲状旁腺功能亢进时正常板层骨被网状骨和纤维组织替代形成纤维性骨炎（见第 29 章），畸形性骨炎时表现为局部网状骨生成异常，骨软化症时骨基质矿化障碍而致类骨质堆积，骨质疏松症时正常板层骨减少（见第 30 章）[92]。骨重建过程中新形成的骨组织学差异可将骨软化症与其他的代谢性骨病（表 31-1）和罕见骨病进行鉴别，如低磷酸酶症、骨纤维结构不良和轴向骨软化症（类似于典型骨软化症）进行鉴别。

尽管我们对骨骼生物学认识有了显著的进步，但对骨矿化过程的调控机制却知之甚少。例如，为什么矿化只发生在某些类型的结缔组织？骨基质产生和矿化过程的时空调控是如何完成的？目前已知晓机体要达到恰当且最优的骨矿化，必须满足两个主要要求：成骨细胞合成成熟的板层骨基质（见第 30 章），并将这种新合成的板层骨基质暴露于正常 PTH 及维生素 D 调控的矿物质稳态系统并提供最佳的钙磷乘积（见第 29 章），其中任何一种成分的异常都将导致骨矿化障碍。在典型的骨软化症中，矿物质缺乏无论如何产生，都会导致未矿化的骨基质或类骨质的堆积。而所有其他的类似骨软化症（或"骨软化症样"）的骨病，类骨质堆积是由这两个主要成分之外的异常造成的。低磷酸酶症是磷酸酶的缺乏引起，而佩吉特骨病、骨纤维结构不良、骨纤维发育不良、成骨不全症是骨基质的异常；在某些药物诱导的骨软化（依替膦酸盐、氟化物、铝和铁）中，是药物的毒性作用抑制了基质矿化。由于类似于骨软化症的疾病对维生素 D 治疗没有反应。因此，了解不同疾病中类骨质积聚机制的差异对临床治疗至关重要。

骨基质的正常矿化分为两个阶段。在初级矿化的快速阶段，最大矿物含量的 75%～80% 在数天至数周内沉积到骨基质。第二个阶段为二次矿化，骨骼中矿物质增加相对缓慢，数月内逐步增至总量的 90%～95%，而剩余 5%～10% 是新形成但尚未矿化的骨基质。因此，在骨转换率较高的情况下，如绝经后女性快速出现的雌激素水平缺乏时立即出现的状态原发性/继发性甲状旁腺功能亢进、甲状腺功能亢进及畸形性骨炎时，均可以观察到骨表面的类骨质增加＞15%，这种现象被称为类骨质增多症。严格来说，这些高骨转换性疾病的骨组织学特征和类骨质指标不符合骨软化症的经典定义。

骨软化症的定义和组织学的演变

经典的维生素 D 缺乏性骨软化症的发病过程都会经历三个阶段。第一阶段的特征是因继发性甲状旁腺功能亢进（secondary hyperparathyroidism，2°HPT）引起骨重建增加，导致类骨质表面及体积增加，但类骨质厚度和骨矿化正常，此种改变是维生素 D 缺乏症最早的骨组织学表型，被称为维生素 D 缺乏症骨病Ⅰ期（hypovitaminosis D osteopathy stage Ⅰ，HVO Ⅰ）或骨软化症前期[87]（图 31-1）。相似的骨组织学特征也可以在钙吸收不良且不伴维生素 D 缺乏的患者中看到，被称为 2°HPT，其骨质指数虽有一定的重叠，但整体远低于 HVO Ⅰ期（图 31-1）。有数据表明，在 HVO Ⅰ期和 2°HPT 阶段因 PTH 分泌过多主要引起皮质骨的丢失[93]。患者通常无症状，但可能出现脆性骨折。血钙和血磷水平正常，血清 ALP 水平大多数情况下也会升高[62, 77]。血清 25-(OH)D 水平＜10ng/ml，血清 PTH 及 1,25-(OH)2D 水平升高。在 2°HPT 时骨转换增加和肾脏 1α- 羟化酶活性增加可导致血清 ALP 和 1,25-(OH)2D 水平升高（见第 29 章）。此外，还可能发生 PTH 介导的不可逆的皮质骨丢失[93]。

第二阶段，即 HVO Ⅱ期，随着类骨质的表面、体积及厚度增加，类骨质进一步堆积，通过四环素摄取发现此阶段部分骨矿化过程仍被保留[87]。血清 PTH 和 ALP 水平进一步升高，受维生素 D 缺乏及 PTH 升高程度的影响，血清 1,25-(OH)2D 正常或偏低；血钙通常会下降至低于正常水平或出现低钙血症，血磷水平通常也会降低。患者往往表现为骨痛、肌无力、脆性或假性骨折。

第三阶段，即 HVO Ⅲ期，骨基质的矿化停止，类骨质堆积覆盖了 90% 以上的骨表面，低钙血症持续存在。类骨质对骨表面的广泛覆盖可能是一种"保护机制"，因类骨质覆盖的骨骼可抵抗破骨细胞的骨吸收，防止骨的完全溶解，从而维持正常的血钙水平。然而，骨小梁周围及骨髓纤维化是严重甲状旁腺功能亢进症的特征，仅见于 HVO Ⅲ期，并且在骨活检中得到证实[4]。患者几乎都有症状，表现为弥漫性骨痛、肌无力和假性骨折（图 31-2），但有些患者仅表现肌无力，而骨痛不明显[94]。骨软化症的定义为类骨质厚度＞12.5μm，矿化滞后时间超过 100 天（图 31-1），具有骨软化症的临床和影像学特征。遗憾的是，对于大多数遗传性或获得性低磷血症性骨软化症患者而言，常在病程后期（相当于 HVO Ⅲ期）才出现临床症状，故目前尚无此类疾病病情进展的相关数据[87, 92]。

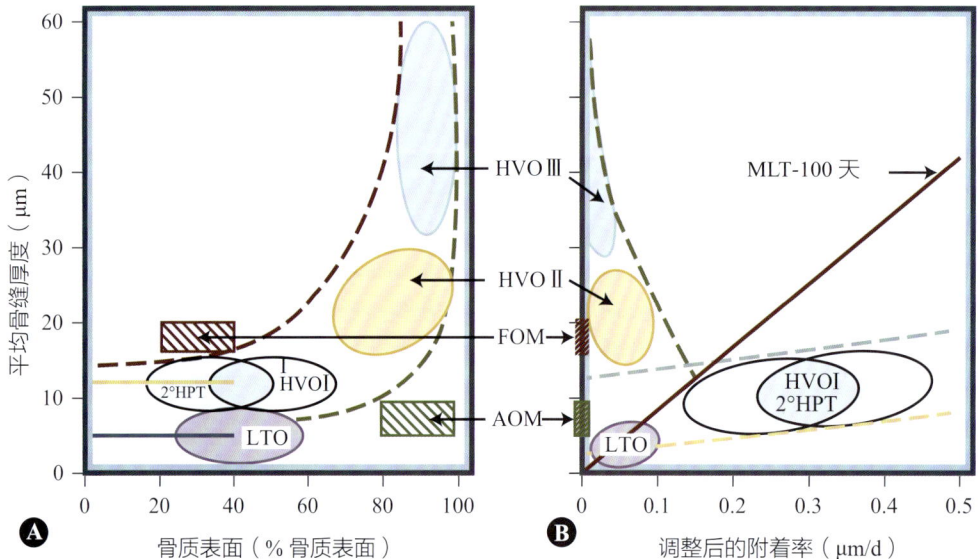

▲ 图 31-1　维生素 D 缺乏症骨病（HVO Ⅰ、Ⅱ和Ⅲ）、非典型骨软化症（AOM）和局灶性骨软化症（FOM）分期的地形图，比较了无矿化缺陷的继发性甲状旁腺功能亢进和低转换性骨质疏松症

A. 显示了 7 种类型骨病变位置基于类骨质厚度（y 轴）和被类骨质覆盖的骨表面范围（x 轴）之间的关系。B. 显示的位置是基于类骨质厚度（y 轴）和四环素摄取调整后的附着率（有文献称为沉积率）（x 轴）之间的关系。在正常受试者和 2°HPT、HVO Ⅰ、LTO 患者中，骨质厚度与被类骨质覆盖的骨表面范围没有关系，当类骨质堆积超过骨表面范围 50%～60%（两条平行实直线）之后，两者之间关系呈双曲线相关（虚曲线）。B. 相比之下，在正常受试者、2°HPT、HVO Ⅰ 和 LTO 患者中，骨质厚度与调整后的矿物质沉积率（两条虚直线所示）之间呈正相关。单条虚斜线表明，在患有严重的骨软化症（HVO Ⅱ和Ⅲ）患者中，这种关系发生了逆转，这是骨软化症的主要特征，不同于所有其他类型的疾病（2°HPT、LTO、AOM 和 FOM）。B 所示实直线代表 100 天的矿化滞后时间（基质沉积成骨细胞和随后的矿化之间的时间延迟），将患有和未患骨软化的患者区分开。为了清晰和简单起见，显示了位置。注意，2°HPT、HVO Ⅰ 和 LTO 有明显的重叠（改编自 Bhan A,Qiu S,Rao SD.Bone histomorphometry in the evaluation of osteomalacia.*Bone Rep*.2018;8:125-134.）

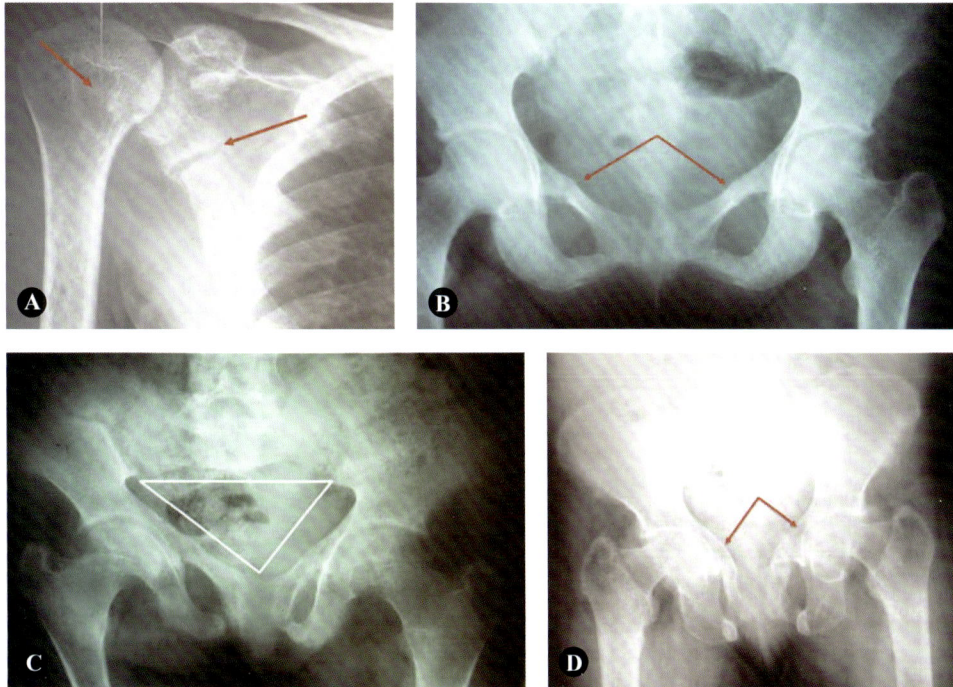

◀ 图 31-2 骨软化的影像学特征

A. 肩胛骨假性骨折和肱骨近端棕色瘤；B. 双侧耻骨上支假性骨折；C. 骨盆骨软化所致的三叶形骨盆；D. 双侧髋臼前凸和骨盆畸形

四、佝偻病 / 骨软化症的发病机制

佝偻病 / 骨软化症有三种主要发病机制，按发生频率依次为维生素 D 不足 / 缺乏、磷酸盐不足 / 缺乏、钙缺乏 [62, 95, 96]。营养性维生素 D 缺乏性佝偻病 / 骨软化症，无论何种原因（表 31-2）引起的维生素 D 不足或缺乏，如果长期存在或不治疗，最终将导致佝偻病 / 骨软化症 [97]。营养性磷酸盐缺乏引起的低磷血症是佝偻病和骨软化症的罕见病因，偶见于长期进行完全性肠外营养的患者。遗传、肿瘤或获得性的磷酸盐不足 / 缺乏导致的低磷血症性佝偻病 / 骨软化症是第二位常见的病因，也是全球维生素 D 缺乏症较少见地区中最普遍的佝偻病 / 骨软化症类型。低磷血症性佝偻病 / 骨软化症的最常见原因是遗传性低磷血症综合征 [5, 7] 和分泌 FGF23 的肿瘤 [8]，其他原因包括长期使用磷酸盐结合抗酸剂 [41, 98]，以及各种遗传和获得性肾小管缺陷 [99]（表 31-3）。因药物（如氟化钠 [100, 101]、依替膦酸盐 [102]、铝剂和铁剂）直接抑制骨矿化而引起的非典型和局灶性骨软化罕见，并且其组织学特征不同于维生素 D 缺乏症和低磷血症性佝偻病 / 骨软化症 [49, 103]（表 31-4 和图 31-1）。

维生素 D 缺乏可以由外源性或内源性因素引起。外源性维生素 D 缺乏见于皮肤合成的维生素 D_3 不足或饮食摄入的维生素 D 不足（表 31-2）。皮肤暴露不充分或日照不足 [21, 104]、使用防晒乳 / 霜 [105, 106]、深肤色 [107]、因文化风俗需要使用衣物过度遮挡身体 [108, 109]、衰老 [104] 均会导致皮肤中维生素 D_3 或来自前体 7- 脱氢胆固醇的胆钙化醇合成减少（见第 29 章）。尽管在

表 31-2 维生素 D 缺乏性佝偻病 / 骨软化症的原因	
外源性	• 维生素 D 的摄入不足 • 暴露减少或阳光照射不足 • 防晒霜的使用（尤其是防晒系数 >8） • 面纱 / 头巾的遮盖 • 深肤色 / 皮肤色素沉着增加

内源性	• 增龄所致皮肤维生素 D 的生成减少
	• 各种胃肠道疾病引起的维生素 D 吸收不良
	  – 胃切除术（部分、全部或旁路手术）
	  – 小肠疾病，切除术或旁路手术
	  – 麸质肠病（乳糜泻）
	  – 胆汁性肝硬化（罕见）
	  – 胰腺功能不全，包括囊性纤维化（罕见）
	• 获得性 / 遗传性维生素 D 25- 羟化酶缺陷
	  – ? 早产儿
	  – ? 新生儿肝炎
	  – ? 肝硬化
	• 遗传性 25- 羟化酶缺陷（维生素 D 依赖性佝偻病 1B 型）
	• 获得性 / 遗传性 25- 羟维生素 D 1α- 羟化酶缺陷
	• 遗传性 1α 羟化酶缺陷（维生素 D 依赖性佝偻病 1A 型）
	• 慢性肾功能不全
	• 获得性维生素 D 缺乏症
	• 微粒体酶的诱导而导致分解代谢增加
	• 抗惊厥药物
	• 钙缺乏伴继发性甲状旁腺功能亢进

表 31-3	低磷血症性佝偻病 / 骨软化症的原因
遗传性	• 常染色体显性佝偻病 • 常染色体隐性佝偻病 • X 连锁显性佝偻病（X 连锁低磷血症） • X 连锁隐性 • 低磷高钙遗传性佝偻病（或 Dent 病） • 神经纤维瘤病 • 纤维性结构不良 • 遗传性 Fanconi 综合征（可有肾衰竭）
获得性	• 肿瘤性骨软化症（最常见的获得性原因） • 肾小管损伤或非家族性范可尼综合征 　– 副蛋白血症 　– Wilson 病 　– 半乳糖血症 　– 酪氨酸血症 　– 糖原贮积病 • 药源性 　– 替诺福韦和阿德福韦（第二常见的获得性原因） 　– 结合磷酸盐的抗酸剂 　– 镉中毒 　– 使用过期的四环素 　– 两性霉素 B

美国因维生素 D 摄入不足导致佝偻病和骨软化症很少见，但偶尔有个案或病例系列报道[64, 84, 86]。

内源性维生素 D 缺乏性佝偻病 / 骨软化症常见的原因是由于肠道疾病、胃切除术或胃旁路手术导致维生素 D（和钙）的吸收障碍[110, 111]（表 31-2）。也可见于遗传性或获得性疾病导致维生素 D 代谢中关键酶的缺陷，如肝脏 25- 羟化酶或肾脏及肾外组织中 1α- 羟化酶缺陷均可导致机体不能有效合成生物活性的 1,25-(OH)$_2$D[112-118]，或导致 25-(OH)D 及 1,25-(OH)$_2$D 转变为无活性产物增加[119, 120]。严格来说，维生素 D 作用的异常是指靶器官对维生素 D 作用抵抗而导致的佝偻病和骨软化症，与维生素 D 缺乏和维生素 D 代谢途径的遗传缺陷无关[37, 38, 121-123]（表 31-2 和表 31-3）。尽管有人提出 25-(OH)D 会因经肠肝循环损失或因大量蛋白尿（如肾病综合征）引起维生素 D 及其代谢物的肾脏丢失，并且可能是维生素 D 缺乏的原因，但其影响程度和范围尚不清楚[124-126]。

在维生素 D 缺乏的所有内因中，维生素 D 吸收不良是目前骨软化症最常见的原因[110]。麸质肠病和克罗恩病都与维生素 D 缺乏导致的骨软化病有关[62, 127-131]。虽然骨密度降低、骨折风险增加、生长迟缓（可能与佝偻病有关）与炎性肠病有关[132-134]，但仅由炎性肠

表 31-4 各类维生素 D 相关性佝偻病 / 骨软化症的异常表现					
参　数	维生素 D 缺乏	维生素 D 依赖性 1B 型	维生素 D 依赖性 1A 型	维生素 D 依赖性 2 型	维生素 D 抵抗性低磷血症 a
基本缺陷	营养性 / 吸收不良	25 羟化酶缺陷	1α 羟化酶缺陷	VDR 缺陷	FGF23 过多
基因位点	NA	染色体 11p15.2	染色体 12q13.1	染色体 12q12—q14	Xp22.11
酶缺陷	NA	CYP2R1	CYP27B1	受体缺陷	PHEX 基因缺陷
血钙	低 / 正常	低	低	低	正常 / 高
血磷	正常 / 低	正常 / 低	正常 / 低	正常 / 低	极低
碱性磷酸酶	高	高	高	高	高
甲状旁腺激素	高	高	高	高	正常 / 高
25-OHD	低	低 / 非常低	正常	正常	正常
1,25-（OH)2D	可变	低 / 正常低值	低	高	低
尿钙	低	低	低	低	正常 / 高
治疗 / 治愈佝偻病维生素 D 的剂量 b	1000～2000U/d 数周～数月	10 000U/d 终身	10 000U/d 终身	10 000U/d 终身	10 000U/d 终身
治疗 / 治愈佝偻病骨化三醇的剂量	0.04μg/(kg·d) 数周至数月	0.04μg/(kg·d) 终身	0.04μg/(kg·d) 终身	1～2μg/d 终身	1～2μg/d，同时口服磷酸盐 终身

a. 以前被称为抗维生素 D 佝偻病，因治疗佝偻病需要高剂量维生素 D；目前称 X 连锁低磷血症性佝偻病 / 骨软化症；b. 仅用于说明相对有效的剂量，骨化三醇和 α- 骨化醇现在广泛用于治疗各种类型的维生素 D 依赖性佝偻病 / 骨软化症；CYP. 细胞色素 P$_{450}$；FGF23. 成纤维细胞生长因子 23；PHEX. X 连锁磷酸盐调节内肽酶同源物；VDR. 维生素 D 受体；25-(OH)D.25- 羟维生素 D；NA. 无适用证据

病引起的骨软化病尚未见报道。仅在严重的肠钙吸收障碍、营养不良或两者同时存在时，可见于严重的炎症性肠病的患者，可能导致 2°HPT，引起皮质骨丢失和脆性骨折风险增加（见第 30 章），但并未出现维生素 D 缺乏严重到足以导致骨软化症的情况[78, 93, 135]。全胃和部分胃切除术、迷走神经切断术和幽门成形术[80, 81, 136-139]、肠切除术[125, 140]，以及针对病态肥胖的胃或肠旁路手术[62, 80, 128, 138, 141, 142]，都与维生素 D 缺乏和骨软化症有关（表 31-2）。因钙和维生素 D 等多种营养物质吸收不良引起的骨病表现多种，如 BMD 检测证实骨量减少、伴骨折风险增加的骨质疏松症、骨组织形态学上明显的骨软化症。各种胃肠道疾病或手术的患者出现骨软化病的相对频率尚不清楚，可能高达 50%[4, 77, 128, 135, 143, 144]。长期 2°HPT 偶尔会引起骨髓纤维化和伴高钙血症的 2°HPT（或三发性甲状旁腺功能亢进症）（见第 29 章）[4, 130, 145-147]。

肝胆和胰腺疾病是骨质疏松症常见的原因，但较少导致佝偻病 / 骨软化症（见第 30 章），患有常见肝实质性疾病的患者不太可能出现维生素 D 缺乏导致的佝偻病 / 骨软化症[148-152]，这是由于肝脏自身功能储备强大，因此推测该类患者体内维生素 D 25- 羟化酶仍足以发挥活性作用。其他一些因素，如膳食中维生素 D 摄入不足、使用抗肝炎病毒的药物[153-156]、原发性胆汁性肝硬化[124, 152, 157-159]都可致严重的维生素 D 缺乏和骨软化症。幼儿和新生儿肝炎也是儿童佝偻病[2, 114]和成人骨软化症[160]的罕见原因，最大可能与维生素 D25- 羟化酶缺陷或不足有关，但目前尚没有确凿的证据。尽管胰腺外分泌功能不全患者会出现明显的脂肪吸收不良和脂肪泻，但佝偻病 / 骨软化症并不常见，佝偻病和骨软化症在囊性纤维化患者中都有报道[161-165]。影响维生素 D 代谢通路中 25- 羟化过程的药物将在药物性佝偻病 / 骨软化病中讨论（表 31-6）。

（一）钙缺乏性佝偻病

钙缺乏性佝偻病是指由钙营养缺乏引起，与营养性维生素 D 和磷酸盐缺乏引起佝偻病 / 骨软化症不同，其血清 25-(OH)D 水平正常，没有维生素 D 缺乏[1, 96]。缺钙对儿童和成人骨骼的影响不一致，但具体机制尚不清楚。钙营养在骨质疏松症发病中具有重要作用（见第 30 章），但目前尚没有因缺钙而导致成人骨软化症的病例报道；生长中儿童出现严重的钙营养不良，可在较短时间内出现严重的 2°HPT，产生类似佝偻病的影像学特征，称为短潜伏期疾病[166]。而在较长时间内出现的轻度 2°HPT 导致皮质骨的丢失、骨质疏松和骨折风险增加，即所谓的长潜伏期疾病[166]。需要进一步的研究来阐明钙缺乏在儿童与成人表现不一致的机制：为什么两种不同营养物质（钙和维生素 D）的缺乏都会在儿童中产生相同的疾病（佝偻病），而在成人中却引发不同的疾病（骨质疏松症和骨质软化症）。

钙营养不良是导致佝偻病的原因之一，首先被发现在加利福尼亚州旧金山的一名儿童，静脉补钙有反应，但该儿童还伴有氨基酸尿，并且最终未能排除是否存在维生素 D 缺乏[167]。加拿大多伦多的一名意大利裔儿童可能是全球第一例明确的缺钙性佝偻病病例，该儿童临床表现类似佝偻病，同时生化检查排除了维生素 D 缺乏症及维生素 D 抵抗[168]。对南非农村儿童进行的一项更全面的研究则进一步证实缺钙性佝偻病是一种独立疾病[169]，后续尼日利亚[96, 170]、印度[171]、蒙古[172] 和欧洲[173] 的研究亦证实了佝偻病的概念，但许多儿童仍同时存在不同程度的维生素 D 缺乏。每天钙摄入量大于 200mg 可能是不发生钙缺乏性佝偻病的最低阈值[1]，而与维生素 D 营养状况无关；在某些文化风俗中，如"乳母"及延长母乳喂养时间也是一些风险因素[174, 175]。与维生素 D 缺乏性佝偻病比较，钙缺乏性佝偻病出现的时间较晚，尼日利亚儿童平均发病年龄为 4 岁，其他地区为 4—16 岁[1]。有趣的是，钙缺乏性佝偻病似乎在某些日照充足的地区亦常见[96, 170, 171, 176]。临床上，钙缺乏性佝偻病不同于其他类型的佝偻病，尤其是青少年，常有明显的膝外翻，但没有明显终板畸形[177]。缺钙性佝偻病在发达国家少见可能与膳食中高钙摄入及母乳喂养时间短有关[176, 178]。当儿童佝偻病患者血清 25-(OH)D 水平正常，血钙降低同时伴有 PTH 升高，此时应考虑缺钙性佝偻病可能。

（二）低磷血症性佝偻病 / 骨软化症

营养性磷酸盐缺乏是佝偻病 / 骨软化症一种极为罕见的原因，由于食物、水果、蔬菜和奶制品中富含磷酸盐，并且磷酸盐在肠道能够进行高效的被动吸收，因此，健康个体很难出现真正的营养性磷酸盐缺乏。通过 PTH 和 FGF23 的调控，肾脏将血磷维持在较狭窄的范围内[179, 180]。然而，低磷血症在住院[181]、缺铁[182]、接受磷酸盐螯合剂和抗酸剂的患者[41, 43, 45, 98] 并不少见。使用磷酸盐螯合剂和抗酸剂会消耗体内的磷，但此种低磷血症状态通常不会持续较长的时间，难以导致佝偻病 / 骨软化症。因此，绝大多数的低磷血症性佝偻病 / 骨软化症都是遗传性或获得性的。

五、典型佝偻病 / 骨软化症的临床表现

佝偻病 / 骨软化症主要影响肌肉骨骼系统。除了少数疾病外，无论是营养缺乏性、遗传性或获得性、肿瘤或药物相关性佝偻病 / 骨软化症临床表现均相似。因佝偻病累及生长板，影响患儿线性生长而表现矮小。在维生素 D 和钙缺乏的地区，营养不良常始于儿童时期且长时间未得到治疗，故骨骼畸形很常见。佝偻病累及长骨，骨干弯曲呈弓形；干骺端增宽，骨骺边缘不规则呈毛刷状或杯口状改变。骨软化症仅累及长骨

的骨干。在发达国家，常见婴儿期和儿童期虽然没有佝偻病病史，但成年后出现骨软化症患者，其临床表现轻微，类似于年龄相关的骨质疏松症（见第 30 章）。一般而言，骨软化症起病年龄越晚，临床症状越不典型，其症状易误诊为衰老所致的疼痛。最常见的临床症状是骨痛、肌肉无力和行走困难、骨骼畸形和骨折。由低钙血症引起的腕关节和足部痉挛、肌肉痉挛和癫痫并不常见，但多见于佝偻病儿童而非骨软化症成人。骨盆骨软化（图 31-2）引起的三叶形骨盆是骨软化症罕见而严重的并发症，其可能导致分娩困难或难产，现已十分少见。

（一）骨痛

骨软化症骨痛的特点为弥漫性、难以表述、部位不固定的钝痛，可能会使人虚弱无力[85, 183-185]。常为双侧、对称性骨痛。因疼痛性质模糊，易误诊为紧张性头痛、"心绞痛"（因肋骨假性骨折引起的胸痛）、风湿和纤维肌痛[186-188]。疼痛呈持续性，由于患者在负重或者尝试行走时症状加重，休息后也很难缓解；常始于下背部，逐渐蔓延至骨盆、臀部、大腿、上背部和肋骨，但无放射痛；除非出现胫骨和腓骨脆性或假性骨折，可表现膝以下的疼痛。体格检查时有胫骨、前臂、骨盆、肋骨及胸骨的压痛。疼痛以中轴骨明显，这可能与松质骨中类骨质积聚较早与较多有关，而皮质骨较多的四肢长骨则较易发生脆性骨折。骨痛的机制可能与未矿化的骨基质过度水化牵张骨膜有关。一般而言，骨质疏松症患者若无骨折，较少有骨痛；而骨软化症患者无论是否发生了骨折，几乎都存在骨痛情况，偶有无症状的患者[94]。

（二）肌无力

近端肌无力是骨软化症最常见的症状，尤其是下肢肌无力，体格检查亦可发现上肢肌无力。肌无力的严重程度因人而异，轻者需仔细体检方可发现，重者可致类似于严重肌病的衰弱性失能，但瘫痪少见。对于轻症病例，须鉴别确系肌无力或因惧怕疼痛而不能站立或行走；某些病例可表现为坐位起身或上下楼困难。晚期病例因肌无力和骨痛出现典型的蹒跚步态（鸭步）。在维生素 D 和钙缺乏的地区，若长期存在严重的维生素 D 营养缺乏，患者因极度衰弱、剧烈的骨痛致行动困难而卧床，类似绝망。尽管有严重的肌无力，但肌萎缩不常见，尽管有伴有 Ⅱ 型纤维萎缩的轻度肌萎缩的报道。体检可发现肌张力减退，无肌束震颤和肌阵挛，腱反射正常或增强。这些临床特征均有助于佝偻病 / 骨软化症肌无力与其他类型肌病相鉴别。罕见情况下，补充维生素 D 对维生素 D 反应型严重佝偻病继发的扩张型心肌病可能有效[189]。当血钙水平 < 6.0mg/dl 时，患者会出现其他肌肉症状，如肌肉痉挛、刺痛、麻木及癫痫发作（通常发生于儿童）。肌无力和肌萎缩常归因于低钙血症和 2° HPT，亦见于伴血钙

升高的原发性和三发性甲状旁腺功能亢进症患者（见第 29 章）。另外，即使没有甲状旁腺功能亢进或低钙血症，肌无力也是低磷血症性骨软化症的表现形式之一，因此低钙血症、低磷血症和甲状旁腺功能亢进症对佝偻病 / 骨软化症肌肉表现类型的作用尚不完全清楚。一般而言，肌无力在低磷血症性佝偻病 / 骨软化症中更为突出，而骨痛在维生素 D 缺乏性骨软化症中更为常见。虽然 X 连锁低磷血症患者也有明显的肌无力症状，但其骨量、骨骼大小和骨强度均是正常或增加的[190, 191]。

（三）骨骼畸形和骨折

骨骼畸形常见于儿童佝偻病，因发病年龄而异，并且骨骼畸形可能是终身性的。而成人发病的骨软化症患者骨畸形较少见，除非已经发生骨折。婴幼儿表现为囟门未闭、方颅、额部凸出、串珠肋、Harrison 沟、手镯脚镯征（干骺端增宽）及双踝。当患儿开始走路时，可出现长骨弯曲、膝外翻、膝内翻、髋关节畸形。骨骼畸形通常在遗传性低磷血症性佝偻病 / 骨软化症更为严重，并且主要累及下肢，导致不成比例的身材矮小[191]。脆性骨折不少见，但影像学方面具有诊断价值的假性骨折线（图 31-2）常见于佝偻病 / 骨软化症患者。假性骨折是应力性骨折，X 线观察到垂直于骨长轴的线状透光带，它可以进展为完全骨折，可伴有骨折端分离或移位。常见于承重的股骨转子下或跖骨，其次是肋骨骨折。儿童佝偻病的骨骼表现为骨骼软但脆性不大，所以骨折较少见，常见类型的骨折更多见于成年后发生的骨软化症。

（四）生化改变

表 31-4 和表 31-5 总结了各种佝偻病 / 骨软化症的相关生化异常。结合近年发表的几篇相关的优秀综述[62, 87]，下面简要讨论每种类型佝偻病 / 骨软化症间的显著差异和对比特征。血清碱性磷酸酶升高是各种类型佝偻病 / 骨软化症最常见（80%～90%）及最早的生化学异常[77]，偶有碱性磷酸酶水平正常而经组织学检查证实的骨软化症病例[94]。一般而言，低钙血症是晚期的生化表现，但低钙血症在儿童佝偻病发展过程中相对成人骨软化症更早发生。低钙血症出现症状时的血钙阈值常 < 6.0mg/dl，因此轻中度低钙血症（血钙水平在 7.0～8.5mg/dl）常无症状。与临床实践中其他类型的生化学指标改变相似，决定低钙血症相关症状的是血钙的下降速率而非绝对值。最重要的是，除某些肾小管缺陷外，血钙水平在所有低磷血症性佝偻病 / 骨软化症均正常。相反，血磷水平变化很大，并且缺乏特异性，受昼夜改变、进食（建议在早晨空腹状态下测量）、肾功能和 PTH 的影响[179]。因此，营养性佝偻病 / 骨软化症的血磷可以正常、偏低，有时也会升高，特别在具有严重低钙血症患者中[94]。根据定义，各种类型低磷血症性佝偻病 / 骨软化症的血磷

水平<2.5mg/dl，营养性佝偻病/骨软化症患者的25-(OH)D 水平常较低（通常<10ng/ml），但并非所有25-(OH)D 水平降低的患者都会发展为佝偻病或骨软化症[62, 87]，了解这种差异在制订治疗方案时很重要。特别强调，不应将低血清 25-(OH)D 水平等同于骨软化症，应避免经常被误用的术语"生化性骨软化症"。在钙缺乏性佝偻病患者，血清 25-(OH)D 水平正常或略降低，但程度不如维生素 D 缺乏性佝偻病/骨软化症。由于25-(OH)D 加速分解代谢为具有生物活性的1,25-(OH)₂D 或无活性的代谢产物，导致血清 25-(OH)D 水平降低，有时称为条件性或强制性维生素 D 不足。血清 1,25-(OH)₂D 水平取决于营养性佝偻病/骨软化症的发展阶段、25-OHD 水平、PTH 升高的程度。在钙缺乏性佝偻病患者血清 1,25-(OH)₂D 水平可升高、正常或偏低[62, 77, 87, 143]。相比之下，大多数低磷血症性佝偻病/骨软化症血清 1,25-(OH)₂D 水平较低[8, 88, 89]。血清 PTH 水平在营养性维生素 D 和钙缺乏性佝偻病/

骨软化症中几乎总是升高；低磷血症性佝偻病血 PTH 水平均正常（伴有维生素 D 缺乏症例外）；在长期口服磷酸盐治疗低磷血症性佝偻病/骨软化症患者中，血清 PTH 水平会逐渐升高，某些患者甚至可能发展为高钙血症性甲状旁腺功能亢进症而需要手术治疗[192]。图 31-3 是关于疑诊佝偻病/骨软化症患者生化异常的临床建议流程。

（五）放射性影像学特征

营养性佝偻病/骨软化症的主要影像学特点为常规 X 线（目前数码影像更易辨认）可见的骨结构变化、骨密度普遍降低、椎体畸形（图 31-4）和假性骨折（looser 区）（图 31-2）。长骨皮质普遍变薄可能是由 PTH 介导的皮质内骨吸收引起的最早的影像学表现，骨膜下骨吸收（常见于中指骨、掌骨和跖骨的桡侧）和棕色瘤（囊性纤维性骨炎）（图 31-2）可见于严重甲状旁腺功能亢进的晚期病例[193, 194]（见第 29 章）。尽管维生素 D 治疗后骨骼异常可能有缓解，但

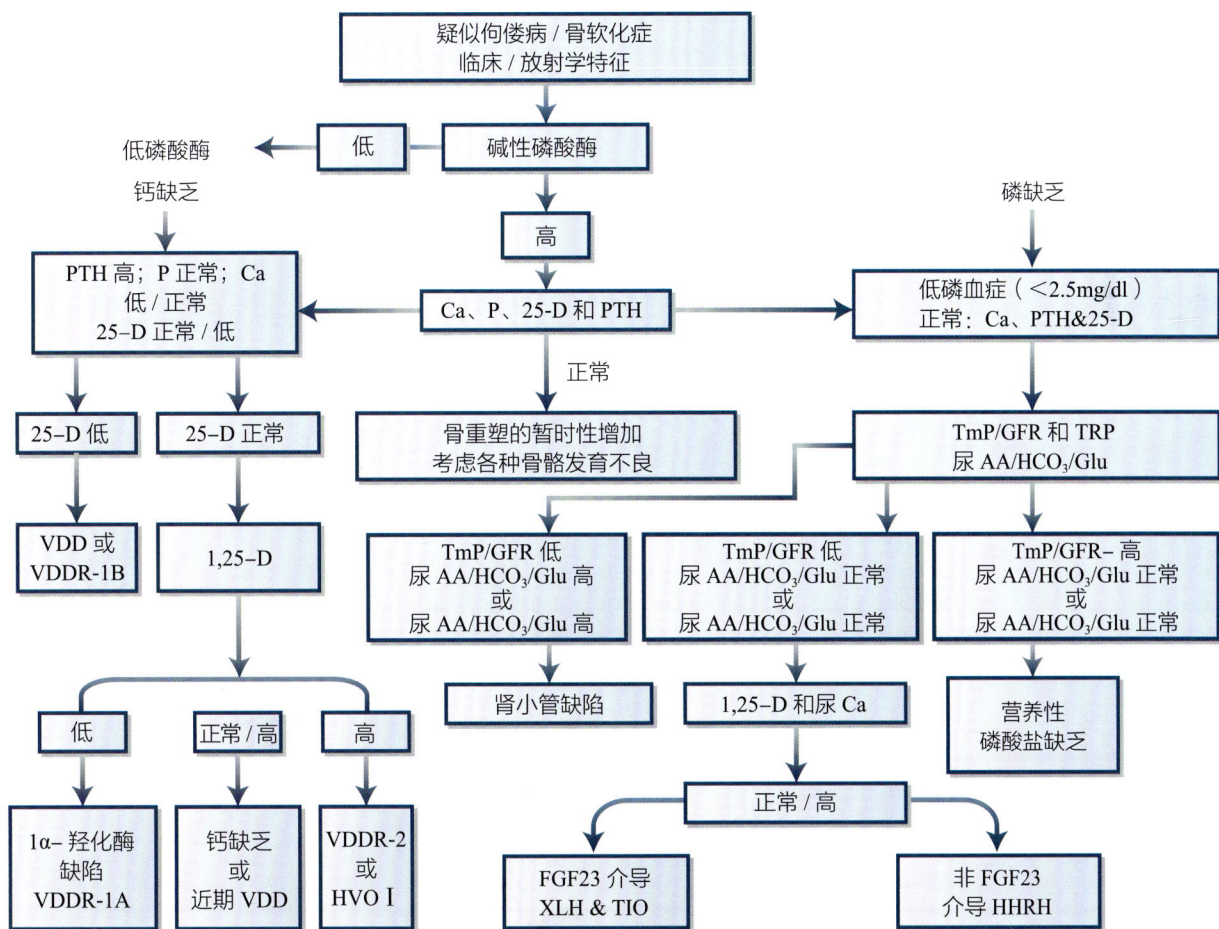

▲ 图 31-3 评估疑似佝偻病/骨软化症基于生化异常的临床建议流程

分析指标：Ca. 血清钙；P. 血清磷酸盐；25-D. 血清 25-羟维生素 D；1,25-D.1, 25-二羟维生素 D；PTH. 血清甲状旁腺激素；TmP/GFR. 最大磷酸盐重吸收/肾小球滤过率；HVO I. 维生素 D 缺乏骨病 I 期；TRP. 磷酸盐肾小管重吸收；AA. 尿氨基酸；HCO₃. 尿碳酸氢盐排泄；Glu. 尿葡萄糖。疾病：VDD. 维生素 D 缺乏症；VDDR. 维生素 D 依赖性佝偻病；XLH. X 连锁低磷血症性佝偻病/骨软化症；TIO. 肿瘤诱导骨软化；HHRH. 遗传性低血磷佝偻病伴高钙尿症

皮质骨变薄为永久性，并且可能增加患者日后骨折的风险[93, 195]。病变几乎累及所有椎体，呈对称性双凹变形，因类似鳕鱼的椎体而被称为"鳕鱼椎"。脊柱软骨因椎间盘压力使椎间隙呈"鱼嘴"外观（图 31-4A）。骨软化症脊柱的特征性改变与骨质疏松症任意椎体前部楔形或不对称压缩形成鲜明对比（图 31-4B）（见第 30 章）。当脊柱出现这种鳕鱼椎时，骨软化症诊断即可成立（图 31-4A）。X 线骨质密度普遍明显降低，双能 X 线吸收测定法提示骨密度降低。假性骨折线是垂直于骨或骨膜长轴的透光带（宽 2～5mm），通常两侧对称，边缘硬化（Milkman 综合征）；更多见于肋骨、耻骨支和肩胛骨的外缘（图 31-2），较少发生在股骨近端内侧及长骨干内侧区域。然而，发育不全性骨折有时被不恰当地描述为假性骨折，可出现在佩吉特骨病、低磷血症、骨纤维结构不良、长期双膦酸盐治疗引起的非典型股骨骨折患者中，常发生于长骨的外侧皮质。不全性骨折和假性骨折都可以穿透骨干发展为完全性骨折。假性骨折线或假性骨折可能与骨骼营养性动脉搏动的血供减少有关，可能代表应力性骨折未充分愈合。

全身骨骼放射性核素摄取的普遍增加被称为超级骨显像，系骨转换增加相关疾病的特征，在骨软化症中更为常见。通常情况，没有假性骨折一般不会出现骨骼不连续的局灶性异常，因大部分放射性核素被骨骼摄取，很少从肾脏排泄，若没有肾功能不全，肾脏几乎不摄取放射性核素（图 31-5）。假性骨折线也表现为核素的"热点"（图 31-5）。除了少数情况外，各型佝偻病 / 骨软化症大多数的放射学特征是相似的。但在 XLH 患者中，普遍表现是长骨皮质变厚而非变薄，以及特有的肌腱端病，但其发生机制尚不清楚。而大多数获得性低血磷性骨软化症（包括肿瘤和药物诱导或肾小管缺陷）表现骨皮质变薄与 BMD 降低，考虑到 2°HPT 并不是遗传性或获得性低磷血症的特征，因此很可能与年龄相关的骨丢失有关。在肾小管酸中毒导致骨软化症中，有时会观察到椎体中部相对清晰的终板硬化水平带（Rugger-Jersey 脊柱，因外观类似橄榄球运动员的球衣），这是肾性骨营养不良的典型特征（见第 29 章）。

（六）骨密度

DAX 检测发现腰椎、髋关节、股骨近端和前臂 BMD 均降低，特别在皮质骨丰富的前臂更明显。而患有 XLH 骨软化症的成人腰椎 BMD 表现可以正常或增加。肿瘤性骨软化症患者 BMD 较低，可能与年龄有关。虽然不同类型骨软化症的 BMD 不同，但 BMD 用于骨软化症和骨质疏松症的鉴别缺乏敏感性和特异性。因此，体内四环素标记的骨组织形态计量分析是确诊骨软化症的金标准[87]。

六、营养性缺乏性佝偻病 / 骨软化症的治疗

佝偻病 / 骨软化症的治疗均应基于发病机制，因

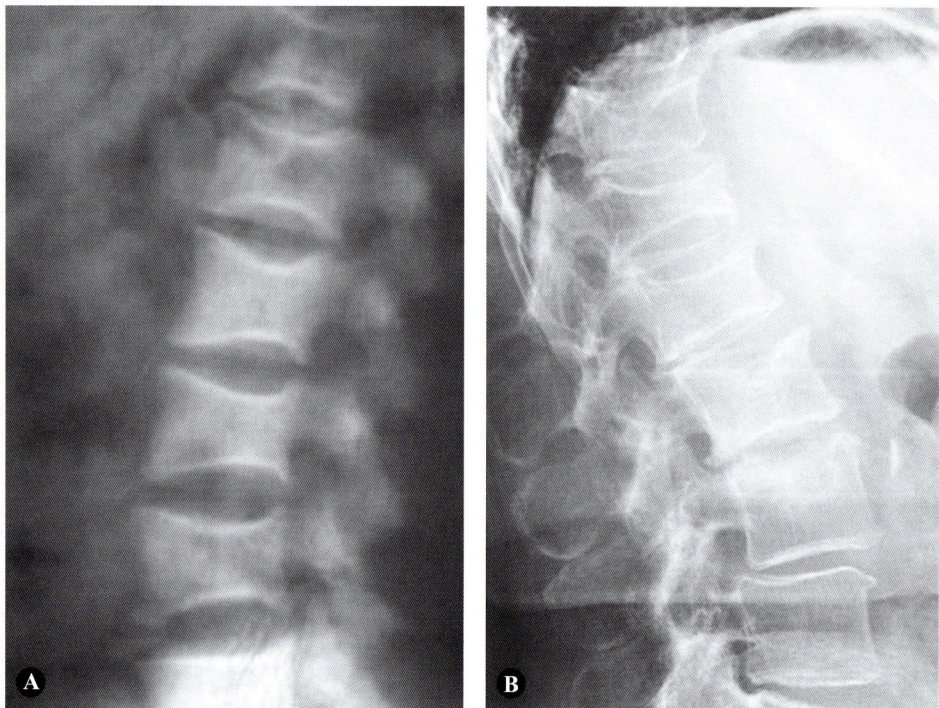

▲ 图 31-4　A. 所有椎骨的典型的对称双凹畸形，有时被称为鳕鱼椎骨，因其类似于鱼的椎骨。如果存在时，支持骨软化症的诊断，可见于所有类型的骨软化症。B. 绝经后骨质疏松女性典型的任意椎体楔形和压缩畸形

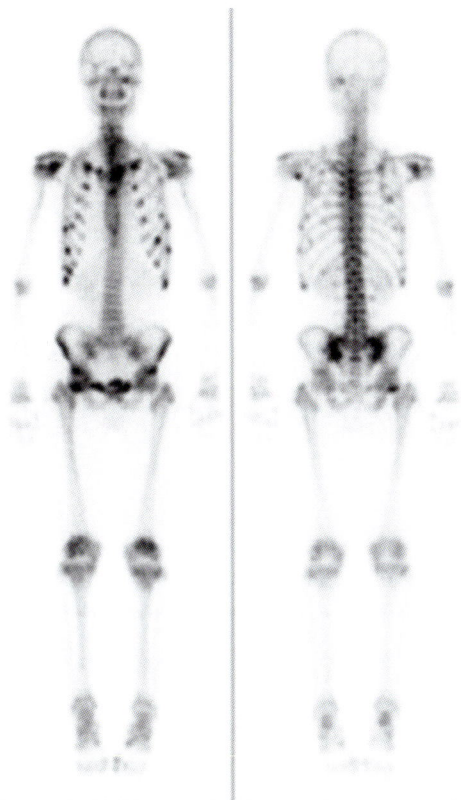

▲ 图 31-5　骨软化患者的特征性骨扫描
注意整个骨骼的核素摄取增加，肾脏的摄取很少或没有，因核素都保留在高度重建的骨骼中。还可以见因假性骨折，肋骨（左）出现多个双侧对称性摄取，常与转移性疾病混淆

此，不同类型的佝偻病 / 骨软化症因病因不同，其治疗与管理策略亦不同。本章将讨论因病施治的具体方案。总体而言，没有"固定剂量"或"一刀切"的方案能治疗所有类型的佝偻病 / 骨软化症。在佝偻病 / 骨软化症的管理中需强调以下几点。第一，大多数推荐主要基于个人意愿、临床经验和合适维生素 D 制剂的可及性；第二，维生素 D 和钙缺乏性的中重度佝偻病 / 骨软化症的症状常与低钙血症相关，而非低血磷的变化，因此，最初治疗需要补较较高剂量的维生素 D 和钙剂；第三，患者临床症状出现缓解的时间常在治疗数周至数月后，明显早于生化、影像学或组织学改善，后者常需要数月至数年；第四，即使临床、生化、影像学和骨组织学异常获得"治愈"，但许多患者因皮质骨不可逆的丢失仍有骨折的风险。某些长期存在维生素 D 缺乏性佝偻病 / 骨软化症的患者，其 2°HPT 可能持续数年[196]造成骨质丢失，甚至可发展为伴高钙血症 2°HPT（或三发性甲状旁腺功能亢进）而需要手术切除甲状旁腺[146, 197, 198]。这与先天性或获得性低血磷性骨软化症[192]、长期透析[199]或肾移植后[200]患者因长期补充磷酸盐治疗可发展为三发性甲状旁腺功能亢进症过程相似。因此，治疗的目标不仅仅是症状的缓

解，尚需增加矿化使骨强度恢复，纠正 2°HPT 而防止骨质丢失。

目前已经提出了几种给药方案，每一种方案均存在获益与风险[201]，无论选择哪种治疗方案，治疗均需尽量达标。方案选择在很大程度上取决于维生素 D 缺乏程度、临床实践标准、可供选择的维生素 D 剂型的可及性、成本、患者的依从性。对于有症状的中重度佝偻病 / 骨软化症患者，笔者建议每周使用 50 000U 麦角钙化醇（维生素 D_2）或胆骨化醇（维生素 D_3），持续 8～12 周，然后改为 1000～2000U/d 的维持剂量。尽管有些说法不一致[202, 203]，但在补充维生素 D 缺乏时，维生素 D_2 和维生素 D_3 基本没有区别[203]，两种维生素 D 制剂在治疗佝偻病 / 骨软化症方面均有效。治疗随访期间，应根据血钙、尿钙、ALP、PTH 水平调整维生素 D 剂量，达到血清 25-(OH)D 水平>30ng/ml，同时 PTH 水平在正常参考范围。一旦达标，建议维生素 D 改为维持剂量 1000～2000U/d。目前有口服、舌下和注射维生素 D，虽然尚未进行比较研究，但疗效基本相当。在其他国家有维生素 D 代谢产物，如骨化二醇、骨化三醇和 α- 骨化醇，而美国只有骨化三醇。骨化二醇（25-OHD）的半衰期较短（约 2 周），可考虑为首选药物，治疗期间监测 25-OHD 水平并据此调整剂量，避免高钙血症。其他活性代谢产物（骨化三醇和 α- 骨化醇）在治疗维生素 D 缺乏性佝偻病 / 骨软化症时也可使用，但不作为首选。活性维生素 D 的价格较高，除能快速抑制 PTH 外，不具有更多的优势，因此，建议仅在以下患者中使用骨化三醇联合维生素 D 治疗，如严重的 2°HPT（PTH 水平>500pg/ml）、乳糜泻或胃旁路手术导致的明显钙吸收不良、骨髓纤维化[4]或肾功能受损的患者。不建议骨化三醇作为维生素 D 缺乏性佝偻病 / 骨软化症的一线选择。虽然所有维生素 D 制剂的疗效相当，但给药的频率不同。

某些吸收不良状态，尤其是小肠切除术或胃旁路手术的患者，可能需要更高剂量的维生素 D（10 000～50 000U/d）来补充维生素 D 的储备。某些国家提供了不同浓度的胆骨化醇注射剂（300 000～600 000U），但美国较少应用，仅用在某些特定人群，如有明显吸收不良或口服制剂依从性差或不耐受的患者。与肠外给药相比，口服制剂能快速升高血清 25- 羟维生素 D 水平。在治疗的初期（1～3 个月），应密切随访、监测与治疗相关的不良事件，如高钙血症、高钙尿症和肾功能障碍。偶尔，补充高剂量的维生素 D 可能会使患者潜在的原发性甲状旁腺功能亢进显现（见第 29 章）。

严重维生素 D 缺乏引发的骨软化症常与肠钙吸收减少和机体的负钙平衡有关。因此，除补充维生素 D 外，应同时补充钙剂，如碳酸钙（或柠檬酸钙）

1000～1500mg/d，分次口服，达到改善临床、生化、影像学、骨组织学目的。通过积极有效的治疗，骨软化症的症状常在数周内减轻，但症状完全消失通常需要数月甚至数年的时间。虽然营养性缺乏性佝偻病大多是可以治愈的，但骨软化症只能缓解，不能治愈，主要取决于临床和生化反应情况，需要长期维持治疗。在开始抗骨质疏松治疗之前，必须确保骨软化症完全缓解和 2°HPT 消退（见第 30 章）。因胃肠道疾病、胃切除或旁路手术所致的维生素 D 缺乏，患者几乎都需要终生补充维生素 D 治疗，并定期随访，避免因治疗不当引起骨软化症的复发。因患者及医师有时可能根据临床症状认为病情已"治愈"而停止治疗，因此，临床上未能坚持长期治疗的情况并不少见。

七、维生素 D 代谢的遗传紊乱引起的佝偻病

（一）维生素 D 依赖性佝偻病 1A、1B 和 2 型

由于遗传疾病导致维生素 D 代谢中酶缺陷或作用异常的佝偻病有三种形式[204]。1979 年报道了 1 例对高剂量维生素 D 治疗产生抵抗的骨软化症病例，虽然该病例证据不充分，但可能是第一例记录因维生素 D25- 羟化酶缺陷导致骨软化症的病例[160]。此后没有关于成人骨软化症类似病例的报道。一项研究首次报道了因 25- 羟化酶遗传缺陷导致佝偻病的病例，该病例中患有严重佝偻病的两兄妹，维生素 D 充足，但仅对高剂量的维生素 D_2 有反应，这可能是因 25- 羟化酶遗传缺陷导致佝偻病的首次报道[114]。近期遗传学研究表明，人类主要的 25- 羟化酶 CYP2R1 基因的突变[112, 113]是造成严重非典型的维生素 D 缺乏症和佝偻病的原因，但在另一个具有类似表型的儿童却没有发现相同的突变[118]。这种罕见的非典型佝偻病可以表现常染色体显性或隐性遗传，现在被定义为维生素 D 依赖性佝偻病 1B 型（vitamin D-dependent rickets type 1B，VDDR1B）[205]。其他两种类型分别为因 25-OHD 1α- 羟化酶缺陷导致活性维生素 D 形成障碍所致的维生素 D 依赖性佝偻病 1A 型（VDDR1A）[204]，以及因维生素 D 受体缺陷致靶器官对维生素 D 作用抵抗的维生素 D 依赖性佝偻病 2 型（VDDR2）[206]。1α- 羟化酶活性的降低也可能是获得性的，如慢性肾病、肾小管疾病[99]、FGF23 过量或异位产生均可能抑制 1α- 羟化酶活性[207]。1α- 羟化酶遗传缺陷引起 VDDR1A 型，亦称假性维生素 D 缺乏症是位于染色体 12q13.3 编码 1α- 羟化酶基因（CYP27B1）突变所致的罕见的常染色体隐性遗传疾病，该病血清 1,25-$(OH)_2$D 水平降低[208, 209]，患儿常在出生后第 1 年发病。临床表现为生长障碍、肌张力减退、虚弱、痉挛、手足搐搦、囟门未闭、病理性骨折、口腔和牙齿异常[209]。该病对生理剂量 [0.04μg/（kg·d）] 维生素 D 活性产物 1,25-$(OH)_2$D 或 α- 骨化醇治疗有效，但常需要高剂量普通维生素 D

（约 10 000U/d）治疗佝偻病，因此被称为维生素 D 依赖性佝偻病。VDDR2 型系因维生素 D 受体缺陷，导致 1,25-$(OH)_2$D 不能正常发挥生理作用，治疗上对维生素 D 的抵抗比 VDDR1A 型更明显[206]。患有 VDDR2 型儿童常存在秃发，此为 VDDR2 型区别于 VDDR1A 型与 VDDR1B 型的独有体征。秃发的发生率不同，范围可从头部脱发到全身毛发脱落（即普秃）。尽管 VDDR2 型患者给予高剂量维生素 D 或骨化三醇和磷酸盐治疗可出现生化和影像学特征的改善，但因皮肤成纤维细胞缺乏维生素 D 受体[210]，治疗后秃发不会改善。

除血清 25-OHD 水平不同外，维生素 D 依赖性佝偻病的生化和影像学特征与营养缺乏性佝偻病基本相似（表 31-4）。VDDR1A 型和 VDDR2 型患者血清 25-OHD 水平正常，而 VDDR1B 型血清 25-OHD 水平降低。因血清 25-OHD 水平偏低或极低，VDDR1B 型的生化改变类似于营养性维生素 D 缺乏性佝偻病（表 31-4），因此，有时被误诊为营养缺乏性佝偻病。家族病史、摄入足够剂量的维生素 D、对标准剂量维生素 D 治疗缺乏临床反应，以及维生素 D 治疗后血清 25-(OH)D 水平没有升高，均应该警惕 CYP27B1 基因突变导致的维生素 D 代谢异常所致遗传性疾病的可能[205, 211]。与营养缺乏性佝偻病相同，VDDR1A 型与 VDDR1B 型均对生理替代剂量的骨化三醇 [0.04μg/（kg·d）] 治疗有效[208]，而因维生素 D 受体缺陷导致 VDDR2 型患者因维生素 D 抵抗常需要高剂量的维生素 D 或骨化三醇治疗[206]。对于维生素 D 依赖性佝偻病儿童建议使用骨化三醇，同时补充适量的钙剂和磷酸盐，缓解佝偻病症状，以及抑制 2°HPT。高钙尿症和高钙血症常为长期治疗潜在的并发症，因此，需对所有治疗的患者进行定期监测和终身随访。

（二）遗传性低磷血症性佝偻病和骨软化症

过去多种类型的遗传性佝偻病都统称为抗维生素 D 佝偻病，起因是需要非常高剂量的维生素 D 治疗佝偻病[50, 95, 190, 212]。目前，这些罕见类型的佝偻病可以通过其遗传模式、潜在的遗传缺陷、正常血钙的低磷血症，以及是否依赖 FGF23 等特征与其他类型的佝偻病进行鉴别[6, 7, 95]。其中，最常见且与临床最相关的类型是 XLH 佝偻病 / 骨软化症。

1. 常染色体显性和隐性遗传性佝偻病 FGF23 基因突变可引起 ADHR[212]，而牙本质基质蛋白（DMP1）突变导致常染色体隐性遗传性低磷血症性佝偻病 1 型（autosomal recessive hypophosphatemic rickets，ARHR1）[212, 1]；ENPP1 基因的失活突变导致 ARHR2 型[213]。ADHR 患者存在几种氨基酸（Arg176 或 Arg179）突变，导致蛋白水解过程发生抵抗。此外，低血磷症程度与全段 FGF23 水平相关[95]。因 DMP1 基因突变导致 FGF23 依赖性低磷血症，儿童期患者出现类似营养缺乏性佝偻病的临床表型，如腿部畸形、身

材矮小^[7, 95]。然而，ARHR 型患者儿童期表现为佝偻病的临床特征^[7]，成年后表现为骨痛、易疲劳、肌无力和反复骨折。

2. X 性连锁隐性低磷血症性佝偻病 X 连锁性低磷血症性佝偻病（OMIM#307800）是一种罕见的遗传性低磷血症性佝偻病，也称为 Dent 复合征，这是一组表现为范可尼综合征型肾小管近端重吸收障碍为特征的异质性遗传性疾病^[50]，该病由位于染色体 Xp11.22 和 X25^[50, 214, 215] 基因的错义、无义、移码和剪接突变引起，分为 1 型和 2 型。1 型占 50%～60%，由 CLCN5 基因失活突变引起；2 型约为 15%，由位于编码肌醇聚磷酸酯 5- 磷酸酶 OCRL-1 的 X 染色体上 OCRL 基因的失活突变引起^[50]。与其他类型的遗传性或获得性范可尼综合征相似^[9, 156, 216]，Dent 病以高尿钙症、近端肾小管功能障碍、肾钙盐沉着或肾结石、低分子量蛋白尿和进行性肾衰为特征，少数患者表现为佝偻病^[214]。除了高尿钙和蛋白尿外，同时伴有一种或多种溶质的肾小管重吸收障碍，如葡萄糖、磷酸盐、尿酸、钾、碳酸氢盐和氨基酸。与其他类型遗传性佝偻病不同，Dent 病是唯一具有肾钙质沉着症 / 肾结石的遗传性佝偻病，也是最为少见的一种遗传性佝偻病。

3. X 连锁低磷血症性佝偻病 / 骨软化症 XLH（OMIM#307800）是一种与 X 染色体相关的显性遗传疾病，在活产胎儿中预估患病率约为 1/20 000^[7]。它是遗传性低磷血症性佝偻病最常见的类型，由 PHEX 失活突变引起^[6, 7, 95, 212]。PHEX 在骨骼和牙本质细胞表面表达，它是 FGF23 介导的低磷血症性佝偻病最常见类型，但 PHEX 的底物目前仍然知之甚少^[217]。XLH 患者中超过 300 多种 PHEX 基因突变位点已经被报道，其中有些可能是新生突变。普遍推测 XLH 患者的 PHEX 基因突变可能增加骨骼中 FGF23 的产生，但其对临床表达的影响尚不清楚^[7, 95, 212, 217]。尽管如此，由 Jan de Beur 和 Levine 提出的假说得到多数人认可，可以解释相关的临床症状^[5]。需要强调的是，TIO、XLH 和 ADHR 表型特征有重叠，即三者的生化表型均有肾小管对磷酸盐的重吸收缺陷引起的低磷血症。目前的证据支持以下观点，即在生理状况下，血清中 FGF23 的浓度受 PHEX 依赖性水解蛋白的调节。然而，循环中 FGF23 浓度或活性过高时，近端肾小管对磷酸盐的重吸收受到明显抑制而出现低磷血症。当 PHEX 突变时，XLH 患者的 FGF23 降解明显减弱，并在循环中积聚；ADHR 中错义突变替代 FGF23 中关键氨基酸，使蛋白水解抵抗而引起循环中 FGF23 浓度或作用增加。类似情况还见于 TIO 时，肿瘤异位产生过量 FGF23 超过内源性蛋白水解酶（如 PHEX）降解 FGF23 的能力。目前已知 FGF23 是这些疾病发生的核心因子。然而，关于 FGF23 正常生理作用、调节肾磷酸盐排泄或骨化三醇合成的机制尚未完全清楚。

XLH 具有多种临床特征，患者在儿童期表现为佝偻病（图 31-6），其骨骼畸形（如弓形腿）和身材矮小。成人 XLH 常因生化检测发现低磷血症，临床表现类似骨软化症，如广泛骨痛、不全性骨折、肌无力、与肌腱端病相关的神经系统并发症和异位钙化。此外，常因牙本质和牙釉质缺陷导致牙根脓肿等牙齿疾病^[21]。

（三）放射学和生化发现

遗传性佝偻病与营养缺乏性佝偻病相似，但前者干骺端受累常不对称，长骨弯曲更明显（图 31-6）；成年患者大多肥胖，表现为不成比例的身材矮小及下肢短。上述特征均不足以用于分辨佝偻病的特定类型。然而，特异性的影像学肌腱端病改变仅见于 XLH，其他类型的佝偻病 / 骨软化症几乎未见报道。

患者最为常见且相似的表现是低磷血症、肾磷酸盐消耗 [根据肾小球滤过率校正的肾小管对磷酸盐最高吸收率（TmP）进行评估，TmP/dlGFR] 和血清 ALP 水平升高。未治疗患者的血钙、25-OHD 和 PTH 水平多正常。在慢性低磷血症时，血清 FGF23 水平不适当升高。

发现典型的临床、生化表现即可明确诊断，但诊断 XLH 时应注意与营养缺乏性佝偻病、干骺端发育不良、生理性弯曲和其他形式的肾磷酸盐消耗性疾病进行鉴别。当佝偻病伴有慢性低磷血症，并且血清 FGF23 水平不适当升高时，应考虑 FGF23 相关性低磷血症的诊断。由于存在 PHEX 基因新生突变的可能性，因此，没有佝偻病家族史亦不能排除 XLH。基因检测不是临床诊断 XLH 的必备条件。

（四）遗传性低磷血症性佝偻病 / 骨软化症的治疗

1. 标准治疗 儿童 XLH 的标准治疗包括使用活性维生素 D（骨化三醇或阿法骨化醇 /α- 骨化醇）联合口服磷酸盐补充剂^[7]。通过治疗，患儿骨骼畸形和生长迟缓可改善，但不能完全治愈。成人 XLH 患者经过上述治疗可控制症状，改善骨矿化。对成年 XLH 患者的一项观察性研究发现，药物治疗可减轻疼痛症状，改善骨科手术后的骨折愈合，但不能预防或逆转肌腱端病^[219]。另一项前瞻性研究发现，在 6 年时随访虽观察到骨吸收标志物增加，但未见到脊柱和髋部 BMD 的明显变化^[220]。

2. 新疗法 最近，一项随机、双盲、安慰剂对照 1 期临床试验评估了重组人免疫球蛋白 G1 单克隆抗体布洛索尤单抗的疗效，研究结果显示，单剂布洛索尤单抗可增加 TmP/GFR、血磷和 1,25-(OH)$_2$D 水平^[221, 222]，血磷水平在 8～15 天升至峰值，50 天内恢复到正常基线水平。在随后的 1/2 期开放、剂量递增的研究发现，每月 1 次布洛索尤单抗可使 TmP/GFR、血磷和 1,25-(OH)$_2$D 水平持续改善，并且安全性良好^[221, 222]。然而，尚不清楚这类药物对佝偻病 / 骨软化症临床和影像学的长期影响。目前，针对 XLH 和 TIO 患者使用布洛索尤单抗的多项临床试验尚在进行中。

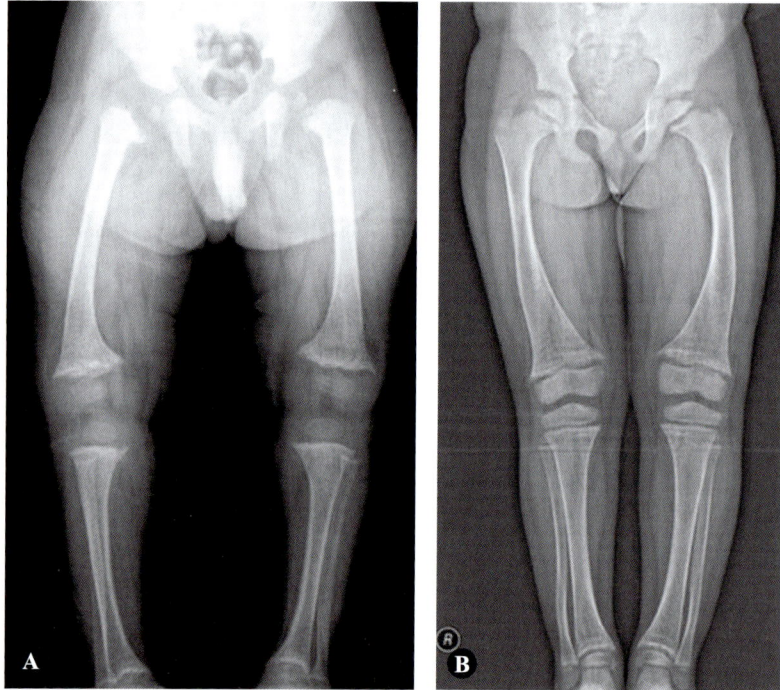

▲ 图 31-6 **5 岁黑人儿童营养性维生素 D 缺乏症（A）和 5 岁白人儿童 X 连锁低磷血症性佝偻病（B）**
注意它们的相似之处，可以看到图中所示的所有长骨末端典型的干骺端变宽，出现毛刷状和杯口状。但也有一些细微的不同。
与营养性佝偻病（A）相比，X 连锁低磷血症性佝偻病的长骨弯曲更明显（B），皮质更厚

3. 长期管理 使用活性维生素 D 代谢物、骨化三醇和口服磷酸盐补充剂进行长期治疗可能会产生不良反应。高尿钙症伴或不伴高钙血症可能发生，并因此导致肾结石、肾钙质沉着症和肾功能损害。口服磷酸盐可能会出现腹泻和腹痛，进而影响服药的依从性；口服磷酸盐治疗数年还可能出现 $2°HPT$，甚至进展为高钙血症性 $2°HPT$（也称为三发性甲状旁腺功能亢进症）[223-225]。根据高钙血症的程度、甲状旁腺功能亢进的严重程度及临床状况，有些研究为三发性甲状旁腺功能亢进症制订了不同诊疗策略[192, 224]。例如，西那卡塞用于缓解甲状旁腺功能亢进，射频消融肿瘤以减少异位 FGF23 的产生，以及进行甲状旁腺全切除术治疗等方法均取得了不同程度的疗效[192]。

八、肿瘤引起的骨软化症

在 1947 年，Robert McCance 首次报道肿瘤性骨软化[226]，Andrea Prader 于 1959 年首次提出 TIO 的概念，推测巨细胞修复肉芽肿时产生了"致佝偻病物质"，去除这种物质可治愈年轻的佝偻病患者[227]。FGF23 的发现及其作为磷酸盐调节激素的主要作用直到几十年后才被认识[228]。TIO 大多数见于成人，偶有儿童佝偻病的报道[226, 227]。目前，文献报道了近 500 例 TIO 病例，患者年龄分布广，以成年人多见，确诊时平均诊断年龄为 45 岁，性别无差异[8]。

TIO 是一种罕见的伴癌综合征。临床表现为弥漫性、非特异性骨痛、严重的肌无力和骨折[8, 88, 89, 229]。其发病机制与 FGF23 的异位产生有关，FGF23 是由间充质肿瘤分泌的调磷因子[228]。TIO 的生化异常表现为三联征：血清 FGF23 升高，肾磷酸盐丢失引起的低磷血症，以及血清 $1,25-(OH)_2D$ 不适当降低或正常[8, 207]。

生理情况下，骨细胞和成骨细胞产生的 FGF23 [6, 230] 作用于肾脏及甲状旁腺，维持正常的磷酸盐稳态，并调节 $1,25-(OH)_2D$ 的合成和代谢[6, 95, 207]。肾脏是 FGF23 主要的靶器官，FGF23 调节肾小管对磷酸盐的重吸收和 $1,25-(OH)_2D$ 产生[6, 95, 179, 207]。FGF23 抑制近端小管钠依赖性磷酸盐重吸收和 $1\alpha-$ 羟化酶活性，导致低磷血症和 $1,25-(OH)_2D$ 的产生异常及水平降低。低磷血症和 $1,25-(OH)_2D$ 降低，并存可导致肌无力和骨矿化障碍。

TIO 常见于间充质来源的肿瘤，亦称为混合结缔组织变异的尿磷性间充质肿瘤，在其他类型的肿瘤（如骨肉瘤、巨细胞瘤、血管球瘤、肺小细胞癌、结肠腺癌）中较少见[8, 88, 89]。这些肿瘤往往体积小，生长慢[231]，位置隐匿，临床不易被发现。约一半肿瘤位于骨骼中，其余多见于软组织。肿瘤的组织学表现肿瘤细胞呈梭形和星状细胞，核分裂象呈低度恶性，FGF23 可染色[229]。FGF23 是肿瘤分泌的最常见的调磷因子，肿瘤亦分泌其他调磷因子，如卷曲相关蛋白 4、FGF7 和基质细胞外磷酸糖蛋白。

TIO 的临床表现为长期、渐进性的衰弱症状，多数患者需要数年才能确诊。偶有患者肿瘤缓慢生长达数十年，仅引起轻度的功能丧失[231]。TIO 症状不具有特异性，常有骨痛、疲劳、肌无力和多发性骨折。许多 TIO 患者被误诊为风湿病、恶性肿瘤，以及与心理相关的疾病，因而在肿瘤没有确诊前，骨软化常不能得到恰当有效的治疗[88]。

对疑似 TIO 患者的实验室评估应从测定血清磷酸盐开始，最好是在禁食状态下。因低磷血症在非住院患者中少见，因此，生理状态下的血磷水平 <2.5mg/dl 时应警惕低磷血症。如血清 ALP 升高，则支持 TIO 的诊断。表 31-5 总结 TIO 相关的生化异常。一旦检测并确定了低磷血症，应进一步评估肾小管对磷酸盐的重吸收和 TmP/GFR（见第 29 章），如任何一项检测值低于正常，即可确诊为肾磷消耗。

在遗传性低磷血症及 TIO 中，患者血钙、25-OHD 和 PTH 水平正常，1,25-(OH)₂D 水平正常 / 降低（表 31-5）。有趣的是，在各种低磷性佝偻病 / 骨软化症中，虽然骨重建减弱或缺失，但血清 ALP 水平都升高，而这种生化异常的机制尚不清楚。

大多数 TIO 患者血清 FGF23 水平升高，亦可正常，可能与检测 FGF23 的类型（全段或 C 端段）有关[232]。虽然 FGF23 水平升高支持 TIO 诊断，但正常却不能排除 TIO。具有佝偻病或骨软化症的家族史或伴有代谢性酸中毒，则 TIO 可能性较小。此外，血清 FGF23 水平高低不能鉴别低磷血症性佝偻病 / 骨软化症的类型。

同样，有些通过免疫组化显示 FGF23 表达的肿瘤不一定会出现骨软化，被称为非磷酸盐尿性肿瘤。这种情况是否代表一个独立的疾病或仅为疾病的临床前期尚不清楚。目前已经报道的非磷酸盐肿瘤患者都缺乏术前血磷和 FGF23 水平数据[229]。

TIO 的影像学及放射性核素摄取表现与其他类型的佝偻病 / 骨软化症相似。但其 BMD 较低与营养缺乏性佝偻病相似，却不同于遗传性低磷血症。可能是年龄相关的骨丢失和低磷血症所致的骨矿化障碍共同作用的结果。此外，不同于 XLH 患者，TIO 患者骨折较常见，但未发现附着点病。除类骨质容量较高（即使在临床"治愈"后仍可能保持较高水平）外，骨组织学特征与其他类型的骨软化症亦相似[62, 84, 87]。

TIO 肿瘤多数体积小，位置隐匿，定位困难，因此需进行详细的体检及影像学检查。由于生长抑素受体在许多混合结缔组织变异的磷酸盐间质瘤中有表达，因此，奥曲肽扫描定位可以发现约 50% 肿瘤病例，尤其是分布于四肢和颅骨的肿瘤。¹⁸F-FDG-PET/CT 对肿瘤定位非常敏感，但可能出现假阳性。现在更广泛使用的 Ga-DOTATATE-PET 是一种新的未来可能成为 TIO 肿瘤定位首选的成像方法。影像学研究表明，多处病灶或单个病灶部位手术风险高时，功能成像及选择性静脉取血检测 FGF23 有助于确认肿瘤的位置[8, 89]。

TIO 治疗首选切除肿瘤，使临床、生化、影像学、骨组织异常得到改善。扩大肿瘤手术切除的范围可避免肿瘤复发。肿瘤切除后，血磷和 FGF23（半衰期为

参　数	维生素 D 缺乏	维生素 D 抵抗性低磷血症	肿瘤性骨软化症	药物性骨软化症
基本缺陷	营养性 / 吸收不良	PHEX 基因缺陷 FGF23 分解代谢缺陷	FGF23 的异位产生	肾小管损伤 对骨矿化的直接影响
FGF23 水平	NA	通常很高	总是升高	高 / 可变
血钙	低 / 正常	正常 / 高	正常	可变
血磷	正常 / 低	极低	低 / 极低	可变
碱性磷酸酶	高	高	高	可变
甲状旁腺激素	高	正常 / 高	正常	可变
25-OHD	低	正常	正常	低 / 正常
1,25-(OH)₂D	可变	低	低	低 / 可变
骨密度	低	正常 / 高	通常降低	通常降低
治疗策略	维生素 D+ 钙剂	骨化三醇 + 磷酸盐 布罗单抗	肿瘤切除术 其他治疗方法	停用相关药物

表 31-5　不同类型佝偻病 / 骨软化症的主要特征

FGF23. 成纤维细胞生长因子 23；PHEX. X 连锁磷酸盐调节内肽酶同源物；25-OHD. 25- 羟维生素 D；NA. 无适用证据

45min）水平常在 24h 内恢复正常，但骨软化症的治愈可能需要数月的时间。肿瘤转移或复发较罕见。如肿瘤无法定位或不适合手术治疗的患者，则需终生口服磷酸盐和骨化三醇，建议磷酸盐分 3～4 次随餐服用，骨化三醇 0.5～1.0μg/d，分次口服，维持血磷水平在相应年龄的参考范围下限。然而，长期口服磷酸盐可能会导致继发性或三发性甲状旁腺功能亢进，需要手术干预[192, 225, 233, 234]。在不能手术切除或病灶较局限的肿瘤，可以考虑使用钙敏感受体激动剂、射频消融肿瘤或进行全甲状旁腺切除术[192, 235-237]。

九、药物性骨软化症

一些药物与佝偻病 / 骨软化症的发病机制有关，表 31-6 列出了常见的药物及药物引起矿化缺陷的可能机制。其中，核苷类反转录酶抑制药（nucleoside reverse transcriptase inhibitors，NRTI）替诺福韦和阿德福韦是最常见药物性佝偻病 / 骨软化症的原因[9, 156]。其他药物，如抗惊厥药、含铝抗酸剂、非含氮双膦酸盐和氟化钠，也可出现药物相关性骨软化。

在腺苷药物 NRTI 中，替诺福韦和阿德福韦目前广泛用于 HIV 和病毒性肝炎感染的患者。文献报道此类药物治疗可引起范可尼综合征、肾衰竭和骨软化[9, 156]。范可尼综合征是指近端肾小管损伤引起了多种物质转运缺陷，导致葡萄糖、磷酸盐、钙、尿酸、氨基酸、碳酸氢盐和其他有机化合物丢失，临床表现低磷血症、代谢性酸中毒和糖尿等[216]。肾脏磷酸盐丢失引起磷酸盐不足，最终可导致低磷血症性佝偻病 / 骨软化症，类似于遗传性和肿瘤性低磷血症。但在 NRTI 相关的低磷血症时，血清 FGF23 水平通常正常[238]。研究表明，从开始使用 NRTI 到出现范可尼综合征的时间为 1～26 个月，NRTI 所致骨软化症的患病率约为 0.5%[9, 156]。由于蛋白酶抑制药会增加细胞内药物浓度，使用促进蛋白酶抑制药利托那韦会增加 NTRI 毒性[9, 156, 216]。替诺福韦诱导肾毒性的确切机制尚不清楚，但可能与损伤线粒体及引起人类有机阴离子转运体 1 的改变有关[216]。由于线粒体 DNA 聚合酶的抑制，近端肾小管线粒体损伤导致 DNA 复制减少，损害了其分子转运、维生素 D 活化和尿液酸化功能[216]。肾功能的下降可能与患者先前存在肾功能损害有关。及早发现并停用致病药物，可迅速纠正低磷血症和肾功能不全；骨软化症患者尚需要使用口服磷酸盐和维生素 D 或其类似物治疗[9, 156]。

抗惊厥剂、苯妥英钠、扑米酮、苯巴比妥和利福平可诱导肝细胞色素 P$_{450}$ 氧化酶系统，增加肝脏中维生素 D 向非活性产物的转化，从而降低可利用的 25-OHD[239, 240]。如果此种条件性维生素 D 缺乏症较严重且持续时间长，最终会导致佝偻病 / 骨软化症[46, 239, 241, 242]。其临床表现、生化变化、影像学和骨组织学特征与营养性维生素 D 缺乏和遗传性 25- 羟化酶缺陷或 VDDR1B 缺陷相似。使用推荐剂量的维生素 D 和钙剂治疗常常有效。与 NRTI 不同，患者不必立即停用上述药物，但需终身监测维生素 D 营养状况。虽然异烟肼、酮康唑亦可能抑制肾脏 1α- 羟化酶活性，导致条件性维生素 D 缺乏，但尚未见导致佝偻病 / 骨软化症的病例报道。

早期透析液使用自来水和含铝的磷酸盐结合剂，引起的抗维生素 D 骨软化症仅见于维持性血液透析的患者[243-245]。铝剂常先沉积在矿化和未矿化（类骨质）骨质表面，使基质合成及其随后的矿化分离，从而导致过度的类骨质积聚[246]。随着去离子水的使用、反渗透和含铝磷酸盐结合剂的弃用，铝诱导的骨软化症几乎消失[243, 244, 246]。据报道，使用硫糖铝，尤其是合用含铝的磷酸盐结合剂或止泻药，也会出现类似的骨软化症[42]。

铁沉积引起的骨软化症机制较为复杂[247, 248]。铝和铁共同沉积在矿化骨 - 类骨质交界面，一些接受铁剂输注的患者可出现 FGF23 介导的低血磷性骨软化症[247, 248]。

使用依替膦酸盐和氟化钠引起的药物性骨软化症罕见报道，常见于高剂量和长期使用的患者，但目前尚无第二代含氮双膦酸盐导致骨软化症的报道[87]。在美国，依替膦酸盐和氟化钠均未被批准用于预防或治疗骨质疏松症（见第 30 章），但包括加拿大在内的其

表 31-6 药物诱导的佝偻病 / 骨软化	
导致肾小管缺陷的药物（Fanconi 综合征）	核苷酸反转录酶抑制药 • 替诺福韦 • 阿德福韦 • 西多福韦 • 蛋白酶抑制药 • 利托那韦
引起条件性维生素 D 缺乏症的药物	细胞色素 P$_{450}$ 酶诱导剂（增加 25- 羟维生素 D 的分解代谢） • 苯妥英 • 苯巴比妥 • 扑米酮 • 卡马西平 　– 抑制酶活性 • 丙戊酸钠
抑制 25- 羟维生素 D 1α- 羟化酶作用	酮康唑
抑制类骨质矿化	铝剂 氟化物 铁剂 依替膦酸钠

他国家，这两种药物被批准用于治疗骨质疏松症。此外，高剂量依替膦酸盐 [20mg/（kg·d）] 用于治疗罕见的骨矿盐疾病取得了一定疗效，如纤维发育不良、异位骨化和骨化性肌炎。这些疾病使用的依替膦酸盐剂量远高于骨质疏松症和佩吉特骨病的推荐剂量 [5mg/（kg·d）]，因此存在骨软化症的风险，目前尚不清楚这种并发症可累及的确切范围。

由铝、铁、依替膦酸盐\氟化钠等药物引起的骨矿化缺陷，其骨组织学特征与维生素 D 和磷酸盐缺乏导致的骨软化症有很大差异。维生素 D 缺乏和低血磷性骨软化症时，类骨质厚度没有增加，甚至可能变薄，而铝过载导致的骨矿化缺陷普遍都存在类骨质积聚，这种类型的骨组织学异常被称为非典型骨软化症[87]（图 31-2），该类型可通过骨转换率极低，类骨质 - 矿化骨界面处铝染色呈阳性进行确诊，并且此类型对维生素 D 治疗无反应。依替膦酸盐及氟化钠引起骨软化症表现为斑片状类骨质堆积，增厚的类骨质缝随机分布在骨表面和骨间质中，这种现象被称为局灶性骨软化症（图 31-2）。近期文献对这种骨病变的演变进行了全面的阐述[87]。

十、类似佝偻病 / 骨软化症的疾病

其他一些骨病缺乏典型的临床特征，在某些方面类似于佝偻病 / 骨软化症，但 X 线的某些征象或骨组织学改变可将其与经典佝偻病 / 骨软化症区分。尽管将"佝偻病 / 骨软化症"术语扩展到这些疾病，但没有考虑其发生机制的不同。严格来说，这些疾病不符合佝偻病 / 骨软化症定义，因此失去了临床的相关性，但可能形成一种错误的印象，即这些疾病可能对维生素 D 有反应。事实上，许多患者曾经使用过大剂量的维生素 D 治疗，但其临床、放射学或骨骼组织学特征上没有明显的改善。

目前对这些罕见骨病的发病机制知之甚少。影像学异常和骨矿化缺陷的发生机制不同于经典的佝偻病 / 骨软化症。在表 31-6 中列出的大多数异常状况起因：或因甲状旁腺激素过量对骨的影响，或因骨胶原矿化缺陷引起异常的基质结构。

患有原发性甲状旁腺功能亢进症儿童的干骺端异常类似于佝偻病，或者因儿童同时存在维生素 D 缺乏和隐匿性原发性甲状旁腺功能亢进而患佝偻病。影像学异常与甲状旁腺切除术有关。同样，在患有终末期肾病的重度 2°HPT 儿童中，也发现有"佝偻病"和"骨软化症"。任何增加骨重建的情况都会引起类骨质面的范围（通常小于骨表面的 50%）和体积（通常大于骨体积 3%~5%）增加，但类骨质厚度总是正常（<12μm）。有人使用"类骨质增多症"来描述这种异常的组织学类型，临床可见于引起骨重建增加相关的疾病，如肾性骨营养不良、甲状腺功能亢

进、原发性甲状旁腺功能亢进和畸形骨炎（佩吉特骨病）。然而，使用"类骨质增多症"来描述性此类病对临床没有帮助，可能会混淆对这些不同疾病的理解。

某些极罕见的疾病，如骨纤维生成不全和轴向骨软化症，可以看到因胶原结构异常导致不同程度的矿化缺陷。这些疾病在骨组织形态计量学分析时，与经典骨的软化症有明显差异。

一种罕见的骨骼疾病在佝偻病和骨软化症的背景下值得特别提及。低磷酸酶症具有独特的表型特征。针对该疾病，使用阿司福酶 α 的酶替代疗法最近被批准用于儿童期患者。低磷酸酶症是由编码组织非特异性 ALP 的基因发生了"功能丧失"突变所致。它是一种常染色体遗传疾病，迄今为止，已报道了 300 多种不同的基因缺陷。虽然影像学和骨组织学类似于佝偻病 / 骨软化症，但不同之处在于，维生素 D 和磷酸盐缺乏性佝偻病 / 骨软化症血清 ALP 几乎均升高，而本病患者的血清 ALP 水平显著降低（<40U/L）。要注意此病诊断时，血清 ALP 水平儿童和青少年应使用年龄相适应的参考范围。目前，许多实验室均提供了血清 ALP 范围的下限。影像学方面，除了观察到类似于成人骨软化时弯曲的长骨与不全性骨折，或类似于儿童佝偻病的干骺端增宽、杯口状、毛刷状改变外（图 31-7A 和 B），在长骨干骺端（尤其是股骨远端）的舌状透明区是儿童低磷酸酶症独有的征象（图 31-7B）；骨皮质变薄常见于维生素 D 缺乏性骨软化症，但在低磷酸酶症未发现。此外，低磷酸酶症的假性骨折通常位于长骨的外侧皮质（图 31-7C），而维生素 D 和磷酸盐缺乏性骨软化症多位于长骨的内侧，但该特征缺乏特异性。本病轻症的成年患者可能表现为与年龄相关的骨质疏松症，目前尚不清楚骨量减少和骨质疏松症患者中低磷酸酶症的患病率。有学者推测，长期使用双膦酸盐治疗后非典型股骨骨折发病机制推测可能与低磷酸酶症有关，但证据尚不充分。因此，不建议此类低磷酸酶症患者因所谓的"骨质疏松症"进行双膦酸盐治疗。血清维生素 B6、磷酸吡哆醛和无机焦磷酸盐水平升高支持本病的诊断。基因检测不是诊断的必备条件。由于并非所有携带者都表现此病，因此，对于任何基因检测的异常应谨慎解释。使用阿司福酶 α 的酶替代疗法目前可用于儿童期低磷酸酶症。由于的血清 ALP 参考范围尚未被所有临床化学实验室广泛采用，因此尚不清楚有多少成人发病的低磷酸酶症患者被漏诊或误诊为"常见的年龄相关性"骨质疏松症。未发现的成人低磷酸酶症可能是长期双膦酸盐治疗后引起非典型股骨骨折发生的原因，但这种推测尚缺乏证据。因此，绝经后骨质疏松症女性考虑使用双膦酸盐或地舒单抗进行治疗时，应注意有无较低的碱性磷酸酶水平（<40U/L）（见第 30 章）。

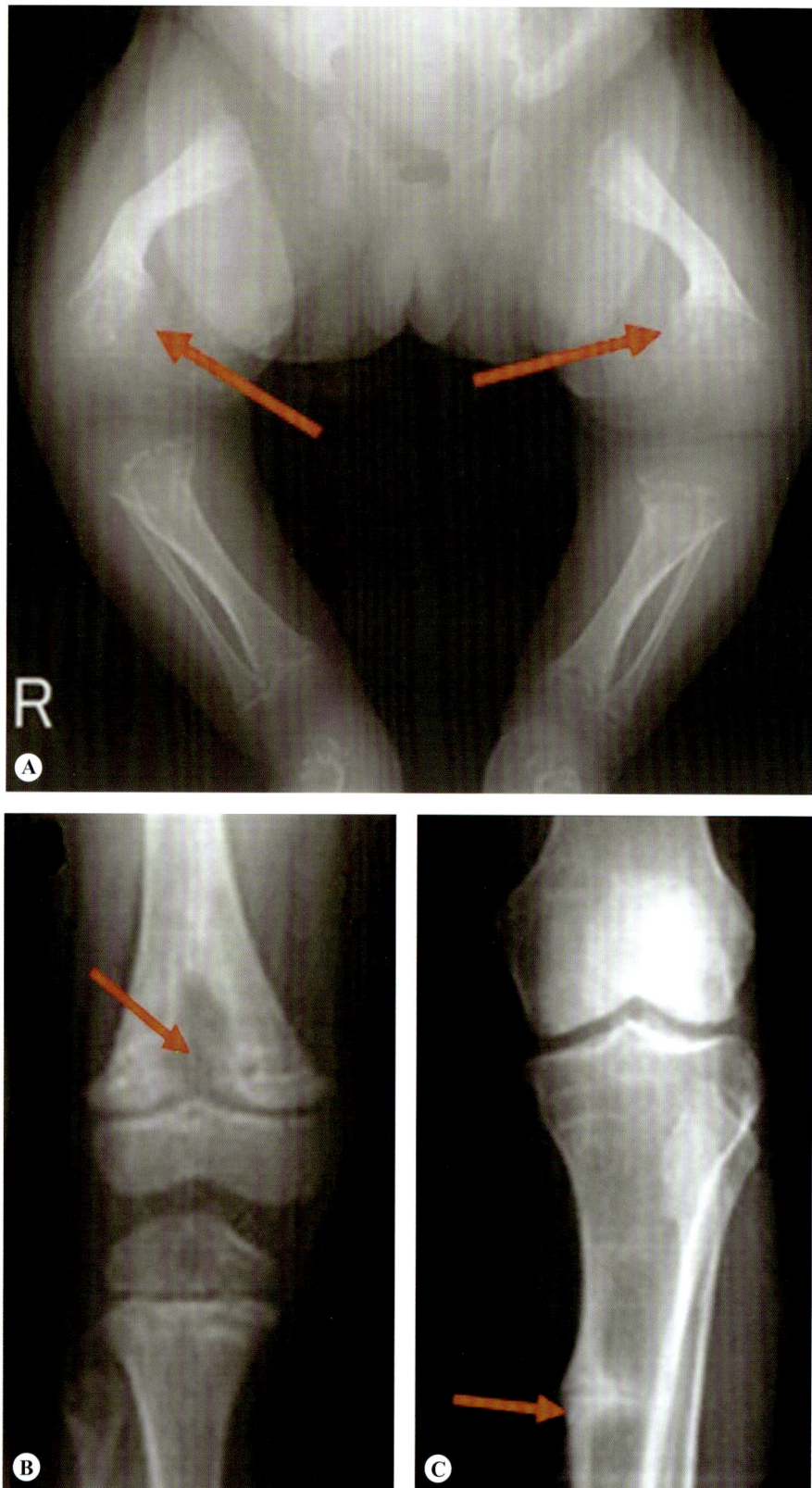

▲ 图 31-7　**A.** 低磷酸酶症儿童下肢的影像学特征。箭远端所示异常，类似营养性和 X 连锁低磷血症性佝偻病（图 31-4）。**B.** 股骨远端干骺端舌样透明区（箭）是低磷酸酶症特征性影像征象。此外，类似轻度佝偻病的异常干骺端（图 31-4）。**C.** 胫骨假性骨折（箭）。注意维生素 D 缺乏性骨软化病中假性骨折的相似性（图 31-2）

结论

佝偻病和骨软化症是一组由多种致病机制引起的疾病，补充维生素D或其代谢产物、钙剂或磷酸盐（某些情况下）、切除异位 FGF23 分泌肿瘤或使用 FGF23 抗体等均对该类疾病有效。通常情况下，多数患者的临床、生化、影像学和骨组织学异常可以完全缓解，但某些佝偻病和骨软化症患者需要终身治疗。在营养缺乏性佝偻病和骨软化症中，尽管临床症状有所改善，但 2°HPT 可能会持续数月或数年；此外，由于皮质骨不可逆性丢失，患者骨折风险仍会增加。部分患者，特别是患有低磷佝偻病和骨软化症者，长期口服磷酸盐治疗可能导致高钙性 2°HPT（或三发性甲状旁腺功能亢进症），需行甲状旁腺切除术。对大多数患者而言，其疗效能够达到使患者和医师均非常满意的程度。然而，值得注意的是，针对遗传性佝偻病和骨软化症、TIO 患者，需要终生随访关注可能发生的治疗相关并发症或 TIO 肿瘤恶变。

声明

感谢 Stephanie Stebens 女士，MLIS，Sladen 图书馆的文献检索和引文帮助；高级医学作家 Sarah Whitehouse 的编辑和校对；Wendy Gill 准备所有插图。本章致力于纪念已故的 A.Michael Parfitt，他一对一地教导我（DSR）关于 1974—2015 年对骨骼和矿物质疾病的一切了解；同样为了纪念 Harold Frost，他首先描述了来自密歇根州底特律 Henry Ford 医院的骨软化症中详细的基于四环素的骨组织形态计量学。高级作者（SDR）仍在 Frost 博士于 1954 年创建的同一实验室继续工作。Parfitt 博士的最后愿望之一是更详细地报道骨软化症的组织学演变，以及其对维生素 D、骨化二醇和骨化三醇的反应，但这从未实现。

这项工作得到了美国国立卫生研究院拨款 AR062103 的部分支持；Henry Ford 医院内分泌、糖尿病和骨矿物质疾病 Fred Whitehouse 主席基金；印度骨与矿物研究学会的支持。

第32章 肾结石
Kidney Stones

DAVID A.BUSHINSKY 著

巴建明 王先令 胡晓娜 吕朝晖 译 张 巧 校

要点

- 性别、年龄、种族和地理位置等多种因素均影响了肾结石的发病率。
- 尿液与结石的特定成分发生过饱和时，将导致肾结石的形成。
- 多种单基因遗传性疾病引发肾脏、骨骼和肠道等器官水平钙调控发生改变，或甲状旁腺和肾小管细胞上的钙敏感受体钙敏感性发生改变，进而导致高钙尿症和结石形成。
- 建议所有肾结石患者，即使是单发结石者，都应该进行至少一次基本评估，以排除结石形成的系统性病因。
- 增加液体摄入是一项简单的治疗措施，有助于减少结石生长以及新发结石的形成。

肾结石是一种常见疾病，每年每 1000 人中至少有 1 名为肾结石患者。在美国，2000 年近 200 万名肾结石患者就诊所产生的费用就高达 20 亿～55 亿美元[1-3]。工业化国家中，肾结石的患病率女性约为 7%，男性约为 11%，且患病率仍呈不断增长的趋势[4, 5]。70 岁之前，肾结石的发病率随年龄增长持续增加，30 岁和 40 岁是两个高发年龄[5, 6]。20 世纪 70 年代末至 90 年代，美国肾结石患病率由约 3% 增至近 5%，这种增长速度远超人类基因表达改变所致的速度。因此，肾结石患病率的增加可能与我们的饮食和（或）环境改变密切相关[6]。

结石的成分可能有草酸钙、磷酸钙、尿酸、磷酸铵镁（鸟粪石）或胱氨酸，它们以单独存在或以化合物的形式构成结石。不同致病机制决定了结石的类型。能引起症状的结石多位于肾小管和集合系统，但也常位于输尿管和膀胱内[7, 8]。草酸钙结石的复发率 5 年为 10%～30%，10 年为 50%，胱氨酸结石、尿酸结石和磷酸铵镁结石的复发率则更高[9-11]。

肾结石可导致严重并发症。剧烈的肾绞痛可能促使患者反复入院，接受冲击波碎石手术或侵入性手术治疗。虽然肾结石很少引发终末期肾病（end-stage

renal disease,ESRD），但在不同的人群中，肾结石与慢性肾脏病的发病密切相关[12-16]。

肾结石患者的主动脉钙化程度增加，即使是轻度 CKD 也与男性不良心脑血管事件的发生明确相关[17-20]。此外，肾结石还与女性脑卒中的发生相关[21]。由于肾结石患者的骨密度明显下降，因此发生骨折的风险也会增加[22]。

明确结石的形成机制有助于指导合理治疗方案的制订，有利于抑制结石的发生和减少相关并发症。

一、结石形成的流行病学

多种因素影响结石的患病率，包括性别、年龄、种族、肥胖和地域分布等。男性较女性更容易患病[5, 6, 23]。在美国，非洲裔、西班牙裔和亚裔美国人患结石的概率远低于白种人[5]。肥胖与肾结石的发生风险增加有关[24-26]。体重超过 220 磅（99.8kg）或 BMI >30kg/m² 的人群较体重小于 150 磅（68.0kg）或 BMI 在 21.0～22.9kg/m² 的人群更易发生肾结石[27]。地理位置似乎也影响了结石的形成。在美国，肾结石的患病率在由南至北、由东至西两个方向均呈逐渐下降趋势[23]。由于美国东南部日照较多，这可能是导致该地区肾结石高发的一个原因。阳光照射可通过增加排汗引起不显性体液丢失增加，进而使尿液浓缩[28, 29]。虽然阳光照射增加在理论上可促进人体血清 25- 羟维生素 D 水平升高，然而目前仍没有充分证据表明其能促进人体 1,25-(OH)$_2$D 水平的增加，也没有证据表明阳光照射会促进人体尿钙水平增加。

除地理因素之外，遗传易感性也能够影响结石的构成类型[28, 30]。例如，在地中海和中东国家，尿酸性结石占所有肾结石病例的 75%，但在美国则不足 10%。相比之下，美国 70% 以上的肾结石为钙结石[31]。磷酸铵镁结石更为少见，占 10%～25%；胱氨酸结石是由一种常染色体隐性疾病所致，仅占全部肾结石病例的 2%[6, 30, 32]（图 32-1）。

饮食和药物也会显著影响结石的成分，例如，在中国婴幼儿群体中爆发的肾结石是由于患儿摄入了非法添加三聚氰胺的婴儿配方奶粉。添加三聚氰胺是为明显提高奶粉的蛋白质含量，其导致肾脏中大颗粒物形成，许多患儿因此发生肾结石和梗阻性肾衰竭[33-35]。其他不同饮食因素对肾结石的形成和预防也具有显著作用。

二、结石形成的发病机制

（一）生理学

当尿液相对于结石的特定成分变得过饱和时，就会形成肾结石[7, 8]。饱和度取决于结石成分中的化学自由离子的活性。影响化学自由离子活性的因素包括尿液离子浓度、PH 及与其他物质结合的化合物，如尿钙浓度增加或尿量减少能够增加尿液中钙离子的自由离子活性。尿 PH 也能够调节化学自由离子的活性。尿 PH 降低能够增加尿酸离子的自由离子活性，但也会降低钙离子和磷酸盐离子的活性。枸橼酸盐与钙离子结合形成可溶性复合物的同时，也会降低游离枸橼酸盐和钙离子的活性。当化学自由离子活性增加时，尿液会变为超饱和状态（也被称为过饱和状态）。这种状态可能会引发新的结石形成，而已经形成的结石还可能继续生长。相反，在自由离子活性降低的情况下，尿液呈不饱和状态，此时结石不再增长甚至还能溶解。溶解平衡是指构成结石成分的化学自由离子的活性最终达到一种解离状态，在这种状态下结石既不会继续生长也不会分解。

结石通过同质或异质结晶的过程形成。在同质结晶过程中，逐步过饱和状态使相同的离子最终聚集成簇，进而形成一个永久的固相晶体。异质结晶是指结晶发生在不同类型的晶体表面或其他物质（如细胞）上。在体内，异质结晶比同质结晶更为常见，这是因为在晶体表面上，结晶能在较低水平的过饱和状态中形成。

小的晶体可能会进一步聚集成更大、具有临床意义的结石。晶体通常会锚定在肾小管上皮上，以便有更多时间继续生长。晶体的这种"锚定现象"发生在肾乳头，在肾间质磷酸钙区域以磷灰石形式存在，称为 Randall 斑[36-40]（图 32-2）。

磷灰石结晶可能起源于肾 Henle 襻基底层的管状细胞膜，延伸至肾间质，并不损害细胞本身或填充管腔。而磷灰石晶体和有机物构成的混合物从 Henle 襻基底膜延伸至肾乳头状上皮细胞表面，草酸钙结晶或其他结晶则可以附着在此并形成结石。如果能够打破结石的锚定作用，结石就能够随尿液通过输尿管进入膀胱。如果结石较小（通常直径小于 5mm），结石在尿路中通过时仅会引起患者轻微不适；如果结石较大，则会给患者带来巨大痛苦；如果结石更大，则可能发生输尿管完全阻塞，导致单侧肾脏功能丧失。

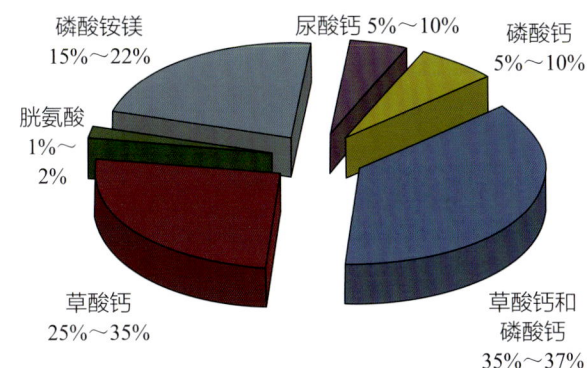

▲ 图 32-2　结石（双箭）停留在白色斑块（单箭）区域，夹杂小范围白色斑块（单箭）和黄色斑块（楔形箭）

引自 Evan AP, Lingeman JE, Worcester EM, et al. Renal histopathology and crystal deposits in patients with small bowel resection and calcium oxalate stone disease. *Kidney Int*. 2010;78:310-317.

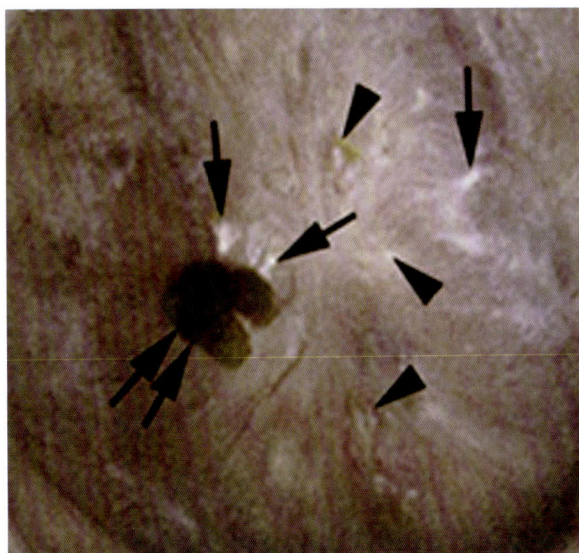

磷酸铵镁 15%～22%
尿酸钙 5%～10%
磷酸钙 5%～10%
胱氨酸 1%～2%
草酸钙 25%～35%
草酸钙和磷酸钙 35%～37%

▲ 图 32-1　不同类型肾结石所占比例

肾结石发生的一个重要因素可能是患者尿液中的结晶形成抑制剂缺乏足够的浓度或活性。尿素、焦磷酸盐、枸橼酸盐和肾上腺素是人体产生的几种内源性物质，已被证明能够抑制钙的结晶化。抑制剂的量或活性被认为是尿液过饱和程度相似的人群中结石形成的变异性的原因[32]。

临床上，大多数医生通过测量单位时间内结石构成成分的排泄率（如 mg 或 mmol/24h）来评估肾结石患者尿液的成石概率。实际上，评估尿液成石概率的最佳方法是测定患者尿液的过饱和度。目前根据尿液中各种元素的浓度和尿 PH 计算饱和度的计算机程序已应用于实际工作中（如 Quest Diagnostics、Mayo Clinic 和 Litholink 都是通过测量尿离子排泄量计算过饱和度），可以更准确地评估结石形成的风险。由于水和溶质的排泄在一天中时刻都在发生变化，因此任何计算平均饱和度的方法都可能低估结石形成的最大过饱和值。

（二）饮食

饮食因素对排泄的离子浓度有很大影响。简要地告知患者增加液体摄入可能对抑制结石生长及减少新结石形成有很大的帮助[41-44]。肾脏钙的排泄随着钠的排泄增加而增加[45-47]，而高钙血症患者接受盐水负荷试验后出现的钙化反应往往较对照组明显[48]。限钠饮食是一种能够降低含钙肾结石过饱和度的方法。这是由于限钠饮食后尿钠排泄将会减少，因此钙排泄也会减少。建议患者将每天钠摄入量限制在 3000mg 以下[约 130mmol/L（130mEq）]，以减轻高尿钙[6,7,49]。

由于动物蛋白通过多种机制促使结石形成，因此适度减少摄入动物蛋白[约 1.0g/（kg·d）]对肾结石患者有益[49,50]。动物蛋白在代谢过程中可能引发机体轻度代谢性酸中毒，为缓冲多余的氢离子，骨钙释放增加，进而引起肾脏钙的滤过负荷增加[51]。代谢性酸中毒还能直接降低肾小管对钙的重吸收，从而进一步加重高尿钙[51]。此外，动物蛋白中的氨基酸代谢产生硫酸根离子，与钙离子结合形成不溶性复合物[51,52]。枸橼酸根是一种盐基，可作为尿液中结石形成的抑制剂。枸橼酸根与钙形成可溶性复合物，降低草酸钙和磷酸钙的过饱和度。在代谢性酸中毒状态下，由于枸橼酸根在（肾小管）近端被重吸收，因此尿液中的枸橼酸排泄量将会减少[52,53]。低钾血症也能导致枸橼酸排泄减少。动物蛋白介导的尿枸橼酸盐减少能够引发草酸钙和尿酸结石的形成[48,54]。实际上，"终止高血压膳食疗法"（dietary approaches to stop hypertension，DASH）可能有助于降低肾结石形成的风险[55-57]。

果糖已经成为美国大众食品中一种十分普遍的甜味剂。大规模食品问卷调查研究表明，果糖与肾结石的患病风险增加有关。虽然机制尚不清楚，但果糖是目前已知唯一能引起尿酸水平增加的糖类，果糖代谢过程还可能与肾结石的形成有关[58]。

一些研究还表明在肾结石患者中，摄入与年龄和性别相适应的钙能够使患者获益[42,49,50,59]。人体摄入的钙能与肠道中的草酸盐结合，从而减少钙在肠道的吸收及在肾脏中的排泄。在一项长期前瞻性试验中，Borghi 及其同事将患有高尿钙的男性结石患者随机分配到低钙饮食组和低钠、低动物蛋白、正常钙饮食组。两组男性都被要求限制草酸盐的摄入，每天饮水量为 2～3L。研究结果显示，与接受低钙饮食相比，正常钙、低钠和低动物蛋白饮食组的男性肾结石复发率明显降低，且该组草酸盐的排泄量及草酸钙过饱和度状态也大大降低[49]。

因此，患者应保持与年龄和性别相适应的钙摄入量[50]。强烈反对在饮食中限钙，因为它不仅会增加结石形成的风险，而且还会增加骨质流失和骨质疏松的显著风险[22,60,61]。然而需要注意的是，虽然膳食钙的摄入与肾结石的发病率降低有关，但是以营养补充剂形式摄入钙会加剧老年女性的结石形成。19—50 岁的成人推荐膳食中摄入元素钙为 1000mg，50 岁以后建议摄入元素钙为 1200mg[62]。青少年每天应摄入钙 1300mg。应注意避免摄入过量的钙，因为研究证明钙和维生素 D 的联合补充会大大增加绝经后女性的肾结石风险[63]。

（三）特发性高钙尿症的发病机制

特发性高钙尿症（idiopathic hypercalciuria,IH）是指在正常血钙状态下患者出现尿钙排泄过多，并且除外其他导致继发性高钙尿症的病因。IH 是引发含钙肾结石的最常见原因。这种疾病呈现家族性，最初认为 IH 表现为常染色体显性遗传模式，但目前基本确定该病为多基因遗传性疾病[64-67]。

IH 导致高钙尿症的机制尚不明确。推测 IH 包括三种截然不同的紊乱：肠道钙吸收过多、肾小管钙重吸收减少及骨质脱矿作用增强。在发生高钙血症并患有结石的大鼠（动物模型）的遗传种系中，高尿钙可能由于肠道维生素 D 受体水平增加，导致全部参与钙转运的组织（包括肾脏、肠道和骨骼在内）发生钙转运功能失调[67,68]。在人类中最近的观察也表明，IH 可能是一种全身性的钙平衡失调伴钙转运失调。对于钙平衡作用的理解有助于阐明 IH 涉及的潜在机制。

1. 钙稳态 胃肠道（gastrointestinal，GI）、肾脏和骨骼的尿钙平衡受甲状旁腺激素和 1,25-(OH)$_2$D 调节（见第 29 章）。人体中大约 99% 的钙存在于骨矿物质中。在健康非孕期、无骨质疏松的成年人中，每天骨吸收和骨形成速度呈动态平衡，只有不超过 1% 的骨钙参与细胞外液交换。

高水平 PTH 和 1,25-(OH)$_2$D 均可通过破骨细胞介导的骨吸收作用，刺激钙从骨矿中释放。钙进入细胞外液主要通过消化道吸收，该过程有 $1,25-(OH)_2D$ 依赖性和非依赖性途径。虽然 PTH 对消化道钙吸收没有直接作用，但提高 PTH 水平能够刺激 $1,25-(OH)_2D$ 的合成，进而增加钙吸收 [血钙和 $1,25-(OH)_2D$ 的增加可以通过负反馈作用抑制甲状旁腺，进而减少 PTH 分泌]。

细胞外液中大约 60% 的钙不与蛋白质结合，由肾小球自由滤过，其中 80%～85% 的钙在近端肾小管中被动重吸收。在 PTH 刺激下，剩余大部分钙在髓襻升支粗段（thick ascending limb，TAL）和远端肾小管中重吸收。上述重吸收机制使人体尿钙排泄量最终低于每天过滤钙负荷的 2%[69]。除妊娠和哺乳期，无骨质疏松的健康成年人尿钙排泄（以及汗液中流失的钙）与肠道钙的净吸收量相当。

2. 特发性高钙尿症的可能机制　肠道、肾脏或骨骼中的钙转运失调均可能导致高尿钙。消化道钙吸收过多将导致血钙短暂升高，血钙升高抑制 PTH 的分泌，进而使肾脏钙滤过的负荷增加，最终导致高尿钙。过量 $1,25-(OH)_2D$ 具有促进肠道吸收钙的作用，而骨吸收作用增强将释放更多的钙进入细胞外液，致使患者在低钙饮食或空腹状态下也会出现高尿钙 [过量 $1,25-(OH)_2D$ 通过抑制 PTH 的分泌，从而减少肾小管对钙的重吸收]。

如果肾脏对钙重吸收存在原发受损导致高尿钙，由此引起血钙水平降低将刺激 PTH 和 $1,25-(OH)_2D$ 的合成。$1,25-(OH)_2D$ 升高会促进肠道钙吸收和骨吸收增加，此时即使在低钙饮食或空腹状态下，肾脏流失钙现象仍然存在。

肾脏磷重吸收障碍也可能导致高尿钙。肾脏磷重吸收障碍引发的低磷血症将导致 $1,25-(OH)_2D$ 合成增加，进而促进肠道对磷和钙的吸收。血钙和 $1,25-(OH)_2D$ 的增加会抑制 PTH 的合成和释放。在 PTH 受到抑制时，肾脏钙滤过负荷增加将导致高尿钙。由于 $1,25-(OH)_2D$ 过量导致骨吸收增强，血钙浓度升高，也可抑制 PTH 的产生，进而导致肾脏钙滤过负荷增加引发高尿钙。

总之，高尿钙存在几种可能的发生机制。来自人类或动物的数据是否支持一种主要机制区别于其他机制？从临床治疗的角度来看，探索每位疑似特发性高钙尿症（IH）患者的可能发生机制是否有意义？

3. 人群数据　Lemann 汇集并分析了大量 IH 患者与尿钙正常对照者钙平衡的研究结果，并将钙摄入结果标准化[70]，发现 IH 患者肠道钙吸收明显升高。

Bushinsky 及其同事[8] 和 Coe 等[71] 也收集了一些已发表的研究数据，并比较了高尿钙和正常尿钙成年人肠道钙吸收和尿钙排泄的净值，结果发现 IH 患者的肠道钙吸收增加，但尿钙排泄量更多，许多患者处于钙的净负平衡状态。虽然这些数据证实，肠道钙吸

收增强可能在 IH 的发病机制中发挥作用，但研究人员无法阐明这是原发性缺陷还是继发于其他病变，如原发性肾小管钙重吸收障碍。还有学者认为，肠道钙吸收增加合并肾脏钙重吸收减少的现象表明，机体可能存在一种更高级别的钙平衡障碍。尽管如此，钙吸收增强的发现使得骨吸收增强不太可能成为 IH 的主要机制，因为骨吸收导致的血钙浓度增加会抑制 $1,25-(OH)_2D$ 介导的肠道钙吸收。

大多数已发表的研究表明，IH 患者血清 $1,25-(OH)_2D$ 水平高于尿钙水平正常对照[72-74]。Kaplan 及同事[74] 认为，约 1/3 IH 患者 $1,25-(OH)_2D$ 水平高于正常对照组，且这些患者肠道钙吸收量较与之对应的 $1,25-(OH)_2D$ 水平相对更高。这些研究均支持 $1,25-(OH)_2D$ 介导的肠道钙吸收或肾小管对钙的重吸收障碍是导致 IH 患者发生高尿钙的主要机制。

有报道显示，IH 患者的 PTH 水平正常或稍低于对照组[54, 60]，不支持"肾小管对钙的重吸收减少是 IH 的主要发生机制"的观点，因为在这种观点下高尿钙会导致低血钙并刺激 PTH 分泌。此外，这一发现也不支持如下假设：许多研究观察到血清 $1,25-(OH)_2D$ 水平升高是由 PTH 水平升高所致。然而，这一观点与 IH 的其他潜在发生机制一致。

IH 患者的骨量可以采用多种方法评估，包括放射性骨密度测量、CT、双能 X 线吸收仪和单光子吸收仪等。有关研究表明，IH 患者骨密度较对照组降低[22, 54, 60, 75]。然而，现有研究未能就 IH 患者骨密度轻度降低的原因得出一致结论。$1,25-(OH)_2D$ 的调节改变可能与该研究结果一致，因为 $1,25-(OH)_2D$ 对骨吸收的效应会因为其增加肠道钙吸收作用而得到改善。

过去，人们认为最重要的是确定 IH 患者是否会更容易发生胃肠道钙吸收过多（吸收性高尿钙）或肾脏排泄过多（肾脏渗漏）[76, 77]。对肾脏钙排泄过多的患者可给予噻嗪类利尿药治疗，先天性吸收缺陷的患者可给予低钙饮食治疗。然而，Coe 及同事[60] 的一项研究表明这种治疗方法可能存在问题，该研究通过对 24 例 IH 患者和 9 例对照者进行超过 1 周的低钙饮食 [2mg/（kg·d）] 后发现，IH 患者血钙水平正常，PTH 水平轻度下降，而两组间 $1,25-(OH)_2D$ 水平没有差异。出乎意料的是，所有正常尿钙对照者尿钙排泄量均低于低钙饮食实验中钙的摄入量，而 24 例 IH 患者中有 16 例尿钙排泄量超过了其钙摄入量。因此，研究中绝大多数接受低钙饮食的 IH 患者均存在负钙平衡的现象。钙排泄过多者和正常者之间没有明确的界限。相反，在有和没有 IH 的患者中，尿钙排泄是一个连续的过程，似乎不受钙调激素的影响。从治疗的角度来看，在临床上鉴别 IH 的发生机制及对这些患者处方低钙饮食获益有限，因为低钙饮食会导致骨密度降低的风险，

尤其是女性 [22, 61, 75, 78]。低钙饮食似乎也会增加复发性结石形成 [42, 49, 59]。因此对于 IH 患者而言，采用低钙饮食法预防复发性结石不仅没有效果，甚至还存在一些明确的风险。

4. 遗传性高尿钙结石大鼠　为了更充分地解释人类 IH 的发生机制，我们建立其动物模型 [67, 79-85]。通过对高钙尿症 Sprague-Dawley 大鼠的高钙尿症后代进行 100 多代连续近交，获得了一个大鼠品系，其尿钙排量是对照 Sprague-Dawley 大鼠的 10 倍以上（图 32-3）。

与对照 Sprague-Dawley 大鼠相比，遗传性高尿钙大鼠在较低的 1,25-(OH)$_2$D 水平下吸收更多的钙 [86, 87]。当这些高尿钙大鼠喂食钙含量非常低时，与对照大鼠比较，其尿钙排泄量仍然升高，这表明肾钙重吸收缺陷或骨吸收增加，或两者兼而有之 [88]，再次证实与在人类中观察到的结果相似 [60, 89, 90]。暴露于过量的 1,25-(OH)$_2$D 时，高尿钙大鼠的骨钙释放较对照组大鼠高，其骨密度低于对照组 [91]。对遗传性高尿钙大鼠低钙饮食时，给予双膦酸盐可显著减少尿钙排泄 [92]，此外，在清除率研究期间观察到肾钙重吸收存在原发性缺陷 [93]。我们研究还表明除肠道外，高尿钙大鼠的骨骼和肾脏维生素 D 受体和钙受体的数量均增加 [90, 94, 95]。

研究表明，维生素 D 和（或）钙受体数量增加可能是大鼠高钙尿症的潜在发生机制 [96]。由于高钙尿症大鼠的血清 1,25-(OH)$_2$D 水平正常，而维生素 D 受体水平更高，表明 1,25-(OH)$_2$D 不能饱和这些受体。我们进一步验证了 1,25-(OH)$_2$D 是否介导高尿钙大鼠尿钙排出增多的假设 [82]。注射 1,25-(OH)$_2$D 后，对照组和高尿钙大鼠的尿钙均增加；然而，高尿钙大鼠尿钙排泄增加显著高于对照组，表明高尿钙大鼠中维生素 D 受体数量的增加诱导了更强的生物学反应。这种增加的尿钙必定来自肠道和（或）骨骼。为了确定过量的尿钙主要来自饮食还是来自增加的骨吸收，我们对 1,25-(OH)$_2$D 是否会增加喂食低钙饮食的遗传性高尿

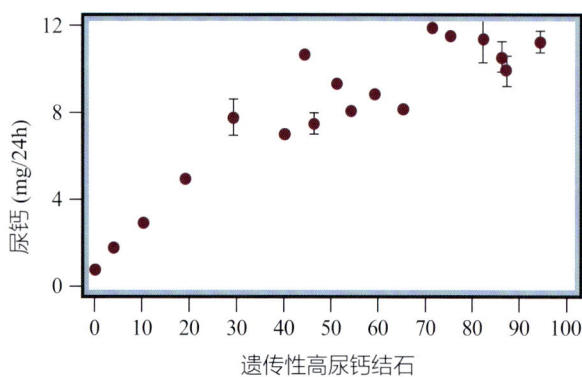

▲ **图 32-3　遗传性高尿钙结石大鼠后代的高尿钙**
所有数据均来自已经发表的研究

钙结石（hypercalciuric stone-forming，GHS）大鼠的尿钙进行了研究 [83]。在这种含 1,25-(OH)$_2$D 的低钙饮食中，对照组尿钙增加；然而，高尿钙大鼠的尿钙再次显著增加。在有或没有 1,25-(OH)$_2$D 的低钙饮食的高尿钙大鼠中，尿钙远远超过每天钙摄入量，这意味着骨矿物质的丢失。为了确定骨吸收在导致高钙尿症大鼠尿钙增加机制中的作用，我们对低钙饮食时加用双膦酸盐阿仑膦酸钠抑制骨吸收的 GHS 大鼠进行研究，观察是否可以消除 1,25-(OH)$_2$D 诱导 GHS 大鼠高钙尿症 [81]。阿仑膦酸钠消除了对照组中 1,25-(OH)$_2$D 诱导的尿钙增加。然而，在高钙尿症大鼠中，阿仑膦酸钠降低但并未消除 1,25-(OH)$_2$D 诱导的高钙尿症，这表明最大量的阿仑膦酸钠不能完全阻止 GHS 大鼠中 1,25-(OH)$_2$D 诱导的骨吸收。这些结果证实了骨吸收增加在 GHS 大鼠高钙尿症的发生中发挥了作用。为了研究维生素 D 受体数量增加对 1,25-(OH)$_2$D 诱导的骨反应影响，我们给高钙尿症和对照大鼠喂食充足的钙，并每天注射 1,25-(OH)$_2$D 或赋形剂 [80]。使用 1,25-(OH)$_2$D 后，高尿钙大鼠存在矿化缺陷和骨密度丢失，较对照组改变显著并导致高钙尿症进一步加重，表明这些骨骼更容易骨折。1,25-(OH)$_2$D 在高尿钙大鼠中发挥更强的作用，表明维生素 D 受体数量的增加具有生物活性，支持我们的假设是，在基线时这些高尿钙大鼠维生素 D 受体数量增加仍可被外源性 1,25-(OH)$_2$D 刺激并发挥作用。

这些研究表明，高尿钙大鼠体内维生素 D 受体数量的增加可能是其发生高钙尿症的潜在机制，这种机制可能也存在于人类 [68, 97, 98]。业已证明来自 IH 患者的循环单核细胞维生素 D 受体数量增加 [99]。因此，高尿钙大鼠似乎在钙稳态方面存在系统性异常。肠道钙吸收和骨骼吸收更多，并且不能充分回吸收肾脏滤过的钙。因为每只高尿钙大鼠都会形成肾结石，将它们描述为 GHS 大鼠 [68, 97]。

5. 人类特发性高钙尿症的遗传学　确定 IH 遗传学因素的困难部分源于影响结石形成的许多其他因素，如饮食、环境和性别。由于半数 IH 患者报告有结石家族史，而男性患者通常父亲或儿子患有该疾病，因此不认为是隐性或 X 连锁遗传 [100]。许多单基因遗传性疾病可导致高钙尿症，因为由各种基因突变所致，这些突变导致肾脏、骨骼、肠道的钙调节能力，以及肾脏和甲状旁腺中钙敏感受体水平发生变化。有证据表明 IH 是一种复杂的症候群，有多种途径导致高钙尿症的表型发展，很可能是一种多基因疾病，具有基因座的异质性和可能的多基因修饰物 [65, 101]。Lieske 及同事 [66] 发现遗传因素似乎可以解释 20%～36% 对结石形成至关重要的离子排泄的个体间差异。尽管从治疗的角度来看，诊断特发 IH 患者的确切原因可能并不重要，但确定特定家族中 IH 的病因对于试图阐明 IH

遗传学背景的研究人员至关重要[8, 65, 66, 85, 102]。全基因组关联研究发现,与磷酸盐转运体 NPT2a 和 NPT2c、claudin14、水通道蛋白 1 等相关的基因与钙性肾结石有关[65]。

6. 结石和肾钙质沉着症的其他遗传原因 许多单基因疾病会引起高钙尿症,导致肾结石或肾钙质沉着症[8, 65, 66, 85, 102]。通过增加骨吸收导致高钙尿症的疾病包括 1 型成骨不全症、伴甲状旁腺功能亢进的 1 型多发性内分泌肿瘤综合征、McCune-Albright 综合征和婴儿低磷血症。由于肠道对钙的过度吸收而导致高钙尿症的疾病包括低磷血症、唐氏综合征和先天性乳酸缺乏症。其他包括常染色体显性遗传的低钙血症(由钙敏感受体的激活突变引起)、Lowe 眼脑肾综合征和威尔逊病。下面,我们将详细描述几种通过影响肾脏基因表达而导致高钙尿症的疾病。

(1) X 连锁高尿钙性肾结石(Dent 病和其他疾病):世界各地有几个家系患 X 连锁近端肾小管功能障碍性疾病,表现为多种疾病组合,包括高钙尿症、低分子量蛋白尿、肾钙质沉着症或结石、低磷佝偻病和肾衰竭[103-107]。部分患者具有近端肾小管重吸收氨基酸、葡萄糖或磷酸盐缺陷的表现。大多数患者 PTH 水平通常很低,而 1,25-(OH)$_2$D 水平显著升高。接受肾移植后患者上述异常完全缓解,表明这是一种肾小管疾病而非系统性改变。在所有家系中,遗传模式都与 X 连锁隐性遗传病一致,男性患者的影响程度大于女性。后者通常受到的影响很小,但会将这种疾病遗传给一半的男性后代。随着时间的推移,多种疾病(美国的 X 连锁隐性肾结石、英国的 Dent 病、意大利的 X 连锁隐性低磷佝偻病,以及日本的低分子量蛋白尿伴高钙尿症和肾钙质沉着症)都与大多数患者中编码影响 Cl⁻/H⁺ 交换的 ClCN5 和(或)X 染色体上肌醇多磷酸 5- 磷酸酶(OCRL1)基因突变有关[103-105]。目前尚不清楚这些基因缺陷如何引发这一系列的近端肾小管疾病。

(2) 巴特综合征:巴特综合征是由至少 5 种基因突变引起的,主要是常染色体隐性遗传,导致氯化钠在髓襻升支粗段重吸收障碍[37, 38, 64, 83, 105]。巴特综合征是一种由布美他尼敏感的 NKCC2(Na-K-2Cl 协同转运蛋白)、ROMK(肾髓质外钾通道)、CaSR(钙敏感受体)和 CLC-Kb(电压门控氯离子通道)或 CLC-Kbβ 亚基 barttin 突变引起的常染色体疾病。这些基因都在 TAL 中表达,导致钠转运缺陷,跨小管电位差降低,进而使 TAL 中细胞旁钙重吸收减少。随之而来的血管内容量减少也会诱发醛固酮介导的代谢性碱中毒。因此,巴特综合征类似于使用了大剂量呋塞米(靶向 NKCC2)。与 Gitelman 综合征的不同之处在于,巴特综合征出现高钙尿症、肾钙质沉着症和肾结石,而 Gitelman 综合征则没有。巴特综合征是一种常染色体

显性遗传疾病,是由肾小管细胞中钙敏感受体的功能获得性突变引起的,这种突变导致钙重吸收减少,以及低 PTH 引起的低钙血症。用维生素 D 和钙剂治疗会加重这种疾病的结石。

(3) 家族性低镁血症伴高钙尿症和肾钙质沉着症:伴有高钙尿症和肾钙质沉着症的家族性低镁血症是一种常染色体隐性遗传病,可导致低镁血症、高钙尿症、肾结石和远端肾小管酸中毒(distal renal tubular acidosis,dRTA)。多尿和严重的肾钙质沉着也随之发生,进行性肾衰竭在儿童晚期很常见[37, 108-110]。遗传病导致紧密连接蛋白 claudin16 和 claudin19 的产生缺陷,两者共同促进 TAL 中的细胞间钙和镁转运,以及肾脏对钠的重吸收。目前,对于高钙尿症或进展为肾衰竭,没有有效的治疗方法。

(4) 远端肾小管酸中毒:dRTA 是由 α 闰细胞功能失调所致,导致泌酸缺陷[37, 38, 111-115]。因尿液无法充分酸化会导致代谢性酸中毒、低柠檬酸尿、低钾血症、高钙尿症、肾钙质沉着症和结石。代谢性酸中毒导致骨钙和磷酸盐的重吸收。钙和磷酸盐的滤过负荷增加、尿液 PH 升高和低柠檬酸尿为磷酸钙结石形成提供了有利条件。虽然 dRTA 有继发性原因,如干燥综合征和碳酸酐酶抑制剂的使用(如乙酰唑胺),但 dRTA 也有多种遗传性病因[116, 117]。部分是常染色体隐性遗传,也可能导致听力损失;其他为常染色体显性遗传。一种靶向碳酸酐酶Ⅱ的 dRTA 会导致骨硬化和脑钙化[117]。在给予酸负荷后,dRTA 患者尿液 PH 不能降低到 5.5 以下。尽管血清碳酸氢盐水平轻度降低甚至正常,但其尿柠檬酸盐含量极低。

(5) 遗传性低磷性佝偻病伴高钙尿症:伴有高钙尿症的遗传性低磷佝偻病是一种常染色体性低磷佝偻病,临床表现为肾性磷酸盐丢失继而引发低磷血症[118-121]。这种疾病由 SLC34A3 突变引起,该基因编码 NPT2c。这些患者因低磷血症引起 1,25-(OH)2D 水平升高,使肠道钙吸收增加并导致高钙尿症。口服磷酸盐可缓解患者的骨痛、肌肉无力、肢体畸形和佝偻病。

(6) 原发性高草酸尿症和胱氨酸尿症:原发性高草酸尿症和胱氨酸尿症见文中其他部分。

三、临床表现和评估

肾结石的临床表现各异,从常规影像学意外发现无症状到诱发肾绞痛,再到大的梗阻性鹿角形结石显著损害肾功能,甚至导致 ESRD[6, 7]。结石病的严重程度取决于影响结石形成速度的致病因素,以及结石的类型、大小和位置。

最经典的肾结石表现为肾绞痛。这种突然发作的不适会随着时间的推移而加剧,变成难以忍受并严重的侧腹痛,只有等结石通过或移除后才能缓解。当结

石向输尿管膀胱交界处移动时，疼痛通常沿腹部向前向下移动至腹股沟、睾丸或大阴唇。可能会出现肉眼血尿、尿急和尿频、恶心和呕吐。肾结石也可导致钝痛、定位不明确的腹痛。肾结石在没有干预的情况下自然排出的概率取决于其大小，5mm 或更小者的概率约为 70%，5～7mm 为 60%，7～9mm 为 48%，9mm 或更大者仅有 25% 的概率能自然排出[122]。

包括一项大型 Meta 分析在内的几项研究表明，肾结石增加 CKD 的风险，且独立于其他危险因素，如糖尿病和高血压。亦有一项研究并未发现 CKD 风险增加[123-127]。一项法国研究估计，由肾结石导致的 ESRD 年发病率约为 3.1/ 百万人[128]，而加拿大的一项研究表明尽管只有 0.8% 的 ESRD 患者有肾结石，但任何结石发作都与 ESRD 风险增加相关（HR=2.16）[129]。结石患者单侧肾功能丧失的常见原因是鹿角形结石、高结石负荷、感染和输尿管梗阻[130]。然而，在最近对 10 000 多名患者的研究中，未发现肾结石与 CKD 之间存在相关性[123]。

输尿管梗阻导致的实质损伤是结石病导致 CKD 的原因[125]。大部分动物模型的数据表明，单侧输尿管梗阻导致肾血管强烈收缩，从而降低肾血流量和肾小球滤过率[131]。透钙磷石（$CaHPO_4$）患者发生皮质纤维化的风险增加[132]，此类患者中 Randall 斑块的形成与导管堵塞、集合管细胞死亡和炎症有关[133]。鹿角形结石患者的肾活检标本显示有广泛的炎症和巨噬细胞浸润[134]。其他结石形成性疾病，如原发性高草酸尿症、胱氨酸尿症和 Dent 病都与肾实质中的晶体形成有关，这可能进一步引发炎症和 CKD[33]。

某些疾病可导致弥漫性肾实质钙化，称为肾钙质沉着症[6, 38, 115, 135]。钙化，通常是磷酸钙或草酸钙沉积于皮质或髓质中。结石相关性肾钙质沉着症最常见的原因是原发性高草酸尿症和髓质海绵肾。

（一）结石患者的代谢评价

尽管普遍认为需要对多发结石患者肾结石的病因进行彻底调查，但针对单发结石患者进行评估的必要性仍存在争议。这可能是由于难以确定评估的成本效益比，以及报告的结石复发率差异很大。

美国国立卫生研究院召开了数次共识会议，以解决与预防和治疗肾结石有关的问题[136]。这些专家组推荐对所有患者，即使是只有单个结石的患者，都应至少进行基本评估，以排除系统性病因。对于结石（代谢活跃的结石）数量或大小增加的患者、所有儿童、所有非草酸钙结石形成者、通常不易形成结石的人群需要进行更完整的代谢评估[136]。

（二）基本评估

基本评价要素见表 32-1[6, 7]。

1. **病史**　除常规询问病史外，对结石患者的评估还包括其结石病史，以及对饮食、液体摄入和生活方

表 32-1　结石患者的基本评估

- 历史
  - 结石历史
  - 病史
  - 家族史
- 药物
- 职业和生活方式
- 饮食和液体摄入
- 体格检查
- 实验室检查
  - 尿液分析
  - 尿液培养和敏感性
  - 胱氨酸筛查
- 血液检验
  - 钠、钾、氯化物、碳酸氢盐
  - 钙、磷、尿酸、肌酐
  - 如果钙升高或处于正常上限，则检测全段甲状旁腺激素
  - 四氢脱氧皮质醇、尿游离皮质醇和 25- 羟维生素 D 水平（视情况而定）
- 结石分析
- 放射影像学（根据指征选择适当的方法）
  - 非增强螺旋 CT
  - 肾脏、输尿管和膀胱检查
  - 静脉肾盂造影
  - 超声检查

引自 Monk RD,Bushinsky DA.Nephrolithiasis and nephrocalcinosis. In:Johnson RJ,Frehally J,Floege J,eds.*Comprehensive Clinical Nephrology*,5th ed.Philadelphia,PA:Elsevier;2015:688–702.

式的全面了解。此外，还需要特定的实验室和影像学检查。

（1）结石史：记录结石发生的时间，首次发病年龄、结石的大小和数量、排出的频率、结石类型（如果已知），以及结石发生于双肾或单侧的概率。报告患者每次发作时症状，以及对手术干预的需求和疗效。

这些信息不仅有助于判断结石的严重程度，还有助于了解肾结石的起源。年轻时发生的肾结石可能归因于遗传性代谢紊乱，如原发性高草酸尿症或胱氨酸尿症。尽管频繁手术干预，但大的鹿角形结石仍难以根除且易于复发，结石可能由磷酸铵镁（$NH_4MgPO_4·6H_2O$）而非草酸钙组成。使用碎石术不能彻底分解胱氨酸结石，通常需要其他手术方式来去除结石。对于总在一侧肾脏中形成结石的患者，应检测该肾脏存在先天性异常的可能性，如巨肾盏或髓质海绵肾。

（2）病史：在病史中寻找可导致肾结石的系统性疾病。任何可导致高钙血症的疾病，如结节病或某些恶性肿瘤，也可能导致高钙尿症。多种与吸收不良相关

的胃肠道疾病（如口炎性腹泻、克罗恩病）可在肠源性高草酸尿症的基础上引起草酸钙肾结石。痛风或胰岛素抵抗患者更可能患有尿酸性结石[30, 137]（表 32-2 和表 32-3）。

（3）家族史：有几种结石性疾病是遗传性疾病，因此家族史是基础评估的重要部分。IH 似乎是一种家族性疾病，尽管尚未确定确切的染色体和基因，但几乎可以肯定遗传模式是多基因性。

儿童期或青年期出现的结石可能与常染色体隐性遗传疾病有关，如胱氨酸尿症和原发性草酸尿症。

世界某些地区尿酸性结石的高患病率提示可能与遗传和环境风险因素导致过度酸性尿液或高尿酸尿的基因亦与结石有关[30, 37, 65, 66, 78, 135, 138, 139]。

表 32-2　钙结石形成的原因

- 高钙尿症
  - 库欣综合征
  - 肉芽肿性疾病
  - 高钙血症
  - 特发性高钙尿症
  - 活动受限
  - 恶性肿瘤
  - 乳碱综合征
  - 原发性甲状旁腺功能亢进
  - 肉瘤
  - 甲状腺毒症
- 药物（表 32-4）
- 高草酸尿
  - 胆道梗阻
  - 慢性胰腺炎
  - 克罗恩病
  - 饮食性高草酸尿（尿草酸分泌 40～60mg/d）
  - 肠道草酸尿（尿草酸 60～100mg/d）
  - 空回肠旁路
  - 吸收障碍
  - 原发性高草酸尿症 1 型和 2 型（草酸盐 80～300mg/d）
  - 小肠吸收障碍症（乳糜泻）
- 高尿酸尿（表 32-3）
- 低柠檬酸尿
  - 雄激素
  - 锻炼
  - 低钾血症
  - 低镁血症
  - 感染
  - 代谢性酸中毒
  - 饥饿
- 肾小管酸中毒（远端，1 型）
- 泌尿生殖道解剖性异常
  - 先天性巨肾盏
  - 髓质海绵肾
  - 管状扩张

引自 Monk RD,Bushinsky DA.Nephrolithiasis and nephrocalcinosis. In:Johnson RJ,Frehally J,Floege J,eds.*Comprehensive Clinical Nephrology*,5th ed.Philadelphia,PA:Elsevier;2015:688-702.

表 32-3　与非钙化结石形成的有关因素

尿酸结石

- 库欣综合征
- 腹泻
- 富含动物蛋白的饮食
- 高嘌呤饮食
- 未察觉的体液过度丢失
- 遗传易感性
- 葡萄糖 -6- 磷酸酶缺乏症
- 痛风
- 溶血性贫血
- 高尿酸血症
- 尿酸过多
- 液体量摄入不足
- 先天性代谢异常
- 胰岛素抵抗
- 尿酸从细胞内向细胞外转移
- Lesch-Nyhan 综合征
- 尿液 pH 低（<5.5）
- 尿量少
- 吸收障碍
- 药物影响（表 32-4）
- 代谢综合征
- 骨髓增殖性疾病
- 肥胖
- 肿瘤溶解

磷酸铵镁结石

- 产脲酶细菌
- 变形杆菌属、假单胞菌属、嗜血杆菌属、耶尔森菌属、脲原体属、克雷伯菌属、棒状杆菌属、沙雷菌属、柠檬酸杆菌属、葡萄球菌属等
- 除外大肠杆菌：该菌株不能产生脲酶
- 尿液 pH 高（约 6.5）
- 留置导尿管
- 神经源性膀胱

胱氨酸结石

- 常染色体隐性特征
- 胱氨酸、鸟氨酸、赖氨酸和精氨酸排泄过多
- 胱氨酸溶解度降低（<250mg/L）

引自 Monk RD,Bushinsky DA.Nephrolithiasis and nephrocalcinosis. In:Johnson RJ,Frehally J,Floege J,eds.*Comprehensive Clinical Nephrology*,5th ed.Philadelphia,PA:Elsevier;2015:688-702.

2. **药物** 药物可以通过多种方式促成结石的形成。含钙补充剂可以增加钙的吸收和排泄量[63]。襻利尿药可以直接促进肾小管钙的排泄，并且与接受该药物的新生儿肾钙质沉着有关[140,141]。乙酰唑胺一种弱利尿药，引起轻度代谢性酸中毒和碱性尿液，这是磷酸钙结石发生的有利条件。其他排尿酸药物，如水杨酸盐和丙磺舒，均与尿酸性结石有关[142]。

某些晶体或结石可能完全由沉淀的药物组成。此类药物包括静脉给药的阿昔洛韦、氨苯蝶啶、茚地那韦和各种磺胺类药物（如磺胺嘧啶）。草酸盐是维生素 C 的代谢终产物，大剂量会增加草酸盐的排泄，并可能导致结石形成[143,144]（表 32-4）。

3. **生活方式和饮食** 职业和生活方式是与结石形成相关的社会因素。外科医生和旅行推销员常常尽量减少液体摄入量，以避免全天频繁排尿。未意识的体液流失也会加重肾结石，可能与工作（如建筑工作）或爱好（跑步、园艺）有关。

全面评估患者的饮食和液体摄入量。仔细询问患者所有正餐和零食情况，特别注意摄入的高钠食物（快餐、罐头食品、加盐或酱油）和动物蛋白量。请患者列出 4～5 种最喜欢的食物或零食，以评估是否

表 32-4　与肾结石症和肾钙质沉着症有关的药物

促进钙结石形成的药物
- 乙酰唑胺
- 两性霉素 B
- 抗酸剂（钙和非钙抗酸剂）
- 钙补充剂
- 糖皮质激素
- 襻利尿药
- 茶碱
- 维生素 C
- 维生素 D

促进尿酸结石形成的药物
- 别嘌醇（与黄嘌呤结石有关）
- 丙磺舒
- 水杨酸盐

可沉淀结晶或掺入结石的药物
- 阿昔洛韦（静脉内快速输注时）
- 茚地那韦
- 奈非那韦
- 磺胺类
- 氨苯蝶啶

引自 Monk RD,Bushinsky DA.Nephrolithiasis and nephrocalcinosis. In:Johnson RJ,Frehally J,Floege J,eds.*Comprehensive Clinical Nephrology*,5th ed.Philadelphia,PA:Elsevier;2015:688–702.

进食了高草酸盐或嘌呤食物。许多患者被误导避免食用含钙食物，而低钙饮食会增加结石形成的风险，还可能导致骨质脱钙，是患有结石的女性常遇到严重问题[42,49,59]。

4. **体格检查** 对于大多数肾结石患者，体格检查常无异常发现。然而，肾结石却是某些导致结石形成的全身性疾病的征象之一。克罗恩病引起的肠瘘是导致肠源性高草酸尿症的常见原因。截瘫患者留置导尿管可以引起反复产脲酶微生物感染，后者是导致肾结石形成的原因之一。有痛风石的患者，容易出现尿尿酸浓度过高和尿酸性结石形成[6,7,73]。

5. **实验室检查** 详细的病史询问和体格检查，对于结石的诊断可以提供非常有价值的信息，但对于明确肾结石患者的代谢性病因，仍然离不开实验室检查。尿液分析简单且廉价，能够提供大量信息。通常尿液中检测到的结晶体类型可以提示肾结石类型（图 32-4）。在酸性尿液环境中，更容易形成尿酸性结石和草酸钙结石。而尿液在持续高 pH 条件下，更容易形成磷酸钙或磷酸铵镁结石。如果尿比重高，提示机体液体摄入量不足。

在结石处于活动状态时，患者容易出现血尿。这种情况下，显微镜检查可能会发现尿液中存在特征性结晶体。高尿 pH（约 6.5）下的菌尿和脓尿是磷酸铵镁尿石的特征。遇有这种情况时，应当对尿液标本进行细菌培养。即使是菌落计数在很低时（约 50 000 个菌落），其所产生的脲酶亦可以促进磷酸铵镁结石的形成。因此微生物实验室在发现尿菌落计数很低时，也应当注意病原体的识别，并进一步检测是否存在产生脲酶的细菌[145]，也应对尿液样本进行胱氨酸定性检测。尿液标本胱氨酸浓度＞75mg/L 时，加入硝普钠后会呈现紫红[138]。

常规血液检查应当包含电解质（钠、钾、氯化物、碳酸氢盐）、尿酸、钙和磷，以及用于判断肾功能是否正常的肌酐[73,78,111]。如果血清钙水平升高或处于正常上限，或血清磷水平降低或在正常下限，应当进行血清全段 PTH 水平检测，以明确是否存在原发性甲状旁腺功能亢进症。血清碳酸氢根离子水平下降提示低柠檬酸血症，其原因包括肾小管酸中毒或乙酰唑胺摄入过多等。

6. **结石分析** 对于出现新发肾结石的患者，或者长期罹患肾结石但是近期出现新发症状或尿结石的颜色、形状、质地出现新变化时，应尽可能进行尿结石成分分析。医生通过了解结石的成分可以更加有针对性地询问病史，以及开展尿液特定成分分析。在大多数情况下，尿结石必须送到专业实验室机构进行检测。目前结石分析最准确的方法是 X 线衍射晶体学和红外光谱法[32]。

7. **影像学检查** 多种影像学检查手段有助于确定

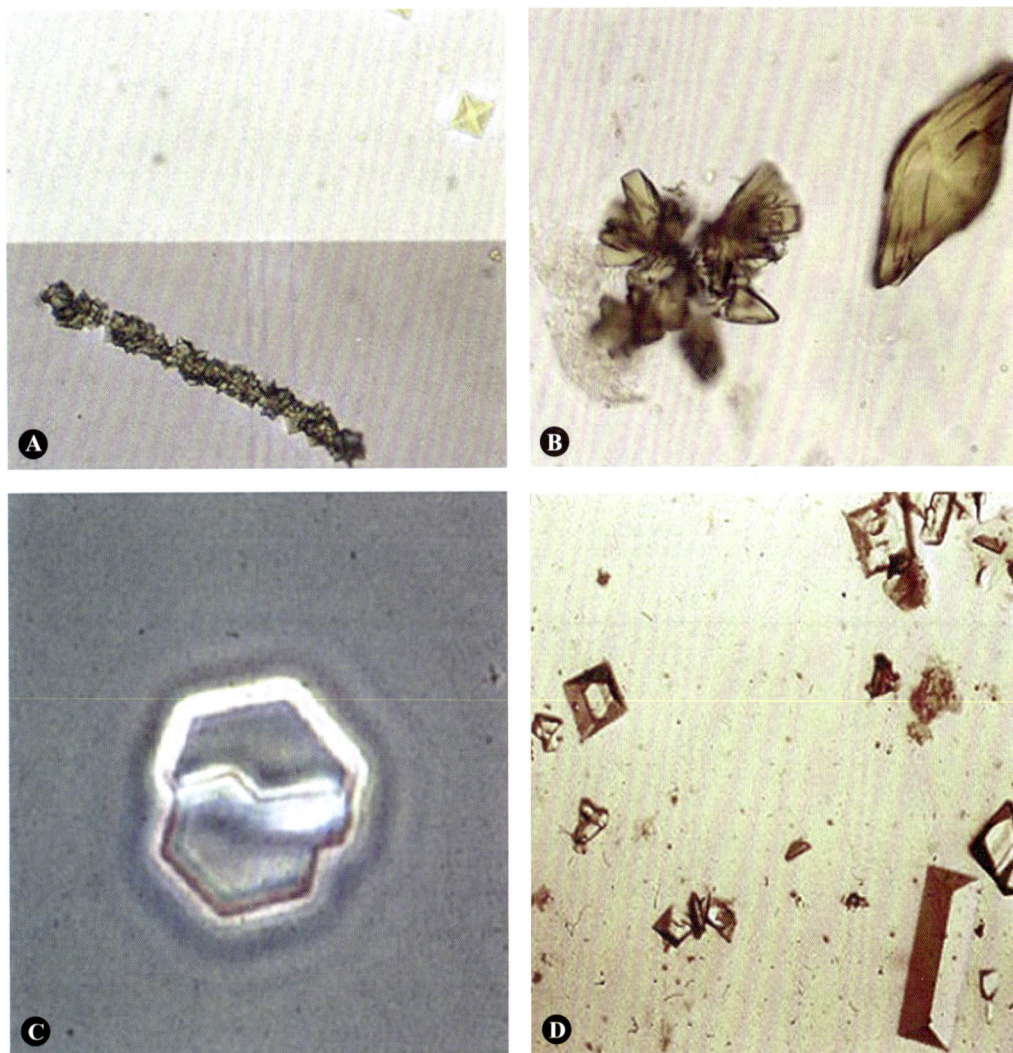

▲ 图 32-4　结石患者尿液中的晶体
A. 草酸钙；B. 尿酸盐；C. 胱氨酸；D. 鸟粪石

结石的位置和范围，并有可能发现导致结石形成的泌尿生殖系统疾病（图 32-5）。对于急性肾绞痛，螺旋 CT 平扫已取代静脉肾盂造影（intravenous pyelogram，IVP），成为肾结石定位的优选检查方法。

在肾脏和输尿管各种类型结石的定位检查中，螺旋 CT 比 IVP 有更高的敏感性（95%）和特异性（98%）[146]。此外，螺旋 CT 在不用静脉对比剂的前提下，可以更准确地发现与结石无关的腰痛和血尿病因。CT 和 IVP 的缺点是射线暴露。进行螺旋 CT 检查，患者接受的射线暴露量可能是 IVP 检查的 3 倍。因此，这项检查应该合理安排应用，尤其是频繁发作肾绞痛的年轻患者。

螺旋 CT 的检查时间更短，在急诊条件下应用有优势，但是检查费用更昂贵[147-150]。一些机构正在探索使用低剂量 CT 检查。与常规 CT 相比，该方法有相似的敏感性和特异性，而射线暴露只有后者的 1/3[146]。

CT 检查之后应该是进行包括肾脏、输尿管和膀胱（kidneys，ureter，and bladder，KUB）在内的腹部 X 线检查。普通胶片有助于分析结石成分。在 KUB 中，由钙、胱氨酸和磷酸铵镁组成的结石是不透射线，因而是可见的。尿酸和黄嘌呤形成的结石射线可透，是不可见的。

对于必须避免射线检查及对比剂应用的患者（如孕妇和儿童），肾脏超声对肾结石的发现也是有价值的。超声检查和螺旋 CT 相比，敏感性相似（84%），但特异性低（53%）[151]。输尿管结石在超声波上很难探测到。对于疑诊肾结石的急诊患者，初始应用超声探查与初始选择 CT 检查相比，显然不用接受射线辐射。此外，两者在严重不良事件发生、漏诊率、疼痛评分或随后的急诊科就诊或住院治疗方面并无明显差异[152, 153]。

IVP 有助于发现一些易患肾结石的泌尿生殖系统

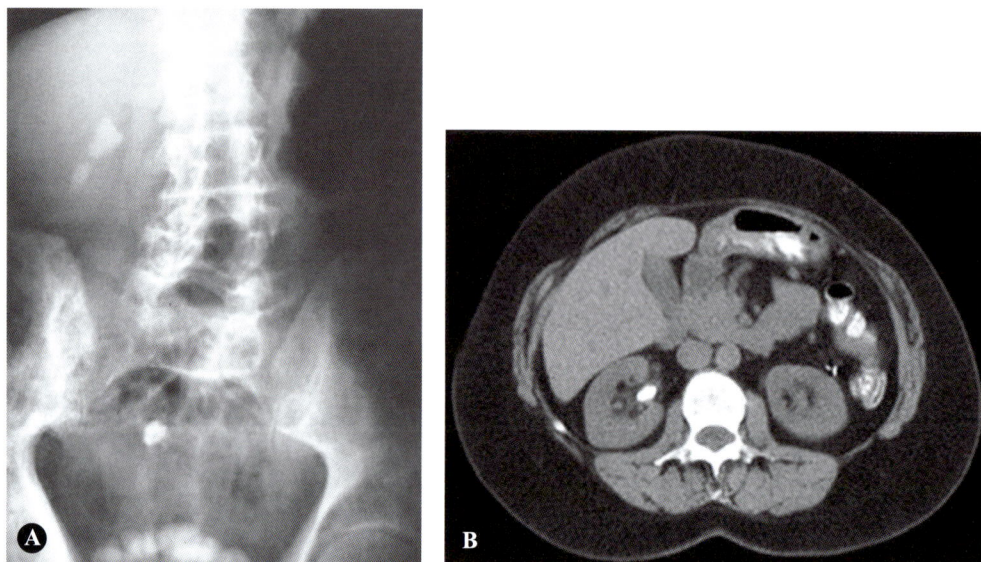

▲ 图 32-5 腹部 X 线和 CT 显示的肾结石

A. 肾脏、输尿管和膀胱 X 线上可见输尿管膀胱交界处一个射线可透的肾结石；B. 右肾的肾盂中可见一体积较大结石

疾病，如髓质海绵肾和肾盏异常。IVP 的另一个优点是对比剂产生的渗透性利尿作用可能有助于肾绞痛急性发作期间结石的排出。IVP 的一个主要缺点是射线暴露和对比剂不良反应。在对比剂易致肾毒性的高风险患者中应避免使用对比剂，如老年人、糖尿病、蛋白尿或已患肾脏疾病者和血容量显著减少的患者。由于 CT 和超声的诸多优点，目前 IVP 已很少应用。

一旦明确患者的结石类型，随后应完成一些特殊检查。无症状钙结石患者需每 6～12 个月进行 KUB 复查，以明确结石大小或数量是否有变化[6, 7, 78]。但是，考虑到射线暴露的问题，放射影像检查应该是仅限应用于推测病情变化可能会改变治疗方案的患者。无症状结石患者在经过积极饮食干预和药物治疗之后，为明确结石是否生长及移动而进行影像学检查，不一定能获得更有价值的信息。

（三）全面评估

全面评估包括完整的基础检测项目，包括收集 24h 尿液，记录尿量，检测钙、草酸盐、柠檬酸盐、钠、尿酸盐、磷、肌酐等组分，以及常见固相成分的尿过饱和度[6, 7, 111]（表 32-5）。尿肌酐测定用于评估尿液的收集有无遗漏：男性尿肌酐的排出量 15～20mg/kg，女性为 10～15mg/kg。已明确患胱氨酸结石的患者、未曾测定过尿胱氨酸排泄量是否过多的患者，均应该进行这项尿氨基酸测定。

应指导患者在进行正常日常活动和饮食饮水情况下如何正确收集一天的尿液：第 1 天早上的第一次尿样丢弃，在接下来 24h 内的全部尿液（包括次日晨尿）收集在容器中。按照标准收集 24h 尿液记录尿量，并测定报告表 32-5 中所列成分的排泄量，同时测定草

表 32-5　肾结石患者 24h 尿液的最佳参数	
指　标	数　值
体积	2.0～2.5L
pH	5.5～7.0（24h 样本不是必需的）
钙	男性<300mg 或<4.0mg/kg 女性<250mg 或<4.0mg/kg
草酸盐	<40mg
钠	<3000mg 或<130mEq
尿酸	男性<800mg 女性<750mg
磷	<1100mg
柠檬酸盐	>320mg
肌酐	男性约 15mg/kg 女性约 10mg/kg，以确保收集的充分性
草酸钙过饱和度	<5
磷酸钙过饱和度	0.5～2.0[a]（理想状态<1.0）
尿酸过饱和度	0～1[a]

a. 理想数值在不同的实验室过饱和度测定也不同

酸钙、磷酸钙和尿酸的过饱和度。应指导患者在测定前 5 天停用多种维生素，以防止维生素对尿样产生抗氧化作用。大多数情况下使用酸或抗生素作为防腐剂加入尿收集容器中，或在第一次尿标本中添加。某些实

验室要求对所检测的不同指标使用不同防腐剂。医生应询问其实验室，完整评估需要多少次 24h 尿液采集，以及需要哪些防腐剂。将这一过程简化为单次尿液采集，在此过程中进行所有检测并计算所得的过饱和度可从几个国家实验室获得，几乎可以肯定地提高了依从性，并可能提高过饱和度计算的准确度[78, 154]。

下列患者需要进行全面评估：所有儿童、非白人患者（在美国通常不容易患肾结石的人群）、非钙结石形成者和代谢活性结石疾病患者（代谢活性结石是指在 1 年内体积或数量增加的结石）[6, 7]。

四、治疗

（一）外科治疗

肾绞痛急性发作的治疗通常包括对不能自然排出的大结石进行手术治疗。直径小于 5mm 的结石有68% 的机会自然排出，5～10mm 的结石自然排出率小于 50%[155]。大部分 10mm 及以上的结石及许多直径大于 5mm 的结石需要手术干预，以缓解肾绞痛、输尿管梗阻或临床活动性结石疾病的其他症状。随着较新且侵入性较小的泌尿外科治疗方法的出现，很少进行开放性手术取石。目前泌尿外科治疗包括：经皮肾镜取石术（percutaneous nephrolithotomy，PNL）、体外冲击波碎石术（extracorporeal shock wave lithotripsy，ESWL）、输尿管镜取石术（ureteroscopic removal of stones，URS）。所用手术方法基于结石在肾脏或输尿管中的位置、大小、成分、各种患者因素和外科专业知识不同而有所不同[154-158]。

PNL 涉及将一根粗针穿过侧腹进入肾脏集合系统，扩张尿路，使用器械破碎并取出结石。尽管 PNL 比 URS 和 ESWL 更具有创性，但在清除大型（＞2cm）或鹿角形结石、碎石术中不能很好破碎的结石更有效。大型感染结石（如鸟粪石结石）需要完全清除时，最好采用 PNL[157, 158]。ESWL 涉及将体外碎石机发出的声波聚焦到肾结石上，脉冲将结石破碎成更小的结石或"砾石"，更容易自然排出。新一代碎石机不需要水浴，通常需要较少的镇痛药[78, 159]。小于约 15mm 的肾结石、近端输尿管结石、上极和中极肾结石、不含胱氨酸或一水草酸钙的肾结石对 ESWL 的反应最好[155, 157-159]。因为荧光透视法通常用于观察手术过程中不透射线的结石，所以尿酸性结石患者的 ESWL 可能更复杂。凝血障碍患者和孕妇是 ESWL 的相对禁忌证。在 BMI 较高的患者中可能疗效不佳，因为从皮肤到结石的距离短是达到最理想疗效的必要条件[158, 159]。

新近 Meta 分析发现，对大多数输尿管结石而言，PNL 疗法优于 ESWL，其可延长无结石率时间并降低再次治疗率。然而，PNL 疗法与更多（尽管通常较少）并发症和更长住院时间有关[160, 161]。

输尿管镜是一种半刚性或柔性镜，可通过膀胱进入输尿管，是许多输尿管结石（尤其是输尿管远端结石和较大的近端结石）的检查方法，输尿管镜取石术是手术取石的主要方法。体内碎石术可以结合 URS，直接破碎可视化的结石。目前最常用的设备之一是 YAG 激光碎石机，其结合了气压弹道碎石和超声碎石技术，极大提高了结石清除率[156, 162]。ESWL 和 URS 的并发症包括尿路感染、败血症、输尿管狭窄、输尿管损伤和输尿管"石街"，大结石碎裂形成的小结石以线状堆积导致的输尿管阻塞。

（二）药物排石疗法

另一种已被证明可缩短结石排出时间的疗法是药物排石。对于直径小于 10mm 的输尿管结石，如果肾功能正常、无感染或明显梗阻迹象且疼痛症状可控时，可采用最长为期 6 周的药物排石疗法。研究显示，几种药物在缩短结石排出时间和帮助较大结石排出方面有效[163]。最近一项试验发现，为达到结石清除的目标，坦索罗辛（0.4mg/d）和硝苯地平（30mg/d）没有减少未来 4 周内采取进一步治疗的需求[164]。然而，Meta 分析显示 α 受体拮抗药 [如坦索罗辛、特拉唑嗪（2～5mg/d）或多沙唑嗪（4mg/d）] 有临床获益[165, 166]，其作用机制是减少输尿管平滑肌痉挛，使输尿管蠕动，进而更有效地促进结石移动并排出。加用皮质类固醇还可通过减少输尿管炎症和减少结石导致输尿管的肿胀来帮助结石排出。一项对照研究中，将这些治疗与安慰剂[167] 或标准治疗（如解痉治疗、非甾体抗炎药或镇痛药）进行了比较。另有一些有关 α 肾上腺素能受体阻滞药与钙通道阻滞药的研究中发现，坦索罗辛较硝苯地平具有更高的结石排出率和排出更快[163, 168, 169]。两种药物通常耐受良好，但坦索罗辛组中低血压可能更少。选择性 α_1 受体拮抗药西洛多辛（8mg/d）对输尿管远端结石的排出率明显高于坦索罗辛[170]。建议进行药物排石治疗期间密切随访，必要时进行超声检查，以确保结石排出期间没有并发症。

（三）药物预防性治疗

药物预防性治疗是药物管理的关键，本章其余部分将重点介绍结石复发的预防。

1. 非特异性治疗　大多数患者（无论结石类型如何）都应接受有关液体和饮食调整的建议，以防止更多结石形成[6, 7, 111]。这些非药物干预措施（包括增加液体摄入、限制饮食中的钠和动物蛋白）可以降低结石的发生率，这一结果被称为"结石临床效应"[42, 171-173]。一项研究显示，非药物干预措施使结石 5 年复发率降低了 40%[41]。

非特异性治疗的主要涉及饮食管理：增加液体摄入使尿量增至 2～2.5L，将钠摄入量降至少于 3000mg/d（130mEq），将动物蛋白摄入量减至约 1.0mg/（kg·d），并辅以某些柠檬酸盐含量较高的水果或果汁[42, 45, 78, 171, 172, 174, 175]。

不建议限制饮食中钙的摄入，因为这不仅会导致骨矿物质含量降低，还可能因肠内草酸钙吸收减少和尿草酸排泄增加导致结石复发率增加[42]。有关膳食管理的回顾性研究发现，女性和男性都随着膳食钙摄入的增加而减少了结石的形成。然而，钙补充剂与女性患结石的风险增加有关。因此，应建议患者保持与年龄和性别相适应的膳食钙摄入量，最好不加钙补充剂[42, 49, 59, 63, 176]。

2. 与特定发病机制相匹配的特定治疗 代谢活性结石病患者的最佳疗法是针对患者的特定代谢异常[8, 177]。在处方肾结石治疗药物之前，所有患者都应采用相关非特异性措施。在采取任何干预治疗之前，一些临床医生常进行影像学检查（KUB、螺旋 CT、IVP 或超声检查）评估患者现有的结石负荷情况。如果已有结石，治疗期间有结石排出并不意味着特定疗法无效，因为可能只是之前形成的结石自然排出。然而，必须权衡影像学检查相关费用及射线暴露的利弊。个人意见是，除非检查结果会改变后续治疗方案，否则不建议无症状患者在治疗前或随访期间进行 X 线检查。基本和完整评估有助于指导临床医生选择某一特定治疗方法。

（1）钙结石：大多数肾结石（约 70%）均含钙质（图 32-1）。超 1/3 仅由草酸钙组成，约 7% 仅由磷酸钙组成，其余为草酸钙与尿酸盐或磷酸钙的混合物。结石呈灰色、棕色或棕褐色，很少大于 1～2cm[78, 178, 179]。

钙结石形成的主要原因：高尿钙（尿钙排泄过多）、高草酸尿症（草酸排泄过多）、高尿酸尿症（尿酸排泄过多）、低柠檬酸尿症（柠檬酸排泄不足）、RTA、先天性泌尿生殖道异常、某些药物（表 32-2 和表 32-3）。

高尿钙：持续性高尿钙患者常受益于噻嗪类利尿药治疗。这类药物价格低廉，在减少尿钙排泄和结石形成方面极其有效[44, 78, 180]。为最大限度地发挥噻嗪类药物的疗效，患者必须选择低钠饮食。尿钙排泄与钠排泄平行（图 32-6），降低钠摄入对降低高尿钙至关重要。氢氯噻嗪通常用于治疗高血压，而氯噻酮则更适用于高尿钙的治疗，其半衰期更长，每天只需给药一次。起始剂量为 25mg，可增至 50mg。对于低体重或低血压的患者，可从 12.5mg 起始。

噻嗪类药物的不良反应包括血脂和血糖升高。针对特殊患者，如患有高胆固醇血症、存在其他心脏风险因素或高血糖时，吲达帕胺（1.25～2.5mg）是一种有效的替代药物[181]。与噻嗪类药物相比，该药物对血脂和血糖的影响较小。

低钾血症是噻嗪类药物另外常见不良反应。建议适当增加富含钾食物，并在开始药物治疗后 7～10 天检查血钾水平。低钾血症不仅会导致心脏和神经肌肉问题，还会导致低柠檬酸血症，即结石形成的另一风险因素。可选择补钾治疗，如柠檬酸钾或碳酸氢钾。

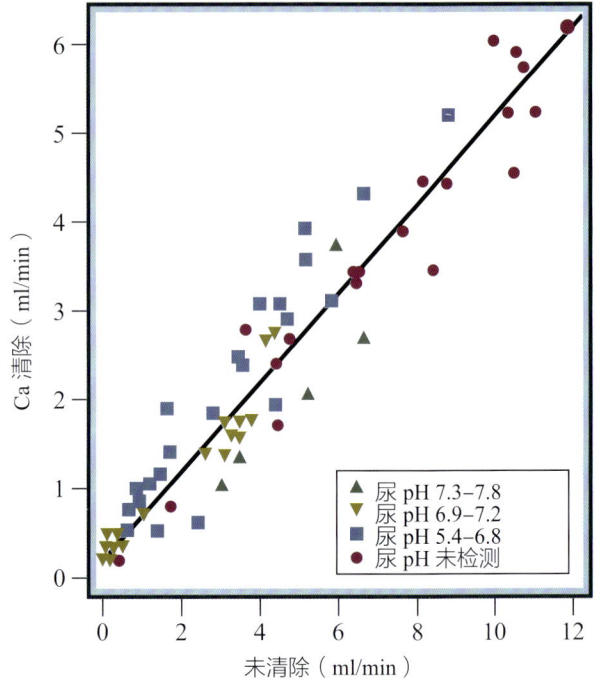

▲ 图 32-6 尿钙与钠排泄量的关系

这项研究显示了尿钙排泄与尿钠排泄之间的关系。尿中钙和钠的排泄量几乎呈线性关系，这使得饮食中限制钠在治疗高钙尿时势在必行（引自 Walser M.Calcium clearance as a function of sodium clearance in the dog.*Am J Physiol*.1961;200:1099-1104.）

柠檬酸钾可制成液体或蜡基质片剂。蜡基质剂型更为可取，因为液体柠檬酸钾难以下咽。然而，针对存在吸收障碍者，可能液体柠檬酸钾更佳。蜡基质配方中的柠檬酸钾可制成 5mEq 和 10mEq 片剂，单次或分次服用 20～40mEq/d 通常是足够的，治疗期间需要检测血钾和碳酸氢盐水平，以指导剂量调整。由于柠檬酸盐是一种碱，所以这种药物可能导致代谢性碱中毒，尤其是与噻嗪类利尿药一起服用时。在这种情况下，可能需要一种替代的钾补充剂（如氯化钾）。如果低钾血症持续存在，或需要更大剂量钾，还可考虑加用保钾利尿药。通常避免使用三氨蝶呤（氨苯蝶啶），因为会沉淀形成结石。阿米洛利的起始剂量为 5mg，或与噻嗪类药物合用。

药物治疗 4 周后应复查 24h 尿钙，以评估疗效。还应检测 24h 尿钠和柠檬酸盐水平。可能需要增加噻嗪类药物剂量，将尿钙降至 3～4mg/（kg·d）以内。如果尿钠仍过高并伴有尿钙排泄量增加时，则可能需要进一步的饮食咨询，以减少饮食钠摄入。如果尿柠檬酸盐或血清钾水平仍较低，可能需要额外补充柠檬酸钾[78, 182]。

高草酸尿：草酸主要来源于乙醛酸的内源性代谢，其次是抗坏血酸代谢。某些尿草酸盐来源于膳食，如大黄、可可、坚果、茶和某些绿叶蔬菜。吸收的草酸盐以原形的形式从尿液中排出，并提高尿液中草酸钙的过饱和度[72, 134, 183, 184]。作为钙质结石唯一的代谢异常表现，高草酸尿仅占所有钙质结石的5%，但它通常与其他导致过饱和度增加的尿液异常一起存在[37, 185, 186]。

高草酸尿的三个主要原因是：过量摄入草酸（饮食性草酸尿）、吸收不良的GI疾病（肠源性草酸尿）与肝酶缺乏相关的内源性草酸生成过多（原发性高草酸尿）。

由于乙二醇（在汽车中用作防冻剂）可被代谢为草酸盐，因此在摄入乙二醇后，经常会观察到肾结石，以及严重的代谢性酸中毒和肾衰竭[8]。

饮食性草酸尿：饮食性草酸尿导致尿草酸水平轻度升高（40~60mg/d）。许多富含草酸盐食物是水果、蔬菜和坚果，这些食物通常被认为是有益于健康的。一项回顾性分析表明，尽管DASH饮食中草酸盐含量较高，与其他饮食相比，类似DASH饮食的患者结石较少[187]。饮食中钾和钙的含量也较高，钠的含量较低，这些因素可能比草酸盐更能预防结石的形成。应向饮食性高草酸尿症患者提供一份富含草酸食物的详细清单（表32-6）。患者对食物表中食物的限制程度以尿过饱度和常识为指导，特别是许多结石患者也可能同时患有高血压和糖尿病，一并受益于富含水果和蔬菜的饮食。当患者食用富含草酸盐食物时，

表32-6　草酸盐含量高的食物
豆类（绿豆及豆干类）
啤酒（生啤酒、烈性啤酒、淡啤酒、比尔森啤酒）
甜菜
浆果（黑莓、蓝莓、覆盆子、草莓、浆果果汁）
红茶
黑胡椒
芹菜
巧克力、可可
茄子
无花果果干
绿色蔬菜（羽衣甘蓝、蒲公英、菊苣、莴苣、甘蓝、韭菜、芥菜、欧芹、酢浆草、菠菜、芥菜、西洋菜）
青椒
柠檬、酸橙和橘子皮
坚果
山核桃、花生、花生酱
秋葵
大黄
甘薯
豆腐

引自Monk RD, Bushinsky DA. Nephrolithiasis and nephrocalcinosis. In: Johnson RJ, Frehally J, Floege J, eds. *Comprehensive Clinical Nephrology*, 5th ed.Philadelphia, PA: Elsevier; 2015: 688-702.

应提示患者同时摄入含钙食物，如牛奶。牛奶中的钙会与饮食中草酸盐结合，并可阻止其吸收[37, 42]。患有严重饮食性高草酸尿症并伴活动性结石病的患者，可在高草酸盐餐的同时服用2片或3片碳酸钙片（每片500~650mg）。然而，考虑到钙剂与普通人群中女性肾结石之间的关联，应谨慎补钙。

肠源性草酸尿：肠源性草酸尿导致的尿草酸盐水平（60~100mg/d）高于饮食性高草酸尿。与结肠功能相关的胃肠道吸收不良如克罗恩病、口炎性乳糜泻、空肠旁路、慢性胰腺炎和胆道梗阻，可导致肠源性草酸尿。在这些疾病中，吸收不良的脂肪酸与肠腔内钙结合，使更多的"游离"草酸盐可供结肠吸收。此外，由于暴露于吸收不良的胆汁盐，结肠黏膜变得对草酸盐更具渗透性[188-190]。在可能的情况下，主要是对潜在疾病进行治疗，如无谷蛋白饮食可显著降低与口炎性腹泻相关的高草酸尿症。对于其他疾病（如外科短肠综合征），没有可行的特定疗法。在这种情况下，可通过对脂肪性腹泻进行一般治疗（如低脂饮食、考来烯胺和中链甘油三酯）来减少吸收不良和草酸盐吸收。与饮食性草酸尿患者一样，应限制草酸盐饮食和随餐提供碳酸钙[42, 191]。由于慢性腹泻，这些患者存在尿量少、低柠檬酸尿症、低钾和低镁血症的重大风险。酸性、浓缩尿也易导致尿酸结石的发生[192, 193]。必须强调额外的液体摄入，并处方柠檬酸钾（液体形式通常吸收更好，但患者耐受性差）和镁补充剂。镁是结石形成的抑制剂，可以每天2次口服400mg氧化镁或每天3次口服0.5~1.0g葡萄糖酸镁[194]。

原发性高草酸尿：由于肝酶缺陷，原发性高草酸尿症（primary hyperoxaluria，PHO）会导致肾结石，从而导致患者体内大量内源性草酸生成和排泄[135, 195-198]。PHO不仅会导致严重的高草酸尿症（80~300mg/d），还会导致大量器官和组织（如年轻时在心脏、骨髓、肌肉和肾实质）中草酸广泛沉积，进而发生心肌病、骨髓抑制和肾衰竭。1型PHO（80%的病例）中肝酶缺陷是AGT，由AGT基因AGXT突变引起。在一些1型PHO患者中，吡哆醇（维生素B6）可增加酶活性，从而减少草酸生成。2型PHO（10%的病例）中，由于GRHPR基因突变而缺乏D-甘油酸还原酶和乙醛酸还原酶。3型PHO是由编码线粒体4-羟基-2-氧代戊二酸醛缩酶的HOGA1基因缺陷所致[199]。

所有PHO患者都应采用降低草酸钙过饱和度的措施，如足量补液、柠檬酸钾、镁和正磷酸盐[197]。正磷酸盐是草酸钙结晶的有效抑制药，但GFR低于50ml/min的患者应避免使用。吡哆醇和正磷酸盐联合用药可显著提高Ⅰ型和Ⅱ型PHO患者20年肾存活率，为20%~74%[201, 202]。草酸杆菌是一种依赖草酸盐进行代谢的肠道细菌[144, 202]。一项小型研究表明，1型PHO患者补充这些益生菌时可使尿草酸排泄量轻微减

少[203, 204]。如果这些细菌治疗能够商业化上市，可能会为 PHO 患者提供额外疗效。肾衰竭的 PHO 患者可能受益于肾移植，因为透析在草酸盐清除方面不如肾功能正常者有效。肾移植术后应继续采取一般措施治疗 PHO，以防止草酸钙沉积引起的同种异体移植肾快速丢失。最终，对于 1 型 PHO 患者，肝移植可提供缺失的 AGT，能完全治愈疾病，尤其是在发生终末期肾衰竭之前进行肝移植。有些患者需要进行肝肾联合移植[135, 195, 205]。

高尿酸血症：高达 15% 的高尿酸血症患者有钙结石。与纯草酸钙结石患者相比，这些患者的尿尿酸水平通常升高，但尿钙和草酸水平正常[206-208]。纯草酸钙结石与纯尿酸结石患者的区别还在于其尿 pH 往往更高。

尿酸促进钙结石形成的机制尚不清楚。术语"异质成核"或"外延"用于描述在尿液中存在的尿酸晶体晶格周围优先形成草酸钙晶体[72, 209, 210]。最近，这种机制受到了质疑。Grover 等[211, 212] 报道表明，在尿液或类似溶液中加入尿酸钠会增加草酸钙的结晶，形成更致密、更聚集的沉积物，且不存在尿酸盐晶体，草酸钙过饱和度也不会增加；作者将其归因于"盐析"，即一种通过添加不同的电解质 / 盐来降低电解质（或盐）在溶液中的溶解度（或增加离子活性）的过程。因此，不仅尿液中的钙和草酸盐浓度会增加钙和草酸盐的活性系数，尿酸盐浓度也会增加。该理论将解释为什么别嘌呤醇通常是治疗顽固性草酸钙肾结石的有效药物，即使没有高尿酸血症[213, 214]。另一个潜在机制（但未被证实）是尿酸盐可能降低泌尿系结石抑制剂的浓度或活性[215-217]。

无论是何种机制，尿酸钠形式的尿酸对草酸钙晶体的形成很重要。治疗通常包括嘌呤限制和增加液体摄入。如果这些措施仍无法控制尿尿酸水平，可加用 100～300mg/d 的别嘌呤醇[206, 207]。

低柠檬酸血症：柠檬酸盐通过与钙结合形成可溶性复合物，减少了草酸钙和磷酸钙的沉淀，因此是尿液中钙结晶的最重要抑制剂[8, 72, 177]。在一些患者中，低柠檬酸血症是 24h 尿液检查中发现的主要代谢异常。低柠檬酸血症的风险因素包括高蛋白摄入、低钾血症、代谢性酸中毒、运动、感染、饥饿、使用雄激素或乙酰唑胺治疗。男性尿柠檬酸盐浓度往往低于女性，这可能是男性结石形成发生率较高的原因[218]。此外，肾结石女性的尿柠檬酸盐浓度低于无结石女性。尽管每天尿液中柠檬酸盐排泄低于 320mg/L 被定义为低柠檬酸血症，但肾结石的风险是尿柠檬酸盐浓度的连续函数[219]。

在治疗基础疾病（如调节饮食蛋白质摄入）的同时，处方柠檬酸钾或柠檬酸钾 - 镁，两者均可有效预防钙结石，即使对于非低柠檬酸血症患者也是如此[220]。钾盐优于柠檬酸钠，因为钠排泄会促进钙排泄，从而导致高尿钙。同样，由于口感差异明显，蜡基质制剂中的柠檬酸钾优于液体制剂。大剂量时（30～75mEq/d）可能需要分次给药以将尿柠檬酸盐浓度升至 320mg/d 以上。应密切监测钾和碳酸氢盐水平，尤其是 CKD 患者。如果发生代谢性碱中毒或高钾血症，有必要减少剂量[221, 222]。

肾小管性酸中毒：dRTA（1 型）是一种远端肾小管氢离子排泌受损的疾病，导致非阴离子间隙代谢性酸中毒和持续碱性尿[223, 224]。酸中毒导致骨钙和磷的释放，以及近端肾小管对柠檬酸盐的重吸收增强和肾小管对钙的重吸收减弱[8]。最终结果是肾脏滤过负荷增加、钙和磷排泄增加、严重低柠檬酸血症和尿 pH 升高，所有这些都会促进磷酸钙沉淀。肾钙质沉着症或肾实质钙化在这种情况下很常见[6]。

dRTA 患者 24h 尿柠檬酸盐水平通常低于 100mg。为治疗代谢性酸中毒和低柠檬酸血症，通常需要补充大剂量柠檬酸钾或碳酸氢钾：1～3mEq/（kg·d），分 2 次或 3 次服用[178, 195, 206]。

肾钙质沉着症：肾钙质沉着症是钙沉积在肾实质内[6]，有两种形式，包括营养不良性钙化和转移性钙化。在营养不良性钙化中，钙沉积源于继发于肿瘤、梗死或感染组织的坏死，发生于肾移植排斥反应、肾皮质坏死、慢性肾小球肾炎、乙二醇毒性、AIDS 相关感染和 Alport 综合征。一般而言，营养不良性钙化中血清钙和磷水平正常，磷酸钙沉积主要发生在肾皮质。

转移性钙化中，患者经常出现血清钙和磷水平升高或尿 pH 升高。这种钙化更常见于肾髓质。常见原因包括 RTA、原发性甲状旁腺功能亢进（或任何导致血清钙水平升高的疾病）、髓质海绵肾、肾乳头坏死、PHO 遗传性低磷血症性佝偻病、使用乙酰唑胺、两性霉素 B、口服磷酸钠肠制剂和三氨蝶呤。PHO 可导致髓样和皮质钙化。

超声检查和 CT 很容易发现髓样和皮质实质钙化，即使在 X 线检查之前也是如此。治疗包括尽可能治疗潜在疾病，还应尝试旨在降低高钙血症、草酸中毒和高磷血症的措施[38, 114, 225]。

（2）尿酸结石：尿酸结石在地中海国家比美国更常见。然而，美国尿酸结石的发病率似乎与肥胖症的流行同步上升。肥胖和代谢综合征与胰岛素抵抗相关，而胰岛素抵抗会导致尿 pH 降低。尿酸结石往往呈圆形、光滑改变，为橙黄色。由于可被射线穿透，因此在平片上不可见，但可为超声或 CT 发现或进行 IVP 检查时呈现为充盈缺损而被发现。尿酸是嘌呤代谢产物，在细胞内也大量存在。大多数有尿酸结石的患者尿 pH 降低，其他不太常见的原因为尿量减少或尿尿酸水平升高。与尿酸结石相关的因素见表 32-3。

尿 pH 低是导致尿酸性肾病的主要原因。随着尿 pH 从 5.3 升至 6.5，尿酸溶解度增加了 6 倍[207, 226]（图 32-7）。因此，在低尿 pH 环境下容易发生尿酸结石。慢性腹泻疾病期间，碳酸氢盐的损失和富含动物蛋白饮食，引起较高的酸负荷而形成酸血症，并导致酸性尿 pH。在 4 项研究中，每名尿酸结石患者的尿 pH 均低于 6.0[229-232]。尿 pH 低会导致难溶性尿酸钠盐形成，而非可溶性更高的尿酸盐阴离子，因此即使排泄的尿酸总量不高于正常值，也容易发生尿酸结石[233]。

有尿酸结石的患者通常体重较大，胰岛素抵抗和 2 型糖尿病的发病率较高。与无尿酸结石的患者相比，大多数尿 pH 明显降低。研究认为，胰岛素抵抗会导致氨的生成和排出受损，从而导致在较低的尿 pH 时，尿氢离子与除氨之外的阴离子排泄增多[29, 30, 226, 230]。

摄入高嘌呤食物或动物蛋白的患者可能出现高尿酸血症。嘌呤含量高的食物包括动物内脏、贝类、某些鱼类、肉类提取物、酵母、肉汁和浓汤（表 32-7）。高尿酸血症（如痛风）、骨髓增生性疾病、肿瘤溶解综合征和某些先天性代谢异常（如葡萄糖 -6- 磷酸酶缺乏症、Lesch-Nyhan 综合征）也可导致尿酸的尿过滤负荷增加。水杨酸盐和丙磺舒等某些药物通过促进尿酸排泄，使患者易患尿酸性结石[6, 7, 30, 143, 225]。

尿酸结石患者的治疗从非特异性措施开始，如增加液体摄入，将尿量维持在 3L/d 左右。降低动物蛋白饮食通常是有益的，因为内源性酸生成的减少会升高尿 pH[51]。理想情况下，尿 pH 应升高至 6.5～7.0，此时可溶解现有晶体和结石。但是，应注意防止尿 pH 升至 7.0 以上，以便将磷酸钙结石的风险降至最低。低果糖饮食也可能有利于降低尿酸水平和高尿酸血症[58]。

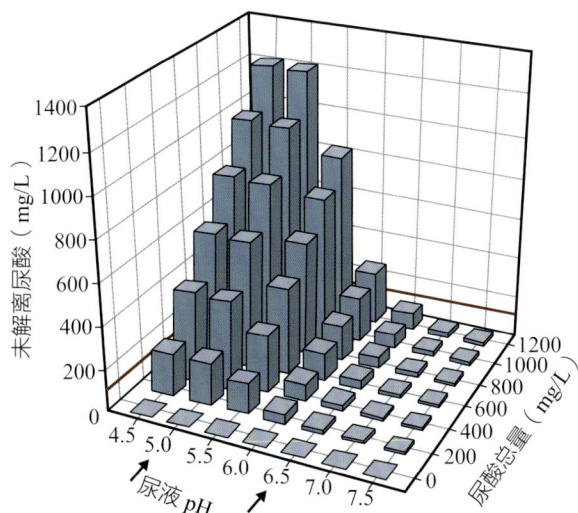

▲ 图 32-7 尿 pH 和尿酸溶解度

介绍未解离尿酸、总尿酸和尿 pH 之间的关系。未解离尿酸的溶解度极限用彩色线（约 100mg/L）表示。考虑了两个假设的尿 pH（两处箭）。在低尿 pH（如 5.0）下，即使总尿酸水平适中也会超过其溶解度。在高尿 pH（如 6.5）下，即使是严重高尿酸血症也能得到良好的耐受（引自 Maalouf NM,Cameron MA,Moe OW,Sakhaee K.Novel insights into the pathogenesis of uric acid nephrolithiasis.*Curr Opin Nephrol Hypertens*.2004;13:181-189.）

表 32-7 嘌呤含量高的食物
动物内脏：脑、心、肾、肝、甜食
肉类提取物：肉汤、清汤、高汤、肉汁
肉：牛肉、鸡肉、鹅、羊肉、猪肉
贝类：蛤蜊、贻贝、扇贝、虾、牡蛎
鱼类：凤尾鱼、鱼子、鲱鱼、鲭鱼、沙丁鱼等
某些蔬菜：芦笋、花椰菜、菜豆、扁豆、利马豆、蘑菇、豌豆、菠菜

引自 Monk RD,Bushinsky DA.Nephrolithiasis and nephrocalcinosis.In:Johnson RJ,Frehally J,Floege J,eds.*Comprehensive Clinical Nephrology*,5th ed.Philadelphia,PA:Else-vier;2015:688–702.

可能需要每天 2 次或多次口服 30mEq 剂量的柠檬酸钾，以充分升高尿 pH，从而降低尿酸过饱和状态。如果服用了高剂量柠檬酸钾，尿 pH 仍不能充分升高，或导致高钾血症，可起始碳酸酐酶抑制剂乙酰唑胺治疗。使用这种药物会导致碱性尿和全身轻度代谢性酸中毒，与 1 型 RTA 相似。尿 pH 应保持在 7.0 以下，以避免磷酸钙沉淀[206]。乙硝嗪试纸方便患者在一天不同时间监测尿 pH，并相应调整柠檬酸钾的摄入量。

高尿酸血症患者需要低嘌呤饮食以减少尿酸的产生。尽管进行饮食干预，但高尿酸血症常持续存在，尤其是在细胞代谢紊乱的患者中。在这种情况下，别嘌醇的起始剂量为每天 100mg，根据需要可增加至每天 300mg[72, 234]。虽然碳酸氢钠能有效地碱化尿液，但应避免使用，因为额外的钠排泄会促进尿酸钠的形成，从而可能导致进一步的晶体形成。

（3）鸟粪石：鸟粪石也被称为三磷酸盐结石、磷酸铵镁结石和感染性结石[8]。尽管仅占所有结石的 10%～15%，但大多数鹿角形结石（延伸超过单个肾盏的大结石）由鸟粪石组成。这些结石倾向于迅速增大至较大尺寸，尽管接受了治疗仍会复发，并导致显著的发病率（和潜在的死亡率），这也导致了"结石癌"的名称。必须在产脲酶细菌感染时才能形成这些结石，因此可能发生严重的肾脏感染、脓毒症和肾衰竭。表 32-3 列出了与鸟粪石结石相关的因素。

与其他类型的结石相反，鸟粪石在女性的发生率高于男性，主要是因为女性易发生尿路感染[235]。因尿潴留或感染而发生鸟粪石风险的其他人群包括老年人和神经源性膀胱、留置导尿管、脊髓损伤或泌尿生殖系统异常的患者。即使没有结石分析，针对患有大结石的患者，应考虑有鸟粪石、碱性尿（pH 约为 7.0）和尿素酶生成性尿细菌存在的可能性。早期发现和治疗对于预防潜在发病至关重要[145]。

产脲酶细菌：鸟粪石的形成取决于铵离子和碱性尿的存在，临床上只有通过产脲酶细菌的作用才能满足这些条件。尿液中的铵、镁和碳酸盐磷灰石

$[Ca_{10}(PO_4)_6CO_3]$ 与磷酸盐结合，在此情况下磷酸盐以三价形式存在[8]。

大量细菌，包括革兰阴性和革兰阳性细菌，以及支原体和酵母菌种，均与脲酶的产生有关。经常分离出脲酶的细菌包括变形杆菌、嗜血杆菌、棒状杆菌。大肠杆菌经常作为泌尿道病原体发挥作用，但未显示其产生脲酶，因此与鸟粪石的发生无关。尽管细菌菌落计数较低，但可能存在足以刺激结石形成的脲酶生成。因此，即使菌落计数低于 100 000 菌落形成单位，也应特别要求微生物实验室进行细菌鉴定和敏感性检测。如果未分离出细菌，仍怀疑存在脲酶产生菌，则应进行解脲支原体的特殊培养，解脲支原体是一种分枝杆菌，通常在常规培养基上生长不良[236]。

鸟粪石的治疗：要根除鸟粪石结石，需要早期、积极的药物治疗和泌尿外科管理[237]。适当的抗生素治疗是必要的，但必须与长期细菌抑制和完全手术或医疗取石相结合。ESWL 通常足以粉碎直径小于 2cm 的结石，但对于较大的结石，通常需要经皮肾镜取石术或两种手术的组合[238]。应根据所取回的任何结石碎片的培养结果继续使用抗生素。抗生素治疗约 2 周后，当尿液培养无菌时，应将抗生素剂量减半。抑制性抗生素应继续按此剂量给药，直至每月监测培养物连续 3 个月保持无菌状态。此时，只要每月一次监测尿培养并持续 1 年，就可以停用抗生素[236,239]。除抗菌治疗外，药物治疗可能涉及脲酶抑制和化学溶解。在化学溶解中，通过肾造漏管或输尿管导管用酸性溶液冲洗。尽管随着微创外科技术的出现，目前很少使用该方法，但该方法可用于溶解残余结石碎片。10% 的溶石素酸（最常用的溶液）由碳酸、柠檬酸、D- 葡萄糖酸组成，pH 为 3.9。化学溶解的使用一直存在争议，因为过去曾报道有较高的死亡率[240,241]。并发症和死亡率高发主要是由于器械引起的脓毒症、局部细菌或真菌感染，以及尿上皮刺激，而不是药物的不良反应。当用作手术辅助药物时，化学溶解可降低结石和感染的复发率[240,242,243]。由于较早文献中报道了多种技术、结石负荷和并发症，手术的安全性仍存在疑问，但通过密切监测血清镁水平、肾盂内压、感染和血流阻塞，其可能在大型鸟粪石的治疗中发挥辅助作用[236,240,244]。脲酶抑制已被证明可延缓结石生长并防止新结石形成[245,246]，但不会减少细菌数量，也不能根除现有结石。与抗微生物治疗相结合，主要用作无法接受明确手术治疗的患者的姑息治疗。最常用的药物是乙酰异羟肟酸。这些药物需要足够的肾清除率才能发挥疗效，GFR<60 的患者禁用。CKD 会增加这些药物不良反应的发生率，因不良反应过多，限制了其使用。导致停用该药物的不良反应包括神经系统症状、胃肠道不适、脱发、溶血性贫血和皮疹，随着药物的停用，不良反应均可消失。AHA 也具有致畸作用。AHA 的起始剂量为每天 2 次口服 250mg。如果耐受良好，约 1 个月后可增加至 250mg，每天 3 次口服[236]。

（4）胱氨酸结石：胱氨酸尿症是一种常染色体疾病，可能是隐性或显性遗传，外显率不完全，但不应与导致广泛细胞内胱氨酸积累的更严重和衰弱性疾病胱氨酸病相混淆[247]。该疾病是由于 2 号染色体上 SL3A1 基因突变或 19 号染色体上 SCLC7A9 基因突变所致，两者均导致肾小管重吸收减少和二元氨基酸胱氨酸、鸟氨酸、赖氨酸和精氨酸排泄过量[248]。如果不是胱氨酸的溶解度低（约 300mg/L），遗传缺陷可能不会被注意到。表 32-3 列出了与胱氨酸结石相关的因素。

胱氨酸转运即无肾小管缺陷的患者每天排泄 30~50mg，正常情况下可溶于每天尿量中。杂合子患者的排泄量约为 400mg/d，纯合子通常超过 600mg/d[138]。尽管当尿 pH 大于 6.5 时胱氨酸的溶解度显著增加，但胱氨酸产生过量仍会导致胱氨酸晶体沉淀并聚集为胱氨酸结石。

胱氨酸结石好发为 10—30 岁。结石可增大至较大直径，可表现为鹿角形结石或多发性结石。胱氨酸含硫而不透射线。对于儿童期发病、肾结石频繁复发且有明确家族病史的患者，应怀疑该疾病。尿液中存在经典的六边形胱氨酸晶体可以确定诊断。因为这些结晶在稀释尿或碱性尿中可能不明显，所以使用硝普钠试验进行定性筛查可以更好地确认胱氨酸尿症的存在（浓度大于 75mg/L）。应随后对 24h 尿样进行胱氨酸定量检测，以确定结石形成的风险并指导治疗。

胱氨酸结石的治疗：治疗的目的是将尿胱氨酸浓度降低至溶解度限值（300mg/L）以下。建议大量饮水。胱氨酸排泄量为 750mg/d 的患者，理想情况下应饮用足够水，使尿量增大至 3L/d 以上。应避免大量饮用牛奶，因为乳制品和高蛋白食物含有大量甲硫氨酸，甲硫氨酸是一种必需氨基酸，是胱氨酸的前体[249]。因为胱氨酸在较高的尿 pH 下更易溶解，所以鼓励饮用果汁，因为它们会使尿液碱化。此外，柠檬酸钾也用于维持尿液 pH 在 6.5~7.0[250]。大约 50% 的胱氨酸结石是混合性结石。胱氨酸尿症患者常伴有其他代谢缺陷，如高尿钙、低柠檬酸尿症和高尿酸尿症。因此，在这种情况下，有必要对所有结石形成成分进行完整的 24h 尿液采集，以充分治疗肾结石。限制饮食钠也是有益的[251]。如果这些措施不足以预防结石的形成，或者尿胱氨酸浓度过高，不能摄入足够水分，则可添加称为胱氨酸结合巯基药物（cystinebinding thiol drugs, CBTD）的螯合剂。升高尿 pH 会提高硫醇类药物的疗效[250]。D- 青霉胺是一种 CBTD，通过与胱氨酸结合形成更易溶解的化合物来降低胱氨酸浓度[252]。然而，这种药物与许多严重不良反应有关，限制了其使用。其他 CBTD，如硫普罗宁、α- 巯基丙基甘氨酸和布西拉明，可降低胱氨酸浓度，并且不良反应更少[138,253-255]。

第八篇　糖类和脂肪代谢紊乱

Disorders of Carbohydrate and Fat Metabolism

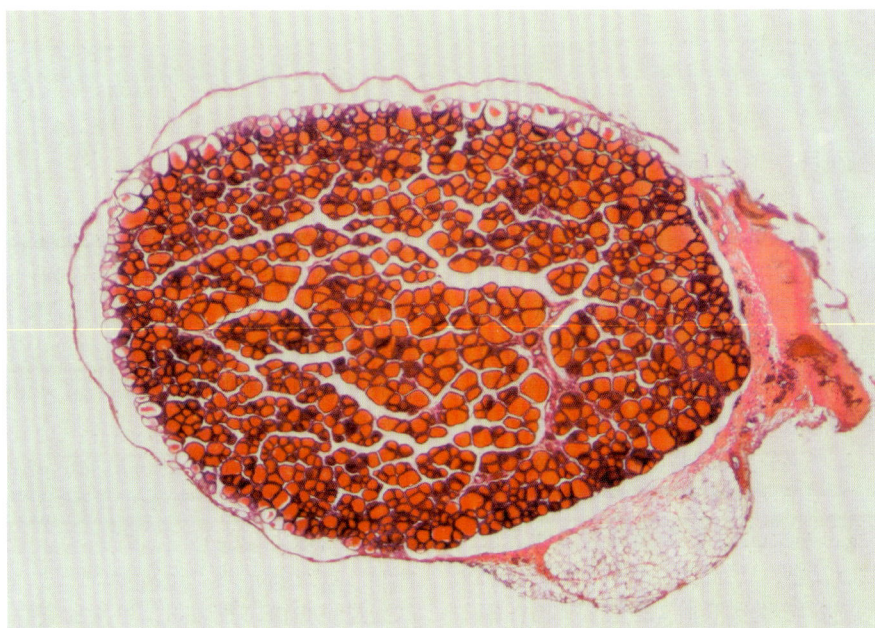

第33章 胰岛素分泌生理学
Physiology of Insulin Secretion

ELE FERRANNINI ANDREA MARI 著

杨 琨 杨 进 魏 蕊 **译** 洪天配 李 秋 校

要点

- B 细胞功能是血糖稳态的核心环节：胰岛素分泌受到多种机制的精细调节，以确保在有所变化的短期条件（如不同的营养摄入量）和长期情况（如肥胖、胰岛素抵抗、妊娠等）下确保适当的激素输送。
- 在细胞水平上，目前的模型根据细胞质胰岛素颗粒的快速胞吐能力将其分为不同群体。一个可立即释放的颗粒池是快速胰岛素分泌现象的基础，其胞吐作用是由葡萄糖代谢引起的膜去极化和钙内流所引发的。葡萄糖的放大作用有助于持续的胰岛素分泌，并可能涉及颗粒状态的变化。
- 胰岛素分泌反应是多样化的，故体内研究需要不同的试验来评估不同的反应模式。
- 胰岛素分泌的主要刺激物是葡萄糖。口服（OGTT 或混合餐）或静脉（高糖钳夹和分级葡萄糖输注）葡萄糖耐量试验期间测定血浆 C 肽浓度，结合数学模型，可概括与葡萄糖耐量正常和葡萄糖耐量受损相关的主要胰岛素分泌特征。
- 在口服葡萄糖耐量试验中，胰岛素分泌的波动与葡萄糖浓度的波动相平行，从而定义了与上述两个变量相关的剂量反应，这是最重要的 B 细胞反应模式。其他反应模式包括血糖升高时的预期分泌时相和随时间的增强作用。
- 一个重要的长期胰岛素分泌的适应性反应是胰岛素分泌随着胰岛素抵抗而增加。
- B 细胞葡萄糖敏感性降低和绝对胰岛素分泌量增加是葡萄糖耐量受损早期的特征，并可预测进展为显性糖尿病的风险。

概述

胰腺内分泌腺由约 300 万个散布于外分泌组织的胰岛组成，总重量约 1g（低于胰腺体积的 3%）[1]。人类胰岛由 B 细胞与分泌胰高血糖素、生长抑素、胰多肽及胃促生长素的 A 细胞、D 细胞、γ 细胞及 ε 细胞混合而成。B 细胞是其中最丰富的细胞类型（约占胰岛细胞的 60%），在较小的胰岛中占所有内分泌细胞的比例更高。小胰岛还具有较高的胰岛素含量，并与血管接触更密切，故在功能学上代表了不同的亚群。胰岛内细胞的空间排列对胰岛功能也很重要。尽管 B 细胞在人类胰岛中分布不规则，但当受到葡萄糖刺激时，膜电位和细胞质 Ca^{2+} 浓度（$[Ca^{2+}]c$）在单个 B 细胞和整个胰岛中均显示出复杂的振荡模式[2]。此外，缝隙连接提供了连通性，这可能会被转移到具有起搏器特性的小簇细胞中[3]。内在的电振荡和高度特化 B 细胞亚群的起源和调控仍在研究中，但胰岛和胰岛内 B 细胞亚群的异质性使不同细胞类型之间的胰岛内相互作用（例如，胰岛素对胰高血糖素分泌的旁分泌抑制，生长抑素对胰高血糖素和胰岛素分泌的抑制）变得复杂。此外，内源性胰岛再生不仅可能通过来自导管细胞的新生和 B 细胞复制，而且在 B 细胞极端缺失后还可能通过 A 细胞[4]或 D 细胞[5]的转分化[6]。因此，B 细胞科学领域中出现的一个新概念是，B 细胞功能不仅是 B 细胞数量和质量的结果，而且是胰岛作为一个器官的构架和结构完整性的结果。

B 细胞在其质膜上表达大量转运蛋白和受体，它们在各种刺激后同时或按次序与配体结合，最终整合成为特定的分泌速率[7]。与神经元在接受多个突触输入信号后形成动作电位类似，B 细胞按照时相和幅度（即时间进程和数量）调节其分泌反应，以精确地适应刺激[8]。刺激性和抑制性信号及其细胞内转导和调节是极其复杂的，这个复杂调节通路可简化为两个主要的生理过程：触发途径（肇始于细胞膜水平）和放大途径（主要发生于细胞内）[9]。因此，葡萄糖通过 GLUT2 亚型进入 B 细胞，通过糖酵解途径，随后在线粒体中进行代谢。该过程中的第一个限速步骤是葡萄糖磷酸化为葡萄糖 –6– 磷酸。该反应由葡萄糖激酶介导，葡萄糖激酶通过确定糖酵解速率起到葡萄糖传感器的作用[10]。葡萄糖代谢增加 ATP 的生成，导致 ATP 敏感性钾通道（K_{ATP}）关闭和细胞膜去极化。这导致 Ca^{2+} 通过电压依赖性 Ca^{2+} 通道进入并升高 $[Ca^{2+}_c]$ 从而启动胰岛素从易释放颗粒中的胞吐作用。甘油醛 –3– 磷酸氧化的糖酵解步骤中产生的烟酰胺腺嘌呤二核苷酸和线粒体三羧酸循环中产生的丙酮酸氧化均可使 ATP 生成增加。ATP 的增加不仅可关闭 K_{ATP}，而且也是胰岛素颗粒运动和促发胞吐的主要容许因素。

K_{ATP} 的生物学特性与 B 细胞生理功能相关。该通道包括磺酰脲受体（sulfonylurea receptor，SUR）和钾内向整流器（Kir6.1 和 Kir6.2），它们组装形成一个大的八聚体通道。在 B 细胞中，SUR1/Kir6.2 共同构成 K_{ATP} 通道以调控钾离子流量。重要的是，该通道的开放可使静息膜电位重置 到激活电压门控 Ca^{2+} 通道的阈值以下，从而终止胰岛素分泌波峰。当血糖水平低或胰岛素刺激（在后一种情况下，可建立胰岛素分泌的自分泌调控）时，就会出现该情况[11]。B 细胞 K_{ATP} 两种组分 SUR1（由 ABCC8 基因编码）和 Kir6.2 的突变已被证明可导致胰岛素分泌过多，临床上导致隐性遗传类型的家族性高胰岛素血症或婴儿的持续性高胰岛素血症性低血糖。

放大途径也需要葡萄糖代谢，但与 K_{ATP} 通道无关。在信号放大中，cAMP 起着重要作用。该第二信使由 ATP 在质膜生成，并且增强葡萄糖刺激的胰岛素分泌，特别是对胰高血糖素、GLP-1 及葡萄糖依赖性促胰岛素多肽的应答。cAMP 依赖途径似乎在胞吐机制中尤为重要。

最近，其他分子已被证明可独立于葡萄糖代谢而发挥葡萄糖传感器的作用[12]。例如，在啮齿类动物中，这类传感器就是细胞表面受体，它们是在应用葡萄糖刺激的基础上通过阻断葡萄糖利用而被发现的。它们也可通过改变共性信使 cAMP 和 $[Ca^{2+}_c]$ 而发挥作用。这些额外的葡萄糖传感器已被暂时定义为非典型甜味受体（T1R3）和钙敏感受体（CaSR）的异二聚体。

它们在人类 B 细胞和体内胰岛素分泌中的作用仍在研究中。

一、B 细胞功能的神经调节

大脑可通过进入胰岛的传出神经对胰岛素和胰高血糖素分泌提供额外的调控[13]。交感神经刺激（通过 α_2 受体介导性的去甲肾上腺素释放）抑制胰岛素分泌，并促进胰高血糖素分泌[14]，而副交感神经刺激（通过 M_3 毒蕈碱受体介导性的乙酰胆碱释放）则可促进胰岛素和胰高血糖素释放[15]。这些自主神经回路发源于下丘脑区域，差异性调控激素释放。实验性降低弓状核葡萄糖激酶表达神经元的葡萄糖感知可导致葡萄糖刺激的胰岛素分泌不足和葡萄糖不耐受，而下丘脑外侧区域的相同操作可导致葡萄糖敏感性增高和低血糖所致的胰高血糖素反应增强[16]。在人体中，脑 / 胰岛轴对全身葡萄糖稳态和反向调节的相对贡献难以进行定量。然而，有趣的是，在啮齿类动物中，肾包膜下[17] 或眼前房中[18] 的胰岛移植物出现了同步的胰岛周围和胰岛内神经再支配，这是神经可塑性的一个引人注目的例子。

二、B 细胞数量

B 细胞数量是正向因素（包括胰岛新生、B 细胞增殖、B 细胞增生）与负向因素（如 B 细胞凋亡和去分化）之间的净平衡[6]。B 细胞尽管是一种终末分化的细胞类型，但并不完全是有丝分裂后的细胞。在人类中，大多数来自导管上皮祖细胞的 B 细胞新生发生在出生前；伴随着 B 细胞 [来自胰腺祖细胞和（或）导管前体细胞] 的复制在新生儿期出现的波峰，完整足额的 B 细胞数量在出生后 5 年内建立。此后，B 细胞增殖速率非常低，B 细胞的平均寿命可长至约 25 年[19]。然而，在胰岛周边，一个特化的微环境或适合细胞新生的微环境包含一群基因转录不成熟（原始）的 B 细胞，它们构成了新生 B 细胞的终生贮存库[20]。此类细胞具有介于 A 细胞与成熟 B 细胞之间的中间表型，可转分化为这一种或另一种细胞，这取决于其通行信号，如胰岛素需求增加（如肥胖、极端 B 细胞损失或妊娠）或代谢应激（如高血糖、氧化超负荷，见于从葡萄糖耐量正常向 2 型糖尿病的转化过程）[4-6]。值得注意的是，复制的 B 细胞上调数百个增殖相关基因，但不影响涉及 B 细胞功能（葡萄糖感知和胰岛素分泌）的基因。上述结果提示，除了组织特异性基因的子集外，静止 – 增殖的转变涉及基因表达的整体扩增[21]。对复制 B 细胞的转录程序进行编码分类不仅对于解释胰岛细胞类型的生理可塑性至关重要，而且对于确定用于潜在移植治疗的 B 细胞生成的分子通路也至为关键。

三、B 细胞的胰岛素含量

尽管胰腺内分泌腺的体积小，但其功能储备巨大，据估计胰腺的胰岛素含量在 200~250U（相当于瘦体型的健康成人 10 天的供应量）。在 B 细胞胞质内，胰岛素包装在 5000~8000 个分泌颗粒中，这些颗粒在空间上以不同产生时间的群体进行分布[22]。如图 33-1 所示，每个颗粒（直径 300~350nm）含有一个电子致密核心，后者由一个钙离子和两个锌离子维持稳定的胰岛素六聚体紧密排列的晶体所组成[23]。颗粒不仅是递送仓库，而且是包含许多蛋白质、小分子和腔内离子，以及若干跨膜蛋白质、通道和膜相关蛋白质的动态结构。颗粒周转和运输是一个受到高度调控的过程，涉及细胞骨架、细胞内胰岛素降解、移动（动态、受限或几乎无）、对接、与质膜融合（由 SNARE 蛋白所介导）等相关环节[22, 23]。在功能学上，已确定的事实是：①在体外的急性葡萄糖刺激下，仅有一小部分（远小于 1%）颗粒胰岛素分泌；②颗粒半衰期小于 5 天，细胞内降解在 3 天内开始；③较新的颗粒比较老的颗粒少，但更易流动，即使它们来自细胞质深处，也可形成一个易于释放的颗粒池。分泌颗粒动力学的哪些特征（新旧、细胞内位置及分子标识）对于体内胰岛素释放动力学的哪个方面、糖尿病状态下可能被改变的哪个步骤是至关重要的，目前尚待研究确定。

四、胰岛素分泌与血浆胰岛素

循环中胰岛素浓度是其分泌和清除的共同结果，胰岛素首先进入门静脉循环并主要通过肝脏清除，因而较为复杂。由于难以进行门脉循环采样，故胰岛素分泌通常无法直接检测。因此，在评估体内胰岛素分泌时，基于 C 肽测定的方法是目前最先进的。该方法的原理是：①源于胰岛素原的裂解，C 肽与胰岛素以等摩尔数量同时分泌；②C 肽不被肝脏摄取；③在任何特定的个体中，C 肽清除率（其中一半通过肾脏清除[24]）大致恒定。通过这种方法，使用一种被称为"反褶积"的数学程序[25]计算胰岛素分泌，该程序重建了胰腺的胰岛素分泌率（以 pmol/min 为单位），因为它发生在肝脏胰岛素降解之前[26, 27]，并且可以从个体的人体测量数据进行可靠的估算[28]。因此，将血浆 C 肽测定值转换为血浆胰岛素浓度涉及两个相互串联的分解代谢过程（和计算步骤）（图 33-2）。考虑到约 15% 的肾脏摄取的 C 肽完整地排泄到尿液中（剩余部分被降解）[24]，尿液 C 肽与肌酐比值的检测结果与餐后血浆 C 肽水平具有良好的相关性[29]，故可能作为 1 型糖尿病患者评估残留 B 细胞功能的指标[30]。

由于血浆胰岛素动力学变化很快，胰岛素分泌率很快反映在血浆胰岛素浓度中，因此血浆胰岛素浓度是胰岛素分泌主要和最广泛使用的替代指标。然而，胰岛素清除率在刺激胰岛素分泌期间可能有所不同，

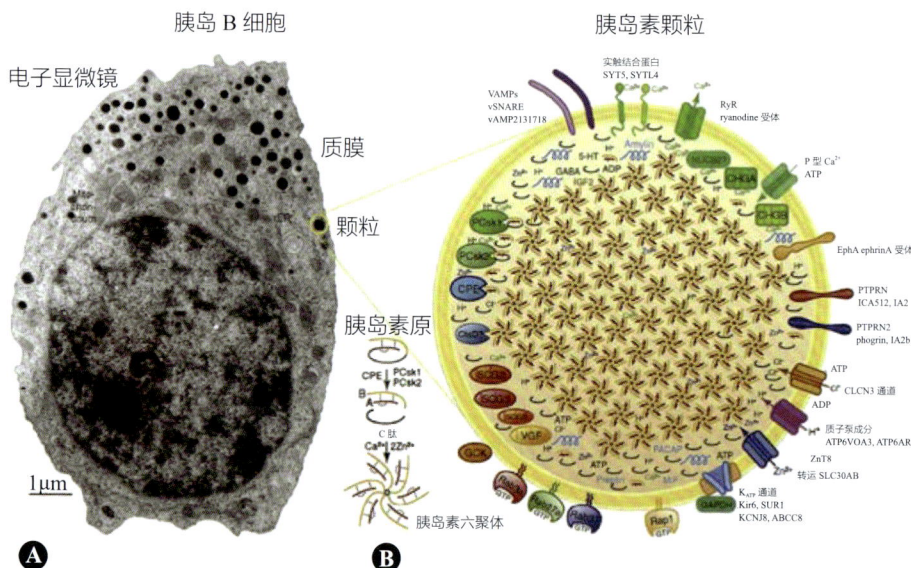

▲ 图 33-1　**A.** 人类 **B** 细胞的电子显微照片。细胞质中的电子致密球体是胰岛素颗粒，有些靠近质膜，线粒体和内质网也可见到。**B.** 将胰岛素颗粒放大，以示意图形式凸显其复杂结构：除胰岛素六聚体外，受体、离子通道、转运蛋白及其他蛋白质也位于囊泡膜和颗粒内。该图还显示了羧肽酶 E（**CPE**）和激素原转化酶（**PCsk1 和 PCsk2**）催化胰岛素原（胰岛素前体）转变为成熟的胰岛素（**A 链和 B 链**）和 **C 肽**

5-HT. 5- 羟色胺（血清素）；GABA. γ- 氨基丁酸；IAPP. 胰淀粉样多肽；IGF-2. 胰岛素样生长因子 2；INS. 胰岛素；MIF. 巨噬细胞迁移抑制因子；PACAP. 垂体腺苷酸环化酶激活多肽 [引自 Suckale J, Solimena M. The insulin secretory granule as a signaling hub. *Trends Endocrinol Metab*. 2010; 21(10): 599-609.]

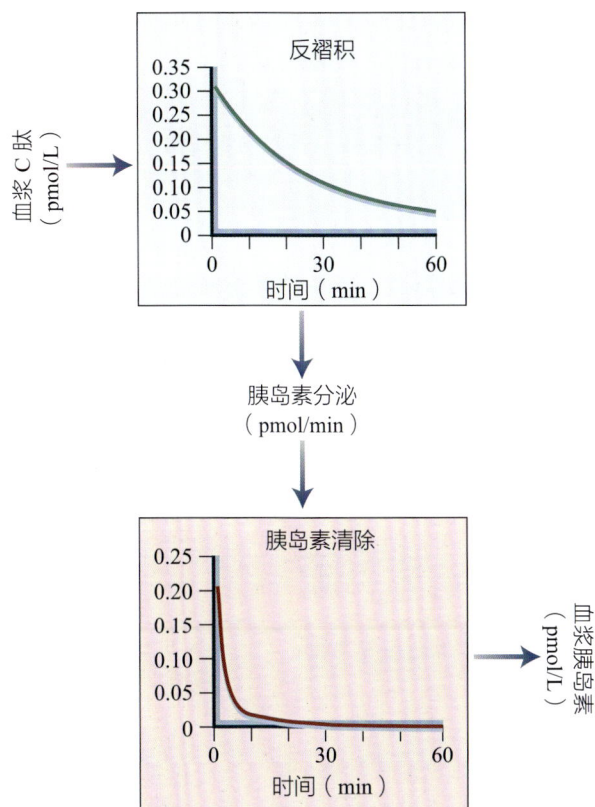

▲ 图 33-2　胰腺的胰岛素分泌率通过血浆 C 肽浓度对 C 肽消失速率的反褶积（绿色曲线）进行重建，分泌的胰岛素随后快速清除（红色曲线），最终得出血浆胰岛素浓度

并且根据代谢状态不同可能出现降低或升高。因此，胰岛素浓度可能会扭曲胰岛素分泌的实际时间。根据进入血循环的部位，胰岛素清除通过两条主要途径：①外周（或外源性）胰岛素清除率（pMCR$_I$），是稳态时外源性胰岛素输注率与动脉血浆胰岛素浓度的比值，可在正糖高胰岛素钳夹过程中通过实验进行测定；②肝前（或内源性）胰岛素清除（eMCR$_I$）。eMCR$_I$ 的直接实验测定因难以进入门静脉（胰腺胰岛素分泌的场所）而受阻。然而，内源性胰岛素清除率可以计算为稳态时内源性胰岛素分泌（由 C 肽反褶积法计算）与动脉血浆胰岛素浓度之间的比值。

如果 eMCR$_I$ 和 pMCR$_I$ 均从各自的实验中得知，则其差异分数，如（eMCR$_I$-pMCR$_I$）/eMCR$_I$，是肝脏胰岛素提取分数的估计值。门静脉胰岛素在首次通过时被肝脏清除的比例约为 65%，范围在 50%～70% 之间[31, 32]。一旦进入体循环，胰岛素会再循环至肝脏，并被肝脏进一步清除，而被骨骼肌和肾脏进一步清除所占的比例则均较小。因此，肝脏对胰岛素清除的总体贡献（首次通过加再循环）占主导地位（约 80%）。外源性胰岛素清除的生理特征（来自胰岛素钳夹研究的 pMCR$_I$）包括：个体差异较大，药物的饱和动力学现象[31]，遗传因素的显著影响[33, 34]，腹型肥胖和肝脏

脂肪沉积也有较小的负面影响[35, 36]。

通过使用 C 肽方法计算 eMCR$_I$ 和肝血浆流量估计值，可重建肝前（70% 门静脉，30% 肝动脉）血浆胰岛素浓度。如图 33-3 所示，在葡萄糖耐量正常的个体中，空腹肝前胰岛素浓度与外周胰岛素水平呈近似线性关系，平均比值为 4∶1。在进食状态下（如口服葡萄糖负荷后），由于肝脏提取饱和，eMCR$_I$ 低于空腹状态下。肌肉的作用减少[37]，而肾脏的作用增加[31]，尽管它们对总胰岛素清除的作用加起来仍不超过 20%。因此，随着胰腺的胰岛素释放增加，肝前胰岛素与外周胰岛素的比值逐渐降低（图 33-3）。

多种作用机制可调节胰岛素降解。ZnT8 可将锌富集到胰岛素囊泡，在 ZnT8 缺乏小鼠中，肝细胞中

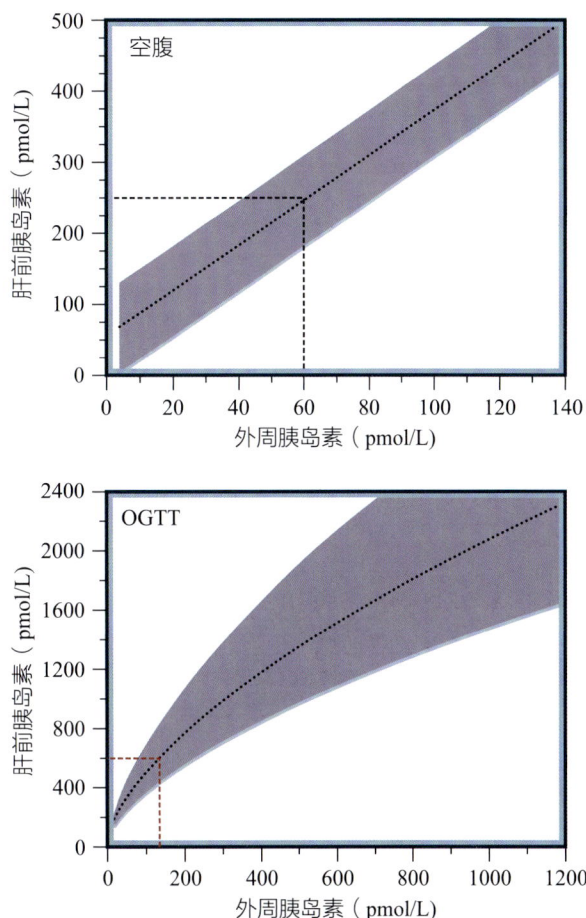

▲ 图 33-3　1123 名正常血糖受试者 [平均空腹血糖为 90mg/dl（5.0mmol/L）] 在过夜禁食（空腹）后和 75g 口服葡萄糖耐量试验期间计算的肝前胰岛素与测定的外周血浆胰岛素浓度之间的关系

注意：空腹状态下肝前胰岛素与外周胰岛素水平之间的线性关系及 OGTT 期间两者的曲线关系，提示胰岛素降解的饱和。空腹范围绘制在 OGTT 范围上（红色虚线）。OGTT. 口服葡萄糖耐量试验 [引自 Ferrannini E, Balkau B, Coppack SW, et al. Insulin resistance, insulin response, and obesity as indicators of metabolic risk. *J Clin Endocrinol Metab* .2007; 92(8): 2885-2892.]

的网格蛋白依赖性胰岛素内吞作用降低；在口服葡萄糖耐量试验过程中，编码该转运蛋白基因存在单核苷酸多态性的个体也可显示胰岛素清除增加[38]。神经递质[39]和细胞氧化还原状态[40]也可能影响胰岛素降解，而肠道激素则不影响该过程[41]。许多药物可能干扰胰岛素降解，尤其是在引起一定程度肝毒性的剂量下。在降糖药物中，磺脲类药物已知可减少胰岛素清除[42]。该效应究竟是直接作用于降解机制，还是继发于胰岛素分泌过多所致的降解饱和作用，目前尚不清楚。

胰岛素清除在维持血糖稳态中的作用是复杂的。胰岛素降解减少通常被解释为代偿性的，在胰岛素抵抗程度较重和需要高水平胰岛素的个体中，胰岛素降解数值较低。另外，胰岛素降解酶敲除的实验动物可出现胰岛素抵抗和糖尿病[43]。同样，与器官静脉引流入门静脉的胰腺移植患者相比，引流入体循环的胰腺移植患者会出现空腹高胰岛素血症和轻度胰岛素抵抗[44]。然而，胰岛素清除率可独立于其他因素而影响葡萄糖耐量。例如，全身性一氧化氮抑制所致的胰岛素清除率急剧增加 30%，可使葡萄糖耐量正常个体的葡萄糖耐量恶化[45]。因此，很难从胰岛素清除与胰岛素作用的双向关联中清楚地剖析出降解饱和。然而，大量证据表明，即使在考虑到降解能力饱和后，胰岛素清除与胰岛素敏感性呈正相关，无论这两种功能的变化时间顺序如何。

五、体内胰岛素分泌的特征

胰岛素作用于多种靶代谢途径（如脂类和氨基酸），它们也可影响胰岛素分泌，但最密切的生理反馈是血浆葡萄糖浓度。在体内，B 细胞必须以一定的数量和时间进程为身体组织供应胰岛素，以使血糖每 1 分钟均维持在较窄的浓度范围内。为此，胰岛素分泌必须应对急性刺激因素，如膳食的数量、组成、出现频率，并适应长期环境，如靶组织胰岛素敏感性的变化。相比之下，胰岛素作用（即便在细胞水平上同样也是复杂的）对于任何特定个体而言在功能学上是相对稳定的。事实上，当通过直接技术（正糖高胰岛素钳夹）在体内进行检测时，胰岛素敏感性在 24h 自由生活期间变化为 30%～80%[46]。在大多数情况下，生理学或药理学干预顶多使胰岛素敏感性增加 1 倍。相反，同一个人的胰岛素分泌在几分钟左右（如一次大的混合餐）或者历经多年后（如体重增加）可能会变化很多倍[47]。例如，一个瘦体型、胰岛素敏感的成人可能只需要 0.5U 胰岛素就可以在 2h 内处理口服 75g 葡萄糖的糖负荷，而一个肥胖、胰岛素抵抗的葡萄糖耐量受损个体可能需要 45U 胰岛素才能完成相同的任务，两者跨度约为 100 倍[48]。

鉴于 B 细胞应答的高度多样化特性，绝对胰岛素分泌量仅在标准化刺激（主要是葡萄糖）的情况下才是 B 细胞功能的有意义指标。因此，通常的方案采用控制性刺激，如高糖钳夹。若刺激试验不是标准化方案，可通过计算胰岛素（或胰岛素分泌）与葡萄糖之间的比值（绝对值、增量值或刺激反应曲线下面积）对胰岛素分泌反应进行经验性标化。例如，历史悠久的胰岛素生成指数使用 OGTT 后 30min 胰岛素水平自基线增量与血糖浓度自基线增量的比值。

更精细的方案有赖于数学模型，这些模型已被广泛用于临床检测中评估 B 细胞功能（在临床检测中血糖水平不是控制性），并且还用于深入了解调控胰岛素分泌的机制[49]。一般而言，这些模型根据分泌机制的正式描述将胰岛素分泌率与同步的血糖浓度联系起来。此类模型的必要条件是对系统的简化描述（以允许其参数具有强大的数学可识别性），并且与细胞生理学所呈现的 B 细胞功能已知特征具有现实的一致性。

六、B 细胞反应模式

评估 B 细胞功能的体内试验有多种。胰岛素分泌的每一项体内试验可揭示 B 细胞功能的某些方面，但没有任何单项试验能够概括胰岛素分泌反应的多样化特性。B 细胞反应的主要模式包括：①第一时相或急性胰岛素分泌；②葡萄糖敏感性；③胰岛素分泌增强作用。胰岛素分泌反应的这三个主要特征已经在 40 多年前于离体灌流的大鼠胰岛中得到了确认[50]，并且可以通过现代数学模型从多种类型的刺激试验中加以解析[49, 51, 52]。第一时相胰岛素释放是由血糖水平快速升高引发的急剧且短暂的胰岛素分泌高峰。其幅度取决于葡萄糖刺激的大小，也可被表示为葡萄糖变化率的函数（又称为速率敏感性、预期反应或衍生成分）。在自由生活条件下观察到第一时相胰岛素分泌罕见，但在 OGTT 期间偶尔可检测到双时相反应。尽管进行了大量研究，但对葡萄糖梯度所致的双时相分泌反应的生理学解释仍然有点不太确定。单细胞电生理学研究显示，急性高糖暴露可增强电活动，同步出现胞质钙浓度的峰值，后者在葡萄糖依赖性和时间进程两个方面与胰岛素释放相平行[53]。形态计量学研究显示，在不同的成熟阶段中，以及在反式高尔基体与质膜之间的可变空间阵列中，B 细胞含有不同群体的分泌颗粒，构成了一系列相互动态交换的分泌池[54]。在 2h OGTT 期间，第一时相胰岛素分泌约占 1/10（约 3nmol/m²）；尽管如此，一旦血糖开始升高，将立即刺激胰岛素释放，这对抑制内源性葡萄糖产生和促进组织葡萄糖摄取至关重要，从而抑制随后的血糖波动[55]。

B 细胞葡萄糖敏感性反映了因血糖浓度增加而出现的胰岛素分泌率增加。这种关键的反应模式决定了进餐期间所分泌的胰岛素数量，因此是葡萄糖耐量的主要调控因素。事实上，葡萄糖敏感性降低是所有形式的葡萄糖不耐受的标志。

胰岛素分泌增强作用是 B 细胞功能的内在特征。当葡萄糖水平与胰岛素分泌之间的剂量反应关系增强时，可出现增强作用，即先前葡萄糖暴露导致后续暴露时产生更强大的胰岛素分泌。增强作用可能由葡萄糖 "记忆"、肠促胰岛素或其他因子（如胰高血糖素、胆碱能刺激物）、其他营养素（如果糖）或药物（包括磺脲类药物）所致[56]。

由此可见，血糖稳态的维持不仅取决于胰岛素释放的绝对数量，还取决于分泌反应的时间动力学。

其他临床检测揭示了 B 细胞功能的更多细节。例如，在血糖升高的基础上推注精氨酸探讨区别于葡萄糖作用的氨基酸刺激胰岛素效应，并已被用于估计最大胰岛素分泌能力[57]。此外，许多研究还评估了不同氨基酸[58]、内源性[59]或外源性[60]游离脂肪酸、肠促胰岛素[61]及神经刺激对胰岛素分泌的影响[62]。这些影响取决于刺激物性质、剂量、递送途径、持续时间（急性或慢性）、是否联合其他刺激物、是否同时影响胰岛素敏感性。然而，最终 B 细胞整合了所有输入信号，并以葡萄糖敏感性、增强作用、速率敏感性等可量化的方式做出响应。表 33-1 说明了在一大组瘦体型（体重指数≤25kg/m²）、葡萄糖耐量正常的健康志愿者中测定的 B 细胞功能基本参数的正常值。

七、空腹状态下的胰岛素分泌

在血糖正常的健康成人中，过夜禁食后（10～14h）的胰岛素分泌率变化范围很大，与肥胖程度（和胰岛

素抵抗）大致成正比，女性和男性类似（图 33-4）。除肥胖外，空腹胰岛素分泌数值在生理学上也取决于空腹血糖水平。因此，在高血糖患者（如葡萄糖耐量受损或显性 T2D 的个体）中，空腹胰岛素水平通常高于肥胖程度相同的正常血糖受试者。

若频繁从门静脉血中取样，胰岛素浓度可见振荡，每 5～14 分钟的间隔出现可检测到的脉冲[63, 64]。脉冲式胰岛素分泌是胰岛的固有特性，可能反映糖酵解的缓慢振荡与涉及 Ca²⁺ 流量的较快振荡之间的耦合[65]。在 24h 内，较慢的节律循环每 80～180 分钟发生一次，这是由阈值下小幅度血糖浓度变化所导致的[66]。在高血糖状态下，脉冲式胰岛素分泌可被中断[66, 67]，但其对靶器官（肝脏和外周组织）胰岛素作用的影响尚不确定。

空腹血浆样本中的胰岛素原与胰岛素浓度比值（或经过胰岛素校正的绝对胰岛素原浓度）已被建议作为 B 细胞功能的标志物[68]。在流行病学研究中，较高的胰岛素原与胰岛素比值或胰岛素原与 C 肽比值与新发糖尿病相关[69]。

八、静脉葡萄糖刺激的胰岛素分泌反应

各种形式的静脉葡萄糖输注已被用于评估独立于胃肠道影响之外的 B 细胞反应。

（一）高糖钳夹与双时相胰岛素分泌

高糖钳夹方案已在体内、胰腺灌注及胰岛培养中使用。该试验的基本原理是使 B 细胞暴露于高血糖方波，通过可变的控制性葡萄糖输注，使血糖浓度突然

表 33-1 葡萄糖耐量正常的瘦体型受试者的胰岛素分泌参数			
	均 值	中位数	25%～75%
空腹血浆葡萄糖（mmol/L）	4.81	4.90	4.60～5.10
2h 血浆葡萄糖（mmol/L）	5.18	5.10	4.33～6.00
空腹血浆胰岛素（pmol/L）	26	23	17～32
2h 血浆胰岛素（pmol/L）	139	119	75～177
空腹胰岛素分泌率 [pmol/（min·m²）]	61	58	46～72
5mmol/L 葡萄糖时的胰岛素分泌 [pmol/（min·m²）]	86	68	48～93
总胰岛素分泌（2h）（nmol/m²）	37	36	29～44
B 细胞葡萄糖敏感性 [pmol/（min·m²·mmol）]	150	125	91～181
速率敏感性 [nmol/（m²·mmol）]	1.06	0.69	0.01～1.43
增强作用（比值）	2.34	1.83	1.26～2.73
胰岛素敏感性 μmol/（min·kg_FFM·nmol）	165	155	117～199

引自 620 participants in the RISC study.[11]

空腹状态下的胰岛素分泌

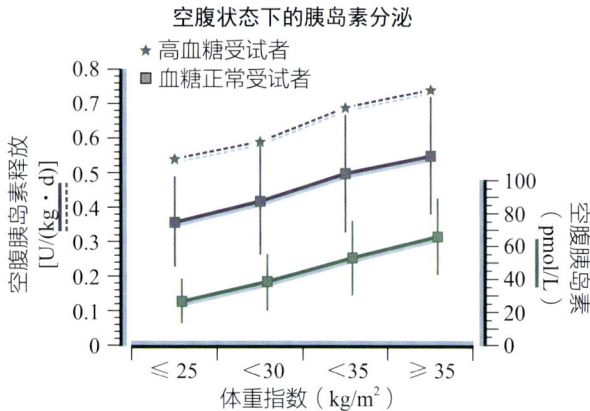

▲ 图 33-4 按传统肥胖分类（瘦体型、超重、中度肥胖及重度肥胖）的 1123 例正常血糖受试者 | 平均空腹血糖为 90mg/L（5.0mmol/L）| 中空腹血浆胰岛素浓度和相应的空腹胰岛素分泌率（推断为 24h）。图中数据为平均值 ± 标准差。星号表示 289 例葡萄糖耐量受损或显性糖尿病受试者的空腹胰岛素分泌平均值（相应的胰岛素浓度未显示）

引 自 Ferrannini E, Balkau B, Coppack SW, et al. Insulin resistance, insulin response, and obesity as indicators of metabolic risk. *J Clin Endocrinol Metab*. 2007; 92(8):2885-2892 and Ferrannini E, Gastaldelli A, Miyazaki Y, et al. Beta-cell function in subjects spanning from normal glucose tolerance to overt diabetes: a new analysis. *J Clin Endocrinol Metab*. 2005; 90(1): 493-500.

升高并保持恒定在预设的基础以上水平。应对这种刺激的胰岛素分泌反应通常是双时相的，最初的急剧的胰岛素分泌高峰持续 5～8min（第一时相分泌），随后是一过性降低，继而缓慢渐进性增高（第二时相分泌），只要维持高血糖，这种情况就会持续存在（图 33-5）。

第一时相分泌的胰岛素数量（又称为急性胰岛素反应）取决于葡萄糖升高的幅度；在通常的 +126mg/ml（+7mmol/L）高糖钳夹中，AIR 约为每平方米体表面积 4nmol（70kg 成人约为 1U），相当于第二时相每小时分泌量的 10%～15%。尽管分泌量较小，但第一时相分泌的胰岛素数量至少与下列两个原因相关：①虽然分泌高峰在葡萄糖浓度快速升高时明显，但潜在的机制在葡萄糖浓度逐渐升高时也会起作用，与仅仅基于剂量反应预测的结果相比，这些机制可能导致预期的反应，这种预期反应对于血糖稳态具有相关的生理意义；②第一时相胰岛素分泌减弱是早期 B 细胞功能障碍的一个非常敏感的标志物[70]。第一时相胰岛素分泌受损在糖尿病高风险的个体中就已经存在[71]，并且是糖尿病发病的预测因素[72]。由于这些相关特征，第一时相胰岛素分泌的评估已被广泛使用。

较高的血糖平台水平引起较大的胰岛素分泌反应。然而，如果按顺序应用多个升高血糖步骤，则第一时相反应逐渐减弱，而第二时相分泌则与血糖平台的高度成比例增加[73]。这种矛盾的表现可能反映了先前的血糖对后续第一时相反应具有抑制性影响或易释放胰岛素颗粒池的耗竭[51, 74]。

（二）静脉葡萄糖耐量试验

另一项评估双时相胰岛素反应的临床检测是静脉葡萄糖耐量试验。静脉注射按体型大小标化的一个葡萄糖剂量，并检测葡萄糖、胰岛素、C 肽（若可能的话）浓度。与高糖钳夹截然不同，葡萄糖浓度在初始峰值后迅速下降，第二时相分泌不是持续性的，而是短暂性的，呈多时相模式[25]。因此，高糖钳夹与 IVGTT 之间的第一时相分泌评估结果非常相似，而 IVGTT 的第二时相分泌仅见于可变的葡萄糖输注，故不太具有代表性。与高糖钳夹一样，IVGTT 也已经证实第一时相分泌作为 B 细胞功能标志物的重要性。

（三）分级葡萄糖输注试验与 B 细胞剂量反应

在分级葡萄糖输注试验中，葡萄糖以递增的速率输注，以刺激胰岛素分泌的逐渐增加。胰岛素分泌率与血浆葡萄糖浓度的关系图代表了 B 细胞剂量反应，其斜率可量化 B 细胞对葡萄糖的敏感性（图 33-6）。在健康人中，葡萄糖高达 180mg/dl（10mmol/L）时，基础胰岛素分泌增加 5～6 倍；B 细胞葡萄糖敏感性约 为 13mU/（min·mmol）[80pmol/（min·mmol）]。在该葡萄糖浓度范围内，两者呈现线性关系，并且至少可持续至 360mg/dl（20mmol/L）[75]。

九、缓慢的 B 细胞反应模式与适应机制

在持续、恒定的葡萄糖刺激下，胰岛素分泌持续轻度升高。这种时间依赖性的胰岛素分泌增强作用可以在高糖钳夹试验中检测到（图 33-5）。同样，长时间（2～4 天）暴露于轻度高血糖，可显著增强胰岛素

高糖钳夹

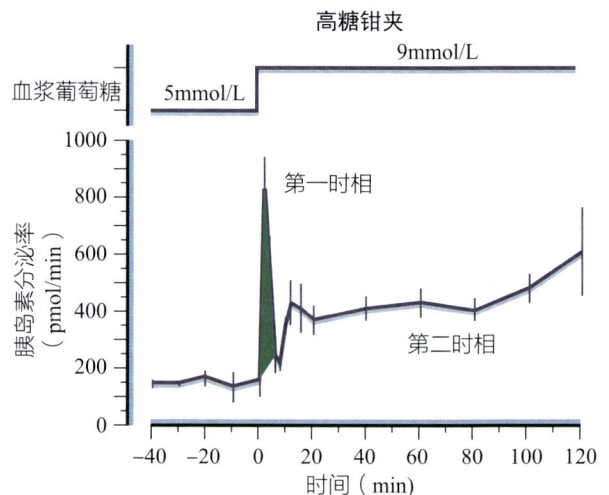

▲ 图 33-5 血浆葡萄糖浓度从 90mg/dl（5mmol/L）逐步升高至 162mg/dl（9mmol/L）时的双时相胰岛素分泌反应。图中数据为均值 ± 标准误

引自 Personal data

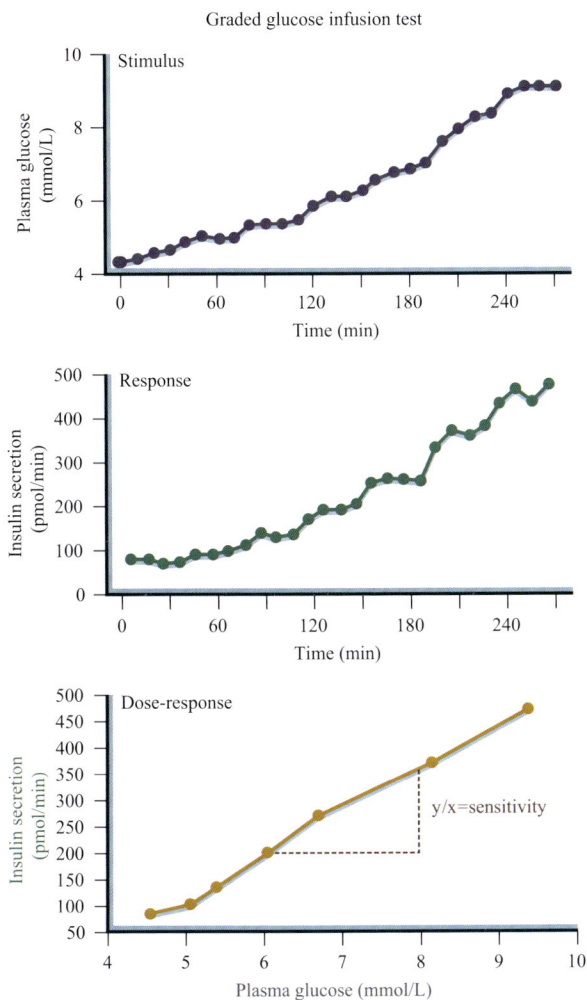

▲ 图 33-6 The slope (y/x) of the dose-response curve measures beta-cell glucose sensitivity to plasma glucose. Typical data in a normoglycemic subject. (Modified from Byrne MM, Sturis J, Polonsky KS. Insulin secretion and clearance during low-dose graded glucose infusion. *Am J Physiol*. 1995;268[1 Pt 1]:E21-E27.)

分泌, 如高糖钳夹[76] 和分级葡萄糖输注试验[75] 所示, 其剂量反应曲线变陡。因此, 当静脉输注葡萄糖诱导轻度高血糖的慢性状态时, 健康的 B 细胞本质上能够增强其反应。

十、口服刺激的胰岛素分泌反应

当口服摄入葡萄糖时, 静脉输注葡萄糖时观察到的胰岛素反应的双时相模式在葡萄糖吸收期间基本上是分散的, 血糖水平通常在 0.5～1.0h 达到峰值, 并在摄入后 2h 回到基线。胰岛素分泌率的上升和下降与血糖水平相当同步。当摄入含有等量葡萄糖 (与常规 OGTT 同为 75g) 的混合餐时, 血糖波动变得平稳, 但由于蛋白质和脂肪直接或间接的胰岛素刺激作用, 胰岛素分泌增强 (图 33-7)。当 14h 内连续摄食 4 次含有高糖类含量的混合餐后, 胰岛素敏感的非糖尿病

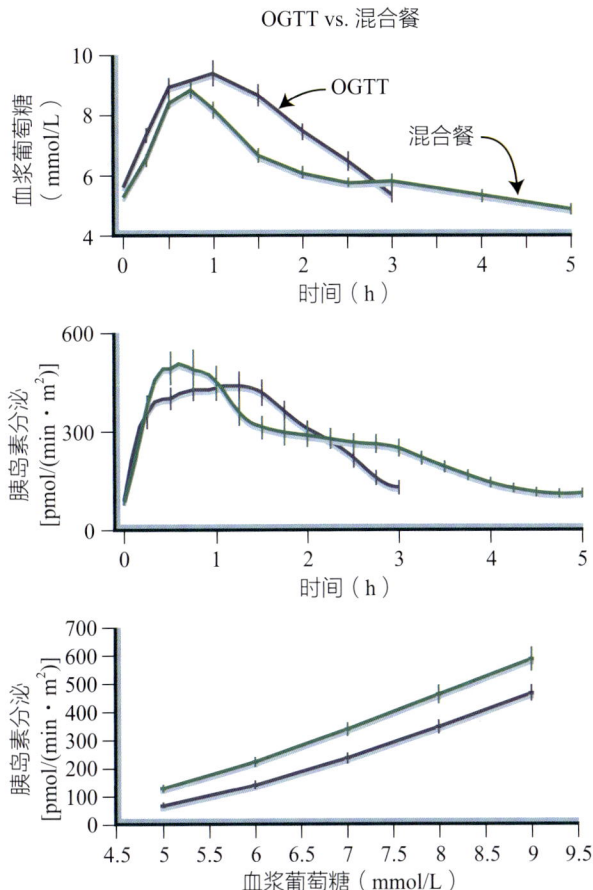

▲ 图 33-7 22 名血糖正常受试者在标准 (75g) OGTT 和混合餐试验 (75g 葡萄糖 +40g 帕尔马干酪和一个 50g 鸡蛋, 总计 500kcal) 后的血糖浓度和胰岛素分泌率

最下面的图片显示胰岛素分泌对葡萄糖的剂量反应: 注意混合餐相对于单独口服葡萄糖呈上升趋势。图中数据为均值 ± 标准误。OGTT. 口服葡萄糖耐量试验 (引自 Personal data)

个体中胰岛素分泌量最大为 70～85U, 而胰岛素抵抗个体中胰岛素分泌量最大则为 140～170U, 凸显了胰腺内分泌腺具有强大的分泌功能储备[77]。在连续营养负荷下, 与第一餐相比, 第二餐期间的血浆葡萄糖反应和胰岛素分泌反应减弱 (Staub-Traugot 效应), 在糖尿病患者中也可观察到这种现象, 这是由于第一次负荷诱导的高血糖和高胰岛素血症持续抑制内源性葡萄糖产生, 以及胰岛素释放的增强[78]。

值得注意的是, 循环中胰岛素水平在饥饿期间降低, 但再摄食时迅速反弹[79]。这种转变对旧石器时代狩猎 – 采摘生活方式而言是生存的关键, 需要胰岛功能进行重大、快速的适应。在长时间 (72h) 禁食的大鼠中, B 细胞呈现显著的脱颗粒和体内胰岛素分泌减弱。相反, 自噬体和溶酶体细胞器上调, 高尔基体扩大, 胰岛素 (原) 生物合成能力增强。再摄食后 4～6h内, 胰岛素原生物合成、细胞超微结构、体内胰岛素分泌、葡萄糖耐量均得到恢复, 提示胰岛素分泌能力

的快速补充[80]。同样，在肥胖的非糖尿病个体中，禁食 14 天后血浆胰岛素浓度下降约 40%（而血浆胰高血糖素水平升高），伴有胰岛素敏感性降低 50%；再摄食 10 天后，所有这些变化均恢复至基线水平[81]。因此，B 细胞在长期禁食期间可防止低血糖，但保留了再摄食时有效增加胰岛素产生的潜能。在如今的生活方式中，禁食 – 摄食周期要短得多，但过渡阶段期间 B 细胞功能和胰岛素敏感性的协同调节是相同的。这是建议在糖类负荷充足的情况下进行口服葡萄糖（或混合餐）耐量试验以防止假阴葡萄糖不耐受的理论基础。

人们早就知道，当口服而非静脉输注葡萄糖，在相同的葡萄糖水平下胰岛素分泌更多[82]。GIP 和 GLP-1 是由肠上皮细胞在摄入营养素时所释放的，它们可以促进较多的胰岛素释放，因此被统称为肠促胰岛素。揭示和量化肠促胰岛素效应的经典试验是基于同一受试者中先后进行标准 OGTT 和另一个试验，其中 OGTT 观察到的葡萄糖浓度随时间变化过程通过控制性静脉葡萄糖输注（又称为等血糖性葡萄糖输注）进行再现[83]。如图 33-8 所示，口服途径的葡萄糖摄入显著增强胰岛素分泌，从而导致通过建模分析估算的 B 细胞剂量反应斜率增加[56]。生理刺激期间 GIP 和 GLP-1 在这种增强中的相对作用、两种肠促胰岛素的相互关系、它们与胰岛分泌的其他激素（胰高血糖素、生长抑素、胃促生长素）和胰外组织分泌的其他激素（瘦素、肥胖抑素）之间的关系，形成了一个网络，其节点和链接在人体实验中难以剖析清楚。已得到充分证实的体内肠促胰岛素效应特征包括：① GLP-1 和 GIP 释放与胰岛素浓度和葡萄糖浓度同步；②当胃排空加速时（如胃旁路手术后[47]），葡萄糖和胰岛素峰值均提前，如果仍与胰岛素同步，则 GLP-1 水平会更高；③葡萄糖诱导的和肠促胰岛素诱导的胰岛素分泌增强作用（通过等血糖实验建模解决）具有不同的时间进程，并且与葡萄糖耐量相关；④增强作用的强度取决于刺激物和 B 细胞功能质量。

十一、胰岛素分泌与胰岛素敏感性

B 细胞功能的另一个重要方面是其与胰岛素敏感性之间的关系。在胰岛素抵抗状态下，相同血糖水平时需要分泌更多的胰岛素，以维持正常的葡萄糖耐量。这种现象的证据可追溯到胰岛素测定问世之初[84]。已使用 IVGTT 进行了更加系统的研究，因为 IVGTT 可以同时评估 AIR 和胰岛素敏感性。AIR 与胰岛素敏感性之间的相互关系可能反映了 B 细胞对胰岛素作用受损的适应性，随着胰岛素敏感性下降，胰岛素分泌急剧增加（图 33-9）。通过对这些 IVGTT 数据进行等轴双曲线拟合，提出了一个更合适的 B 细胞功能指数：胰岛素分泌指数和敏感性指数的乘积，即处置指数[85]。通常认为该范例可用于其他胰岛素分

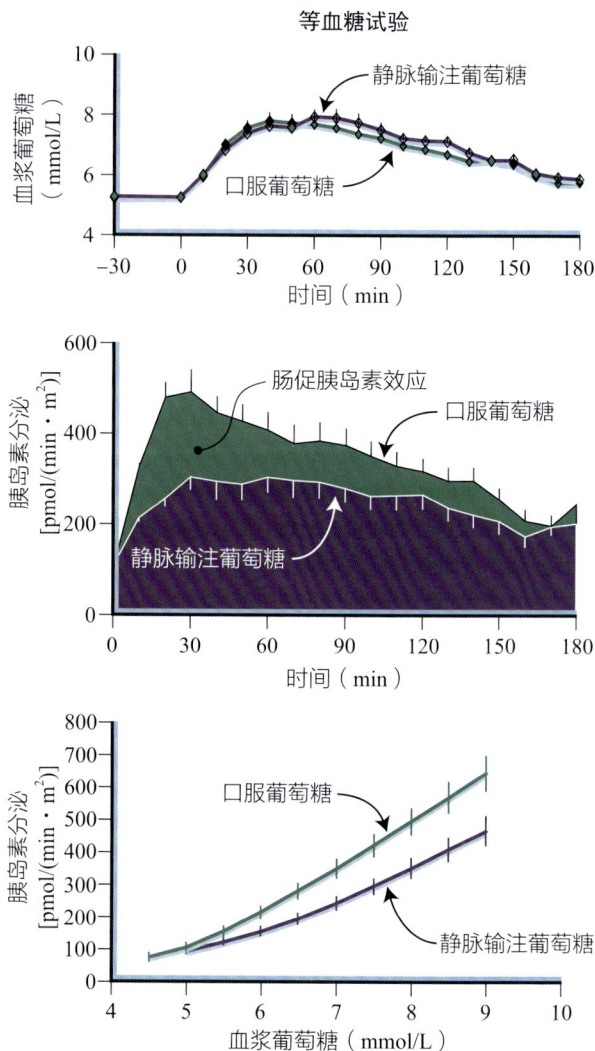

等血糖试验

▲ 图 33-8 将口服葡萄糖与控制性静脉葡萄糖输注的血糖反应进行匹配以揭示肠促胰岛素效应，即口服途径摄入葡萄糖所致的胰岛素分泌反应增强。相应的剂量反应曲线凸显了 B 细胞对口服葡萄糖的敏感性较静脉输注葡萄糖明显增强
引自 Personal data.

泌指数，如 OGTT 获得的指数[86]。然而，仅有部分情况才是这样的，因为胰岛素敏感性与餐后胰岛素分泌（或空腹胰岛素分泌）存在类似的关系，但其与 B 细胞葡萄糖敏感性则不存在这种关系[87]。此外，在 IGT 个体中，曲线发生位移（图 33-9）。上述结果提示，代偿能力下降，直到胰岛素敏感性降至 50μmol/（min·kg$_{FFM}$·nmol）以下，此时 AIR 上升回到正常水平，很可能是由这些个体中的轻度高血糖所致[88, 89]。这些相互关系的生理学解释是胰岛素抵抗提高了 B 细胞功能的调定点，由此胰岛素分泌（空腹、AIR 及葡萄糖负荷后）的绝对测定值被长期上调。然而，控制餐后葡萄糖波动的胰岛素分泌机制受这种形式的适应的影响较小。这种现象的解剖学对应变化是肥胖个体中的

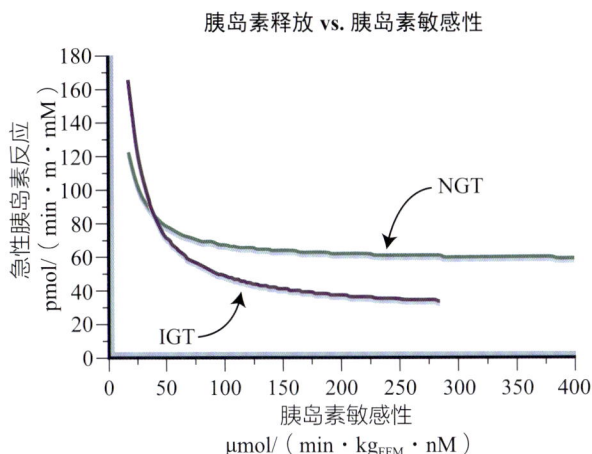

胰岛素释放 vs. 胰岛素敏感性

▲ 图 33-9　NGT 受试者（1123 例）和 IGT 个体（156 例）中静脉葡萄糖诱导的急性胰岛素反应（静脉葡萄糖耐量试验期间）与胰岛素敏感性（通过正糖高胰岛素钳夹另行测定）之间的非线性关系

IGT. 葡萄糖耐量受损；NGT. 葡萄糖耐量正常 [改编自 Mari A, Tura A, Natali A, et al.Impaired beta cell glucose sensitivity rather than inadequate compensation for insulin resistance is the dominant defect in glucose intolerance.*Diabetologia*.2010;53(4):749-756.]

B 细胞数量增加[90]，其中许多个体的 B 细胞葡萄糖敏感性和葡萄糖耐量是正常的。

十二、基因对胰岛素分泌的影响

即使在非常特定的临床表型中，B 细胞分泌量的个体间变异性也很大（表 33-1），这表明多重因素发挥了作用。在全基因组扫描证实与糖尿病或血糖特性相关的 150 余种基因多态性中，大多数已被发现与胰岛素分泌缺陷存在关联[91]。即使在孟德尔随机化研究中进行分析[92]，其中某些风险基因变异的效应值也很小，它们仅解释了 T2D 总体遗传度的一小部分。尽管如此，一些有趣的机制信息正逐渐出现。例如，介导 Wnt 信号通路的转录因子 TCF7L2[93] 的基因变异已被证实与肠促胰岛素诱导的胰岛素分泌受损相关[94]。其他基因（GIPR、WFS1、KCNQ1）变异也被证实可影响 GIP 或 GLP-1 介导的胰岛素分泌[95]。未来可能会有越来越多的敲除和敲减实验将为这类关联增添细胞和分子机制方面的证据。

在有多代糖尿病家族史、年轻（通常小于 25 岁）的非肥胖受试者中，至少 6 种不同基因中的一种基因突变（常染色体显性方式遗传）导致不同严重程度的高血糖。由于所有这些基因均在 B 细胞中表达，它们的突变导致 B 细胞功能障碍。在 MODY2 中，编码 GCK 基因的杂合子突变导致部分酶缺乏和 B 细胞葡萄糖敏感性丧失，后者被分级葡萄糖输注试验的剂量反应曲线右移所证实[96]。转录因子肝细胞核因子编码基因 HNF1α、HNF1β 及 HNF4α 的共表达在胚胎发育

和成年期间调控基因表达；在 B 细胞中，它们调控胰岛素基因、葡萄糖转运和代谢相关蛋白质编码基因的表达[97, 98]。HNF4α（MODY1）或 HNF1α（MODY3）突变也会导致分级葡萄糖输注试验中的 B 细胞葡萄糖敏感性丧失[96] 和快速进展的高血糖。有趣的是，相关的异常包括精氨酸刺激的胰岛素分泌反应不足和胰高血糖素释放减少，但不包括胰岛素抵抗[99]。B 细胞中表达的其他 MODY 相关基因 [胰岛素启动子 1（即 MODY4）、HNF1β（即 MODY5）及神经源性分化转录因子 1（BETA2，即 MODY6）] 的突变同样也可导致与 B 细胞功能障碍相关的糖尿病。由于这些转录因子也在其他组织（肝脏和肾脏）中表达，故突变可导致胰岛功能障碍伴有其他异常（尤其是微血管并发症）的临床表型。

十三、胰岛素分泌、胰岛素作用及血糖稳态

从不同条件下进行的临床检测中获得的信息可以整合成一份简化的 B 细胞生理学概要（图 33-10）。在大多数情况下，主要反馈是葡萄糖浓度与胰岛素分泌率之间：胰岛素降低葡萄糖，而葡萄糖则增加胰岛素分泌。几个主要过程调节该反馈。非葡萄糖底物（FFA 和氨基酸）、肠促胰岛素、神经递质（在较小程度上）可增强胰岛素分泌。胰岛素清除（主要在肝脏）将胰岛素分泌率转化为循环中胰岛素浓度，这一步骤受到肝脏降解能力的内在饱和，以及胰岛素抵抗的调控。血浆胰岛素通过促进组织葡萄糖摄取而降低血糖，该步骤受到胰岛素抵抗的调控。血浆胰岛素还可抑制脂肪分解[100] 和蛋白质分解[101]，从而降低循环中 FFA 和氨基酸水平；这一过程关闭了调节胰岛素分泌的二级反馈回路。内源性葡萄糖产生（由于胰岛素抵抗而增强）和膳食糖类独立升高血浆葡萄糖水平，而在超过肾脏葡萄糖重吸收阈值时尿糖排泄可降低血浆葡萄糖水平。这个循环是由葡萄糖对胰岛素分泌的刺激作用

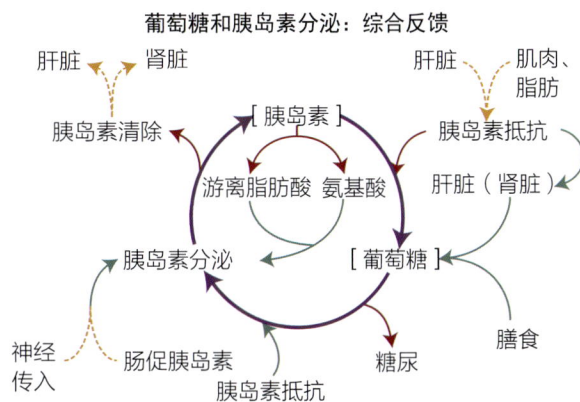

葡萄糖和胰岛素分泌：综合反馈

▲ 图 33-10　体内胰岛素分泌的综合调控。方括号表示血浆浓度，紫色环状线条代表主要反馈，绿箭表示兴奋，红箭表示抑制

完成的，胰岛素抵抗的长期效应则提高了 B 细胞的调定点。

糖尿病和肥胖在该示意图内也可加以呈现，胰岛素抵抗的存在和严重程度通过增加基线分泌活性和增强刺激性信号（即葡萄糖、FFA 及氨基酸），进而影响胰岛素分泌。基因构造（和表观遗传修饰）、长期高血糖及其他获得性损伤可损害 B 细胞分泌动力学（葡萄糖敏感性和增强作用），并通过风险基因变异体的表达、糖脂毒性并很可能包括胰岛素抵抗本身而损害胰岛结构和细胞表型[102-104]。

OGTT 数据的生理学建模显示，一个重要的概念是绝对胰岛素释放量与 B 细胞葡萄糖敏感性在葡萄糖不耐受各个阶段中存在相反表现（图 33-11）。在传统诊断类别空腹血糖受损和 IGT 中，胰岛素释放增加（以代偿胰岛素抵抗），而 B 细胞葡萄糖敏感性则已经显著降低，并在显性 T2D 的整个进行性高血糖过程中继续不断下降。例如，在空腹血糖受损时，胰岛素分泌增加 15%，胰岛素敏感性（胰岛素钳夹）仅有轻微受损，但葡萄糖敏感性降低 30%[105]（表 33-2）。与这些横断面数据一致的是队列研究发现：B 细胞葡萄糖敏感性在非糖尿病队列中是新发 T2D 的一个强大的负性预测因子，超过了传统风险因素（性别、年龄、体重指数、家族史等）的影响。在这些模型中，胰岛素分泌通常作为独立的阳性预测因子[106]（胰岛素分泌仅在长病程、重度高血糖的 T2D 患者中可见降低）。同

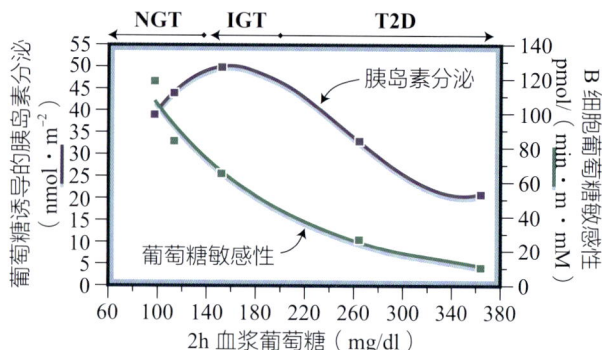

▲ 图 33-11　将标准口服葡萄糖耐量试验 2h 内总体胰岛素分泌（蓝色方块）和 B 细胞葡萄糖敏感性（绿色方块）的中位数值与 2h 血浆葡萄糖浓度进行作图，以凸显绝对胰岛素释放量和 B 细胞功能在葡萄糖不耐受进展过程中的不同表现
NGT. 葡萄糖耐量正常；IGT. 葡萄糖耐量受损；T2D.2 型糖尿病 [引自 Mari A, Tura A, Natali A, et al.Influence of hyperinsulinemia and insulin resistance on in vivo β-cell function:their role in human β-cell dysfunction.Diabetes.2011; 60(12):3141–3147 and Ferrannini E, Gastaldelli A, Miyazaki Y, et al.Beta-cell function in subjects spanning from normal glucose tolerance to overt diabetes:a new analysis. *J Clin Endocrinol Metab*. 2005; 90(1):493-500.]

样值得注意的是，模型衍生的增强作用因素指向肠促胰岛素效应缺陷，后者可一致性地出现在 T2D 患者和 IGT 个体（程度较轻）。因此，人类糖尿病的发病机制和自然病程可被解释为胰岛素分泌生理学的概述。

表 33-2　NGT、IFG、IGT 及 T2D 个体的胰岛素分泌参数					
	NGT (*n*=1189)	IFG (*n*=33)	IGT (*n*=140)	T2D.1 (*n*=56)	T2D.2 (*n*=56)
空腹血浆葡萄糖（mg/dl）	91	113	95	143	220
2h 血浆葡萄糖（mg/dl）	97	113	152	264	364
空腹胰岛素分泌率 [pmol/（min·m²）]	68	86	96	117	104
总胰岛素分泌（2h）[nmol/（m²·h）]	39	44	50	33	21
B 细胞葡萄糖敏感性 [pmol/（min·m²·mmol）]	118	83	64	26	10
速率敏感性 [nmol/（m²·mmol）]	0.83	0.47	0.81	0.34	0.14
增强作用（比值）	1.72	1.94	1.34	1.10	1.00
胰岛素敏感性 [μmol/（min·kg_{FFM}·nmol）]	131	126	77	38	32

IFG. 空腹血糖受损；IGT. 葡萄糖耐量受损；NGT. 葡萄糖耐量正常；T2D.2 型糖尿病
数值表示为中位数值。T2D 组按空腹血糖浓度中位数分为两个亚组（T2D.1 和 T2D.2）

第34章 2型糖尿病的病理生理学

Pathophysiology of Type 2 Diabetes Mellitus

C.RONALD KAHN　HEATHER A.FERRIS　BRIAN T.O'NEILL　著

郭亚明　李丹霈　毛贝蓓　潘李萌　阚冉冉　何毅　朱余蓉　罗佩琼　孟肖雨　项羽茜　译

余学锋　宋勇峰　校

要点

- 2型糖尿病是人类面临的最常见的健康问题之一，同时也是一项重大的公共卫生问题。国际糖尿病联盟在 2017 年估计，全球有 4.25 亿人患有糖尿病，到 2045 年，这一数字将上升到 6.29 亿。
- 2型糖尿病是全球糖尿病的主要形式，占全球病例的 90%～95%。
- T2DM 的发病机制复杂，涉及遗传和环境因素的相互作用。
- 一些环境因素已被证明在 T2DM 的发展中发挥关键作用，特别是过多的热量摄入、久坐的生活方式和脂肪量的增加。
- 2型糖尿病临床表现各异，发病年龄、高血糖的严重程度、肥胖程度和其他相关代谢异常的严重程度各不相同。
- 从病理生理学角度来看，T2DM 患者主要表现出三种异常：①外周组织（特别是肌肉、脂肪和肝脏）对胰岛素作用的抵抗；②胰岛素分泌功能的缺陷，特别是对葡萄糖刺激的反应缺陷；③肝脏葡萄糖产量增多。
- 尽管已有超过 100 种遗传变异与 T2DM 风险相关，但这些变异所造成的风险仅占整个家族疾病风险的 5%～10%，这体现了表观遗传效应和环境影响的重要性。
- 胰岛素受体存在于多种细胞组织，但胰岛素的生理作用却具有高度的组织特异性，它通过对生长、代谢和细胞存活的多效作用促进餐后状态下的能量存储。

一、流行病学

2型糖尿病是全球糖尿病的主要形式，占全球病例的 90%～95%。2 型糖尿病在发达国家和发展中国家均呈现流行趋势。据国际糖尿病联盟（International Diabetes Federation,IDF）估计，在 2017 年全球有 4.25 亿人患有糖尿病，到 2045 年，这一数字将上升到 6.29 亿。在目前的糖尿病患者中，79% 的患者生活在低收入和中等收入国家。预计非洲、中东和东南亚的糖尿病患者增长的比例最大，因为在这些地区从低收入向中等收入转变的人数最多[1]。疾病控制与预防中心估计，2017 年，美国有 3030 万人患有糖尿病，约占总人口的 9.4%，其中 720 万人（23.8%）没有得到明确诊断。根据空腹血糖或糖化血红蛋白水平，他们还估计有 8400 万人（占 20 岁以上成年人的 34%）处于糖尿病前期状态，是发生糖尿病的高风险人群[2]。

糖尿病带来的经济负担是巨大的。IDF 在 2017 年估算的与糖尿病相关的卫生支出高达 7270 亿美元[1]。据美国糖尿病学会（American Diabetes Association,ADA）估计，2017 年仅在美国，糖尿病的直接卫生保健支出就有 2370 亿美元，并由于劳动力丧失，额外造成了 900 亿美元的损失。按年龄和性别调整后的糖尿病患者的人均支出是美国非糖尿病人群的 2.3 倍。增加的支出部分既是由于疾病流行率的增加，也是由于护理相关的费用增加[3]。此外，包括胰岛素在内的糖尿病药物费用高昂，这使得美国许多患者无力支付相关的医药费用。

导致 T2DM 发展的因素有很多，表 34-1 总结了相关因素[4, 5]。T2DM 被认为发生在遗传易感人群中，他们暴露于一系列可加速临床疾病发病的环境因素中。尽管 T2DM 与高 BMI 密切相关，但在增加 T2DM 易感性所具有的脂肪分布和脂肪过多的程度上存在明显差异[6]。例如，内脏脂肪水平高的个体（中心性肥胖）明显比外周（主要是皮下）脂肪水平高的个体具有更强的胰岛素抵抗性，故患 T2DM 的风险也更高。同样，来自东南亚的个体由于内脏脂肪的比例更高，在 BMI 相对较低的情况下发展为 T2DM 的风险也会较高。历史上，当 BMI 较低的易发展为 T2DM 的种族移民到美国时，他们的体重会增加，而且随着饮食习惯向西方饮食转变，T2DM 的发病率会迅速上升[7, 8]。不足为奇的是，由于许多亚洲人群的饮食更为西方化，即使在那些以前发病率较低的国家，T2DM 的发病率也会增加，并且不再呈现出迁移效应，这主要是饮食习惯发生变化导致的。在美国，T2DM 的患病率因种族和民族而异，美洲土著人口的糖尿病发病率为 15.1%，是非西班牙裔白人的 7.4% 的 2 倍（图 34-1）[2]。

历史上，T2DM 被视为一种老年疾病。尽管这在今天仍然是正确的，但在过去 10 年中，儿童中肥胖和 T2DM 的患病率急剧上升。因此，在过去，绝大多数患有糖尿病的儿童为 1 型糖尿病，只有 1%～2% 的糖尿病儿童被认为患有 T2DM 或其他罕见形式的糖尿病。最近的报道表明，在美国有多达 20%～25% 的新诊断糖尿病的儿童患有非 T1DM，即非免疫介导的疾病形式。这些儿童中大多数患有 T2DM，但也有越来越多的儿童被诊断为更罕见的单基因型糖尿病。然而，儿童 T2DM 仍然相对罕见，估计患病率为 5/1 万[2, 10]。

二、发病机制

T2DM 的发病机制较为复杂，涉及遗传和环境因素的相互作用。一些环境因素已被证明在疾病的发展中起着至关重要的作用，特别是过量热量摄入导致肥胖和久坐不动的生活方式（图 34-2）。此外，影响肥胖和 T2DM 发展的其他环境因素，包括表观遗传学、药物、炎症、昼夜节律紊乱和微生物群等因素也需要给予关注。T2DM 的临床表现多种多样，在发病年龄、相关高血糖的严重程度和肥胖程度等方面有很大差异。从病理生理学角度来看，T2DM 患者通常表现出三种异常。

1. 外周组织对胰岛素的抵抗作用，特别是肌肉、脂肪和肝脏（胰岛素作用的经典组织）。

2. 胰岛素的分泌功能缺陷，特别是葡萄糖刺激的胰岛素分泌反应缺陷，尽管胰岛素的绝对水平可能高、低或正常。

3. 肝脏产生的葡萄糖增加导致空腹高血糖。

此外，T2DM 患者可能有高胰高血糖素血症、肠促胰岛素激素分泌异常或作用改变、脂肪细胞中脂解加速、肾小管对糖的重吸收增加、中枢神经系统代谢调节异常[11]。

从病理生理的角度来看，正是由于胰腺 B 细胞无法适应胰岛素敏感性的降低，才导致了 T2DM 的临床发病。可以肯定的是，在 T2DM 易感人群中，最早可检测到的异常是胰岛素抵抗。事实上，胰岛素抵抗可能比 T2DM 早发生很多年[12]。增加 B 细胞分泌负担的最常见因素是额外的胰岛素抵抗因素的存在，如青春期、妊娠、久坐不动的生活方式和导致体重增加的暴饮暴食。潜在的遗传易感性似乎是 B 细胞衰竭的危险因素，尽管像 T2DM 一样，B 细胞衰竭并不是单一遗传因素改变作用下的结果。

（一）2 型糖尿病发生的遗传因素

遗传、环境和病理生理因素的相互作用导致 T2DM 临床发病的确切方式是复杂的，并且可能因个体而异。常见的 T2DM 在本质上是多基因病，是由这些基因与多个环境因素（已知和未知）及表观遗传因素相互作用引起的。因此，单个基因在常见的多基因型 T2DM 中的确切功能一直难以确定，而且这些基因对疾病发展的影响并不大。而单基因糖尿病虽然相对

表 34-1　2 型糖尿病的流行病学因素及相关的其他危险因素

遗传因素
- 遗传标记
- 家族病史

人口学特征
- 年龄
- 种族

行为和生活方式相关的危险因素
- 肥胖（包括肥胖分布和持续时间）
- 缺乏体力活动
- 饮食
- 压力
- 西方化，城市化，现代化
- 药物
- 倒班

2 型糖尿病的代谢决定因素和中危类别
- 糖耐量受损
- 胰岛素抵抗
- 妊娠期糖尿病
- 妊娠期糖尿病患者的后代
- 宫内营养不良或营养过剩
- 微生物组成

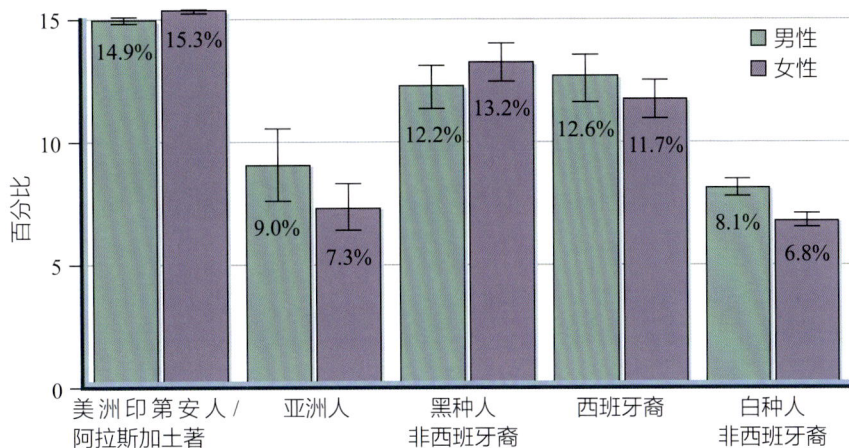

▲ 图 34-1　**2013—2015 年，经年龄调整的美国 18 岁及以上成年人糖尿病估计患病率**

误差条表示 95%CI 的上下限（引自 Centers for Disease Control and Prevention. National Diabetes Statistics Report, 2017. https://www.cdc.gov/diabetes/data/statistics/statistics-report.html）

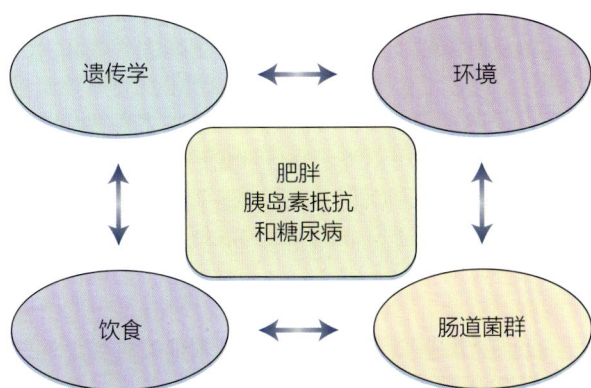

▲ 图 34-2　**遗传、环境、饮食和肠道微生物群是影响肥胖、胰岛素抵抗和糖尿病发展的众多相互作用因素之一**

罕见，但正确识别它们是极为重要的，因为这有助于了解其正常生理学的作用；如果能及早发现，还可能有助于选择适当的治疗方法。目前已发现了若干个单基因糖尿病，并对其特点有了一些了解。

1. 单基因糖尿病与胰岛素抵抗　在单基因糖尿病中，所涉及的基因必须是引起疾病的必要和充分因素。换而言之，尽管具有相同遗传缺陷的个体在疾病的表型上存在一些差异，但环境因素在决定遗传易感性个体是否发展为临床糖尿病方面几乎没有作用。单基因糖尿病在较年轻患者中更为常见，这些患者的年龄通常在 20—30 岁；然而，如果患者只有轻微的无症状的高血糖，则可能会出现漏诊而直到晚年才被诊断。单基因糖尿病从机制上可分为胰岛素分泌缺陷所致的糖尿病和胰岛素反应缺陷或胰岛素抵抗所致的糖尿病。在本章中，我们将讨论与胰岛素抵抗相关的某些糖尿病。

(1) 胰岛素受体的突变：在各种胰岛素抵抗的患者中已发现有胰岛素受体基因的多种突变。虽然有一系列的疾病，但至少有三种临床综合征是由胰岛素受体基因突变引起的。A 型胰岛素抵抗是由胰岛素抵抗、黑棘皮病和高雄激素血症定义的。通常见于青少年或青壮年，这些患者被确诊是基于其具有黑棘皮病和（或）高雄激素血症的相关体征，而不是根据其糖代谢紊乱，即使这些患者的胰岛素抵抗可能非常严重，并伴有明显的高胰岛素血症[13]。然而，Donohue 综合征（以前称为小妖精症）患者有多种早期异常，包括严重的宫内发育迟缓而导致该综合征名称的异常面相，患儿会在出生后 1～2 年死亡[14-16]。有趣的是，尽管患者有严重的胰岛素抵抗，但他们可能会有低血糖发作。Rabson-Mendenhall 综合征有身材矮小、腹部突出、牙齿和指甲异常等表现，松果体增生是该综合征最初被描述时的一个特征[17]。

这些突变通过几种不同的机制损害受体功能。大多数与 A 型胰岛素抵抗相关的突变都发生在细胞内酪氨酸激酶的结构域，而在 Donohue 和 Rabson-Mendenhall 综合征中，突变更频繁地出现在细胞外结构域，导致配体结合或 FnⅢ结构域损伤，而 FnⅢ结构域是受体折叠的关键[18]。与这些胰岛素受体突变相关的胰岛素抵抗通常是严重的，表现在新生儿期（如 Donohue 和 Rabson-Mendenhall 综合征），或可在成年期以较轻的糖尿病形式出现，通常最容易通过明显的高胰岛素血症和临床黑棘皮病（通常不存在肥胖）而被识别。有些胰岛素受体突变的个体由于内源性胰岛素分泌的大量升高而能够保持正常血糖，而另一些人则表现为高血糖[13]。

(2) 脂肪营养不良性糖尿病：脂肪营养不良性糖

尿病综合征可以是遗传性的，也可以是获得性的，是与脂肪萎缩（脂肪减少）和脂肪营养不良（脂肪减少和分布不均）相关的严重胰岛素抵抗综合征。脂肪营养不良性糖尿病的特征是脂肪缺乏、胰岛素抵抗和高甘油三酯血症。这种基因疾病可分为全身性脂肪营养不良或部分性脂肪营养不良；然而，在这些基因疾病中，已经发现了多种不同基因的突变。导致脂肪营养不良的基因突变调控着多种功能，包括胰岛素信号（AKT2、PIK3R1）、微囊蛋白（CAV1、PTRF）、磷脂生物合成（AGPAT2、PCYT1A）、脂滴形态（LMNA、BSCL2、ZMPSTE24）、脂肪生成（CIDEC、PPARG）和脂肪分解（LIPE、PLIN1）[19]。根据基因突变和突变在基因内所发生的特定位点，相关综合征可能局限于脂肪减少和相关的代谢异常，或可能引起具有更广泛表型的综合征。例如，核纤层蛋白 A（LMNA）基因的突变可以引起家族性的除面部外全身其他部位出现脂肪营养不良，通常称为 Dunnigan 综合征，或者通过同一基因的不同突变可以引起下颌骨肢端发育不良综合征，从而导致部分性脂肪营养不良，伴有出生后生长迟缓，以及颅面和骨骼畸形[20, 21]。全身性脂肪营养不良相当罕见，但通过全身皮下脂肪的缺失很容易诊断该病。这些综合征会导致严重的代谢异常，包括严重的脂肪肝，有时会导致腹水和食管静脉曲张。全身性脂肪营养不良还伴有瘦素和脂联素水平的明显下降，这些激素来源于脂肪组织[22]。瘦素替代治疗可改善脂肪营养不良合并瘦素缺乏患者的血糖控制，减少脂肪性肝病，并降低循环甘油三酯水平[23]。

相反，部分性脂肪营养不良常被漏诊，因此其发病率并不清楚。部分性脂肪营养不良的表型因基因突变和性别而差异较大。瘦素水平可能在正常范围内或略低于正常范围，但不表现出肥胖时常见的水平升高[24]。部分性脂肪营养不良通过临床表型就可以做出诊断，基因检测通常只在需要研究的情况下进行。

获得性全身性脂肪营养不良（也称为 Seip-Lawrence 综合征）是一种罕见的疾病，可能出现在儿童期、青春期或青年期，其特征是身体大面积的脂肪减少，最初通常是面部、手臂和腿部。获得性全身性脂肪营养不良被认为是一种自身免疫性疾病，伴脂肪器官的继发性破坏，但缺乏自身免疫的明确证据。

2. 2 型糖尿病多基因型的遗传学 T2DM 常见的多基因型具有复杂的病理生理机制，遗传和环境因素起主要作用。该病的表型表现也很复杂，包括肌肉、脂肪和肝组织中出现的胰岛素抵抗，以及胰岛 B 细胞对胰岛素分泌反应的缺陷。这些因素共同导致葡萄糖摄取减少和肝脏葡萄糖生成增加。然而，该病的主要缺陷或导致该综合征发生的多种缺陷仍不明确。事实上，有超过 100 个基因与 T2DM 相关，但这些基因的作用及最终导致易感人群发生 T2DM 的基因和环境相

互作用的本质仍不清楚。

T2DM 易感人群早在高血糖发生之前就存在胰岛素抵抗，这一发现表明胰岛素抵抗是导致 T2DM 发生的主要原因。由于一些严重胰岛素抵抗的患者可产生极度的高胰岛素血症反应，因此在胰岛素抵抗程度较轻的典型 T2DM 患者中，随着糖耐量受损（impaired glucose tolerance，IGT）的发展，B 细胞功能的缺陷可能在 T2DM 发病前就已经存在。据报道，血糖正常的 T2DM 患者一级亲属的胰岛素分泌也发生了改变[12]。因此，尽管对于 T2DM 的主要缺陷究竟是胰岛素抵抗还是胰岛素分泌异常仍存在争议，但普遍认为基本上所有患者的临床表现中存在这两种缺陷。

在过去 10 年中，对基因在 T2DM 中的作用的研究有了巨大的进展。早期的遗传学研究依赖于候选基因的选取方法（即根据对葡萄糖调节通路的普遍理解来决定对糖尿病基因的搜寻），或者依赖于连锁研究（确定患病家族成员过度共享的染色体 DNA 区域）。虽然这些方法确实有助于识别重要的糖尿病基因，尤其是单基因型糖尿病，但最近的研究集中在 GWAS 的应用上。这些 GWAS 通过对病例和对照的全基因组进行无偏倚调查，以确定哪些单核苷酸多态性与疾病相关。SNP 的位置可以提示该区域内的相关基因，但通常 SNP 位于非编码的基因内区域，这就会导致致病基因不明确。与 T2DM 发病机制相关的基因见图 34-3。以下部分是对在与 T2DM 发病机制强相关基因的总结归纳。

(1) IRS1 基因：第一个与 T2DM 相关的多态性位点是 IRS1 基因的 Gly972Arg，IRS1 是典型胰岛素信号通路中的关键蛋白。通过对 86 例 T2DM 患者和 76 例对照进行直接测序，发现了这种常见的多态性在病例组是对照组的 3 倍[25]。随后的研究表明，这种多态性导致胰岛素刺激的 PI3K 信号传导受损[26]。随着基因组信息的扩展，我们逐渐认识到这一多态性在 T2DM 总体风险中只起很小的作用，这一初步发现提供了与 T2DM 遗传关联的第一个证据。

(2) TCF7L2 基因：Grant 及其同事[27]对冰岛 T2DM 患者和对照组的 228 个微卫星标记进行了基因分型。一个位于 TCF7L2 基因（TCF4）的内含子 3 的微卫星 DG10S478 与 T2DM 相关。这在丹麦队列和美国队列中得到了验证。与非携带者相比，携带危险等位基因的杂合子和纯合子（分别占人群的 38% 和 7%）患 T2DM 的相对危险度分别为 1.45 和 2.41。随访研究表明，TCF7L2 的特定多态性增加了从 IGT 进展成 T2DM 的风险，并且这种作用与葡萄糖诱导的胰岛素分泌减少有关[28]。TCF7L2 基因产物是一种包含高迁移率族蛋白盒的转录因子，这些转录因子之前发现与结肠癌有关。在 T2DM 中，它通过影响 Wnt 信号通路来调节肠内的分泌细胞中胰高血糖素原基因的表

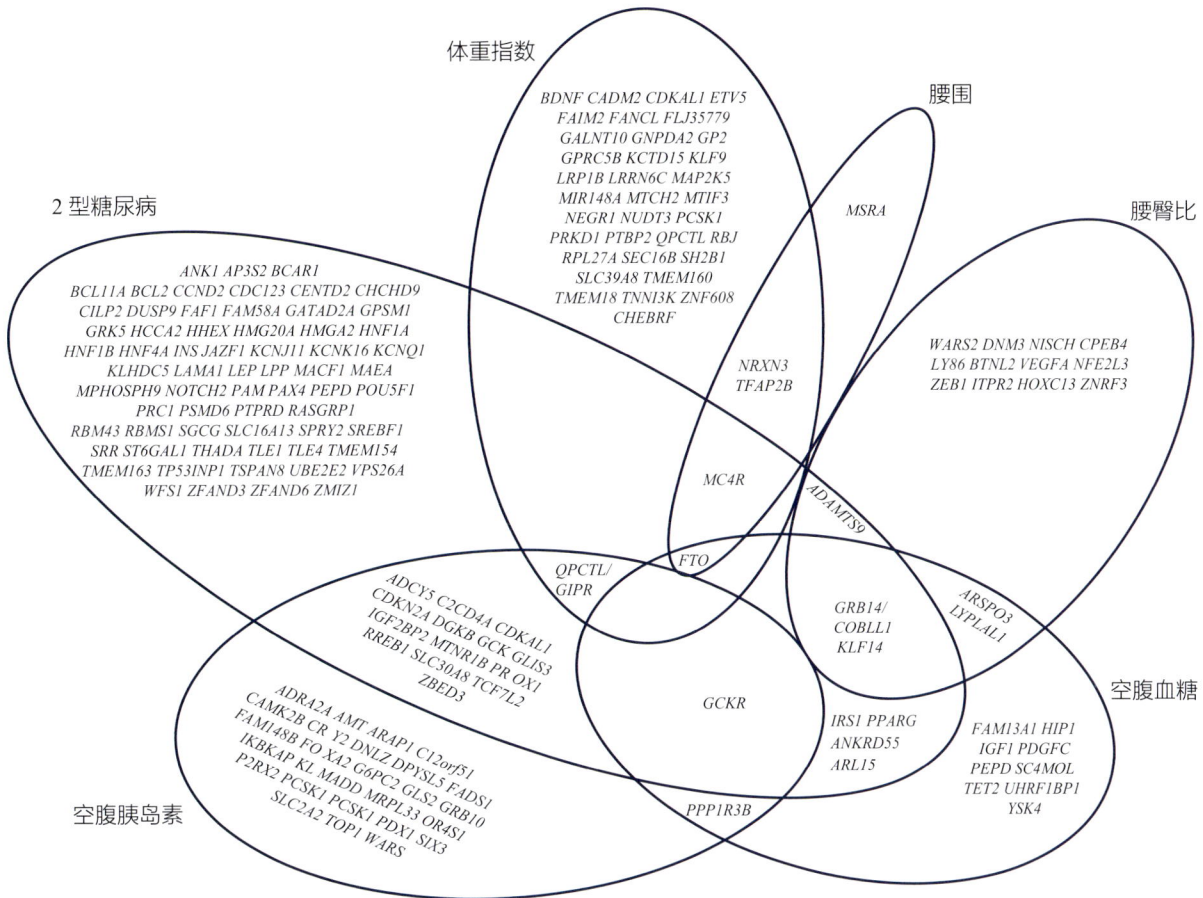

▲ 图 34-3 韦恩图显示全基因组中与 2 型糖尿病、肥胖指标和葡萄糖稳态之间显著性相关的基因位点的交集

图中展示了在全基因组中 6 组代谢性状的显著关联的基因。按惯例，图中显示的基因符号是最接近的基因，而不一定是功能基因。BMI. 体重指数；WHR. 腰臀比（引自 Grarup N, Sandholt CH,Hansen T, Pedersen O.Genetic susceptibility to type 2 diabetes and obesity: from genome wide association studies to rare variants and beyond.*Diabetologia*. 2014; 57: 1528-1541.）

达。在决定糖尿病风险的常见变异体中，*TCF7L2* 基因位点的变异影响最大。糖尿病相关的多态性标志着一种内含子变异，然而这种变异如何或者其是否影响 *TCF7L2* mRNA 或蛋白的表达和功能目前尚不清楚。

（3）KATP 通道基因 *KCNJ11* 和 *ABCC8*：B 细胞 K_{ATP} 通道由 Kir6.2（*KCNJ11*）和 SUR1（*ABCC8*）两个亚基组成。Kir6.2 是钾通道的成孔成分，SUR1 则是调节钾通道开放的磺脲类受体。通道的开放导致钾离子从 B 细胞流出，引起胰岛素分泌。这些基因的突变是新生儿糖尿病的最常见原因。识别这些患者很重要，因为这些类型的新生儿糖尿病通常采用磺脲类药物而不是胰岛素治疗[29]。这两个基因位于 11 号染色体上，并且两个基因内的 SNP 与糖尿病风险增加相关[30]。*KCNJ11* 中的错义突变 Glu23Lys（E23K）也与典型成年人发生 T2DM 的风险增加平均 13% 相关，KK 纯合子的风险最大（RR=1.28）[31]。最近的一项研究提示，与 *KCNJ11* 和 *ABCC8* 突变导致的新生儿糖尿病一样，这些增加 T2DM 风险的基因多态性可能更适宜应用磺脲类药物治疗[32]。

（4）PPARγ 基因：PPARγ 基因是核受体 PPAR 亚家族的一员，是脂质和葡萄糖稳态及细胞分化的重要调节因子。虽然 PPARγ 在脂肪组织中表达最丰富，但它也在肌肉和胰腺 B 细胞中表达。靶向清除肌肉内的受体会改变肌肉脂肪酸氧化[33]，而敲除 B 细胞内的受体会减弱高脂饮食导致的 B 细胞数量的正常增加[34]。Meta 分析显示，*PPARG*（编码 PPARγ2 的基因）的常见错义突变 Pro12Ala（P12A）与 T2DM 风险降低相关（丙氨酸等位基因 eRR=0.79）[35]。携带纯合子 Pro12 等位基因的人比携带一个 Ala12 等位基因的人具有更明显的胰岛素抵抗，罹患糖尿病的风险增加了 1.25 倍。第二种多态性（C161 → T）与西班牙裔和非西班牙裔白种人女性的胰岛素抵抗相关[36]。PPAR 功能缺失突变可导致家族性部分性脂肪营养不良 3 型（familial partial lipodystrophy type 3，FPLD3），这些患者接受 TZD PPAR 激动剂治疗后可能有显著改善[37]。

（5）HNF4α 基因：尽管名为肝细胞核因子 4α，但它是第一个被发现的导致胰岛素分泌异常的青少年发病的成人糖尿病（MODY）基因[38]。HNF4α 在肝脏中也有活性，它在肝脏中被来自胰腺的另一种启动子上调且对糖异生很重要。携带风险等位基因的患者肝脏葡萄糖生成增加，而胰岛素分泌未受损，这证实了肝启动子的多态性对肝脏影响的特异性[39]。多项临床研究表明，调节 *HNF4A* 基因的肝脏特异性启动子的遗传变异与 T2DM 的发病风险增加相关[39-42]。

（6）KLF14：KLF14 是一种有母体遗传给后代的转录因子。KLF14 基因的非编码区多态性与空腹胰岛素增加，腰臀比增加和 T2DM 相关[43, 44]。KLF14 的这种调控区域的变异使脂肪从臀部和大腿重新分布到了内脏，同时增加了脂肪细胞的体积，进而增加了 T2DM 的风险[43]。此外，也有体外实验证明以上这些变化部分是通过前脂肪细胞的增殖和脂生成受损所介导。有趣的是，这些效应仅仅在多态性从母亲遗传给女儿时才发生。

3. 由全基因组关联研究确定的糖尿病基因

GWAS 也可以鉴定出增加 T2DM 遗传风险的基因变异和基因结构。图 34-3 描绘了在全基因组方面的糖尿病相关基因位点和 T2DM 的 5 种代谢特征包括 BMI、腰围、腰臀比、空腹胰岛素和空腹血糖的交集。值得注意的是，这些基因位点和这些特征有相当多的交集，但不是全部重叠。例如，基因 *CREBRF* 的变异体，通常仅仅在萨摩亚人群中发现与 BMI 有极大的相关性，每个等位基因的改变可以引起 BMI 的大幅增加（1.4kg/m² ）。与此相反，T2DM 的发病风险 OR 却下降了 0.6[45]。导致 BMI 增加而 T2DM 发病风险下降的机制仍需被阐明，但是这提示了脂肪组织的增加仅仅是局限在代谢健康的皮下组织，而不是促进炎性的内脏脂肪组织。

基于这些发现，以下是有关 T2DM 的遗传学解释。

（1）目前已被证实的单个致病基因可以中等程度地增加糖尿病风险。与没有携带发病风险的基因的个体相比，携带有单个致病基因多态性的个体的发病风险 OR 为 1.10～1.45。

（2）携带有多个致病基因多态性会极大增加个体发生糖尿病的风险。

（3）尽管早期的 GWAS 提示糖尿病的大部分致病基因的变异发生在可能影响胰岛素分泌的基因，但是最近的研究发现与胰岛素敏感性下降有关的 SNP 增多，至少某些影响胰岛素敏感性的作用似乎与肥胖无关[43, 46, 47]。

（4）大多数与 T2DM 风险相关的 SNP 似乎定位在染色体的非编码区。研究发现，一些等位基因的变异发生在染色体中被叫作"拓展增强子"的开放区域[48]，这些区域能与蛋白质相结合。分布在基因组中的拓展增强子具有细胞特异性，其基因的表达增加能调节细胞特有的功能。

（5）许多基因与疾病的易感性相关。尽管有许多的基因位点与 T2DM 相关，但它们仅占人群中糖尿病总遗传风险的一小部分（估计不超过 5%～10%）。为了研究这部分被忽略的遗传可能性，稀有变异假说获得了越来越多的关注，该假说认为许多常见的疾病归因于多种、稀有但是效果巨大的变异。此外，新的证据表明 T2DM 可以被划分为具有不同的基因特征的多个表型亚组。由于这些亚组从表型上很难被识别，故在之前的研究中将这些亚组划归在了一起[49, 50]。最后，T2DM 所呈现的家族性高风险可能是由家族成员所共同的某些环境因素或表观遗传效应所致。

（二）糖尿病的表观遗传学风险

除了基因序列的变异会导致 T2DM 外，影响基因表达的表观遗传学标记也会影响糖尿病的风险。胎儿形成过程中的营养过剩或营养缺乏可导致有害的表观遗传学标记[51, 52]。围产期的营养可以影响子代肥胖风险的观点来自于第二次世界大战时期荷兰冬季饥荒期间的妊娠子代的观察性研究。在这期间，包括孕妇在内的荷兰所有的居民，每天摄入的热量严格限制在 400～800cal。结果发现，相对于孕育在正常食物供应期间的相同性别的同胞，这些孕妇的子代更容易变肥胖。这是由于表观遗传标记在新生儿暴露后 60 年仍然持续存在[53]。世界范围内的其他几次饥荒也记载了同样的现象。这些人类的观察研究也在小鼠营养不良的模型中得到了重复，这不仅说明了肥胖风险可以从母体传递给子代，而且这个风险可以因原始的精子的表观遗传学改变通过营养不良的母亲传代给男性子代，从而持续到下一代[54]。与营养不良相似，也有证据表明孕期的营养过剩可以导致表观遗传学改变，从而导致子代的肥胖和 T2DM 的遗传易感性增加[55, 56]。

三、胰岛素的信号转导

胰岛素信号转导是通过结合和激活细胞表面受体的酪氨酸激酶而引发的。这将启动一个磷酸化和去磷酸化级联反应，产生第二信使，蛋白质 – 蛋白质相互作用导致几乎发生在每个组织的不同的代谢反应。胰岛素受体在人体内广泛表达，然而，由于胰岛素信号下游转导靶点的组成不同，胰岛素的作用具有高度的组织特异性。胰岛素受体由两个结合胰岛素的 α 亚基和两个具有催化活性的 β 亚基构成。同胰岛素本身类似，α 亚基和 β 亚基来源于单链前体或前体受体。一旦亚基形成，它们就会被二硫键连接成 $\alpha_2\beta_2$ 异四聚体。胰岛素与细胞外的 α 亚基结合，激活细胞内 β 亚基的酪氨酸激酶结构域，使细胞内特定的酪氨酸残基上的伴侣磷酸化[57]。一旦受体磷酸化，多种衔接蛋白[包括 IRS、SH2 结构域（Src）、生长因子受体结合蛋白（Grb）等[58]] 就能与受体结合并传递出下游的信号，

（一）胰岛素受体磷酸化后的下游事件

IRS、PI3K 和 Akt 是胰岛素信号转导的三个关键节点，调节大多数的胰岛素激活的下游代谢和转录效应（图 34-4）。IRS 蛋白是在多种组织中介导胰岛素许多关键代谢作用的关键适配体。IRS 有多个功能域，包括 PH、PTB 和 SH 等结构域，可以与胰岛素受体上磷酸化的酪氨酸残基相互作用，与 IGF-1 受体密切相关，从而对接 PI3K 等下游效应器[61]。IRS 有四种异构体（IRS1～4），其中 IRS1 和 IRS2 普遍表达。虽然有证据表明 IRS1 和 IRS2 的部分功能重叠，但两者在整个组织的生长和新陈代谢中发挥独特作用。在小鼠中破坏 IRS1 使其功能丧失会导致轻微的胰岛素抵抗和生长迟缓，而 IRS2 的破坏会导致 B 细胞功能衰退和继发性胰岛素抵抗[62]。

PI3K 生成 PIP3，它激活了几个 PIP3 依赖性的丝氨酸 - 苏氨酸激酶，如 PDPK1 和 PDPK2，进而激活 Akt 异构体、非典型 PKC、Wortmannin 敏感性的胰岛素可刺激的丝氨酸激酶等。

Akt 激酶（也称为 PKB）以三种不同的异构体存在，由特定的苏氨酸和丝氨酸残基磷酸化激活[63, 64]。Akt 完全激活需要由 PDPK1 所诱导的激酶结构域中 T308 的磷酸化，随后 mTORC2 导致 Akt 的疏水基团的 S473 磷酸化[64]。激活的 Akt 具有使蛋白质磷酸化的能力，这些蛋白质能调节脂质的合成、糖原合成、蛋白质合成和细胞凋亡。Akt1 的破坏导致生长迟缓[65]，而 Akt2 的破坏导致小鼠发生胰岛素抵抗和糖尿病[66]。一些研究人员验证了 PI3K 和 Akt 在有胰岛素抵抗的人类中的作用。研究表明，在胰岛素抵抗的骨骼肌中，IRS 相关的 PI3K[67] 和 Akt[68] 活性降低；然而，在某些患者尽管有 PI3K 活性降低，但 Akt 的活性正常[69]。

（二）胰岛素的组织特异性作用

1. 肌肉和脂肪中胰岛素介导的葡萄糖摄取的机制 在骨骼肌和脂肪组织中胰岛素的主要作用是通

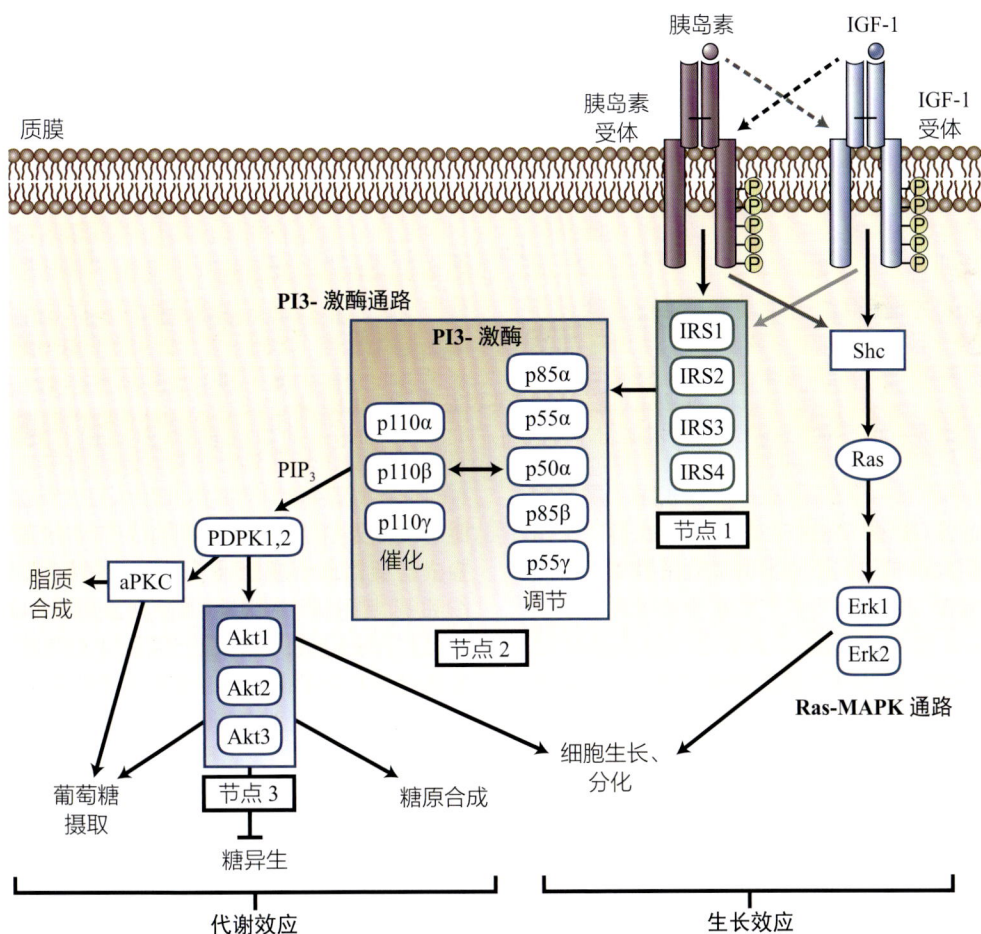

▲ 图 34-4 胰岛素信号通路激活的三个关键调控节点调节，并介导胰岛素在多个组织中的绝大部分代谢效应
节点 1 包含 IRS 异构体 1～4。节点 2 是 PI3K，由 p85 或 p55 调控亚基和 p110 催化亚基组成。节点 3 包含 Akt 的三种亚型。这三个信号节点调节脂质和葡萄糖代谢以及细胞的生长和分化，并与 MAPK 通路平行运行并具有一定的交互作用。aPKC. 非典型蛋白激酶 C；Erk. 细胞外信号调节激酶；IGF-1. 胰岛素样生长因子 1；MAPK. 丝裂原激活蛋白激酶 (MEK, MAPK/ERK)；PDPK. 磷酸肌醇 -3- 磷酸依赖性激酶；Ras. 大鼠肉瘤癌基因；Shc. 含 SH3 的蛋白质

过 GLUT4 从细胞内转移到细胞表面来促进葡萄糖摄取[70]（图 34-5A）。实际上，若破坏了肌肉或脂肪组织中的 GLUT4 会导致胰岛素抵抗[71, 72]。160kDa 的 Akt 底物（AS160，也称为 TBC1D4）和 TBC1D1 是类 Rab 家族同源 GTP 酶激活的蛋白，被认为可以通过与胰岛素反应性氨基肽酶（IRAP）的相互作用抑制 GLUT4 向细胞膜的易位[73]。胰岛素刺激 Akt 的磷酸化会抑制 AS160 的活性，从而介导含有 GLUT4 的囊泡向细胞膜的易位，以增加肌肉中的葡萄糖摄取[73, 74]。然而，AMPK 磷酸化 TBC1D1 的这一作用似乎在运动调节肌肉葡萄糖摄取增加中起着关键作用，而这一效应在 T2DM 患者中仍然能保持不变[75-77]。在 Rab GAP 磷酸化时，AS160 和（或）TBC1D1 对 GLUT4 易位的抑制被解除，有助于增加葡萄糖摄取。尽管目前对于汇聚在含 GLUT4 的细胞内囊泡上导致 GLUT4 易位的蛋白分子组成和信号通路仍不完全清楚，但胰岛素抵抗者骨骼肌中 GLUT 的数量似乎没有改变，但胰岛素促进 GLUT4 易位的能力受到了损害[78-80]。不依赖于 PI3K 的机制也在介导脂肪组织对葡萄糖的摄取中发挥作用。胰岛素受体可以与 CAP 和 E_3 泛素蛋白连接酶 Cbl 结合来激活肌动蛋白重塑酶 TC10[81]。在没有 IRS-PI3K-Akt 激活的情况下，这种相互作用发生在细胞膜上的脂质筏中，有助于 GLUT4 囊泡易位。肌动蛋白重塑调节 GLUT4 运输的类似机制也发生于横纹肌中，但这是通过 Rac 蛋白来实现的，并不依赖于 TC10[82]。

除了调节葡萄糖代谢外，胰岛素对蛋白质稳态也有深远的影响[83]。在肌肉中，胰岛素通过增强蛋白质合成和抑制蛋白质降解途径（包括蛋白酶体和自噬）促进肌肉膨胀（图 34-5A）。胰岛素通过 Akt 激活 mTORC1 以促进蛋白质合成和细胞生长[84]。同时，胰岛素抑制 FoxO 转录因子的激活，FoxO 是蛋白质降解途径的主要调节因子[83, 85]。在小鼠的肌肉组织中特异性敲除胰岛素受体或同时敲除胰岛素受体和 IGF-1 受体，小鼠出现严重的肌肉萎缩[86]，但 FoxO 的缺失能使萎缩的肌肉完全恢复[87]。在 T1DM[88] 的啮齿类动物模型和 T1DM 患者中，当胰岛素仅停用 8h 就会出现蛋白质降解的增加[89, 90]。因此，胰岛素能协调肌肉蛋白质的转换，而这种调节作用依赖于胰岛素能抑制 FoxO 调节的蛋白质降解。

2. 胰岛素对脂解和脂质合成的调节　胰岛素在调节脂质储存中起着关键作用。肝脏是脂肪酸和甘油三酯从头合成脂肪的主要部位，而脂肪组织则是甘油三酯的主要储存库。胰岛素信号通过刺激甘油三酯合成和抑制甘油三酯分解来增强脂肪中的脂质储存（图 34-5B）。首先，胰岛素能强效刺激脂肪组织对葡萄糖的快速摄取，摄取的葡萄糖随后转化为 3- 磷酸 - 甘油，用于从脂肪酸来合成甘油三

酯。胰岛素也会增加脂肪酸向脂肪的转运，这可能涉及包括 FATP1、CD36 在内的脂肪酸转运蛋白的易位[91] 和（或）增加脂蛋白脂肪酶的表达和活性[92-94]。除了为甘油三酯合成提供底物外，葡萄糖还激活糖类反应元件结合蛋白以上调脂肪细胞中与糖酵解和脂肪生成相关的基因[95]。这一增强脂质储存的途径对于代谢稳态至关重要，因为脂肪中 GLUT4 的过表达可防止由饮食诱导的肥胖引起的胰岛素抵抗，但糖类反应元件结合蛋白的缺失可阻止这种作用[95, 96]。

胰岛素能有效抑制脂肪组织的脂解和增加脂肪组织对脂肪的摄取，故能显著降低循环中脂肪酸含量[97]。胰岛素在多个水平上调节脂解（图 34-5B）。β 肾上腺素能信号能激活 cAMP 诱导的 PKA，这反过来又激活了脂肪细胞中的两种主要脂肪酶：脂肪组织甘油三酯脂肪酶（adipose tissue triglyceride lipase, ATGL）和激素敏感性脂肪酶。胰岛素激活 PDE-3B，降低了 cAMP 水平并抑制 PKA 介导的 ATGL 和激素敏感性脂肪酶的激活[98, 99]。胰岛素抑制脂解的另外两种机制是通过增加 ATGL mRNA 和增加脂滴稳定蛋白 FSP27[100-102]。胰岛素抑制脂解的这些作用在 T1DM 中具有重要的临床意义，因为新诊断的 T1DM 患者在胰岛素治疗的第 1 年就显示出了脂肪的迅速增加[103, 104]。

胰岛素对脂肪分布的调节在新陈代谢中也很重要。最近的一项基因组分析发现，外周脂肪减少、严重的胰岛素抵抗和 53 个基因的 SNP 之间存在强烈的相关性，其中包括 INSR、IRS1 和 PIK3R1[105]。这 53 个基因也与 FPLD1 高度相关。这些研究与啮齿类动物模型的数据相一致。数据表明，脂肪细胞中胰岛素受体的缺失会导致脂肪组织的量快速减少、体脂重新分布到肝脏及脂肪营养不良性糖尿病[106-108]。因此，胰岛素对脂肪中脂解和脂肪生成的调节在脂质储存、维持全身胰岛素敏感性和预防代谢性疾病中起着关键作用。

胰岛素还调节肝脏脂肪生成，肝脏脂肪生成是体内脂肪从头合成的主要部位[97]。SREBP 转录因子是脂肪生成基因（包括脂肪酸合成酶、脂蛋白脂肪酶、乙酰辅酶 A 羧化酶和硬脂酰辅酶 A 去饱和酶亚型）的主要调节因子，在肝脏中受胰岛素的多重调节（图 34-5C）。通过激活非典型 PKC 亚型 λ/ζ（aPKC），胰岛素增加肝脏中 SREBP1c 的表达[109, 110]。此外，SREBP1c 需要蛋白酶裂解才能进入细胞核并激活成脂基因的转录。SREBP1c 的这一过程受 IRS-PI3K-Akt 通路下游的 mTORC1 信号调节[111]，并且 mTORC1 激活也可以促进 SREBP1 靶基因的 mRNA 稳定性[112]。对具有胰岛素受体突变的小鼠和人类的研究表明，肝脏中胰岛素信号的减少可防止肝脏脂肪变性[113, 114]。然而，在肌

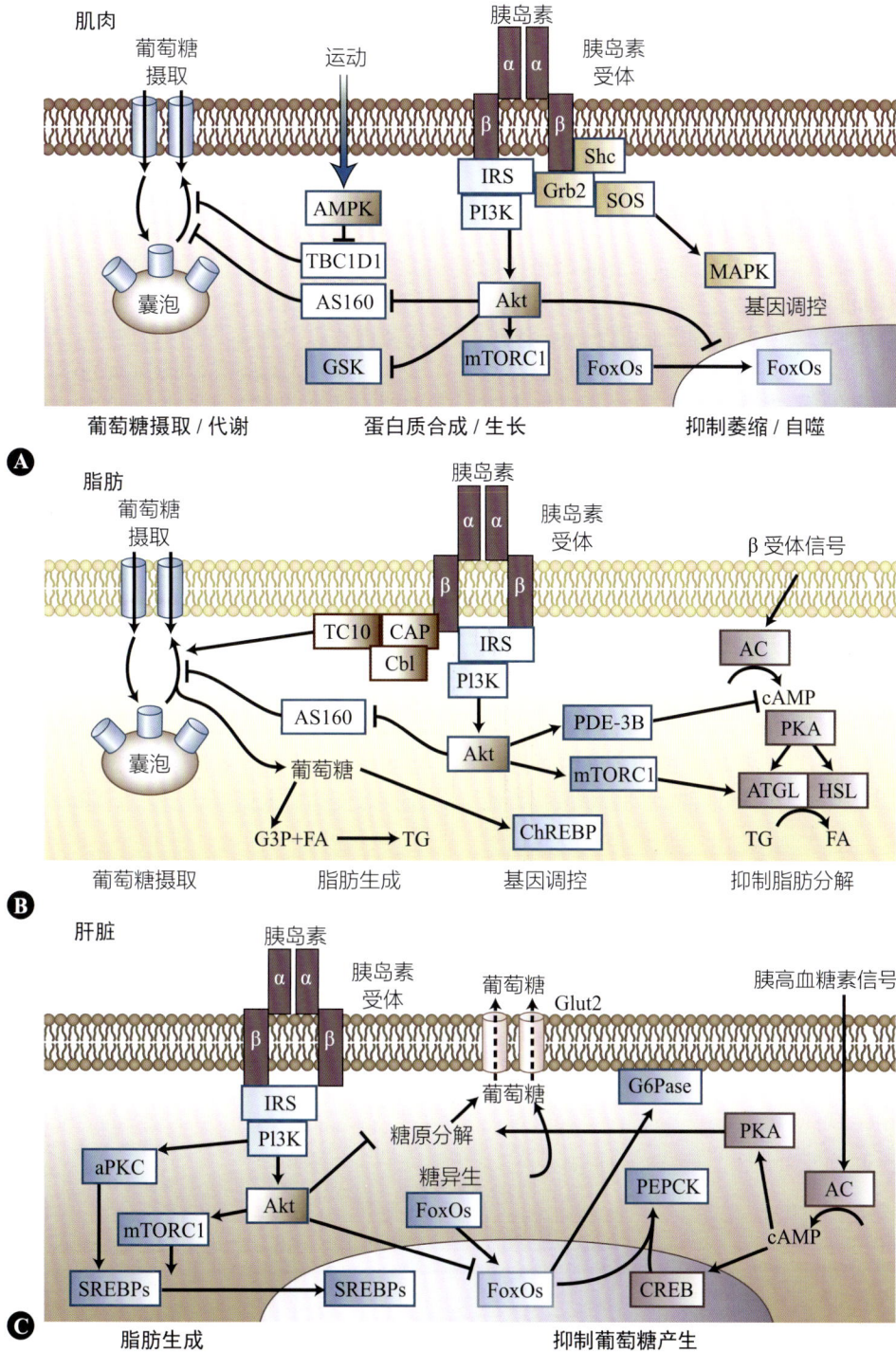

▲ 图 34-5　组织特异性的胰岛素信号。胰岛素与胰岛素受体结合，允许多种信号分子对接和激活，这些信号分子包括 IRS、PI3K 和 Akt，能在不同的组织中介导不同的生理效应

A. 在肌肉中，胰岛素作用可增加葡萄糖摄取 / 代谢，促进蛋白质合成并抑制肌肉萎缩，这其中的部分作用也可通过运动来介导；B. 在脂肪中，胰岛素在抑制脂解的同时增加葡萄糖摄取和脂肪合成；C. 在肝脏中，胰岛素促进脂肪合成并对抗胰高血糖素的作用，从而抑制葡萄糖生成。AC. 腺苷酸环化酶；AMPK. 腺苷单磷酸活化激酶；aPKC. 非典型蛋白激酶 C；AS160. 160kDa 的 Akt 底物（也称 TBC1D4）；ATGL. 脂肪甘油三酯脂肪酶；CAP.Cbl 相关蛋白；Cbl.Cas-Br-M（鼠）异位反转录病毒转化序列；ChREBP. 糖类反应元件结合蛋白；CREB.cAMP 反应元件结合蛋白；FA. 脂肪酸；FoxO. 叉头箱 O；G3P. 甘油 -3- 磷酸；G6Pase. 葡萄糖 -6- 磷酸酶；Glut. 葡萄糖转运蛋白；Grb2. 生长因子受体结合蛋白 2；GSK3. 糖原合酶激酶 3；HSL. 激素敏感性脂肪酶；MAPK. 丝裂原激活蛋白激酶（MEK、MAPK/ERK 激酶）；mTORC1. 雷帕霉素复合物 1 的哺乳动物靶点；PEPCK. 磷酸烯醇丙酮酸羧激酶；PDE-3B. 磷酸二酯酶 3B；PKA. 蛋白激酶 A；Shc. 含 SH3 蛋白；SREBP. 甾醇反应元件结合蛋白；TBC1D1.tre-1/USP6 BUB2 cdc16 结构域家族成员 1；TC10. 小 GTP 结合蛋白 TC10；TG. 甘油三酯

肉和脂肪胰岛素抵抗、中枢神经系统对肝脏的信号传导发生改变和营养供应增加的情况下，T2DM 和代谢综合征患者的肝脏脂肪生成和血脂紊乱出现反向上调。尽管确切的机制尚未阐明，但胰岛素抵抗状态下肝脏脂肪生成的上调被认为是由于选择性受体后胰岛素抵抗[113-115]，或胰岛素抵抗与底物供应和肝外信号均发生改变等一系列共同作用的结果[116-118]。

3. 胰岛素对肝脏糖代谢的调节
肝脏葡萄糖生成主要由胰岛素和胰高血糖素之间的平衡来调节，胰岛素抑制葡萄糖生成，胰高血糖素促进葡萄糖生成，并且胰岛素的作用优于胰高血糖素（图 34-5C）。交感神经系统[119]和葡萄糖自身调节也在肝脏葡萄糖生成中发挥一部分作用，但可能不那么重要[120]。胰岛素抑制肝葡萄糖输出的能力是维持正常空腹血糖和正常葡萄糖耐量的重要机制[121,122]。胰岛素还可通过抑制糖原分解来抑制肝脏输出葡萄糖[123]。与糖异生一样，胰岛素抑制肝糖原分解的作用优于胰高血糖素[124]。胰高血糖素通过激活 cAMP 相关的经典 PKA 级联反应来增加糖原分解，同时也可通过 CREB 增加 PEPCK 的转录来增加糖异生[122,125]。

研究表明，由 cAMP 触发的调节机制要复杂得多，其中 CREB 转录共激活因子 TORC2 起着重要作用。TORC2 在 cAMP 的作用下特异性的去磷酸化，使得 TORC2 蛋白易位至细胞核，从而激活 CREB 依赖性糖异生酶转录[126]。此外，CREB 可能促进 PGC1α 的转录，PGC1α 是转录因子 FoxO1 的关键共激活因子。FoxO1 在与糖异生相关的各种基因（包括 PEPCK 和葡萄糖 -6- 磷酸酶）的转录激活中发挥作用[125]。事实上，肝脏中 FoxO 亚型的缺失的确可以使胰岛素受体敲除小鼠的葡萄糖水平恢复正常[127,128]。转录因子和共激活因子的去乙酰化也可以调节糖异生。例如，sirtuin 蛋白家族中 SIRT1 可使 PGC1α 去乙酰化[129]，组蛋白去乙酰化酶和 sirtuin 可以使 FOXO 去乙酰化[130,131]，同时提高其核定位能力，以及与 HNF4A 的相互作用。PGC1α/FOXO1/HNF4A 复合体是糖异生基因转录的有效激活剂[125]。

胰岛素可通过直接和间接作用减少内源性葡萄糖的产生[132]。其中，直接作用是指门静脉胰岛素通过抑制胰岛素受体介导的糖原分解和糖异生来抑制葡萄糖的生成（图 34-5C）。胰岛素在控制肝脏产生葡萄糖中的间接或外周作用有两个方面。首先，胰岛素通过全身作用和旁分泌作用显著降低胰腺 A 细胞的胰高血糖素分泌[133,134]。胰高血糖素分泌的减少降低了糖原分解和糖异生。胰岛素的第二个重要外周作用是可以减少糖异生的底物，如降低肌肉蛋白质降解产生的丙氨酸[83]、抑制脂肪组织中的脂解[135]以减少甘油和游离脂肪酸水平（图 34-5A 和 B）。当输注含有肝素的甘油三酯乳剂（通过激活脂蛋白脂肪酶提高脂肪酸水平）

来防止高胰岛素钳夹期间血浆脂肪酸的减少时，胰岛素抑制肝糖输出的效应会减弱[136]。抑制胰高血糖素分泌和减少糖异生底物输送到肝脏也能降低肝脏葡萄糖的生成[137]。

临床上，肝脏胰岛素抵抗在 T2DM 的高血糖中起重要作用[138,139]，此类患者抑制肝葡萄糖输出的缺陷与刺激外周摄取组织葡萄糖缺陷相似，甚至作用更大[140]。胰岛素抑制人体肝葡萄糖生成的直接作用的缺陷可能是由于胰岛素抑制糖原分解的剂量 – 效应曲线大幅度右移[141]。肝葡萄糖输出增加与空腹血糖升高之间存在直接关系[142]（图 34-6）。在 T2DM 中[140,143]，胰岛素介导的肝葡萄糖输出抑制效应在血浆胰岛素水平低和高时均受损。在疾病早期肝脏生成葡萄糖增多[144,145]，但在偏瘦、对胰岛素相对敏感的 T2DM 患者中可能正常[146]。使用抑制肝葡萄糖生成的药物二甲双胍治疗患者可改善葡萄糖耐量[145]。

4. 更多的胰岛素敏感组织
尽管我们对胰岛素在肌肉、肝脏和脂肪等胰岛素敏感代谢组织中的作用已非常了解，但胰岛素受体普遍表达，并且胰岛素在其他"非经典"组织中也发挥着重要作用（图 34-7）。B 细胞中的胰岛素信号传导对于这些细胞的适应性生存和增殖至关重要。胰岛素分泌和 B 细胞数量均会随着慢性轻度高血糖而增加，而上调 B 细胞数量的能力会影响 T2DM 的发展。有趣的是，当从 B 细胞中敲除胰岛素受体时，第一相的胰岛素分泌会消失，并且 B 细胞的代偿性增长会因饮食引起的肥胖和肝胰岛素抵抗而受损[147,148]，这表明其中存在意想不到的自分泌环

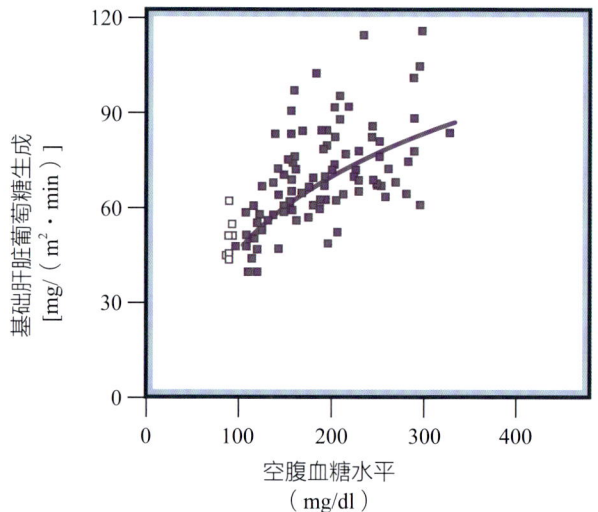

▲ 图 34-6　空腹肝脏葡萄糖输出量与空腹血糖水平的关系
空心方块代表非糖尿病对照组，实心方块代表糖尿病组（引自 Maggs DG, Buchanan TA, Burant CF, et al. Metabolic effects of troglitazone monotherapy in type 2 diabetes mellitus:a randomized, double-blind, placebo-controlled trial. *Ann Intern Med*. 1998; 128: 176–185. © American College of Physicians. ）

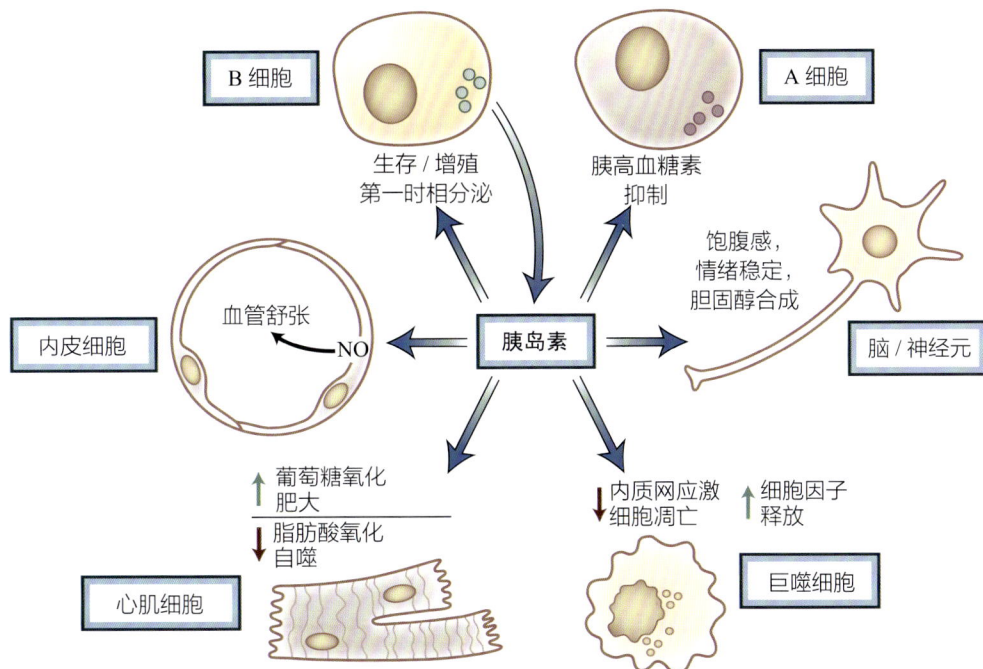

▲ 图 34-7　胰岛素敏感组织的扩展集合中胰岛素受体广泛表达，因此胰岛素对许多在健康中起重要作用的"非经典"组织具有多效性作用

路。此外，FoxO 转录因子作为胰岛素作用的下游靶标对于维持 B 细胞功能和特性来说非常重要[149]，当敲除 FoxO 后，B 细胞就会发生去分化[150]。已有人体证据显示胰岛素抵抗状态会导致 B 细胞去分化[151]，但这种现象对解释 T2DM 中的 B 细胞衰竭的程度，以及是否可以干预这一过程仍在研究中。

胰岛素对 A 细胞的作用是抑制胰高血糖素分泌并维持血糖稳态。已有证据表明，小鼠 A 细胞上胰岛素受体的缺失会导致轻度葡萄糖耐量受损、胰高血糖素分泌增加和进行性高胰岛素血症[134]，并且这些都是代谢综合征和 T2DM 的特征。因此，胰岛 A 细胞和 B 细胞上的胰岛素信号转导对于代谢健康和葡萄糖稳态很重要。

血管并发症是糖尿病发病和死亡的主要原因。因此，胰岛素对血管内皮细胞和心肌细胞具有直接作用也就不足为奇了。在内皮细胞中，胰岛素通过一氧化氮的产生促进血管扩张，而在胰岛素抵抗状态下，该效应受到抑制[152-154]。内皮细胞的胰岛素敏感性对于胰岛素经内皮转运至外周组织也很重要[155, 156]，同时各种组织中的内皮屏障的相对通透性对于胰岛素在这些组织内作用的发挥也起重要作用[157]。内皮细胞胰岛素信号转导也在动脉粥样硬化的发展中起主要作用。在动脉粥样硬化小鼠模型中，内皮细胞中的胰岛素受体敲除导致动脉粥样硬化病变增加 2～3 倍[158]。相反，过表达 IRS 或抑制 FoxO 可使胰岛素信号通路的下游分子激活增加，从而改善血管内皮功能，并预

防动脉粥样硬化[159, 160]。胰岛素信号级联反应控制着生理和病理条件下心肌细胞的生长和代谢[161, 162]。心脏可以利用多种不同的底物产生能量，但在禁食状态下，脂肪酸优先代谢产能。在胰岛素刺激下，葡萄糖氧化增加，脂肪酸氧化受到抑制，但在胰岛素抵抗或糖尿病状态下，这种代谢灵活性会丧失[163]。胰岛素抑制自噬在出生后心脏生长中发挥重要作用[164]。这些心血管系统中的信号与其他组织中的胰岛素作用和代谢变化相协调以维持心血管健康。在肥胖和胰岛素抵抗期间，组织间这种有效的协调联系受到了破坏，从而导致出现代谢综合征的各种表现，进而增加了心血管风险[165]。

胰岛素还可以通过对免疫细胞，尤其是巨噬细胞的作用来影响心血管并发症的风险。巨噬细胞在动脉粥样硬化的发展中发挥重要作用，其可在动脉粥样硬化斑块内形成泡沫细胞、促进炎症、凋亡，导致形成易破裂的坏死性核心[166]。巨噬细胞中缺失胰岛素信号的小鼠模型显示对动脉粥样硬化病变具有轻度保护作用[167]，但坏死性核心加重，这可能与内质网应激诱导巨噬细胞凋亡有关[168]。这一结果也拓展到动脉粥样硬化的肥胖和衰老模型中[169, 170]，研究表明，巨噬细胞中的胰岛素抵抗有助于代谢综合征的斑块进展[171]。

5. 中枢神经系统中的胰岛素信号传导　尽管以前认为大脑与胰岛素无关，但现在显示大脑是胰岛素信号转导的重要部位。大脑中葡萄糖摄取不需要胰岛素作用，因为大脑主要表达不依赖胰岛素的葡萄糖转

运蛋白 GLUT1 和 GLUT3。胰岛素受体在大脑中广泛表达。小鼠大脑特异性敲除该受体会导致各种异常，包括体重增加、下丘脑性腺功能减退、肝葡萄糖生成增加、抑郁[172]。脑中胰岛素信号转导是细胞特异性的。尽管神经元中胰岛素受体似乎是调节肝葡萄糖产生的关键[173]，但星形胶质细胞中胰岛素受体信号转导对于胰岛素介导的情绪影响至关重要[174]。脑胰岛素受体激活后，可通过胆固醇合成增强突触间的信号传递；通过 MAPK 促进增殖；通过 GSK3β 提高轴突生长和神经可塑性；通过 FOXO 促进基因转录和神经元极性；通过 mTORC1 介导自噬、蛋白质合成和神经元可塑性[175, 176]。由于胰岛素进入脑组织在某些区域依赖于受体介导的胞吞作用，因此进入脑组织的胰岛素表现出区域差异[157, 177]。全身胰岛素抵抗时，由于经血脑屏障转运的胰岛素减少，脑脊液胰岛素水平下降[178]。人类对胰岛素和 IGF-1 信号传导的脑特异性抵抗与阿尔茨海默病有关，但这些发现对疾病的作用仍不确定[179]。

胰岛素受体有两种亚型：IR-A 缺失外显子 11，而 IR-B 包含外显子 11。与 B 亚型相比，A 亚型对 IGF-2 的结合具有更高的亲和力。与机体中的大多数其他组织相比，大脑主要表达 A 亚型。脑胰岛素信号传导的其他独特方面包括脑胰岛素受体的独特糖基化模式，以及胰岛素受体与更丰富的 IGF-1 受体形成异二聚体的倾向，这似乎有利于 IGF-1 信号传导，而非胰岛素信号传导[180]。进一步了解胰岛素和 IGF-1 信号传导对大脑不同细胞类型的相对影响可能是至关重要的，因为临床试验正在测试通过鼻内向大脑注入胰岛素治疗阿尔茨海默病、抑郁症和肥胖等多种疾病的疗效。

四、胰岛素抵抗和 2 型糖尿病的危险因素

（一）胰岛素抵抗

胰岛素抵抗定义为对外源性或内源性分泌的胰岛素的生物效应受损。胰岛素抵抗主要表现为骨骼肌中胰岛素刺激的葡萄糖转运和代谢减少，胰岛素抑制脂肪细胞脂解和肝葡萄糖输出的能力受损。然而，鉴于胰岛素作用的多重性，胰岛素抵抗会导致涉及氨基酸、葡萄糖和脂质代谢等多种途径的紊乱。

胰岛素抵抗可以使用多种技术来检测。确定个体胰岛素敏感 / 抵抗的金标准是高胰岛素 – 正葡萄糖钳夹实验。在这项由 DeFronzo 开发的技术中，患者持续输注胰岛素以产生高胰岛素血症，同时给予含有葡萄糖的第二种输注物，并对输注的速度进行调节以产生正常血糖。由于个体处于稳定状态，葡萄糖输注速率表示在高胰岛素条件下（即患者胰岛素敏感）葡萄糖摄取 / 释放到肌肉、脂肪和其他组织中的速率[181]。当使用示踪剂时，还可以测量肝脏葡萄糖产生速率，以此作为肝脏胰岛素敏感性的测量。由于这项技术成本

高，有创且耗时，因此已经研发了替代方法来评估胰岛素抵抗，如 Reaven 的稳态血浆葡萄糖法[182] 或 Bergman 使用频繁采样的静脉葡萄糖耐量测试评估的最小葡萄糖处理模型[183]。当与胰岛素水平结合时，还可以计算出处置指数，这是对胰岛素敏感性和胰岛素分泌进行综合评价的指标[184, 185]。对于大型队列研究或门诊患者的简易测量，胰岛素抵抗的稳态模型评估（HOMA-IR）可以仅使用空腹血糖和胰岛素水平进行计算。它的结果与高胰岛素 – 正常血糖钳夹实验的结果有良好的相关性，R_s 为 0.88[186]。还有些研究者偏向于使用定量胰岛素敏感性检测指数（QUICKI）作为另一种数学模型，这种数学模型也是基于 HOMA-IR 对数的倒数[187]。

胰岛素敏感性受若干因素影响，包括年龄、体重、种族、体脂（尤其是腹型肥胖）、体力活动、饮食、肠道微生物群和药物。大量数据表明，胰岛素抵抗在 IGT 和糖尿病的发展中起主要作用。所有 T2DM 患者都有胰岛素抵抗，而且胰岛素抵抗在糖尿病发病前几年就已经存在[181-191]。前瞻性研究表明，胰岛素抵抗可预测糖尿病的发病[189, 190]。环境因素对胰岛素抵抗和糖尿病的遗传易感性也有很大的影响[192, 193]。

胰岛素抵抗的分子机制是由反馈胰岛素受体及其配体的各种病理生理过程启动的（图 34-8）。胰岛素受体 β 亚基发生丝氨酸 / 苏氨酸磷酸化可能会降低受体的自磷酸化的能力。在胰岛素抵抗的动物模型和人群中，催化胰岛素受体或多种 IRS 蛋白发生抑制性磷酸化的几种丝氨酸 / 苏氨酸蛋白激酶的活性是升高的[194, 195]。降低胰岛素受体丝氨酸磷酸化（抑制性信号）的干预会增强胰岛素的信号传导[196]。此外，蛋白质酪氨酸磷酸酶能增加的酪氨酸的去磷酸化，从而减弱胰岛素信号传导。据报道，两种已证明能负性调节胰岛素信号传导的蛋白质酪氨酸磷酸酶 PTP1B 和 LAR 在胰岛素抵抗患者中是升高的[197, 198]。相反，破坏小鼠的 PTB1B 能显著增加胰岛素敏感性和减轻饮食诱导的肥胖[199]。

胰岛素受体的突变与某些罕见的胰岛素抵抗有关。此外，个体可能会产生针对胰岛素受体的自身抗体，从而诱发严重的胰岛素抵抗（B 型胰岛素抵抗和黑棘皮病）[13, 200]。

（二）肥胖与 2 型糖尿病

肥胖与 T2DM 的关系已被公认数十年（图 34-9）。与总脂肪相比，中心型（也称为腹型或内脏型）肥胖与胰岛素抵抗和几个重要代谢变量（包括升高的血糖、胰岛素、血浆总胆固醇和甘油三酯浓度、降低的血浆 HDL-C）的关系更为密切[201-207]。事实上，一些研究表明，皮下脂肪实际上可能对胰岛素抵抗有保护作用[208]。因此，腹部脂肪和葡萄糖耐量之间的关系与总脂肪无关[209, 210]。腹部脂肪与异常代谢之间存在关

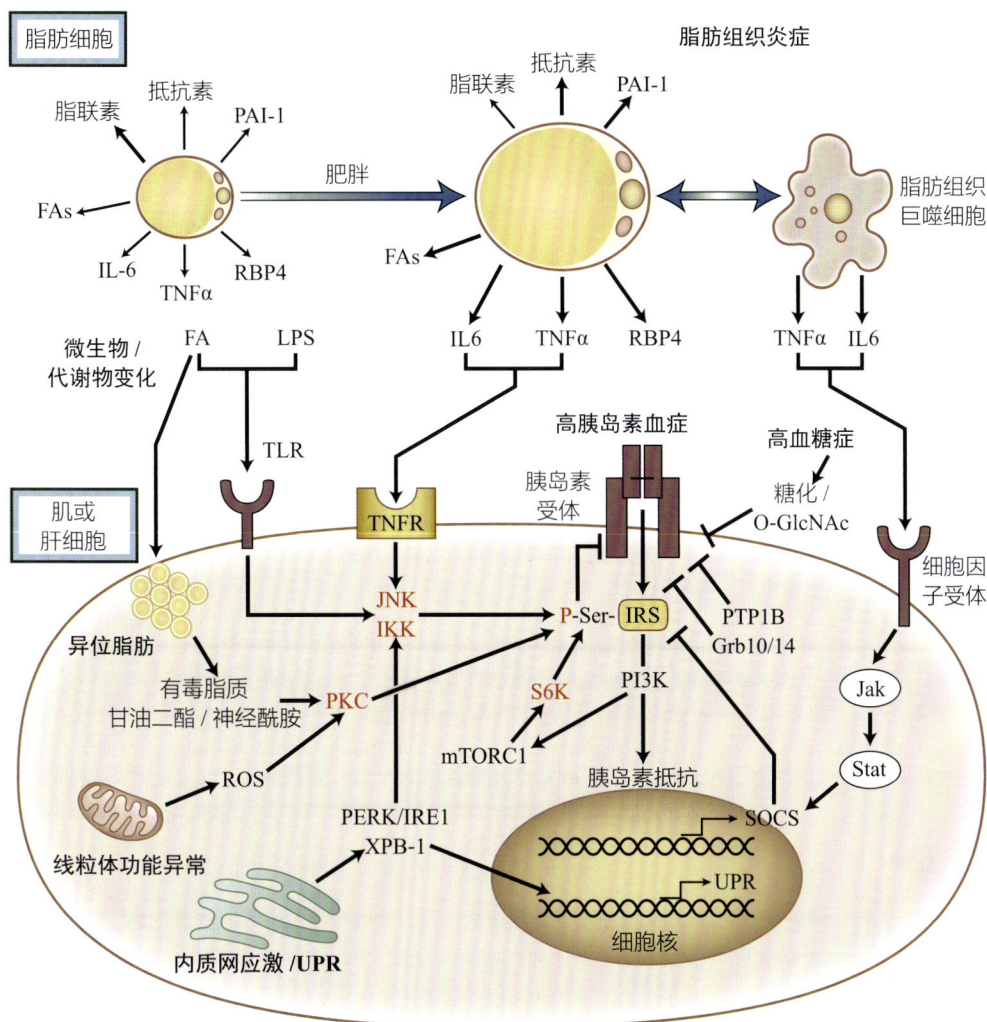

▲ 图 34-8 营养过剩时胰岛素抵抗的细胞机制

许多环境和病理损伤的共同作用造成了细胞胰岛素信号转导的损害，导致胰岛素抵抗。营养过剩会导致脂肪组织炎症、高胰岛素血症、高血糖症和体内微生物 / 代谢物改变。这些与胰岛素敏感组织中的异位脂肪沉积、线粒体功能障碍和内质网应激 / 未折叠蛋白反应有关。胰岛素抵抗的一个常见机制是激活了丝氨酸 / 苏氨酸激酶（红色字体），该酶磷酸化胰岛素受体和 IRS 蛋白，导致胰岛素级联反应中这些近端信号传导中间体的反馈抑制。另一种机制是降低胰岛素受体磷酸化或抑制其与 IRS 蛋白相互作用的蛋白质 – 蛋白质相互作用。ERK. 细胞外信号调节激酶；FA. 脂肪酸；Grb. 生长因子受体结合蛋白；IKK.IκB 激酶；IRS. 胰岛素受体底物；IL6. 白细胞介素 6；Jak.Janus 激酶；JNK.c-Jun N 端激酶；LPS. 脂多糖；mTORC1. 雷帕霉素复合物 1 的哺乳动物靶点；O-GlcNAc. O– 连接 β– 乙酰葡萄糖胺；PI3K. 磷脂酰肌醇 –3– 激酶；PKC. 蛋白激酶 C；PTP1B. 蛋白质酪氨酸磷酸酶 1B；ROS. 活性氧；S6K. 核糖体蛋白 S6 激酶；Shc. 含 SH3 蛋白质；SOCS. 细胞因子信号传导抑制剂；Stat. 信号传感器和转录激活器；TNFα. 肿瘤坏死因子 α

联的原因尚不清楚，但已提出了几种假设，并可能在这种关联中相互作用。腹部脂肪比皮下脂肪的解脂活性更强，这可能是因为前者的肾上腺素能受体数量更多[211]。此外，腹部储存的脂肪对胰岛素的抗脂解作用具有抵抗[212]，包括脂蛋白脂肪酶活性的改变，这导致脂肪酶的活性增加，从而使得更多的脂肪酸进入到循环中，而门静脉循环所承受的脂肪酸负荷最大。相反，皮下脂肪产生并释放出更多的脂联素，这是一种有益的脂肪因子。最后，腹部脂肪中高水平 HSD11B1 可导致非活性皮质酮向活性皮质醇的转化增强，从而导

致局部皮质醇产生增加。这可能会造成脂肪细胞的脂解增加，并改变了脂肪因子的产生，产生的脂肪因子可能直接调节葡萄糖代谢。

1. 高胰岛素血症与胰岛素抵抗 高胰岛素血症可引起胰岛素抵抗。胰岛素浓度升高能下调胰岛素受体，并使受体后途径的敏感性下降[213]。Del Prato 及其同事[214]发现，在正常人中持续 24h 和 72h 的生理性高胰岛素血症能特异性地抑制胰岛素所增加的非氧化性葡萄糖处置的能力，并伴有胰岛素所刺激的糖原合酶活性的下降。在肥胖的胰岛素

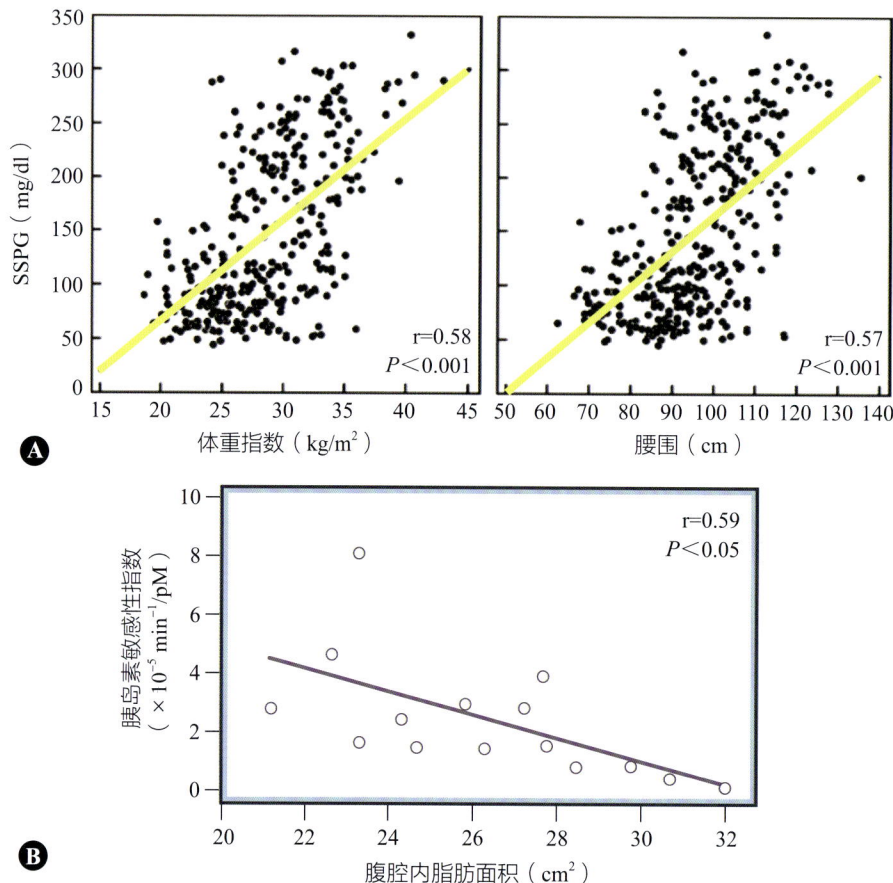

▲ 图 34-9　通过稳态血糖（SSPG）（A）或腹腔内脂肪测量的体重指数、腰围和胰岛素抵抗与胰岛素敏感性（B）之间的关系
A. 引自 Farin MF, Fahim A, Reaven GM. Body mass index and waist circumference both contribute to differences in insulin-mediated glucose disposal in nondiabetic adults. *Am J Clin Nutr*.2006; 83: 47-51；B. 引自 Kahn SE, Prigeon RL, McCulloch DK, et al. Quantification of the relationship between insulin sensitivity and beta-cell function in human subjects:evidence for a hyperbolic function.*Diabetes*. 1993; 42: 1663-1672.

抵抗患者中，抑制胰岛素分泌能使胰岛素敏感性增加[215, 216]。

在细胞系统中，IRS 蛋白的丝氨酸磷酸化能抑制胰岛素信号的传导，并由多种激酶来介导（图 34-8），包括 mTOR/S6K，其位于 PI3K-Akt 通路下游。在 IRS 某些基团上的丝氨酸磷酸化可能会增加 IRS 亚型的泛素化和降解，这将导致胰岛素信号减弱[217]。然而，体内的机制似乎要复杂得多，因为在小鼠模型中将 IRS1（mTOR 诱导的 IRS 信号破坏的主要靶点）302 处的丝氨酸置换为丙氨酸所造成的突变并不能有效地阻止肝脏中 mTOR 激活后所导致的胰岛素抵抗[218]。mTOR 的信号传导还可以通过磷酸化增加生长因子受体结合蛋白 10（Grb10）的水平[219]。Grb10 和 Grb14 是胰岛素信号的负调控因子，它们作用于包括肌肉和脂肪在内的多处关键性代谢组织[220]，在人类中这些分子所存在的基因多态性与 2 型糖尿病的发病相关[221]。ERK 也被证明能通过反馈调节来抑制 IRS 功能，此酶位于胰岛素介导的 MAPK 的下游。最后，FoxO 转录因子能调节多种蛋白的转录，这些蛋白包括胰岛素受体和多种能抑制 Akt 作用的分子，如 Trb3 和 PP2A[222]。因此，激活的胰岛素信号级联反应能反馈作用于 IRS 和其他胰岛素作用靶点，故慢性高胰岛素血症本身能长期激活上述通路，造成持续性反馈抑制，从而损害胰岛素信号转导，造成胰岛素抵抗。

2. 营养过剩与胰岛素抵抗　细胞已经形成多种方式来感知摄入的营养物质，包括转录因子和蛋白激酶的直接和间接激活。氨基酸通过 mTORC1 复合物的直接激活刺激生长[84]。脂肪酸能由多种机制来感知，包括细胞表面受体，如 toll 样受体（TLR），以及转录因子，包括 PPARα 和 PPARγ[223]。葡萄糖本身可以转化为 O-GlcNAC 用于翻译后的修饰，修饰 Ser/Tr 残基上的酶，其作用与磷酸化类似或相反[224]。其中许多信号通过激活 Ser/Thr 激酶（包括 S6K、JNK 和 IKK）来反馈性抑制胰岛素受体激活后所导致的级联反应[217, 225-227]。然而，慢性营养过剩会改变这些正常的细胞信号，导致胰岛素抵抗（图 34-8）。从某种意义上说，不同组织对肥胖的反应可能是对过量来源的营养物质的一种相对正常的生理反应，胰岛素信号通路的长期激活会造成这种非预期的病理状态，从而导致胰岛素抵抗、炎症甚至细胞死亡。

3. 脂肪组织与胰岛素抵抗 当营养物质摄入超过机体的能量消耗时，为了维持代谢稳态，多余的热量必须用于增加细胞质量，或将其储存起来。大多数过量的营养物质，无论是糖类、蛋白质还是脂质，最终都以甘油三酯的形式储存在白色脂肪组织中。如果超过脂肪组织的储存能力，脂质及其他营养物质进入非储存组织。这种异位脂质沉积发生在肌细胞、肝细胞、血管细胞和 B 细胞中，并可产生有毒的脂质代谢物（如二酰基甘油或神经酰胺），在其他适应性和不适应性细胞反应中触发 PKC 亚型的激活，导致胰岛素抵抗[228]。事实上，某些数据显示暴饮暴食而脂肪量不能相应增加可能是胰岛素抵抗发展的重要因素[229]。

脂肪细胞不仅仅是储存细胞，也可以调节脂肪酸的摄取和释放，参与甘油-脂肪酸循环，释放瘦素和其他激素（这些激素本身就是身体能量状态的信号），分泌更多具有激素、旁分泌和自分泌作用的细胞因子[230]。脂肪细胞本身也会因积累过多营养物质而受到不良影响，导致对身体产生不良后果的事件发生。随着肥胖人群的脂肪细胞表面积增加，瘦素、IL6、IL8、MCP1 和粒细胞集落刺激因子的表达增加。这些和其他可能的细胞因子吸引促炎巨噬细胞（M₁型），后者能释放 TNFα 等可能具有局部和全身炎症作用的因子[231]。

除了储存能量的白色脂肪组织外，人类和其他哺乳动物还有能燃烧能量的棕色脂肪组织。棕色脂肪组织是一种产热组织，含有独特的脂肪细胞，并且具有独特的形态，包括多腔脂滴、线粒体含量增加，表达解耦联蛋白（UCP1），UCP1 能解除电子传递链偶联并产生热量。棕色脂肪组织能被交感神经系统激活，增加脂肪酸动员和氧化[232]。人体内棕色脂肪组织的含量与年龄和肥胖呈负相关，这可能是在这些情况下造成胰岛素抵抗的结果或促成的因素[233]。在人体中，长时间或反复的冷暴露可以增加颈部和锁骨上区域的棕色脂肪组织的量和活性。这是由葡萄糖的摄取来决定的，并且可以改善葡萄糖的稳态[234]。人们已经认识到，啮齿类动物和人类也有米色或灰褐色（白色中的棕色）脂肪细胞[235]，它们在寒冷或激素刺激后混合在某些白色脂肪组织储存库中。与棕色脂肪细胞一样，米色脂肪细胞也表达 UCP1；然而，这些细胞的发育来源似乎不同于棕色脂肪组织。目前尚不清楚人体可以在何种程度上来增加米色脂肪细胞的数量，以及米色脂肪细胞是如何影响机体的新陈代谢，但这确实是一个潜在的治疗靶点。

4. 异位脂肪沉积 当脂肪组织的储存能力达到极限时，脂质就会在肌肉和肝脏等不太适合脂质储存的组织中堆积，这个过程被称为异位脂肪沉积。这导致了这些组织的代谢功能障碍。在肌肉中，胰岛素刺激的葡萄糖摄取与肌肉内甘油三酯的量呈负相关。肌内甘油三酯的量可以通过活检、CT 和 MRI 等用于区分肌细胞内脂肪和肌细胞外的脂肪的方法测量得到[236]。T2DM 患者一级亲属也有肌细胞内的脂肪增加，这也与胰岛素抵抗相关[237]。

肥胖和胰岛素抵抗人群的骨骼肌中甘油三酯堆积的机制可能是由于脂肪酸摄取和氧化不匹配。在静息的营养吸收后状态下，血浆池中约 30% 的脂肪酸被氧化掉，而其余 70% 的脂肪酸被重新转化成甘油三酯，这表明脂肪的生理储备量超过了组织即时氧化代谢量。脂肪酸的摄取、运输和代谢是受到高度调节的过程。骨骼肌中摄取和氧化之间平衡的改变会导致肌细胞内甘油三酯的增加。肥胖相关的脂解增加会给肌肉提供更多的脂肪酸，这似乎再次激活 PKC 亚型对胰岛素信号所产生的中间体代谢产物的反馈[238,239]。

然而，肌肉甘油三酯含量的增加并不总是与胰岛素抵抗有关。实际上，运动训练也可以增加肌肉甘油三酯含量[240]，然而，长期运动会增加机体的胰岛素敏感性和脂肪酸氧化能力[241-243]。这种现象出现的原因尚不完全清楚，但最近有研究表明，在锻炼过的人中脂滴包被蛋白 PLIN2、PLIN3 和 PLIN5 与肌肉中的脂滴快速结合，而在久坐的人中则并非如此[244]。这些数据表明，运动训练可以改善脂质在肌肉中的存储，从而隔离脂质中间产物，并防止脂肪酸诱导的胰岛素抵抗，这些现象也见于急性运动中[245]。

肝脏脂质沉积是胰岛素抵抗和 T2DM 的共同特征，通常被称为非酒精性脂肪性肝病（nonalcoholic fatty liver disease，NAFLD）[246]。在胰岛素抵抗状态下，脂质合成底物向肝脏的运输增强可能在这种脂质沉积中起着关键作用[117,228]。由脂肪组织脂解过程中增加的脂肪酸运输和由肌肉胰岛素抵抗所增加的餐后高血糖为肝脏提供了过量的底物，导致乙酰辅酶 A 和有毒的脂质中间产物的积累[247]。在有脂肪营养不良的人和模型小鼠中均会出现 NAFLD 和严重的胰岛素抵抗，表明如果脂肪组织不具备储脂的能力，则肝脏会出现代谢障碍[107,248,249]。然而，过量的脂质摄入并不是造成 NAFLD 的唯一原因。事实上，给小鼠喂食过量的葡萄糖或果糖也会诱发 NAFLD[250,251]。这些资料表明，过量营养物质摄入和脂肪组织储脂能力下降会共同作用，促进肝脏的脂质沉积，并与胰岛素抵抗同时发生。

5. 内质网应激/未折叠蛋白反应 内质网在蛋白质翻译后加工中的功能，包括蛋白质折叠、成熟、质量控制和运输到其他的细胞区。作为其质量控制机制的一部分，当内质网积累了过量的未折叠或错误折叠的蛋白质时，就会发生一系列不同的反应，减缓蛋白质的整体合成，同时增加伴侣蛋白和其他蛋白质的合成，从而提高蛋白质加工的精度。通常激活三种途径来介导未折叠蛋白反应，减轻内质网负荷：PERK、IRE1 和 ATF6。PERK 能磷酸化 eIF2α，抑制大多数蛋白质合成。IRE1 能诱导 XBP1 mRNA 的切割，从而产生活性 XBP1 转录因子。XBP1 与 ATF6α 结合，激活转录，产生伴侣蛋白和蛋白质，参与内质网的生物发生、磷脂合成和分泌[252]。

在过度进食和肥胖的状态下，肝脏、脂肪组织、胰岛 B 细胞、肌肉和其他组织中的 UPR 可能会被激活。UPR 在营养过剩时的激活被认为有如下几种影响，包括 JNK 和 NFκB/IKK 通路激活导致 IRS1 活性降低，内源性炎症介质水平升高，SREBP1 介导的转录改变，肝脏糖异生减少，长时间激活导致细胞功能障碍和凋亡[253]。

6. 固有免疫 固有免疫系统最初被认为是一个可以区分自我和非自我并通过调整细胞的代谢来对抗微生物病原体的细胞系统。然而，现在这个系统被认为是能激活炎症反应和细胞修复系统等细胞应激的综合反应体系。固有免疫系统包含一系列的模式识别受体来检测微生物基序。这些蛋白质包括 TLR 和 C 型凝集素，能在多种细胞上表达，这些细胞包括巨噬细胞、单核细胞、树突状细胞、中性粒细胞、上皮细胞和适应性免疫系统的细胞。模式识别受体检测细胞外和细胞内的病原体相关分子，包括脂质和核酸，并启动经典的反应来增加细胞因子和趋化因子表达，包括 NFκB 激活和 AP1 转录。

固有免疫通路的激活也会增加炎症小体的产生，炎症小体是一种体积较大的多亚单位蛋白质复合物，在控制 caspase1 介导的翻译后成熟、IL（主要是 IL-1β）的分泌中非常重要。IL-1β 具有强大的促炎作用，并可能会破坏 B 细胞功能，是 T2DM 发病的危险因素[254]。

急性感染和肥胖中，固有免疫系统的激活与显著的胰岛素抵抗相关。在肥胖中，固有免疫系统的激活部分是由于脂肪酸水平的升高。TLR（尤其是 TLR2 和 TLR4）通常与细菌细胞壁脂质发生反应以诱导固有免疫系统的炎症反应，这些 TLR 也可被循环的饱和脂肪酸激活。相反，多不饱和脂肪酸抑制 TLR 信号。细胞中 TLR 的激活会导致胰岛素抵抗，而在小鼠中 TLR4 受体的基因缺失可以防止脂肪酸诱导的胰岛素抵抗[227]。

7. 线粒体异常 在患有胰岛素抵抗、肥胖和 T2DM 的人群和动物中，都可以观察到细胞氧化能力的下降[255, 256]。研究表明，与胰岛素抵抗相关的骨骼肌细胞内脂质含量的增加可能是由线粒体质量改变引起

的。在一项研究中，T2DM 父母的较年轻胰岛素抵抗子代与对照组相比，胰岛素刺激的骨骼肌葡萄糖摄取减少了 60%，而这种减少与肌细胞内脂质含量增加（大约增加了 80%）相关[257]。肌细胞内脂质含量升高的原因是线粒体氧化能力降低了 30%，可能是由富含线粒体的氧化型 I 型纤维与糖酵解 II 型肌肉纤维的比值下降所致。

在发育过程中，调控线粒体产生的基因的表达减少被证明对线粒体形成和肌纤维类型选择很重要，这些基因包括 PPARγ 辅激活因子 1α 和 1β（分别为 PGC1α 和 PGC1β）[258]。PGC1α 和 PGC1β 及其靶基因在合并有 IGT 或 T2DM 的肥胖患者中的表达下调[259-261]。在 T2DM 患者中，电子传递链的活性降低，肌纤维内线粒体变小，这两项指标都与胰岛素抵抗的严重程度相关[262]。一项关于存在氧化能力（由它们的天生奔跑能力决定）差异的大鼠所开展的研究表明，在人类身上发现的上述缺陷可能有一定的遗传因素[263]。在氧化能力差的一组存在有明显的异常，包括肥胖、胰岛素抵抗、高血压和血脂异常。代谢下降还与骨骼肌中线粒体基因表达和 PGC1α 的减少有关，这与在人类中看到的结果相似。基于这些数据，有人提出了一个假设，即逆转 T2DM 患者中发现的肌肉线粒体质量的下降可能是改善其代谢的一种方法。然而，通过激活 PGC1α 活性来增加线粒体质量会带来潜在获益的假说并没有得到完全证实，因为在小鼠骨骼肌中过表达 PGC1α 并不能改善高脂饮食后的代谢状态[264]。

有一些研究质疑线粒体质量 / 功能改变与骨骼肌胰岛素抵抗之间的因果关系。与其说线粒体功能不全是遗传的，还不如说这些变化可能是后天的。首先，胰岛素本身可以上调线粒体产生，在 T1DM 患者中停用胰岛素会导致线粒体基因转录和 ATP 合成的减少[265]。其次，所观察到的 ATP 合成和 TCA 循环活性降低可以用相对久坐的个体中 ATP 代谢减少来解释。在能量需求减少（如运动减少）的情况下，ADP/ATP 比值的降低将损害线粒体中的电子运输，增加还原型 NADH 水平，从而降低 TCA 循环。由于线粒体的还原需求升高，这将导致线粒体内活性氧的产生[266]。高脂饮食的小鼠显示出线粒体氧化受损，表现为 TCA 循环中间产物减少，以及脂肪酸不能充分进行 β 氧化（表现为偶链酰基肉碱水平升高）。在肥胖、胰岛素抵抗的个体中发现有血浆酰基肉碱的增加，这似乎提示这些代谢产物是胰岛素抵抗的标志物[267, 268]。

通过对每种蛋白质赖氨酸残基的乙酰化（以及琥珀酰化和丙二酰化）来修饰线粒体蛋白质会对其活性有显著影响，这可能是控制线粒体通量和胰岛素抵抗的重要潜在机制[269]。一般来说，乙酰化过程会降低线粒体酶活性。目前尚未发现促进乙酰化的酶。相反，这一过程似乎是 pH 依赖的非酶促化学反应，其

中乙酰辅酶 A 或其他酰基辅酶 A 为暴露出的赖氨酸残基提供供体。线粒体中营养物质流量的增加预计会增加乙酰化，而乙酰化与乙酰化的稳态水平成正比。因此，在营养过剩时产能物质的形成与使用并不平衡，这会抑制产能物质的进一步利用。线粒体去乙酰化酶 Sirt3 是线粒体的主要去乙酰化酶[270]，由烟酰胺腺嘌呤二核苷酸（NAD）激活，可以使某些关键的代谢酶去乙酰化，包括肝脏中的长链酰基辅酶 A 脱氢酶（LCAD）[271]和肌肉中的丙酮酸脱氢酶复合物[272]。与之类似，NAD+ 依赖性的 Sirt5 也能导致线粒体酶的去琥珀酰化和去丙二酰化[273, 274]。随着 ATP 使用的增加，如运动[275]，来自 NADH 的电子流增加以支持氧化磷酸化，这将导致线粒体内 NAD+ 增加，进而促进 Sirt3 和 Sirt5 介导的蛋白质去酰化，并增加线粒体底物利用能力。

（三）骨骼肌的胰岛素抵抗

餐后葡萄糖处理的主要部位是骨骼肌，而葡萄糖储存的主要机制是将其转化为糖原[276]。在肥胖患者中，骨骼肌的胰岛素抵抗先于脂肪组织和肝脏，这可能反映了骨骼肌的营养储存能力相对有限。使用高胰岛素 - 正血葡萄糖钳夹技术的研究表明，在胰岛素抵抗患者（伴有和不伴有 T2DM）中，存在有葡萄糖的非氧化处理能力的缺陷，这主要与糖原合成的缺陷有关，而糖原合成缺陷本身与胰岛素所刺激的葡萄糖摄取减少有关[277, 278]（图 34-10）。

尽管由于肝脏和骨骼肌能有效地摄取脂肪酸而使外周脂肪酸不会显著升高，但是体内脂肪酸升高可预测从 IGT 到糖尿病的进展[279, 280]。与内脏脂肪脂解增加相关的骨骼肌脂肪酸流增加会抑制肌肉葡萄糖的摄取。葡萄糖 - 脂肪酸循环最初被提出是为了解释脂肪酸抑制肌肉的葡萄糖利用。Randle[281] 团队假设脂肪酸

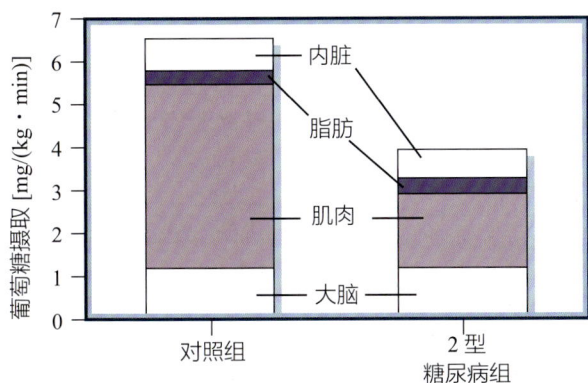

▲ 图 34-10 在高胰岛素 - 正常葡萄糖钳夹试验中，非糖尿病和胰岛素抵抗的糖尿病患者组织摄取葡萄糖的情况

引自 DeFronzo RA. The triumvirate: beta-cell, muscle, liver—a collusion responsible for NIDDM. Lilly Lecture 1987. *Diabetes.* 1988; 37: 667-687.

在离体肌肉中与葡萄糖竞争底物氧化。他们发现，脂肪酸代谢增加导致线粒体内乙酰辅酶 A 与辅酶 A 比值增加，NADH/NAD+ 比值降低，从而导致丙酮酸脱氢酶的抑制。由此导致的细胞内线粒体（和胞质）柠檬酸浓度增加，进而导致磷酸果糖激酶（糖酵解中的关键限速酶）的变构受到抑制。随后 6- 磷酸葡萄糖的积累抑制了己糖激酶 II 的活性，导致细胞内葡萄糖浓度增加和葡萄糖摄取减少。

最近在人体研究中通过 13C 和 31P-MRI 波谱技术检测到细胞内葡萄糖和糖原蓄积率降低，这说明至少在胰岛素水平升高的情况下，脂肪酸的主要效应是减少葡萄糖转运。在正常受试者体内，通过输入甘油三酯乳剂和肝素（可激活脂蛋白脂肪酶，导致脂肪酸释放到循环中）而产生的脂肪酸升高导致了细胞内葡萄糖和 6- 磷酸葡萄糖浓度下降，这一下降发生在糖原蓄积减少之前[282, 283]。这些结果对 Randle 假说（该假说预测细胞内 6- 磷酸葡萄糖浓度会升高）提出了挑战，Randle 假说是脂肪酸升高时胰岛素敏感性降低的基础。在 T2DM 患者和 T2DM 父母的消瘦、血糖正常并伴有胰岛素抵抗的子代中，也观察到类似的葡萄糖转运的减少[284]。这些研究还发现，PI3K 活性降低，新形式的多种 PKC（如 PKC θ、PKCδ 等）活性增加，这可能在一定程度上介导了脂肪酸升高所产生的效应[238, 239]。

还有研究提示，由 PKC 介导的 IKKβ 亚基丝氨酸磷酸化会导致其降解，并使 NFκB 不受调节地转位入核，这些都可能在脂肪酸诱导的胰岛素抵抗中起重要作用[285]。这也是大剂量阿司匹林和水杨酸能改善 2 型糖尿病患者糖代谢的原因[285, 286]。在一项小型人体试验研究中发现，通过大剂量水杨酸治疗破坏 IKKβ 炎症通路可改善胰岛素敏感性。

1. 骨骼肌中的脂肪酸代谢 从血清中摄取的脂肪酸主要与白蛋白结合，这一过程至少由三个蛋白质家族介导：脂肪酸转位酶、胞质膜脂肪酸结合蛋白和脂肪酸转运蛋白[287-289]。这些转运蛋白的水平受运动调控[290]，与体重有关（至少在女性中），并可通过输入胰岛素来调节[291]。

FABP 能够以高亲和力与多种疏水配体结合，包括脂肪酸类、类二十烷和类视黄醇[292]。FABP 被认为有助于脂肪酸的摄取，并促进脂肪酸随后从细胞内转运到亚细胞细胞器。在发育过程中观察到在不同肌肉类型中，心脏型 FABP 含量与其氧化能力直接相关[294, 295]。在破坏了心脏的 FABP 异构体[296]或脂肪细胞的 FABP 异构体[297]的小鼠中，血浆脂肪酸浓度显著升高，血浆葡萄糖水平降低，提示其在脂肪酸氧化的正常调节中起关键作用。某些[297]（但不是全部）研究显示，在胰岛素抵抗的人群中，心脏型 FABP 是减少的。

CPT1 多年来一直是受到密切关注，因为它在维持线粒体葡萄糖和脂肪酸代谢平衡中发挥着核心作用，主要是因为丙二酰辅酶 A 能通过抑制肝脏中的 CPT1 来抑制线粒体脂肪酸摄取。在肌肉中，特异亚型 CPT1 占到总体 CPT1 的 97%，其对丙二酰辅酶 A 抑制作用的敏感性低了 100 倍[301]。这种对丙二酰辅酶 A 抑制的较低敏感性提示，CPT1 本身和丙二酰辅酶 A 水平可能在脂肪酸摄取和氧化平衡中发挥重要作用。骨骼肌中的这一证据来自以下发现：啮齿类动物肌肉中 CPT1 的过表达增加脂肪酸氧化，降低肌细胞内甘油三酯[302]。此外，与其他脂肪酸氧化酶一样，在啮齿类动物中，肌肉中 CPT1 mRNA 的表达受 PPARα 激动剂、脂肪喂养和运动的调节，并且在人体中其表达与肥胖呈负相关[303-306]。

长链脂肪酸以酰基肉碱的形式通过线粒体内膜后，在线粒体内膜表面被 CPT2 和长链特异性氧化系统所代谢，该系统由极长链酰基辅酶 A 脱氢酶（VLCAD）和三功能蛋白氧化复合物组成（图 34-11）。在 CPT2 的催化下，酰基链从肉碱转移到辅酶 A，紧接着是一个氧化循环。这一过程由 VLCAD 和三功能蛋白氧化复合物催化产生，并进一步生成可通过相同氧化系统循环的链缩短的酰基辅酶 A[307]。在体内，四种不同的酰基辅酶 A 脱氢酶催化线粒体中直链脂肪酸的初始脱氢反应。其中三种（SCAD、MCAD 和 LCAD）是以同源四聚体形式存在于线粒体基质中的可溶性酶。第四种是 VLCAD，作为同型二聚体附着在线粒体的内膜上。它们的名字来源于它们加工的脂肪酸的长度。

这些酶可以串联起作用。VLCAD 和 LCAD 将长链脂肪酸缩短为中链脂肪酸，然后由 MCAD 和 SCAD 进一步加工处理[308]。SCAD、MCAD 和 LCAD 单体具有高度的同源性，但与 VLCAD 不具有同源性。这些酶中至少有一些可以通过运动训练在人群中得到调节[309]。

UCP1 介导棕色脂肪组织中氧化磷酸化解偶联以产生热量[310]。UCP2 和 UCP3 与 UCP1 在结构上有相似之处，但目前尚不清楚它们在生理条件下是否真的是氧化磷酸化的解偶联剂[311, 312]。研究发现，UCP3 mRNA 主要在骨骼肌和棕色脂肪组织中。UCP2 具有普遍存在的组织分布，可能参与活性氧的解毒和中枢神经系统的代谢调节[313]。UCP2 和 UCP3 mRNA 的水平与不同的生理状态相关，大量研究表明，甲状腺激素和大量脂肪酸的存在可刺激 UCP2 和 UCP3 的表达[314]。在人体中，高脂饮食可上调 UCP2 和 UCP3 mRNA 水平，并且在 ⅡA 型肌纤维占比高的人群中上调更为明显[315]。在一项小型研究中，人体的运动训练增加了线粒体氧化能力，但未改变 UCP2 或 UCP3 水平[316]。肥胖本身与一种 UCP3 的剪接异构体呈正相关[317]。UCP3 启动子区域的独特多态性与骨骼肌中 UCP3 的表达相关[318]。

2. 葡萄糖对骨骼肌中脂肪酸代谢的影响 丙二酰辅酶 A 在调节脂肪酸和葡萄糖氧化中发挥核心作用[319]，这一概念有助于解释血糖升高会导致肌细胞内甘油三酯沉积，而后者与肌肉的胰岛素作用受损相关（图 34-11）。丙二酰辅酶 A 是 CPT1 的变构抑制剂，

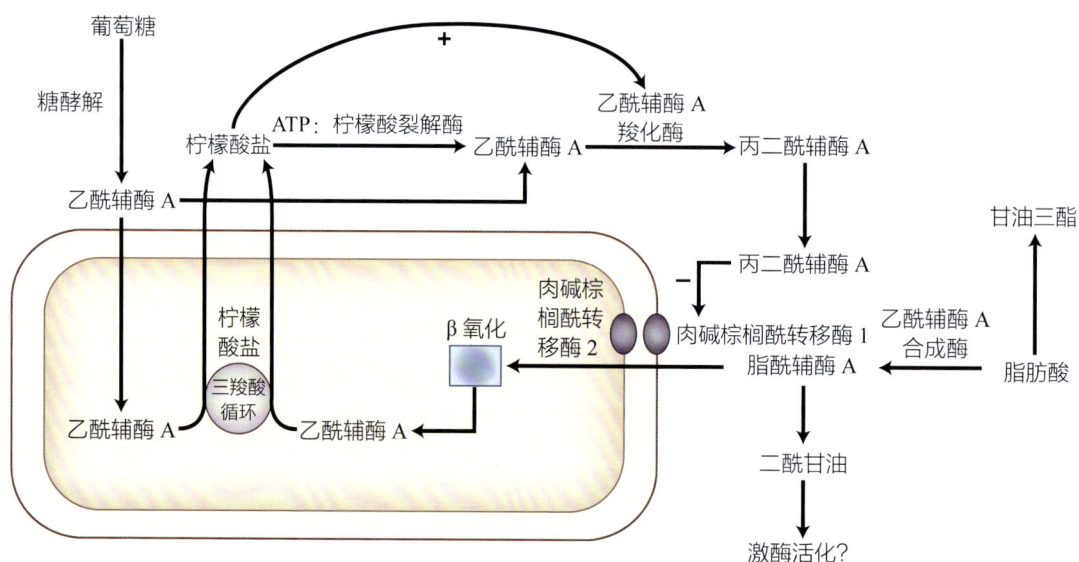

▲ 图 34-11 葡萄糖对甘油三酯代谢的影响

葡萄糖摄取增加导致糖酵解所产生的乙酰辅酶 A 增加。与甘油三酯和葡萄糖氧化相关的三羧酸循环活性的增加能促进柠檬酸的产生，柠檬酸被运送到细胞质，通过变构机制激活乙酰辅酶 A 羧化酶，并增加 ACC 对磷酸酶的敏感性。这导致 ACC 活性增加，并将乙酰辅酶 A 转化为丙二酰辅酶 A。丙二酰辅酶 A 是线粒体外膜上肉碱棕榈酰转移酶（CPT）1 的强效抑制剂，可导致脂酰辅酶 A 在细胞质中蓄积。这可能会导致多种信号分子的产生，从而增加激酶和其他酶的活性，并导致胰岛素抵抗。ATP. 三磷腺苷

而 CPT1 是控制长链脂肪酰基辅酶 A 转移到线粒体的酶[299, 300, 320]。在葡萄糖和胰岛素升高的情况下，TCA 循环被激活，通过增加线粒体中苹果酸循环导致细胞质中柠檬酸的增加。增加的柠檬酸通过柠檬酸裂解酶转化为乙酰辅酶 A，从而为 ACC 提供间接底物。柠檬酸也变构激活 ACC，并使 ACC 成为激活该酶的磷酸酶的一种更好的底物[321, 322]。即使在胰岛素抵抗的骨骼肌中，骨骼肌对葡萄糖的摄取也高于正常，尤其是在 2 型糖尿病血糖升高的情况下。葡萄糖被分流到糖酵解途径，产生乙酰辅酶 A，而乙酰辅酶 A 可在高度调控的 ACC 作用下在细胞质中转化为丙二酰辅酶 A。这一点已在人体中得到证实，快速输入胰岛素和葡萄糖会导致骨骼肌中丙二酰辅酶 A 浓度增加，并降低全身的脂肪酸氧化作用，也可能降低肌肉脂肪酸氧化作用[325]。

AMPK 介导的磷酸化能够调节 ACC 的活性，磷酸化能抑制 ACC 基础活性并减少柠檬酸对 ACC 的激活[326]。ACC 随后产生丙二酰辅酶 A，丙二酰辅酶 A 进而变构性地抑制驻留在线粒体外膜上的 CPT1，抑制酰基辅酶 A 的摄取。长链酰基辅酶 A 和甘油二酯的积累被认为可激活一个或多个 PKC 异构体或其他脂质激活蛋白，从而导致胰岛素抵抗[319]。与此现象一致的是，在肥胖或 2 型糖尿病患者的细胞内，丙二酰辅酶 A 水平升高与 ACC 磷酸化降低、脂肪酸氧化受损、肌细胞内的酰基辅酶 A 和甘油三酯的沉积相关，所有这些均可通过 3 个月的胰岛素增敏剂罗格列酮治疗而逆转[327]。

（四）昼夜节律、肥胖和胰岛素抵抗

几乎所有哺乳动物都有一个发育良好的昼夜节律周期，该周期由一个复杂、综合的转录 – 翻译反馈循环网络控制，该网络以 24h 为 1 个周期。昼夜节律周期受一组特定的基因调控，能调控昼夜周期的行为和生理功能，包括睡眠 – 觉醒周期、进食行为、激素分泌和新陈代谢。核心的生物钟基因不仅存在于下丘脑的视交叉上核，而且还存在于人体的几乎每一个细胞中，并在其中激活特定的基因组[328]。在哺乳动物中，生物钟由两个转录因子驱动，这二个转录因子分别为 CLOCK（昼夜节律运动输出周期中断）和 BMAL1（ARNT1）[329]。CLOCK 和 BMAL1 形成二聚体，并与靶基因的启动子区域结合，包括调节周期（PER）和隐色系（CrY）基因。这些蛋白水平的增加能促进两者的二聚化并转位到细胞核，抑制 CLOCK-BMAL1 的转录活性，形成一个负反馈环路。在第二个负反馈环中，ClOCK-BMAL1 诱导 Rev-ERBα（由 NR1d1 编码）的表达，进而抑制 BMAL1 的转录。这些蛋白质的活性和稳定性的额外调节是由翻译后修饰提供的，如磷酸化和泛素化。

人体睡眠的减少与肥胖及其他代谢紊乱（包括

T2DM）的发病率的增加之间存在显著的流行病学联系[330]。实验性睡眠障碍可直接损害胰岛素的作用，改变瘦素和胃泌素的分泌，从而刺激食欲，增加炎性细胞因子的产生，并导致其他心血管危险因素的改变。为了适应昼夜新陈代谢，正常摄食模式会发生变化，这可以改变营养物质和营养物质代谢酶之间的关系。例如，脂肪酸外观和脂蛋白脂肪酶活性的变化可能会导致脂类转而分配到脆弱组织，导致脂毒性并减少瘦素分泌，从而增加食欲[331]。阻塞性睡眠呼吸暂停综合征结合碎片化睡眠和低氧血症，也是胰岛素抵抗和糖尿病的危险因素。越来越多的证据表明，尽管治疗依从性差是面临的主要障碍，T2DM 患者的血糖控制仍可以通过治疗睡眠呼吸暂停而得到改善[332]。

（五）肠道菌群和代谢组在糖尿病和胰岛素抵抗中的作用

越来越多的证据表明，饮食和其他环境因素对糖尿病影响的一个主要中介就是肠道菌群，更具体地说，是驻留在胃肠道的细菌[333]。在哺乳动物中，肠道菌群在出生时就被种植；它们在婴儿期被改造，尽管可以通过饮食、抗生素和各种疾病状态来改变，但它们在成年后就变得相对稳定。大多数肠道微生物群被认为与宿主共生（无害）或互惠（提供好处）。这些微生物在营养、异型生物质和药物代谢、维持肠道黏膜完整性、保护病原体和免疫调节等方面均发挥着重要作用，并通过这些基本的功能而影响正常生理功能的许多方面。在过去 10 年中已经很清楚，肠道菌群也可以在啮齿动物[334-336] 和人类[337-340] 中导致肥胖、糖尿病、代谢综合征和胰岛素抵抗，并在遗传、饮食和减肥手术的疗效中发挥整合和中介作用[341-344]。研究表明，小鼠在生命早期服用低剂量抗生素可能会干扰正常微生物群的发育，从而导致肥胖和葡萄糖耐受不良[345]。

肠道微生物群影响糖尿病、肥胖和胰岛素抵抗的发病机制可能是多方面的（图 34-12）。肠道微生物群对肠道屏障功能、其他无法消化的饮食成分的分解、胆汁酸和其他物质的修饰、肠道的发育和局部免疫系统的形成有重要影响[333, 346]。这些影响可导致细菌蛋白质、内毒素和细胞因子释放到血液中[347, 348]，并产生数百种代谢产物的变化，包括胆汁酸、短链脂肪酸、氨基酸和许多其他类别的分子[343, 349-354]。这些物质共同导致组织特异性代谢失调和免疫激活，导致胰岛素抵抗和糖尿病病理生理过程的进展。在小鼠[355] 和人类[356] 中，有几种代谢产物与胰岛素抵抗有关[356]，这些代谢物包括 2– 氨基己二酸、α– 羟基丁酸和 N– 乙酰甘氨酸，并被认为是 T2DM 的生物标志物[357-359]。还需要进一步的研究来明确肠道微生物究竟如何影响胰岛素敏感性和糖尿病的进展，以及是否可以通过改变肠道微生

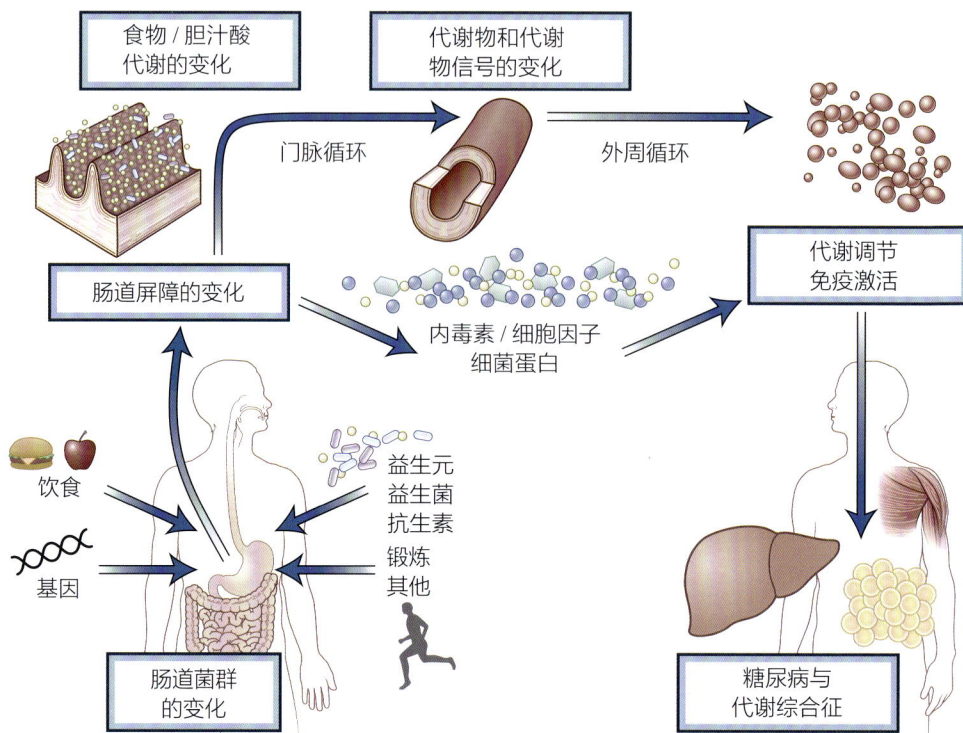

▲ 图 34-12 肠道菌群受基因和环境的影响

肠道菌群的变化可能导致肠道屏障功能，以及食物和胆汁酸代谢改变，进而导致免疫激活和胰岛素抵抗

物群的疗法来治疗或预防 T2DM。在这方面有几种可能的选择，包括给予益生元（改变肠道微生物群的营养物质）、益生菌（细菌本身的混合物），甚至通过粪便转移来移植健康的微生物群。

五、诱发胰岛素抵抗的特殊条件

（一）妊娠期糖尿病

妊娠期间诊断的糖尿病如果发生在妊娠早期，则被诊断为先前存在的 T2DM，如果在妊娠中期或晚期则被诊断为妊娠期糖尿病[5]。虽然妊娠期糖尿病通常在妊娠结束时得到缓解，但它仍被认为是未来发展为 T2DM 的一个重要危险因素[360, 361]。胰岛素抵抗是妊娠带来的正常后果。随着妊娠的进展和胰岛素抵抗的建立，母亲的胰岛素分泌增加了多达 250% 参与代偿。当这种代偿能力不足时，妊娠期糖尿病就会发生[362]。孕前肥胖是妊娠期糖尿病发展的主要危险因素。

妊娠期胰岛素抵抗的驱动因素不仅仅是妊娠期间的体重增加，因为正常血糖通常在分娩后几天内恢复。相反，胎盘源性因子被认为同时推动了妊娠胰岛素抵抗和妊娠 B 细胞扩张。胎盘因素究竟起到了什么作用仍然存在争议，因为啮齿类动物和人类之间的 B 细胞在生理上存在显著差异，并且对孕妇的干预研究也是具有挑战性的[363]。胎盘源性的生长激素是一种导致母体胰岛素抵抗的激素，但这也只能部分解释这些

变化[364]。其他可能起作用的候选因素包括胎盘催乳素[365, 366]和胎盘来源的促炎外泌体[367]。

（二）药物与应激诱导的胰岛素抵抗

除了遗传和表观遗传危险因素外，还有许多疾病状态和药物可以引起胰岛素抵抗，或者胰岛素抵抗和胰岛素分泌减少共同导致葡萄糖耐受异常（表 34-2）。

1. 糖皮质激素诱导的胰岛素抵抗 众所周知，

表 34-2 胰岛素抵抗相关的药物和应激源

药物
- 糖皮质激素
- HIV 药物（均可引起不同程度的代谢异常）
- 钙调磷酸酶抑制药
- mTOR 抑制药
- PI3K 抑制药
- 他汀类药物

应激源
- 妊娠
- 糖毒性
- 手术
- 炎症（由肥胖或感染引起）
- 营养过剩

库欣综合征和外源性糖皮质激素治疗可在人体中诱导显著的胰岛素抵抗。在每天服用超过 30mg 泼尼松的非糖尿病类风湿关节炎患者中，超过 80% 的患者糖化血红蛋白增加。其机制是多方面的，其中存在与增加肝糖异生相关的快速效应，其通过增加的胰岛素生成及骨骼肌中的急性胰岛素抵抗发生，部分原因是 IRS1 的下调[368]。糖皮质激素在体内也有组织特异性作用，因为用氢化可的松持续治疗人体 24h 会增强脂肪组织的胰岛素敏感性，而全身的胰岛素敏感性则会下降[369]。

组织串扰在糖皮质激素诱导的胰岛素抵抗中十分重要，在脂肪组织特异性缺乏糖皮质激素受体的小鼠模型中，慢性地塞米松处理使小鼠的肌肉保留了一定程度的胰岛素敏感性[370]。长期糖皮质激素治疗也会导致脂肪从外周室重新分布到向中央室，造成脂肪分解增加，甘油三酯及脂肪酸升高，胰岛素分泌减少。此外，肌肉蛋白质分解增加会导致肌肉萎缩和皮肤完整性的改变。这些效应是由糖皮质激素对转录的调节、抑制胰岛素和生长因子信号等共同造成的。

2. 移植后糖尿病 接受器官移植的患者在移植后经常发生 IGT 或移植后糖尿病（post-transplant diabetes mellitus，PTDM），这与免疫抑制治疗有关。由于手术带来的压力和大剂量糖皮质激素的使用，大多数患者在移植后立即出现一过性高血糖；因此，在患者还没有出院、免疫抑制药剂量还不稳定之前，不应做出 PTDM 的诊断[371]。指南不建议在移植后第 1 年使用糖化血红蛋白进行 PTDM 筛查，因为红细胞周期已经发生了显著变化，这可能导致漏诊。移植中使用的剂量和药物配伍因器官而异，但通常包括长期使用会损害糖代谢的药物，如糖皮质激素、mTOR 抑制药（西罗莫司和依维莫司）、钙调磷酸酶抑制药（他克莫司和环孢素）。

糖皮质激素和 mTOR 抑制药的主要机制是诱导胰岛素抵抗。mTOR 抑制药通过抑制胰岛素受体下游的 mTOR 复合物而诱导胰岛素抵抗（图 34-8）。然而，这种抑制在低危患者中似乎不足以引起糖尿病，但可以在有危险因素的患者中诱发糖尿病，特别是与钙调磷酸酶抑制药联合使用的情况下[372]。钙调磷酸酶抑制药似乎主要通过减少胰岛素分泌而导致糖尿病[373]。这是胰岛素合成减少和葡萄糖激酶活性降低的结果[374, 375]。也有一些证据表明，使用钙调磷酸酶抑制药治疗的患者会出现胰岛素抵抗增加；然而，这些数据是复杂的，可能反映了只有那些有潜在危险因素的人才会出现胰岛素抵抗的增加[372]。

3. 炎症和炎症细胞因子 肥胖与脂肪组织炎症增加有关，其中包括巨噬细胞浸润和细胞因子表达增加。炎症和细胞因子驱动胰岛素抵抗[376]，这一现象通过多

种机制实现。对肥胖人群和肥胖动物模型的研究发现，胰岛素受体数量和激酶活性下降，IRS1、PI3K 和 Akt 激活受损。这些变化部分是由细胞因子增加驱动的，如 TNFα，它由脂肪细胞和浸润的巨噬细胞合成和分泌。TNFα 可降低大鼠[377]和体外 3T3L1 脂肪细胞[378]胰岛素受体的激酶活性，这一现象可能是通过 JNK 和 IKK 活性增加，以及增强胰岛素受体和 IRS1 的丝氨酸磷酸化实现[379]。在高脂喂养的 TNFα 基因敲除小鼠和接受中和抗血清或可溶性 TNF 受体治疗的大鼠中，胰岛素受体的激酶活性增加[380, 381]，表明胰岛素敏感性增加。然而，到目前为止，降低人类 TNFα 作用的干预措施在降低肥胖或 T2DM 的胰岛素抵抗方面收效甚微或没有效果[382, 383]。

4. 人体免疫缺陷病毒感染 随着控制感染的有效药物的出现，HIV 感染已成为一种慢性疾病。然而，这些药物与代谢风险显著相关。在一项纳入包含 3800 余名患者的队列研究中，与非 HIV 感染者相比，HIV 感染者的 2 型糖尿病患病率几乎翻了一番。造成这一增加的很大一部分原因可能与用于治疗慢性 HIV 的蛋白酶抑制药有关。与未感染 HIV 的患者相比，感染 HIV 的患者发生急性心肌梗死的风险也增加了 75%，这同样与蛋白酶抑制药的使用有关。其他影响心脏代谢风险的因素包括男性、AIDS 的诊断、抗反转录病毒治疗的反应性和 CD4 T 细胞计数的增加[384]。

在接受抗反转录病毒治疗的 HIV 感染患者中，可以同时看到脂肪萎缩和脂肪肥大。脂肪萎缩主要与使用老式胸苷激酶类似物核苷反转录酶抑制药有关，而导致脂肪肥大的因素还不清楚[385]。在药物联合治疗 HIV 方案和治疗方法频繁变化的背景下，很难确定单个药物对代谢综合征的相关影响，也很难区分药物效应和脂肪组织重新分布的代谢后果。

导致 HIV 中的代谢综合征似乎存在有多种机制。Srinivasa 和 Grinspoon[384]详细回顾了治疗 HIV 的主要药物的作用。简而言之，多种蛋白酶抑制药可以在体外和体内抑制葡萄糖转运，可能是通过与胰岛素敏感的 GLUT4 的相互作用来抑制胰岛素敏感组织的葡萄糖摄取[386]。从患有脂肪营养不良的 HIV 感染患者中获得的脂肪组织活检标本中发现了线粒体异常，包括接受高效抗反转录病毒治疗的患者脂肪细胞线粒体数量的减少和氧化功能下降[387, 388]。蛋白酶抑制药也对脂肪细胞分化有直接作用[389, 390]。在接受治疗的 HIV 患者脂肪组织中，特别是那些患有脂肪营养不良的患者，存在 miRNA 加工酶 Dicer 的下调。这与循环外泌体 miRNA 水平降低有关，也可能是导致胰岛素抵抗的原因之一[391, 392]。

尽管使用新的蛋白酶抑制药发病率可能会降低，但 HIV 相关性脂肪营养不良仍然不能得到充分的治疗。在一些患者中，使用胸腺嘧啶核苷类似物可以改善脂

肪萎缩[393]。使用胰岛素增敏剂噻唑烷二酮类药物治疗显示出混杂的结果，胰岛素敏感性有所改善，但脂肪分布几乎没有改变。由于心血管疾病的风险增加，高脂血症的治疗对这些患者来说至关重要。针对他们的治疗指南与一般人群并没有区别；然而，目前的心脏风险预测指标低估了 HIV 感染者的风险。替莫瑞林是一种 GHRH 类似物，被批准用于治疗与 HIV 脂肪营养不良相关的脂质异常。该药物可以引起内脏脂肪的适度再分配，随后改善患者的血脂状况[396]。

5. 他汀类药物 前文讨论的药物和疾病状态可能对胰岛素抵抗和血糖有深远影响；然而，还有一些其他因素对人群的影响要小得多，但却有潜在的重要意义。一个例子是他汀类降胆固醇药物。这些药物不会使个别患者的血糖发生明显变化，但大型临床试验已证实，接受他汀类药物治疗的患者发生 T2DM 的风险会增加[406]。考虑到胰岛素抵抗和 T2DM 的多因素性，在适当的遗传易感性和环境因素下，其他药物可能也会增加罹患 T2DM 的风险。

6. 糖毒性：葡萄糖胺 高血糖本身会导致胰岛素抵抗，同时也会导致 B 细胞功能下降。在皮马印第安人中，空腹血糖水平与胰岛素敏感性密切相关[397]。这种缺陷主要发生在骨骼肌中[398]，但其确切机制仍有争议。

葡萄糖进入细胞后转化为 6- 磷酸葡萄糖，并且具有多种代谢结局。己糖胺途径是糖酵解途径的一个相对较小的分支，占总葡萄糖利用的不到 3%。当与脂肪组织一起培养时，使用己糖胺（如葡萄糖胺）能在脂肪细胞[399]和骨骼肌[400]中诱导胰岛素抵抗。向大鼠输注葡萄糖胺会导致骨骼肌胰岛素抵抗呈剂量依赖性增加[400]，向骨骼肌特异性过表达谷氨酰胺 – 果糖 –6– 磷酸氨基转移酶的转基因小鼠输注葡萄糖胺，小鼠体内则获得了严重的胰岛素抵抗[401]。葡萄糖胺过量会通过一种尚不清楚的途径来导致胰岛素的功能紊乱，从而引起GLUT4 在细胞表面易位的能力被破坏[402]。通过它的抗胰岛素作用，己糖胺途径被假设为一种葡萄糖传感器，允许细胞感知，以及适应当前的葡萄糖水平[398]。

7. 术后高血糖 手术对身体而言是一种巨大的压力，这是由手术伤口、麻醉和疼痛等因素引起的。所有这些都会刺激应激激素的释放，包括皮质醇、肾上腺素和去甲肾上腺素。此外，特别是在冠状动脉搭桥手术后，使用升压药是很常见的，会导致严重的高血糖。术后高血糖可预测非糖尿病患者冠状动脉搭桥术或普通外科手术后的死亡率[403, 404]。积极治疗术后高血糖，将糖尿病和非糖尿病患者的目标血糖控制在 140～180mg/dl，已被证明可以减少术后伤口感染和死亡率[5]。

肾上腺素是术后高血糖的关键媒介之一。它既可以内源性获得，也可以通过输注给药获得。肾上腺素通过几种机制升高血糖，包括肌肉和肝脏中胰岛素分泌减少和胰岛素抵抗增加，从而导致无法抑制肝脏葡萄糖生成[405]。但当在急诊治疗中使用肾上腺素时，由于这种药物作用快速、对血糖影响很大，通常需要调整胰岛素输注率来控制血糖。

第 35 章　2 型糖尿病的治疗方法
Therapeutics of Type 2 Diabetes Mellitus

MATTHEW C. RIDDLE　ANDREW J. AHMANN　**著**

杨　烨　阿地拉·阿里木　吉米兰木·麦麦提明　张　竞　王新玲　张海清　**译**　张海清　王新玲　**校**

> **要点**
> - 2 型糖尿病是一个重要的公共卫生问题。2014 年 WTO 估计全球有 4.22 亿人患糖尿病，并且预计糖尿病的发病率还会持续增加。
> - 2 型糖尿病是全球糖尿病的主要类型，占全球病例的 90%。
> - 2 型糖尿病的发病机制复杂，涉及环境因素和遗传因素的相互作用。
> - 导致 2 型糖尿病发生发展的环境因素包括过量的热量摄入和久坐不动的生活方式所致的肥胖。
> - 从遗传学上讲，T2DM 包括单基因和多基因形式，一些单基因形式需要特定的治疗方法。
> - 2 型糖尿病的典型患者是超重或者肥胖的中老年人，但临床表现是有差异性的，表现为发病时的年龄范围很大，肥胖程度不同和高血糖的严重程度不一。
> - 不受控制的高血糖与眼睛、神经、肾脏和心血管并发症有关，这些并发症降低了生活质量和预期寿命的年限。
> - 幸运的是，高血糖是一个可改变的危险因素。
> - 还应关注其他心血管危险因素的管理。
> - 在过去的 20 年里，2 型糖尿病患者的治疗已经取得了重大进展，并且有大量的治疗方案可供选择。
> - 二甲双胍作为首选治疗，同时结合饮食、运动和综合糖尿病教育，可有效降低血糖，并且基本没有低血糖的风险。
> - 如果对二甲双胍的疗效在治疗过程中不理想，则可以添加一种或多种其他药物。有六种推荐的二线治疗药物：TZD、磺脲类、DPP4 抑制药、SGLT 抑制药、GLP1 受体激动药和基础胰岛素。每种方法都有其优点和缺点。
> - 团队管理方法极大地提高了成功率，特别是对于治疗时间超过 10 年的糖尿病患者，因此需要更复杂性和更为个性化的治疗。

一、流行病学

2 型糖尿病是全世界最主要的糖尿病类型，占糖尿病的 90%。T2DM 在发达国家和发展中国家都普遍存在，但对非欧洲人口的影响尤为严重。50 年前太平洋瑙鲁岛上的人民几乎不知道有糖尿病，然而现在成年人的患病率上升到近 40%，虽然在最近略有下降。其中，密克罗尼西亚群岛的患病率最高，为

23%～35% [1, 2]。据预测，2000—2025 年，南亚的成人糖尿病将增加 150% [3]。国际糖尿病联合会声称全球患病率将从 2000 年估计的 1.5 亿和 2015 年的 4.15 亿增加到 2035 年的近 6 亿随着患病率的增加，糖尿病的经济负担预计也会增加 [5]。美国 CDC 估计，2016 年 14% 的成年人患有糖尿病，30.7% 的糖尿病患者没有得到诊断 [6]。如图 35-1 所示，在确诊的糖尿病患者中，患病率存在种族差异：非西班牙裔白人患病率为

性别

百分比

	全部	男性	女性
未确诊	4.3	5.1	3.4
已确诊	9.7	10.8	8.8
合计	14.0	15.9	12.2

年龄范围（年）

百分比

	20—39 岁	40—59 岁	60 岁及以上
未确诊	1.7	5.2	7.2
已确诊	1.8	11.1	21.0
合计	3.5	16.3	28.2

体重范围

百分比

	体重过轻或正常体重	超重	肥胖
未确诊	1.9	3.2	6.8
已确诊	4.3	8.6	14.0
合计	6.2	11.8	20.7

种族和西班牙裔

百分比

	非西班牙裔人士白种人	非西班牙裔人士亚洲人	非西班牙裔黑种人	西班牙裔
未确诊	3.9	5.1	4.0	6.2
已确诊	8.5	10.2	13.9	13.6
合计	12.4	15.3	17.9	19.8

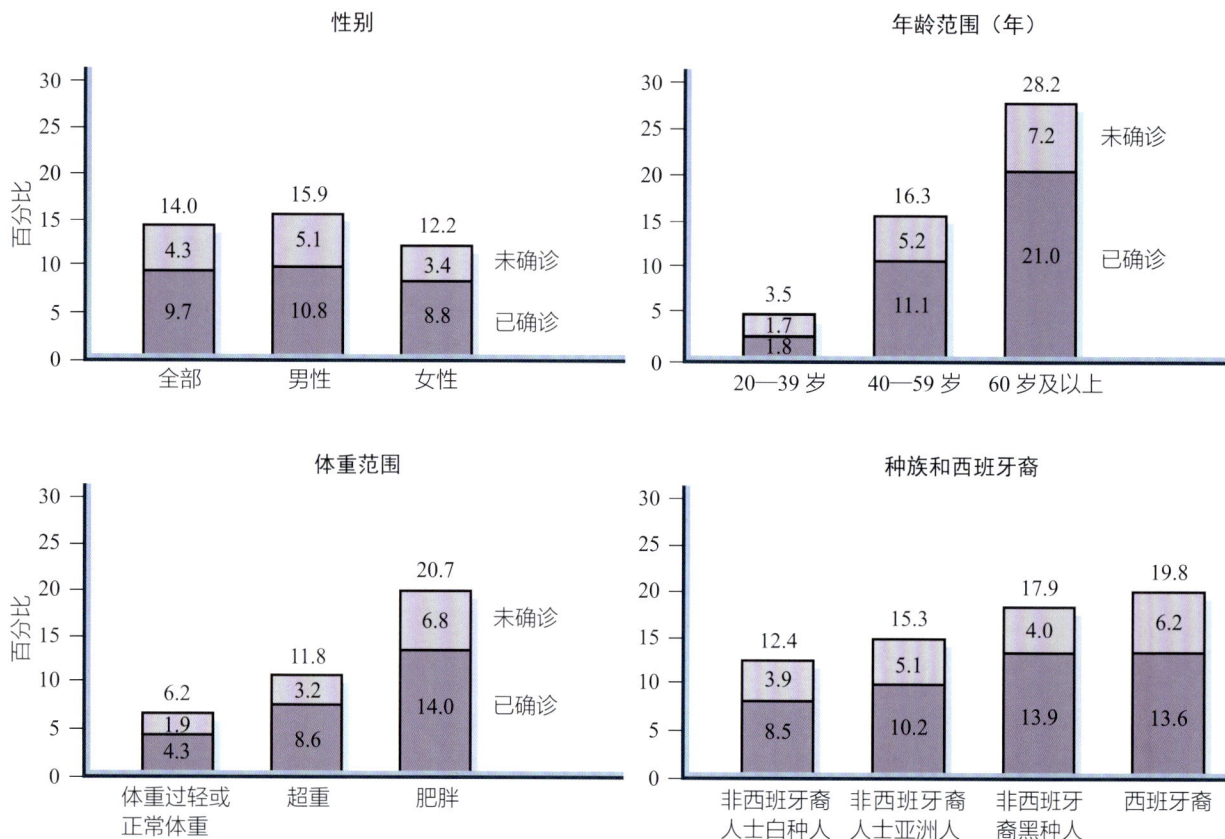

▲ 图 35-1 **2013—2016 年影响美国成人糖尿病发病率的人口统计学因素，包括性别年龄、体重和种族**

引自 Centers for Disease Control and Prevention. National Diabetes Statistics Report, 2017. https://www.cdc.gov/diabetes/pdfs/data/statistics/nationaldiabetes-statistics-report.pdf.

8.5%，非西班牙裔亚裔为 10.2%，西班牙裔为 13.6%，非西班牙裔黑种人亚群为 13.9%[6]。此外，33.9% 的美国成年人（8410 万）被估计为有早期糖尿病，因此存在患糖尿病的高风险[7]。根据流行病学趋势，对于 2000 年在美国出生的人来说，预计一生中发展为糖尿病的风险：男性 32.8%，女性 38.5%[8]。

T2DM 所导致的代谢异常可能会导致疾病、残疾和死亡。在美国，糖尿病是导致失明的主要原因，并占终末期肾病的至少 40%。糖尿病患者患心脏病和脑卒中的风险通常要高出 2~4 倍，下肢截肢的风险要比没有糖尿病的人高出大约 20 倍。糖尿病患者的预期寿命减少了大约 10 年，55 岁以下的糖尿病患者的死亡危险率最高[8-10]。尽管糖尿病被认为是美国第七大死因，但这个数字肯定是低估的，因为许多被认定为死因的疾病实际上是糖尿病的并发症。只有 35%~40% 的糖尿病患者的死亡证明上有该疾病，10%~15% 的人将其列为死亡的根本原因。由于各种原因，各国的发病率和死亡率有所不同，但总体模式非常相似。

因此，因为其长期的并发症，使得 T2DM 造成了严重的疾病负担，但是其中大部分可通过治疗来延缓或预防。有证据表明，糖尿病的一些并发症的发病率最近确实有所下降。来自美国的数据表明，1990—2010 年，心肌梗死、脑卒中的发病率下降了 50% 或更多。截肢、高血糖危象和终末期肾病导致的死亡下降了约 30%[11]。截肢的相对减少幅度最大。然而，也有值得关注的地方。尽管在过去 10 年中，美国的发病率有所下降，但患病率将继续居高不下。更多的人在年轻时被诊断为 T2DM，糖尿病并发症将更多地发生在中年人身上，其发病率将给个人和社会带来巨大的负担[10]。

糖尿病的经济影响是巨大的。最近的估测表明，全球糖尿病的成本为 1.31 万亿美元，预计到 2030 年将从全球国内生产总值的 1.8% 增加到 2.2%，总成本为 2.2 万亿美元[5]。2017 年美国直接支出于糖尿病的费用为 3270 亿美元，按年龄和性别调整后，每人的平均支出比非糖尿病人群高 2.3 倍[12]。这些费用在 2012—2017 年增加了 26%。糖尿病的并发症、合并症、药物费用和就诊频率，以及误工、生产力下降和过早死亡，都是造成这些费用的原因[12]。

关于 T2DM 发展的潜在因素有很多[13-18]，显性糖尿病被认为主要发生在有遗传倾向的人身上，他们暴露在各种环境因素下，促使疾病的发生。该综合征包括单基因和多基因形式，可以从临床角度和参与发病的基因方面进行区分。脂肪含量较高和限制体力活动是决定 T2DM 发病风险的重要因素。这种疾病在男性中更为常见，而且某些种族和民族群体中的发病率增加。与过去一样，T2DM 的发病风险随着年龄的增长而逐渐增加，但近年来，由于肥胖率的增加，儿童的发病率急剧上升。以前，绝大多数儿童糖尿病患者是 1 型糖尿病，只有不到 2% 的人被认为是 T2DM 或其他罕见形式的糖尿病。最近的报道表明，在美国新诊断的糖尿病儿童中，多达 20%～25% 的人患有 T2DM，在 10—19 岁诊断的非欧洲血统的儿童中比例最高。

诊断标准

糖尿病的诊断取决于高血糖症的表现。由于血浆葡萄糖浓度的范围是连续的，所以标准是基于对糖尿病并发症的估计阈值。用来评估血糖水平和并发症之间关系的主要终点是视网膜病变。三种常用的指标 [空腹血浆葡萄糖（fasting plasma glucose，FPG）、口服 75g 葡萄糖耐量试验后 2h 血浆葡萄糖（2-hour plasma glucose after a 75-g oral glucose load，2h PG）和糖化血红蛋白 A1c（hemoglobin A1c，HbA1c）] 都能预测视网膜病变的存在，并由此推断出可诊断为糖尿病的葡萄糖水平[20]。这三种标志物的水平升高与肾病、神经病变、心血管疾病、视网膜病变之间有一定关系。

目前诊断糖尿病前期和糖尿病的标准见表 35-1[21]。

当目前的空腹血糖和葡萄糖耐量试验参数在 1997 年根据与视网膜病变增加有关的水平定义用于诊断糖尿病时，测量 HbA1c 被认为是一种可行的替代方法，但由于测定方法没有可靠的标准化而不被推荐用于诊断[22]。目前 HbA1c 检测方法是标准化的，与目前使用的其他实验室葡萄糖测量方法相比，具有一些技术优势。此外，对同一人在一段时间内的空腹和激发后的葡萄糖浓度的测量，其重复性不如 HbA1c。在一项研究中，单个个体重复测量空腹血糖的变异系数为 6.4%，2h 血糖值的变异系数为 16.7%，而 HbA1c 的则低于 2%[20]。使用 HbA1c 的优势在于测量时很简单。它不需要定时采集，而且通常是一个更稳定的平均血糖控制措施。它也被证明是说明糖尿病前期的一个很好的指标，并能预测 T2DM 的发展[23, 24]。尽管如此，HbA1c 水平在某些情况下有误导性，必须进行差异性评估[25-27]。

虽然口服葡萄糖耐量试验对研究非常有用，但不建议在诊断糖尿病时常规使用。它通常是不方便的，在大多数情况下，诊断可以通过空腹血浆葡萄糖浓度的升高，在有高血糖症状的情况下，随机葡萄糖测定的升高，或确诊的糖化血红蛋白升高。各种血糖参数并不总是相关的，以做出诊断。当 HbA1c 低于 6.5% 时，可以看到诊断性血糖升高，反之亦然。通常需要用相同或不同的方法进行确认试验来确定诊断[21]。

二、管理的一般方法

在过去的 20 年里，T2DM 的人群管理发生了转变。人们对这种疾病的终生轨迹有了更多的了解，现在更迫切需要识别高危人群以便及时做出诊断，并随着时间的推移进行系统干预，以改善医疗效果，同时尽量减少与治疗相关的风险。糖尿病引起的高血糖被认为是微血管疾病的一个重要风险因素。糖尿病的高血糖被认为是微血管（眼睛、肾脏和神经）并发症，以及在较小程度上心血管疾病的风险因素[28-32]。糖尿病代谢异常的出现与这些并发症之间存在着不同甚至长时间的延迟，现在人们更充分地认识到这一点。许多可

测　量	单　位	糖尿病前期的诊断	糖尿病的诊断 [a]	说　明
空腹血浆葡萄糖	mg/dl mmol/L	100～125 5.6～6.9	≥126 ≥7	至少 8h 没有摄入热量
2h 血浆葡萄糖	mg/dl mmol/L	140～199 7.8～11	≥200 ≥11.1	2h 口服 75g 葡萄糖 2h 后
随机血浆葡萄糖	mg/dl mmol/L	不适用	≥200 ≥11.1	无口服葡萄糖但有典型症状
HbA1c	% mmol/mol	5.7～6.4 39～47	≥6.5 ≥48	经认证的实验室测量

表 35-1　糖尿病前期和糖尿病的诊断标准

a. 没有明确高血糖的情况下，应通过重复测试确认结果（引自 American Diabetes Association. Classification and diagnosis of diabetes. Standards of medical care in diabetes, 2018. *Diabetes Care*. 2018; 41:S13–S27. ）

用的药物和监测设备的增加，使大多数患者的血糖水平安全降低到接近正常范围成为可能。

在本章中，我们先讨论了诊断策略、治疗指南、生活方式干预和药物治疗的主要特点，然后讨论临床决策和管理中的特殊考虑。美国糖尿病学会的临床实践建议是关于这些问题额外信息的一个很好的来源。它在每年 1 月作为糖尿病护理杂志的增刊出版，并可在网上获得定期更新的版本[33]。

图 35-2 说明了 T2DM 的扩展时间路径，并确定了一些里程碑，提供机会评估和干预[34]。随着时间的推移，这种疾病的演变表明将干预措施分为三类，在特定的时间间隔内最为相关。

（一）公共卫生措施

在诊断前的间隔时间内，可以采取公共卫生干预措施。这些措施可能包括行政或监管方面的努力，以教育家庭了解肥胖和糖尿病的风险，促进健康的生活方式，并限制不健康食品的营销和分销。可以在初级医疗护理的环境下，努力促进高危人群选择理想的生活方式。公共卫生方法还包括筛查，以尽快发现高血糖的出现[35]。

（二）初级保健管理

已知处于糖尿病前期的患者不需要常规进行降糖药物治疗，但要适当注意其他可改变的心血管危险因素[36]。在诊断为明确的 T2DM 时，需要更多的医疗措施干预[37]。由于组织并发症的发展与高血糖暴露的严重程度和持续时间有关，治疗目标是从一开始就尽可能安全地保持血糖控制在接近正常水平。最初的治疗包括加强生活方式的干预，在大多数情况下，同时进行药物治疗[33, 38]。药物治疗最初可以以标准化和相对简单的方式进行，这具有基于医学证据的益处和风险。这种方法在诊断后的前 10 年内最为有效。

（三）复杂的糖尿病护理

导致 T2DM 的病理生理异常的进展通常会导致控制高血糖的难度增加。同时，糖尿病相关疾病和其他原因引起的疾病负担越来越重，增加了潜在的风险，并可能限制强化治疗的潜在好处。在诊断后的 10 年，疾病的发展通常会导致需要多种经常注射的治疗方法，更多的个性化治疗选择，以及更多地依赖长期收益和风险不明的治疗。如何提供这些更复杂、更耗时的服务是卫生系统管理的难题之一。一般来说，最好的结

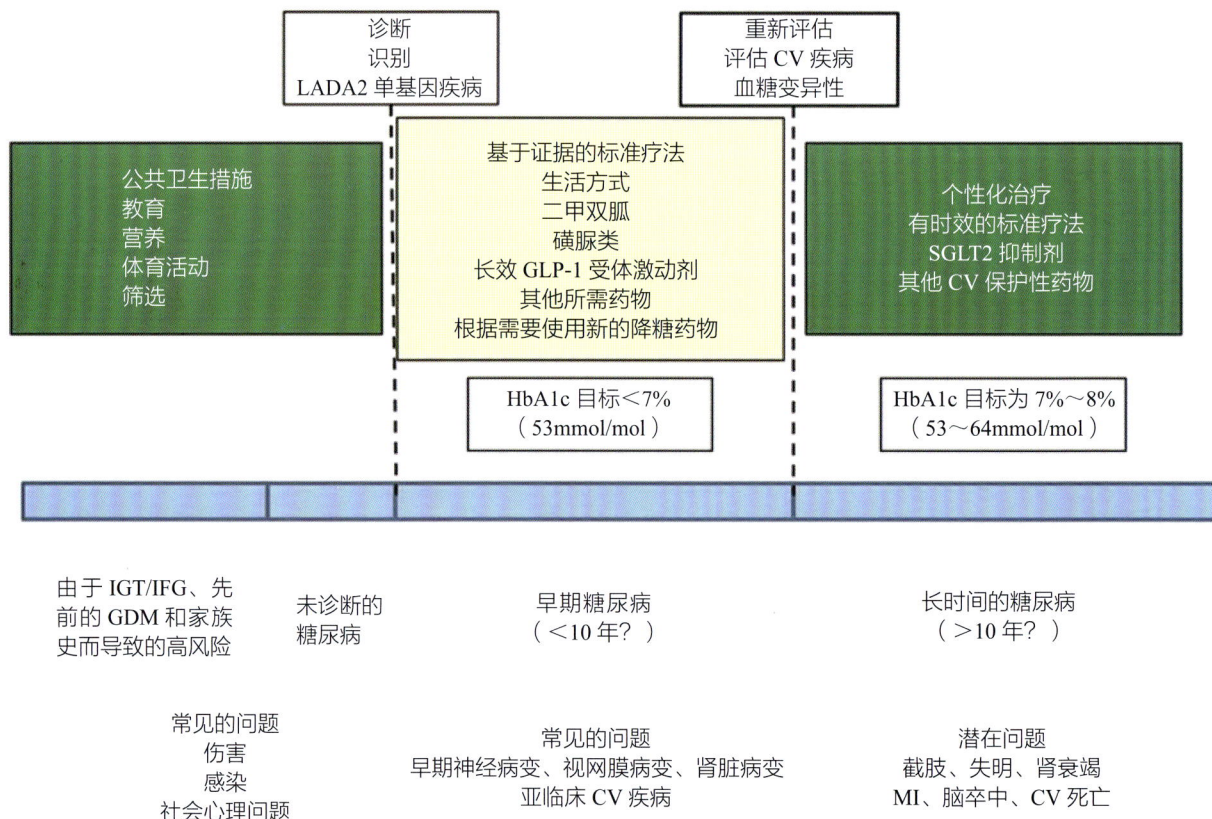

▲ 图 35-2　2 型糖尿病（T2DM）的自然史，以及评估和干预的机会概述。T2DM 自然史管理三个阶段的示意图，并指出了对管理工作进行改善的数个机会

CV. 心血管；GDM. 妊娠期糖尿病；IFG. 空腹血糖受损；LADA. 成人隐蔽性自身免疫性糖尿病；MI. 心肌梗死；SGLT2. 钠－葡萄糖协同转运蛋白 2（引自 Zinman B, Skyler JS, Riddle MC, et al. Diabetes research and care through the ages. *Diabetes Care.* 2017; 40: 1302-1313.）

果是通过使用专门的团队方法来获得。

（四）筛选

T2DM 在美国和其他地方的患病率持续增加。人口老龄化、人口增长，特别是该疾病易感群体的增长，以及与日益久坐的生活方式和更多地食用单糖、脂肪、高热量食物有关的肥胖症的增加，都推动了糖尿病负担的增加。专业协会和许多保险公司都建议对高危人群进行机会性筛查。在美国，被诊断出患有糖尿病的人的比例已经从 20 世纪 90 年代的约 50% 增加到现在的约 70%[6]。尽管如此，未被诊断的 T2DM 仍很常见。未确诊的 T2DM 患者患冠心病、脑卒中和周围血管疾病的风险约为前者的 2 倍。T2DM 诊断的延迟使得高血糖在一段时间内得不到治疗，导致患微血管和大血管疾病的风险增加，并且也有更大的可能性患有血脂异常、高血压和肥胖症，这些都是心血管疾病的风险因素。因此，最好对有糖尿病主要危险因素的个体进行筛查（表 35-2）。

最近基于美国人口的模型研究表明，如果在 30—45 岁开始并且随后每 3～5 年进行一次，T2DM 的普遍筛查和基于指南的治疗是具有成本效益的[39]。在对 16 项研究的系统性回顾中，糖化血红蛋白为 6%～6.5% 的人在 5 年内患糖尿病的可能性为 25%～50%，与糖化血红蛋白为 5% 的人相比，风险高出 20 倍[40]。最近

表 35-2　Criteria for Testing for Prediabetes or Diabetes in Asymptomatic Adults

1. Testing should be considered in overweight or obese adults (body mass index $\geq$ 25 kg/m^2 or $\geq$ 23 kg/m^2 in Asians) who have one or more of the following risk factors:

- First-degree relative with diabetes
- High-risk ethnicity (e.g., African, Latino, Native American, Asian, Pacific Islander)
- History of cardiovascular disease
- Hypertension (blood pressure [BP] $\geq$ 140/90 mmHg or using BP-lowering therapy)
- High-density lipoprotein cholesterol＜35 mg/dl (<0.90 mmol/mol) and/or triglycerides >250 mg/dl
- Women with polycystic ovary syndrome
- Physical inactivity
- Other conditions associated with insulin resistance (e.g., severe obesity, acanthosis nigricans)

2. Patients with prediabetes—test yearly

3. Women with prior gestational diabetes—test at least every 3 years

4. All other people—begin testing at age 45

5. If results are normal—repeat testing at least every 3 years

Modified from American Diabetes Association. Classification and diagnosis of diabetes. Standards of medical care in diabetes, 2018. *Diabetes Care*. 2018;41:S13–S27.

一项针对美国印第安人的研究发现，儿童和青少年的糖化血红蛋白有类似的预测价值[23]。

（五）介入性研究结果

前瞻性、随机临床试验证明，在降糖治疗的 2 型糖尿病患者中，微血管并发症的发生率有所降低。在英国前瞻性糖尿病研究（United Kingdom Prospective Diabetes Study，UKPDS）中[28, 41]，新发糖尿病患者接受了为期 3 个月的饮食和运动治疗，糖化血红蛋白平均从约 9% 降至 7%，仍略高于正常范围的上限。然后，空腹血浆葡萄糖超过 108mg/dl（6mmol/l）的患者被随机分配到两种治疗措施。在常规干预中，参与者仅进行生活方式治疗。只有当空腹血糖达到 270mg/dl（15mmol/L）或患者出现症状时，才开始药物治疗。在强化治疗组中，所有患者都被分配到以磺脲类药物或基础胰岛素作为初始治疗，并增加剂量，以维持空腹血浆葡萄糖低于 108mg/dl。只有当患者出现症状或空腹血糖上升到 270mg/dl 以上时，才联合用药。在 UKPDS 的一项辅助研究中，对超重或肥胖的参与者进行了类似的比较，即单纯的生活方式和二甲双胍作为强化干预[41]。

由于该设计旨在测试仅使用一类降糖药物治疗的效果，糖化血红蛋白最初下降到约 6%，但在随机治疗的 10 年中逐渐上升到约 8%。在此期间，常规治疗组的 HbA1c 中位数比积极治疗组高出约 1 个百分点。在使用磺脲类或胰岛素治疗的组中，需要辅助的低血糖在最初几年每年发生率为 1%～5%，其中格列本脲的发生率最高。所有组别中体重增加均不多，但在接受磺脲类或胰岛素治疗的患者体重增加相对较多，接受二甲双胍治疗的患者体重增加相对较少。与血糖控制的改善有关，在接受磺脲类药物或胰岛素治疗的组别中，微血管病变（视网膜病变、肾病和神经病变）的风险显著降低了 25%（表 35-3）。虽然使用磺脲类药物或胰岛素也有降低 MI 率的趋势，但没有达到统计学差异（P=0.052）[28]。在研究的二甲双胍部分，发现了更为一致的改善（表 35-4）。二甲双胍治疗与非显著性的 29% 的减少有关。但任何与糖尿病相关的终点（32%）、心肌梗死（39%）和全因死亡率（36%）都有统计学和临床意义上的显著减少。

在 Kumamoto 研究中也观察到类似的微血管事件的减少，这项试验的设计有些不同，规模也小得多。接受胰岛素治疗的正常体重的日本 T2DM 患者被随机分配到标准治疗方案或旨在实现正常血糖的强化胰岛素治疗方案中。对照组的糖化血红蛋白值保持在大约 9%，而强化治疗组的糖化血红蛋白则降低到大约 7%，并且这种分离保持了 6 年。同样，低血糖和体重增加的风险略有增加，微血管并发症减少，以及心血管事件发生率降低的趋势（无统计学意义）[42]。

2008 年，有 3 项研究报道了两种水平的血糖控制

表 35-3　UKPDS 中磺脲类药物和胰岛素的治疗效果				
	1997 年 随机治疗结束		2007 年 经过 10 年的进一步观察	
总终点	相对风险降低	P 值	相对风险降低	P 值
任何与糖尿病相关的终点	12%	0.029	9%	0.040
微血管疾病	25%	0.0099	24%	0.001
心肌梗死	16%	0.052	15%	0.014
全因死亡率	6%	0.44	13%	0.007

引自 UK Prospective Diabetes Study (UKPDS) Group.Intensive blood-glucose control with sulphonylureas or insulin compared with conventional treatment and risk of complications in patients with type 2 diabetes (UKPDS 33). Lancet. 1998; 352: 837–853; Holman RR, Paul SK, Bethel MA, et al.10-Year follow-up of intensive glucose control in type 2 diabetes.*N Engl J Med* .2008; 359: 1577–1589.

表 35-4　UKPDS 中二甲双胍的治疗效果				
	1997 年 10 年的随机治疗结束		2007 年 经过 10 年的进一步观察	
总终点	相对风险降低	P 值	相对风险降低	P 值
任何与糖尿病相关的终点	32%	0.0023	21%	0.013
微血管疾病	29%	0.19	16%	0.31
心肌梗死	39%	0.010	33%	0.005
全因死亡率	36%	0.011	27%	0.002

引自 UK Prospective Diabetes Study (UKPDS) Group.Intensive blood-glucose control with sulphonylureas or insulin compared with conventional treatment and risk of complications in patients with type 2 diabetes (UKPDS 33). Lancet. 1998; 352:837–853; Holman RR, Paul SK,Bethel MA, et al. 10-Year follow-up of intensive glucose control in type 2 diabetes. *N Engl J Med*. 2008; 359:1577–1589.

对 T2DM 的心血管终点的影响。糖尿病患者心血管风险控制行动（Action to Control Cardiovascular Risk in Diabetes，ACCORD）[43]、糖尿病和血管疾病作用——前粒和二粒改良的缓释控制评估（Action in Diabetes and Vascular Disease—Preterax and Diamicron Modified Release Controlled Evaluation，ADVANCE）[44] 和 退伍军人管理局糖尿病试验（Veterans Affairs Diabetes Trial，VADT）[45]，分别对被选为心血管事件高危人群的中老年个体进行随机治疗。在 ACCORD 和 VADT 中，随机接受强化治疗的参与者使用口服药物和胰岛素的复杂组合，旨在使糖化血红蛋白目标低于 6%。在 ADVANCE 中，糖化血红蛋白的目标是 6.5% 或更少，使用的是基于添加磺脲类药物格列齐特的强化方法。这些试验都没有显示出综合心血管终点的统计学意义上的好处。在 ACCORD 中，强化治疗使总死亡率增加了 22%。所有三项试验都记录了一些微血管终点的适度改善。对这些试验的一些二次分析表明，对于没

有临床心血管疾病、病程较短、基线糖化血红蛋白较低的人，采用更强烈的降糖策略后效果更好。对随机试验的 Meta 分析表明，强化治疗具有统计学和临床学意义上的微血管益处。同样的分析表明，平均糖化血红蛋白降低 0.9% 与非致命性心肌梗死降低 17% 和冠心病降低 15% 相关，但对脑卒中或全因死亡率没有明显影响。然而，不同试验的死亡率结果存在显著的异质性，其原因尚不明确[46]。

继续对 UKPDS 队列进行随访，在此期间，血糖控制的差异没有得到保持，表明在 10 年随机治疗结束时注意到的更密集的血糖管理的相对好处在另外 10 年的观察中仍然存在[29]（表 35-3 和表 35-4）。在入组 20 年后，与传统的单纯生活方式干预相比，磺脲类药物或胰岛素治疗仍显示微血管结果的相对风险降低了 24%，这很有意义。对于心肌梗死和全因死亡率，使用磺脲类或胰岛素的相对风险降低具有统计学意义，分别为 15%（P=0.014）和 13%（P=0.007）。同

样，UKPDS中二甲双胍部分的心肌梗死和全因死亡率的风险降低在20年后仍然高度显著，分别为33%（P=0.005）和27%（P=0.002）。这种模式表明最初良好的血糖控制的"遗留效应"，可能是基于血管和其他地方的组织结构的持续变化。

最后，对ACCORD数据的两项事后分析，进一步了解了与高危人群强化管理相关的风险。首先，对治疗中糖化血红蛋白的分析表明，在强化治疗组中造成超额死亡率的人不是那些达到低糖化血红蛋白水平的人，而是那些在开始治疗后平均糖化血红蛋白仍高于7%的人[32]。因此，以糖化血红蛋白低于6%为目标和达到低于7%的目标与超额死亡率无关。另一方面，那些追求6%糖化血红蛋白的目标，但经过1年的强化治疗，甚至未能达到7%的个体，风险明显增加。在这个亚组中，风险增加的原因尚不清楚，但可能与更高级的生理异常或依从性的限制有关。在另一项分析中，根据基线糖化血红蛋白和空腹血糖之间的关系计算了一个指数。处于该指数前1/3的ACCORD参与者（糖化血红蛋白高于基于空腹血糖的预测值）的死亡率增加，主要心血管终点没有改善。另一方面，那些处于低位和中位的人的死亡风险没有增加，主要终点有大约25%的改善。是否使用该指数进行观察反映了组织中糖化率的改变或不成比例的日间高血糖，分析进一步表明，强化治疗的好处和风险可能在T2DM的次级人群中存在差异[47]。

（六）血糖治疗目标

用于诊断糖尿病的血糖水平是由其与糖尿病并发症的流行病学关系决定的，而被认为适合于旨在减少或预防这些并发症的血糖目标是由本章前文描述的干预研究的结果得出。所有这些研究在随机分配到强化治疗期间获得的糖化血红蛋白水平平均接近或低于7%。

ADA建议的血糖目标见表35-5[48]。这些指南建议，治疗的目标一般应该是糖化血红蛋白值低于7%。

此外，ADA建议，对于选定的患者，如那些新近发病、预期寿命长、没有明显心血管疾病的患者，如果能在没有明显的低血糖或其他治疗不良反应的情况下达到较低的目标，则可以追求较低的目标。指南还建议，对于有证据表明存在高风险的患者，包括有严重的低血糖史、预期寿命有限、晚期并发症或广泛的合并症，以及在通常的初始治疗努力下仍无法实现糖化血红蛋白小于7%的目标，可以采用不太严格的糖化血红蛋白目标，如7%～8%甚至更高[48]。美国内分泌学会（American College of Endocrinology，ACE）推荐的糖化血红蛋白目标是≤6.5%，并再次建议目标的个体化[38]。人们一致认为，治疗目标和策略应尽可能适应临床情况，并根据每个患者的需要和偏好进行个性化调整。

关于空腹、餐前或餐后血糖，在T2DM的管理中，几乎没有实验支持对这些测量的任何特定目标。ADA建议寻求空腹和餐前血糖水平为80～130mg/dl（4.4～7.2mmol/L），这是基于对平均血糖值范围的估计，该范围与低血糖风险低和糖化血红蛋白低于7%有关。ACE空腹血糖的目标是低于110mg/dl（<6.1mmol/L），这是为了达到正常水平。然而，空腹和餐前血糖值持续低于110mg/dl，预计与糖化血红蛋白约为5.5%相关，而随着糖尿病的发展，大多数患者不能安全地达到这样的水平[49]。

没有发表的研究证明某一个特定的餐后血糖目标水平的安全性或改善的临床结果。ADA对餐后血糖峰值的治疗目标是小于180mg/dl（<10mmol/L），部分原因是这种水平将接近7%的糖化血红蛋白，也因为没有糖尿病的人在晚上吃大餐时可能会经历短暂的血糖升高，达到这个水平[50]。ACE建议餐后2h的血糖目标为低于140mg/dl（<7.8mmol/L），以努力达到接近正常的血糖水平[51]。持续的餐后血糖值低于140mg/dl将与平均糖化血红蛋白约5%相关，除非在T2DM

表35-5 美国糖尿病学会对许多非妊娠成人血糖控制的典型目标范围的建议

测 量	单 位	对于健康个体	对于高风险个体	意 见
餐前血浆葡萄糖	mg/dl mmol/L	80～130 4.4～7.2	不适用	午餐和晚餐前禁食
餐后血浆葡萄糖峰值	mg/dl mmol/L	<180 <10	不适用	任何餐后1～2h
平均血浆葡萄糖	mg/dl mmol/L	<154 <8.6	不适用	根据血糖分布值计算
HbA1c	% mmol/mol	<7 <53	7～8 53～64	当血糖值和HbA1c不匹配时，可能需要调整

引自 American Diabetes Association.Glycemic targets:standards of medical care in diabetes,2018.*Diabetes Care*.2018;41:S55–S64.

的早期，否则用目前的治疗方法很难达到[49]。

（七）治疗期间的血糖监测

1. 糖化血红蛋白 治疗期间的血糖监测、糖化血红蛋白的测量，可以估计出测试前 2～3 个月的平均血浆葡萄糖水平[52]。使用这一血糖控制指标不仅有利于临床试验，也有助于常规的临床管理。当治疗开始或加强时，每隔大约 3 个月的测量将显示出干预的成功。当治疗确立后，血糖控制趋于稳定，每年检测 1～2 次通常就足够了[48]。然而，糖化血红蛋白的测量有其局限性。因为糖化血红蛋白反映的是近 3 个月内的血糖水平，目前的血糖水平与目前的糖化血红蛋白测量值并不总是相关的。此外，由于红细胞存活率或红细胞周转率的变化、血红蛋白变异、晚期肾脏疾病或其他因素，不同的患者在糖化血红蛋白与平均血糖浓度的关系上有一定的差异[26, 27, 53, 54]。葡萄糖和糖化血红蛋白值之间的这种不匹配，有时被称为糖化缺口。糖化缺口可能是由最近的血糖变化造成的，可能需要改变治疗。糖化血红蛋白比基于血糖水平的预期值低，可能是由于各种情况下红细胞周转率增加，如隐性失血或铁性贫血的铁治疗。当需要加强治疗时，不适当的低糖化血红蛋白可能被误解为充分控制。另外，低红细胞周转率，如未经治疗的缺铁性贫血，可能导致相反的结论。然而，在许多情况下，与自我监测的血糖结果相比，糖化血红蛋白水平较高是由于未被认识到的高血糖水平，如餐后或夜间，发生在当患者通常不进行检测时。在管理的某个阶段，建议将糖化血红蛋白值与其他葡萄糖测量值进行比较，这样就可以识别出与预测水平有 0.3%～0.4% 或更大差异的个体[25]。更重要的是，糖化血红蛋白并不能评估血糖控制的日常模式或日常变化。

2. 血糖的自我监测 用葡萄糖氧化酶试纸进行的毛细血管血糖自我监测（self-monitoring of capillary blood glucose，SMBG）提供了这种信息。自 40 年前引入 SMBG 以来，用于测量时间点血糖值的试纸和血糖仪的便利性和可靠性有了很大提高，目前所有可用的个人血糖仪一般都很准确。即使如此，最近的研究表明，在日常使用的条件下，其性能是不稳定的，这突出表明在使用由此获得的信息时需要专业知识和谨慎。目前，SMBG 被广泛推荐用于监测治疗的进展和识别 T2DM 的特定葡萄糖模式。它对 T1DM 患者和那些使用强化胰岛素治疗的 T2DM 患者特别有帮助。当基础胰岛素被添加到口服药物中时，检测早餐前的血糖水平对于启动和指导基础胰岛素的滴定至关重要，而餐前检测对于指导餐前速效胰岛素的进一步注射调整也是必要的[57-59]。尽管临床试验没有一致显示 SMBG 在单独使用时可以改变其他 T2DM 患者的结果[60, 61]，包括 SMBG 在内的糖尿病自我管理计划在控制血糖和减少并发症方面是有好处的[62, 63]。SMBG

在非胰岛素治疗患者中的潜在好处包括支持营养和运动的教育理念，确定每天血糖模式以选择最佳的药物治疗策略，记录对药物治疗的早期反应，并作为一种激励工具[48, 62, 64]。对所有新诊断为糖尿病的患者来说，使用 SMBG 是很重要的教育目的，随后应根据糖尿病的持续时间、低血糖的风险和其他因素有选择地建议使用[65, 66]。

特别推荐正在服用胰岛素或磺脲类药物的 T2DM 患者使用 SMBG，因为它可以识别最小或无症状的低血糖发作，这可能预示着更严重事件的风险增加。严重的低血糖在 T2DM 中相对少见，但它可以带来破坏性的后果，如跌倒和其他创伤，或由于意识混乱或失去意识的风险而改变患者继续独立生活的能力。识别轻微的低血糖症也很重要，以避免对可能由其他原因引起的非特殊症状的过度关注。监测研究表明，T2DM 患者的大多数症状与低血糖无关，但有些患者非常担心他们会因为出汗、焦虑或情绪不佳而消耗额外的热量，而没有通过 SMBG 记录低血糖水平。对低血糖的恐惧也可能导致不坚持用药或不适当地减少剂量，而记录实际血糖值的能力可以让人放心。

最有用的 SMBG 的时间取决于各种因素。一个基本原则是，患者应该定期改变一天中检测葡萄糖的时间。有些患者的血糖值在早上最高，而有些患者的血糖值在晚上最高。发生低血糖风险最高的时间也会有所不同。当血糖控制不佳时，集中注意力于饭前的葡萄糖水平是足够的。一旦餐前血糖水平降低到 120～130mg/dl（6.7～7.2mmol/L），在餐后 1～2h 增加一些测量是合适的。这使人们注意到饮食的影响，并使患者了解饮食、活动和药物的变化对血糖控制的重大影响。当糖化血红蛋白在达到合理的餐前血糖水平后仍然很高时，餐后测试也变得很重要。在这种情况下，餐后血糖增高可能是导致糖化血红蛋白高于预期的原因，可能需要改变治疗方法。在新近诊断的糖尿病和妊娠糖尿病中，只监测餐后 1～2h 的情况，可以让患者评估生活方式和药物治疗对餐后血糖水平的影响，这可能是这些情况下的主要血糖异常。

临床试验表明，在接受过如何使用信息教育的患者中，结构化使用 SMBG 的好处[67-69]。例如，结构化测试项目（Structured Testing Program，STeP）试验发现，每季度使用 3 天，每天 7 次的葡萄糖测试，增加了治疗调整的频率，改善了糖化血红蛋白水平[70]。SMBG 的好处可能来自于帮助患者控制他们自己的治疗。如果患者知道与他们想要达到的结果相关的血糖目标，SMBG 使他们能够评估他们对治疗的反应，并积极参与实现他们的目标。目前的血糖仪是可以下载的，诊所应该有软件可以复制自上次就诊以来的经验总结，这项任务曾经落在患者自己身上。在某些情况下，患者定期写下 SMBG 的日常日记是很有用的，使他们更清楚自己的结果。遗憾的是，患者往往不能带着他们的血糖仪或手写的日志去就诊[71]。治疗的诊所必须强调这一信息的重要性。服务提供者应在就诊时仔细检查 SMBG 的记录，因为患者为收集数据付出了大量的努力，但却没有得到健康顾问的重视，这是令人沮丧的。事实上，似乎在就诊时对血糖结果的关注度越高，患者的监测就越频繁，糖化血红蛋白也越低[72]。在某些情况下，如最近的治疗变化、控制情况迅速恶化或令人担忧的低血糖，SMBG 应通过电话、传真或受隐私保护的电子邮件在较短的时间内传达给医护团队的成员，以促进问题的适当纠正。为这种服务提供足够的财政支持对卫生系统来说可能是个挑战，但这对限制提供者的负担是必要的。同样，对于患者和医疗服务提供者来说，要想了解各种可用的葡萄糖检测设备和用品以及如何处理所得到的数据，也可能是一种挑战。这方面的一个有用的资源是每年的消费者指南，该指南作为糖尿病预测杂志的 1 月号出版，糖尿病预测杂志是为糖尿病患者及其家属编写的杂志[73]。

3. 连续血糖监测　最近，连续葡萄糖监测（continuous glucose monitoring，CGM）系统的发展为跟踪血糖控制增加了一个新的层面。这些设备频繁地对皮下组织间的液体进行采样，并能实时或根据需要报告结果。它们在 T1DM 中的价值是有据可查的，现在 CGM 经常被推荐给那些接受新技术的 T2DM 患者，目的是减少血糖变化和低血糖，同时寻求改善糖化血红蛋白[74]。实时 CGM 设备包括声音警报，以告知患者较高的趋势，以及低血糖值或即将出现的低血糖值。智能手机可作为接收器，适当的应用程序将提供实时的葡萄糖信息，每 5 分钟更新一次。趋势箭头会显示出来，信息可以与医疗机构、家庭成员或其他支持个人分享。间歇性扫描或闪现的 CGM 监测器只在读卡器越过位于间隙空间的传感器时记录葡萄糖结果。然而，一旦扫描，阅读器就会显示目前的葡萄糖值、变化率箭头和过去 8h 内的葡萄糖趋势记录。如果每 8 小时扫描一次传感器，则可以查看血糖趋势的连续图表。

使用 CGM 对接受强化胰岛素治疗的 T2DM 患者的有利影响也已得到验证[75, 76]。医疗保险涵盖了接受强化胰岛素治疗的 T2DM 患者使用的 CGM。这一决定的一个强有力的理由是，预防低血糖对老年患者更加重要[77, 78]。需要使用胰岛素的 T2DM 患者也可以通过促进理想的饮食和运动模式从 CGM 中获益，但这种应用的成本效益还没有得到充分评估。最后，CGM 可以提供平均血糖水平的精确测量，从而验证糖化血红蛋白值，或者识别出有明显糖化缺口的患者[25]。图 35-3 显示了一个可用于总结和交流 CGM 系统提供的

各种临床上有用信息的显示形式。

4. 低血糖症　在 T2DM 的治疗过程中，与 T1DM 一样，测量血糖值的最重要目的之一是识别低血糖症[80, 81]。低血糖症的定义最近一直是一个争论的话题。表 35-6 总结了 ADA 关于此点的最新声明[82]。将低血糖症分为三个等级是基于三种观察结果。在正常情况下，葡萄糖浓度下降到 70mg/dl（<3.9mmol/L）以下时，会引发所谓的反调节激素的生理反应：胰高血糖素、肾上腺素和去甲肾上腺素、皮质醇和生长激素。低血糖的症状可能来自于这些反应，也可能不来自于这些反应，但低于这个阈值的下降，称为 1 级低血糖，被认为是重要的警报，可以防止更令人担忧的葡萄糖下降。2级低血糖是指记录的葡萄糖达到或低于 54mg/dl（3mmol/L）。反复下降到这一范围被认为具有临床意义，因为它们会导致代偿性激素反应的迟钝和警告症状的丧失（"低血糖无知觉"），从而增加更危险的低血糖的风险。3 级被认为是严重的低血糖，需要其他人的帮助，无论是朋友、家人还是医疗机构。T2DM 患者的低血糖水平与身体伤害、心血管事件和死亡的风险密切相关。虽然低血糖可以通过跌倒和心律失常直接导致这些事件，但这种与严重疾病的关系被认为部分与低血糖与其他风险原因有关，包括并发疾病、不一致的饮食模式、营养不良和体重下降、身体虚弱和认知障碍。尽管如此，3 级严重事件是风险的标志，需要保守的血糖管理和重新关注护理的其他方面。

（八）生活方式干预

管理 T2DM 的主要生活方式干预措施是医学营养咨询和运动建议。除了这些传统的生活方式管理支柱外，人们越来越关注社会心理问题，以及对各种形式的减压、放松和睡眠管理的兴趣。支持这些干预措施的证据基础最近变得更加有力，而且这些努力的补偿也变得越来越频繁。当作为自我管理的综合计划的一部分提出时，它们是最有效的，目的是将护理的重点从提供者转移到糖尿病患者身上[83-85]。

（九）糖尿病自我管理教育和支持

糖尿病是一种慢性、持续存在的疾病，使患者处于一种独特的自我照顾的地位，需要每天做出决定，并在出现问题时有能力解决。医疗机构与日常护理没有什么联系，因此患者需要工具、信心和自我管理的计划。促进这一过程的专业服务现在被描述为糖尿病自我管理教育和支持（diabetes self-management education and support，DSMES）。糖尿病自我管理和支持的好处的证据现在是相当强大的[86, 87]。ADA 与美国糖尿病教育者协会（American Association of Diabetes Educators，AADE）和营养与饮食学会一起建议，所有的糖尿病患者都应该接受 DSMES。如表 35-7 所示，建议在 T2DM 发展的四个关键阶段强调 DSMES，包括

名字_____ 姓氏_____
本报告所涵盖的日期_____

血糖统计	平均血糖 mg/dl	血糖估计	非常低 低于 54mg/dl	低值警报 低于 70mg/dl	在目标范围内 70～180mg/dl	高值警报 高于 180mg/dl	非常高 高于 250mg/dl	变异系数	SD mg/dl	激活 CGM 的时间百分比
	156	**7.0%**	**4.4%**	**10.1%**	**54.5%**	**35.4%**	**11.3%**	**46.3%**	**72**	**70.6%**
	葡萄糖暴露		第 2 级	第 1 级	葡萄糖浓度范围	第 1 级	第 2 级	葡萄糖变异性		数据充分性

唤醒 早上 5—12 时	睡眠 中午 12 时到下午 6 时	24h		IQR mg/dl	MAGE	HBGI		低糖血症			高糖血症		
每小时 AUC（mg/dl）×h					00	0.0		<54	<70		>140	>180	>250
000	**000**	**000**		**000**			平均值最小值	00	00		00	00	00
					MODD	LBGI	每天平均发作次数	0.0	0.0		0.0	0.0	0.0
					00	0.0	平均持续时间（min）	00	00		00	00	00
							一次发作≥连续 15min	00	00		00	00	00
葡萄糖暴露情况观察				变异性观察			发作事件观察						

第 1 级 = 需要注意，第 2 级 = 立即行动

曲线 / 图表示按时间划分的葡萄糖频率分布，与日期无关

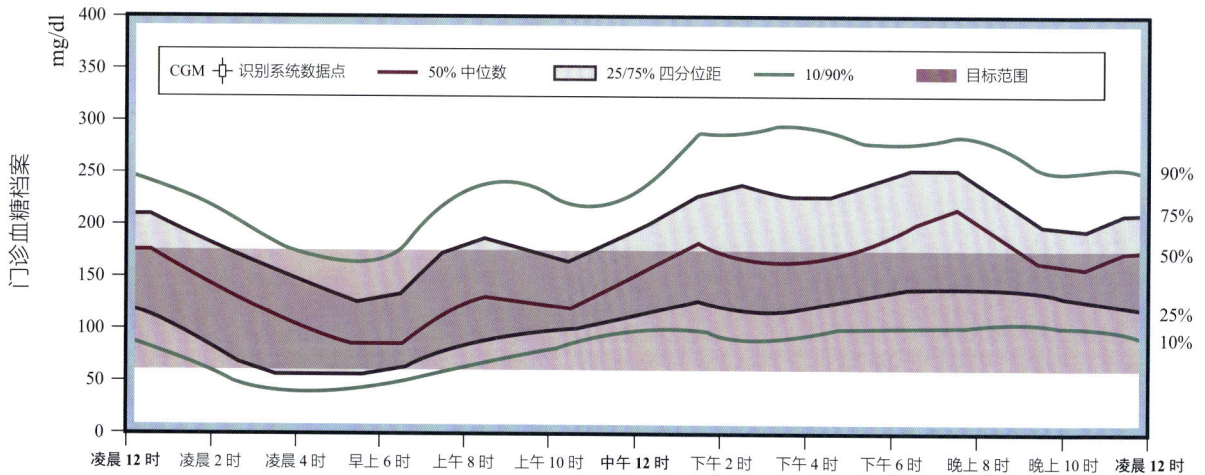

▲ 图 35-3　电子门诊血糖档案报告，直观地展示了关键的连续血糖监测指标：①平均血糖；②低血糖：有临床意义 / 需要立即采取行动；③低血糖警报 / 低 / 监测；④目标范围；⑤高血糖：警报 / 升高 / 监测；⑥高血糖症：临床显著 / 非常高 / 需要立即采取行动；⑦血糖变异性；⑧估计糖化血红蛋白；⑨时间块；⑩收集期；⑪ 预期读数的百分比；⑫ 低血糖 / 高血糖发作；⑬ 曲线下面积；⑭ 低血糖 / 高血糖风险；⑮ 标准化的连续视觉化

AUC. 曲线下面积；IQR. 四分位数范围；MAGE. 葡萄糖偏移的平均振幅；MODD. 每天差异的平均值；SD. 标准差（改编自 Danne T, Nimri R, Battelino T, et al.International consensus on use of continuous glucose monitoring. *Diabetes Care*.2017;40:1631-1640. ）

表 35-6　美国糖尿病协会低血糖分类			
低血糖水平	单 位	标 准	意 见
1 级（警报值）	mg/dl mmol/L	<70 且 ≥ 54 <3.9 且 ≥ 3	重要程度与症状无关，可能需要调整疗法
2 级（有临床意义）	mg/dl mmol/L	≤ 54 ≤ 3	需要立即采取行动
3 级（严重）	mg/dl mmol/L	精神和 / 或身体状况发生变化，需要帮助	要求重新评估方案和 / 或目标

修改自 American Diabetes Association. Glycemic targets: standards of medical care in diabetes, 2018. *Diabetes Care*. 2018;41:S55–S64.

表 35-7　2型糖尿病成年人的糖尿病自我管理教育和支持

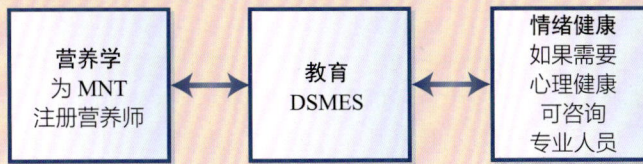

| 营养学
为 MNT
注册营养师 | ⟷ | 教育
DSMES | ⟷ | 情绪健康
如果需要
心理健康
可咨询
专业人员 |

评估、提供和调整 DSMES 的四个关键时期

诊断时	年度评估	当复杂因素出现时	当护理过渡发生时
初级保健或专科医生何时应考虑转诊			
诊断时进行初步评估并确保营养健康和情绪健康都能得到解决	需要回顾审查知识、技能和行为方式 长期 T2DM 更换治疗方案 HbA1c 超出目标范围 不明原因的低糖血症或高糖血症 计划妊娠或已妊娠 对于改变生活现状的支持 对于体重或营养问题担忧	联合用药方案 健康状况改变，如肾病、脑卒中、糖皮质激素使用等 身体限制，如视力障碍、机体灵活性问题 情绪因素，如焦虑、抑郁 基本生活需求，如食物获取、住房、财务状况	康复、辅助生活、独居 新的医疗护理团队 更换保险 影响认知、自理等功能的年龄相关改变

MNT. 医学营养疗法（改编自 Powers MA,Bardsley J, Cypress M, et al.Diabetes self-management education and support in type 2 diabetes. *Diabetes Educ*. 2017; 43: 40–53. ）

诊断时、每年重新评估时、出现并发症时、医疗或生活环境的重要转变时。事实证明，持续接触和重新评估的重要性是显著的[88]。在核心考虑因素、方法和需要解决的障碍方面也有共识[85]。不幸的是，有证据表明 DSMES 服务没有得到充分的利用。对一个大型商业保险数据库的审查表明，只有 6.8% 的患者在诊断后的前 12 个月内接受了 DSMES。当按种族、社会经济群体、年龄和其他因素考虑亚组时，利用率最高的亚组只有 15% 的时间接受 DSMES。为什么利用率如此之低尚不清楚，但提供者不了解这一重要资源的重要性和可用性被认为是重要因素。AADE（电话 800-TEAM-UP4）和 ADA（电话 800-DIABETES）可以提供有关美国当地的糖尿病教育者和教育项目的信息。

DSMES 是指帮助患者将知识转化为行动的所有活动和个人。表 35-8 总结了有效的 DSMES 项目的必要组成部分[90, 91]。卫生保健提供者很少接受过充分的培训，而且往往没有时间单独处理所有这些问题。在糖尿病护理中，人们早已认识到需要一种团队方法，这仍然是成功的一个关键因素。在护士、营养师、运动专家、行为专家、药剂师、足科医生和其他医疗和外科专家的帮助下，医疗服务提供者（医生和高级执业医师）丰富了他们的护理。在导致 T2DM 护理效果不佳的因素中，通常被忽视的是精神、神经认知功能和适应性障碍造成的障碍，这些障碍在很大程度上对社会心理疗法有反应[92]。现代糖尿病管理原则强调患者是团队的中心，管理计划不是由医疗服务提供者决定的，

表 35-8　Key Components of Effective DSMES Programs

- Evidence based
- Individualized to the needs of the person, including language and culture
- Has a structured theory-driven written curriculum with supporting materials
- Delivered by trained and competent individuals (educators) who are quality assured
- Delivered in group or individual settings
- Aligns with the local population needs
- Supports the person and their family in developing attitudes, beliefs, knowledge, and skills to self–manage diabetes
- Includes core content—i.e., diabetes pathophysiology and treatment options; medication usage; monitoring, preventing, detecting, and treating acute and chronic complications; healthy coping with psychologic issues and concerns; problem solving and dealing with special situations (e.g., travel, fasting)
- Available to patients at critical times—i.e., at diagnosis, annually, when complications arise, and when transitions in care occur
- Includes monitoring of patient progress, including health status, quality of life
- Quality audited regularly

DMES, Diabetes self-management support and education.
From Davies MJ, D'Alessio DA, Fradkin J, et al. Management of hyperglycemia in type 2 diabetes, 2018. A consensus report by the American Diabetes Association (ADA) and the European Association for the Study of Diabetes (EASD). *Diabetes Care*. 2018. [Epub ahead of print.]

而是最终由知情的患者决定的，他们的自我护理方法可能包括个人健康信仰、文化影响和其他因素[83, 85, 93]。

除医疗专业人员外，其他人也可以为 DSMES 做出贡献。小组会议提供了额外的支持，就像没有传统医疗专业人员直接参与的同龄人小组和健康教练的项目那样[94-96]。在过去 10 年中，我们也看到越来越多的数字健康和远程健康工具的实施，以改善沟通，并以其他方式支持患者的自我管理[97-102]。最后，患者生活和工作的社区在糖尿病自我护理过程中的潜在作用是巨大的；家庭、朋友、雇主和医疗保险提供者都可能参与其中[103]。同伴支持的益处已经得到证实。

1. 医学营养治疗 医学营养治疗（medical nutrition therapy，MNT）是糖尿病自我管理教育和支持的重要组成部分。理想情况下，所有患者在治疗中都应获得注册营养师（registered dietitian-nutritionist，RDN）的指导[83, 104-106]。最近的指南建议在诊断后 6 个月内进行 3~6 次 MNT。医学营养疗法已被证明可降低 0.3%~2% 的糖化血红蛋白。在肥胖和老年 2 型糖尿病人群中，营养治疗的基本目标包括减肥或维持体重、适当的血糖控制、营养充足的饮食，以及通过控制血压和血脂水平来降低心血管风险。当然，营养治疗的策略需要根据患者的临床特点、个人和文化因素、健康素养、动机和经济条件进行个性化。表 35-9[83] 概述了糖尿病患者的一般营养原则。

除一般原则外，还有些特殊的饮食模式与患者的医疗管理方案有关，其中有些与胰岛素治疗的成功与否直接相关。了解患者一天进餐的次数和时间是非常有帮助的。这种进餐模式每天都不同吗？是否经常缺餐？如果是，为什么？患者认为健康饮食的主要挑战是什么？家庭成员是否与患者一起进餐并支持推荐的营养目标？患者喝什么饮料？患者每天喝多少含酒精的饮料？应定期重新评估这些信息，并对可改进的内容提出具体建议。

有问题的饮食习惯可能会变得更加突出。高热量饮料（如果汁）或高升糖指数的食物（如冷麦片）可能被认为是健康的，但会显著影响血糖控制[107, 108]。寻找患者可能认为健康的食物，如选择低糖类的食物，而忽略了其高脂肪含量，或者相反，选择脂肪含量低但糖类含量高的食物，进而提供改善的机会。从晚餐到睡前吃零食或在周末持续暴饮暴食都会导致血糖的控制困难。控制分量技术、食物处理方式的改变（如油炸和烧烤）、适当的用餐间隔、正确的饮食观念、对患糖尿病风险的家庭成员的潜在好处，是患者和家庭在饮食方面需要强化的重点[109]。显然，还应该考虑到粮食安全问题，这一问题正日益被人们认识到，并与 HbA1c 升高有关[110]。最后，追踪以前随访中达到营养目标的患者，制订新的目标，并尽可能在适当的时候

提供新的资源也很重要[111]。

结构化的生活方式计划可以长期使初始体重减轻 5%~7%[112]，降低患糖尿病的风险[113]。此类系统强调教育，减少能量摄入（尤其是脂肪），有意识地控制糖类的摄入，有规律的体育活动，以及来自专业人士或同伴的长期支持。体重下降达到 5% 能获得更显著的代谢方面的益处[114]。关注特定的宏量营养素分布似乎不如减少总热量摄入和减重效果更重要[115, 116]。

例如，在病程小于 6 年的 2 型糖尿病人群中已经证明，在基本医疗条件下，坚持应用特定的干预方案，可以在 1 年内显著降低体重和糖化血红蛋白[117]。同样的报道显示，血糖的改善与体重的减轻成正比。体重下降不足 5% 的患者糖化血红蛋白下降与对照组相似。在干预组，体重下降 5%~10% 的患者中，有 34% 糖化血红蛋白低于 6.5%。在减重超过 15% 的人群中，86% 达到了这一控制水平。糖化血红蛋白的降低往往也伴随着药物使用的减少。有关治疗性减肥的更多信息，见第 40 章。

关于 2 型糖尿病患者饮食中的宏量营养素组成存在很多争议。一般来说，影响血糖关键营养物质是糖类。餐后的葡萄糖水平受到饮食中糖类含量的强烈影响。对于需要应用餐时胰岛素的 2 型糖尿病患者，糖类计算技术被用于定量糖类的摄入，或允许根据糖类摄入的变化调整胰岛素剂量[118]。然而，2 型糖尿病计算胰岛素：糖类比例优于其他剂量调整方法的证据不如 1 型糖尿病充分[118, 119]。对于未使用胰岛素的患者，糖类仍然影响餐后葡萄糖波动，糖类的定量摄入仍具有重要意义。然而，其他的方法也可以用来评估和调节糖类的摄入量。这些方法包括"盘子法"、糖类交换法，甚至是简单的控制分量[119, 120]。虽然 2 型糖尿病的 B 细胞通常丧失了快速分泌相，但其胰岛素的第二相分泌在很大程度上得以保留，并且这部分是由氨基酸和脂肪酸驱动的。因此，在正餐和零食中加入蛋白质和脂肪是有效的，这些宏量营养素和纤维素可以减轻糖类对餐后血糖的升高作用。虽然 2 型糖尿病患者的典型营养计划中的糖类含量在过去 10 年中普遍下降，但宏量营养素的最佳比例尚不确定。低糖类饮食，包括生酮饮食，已经越来越受欢迎，并与餐后血糖和糖化血红蛋白的降低有关[121-123]。即便如此，降低糖化血红蛋白的好处可能更多地来自于经常相关的体重减轻，因为有证据表明，糖类的含量，如独立于体重减轻，并不显著影响糖化血红蛋白。在许多情况下，餐后血糖随着糖类摄入量的降低而降低，但空腹血糖可能更高。长期坚持极低糖类饮食是困难的。升糖指数是指葡萄糖对各种食物中等量糖类的反应。事实证明，该指数在饮食计划中使用有些困难，评估降低升糖指数的益处的研究产生了不同的结果[107, 108, 124]。作为一种实用的措施，在患者的饮食中识别高升糖指数的食

Topic	Recommendations
表 35-9	**Major Nutritional Recommendations for Type 2 Diabetes**
Effectiveness of nutrition therapy	• An individualized MNT program, preferably provided by a registered dietitian, is recommended for all people with type 1 or type 2 diabetes or gestational diabetes mellitus. • A simple and effective approach to glycemia and weight management emphasizing portion control and healthy food choices may be considered for those with type 2 diabetes who are not taking insulin, who have limited health literacy or numeracy, or who are older and prone to hypoglycemia.
Energy balance	• Weight loss (>5%) achievable by the combination of reduction of calorie intake and lifestyle modification benefits overweight or obese adults with type 2 diabetes and also those with prediabetes. Intervention programs to facilitate weight loss are recommended.
Eating patterns and macronutrient distribution	• There is no single ideal dietary distribution of calories among carbohydrates, fats, and proteins for people with diabetes; therefore macronutrient distribution should be individualized while keeping total calorie and metabolic goals in mind. • A variety of eating patterns are acceptable for the management of type 2 diabetes and prediabetes.
Carbohydrates	• Carbohydrate intake from vegetables, fruits, legumes, whole grains, and dairy products, with an emphasis on foods higher in fiber and lower in glycemic load, is preferred over other sources, especially those containing added sugars. • For people with type 1 diabetes and those with type 2 diabetes who are prescribed a flexible insulin therapy program, education on how to use carbohydrate counting and in some cases fat and protein gram estimation to determine mealtime insulin dosing is recommended to improve glycemic control. • For individuals whose daily insulin dosing is fixed, a consistent pattern of carbohydrate intake with respect to time and amount may be recommended to improve glycemic control and reduce the risk of hypoglycemia. • People with diabetes and those at risk should avoid sugar-sweetened beverages to control weight and reduce their risk for CVD and fatty liver and should minimize the consumption of foods with added sugar that have the capacity to displace healthier, more nutrient-dense food choices.
Protein	• In individuals with type 2 diabetes, ingested protein appears to increase insulin response without increasing plasma glucose concentrations. Therefore carbohydrate sources high in protein should be avoided when trying to treat or prevent hypoglycemia.
Dietary fat	• Data on the ideal total dietary fat content for people with diabetes are inconclusive, so an eating plan emphasizing elements of a Mediterranean-style diet rich in monounsaturated and polyunsaturated fats may be considered to improve glucose metabolism and lower CVD risk and can be an effective alternative to a diet low in total fat but relatively high in carbohydrates. • Eating foods rich in long-chain n-3 fatty acids, such as fatty fish (EPA and DHA) and nuts and seeds (ALA), is recommended to prevent or treat CVD; however, evidence does not support a beneficial role for the routine use of n-3 dietary supplements.
Micronutrients and herbal supplements	• There is no clear evidence that dietary supplementation with vitamins, minerals, herbs, or spices can improve outcomes in people with diabetes who do not have underlying deficiencies, and are not generally recommended. There may be safety concerns regarding the long-term use of antioxidant supplements such as vitamins E and C and carotene.
Alcohol	• Adults with diabetes who drink alcohol should do so in moderation (no more than one drink per day for adult women and no more than two drinks per day for adult men). • Alcohol consumption may place people with diabetes at increased risk for hypoglycemia, especially if taking insulin or insulin secretagogues. Education and awareness regarding the recognition and management of delayed hypoglycemia are warranted.
Sodium	• As for the general population, people with diabetes should limit sodium consumption to <2300 mg/day, although further restriction may be indicated for those with both diabetes and hypertension.
Nonnutritive sweeteners	• The use of nonnutritive sweeteners may have the potential to reduce overall calorie and carbohydrate intake if substituted for caloric (sugar) sweeteners and without compensation by intake of additional calories from other food sources. Nonnutritive sweeteners are generally safe to use within the defined acceptable daily intake levels.

ALA. Alpha-lipoic acid；CVD. cardiovascular disease；DHA. docosahexaenoic acid；EPA. eicosapentaenoic acid；MNT. medical nutrition therapy.（Modified from American Diabetes Association. Lifestyle management: standards of medical care in diabetes, 2018. *Diabetes Care.* 2018;41:S38-S50.）

物有助于降低餐后高血糖模式。营养实践指南也认识到自我检测血糖在确定血糖对食物摄入的反应和营养干预的成功方面的好处[83, 85]。

膳食脂肪是流行病学研究中与 2 型糖尿病发病风险最密切相关的营养物质。虽然膳食脂肪对总热量摄入（与热量密度有关）和血脂有影响，但它们对血糖的影响很小。脂肪摄入是导致肥胖的一个因素，也是心血管风险管理的关键营养素。建议糖尿病患者（以及普通人）的饮食应适度限制热量（如果超重），饱和脂肪低于总热量含量的 10%，多不饱和脂肪酸的含量低于 10%[85]。一些人提倡用高单不饱和脂肪酸的食物（如种子、坚果、鳄梨、橄榄、橄榄油和菜籽油）代替糖类，但大多数患者没有找到足够的多样性的单不饱和脂肪酸，经常过量食用高热量的食物。高糖类饮食可以升高餐后的葡萄糖和甘油三酯，但比高脂肪饮食的热量密度要低得多，而且有更高的热效应，这两种方法都倾向于促进减肥。

尽管氨基酸确实促进胰岛素的分泌，饮食蛋白质对葡萄糖水平的影响也很小。但蛋白质代谢会导致酸和含氮废物的形成，从而导致骨脱矿和肾小球高滤过。一般建议每千克体重至少摄入 0.8g 高质量的膳食蛋白质。将蛋白质摄入量限制在总热量的 10%～20%，可以最大限度地减少高蛋白质摄入量的潜在长期不良影响。然而，最近的指南并不支持慢性肾病患者需要减少饮食蛋白质的观点[105]。同样，也没有证据表明植物蛋白来源和动物蛋白来源在肾功能中的作用有区别。

关于更高的纤维摄入量的益处的证据基础并不是很令人信服。尽管如此，与低纤维饮食相比，每 1000 千卡中摄入至少 15g 纤维的人的糖化血红蛋白和血脂控制得更好。不推荐适量饮酒（成年女性每天最多 1 杯，成年男性每天最多 2 杯），但可以接受。2 型糖尿病患者，特别是那些使用磺脲类药物或胰岛素的患者，过量饮酒的额外风险是迟发性低血糖，通常发生在夜间，此时识别低血糖的能力可能受损。适度摄入红酒可能会导致一些脂质参数的轻度改善，但似乎对血糖控制的影响不大。非营养性甜味剂，如阿斯巴甜、醋磺内酯甲、糖精、甜叶菊或三氯蔗糖，似乎不会影响脂质参数、胰岛素分泌或血压，并且与体重减轻无关。如果在 FDA 推荐的每天摄入量范围内摄入，它们被认为用于 2 型糖尿病是安全的。建议每天将钠限制在低于 2300mg，且低钠饮食可能对一些高血压患者有额外的好处[85]。

人们对维生素、微量矿物质和营养补充剂在糖尿病治疗中的作用知之甚少。一些临床医生确信镁、铬、锌、叶酸、维生素 B_6、维生素 B_{12}、维生素 A、维生素 C、维生素 E、钒、硒、大蒜和其他微量营养素的效用。关于其安全性和有效性的临床试验数据是不确定的。许多患者相信营养补充是有益于健康的，但对他们做出决定的证据进行学术讨论后往往会得出相反的结论。至少，讨论应该包括更经典的生活方式和药物干预的有效性，以及这些努力不应被忽视的想法[125]。

尽管各种特定的饮食策略都有其优点，但来自长期研究的数据很少能支持常规使用。例如，生酮饮食或低糖类饮食目前的益处或风险的长期证据有限。然而，如果患者或医生想要使用低糖类、高蛋白质 / 脂肪低热量饮食，这种选择可能与血糖、心血管风险标志物和体重的短期改善有关。2 型糖尿病患者最有效的饮食计划包括地中海饮食、DASH 和素食[115, 126-128]。强调使用单不饱和脂肪和多不饱和脂肪的地中海饮食可能对血糖控制、心血管保护，以及可能的其他结果有最好的实验支持[127]。

2. 体育活动和锻炼　有大量的文献支持运动作为 2 型糖尿病的一种治疗方式。运动与改善血糖控制、胰岛素敏感性、心血管健康和生活质量有关[83, 129, 132]。有氧运动和阻力（力量）训练对血糖控制都有积极的影响[130]。自主的结构化运动计划可使糖化血红蛋白平均降低 0.4%～0.9%，其中有氧和阻力联合运动的降低幅度最大[131, 133]。有监督的锻炼也是有效的，但对许多人来说太昂贵，而且不太实用。多数情况下，糖化血红蛋白不随体重减轻而下降。有了这种独立的益处，就很清楚为什么医生可以将运动作为一种等同于药物的治疗方式了。血糖控制的改善通常是即刻出现，但胰岛素抵抗的改善可能不会持续超过 48～72h。通常建议个人每周至少 3 天进行 150min 的中等强度体育活动（最大心率的 50%～70%）或 75min 的剧烈运动（＞最大心率的 70%），运动间隔不超过 2 天。有氧运动和阻力运动都是有效并推荐的[83, 132, 133]。

关键的概念是应用一种类似于饮食治疗中讨论过的方法来增进运动。目标、方法、强度和频率必须与患者协商，以便高度敏感地识别存在的障碍，并帮助患者解决。教育者、运动专家、物理治疗师和社会支持在这个过程中的作用是至关重要的。医生的主要任务是筛查并发症（神经、肾脏、视网膜、血管病变），并发现患者能够安全运动的方法[132]。对于医生来说，在每次就诊时间问运动模式和潜在的障碍并考虑运动对低血糖的影响也很重要。

虽然不建议对所有患者进行负荷试验以正式评估缺血性心脏病，但进行仔细的潜在病史和临床风险评估是可取的，以确定哪些患者可能需要额外的检测或警告。冠心病高危患者应该从短时间的低强度运动开始，并在耐受的情况下缓慢增加强度和持续时间[132]。冠脉缺血症状的进展，包括与活动不成比例的呼吸困难，需要进一步的评估和治疗。重要的是要鼓励患者不要过度运动，并认识到运动相关的胸部、下颌或手臂不适、心悸和呼吸困难是心功能不全的症状。

对于已经开始运动计划的普通 2 型糖尿病患者，

最好从低强度的活动开始，如以每小时 2 英里的速度步行。从短时间运动开始，逐渐增加频率和持续时间可能是有利的。谨慎的态度很重要，避免过度运动损伤，会中断运动的进展。许多不同的锻炼计划都是有益的，个体化也是合适的。例如，间歇训练似乎有效，但并不适用于所有人[134]。水上运动可能对那些有关节疼痛的人特别有用[135]。饭后步行对餐后高血糖有显著的好处[136]。需要考虑糖尿病并发症。例如，在增殖型糖尿病视网膜病变的情况下，应避免强烈的有氧运动和阻力运动。对于明显的周围神经病变，必须仔细注意鞋子，并应限制负重运动。每天检查足部溃疡是至关重要的。自主神经病变需要小心心脏问题。运动似乎不会加速肾脏疾病，但会迅速增加蛋白尿，并可能暂时导致白蛋白：肌酐比率假阳性[137]。

除了定期的锻炼外，还应该鼓励所有人减少久坐的时间[137, 138]。建议至少每 30 分钟休息一次进行活动，包括短暂的散步、阻力运动，或至少站立。这也可能有助于预防糖尿病。随着患者年龄的增长，平衡训练和锻炼可帮助提高灵活性，可以减少跌倒和改善体能[139]。

3. 解决社会心理需求　许多社会心理因素影响着 2 型糖尿病患者实现有效的自我管理[92]。其中有复杂的相互作用，如经济稳定性、食物不安全、家庭支持或冲突、智力和学习技能，以及不断需要考虑食物摄入的时间和内容、情绪压力、身体活动和每天坚持服药的影响。由此可见，患者常经历的痛苦和抑郁毫不奇怪，这是两种独立但相关的诊断[140]。据报道，在 18 个月内，糖尿病困扰的发生率为 38%～48%[141]。糖尿病痛苦筛查工具已被开发并用于揭示痛苦水平对血糖控制、对药物治疗方案的坚持、运动行为、自我效能和饮食影响的研究。还有一些抑郁症筛查工具用于临床。当临床抑郁症诊断成立，患者应转到精神科医师，最好是能了解糖尿病及其治疗[92]。建议糖尿病患者每年至少进行一次筛查，因为约有 25% 的患者存在抑郁症，适当的治疗可以极大地促进糖尿病的自我管理和生活质量。2 型糖尿病患者需要考虑的另一种心理共病是慢性焦虑，通常表现为对高血糖、低血糖、慢性并发症或注射的恐惧。有时，管理可能会受到强迫症的影响，导致营养不足或低血糖过度治疗。一些应用胰岛素强化治疗的患者可能会经历创伤后与严重低血糖发作相关的应激障碍或恐慌障碍。

糖尿病护理的心理社会方面与整个治疗团队相关，强调了以患者为中心的护理和协作方法的重要性[92]。因此，除了有精神病史外，访问还应包括关于压力水平、家庭支持结构、一般情绪和能量、自我管理成功的感知障碍等基本问题。认识到糖尿病的痛苦是如此普遍，这种做法可以通过一对一的讨论、提供资源列表或直接提供基于诊所的支持小组、具有支持成分的运动小组和正念训练来促进减压。当筛查表明存在超出临床医师能力的心理障碍时，应以体贴、专业的方式让患者转诊到精神科专家。

三、降糖药物治疗

自 1995 年以来，美国 2 型糖尿病治疗的一场革命由几种新型药物的出现所推动，这些药物分别解决了导致糖尿病发展的不同病理生理机制。降糖药物通常被分为提高组织对胰岛素敏感性、增加胰岛素分泌和其他作用机制的药物。随着新型药物的出现，这种分类已经变得不那么合适，有些药物具有多种药理和临床效果。在这里，我们将分别介绍每一类口服药物治疗，然后再介绍目前应用的注射或其他使用途径的药物。表 35-10 总结了治疗 2 型糖尿病的各类药物的一些重要特征。这一直是综述关注的领域[33, 49-51, 78, 118, 125, 142-148]。在下面的讨论中，总结了这些综述中概括的原则，并提供了有限数量的附加参考文献。此外，当对任何药物的使用、剂量和管理的细节出现问题时，建议查阅经监管部门批准的产品信息。

（一）口服药物

表 35-11 总结了目前主要口服降糖药物的一些临床相关特征。

1. 双胍类　二甲双胍是美国唯一的双胍类药物。20 世纪 70 年代，由于乳酸性酸中毒导致的死亡，苯乙双胍被撤出市场。然而，苯乙双胍和丁双胍在一些国家仍然存在。二甲双胍的确切作用机制目前尚不清楚[149, 150]。一些研究表明，二甲双胍可激活腺苷单磷酸活化蛋白激酶（adenosine monophosphate-activated protein kinase，AMPK），这是一种细胞能量存储耗尽的细胞内信号，与刺激骨骼肌葡萄糖摄取和抑制肝糖异生有关。最近的研究表明，它抑制线粒体甘油磷酸脱氢酶。额外的新证据表明，二甲双胍的大部分作用是通过与肠道黏膜直接接触介导的，向大脑或其他组织发出神经或激素信号[151]。有证据表明，它可以影响微生物群，并增加 GLP1 的释放。有人认为，二甲双胍的主要临床作用是减少肝糖异生和葡萄糖的生成，但这并不能解释其所有的作用[150]。它不能持续改善外周组织的胰岛素敏感性。由于其作用时间有限，尽管有缓释制剂，通常每天至少服用 2 次。

因为双胍类药物不会增加胰岛素水平，所以它们与显著的低血糖的风险无关。最常见的不良事件是胃肠道反应：恶心、腹痛、腹胀和腹泻。多达 1/3 的患者胃肠道不适，特别是在治疗早期。可以通过从每天 1 次的低剂量开始，并在几周内逐渐增加到有效剂量来减轻胃肠道反应。缓释的二甲双胍上消化道症状少见且较轻，但可导致腹泻，总体来说不太常见。大多数患者在长期使用时能很好耐受二甲双胍。二甲双胍可

药品分类	给药途径	对葡萄糖的作用机制	基础血糖控制	餐后血糖控制	体重控制	血压控制	短期心血管风险降低
双胍类	口服	降低肝内葡萄糖的生产	+++	+	++	+	+
促分泌素	口服	增加胰岛素分泌	+++	++	体重增加	←→	←→
TZD 类药物	口服	降低胰岛素抵抗	+++	++	体重增加	+	?
DPP4 抑制药	口服	增加胰岛素，降低胰高血糖素	++	+	←→	←→	←→
α- 葡萄糖苷酶抑制药	口服	延迟糖类吸收	+	+++	++	←→	+
SGLT 抑制药	口服	增加肾脏对葡萄糖、钠的清除率	++	+++	++	++	+++
胆酸缓释药	口服	延迟糖类吸收?	+	+	+	+	?
多巴胺激药	口服	降低胰岛素抵抗	+	+	+	+	?
胰岛素	注射	增加胰岛素可用性	+++	+++	体重增加	←→	←→
GLP1 受体激动药	注射	增加胰岛素，降低胰高血糖素，减缓胃排空	+++	+++	+++	++	++
胰蛋白酶受体激动药	注射	胰高血糖素减少，胃排空缓慢	+	+++	+++	←→	?

表 35-10　治疗 2 型糖尿病的降糖药物的种类

DPP4. 二肽基肽酶 -4；GLP1. 胰高血糖素样肽 -1；SGLT. 钠 - 葡萄糖协同转运蛋白

能与临床或亚临床的胃肠道反应有关，与其他抗高血糖药物相比，它很少增加体重，并可适度的减轻体重。

二甲双胍被认为会导致乳酸性酸中毒，但这种情况相当罕见，几乎只发生在那些与二甲双胍治疗无关的高风险患者中[152]。二甲双胍不被代谢，只能通过肾脏清除。2016 年 4 月之前，说明书指出，为避免乳酸酸中毒，肾功能不全患者禁用。修订后的说明书建议在开始使用二甲双胍之前、之后至少每年获得一次估计的肾小球滤过率。如果 eGFR 低于 45ml/（min·1.73m²），则不建议使用；如果 eGFR 低于 30ml/（min·1.73m²），则禁止使用。开始治疗后，如果 eGFR 低于 45ml/（min·1.73m²），则应考虑减少剂量，如果 eGFR 低于 30ml/（min·1.73m²），则应停止二甲双胍[153]。肝功能不全和酗酒的患者仍然是二甲双胍的禁忌证。由于一些服用二甲双胍的患者会出现严重的维生素 B_{12} 缺乏症，这可能会加剧周围神经病变，因此需要慎重考虑补充维生素 B_{12}（如每天 1000μg）或定期监测[154-156]。

二甲双胍 500~2000mg/d 的剂量范围内，降糖效果和胃肠道不良反应均随剂量增加。每天最大剂量 2550mg 通常不会比每天 2000mg 更能提供额外的好处[157]。为了减少胃肠道不良反应，通常应开始服用 500mg，每天 1 次或 2 次。二甲双胍与其他口服降糖药物的新联合配方已经开发出来，通过两类不同作用药物的协同作用，最大限度地提高降糖效果。

可以说，医学研究中，二甲双胍在口服降糖药物中有最好的记录。如表 35-4 所述，被随机分配到二甲双胍治疗的 UKPDS 超重参与者的心肌梗死发生率和全因死亡率降低，并在停止治疗后持续了很长时间[41]。虽然在 UKPDS 中使用二甲双胍的参与者数量相对较少，但其他研究也支持其保护作用[158]。二甲双胍通过独立于血糖控制的机制对心血管并发症的有益作用显然是合理的，并与二甲双胍相关的 LDL、甘油三酯、血压和促凝因子的适度降低相一致。

基于二甲双胍良好的耐受性、安全性和有效性，以及对照试验中的临床获益证据，一般建议在所有 2 型糖尿病患者诊断糖尿病或倾向于糖尿病时，开始使用二甲双胍治疗[33, 38, 159]，前提是不存在禁忌证。

2. 胰岛素促泌剂　与双胍类药物一样，这类口服药物具有悠久的临床应用历史，其作用机制已被仔细研究。表 35-11 总结了最常用的胰岛素促泌剂的特征。目前应用的促泌剂都与 SUR1 结合，它是胰腺细胞质膜上 KATP 钾通道的一个亚基。SUR1 亚基调节该通道的活性，也与 ATP 和 ADP 结合，有效地作为葡萄糖传感器触发胰岛素分泌。它们的结合导致通道关闭，正如由于代谢导致的细胞内 ATP 的增加和 ADP 的减少一样。随后发生的膜去极化导致了具有电压依赖性的 L- 型钙通道的开放。随后的钙离子内流导致细胞内钙离子的增加，从而导致胰岛素的分泌。对胰岛素分泌的直接效应独立于血糖水平，可见于任何促泌剂的首剂应用时。然而，这种直接效应在持续占用

表35-11 常用的口服降糖药物的临床特点				
药品分类和明确药品 （商品名）	常用剂量	禁忌证	不良反应	首次或后续治疗糖化 血红蛋白减少率 %
双胍类 二甲双胍（格华止） 二甲双胍 -ER	500～1000mg BID 500～1000mg BID	T1D，DKA eGFR＜30 严重的心脏、肝脏疾病	恶心、腹泻、腹痛 维生素 B$_{12}$ 缺乏病	1～2
促泌剂 格列吡嗪（利糖妥片） 格列吡嗪 -ER 格列齐特（达美康） 格列齐特 -MR 格列美脲（亚莫利） 格列本脲（优降糖等） 瑞格列奈（普兰丁） 那格列奈（唐力）	5～20mg BID 2.5～10mg QD 80～160mg BID 30～120mg QD 0.5～4mg QD 2.5～10mg BID 0.5～2mg TID 60～120mg TID	T1D，DKA	低血糖 体重增加	1～2
TZD 类药物 吡格列酮（艾可拓） 罗格列酮（文迪雅）	15～30mg QD 4～8mg QD	T1D，DKA 症状性心力衰竭	体重增加 水肿 骨折	0.75～1.5
DPP4 抑制药 [a] 西他列汀（捷诺维） 维达列汀（佳维乐） 沙格列汀（安立泽） 利格列汀（欧唐宁） 阿格列汀（尼欣那）	25～100mg QD 50mg QD 或 BID 2.5～5mg QD 5mg QD 6.25～25mg QD	T1D，DKA	过敏	0.5～1
α - 葡萄糖苷酶抑制药 [b] 阿卡波糖（拜糖平） 米格列醇（德赛天）	25～50mg TID 25～50mg TID	T1D，DKA	肠胃胀气，腹泻，腹部不适	0.5～1
SGLT 抑制药 卡格列净（怡可安） 达格列净（安达唐） 恩格列净 艾格列净（默沙东）	100～300mg QD 5～10mg QD 10～25mg QD 5～15mg QD	T1D，DKA eGFR＜30	尿频 泌尿生殖系统感染 恶心、腹泻 低血压	0.5～1
胆酸缓释剂 考来维仑（Welchol）	6 片 625mg QD	T1D，DKA，胰腺炎，肠 道疾病，高甘油三酯血症	便秘	0.5～1
多巴胺激动药 溴隐亭（Cycloset）	1.6～4.8mg QD	T1D，DKA	嗜睡、头晕、 低血压	0.5～1

a. 这里列出的 DPP4 抑制药已在美国和（或）欧盟获得批准。其他 DPP4 抑制药在某些国家有效，包括安奈格列汀（Suiny）、依格列汀（Suganon）、吉格列汀（Zemiglo）、Gosogliptin（SatRx）、奥格列汀（Marizef）、替格列汀（Zafatek）、曲格列汀（Galvus）和维格列汀（Galvus）。b. 阿卡波糖和米格列醇在美国和欧盟有售。伏格列波糖（倍欣）在其他国家也可以使用；BID. 每天 2 次；DKA. 糖尿病酮症酸中毒；eGFR. 估计肾小球滤过率；ER. 缓释；MR. 改良缓释；QD. 每天 1 次；TID. 每天 3 次

SUR1 后会减弱，而血糖水平的影响会持续增强。

不同药物的药代动力学和结合特性的差异，以及其配方和循环清除机制的不同导致了其不同的临床效果。这些特性在临床上很明显，因为作用时间和引起低血糖的可能性存在差异。各种促泌剂的最佳用途、相对风险与收益都有很大差异。

3. 磺脲类　磺脲类药物从 20 世纪 50 年代就开始使用了。在 2 型糖尿病自然病史的早期，当有足够多的 B 细胞功能存在时，可以有效地降低血糖水平[160,161]。格列美脲、格列吡嗪缓释片和格列齐特使用最广泛。目前首选的磺脲类药物有共同的药理特征。每一种药物在单次剂量后都有很长时间的作用，允许大多数患者每天给药 1 次。由于这个特性，持续的 SUR1 占用限制了后续用药的葡萄糖依赖性胰岛素释放，同时继续增强葡萄糖依赖的基础胰岛素分泌。这些药物的临床作用是可以降低空腹血糖水平，但对餐后血糖水平的影响较小，并且与其他促泌剂相比，发生低血糖的风险相对较低。由于这些药物都不强烈依赖于肾脏排泄，因此肾功能下降在使用期间对低血糖风险的直接影响较小。相比之下，氯磺丙脲是一种长效磺脲，只能通过肾脏清除。因此，当肾功能受损时，会导致严重的低血糖，正因为如此，氯磺丙脲现在很少使用。

短效的磺脲类药物包括格列吡嗪和格列本脲的普通制剂。每天服用 2 次，它们在整体血糖控制方面可以与长效药物一样有效。然而，它们对餐后高血糖有更大的影响，当食物摄入量减少时，可导致日间低血糖。格列本脲会生成一种只能通过肾脏清除的活性代谢物，因为这个原因和其他原因，与目前使用的其他磺脲类药物相比，它发生低血糖的风险更大[162]。

长期以来，人们一直担心磺脲类药物在糖尿病患者中可能因为影响血管和心肌细胞中 KATP 复合物的 SUR2 亚基，而导致糖尿病患者心律失常性心血管事件的增加。与 SUR2 的结合可以钝化缺血预处理，这是一种正常的心脏保护机制。流行病学研究评估这种影响是否在临床实践中增加心血管风险的结论存在分歧，但最近的研究，包括较新的磺脲类药物和考虑混杂因素，通常无法证实磺脲类药物的风险超过潜在的益处[162]。ADVANCE 试验，前期试验使用格列齐特缓释片作为其主要的降糖策略，没有显示任何心血管毒性的证据[44]。UKPDS 同样证明了格列本脲、格列吡嗪和氯磺丙脲的生活方式干预的长期安全性，这些药物都用于其主要（磺脲或胰岛素）治疗组[28]。然而，个别磺脲类药物在缺血预处理的药理学研究中有所不同，甲苯磺丁脲和格列本脲证实了这种不良反应，而格列美脲、格列吡嗪和格列齐特的不良反应不那么明显。对心血管风险的关注与格列本脲尤其相关，格列本脲是一种较老的磺脲类药物，尽管它影响缺血预处

理和引起低血糖的倾向，但仍在继续使用。

磺脲类药物的最大剂量是最大有效剂量的 2~4 倍。开始治疗不超过最大剂量的 1/4，可以显著降低血糖，同时限制成本和减少不良事件。小剂量的长效磺脲类药物（如 0.5~1mg 格列美脲或 2.5mg 格列齐特缓释片）通常是有效的，特别是对同时接受二甲双胍的患者，并且几乎均具有良好的耐受性。磺脲类药物的主要缺点是它们容易引起低血糖和轻度体重增加。这些不良的影响可能导致它们比其他药物更迅速地失去疗效，格列本脲是最好的证明[163]。

4. 格列奈类　瑞格列奈是胰岛素分泌素氯茴苯酸家族的一员，不同于磺脲类药物。它的半衰期较短，并具有独特的 SUR1 结合位点。由于快速吸收，它对胰岛素刺激作用比短效磺脲类药物更快、更短。它通常与每餐一起服用，比格列本脲提供更好的餐后控制，通常更少发生低血糖和体重增加。瑞格列奈在 SUR1 上停留的时间较长，因此对空腹血糖有一定的影响，尽管其药理半衰期相当短。瑞格列奈有 0.5mg/片、1mg/片和 2mg/片。每餐的最大剂量为 4mg。和磺脲类药物一样，与中等剂量的瑞格列奈相比，高剂量只有适度的降糖优势。

那格列奈是苯丙氨酸的衍生物，在结构上与磺脲类和氯茴苯酸类不同。与瑞格列奈相比，它的起效速度更快，作用持续时间更短。它与 SUR1 的相互作用是短暂的。因此，其对降低餐后血糖的作用相当明确，而对空腹血糖的影响不大。这既提供了优点（减少夜间低血糖），也提供了缺点（整体降糖效果较低）。那格列奈最适合用于早期糖尿病患者的血糖水平适度升高，或与控制夜间血糖水平的药物联合使用。剂量为 120mg，每餐时服用。60mg/片可用，但除了轻微高血糖的患者外，一般不使用。

使用瑞格列奈或那格列奈在进餐时刺激胰岛素分泌以改善餐后血糖控制而不增加夜间低血糖的风险的原理是有吸引力的。此外，这些新药物与血管平滑肌和心脏 SUR2 受体的结合很少。然而，它们的使用一直很有限，可能是因为每天需要多次服用，比磺脲类药物成本更高，以及缺乏直接的比较研究来证明其优于新型的磺脲类药物。

5. TZD 类　自 1997 年第一个药物曲格列酮被批准以来，TZD 类药物（或格列酮类）就引起了极大的兴趣和争议。罕见的致命性肝毒性与曲格列酮有关，并于 2000 年从美国市场退出。目前可用的 TZD（吡格列酮和罗格列酮）被认为更安全。这些药物结合并调节一个被称为 PPAR 的核转录因子家族的活性，从而启动许多下游效应。它们与数周至数月内血糖控制的缓慢改善有关，同时也与胰岛素敏感性的改善和游离脂肪酸水平的降低有关。

吡格列酮和罗格列酮在改善血糖控制方面同样有

效，并在胰岛素抵抗和炎症标志物方面提供同等的改善。没有实质性的证据表明新的 TZD 与肝毒性有关，并且在合适的患者中建立了安全性记录。然而，该说明书要求在开始 TZD 治疗前进行肝功能测试，这些药物禁忌于活动性肝细胞疾病或不明原因的血清 ALT 水平大于正常上限 2.5 倍的患者。尽管如此，最近的研究表明吡格列酮对非酒精性脂肪性肝炎有良好的效果，这是另一种常见的难以治疗的疾病。

吡格列酮和罗格列酮对脂质作用不同。在一项针对血脂异常患者的头对头研究中，吡格列酮可降低约20% 的甘油三酯，而罗格列酮可增加约 5% 的甘油三酯。吡格列酮与 HDL、颗粒数量和大小的适度改善有关。罗格列酮与 LDL 颗粒数量的增加和颗粒大小的改善有关[164]。

早期的流行病学证据表明，TZD 改善胰岛素敏感性的能力可能导致心血管保护作用。这一假设得到了一系列与 TZD 使用相关的生理学关联的支持：颈动脉内膜/内侧厚度减少，血管内皮功能改善，血脂异常改善，血压降低，纤溶和凝血参数改善。该假设在吡格列酮治疗大血管事件的前瞻性临床试验（PROactive）研究中得到了验证，这是一项随机、双盲、安慰对照试验，针对 5238 例 T2DM 患者并记录了大血管疾病。受试者被随机分为安慰剂组或每天 45mg 的吡格列酮组，并根据高血糖和主要心血管危险因素的指南进行其他治疗。主要终点是从随机化到设定的大血管结局。虽然该终点显示吡格列酮没有明显改善，但在一个次要、更严格的心血管复合终点中，降低了 16%，达到了轻微的显著性。经过对这项有争议的研究的广泛讨论，吡格列酮治疗可能与血糖、血脂和血压控制改善相关的心血管风险降低有关，但这些益处因体重增加和心力衰竭发生率的增加而减弱[165]。值得注意的是，在最近的一项针对非糖尿病患者近期缺血性脑卒中或短暂性脑缺血发作的安慰剂对照研究中，吡格列酮减少了脑卒中或心肌梗死再发生[166]。

罗格列酮评估口服药物联合治疗 2 型糖尿病的心血管结局（Rosiglitazone Evaluated for Cardiovascular Outcomes in Oral Agent Combination Therapy for Type 2 Diabetes，RECORD）试验是一项开放式研究，比较了联合罗格列酮与二甲双胍或磺脲联用对磺脲或二甲双胍控制不充分的 2 型糖尿病患者的效果，心血管住院和死亡方面没有差异[167]。随后，基于流行病学分析，对罗格列酮是否与心肌梗死风险增加相关存在争议[168]。这一争议仍未解决，但它导致了罗格列酮的停用。

TZD 的另一个潜在的重要属性是胰岛素分泌动力学的改善。一些试验已经证明，TZD 可以延缓血糖失调向糖尿病的进展[33, 142]。此外，采用糖尿病预后进展试验（A Diabetes Outcome Progression Trial，ADOPT）发现，与二甲双胍和格列本脲相比，早期糖尿病患者发现，与二甲双胍和格列本脲相比，早期糖尿病患者

在接受罗格列酮治疗时，继发性降糖失效的发生率较慢。这些结果与胰岛素分泌的改善相关，尽管目前尚不清楚这种改善是否主要是由于对 B 细胞的直接影响，而不是胰岛素抵抗的持续改善[163]。

尽管有这些正向的效果，TZD 的一些不良影响已经引起了关注。包括体重增加、液体潴留、骨折风险增加和贫血。体重的增加已被证明是由于细胞外积液的积累和皮下脂肪的增加，而不是内脏脂肪的增加[165]。事实上，内脏、肝脏和肌细胞内的脂肪都有理想的减少。由 TZD 引起的体重增加可能不会产生通常归因于超重和肥胖的不良代谢后果，但大多数患者和医生都对此持负面看法。所有开 TZD 处方的患者都应该被建议加强生活方式，以限制体重增加。

需要警惕的是，相对较少的患者会因为液体潴留而需要停止使用 TZD。最有可能出现水肿的患者是那些使用胰岛素的患者和那些已有水肿的患者[169, 170]。谨慎的做法是教已有水肿的患者如何在家评估胫骨前凹陷性水肿，并建议他们养成每晚检查的习惯。如果发现体重伴有水肿增加，可以指导患者限制钠的摄入量，开始使用利尿药或根据需要增加利尿药的剂量。

通常谨慎的做法是以最低剂量开始治疗，如吡格列酮每天 15mg。如果 3 个月后降糖效果不佳，并且未出现明显水肿，可考虑增加到 30mg。最高剂量是45mg，耐受性较差。许多轻度水肿的患者对噻嗪类利尿药或螺内酯有反应。可考虑联合中等剂量襻利尿药治疗[171]。液体潴留如果出现心力衰竭的临床表现，应停止 TZD。在 PROactive 研究和 RECODR 研究中，大约超过 2% 的接受高剂量 TZD 治疗的患者因心力衰竭需要住院治疗。关于 TZD 类药物导致黄斑水肿恶化，报道一直不一致[172, 173]。

骨骼健康是最近关于 TZD 的一个安全问题。在药物流行病学研究和随机试验中，TZD 使用期间均有大量骨折的报道，主要发生在老年女性中[174, 175]。虽然在这些研究中，主要是远端部位受到影响，但腰椎骨密度的降低也可能发生。临床前研究表明，PPARγ 的激活通过将干细胞从成骨细胞转移到脂肪细胞谱系来抑制骨形成。为了减少这种风险，在使用 TZD 之前，应考虑危险因素评估和骨密度测量，对女性要特别关注[176]。

最后，由于临床前和临床观察不一致，吡格列酮被怀疑导致膀胱癌。大型的长期研究尚未证实这种关联[177]。如果吡格列酮与膀胱癌相关，那么对个体的绝对风险很低。然而，目前的建议是谨慎起见，避免在有膀胱癌病史的患者中使用它。

6. DPP4 抑制药 在相同的血糖水平下，口服葡萄糖比静脉葡萄糖对胰岛素分泌有更大的刺激作用。在人类中，这种效应主要是由 GLP-1 介导的，它是由肠道 L 细胞响应营养物质而分泌的。它与 GLP1 受体

的结合以葡萄糖依赖的方式刺激胰岛素分泌，抑制不适当的胰高血糖素分泌，减缓胃排空，降低食欲，增加饱腹感。分泌的 GLP1 在血浆中被二肽基肽酶 -4 非常迅速（1~2min）灭活。多种药理学技术已经被开发出来，以利用 GLP1 信号通路治疗糖尿病的潜力[178, 179]。几种作为 GLP1 受体激动剂的注射药物将在后面讨论。另一种方法是抑制 DPP4，导致血液中内源性 GLP1 和其他循环肽的水平升高。

5 种 DPP4 抑制药（西格列汀、维格列汀、沙格列汀、利格列汀和阿格列汀）已在美国和（或）欧盟批准用于临床，其他在其他国家也有。其部分临床特征见表 35-11。这些药物可使空腹和餐后的 GLP1 水平增加约 2 倍。GLP1 的升高增强了葡萄糖依赖的胰岛素分泌，并抑制了基础和餐后胰高血糖素。然而，饱腹感和胃排空率都没有受到影响。DPP4 抑制药的主要临床作用是降低空腹血糖，导致糖化血红蛋白降低 0.5%~1%。当单独使用或与二甲双胍一起使用时，它们对体重没有明确的影响，也没有引起低血糖的倾向[180]。

这类药物中的所有药物的耐受性都非常良好，其不良反应与安慰剂相似。上市后胰腺炎病例已被报道，DPP4 抑制剂禁忌使用于既往胰腺炎病史的患者。DPP4 的特异性似乎是至关重要的，因为在动物研究中，对该酶的特异性较低的抑制剂被证明对免疫功能和癌症生长有影响。此外，所有 DPP4 抑制剂的生物学效应都是复杂的，它们对清除作为该酶底物的其他肽的潜在影响[181]。在心血管结果试验中，使用沙格列汀导致心力衰竭住院的风险增加，而阿格列汀的结果不一致[182-184]，但西格列汀的风险没有增加[185]。目前尚不清楚这些发现是否代表了重要的临床异常，是偶然性的，还是试验人群或行为的差异。严重的过敏反应已被报道，但由于事件的罕见性，因果关系尚未得到证实。

利格列汀只有每天 1 片的用量。对于目前使用的其他 DPP4 抑制药，它们部分被肾脏清除，通常的剂量是最大上市剂量，在 3 期或更严重的慢性肾脏疾病中推荐更小的剂量。DPP4 抑制药的体重中性、不导致低血糖、适用广泛、耐受性好和使用方便都是很吸引人的特性。因此，尽管它们的降糖能力相对较弱，并且部分依赖于保留的 B 细胞功能，但它们依旧被广泛使用。

7. α- 葡萄糖苷酶抑制药

α- 葡萄糖苷酶抑制药（α-glucosidase inhibitors，AGI）减缓了肠上皮细胞刷状边缘的糖类消化的最终步骤。因此，糖类的吸收在肠道中移动得更远，并被延迟，使得糖类的吸收更加契合 2 型糖尿病缓慢的胰岛素分泌特征。

目前在美国可用的两种药物分别是阿卡波糖和米格列醇。在其他国家还有伏格列波糖。在美国，AGI

的使用受到许多因素的限制，包括在每一顿饭开始时需要服药，常见腹胀的不良反应，以及仅轻度降低血糖水平。这些因素应该与 AGI 在不增加体重或低血糖风险的情况下降低餐后血糖的能力相平衡[186]。也有一些证据表明，阿卡波糖比大多数降糖药物更能改善心血管预后[187]。

为了最大限度地提高的耐受性，起始剂量应小（如最大剂量的 1/4），每天只服用一次，在数周或数月内缓慢增加剂量和频率。

8. SGLT 抑制药

这是最新的降糖药物，于 2013 年首次用于治疗 2 型糖尿病[188-190]。这些药物依赖于肾脏在调节葡萄糖动力学和液体平衡中的中心作用。在正常情况下，大约 180g 葡萄糖从肾小球滤出，并在近端小管中重新吸收。这个量等于相当标准的每天糖类摄入量。在糖尿病的情况下，进入近端小管的葡萄糖增多，SGLT2 介导的葡萄糖重吸收也增加。90% 的肾小管葡萄糖重吸收由这种高结合力的低亲和力转运体介导。此外还有第二种转运体 -SGLT1，这是一种低结合力的高亲和力转运体，负责肾脏中约 10% 的葡萄糖重吸收，但对于肠道中的葡萄糖吸收至关重要。SGLT2 基因发生的突变会导致一种罕见的家族性肾糖尿综合征，每天尿中有高达 170g 的葡萄糖丢失，肥胖和糖尿病的发生率较低，并且没有长期肾脏后果的证据。当糖尿病控制不佳时，进入肾小管的葡萄糖比再吸收的葡萄糖多，葡萄糖出现在尿液中。由于 SGLT2 对葡萄糖的重吸收增加伴随着钠的重吸收增加，在控制不良的糖尿病中，钠的平衡也可能被破坏。考虑到这些肾脏动力学异常，阻断 SGLT2 的药物具有重要的生理和临床作用就容易理解了。SGLT2 抑制药可以降低空腹和餐后血糖水平，并通过减少尿糖的重吸收促进体重适度的减轻。还能降低血压，部分是通过增加钠的清除率和减少细胞外液量实现的。

目前，四种 SGLT 抑制药在美国被批准用于临床：卡格列净、达格列净、恩格列净和艾格列净。它们对抑制 SGLT2 具有相对特异性，但有些药物对 SGLT1 也有一定的作用。现有的药物已被研究作为 2 型糖尿病的单药治疗，或与其他口服降糖药物和胰岛素联合使用，不同药物之间的结果非常相似[191]。比较 SGLT 抑制药与二甲双胍、磺脲类和 DPP4 抑制药的研究表明，这些药物在联合使用时降低糖化血红蛋白的效果与其他口服药物一样。在为期 26 周的研究中，这些药物比安慰剂多降低 2~3kg 的体重。

除了这些基于已知的作用机制所预期的效果之外，这类药物还提供了心血管疾病的益处。针对 2 型糖尿病患者的心血管结局事件试验 EMPA-REG OUTCOME 试验是一项关于恩格列净的大型随机心血管结局研究。该药物在具有心血管高危风险的 2 型糖尿病患者中显示出出人意料的良好效果。恩格列净治疗中位时间约为3年，全因死亡率相对风险降低32%，心血管死亡率降低38%，心力衰竭住院率降低35%。本研究还发现恩格列净对已有肾脏疾病的良好作用[192]。随后一份关于卡格列净的类似研究报道描述说，有关心血管和肾脏的结果大致相似，尽管在量上不那么显著[193]。这些研究结果汇总见表35-12。

这类药物具有强大的短期心脏保护作用的证明，已经引起了人们对其使用的极大热情，并得到了相对一致的研究结果的支持，包括真实世界的研究[194-199]。此外，还导致了后续研究，关于这类药物是否都有类似的效果，以及这些观察结果在多大程度上适用于未合并心血管或肾脏疾病的2型糖尿病患者，这些研究应该提供更多的信息。人们对SGLT抑制药对心力衰竭患者的潜在价值特别感兴趣，心力衰竭是糖尿病日益常见的心血管并发症[199, 200]。对心血管和肾脏影响的机制尚不清楚。目前，似乎有几个可能的机制，包括改善血糖、血压和体重控制，以及改善体液平衡和（或）生成酮体作为受损心肌或肾脏组织的可用性底物。

这类药物最常见的不良反应与尿糖有关，包括尿频、生殖器感染、相对罕见的下尿路感染、脱水及其他后果。生殖器感染常与酵母菌有关，发生在10%～15%的女性中（风险约增加了5倍），并可能复发[201, 202]。生殖器真菌性感染在男性中较少见，主要见于那些未接受包皮环切手术的人。一项心血管结果试验发现，卡格列净可增加下肢截肢率[195]。这种风险及是否可能涉及其他因素仍存在不确定性[195, 196, 203]。与骨代谢相关的理论问题已经被提出，但在大多数完整的临床试验中并没有发现骨折风险的增加[190, 204]。

良好的肾功能对SGLT抑制药的充分疗效至关重要。当eGFR低于45ml/（min·1.73m²）时，不建议

启动应用。如果使用中eGFR降至45ml/（min·1.73m²）以下时，应停止使用。虽然有急性肾功能不全的报道，可能是由于肾灌注的改变，但这类药物显示了潜在的肾脏长期保护作用[205-207]。在达格列净的早期研发中，报道了一种无法解释的膀胱癌，但癌症总发病率或癌症病死率没有变化[208, 209]。达格列净是该药物中唯一警告膀胱癌患者不要使用该药物的药物。

最后一个值得关注的是，有报道发现在使用SGLT抑制药治疗2型糖尿病期间，会发生糖尿病酮症酸中毒，但血糖水平没有明显升高（血糖正常的糖尿病酮症酸中毒）。虽然一些患者已经确定患有2型糖尿病，但也有一些人可能是未被发现的成人发病的1型糖尿病。在许多情况下，DKA发生前都有外科手术、急性疾病或不适当的胰岛素剂量减少。相关的机制尚未完全明了，但可能包括脱水倾向、胰高血糖素水平升高、禁食期间糖尿导致的糖异生增加[190, 210]。任何接受SGLT抑制药治疗的患者，如果出现持续或反复的恶心、呕吐或不适，或出现代谢性酸中毒，应评估尿酮和血酮体，即使血糖还在接近正常的水平[211]。

9. 考来维仑　考来维仑是第二代胆汁酸螯合剂。在临床研发项目中，它被观察到导致血糖的轻度下降。一项针对2型糖尿病患者的扩大项目的结果支持政府批准将该药物作为糖尿病治疗的辅助药物上市。除了LDL下降约15%之外，还能降低糖化血红蛋白约0.5%[212]。高密度脂蛋白的变化往往可以忽略不计。甘油三酯增加5%～20%。胃肠道不良反应影响10%或更多的患者，但很少导致停药。减低血糖的作用机制尚未完全明了[213]。

10. 溴隐亭　一种在早晨起床后2h内服用的快速释放的溴隐亭剂型已被研发出来，并被批准在美国上

表35-12　恩格列净和卡格列净在EMPA-REG OUTCOME和CANVAS项目研究中的治疗效果

终 点	EMPA-REG OUTCOME 中恩格列净		CANVAS 项目中卡格列净	
	HR（95%CI）	P值	HR（95%CI）	P值
原发性心血管复合终点 心血管死亡、非致死性心肌梗死或非致死性脑卒中	0.86（0.74～0.99）	0.04	0.86（0.75～0.97）	0.02
心血管死亡	0.62（0.49～0.77）	<0.001	0.87（0.72～1.06）	NA
全因死亡	0.68（0.57～0.82）	<0.001	0.87（0.74～1.01）	NA
因心力衰竭住院	0.65（0.50～0.85）	0.002	0.67（0.52～0.87）	NA
蛋白尿进展	0.62（0.54～0.72）	<0.001	0.73（0.67～0.79）	NA

CI. 置信区间；NA. 不可用（引自 Zinman B,Wanner C,Lachin JM, et al.Empagliflozin,cardiovascular outcomes,and mortality in type 2 diabetes. *N Engl J Med*. 2015; 373:2117–2128;Neal B,Perkovic V,Mahaffey KW, et al.Canagliflozin and cardiovascular and renal events in type 2 diabetes. *N Engl J Med*.2017; 377: 644–657. ）

市。这表明，建立一个中枢多巴胺能信号峰值可以提高胰岛素敏感性。恶心是最常见的不良反应，发生率约 30%，导致约 10% 的患者在最高剂量时停药。低剂量的耐受性更好。糖化血红蛋白通常是轻度降低，但据报道高达 1.2%。在一项为期 1 年的安全性研究中，与安慰剂相比，广泛的心血管预后改善了 40%[214]。最近的研究表明，对于高剂量胰岛素治疗下血糖控制不足患者有显著的疗效[215, 216]。

（二）需要注射的降糖药

除了口服小分子的降糖疗法外，还有一组相对较大的肽类药物必须通过其他方法给药。目前，这些大多通过皮下注射，但在未来通过吸入、舌下吸收、鼻喷雾剂或其他方式，可能会变得更加常见。目前，有一种吸入胰岛素的剂型可供使用，其他可通过注射以外的方式提供的产品正在研究中。因为注射治疗需要患者更积极地参与，或需要他人的帮助，因此比口服治疗需要更多的教育和支持。

1. 胰岛素 胰岛素自 20 世纪 20 年代初就在市场上销售，可以说是研究最充分的降糖药物。它对所有 T1DM 患者都是必要的，也是 T2DM 的主要治疗方法。皮下注射胰岛素可用于补充基础状态下的内源性胰岛素的不足，调节肝脏葡萄糖的产生，在餐后状态下，胰岛素释放的激增通常进一步抑制肝脏葡萄糖的产生，促进肌肉和脂肪摄取葡萄糖。目前世界上使用的胰岛素几乎都是由重组技术合成的人胰岛素或人工合成胰岛素类似物[217, 218]。不同类型胰岛素的药代动力学差异较大（表 35-13）。随着胰岛素类似物专利的到期，不同公司生产的等效产品开始出现。这些"生物类似物"胰岛素的效果似乎与最初的专利版本非常相似[219, 220]。

胰岛素被分为短效和长效。这种区别具有实际意义，因为这两类胰岛素的使用方式截然不同。短效胰岛素和长效胰岛素的作用特点都因注射剂量的大小而不同。随着剂量的增加，起效时间和峰值时间更加延迟，持续时间更长。

（1）长效胰岛素：长效胰岛素通常在短效胰岛素之前开始使用。在过去，人类胰岛素通过修改配方延缓吸收来延长其作用。最广泛使用的是超长效胰岛素

表 35-13　常用胰岛素的临床特点

类型和通用名（商业名）	起效时间（min）	峰值时间（h）	持续时间（h）	执 行
速效				
门冬胰岛素（Fiasp）	<5	0.5～1.5	3～5	餐前或餐后 0～15min
门冬胰岛素（Novolog）	10～20	0.5～1.5	3～5	
重组赖脯胰岛素（Humalog）	10～20	0.5～1.5	3～5	
赖脯胰岛素（Apidra）	10～20	0.5～1.5	3～5	
短效				
人胰岛素（Humulin R，Novolin R）	30～45	2～4	4～8	餐前 15～30min
中效				
NPH（Humulin N，Novolin N）	60～120	4～8	12～20	每天 1～2 次
长效				
地特胰岛素（Levemir）	60～120	6～10	16～24	通常每天 1 次
甘精胰岛素（Lantus，Basaglar）	60～120	无明显峰值	约 24	
德谷胰岛素（Tresiba）	60～120	无明显峰值	最多 72	
预混				
70/30 NPH/R（Humulin 70/30，Novolin 70/30）	30～40	4～8	12～20	通常每天 2 次，餐前 0～30min
75/25 鱼精蛋白 – 赖脯 / 赖脯胰岛素（Humalog Mix 70/30）	10～20	4～8	12～20	
70/30 鱼精蛋白 – 门冬 / 门冬胰岛素（Novolog Mix 70/30）	10～20	4～8	12～20	
50/50 鱼精蛋白 – 赖脯 / 赖脯胰岛素（Humalog Mix 50/50）	10～20	4～8	12～20	
50/50 鱼精蛋白 – 门冬 / 门冬胰岛素（Novolog Mix 50/50）	15～60	4～8	12～20	
浓缩				
U-500 人胰岛素（Humulin U-500）	30～45	6～12	12～24	每天 2 次
U-200 德谷胰岛素（Tresiba U-200）	60～120	无明显峰值	>24	每天 1 次
U-300 甘精胰岛素（Toujeo 300U/ml）	60～120	无明显峰值	最多 72	每天 1 次

制剂特慢胰岛素和鱼精蛋白锌胰岛素（protamine zinc insulin, PZI），两者都是长效的；胰岛素锌混悬液和中效低精蛋白胰岛素，都是中效的。超长效胰岛素制剂特慢胰岛素、胰岛素锌混悬液和 PZI 已不再应用，但 NPH 人胰岛素仍被常用。NPH 的起效时间、峰值效应和全部作用时间约为常规人类胰岛素的 2 倍，起效时间为 1～2h，峰值通常在 4～8h，持续时间为 12～16h。地特胰岛素是一种长效胰岛素类似物，其中脂肪酸侧链与胰岛素分子共价结合，导致皮下组织吸收和循环清除减慢。地特胰岛素的起效时间和作用时间与 NPH 非常相似，但注射时间更连贯[221]。为了可靠地提供持续的餐间和夜间（基础）效应，NPH 和地特胰岛素必须每天注射 2 次，通常在早餐前、晚餐前或睡前。所以，对于 2 型糖尿病患者，使用地特胰岛素作为基础胰岛素的同时每天继续使用非胰岛素药物，每天给药 1 次至少可以满足 40% 的患者[58]。

甘精胰岛素是一种长效胰岛素类似物，可溶于酸性溶液，但在注射后在组织中和时沉淀，逐渐吸收导致作用的持续时间延长，在 2 型糖尿病常规需要的剂量下，能提供超过 24h 的基础胰岛素效应，峰值 - 波谷变化相对较小。与 NPH 相比，这种持续作用的特性降低了低血糖的风险，并使得在每天早餐前或睡前注射一次甘精胰岛素成为起始胰岛素治疗的可靠方案。

最近引进了德谷胰岛素和一种更浓缩（300U/ml）的甘精胰岛素，它们的作用曲线比地特胰岛素和甘精胰岛素更长、更平坦[222, 223]。德谷胰岛素作用的进一步延长是由于注射后吸收较慢和清除延迟，而 300U/ml 的甘精胰岛素完全是由于对吸收的影响。这些新型长效胰岛素的药代动力学使得其低血糖风险甚至低于甘精胰岛素，但它们在这方面优于甘精胰岛素的优势似乎小于甘精胰岛素相对于 NPH 的优势[224]。

(2) 短效胰岛素：普通人胰岛素和速效胰岛素类似物（赖脯胰岛素、门冬胰岛素和谷赖胰岛素）均通过餐时注射给药，以帮助控制餐后高血糖[217, 218]。

普通胰岛素在注射后约 30min 起效，在 2～4h 达到峰值，高剂量时持续时间为 6～8h 或更长时间。三种速效类似物均在 5～15min 内起效，约 1h 达到峰值活性，持续时间约 4h。最近问世了一种吸收更快的门冬胰岛素制剂，可在 2.5min 内起效[225]。其他速效胰岛素制剂和给药技术仍在开发中。静脉注射普通人胰岛素立即生效，半衰期约为 10min。在美国，赖脯、门冬和谷赖胰岛素已被批准用于静脉内使用，但与普通胰岛素相比没有任何优势，而且成本更高。

U-500 普通胰岛素已经上市好几十年了，但在严重胰岛素抵抗的情况下其使用量有所增加[226]。与 U-100 普通胰岛素相比，这种浓缩胰岛素具有延迟和延长的作用[227]。它可以每天给药 2～3 次或用于胰岛素泵，效果良好[228]。胰岛素注射笔也可以方便安全地使用。

此外，有一种人胰岛素的吸入剂已经投入使用[229, 230]。其输送装置携带和使用非常方便。载有胰岛素的微粒可快速起效，在 30min 内达到峰值活性（t_{max} 约为 10min），远早于赖脯胰岛素[231]。达到峰值的时间随着剂量的增加而延长，持续时间也从较低剂量的 90min 到 12U 的 180min 不等。非常不喜欢注射的患者可能更喜欢吸入胰岛素，并且一些患者更喜欢它更快速的作用以帮助控制餐后血糖，但较短的持续时间可能会出现问题。目前的操作流程需要在开始前、6 个月时及之后每年进行肺活量测定。该制剂禁用于哮喘或慢性阻塞性肺病患者，对活动性肺癌患者和吸烟者有需要注意的事项。除了低血糖风险外，还可致咳嗽或咽喉刺激症状，目前仅限于 4U、8U 和 12U 的剂型，导致剂量调整受到限制。

(3) 预混胰岛素：预混胰岛素制剂在给药时，比在注射器中混合两种胰岛素制剂提供更大的给药便利性和准确性，但也降低了给药的灵活性。美国现有的预混制剂有中效胰岛素和普通胰岛素的 70/30 和 50/50 混合物、赖脯胰岛素的 NPH 类似物和赖脯胰岛素 75/25 和 50/50 的混合物，以及门冬胰岛素与其 NPH 类似物 70/30 的混合物。预混胰岛素从其组分的活性总和来看，在每次注射后 4～6h 提供单峰作用。在一项极具启发性的研究中，在 T2DM 中使用 70/30 胰岛素在血糖控制方面有更大的改善，但与基础胰岛素相比，低血糖症的发生率显著增加[232]。

(4) 人胰岛素与胰岛素类似物：胰岛素类似物明显有助于治疗 T1DM，这需要完全替代内源性胰岛素，并精确匹配日常需要的作用模式。对于 T2DM，长效和速效类似物相对于 NPH 和普通人胰岛素的优势程度尚不明确，也是争论的焦点。其中一个问题是，类似物的价格和患者的直接费用都可能高得多[142, 233, 234]。大量研究表明，长效和速效胰岛素类似物与人胰岛素相比，引起低血糖的频率更低，但对一些患者来说差异不大。T2DM 患者发生严重低血糖的绝对风险相对较小，为类似治疗的 T1DM 患者的 1/3～1/10。通过对患者进行适当的教育，并在最有可能发生低血糖时，如夜间或在计划外或剧烈活动期间，对血糖进行预期监测，可以进一步将这种风险降至最低。目前应用的胰岛素过敏是罕见的，慢性皮肤反应（包括脂肪萎缩和脂肪肥大）也是如此。

2. 胰岛素输送装置 与旧版胰岛素针相比，新型胰岛素针引起的不适更少，因为它规格更细、长度更短、针尖更尖、表面更光滑。改进的胰岛素笔使患者注射胰岛素变得更加容易，更方便、更准确。现在，U-300 甘精胰岛素和 U-200 德谷胰岛素的笔式注射器可注射更大剂量，每次高达 160U。胰岛素泵治疗已用于 T2DM 患者，但在常规实践中并未被广泛接受为具有更好成本效益的治疗方式[235-237]。

U-500 普通胰岛素应用胰岛素泵输注已被提议用于严重胰岛素抵抗的 T2DM，但仍然是一种相对罕见的应用[226]。

3. GLP1 受体激动剂 GLP1 激动剂是人类 GLP1 的同源物或类似物，它们显著改变了 T2DM 治疗的前景[179, 238, 239]。

与胰岛素一样，GLP1 激动剂在理论上分为两组：短效和长效。此类中不同种类的重要特性见表 35-14。

(1) 短效 GLP1 激动剂：最早开发的是 Exendin-4，即一种短效药物。它是吉拉毒蜥唾液中的一种天然成分，与 GLP1 有 53% 的序列同源性，但能对抗 DPP4 降解。艾塞那肽是人工合成的 Exendin-4，是第一个被批准用于人类的基于 GLP1 的治疗药物[240, 241]。皮下注射时，其作用峰值约为 2h，持续时间不超过 6h。和 GLP1 一样，它在葡萄糖水平升高时增强胰岛素分泌，抑制餐后胰高血糖素的分泌，延迟胃排空，促进饱腹感。于早餐前和晚餐前每天注射 2 次，可使 HbA1c 降低约 1%。主要是通过降低餐后血糖和轻度减轻的体重（2~4kg）。长期使用，能轻度改善血压和血脂。最常见的不良反应是恶心，多达 50% 的患者出现恶心，通常为轻至中等，发生在治疗过程的早期，随着时间的推移而减弱。恶心导致约 5% 的患者停止治疗。

利司那肽是最近引进的一种药物，除了作用时间稍长外，其特点与艾塞那肽相似[242]。已被批准每天早餐前一次给药。以这种方式给药可以减轻白天餐后血糖的升高，但在夜间效果要差得多。建议艾塞那肽和利司那肽以较低的剂量起始，几周后提高到全剂量，以降低初始治疗时的不良反应。

(2) 长效 GLP1 激动剂：新型长效 GLP1 受体激动剂包括利拉鲁肽、艾塞那肽缓释制剂、度拉糖肽和索马鲁肽[179, 239, 243]。利拉鲁肽每天给药 1 次，对给药时间或与进餐的关系没有任何限制。其他长效药物每周给药 1 次。一般来说，与短效艾塞那肽和利司那肽相比，它们具有更高的降低 HbA1c 的作用，因为它们对夜间空腹血糖水平的影响更大[179, 239]。然而，与短效药物相比，它们对餐后葡萄糖增加的影响较小。同时它们引发胃肠道不良反应的概率更低。尽管在早期试验中存在差异，但是各种长效药物似乎在降低 HbA1c 方面都非常有效[244-247]。部分证据表明，索马鲁肽可显著降低 HbA1c，但增加了恶心的发生率[245, 246, 248]。临床实践条件下的研究与随机临床试验存在差异，这表明治疗结果可能会受到治疗依从性差异的影响[249]。由于用于输送各种药物剂量的笔式注射器存在一些差异，因此需要对其使用进行指导，以优化剂量和依从性[250]。

在各种 GLP1 受体激动剂中，体重减轻是一致且相似的，尽管目前只有利拉鲁肽被批准用于糖尿病或非糖尿病患者的减重（见第 40 章）。在美国批准用于糖尿病的剂量下，索马鲁肽的减肥潜力似乎略有

表 35-14　胰岛素以外常用注射剂的临床特征

类型和通用名称（商业名称）	用　　法	主要作用	禁忌证	不良反应
短效 GLP1 激动药 艾塞那肽（Byetta） 利司那肽（Adlyxin）	早餐和晚餐前各 5~10μg 早餐前 10~20μg	餐后血糖控制与体重减轻	T1D DKA 胰腺炎 髓样癌病史	恶心 腹泻 腹痛 胰腺炎？
长效 GLP1 激动药 利拉鲁肽（Victoza） 度拉糖肽（Trulicity） 缓释艾塞那肽（Bydureon） 索马鲁肽（Ozempic）	每天 0.6~1.8mg 每周 0.75mg 或 1.5mg 每周 2mg 每周 0.5mg 或 1mg	基础血糖控制与体重减轻	T1D DKA 胰腺炎 髓样癌病史	恶心 腹泻 腹痛 胰腺炎？
固定剂量 GLP1/ 胰岛素混合物 利拉鲁肽 / 德谷胰岛素（Xultophy） 利司那肽 / 甘精胰岛素（Soliqua）	每天 1 次，滴定剂量 每天早餐前 1 次，滴定剂量	血糖与体重控制	T1D DKA 胰腺炎 髓样癌病史	低血糖 恶心 腹泻 腹痛 胰腺炎？
胰淀素激动药 普兰林肽（Symlin）	三餐前 TID，需要餐时胰岛素的 T1D 或 T2D	餐后血糖控制和体重减轻	确诊胃轻瘫	恶心 腹痛 低血糖

优势。

最近，检验两种长效 GLP1 激动剂（利拉鲁肽和索马鲁肽）对心血管安全性的大型随机试验显示，在所选择的心血管高风险的人群中，这两种药物有显著的心血管获益[251-255]。这些研究的详细情况见表 35-15。利拉鲁肽在糖尿病中的作用：心血管预后结果评估（Liraglutide Effect and Action in Diabetes:Evaluation of Cardiovascular Outcome Results，LEADER）研究对随机接受利拉鲁肽或安慰剂治疗的患者，进行了中位时间超过 3 年的随访。发现主要复合心血管终点（13%）、心血管死亡（22%）、全因死亡率（15%）和蛋白尿进展（26%）的风险显著降低[252]。对 2 型糖尿病患者使用索马鲁肽评估心血管和其他长期结果的试验（semaglutide in subjects with type 2 diabete，SUSTAIN-6）具有一个大体相似的设计，但研究对象主要是接受随机治疗约 2 年的血糖控制稍差的患者[251]。该研究表明，与 LEADER 相比，其主要心血管联合终点事件（26%）的风险降低得更多，并显示肾脏终点事件减少。然而，没有发现死亡率的降低。LEADER 和 SUSTAIN-6 都没有显示出心力衰竭住院人数的减少。到目前为止，短效 GLP1 激动药尚未发现这些有利的结果，而且在其他长效药物的试验中观察到的具体益处也不一致。许多不同之处可能与这些试验中选择的研究设计和人群有关。

低血糖不是 GLP1 受体激动药的直接作用，但当它们联合其他药物时可能会发生。当在以前的治疗中应用促分泌剂时，开始联合时最好将促分泌剂减少到最低剂量。当在胰岛素联合 GLP1 受体激动药时，除非 HbA1c 大于 8% 的情况下，建议将胰岛素用量减少 20%。

GLP1 受体激动药上市后的报道引发了人们对胰腺炎的担忧。尽管伴随体重减轻的胆结石仍然是一个可能的机制，但尚未证明直接的因果关系。建议有胰腺炎病史的患者避免使用这类药物[256]。艾塞那肽可被肾脏清除，在晚期肾病 [eGFR＜30ml/（min·1.73m[2]）] 中是禁忌证。其他 GLP1 受体激动药不具有艾塞那肽这一特征。然而，仍有与 GLP1 受体激动药治疗相关的急性肾衰竭病例报道，通常发生在慢性肾功能不全的患者中，这些患者在长期厌食、恶心和呕吐的情况下发展成肾前氮质血症。为了降低胰腺炎和肾衰竭的风险，谨慎的做法是如果使用 GLP1 受体激动药治疗的患者，出现持续数小时以上的恶心、呕吐或腹痛，则应立即停止用药，如果他们在 4h 后仍不能摄入液体，则应就医。

另一个安全问题是甲状腺髓样癌。在人类的基于 GLP1 的治疗中，这个问题不存在任何表现。尽管在其他动物模型中没有，但在啮齿动物的临床前测试中观察到这些肿瘤的发病率明显增加。建议有甲状腺髓样癌个人或家族史的患者避免使用这些药物。

4. 胰淀素受体激动剂 胰淀素是一种神经内分泌激素，由胰腺 B 细胞分泌伴随胰岛素同步释放。因此，在 T1DM 或 T2DM 患者中，胰淀素缺乏与胰岛素缺乏同时存在。胰淀素和胰岛素在调节血糖方面具有互补作用。胰淀素与脑神经核结合，促进饱腹感，降低食欲。通过传出神经通路介导胃排空速率降低，并以葡萄糖依赖性方式限制不适当的胰高血糖素分泌。通过这些方式，它可以调节来自胃肠道和肝脏的血糖变化速度。胰岛素同时调节肝糖输出，并促进肌肉和脂肪对葡萄糖摄取。

胰淀素相对不溶于水，并能够在塑料和玻璃上聚集。普兰林肽是一种可溶性、非聚集性胰淀素类似物，具有相似的临床效果，可在餐前注射给药。它被批准用于需

表 35-15 利拉鲁肽和索马鲁肽在 LEADER 和 SUSTAIN-6 研究中的治疗效果

终点事件	LEADER 中的利拉鲁肽		SUSTAIN-6 中的索马鲁肽	
	危险比（95%CI）	P 值	危险比（95%CI）	P 值
原发性心血管复合性终点 心血管死亡、非致命性心肌梗死或非致命性脑卒中	0.87（0.78～0.97）	0.01	0.74（0.58～0.94）	0.02
心血管性死亡	0.78（0.66～0.93）	0.007	0.98（0.65～1.48）	0.92
全因死亡	0.85（0.74～0.97）	0.02	1.05（0.74～1.5）	0.79
心力衰竭住院治疗	0.87（0.73～1.05）	0.14	1.11（0.77～1.61）	0.57
白蛋白尿的进展	0.74（0.60～0.91）	0.004	NA	NA

CI. 置信区间；NA. 不可用（引自 Marso SP,Daniels GH,Brown-Frandsen K,et al.Liraglutide and cardiovascular outcomes in type 2 diabetes. *N Engl J Med*.2016;375:311-322;Marso SP,Bain SC,Consoli A,et al.Semaglutide and cardiovascular outcomes in patients with type 2 diabetes.*N Engl J Med*.2016;375:1834-1844.）

要基础和餐时胰岛素治疗的 T1DM 或 T2DM 患者[257]。对血糖的影响大部分在于减轻餐后血糖升高，而对夜间血糖几乎没有影响。在 T2DM 患者中，无论是否使用二甲双胍或磺脲类药物，在胰岛素治疗中加入普兰林肽，HbA1c 均可降低 0.5%～0.7%，体重也有所降低[258]。

普兰林肽最常见的不良反应是轻度或中度恶心，但随着继续治疗而减轻。起始治疗时，饭前服用 60μg，并在可耐受的情况下在 1～2 周内增加至 120μg 的充足剂量，可以最大限度地减少不良反应。与 T1DM 患者相比，T2DM 患者的低血糖发生率较低，可以通过在开始治疗时将餐时胰岛素剂量减少约 50% 来减少低血糖，随后可以根据需要恢复到更高剂量[257]。需要快速吸收的口服药物应在注射普兰林肽前 1h 或注射后 2h 给药。目前正在研究普兰林肽与普通人胰岛素的复合制剂。

四、治疗实践

（一）团队合作

考虑到可用的干预措施种类繁多，需要适应患者之间的差异，以及随着时间的推移不断变化的需求，每个患者都需要做出许多治疗决定。同样清楚的是，具有不同培训和经验的人们可以为这些决策的制订和实施做出贡献。没有任何一个人可以独自完成，团队合作管理糖尿病的概念由此确立。团队可能包括护士、营养学家、药剂师、教育家和医生，他们都对糖尿病有特定的兴趣和经验。虽然之前对 DSMES 的讨论详细描述了护理所需的服务和流程，但没有具体定义所需的提供者类型。这是因为不同的卫生健康系统使用不同的模型来提供 DSMES，并且具有不同的提供者配置。然而，在每种情况下，应确定一组当地可用的提供者，他们可以作为一个团队与每个患者合作。T2DM 患者通常需要其他专业的医生参与治疗，如心脏病、肾病、眼科和足病专业，他们都可以为团队工作做出贡献。这项合作的总体目标是确保对整体代谢控制、糖尿病并发症的其他风险因素及并发症本身进行优化管理。实现团队合作概念是当今卫生健康系统面临的一项重大挑战。

专业团队可以在 T2DM 自然病程的不同阶段提供帮助。如图 35-2 和表 35-7 所示，这些包括诊断时、稍后需要注射治疗或使用 CGM 系统等设备时，或发生或再次发生糖尿病相关问题（如严重低血糖、酮症酸中毒或反复住院）时。

（二）识别病理生理亚型

诊断时为患者的未来良好治疗提供机会。这是一个典型的教育时机，可以向患者介绍 DSMES 并制订长期管理计划。这也是一个识别那些没有最典型的 T2DM 表现的患者并相应调整诊疗计划的机会。本部分讨论了几种较为常见的不典型亚型。

1. 成年隐匿性自身免疫性糖尿病 最大的亚型是自身免疫源性糖尿病，通常称为成人隐匿性自身免疫性糖尿病（latent autoimmune diabetes of adulthood，LADA）或成人 1 型糖尿病。该组包括多达 12% 的 20 岁后被诊断出患有糖尿病的患者，他们在诊断之前血糖水平迅速恶化，有时伴有明显高血糖和体重减轻症状，但这些进展往往不如青年发作的 T1DM 迅速[259, 260]。他们通常没有肥胖，可能有其他自身免疫性疾病或家族史。实验室支持可以通过检测抗谷氨酸脱羧酶（GAD）抗体或抗胰岛细胞抗体，但是缺乏抗体并不排除自身免疫过程。家族史和遗传标记可能与 T1DM 更一致，但在对单个病例进行分类时存在异质性和不确定性[261, 262]。胰岛素从开始就被认为是主要的治疗方法，但在进展缓慢的患者中可能有其他治疗方法。有证据表明，早期使用胰岛素可能会延长 B 细胞功能，并预防可能引发慢性并发症的持续高血糖。

2. 胰源性糖尿病 另一个相对常见的亚型包括患有其他影响胰腺疾病的患者。胰源性糖尿病被称为 3c 型糖尿病，尚未被明确诊断[263, 264]。主要原因包括急性或慢性胰腺炎、胰腺癌或胰腺炎的胰腺切除术、血色素沉着症和囊性纤维化。尽管发病机制差异很大，但胰源性糖尿病患者均存在胰岛素分泌明显不足和显著餐后高血糖的趋势，并且对口服治疗的反应可能不如预期[264]。除了胰岛素缺乏，胰高血糖素分泌和肠促素的作用也显著下降。与 LADA 的情况一样，该亚组的患者通常在诊断时或诊断后不久就需要使用胰岛素，并且经常需要基础胰岛素和餐时胰岛素进行治疗。在某些情况下，由于多种激素缺乏，血糖波动比 T2DM 或 T1DM 患者更大[265]。

3. 单基因糖尿病 一个较小但越来越被认可的亚型是单基因糖尿病。这是一组异质性的遗传性疾病，通常在儿童时期被诊断，但有时在成年时被诊断为糖尿病[266-268]。这组疾病的一个亚型通常被描述为青年人中的成年发病型糖尿病。新诊断的成年人中有其中一种 MODY 的比例在 1%～2%。被诊断为 T1DM 或 T2DM 的非典型病例中应考虑诊断。具有高外显率的常染色体显性遗传的家族史是典型表现，但并不总是出现。明确诊断依赖于基因检测，该检测可以识别特定的亚型，从而有助于计划治疗。这种治疗单基因糖尿病的方法是当今精准医学的最佳范例之一。

其中两种疾病值得特别讨论。一种是葡萄糖激酶（GCK-MODY）的遗传缺陷，它会改变 B 细胞对葡萄糖敏感性[269]。它通常在青年人中表现为轻度空腹高血糖（如 100～140mg/dl），不会进行性发展，很少或不会引起随着时间推移的组织损伤。HbA1c 可能在 5.6%～7.8%。在许多情况下，这种疾病直到常规化学测试表明空腹血糖水平升高才被认识到，这是糖尿病前期的典型特征。它经常在妊娠期糖尿病的检测中被发现。GCK-MODY 的识别主要是为了避免不必要的治疗患者和其他已识别的家庭成员。目前的证据表明，那些有 GCK 突变的人不会出现糖尿病的慢性并发症，治疗也不太可能在血糖控制方面产生显著的变化。然而，需要对更多的人或患有这种疾病的人进行更长时间的随访[270]。

相比之下，单基因糖尿病最常见的形式，肝核细胞因子 1A（HNF1A）与临床直接相关[271]。它可以在成年时出现进行性高血糖，餐后高血糖高于空腹高血糖，对磺脲类药物反应很好。其他单基因形式的糖尿病，如 HNF4α 突变，也可能对磺脲类药物有反应，因为磺脲类药物能够与受遗传影响的 B 细胞表面的分子复合物结合。对磺脲类药物的有效反应可能会持续很长时间。当患者家族的一方有明显的成人发病，但相当稳定和缓慢进展的糖尿病史时，通常在没有肥胖的情况下，可以怀疑磺酰脲反应性单基因糖尿病的可能性。这些疾病的实验室筛查现在比过去更容易，但并不总是在保险担保范围内。确定受其影响的家庭可以避免对许多家庭成员进行不必要或不适当的治疗。

4. 标准化与个性化策略　其余大部分在成年期新诊断的糖尿病患者可被认为患有 T2DM。尽管在根据临床特征识别亚型方面取得了一些进展，但目前最简单的方法是从相对标准化、规范的方法开始[272]。此外，即使在排除其他亚型后，T2DM 仍然存在生理异质性，患者的日常习惯、偏好和自我管理能力也存在显著差异。导致糖尿病的代谢缺陷也趋于恶化，糖尿病相关疾病和其他疾病的负担随着时间的推移而增加。由于所有这些原因，无论首先使用的任何方法，最终都需要个性化。这种期望可以从一开始就与患者分享，患者应该积极参与做出决策。

（三）标准化的初始治疗方法

长期血糖管理最关键的部分是反复评估血糖和 HbA1c，以指导干预措施的完善。目标是用最低剂量的最少药物保持最佳控制。一般而言，应从诊断时开始考虑起始治疗药物，同时进行生活方式干预，持续到诊断后 5 年，大多数患者需要两种或多种药物来维持既定目标。在治疗早期，通常希望在治疗方案中添加新药，而不是用另一种药物代替一种药物。如果有随机试验的指导，在做出治疗选择时是可取的。此处建议在没有任何患者特异性因素的情况下考虑的一般方法[142, 159]。

1. 二甲双胍　二甲双胍是默认的起始治疗药物。与饮食、运动和 DSMES 计划结合使用时，它通常可以显著降低血糖，而且基本上没有低血糖的风险[273]。然而，即使使用低剂量的二甲双胍，大约 5% 的患者

也会出现胃肠道症状，而在肾功能受损或患有严重的心脏、肝脏或肠道疾病时，应慎用二甲双胍。如果二甲双胍有禁忌证或耐受性差，或应用 3～6 个月后疗效不佳，则可以更换或联合其他药物。有六种推荐的二线药物：磺脲类药物、TZD、DPP4 抑制剂、SGLT 抑制剂、GLP1 受体激动剂和基础胰岛素。这些药物都各有其优缺点。

2. 分步联合疗法　基于 60 多年的经验、目前的广泛应用、长期随机干预研究的相对风险获益的明确证据，磺脲类药物和基础胰岛素仍然是二线治疗的适宜选择。在二甲双胍和磺脲类药物可以作为联合方案的一个有价值的例子，该方案与不同类别的多种其他药物组合相关。因为大多数类别药物通过不同的机制发挥作用，它们的降糖效应通常是协同的。此外，药物组合通常允许更大程度地降低葡萄糖而不增加不良反应。对于二甲双胍和优选的磺脲类药物（格列美脲、长效格列吡嗪和格列齐特），最大剂量的半量可获得超过最大治疗效果的一半。同时，主要的不良反应（二甲双胍的胃肠道症状和磺脲类药物的低血糖）在更高剂量下才可能发生。就具体例子来说，每天 2 次 500mg 二甲双胍与每天 1mg 格列美脲联合使用可能比单独使用全剂量提供更强的降糖效果和更少的不良反应。然而，如果二甲双胍先前已调整剂量至每天 2000mg 的最大有效剂量，并且耐受性良好，则在增加包括磺脲类药物在内的第二种药物时，除肾功能受损，不必减少二甲双胍的剂量。当增加基础胰岛素时，继续使用二甲双胍和磺脲类药物可能会在保持胰岛素用量不变的情况下保持良好的血糖控制，而低血糖的风险较低。

图 35-4 显示了采用初始甘精胰岛素干预（Outcome Reduction with an Initial Glargine Intervention, ORIGIN）试验中结局事件的减少与使用这些药物的联合治疗方法的有效性[274]。该试验招募了血糖异常 [葡萄糖耐量异常和（或）空腹血糖受损] 或患有 T2DM 且通过饮食和不超过一种口服药物治疗的具有高心血管风险患者。他们被随机分配到两种方案中的一种，每种方案都要求空腹血糖不高于 95mg/dl（5.3mmol/L）。一种方案是以甘精胰岛素为基础胰岛素，并继续任何先前的口服治疗，另一种方是常规逐步调整口服药的疗法，仅在必要时添加胰岛素。参与者平均被随访约 5 年。在研究期间，两种方案都将对于入组时确诊 T2DM 至少 10 年的患者的 HbA1c 水平维持在接近 6.5%[275]。两组中的大多数参与者仅使用二甲双胍、磺脲类药物或基础胰岛素，证实这些药物能够为许多患者在诊断后长达 10 年提供良好的血糖控制。除了分配到初始甘精胰岛素治疗组的患者发生低血糖的概率增加和该组从血糖异常进展到明显糖尿病的情况较少外，在试验的两个组之间没有观察到医疗结果的差异。

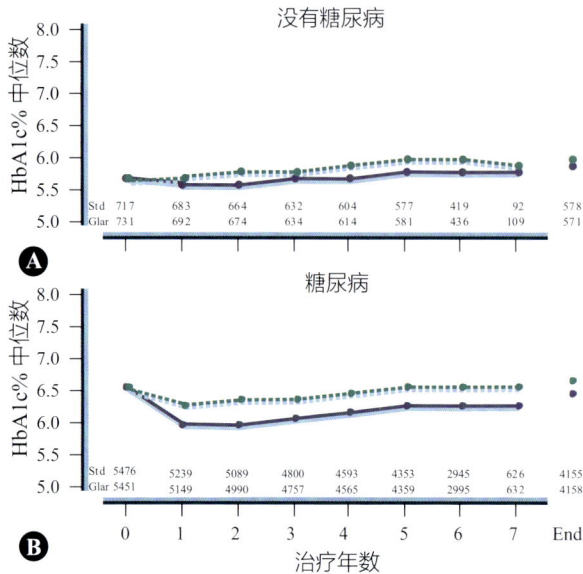

没有糖尿病

Std	717	683	664	632	604	577	419	92	578
Glar	731	692	674	634	614	581	436	109	571

A

糖尿病

Std	5476	5239	5089	4800	4593	4353	2945	626	4155
Glar	5451	5149	4990	4757	4565	4359	2995	632	4158

B

治疗年数

▲ 图 35-4　**ORIGIN 试验中 HbA1c 的长期控制**

血糖异常 [葡萄糖耐量异常和（或）空腹血糖受损] 或患有 T2DM 且通过饮食和不超过一种口服药物治疗的参与者（n=12537）随机接受基于甘精胰岛素的治疗（实心圆，实线）或常规逐步调整口服药治疗（空心圆，虚线），目标是空腹血糖 95mg/dl（5.3mmol/L）或更低。在试验期间，两种方案都将 HbA1c 水平维持在接近 6.5%，图 A 中显示了在研究开始时患有血糖异常的研究参与者和图 B 中在研究开始时患有糖尿病的研究参与者（改编自 the ORIGIN Trial Investigators.Characteristics associated with maintenance of mean A1C<6.5% in people with dysglycemia in the ORIGIN trial.Diabetes Care.2013;36:2915-2922.）

五、个性化治疗的注意事项

随着降糖疗法的不断发展，使用新型药物的临床试验结果给治疗提供了更多的指导。因此，个性化的药物治疗超越了传统的二甲双胍、磺脲类药物和基础胰岛素的使用，而且越来越普遍且适用。特定情况下，除二甲双胍之外的其他类别的药物均可被视为二线治疗[276]。在许多情况下，特定的短期临床优势可能被判断为比高成本和缺少长期经验更重要，因此应与患者讨论选择治疗的根本原因，尤其是在应用最新药物的时候。

（一）胰岛素以外的口服药物和注射疗法

DPP4 抑制药、TZD 和长效 GLP1 激动药通常与二甲双胍联合使用。DPP4 抑制药的降糖作用通常弱于磺脲类药物，但它们不太可能引起低血糖，并且几乎没有症状性不良反应[277]。此外，有人认为，明显的疗效差异是由于对比了早期一些基线 HbA1c 较高的磺脲类研究[278, 279]。吡格列酮在控制血糖方面的效果多变，通常会导致体重增加和水肿，以及其他不良反应，但它可以提高外周胰岛素敏感性，并且可以降低非酒精性脂肪性肝炎（NASH）患者的肝脏脂肪含量[280, 281]。尽

管许多最初的降糖研究和 NASH 研究都是使用 45mg 全剂量进行的，但在临床治疗 T2DM 时，它通常以较低的剂量起始。二甲双胍与 DPP4 抑制药或吡格列酮的固定剂量联合制剂可以方便给药。

由于利拉鲁肽和索马鲁肽显示出心血管保护作用，可注射的 GLP1 受体激动剂越来越多地被推荐作为与基础胰岛素疗效类似的有效替代物，用于已知具有高心血管风险的患者[251, 252]。但是，它们通常会导致胃肠道症状，需要仔细调整。使用每周 1 次给药的长效 GLP1 药物更方便且症状更少，但即使如此，胃肠道不良反应也会对依从性产生不利影响。基础胰岛素与 GLP1 激动药的固定剂量组合已被建议作为起始注射治疗，虽然它们在降低血糖方面确实有效，但选择合适的剂量和剂量调整过程需要专业技能[282, 283]。因为 GLP1 激动药的作用机制与 DPP4 抑制药相似，当注射 GLP1 激动药时，继续使用后一种药物没有优势。

随着大量研究表明恩格列净和卡格列净对心血管有益，对于已确诊的心血管疾病患者，尤其是诊断或怀疑心力衰竭的患者，我们建议早期使用 SGLT 抑制药。然而，这些药物的降糖作用只是中等的，而且由于它们是新药物，一些不良反应的风险程度尚未得到充分探索[198, 284, 285]。

1. 基础胰岛素　在各种降糖疗法中，胰岛素的使用必须始终是个性化的。个性化胰岛素剂量的需求是由生理和行为因素驱动的。当胰岛素以外的药物不再有效时，可以增加基础胰岛素的使用[286, 287]。一些医生倾向于在开始应用胰岛素时停止服用口服降糖药物，尤其是每天 2 次使用预混胰岛素时，但大多数医生要求患者在增加 NPH 或长效类似物作为基础胰岛素时继续口服治疗。NPH 通常在睡前注射 1 次，或每天 2 次于早餐前和睡前注射。长效类似物通常可以每天晚上或早餐前注射 1 次，具体取决于患者偏好。与人 NPH 胰岛素相比，它们总体上不太可能引起低血糖，尤其是在夜间。与 U-100 甘精胰岛素相比，最新的长效类似物德谷胰岛素和 U-300 甘精胰岛素制剂可进一步适度降低低血糖的风险，特别是对使用较低剂量的患者和先前有低血糖的患者[221, 223, 288-291]。有证据表明，开始使用基础胰岛素期间的低血糖与较低的依从性和较高的医疗费用有关[292]。基础胰岛素的治疗时机偏晚，治疗剂量不足，调整剂量不积极都被称为临床惰性[293, 294]。

胰岛素所需的剂量尤其需要个性化。基础胰岛素的每天需要的剂量范围在 10～200U，并且需要通过调整剂量到空腹血糖目标来确定给定患者的需求。可以以每天 10U 的固定剂量开始治疗，也可以按每千克体重 0.1～0.2U 的剂量开始治疗[159]。应在早餐前于 SMBG 的指导下定期增加剂量。可以使用各种剂量调整方案达到预期效果[295]。通常每周 1 次调整剂

量 2~4U，每天调整 1U，直到达到空腹血糖的目标水平。对于继续单独使用二甲双胍或使用另一种口服药物的患者，接近空腹血糖目标所需的典型基础胰岛素剂量为每千克 0.4~0.5U，但患者之间有较大差异。在许多临床试验中，剂量调整目标已设定为 100mg/dl（5.5mmol/L）或更低，在 T2DM 的自然病程早期，在几乎没有或很低的低血糖风险的情况下就能达到。然而，当 HbA1c 水平增加到 8% 以上后开始使用胰岛素时，低于 120mg/dl（<6.7mmol/L）的初始目标更安全、更现实。因为患者经常忘记我们最初对基础胰岛素给药方式的指导，因此每次就诊时都必须对其强调血糖目标和剂量调整的重要性[296]。在大多数情况下，即使空腹目标低于 100mg/dl，患者接受的指导的剂量调整方法也是安全有效的[297]。图 35-5 显示了空腹血糖和 HbA1c 对以使用人 NPH 与甘精胰岛素起始的基础胰岛素方案的反应[57]。空腹血糖通常可以在 12 周后达到稳定水平，但 HbA1c 水平略高于预期。尽管进行了基础胰岛素方案的适当调整，仍未能将 HbA1c 维持在接近 7%，因此需要注意餐后高血糖。

2. 餐后高血糖的治疗　餐后高血糖是个性化治疗的最大难题。未经治疗的 2 型糖尿病患者的高血糖在量上更多是由于夜间和餐间（基础）高血糖，而不是餐后高血糖导致的。当整体控制不佳且 HbA1c 高于 8% 时，基础高血糖则更为突出。所幸大多数降糖疗法在控制基础高血糖方面比限制餐后血糖增高更有效[298]。具体而言，二甲双胍、长效促泌剂、基础胰岛素、DPP4 抑制药、长效 GLP1 激动剂和 SGLT 抑制药对基础血糖的作用大于餐后。在使用这些药物中的一种或几种进行初始治疗后，大部分残留的高血糖出现在餐后[299]。随着 B 细胞功能随着时间的推移而下降，餐后高血糖变得更加明显，将 HbA1c 维持在目标范围内变得更加困难。优化基础血糖控制后，餐后血糖波动一般在早餐后最高，而餐后血糖最高值出现在晚餐后[300]。T2DM 的这个阶段通常在确诊 10 年后，需要进一步以餐后血糖控制为目标的治疗方案。饮食疗法需要考虑患者的饮食习惯，而这些饮食习惯在不同患者之间和同一患者的不同时间都有显著差异。

除了饮食策略（少量多餐的饮食，以及选择吸收较慢且增加葡萄糖倾向较小的食物）之外，几种药物可能会有所帮助。每天 2~3 次低剂量随餐服用短效促泌剂，可适度限制餐后葡萄糖的增加[301, 302]。α- 葡萄糖苷酶抑制药可显著降低餐后高血糖并对体重产生有利影响，但可能会产生胃肠道的不良反应。

短效胰岛素是更有效也是最广泛使用的方法。通常建议直接从单独使用基础胰岛素转为全面的基础 + 餐时胰岛治疗，在两餐或三餐之前注射。最近的研究表明，在此阶段添加单次短效胰岛素注射（在早餐时

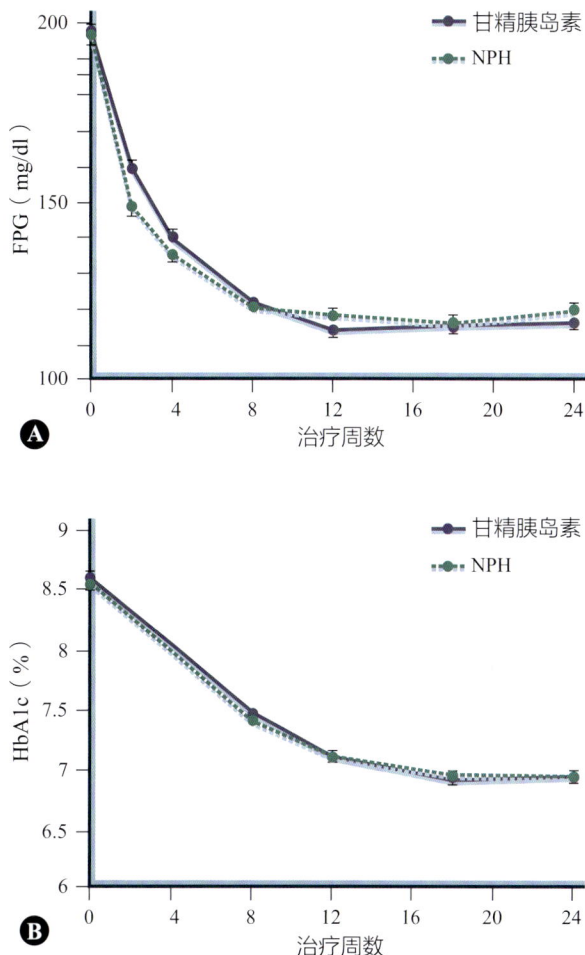

▲ 图 35-5　在继续先前口服降糖药的情况下，起始应用 **NPH 或甘精胰岛素作为基础胰岛素的过程中，调整剂量，观察空腹血糖（A）和 HbA1c（B）的反应**

引自 Riddle MC、Rosenstock J、Gerich J.Insulin glargine 4002 study investigators.The treat-to-target trial:randomized addition of glargine or human NPH insulin to oral therapy of type 2 diabetic patients. *Diabetes Care*.2003;26:3080-3086.

或主餐时）与基础 + 餐时胰岛治疗一样有效，并且较少导致体重增加或低血糖[289, 303, 304]。第一次餐时注射的初始剂量可以是 4~6U，每周剂量增加 1~2U，目标是在下一餐前（如果剂量在晚餐前，则在睡前）测得的葡萄糖接近 120mg/dl。当餐时胰岛素添加到基础胰岛素中并继续使用一种或多种口服药物时，最佳控制通常要求每天总胰岛素剂量大于每千克体重 1U。在典型的胰岛素抵抗 T2DM 患者中，将基础胰岛素分成两次注射通常没有什么优势。如果需要第二次注射，通常应该是餐时胰岛素。在 T1DM 中的基础胰岛素治疗中，也需要密切监测和有效的 DSMES。

当基础胰岛素对 T2DM 不能达到目标，增加餐后胰岛素是一种常见的做法，但一种越来越流行的新选择是在继续基础胰岛素的同时增加 GLP1 受体激动剂。

这类药物中作用时间越短的药物餐后作用越大，但作用时间越长的药物，尽管控制餐后血糖波动的能力较差，但是可能会改善整体血糖控制，与应用餐后胰岛素的作用相当。与餐时胰岛素相比，GLP1 激动剂有几个优点：需要的 SMBG 更少，低血糖的可能性更低，并且可以避免体重增加[305]。

（二）个性化治疗选择的案例

图 35-6 阐释了可以应用个性化治疗选择的四种具体方式。

1. 心血管风险最小化　有证据表明使用二甲双胍可以降低心血管风险，是 T2DM 的基本疗法[29, 306]。最近，对心血管高风险患者的进一步治疗的研究显示，在某些情况下早期使用 GLP1 激动药和 SGLT 抑制药是有益的。一个专家小组最近建议，在已确定的动脉粥样硬化性心血管疾病的背景下，对心血管有益的 GLP1 激动药应优先于胰岛素作为 T2DM 的首选注射药物，前提是它们在当地可获得且负担得起。此外，专家组建议，在没有 eGFR 严重降低的情况下，对于已知或疑似心力衰竭或慢性肾病患者，使用具有心血管获益证据的 SGLT 抑制药作为二甲双胍后续的二线治疗[90]。目前尚不清楚针对这些合并疾病的这两类药物是否可以外推到每一类中的所有药物，以及能否在心血管风险相对较低的大量 T2DM 患者中发现对心血管或肾脏事件的主要保护作用。我们需要尽快获得更多关于哪些患者将从这些新药物中获得最大心血管益处的更具体信息。

磺脲类药物和胰岛素被怀疑有增加心血管疾病的风险。尽管支持这一论点的直接证据很弱，但我们依旧推荐已知心血管疾病患者使用其他能控制血糖的药物。此外，推荐避免使用餐时胰岛素，因为这比基础胰岛素更有可能导致体重增加和低血糖。吡格列酮会增加易感患者发生心力衰竭的风险，因此在这种情况下也不太适用。

2. 最大减少低血糖　低血糖引起人们关注的不止其可能导致心血管事件。糖尿病病程较长的老年患者，尤其是有认知障碍或肾病的患者，发生低血糖相关跌倒或其他伤害的风险更大[307, 308]。由于部分医师的治疗惰性或患者依从性不佳，对低血糖的恐惧甚至会影响保守的血糖治疗目标的实现。既往需要他人帮助的低血糖病史是未来发生低血糖的重要危险因素。当出现这些情况时，应调整治疗策略以避免低血糖。单独使用二甲双胍不会引起低血糖，二甲双胍以外低血糖风险较小的药物包括 DPP4 抑制药、GLP1 激动药、SGLT 抑制药和 TZD[90, 309]。这些药物的联合治疗可以提供很好的降糖效果，而低血糖的风险很小。如果最终需要胰岛素，新型长效胰岛素引起低血糖的风险最低。而且，如果有严重低血糖史应将 HbA1c 目标提高到 7%～8%，甚至更高。

3. 体重增加最小化　与糖尿病治疗相关的体重增加是大多数临床医生关心的问题，对一些患者来说也可能是一个首要问题。减少体重增加的策略是强调饮食和锻炼，并且使用二甲双胍作为起始治疗。当体重是主要考虑因素时，GLP1 激动药和 SGLT 抑制药都是二线治疗的选择。减重和改善血糖控制的外科手术不在本章所阐述的范围内，但当体重控制是 T2DM 的主要关注点时，越来越多的人会考虑这些手术[310-313]。由于磺脲类药物、吡格列酮和餐时胰岛素容易导致体重增加，因此不太推荐。与餐时胰岛素相比，基础胰岛素相对不易导致体重增加，必要时可纳入治疗方案。

4. 成本最小化　对于许多患者来说，包括发展中国家的大量人口和发达国家保险覆盖面不足的个人，药物费用限制了糖尿病的管理。尽管新药在免费提供的临床试验中效果显著，但是如果价格负担不起，任何治疗都不会成功。所幸饮食和锻炼是有效的，而且几乎是免费的。治疗糖尿病最便宜的药物是二甲双胍、磺脲类药物、吡格列酮、α- 葡萄糖苷酶抑制药和人胰岛素。不同地区和不同药店之间的价格可能存在显著差异，可通过网站找到最优惠的价格[314]。就胰岛素而言，普通胰岛素、NPH 和 70/30 预混人胰岛素（ReliOn)在美国通常以胰岛素类似物标价的 10% 左右出售。人胰岛素仍然是治疗 2 型糖尿病的有效选择，尽管其使用可能需要每天 2 次的 NPH、更固定的进餐时间、较高的 HbA1c 目标（如 7.5%～8%）来限制低血糖。WHO 最近的一份声明指出并认可了在资源匮乏地区治疗 T2DM 的这些考虑因素[315]。

六、临床管理中的特殊情况

除了为大多数 T2DM 患者设定的常规门诊治疗原则之外，一些特殊的治疗策略值得我们进一步讨论。

（一）诊断时严重高血糖

一些患者被诊断为 T2DM 时血糖控制非常差，甚至出现酮症酸中毒[316]。那些病情特别严重、严重脱水、酸中毒、意识状态异常或伴有严重疾病的患者需要住院接受静脉输液和胰岛素治疗。一些患者在住院治疗后会显著恢复，胰岛素分泌和组织对胰岛素的反应性也显著恢复。那些代谢恢复最好的人可以通过生活方式管理和很少或没有口服药来维持良好的血糖控制。此类患者与那些继续需要常规口服药或胰岛素治疗的患者有何不同尚不完全清楚，但他们被描述为有酮症倾向的糖尿病[317]。

许多其他患者在血糖控制不佳、HbA1c 高于 9% 时会被诊断，但不是急性发作。几项研究表明，在这种情况下，强化血糖管理也可能通过逆转多数患者的糖脂毒性，使其病情得到实质性的缓解[318, 319]。在使用口服药联合治疗、基础胰岛素或基础加餐时胰岛素治疗 2～4 周后，可能会在即使完全停止药物治疗的

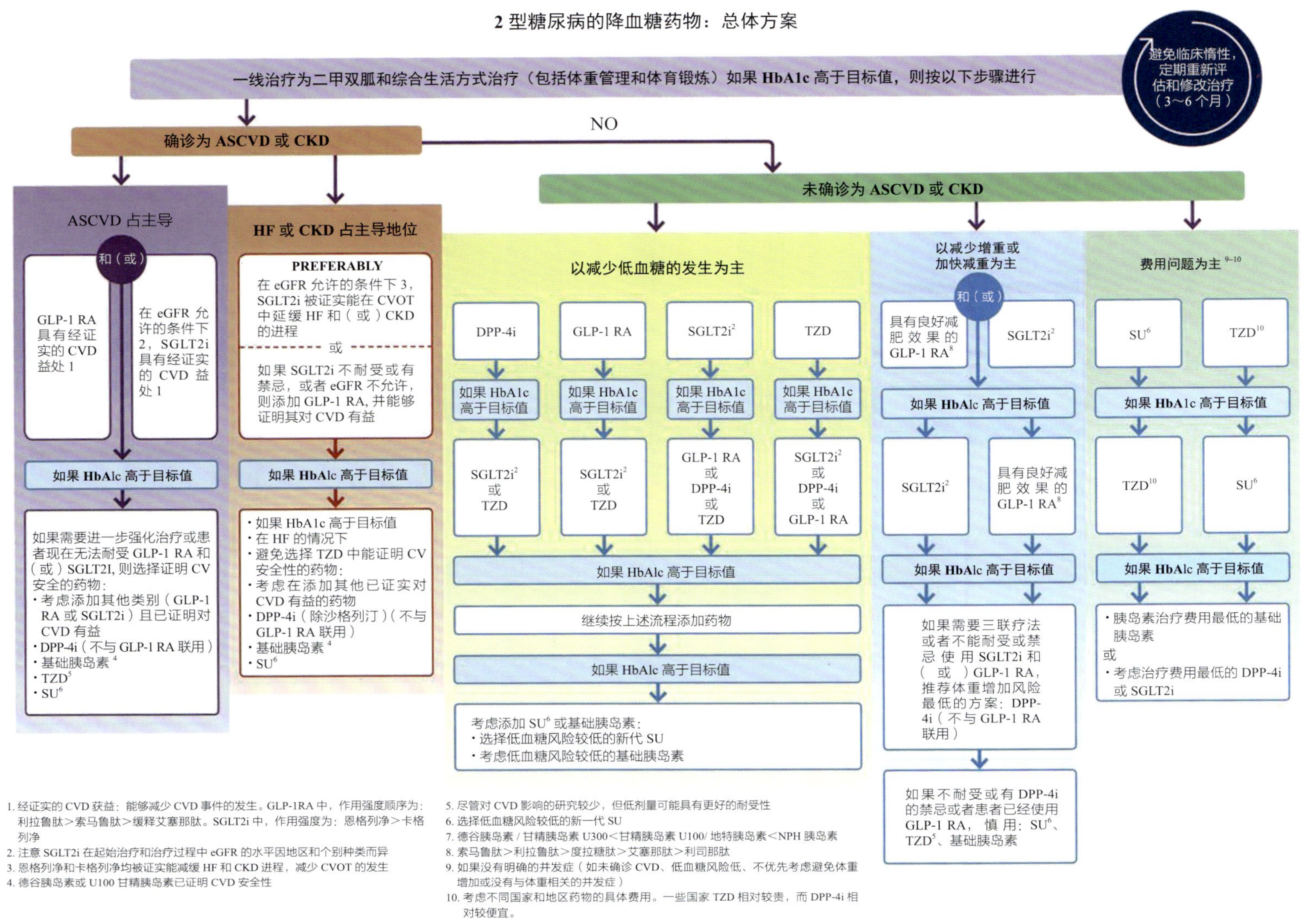

2型糖尿病的降血糖药物：总体方案

避免临床惰性，定期重新评估和修改治疗（3～6个月）

一线治疗为二甲双胍和综合生活方式治疗（包括体重管理和体育锻炼）如果HbA1c 高于目标值，则按以下步骤进行

确诊为 ASCVD 或 CKD

NO

未确诊为 ASCVD 或 CKD

ASCVD 占主导

GLP-1 RA 具有经证实的CVD 益处 1

和（或）

在 eGFR 允许的条件下，SGLT2i 具有经证实的 CVD 益处 1

如果 HbA1c 高于目标值

如果需要进一步强化治疗或患者现无法耐受 GLP-1 RA 和（或）SGLT2i，则选择证实 CV 安全性的药物：
- 考虑添加其他类别（GLP-1 RA 或 SGLT2i）已证明对 CVD 有益
- DPP-4i（除沙格列汀）（不与 GLP-1 RA 联用）
- 基础胰岛素 4
- TZD 5
- SU 6

HF 或 CKD 占主导地位

PREFERABLY

在 eGFR 允许的条件下，SGLT2i 被证实能在 CVOT 中延缓 HF 和（或）CKD 的进程

或

如果 SGLT2i 不耐受或者有禁忌，或者 eGFR 不允许，则添加 GLP-1 RA，并能够证明其对 CVD 有益

如果 HbA1c 高于目标值
- 在 HF 的情况下，避免选择 TZD
- 考虑在添加已证实 CVD 有益的其他药物：
- DPP-4i（不与 GLP-1 RA 联用）
- 基础胰岛素 4
- SU 6

以减少低血糖的发生为主

DPP-4i | GLP-1 RA | SGLT2i 2 | TZD

如果 HbA1c 高于目标值

SGLT2i 2 或 TZD | 如果 HbA1c 高于目标值 | SGLT2i 2 或 TZD | 如果 HbA1c 高于目标值

GLP-1 RA 或 DPP-4i 或 TZD | SGLT2i 2 或 DPP-4i 或 GLP-1 RA

如果 HbA1c 高于目标值

继续按以上流程添加药物

如果 HbA1c 高于目标值

考虑添加 SU 6 或基础胰岛素：
- 选择低血糖风险较低的新一代 SU
- 考虑低血糖风险较低的基础胰岛素

以减少增重或加快减重为主

具有良好减肥效果的 GLP-1 RA 8

和（或）

SGLT2i 2

如果 HbA1c 高于目标值

SGLT2i 2 | 具有良好减肥效果的 GLP-1 RA 8

如果 HbA1c 高于目标值

如果需要三联疗法或者不能耐受或禁总（或）GLP-1 RA，推荐使用 SGLT2i 和 GLP-1 RA 增加体重的方案：DPP-4i（不与 GLP-1 RA 联用）、TZD、基础胰岛素

如果不耐受或有 DPP-4i 的禁总或患者已经使用 GLP-1 RA，慎用：SU 6、TZD 5、基础胰岛素

费用问题为主

SU 6 | TZD 10

如果 HbA1c 高于目标值

TZD 10 | SU 6

如果 HbA1c 高于目标值

- 胰岛素治疗费用最低的基础胰岛素
- 考虑治疗费用最低的 DPP-4i 或 SGLT2i

1. 经证实的CVD 获益：能够减少 CVD 事件的发生。在 GLP-1RA 中，作用强度顺序为：利拉鲁肽>索马鲁肽>度拉糖肽>艾塞那肽。SGLT2i 中，作用强度顺序为：恩格列净>卡格列净>达格列净
2. 注意 SGLT2i 在起始治疗和治疗过程中 eGFR 的水平因地区和个别病种而异
3. 恩格列净和卡格列净均被证实能缓解 HF 和 CKD 进程，减少 CVD 的发生
4. 德谷胰岛素或 U100 甘精胰岛素已证明 CVD 安全性
5. 尽管对 CVD 影响的研究较少，但低剂量可能具有更好的耐受性
6. 选择低血糖风险较低的新一代 SU
7. 德谷胰岛素：甘精胰岛素 U300＜甘精胰岛素 U100/地特胰岛素＜NPH 胰岛素
8. 索马鲁肽>利拉鲁肽>度拉糖肽>艾塞那肽>利司那肽
9. 如果没有明确的并发症（如未确定 CVD、低血糖风险低、不优先考虑避免体重增加或没有与重相关的并发症）
10. 考虑不同国家和地区药物的具体费用。一些国家 TZD 相对较贵，而 DPP-4i 相对较便宜。

▲ 图 35-6 2 型糖尿病的降血糖药物：总体方案

ASCVD. 动脉粥样硬化心血管病；CKD. 慢性肾疾病；CVD. 心血管病；DPP-4i. 二肽基肽酶 -4 抑制药；eGFR. 估计肾小球滤过率；GLP-1RA. 胰高血糖素样肽 -1 受体激动剂；HF. 心力衰竭；NPH. 中效胰岛素；SGLT2i. 钠 - 葡萄糖协同转运蛋白 2 抑制药；SU. 磺酰脲类；TZD. 噻唑烷二酮 [引自 Davies MJ,D'Alessio DA,Fradkin J,et al.Management of hyperglycemia in type 2 diabetes,2018.A consensus report by the American Diabetes Association (ADA) and the European Association for the Study of Diabetes (EASD).Diabetes Care.2018;41(12):2669-2701.]

情况下，维持接近正常的血糖水平，HbA1c 水平低于 6.5% 或 7% 长达 1 年。这些验证研究并未推荐在新诊断的 T2DM 患者中常规使用这种方法，但它们确实表明在诊断后不久临时使用胰岛素来实现良好的血糖控制对于某些患者是合适的。也有人提出，对于诊断时 HbA1c 非常高的患者，尤其是伴有症状的患者，也可以立即接受可能包括基础胰岛素在内的双联或三联疗法治疗[38]。不含胰岛素的多种药物组合的有效性较差，但可能会比通常的单药疗法更持续地将 HbA1c 降低至目标水平。然而，在数月控制不佳的患者中快速降低 HbA1c 具有潜在风险，与使用的方案无关。除了相对缺乏经验的患者使用胰岛素会有低血糖的风险外，还存在伴随葡萄糖过快降低而导致视网膜病变或神经病变恶化的可能性。一般来说，诊断时 HbA1c 高于 9% 的患者应在 6 个月内逐步改善 HbA1c，达到低于 7% 的控制目标，并且此后至少应继续使用二甲双胍。

（二）青少年发病的 T2DM

世界范围内肥胖症的增加导致易感个体比过去更早地诊断出 T2DM。其后果之一是 20 岁以下发病率惊人地增加[320]。在某些地区，儿童 T2DM 的发病率正在接近 T1DM。最近对青春期 T2DM 的研究表明，患者存在严重的胰岛素抵抗和高胰岛素血症，但 B 细胞功能下降相对较快，二甲双胍治疗并未减缓这种情况[321, 322]。目前几乎没有证据表明如何改进 T2DM 青少年的治疗措施。但很显然，无论是预防还是治疗，都需要在该人群中付出更大的努力来改善饮食和锻炼模式[323]。尽管每周使用 GLP1 受体激动剂能方便地控制血糖和体重的能力表明这类药物的重要性，但它们在 T2DM 青少年中的使用目前仍缺乏推荐，客观数据也很有限。

（三）妊娠期

妊娠期糖尿病的管理不在本章讨论的范围内。然而，由于它在 T2DM 的自然史中非常重要，因此必须提及一些重要特征。具有糖尿病危险因素的女性通常在妊娠期间出现明显的高血糖，也称为妊娠期糖尿病（gestational diabetes mellitus，GDM）。分娩后，一些人仍然血糖较高以至于能够确诊为 T2DM，但更多的人恢复到正常的血糖水平。对于后者，在未妊娠的情况下，与 T2DM 诊断一致的高血糖在 15～25 年后再次出现的风险为 50%～70%，增加了 10～18 倍[324, 325]。因此，建议每 1～3 年进行一次血糖或 HbA1c 检测的定期随访，以便及早发现。除了预示未来患糖尿病的高风险之外，GDM 还对母亲和孩子构成了更直接的风险。GDM 大大增加了难产或新生儿并发症的可能性。此外，在子宫内暴露于高血糖的儿童远期肥胖和（或）T2DM 的风险增加[326]。这种风险可能会因妊娠期间良好的母体血糖控制而降低。高危女性的孕前咨询、妊娠期 GDM 的常规筛查、妊娠期高血糖的

谨慎管理、分娩后的系统随访应成为常规临床工作的一部分。对于已经患有糖尿病的育龄女性，更迫切需要进行孕前计划和妊娠管理，尤其是要控制妊娠前 10 周血糖控制不佳导致胎儿畸形的风险。妊娠期间的血糖目标低于 T2DM 常规管理中的建议值。推荐的目标范围是空腹血糖低于 95mg/dl（<5.3mmol/L），餐后 1h 血糖低于 140mg/dl（<7.8mmol/L），以及餐后 2h 血糖低于 120mg/dl（<6.7mmol/L）[327]。细致的营养治疗是必不可少的，通常还需要额外的胰岛素治疗。二甲双胍或磺酰脲类药物格列本脲有时被用于代替胰岛素，但人们对其安全性存在担忧，尤其是磺酰脲类药物[327, 328]。对于既往患有 T2DM 的女性，通常建议在妊娠期间进行胰岛素治疗。只要条件允许，应该有经验丰富的专业团队来协助管理妊娠期间的糖尿病。

七、预防 2 型糖尿病

在其他的一系列临床试验中，已经正式检验了在高危人群中预防 T2DM 的可能性。生活方式干预可在 3～5 年期间将进展为糖尿病的风险降低 30%～60%。作用是持久的，并且与体重减轻相关。然而，在这些试验中，平均持续体重减轻是轻度的，大约为 5%[329-331]。使用二甲双胍干预与减缓糖尿病的进展有关，尽管其益处与年龄 <45 岁，BMI >35kg/m²，空腹血糖 >110mg/dl（>6.1mmol/L）患者的生活方式控制的结果相似。二甲双胍对 60 岁以上、BMI<30kg/m² 和空腹血糖低于 100mg/dl（<5.6mmol/L）的患者影响较小。二甲双胍减缓糖尿病进展的能力已被证明是持久且具有成本效益的[332]。

阿卡波糖也被证明可以减缓糖尿病进展，但没有证据证明在不同亚组的疗效。TZD 可持续改善胰岛素敏感性并延缓糖尿病的发作。然而，考虑到对体重、心脏和骨骼可能的长期影响，限制了此类药物在预防方面的应用。GLP1 受体激动剂也显示出发展前景，但费用和起始治疗的不良反应阻碍了目前对该适应证的推广。减肥手术也被证明可以减少更严重肥胖患者的糖尿病发病率。

生活方式干预的成功令人印象深刻，这表明通过使用各种技术，高危个体可以实现体重的生理相关变化。目前尚不清楚生活方式加药物治疗是否能提供更大的益处。根据前述的建议进行筛查是合理的。而糖尿病前期患者 [HbA1c>5.7%，尤其是 ≥6%，空腹血糖 ≥100mg/dl（≥5.6mmol/L），尤其是 ≥110mg/dl（≥6.1mmol/L）或葡萄糖耐量异常] 已经被明确是预防策略实施的最佳人群。高危人群应该被告知健康减重的方法，指导他们增加体力活动，并监测血糖异常的进展。CDC 国家糖尿病预防计划一直在将 DPP 研究中发现的证据转化为在美国的实际扩展

应用。该计划包括为期1年的22节结构化课程，以小组形式或通过各种公共和私人组织提供的在线服务提供。每个地方计划都通过了CDC糖尿病预防识别项目的认证，以维持标准、促进实施和记录结果。提供者必须加强对具有糖尿病前期或其他高危特征的患者的识别，并让患者接受社区提供的项目[333, 334]。药物治疗（尤其是二甲双胍）的效果，尚不清楚，部分原因是在空腹血糖水平从100mg/dl增加到126mg/dl（5.6～7mmol/L）的相对较短的时间窗内不太可能出现严重的糖尿病并发症。另一方面，二甲双胍治疗的风险很小，并且对一些患者有实质性的益处，尤其是对BMI≥35kg/m^2、60岁以下、既往患有妊娠糖尿病的女性而言[36]。因此，综合考虑，建议对极高危患者进行二甲双胍治疗[36]。

八、未来发展方向

与过去相比，现在对T2DM患者的管理明显更有效，对患者来说也更容易，并且有望进一步改善。新药和用于监测血糖、治疗管理的智能设备的开发仍在继续，并对我们评估和接纳这些新工具的能力提出了挑战。餐后血糖的控制、急性疾病和住院期间的代谢稳态的维持、减轻体重的增加，都是目前仍需改进的地方。然而，目前治疗的主要限制不是工具和治疗方法的缺乏，而是因为各种经济、心理和组织的障碍，导致我们无法充分利用它们[335]。我们需要经济实用的公共卫生防治策略来减缓T2DM发病率和患病率的增加[336]。筛查糖尿病或糖尿病前期患者可能会节省成本，提高效率。在全球范围内，包括糖尿病在内的所有疾病在获得医疗服务方面仍然存在不平等的现象。尽管糖尿病患者的预后越来越好，但他们面临的最大挑战与治疗的复杂性和成本有关。如果糖尿病的管理方式和卫生系统的组织结构同时得到改善，T2DM的发病率和死亡率在不久的将来可能会大大降低。

第 36 章 1型糖尿病

Type 1 Diabetes Mellitus

MARK A. ATKINSON　DAYNA E.MCGILL　EYAL DASSAU　LORI LAFFEL　著

顾　愹　张思捷　刘　玲　杨　淳　杨　涛　译　郑宏庭　校

要点

- 1 型糖尿病是一种由产生胰岛素的胰岛 B 细胞慢性自身免疫破坏引起的疾病。
- 在世界范围内，T1DM 的发病率以每年 3%～5% 的速度增长。
- T1DM 已明确是一种多基因疾病（迄今已鉴定出 50 多个基因遗传易感位点），其中半数以上患者的遗传易感性与主要组织相容性复合物相关；这些基因 / 基因位点已被组合成一个"遗传风险评分"，用以评估个体对该疾病的遗传易感性。
- 疾病的风险可以通过疾病的免疫、遗传和代谢标志物的组合来确定，而目前疾病的自然病程是由一系列不同的"阶段"来定义的。
- 越来越多的证据表明，T1DM 不是一种单一性疾病，而是一种临床表现 / 诊断具有共同表型的异质性疾病。
- T1DM 患者的胰腺存在来自各种免疫表型细胞的胰岛免疫浸润，胰腺大小和重量均减小，并具有异常的外分泌特征。
- 与胰岛素类似物和先进糖尿病技术等方面相关的技术创新，使糖尿病在疾病管理方面取得了重大进展，为显著降低糖化血红蛋白、加强糖尿病护理、改善生物医学和社会心理结果奠定了基础。
- 尽管 T1DM 的治疗已经取得了许多进展，但该疾病仍然存在许多急性和慢性并发症。
- 许多指标（社会经济负担、患者结局等）表明，内分泌专科医生较非专科医生为 T1DM 患者提供了更有效的治疗，多学科共同诊疗、个性化护理为有效管理 T1DM 患者提供了重要保障。

　　从哪里开始讲述我们现在称之为 1 型糖尿病的故事，在某种程度上是一个文学挑战。是从几千年前最早开始记载疾病症状的文字开始，还是从 19 世纪和 20 世纪初进行的一系列描述了胰腺和分泌胰岛素的 B 细胞的解剖和生理作用的令人兴奋的研究工作开始讲述更合适[1]？另有其他的文学作品则是通过分享 Banting 和 Best 在 20 世纪 20 年代从动物胰岛中提取并纯化胰岛素为胰岛素绝对缺乏患者提供维持生命的手段并最终获得诺贝尔奖的故事[2] 开始了对 T1DM 的叙述。

　　我们选择以德国病理学家 Martin Schmidt 的故事开始讲起[3]，1902 年他给一名 10 岁糖尿病患儿进行

尸检时，在显微镜下观察到胰岛周围有少量细胞浸润的现象。这一工作成为开启 T1DM 发病机制之门的关键之钥，随后的 1 个世纪，该项研究工作被许多研究者陆续推进。随后不久，Shields Warren[4] 在 20 世纪 20 年代的研究也引起了人们对这种胰岛浸润现象与糖尿病发病年龄之间关系的关注。1940 年，病理学家 Hanns von Meyenburg 使用"胰岛炎"来定义这种胰腺病变的特征[5]。随后几十年对胰腺疾病的研究使我们对这种炎症性病变有了很多了解，包括这种炎性病变在老年糖尿病患者中相对少见，这与 B 细胞量减少有关，因为免疫杀伤优先靶向于含胰岛素的 B 细胞，所以需与假萎缩性胰岛（缺乏含胰岛素细胞的胰岛）进

行鉴别，以及许多最终被认为很重要的其他发现[6,7]。结合 20 世纪 70 年代基于活体患者的免疫学和遗传学研究，研究者们发现，T1DM 患者中存在针对自身胰岛细胞的自身反应性抗体（即胰岛自身抗体），以及疾病易感性与已知的影响免疫系统功能的主要组织相容性复合物（major histocompatibility complex，MHC）分子有关。胰岛炎、胰岛自身抗体、主要组织相容性复合物遗传易感性共同组成了 T1DM 自身免疫基础的三条证据[8]。在此基础上，本章将分享当前关于T1DM 自身免疫特点的观点（包括疾病自然病程和发病机制），遗传学、生物标志物及流行病学的新观点；新增了 B 细胞致自身死亡的作用机制；以及最为重要的疾病的诊治进展，以此可对 T1DM 患者作出最佳的诊断和治疗。

一、诊断

历年来糖尿病的诊断标准包括空腹血糖水平升高，随机血糖值高于 200mg/dl（11mmol/L）并伴有高血糖症状，或 2h 口服葡萄糖耐量试验异常[9]。2009年，美国糖尿病学会指南对糖尿病诊断进行了修改，将 HbA1c 值大于 6.5% 纳入了诊断标准[10]。在某些情况下（如肥胖、非高加索种族），尤其在成年人中，T1DM 与 T2DM 的鉴别是相当具有挑战性的。胰岛细胞自身抗体（也称为 T1DM 相关自身抗体，即抗IAA、GADA、IA2A、ZnT8A）是目前鉴别 T1DM 和T2DM 的可靠指标。过去 30 年的数百项研究表明，胰岛自身抗体大大提高了 T1DM 患者的诊断敏感性[11]。事实上，90% 以上高加索种族的糖尿病患儿存在一种或一种以上的胰岛自身抗体[12]。而就诊断特异性而言，在非 T1DM 个体中胰岛自身抗体的阳性率通常不到 1%~2%，这进一步证实了胰岛自身抗体在 T1DM中可靠的诊断效用。然而在美国，几乎半数的非裔和拉丁裔儿童和青少年糖尿病患者缺乏任何阳性的胰岛自身抗体。在美国，许多来自这些少数族裔的患者临床表现与早发性 T2DM 相似（如轻度酮症，缓慢症状起病），部分患者合并肥胖等危险因素，并且许多患者缺乏与 T1DM 相关的 HLA 等位基因。由于地理迁移和社会变化（如多种族后代），日益多样化的遗传混合物进一步增加了诊断的复杂性。

T1DM 的发病率在儿童期和青春期出现两个高峰：5—7 岁之间的较小高峰和青春期或青春期附近的较大高峰[13]。尽管大多数自身免疫性疾病为女性患病率较高，但 T1DM 的男性患病率略高于女性。T1DM的发病率随季节变化和出生月份而变化。尽管秋冬季T1DM 的发病率较高，但是春季出生将增加 T1DM 的患病风险[14]。有趣的是，在 T1DM 症状出现前的数月至数年内，T1DM 相关自身免疫的发展（即胰岛自身抗体的出现）也表现出一定程度的季节同步性。

胰岛自身抗体的检测及阳性率也引发了许多关于T1DM 被误诊为 T2DM 的比率的争论。事实上，考虑到在 T2DM 确诊人群中胰岛自身抗体的阳性率，5%~15% 被诊断为 T2DM 的成人糖尿病患者可能是T1DM[15]。实际上，这是医护人员对成人 T1DM 认识不足，以及对胰岛自身抗体筛查不到位所导致的。如果以上推测是正确的，那么鉴于诊断为 T2DM 的人数远远多于 T1DM 的实际情况，特定人群中 T1DM 的诊断率可能会被大大低估。这是非常不合理的，因为T1DM 的准确诊断对患者的治疗至关重要。当 T1DM患者被误诊为 T2DM 时，由于其未及时使用胰岛素治疗，将导致 HbA1c 升高，糖尿病酮症酸中毒（diabetic ketoacidosis，DKA）风险增加，微血管和大血管并发症加速进展等不良后果。

为区分成人发病的 T1DM 和 T2DM（表 36-1）所做的研究工作也为新的糖尿病分型提供了依据，尤指酮症倾向的糖尿病（ketosis prone diabetes,KPD）和成人隐匿性自身免疫性糖尿病[16]。但由于缺乏明确的诊断标准，故尚不足以采用这些新的糖尿病分型进行疾病分类。还需要注意的是，T1DM 患者可存在胰岛素抵抗，这一特征通常与 T2DM 相混淆。具体来说，T1DM 患者（包括胰岛自身抗体阳性者）可能表现为空腹胰岛素或 C 肽水平高，但刺激后的胰岛素分泌水平降低。

一些高加索儿童（约 10%）在疾病诊断时（即出现血糖异常）缺乏胰岛自身抗体，这是由于患者在诊断时丢失了阳性的胰岛自身抗体（或至少认为实验室未检出阳性的胰岛自身抗体），还是 T1DM 的诊断其实并不准确。胰岛自身抗体阴性者的糖尿病分型诊断也难以确定，因为许多患者可能存在以下的情况：携带 HLA 易感等位基因，没有胰岛素抵抗，存在 DKA，随病程进展 C 肽分泌量减少。通过适当的实验室检测可以为这些胰岛自身抗体阴性的 T1DM 患者做出更适当的诊断。也就是说，需要加强对单基因糖尿病的认识，包括青少年发病的成年型糖尿病（maturity-onset diabetes of the young,MODY），因此需要对非常年轻（即小于 1 岁）的糖尿病患者进行基因检测[17]。

二、动物模型

（一）非肥胖糖尿病小鼠模型

毫无疑问，非肥胖糖尿病（nonobese diabetic，NOD）鼠是研究最深入的 T1DM 动物模型[18]。不同研究中雌性 NOD 鼠的糖尿病发病率为 30%~100% 不等，表明居住条件（即环境）是影响发病率的一个重要因素。不同于人类 T1DM 性别分布相对均等的特点，雌性 NOD 鼠更易发生自身免疫性 T1DM。与人类的 T1DM 一样，NOD 鼠糖尿病是多基因疾病，其中MHC Ⅰ 类和 Ⅱ 类分子是发病机制的关键易感基因[19]，

表 36-1　1 型糖尿病与 2 型糖尿病的特征比较		
特　征	1 型	2 型
本质 差别较大	以产生胰岛素的 B 细胞被破坏和胰岛素分泌丧失为特征的自身免疫性疾病	一种胰岛素相对缺乏症，涉及胰腺和胰腺外组织对疾病的相互作用
症状 部分重叠	快速起病；血糖水平较高；多食；多饮，多尿；酮症酸中毒	轻中度起病；血糖中度至高度升高；轻度多饮 / 多尿；疲劳；视力改变 / 头痛
起病 非常不同	突发（症状持续数天至数周）	起病缓慢（症状持续数月至数年）
风险因素 通常不同但重叠	自身免疫性疾病家族史，特别是 1 型糖尿病（风险比普通人群高 10 倍）	超重 / 肥胖；不良饮食习惯；久坐不动的生活方式；种族（非裔美国人、西班牙裔较高）；2 型糖尿病家族史；妊娠糖尿病史
发病年龄 通常不同但重叠	通常在发生青春期早期，也可以发生在任何年龄	通常为成年人，但发病年龄逐渐年轻化
治疗策略 通常不同	依赖胰岛素（每天多次注射或胰岛素泵）；自我管理的生活方式改变（监测食物种类、运动等）	饮食调整和锻炼联合口服药物（大多数患者）；随着时间的推移，越来越多的患者需要胰岛素治疗
是否可预防 非常不同	尚否（研究工作尚在开展）；可通过自身抗体和遗传学预测可能病患	是，超过一半的潜在病患可通过饮食调整和锻炼预防
是否可逆转 非常不同	尚否（研究工作尚在开展）	否，但仅限于少数人；患者可以通过饮食调整、锻炼看到疾病得到控制并降低并发症的风险；越来越多的证据表明，通过联合疗法可改善疾病转归
并发症 大多相似，但有差异	低血糖和酮症酸中毒导致低血糖意识不清的急性并发症；高血糖的慢性影响可导致视网膜病变、肾病、神经病变、心血管疾病等	急性低血糖和酮症酸中毒导致低血糖意识丧失；高血糖的慢性影响可导致视网膜病、肾病、神经病、心血管疾病等

许多其他基因位点对疾病的贡献相对较小[20]。与人类一样，NOD 鼠在糖尿病发生之前便产生了 IAA，尽管介导 B 细胞破坏的是 T 细胞而非自身抗体。与人类相比，NOD 鼠的胰岛炎程度（T1DM 的标志性特征）更加强烈和明显。有趣的是，存在相对过量的 T 细胞携带有胰岛 B 细胞特异性抗原，即胰岛素的受体。尽管大多数研究已证实针对胰岛素的自身反应性 T 细胞是自身免疫机制的核心[21]，但需要明确的是，是否任何 B 细胞特异性抗原即是原发性致病抗原（在自身免疫反应中，疾病发展的第一或主要驱动因素）仍然存在相当大的争议。

对胰岛 B 细胞团的研究表明，T1DM 发病前几个月就存在 B 细胞的破坏和复制 / 再生，在疾病发作时 B 细胞破坏加速[22]。大量已发表的研究强调了 NOD 鼠或其他啮齿动物品系中 B 细胞复制 / 再生的治疗潜力[23-25]。然而，最近的研究证据表明，与啮齿动物模型截然不同，从青春期到成年期人类 B 细胞复制十分罕见[26]。NOD 鼠模型的另一个重要意义在于研究疾病的预防或逆转相对容易[18]。人们可以在 NOD 鼠身上观察到明显的治疗效果（如保留了 C 肽的分泌能力），但这些研究发现被成功转化到人类身上的数量有限。原因在于动物模型在某种程度上代表了某种理想化的情况，其特征不能完全反映人类真实的社会环境和生活方式，如动物模型通过选择性近亲繁殖限制了遗传的多样性，在高度受控的无菌环境中饲养、统一喂食等。目前尚不清楚这些或其他差异中的哪些因素导致了非预期的转化。

（二）T1DM 诱导模型

使用诱导胰岛细胞破坏和广泛激活免疫反应的药物（包括针对 B 细胞抗原的药物）可以在几种啮齿动物品系中诱发糖尿病甚至胰岛炎。例如，药物链脲佐菌素对胰岛 B 细胞有直接毒性。在高剂量下，它可迅速诱发糖尿病（即高血糖）。在低剂量下，可诱发为更慢性的免疫源性糖尿病，这意味着发病机制与针对 B 细胞的免疫反应有关[27]。其他糖尿病模型的使用频率较低。

三、组织病理学

人类 T1DM 的特点是选择性破坏胰岛内的 B 细胞[7]（图 36-1）。尽管存在某些例外情况，但多数文献支持以下观点：与 15—39 岁发病的患者相比，0—14 岁发病的患者和确诊 1 年内的 T1DM 患者表现出更多的胰岛炎性病变（68%），更少的胰岛 B 细胞残留（39%）[28]。这些发现表明，T1DM 儿童患者有着更为强烈的自身免疫反应。

T1DM 细胞免疫类型以 CD8+ T 淋巴细胞和巨噬细胞为主，但也可见其他表型（如 CD4+、CD20+、CD68+）[29, 30]。最近一些研究探讨了细胞免疫类型与年龄的关系，较小的发病年龄与胰岛炎性病变中较高水平的 CD20+ B 细胞、CD45+ 细胞和 CD8+ T 细胞有关，同时含胰岛素的胰岛细胞量减少[28, 31]。与之相反，在发病年龄较大的 T1DM 患者中观察到 CD20+ 细胞浸润较少，CD45+ 细胞和 CD8+ T 细胞水平较低，含胰岛素的胰岛细胞较多。这些相同的研究还表明，胰岛 CD8+ T 细胞表达 T 细胞受体，在近期发病的 T1DM 患者中这些受体与载有 B 细胞自身抗原 G6P2 和其他靶肽的 MHC I 类四聚体结合[31]。这些研究也与最近的发现一致，即胰岛受损的机制是 T 细胞作用 B 细胞抗原所致[30]。与长期的认知不同的是，人类 T1DM 患者存在胰岛炎的数量有限，专家为这种胰岛炎损伤制订了诊断标准，即在胰腺组织中至少含有 3 个包含 ≥15 个 CD45+ 细胞的胰岛细胞[6]。

令人惊讶的是，T1DM 患者的胰腺外分泌组织中也存在炎症性病变。具体而言，T1DM 患者的外分泌胰腺中存在慢性炎症，包括较多的 CD8+ T 细胞浸润（以及少量的 CD4+ 和 CD11c+ 细胞）[32]。其他研究报道，在 T1DM 患者中，存在中性粒细胞侵袭胰腺的倾向(同时外周中性粒细胞计数下降)[33]。该器官发生多种因素（如高甘油三酯血症、病毒感染、药物）诱导的炎症/胰腺炎的倾向，可能是易感基因影响基于组织的炎症或其他方面的结果，在过去这些被认为是"胰液渗出"。值得一提的是，外分泌胰腺的炎症似乎是亚临床的，因为大多数新发的 T1DM 患者不会出现胰岛炎症状。

最近的研究通过超敏试验评估较长病程的 T1DM 患者胰岛素产生的持续性（即刺激 C 肽产生），推翻了这类患者残留 C 肽分泌很少的旧理论[34]。新的组织病理学证据在长病程 T1DM 患者中发现了具有胰岛素的胰岛，尽管数量极其有限，亦可支持这一观点[35]。胰岛中的非胰岛素产生细胞（即 α、δ、胰多肽）（见第 33 章）仍然存在于长病程 T1DM 患者中，这些缺少炎症反应和 B 细胞的残留胰岛，被称为假性萎缩。这一发现为新发 T1DM 患者胰腺的另一个显著特征提供了支持，即胰岛病变的异质性。对同一胰腺组织病理切片的观察表明，无免疫浸润的正常胰岛可以与严重浸润的含 B 细胞的胰岛、无浸润现象的假萎缩性胰岛共存（图 36-2）。这种"点状"的病理分布特征使人想起白癜风患者皮肤的区域性破坏，其中黑色素细胞破坏成片状分布。这种病变的异质性可能是 T1DM 疾病发展过程不确定性的原因，从最初无症状时期的 B 细胞自身免疫到显性症状期可以是几个月、几年甚至数十年。此外，来自非 T1DM 但自身抗体阳性的胰腺供体通常局限地表现为无胰岛炎的组织学异常，如与功能改变相匹配的胰岛素原与胰岛素面积比值增加[36]。这发现支持了 T1DM 是一种复发/缓解性疾病的观点[37]，即具有阵发性免疫破坏的特征。

T1DM 和自身抗体阳性的非糖尿病患者的胰岛过度表达 I 类 HLA 抗原、IFNα 和潜在的 Fas 分子[38, 39]。B 细胞免疫损伤的具体机制尚不清楚。Fas 等分子可能有着比较重要的作用，因为表达 Fas 配体的 T 细胞可以诱导 B 细胞凋亡。这就是说，更多的观点认为细胞因子（如 IL-1）和 CD8+ 细胞毒性 T 淋巴细胞可能是破

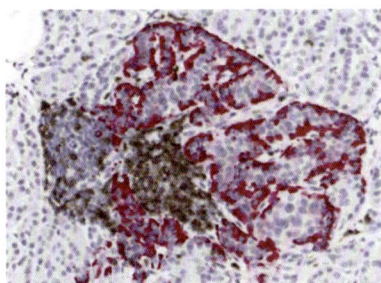

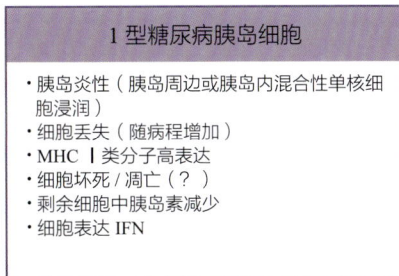

1 型糖尿病胰岛细胞
·胰岛炎性（胰岛周边或胰岛内混合性单核细胞浸润） ·细胞丢失（随病程增加） ·MHC I 类分子高表达 ·细胞坏死/凋亡（？） ·剩余细胞中胰岛素减少 ·细胞表达 IFN

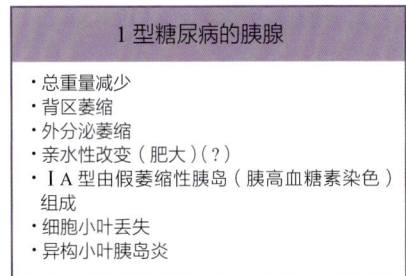

1 型糖尿病的胰腺
·总重量减少 ·背区萎缩 ·外分泌萎缩 ·亲水性改变（肥大）（？） ·I A 型由假萎缩性胰岛（胰高血糖素染色）组成 ·细胞小叶丢失 ·异构小叶胰岛炎

Ⓐ　　　Ⓑ　　　Ⓒ

▲ 图 36-1　T1DM 胰腺的病理特征

A. 在近期发病的 T1DM 患者中观察到胰岛浸润（即胰岛炎）。免疫组织化学显示胰岛内存在 CD3 阳性细胞（棕色）和产生胰高血糖素的 A 细胞（粉红色）。B 和 C. 胰岛细胞的组织学特征（B）和胰腺的大体病理特征（C）与 T1DM 的自然病程（即发病前、发病、发病后）相关。MHC. 主要组织相容性复合物（经许可转载，引自 Atkinson MA,Eisenbarth GS,Michels AW.Type 1 diabetes.*Lancet*.2014;383:69-82.）

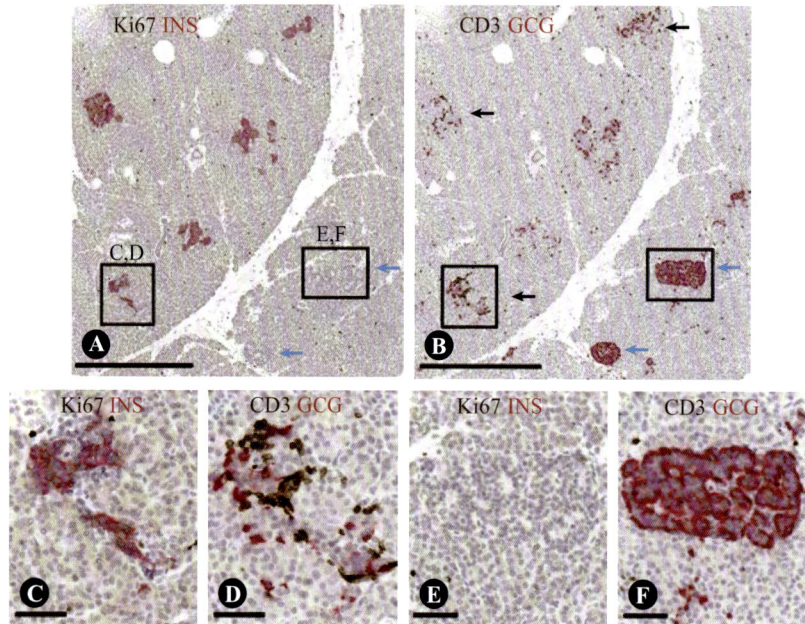

▲ 图 36-2　胰岛素 + 胰岛和胰岛炎的小叶变性

一例病程 5 年的 13 岁 T1DM 患者（nPOD 6243）的胰岛图像。连续石蜡切片进行 Ki-67⁺ 胰岛素（INS）（A、C 和 E）和 CD3⁺ 胰高血糖素（GCG）（B、D 和 F）染色，并按研究设计和方法对胰岛分型。T1DM 患者的小叶附近可见 5 个胰岛素 + 胰岛（A）和 2 个胰岛素 − 胰岛（A 和 B. 蓝箭）。3 个胰岛素 + 胰岛发生了胰岛炎（B. 黑箭），两个胰岛素 − 胰岛均无胰岛炎。其中胰岛素 + 胰岛伴胰岛炎（C 和 D）、胰岛素 − 胰岛炎 − 胰岛（E 和 F）均放大倍数显示。Ki-67⁺ 胰岛细胞很少（A 和 C），提示胰岛炎对增殖细胞数量无影响。比例尺：A 和 B.500μm；C 至 F. 50μm [引自 Campbell-Thompson M, Fu A, Kaddis JS, et al.Insulitis and β-cell mass in the natural history of type 1 diabetes. *Diabetes*. 2016;65(3):719-731.]

坏 B 细胞的主要因素。关于可能导致这些特征的原因，在新发糖尿病患者胰岛内寻找病毒颗粒和病毒 RNA 的研究基本上没有结果。然而，进一步的研究有赖于更新的技术和概念，而且需要考虑患者之间的特异性。

最后，尸检新发及长病程 T1DM 患者的器官供体证实了 T1DM 患者胰腺重量均有所减轻[40]。通过无创成像技术也表明 T1DM 患者的胰腺体积也有所减少[41]。T1DM 患者胰腺体积或重量减少的机制尚不清楚，但因胰岛仅占整个胰腺体积的 1%～2%，很有可能是由胰腺外分泌腺的胰岛素营养作用丧失所致（T1DM 中胰腺外分泌异常部分）。

T1DM 中 B 细胞死亡的机制

T1DM 患者中 B 细胞死亡的机制仍有争议。大多数研究支持的一种可能机制是由细胞毒性 T 细胞对自身抗原的反应介导了坏死细胞的死亡。对人类 T1DM 胰腺的研究证据表明组织内存在 CD8⁺ T 细胞和巨噬细胞可佐证这一观点[7]。T 细胞可释放含有颗粒酶和穿孔素的溶细胞颗粒，作用于 B 细胞膜诱导其坏死。因细胞外基质（透明质酸、透明质酸结合蛋白）过度表达所致血管破坏引发的缺血，也可能导致细胞坏死[42]。研究中还发现了一些其他介质，如活性氧，它能够通过氧化破坏 DNA、脂质过氧化和蛋白质损伤诱导线粒体损伤和破坏细胞膜[43]。最后，B 细胞坏死过程中可能释放因子，包括翻译后修饰的抗原肽[44]或"正常"抗原的修饰（杂合肽[45]），进一步诱导免疫反应，从而通过坏死使 B 细胞彻底失活。

除坏死外，细胞凋亡也通过与 Janus 激酶（JAK1、JAK2）和非受体酪氨酸蛋白激酶（YK2）通路在 T1DM B 细胞死亡中发挥作用[46]。这一过程与免疫反应有关，细胞凋亡可能是由细胞因子驱动的，包括可激活 Fas/FasL、TNFR1 和 TNFR2 的 TNF。细胞凋亡也可以通过细胞因子剥夺或内质网应激导致半胱天冬酶激活的 BCL2 途径启动。已在人类 T1DM 胰腺组织中观察到由半胱天冬酶的激活导致的凋亡细胞形态、核碎裂和染色质浓缩。所谓的未折叠蛋白反应（即细胞如何对内质网中错误折叠蛋白的积累做出反应）及其调节 T1DM 中的 B 细胞炎症和死亡的机制也在 T2DM 中引起了不少研究者的兴趣[47]。

事实上，T1DM 中 B 细胞的死亡可能是这两种机制（即坏死和凋亡）共同作用的结果。血糖的波动，包括 T1DM 前期出现的明显高血糖，佐证了 B 细胞功能动态变化的观点，这可能是免疫应激源或残留 B 细胞的代谢需求增加的结果。

四、T1DM 的自然病程 – 历史概念

也许关于 T1DM 自然病程研究最有帮助的指南

是本章前作者 George Eisenbarth 教授于 1986 年提出的模型[48]。在该模型中（图 36-3），T1DM 患者在出生时具有完整的 B 细胞功能。一个触发因素（可能是环境）启动了包括抗原呈递细胞招募在内的免疫损伤。抗原呈递细胞将隔离受损 B 细胞释放的自身抗原，然后将其转运到胰腺淋巴结，呈递给自身反应性 T 细胞。这些 T 细胞由于胸腺克隆清除（即中央免疫耐受体）的先天不足和诱导外周免疫耐受机制的缺陷，将在 T1DM 自身免疫中会发挥关键作用[49]。这种缺乏双重耐受性的毒性自身反应性 T 细胞，将同样在遗传易感性的背景下向胰岛迁移，介导 B 细胞杀伤并促进接下来的炎症反应[50]。当 85%～90% 的胰岛 B 细胞死亡时，可出现 T1DM 的症状。在模型的最后阶段，随着 B 细胞全部死亡，整个自身免疫过程结束。

尽管这一模型作为指南被奉行了数十年，其中大部分观点至今仍然适用，但仍有一些观点需要修正（如在 T1DM 发病初期时 C 肽生产缺失的概念）或仍需进一步严格证实，这方面将在本章讨论。

从长期家系和人群研究看 T1DM 的自然病程

T1DM 主要的队列临床流行病学研究包括：德国的 BABYDIAB 研究[51]；芬兰的 DIPP 研究（T1DM 预测和预防）[52]；科罗拉多州丹佛市的 DAISY 研究（青少年糖尿病自身免疫研究）[53]；在美国科罗拉多州、佐治亚州、佛罗里达州和华盛顿州设有研究中心，在德国、瑞典和芬兰设有分中心的 TEDDY 研究（青少年糖尿病的环境决定因素）[54]；在美国、欧洲、加拿大、澳大利亚和新西兰有 200 多个研究中心的 T1DM Trial-Net 预防途径研究[55]；和在美国南卡罗来纳州、俄亥俄州、科罗拉多州、加利福尼亚州和华盛顿州设有研究中心的 SEARCH 研究（青年糖尿病 SEARCH）[56]。这些研究连同通过生物样本库获得的人类胰腺组织的横断面研究，如糖尿病胰腺器官捐赠者网络（Network for Pancreatic Organ donors with Diabetes，nPOD）[57]，重塑了我们对 T1DM 自然病程和人类胰腺病理的理解，其中一些重要的发现见表 36-2。

通过对 BABYDIAB，DAISY 和 DIPP 研究中生成

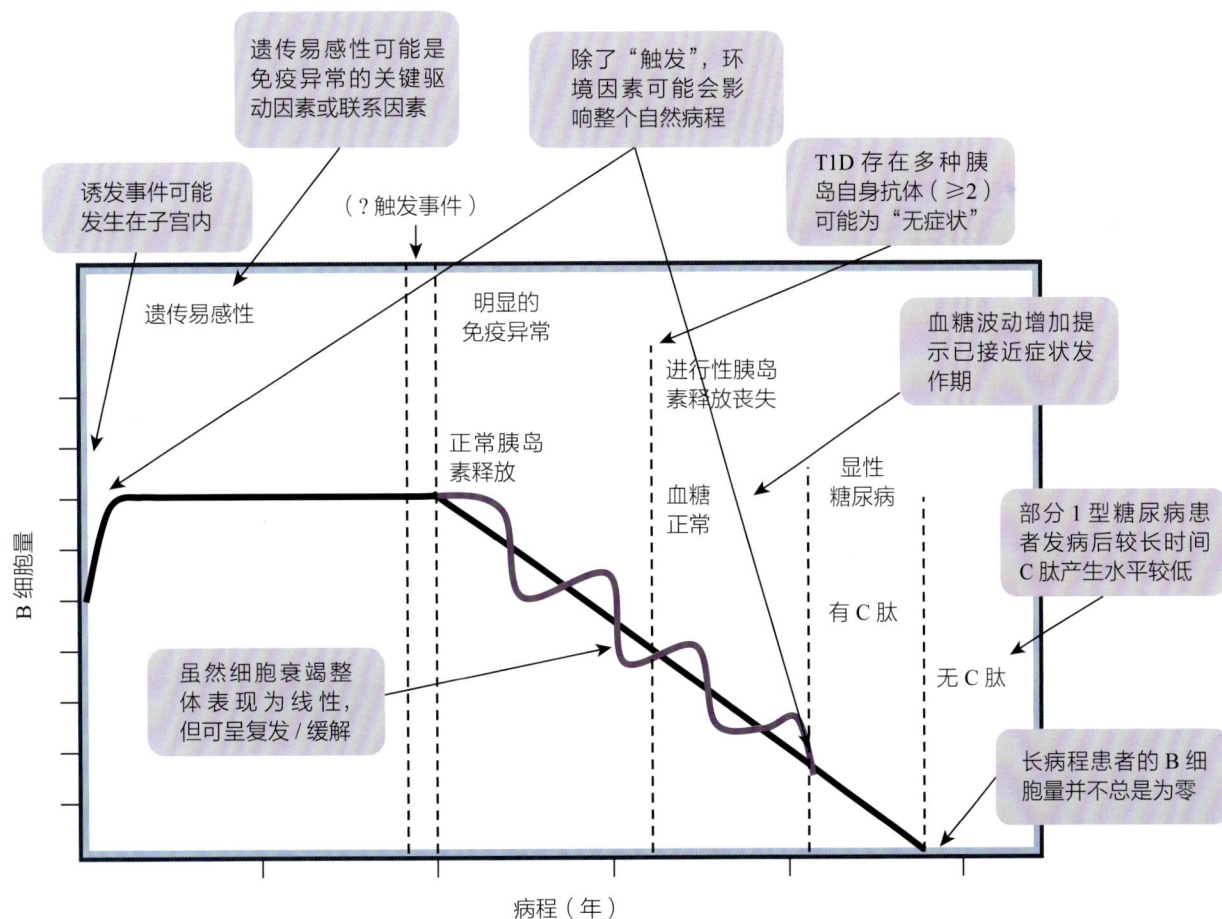

▲ 图 36-3　**1 型糖尿病的自然病程（修订自一个 25 年前的概念）**
黑线为基于 1986 年最初提出的模型的重新创建。根据最近获得的知识（淡紫色线），可以对该模型进行一些补充和推测。T1D.1 型糖尿病（经许可转载，引自 Atkinson MA, Eisenbarth GS, Michels AW. Type 1 diabetes. *Lancet*.2014; 383:69-82.）

临床试验	入选标准	终 点	临床和机制结果	参考文献
表 36-2 1 型糖尿病临床研究联盟和自然病史临床试验				
BABYDIAB	T1DM 亲属的后代	• 胰岛自身抗体血清转换 • T1DM 发病	• 4% 的人在 2 岁时产生胰岛自身抗体 • IAA 是首个出现的自身抗体，其次是 GADA	51
DIPP T1DM 预测与预防	普通人群中携带高危 HLA 的新生儿和同胞	• 胰岛自身抗体血清转换 • T1DM 发病	• 6% 在 2 岁时出现胰岛自身抗体 • 46% 胰岛自身抗体阳性儿童转为血清阴性状态 • IA-2A 阳性增加了风险或保护	52, 393, 394
DAISY 青少年糖尿病自身免疫研究	来自普通人群和 T1DM 一级亲属的高危 HLA 新生儿	• 胰岛自身抗体血清转换 • T1DM 发病	• 10 年内进展为 T1DM 的风险 • 含一种胰岛自身抗体为 15% • 含两种胰岛自身抗体为 70% • 含三种胰岛素自身抗体为 74% • 8 岁后出现胰岛素自身抗体血清转换在非洲裔美国儿童和西班牙裔美国儿童中比在非西班牙裔白人儿童中更常见 • 胰岛自身抗体血清转换的年龄是 T1DM 发病年龄的主要决定因素	53
TEDDY 青少年糖尿病的环境决定因素	来自普通人群和 T1DM 一级亲属的高危 HLA 新生儿	• 胰岛自身抗体血清转换 • T1DM 发病	• 5 年内发展为 T1DM 的风险 • 含一种胰岛自身抗体为 11% • 含两种胰岛自身抗体为 36% • 含三种胰岛素自身抗体为 47% • IAA+ 和 GADA+ 均可发展为 T1DM，但首个抗体为 IAA 的患者发病年龄较轻	54, 395
T1DM 预防途径临床试验网（原 TN01 自然病程研究）	来自普通人群和 T1DM 一级亲属的胰岛自身抗体阳性的儿童和成人	• T1DM 发病	• T1DM 风险与以下因素相关 • 胰岛自身抗体数量 • 年龄 • 血红蛋白 HbA1c • OGTT	396, 397
SEARCH 研究 青少年糖尿病研究	全美六个中心的普通人群中，被诊断为糖尿病（不包括妊娠期糖尿病）年龄 <20 岁的受试者	• N/A	• 在 2002—2009 年，非西班牙裔白人青年的 T1DM 发病率增加了 2.7% • 在 2002—2012 年，西班牙裔青年的发病率年增长率为 4.2%，而非西班牙裔白人青年的发病率年增长率为 1.2% • 30%～50% 诊断为 T1DM 的青年存在超重或肥胖 • 26% 胰岛自身抗体阳性患者存在胰岛素抵抗	56, 398
nPOD 糖尿病胰腺器官供体 nPOD 网	全美器官捐献者 • 诊断为 T1DM • 诊断为 T1DM 和胰腺或胰/肾移植受体 • 非糖尿病，胰岛自身抗体阳性，年龄小于 30 岁	• N/A	• 胰岛炎在人 T1DM 中与 NOD 鼠模型有明显不同 • 人胰岛炎定义为至少 3 个胰岛，浸润免疫细胞 >15 个 • T1DM 胰腺重量减轻 • HLA Ⅰ类分子在人 T1DM 胰岛中高表达 • 在人 T1DM 胰腺中，表达胰岛素的 B 细胞减少，但仍可检测到	7, 39, 40, 57, 399–401

GADA. 谷氨酸脱羧酶自身抗体；HLA. 人类白细胞抗原；IAA. 胰岛素自身抗体；N/A. 不适用；NOD. 非肥胖型糖尿病患者；OGTT. 口服葡萄糖耐量试验；T1DM.1 型糖尿病

的数据进行综合分析，得出了一个关键发现，即一旦给定个体中存在两种或两种以上的抗胰岛自身抗体，该个体发展为糖尿病的10年风险范围从年龄较大的血清转化者（3岁）的60%到3岁前血清转化者的75%不等[11]。近期和正在进行的对DIPP和TEDDY队列产生的纵向随访数据的分析揭示了环境的潜在影响（如剖宫产分娩、肠道微生物组、膳食纤维、婴儿饮食中早期引入牛奶或麸质、维生素D、生命早期使用抗生素、疫苗接种、感染）[58-64]，以及终末期T1DM进展的新型生物标志物（如肠道微生物组、代谢组学、脂质组学和蛋白质组学图谱）[65]，这些可能最终有助于在其发病机制的早期识别该疾病。有望通过早期生活方式调整或量身定制的干预措施，使预防或延缓T1DM发病成为可能。

五、遗传学

人们早就认识到，糖尿病是一组表现为代谢紊乱的异质性疾病，高血糖是其共同特征。最近发现，T1DM本身作为一种疾病很明显也是异质性的。这一结论是基于一系列观察结果获得的，包括发病年龄、症状表现形式（即急性酮症与慢性无酮症）、胰腺病理改变、自身抗体的类型和数量，当然还有遗传学。

实际上，T1DM可能有许多遗传形式，在很大程度上受特定形态的HLA Ⅱ类分子的影响[66]。除了HLA，T1DM的形式也受到基因数量和组合所导致的免疫、B细胞等异常的影响。随着全球不同人群基因位点验证研究的进行，T1DM相关特异性基因的数量仍在不断变化。GWAS支持存在超过50个T1DM特异性基因位点，其中大多数基因位点与免疫反应有关[67]。尽管特定等位基因频率不同，许多与T1DM易感性相关的HLA和非HLA基因在不同国家是相似的。一般认为，HLA和非HLA基因的特异性结合导致B细胞对自身抗原的耐受性丧失，最终导致T1DM。

除了GWAS所鉴定的HLA和非HLA基因的多态性外，遗传学研究对T1DM的几种单基因型的鉴定和表征也非常有帮助。尽管这些疾病在临床上常被归类为T1DM，但严格意义上，这类疾病应被认定为单基因糖尿病。HLA和非HLA风险等位基因的遗传风险评分（genetic risk scores，GRS）可以将T1DM与其他形式的糖尿病（包括单基因糖尿病和T2DM）区分开[68-70]。

（一）疾病分布概况

在美国，儿童患糖尿病的风险约为1/300[71]，这一风险比T1DM患者一级亲属的糖尿病风险低15倍（表36-3），而后者又比T1DM患者的同卵双胞胎的风险低150倍[72]。尽管T1DM患者亲属患糖尿病的风险要高得多，但大多数发生T1DM的人（>85%）并没有患该病的直系亲属。这种病例散发的情况可能是因

表36-3　1型糖尿病的风险	
分　组	儿童年发病率
美国普通人群	0.3%（15～25/100 000）
后代	1%
同胞	3.2%（整个青春期）；6%终身
同卵双胞胎	6%
母亲	2%
父亲	4.6%
双亲	约10%
异卵双胞胎	50%，但发病率随双胞胎先证者的年龄而不同

为普通人群中几乎40%的人携带T1DM的高危HLA等位基因。

已知T1DM发病率最高的是芬兰和撒丁岛。芬兰儿童现在的年发病率接近每年每10万人中60人[73]。自20世纪50年代以来，发病率几乎增加了5倍，这表明环境发生了巨大变化（致病因素的增加或保护因素的减少），并且在包括美国在内的许多西方国家发病率每10～15年翻倍（图36-4）。值得注意的是，在过去几十年里，许多国家T1DM发病率的增加趋势是波动而非线性的。相反，这种疾病在中国、印度和委内瑞拉相当罕见（每年每10万人中大约0.1人）。

（二）双胞胎研究

对糖尿病的双胞胎研究为我们了解这种疾病做出了巨大的贡献。Barnett及其同事[74]对糖尿病患者同卵双胞胎的研究有助于识别不同类型的糖尿病，最初分为青少年发病型和成人发病型，后来更为胰岛素依赖型和非胰岛素依赖型糖尿病，现在称为T1DM和T2DM。同卵双胞胎和异卵双胞胎发病率的一致为这种疾病的遗传因素提供了重要信息，因为同卵双胞胎共享所有系遗传多态性或突变，而异卵双胞胎与患有某种疾病的患者的非双胞胎兄弟姐妹相似，只有一半的基因相同。对于一个隐性遗传的致病基因位点来说，只有1/4的异卵双胞胎在该基因位点上与患有糖尿病的兄弟姐妹纯合，但所有的同卵双胞胎在糖尿病双胞胎的所有隐性基因位点上都是纯合的。由于T1DM同卵双胞胎总体发病率的一致性在不同研究中有分歧，提示T1DM可能是异质性的，各组同卵双胞胎有各自不同的糖尿病遗传原因。由于这种遗传异质性，人们会期望不同的遗传原因有不同的一致性率。

Redondo和同事[75]对英国和美国最初发病情况不一致的同卵双胞胎（即同卵双胞胎其一患病，另一未患病）的前瞻性随访数据进行了分析。两组研究数

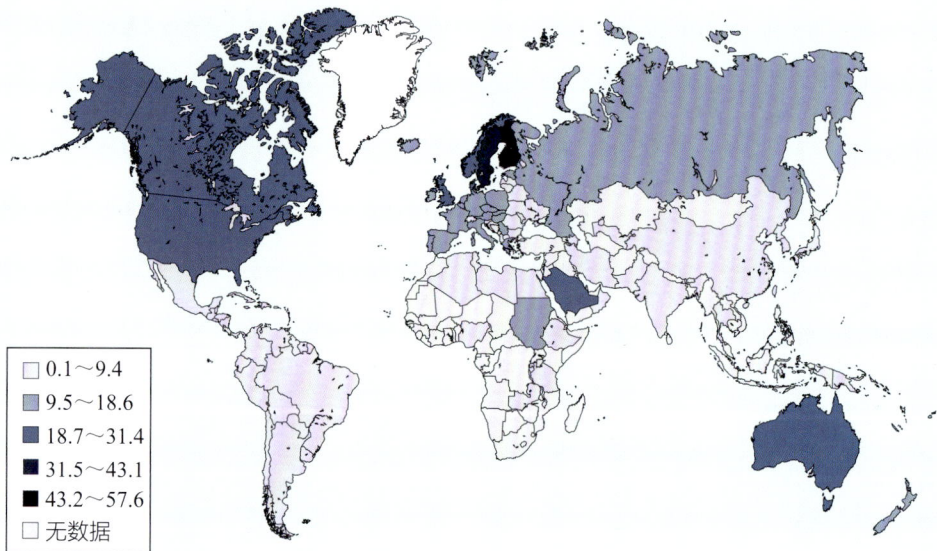

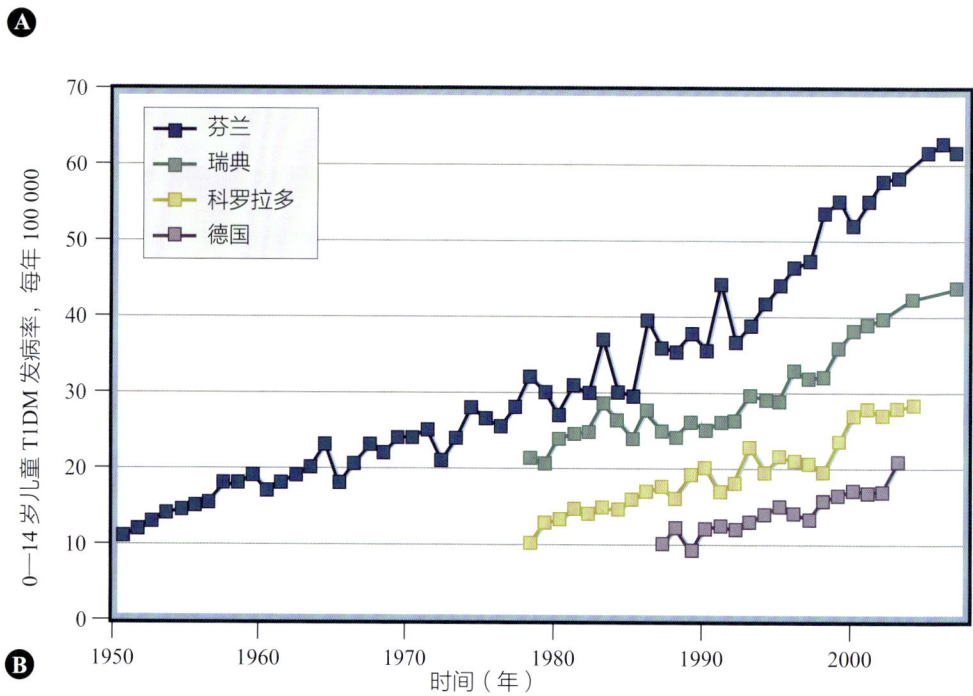

▲ 图 36-4　按地理区域和时间划分的 0—14 岁儿童 T1D 发病率

A. 2011 年按区域分列的 T1D 全球发病率估计；B. 高发病率或中高发病率地区 0—14 岁儿童 T1D 发病率的时间趋势。T1D. 1 型糖尿病
（经许可转载，改编自 Atkinson MA, Eisenbarth GS, Michels AW. Type 1 diabetes. *Lancet*.2014; 383: 69-82.）

据中双胞胎的糖尿病进展情况相同。既往的研究因没有足够长的随访时间，未能观察到 T1DM 患者未发病的同卵双胞胎的疾病发生风险。然而，随着时间非同步性的增加，糖尿病发生的危险率降低。另外，同卵双胞胎糖尿病的患病风险也与双胞胎先证者的患病年龄有关，并呈现出显著的差异性。经长期随访，同卵双胞胎的患病总体一致率超过 50%[72]。但如果先证者 T1DM 发生在 25 岁以后，Redondo 和其同事[75] 研究中，通过生存分析得出的一致性率低于 10%。如果在

双胞胎先证者在 5 岁之前发生糖尿病，则随访 40 年后的患病一致性率为 70%。因此，环境因素、随机因素和非种系遗传变异（如印迹、T 细胞受体多态性、体细胞突变）可能是糖尿病终生风险的共同决定因素。有趣的是，对异卵双胞胎的研究表明，他们患糖尿病的风险可能与非双胞胎兄弟姐妹的风险没有差异，或者最多为 2 倍的增加，而单卵双胞胎的风险增加了 10 倍[76]。

遗传因素不仅影响糖尿病的发展，而且影响胰岛

自身抗体的表达。对于同卵双胞胎，胰岛自身抗体的表达与最终进展为显性糖尿病密切相关，并且同卵双胞胎胰岛自身抗体的携带情况具有高度一致性。异卵双胞胎的胰岛自身抗体阳性率较低，其患病率与非双胞胎兄弟姐妹相似[77]。

（三）主要组织相容性复合体

决定 T1DM 风险的最重要的基因位点位于染色体 6p21 上的 MHC 内，特别是 HLA Ⅱ 类分子（DR、DQ 和 DP）[66]。决定 T1DM 易感性的主要因素是 DR 和 DQ 分子，HLA-DR 和 -DQ 的特定等位基因可以增加或降低患糖尿病的风险。表 36-4 总结了与几种 DR 和 DQ 单倍型相关的糖尿病风险[78]。此外，HLA Ⅰ 类基因位点（HLA-A、HLA-B 和 HLA-C）也可影响疾病，并且可能在 MHC 内或与 MHC 相连的其他基因位点影响免疫功能，增加易感风险[79]。这一区域等位基因的命名困难重重，但有了几个术语的定义和分类基础的描述，它还是可以理解的，并且亟须被理清。

HLA 分子的功能是向 T 淋巴细胞呈递抗原多肽。每个 HLA 分子由两条链组成，每条链由一个单独的基因编码。这些分子在氨基酸序列上极其多态。每条链的每个多态性变体用基因位点（如 HLA-DRB1）和星号（*）来指定，后面是两个数字表示血清学特异性（从诊断史上用抗体进行分型开始），然后是用两个数字表示特定等位基因（现在用基于 DNA 的分型确定），后接一个数字以区分沉默的核苷酸多态性（不改变氨基酸序列的核苷酸差异）。例如，指定的等位基因 HLA-DRB1*04:05 具有 DR4 血清学特异性，并与 T1DM 高发生风险相关。已知的 HLA-DRB1 等位基因有数百个。每个人遗传来自父母各一方的一个 HLA-DRB1 等位基因。对于 HLA-DR 等位基因，通常只指定 DRB 链，因为 DRA 链不具多态性。同样，对于 Ⅰ 类分子（A、B 和 C），只指定了一条链，因为另一条链 β_2- 微球蛋白具有最低限度的多态性。

由于 HLA 基因位点在第六染色体上位置相近，一组等位基因通常以一个单位的形式遗传，称为单倍型。例如，等位基因 HLA-A*01:01、HLA-B*08:01 和 HLA-DRB1*0301-DQA1*0501-DQB1*0201 是与糖尿病风险相关的常见单倍型，可能与 HLA-DRB1*0301 的存在密切相关。当不同基因的特定等位基因在一个单倍型上彼此非随机相关时（如 A1、B8 和 DR3），称这些等位基因处于连锁不平衡状态。连锁不平衡并不等同于连锁，基因连锁是连锁不平衡的必要非充分条件。当基因在同一染色体上紧密相连时，它们就会连锁，从而作为一个单倍型组合从父母传给孩子。如果连锁基因的等位基因在群体中非随机地相互关联，则它们处于连锁不平衡状态。

两个 MHC 单倍型，从父母双方各遗传一个，构成 MHC 基因型。这种基因型最终决定了由 MHC 编码

表 36-4　典型 HLA-DR 和 DQ 单倍型的糖尿病风险

DRB1	DQA1	DQB1
高风险		
0401 或 0403 或 0405	0301	0302（DQ8）
0301	0501	0201（DQ2）
中等风险		
0801	0401	0402
0404	0301	0302
0101	0101	0501
0901	0301	0303
适度保护		
0403	0301	0302
0701	0201	0201
1101	0501	0301
强保护		
1501	0102	0602（DQ6）
1401	0101	0503
0701	0201	0303

的 T1DM 风险。对于 HLA-DQ 分子，两条链（DQA 和 DQB）都具有多态性。一个单倍型的等位基因编码的蛋白质链可以与由另一个单倍型编码的链结合，这极大地增加了 MHC 基因型的多态性。例如，具有高危风险的基因型 HLA-DRB1*03:01-DQA1*05:01-DQB1*02:01 和 HLA-DRB1*04:05-DQA1*03:01-DQB1*03:02 可以产生四种不同的 DQ 分子：预期的 DQA1*05:01–DQB1*02:01 和 DQA1*03:01-DQB1*03:02，也可以产生 DQA1*05:01-DQB1*03:02 和 DQA1*03:01-DQB1*02:01。研究表明，DQA1*05:01-DQB1*03:02 组合决定了 DR3/4 个体糖尿病风险的增加。DQ 分子 DQA1*05:01-DQB1*02:01 也称为 DQ2，DQA1*03:01-DQB1*03:02 称为 DQ8。

一种常见的 DQ 分子，即 HLA-DQA1*01:02-DQB1*06:02，被称为 DQ6，对 T1DM 具有显性的保护作用。DR 等位基因 HLA-DRB1*14:01 似乎也是主要的保护基因[80]。保护性单倍型 HLA-DRB1*15:01-DQA1*01:02–DQB1*06:02 存在于 20% 的普通人群中，而在 T1DM 患者中不到 3%。

在一些案例中，对来自普通人群或 T1DM 患者亲属的后代儿童进行了 HLA 分型[81, 82]。在美国，2.4% 的新生儿存在 T1DM 最高风险的 HLA-DR DQ 基因型，即 DR3-DQ2 和 DR4-DQ8（DR3/4-DQ2/8 杂合子）。在儿童 T1DM 患者中，50% 的 10 岁以下儿童和大约 30% 的年龄较长的儿童存在这种高危基因型。在普通人群中，具有 HLA 高危基因型儿童最终进展为 T1DM 的比例为 1/16（普通人群为 1/300）。另外，16 名

DQ2/DQ8 杂合子的儿童中有 15 名没有发展成 T1DM。研究表明，具有 DQ2 和 DQ8 的 T1DM 亲代的子代在 6 岁时出现胰岛自身抗体阳性的风险超过 40%，其中 50% 的新生儿在 10 岁时会患上糖尿病。95% 的 T1DM 患者存在 DR3-DQ2 或 DR4-DQ8，约 40% 普通人群也是如此。

还有一些不常见的高危单倍型，如 HLA-DQA1*04:01-DQB1*04:02。有人提出一条简单的规则，即 DQβ 链 57 位天冬氨酸和 DQα 链 52 位精氨酸与 T1DM 患病风险有关[83]。因这条规则有许多例外，我们应掌握完整的序列（等位基因）而非拘泥于现有规则。

（四）其他位点

通过十多年的国际合作 GWAS 研究，确定了许多对 T1DM 发病风险作用程度不同的微效易感基因位点[84]。例如，CTLA4 的多态性可导致 Graves 病，并在某些人群（但不是所有人群）中具有显著的致 T1DM 作用，其相对风险低于 1.3[85]。基于数千人的分析表明，T1DM 与 IL2 受体相关的基因位点具有统计学关联[86]。在一个区域的测序还发现了影响 αIFN 诱导基因的罕见突变[87]。T1DM 风险基因位点的列表可在 http://www.immunobase.org 查询。

尽管对 T1DM 遗传学的研究大部分关注点都集中在 HLA 上，但包括与胰岛素相关基因位点在内的其他基因位点也因其潜在的致病风险引起了关注。1984 年，Bell 及其同事[88]发表了他们的发现，即位于胰岛素基因上游（也称为 5′）的核苷酸重复元件的数量变化与 T1DM 的发生有关。其中，重复次数最多的一组患者与糖尿病风险的降低有关[89]。胰岛素保护基因的多态性与胸腺内较高的胰岛素信使 RNA 表达水平相关，这个过程可能与胸腺中的自身免疫调节因子有关[90]。事实上，对于自身免疫性多内分泌腺病综合征 1 型（autoimmune polyendocrine syndrome type 1, APS1）的 AIRE 突变和胰岛素基因突变所造成的影响，胸腺中胰岛素的表达水平可能是至关重要的。

此外，PTPN22 是一种编码淋巴细胞特异性磷酸酶的基因，它影响 T 细胞受体信号，是第三个被证实的影响 T1DM 风险的基因（相对于单纯的位点）[91]，其与 T1DM 相关的多态性（Trp 为精氨酸）阻断了与信号激酶分子 CSK 的结合。然而，与此多态性相关的 T1DM 或其他自身免疫性疾病（如类风湿关节炎）的相对风险仅为 1.7。这种与疾病风险相关的变异导致了获得性功能增加和 T 细胞受体信号传导减弱[92]。

（五）发病年龄的遗传和免疫异质性

T1DM 可发生在任何年龄，从新生儿时期至生命末期。同卵双胞胎其一患上 T1DM 后 40 多年后，另一仍有患上 T1DM 的可能，所以并非所有的年龄异质性都可以归因于不同的遗传综合征[77]。然而总体上讲，双胞胎或兄弟姐妹中的一个发生糖尿病的年龄与他或她的亲属发生糖尿病的年龄之间存在相关性。早发 T1DM 的儿童多为 DR3/4DQ2/8 杂合子。此外，有证据表明 I 类 HLA 等位基因（或 HLA 区域内的其他非 II 类基因）可以影响糖尿病发病年龄，如 A24 等位基因[93]。在年龄范围的另一端，有证据表明保护性 HLA 等位基因 DQA1*01:02-DQB1*06:02 对年轻人的保护作用不如儿童[94]。

与糖尿病发病年龄相关的最具特征性差异是在早期发病的儿童（<5 岁）中 IAA 水平较高。IAA 的高水平和高阳性率使这些自身抗体成为儿童糖尿病发展的最佳单一标志物[95]。在出生 3 年内 T1DM 儿童出现的自身抗体中，IAA 通常最先出现。相比之下，GADA 在成人 T1DM 患者中呈阳性的概率更高[96]。IAA 或 GADA 作为第一种抗胰岛自身抗体的血清转换也与 HLA 相关联。在 IAA 较高水平的儿童中，IAA 水平与糖尿病发病年龄的相关性可能与病程的较快进展有关。然而，这个过程只有 IAA 与另一种抗胰岛自身抗体（在 T1DM 的自然病程部分中讨论）共存才会发生。

（六）单基因糖尿病

T1DM 和 T2DM 是最常见的糖尿病，为多基因病，这意味着其发病风险与多个基因有关。环境因素也在多基因糖尿病的发展产生影响。然而，另一种罕见的糖尿病，称为单基因糖尿病，是由单个基因的突变引起的。单基因糖尿病占年轻人糖尿病病例的 1%～5%。到目前为止，已发现 20 多个基因与单基因糖尿病有关。在大多数病例中，突变的基因具有遗传性；余下病例，基因突变是自发的。新生儿糖尿病（neonatal diabetes,ND）和青少年发病的成年型糖尿病是单基因糖尿病的两种主要形式（表 36-5），其中 ND 远不如 MODY 常见。

基因检测可以诊断大多数形式的单基因糖尿病。如果不进行基因检测，单基因糖尿病患者可能会呈现出多基因糖尿病的形式（即 T1DM 或 T2DM）。当成年人首次发现高血糖时，单基因糖尿病常被误诊为 T2DM。重要的是，一些单基因糖尿病可以口服药物治疗，而其他类型则需要注射胰岛素治疗。从长远来看，正确的诊断及选择适当的治疗方法，对于更好地控制血糖和改善健康状况尤为重要。

1. 新生儿糖尿病 ND 是发生在出生 6 个月内的新生儿中的一种单基因糖尿病。平均 10 万～50 万新生儿中发现 1 例，比较罕见。由于缺乏相关专业意识（尽管发生率较低）或缺乏筛查，ND 可能被误认为 T1DM，而 T1DM 通常发生在出生 6 个月后。对大约一半的 ND 患者来说，ND 终身伴随，也有部分患者 ND 在婴儿期消失，但在以后可能会再次出现（即暂时性 ND）。ND 的症状类似于 T1DM 的症状，即口渴、尿频、脱水。严重时，胰岛素缺乏可导致 DKA。此外，患有 ND 的胎儿在子宫内可能无法正常生长，新生儿胎龄较小（即宫内生长受限）。产后一些婴儿表现出生长发育和体重增加滞后，但适当的治疗可有助于改善这种情况。

2. 青少年发病的成年型糖尿病　青少年发病的成年型糖尿病是一种单基因糖尿病，通常发生在青春期或成年早期[97]，但由于 MODY 患者通常无症状或仅表现为轻度高血糖症，因此可能直到晚年才被诊断。几种不同的基因突变已经被证明可导致 MODY[98]（表 36-5）。据估计，MODY 变异占美国所有糖尿病病例的 1%～5%[99]。MODY 患者的亲属患该疾病的风险增加（如 MODY 父母的子女有 50% 的机会遗传该病）。MODY 患者一般不会超重。虽然 T2DM 和 MODY 都有家族流行性，但 MODY 家族史可呈现出一个连续、多世代的家族糖尿病发病史。

3. 自身免疫性多内分泌腺病综合征Ⅰ型（AIRE 基因突变）　自身免疫性多内分泌腺病综合征Ⅰ型较为罕见（全球<500 例），在芬兰、撒丁岛及犹太裔伊朗人中发病率较高，但它在世界范围内都有发生。该病是包含 T1DM、皮肤黏膜念珠菌病、甲状旁腺功能减退症、Addison 病和肝炎等（见第 43 章）的一种综合征，患有这组疾病的患者几乎总是在 21 号染色体上存在 AIRE 基因的突变（通常为常染色体隐性遗传），该基因编码 DNA 结合蛋白。该基因可能在维持自身耐受性方面发挥重要作用，并影响胸腺中免疫学家所称的外周抗原（如胰岛素）的表达。因此有假设认为胸腺表达更多的胰岛素和其他组织特异性抗原可致 T 细胞耐受和抑制疾病发生。同时，对胰岛素的影响不是特异的，因为对肾上腺、甲状旁腺和其他器官的损害也是 APS1 的主要特征，这是念珠菌感染占主导地位的原因。

4. X 连锁多内分泌腺病、肠病伴免疫失调综合征（Scurfy 基因）　X 连锁多内分泌腺病、肠病伴免疫失调综合征和腹泻（X-linked polyendocrinopathy, immune dysfunction, and diarrhea, XPID，也称为 IPEX）与新生儿自身免疫功能低下有关，大多数儿童在出生后几天或婴儿期死亡[100]。在这种综合征中，淋巴细胞侵犯多个器官。与胰腺炎症和 B 细胞破坏、伴有绒毛扁平和严重吸收不良的淋巴细胞性肠道炎症有关。它是一种仅影响男孩的 X 连锁隐性遗传疾病，常有缺少男婴出生的临床病史。

该病是由编码 FOXP3 的基因突变引起的，该基因充当转录因子和调节（抑制）$CD4^+$ $CD25^+$ $CD127^{-/low}$ T 淋巴细胞的启动子[101]。缺乏这样的调节性 T 细胞将导致爆发式的严重自身免疫。这是一种需要早期识别的综合征，因骨髓移植可以恢复功能性 T 调节细胞

（即使是部分嵌合体），已被证明具有治疗作用。

（七）遗传风险评分

利用 Logistic 回归算法，结合 T1DM 相关 HLA 和非 HLA 等位基因构建的遗传风险评估模型，目前已在对 T1DM 高危患者进行分层方面取得了新的进展[68-70]。尽管 HLA 在风险评估中占主导地位，但纳入的非 HLA 基因位点可提高将个体归类为 T1DM 患者或低风险患者的模型准确性。虽然目前没有在标准临床中使用，但 GRS 已应用于研究领域，以改善受试者的选择和分层。遗传风险模型能够预测 T1DM 进展[102]，将 T1DM 与 T2DM 和单基因型糖尿病区分开来[68, 69]，并确定 30 岁以上个体的 T1DM 发病率。在前瞻性 TEDDY 研究中，GRS 模型提高了对 6 岁前产生胰岛自身抗体高风险的儿童的识别能力[103]。值得警惕的是，GWAS 和基因型 / 表型研究主要集中在西欧和美国的大多数高加索人群中进行。缺乏研究描述 T1DM 遗传风险概况明显限制了目前 GRS 模型的临床应用，亟须开发非高加索人群的新型 GRS 模型[70]。

六、环境因素

长期以来，人们一直认为环境因素会影响 T1DM 的发病机制。基于地理、诊断的季节性、发病率上升趋势和双胞胎差异等方面的发病率的区域性差异均支持这一结论。然而，尽管进行了数十年的研究，仍然没有发现可以普遍解释这些现象的单一环境因素。由于发病机制的多样性和复杂性，对任何一个环境易感因素的鉴定都极为困难（例如，T1DM 通常存在一个漫长的前驱期 / 糖尿病前期，85% 的新诊患者来自普通人群而非具有 T1DM 家族史的人群，该疾病患病率仅 1/300）。在过去的半个世纪中，T1DM 发病率增加了 5 倍，这被认为是自 20 世纪 60 年代以来，与糖尿病风险相关的环境因素发生变化的有力证据。增加糖尿病风险的因素不断增多，或者说抑制 T1DM 发病的因素正在减少。有趣的是，随着发病年龄的变化，发病率的上升在全球范围内速度各异。在芬兰，5 岁前儿童的发病率增长最快，然而在美国，最近的青少年糖尿病研究（Search for Diabetes in Youth Study, SEARCH）显示青少年的发病率增长最快[56, 104]。

（一）解释环境影响因素的模型

尽管环境如何影响 T1DM 的机制尚不清楚，但人们已经提出了许多假设模型。加速器和超负荷假说表明，儿童肥胖会增加胰岛素需求，使胰岛细胞超负荷并加速 B 细胞自身免疫损伤[105, 106]。在哥本哈根模型中，B 细胞破坏被认为是遗传易感个体中环境、免疫系统和 B 细胞本身之间相互作用的结果[107]。卫生学假说将自身免疫性疾病发病率的上升归因于感染率下降导致的免疫系统刺激减少[108]。与此相反，沃土假说认

表 36-5　单基因糖尿病的特征

糖尿病类型	基因或综合征	受影响的蛋白质	有多常见？	典型年龄	遗传或突变的类型	有无宫内生长受限原因	暂时的还是永久的	治 疗
新生儿糖尿病（NDM）（罕见；每 100 000～500 000 例活产中有 1 例发生）								
永久性新生儿糖尿病（占所有新生儿 NDM 的 50%）								
PNDM	*KCNJ11*	Kir6.2	最常见的 PNDM 类型	3～6 月龄	常染色体显性遗传（10%）自发性	是	永久的（该基因也会导致暂时性 NDM）	过去用胰岛素治疗，但通常可以用口服磺脲类药物治疗
PNDM	*ABCC8*	SUR1-磺酰脲受体 1	罕见	1～3 月龄	常染色体显性遗传（占 NDM 病例的 12%）自发性	否	永久的（该基因也会导致暂时性 NDM）	过去用胰岛素治疗，但通常可以用口服磺脲类药物治疗
PNDM	*GCK*	葡萄糖激酶	罕见	1 周龄	常染色体隐性	是	永久的	胰岛素
PNDM	*IPF1*；也被称为 PDX1	胰岛素启动因子 1	罕见	1 周龄	常染色体隐性	是	永久的	用治疗来替代胰腺的内分泌和外分泌功能
PNDM	*PTF1A*	胰腺转录因子 1A	罕见	出生时	常染色体隐性	是	永久的	用治疗来替代胰腺的内分泌和外分泌功能
PNDM	*FOXP3*, IPEX 综合征	Forkhead box P3	罕见	有时在出生时出现	X 连锁遗传 / 性联遗传	是	永久的	胰岛素
PNDM	*EIF2AK3*, Wol-cott-Rallison 综合征	真核翻译起始因子 2-α 激酶 3	罕见	3 月龄	常染色体隐性	是	永久的	胰岛素与相关疾病的治疗
暂时性新生儿糖尿病（占所有 NDM 的 50%）								
TNDM	*ZAC/HYMAI*	ZAC：多形性腺瘤基因样 1 或 PLAG1 HYMAI：葡萄胎相关和印迹转录	最常见的 NDM 类型	出生时至 3 月龄	常染色体显性遗传自发性	是	暂时的	最初，用胰岛素治疗；根据需要减少剂量；当糖尿病复发时，进行饮食调整和体育锻炼；可能还需要胰岛素
TNDM	*ABCC8*	SUR1	罕见	出生时至 6 月龄	常染色体显性遗传自发性	不同	暂时的（该基因也会导致永久性 NDM）	口服磺脲类药物

（续表）

糖尿病类型	基因或综合征	受影响的蛋白质	有多常见？	典型年龄	遗传或突变的类型	有无宫内生长受限原因	暂时的还是永久的	治疗
TNDM	KCNJ11	Kir6.2	TNDM 的不常见原因，但是 PNDM 最常见原因	出生时至 6 月龄	常染色体显性遗传 自发性	是	暂时的（该基因也会导致永久性 NDM）	口服磺酰脲类药物
TNDM	HNF1β，也被称为 HNF1B	肝细胞核因子 1B	罕见	出生时至 6 月龄	常染色体显性遗传（60%）自发性	是	暂时的	胰岛素
青少年发病的成年型糖尿病（占美国所有糖尿病病例的 1%～5%）								
MODY1	HNF4A	肝细胞核因子 4α	罕见	青春期或成年早期	常染色体显性遗传	否	永久	对于大多数人来说，口服磺脲类药物；一些患者可能需要胰岛素
MODY2	GCK	葡糖激酶	MODY2 和 MODY3 约占所有 MODY 病例的 2/3，MODY2 是 MODY 的第二常见形式	出生时可能存在轻度高血糖；否则为幼儿期	常染色体显性遗传	可能出现低于正常出生体重	永久	饮食调整和体育锻炼；通常不需要药物；一些患者在儿童期不需要任何治疗
MODY3	TCF1	肝核因子 1α 或 HNF1α 或 HNF1A	MODY3 是最常见的 MODY 形式	青春期或成年早期	常染色体显性遗传	否	永久	最初，通过调整饮食治疗；可以用口服磺脲类药物治疗；一些患者可能需要胰岛素
MODY4	IPF1，也称为 PDX1	胰岛素促进因子 1	罕见	成年早期；或可能随后出现	常染色体显性遗传	否	永久	口服磺脲类药物；一些患者可能需要胰岛素
MODY5	TCF2	肝核因子 1β 或 HNF1B	罕见	青春期或成年早期	常染色体显性遗传	否	永久	胰岛素；患者还可能需要治疗相关疾病，如肾衰竭或肾囊肿
MODY6	NeuroD1 或 BETA2	神经源性分化因子 1	罕见	在人生的第 40 年	常染色体显性遗传	否	永久	胰岛素

为微生物感染会诱发一种暂时状态，在此状态下，其他抗原更容易激活产生自身反应性 T 细胞[109]。此外，涉及肠道的老朋友假说提示饮食暴露可能对免疫系统产生直接调节作用，并通过改变肠道微生物群和肠道通透性调节自身免疫耐受[110]。最后，阈值假设表明当遗传和环境的病因影响因素以交叉和倒数优势比为基础的趋势线评估时，将产生一种定义 T1DM 可归因风险的方法[111]。

公认的 T1DM 模型包含一个被认为可引发疾病的环境"触发因素"。尽管 T1DM 的潜在遗传易感性支持通过环境事件触发针对 B 细胞的免疫攻击的理论，但越来越多的人认为，环境因素的作用可能远远超出最初的触发始动因素，在 T1DM 发生发展的整个自然病程中发挥作用，如调节正在进行的自身免疫过程（如控制免疫调节的基因）。潜在的环境因素并不少见（如母乳喂养、抗生素、婴儿和儿童饮食、病毒等），这些因素可单独或共同导致疾病的发生。然而，大多数环境因素都可以归类到感染（特别是病毒）、疫苗接种和饮食。

（二）潜在环境因素

1. 感染 特定环境因素导致 T1DM 发病的最佳证据（如果不是唯一强有力的证据），包括先天性风疹感染，与非先天性感染相比，风疹感染大大促进了 T1DM 的发展[112]。目前尚不清楚这种先天性风疹感染促进糖尿病发展的机制，其可能机制包括分子拟态假说，以及继发于先天损伤的 T 细胞功能长期改变等。

肠道病毒是最常被提及的与 T1DM 有关的小 RNA 病毒，经常感染幼儿。早期的个例报道发现，柯萨奇病毒（一种肠道病毒）感染可能导致儿童出现严重感染，并因 T1DM 发病而死亡。这些研究使人们认识到 T1DM 不是一种急性疾病，而是一种包含慢性糖尿病前期的自身免疫性疾病。当机体出现糖尿病症状时，几乎所有儿童的糖化血红蛋白都升高，提示在诊断之前高血糖可能已经存在了数月之久[113]。因此，有可能 T1DM 发病时合并病毒感染仅是一种偶然现象。

肠道病毒感染对糖尿病发病的潜在重要性，在斯堪的纳维亚研究中得到了印证，该研究在孕妇和婴儿中评估了肠道病毒的感染（通过体内抗病毒抗体的变化或通过 RNA 分子检测技术来确定肠道病毒感染）[114]。尽管有研究表明当母亲孕期时肠道感染增多，其子女更易患 T1DM，但另外一些研究却未获得相似的结果[114, 115]。如果对有糖尿病遗传风险的婴儿从出生就开始随访，那么就有可能对肠道病毒 RNA 的表达进行前瞻性研究。在某些地区（芬兰）[114]肠道病毒的感染与胰岛自身抗体的出现有关，但在其他地区（科罗拉多州）[115]，则未发现两者存在相关性，这可能与两组人群肠道病毒感染的频率和（或）时间不同有关。

澳大利亚的一项研究发现[116]，作为另一种经常感染幼儿的病毒（轮状病毒），其感染与抗胰岛自身抗体的增加有关。然而，与对照组相比，T1DM 患儿组并未发现轮状病毒感染增加。同时，其他病毒与触发自身免疫的相关性也正在被评估。

2. 接种疫苗 针对儿童定期常规疫苗接种可能影响 T1DM 进展的问题已进行一系列研究，但没有任何证据表明儿童接种疫苗会影响糖尿病的发展[117]。如果父母因担心 T1DM 进展而改变其家庭的儿童疫苗接种计划，这将是一个重要的健康问题。

3. 饮食因素 饮食因素作为 T1DM 的环境触发因素已被广泛研究。一些研究证实了过早以婴儿配方奶粉形式摄入牛奶会增加 T1DM 发生率的假说，最初这种假说基于一些回顾性研究，其研究发现过早或过多的摄入牛奶（母乳喂养过少）都会增加 T1DM 的风险。几项对婴幼儿进行的前瞻性研究观察发现胰岛自身抗体的出现与母乳喂养或牛奶摄入的相关性很弱。芬兰启动了一项针对不含牛奶蛋白的婴儿配方奶粉的试点研究，研究表明在婴儿出生后的前 3 年内，断奶后使用不含胰岛素的牛奶配方奶粉可能会减少胰岛自身抗体的产生[118]。相比之下，TEDDY 研究发现，第一次婴儿配方奶粉的选择与产生胰岛自身抗体的风险之间没有关联[119]。

来自德国和美国科罗拉多州丹佛市的研究表明，早期（<3 个月）食用谷物可能会促进胰岛自身免疫的进展[120]。低维生素 D 和 ω-3 脂肪酸会影响免疫功能，也与 T1DM 的风险有关[121]。迄今为止，对这些因素进行饮食干预尚未被证明有治疗作用。

七、T1DM 的自然病程——新兴概念

（一）胰岛 B 细胞量异质性

T1DM 的大多数历史模型都假设，T1DM 患者出生时胰岛 B 细胞量正常，而一旦发生自身免疫反应，其细胞量就会下降（图 36-3）。近期通过解剖死者胰腺发现，正常、非糖尿病患者的 B 细胞量存在 3~5 倍的差异，这一数量与年龄或体重指数无关，主要在 20 岁之前确定[122]。在 B 细胞自身免疫性破坏过程中观察到 B 细胞量开始下降具有重要意义。个体的糖尿病发病时间可能不是由自身免疫攻击的严重程度决定的，而是由 B 细胞量下降的起点决定的（图 36-3）。B 细胞量异质性的原因尚不清楚，但可能和子宫环境、十岁以内发生的风险事件、未知的遗传或环境因素有关。胰岛内分泌细胞和外分泌细胞具有共同的遗传胚胎学基础，鉴于上述研究观察到新发 T1DM 患者的胰腺总质量较小[40, 41]，患者的胰腺和 B 细胞量可能都受到了影响，因为胰腺的内分泌细胞和外分泌细

胞来源于相同的胚胎遗传。总之，这些结构变化促使我们需要更好地理解人类 B 细胞量的变化过程和决定因素。

（二）T1DM 中的胰腺外分泌异常

尸检研究首次发现 T1DM 患者的胰腺重量减轻。最近，对高质量捐献器官的研究表明，这种现象不仅在 T1DM 长病程患者，也在 T1DM 新发患者和胰岛自身抗体阳性的非糖尿病者发现[40]。活体胰腺无创成像研究显示，T1DM 患者胰腺体积通常比非 T1DM 患者小[41]。胰岛仅占整个胰腺体积的 1%～2%；因此，仅 B 细胞丢失不能解释胰腺总体积的减少。胰岛素减少效应最初被认为是导致 T1DM 诊断后胰腺大小或重量下降的原因。然而，在 T1DM 发病初期和胰岛自身抗体阳性的非糖尿病者的捐献器官中，都观察到了胰腺重量的减少[40, 41]。在 T1DM 胰腺外分泌腺中的某些组织病理学观察（如外分泌胰腺组织中 CD8$^+$T 细胞、CD4$^+$T 细胞、CD11c$^+$ 树突状细胞、中性粒细胞的浸润[32, 33] 和 C4d 补体沉积[123]），都提示在 T1DM 诊断前就发生了胰腺质量减少。此外，在长病程 T1DM 患者、新发 T1DM 患者和胰岛自身抗体阳性[124] 的非糖尿病个体中，反映胰腺外分泌功能的血清胰蛋白酶原水平降低，这也意味着在 T1DM 诊断之前可能存在胰腺外分泌腺的损伤。

（三）高血糖前的代谢进展

静脉葡萄糖耐量试验有助于评估胰岛自身抗体阳性者进展为糖尿病的时间。通常在 5min 内给予 0.5g/kg 葡萄糖（总量不超过 35g，25g/dl），然后测量葡萄糖输注前、输注后 1min 和 3min 的胰岛素水平[125]。大多数病程 1 年内的显性 T1DM 患者在静脉注射葡萄糖后无第一时相胰岛素分泌。测量 HbA1c 是评估个体是否在向 T1DM 发展的更为简单的方法，在大多数糖尿病前期个体中，HbA1c 会在出现明显高血糖之前 1～2 年进行性增加（尽管仍在正常范围内）。

T1DM 的诊断依据通常是空腹高血糖（≥126mg/dl，7.0mmol/L），但前瞻性研究表明，很多空腹血糖未达糖尿病诊断标准的人，在口服葡萄糖耐量试验 120min 时达到了糖尿病诊断标准（≥200mg/dl，11.1mmol/L）。空腹血糖受损（100～125mg/dl，5.6～6.9mmol/L）或糖耐量异常者（口服葡萄糖耐量试验 120min 140～199mg/dl，7.8～11.0mmol/L）通常会在 6 个月内发生显性糖尿病。

（四）高血糖后 C 肽缺失

糖尿病诊断后，C 肽水平可用于评估残存的 B 细胞功能，因为 C 肽与胰岛素以等摩尔浓度从 B 细胞释放，但不经过肝脏代谢，在血液循环中具有更长的半衰期。C 肽检测往往在空腹状态、静脉注射胰高血糖素后或在标准液体餐之后进行。对于延缓胰岛功能衰竭的治疗性临床试验来说，上述检测非常重要。C 肽检测是目前评估新疗法有效性的最佳手段。在糖尿病控制和并发症研究（Diabetes Control and Complications Trial，DCCT）中发现，少量残存的 C 肽与良好的血糖控制密切相关。

（五）一过性高血糖症

内分泌学家对大量儿童进行了一过性高血糖症的评估，其通常存在由严重应激反应导致血糖升高的相关病史，这种高血糖症可在几天至 1 个月内消退。这些儿童可能处于 T1DM 的蜜月期，也可能存在真正的一过性高血糖发作。儿童糖尿病很少被误诊。无严重应激但有一过性高血糖或有亲属患 T1DM 的儿童，更有可能患早期 T1DM。胰岛自身抗体阴性、静脉葡萄糖耐量试验中第一时相胰岛素分泌正常，强烈提示是一过性高血糖症，而不是 T1DM。目前尚不清楚一过性高血糖症的患儿是否会增加以后患 T2DM 的风险。

（六）T1DM 自然病程和诊断的新兴生物标志物

血清胰岛自身抗体阳性是迄今为止预测 T1DM 最可靠的生物标志物[11]，但多达 10% 的 T1DM 患者在诊断时胰岛自身抗体呈阴性[126]。早期诊断并使用外源性胰岛素治疗有利于血糖管理和减少并发症。此外，有观点认为，在自身免疫迹象出现之前进行早期干预，最有可能预防高危人群发展为 T1DM。因此，大量研究致力于新生物标志物的发现，以加深对该疾病发病机制的理解，以及提高对疾病进展的预测和分期能力，以便对疾病进行早期诊断和干预。

大多数已鉴定的生物标志物表明 T1DM 进展过程中存在代谢缺陷。具体而言，胰岛 B 细胞死亡检测、胰岛素原 /C 肽比值和 T1DM 诊断指数 60（Index60）都可以监测 T1DM 中与自身免疫病理学和（或）B 细胞应激有关的功能性 B 细胞量的下降。胰岛 B 细胞死亡检测方法包括测量血液或血清中的游离去甲基化胰岛素（insulin，INS）DNA[127]。细胞特异性甲基化模式可用于识别坏死 B 细胞而非其他细胞释放的 INS DNA。但循环中游离 DNA 的短半衰期让该检测方法有局限性。例如，在临床试验中使用替利珠单抗（抗CD3）治疗后，通过游离去甲基化 INS DNA 检测测得的 B 细胞死亡减少，与由 C 肽测量得 B 细胞功能有所保留结果相一致[128]。同样，在空腹条件下测得的血清胰岛素原 /C 肽比值升高意味着 B 细胞内胰岛素原转化为胰岛素功能受损和 B 细胞内 C 肽增加，提示与代谢、氧化或免疫应激相关[129]。这些检测有望在研究领域中发挥巨大作用，能够实时评估 B 细胞死亡和功能障碍的变化代表我们向前迈出了一大步。与此同时，我们引入 Index60 作为临床 / 诊断生物标志物，用于检测功能性 B 细胞，该测试需要借助 OGTT，其计算包括对数调整后的空腹 C 肽水平、60min C 肽水平和 60min 血糖水平[130]。对于胰岛自身抗体阳性者，Index60 值大于 2 提示 T1DM 发病，但对临床 C 肽标准化检测这一要求限制了 Index60 的广泛应用。

微生物群的改变被认为是 T1DM 的另一个生物标志物。虽然不如代谢标志物具有决定性意义，但对具有 T1DM 高遗传风险的婴幼儿进行的前瞻性研究显示，肠道微生物群是疾病进展的早期指标，甚至出现在抗体血清阳转之前。对肠道微生物群落的广泛分析往往通过对粪便样本中微生物的 16S 核糖体 RNA 测序来完成。总体而言，拟杆菌门与厚壁菌门的高比值和胰岛自身免疫有关，而产丁酸盐细菌的存在可能通过促进黏蛋白的合成和减少肠道渗漏来预防 T1DM[131]。此外，尽管因果关系尚未确定，肠道微生物群落的低多样性和低稳定性与 T1DM 有关[132]。然而，在 TEDDY 研究中，来自高危婴儿的 T1DM 相关微生物群生物标志物也显示出地区差异，其中最主要菌株的相对丰度和菌群总体多样性在六个研究地点（美国科罗拉多州、乔治亚州/佛罗里达州、华盛顿州，以及芬兰、德国和瑞典）不同[58]。目前尚不清楚是什么因素导致 T1DM 前期肠道微生物群的改变，可能与饮食、抗生素、感染和（或）家庭环境（如接触宠物、过敏原、污染物等）等因素有关。

（七）T1DM 自然病程分期

尽管 T1DM 的病因和确切机制仍然难以确定，过去 30～40 年的研究，对 T1DM 自前期到确诊的整个自然病程，在免疫学、血清学、代谢组学、遗传学等方面有了全面的认知[133]。在遗传易感性和代谢评估的背景下，以胰岛自身抗体形式出现的胰岛自身免疫已被明确定义为预测显性疾病进展的工具[11]。大型国际队列研究（如 TEDDY、DPT-1、DAISY、BabyDiab 等）已经在 T1DM 患者的亲属和高遗传风险人群中开展，旨在更好地理解这种疾病，降低糖尿病酮症酸中毒的发生率，降低死亡率，并为寻找 T1DM 预防方法的研究工作奠定基础。事实上，这些对自然病程的研究通常会促使 T1DM 的早期诊断，并降低前瞻性随访者 DKA 的发生率[134]。最近的几项研究也表明，那些在确诊时没有经历 DKA 严重代谢紊乱的患者血糖长期控制良好[135]。

虽然糖尿病的诊断基于传统美国糖尿病学会标准[136]，但越来越清楚的是，糖尿病的实际出现通常早于症状出现数月至数年。因此，T1DM 是一种存在自身免疫的特殊生理状态，其代谢紊乱的进展和临床发作可被预测，尤其是在幼儿和青少年中。因此，青少年糖尿病研究基金会（Juvenile Diabetes Research Foundation，JDRF）、ADA 和内分泌学会发布了一份联合声明，对 T1DM 前期进行分期[137]（图 36-5）。1 期为存在两种或多种胰岛自身抗体但血糖正常（2h OGTT 糖耐量正常）。2 期为在两种或多种胰岛自身抗体阳性的同时出现血糖异常（葡萄糖耐量受损）。3 期

为患者已达到 ADA 糖尿病诊断标准。

需要明确的是，除了推荐参加临床研究外，对如何诊治胰岛自身抗体阳性者或对其进行正式"T1DM 分期"，并没有基于循证医学的建议。尽管如此，在自然病程研究中对高危患者的密切监测显著降低了诊断时 DKA 的发生率，考虑到参与临床研究对找到 T1DM 的预防方法至关重要，故应当鼓励 T1DM 患者及家庭成员积极参与其中。然而，只有在制订了有效的 T1DM 预防策略时，对所有儿童进行普遍风险筛查和 T1DM 分期的概念才会被认为是合理的。

八、预防和逆转 T1DM 的免疫疗法

20 世纪 70 年代，T1DM 是一种自身免疫性疾病得到公认，随着免疫抑制药的出现，数十年来一直致力于开展将免疫疗法作为预防 T1DM（即避免症状发作）或诊断后逆转 T1DM（通常称为干预）手段的研究。需要明确的是，阻止 T1DM 进展的研究是针对处于疾病不同风险阶段的人进行治疗，风险阶段由遗传易感性、T1DM 相关自身抗体的数量和血糖水平升高的程度等多个因素综合决定[138]。尽管对不同人群采取的方法不同，但共同的目标是防止 B 细胞功能进一步缺失。

以疾病预防或干预后残存的 C 肽水平作为评估标准，目前尚无经过证实的可在一般公共卫生条件下用于预防或逆转 T1DM 的安全有效的免疫疗法。然而，在研究领域中，以发现潜在的免疫治疗候选药物，包括用于疾病预防的口服胰岛素、GAD 疫苗等和疾病干预的抗 CD3、ATG、ATG 加粒细胞集落刺激因子、CTLA4-Ig 等[139-143]。事实上，针对 T1DM 的免疫治疗和免疫预防已完成大大小小数十项临床试验，稍后将讨论其中几个（图 36-6）。

（一）免疫抑制

最早的治疗性研究使用免疫抑制药以阻止 B 细胞破坏。对环孢素的大型干预试验表明，在新发 T1DM 受试者中使用该药物可阻止 C 肽分泌功能下降并改善代谢功能。然而，在糖尿病发作后环孢素并不能改善糖尿病状态，并且停药之后 B 细胞分泌 C 肽的保护作用很快丧失。并因联合用药不能治愈糖尿病，以及环孢素相关毒性（尤其是肾毒性和可能增加恶性肿瘤风险）而被限制使用。在后续研究中使用的其他免疫抑制药（如泼尼松和硫唑嘌呤）对疾病的干预中作用相对较小。此后，一系列药物（如抗 CD20、ATG、霉酚酸酯加 IL2 受体抗体 α- 单克隆抗体等）被认为至少部分通过免疫耗竭（一种免疫抑制形式）发挥作用，在 T1DM 的干预中的作用并不一致（图 36-6A）。从是否能保留 C 肽分泌功能、减少胰岛素使用、降低低血糖事件发生三方面作用进行评估，一些药物完全没有疗效，而另一些药物有部分疗效，即至少获得以上结果

建议命名	第 1 阶段	第 2 阶段	第 3 阶段
表型特征	B 细胞 自体免疫 血糖正常 症状前期	B 细胞 自体免疫 血糖异常 症状前期	B 细胞 自体免疫 血糖异常 临床症状期

自然历史阶段

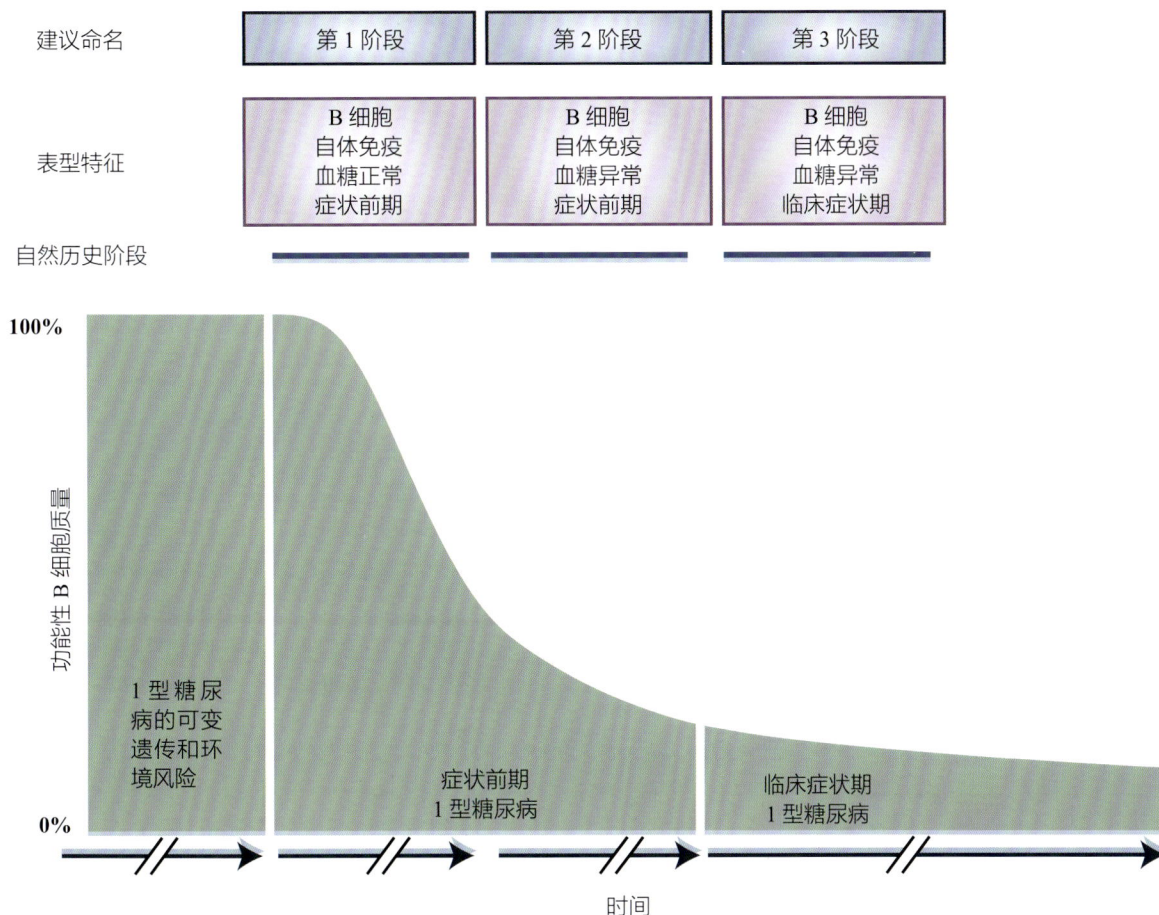

▲ 图 36-5 预 1 型糖尿病分期

引自 Insel RA, Dunne JL,Atkinson MA, et al. Staging presymptomatic type 1 diabetes:a scientific statement of JDRF, the Endocrine Society, and the American Diabetes Association.*Diabetes Care*.2015;38(10):1964-1974

中的一项，通常是 C 肽的保留。然而，即使有效，对大多数受试者而言疗效也并不持久（即疗效只能维持 6 个月～1 年）[141, 143]。重复给药后可能会延长疗效持续时间，但这种方法尚未经过验证。因此，就目前来看，虽然 T1DM 是一种免疫介导的疾病，但在临床实践中并未采用免疫抑制药进行治疗。这并不是说免疫抑制治疗法没有希望。2000 年至今，两种针对 CD3 分子的修饰抗体的相关研究已取得一些进展。

在多项 I 期和 II 期干预研究中，单一疗程的抗 CD3 治疗可改善新发 T1DM 患者在 12～24 个月内 C 肽分泌减少[141]。然而，III 期临床试验未得到临床获益，因此药物的产品化在一定程度上受到了限制。对 EB 病毒感染的激活、对 C 肽分泌保护作用的持续性、给药方案的选择进一步限制了它们的发展。因此，需继续致力于针对 CD3 抗体的治疗研究。最近的一项研究表明，短期使用 CD3 单克隆抗体替雷利珠单抗可延缓高危患者进展为临床 T1DM[144]。

（二）免疫疫苗

在一些动物模型（尤其是 NOD 鼠）中，预防

T1DM 相对容易。事实上，尽管有些过时，但一项得到广泛认可的工作记录了 200 多种此类方法[145]。免疫疫苗是在动物实验中发现得最有潜力成为预防或干预 T1DM 的治疗方式，其优势在于特异性高而风险性低（相比于免疫抑制）。免疫疫苗的基本理念是在疫苗制剂或给药途径下，诱导调节性 T 淋巴细胞可以靶向特定的 B 细胞抗原（如胰岛素、GAD），并在遇到靶抗原时产生细胞因子，并通过细胞介导的效应来抑制自身免疫和组织破坏[146]。

通过多种方式给予抗原（如口服、鼻腔、皮肤内）或使用变异抗原（如变异的多肽配体）可诱导保护性免疫反应。例如，NOD 鼠无论口服还是皮下注射胰岛素都可以预防糖尿病[147, 148]。不使用完整的胰岛素，选择胰岛素 B 链和 B 链上呈免疫显性的多肽（$B_{9\sim23}$）同样有效[149]。后者分子没有胰岛素样代谢活性，但能够激活以胰岛素为靶标的调节性 T 淋巴细胞。

为解释疫苗的作用机制，1 型糖尿病预防试验（Diabetes Prevention Trial-Type 1 Diabetes，DPT-1）对口服胰岛素和肠外低剂量胰岛素注射进行了研究（图 36-

胸腺细胞耗竭 + 免疫动员
ATG+G-CSF+雷帕霉素 + 胰岛移植 –2018
阿仑单抗 + 阿那白滞素 + 依那西普 + 利拉鲁肽 + 普乐沙福 –2021
ATG + G-CSF + 低剂量 IL2+ 依那西普 + 艾塞肽 –2021
Cytokines: 细胞因子

细胞因子
抗 IL6（西妥昔单抗）–2019
抗 IL21（NNC0114-0006）+ 利拉鲁肽 –2019
抗 IL6 受体（托珠单抗）–2020
抗 TNFα（戈利木单抗）–2019+2021
抗 IL-12/IL23（优特克单抗）+INGAP–2022
抗 IL-12/IL23（优特克单抗）–2023

T 细胞
奥特利珠单抗 –2018
IMCY-0098–2019
特普利单抗 –2022

调节性 T 细胞
IL2–2017
低剂量 rhIL2–2018
脐带血调节性 T 细胞 + 利拉鲁肽 –2019
脐带血调节性 T 细胞 –2019
CLBS03（自体体外扩增的多克隆调节性 T 细胞）–2020
CD4⁺CD127⁻-CD25⁺ 多克隆调节性 T 细胞 +IL2–2021
调节性 T 细胞 + 抗 CD20 抗体 – 不适用
低剂量 IL 2）–2023

共刺激作用
阿巴西普（CTLA4-lg）–2020

固有免疫
α₁ 抗胰蛋白酶 –2017
PGD2 受体拮抗药 MK-1092–2018
自体免疫调节树突状细胞 –2019

干细胞
间充质干细胞 –2017
干细胞教育疗法 –2019
aLD-SCs/CB-MSCs（脐带血 – 间充质干细胞）+ G-CSF（粒细胞集落刺激因子）–2019
异体间充质干细胞 –2020
具有骨髓单核细胞的异体脂肪间充质干细胞 –2020

化学疗法
伊马替尼 –2019

神经肽
P 物质 –2017

CXCR1/2 抑制剂
拉达瑞森 –2019

肠促胰岛素
艾塞那肽 –2017
沙格列汀 –2017
阿必鲁肽 –2017
维格列汀 –2017
雷帕霉素 + 维格列汀 –2019
利拉鲁肽 –2020

B 细胞应激
牛磺熊去氧胆酸（TUDCA）–2019
维拉帕米 –2019
α- 二氟甲基鸟氨酸（DFMO）–2019

维生素 D
麦角钙化醇 –2020

环境因素
益生菌 –2018
益生元纤维 –2019
GNbAC1–2019
肠道病毒疫苗接种 –2022
卡介苗接种 –2023

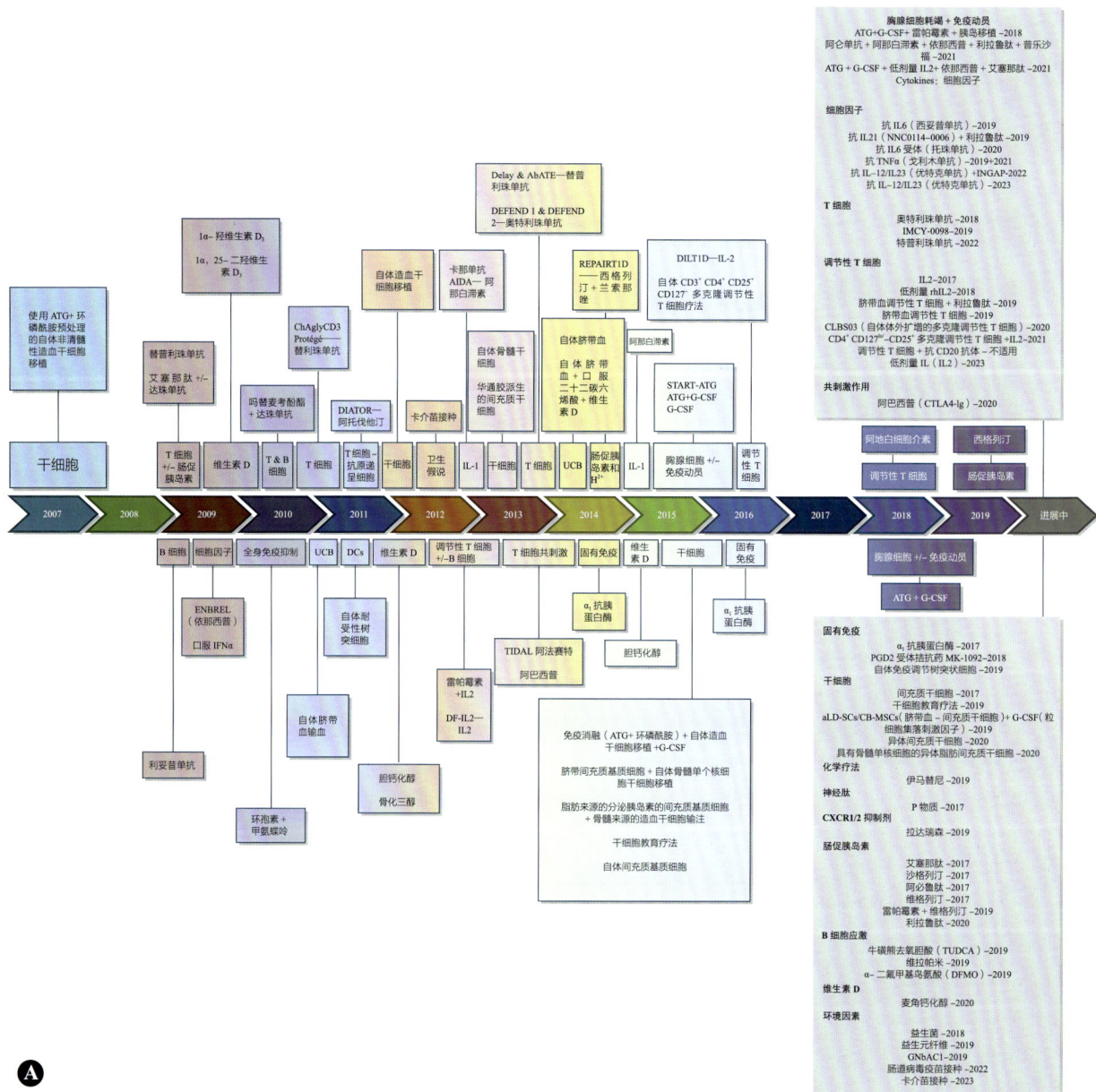

▲ 图 36-6　A.2007—2017 年的 10 年间 T1DM 临床研究重点的转变。过去 10 年中值得关注的 T1DM 临床试验的治疗药物和靶点机制 / 目标，按首次发表年份排序。目前正在进行的研究注明了预计完成的年份。B. 已完成和进行中的 T1DM 抗原特异性试验的时间轴
AIDA. 糖尿病行动试验中的抗 IL-1；APC. 抗原递呈细胞；ATG. 抗胸腺细胞球蛋白；BCG. 卡介苗；DC. 树突状细胞；DF. 剂量发现；G-CSF. 粒细胞集落刺激因子；IL. 白细胞介素；T1DM.1 型糖尿病；UCB. 脐带血 [A. 改编自 Atkinson MA，Posgai A, Wheeler DCS, Peakman M. The challenge of modulating β-cell autoimmunity in type 1 diabetes.*Lancet Diabetes Endocrinol*.2019;7(1):52-64.]

6B）。结果证实，肠外胰岛素注射并未降低糖尿病的发病风险。口服胰岛素试验在总人群中未获得阳性结果，但在入组时 IAA 水平较高的亚组中，观察到其对延缓糖尿病进展具有统计学意义[150]。尽管美国国立卫生研究院研究网站进行了一项随访调查，测试口服胰岛素预防 T1DM 的有效性，研究对象是年龄和 IAA 水平符合入组标准的特定患者，但并未发现口服胰岛素可以延缓或预防 T1DM[151]。然而，由德国研究人员牵头的一项试点试验（Pre-POINT）报道发现，给予有家族史的 T1DM 高遗传风险的儿童大剂量口服胰岛素，能够改善抗胰岛素免疫反应，同时不会诱发低血糖[152]。因此，口服胰岛素是否能减少 TIDM 的发生仍有待确定。

（三）针对 B 细胞死亡机制的靶向治疗
在 T1DM 患者的胰岛中发现的最主要的细胞是

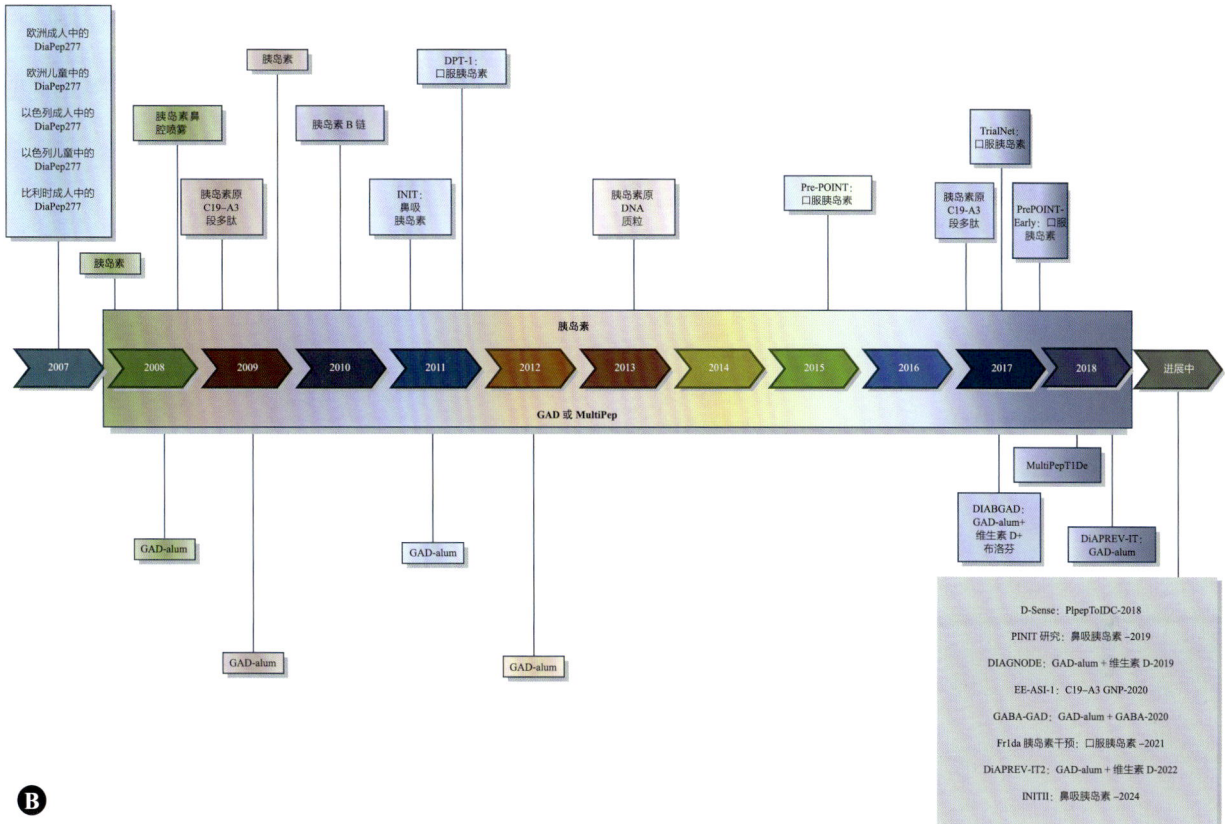

欧洲成人中的 DiaPep277
欧洲儿童中的 DiaPep277
以色列成人中的 DiaPep277
以色列儿童中的 DiaPep277
比利时成人中的 DiaPep277

胰岛素

胰岛素鼻腔喷雾

胰岛素原 C19-A3 段多肽

胰岛素

胰岛素

胰岛素B链

INIT: 鼻吸胰岛素

DPT-1: 口服胰岛素

胰岛素原 DNA 质粒

Pre-POINT: 口服胰岛素

胰岛素原 C19-A3 段多肽

TrialNet: 口服胰岛素

PrePOINT-Early: 口服胰岛素

胰岛素

GAD 或 MultiPep

2007 2008 2009 2010 2011 2012 2013 2014 2015 2016 2017 2018 进展中

MultiPepT1De

GAD-alum

GAD-alum

GAD-alum

GAD-alum

DIABGAD: GAD-alum+ 维生素 D+ 布洛芬

DiAPREV-IT: GAD-alum

D-Sense: PIpepTolDC-2018
PINIT 研究: 鼻吸胰岛素 -2019
DIAGNODE: GAD-alum + 维生素 D-2019
EE-ASI-1: C19-A3 GNP-2020
GABA-GAD: GAD-alum + GABA-2020
Fr1da 胰岛素干预: 口服胰岛素 -2021
DiAPREV-IT2: GAD-alum + 维生素 D-2022
INITII: 鼻吸胰岛素 -2024

B

▲ 图 36-6（续） **A.** 2007—2017 年的 10 年间 T1DM 临床研究重点的转变。过去 10 年中值得关注的 T1DM 临床试验的治疗药物和靶点机制 / 目标，按首次发表年份排序。目前正在进行的研究注明了预计完成的年份。**B.** 已完成和进行中的 T1DM 抗原特异性试验的时间轴

AIDA. 糖尿病行动试验中的抗 IL-1；APC. 抗原递呈细胞；ATG. 抗胸腺细胞球蛋白；BCG. 卡介苗；DC. 树突状细胞；DF. 剂量发现；G-CSF. 粒细胞集落刺激因子；IL. 白细胞介素；T1DM.1 型糖尿病；UCB. 脐带血 [A. 改编自 Atkinson MA，Posgai A，Wheeler DCS，Peakman M.The challenge of modulating β-cell autoimmunity in type 1 diabetes.*Lancet Diabetes Endocrinol.* 2019;7[1]:52-64；B. 改编自 Roep BO, Wheeler DCS, Peakman M.Antigen-based immune modulation therapy for type 1 diabetes in the era of precision medicine. *Lancet Diabetes Endocrinol.* 2019; 7(1):65-74.]

CD8[+] 细胞毒性 T 细胞，它可能参与 B 细胞杀伤，因其能够通过 MHC I 识别抗原特异性靶细胞，而 MHC I 在许多 T1DM 患者的胰岛中表达上调[39]。在治疗上，针对 CD3（替雷利珠单抗）、CD2（LFA3-Ig）和某些共刺激阻滞药可以靶向作用于适应性免疫应答中的淋巴细胞和记忆淋巴细胞[141, 153, 154]。这类新发 T1DM 药物取得了部分效果（定义为在数月至数年内保留 C 肽分泌），也表明至少在疾病后期，自身反应性淋巴细胞在 B 细胞破坏中发挥了重要作用。众所周知，炎性细胞因子也会损伤胰岛，已有一项阻断 TNF 的试验中观察到针对细胞因子的抗感染治疗可能有效[155]。这些观察结果进一步支持了联合疗法的概念。

越来越多的理念认为 T1DM 发病机制复杂，多重机制共同参与，人们越来越热衷于利用联合疗法来预防或逆转该疾病。例如，免疫干预联合用药包括诱导药物，如炎症靶向药物、记忆 T/B 细胞靶向药物，以及维持药物，如诱导抗原对 B 细胞耐受性的药物。与

此同时，新兴数据支持 B 细胞应激和功能丧失在促进 T1DM 进展中发挥重要作用；因此，联合疗法中可考虑加用稳定并维持 B 细胞活性和功能的药物[156]。

九、胰腺和胰岛细胞移植

对需要肾脏移植的患者进行胰腺联合移植是一项可被接受的临床操作，但由于各种原因，特别是器官供体的短缺，这种手术仍然相对罕见。肾移植患者需接受免疫抑制药治疗，考虑到肾移植排斥反应临床监测指标的性质（如肌酐、白蛋白），应谨慎（即个性化）给药以获得最佳护理。几项研究表明，与单纯胰腺移植相比，胰腺和肾脏联合移植可改善胰腺移植的效果[157]。事实上，无肾移植而单独进行胰腺移植存在很大争议。如果胰腺移植成功，大多数患者的高血糖症会立即逆转，越来越多的证据表明其长期预后也会得到改善。然而，手术创伤较大且移植相关潜在并发症较多。可能出于这些原因，加上糖尿病管理的改善

（从而减少了包括肾衰竭在内的长期并发症），该手术约在 21 世纪 00 年代中后期达到顶峰，此后美国的手术量有所下降[158]。

除了胰腺移植治疗外，更多的研究集中于胰腺排斥的机制，以了解它可能揭示的 T1DM 的免疫机制。在这方面，在接受胰腺移植的 T1DM 患者中，糖尿病（即反复需要外源性胰岛素替代治疗）可能复发，其原因被认为是复发性自身免疫（典型表现为 T1DM 相关自身抗体一旦转阴又会复阳）或更常见的同种异体移植排斥反应[159]。很难监测和确定这两种形式的胰岛破坏哪一种是随着高血糖的进展而发生的，目前还没有具体的治疗方法可以区分这两种情况，但至少有一项研究为移植排斥反应前复发性自身免疫诱导胰岛自身抗体产生提供了证据[160]。

关于胰岛（相对于胰腺）移植，自 20 世纪 60 年代后期出现从全胰腺中分离胰岛的早期开创性方法以来，对该操作的治疗期望值一直很高。事实上，对胰腺炎患者进行胰岛自体移植后，大多数患者可以不再依赖胰岛素治疗并维持这种状态[161]。然而，直到 21 世纪初，加拿大埃德蒙顿的一个研究组才通过精确的胰岛分离技术，从多个胰腺中获得胰岛并进行移植，避免了类固醇的使用，并应用了包含雷帕霉素在内的免疫抑制方案，从而改善了 T1DM 患者的预后。该埃德蒙顿方案随后在北美和欧洲的一些中心进行了验证。结果表明，许多中心尽管成功率存在差异，但胰岛细胞移植被证明是有效的（即 1 年不依赖胰岛素治疗率约 60%），尤其对于想实现长期预防严重低血糖发作的严重低血糖症患者。对于大多数实现胰岛素非依赖性治疗的患者，2 年内需重新开始低剂量胰岛素治疗，到 5 年胰岛细胞移植的效果将会减弱[162]。即使有这些积极结果，但来自尸体供体的可用于移植的胰岛数量非常有限，并且所用药物的毒性作用可能大于真正的获益，除了那些最容易出现疾病相关并发症（如严重的复发性低血糖症）患者外。为了在不进行长期免疫抑制的情况下实现免疫耐受，进一步研究必不可少，对于异种移植的研究也是如此。

大有前景的疗法是使用由干细胞分化而来的胰岛 B 细胞（即葡萄糖刺激可产生胰岛素的），干细胞可以是胚胎干细胞或由源自各种组织的多能细胞诱导产生的干细胞。此外，使用包裹性材料或生物合成膜来保护移植的胰岛，结合长期连续血糖监测使用的增加，以及胰岛素给药方式的改进（如类似物、泵）或辅助药物的联合治疗，必然大会提高对胰岛和胰腺移植风险和收益的考量标准。

干细胞或异种胰岛细胞移植

T1DM 患者通过全胰腺移植或胰岛细胞移植进行 B 细胞替代，以改善代谢控制，避免使用外源性胰岛素替代治疗。因此，尽管全胰腺和胰岛细胞移植的技术成熟且有效，但器官供体的短缺、免疫抑制相关并发症严重限制了它的广泛应用[163]。因此，在过去 10 年中，大量研究工作已经延伸到开发可持续的"替代性"胰岛素生产细胞（如异种胰岛、诱导多能干细胞、胎儿干细胞等）来源及其方法学（如基因改造、封装）研究上，旨在使用此类细胞以改善治疗结果[164, 165]。重要的是，基于工程和（或）基因改造的系统已被提出以避免与 T1DM 和（或）同种异体细胞使用相关的异常和有害的免疫反应[166]。

事实上，无论是诱导的多能干细胞还是胚胎干细胞，从人类干细胞群中产生 B 细胞等效物（即葡萄糖反应性产胰岛素细胞）已经在短时间内取得了显著进展[167]。异种基因产物（如猪胰岛）虽然仍是一种潜在的治疗选择，但出于各种技术挑战，以及对安全性的担忧，目前不如干细胞被广为接受[168]。

干细胞疗法作为 T1DM 的一种治疗方法，很大程度上源于一种在实验室环境下设计的治疗策略，即重现胰岛细胞发育途径，同时能够产生葡萄糖刺激后胰岛素分泌的单激素阳性 B 细胞[169]。此项研究进展显著，已经计划进行临床试验，包括使用干细胞衍生的能够发育成为功能性 B 细胞和胰岛细胞的胰腺祖细胞[170]。

尽管干细胞作为临床治疗的前景被看好，但仍然存在一系列问题/限制。首先，作为干细胞发育的原代 B 细胞在自然环境中并不是孤立存在的（即单独存在 B 细胞），而是存在于由胰腺朗格汉斯岛组成的异质三维结构中。因此，在缺乏完整胰岛细胞（即 α、β、δ、胰多肽）（第 33 章）的情况下必须考虑将细胞疗法的概念继续向前推进，尤其是在激素负反馈调节的方面。此外，必须继续认真思考如何基于环境避免对目标组织的攻击（自身免疫和同种免疫）。为此，应做到以下几点以达到以上目的：①提供生物相容性；②有充足的血供，能够保证细胞存活和功能性 B 细胞群维持血糖正常的能力；③防止致敏和免疫保护；④捕获潜在的致癌细胞；⑤允许胰岛素对刺激和抑制因素做出快速反应以改变葡萄糖浓度[166]。

十、与胰岛素 / 胰岛素受体免疫相关的疾病

（一）胰岛素自身免疫综合征

胰岛素自身免疫综合征，也称为平田综合征，罕见且通常与低血糖相关[171]。在没有接受外源性胰岛素治疗时，这些患者有极高浓度的可与胰岛素反应的自身抗体。人们认为，与自身抗体结合的胰岛素的不适当（即不受整体血糖水平调节）释放会导致低血糖症。有趣的是，由于未知原因，该病在亚裔人群中最为常见[172]。在 50 名患有该综合征并携带典型多克隆胰岛素自身抗体的日本患者中，96% 携带 HLA-DR4 等位基因，84% 携带 DRB1*04:06 等位基因。与此相

反，携带单克隆自身抗体的患者没有明显的 HLA 相关性[173]。大多数患者的发病与应用含巯基药物有关，尤其是甲巯咪唑和 α- 硫辛酸[174]。治疗方案包括停用这些药物，停药后 75% 以上患者的病情可以得到缓解。

（二）胰岛素过敏

在 T1DM 的治疗中，对外源性胰岛素的轻度免疫反应并不罕见。事实上，基本所有接受重组人胰岛素治疗的患者都会产生抗胰岛素抗体[175]。这些抗体的水平在体内相对较低，并且大多不会干扰胰岛素治疗。多数研究表明，胰岛素抗体的存在与 T1DM 并发症（如视网膜病变、神经病变等）之间没有关系[175]，但有报道称胰岛素抗体与巨大胎儿有关[176]。随着采用重组人胰岛素替代动物胰岛素，因胰岛素产生的免疫反应症状如速发型超敏反应、迟发型超敏反应、脂肪萎缩和脂肪肥大等已经减少。

虽然并不常见，但变态反应也可发生在胰岛素类似物、重组人胰岛素的修饰物上。更常见的是对润滑剂、防腐剂、塑料瓶、塞子、注射器和针头过敏。针对此类情况的常规治疗方案包括更换胰岛素的注射剂型，应用口服抗组胺药或局部肥大细胞稳定剂来减轻免疫球蛋白 E 介导的局部反应，随后进行胰岛素脱敏或在注射的胰岛素中加入少量糖皮质激素以治疗局部迟发型超敏反应[177,178]。

（三）胰岛素受体自身抗体

胰岛素受体自身抗体（B 型胰岛素抵抗）与低血糖、高分解代谢、严重的黑棘皮病和胰岛素抵抗有关。似乎胰岛素受体自身抗体既可以表现为拮抗作用也可表现为激动作用。这种综合征非常罕见，通常与非器官特异性自身免疫有关，其治疗包括应用各种形式的免疫抑制药 [如利妥昔单抗（抗 CD20）、类固醇、静脉内免疫球蛋白、环磷酰胺等]，但效果不一[179]。

十一、临床表现

T1DM 发病的高峰年龄在青春期，小高峰在 5—7 岁。症状和体征与高血糖的存在及其对水、电解质平衡的影响有关，包括多饮、多食、多尿、烦渴、体重减轻和视物模糊[9]。因为感染可能已经存在或先于始发症状，所以可能出现感染症状，如发热、喉痛、咳嗽或排尿困难。特别是儿童患者，其症状在短时间内出现，所以家人能够确定其发病日期。而在 T1DM 老年患者中，症状的发作可能会潜伏数月，许多患者在此无症状期经过筛查被错误地诊断为 T2DM。

与 DKA 相关的 T1DM 的发病并不罕见，患者也会出现与这种糖尿病急性代谢并发症相关的其他症状，包括腹痛、恶心和呕吐。如果长时间未经治疗，还可表现出不同程度的意识障碍，从轻微的疲倦到严重的嗜睡，甚至可能导致昏迷。

实验室检查

T1DM 出现时血浆葡萄糖水平升高，通常在 300～500mg/dl（16.7～27.8mmol/L）。若临床表现不复杂，则水电解质可能完全正常。然而，如果存在 DKA，检测结果将表现为酸中毒和严重脱水。

就诊时，C 肽水平（胰岛素分泌的替代标志物）通常处于正常低值范围，并随着时间的推移而下降。然而，在糖尿病的整个自然病程中都可以检测到残留的 C 肽。在标准实验室中，大约 98% 的患者在诊断时存在胰岛自身抗体，但大多数商业性的实验室既不提供全部抗体谱的检测，也不提供同等敏感或特异性的抗体检测，从而导致假阴性和假阳性结果。此外，抗体滴度会随着时间的推移而降低，但这在某些种族中可能并不常见[180]。

十二、治疗

（一）T1DM 管理原则

基于对 T1DM 自身免疫特性的认知，该疾病虽然仍无法治愈但是可以控制。糖尿病管理需要糖尿病患者、家庭成员和多学科医疗保健团队的共同努力。管理的重点可因发病年龄、并发症伴随情况、所处生命周期的不同阶段而有所侧重，如幼儿期、青春期和青年期到成年期和中年期的过渡阶段，以及最后的晚年期。尽管儿童青少年是 T1DM 的好发人群[181]，但越来越多的 T1DM 在成年期被诊断[182]。残存的胰岛 B 细胞功能随发病年龄的增加而增加[183]。尽管如此，任何发病年龄的 T1DM 患者都需要通过注射或持续皮下胰岛素输注（continuous subcutaneous insulin infusion, CSII）给予外源性胰岛素治疗；需要注意饮食，特别是导致血糖升高的主要成分糖类的摄入；增加血糖监测频率，包括用血糖仪进行自我血糖监测，或用 CGM 进行动态血糖监测；制订一个兼具治疗性和娱乐性的锻炼计划。这些管理措施需要贯穿于 T1DM 的整个病程之中。

科学的管理计划需要多学科治疗团队参与，该团队应当由受过特定培训并对糖尿病感兴趣的内分泌学家或专科医师、经过认证的糖尿病教育者、营养师、具有糖尿病行为健康专业知识的心理健康专业人员（社会工作者或心理学家）组成。其他团队成员可以包括运动生理学家、眼科医生或具有糖尿病专业知识的验光师、足病专家、肾病专家等。最重要的是，应保证所有年龄的 T1DM 患者在出现严重低血糖或 DKA 等急性并发症时，能够通过紧急联系电话与健康保健人员保持联系。

糖尿病的随访频率取决于发病年龄、病程长短和并发症情况。当患者诊断为 T1DM 时，如果电解质平衡且没有酸中毒，则适合在门诊进行胰岛素治疗。初次随访通常需要连续 2～3 天的多学科随访，然后在

2~3 周内进行随访，接着在 1~2 个月后进行随访。此后，糖尿病随访护理通常每季度进行一次，尤其是在需要监测生长发育的儿童时期。每季度随访时应获取身高、体重及生命体征，儿童患者应至少每年进行一次 Tanner 分期。同样，在每次随访时都应获取体重和生命体征，并且及时筛查并发症和心血管危险因素。

在儿童时期，最初的管理教育是针对父母/监护人的，而以家庭为基础的护理方法则要持续整个青春期[184, 185]。随着儿童年龄的增长，糖尿病管理的任务和医疗服务的提供逐渐转移到患者自己身上，但是考虑到许多日常治疗需求和先进糖尿病技术的细微差别，任何年龄阶段的 T1DM 都不应当是患者独自面对疾病。在成年期，根据所有新诊断为 T1DM 的患者所需的就诊频率，根据血糖目标的达到情况和并发症的存在情况，应当每 3~6 个月进行一次随访[180, 186, 187]。

对糖尿病患者及其家庭成员等所有利益攸关方的糖尿病教育应以个体适合性的方式进行，以确保所有参与护理的人都能够充分理解。糖尿病管理还应根据患者自身的需要和要求量身定制，以创造个性化的护理方法。因此，协作护理模式允许患者在各种胰岛素输注方式中做出最佳选择，从简单的每天 2 次注射方案到更复杂的使用 CSII 和 CGM 的半自动化胰岛素输注方式。在疾病的不同发展阶段对管理方法重新评估十分重要，特别是在青春期，此时的生理性胰岛素抵抗和社会心理动荡可能导致胰岛素需求增加和血糖控制恶化[188, 189]。同样，成人的需求改变也需要医疗服务提供者对个人的偏好给予同等关注。

（二）血糖目标

个体化治疗的基本方法基于实现血糖达标的治疗目标。糖尿病控制和并发症研究是一项随机临床试验，奠定了强化胰岛素治疗作为治疗标准的基础[190]。在 DCCT 中，在 1441 名 13—39 岁的确诊 T1DM 患者中进行了强化胰岛素治疗与常规胰岛素治疗的比较。强化胰岛素治疗由基础注射疗法或 CSII 的生理性胰岛素替代组成；常规治疗包括每天注射 1~2 次胰岛素。值得注意的是，在进行该临床试验时，没有速效或长效胰岛素类似物；只有短效和中效胰岛素制剂可用。

强化胰岛素治疗的血糖控制优于常规胰岛素治疗，强化治疗组的 HbA1c 水平比常规治疗组低约 2%，中位数分别为 7% 和 9%[190]。与常规治疗组相比，强化治疗组的微血管并发症发生率降低了 35%~76%，包括视网膜病变、肾病和神经病变。在随后 20~25 年的 DCCT 观察性随访研究、糖尿病干预并发症流行病学（Epidemiology of Diabetes Interventions and Complications，EDIC）研究中，与常规治疗组相比，强化治疗组继续显示出微血管和大血管并发症的发生风险降低，以及总死亡率降低，主要归因于 DCCT 期间血糖控制的差异[191-196]。这些发现有助于在如今实践中的血糖达标管理。

血糖控制目标主要指 HbA1c 水平，尤其 DCCT 和 EDIC 研究证实并发症风险与 HbA1c 水平相关[197]。各国和国际专业组织均制订了 HbA1c 控制目标。ADA 建议成年人的 HbA1c 水平低于 7%，年幼儿童和青少年的 HbA1c 水平低于 7.5%；此外，应每季度定期监测 HbA1c 水平[180, 186, 187]。

2014 年之前，因担心幼儿严重反复性低血糖会导致神经认知损害，ADA 指南制订的儿童糖尿病 HbA1c 控制目标较高，6 岁以下儿童低于 8.5%，6—12 岁儿童低于 8%，而 13—19 岁儿童的目标低于 7.5%[198, 199]。早期数据表明，低血糖引起的神经认知损害发生在现代胰岛素和生理性胰岛素替代之前的时代。最近的数据表明，强化胰岛素治疗不会给 T1DM 幼儿的神经认知功能带来额外的风险[200, 201]。其他基于脑白质的 MRI 变化研究表明，高血糖和血糖变异性可能会引起神经认知功能不良的短期结局，以及增加中枢神经系统发育异常的风险[202-205]。

考虑到高血糖对中枢神经系统风险的最新数据，以及可最低限度降低年轻 T1DM 低血糖风险的管理工具的使用，一些专业组织已经降低了 HbA1c 控制目标，包括国际儿科和青少年糖尿病协会（International Society for Pediatric and Adolescent Diabetes，ISPAD）和英国国家健康与临床卓越研究所指南（National Institute for Health and Clinical Excellence Guidelines in the United Kingdom，NIH EGUK）。ISPAD 现在建议 HbA1c 控制目标应低于 7%，而英国国家健康与临床卓越研究所（National Institute for Health and Clinical Excellence，NIHCE）建议 HbA1c 控制目标应低于 6.5% 或更低[206]。同样，对于成年人，AACE 建议 HbA1c 控制目标应低于 6.5% 或更低[207]。

尽管近年来 HbA1c 控制目标逐渐趋向严格，但 ADA 和其他组织强调了血糖管理目标的个体化要求。任一糖尿病患者个体的 HbA1c 目标都需要考虑他或她严重低血糖和高血糖的发生风险，并考虑到可能影响寿命的并发症情况。例如，现在 ADA 为有严重低血糖病史、预期寿命有限或晚期并发症的患者提出了低于 8% 或以上的 HbA1c 控制目标，而为没有低血糖风险的患者提出了低于 6.5% 的更严格的 HbA1c 目标[187]。ISPAD 还考虑为世界上可能无法获得先进的糖尿病疗法和技术以降低严重低血糖风险的地区提出较为宽松的目标[206]。因此，个性化的血糖控制目标是根据个人需求和严重低血糖风险的考虑量身定制的（见第 38 章）。

（三）生活方式管理：营养与运动

生活方式管理是 T1DM 治疗的主要组成部分。注意营养和运动是血糖管理、整体健康和心血管疾病预防的基础。有必要向糖尿病患者、糖尿病儿童和青少年患者的家庭成员提供有关生活方式管理的教育，尤其在现如今儿童和成人超重/肥胖的全球性高流行率情况下[208, 209]。总体而言，所有的饮食和运动建议都是个性化的，以满足患者和家属的需求。这些知识领域涉及糖尿病自我管理教育和支持，应在诊断时开始，随着病程延长和糖尿病患者需求的变化而改进。

（四）医学营养疗法

医学营养疗法针对糖尿病的特定问题，如与食物中的糖类含量有关的问题，以限制餐后的血糖波动，以及维持儿童人群正常生长和避免在整个生命周期中体重过度增加的方法。营养教育通常由注册营养师在诊断时的初始教育之后每年提供一次，包括个人和家庭的饮食选择、食物偏好随时间的变化、获取食物的困难、进餐时间表、运动模式、生长发育、体重状况、心血管危险因素，以及对饮食失调行为的关注。

对于成长中的糖尿病儿童，提供足够的热量以维持正常的生长发育是最基本的。如今，体重过低在患有 T1DM 的青年中很少发生。事实上，1/3 的 T1DM 儿科患者超重或肥胖[210-212]。成人 T1DM 患者的饮食处方也应考虑体重状况，考虑到 T1DM 患者中超重和肥胖率的增加（高达 50%）[213]，以及在 T1DM 中体重增加与心血管风险的关联[214]。

营养教育强调食物如何影响血糖的变化，如何通过饮食帮助实现血糖控制目标，以及通过饮食方法避免运动引起的低血糖和高血糖。营养教育注重糖尿病患者及其家庭成员的计算能力、读写能力和自我管理能力。总之，坚持营养管理有利于 T1DM 青年更好的血糖控制[215]。

一般营养学的原则包括关注天然食物和大量营养素的标准组成，其中约 50% 的能量摄入为糖类，20% 为蛋白质，30% 为脂肪。脂肪的能量摄入应当包括低于 10% 的饱和脂，低于 10% 的多不饱和脂肪和超过 10% 的单不饱和脂肪。应该尽量保证每天 5 个食物交换份的水果和蔬菜。通常，患有糖尿病的年轻人在父母的支持下，可能会选择吃不太健康的食物，如具有糖类含量标签的预包装食品，而不是水果或蔬菜[216]。营养教育遵循专业组织发布的指南，如 ADA[187] 和 ISPAD[217]。应该避免极低糖类饮食，因为这样的饮食可能会导致血脂水平升高，并可能存在酮症的风险，尤其是在胰岛素剂量减少、饮食行为紊乱或使用了目前尚未被批准用于 T1DM 患者的 SGLT2 类口服药物的患者。

营养教育的主要重点是糖类计数，因为糖类对血糖波动的影响最大。所谓的糖类计数可以通过增加食物选择的广泛性提供灵活的饮食管理。通过糖类计数方法，还可以根据食物摄入量计算获得相应的胰岛素使用剂量。当计算能力不足时，经验性的糖类摄入量估计就足够了。事实上，之前的研究已经表明准确地进行糖类计数的是没有必要的，因为低估或高估 5～7g 或 ±15% 的糖类含量，均不会导致显著的低血糖或高血糖[218, 219]。此外，糖类计数的持续性比精确性更重要，因为前者与更好的血糖控制有关[220]。

另有研究指出，需考虑蛋白质和脂肪的摄入对血糖波动的影响。在掌握了糖类计数之后，进阶的高级营养教育可以包括与膳食组成成分、糖类质量（升糖指数）、蛋白质和脂肪对血糖波动的影响等有关的问题。考虑到含有大量蛋白质和脂肪的饮食可以延迟胃排空和随后的餐后血糖波动，营养教育可以包括优化的胰岛素输注方式。例如，可以使用 CSII 的方波（或扩展波）推注或双波（或组合波）推注功能，或者可以将注射的胰岛素剂量分成间隔时间为 60～90min 的两次注射。

（五）体育活动和锻炼

体育活动对糖尿病患者和非糖尿病患者都很重要。体育锻炼可以强健身体、增强力量、控制体重、帮助社交、增强自尊和控制血管风险因素。运动是糖尿病管理的关键组成部分。因运动会导致低血糖和高血糖，故了解运动如何影响血糖波动是十分重要的。对于青少年来说，建议包括每天 60min 或以上的体育活动，其中应包括每周 3 天及以上的肌肉和骨骼强化训练[224]。对成年人的建议包括每周至少 150min 的中等强度有氧运动或 75min 的高强度有氧运动，以及每周 2 天及以上的肌肉强化训练[225]。患有糖尿病的成年人及少数糖尿病儿科患者，在开始锻炼计划之前应获得医疗许可，以评估是否存在可能限制参加运动的合并症情况或糖尿病并发症，如既往未确诊的冠心病。

运动通过上调各种激素（胰岛素、胰高血糖素、儿茶酚胺和糖皮质激素）来影响能量代谢，运动对代谢的影响因活动的类型、强度和持续时间而异[226, 227]。在具有包括功能正常的胰岛 B 细胞在内的全部胰岛细胞的情况下，身体通过平衡葡萄糖摄取和肝脏葡萄糖产生来维持运动期间的正常血糖。T1DM 使用外源性胰岛素治疗后注定不会减少内源性胰岛素的产生；因此，循环胰岛素可通过抑制肝脏葡萄糖产生和促进运动相关的葡萄糖摄取，从而导致低血糖发生。另外，对于 T1DM 患者，高强度运动（如短跑或阻力训练）可能会导致高血糖，因为高强度运动会刺激反调节激素释放，从而导致循环胰岛素不足，进而增加肝脏葡萄糖生成并抑制骨骼肌葡萄糖摄取。

一般来说，大多数 T1DM 患者及其家庭成员更担心运动诱发的低血糖。此外，他们经常对运动时出现的高血糖症状感到沮丧和困惑。低血糖可能会在运动中和运动后立即发生，并在运动后 7～11h 再次发生，这就是所谓的运动滞后效应。后一种现象在胰岛素钳夹试验中得到了证实[228]，这可能是由胰岛素敏感性增强、对抗调节激素释放减弱、运动后肝脏和骨骼肌为补充糖原储备而增加葡萄糖摄取所致。糖尿病患者在下午晚些时候或晚上运动后，通常会发生滞后的夜间低血糖风险，这引起了患者及家庭成员的特别关注。对于一些 T1DM 患者，由于睡眠时反应钝化、早发性低血糖和自主神经功能衰竭，可导致反调节激素反应的额外损伤[229-231]。因此，与运动相关的低血糖、对低血糖的恐惧会使患者减少运动。幸运的是，在通过运动控制血糖的同时，有一些方法可以限制与运动相关的低血糖和高血糖的风险。对于更深入的讨论，可参考最近出版的运动管理指南[226, 227, 232]。

为了预防低血糖，患者应当在血糖水平 100mg/dl（5.6mmol/L）或以上时开始运动，并在运动期间和（或）之后根据计划运动的持续时间和强度摄入糖类。当运动持续 40min 或更长时间时，可以考虑每运动 1min 提供 0.25g 至高达 1.00g 的糖类，并基于体型（幼儿或儿童）、他或她的需求和过去的经验个体化地进行调整。补充的糖类可以通过增加食物摄入量来提供，或者可以通过减少胰岛素剂量来预防运动相关性低血糖，在计划运动开始前 2h 内的任何一餐或零食前，将餐时胰岛素剂量减少大约 50%，这对于控制体重来说可能比增加糖类的摄入更可取。对于使用 CSII 的患者，可以在运动时将基础速率降低约 50%，甚或根据患者的需要暂停 1～2h[233]。为了控制运动后的滞后效应或迟发低血糖风险，使用 CSII 治疗患者可将睡前 6h 的基础胰岛素剂量降低约 20%，或降低睡前长效胰岛素剂量约 20%[234]。尽管有这些胰岛素剂量调整策略，但是为了保证运动安全，确保有可供摄入的糖类补充、持续或频繁地血糖监测依然仍然十分重要。

为了防止运动引起的严重高血糖和酮症，当患者处于胰岛素缺乏状态下，避免运动十分重要。糖尿病患者应仅在感觉良好且没有明显酮症（定义为尿酮体过多或血 β- 羟丁酸水平达到 1.5mmol/L 或以上）时进行锻炼[226, 227, 232]。在严重高血糖 [定义为葡萄糖水平达到 350mg/dl（19.4mmol/L）或以上] 时推迟剧烈运动，直到使用胰岛素纠正高血糖后。

运动教育可以帮助减少运动引起的低血糖和高血糖影响。如果条件允许，运动生理学家可以增加运动管理方面的训练，这对竞技运动员来说尤其重要。

（六）胰岛素治疗

1. 背景 正常生理性的胰岛素分泌模式为禁食和夜间胰岛素分泌水平较低，在食物摄入、压力和某些药物治疗后胰岛素分泌水平迅速增加。低水平的基础胰岛素分泌对于满足基础代谢需求、抑制脂肪分解、平衡大脑等器官对葡萄糖的利用和肝葡萄糖产生是必要的[235]。响应高血糖水平的胰岛素分泌增加促进

了细胞对葡萄糖的摄取，并抑制了肝葡萄糖产生。通常，这是通过胰岛素分泌的第一时相来实现，随后胰岛素分泌第二时相进入门静脉循环。T1DM 患者的胰岛素治疗目标是模拟生理性胰岛素分泌模式，但这种双相胰岛素释放难以复制[235]。幸运的是，随着药理学和胰岛素给药的不断改进，糖尿病患者达到合理的胰岛素水平越来越有可能。1921 年，动物胰岛素的发现和初步分离使 T1DM 患者的治疗成为可能。在 20 世纪 40 年代末，普通动物胰岛素与鱼精蛋白胰岛素联合使用以延缓吸收并增加作用持续时间。1977 年，重组 DNA 技术使合成和纯化"人"胰岛素成为可能。这一重大突破促使了胰岛素的大规模生产，也减少了胰岛素抗体和胰岛素过敏的发生。在这一进展之后，通过胰岛素分子的生化修饰改变胰岛素的作用，产生了胰岛素类似物。

1993 年，DCCT 证实了在以达到接近正常血糖水平为目标的强化胰岛素治疗的患者中，微血管和大血管并发症的发生和进展风险、全因死亡率降低[190, 191]。在 DCCT 中，强化胰岛素治疗与严重低血糖的高发生率相关（强化胰岛素治疗组每 100 个患者年为 62 次）；这在一定程度上与使用旧的非胰岛素类似物制剂有关[190]。20 世纪 90 年代的速效胰岛素类似物和 21 世纪初的长效（基础）胰岛素类似物的后续发展进一步改善了糖尿病的治疗，降低了 T1DM 患者的低血糖发生率，同时减少了体重增长，改善了血糖的控制[236-238]。

2. 胰岛素制剂 市售胰岛素制剂见表 36-6，它们的起效时间、达峰时间和作用持续时间各不相同。典型的胰岛素制剂浓度为 U-100（每毫升 100U 胰岛素）；但也有浓度更高的制剂，如 U-200 德谷胰岛素（诺和诺德 Tresiba pen）、U-300 甘精胰岛素（赛诺菲 Toujeo pen）、U-200 赖脯胰岛素（Humalog U-200 KwikPen）和 U-500 普通人胰岛素（礼来 Humulin pen or vial）。这些浓缩胰岛素制剂更常用于 T2DM 患者，但对一些有胰岛素抵抗需要注射大剂量胰岛素的 T1DM 患者也有效[239]。对需要小剂量胰岛素（如 <0.5U 推注剂量）的幼儿，经儿童糖尿病护理团队的教育，可将速效胰岛素稀释至通常浓度的 1/10（10U/ml，通常称为 U-10）或其他浓度（U-50、U-25）；稀释的胰岛素可由处方药房或患儿家人使用胰岛素制造商提供的稀释剂制备。

胰岛素可以装在小瓶中通过注射器或连续输注泵给药，或者通过胰岛素笔进行给药。此外，还有吸入性速效胰岛素，已证实其平均 HbA1c 变化与门冬胰岛素相比呈非劣效，但与吸入性胰岛素治疗组相比，门冬胰岛素治疗组患者的 HbA1c 达标率更高，即治疗后 HbA1c 低于 7% 的患者更多（31% vs. 18%）[240]；剂量增加的有限性始终是吸入胰岛素治疗的一个瓶颈。

表36-6 胰岛素类型和作用简介			
胰岛素制剂	作用开始	作用峰值	持续时间
速效 门冬胰岛素 [诺和锐（Novo Nordisk,Princeton，NJ）]	10～30min	30～180min	3～5h
赖脯胰岛素 [优泌乐 U-100(Eli Lilly,Indianapoils,IN)，优泌乐 U-200（Eli Lilly，Indianapoils，IN），Admelog（Sanofi，Bridgewater，NJ）]			
赖谷胰岛素 [艾倍得（Sanofi,Bridgewater，NJ）]			
门冬胰岛素 [Fiasp（Novo Nordisk，Princeton，NJ）]	2.5min	40～50min	
人胰岛 [Afrezza（MannKind，Westlake Village，CA）] 吸入式粉末剂	12min	35～50min	1.5～3h
短效 普通胰岛素 U-100 [优泌林 R U-100（Eli Lilly，Indianapolis，IN）]	30～60min	2～4h	U-100：长达 10h
普通胰岛素 U-100 [诺和灵（Novo Nordisk，Princeton，NJ）]			U-500: 长达 24h
普通胰岛素 U-500（优泌林 U-500）			
中效 中性鱼精蛋白锌胰岛素（优泌林 N）	2～4h	4～8h	12～18h
NPH（Novolin N）中性鱼精蛋白锌胰岛素（诺和灵 N）			
长效 地特胰岛素 [Levemir（Novo Nordisk，Princeton，NJ）]	2～4h	极少	地特胰岛素：12～24h
甘精胰岛素 [来得时（Sanofi，Bridgewater，NJ），Basaglar（Eli Lilly，Indianapoils，IN），Toujeo U-300（Sanofi，Bridgewater，NJ）]			甘精胰岛素：长达 24h
德谷胰岛素 [Tresiba U-100（Novo Nordisk，Princeton，NJ），Tresiba U-200]			德谷胰岛素：长达 48h
预混 70/30（中性鱼精蛋白锌胰岛素 / 门冬胰岛素）（诺和锐 70/30）	5～60min	双重峰值	12～18h
70/30 中性鱼精蛋白锌胰岛素 / 普通胰岛素（优泌林 70/30）			
75/25（中性鱼精蛋白锌胰岛素 / 赖脯胰岛素）（优泌乐 75/25）			
50/50（中性鱼精蛋白锌胰岛素 / 赖脯胰岛素）（优泌乐 50/50）（其他组合可能在欧洲有售）			

根据 DCCT 的结果，强化胰岛素治疗是 T1DM 的标准治疗，可以通过每天多次胰岛素注射（multiple daily injections, MDI）或胰岛素泵来实现。在 MDI 和胰岛素泵治疗中，速效胰岛素在餐时给药，并可补追以纠正高血糖（应间隔 2～3h 以上），而作为基础胰岛素，可通过长效胰岛素每天给药 1 次或 2 次或通过胰岛素泵基础速率输注。一小部分患者和家庭需要简化的胰岛素治疗方案，而不是强化胰岛素治疗。

3. 初诊 T1DM 的初始管理 对于初诊的糖尿病患儿，初始管理包括通过口服或静脉输液补液水纠正水电解质失衡，给予胰岛素以阻止脂肪分解和逆转肝糖异生、酮体生成，以及开始进行糖尿病教育。根据患者的年龄、临床表现的严重程度、家庭因素、糖尿病相关资源的可获得性等因素，初始管理可能在重症监护病房、住院病房或门诊进行。T1DM 常以 DKA 为初发表现。

4. 胰岛素治疗的开始 对于那些非 DKA 起病的患者，应在确诊糖尿病后立即启用皮下胰岛素治疗。对于那些出现 DKA 的患者，皮下注射胰岛素应从 DKA 消退后 [pH≥7.3，CO_2≥18mEq/L（18mmol/L），阴离子间隙正常]，并在 DKA 消退后的首次进餐时开始。确定合适的胰岛素起始剂量必须考虑患者的体重、年龄、青春期状态和 DKA 病史。对于不肥胖且没有出现 DKA 的年幼儿童和青春期后成年人，常规的起始剂量为每天 0.3～0.5U/kg。肥胖患者、青春期儿童或出现 DKA 后的患者则需要更高的剂量，因此青春期肥胖儿童和 DKA 消退后患者，可接受每天 1U/kg 的起始剂量。胰岛素的每天总剂量（total daily dose，TDD）通常以 MDI 的分割方案给予，其中约 50% 的 TDD 作为基础胰岛素的每天一次剂量给予。

5. 胰岛素剂量的确定 基础 - 餐时胰岛素治疗方案需要根据餐前血糖水平和拟摄入的糖类量，计算每餐适当的餐前胰岛素推注量。为计算餐前推注量，需先获得患者个体化的胰岛素与糖类的比值，然后计算获得对应饮食中糖类量的胰岛素剂量。糖类系数是 1U 胰岛素所对应的糖类克数（大约 450 除以每天总胰岛素剂量）。使用患者个体化的校正因子（有时也称为敏感性因子或敏感性指数）来确定校正餐前血糖水平所需的胰岛素总量。校正因子是 1U 胰岛素预期可降低的血糖值（约 1650 除以每天总胰岛素剂量）。餐前推注量是计算获得的糖类对应剂量血糖校正对应剂量之和。大多数患者通过笔算、心算、计算器，或在应用程序或泵笔推注向导的帮助下进行这些计算，但一些家庭需要滑动刻度称或图表来确定推注剂量。速效胰岛素应在进餐开始前 10~15min 注射，因为其起效时间约为 15min。在食物摄入量难以预测的情况下（如非常年幼的儿童、肠胃炎），餐后立即补充速效胰岛素是安全有效的[241]。由于速效胰岛素有 3h 的作用时间，因此通常胰岛素补充剂量注射时间间隔不能短于 3h，以避免因胰岛素作用"蓄积"而导致低血糖。预期的活动（最近或计划的运动）可能会影响胰岛素注射剂量的计算，在某些类型的运动之前、期间或之后需要减少胰岛素注射。此外，连续葡萄糖监测的血糖趋势走势也可能会影响餐时胰岛素剂量的计算[242, 243]。

6. 其他胰岛素方案选择 临床医生在对每个患者制订个体化胰岛素治疗方案时，必须考虑血糖监测的频率、每天注射次数、饮食计划灵活性的需要、家庭日程安排。在少数 T1DM 患者中，强化胰岛素治疗和餐时胰岛素剂量计算可能是不可行或不合适的。在这些情况下，可以使用中效胰岛素，并通常与速效或短效胰岛素一起使用，有时以预混胰岛素的形式（70/30、75/25、50/50）使用。为避免此类方案引起的低血糖，通常需要固定进餐的时间和糖类量。表 36-7 提供了胰岛素方案的示例。

（七）血糖监测

糖尿病的自我管理需要常规监测血糖水平，以选择和调整胰岛素剂量，了解各种食物对血糖波动的影响，降低运动相关的低血糖或高血糖的风险，并对疾病时期或压力做出反应，压力可导致葡萄糖变异性增加和发生高血糖性酮症、酮症酸中毒的风险。许多血糖仪使用少量血液（<1ml），在不到 5s 的时间内提供除指尖外可用检测部位的血糖值，并符合最新的精确度标准。精确度标准包括至少 95% 的血糖仪结果（使

表 36-7　1 型糖尿病的胰岛素治疗方案举例
强化胰岛素治疗方案
每天多次注射
• 长效胰岛素每天 1 次，速效胰岛素在进餐、零食时注射，并可用以纠正高血糖
胰岛素泵持续皮下注射胰岛素
• 以基础率（速率可在一天中不同）输注速效胰岛素，并在进餐、零食时给予大剂量注射，并可根据需要用以纠正高血糖
• 根据自动胰岛素输送算法和持续血糖监测，通过泵输注速效胰岛素
简化胰岛素治疗方案
每天多次注射
• 长效胰岛素每天 1 次，早餐注射 NPH，早餐和晚餐注射速效胰岛素（当午餐注射胰岛素存在困难时可使用，午餐时糖类的摄入量必须保持一致）
• NPH 每天 2 次（早餐时和睡前），并于餐时注射速效胰岛素
• NPH 和速效或短效胰岛素每天 2 次（早餐和晚餐）
• 预混胰岛素（70/30，75/25，50/50）每天 2 次（早餐和晚餐）

用参考方法）符合：当血糖＜100mg/dl（5.6mmol/L）时，误差在 ±15mg/dl（0.8mmol/L）范围内，当血糖≥100mg/dl（5.6mmol/L）时，误差在 ±15% 范围内[244]，并建议对血糖仪性能进行持续评估[245]。每年，ADA 都会提供可用血糖仪的更新，以及各种功能的编目[246]。尽管在选择血糖仪时可能有很多选择，但主要考虑保险覆盖范围，以及连接血糖仪与 CSII 泵的需要。

每天血糖监测频率与较好的 HbA1c 控制水平相关[247-249]。对于 T1DM 患者，血糖监测频率一般建议每天至少 4 次，每天最多 10~12 次。血糖监测通常在正餐 / 零食前和睡前进行，并在其他重要的时间进行监测，如餐后、夜间、运动前 / 中 / 后、疾病或压力期间。通常建议对低血糖无意识的人（如驾驶前）和那些无法表达症状的人（如非常年幼的患儿或老年人）进行更频繁的监测。重要的是，在常规预约时间下载血糖仪数值，以便患者和家属一起回顾血糖情况，并利用数据鼓励自我管理以调整胰岛素剂量。现代 CGM 技术，尤其是那些对胰岛素管理无附加性要求的技术，已经取代了频繁的血糖监测。

（八）连续血糖监测

实时 CGM 越来越多地用于 T1DM 成人、儿童和青少年患者的常规糖尿病护理。CGM 是一种便携式设备，可以在数天到数周内实时连续测量和可视化葡萄糖浓度[250]。CGM 设备由三个主要单元组成：传感器、

发射器和接收器。传感电极置于皮下并测量组织液中的葡萄糖，该葡萄糖水平通过校准程序后与血糖相关联。对于大多数设备，传感电极由用户或护理人员植入，或者由临床团队植入新的长期传感器。微创 CGM 的传感器可以持续 5～14 天，植入式 CGM 传感器可以持续 90～180 天。来自传感电极的信息被传输到专用接收器或智能设备，如手机或胰岛素泵。CGM 发射器安装在传感器顶部，可以持续使用 3～6 个月，或者在某些设备中是可充电的。发射器利用专用无线电或蓝牙低功耗（bluetooth low energy,BTLE）通信连接到接收器单元或移动设备。专用接收器（智能手机或胰岛素泵上的应用程序）接收葡萄糖读数，然后以可视化葡萄糖轨迹呈现，并向用户和随访者提供低血糖和高血糖警报和警告。CGM 使用自我血糖监测设备进行校准。一些 CGM 的校准通常每 12 小时进行一次。校准值可在移动设备、CGM 接收器或胰岛素泵上输入。最近的 CGM 技术在可选的校准功能基础上，实现了免校准选项或工厂校准功能且没有损失准确度，这将使用户从末梢血血糖检测中解放出来。

第一个现代 CGM 设备由美敦力公司（Medtronic Diabetes Northridge，CA）推出，作为一种诊断工具，在使用血糖仪值校准时，提供 72h 的回顾性数据；后

者将用于胰岛素剂量或其他治疗的调整。新设备增加了趋势箭头和预测功能，随着每一代新设备的出现，传感器的使用时间在增加，精度以平均绝对相对差测量[251-257]。CGM 技术基于使用葡萄糖氧化酶反应的酶化学对葡萄糖进行电化学检测（图 36-7），已经在过去 10 年中得到了显著改善[258, 259]。现代 CGM 技术已经达到 SMBG 的精确度，其中包括新一代 Dexcom G6 动态血糖监测仪（San Diego，CA）和雅培 FreeStyle Libre 动态血糖监测仪（Alameda，CA），前者已经过工厂校准并被批准用于胰岛素给药，后者将预热时间缩短至 1h，并可运行 14 天（图 36-8）。Senseonics 医疗器械公司（Germantown，MD）的 CGM 是一种基于荧光化学的新型植入式设备，使用可拆卸充电接收器，可运行 90～180 天，并将葡萄糖数据传输到移动应用程序[260-264]（图 36-8）。

更小且更长使用时间的可植入式传感器正在不断创新中，CGM 设备与胰岛素泵和移动应用程序的集成提高了可用性，并且为自动胰岛素给药（automated insulin delivery，AID）或人工胰腺打开了大门[259]。

随着时间的推移和设备性能的提高，CGM 设备的益处不断增加[265-267]。每周持续使用 6 天或更多天的 CGM 与血糖控制的改善有关，这反映在较低的

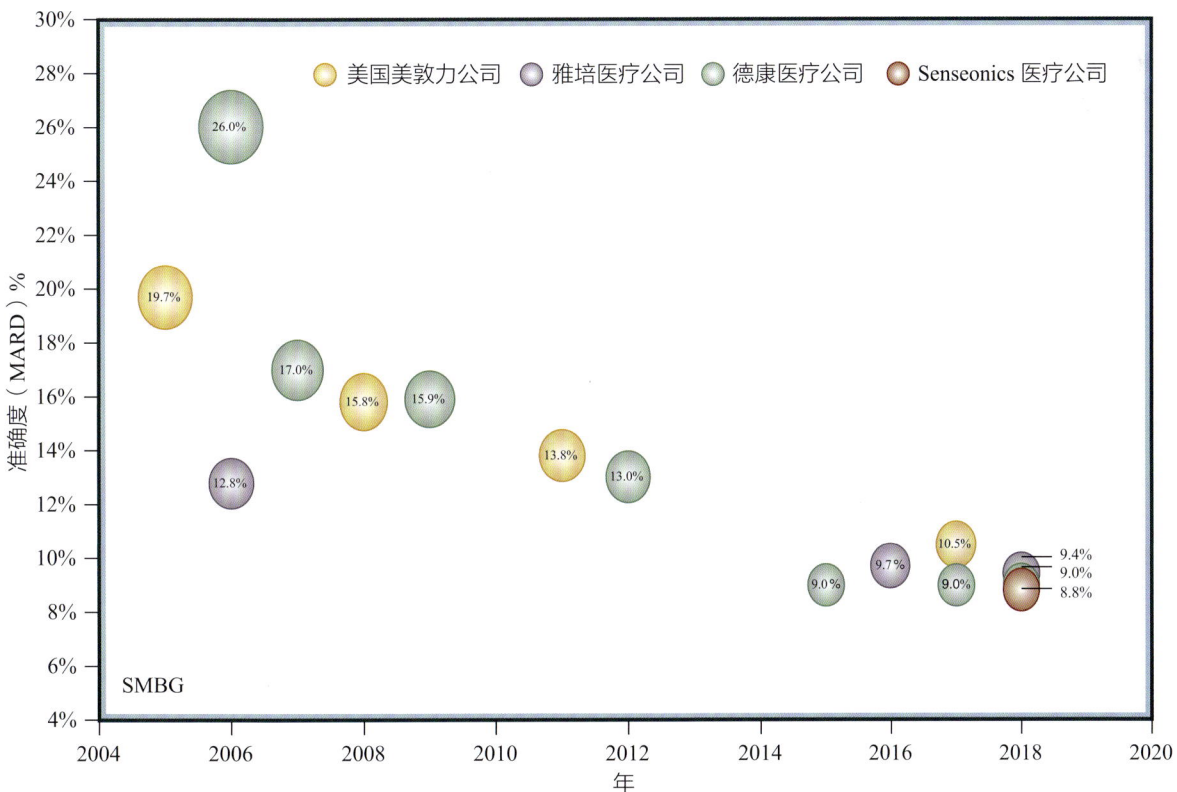

▲ 图 36-7　当前连续血糖监测设备在过去 10 年中的准确度

MARD. 平均绝对相对差；SMBG. 自我监测血糖 [改编自 Facchinetti A.Continuous glucose monitoring sensors:past,present and future algorithmic challenges.*Sensors (Basel)*.2016;16(12):E2093.]

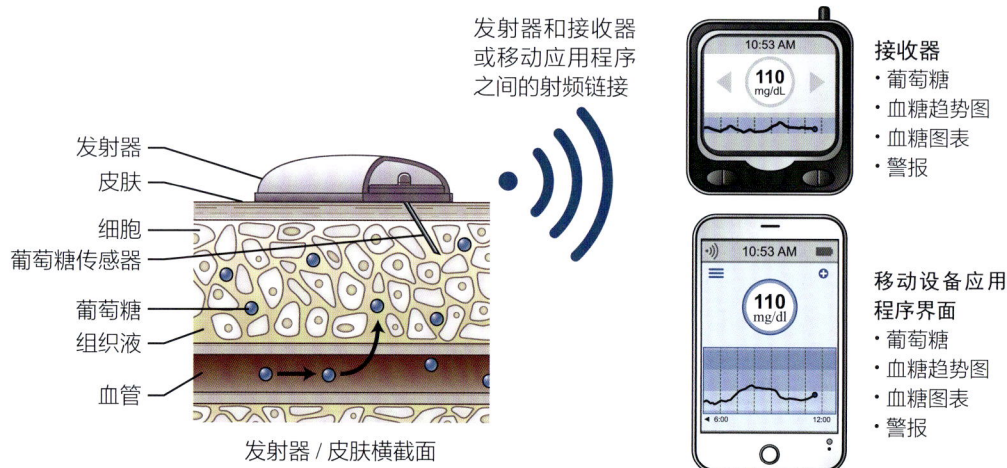

▲ 图 36-8　连续葡萄糖监测系统的组件，包括位于皮下组织中的葡萄糖传感器，以及将血糖数据无线传输到独立接收器的发射器，该接收器可以是一个独立设备，也可以是移动设备上的应用程序。无线传输通过射频和蓝牙实现。葡萄糖浓度和趋势都可以被显示。当血糖水平上升或下降时，警报可以通知用户

HbA1c 水平，更多患者达到 HbA1c 目标，以及在低血糖范围的时间减少，即低于 70mg/dl（＜3.9mmol/L）或低于 54mg/dl（3mmol/L）[268-271]。同样，使用雅培公司 Freestyle Libre 更频繁的扫描也与血糖控制的改善有关，表现为血糖在范围内的时间增加，低血糖和高血糖的时间减少；在一项研究中，其平均扫描频率约为每天 16 次[272]。最后，内分泌学会最近发表的文章主张使用 CGM 趋势箭头来微调儿童和成人患者进餐时的胰岛素注射剂量，以避免餐后血糖波动，特别是考虑到葡萄糖轨迹和葡萄糖水平的大小会影响对胰岛素注射和进食的反应[242, 273]。

（九）持续皮下胰岛素输注

CSII 是一种微创形式的胰岛素输送设备，可实现强化胰岛素治疗。顾名思义，使用 CSII 的优势之一是它能够持续提供胰岛素，并允许用户更快速地对其生理胰岛素需求的任何变化做出反应。其次，大多数现代 CSII 泵使用户能够制订和修改影响胰岛素输送的关键参数：①基础速率曲线，其中可以输入具有多个时段的胰岛素基础速率，以解决工作日和非工作日、活动日、疾病期等之间的胰岛素需求变化；②储存多种敏感性因素，以及糖类与胰岛素的比例；③警报和警告；④餐前注射量计算和活性胰岛素量估算，以防止胰岛素过度堆积。

CSII 治疗与改善血糖控制、减少低血糖和更好的生活质量有关[274-276]。尽管如此，这种输送途径仍有一些缺点。使用 CSII 意味着用户连接了外部设备，这可能给日常生活造成不便。此外，建议每 3 天更换一次输注管路，以减少由导管阻塞、胰岛素渗漏或插管移位引起的局部刺激和胰岛素输注异常的问题[277]。如果问题未被及时发现，输液部位的故障可能会导致

高血糖和潜在的 DKA。泵技术已经发展到支持集成 CGM 功能的更智能设备，以及基于固定阈值或预测设计的算法实现胰岛素暂停输注，以最大限度地减少低血糖和改善血糖控制。泵技术的最新进展是开发闭环胰岛素输送装置，该装置建立在当前小型智能设备的基础上，并添加了一个控制算法，用于计算大多数情况下胰岛素的安全剂量，或胰岛素和胰高血糖素的配伍。如表 36-8 所示，有多种泵可供 T1DM 患者使用，它们具有不同的功能、尺寸和技术，以支持他们的个人需要和要求。

CGM 和胰岛素泵输送系统联合的第一个优点，是引入了能够实现自动暂停胰岛素的集成或链接系统。接收到传感器低葡萄糖水平时暂停基础胰岛素输送，已被证明可显著地减少低血糖且不会使血糖恶化[278]。当传感器预测到葡萄糖水平降低时，传感器会提前暂停胰岛素输送，从而有望最大限度地减少低血糖发生[279-282]。改善血糖控制的最大潜能是对高葡萄糖水平和低葡萄糖水平时的胰岛素输送进行动态调节。通过传感器葡萄糖水平调节基础胰岛素输送的"混合"闭环系统，增加在目标葡萄糖范围内的时间，减少高血糖和低血糖暴露，降低 HbA1c 水平，并改善成人和青少年受试者的生活质量[283-287]。将 AID 从研究转化到临床应用需要对使用者和提供者进行教育，以优化结果并了解新技术及其最佳使用方式[288, 289]。当前混合闭环系统的用户，仍须手动计算三餐的糖类和胰岛素注射量。减少糖类计算依赖，以及在自动控制下使用胰高血糖素来降低低血糖风险的系统仍然在开发中[290]。最近的一项随机对照试验的系统综述和 Meta 分析表明，尽管存在不同的技术和临床因素，人工胰腺系统均能改善门诊患者的血糖控制[291]。

表 36-8　美国的现代胰岛素泵

产　品	储备（胰岛素量）	基础率范围	大剂量范围	主要特点
Omnipod INSULET 公司（Acton，MA）	200U	0.05～30U/h，以 0.05U 为增量（调整单位剂量）	0.05～30U；增量为 0.05U、0.1U、0.5U 或 1U	• 无管道 • 贴片设计 • Pod 防水，可在水深 7.6m 处坚持 60min • 个人糖尿病管理器控制 pod • 使用 BTLE 通信和智能 PDM 的新系统
MiniMed 530G 系统美敦力糖尿病公司	300U	0.025～35U/h，以 0.025U 为增量	0.025～25U；增量为 0.1U	MiniMed 530G 组合泵 CGM 使用 SmartGuard 技术，如果葡萄糖水平达到预设的下限，并且用户对低血糖警报没有反应，则停止胰岛素输送长达 2h
MiniMed 670G 系统美敦力糖尿病公司	300U	0.025～35U/h，以 0.025U 为增量	0.025～25U；增量为 0.1U	MiniMed 670G 是一种混合闭环泵，使用 SmartGuard 技术，允许用户从不断提高的自动化水平中选择最适合其糖尿病管理需求的设置
T：超薄 X2 泵 Tandem 糖尿病护理公司（San Diego，CA）	300U	0.1～15U/h，以 0.001U 为增量	0.05～25U；增量为 0.01U	T：超薄 X2 泵使用 Tandem 公司的设备更新器，远程更新计算机软件而无须购买新设备。与 Dexcom 的 G5 CGM 集成。新的 Basal-IQ 泵支持 Dexcom G6，并具有 PLGS 功能

BTLE. 蓝牙低能耗；CGM. 连续血糖监测；PLGS. 预测低血糖暂停（改编自 Diabetes Forecast:Consumer Guide.2018.diabetesforecast.org. Available at http://main.diabetes.org/dforg/pdfs/2018/2018–cg-insulin-pumps.pdf.）

（十）自动胰岛素给药系统："人工胰腺"

连续葡萄糖监测技术与胰岛素泵的结合使 AID 系统（闭环或人工胰腺装置）的发展成为可能。控制器，即一种算法，根据 CGM 数据调整胰岛素的输注使其达到预设的血糖目标或范围，并可根据用户的生活方式或需要进行更改[292-294]。这些反馈控制算法为 T1DM 患者实现了安全有效的血糖调节，最大限度地增加了血糖在 70～180mg/dl 范围内的时间，最大限度地减少了低血糖事件，并在几乎没有用户干预的情况下预防餐后高血糖。

闭环葡萄糖控制或 AID 系统由几个基本元件组成（图 36-9）。信息来源基于 CGM 的传感器模块。监测其他生理参数（如心率、加速度、皮肤温度）的附加传感器正被整合到新的 AID 系统中[295]。输注模块基于胰岛素泵的设备，同时胰岛素和其他激素或药物的组合输注也正在被探索中。核心模块，即控制算法，在有或没有用户提供额外输入（如饮食或锻炼信息）的情况下处理传感器测量值，以实现期望的葡萄糖设定目标或范围。控制信号被发送到用户的胰岛素泵，以可变速率或微剂量控制胰岛素输注，以及其他药物（如胰高血糖素或普兰林肽）的输注。当前的人工胰腺系统基于皮下的传感和输注；然而，腹膜内间隙已被研究可作为胰岛素输注和葡萄糖传感的潜在替代部位，这将更接近于胰岛素的生理性分泌[296,297]。AID 系统的核心是控制算法。许多控制技术正在学术研究

中被探索，其中一些已作为新的 AID 系统的一部分转化到工业开发和实施中。用于自动葡萄糖调节的超前反馈控制算法包括比例积分微分（proportional integral derivative，PID）控制、模糊逻辑控制和模型预测控制（model predictive control，MPC）。

（十一）比例积分微分 AID

PID 控制器是实施反馈控制的最常见策略[298]。PID 控制由三个不同项或组件的总和组成：比例项捕获电流跟踪误差（电流控制变量与期望设定点之间的差值），积分项捕获误差的历史累积，导数项捕获误差的预期变化[298]。Steil 和同事[299]为美敦力公司率先开发了基于 PID 的 AID 系统。PID 控制算法已应用于多个自动化闭环胰岛素输注系统，包括美国 FDA 批准的首个混合闭环系统，即美敦力 670G[299-302]。

（十二）模糊逻辑 AID

模糊逻辑的闭环算法遵循专门设计的剂量规则，在糖尿病决策中纳入专家的临床经验[303,304]。基于模糊逻辑的控制器具有三个主要阶段：①输入模糊化，使用隶属函数映射葡萄糖和（或）其变化率；②推理模糊化，结合第一阶段的模糊输入和一组模糊规则来确定输出隶属函数的激活程度；③输出去模糊化，最终的输出（胰岛素剂量）是通过计算获得的。一种基于模糊逻辑的人工胰腺系统被称为 MD-Logic 人工胰腺，它是由以色列施耐德儿童医学中心的研究人员研发的。该系统已用于多项临床研究，并被证明可调节不同年

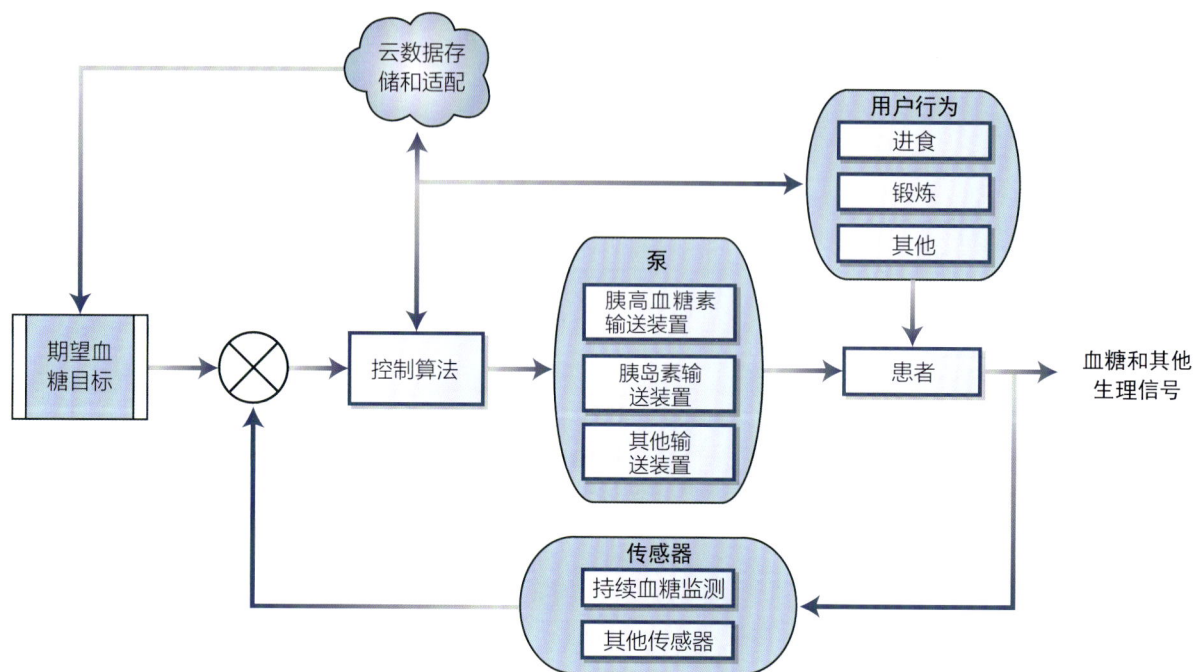

▲ 图 36-9　自动血糖管理反馈控制回路

龄组患者的血糖水平[305]。MD-Logic 闭环算法由两个控制模块组成：一个为范围控制模块，旨在将葡萄糖保持在 80～120mg/dl（4.4～6.7mmol/L）的控制范围模块，另一个为目标控制模块。

（十三）模型预测控制 AID

MPC 是 AID 设备高级控制系统设计中应用最广泛的方法之一，因为它能直接处理实际约束条件和多个输入和输出条件，将控制目标制订为有限的最优化问题，并以滚动时域的方式求解最优化问题，以找到最佳的控制输入。MPC 是一种基于模型的控制策略，通过两种方式使用模型：①假设没有进一步措施，利用可靠的模型来预测过去的控制措施对后续输出的影响；②使用相同的模型来计算最优控制措施，执行第一次的措施，并且重复该步骤。到目前为止，该方法已被多个研究小组成功应用于 AID 系统的技术开发和转化[284, 285, 287, 290, 306, 307]。

AID 系统可分为两大类：单纯的胰岛素输注系统，以及联合胰岛素和胰高血糖素或其他药物的双激素系统。在过去 10 年中，已经开展了多项临床研究来评估两组 AID 系统的安全性和有效性。在这些研究中评估了不同的控制算法、CGM 和输注装置。AID 系统已经在 T1DM 患者面临的多种挑战下进行了测试，如夜间血糖控制，以及计划外的进餐和体育活动。这些研究开始于严格的监控中进行，后逐渐过渡到酒店和家庭环境的临床研究中，从短期随间过渡到长期的多周研究[284, 290, 295, 300, 305, 307-317]。如图 36-10 所示，单胰岛素和双激素 AID 都显示出了葡萄糖调节的安全性和有效性，血糖低于 70mg/dl（3.9mmol/L）的时间少于 1.5% 时间，血糖在 70～180mg/dl（3.9～10.0mmol/L）范围内的时间大约为 75%。新技术的突破，以及对可穿戴传感器和（或）药物的进一步研究，可能会更显著地改善这些成果。用于治疗 T1DM 的辅助疗法，包括普兰林肽和 GLP1 受体激动剂（如利拉鲁肽、艾塞那肽）或临床使用的 SGLT2 抑制剂，尚未在 AID 系统中被充分评估，仅有限的临床研究对如何将它们与 AID 系统整合进行了评估[318, 319]。

（十四）决策支持系统

糖尿病治疗的一个新兴领域是决策支持，它使用 CGM、智能胰岛素笔、SMBG 和胰岛素泵等互联设备，通过智能应用程序或基于云端的算法为 T1DM 患者提供指导和建议。这一不断发展的领域可以根据葡萄糖输入和人们的生活方式提供基础 - 餐时胰岛素剂量调整的工具，从而改善 MDI 和 CSII 使用者的血糖管理。这些工具可以通过强化的可视化技术和胰岛素管理建议来为临床团队提供更多的见解[320-323]。

（十五）T1DM 中辅助药物的使用

T1DM 治疗的进展主要针对胰岛素类似物和设备的开发，以优化胰岛素输注和模拟正常生理血清胰岛素水平。即使有了这些进展，胰岛素治疗也与低血糖和体重增加有关。为了抵消这些胰岛素治疗的不良反应，目前已对几种 T2DM 药物进行研究，以评估其在 T1DM 辅助治疗中与改善血糖控制、减少低血糖、降低葡萄糖变异性和减少体重增加有关的潜在益处。迄今为止，普兰林肽是唯一被 FDA 批准用于成人 T1DM

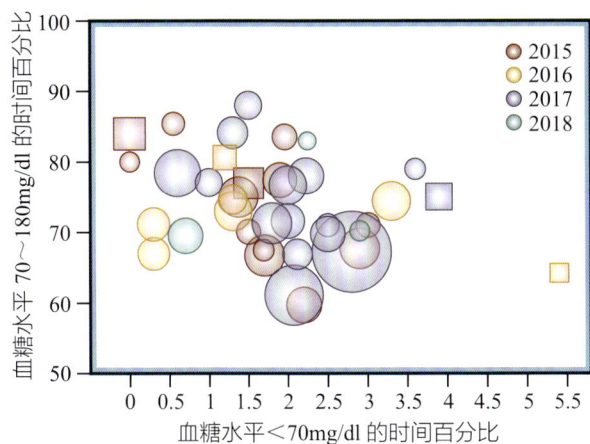

▲ 图 36-10 单胰岛素（圆盘形）和胰岛素与胰高血糖素（正方形）的自动胰岛素输送系统的临床效果，图中形状的大小描述研究中的受试者数量，颜色描述出版年份

改编自 Dassau E.The path to a medical internet of things (IoT) and human-centric design of an artificial pancreas. Presented at the Symposium on Artificial Pancreas and Decision Support Approaches at the American Diabetes Association 78th Scientific Sessions, Orlando, FL, 2018.

治疗的辅助用药；尚无任何辅助治疗被 FDA 批准可用于 T1DM 儿童。

1. 普兰林肽 普兰林肽是一种可注射的胰淀素类似物，可以减慢胃排空，抑制餐后胰高血糖素分泌，并增强饱腹感。几项大型、随机、安慰剂对照、双盲试验已经显示，在患有 T1DM 的成年人中进餐时使用胰岛素加普兰林肽可改善血糖控制，包括 HbA1c 适度降低 0.3%～0.6%，并减少餐后血糖波动[324, 325]。普兰林肽还与适度的体重减轻（平均 0.4～1.3kg）和胰岛素剂量减少有关，恶心是该药物最常见的不良反应。在最近的一项闭环胰岛素输注系统研究中，与单独使用闭环胰岛素相比，餐时添加普兰林肽与餐后高血糖减少有关[326]。普兰林肽被批准用于成人 T1DM 患者的辅助治疗，但尚不能用于儿童。

2. 二甲双胍 一些临床试验已经研究了添加二甲双胍对胰岛素抵抗的作用，特别是在肥胖和青春期的患者中。临床试验未能证明辅助使用二甲双胍可改善 HbA1c，尽管一些针对青少年的研究表明可减少体重和胰岛素用量[327, 328]。在最近一项评估二甲双胍辅助治疗具有心血管疾病风险的 T1DM 成人的随机对照试验中，二甲双胍组患者在体重、LDL-C 和估计肾小球滤过率方面均有改善，但二甲双胍并未显著地改善颈动脉内膜 - 中膜厚度（主要研究结果）或血糖控制[329]。FDA 没有批准二甲双胍用于 T1DM 的治疗。

3. 基于肠促胰岛素的治疗 基于肠促胰岛素的治疗包括 GLP1 受体激动剂和 DPP4 抑制药。GLP1 是一种在肠道中产生的肠促胰岛素，已被证实可以促进葡萄糖依赖的胰岛素分泌，抑制胰高血糖素分泌，延缓胃排空，并增加饱腹感。T1DM 患者似乎有正常的 GLP1 产生，但胰腺和肠道之间的调节失衡，导致无法有效抑制胰高血糖素[330]。最近对 HbA1c 大于 8% 的超重 T1DM 成人患者进行的一项为期 24 周的随机、双盲、安慰剂对照试验显示，增加每天一次的 GLP1 受体激动剂利拉鲁肽注射与患者体重减轻和胰岛素剂量减少有关，但自基线的 HbA1c 差值不具有组间差异[331]。在最近的一项闭环胰岛素输注系统研究中，与闭环控制相比，每天加用一次利拉鲁肽与更少的餐后血糖升高、体重减轻和胰岛素剂量减少有关[326]。考虑到内源性肠促胰岛素（如 GLP1）可被 DPP4 酶迅速降解，用 DPP4 抑制药的治疗在治疗 T2DM 上已经被证明具有许多与 GLP1 受体激动剂相同的血糖益处。迄今为止，DPP4 抑制药的试验在 T1DM 中尚未显示出显著的临床益处[332]。基于肠促胰岛素的疗法尚未被 FDA 批准用于 T1DM。

4. SGTL1 和 SGLT2 抑制药 口服 SGLT 可减少餐后高血糖，减少近端肾小管中的葡萄糖重吸收（SGLT2），减少和减慢肠道葡萄糖吸收（SGLT1）[333]。在 T2DM 患者中，它们与改善血糖控制、减轻体重和降低血压有关[334-337]，与降低心血管高危人群的心血管发病率和死亡率有关[338]，与减少白蛋白尿有关[339]。最近的两项大型、双盲、Ⅲ期随机对照试验研究了在成人 T1DM 患者中，SGLT 联合优化胰岛素治疗的有效性和安全性[340, 341]。其中 inTandem1 试验（n=793）是一项为期 1 年的研究，每天早餐前一次 SGLT1/SGLT2 双重抑制药索他列净 200mg 或 400mg，联合优化胰岛素治疗[341]。DEPICT-2 试验（n=813）是一项为期 24 周的研究，每天一次 SGLT2 抑制药达格列净 5mg 或 10mg[340]。两项研究均表明，与安慰剂相比，辅助使用 SGLT 抑制药与适度但持久的 HbA1c 改善（剂量依赖性）、胰岛素剂量减少和体重减轻相关。不幸的是，接受 SGLT 抑制药治疗的患者生殖器真菌感染和 DKA 的发生率也较高（inTandem1 研究中 1 年内发生 ≥1 次 DKA 事件的受试者：安慰剂组为 0.4%，200mg 索他列净组为 3.4%，400mg 索他列净组为 4.2%；DEPICT-2 研究中 24 周内发生明确 DKA 事件的受试者：安慰剂组为 0，5mg 达格列净组为 2.6%，10mg 达格列净组为 2.2%）。类似大型Ⅲ期临床研究（EASE-2 和 EASE-3）在 T1DM 患者中使用每天一次口服剂量恩格列净辅助胰岛素治疗 52 周，已经初步数据显示出类似的获益。在有 DKA 病史、低糖类饮食、潜在症状出现时不检测酮体的患者中使用 SGLT2 抑制药，发生 DKA 风险可能更高。SGLT 抑制药尚未被 FDA 批准用于 T1DM。

考虑给 T1DM 患者添加辅助用药时，必须仔细权衡任何潜在的益处与药物的风险和成本。

（十六）HbA1c 以外的结果

CGM 为评估 HbA1c 以外的血糖控制提供了一个新的机会，后者评估的是过去 2～3 个月的平均血糖控制水平，尽管它更偏重于最近一个月的血糖控制。然而，使用 HbA1c 作为血糖测量指标仍然存在挑战，因为它可以反映大范围内的平均血糖水平，并且在不同种族、具有不同糖基化率、不同红细胞存活时间的人群中存在差异[342-346]。

CGM 仅收集 2 周的数据就反映了总体血糖水平[347]。最近各主要国家和国际专业组织的共识，发布了一系列对糖尿病患者血糖评估很重要的 CGM 指标[348, 349]，这是基于人们认识到，除了 HbA1c 以外，我们还可以更好地了解患者的血糖情况。目前，有一系列关于 CGM 数据下载的血糖指标报告，以及对 CGM 指标进行修正的努力，包括 2 周内收集的血糖数据，目的是让监管机构也将这些指标作为重要的血糖指标结果[350]。这些指标包括总体血糖水平和血糖变异性的测量。主要测量指标包括血糖平均值、血糖标准差、变异系数 [（标准差 / 平均值）×100%]，以及血糖在目标范围内的时间 [70～180mg/dl（3.9～10.0mmol/L）]、在高血糖的时间 [>180mg/dl（10.0mmol/L）和>250mg/dl（13.9mmol/L）]、在低血糖的时间 [<70mg/dl（3.9mmol/L）和<54mg/dl（3.0mmol/L）]。应以单位时间呈现葡萄糖在目标范围内的时间，以及高血糖和低血糖的时间，如数值在指定范围内的时间占一天 24 小时的百分比。临床上有意义的低血糖发作被定义为 15min 或更长时间的连续 CGM 读数低于 54mg/dl（3.0mmol/L）。毫无疑问，CGM 预示着一个新时代的到来，它将增强我们对 HbA1c 以外结果的理解。

除了 HbA1c 以外的血糖指标外，还有许多患者报告的结果值得关注。具体包括生活质量、幸福感、对低血糖的恐惧、糖尿病困扰或负担、治疗满意度、自我效能、饮食行为紊乱、焦虑、抑郁、糖尿病家庭冲突、睡眠剥夺等，其中许多结果已经在 ADA 最近的立场声明中讨论过[351]。本书中列出了一些评估此类患者报告结果的有效调查。随着辅助疗法和先进糖尿病技术的不断发展，除了血糖控制指标外，还需继续考虑患者和家庭报告的结果。

（十七）从儿科到成人的过渡（卫生保健机构等）

儿童糖尿病护理的重点对象是糖尿病儿童，以及协助糖尿病管理任务并提供支持和指导的家庭成员。成人护理一般倾向于遵循一种几乎只关注糖尿病患者的医学模式。这种方法上的差异可能会导致 T1DM 患者在不同医疗保健机构之间过渡时产生脱节。此外，过渡通常发生在 18—22 岁，尽管它也可能发生在更小的年龄（低至 14—16 岁）或更大的年龄（高达 26 岁），

这取决于医疗保健制度。尽管如此，过渡往往发生在青年人脆弱的发展阶段，即 18—25 岁之间，这个阶段的年轻人面临着许多竞争性的挑战，涉及教育、职业、社交、亲密关系、经济独立、可能与家庭分离等问题[352]。

过渡期被认为是从青春期开始的一个过程，此时青少年接受更多的糖尿病自我管理责任，并在没有父母或监护人的情况下参加部分糖尿病治疗。在过渡期间，青少年或年轻人应掌握自我管理技能，以及学习如何进行后续预约，寻求随叫随到的帮助，获得处方等。过渡结束时即为向成人管理的实际转移，这是引入不同的医疗服务提供模式的最后一步。

由于认识到年轻人会经历许多不良后果，包括在 19 岁时达到 9.2% 的最高平均 HbA1c 水平，因此人们对从儿科到成人糖尿病护理过渡的研究越来越感兴趣[353]。许多患有 T1DM 的年轻成人在两次就诊之间往往有 6～12 个月的护理空白期，导致了血糖控制恶化，以及可能出现的未被及时发现和治疗的糖尿病并发症而需要至急诊救治[354-356]。ADA 与其他主要的国家和国际学会一起，基于专家共识制订了关于过渡期的联合共识声明，这有助于为该领域的继续研究奠定基础[185, 356, 357]。尽管有研究评估了护理协调员（通常被称为患者导航员[358] 或护理大使[359-361]）在从儿科团队转移到成人团队时的使用情况，但很少有对照试验发表。

一般来说，成长中的青少年应该从儿童糖尿病医疗团队处开始了解从青春期早中期开始向成人医疗护理过渡的过程。在儿科护理的最后一年，年轻成人应收到成人糖尿病护理提供者的姓名和联系信息。儿童和成人护理提供者都可以帮助提供过渡支持，并确保重要的糖尿病医疗信息的适当传输。许多在线资源已被开发用以协助这个过渡过程[364, 365]。最后，尽管从儿科到成人护理过渡话题继续引起了大量的临床和研究兴趣，但另一个过渡期，特别是从成年到更成熟的老年群体的过渡期，也需要持续的研究。这一点十分重要，尤其考虑到有大量的 T1DM 患者与糖尿病共存了数十年并存活到老年期，提示需要重新评估老年糖尿病患者的认知能力和低血糖风险[366, 367]。

十三、糖尿病急症

（一）糖尿病酮症酸中毒

DKA 是 T1DM 的一个重要、高花费、可能致命且有可能避免的急性并发症。

1. DKA 的病理生理学 DKA 定义为高血糖（血糖>200mg/dl，约 11mmol/L）、酮血症（血 β-羟丁酸≥3mmol/L 或中 / 大量尿酮）和酸中毒（静脉 pH<7.3 或血清碳酸氢盐<15mmol/L）[368]。这是由相对或绝对胰岛素缺乏造成的结果，导致了胰高血糖素浓度升高，

并伴随肾上腺素、去甲肾上腺素、皮质醇和生长激素水平升高[369]。这些激素变化致使外周组织发生分解代谢，肝脏利用分解代谢的底物增加葡萄糖和酮体的生产。当血清葡萄糖浓度超过约 180mg/dl（10mmol/L）的肾脏阈值时，渗透性利尿会导致脱水和电解质流失。呕吐通常发生于严重的酮症，可进一步导致脱水和电解质异常。这种恶性循环会持续产生更多的应激激素，加剧胰岛素抵抗、高血糖和酮症恶化[368]。

2. DKA 的流行病学和危险因素 DKA 是新发 T1DM 的常见表现。在不同研究和不同国家中，新发 T1DM 儿童出现 DKA 的估计比例为 15%～70%[368, 370-372]。年轻（＜5 岁）、无 T1DM 一级亲属、社会经济地位较低的个体在诊断时患有 DKA 的风险更大[372]。一项关于国际 DKA 发生率的回顾性研究中，T1DM 起病时更高的 DKA 发病率与较低的国内生产总值、较低的纬度和较低的 T1DM 背景发病率有关[371]。事实上，大多数 DKA 病例发生在那些已确诊的糖尿病患者中，其 DKA 的风险为每 100 人年 1～10 人，并且在以下情况中发生率更高：代谢控制不佳和（或）有胰岛素遗漏史；先前有 DKA 发作史；胃肠道疾病；精神疾病，包括饮食障碍；低社会经济地位；原因不明的青春期女性[353, 368, 373]。与 MDI 相比，胰岛素泵的使用与较低的 DKA 发生率相关[374, 375]，尽管胰岛素泵故障是高血糖、酮血症和 DKA 的重要原因。

3. 预防 DKA/ 疾病期管理 T1DM 患者通常可以在门诊中通过持续的教育和支持来获得合适的疾病期管理。有针对儿童和青少年糖尿病患者的疾病期管理指南[376]。预防进展为 DKA 和避免低血糖发生，依赖于调整胰岛素剂量但绝不能漏注胰岛素，每 1～3 小时频繁监测血糖和血酮水平，预防 / 治疗脱水和低血糖，治疗基础疾病，并与糖尿病团队保持频繁联系。使用测量 β- 羟丁酸的血酮仪监测血酮优于尿酮试纸监测，因为取样更容易，住院 / 急诊就诊率更低，以及能更早且更准确地识别临床恶化或改善的可能[376-378]。

(1) 疾病期的胰岛素剂量：高血糖和酮症的程度，以及这些参数的变化率，有助于指导胰岛素剂量的调整。当酮体持续存在时，应每 2～3 小时补充一次速效胰岛素注射（校正剂量或每天胰岛素总剂量的 5%～20%）；注射剂量建议见表 36-9。对于酮症伴低血糖的患者，可考虑短期内降低胰岛素泵患者的基础剂量。对于酮症、低血糖和长期摄食减少的患者，应考虑减少 MDI 患者的甘精胰岛素剂量和胰岛素泵患者的基础剂量。

(2) 疾病期脱水的预防 / 治疗：由于有脱水的风险，患有 T1DM 和酮血症的患者需要额外补充液体。口服液体摄入量的合理目标为每小时 0.5～1.0 盎司 / 岁（最大为每小时 8 盎司）。饮品的类型应根据血糖水平进行调整，当血糖为 250mg/dl（约 14mmol/L）或更低时，用含糖的透明液体（如运动饮料、苏打水、冰棍、口服电解质溶液）补充水分，当血糖高于 250mg/dl（14mmol/L）时，给予无糖的透明液体（如水、无糖汽水、苏打水、减肥果汁）。

(3) 小剂量胰高血糖素：当血糖持续在低水平且酮体持续升高时，可给予小剂量胰高血糖素（微量胰高血糖素）。只要有足够的肝糖原储备，小剂量胰高血糖素就可以在长时间呕吐或禁食的情况下帮助解决低血糖[379]。胰高血糖素应该用胰高血糖素试剂盒中的稀释剂重新配制，然后取所需的小剂量胰高血糖素并用胰岛素注射器给药。表 36-10 提供了有关的剂量信息[380]。

(4) 教育：ADA 建议每年对 T1DM 患者及其护理人员进行疾病期管理和 DKA 预防教育，包括胰岛素给药，以及血糖和酮体监测的重要性[381]。患者和家属应该意识到，如果出现了脱水迹象、长时间呕吐超过几个小时、持续高血糖（250～300mg/dl，14～16.7mmol/L）、酮体在 12h 后仍未消除、DKA 症状（腹痛、恶心、呕吐、烂苹果味呼吸、过度通气或精神状态改变）等情况时，应该立即就医。

4. DKA 的治疗 DKA 治疗的详细指南是可供参考[368]。DKA 的初始治疗从及时补液开始，通常为 1～2 次生理盐水静脉输注，每次 10ml/kg。补液应在胰岛素

表 36-9　不同酮体水平时的胰岛素调节指南			
	BG＜90mg/dl （**BG＜5mmol/L**）	**BG90 ～ 179mg/dl** （**BG5 ～ 9.9mmol/L**）	**BG180 ～ 249mg/dl** （**BG10 ～ 13.9mmol/L**）	**BG＞250mg/dl** （**BG＞14mmol/L**）
酮体＜0.6mmol/L（阴性 / 痕量）	根据糖类正常注射大剂量	正常注射大剂量	正常注射大剂量	大剂量增加 5%
酮体 0.6～1.4mmol/L（少量）	根据糖类正常注射大剂量	正常注射大剂量	大剂量增加 5%	大剂量增加 10%
酮体 1.5～2.9mmol/L（中量）	根据糖类正常注射大剂量	大剂量增加 5%	大剂量增加 10%	大剂量增加 15%
酮体≥3mmol/L（大量）	根据糖类正常注射大剂量	大剂量增加 10%	大剂量增加 15%	大剂量增加 20%

BG. 血糖

治疗开始之前进行，初始补液治疗迅速改善脱水之后持续小剂量缓慢补液，目的是在最初 24～48h 内补充估计的液体不足量。在不注射胰岛素的情况下，应在开始补液后至少 1h 开始，以每小时 0.05～0.1U/kg 的速率开始胰岛素滴注。必须密切监测患者对治疗的临床和生化反应。应滴定液体含量和速率，以及胰岛素输注速率，以使血糖以每小时 50～75mg/dl（每小时 2.8～4.2mmol/L）的速率逐渐下降。补液通常使用含钾、磷酸盐和醋酸盐的盐水。碳酸氢盐通常不推荐用于 DKA 治疗，除与严重酸中毒或高钾血症相关的特殊情况外。由于全身性钾消耗，通常需要补钾，但补钾应在到可记录到尿量之后。

儿科急诊护理应用研究网络（Pediatric Emergency Care Applied Research Network，PECARN）的 DKA 液体治疗（Fluid Therapies Under Investigation in DKA，FLUID）研究是一项多中心前瞻性随机析因试验，研究了与静脉输液速度（快速或缓慢）、静脉输液的氯化钠含量（0.9% 或 0.45%）相关的长期和短期神经系统结局[382]。在 1255 名儿童报告的 1389 次 DKA 发作中，主要结局精神状态下降（连续两次格拉斯哥昏迷量表评分 <14，可能的评分范围为 3～15）发生了 48 次（3.5%），并且与输液速度或液体中氯化钠含量无关。次要结局神经系统损伤，包括 DKA 治疗期间临床症状明显的脑损伤，DKA 恢复后 2～6 个月测量的短期记忆和智商，也与输液速度或液体中氯化钠含量无关。

DKA 的发病率和死亡率的一个重要原因是脑水肿。脑水肿的危险因素包括年幼（<5 岁）、新发 T1DM、症状持续时间较长、初始 PH 较低、初始血尿素氮较高、碳酸氢盐治疗、DKA 初始治疗期间血清钠浓度升高。对于脑水肿高危患者或怀疑有脑水肿的患者，及时使用甘露醇或高渗盐水进行干预非常重要。

（二）其他并发症

低血糖是 T1DM 的另一个主要急性并发症，在第 38 章讨论。慢性并发症在第 37 章讨论。

（三）合并症

与普通人群相比，T1DM 患者其他自身免疫性疾病的患病率更高。对 T1D Exchange 登记研究超过 25 000 名参与者的分析显示，27% 的 T1DM 儿童和成人被诊断出患有一种或多种其他自身免疫性疾病，并且在年龄较大、女性和非西班牙裔白人种族中的患病率更高[383]。最常见的合并症是甲状腺功能障碍和乳糜泻，但也可能发生自身免疫性原发性肾上腺皮质功能不全（Addison 病）、Graves 病、炎症性肠病、胶原血管病、皮肤病等。建议定期评估其他自身免疫性疾病的症状和体征，并且建议对无症状个体进行定期筛查。

1. 甲状腺疾病 甲状腺疾病是与 T1DM 相关的最常见的自身免疫性疾病，大约 20% 的 T1DM 患者合并甲状腺功能减退或甲状腺功能亢进症[383]。ADA 和 ISPAD 建议在诊断 T1DM 后检测甲状腺抗体和 TSH 水平[381, 384]。一项针对儿童 T1DM 患者的大型研究发现，约 25% 的儿童在诊断为 T1DM 时甲状腺过氧化物酶自身抗体阳性[385]。在初诊 T1DM 时，甲状腺功能可因甲状腺功能正常性病态综合征出现轻微异常；这种情况下，一旦血糖控制改善应重新评估甲状腺功能。如果在 T1DM 诊断后抗体呈阴性且 TSH 水平正常，建议每 1～2 年定期检测 TSH 水平，如果患者出现任何与甲状腺功能障碍有关的新症状或体征，包括甲状腺肿大、异常生长发育或无法解释的血糖波动，则应更早地进行检测。有一些证据表明，亚临床甲状腺功能减退症与线性生长速度减缓和症状性低血糖风险增加有关[386]。

2. 乳糜泻 乳糜泻是 T1DM 患者第二常见的自身免疫性合并症，在 2%～8% 的青年 T1DM 患者中存在，并且在诊断年龄更轻的患者和白人患者中更为普遍[383, 387, 388]。在乳糜泻和 T1DM 风险较高的婴儿中，于 4—6 月龄时食用含麸质食物（与出生后 3 个月内或 7 个月以后相比），似乎可以降低乳糜泻的风险[389]。T1DM 和乳糜泻患者可能会出现血糖变异性增加和不明原因的低血糖[390]。ADA 和 ISPAD 建议儿童 T1DM 患者在诊断后立即进行乳糜泻筛查，并在诊断后定期进行筛查（ADA：2 年内重新筛查，5 年后再次筛查；ISPAD：每 1～2 年筛查一次）[381, 384]。筛查实验包括在正常的总血清 IgA 水平下检测 IgA 组织转谷氨酰胺酶抗体；如果 IgA 水平缺乏，需进行免疫球蛋白 G 特异性抗体检测。对于出现症状或有乳糜泻一级亲属患者

表 36-10 胰高血糖素小剂量给药		
胰高血糖素剂量（μg）	胰高血糖素剂量（mg）	胰岛素注射器上的单位标记
年龄 <2 岁	20	0.02	2
2—15 岁	10× 岁（范围为 20～150）	0.01/ 岁（范围为 0.02～0.15）	1 岁（范围为 1～15）
年龄 >15 岁	150	0.15	15

的儿童，则有必要进行更频繁的筛查。如果筛查测试呈阳性，建议在开具无麸质饮食之前转诊至胃肠专科。乳糜泻的确诊通常需要进行活检，尤其是在无症状儿童中[391]。对于抗体滴度高的有症状者，一些医疗服务者可能会在未进行活检确认的情况下开具饮食处方。

一旦确诊，患有乳糜泻的儿童应进行无麸质饮食，并转诊到糖尿病管理和乳糜泻治疗经验丰富的营养师处，因为同时患有 T1DM 和乳糜泻患者的营养管理可能是复杂且繁重的。无麸质饮食可以减少胃肠道不适、代谢症状和低血糖[392]。

第 37 章　糖尿病的并发症
Complications of Diabetes Mellitus

MICHAEL BROWNLEE　LLOYD P. AIELLO　JENNIFER K. SUN　MARK E. COOPER　EVA L. FELDMAN　JORGE PLUTZKY　ANDREW J. M. BOULTON　著

瞿　华　廖晓玉　朱佳冉　张　倩　郑宏庭　译　杨　涛　校

要点

- 慢性高血糖会导致视网膜病变和肾病。即使随后降低了 HbA1c 的水平，既往高 HbA1c 的效应仍可持续数年。慢性高血糖和胰岛素抵抗均可导致神经病变、动脉粥样硬化和心肌病。在一些患者中，慢性持续性炎症与高血压、高胆固醇一样，都是心血管疾病的重要危险因素。线粒体功能障碍是多种并发症发病机制的组分。

- 增殖型糖尿病视网膜病变和糖尿病黄斑水肿都可能导致严重的视力丧失。眼内注射 VEGF 抑制药（抑制 VEGF 的药物）治疗糖尿病性黄斑水肿可减少糖尿病引起的异常视网膜增厚并改善长期视力。全视网膜光凝治疗可将增殖型糖尿病视网膜病变的失明率降低 90% 以上。眼内抗 VEGF 疗法现也可有效治疗增殖型糖尿病视网膜病变。

- 慢性糖尿病肾病会增加心血管疾病和死亡的风险。最佳的治疗包括使用肾素 – 血管紧张素 – 醛固酮系统阻滞药和其他药物早期控制血压，采用 GLP1 类似物和 SGLT2 抑制药控制高血糖的同时保护肾脏、控制血脂异常。

- 糖尿病性神经病变包括远端对称性多发性神经病变、单神经病变和多种自主神经病变。由自主神经病变引起的心率变异性降低使得心脏事件发生风险增加四倍以上。控制血糖是治疗的基石。某些抗抑郁药、抗惊厥药、GABA 类似物普瑞巴林被用于治疗痛性神经病变。

- 即使在校正了其他心血管危险因素后，前驱糖尿病和糖尿病均会显著增加冠状动脉疾病、早期和晚期心肌梗死死亡率、充血性心力衰竭的风险。高血糖和胰岛素抵抗与高血压和血脂异常协同互作。最佳治疗包括通过早期使用他汀类药物或其他药物来强化降低 LDL 胆固醇、控制血压，以及使用已证明可有效减少心血管事件的降糖药物，包括二甲双胍、GLP1 受体激动剂和 SGLT2 抑制药。一般来说，对合并有糖尿病的冠心病患者，冠状动脉旁路移植术可能比冠状动脉支架植入术具有更好的疗效。血管紧张素转换酶抑制药和血管紧张素 II 受体拮抗药可降低心肌梗死后的死亡风险。

- 糖尿病足溃疡是非创伤性截肢的主要原因。危险因素是感觉神经病变相关本体感觉丧失、运动神经病变相关足部畸形和周围血管疾病。简单的临床干预可减少 80% 的截肢。治疗方式包括减压，注射抗生素以防止感染，并确保足够的动脉灌注。

一、生物化学和细胞分子生物学

（一）临床概述

所有形式的糖尿病都以胰岛素分泌不足或完全缺乏、胰岛素抵抗、能量代谢改变、眼部、肾脏和周围神经出现糖尿病特异性并发症为特征。糖尿病还与心脏、大脑和下肢动脉的动脉粥样硬化加速有关。在冠状动脉中，糖尿病的动脉粥样硬化更加弥漫，炎症浸润更重，坏死核心面积更大[1]。糖尿病使心力衰竭风险增加4倍，并使心肌梗死后早期和晚期死亡率翻倍[2]。由于上述并发症，糖尿病是导致20—74岁人群新发失明[3]、终末期肾病，神经病变、非创伤性下肢截肢的主要原因。糖尿病性ESRD患者的预期寿命低于4年。超过60%的糖尿病患者受神经病变的影响。糖尿病性神经病变包括远端对称性多发性神经病变、单神经病变和多种引起心律失常、低血压、勃起功能障碍、尿失禁、胃轻瘫和夜间腹泻的自主神经病变。

与非糖尿病患者相比，1型糖尿病患者的总体预期寿命缩短11~13年，而2型糖尿病患者的总预期寿命缩短7~10年[4-6]。心血管疾病是T1DM和T2DM糖尿病患者的主要死因。10岁之前诊断出T1DM的患者，成年早发冠心病和急性心肌梗死的风险增加30倍[7]。虽然糖尿病相关的ESRD、急性心肌梗死和截肢的发生率在过去25年中有所下降，但其发生率仍是总成年人群的10倍[8]。

T1DM和T2DM大型前瞻性临床研究，即糖尿病控制和并发症研究和英国前瞻性糖尿病研究分别证实了高血糖与糖尿病视网膜病变和肾病之间的密切关系[9, 10]。血糖水平与这些微血管并发症的发生和进展之间存在持续性（尽管不是线性）关系（图37-1）。在T1DM中，神经病变与高血糖紧密联系，而在T2DM中，它更可能是由胰岛素抵抗/高胰岛素血症所导致[11, 12]。与降低血糖改善微血管并发症的作用相反，一项随机对照试验Meta分析显示，强化降糖治疗虽可降低心肌梗死发生率，但对全因死亡率和心血管死亡率益处有限[13]。虽然胰岛素抵抗/高胰岛素血症和慢性高血糖都在糖尿病心血管并发症的病理生理中发挥作用，但胰岛素抵抗/高胰岛素血症的作用可能更大[14, 15]。例如，在圣安东尼奥心脏研究中，即使在

校正了11个危险因素后，葡萄糖耐量正常的高胰岛素抵抗个体在8年中发生心血管不良事件的风险是低胰岛素抵抗个体的2倍[16, 17]。

慢性持续性系统性炎症是独立于传统脂质和非脂质的心血管危险因素。作为医师健康研究一部分进行的健康男性前瞻性随访中，hsCRP最高四分位数人群的心肌梗死风险是最低四分位数人群的2.9倍，独立风险的大小与高血压和高胆固醇相同[18]。使用卡那单抗（一种IL-1β中和单克隆抗体）直接减轻炎症可降低基线时接受降脂治疗人群的心血管事件发生率。在hsCRP浓度低于2mg/L的人群中降幅最大[19]（图37-2）。糖尿病和非糖尿病的个体从卡那单抗中获益的程度相似，这表明IL-1β通路并非糖尿病所独有。慢性炎症也参与慢性肾脏疾病的发生，部分是由肾细胞中NLRP3（包含三个核苷酸结合寡聚化结构域样受体家族pyrin结构域）炎症小体的激活所介导。用卡那单抗抑制IL-1β还降低了慢性肾病高危患者的主要心血管事件发生率[20]。最近研究表明，慢性持续性炎症是大多数糖尿病并发症的共有特征。

对于糖尿病的各种并发症，既往高HbA1c水平的影响可能会在HbA1c值减低后持续多年（被DCCT和EDIC研究人员称为"代谢记忆"，被UKPDS研究

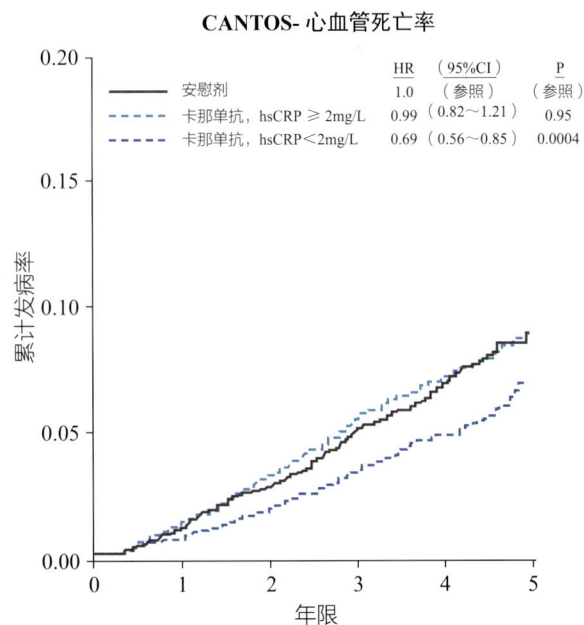

CANTOS-心血管死亡率

	HR	（95%CI）	P
安慰剂	1.0	（参照）	（参照）
卡那单抗，hsCRP≥2mg/L	0.99	（0.82~1.21）	0.95
卡那单抗，hsCRP<2mg/L	0.69	（0.56~0.85）	0.0004

▲ 图 37-2 CANTOS研究中安慰剂或卡那单抗治疗随机分组后，hsCRP水平高于或低于2mg/L的参与者心血管死亡率的累积发生率和风险比

根据年龄、性别、吸烟状况、高血压、糖尿病、体重指数、hsCRP基线浓度和LDL-C基线浓度校正风险比。CI.置信区间；HR.风险比（引自 Aday AW, Ridker PM.Antiinflammatory therapy in clinical care:the CANTOS trial and beyond.*Front Cardiovasc Med*. 2018; 5:62. ）

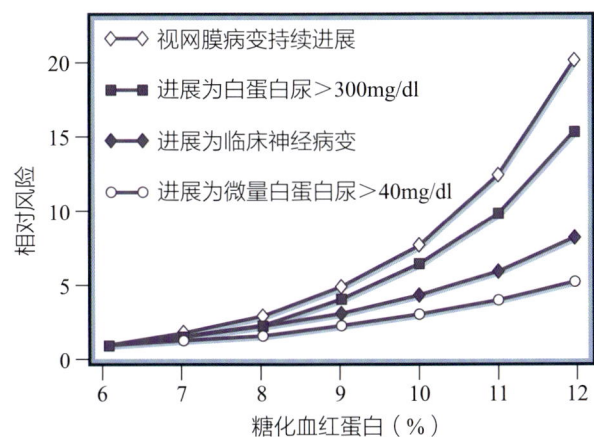

▲ 图 37-1 糖尿病控制和并发症试验中1型糖尿病患者不同平均糖化血红蛋白水平下发生糖尿病并发症的相对风险

改编自 Skyler J. Diabetic complications:the importance of glucose control. Endocrinol Metab *Clin North Am*. 1996;25:243-254.

者称为"遗留效应"）。DCCT/EDIC 研究的数据表明，既往强化和常规治疗的效果可持续至少 18 年[21, 22]。在常规治疗组中，既往高 HbA1c 对研究后视网膜病变、肾病和主要不良心血管事件（包括非致死性心肌梗死或脑卒中或心血管死亡）的影响持续存在，就如同 HbA1c 没有任何改善（图 37-3）。甚至在 DCCT 结束时未发生的动脉粥样硬化变化随后出现在先前较高 HbA1c 组中，继而心脏病发作、脑卒中和心血管死亡增加了 2 倍，尽管自 DCCT 结束后，这些患者的 HbA1c 水平在动脉变化发生的整个时间内与之前的强化对照组相同[23]。另外，在 DCCT 干预结束后，强化治疗组的 HbA1c 升高，先前较低的 HbA1c 的有益效果持续存在，如同他们的 HbA1c 没有恶化一样。

因此，DCCT 研究中长期暴露于较高水平高血糖的 T1DM 患者更容易受到损害，尽管随后的血糖水平较基线降低。相反，试验期间较低水平的高血糖使患者更能抵抗随后较高水平血糖的损害。来自 UKPDS 的长期随访研究的数据证实，在随机干预停止很长一段时间之后，T2DM 患者也有类似的强化血糖控制效应[24]。

目前关于糖尿病并发症机制的许多认识来自对小鼠模型和培养细胞的研究。小鼠模型是阐释糖尿病并发症发病机制的宝贵工具。然而，重要的是要认识到鼠类模型的局限性。无论何种遗传背景，尚没有糖尿病动物模型可进展为人类糖尿病并发症的晚期阶段，如增殖性视网膜病变、终末期肾衰竭、显著的神经纤维丢失或复杂的动脉粥样硬化斑块和斑块破裂，它们也不能复现晚期糖尿病相关心力衰竭患者心脏纤维化的程度。此外，目前可从细胞和小鼠模型研究中

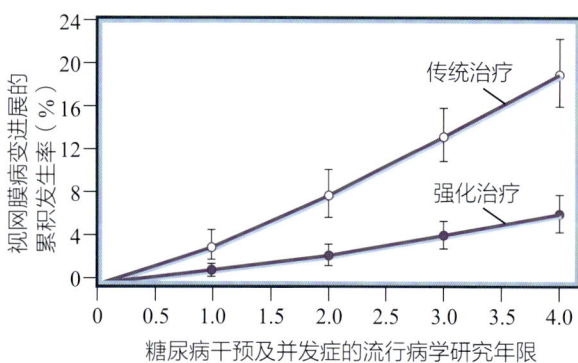

▲ 图 37-3　糖尿病控制和并发症试验结束后 4 年，视网膜病变进一步进展的累积发生率。常规治疗组的中位 HbA1c 水平为 8.2%，强化治疗组为 7.9%

改编自 Diabetes Control and Complications Trial/Epidemiology of Diabetes Interventions and Complications Research Group, Lachin JM, Genuth S, et al.Retinopathy and nephropathy in patients with type 1 diabetes four years after a trial of intensive therapy. *N Engl J Med*.2000; 342:381-389.

获得的大部分机制数据仅反映了各种并发症的最早期阶段，每种并发症后期病因中的主导机制可能与早期阶段的主导机制不同。最近对病程较长的糖尿病患者组织的蛋白质组学、基因组学和分子学研究在阐释糖尿病并发症发病机制所涉及的生化、分子和细胞机制方面取得巨大进展。本部分讨论的众多机制中有一个共同点：细胞中活性氧的生成持续增加，这对于糖尿病并发视网膜、肾脏、周围神经、动脉和心脏病变的发展至关重要。在糖尿病小鼠模型中，转基因过表达线粒体超氧化物歧化酶或过氧化氢酶可预防视网膜病变[25]、肾病[26, 27]、神经病变[28]、动脉粥样硬化[29]和心肌病[30, 31]。

（二）生理性的活性氧生成对于正常的细胞内信号传导和细胞稳态至关重要

在正常生理情况下，ROS 的产生与代谢网络和生物钟相耦合，并且活性氧自由基（H_2O_2）作为信号分子对维持正常细胞稳态至关重要[32-34]。生理性的 ROS（H_2O_2）信号对于正常的细胞内通讯、细胞分化、自噬、胰岛素和生长因子刺激反应、生理炎症反应的产生至关重要。ROS 可调节蛋白质稳定性、增强或灭活蛋白质功能、改变蛋白质亚细胞定位和蛋白质 - 蛋白质相互作用（图 37-4）。例如，在正常的心血管功能中，线粒体源的超氧化物促使 H_2O_2 生成增多导致人类冠状动脉阻力血管的流速增加。H_2O_2 通过打开 Ca^{2+} 激活的 K^+ 通道使人冠状动脉超极化和扩张。过氧化氢酶是 H_2O_2 的清除剂，可极大抑制这种流动诱导的扩张[35]。同样，H_2O_2 对血管舒张功能产生有益影响，并降低内皮靶向 Nox4 过表达的转基因小鼠的血压[36]。在心脏中，低水平的 H_2O_2 诱导小鼠胚胎干细胞和新生心肌细胞增殖，ROS 诱导胚胎干细胞心脏特异性基因、转录因子和生长因子的表达，这些效应可被自由基清除剂抑制。ROS 还能充当机械应变的传感器，诱导胚胎干细胞向心血管分化[37]。ROS 依赖性激活整合素及 PI3-K/Akt 信号通路也参与了循环应变介导的心肌生成[38]。局部 ROS 的产生也有助于拉伸诱导的心脏收缩活动增强[39]。心肌中的生理兴奋 - 收缩耦合也可能涉及 ROS 信号传导，因为生理拉伸会迅速激活位于心肌细胞中肌膜和 T 小管膜上的 NOX2[39]。产生的局部 ROS 使肌浆网中的兰尼碱受体敏感。这会触发 Ca^{2+} 火花的爆发，从而提高健康心肌细胞对 Ca^{2+} 信号传导的敏感性。因此 ROS 生成在正确的时间、地点、水平和持续时间对生理稳态起着至关重要的作用[40]。然而，ROS 生成过高、持续时间过长或在不适当的亚细胞位置会导致细胞功能受损和糖尿病组织病理学改变。

最近的数据表明，ROS 生成的位置与数量同等重要[41]。线粒体复合物Ⅲ产生的 ROS 被释放到线粒体基质、膜间隙、外膜和胞质溶胶中。相反，线粒体复合物Ⅰ产生的 ROS 被释放到基质中。这两个位置生成的

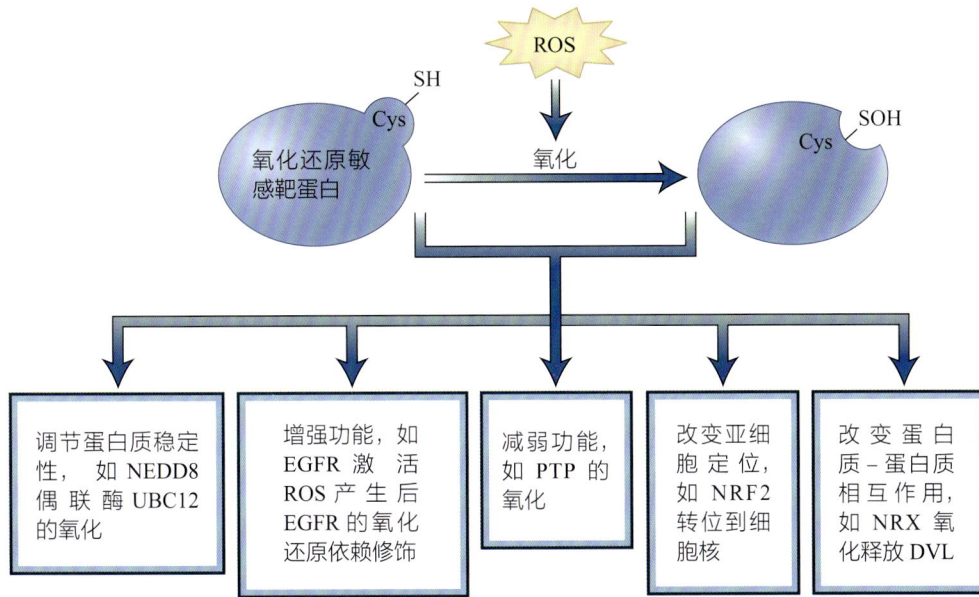

▲ 图 37-4 氧化剂信号影响细胞功能的多种方式

将反应性半胱氨酸残基 SH 氧化为 SOH 会导致还原 - 氧化（氧化还原）敏感靶标发生变化，从而对蛋白质稳定性、活性、定位或蛋白质 - 蛋白质相互作用产生众多影响。Cys. 半胱氨酸；DVL. 散乱蛋白；EGFR. 表皮生长因子受体；NEDD8. 神经前体细胞发育表达下调 -8；NRF2. 核相关因子 -2；NRX. 核氧还蛋白；PTP. 蛋白酪氨酸磷酸酶；ROS. 活性氧（引自 Holmström KM, Finkel T.Cellular mechanisms and physiological consequences of redox-dependent signaling; UBC12, ubiquitin carrier protein 12.*Nat Rev Mol Cell Biol*.2014;15:411-421.）

ROS 分别与参与不同生理途径的不同蛋白质亚群发生反应[42]。重要的是，来自线粒体复合物 I 的 ROS 引起了高比例的半胱氨酸硫醇不可逆过氧化，这与持续的氧化损伤一致。它们还会导致 DNA 双链断裂并氧化线粒体 DNA，这两者都会产生不良后果[43-45]。相比之下，来自线粒体复合物Ⅲ的 ROS 引起可逆的半胱氨酸硫醇氧化，这与它们在关键信号通路中作为氧化还原开关的功能一致。应用广谱抗氧化剂，同时阻断线粒体 ROS 的损伤与生理作用，可能是筛选出的抗氧化化合物进行临床试验时观察到负面效应的原因。

（三）高血糖诱导损伤机制

1. 增加醛糖还原酶底物转化 糖还原酶（AKR1B1）是醛酮还原酶超家族的成员，可催化多种疏水性和亲水性含羰基化合物（包括葡萄糖和几种糖酵解中间体）还原为相应的醇。这种酶位于胞质，需要 NADPH 作为辅助因子。在某些细胞类型中，葡萄糖被转化为山梨糖醇，随后以 NAD$^+$ 作为辅助因子，被山梨糖醇脱氢酶转化为果糖。这一系列反应称为多元醇途径，涉及多种糖尿病并发症的发病机制。然而，对于葡萄糖，人类醛糖还原酶每秒转化为产物的底物量（K_{cat}）为 0.15。大多数酶的 K_{cat} 值在 1～10[4]之间。此外，由于 25mmol 葡萄糖培养的毛细血管视网膜内皮细胞，其胞内葡萄糖浓度约为 0.15mmol[46]，而 Bohren 和同事报道的葡萄糖醛糖还原酶的 K_m 为 100mmol，K_{cat}/K_m 为 1.3，因此，在微血管内皮细

中，醛糖还原酶将葡萄糖还原为山梨糖醇的预测速率相当低。然而，醛糖还原酶对其他底物具有高亲和力和酶活性，包括几种糖酵解中间产物，如 3- 磷酸甘油醛及其降解产物甲基乙二醛[47, 48]。AKR1B1 还有效减少氧化应激产生的脂质醛，如 4- 羟基壬烯醛，其 K_m 在微摩尔范围内（10～30μmol），而葡萄糖的 K_m 为 50～100mmol[49]（图 37-5）。

一项为期 5 年的犬体内醛糖还原酶抑制研究表明，醛糖还原酶抑制未能预防视网膜病变或视网膜、肾脏或肌肉中的毛细血管基底膜增厚，但可预防糖尿病神经病变[50]。为回应这一神经病变的临床前期结果，在 20 世纪 90 年代和 21 世纪 00 年代初期完成 32 项临床试验[51]。这些试验均未显示临床疗效。在糖尿病 ApoE 敲除小鼠体内过表达人醛糖还原酶，可加速动脉粥样硬化形成，而采用药物抑制该酶则可阻止这一现象[52]。相比之下，在表达生理水平的醛糖还原酶的小鼠中，酶的敲除或药物抑制意外地导致糖尿病和非糖尿病小鼠早期动脉粥样硬化病变的大小增加[53]。总酶活性、辅因子水平和替代细胞内底物水平的差异，再加上不同底物的酶动力学已知差异，可能解释了这些看似矛盾的观察结果。

2. 主要晚期糖基化终末产物：前体甲基乙二醛的细胞内形成增加 晚期糖基化终末产物的蛋白质翻译后修饰是由葡萄糖衍生的二羰基与蛋白质的非质子化赖氨酸和精氨酸残基的氨基反应形成的。由糖酵解中

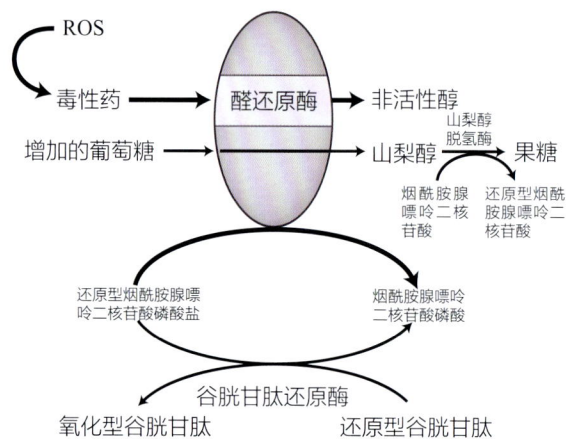

▲ 图 37-5　醛糖还原酶（AKR1B1）催化 ROS 生成和多元醇途径的还原

醛糖还原酶使用三磷酸吡啶核苷酸（烟酰胺腺嘌呤二核苷酸磷酸盐的还原形式）将活性氧产生的有毒醛（如脂质衍生的 4- 羟基壬烯醛）还原为无活性的醇，在某些细胞类型中，则以烟酰胺腺嘌呤二核苷酸磷酸作为辅因子，将葡萄糖还原为山梨糖醇。它还可以还原甘油醛 3- 磷酸及其反应性降解产物甲基乙二醛

间体磷酸丙糖的非酶裂解形成的甲基乙二醛是糖尿病组织中高血糖诱导的 AGE 加合物增加的主要原因[54]。细胞内甲基乙二醛由 GLO 系统解毒[55]。GLO I、GLO II 和催化量的谷胱甘肽可降低这种高反应性 α- 氧代醛转化为 D- 乳酸（图 37-6）。在细胞中，甲基乙二醛与未质子化的精氨酸残基反应形成主要的甲基乙二醛衍生表位 MG-H1。细胞内产生的 AGE 前体通过三种一般机制损害靶细胞（图 37-7）。首先，细胞内蛋白质的 AGE 修饰改变了它们的功能。其次，细胞外基质成分的 AGE 修饰改变了它们与其他基质成分和整合素基质受体的相互作用。最后，细胞内甲基乙二醛增加 RAGE 及其主要内源性配体促炎 S100 钙粒蛋白的表达。这些配体与 RAGE 的连接导致与先天免疫系统信号分子 TLR4 协同作用。高葡萄糖浓度增加了细胞培养基和糖尿病动物中 RAGE、S100A8、S100A12 和 HMGB1 的表达。这种高血糖诱导的过表达是由 ROS 诱导的甲基乙二醛增加介导的，这分别增加了转录因子 NF-κB 和 AP1 与 RAGE 启动子和 RAGE 配体启动子的结合[56]。

　　糖尿病会增加大鼠视网膜、肾小球和坐骨神经中主要甲基乙二醛衍生加合物的水平[58, 59]。在视网膜中，敲除四个瞬时受体电位阳离子通道的糖尿病小鼠（Trpc1/4/5/6 小鼠）的 GLO1 蛋白和活性水平增加，从而保护它们免受糖尿病视网膜初始表型，周细胞丢失和无细胞毛细血管形成的影响[60]。在非糖尿病小鼠的肾脏中，GLO1 的敲低将增加肾小球蛋白的甲基乙二醛修饰和氧化应激至糖尿病水平，导致的肾脏形态改变与糖尿病引起的肾脏形态改变无法区分，而在糖尿

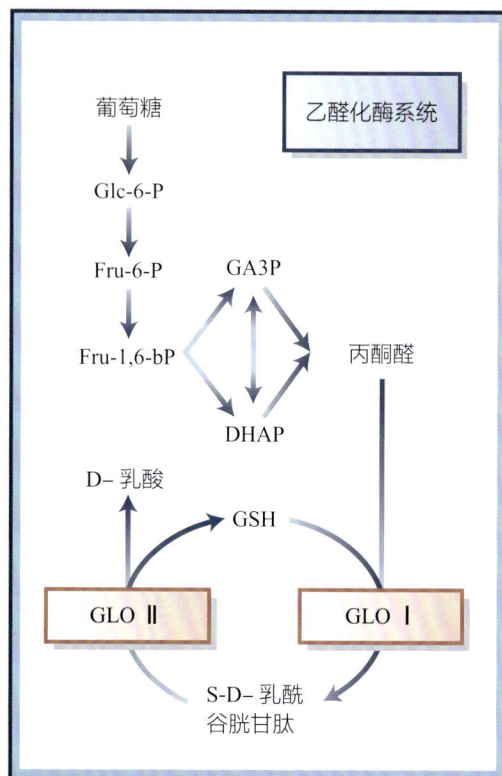

▲ 图 37-6　细胞内甲基乙二醛，主要的 AGE 前体，被 GLO 系统解毒。GLO I 与 GLO II 和催化量的谷胱甘肽一起将这种高反应性的 α- 氧代醛还原为 D- 乳酸

DHAP. 磷酸二羟丙酮；GA3P.3- 磷酸甘油醛；GSH. 谷胱甘肽；Glc-6-P. 葡萄糖 -6- 磷酸；Fru-6-P. 果糖 6- 磷酸；Fru-1,6-bP. 1,6- 二磷酸果糖（引自 Schmoch T, Uhle F, Siegler BH, et al. The glyoxalase system and methylglyoxal-derived carbonyl stress in sepsis: glycotoxic aspects of sepsis pathophysiology. Int J Mol Sci. 2017; 18. ）

病小鼠的肾脏中，尽管糖尿病高血糖水平没有改变，GLO1 的过表达完全可防止糖尿病引起的肾小球蛋白甲基乙二醛修饰增加、氧化应激增加和糖尿病肾脏病理的发展[61]。

　　甲基乙二醛水平升高可能通过改变电压门控钠通道 Nav1.8 的功能，导致疼痛的糖尿病性神经病变。Nav1.8 仅仅在称为 C 纤维的无髓、小直径感觉神经元中表达。甲基乙二醛对 Nav1.8 的翻译后修饰使感觉神经元去极化，促进这些疼痛通路神经元放电。在链脲佐菌素诱导和遗传的糖尿病小鼠模型中，而不是在 Nav1.8 敲除（Scn10$^{-/-}$）糖尿病小鼠模型中[62]，甲基乙二醛对 Nav1.8 的翻译后修饰增加了电兴奋性，促进了疼痛通路神经元的放电，进而促进了降钙素基因相关肽的神经分泌，增加了 COX2 的表达。甲基乙二醛治疗还引起热和机械痛觉过敏，这反映在参与疼痛处理的大脑区域的血流量增加。血浆甲基乙二醛浓度高于 600nmol 可区分患有疼痛性神经病变的糖尿病患者和没有疼痛的患者。

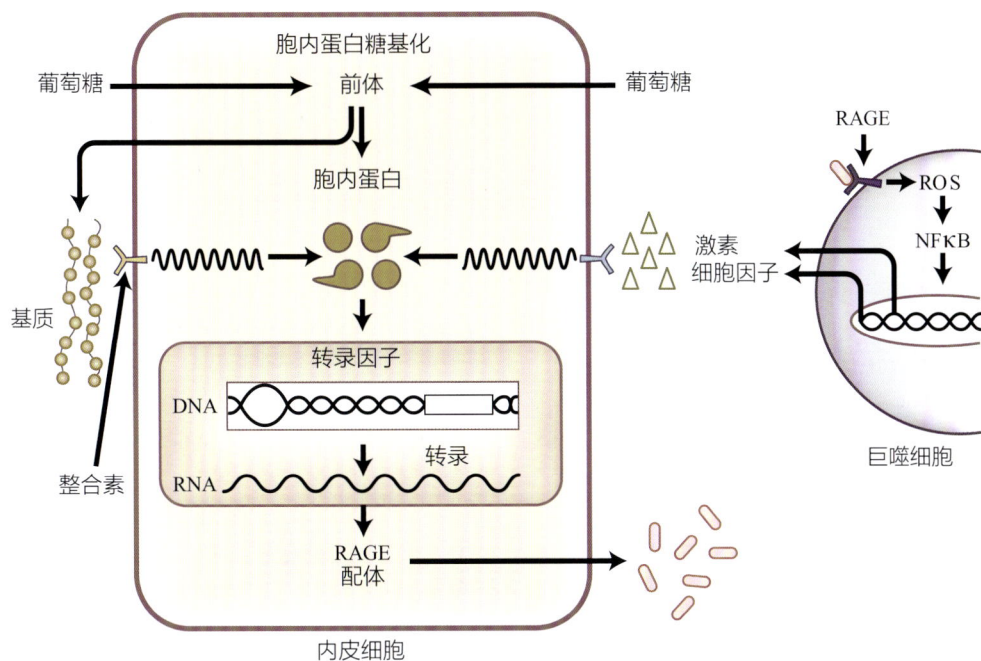

▲ 图 37-7 **细胞内产生的 AGE 前体损伤血管细胞的潜在机制**

首先，细胞内蛋白质修饰会改变蛋白质功能。其次，AGE 前体修饰的细胞外基质具有异常的功能特性。最后，细胞内甲基乙二醛增加 AGE 受体及其主要内源性配体的表达。与 RAGE 结合的配体诱导受体介导的有害基因产物（如细胞因子）的产生。ROS. 活性氧（改编自 Brownlee M. Lilly lecture 1993:glycation and diabetic complications.*Diabetes.* 1994;43:836-841.）

增加的甲基乙二醛也是糖尿病动脉粥样硬化和糖尿病心肌病发病机制中的重要因素。在非糖尿病 ApoE 缺失小鼠中，使用 GLO1 抑制剂将血浆甲基乙二醛水平提高到糖尿病水平会导致内皮炎症和动脉粥样硬化形成，类似于糖尿病引起的炎症[63]。在人类动脉粥样硬化斑块中，MG-H1 水平与增加的炎症介质 IL8 和 MCP1 水平、MMP9 活性的易破裂斑块相关。MG-H1 主要存在于坏死核心周围的病变巨噬细胞中，并与裂解的 caspase3 共定位[64]。在糖尿病心脏中，甲基乙二醛优先与兰尼碱受体 2（钙诱导的钙释放的主要心肌细胞内介质）和肌浆网 Ca^{2+}ATP 酶（SERCA2a）发生反应，后者负责同步再摄取释放的细胞内钙[65]。这种钙循环的协调过程对于有效的心脏收缩至关重要，而由甲基乙二醛加合物形成增加引起的糖尿病引起的缺陷可能会导致收缩功能受损。

甲基乙二醛产量增加似乎也是导致心脏干细胞介导的修复和血管生成能力差的原因[66]。来自人类糖尿病患者心脏活检的心脏干细胞在免疫缺陷小鼠中修复梗死后损伤的能力低于来自非糖尿病患者的心脏干细胞，并且来自这些细胞的条件培养基的血管生成能力更弱。非糖尿病小鼠心脏干细胞在高葡萄糖中的培养诱导了与糖尿病患者细胞相同的心脏修复和血管生成缺陷。在人和小鼠细胞中，GLO1 的过表达恢复了血管生成缺陷[66]。在缺血后后肢血运重建缺陷的糖尿病小鼠中，仅在骨髓细胞中过表达甲基乙二醛代谢酶

GLO1 足以恢复糖尿病中缺血组织的骨髓细胞功能和新血管形成[67]。

增加的甲基乙二醛也会激活心肌细胞中未折叠的蛋白质反应[68]。虽然未折叠蛋白反应的瞬时激活可缓解内质网应激，但心血管疾病中未折叠蛋白反应的持续激活会触发细胞凋亡，由下游效应 CHOP 介导。CHOP 在巨噬细胞凋亡中起关键作用，该过程涉及晚期粥样斑块中的斑块坏死。在 *Chop*[-/-]*Apoe*[-/-] 小鼠中，病变区域斑块坏死减少了 50%。在高脂肪喂养的 ApoE[-/-] 和 LDL[-/-] 受体中在小鼠中，CHOP 促进斑块生长、细胞凋亡和斑块坏死[69]。在心肌细胞中，甲基乙二醛还通过 CHOP 诱导细胞凋亡[68]。非糖尿病小鼠输注甲基乙二醛诱导心肌细胞凋亡、炎症和左心室缩短分数和左心室射血分数显著降低。*CHOP*[-/-] 小鼠中的每一种不良反应都得到了预防。在糖尿病小鼠的心脏中，血管系统中 GLO1 的过表达[70]可防止糖尿病引起的心肌毛细血管密度降低、细胞凋亡增加和心脏功能丧失。在糖尿病 *GLO1* 转基因心脏中，在心脏微血管和心肌细胞间传导信号的神经调节蛋白的产生[71]、eNOS 二聚化和抗凋亡蛋白 BCL-2 的表达也得以维持。

3. PKCβ、PKCδ 和 PKCθ PKC 是一个蛋白激酶家族，具有 15 种参与蛋白质功能调节的亚型。这 15 种 PKC 异构体中有 9 种被脂质第二信使 DAG 激活。升高的细胞内葡萄糖通过从头合成增加了多种糖尿病

靶组织（包括动脉平滑肌细胞和心肌细胞）中的甘油二酯水平[72-74]。高血糖症主要激活 PKCβ 和 PKCδ 同工型，但也发现了其他几种同工型的活性增加（图 37-8）。在不存在 DAG 或 Ca^{2+} 的情况下，这些 PKC 同工型也可以被细胞内 ROS 激活。这些 PKC 亚型的调控域包含两对锌指，具有六个半胱氨酸残基和两个锌原子，可被细胞内 ROS 氧化。氧化改变锌指构象并激活 PKC[75]。细胞内高血糖会激活糖尿病动物视网膜和肾小球中的 PKC[72, 76]。与其他容易发生并发症的组织相比，糖尿病动物周围神经的总 PKC 活性降低。施万细胞 PKCα 活性降低，而血管壁 PKCβⅡ 活性增加[77]。

在早期实验性糖尿病中，PKCβ 同种型的激活介导视网膜和肾脏血流异常[78]，可能是通过抑制一氧化氮的产生和增加内皮素 –1 的活性。在糖尿病视网膜中，高血糖持续激活 PKC 和 p38a MAPK 以增加以前未知的 PKC 信号传导靶标和 SHP1（一种蛋白酪氨酸磷酸酶）的表达。这种信号级联导致 PDGF 受体 β 去磷酸化和来自该受体的下游信号的减少，从而导致周细胞凋亡[79]。PKC 的异常激活也与实验性糖尿病诱导的肾小球 NO 减少有关[80]，以及与高血糖诱导的平滑肌细胞 NO 减少有关[81]。PKC 活化还介导大鼠肾小球系膜细胞中葡萄糖增强的细胞外基质积累[82]。高血糖通过激活 PKC 亚型增加肾小球系膜细胞中内皮素 1 刺激的 MAPK 活性[83]。培养细胞中高葡萄糖浓度诱导的内皮细胞通透性增加是由 PKCα 的激活介导的[84]。高葡萄糖水平激活的 PKC 也可诱导血管平滑肌细胞中通透性增强的 VEGF 的表达[85]。除了影响高血糖引起的血流和通透性异常外，PKC 的激活还有助于增加基质蛋白的积累，诱导肾小球中 TGFβ₁、纤连蛋白和Ⅳ型胶原 α₁ 蛋白在糖尿病大鼠肾小球中的表达[80]。许多与糖尿病心血管疾病有关的细胞异常也与 PKC 激活有关。这些包括内皮功能障碍、血管通透性增加、血管生成受损和细胞凋亡增加。糖尿病诱导 PKC 激活的分子机制，包括酶活性的显著改变，如 MAPK、胞质 PLA2 和 $Na^+–K^+$–ATP 酶及几种转录因子的改变[86]。

高血糖诱导的 PKCβ 激活通过增加炎症介质的表达来促进糖尿病 ApoE 缺失小鼠的血管炎症和动脉粥样硬化的加速。此外，它通过增加 ERK1 和 ERK2、JNK 来增加 CD11c、趋化因子（CC 基序配体 2）和 IL-1β 的巨噬细胞表达[87]。在同一糖尿病模型中，PKCβ 激活增加了促炎细胞因子 IL-18 的转录，并抑制了主动脉中 IL-18 结合蛋白的转录。糖尿病小鼠表现出斑块形成、胆固醇酯含量和巨噬细胞浸润增加。用 PKCβ 抑制剂治疗可预防这些[88]。过表达 PKCβ 的转基因 ApoE 缺失小鼠的内皮细胞中的 PKCβ₂ 降低了胰岛素刺激的 Akt/eNOS 活化，并增加了基础和血管紧

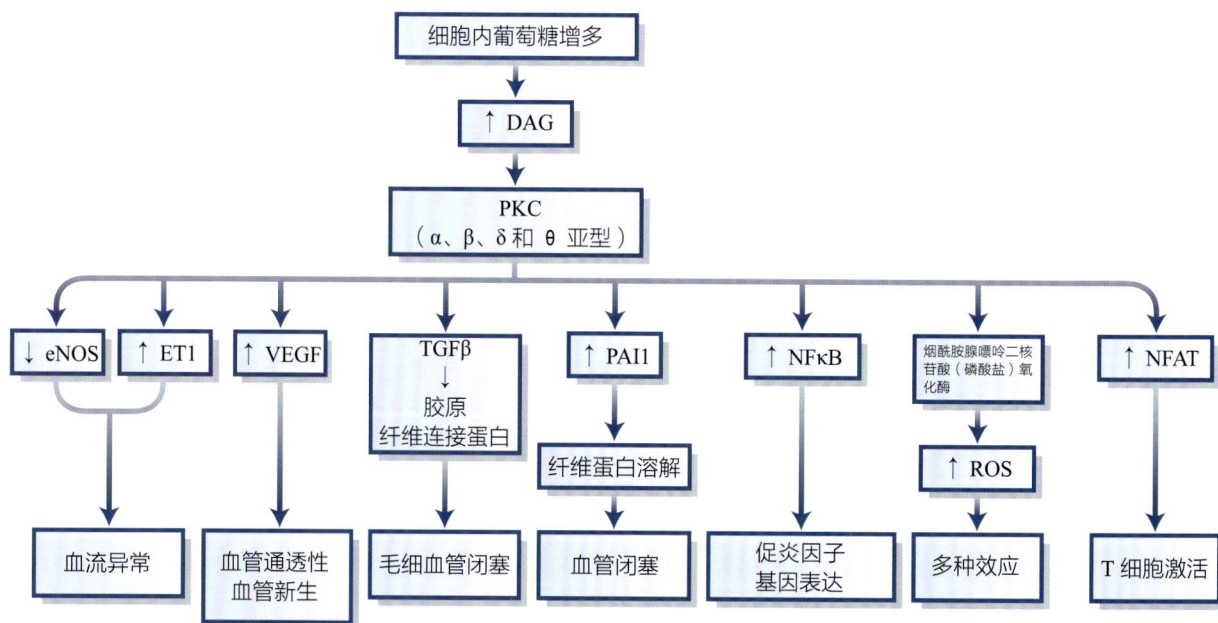

▲ 图 37-8　高血糖诱导的 PKC 激活的潜在后果

高血糖会增加 DAG 的含量，从而激活几种 PKC 异构体。激活的 PKC 具有许多致病后果。eNOS. 内皮型一氧化氮合酶；ET1. 内皮素 1；NFAT. 活化 T 细胞的核因子；PAI. 纤溶酶原激活物抑制剂；ROS. 活性氧；TGF. 转化生长因子；VEGF. 血管内皮生长因子（改编自 Koya D, Jirousek MR, Lin YW, et al. Characterization of protein kinase C beta isoform activation on the gene expression of transforming growth factor-beta, extracellular matrix components, and prostanoids in the glomeruli of diabetic rats. *J Clin Invest*. 1997; 100:115-126.）

张素诱导的血管收缩剂内皮素 –1 的表达。与 ApoE[−/−] 小鼠相比，这些双重作用在该模型中增加了内皮功能障碍并加速了动脉粥样硬化[89]。

PKC 活性与心肌功能障碍有关，导致心肌病和心力衰竭。PKCβ₂ 在糖尿病小鼠心肌中的选择性过表达增加了结缔组织生长因子和 TGF-β₁、心肌病和心脏纤维化的表达[90]。最近，已显示糖尿病心脏中 PKCα/β 的激活通过磷酸化和上调 RNA 结合蛋白 CELF1 和 Rbfox2 来介导胎儿剪接程序的重新激活[91]。PKC 同工酶 α、β 和 δ 的慢性活化促进舒张和收缩功能障碍、纤维化、心肌细胞肥大和细胞凋亡[92]。另一种 PKC 亚型，PKC θ 通过激活 T 细胞核中的几种转录因子在成熟 T 细胞的增殖、分化和激活中起关键作用，包括 NFAT、c-Jun、c-Fos 和 AP1。糖尿病诱导的心脏间质纤维化、收缩力降低、紧密连接维持蛋白 ZO1 表达降低和 T 细胞浸润均通过特异性 PKC θ 抑制药治疗得到改善[93]。

4. 增加对蛋白质的 O-GlcNA 化修饰 己糖胺途径导致 N– 乙酰氨基葡糖对细胞内蛋白质丝氨酸和苏氨酸残基进行可逆的翻译后修饰。O-GlcNAc 修饰调节基因表达、翻译、蛋白质降解、信号转导、蛋白质定位、表观遗传学和线粒体生物能量学的蛋白质[94]。在因高血糖而受损的细胞中，过量的细胞内葡萄糖会增加 6– 磷酸果糖，然后通过限速酶谷氨酰胺：6– 磷酸果糖氨基转移酶将其转化为 6– 磷酸葡萄糖胺。6– 磷酸葡萄糖胺进一步转化为 GlcNAc-6-P，最后是 DP-GlcNAc。OGT 使用 UDP-GlcNAc 将 N– 乙酰氨基葡糖转移到多种蛋白质上，从而增加了 N– 乙酰氨基葡糖对蛋白质的修饰。另一种酶 OGA 去除了这种蛋白质修饰（图 37-9）。选择性剪切编码 O-linked GlcNAc 循环酶 OGT 和 OGA 基因可产生靶向细胞核、细胞质和线粒体中离散位点的异构体。O-GlcNAc 作为营养 / 压力传感器通过改变信号传导、转录、代谢、细胞器生物发生、细胞骨架动力学和细胞凋亡来调节细胞稳态[95, 96]。异常的 O-GlcNAc 加工降低了线粒体蛋白表达和呼吸，参与呼吸链和 TCA 循环的线粒体蛋白减少，线粒体形态发生改变[97]。

在从糖尿病小鼠中分离的小鼠冠状动脉内皮细胞中，与对照小鼠的冠状动脉内皮细胞相比，OGA 蛋白的表达显著降低。相反，OGT 蛋白表达显著增加[98]。O-GlcNAc 增加的蛋白质修饰导致冠状动脉内皮依赖性舒张减少和左心室毛细血管密度降低。OGA 的过表达恢复了这两个缺陷。冠状动脉的内皮依赖性舒张减少和毛细血管密度降低都反映了 eNOS 的抑制，这是内皮依赖性动脉舒张和从骨髓隔室动员干细胞和祖细胞所必需的[99]。在人类动脉内皮细胞中，通过 1177 位丝氨酸磷酸化激活 eNOS 直接受到高血糖诱导的该位点 O-GlcNAc 化的抑制[100]。eNOS 活性也受到其他几种翻译后修饰的影响，但糖尿病对这些修饰的影响尚未确定[101]。糖尿病患者的颈动脉斑块在内皮细胞的细胞质和核区室中的 O-GlcNAc 化显著增加[102]。增加的

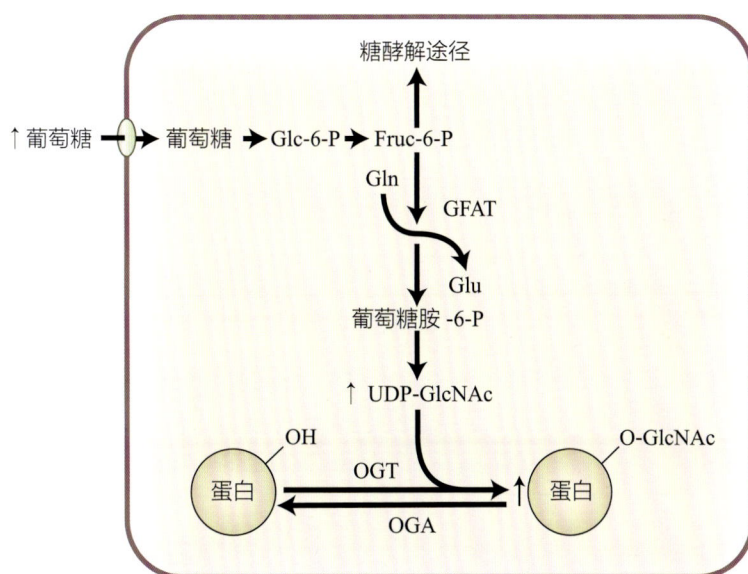

▲ 图 37-9 己糖胺生物合成途径的示意图

糖酵解中间体 6– 磷酸果糖（Fruc-6-P）通过谷氨酰胺：6– 磷酸果糖氨基转移酶（GFAT）转化为 6– 磷酸葡萄糖胺（GlcN-6-P）。通过 OGT 增加从 UDP-GlcNAc 向蛋白质丝氨酸和苏氨酸残基的 N– 乙酰氨基葡糖部分的捐赠，以及通过 OGA 去除它们会影响调节基因表达、翻译、蛋白质降解、信号转导的蛋白质、蛋白质定位、表观遗传学和线粒体生物能量学。Glc. 葡萄糖；GlcNAc. N– 乙酰氨基葡糖；OGT.O– 连接的 N– 乙酰氨基葡糖（GlcNAc）转移酶；UDP. 尿苷二磷酸（改编自 Slawson C, Copeland RJ, Hart GW. O-GlcNAc signaling:a metabolic link between diabetes and cancer?*Trends Biochem Sci.* 2010; 35: 547-555.）

O-GlcNAc 化也可能通过增加冠状动脉内皮细胞和平滑肌细胞中抗炎 NFκB 抑制蛋白 A20 的泛素化和蛋白酶体降解来促进糖尿病加速的动脉粥样硬化[103]。

长期升高的 O-GlcNAc 水平也会对心肌功能产生不利影响。O-GlcNAc 化增加对心脏的影响，包括线粒体功能降低、自噬信号传导降低和收缩功能降低[104]。心室收缩和舒张主要通过 SERCA2 泵释放吸收 Ca^{2+} 来控制。在肥大和衰竭的心肌中，SERCA2 蛋白水平及其 Ca^{2+} 摄取功能被抑制。OGT 的过表达显著降低了 SERCA2 的转录，导致钙再摄取减少和舒张舒张受损[105]。高糖也增加 CaMK Ⅱδ 的 GlcNAc 修饰，这是一种对心肌细胞中 Ca^{2+} 稳态和再摄取至关重要的酶。O-GlcNAc 修饰 CaMK Ⅱ 的 279 号丝氨酸位点在糖尿病患者和大鼠的心脏中增加[106]，导致 CaMK Ⅱ 的自主激活。因此，即使在细胞内 Ca^{2+} 下降后，CaMK Ⅱ 仍保持激活状态。这有助于降低心脏收缩力和潜在的致命心律失常，如室性期前收缩和延迟后除极（图 37–10）。延迟后除极与长 QT 间期心律失常（如尖端扭转型室性心动过速）的发生有关。GlcNAcase 的过表达或 GlcNAc 修饰的抑制增加了 *SERCA2a* 的表达，消融了肌质网 Ca^{2+} 渗漏，改善了心脏收缩力，并减少了心律失常事件。增加的 ROS 水平还通过氧化其调节域中相邻的蛋氨酸残基导致 CaMK Ⅱ 的自主激活[107]。这种线粒体 ROS 氧化的 CaMK Ⅱ 通路的激活会增加糖尿病小鼠模型心肌梗死后的死亡率[108]。糖尿病心脏线粒体中的线粒体 OGT 增加，OGA 减少，这增加了心脏线粒体蛋白的 *O*-GlcNAc。OGA 的抑制和由此增加的 *O*-GlcNAc 化修饰的线粒体蛋白增加了氧气消耗，并降低了储存能力[109]。生物能量储备能力的降低使细胞对压力和细胞死亡更加敏感。

5. 增加可溶性环氧化物水解酶 可溶性环氧化物水解酶（sEH）是人类环氧化物水解酶家族的主要成员。它与特定的环氧化物 [如环氧二十碳三烯酸（EET）] 结合，并迅速将它们转化为活性较低或无活性的二氢二醇，即二羟基二十碳三烯酸（diHETrE）。EET 是由花生四烯酸通过细胞色素 P_{450} 酶（如 CYP2J2）形成的信号分子。在细胞和动物模型中，EET 具有主要的抗炎活性[110]。它们减少 NFκB 的激活，导致促炎酶 iNOS、LOX5、COX2 和几种促炎细胞因子的转录下调（图 37–11）。EET 还阻止由三种主要的未折叠蛋白反应 /ER 应激通路传感器激活的信号级联：IRE1α、PERK 和 ATF6。

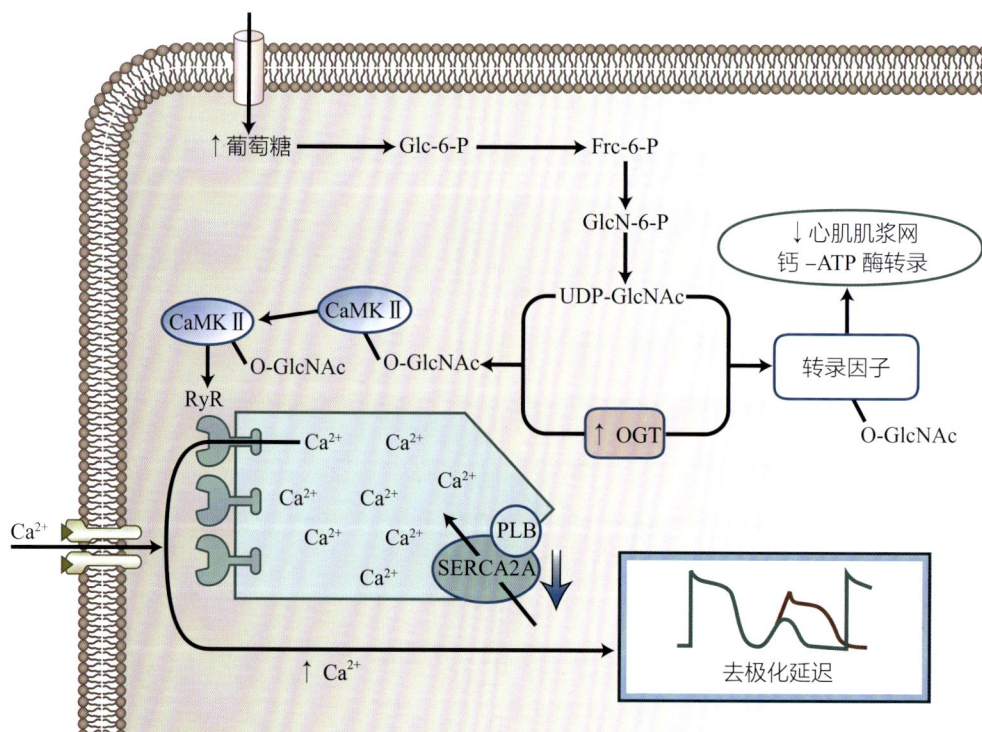

▲ 图 37–10　β– 连接的 N– 乙酰氨基葡萄糖（O-GlcNAc）引起的高血糖诱导的心肌蛋白修饰导致细胞内 Ca^{2+} 增加和后极化延迟

CaMK Ⅱ 的 O-GlcNAc 修饰增加导致自主 CaMK Ⅱ 激活。CaMK Ⅱ 通过磷酸化 RyR 增加细胞内 Ca^{2+}。OGT 修饰转录复合因子，调节肌质网 Ca^{2+}-ATP 酶（SERCA2a）的表达，降低 SERCA2A 表达并导致细胞内 Ca^{2+} 增加。这些蛋白质的 O-GlcNAc 修饰增加导致心肌细胞后去极化延迟。PLB. 磷蛋白（引自 Shah M, Brownlee M. Molecular and cellular mechanisms of cardiovascular disorders in diabetes. *Circ Res*. 2016; 118: 1808-1829.）

SEH 在糖尿病小鼠视网膜、糖尿病患者视网膜和玻璃体中的表达增加。因此，SEH 二醇产物 19,20-DHDP 的水平升高。非增生性糖尿病视网膜病变的特点是周细胞丢失和内皮细胞功能障碍。19,20-DHDP 阻止视网膜血管中早衰蛋白 1 与 N- 钙黏蛋白和 VE- 钙黏蛋白的关联，损害周细胞 - 内皮细胞的相互作用和内皮细胞间的连接[111]。抑制 SEH 可防止动物模型中糖尿病视网膜病变的早期非增殖阶段病变。同样，肾小球足细胞中的 SEH 是高血糖诱导的肾损伤的重要因素。足细胞 SEH 缺乏与高血糖引起的肾内质网应激、炎症和纤维化的减轻、自噬增强有关。这些作用在用选择性 SEH 药物抑制剂处理的永生化鼠足细胞中得到了验证[112]。EET 和其他环氧化物还可以减轻糖尿病周围神经病变引起的疼痛[113]。

在动脉壁中，EET 的抗炎作用包括减弱细胞因子诱导的内皮活化和白细胞黏附、预防内皮依赖性血管重塑、改善血管炎症和内皮功能障碍。EET 还抑制血小板聚集和促进纤维蛋白溶解，并可能抑制血管平滑肌细胞增殖。在人类研究中，*EPHX2* 基因的 sEH 编码区中的两个单核苷酸多态性与不同人群患冠状动脉疾病的风险增加有关。非同义 K55R 等位基因纯合子的白种人在体内具有较高的表观可溶性环氧化物水解酶活性，患冠心病的风险增加了 3.5 倍[114]。低水平的 EET 和高水平的可溶性环氧化物水解酶也与心脏肥大

有关。通过抑制可溶性环氧化物水解酶增加 EET 可降低心脏肥大的胎儿基因标志物，减小心脏大小，并减少动物模型中的心脏纤维化[115-118]。EET 似乎部分通过减少心肌细胞的炎症而起作用。

SEH 的上调降低了花生四烯酸衍生的炎症停止信号脂氧素 A4 的水平，而抑制 sEH 可通过增加脂氧素 A4 的 EET 前体而增加脂氧素 A4[119]。脂氧素是四类促消炎介质之一[120, 121]。脂氧素 A4 是一种限制进一步募集多形核细胞（polymorphonuclear cell，PMN）的停止信号。它还刺激巨噬细胞产生胞葬作用，凋亡 PMN 和碎片的吞噬作用，但不能消除动脉炎症，这通常与抑制炎症细胞流入、抑制有效清除凋亡细胞和促进炎症细胞排出，促进动脉粥样硬化病变进展为不稳定斑块有关，从而引发动脉粥样硬化血管事件[122, 123]。

6. 降低丙酮酸激酶 M₂ 活性 糖酵解酶的活性较低的同工型 PKM2 仅作为同型四聚体具有活性。酪氨酸激酶、乙酰化、O-GlycNAcylation[124] 和半胱氨酸残基 358 的氧化可进一步抑制其活性[125]。尽管 PKM2 在正常分化的非增殖细胞中表达，但这种活性较低的亚型在大多数肿瘤中表达的增加已使人们将注意力集中在 PKM2 将糖酵解中间体转向肿瘤细胞中的生物合成途径的潜力上。与其酶活性无关，PKM2 还可以通过充当双特异性蛋白激酶、增加其自身、GLUT1 和 LDLA 的转录来调节有氧糖酵解[126-128]。在 T1DM 患

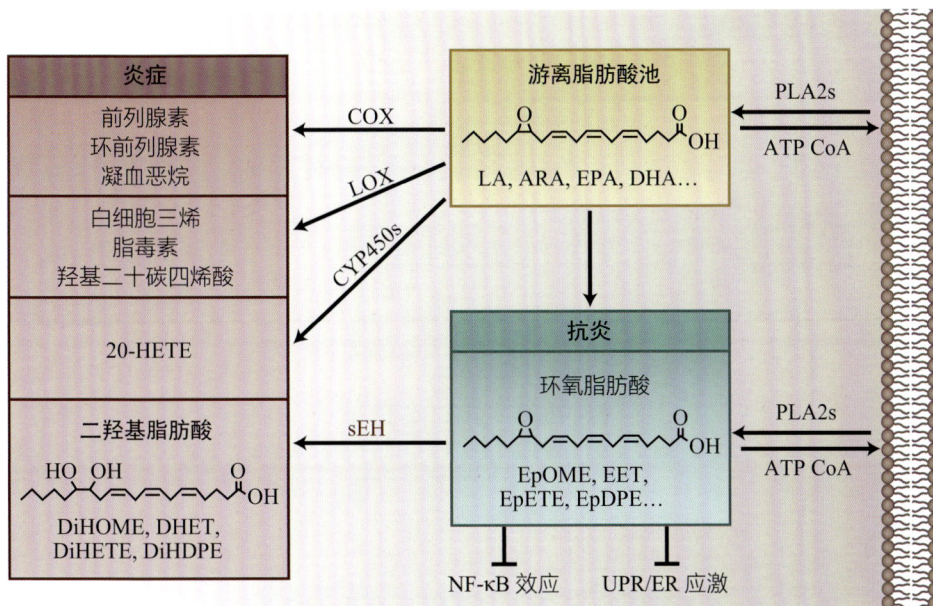

▲ 图 37-11 由 COX、LOX 和 CYP₄₅₀ 产生的花生四烯酸级联的三个促炎分支概览

与这些相反的是由 P₄₅₀ 酶（如 CYP2J2）产生的抗炎环氧脂肪酸。这些抗炎环氧化物被酶可溶性环氧化物水解酶还原为相应的 1,2- 二醇。ARA. 花生四烯酸；DHA. 二十二碳六烯酸；EET. 环氧二十碳三烯酸；EPA. 二十碳五烯酸；EpDPE.DHA 环氧合酶代谢物；EpETE. 环氧二十碳四烯酸；EpOME. 顺式环氧脂肪酸；ER. 内质网；HETE. 羟基二十碳四烯酸；LA. 亚油酸；PLA2. 磷脂酶 A2；sEH. 可溶性环氧化物水解酶；UPR. 未折叠蛋白反应（改编自 Morisseau C, Hammock BD.Impact of soluble epoxide hydrolase and epoxyeicosanoids on human health.*Annu Rev Pharmacol Toxicol*. 2013; 53:37-58.）

者死后 50 多年的肾脏中，一项无偏差的蛋白质组学分析确定肾小球 PKM2 的表达是糖尿病肾病易感性或抗性的关键决定因素[129]（图 37-12）。无肾病或轻度肾病患者线粒体编码的细胞色素 C 氧化酶 Ⅱ（线粒

电子传递链复合体Ⅳ的亚基）、两种甲基乙二醛解毒酶 GLO1 和 AKRB1、SOD1 和硫氧还蛋白显著上调。有趣的是，肾病易感组的 PKM2 蛋白水平与非糖尿病患者相同，而保护组的蛋白水平比非糖尿病患者高 40

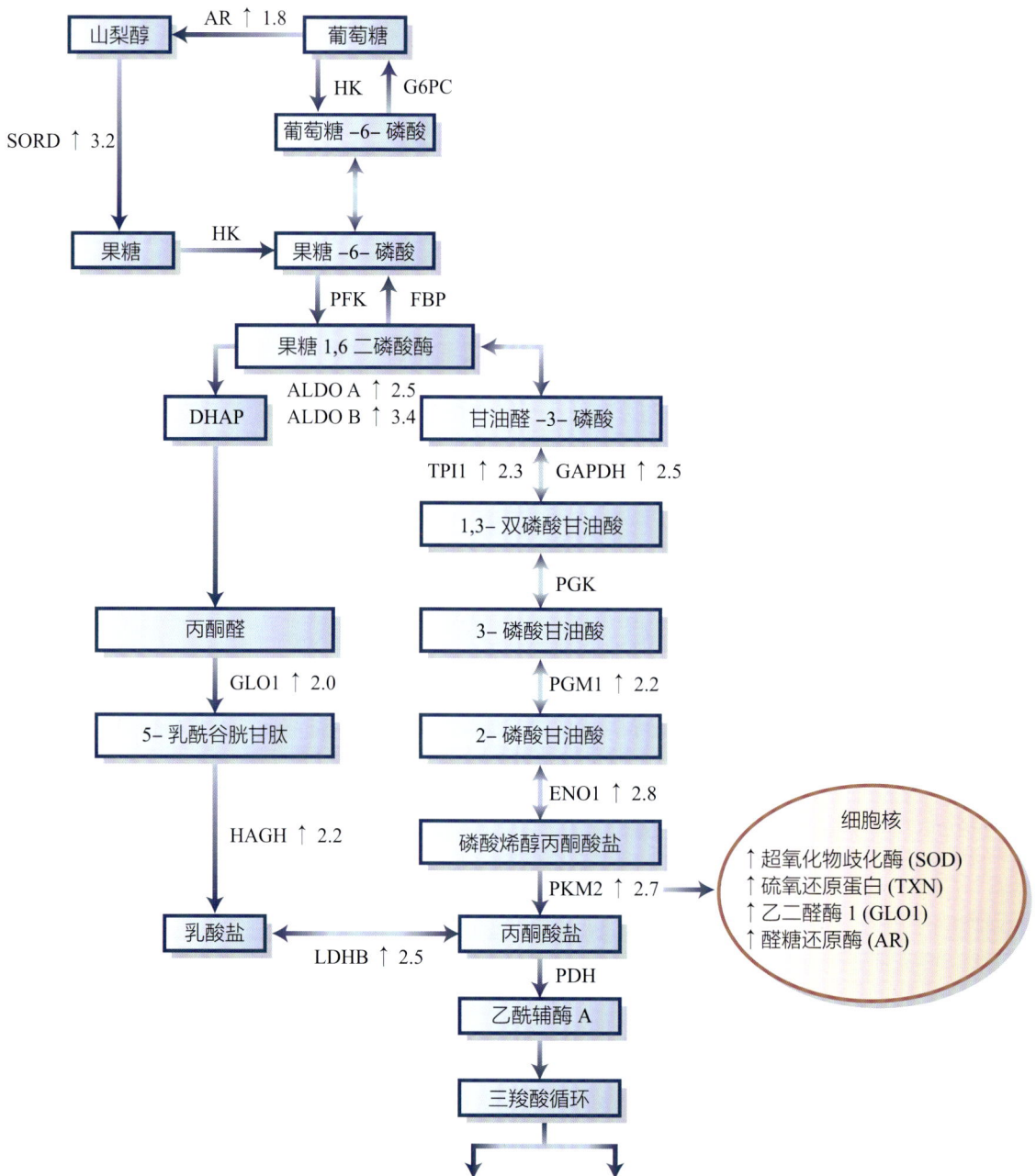

烟酰胺腺嘌呤二核苷酸：泛醌氧化还原酶亚基 B9（烟酰胺腺嘌呤二核苷酸：泛醌氧化还原酶：复合物 Ⅰ）↑ 1.6
线粒体编码的细胞色素 C 氧化酶 Ⅱ（细胞色素 C 氧化酶：复合物Ⅳ）↑ 2.1

▲ 图 37-12　与未受保护的糖尿病肾病患者相比，**50 岁或以上 T1DM 患者的葡萄糖代谢和糖酵解途径蛋白的显著变化**
ALDO A/B. 醛缩酶 A 和 B；AR. 醛糖还原酶；DHAP. 磷酸二羟丙酮；ENO1. 烯醇化酶 1；FBP. 果糖 -1,6- 二磷酸酶；G6PC. 葡萄糖 -6- 磷酸酶，催化亚基；GAPDH. 甘油醛 3- 磷酸脱氢酶；GPI. 葡萄糖磷酸异构酶；HAGH. 羟酰基谷胱甘肽水解酶；HK. 己糖激酶；LDHB. 乳酸脱氢酶；PDH. 丙酮酸脱氢酶；PFK. 磷酸果糖激酶；PGK. 磷酸甘油酸激酶；PGM1. 磷酸葡萄糖变位酶 -1；PHGDH.3- 磷酸甘油酸脱氢酶；PKM. 丙酮酸激酶同工酶 M2 型；SORD. 山梨糖醇脱氢酶；TPI1. 磷酸丙糖异构酶 1（引自 Qi W, Keenan HA, Li Q, et al.Pyruvate kinase M2 activation may protect against the progression of diabetic glomerular pathology and mitochondrial dysfunction. *Nat Med*.2017; 23:753-765. ）

倍。保护组的 PK 酶活性与非糖尿病患者的 PK 酶活性无差异，而非保护组的 PK 酶活性显著降低。在未受保护的组中，磺化和氧化 PKM2 的中位水平高出 4 倍，与观察到的 PKM2 蛋白水平与活性的相对差异相一致。保护组糖尿病患者肾小球线粒体细胞色素 C 氧化酶 Ⅱ 蛋白水平也比未保护组和非糖尿病对照组高出近 30 倍，甲基乙二醛降解酶 GLO1 和 AKR1B1 蛋白水平高出 10 倍。

7. 不同的高血糖致病机制反映了一个单一的上游过程：线粒体过度产生 ROS 单一上游高血糖诱导的过程（线粒体超氧化物过量产生）激活了所有致病机制[130, 131]。增强的细胞内葡萄糖转运和氧化导致线粒体过度产生超氧化物[43, 131]。这反过来又可以激活其他超氧化物产生途径，这些途径可能会放大高血糖症的原始破坏作用。扩增机制的例子包括由 ROCK1[132, 133] 介导的线粒体分裂增加，以及 ROS 介导的 eNOS 二聚体解偶联到内皮细胞中产生超氧化物的 eNOS 单体[134]。尽管 Nox4 已被假设为糖尿病肾脏中 ROS 增加的直接来源[135, 136]，它似乎通过增加线粒体 ROS 的产生而间接起作用。Nox4 具有组成型活性并与线粒体相关，抑制线粒体的生物发生和功能[137]。由此产生的最大呼吸减少表明已经导致了三羧酸循环酶、电子传递链或线粒体内膜脂质的氧化损伤[138, 139]。敲除 Nox4 显著增加线粒体生物合成和最大呼吸能力，这将防止底物驱动的线粒体 ROS 产生增加[137]。线粒体 ROS 激活了其他 NOX 异构体[140]。

观察到缺乏线粒体电子传递链功能的细胞（ρ0 细胞）[43] 无法增加 ROS 的产生以应对高糖，这提示了线粒体 ROS 的起始作用。

Dugan 及其同事[141] 根据糖尿病肾脏中 AMPK 活性降低的观察结果，提出糖尿病肾病是由线粒体 ROS 产生减少（而不是增加）引起的。线粒体生物发生和功能的主要调节因子 PGC1α 的蛋白质水平和线粒体密度也降低了。作者提出了一个模型，在该模型中，观察结果反映了一个由减少线粒体 ROS 启动和维持的前馈循环。然而，在人类内皮细胞中，AMPK 沉默导致 ROS 升高，而不是降低[142]。由增加的线粒体 ROS 引起的 AMPK 活性降低和线粒体生物合成减少的前馈循环的替代模型与这些和其他观察结果更一致。在这个模型中，增加的线粒体超氧化物导致铁蛋白和含铁硫簇的蛋白质释放 Fe^{2+}。这种释放的游离铁在细胞核中与线粒体超氧化物衍生的过氧化氢相互作用形成羟基自由基，这是唯一能够裂解大分子中化学键的 ROS 种类[143]（图 37-13）。这导致 ROS 介导的细胞核 DNA 双链断裂。DNA 双链断裂激活 DNA 修复机制，包括 PARP1。PARP1 的激活通过多聚 ADP 核糖化抑制关键糖酵解酶 GAPDH，通过降解细胞内的 NAD+ 来合成 ADP 核糖。抑制 GAPDH 活性导致早期糖酵解中间

体上游积累，这些中间体被转入致病信号通路[43]。葡萄糖的转移增加了多元醇途径的通量，而果糖 -6- 磷酸的转移增加了己糖胺途径的活性。甘油醛 -3- 磷酸转移到 α- 磷酸甘油激活 PKC，降低的 GAPDH 活性将积累的磷酸丙糖转向甲基乙二醛的形成。RAGE 受体及其激活配体 S100A8/9 表达。高血糖诱导的 ROS 使细胞内 NAD+ 含量降低 50%[144]。NAD+ 含量降低会抑制 NAD+ 依赖性蛋白去乙酰化酶（SIRT1）的活性，SIRT1 通常会去乙酰化并激活线粒体生物发生的主要调节因子 PGC1α，以及激活 AMPK 的 LKB1。因此，Nishikawa 和同事观察到 SIRT1 活性降低会降低 LKB1、PGC1α 和 AMPK 的活性，但会增加线粒体 ROS 产生，而不是减少[145]。

SIRT1 还使 NFκB 的 p65 亚基去乙酰化而失活，并使巨噬细胞偏向其修复极性[146]。与该模型一致，与 db/db 对照小鼠相比，在足细胞中条件性缺失 SIRT1 的糖尿病 db/db 小鼠出现更多的蛋白尿和肾损伤[147]。PGC1α 敲除糖尿病小鼠发生更严重的神经病变，并伴随着线粒体变性和细胞内蛋白的氧化修饰增加[148]。最近，db/db 小鼠中使用基于 GFP 的氧化还原生物传感器的线粒体基质定位的实时体内研究证实，糖尿病肾病中线粒体活性氧的产生增加[149]。

这些转移和通路的激活共同导致暴露于高葡萄糖的细胞中的细胞功能障碍、炎症、细胞凋亡和纤维化。ROS 在启动这些过程中的每一个过程中的核心重要性通过以下事实来说明：每个过程都可通过转基因表达超氧化物歧化酶或过氧化氢酶减少高血糖介导的 ROS 产生而被阻止。

细胞内 ROS 的形成也会上调小鼠内皮细胞中可溶性环氧化物水解酶的 mRNA 和蛋白[150]。糖尿病肾病易感小鼠 DBA/2J 肾小球中线粒体必需基因表达下调，而糖尿病肾病耐药小鼠 C57BL/6J 中线粒体必需基因表达不下调。糖尿病肾病易感 DBA/2J 小鼠的组织水平和尿中 8- 氧代脱氧鸟苷（DNA 氧化的主要产物）的排泄增加。在患有糖尿病肾病的人中，活检显示线粒体 DNA 损伤增加，尿 8- 氧代脱氧鸟苷增加[151]。在糖尿病肾病易感小鼠中，PKM2 的肾小球足细胞特异性敲除降低了 PGC1α 的表达，减少线粒体质量，增加线粒体裂变，增加 ROS。增加的 ROS 导致 DNA 链断裂、活化的 PKCδ 增加和甲基乙二醛水平增加。PARP 和 GAPDH 活性未见报道。这些变化与足细胞凋亡加速和肾小球病理有关。使用 Seahorse 细胞外通量（XF）分析仪对细胞呼吸进行分析表明，高葡萄糖会使线粒体最大呼吸减少约 36%，提示三羧酸循环酶、电子传递链或线粒体内膜脂质发生氧化损伤[138, 139]。在培养的足细胞和糖尿病小鼠中，小分子量 PKM2 的活化激动剂增加了线粒体的生物合成，使线粒体最大呼吸正常化，防止了高糖诱导的 ROS 升高，并将 PKCδ 和甲基

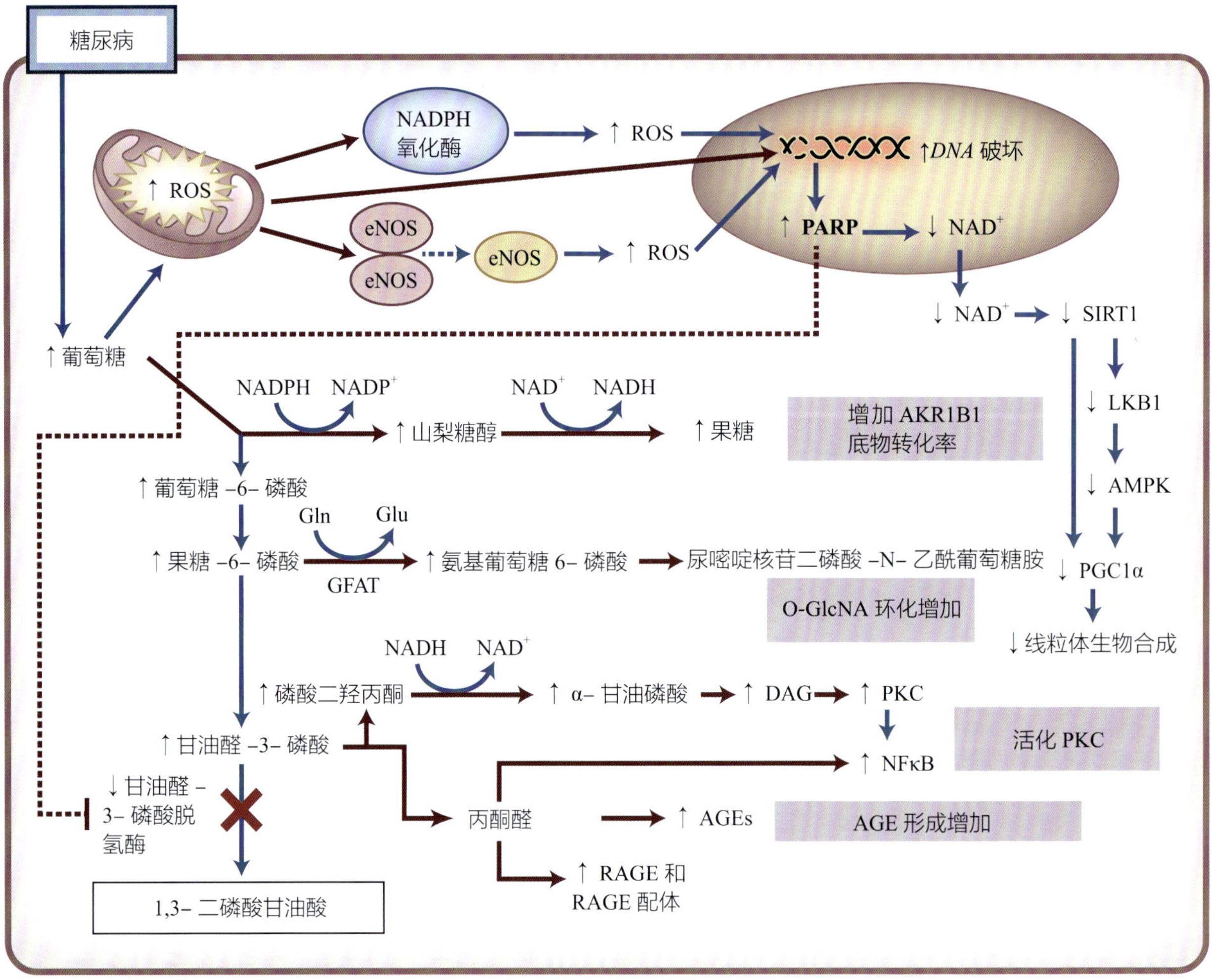

▲ 图 37-13　过量的 ROS 激活了由高血糖诱导的四种致病机制

细胞内葡萄糖通量增加导致线粒体过度产生 ROS，这可通过激活 NADPH 氧化酶和解偶联 eNOS 进一步放大。稳定的 ROS 物质（H_2O_2）扩散到细胞核中，导致 DNA 损伤，从而激活 PARP。PARP 对 GAPDH 的多聚 ADP 核糖化降低了 GAPDH 活性，导致早期糖酵解中间体的上游积累，这些中间体被转移到四种致病信号通路中。PARP 活性通过降解细胞内 NAD^+ 来合成 ADPribose 来消耗它。这会降低 NAD^+ 依赖性去乙酰化酶 SIRT1 的活性，从而降低 LKB1 的活性，该酶可激活 AMPK，从而激活 PGC1α 通过磷酸化和 PGC1α 本身（需要脱乙酰化才能激活）。这导致线粒体生物合成减少。ROS. 活性氧；AGE. 晚期糖基化终末产物；AKR1B1. 醛糖还原酶；DAG. 甘油二酯；eNOS. 内皮型一氧化氮合酶；GFAT. 谷氨酰胺果糖 -6- 磷酸氨基转移酶；Gln. 谷氨酸；Glu. 葡萄糖；NAD. 烟酰胺腺嘌呤二核苷酸；NADPH. 烟酰胺腺嘌呤二核苷酸磷酸盐；PKC. 蛋白激酶 C；RAGE. AGE 的受体；UDP-GlcNAc. 尿苷二磷酸 N- 乙酰氨基葡萄糖（引自 Shah M, Brownlee M. Molecular and cellular mechanisms of cardiovascular disorders in diabetes. *Circ Res*. 2016; 118:1808-1829. ）

乙二醛的水平恢复到低葡萄糖水平。这些影响与葡萄糖向乳酸的分流增加一致，减少了通过线粒体电子传递链的非生产性增加的通量。

二、胰岛素抵抗增加脂肪酸氧化，导致线粒体过度产生 ROS

大多数 T2DM 患者都会出现胰岛素抵抗。为了将胰岛素抵抗的影响与高血糖症和糖尿病的影响区分开来，我们在没有糖尿病或糖耐量受损的人中评估了胰岛素抵抗。在校正了 11 种已知的心血管危险因素（包括 LDL、甘油三酯、收缩压和吸烟）后，与最低 1/5

的人相比，胰岛素抵抗最显著的 1/5 的人心血管疾病风险增加了 2.5 倍[17]。这一观察结果表明，胰岛素抵抗本身是 T2DM 心血管疾病的主要原因之一。脂肪细胞胰岛素抵抗增加脂肪分解和循环游离脂肪酸。细胞表面脂蛋白脂肪酶对富含甘油三酯的脂蛋白的水解使冠状动脉、心脏和肝脏充满甘油三酯衍生的脂肪酸。在肝脏中，这会驱动肝脏脂蛋白的合成和分泌，并抑制肝脏葡萄糖的产生[152-154]。T1DM 患者也有胰岛素抵抗，胰岛素敏感性降低了约 50%。T1DM 患者在脂肪组织、肝脏和骨骼肌中具有显著的胰岛素抵抗[155, 156]。在 T1DM 患者中，胰岛素抵抗可预测冠状动脉钙化的程度，并可能导致他们患心血管疾病的风险增加[157]。胰岛素本身的作用仍然存在争议。在喂食高脂肪饮食的小鼠中，基因诱导的高胰岛素血症减少了脂肪组织炎症，并增加了胰岛素反应性[153]。

胰岛素抵抗 / 高胰岛素血症增加动脉内皮细胞、巨噬细胞和心肌细胞中的线粒体脂肪酸氧化，导致过量的 ROS 产生。脂肪酸氧化增加导致的电子泄漏的主要部位是电子转移黄素蛋白，它从 β 氧化的第一个氧化步骤中形成的 FADH2 接收电子[158]（图 37-14）。这些脂肪酸氧化衍生的 ROS 诱导非编码 RNA gadd7 的表达，其在前馈循环中放大氧化应激及其对内质网应激反应的诱导[159]。在两种胰岛素抵抗的非糖尿病动物模型中，抑制脂肪细胞释放 FFA 或抑制动脉内皮中的 FFA 氧化可防止 ROS 产生增加及其破坏作用[160]。在人类动脉内皮细胞中，这种 FFA 诱导的 ROS 增加激活了与高葡萄糖相同的破坏性途径。FFA 诱导的超氧化物过量产生也会使两种重要的抗动脉粥样硬化酶失活：前列环素合酶和 eNOS[160]。

体外研究表明，在血管壁水平，胰岛素具有抗动

脉粥样硬化和促动脉粥样硬化作用[161]（图 37-15）。一个主要的抗动脉粥样硬化作用是刺激内皮细胞产生 NO。内皮细胞释放的 NO 是一种有效的抑制血小板聚集和黏附在血管壁上的抑制剂。内皮细胞 NO 也控制参与动脉粥样硬化的基因的表达。它降低了 MCP1 和表面黏附分子的表达，如 CD11/CD18、P- 选择素、VCAM1 和 ICAM1。内皮细胞的 NO 也降低了血管的通透性，并降低了 LDL 氧化为更有利于动脉粥样硬化的形式的速度。最后，内皮细胞的 NO 抑制了 VSMC 的增殖[162]。然而，在胰岛素抵抗中，ROS 的过量产生会导致 BH4 氧化，BH4 是内皮型一氧化氮合酶的重要辅助因子。BH4 的减少使氧的还原与 NO 的合成脱钩，从而使 eNOS 转化为一种超氧化物的产生酶[163]。尽管胰岛素的这种重要的抗动脉粥样硬化作用被胰岛素抵抗诱导的 ROS 阻断，但胰岛素的两个主要的促动脉粥样硬化作用却没有。胰岛素既能增强 PDGF 诱导的 VSMC 增殖，又能刺激溶栓抑制剂 PAI1 的内皮和 VSMC 产生[164-166]。

巨噬细胞是动脉粥样硬化发生的核心参与者。虽

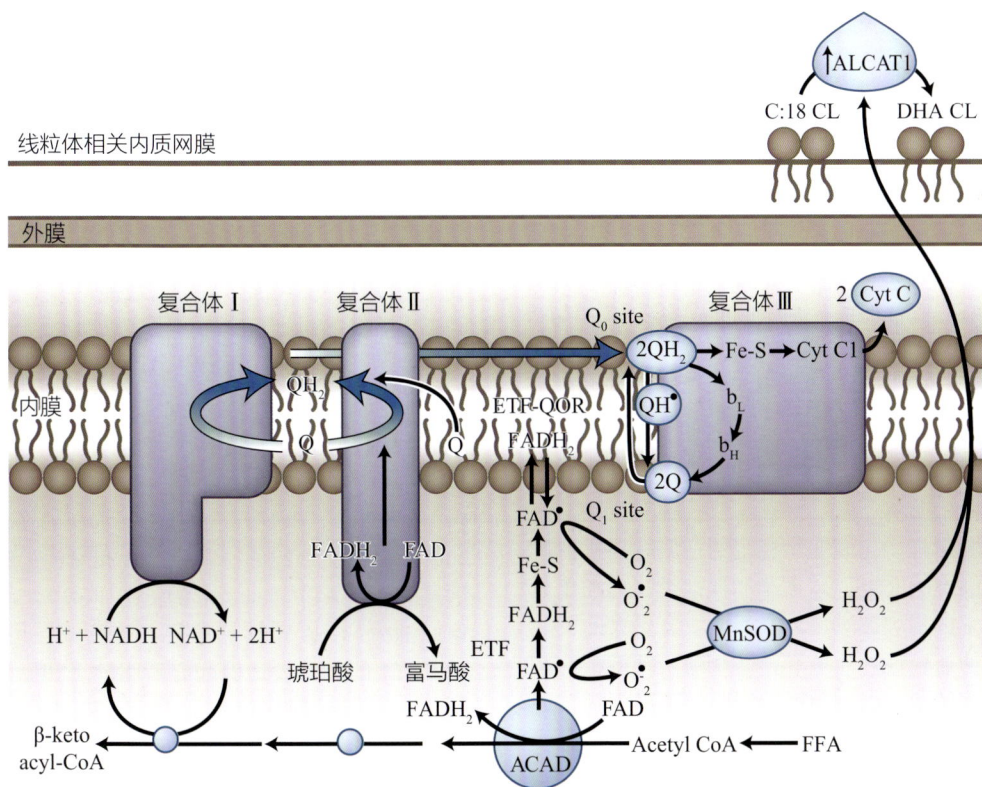

▲ 图 37-14　脂肪酸氧化增加、活性氧形成和心磷脂重塑

胰岛素抵抗引起的游离脂肪酸的 β 氧化增加，由于电子转移黄素蛋白复合物的电子泄漏增加，导致 H_2O_2 的产生大于葡萄糖氧化增加。这些 ROS 激活了 ALCAT1 的转录。位于内质网线粒体相关膜的 ALCAT1 会导致心磷脂从四 18：2 心磷脂病理重塑为具有高度不饱和脂肪酸侧链的心磷脂，并因氧化损伤而导致心磷脂缺乏。这降低了 ETC 电子通量和 ATP 合成，并进一步增加了 ROS。ACAD. 酰基 –CoA 脱氢酶（改编自 Shah M, Brownlee M.Molecular and cellular mechanisms of cardiovascular disorders in diabetes. *Circ Res*.2016; 118:1808-1829.）

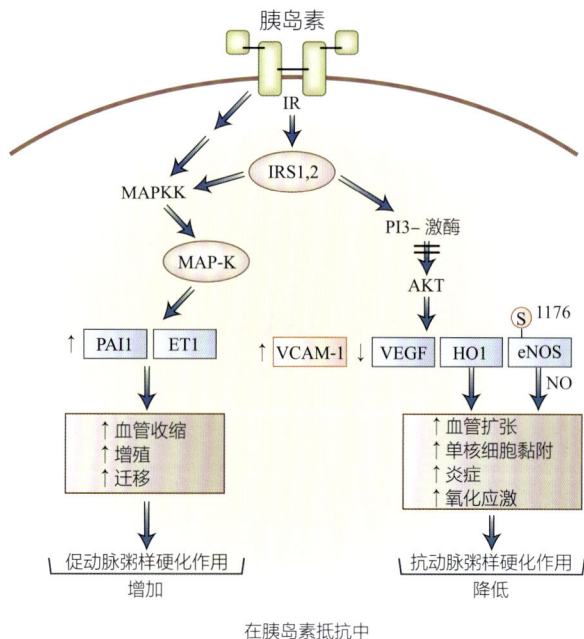

▲ 图 37-15　血管细胞中的选择性胰岛素抵抗

当血管紧张素 II、游离脂肪酸和葡萄糖水平升高、糖尿病和胰岛素抵抗诱导的促炎症细胞因子只抑制 IRS/PI3K/Akt 途径时，血管细胞中的选择性胰岛素抵抗就会发生。相反，胰岛素对 SOS/Grb2/MAPK 途径的刺激不受影响甚至增强。胰岛素通过 IRS/PI3K/Akt 途径作用的选择性丧失导致了胰岛素抗动脉粥样硬化作用的减少，并导致了糖尿病患者动脉粥样硬化和其他心血管病变的加速。AKT. 蛋白激酶 B；eNOS. 内皮型一氧化氮合酶；ET1. 内皮素 -1；HO1. 血红素加氧酶 -1；IR. 胰岛素受体；IRS1,2. 胰岛素受体底物 1,2；MAPK. 丝裂原活化蛋白激酶。MAPKK.MAPK 激酶；NO. 一氧化氮；PAI. 凝血酶原激活物抑制剂；PI. 磷脂酰肌醇；VCAM1. 血管细胞黏附分子 -1；VEGF. 血管内皮生长因子（引自 King G, Brownlee M.The cellular and molecular mechanisms of diabetic complications.*Endocrinol Metab Clin North Am*.1996;25:255–270; King GL, Park K, Li Q.Selective insulin resistance and the development of cardiovascular diseases in diabetes:the 2015 Edwin Bierman Award Lecture.*Diabetes*.2016; 65: 1462-1471.）

然大多数动脉粥样硬化病变是稳定的，但胰岛素抵抗会增加巨噬细胞的 ROS，从而驱动慢性炎症并加速其发展为不稳定的易破裂斑块。这些斑块有更大的炎症浸润，更大的血栓性坏死核心，以及削弱纤维帽的基质金属蛋白酶的生产增加。巨噬细胞的胰岛素抵抗通过激活应激性未折叠蛋白反应的 CHOP 分支，诱导线粒体 ROS 的产生[167, 168]。斑块坏死是由巨噬细胞凋亡增加和凋亡巨噬细胞的吞噬清除减少共同造成的，吞噬清除过程称为流出细胞，导致凋亡细胞的凋亡后坏死和炎症。这两个过程都被巨噬细胞的胰岛素抵抗所促进[169]。凋亡细胞可以不适当地表达 ROS-TNFα-NFκB 诱导的"不要吃我"（don't eat me）的细胞表面信号 CD47[170]，吞噬细胞上的凋亡细胞受体 [如 MER

酪氨酸激酶（MER tyrosine kinase,MerTK）] 可以被线粒体 ROS 激活的蛋白酶 ADAM17（一种分解素和金属蛋白酶）裂解和灭活[171]。阻断 CD47 的抗体可以防止已建立的病变发展，防止斑块破裂，并在一些小鼠模型中诱发坏死核心的消退[123, 170, 172, 173]。

脂肪酸氧化似乎是巨噬细胞线粒体 ROS 产生的来源，直接或间接通过改变线粒体心磷脂的脂肪酸组成[174, 175]。当脂肪酸被氧化而非葡萄糖时，NADH 和 FADH2 的比例从 5∶1 变为 2∶1。这导致线粒体电子传输链辅酶 Q（coenzyme Q，CoQ）池的过度减少，以及反向电子传输（reverse electron transport，RET）和复合体 I 产生的 ROS 增加。来自线粒体电子传递链复合体 I 的 ROS 导致半胱氨酸硫醇的不可逆过氧化的比例很高[41, 42]。在 TCA 循环中间物质琥珀酸的复合物 II 氧化增加的驱动下，向复合体 I 的反向电子运输促使巨噬细胞极化为促炎症表型[176]。

在糖尿病患者心脏中，心肌 ROS 产生的增加发生在早期，在甘油三酯的积累和随后 C16∶0 神经酰胺的合成明显之前[177, 178]。这可能反映了脂肪酸氧化增加，导致线粒体心磷脂的氧化损伤[179]，心磷脂是线粒体膜的特殊磷脂。心磷脂对有效的电子通量、ATP 合成和减少 ROS 形成很重要。此外，心磷脂参与线粒体介导的细胞凋亡，它在调节线粒体裂变和融合中起着关键作用[180-182]。在非糖尿病心脏中，心磷脂的主要种类包含四个亚油酸（四 18∶2 心磷脂）。这种独特的酰基组成不是来自于心磷脂的从头合成，而是来自于涉及磷脂酶和酰基转移酶 - 反酰基酶的重塑过程。在有胰岛素抵抗的小鼠模型（ob/ob、db/db 和高脂饮食喂养）和严重胰岛素缺乏的 1 型糖尿病模型的糖尿病心肌中，饱和度较高的 18∶2 心磷脂的脂肪酰基含量急剧减少，而长链、不饱和脂肪酰基的心磷脂（如 20∶4 心磷脂）的含量则大幅增加[183]。由于高度不饱和侧链的增加，糖尿病心脏的心磷脂更容易受到氧化损伤。心脏过度表达心磷脂合成酶会增加糖尿病小鼠的四 18∶2 心磷脂，并防止糖尿病引起的心磷脂重塑的变化。糖尿病和胰岛素抵抗引起的心磷脂缺乏和深度重塑是由 ROS 诱导的 ALCAT1 转录引起的（图 37-14）。ALCAT1 催化亚油酰 –CoA 转移到单层心磷脂或二层心磷脂上。ALCAT1 的过量表达引起心磷脂缺乏和脂肪酸组成的变化，类似于糖尿病和肥胖症，ROS 产生增加，而 ALCAT1 的缺乏增加了小鼠心脏中四 18∶2 心磷脂的水平，减少了 ROS 的产生[184]。

高水平 ROS 也是 FOXO 转录因子家族的一个主要近端激活剂。增加的 ROS 通过增加 FOXO 的糖化、Jun-N 端激酶信号和 CaMK II 的激活，刺激 FOXO 从细胞膜转入细胞核[185, 186]。半胱氨酸氧化也会增加 FOXO 的转录输出。在糖尿病小鼠和高脂肪饮食引起的胰岛素抵抗小鼠的心脏中，FOXO 蛋白被持续激活[187]。这种持续的激活与 IRS1 的下调、IRS1 及其下游目标 Akt 的活性降低、心肌病的发展有关。在高脂饮食喂养的心肌细胞特异性 FOXO1 基因敲除小鼠中，既没有发生胰岛素抵抗，也没有发生心肌病。

（一）糖尿病降低抗氧化基因表达的主调控者 Nrf2 的活性

在过去的 15 年里，公认的 ROS 调节酶的数量已经大大增加[40]，如超氧化物歧化酶、过氧化氢酶、谷胱甘肽过氧化物酶、谷胱甘肽还原酶、硫氧还蛋白、硫氧还蛋白还原酶、蛋氨酸亚砜还原酶和过氧还蛋白。这些酶的活性主要由 ROS 诱导的转录变化决定。许多这些抗氧化酶的转录增加是由 Nrf2 介导的，它是基本区亮氨酸拉链转录因子的帽 n 领亚家族成员[188]。通过调节氧化剂水平和氧化剂信号，Nrf2 参与控制未折叠蛋白反应、细胞凋亡、线粒体生物生成和干细胞调节。Nrf2 还增加 GLO1 的转录，GLO1 是糖醛酸酶系统的限速酶，可防止蛋白质和组蛋白被主要的 AGE 前体甲基乙醛翻译后修饰[189,190]。它还增加了磷酸戊糖途径的非氧化分支限速酶的转录，即转酮醇酶。转酮醇酶的激活抑制了与糖尿病血管损伤发病机制有关的三个主要的高血糖驱动途径（DAG-PKC 途径、甲基乙二醛 –AGE 形成途径和己糖胺途径），并抑制了高血糖引起的 NFκB 的激活[58]。使用 Nrf2 激活剂或 Nrf2 缺陷的糖尿病小鼠的临床前研究确定，Nrf2 是 ROS 的重要内源性调节剂，可保护实验性糖尿病肾病的发生[191-193]。在 db/db 小鼠的肾脏中，用四环素类抗生素米诺环素治疗增加 Nrf2 蛋白水平，减少肾小球氧化应激标志物，并改善糖尿病肾病的情况[194]。

Nrf2 是组成性表达的，其核内水平是通过翻译后控制的。在没有诱导剂的情况下，Nrf2 与氧化还原敏感蛋白 Kelch-like 红细胞衍生蛋白与帽 n 领同源相关蛋白 1（Keap1）结合，在那里被 Keap1 相关的 cullin-3-RING E2 泛素连接蛋白迅速多泛素化，并被蛋白酶降解。与 Keap1 结合的 Nrf2 通过 ROS 氧化 Keap1 的关键半胱氨酸硫醇，或通过这些硫醇与 ROS 产生的亲电物（如糖酵解产生的甲基氯醛和不饱和脂肪酸过氧化产生的 4– 羟基壬烯醛）反应而释放。CK2 等蛋白激酶对 Nrf2 的磷酸化可能有助于将 Nrf2 定位到细胞核。在与小 Maf 蛋白形成异二聚体后，Nrf2 与 ARE 结合，诱导其目标基因的转录。Nrf2 从细胞核中的输出是由磷酸化控制的。Fyn 等 Src 家族成员使 Nrf2 在 Tyr568 处磷酸化，导致从细胞核中输出并降解[195]。Nrf2 蛋白在细胞膜上的减少是由含 β-transducin 重复蛋白介导的，它是 S 期激酶相关蛋白 1-Cul1-F-box 蛋白 E3 泛素连接酶的底物适配体，它将 GSK3β 磷酸化的 Nrf2 定位到蛋白体[196]（图 37–16）。

萝卜硫素（一种在十字花科蔬菜中发现的膳食异硫氰酸酯）对关键的 Keap1 半胱氨酸硫醇的修饰也会释放 Nrf2[199]。在内皮细胞中，萝卜硫素可防止高血糖诱导的己糖胺和 PKC 途径的激活，并防止主要 AGE 前体甲基乙二酸的细胞积累和排泄的增加[197]。在糖尿病小鼠的主动脉中，萝卜硫素治疗恢复了主动脉 Nrf2 水平和 Nrf2 依赖的抗氧化基因表达，防止了糖尿病引起的壁厚增加、纤维化、炎症（TNFα 和血管细胞黏附分子 –1 表达）、细胞凋亡和细胞增殖增加[198]。糖尿病心肌病在小鼠模型中也被萝卜硫素治疗所预防[199]。正常化的 Nrf2 活性也能防止糖尿病相关的心脏炎症、纤维化、脂质积累和自噬功能受损。

在糖尿病患者的心脏中，Nrf2 蛋白显著减少。在小鼠中，心脏 Nrf2 蛋白在患糖尿病 5 个月后同样减少[200]。高血糖诱导的线粒体过量产生 ROS 已显示通过抑制 Akt1 依赖性 GSK3β 在丝氨酸 9 的磷酸化来增加 GSK3β 活性[143]。激活的 GSK3β 靶向细胞质 Nrf2，以增加由含 β 转导蛋白重复的蛋白 /S 期激酶相关蛋白 1-Cul1-F-box 蛋白 E3 泛素连接酶介导的蛋白酶体降解[196]。

（二）糖尿病激活 NLRP3

NLRP3 为含有 3 个炎症小体的 NLR 家族 Pyrin 结构域，NLRP3 炎症小体活动失调是许多慢性炎症状态的基础。NLRP3 炎症小体由无活性的 NLRP3 低聚物形成，与凋亡相关斑点样蛋白（ASC）和 procaspase1 有关。这种复合物反过来又催化 procaspase1 转化为 caspase1，这有助于产生和分泌成熟的促炎症性 IL-1β 和 IL-18[201]。激活需要两个步骤：第一步为启动，激活转录因子 NFκB，促进 NLRP3、pro-IL-1β 和 pro-IL-18 的转录[202]。在糖尿病患者的单核细胞和糖尿病大鼠的血管内皮细胞中，NFκB 长期活跃[203]。这可能是由 ROS 诱导的 S100A8/9 钙颗粒蛋白的结合所刺激的 TLR4 或 TLR4/RAGE 异二聚体信号传导引起的结果。第二个信号是通过促进无活性的 NLRP3、凋亡相关斑点样蛋白和 procaspase1 的寡聚化来激活 NLRP3 炎症小体。尽管不同的分子线索可以触发这一步骤，但一些研究表明，这些可能都通过与高水平线粒体 ROS 有关的线粒体途径发挥作用。阻断线粒体产生的 ROS 已被证明可以消除 NLRP3 炎症小体的激活，而人工诱导线粒体 ROS 可自发诱导 NLRP3 介导的 IL-1β 分泌[204,205]。线粒体 ROS 通过 TRPM2 通道刺激钙的流入，缺乏 TRPM2 的巨噬细胞的 NLRP3 炎症小体激活和 IL-1β 分泌急剧受损[206]。线粒体 DNA 的合成和氧化也驱动这一激活步骤。TLR4 信号增加了人类线粒体 CMP 激酶 CMPK2 的水平，它增加了核苷酸三磷酸酯，导致线粒体 DNA 的合成，然后氧化的 DNA 片段离开线粒体，与 NLRP3 炎症小体结合，并激活它（图 37–17）。

在未经治疗的新发 T2DM 患者的单核细胞中发现 NLRP3 炎症小体和凋亡相关斑点样蛋白的表达增加。

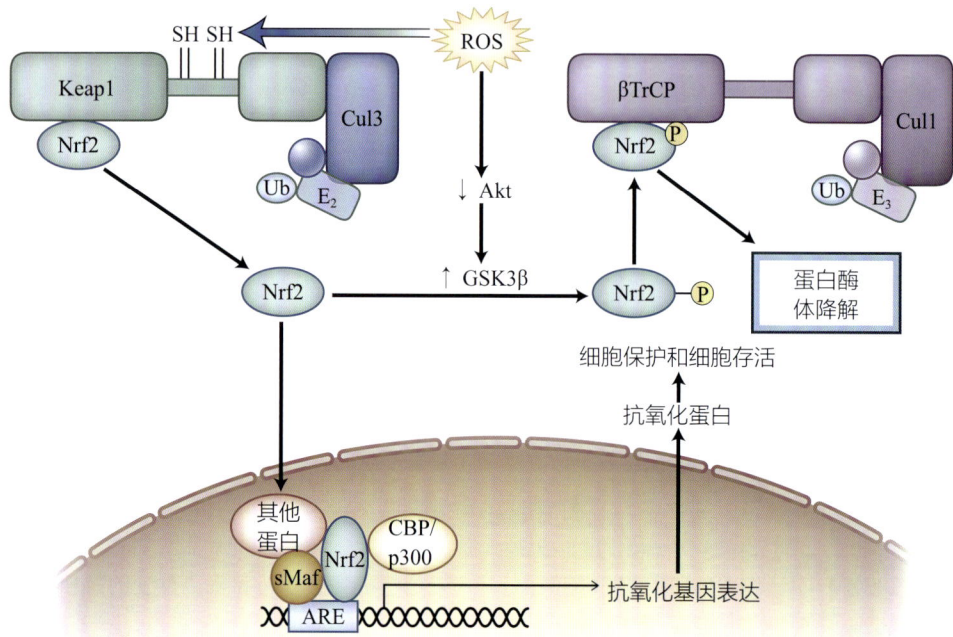

▲ 图 37-16　糖尿病降低了糖尿病肾脏和心脏中 Nrf2 蛋白

Nrf2 是抗氧化基因表达的主调控者，它与氧化还原敏感蛋白 Kelch-like 红细胞衍生蛋白与帽 n 领同源相关蛋白 1（Keap1）结合，在那里被 Keap1 相关的 cullin-3（Cul3）-RING E₂ 泛素连接蛋白迅速聚泛素化，并被蛋白体降解。活性氧氧化 Keap1 的关键半胱氨酸硫醇导致结合的 Nrf2 蛋白释放。蛋白激酶（如 CK2）对 Nrf2 的磷酸化有助于将 Nrf2 定位到细胞核。Nrf2 与小 Maf 蛋白形成异源二聚体，后者与其目标基因启动子中的 ARE 结合。在 Nrf2 从细胞核输出后，细胞膜上的 Nrf2 被 GSK3β 磷酸化。这种磷酸化的 Nrf2 被 βTrCP 识别，βTrCP 是 S 期激酶相关蛋白 -1-Cul1-F-box 蛋白 E₃ 泛素连接酶的底物适配体，它将被 GSK3β 磷酸化的 Nrf2 定位到蛋白酶体。Akt. 蛋白激酶 B；CBP/p300.CREB 结合蛋白及其同源物 p300；E₂. 泛素结合酶；GSK3β. 糖原合成酶激酶 -3β；NRf2. 核因子（红细胞衍生的 2）-like 2；sMaf. 小肌肉神经性纤维肉瘤蛋白；Ub. 泛素（改编自 Shah M, Brownlee M.Molecular and cellular mechanisms of cardiovascular disorders in diabetes. *Circ Res*.2016; 118: 1808-1829. ）

与此相一致的是，未用药的 T2DM 患者的血清中促炎症细胞因子 IL-1β 和 IL-18 的水平明显高于健康人[207]。在糖尿病患者的肾脏、T2DM 和 T1DM 小鼠模型中，肾小球内皮细胞和足细胞中均检测到炎症小体的激活[208]。NLRP3 的缺乏保护了这些小鼠免受实验性糖尿病肾病的影响。对 Nephromine 数据库中的基因表达数据的分析显示，在糖尿病肾病患者和小鼠模型中，肾小球中炎症小体标志物的表达持续升高[209]。NLRP3 炎症小体的激活也发生在糖尿病肾小管间质细胞中。肾小管间质纤维化是糖尿病肾病患者肾功能丧失的最后一条共同途径，而肾小管上皮向间质的转分化是肾间质纤维化肌母细胞的一个来源。在糖尿病肾病中，肾小管间质纤维化的程度可能是比肾小球变化更有力的预测 GFR 下降的因素[210]。肾脏纤维化的一个关键媒介是 ROS 激活的氧化还原敏感激酶 ASK1，它激活了 p38 和 JNK 下游信号通路。在糖尿病肾病患者的肾脏活检中，ASK1 的激活与肌成纤维细胞有关，在 db/db eNOS⁻/⁻ 糖尿病小鼠中，抑制 ASK1 可阻止 GFR 的

进行性下降、肾小球硬化和蛋白尿[211]。

在 T2DM 大鼠模型中，NLRP3 的过度激活与心脏炎症、细胞死亡、无序的超微结构和纤维化有关。NLRP3 基因沉默改善了心脏炎症、细胞凋亡、纤维化和左心室心脏功能障碍[212]。一个建立完善的糖尿病动脉粥样硬化猪模型，能形成类似于人类的复杂动脉粥样硬化斑块，在内皮细胞和同时受脂肪浸润和纤维坏死的晚期病变巨噬细胞中增强固醇调节元件结合蛋白转录因子（SREBP1 和 SREBP2）的切割过程及其靶基因的表达，增加了脂肪酸合成和胆固醇生物合成，SIRT1 和 AMPK 活性也降低[213]。巨噬细胞中增加的 SREBP1a 直接上调 NLRP3 的转录[214]，在猪糖尿病动脉粥样硬化中，晚期病变的巨噬细胞和内皮细胞、平滑肌细胞中都发现 NLRP3 增加。在猪糖尿病动脉粥样硬化中发现的变化也存在于糖尿病患者的冠状动脉粥样硬化样本中。

（三）糖尿病激活转录因子 NFAT

转录因子 NFAT 在糖尿病视网膜病变、肾病、动

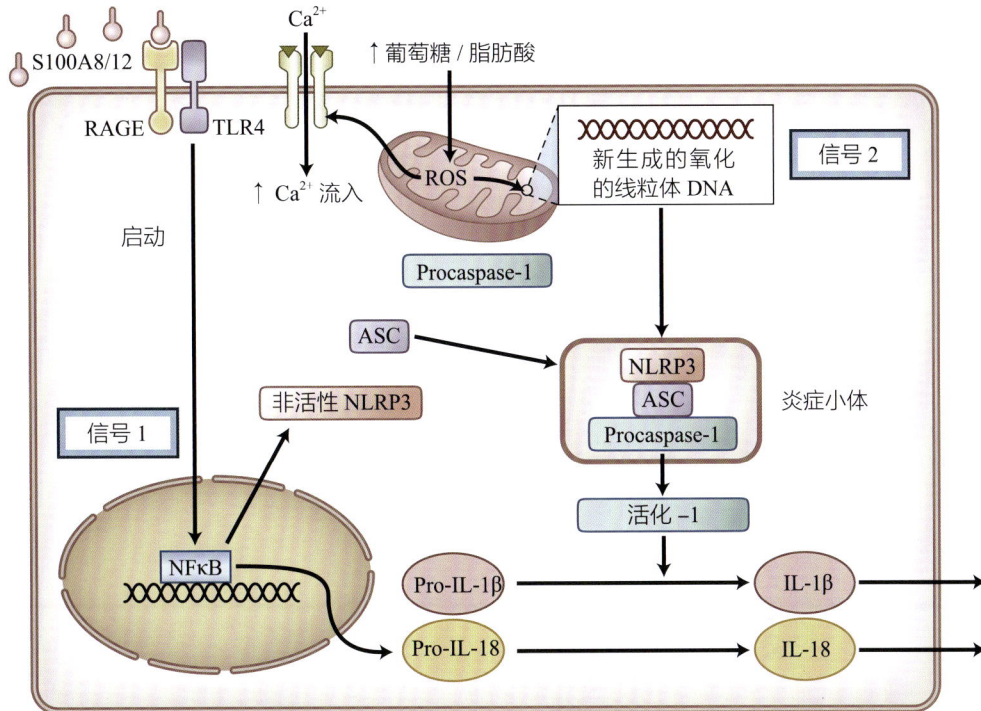

▲ 图 37-17　糖尿病单核细胞、肾脏、冠状动脉和心脏中的 **NOD** 样受体家族、**NRLP3** 炎症小体的激活

高血糖和脂肪酸的增加会诱发活性氧。这些增加了晚期 RAGE 表达，其与 TLR4 异二聚化。来自这一复合体的信号导致 NFκB 介导的非活性 NRLP3、Pro-IL-1β 和 Pro-IL-18 的转录。细胞内 Ca^{2+} 的增加和（或）新制造的氧化线粒体 DNA 触发了与凋亡相关斑点样蛋白（ASC）和 procaspase1 相关的非活性 NLRP3 的寡聚。这个激活的炎症小体复合物催化 procaspase1 转化为 caspase1，pro-IL-1β 和 pro-IL-18 转化为成熟 IL-1β 和 IL-18。S100A8/12. 钙颗粒蛋白 A/B 异构体的 RAGE 配体（引自 Shah M, Brownlee M. Molecular and cellular mechanisms of cardiovascular disorders in diabetes. *Circ Res.* 2016; 118:1808-1829; Murphy MP. Newly made mitochondrial DNA drives inflammation. *Nature.* 2018;560:176-177. ）

脉粥样硬化和心肌病的病理进程中均发挥作用。在静息细胞中，位于细胞质的 NFAT 蛋白是被磷酸化的。在糖尿病中，细胞内钙随 ROS 的增加而增加。细胞内钙的增加通过 Ca^{2+}/ 钙调蛋白 – 依赖性丝氨酸 / 苏氨酸钙调神经磷酸酶诱导的 NFAT 去磷酸化来激活 NFATc1-c4，这有助于 NFAT 入核。一旦进入细胞核，NFAT 与辅助调节剂相互作用以实现最理想的 NFAT 激活[215]。在细胞核中，由 PARP1 介导的 ADP 核糖基化作为分子开关，正向调节 NFAT 依赖的细胞因子基因转录[216]（图 37-18）。在糖尿病中，核 PARP1 被细胞内 ROS 诱导的 DNA 链断裂所激活（图 37-13）。

在糖尿病视网膜病变中，促炎症细胞因子（如 TNFα）的上调和视网膜微血管内皮细胞黏附蛋白的上调是慢性炎症的重要组成部分[217]。在人类视网膜微血管内皮细胞中，TNFα 激活 NFAT 信号传导。被激活的 NFAT 特异性地上调黏附蛋白 VCAM1（其增加淋巴细胞和巨噬细胞与内皮的黏附）、炎性细胞因子 CX3CL1（促进白细胞黏附）、中性粒细胞趋化细胞因子 CXCL6 和活化的 T 细胞趋化细胞因子 CXC11[218]。在暴露于糖尿病肾病患者血清的人肾小球足细胞中，TNFα 的产生增加导致 NFATc1 介导的胆固醇外流调节器 ABCA1

的抑制，以及 SOAT1 的活性降低，导致游离胆固醇介导的足细胞损伤[219]。

在糖尿病小鼠的动脉中，激活的 NFATc3 诱导动脉平滑肌细胞表达促炎症基质蛋白 – 骨桥蛋白，这是一种促进动脉粥样硬化和糖尿病血管疾病的细胞因子。抑制 NFAT 可以有效地减少动脉壁骨桥蛋白、IL6、MCP1、细胞间黏附分子 –1、CD68 和组织因子的表达，并降低糖尿病小鼠的血浆 IL6[220]。在糖尿病 ApoE$^{-/-}$ 小鼠中，NFAT 信号的抑制完全抑制动脉粥样硬化斑块面积增加 2.2 倍。抑制 NFAT 还能减少糖尿病小鼠斑块中的脂质含量，与血浆葡萄糖和脂质水平无关[221]。通过生成增加的线粒体 ROS 而激活的 NFATc3 也增加了动脉血管收缩剂对内皮素的反应性[222]。NFAT 的激活似乎也在心脏肥大、纤维化和心肌细胞凋亡中发挥作用[223]。在糖尿病心脏中，NFAT 被钙激活的中性半胱氨酸蛋白钙蛋白酶激活，进而激活钙调神经磷酸酶。在心肌细胞中，钙蛋白酶活性的增加会激活 NFAT 依赖的心脏肥大和心力衰竭[224]。在两种糖尿病小鼠模型中，钙蛋白酶的心脏特异性缺失可减少心肌肥厚和纤维化，从而改善心肌功能。钙蛋白酶的激活与 NFAT 和 NFκB 的活性增加有关，这与钙蛋白酶在激活钙调

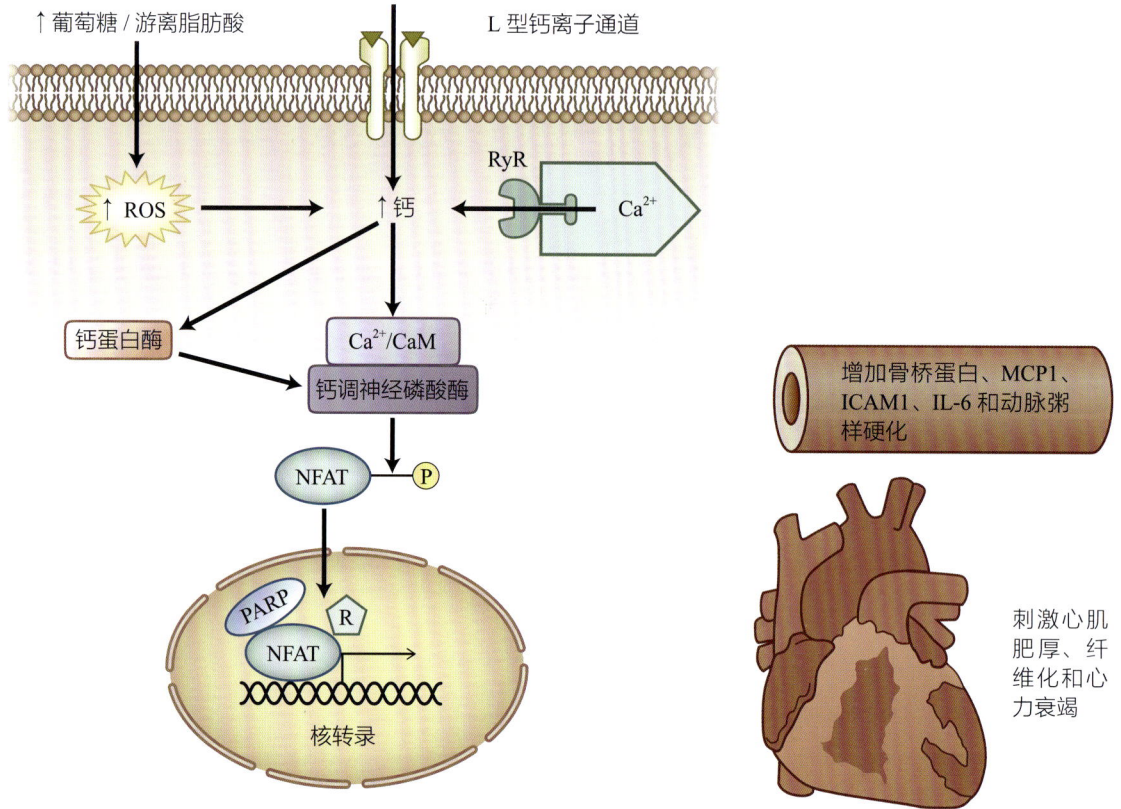

▲ 图 37-18　葡萄糖或脂肪酸的线粒体氧化增加激活了 NFAT 介导的基因转录，促进糖尿病视网膜病变、肾病、动脉硬化和心肌病。线粒体过度产生活性氧导致细胞内 Ca^{2+} 增加，从而激活钙激活的中性半胱氨酸蛋白酶钙蛋白酶。钙蛋白酶激活 Ca^{2+}/钙调蛋白 - 依赖性丝氨酸 / 苏氨酸钙调神经磷酸酶。去磷酸化促进转录因子 NFAT 的核转位。在核内，NFAT 与 PARP 相互作用，通过 NFAT 多聚核糖化增加 NFAT 的转录活性

ICAM1. 细胞间黏附分子 -1；IL6. 白细胞介素 6；MCP1. 单核细胞螯合蛋白 -1；RyR. 兰尼碱受体（改编自 Shah M, Brownlee M.Molecular and cellular mechanisms of cardiovascular disorders in diabetes. *Circ Res*.2016; 118:1808-1829.）

神经磷酸酶和细胞溶质 NFκB 抑制剂、NFκB 抑制剂 α 降解中的作用一致[225, 226]。

（四）糖尿病增加中性粒细胞胞外陷阱

在动脉粥样硬化斑块中，中性粒细胞引发巨噬细胞促炎反应[227]。这种诱导是由与细胞毒性组蛋白结合的 DNA 细胞外网所介导的，这些细胞外网由激活的中性粒细胞释放，称为中性粒细胞外陷阱(neutrophil extracellular traps，NET)[228]。此过程遵循一个协调的多步骤过程：组蛋白瓜氨酸化、染色质解聚、弹性蛋白酶和其他颗粒酶迁移到细胞核、核膜解体，以及 DNA、组蛋白和颗粒蛋白释放到细胞外空间[229]。NET 的释放促使巨噬细胞产生 pro-IL-1β，它被 caspase1 裂解为成熟的促炎性 IL-1β。反过来，caspase1 由巨噬细胞分泌以响应 NLRP3 炎症小体的激活[227]。ROS 和细胞内 Ca^{2+} 增加都会激活 NET 的形成[230]（图 37-19）。具有动脉粥样硬化倾向 apoe$^{-/-}$ 小鼠与对照组相比，尽管血液中的脂质浓度和白细胞数量相似，两个定位到 NET 的丝氨酸蛋白酶的缺失导致动脉粥样硬化病变显

著变小。这些三联突变体小鼠没有 NET，全身 IL-1β 浓度较低，产生 IL-17 的 T 细胞较少[231]。在动脉粥样硬化的小鼠模型（衰老的骨髓细胞 mCAT → Ldlr$^{-/-}$ 嵌合小鼠）中淬灭线粒体 ROS，与年龄匹配的 Ldlr$^{-/-}$ 小鼠相比，减少了病变的 NET，并且还减少了动脉粥样硬化病变中的巨噬细胞总量[232]。oxLDL 和 7- 酮基胆固醇（人类 oxLDL 中最丰富的氧化甾醇）可诱导线粒体 ROS 的产生和高度促炎性氧化线粒体 DNA 结合的 NET[233]。1 型和 2 型糖尿病患者的中性粒细胞都有肽基精氨酸脱亚胺酶 4 的表达升高，该酶对组蛋白瓜氨酸化介导的染色质解聚和 NET 的形成至关重要[234]。

（五）代谢综合征、糖尿病和动脉粥样硬化中的非可控性炎症

慢性低度炎症与代谢综合征、糖尿病和动脉粥样硬化有关[235-240]。在正常的生理学中，炎症有两个时间阶段：急性炎症的起始阶段和消退阶段。起始阶段包括募集中性粒细胞，随后是单核细胞，单核细胞分化为促炎性巨噬细胞。这些细胞吞噬炎症刺激物并

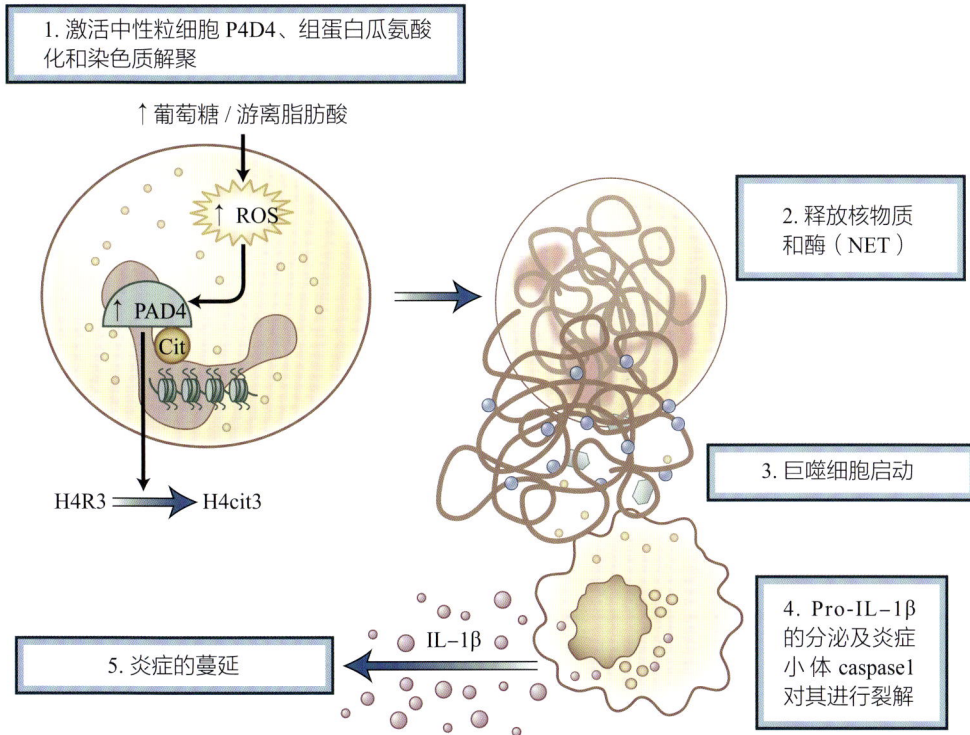

▲ 图 37-19 糖尿病增加中性粒细胞胞外陷阱，从而引发巨噬细胞炎症反应

增加的活性氧增加了 PAD4 的转录和激活，该酶通过组蛋白的瓜氨酸化（Cit）启动 NET 的形成和释放。释放的 NET 使巨噬细胞产生 Pro-IL-1β，巨噬细胞分泌的 caspase1 将其裂解为成熟的促炎性 IL-1β，以应对 NOD 样体家族、含吡啶域 3 炎症体的激活。H4cit3. 组蛋白 4 的精氨酸残基 3 转化为瓜氨酸；H4R3. 组蛋白 4 精氨酸 3；ROS. 活性氧（改编自 Shah M, Brownlee M. Molecular and cellular mechanisms of cardiovascular disorders in diabetes. *Circ Res*. 2016; 118:1808-1829.）

清除受损的组织碎片。炎症的消退是一个积极的过程，涉及从花生四烯酸衍生的促炎前列腺素和白三烯的合成，与至少涉及四个家族的特异性促消退介质的合成。这些 SPM 家族是花生四烯酸衍生的脂质毒素，以及 ω-3 多不饱和脂肪酸衍生的溶血素、保护素和 maresin [121]。SPM 减少 PMN 的进一步募集，刺激巨噬细胞吸收和清除凋亡细胞（胞葬作用），将巨噬细胞表型从促炎转变为促消退，并启动组织修复过程。肥胖和糖尿病会延迟 PMN 细胞凋亡，并损害巨噬细胞的胞葬作用。在人体动脉中，高水平的溶解素 D1 和低水平的促炎症白三烯 B4 与坏死减少和纤维帽较厚的斑块有关。相反，高水平的白三烯 B4 和低水平的解旋蛋白 D1 与有大坏死核心和薄纤维帽的斑块有关 [241]。

目前的证据表明，糖尿病导致脂肪酸前体下游的 SPM 生物合成缺陷 [238, 239]。由此产生的非可控性炎症导致白细胞不断涌入动脉粥样硬化病变，炎症性巨噬细胞极化和胞葬作用受损。这些驱动动脉粥样硬化发展为具有大面积坏死、促凝核心和薄纤维帽的临床危险病变。SPM 通过抑制炎症、增强胞葬作用和促进纤维帽厚度增加来限制斑块进展（图 37-20）。胞葬作用的增强促进巨噬细胞产生几种 SPM，包括脂毒素 A4、

解脂素 E1 和保护素 D1。脂毒素还可以募集单核细胞作为巨噬细胞，在病变消退期进一步增强胞葬作用。这一过程需要特定的吞噬受体与凋亡细胞结合。这些受体之一 MerTK 的缺失导致小鼠动脉粥样硬化病变中的胞葬作用受损、凋亡细胞堆积和大型坏死核心。它还导致巨噬细胞产生 SPM 受损，因为 MerTK 信号减少了促炎性白三烯的合成，增加了促解脂素 A4 的合成 [239]。

MerTK 可以被金属蛋白酶 ADAM17 灭活，当被巨噬细胞过度产生的线粒体 ROS 激活时，ADAM17 会裂解受体 [171]。在晚期人类动脉粥样硬化病变中发现高水平的可溶性 MerTK，表明这是损害胞葬作用的一种机制。ROS 水平的增加导致 CaMK Ⅱ 通过氧化其调节域中相邻的蛋氨酸残基而自主激活 [107]。在动脉中，激活的 CaMK Ⅱ 抑制了巨噬细胞的胞葬作用，促进了动脉粥样硬化斑块的坏死 [242]。

（六）糖尿病改变线粒体动力学

线粒体动力学是线粒体融合、裂变、生物发生和线粒体自噬的连续过程，它们共同维持着最佳的细胞生物能量和 ROS 平衡 [243]。在正常生理情况下，裂变有助于促进线粒体自噬，从而降解和回收受损的线粒体和线粒体碎片，尽管裂变也因电子传输链的电子转

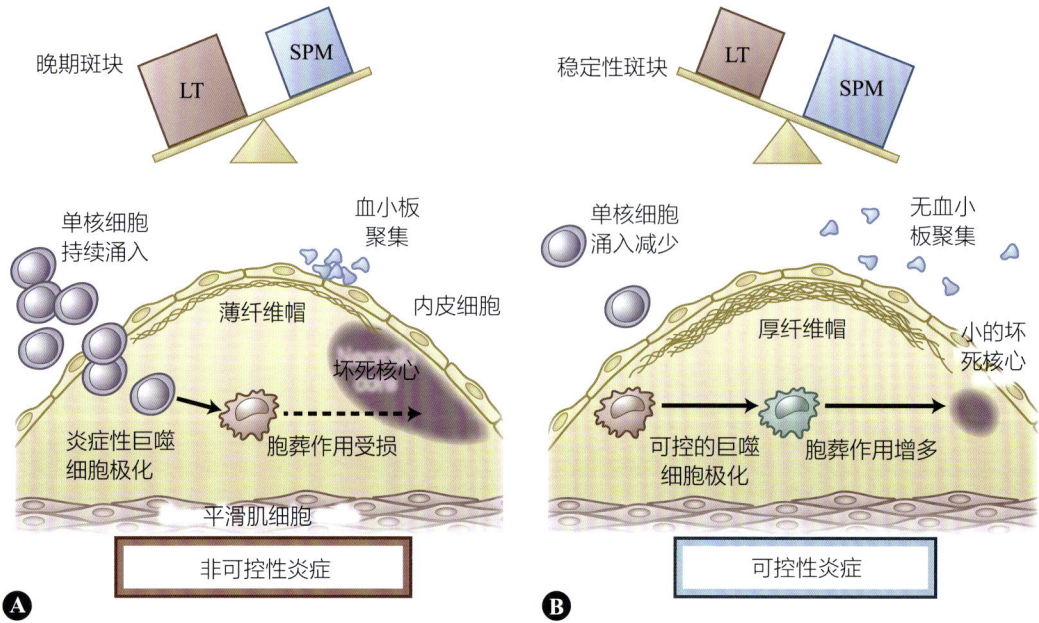

▲ 图 37-20　动脉硬化中的非可控性炎症。专门的促消退介质减少和白三烯增加促进动脉粥样硬化斑块的不稳定性
A. 当 SPM：LT 比率低时，炎症的消退受损，导致持续的炎症性单核细胞涌入、血小板聚集、炎症性巨噬细胞极化、胞葬作用受损、大的坏死核心和薄的纤维帽。B. 相反，当 SPM：LT 比率高时，炎症消退的特点是单核细胞流入减少，巨噬细胞极化增强，胞葬作用增多，坏死核心形成减少，纤维帽增厚（改编自 Kasikara C, Doran A, Cai B, et al. The role of non-resolving inflammation in atherosclerosis. *J Clin Invest*.2018; 128:2713-2723.）

移不完全增加 ROS 的产生。线粒体裂变是使巨噬细胞清除多种凋亡细胞的一个关键过程。当裂变失效时，次级遇到的凋亡细胞周围的吞噬体形成就会受损[244]。线粒体外部融合的主要调节因子是与动力蛋白相关的 GTP 酶，称为 Mfn1 和 Mfn2，而线粒体内融合和嵴稳定涉及 Opa1。哺乳动物线粒体裂变的主要调节因子是 GTP 酶 Drp1，它从胞质溶胶被募集到线粒体外膜，与四个 Drp1 受体结合：MFF、miD49、miD51、FIS1[245]。Drp1 的寡聚化被认为提供了收缩线粒体膜和破碎细胞器的机械力。线粒体裂变发生在线粒体 – 内质网接触部位，涉及线粒体磷脂心磷脂和钙转移[246]。

　　Drp1 的线粒体募集增加引起的线粒体裂变增加与糖尿病小鼠模型中糖尿病肾病的主要特征有关[133]（图 37-21）。在缺乏 Drp1 的糖尿病小鼠中，裂变的减少可减缓糖尿病肾病的发展[247]。线粒体裂变的增加也发生在小鼠冠状动脉内皮细胞的线粒体中，其中融合蛋白 Opa1 的水平下降，Drp1 的水平增加[248]。这种反应可能代表动脉粥样硬化病变中的一种重要的促消退反应，因为缺乏骨髓 Drp1 的小鼠的胞葬作用受损[235, 244]。裂变持续增加也与 2 型糖尿病患者的心肌功能障碍有关，部分原因是融合蛋白 mitofusin1 的表达减少[249]。Drp1 向线粒体的募集受 CaMK Ⅱ 或 ROCK1 在丝氨酸 616 处的磷酸化调节。在糖尿病心脏和肾脏中，ROS 可激活这两种激酶[108, 133]。

（七）微血管并发症易感性的遗传决定因素

　　临床医生长期以来观察到，不同患者在类似的高血糖持续时间和程度下，对微血管并发症的敏感性有明显不同。这些观察结果表明，存在影响高血糖损害微血管细胞的途径的遗传差异。T1DM 病程超 30 年的患者出现明显蛋白尿的风险水平为 27%，这说明只有一部分患者容易发展成糖尿病肾病[250]。家族性聚集更直接的支持遗传决定因素对糖尿病肾病易感性的作用，估计遗传率至少为 40%。在对有两个或更多兄弟姐妹患有 T1DM 的家庭进行的两项研究中，如果先证糖尿病兄弟姐妹有晚期糖尿病肾病，则其糖尿病兄弟姐妹发生肾病的风险为 83% 或 72%，但如果指标患者没有糖尿病肾病，则只有 17% 或 22%（图 37-22）[251, 252]。DCCT 曾报道严重糖尿病视网膜病变风险的家族性聚集。同样，家族聚集性冠状动脉钙化发生在 T2DM 家族中[253]。各种候选基因多态性与糖尿病并发症的风险之间有许多关联。然而，在一项对肾病遗传学 – 国际合作（Genetics of Nephropathy—an International Effort, GENIE）的三个大型队列进行的 Meta 分析中，在对多重检验进行校正或应用严格的显著性阈值后，没有任何关联仍然显著[254]。

　　虽然在大型、表征充分的研究人群中进行的 GWAS 已经确定了一些糖尿病视网膜病变、肾病和心血管疾病的易感位点[255]，但疾病相关单核苷酸多态性的累积效应未能解释包括糖尿病及其并发症在内的许

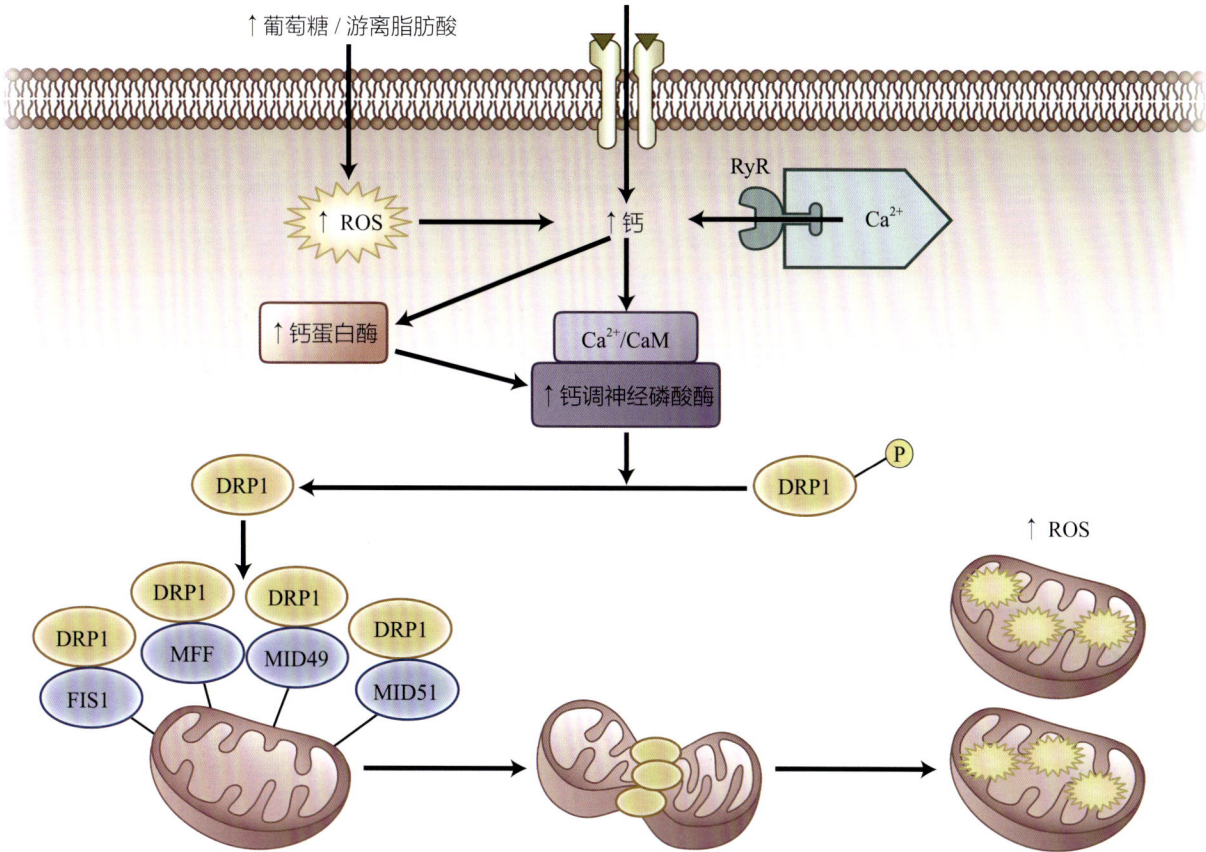

▲ 图 37-21　糖尿病诱导肾脏、冠状动脉和心肌中的线粒体裂变增加

来自过量葡萄糖或脂肪酸的活性氧增加，使细胞内 Ca^{2+} 增加。增加的 Ca^{2+} 会激活钙激活的中性半胱氨酸蛋白酶钙蛋白酶，从而激活 Ca^{2+}/钙调蛋白 – 依赖性丝氨酸 / 苏氨酸钙调神经磷酸酶。钙调神经磷酸酶使 GTP 酶 DRP1 去磷酸化，然后从胞质溶胶中募集到线粒体外膜，在那里它与 4 个 DRP1 受体结合，即 MFF、MID49 和 MID51、FIS1。Drp1 寡聚化提供了收缩线粒体膜的机械力，使细胞器分裂（线粒体裂变）。裂变的增加导致 ROS 产生和线粒体的功能紊乱的进一步加剧（改编自 Shah M, Brownlee M. Molecular and cellular mechanisms of cardiovascular disorders in diabetes. *Circ Res*. 2016; 118:1808-1829.）

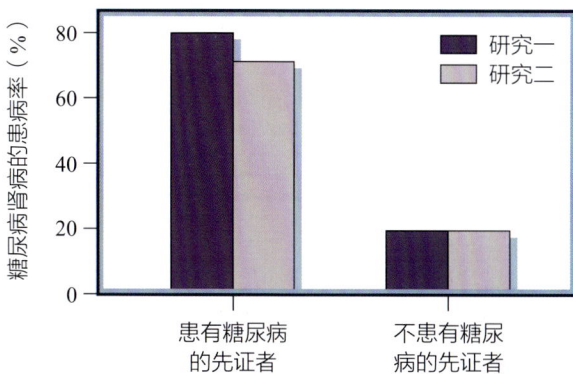

▲ 图 37-22　糖尿病肾病的家族聚集性

对患 / 不患有糖尿病肾病的先证者的糖尿病兄弟姐妹的两项研究中的糖尿病肾病的发病率（改编自 Seaquist ER,Goetz FC, Rich S, et al.Familial clustering of diabetic kidney disease:evidence for genetic susceptibility to diabetic nephropathy. *N Engl J Med*. 1989; 320:1161-1165; Quinn M, Angelico MC, Warram JH, et al.Familial factors determine the development of diabetic nephropathy in patients with IDDM. *Diabetologia*. 1996; 39:940-945.）

多疾病的大多数复杂性状遗传力（"缺失遗传力"问题）。归根结底，未回答的核心问题是：如何传递协调的基因表达调控信息，决定基因何时、何地、在何种水平、以何种组合表达多长时间的信息。由于蛋白质编码序列约占基因组的 2%，后 GWAS 时代的研究目前主要集中在非编码 RNA、遗传 – 表观遗传相互作用和长程染色质三维环形结构[256, 257]。

（八）非编码 RNA 和糖尿病并发症

尽管 piRNA、siRNA、内含子衍生的 miRNA 和一系列长链非编码 RNA 都具有调节作用，但在糖尿病并发症方面，人们对非编码 RNA 的理解最深的是 miRNA，它能调节涉及糖尿病并发症的几个关键生物途径和细胞功能。大多数单独的 miRNA 靶向数百个特定的 mRNA[258]，从而协同调节复杂的基因网络。在视网膜中，糖尿病增加了几个炎症的 miRNA 介质（miR146、miR155 和 miR132）的水平[259]，同时减少了抗炎介质 miR146a 的水平。在 *db/db* 小鼠的坐骨神经中，miR146a 的水平也降低。用 miR146a 模拟物治疗可减少巨噬细胞的激活，并改善神经传导速度、表皮内神经纤维密度和轴突变性。1 型和 2 型糖尿病动物的肾脏和心脏中 miR146a 也降低[260]。在糖尿病小鼠肾脏皮层中，促纤维化的 miR192 的水平增加，miR192 敲低可以改善糖尿病引起的蛋白尿和肾脏纤维化[261]。糖尿病还增加了肾脏中的 miR29c，它诱导细胞凋亡并增加细胞外基质蛋白的积累。敲低 miR29c 可以拮抗高葡萄糖诱导的细胞凋亡，并明显减少 db/db 小鼠的白蛋白尿和肾脏间质基质的积累[262]。

miR33 调控与心血管疾病相关的细胞功能。它增加巨噬细胞的激活，抑制线粒体的生物发生，并抑制自噬[263]。在接受动脉粥样硬化饮食 16 周，随后通过注射链脲佐星造模糖尿病的小鼠中，抗 miR33 治疗减少了动脉粥样硬化斑块巨噬细胞含量和炎症基因表达。抗 miR33 治疗的糖尿病小鼠的巨噬细胞含量减少与高血糖诱导的单核细胞增多的钝化和单核细胞募集到斑块的减少有关[264]。糖尿病通过 ROS 介导的机制增加中性粒细胞和单核细胞的循环数量，并在小鼠模型中通过增加巨噬细胞进入病变而损害早期动脉硬化的消退[265, 266]。

miRNA 也可能在糖尿病心肌病的发病机制中起作用。miR499、miR133a 和 miR373 在糖尿病心肌细胞中下调[267]。在正常成人的遗传背景下，miR133a 的下调足以诱发心脏肥大，其下调是动物模型中发生细胞凋亡、纤维化和 QT 间期延长的前提条件[268]。心肌梗死后心脏祖细胞的保护能力也会被 miR133a 增强[269]。

在病程超过 50 年的 T1DM 患者中，miR200 的表达水平区分了那些没有并发症和有并发症的患者[44]。来自无并发症患者成纤维细胞的 iPSC 的 miR200 水平较低，而来自有并发症（视网膜病变、肾病、神经病变和心血管疾病）患者成纤维细胞的 iPSC 的 miR200 水平较高。miR200 被发现抑制 DNA 损伤检查点蛋白的表达，导致 DNA 双链断裂、炎症和细胞凋亡的积累（图 37-23）。在并发症患者的成纤维细胞中敲低 miR200 可以挽救检查点蛋白的表达并减少 DNA 损伤。在来自所有临床背景的分化神经元中，miR200 的外源性过表达产生了 DNA 损伤标志 γH2AX 的磷酸化（pH2AX）。这些数据与前文讨论的 ROS 介导的 DNA 损伤激活多种高血糖 /IR 诱发的致病机制的模型一致。

（九）代谢记忆的分子基础

稳定的细胞表型是由许多相互关联的多级正负反馈环路来维持的[270, 271]，与来自相邻细胞的细胞外信号、来自其他组织中细胞分泌的受体配体、来自代谢物通量和浓度的变化相互作用。细胞表型稳定改变的常见例子是诱导终末分化细胞的多能性，以及这些诱导多能性细胞分化成多种细胞类型[272]。在 T1DM 和 T2DM 的临床前模型中，糖尿病不可逆地消耗两种骨髓间充质祖细胞亚群。它们具有血管生成的表达谱，而血管祖细胞的不足不能通过在体外或体内恢复葡萄糖稳态来纠正[273]。这些数据表明，糖尿病会导致间质祖细胞亚群发生永久性改变，这些改变会随每次分裂传递给子细胞。

同样，当使用来自患有并发症超过 50 年的 T1DM 患者的成纤维细胞来制造 iPS 细胞时，miR200 家族在有并发症的患者的成纤维细胞、来自这些成纤维细胞的重编程 iPS 细胞、由有并发症的队列的 iPS 细胞分化的神经元中都出现上调的现象。这些神经元对遗传毒性应激的敏感性增加，包括暴露于高葡萄糖和各种来源的活性氧增加。miR200 家族靶向编码 DNA 损伤检查点蛋白的转录物，伴随着 DNA 损伤增加和 DNA 损伤检查点蛋白丢失[44]。这些发现在并发症患者的主动脉组织中得到了证实，并通过在成纤维细胞和 iPS 细胞中敲低 miR200 得以逆转。在并发症患者的成纤维细胞中，重编程的效率也显著受损，诱导的 iPC 损害了细胞的生长和分化。在并发症患者的组织中，由于巨噬细胞的浸润，炎症反应增加。由于 DNA 损伤水平升高，细胞凋亡也增加，然而这并没有被祖细胞的分化所补偿。综上所述，这两项研究的观察结果可能反映了潜在的遗传或表观遗传原因。然而，由于 DCCT 研究的患者被随机分配到两个不同的治疗组，与治疗有关的表观遗传原因更可能解释随后在 EDIC 研究中观察到的长期代谢记忆。

表观遗传学导致 DNA 或 RNA 结构和功能的改变，但不改变 DNA-RNA 序列。随着 miRNA 和其他非编码 RNA 的活动，多种酶通过向 DNA（主要是胞嘧啶甲基化）和核小体组蛋白突出的 N 端尾部添加和移除化学基团（赖氨酸和精氨酸残基的单甲基化、二甲基化和三甲基化、赖氨酸残基乙酰化、精氨酸的甲基乙二醛修饰、丝氨酸和苏氨酸的 O-GlcNAc 修饰）来修饰染色质[190, 274]。与重塑复合物一起，这些修饰调节了 DNA 序列转录的可用性或不可用性（图 37-24）。增加的 ROS 在不同的细胞类型和环境中调节多种表观遗传机制[275-277]。

DNA 甲基化可以抑制或激活转录，这取决于其在基因间区域的启动子附近或增强子附近的位置[275]。同样，组蛋白尾部的甲基化可以抑制或激活转录，这取决于特定组蛋白尾部中修饰残基的位置，以及甲基化的程度。组蛋白尾部的乙酰化通常促进转录。

在 EDIC 研究基线的 DCCT/EDIC T1DM 患者的全血和分离的单核细胞样本中，以及在 EDIC16～17 年期间获得的同一患者的样本中，DNA 甲基化分析显示与糖尿病并发症相关的网络有很强的联系，尽管在 DCCT 结束时强化治疗组和标准治疗组的 HbA1c 值相同（约 8%），并在 EDIC 研究期间保持一致。最显著的持续性 DNA 甲基化变化是硫氧还蛋白相互作

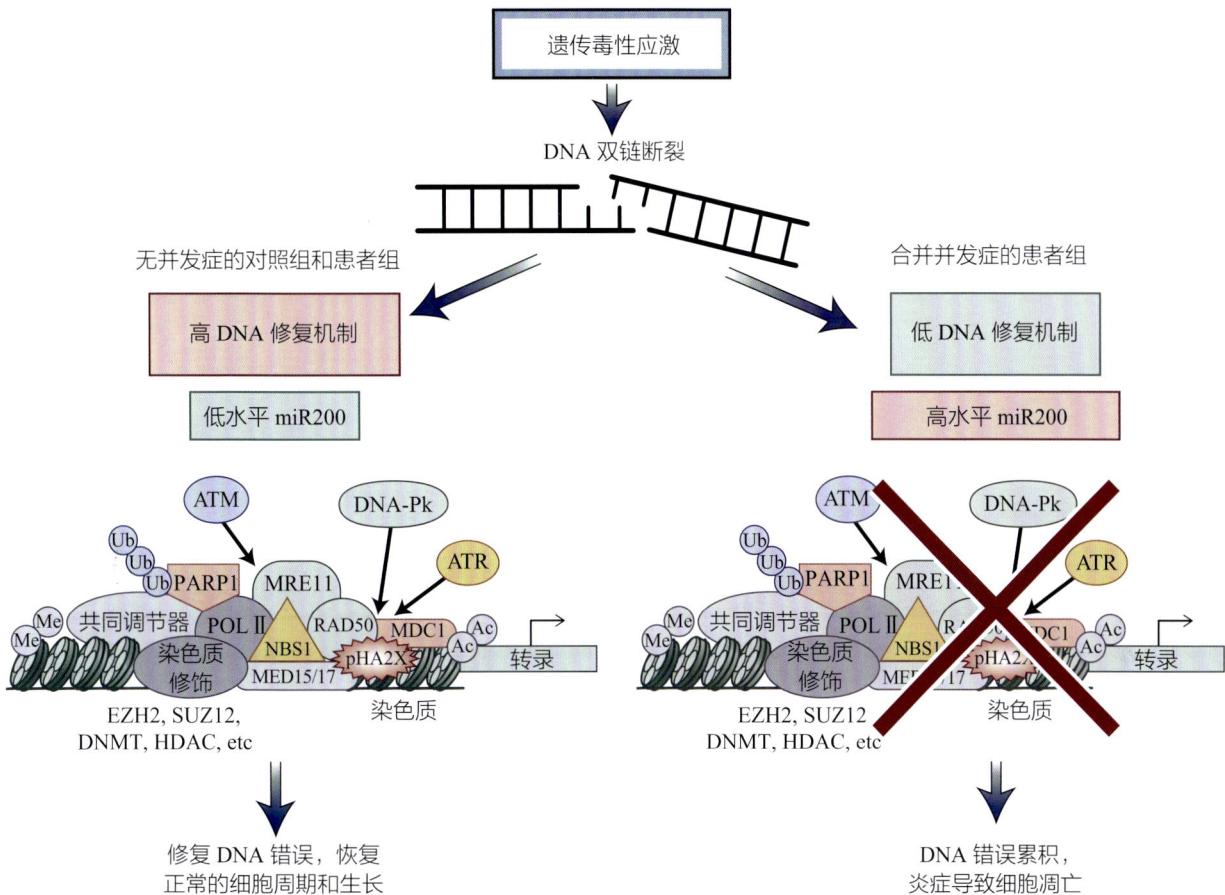

▲ 图 37-23 来自病程超过 50 年的 T1DM 患者的 miRNA miR200 的表达水平区分了无并发症和有并发症的患者。来自无并发症患者成纤维细胞的诱导多能干细胞的 miR200 水平较低，而来自有并发症（视网膜病变、肾病、神经病变和心血管疾病）患者成纤维细胞的 iPSC 的 miR200 水平较高。发现 miR200 抑制 DNA 损伤检查点蛋白表达，导致 DNA 双链断裂、炎症和凋亡的积累。

ATM. 共济失调症突变；ATR. 共济失调症和 Rad3 相关蛋白；DNA-Pk. DNA 依赖性蛋白激酶；DNMT.DNA 甲基转移酶；EZH2.Zeste 同源增强器 2；HDAC. 组蛋白去乙酰化酶；MDC1.DNA 损伤检查点 1 的媒介；Me. 甲基；MED15/17.RNA 聚合酶 II 的媒介转录亚单位 15 和 17；MRE11.MRE11 同源物，双链断裂修复核酸酶；NBS1. 奈梅亨断裂综合征蛋白 1；PARP1. 聚 ADP 核糖聚合酶 1；pH2AX. 磷酸化的 H2A 组蛋白家族成员 X；POL II .RNA 聚合酶 II；RAD50.DNA 修复蛋白 RAD50；SUZ12. 抑制 Zeste12 蛋白同源物；Ub. 泛素（改编自 Bhatt S, Gupta MK, Khamaisi M, et al.Preserved DNA damage checkpoint pathway protects against complications in long-standing type 1 diabetes. *Cell Metab*. 2015; 22:239-252. ）

用蛋白（thioredoxin-interacting protein，TXNIP）的低甲基化[278]。TXNIP 与硫氧还蛋白结合并抑制硫氧还蛋白，增加 ROS 的产生并抑制肾小管自噬[279]。这项 DNA 甲基化分析研究的重要性在于，它首次揭示，在同一糖尿病患者队列的循环白细胞中，几个位点的差异甲基化持续超过 16～17 年。然而，尽管有共同的遗传序列，每一种糖尿病并发症都是一个复杂的异质细胞过程，所涉及的每一种不同的细胞类型都有不同的表观基因组来调节基因表达和细胞类型的特异性病变[275]。一项类似对单核细胞中选定的组蛋白进行修饰但技术上更有限的研究显示，在超过 15 个与 NFκB 炎症途径相关的基因的启动子中，活化 H3K9Ac 的含量丰富[280]。

短暂的高血糖水平足以增加线粒体 ROS 的产生，在体外人主动脉内皮细胞（处理 16h）和在体内非糖尿病小鼠的主动脉细胞中（处理 6h），诱导 NFκB 亚基 p65 的近端启动子中持久激活的表观遗传变化（组蛋白 3 赖氨酸 4 的单甲基化增加），这些表观遗传变化导致 p65 基因表达和 p65 依赖性促炎基因表达持续增加。在培养的细胞中，表观遗传变化和基因表达变化在血糖正常的情况下至少持续 6 天，在 B 细胞功能恢复的糖尿病小鼠中持续数月[281, 282]。高血糖诱导的表观遗传变化和 p65 表达增加可通过使线粒体超氧化物产生或超氧化物诱导的甲基乙二醛正常化。另一个组蛋白赖氨酸残基组蛋白 3 赖氨酸 9 的去甲基化也是由高血糖诱导的 ROS 过量产生引起的。这减少了 p65 基因

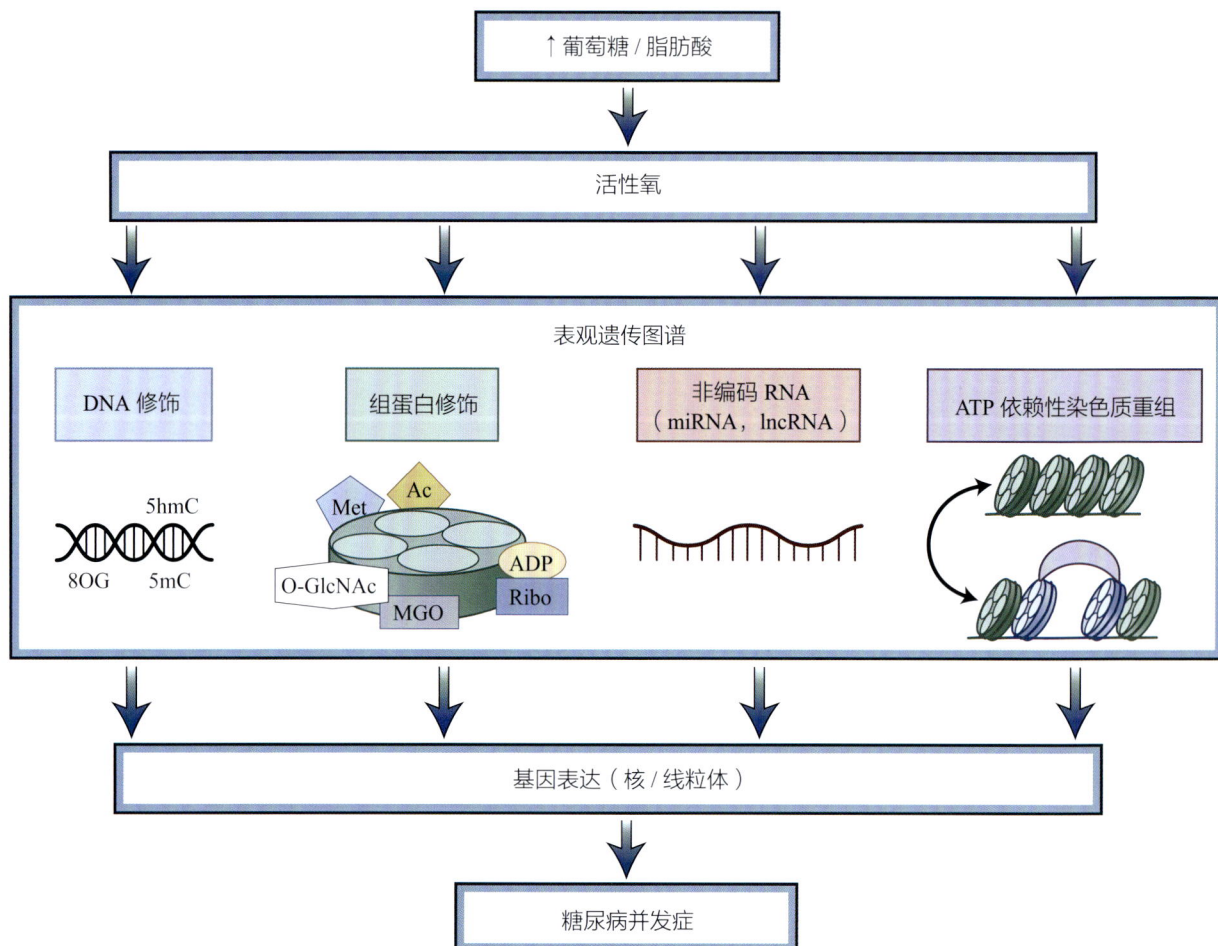

▲ 图 37-24 新陈代谢产生的活性氧增加会改变表观遗传图谱，改变组蛋白修饰、DNA 修饰、非编码 RNA 的表达和 ATP 依赖型染色质重构

这些变化随后影响了糖尿病并发症发病机制中的基因表达模式。DNA 修饰包括胞嘧啶甲基化（5mC）、羟甲基化（5hmC）或 8- 氧代 -2'- 脱氧鸟苷（8OG）形成。组蛋白修饰包括甲基化（Met）、乙酰化（Ac）、ADP- 核苷酸化（ADP-Ribo）、磷酸化（P）、甲基乙二醛（MGO）的糖化，以及 O-GlcNAc 的糖基化。非编码 RNAs 包括 miRNA 和 lncRNA。ATP 依赖型染色质重构包括通过含有 ATP 酶的复合物移动和增加 / 移除核糖体（改编自 Kietzmann T, Petry A, Shvetsova A, et al.The epigenetic landscape related to reactive oxygen species formation in the cardiovascular system. *Br J Pharmacol*.2017; 174:1533-1554.）

表达的抑制，因此与组蛋白 3 赖氨酸 4 的活化甲基化协同作用。特定的 H3K4m1 富集由赖氨酸甲基转移酶 Set7 介导，该酶通过高葡萄糖诱导的机制被募集到细胞核中[283]。对人血管内皮细胞中 Set7 功能的广泛分析证实了它在调节 NFκB 依赖性途径中的作用，通过组蛋白赖氨酸甲基化和转录因子等非组蛋白底物上的赖氨酸甲基化影响大量与血管功能相关的基因[284, 285]。组蛋白 3 赖氨酸 9 由组蛋白去甲基化酶 LSD1 介导（图 37-25）。

表观遗传调控的另一个组成部分是与修饰的组蛋白残基结合并促进转录复合物形成的表观遗传阅读蛋白。在内皮细胞中，NFκB 的促炎激活导致 NFκB 迅速被募集到新形成的超级增强子中，并使表观遗传读码器 BET4 或 BRD4 迅速大规模地从退役的预存基底

增强子重新分配到新形成的超级增强子[286]。这种募集引起了 H3K27ac 水平的增加和炎症基因的立即转录。在 LDL 受体缺陷的高胆固醇血症小鼠中阻断 BRD4 与乙酰化赖氨酸的联系，可减弱早期和晚期动脉粥样硬化的发展。

BRD4 和 BET 家族的其他成员也是病理性心脏重塑和心力衰竭的关键影响因素，因为它们能够共同激活多个已知会引发和促进心力衰竭的主转录因子，包括 NFκB 和 NFAT[287]。抑制 BET 可以抑制病理性的心脏基因表达程序，阻止体内的病理性肥大和心力衰竭。BRD4（最有效的是其剪接异构体 BRD4B）也可作为 DNA 损伤反应信号的内源性抑制剂，从而增强辐射 ROS 诱导的细胞死亡。相反，这种异构体的敲低可导致细胞周期检查点的快速恢复，并提高细胞存活

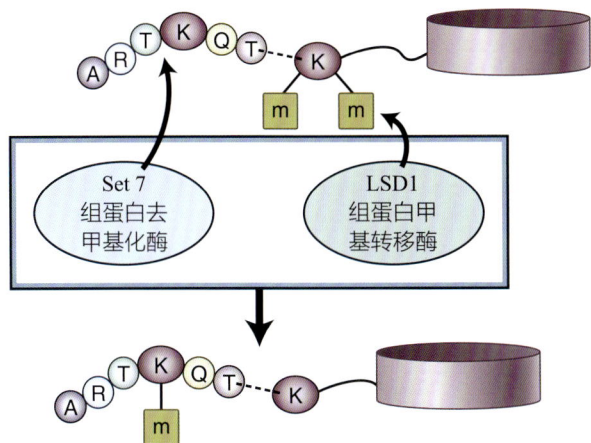

▲ **图 37-25** 短暂的高血糖诱导内皮细胞中 NFκB 亚单位 **p65** 近端启动子的持久激活性表观遗传变化

高血糖诱导的活性氧和甲基乙二酸导致 NFκB p65 近端启动子的组蛋白 3 赖氨酸 4 的激活性修饰（单甲基化）和组蛋白 3 赖氨酸 9 的抑制性修饰（去除两个甲基）。K 是氨基酸赖氨酸的符号。圈起来的字母链是组蛋白 H₃ 的 N 端尾部。LSD1. 赖氨酸特异性组蛋白去甲基化酶 1A；Set7. 含 SET 域的蛋白 7（引自 Brasacchio D, Okabe J, Tikellis C, et al.Hyperglycemia induces a dynamic cooperativity of histone methylase and demethylase enzymes associated with gene-activating epigenetic marks that co-exist on the lysine tail.*Diabetes*.2009;58:1229-1236;El-Osta A, Brasacchio D, Yao D, et al.Transient high glucose causes persistent epigenetic changes and altered gene expression during subsequent normoglycemia.*J Exp Med*.2008;205:2409-2417.）

率[288]。从最开始对代谢记忆的临床描述到现在，我们已经学到了很多东西，但在清楚地了解代谢记忆的分子基础之前，我们还有更多的研究要做。

三、糖尿病视网膜病变及其他眼部并发症

糖尿病视网膜病变是一种典型的威胁视力的"慢性微血管并发症"，最终几乎影响到所有糖尿病患者[289]。其特点是视网膜微血管系统逐渐发生病变，导致视网膜出现无灌注区、血管通透性增加、视网膜新生血管的病理性腔内增生。其中，与视网膜新生血管相关的并发症被称为增殖型糖尿病视网膜病变（proliferative diabetic retinopathy，PDR），与血管通透性增加相关的称为糖尿病黄斑水肿（diabetic macular edema，DME），这些并发症都能导致严重的永久性视力丧失。

尽管早期强化治疗高血糖延缓了 T1DM 的发病和进展，但几乎所有患者最终都会发生早期糖尿病视网膜病变。在选定的 T2DM 患者中，非诺贝特、ACE 抑制药和血管紧张素 Ⅱ 受体阻滞药的系统治疗可能会影响糖尿病视网膜病变的发展进程。

近 5 年，多项 3 期临床试验确立了玻璃体腔注射抗 VEGF 治疗作为多数累计中央凹的 DME 视力损害

护理新标准[290, 291]。目前，由 PDR 导致的严重视力丧失超过 90% 是可以预防的，约 50% 的 DEM 导致的视力丧失也可以通过适当的医疗和眼科护理手段使其视网膜增厚或恢复至 20/20 的视力，甚至更好[292, 292a]。因此，通过终身常规眼科随诊预约，对视网膜病变进行早期识别、准确分类、及时治疗，同时对高血糖、高血压、高脂血症进行优化治疗，是预防糖尿病患者视力丧失的首要临床护理重点。

（一）PDR 和 DME 的流行病学及影响

与 T2DM 患者对比，T1DM 患眼部并发症的概率更高，并且病情更严重[293]。大约 25% 的 T1DM 患者在患病 5 年后会出现视网膜病变，而这一比率将在 10 年后增加到 60%，15 年后增加到 80%。拥有 35 年及以上病程的 T1DM 患者中，约 67% 存在最具视觉威胁的视网膜病变[294]。然而，由于 T2DM 占美国糖尿病人群的 90%～95%，所以在视力丧失患者中，2 型糖尿病所占比例更高一些。

在美国，据估计大约有 70 万人存在 PDR，其中有 13 万人具备高风险 PDR。糖尿病患者中，大约有 50 万人存在黄斑水肿，其中约 32.5 万人存在临床显著黄斑水肿（clinically significant macular edema，CSME）[295-299]。作为糖尿病视网膜病变的结果，每年大约会新增 6.3 万例 PDR，2.9 万例高风险 PDR，8 万例黄斑水肿，5.6 万例 CSME 和 1.2 万～2.4 万例新发致盲[295, 296, 300]。据估计，与非糖尿病人群相比，糖尿病人群的致盲发生比例高出 25 倍之多[301, 302]。在发达国家，由于医疗管理、早期识别和激光光凝治疗的改进，PDR 或严重视力丧失的进展率在过去 40 年中有所下降[303]。然而，鉴于全球糖尿病患病率急剧增加，预计到 2045 年将有 6.29 亿人受到糖尿病的影响，将有更多的人在未来几十年里因糖尿病眼并发症而面临视力丧失的风险[304]。据美国 CDC 估计，到 2050 年，糖尿病视网膜病变率会增加 3 倍，将来将影响 340 万 40 岁以上的美国人[306]。

许多糖尿病和糖尿病视网膜病变患者并不能意识到这一疾病的存在或病情的严重程度。2010 年全美国健康和营养检查调查显示，只有 45% 的 DME 患者意识到糖尿病已经影响了他们的眼睛，有近 60% 的人在过去 1 年中没有做过扩眼检查。这些发现既反映了糖尿病眼部并发症导致的视力丧失风险患者缺乏认识，也反映了对许多视力威胁视网膜病变患者的评估不足[306]。

（二）糖尿病视网膜病变的病理生理学

前文已经进行了有关糖尿病视网膜病变病理生理机制及其他糖尿病相关并发症的细致讨论。糖尿病眼部病变最早的组织学效应包括视网膜血管周细胞（视网膜内皮细胞的支持细胞）丧失、血管内皮基底膜增厚，以及视网膜血流方面的改变（图 37-26）[307-310]。

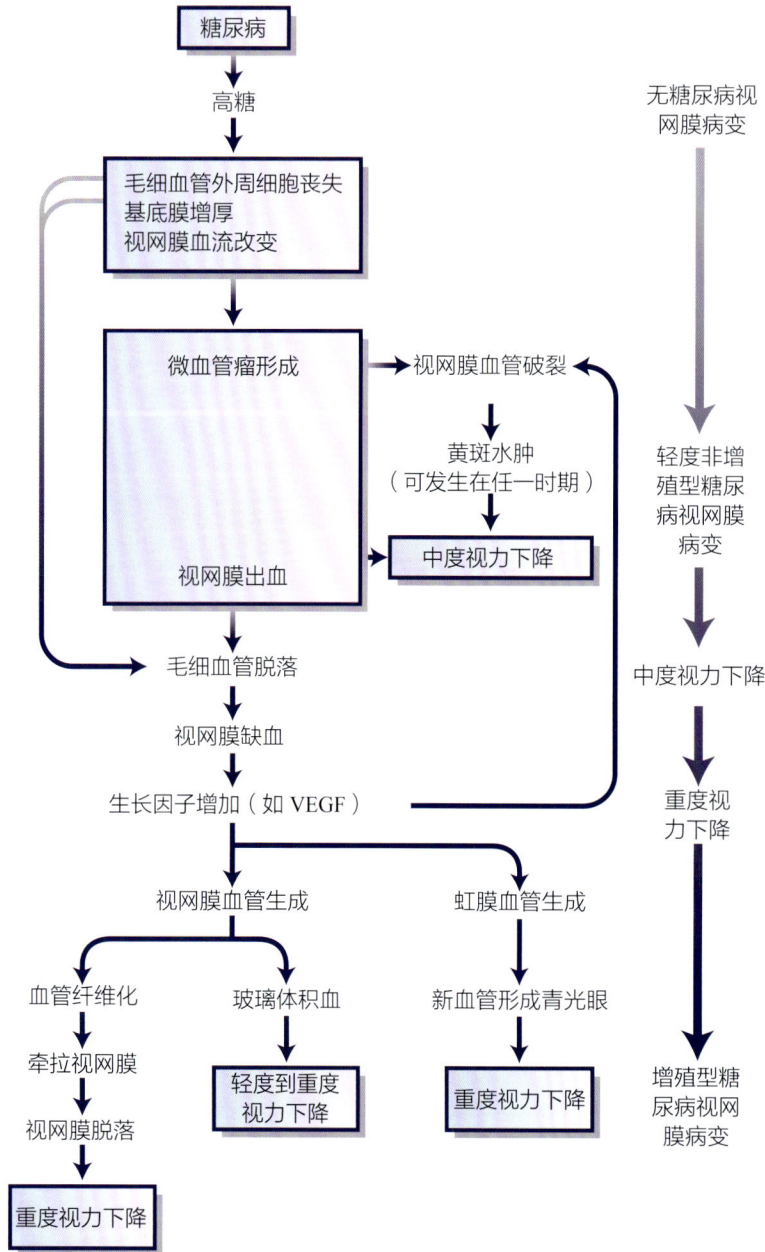

◀ 图 37-26 **糖尿病视网膜病变的发病机制**

流程图显示了与糖尿病视网膜病变和黄斑水肿全谱相关的主要临床前和临床发现。VEGF. 血管内皮生长因子

随着视网膜血管周细胞丧失的增加，视网膜血管壁发生外突（微血管瘤），变得脆弱。

临床上，微血管瘤和小的视网膜出血可能不大容易辨别，通常都把"出血和微血管瘤"放在一起进行评估（图 37-27A）。在糖尿病视网膜病变时会发生血液流变学变化，系源于血小板聚集性增加，源于整联蛋白介导的白细胞黏附增加，以及内皮损伤[311-313]。接着发生血 - 视网膜屏障的破坏，血管通透性增加是特征性改变[314, 315]。血液和血清从视网膜血管漏出，导致视网膜出血、视网膜水肿，以及形成硬性渗出物（图 37-27A 和 C）。如果渗漏导致中央凹受到影响，就会出现中等程度的视力丧失[316]。

随着时间的推移，硬化和内皮细胞丢失的增加，

导致视网膜血管管腔狭窄，血管灌注减少，最终导致毛细血管和小血管的闭塞（图 37-27B）。由此造成的视网膜缺血就是血管生成生长因子的强力诱导因素。已经能够从糖尿病视网膜病变患者眼部组织分离出几种血管生成生长因子，包括 IGF、bFGF、VEGF[317, 318]。这些因子促进新生血管的生长，也增加视网膜血管的通透性[319, 320]。应用像血管 VEGF 及其信号途径的抑制药，确实能够抑制视网膜新生血管形成和视网膜血管通透性增加的进展[321, 322]。在眼部检测到独立于 VEGF 的内源性血管生成和血管通透性抑制剂，如色素上皮衍生因子、血浆激肽释放素和促红细胞生成素，这些都有其生理学和治疗学上的研究潜力[323, 324]。

新的血管倾向于在玻璃体黏附视网膜较强的区域

生长，如在视神经盘和主要血管连接桥区域（图 37-27D 和 E）。玻璃体后面也是作为病理性新生血管形成的支架而存在的，新生血管通常在视网膜有灌注和无灌注之间的连接处出现。当视网膜严重缺血时，促进血管生成生长因子就可以在前房达到足够高的浓度，引起在虹膜和前房角异常的新生血管增殖[318,325]。失控的前段新生血管形成能导致新生血管性青光眼，这是因为在眼角部位的纤维血管增殖阻滞了房水通过小梁网状组织流出[305]。

糖尿病视网膜病变中增殖的新生血管较脆弱，有出血倾向，能导致视网膜前和玻璃体积血（图 37-27E 和 F）。尽管在视网膜前空间或玻璃体腔的大量出血本身并不会损害视网膜，但这些眼球内出血通过阻挡视轴，导致视力丧失。眼部玻璃体积血可以自行清除，无须干预，但清除不彻底可能需要玻璃体切割术来恢复视力。玻璃体积血还会降低视网膜的可视化能力，从而限制对其他视网膜疾病的诊断和治疗。视网膜表面的膜会受到血液的影响，可致视网膜褶皱和牵拉。尽管所有的视网膜新生血管形成最终都会进入静止状态，但随着绝大多数瘢痕化过程，新生血管复合物进展性纤维化会伴随出现视网膜牵拉。在眼部视网膜的这种牵拉力量能够导致牵拉性视网膜剥离，以及视网膜撕裂，如果不加以处理，可导致严重的永久视力丧失（图 37-27G 和 H）。

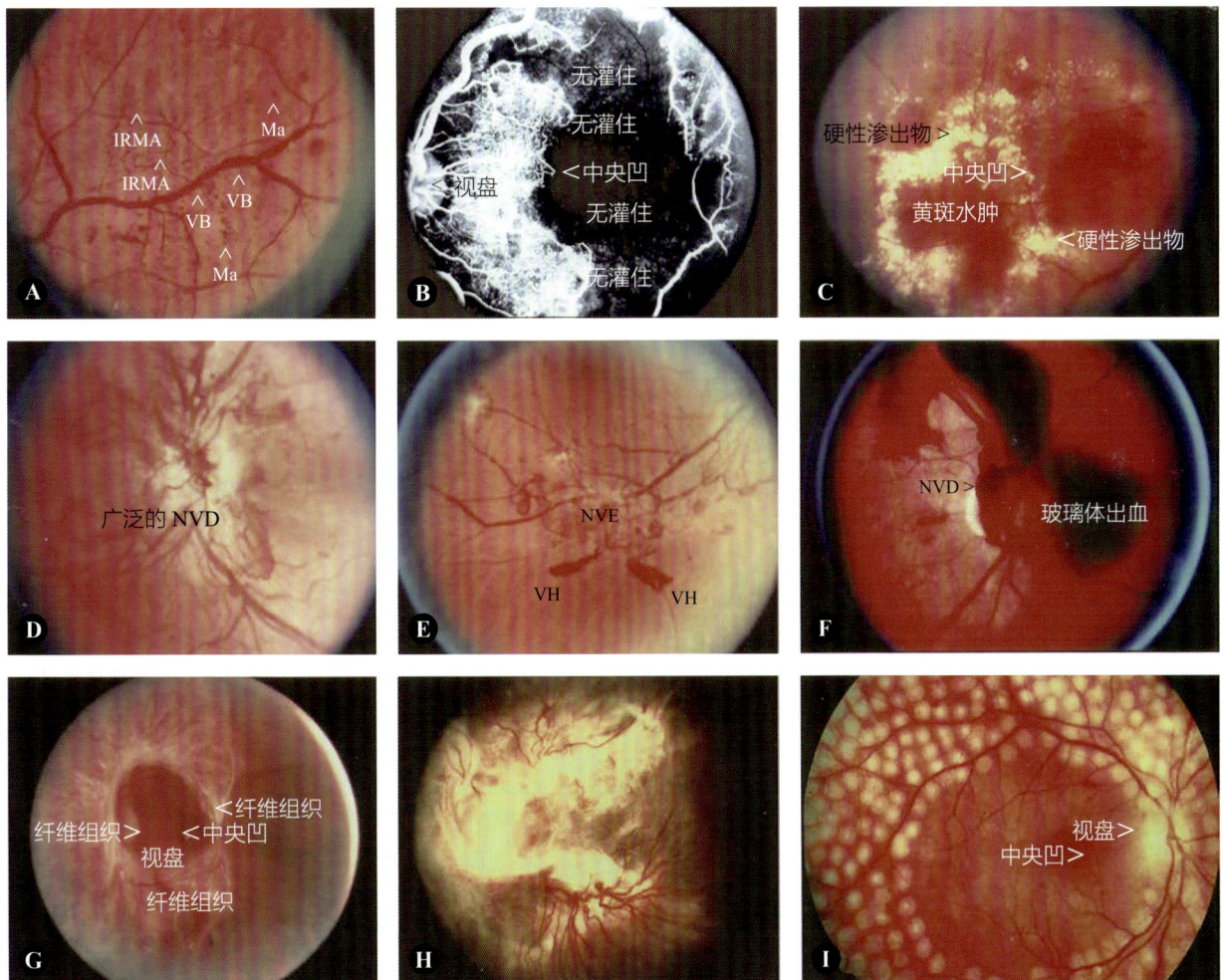

▲ 图 37-27　糖尿病视网膜病变的临床特征：人类糖尿病视网膜病变的一些典型表现

A. 严重的非增生性糖尿病视网膜病变的表现，包括微血管瘤（Ma）、静脉串珠（VB）和视网膜内微血管畸形；B. 荧光素血管造影显示明显的毛细血管缺乏灌注；C. 临床可见的黄斑水肿，合并视网膜增厚，累及中央凹的硬性渗出；D. 广泛视盘新生血管，体现高危型增殖型糖尿病视网膜病变；E. 其他部位新生血管和两处小玻璃体积血，体现高危型增殖型糖尿病视网膜病变；F. 严重的视盘血管新生引起广泛的玻璃体积血；G. 中央凹周围严重的纤维血管增生；H. 广泛的纤维血管增生导致牵引视网膜脱离；I. 散射（全视网膜）激光光凝后形成的瘢痕。黄斑、中央凹和视盘不接受治疗以保留中心视力。激光烧伤明显表现为白色视网膜病变。IRMA. 视网膜内微血管异常；NVD. 视盘新生血管；NVE. 其他部位新生血管；VH. 玻璃体积血（改编自 Aiello LP. Eye complications of diabetes. InKorenman SG, Kahn CR, eds.*Atlas of Clinical Endocrinology*. Vol 2:Diabetes.Philadelphia, PA:Blackwell Scientific;1999.）

简而言之，糖尿病并发症导致视力丧失的原因包括在中央凹内的视网膜缺血、在中央凹或其附近的黄斑水肿、视网膜前或玻璃体积血、视网膜剥离、新生血管性青光眼。糖尿病患者的血管病变也可能导致视力下降，如视网膜血管阻塞、动脉粥样硬化加速和栓塞现象。

（三）糖尿病视网膜病变的临床特点

1. 风险因素　糖尿病病程与糖尿病视网膜病变的发生和严重程度密切相关。几乎所有的 T1DM 患者在大约 20 年病程以后都会出现不同程度的视网膜病变[293, 296, 326]。在美国的一些研究报道中指出，大约 20% 的 T2DM 患者在确诊时就已经出现视网膜病变[326]，超过 60% 的 T2DM 患者在随后的几十年里也会出现不同程度的视网膜病变。在 2 型糖尿病的 UKPDS 研究中，35% 的女性患者和 39% 的男性患者在诊断之初就伴有一定程度的糖尿病视网膜病变[327]。

糖尿病的发病年龄是另一个风险因素。糖尿病视网膜病变罕见于青春期前的 T1DM 患者[87]。威斯康星州糖尿病视网膜病变流行病学研究表明，大约有 4% 的诊断时年龄＜30 岁的患者和近 2% 的诊断年龄＞30 岁的患者属于法定盲人。在较年轻发病组中，86% 的致盲归因于糖尿病视网膜病变。在年长发病组中，在其他眼部疾病也很常见，大约 33% 的法定致盲源于糖尿病视网膜病变[294, 326, 328]。

血糖控制不当是糖尿病视网膜病变发生和进展的最重要的已知危险因素。在 1441 例 T1DM 患者中，DCCT 显示高血糖与糖尿病微血管并发症（包括视网膜病变）高风险之间存在明确的关系[9, 329-332]。在其监测了 4~9 年的患者中，与常规治疗相比，强化胰岛素治疗阻抑 27% 的糖尿病视网膜病变的进展。此外，强化胰岛素治疗能够延缓糖尿病视网膜病变进展达 34%~76%，并在整个视网膜病变严重程度范围内产生实质性的有益效果。这些结果显示，尽管强化胰岛素治疗可能不能完全阻止视网膜病变，但至少降低了视网膜病变发生和发展的风险。

有趣的是，在 EDIC 的研究中，强化治疗将糖化血红蛋白从常规治疗的 9.1% 降低到 7.3%，并且这一效果在之后 18 年的随诊中一直保持。尽管两个治疗组的 HbA1c 平均水平在 1 年后的差异仅为 0.4%（P＜0.001），5 年后继续缩小，统计学上变得不显著（8.1% vs. 8.2%，P=0.09），但 DCCT 结束时，强化治疗组的并发症进展率仍然较低[9, 22, 330, 333-335]。除视网膜病变进展本身，强化治疗组在 23 年的中位随诊中，糖尿病相关眼部手术的风险降低了 48%。尽管强化治疗的费用是常规治疗的 3 倍，但在美国，如果对所有 T1DM 患者应用 DCCT 强化胰岛素治疗，每年至少能挽回 92 万人的视力[331]。

以微量白蛋白尿和蛋白尿为表现的肾脏疾病是糖尿病视网膜病变发生和进展的另一个重要危险因素[338, 339]。高血压也与增殖型糖尿病视网膜病变相关联，其对黄斑水肿的进展也是一个证据确凿的危险因素。另外独立于肾脏疾病，血脂紊乱也与视视网膜脂质外渗（硬渗出物）和视力丧失相关。

2. 临床发现　早期和进展性糖尿病视网膜病变相关的临床发现，包括出血或微血管瘤、棉絮样斑点、硬性渗出、视网膜内微血管异常，以及静脉曲张、静脉迂曲和静脉串珠等的静脉内径异常（图 37-27A 和 C）。微血管瘤是毛细血管壁囊状外突，可导致血管内液体外渗，造成视网膜内水肿和出血。视网膜内出血呈现为火焰状或斑点样外观，在其发生进展过程中能够反映出视网膜病变层次结构所在。火焰状的出血发生在靠近玻璃体的视网膜内侧，而斑点状的出血发生在视网膜较深层部分。视网膜内微血管异常既包括视网膜组织本身的新生血管生长，也包括灌注不良区域的短路血管。视网膜内微血管异常经常出现在棉絮样点状改变的附近区域。在视网膜神经纤维层的微小栓塞，常可导致棉絮样斑点。静脉口径异常，也被称为静脉串珠，通常是视网膜严重缺氧的一个表现。然而，在一些广泛血管闭塞丧失的病例中，临床检查显示视网膜实际上并没有非增殖性病变。这些区域称作无特征视网膜，是视网膜严重缺氧的征象。

糖尿病视网膜病变所致的视力丧失，通常源于无法清除的持续玻璃体积血、牵拉性视网膜剥离或糖尿病黄斑水肿（图 37-26 和图 37-27）。新生血管形成伴随纤维组织收缩能够破坏视网膜，导致牵拉性视网膜剥离。新生血管会出血，导致视网膜前或玻璃体积血。然而，糖尿病所致视力丧失的最常见原因是黄斑病变和黄斑水肿。T2DM 患者更容易发生黄斑水肿。在糖尿病性黄斑病变中，黄斑水肿累及黄斑中央的中央凹或毛细血管无灌注区域是导致视力丧失的原因。

3. 分类分级系统

(1) 糖尿病视网膜病变的分类分级：糖尿病视网膜病变可粗略分为非增殖型糖尿病视网膜病变和增殖型糖尿病视网膜病变两大类[342, 343]。黄斑水肿能够与这两类情况并存，不用于界定视网膜病变程度的分类。曾经使用过的背景期视网膜病变和增殖前视网膜病变在已经被新的分类分级方法取代，新方法能够反映非增殖型糖尿病视网膜病变中提示重要亚组预后的具体特征和风险分层（表 37-1）。

一般情况下，糖尿病视网膜病变从无视网膜病变发展到轻度、中度、重度、极重度 NPDR，最终发展为 PDR。非增殖型糖尿病视网膜病变的程度分级取决于视网膜病变临床表现的广泛程度和病变部位。轻微非增殖型糖尿病视网膜病变的特征是局限性微血管

表 37–1　糖尿病视网膜病变相关的术语和缩略语	
术　语	**定　义**
抗 VEGF 治疗；VEGF 抑制药	用于治疗糖尿病黄斑水肿和增生性糖尿病视网膜病变的 VEGF 抑制药（包括阿非利西普、贝伐单抗和雷尼单抗）
背景期视网膜病变（BDR）	一个已经过时的术语，指非增殖型糖尿病视网膜病变的某些阶段，已经被可体现众多病变水平的非增殖型糖尿病视网膜病变所取代
累及中央凹糖尿病黄斑水肿（ciDME）	由于血管通透性增加，视网膜中央异常增厚（通常为直径 1mm 的视网膜中央区域）。由于中央凹受到影响更容易造成视力损害，因此通常将其作为治疗的一个阈值
临床显著黄斑水肿（CSME）	视网膜黄斑区增厚，范围之广和位置之重要使中心视力功能受损风险增高
棉絮状斑点	由于视网膜神经纤维层的微梗死导致轴浆运输停滞，形成的视网膜神经纤维层的灰色或白色区域
糖尿病控制和并发症研究（DCCT）	一个多中心随机临床试验，为验证强化胰岛素治疗是否可以预防或者减慢糖尿病系统性并发症的进展
糖尿病视网膜病变（DR）	与潜在的糖尿病导致的系统性疾病相关的视网膜病变
糖尿病视网膜病变研究（DRS）	首个多中心临床试验，用于验证全视网膜激光凝聚法用于各个水平糖尿病视网膜病变患者身上，能否降低视力下降风险
糖尿病视网膜病变玻璃体切割术研究（DRVS）	一个多中心临床试验，评估高级别糖尿病视网膜病变或可溶解的玻璃体积血是否实行早期玻璃体切除
糖尿病视网膜病变早期治疗研究（ETDRS）	一个多中心随机临床试验，研究在视网膜病变的哪一期具有行全视网膜，激光凝聚法的指征。局灶性激光凝聚法在预防临床可见黄斑水肿导致的中度视力下降上是否有效，阿司匹林治疗能否改变糖尿病视网膜病变的进展
局灶或网格激光凝聚法	一种以减少血管渗漏为主要目的的激光治疗方式，通过对渗漏的视网膜微血管瘤进行局灶性治疗或对临床可见的黄斑水肿进行网格样治疗来实现
硬性渗出	由于血管渗透性增加导致的视网膜内脂质堆积
高危型增殖型糖尿病视网膜病变（HPC-PDR）	具有规定的范围、位置或临床表现与严重视力丧失尤其相关的增殖型糖尿病视网膜病变
微血管瘤	一种早期血管异常，由视网膜微血管结构的袋状鼓起构成
新血管形成所致青光眼（NVG）	眼睛前方节段新血管形成导致的眼内压升高
视盘新生血管形成（NVD）	以视盘为中心，1500μm 范围内的视网膜新血管形成
视网膜其他部位血管生成（NVE）	距离视盘 1500μm 以外的视网膜新血管形成
虹膜血管生成（NVI）	虹膜上的新血管形成（虹膜红变），通常是广泛视网膜缺血的结果
缺乏光感（NLP）	没有感知光的能力
非增殖型糖尿病视网膜病变（NPDR）	在 PDR 发展之前，具有明显临床证据的严重程度（轻度，中度，重度）的糖尿病视网膜病变
处于增殖前期糖尿病视网膜病变（PPDR）	一个已经过时的术语，指非增殖型糖尿病视网膜病变的更高级别，已经被不同级别的非增殖型糖尿病视网膜病变术语所取代

（续表）

术　语	定　义
增殖型糖尿病视网膜病变（PDR）	糖尿病视网膜病变晚期，在视网膜里或外有血管或纤维组织的增生
虹膜红变	虹膜新生血管

异常，如出血或微血管瘤、棉絮状斑点、血管通透性增加。中度和严重非增殖型糖尿病视网膜病变的特征是出血或微血管瘤进行性加重、静脉口径异常、视网膜内微血管异常、血管闭塞。对非增殖型糖尿病视网膜病变的程度进行分级，可以确立威胁到视力的视网膜病变的进展风险，能够指导适当的临床处理和随诊方案。

增殖型糖尿病视网膜病变的特征是视网膜血管增殖及其并发症，包括视神经盘新生血管形成（new vessels on the optic disc，NVD）、视网膜其他部位新生血管形成（new vessels elsewhere on the retina，NVE）、视网膜前出血（preretinal hemorrhage，PRH）、玻璃体积血、纤维组织增殖（fibrous tissue proliferation，FP）。基于这些损害发生的范围和部位，将 PDR 分为早期 PDR 或高风险 PDR。这些并发症的面积扩大，与视神经盘附近出现新生血管一样，都与视力丧失的风险增高有关。

(2) 糖尿病黄斑水肿的分类分级：糖尿病黄斑水肿可以伴随出现在糖尿病视网膜病变的任何一个分类分级中。在过去，糖尿病性黄斑水肿分为非临床显著性和临床显著性黄斑水肿。CSME 这一术语首次在糖尿病视网膜病变早期治疗研究（Early Treatment Diabetic Retinopathy Study，ETDRS）中被引入，表明中度视力丧失的风险增加，并被用作确定是否需要激光治疗的阈值。距离中央凹不超过 500μm 的视网膜增厚或硬性渗出物伴随邻近视网膜增厚，或直径 1500μm 以上的视网膜增厚、距离中央凹 1500μm 以内任何部位的视网膜增厚，均可界定为临床显著的黄斑水肿 [342, 343, 345]。CSME 是一个临床诊断，不依赖于视力或荧光素血管造影等辅助检查的结果，这种病变甚至可以在视力在 20/20 或更好时也可能出现。

近年来，随着眼相干断层扫描（coherence tomography，OCT）的出现及其对视网膜厚度的客观定量测量，临床护理和临床试验的终点已转向评估黄斑中心是否受损伤。ETDRS 对评估眼睛黄斑水肿的数据显示，黄斑中心存在或不存在增厚，现在称为中心受累 DME，它与短期和长期视力结果高度相关。在 ETDRS 中，与没有中心受累的眼睛相比，中心受累 DME 的眼睛发生中度视力丧失的风险增加了近 10 倍。中枢累及型糖尿病黄斑水肿的识别至关重要，因为它通常表明糖尿病黄斑水肿引起视力损害的可能性有多大，是确定是否需要治疗的关键标准。非中枢累及的糖尿病黄斑水肿通常不会导致视力丧失或症状，而且通常不会发展为中枢累及的糖尿病黄斑水肿。因此，如果不涉及黄斑中心，通常没有一个令人信服的理由来治疗。因此，最近的临床研究和临床护理指南通常使用中心直径 1mm 视网膜增厚或不增厚，以及视觉状态，作为考虑开始治疗患者糖尿病黄斑水肿的定义标准。

(3) 糖尿病视网膜病变与糖尿病黄斑水肿的国际分类：美国眼科学会启动了一个项目，以制订一个糖尿病视网膜病变及糖尿病黄斑水肿的国际分类分级共识，致力于分类分级的简化，以及在糖尿病医务人员中便于进行标准化交流 [346, 347]。这一国际分类分级描述了糖尿病视网膜病变的五种临床情况：无明显视网膜病变（无异常）、轻微非增殖型视网膜病变（仅有微血管瘤）、中度非增殖型视网膜病变（比仅有微血管瘤病变更重一些，但轻于严重非增殖型视网膜病变）、严重非增殖型视网膜病变（以下任一项：4 个象限之一有超过 20 个的视网膜内出血，在 2 个或 2 个以上象限有明确的静脉串珠样改变，在 1 个或多个象限有显著的视网膜内微血管异常，并且不同时存在增殖型视网膜病变），以及增殖型视网膜病变（1 个或多个视网膜新生血管形成，玻璃体积血，或视网膜前出血）。表 37-2 用国际分类分级法与 ETDRS 界标法比较视网膜病变的程度水平。

关于糖尿病黄斑水肿，国际分类分级法分为两个大类：黄斑水肿不明显（无明显的视网膜增厚，或后极硬性渗出物），黄斑水肿明显存在（一些明显的视网膜增厚或后极的硬性渗出物）。黄斑水肿进一步分为轻微（在后极但远离黄斑中心的视网膜增厚或硬性渗出物）、中度（接近但未波及黄斑中心的视网膜增厚或硬性渗出物）或严重（波及黄斑中心的视网膜增厚或硬性渗出物）3 个亚类。表 37-3 用国际分类分级法与 ETDRS 界标法比较糖尿病黄斑水肿病变的程度水平。

关于视网膜病变程度的分类分级，与 ETDRS 界标法相比较，糖尿病视网膜病变和糖尿病黄斑水肿的国际分类分级法，减少了糖尿病视网膜病变分类分级的级数，简化了分类描述，描述程度水平分类分级并不依赖 Airlie House 糖尿病视网膜病变分类分级的标准

表 37-2　糖尿病视网膜病变分级

国际分类分级法	ETDRS 水平
无明显视网膜病变	10 级；无视网膜病变
轻度 NPDR	20 级；轻度非增殖型视网膜病变
中度 NPDR	35、43、47 级；中度非增殖型视网膜病变
重度 NPDR	53A～E 级；严重至极重非增殖型视网膜病变
增殖型糖尿病视网膜病变	61、65、71、75、81、85 级；增殖型病变，高危增殖型病变，极严重或高级别增殖型病变

ETDRS. 糖尿病视网膜病变早期治疗研究；NPDR. 非增殖型糖尿病视网膜病变（引自 Grading diabetic retinopathy from stereoscopic color fundus photographs—an extension of the modified Airlie House classification.ETDRS report number 10.Early Treatment Diabetic Retinopathy Study Research Group.Ophthalmology.1991;98:S786–S806.）

表 37-3　糖尿病黄斑水肿的国际分类

疾病严重程度	临床发现（视网膜增厚或后极硬渗出）	ETDRS 界标法
DME 明显不存在	无	
DME 明显存在	出现	
轻度 DME	远离黄斑中心处出现	DME，但未到 CSME
中度 DME	接近黄斑中心处出现	CSME
重度 DME	黄斑中心处出现	CSME

CSME. 临床明显黄斑水肿；ETDRS. 糖尿病视网膜病变早期治疗研究；DME. 糖尿病黄斑水肿

照片作参照。对并不很熟悉烦琐的 ETDRS 分级系统的医务人员来讲，这种国际分类法在临床应用中更为容易一些，也更易于统一。然而，也因为其简化，糖尿病视网膜病变和糖尿病黄斑水肿的国际分类分级法，并不能够在那些需要将视网膜病变精确分类分级的大规模临床试验或研究中完全取代 ETDRS 界标分类分级法。

4. 糖尿病的其他眼部症状表现　眼睛所有的部位结构都易于受到糖尿病并发症的影响。患者发生这些变化，表现出来的结果可以是各种各样的，病情轻者可能未能引起医患注意，再发展可以是有症状但并不威胁视力，严重者可能需要进行评估来排除糖尿病

之外的可能威胁生命安全的其他原因。

糖尿病可以伴随第Ⅲ、Ⅳ和Ⅵ对脑神经的单一神经病变出现；第Ⅳ对脑神经的单一神经病变似乎最不可能与糖尿病相关，因此需要其他检查[348-350]。出现神经麻痹，提示我们要进行谨慎的诊断，因为误诊可能会导致漏诊威胁生命安全的重大疾病。在一篇文献综述中，分析了 1967 年在糖尿病患者中处理脑神经麻痹的资料，在这些单一神经病变的患者中，其中有 42% 是源于其他原因而不是糖尿病[349]。这一发现指出，如果常规地把单一神经病变归咎于糖尿病，而没有仔细除外其他一些潜在的原因，则是很危险的。源于糖尿病的全部眼外肌麻痹的百分比，估计在 4.5%～6%[350]。由于单一神经病变可能是新发糖尿病的起始表现，所以，糖尿病也应在所有影响眼外肌单一神经病变的疾病鉴别诊断之列，甚至没有糖尿病病史也应进行筛查鉴别。糖尿病诱发的第Ⅲ、Ⅳ和Ⅵ对脑神经麻痹通常都是自限性疾病，应该可以在 2～6 个月自愈。麻痹可以在对侧眼复发或随后发展。

除了血管增殖之外，糖尿病还能够通过许多种方式来影响视神经盘。糖尿病视盘病必须与其他原因的视盘水肿区别开来，如颅压增高导致的真性视盘水肿、假性视盘水肿如视盘疣、中毒性眼视神经病变、视神经赘生物、高血压[351]。视盘苍白可以发生在增殖型视网膜病变自发缓解之后，或发生在散点（全视网膜）激光凝固术后缓解期之后（图 37-27）。因为糖尿病发生开角青光眼的风险增加，当评估青光眼视盘的情况时，一定要考虑到视网膜病变或激光凝固术后缓解期之后继发的视盘苍白。

潜在的严重糖尿病眼部并发症是虹膜新生血管形成。通常，首先会在瞳孔缘观察到新生的虹膜血管，接着是虹膜组织上精细的血管网络进展到眼睛的虹膜角膜角。纤维脉管网络可以导致角的闭合，形成新生血管性青光眼[354]。新生血管性青光眼处理起来比较困难，需要进行积极的治疗[355]。糖尿病是新生血管性青光眼的第二位主要致病原因，在病例占到 32%。虹膜新生血管形成在糖尿病眼部发生比例为 4%～7%，在增殖型视网膜病变中发生比例可能会上升到 40%～60%。在可能的情况下散射（全视网膜）激光凝固术是新生血管性青光眼主要的治疗方法，为大多数眼睛提供虹膜新生血管和角度的持久恢复。其他的方法，如眼前房角凝固术、局部或系统的药物治疗青光眼，以及需要时抗青光眼过滤手术在需要时都是可用的[356-358]。玻璃体内给药治疗急性新生血管性青光眼是目前常用的治疗方法，可显著快速地抑制新生血管，使眼压恢复正常[359]。然而，抗 VEGF 药物的作用往往是短暂的，除非每月注射，否则经常会有新生血管的复发。因此，通常使用散射激光凝固术等更持久的治疗方法。

相对于非糖尿病人群来讲，糖尿病患者的角膜对损伤更为敏感，伤后愈合也更为缓慢[359a, 360]。糖尿病患者的角膜更易于出现感染性角膜溃病，导致视力迅速丧失，需要角膜移植治疗，如果不给予积极有效的治疗可能就会失去患眼。因此，糖尿病患者使用直接接触式镜片时应该更小心谨慎一些，并应经常进行仔细的监测。

开角青光眼的发生率，在糖尿病人群是非糖尿病人群的 1.4 倍[361]。随着年龄增长、糖尿病病程延长，青光眼患病率会增加，不过，药物治疗对开角青光眼一般是有效的。Pasquale 及其同事在一项 76 318 名女性护士中进行的健康研究发现，在女性 2 型糖尿病与原发性开角青光眼的发生风险增加有关，糖尿病能够影响眼睛晶状体，能够导致短暂屈光改变、调节适应能力改变以及导致白内障[362]。

在血糖波动伴随渗透性晶状体肿胀时，可导致及加重屈光改变。可以在很早期就出现白内障，并在糖尿病发病后迅速进展[365]。白内障在糖尿病人群是非糖尿病人群的 1.6 倍。在那些早期发病的糖尿病患者，糖尿病的病程、视网膜病变的情况、利尿药的使用、糖化血红蛋白的水平都是其危险因素。在那些较晚发病的糖尿病患者，患者的年龄、较低的眼内压、吸烟、较低的舒张压，可能是额外的风险因素[353, 374]。糖尿病患者在进行胰腺移植或胰肾同时移植术后，对进展成各种类型白内障的风险都会增高，而不依赖于移植术后皮质激素的使用。晶状体乳化法和白内障囊外摘除人工晶状体植入术都是比较适合的手术治疗方法。决定术后视力及视网膜病变进展的主要因素，与术前糖尿病黄斑水肿存在与否及 NPDR 分级水平有关[370, 371]。

糖尿病患者其他一些高发事件，包括黄斑瘤[348]、球结膜微血管瘤[372]、玻璃体后部剥离[373]，以及罕见但常为致命性的眶内真菌感染毛霉菌目藻菌病[352, 353]。对毛霉菌目导致的藻菌病迅速做出诊断及治疗是十分重要的，尽管直至目前其存活率仍仅在 57% 左右[353, 374]。

（四）糖尿病视网膜病变的监测与治疗

经过广泛随机多中心的临床试验研究结果的验证支持，已经确定下来了糖尿病视网膜病变合理的临床治疗（图 37-28），这些研究包括有糖尿病视网膜病变研究（Diabetic Retinopathy Study，DRS）[376]、ETDRS[316] 分析、糖尿病视网膜病变玻璃体切割术研究（Diabetic Retinopathy Vitrectomy Study，DRVS）[377]、DCCT[378] 研究、UKPDS[379] 研究等。这些研究阐释了糖尿病视网膜病变每一阶段的进展速度，指导了随诊间歇，以及阐释了适时生产时机、血糖有效控制、激光凝固术和玻璃体内抗 VEGF 治疗有效性的关系（图 37-29 至图 37-32）。此外，他们还为糖尿病眼部并发症的玻璃体切割术提出了建议。

1. 综合性眼部检查 一个精确的眼部检查包括了视网膜病变范围和部位的详尽描述及相关检查所见，这对于糖尿病视网膜病变患者监测和治疗方案的决定至关重要。大多数与晚期视网膜病变相关的失明是可以通过适当和及时的诊断和治疗避免的。不幸的是，许多糖尿病患者在疾病的适当阶段没有得到充分眼科护理。一个研究的资料证实，高风险 PDR 或 CSME 患者中有 55% 从未进行过激光凝固术治疗[380, 381]。事实上，11% 的 T1DM 患者和 7% 的伴有高危 PDR 的 T2DM 患者在过去 2 年内没有接受眼科医生的检查[381]。在一项研究中，55% 的高危 PDR 或 CSME 患者从未接受过激光光凝治疗[380]。

综合性眼部检查是进行这类评估的主要依据，而且对糖尿病患者来说是必要的，必须在重复、终身的基础上进行[342, 382]。这种评估包括四个主要部分：病史、检查、诊断、治疗。每年进行视网膜评估以判定糖尿病视网膜病变和黄斑水肿的存在、分类分级情况，对指导患者护理至关重要。对非糖尿病患者，美国眼

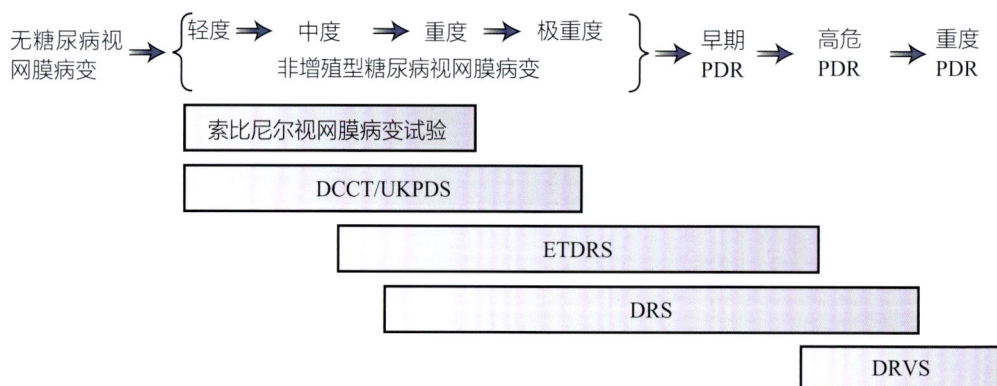

▲ 图 37-28　糖尿病视网膜病变的主要多中心临床试验及其严重程度示意图

DCCT. 糖尿病控制和并发症试验；DRS. 糖尿病视网膜病研究；DRVS. 糖尿病视网膜病玻璃体切割术研究；ETDRS. 糖尿病视网膜病变研究；PDR. 增殖型糖尿病视网膜病变；UKPDS. 英国糖尿病前瞻性研究

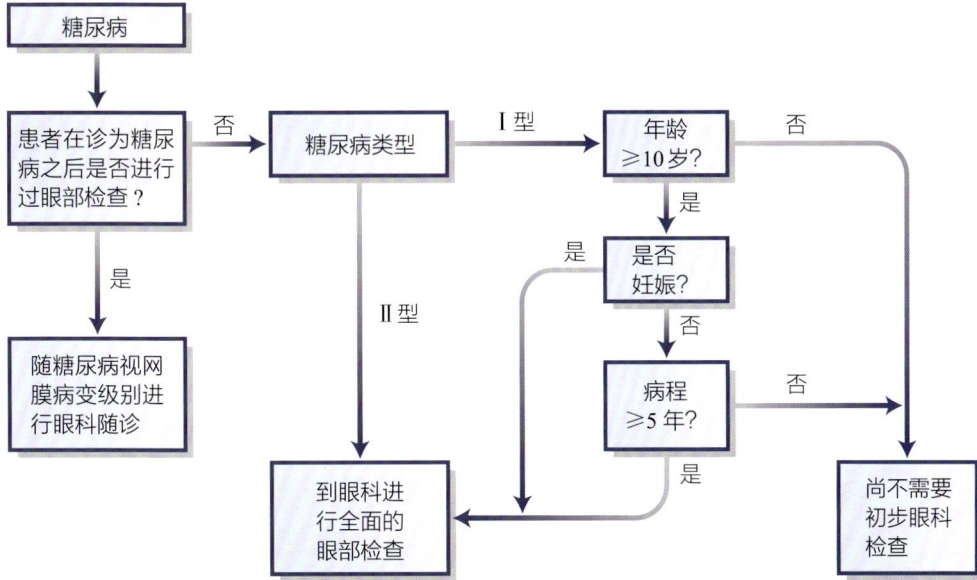

▲ 图 37-29　糖尿病诊断后确定初始眼科检查的主要原则流程图示意图

这里建议的是最少频次。眼部症状、主诉或其他相关的医疗问题可能需要早期评估。基于新的研究结果，指南会定期重新评估

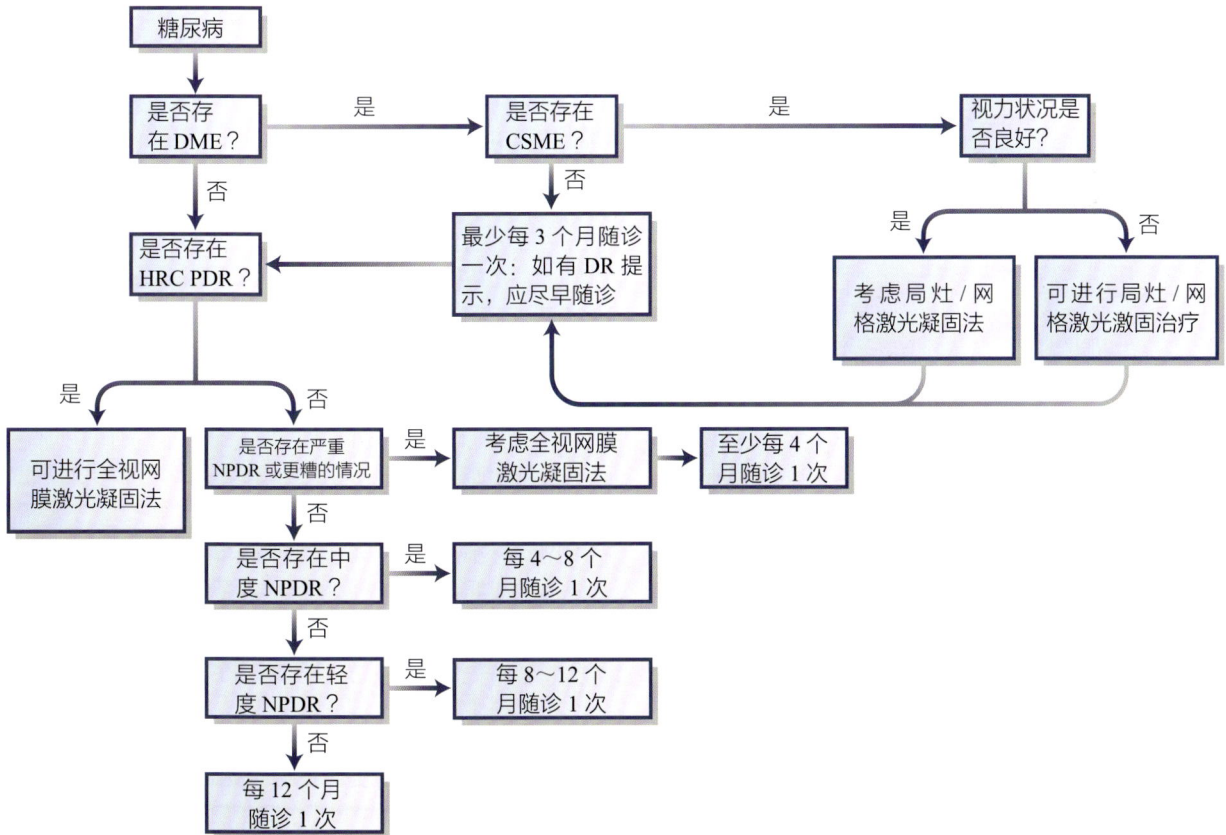

▲ 图 37-30　糖尿病视网膜病变及黄斑水肿检查治疗流程图：非妊娠患者

该流程图主要确定非妊娠糖尿病患者的常规眼科随诊原则和治疗指征。推荐频率粗略且次数最少。眼部症状、主诉或其他相关眼科或医学问题可能需要早期评估或改变治疗方法。根据新的研究结果，指南会定期重新评估。CSME. 临床明显黄斑水肿；DME. 糖尿病性黄斑水肿；DR. 糖尿病性视网膜病变；HRC PDR. 高危特征性增殖型糖尿病视网膜病变；NPDR. 非增殖型糖尿病视网膜病变

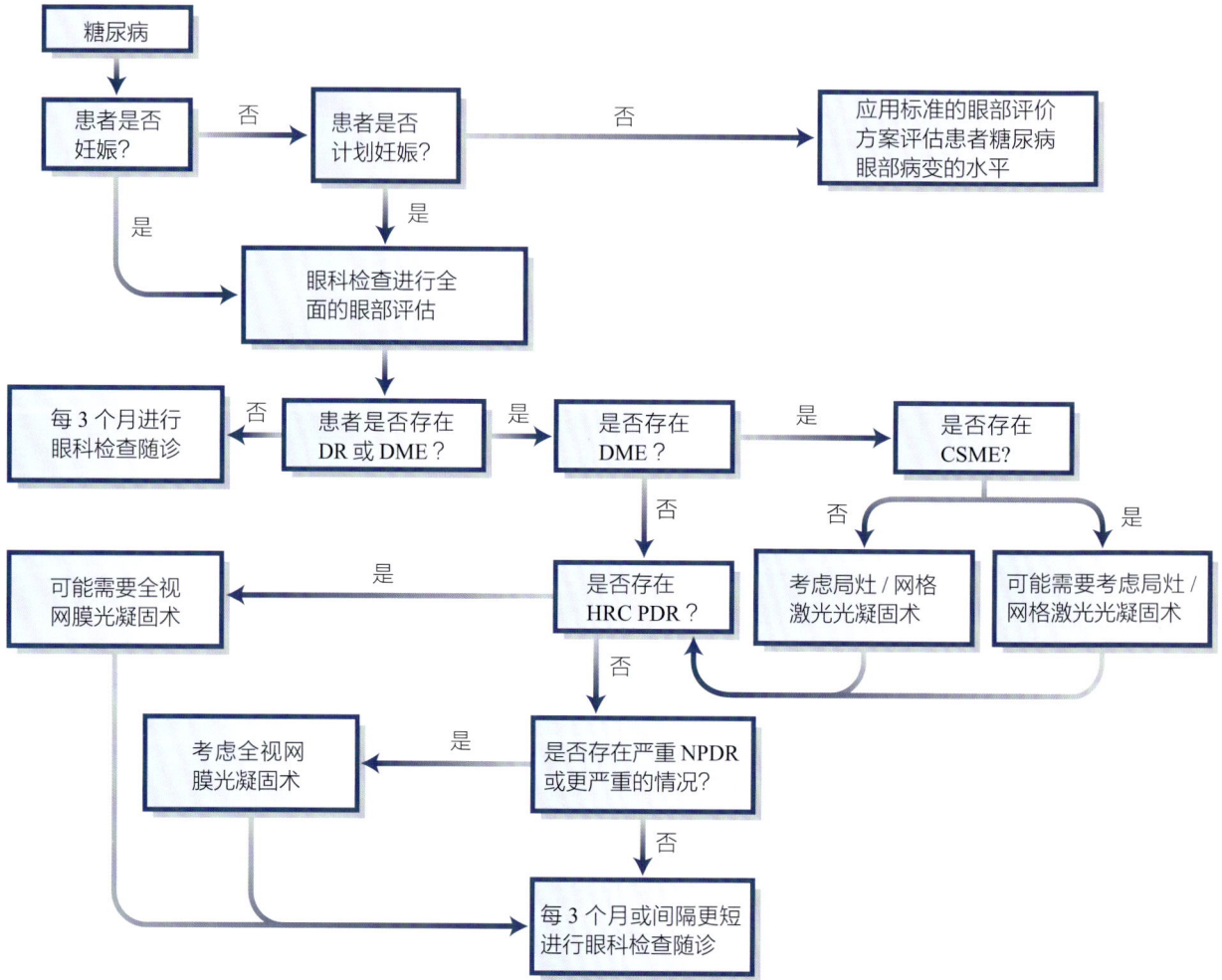

▲ 图 37-31　糖尿病视网膜病变及黄斑水肿检查治疗流程图：妊娠患者

该流程图主要确定妊娠糖尿病患者的常规眼科随诊原则和治疗指征。推荐频率为一般且次数最少。眼部症状、主诉或其他相关眼科或医学问题可能需要早期评估或改变治疗方法。由于视网膜病变在妊娠糖尿病患者中进展迅速，因此经常需要仔细和更频繁的评估。根据新的研究结果，指南会定期重新评估。CSME. 临床明显黄斑水肿；DME. 糖尿病性黄斑水肿；DR. 糖尿病性视网膜病变；HRC PDR. 高危特征性增殖型糖尿病视网膜病变；NPDR. 非增殖型糖尿病视网膜病变

科学会[382] 和美国视力测定协会[383] 已经详尽地制订了一项眼部综合检查原则。眼部综合检查，在糖尿病患者应该与非糖尿病患者类似，但应特别强调关于糖尿病问题方面的检查部分。

散瞳眼部检查要比未散瞳评估更优越一些，因为通过未散瞳的眼部检查，仅有 50% 的患者眼睛能够正确验证出是否存在病变，以及严重程度分级[384, 385]。正确的眼科评估需要进行散瞳、应用裂隙灯显微镜、间接检眼镜或用镜像接触透镜进行视网膜外周的检查，有时用到前房角镜检查[382, 383]。由于 PDR 和 CSME 诊治的复杂性，在需要进行一些适当的手术干预时，需要由具有处理糖尿病视网膜病变专科知识和经验的眼科医生来确定并提供适当的手术治疗[386]。因此，建议所有的糖尿病患者都应该由有经验的眼科专业人士（眼科医生或验光师）进行散瞳眼部检查，至少在出现中

度糖尿病视网膜病变或 DME 时，找富有糖尿病视网膜病变处理经验的眼科医生直接就诊或咨询。据称，视网膜成像与散瞳视网膜眼底检查相当，或公认标准的 7 个标准视野立体镜视网膜成像检查可用于视网膜评估[387, 388]。此外，利用经验证的视网膜成像手段的糖尿病视网膜病变眼科远程保健计划有可能扩大获得高效循证糖尿病眼科护理的途径，并提供具有成本效益的替代护理方法[389]。

2. 初期眼科评估　根据视网膜病变的患病率和随后威胁视力的糖尿病眼并发症的发生率，建议对糖尿病患者进行初步眼科检查（图 37-29）。大约 80% 的 T1DM 患者在患病 15 年后会出现视网膜病变，但只有大约 25% 的患者在患糖尿病 5 年后出现视网膜病变[385]。PDR 患病率在病程 5 年后不超过 2%，而在病程 15 年后则为 25%。对于 T2DM 患者，其发病

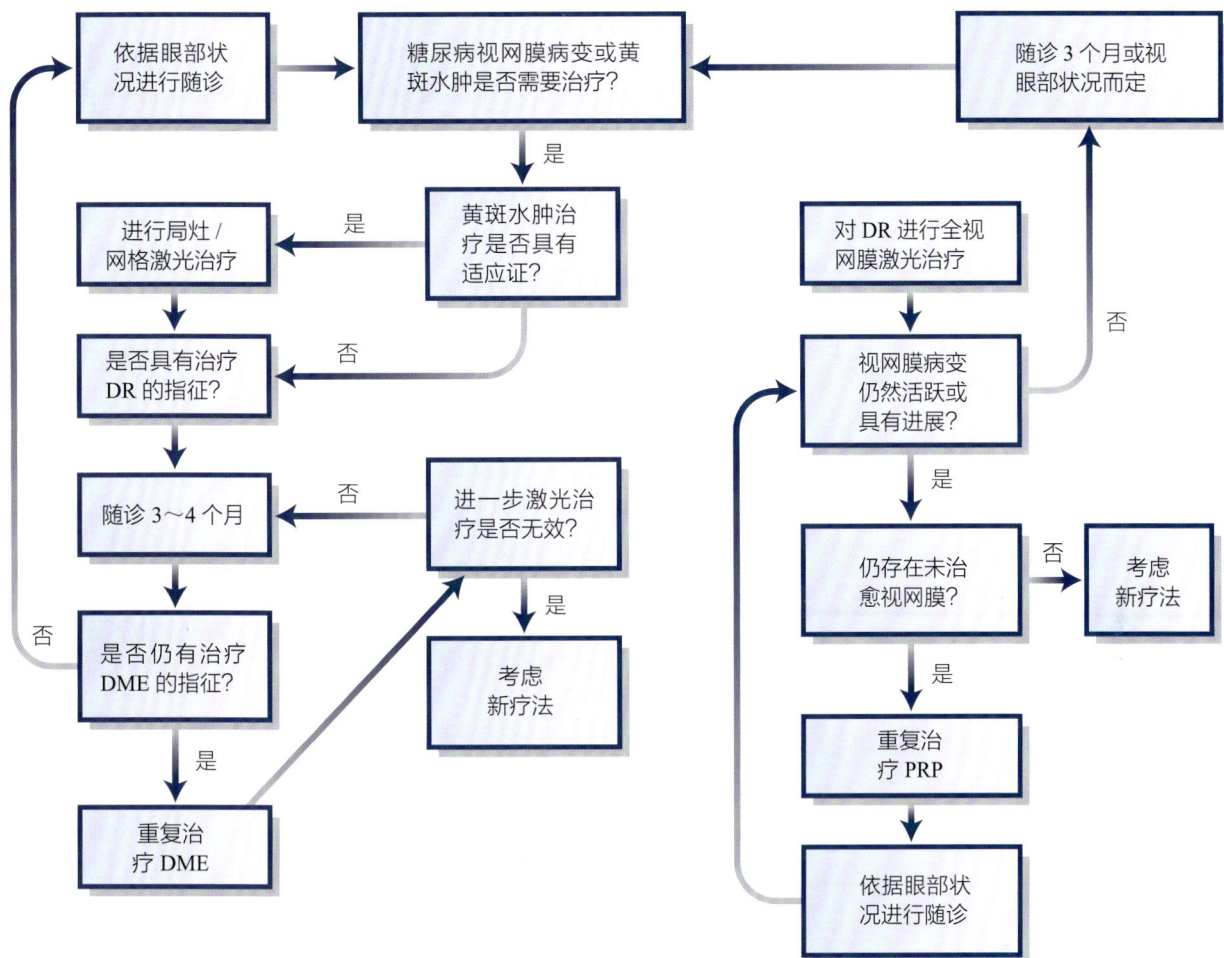

▲ 图 37-32　激光凝固术流程图

图示是普通激光凝固术治疗合并或不合并黄斑水肿的糖尿病视网膜病变的详细流程图。这些只是一般的指导方针，实际的治疗选择受众多其他因素的影响，包括同一只眼或对侧眼的发现及系统性的问题等。DME. 糖尿病性黄斑水肿；DR. 糖尿病视网膜病变；PRP. 散射（全视网膜）激光凝固术

时间通常未知，甚至在诊断糖尿病时就可观察到严重的视网膜疾病。在 30 岁后首次诊断糖尿病（T2DM）的患者中，高达 3% 的患者在首次诊断糖尿病时存在 CSME 或高危 PDR[390]。因此，对于年龄大于 10 岁的患者，建议在诊断为 T1DM 病程 5 年后、诊断为 T2DM 后立即进行眼科检查[342, 391]（图 37-29）。

青春期和妊娠会加速视网膜病变的进展。无论糖尿病病程如何，儿童在青春期前出现威胁视力的视网膜病变都很少见[391, 392]。然而，如果在 10—30 岁诊断出糖尿病，往往病程在 6 年之内就会进展为显著的视网膜病变[295]。糖尿病视网膜病变在糖尿病患者妊娠期间可能变得特别具有侵袭性[393, 394]。在过去，伴有微血管并发症的糖尿病患者的妊娠预后非常差，因此通常建议妊娠的糖尿病患者避免或终止妊娠[395]。由于认识到血糖控制的重要性，育龄糖尿病患者现在可以安全地妊娠和分娩，对母亲和婴儿的风险都最小[395]。

理想情况下，计划妊娠的糖尿病患者应在妊娠前 1 年内进行全面的眼科检查（图 37-31）。如果糖尿病视网膜病变在妊娠期间恶化，有失明风险的患者可以在妊娠前进行治疗。妊娠患者应该在妊娠的前 3 个月进行全面的眼科检查。在整个妊娠期间进行密切的随诊，根据早期妊娠检查的结果进行后续检查[342]。这一建议不适用于妊娠期糖尿病的女性，因为她们不会增加患糖尿病性视网膜病变的风险。

3. 眼科检查随诊　随诊眼部检查是根据任何特定视网膜病变严重程度的疾病进展风险来确定的（图 37-30）。根据临床表现与立体眼底摄影标准相比，NPDR 在临床上被分为四个严重级别：轻度、中度、重度和极重度[397]。非增生性视网膜病变进展到具有视觉威胁的高危 PDR 水平与基线 NPDR 严重程度密切相关（表 37-4）。从每个个体的 NPDR 水平到任何其他视网膜病变水平的进展率也是已知的。这些指标用于定义标准最低限度随诊间隔（图 37-30 和表 37-5）。

表 37-4 从 NPDR 进展到 PDL 的分级

视网膜病变水平	高危 PDR 风险（%）	
	1 年	5 年
轻度 NPDR	1	16
中度 NPDR	3～8	27～39
重度 NPDR	15	56
严重重度 NPDR	45	71
具有较少高危特征的 PDR	22～46	64～75

NPDR. 非增殖型糖尿病视网膜病变；PDR. 增殖型糖尿病视网膜病变（引自 Aiello LP, Gardner TW, King GL, et al. Diabetic retinopathy. *Diabetes Care*.1998;21:143–156. ）

由于严重威胁视力的视网膜病变最初可在无视觉症状或轻微视觉症状的情况下发生，因此临床上无明显糖尿病视网膜病变和已知眼部问题的患者即使完全无症状，仍需每年进行全面眼科检查。

4.增生性糖尿病视网膜病变的评价与治疗 新生血管形成的范围和部位决定了 PDR 的程度[398, 399]。评估 PDR 最好通过裂隙灯生物显微镜联合间接眼底镜或立体眼底摄影进行散瞳检查。荧光素血管造影术和光学相干断层造影术也可以帮助识别微小的视网膜新生血管斑块。然而，这些成像方式通常不需要诊断 PDR，因为这些发现在大多数病例中是显著的（图 37-33）。

PDR 在患者眼睛中的存在大大增加了严重视力丧失的风险。重度视力丧失界定为间隔 4 个月连续 2

表 37-5 视网膜病变的常规治疗建议

DR 水平	进展到以下情况的风险（%）		评 估			治 疗			随诊（个月）
	PDR（1 年）	高危 PDR（5 年）	彩 照	OCT	FA	散点激光治疗	局灶激光治疗	玻璃体腔注射 VEGF 抑制药	
轻度 NPDR									
所有	5	15							
无 DME			是	否	否	否	否	否	12
无 ci DME			是	是	Occ	否	Occ	Occ	4～6
ci DME			是	是	否	否	Occ	是	1～4
中度 NPDR									
所有	12～27	33							
无 DME			是	否	否	否	否	否	6～8
无 ci DME			是	是	Occ	否	Occ	Occ	4～6
ci DME			是	是	是	否	是	是	1～4
重度 NPDR									
所有	52	60							
无 DME			是	否	否	很少	否	否	3～4
无 ci DME			是	是	Occ	Occ AF	Occ	Occ	2～3
ci DME			是	是	是	Occ AF	是	是	1～3
严重重度 NPDR									
所有	75	75							
无 DME			是	否	否	Occ	否	否	2～3
无 ci DME			是	是	Occ	Occ AF	Occ	Occ	2～3
ci DME			是	是	是	Occ AF	是	是	1～3

（续表）

DR 水平	进展到以下情况的风险（%）		评　估			治　疗			随　诊（个月）
	PDR（1年）	高危 PDR（5年）	彩　照	OCT	FA	散点激光治疗	局灶激光治疗	玻璃体腔注射 VEGF 抑制药	
低于高危 PDR									
所有	—	75							
无 DME			是	否	否	Occ	否	Occ	2～3
无 ci DME			是	是	Occ	Occ AF	Occ	Occ	2～3
ci DME			是	是	是	Occ AF	是	是	1～3
伴高危特征 PDR									
所有	—	—							
无 DME			是	否	否	是	否	Occ	2～3
无 ci DME			是	是	Occ	是	通常是	Occ	1～2
ci DME			是	是	是	是	是	是	1～2

ci DME. 累及中心性糖尿病黄斑水肿；DME. 糖尿病黄斑水肿；FA. 荧光素血管造影术；ME. 黄斑水肿；NPDR. 非增殖型糖尿病视网膜病变；Occ. 偶尔；OCT. 光学相干断层扫描；PDR. 增殖型糖尿病视网膜病变；VEGF. 血管内皮生长因子

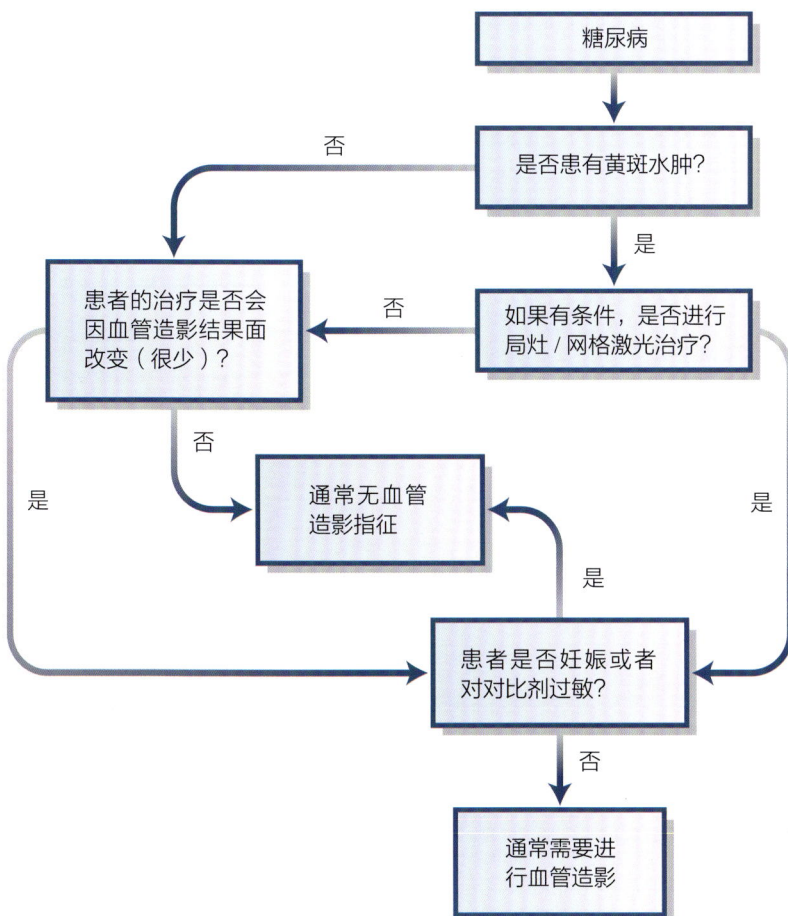

◀ 图 37-33　荧光素血管造影流程图
图示为正确使用血管造影对糖尿病患者进行眼部评估的基本原则。在某些罕见的情况下，混淆因子可改变处理的正确性

次就诊，最佳矫正视敏度为 5/200 或更差一些。这代表视力丧失实质上比 20/200 差或更差，被定义为法定失明。如果不进行治疗，患有高危 PDR 的患者眼睛在 2 年内严重失明的风险为 28%。与此相比，无高危特征的 PDR 患者 2 年后严重视力丧失的风险为 7%[398]。

直到这 10 年，散射（全视网膜）激光凝固术是唯一被证明对 PDR 有效的治疗。DRS 证明全视网膜激光凝固术治疗可有效降低 50% 或以上的由 PDR 导致的严重视力丧失。ETDRS 进一步证明，当患者眼睛接近或刚刚达到高危 PDR 时，应用全视网膜激光光凝可将严重视力丧失的风险降低到不到 4%。基于这些结果，提示散射光凝固术适用于所有高危 PDR 患者，通常适用于 PDR 低于高危的患者，对于严重或非常严重的 NPDR 患者，尤其是 T2DM 患者，也建议及时应用散点光凝固术治疗（图 37-30）[316, 398-401]。

在决定是否需要开展激光手术时，要考虑眼科疾病的新近发展、对侧眼状况、随诊的依从性、共存的健康问题等，如高血压或肾脏疾病及一些其他因素。特别是 T2DM 患者，在发生高危 PDR 前应考虑进行散射光凝，因为这类患者发生严重视力丧失的风险和需要进行玻璃体扁平部切除术（pars plana vitrectomy，PPV）的风险可降低 50%，尤其是当存在黄斑水肿时[401]。

实际上，散射光凝固术对视网膜周围组织进行 1200～1800 次激光烧伤，局部破坏了视网膜的外感光细胞和视网膜色素上皮（图 37-27I），因此需要避免大血管，以及外周视网膜出血区域。该疗法被认为是通过增加向视网膜内的氧气输送，减少产生缺氧生长因子的活细胞，以及增加有活力视网膜单位面积的相对灌注量来发挥其作用。整个疗程通常为 1～3 次，间隔 1～2 周，随诊通常在操作后 3 个月时进行。

散点光凝固术后反应各不相同。最理想的效果是看到新血管的退化，新血管的稳定不会进一步生长。后一种情况需要进行仔细的临床监测。在某些情况下，新血管继续增殖，需要额外的散射光凝或玻璃体内抗 VEGF 药物辅助治疗（图 37-32）。

最近的研究表明，对精心挑选的 PDR 患者使用阿柏西普或雷尼单抗进行抗 VEGF 治疗是分散光凝的有效一线替代方案[375, 402, 403]。新生血管过程对抗 VEGF 药物非常敏感，视网膜或前段新生血管严重的患者眼睛经抗 VEGF 治疗后表现出显著和快速改善[322, 404]。糖尿病视网膜病变临床研究（Diabetic Retinopathy Clinical Research，DRCR）网络协议 S 表明，玻璃体内雷尼单抗治疗的患者眼睛在 2 年和 5 年后的视力结果不低于散射光凝治疗。与激光治疗相比，雷尼单抗抗 VEGF 治疗有几个优势。在雷尼单抗组中，前 2 年的平均视力获得更大，DME 发病导致的视力损害率降

低，周边视野损失减少，2 年和 5 年玻璃体切除手术的需要减少。

当采用标准化的再治疗算法（如为方案 S 开发的算法）进行治疗时（图 37-34），抗 VEGF 治疗在减少视网膜新生血管方面非常有效。在方案 S 中，使用雷尼单抗治疗后，因为在随诊的前 2 年里至少有一次新生血管的持续稳定，所以 38% 的患者眼睛可以推迟每月的注射，并且在这 2 年内，44% 的患者视网膜新生血管完全消除[405]。

尽管如此，在方案 S 中随机接受雷尼单抗治疗的患者，在 2～5 年内仍然需要每年 3 次注射。我们还应该认识到，PDR 患者往往有系统性共病，这可能导致错过或重新安排就诊。因此，患者对随诊和治疗建议的依从性是确保抗 VEGF 治疗 PDR 获得成功的关键。如果某一特定患者的依从性存在问题，则单独行全视网膜激光光凝治疗或联合 VEGF 抑制药治疗是首选的治疗方法。

PPV 手术治疗通常只用于未清除玻璃体积血或 PDR 牵拉性脱离的患者。于 1989 年完成的 DRVS 研究表明，严重纤维血管增殖的患者早期进行 PPV，尤其是患 T1DM 患者，可能会为他们保存更好的视力[377]。PPV 的主要目的是切除异常的纤维血管组织，减轻视网膜牵拉，使视网膜获得更正常的解剖学位置，并清除玻璃体混浊物，如玻璃体积血。这些年来由于

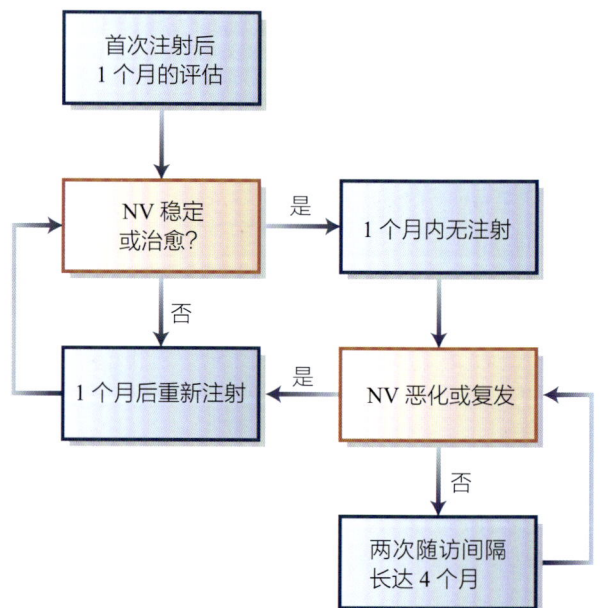

▲ 图 37-34　糖尿病视网膜病变临床研究网络（DRCR.net）抗 VEGF 治疗增殖型糖尿病视网膜病变的算法原理

NV. 新生血管形成（改编自 Sun JK, Glassman AR, Beaulieu WT, et al.Rationale and application of the protocol S anti-vascular endothelial growth factor algorithm for proliferative diabetic retinopathy.Ophthalmol.2018;125.）

外科技术的巨大进步和激光内光凝固术的出现，这项研究的实际结果数据在今天并不完全适用。然而，对于许多对激光光凝不敏感或没有反应的严重视网膜疾病，PPV 可以挽救和恢复视力。

5. 非增殖型糖尿病视网膜病变的治疗 使用 VEGF 抑制药和类固醇进行玻璃体内治疗的研究表明，这些药物对 DR 的严重程度和 PDR 相关并发症（如玻璃体积血和玻璃体切割术的需要）的进展率有有益的影响。近 40% 的患者在经过 3 年每月持续的抗 VEGF 治疗后，糖尿病视网膜病变的严重程度达到 2 步或 2 步以上的退化[406–408]。与假性治疗相比，雷尼单抗治疗后 PDR 起病率和 PDR 治疗需求也有所下降[407]。在 6 个月的时间里，平均 4.4 次注射阿柏西普后，58% 的患者在糖尿病视网膜病变的严重程度上经历了两步或两步以上的改善，相比之下，假性治疗的患者眼睛改善只有 6%[408]。无论是通过球周或玻璃体腔途径，类固醇治疗都降低了糖尿病视网膜病变恶化的风险。在 2 年多的时间里，与假性治疗相比，玻璃体内类固醇治疗导致视网膜病变进展的相对风险降低了 32%[407]。虽然这些结果很有希望，但目前还没有针对非增殖型糖尿病视网膜病变的治疗规定，因为这些眼内治疗方法与单纯医疗护理相比，长期视觉效果并没有明确显示优于任何一种治疗方法。

6. 糖尿病黄斑水肿的治疗 未予治疗的 CSME 在 3 年后会有大约 25% 的概率出现中度视力丧失（定义为视野角度翻倍；例如，20/40 减为 20/80）[316]。黄斑水肿在临床上最好的评价是通过裂隙灯生物显微镜或立体眼底摄影的散瞳检查。新型的眼科影像诊断技术 OCT 为客观量化视网膜增厚提供了一种手段，目前是客观选择的方法。当与视力测量联合使用时，OCT 可用于监测治疗反应并帮助确定干预时间[409, 410]。目前黄斑水肿评估的标准侧重于确定黄斑中心是否有水肿。

目前，对于大多数中心受累性 DME 和 DME 相关视力损害为 20/32 或更严重的患者，一线治疗方法是按照 DRCR Network[291] 所描述的规定方案（图 37–35），进行玻璃体内注射 VEGF 抑制药。一般来说，注射是每月进行 1 次，负荷剂量 4~6 次注射。在治疗的第 1 年，平均要进行 8~9 次注射。维持视力增长所需的平均注射次数在第 2 年大幅下降到 3~4 次，第 3 年下降到 1~2 次，第 4 年和第 5 年下降到 0~1 次。

一项初步的多中心随机对照临床试验评估了雷尼单抗玻璃体内注射（即时激光或延期激光）的效果，结果显示，与单纯激光相比，抗 VEGF 药物有显著的疗效。1 年后，联合即刻激光治疗或延期激光治疗至少 24 周，在试验中应用的雷尼单抗会产生 9 个字母的平均增益（P<0.001）。对于中心增厚且视力降至 20/32~20/320 的患者，这比单纯提示激光（3 字母增

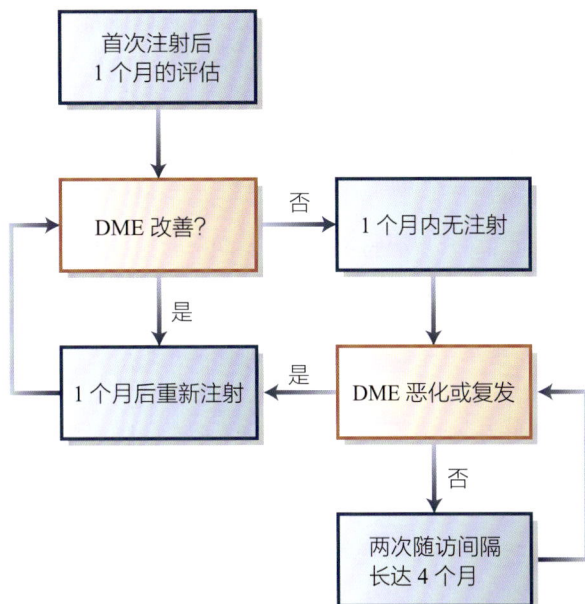

▲ 图 37–35 糖尿病视网膜病变临床研究网络（DRCR.net）用抗 VEGF 治疗中心病变糖尿病黄斑水肿理论基础和随访的示意图

改编自 Aiello LP, Beck RW, Bressler NM, et al. Rationale for the Diabetic Retinopavthy Clinical Research Network intravitreal anti-VEGF treatment and follow-up protocol for center-involved diabetic macular edema.*Ophthalmol*.2011;118:e5-e14.

益）治疗中心累及 DME 更有效。与单独使用激光相比，抗 VEGF 组获得两条或更多视线的患者数量几乎翻了一番。相反，与单独使用激光相比，抗 VEGF 组则失去两条及以上视力的患者大约是前者的 1/3。尽管在整个 2~5 年注射数量大幅下降，这一结果仍持续超过 5 年[411, 412]。除已知的小风险眼内炎（1/1000 概率）与玻璃体腔注射相关外，没有增加系统性或严重的眼部不良事件。

一项头对头的比较有效性试验证实了目前市面上所有三种眼内 VEGF 抑制药（阿柏西普、贝伐单抗和雷尼单抗）在改善中心受累 DME 患者视力和减少视网膜增厚方面的总体疗效[291]。无论治疗组如何分配组合，DME 导致的轻度视力损害和基线视力为 20/32~20/40 的患者平均视力结果相似。然而，对于基线视力为 20/50 或更差的患者，阿柏西普在第 1 和第 2 年的视力改善优于贝伐单抗，在第 1 年时优于雷尼单抗，而在 2 年时则没有。

尽管 VEGF 抑制药在治疗许多患者眼睛中非常成功，并且每月进行慢性治疗，但仍有 40%~50% 的患者眼睛存在持续性 DME 或视力损害。因此，对于解决 DME 发病、持续和恶化的 VEGF 独立机制，仍存在未能填补的空缺。

对于一些不涉及中心的 DME 患者（图 37–27C 和

图 37-30），视力良好患者或不能耐受玻璃体腔注射方案的患者，仍可使用聚焦激光光凝治疗。ETDRS 显示，CSME 的激光聚焦光凝降低了 50% 的 5 年中度视力丧失的风险，但约 15% 的患者仍会继续视力下降[345]。在聚焦激光光凝中，黄斑中心 500~3000μm 范围内导致黄斑增厚的病灶一般直接进行光凝。这些病变由临床或荧光血管造影确定，主要是渗漏的微血管瘤。当渗漏弥漫性或微血管瘤广泛时，可采用网格状光凝法对黄斑进行治疗，避免照射到中央凹区域。

如果计划进行黄斑激光治疗，荧光素血管造影可以作为一种有效的手段，指导液体渗漏到视网膜的微血管瘤的局灶治疗，并识别黄斑毛细血管无灌注的区域，可能受益于网格激光治疗（图 37-33）。由于荧光素血管造影有相关的风险，包括恶心、丘疹、荨麻疹和罕见的死亡发生（1/222 000 例患者）或严重的医源性后遗症（1/2000 例患者）[413-415]。另外，在普通糖尿病患者，荧光素血管造影术并不作为常规检查的一部分，而且该手术通常禁忌用于已知对荧光素染料过敏的患者或妊娠期的患者。

激光病灶治疗后随访评估一般在术后 3 个月进行（图 37-30）。如果黄斑水肿持续存在，那可能有必要做进一步的治疗。如果患者有严重或非常严重的 NPDR，无论黄斑水肿是否涉及中心，都应考虑抗 VEGF 或激光治疗，因为他们在近期可能需要散射激光光凝，光凝虽然有利于 PDR，但会加剧已有的黄斑水肿。

由于早期病例报道和未受控的临床试验记录了皮质类固醇对视网膜快速且显著的增厚效果，故通过眼周或玻璃体内使用皮质类固醇治疗 DME 得到了广泛应用。我们进行了两项多中心随机前瞻性临床试验，以验证这两种给药途径的有效性和安全性。在第一项研究中，我们发现眼周类固醇注射对 DME 的治疗没有显著的效果[416]。第二项多中心随机对照试中，比较玻璃体腔类固醇和聚焦激光治疗的 3 年结果表明，尽管玻璃体腔类固醇注射在最初能迅速降低视网膜厚度并改善视力，但在 1 年后并不比激光光凝效果好，2~3 年后在视觉效果和视网膜厚度改善方面，类固醇激素治疗均不如激光治疗[417-418]。与激光治疗相比，玻璃体内类固醇注射会使眼压并发症的发生率增加约 4 倍，需要白内障手术的概率增加约 4 倍，并且白内障的发展可能是类固醇治疗组 6 个月后视力下降的主要原因。这一假设得到验证，即在开始玻璃体腔类固醇治疗前，已经接受了白内障手术的患者视力改善与抗 VEGF 治疗组相当[375]。

玻璃体内类固醇治疗也被作为一种潜在的玻璃体内 VEGF 抑制药的附加疗法，用于那些尽管至少注射了 6 次抗 VEGF 药物但仍有持续视网膜增厚和视力障碍的患者。虽然与单独接受抗 VEGF 治疗相比，结合

类固醇治疗后的患者视网膜增厚明显减少，但视力结果似乎没有改善[419]。因此，目前，玻璃体内类固醇并不是 DME 首选的主要治疗方法，也不是对抗 VEGF 治疗无效患者推荐的辅助治疗方法。然而，对于无法接受抗 VEGF 药物或治疗前患有假性晶状体的 DME 患者，眼周类固醇治疗可能有一定作用。

DME 的发病机制是高度复杂的，在许多患者中观察到对治疗方式的不同反应。目前正在研究不同的药物剂量以确定最佳治疗浓度，并开发持续给药装置以限制反复眼内注射带来的风险、成本和不便。多种潜在的治疗 DME 的疗法也在临床试验中进行测试，包括抗 VEGF 和血管紧张素 Ⅱ 的双特异性抗体、血浆激肽释放素抑制、光生物调节疗法和其他新方法。

7. 全身性疾病的控制和全身性药物的作用　强化血糖控制对于减少糖尿病视网膜病变的发生和发展至关重要，除此之外，优化其他几个系统考虑因素对于糖尿病患者的最佳眼部健康也很重要。

血压升高可加剧糖尿病视网膜病变的发生和发展。糖尿病患者常伴有高血压。TIDM 患者的高血压患病率为 17%，10 年后为 25%[420]。2 型糖尿病的患病率为 38%~68%[421-423]。在大多数研究中，高血压与其他视网膜病变危险因素相关，包括糖尿病持续时间、较高的 HbA1c 水平、蛋白尿和男性性别[424]。PDR 风险与基线水平高血压存在与否、HbA1c 水平较高、首诊时是否有更严重的视网膜病变存在有关。与不伴高血压的糖尿病患者相比，伴有高血压的糖尿病患者，更容易发展为视网膜病变、弥漫性黄斑水肿，并且视网膜病变程度更严重，进展更快[425-429]。

对 1148 例 T2DM 患者进行的大规模随机前瞻性 UKPDS 显示，在接受强化血液控制的患者中，糖尿病视网膜病变进展和中度视力丧失的风险分别降低了 34%（$P=0.0004$）和 47%（$P=0.004$）[430]。不论高血压的控制使用的是 ACE 抑制药（卡托普利）还是 P 阻滞药（阿替洛尔），风险的下降是类似的，并且这些效果独立于血糖控制。总之，高血压似乎是糖尿病视网膜病变发生和发展的一个重要危险因素，应该严格控制。在研究降低糖尿病患者终末器官损伤所需的血压水平的具体试验结果已知之前，目标血压极有可能保持在尽可能低的安全水平[431]。

肾脏和视网膜血管病变之间的联系数不胜数。微量白蛋白尿和蛋白尿都与视网膜病变有关[432-435]。糖尿病视网膜病变的存在和严重程度是总蛋白尿风险的指标[436, 437]，反之，蛋白尿也能预测 PDR[433, 438, 439]。在所有伴 PDR 的 T1DM 患者中，有 10 年或 10 年以上病程的糖尿病患者伴有蛋白尿[432]。在 T1DM 中，PDR 患病率从出现微量白蛋白尿时的 7% 增加到出现白白蛋白尿 4 年后的 29%，而在没有持续性微量白蛋白尿的患者中，PDR 患病率分别为 3% 和 8%[440]。适当控制

糖尿病患者的血压（Appropriate Blood Pressure Control in Diabetes，ABCD）试验发现，视网膜病变的严重程度和进展均与明显的蛋白尿有关[441-443]。基线时总蛋白尿的存在与 T1DM 患者发生黄斑水肿的风险增加 95% 相关，透析可以改善糖尿病合并肾衰竭患者的黄斑水肿[424]。

尽管有这些关联性，糖尿病肾病和视网膜病变之间的因果关系仍无法建立。视网膜和肾脏微血管病变常常共存，以及影响这两种并发症的因素，如相关的高血压和疾病病程等一些因素，也能够混淆这些结果[444]。总之，重要的是要仔细考虑任何糖尿病患者的肾脏状况，并确保患者在这方面得到最佳的治疗护理。此外，尤其是那些糖尿病病史很长、视网膜病变原先稳定而后迅速进展的视网膜病变患者，应该建议他们进行肾脏评估。

在发生高风险 PDR 和严重视力丧失基线危险因素的 ETDRS 分析中，低血细胞比容是个独立危险因素[445]。一项包括 1691 例患者的横向研究，应用多元分析剔除血清肌酐、蛋白尿以及其他因素后显示，血红蛋白水平低于 120g/L（12g/dl）的患者发生视网膜病变的风险是血红蛋白浓度较高的患者的 2 倍[446]。在视网膜病变患者中，低血红蛋白水平患者发生严重视网膜病变的风险是高血红蛋白水平患者的 5 倍。有限的一些报道指出，在平均血细胞比容升高之后，接受促红细胞生成素治疗的患者视力问题得以改善或稳定，黄斑水肿和硬性渗出物问题得以解决[447]。考虑到低血细胞比容与糖尿病视网膜病变之间的潜在关联，确保视网膜病变和贫血的糖尿病患者能够接受适当的处理是很重要的。

总之，糖尿病显然是一个多系统疾病，需要综合医疗团队进行协作研究治疗。至于眼部健康，也需要多位健康护理专家协作以达到最好的治疗护理。

四、糖尿病肾病

糖尿病肾病仍然是 1 型糖尿病和 2 型糖尿病患者发病和死亡的主要原因。在西方国家，糖尿病是导致终末期肾脏疾病的主要单一因素[210]。事实上，在美国等许多国家，肾脏替代治疗中，超过 50% 的患者发生肾衰竭的主要原因是糖尿病。然而，糖尿病肾病的全面危害更是巨大的[448]。从全球来看，大多数糖尿病患者是在发展中国家，这些国家不具备足够的医疗资源或卫生基础设施为糖尿病患者提供肾脏替代治疗[449]。即使在发达国家，不足 5% 的糖尿病慢性肾病患者能够存活到终末期肾病，大多因严重肾损害死于动脉粥样硬化性心血管疾病、心力衰竭或感染。此外，糖尿病肾病及其严重程度显著增加了动脉粥样硬化性心血管疾病、心力衰竭或感染等疾病的风险。例如，几乎所有 50 岁以下糖尿病患者的额外心血管死亡都可归因

于肾脏病变[450]，而在没有肾病的 1 型糖尿病患者中，过早死亡的风险可能较低[451]，尽管最近一项芬兰队列研究表明，在非白蛋白尿 1 型糖尿病患者中死亡率仍有增加[452]。在 2 型糖尿病患者中，微量白蛋白尿可增加死亡风险 2~4 倍；伴有明显蛋白尿和高血压的患者，死亡风险更高[453]。因此，减少糖尿病患者出现终末期肾病只是预防糖尿病肾病总体获益的一部分。

据估计，25%~40% 的 1 型糖尿病患者和 5%~40% 的 2 型糖尿病患者，最终会发展成糖尿病肾病[454, 455]。在 2 型糖尿病中，超过 20% 的患者在诊断为糖尿病时已经患有糖尿病肾病[456]，20%~40% 的患者在诊断后 10 年内也会发展为糖尿病肾病。虽然 1 型糖尿病更易发生肾脏疾病，但因为 2 型糖尿病人群基数巨大且不断增加[449, 457]，在接受肾脏替代治疗的糖尿病患者中，超过 80% 是 2 型糖尿病。

（一）1 型糖尿病肾病的自然病史

对糖尿病肾病及其引起的特异性蛋白尿的认识已超过 100 年，早在 70 多年前就描述了肾小球硬化的典型结构特征[458]。然而，直到 20 世纪 80 年代，糖尿病肾病的自然病程历史才被广泛描述，一定程度上归因于更多患者存活下来，使得能够观察完整病程。例如，1971 年，伴有明显肾病的 1 型糖尿病患者中位生存时间为 5 年，超过 10 年的不足 10%，几乎没有患者能够存活到肾病全程；相比之下，1996 年相同人群的中位生存时间超过 17 年。然而现在，存活至终末期肾病的 1 型糖尿病患者增加了近 10 倍。

糖尿病肾病具有临床三联征，包括高血压、蛋白尿，以及最终肾功能损害[459]。尽管不完全准确，但 Mogensen 及其同事描述的糖尿病肾病的典型五个阶段仍是目前这种情况的最佳描述[460]（图 37-36）。该描述主要依赖肾脏疾病的功能评估，并基于对肾小球滤过率和蛋白尿的测量。

1. 第 1 阶段：超滤过 初始阶段被称为超滤阶段。这一阶段与肾小球滤过率增高[460]及肾小球毛细血管

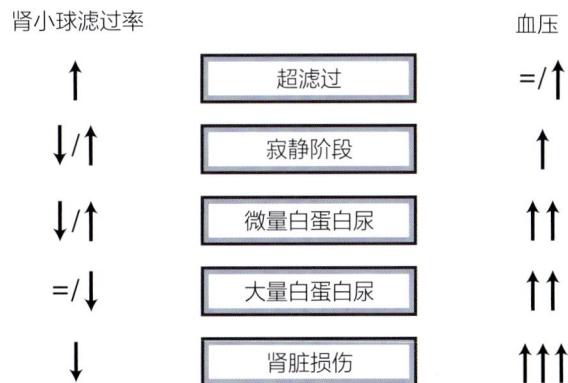

▲ 图 37-36 糖尿病肾病的分期（自然病程）

压力增高有关。尽管在 1 型糖尿病动物模型中始终存在[461]，但只有 40% 的 1 型糖尿病患者出现肾小球滤过率升高。超滤过被认为是由肾脏肥大导致[462]，也与糖尿病引起的一系列肾内血流动力学异常导致的肾小球高血压相关[461]。尽管 GH/IGF-1 系统和 TGFβ 等特定生长因子已被发现，但糖尿病伴随的肾脏肥大的病理生理机制尚未阐明[463, 464]。值得注意的是，除了肾小球，肾小管也会发生病理性肥大。事实上，由于肾小管占肾脏重量的 90% 以上，肾小管肥大解释了糖尿病肾脏重量增加的原因[465]。此外，与近端肾小管肥大相关的盐类重吸收增加也可通过管-球反馈导致肾小球过度滤过[463]。

糖尿病引起的肾小球滤过率增加的第二种解释是相关的肾脏血流动力学改变。尽管没有直接的人体试验，但在啮齿动物所进行的微穿刺研究，尤其是 20 世纪 80 年代 Brenner 团队的研究，揭示了实验性糖尿病与肾脏内一系列血流动力学变化有关[461]。除超滤过外，有效肾血浆流量也增加，因此一些研究者称这一阶段为糖尿病肾病的超灌注 – 超滤期。同时，肾小球内毛细血管压力增加，反映了出球小动脉相对于入球小动脉的血管收缩，肾内肾素 – 血管紧张素系统（renin-angiotensin system，RAS）激活，以及血管扩张剂一氧化氮合成减少[461]。

超滤过阶段在预测和导致糖尿病肾病中的重要性，仍然是有争议的。几个研究小组已经证实了 Mogensen 和 Christensen 所描述的肾小球滤过率升高与后期蛋白尿发生发展的初始关系[466]。然而，这还不是一个普遍的发现。尽管如此，随后关于降压药，尤其是阻断肾素 – 血管紧张素系统药物的研究显示，部分肾小球血流动力学异常被削弱[467]。这为肾内血流动力学变化在糖尿病肾病的发生进展中发挥作用提供了依据。然而，对于胰岛素依赖型糖尿病患者，ACE 抑制药卡托普利在血清肌酐为 1mg/dl 的患者中降低血清肌酐翻倍的作用最小（17%），在血清肌酐为 2mg/dl 的患者中作用最大（76%）。这些数据似乎不支持早期超滤过在早期糖尿病肾病发展中具有主要作用。结果表明，2 型糖尿病合并晚期肾病与超滤过的联系仍不清楚[468, 469]。

最近，随着 SGLT2 抑制药的出现，这一领域重新活跃起来，该抑制药影响管-球反馈机制，并已被证明通过扩张入球小动脉来降低肾小球压力[470]。接连有关于 1 型糖尿病和 2 型糖尿病中的报道称这类药物在降低糖尿病相关的超滤方面具有显著作用[471, 472]。血流动力学方面的获益是否至少部分解释了这些药物在大型临床研究中表现的肾保护作用仍有待确定，包括恩格列净对 2 型糖尿病患者的心血管结局试验，即消除过量葡萄糖（EMPA-REG OUTCOME），以及卡格列净心血管评估研究（CANNAS）[473, 474]。

2. 第 2 阶段：寂静阶段　下一个阶段被称之为寂静阶段，从临床角度来看没有任何形式的肾功能减退的明显证据。患者通常 GFR 正常，无蛋白尿。然而，这一阶段与显著的肾脏组织结构变化有关，包括基底膜增厚和肾小球系膜扩张。最近，肾小球足细胞的丢失也被描述为糖尿病肾脏中相对早期的结构变化。事实上，通过对肾脏形态深入细致的定量研究，往往可以推测出后续是否会发生肾损伤[475]。这是临床上一个非常重要的阶段，因为人们希望研究者可开发针对此阶段的新检测，如血浆或尿液中的生物标志物，或肾活检样本的复杂评估，以分辨哪些患者将进展到肾病的下一阶段。总的来说不到 40% 的 1 型糖尿病患者会发生疾病进展，因此检测出这一部分潜在进展者尤为重要，他们可以作为早期预防和治疗的候选者，以避免发展到终末期肾病。迄今为止，仍未发现可应用于临床的可靠的寂静期提示标志物或预测分子。目前针对各种血浆标志物，如肾素原[476]、TNFα 受体[477]、晚期糖基化终末产物[478]和糖基化终末产物前体（如甲基乙二醛）开展了广泛的研究测试[479]，但它们的预测价值尚未得到定论。虽然糖尿病肾病可能至少有部分遗传基础，但几乎没有发现血管紧张素转换酶等潜在相关基因的基因多态性[480]。最近的全基因组关联研究不是很有帮助[481, 482]。测量糖尿病患者尿液中的白蛋白片段（鬼影白蛋白）可能是另一种方法，尽管尚未证实[483]。动态血压监测的系列前瞻性研究也表明，静息期的糖尿病患者在血压发生轻度增加的前 5 年，尿白蛋白排出就已经开始增加[484]。然而，这些标志物均未被证实具有足够高的敏感性或特异性，尚不能广泛应用于临床。

3. 第 3 阶段：微量蛋白尿　第三阶段称为微量蛋白尿阶段，或早期肾病阶段。1 型糖尿病通常在初始诊断后 5～15 年会进展到这一阶段，尿白蛋白排出率增加，微量白蛋白尿增加到 20～200μg/min 或 30～300mg/24h[485]。过去，微量白蛋白尿被认为是糖尿病肾病的预测因子，而不是一种表型。特别是基于对肾脏形态学的研究，大家认识到在微量白蛋白尿期，经常但不总是存在晚期肾小球结构变化[486, 487]。伴随这些变化，收缩压和舒张压升高。此外，正常人群中的血压夜间勺形曲线往往随着微量白蛋白尿的发展而消失[488]。此阶段的肾功能可能增加、正常或降低。

筛查微量白蛋白尿的最佳方法仍有争议。早期研究采用 24h 或过夜尿液样本。然而，经过验证，某个时间点晨尿样本中的尿白蛋白 / 肌酐比值是适用于常规临床实践的一种实用选择[210, 485]。如果不进行治疗，持续性微量白蛋白尿的出现通常是显著肾病的可靠预兆[466]，因此临床医生应针对这一参数进行一系列检测，并在尿白蛋白排泄量单独升高时重复测量。研究指出，许多 1 型糖尿病患者的微量白蛋白尿可能是一过性的，能够逆转为正常白蛋白尿阶段。因此，微量白蛋白尿的出现也并不能对糖尿病肾病患者的最终命运下一定论。一项纳入了386名持续白蛋白尿患者的研究表明，有58%的患者能出现微量白蛋白尿的消退[489]，尽管其他研究小组报道出现这一现象的比例要低得多[490]。值得注意的是，在该项研究中，微量白蛋白尿持续时间短、糖化血红蛋白处于最佳水平（<8%）、收缩压较低（<115mmHg），以及胆固醇和甘油三酯水平较低，这些均为微量白蛋白尿消退的独立相关因素。因此，在1型糖尿病患者中关于肾病的筛查，推荐每年至少测量两次尿白蛋白浓度。

4. 第4阶段：大量蛋白尿 下一阶段是大量白蛋白尿期或明显肾病阶段。这一阶段代表了之前描述为糖尿病肾病的阶段，如果不进行治疗，极有可能发生肾脏功能衰竭。其特征是尿白蛋白排泄率大于300mg/24h（200μg/min）。这一阶段通常发生在糖尿病诊断后的10～15年，但显性肾病的风险一直存在，并可能在1型糖尿病病程达40年或50年后出现。

显性肾病至少有两个发病率高峰，一些研究者称之为缓慢型和快速型两种轨迹[491]。在蛋白尿出现的进程中，尽管已经提出一系列遗传、分子及环境因素，但独立于血糖或血压调控、显著变化的关键因素仍难以捉摸。与蛋白尿增加相关的是，超过2/3的患者伴有明显的全身性高血压[492]。在这一阶段，如果不给予治疗，血压会继续升高，加速GFR的下降，从而促使血压进一步升高，形成进行性肾损害的恶性循环，最终导致终末期肾病。

5. 第5阶段：尿毒症 高达40%的1型糖尿病患者最终会发展到尿毒症阶段[454]，需要进行肾脏替代治疗。在20世纪70年代，糖尿病患者预后极差，不被视为肾脏替代治疗的候选对象。然而，随着心血管疾病治疗水平和肾脏替代治疗选择的改善，透析患者的存活率已接近其他原因肾病患者的存活率。现在许多糖尿病合并终末期肾病的患者也被认为是肾移植的候选对象，这比肾透析效果更好。然而，有证据表明，糖尿病的肾损害经常在移植肾中复发，尽管ESRD发生的提前时间意味着很少有肾脏因复发疾病而衰竭。

一次性胰腺肾脏移植（single pancreas-kidney，SPK）和胰腺肾脏相继移植（pancreas-afterkidney，PAK）已经越来越多地成为1型糖尿病合并ESRD患者的治疗选择，这些新的选择似乎比单纯肾移植更具优势。有证据表明，胰腺移植后血糖保持正常可解决许多糖尿病相关肾损伤，如肾小球系膜扩张[493]。这种逆转通常在保持血糖正常长达10年后才能观察到，这也强调了基质转变的缓慢性，以及高血糖记忆对肾脏的潜在长期影响。

（二）2型糖尿病肾病的自然病史

相比于1型糖尿病，2型糖尿病发展为糖尿病肾病的自然病史了解更少。这在一定程度上反映了2型糖尿病发病人群主要是老年人，与肥胖、高血压、血脂异常和心血管疾病的高发病率相关，这些都是增加肾病风险的相关因素。此外，大约7%的2型糖尿病患者早在诊断糖尿病时已有微量白蛋白尿，这可能在一定程度上与这些患者大多数在确诊前已有5～10年（平均）的糖尿病未经治疗期有关。在2型糖尿病诊断后的5年内，高达18%的患者出现微量白蛋白尿，尤其是代谢控制不良和高血压的患者，这使得一些研究者认为2型糖尿病引起肾病机制与1型糖尿病不同。

然而，2型糖尿病肾病的自然病史与1型糖尿病肾病的相似性大于差异性。2型糖尿病肾病确实会发生超滤过[494]，尽管据报道其发生率低于1型糖尿病。这一观察结果必须谨慎解释，因为GFR通常随年龄增长而下降，尽管GFR数值在正常成人范围内，但仍可能存在超滤过。2型糖尿病也会发生微量白蛋白尿，然而2型糖尿病中微量白蛋白尿的发现，可能并不像1型糖尿病研究中描述的那样，并不是糖尿病肾病的特异性指标。在心血管疾病发病率非常高的情况下，微量白蛋白尿可能与脑卒中和心肌梗死等非肾性事件关联更为密切[439]。此外，早期或明显的心力衰竭、尿路感染和尿路梗阻（如前列腺增大）也可导致微量白蛋白尿。

许多伴随微量白蛋白尿的2型糖尿病患者也发展到显性蛋白尿阶段。然而，许多研究小组发现T1DM[495]和T2DM[496]患者在没有明显蛋白尿的情况下也会出现肾功能损害，GFR逐渐下降，这使得其中的病理机制越来越复杂。针对这一现象尚无确切解释，目前进行的研究正在探索相比于有明显蛋白尿和肾小球滤过率降低的典型糖尿病肾病，这类没有明显蛋白尿的患者是否有不同的肾脏形态学改变。初步研究提示，对于这种非蛋白尿型肾功能不全，存在一个明显的血管成分。然而，无论微量蛋白尿存在与否，2型糖尿病合并肾损伤的患者发展至ESRD的风险似乎是相似的，这突出了eGFR在2型糖尿病患者治疗中的重要性。这导致许多国家和国际指南建议纳入定期测量血清肌酐和使用各种不同公式测定估计GFR。不同指南建议的检测频率有所差异，但至少应每年一次。重要的是，在2型糖尿病中，许多患者在不发生蛋白尿的情况下，GFR会逐渐下降。事实上，最近的肾活检研究虽然不是结论性的，但已表明蛋白尿型和非蛋白尿型糖尿病肾病的肾脏形态损害可能存在差异[497]。

（三）糖尿病肾病的发病机制

总的来说，糖尿病微血管并发症涉及许多机制，这些机制在糖尿病肾病的发生进展中起着重要作用（图37-37）[43]。很明显，高血糖是引起肾损伤的必要条件，因为没有糖尿病的患者不会发展成这种类型的肾病。此外，通过尿白蛋白排泄评估，旨在改善血糖控制的强化治疗能够减轻肾病的发展，尽管不能完全预防[334]。然而，现在很清楚，我们还要考虑一些其他因素，因为持续高血糖并不是糖尿病高滤过和肾脏生长所必需的。事实上，1 型糖尿病患者即使通过积极的胰岛素治疗恢复正常血糖，肾小球高滤过和肾小管肥大也可能持续存在[498]。

其他可能参与糖尿病肾病的发病机制包括线粒体 ROS 的产生、AGE 的积累和细胞内信号分子（如 PKC）的激活[131, 499]。许多早期在内皮细胞进行的研究表明，线粒体 ROS 在激活糖尿病血管并发症相关通路中发挥核心作用，这些研究在系膜细胞中也得到了证实[500]。晚期糖基化在糖尿病患者中加速发生，是肾脏中的一种重要现象。对于糖尿病患者，肾脏不仅是 AGE 的主要排泄器官，而且许多寿命长的蛋白质（如胶原蛋白）在糖尿病患者中被广泛糖化[501]。此外，肾脏中已经描述了许多 AGE 受体（如 RAGE）。这些受体可能会介导 AGE 发挥有害作用，如刺激生长因子表达和诱导某些肾细胞群内的重要表型变化，以促进瘢痕形成[56]。早期研究利用包括可溶性 RAGE 在内的多种途径来抑制肾脏 AGE 的积累和作用。这一系列药物都很有前景，但临床转化仍有待明确[501]。选择性 PKC 同型抑制药已在小型临床试验中进行了评估，但在肾脏疾病中的作用仍有争议[502]。一些令人兴奋的初步研究评估了许多氧化应激胞质来源，如 NADPH 氧化酶，表明某些 NADPH 氧化酶亚型（如 Nox4）可能是肾保护治疗极佳靶点[503]。目前正在进行的关于口服生物可利用的 NADPH 氧化酶抑制药的临床研究的出现也证实了这一设想[136]。

除了前文所述的这些机制外，糖尿病肾脏似乎容易受到一系列血管活性激素的调节。代谢途径和各种血流动力学因素之间可能存在重要的相互作用，包括血管活性激素，如介导糖尿病肾损伤的血管紧张素 Ⅱ（图 37-37）[504, 505]。尽管许多调节激素水平或作用的药物可能不是糖尿病肾病的特异性药物，但阻断肾

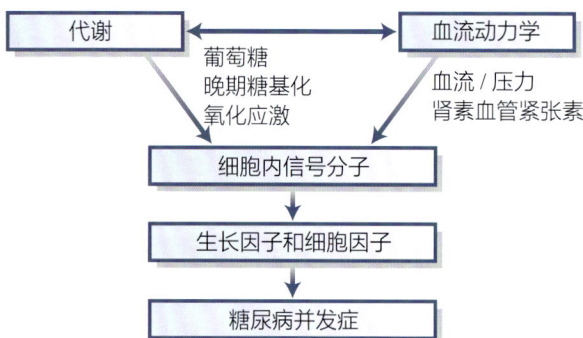

▲ 图 37-37　代谢动力学和血流动力学的相互作用促进肾病在内的糖尿病并发症

素 - 血管紧张素系统似乎是一种极好的方法，不仅可以降低血压，而且可以纠正糖尿病肾病中的许多细胞、生化、血流动力学和结构异常。这些药物在肾脏疾病的各个阶段（包括微量白蛋白尿和大量白蛋白尿）似乎都是非常有效的抗蛋白尿药物，但确切的作用机制仍有待阐明。此外，临床前研究发现这些药物会影响肾脏结构。此外，在非胰岛素依赖型糖尿病中开展的血管紧张素 Ⅱ 拮抗药氯沙坦的临床研究（Reduction in Endpoints in Noninsulin-Dependent Diabetes Mellitus with the Angiotensin II Antagonist Losartan，RENAAL）发现[506]，氯沙坦可以缓解 2 型糖尿病合并晚期肾病患者的肾功能下降。20 世纪 90 年代末发现，肾小球上皮细胞（足细胞）中结构高度特异的狭缝隔膜分子和结构的异常可能导致蛋白尿。基于此，在人类身上得到证实的大量实验研究表明，应用阻断 RAS 的药物能够减缓或阻止裂孔蛋白肾素的耗竭[507]。

血管紧张素 Ⅱ 除了促进肾小球肾素消耗，似乎还有其他促进蛋白尿发展的作用，包括对肾脏的营养作用和增加肾小球膜孔径[508]。尽管许多研究人员关注 RAS，尤其是血管收缩药血管紧张素 Ⅱ，但其他血管收缩药可能也很重要。这些包括内皮素和许多血管扩张药，如一氧化氮、缓激肽、心钠素和具有舒张作用的血管紧张素，如血管紧张素 1～7[509]。对血管活性素及其受体在糖尿病肾脏中作用的探索对于开发新的治疗方法至关重要，因为这些途径是药物开发的理想靶点。前文已阐述过肾素 - 血管紧张素系统阻滞药，包括 ACE 抑制药和 ARB。值得注意的是，虽然这些药对蛋白尿有积极作用[510]，但会增加高钾血症和急性肾损伤风险[511]，不建议使用双重 RAS 抑制，尤其是联合使用 ACE 抑制药和 ARB。

（四）糖尿病肾病病理学

糖尿病肾病最初被描述为肾小球病变，伴随弥漫性或结节性肾小球硬化[458]。后续电子显微镜研究结果表明，糖尿病中肾小球病变主要为基底膜增厚和系膜扩张（图 37-38）[475]。事实上，前瞻性研究表明，这些变化可以一定程度上预测 1 型糖尿病患者显性肾病的发展。然而，Kimmelsteil 和 Wilson 在 1936 年描述的典型肾小球疾病特点，只在不到 1/3 的伴有微量白蛋白尿的糖尿病患者中找到[458, 512]。尽管最初的研究强调肾小球系膜细胞的改变，但肾小球上皮细胞异常则是新的研究热点[507]。足细胞功能障碍和凋亡，最终导致肾小球内足细胞缺失，在糖尿病蛋白尿的发展中起着关键作用[513]。

虽然大多数研究集中在糖尿病肾脏中肾小球变化，但最近的研究发现肾脏内其他部位的重要变化，包括小管、间质、髓质和乳头[465]。糖尿病肾小管病变的特征是多种结构和功能改变，包括肾小管上皮细胞肥大、肾小管基底膜增厚、上皮 - 间充质转化[514] 和糖原积

肾小球病变	肾小管病变
系膜增生	肾小管增生肥大
肾小球高压	进展性累积性萎缩
肾小球基底膜弥漫性增厚	小管基底膜增厚
足突变宽	上皮细胞间质化
足细胞缺失	溶酶体聚集
裂孔蛋白减少	Armani-Ebstein 损伤
肾小球增大	小管刷状缘减少
Kimmelstiel-Wilson 结节	小管盐类重吸收增加
肾小囊粘连	Na^+/H^+ 逆转运活性增加
新生血管	小管酸化功能受损
弥漫性结节状肾小球硬化	管 – 球反馈异常
	蛋白内吞减少
	溶酶体加工异常
	有机离子摄取受损

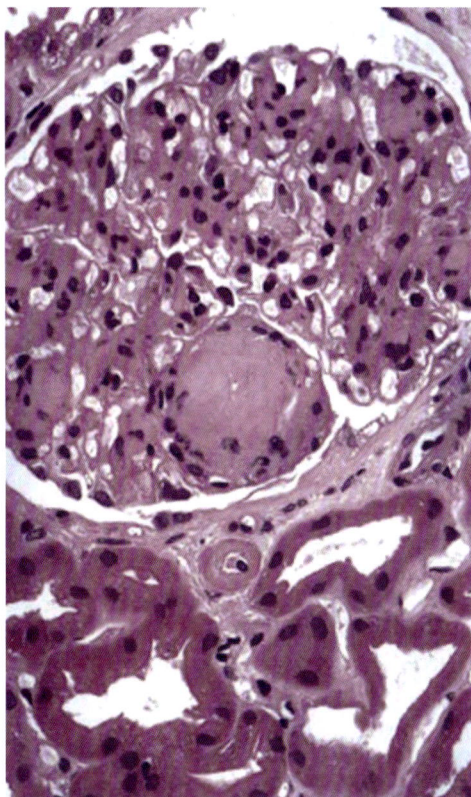

▲ 图 37-38　糖尿病肾病中肾小球和肾小管的表型

聚（图 37-38）。间质空间扩张，伴随肌成纤维细胞和巨噬细胞等细胞的浸润。

这些肾小管改变不仅仅是糖尿病肾病的后果。糖尿病患者的肾小管功能失调可能先于或至少伴随肾小球变化和蛋白尿的发生[512]。事实上，近端小管的功能和结构变化可能是促进糖尿病肾病发展和进展的关键因素[465]。例如，有人提出，小管 – 肾小球反馈机制可以促进糖尿病相关的超滤过[462]，并且由于摄取和溶酶体加工缺陷，小管功能障碍可能导致蛋白尿[483]。事实上，与糖尿病肾病的典型肾小球病变相比，肾功能和预后与肾小管和皮质间质结构病变的相关性更好。

（五）糖尿病的其他肾脏表现

1. 肾动脉狭窄　一般而言，因为糖尿病患者的动脉粥样硬化负担增加，他们罹患肾动脉狭窄的风险似乎也更高一些。然而，虽然血管造影研究显示糖尿病患者肾动脉狭窄的发生率很高，但这些病变往往不会影响血流动力学。尽管如此，一个小的亚组将出现血流动力学显著狭窄，可以加重高血压，增加急性肺水肿的风险，并诱发进行性肾功能损害[515]。在这类患者中，需要考虑手术或血管成形术等特异性干预措施[516]。此外，对于一些有双侧肾动脉狭窄的患者，ACE 抑制药等药物的使用可导致急性肾衰竭[517]。幸运的是，在大多数患者中，如果早期诊断出肾衰竭，停止使用 ACE 抑制药可以迅速恢复肾功能。

2. 肾乳头坏死　肾乳头坏死涉及一个严重的破坏过程，这可能是由肾髓质和乳头缺血所致[518]。贝多芬最后的疾病可能就有糖尿病影响下的肾乳头坏死[519]。肾乳头对这些缺血变化非常敏感，因为即使在正常情况下，它们也暴露在一个相对缺氧的环境中。并发的恶化因素包括尿路感染和止痛药滥用。在转基因大鼠诱导的糖尿病模型中，其肾脏过表达肾素和血管紧张素 II 的实验提示缺血和血管紧张素 II 可能在这种病变中很重要[520]。在这些大鼠中，糖尿病与肾乳头坏死的发生有关，通过阻断肾素 – 血管紧张素系统可预防肾乳头坏死。临床上，肾乳头坏死常表现为腰痛、血尿和发热。尿检显示有红细胞、白细胞、细菌和乳头碎片。这些碎片可能导致输尿管梗阻，必须紧急处理。

3. 肾小管性酸中毒　众所周知，与糖尿病肾小管病相关的一种功能异常是肾小管性酸中毒（4 型），表现为高钾血症和高氯性代谢性酸中毒[521]。该病被认为是一种与糖尿病相关的低肾素性醛固酮增多症的表现，可以导致近端肾小管氨生成减少以致不足以缓冲远端肾单位中的酸。这种异常的确切原因还有待确定。在一些患者中，似乎存在着将肾素原转化为活性肾素的缺陷[522]。也有人认为，糖尿病对肾小球球旁器小管细胞的损伤可导致肾素释放受损，这可能是由于肾前列腺素生成减少和加压素（抗利尿激素）水平升高[523]。

与低肾上腺素血症相关的一个主要风险是致命性高钾血症的发生。随着 ACE 抑制药和 ARB 的广泛使用和联合应用，这一问题变得越来越重要。保钾利尿药（如螺内酯）和 β 受体阻滞药的使用也会进一步加剧这种情况。

4. 对比剂肾病　由于许多糖尿病患者的肾功能都有损伤，他们更易遭受肾毒性物质的肾损害作用。最重要的风险之一便是与对比剂的使用有关[524]。如果可以，肾功能损害的糖尿病患者应避免使用对比剂的影像学检查，特别是快速连续多项的成像检测。当静脉造影在诊疗中不可或缺时，低渗、非离子或钆基对比剂对肾衰竭患者的肾毒性可能较低[525, 526]。有人建议，需要进行此类检查的患者应在检测前、检测中和检测后充分补水。然而，最近的一份报道表明，这种方法可能不像以前认为的那样有效[527]。含硫醇的抗氧化剂 N- 乙酰半胱氨酸有望成为对比剂肾病的保护用药[528]。口服降糖药二甲双胍在造影前也应停用，以防止危及生命的乳酸酸中毒的发生。

（六）糖尿病肾病的管理

血压和血糖的控制是预防和治疗糖尿病肾病的重要基础（图 37–39 和图 37–40）。20 世纪 80 年代早期，许多斯堪的纳维亚研究人员发现，积极降压可以降低糖尿病肾病的进展速度[529, 530]。20 世纪 90 年代，其他研究人员发现，加强血糖控制对 1 型（DCCT）[9] 和 2 型（UKPDS）糖尿病患者也有类似的获益。这些发现明确了以下观点：降低血压和血糖水平应该是糖尿病肾病的主要治疗方法。

1. 糖尿病肾病的血糖控制　流行病学和临床前研究表明，血糖是糖尿病肾病进展中的一个重要因素，这在 1 型糖尿病 DCCT 研究中得到了明确的证明[9]。在该研究的一级和二级预防组中，糖化血红蛋白的任何一点降低都与微白蛋白尿发生风险、显著肾病进展风险的降低密切相关。后续的 EDIC 研究也证实了这种治疗方法可以长期获益[531]。UKPDS 研究明确表明，当加强血糖控制使 HbA1c 从 7.9% 下降到 7% 时，对新诊断的 2 型糖尿病患者具有重要作用。针对糖尿病

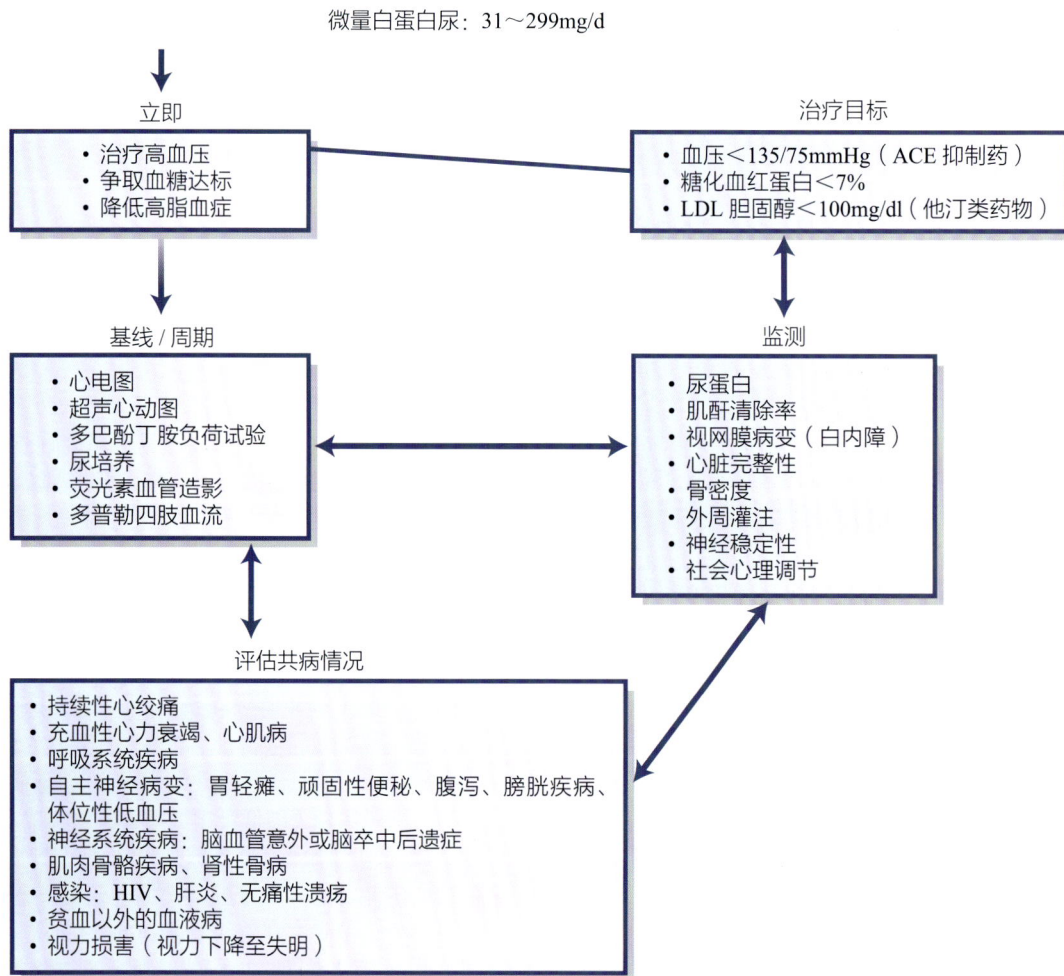

▲ 图 37–39　肾衰竭发生前糖尿病肾病管理的流程图

ACE. 血管紧张素转换酶；HIV. 人类免疫缺陷病毒；LDL. 低密度脂蛋白

蛋白尿：>299mg/d
肾病：>3.5g/d

立即
- 治疗高血压
- 清除水肿
- 纠正贫血
- 争取血糖达标
- 降低高脂血症

治疗目标
- 达到干体重：利尿药
- 血压<135/75mmHg（ACE 抑制药、多种药物）
- 血细胞比容>35%：促红细胞生成素
- 糖化血红蛋白<7%：代谢控制
- LDL 胆固醇<100mg/dl：饮食 + 控制
- 患者教育：应用方案

评估共病情况
- 持续性心绞痛
- 充血性心力衰竭、心肌病
- 呼吸系统疾病
- 自主神经病变：胃轻瘫、顽固性便秘、腹泻、膀胱疾病、体位性低血压
- 神经系统疾病：脑血管意外或脑卒中后遗症
- 肌肉骨骼疾病、肾性骨病
- 感染：HIV、肝炎、无痛性溃疡
- 贫血以外的血液病
- 视力损害（视力下降至失明）

监测
- 尿蛋白
- 肌酐清除率
- 视网膜病变（白内障）
- 心脏完整性
- 骨密度
- 外周灌注
- 神经稳定性
- 社会心理调节

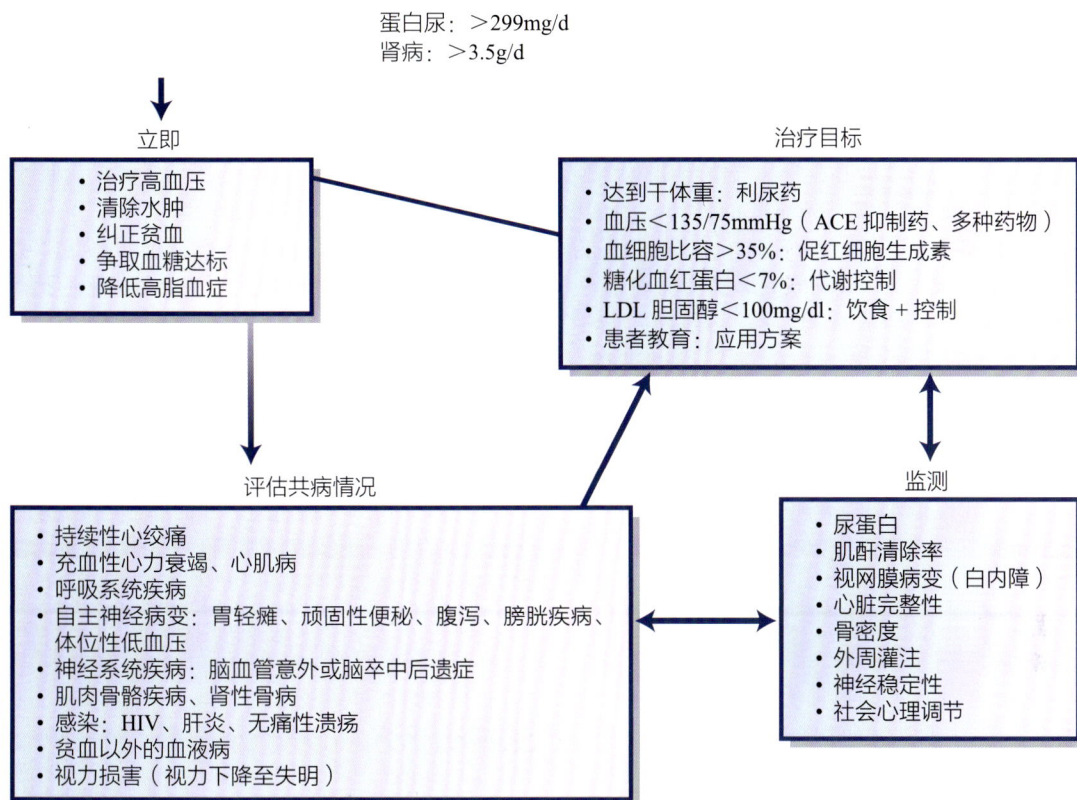

▲ 图 37-40　临床蛋白尿出现后糖尿病肾病管理的流程图
ACE. 血管紧张素转换酶；HIV. 人类免疫缺陷病毒；LDL. 低密度脂蛋白

和血管疾病的行动：Preterax 和 Diamicron MR 对照评估（Action in Diabetes and Vascular Disease:Preterax and Diamicron MR Controlled Evaluation，ADVANCE）研究表明，通过微量白蛋白尿的发生和进展进行评估，HbA1c 进一步降低至平均 6.5% 与肾脏事件的进一步减少相关[532]。对该研究的后续评价[533]表明，强化血糖控制可减少终末期肾病的发展，这强调了即使在肾病较晚期的情况下，严格的血糖控制仍可为肾脏带来益处。一项名为 ADVANCE-ON 的随访研究中发现，这种肾脏获益持续存在[534]。因此，尽管根据 ACCORD研究[535]结果，是否需要通过恰当的糖化血红蛋白水平以降低大血管疾病仍存在争议，但并没有关于强化血糖控制可能对肾脏产生有害影响的报道。

在显著肾病的情况下，加强血糖控制作为延缓终末期肾病发生的最后一项策略有多大作用，仍有待确定。尽管有研究表明血糖控制不佳会加速糖尿病肾病患者肾功能的丧失，但在疾病相对晚期的阶段，积极控制高血压和降脂显然比控制血糖更能减少心血管事件的发生和减缓肾脏疾病的进展[536]。然而，许多大型研究并没有证据支持，在明显肾病发生后，严格的血糖控制本身就能延缓肾病进展[537]。事实上，在退伍军人管理局糖尿病试验中，严格的血糖控制减少了蛋白尿，但没有证明对 GFR 有任何影响[538]。此外，随

着肾衰竭，严格的血糖控制变得更加危险，会使低血糖风险增加。尽管如此，由于有足够的证据表明血糖控制可以减少糖尿病其他部位的大血管事件和微血管并发症，因此优化显著肾病患者的代谢控制是有价值的。

然而，药物的选择仍然存在争议。当然，有几种类型的药物能够改善 2 型糖尿病患者的血糖控制[539]；然而，在预防和治疗糖尿病肾病方面，一类药物比另一类药物的特殊优势仍有待确定。不过，随着新型降糖药物的广泛使用，包括 DDP4 抑制药、GLP1 类似物和 SGLT2 抑制药[539]，这一问题似乎变得更具临床相关性。在沙格列汀评估糖尿病患者血管预后（Assessment of Vascular Outcomes Recorded in Patients with Diabetes Mellitus，SAVOR）研究[540]及与利格列汀的合并分析中[541]，DPP4 抑制药对肾脏有一定的益处，尤其是沙格列汀。利格列汀治疗 2 型糖尿病患者的心血管和肾微血管预后研究（Cardiovascular and Renal Microvascular Outcome Study With Linagliptin in Patients With Type 2 Diabetes Mellitus，CARMELINA）[542]等研究的待定结果将进一步阐明这些药物的潜在肾保护作用。最近有研究对 GLP1 类似物进行了分析，包括利拉鲁肽和索玛鲁肽[543-545]。这两种药物除了对心血管有保护作用外，还对肾脏有益处。在利拉鲁肽对糖

尿病的影响和作用：LEADER 试验中，利拉鲁肽治疗的患者，特别是在基线有肾损害证据的患者中，新发持续性大量白蛋白尿的比例降低了 22%，随着时间的推移，eGFR 下降更慢[545]。在一项评估 2 型糖尿病患者使用索玛鲁肽治疗后心血管和其他长期预后的研究（Trial to Evaluate Cardiovascular and Other Long-term Outcomes with Semaglutide in Subjects with Type 2 Diabetes，SUSTAIN6）中，接受索玛鲁肽治疗的患者在肾脏预后方面也有类似的效果。然而，索玛鲁肽治疗的患者发生严重糖尿病视网膜病变的风险也增加，包括视网膜光凝风险增加 1.91 倍，玻璃体积血风险增加 2.29 倍[543, 544]，这可能是由基线时更严重的视网膜疾病和血糖快速改善所致。最后，SGLT2 抑制药已被证明具有很强的肾保护作用。例如，EMPA-REG 结局研究显示复合肾脏死亡降低约 50%，包括减少肾脏硬化（如终末期肾衰竭）的益处[474]。类似的获益也见于使用 SGLT2 抑制药卡格列净的 CANVAS 研究中[473]。最令人感兴趣的是，在 eGFR 低于 45ml/min 的受试者中，即使没有使用这些药物降低血糖，也观察到肾保护作用[546]。这表明这些药物至少在一定程度上以葡萄糖非依赖性的方式给予肾保护，但其机制尚不清楚。钠平衡、肾内血流动力学和血浆容量改变、胰岛素抵抗降低、富含甘油三酯的脂蛋白生成降低，还有适度降低的血压、体重和尿酸都被认为是可能的机制。

药物不良反应方面的一些差异可能会影响处方习惯。对于肾功能受损的患者，糖尿病口服药物的选择和剂量上必须特别小心，因为药物或其活性代谢产物的积累可导致低血糖（如格列本脲）和其他一些严重的不良反应，如乳酸酸中毒（如使用二甲双胍）。TZD 类药物，如吡格列酮和罗格列酮，应谨慎用于有心力衰竭风险的晚期肾病患者，尽管肾脏损害本身不是该类药物的禁忌证。

2. 糖尿病肾病的血压控制 持续降低血压似乎是预防 T1DM 和 T2DM 进行性肾病最重要的干预措施之一。例如，在 UKPDS 研究中，血压从 154mmHg 降至 144mmHg 与微量白蛋白尿减少 30% 相关。现在所有国内和国际指南都强调降压治疗对糖尿病患者的重要性。尽管许多指南建议应达到特定的目标，但糖尿病患者的任何肾脏治疗目标似乎都不存在这样的阈值。特别是，随着血压降低到正常范围或以下，进展性糖尿病肾病的风险持续降低，这意味着最好的临床结局与可达到的最低血压相关，这对于那些肾损害风险大，有显性肾病的患者尤为重要。在这些患者中，血压的最佳控制是小于 125/75mmHg[547]。事实上，在 ADVANCE 研究的血压部分的亚分析中，没有检测到血压阈值。具体来说，在那些血压降至甚至低于目前国内和国际指南建议水平的受试者中，肾脏病事件的

发生率进一步下降[548]。因此，如果患者能够承受较低的血压，并且没有头晕和晕厥等主要不良反应，那么就值得考虑将一些 T2DM 患者的血压降至目前建议水平以下。然而，晕厥往往是一种限制了加强降压治疗的不良反应，特别是对那些因糖尿病相关血管硬化而导致收缩期高血压的糖尿病患者。

有充分的证据表明，无论通过何种方式实现的严格血压控制，都与微量白蛋白尿风险的显著降低相关（一级预防）。虽然降低血压似乎是最重要的，但也有证据表明，ACE 抑制药[549]的肾脏保护作用超过了其一级预防的降压作用[550, 551]。然而，如果在正常蛋白尿阶段就开始治疗，这种策略将会在大多数没有肾病风险的患者中运用。理想情况下，能够鉴别那些目前白蛋白尿正常但很可能迅速进展的患者是非常有帮助的。到目前为止，还没有肾脏疾病易感性的标志物可用，尽管血清肾素原[476]和尿白蛋白排泄量的适度升高（但仍在正常范围内，临界微量白蛋白尿）[489]最终可能是这些标志物的代表。

两项研究重新探讨了一级预防的问题，在这两项研究中，正常蛋白尿的受试者接受了阻断 RAS 的药物治疗。在第一个较小的试验中，包含了序贯肾活检的结果，但并没有观察到早期使用 ACE 依那普利或血管紧张素 Ⅱ 受体拮抗药氯沙坦的益处，尽管观察到早期使用 ACE 依那普利或血管紧张素 Ⅱ 受体拮抗药氯沙坦对视网膜病变有益处，但对蛋白尿没有影响，也未显著延缓肾形态损伤的进展[552]。在第二个规模更大的被称为糖尿病视网膜病变坎地沙坦试验（Diabetic Retinopathy Candesartan Trial，DIRECT）的研究中，血管紧张素 Ⅱ 拮抗药坎地沙坦尽管有一定的视网膜保护作用，但对减少新发微量白蛋白尿没有重大效果[553]。

在二级预防研究中，阻断肾素 - 血管紧张素系统所获得的额外益处更加明确。一项综合了 10 多项对微量白蛋白尿患者研究结果的 Meta 分析表明，ACE 抑制药不仅能延缓显性蛋白尿的发展，还能将尿白蛋白排泄减少 30% 以上。在一些微量白蛋白尿患者中，ACE 抑制药可使尿白蛋白排泄降低到正常白蛋白尿范围[550]。在有显性蛋白尿的 1 型糖尿病患者中，积极降压能减少高达 50% 的蛋白尿，并延缓肾功能下降的速度[529, 530]。

在 2 型糖尿病患者中也进行了类似的研究。两项具有里程碑意义的试验 RENAAL 和厄贝沙坦治疗糖尿病肾病试验（Irbesartan in Diabetic Nephropathy Trial，IDNT），分别研究了 ARB 氯沙坦和厄贝沙坦的肾脏保护作用[506, 469]。在这两项研究中，与钙拮抗药（非 ACE 抑制药）等多种其他降压药相比，ARB 的治疗减少了终末期肾衰竭，蛋白尿减少超过 30%，并且显著减少因心力衰竭而导致的住院治疗。根据这些研究结

果，ARB 被推荐为有明显蛋白尿的 T2DM 患者的一线降压治疗[554]。

虽然 ACE 抑制药尚未在这些人群中得到广泛研究，但使用替米沙坦和依那普利治疗糖尿病患者的试验表明，这两种药物具有类似的肾保护作用[555]。在更大规模的 ONTARGET 研究中，血管紧张素 Ⅱ 拮抗药替米沙坦与 ACE 抑制药雷米普利也有类似发现，尽管该试验并非仅在糖尿病受试者中进行[556]。因此，从临床角度来看，这两种药物之间没有明显区别。唯一的例外是咳嗽，服用 ACE 抑制药的患者中有 5%～30% 会出现咳嗽（比例取决于种族），在亚洲受试者中比例更高。在微量白蛋白尿 T2DM 受试者中，ARB 也被证明有作用。例如，在厄贝沙坦微量白蛋白尿 2 型（Irbesartan Microalbuminuria Type 2，IRMA2）试验中，厄贝沙坦可剂量依赖性地降低大量蛋白尿的风险[557]，证实了 ACE 抑制药在有微量白蛋白尿的 T1DM 受试者中的突出作用[550]。

另一种抑制肾素 – 血管紧张素系统的方法涉及使用最近引入的肾素抑制药，如阿利克仑。例如，阿利克仑的安全性和有效性研究（阿利克仑联合标准的氯沙坦和最佳降压治疗：2 型糖尿病研究）（Added to Standardized Losartan and Optimal Antihypertensive Therapy in Patients With Hypertension，Type 2 Diabetes and Proteinuria，AVOID）[558] 发现，当使用血管紧张素 Ⅱ 拮抗药氯沙坦时，阿利克仑似乎对蛋白尿有额外的作用。遗憾的是，正如随后更大规模的阿利克仑在 T2DM 中使用心肾作为结局的试验（Aliskiren Trial in Type 2 Diabetes Using Cardiorenal Endpoints，ALTITUDE）[511] 所报道的那样，阿利克仑未显示出优越的心血管或肾脏保护作用，因此不推荐这种联合使用抑制肾素的方法。在这些人群中，继续对其他以降低血压为重点的方法进行研究。各种盐皮质激素（mineralocorticoid，MC）拮抗药的初步研究（虽然没有广泛研究）表明，螺内酯和依普利酮可以减少蛋白尿[559, 560]。遗憾的是，这些药物与高钾血症相关，特别是在肾功能损害和（或）4 型肾小管酸中毒患者中。然而，新的 MC 拮抗药（Finerenone）可降低高钾血症的风险，使人们对这种治疗方法产生了新的兴趣。事实上，在盐皮质激素受体拮抗药耐受性研究 – 糖尿病肾病（Receptor Antagonist Tolerability Study—Diabetic Nephropathy，ARTS-DN）试验中，非奈利酮的剂量依赖性与白蛋白尿的进行性减少相关[561]。这些积极的发现导致了目前正在进行的对该药物的更大规模的试验。

（七）评价糖尿病肾病治疗的其他方法

低蛋白饮食 [0.75g/（kg·d）] 已显示可以延缓肾脏疾病的进展，尽管对于糖尿病肾病这些数据本身并不完全令人信服。关于 T1DM 受试者的 5 项研究的 Meta 分析支持这些饮食对肾脏的保护作用较小[562]，但这不是一个普遍的发现[563]。关于 T2DM 合并肾病患者的研究数据更少[564]。然而，与适当的血压控制和阻滞肾素 – 血管紧张素系统相比，糖尿病肾病患者通过蛋白质限制所能获得的预期益处是有限的。此外，必须仔细考虑这种干预措施的营养影响，特别是对于血糖控制脆弱的患者。

降脂药作为肾保护药物的作用仍存在争议。在啮齿类动物中，大量的证据表明脂质可以促进肾损伤，降脂药即使在对脂质没有影响或有最小影响的情况下，也可以减少肾病[565]，但人体的情况是不完全一样的[566]。然而，一项关于非诺贝特治疗 T2DM 的研究 [即非诺贝特干预和糖尿病事件降低（Fenofibrate Intervention and Event Lowering in Diabetes，FIELD）研究] 显示，该药对白蛋白尿有显著减少作用[567, 568]。此外，在心脏保护研究中，辛伐他汀似乎可以延缓肾功能的下降，尽管该分析并不局限于糖尿病亚组[569]。另一个研究组也报道了他汀类药物的潜在肾保护作用[570]，尽管尚未在所有研究中观察到这种效应。事实上，一些 Meta 分析已经普遍报道了他汀类药物对肾脏疾病的适度益处[571-573]。然而，由于心血管疾病在糖尿病患者中非常严重，特别是那些有早期或显性肾病的患者，大多数患者应考虑降脂治疗，而不考虑其假定的肾保护作用[574]。

也要考虑一些其他的治疗方法，包括使用促红细胞生成素等药物纠正贫血[575]。这些药物作为肾保护药物的作用仍有待澄清[576]，但其对一般患者健康和减少左心室肥大[577]的潜在益处为糖尿病患者使用这类药物提供了理论依据。然而，一项关于阿司匹林治疗减少心血管事件（Trial to Reduce Cardiovascular Events With Aranesp Therapy，TREAT）的研究表明，尽管发现使用促红细胞生成素类似物达贝波素对心血管事件和死亡率的影响，但并未证明达贝波素具有肾保护作用。此外，不幸的是，该药物导致脑血管事件发生率增加了 1 倍[578]。随着新的血红蛋白升高药物的出现，如 HIF 脯氨酰羟化酶抑制药[579]，可能会有新的方法来纠正糖尿病相关慢性肾病中的贫血。

在过去 10 年里，一些针对糖尿病肾病的新型药物的临床试验结果令人失望。例如，用红博昔妥林抑制 PKCβ 对实验性糖尿病有肾脏益处，但对 T2DM 受试者的蛋白尿没有任何主要益处[580]。另一种很有前景的药物舒洛地特被假设通过恢复胺聚糖的丢失来恢复肾小球电荷[581]，从而作为一种抗蛋白尿和最终肾保护药物，但在几个大型试验中也未能证明该药有任何肾保护作用。在一项名为评估内皮素受体拮抗药阿伏生坦对 2 型糖尿病和糖尿病肾病患者血清肌酐倍增时间、终末期肾病或死亡影响的试验（Assess the Effect of the Endothelin Receptor Antagonist Avosentan on Time to Doubling of Serum Creatinine,End Stage Renal Disease or Death in Patients With Type 2 Diabetes Mellitus and Diabetic Nephropathy，ASCEND ）[582] 中，对内皮素拮抗药阿沃森坦进行了评估：虽然该药物与蛋白尿显著减少相关，但液体潴留的相关不良反应降低了研究者对该药物的热情。然而，另一种内皮素拮抗药阿特拉森坦被开发出来，不良反应较少，并且具有抗蛋白尿的作用[583]。然而，这种内皮素拮抗药在临床试验的晚期阶段也以失败告终。最后，转录因子 Nrf2 激动剂巴多索酮作为一种抗氧化剂，在肾功能受损的 T2DM 患者中进行了研究。在最初的甲基巴多索酮治疗–CKD/2 型糖尿病的肾功能试验（Bardoxolone Methyl Treatment：Renal Function in CKD/Type 2 Diabetes，BEAM）[584] 中，报道了肾功能的改善。然而，随后对患有 4 期慢性肾病的 2 型糖尿病患者进行了一项更大规模的研究，即针对慢性肾病和 2 型糖尿病患者的甲基巴多索酮评估（Bardoxolone Methyl Evaluation in Patients with Chronic Kidney Disease and Type 2 Diabetes Mellitus:the Occurrence of Renal Events，BEACON）研究，该研究因心血管事件增加而提前终止[585]。尽管如

此，该药物仍在继续评估中[586]，在新的研究中，尽管剂量较低，但已有阳性结果报道，如甲基巴多索酮用于慢性肾病和 2 型糖尿病患者的 II 期研究（Phase II Study of Bardoxolone Methyl in Patients With Chronic Kidney Disease and Type 2 Diabetes，TSUBAKI）。

（八）糖尿病尿毒症患者的治疗

糖尿病患者肾损伤的治疗方法需要改变。通常，由于胰岛素的半衰期延长，肾脏对低血糖的反应受损，血糖控制变得更加脆弱。肾病患者血糖水平的高波动性往往会错误地导致口服药物治疗的增加。然而，对于肾功能损害的患者，口服降糖治疗的选择和剂量必须特别注意。幸运的是，DPP4 抑制药在这些个体中可以安全地使用，尽管在低 GFR 患者中通常需要减少剂量。重要的是，DPP4 抑制药利格列汀不通过肾脏排出，所以即使是在透析患者中，也可以在不减少剂量的情况下给药[587]。应尽可能避免使用非甾体抗炎药和 COX2 抑制药，因为它们的使用往往与降压药物疗效降低导致的血压控制欠佳有关。肾功能进行性恶化的高危患者应考虑早期转诊到肾脏科以治疗肾衰竭（图 37–41），这有助于升高促红细胞生成素，控制磷酸钙平衡，

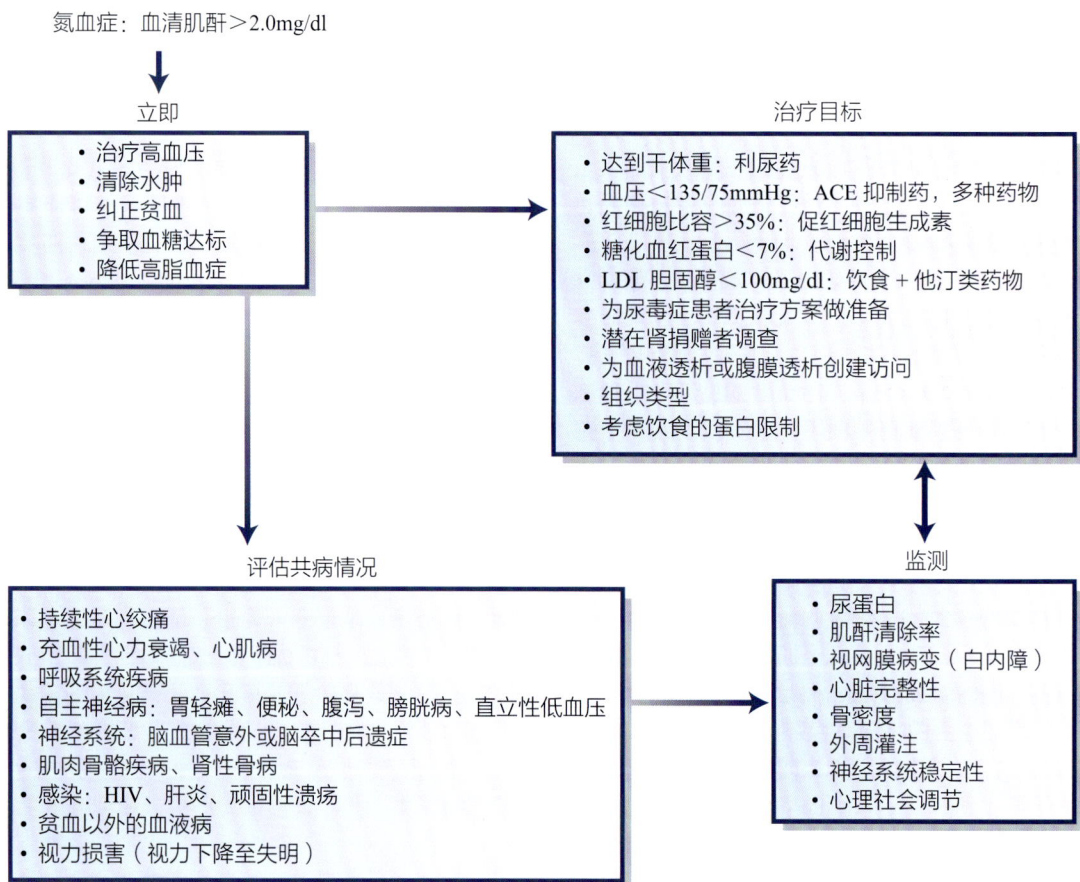

▲ 图 37–41　肾衰竭发病后糖尿病肾病的治疗流程图
ACE. 血管紧张素转换酶；HIV. 人类免疫缺陷病毒；LDL. 低密度脂蛋白

并为肾脏替代治疗预先放置接入导管。延迟转诊可能导致肾脏替代治疗更加困难，通常导致预后不良[588]。

现在有很多方案可以用于需要肾脏替代治疗的糖尿病患者[589]，如家用或者公用血液透析，包括隔夜透析、腹膜透析、肾移植（尸体或活体移植）或联合胰肾移植。大多数患者选择血液透析而不是腹膜透析，尽管关于哪种方法更能提高生存率的数据存在矛盾（表37-6）。有一些合并晚期心血管疾病、视力障碍和截肢的患者因为生活质量差而放弃治疗。

（九）肾病的负担

不能单独考虑糖尿病患者的肾脏疾病。蛋白尿本身与其他并发症（如大血管疾病、心力衰竭和视网膜病变）密切相关。此外，针对一种并发症的治疗可能对其他并发症有用。事实上，加强血糖控制已被证明对其他微血管并发症特别有用[9]。此外，各种降压方案，特别是肾素-血管紧张素系统抑制药，以及降低血糖和血压的SGLT2抑制药，也具有重要的心血管益处，如减少心力衰竭[469, 506, 590]。最近的数据也支持血管紧张素受体脑啡肽酶抑制药（angiotensin receptor neprilysin inhibitors，ARNI）的使用。ARNI与ACEI对心力衰竭全球死亡率和发病率影响的前瞻性比较（Prospective Comparison of ARNI With ACEI to Determine Impact on Global Mortality and Morbidity in Heart Failure，PARADIGM-HF）试验的事后分析报道表明，在射血分数降低的2～4期心力衰竭患者中，沙库必曲/缬沙坦（脑啡肽酶抑制药和血管紧张素Ⅱ受体抑制药的联合应用）可减缓受试者的eGFR下降速率，这一发现在入组的T2DM患者中更为突出[591]。有趣的是，这种药物也与适度的降糖作用有关[592]。

因此，2型糖尿病和微量白蛋白尿患者的强化多因素干预（Steno-2）研究证实，多因素干预不仅可像随访研究[593]所证实的那样为微量白蛋白尿患者带来肾脏获益，同时也对糖尿病患者有益，包括减少全因死亡率[594]。因为肾病患者发生非肾脏并发症的风险最大，因此他们也有可能从降低风险的策略中获得最大的绝对利益。

五、糖尿病神经病变

糖尿病神经病变是由不同病理生理机制所致、具

表37-6 糖尿病患者终末期肾病的治疗选择

变 量	腹膜透析	血液透析	肾脏移植
广泛的肾外疾病	无限制	除低血压外无限制	心血管功能不全除外
老年患者	受虚弱、认知功能障碍限制；辅助腹膜透析治疗患者满意度更高	无限制	根据具体情况排除
完全康复	如果有也极少	很少患者	正常，直到排异发生
病死率	远高于非糖尿病患者	远高于非糖尿病患者	和非糖尿病患者相似
第1年存活率	约75%	约75%	>90%
第1年发病率	住院15天	住院12天	住院数周至数月
存活10年以上	几乎没有	<5%	约1/5
并发症进展	常见和持续性的，高糖和高脂血症	常见和持续性的，可能从代谢控制中获益	功能性胰腺和肾脏阻断，纠正氮质血症可部分改善
特殊优势	可以自行完成；避免溶质和血管内容积水平的波动	可以自行完成；在数小时内有效地提取溶质和水	治疗尿毒症；可自由旅行
不足	腹膜炎，高胰岛素血症，高血糖、高脂血症，治疗时间长、住院时间比血液透析或移植的住院时间长	易形成血栓、出血和感染；周期性低血压、虚弱、铝中毒、淀粉样变	容貌毁坏、高血压、细胞毒性药物的个人费用；诱导恶性肿瘤；HIV传播
患者接受程度	不一，通常对被动忍受的生活方式顺应性较好	不一；对控制饮食、代谢或抗高血压的生活方式顺应性常较差	移植肾功能良好阶段及胰腺可调控血糖正常时较乐观
相对费用	长时间费用最高	第一年比肾移植便宜；随后几年费用更高	胰腺加肾移植是糖尿病患者最昂贵的尿毒症治疗；第1年后，单独肾移植是成本最低的选择

有多样化表现的一组临床综合征。常分为两大类，即弥漫性神经病变和局灶性神经病变。在弥漫性神经病变中，远端对称性多发神经病（distal symmetric polyneuropathy，DSPN）最常见，其次是自主神经病变，包括心脏自主神经病变（cardiac autonomic neuropathy，CAN）、胃肠道自主神经病变、泌尿生殖道自主神经病变、泌汗异常等。局灶性神经病变远不如弥漫性神经病变常见，包括一支或多支周围神经受损的单神经病变；而一个或多个神经根的局灶性神经病变更罕见，分别为神经根病或多发性神经根病（表 37-7 和表 37-8）。

（一）糖尿病神经病变的流行病学及影响

糖尿病神经病变是 T1DM 和 T2DM 最常见的并发症。其中，远端对称性多发神经病最常见且症状严重。即使不同诊断标准下 DSPN 患病率有所不同，但随着时间的推移，至少 50% 的糖尿病患者最终会发生 DSPN[595]。Pirart 团队在 1947—1973 年对 4400 例糖尿病患者进行的队列研究显示，患糖尿病 25 年后依据临床检查确定的神经病变患病率约为 45%[596]。然而，当采用更现代的定量感觉测试或神经传导研究作为部分诊断标准时，DSPN 的患病率由 60%[597] 增至 75%[598] 以上。多项研究证实，DPSN 也发生在糖尿病前期和代谢综合征患者上[599-601]，虽然在合并高血糖的代谢综合征患者中患病率更高，血糖范围从糖尿病前期到 T2DM，但 DSPN 也可独立于血糖状态而发生[601]。随着糖尿病前期、T2DM 和代谢综合征患病率的惊人增长，据估计，在美国有 1500 万～3000 万人患有 DSPN[602]。

DSPN 降低患者生活质量，限制患者功能，尤其是与疼痛相关的 DSPN。多达 70% 的 DSPN 患者经

表 37-7 糖尿病神经病变的分类	
弥漫性神经病变	**泌汗功能障碍**
DSPN	• 远端缺水 / 无汗
• 主要为小纤维神经病	• 味觉性出汗
• 主要为大纤维神经病	**无意识的高血糖症**
• 混合性小纤维和大纤维神经病（最常见）	**瞳孔功能异常**
心血管自主神经	
• 心率变异性降低	**单神经病（多发性单神经炎）（非典型形式）**
• 静止性心动过速	孤立的脑神经或周围神经（如 CN Ⅲ、尺神经、正中神经、股神经、腓神经）
• 直立性低血压	多发性单神经炎（如果合并可能类似于多发性神经病）
• 猝死（恶性心律失常）	
胃肠道	
• 糖尿病性胃轻瘫（胃病）	**神经根病或多神经根病（非典型）**
• 糖尿病肠病（腹泻）	神经根丛神经病（又名腰臀多神经根病、近端运动性肌萎缩）
• 结肠动力减退（便秘）	胸神经根病
泌尿生殖系统	糖尿病常见的非糖尿病神经病变
• 糖尿病膀胱病变（神经源性膀胱）	压力性瘫痪
• 勃起功能障碍	慢性炎症性脱髓鞘多神经病
• 女性性功能障碍	神经根丛神经病
	急性痛性小纤维神经病（治疗诱导）

DSPN. 远端对称性多神经病变（经 American Diabetes Association 许可转载，引自 Pop-Busui R, Boulton AJM, Feldman EL, et al.Diabetic neuropathies:a position statement by the American Diabetes Association. *Diabetes Care* .2017;40:136–154. Copyright and all rights reserved.）

类　别	单神经炎	卡压综合征
表 37-8　单神经炎和卡压综合征		
发病	突然	逐渐
神经	通常单发，可以多发	单神经暴露损伤
常受累的神经	C_5、C_6、C_7、尺神经、正中神经、腓神经	正中神经、尺神经、腓神经、足底内侧神经、足底外侧神经
病程	不会进展，可自发缓解	逐渐进展
治疗	对症	休息、夹板、利尿药、类固醇激素注射、瘫痪手术

改编自 Vinik AI, Mehrabyan A. Diabetic neuropathies. *Med Clin North Am.* 2004;88:947–999.

历过某种形式的睡眠中断、抑郁、焦虑和工作效率低下[603]。DSPN 患者躯体功能受损与跌倒和骨折的可能性增加 15 倍相关，尤其是在老年糖尿病患者中[604]。足溃疡所致截肢是 DSPN 最严重的不良反应之一。足溃疡是糖尿病患者早期死亡的有力预测因子[605]，并且几乎早于所有截肢手术[606]。近期一项对 414 523 名糖尿病患者的研究显示，新足溃疡患者中，5% 的患者在溃疡首发后 1 年内死亡，5 年内死亡率为 42.2%[607]。2017 年的一项系统综述报道，全球足溃疡患病率为 6.3%，其中北美的发病率最高，为 13%[608]。全球 DSPN 住院人数超过所有其他糖尿病并发症总和，是北美 50%～75% 非创伤性截肢的根本原因[609, 610]。尽管 2000—2010 年，参加医疗保险的糖尿病患者下肢截肢率降低了 28.8%，但由于延误诊断，DSPN 并发症带来的治疗费用并没有下降[612]。

自主神经病变同样对 T1DM 和 T2DM 患者的多种器官系统功能产生负面影响，包括心血管、胃肠道、泌尿生殖系统和泌汗 / 体温调节系统。其中，心血管自主神经病变研究得最充分。多项研究证实了糖尿病 CAN 患者的早期死亡和猝死，10 年死亡率高达 56%[613]。1/3 的自主神经病变患者的生活质量受损[614]，而有勃起功能障碍的患者不仅生活质量较差[615]，其性伴侣的生活质量也较差[616]。

尽管医疗费用各有差异，但 DSPN 的年度总医疗费估计超过 250 亿美元[617]，伴有无痛 DSPN 的糖尿病患者的年度医疗费估计为 12492 美元，而不伴有 DSPN 的糖尿病患者的年度医疗费为 6632 美元。伴有疼痛性 DSPN 的糖尿病患者医疗费甚至更高，为 27931～30755 美元，取决于疼痛的严重程度[617]，以及是否使用仿制药[618]。重要的是，在美国，很少有资金用于患者教育或预防性足部护理，而这部分投入已被证明能有效降低 DSPN 并发症的发生率[619]。

（二）糖尿病神经病变的病理生理学研究

本章前文已经讨论了糖尿病神经病变的病理生理学，而对神经结构的理解（图 37-42）有助于进一步了解神经病变的发病机制和临床表现。在周围神经系统中，来自感觉受体的传入轴突将信息传递到中枢神经系统的背根神经节，而传出轴突则将中枢神经系统信号传递到肌肉和关节。施万细胞包裹大中型有髓感觉神经轴突，称为大纤维。相比之下，一个施万细胞的胞质可包裹 30 个及以上的无髓鞘小轴突，即小纤维。这些大小纤维携带特定的信息：大纤维传递振动、本体感觉和触觉；小纤维传递热感觉和痛觉，并且调节微血管血流。在糖尿病患者中，小纤维损伤通常先于大纤维损伤[620]，通常表现为烧灼痛，患者也有麻刺感和刺痛感[621]。随着时间的推移，大纤维受累，相应地出现麻木和较差的位置觉。

糖尿病如何改变施万细胞和轴突之间的相互作用尚不清楚，也不清楚 DSPN 的主要损伤是在感觉神经元、轴突还是施万细胞；逻辑上讲，这三个部分很可能以相互重叠的方式而同时受到不利影响。在糖尿病微环境中，施万细胞的糖酵解中间产物被耗尽[622]，脂肪酸氧化增加[623]，从而形成细胞氧化应激状态和过量的胞质生物活性脂质。新证据表明，轴突 - 施万细胞通过两个组织之间的髓鞘通道进行通讯，允许这些糖酵解中间产物和生物活性脂质的双向运输[602, 625]。近期一项研究显示，将高糖培养的施万细胞传递到小鼠坐骨神经的外泌体可诱导小鼠的 DSPN，进一步证实了施万细胞和轴突之间的相互作用[626]。最后，通过对施万细胞能量调节所需丝氨酸 - 苏氨酸激酶基因特异性敲除实验，证实了轴突 - 施万细胞的相互作用和关键中间代谢物的相互供给。这一基因敲除所致的感觉轴突退化比运动轴突更大，特别是在小的无髓鞘纤维中[627]。

临床试验已为 T1DM 和 T2DM 的 DSPN 发病机制的潜在差异提供了深入见解。血糖控制对 T1DM 患者 DSPN 的发生和发展有显著影响，但对 T2DM 患者 DSPN 无影响或仅有 3%～5% 的影响[628]。DSPN 实际上包括 DSPN T1DM 和 DSPN T2DM 两种不同的疾病，这引起了研究者的浓厚兴趣，新观点认为神经

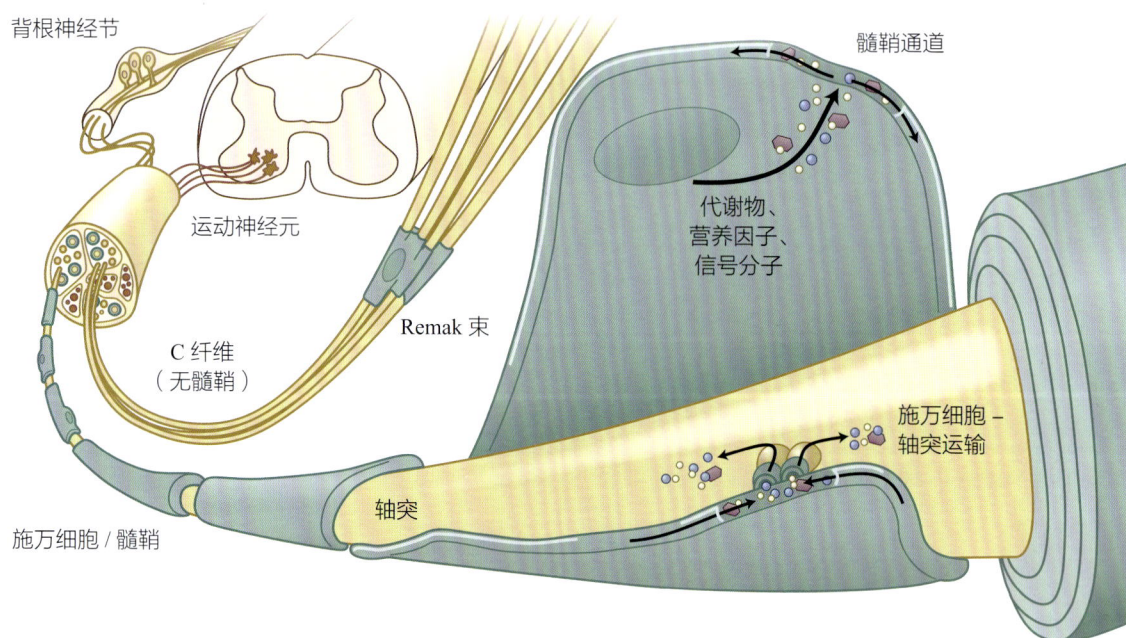

▲ 图 37-42　周围神经系统

周围神经系统由神经元和施万细胞组成，它们的结构、位置和相互作用对 PNS 的功能具有重要意义。运动神经元的传出轴突其胞体位于脊髓腹角，负责将中枢神经系统的信号传递给肌肉和腺体；而感觉神经元的传出轴突其胞体位于脊髓背根神经节，负责将外周感觉受体的信息传递给 CNS。细而无髓鞘的感觉轴突，也称为 C 纤维或小纤维，与无髓鞘的施万细胞相关，并被归类为 Remak 束。它们代表了 PNS 神经元的很大一部分。另外，有髓鞘的感觉轴突被施万细胞形成的髓鞘包围，这些髓鞘形成了对跳跃传导重要的不同的节点区域。它们还形成了连接 SC 细胞质和轴突周围空间的髓鞘通道管状网络，为轴突间产生能量提供了底物（改编自 Feldman EL, Nave KA, Jensen TS, et al. New horizons in diabetic neuropathy: mechanisms, bioenergetics, and pain. *Neuron*. 2017; 93: 1296-1313.）

元可以产生胰岛素抵抗[629]，促进 T2DM 的 DSPN[630]（图 37-43）。

（三）糖尿病远端对称性多神经病变的临床特点

1. 临床表现　DSPN 是最常见和公认的糖尿病神经病变。一项国际共识会议将 DSPN 定义为"在排除其他原因的情况下，糖尿病患者出现与周围神经功能障碍相关的症状和（或）体征"[631, 632]。DSPN 的其他病因包括维生素 B_{12} 缺乏、多发性骨髓瘤和遗传性神经病变。DSPN 的发病通常是隐匿的，但也可以是急性的。DSPN 主要是一种感觉神经病变，可涉及小纤维、大纤维或两者兼有[633]。运动损伤仅见于 DSPN 晚期。

糖尿病继发 DSPN 的症状取决于受累的纤维类型。在疾病早期，细小纤维先受累，导致疼痛、痛觉敏感和下肢异常疼痛，随着时间的推移，继而丧失热觉和痛觉[621]。这些 DSPN 共有的早期症状也是糖尿病前期神经病变的主要临床表现[600]。这些症状往往在夜间加重，并且脚部症状多于手部症状。自发的疼痛可能会导致严重残疾。疼痛的强度和性质各不相同，患者将其分别描述为撕裂、刺痛或锐痛。疼痛常伴有感觉异常或感觉扭曲，如针刺、刺痛、寒冷、麻木或灼烧感。

总的来说，这些多样症状被归为阳性症状，受影响的糖尿病患者会主观感受到不适。

相反，大纤维神经病变的症状最常表现为阴性症状，患者脚部麻木、感觉迟钝。以大纤维为主的 DSPN 糖尿病患者经常意识不到他们的神经病变，当体检发现脚部没有感觉时，他们会感到震惊。由于大纤维调节位置觉，平衡失调和跌倒是以大纤维为主的 DSPN 糖尿病患者的常见症状。虽然不太常见，但这些患者也会在脚部有一种深层次、迟钝、牙痛样的感觉，在非常严重的情况下，会出现脚趾和脚踝远端无力的症状，继发于迟发型大运动纤维受累。

DSPN 通常分为主要累及大纤维神经的病变和主要累及小纤维神经的病变，而糖尿病患者 DSPN 的常见表现是两种纤维类型症状的结合。一些临床特征可以帮助临床医生识别继发于糖尿病 DSPN 的非典型症状。这些症状包括运动大于感觉的症状和不对称症状。如果体格检查发现了这些症状，就必须进行 DSPN 的替代诊断。

2. 糖尿病神经病变的临床症状　一个简单的检查可以区分纤维损伤的大小。皮肤检查是临床检查的首要部分，因为细小的纤维也有助于泌汗功能。检查

A.

细胞损伤的机制

B.

细胞损伤 → 神经功能障碍

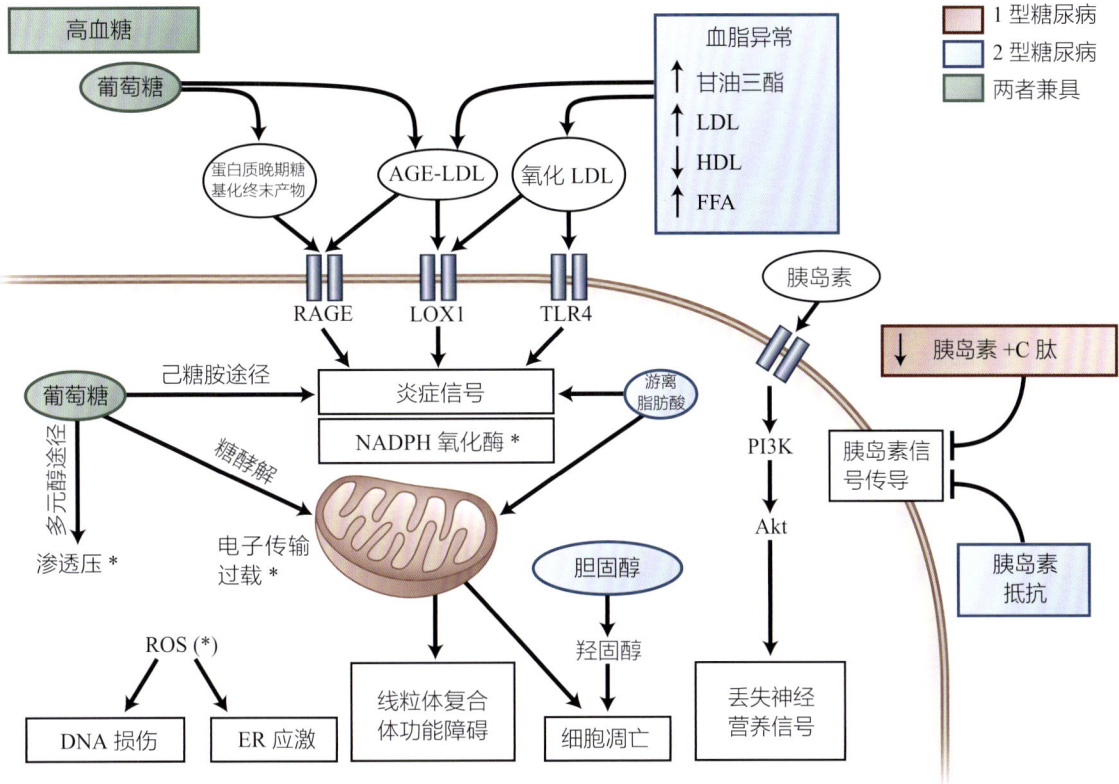

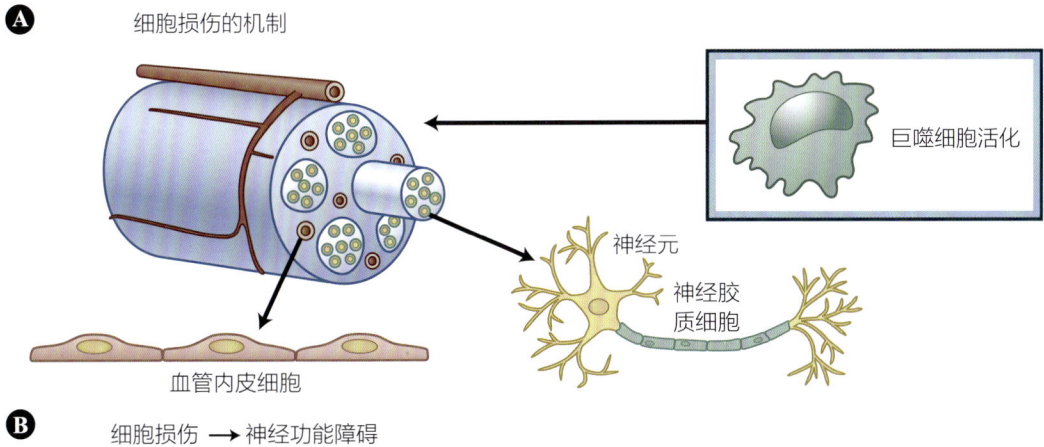

▲ 图 37-43 糖尿病神经病变的机制

A. 与 T1DM（红色）、T2DM（蓝色）和两者（绿色）相关的因素会导致 DNA 损伤、内质网应激、线粒体复合物功能障碍、细胞凋亡和神经营养信号丢失。这些机制可损伤神经元、神经胶质细胞和血管内皮细胞，并触发巨噬细胞激活。B. 这些细胞类型中的每一种受损都可能导致神经功能障碍和神经病变。该网络中通路的相对重要性将随细胞类型、疾病分布和时间的不同而变化。AGE. 晚期糖基化终末产物；ER. 内质网；LDL. 低密度脂蛋白；HDL. 高密度脂蛋白；LOX1. 氧化型 LDL 受体 1；PI3K. 磷脂酰肌醇 –3– 激酶；RAGE. 晚期糖基化终末产物受体；ROS. 活性氧（红星）；TLR4.toll 样受体 4（改编自 Callaghan BC, Cheng HT, Stables CL, et al.Diabetic neuropathy: clinical manifestations and current treat-ments. *Lancet Neurol*.2012;11:521-534.）

脚部是否有干燥的皮肤、裂缝和老茧。检查脚部是否有干燥的皮肤、裂纹和老茧。使用一个简单的一次性安全别针、一根棉束或通过评估患者区分近端位置（面部）和远端位置（大脚趾背）温度的能力来评估小纤维的功能。一个简单的临床方法是确定患者是否能区分脚趾背安全别针的尖锐和钝端，以及他或她是否能在相同的解剖位置感知到棉束。要用最简单的方法来

评估温度，将一个凉爽的音叉放在患者的脸颊上，然后将同样的仪器放在患者的大脚趾上，并要求患者报告是否在两个解剖部位感受到了相同的凉爽温度。最初评估大纤维功能的方法是医护人员将 128Hz 的振动音叉放在患者的大脚趾背侧，测量患者在大脚趾上感受到振动感觉的时间 (以秒为单位)。本体感觉是通过大脚趾的第一跖趾关节的微小运动来评估的。踝关节

反射是评估大纤维功能的重要组成部分，最好是检查者温和地向后屈曲患者的脚，并用 Tromner 叩诊锤或 Queens Square 叩诊锤敲打跟腱。

DSPN 的袜套样分布反映了神经纤维长度，当感觉丧失到达小腿中部时，患者开始感觉到指尖对称性感觉丧失。除了检查者使用食指背以外，上肢检查通常如对下肢检查那样进行。

10g 的 Semmes-Weinstein 单丝试验有着可评估接触压力的大纤维功能，可被用作 DSPN 的筛查工具[634]。细丝被弯曲成 C 形，对大脚趾的足底表面施加压力。因为对 10g 纤维敏感度和特异度的不同[635]，建议对足底的大脚趾、第三跖骨和第五跖骨三个部位进行检查。足科医生也经常将是否有感知 10g 细丝的能力作为 DSPN 的筛查工具，尽管通常认为这对诊断 DSPN 不够敏感[634]。

在晚期 DSPN 病例中，检查会发现足部小肌肉萎缩，伴有锤状趾和脚趾伸展乏力；在极端情况下，会出现胫骨前肌和手部固有肌肉无力。

3. 糖尿病神经病变的鉴别诊断 美国神经病学学会建议对所有疑似患有 DSPN 的患者进行血清蛋白电泳、免疫固定、维生素 B_{12} 水平和甲状腺功能的检查。如果这些都是正常的，并且没有不典型的体征，最有可能的诊断是糖尿病前期神经病变或 DSPN[631]。Rochester 糖尿病神经病变研究证实了进行这些筛选试验的重要性，其中高达 10% 的糖尿病患者周围神经病变被确定不是糖尿病引起的[636]。

重要的是，DSPN 的症状和体征是感觉性和对称性的，任何有说服力的不对称证据表明运动大于感觉受累或快速发展的临床变化，都应该引导临床医生怀疑患者临床表现是由其他病因引起的。在一些非典型病例中，有必要排除糖尿病患者神经病变的其他原因（表 37-9）[637]。

4. 糖尿病 DSPN 的分类 Toronto 共识小组于 2009 年召开会议，重新定义了典型糖尿病神经病变的最低诊断标准[638]。

(1) 可能是 DSPN：DSPN 的症状或体征可能包括：症状，即感觉减退，神经病理性阳性感觉症状（例如，主要位于脚趾、脚或腿上的"睡眠麻木"、刺痛或锐痛、灼热或疼痛）；或体征，即远端感觉对称性减退或踝关节反射减退或消失。

(2) 很可能是 DSPN：出现神经病变的症状和体征，包括以下任何两种或两种以上的症状：神经性症状，远端感觉减退，明显的踝关节反射减退或消失。

(3) 确诊 DSPN：神经传导异常的存在和神经病变的症状或体征可确诊 DSPN。如果神经传导正常，可以使用小纤维神经病的有效测量方法（具有 1 类证据）。为了评估 DSPN 的严重程度，可以使用几种分级的临床评分，包括神经体征、症状或临床和电生理综合评

分、日常生活能力评分或预定任务或残疾评分的等各种连续测量。

(4) 亚临床 DSPN：无神经病变的体征或症状的存在可通过神经传导异常或有经验验证的小纤维神经病的有效指标测量（具有 1 类证据）来证实。定义 1、2 或 3 可用于临床实践，定义 3 或 4 可用于研究。

(5) 小纤维神经病（small fiber neuropathy，SFN）。SFN 应分级如下：①可能，存在长度依赖的症状和（或）小纤维损伤的临床体征；②很可能，存在长度依赖症状，临床体征为小纤维损伤，腓肠神经传导正常；③明确，存在长度依赖的症状、小纤维损伤的临床体征、腓肠神经传导正常、踝关节表皮内神经纤维（intraepidermal nerve fiber，IENF）密度改变和（或）足部热阈值异常（后两者均为 1 类证据）。

5. DSPN 分类的分级评分 虽然 DSPN 是在床边诊断的，但有几个评分为床边检查提供了结构，范围从简单的大小纤维评估到需要定量热测试、电生理或皮肤活检的更复杂的评估。这些评分包括下肢神经病变评分（Neuropathy Impairment Score of the lower limb，NIS-LL）[639]、Michigan 糖尿病神经病变评分（Michigan Diabetic Neuropathy Score，MDNS）[640]、改良 Toronto 临床神经病变评分（Modified Toronto Clinical Neuropathy Score，mTCNS）[641]、总神经病变临床评分（Total Neuropathy Score-Clinical，TNS-C）[642]、犹他州早期神经病变评分（Utah Early Neuropathy Score，UENS）[643] 和神经病变残疾评分（Neuropathy Disability Score，NDS）[644]。敏感度和特异度见表 37-10。除非患者有不典型的症状或体征，否则通常不需要电生理测试或神经传导检查，以及转诊至神经科医生。

当在检查中没有明确的客观证据表明小纤维或大纤维功能障碍时，皮肤活检作为 DSPN 的诊断工具的重要性日益得到认可[621]。该技术通过神经元抗原蛋白基因产物（protein gene product，PGP）9.5 的抗体染色来定量小 IENF。它是微创的（直径 3mm 的穿孔活检），但可以直接研究无法通过标准神经传导检查评估的细小纤维。糖尿病前期神经病变和 DSPN 伴随这些小纤维在远端至近端的成梯度丢失。

6. 治疗 DSPN DSPN 的治疗通常分为直接疾病修饰疗法或疼痛治疗，这在 DSPN 患者中很常见。越来越多的证据支持这样的观点：疾病修饰疗法对 DSPN 是不同的，取决于患者是 T1DM 还是 T2DM[645]。相比之下，疼痛治疗并不根据糖尿病的类型进行个性化治疗，尽管新出现的研究表明，不同类型的糖尿病患者的疼痛表型可能存在差异[602]。

7. DSPN 的疾病修饰治疗 目前还没有美国 FDA 批准的直接将 DSPN 作为一种疾病实体的治疗方法。在缺乏药物的情况下，建议通过饮食和生活方式

表 37-9　周围神经病变罕见亚型的常见病因

类　型	病　因
弥漫性非长度依赖性周围神经病；脱髓鞘感觉运动	AIDP；CIDP；CIDP 变异型；POEMS 综合征；IgM 抗 MAG 神经病、Waldenstrom 巨球蛋白血症；MGUS；白喉毒素及其他物质（己烷、砷和胺碘酮）中毒
脱髓鞘感觉	感觉型 CIDP 或 AIDP；DADS（IgM 抗 MAG 神经病）
脱髓鞘运动	MMN
轴突感觉运动	毒素中毒；ASMAN；AIP
轴突感觉	副肿瘤综合征（Hu、CRMP5 和 Amphyphisin）；干燥综合征；化疗药物（以铂为基础的硼替佐米）；维生素 B_6 中毒；特发性；HIV、HTLV；自身免疫性肝炎；乳糜病；HSAN；Friedrich 共济失调；CANVANS；SANDO；CANOMAD
轴突运动	ALS；PMA；脊髓灰质炎后综合征；HIV、HTLV、WNV、肠道病毒 D68；不伴传导阻滞的 MMN；放疗；单肢肌萎缩；HMN；SMA（包括 Kennedy 病）；复杂型 HSP
多发性单神经病	系统性血管炎性神经病：显微镜下多血管炎、韦格纳肉芽肿、结节性多动脉炎、Churg-Strauss 综合征、冷球蛋白血症、干燥综合征、类风湿关节炎和 SLE；非系统性血管炎性神经病；肿瘤（良、恶性）；HNPP；结节病；淀粉样变性；MMN；MADSAM
多发性神经根病	压迫性：椎间盘突出 / 脊椎病、骨髓炎和肿瘤；非压迫性：感染（CMV、VZV、Lyme 和结核病）、炎性（结节病）、肿瘤（白血病和淋巴瘤）和放疗
神经丛神经病	压迫性：肿瘤和出血；非压迫性：感染（VZV、HSV、CMV 和 Lyme）、炎性（结节病）、肿瘤（白血病、淋巴瘤）和放疗
神经根丛神经病	糖尿病腰椎病（糖尿病肌营养不良）；糖尿病颈椎病；手术后炎症；非糖尿病腰椎病或颈椎病；感染（VZV、HSV、CMV 和 Lyme）；炎症（结节病）；肿瘤（白血病和淋巴瘤）；放疗

AIDP. 急性炎症性脱髓鞘性多神经病；AIP. 急性间歇性卟啉病；ALS. 肌萎缩侧索硬化症；ASMAN. 急性感觉运动性轴索性神经病；CANOMAD. 慢性共济失调神经病伴眼肌麻痹单克隆 IgM 蛋白冷凝集素 disialosyl 抗体综合征；CANVAS. 小脑性共济失调神经病前庭反射消失综合征；CIDP. 慢性炎症性脱髓鞘性多发性神经病；CMV. 巨细胞病毒；CRMP5.Collapsing 反应调节蛋白 5；DADS. 远端获得性脱髓鞘综合征；HIV. 人类免疫缺陷病毒；HMN. 遗传性运动神经病；HNPP. 遗传性压力易感性周围神经病；HSAN. 遗传性感觉性自主神经病；HSP. 复杂型遗传性痉挛性截瘫；HSV. 单纯疱疹病毒；HTLV. 人类 T 淋巴细胞病毒；MADSAM. 多灶性获得性脱髓鞘性感觉运动性神经病；MGUS. 意义不明的单克隆丙种球蛋白病；MMN. 多灶性运动神经病；PMA. 进行性肌萎缩；POEMS. 多发性神经病、器官肿大、内分泌疾病、单克隆蛋白、皮肤改变综合征；SANDO. 感觉性共济失调神经病伴构音障碍及外眼肌麻痹；SLE. 系统性红斑狼疮；SMA. 脊髓性肌萎缩；VZV. 水痘带状疱疹病毒；WNV. 西尼罗河病毒（引自 Callaghan BC,Price RS,Chen KS,et al.The importance of rare subtypes in diagnosis and treatment of peripheral neuropathy:A review.*JAMA Neurol*.2015;72:1510–1518.Copyright©2015 American Medical Association.All rights reserved.）

干预来改变疾病的进程。2012 年，Cochrane 的一篇综述报道称，血糖控制对 T2DM 患者的 DSPN 只有轻微的影响（如果有影响的话），但它是决定 T1DM 患者 DSPN 发病和进展的一个重要因素[645]。在糖尿病前期和 T2DM 中，代谢综合征的组成部分是神经病变的共同驱动因素。多项研究证实，糖尿病前期神经病变患者和伴有 T2DM 的 DSPN 患者存在血脂异常、高血压、肥胖和低腰臀比等问题。除了血糖控制以外，还需要对这些因素进行控制，以使两组患者的神经病变发生有临床意义的改变。值得注意的是，患有代谢综合征但血糖正常的肥胖患者也有神经病变，这进一步证实了仅靠血糖控制不足以解决糖尿病前期或 T2DM 患者

的神经病变发病机制[600]。

2017 版美国糖尿病学会的建议见表 37-11[646]。

8. 痛性神经病的治疗　疼痛是糖尿病前期神经病变的常见表现，约 20% 的 DSPN 患者存在疼痛[647]。目前尚无令人信服的研究表明血糖控制有助于疼痛治疗。相比之下，短时间内积极控制血糖可以导致 T1DM 和 T2DM 患者出现使人衰弱的疼痛综合征[648]。这些疼痛综合征被称为治疗诱发的神经病变。现在已经确定，患者的损害程度与 HbA1c 的变化率有关（图 37-44）[649]，这提醒临床医生以每月降低 HbA1c1% 的速率实现血糖控制[649]。

目前有 3 种 FDA 批准的药物用于治疗疼痛性

表 37-10　神经病变量表测试的灵敏度和特异度	截断值	灵敏度	特异度	PPV	NPV	LRP	LRN
改良的 Toronto 临床神经病变评分（mTCNS）	3.00	98.00	97.00	0.99	0.94	31.20	0.03
临床总神经病变评分（TNSc）	5.00	81.00	97.00	0.99	0.66	25.90	0.20
犹他州早期神经病变量表（UENS）	3.00	85.00	97.00	0.99	0.72	27.20	0.15
早期神经病变评分（ENS）	5.00	83.00	97.00	0.99	0.67	26.67	0.17
Michigan 糖尿病神经病变评分（MDNS）	5.00	80.00	100.00	1.00	0.65	—	0.20
下肢神经病变评分（NISLL）	3.00	83.00	97.00	0.98	0.69	26.47	0.18
神经病变伤残评分（NDS）	4.00	89.00	100.00	1.00	0.78	—	0.11

LRN. 阴性似然比；LRP. 阳性似然比；NPV. 阴性预测值；PPV. 阳性预测值（改编自 Zilliox LA,Ruby SK,Singh S,et al.Clinical neuropathy scales in neuropathy associated with impaired glucose tolerance.*J Diabetes Complications*.2015;29:372–377.）

表 37-11　美国糖尿病学会对远端对称性多神经病变的建议
针对 T1DM 患者严格控制血糖至接近正常水平显著降低了远端对称性多神经病变的发生率，建议用于 T1DM 远端对称性多神经病变的预防（A）
在疾病更晚期和有多种危险因素及并发症的 T2DM 患者中，单独强化血糖控制在预防远端对称性多神经病变中是适度有效的，应该实现以患者为中心的目标（B）
建议对糖尿病前期/代谢综合征和 T2DM 预防远端对称性多神经病变采取生活方式干预（B）

ADA 的建议根据证据的质量评级为 A，B 和 C（经 American Diabetes Association 许可转载，引自 Pop-Busui R,Boulton AJM, Feldman EL, et al. Diabetic neuropathies:a position state-ment by the American Diabetes Association.*Diabetes Care*. 2017;40:136–154. Copyright and all rights reserved.）

DSPN，其中度洛西汀和普瑞巴林有更好的证据。阿片类药物他喷他多也得到了 FDA 的批准，但证据较弱。阿片类药物在北美和全世界的流行，在治疗疼痛性 DSPN 时不鼓励使用阿片类药物。

美国神经病学学会（American Academy of Neurology， AAN）和欧洲神经病学联盟（European Federation of Neurological Societies，EFNS）都对疼痛性 DSPN 治疗的 1 类和 2 类研究进行了回顾（表 37-12）。总的来说，有三类疗法在治疗 DSPN 上是有效的：电压门控 $\alpha_2\delta$ 配体（普瑞巴林、加巴喷丁）、5- 羟色胺 - 去甲肾上腺素再摄取抑制药（度洛西汀、文拉法辛）和仲胺三环类抗抑郁药（阿米替林、去甲替林、地昔帕明）。图 37-45 提供了痛性 DSPN 患者的管理算法，表 37-13 概述了常用的剂量和不良反应的范围。一个简单的规则是从三类药物中的一种开始服用，并最大限度地增

加这种药物的不良反应或已知治疗剂量；如果有一些临床益处，尽管不是完全的，那么应该添加来自不同药物类别的第二种药物，以更好地缓解症状。该药物再次缓慢滴定至不良反应或最大已知治疗剂量。虽然方法各不相同，但这种方法通常能使 2/3 甚至更多的患者得到缓解[618]。还有一项新兴的文献表明，将疼痛治疗与锻炼方案相结合会使症状得到更多缓解[650]。这种治疗疼痛的方法在 2011 年 AAN 指南和 2017 年 ADA 立场声明中被推荐。

虽然不是 ADA 立场声明的一部分，但 AAN 指南讨论了对那些无法通过代谢控制、联合治疗和锻炼来实现疼痛控制的患者增加可供选择的治疗方法[651]。α- 硫辛酸是一种抗氧化剂，在欧洲每天 600mg 的剂量用于治疗疼痛的 DSPN[652, 653]。辣椒素是一种天然物质，局部消耗 P 物质，导致细小纤维的损失。据报道，将辣椒素乳膏（0.075%，每天 4 次）局部涂抹在患有 DSPN 疼痛的患者的脚上，对疼痛有一定的缓解作用[654]。同样，在某些小型研究中，也有报道称局部应用利多卡因于疼痛部位可改善疼痛[655]，尽管 Cochrane 系统综述发现利多卡因在治疗痛性神经病变中没有作用[656]。虽然关于跨电刺激 (transelectric stimulation, TENS) 单元用于痛性 DSPN 的研究有限，但确实支持将其用作治疗耐药患者的辅助治疗[657-659]。

阿片类药物在慢性疼痛性 DSPN 的治疗中没有作用，在急性疼痛性 DSPN 中作用有限，如果有的话，可能用于治疗性神经病变引起的疼痛。如果不使用阿片类药物无法达到疼痛管理的目的，那么下一步建议将患者转诊到疼痛诊所。

（四）其他糖尿病躯体神经病变：临床特征和治疗模式

如表 37-7 所示，还有其他糖尿病神经病变。颅内单神经病变主要发生在老年人。发病通常是急性的，

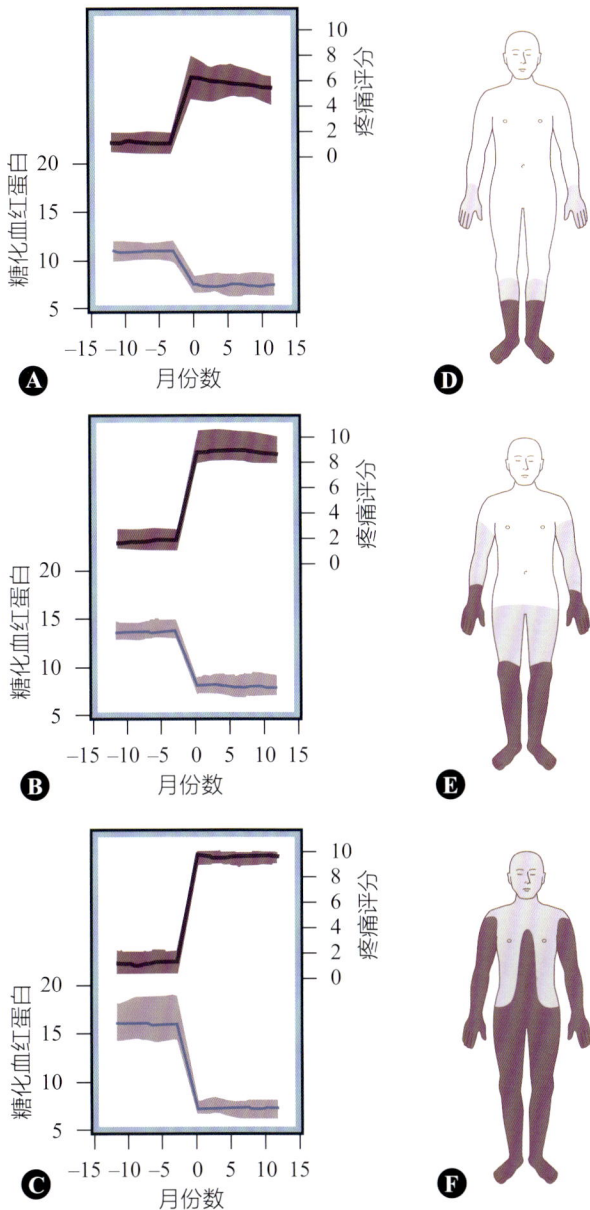

▲ 图 37-44 糖尿病治疗性神经病变（TIND）的并发症和风险

A 至 F. 104 例治疗性糖尿病神经病变患者根据糖化 HbA1c 评分的变化分组。A. 显示 27 例 HbA1c 下降 2%～3.9%。B. 显示 52 例 HbA1c 下降 4%～7%。C. 显示 25 例 HbA1c 下降超过 7%。A 至 C. 图表的下半部分（左 y 轴）显示了糖化血红蛋白随时间的变化。平均值用蓝色表示，标准差用浅紫色表示。图表的上半部分（右 y 轴）显示了同一时间段的神经病理性疼痛评分。平均值用黑色表示，标准差用深紫色表示。神经病变的代表性分布如 D 至 F 所示，深紫色区域代表所有个体共同的疼痛，浅紫色区域代表许多个体共同的疼痛。D. HbA1c 变化最小的个体疼痛分布范围最小（对应于 A）。E. HbA1c 中度下降的个体疼痛分布（B）。F. HbA1c 下降最大的组。C. 有广泛的神经性疼痛 [改编自 Gibbons CH, Freeman R. Treatment-induced neuropathy of diabetes: an acute, iatrogenic complication of diabetes (part 1). *Brain*. 2015;138:43-52.]

并伴有疼痛，病程是自限性的，可在 6～8 周内消退。一般认为这些神经病变是继发于血管功能不全[660]。糖尿病继发最常见的单神经病变是第Ⅲ对脑神经的单神经病变，表现为完全性第Ⅲ对脑神经麻痹伴瞳孔保留。较少见的是脑神经Ⅳ、Ⅵ和Ⅶ的单一神经病变。由于将这些单一神经病变与更严重的中枢病因（包括颅动脉瘤和脑卒中）区分开来至关重要，因此经常需要神经影像学来确认这些症状和体征是仅由糖尿病引起的。

单神经病变必须与卡压综合征相鉴别，卡压综合征开始缓慢，进展缓慢，不需干预即可持续（表 37-8）。糖尿病患者最常见的卡压部位是正中神经，但也有尺神经、股外侧皮神经和腓神经卡压的情况。正中神经卡压，俗称腕管综合征，在糖尿病患者中的发生率是正常健康人群的 3 倍[661, 662]，其在糖尿病中的发病率增加可能与糖尿病性手关节病[663]、反复未被发现的创伤（由于反复使用手）、代谢变化、在腕管狭窄空间内液体积聚或水肿有关[664]。可以通过神经传导研究或超声来确诊[665]。非手术治疗的主要手段是腕部休息，辅以在白天和夜间将腕部夹板置于中间位置，并加用抗炎药物。手术治疗包括切开腕掌侧韧带[666]。决定是否继续手术应基于几个考虑因素，包括症状的严重程度，运动无力的表现强度，以及非手术治疗的失败与否[667]。

糖尿病神经病变的另一明显类型包括糖尿病多根神经病变。这种疾病也有许多其他名称，包括近端运动神经病、糖尿病性肌萎缩、糖尿病股神经病和糖尿病神经根丛神经病。它主要影响老年 T2DM 患者。该疾病的发病可以是渐进的，但更常见的是突然发作，表现为大腿和臀部或臀部的剧痛，随后是下肢近端肌肉的明显无力。神经病变开始于单侧，但经常向双侧扩散，并与 DSPN 共存。电生理评估显示腰骶丛病最常叠加于 DSPN[668]。患者通常在临床上随着时间的推移而消失，一般的治疗过程是支持性的。据报道，静脉注射丙种球蛋白可以加速症状的缓解[669]，但在糖尿病患者中必须谨慎使用，因为导致肾衰竭的风险更大[670]。

（五）糖尿病自主神经病变的临床特点

糖尿病自主神经病变继发于交感和副交感神经系统功能障碍。糖尿病自主神经病变的发病机制通常被认为类似于 DSPN，由于多种代谢损伤，轴突从远端到近端死亡[671]。由于自主神经系统对关键器官的广泛神经支配模式，自主神经功能障碍的症状和体征各不相同，取决于不同器官系统。这些内容在表 37-14 中进行了总结。

心脏自主神经病变是临床上最重要的自主神经病变，因为它与早期心律失常、隐性心肌梗死和早期死亡有关。CAN 表现为站立时头晕、心悸、明显晕厥和普遍的虚弱感[672]。在早期阶段，CAN 可能是无症状

表 37-12 美国神经病学学会和欧洲神经病学联盟的 I 类和 II 类随机对照试验治疗痛性糖尿病远端对称性多神经病病指南

来源 [c]	每天治疗量 [a]	证据类别 [a]	研究持续时间（周）	未接受治疗/总样本 [b]	0～10 级评分的平均疼痛减轻程度与安慰剂（95%CI）相比	疼痛减轻 50% 以上的患者		常见的不良反应
						治疗效果（%）	安慰剂效果（%）	
Lesser 等，2004 年	普瑞巴林，300mg	I	5	81/337	-1.26（-1.86～-0.65）	46	18	头晕、嗜睡、外周浮肿、神志不清、视物模糊
Rosenstock 等，2004 年	普瑞巴林，300mg	I	8	76/146	-1.47（-2.19～-0.75）	40	14.5	
Lesser 等，2004 年	普瑞巴林，600mg	I	5	82/337	-1.45（-2.06～-0.85）	48	18	
Richter 等，2005 年	普瑞巴林，600mg	I	6	72/223	-1.26（-1.89～-0.64）	39	15	
Frehnhagen 等，2005 年	普瑞巴林，300～600mg	II	12	82/209	-1.4～1.6（P=0.002）	48～52	24	头晕、嗜睡、神志不清
Backonja 等，1998 年	加巴喷丁，900～3600mg	I	8	70/135	-1.2（-1.9～-0.6）	未报道：加巴喷丁治疗组 60% 至少有中度改善（>30%），安慰剂治疗组 33%		
Gorson 等，1999 年	加巴喷丁，900mg	II	6	19/30	没有区别	未报道：加巴喷丁治疗组有 42.5% 疼痛缓解中度或极好，而安慰剂组有 22.5% 疼痛缓解		
Simpson 等，2001 年	加巴喷丁，900～3600mg	II	8	27/54	-1.9（未报道，P<0.01）	未报道：加巴喷丁治疗组 55.5% 有明显或中度改善，安慰剂组有 25.9%		
Vrethem 等，1997 年	阿米替林，75mg	I	4	33/99	-1.8（未报道，P<0.001）	未报道：接受阿米替林治疗的患者中有 63% 至少有 20% 的改善，而接受安慰剂治疗的患者中有 22% 有改善		口干、镇静、眩晕
Max 等，1987 年	阿米替林，25～150mg	II	6	29（交叉）	未报道	阿米替林治疗组有 65.5% 中度至完全改善，安慰剂组报告 3.5%		
Raskin 等，2005 年	度洛西汀，60mg	I	12	116/348	-0.9（-1.39～-0.42）	50	30	恶心、嗜睡、多汗、食欲减退
Goldstein 等，2005 年	度洛西汀，60mg	II	12	86/344	-1.17（-1.84～-0.5）	49	26	

（续表）

来源[c]	每天治疗量	证据类别[a]	研究持续时间（周）	未接受治疗/总样本[b]	0～10 级评分的平均疼痛减轻程度与安慰剂（95%CI）相比	疼痛减轻 50% 以上的患者		常见的不良反应
						治疗效果（%）	安慰剂效果（%）	
Wernicke 等，2006 年	度洛西汀，60mg	II	12	85/248	-1.32（-1.95～-0.69）	43	27	
Raskin 等，2005 年	度洛西汀，120mg	I	12	116/348	-0.87（-1.36～-0.39）	39	30	
Goldstein 等，2005 年	度洛西汀，120mg	II	12	80/344	-1.45（-2.13～-0.78）	52	26	
Wernicke 等，2006 年	度洛西汀，120mg	II	12	78/248	-1.44（-2.08～-0.81）	53	27	
Rowbotham 等，2004 年	文拉法辛，150～225mg	I	6	82/242	-0.7（未报道，$P<0.001$）	56	34	恶心、消化不良、出汗、嗜睡、失眠、血压和心律改变

a. I 类随机对照试验必须具有分配隐蔽性，明确定义的主要结果，以及纳入和排除标准，超过 80% 的患者完成研究。II 类随机机对照试验缺少 I 类研究所列的一项或多项要求；b. 在试验总人数中，接受第 2 列剂量的参与者人数。许多试验有多个干预组；c. 请参阅源文章以获得完整的参考清单（经许可转载，改编自 Callaghan BC, Price RS,Chen KS, et al. Distal symmetric polyneuropathy: a review. *JAMA*. 2015; 14:2172-2181. Copyright©2015 American Medical Association.All rights reserved.）

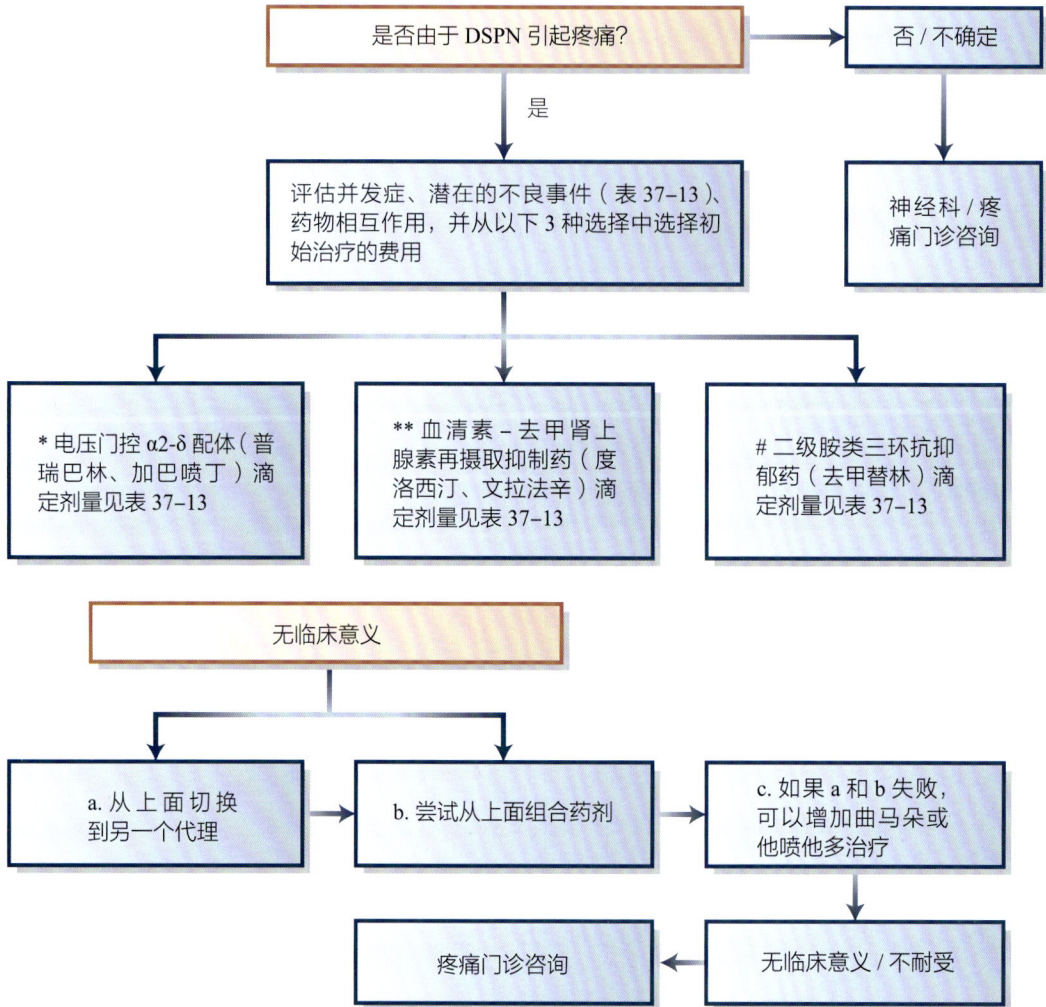

▲ 图 37-45　由远端对称性多神经病而引起的疼痛患者的处理算法

*. 普瑞巴林被 FDA 批准用于治疗疼痛的 DSPN，而加巴喷丁则不被批准。药代动力学、不良反应谱、药物相互作用、并发症和选择药物时要考虑的成本。**. 度洛西汀被 FDA 批准用于疼痛的 DSPN，而文拉法辛则不被批准。在选择药物时，应考虑药代动力学、不良反应谱、药物相互作用、并发症和成本。#. 没有 FDA 批准用于痛性 DSPN。在选择这些药物时，需要考虑不良反应的光谱、药物的相互作用和共病（改编自 Pop-Busui R, Boulton AJ, Feldman EL, et al.Diabetic neuropathy:a position statement by the American Diabetes Association. *Diabetes Care*. 2017;40:136-154.）

的，并且仅表现为深呼吸或站立时的异常心率变异性。随后的症状包括心率超过每分钟 100 次的静息性心动过速和直立性低血压，从卧位到站位时收缩压降低超过 20mmHg 或舒张压降低 10mmHg 以上。

2017 年 ADA 指南建议对所有有 DSPN 或糖尿病其他微血管并发症的糖尿病患者进行 CAN 筛查（表 37-15）[646]。与 DSPN 一样，没有改变疾病治疗的疗法，T1DM 患者被教育监测血糖控制，而 T2DM 患者被教育更多地关注一般生活方式参数和控制代谢综合征的所有方面。这些建议在表 37-16 中提出，并与 DSPN 的建议相一致（表 37-11）。

糖尿病自主神经病变可累及胃肠道，导致食管运动障碍、胃排空延迟、便秘和腹泻，并伴明显的大便失禁。在这些疾病中，研究得最好的是糖尿病引起

的胃排空延迟，也被称为胃轻瘫。虽然估计值不同，但该疾病在 T1DM 患者中比 T2DM 患者更普遍，在 T2DM 患者中约占 5%[673]。2017 年 ADA 关于胃轻瘫筛查和诊断的建议见表 37-17[646]。

胃轻瘫的治疗是多方面的。患者被教育多吃脂肪和纤维含量较低的小餐，并停止服用任何降低胃动力的药物，如三环类抗抑郁药或阿片类药物。如果这些干预措施不能完全缓解症状，患者可以开始服用甲氧氯普胺，这是 FDA 批准的唯一治疗胃瘫的药物。患者不应连续服用超过 5 天的药物，以免出现锥体外系症状，即使是这种短期方案，也应该在所有其他干预措施都失败的情况下才进行[646]。

性功能和膀胱功能也受到自主神经系统的控制，这两种功能障碍在长期糖尿病患者中都很常见。勃起

表37-13 远端对称性多神经病相关疼痛的治疗

药物类别	药剂[a]	剂量 最初	剂量 有效	NNT 范围改进 30%~50%[c]	常见不良事件	重大不良事件
抗惊厥药	普瑞巴林[b]	25~75mg，1~3×/d	300~600mg/d	3.3~8.3	嗜睡、头晕、外周水肿、头痛、共济失调、口干、疲劳、体重增加	神经性水肿、肝毒性、横纹肌溶解、自杀的想法和行为、迅速停药后癫痫发作、血小板减少
	加巴喷丁	100~300mg，1~3×/d	900~3600mg/d	3.3~7.2	嗜睡、头晕、共济失调、疲劳	Stevens-Johnson综合征、自杀的想法和行为、迅速停药后癫痫发作
抗抑郁药（5-羟色胺-去甲肾上腺素再摄取抑制药）	度洛西汀[b]	20~30mg/d	60~120mg/d	3.8~11	恶心、嗜睡、头晕、便秘、消化不良、腹泻、口干、食欲不振、头痛、出汗、失眠、疲劳、性欲下降	Stevens-Johnson综合征、肝毒性、高血压危象、胃肠道出血、精神错乱、心肌梗死、心律失常、自杀的想法和行为、双相情感障碍患者转向躁狂、癫痫发作、严重低钠血症、脆性骨折、5-羟色胺综合征、抗精神病药恶性综合征
	文拉法辛	37.5mg/d	75~225mg/d	5.2~8.4	恶心、嗜睡、头晕、便秘、消化不良、腹泻、口干、食欲不振、头痛、出汗、失眠、疲劳、性欲下降	与度洛西汀相同
三环类抗抑郁药	阿米替林	10~25mg/d	25~100mg/d	2.1~4.2	口干、嗜睡、头晕、乏力、头痛、恶心、失眠、直立性低血压、厌食、尿潴留、便秘、视物模糊、调节障碍、散瞳、体重增加	精神错乱、心律失常、传导异常、心肌梗死、心力衰竭、脑卒中发作、肝毒性、骨髓抑制、自杀念头和行为、双相情感障碍患者转向躁狂症、抗精神病药恶性综合征、5-羟色胺综合征、严重低钠血症、脆性骨折
	地昔帕明				同上	同上
	去甲替林				同上	同上
阿片类药物	曲马朵	50mg 1~2×/d	210mg/d	3.1~6.4	嗜睡、恶心、呕吐、便秘、头晕、眩晕、头痛	神志不清、癫痫发作、心律失常、高血压、过敏反应、Stevens-Johnson综合征
	他喷他多[b]	立即释放：50~100mg 4~6×/d	立即释放：第1天:700mg；第1天后，60mg/d	N/A	嗜睡、恶心	呼吸抑制、Stevens-Johnson综合征
		缓释:50mg 2×/d	缓释:50mg 2×/d		呕吐、便秘、眩晕	癫痫发作、高血压、新生儿阿片类药物戒断综合征

a. 有关每个药剂的具体研究，请参阅原始文章；a position statement by the American Diabetes Association.Diabetic neuropathies:a position statement by the American Diabetes Association.Diabetes Care.2017;40:136–154.Copyright and all rights reserved.Material from this publication has been used with the permission of the American Diabetes Association.

b. FDA批准；c. FDA认为30%~50%的改善是显著的；NNT.需要治疗的数目（改编自 Pop-Busui R,Boulton AJM,Feldman EL,et al.Diabetic

表 37-14　糖尿病自主神经病变相关症状和体征

心脏自主神经病变	胃肠道	泌尿生殖	泌汗神经
静止性心动过速 血压调节异常 • 血压不降 • 血压反转	胃轻瘫（胃病） • 恶心 • 腹胀 • 食欲不振 • 早饱 • 餐后呕吐 • 脆性糖尿病	膀胱功能障碍 • 尿频 • 尿急 • 夜尿 • 尿犹豫 • 尿流弱 • 滴尿 • 尿失禁 • 尿潴留	皮肤干燥 • 无汗 • 味觉出汗
体位性低血压（均站立） • 头晕 • 虚弱 • 昏厥 • 视力障碍 • 晕厥	食管功能障碍 • 胃灼热 • 固体吞咽困难	男性性功能障碍 • 勃起功能障碍 • 性欲下降 • 射精异常	
体位性心动过速或心动过缓和变时性功能不全（均伴有站立） • 头晕 • 虚弱 • 昏厥 • 头晕 • 视力障碍 • 晕厥	糖尿病性腹泻 • 大量水样腹泻 • 大便失禁 • 可能与便秘交替出现	女性性功能障碍 • 性欲下降 • 性交时疼痛增加 • 性欲下降 • 润滑剂不足	
运动不耐受	便秘 • 可能交替出现爆发性腹泻		

引自 Pop-Busui R, Boulton AJM, Feldman EL, et al.Diabetic neuropathies:A position statement by the American Diabetes Association.*Diabetes Care*.2017; 40:136–154.Copyright and all rights reserved.Material from this publication has been used with the permission of the American Diabetes Association.

表 37-15　美国糖尿病学会对心脏自主神经病变筛查和诊断的建议

• 有微血管和神经病变并发症的患者应评估自主神经病变的症状和体征（E）

• 在出现心血管自主神经病变的症状或体征时，应进行排除其他可能与心血管自主神经病变相似的并发症或药物效应 / 相互作用的检查（E）

• 考虑评估无意识低血糖患者的心血管自主神经病变的症状和体征（C）

根据证据的质量，ADA 的建议被指定为 A、B 或 C 级。专家意见 E 是一个单独的建议类别，其中没有来自临床试验的证据，临床试验可能不切实际，或者存在相互矛盾的证据（改编自 Pop-Busui R, Boulton AJM, Feldman EL,et al.Diabetic neuropathies:a position statement by the American Diabetes Association.*Diabetes Care*.2017; 40:136–154.Copyright and all rights reserved.Material from this publication has been used with the permission of the American Diabetes Association.）

表 37-16　美国糖尿病学会心脏自主神经病变的建议

• 尽早优化血糖控制，预防或延缓 T1DM 患者心血管自主神经病变的发展（A）

• 考虑以血糖等危险因素为靶点的多因素方法来预防 T2DM 患者的心血管自主神经病变（C）

• 考虑改变生活方式以改善糖尿病前期患者的心血管自主神经病变（C）

根据证据的质量，ADA 的建议被指定为 A、B 或 C 级（改编自 Pop-Busui R, Boulton AJM, Feldman EL, et al.Diabetic neuropathies: a position statement by the American Diabetes Association.*Diabetes Care*. 2017; 40:136–154.Copyright and all rights reserved.Material from this publication has been used with the permission of the American Diabetes Association.）

根据证据的质量，ADA 的建议被指定为 A、B 或 C 级（改编自 Pop-Busui R, Boulton AJM, Feldman EL, et al.Diabetic neuropathies:a position statement by the American Diabetes Association.*Diabetes Care*.2017; 40:136–154.Copyright and all rights reserved. Material from this publication has been used with the permission of the American Diabetes Association.）

功能障碍在男性中很常见，高达 50% 的 40 岁以上男性可能会发生勃起功能障碍。如果男性患有 T1DM 或 T2DM，他们更有可能经历勃起功能障碍，随着糖尿病病程的延长，勃起功能障碍的发生率会增加。肥胖、吸烟和高血压、过度饮酒和选择药物会进一步加剧勃起功能障碍[674]。虽然大多数受影响的个体可能存在自主神经功能障碍的一个组成部分，但必须解决前面概述的可改变的风险因素。磷酸二酯酶 5 型抑制药为勃起功能障碍提供了一线治疗方法，这些药物包括西地那非、他达拉非和伐地那非[675]。其他治疗方法包括海绵体内注射、真空装置、性心理咨询和认知行为疗法[675]。一般来说，综合疗法提供最佳的治疗效果。

男性和女性糖尿病患者可能会出现膀胱和下尿路功能障碍。症状包括尿频、尿急、夜尿和尿乏力。在老年男性中，这些症状可归因于良性前列腺增生症，但糖尿病往往会加剧这些症状。虽然研究各不相同，但表明，糖尿病男性下尿路症状增加了 2 倍[676]。50% 的中年女性糖尿病患者发生尿失禁；在一些研究中，糖尿病的存在被报道显著增加女性尿失禁的风险[676]。这可能是多因素造成的，除了糖尿病，还有多次妊娠、肥胖和药物治疗。研究直接将膀胱和下尿路功能障碍与自主神经病变联系起来（表 37-18）[676]，提示与膀胱和下尿路功能障碍与 CAN 和 DSPN 有关。在男性和女性中，膀胱和下尿路功能障碍都会增加尿路感染的风险[677]。与所有形式的糖尿病自主神经病变一样，建议患者实现血糖控制并解决可能导致这种疾病的其他合并症，包括肥胖、高血压和高脂血症[678]。

低血糖意识障碍是糖尿病自主神经病变的另一种形式，具有显著的患者发病率。低血糖被定义为血糖水平低于 70mg/dl(3.9mmol/L) 而没有自主神经警告信号[679, 680]。在大多数患者中，低血糖会出现两类症状：神经性低血糖和自主神经症状。神经低血糖与缺乏大脑功能所需的葡萄糖直接相关，包括饥饿、精神状态改变、神志不清、口周感觉异常、说话困难、弥漫性虚弱和晕厥。在更严重的情况下，患者会出现癫痫发作、昏迷，甚至（在极端情况下）死亡。自主神经症状包括发汗、颤抖、脸色苍白、心悸和广泛性焦虑。低血糖无意识被定义为在自主神经警告症状之前或在没有自主神经警告症状的情况下出现神经低血糖症状[681]。

在自主神经系统的控制下，需要进行反调节反应，以恢复正常的血糖，从而应对低血糖。这些基本反应包括刺激儿茶酚胺（去甲肾上腺素和肾上腺素）、高血糖素、皮质醇和生长激素的分泌，同时抑制胰岛素的分泌[682]。这些反调节反应刺激肝脏葡萄糖的产生，同时减少外周葡萄糖的利用，并共同恢复正常血糖（图 37-46）。在 T1DM 和 T2DM 患者中，反复的低血糖发作会降低血糖水平，血糖水平是激活反调节反应的设定点[682]。严重低血糖伴危及生命的神经降糖症状在低血糖意识不清的 T1DM 患者中更为常见，并与较长的糖尿病病程、强化控制和年龄增加相关[683, 684]。虽然一个普遍引用的统计数据是 40% 的 T1DM 患者经历了一次或多次低血糖无意识事件[682]，最近一项使用患者自我报告评估工具全球低血糖评估工具（Hypoglycemia Assessment Tool，HAT）的跨国研究报道称，接受胰岛素治疗的 T1DM 和 T2DM 患者的低血糖无意识事件的全球发生率分别为 97.4% 和 95.3%，T1DM 患者每月约 6.9 次，T2DM 患者约 2.4 次[685]。

不管确切的百分比如何，很明显，低血糖意识不足是常见的，也是患者显著发病率的一个来源。复发性低血糖与致命性心律失常的增加之间有很强的相关性[686]。对来自 ACCORD 试验的 10096 名参与者的未识别低血糖的分析显示，低血糖无意识发作的次数与死亡之间存在关系，导致试验提前中止[687]。虽然低血糖无意识不会导致成年人显著的永久性认知障碍[688,689]，但这在儿童和青少年中是一个重大的潜在致残事件[690]。幼儿反复发作低血糖可导致行为问题和神经认知功能障碍[691, 692]，这与大脑结构的变化有关[693]。在开车的成年人中，它可能导致致命的车祸。

低血糖意识的管理从预防开始，对每个患者进行仔细的血糖监测和合理的血糖目标[694]，同时进行患者教育[695]。这种方法可以通过 β_2 肾上腺素能药物、咖啡因和 5- 羟色胺再摄取抑制药来加强，尽管效果很小，并且这些药物的使用存在争议[682]。持续血糖监测识别低血糖可以减少不良低血糖事件的数量和严重程度。在一组有低血糖意识的 T1DM 中，CGM 将严重低血糖事件从每年 8.1 次减少到 0.6 次[696]。药物治疗

	表 37-18　糖尿病自主神经病变与膀胱功能障碍的研究进展			
作者（年）[b]	总人口 （糖尿病类型）	自主神经病的定义	膀胱功能障碍的定义	发　现
男 + 女				
Ueda 等，1997 年	63 个糖尿病患者[a]	交感神经皮肤反应	排尿容量首先要排出最大膀胱容量膀胱压力残余尿量	平均体积。起初渴望排尿，最大膀胱容量降低为交感神经皮肤反应缺失 交感神经皮肤反应缺失时平均膀胱压力和残余尿量较大
Low 等，2004 年	231 T1DM/T2DM	自主神经症状描述（ASP）综合自主神经严重程度评分（CASS）	ASP 尿域：膀胱功能障碍、性功能障碍（仅限男性）	ASP 泌尿系统区域与总体 CASS 及区域评分之间存在显著相关性
Kebapci 等，2007 年	54 T2DM 23 名男性 27 名女性	CAN：深呼吸，Valsalva 动作，站立试验	LUTS：IPSS、尿失禁、尿动力学研究	QT 延长与空后残余尿增加相关 OR=2.33（0.16～34.89）
Pavy-Le Traon 等，2010 年	684T1DM	Can Severity Ewing 评分（0～5）：深呼吸，Valsalva 动作，站立试验，变异性心率，SBS	膀胱功能障碍症状	膀胱功能障碍与 CAN 独立相关
男				
Pop-Busui 等，2015 年	635T1DM DCCT/EDIC 研究	CAN：R-R 变异<15，或 R-R 变异 15～19.9 加 Valsalva 比≤1.5，舒张压下降 10mmHg	LUTS:AUASI 8～35	LUTS 患病率:158（25%）ED+LUTS 的概率：2.65（1.47～4.79）
Bsnsal 等，2011 年	52 个糖尿病患者	交感神经皮肤反应：Medtronic 肌电系统	LUTS：IPSS 8～35 尿动力学研究	糖尿病膀胱病变与运动和感觉神经传导速度异常及交感神经皮肤反应异常相关
女				
Hotaling 等，2016 年	571T1DM DCCT/EDIC 研究	CAN：R-R 变异<15，或 R-R 变异 15～19.9 加 Valsalva 比≤1.5，舒张压下降 10mmHg	UI：Sandvik 严重指数 3～12	UI 患病率：172（30%）

a. 糖尿病类型未注明；b. 有关每项研究的完整参考列表，请参阅原始文章；AUASI. 美国泌尿外科协会症状指数；CAN. 心血管自主神经病变；DCCT/EDIC. 糖尿病控制和并发症试验 / 糖尿病干预和并发症流行病学；ED. 勃起功能障碍；HRV. 心率变异性；IIEF. 国际勃起功能障碍指数；IPPS. 国际前列腺症状评分；LUTS. 下尿路症状；SBS. 自发压力反射斜率；T1DM. 1 型糖尿病；T2DM. 2 型糖尿病；UI. 尿失禁（改编自 Braffett BH, Wessells H, Sarma AV. Urogenital autonomic dysfunction in diabetes. *Curr Diabetes Rep*. 2016; 16: 119. ）

选择从优化胰岛素方案开始；例如，速效胰岛素类似物为接受运动方案和不同用餐时间的患者提供了更大的灵活性[697]，而长效胰岛素类似物提供了更平坦、更少变化的血糖曲线，从而降低了总体和夜间低血糖的发生率[698]。连续皮下胰岛素输注（胰岛素泵）的使用在减少低血糖事件数量方面非常有效[699]，据报道，此类患者报告的生活质量评估有所改善[700]。无论患者选择何种胰岛素方案，具有适当血糖目标的个性化胰岛素治疗是治疗的基石[682, 701]。

六、糖尿病性心脏病

（一）冠状动脉疾病

近几十年来，美国普通人群的心血管疾病死亡率显著下降。然而，糖尿病患者的心血管疾病死亡率的

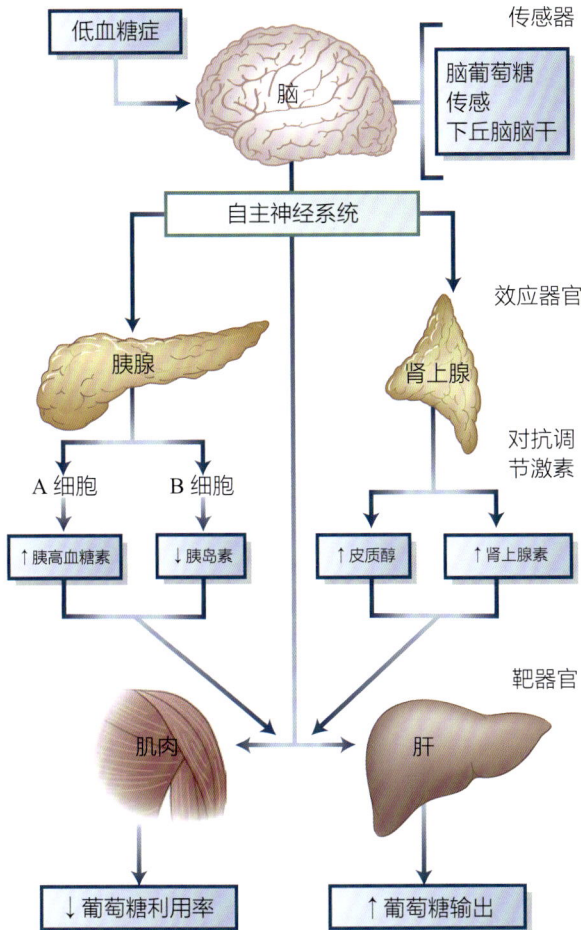

▲ **图 37-46** **T2DM 患者对低血糖的逆调节反应**

引自 Martín-Timón I,del Cañizo-Gómez FJ. Mechanisms of hypoglycemia unawareness and implications in diabetic patients.*World J Diabetes*. 2015; 6: 912-926.

下降明显少于普通人群[8]。即使在经过传统风险因子校正后，糖尿病仍与更高的发病率和死亡率有关。在所有糖尿病患者中 T2DM 人群数量占到了 90% 以上，因此大多数糖尿病心血管风险的研究是基于 T2DM 人群进行的。

1. 糖尿病对罹患冠心病风险的影响 Framingham 心脏研究显示，T2DM 患者较非糖尿病患者发生有临床表现的动脉粥样硬化疾病的风险升高了 2~3 倍[702]。即使在校正了已知风险因素后，男性糖尿病患者在多风险因素干预试验（Multiple Risk Factor Intervention Trial，MRFIT）中心血管死亡的绝对风险仍比非糖尿病组增加超过 3 倍[703]。一项芬兰的开创性研究表明，既往无心肌梗死的 T2DM 患者在 7 年内发生心肌梗死的风险与有心肌梗死病史的非糖尿病患者相同[704]。在这一研究中，糖尿病患者心肌梗死后的病死率也明显升高。糖尿病削弱了绝经前女性的心脏保护作用，女性糖尿病患者的心血管疾病病死率与男性患者一样高。英国一项规模足够进行可靠的标准化死亡率估计

的性别特异性糖尿病队列研究（一组 23 751 名 30 岁之前诊断为胰岛素治疗糖尿病的受试者）的后续研究也显示，男性和女性的死亡率相似[705]。例如，在 30—39 岁的人群中，缺血性心脏病死亡率的标准化死亡率分别为 8 和 41.6。而其他形式的心血管疾病也有一定增加，如高血压、瓣膜病、心肌病、心力衰竭和脑卒中。

T2DM 导致的心血管事件和死亡风险已经在一些针对不同患者人群的前瞻性和观察性试验中进行了检验。调整后的总死亡率、心血管事件导致的死亡率、非致死性心肌梗死或脑卒中和充血性心力衰竭的相对风险一般增加 1.3~1.6[706-709]。许多流行病学研究观察到，糖尿病患者的心血管疾病死亡风险与既往有过心肌梗死的非糖尿病患者相似。诊断有糖尿病与有心肌梗死史是否具有相同风险仍存在争议[709,710]。然而，所有研究都表明，糖尿病会显著增加患心血管疾病的风险。因此，将糖尿病视为 CHD 等量风险的策略，可用于评估风险并针对多风险患者制订积极的治疗方案。特别是在高收入国家，尽管随着对糖尿病患者的胆固醇、血压和吸烟的更密集的管理，其心肌梗死、脑卒中、截肢和死亡的发生率正在下降。但由于糖尿病患病人数大幅增加，在全球因糖尿病所导致的心血管疾病造成的经济负担并无下降[711]。

T1DM 患者的 CHD 风险也有研究评估。Framingham 心脏研究中，到 55 岁时，T1DM 患者累积冠状动脉疾病病死率约为非糖尿病患者的 4 倍[710]。根据大多数指南的管理目标，T1DM 患者的糖化血红蛋白水平应不高于 6.9%，符合条件的 T1DM 患者因心血管疾病或其他原因所致的死亡风险是匹配对照组的 2 倍[712]。与 T2DM 患者一样，T1DM 患者因与冠心病相关的早期死亡可能会发生在 30—40 岁。在随后的几十年里，T1DM 和 T2DM 患者的累积死亡率的增加速率相近。随着年龄增加，与普通患者相比，同时患有糖尿病肾病的 T1DM 患者心血管疾病死亡率更高。从微量白蛋白尿到大量白蛋白尿再到终末期肾病，心血管风险的等级明显增加，死亡率分别为 2.8 倍、9.2 倍、18.3 倍[451]。因此，持续蛋白尿是 T1DM 患者冠心病进展的有力证明。研究表明，蛋白尿是广泛性血管损伤的标志，易导致动脉粥样硬化和冠状动脉事件。

目前尚不清楚与 T1DM 相关的冠脉疾病的发病率及死亡率最近是否有所下降。匹兹堡糖尿病并发症流行病学（Epidemiology of Diabetes Complication，EDC）研究报道，根据诊断的时间（1950—1980 年），病程为 20 年、25 年或 30 年的患者，心血管疾病累积发病率没有差异[713]。相较于糖尿病视网膜病变和肾病的发病显著降低，对症治疗高血糖、高血压及其他并发症似乎并没有降低与 T1DM 相关的心血管疾病的死亡率。

2. 糖尿病患者中经典的冠心病危险因素的汇总 糖尿病患者会同时具有多种经典的心血管危险因素（如高血压、血脂异常、肥胖、胰岛素抵抗等）[714]。约有 50% 的 T2DM 患者合并有高血压，超过 30% 的患者在确诊糖尿病时即合并有高胆固醇血症。和非糖尿病患者一样，这些危险因素可以独立评估心血管疾病的死亡率[703]。然而，不论伴随一个还是多个危险因素，糖尿病仍会进一步增加心血管病的死亡率（图 37-47）。由此可见，糖尿病与其他风险因素具有协同作用，并且随着总危险因素的增加，心血管疾病的风险会显著地增加。

英国前瞻性糖尿病研究组织进一步证明了多种危险因素在 T2DM 聚集的重要意义，以及特定危险因素与未来发生心血管事件之间的关系。在大量新诊断的 T2DM 患者中，较高的 LDL-C 水平、较低的 HDL-C 浓度、较高的糖化血红蛋白水平和收缩压测量值，以及基准线评判有无吸烟史都与未来心血管疾病的风险相关[10]。

与 T2DM 相关的心血管风险可能是由胰岛素抵抗及其相关异常所引起，这些异常经常在糖尿病早期就已经出现[715]。从糖耐量正常到糖耐量受损再到糖尿病的患者中，以颈动脉内膜中层增厚程度为标准评估，胰岛素抵抗与动脉粥样硬化呈正相关[716]。圣安东尼奥心脏研究是一项的基于人口大数据的针对墨西哥裔美国人和非拉丁美洲白人的糖尿病和心血管疾病研究，该研究表明，那些从糖尿病前驱状态转变为糖尿

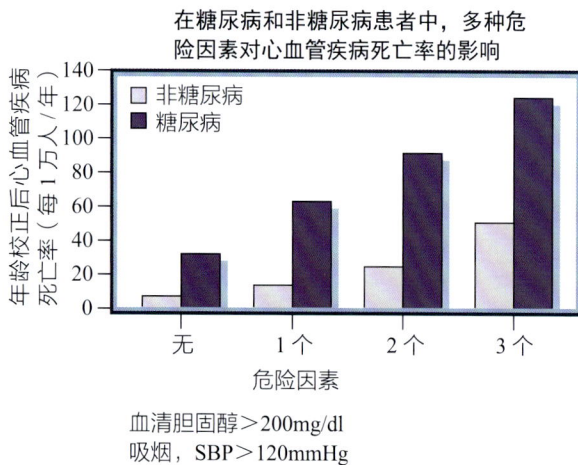

在糖尿病和非糖尿病患者中，多种危险因素对心血管疾病死亡率的影响

▲ 图 37-47 在多重危险因素

干预试验中，经年龄校准后，依照危险因素的数量进行基线筛选后的糖尿病患者和非糖尿病患者的心血管疾病死亡率。在合并糖尿病的情况下，无论其他危险因素的数量，心血管疾病死亡率都会显著上升。SBP. 收缩压（引自 Stamler J, Vaccaro O, Neaton JD, et al.Diabetes, other risk factors, and 12-year cardiovascular mortality for men screened in the Multiple Risk Factor Intervention Trial. *Diabetes Care*. 1993;16:434-444.）

病、胰岛素抵抗程度更高的人会有更高的血压，更高的甘油三酯水平，更低的 HDL-C 水平[17]。值得注意的是，即使在校正了 11 个风险因素后，糖耐量正常但胰岛素抵抗高的个体，8 年期心血管不良结局的风险仍是胰岛素抵抗低的个体的 2 倍。虽然无法完全区分高胰岛素血症和高血糖症，但高胰岛素血症被认为是 T2DM 患者由高血糖导致冠心病之间的机制[717]，许多研究表明高胰岛素血症可独立预测心血管风险。这些结果表明，增加患者的胰岛素敏感性的治疗策略可以降低心血管风险。然而，在旁路血管成形术血运重建研究 T2DM 试验（Bypass Angioplasty Revascularization Investigation 2 Diabetes Trial，BARI 2D）中[718]，与保留胰岛素的治疗策略相比，使用临时胰岛素的 T2DM 和心脏病患者的死亡率和主要心血管事件发生率没有显著差异。此外，当前瞻性地使用胰岛素治疗来降低 T2DM 或糖尿病前驱期患者的糖化血红蛋白时，未显示其有恶化心血管疾病的结局。这表明高胰岛素血症是胰岛素抵抗的标志，但不是胰岛素抵抗导致心血管事件的原因。

鉴于 T2DM 患者动脉粥样硬化风险的多样性，我们有理由相信积极地对多种危险因素进行干预可以显著降低心血管风险。Steno-2 研究证明了这种治疗方案的价值[595]，在该研究中，160 例 T2DM 伴微量白蛋白尿的患者被随机分为两组，一组是根据国家指南接受常规治疗，另一组是接受强化治疗，包括行为矫正和针对高血糖、高血压、血脂异常、微量白蛋白尿的靶向药物治疗，以及阿司匹林对心血管疾病的二级预防。在平均 7～8 年的随访期内，与接受常规治疗的患者相比，接受强化治疗的患者在糖化血红蛋白、血压、空腹血清胆固醇和甘油三酯、尿白蛋白排泄方面有更大的改善。这项研究结果也反映了强化治疗对心血管危险因素的更明显的改善。接受强化治疗的患者在包括心血管意外死亡、视网膜病变、肾病和自主神经病变等多个方面减少了约 50% 发病率[594]。

3. 糖尿病的胰岛素抵抗、血糖水平和额外冠心病的风险 胰岛素抵抗及其后果增加了糖耐量正常人群的心血管风险。然而，已知的胰岛素抵抗相关风险因素无法解释为何糖尿病仍会增加心血管风险。本章前文讨论了通路特异性胰岛素抵抗的新的致动脉粥样硬化后果。尽管一项随机对照试验的 Meta 分析显示，以糖化血红蛋白作为指标，强化降糖治疗对全因死亡和心血管原因死亡的益处有限，但糖化血红蛋白未反映的高血糖效应也可以解释糖尿病前驱期和糖尿病患者的额外心血管风险[13]。高血糖会增加胰岛素抵抗，胰岛素抵抗的昼夜变化会导致空腹血糖升高。一项研究显示，在 T2DM 患者中，全因死亡率、心血管疾病死亡率和缺血性心脏病死亡率在空腹血糖水五分位法统计中逐级增加（图 37-48）[719]。其他数据支持空腹

高血糖和糖尿病患者心血管疾病死亡率之间的剂量－反应关系，空腹血糖水平最高的患者的心血管疾病死亡率几乎是空腹血糖水平较低的两部分患者合并计算后的死亡率的 5 倍[720]。

糖尿病前驱期是指存在空腹血糖异常［≥100mg/dl（≥5.5mmol/L）和 <120mg/dl（<6.7mmol/L）］，以及糖耐量受损，定义为口服 75g 葡萄糖后 2h 负荷值为 140～199mg/dl（7.8～11mmol/L），空腹水平低于 100mg/dl（<5.5mmol/L）和（或）糖化血红蛋白为 5.7%～6.5%。糖耐量受损是一种与胰岛素抵抗相关的糖尿病前驱期状态，也是导致死亡的一个危险因素。在一项关于 2h 负荷后血糖与心血管病死率之间关系的大型研究中，对 1967—1969 年参加白厅研究的 17 869 名男性公务员进行了监测，结果与 50g 口服葡萄糖负荷后 2h 负荷后血糖水平的基线测量值相关[721]。对于所有大于 83mg/dl（>4.6mmol/L）的负荷后 2h 血糖，心血管疾病死亡率的风险比作为负荷后 2h 血糖的线性增加。当负荷后 2h 血糖值介于 83～200mg/dl（4.6～11.1mmol/L）时，心血管疾病的年龄调整风险比为 3.62（95%CI 2.3～5.6）。

Tominaga 和同事在日本的一项糖尿病患病率试验中对参与者进行了生存率研究[722]，得出结论，心血管疾病的死亡风险与糖耐量受损有关，而非空腹血糖异常。通过对来自糖尿病流行病学－欧洲诊断标准协作分析（Diabetes Epidemiology:Collaborative Analysis of Diagnostic Criteria in Europe，DECODE）研究的数据分析，进一步证实了糖耐量受损在心血管疾病的死亡

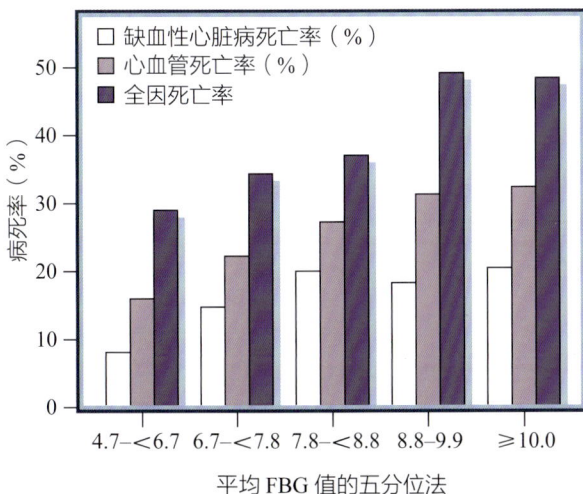

▲ 图 37-48　把 T2DM 患者的空腹血糖值平均分为 5 个等级，所对应的全因死亡率、心血管疾病死亡率和缺血性心脏病死亡率。心血管疾病死亡率和全因死亡率随空腹血糖等级范围升高而增加

引自 Andersson DK, Svärdsudd K.Long-term glycemic control relates to mortality in type II diabetes.*Diabetes Care*. 1995;18:1534–1543.

风险中的影响[723]。在这项研究中，超过 25 000 名男性和女性接受了平均 7.3 年的监测，结果与空腹血糖和基线时 75mg 葡萄糖负荷后 2h 血糖的测量值相关。结果表明，口服糖耐量试验提供了与糖耐量受损相关的死亡风险的最佳指标。

护士健康研究也指出，糖尿病前驱期状态是一个心血管危险因素[724]。在这个庞大的女性队列中，有 5894 人在接下来 20 年的随访中患上了糖尿病。在校正年龄和其他心血管危险因素后，与未患糖尿病的女性相比，心肌梗死相对发生率在糖尿病诊断前为 3.75（95%CI 3.10～4.53），而诊断后为 4.57（95%CI 3.87～5.39）。脑卒中的风险也在糖尿病发病前就增加了。

在 T1DM 患者[725]和不同无临床确诊糖尿病但糖耐量水平异常的患者中，也发现了随着血糖水平升高心血管风险的增加呈连续变化。

（二）代谢综合征患者的心血管疾病问题

1. 定义和诊断　代谢综合征是指高血压、肥胖、胰岛素抵抗、血脂异常和血糖异常等心血管疾病的危险因素频繁聚集发病的病理状态。NCEP ATP Ⅲ[726]、WHO[727] 和国际糖尿病联合会[728] 提出了不同风险成分的单独诊断标准，这些定义和糖尿病前驱期的临床定义有重合[729]。

根据之前的 NCEP 指南[729a]，代谢综合征符合以下五种危险因素的三种[726]。

- 腹部肥胖：男性腰围 >40 英寸（>101.6cm），女性 >35 英寸（>88.9cm）。
- 血浆甘油三酯达到或超过 150mg/dl（1.7mmol/L）。
- 男性血浆 HDL-C 低于 40mg/dl（<1.04mmol/L），女性低于 50mg/dl（<1.30mmol/L）。
- 血压达到或超过 130/85mmHg。
- 空腹血糖达到或超过 110mg/dl（6.1mmol/L）。

NCEP 标准优先考虑肥胖为代谢综合征的成因，并应用甘油三酯和高密度脂蛋白判断临界点，而这些临界值可能没有识别为风险因素时那么严格，这也反映了许多临界风险因素可能导致冠心病重大风险的事实。NCEP 标准不需要明确的胰岛素抵抗来诊断代谢综合征，糖尿病患者也不能排除诊断[727]。NCEP 标准与 WHO[727] 和 IDF[728] 制订的标准之间存在一定差异。IDF 标准的一个有趣方面是，认识到亚洲人的内脏脂肪增多，腰围却低于西方国家人群，因此不同人群腰围的标准存在差异。

研究支持糖尿病前驱期胰岛素抵抗会增加动脉粥样硬化的风险这一观点[730]。有胰岛素抵抗的糖尿病前驱期受试者，其炎症标志物（CRP、完全 PAI-1 和纤维蛋白原）水平高于胰岛素分泌显著降低的糖尿病患者或尚未转变为糖尿病的受试者。因此，胰岛素抵抗与促炎状态相关，这增加了糖尿病前驱期患者的动脉粥样硬化风险。糖尿病前驱期的胰岛素抵抗、促动脉

粥样硬化状态和促炎症状态等多方面与内脏脂肪增加有关[731]。

截至 2012 年，超过 1/3 的美国成年人符合多个国际组织共同商定的代谢综合征定义和标准[732]。尽管关于鉴别患者代谢综合征或糖尿病前驱期的有效性和重要性仍存在争议，但包括初级保健医生在内的临床医生，经常在理解相关的潜在问题和向患者解释这些问题时发现价值。在不愿给患者下代谢综合征 / 糖尿病前驱期状态的诊断的背后，存在这样一个临床问题，即在做出诊断后该如何处理。也许使用新的降糖疗法（不会引起低血糖）可以降低心血管风险，这样的新的实验数据可能会改变这一观念。这些（不引起低血糖的）降糖药物的新选择，以及可以有效降低胆固醇和高血压的药物，可以支持诊断糖尿病前驱期和代谢综合征的临床应用。

2. 代谢综合征的心血管疾病结局　代谢综合征、糖尿病前驱期状态及 NCEP、WHO 等所下的相近的定义，已经在多个关于冠心病发病率和死亡风险的研究中得到了验证[733-735]。一般来说，无论用于定义该综合征的是哪一诊断标准，代谢综合征患者经年龄调整后的心血管死亡率和全因死亡率增加了 2～3 倍。当然并不是每项研究都提示心血管疾病风险增加。这些研究之间因开展的时间和方式不同、如何定义代谢综合征而存在差异，包括代谢综合征的定义是否包含症状明显的糖尿病及高血糖阈值如何确定等关键问题。

在一项涉及 951 083 名患者的 87 项研究的最终 Meta 分析中，发现代谢综合征与心血管疾病风险增加相关（RR=2.35，95%CI 2.02～2.73）、心血管死亡率（RR=2.40，95%CI 1.87～3.08）、全因死亡率（RR=1.58，95%CI 1.39～1.78）、心肌梗死（RR=1.99，95%CI 1.61～2.46）和脑卒中（RR=2.27，95%CI 1.80～2.85）；不伴随糖尿病的代谢综合征仍然与心血管风险增加相关[732]，尽管相关研究较少。

另一种评估代谢综合征的心血管风险的方法涉及该队列在临床试验中的考量。例如，在苏格兰西部冠状动脉预防研究中[735]，代谢综合征患者较其他患者心血管风险增加，CRP 水平升高，这些条件对心血管疾病和糖尿病的预后具有指导价值。

关于代谢综合征和其他糖尿病前驱期状态还存在争议[736]。其中一个争议是，与代谢综合征相关的心血管风险是否有别于每种代谢综合征独立病因分别带来的风险。另一个争议是，一旦诊断为代谢综合征，应该采取什么治疗干预。这些争议限制了代谢综合征相关问题被进一步研究或被收进入指南的进程[737]。关于与糖尿病前驱期相关的病理表现不断发现，包括内膜内侧增厚和颈动脉斑块，以及心功能异常，如舒张期充盈减少（现在称为射血分数保留的心力衰竭）[738]。

目前，糖尿病前驱期状态诊断标准之间的特定的相对细微的差异对临床医生来说可能没有那么重要，相比之下，更重要的是认识到代谢综合征相关的心血管疾病和糖尿病的风险增加，认识到这些危险因素的聚集，以及很多危险因素需要我们改变生活方式和适度减肥来降低危害。新的数据表明，使用不引起低血糖的药物和减肥药物可以减少糖尿病患者心血管事件，这可能会引起大家对这一类问题的重新审视。

（三）血糖控制在改善心血管预后中的作用

UKPDS 证实了糖化血红蛋白水平大于 6.2% 的糖尿病患者的血糖水平与冠心病风险呈正相关[717]。糖化血红蛋白每升高一个百分点，心血管风险就会增加 11%。其他多种证据也证实了高血糖、糖尿病和心血管风险增加之间的关系。尽管如此，我们很难证明糖尿病患者的血糖控制可以减少大血管意外的预期，包括糖尿病强化和标准治疗、不同血糖控制方法的研究。尽管对糖尿病治疗的随机对照试验的 Meta 分析显示，血糖控制的改善与非致死性心肌梗死发生率的降低相关，但目前还没有证据表明心血管疾病死亡或全因死亡率的降低[13]。相较于糖尿病明确增加心血管风险而临床治疗糖尿病无法减少心血管意外的悖论，同期研究则提示，包括糖尿病患者在内，高胆固醇血症的心血管风险增加可以通过降低 LDL 与他汀治疗逆转。针对糖尿病治疗无法改善心血管结局，我们已经提出了各种假设，包括试验问题，如研究设计、样本量、持续时间和选择不佳的主要终点，以及疾病问题，如疾病持续时间或治疗特异性因素（如使用的药物）。

2008 年 FDA 提出强制行要求，想要获批的新型降糖疗法必须证明心血管疾病的安全性。一份涉及迄今为止报道的 9 项心血管结局试验，涉及 20 万名患者的数据为糖尿病和心脏病学领域带来了引人注目的转折点，该数据表明 GLP1RA 和 SGLT2i 不仅具有心血管安全性，而且具有心血管益处。其他研究证实了心血管安全性，但也发现了一些 DPP4i 引起心力衰竭风险增加的潜在问题。鉴于这些试验的里程碑式的意义、对糖尿病临床管理的影响、这些发现提出的新问题，因此在研究这些新药的结果之前，既往抗糖尿病药物研究的综述值得回顾，也提供了背景信息。

早期的研究，如 T1DM 的 DCCT 和 T2DM 小型的退伍军人事务部的糖尿病可行性试验，没有显示强化代谢控制的心血管终点事件减少。这些严格周详的研究有其固有的局限性。虽然数量相对较大（n=1441），但 DCCT 只追踪了相对年轻（平均年龄 27 岁）的 T1DM 患者约 6 年。在随访结束时，几乎没有发生什么心血管意外[9]。与常规治疗相比，强化治疗降低了 41% 的冠状动脉和外周血管疾病风险，但差异无统计学意义。同样，在 VA 试验中，T2DM 患者强化血糖控制有降低心血管终点事件的趋势，但没有显著降低[739]。两项研究都缺乏足够的能力来检测治疗组之间大血管意外的差异，因为两组的事件数量小，患者群体小，随访相对较短。

相比之下，对来自 DCCT 试验（EDIC）的 1441 名患者进行的 17 年随访显示，在随后的 DCCT 后、EDIC 观察环境中，T1DM 患者的早期强化血糖控制对心血管风险有益[740]。在随访期间，那些先前随机接受强化治疗的患者的心血管风险骤降 42%（P=0.02），非致死性心肌梗死、非致死性脑卒中或心血管死亡的复合风险降低了 57%（P=0.02）。值得注意的是，尽管经过 11 年的随访，两组之间的 HbA1c、血压和血脂风险因素基本相同，但结果分离明显。常规治疗组患者的蛋白尿和微量蛋白尿多于强化治疗组患者，并且在调整这些因素后，风险差异仍然显著。这些发现表明，早期强化血糖控制降低了 T1DM 患者患心血管疾病的长期风险，同时也提出了关于代谢记忆的有趣机制问题。

UKPDS 规模更大，并有足够的能力检测两组之间在常规和强化血糖控制的大血管意外方面的差异[379]。与常规治疗相比，接受强化血糖控制的患者心肌梗死发生率有较低的趋势，但是没有统计学意义（P=0.052）[379]。尽管在 UKPDS 中强化治疗对糖尿病大血管并发症的管理缺乏总体疗效，但有迹象表明二甲双胍作为一种特异性治疗可能有效减少心血管意外[379,741]。在一项对随机接受二甲双胍治疗的 UKPDS 队列中超重者子集（n=342）的回顾性分析中，与常规治疗患者相比，任何糖尿病相关终点（32%）、糖尿病相关死亡（42%）和全因死亡率（36%）的发生率显著降低[741]。虽然这是有限数量患者的子集数据，但这些结果及表明使用二甲双胍降低死亡率的登记数据[742]促进了对二甲双胺具有潜在的心血管益处结论的接受。

随后的试验研究了降低血糖控制目标（至糖化血红蛋白<7%）是否会减少心血管意外。ACCORD 试验将患有心血管疾病或多种危险因素的 T2DM 患者随机分到 HbA1c 值低于 7% 的治疗组或 HbA1c 目标值在 7%～7.9% 之间的标准治疗组。在 3.5 年的随访中，强化治疗组的总死亡率增加，但心血管意外没有任何显著减少[535]。VADT 将患者随机分为强化治疗（糖化血红蛋白中位数 6.9%）和标准治疗（糖化血红蛋白中位数 8.4%），也未能证明更严格的糖化血红蛋白控制对心血管有益[538]。ADVANCED 试验将患者随机分为强化治疗组，其 HbA1c 值为 6.5%（标准对照组的 HbA1c 值为 7.3%），主要大血管和微血管意外的综合结果相对减少 10%，无统计学意义[532]。值得注意的是，在统计学上意义微乎其微的心血管意外相对减少 10%，主要是因为肾病减少了 21%。综上所述，这三项研究不支持 HbA1c 降低超过 7%，可以改善已确诊冠心病患者的心血管预后。

先前数据显示，过去的降糖治疗对心血管的益处有限（如果有的话），另一个观点是，与 HbA1c 在预测微血管对降糖治疗的反应方面追踪疗效的能力相比，HbA1c 在识别大血管对治疗应答的未来风险方面是一个有缺陷的替代标志物。鉴于糖化血红蛋白用于定义糖尿病疾病，基于糖化血红蛋白登记的患者可能不会始终登记那些更可能因研究中的治疗而在大血管结果方面受益的患者。

总的来说，许多研究提供了强有力的流行病学数据，表明糖尿病与心血管风险的明显增高有关。与微血管疾病的研究相比，糖化血红蛋白每单位变化的相关风险较高，当纠正了甘油三酯、LDL-C、高血压和吸烟后，糖化血红蛋白每单位变化的相关心血管风险较低。

虽然 UKPDS 的亚研究显示了二甲双胍降糖对减少心肌梗死的益处[741]，但几乎没有数据支持其他治疗方法或特定药物。

（四）使用胰岛素增敏剂药物的研究

BARI 2D 试验将 2368 名 T2DM 和冠心病患者随机分为即时血运重建组或单一药物治疗组，以及胰岛素增敏组或胰岛素治疗组。根据提出的血管重建方法进行随机分层。所有研究亚组的 5 年生存率和主要心血管意外发生率相似，但接受冠状动脉旁路移植术的患者在血运重建后的主要心血管意外较少。胰岛素增敏组接受冠状动脉旁路移植术后低血糖和体重增加减少，获益明显。

为评估胰岛素与其他减少心血管意外的降糖治疗策略，在初始甘精胰岛素干预试验中，对糖尿病前期或早期 T2DM 患者使用胰岛素或非胰岛素治疗，使空腹血糖达到 95mg/dl，而其他治疗方法为 123mg/dl（5.3mmol/L 和 6.8mmol/L）[743]。更积极治疗组的心血管结局无明显差异。

TZD 是直接的胰岛素增敏剂，作用是提高胰岛素敏感性而不是增加胰岛素水平。TZD 结合并激活称为 PPARγ 的核受体和线粒体蛋白 mitoNEET，后者是一种调节能量代谢的线粒体蛋白[744]。血管和炎症细胞中的 TZD 效应限制动脉粥样硬化和炎症反应。吡格列酮治疗大血管事件的前瞻性临床试验中，5238 名有大血管疾病证据的 T2DM 患者被随机分为吡格列酮组或常规治疗组，目的是在两组患者中实现相似的血糖控制[745]。平均 34.5 个月后，两个治疗组在研究的主要终点（全因死亡率、非致命性心肌梗死、脑卒中、急性冠状动脉综合征、腿部或冠状动脉手术干预和脚踝以上截肢的七组分综合指标）方面没有显著差异。在外周动脉疾病表现类似于冠心病的假设下，这一广泛的主要终点事件超越了心血管试验中使用的更标准客观的心血管主要终点事件，在外周动脉疾病表现为冠心病的假设下，可用于增加证明心血管益处的可能性。然而，即使使用他汀类药物等有效的心血管风险降低药物，也很难证明外周动脉疾病结局的改善。在本试验中，接受吡格列酮治疗的患者出现预先指定的次要终点的风险显著降低，这与多因素死亡率、非致命性心肌梗死和非致命性脑卒中的标准主要心血管试验结局更加一致（HR=0.84，95%CI 0.80～1.02，P=0.027）。

有两个问题使 TZD 的使用复杂化。一项罗格列酮血糖控制短期试验对心血管结局的影响的 Meta 分析表明，罗格列酮与心肌梗死风险增加相关。在纳入的研究中，总事件发生率较低，他们没有将心血管事件作为主要终点进行检查，也没有对心血管事件进行判定[746]。相反，其他 Meta 分析，包括仅使用具有预先指定和（或）判定的心血管终点的随机临床试验，发现罗格列酮或吡格列酮均未增加心血管事件或心血管死亡[747]。这一结论也得到了其他后续研究和 FDA 共识审查小组的支持。吡格列酮和罗格列酮之间确实存在差异。限制这些药物使用的第二个因素是其已知的不良反应，包括可能增加心力衰竭（尽管没有心肌改变或死亡率增加）的液体潴留、骨折增加、部分患者体重显著增加及膀胱癌增加[749]。这些不良反应是否能被临床心血管获益所抵消还需要进一步证明，特别是考虑到本章后文讨论的更近期的阳性临床试验数据，上述不良反应是否能被临床心血管获益所抵消还需要进一步证明。

之前无法通过特定的糖尿病方法或治疗最终证明心血管意外减少可能是由于没有合适的药物或没有针对最有效的机制，而不是患者特征或研究设计等其他解释[750, 751]。

由于 2008 年 FDA 制订了新方案，规定糖尿病药物必须在其批准过程中提供心血管安全数据，大量关于新型糖尿病药物的心血管效应的新数据已经出现，并将继续进行下去，其中包括使用 GLP1RA 或 SGLT2 抑制药治疗后，患者心血管风险降低的新数据。这些结果集中考虑了比单纯降低血糖浓度更复杂的特定药物和潜在机制。

（五）关于更新的抗糖尿病药物使用的研究：一个新的时代

1. DPP4 抑制药与心血管疾病　DPP4i 通过抑制肠促胰岛素 GLP1 的降解来降低葡萄糖。SAVOR-TIMI 53 试验证实了该药物的安全性，在主要不良心血管事件（major adverse cardiovascular events，MACE）（非致死性心肌梗死、非致死性脑卒中或心血管死亡的综合）方面没有差异；然而，因心力衰竭住院的人数增加了 27%[752]。阿洛格列汀与标准护理的心血管结局对比研究（Examination of Cardiovascular Outcomes With Alogliptin Versus Standard of Care，EXAMINE）同样

通过 DPP4i 确定了 MACE 结果的心血管安全性[753]。尽管 EXAMINE 研究人员认为阿格列汀对心力衰竭没有影响，但与 SAVOR-TIMI 53 相比，本试验中设计和终点测量的差异可能不完全支持这一结论[754, 755]。在评估西他列汀治疗后心血管结局的试验（Trial to Evaluate Cardiovascular Outcomes After Treatment With Sitagliptin，TECOS）中，西他列汀没有心血管方面的益处，但也没有心力衰竭住院人数增加等不良反应。关于 DPP4i 与心力衰竭问题的其他研究方法，如观察性研究和 Meta 分析，对于特定药物是否具有不同的心力衰竭风险，结论各不相同。FDA 已经在 DPP4i 标签中标记了心力衰竭警示。虽然这些药物都不会增加死亡率，但谨慎的做法是检查 DPP4i 治疗的糖尿病患者的心力衰竭症状和体征。值得注意的是，在这些结果研究之前，不太严格的数据形式表明 DPP4i 具有心血管益处，这强调了随机、前瞻性、盲法临床试验数据的重要性。

在 CARMELINA 研究中[756, 756a]，比较了 6979 名有 T2DM 和高心血管风险的成年人（其中大多数人还患有肾病）的利格列汀（5mg，每天 1 次）与安慰剂（均添加到标准护理中）对心血管结局的影响。与安慰剂相比，利格列汀在标准治疗中表现出相似的心血管安全性。与安慰剂相比，这些患者的肾脏安全性相似，心力衰竭发生率没有增加[756, 756a]。利格列汀与格列美脲[757] 对应的心血管结局研究（Cardiovascular Outcome Study of Linagliptin Versus Glimepiride，CAROLINA）比较了利格列肽与磺脲类格列美脲在 T2DM 和更高心血管风险（已知心血管疾病或 T2DM 相关终末器官损害或老年或两个或两个以上心血管风险因素）患者中的作用。

2. GLP1RA 与心血管疾病　与 DPP4 抑制药数据相反，GLP1RA 和 SGLT2 抑制药的研究数据均提示降糖治疗可减少心血管事件，具有里程碑式意义。自然，这些积极的发现已经引起了对解释这些结果的机制的严格验证和进一步探索。尽管如此，研究结果仍然成立。每类药物中的两个不同药物均显示出积极的心血管主要终点，这一事实加强了数据的总体有效性。此外，GLP1RA 和 SGLT2 抑制药均能改善肾脏预后。

GLP1RA 对心血管系统具有 GLP1 受体依赖和非依赖作用[758, 759]。GLP1RA 可以诱导饱腹感，促进体重减轻，降低血压，并在临床前和较小的转化研究中具有其他可能促进心血管益处的作用[760]。在先导试验中[543]（表 37-19），9340 名 T2DM 和心血管风险增加的患者被随机分配到利那鲁肽（滴定至 1.8mg，每天 1 次）或安慰剂组，中位随访时间为 3.8 年。主要事件时间分析是首次发生心血管死亡、非致命性心肌梗死或非致命性脑卒中的综合统计，与安慰剂组相比，利

表 37-19　GLP1 受体激动剂心血管预后试验的关键发现

试　验	GLP1RA	样本数量	后续跟踪年	主要心血管复合结局[a]	心肌梗死	非致命的	心血管死亡率	全因死亡率	因心脏问题入院率
LEADER	利那鲁肽	9340	3.5	0.87（0.78～0.97），P=0.01	↓14%，P=0.046	↓11%，P=0.30 NS	↓22%，P=0.007	↓15%，P=0.02	↓13%，P=0.14，NS
SUSTAIN-6	司美格鲁肽	3297	2.0	0.74（0.58～0.95），P=0.02	↓15%，P=0.38，NS	↓39%，P=0.04	→P=0.92，NS	→P=0.79，NS	→P=0.57，NS

结果显示为风险比或比值比（95%CI），或作为百分比变化；在文中给出了完整的试验名称和参考文献。a. 心血管死亡、心肌梗死或脑卒中；GLP1RA. 胰高血糖素样肽 –1 受体激动剂

那鲁肽组（总发生率为 13%）显著降低（14.9%，非劣性 P＜0.001；优越性 P=0.01）[543]。

司美格鲁肽是一种每周给药一次的 GLP1RA，进行了一个持续 6 次的试验，该试验招募了 3297 名 T2DM 患者，其中大多数患者已患有心血管疾病、慢性肾脏疾病或两者兼而有之。参与者每周接受一次司美格鲁肽（0.5mg 或 1mg）或安慰剂治疗，为期 2 年。主要综合结果（即首次发生相同的 3 点主要心血管不良事件）在服用司美格鲁肽的患者中显著降低（非劣效性 P＜0.001），非致命性心肌梗死和非致命性脑卒中显著降低（表 37–19）[544]。为了进一步支持 GLP1RA 具有心血管益处，一致性试验结果表明，在 1.5 年的中位随访期内，与接受安慰剂和常规护理的患者相比，9463 名 T2DM 和心血管疾病患者基于血糖和耐受性接受 30～50mg 阿比鲁肽治疗，与接受安慰剂和常规护理的患者相比，心血管事件减少了 22%。

相比之下，其他 GLP1RA 显示出心血管安全性，但在结果试验中无获益。在急性冠状动脉综合征（Evaluation of Lixisenatide in Acute Coronary Syndrome，ELIXA）试验中，6068 名近期（＜180 天）心肌梗死或心绞痛不稳定住院的 T2DM 患者接受利克塞那肽 10～20μg 每天 1 次或安慰剂[762] 常规治疗，中位随访 25 个月。与安慰剂组相比，心血管死亡、心肌梗死、脑卒中或不稳定型心绞痛住院的主要复合终点没有显示出优势，同时也根据非劣效性验证了安全性。艾塞那肽降低心血管事件研究（Exenatide Study of Cardiovascular Event Lowering，EXSCEL）试验，对 14 752 名 T2DM 患者使用艾塞那定缓释片（每周 2mg）治疗 3.2 年，与安慰剂相比也显示出安全性，但没有益处；首次发生心血管死亡、非致命性心肌梗死或非致命性脑卒中的主要综合结果与安慰剂组无差异（HR=0.91，95%CI 0.83～1.00；非劣性 P＜0.001；优越性 P=0.06）[763]。

利那鲁肽、司美格鲁肽和阿比鲁肽（而非利司那肽或缓释艾塞那肽）的积极心血管结局的机制仍不清楚。临床试验之间的差异，如入选标准、患者群体、研究地点、试验持续时间和伴随用药的细微差异，可能是潜在因素。同一药物类别的某些成员仍有可能对离散的心血管风险参数（如血压或体重减轻）产生更有效的影响。鉴于现有文献，血糖控制本身的差异似乎不太可能解释药物类别内或新旧药物之间的可变结果益处。也很难排除药物之间的药理学差异（如长效艾塞那肽的短效与长效活性几乎达到统计学差异）。

临床试验中尚未证实最初对 GLP1RA 增加胰腺炎、胰腺癌和甲状腺癌风险的担忧，尽管有此类问题的既往病史被视为潜在的禁忌证。鉴于 GLP1 向大脑提供肠道源性饱足信号，这些药物以恶心为主胃肠道不良反应，可能有助于体重减轻，对大多数患者来说没有影响。在入选人群的范围内，GLP1RA 不会对慢性肾脏疾病患者造成担忧。人们已经注意到慢性肾脏疾病进展的减少。对于某些患者，GLP1RA 的注射适应证是一个问题。尽管与胰岛素临时糖尿病治疗（如磺脲类药物或胰岛素）结合时可能需要谨慎，但这些药物本身不会引起低血糖。

3. SGLT2 抑制药和心血管疾病　SGLT2 抑制剂通过阻断近端小管中的葡萄糖吸收来降血糖，同时也减少了能量底物并具有利尿作用，导致体重减轻和血压降低[764]。

在 EMPA-REG 结果试验中（表 37–20）[765]，7020 名患有 T2DM 和确诊心血管疾病的患者除常规治疗外，每天接受 1 次 10mg 或 25mg 恩格列净或安慰剂治疗。在中位持续时间为 3.1 年后，接受恩格列净的患者的主要心血管事件复合结局显著降低。尤其令人印象深刻的是，这一积极结果主要是由死亡率的大幅下降体现的，在心血管疾病（38%）和全因死亡率（32%）中都可以看到。服用恩格列净的患者因心力衰竭住院的人数显著减少（–35%，P=0.002），这在有和无心力衰竭史的患者中都很明显，有可能与利尿药的药物

作用一样。治疗高血压作用也很明显。然而，在利尿药或其他抗高血压药物的临床试验中，还没有发现的类似幅度的心力衰竭住院人数减少，因而不支持这种解释。鉴于大多数受试者无心力衰竭病史，这一效应反映了在多大程度上亚临床心力衰竭和心力衰竭风险是 T2DM 的一个主要问题，同时也为目前正在研究的 SGLT2 抑制药的使用提出了新的方向。死亡率和心力衰竭曲线的快速分离出现在大约 6 个月后，这也值得注意。

CANVAS[473] 项目对另一种 SGLT2 抑制药卡格列净进行了研究（表 37-20），该项目涉及两项心血管试验，包括专注于肾脏疾病患者的 CANVAS-R。这些研究涉及 10 142 名患有 T2DM 的受试者，他们要么有心血管疾病史（约 2/3），要么只有一个额外的心血管风险因素（1/3）。平均 3.6 年（中位数 2.4 年）后，主要心血管不良终点（心肌梗死、脑卒中、心血管死亡率）显著降低。尽管这些数据均趋向于获益，但与 EMPA-REG 结果试验相比，心血管死亡率或总死亡率降低并不显著。表格上显示了截肢风险增加的信号，但在 EMPA-REG 结果试验中没有明确证据表明存在类似问题。其他分析也对卡格列净可能增加截肢风险提出了担忧。这一发现的有效程度涉及其他 SGLT2 抑制药，尽管心血管事件明显减少，但这一假定问题的潜在机制仍未解决，并有待于进一步的数据证实。在达格列净对心血管事件的影响（DECLARE-TIMI 58）中，研究了 17 150 名糖尿病控制不充分且有已知心血管疾病（二级预防队列）或至少两种心血管疾病危险因素（一级预防队列）。在已公布但尚未发表的上线数据中，达格列净显示了其心血管安全性和降低心血管死亡或因心力衰竭住院的综合风险，但在合并心血管死亡、非致命性心肌梗死或缺血性脑卒中的主要不良综合结果方面无显著差异。

其他大型心血管结局试验正在使用其他 SGLT2 抑制药进行。一项大型心血管试验也正在对艾格列净进行研究。未来对其他特定人群的研究将为 SGLT2 抑制药的作用提供更多的见解。在随机临床试验环境之外进行的其他真实数据分析支持 SGLT2 抑制药的心血管益处。例如，CVD-REAL[766]（表 37-20）审查了 6 个国家 309 056 名服用 SGLT2 抑制药的患者的医疗索赔、医院记录和登记，发现使用 SGLT2 与心力衰竭住院风险降低 39%（$P < 0.001$）和总死亡率降低 51%（$P < 1.001$）相关，与国家无关。

SGLT2 抑制药对心血管有益的机制仍有待明确。既往大量降糖阴性试验表明，HbA1c 的适度改善是观察到的益处的机制。现在我们提出假说，血压、体重和体积的降低，伴随着血细胞比容的增加，以及基于组织的体积变化的独特方面有助于心血管风险的降低。然而，在利尿药或其他抗高血压药的试验中，这些参数的相对较小变化和缺乏类似效果表明，其他因素也有影响。既往与心血管风险相关的血清尿酸水平随着 SGLT2 抑制而降低，但无法解释 SGLT2 试验中曲线分离的速度。其他假设包括通过增加血浆 β-羟丁酸作为更好的能量底物，提高 T2DM 和缺血患者的燃料转换效率，改变失调的神经激素信号，改变钠氢交换等。

SGLT2 抑制药的不良反应部分与其已知的作用机制一致。诱导性葡萄糖尿可促进真菌性生殖器感染，这可以通过良好的卫生习惯来改善，同时考虑对有类似病史的患者避免使用这些药物。尽管在 Meta 分析或之前讨论的随机试验中未发现，但有报道使用 SGLT2 抑制药的糖尿病酮症酸中毒和正常血糖酮症酸血症增加。既往也提示卡格列净有增加截肢风险的问题。此类药物除非与短效胰岛素联合使用，否则没有低血糖风险。

GLP1RA 和 SGLT2 抑制药的阳性心血管结局试验（图 37-49）提出了关于最佳 T2DM 管理的基本问题：这些数据应如何纳入指南（包括 GLP1RA 和 SGLT2 抑制药之间的选择）？大多数指南采用了一种与试验一致的方法推荐这些药物，主要用于 HbA1c 控制不充分且已确诊心血管疾病或风险较高的患者。这就留下了一个尚未解决的问题，即如何为血糖控制合理，但使用未证实有心血管益处的糖尿病药物的患者改变治疗方案。另外，心脏病专科医生是否应该开降糖药，以及如何克服既往遇到的心脏病专科医生参与糖尿病治疗的难处。对这些新药物潜在心血管益处机制的深入了解可能会进一步推动完善其用法，同时也会促进药物的继续研发。最后，患有心血管疾病或有高心血管患病风险的 T2DM 患者的有效临床试验数据，促使人们思考如何将这些治疗的益处扩展到其他适应证和患者群体，特别是尚无心血管疾病的 T2DM 患者。这些药物在 T2DM 和高血压或心力衰竭患者中的临床试验已经在进行中。这些药物不引起低血糖，对降低糖尿病前驱期患者的心血管风险非常有吸引力。

（六）糖尿病患者血脂异常的特点及治疗

血脂异常已被认定是增加 T2DM 患者患动脉粥样硬化的危险因素。糖尿病中经常出现各种类型的血脂异常，并增加动脉粥样硬化的风险（见第 41 章）。虽然糖尿病患者的血浆 LDL 水平往往无显著升高，但其 LDL 水平仍然预示着心血管风险。糖尿病患者的 LDL 颗粒比正常人的 LDL 更小、更密集。这些小而致密的富含甘油三酯的 LDL 颗粒是尤其病态的。特别是在血糖控制较差的情况下，小而致密的 LDL 颗粒更容易被氧化。其他证据表明，糖尿病中 LDL 的糖基化可能增强，损害其肝受体对脂蛋白的识别，并延长其半衰期。相反，T2DM[767] 患者 HDL 水平降低。

表 37-20 SGLT2 抑制药的关键发现：心血管结局和观察性研究

研究	SGLT2 抑制药日剂量与对照	SGLT2i 与安慰剂或对照组的比较, n	CVD 患者的病史, %	中位跟踪年数	主要心血管复合结局 [a]	心肌梗死（致命或非致命）	脑卒中（致命或非致命）	心血管死亡率	全因死亡率	因心力衰竭住院
随机对照试验与安慰剂										
EMPA-REG 结果[1]	恩格列净 10mg 或 25mg 与安慰剂比较	4687 vs. 2333	99	3.1	0.86 (0.74~0.99), P=0.04	0.87 (0.70~1.09), P=0.23	1.18 (0.89~1.56), P=0.26	0.62 (0.49~0.77), P<0.001	0.68 (0.57~0.82), P<0.001	0.65 (0.50~0.85), P=0.002
CANVAS[2]	卡格列净 100~300mg vs. 安慰剂	5795 vs. 4347	65	2.4	0.86 (0.75~0.97), P=0.02	0.85 (0.69~1.05), NS	0.90 (0.71~1.15), NS	0.87 (0.72~1.06), NS	0.87 (0.74~1.01), NS	0.67 (0.52~0.87)[b]
观察研究与主动比较器										
CVD-REAL[3]	SGLT2i（达格列净 42%, 卡格列净 53%）	154528 vs. 154528（倾向匹配）	13	0.6~0.7	NA	0.85 (0.72~1.00), P=0.05	0.83 (0.71~0.97), P=0.02	NA	0.49 (0.41~0.57), P<0.001	0.61 (0.51~0.73), P<0.001

结果显示为风险比或优势比（95%CI），P 值是可用的；a. 心血管疾病死亡、非致死性心肌梗死、非致死死亡性脑卒中；b. 心力衰竭住院治疗是预先确定的心血管探索性结果；NA. 不可用；NS. 不显著；SGLT2. 葡萄糖钠共转运体 2 型 [引自 1. Zinman B, Wanner C, Lachin JM, et al.Empagliflozin, cardiovascular outcomes, and mortality in type 2 diabetes.N Engl J Med.2015;373:2117—2128;2. Neal B, Perkovic V, Mahaffey KW, et al.Canagliflozin and cardiovascular and renal events in type 2 diabetes.N Engl J Med.2017;377:644—657;3. Kosiborod M, Cavender MA, Fu AZ, et al.Lower risk of heart failure and death in patients initiated on sodium-glucose cotransporter-2 inhibitors versus other glucose-lowering drugs:the CVD-REAL study (comparative effectiveness of cardiovascular outcomes in new users of sodium-glucose cotransporter-2 inhibitors).Circulation. 2017;136:249—259.]

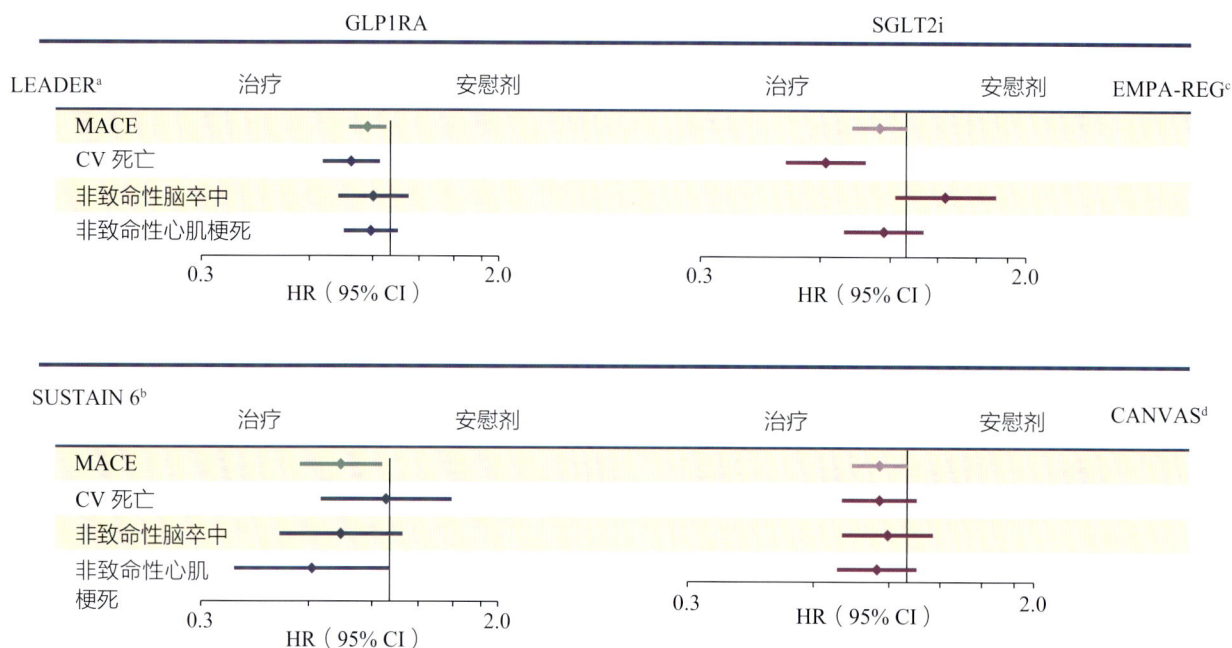

▲ 图 37-49　标志性的 GLP1RA 和 SGLT2 抑制药试验中阳性主要终点反应的成分

GLP1RA（诱导 / 利那鲁肽、持续 6 次 / 司美格鲁肽）和 SGLT2 抑制药（EMPA-REG/ 恩格列净、CANVAS/ 卡格列净）心血管结局试验的数据显示。CI. 置信区间；MACE. 主要不良心血管事件（a. 引自 Marso SP, Daniels GH, Brown-Frandsen K, et al. Liraglutide and cardiovascular outcomes in type 2 diabetes. *N Engl J Med*.2016; 375: 311–322；b. 引自 Marso SP, Bain SC, Consoli A, et al. Semaglutide and cardiovascular outcomes in patients with type 2 diabetes. *N Engl J Med*. 2016; 375: 1834-1844；c. 引自 Zinman B,Wanner C, Lachin JM, et al. Empagliflozin, cardiovascular outcomes, and mortality in type 2 diabetes. *N Engl J Med*. 2015; 373: 2117–2128；d. 引自 Neal B, Perkovic V, Mahaffey KW, et al. Canagliflozin and cardiovascular and renal events in type 2 diabetes. *N Engl J Med*.2017; 377:644-657.）

糖尿病血脂异常的一个关键特征是肝脏 VLDL 产生增加，以应对有胰岛素抵抗性脂肪细胞的糖尿病患者常见的游离脂肪酸升高的反应。胰岛素和脂肪酶(如脂蛋白脂肪酶) 介导横纹肌摄取甘油三酯衍生的 FFA，降低肝脏的 FFA 水平，而胰岛素抵抗则相反的增加肝脏的 FFA 水平。代谢综合征以腹部肥胖和胰岛素抵抗为特征，也会增加 FFA 进入肝脏。此外，T2DM 患者的脂蛋白脂肪酶活性降低导致他们血浆中富含甘油三酯的脂蛋白积聚，还会导致脂质衍生的生物活性分子向细胞的生理传递减少。这种模型与一般人群中的遗传学证据相一致。具有脂蛋白脂肪酶活性增加的功能获得变异，以及那些具有脂蛋白脂肪酶途径抑制药功能的基因丧失的变异，似乎有较低的心血管风险。富含甘油三酯的脂蛋白也通过增加从这些颗粒中提取的胆固醇转移，在降低 HDL 水平中发挥作用。

许多具有里程碑意义的试验已经证实，降低 LDL 水平在减少基线时有或无心血管疾病史患者的心血管事件方面均产生了重大临床益处。这些发现已扩展到 T2DM 和血脂异常的受试者群体。虽然糖尿病患者的 LDL 水平通常在平均范围内，但使用 HMG-CoA 还原

酶抑制药（他汀类药物）治疗后，糖尿病患者和非糖尿病患者（包括既往有心脏病史和无心脏病史的患者）的预后始终得到改善。他汀类药物现已纳入当前糖尿病管理指南。

在胆固醇和复发事件（Cholesterol and Recurrent Events，CARE）试验中，与安慰剂相比，既往有心血管事件的 T2DM 患者接受普伐他汀治疗后，心血管死亡、非致命性心肌梗死、冠状动脉旁路移植和血运重建手术的发生率降低了 25%[768]。在普伐他汀对缺血性疾病（脂质）的长期干预研究中，糖尿病患者的主要冠心病事件（致命性心血管疾病和非致命性心肌梗死）减少了 19%[769]。在一项对糖尿病、糖耐量受损或正常糖耐量患者的大队列进行的二级预防的事后亚组分析中，辛伐他汀使对应血糖范围内总胆固醇和甘油三酯的相关升高正常化[770]。治疗还显著降低了糖尿病患者的主要冠状动脉事件和血运重建，并降低了糖耐量受损患者的主要冠脉事件、血运重建和总死亡率和冠状动脉死亡率。

一些研究进一步证实了他汀类药物在糖尿病和相关疾病患者中的应用[567, 771–774]。在一项大型（n=20 536）

心脏保护研究随机安慰剂对照试验中，大约29%的研究参与者患有T2DM，给予高危患者使用辛伐他汀40mg[775]。在5年的研究过程中，辛伐他汀治疗导致冠心病患者发生主要血管事件的发生率显著降低（辛伐他汀治疗组和安慰剂组分别为33.4% vs. 37.8%），无冠心病的T2DM患者（13.8% vs. 18.6%），两类合计（20.2% vs. 25.1%）。总体而言，该研究还表明，在所有接受辛伐他汀治疗的受试者中，全因死亡率相对风险降低12%，冠状动脉死亡率降低18%。

阿托伐他汀协作糖尿病研究（Collaborative Atorvastatin Diabetes Study，CARDS）对糖尿病的治疗产生了根本性的影响，因为他汀类药物治疗组有明显获益。CARDS是一项随机、安慰剂对照试验，该研究对既往无心脏病史、血浆LDL水平低于160mg/dl（<4.1mmol/L）(n=2838)的T2DM患者接受低剂量阿托伐他汀治疗(10mg/d)，测试其对预防急性冠心病事件、冠状动脉重建或脑卒中的影响[574]。由于符合预先设定的疗效标准，试验提前2年终止。经过中位数为3.9年的随访，与安慰剂治疗的患者相比，接受阿托伐他汀治疗的患者首次心血管事件的相对风险降低了37%（95%CI降低17%～52%，P=0.001）。单独评估、急性冠心病事件、冠状动脉血运重建和脑卒中分别显著减少36%、31%和48%。CARDS试验表明，在T2DM患者中，LDL胆固醇水平阈值不应成为应用他汀类药物的唯一决定因素。值得注意的是，CARDS中的脑卒中减少了，解决了先前关于他汀类药物降低LDL是否可能降低脑卒中的程度与降低冠心病的程度相同的问题。目前，普遍认为他汀类药物可有效减少脑血管疾病[776]。根据CARDS和其他研究的结论，大多数指南已经批准他汀类药物可用于适龄的糖尿病患者。

治疗新靶点（Treating to New Targets，TNT）研究比较了阿托伐他汀10mg或80mg，每天中位随访时间为4.9年的临床显性冠心病患者的效果，这些患者也符合NCEP诊断代谢综合征的标准[772]。该研究包括778名T2DM患者，占研究人群的22%。阿托伐他汀80mg治疗和阿托伐他汀10mg相比可以减少主要心血管事件29%，这可能是由于阿托伐他汀剂量较高时LDL胆固醇降低更多。

来自多项他汀类药物试验的数据汇总进一步支持了糖尿病患者的他汀类药物益处。在胆固醇治疗试验者（Cholesterol Treatment，CTT）合作中[777]，对14项不同研究中18 646名糖尿病患者的分析显示，每降低1mmol/L的LDL胆固醇，全因死亡率比例降低9%（RR=0.91,99%CI 0.82～1.01，P=0.02），而非糖尿病患者的全因死亡率降低13%（RR=0.87，99%CI 0.82～0.92，P<0.0001）[778]。在糖尿病患者中观察到每降低1mmol/L LDL胆固醇，主要心血管事件在临床和统计学上显著降低21%（RR=0.79，99%CI 0.72～0.86，P<0.0001）。

2013年，美国心脏病学会（American College of Cardiology，ACC）和美国心脏协会（American Heart Association，AHA）提供了修订版胆固醇治疗指南[779]。这些建议较先前的指南有所更改，将降脂治疗的重点放在四个临床确证的患者组上，这些患者组分别予以大剂量，中等计量或低计量他汀类药物干预，同时也放弃使用LDL靶点作为指导治疗的手段。糖尿病是这四组之一，并得到一级和二级预防试验数据的支持。这些准则的一个有争议的方面是放弃具体的LDL目标。TNT和随后改善的结果减少：Vytorin疗效国际试验（Improved Reduction of Outcomes:Vytorin Efficacy International Trial，IMPROVE-IT）表明，在稳定的他汀类药物治疗中加入非他汀类降LDL药物依折麦布可进一步降低冠心病患者的心血管事件[780, 781]，这支持使用特定LDL靶点的临床效用。鉴于2013年指南精确关注临床试验中已证实的内容，因此可以最好地将其视为科学声明，阐述了他汀类药物治疗糖尿病患者的具体年龄界限。

临床试验还显示，他汀类药物与一小部分患有T2DM高风险人群的新发糖尿病增加有关。为了证明他汀类药物可用于预防，一项评估瑞舒伐他汀的干预试验（Justification for the Use of Statins in Prevention:An Intervention Trial Evaluating Rosuvastatin，JUPITER）研究调查了17 603名无动脉粥样硬化事件史的患者中瑞舒伐他汀20mg与安慰剂的比较，在270例服用瑞舒伐他汀的患者中发现，基线平均LDL水平为108mg/dl，CRP升高为4.2mg/L，而服用安慰剂的患者为216例[782]。在JUPITER人群中，41%的参与者在研究开始时患有代谢综合征。在有一种或多种糖尿病危险因素的患者中，有28%的患者出现新发糖尿病，同时心血管事件减少39%，总死亡率减少17%。在没有糖尿病危险因素的人群中，无新确诊糖尿病[783]。因此，他汀类药物治疗后糖尿病患者一定程度的增加可被心血管事件的大幅减少所抵消。对于他汀类药物治疗适当的患者，对新发糖尿病的担忧不应该成为决定是否使用他汀类药物的因素。虽然多种他汀类药物使用中可观察到新发糖尿病，但这种他汀类药物作用的机制尚不知晓。

现在有了关于使用其他降低LDL的新疗法的LDL胆固醇水平和心血管风险的额外数据。在人群研究中，发现终身低LDL胆固醇水平的个体存在PCSK9基因功能丧失，这与动脉粥样硬化和心血管事件减少相关，但没有其他不良影响。PCSK9功能增加的遗传变异导致高脂和临床表现可复制性家族性高胆固醇血症，进一步支持PCSK9作为药物靶点。PCSK9的作用是靶向LDL受体进行蛋白体降解，而不是使其返回细胞表面进行另一个 LDL 清除周期。在对药物开发前景展望时，未来 10 年内的药物开发前景令人惊叹，测试了单克隆抗体形式的 PCSK9 抑制药减少心血管事件的临床疗效。在 FOURIER 研究中，27 546 例冠状动脉疾病患者将 PCSK9 抑制药 Evolocumab（Repatha）加入他汀类药物治疗与单用他汀类药物治疗相比，LDL 水平降低了 59%［从 92mg/dl 降至 30mg/dl（从 2.4mmol/L 降至 0.78mmol/L）］，并且与心血管事件的统计学显著降低 15% 相关[784]。最近急性冠状动脉综合征患者使用阿利库单抗的 ODYSSEY 试验也提示心血管事件有统计学意义的显著减少，但尚未公布[785]。糖尿病患者使用 PCSK9 抑制药作为其心血管事件风险增加的治疗作用而受到关注。糖尿病患者预后的事后研究是 FOURIER 的一项预先确定的分析，与基线时没有糖尿病的患者（60%）相比，这些患者（40%）表现出相似的获益也无不良作用。在奥德赛，29% 的受试者患糖尿病，这表明应该设有关于这一群体的数据。其他研究表明，在糖尿病患者中使用阿利库单抗没有问题，其报道表明对急性冠状动脉综合征患者事件减少的作用积极。一个正在进行的科学问题是，有证据表明 PCSK9 功能丧失可能与高血糖症和糖尿病风险增加有关[786]，尽管迄今为止在临床试验中未发现新的糖尿病信号增加。

其他非他汀类药物治疗的结果各不相同。在几项试验中将烟酸加入他汀类药物并没有额外收益，这数据令人失望[773, 787, 788]。尽管在糖尿病患者中发现，烟酸对较低的 HDL 患者的治疗可能有效，但缺乏已证实的疗效，以及其会增加胰岛素抵抗且相对较差的耐受性限制了其使用。最近使用孟德尔随机化的遗传研究表明，与较高 HDL 水平相关的变异通常不能预防 CV 事件[789]。目前聚焦于 HDL 与心血管疾病之间负相关的关系的关键因素是 HDL 功能，但可能不会反映在总 HDL 水平上[790]。

鉴于糖尿病血脂异常极为常见，降低高甘油三酯和提高 HDL 的纤维酸衍生物作为糖尿病患者的治疗方法也有被提出。在 VAHDL-C 干预试验（VA-HIT）中，使用吉非贝齐的男性冠状动脉事件和脑卒中显著减少[774]。事后分析表明，这些益处是由糖尿病亚组驱动的，需进一步关注贝特类药物。FIELD 研究评估了长期非诺贝特治疗对 T2DM 患者心血管事件的影响[567]。患者随机接受每天微量非诺贝特 200mg（n=4895）或安慰剂（n=4900）。在 5 年的随访期间，5.9% 的安慰剂治疗患者与 5.2% 的非诺贝特治疗患者发生了主要冠状动脉事件（冠心病死亡或非致死性心肌梗死），这是试验的主要终点，差异没有统计学意义。非诺贝特治疗显著降低了一些次要终点，包括总心血管事件（HR=0.89，95%CI 0.75～1.05，P=0.035），冠状动脉血运重建，蛋白尿进展，以及需要激光治疗的视网膜病变。非诺贝特的其他次要终点（如心血管死亡率）较高，无统计学意义。研究主要终点的统计学意义已被忽略，因为与非诺贝特组相比，安慰剂组中更大比例的患者在研究期间开始他汀类药物治疗，从而调节其风险并可能掩盖治疗效果。

该 ACCORD 试验研究了贝特类药物联合他汀类药物在 T2DM 患者中的使用。该试验调查了非诺贝特联合辛伐他汀与单用辛伐他汀相比是否能减少心血管疾病高危糖尿病患者的心血管事件。在这项比较非诺贝特与安慰剂治疗患者的随机临床试验中，联合治疗并未降低心血管死亡率，非致死性心肌梗死或非致死性脑卒中的发生率，尽管其他次要参数如首次心肌梗死得到了改善。在一个预先指定高甘油三酯比例的亚组［甘油三酯≥204mg/dl（≥5.3mmol/L）和 HDL≤34mg/dl（≤0.88mmol/L）］中，与安慰剂组相比，非诺贝特确实降低了主要结局。在贝特类试验中出现了一种模型，对于甘油三酯显著升高且 HDL 较低的人群（通常使用贝特类药物的人群），其益处更大。目前，尚无正式建议存在明显血脂异常的患者接受他汀类药物贝特类药物联合治疗或单独使用，进一步降低 T2DM 风险[791]。在那些有心血管病史，甘油三酯升高和 HDL 低的患者中，一旦 LDL 水平被控制在合理范围，专家意见认可贝特类药物作为他汀类药物治疗的辅助药物。重要的是，无论是通过药物治疗还是改善生活方式干预和适度减肥，改善血糖控制和降低胰岛素抵抗都可以改善糖尿病血脂异常。EPA 干预试验减少心血管事件（REDUCE-IT）的上线结果[792] 在已确诊的心血管疾病和至少一种其他心血管危险因素表明或糖尿病患者中仅使用鱼油中的特定二十碳五烯酸，首次发生主要不良心血管事件（包括心血管死亡）的主要终点复合物减少 25%，包括非致死性心肌梗死、非致死性脑卒中、冠状动脉血运重建或需要住院治疗的不稳定型心绞痛。

据报道，与低甘油三酸酯水平相关的遗传变异，如 ApoCⅢ 功能丧失，可预测未来的心血管事件[793]。ApoCⅢ 功能丧失可降低血浆甘油三酯，以及乳糜微粒、VLDL、LDL 和 HDL 颗粒的致动脉粥样硬化性。这些发现为将 ApoCⅢ 抑制和基因敲除作为一种治疗策略提供了理论基础，尽管 FDA 最初因对血小板减少症的关注而拒绝使用 ApoCⅢ 反义寡核苷酸 Volanesorsen，但这种治疗策略仍在继续[794]。

高胆固醇治疗指南的来源现已从之前的 NCEP 成人治疗小组建议（最后一个是 NCEP ATPⅢ）转变为美国心脏病学会和美国心脏协会的联合指导。ATPⅢ 的建议和最近的 ACC/AHA 方法都是有价值的，并提供了额外的视角。血脂异常作为 NCEP ATPⅢ 指南中对糖尿病患者心血管风险的重要性的因素，该指南确定糖尿病的心血管风险与既往有冠心病事件的心血管风险相等[726]。根据 NCEP ATP Ⅲ 指南，如果 LDL-C 水平高于 130mg/dl（＞3.36mmol/L），T2DM 患者将接受降胆固醇治疗，目标是将 LDL 胆固醇降低到低于 100mg/dl（＜2.57mmol/L）[726]。在实践中，通常采用更积极的方法，如果 LDL 胆固醇水平高于 100mg/dl（＞2.57mmol/L），则采用药物治疗。后续指南更新支持高风险患者的 LDL 胆固醇目标低于 70mg/dl（＜1.81mg/dl），即使高风险患者的基线 LDL 胆固醇水平低于 100mg/dl（＜2.57mmol/L）[795]。最新的 ACC/AHA 胆固醇指南采取了完全不同的方法。该指南放弃了特定的 LDL 目标，而是确定了临床试验数据支持他汀类药物使用的四个特定患者组。由于临床试验并未专门针对单一他汀类药物的更高强度和更低强度的 LDL 目标，因此建议侧重于给定患者组的适当他汀类药物剂量。糖尿病是这四个患者组之一，建议指定的糖尿病患者（年龄 40—75 岁），根据参加试验的受试者的定义，如果他们 10 年的计算风险≥7.5%，则接受高强度他汀类药物（阿托伐他汀 40mg 或 80mg，瑞舒伐他汀 20mg 或 40mg）；如果计算的 10 年风险低于 7.5%，则使用中等强度的他汀类药物（这些相同的他汀类药物在其他较低剂量下，其余他汀类药物在中最高剂量下）。这种方法一直存在争议，特别是放弃目标 LDL 水平。但是，来自多个临床试验（包括依折麦布）的数据支持了较低 LDL 水平的益处。随后的 PCSK9 抑制剂数据进一步加强了指南更新中提到的实现较低 LDL 水平所带来的额外心血管益处的证据，并可能纳入即将发布的 AHA/ACC 指南发布中。

（七）糖尿病患者高血压的特点及治疗

大约 50% 的新诊断的糖尿病患者也患有高血压。与血脂异常一样，高血压与糖尿病相互作用，从而增加心脏死亡的风险（图 37-47）。尽管高血压是多因素的，但胰岛素抵抗状态是易患高血压的一个高危因素。除了对心血管系统的负面影响外，高血压是糖尿病微血管疾病发展的关键原因。根据全国高血压预防、检测、评估和治疗联合委员会（Joint National Committee on Prevention, Detection, Evaluation, and Treatment of High Blood Pressure, JNC 7）的指导原则，糖尿病患者的血压应降至 130/85mmHg 以下[547]。糖尿病的持续时间较长与动脉僵硬度增加、血管舒缩功能降低和脉压变化有关，这些变化可能导致患者在血压治疗后出现症状。对于糖尿病患者，通常情况下的夜间血压下降也可能消失。

最近的临床试验的结果强调了积极治疗糖尿病患者高血压的好处，尽管在临床试验和现实环境中，实现平均血压降低到目前推荐的目标具有一定挑战性。这也能够解释为什么试验结果有出入。数据继续支持糖尿病患者的收缩压在 120～140mmHg，而收缩压小于 120mmHg 的其他益处则不太明显[796]。

在欧洲收缩期高血压 (Syst-Eur) 研究中使用长效二氢吡啶钙通道阻滞药可显著降低糖尿病亚组的总死亡率（55%）、心血管死亡率（76%）和心血管事件（69%），其益处大于无糖尿病亚组的益处。在心脏预后评估（Heart Outcomes Prevention Evaluation, HOPE）研究中，近 40% 的患者患有糖尿病和其他心血管危险因素，雷米普利使主要终点降低 24%，总死亡风险降低 25%[797]。即使在血压正常的糖尿病患者中，ACE 抑制药治疗后血压下降（2～4mmHg）也有一些益处，这引发了一个问题，即使血压变化不大，仍有未知机制导致了这些益处。其他严格设计的研究，如 UKPDS[798] 和高血压最佳治疗（Hypertension Optimal Treatment, HOT）研究表明，糖尿病患者的严格血压控制导致心血管益处更大[799]。在 ADVANCE 试验中，超过 11 000 名 T2DM 患者接受培哚普利和吲达帕胺或安慰剂的固定剂量组合及常规护理[800]。使用培哚普利 / 吲达帕胺的患者平均收缩压降低 5.6mmHg，舒张压降低 2.2mmHg，发生重大大血管或微血管事件的相对风险降低 9%，而安慰剂组为 16.8%，风险比为 0.91。大血管和微血管事件的反应相似但不独立，强调高血压在大血管和小血管疾病中的致病作用。

在氯沙坦高血压终点降低干预（Losartan Intervention For Endpoint Reduction in Hypertension, LIFE）研究中，糖尿病、高血压和左心室肥厚征象的患者被随机分配到以氯沙坦为基础（n=586）或阿替洛尔为基础（n=609）治疗高血压[800a]。尽管血压降低相似，但氯沙坦在降低心血管疾病发病率和死亡率方面比阿替洛尔更有效，同时对新发糖尿病的转化率也更低。氯沙坦比阿替洛尔更有效地减少事件的能力可能与血管紧张素受体阻滞药比 β 受体拮抗药更有效地逆转左心室肥大的能力有关。

尽管人们认为 β 受体拮抗药会使糖尿病患者的血糖控制恶化，但尚不清楚这是该药物类别所有成员的特性，还是 β 受体阻滞药与肾素 – 血管紧张素系统抑制药（已知会增加胰岛素敏感性的抑制药）联合使用的情况。对糖尿病血糖的影响：在卡维地洛 – 美托洛尔比较高血压（Glycemic Effects in Diabetes Mellitus:Carvedilol-Metoprolol Comparison in Hypertensives, GENINI）试验中，记录 T2DM 和高血压患者服用固定剂量的 ARB 或 ACEI 随机接受卡维地洛（非选择性受体阻滞药，也可阻断 α₁ 受体）或美托洛尔（β₁ 受体拮抗药）。尽管两种 β 受体拮抗药的血压控制程度相似，但美托洛尔的 HbA1c 和胰岛素抵抗显著增加，而卡维地洛则没有。因此，卡维地洛与 RAS 抑制药联合使用时，似乎不会引起类似美托洛尔对血糖水平的不良影响，尽管这一结论需要在长期结果试验中得到证实。

抗高血压和降脂治疗预防心脏病发作试验

（Antihypertensive and Lipid-Lowering Treatment to Prevent Heart Attack Trial，ALLHAT）的研究人员比较了 31 512 例 T2DM 或空腹血糖受损（impaired fasting glucose，IFG）患者在进行高血压第一步治疗时的结果，与噻嗪类利尿药（氯噻酮 12.5～25mg/d）相比，钙离子通道阻滞药（氨氯地平 2.5～10mg/d）或 ACE 抑制药（赖诺普利 10～40mg/d）血糖正常[801]。与氯噻酮相比，用钙通道阻滞药或 ACE 抑制药治疗的 T2DM 患者的主要结果（致命性心血管疾病或非致死性心肌梗死）的发生率没有显著差异。用钙通道阻滞药治疗的空腹血糖受损患者的主要终点相对风险显著高于接受氯噻酮治疗的患者。

一个尚未解决的主要问题是，将高血压治疗到低于目前推荐的目标是否会进一步降低 T2DM 患者的心血管风险。大多数试验表明，无论使用的药物如何，降压的显著效果都是针对收缩压高于 140mmHg 的人。在 ACCORD 试验中，评估了将收缩压降低到两个不同水平对心血管风险的影响[802]。一组被随机分配到收缩压低于 120mmHg（强化治疗），另一组接受收缩压低于 140mmHg（标准治疗）的治疗。针对较低的血压水平并没有降低致死性和非致死性心血管事件的发生率。基于这一结果，没有建议将 T2DM 和高血压患者的收缩压低于目前推荐的 130mmHg 的目标。然而，进一步降低血压可能会降低糖尿病肾病的发生率[548, 802]。相比之下，在没有招募糖尿病患者的收缩压干预试验（Systolic Blood Pressure Intervention Trial，SPRINT）中，更积极的血压降低是有益的[803]，这引发了随后关于 SPRINT 和其他研究之间潜在差异的讨论，包括是否存在糖尿病时高血压管理的差异[804]。

HOT 试验还研究了 18 790 名参与者（包括 1501 名糖尿病患者）的强化与标准对照，重点关注基于舒张压测量的入组和目标血压。虽然更严格的血压控制对整个研究中的主要心血管结果没有影响，但糖尿病亚组的事件减少了 51%，舒张压达到最佳的心血管风险降低至 82.6mmHg，收缩压 138.5mmHg[799]。

（八）糖尿病患者的急性冠状动脉综合征

糖尿病患者的心肌梗死病死率几乎是非糖尿病患者的 2 倍。在急性期和梗死后早期和晚期都可以看到这种过度的风险。许多机制被认为是导致糖尿病患者预后恶化的原因，包括以下内容。

- 由于左心室适应不良而导致的心力衰竭的风险增加[805-807]。
- 自主神经病变导致交感迷走神经失衡导致的猝死风险增加[808-810]。
- 由于纤维蛋白溶解功能受损而导致的早期再梗死的可能性增加[811-813]。
- 广泛的潜在的动脉粥样硬化[814, 815]。
- 心肌细胞代谢的变化，包括从葡萄糖氧化到 FFA

氧化的转变，在任何耗氧水平下，ATP 的生成都会减少[816, 817]。
- 相关性心肌病[818]。

集体数据提供了强有力的证据，表明多种治疗方式可以改善糖尿病患者心肌梗死的预后。在干预方面，经历急性梗死的糖尿病患者对纤溶治疗的反应与非糖尿病患者一样有效[814, 815]。血糖控制是整体管理的一个重要组成部分。入院时的血糖水平与糖尿病患者和非糖尿病患者心肌梗死后的早期和晚期病死率独立相关[820-823]。

急性心肌梗死中的糖尿病和胰岛素 – 葡萄糖输注（Diabetes and Insulin-Glucose Infusion in Acute Myocardial Infarction，DIGAMI）等研究已经评估了在心肌梗死的急性期糖尿病患者强化血糖控制的影响。本研究中的患者被随机分配到强化胰岛素治疗（胰岛素葡萄糖输注 24h，然后皮下注射胰岛素 3 个月）或标准血糖控制[824]。与常规治疗相比，强化胰岛素治疗方案在入院后第 1 小时和出院时降低了血糖水平。与对照组相比，胰岛素输注组 1 年死亡率降低，3.4 年随访后维持不变。

尽管最初的 DIGAMI 研究中显示的潜在益处的机制尚不完全清楚，但实验数据表明，严格的血糖控制可以通过增加葡萄糖作为 ATP 生成底物的可用性并减少 FFA 的形成来改善心肌细胞代谢，从而将心脏代谢从 FFA 氧化转变为糖酵解和葡萄糖氧化。强化血糖控制还可以逆转糖尿病患者常见的纤维蛋白溶解受损。

然而，DIGAMI 2 是一项前瞻性、随机、开放标签试验，随访 DIGAMI 试验，比较 T1DM 或 T2DM 患者的预后，未能证实早期报道的强化胰岛素治疗结果的改善[825]。长期胰岛素治疗的结果缺乏可能是因为部分违反方案的影响，包括分配到标准代谢管理的患者组，没有完善胰岛素或葡萄糖输注，14% 接受胰岛素 – 葡萄糖输注多达 41% 接受额外的胰岛素注射。结果，治疗后三组的血糖水平没有显著差异。

瑞维肝素和代谢调节在急性心肌梗死治疗评估中的临床试验 – 拉丁美洲心脏病学研究（Clinical Trial of Reviparin and Metabolic Modulation in Acute Myocardial Infarction Treatment Evaluation—Estudios Cardiologicos Latin America，CREATE-ECLA）是一项随机对照试验，对 20201 例 ST 段抬高心肌梗死患者进行了随机对照试验。症状出现后数小时，与 DIGAMI 2 的发现一致。患者随机分为 24h 内给予高剂量葡萄糖 – 胰岛素钾（glucose-insulinpotassium，GIK）输注（即 25% 葡萄糖，50U/L 常规胰岛素和 80mEq KCl）或常规护理[826]。两个治疗组中大约 18% 的患者患有 T2DM。30 天后，两个治疗组的死亡率、心搏骤停、心源性休克或再梗死的发生率没有差异。

通常认为磺脲类药物会增加心血管疾病的死亡率，

特别是在因急性心肌梗死血运重建术的患者中[827]。UKPDS 没有公布这些药物对猝死或心肌梗死发生率[379]或超过 10 年随访的有害影响的研究[24]。磺酰脲类通过胰腺 B 细胞中 ATP 敏感性钾通道的磺酰脲受体组分起作用。在心脏中，ATP 敏感性钾通道参与缺血预处理和冠状动脉血管舒张[828-830]。目前尚不清楚磺脲类药物是否调节心脏或血管系统中的这些通道，或者它们是否会显著增加急性心肌梗死发作时的糖尿病患者的风险。

ACEI 显著降低了糖尿病患者心肌梗死后的死亡率，表面上是它们可以减少梗死面积和限制心室重构。除了这些血流动力学的好处外，ACEI 还可以通过改善内皮功能[831]、改善纤溶[832]和降低胰岛素抵抗来改善糖尿病患者的预后[833]。

在意大利心肌梗死存活率研究小组（Gruppo Italiano per lo Studio della Sopravvivenza nell'Infarto Miocardico，GISSI-3）研究的回顾性分析中，急性心肌梗死入院后 24h 内给予赖诺普利可降低糖尿病患者的 6 周和 6 个月死亡率，而非糖尿病患者则无改善[834]。

同样，在对既往前壁心肌梗死后左心室功能不全患者使用曲多普利进行研究的曲多普利心脏评价研究（Trandolapril Cardiac Evaluation Study，TRACE）中，对糖尿病患者的亚组分析表明，曲多普利治疗极大改善了预后，与安慰剂相比，糖尿病患者因任何原因导致的死亡率降低了 36%，进展为严重心力衰竭的概率降低了 62%，其益处比无糖尿病的追踪受试者更为显著（死亡率降低了 18%，对进展为严重 CHF 没有影响）[834a]。

β 受体拮抗药现在已广泛应用于治疗糖尿病患者的急性冠状动脉综合征。较老的非心脏选择性 β 受体拮抗药可能会对血脂谱产生不利影响，并抑制低血糖的代谢反应，但最近关于心脏选择性 β 受体拮抗药的数据表明，这些药物对代谢指数的负面影响较小，这可能是因为它们增加了外周血流量并改善了葡萄糖输送[835, 836]。临床试验数据证实，β 受体拮抗药可降低糖尿病心肌梗死患者的死亡率和再梗死率。事实上，它们对糖尿病患者的作用似乎超过了非糖尿病患者。一项对 45000 多名患者（其中 26% 患有糖尿病）的数据进行的大规模回顾显示，β 受体拮抗药治疗与糖尿病患者的 1 年死亡率低于非糖尿病患者，没有证据表明糖尿病相关并发症增加[837]。

β 受体拮抗药对糖尿病患者有益的假说机制包括抑制自主神经病变引起的交感神经系统过度活动。β 受体阻滞药还可以降低 FFA 水平，从而减少心肌氧需求。卡维地洛虽然不是心脏的选择性 β 受体拮抗药，但具有独特的 α_1 受体阻滞性，以及所谓的抗氧化作用。这些作用可能是该药物降低胰岛素抵抗和提高血压影响的机制，可能对 T2DM 患者极为有益[838]。

阿司匹林一直是 T1DM 和 T2DM 患者急性冠状动脉综合征一级或二级预防治疗的基础用药，这些患者没有使用阿司匹林的禁忌证。阿司匹林可显著降低心肌梗死的风险，但不会增加玻璃体或视网膜出血的风险，即使在视网膜病变患者中也是如此[839]。美国残疾人协会目前推荐阿司匹林治疗（75～162mg/d）作为一种预防糖尿病和有动脉粥样硬化病史的二级预防策略[840]，通过调节 T1DM 和 T2DM 患者的血小板聚集增强而获益[841]。尽管如此，关于阿司匹林的最佳剂量一直存在争议，肠溶涂层是否会干扰阿司匹林的效果[842]，以及近期研究中提出，阿司匹林在一级预防中的获益是否不及出血的风险。阿司匹林减少老年人心血管事件（Aspirin in Reducing Events in the Elderly，ASPREE）试验研究了 19 114 名 70 岁或以上无已知心血管疾病的受试者（包括约 10% 的糖尿病患者）服用阿司匹林 100mg 与安慰剂的情况，并发现对心血管结局（包括糖尿病亚组）没有益处，但出血显著增加[843]。相比之下，在 ASCEND 中，15 480 名糖尿病患者接受阿司匹林 100mg 或安慰剂治疗，平均 7.4 年，阿司匹林组的严重血管事件 [658 名参与者（8.5%）vs. 743 名参与者（9.6%），RR=0.88，95%CI 0.79～0.97，P=0.01] 少于安慰剂组，但以更严重的胃肠道或其他颅外出血为代价（阿司匹林组为 4.1%，安慰剂组为 3.2%，RR=1.29，P=0.003）[844]。阿司匹林在糖尿病患者中应用必须根据其特定的总体心血管和出血风险进行调整。

使用 ADP 受体 P2Y12 亚类拮抗药氯吡格雷的抗血小板治疗也对糖尿病患者有益。氯吡格雷与阿司匹林治疗缺血性事件风险患者（Clopidogrel Versus Aspirin in Patients at Risk of Ischaemic Events，CAPRIE）试验比较了使用阿司匹林或氯吡格雷治疗的非 ST 段抬高型心肌梗死患者的结果，包括 3866 名糖尿病患者[845]。虽然糖尿病患者的发病率高于总体研究人群，但对治疗的效果也更好。主要终点事件（血管死亡、缺血性脑卒中、心肌梗死或因缺血或出血再住院）的发生率显示，阿司匹林治疗的糖尿病患者为 17.7%，氯吡格雷治疗的患者为 15.6%，显著 RR 为 12.5%。新的抗血小板治疗也可应用，包括具有更大效力的 P2Y12 受体拮抗药。在通过优化血小板抑制和普拉格雷心肌梗死溶栓 38（Trial to Assess Improvement in Therapeutic Outcomes by Optimizing Platelet Inhibition With Prasugrel-Thrombolysis In Myocardial Infarction 38，TRITON-TIMI 38）研究来评估治疗结果改善的试验中，糖尿病患者的主要终点（心血管死亡、非致命性心肌梗死或非致命性脑卒中）的相对风险降低了 30%，没有证据表明大出血风险增加[846]。在血小板抑制和患者结局（Platelet Inhibition and Patient Outcomes，PLATO）试验中，替格瑞洛同样降低了伴和不伴有糖尿病的急性冠状动脉综合征患者的缺血性事件发生率；

在糖尿病亚组中，主要复合终点（18%）、全因死亡率（18%）和支架血栓形成（35%）均下降，主要出血无增加。糖尿病患者经皮介入（如支架血栓形成）并发症的风险增加，可能需要对合适患者使用更频繁的口服抗血小板治疗。

新的辅助疗法，如抗血小板的血小板糖蛋白Ⅱb/Ⅲa 受体拮抗药，也已在患有不稳定心绞痛或非Q 波梗死的糖尿病患者中进行了评估。总的来说，与非糖尿病患者相比，这些药物在糖尿病患者中的作用似乎同样好，甚至可能稍好一些。在受不稳定体征和症状限制的患者的缺血性综合征管理中的血小板受体抑制（Platelet Receptor Inhibition in Ischemic Syndrome Management in Patients Limited by Unstable Signs and Symptoms，PRISM-PLUS）研究中，与单独使用肝素相比，在肝素治疗中添加替罗非班降低了 7 天复合终点。糖尿病患者效果优于非糖尿病患者[847]。

在一项接受经皮冠状动脉腔内成形术治疗的患者的研究中，糖蛋白Ⅱb/Ⅲa 拮抗药治疗与糖尿病队列中的急性事件较少，但与非糖尿病队列相比，长期靶血管重塑率较高[848]。然而，在另一项使用支架的试验中，与安慰剂相比，添加糖蛋白Ⅱb/Ⅲa 拮抗药后 6 个月的靶血管血运重建率显著降低[849]。

BARI 研究的结果表明，在糖尿病患者中，冠状动脉旁路移植术结果优于经皮冠状动脉腔内成形术，可能是因为它解决了这些患者广泛的冠状动脉疾病[850]。本研究没有使用支架或糖蛋白Ⅱb/Ⅲa 抑制药，这两种方法在联合使用时，似乎可以改善糖尿病患者经皮冠状动脉腔内成形术后的预后。

糖尿病患者的未来血运重建的治疗方面评估：多血管疾病的最佳管理（Future Revascularization Evaluation in Patients With Diabetes Mellitus:Optimal Management of Multivessel Disease，FREEDOM）试验对管理决策有重大影响。本试验是对糖尿病和多支冠状动脉疾病患者在最佳药物治疗同时进行的经皮冠状动脉介入治疗（使用药物洗脱支架）和冠状动脉旁路移植术（使用动脉移植）的一项适当的随机比较。它提供了强有力的证据表明，与经皮冠状动脉介入治疗相比，冠状动脉搭桥术导致较少的主要心血管事件，并降低了 5 年死亡率[851]。支架技术和辅助治疗的持续进展继续使这一决定具有挑战性。糖尿病患者的冠状动脉疾病范围较小，有必要进行有创性干预，当然，可以通过经皮介入治疗进行管理。

（九）糖尿病患者的心肌病

即使在调整了年龄、血压、胆固醇水平、肥胖和冠心病病史等其他心血管危险因素后，糖尿病患者患充血性心力衰竭的风险也会增加 4 倍[852]。影响因素包括糖尿病诱导的心肌细胞功能障碍、内皮功能缺陷导致的微血管灌注受损、纤维化后胶原沉积增加、心肌

梗死后适应重构不良，导致舒张期和收缩期心力衰竭。目前的命名法[853]将心力衰竭分为两大类：有射血分数正常性心力衰竭（HFpEF）和射血分数降低性心力衰竭（HFrEF）[854]。无论梗死区的大小，糖尿病患者比非糖尿病患者在急性心肌梗死后也会发生心力衰竭的发生率更高[806, 855]。这些发现表明，糖尿病本身会对心肌造成有害的影响，导致较差的预后。

糖尿病中的许多关键结构、功能和代谢因素与导致心力衰竭的适应性重构风险增加有关。例如，多达 40% 的糖尿病患者存在无症状心肌梗死的证据，这些患者存在临床上明显的梗死，并可能导致无症状的局部和整体心室功能障碍[834, 856]。高达 50% 的糖尿病和冠心病患者患有心脏自主神经病变，已知这会导致收缩和舒张功能障碍[857]。与高血压一样，糖尿病也可导致心肌纤维化和胶原蛋白沉积增加[858, 859]。这些影响在同时存在高血压和糖尿病的患者中更为明显，并可能有助于发现糖尿病患者中常见的舒张功能障碍[860]。糖尿病患者心肌内皮功能障碍的发展也可以用微血管灌注受损和缺血受损的病理生理途径来解释[861, 862]。

在细胞水平上，高血糖和胰岛素抵抗对心肌代谢都有直接的负面影响。糖尿病患者心肌 GLUT4 水平的降低抑制了心脏的葡萄糖进入和糖酵解。结果，细胞内代谢从糖酵解转变为 FFA 氧化，从而减少糖酵解分解 ATP 生成，这是厌氧（即缺血）条件下的主要能量来源[816]。在这种情况下，氧自由基的产生也可以增强，进一步抑制心肌的收缩功能[862]。线粒体功能障碍是缺血 - 再灌注损伤的一个特征，导致活性氧的产生。在缺血 - 再灌注的实验模型中，线粒体活性氧的生成是通过逆转琥珀酸脱氢酶来介导的，导致琥珀酸的积累。在再灌注时，琥珀酸脱氢酶活性的恢复导致琥珀酸快速氧化，通过线粒体复合体Ⅰ的反向电子传递产生活性氧[863]。琥珀酸在心肌产量增加是人类急性 ST 段抬高型心肌梗死的一个特征[864]。

一般而言，心力衰竭研究的一个重大进展是在 PARADIGM-HF 中发现，血管紧张素受体拮抗药（缬沙坦）和蛋白酶中性内肽酶抑制药（沙库巴曲）的联合使用在射血分数降低的患者中优于 ACEI 依那普利（≤40%），显著减少心血管疾病死亡或因心力衰竭住院，并与先前死亡率相关相比有医学上的获益[865]。心力衰竭和肾功能不全的进展也有所减少。值得注意的是，有证据表明在这项研究近 45% 的糖尿病患者中，糖化血红蛋白下降更大，胰岛素的使用进展减少。这提出了有趣的机制问题，同时也可能支持在糖尿病患者中使用沙库比利 / 缬沙坦并环节射血分数降低[592]。

近年来，关于糖尿病前驱期和 T2DM 患者冠状动脉疾病增加的病理生理学理论有了极大的进步。这些理论指导了开创性的临床研究，进而完善了我们对病理生理学的理解。这些开创性的研究为糖尿病心血管

疾病的预防和治疗提供了优化的多因素方法的基础，包括治疗高血糖的药物选择、血脂异常和高血压、梗死后后遗症的药物。来自正在进行的临床试验和新药物开发的数据将进一步改善糖尿病患者的心血管预后。

七、糖尿病足

尽管足部并发症溃疡和截肢有着高致死率，但是糖尿病足溃疡是糖尿病晚期不良结局中最可能预防的[866-869]。Elliott Joslin 在 1934 年提出的"糖尿病坏疽并非一夜生成，而是循序进展"无疑是正确的。神经病变足不会自发溃疡，但皮肤敏感性差，出现足畸形，无法觉察的创伤（如不合适的鞋子）会使皮肤破溃。多数截肢都发生于病足破溃之后。加深对糖尿病足复杂病理机制的认识，有助于风险预测、教育预防、多学科足部护理等方案的制订。虽然已取得很多进展，但是墨守于现有指南以至这些研究成果无法转化应用，使得截肢率并无降低。

（一）糖尿病足溃疡的流行病学研究

糖尿病足在 T1DM 和 T2DM 中均可发生，并且很常见。在西方国家中，足部溃疡的年发生率在 2%～2.5%，在特定的糖尿病人群中发病率会更高，这包括美国医疗保险接受者（6%）、美国退伍军人（5%）和全球糖尿病人群（6.3%）[870]。5%～10% 的糖尿病患者发生过或目前存在足部溃疡，1% 患者接受过截肢手术[866]。尽管在 1990—2010 年期间，美国[8] 报告的某些糖尿病相关并发症显著减少，但不幸的是，截肢率并无下降。英国进行的一项立足于社区的大型研究显示，溃疡的年发病率约为 2%，而在已诊断为糖尿病神经病变的人群中上升至 7%，在过去有溃疡史的人群中比例更是高达 50%[871]，糖尿病患者一生中发生足部溃疡的风险估计达 25%[868, 872]。足部溃疡不同发生率与多种因素相关，包括糖尿病持续时间、吸烟和其他神经和心血管危险因素。足部溃疡在有过类似病史的患者中更好发。在经验丰富的糖尿病足诊所，超过 50% 的新发足部溃疡患者有既往溃疡史。患有其他糖尿病并发症的患者，如视网膜病变和肾功能不全者患足溃疡的风险更高，而接受透析的患者在这些因素中处于极高危[872a]。

超过 80% 的截肢发生在足部溃疡之后。在美国，糖尿病是非创伤性下肢截肢最常见的原因，其发病率是非糖尿病人群的 15 倍。在开展足部检查和教育项目后，截肢率有了降低[873, 874]。重视溃疡风险、遵守每天足部检查、避免早期足部感染负重有助于减少足部溃疡和截肢[875]。此外，降低心血管和肾脏风险可能会进一步降低截肢率，但这一点尚未明确。

（二）足部溃疡的发病机制

糖尿病足的形成是多因素相互作用的结果，单一因素无法诱发溃疡，但多因素联合作用便可致使皮肤破溃。两种或两种以上危险因素的组合便可促进糖尿病足溃疡的发生，63% 的溃疡中存在神经病变、畸形和创伤三联伤。此外，水肿和缺血也是常见原因。这在北美／英国对超过 150 多例足部持续溃疡病例的合作研究中得到了证实[876]。

1. 糖尿病性神经病变和足部溃疡　感觉神经、运动神经和自主神经病变都可致足部溃疡。神经病变患者发生足部溃疡的风险是无糖尿病并发症患者的 7 倍[871]。慢性感觉运动型神经病变很常见，在西方国家影响了至少 1/3 的老年糖尿病患者。这一慢性病变隐匿渐进发展，症状可能很轻微，以至被忽略。大多数患者以不舒服、疼痛和感觉异常为主要症状，但有些患者未出现过任何症状。临床查体通常显示感觉缺陷呈手套袜样分布，伴有运动功能障碍的迹象，如足部小肌肉萎缩，踝关节反射缺失。虽然有典型症状的病史极度提示神经病变，但无症状并不排除诊断，而且绝不能排除足部溃疡的风险。因此，对足部溃疡风险的评估必须始终包含仔细的足部检查，包括对本体感觉的评估（10g 尼龙丝压力测定），不论病史如何。一般感觉和本体感觉的缺失会减少毛细血管灌注，增加压力负荷部位的缺血。

交感自主神经病变会导致下肢出汗减少、皮肤干燥、干裂。在没有大血管病变的情况下，足部的血流可能会增加，同时动静脉分流会使足部温暖也增加了破溃风险。

2. 胼胝、畸形、足部高压　运动神经病变，合并足屈肌和伸肌失衡，通常导致足部畸形、跖骨头突出和爪形趾（图 37-50）。感觉神经病变引起的本体感觉丧失和跖骨头的突出，导致糖尿病足的压力和负荷增加。神经病变只是导致足部高压的原因之一，高压、皮肤干燥常使得跖骨头的负重区域下形成胼胝。这些足底胼胝是足溃疡风险的重要标志。相反，去除足底胼胝与降低足部压力有关，可降低足部溃疡的风险[877]。

3. 周围血管疾病、糖尿病足溃疡和截肢风险　单独的周围血管疾病很少引起溃疡。然而，血管疾病合并轻微创伤便可导致溃疡。轻微损伤和随后的感染增加了对正常循环外更多的血供需求，进而增加了缺血性溃疡和截肢的风险。早期筛查出有周围血管疾病风险的患者是必要的，适当的检查（如无创多普勒、动脉造影）常常有助于血运重建，改善下肢肢端血流。足背动脉或胫后动脉搏动有无是在床旁判断有无明显缺血的最简单和最可靠的指标[878]。然而，在长期糖尿病患者中，多普勒所测的踝关节压力可能误导性偏高，因此可使用趾肱指数和远端动脉的多普勒波形辅助决定哪些患者需要进一步的诊断干预[879]。

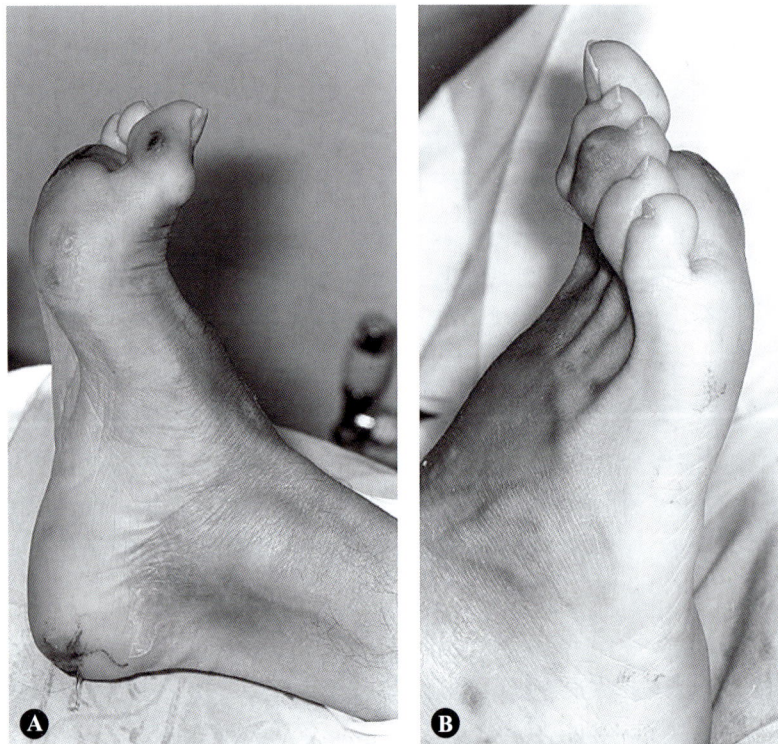

▲ 图 37-50　神经病变高危足

典型神经性高危足患者的两侧位视图。注意小肌肉萎缩，脚趾爪形，跖骨头明显突出。该患者患 2 型糖尿病，有严重的神经病变，在右足和左足均出现溃疡

远端搭桥手术或血管内干预在保肢方面短期效果良好，而长期效果不明[878, 880]。虽然这两种方式在技术和设备已经取得了进展，但目前尚不清楚哪种方法更可取。最近的一系统性综述也未能得出何种方法更优的结论[881]。然而，最近一项针对所有糖尿病足溃疡患者的研究表明，2 周内及时进行血管评估和血运重建可将截肢率降低到非糖尿病外周动脉疾病的发生率。这些肯定了临床疾病管理的作用[882]。

（三）足部溃疡和截肢的预防

相对简单的干预措施就可以减少高达 80% 的截肢[873, 874]，因此，我们需要一些方法来早期识别有潜在溃疡风险患者，还需要发展可广泛应用的教育项目。足部溃疡发生于大多数截肢之前，是糖尿病患者住院的最常见的原因之一，发病率及死亡率均较高，因此预防性足部护理措施的普及是急需的。

任何类型的糖尿病患者无论病程如何都需要定期进行足部检查，以确定是否存在溃疡的危险因素。神经病变、血管疾病、足部溃疡都是 2 型糖尿病的典型表现，因此也应进行筛查（图 37-51）。这种筛选应该至少每年进行一次。糖尿病所有的长期并发症中，足部问题及其危险因素是最容易发现的，不需要昂贵的设备，在办公室的环境中使用简单的设备就可以检查脚是否存在神经病变和血管缺陷[871]。

2008 年，美国糖尿病学会的一个工作组发表了一份报告，在每年的糖尿病足综合检查（Comprehensive Diabetic Foot Examination，CDFE）（表 37-21）[884] 应包

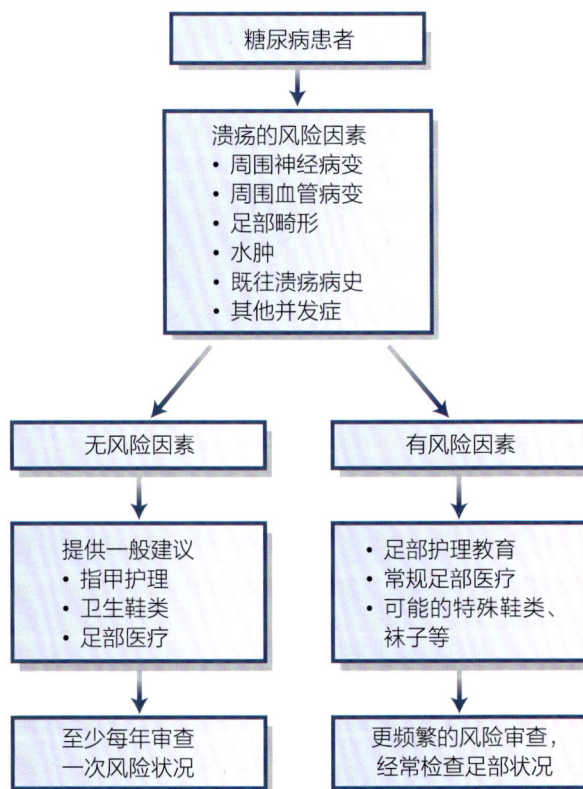

▲ 图 37-51　糖尿病足风险筛查的简单算法

表37-21 糖尿病足全面检查要点

皮肤病学
皮肤状况：颜色、厚度、干燥、开裂
出汗
感染：脚趾间检查真菌感染
溃疡
胼胝/起疱：胼胝出血

肌肉骨骼
畸形（如爪趾、突出的跖骨头、Charcot关节）
肌肉萎缩（跖骨沟）
评估鞋子是否适合脚（如大小、宽度）

神经病学
10g单丝压力的感知能力加上以下能力之一：使用128Hz音叉震动感
针刺感
踝关节反射
振动感知阈值

血管性
足部搏动
踝臂指数（如果有需要）

改编自 Boulton AJ,Armstrong DG,Albert SF,et al.Comprehensive foot examination and risk assessment:a report of the Task Force of the Foot Care Interest Group of the American Diabetes Association,with endorsement by the American Association of Clinical Endocrinologists.*Diabetes Care*.2008:31:1679-1685.

括以下内容：最重要的是让患者脱下鞋子和袜子，检查脚部是否有骨痂、畸形、肌肉萎缩和皮肤干燥，简单的神经学检查包括使用10g尼龙丝评估压力感知能力。有周围动脉疾病临床证据的感觉神经病变是足部溃疡的最强预测因素，除此之外，无法感知10g单丝的压力，无法感知蹬趾上128Hz的音叉振动，以及踝关节反射消失等已证实是足部溃疡的预测因素[868, 869]。

（四）糖尿病足护理团队

已确定为足部溃疡高风险的患者应由一个精通糖尿病足的专家团队进行管理。足病医生通常负责足部皮肤和指甲的护理，并与专科护士或糖尿病教育者一起提供足部护理教育。让矫形师或鞋匠帮助设计鞋类是比较推荐的，可以保护高风险患者的脚。团队成员应与糖尿病学家、血管外科和骨科医生密切合作。有溃疡危险因素的患者需要预防性足部护理教育，包括自己在家的足护理，足部外科医生或足病医生的日常检查，有需要时使用矫正器，避免使用存在潜在危险的非处方足部产品[874, 877]。

（五）足部溃疡的分类

对于糖尿病足的分级现有多种分类系统[868, 877]，Wagner系统[885]最为人们接受并被广泛使用（表37-22）。最近，德克萨斯大学（University of Texas，UT）团队提出了一种替代分类系统，除了对溃疡深度进行分类外（如Wagner系统），还区分了是否存在感染和缺血（表37-23）。2001年的一项前瞻性研究比较了这两种伤口分类系统，并得出UT方案比旧的Wagner系统能更好地预测结果[885]。

（六）糖尿病足溃疡的治疗

伤口愈合的基本原则同样适用于糖尿病足溃疡和任何其他部位或条件下的伤口。总的来说，如果满足以下三种情况，糖尿病足溃疡愈合的可能性很高。

- 动脉血供丰富。
- 感染得到有效控制。
- 伤口及其直接周围区域压力去除。

虽然这种方法看起来很简单，但糖尿病足溃疡的愈合失败常由未能充分注意的一种或多种因素导致，包括伤口压力、感染、缺血和清创不充分。

无法消除的伤口和直接周围区域的压力是难愈合性神经性足部溃疡最常见的原因。当周围感觉减弱或丧失时，避免对溃疡处施加压力显得尤其困难。疼痛会引起受伤区域的保护措施，而缺乏疼痛则允许将压力直接施加在溃疡上，导致不愈合。存在足部伤口而感觉正常的患者会跛行，避免对伤口施加压力，以减轻疼痛。足底有伤口却正常行走没有跛行的患者必定是有神经病变。

在一项随机研究[886]中，我们评估了压力缓解对神经性溃疡的组织病理学特征的影响，分别在就诊时和全接触石膏(total-contact cast，TCC)卸载20天后进行了活检。在直接受检的患者中，可见慢性炎症的组织学特征，包括单核细胞浸润、细胞碎片和血管或肉

表37-22 **Wagner**糖尿病足分类系统	
分级	描述
0	无溃疡，但高危足部（如畸形、老茧、不敏感）
1	浅表全层溃疡
2	溃疡较深，穿透肌腱，无骨受累
3	溃疡较深骨受累，骨炎
4	部分坏疽（如脚趾、前足）
5	全足坏疽

改编自 Oyibo S, Jude EB, Tarawneh I, et al. A comparison of two diabetic foot ulcer classification systems: the Wagner and the University of Texas wound classification systems. *Diabetes Care*. 2001;24:84-88.

分级	0 级	1 级	2 级	3 级
			表 37-23　德克萨斯大学的伤口分类系统	
A	溃疡前或溃疡后病变	无皮肤破裂	浅表溃疡深部溃疡至肌腱或包膜	伤口穿透骨或关节
B	+感染	+感染	+感染	+感染
C	+缺血	+缺血	+缺血	+缺血
D	+感染和缺血	+感染和缺血	+感染和缺血	+感染和缺血

改编自 Armstrong DG, Lavery LA, Harkless LB. Validation of a diabetic wound classification system. The contribution of depth, infection, and ischemia to risk of amputation. *Diabetes Care*. 1998;12:855–859.

芽组织生成减少；而在活检前接受 TCC 治疗的患者中，以肉芽组织、新生血管和成纤维细胞为主。这些重要的观察结果支持了神经性伤口的重复压力易导致伤口的慢性化，而压力解除则有利于修复的观点。

另一最常见的错误便是对感染的不当处理。局部措施通常是无用的，如果存在临床感染，必须紧急进行抗生素治疗。大多数感染是多微生物的，存在革兰阳性球菌、革兰阴性杆菌和厌氧菌，伴或不伴耐药微生物。

还有一个常见的错误便是对于缺血症状的不当处理，由神经病变引起的痛觉改变而导致的非典型的缺血性症状。因此神经缺血性溃疡也是最难愈合的溃疡。在糖尿病状态下，缺血的症状甚至体征都可能发生改变。因此，对于无法愈合的糖尿病足溃疡患者，如果血管状态有任何问题，应进行适当的无创检查和动脉造影。

不适当的伤口清创会导致糖尿病足溃疡愈合缓慢或不愈合。适当的清创及清除所有愈伤组织、死亡和浸渍组织是糖尿病足溃疡必要的局部治疗，与清创不足相比，适当清创加快愈合。

神经性和神经缺血性足溃疡的管理原则详见后文，参考 UT 和 Wagner 分级系统。

1. 未合并骨髓炎的神经性足溃疡（Wagner1、2 级，UT1a、1b、2a、2b 级）　充分的压力缓解是治疗发生在负重区域，如跖骨头和大脚趾的神经性足溃疡的最重要的方法。这通常可以通过 TCC 或可移动的苏格兰铸造靴来实现[868, 877]。

TCC 长期以来一直被认为是消除脚部伤口负重的金标准。在 Anderson 和同事进行的一项随机对照试验中，比较了三种去除负重的技术，发现 TCC 与最短的愈合时间相关[887]。无论使用何种铸造装置，必须定期拆除铸件，因为由专科医生对伤口进行定期清创是必要的，而且任何铸造装置都可能损伤不敏感的皮肤，特别是在骨突出处。TCC 需要经过专门培训的铸造技术人员来使用，需要频繁去除装置以进行伤口评估，故最近的研究集中在能在专科医师办公室移除并可重复使用的替代设备上。

Armstrong 等[887]发现，先前的步态实验室研究表明，尽管可拆卸石膏步行器 (removable cast walker, RCW) 和全接触石膏在去除负重上同样有效，但前者的伤口愈合速度仍旧慢于后者。造成这种差异的原因可以通过观察来解释，尽管患者被要求始终佩戴 RCW，但患者在 24h 内使用这些设备步行的时间只有 28%。为了克服 RCW 可由任何诊所人员使用，不需要专业培训即可佩戴所带来的限制，可以用铸造材料包裹，使其无法移动。一项对照试验显示，不可移动的 RCW 在愈合神经性足部伤口方面与 TCC 一样有效[888]。

理论上，所有浅表溃疡和神经性溃疡的完全愈合是可能的，并不需要截肢。在治疗具有良好外周循环的神经性溃疡时，除非有明确的感染临床体征，如明显的分泌物、局部红斑和蜂窝织炎，否则不需要使用抗生素。如果 Wagner1 级或 2 级溃疡中存在任何感染性特征，那么它都需要在 UT 系统中重新分类为 1a 或 1b、2a 或 2b。在这种情况下，应采集深部伤口标本，并开始口服广谱抗生素治疗，例如，阿莫西林－克拉维酸联合用药 (Augmentin) 或克林霉素。在抗生素敏感试验结果获取后可能需要改变抗生素使用[889]。

2. 神经缺血性溃疡（Wagner 系统分级 1、2 级，德克萨斯大学系统分级 1c，1d 级）　神经缺血性溃疡 Wagner1 级和 2 级的治疗原则与神经性溃疡相似，但有以下重要的区别。尽管可拆卸石膏和气动石膏靴 (Aircast) 可用于无感染的情况下，但神经缺血性溃疡的治疗通常不推荐使用 TCC。大多数神经缺血性溃疡都需要使用抗生素治疗并且需要检查血液循环情况，包括无创评估，如果需要，应进行动脉造影和适当的后续手术处理或行血管成形术[878]。

3. 骨髓炎（Wagner 系统分级 3 级，德克萨斯大学系统分级 3b，3d 级）　Wagner 或 UT3 级溃疡较深，累及骨骼，常伴脓肿形成。骨髓炎是足部溃疡的一种严重并发症，多达 50% 的中度至重度足部感染糖尿病患者可能发生[868]。如果医生能在深部溃疡中探查到骨骼，则很可能存在骨髓炎。X 线适用于任何不愈合的足部溃疡，尽管诊断存在延迟，但在超过 2/3 骨髓炎患者中仍极具诊断价值。在复杂的病例中，需要进一步检查，如 MRI、骨骼扫描或 [111]In 标记的白细胞扫描。虽然骨髓炎的治疗传统上是手术治疗，如切除受感染的骨，但有时也长期使用抗生素治疗。金黄色葡萄球菌是最常见的感染细菌，因此，常使用克林霉素（透骨良好）或氟氯西林等药物治疗。在最近的一项随机试验中，90 天的抗生素治疗和局部手术同样有效[890]。

4. 坏疽（Wagner 系统分级 4、5 级） 坏疽的存在标志着糖尿病足到了严重阶段。然而，局部的坏疽，尤其是脚趾处，如果无蜂窝织炎、扩散性感染或排出物，有时可自发性自体截肢。出现更广泛的坏疽需要紧急入院：进行抗感染的治疗，常需使用多种抗生素；血糖控制，通常静脉注射胰岛素，以及详细的血管评估。在这种情况下，糖尿病专家、血管外科医生和放射科专家密切合作，团队协作最为重要[891]。

（七）夏科关节病

夏科关节病是一种影响足部关节和骨骼的致残性疾病，出现于一般糖尿病人群中。在高危糖尿病患者中更为常见（10%～13%），其特征主要是严重的周围神经病变和自主神经功能障碍，足部血流量增加而外周血循环通常完整。在西方，糖尿病是夏科足最常见的原因，增强这种意识有助于早期诊断和治疗，以防止严重的畸形和残疾。

夏科关节病的发病机制尚不清楚，然而，外周不敏感和自主神经功能障碍的患者，可通过血流增加体现，他们的足部常在不经意间遭受创伤，重复性创伤导致通过骨的血流量增加，引起破骨细胞活动增强和骨重塑。在某些情况下，患者在骨折时行走，这会导致该区域的骨骼和关节遭到持续性破坏。最近的研究表明，急性夏科关节病在易感个体（如神经病变）中可因病足的局部炎症触发，并进入恶性循环：炎症反应的增加、RANKL，TNF 超家族的一员表达增加及骨溶解增加[892]。靶向 RANKL/ 骨保护素通路的激活可能是未来新的治疗方法。

夏科关节病很难与骨髓炎或炎性关节病区分[890]。当有神经病变的患者存在单侧肿胀、足热无溃疡、必须优先考虑夏科足。夏科关节病在大多数患者中可以通过 X 线片和高度的怀疑指数来诊断（图 37–52）。X 线能显示骨和关节的破坏、骨碎片和骨重塑，但是在疾病早期可能是正常的。三相双膦酸盐骨扫描显示骨摄取增加，[111]In 标记的骨扫描在没有感染的情况下为阴性。在疑似骨髓炎的患者中，FDG-PET-CT 对区分夏科关节病和骨髓炎的敏感性最高。

在诊断后，急性期的处理包括固定，通常使用 TCC[893]。几乎没有证据支持药物治疗。虽然夏科关节病并不常见，但在神经病变性足患者出现不明原因的肿胀和发热时应优先考虑。早期的固定干预可以阻止

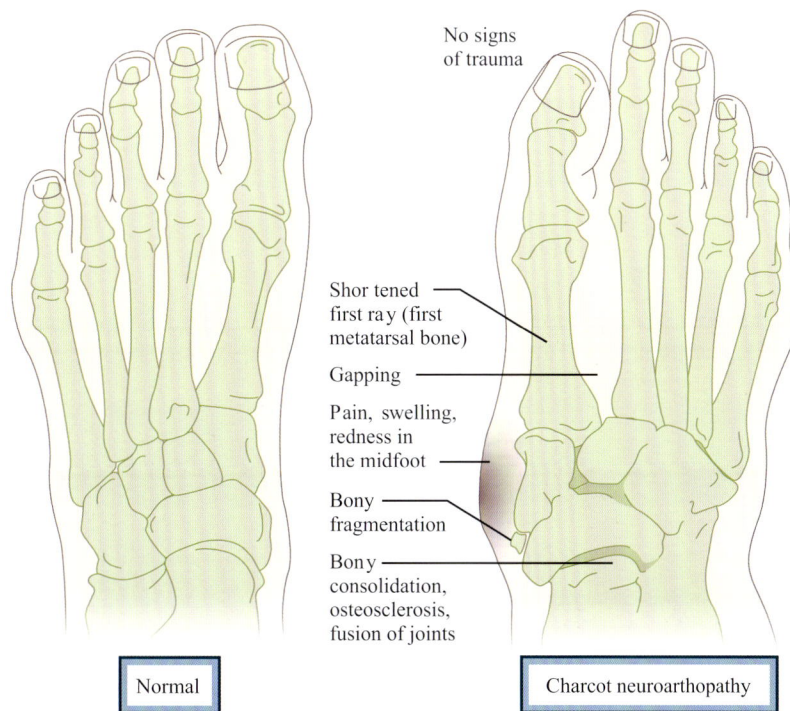

No signs of trauma

Shortened first ray (first metatarsal bone)

Gapping

Pain, swelling, redness in the midfoot

Bony fragmentation

Bony consolidation, osteosclerosis, fusion of joints

Normal

Charcot neuroarthopathy

▲ 图 37–52　Some of the key features of Charcot neuroarthropathy, an often overlooked complication of diabetes. (Redrawn from Botek G, Anderson MA, Taylor R. Charcot neuroarthropathy: an often overlooked complication of diabetes. *Cleve Clin J Med.* 2010;77:593–599.)

进展，如若不治疗，可出现明显的足部畸形，并需要局部或重大截肢。

（八）足部溃疡的辅助治疗

1. 组织工程性皮肤和 PDGF 基因衍生的生长因子和新型生物工程皮肤替代品已成为糖尿病足溃疡的辅助治疗方法，包括组织工程皮肤，即一种双层活性的人类皮肤等效物；人工皮肤，即一种人类成纤维细胞衍生的皮肤替代品；人类血小板衍生的生长因子。尽管每种都有自己的优势，但它们价格昂贵[894]，一般只用于标准治疗无效的溃疡。任何新的治疗方法都只是良好伤口护理的一种补充，良好伤口护理应该充分去除负重和定期清创。迄今为止，几乎没有客观证据支持可以常规使用这些辅助疗法，以及其他尚在研究中的疗法，包括干细胞治疗和高压氧治疗[895]。

2. 负压伤口治疗 NPWT 也被称为真空辅助闭合，被越来越多地用于治疗大而复杂的糖尿病足伤口。该方法可以刺激之前未愈合伤口的肉芽组织的形成，同时也有助于糖尿病足伤口的术后管理，这由复杂未愈合糖尿病足溃疡[896]和术后病例的随机对照试验[895]得出。正如一篇综述所述，NPWT 的使用仍存在争议，但目前最有力的证据是术后糖尿病足部伤口的辅助闭合治疗[895]。

3. 跟腱延长手术 虽然一些中心提倡并将跟腱延长作为一种辅助治疗，以防止糖尿病足溃疡复发，但没有足够的数据支持在糖尿病足中这种方法可取。考虑到糖尿病足患者任何足部手术都具有高风险，在出现充分有力的前瞻性跟腱延长手术随机临床试验结果前，减少跖骨头压力的非手术特殊鞋具仍是最优选择。

4. SGLT2 抑制药与糖尿病足病的关系 在评估卡格列净心血管安全性的 CANVAS 试验[473]中，观察到下肢远端，主要是脚趾和跖骨水平的截肢率增加。虽提出了多种潜在的机制，但并未得出统一答案。然而，最近的一项药物警戒分析证实，使用卡格列净，而非达格列嗪或恩格列净，可能与截肢风险的增加有关。对于有远端神经病变或周围动脉疾病或有足部病史的患者，应避免使用卡格列净。虽然可能并不存在一类效应[897]，但在上述情况中，对于其他 SGLT2 抑制药仍应谨慎使用。

第38章　低血糖症

Hypoglycemia

PHILIP E. CRYER　ANA MARIA ARBELÁEZ　著

陆洁莉　毕宇芳　译　王颜刚　校

要点

- 低血糖时，血糖浓度低到足以引起症状或体征的情况在非糖尿病患者中很少见，但在磺脲类、格列奈类或胰岛素治疗的糖尿病患者中很常见。
- 由于葡萄糖流入（外源性葡萄糖输送和内源性葡萄糖产生）和葡萄糖流出［胰岛素敏感组织（如骨骼肌）和胰岛素不敏感组织（特别是大脑）的葡萄糖利用］之间的良好平衡，血糖浓度通常保持在相对狭窄的范围内，即 72～144mg/dl（4.0～8.0mmol/L）。
- 低血糖是葡萄糖流入和流出之间的不平衡导致的，这种不平衡是由于葡萄糖从循环中排出过多、葡萄糖向循环中输送不足或两者兼而有之。
- 糖尿病低血糖通常是治疗性高胰岛素血症和对血糖下降的防御受损相互作用的结果，导致低血糖相关自主神经调节受损，包括葡萄糖拮抗调节缺陷和低血糖意识受损。
- 低血糖相关自主神经调节受损（hypoglycenlia associated autonomic failure，HAAF）的关键特征是对血糖水平下降的交感肾上腺反应减弱，而这由近期的低血糖、睡眠或前期运动诱发，并可通过短期内严格避免低血糖而逆转。
- 医源性低血糖与 1 型和 2 型糖尿病的发病率和死亡率相关。
- 在有低血糖风险的糖尿病患者中降低该风险的实践包括解决这一问题本身，应用积极的血糖治疗原则，并考虑传统风险因素和可能导致 HAAF 的因素。
- 在没有糖尿病的情况下，患者或药物治疗者的低血糖可能由许多药物、严重疾病、内分泌缺陷或非胰岛细胞肿瘤引起；在看似健康的个体中，它可能由内源性高胰岛素血症或各种意外、隐匿或恶性的机制引起。在儿童中，这也可能是酶缺陷异常的结果，酶作为能量底物代谢的关键，其缺乏将导致葡萄糖产生和利用异常。
- 建议仅对患有 Whipple 三联征（症状、体征或两者均与低血糖一致，测量结果可靠的低血糖，以及血糖浓度升高后这些症状或体征的缓解）的患者进行系统评估，以寻找低血糖期间代谢紊乱或内源性胰岛素过量的证据。
- 低血糖的短期治疗包括口服糖类，或肠外胰高血糖素或葡萄糖；长期治疗需要纠正低血糖机制。

医源性低血糖是使用胰岛素临时疗法（胰岛素、磺脲类药物或格列奈）进行糖尿病血糖管理的限制因素[1]。低血糖症在非糖尿病患者中是一种非常罕见的临床疾病[2]。

在生理条件下，葡萄糖是大脑的专性代谢能源[3]。

由于大脑不能合成葡萄糖，不能储存超过数分钟的糖原供应，也不能有效利用其他生理浓度的循环能源物质，因此大脑及个体的生存需要从循环中摄取葡萄糖。维持血–脑葡萄糖转运是动脉血浆葡萄糖浓度的主要作用，这需要将血浆葡萄糖浓度维持在生理范围内或高于该水平。低血糖导致功能性脑衰竭，通常在血糖浓度升高后得到纠正（表 38-1）。极少数情况下，它会导致致命的心律失常，如果心律失常严重且持续时间长，则会导致脑损伤和死亡。

表 38-1　Whipple 三联征

- Whipple 三联征：症状、体征或两者均与低血糖一致；测量结果可靠的低血糖；以及血糖浓度升高后这些症状或体征的缓解 a
- 临床上，神经低血糖症状比神经源性症状更有说服力
- "低"血糖的定义是主观判断的，但血糖浓度低于 55mg/dl（3.0mmol/L）可明确判定为低血糖
- 记录 Whipple 三联征对诊断低血糖尤其重要，因为在非胰岛素、磺脲类或格列奈治疗的糖尿病患者中，低血糖症并不常见

a. 改编自 Whipple AO. The surgical therapy of hyperinsulinism. *J Int Chir* 1938; 3:237–276.

考虑到生存对维持血糖浓度的需要，机体已经进化出预防或快速纠正低血糖的生理和行为机制[3]。这些机制非常有效，因此低血糖是一种罕见的临床事件，但使用降低血糖浓度的药物（如胰岛素、磺脲类药物或酒精）的患者除外。

第 33 章至第 37 章已经讨论了导致高血糖（糖尿病）的血糖调节障碍，导致低血糖的原因将在本章中讨论。

一、抵御低血糖的生理学

（一）葡萄糖代谢

葡萄糖有如下三个来源：消化膳食糖类后由肠道吸收；糖原分解，糖原是葡萄糖的聚合储存形式；糖异生作用，即由葡萄糖前体 [包括乳酸（和丙酮酸）、氨基酸（尤其是丙氨酸和谷氨酰胺）和甘油（少部分）] 生成葡萄糖。葡萄糖转运到细胞后有多种命运（外部损失通常可以忽略不计）（图 38-1）。葡萄糖可作为

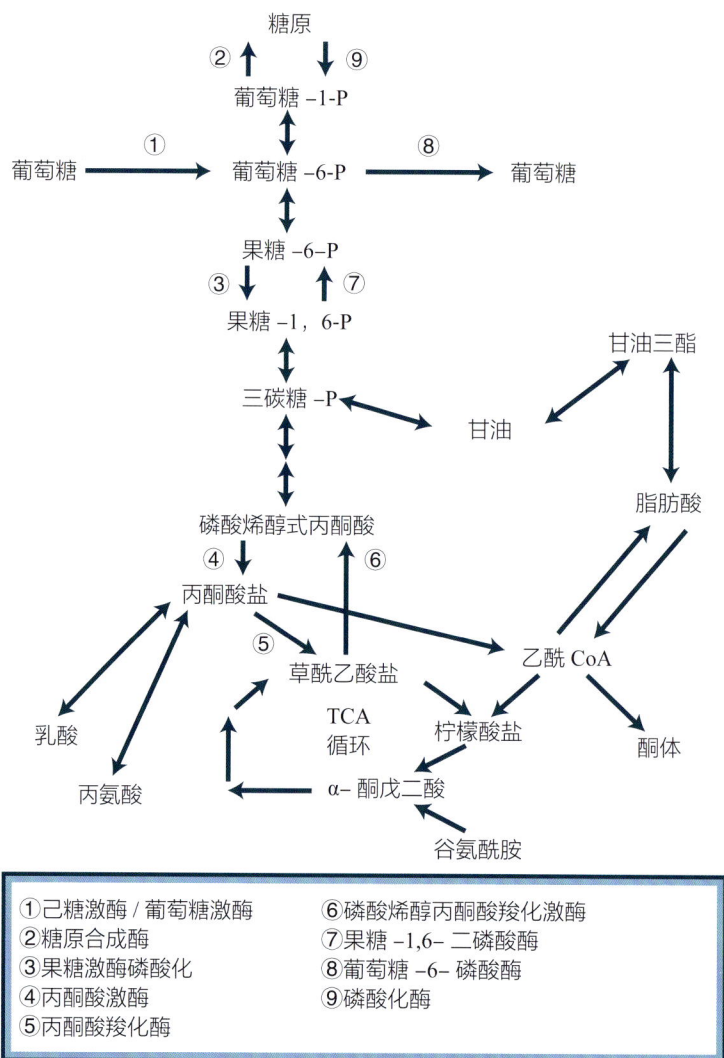

▲ 图 38-1　葡萄糖代谢示意图

CoA. 辅酶 A；P. 磷酸盐；TCA. 三羧酸

糖原储存，或经糖酵解生成丙酮酸，丙酮酸可还原为乳酸，转氨生成丙氨酸，或转化为乙酰辅酶 A。反过来，乙酰辅酶 A 可通过三羧酸循环氧化为二氧化碳和水，转化为脂肪酸，脂肪酸可构成甘油三酯，氧化或用于合成酮体（乙酰乙酸、β- 羟丁酸）或胆固醇。最后，葡萄糖可能被释放到循环中。只有肝脏和肾脏表达葡萄糖 -6- 磷酸酶，这是将葡萄糖释放到循环中所必需的酶，其水平足以对全身葡萄糖库产生实质性贡献。许多组织表达合成和水解糖原所需的酶（分别为糖原合成酶和磷酸化酶）。肝脏和肾脏也表达糖异生所需的酶，包括关键的糖异生酶丙酮酸羧化酶、磷酸烯醇丙酮酸羧激酶和果糖 -1,6- 二磷酸酶。

肝脏是内源性葡萄糖净生成的主要来源（通过糖原分解和糖异生）。反过来，肝脏也可以是葡萄糖净摄取和糖原合成的器官。肾脏也产生葡萄糖（通过糖异生）并利用葡萄糖。

肌肉可以摄取葡萄糖并将其储存为糖原，或将其代谢为丙酮酸（通过糖酵解），丙酮酸可以还原为乳酸或转氨生成丙氨酸。从肌肉释放的乳酸（和丙酮酸）可以转运到肝脏和肾脏，作为糖异生前体（Cori 循环或葡萄糖 - 乳酸循环）。丙氨酸、谷氨酰胺和其他氨基酸也可以从肌肉流向肝脏和肾脏，在那里它们也可作为糖异生前体。这些共同构成了葡萄糖 - 丙氨酸和葡萄糖 - 谷氨酰胺循环，其中新的葡萄糖形成来自前体（如氨基酸），其中的碳不来自于葡萄糖。虽然脂肪在数量上不如肌肉重要，但它也可以吸收和代谢葡萄糖。

在生理条件下，葡萄糖基本上是大脑唯一的代谢能源[3]。葡萄糖在大脑中主要经历终末氧化。虽然成人脑组织仅占体重的 2.5%，但其氧化代谢占基础代谢率的 25% 左右，占全身葡萄糖利用率的 50% 以上。如果替代能源的循环水平上升到足以大量进入大脑，则也可以被大脑利用。例如，在长时间禁食期间，循环酮体水平显著升高，可以支持大脑的大部分能量需求，并减少其对葡萄糖的利用。值得注意的是，在胰岛素介导的低血糖发作期间，酮生成受到抑制，因此，大脑同样非常依赖循环中几乎连续的葡萄糖供应[3]。

（二）全身葡萄糖平衡

正常情况下，内源性葡萄糖流入循环的速率和葡萄糖流出循环进入脑以外组织的速率主要由降血糖激素（调节）胰岛素和升血糖激素（反调节）胰高血糖素和肾上腺素协调调节，以维持全身葡萄糖平衡，可以预防低血糖（或高血糖），并确保向大脑持续供应葡萄糖（表 38-2）。这一点在外源性葡萄糖流入（如饭后与禁食期间）和葡萄糖流出（如运动期间与休息期间）存在很大差异的情况下仍得以实现。当循环中的葡萄糖产生率 [内源性（糖异生）生成的葡萄糖与外界摄入的外源性葡萄糖的总和] 与循环中的葡萄糖消失率 [持续的葡萄糖代谢（主要由大脑进行）和包括

表 38-2　全身葡萄糖平衡[a] 和循环激素对内源性葡萄糖生产和使用的影响

葡萄糖流入 / 流出来源	激素效应		
	胰岛素	胰高血糖素	肾上腺素
葡萄糖流入循环			
外源葡萄糖输送			
内源葡萄糖输送			
肝内：糖原分解和糖异生	↓	↑	↑
肾内：糖异生	↓		↑
葡萄糖流出循环			
持续的大脑葡萄糖利用			
其他组织对葡萄糖的可变利用（如肌肉，脂肪，肝，肾）	↑		↓

a. 总葡萄糖流入 = 总葡萄糖流出

肌肉、脂肪、肝脏和肾脏在内的组织的可变葡萄糖利用的总和] 不同步时，就会发生低血糖。

在健康成年人中，生理性吸收后（空腹）血糖浓度范围为 70~110mg/dl（3.9~6.1mmol/L），平均为 90mg/dl（5.0mmol/L）[3]。在吸收后稳态下，葡萄糖的产生和利用率平均约为 2.2mg/（kg·min）[12μmol/（kg·min）]，范围为 1.8~2.6mg/（kg·min）[0~14μmol/（kg·min）]。这些比率在婴儿中高出 3 倍，至少部分是因为婴儿的大脑质量相对于体重更大。

在吸收后状态下，肝脏是内源性葡萄糖产生的主要来源；肾脏既利用又产生葡萄糖，对净葡萄糖生成贡献很小。然而，与肝脏一样，肾脏中的葡萄糖生成受到调控；它被胰岛素抑制，被肾上腺素刺激，但不被胰高血糖素刺激。因此，在某些情况下会出现肾葡萄糖净生成，包括低血糖[4]。因此，内源性葡萄糖生成不能仅等同于肝脏葡萄糖生成。

糖异生和糖原分解对维持血糖浓度很重要[5]。葡萄糖池 [即细胞外液和某些组织（主要是肝脏）细胞中的游离葡萄糖] 只有 15~20g（83~111mmol），可被动员以提供循环葡萄糖的糖原（如肝糖原）包含约 70g（390mmol）葡萄糖，范围为 25~130g（135~772mmol）。因此，在平均体型的成年人中，即使在吸收后状态葡萄糖利用率降低的情况下，预生成的葡萄糖也可以提供不到 8h 的能量供应。

如果禁食时间延长到 24~48h，血糖浓度会下降，然后趋于稳定；肝糖原含量降至 10g（55mmol）以下，糖异生成为葡萄糖产生的唯一来源。由于氨基酸是导

致净葡萄糖形成的主要糖异生前体，肌肉蛋白被降解。肌肉和脂肪对葡萄糖的利用几乎停止。随着脂肪分解和酮生成加快，循环中的酮水平升高，酮成为大脑的主要能源。大脑对葡萄糖的利用减少了约一半，这降低了维持血糖浓度所需的糖异生速率，从而减少了蛋白质浪费。

餐后，进入循环的葡萄糖吸收速率增加到空腹时内源性葡萄糖生成速率的 2 倍以上，这取决于餐中的糖类含量、胃转运速率、消化和吸收速率。随着葡萄糖被吸收，内源性葡萄糖生成被抑制，肌肉、脂肪和肝脏对葡萄糖的利用加快。外源性葡萄糖被吸收，血糖浓度在小幅升高后恢复到吸收后水平。

运动可以（通过肌肉）将葡萄糖利用率提高到吸收后状态的数倍。内源性葡萄糖生成通常加速以匹配利用率，从而维持血糖浓度。

总之，尽管葡萄糖流量变化很大，但血糖浓度通常保持在相对狭窄的范围内，从而维持全身葡萄糖平衡。这一重要的体内稳态是由一系列激素、神经和底物葡萄糖调节因子完成的。

（三）低血糖反应

在健康个体中，血糖浓度下降会引起一系列反应，具有确定的血糖阈值[1, 6-9]（表 38-3）。第一个反应是胰岛素分泌减少。当血糖水平在生理范围内下降时，这种反应就会出现。当血糖水平刚好低于生理范围时，葡萄糖拮抗调节激素（包括胰高血糖素和肾上腺素）的分泌增加。较低的血糖浓度会引起更强烈的交感肾上腺（交感神经和肾上腺髓质）反应和症状。更低的血糖水平会导致认知功能障碍和其他功能性脑衰竭的表现，包括癫痫或昏迷。

（四）低血糖的临床表现

低血糖的症状和体征是非特异性的[9]。Whipple 三联征最有说服力地记录了足以引起症状和体征的临床低血糖[2]（表 38-1）。

神经低血糖症状是大脑葡萄糖匮乏的直接结果，包括认知障碍、行为变化、精神运动异常、癫痫发作和昏迷（较低的血糖水平下）[1, 9]。神经源性（或自主性）症状主要是低血糖引起的交感肾上腺（尤其是交感神经）放电引起的生理变化被感知所引起的结果。这些症状包括肾上腺素能（儿茶酚胺介导的）症状，如心悸和震颤；焦虑 / 觉醒和胆碱能（乙酰胆碱介导的）症状，如出汗、饥饿和感觉异常。中枢机制也可能参与其中一些症状的产生（如饥饿）[11]。低血糖的主观意识在很大程度上是神经源性症状感知的结果[9]（图 38-2）。

葡萄糖调节和反调节激素的信号传导机制、交感神经对低血糖反应的机制尚不清楚。然而，这些反应并不是由脑葡萄糖代谢的降低介导的，因为用 [11C]-葡萄糖 PET 测量的葡萄糖脑代谢作用降低的血糖阈值低于激素和交感神经反应的血糖阈值[12]（表 38-3）。

低血糖的症状包括苍白和发汗，分别由肾上腺素能皮肤血管收缩和汗腺胆碱能激活引起[2, 3]。心率和收缩压升高，但通常幅度不大。通常可以观察到神经性低血糖的表现。

（五）维持全身葡萄糖平衡

虽然主要由大脑进行的专性葡萄糖利用是连续的，但膳食糖类的外源性葡萄糖输送是间歇性的。通过动态、分钟级地调节肝脏和肾脏的内源性葡萄糖生成、中枢神经系统外组织（如肌肉）对葡萄糖的利用，能够维持全身葡萄糖平衡（表 38-2），并预防低血糖和高血糖[1, 3]。该调节主要由胰岛素、胰高血糖素和肾上腺素[1-3]发挥作用，但也涉及一系列激素、神经递质和底物（图 38-3 和表 38-3）[13]。

针对血糖浓度下降的关键生理防御是：①胰岛素减少；②胰高血糖素增加；③在没有胰高血糖素的情况下，肾上腺素增加[3]。行为防御是由主要交感神经

反应	血糖阈值 a	生理效应	在防止或纠正低血糖中的作用（葡萄糖拮抗调节）
↓胰岛素	4.4～4.7（80～85）	↑ R_a（↓ R_d）	首要葡萄糖调节因子，抵御低血糖的第一道防线
↑胰高血糖素	3.6～3.9（65～70）	↑ R_a	首要葡萄糖拮抗调节因子，抵御低血糖的第二道防线
↑肾上腺素	3.6～3.9（65～70）	↑ R_a，↓ R_c	当胰高血糖素缺乏时发挥关键作用，抵御低血糖的第二道防线
↑皮质醇和生长激素	3.6～3.9（65～70）	↑ R_a，↓ R_c	参与，非关键因素
症状	2.8～3.1（50～55）	↑外源性葡萄糖	即时的行为防御（食物摄取）
↓认知	<2.8（50）	—	（损害行为防御）
↓大脑葡萄糖代谢	<2.8（50）	—	—

表 38-3　降低血糖浓度的生理反应

a. 动脉化静脉，而非静脉，血浆葡萄糖浓度；R_a. 葡萄糖出现速率，肝肾生成的葡萄糖；R_c. 胰岛素敏感组织的葡萄糖清除速率，R_d. 葡萄糖消失速率，即胰岛素敏感组织如骨骼肌的葡萄糖利用（并非直接作用于中枢神经系统的葡萄糖利用）

神经源性症状

出汗
饥饿
刺痛
颤抖
心跳
紧张/焦虑

神经性低血糖症状

温暖
虚弱
思考困难
疲倦/昏昏欲睡
晕倒
头晕
说话困难
视物模糊

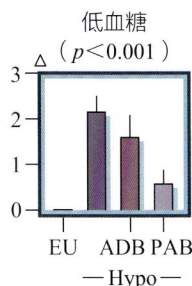

▲ 图 38-2 健康人低血糖的神经源性（自主神经）和神经性低血糖症状

在神经源性症状中，"出汗"、"饥饿" 和 "刺痛" 是胆碱能症状，"颤抖" "心跳" 和 "紧张/焦虑" 是肾上腺素能症状。在正常血糖钳夹（EU）和三种低血糖（Hypo）条件下，受试者在低血糖时意识的平均分数（±标准误差）：对照，通过输注酚妥拉明和普萘洛尔联合阻断 α 和 β 肾上腺素能（ADB），联合阻断 α 和 β 肾上腺素能加通过阿托品毒蕈碱胆碱能（泛自主神经阻断，PAB）（经 American Diabetes Association 许可转载，引自 Towler DA, Havlin CE,Craft S, Cryer P. Mechanism of awareness of hypoglycemia:perception of neurogenic [predominantly cholinergic] rather than neuroglycopenic symptoms.*Diabetes Care*. 1993; 42:1791-1798.）

源[1, 3, 10]症状引起的糖类摄入（表 38-3 和图 38-3）。

对低血糖的第一种生理防御是胰岛 B 细胞分泌胰岛素的减少。这种反应主要是由 B 细胞的葡萄糖水平下降引起的，当血糖浓度在生理范围内下降[3]（表 38-3）时，这种反应就会发生，并有利于肝脏和肾脏的葡萄糖生成增加，同时实际上停止了肌肉等胰岛素敏感组织对葡萄糖的利用（图 38-3）。

对低血糖的第二种生理防御是胰岛 A 细胞分泌胰高血糖素的增加。这种反应发生在血糖浓度刚好低于生理范围时（表 38-3），主要是通过刺激糖原分解，来促进肝脏葡萄糖生成（图 38-3）。这种反应主要由胰岛细胞内胰岛素的分泌减少的信号介导，其他 B 细胞分泌产物可能也有类似表现[14-18]（图 38-3），包括在 A 细胞葡萄糖浓度较低的情况下，机制尚未确定[14-18]的生长抑素的减少，以及继发于自主神经系统（交感神经、副交感神经、肾上腺髓质）拮抗机制的增加[19]。

低血糖的第三种生理防御是肾上腺髓质肾上腺素分泌增加，当胰高血糖素缺乏时，这一防御变得至关重要。通过中枢神经系统发出信号时，当血糖浓度刚好低于生理范围[1-3]时（表 38-3）也会发生这种情况，并在很大程度上通过 β₂ 肾上腺素能刺激肝脏和肾脏的葡萄糖生成来提高血糖浓度（图 38-3）。然而，肾上腺素的升血糖作用还包括限制胰岛素敏感组织的葡萄糖清除，动员肌肉中的乳酸和氨基酸、脂肪中的甘油等糖异生前体，以及 α₂ 肾上腺素能限制胰岛素分泌[20]（图 38-4）。事实上，肾上腺素能对 B 细胞胰岛素分泌

的作用通常在肾上腺素的血糖效应中发挥重要作用。α₂ 肾上腺素能限制胰岛素分泌，允许血糖反应；β₂ 肾上腺素能刺激单独作用几乎没有效果，因为它也刺激胰岛素分泌。然而，由于血糖水平升高和（或）β₂ 肾上腺素能刺激都导致胰岛素分泌增加，限制了对肾上腺素的血糖反应的幅度。这些生理相互作用解释了为什么胰岛素分泌不能增加的患者（如 1 型糖尿病）对肾上腺素的血糖敏感性增加[20]。循环肾上腺素几乎完全来自成人的肾上腺髓质[10]。虽然循环去甲肾上腺素在静息状态和许多刺激状态下（如运动）主要来自交感神经末梢，但血浆去甲肾上腺素对低血糖的反应主要来自肾上腺髓质[10]。

这些针对低血糖的生理防御通常会中止血糖浓度下降的发作，并预防临床（即症状性）低血糖。否则，较低的血糖浓度会引起更强烈的交感肾上腺反应，导致症状[1, 3]（表 38-3）。这些症状，尤其是神经源性症状，会引起低血糖意识（感知到低血糖），从而促进对低血糖的行为防御，即摄入糖类[3]（图 38-3）。

图 38-5 进一步说明了葡萄糖拮抗调节[1-3]的综合生理学。胰岛细胞内葡萄糖水平下降表明胰岛素分泌减少，胰高血糖素分泌增加。在外周和中枢神经系统中感觉到的葡萄糖水平下降，通过下丘脑起作用，发出交感肾上腺活动增加的信号，导致肾上腺髓质肾上腺素分泌的增加和神经源性症状的增加，后者主要由交感神经活动增加引起。图 38-5 包括一个假定的可能调节下丘脑反应的大脑网络。

二、临床低血糖

（一）定义和诊断

根据定义，临床低血糖是指血糖浓度低到足以引起症状或体征，包括大脑功能受损。引起低血糖症状和体征的血糖阈值是动态的；例如，在复发性低血糖患者中，该浓度阈值降低[21-23]，而在控制不佳的糖尿病患者中，该浓度阈值提高。因此，不可能用单一血糖浓度来明确定义低血糖。此外，低血糖的症状和体征是非特异性的，测量出的血糖浓度较低可能是人为的。由于上述这些原因，Whipple 三联征[1, 2]是低血糖最有说服力的表现（表 38-1）。

当怀疑没有糖尿病的人出现低血糖时，Whipple 三联征的记录尤其重要，因为在这种情况低血糖很少见。在没有糖尿病的情况下，建议仅对记录到 Whipple 三联征的患者进行彻底的诊断评估[2]。理想情况下，接受胰岛素促泌剂或胰岛素治疗的糖尿病患者应在怀疑低血糖时监测其血糖浓度。尽管如此，由于低血糖在使用胰岛素、磺脲类药物或格列奈治疗的患者中很常见，低血糖导致症状性发作的可能性仍然很高。必须认识到，全血中测得的葡萄糖浓度比血浆中的浓度低约 15%，如果血细胞比容较高，则可能会进一步降低。

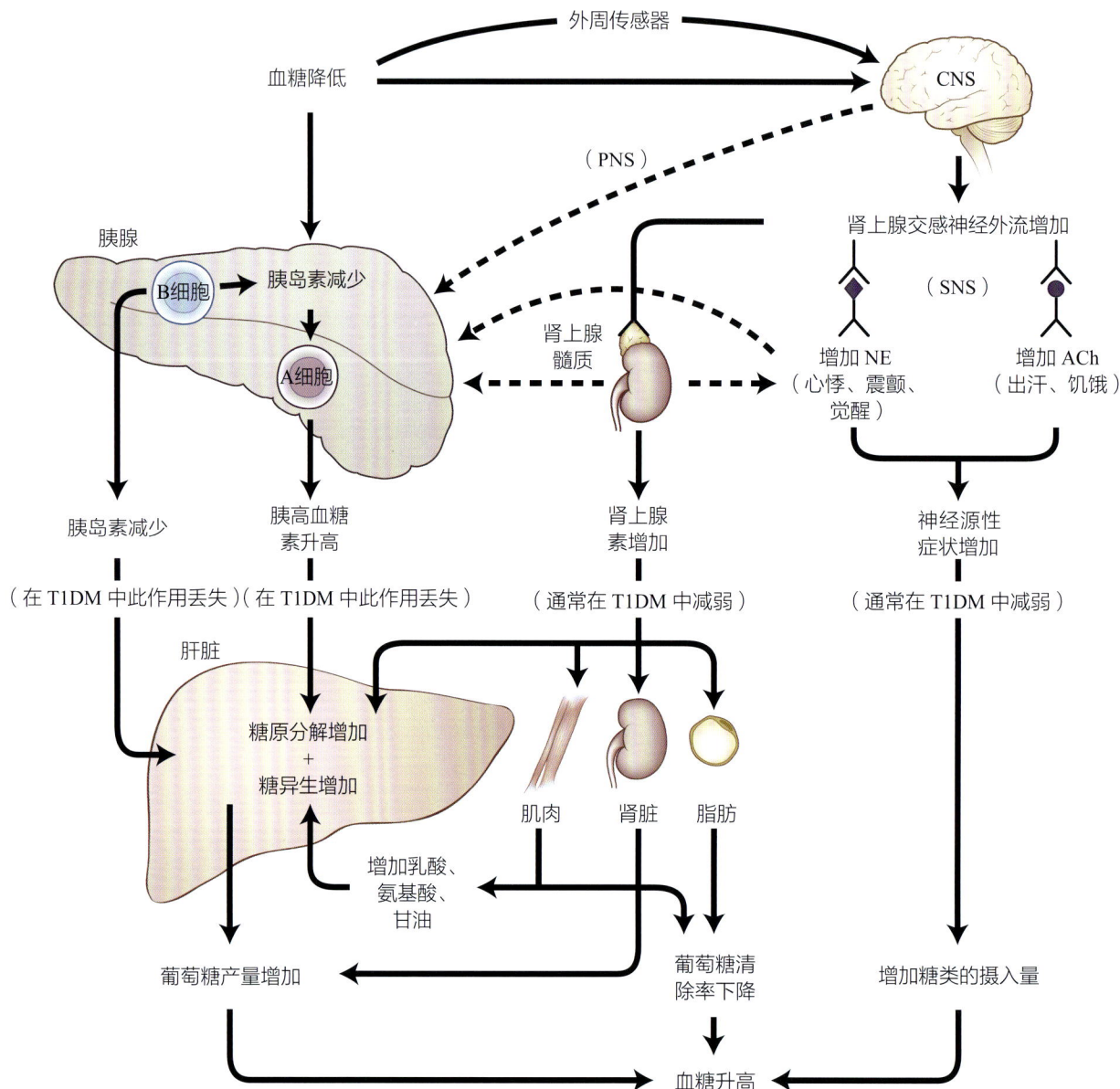

▲ 图 38-3　人体对低血糖的生理和行为防御

ACh. 乙酰胆碱；A 细胞 . 胰岛 A 细胞；B 细胞 . 胰岛 B 细胞；CNS. 中枢神经系统；NE. 去甲肾上腺素；PNS. 副交感神经系统；SNS. 交感神经系统；T1DM. 1 型糖尿病（经 American Society for Clinical Investigation 许可转载，引自 Cryer PE.Mechanisms of sympathoadrenal failure and hypoglycemia in diabetes.*J Clin Invest.*, 2006;116:1470-1473.）

（二）低血糖的临床分类

表 38-4 概述了低血糖的原因[2]。到目前为止，药物是低血糖最常见的原因。这些药物包括胰岛素促泌剂和用于治疗糖尿病的胰岛素。虽然糖尿病患者可能与非糖尿病患者患有相同的低血糖障碍，但糖尿病患者的低血糖发作通常是糖尿病治疗的结果。此外，糖尿病低血糖的病理生理学是独特的，诊断和管理方法与非糖尿病患者不同。因此，本章将分别讨论糖尿病患者的低血糖和非糖尿病患者的低血糖。

三、糖尿病患者的低血糖

（一）糖尿病低血糖的临床问题

医源性低血糖是使用胰岛素、磺酰脲类药物或格列奈进行糖尿病血糖管理的限制因素[1]。

医源性低血糖在大多数 T1DM 患者和许多晚期 2 型糖尿病患者中引起反复发病，有时是致命的。低血糖障碍通常阻止在糖尿病患者生存期内维持正常血糖，从而无法充分获得血糖良好控制的心血管获益。此外，低血糖损害了针对随后血糖浓度下降的生理和行为防

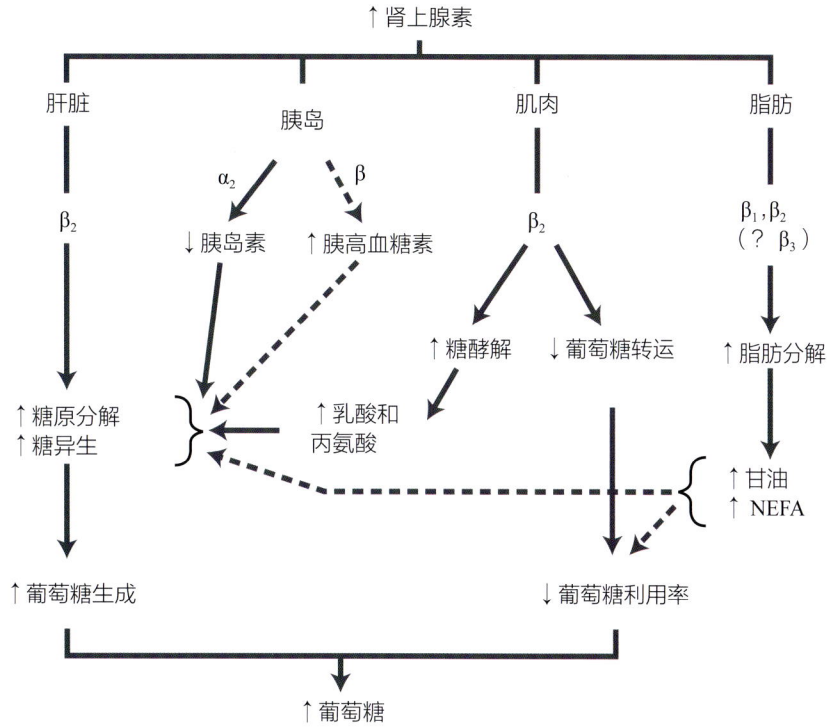

↑肾上腺素

| 肝脏 | 胰岛 | 肌肉 | 脂肪 |

α₂ β

β₂ ↓胰岛素 ↑胰高血糖素 β₂ β₁,β₂ (？β₃)

↑糖酵解 ↓葡萄糖转运 ↑脂肪分解

↑糖原分解 ↑乳酸和 ↑甘油
↑糖异生 丙氨酸 ↑NEFA

↑葡萄糖生成 ↓葡萄糖利用率

↑葡萄糖

▲ 图 38-4 肾上腺素高血糖作用机制的示意图，由 α 和 β 肾上腺素能刺激介导

NEFA. 非酯化脂肪酸（经 American Diabetes Association 许可转载，引自 Cryer PE.Catecholamines,pheochromocytoma and diabetes.*Diabetes Rev*.1993;1:309-317.）

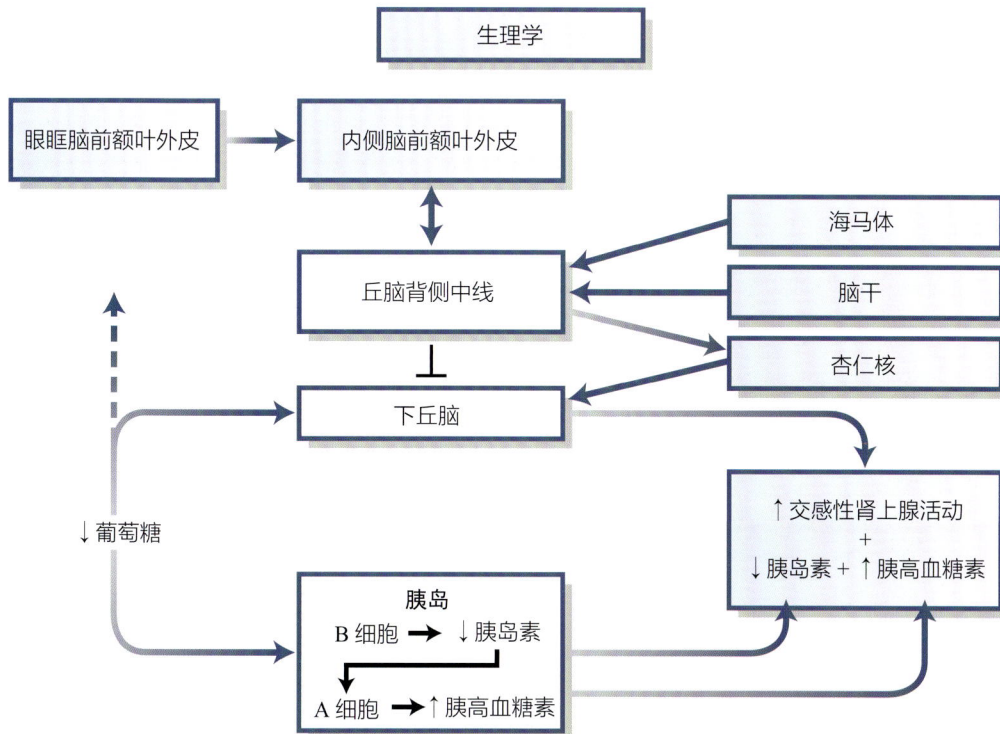

生理学

| 眼眶脑前额叶外皮 | → | 内侧脑前额叶外皮 |

海马体

丘脑背侧中线 ← 脑干

杏仁核

下丘脑

↓葡萄糖 ↑交感性肾上腺活动 + ↓胰岛素 + ↑胰高血糖素

胰岛
B 细胞 → ↓胰岛素
A 细胞 → ↑胰高血糖素

▲ 图 38-5 人类低血糖生理反应的综合机制示意图

胰岛素分泌减少，胰高血糖素分泌增加，交感肾上腺（肾上腺髓质和交感神经）活性增加。A 细胞 . 胰岛 A 细胞；B 细胞 . 胰岛 B 细胞（经 American Diabetes Association 许可转载，引自 Cryer PE. *Hypoglycemia in Diabetes:Pathophysiology, Prevalence and Prevention*. Alexandria, VA:American Diabetes Association; 2009.）

表 38-4　成年人低血糖的原因

患病或用药个体

药物

- 胰岛素或胰岛素促分泌素
- 乙醇
- 其他（表 38-8）

危重症

- 肝、肾或心力衰竭
- 败血症
- 营养不足

激素缺乏

- 皮质醇
- 胰高血糖素和肾上腺素（在胰岛素缺乏型糖尿病中）

非胰岛细胞性肿瘤

看似健康个体

内源性高胰岛素血症

- 胰岛素瘤
- 功能性 B 细胞疾病（胰岛细胞增生症）
- 非胰岛素瘤胰腺源性低血糖症
- 胃旁路术后低血糖
- 自身免疫性低血糖
  - 针对胰岛素的抗体
  - 胰岛素受体抗体
- 胰岛素促分泌素
- 其他

意外、隐秘或恶意低血糖症

经 The Endocrine Society 许 可 转 载， 引 自 Cryer PE, Axelrod L, Grossman AB, et al.Evaluation and management of adult hypoglycemic disorders: an Endocrine Society clinical practice guideline.*J Clin Endocrinol Metab*. 2009; 94: 709–728.

御，导致反复低血糖的恶性循环。

糖尿病低血糖是由胰岛素或胰岛素促泌剂（如磺酰脲类或格列奈）药代动力学不完善的治疗引起的，导致治疗性高胰岛素血症发作。因此，它基本上是医源性的。严重的绝对治疗性的高胰岛素血症发作可导致孤立性低血糖发作。然而，糖尿病复发性低血糖通常是相对或轻至中度绝对治疗性高胰岛素血症与对血糖浓度下降的生理和行为防御受损相互作用的结果[1, 2]。

1. 糖尿病患者低血糖发生率　不幸的是，低血糖是 T1DM 患者的生活中必须面对的问题[24-26]。平均而言，患者会有数不清的无症状低血糖发作（非良性，因为它们会损害对后续低血糖的防御），每周大约 2 次症状性低血糖发作（糖尿病患者一生中有数千次此类发作），以及每年大约 1 次严重的、至少是暂时性失能的低血糖，常伴有癫痫发作或昏迷。自 1993 年

糖尿病控制与并发症研究（DCCT）报道强调这一问题以来，这一问题一直没有缓解[24]。2007 年，英国低血糖研究小组在其基于人群的研究中报道，患有 T1DM 不足 5 年的患者发生严重低血糖的概率是 DCCT 报道的 2 倍，而患有 T1DM 超过 15 年的患者发生严重低血糖的概率是 DCCT 报道的 5 倍[27]。

T2DM 患者在使用胰岛素促泌剂或甚至使用胰岛素治疗期间，低血糖的总发生率低于 T1DM 患者[26-34]。然而，由于病理生理学原因，随着患者不断接近 T2DM 谱中绝对内源性胰岛素缺乏一端，低血糖的发病率随着时间的推移而逐渐增加[27, 29, 30]。事实上，据报道，低血糖发生率在 2 型糖尿病患者和与胰岛素治疗时间匹配的 1 型糖尿病患者中相似[30]。英国低血糖研究小组发现，在接受胰岛素治疗不到 2 年的 T2DM 患者中，严重低血糖的患病率为 7%，每 100 患者每年 10 次发作；在接受 5 年以上治疗的患者中，患病率上升到 25%，每 100 患者每年 70 次发作[27]。与自我治疗低血糖的模式相似。因此，至少在目前低于正常血糖治疗目标的情况下，在使用胰岛素治疗 T2DM 的前几年，医源性低血糖的发生率相对较低，但在晚期 T2DM 中显著增加，接近 T1DM 患者的发生率。新技术，特别是连续血糖监测（CGM）和不会引起低血糖的 2 型糖尿病治疗药物，将能减少使用者发生低血糖的频率。

由于难以确定，对糖尿病低血糖发生率和患病率的估算值通常被低估[1, 2]。无症状发作会被错过，除非通过自我血糖监测或 CGM 偶然检测。症状性发作可能无法被认定为低血糖的结果，因为低血糖症状是非特异性的。即使它们被识别，也可能不会被患者记住[35, 36]，并在定期访视时报告。对严重低血糖（需要另一个人协助）发生频率的估计更可靠，因为这些事件更容易被（患者或相关人员）报告，尽管它们仅占总低血糖负担的一小部分。以低血糖为重点的前瞻性、基于人群的研究应提供最可靠的数据。

Donnelly 和同事[26]的前瞻性、基于人群的数据表明，胰岛素治疗的 2 型糖尿病患者中，任何低血糖发作和严重低血糖的总发病率约为 1/3。另外两项基于人群的研究报道称，胰岛素治疗的 2 型糖尿病患者中，需要紧急治疗的严重低血糖发生率分别为 1 型糖尿病患者的 40%[31] 和 100%[32]。综上所述，考虑到 T2DM 的患病率约为 T1DM 的 20 倍，并且大多数 T2DM 患者最终需要胰岛素治疗，这些数据表明，大多数医源性低血糖（包括严重低血糖）发生在 T2DM 患者中。

2. 低血糖对糖尿病的影响　医源性低血糖会导致许多糖尿病患者反复出现身体和心理社会疾病，并损害其对随后低血糖的血糖防御[1]。低血糖障碍通常阻止糖尿病患者在生存期内维持正常血糖。低血糖通常会导致功能性脑衰竭，这种情况通常在血糖浓度升高后得到逆转。极少数情况下，它会导致猝死，可能

是心律失常的结果，而如果是深度和持续性的低血糖，则会导致永久性脑功能障碍和死亡。

症状性低血糖的发作对患者至少是一种烦扰和分心。它会影响判断、行为和体力任务（如驾驶）的表现。它可能导致癫痫发作或意识丧失。患者有时会出现短暂的神经功能缺损，但永久性神经损伤很少见。DCCT患者的系统长期随访表明，复发性医源性低血糖不会导致年轻成人的慢性认知障碍[37]，但在儿童[38, 39]和老年人[40]中仍然存在这种可能性。在其他心理障碍中，对低血糖的恐惧也可能是血糖控制的障碍[41]。

医源性低血糖可能是致命的[42-53]。自从发现胰岛素以来，人们就知道低血糖会导致死亡[42]。低血糖与死亡有着流行病学关联，在T2DM患者和重症监护病房患者的随机对照试验中，有强化血糖治疗期间死亡率过高的报道[45, 46]，以及一系列糖尿病患者中低血糖致死的报道[47-51]。早期报道表明，2%～4%的T1DM患者死于低血糖[47-49]。最近的报道表明，T1DM患者死亡中有4%、7%、8%和≥10%的死亡是由低血糖引起的。事实上，CGM已经记录了死亡时的低血糖[54]。据报道，磺酰脲类药物引起的严重低血糖患者中死亡率高达10%[55]。

Currie及其同事[56]研究发现，较低的糖化血红蛋白水平与低血糖风险较高的2型糖尿病患者的死亡率增加相关，这与医源性低血糖是糖尿病死亡的风险因素的证据完全一致。因此，T1DM和T2DM均存在医源性死亡率。

虽然长期严重低血糖可导致脑死亡，但大多数低血糖猝死被认为是由对低血糖的强烈交感肾上腺反应引发的心律失常所致[44, 57, 58]。这是由β肾上腺素能受体介导的[58]。在典型糖尿病自主神经病变患者中，猝死与QT间期延长和压力反射敏感性降低有关[59-61]。Adler和同事[62]在对非糖尿病个体的研究中证明，近期的前期低血糖导致次日压力反射敏感性降低。近期既往低血糖引起的功能性交感神经功能衰竭是糖

尿病低血糖相关自主神经调节受损（hypoglycemia-associated autonomic failure，HAAF）概念的另一个潜在致命特征[1]。

3. 糖尿病低血糖的临床定义和分类　美国糖尿病学会／内分泌学会低血糖工作组[63]将糖尿病低血糖定义为"使个体暴露于潜在危害的所有异常低血糖发作"。这比无糖尿病患者临床低血糖的推荐定义更广泛（即血糖浓度低到足以引起症状或体征[1, 2]），因为它还包括无症状发作。后者在糖尿病患者中不是良性的，因为它损害了对随后低血糖的防御[1, 2]，并确定了即将发生的严重医源性低血糖的风险增加[64]。同样，不可能明确定义低血糖的血浆葡萄糖浓度，因为低血糖反应的血糖阈值是动态的，在复发性低血糖患者中较低[21, 22]，在糖尿病控制不佳的患者中提高[20, 21]。

ADA/ES工作组建议糖尿病患者（即接受胰岛素促分泌剂或胰岛素治疗的患者）在自我监测的血糖浓度为70mg/dl（3.9mmol/L）或更低时关注发生低血糖的可能性[63]。在自我监测（或CGM）误差范围内，保守警报值接近非糖尿病空腹血糖范围[1, 2]的下限和生理性葡萄糖拮抗调节系统激活的正常血糖阈值[1, 2]（表38-3）；这已经低到足以降低非糖尿病患者对随后低血糖的血糖防御。因此，建议的70mg/dl（3.9mmol/L）或更低的血糖警戒值水平是由数据驱动的；它通常给患者时间采取行动以防止临床低血糖发作，并为血糖监测设备在低血糖浓度下的有限准确性提供了一定的余量。它得到了美国食品药品管理局和欧洲药品管理局的默许。

当然，推荐的警戒值并不意味着糖尿病患者应始终在估计的70mg/dl（3.9mmol/L）或更低的血糖浓度下进行低血糖自我治疗。相反，他们应该考虑如下措施：近期重复测量，避免运动或驾驶等行为直到血糖水平升高，摄入糖类和随后调整治疗方案。

ADA/ES工作组[63]还推荐了对糖尿病低血糖症的临床分类（表38-5）。

表 38-5　糖尿病低血糖的分类

临床分型	定　义
严重低血糖	需要他人协助积极服用糖类、胰高血糖素或采取其他复苏措施的事件。在此类事件期间可能无法获得血糖检测值，但可归因于血糖恢复至正常水平的神经功能恢复被视为是事件由低血糖浓度诱发的充分证据
记录的症状性低血糖	低血糖典型症状伴有测得血糖浓度≤70mg/dl（3.9mmol/L）的事件
无症状性低血糖	不伴有低血糖典型症状但测得血浆葡萄糖浓度≤70mg/dl（3.9mmol/L）的事件
可能的症状性低血糖	低血糖典型症状不伴有血糖测定，但推测是由血糖浓度≤70mg/dl（3.9mmol/L）引起的事件
假性低血糖	在该事件中，糖尿病患者报告了低血糖的任何典型症状并将其解释为低血糖的指征，测得的血浆葡萄糖浓度＞70mg/dl（3.9mmol/L），但接近该水平

国际低血糖研究小组提出了糖尿病的三种医源性低血糖水平。

- 1 级：血糖警报值为 70mg/dl（3.9mmol/L）或更低。
- 2 级：血糖水平低于 54mg/dl（3.0mmol/L），足以表明严重的临床意义的低血糖。
- 3 级：美国糖尿病学会定义的严重低血糖。

这些水平得到了美国糖尿病学会和欧洲糖尿病研究协会的认可[65]。

基于 HbA1c 水平提供了关于长期血糖控制的有用信息，但无法提供短期血糖控制的信息[66]，有人建议将严重低血糖的分类（表 38-5）扩展到包括明显较低的血糖浓度，如通过自我监测血糖、CGM 或实验室检测到低于 50mg/dl（2.8mmol/L）或低于 54mg/dl（3.0mmol/L）[65]。这一标准在检测到明显的低血糖浓度但没有症状的情况下特别有用，因为它将记录低血糖意识受损（一种可治疗的情况）。

（二）糖尿病中葡萄糖拮抗调节的病理生理学

后文总结了糖尿病患者葡萄糖拮抗调节的病理生理学及其与临床低血糖的关系[1, 2]（图 38-3 和图 38-5）。同样，针对血糖浓度下降的关键生理防御是胰岛素减少、胰高血糖素增加，以及在没有胰高血糖素的情况下肾上腺素增加。行为防御主要是交感神经源的症状[9]引起的糖类摄入[10]。

1. 胰岛素过量 由胰岛素促泌剂（磺酰脲类或格列奈）或胰岛素治疗引起的治疗性高胰岛素血症发作是医源性低血糖的先决条件。显著的绝对胰岛素过量可导致孤立的低血糖发作。然而，医源性低血糖通常是相对或轻度至中度绝对治疗性高胰岛素血症与对血糖浓度下降的生理和行为防御受损[1, 2]相互作用的结果（图 38-6）。

2. 葡萄糖拮抗调节缺陷和无意识低血糖 在已确定的（内源性胰岛素绝对缺乏）T1DM 中，循环（外

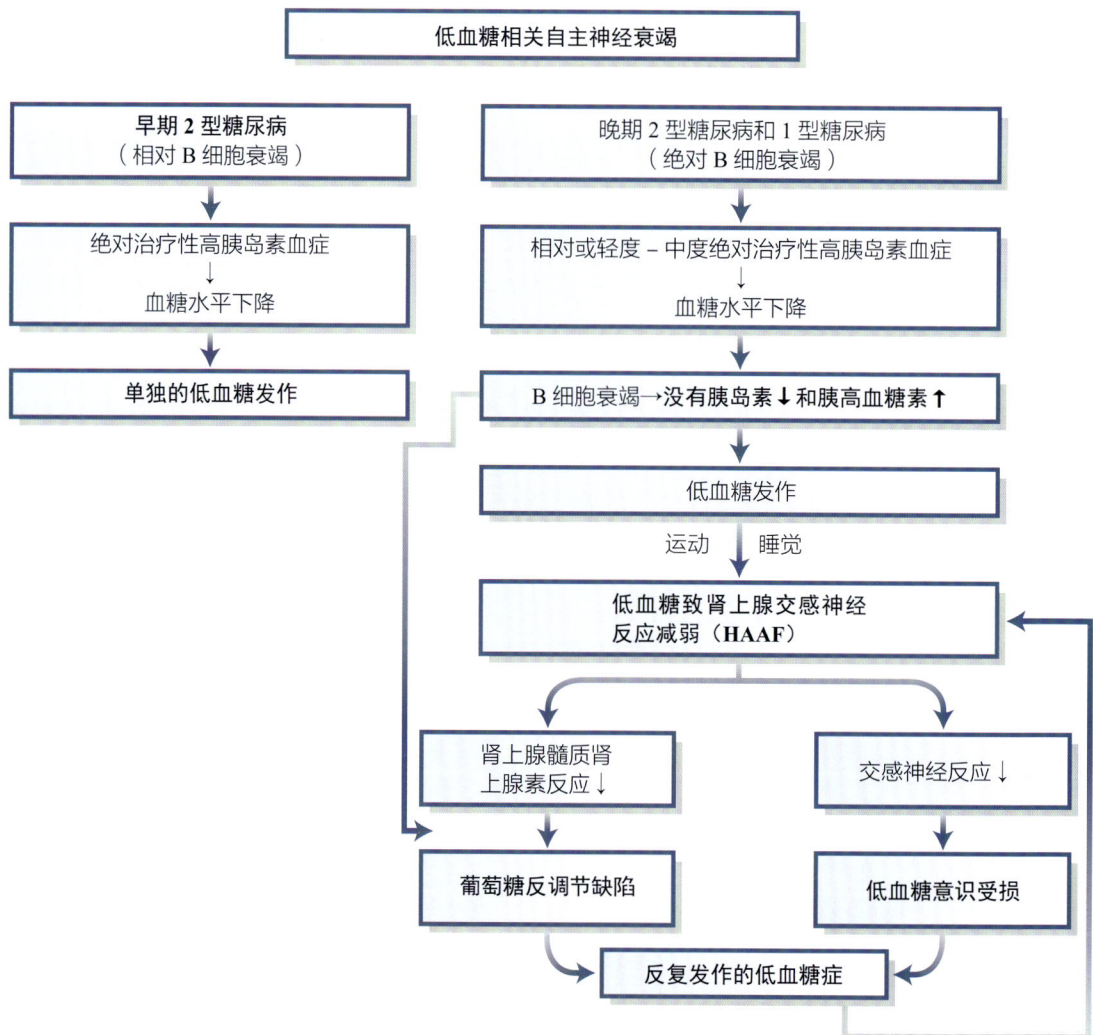

▲ 图 38-6 糖尿病低血糖相关自主神经调节受损概念和医源性低血糖发病机制的示意图，包括葡萄糖拮抗调节缺陷和低血糖意识受损的临床综合征

源性）胰岛素浓度不会随着治疗性高胰岛素血症引起的血糖浓度下降而降低。这是绝对 B 细胞衰竭、没有受调节的内源性胰岛素分泌的结果。因此，失去了对低血糖的第一种生理防御[3]。此外，尽管存在功能性 A 细胞，胰高血糖素分泌[1,2,18]没有增加（图 38-7）。这在很大程度上也是 B 细胞衰竭的结果[14-18]，B 细胞衰竭导致胰岛素减少，而这通常是低血糖期间 A 细胞胰高血糖素分泌增加的信号[1,18]（图 38-3 和图 38-5）。因此，对低血糖的第二种生理防御[3]也丧失了。

此外，肾上腺素分泌的增加，即对低血糖的第三种生理防御[3]通常减弱[1,2,67]（图 38-7）。在胰岛素和胰高血糖素反应缺失的情况下，肾上腺素反应减弱会导致葡萄糖拮抗调节缺陷的临床综合征[67-69]（图 38-6），这与 T1DM 中严重低血糖风险增加 25 倍[69]或更大[70]有关。肾上腺素反应减弱是交感肾上腺反应（包括交感神经反应）减弱的标志，通常会引起神经源性症状，在很大程度上促进导致糖类摄入的行为反应（图 38-3 和图 38-5）。这种反应减弱（主要是交感神经反应减弱）导致无意识低血糖的临床综合征[1,2]（图 38-6）。

虽然"无意识低血糖"一词被广泛使用，但"感知低血糖能力受损"[71]更为准确，因为其存在症状部分消失到完全消失的范围。近期的前期低血糖[72]（图 38-8 和图 38-9）、前期运动[73]或睡眠[74,75]，可导致交感肾上腺对血糖浓度下降的反应减弱，但确切机制尚不清楚。

低血糖意识受损主要是交感神经递质去甲肾上腺素和乙酰胆碱释放减少的结果[10]。有证据表明受影响患者的 β 肾上腺素敏感性降低，特别是对异丙肾上腺素的心脏变时敏感性降低[76,77]。然而，无意识低血糖患者对 β 受体激动剂的血管敏感性没有降低[78]。对神经源性症状的 β 肾上腺素能信号敏感性降低仍有待证实，同时也有必要假设胆碱能敏感性降低，以解释胆碱能症状（如出汗）的减少。

与 T1DM 中这些防御受损相反，T2DM 早期对低血糖的防御是完整的。然而，随着时间的推移，它们将逐步受损[1,79]。在晚期 T2DM（即内源性胰岛素绝对缺乏）中，胰岛素和胰高血糖素对血糖浓度降低的反应消失，而对低血糖的交感肾上腺反应会因近期先前的低血糖而减少，正如在 T1DM 中观察到的那样[79]。

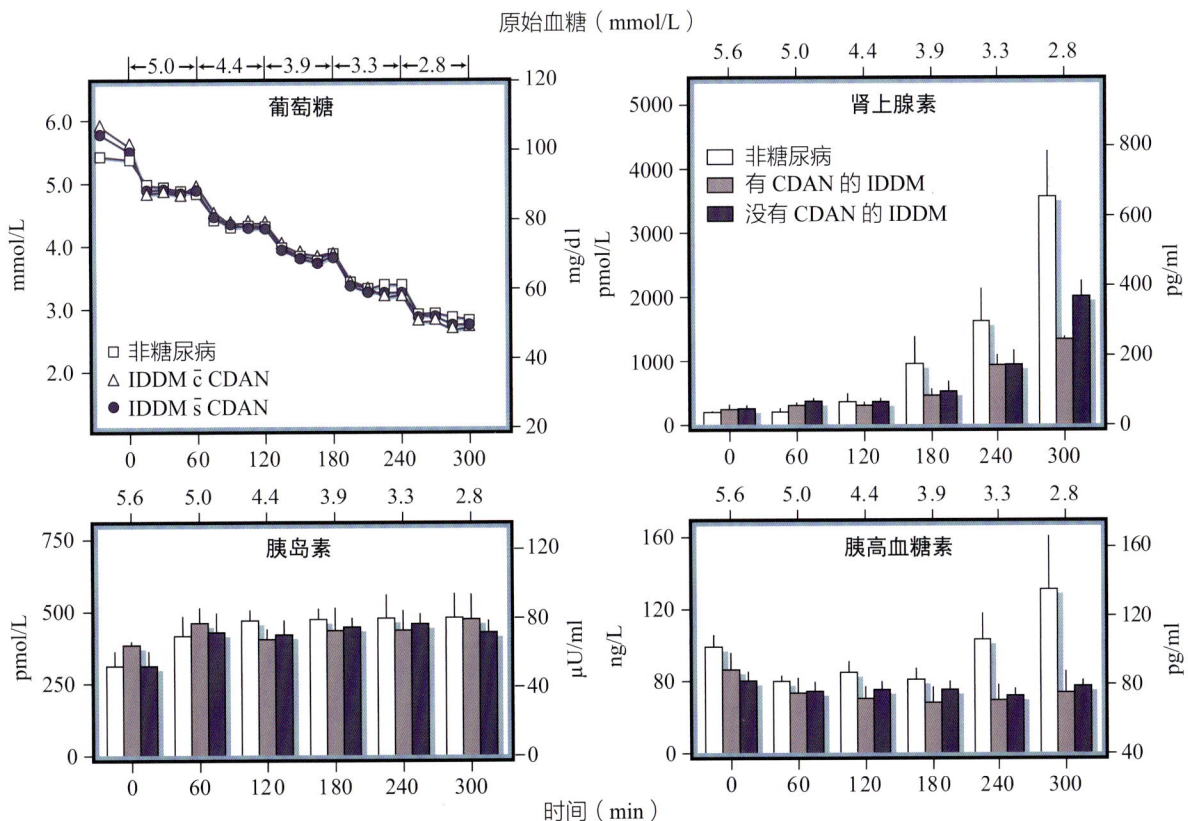

▲ 图 38-7　三组受试者在高胰岛素血症阶梯式低血糖葡萄糖钳夹期间的血糖、胰岛素、肾上腺素和胰高血糖素浓度均值（± 标准误）：非糖尿病受试者（空心正方形和空心柱）、具有典型糖尿病自主神经病变的 1 型糖尿病患者（开放三角形和交叉阴影柱）、没有 CDAN 的 IDDM 患者（封闭的圆圈和柱）

CDAN. 临床糖尿病自主神经病变；IDDM. 胰岛素依赖型糖尿病（经 American Society for Clinical Investigation 许可转载，引自 Dagogo-Jack SE, Craft S, Cryer PE. Hypoglycemia-associated autonomic failure in insulin-dependent diabetes mellitus. *J Clin Invest*. 1993; 91: 819-828.）

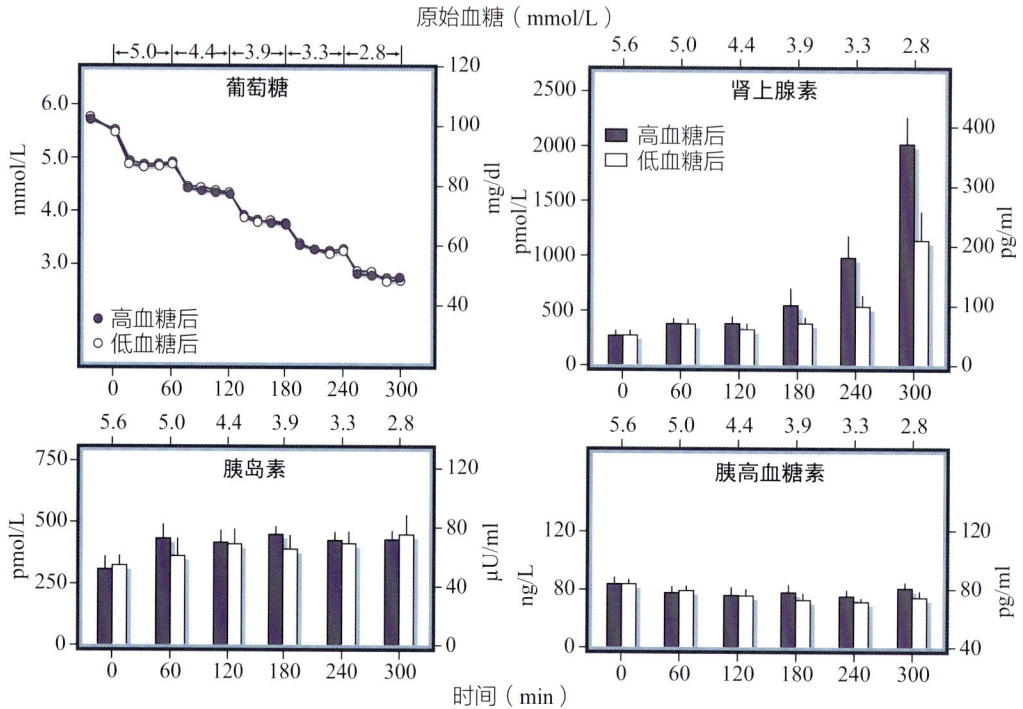

▲ 图 38-8　无典型糖尿病自主神经病变的 1 型（胰岛素依赖型）糖尿病患者在下午高血糖后的上午（高；闭合圆圈和圆柱）和下午低血糖后的上午（低；开放圆圈和圆柱）高胰岛素阶梯式低血糖钳夹期间的血糖、胰岛素、肾上腺素、胰高血糖素浓度的平均值（± 标准误）

经 American Society for Clinical Investigation 许可转载，引自 Dagogo-Jack SE, Craft S, Cryer PE.Hypoglycemia-associated autonomic failure in insulin-dependent diabetes mellitus.*J Clin Inve*st.1993; 91:819-828.

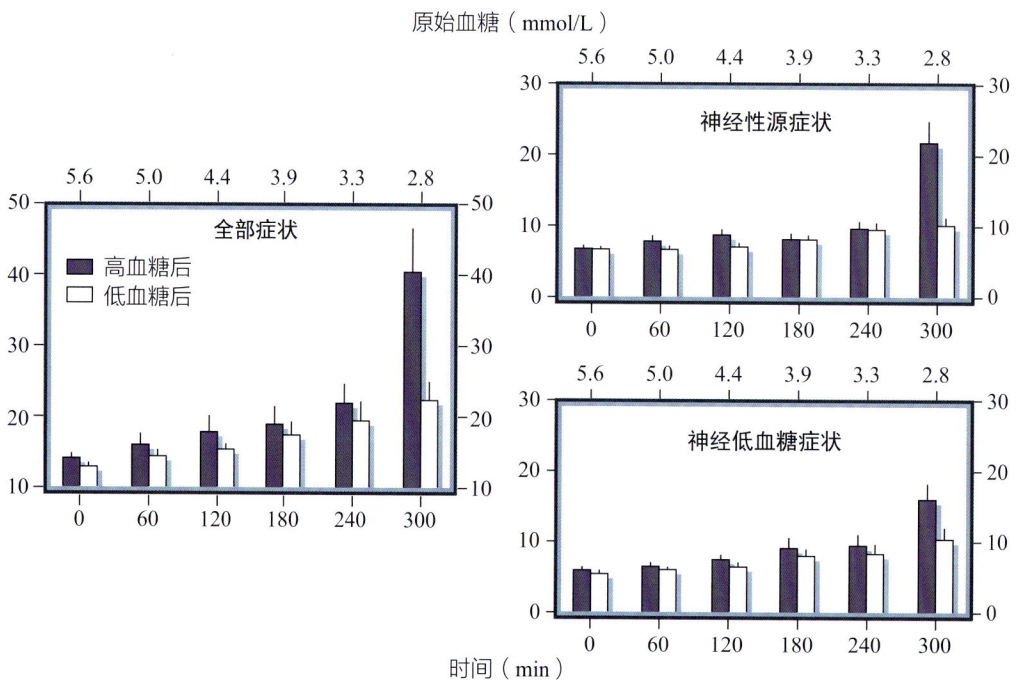

▲ 图 38-9　无典型糖尿病自主神经病变的 1 型（胰岛素依赖型）糖尿病患者在下午高血糖后的上午（高血糖后，封闭柱）和下午低血糖后的上午（低血糖后，开放柱）的高胰岛素阶梯式低血糖葡萄糖钳夹期间的总症状评分、神经性低血糖症状评分和神经源性评分（均数 ± 标准误）

经 American Society for Clinical Investigation 许可转载，引自 Dagogo-Jack SE, Craft S, Cryer PE. Hypoglycemia-associated autonomic failure in insulin-dependent diabetes mellitu*s. J Clin Inve*st.1993;91:819-828.

总之，T1DM 和 T2DM 中葡萄糖拮抗调节的病理生理学相同，但有不同的时间进程[67, 79, 80]。医源性低血糖发作的发病机制涉及治疗性高胰岛素血症，导致血糖浓度下降。当胰岛素没有适当减少、胰高血糖素没有适当增加时，就会发生低血糖。这反过来会导致交感肾上腺对随后血糖水平下降和低血糖复发的反应减弱（图 38-6）。由于导致胰岛素和胰高血糖素反应丧失的 B 细胞功能衰竭在 T1DM 中发生迅速，但在 T2DM 中发生缓慢，因此葡萄糖拮抗调节缺陷和低血糖意识受损综合征在 T1DM 早期发生，但在 T2DM 中则较晚。这种血糖防御受损的时间模式解释了为什么随着患者接近 T2DM 的胰岛素缺乏端，医源性低血糖变得越来越频繁[27]。

3. 糖尿病中的 HAAF 人类糖尿病中 HAAF[1, 2, 67, 68, 81] 的概念推测，在绝对内源性胰岛素缺乏型糖尿病（T1DM 或晚期 T2DM）患者中，不完全的胰岛素替代必然会导致血糖浓度下降，但胰岛素分泌没有减少，胰高血糖素分泌没有增加，从而反复发生低血糖。这些发作[72]（以及睡眠[74, 75]或前期锻炼[73]）减弱了用于应对随后的低血糖的肾上腺髓质肾上腺素分泌和交感神经激活。在胰岛素和胰高血糖素反应缺失的情况下，肾上腺素反应减弱会导致葡萄糖拮抗调节缺陷的临床综合征，这与强化血糖治疗期间医源性低血糖风险增加 25 倍[69]或更大有关。交感神经反应减弱导致低血糖意识受损的临床综合征，这与强化血糖治疗期间严重医源性低血糖风险至少增加 6 倍有关[71]。由此产生的复发性低血糖进一步减弱了交感肾上腺对血糖浓度下降的反应（图 38-6）。HAAF 是一种功能性自主神经调节受损，不同于典型的糖尿病自主神经病变[82]。HAAF 具有心血管意义，因为与自主神经病变一样，它降低了压力反射敏感性[62]，并可能使患者易患心律失常。

近期既往低血糖，甚至无症状夜间低血糖，可降低肾上腺素和对给定水平后续低血糖的症状反应[83]，减少临床环境下低血糖检出率[84]，并降低 T1DM 患者对高胰岛素血症[80]的血糖防御。也许对 HAAF 临床相关性最有力的支持是最初来自三个独立实验室的发现[85-88]，即只要 2～3 周严格避免低血糖，就能逆转大多数受影响患者低血糖意识受损的情况（图 38-10），并改善葡萄糖拮抗调节缺陷中的被削弱的肾上腺素。

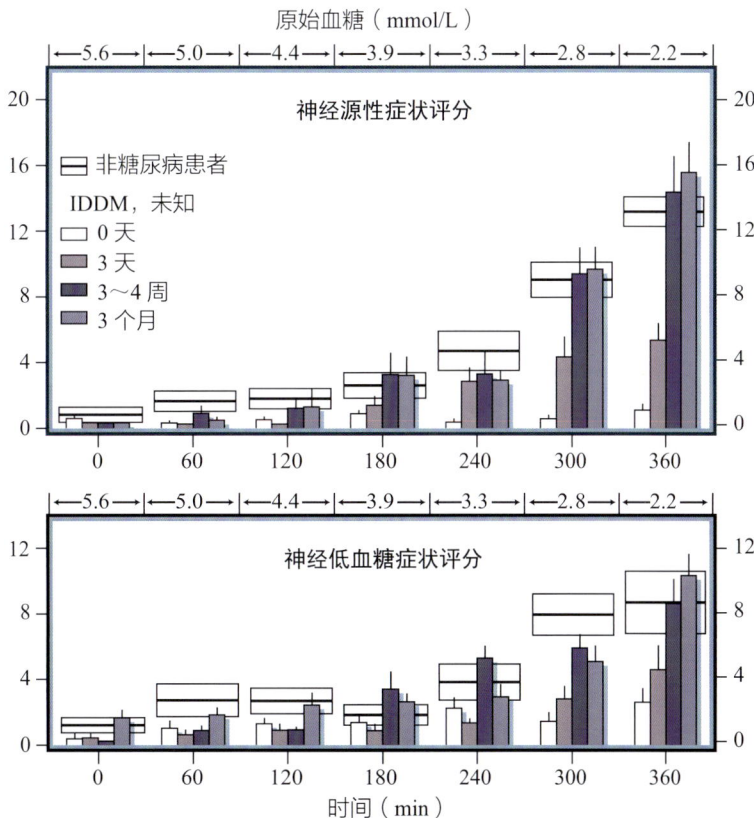

▲ **图 38-10** 在严格避免医源性低血糖的不同时间点研究的非糖尿病受试者（矩形）和 1 型糖尿病患者在高胰岛素阶梯式低血糖钳夹期间的神经源性和神经性低血糖症状分数的平均值（± 标准误）：基线（0 天）、3 天后、3～4 周后和 3 个月后（图中的关键点）
IDDM. 胰岛素依赖型糖尿病（经 American Diabetes Association 许可转载，引自 Dagogo-Jack S, Rattarasarn C, Cryer PE. Reversal of hypoglycemia unawareness, but not defective glucose counterregulation, in IDD*M. Diabet*es. 1994; 43: 1426-1434.）

HAAF 也发生在晚期 T2DM 中[79]。

低血糖引起的交感肾上腺反应可逆减弱有三种公认的原因，因此，HAAF 有三种形式[1, 2]。既往低血糖相关的 HAAF 导致了这一概念[72, 80]。运动相关 HAAF[73]，如运动后晚期低血糖，通常发生在剧烈运动后 6～15h，通常发生在夜间[89, 90]。睡眠相关 HAAF[74, 75]是睡眠期间交感肾上腺对低血糖反应进一步减弱的结果。与非糖尿病患者相比，睡眠中的 T1DM 患者更不容易被低血糖惊醒[75]，可能是因为他们的交感肾上腺反应减弱。很可能还有其他未被识别的 HAAF 原因，也可能有器质性（神经病性）成分[1, 2]。

HAAF 的综合病理生理机制见图 38-11。治疗性高胰岛素血症导致血糖浓度下降，引起胰岛素和胰高血糖素反应丧失，是 T1DM 和晚期 T2DM B 细胞衰竭的结果[1, 2, 67]。两者均不能归因于胰岛自主神经支配的丧失，因为在移植（即失神经）胰腺的患者中、失神经胰腺的狗中、离体灌注胰腺和融合周围胰岛中，低葡萄糖浓度会减少胰岛素分泌并增加胰高血糖素的分泌。交感肾上腺反应减弱的机制尚不清楚，但它必须涉及大脑或交感肾上腺系统的传入或传出成分[67]。已经提出的机制包括系统介质、脑能源运输、脑代谢和脑网络假说[93-97]。有相当多的证据反对前两种机制[67]。在许多潜在机制中，已经研究了乳酸对大脑代谢的影响[98-100]，包括大鼠下丘脑腹内侧核内谷氨酸释放减少的证据[101]。

对 HAAF 机制的许多基础研究都集中在下丘脑，它是低血糖交感肾上腺反应的中枢整合器。然而，可以想象的是，下丘脑 / 交感肾上腺反应的变化反映了大脑高级中枢的调节。例如[67, 95-97]，使用 15O 标记的水和正电子发射断层扫描测量局部脑血流量表明，低血糖增加了人类广泛但相互连接的脑区的突触活动[95]，近期的前期低血糖既减少了交感肾上腺反应和症状反应（HAAF 模型），又在随后的低血糖期间增加了丘脑背中线（仅在该脑区）的突触激活[96, 97]。因此，有人认为 HAAF 中可能存在导致丘脑抑制下丘脑活动的大脑网络[96, 97]。这种假定的大脑网络包括在图 38-11 中，尽管它仍然是理论上的。

（三）糖尿病低血糖的危险因素

医源性低血糖的风险因素[102]（表 38-6）直接来源于糖尿病中葡萄糖拮抗调节的病理生理学，并基于以下原则：医源性低血糖通常是 T1DM 和晚期 T2DM 患者中，相对或绝对治疗性胰岛素过量、对血糖浓度下降的生理和行为防御受损相互作用的结果（即 HAAF）。

1. 绝对或相对胰岛素过量 糖尿病患者低血糖

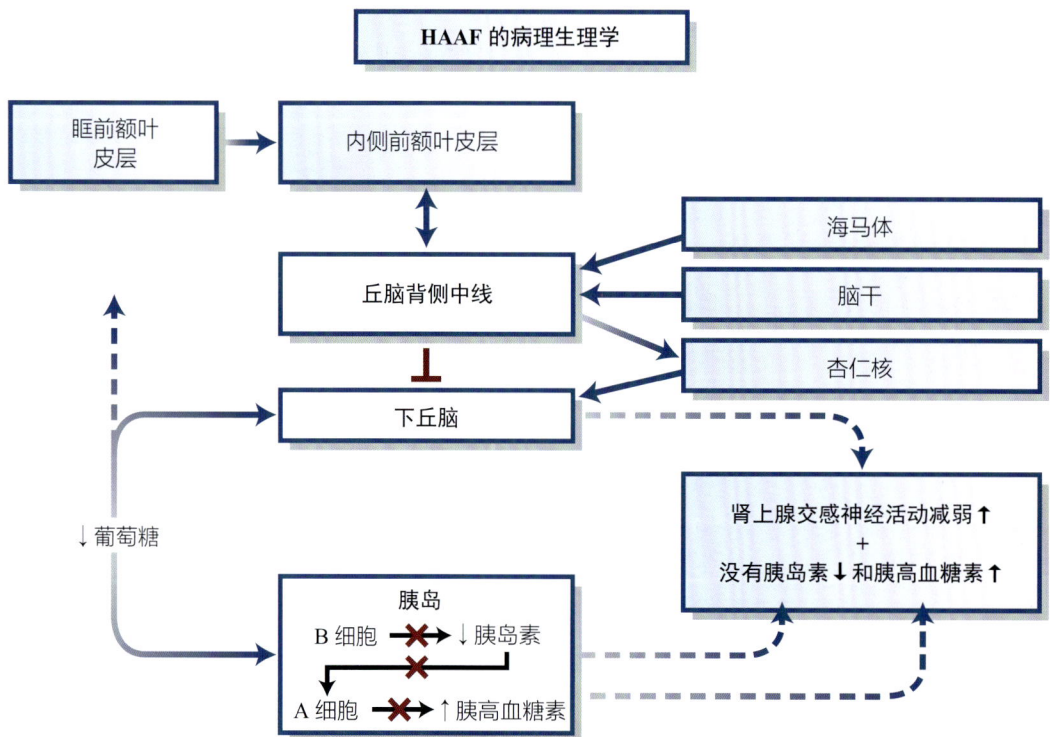

▲ 图 38-11 糖尿病低血糖相关自主神经调节受损综合机制示意图，与图 38-5 进行比较

A 细胞 . 胰岛 A 细胞；B 细胞 . 胰岛 B 细胞（经 American Diabetes Association 许可转载，引自 Cryer PE.The barrier of hypoglycemia in diabetes.Diabetes.2008;57:3169-3176 and Cryer PE. *Hypoglycemia in Diabetes:Pathophysiology, Prevalence and Prevention*. Alexandria, VA:American Diabetes Association; 2009.）

的传统风险因素[1, 102]（表38-6）基于绝对或相对胰岛素过量是风险的唯一决定因素这一前提。当胰岛素或胰岛素促泌剂的剂量过大、时机不当、类型错误，或胰岛素清除率降低（如肾衰竭）时，就会出现绝对治疗性胰岛素过量。当外源性葡萄糖输送减少、葡萄糖利用增加、内源性葡萄糖生成减少或胰岛素敏感性增加时，就会出现相对胰岛素过量。当医源性低血糖被认为是一个问题时，糖尿病患者及其护理者必须考虑这些风险因素，包括表38-6中列出的每一个例子。然而，这些因素只能解释少数事件[103]。

低血糖的临床风险因素包括HAAF（包括葡萄糖拮抗调节缺陷和低血糖意识受损）、严重低血糖病史、慢性肾病、长期糖尿病和营养不良。

2. HAAF的风险因素 HAAF[102, 104-109]的风险因素（表38-6）如下。

(1) 绝对内源性胰岛素缺乏[102, 104-108]。

(2) 有严重医源性低血糖病史、低血糖意识受损或两者兼有，以及近期既往低血糖、既往运动或睡眠[102, 105-107]。

(3) 积极的血糖治疗本身（即降低HbA1c水平，降低血糖目标，或两者兼有）[102, 105-109]。

B细胞衰竭的程度决定了当治疗性高胰岛素血症导致葡萄糖水平下降时，胰岛素水平不会下降、胰高血糖素水平不会增加的程度。随着治疗性高胰岛素血症引起的血糖水平下降，胰岛素减少的重要性通过这一事实得到了强调：T1DM患者和一定程度上保留胰岛素分泌的患者低血糖发生率较低[110]。严重低血糖病史表明（且低血糖意识受损意味着）近期有低血糖病

史。与之前的运动或睡眠一样，近期低血糖会导致交感神经-肾上腺对随后低血糖的症状反应减弱，这是HAAF的关键特征。积极的血糖治疗是低血糖的危险因素。然而，这并不意味着不能同时改善患者的血糖控制和最小化低血糖风险[102]。

（四）糖尿病低血糖的预防

降低低血糖风险因素[102, 111]（表38-7）是一种经验性方法，可在维持或改善糖尿病患者血糖控制的同时，将医源性低血糖风险降至最低。它包括四个步骤：认识问题，应用积极的血糖治疗原则[102]，考虑常规风险因素，以及考虑HAAF的风险因素（表38-6）。

1. 认识低血糖问题 低血糖问题应该得到解决，至少在使用胰岛素促泌剂或胰岛素治疗的患者的每次访视中都应解决。如果患者没有低血糖问题，那么治疗方案可以继续进行；而如果患者确实有低血糖问题，能使护理人员处理它并正确看待它。一些患者不愿意提出这个问题，但他们对低血糖的现实甚至可能性的担忧可能会成为血糖控制的障碍[112-114]。如有可能，应询问患者近亲属是否观察到患者无法识别的发作线索。即使没有人表示担忧，对血糖自我监测记录（或CGM数据）的回顾可能会揭示低血糖问题的存在。

2. 应用积极的血糖治疗原则 这些原则[111]包括由充分教育的患者进行糖尿病自我管理，经常自我监测血糖水平（在某些情况下是CGM），灵活适当的胰岛素和其他药物方案，个性化的血糖目标，以及持续的专业指导和支持（表38-7）。

随着治疗方案变得越来越复杂，在T1DM早期和T2DM后期，成功的血糖管理越来越依赖于糖尿病患者的许多决定和技能。因此，患者教育和赋权至关重要。接受胰岛素促分泌剂或胰岛素治疗的患者需要了解低血糖的常见症状、自己的关键症状、如何治疗（而不是过度治疗）低血糖发作。他们需要了解低血糖的相关传统风险因素，包括各种促泌剂或胰岛素制剂的降糖作用的时间模式，以及错过吃饭、隔夜禁食、运动和饮

表38-6 糖尿病低血糖的危险因素

常规风险因素：绝对或相对胰岛素过量
- 胰岛素或胰岛素促分泌素剂量过高、时机不当或类型错误
- 外源性葡萄糖递送减少（如在缺餐后、隔夜禁食期间）
- 葡萄糖利用率增加（如在运动期间）
- 内源性葡萄糖生成减少（如摄入酒精后）
- 对胰岛素的敏感性增加（如在体重减轻后，伴有体能改善或血糖控制改善，在半夜）
- 胰岛素清除率降低（如肾衰竭）

低血糖相关自主神经衰竭的危险因素
- 绝对内源性胰岛素缺乏
- 严重低血糖、低血糖意识/感知受损或两者兼有的病史，以及近期发生过的低血糖、近期运动或睡眠
- 积极的血糖治疗本身（较低HbA1c水平、降低血糖目标或两者兼而有之）

HbA1c. 糖化血红蛋白

表38-7 降低低血糖风险因素[a]

1. 认识问题
2. 应用积极血糖治疗的原则
   - 糖尿病自我管理（患者教育和自我赋权）
   - 经常自我监测血糖（在某些情况下，连续葡萄糖监测）
   - 灵活适当的胰岛素（和其他药物）治疗方案
   - 个体化血糖目标
   - 持续的专业指导和支持
3. 考虑低血糖的常规风险因素[a]
4. 考虑HAAF的风险因素

a. 见表38-6；HAAF. 糖尿病患者低血糖相关的自主神经功能衰竭

酒的影响。他们还需要知道，低血糖发作次数的增加表明未来低血糖的可能性增加，并且通常更严重[105-107]。患者近亲属还需要知道如何识别低血糖，理解为什么神经性低血糖患者可能变得不合作，以及知道何时和如何使用胰高血糖素。最后，患者需要学会将自我监测血糖浓度（或 CGM）的数据应用于实现最小化低血糖（以及高血糖）的目标。以避免低血糖为重点的结构化教育可以恢复患者对低血糖的认识，并在不恶化血糖控制的情况下降低严重低血糖的发生率[115-117]。

在 T1DM 早期和 T2DM 后期，随着治疗方案变得更加复杂，频繁的自我监测对糖尿病自我管理也变得至关重要。理想情况下，患者应在怀疑低血糖时监测其血糖水平。这将证实或排除低血糖事件，帮助患者了解其个人关键症状，并可能导致方案调整。对于低血糖意识受损的患者来说，在执行关键任务（如驾驶）之前监测血糖水平很重要。不幸的是，在单个时间点进行测量的传统血糖监测并不能表明血糖水平是下降、稳定还是上升。CGM 技术的发展正在解决这一缺陷[118, 119]。

尽管患者对于持续皮下胰岛素输注（Continuous subcutaneous insulin infusion，CSII）的热情高于每天多次注射胰岛素（multipe daily injections，MDI）[120]，但一项 Meta 分析[121] 显示，CSII 或 MDI 在轻微或严重低血糖事件方面没有显著差异，一项专门纳入两组结构化患者教育随机试验[122] 结果表明，CSII 或 MDI 在严重低血糖方面没有差异。

有令人信服的证据表明，与每天一次的甘精胰岛素 U-100 相比，胰岛素类似物可降低低血糖高危糖尿病患者的严重低血糖发生率[123]，其中包括速效膳食胰岛素（Lispro，Aspart）、长效基础胰岛素 Degludec[124] 和甘精胰岛素 U-300[125]。

越来越多的证据表明，混合闭环胰岛素替代系统，特别是那些在预测到低血糖浓度时暂时停止胰岛素输注的系统，可以减少 T1DM 的低血糖[126]。胰岛移植可以预防低血糖，只要移植的胰岛功能正常，并改善葡萄糖调节能力[127]。

治疗性高胰岛素血症是医源性低血糖的先决条件，在使用胰岛素促泌剂（如磺酰脲或格列奈）或胰岛素治疗期间可能会发生。在病程早期，T2DM 可能会对在正常或低血糖浓度下不提高胰岛素水平的药物产生反应，因此不应该、很大可能也不会导致低血糖。此类药物包括二甲双胍、SGLT2 抑制药、TZD 类、α-葡萄糖苷酶抑制药、GLP1 受体激动剂和 DPP4 抑制药。所有这些药物都需要内源性胰岛素分泌来降低血糖浓度，当血糖水平降至正常范围时，胰岛素分泌会相应下降。即使是 GLP1 受体激动剂和 DPP4 抑制药也是如此，它们可以增强葡萄糖刺激的胰岛素分泌（以及其他作用）。尽管如此，如果与胰岛素促泌剂或胰岛素

联合使用，所有六类药物都会增加低血糖的风险。

在常用的磺酰脲类药物中，与短效格列美脲相比，长效格列本脲更容易引起低血糖[129]。尽管胰岛素类似物有一些优点[123-125]，但也可以引起低血糖[130, 131]。

正如其他地方详细回顾的那样[132]，随机对照试验中令人信服的证据表明，严格的血糖控制可部分预防或延迟 T1DM 和 T2DM 的微血管并发症（视网膜病变、肾病、神经病变）。也有令人信服的证据表明，严格的血糖控制会增加低血糖发病率和死亡风险。因此，血糖目标的选择应考虑到低血糖的风险[132]。

考虑到糖尿病患者的血糖目标是权衡血糖控制和医源性低血糖[132]，有人建议合理的个体化血糖目标是，在个体糖尿病发展的特定阶段，不引起严重低血糖并能意识到低血糖发生的最低 HbA1c，并且最好很少或没有症状性低血糖、甚至无症状低血糖的发生。另外，在 T1DM[28, 133] 和 T2DM 的随机对照临床试验中，都一致地证明了较低的 HbA1c 水平与较高的严重低血糖发生率之间的实质性关系[13, 43, 52, 134, 135]。在这些试验中，当糖尿病患者被随机分配到强化血糖治疗（主要是胰岛素治疗），HbA1c 水平较低的一组，和血糖水平接近传统目标但 HbA1c 水平较高的一组患者相比较，HbA1c 水平较低的组中，严重低血糖的发生率高出 2～3 倍。在原始的 DCCT 和随访的 EDIC 阶段，低血糖的发生率与 HbA1c 水平呈负相关[28, 133]，尽管在 EDIC 阶段，斜率不太陡。还不清楚后者在多大程度上是由胰岛素类似物、改善的胰岛素输送、血糖监测、患者教育、患者或护理人员技能或其他一些事实所导致的。

越来越多的证据表明低血糖可致心律失常[136-138]。在 CGM 检测到的医源性低血糖发作期间进行动态心电图监测，已检测包括室性心动过速[136] 到心动过缓的多次心律失常[137]，已在糖尿病患者中发现复极异常[138]。因此，致命的心律失常几乎肯定是糖尿病患者低血糖性心血管死亡的基础。

Rodriguez Gutierrez 和 Montori 在一项广泛综述中发现，除了非致命性心肌梗死减少 15% 外[139]，T2DM 的严格血糖控制对终末期肾病 / 透析、肾死亡、失明、临床神经病变、心血管或全因死亡率、脑卒中、截肢或外周血管疾病等重要结局没有显著影响。他们确实发现在强化治疗期间严重低血糖增加了 2～3 倍。作者得出结论，支持严格控制血糖以预防并发症的压倒性共识需要重新调整。有证据表明，T1DM 患者的死亡率与 HbA1c 水平显著升高有关[140, 141]。在对 DCCT 患者 27 年的随访中，只有当 HbA1c 水平大于 9%（75mmol/mol）时，死亡率才会高于美国普通人群[140]。对更大数据集[141] 的分析揭示了相同的发现。值得注意的是，8% 的 DCCT/EDIC 患者死亡归因于低血糖和低血糖伴癫痫、昏迷或两者均与死亡率相关[52]。在 30

年的随访中，先前的强化血糖治疗（即 DCCT 期间的强化血糖治疗）并没有显著减少主要心血管事件（非致命性心肌梗死、脑卒中或心血管死亡），尽管有这样的趋势[142]。鉴于这些数据[52, 139-142]，支持严格控制血糖以预防大血管并发症的压倒性共识（就像预防神经血管并发症的共识一样）[143, 139]似乎超出了支持它的证据。然而，这些试验是先于不引起低血糖的 T2DM 药物（如 GLP1 受体激动药和 SGLT2 抑制药）及包括 CGM 在内的新技术进行的，而它们无疑将降低患者进行强化血糖治疗的风险。

显然，在为糖尿病患者选择血糖目标时，应该努力权衡利弊。许多患有 HAAF、有严重低血糖病史、慢性肾病、长期糖尿病或营养不良的糖尿病患者都有医源性低血糖的风险。患有慢性血管并发症、严重共病或预期寿命短的患者受益的可能性很小。在这两个组中，都应该放宽血糖控制目标[144]，如 HbA1c 低于 8.5%（69mmol/mol）[145]。

最后，由于糖尿病的血糖管理是经验性的，护理人员应与每位患者合作，在患者糖尿病过程中的给定时间点找到最有效和最安全的治疗方案。

3. 考虑常规风险因素 传统风险因素是导致相对和绝对胰岛素过量的因素（表 38-6）。除了胰岛素促泌剂剂量、时间和类型外，它们还包括外源性葡萄糖输送或内源性葡萄糖生成减少、葡萄糖利用率或胰岛素敏感性增加或胰岛素清除率降低的情况。

4. 考虑 HAAF 的风险因素 提示 HAAF 的风险因素包括（表 38-6）内源性胰岛素缺乏的程度；有严重低血糖病史、低血糖意识受损或两者兼有，以及近期既往低血糖、既往运动或睡眠；积极的血糖治疗本身。严重低血糖发作是临床危险信号。除非原因很容易解释，否则应立即考虑对治疗方案进行根本性改变。如果没有改变，随后发生严重低血糖的风险很高[105-107]。对于低血糖意识受损的患者，建议对患者进行再教育[115-117]和严格避免低血糖 2～3 周，有望恢复患者意识[85-88]。这种方法通常在短期内需要更高的血糖目标。运动后迟发性低血糖、夜间低血糖或两者兼有的病史应促使适时的方案调整，以提供更多的糖类摄入，减少胰岛素作用，或两者兼有。

（五）糖尿病低血糖的治疗

通过自我监测或 CGM 检测到的大多数症状性低血糖或无症状性低血糖发作可通过摄入葡萄糖片或糖类进行有效的自我治疗[1]。合理剂量为 20g 葡萄糖[1]。Meta 分析表明，与膳食糖相比，葡萄糖片对症状性低血糖的缓解速度更快[146]。临床症状改善应在 15～20min 内发生。过度治疗是可以理解的，但应该避免。在持续高胰岛素血症的情况下，对口服葡萄糖的血糖反应是短暂的，通常持续不到 2h（图 38-12）。因此，通常建议在血糖水平升高后不久摄入零食或膳食。

对于不能或不愿意（由于神经性低血糖）口服糖类的患者，需要进行肠外治疗。成人胰高血糖素的剂量为 1.0mg，可由患者的协助者进行皮下或肌内注射。胰高血糖素的使用可以挽救生命，但它通常会导致实质性（尽管是暂时的）高血糖（图 38-12），并可能导致恶心甚至呕吐。研究发现，在必要时重复使用小剂量胰高血糖素（如 150μg）是有效的，并且没有不良反应[147]。为了及时治疗严重医源性低血糖发作，特别是为了与胰岛素共同输注，在双激素人工胰腺中已经开发出一种胰高血糖素类似物，其在溶液中稳定并保持快速的血糖升高作用。该制剂[147]和经鼻胰高血糖素制剂[148]代表了胰高血糖素治疗低血糖的重大改进，因为它们简化了治疗。

由于胰高血糖素通过刺激糖原分解发挥作用，因此在糖原耗尽的个体中（如大量摄入酒精后）胰高血糖素无效。胰高血糖素会刺激胰岛素分泌，尽管这在 T1DM 或晚期 T2DM 中不是问题。事实上，胰高血糖素已被报道在非糖尿病患者中引起低血糖。胰高血糖素可由医务人员静脉注射；然而，在这种情况下，静脉注射葡萄糖是标准的肠外治疗。常见的初始剂量为 25g，但通常建议使用较低剂量以避免低血糖后高血糖[13]。

当然，在持续高胰岛素血症的情况下，对静脉注

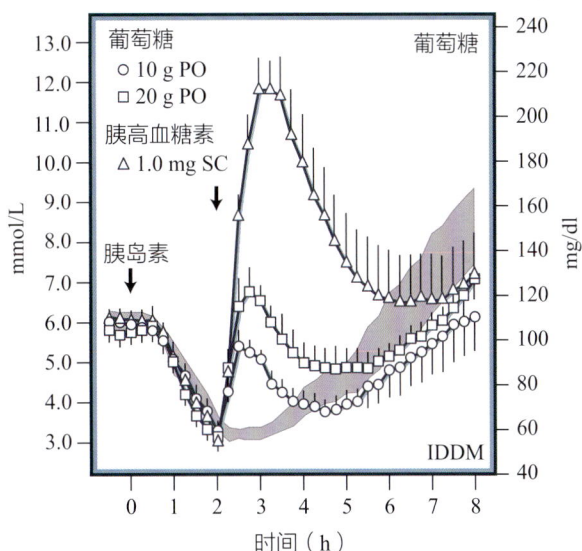

▲ **图 38-12** 与安慰剂（阴影区）相比，**1** 型糖尿病患者皮下注射胰岛素产生低血糖期间，口服葡萄糖 **10g**（圆形）或 **20g**（方形）或皮下胰高血糖素 **1.0mg**（三角形）的血糖浓度均值（± 标准误）

SC. 皮下注射；PO. 口服；IDDM. 胰岛素依赖型糖尿病（经 American Diabetes Association 许可转载，引自 Wiethop BV, Cryer PE. Alanine and terbutaline in treatment of hypoglycemia in IDD*M.Diabetes Ca*re. 1993; 16: 1131-1136.）

射葡萄糖的血糖反应是短暂的。因此，静脉注射葡萄糖后通常需要进行葡萄糖输注，并在实际可行时进行糖类摄入。

严重低血糖发作的持续时间与其原因相关。由速效胰岛素促泌剂或胰岛素类似物引起的发作相对较短。长效胰岛素促泌剂或胰岛素类似物引起的低血糖可导致需要住院治疗的长期低血糖。

最后，关于开发不会引起低血糖的葡萄糖反应性胰岛素制剂的研究仍在继续[149]。

四、非糖尿病患者的低血糖

（一）评估低血糖的决定

虽然低血糖在糖尿病患者中很常见[1]，但由于正常生理和行为防御对血糖浓度下降的有效性，低血糖在非糖尿病患者中是一种明显罕见的临床事件[2, 150]。因此，在没有糖尿病的情况下，建议仅对能够记录 Whipple 三联征（表 38-1）的患者进行彻底的低血糖评估。在缺乏此类记录的情况下，低血糖评估可能会使患者面临不必要的检查、花费和潜在伤害，而没有预期益处[2]。

用于记录 Whipple 三联征的血糖浓度必须用可靠的实验室方法测量，而不是用血糖自我监测。不应忽视在没有公认症状或体征的情况下获得的可靠测量的低血糖浓度。然而，这样的低血糖值增加了"假性低血糖"的可能性，这是一种在抽取血样后由血液中有形元素持续进行糖代谢的假象[2]。如果样品收集在不包含糖酵解抑制药（如氟化钠或 EDTA）的容器中，并且血浆或血清与有形元素的分离延迟，尤其是在红细胞增多症、白细胞增多症或血小板增多症的情况下，则可能发生这种情况。

在临床标准环境中是静脉采样，但为大脑提供能量的是动脉血糖浓度。在吸收后状态下，动静脉血浆葡萄糖浓度差异可以忽略不计，但当胰岛素分泌增加（如在口服葡萄糖负荷后）刺激前臂的葡萄糖摄取时，肘前静脉葡萄糖水平比动脉葡萄糖水平低 1/3[151]。长期禁食期间，由于机体向大脑提供替代能源（特别是酮类），健康个体 (尤其是女性和儿童) 血糖浓度会低于隔夜禁食生理范围[3]。最后，低血糖反应的血糖阈值在复发性低血糖患者中会趋向更低[21, 22]。由于所有这些原因，在得出无糖尿病患者存在低血糖障碍的结论之前，记录 Whipple 三联征很重要[2]。然而，若在症状发作期间有可靠测量的明确正常的血糖浓度 [如 >70mg/dl（3.9mmol/L）]，则提供了强有力的证据，证明该症状不是低血糖的结果[2]。

（二）低血糖症的临床分类

非糖尿病患者低血糖障碍的传统分类，如吸收后（空腹）或餐后（反应性）低血糖，已被临床分类所取代。这将患有相关疾病或接受治疗的患者与看似健康的患者区分开来[21, 52]（表 38-4）。无 Whipple 三联征的餐后症状（表 38-1），以前称为反应性低血糖，现在被认为是一种功能性疾病，其症状不是由低血糖引起的，并且不需要进行口服葡萄糖耐量试验。

1. 患病或服用药物者 药物是低血糖最常见的原因[153-159]。除了胰岛素促泌剂和胰岛素外，致低血糖药物还包括酒精等[154-158]（表 38-8）。药物，通常用于包括肾衰竭在内的严重疾病，是医院低血糖的最常见原因[153]。同样，胰岛素或胰岛素促泌剂是常见的致低血糖药物，尤其是在肠内或肠外营养中断时使用。

乙醇抑制糖异生。临床上酒精引起的低血糖通常伴随着大量饮酒，在此期间，患者很少进食（即在糖原消耗的情况下）[155]。酒精引起的低血糖可能是致命的，但随着正常血糖的恢复和支持性护理，一般能够

表 38-8　除降糖药和酒精外，报道会导致低血糖的药物

中等证据质量

- 苯甲酸
- 加替沙星
- 喷他脒
- 奎宁
- 吲哚美辛
- 胰高血糖素（在内镜检查期间）

证据质量低

- 氯喹喔啉磺酰胺
- 青蒿琥酯 / 青蒿素 / 蒿甲醚
- IGF-1
- 锂
- 丙氧芬 / 右丙氧芬

证据质量极低

>25 例确定病例

- 血管紧张素转换酶抑制药
- 血管紧张素受体拮抗药
- β 受体拮抗药左氧氟沙星
- 米非司酮
- 二吡酰胺
- 甲氧苄氨磺胺甲基噁唑
- 肝素
- 6- 巯基嘌呤

<25 例确定病例

- 见 Murad 等[157]，2009

引自 Cryer PE, Axelrod L, Grossman AB, et al. Evaluation and management of adult hypoglycemic disorders: an Endocrine Society clinical practice guideline. *J Clin Endocrinol Metab*. 2009;94:709–728; based on Murad MH, Coto-Yglesias F, Wang AT, et al. Drug-induced hypoglycemia: a systematic review. *J Clin Endocrinol Metab*. 2009;94:741–745, 经 the Endocrine Society 许可

恢复。在出现症状时，血液中通常可以测到乙醇。

危重患者有时会发生低血糖[2]（表38–4）。肝源性低血糖最常见于肝脏破坏迅速且严重时（如在中毒性肝炎中）。它在常见形式的肝硬化或肝炎中并不常见，虽然在无并发症的病毒性肝炎中可测量到葡萄糖代谢改变[161]。尽管进行了广泛的肝脏替代，但在转移性肝病中低血糖也不常见[162]。一些肾衰竭患者低血糖的发病机制未知，可能是多因素的；它可归因于药物、败血症或营养不良[153, 163-165]。肾胰岛素清除率降低和肾葡萄糖生成减少可能是相关因素。然而，肾移植并不能纠正葡萄糖–6–磷酸酶缺乏症患者的低血糖[166]。

严重心力衰竭患者偶尔出现低血糖的发病机制也不清楚。发现与低血糖相关的血乳酸水平升高[167]增加了抑制糖异生的可能性。败血症是低血糖的一个相对常见的原因[153, 154, 168]。葡萄糖利用增加（通过骨骼肌和富含巨噬细胞的组织，如肝脏、脾脏和肺），这被认为是细胞因子介导的，最初与葡萄糖生成增加相匹配，是实验性败血症的特征[169-171]。后期葡萄糖生成下降，在持续高葡萄糖利用率的情况下导致低血糖，不是葡萄糖拮抗调节失败的结果；相反，它是由对适当的葡萄糖拮抗调节信号（即低胰岛素、高胰高血糖素和肾上腺素水平）的反应性降低引起的[172]。低血糖可由缺乏营养引起[173]。一个合理的推测是，葡萄糖成为全身脂肪消耗的唯一氧化燃料，由于糖异生前体(例如氨基酸）的供应有限，由此产生的高葡萄糖利用率超过了产生葡萄糖的能力。据报道，严重肌肉萎缩患者出现吸收后低血糖（低循环丙氨酸浓度）[174, 175]，低血糖可能是此类患者糖异生底物限制的结果。

除了T1DM和晚期T2DM患者的HAAF外，激素缺乏导致低血糖并不常见。吸收后低血糖通常发生在由并发疾病引起的一段时间的热量剥夺后，可发生在皮质醇和（或）生长激素分泌不足的患者中，尤其是婴幼儿[176-178]。禁食的血糖不耐受在很大程度上通过糖皮质激素替代得以纠正，生长激素的替代作用较小[177, 178]。因为皮质醇通常通过增加糖异生酶活性和动员糖异生前体来支持糖异生[177, 179]，低血糖机制被认为是在糖原缺乏的情况下葡萄糖的生成减少。尽管如此，大多数缺乏这些激素的成年人不会出现低血糖。事实上，据报道，在未接受生长激素治疗且短期停用糖皮质激素的垂体功能减退症患者中，夜间禁食后的血糖浓度和内源性葡萄糖生成率与正常值难以区分[180]。另外，在ACTH缺乏的成年人中，当葡萄糖利用或损失增加（分别在运动或妊娠期间）[181]或当葡萄糖生成受损（如摄入酒精后）时，有报道低血糖的发生[182]。

非胰岛细胞瘤低血糖症（non-islet cell tumor hypoglycemia，NICTH）很少见。肿瘤通常（但非总是）很大，临床上明显，起源于间质。NITH通常是由于未完全加工的IGF-2（pro-IGF-2）[183-186]过度生成所致，但也有报道称，IGF-1的过度生成导致低血糖[187]。pro-IGF-2与其结合蛋白结合不良，因此更自由地进入组织空间，其胰岛素样作用导致低血糖。血浆游离IGF-2（或IGF-1[187]）浓度升高[184]。在pro-IGF-2介导的低血糖中，由于生长激素分泌受到抑制，以及由此产生的低IGF-1水平，血浆IGF-2与IGF-1的比率升高。血浆总IGF-2水平可能在正常范围内，但pro-IGF-2与IGF-2的比率可能升高[185]。在NICTH低血糖期间，内源性胰岛素分泌受到适当抑制。肿瘤很少能治愈，但可以缓解低血糖。糖皮质激素、生长激素或两者兼用的治疗有时是有效的。

2. 看似健康的个体　在看似健康的个体中，没有证据表明药物、严重疾病、激素缺乏或非胰岛细胞瘤是其低血糖的原因，鉴别诊断缩小为两类：①意外、隐匿甚至恶意低血糖；②内源性高胰岛素[2150, 152, 188-190]（表38–4）。在对后者进行系统评估之前，应先考虑前者的可能性。医疗、药房和医院失误可能导致低血糖，并且确有发生。隐匿低血糖[188-192]在了解并有途径获得降糖药物的人中更为常见。恶意低血糖[188, 189]可通过施用胰岛素促分泌剂或胰岛素来实现。

胰岛素瘤（分泌胰岛素的胰腺B细胞肿瘤）是内源性高胰岛素血症低血糖的典型原因，但并非唯一原因[2, 150, 193-197]。胰岛素瘤患者通常有在吸收后（空腹）状态下发生神经低血糖症状。然而，有相当一部分患者（某个病例系列中6%[193]）只报告餐后状态出现症状。胰岛素瘤很少见；据报道，年发病率为1/250 000。不到10%的患者患有恶性胰岛素瘤、多发性胰岛素瘤或多发性内分泌瘤1型综合征[197]。手术成功切除胰岛素瘤后，多数能长期生存[197]。

一些患有空腹内源性高胰岛素血症低血糖症的患者（某个病例系列中的4%[197]）没有胰岛素瘤，但有弥漫性胰岛受累，伴有胰岛肥大，有时伴有增生，B细胞核增大且深染。这种情况通常被称为胰岛细胞增生症，尽管组织学上并非总能发现胰岛从胰管出芽。这些患者在临床上与胰岛素瘤患者难以区分[198-202]。其他患者有非胰岛素瘤胰源性低血糖综合征（noninsulinoma pancreatogenous hypoglycemia syndrome，NIPHS）[202-205]或胃旁路术后低血糖[206-216]。

NIPHS[202-205]的特征是由内源性高胰岛素血症性低血糖引起的一段时间的神经性低血糖，通常在餐后发生，但并非总是如此。NIPHS不如胰岛素瘤常见[2, 150]。因为该综合征是弥漫性的，解剖学肿瘤影像学研究均为阴性。鉴于有记录的餐后高胰岛素血症低血糖，弥漫性B细胞功能亢进取决于选择性动脉钙刺激试验阳性。如果经验性药物治疗（如饮食、α–葡萄糖苷酶抑制药、二氮嗪、奥曲肽）失败，该试验的结果可用于指导部分胰腺切除术。在一个相对较大的手术系列中，大多数患者都有所改善；然而，症状常常复发，一些患者在部分胰腺切除术后没有得到改善[204]。

一些接受 Roux-en-Y 胃分流术的患者在术后数月至数年内出现餐后内源性高胰岛素血症低血糖[206-214, 217, 218]。受影响的患者加速了对摄入葡萄糖的吸收，从而触发了大量胰岛素分泌反应，该反应至少部分由 GLP1 的显著增加介导[209-213]。胃旁路术后低血糖是罕见的，据报道仅发生在 0.2% 的手术患者中[214]。据报道，GLP1 受体阻断可消除低血糖[215]，尽管这仍然是实验性的。建议的治疗方法包括低糖类饮食、阿卡波糖、生长抑素类似物、二氮嗪，并可能喂入旁路胃[208]。

由胰岛素抗体引起的自身免疫性低血糖是罕见的[216, 219]。受影响的患者通常有其他自身免疫性疾病病史。低血糖一般在餐后迟发，因为胰岛素根据进餐分泌，然后与循环抗体结合，以不受调节的方式与抗体分离。诊断的线索是低血糖期间测得的血浆胰岛素水平非常高。通过发现高滴度血清胰岛素抗体进行诊断。没有持续有效的治疗方法。在具有高容量胰岛素结合单克隆副蛋白的患者中也报告了类似的疾病[220]。

意外或隐匿摄入胰岛素促泌剂会导致内源性高胰岛素血症性低血糖，除了低血糖时循环中存在可测量的口服降糖剂外，与胰岛素瘤引起的低血糖难以区分[2, 150]。

胰岛素相关低血糖的极罕见原因与胰岛素受体突变[221]、运动诱导高胰岛素血症[222]或胰岛素受体激动剂抗体有关[223]。在后一种情况下，内源性胰岛素分泌被适当抑制，不适当的高胰岛素水平被认为是抗体阻断受体介导的胰岛素清除所致。最后，尽管表面上有令人信服的异位胰岛素分泌病例报道（如 Seckl 等[224]），但这种情况肯定非常罕见。

（三）诊断方法

低血糖障碍患者可能表现为几种不同的方式，包括与低血糖相符的症状发作史、偶然测得的低血糖浓度或包括低血糖障碍的家族性综合征（如 MEN1）[2, 152, 188]。仔细记录任何症状病史对于制订诊断计划至关重要，包括具体症状、与进餐有关的时间、持续时间、任何加重或缓解症状的因素，包括神经性低血糖症的病史尤其可信[2]。同样，Whipple 三联征的记录证明存在低血糖障碍[2]。本文描述了内分泌学会临床实践指南[2]中推荐的诊断策略。

首先，回顾病史、体检结果和所有可用的实验室数据，寻找特定疾病的线索，如药物、严重疾病、激素缺乏或非胰岛细胞瘤（表 38-4），然后继续研究[2]。在大多数情况下，这种方法将确定低血糖的原因。同样，到目前为止，药物[2]是低血糖最常见的原因（表 38-8）。

如果低血糖的原因不明显（即在看似健康的个体中），测量血糖、胰岛素、C 肽、胰岛素原和 β- 羟丁

酸的浓度，并在自发性低血糖发作期间筛选口服降糖剂，观察静脉注射 1.0mg 胰高血糖素的血糖反应[2]。此外，测量胰岛素抗体[2]。

当血糖浓度降至低血糖水平时，胰岛素分泌未能降至非常低的水平是内源性高胰岛素症的关键病理生理特征。低血糖是葡萄糖生成率低而不是葡萄糖利用率高的结果[225]。血浆胰岛素、C 肽和胰岛素原浓度可能并不总是高于正常血糖条件下获得的正常值，但它们基本上总是不恰当地高于低血糖浓度[2, 152, 188]。传统的关键诊断标准（假设记录了 Whipple 三联征）是当血糖浓度低于 55mg/dl（3.0mmol/L）时，血浆胰岛素浓度为 3μU/ml（18pmol/L）或更高，血浆 C 肽浓度为 0.6ng/ml（0.2nmol/L）或更高，血浆胰岛素原浓度为 5.0pmol/L 或更高（表 38-9）。这些数据于 1995 年首次发表，2002 年重新评估，并纳入内分泌学会成人低血糖疾病临床实践指南[2]，于 2013 年独立重新评估[196]。值得注意的是，后一项研究中未受影响的受试者在服用胰岛素、C 肽、胰岛素原采样时间血糖浓度较低的程度并不明确[196]。普遍支持 18pmol/L（3μU/ml）或更高的胰岛素标准[193]：敏感性 93% 时，特异性 95%～100%[196]；敏感性 98% 时，特异性 60%[196]。0.6ng/ml（0.2nmol/L）或更高的 C 肽标准支持度不高：敏感性为 100% 或更低时，特异性为 60%～78%[19]，而敏感性为 100%，但特异性仅为 10%[196]；将标准提高到 2.3ng/ml（0.8nmol/L）或更高，敏感性降低到 84%，但特异性提高到 76%[196]。胰岛素原标准为 5pmol/L 或更高，在上述两个病例系列中都提供了 100% 的敏感性，但特异性为 68%～78%[193]和 41%[196]；将标准提高到 27pmol/L 或更高仍然提供了 100% 的敏感性，但具有 100% 的特异性[196]。注射胰高血糖素后 30min 内，血浆 β- 羟丁酸浓度为 2.7mmol/L 或更低，血糖浓度在低值基础上增加超过 25mg/dl（1.4mmol/L），提供了不适当高胰岛素（或 IGF）水平的生物学作用的证据，分别伴有脂肪分解抑制和酮生成，以及肝糖原储备的维持，表 38-9 分别总结了低血糖障碍患者和高胰岛素血症（或 IGF 介导的）低血糖患者的表现模式。偶尔，胰岛素瘤患者即使在 72h 禁食期间也可能不符合这些标准[2, 226]，少数患者在低血糖期间血浆胰岛素水平低于 3μU/ml（18pmol/L）；然而，至少在某些病例系列中，此类患者的[227]血浆 C 肽和胰岛素原水平升高。

如果未记录 Whipple 三联征，并且在自发性低血糖发作期间未获得所述测量值，则应尝试重新创造可能发生症状性低血糖的环境[2]。这可以通过暂时让有空腹低血糖病史的患者刻意不进食或为有餐后低血糖病史的患者提供可能导致症状发作的混合餐来实现。如果这些相对非正式的方法失败，有空腹低血糖病史的患者应接受长时间的监督下禁食[2, 226]。除非血浆 β- 羟丁

表 38-9　正常人和高胰岛素血症（或 IGF 介导的）低血糖或其他机制引起的低血糖患者在禁食期间或混合餐后的发现模式ᵃ

症状，体征，或者两者都有	葡萄糖（mg/dl）	胰岛素（μU/ml）	C 肽（nmol/L）	胰岛素原（pmol/L）	β- 羟丁酸（mmol/L）	胰高血糖素后血糖升高（mg/dl）	循环口服降血糖药	胰岛素抗体	诊断性解释
否	<55	<3	<0.2	<5	>2.7	<25	否	无	正常
是	<55	≫3	<0.2	<5	≤2.7	>25	否	阴性	外源性胰岛素
是	<55	≥3	≥0.2	≥5	≤2.7	>25	否	阴性	胰岛素瘤，NIPHS，PGBH
是	<55	≥3	≥0.2	≥5	≤2.7	>25	是	阴性	口服降血糖药
是	<55	≫3	≫0.2ᵇ	≫5ᵇ	≤2.7	>25	否	阳性	胰岛素自身免疫
是	<55	<3	<0.2	<5	≤2.7	>25	否	阴性	IGFᶜ
是	<55	<3	<0.2	<5	>2.7	<25	否	阴性	不是胰岛素或 IGF 介导的

a. 正常个体是指那些尽管血糖浓度相对较低但没有症状或体征者（如没有 Whipple 三联征记录的个体）；b. 游离 C 肽和胰岛素原的浓度低；c. 增加了 IGF-2 原、游离 IGF-2，以及 IGF-2/IGF-1 的比例；IGF. 胰岛素样生长因子；NIPHS. 非胰岛素瘤胰源性低血糖症；PGBH. 胃旁路术后低血糖

引自 Cryer PE, Axelrod L, Grossman AB, et al. Evaluation and management of adult hypoglycemic disorders: an Endocrine Society clinical practice guideline. *J Clin Endocrinol Metab*. 2009; 94: 709–728, 经 Endocrine Society 许可 . 数据引自 Service[152] and Placzkowski and associates[193]. 有关独立数据，参见 Guettier 及其同事的讨论 [196]

酸水平的逐渐升高表明禁食试验为阴性，否则禁食试验应继续进行，直到记录到 Whipple 三联征 [或者如果之前明确记录到 Whipple 三联征，则直至血糖浓度低于 55mg/dl（<3.0mmol/L）[226]]。血糖浓度应使用精确的方法测量，而不是使用现场血糖监护仪。大约 2/3 的胰岛素瘤患者在禁食不到 24h 内符合诊断标准，大多数（但不是全部）在 48h 内完成 [226]。因此，可以在门诊环境中启动并完成快速诊断，并在必要时在住院环境中继续。然而，有餐后低血糖病史的患者应接受 5h 以上的混合餐测试。混合餐测试结果的解释标准尚未建立，目前 [2] 是应用在禁食条件下制订的标准 [152]。关于长时间监督禁食和混合餐测试的详细建议已经发布 [2]。

有文献记载的 Whipple 三联征患者很可能存在胰岛素瘤；胰岛素、C 肽和胰岛素原水平过高，并且未检测到循环口服降糖剂；β- 羟丁酸水平受抑制；在空腹（甚至餐后 [193]）低血糖期间，对静脉注射胰高血糖素的快速血糖反应；没有循环胰岛素抗体。然而，高胰岛素血症性低血糖还有其他原因（表 38-4 和表 38-9）。因此，下一步是尝试定位胰岛素瘤 [2]。

CT、MRI 和经腹超声可检测约 75% 的胰岛素瘤 [193, 228, 229]，还可检测少数恶性胰岛素瘤患者的转移。较老的生长抑素受体闪烁扫描术灵敏度较低 [230]。内镜胰腺超声检查可选择对检测到的肿瘤进行细针抽吸，其灵敏度大于 90%[230, 231]。结合无创成像和必要时的内镜胰腺超声检查，胰岛素瘤的术前定位已成为惯例 [193]。考虑到使用放射性示踪剂 [如 ⁶⁸DOTA-（Tyr3）-奥曲酸镓] 进行正电子发射断层扫描的前景 [232]，无创定位胰岛素瘤可能成为首选方法。如果胰岛素瘤的解剖定位为阴性或不明确，选择性胰腺动脉钙注射，终点为肝静脉胰岛素水平比基线至少增加 2 倍 [232, 233]（或用当前检测方法可能增加五倍以上 [234]），则以高灵敏度对胰岛素瘤进行区域化 [233, 235]。尽管胰岛素瘤患者很少需要这种侵入性手术，但它是确认 NIPHS[216, 219] 和 Roux-en-Y 胃旁路术 [206-214] 后发生低血糖的首选程序（表 38-10）。最后，术中胰腺超声检查几乎总是能定位到即使是有经验的胰腺外科医生也看不到的肿瘤。

（四）低血糖症的治疗

预防持续或复发性低血糖需要能纠正或避开低血

表 38-10　婴儿期和儿童期特有或典型低血糖的原因

禁食的不耐受
- 早产或小于胎龄儿
- 垂体功能减退，肾上腺皮质发育不全，先天性肾上腺皮质增生
- 儿童期酮症低血糖

高胰岛素血症
- 糖尿病母亲的婴儿
- 母体药物（磺脲类、β₂ 肾上腺素能激动剂）
- 先天性高胰岛素血症
- 围产期应激，小于胎龄儿
- 其他：Rh 不相容，Beckwith-Wiedemann 综合征，换血，围产期应激，胰岛细胞胰岛素分泌肿瘤（胰岛素瘤）

先天性代谢缺陷（酶缺陷）
- 糖类代谢：糖原贮积病 Ⅰ、Ⅲ 和 Ⅵ，糖原合成缺乏症，果糖 1,6- 双磷酸酶缺乏症，果糖 -1- 磷酸醛缩酶缺乏症，半乳糖 -1- 磷酸尿嘧啶转移酶缺乏症
- 蛋白质代谢：支链 α- 酮酸脱氢酶复合物缺乏
- 脂肪代谢：脂肪酸氧化缺陷，包括肉碱循环、β 氧化螺旋、电子传输系统和生酮序列的缺陷

糖机制的治疗[2]。显然，治疗应对所识别的特定低血糖障碍有针对性。致低血糖的药物可以停药或减少剂量。严重的疾病通常可以治疗。缺乏皮质醇等激素可用替代治疗。即使肿瘤无法治愈，通过手术、放疗或化疗减少非胰岛细胞肿瘤的质量也可能缓解低血糖。用糖皮质激素、生长激素甚至奥曲肽治疗可以缓解此类患者的低血糖。手术切除良性胰岛素瘤通常是治愈性的。对于不能切除的疾病，可以尝试经验性治疗(饮食、二氮嗪、奥曲肽)；化疗（如依维莫司）取得了进展[236]。饮食疗法（包括频繁进食）、α- 葡萄糖苷酶抑制药、二氮嗪或奥曲肽可用于 NIPH 或胃旁路术后低血糖患者。自身免疫性低血糖症（用糖皮质激素或其他免疫抑制药物）的治疗存疑，但这种疾病有时是自限的。如果这些治疗失败，可能需要在白天和睡前频繁喂食大剂量生玉米淀粉，甚至进行通宵胃内葡萄糖输注。有趣的是，在两个家族中发现了导致家族性胰岛素瘤或糖尿病的错义 MAFA 突变[237]。

五、婴幼儿低血糖

胎儿通过胎盘接受来自母体循环的持续葡萄糖供应，以满足其大部分能量需求，其血糖水平主要反映母体血糖水平。由于丙酮酸羧化酶、磷酸烯醇式丙酮酸羧激酶、葡萄糖 -6- 磷酸酶和果糖 1,6 二磷酸酶的缺乏或活性极低，胎儿期不存在肝葡萄糖生成和糖异生[238]。这些糖异生限速酶在生命的最初几个小时内迅

速增加。即使糖原合成和糖原分解所需的酶存在于胎儿肝脏中，肝糖原储备直到妊娠晚期才迅速增加，约占出生时肝脏总重量的 5%[239]。

出生后，随着胎盘血流中断，血糖浓度下降，通常在出生后 2h 内达到最低点[240]。这伴随着胰岛素的减少和葡萄糖拮抗调节系统的激活，这不仅有利于动员糖原储备和糖异生，而且有利于脂肪分解，最终促进新生儿的酮生成。由于可动员的糖原储备有限且很快耗尽，并且喂养是间歇性的，新生儿被迫增加其内源性葡萄糖生成，因此最初在很大程度上依赖于糖异生。在大多数婴儿中，血糖浓度通常是稳定的，或在出生后 4～6h 内增加。随着喂食间隔和禁食期的延长，脂肪分解和酮生成增加，酮成为重要的能源来源，尤其是对大脑而言。

大脑几乎完全依赖于恒定的葡萄糖供应来满足其代谢需求，并促进大脑生长和关键的成熟变化。大脑不能进行糖异生或使用游离脂肪酸，因为它们不能通过血脑屏障运输。然而，在特殊情况下，如果酮体（β- 羟丁酸和乙酰乙酸）或乳酸含量显著升高，则可以作为暂时替代能源。在生命的最初几年，由于大脑与身体的质量比更大，人脑占身体葡萄糖消耗量的近 50%[238, 241]，大脑葡萄糖消耗量的峰值出现在儿童中期（5—10 岁）[242]。同样，这一代谢高峰也反映在突触密度和突触修剪的增加上，它们发生在大脑最大线性生长期之后，并且在不同的大脑区域[243] 之间有所不同（图 38-13）。此后，全身和大脑的葡萄糖代谢率

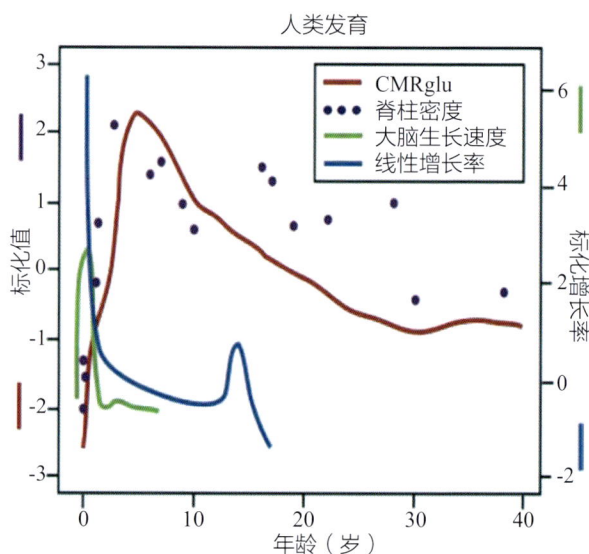

▲ 图 38-13　人类发育期间整个生命周期内的大脑（绿色）和线性（蓝色）生长率、树突棘密度（紫色）和大脑葡萄糖代谢率（红色）值

引自 Goyal MS, Venkatesh S, Milbrandt J, et al. Feeding the brain and nurturing the mind: linking nutrition and the gut microbiota to brain development. *Proc Natl Acad Sci USA*. 2015;112(46):1405-14112.

降至正常成人水平。总的来说，婴儿和儿童的葡萄糖通量（生产和利用）几乎是成年人的 3 倍。在整个生命周期中，这种葡萄糖流量通过胰岛素、反调节激素（胰高血糖素、儿茶酚胺、皮质醇和生长激素）、肠促胰岛素、其他肠道激素（生长素和瘦素）和神经元输入进行精细调节，以维持正常血糖[244]。然而，当葡萄糖供应低且酮体生成量小或受损时，如患有高胰岛素血症或先天性代谢缺陷的儿童，或当糖调节机制受损时，可能会发生短暂或持续低血糖[245, 246]。如果低血糖很严重，则可能导致神经系统损害或死亡。脑损伤的程度似乎受到多个因素的影响，如低血糖的持续时间和程度。

关键是要认识到，健康婴儿在出生后的最初 24～48h 内，由于葡萄糖供应从连续经胎盘供应变为喂养的间歇性供应，导致糖原储备迅速耗尽，因此短暂的低血糖浓度很常见。此外，由于出生后不久胰岛素分泌的血糖阈值较低[55～65mg/dl（3.0～3.6mmol/L）]，与较大婴儿、儿童和成年人的阈值[80～85mg/dl（4.4～4.7mmol/L）]相比，出生后最初几个小时的新生儿有相对高胰岛素血症[247]。因此，如果出生后第一次喂食延迟，相当数量的正常足月新生儿无法将血糖浓度维持在 40mg/dl（2.2mmol/L）以上[240]。但随着喂养的建立，血糖浓度的维持不再主要依赖于糖异生，低血糖变得不那么常见。因此，区分这种正常的生理过渡反应与导致生命前 3 天以后持续或复发性低血糖的疾病很重要。由于在出生后 48h 内难以区分持续性低血糖障碍和过渡期新生儿血糖浓度，儿科内分泌学会建议将低血糖的诊断评估推迟到出生后 2～3 天。然而，对于有低血糖风险的婴儿，应在首次喂食后进行葡萄糖筛查，该筛查应在出生后 1h 内进行。在出生后的前 24～48h 内，应继续每 3～6 小时测量一次血糖浓度，因为许多高危新生儿在此期间出现了首次记录的低血糖浓度[247]。

与成年人一样[2]，患有 Whipple 三联征的儿童患者应考虑临床低血糖的诊断（表 38-1）。在新生儿或儿童中，低血糖的症状和体征是相当非特异性的，可能难以识别。其中可能包括神经过敏 / 震颤、肌张力减退、意识水平变化、呼吸暂停 / 心动过缓、发绀、呼吸急促、吮吸或进食不良、体温过低和（或）癫痫发作。此外，与成年人一样，不可能明确定义婴儿和儿童低血糖症的单一低血糖浓度；它的精确定义仍有争议。这是因为：①血糖值的正态分布将随年龄而变化；②血糖值将根据喂养和禁食条件而变化；③存在可能导致葡萄糖测定不准确的潜在人为干扰因素；④低血糖特异性反应的阈值可由近期的前期低血糖改变；⑤缺乏结果数据，因为没有一个血糖值与脑损伤相关[245-247]。然而，大多数临床指南假设了任意的血糖阈值，以指导何时开始检查以识别潜在疾病儿童，

以及何时开始干预以减少低血糖的潜在危害并将可能的过度治疗降到最低。

2011 年，美国儿科学会和 2015 年儿科内分泌学会编写了新生儿低血糖筛查和后续管理的临床报道和指南[247, 248]。尽管这些指南在诊断低血糖的血糖阈值上并不一致，但它们都支持持续 48h 以上的低血糖不太可能是过渡性的，因而强调需要在分娩后的前 48h 内尽早确定有严重低血糖风险的婴儿，以及在分娩 48h 后确定持续低血糖风险，以决定是否需要筛查。这些患者不仅包括糖尿病母亲的婴儿或有遗传性低血糖或与低血糖相关的先天性综合征家族史的儿童，如先天性高胰岛素血症、Beckwith-Wiedemann 综合征或垂体功能减退症，还包括围产期应激性高胰岛素症相对较常见的儿童：出生窒息、宫内生长受限、毒血症，或接受全胃肠外营养的婴儿。

儿童内分泌学会建议，对出生 48h 以内婴儿和出生 48h 后婴儿，分别将血糖浓度阈值设为 50mg/dl（2.8mmol/L）或以下、60mg/dl（3.3mmol/L）或以下，以触发进一步诊断测试[247]。然而，许多人会批评这一阈值相对保守，但其他人又说这可能会导致许多新生儿过度治疗，但新生儿阈值旨在避免让可能有复发和严重低血糖风险的新生儿出院[247, 249]。新生儿低血糖的诊断评估应包括血浆低血糖值确认和同步的二氧化碳测量以确定是否存在相关酸中毒，测量胰岛素水平和酮体以确定是否有高胰岛素症的证据，并测量反调节激素（皮质醇以确定皮质醇缺乏、生长激素以确定生长激素缺乏），测量游离脂肪酸以检查脂肪酸氧化是否存在缺陷，以及乳酸水平。如果在新生儿期之外，或者如果担心存在外源性高胰岛素血症，也应测量胰岛素代谢副产物 C 肽。对于不明原因低血糖的儿童，低血糖发作时的胰高血糖素刺激试验可以提供关于糖原储存和可能的高胰岛素血症的非常有用的诊断信息。在这种试验中，当儿童低血糖时，静脉注射或肌内注射胰高血糖素 0.03mg/kg。在注射前和注射后 0min、20min 和 30min 测量血糖水平。如果在胰高血糖素给药后的前 30min 内，血糖升高超过 30mg/dl（1.7mmol/L），则表明该儿童患有高胰岛素血症，因为在高胰岛素血症期间，因胰高血糖素施用而释放的肝糖原储备不适当地累积。

如果患者在获得关键实验室样本并进行胰高血糖素刺激试验后持续低血糖或变得低血糖，治疗低血糖以防止不良后果是关键。如果患者有意识，并且能够安全饮水和吞咽，则可以通过口服或胃管（如果可用）服用 0～20g 快速吸收的糖类。这一过程可能在 15min 后重复，但如果低血糖在 30min 内没有改善，建议使用肠外葡萄糖。对于意识改变的婴儿和儿童，应给予静脉注射葡萄糖。可以缓慢推注 2ml/kg 10% 葡萄糖溶液，然后以每分钟 6～9mg/kg 的速度连续输注葡萄糖。

如果静脉注射不方便，并且患者有高胰岛素血症病史，则应给予肌内胰高血糖素（0.03mg/kg，最多 1mg）。

对于发现低血糖的儿童，需要密切监测以进一步评估和治疗。在新生儿中，应继续监测，直到出生 48h 以内的新生儿通过定期喂食将血糖浓度维持在 50mg/dl（2.8mmol/L）以上，出生 48h 以上的新生儿维持在 60mg/dl（3.3mmol/L）以上。然而，出生 48h 后婴儿和新生儿在吸收后状态下的平均血糖浓度与成年人没有差异 [70～100mg/dl（3.9～5.5mmol/L）]。因此，对于已诊断患有导致持续性低血糖的疾病或存在已知持续性低血糖疾病风险的儿童，治疗目标是将血糖浓度维持在 70mg/dl（3.89mmol/L）以上。因此，出

院前应始终进行安全禁食试验（6h 禁食），即要求出生 3 天以上的足月新生儿跳过一次喂食，以确保血糖浓度维持在该范围以上。

尽管儿童低血糖可能由与成人 [2] 相同的机制引起（表 38-4），包括药物和严重疾病，但婴儿或儿童特有的几种低血糖疾病可归类为禁食不耐受、高胰岛素血症，或由先天性代谢缺陷引起 [245, 246]（表 38-10）。这些不同疾病的表现可能不同，发病年龄和禁食期的耐受性也不同（图 38-14）。因此，记录良好的临床病史、体检和关键实验室样本是确定诊断的关键。

（一）禁食不耐受

由于禁食耐受性有限，婴儿和幼儿可能在夜间

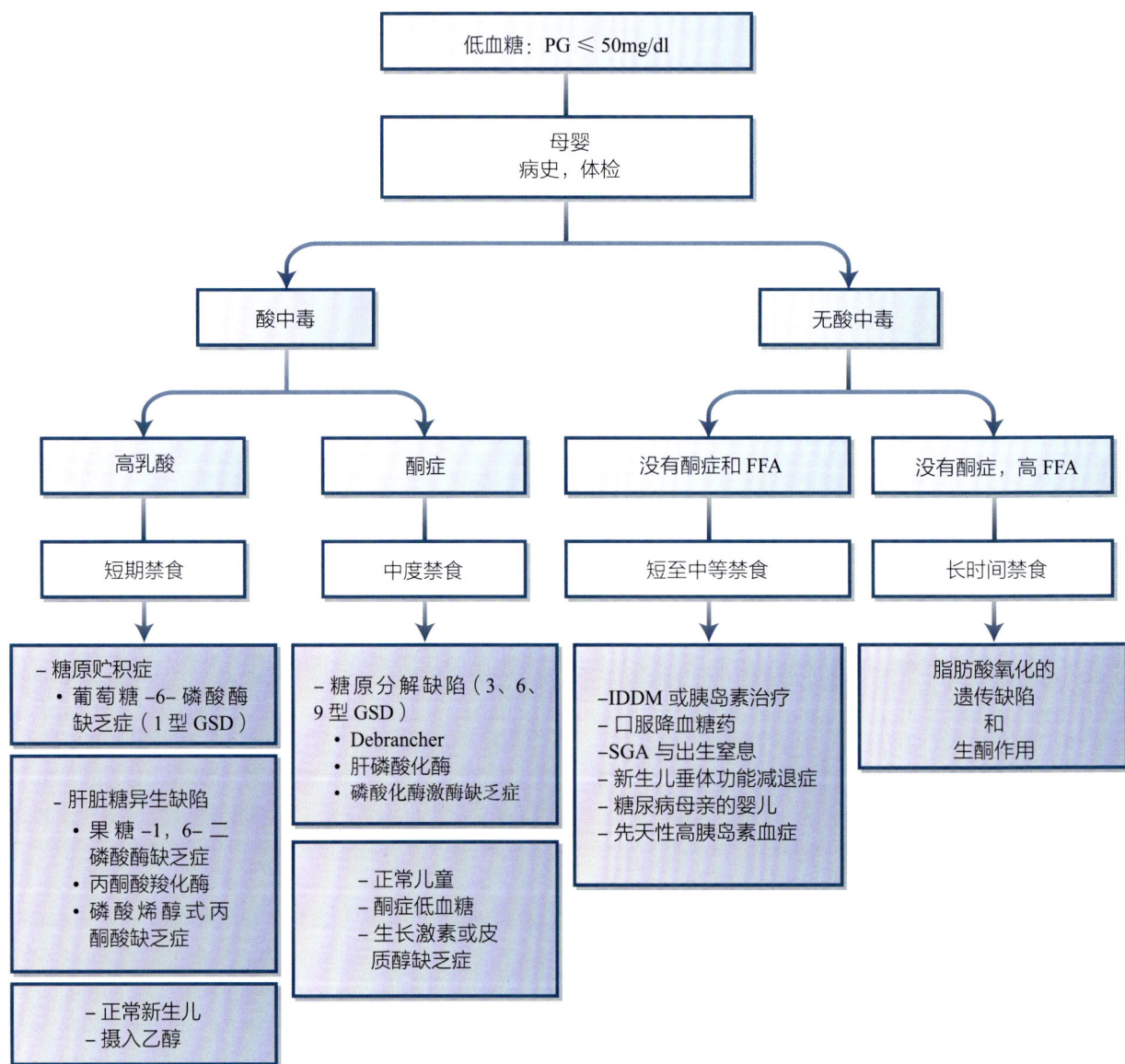

▲ 图 38-14　确定儿童低血糖病因的诊断流程

FFA. 游离脂肪酸；GSD. 糖原贮积病；PG. 血浆葡萄糖 [改编自 Sprague JE, Arbeláez AM. Glucose counterregulatory responses to hypoglycemia. *Pediatr Endocrinol Rev*. 2011; 9(1):463-475.]

禁食后血糖浓度低于 70 mg/dl（3.9mmol/L），并出现高酮血症[250-252]。它在早产儿或小于胎龄儿中特别常见，被认为部分是由糖异生机制发育不全所致[2]。当低血糖发生时，首先发生糖原分解，其次是糖异生，以提高全身血糖。然而，如果禁食时间延长或喂食中断，如在最不耐受禁食的儿童并发疾病期间，则缺乏增加的肾脏糖异生，肌肉或肝脏的内源性底物可用性低[253, 254]，并发生酮症低血糖。儿童酮症低血糖综合征通常发生在 2—5 岁的儿童中，在 10 岁之前自动缓解（当大脑与体重比率发生变化时）。在排除了生长激素缺乏、垂体功能减退、ACTH 无反应和糖原合酶缺乏等可能出现酮症的其他情况后，这应作为排除诊断。皮质醇和生长激素缺乏会减少糖异生和肝脏葡萄糖生成。此外，血浆中的糖异生底物浓度较低，胰高血糖素反应减弱[255]。

（二）高胰岛素血症

当血浆胰岛素浓度相对于低血糖水平不适当地正常或升高，并且血浆或尿液酮水平、游离脂肪酸水平较低时，可以怀疑为高胰岛素症。此外，当低血糖时存在对胰高血糖素的血糖反应时，也应怀疑这种情况。在新生儿期，通常为大于胎龄儿，他们在短至中度禁食期后会发生低血糖。

母亲糖尿病是新生儿低血糖的常见原因，其原因是后代出现短暂的高胰岛素血症。糖尿病母亲的婴儿因母亲的高血糖而在宫内出现高血糖，这会导致宫内胎儿胰岛素分泌的慢性刺激。因此，出生后不久，随着血糖水平下降和一过性新生儿低血糖的发生，胰岛素无法正常下降。暂时性高胰岛素血症也会导致暂时性低血糖，并可能因表 38-10 中列出的其他情况而发生。围产期应激、早产或小于胎龄的婴儿可继发于高胰岛素血症而发生短暂性低血糖，高胰岛素血症通常对二氮嗪有反应，并在 6 月龄时缓解。在儿童中，Nissen 胃底折叠术后可出现类似于胃旁路术后的餐后低血糖。胰岛细胞分泌性肿瘤在儿童中很少见，但据报道与 MEN1 有关，并发生在新生儿期以外。与成年人一样，高胰岛素血症性低血糖可能是意外的、隐匿的，甚至是恶性的。当怀疑这些病例时，C 肽测试可以提供非常丰富的信息。

先天性高胰岛素血症[256-258]是非暂时性新生儿低血糖的最常见原因，尽管每 30 000～50 000 名活产儿中只有 1 例发生。然而，在血缘关系密切的社区中，每 2500 名活产婴儿中就有 1 名患有此病[259]。低血糖可能从新生儿期持续存在，或在出生后第 1 年变得明显。这些疾病通常有低血糖发作和发育迟缓相关的显著风险。非常高的葡萄糖输注率需求是一个诊断线索。

葡萄糖刺激的胰岛素分泌通常涉及葡萄糖向 B 细胞的转运增加、葡萄糖激酶介导的葡萄糖磷酸化和通过糖酵解途径的葡萄糖代谢，导致 ATP 与二磷酸腺苷的比率增加。这导致膜 ATP-K-ATP 通道及其 SUR1 和钾内向整流通道（Kir6.2）亚单位的关闭、膜去极化、钙内流和胰岛素的胞吐。胰岛素分泌通常通过葡萄糖激酶的葡萄糖氧化来刺激，但也可以通过谷氨酸脱氢酶的谷氨酸氧化的亮氨酸刺激来发生。目前已知这些不同细胞机制的几种遗传异常（图 38-15）会导致新生儿和婴儿先天性高胰岛素血症和低血糖[256-258, 260, 261]。

先天性高胰岛素血症与越来越多的基因突变有关[256-258, 260, 261]，包括 SUR1（由 ABCC8 编码）、Kir6.2（由 KCNJ11 编码）、葡萄糖激酶（由 GCK 编码）、谷氨酸脱氢酶（由 GLUD1 编码）、短链 3- 羟酰基辅酶 A 脱氢酶（SCHAD，由 HADH 编码），SLD16A1（编码 MCT1）的 B 细胞质膜上的异位表达，以及 HNF4A 和 HNF1A 的突变。许多高胰岛素血症低血糖患者对 KATP 通道开放剂二氮嗪[262]有反应，其他患者对奥曲肽有反应[263]，而一些患者对药物治疗无反应。

识别先天性高胰岛素症患者的基因突变是关键，因为治疗和预后取决于受影响的基因。SUR1 或 Kir6.2 突变失活是先天性高胰岛素症最常见和最严重的原因。它们导致 KATP 通道活性降低，从而增加组成性胰岛素分泌。所以，大多数受影响的患者对 KATP 通道开放剂二氮嗪治疗无效，二氮嗪通常抑制胰岛素分泌。相反，具有显性遗传突变的患者确实保留对二氮嗪的反应性。ABCC8 或 KCNJ11 基因的纯合或复合杂合隐性突变通常导致弥漫性先天性高胰岛素血症。然而，ABCC8 或 KCNJ11 基因的父系隐性遗传突变、印记染色体区域 11p15 的母系等位基因的特定缺失的患者发展为局灶性先天性高胰岛素症，其中只有一小部分胰腺受到染色体 11p15 区域的体细胞杂合性丢失和父系单亲二体的影响，该区域包含 ABCC8 和 KCNJ11 基因，以及一些增加 B 细胞增殖的印迹基因[264]。对于那些对药物治疗（如频繁喂食、二氮嗪、奥曲肽）没有持续反应的患者，需要进行近全胰腺切除术。有局灶病变的患者对二氮嗪无反应，通常通过手术切除病灶治愈。用 [^{18}F]- 二羟苯丙氨酸正电子发射断层扫描术[265]可以无创性检测局灶性病变，诊断局灶性高胰岛素血症的敏感性为 85%，特异性为 96%，阳性预测值为 96%[266]。这些儿童应该由有先天性高胰岛素血症经验的临床医生进行评估，并接受治疗该疾病所需的多个亚专科服务[267]。

激活谷氨酸脱氢酶基因的显性遗传突变可导致高胰岛素血症和高氨血症综合征，这是先天性高胰岛素症的第二种最常见形式。低血糖通常在生命数月后发生，对二氮嗪有反应。激活葡萄糖激酶基因的显性遗传突变会引起不同程度的低血糖，可能对二氮嗪有反应，但可能需要胰腺切除术。SCHAD 基因的隐性遗传突变导致低血糖，通常对二氮嗪有反应。除了高胰岛素血症性低血糖外，生化标志物包括血浆 3- 羟基丁酰

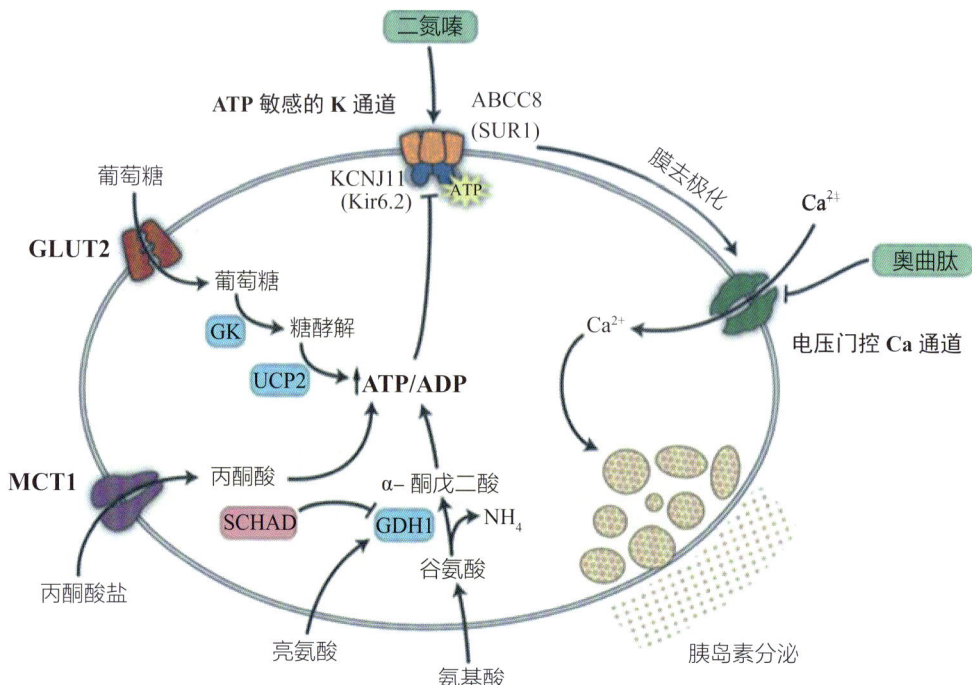

▲ 图 38-15　影响先天性高胰岛素症 B 细胞胰岛素分泌的细胞机制和治疗靶点。绿色表示用于治疗先天性高胰岛素血症的药物

ADP. 二磷腺苷；ATP. 三磷酸腺苷；GDH1. 谷氨酸脱氢酶 1；GK. 葡萄糖激酶；GLUT2. 葡萄糖转运体 2；MCT1. 单羧酸转运蛋白 1；SUR1. 磺酰脲受体 1；UCP2. 解偶联蛋白 2（图片由 Dr.Stephen Stone 提供）

肉碱水平升高和尿 3- 羟基戊二酸水平升高。SLC16A1 的显性遗传突变导致丙酮酸到 B 细胞转运增加和高胰岛素血症，与运动诱导的低血糖有关。

临床表现，包括低血糖浓度和不适当的高水平血浆胰岛素和 C 肽，再加上低血浆 β- 羟丁酸水平和对胰高血糖素的强烈血糖反应，所有这些都类似于成人的高胰岛素低血糖症[2]，是新生儿和婴儿先天性高胰岛素症的特征[256-258, 260, 261]。与患有内源性高胰岛素症的成年人一样[2]，先天性高胰岛素症患者在低血糖期间血浆胰岛素浓度并不一定为 3μU/ml（18pmol/L）或更高[257]，尽管高胰岛素症通常通过连续胰岛素测量和低血糖期间的 C 肽测量来确认。许多突变基因检测在商业上可用。最后，肥厚型心肌病与先天性高胰岛素血症的关系已得到确认[268]。

受体后胰岛素信号通路 [如 RACβ 丝氨酸 / 苏氨酸蛋白激酶（AKT2）基因[269, 270]] 中的激活突变导致低胰岛素血症低血糖，除了胰岛素分泌减少的证据外，其他类似于高胰岛素血症低血糖。

鉴于新生儿和婴儿低血糖的一系列潜在原因，当精确的低血糖机制不明确时，低血糖期间的一系列测量有助于鉴别诊断[271]。除了葡萄糖、胰岛素、C 肽和 β- 羟丁酸水平（以及对胰高血糖素的血糖反应）外，此类测量还应包括血浆碳酸氢盐、乳酸、非酯化脂肪酸（nonesterified fatty acid，NEFA）、生长激素和皮质

醇水平。当实验室检查结果与高胰岛素血症不一致时，应探讨低血糖的其他原因。在这些情况下，还需要血浆酰基肉碱水平、氨和尿液有机酸的测量，但不一定要在低血糖期间测得。

（三）先天性代谢缺陷（酶缺乏）

在婴儿期发生、通过有效治疗仍持续到成年的低血糖可由糖类、蛋白质或脂肪代谢的酶缺陷引起[245]（表 38-10）。随着喂食间隔的延长，低血糖通常在婴儿后期变得明显。

糖类代谢异常通常是由于糖原合成或代谢、糖异生或半乳糖或果糖代谢中的酶缺陷所致。糖原贮积病（glycogen storage diseases，GSD）是由儿童早期出现的不同酶缺陷引起的，通常以短期禁食后低血糖为特征，可能有轻度至中度酮症，可能伴有或不伴有肝大，对胰高血糖素刺激无反应。GSD0 型是由糖原合酶缺乏引起的，这是由于 GYS2 突变，不会引起肝脏肿大，但其特征是餐前酮症低血糖、餐后高血糖和乳酸血症。GSD I a 型（von Gierke 病）是由编码葡萄糖 -6- 磷酸酶水解酶活性的基因 G6PC 突变引起的。大约每 100 000 例活产中就有 1 例发生这种疾病[272]，占 GSD I 型病例的 80%。鉴于葡萄糖 -6- 磷酸酶是肝脏从糖异生和糖原分解途径释放葡萄糖的最终酶，其活性缺乏导致内源性葡萄糖生成率低和严重的空腹低血糖[272]，对施用的胰高血糖素没有血糖反应。临床发

现包括发育不全、肝大（由于糖原和脂肪积聚）、高甘油三酯血症、脂肪分解和酮生成加速、高尿酸血症、血小板功能障碍和明显的乳酸酸中毒（来自葡萄糖 –6– 磷酸的代谢）。除肝大外，这些异常可以通过有效预防低血糖来逆转，即在清醒时频繁进食，在睡眠时持续胃内葡萄糖输注或睡前服用大剂量生玉米淀粉。肝移植可纠正低血糖和相关代谢异常。晚期并发症包括由于肾脏糖原积聚而导致的进行性肾病和肝腺瘤。GSD Ⅰ b 型是由葡萄糖 –6– 磷酸微粒体转运体 G6PT1 突变引起的。其临床表现和生化检查结果与 GSD Ⅰ a 型完全相同，但这些患者伴有慢性或间歇性中性粒细胞减少和中性粒细胞功能障碍，并且易复发感染。通过 G6PC 和 G6PT1 的突变分析能证实 GSD Ⅰ a 型和 Ⅰ b 型的诊断。低血糖在 GSD Ⅲ 型（AGL 突变引起的肝淀粉 –1,6– 葡萄糖苷酶缺乏）、GSD Ⅵ 型（PYGL 突变引起的肝糖原磷酸化酶缺乏）和 GSD Ⅸ 型（PHKA2 突变引起的肝磷酸化酶激酶缺乏）中不太明显，因为肝糖异生作用得以保留，并且很少有糖原分解的完全缺陷。这些形式的 GSD 是罕见的，可通过频繁摄入高糖类食物和生玉米淀粉来避免低血糖（尤其是在睡前）；对于 GSD Ⅲ 型，高蛋白饮食可能有益。

低血糖也可由糖异生中的酶缺陷引起，包括果糖 –1,6– 二磷酸酶、磷酸烯醇式丙酮酸羧激酶和丙酮酸羧化酶缺乏[245]。葡萄糖 –6– 磷酸酶缺乏被一些人认为是糖异生缺陷；然而，它也参与糖原分解。糖异生障碍的特征是中度禁食后发生低血糖，此时肝糖原储备耗尽。因此，他们表现为乳酸血症、酮症、高脂血症，对胰高血糖素刺激无反应，但果糖 –1,6– 二磷酸酶缺乏除外，这类患者可能在喂食状态下有反应。果糖 –1,6– 二磷酸酶缺乏症与 GSD Ⅰ 型相似，只是没有出现肝糖原积聚，肝大通常是轻微的，肝功能正常，是脂质积聚而不是糖原累积的结果。这种情况通常通过高糖类饮食和频繁喂食来治疗。PEPCK 缺乏和丙酮酸羧化酶相当罕见。在 GLUT1 基因突变的患者中，血糖浓度正常，但脑葡萄糖水平较低，导致神经系统储存的糖减少。低血糖可归因于 Fanconi-Bickel 综合征中的 GLUT2 缺乏。在半乳糖血症和遗传性果糖不耐受（果糖 –1– 磷酸醛缩酶缺乏症）中发生餐后低血糖，而不是吸收后低血糖。其他糖异生障碍可能是由于一些糖异生底物缺乏，如半乳糖、果糖或氨基酸。在半乳糖血症中，存在 GALT 缺乏，婴儿无法将半乳糖代谢为葡萄糖，导致肝脏积聚半乳糖 –1– 磷酸，抑制糖原分解酶。考虑到半乳糖是乳糖水解的副产品，乳糖是婴儿的主要膳食糖类，这对非常年幼的儿童来说可能是一个大问题。这些儿童可能出现低血糖、摄入乳糖或半乳糖后呕吐、发育不良或败血症。遗传性果糖不耐受症的低血糖是由醛缩酶 B 缺乏引起的，在摄入果糖或蔗糖（一种水解为葡萄糖和果糖的双糖）后发

生。经典半乳糖血症长期治疗的主要目标是尽量减少饮食中半乳糖的摄入，对于遗传性果糖不耐受的患者，从饮食中完全消除果糖和蔗糖对大多数人来说是一种有效的治疗方法，尽管这可能具有挑战性。酒精中毒和水杨酸中毒也可能导致糖异生障碍。

可能导致空腹低血糖的蛋白质代谢相关酶的缺陷（表 38–10）包括支链酮酸尿症（枫糖尿病和酪氨酸血症）。他们表现为严重的酸中毒和发育不良。低血糖的发病机制尚不清楚，但包括肝脏疾病引起的糖异生缺陷。

一些最终损害脂肪酸氧化的缺陷导致长时间禁食期间低血糖伴低酮血症[269]。线粒体脂肪酸氧化和酮生成需要脂肪酸跨质膜运输，形成脂肪酰基辅酶 A 衍生物，并将这些衍生物运输到线粒体。由于线粒体内膜不可渗透长链（与中链和短链相反）脂肪酰基辅酶 A 酯，因此长链脂肪酰基辅酶 A 酯在膜的外表面（通过 CPT1）转酯化为脂肪酰基肉碱，并通过膜（通过转位酶）运输，在膜的内表面重新转化为脂肪酰基辅酶 A 酯（通过 CPT2）。然后，它们可以被氧化或转化为酮。胰岛素通过减少脂肪分解、增加脂肪生成和抑制 CPT1 的丙二酰辅酶 A 的形成来减少脂肪氧化和酮生成。相反，低胰岛素水平有利于脂肪酸氧化和酮生成。高胰高血糖素水平通过降低丙二酰辅酶 A 来实现，儿茶酚胺主要通过刺激脂肪分解来实现。该复杂通路中的任何缺陷（表 38–10）都会减少脂肪酸氧化（和酮生成），并反过来增加葡萄糖氧化，导致低酮血症性吸收后低血糖。血浆肉碱水平降低（正常值的 20%～50%）是这些疾病的规律，但极低的肉碱水平是肉碱转运缺陷的特征，这是一种对肉碱补充有反应的真正的肉碱缺乏状态[270]。特定脂肪酸氧化缺陷的诊断通常通过血液酰基肉碱分析来完成[271]，尽管分子诊断变得越来越可行。

有许多脂肪酸氧化障碍会导致低酮血症性低血糖[245, 246, 253, 256, 257, 260–263, 265, 268, 273–275]。最常见的是中链酰基辅酶 A 脱氢酶缺乏症。由于受影响的患者在发生低血糖之前可能会出现疲劳、呕吐、癫痫和昏迷的症状，在对此类婴儿进行快速诊断之前，应记录正常的酰基肉碱水平。其他脂肪氧化障碍包括极长链长、长链和短链酰基辅酶 A 脱氢酶缺陷，以及电子转移缺陷（戊二酸血症 2 型）、HMG-CoA 合酶缺陷和 HMG-CoA 裂解酶缺陷。导致低酮血症性低血糖的肉碱转运和肉碱循环缺陷包括由肉碱转运体（OCTN2）常染色体隐性突变引起的原发性肉碱缺乏。其他包括 CPT1 缺乏、CACT 缺乏和 CPT2 缺乏。治疗包括频繁喂食和富含中链甘油三酯的低脂饮食（CPT1 缺乏症[276]）和补充肉碱（原发性肉碱缺乏症）。

总之，新生儿低血糖可能伴有或不伴有酸中毒。如果存在酸中毒，这可能与乳酸血症或酮症有关。如果患者没有酸中毒，并且 NEFA 和 β– 羟丁酸水平受到

抑制，则表明存在高胰岛素血症；如果患者 NEFA 高但 β- 羟丁酸低，则表明脂肪酸氧化或酮生成缺陷。伴有酸中毒和高乳酸水平的低血糖提示糖异生或葡萄糖释放缺陷。如果患者体内高浓度的 NEFA 和 β- 羟丁酸，则表明葡萄糖生成或释放存在缺陷，包括皮质醇缺乏，尽管垂体功能减退患者的 NEFA 和酮水平不一定升高（图 38–14）。

声明

本章引用的资深作者的原著部分得到了美国公共卫生服务局、国立卫生研究院拨款 R37 DK27085、M01 RR00036（现 UL1 RR24992）、P60 DK20579 和 T32 DK07120，以及美国糖尿病学会的奖学金和赠款的支持。作者感谢博士后研究员的贡献，以及华盛顿大学综合临床研究中心工作人员熟练的护理、技术、饮食和数据管理统计协助。作者感谢 Alex Shimony 在本章编写过程中提供的帮助。本章是在资深作者主持了一个小组（该小组制订了成人低血糖障碍的评估和管理，内分泌学会临床实践指南 [2]），以及在作者的 *Hypoglycemia in Diabetes:Pathophysiology,Prevalence and Prevention* 第 3 版出版后不久编写的 [1]。因此，这里的许多概念和解释内容是相同的，措辞中也有不少内容是相同的。

披露

资深作者近年来担任 Novo Nordisk A/S 的顾问。

第 39 章　能量储存的神经内分泌控制
Neuroendocrine Control of Energy Stores

MARTIN G. MYERS　JR.　DAVID P. OLSON　著

司　可　于永桌　梅永生　李奕璇　王颜刚　译　毕宇芳　校

要点

- 身体的生理系统通过将长期食物摄入与能量消耗相匹配来维持稳定的能量储存和体重。
- 对啮齿动物和人类单基因肥胖综合征的研究、易患肥胖的人类基因多态性的鉴定揭示了参与能量平衡调节的关键基因产物和大脑系统（如脂肪衍生的激素、瘦素和下丘脑黑皮质素系统）。
- 下丘脑回路介导能量摄入和消耗之间的长期平衡：在能量稳态中起重要作用的下丘脑核包括弓状核、腹内侧核、背侧核、脑室旁核和下丘脑外侧区域。
- 脑部内侧核等大脑区域及黑皮质素回路也在中枢控制葡萄糖稳态方面发挥作用。
- 食物和药物奖励共享一些共同的神经底物，以及控制食物摄入和体重的信号和系统，能调节控制奖赏的脑回路。了解调节喂食奖励方面的分子和神经机制可能揭示肥胖症治疗干预的靶点。
- 传统上，脑干被认为通过介导肠道饱腹感信号的影响来控制短期进食，但脑干也代表了几种抗肥胖药物的可能作用点，这些药物可以长期减少食物摄入量和体重。有助于控制食物摄入的脑干核团，包括后区、孤束核、迷走神经的背侧运动核和外侧臂旁核。

一、能量平衡的生物控制

能量守恒定律规定，身体能量储存反映了摄入能量和消耗能量之间的差异。摄入超过消耗的热量会导致多余能量的储存（通常在脂肪组织中）；长此以往，这种正能量平衡会导致肥胖。反之，当消耗量超过摄入量时，能量/脂肪储存会下降。

虽然肥胖通常被认为是一种外表的问题，但它代表了一个重要的健康问题，会导致糖尿病、心血管疾病和癌症（以及其他疾病）的发展[1]。除造成疾病与死亡外，肥胖及其并发症每年仅在美国就造成1470亿美元的损失[1]。此外，虽然常识认为自愿行为（即选择吃得太多）决定了能量平衡，并且是肥胖发展的基础，几条证据证明了调节体重和肥胖的生物学（非自愿）基础[2]。

人类和其他动物表现出长期显著的体重稳定性，因为身体所储存的能量被消耗会激活代偿生理系统，

以抵消体重偏差并将能量储存恢复到以前的水平或设定点[2]。能量不足导致食欲亢进和能量消耗减少，而强迫过度进食导致厌食，能量消耗增加，使得体重最终在随意进食后恢复到以前的水平。这样的观察促使Gordon Kennedy[3]提出了一个体重调节模型，其中与能量储存成比例的信号引起食物摄入和能量消耗的代偿性变化，以将脂肪量维持在假定的设定点。

人们早就知道，大脑特定区域内的器质性病变会导致肥胖。例如，在19世纪末，包括Alfred Fröhlich在内的临床医生描述了一种与肥胖和性腺功能减退症相关的垂体肿瘤为特征的病症[4,5]。虽然几个小组（包括Harvey Cushing和同事）认为该综合征是由于垂体的破坏[6-8]，但切除垂体而不损害下丘脑并不会导致狗的肥胖[9]。事实上，后来证明在不损害垂体的情况下破坏内侧基底下丘脑（含有弓形和腹内侧核）会导致病态肥胖和类似Frölich描述的神经内分泌紊乱[10]。相反，其他大脑区域（如下丘脑外侧区

域）的病变抑制了进食，导致瘦弱[11]。因此，下丘脑在控制能量平衡和神经内分泌功能方面起着至关重要的作用，早期的构想表明下丘脑外侧区域包含假定的进食中枢，而内侧基底下丘脑包含假定的饱腹感中枢[12]。

在过去的几十年里，我们对有助于控制能量平衡的系统有了更深的理解[2]。除了最初描述的下丘脑中枢外，我们还了解到了很多关于控制进食的脑干系统，调节食物奖励的回路，以及调节它们的外围信号（图 39-1）。

瘦素发出脂肪储备充足的信号

具有内侧基底下丘脑病变的肥胖大鼠与未受损伤大鼠之间的联体共生（连接两种动物的循环系统以允许激素的交换）导致后者的饥饿和体重减轻，而两只内侧基底下丘脑病变大鼠之间的联体共生不会改变任何一种动物的能量平衡[12-14]。因此，内侧基底下丘

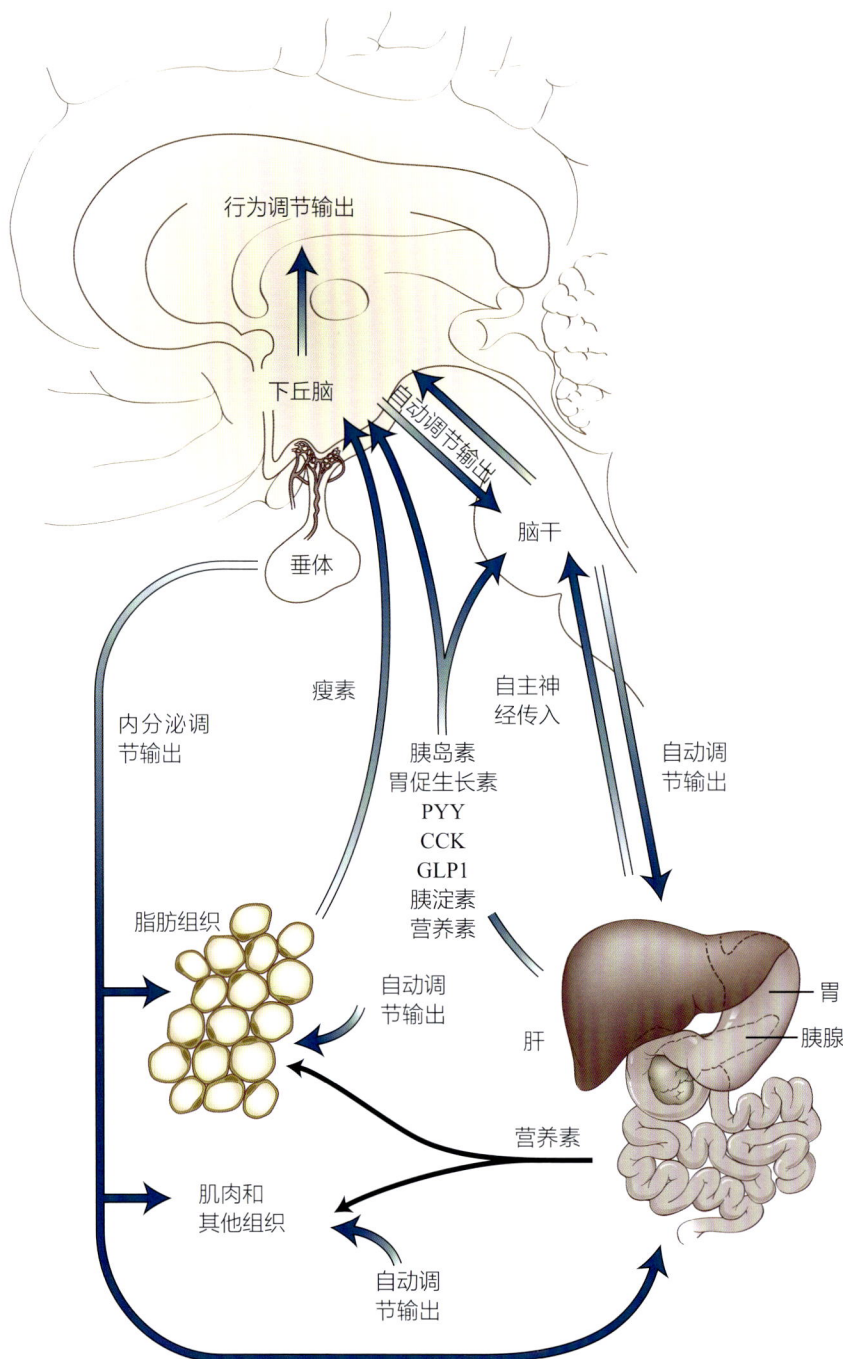

▲ 图 39-1 通过脑 - 肠 - 脂肪轴有助于控制食物摄入和能量稳态的回路和激素

CCK. 胆囊收缩素；GLP1. 胰高血糖素样肽 1；PYY. 肽 YY

脑病变的肥胖大鼠必定产生一种循环因子，抑制正常动物的摄食，并通过内侧基底下丘脑饱腹感中枢起作用[11]。大约 50 年前，Douglas Coleman 的一系列重要实验首次揭示了这种效应的潜在中介。Coleman 使用 *ob*（一种隐性等位基因）纯合小鼠，导致食欲亢进，能量消耗降低，内分泌功能障碍和肥胖；以及使用 *db*，*db* 位于不同的位点，但产生类似于 *ob* 的表型。瘦弱（野生型）小鼠与 *ob/ob* 小鼠的联体共生抑制了 *ob/ob* 小鼠的体重增加，而野生型和 *db/db* 小鼠的联体共生导致野生型小鼠的严重食欲减食和体重减轻[15-17]。基于这些结果，Coleman 预测 *ob* 位点产生循环饱腹感因子，而 *db* 位点编码对推定的 *ob* 激素做出反应所需的成分。

ob 和 *db* 菌株中致病基因突变的克隆证实了这些联体共生研究的预测：*ob* 中突变的基因编码 1 型细胞因子家族的激素（随后命名为瘦素），而 *db* 影响编码瘦素受体（LepR）基因，瘦素受体是 1 型细胞因子受体家族的成员[18-20]。瘦素治疗可减少瘦素缺乏的 *ob/ob*（*Lepob/ob*）小鼠和瘦素正常小鼠的摄食量，脂肪量和体重，但不能改变 *db/db*（*Leprdb/db*）小鼠[21-23]。

脂肪组织以与甘油三酯储存大致成比例地产生瘦素，作为脂肪能量储存充足的信号，使得中枢神经系统控制能量平衡。热量限制后瘦素减少会引发神经内分泌饥饿反应，增加觅食和食欲，并抑制神经内分泌系统的能量消耗（导致不孕，交感神经系统张力降低，甲状腺功能等减退）[24, 25]。外源性瘦素逆转饥饿神经内分泌表现，以及 *Lepob/ob* 小鼠的神经内分泌功能障碍。瘦素还可以逆转罕见人类先天性瘦素缺乏症患者的食欲亢进、肥胖和神经内分泌功能障碍[26-28]。

同样，缺乏脂肪组织（脂肪营养不良）的人类患者和转基因动物表现出食欲亢进，以及胰岛素抵抗和其他内分泌和代谢异常的易感性，这些异常不能用热量限制来纠正[29, 30]。由于脂肪营养不良中脂肪组织的缺乏，这种综合征导致瘦素浓度低，瘦素治疗改善了饥饿指数和内分泌 / 代谢异常。事实上，瘦素最近被批准用于治疗人类脂肪营养不良综合征[31]。

与瘦素显著逆转先天性瘦素缺乏和脂肪营养不良相关的食欲亢进和神经内分泌异常的能力相反，外源性瘦素适度和短暂地钝化正常体重动物的食物摄入和体重，并最低程度地改变由于脂肪量增加致内源性瘦素升高的[32]。事实上，人类的血清瘦素水平通常与脂肪量成正比[33, 34]，因此绝大多数肥胖人类没有瘦素缺乏，而是无法对瘦素浓度升高产生反应而减轻体重。因此，瘦素的缺乏会发出比其过量的更强大的生理信号。事实上，虽然低瘦素清楚地代表了能量不足的关键信号，但瘦素并不能介导强迫过度摄食后的厌食症[35]，这表明存在对于在营养过剩期间抑制食物摄入很重要的单独信号。

二、下丘脑黑皮质素系统

1902 年，法国遗传学家 Lucien Cuenot 描述了肥胖的 agouti 小鼠（*Ay/a*）（也称为致命的黄色，因为等位基因的纯合子在产前死亡），这种小鼠已经由欧洲老鼠爱好者繁殖了几十年[36]。*Ay/a* 品系以显性遗传的肥胖表型为特征，并且与其黄色毛色强度成正比[36]。*Ay/a* 小鼠体重增加主要是由于食欲亢进，反映了脂肪量和瘦体重增加（且伴有体长增加）[38]。

Ay 等位基因由遗传重排产生，该重排删除了 *Raly* 基因并将 *Asip* 基因融合到 *Raly* 启动子，导致 ASIP 在整个身体中的连续表达[38, 39]。ASIP 是一种分泌的肽，可结合并抑制黑皮质素受体。*Ay/a* 小鼠的黄色毛色是由于皮肤中 ASIP 的过度表达，ASIP 阻断 αMSH 在毛囊中 MC1R 的信号传导[38]。由于 MC1R 促进黑素细胞中真黑素（黑色素）而不是褐黑素（黄色素）的合成，ASIP 介导的毛囊 MC1R 拮抗作用导致黄色毛色。

大脑含有两种主要的黑皮质素受体亚型，即 MC3R 和 MC4R[40]，两者都被 αMSH 激活并被 ASIP 抑制。脑室内给予 αMSH 或其他黑皮质素受体激动剂可降低食物摄入量和体重；脑中 ASIP 的过表达拮抗 αMSH 信号传导的厌食作用，并钝化内源性黑皮质素受体活性，导致食欲亢进。因此，下丘脑黑皮质素系统对于控制食物摄入和能量平衡至关重要。

下丘脑黑皮质素系统的核心包括表达 POMC 的弓状核神经元，POMC 是黑皮质素受体激动剂的前体肽。弓状核中的 POMC 被加工以产生 αMSH（有时 β 内啡肽），尽管垂体和其他地方的其他 POMC 表达细胞产生其他 POMC 衍生的肽[41]（图 39-2）。在整个身体或特别是弓状核中 *Pomc* 缺失的小鼠食欲亢进，重量约是成年期对照动物的 2 倍[42]。由于垂体前叶缺乏 POMC 衍生的 ACTH，这些动物也表现出肾上腺皮质功能不全。

除了 POMC 神经元外，弓状核还包含表达 ASIP 同源物 AgRP 的不同神经元[38]。AgRP（如 ASIP）结合并抑制黑皮质素受体（特别是 MC3 和 MC4 受体，它们主要在大脑中表达），并且脑室内给予 AgRP 在啮齿动物中引起持久的贪食反应[38]。这些神经元还含有抑制性递质神经肽 Y（与 AgRP 一样，在脑室内给药时促进进食）和 γ- 氨基丁酸。负能量平衡（如热量限制）激活这些含有弓状核 NPY/AgRP 的神经元，并增加 *Agrp* 和 *Npy* 的表达[42]。

对于 *Mc4r* 缺失的小鼠表现出明显的食欲亢进和肥胖体重增加，并且显示线性生长增加，这是 *Ay/a* 小鼠的特征。*Mc3r* 缺失的小鼠显示出更微妙的肥胖表型。因此，MC4R 代表了介导食物摄入和体重控制的主要黑皮质素受体。MC4R 表达于对摄食控制至关重要的下丘脑部位，包括脑室旁核、背侧核、腹内侧核和下

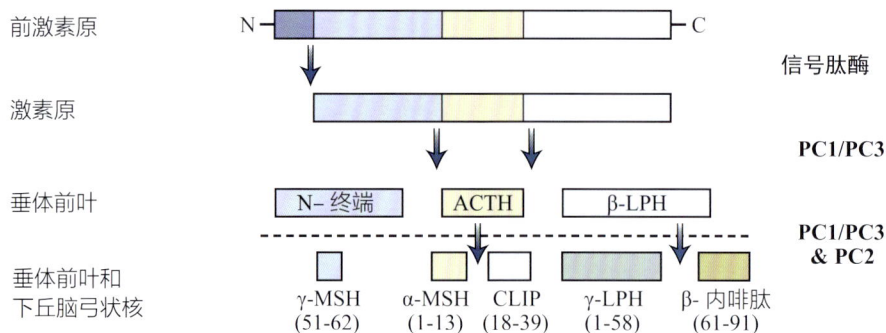

▲ 图 39-2　POMC、ACTH 的前体激素、β 脂蛋白和相关肽的结构

前体蛋白含有一个前导序列（信号肽），后跟一个长片段，该片段包括序列 51~62，对应于 γMSH。该片段在 Lys-Arg 键处切割形成 ACTH1~39，其又包括 αMSH（促肾上腺皮质激素 1~13）和 CLIP（ACTH18~39）的序列，以及与 βLPH（1~91）相对应的序列，其中包括 γLPH（1~58）和 β 内啡肽（61~91）。β 内啡肽序列还包括对应于甲基脑啡肽的序列。垂体前叶的前体分子主要加工成 ACTH、βLPH。在垂体中间叶（在大鼠中），ACTH 和 βLPH 被进一步加工为 αMSH 和 β 内啡肽样物质。在所有垂体外组织中，激素原的翻译后处理类似于中间叶中的激素。下丘脑处理与中间叶相似但不完全相同。在后者中，β 内啡肽和 αMSH 主要以其乙酰化形式存在。C. 羧基末端；PC. 激素原转换酶（图片由 Dr. Malcolm Low, University of Michigan, Ann Arbor, MI 提供）

丘脑外侧区域[39]，脑干和其他脑区域。虽然其他一些位点在控制能量平衡方面发挥作用，但脑室旁核中的 Mc4r 表达对于控制摄食是必要的和足够的[45, 46]。因此，下丘脑黑皮质素系统通过作用于脑室旁核神经元表达的 Mc4r 来抑制食物摄入（图 39-3）。

下丘脑外的 MC4R 也有助于黑皮质素对能量平衡的作用。例如，将 MC4R 激动剂注射到第四脑室或迷走神经的背侧运动核可减少食物摄入量，而注射 MC4R 拮抗药可增加食物摄入量[47, 48]。此外，删除自主神经（胆碱能）神经元中的 MC4R 会降低能量消耗并增加肥胖，特别是在高脂肪饮食喂养的动物中[49, 50]。删除副交感神经节前神经元（迷走神经运动神经元）中的 MC4R 会引起高胰岛素血症和胰岛素抵抗，但不会显著影响能量平衡，这表明 MC4R 在交感前细胞中对控制能量消耗具有重要作用[49, 50]。

MC3R 分布在与含有 MC4R 的中枢神经系统部位截然不同的部位，在能量稳态中也起作用。在小鼠中，该受体在弓状核 POMC 和 NPY/AGRP 神经元、腹内侧核、腹侧被盖区和内侧缰核中表达最高[51, 52]。在弓状核内，MC3R 也在 NPY/AGRP 末端以突触前表达，并在 POMC-MC4R 回路上充当抑制性自身感受器[53]。虽然 Mc3r 单倍体功能不全不产生表型，但小鼠纯合 Mc3r 缺失导致脂肪量增加，瘦体重减少，禁食诱导的再摄食减少[54-56]，基础和空腹诱导的皮质酮升高[54]，以及昼夜节律和膳食夹带的缺陷[58]。

人类黑皮质素肥胖综合征的第一个证据源于对两个家庭中罕见的 agouti 小鼠样综合征的敏锐识别，这是由 POMC 基因[58]的无效突变引起的（图 39-4）。这些患者有 ACTH 功能不全、红发和肥胖，这分别是由于血清中缺乏 ACTH 肽，以及皮肤和大脑中缺乏黑

皮质素肽。这种肥胖综合征表明，中央黑皮质素回路在人类中与在小鼠中一样服务于能量稳态。在描述人类 POMC 突变后不久，报道了两个独立家族中与非综合征性肥胖相关的人类 MC4R 位点中的杂合子移码突变[59, 60]。其他报道[61-63]提供了 MC4R 突变的频率和多样性的更清晰的图景，并显示人类 MC4R 单倍体功能不全是严重肥胖最常见的单基因原因，占病例的 5%。值得注意的是，相关的体格检查结果与小鼠报道的几乎相同[44]，脂肪量增加，线性生长和瘦体重增加，高胰岛素血症大于匹配的肥胖对照组，以及严重的食欲亢进。MC4R 单倍体功能不全的成人也表现出交感神经张力降低和轻度低血压[64]。黑皮质素肥胖综合征的初始药物治疗因 MC4R 激动剂治疗的血压效应而复杂化。

然而，最近 MC4R 激动剂 Setmelanotide（目前正在临床开发中）已被证明可以促进 POMC 缺乏症或瘦素受体缺乏症患者的显著体重减轻，而不会出现相关的血压问题[65, 66]。因此，调节能量平衡的中枢神经系统回路可能是治疗益处的目标。

虽然由人类 MC3R 突变引起的综合征尚未被明确鉴定，但小鼠和人类中的其他几种单基因肥胖综合征可能是由黑色素信号传导的改变引起的。许多受影响基因的产物在肽加工中起着重要作用。POMC 由 PC1（也称为 PCSK1 或 PC1/3）和 PC2（PCSK2）切割，以产生前体肽，并通过 CPE 进一步切割以产生活性 αMSH[67]（图 39-2）。PRCP 作用于底物蛋白（如 αMSH），其中倒数第二个氨基酸是脯氨酸残基，切割 COOH 末端氨基酸并使肽失活[67]。

导致小鼠糖尿病和肥胖的 fat 突变是由 Cpe 基因[69]中的点突变引起的，POMC 的错误切割可能是

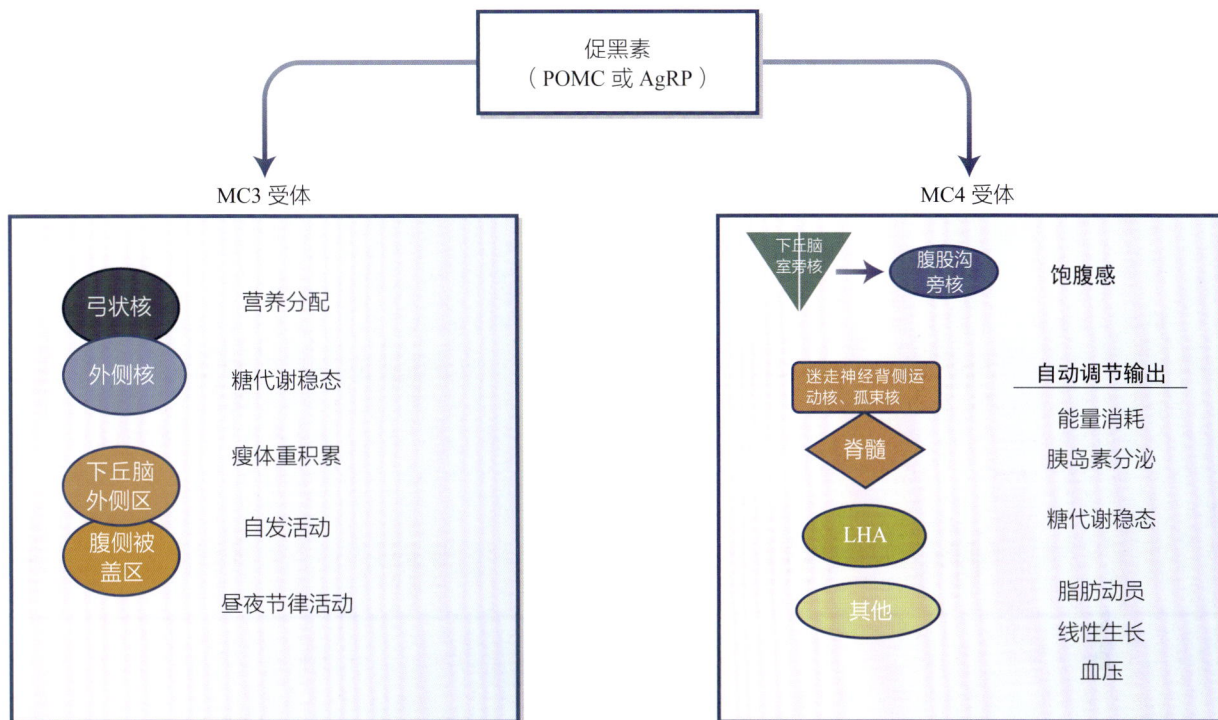

▲ 图 39-3 黑皮质素作用在中枢神经系统中的分布

弓状核中的 POMC 产生黑皮质素受体激动剂，而产生 AgRP 的神经元拮抗黑皮质素的作用。MC3R 和 MC4R 是大脑中主要的黑皮质素受体，具有相对不同的生理作用。MC3R 在 ARC 和腹内侧核（VMN）中以高水平表达，主要控制营养分配，食物转化为脂肪和瘦体重累积。下丘脑外侧区域（LHA）和腹侧被盖区域（VTA）的 MC3R 可能控制动机和活动。MC4R 在许多大脑区域表达，在能量平衡中起着至关重要的作用。PVH 中的 MC4R 通过投射到臂旁核（PBN）显著影响食物摄入。其他大脑区域的 MC4R，包括下丘脑外侧（LHA）、迷走神经背侧运动核（DMV）、孤束核和脊髓（SC），都参与能量消耗、自主神经输出和葡萄糖调节。DMV 中的 MC4R 作用调节胰岛素分泌，MC4R 通过脊髓的中外侧细胞柱（IML）调节交感神经输出（和能量消耗）。介导黑皮质素对线性生长、脂质处理和血压作用的部位尚未确定

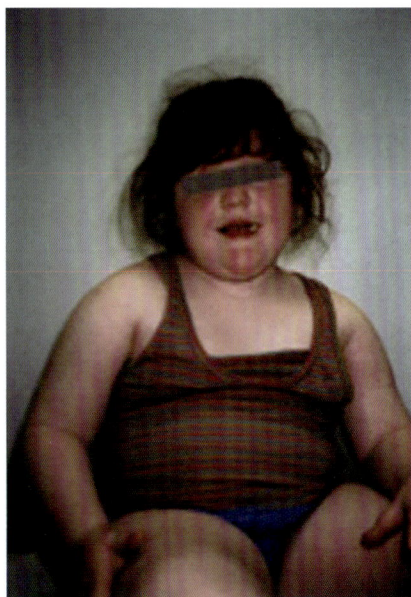

▲ 图 39-4 一种单基因神经内分泌肥胖综合征，由促阿片黑皮质激素基因的无效突变引起，包括 ACTH 功能不全、肥胖和红发

图片由 Dr.A.Gruters, Charité-Universitätsmedzin, Berlin, Germany 提供

Cpe [fat] 小鼠肥胖的基础。同样，由于 POMC 和其他肽的加工受损，*Pcsk1* 缺失的小鼠和人类肥胖肾上腺皮质功能不全（除了表现出其他内分泌缺陷外）[70, 71]。*Pcsk2* 缺失的小鼠并不肥胖，然而 [72]，可能是由于 POMC PC1 产物对 MC3/4R 的部分活性，即使在没有 PC2 介导加工的情况下也是如此。相反，*Prcp* 缺失的小鼠是瘦的，因为 αMSH 的活性延长 [68]。

三、调节能量平衡的下丘脑系统和信号

下丘脑是一个高度保守的大脑区域，在维持体内平衡方面起着至关重要的作用；下丘脑的破坏与生命不相容 [73]。下丘脑接收来自外部环境的感觉输入和有关内部环境的信息。此外，对调节食物摄入和新陈代谢至关重要的几种激素（如瘦素、胃促生长素、胰岛素、雌激素）直接作用于下丘脑中的神经元。下丘脑整合这些输入以调节关键输出 [包括垂体、大脑皮质、脑干和脊髓中的前运动和运动神经元，以及自主神经（副交感神经和交感神经）节前神经元]，以协调维持几种生理系统中的稳态的内分泌、行为和自主神经反应，包括能量平衡（图 39-1）。几个下丘脑部

位（包括弓状核、腹内侧核、背侧核、脑室旁核和下丘脑外侧区域）在协调食物摄入和能量稳态的其他参数方面起着关键作用。下丘脑回路的信息流通常从弓状核开始，弓状核是许多激素信号（如胰岛素和瘦素）的入口点（图 39–5）。脑室旁核介导从下丘脑到脑干中心的重要外流，以控制食物摄入。在两者之间，背侧核整合其他信号，并在弓形和室旁核之间传递信息。

许多编码能量平衡关键介质和（或）啮齿动物肥胖模型基础的基因的同源物也导致或促成了人类肥胖。在过去的几十年中，在人类肥胖症中发现了多个基因的致病突变，包括 *LEP*、*LEPR*、*POMC*、*MC4R*、*PCSK1*、*GNAS*、*SH2B1*、*BDNF*、*TRKB* 和 *SIM1* [74]。这些孟德尔病基因似乎主要作用于下丘脑。此外，全基因组关联研究已经确定了 100 多种与体重指数显著相关的单核苷酸多态性，这些多态性主要位于被认为主要作用于下丘脑的基因或靠近 [75, 76]。

（一）瘦素调节下丘脑环路

Lepr 转录本的选择性剪接产生多个 LepR 亚型 [77]；

Leprdb 产生 mRNA 剪接错误，将一种短 LepR 亚型（LepRa）的最终外显子插入 mRNA 中，用 LepRa 在整个身体中取代长 LepRb 亚型（其独特地包含所有细胞内细胞因子受体信号传导基序）[78]。由于 *Leprdb* 等位基因合成除 LepRb 以外的所有 LepR 亚型，因此该亚型在能量稳态中起着至关重要的作用 [79]。

与瘦素的行为效应（如对摄食）及其对神经内分泌和自主神经系统的影响一致，大多数表达 LepRb 的细胞位于大脑中 [19, 80, 81]，表明中枢神经系统作为瘦素作用部位的潜在重要性。事实上，中枢神经系统中 LepRb 的转基因过表达基本上纠正了 *Leprdb-3J* 小鼠（缺乏所有 LepR 亚型）的肥胖综合征 [82]。同样，在中枢神经系统中特异性消融 LepRb 会促进摄食过量、神经内分泌衰竭和肥胖 [83]。

在大脑中，大多数表达 LepRb 的神经元位于下丘脑和脑干内，与这些结构在控制进食内分泌和自主神经功能方面的已知作用一致 [80, 81, 84]。在脑干中，孤束核和周围区域的 LepRb 敲低会改变膳食量的控制，并略微增加长期食物摄入量 [85]，而外侧臂旁核 LepRb 消

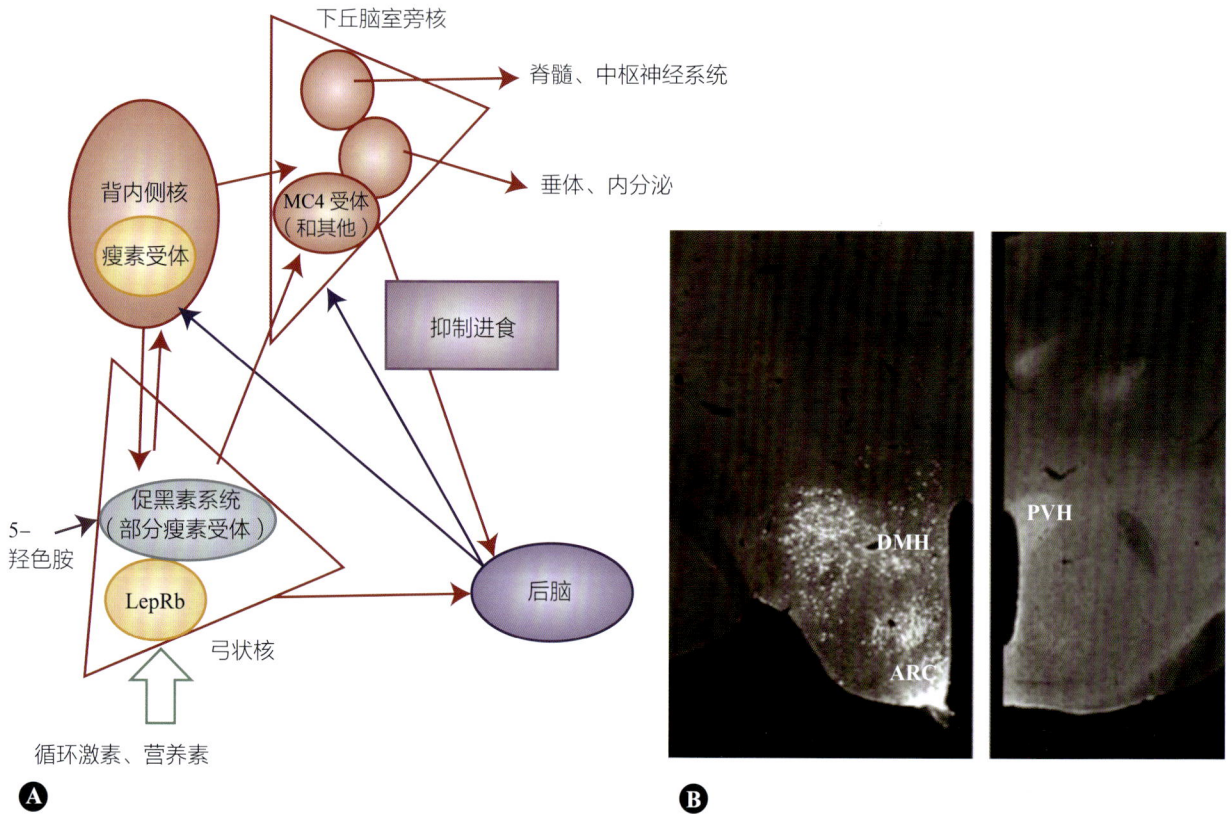

▲ 图 39–5　进出下丘脑的信息回路

A. 环路的示意图。ARC. 弓状核；DMH. 背侧核；PVH. 室旁核；LepRb. 瘦素受体；核心"稳态"下丘脑回路显示为红色，脑干回路显示为深蓝色，外周信号显示为绿色，瘦素受体通路显示为橙色，黑皮质素通路显示为浅蓝色。B. 下丘脑区域的图像，使用 LepRb-GFP（左图）报告小鼠显示区域中的 LepRb 神经元，包括 ARC 和 DMH，以及 LepRb 增强的绿色荧光蛋白（EGFP）（右图）报告小鼠，显示从 LepRb 神经元到区域的投射，包括 PVH

融会改变对低血糖和其他代谢紧急情况的反应，但不影响能量平衡[86, 87]。相比之下，LepRb的泛下丘脑消融促进了一种在质量和数量上与全身缺失 *Leprdb/db* 动物非常相似的表型，这表明下丘脑LepRb神经元介导了大部分瘦素对能量平衡的作用[87]。

在下丘脑内，多个核包含LepRb神经元群体，包括弓状核、腹内侧核、背侧核、下丘脑外侧区域和腹侧前核[80, 81]。弓状核POMC和NPY/AGRP神经元的大量亚群含有LepRb，尽管还存在其他表达LepRb的弓状核群[89-91]。虽然最初假设POMC和（或）NPY/AGRP神经元中LepRb的缺失将概括 *Leprdb/db* 小鼠的肥胖表型（这是由早期胚胎中存在的缺陷引起的），来自这些细胞群的LepRb的早期胚胎消融仅轻微改变能量平衡，这表明LepRb在不同的下丘脑群体中的重要作用[92-94]。

然而，重要的是，未定义的代偿过程会减弱NPY/AGRP细胞早期发育改变引起的表型，并且从成年小鼠的NPY/AGRP细胞中消融LepRb会产生显著的贪食性肥胖[95]。因此，虽然NPY/AGRP神经元中的LepRb对 *Leprdb/db* 表型的贡献很小，但LepRb对NPY/AGRP神经元的控制在成年动物的能量平衡中起着至关重要的作用。

瘦素针对其他限制的下丘脑LepRb神经元组的作用也得到研究。腹内侧核LepRb的早期胚胎消融会减弱能量消耗，从而增加肥胖[96]，而在表达神经紧张素的下丘脑外侧区域神经元中，LepRb缺失会降低运动活动以减弱能量消耗并增加肥胖。腹侧前核中的[96, 97]LepRb有助于控制繁殖[98]，但并不影响能量平衡；弓状核表达生长激素释放激素（*Ghrh*）的细胞中的LepRb对控制生长或能量平衡没有可检测的贡献[93]。

与迄今为止测试的下丘脑LepRb神经元的局限性集合中早期胚胎消融后观察到的最小表型相反，从广泛分布的下丘脑囊泡表达GABA转运蛋白（vGat）或表达NOS1的神经元中消融LepRb促进了显著的食欲亢进和肥胖[99, 100]。虽然这可能表明受影响的LepRb神经元的总数（而不是特定的细胞类型）对于控制能量平衡最重要，但与vGat和NOS1细胞大不相同，在下丘脑广泛的表达 *Ht2cr* 的神经元中，LepRb的缺失对能量平衡的影响最小[94]，这表明特定的LepRb细胞类型确实在能量平衡中起着特殊的作用。背侧核包含大量表达vGat和NOS1的LepRb神经元的群体，这表明重要的食物摄入控制LepRb神经元可能位于背侧核中。虽然表达催乳素释放激素（*Prlh*）的背侧核LepRb神经元的亚群仅对控制能量消耗有贡献，但[101]成人背侧核LepRb消融会增加食物摄入量并促进显著肥胖[102]，表明非 *Prlh* 背侧核LepRb神经元在控制食物摄入和能量平衡方面具有重要作用。在NPY/AGRP神经元[103]的急性调节中发挥重要作用的含有vGat的

背侧核LepRb神经元可能至少代表一些这些关键的控制能量平衡的LepRb神经元。

（二）NPY/AGRP神经元在能量平衡中的作用

不仅激活NPY/AGRP神经元会增加食物摄入量和体重[104]，而且消融成年动物的NPY/AGRP神经元也会导致厌食[105-107]。因此，NPY/AGRP神经元在控制食物摄入和能量平衡方面起着重要作用。事实上，虽然瘦素抑制NPY/AGRP神经元，但这些细胞也会对能量平衡的其他激素调节剂（包括胃促生长素，激活NPY/AGRP细胞以促进食物摄入）和营养信号（如葡萄糖，抑制NPY/AGRP细胞）做出反应[109]。

虽然早期模型提出内源性MC4R激动剂/拮抗药（分别为αMSH和AgRP）可能只是竞争性地确定MC4R的相对激活量，但最近的研究结果已经证明了AgRP的额外作用[109]。AgRP不仅通过MC4R控制G蛋白GαS的活性，而且还通过控制独立于G蛋白的钾通道来改变靶神经元中的膜电位。

此外，NPY/AGRP神经元通过几种神经元机制控制进食。虽然NPY/AGRP细胞含有促食欲肽AgRP和NPY，但这些肽的早期发育消融几乎不改变NPY/AGRP神经元促进食物摄入或控制能量平衡的能力[110]。相反，NPY/AGRP细胞消融GABA信号传导会破坏其促进食欲作用。NPY/AGRP细胞的[111]GABA信号传导不仅为弓状核POMC神经元提供直接的抑制性输入，而且还是室旁核促进进食，以及表达降钙素基因相关肽（CGRP）的外侧臂旁核细胞的抑制厌食中发挥作用[105, 111, 112]。

1. 胃促生长素 胃促生长素（一种酰化的28-氨基酸肽，可有效刺激食物摄入）通过胃促生长素受体（称为生长激素促分泌素受体）起作用[113-117]。胃促生长素主要由胃分泌，啮齿动物和人类在进餐时摄入胃饥饿素水平显著降低，但在下一餐前反弹至基线或在过夜禁食后增加[115-117]（图39-6）。胃促生长素的独特之处在于，它需要添加八碳脂肪酸（辛酸盐）侧链才能在胃促生长素受体上具有激动剂活性[118]。胃促生长素O-酰基转移酶催化辛酰基的添加[118]。与涉及能量稳态的其他信号不同，胃促生长素分泌在进餐时受到抑制并刺激食欲，导致胃促生长素参与进餐开始的概念[117]。空腹胃促生长素水平与体重成反比[115]，在伴有神经性厌食症和心脏性恶病质的体重不足对象中，与对照者相比高于正常水平[114, 119]。这两种变化可能反映了胃促生长素受营养状况调节，而非在这些疾病发病机制中起任何作用。

胃促生长素的外周给药激活弓状核NPY/AGRP神经元[120]，并且弓状核的消融阻断了胃促生长素给药对摄食的作用[121]。此外，仅在胃促生长素受体缺乏小鼠中的NPY/AGRP神经元中，胃促生长素受体的重新表达足以恢复外源性胃促生长素的食欲作用[121]。

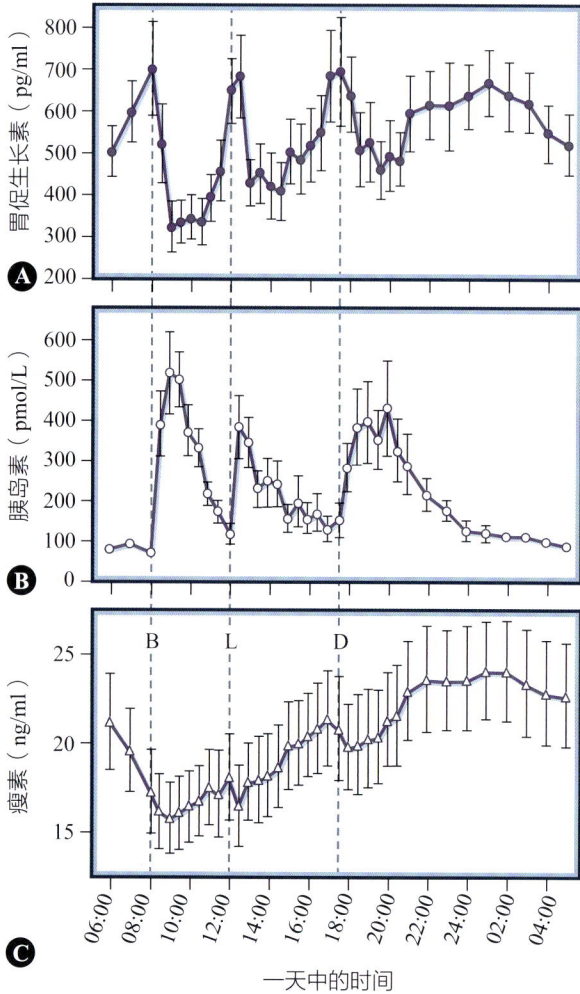

▲ 图 39-6　在 10 名食用早餐（B）、午餐（L）和晚餐（D）的人类受试者中，24h 内的平均血浆胃促生长素（A）、胰岛素（B）和瘦素（C）浓度（0800，1200，1730）

引自 Cummings DE, Purnell JQ, Frayo RS, et al. A preprandial rise in plasma ghrelin levels suggests a role in meal initiation in humans. *Diabetes*. 2001; 50: 1714-1719.

尽管大量数据表明胃促生长素增加了食物摄入量，但缺乏胃促生长素或胃促生长素受体的小鼠没有表现出食物摄入或能量平衡的改变。同样，胃促生长素 O– 酰基转移酶[123] 的遗传缺失和产生胃促生长素的细胞[124] 的消融都没有导致食物摄入和体重的重大变化。这些发现对胃促生长素的生理相关性提出了质疑。它们也可能反映 NPY/AGRP 神经元对缺乏胃促生长素作用的发育补偿。

2. 脑室旁核在能量平衡中的作用　由脑室旁核发育异常或对脑室旁细胞核功能的干扰引起的代谢后果强调了脑室旁核在能量平衡和自主神经功能中的重要性。电损毁脑室旁核可导致食欲亢进和肥胖[125]。同样，一个拷贝的 Sim1 是调节脑室旁核发育的关键转录因子，其丢失会破坏脑室旁核的发育和功能，导致

啮齿动物和人类食欲亢进性肥胖，并伴有相关的葡萄糖失调[126-128]。此外，脑室旁核是调节食物摄入（包括瘦素、黑皮质素和脱水）刺激的重要调节输出中心[129, 130]。黑皮质素激动剂参与并刺激脑室旁核中携带黑皮质素受体的神经元，以激活抑制食物摄入和刺激能量消耗的效应通路（图 39-5）。脑室旁核神经元中的黑皮质素作用在控制食物摄入、能量平衡和葡萄糖稳态方面起着至关重要的作用[45, 131]。虽然脑室旁核在调节能量平衡方面的作用是明确的，但对神经元的特性和介导这些效应的特定环路知之甚少。

脑室旁核由一组异质的谷氨酸能神经元组成，这些神经元根据细胞大小和轴突投射模式被经典地描述为小细胞或大细胞。脑室旁核小细胞在神经化学上是多样化的，并将中枢神经系统内的投射发送到三个主要区域：①正中隆起，其中分泌因子（如 TRH 和 CRH）进入门静脉垂体循环并影响垂体功能；②脑干，包括背迷走神经复合体（由迷走神经背侧运动核和孤束核组成）和外侧臂旁核，两者都与摄食[105, 132] 有关；③节前交感神经输出中心，如脊髓的中外侧柱[133, 134]。对饱腹感信号做出反应的下丘脑小细胞旁神经元被认为通过调节后脑对来自肠道和外周的上升信号的反应来调节摄食[135-137]。大细胞神经元（表达催产素或血管加压素）将其轴突投射发送到垂体后部，以将其神经肽和递质直接释放到体循环中。脑室旁核介导的能量平衡控制被认为主要由小细胞脑室旁神经元调节。

3. 脑室旁核神经元亚群在代谢稳态中的特定作用　脑室旁核内的催产素和 CRH 神经元作为能量平衡的潜在调节因子引起了人们的极大关注。催产素和 CRH 肽在输送到大脑时都会改变摄食，催产素和 CRH 脑室旁神经元投射到调节摄食的其他大脑区域。然而，缺乏催产素或 CRH 的啮齿动物在基础条件下具有接近正常的能量平衡[138, 139]。

此外，直接激活脑室旁核催产素神经元不会改变摄食，除非动物接受高脂肪饮食的挑战，否则脑室旁核催产素的消融对体重几乎没有影响[140, 141]。此外，缺乏催产素神经元的小鼠对黑皮质素激动剂表现出正常的厌食反应。因此，催产素神经元（及其内容物）不是厌食性黑皮质素作用所必需的，而其他（非催产素）脑室旁核神经元在控制摄食（包括响应黑皮质素作用）中起着至关重要的作用。

脑室旁核 MC4R 神经元在能量平衡控制中起着关键作用。脑室旁核 *Mc4r* 缺失导致食欲亢进性肥胖，而在 *Mc4r* 缺失背景下选择性地在脑室旁核中重新表达 *Mc4r*，使摄食正常化并显著减弱这些小鼠的肥胖表型[45, 131]。对表达脑室旁核 MC4R 神经元的选择性操作表明，这些神经元直接调节进食而不是能量消耗[45]。脑室旁核 MC4R →臂旁外侧核投射通路对于这些摄食

效应至关重要[46]。其他参与能量平衡调节的脑室旁细胞类型包括表达脑源性神经营养因子神经元[142]，表达Nos1的神经元[140]、AVP神经元[143]和表达nesfatin细胞[144]。这些神经化学标志物是识别独特的细胞群，还是针对厌食症的常见神经回路，目前尚不清楚。

（三）腹内侧核在能量平衡中的作用

内侧基底下丘脑损伤研究表明，弓状核和腹内侧核的联合消融术可导致肥胖。除了弓状核（包括POMC和NPY/AGRP神经元）所起的作用外，腹内侧核也有助于控制能量平衡。事实上，缺乏转录因子SF1的动物，其表达在大多数（如果不是全部）腹内侧核神经元中[145]，表现出腹内侧核发育不良和肾上腺发育不全，并发展为晚发性肥胖[97, 146, 147]。此外，从SF1神经元中去除LepRb由于能量消耗减少（特别是在暴露于高脂肪饮食的动物中）而造成肥胖[96]，但不增加食物摄入量，这表明腹内侧核神经元在控制能量消耗中的作用。事实上，腹内侧核是调节交感神经系统流出的重要部位。

（四）能量平衡的5-羟色胺能控制

中枢血清素（5-羟色胺）系统代表了能量平衡的另一个关键调节剂。该系统由包含5-HT的细胞体组成，这些细胞体位于几个中脑中缝核中，并通过中枢神经系统广泛投射；5-HT通过14种不同的5-HT受体起作用[148, 149]。此外，还注意到5-HT代表了肠道神经系统中广泛使用的重要神经递质。多种促进HTR信号传导的化合物（包括芬氟拉明）促进体重减轻[150]。与芬特明（Fen/Phen）联合使用，芬氟拉明的临床使用成功减少了人类的食物摄入量和体重，然后由于心脏瓣膜疾病而从市场上消失。随后的工作确定中枢神经系统HT_2cR[151-153]是5-HT介导的体重减轻的关键介质，芬氟拉明的厌食特性取决于$Htr2c$的存在，$Htr2c$缺失的小鼠表现出贪食肥胖[154]，证明了5-HT和HT_2cR在控制摄食和体重的生理和药理作用。2012年，美国FDA批准使用HT_2cR激动剂氯卡色林治疗肥胖症[151]。

下丘脑黑皮质素通路介导5-HT和HT2CR对摄食的抑制[155, 156]。弓状核POMC神经元表达5HT2CR[155]，5-HT通过HT_2cR介导的机制直接激活POMC神经元[155, 157, 158]。事实上，HT2CR的表达被全局破坏，但受体仅在POMC神经元中重新表达的小鼠不会发展出5HT2CR全局缺乏症的食欲亢进和肥胖特征，并对HT_2cR激动剂作出反应[156, 159]。有趣的是，虽然POMC神经元表达LepRb和HT_2cR，但表达HT_2cR的POMC神经元与表达LepRb的神经元不同[157]，表明POMC细胞的两个群体可能响应不同的刺激以抑制进食。此外，通过进食相关刺激调节中枢神经系统5-HT系统最近才开始探索[160]，并且5-HT系统在控制食物摄入中发挥的特定生理作用尚不清楚，虽然5-HT系统以

其在对各种心理（如克制、社会失败）和生理应激中的作用而广为人知（如禁食），但该系统是否介导对应激的厌食反应尚未明确。

（五）胰岛素和葡萄糖在调节能量稳态中的作用

胰岛素除了众所周知的作用于外周组织以控制葡萄糖稳态外，胰岛素在中枢神经系统中的作用有助于控制能量平衡[161]。胰岛素注射到大脑中可减少食物摄入[161, 162]，胰岛素受体的泛神经元缺失导致轻度肥胖[163]。葡萄糖也可能在大脑中起作用，有助于控制能量平衡。大脑中几个不同的神经元群体感知葡萄糖[164]，一些神经元（葡萄糖激发细胞）被葡萄糖浓度升高激活，而其他类别的神经元（葡萄糖抑制细胞）被葡萄糖浓度上升抑制。虽然许多葡萄糖感应细胞的化学特性仍有待确定，但葡萄糖抑制神经元包括弓状核NPY/AGRP细胞，含有促食欲素的下丘脑外侧区域神经元[165, 166]，外臂旁核LepRb细胞[86]，以及后脑和丘脑中可能在能量稳态中起作用的其他细胞类型。

（六）雌激素

除了主要生殖作用外，性腺类固醇在调节能量平衡和葡萄糖稳态方面也起着关键作用[167, 168]。雌激素具有抗肥胖和抗糖尿病作用，绝经后女性雌激素水平较低与肥胖风险增加有关[169-171]。卵巢切除术可减少雌激素，导致肥胖[172-174]。虽然卵巢切除术会增加食物摄入量，但摄食过量并不能解释所有卵巢切除术相关的肥胖[174]。事实上，卵巢切除术使大鼠在与雌二醇治疗的大鼠配对喂养时体重增加的程度相似[175, 176]，这表明内源性雌激素主要通过调节能量消耗来调节体重稳态。雌二醇替代治疗可减少啮齿动物的食物摄入并增加能量消耗[177]，表明外源性雌激素可能会影响能量摄入和能量消耗。

ERα介导了雌激素对体重稳态的许多影响。例如，在ERα基因中具有靶向缺失（ERα^KO）的雌性小鼠发展为肥胖和过度肥胖，主要是因为能量消耗降低[178-180]。ERα显然是介导正常饱腹过程所必需的，因为野生型小鼠中雌二胺诱导的摄食减低和胆囊收缩素诱导的饱腹感在ERα^[KO]小鼠中被阻断[179]。

ERα表达于与能量平衡调节有关的大脑区域，包括下丘脑的弓状核、室旁核和腹内侧核，以及关键的脑干部位，如孤束核[181, 182]。与腹内侧核在控制交感神经系统流出和能量消耗中的作用一致，敲低或敲除腹内侧核中的ERα使得小鼠对雌二醇诱导的体重减轻不太敏感，并发展出增加的内脏脂肪组织[167, 183, 184]，归因于体力活动减少和饮食诱导的产热受损；这些动物的食物摄入量没有直接影响[183]。总的来说，这些结果支持了这样一种假设，即腹内核神经元中的ERα信号传导在调节能量消耗而不是食物摄入方面起着重要作用。

弓状核POMC神经元表达ERα[167, 185, 186]，雌激素

调节 POMC 神经元的兴奋性。当雌激素水平高时，雌性小鼠进入发情期，弓形 POMC 神经元的兴奋性输入数量增加[177, 187]。中枢雌二醇给药迅速增加对 POMC 神经元的兴奋性输入[177, 187]。POMC 神经元的突触变化与雌二醇对食物摄入量和体重的影响密切相关[177]。仅在 POMC 神经元中缺乏 ER 的雌性小鼠发生食欲亢进[167]。这些观察结果表明，POMC 神经元中的雌激素信号在调节食物摄入方面具有生理相关性[167]。相反，尽管雌二醇抑制 NPY/AGRP 神经元的活性，但 NPY/AGRP 细胞不表达 ERα，这表明这些效应是间接介导的[189]。

四、中枢神经系统产热控制

协调能量稳态的系统平衡能量摄入与能量消耗。能量消耗通常分为三类：基础代谢所需的能量，身体活动所需的能量，以及食物的热效应[189]。后者，通常被称为饮食诱导的产热，估计占总消耗的 8%～10%，并被定义为响应能量摄入而增加的能量消耗[189]。这个过程在交感神经系统的控制之下，通过刺激 β 肾上腺素能受体来增加能量消耗。交感神经输出在能量平衡中很重要，表现为暴露于高脂肪饮食时缺乏所有 β 肾上腺素能受体的小鼠发生严重肥胖[190]。在啮齿动物中，介导对交感神经输出的能量反应的主要组织是棕色脂肪组织，其含有具有密集线粒体集合的脂肪细胞[191]。此外，棕色脂肪细胞表达 UCP1，其使线粒体呼吸解偶，从而诱导能量消耗和产热。在人类中，响应能量摄入变化而介导能量消耗的关键组织可能是骨骼肌，尽管在人类中已经发现了棕色脂肪组织，并且可能在能量平衡控制中发挥作用[191, 192]。然而，很明显，交感神经系统是协调控制能量消耗和对饮食诱导的肥胖的抵抗所必需的。

中枢神经系统自主神经输出的关键介质是脑干和脊髓中的副交感神经和交感神经节前神经元。在脊髓中间外侧柱内发现交感神经节前神经元[73, 193]，并从上胸段延伸到上腰段。中外侧柱的不同节段水平为不同的靶器官提供神经支配，从而介导不同的自主神经反应。例如，中外侧柱上胸段水平的交感神经节前神经元被认为对控制心脏和心血管系统很重要。此外，中外侧柱胸段水平 $T_{6\sim12}$ 中的交感神经节前神经元提供肾上腺和内分泌胰腺的神经支配[194-196]。

下丘脑和脑干关键调节组的交感神经节前神经元的下行中枢神经系统输入在自主神经控制中起主导作用[73, 197, 198]。脊髓交感神经节前神经元的最大投射由弓状核，心室旁核和下丘脑外侧区域的输入组成[194, 198, 199]，尽管其他重要的投射也来自脑干[200-203]。

下丘脑黑皮质素系统调节能量消耗（除了控制食物摄入外）。例如，小鼠中的 MC4R 阻断阻止了饮食诱导的产热[204]，并阻断了棕色脂肪组织活性的上调[205]。

此外，阻断 MC4R 信号传导可防止高脂喂养对产热蛋白的正常诱导。然而[206]，脑室旁核 MC4R 不介导这种影响，因为尽管室旁神经元的激活增加了能量消耗，但 MC4R 室旁核神经元的选择性激活却没有[46]。

交感神经节前神经元表达 MC4R[207]，并接收来自瘦素反应性 POMC 神经元的直接输入，这表明黑皮质素对这些细胞的作用具有潜在作用[208]。事实上，胆碱能神经元中 MC4R 表达的选择性缺失或再表达会产生高脂肪饮食敏感性，脂肪组织 UCP1 无法增加，饮食诱导的产热受损，耐寒性增加[49, 209, 210]。因此，将黑皮质素直接输入交感神经节前神经元介导了饮食诱导的产热和能量消耗的重要方面。

五、大脑控制葡萄糖稳态

虽然外周激素（如胰岛素）对葡萄糖稳态至关重要，但中枢神经系统的自主神经输出控制着代谢的重要方面[211-213]。中枢神经系统在控制胰岛素作用和葡萄糖稳态中起主要作用的概念源于生理学家 Claude Bernard 在 1849 年的观察，即兔子第四脑室底部的物理病变显著增加血糖，导致葡萄糖溢出到尿液中[7, 214]。Bernard 得出结论，这种效应是由刺激自主神经驱动以增加肝脏葡萄糖输出介导的。虽然这种早期脑干病变改变血糖的神经解剖学和神经机制仍然有些模糊，但几个下丘脑系统显然在控制葡萄糖稳态中起着重要作用。

各种营养和激素线索（如葡萄糖和瘦素）在下丘脑中起作用以调节葡萄糖稳态[213, 215, 216]。例如，作为对低血糖的反调节反应（counterregulatory response, CRR）的一部分，中枢神经系统激活交感神经系统以改变激素分泌，并促进肝葡萄糖输出以恢复正常血糖[217, 218]。相反，其他中枢神经脑系统控制葡萄糖的清除和利用。

瘦素在葡萄糖稳态和能量平衡中起作用。例如，*Lepob/ob* 小鼠表现出高血糖，尽管胰岛素产生持续增加。同样，脂肪营养不良的小鼠和人类表现出严重的胰岛素抵抗，可以通过瘦素替代来纠正。弓状核中的瘦素介导了这种效应的一部分作用[29, 30, 219]，因为在 LepRb 缺失小鼠中恢复弓形核 LepRb 表达可改善葡萄糖稳态[220-222]。瘦素通过促进葡萄糖清除和利用来介导其对葡萄糖稳态的至少部分影响：直接中枢神经系统输注瘦素可增加葡萄糖清除，并迅速使 *Lepob/ob* 小鼠的血糖正常化[223, 224]。中枢神经系统输注瘦素也增加了肌肉和棕色脂肪组织中的葡萄糖清除，并使胰岛素缺乏的啮齿动物的血糖正常化[225-227]。

（一）腹内侧核控制葡萄糖和能量稳态

腹内侧核在交感神经系统的调节中起重要作用，并有助于肝脏葡萄糖输出和葡萄糖清除[228-231]。低葡萄糖激活葡萄糖抑制的腹内侧核神经元，这些神经元可能参与增加肝脏葡萄糖输出（如在 CRR 期间增加血糖），而葡萄糖激发的腹内侧核神经元被假定为促进葡萄糖清除。由于腹内侧核同时包含葡萄糖抑制神经元和葡萄糖激发神经元，因此泛腹内侧核操作揭示了腹内膜核内所有细胞类型的聚集功能。例如，激活所有腹内侧核神经元模拟了 CRR[232]，因为不受限制的肝葡萄糖输出会压倒外周组织清除葡萄糖的能力。相反，在进食条件下，促进葡萄糖利用的神经元在血糖控制中起主导作用，从而破坏整体腹内侧核功能，导致葡萄糖不耐受，并削弱能量消耗以促进体重增加[233]。同样，腹内侧核（主要是谷氨酸能核）内谷氨酸能神经传递的破坏会损害葡萄糖耐量，并在基线时增加体重，但会钝化葡萄糖缺乏时的 CRR[233]。

腹内侧核 LepRb 神经元可能有助于控制葡萄糖清除（以及能量消耗），因为腹内内侧核瘦素增加肌肉和棕色脂肪组织的葡萄糖摄取，并且腹内侧核中 LepRb 的消融降低葡萄糖耐量[96, 227]。腹内侧核 LepRb 神经元的激活（与所有腹内侧核神经元的激活不同）不模拟 CRR，然而[232]，表明非 LepRb 腹内侧核神经元介导 CRR 和其他增加肝脏葡萄糖输出的反应。促进肝葡萄糖输出和介导 CRR 的腹内侧核神经元尚未得到明确鉴定。

（二）POMC 神经元感知葡萄糖浓度的变化

下丘脑黑皮质素系统，包括弓状核 POMC 神经元，也有助于控制葡萄糖稳态。例如，缺乏 MC4R 的小鼠在肥胖前是高胰岛素血症[44, 235]，而脑室内 MC4R 激动剂降低了瘦小鼠和肥胖小鼠的血浆胰岛素水平[235]。此外，MC4R 缺乏症的人类表现出比仅肥胖程度预期的更严重的高胰岛素血症，并且 12 月龄的 MC4R 缺乏婴儿就具有高胰岛素血症[236, 237]。此外，尽管从弓状核 POMC 细胞中消融 LepRb 几乎不影响体重，但它会促进葡萄糖不耐受。相反，在 LepRb 缺失背景上恢复 POMC 神经元 LepRb 表达可以改善葡萄糖稳态，而不会显著改变体重。

弓状核和下丘脑外侧区域的葡萄糖抑制神经元 虽然与 POMC 神经元相比，弓状核 NPY/AGRP 细胞的血糖独立效应（如食物摄入量和体重）的确定性较差，但葡萄糖浓度降低会激活 NPY/AGRP 细胞，这表明这些细胞在对低血糖的反应中的潜在作用（可能是通过在低血糖期间促进食物摄入）。此外，低葡萄糖激活下丘脑外侧区域产生促食欲素的神经元[165, 166]。由于促食欲素神经元在控制觉醒中起着关键作用，这些细胞可以促进低血糖的意识。

六、能量平衡与奖励回路的交集

在行为上，有两个系统控制着饮食：控制食物的激励和奖励价值（想要和喜欢）的回路，以及饱腹感的系统，它促进与饱腹感相关的进食停止[238]。虽然它

们在生理上是综合的，但它们经常被研究和描述为不同的部分，以降低复杂性。

重叠的中枢神经系统介导自然和人为奖励的动机（例如，分别是食物和药物滥用）。中脑边缘多巴胺系统由腹侧被盖区的多巴胺能神经元组成，投射到伏隔核和其他部位，在动机和奖赏中起着重要作用。例如，缺乏产生多巴胺能力的小鼠通常死于饥饿，但在将多巴胺重新引入伏隔核和附近结构后会恢复进食[240, 241]。此外，伏隔核的损毁减少了食物摄入量[242]和为食物而工作的欲望[242]。

控制食物摄入和新陈代谢的神经激素系统也调节中脑边缘多巴胺系统和奖励参数。事实上，瘦素抑制动物进行奖励性大脑自我刺激的动机[244]，并且腹侧被盖区神经元的亚群表达 LepRb 或胃促生长素受体[245, 246]。此外，消融腹侧被盖区 LepRb 略微增加了奖励性食物的摄入量。腹侧被盖区 LepRb 神经元也可能调节焦虑相关行为[247, 248]。同样，胃促生长素给药增加了食物的奖励价值，腹侧被盖区胃促生长素受体的消融增加了食物摄入量，而胃促生长素缺失小鼠中腹侧被盖区胃促生长素受体的恢复增加摄食，以及部分恢复了胃促生长素促进食欲作用[249]。综上所述，这些发现表明，瘦素和胃促生长素等信号不仅影响下丘脑通路，还控制奖励行为，即部分通过中枢神经系统奖励回路内的直接作用。

下丘脑外侧区域连接食物摄入控制和觉醒

下丘脑外侧区域的消融消除了进食的动机（以及其他奖励的动机）[250]，许多类型的外侧下丘脑区域神经元支配中脑边缘多巴胺系统的成分。黑色素浓缩激素和促食欲素肽（促食欲素 A 和促食欲素 B，也称为下丘脑泌素）在下丘脑外侧区域神经元的不同群体中独特地表达，并且对中脑边缘多巴胺系统的控制和摄食有显著贡献[251-253]。两个群体在整个大脑中广泛投射[254, 255]，这些肽受体的表达模式也很普遍（图 39-7）[256-258]。

将黑色素浓缩激素注射到大脑中会增加食物摄入量[251]。缺乏黑色素浓缩激素的小鼠是低食欲和瘦的，而过度表达黑色素浓缩激素的小鼠变得肥胖[259, 260]。此外，与缺乏瘦素但表达黑色素浓缩激素的小鼠相比，缺乏黑色素浓缩激素和瘦素的小鼠更瘦[261]。黑色素浓缩激素调节食物和药物滥用的激励价值，至少部分通过伏隔核中的直接作用[262]。因此，黑色素浓缩激素通过调节大脑的奖励编码系统，有助于控制食物摄入和能量平衡。

促食欲素有助于控制能量平衡，但其作用更为复杂[263, 264]。虽然最初基于中枢注射促食欲素肽会增加摄食和体重这一发现，促食欲素被认为促进摄食[252, 265]，但无促食欲素的小鼠、狗和人类表现出发作性睡病（一种猝发性睡眠综合征），并且食欲素促进过度警觉。因此，控制清醒和警觉是促食欲素的主要功能[266, 267]。事

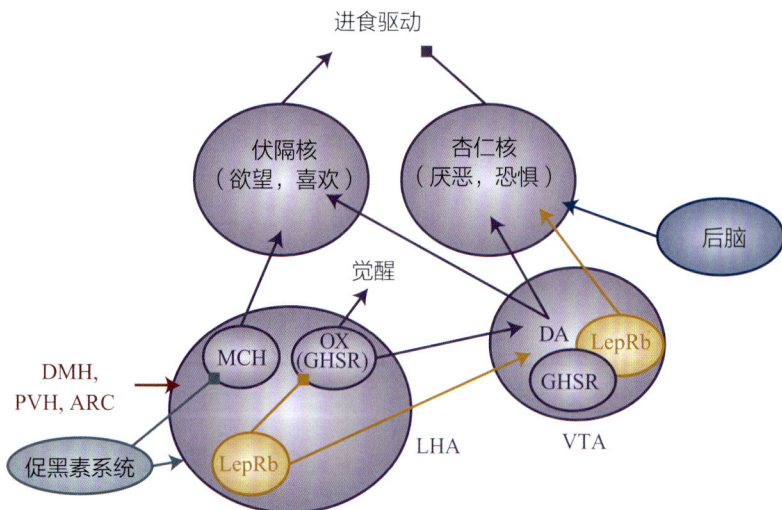

◀ 图 39-7 喂食控制中涉及的奖励回路
中脑边缘多巴胺系统的核心成分显示为浅紫色，脑干回路为深蓝色，瘦素受体通路为橙色，黑皮质素通路为浅灰色。DA. 多巴胺；DMH. 背侧下丘脑核；GHSR. 胃促生长素受体；LepRb. 瘦素受体；MCH. 黑色素浓缩激素；NAc. 伏隔核；OX. 促食欲素；PVH. 下丘脑室旁核

实上，由于活动和能量消耗的减少而食物摄入无变化，促食欲素或其受体缺失的小鼠表现出肥胖。因此，促食欲素注射促进食物摄入的可能机制是正常睡眠周期中觉醒的增加。促食欲素神经元表达胃促生长素受体，胃促生长素直接激活这些细胞。

虽然促食欲素和黑色素浓缩激素神经元都没有表达 LepRb，但瘦素直接作用于一组不同的下丘脑外侧区域 LepRb 神经元[268]。这些下丘脑外侧区域 LepRb 神经元抑制促食欲素神经元，并且还直接投射到腹侧被盖区和其他一些中脑部位，并调节中脑边缘多巴胺系统的功能[269-271]。下丘脑外侧区域 LepRb 神经元表达神经紧张素亚群中 LepRb 的破坏改变中脑边缘多巴胺功能，降低运动活性并促进肥胖。因此，瘦素在外侧下丘脑区域的作用控制促食欲素细胞和腹侧被盖区细胞调节中脑边缘多巴胺系统。瘦素可能通过其对下丘脑黑皮质素系统的作用来控制黑色素浓缩激素神经元[271]。

七、调节能量平衡的脑干回路

脑干中的回路在控制食物摄入量方面也起着重要作用[273-276]。脑干是来自内脏器官（包括胃肠道）的各种信号的关键切入点，介导副交感神经反射弧以控制肠道生理，并将信号进一步传递到大脑中，以促进进食结束并调节与肠道状态相关的情绪价（例如，肠道中的营养物质促进正价，而肠道中的毒素会促进厌恶）（图 39-8）。这些肠道信号汇聚在背迷走神经复合体中，该复合体包含孤束核、迷走神经的背侧运动核和极后区。

极后区是脑室周围器（因此位于血脑屏障之外，有助于感知循环因子），位于孤束细胞核的正上方[277]。肠道状态的循环信号（包括各种肠道衍生的肽）激活极后区神经元，这些神经元将这些信号传递到孤立束和外侧臂旁核的细胞核中[276]。

由舌咽神经和迷走神经携带的感觉传入信号（如味觉、胃部伸缩、肠道和门静脉中的营养物质）支配孤束核，这是肠道的迷走神经传入神经支配的主要部位[278-280]。迷走神经传入神经的细胞体位于节状神经节中，那些来自上消化道的输入对三种基本刺激做出反应：胃和十二指肠扩张或收缩，管腔的化学成分，以及胃和十二指肠对营养物质反应释放的肠道肽和神经递质[278]。最近的研究表明，迷走神经传入神经元表达 GLP1R 并传递胃胀的信号，而那些表达 GPR65 的信号则感知肠道中的营养[280]。

从肠道接收进食相关信息的孤束神经元细胞核的激活抑制了食物摄入，这与某些孤束核神经元在控制进食终止中的作用一致[282, 283]。虽然孤束核支配各种下丘脑结构（如脑室旁核和背侧核），但孤束核的其他重要靶点包括脑干部位，涉及迷走神经的背侧运动核和外侧臂旁核。迷走神经的背侧运动核包含副交感神经节前神经元，这些神经元支配并为整个胃肠道提供副交感输入信号。进食激活的孤束核投射到并调节迷走神经神经元背侧运动核的活性，这些神经元改变了胃的副交感神经张力，降低了胃排空速率，作为进食激活反射弧的一部分。

外侧臂旁核的主要投射，其接收来自极后区和孤束核的输入，包括丘脑、杏仁核和几个下丘脑部位[284]。最近的发现确定了一组表达降钙素基因相关肽的外侧臂旁核神经元，这些神经元是抑制食物摄入以响应厌恶性肠道刺激所必需的[105, 285, 286]。促进肠道不适的刺激（如啮齿动物中的氯化锂注射和一些化疗剂）激活这些神经元。此外，外侧臂旁核 CGRP 细胞通过其对杏仁核的投射起作用，介导食物摄入的抑制和对这种刺激的厌恶反应。弓状核 NPY/AGRP 神经元也会支配外侧臂旁核 CGRP 神经元，当 NPY/AGRP 神经元活性高时（如在长时间禁食期间），抑制这些细胞以促进对不利食物的摄入。NPY/AGRP 神经元介导的外侧

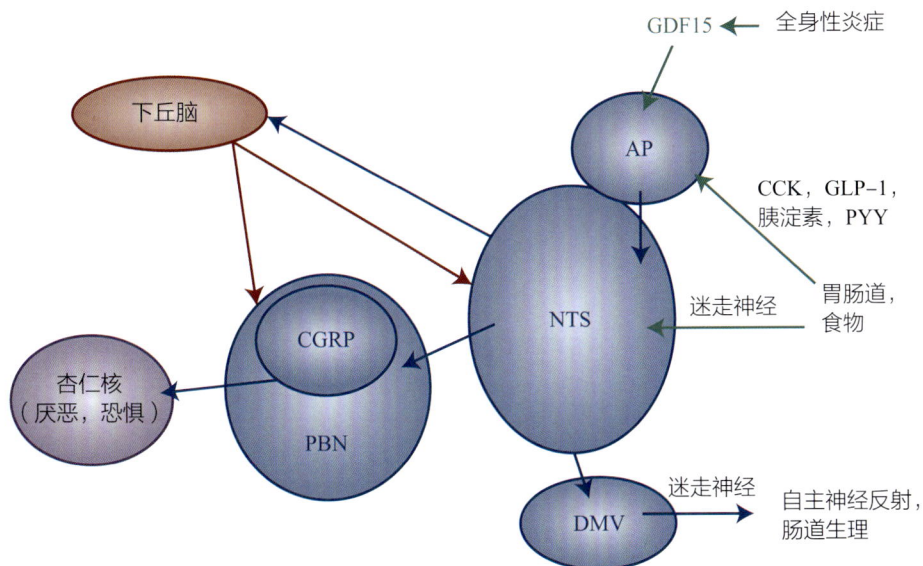

▲ 图 39-8　参与进食控制的脑干回路

下丘脑核心回路显示为红色，中脑边缘多巴胺系统的核心成分显示为浅紫色，脑干回路显示为深蓝色，外围信号显示为绿色。AP. 极后区；CCK. 胆囊收缩素；DMV. 迷走神经的背侧运动核；CGRP. 降钙素基因相关肽；GDF15. 生长和分化因子 –15；GLP1. 胰高血糖素样肽 –1；NTS. 孤束核；PBN. 臂旁核；PYY. 肽 YY

臂旁核 CGRP 细胞抑制的退出激活其杏仁核投射以抑制食物摄入[45, 105, 137, 287–289]。其他外侧臂旁核神经元似乎介导了对不同信号的食物摄入的非厌恶型抑制[46]，但这种推定的第二组外侧臂旁核细胞的分子特性尚未确定。

（一）肠道肽参与饱腹感和饥饿

除了来自肠道扩张的信号外，进餐刺激的肠道肽通过脑干中枢介导饱腹感。这些肠道肽衍生的脑干信号可以被介导长期能量平衡的信号所修饰，如瘦素，瘦素部分通过孤束 LepRb 神经元起作用，以增加对许多肠道肽的进食终止反应[290–292]。虽然肠肽信号传导和脑干信号（一般）通常被认为调节对摄食的短期影响（例如，减少进餐量，这可以通过增加进餐频率来补偿），但肠道肽也与介导长期能量平衡的下丘脑回路相互作用。此外，许多肠道肽受体的药理激动剂抑制食物摄入，并可促进人类和临床前模型的长期体重减轻[292]。

1. GLP1 在中枢神经系统中的作用　目前治疗 2 型糖尿病的策略并不是最有效的，甚至多种药物组合也往往无法在许多患者中以持续的方式使血糖正常化。因此，人们对安全有效地降低糖尿病患者血糖的新疗法仍然非常感兴趣。在过去 10 年中，增强肠促胰岛素作用的药物越来越多地用于治疗 2 型糖尿病和肥胖症[294, 295]。肠促胰岛素是肠道释放的激素，用于响应经口摄入的营养物质，这些营养素能增加胰岛素分泌。典型的肠促胰岛素激素是 GLP1，它来自胰高血糖素原；分泌后，GLP1 在循环中被 DPP4 迅速降解[296]。

胰腺 A 细胞主要从胰高血糖素原生成胰高血糖素，而肠道 L 细胞和大脑中表达胰高血糖素原的细胞主要产生 GLP1 和 GLP2[294, 295]。

GLP1R 激动剂诱导多种理想的抗糖尿病和抗肥胖作用，抗蛋白酶长效 GLP1 类似物目前可用于治疗 2 型糖尿病和（或）肥胖症[294, 295]。除了增强葡萄糖依赖性胰岛素分泌、减缓胃排空和抑制胃酸分泌外，这些化合物还减少了食物摄入。

鉴于 GLP1R 类似物和 DPP4 抑制药（阻断 GLP1 降解）用于治疗糖尿病的日益增加，以及 2014 年 FDA 批准利拉鲁肽治疗肥胖症，了解 GLP1 的核心作用对于预测持续 GLP1R 激动剂给药的生物学后果非常重要。GLP1R 激动剂对食欲的作用可能部分通过抑制胃排空来介导，也可能反映 GLP1R 激动剂对饱腹感的直接影响，包括诱发恶心和其他厌恶性的肠道症状[297–299]。

最初对 GLP1 中枢神经系统作用的兴趣源于 GLP1 抑制食物摄入的观察[300, 301]。在人类的短期研究中，对正常和糖尿病受试者的外周 GLP1 给药诱导饱腹感并减少食物摄入量[302–305]。对人类糖尿病受试者的长期连续 GLP1 给药与体重减轻有关[306, 307]。GLP1 的中枢神经系统表达仅限于孤束核尾部的神经元群，这些神经元接收和处理来自胃肠道的内脏神经信息。因此，这些孤束核 GLP1 神经元处于主要位置，可以快速改变摄入行为以直接响应肠道信号；这些细胞也表达 LepRb，并对瘦素有反应。事实上，在孤束核中激活 GLP1 神经元会抑制食物摄入并降低代谢率，而在高脂肪饮食诱导的肥胖环境中，长期激活会导致体重减轻，这与长期 GLP1R 激动剂治疗的抗肥胖作用一致[307]。

许多参与食物摄入控制的大脑区域接收来自孤束核 GLP1 神经元的投射并表达 Glp1r mRNA，包括后脑、外侧臂旁核、室旁核、背侧核和弓状核的区域[281, 309, 310]。将 GLP1R 激动剂直接注入到这些大脑的几个区域中会抑制进食，这与 GLP1R 激动剂通过几个大脑区域发挥有益作用的想法一致。从小鼠的特定细胞类型中删除 Glp1r 表明，GLP1R 激动剂的摄食作用（而不是降糖作用）位于中枢神经系统中[311]。几组已从 POMC、脑室旁核或腹内侧核细胞[312] 消融 Glp1r，而不影响对 GLP1R 激动剂的厌食反应。然而，从谷氨酸能神经元中广泛删除 GLP1R 会显著减弱对 GLP1R 激动剂的反应，这表明 GLP1R 细胞的关键群体可能位于后脑（如在极后区外源性 GLP1R 激动剂激活表达 GLP1R 的神经元的主要部位）（图 39-9）[310]。

2. PYY 回肠和结肠[313] 中的内分泌细胞在饭后释放全长（即 36- 氨基酸和 34- 氨基酸 [PYY（3～36）] 形式的 PYY[314]。PYY 是 Y_1 和 Y_2 受体的有效激动剂，而 PYY（3～36）是 Y_2 特异性激动剂，与 Y_1 受体相比，对 Y_2 的亲和力大约高出 1000 倍[315]。亲 Y_1 和亲 Y_2 结合位点位于极后区、孤束核和迷走神经背侧运动核的区域。在大鼠中外周给药 PYY 激活极后区，以及孤束核中的神经元[316]。PYY 在生理范围内输注具有多种作用，包括抑制胃排空[317]、胃酸分泌[318] 和胰腺外分泌等[318]。PYY 的这些作用似乎是由 PYY 作用直接在孤束核、迷走神经的背侧运动核、胃黏膜肠嗜铬细胞上介导的（Yang[319]）。Y_1 和 Y_2 受体均位于孤束核和迷走神经的背侧运动核内[320]。例如，PYY

似乎主要通过胃底迷走神经支配来抑制胃酸分泌[321]。低剂量 PYY 和 PYY（3～36）抑制迷走神经背侧运动核传出物活性的能力似乎是 Y_2 介导的，而 Y_1 激动剂似乎刺激这些细胞[319]。

以药理剂量外周给药 PYY（3～36）可抑制啮齿动物和人类的进食[276, 322, 323]，因此表明其作为饱腹感因子的潜在功能。PYY（3～36）在减少食物摄入方面作用的机制尚未得到充分阐明。腹膜内给予 PYY（3～36）激活少量弓形 POMC 神经元[322, 324]。然而，迷走神经切断术也阻断了 PYY（3～36）诱导的摄食抑制[325]，并且 PYY（3～36）对摄食的抑制在 MC4R 敲除小鼠[326] 和肥胖的 Ay/a 小鼠中持续存在[327]。因此，从 POMC 衍生的黑皮质素肽的释放及其随后对 MC4R 的活化似乎不是 PYY（3～36）抑制摄食作用所必需的。此外，PYY 似乎在啮齿动物中诱导条件性味觉厌恶，在一些人类研究中也诱导恶心，这表明肽的厌恶作用可能涉及脑干部位，如极后区。然而，有趣的是，PYY 也有助于在摄食过程中使 NPY/AgRP 神经元失活[328]。

尽管在大多数实验模型中这种肽具有短效厌食作用，但两项敲除研究表明，去除编码 PYY 的基因会产生肥胖的高胰岛素血症小鼠[329, 330]，表明这种肽也可能在长期能量储存的调节中发挥重要作用。一项研究表明，这种肽可能特异性地参与蛋白质在饮食中的饱腹感作用[329]。

3. 胆囊收缩素 CKK 由胃肠道响应于膳食摄入而产生，其多种作用包括刺激胰腺酶分泌，抑制胃动力，激活肠动力，以及急性抑制摄食。早期外周施用 CCK 的实验支持 CCK 水平升高，早期进食终止的作用[331, 332]。由于进餐频率的代偿性增加，反复注射 CCK 会导致餐食量减少而不改变体重，这一发现反对

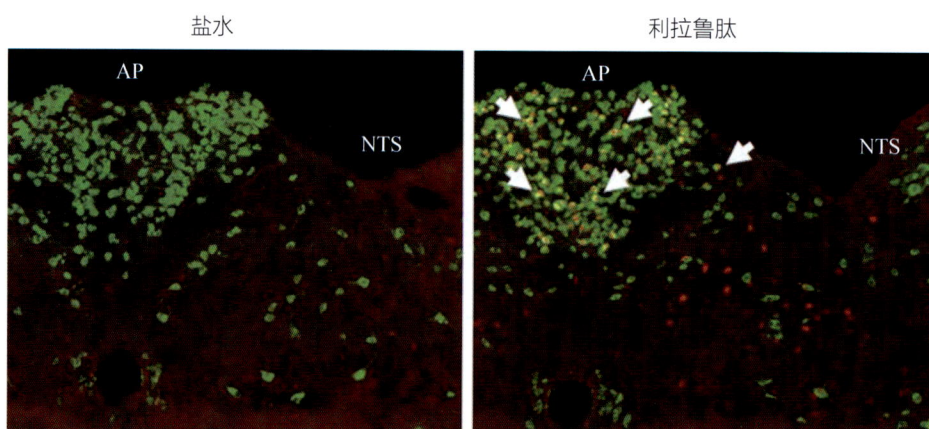

盐水　　　　　　　　　　　利拉鲁肽

▲ 图 39-9　通过外周给药 GLP1R 激动剂激活极后区 / 孤束核和 GLP1R 神经元

Glp1rcre 小鼠在绿色荧光蛋白（GFP）报告器上用 GFP（绿色）报告器背景标记 GLP1R 表达细胞。可以通过即时早期基因 FOS 的表达增加来测定神经元活化。用长效 GLP1R 激动剂利拉鲁肽治疗空腹小鼠，在给药后 2h 刺激极后区（AP）和孤束核中 GLP1R 神经元（绿色）中的 FOS 表达。箭标记了 FOS 和 GLP1R 表达（橙色）的共同定位。（图片由 Jessica Adams,PhD,University of Michigan 提供）

CCK 充当调节长期能量储存的信号[333, 334]。

已经描述了属于 G 蛋白偶联受体家族的 CCK 受体的两种亚型：CCKA 和 CCKB。使用 CCK 受体特异性拮抗药、手术或化学迷走神经切断术的研究表明，CCK 的饱腹感作用是通过 CCKA 受体对传入迷走神经特异性介导的[335-337]。

4. 胰岛淀粉样肽 胰岛淀粉样蛋白或胰岛淀粉样多肽（islet amyloid polypeptide，IAPP）是一种 37-氨基酸多肽，与胰腺 B 细胞的胰岛素共同分泌，以响应营养摄入和胰岛素促分泌剂[338, 339]。在人类中，胰腺 IAPP 可以形成淀粉样原纤维，有些人认为这些原纤维在伴随 2 型糖尿病的胰岛细胞功能下降中起作用[340, 341]。此外，胰岛淀粉样肽已被证明会损害胃动力，并且对能量稳态具有独立于胰岛素的作用。

外周和脑室内输注胰岛淀粉样肽都会严重抑制食物摄入，并且在长期输注期间，导致体重持续减轻[342-344]。胰岛淀粉样肽很容易进入大脑，在几个大脑区域发现了高亲和力的胰岛淀粉样肽结合位点，包括下丘脑和脑干（包括极后区和孤束核）[342, 345, 346]。厌食性淀粉样蛋白作用的确切部位尚不清楚。

5. GDF15 GDF15 也称为 MIC1，是 TGFβ 家族的远亲，与 GDNF 最密切相关[347, 348]。虽然 GDF15 在技术上不是肠道衍生的肽，但它通过中枢神经系统来控制食物摄入量。大多数组织在低水平下产生 GDF15，但各种细胞应激源（包括缺氧、ER 应激、线粒体功能障碍等）增加 GDF15;GDF15 不能通过禁食、摄食或大多数其他营养干预来控制。因此，循环 GDF15 水平在产生细胞应激的疾病过程中增加，包括恶性肿瘤（大多数肿瘤细胞产生 GDF15）、心力衰竭、肾衰竭和全身感染。外源性 GDF15 抑制进食（包括在上述疾病状态下观察到的水平），并且干扰 GDF15 的作用能为防止与这些疾病状态相关的厌食和体重减轻提供保护。

GDF15 通过 GFRAL 起作用，其仅在极后区表达（并且较小程度上在附近的孤束核中表达）[349-352]。缺乏 Gfral（或 Gdf15）的小鼠表现为体重轻度增加，特别是在高脂肪饮食中，GFRAL 是 GDF15 和（类似 GDF15）在体重减轻中的厌食作用所必需的，以响应多种病理生理损伤。因此，GDF15 似乎通过极后区 GFRAL 起作用，以限制食物摄入量，响应引起细胞应激的病理状态，而不是响应营养或代谢状态的改变。

（二）减肥手术

与大多数药物治疗不同，类型的减肥手术，如 Roux-en-Y 胃旁路术和垂直袖状胃切除术，不仅导致显著的体重减轻，而且还介导体重减轻长期维持（图 39-10）。此外，这些手术后糖尿病的改善通常发生在体重显著减轻之前，并且在很大一部分患者中持续存在。这两项发现都表明，这些手术对长期能量储存的神经内分泌控制产生了深远的影响。减肥手术似乎能够创造一个新的稳定的体重设定点，这表明来自肠道的激素或迷走神经和营养信号确实可能对长期能量稳态产生比以前认为的更深远的影响。

许多研究人员正试图努力识别在这些手术后体重减轻并改善血糖控制的外周和中枢变化，最终目标是使用非手术方法重现对手术的效果。袖状胃切除术[353]和胃旁路术[353-355]后循环 GLP1 升高，胆汁酸也是如此。然而，GLP1R 缺失不能改变小鼠袖状胃切除术的体重减轻或葡萄糖反应性[356]，尽管胆汁酸受体的改变会减弱对袖状胃切除术的反应[357]。据推测，袖状胃切除术后喂养和体重的改变是由于极后区和（或）背迷走神经复合体内神经元的活性增加。

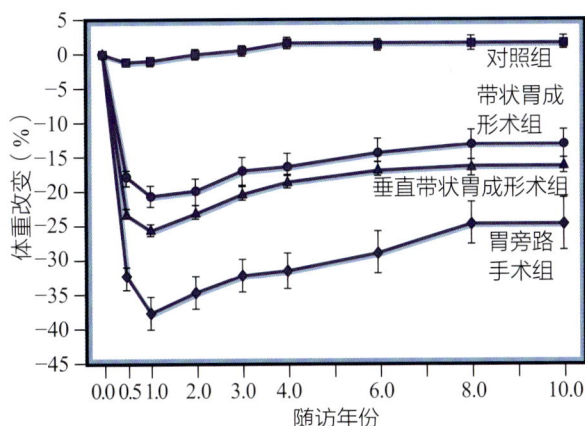

▲ 图 39-10 减肥手术后脂肪稳态设定点的明显改变

改编自 Sjostrom L, Lindroos AK,Peltonen M, et al.Swedish obese subjects study scientific group. Lifestyle,diabetes,and cardiovascular risk factors 10 years after bariatric surgery. *N Engl J Med.* 2004; 351: 2683-2693.

第 40 章　肥胖
Obesity

ELEFTHERIA　MARATOS-FLIER　著

王　凯　孙　航　杨梦姣　张　晨　柴雨薇　李雨辰　宋勇峰　译　赵家军　童南伟　校

要点

- 可以按照体重指数对肥胖个体的风险进行分层，但其健康范围因不同种族而异。
- BMI 并不是衡量肥胖程度的精确指标。
- 能量平衡涉及复杂的分子和生理过程，这些过程决定了食物的摄入量和能量消耗量。
- 环境和遗传因素都有助于能量的动态平衡。
- 大多数人类肥胖是多基因的，单基因突变导致的肥胖症病例相对较少。
- 目前可用的减肥方法包括饮食干预、增加体力活动、行为矫正、药物治疗和手术。

肥胖是一种慢性疾病，是多种严重健康问题的重要危险因素。此外，肥胖还与生活质量下降有关，并且由肥胖导致的医疗费用增加和生产力缺失会造成极大的经济和社会负担[1, 2]。本章旨在讨论肥胖的关键病理生理和临床方面的问题。

肥胖不是一种新疾病。希波克拉底研究了饮食对超重个体的重要性，并指出锡西亚人肥胖是因为久坐不动，并将其他们描述为松弛和懒散[3]。Galen 在公元2 世纪的一篇文章中将肥胖描述为一种需要限制饮食和积极锻炼的疾病，并使用术语 Polysarkia 来指代病态肥胖症[4]。肥胖症作为一种可识别的医学问题贯穿整个历史，通常出现在富人和久坐不动的人群中，如英格兰的亨利八世，他体重超过 300 磅（136kg），去世时可能患有 2 型糖尿病和痛风。

在美国，随着超重和肥胖人群的增加，肥胖率在20 世纪 90 年代变得令人担忧。直到过去 20 年，这两种情况在美国的比率都高于其他国家。最近，其他国家的肥胖率也逐年增加，并且现在肥胖在墨西哥和中东国家的流行率高于美国。考虑到在肥胖率急剧上升的这段时间里人群基因组学并没有改变，因此肥胖率的增加必然是基因和环境复杂相互作用的结果。

当条件允许时，许多人倾向于额外摄入并储存一些热量。这种储存过多脂肪的倾向在许多哺乳动物中很常见，以发达国家宠物的肥胖发生率为例，这可能是物种随时间推移对保障自身生存所做出的有效储备的选择结果，因为饥饿是对生存的严重威胁，而肥胖的并发症通常需要数年乃至数十年才会表现出问题。

哺乳动物已经进化到能够摄取食物并将其储存为脂肪，以应对食物短缺的时期。直到现代，食物短缺一直是对生存的重大威胁，并且远大于肥胖对生存的威胁。1 磅（0.45kg）含有 3500cal 热量的脂肪可以在没有任何食物供应的情况下为一个人提供 2～4 天的生存时间。在一个热量非常有限的环境中，额外的 50磅（22.5kg）脂肪会使存活率发生很大的变化。精瘦的人在饥饿大约 60 天后就会死亡，此时体重减轻超过35%。肥胖的人可以忍受更长时间的禁食，甚至超过 1年，并且不会对其身体健康造成重大的不良影响。据报道，一名体重 456 磅（205kg）的男子连续 382 天只摄入无热量液体、维生素和矿物质，体重减轻了 278磅（125kg），这相当于他最初体重的 61%。

考虑到自古以来的遗传特征和有利于摄入和储存过量热量的这一生理特点，现代肥胖的发病情况更可能是因为食物环境的变化。由于现代农业的发展和向消费者运输食物的便利，食物比以往任何时候都更便宜、更容易获得和多样化，并且由于遗传易感性，现在世界上许多人口都在与肥胖做斗争。此外，很多人提出了对肥胖发病机制的其他解释。例如，一种假设是，哺乳动物在不需要担心被捕食的情况下可能会有超重的风险，并且食物的不确定性并不会导致超重[5]。

一、肥胖的定义

（一）BMI

肥胖是一种不健康的现象，主要表现为身体脂肪过多。当前肥胖的实际定义是通过计算 BMI 来确定的，即用一个人的体重（kg）除以身高（m）的平方 [BMI= 体重（kg）/ 身高（m²）]。体重不足、正常体重、超重和肥胖是依据死亡风险增加和易患合并症的情况来定义的。然而，BMI 并不是一个完美的脂肪过剩指标。BMI 计算没有考虑肌肉质量，在任何特定的体重下，肌肉质量比例较高的个体患合并症的可能性较小。除此之外，被归类为肥胖的人可能是健康的，没有任何合并症。其他尚不确定的因素使一些人在肥胖的早期阶段就容易受到代谢的影响，而另一些人群中，合并症的发生则较晚，甚至在出现几十年的肥胖情况之后。体重指数和共病之间的关系见图 40-1。体重指数较低时死亡率增加可能是由于吸烟、饮食失调和慢性疾病状态（如心力衰竭、癌症或吸收不良）。随着 BMI 的增加，死亡率增加，因为脂肪增加会增加糖尿病、心血管疾病、肝脏疾病、癌症、睡眠呼吸暂停、关节炎和其他疾病的风险。

但是超重与死亡风险增加相关的确切程度仍不清楚。在 1971—2000[6] 年收集的一份关于国家健康和营养检查调查数据的报告中，超重甚至与 I 级肥胖与死亡率的增加无关，然而，研究一致认为，II 级（体重指数＞35kg/m²）或更高程度的肥胖会导致死亡风险增加。

（二）体脂分布

BMI 和健康风险之间的关系不是绝对的，而是受体脂分布、年龄、伴随疾病、体重增加、有氧健身和种族多种因素的共同影响。

过多的身体脂肪在人体中的分布并不均衡。一些肥胖者会发展成过度的内脏肥胖，与皮下脂肪过多的人相比，患合并症的风险更大。腰围与腹部脂肪质量相关，是内脏肥胖的诊断标志，因此无论年龄或种族，腹围可作为成年男性和女性健康结局的预测因子。腰围和合并症之间的关系对糖尿病发生风险的影响最大，腰围是一个独立的，比 BMI 更好的糖尿病风险的预测因素。在高加索男性中，增加心血管代谢疾病发病风险的腰围阈值为 40 英寸（102cm），女性为 35 英寸（88cm）；这些临界值是根据欧洲人的 BMI 为 30kg/m² 或更高的腰围值得出的。

与 BMI 相关的健康风险受种族影响。与其他人群相比，体重指数较低的亚太地区人群患糖尿病和心血管疾病的风险更高。因此，WHO 建议，在公共卫生活动中，对这些人群采取较低的 BMI 临界值[7]（表 40-1）。与其他种族相比，亚洲人群在 BMI 较低时也存在较高的内脏肥胖发生率，而且在任何特定的腰围下，其死亡风险相对更高。WHO 的指导方针将亚洲人口的腰围的健康阈值定义为男性 90cm，女性 80cm。日本和中国提出了不同的标准，即男性为 85cm，女性为 80cm，印度的分界值则略低一些。在较低的 BMI 阈值下，黑色人种似乎也比欧洲血统的人有更高的疾病风险。例如，同等情况下，患糖尿病风险阈值白人女性的 BMI 为 30kg/m²，黑人女性为 26kg/m²[8]。在合

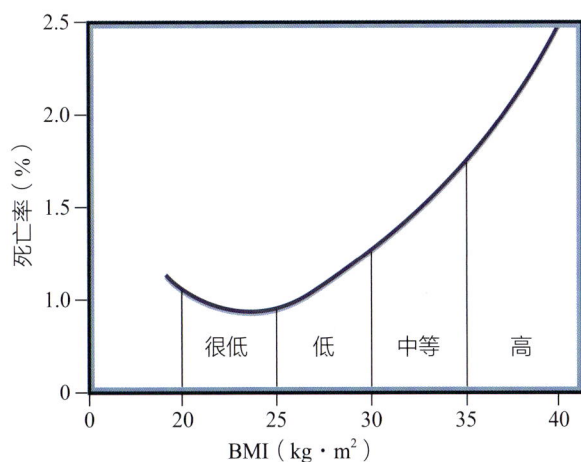

▲ 图 40-1 欧洲肥胖人群发病率和死亡率的相对风险，基于风险来定义肥胖的阈值

尽管在体重指数相当低的情况下，风险也会增加，但在 BMI＞35kg/m² 的范围内，尤其是在男性中，可以看到拐点阈值

表 40-1 BMI 定义下的体重分类

体重分类	肥胖类型	BMI（kg/m²） 欧洲人群	BMI（kg/m²） 亚洲人群	肥胖相关疾病风险
低体重		<18.5	<17.5	增加
正常体重		18.5～24.9	17.5～22.9	正常
超重		25.0～29.9	23.0～27.4	增加
肥胖	1	30.0～34.9	27.5～32.4	高
肥胖	2	35.0～39.9	32.5～37.5	很高
极度肥胖（多脂）	3	≥40	≥37.5	非常高

BMI. 体重指数

并疾病风险方面也存在显著的性别差异，男性比女性风险更高[9]。

有氧运动可以降低肥胖相关糖尿病和心血管疾病的发生风险。与不健康的肥胖人群相比，身体健康（定义为在运动中最大限度地消耗氧气的能力）的人群糖尿病和心血管死亡的发生率更低。例如，在一项超过 40 年的中年男性随访研究中，较低水平的有氧工作能力与死亡率的增加有关，与传统的危险因素，包括吸烟、血压和血清胆固醇水平无关[10]。

二、能量平衡生理学

能量稳态，定义为能量摄入和能量消耗之间的平衡，受到复杂的分子和生理过程的调控。

能量平衡的调节需要来自不同器官的生物信号的生理学整合，包括脂肪、肌肉、肝脏、肠道和大脑，营养相关的信号，以及餐后神经和激素的影响。

能量摄入的调节是复杂的，因为它包括稳态进食和享乐性进食。稳态进食目的是保持体重，如在长时间的餐间间隔内发生饥饿下的进食，而享乐性进食则是基于美味的食物或社交暗示的情况下，在饱腹状态下过量进食。饮食也会受到压力或抑郁等情绪的影响，这会导致暴饮暴食或过度节食。

（一）中枢神经系统对食欲的调节

下丘脑是整合控制食物摄入复杂信号的重要区域。弓状核中的原促食欲神经元（表达神经肽 Y 和 AgRP）和食欲抑制神经元（表达 POMC 基因并将其产物加工成 αMSH）是两个被广泛研究的下丘脑网络，它们反向调节体重。关键问题见第 39 章。

将 NPY 和 AgRP 多肽同时注入啮齿动物大脑显著增加食物摄入量，即使在饱腹的大鼠中也是如此。对这些神经元的直接刺激也会诱导进食。然而，在敲除小鼠 NPY、AgRP 或两者同时敲除的小鼠中，其作用充其量与最小摄食表型有关。要观察到进食减少，需要完全敲除神经元通路分子，这表明这些神经元表达的神经递质 γ- 氨基丁酸在调节食欲方面比任何一种肽都更重要。POMC 神经元是定位于弓状核的有重要作用的一簇神经元，起抑制进食的作用。前体蛋白 POMC 被加工成 αMSH 可以抑制摄食。POMC 表达的缺失则会导致啮齿动物和人类的肥胖。此外，MC4R 是大脑中 MSH 的下游受体，对维持正常的能量平衡至关重要。Mc4R 受 MSH 和 AGRP 的共同调节，室旁核和其他部位的 Mc4R 神经元的信号输出代表了 AgRP 和 MSH 信号的平衡。小鼠的 MC4R 敲除和人类的 MC4R 突变与肥胖有关，这一发现证实了这些神经元在能量平衡中的中心作用。事实上，MC4R 突变是单基因肥胖症最常见的原因，约占早发性家族性肥胖症的 5%。

下丘脑的其他区域与摄食和体重有关。例如，外侧下丘脑含有大量表达神经肽黑色素浓集激素的神经元，还有一簇独特的神经元表达胖素。在啮齿动物中，MCH 进入大脑会导致摄食量的急剧增加，而此基因缺失则会导致消瘦[11]。在多个物种中，MCH 拮抗药可以抑制摄食；然而，它们有较多的不良作用，使有效治疗的发展复杂化[12]。MCH 神经元接受来自弓状核神经元的输入信号，并且 MCH 似乎在瘦素的作用中扮演重要角色。然而，高等哺乳动物存在两种受体 (MCH-R1 和 MCH-R2) 使得人类生物学变得复杂起来。胖素则是另一种与摄食有关的外侧下丘脑肽，但更为重要的作用表现在全身性觉醒中，啮齿类动物、狗和缺乏胖素的人有嗜睡症可以证明。

内源性大麻素系统也参与食物摄入量的调节，特别是 CB1 受体（由 CNR1 编码）及其内源性配体、去雄胺（N- 花生四烯基乙醇胺）和 2- 花生四烯基甘油。在 CB1 基因受损的小鼠中，CB1 受体的缺失会导致吞噬功能低下和消瘦。给予大麻素可增加食物摄入量并促进小鼠体重增加，而选择性 CB1 受体拮抗药治疗则可减少肥胖小鼠的摄食量并降低其体重。尽管在随机对照试验中发现肥胖者中使用 CB1 受体拮抗药可使其体重减轻，但该拮抗药的应用会导致抑郁和快感缺乏[13]，这会使以减肥为目标的治疗变得更为复杂化。

（二）周围神经系统对食欲的调节

许多周围神经系统的信号也可以调节能量代谢。瘦素是 ob 基因的产物，对体重维持至关重要。瘦素缺失是由基因突变引起的，与缺乏食欲控制有关，从而导致小鼠、大鼠和人类的病态肥胖。尽管瘦素对于保持体重是必要的，但它的作用远远不够。在啮齿动物中，随着肥胖的发生，脂肪组织合成的瘦素增加导致循环中瘦素的水平增加。然而，增加瘦素并没有减少食物的摄入量。大多数超重和肥胖的人循环中的瘦素浓度也都很高。因此，大多数肥胖与瘦素抵抗有关。

参与能量平衡的其他外周信号大多来自肠道。其中，胃促生长素是一种来自胃的促食欲因子，其在进餐前增加进食后减少。大多数其他肠肽由肠内分泌细胞分泌，以此来抑制食欲。其中，GLP1 来源于前胰高血糖素，由肠道 L 细胞分泌，该细胞也分泌 YY 肽。GLP1 和 YY 肽在餐后共同分泌，引起饱腹感[14]。当 GLP1 直接注入大鼠脑室时，其作用可以抵抗包括 MCH 和 NPY 在内的促食欲肽的作用[15]。另一种肠肽 CCK 分布在整个胃肠道，刺激餐后胆汁从胆囊中释放出来，也可能有助于产生饱腹感。

三、能量消耗

能量消耗是体重动态平衡的关键组成部分。有几个因素影响了每天的总能量消耗（图 40-2）。最大的组成部分是基础或静息能量消耗，定义为基础状态下正常细胞和器官功能所需的能量，也被称为基础代谢率。静息能量消耗约占总能量消耗的 70%。第二个重

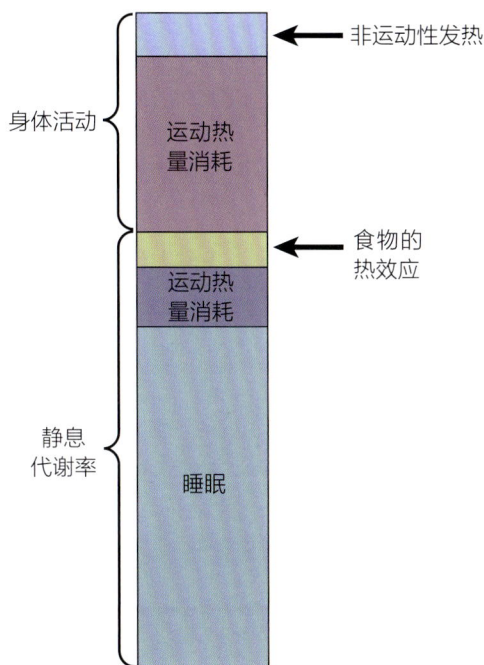

▲ 图 40-2　能量消耗的组成

能量消耗最主要部分是静息状态下发生的生化反应和生理活动所产生的热量，这是维持全身稳态所必需的能量消耗，包括呼吸、循环和排泄。觉醒过程会增加静息能量消耗，如姿势的维持需要能量的支持。静息状态下的能量消耗主要受到激素、神经系统(如中枢神经和交感神经)的调节。进食活动也需要能量，并且餐后过程(如营养物质的消化、吸收和分配等生理活动)也会产生食物的热效应。体力活动是能量消耗的一个较小组成部分，其中包括用于运动热量消耗和非运动性活动热量消耗，如坐立不安

要的贡献者是体力活动消耗的能量，这是一个比例较小的部分，约占每天总能量的 20%。自愿活动(如锻炼)、对保持姿势和坐立等很重要的非自愿性活动构成了总能量消耗的这一部分。消化摄入的营养物质也会导致能量消耗，被称为食物的热效应，约占每天总量的 10%，代表餐后咀嚼、消化、吸收和交感神经系统激活所消耗的能量。

静息状态下的能量消耗受多种机制调节，特别是甲状腺激素[16]。如在甲状腺毒症中所见，过量的甲状腺激素导致静息能量消耗增加，除非个体代偿性地摄入更多食物，否则会导致个体显著的体重减轻。事实上，体重减轻可能是甲状腺功能亢进的表现症状。鉴于甲状腺激素对减轻体重的作用，在 20 世纪中期，它被短暂地用于治疗肥胖症。这种方式虽然有效，但严重的不良反应还是限制了这种方法的使用。

与甲状腺激素调节静息状态能量消耗的作用相反，交感神经系统在其中的作用尚未明确。肾上腺素和去甲肾上腺素是调节多个器官代谢的关键激素，其激活通常被称为战斗或逃跑反应，但是在调节静息能量消

耗中的精确作用仍然难以确定。餐后交感神经活动将增加，这有助于食物的热效应。此外，患有分泌肾上腺素和去甲肾上腺素肿瘤(嗜铬细胞瘤)的患者表现出交感神经活性增加的下游效应，如心动过速和高血压等，但这些患者很少出现体重减轻的情况。尽管与体重较轻的人相比，易肥胖的人可能具有更低的交感神经活动性，静息状态下的能量消耗相对较低，但交感神经活动在人类能量稳态中的作用尚不确定。

静息能量消耗对体重增加的影响也不清楚。在一项针对 92 名皮马印第安人的纵向研究中，1~4 年后体重增加 22 磅(10kg)的累积发生率最高的是那些在基线时处于最低静息能量消耗三分位数的人[17]。相比之下，一项巴尔的摩老龄化的纵向研究对 775 名男性进行了 10 年的跟踪调查，他们发现初始静息能量消耗与体重变化之间无显著关联[18]。然而，目前可用的研究技术无法检测到随着时间推移可能发生的具有临床意义的细微能量代谢变化。此外，很难建立能量消耗与肥胖发展之间的因果关系，因为能量代谢测量只捕捉到一个短暂的时间点，因此可能无法揭示特定生命阶段所出现的全部异常。遗传或环境差异也可能影响静息能量消耗和体重变化之间的关联。

能量消耗的另外两个组成部分 [自愿活动(锻炼)和非锻炼活动] 均可能导致肥胖。在增加活动的情况下，增加食物消耗是维持能量稳态所必需的，这在运动员、经常锻炼的人或从事体力要求高工作的人种常见。当这些活动结束时，对于参加了大量运动的年轻人来说，体重增加可能是巨大的。同样，非运动活动产热(如坐立不安)可能有助于体重维持，因为具有较高水平非运动活动产热的个体往往对体重增加有一定的抵抗力。

体重设定值：许多人会在数年甚至数十年内保持一个恒定的体重，这支持了一个理论，即存在一个调整食物摄入和能量消耗的设定值使体重保持恒定[19]。设定点理论认为，一套复杂的生理适应机制维持着体重。根据设定值理论，体重是预先确定的，体重减轻促进代谢率减少，而体重增加会促进代谢率的增加，从而将体重恢复到预设的水平[20]。这个设定值的有效性一直受到质疑，因为随着时间的推移，许多人的体重会增加[21]。

低热量饮食使肥胖个体的每千克的瘦体重平均减少 8kcal 能量消耗，而正常体重者每千克瘦体重的能量消耗仅减少 6kcal，相当于每天减少 15%~20%[22]。这种减少不能完全归因于伴随而来的体型、瘦体重或脂肪体重的减少，而被认为是对能量限制的生理适应的正常部分。

随着体重减轻，能量代谢的降低很大程度上与身体成分的伴随变化相适应，持续的降低可能会促进体重反弹。然而，在负能量平衡期间出现的静息能量消

耗的减少是短暂的，在维持较低体重期间不会持续。当对身体成分的变化进行调整后，体重减轻的长期维持与静息或总能量消耗的异常减少无关[23]，尽管这仍有争议[24]。

当能量摄入超过能量消耗时体重增加，但体重增加的量因人而异。遗传因素会影响因过度进食而导致的体重增加幅度。一项研究数据显示，给同卵双胞胎持续 84 天每天额外摄入 1000kcal，发现不同双胞胎的体重增加有相当大的差异。但是每对双胞胎在过量进食时体重增加的幅度都差不多，在过度进食后恢复期体重减少量相似[25]。体重增加的幅度也可能反映出过度进食导致的能量消耗增加的程度[22]。在另一项研究中，过度进食 8 周后体脂的增加与非自愿性活动能量消耗的变化（如坐立）呈负相关，其中一些方面可能受到调节[26]。

四、肥胖的发病机制：基因和环境

由于肥胖的单基因形式很少，而且许多与超重相关的单核苷酸多态性位于基因组的非编码区域，因此确定肥胖的因果因素具有挑战性。此外，还有体重的社会和环境决定因素。食品环境是复杂的，不仅包括食物供应，还包括食物成本、体重的文化观点和个人的社会网络。

（一）高风险人群的环境影响

生活在亚利桑那州的皮马印第安人中有一个现代饮食对肥胖影响的一个显著例子。从 20 世纪 50 年代开始，饮食和生活方式的改变的结合导致了肥胖和糖尿病的流行。现代饮食的脂肪含量（50% 的能量作为脂肪）比传统的皮马饮食（15% 的能量作为脂肪）要高得多。此外，城市化后的皮马印第安人更喜欢久坐不动，尤其是与仍然生活在墨西哥北部马德雷山脉的皮马印第安人相比。这些农村的皮马印第安人吃传统的饮食，作为农民和锯木厂工人经常锻炼身体，肥胖和糖尿病发病率比亚利桑那州的同类低得多[27]。同样，澳大利亚北部的土著居民是另一个高危人群，他们的体重和健康状况因暴露于现代环境而受到损害。与通常非常瘦（BMI<20kg/m²）的农村家庭相比，城市化的土著居民体重更重且有较高的 2 型糖尿病患病率。传统的土著居民的饮食包括低脂肪、低热量的野生动物、鱼和植物的饮食，以及高水平的体育活动。短期（7 周）再次暴露于传统生活方式可导致患有 2 型糖尿病和高甘油三酯血症的城市化土著居民的体重减轻，显著改善糖耐量、空腹血糖、胰岛素和甘油三酯浓度或使降至其正常[28]。

（二）儿童和父母肥胖的影响

儿童肥胖会增加成年后肥胖的风险，至少有一个肥胖的父母也是如此。成人肥胖的风险随着年龄的增长和儿童期肥胖的严重程度而增加。例如，对于 1—2 岁时肥胖且父母均不肥胖的人，21—29 岁时肥胖的风险为 8%；对于 10—14 岁肥胖且父母中至少有一人肥胖的人，21—29 岁时肥胖的风险范围为 79%，这些极端之间有多个排列。目前还不清楚这在多大程度上是由于父母肥胖的遗传风险，包括表观遗传因素，或父母和后代之间可能共享的环境和行为特征。

（三）遗传学和肥胖

1. 肥胖的单基因致病因素　只有一小部分的肥胖者有一个确定的导致肥胖的单基因突变。与肥胖相关的最常见的突变涉及 MC4R，它在中枢神经系统中表达，在弓状核中发出的下游神经元中表达。来自弓状核的 αMSH 对 MC4R 的作用可以抑制食欲，因此一个功能性的 MC4R 对维持正常体重至关重要。多组研究表明，儿童肥胖个体中 MC4R 的移码突变[29,30]，可能占早发性肥胖的 5% 左右。这些通常是杂合子，可见基因剂量效应；同一突变纯合子或不同突变双杂合子的个体会有更严重的肥胖。突变的范围是非常多样化的[31]。MC4R 突变的个体会对减肥手术有反应，尽管反应的幅度可能因特定的突变而不同[32]。此外，MC4R 激动剂目前正在临床开发中，因为有可能使用 MC4R 激动剂来挽救黑素皮质激素信号通路，这取决于所涉及的特定 MC4R 突变[33]。

其他不常见的黑素皮质激素信号通路的突变涉及 POMC 基因的突变，这导致所有产物肽的丢失，包括 ACTH 和 αMSH。POMC 突变患者的表现通常是继发于肾上腺功能不全，能够在早期观察到。与黑素皮质激素信号缺失相一致的是，其个体也有红发。

虽然瘦素对于能量平衡的正常维持至关重要，但已发现的瘦素缺乏症患者很少，瘦素突变极为罕见[34]。在一对近亲中发现了第一批瘦素突变的人类[35]，导致出现一种不分泌的蛋白质。此后不久，一个肥胖家庭的三名成员被报道患有瘦素受体突变[36]。无论是由于瘦素缺失还是瘦素受体突变，瘦素信号绝对缺乏的小鼠和人类的表型具有显著的一致性。小鼠和人类都表现出大量的早发性肥胖、食欲过盛、过度进食行为和不孕症。如果没有瘦素，正常的青春期发育不会发生。少数瘦素缺乏症患者可以用外源性瘦素治疗，瘦素可以使体重和食物摄入量正常化，允许青春期发生[37,38]，并重建胰岛素敏感性[39]。正如预期的那样，瘦素对瘦素受体缺乏的个体毫无用处[40]。

（1）前激素转化酶 1 基因突变：促激素转化酶 1（也称为 PCSK1）可切割 POMC，并参与肠道内肠内分泌细胞中多肽的加工。一些具有 PCSK1 突变和肥胖的个体已经被确认[41]。虽然最初的报道涉及一名有严重儿童肥胖病史的成年肥胖女性的 PCSK1 突变，但有相当数量的携带这种突变的个体出现腹泻和发育不良。在一些个体中，这会演变成肥胖，尽管促进这种转变的机制仍不清楚。

(2) 神经营养因子受体 TrkB 的突变：BDNF 通过受体激酶 TrkB 发挥作用，增强突触传递。小鼠 BDNF 杂合子缺失导致过度吞噬、肥胖和攻击综合征。在人类中，该系统中的突变非常罕见，但包括母子对中包含 BDNF 基因的染色体缺失报告[42]。据报道，在一名 8 岁男孩中，至少有一例以发育迟缓和肥胖相关的 TrkB 信号通路突变。该突变与受体自身磷酸化受损有关[43]。

(3) SIM1 基因突变：在一名 5 岁半的体重 104 磅（47kg）的严重肥胖女孩中发现了 1 号和 6 号染色体之间的从头平衡易位[44]。该突变导致了 SIM1 的中断，SIM1 是调节神经发生的果蝇 sim 基因的人类同源基因。SIM1 编码一种参与室旁核和视上核形成的转录因子。这种突变很可能通过刺激食物摄入量改变该患者的能量平衡，因为测量到的静息能量消耗是正常的。此外，涉及 6q14—q21（包括 SIM1 的区域）的几个染色体缺失，已在患有发育迟缓和 Prader-Willi 综合征的肥胖患者中发现[45]，尽管 SIM1 单倍体不足的具体作用尚未明确确立。

(4) SH2B1 缺陷：SH2B1 与多种受体相互作用，调节配体的信号传导，包括瘦素、胰岛素和生长激素。在小鼠中，当小鼠暴露于高脂肪饮食中时，该基因的缺失会导致肥胖和胰岛素抵抗。在人类中，这种缺失与一系列异常有关，包括早发性肥胖和暴饮暴食。与胰岛素信号传导作用相一致的是，胰岛素敏感性的问题似乎与肥胖的严重程度不成比例。行为异常也有报道[46]。有趣的是，在染色体 16p11.2 位点上包含 SH2B1 基因缺失的结果可能是多效性的，不包括肥胖[47]。

2. 肥胖综合征

(1) Prader-Willi 综合征：Prader-Willi 综合征最初在 60 多年前被描述为与病态肥胖、身材矮小、性腺功能减退和认知缺陷有关[48]。Prader-Willi 是一种染色体异常的结果，其中染色体 15q11.2—q12 的父系片段要么删除或缺失。有趣的是，母亲对同一片段的缺失与一种被称为 Angelman 综合征的独特表型有关，这是一种自闭症谱系障碍[49]。Prader-Willi 新生儿患病率为 1/15000～30000。其分子病因学与 MAGEL2 缺失有关，MAGE L2 是一种泛素激酶的调节因子[50]。

(2) Bardet-Biedl 综合征：Bardet-Biedl 综合征很罕见，发病率低于 1/10 万，主要见于近亲群体。

该疾病在临床上具有异质性，包括肥胖、性腺功能减退、包括肢体畸形在内的异常、肾损伤和视网膜病变。严重视力丧失并不罕见。Bardet-Biedl 综合征与导致纤毛功能异常的多个基因相关[51, 52]，这些因素是如何导致肥胖的仍不清楚。

3. 肥胖的多基因原因

肥胖是遗传易感性和营养丰富的环境之间复杂的相互作用的结果。超过 100 个多态性已被确定为导致肥胖倾向的潜在原因[53]。然而，大多数这些基因位点单独对肥胖的体重影响很小。在数百个基因中，与 FTO（脂肪质量和肥胖相关基因）的关联性最好[54]。

FTO 最初被确定为一个在程序性细胞死亡中发挥作用的基因。在 2007 年，有三项研究证明了 FTO 的变化和体重之间的联系。一些多态性已经被确认。与没有遗传风险等位基因的人相比，16% 的等位基因 SNP rs9939609 纯合子的人体重增加约 3kg，肥胖的概率增加 1.67 倍。这种关联反映了脂肪量的具体增加，在 7 岁及以上的人群中可见[55]。在来自撒丁岛的人群中报道了与常见 FTO 变异类似的关联[56]。在这些报道之后，有许多关于多个人群中 FTO 和超重的报道。然而，FTO 与肥胖之间的机制联系一直难以确定。SNP 的表型很难确定，一些报道称热量摄入增加，一些报道说体力活动减少。小鼠研究表明 FTO 在调节身体成分中起作用[57]。FTO 还参与了奖励系统，参与突触传递和细胞信号转导的蛋白质的甲基化[58]，因为 FTO 编码一种 2- 羟戊二酸依赖的核酸去甲基化酶[59]。然而，FTO 和肥胖之间的因果关系仍然难以捉摸，并就如何最好地调查疾病中人类基因变异的因果关系提出了重要问题[60]。

大多数人的体重指数可能高达 30，在生理上可能是正常的，当他们对富含高热量食物的现代环境的诱惑做出反应时，他们会变得肥胖。鉴于肥胖的多基因性质，其中相同或不同基因中的许多变体对体重的作用不大，但可能协同作用定量影响体重，可能多基因风险评分可以更好地从常见变异而非单独考虑的个体风险变异来估计肥胖的总体遗传风险[61]。表观遗传因子也可能通过调节肥胖相关基因的表达来作用。如果我们使用 BMI 范围来识别共病的相对风险，而不是作为发现病理的指南，就可以更好地理解导致肥胖发病机制的因素。如果将比较集中在极端消瘦和极端肥胖上，那么寻找疾病的基因变异可能会更有成效。

五、脂肪组织作为一种内分泌和免疫器官

直到最近，传统观点认为脂肪细胞是甘油三酯的被动、有效储存库，甘油三酸酯会在禁食时释放出来提供燃料。随着有发现表明脂肪细胞可以分泌多种因子（称为脂肪因子），以及具有代谢和免疫功能[62]（表 40-2），这一观点发生了变化。

第一批分泌因子之一是脂肪酶，即补体家族[63] 中的一种丝氨酸蛋白酶，其表达在遗传性和获得性肥胖中均受损[64]。尽管自最初的观察以来已经过去了 30 多年，但脂肪酶在脂肪细胞和系统生物学中的作用仍然相对模糊，并成为理解脂肪细胞生物学中遇到的一些困难的例子。由于发现肥胖中免疫细胞浸润增加，了解肥胖患者的免疫反应变得更加复杂。最初被认为是病理性的，最近的发现表明，它们也可能通过清除脂

表 40-2　脂肪细胞分泌因子	
类　别	蛋白质
激素	瘦素，抵抗素，血管紧张素原，脂联素，雌激素，内脂素，糖皮质激素，血管生成素 4，爱帕琳肽
细胞因子	IL-1，IL6，IL8，IL-10；单核细胞趋化蛋白 1；IFN-γ；TNFα
细胞外基质蛋白	α₁ 型胶原的各种亚型，各种金属蛋白酶，纤维连接蛋白，骨连接蛋白，层粘连蛋白、内肌动蛋白、血栓反应蛋白 1 和 2
补体因子	脂肪酶，补体 C_3，因子 B
酶	胆固醇酯转移蛋白，脂蛋白脂肪酶
急性期反应蛋白	α- 酸性糖蛋白，结合珠蛋白
其他	脂肪酸，PAI1，前列环素，VEGF

质和衰老的脂肪细胞，在脂肪组织代谢中发挥积极作用[65]。不同类型的浸润性免疫细胞可能在脂肪组织中发挥不同的作用。脂肪中有多种激素和细胞因子的合成，这里考虑其中的选择。

（一）瘦素

脂肪细胞最关键的产物可能是瘦素，它在脂肪细胞中合成并释放到循环中。瘦素是正常能量平衡所必需的，在啮齿动物和人类中，基因缺失都与病态肥胖有关[66]。瘦素的合成受到调节，随着饥饿，其水平急剧下降，导致许多功能后果，包括生育能力的下降，这可以通过外源性瘦素在小鼠和人类中得到纠正[67, 68]。瘦素水平也会随着急性过度进食而上升[69]。

虽然瘦素缺乏会导致病态肥胖，但大多数肥胖的人都有高水平的瘦素，事实上，肥胖与啮齿动物和人类的循环血清瘦素水平相关，导致了瘦素抵抗的概念[70-72]，这是由肥胖啮齿类动物中瘦素作用的下游介质的诱导减弱所支持的。瘦素抵抗的存在最近被认为与瘦素受体的稳定性有关[73]，这也表明瘦素并不是一种生物学上的"脂肪素"，它的主要功能是发出饥饿信号[74]。

（二）抵抗素

抵抗素是脂肪细胞分泌的另一种信号多肽。抵抗素浓度在饮食诱导和遗传形式的肥胖、胰岛素抵抗小鼠中增加。给正常小鼠注射重组抵抗素会导致葡萄糖耐量受损和胰岛素作用减弱。基于这些发现，有人提出抵抗素是一种通过诱导胰岛素抵抗来连接肥胖和糖尿病的激素[75]。

（三）脂联素

脂联素是脂肪细胞产生的关键信号肽，它是含量最丰富的[76]。在啮齿类动物和人类中，肥胖和胰岛素

抵抗导致血浆脂联素浓度降低。脂联素的作用是增加胰岛素敏感性[77]，并且表达随着胰岛素敏感性的提高而增加，如用 TZD 治疗动物时[78]。不论饮食类型，体重减轻[79]也与循环脂联素的增加相关。然而，脂联素结构相当复杂，由蛋白质二聚体和四聚体组成。在确定胰岛素敏感性[80]和体重减轻方面，高分子量异构体与低分子量异构体的比率比总脂联素更重要。此外，还有两种受体介导其作用。外源性脂联素通过抑制肝脏糖异生、促进肝脏神经酰胺分解来降低肥胖啮齿动物模型中的葡萄糖[76]。不幸的是，由于脂联素结构复杂，基于脂联素的治疗方法一直无法开发。已经报道了人群中脂联素的几种 SNP，它们可能与心血管疾病有关；然而，可能的机制仍然不确定[81]。

（四）雌激素

脂肪组织通过芳香化酶催化雄烯二酮形成雌酮的作用有助于从雄激素衍生成总血清雌激素。雄烯二酮向雌酮的转化率随着年龄和肥胖而增加。女性绝经后，脂肪组织成为雌激素生物合成的重要来源。雌激素增加与肥胖女性患乳腺癌的风险有关[82]。脂肪组织也表达雌激素受体 ERα 和 ERβ。雌激素受体在不同储存库中的差异表达和雌激素浓度的性别差异可能部分解释了男性和女性脂质积聚的差异[83]。绝经后体重减轻的女性患乳腺癌的风险低于体重稳定或体重增加的女性。这种作用可能是通过脂肪雌激素调节的，尽管这仍然是推测性的[84]。

（五）选定的细胞因子

脂肪组织的扩张导致脂肪处于低度炎症状态[65]。脂肪组织中细胞因子表达的增加会导致巨噬细胞的募集，这可能会加剧炎症和胰岛素抵抗[85]。巨噬细胞募集的确切后果尚不清楚，因为在促进炎症的同时，它们还可能具有与缓冲释放的介质（胞吐作用）和清除坏死细胞有关的有益作用[86]。几十种细胞因子在脂肪组织中合成，并已被广泛研究[87]。这里讨论了两个关键的例子。

1. TNFα　TNFα 是一种炎性细胞因子，在许多疾病过程中发挥作用。它由多种细胞类型合成，包括脂肪细胞、巨噬细胞、单核细胞和中性粒细胞。TNFα 调节其他细胞因子、生长因子和转录因子的表达。在脂肪细胞中，TNFα 的表达随着肥胖而增加，并导致与胰岛素敏感性降低相关的局部炎症。同样，阻断 TNFα 作用可提高胰岛素敏感性[88]。循环 TNFα 浓度与肥胖之间呈正相关。然而，TNFα 的主要作用似乎是局部的[89]。值得注意的是，尽管广泛使用抗 TNFα 治疗风湿性疾病[90, 91]，2 型糖尿病患者的胰岛素敏感性和血糖的改善在临床上并不明显。

2. IL6　在肥胖症中增加的另一种促炎细胞因子是 IL6，它可能导致系统性炎症和胰岛素抵抗。胰岛素敏感性与血浆 IL6 浓度呈负相关，IL6 直接损害胰岛素

信号传导[92]。给予 IL6 可诱导人体空腹血糖的剂量依赖性增加，可能是通过刺激胰高血糖素和其他逆调节激素的释放，以及通过诱导对胰岛素作用的外周抵抗，或两者兼而有之。IL6 和其他促炎细胞因子也可能在调节脂肪细胞代谢和血管健康方面发挥直接作用[93]。

（六）棕色脂肪组织

棕色脂肪组织是一种独特的脂肪库，在结构和功能上与白色脂肪组织不同；它含有多房脂肪泡和大线粒体，受交感神经强烈支配[94]。BAT 有助于啮齿动物的能量稳态，是冷暴露适应的一部分[95]，但也在适应极低糖类饮食中发挥作用[96]。在这些条件下，BAT 被激活；因此，因子 UCP1 的水平增加，从而产生线粒体质子泄漏，导致 ATP 产生减少，并通过产生热量而导致能量损耗。最近，已经在人类中发现了 BAT 储存库，这增加了人们对 BAT 生物学的兴趣。人 BAT 可通过冷暴露[97]和增加的肾上腺素活性来激活[98]。然而，人类 BAT 储存库相对较小，BAT 不太可能在其他健康人的能量消耗中发挥重要作用。

六、代谢正常的肥胖

肥胖通常与代谢功能受损有关，即胰岛素抵抗、糖尿病、血脂异常（血清甘油三酯升高和血清 HDL-C 降低）和血压升高。尽管如此，根据血脂、血压和胰岛素抵抗的测量结果，一些体重增加的人的代谢仍然正常。代谢健康的肥胖个体似乎没有增加心血管死亡率的风险[99]。"代谢健康肥胖"的概念难以评估，对此类个体的评估可能会受到多种因素的混淆，如存在合并症、选择偏倚或其他因素[100]。例如，最容易患心血管疾病的人可能会更早死亡。基于尚未确定的遗传或行为倾向，肥胖将对个体产生不同的影响，这似乎是合乎逻辑的。预计一些轻度至中度肥胖的个体将保持健康。虽然总体而言，BMI 增加与疾病风险增加有关，但在某些患者群体中，与 BMI 值正常的类似患者相比，超重或肥胖的死亡率更低。这种 BMI 悖论与心血管疾病[101]（心肌梗死、充血性心力衰竭、高血压和冠心病）、冠状动脉旁路移植手术和终末期肾病有关[102]。尽管这可能代表了一个内在的悖论，但它也可能反映出慢性疾病与肌肉减少症有关，因此具有较高 BMI 的个体可能更健康。用他汀类药物、血管紧张素转换酶抑制剂或血管紧张素受体阻滞药治疗合并症也是合理的，当超重不是极端时，其他药物可以提供一定程度的保护，与正常体重患者的相同值相比，在超重情况下的使用有所不同。

七、肥胖的不良后果

（一）肥胖作为疾病的危险因素

1. 代谢综合征　代谢综合征是指多种疾病与肥胖共同发生，特别是内脏脂肪增多的肥胖。大多数这些与肥胖相关的疾病都与心血管疾病风险增加有关。代谢综合征有多种定义。国家胆固醇教育计划成人治疗小组Ⅲ包括以下五项临床测量中的任何三项：根据种族特定标准定义的腰围增加、甘油三酯水平升高、HDL-C 水平低、血压升高或空腹血糖升高。WHO 关于代谢综合征的标准包括存在胰岛素抵抗，以及至少两个额外的风险因素[103]。根据对超过 900 000 人的研究的元分析，代谢综合征导致心血管疾病的风险增加 2 倍，各种原因导致的死亡率风险增加 1.5 倍[104]。

肥胖通过多种机制易患心血管疾病，因为它增加了患 2 型糖尿病、血脂异常和高血压的可能性，所有这些都是心血管疾病的独立危险因素。脂肪细胞分泌的因子也可促进促炎、促血栓形成状态。

2. 2 型糖尿病　2 型糖尿病是过度肥胖的常见后果[105]。事实上，超过 90% 的 2 型糖尿病患者肥胖[106]。2 型糖尿病患病率的上升与肥胖率的上升相吻合。美国大陆的糖尿病发病率从科罗拉多州的 7% 到密西西比州的 13.6% 不等，美国关岛和波多黎各领土的发病率甚至更高[107]。糖尿病的患病率与肥胖的患病率相当，肥胖率在科罗拉多州最低，发病率为 20%～25%，在包括密西西比州在内的东南部各州最高，高于 35%。

糖尿病的风险随着早期发病和更严重的肥胖而增加。例如，18 岁时 BMI>35kg/m² 的女性患糖尿病的可能性为 70%，预计在 60 岁时诊断为糖尿病[108]。腰臀比增加（反映内脏肥胖增加）也与糖尿病风险增加有关[109]。

3. 血脂异常　脂肪细胞的原发性功能障碍与脂质代谢异常有关，增加了血脂异常的风险。与遗传因素相关的异常脂质代谢导致血脂异常，包括高甘油三酯血症，HDL-C 水平降低，小而致密的 LDL 颗粒的比例增加。这种联系在腹部肥胖者中尤为明显[110]。

4. 高血压　高血压与 BMI 呈线性关系[111]。肥胖男性和女性的患病率是纤瘦男性和女性的 2 倍以上，高血压风险随着年龄和体重的增加而增加。大约 70% 的成人高血压可归因于过度肥胖，尤其是内脏肥胖。与没有肥胖的高血压相比，肥胖相关高血压具有明显的遗传决定因素。肥胖相关高血压的生理机制包括胰岛素抵抗、钠潴留、交感神经系统活性增加、肾素 – 血管紧张素 – 醛固酮激活和血管功能改变。体重减轻导致血压下降[112, 113]，但是效果可能并不持久。

5. 心血管疾病　肥胖会显著增加心血管疾病（包括冠状动脉疾病、心力衰竭和脑血管疾病）的终生风险。男性和内脏肥胖者的风险更高[114]。与体重相关的心血管疾病的绝对阈值很难确定，并且可能取决于所评估的事件类型、亚群和其他混杂因素。在中年男性中，心血管事件的风险随着 BMI 的增加而增加，并且与在正常范围的 BMI 个体相比，BMI>40kg/m² 的个体的心血管死亡风险是正常范围的 2 倍。女性心血管事件的风险也有类似的增加，尽管心血管死亡的风险与 BMI 没有显著相关性。超重者的寿命与 BMI 正常者相似；然而，心血管事件的风险增加会导致慢性心血管疾病的发生[115]。

在最近对护士健康研究和卫生专业人员研究数据的分析中，未发现超重人群的心血管风险增加。当根据终生体重史进行调整时，发现超重 BMI 范围有小幅增加[116]，表明在较低的超重情况下，风险评估是复杂的。

BMI 的增加也会增加男性和女性缺血性脑血管事件的风险。BMI>35kg/m^2 的个体发生致命性和非致命性缺血性脑卒中的风险大约是其 2 倍。在 >25kg/m^2 和高达 32kg/m^2 的中间 BMI 范围内，很难评估其他健康个体的相对增加的风险。至少一项研究报道了正常体重和超重受试者在缺血事件后的相似存活率[117]。

肥胖也与血栓栓塞性疾病的风险增加相关，并且风险随着腰围增加而增加[118]。

6. 肝病　由于肥胖症的患病率不断增加，非酒精性脂肪性肝病现在是发达国家和发展中国家慢性肝病的最常见原因。在美国，NAFLD 影响了 30% 的肥胖人群和 53% 的肥胖儿童[119]。风险随着体重增加而增加，因此病态肥胖人群的患病率增加到 90%[120, 121]。当组织学检查发现 5% 的细胞含有脂滴时，或当 MRI 显示肝脏中超过 5% 的脂肪时，即可诊断为肝脂肪变性。NAFLD 的诊断需要排除肝脏病理的其他原因，包括酗酒、病毒感染和胆道或自身免疫性疾病。尽管脂肪肝本身是一种相对良性的状态，但它可以不可预测地发展为脂肪变性、肝硬化和肝细胞癌。10%～20% 的 NAFLD 患者会进展为以肝细胞凋亡、炎症和纤维化为特征的非酒精性脂肪性肝炎，并有进一步发展为肝硬化和肝细胞癌的高风险。不幸的是，目前还不可能确定将从 NAFLD 发展为非酒精性脂肪性肝炎和肝细胞癌的个体。有效的治疗仅限于体重减轻，这是有问题的，因为很少有干预措施能引起有意义的持续的体重减轻。因此，了解从肝脂肪变性发展为明显脂肪性肝炎的分子机制对于临床评估和药物治疗至关重要。

7. 阻塞性睡眠呼吸暂停　肥胖对肺功能的总体影响是相对良性的。然而，严重的阻塞性睡眠呼吸暂停会严重影响呼吸功能。阻塞性睡眠呼吸暂停发生在由于颈部机械压力导致的气道完全或部分阻塞时。白天嗜睡很常见。睡眠呼吸暂停也是高血压的独立危险因素，并且可能易患 2 型糖尿病。减肥可有效改善呼吸暂停指数[122]。

8. 肌肉骨骼疾病　由于整体体重会导致髋关节和膝关节的机械压力的产生，因此肥胖是骨关节炎的一个危险因素。超重会使膝关节骨关节炎的风险增加

近 2 倍，而肥胖与额外的风险相关。与先前的膝关节损伤相比，超重和肥胖是新发膝关节疼痛更重要的因素。超重和肥胖患病率的增加也与全膝关节和全髋关节置换术的增加有关[123]。高尿酸血症和痛风也与肥胖有关[124]。痛风的风险也随着体重的增加而增加，BMI>35kg/m^2 的个体的相对风险几乎是正常体重者的 3 倍[125, 126]。

9. 癌症　超重和肥胖会增加某些癌症的风险。根据对美国超过 900 000 名成年人进行的一项前瞻性研究的数据分析估计，超重和肥胖可能占男性癌症死亡总数的 14% 和女性癌症死亡的 20%。肥胖与胃肠道癌症（肝脏、胰腺、胃、食管、结肠和直肠、胆囊）和肾癌、多发性骨髓瘤和非霍奇金淋巴瘤，以及男性前列腺癌，女性子宫癌、宫颈癌、卵巢癌和绝经后乳腺癌的高死亡率相关。18 岁后，随着肥胖和体重增加，乳腺癌和子宫内膜癌死亡的风险增加。绝经后女性患乳腺癌的风险随着 BMI 的增加而增加；在绝经前女性中，BMI 的增加实际上可以预防乳腺癌。肥胖与癌症相关的遗传、激素和代谢因素仍不完全清楚。

10. 诊断和治疗方法　身高和体重测量是体检所固有的；大多数电子病历自动计算 BMI，也可以通过将体重（kg）除以身高（m）的平方或使用 CDC 提供的在线计算器手动计算 BMI。一旦知道当前的 BMI，病史的一个重要部分就是确定个人的体重随时间的变化趋势，通常是在 18 岁时获得体重。对于正常体重和轻度超重的个体（即欧洲血统的人的 BMI<27kg/m^2 且无并发症，或亚洲血统的人的 BMI<25kg/m^2 且无并发症），建议不要进行额外干预，而应长期监测体重。

除了体重之外，几乎没有必要对肥胖本身进行额外评估。对于那些报道早期肥胖、在儿童或青少年时期出现、有家族史的人，可以考虑进行 MC4R 突变的基因测试。这是唯一一种商业上可用的检测方法，对少数检测呈阳性的人可能有帮助。然而，目前如果存在突变，没有更有效的特定治疗方法，因此，进行检测取决于医生的临床怀疑和患者的选择。

超重和肥胖的管理可能很困难[127]。表 40-3 提供了一种保守的临床方法。首先，个人必须认识到潜在的问题。在年度体检时，应记录体重，计算 BMI，并简要概述 BMI 和风险。一般来说，需要告知轻度超重患者适度减肥的好处，并警告他们不要继续增加体重。对于 BMI>27kg/m^2（亚洲人为 25kg/m^2）或有并发症的个体，应解决超重的风险，并应鼓励患者注意自己的体重，为其提供营养师的帮助，提供饮食建议，并提供行为改变方法。在预定的称重时间使用家用秤并单独记录结果可能无法有效减轻体重，但它可能有助于个人注意风险，并可能防止或减缓体重进一步增加。

表 40-3　基于 BMI 和风险因素建议的减肥治疗方案

BMI（kg/m²）	建议，营养，锻炼	药物治疗 a	手术 b
25.0～26.9	是	否	否
27.0～29.9	是	考虑是否存在风险因素和体重增加轨迹	否
30.0～34.9	是	强烈考虑风险因素和体重增加轨迹	否
35.0～39.9	是	是	如果药物治疗无效，并且伴有并发症
≥40	是	是	如果药物治疗无效

应考虑对 BMI 范围进行种族调整；a. 对于无法通过现有常规治疗实现充分减肥且没有任何药物治疗绝对禁忌证的患者，应考虑药物治疗；b. 对于无法通过现有常规疗法减肥且无手术绝对禁忌证的患者，应考虑进行减肥手术；BMI. 体重指数

应告知 BMI＞35kg/m² 的个体风险，鼓励其向营养师咨询，并建议其进行行为改变，并应在初次就诊后 3～4 个月内安排再次就诊。

如果间隔时间过去但体重没有减轻，则应考虑药物治疗。尽管 GLP1 受体激动剂非常有效，但很少有人愿意在一开始就考虑注射疗法。此外，许多保险公司坚持对可用的口服疗法进行试验。没有可靠的方法来预测对各种可用药物的反应，初始选择需要根据依从性的可能性和不良反应风险进行个体化定制。应讨论代谢手术选择。

一旦开出治疗处方，在短时间内评估体重减轻以确定疗效至关重要。在医疗环境中，应在 8 周时记录官方体重。如果未观察到体重减轻，应在 12～16 周时检查体重。体重增加应表示停止治疗。如果体重没有减轻，或体重减轻小于 5% 或 3.3 磅（1.5kg），可考虑调整治疗剂量，直至达到最大批准水平，或应在 12～16 周内停止治疗。如果体重下降超过 3.3 磅（1.5kg），应每 8 周召回个人进行体重检查。如果体重持续下降，则需要在个体化的基础上评估长期继续药物治疗的决定，以平衡药物治疗的风险和减轻体重的益处。停止药物治疗时体重反弹很普遍。

11. 主动减肥的好处　任何治疗方式引起的体重减轻都将改善肥胖并发症，并显著降低糖尿病和其他并发症的风险[128]，尽管药物和手术方法可能存在意外风险。伴随体重减轻的糖尿病缓解可能持续数年，但似乎取决于残余 B 细胞功能和 B 细胞恢复的额外潜力[129, 130]。然而，有趣的是，通过减少热量摄入和增加体力活动来促进减肥的生活方式干预并不能降低 2 型糖尿病患者心血管事件的发生率[131]，可能是由于未参与干预的患者增加使用降脂和降压药物所致。

可用于解决肥胖问题的方式包括生活方式干预，如饮食和锻炼、行为疗法、药物疗法、减肥手术和一些不同的组合。

（二）饮食干预

1. 热量限制　饮食干预可能包括减少食物摄入，而不改变所消耗食物的组成。1 磅（0.45kg）脂肪含有 3500cal，因此，一个想要每周减掉 1 磅（0.45kg）的人每天需要减少 500cal 的摄入量。一名 55 岁、中度活跃、体重 300 磅（136kg）的女性需要大约 2600cal 来维持体重。对她来说，净 500cal 的减少将使她每天的食物摄入量减少约 20%。如果坚持下去，这将在 1 年内减重约 50 磅（22.5kg），对于追求理想体重的人来说，这个效果实在过于缓慢。必须设定现实的期望，以促进成功和持续努力。

为了提高减肥成功率，许多人考虑通过使用代餐进行低热量饮食来限制每天食物摄入。每天不超过 800cal 的低热量饮食也可以有效减肥，特别是如果加上商业供应商、医生或营养学家的支持。许多商家选择提供 200～300cal 富含蛋白质的替代食品，如 Optifast、HMR 和 Medifast。这些产品可以在柜台上买到，或者也可以由医生开具处方和监督使用，但可能患者认为它们的价格相对昂贵。每天热量限制在 800cal 的饮食通常与每周减重 2 磅（0.91kg）有关。一些方法仅包含了 7 周的饮食替代，将食物摄入限制在 800cal（每天 3～4 次膳食补充），而其他方法包括一顿常规食物与两次每天补充。当仅作为膳食替代品开始时，极低热量饮食通常会发展为改良的禁食，即只食用一顿相对低热量的膳食。一项对商业相关计划与简单的营养咨询和热量限制比较的 Meta 分析报道显示，此减肥商业计划持续时间在 6～12 个月之间时，对应的减肥效果更好。一般来说，这些项目比简单的咨询更能减肥，但长期减肥只在相对少数的人中持续[132]。

最近的其他减肥方法包括每周禁食 2～3 天。目前流行的一种方法是"5/2 饮食"，即每周 2 天时间将食物摄入限制在 400cal 以下，其余 5 天"正常"进食。其他方法包括每天只在有限的时间内进食，每天至少 16h 不进食。

2. 宏量营养素　人们对饮食中的宏量营养素给予了极大的关注，试图确定哪些营养成分可能使得减肥最终效果更好和持续效果更长久，与低糖类、Atkins 饮食相比，赞成低脂肪饮食的人之间存在的明显的争论。大多数对照研究表明，无论饮食组成如何，体重减轻的效果都是相似的，尽管极低糖类饮食方案在使用的早期存在一些小优势[127, 133]。对于自我选择 Atkins 饮食并同时使用支持系统的个人，体重减轻的效果可能是十分显著的，并且已经观察到血糖控制方面的显著提升[134]。

由于对任何特定类型的饮食几乎没有支持证据，因此最好告知个人不同饮食类型的选择情况，根据他们的偏好推荐饮食，并密切跟踪以确认有效性和安全性[135]。一个潜在的例外情况是建议 2 型糖尿病患者采用 Atkins 饮食。尽管这一建议仍存在一些争议，但越来越多的证据表明，显著限制糖类可以改善血糖控制情况，减少对药物的依赖，并有助于减肥[134]。

3. 体力活动　在过去的半个世纪里，无论是在商业活动中（如农业作业中），还是在家庭作业中机器（真空吸尘器和洗碗机等）的使用，久坐行为随着各种体力劳动的逐步机械化而增加，最终导致日常能量消耗的减少。据统计，在这些活动上消耗的能量可以换算为 140kcal/d 的下降，并可能导致人口体重增加[136]。然而，通过选择性运动增加体力活动对减肥并不特别有效。在一项单独运动的研究中，建议绝经后女性在每周中的 5 天，以中等强度运动 45min。其体重减轻很小，一年中平均减轻 2.8 磅（1.3kg）[137]。当与饮食相结合时，锻炼对男性的体重减轻有一定的作用，但对女性只能防止体重增加[138]。这种运动未能对减肥产生显著影响的现象可能是由运动后代偿性过量饮食造成的。

4. 行为矫正　行为矫正是一个非特定的术语，涵盖了减肥和（或）限制体重增加的方法，包括锻炼、饮食、食品购物习惯和食品储藏室储存[139]。行为矫正策略和指南应敏感地与肥胖和超重个体进行讨论，尤其是那些随着时间的推移体重增加的个体。提高认识可能会减缓体重增加，以及防止额外的体重增加，并在某些情况下促进减肥。认识到并学会避免压力性饮食等行为，并设定真正可实现的目标都是很重要的。据报道，通过结合运动和生活方式的改变（包括频繁监测和支持）可以成功减肥。在对 Look AHEAD 项目中的 2 型糖尿病和肥胖症患者的前瞻性研究中，被随机分配到通过强化生活方式塑形体的患者在第 1 年减掉了 17.6 磅（8kg）。虽然一般来说，随着时间的推移，参与个体的体重有所恢复，但约 9 磅（4kg）的体重减轻持续了 4 年[140]。

5. 药物疗法　目前可用于治疗肥胖的大多数药物与相对适度的体重减轻有关（表 40-4）。此外，无应

答率可能很高，因此对于任何药物，只有少数在标准门诊治疗中开始治疗的个体会成功减肥。一种治疗失败的患者是否更有可能通过其他类型的药物获得成功尚不确定。

迄今为止，最耐受和有效的减肥药物是 GLP1 受体激动剂。这些药物用于治疗 2 型糖尿病，偶然发现在减少食欲和体重方面具有显著效果。早期报道了持续输注对食欲的影响，当第一种激动剂艾塞那肽上市用于 2 型糖尿病患者的血糖控制时，许多患者出现了一定程度的体重减轻。随后的研究发现，体重减轻的影响可以扩展到没有糖尿病的肥胖个体，此外，可以根据治疗 8 周后的体重减轻将受试者分为有反应者或无反应者[141]。GLP1R 激动剂利拉鲁肽（市场名为 Victoza）和更高剂量的制剂（Saxenda）也用于 2 型糖尿病，目前已在美国、欧洲和日本批准用于肥胖管理。利拉鲁肽可降低糖尿病患者和心血管疾病高危患者的非致死性心肌梗死、脑卒中和心血管死亡率[142]。司美格鲁肽最近也被批准用于治疗 2 型糖尿病，该药为每周给药一次。司美格鲁肽还可降低心血管风险较高的 2 型糖尿病患者的非致命性心肌梗死、脑卒中或心血管死亡的发生率[143]。目前尚不清楚这些药物是否能在降低肥胖个体心血管风险方面提供类似的益处。当以较低的每天剂量给药时，它会导致肥胖非糖尿病个体的体重减轻。在司美格鲁肽和利拉鲁肽的直接比较中，每天使用 0.3mg 司美格鲁肽导致平均体重减轻 12.3%，而随机使用 3.0mg 利拉鲁肽的患者平均体重减轻 8.3%[144]。目前，大多数 GLP1 受体激动剂通过皮下注射给药。GLP1 受体激动剂使用后的主要不良反应为头痛和胃肠道事件（如恶心、呕吐、腹泻或便秘）。

芬特明是一种拟交感神经药，1959 年被批准用于肥胖治疗，它刺激去甲肾上腺素的释放，并在较小程度上刺激 5- 羟色胺和多巴胺的释放。在 8～12 周时，芬特明的减肥率约为 5%，通常以 15～37.5mg 的剂量口服，每天 3 次，作为行为减肥方法的短期辅助（数周）。此方法可长期使用低于 8mg 的剂量，但耐久性尚未报道。芬特明的临床效果是减少食欲，这一效果对于那些开始时饥饿感更大、对饮食行为的认知限制更少的人来说，似乎效果更好[145]。芬特明的不良反应包括肺动脉高压、瓣膜性心脏病、心悸、心率或血压升高、失眠、躁动、口干、腹泻、便秘和性欲改变。目前，芬特明已与托吡酯组合成一种扩展释放制剂，市场名为槿思米亚（Qsymia），该药物可分为四种剂量，为 3.75/23～15/92 芬特明与托吡酸的组合。研究人员在两项大型随机临床试验中评估了芬特明和托吡酯组合制剂的效果，参与者 1 年时的体重减轻表现出剂量 - 反应关系，两项研究结果相似。在参与者使用该药物 1 年后的意向性治疗分析中，最高剂量组矫

正安慰剂后的体重减轻约为 9%，推荐剂量约为 6.5%。苯特明托吡酯 ER 的常见不良反应包括口腔干燥、头晕、味觉障碍、便秘、失眠和感觉异常，还报道了认知障碍（注意力或记忆缺陷），当发生这种情况时，通常会导致患者停止使用药物。

通常，奥利司他可以抑制胰腺脂肪酶，从而减少脂肪酸在吸收，反过来，这会导致某种程度的脂肪吸收障碍。约 30% 摄入甘油三酯会被排泄，接近最大平台值，在剂量为 360mg/d（120mg，每日 3 次，随餐）时发生。在对多项减肥研究的 Meta 分析表明，约 50% 服用奥利司他的个体将出现体重减轻[146]，尽管在用药 1 年时体重减轻程度很小，平均减轻 11 磅（5kg）[147]。奥利司他丁的使用受到脂肪性腹泻常见不良反应的限制，导致患者的依从性降低。与该药物直接相关的全身不良反应并不常见，因为奥利司他不被人体吸收。

罗卡西林（在美国销售为 Belviq）是一种选择性的 5HT2c 受体激动剂，可减少食物摄入，从而适度减轻体重，在对几项试验的 Meta 分析中，体重略高于 11 磅（5kg）。在超重肥胖患者的高危人群中，罗卡西林促进了持续的体重减轻，而没有增加主要心血管事件的发生率[148]。考虑到受体亚型的组织分布，与 2a 或 2b 受体亚型相比，罗卡西林对 5HT2c 受体具有更大的结合亲和力和活性，与早期 5- 羟色胺能药物（如安氟拉明）相比，它有望降低心脏瓣膜病的风险。瓣膜病尚未有所报道。在这些研究中，氯酪蛋白最常见的不良反应是头痛、口干、头晕和恶心。纳曲酮缓释剂 / 安非他酮缓释剂组合，市场名称为 Contrave，是一种 μ 阿片受体拮抗药，可与去甲肾上腺素和多巴胺受体抑制剂联合使用。安非他酮具有与能量摄入减少和能量消耗增加相关的神经效应，纳曲酮增强了这种效应，使得两种药物联合用药的效果大于单独使用安非他明的效果。药物预期总体体重减轻幅度在 5% 左右，但在试验中，与安慰剂相比，更多的患者通过治疗减轻了 5% 的体重。血脂和血糖状况、患者报告的结果有所改善，但心率和血压略有增加[152a]。

二甲双胍通常用于治疗糖尿病，并与体重降低有关。大多数关于二甲双胍对体重影响的研究数据表明，二甲双胍不会导致体重增加，因为单药治疗和与其他药物联合治疗可能会限制预期体重增加[149, 150]。据报道，在参与者二甲双胍治疗 6 个月后，与对照组无糖尿病肥胖患者相比，平均净体重减轻约 11 磅（5kg）[151]。虽然该药物未被批准用于非糖尿病患者的减重，但二甲双胍已被非处方用于减肥，并且由于不良反应很少，在减重有效的情况下，该治疗方法可能无限期继续。表 40-4 中提供了批准用于减肥的药物，以及最大安慰剂调整后的最大减重数据汇总。

（三）内镜胃治疗

内镜减肥和代谢疗法最近可用于治疗肥胖[152]。这些包括通过柔性内镜放置的装置和利用柔性内窥仪器进行减重的操作。目前，美国已批准使用三种胃内球囊装置，包括整形一体化双球囊系统、ORBERA 胃内球球囊系统和 Obalon 球囊系统，其他的系统目前正在开发中。在使用这些装置的患者中发生了少数死亡事件。使用 AspireAssist 设备的抽吸治疗允许将吃下去的食物从胃中取出。电刺激系统在腹部放置电刺激器，如 Maestro 系统，这类系统可以阻断大脑和胃之间的神经活动，以此来达到减重效果。手术包括内镜袖套胃切除术，以及 POSE(原发性肥胖手术，腔内)手术，这类操作通过内镜进行，主要通过缩小胃的大小以减少患者饥饿感。目前，比较这些装置和程序的安全性、有效性和耐久性的数据有限。

表 40-4 减肥常用药物[146]

批准年份	通用名	商品名	安慰剂校正的预期体重减轻（kg）
1959	芬特明	Ionamin、Adipex-P、Fastin、Oby-Trim（仅批准用于短期减重）	仅批准短期应用
1999	奥利司他	Xenic，Ally（非处方药）	2.63
2010	利拉鲁肽	Victoza（批准用于 2 型糖尿病）	0～3.7[a]
2012	苯特明托吡酯缓释剂	Qsymia	8.80
2013	氯卡色林	Belviq	3.25
2014	利拉鲁肽	Saxenda（批准用于肥胖）	5.24
2014	安非他酮和纳曲酮	Contrave	4.95

a. 取决于比较器；注：生活方式干预的强度和最大体重减轻在研究中有所不同。所述值平均体重减轻超过安慰剂组

（四）减肥手术

60 多年前首次尝试通过外科手术治疗肥胖，几乎所有的初始手术都涉及空肠和结肠之间的分流。空肠 – 回肠旁路手术被证实对减重有效，但存在严重的并发症，包括肝病[153]、肝衰竭死亡[154]和蛋白质营养不良[155]。因此，这种手术方法已基本被放弃。10 年后，一份关于 600 多名肥胖患者成功实施 Roux-en-Y 胃空肠造口术报道显示，这种手术方法是有效的，发病率和死亡率非常低[156]。

尽管许多人认为减肥手术是治疗肥胖的一种严酷的方法，但减重的效果是实质性并持续的，与 2 型糖尿病、血脂异常、高血压和其他体重相关合并症[157]的缓解或改善相关，这些合并症可能在手术后早期发生并多年持续存在。意料之中的是，在手术后还报道了炎症标志物水平的降低[158]。手术减重对严重肥胖患者的死亡率的降低可达 30%～40%，尽管这些研究并不是随机的[159, 160]。关于肥胖的严重程度是否是考虑患者进行代谢手术时使用的最佳特征，这一问题仍存在一些争议。然而，公认的手术指征是 BMI>40kg/m²

或 BMI 在 35～40kg/m² 之间并伴有合并症[161]。

肥胖手术治疗提供了四种方法，包括可调胃束带、袖状胃切除术、Roux-en-Y 胃旁路术和胆胰分流术（图 40–3）。虽然胆胰分流术是有效的，但由于其并发症发生率较高，因此目前很少进行此手术。可调节的胃束带也并不常见，为了患者术后更快地恢复，Roux-en-Y 和胃套手术现在也在常规腹腔镜下进行。此外，胃束带显著降低了预期减重量。

Roux-en-Y 胃旁路术和袖状胃切除术是两种比较受欢迎的术式。在术后前的 4 个月内，减重几乎可达到每月 11 磅（5kg），这一减重效果在 6～24 个月之间达到最低点，其减重效果影响可能持续数年。减肥手术的围术期的死亡率较低，报道为 0.04%～0.3%，与胆囊切除术相似。手术潜在的致命风险包括肺栓塞、脓毒症和出血。由于心血管疾病的潜在增加，围术期的心血管风险的可能性更高。值得关注的是吻合部位的渗漏，这可能导致脓毒症，需要积极诊断和治疗。总的来说，最初 28 天的不良事件发生率低于 5%。

低血糖症可能是减重手术的长期并发症，在高

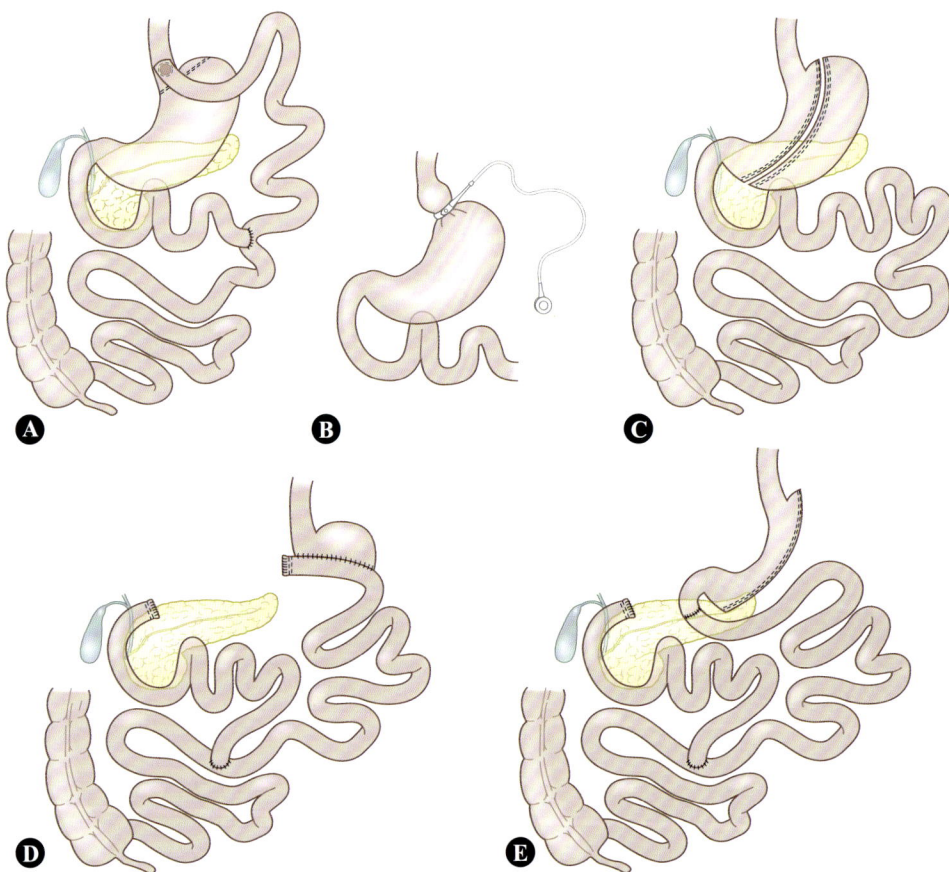

▲ 图 40–3 Roux-en-Y 胃旁路术（**A**）、腹腔镜可调胃束带术（**B**）、套筒胃切除术（**C**）、胆胰分流术（**D**）和带十二指肠开关的胆胰分流（**E**）的示意图

改编自 Bradley D, Magkos F, Klein S.Effects of bariatric surgery on glucose homeostasis and type 2 diabetes. *Gastroenterology*. 2012; 143(4): 897-912.

达 14% 的既往无病史的患者中可能会发生不同程度上的低血糖事件。严重低血糖仅在少数患者中有所报告[162]，它似乎在 Roux-en-Y 手术[163] 后更常见，并且可以通过连续血糖监测和糖类营养支持来管理[164]，尽管有时需要使用生长抑素类似物或二氮嗪来减少餐后胰岛素分泌。

接受 Roux-en-Y 胃旁路术的患者应随访其贫血和脂溶性维生素缺乏的情况，因为铁和脂溶维生素的吸收在手术后可能存在不同程度的受损，这种状况甚至在口服多种维生素的替代治疗时也存在。某些患者可能需要进行铁剂灌注治疗。应当监测患者的骨骼健康。减肥手术也可能加剧抑郁症，并可能增加术后合并症的可能性。病态肥胖患者的抑郁率很高，并且和自杀风险增加有关[165, 166]。因此，对术后抑郁和情绪支持的心理评估是患者术后护理的重要组成部分。

结论

肥胖是个人和环境影响的复杂相互作用的结果。饮食和锻炼常作为减肥的首选建议，但很少有效。在过去 10 年中，通过药物减肥取得了一些显著的进步，因为 GLP1 激动剂已在至少 30% 的个体中证明有效。此外，腹部手术已经变得更安全、更容易被接受。然而，对肥胖治疗的需求仍然存在。

第 41 章　脂代谢疾病
Disorders of Lipid Metabolism

CLAY F. SEMENKOVICH　　IRA J. GOLDBERG　著

陈永连　张馨月　彭　格　柯琳秋　李若青　译　童南伟　宋勇峰　校

要点

- 脂质代谢异常可引起心脏病、胰腺炎、维生素缺乏和胆石症。
- 内分泌疾病 (如糖尿病和肥胖) 对脂质代谢有不同影响。
- 降低 LDL 可减少血管疾病，缓解动脉粥样硬化损伤，延长寿命。
- 通过抑制 PCSK9 可以达到较他汀类药物更大幅度的降 LDL 效果。
- 通过药物升高高密度脂蛋白没有明显的益处。
- 应积极治疗极重高甘油三酯血症以避免胰腺炎。
- 甘油三酯中度升高可能与血管疾病有关，但尚无证据证明通过治疗这种情况可以减少心血管事件。

一、脂质生化与代谢

血清或组织脂质水平异常可产生多种负性健康效应。内分泌疾病可以影响脂质代谢，使得临床医生和基础科学家都对脂类代谢的原发和继发性紊乱的潜在机制感兴趣。原发性脂质代谢遗传性疾病（如家族性高胆固醇血症）相对常见，每 300～500 人中就有 1 人患病。家族性高胆固醇血症（FH）患者 LDL 受体途径功能受损，高水平的 LDL 导致动脉粥样硬化性心脏病的遗传易感性增加。他汀类药物和 PCSK9 抑制药的作用机制以上述途径为基础，前者可降低血管事件的风险并延长生命[1]，后者即使在他汀类药物治疗的情况下也可降低血脂水平并减少心血管事件的发生[2]。典型的继发性脂代谢紊乱见于糖尿病，这是一种以脂肪异常为特征的疾病，其发病机制与脂质有关。

脂质是生命所必需的，它参与构成细胞膜的物理性双分子层，将胞内特定的细胞器分隔，调节细胞内外环境之间的物质运输。脂质在血液中循环，其中脂肪酸和甘油三酯是骨骼肌和心脏等组织器官的能源物质，非营养性甾醇为性腺和肾上腺产生激素提供底物。脂质的其他功能还包括：帮助形成肺泡表面物质以维持肺泡功能，形成胆汁以促进各种代谢物排泄，以及在神经系统中形成髓鞘以确保神经传递的准确性。脂质也是信号分子，作为维持信号级联的脂蛋白激酶的靶标，是环氧合酶、前列腺素生成相关酶、核受体如 PPAR 的底物。脂质的功能多样性归因于其生物物理特性。

（一）单纯和复合脂质结构

脂质的功能多样性得益于其疏水结构。由于存在超长碳链，脂质往往相互缔合，使其在水中的溶解度有限或甚至没有。脂肪酸和胆固醇属于单纯脂类，而甘油三酯和磷脂属于复合脂类（图 41-1）。

1. 脂肪酸　脂肪酸的化学结构由其碳原子和双键结构数量决定（图 41-1A）。例如，硬脂酸有 18 个碳原子，是饱和脂肪酸，没有双键，简写为 $C_{18}:0$。单不饱和 18- 碳脂肪酸油酸（$C_{18}:1$）有一个双键，多不饱和脂肪酸亚油酸（$C_{18}:2$）有两个双键。

亚油酸和花生四烯酸（$C_{20}:4$）是 ω-6 脂肪酸，即其双键位于距离羧基末端最远的第 6 个碳原子上。降低血脂的鱼油是 ω-3 脂肪酸，其双键位于与羧基末端相对的第 3 个碳原子上。饱和脂肪酸和部分不饱和脂肪酸，如油酸，属于非必需脂肪酸 (可由机体合成)。

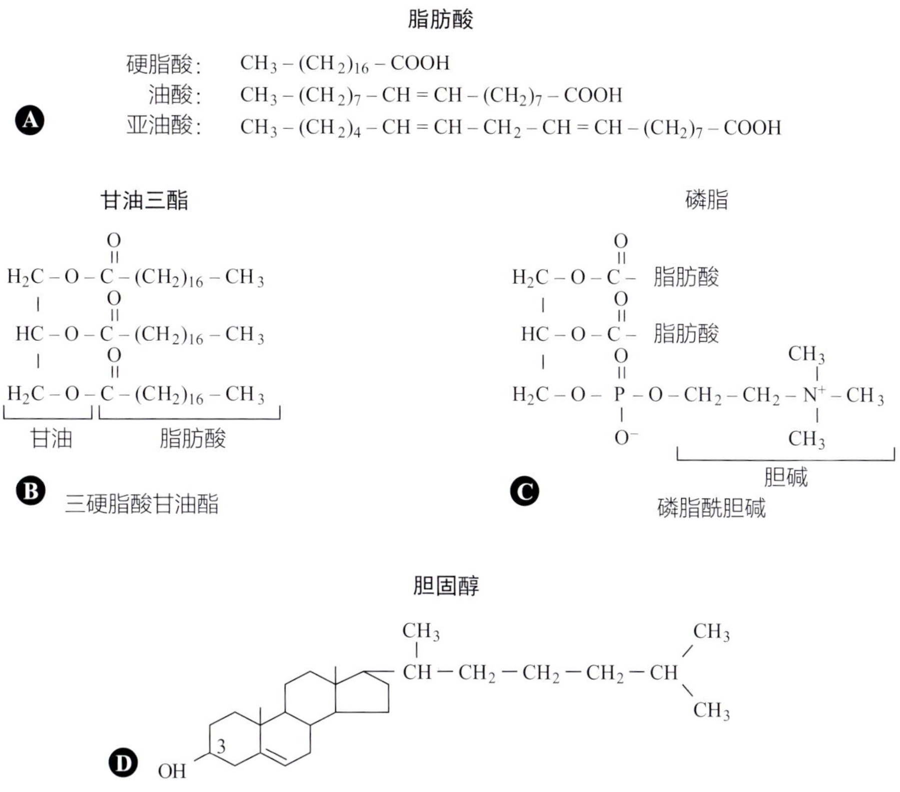

脂肪酸

硬脂酸： $CH_3 - (CH_2)_{16} - COOH$

油酸： $CH_3 - (CH_2)_7 - CH = CH - (CH_2)_7 - COOH$

亚油酸： $CH_3 - (CH_2)_4 - CH = CH - CH_2 - CH = CH - (CH_2)_7 - COOH$

A

甘油三酯

B. 三硬脂酸甘油酯

磷脂

磷脂酰胆碱

胆固醇

▲ 图 41-1 常见脂质结构

A. 硬脂酸、油酸和亚油酸；B. 三硬脂酸甘油酯；C. 磷脂酰胆碱；D. 胆固醇

大部分 ω-6 和 ω-3 脂肪酸属于必需脂肪酸，不能由机体合成，通常是健康所必需的，尤其是在人体发育期间和生理性应急时期。表 41-1 展示了以食物为主要来源的脂肪酸。

2. 甘油三酯 三硬脂酸甘油酯由三分子硬脂酸与一分子甘油通过酯键链接构成（图 41-1B）。其他甘油三酯具有类似的结构，仅与甘油主链酯化的脂肪酸不同。大部分脂肪组织由甘油三酯构成，血液循环中的甘油三酯主要反映脂肪组织中甘油三酯的脂肪酸组成，上述两种甘油三酯来源均反映出饮食中的脂肪酸构成。黄油在西方饮食中常见，由类似数量的棕榈酸酯和油酸酯组成，硬脂酸酯含量较少；以西式饮食为主的人的脂肪组织和循环中的甘油三酯主要是棕榈酸酯和油酸酯。在地中海饮食中发现的橄榄油主要含油酸酯，棕榈酸酯要少得多，所以食用地中海饮食的人脂肪组织和循环中的甘油三酯富含油酸。血液循环中极高水平的甘油三酯容易导致胰腺炎。

3. 磷脂 图 41-1C 展示了磷脂酰胆碱的化学结构，它是磷脂的一种。与甘油三酯一样，磷脂也有一个甘油主链，脂肪酸通过与前两位羟基酯化链接到主链上。这些脂肪酸的特性对于确定细胞膜的形状和功能很重要[3, 4]。磷酸基团与甘油第三位羟基酯化，另一端连接一个其他分子，如胆碱、乙醇胺或丝氨酸。

包含疏水区域和分子末端带电物质的长链脂肪酸成为生成细胞膜和脂蛋白表面成分的理想选择：脂质双分子层相对排列，使疏区域相互指向，亲水区域则与水环境相互作用。磷脂在细胞膜中分布不对称，含胆碱的脂类朝向细胞膜外表面，含胺的脂类朝向细胞质面。氨基磷脂磷脂酰丝氨酸出现在细胞表面时，启动凝血，并标记凋亡细胞以便吞噬。有的酶参与了细胞膜磷脂重塑的动态过程，有的则与代谢性疾病有关，如 1- 酰基甘油 -3- 磷酸 -O- 酰基转移酶 5（1-acylglycerol-3-phosphate-O-acyltransferase 5，AGPAT5），它是一种膜蛋白，参与催化磷脂从头合成的第二步中溶血磷脂酸转化为磷脂酸，并介导小鼠的胰岛素抵抗[5]。

4. 胆固醇 胆固醇的结构见图 41-1D，质膜中的胆固醇对维持浆膜的流动性至关重要，这可能是通过破坏磷脂酰胆碱和其他分子之间的相互作用来实现的。它也是组装脂筏所必需的，脂筏是介导信号转导的有序的质膜结构域[6]。胆固醇主要集中在质膜中，而在大多数胞内细胞器膜中检测到的胆固醇水平要低得多。胆固醇是合成雌激素、孕激素、雄激素、醛固酮、维生素 D、糖皮质激素和胆汁酸所必需的。胆固醇缺乏与严重的发育缺陷有关，如由 Hedgehog 信号转导通路异常引起罕见的 Smith-Lemli-Opitz 综合征[7]。此外，

表 41-1 主要脂肪酸		
化学名称	通用名称	常见食物
饱和脂肪酸（不含双键）		
C12：0	月桂酸	椰油
C14：0	豆蔻酸	椰油、黄油
C16：0	棕榈酸	黄油、奶酪、肉
C18：0	硬脂酸	牛肉、巧克力
单不饱和脂肪酸（一个双键）		
C18：1	油酸	橄榄油、菜籽油
多不饱和脂肪酸		
ω-6 脂肪酸		
C18：2	亚油酸	葵花油、玉米油、大豆油和红花油
C20：4	花生四烯酸	鸡肉、鸡蛋
ω-3 脂肪酸		
C18：3	α 亚麻酸	菜籽油、亚麻籽油和大豆油
C20：5	二十碳五烯酸（EPA）	三文鱼、鳕鱼、鲭鱼、金枪鱼
C22：6	二十二碳六烯酸（DHA）	三文鱼、鳕鱼、鲭鱼、金枪鱼

胆固醇过高与胆结石和血管疾病发生也有关联。

（二）脂肪酸代谢

1. 脂肪酸生物合成　以典型西方饮食为主的人，脂肪从头合成对脂肪代谢的总体贡献很小，因为摄入外源性脂肪足以抑制从糖类合成脂肪这一耗能过程。然而，高糖类饮食（特别是那些含有果糖的饮食[8]）显著增加了人类肝脏和脂肪组织中的脂肪生成。

无论营养状况如何，脂肪酸的生物合成在大多数组织中进行，即使是最低限度的。然而目前认为，脂肪酸从头合成的主要场所是肝脏。图 41-2 所示的是脂肪酸生物合成的几个关键步骤，它们对系统新陈代谢也有重要影响。来源于三羧酸循环（tricarboxylic acid cycle，TCA）的柠檬酸在 ATP 柠檬酸裂解酶的作用下，在细胞质中转化为乙酰辅酶 A。乙酰辅酶 A 在乙酰辅酶 A 羧化酶（acetyl CoA carboxylase，ACC）的作用下转化为丙二酰辅酶 A。ACC 存在两种亚型：ACC1（由 ACACA 基因编码）存在于胞质，对肝脏和脂肪组织的脂肪从头合成起重要作用；ACC2（ACACB）与线粒体相关，也参与肝脏代谢，在肌肉和心脏中表达水平最高。针对 ACC 异构体的反义靶向沉默技术已被证明可以改善脂代谢和胰岛素敏感性[9]。

丙二酰辅酶 A 可抑制负责将脂肪酸运输到线粒体的 CPT1，从而在生理条件下阻止脂肪的分解代谢，能量通过脂肪酸的生物合成以脂肪的形式储存。丙二酰辅酶 A 也是脂肪酸合成酶的底物，脂肪酸合成酶依顺序每次连接两个碳原子，生成棕榈酸等饱和脂肪酸。抑制下丘脑中的脂肪酸合成酶通过减少弓状核中的食欲肽和增加厌食肽来抑制食欲，导致体重减轻和改善胰岛素敏感性[10]。药物抑制脂肪酸合成酶可改善小鼠和灵长类动物的葡萄糖代谢[11]，其机制可能涉及抑制巨噬细胞的炎症途径[12]。棕榈酸通过长链脂肪酸延长酶的作用转化为硬脂酸，当该酶失活时，可促进肥胖，但防止胰岛素抵抗[13]。硬脂酸随后通过硬脂酰辅酶 A 去饱和酶 1 转化为油酸，当该酶失活时，增加脂肪酸氧化，防止饮食诱导的肥胖和胰岛素抵抗[14]。

2. 脂肪酸氧化　每克脂肪酸的代谢比糖类或蛋白质的代谢提供更多的能量。脂肪酸在线粒体中通过 β 氧化分解（图 41-2）。它们通过质膜运输或扩散，在脂酰辅酶 A 合成酶的作用下转化为酰基辅酶 A，然后通过 CPT1 和 CPT2 转移到线粒体基质中。β 氧化通过酰辅酶 A 脱氢酶（如中链酰辅酶 A 脱氢酶和超长链酰辅酶 A 脱氢酶）、烯酰辅酶 A 水化酶、羟辅酶 A 脱氢酶和硫解酶的顺序作用下去除两个碳原子。上述过程

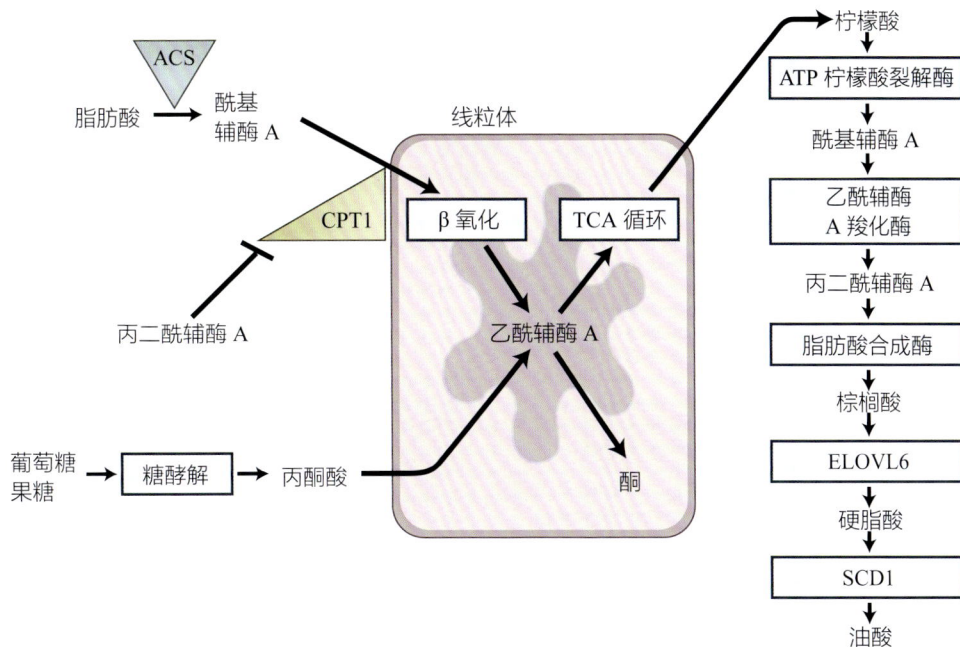

▲ 图 41-2　脂肪酸代谢

脂肪酸是 ACS 的底物，它产生的脂酰辅酶 A 由 CPT1 运输到线粒体，此过程被丙二酰辅酶 A 抑制。在线粒体，β 氧化产生乙酰辅酶 A，后者也可以由糖酵解产生（左下）。乙酰辅酶 A 可产生酮体，也可以进入 TCA 循环，生成柠檬酸；在细胞质中，柠檬酸是 ATP 柠檬酸裂解酶的底物，生成乙酰辅酶 A。乙酰辅酶 A 是脂肪酸从头合成的底物（右侧）。ACS. 脂酰辅酶 A 合成酶；ATP. 三磷腺苷；CoA. 辅酶 A；CPT1. 肉碱棕榈酰转移酶 1；ELOVL6. 超长链脂肪酸延长酶 6；SCD1. 硬脂酰辅酶 A 去饱和酶 1；TCA. 三羧酸循环

产生还原型烟酰胺腺嘌呤二核苷酸（NADH）和还原型黄素腺嘌呤二核苷酸（FADH$_2$），它们参与电子传递以产生 ATP。经过多次循环后生成乙酰辅酶 A，成为三羧酸循环和酮体生成的底物。

酮体生成是一种仅限于肝脏的过程，在营养匮乏的时候是生命所必需的，因为它可以节省大脑和其他器官用葡萄糖来生成 ATP 的时间。酮类的过度产生出现在胰岛素缺乏的情况下，通常是由胰岛 B 细胞的自身免疫破坏造成的，并对生命构成威胁。HMG-CoA（线粒体中的限速酶）将乙酰辅酶 A 转化为羟甲基戊二酰辅酶 A，后者在羟甲基戊二酰辅酶 A 裂解酶作用下转化为乙酰乙酸。乙酰乙酸被还原为 β- 羟丁酸，或者被转化为丙酮。

脂肪酸氧化缺陷是新陈代谢最常见的先天缺陷之一。临床表现包括非酮症低血糖、肝功能障碍和心肌病[15]。

（三）甘油三酯和磷脂代谢

膳食脂肪由甘油三酯和磷脂组成，在胃和近端小肠中被消化。甘油三酯分解成脂肪酸，部分机制是通过胆汁酸激活的胰腺脂肪酶的作用。胆盐与脂肪酸形成微胶粒，并与肠道的水化层相互作用，促进脂肪酸吸收。长链脂肪酸被肠细胞吸收，再酯化成甘油三酯，然后作为脂蛋白输出到淋巴中。中链（≤C10）脂肪酸直接由门静脉进入肝脏。

1. 甘油三酯合成　甘油三酯合成的关键步骤对全身新陈代谢有重大影响。大多数甘油三酯是通过磷酸甘油途径（图 41-3，顶部）的一系列酰化反应合成的。而另一种途径 - 单酰甘油途径被认为只在小肠中活跃。由一种 GPAT 作用于甘油 -3- 磷酸，生成溶血磷脂酸。GPAT 的一个重要的异构体是 GPAT1，它与 CPT1 竞争细胞内的脂酰辅酶 A 分子，当需要储存能量时，GPAT1 占优势；当需要消耗能量时，CPT1 占优势。下一步的酰化反应由 AGPAT 介导，生成磷脂酸。人类 AGPAT2 基因突变是先天性全身性脂肪营养不良的原因。

磷脂酸是脂类代谢的一个重要分支，它是合成 CDP-DAG（磷脂酰肌醇等分子的前体）或 DAG 的底物。DAG 的合成需要由脂类提供的磷酸酶活性[16]。DAG 既是一种信号分子，也是合成甘油三酯或普通磷脂的底物。DAG 酰化生成甘油三酯是由酰基辅酶 A[二酰基甘油酰基转移酶（DGAT）催化完成的]。小鼠的 DGAT1 失活可以防止饮食诱导的肥胖[17]，但人类的 DGAT1 基因突变会阻止正常的脂肪吸收，并导致婴儿脂肪泻[18]。

2. 磷脂合成　磷脂合成与甘油三酯合成密切相关（图 41-3，左下角）。最常见的磷脂（如磷脂酰胆碱和

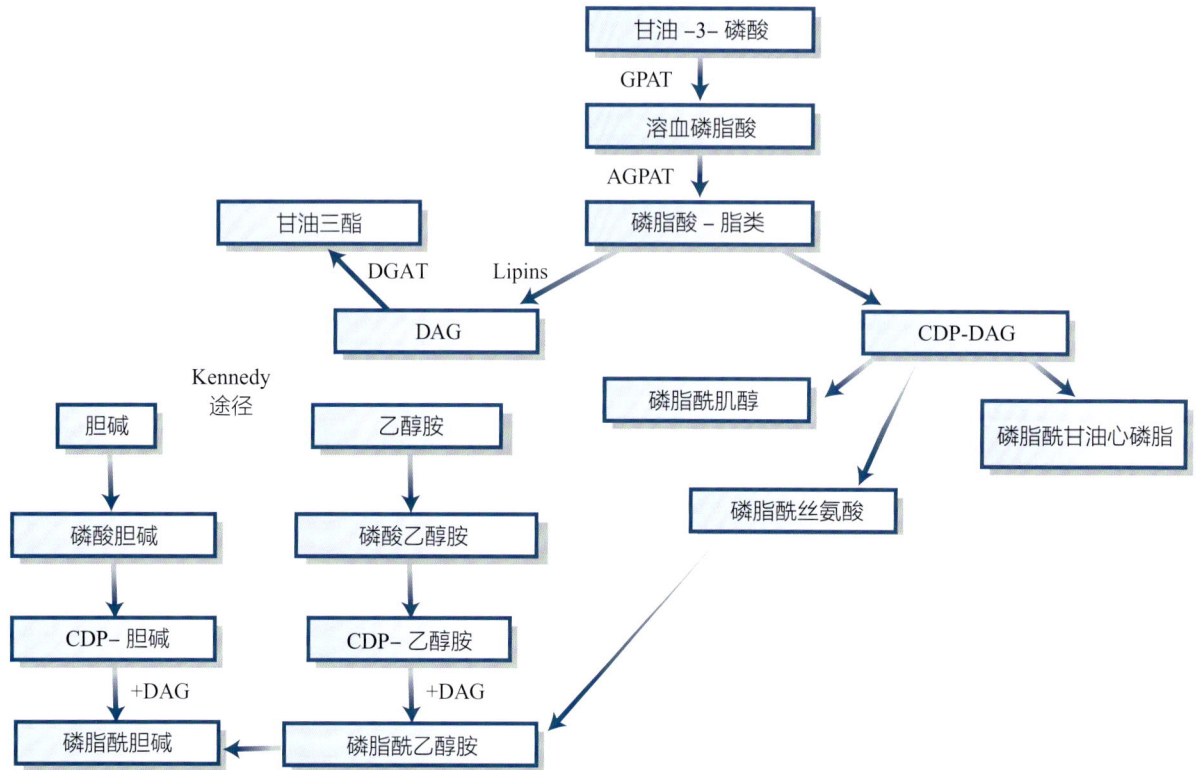

▲ 图 41-3 磷脂和甘油三酯合成

GPAT 将甘油 -3- 磷酸转化为溶血磷脂酸，再由 AGPAT 转化为磷脂酸。磷脂酸可以转化为 CDP-DAG，用于为磷脂合成的一条途径提供燃料，或者转化为 DAG，是另一条磷脂合成途径的底物，也可以在酰基 - 辅酶 A：DGAT 的作用下转化为甘油三酯。Kennedy 途径在其最后步骤中使用 DAG（左下角）

磷脂酰乙醇胺）的产生主要通过 Kennedy 途径，该途径以胆碱为起始底物，在最后一步加入 DAG。哺乳动物肝脏可以通过一系列的甲基化反应从磷脂酰乙醇胺生成磷脂酰胆碱。磷脂酰丝氨酸也可以转化为磷脂酰乙醇胺，磷脂之间的其他转化也是可能的。

3. 脂肪组织中的甘油三酯分解　体内的甘油三酯大部分存在于脂肪组织中，脂肪中能量的转换对脂肪代谢、正常生理和人体健康都有重要影响。肥胖者脂肪组织中脂解增加会导致循环中游离脂肪酸升高，可能导致胰岛 B 细胞、肝脏、骨骼肌和心脏功能障碍。父母患有 2 型糖尿病的健康后代胰岛素介导的循环脂肪酸抑制功能受损[19]，这表明脂肪组织脂肪酸代谢的早期缺陷有助于糖尿病的进展。

脂肪组织中游离脂肪酸和甘油的释放受多种激素的控制，其中许多激素通过 G 蛋白偶联受体起作用。最有效的脂肪酸释放介质是儿茶酚胺，它与 β 肾上腺素能受体结合，激活 Gs，促使 cAMP 和 PKA 的活性增加。胰高血糖素、ACTH、α-MSH 和 TSH 也通过 Gs 蛋白诱导脂解。腺苷通过结合激活抑制性 G 蛋白（Gi）受体来抑制脂解。烟酸也抑制脂解，它与 G 蛋白受体 GPR109A 结合，但这种相互作用并不介导其对脂代谢的维生素效应[20]。胰岛素是一种主要的脂解

抑制剂，激活胰岛素受体信号级联反应，在许多步骤中抑制脂解，其中之一包括降低 PKA 的活性。脂肪组织中激素诱导的脂肪分解的正常过程至少需要三种酶和两种辅助蛋白[21]。甘油三酯是由脂肪甘油三酯脂肪酶（由 PNPLA2 编码）动员的，该过程需要辅助激活蛋白 CGI58 的参与。甘油二酯被激素敏感性脂肪酶水解，产生单甘酯，单甘酯由单甘酯脂肪酶代谢。上述过程只有在 perilipin1 这种小脂滴包被蛋白被 PKA 磷酸化条件下才会发生。编码 perilipin1 的 PLIN1 基因缺陷与家族性部分脂肪营养不良有关[22]。脂肪组织脂解过程见图 41-4。人类脂肪甘油三酯脂肪酶或 CGI58 的突变导致了两种中性脂肪储存疾病的变体，其特征是肝脏脂肪变性、骨骼肌中的脂肪堆积、心肌病、神经问题，以及在一种变体中存在皮肤缺陷。

4. 脂蛋白脂肪酶　大部分外周组织如肌肉和脂肪等是通过 LPL 介导吸收脂质的。LPL 是清除血浆甘油三酯的限速酶，对 HDL 颗粒的生成至关重要[23]，并水解循环脂蛋白中的甘油三酯（以及较少的磷脂），使外周组织能够获得水解的脂肪酸。这种脂质流很大程度上是由胰岛素控制的，它增加脂肪组织中的 LPL，降低肌肉中的 LPL。运动往往会产生相反的效果[24]，以确保适当的能量供应以满足代谢需求。LPL 的活性

脂肪细胞

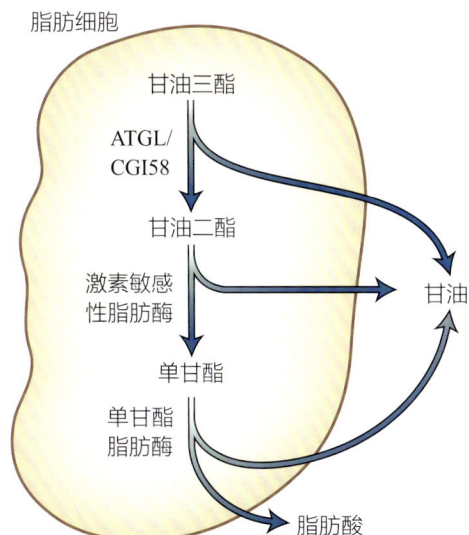

甘油三酯

ATGL/CGI58

甘油二酯

激素敏感性脂肪酶

单甘酯

单甘酯脂肪酶

甘油

脂肪酸

▲ 图 41-4 脂肪细胞中的脂解

甘油三酯通过三种具有不同底物特异性的脂肪酶动员，代谢产生在血浆中循环的脂肪酸。甘油三酯由脂肪甘油三酯脂肪酶与辅助活化蛋白 CGI58 形成的复合体动员产生甘油二酯，甘油二酯与激素敏感性脂肪酶作用产生单甘酯。单甘酯反过来被单甘酯脂肪酶作用产生甘油。脂滴蛋白调节这一脂解过程

需要辅酶 apoC-Ⅱ 的存在，apoC-Ⅱ 主要作为循环中 VLDL 和 HDL 的一个组成部分。此外，LPL 与管腔内皮细胞表面的结合需要其锚定蛋白 GPIHBP1 的存在。

脂蛋白在 LPL 的作用下释放出的游离脂肪酸与毛细血管内皮细胞的管腔表面相关，并且必须穿过内皮细胞屏障，通过转化为酰基辅酶 A 被组织细胞捕获。在低浓度时，组织对脂肪酸的摄取似乎是由细胞表面转运体介导的，而在高浓度时，脂肪酸可能以一个不受调节的、非饱和的过程进入和转运，该过程有时被称为"触发器"。随后脂肪酰基 CoA 或者以甘油三酯的形式储存，或者进行脂肪酸氧化。LPL 不由内皮细胞合成，而是在脂肪细胞、心肌细胞和骨骼肌细胞中产生，然后分泌并靶向内皮细胞的管腔表面。LPL 和富含甘油三酯的脂蛋白都与内皮细胞 GPIHBP1 结合，后者是血浆中脂肪分解的平台[25]。

（四）胆固醇代谢

对于成年人来说，饮食中的胆固醇并不是必需的，因为许多组织都能够合成胆固醇。大多数动物类食物都是胆固醇的来源。植物没有胆固醇，但它们的细胞膜含有植物甾醇，它在结构上与胆固醇相似，在高胆固醇血症的饮食治疗中很有用，因为它们可与胆固醇竞争吸收。从数量上讲，肝脏和肠道是人类胆固醇代谢最重要的部位，尽管极少量的胆固醇也会通过皮肤的正常代谢而丢失。

胆固醇的吸收、合成和排泄 胆固醇需要通过形成胆盐微胶粒来吸收。人体的吸收效率差异很大。吸收效率在肠道存在梯度，在近端小肠最大，而在回肠最小。这种梯度与 NPC1L1 的表达同步，NPC1L1 是一种跨膜蛋白，具有参与胆固醇吸收的类固醇敏感结构域[26]。NPC1L1 是 Ezetimibe 的靶点，Ezetimibe 是一种降胆固醇药物，已被证明可以减少心脏病。NPC1L1 还吸收谷甾醇等植物甾醇。NPC1L1 在胆固醇吸收中的功能实现需要与 LIMA1 相互作用，当 LIMA1 在人类突变时与低 LDL 胆固醇相关[27]。类固醇由两个 ABC 转运体 ABCG5 和 ABCG8 泵出肠细胞并进入肠腔。在人类，这些转运蛋白的突变将导致罕见的谷甾醇血症[28]，其特征是谷甾醇和胆固醇的吸收和循环水平增加，出现黄色瘤及心脏病，请参阅后续讨论。

图 41-5A 展示了胆固醇的合成过程。醋酸盐被转化为 HMG-CoA。后者是 HMG-CoA 还原酶的底物，HMG-CoA 还原酶是胆固醇生物合成的限速酶，并可被他汀类药物抑制。细胞可巧妙地调节胆固醇的获取[29]，当胆固醇水平较低时，SREBP 转位到细胞核，激活增加胆固醇生物合成和从细胞外环境输入胆固醇的基因。他汀类药物可降低胆固醇和阻止胆固醇的生物合成，主要是通过增加肝脏 LDL 受体从血浆中摄取胆固醇，并促进其排泄来发挥作用。细胞中的游离胆固醇被酯化，形成胆固醇酯以供储存。这一酯化反应是由 ACAT 介导的。这些内质网酶以两种形式存在：ACAT1 存在于巨噬细胞中，与动脉粥样硬化有关；ACAT2 存在于肝脏和肠道，与胆固醇吸收有关。在人类，非特异性的 ACAT 抑制不会影响血脂，也不会对动脉粥样硬化产生有益的影响[30]。

胆固醇是非营养性的，不能分解为二氧化碳和水，或者以游离胆固醇的形式分泌到胆汁中（大约一半被重新吸收），或者转化为胆汁酸分泌到胆汁中。大部分胆汁酸在回肠末端被重新吸收。这种胆固醇和胆汁酸的肠 - 肝循环见图 41-5B。胆汁酸合成的限速酶是胆固醇 7α- 羟化酶，受胆汁酸的反馈调节。使用胆汁酸螯合剂阻断胆汁酸的肝 - 肠循环，可以减少 FXR 介导的胆汁酸合成抑制。随后胆汁酸合成的诱导与血浆胆固醇的降低和甘油三酯的增加有关，这就解释了为什么胆汁酸螯合疗法中甘油三酯会升高。有证据表明，至少在小鼠中，胆固醇可以由肠道细胞（独立于胆道系统）通过一种称为"跨肠道胆固醇排泄"的活跃代谢过程直接排泄[31]。

（1）核受体与脂质代谢：核受体通常是同时具有配体结合域和 DNA 结合域的转录因子，可影响脂质代谢。与核受体相互作用并对血脂有重要影响的经典激素包括甲状腺激素、糖皮质激素、雌激素和睾酮。

SREBP 是一个控制胆固醇和甘油三酯代谢的转录因子家族[32]。当细胞胆固醇过多时，它们处于沉默状态，并且与内质网膜相关。当内质网胆固醇下降时，

A 胆固醇生物合成

B 胆固醇和胆汁酸的肠 - 肝循环

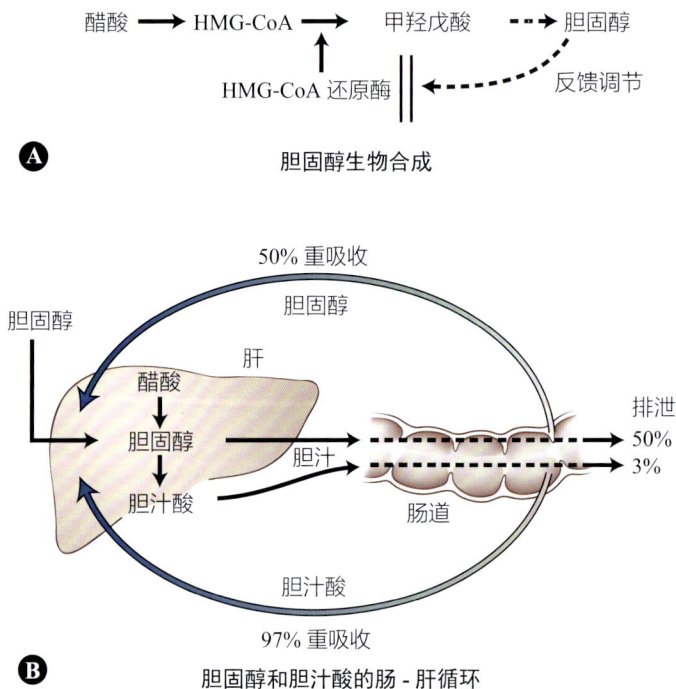

◀ 图 41-5 **A.** 胆固醇的生物合成。**HMG-CoA** 还原酶是调节胆固醇生物合成的限速酶。当细胞中胆固醇过多，该酶功能下调。**B.** 胆固醇和胆汁酸的肠 - 肝循环。大约 **50%** 的胆固醇和 **97%** 的胆汁酸从肠道重新吸收，再循环到肝脏

A. 改编自 Brown MS,Goldstein JL.A receptor-mediated pathway for cholesterol homeostasis. *Science*. 1986; 232: 34-47.

SREBP 发生蛋白水解，从而转位到胞核，调节控制胆固醇和 LDL 受体（SREBP2）、甘油三酯（SREBP1c）的生物合成的基因表达。

甲状腺激素通过调节 LDL 受体的表达，或减少肝脏 apoB 脂蛋白的合成和增加胆汁中胆固醇的排泄来降低循环中的胆固醇浓度 [33]。因此，甲状腺功能减退症患者的血脂水平往往较高，而甲状腺功能亢进症患者的血脂水平往往较低。糖皮质激素对脂代谢的多个方面均有明显作用，包括诱导 HMG-CoA 还原酶的表达促进胆固醇的合成；增加脂肪酸合成酶的表达促进脂肪酸的合成、降低 LPL 以干扰循环脂质的清除。因此，高脂血症在糖皮质激素治疗的情况下常见，而糖皮质激素诱导的胰岛素抵抗又会加重高脂血症。雌激素和 SERM，如雷洛昔芬，通过诱导 LDL 受体活性来降低胆固醇 [34]，它们往往会增加甘油三酯水平，特别是当口服剂量较大时。胆固醇的衍生物也可以作为 SERM

来影响血管系统 [35]。雄激素通过激活雄激素受体来减少高密度脂蛋白 [36]。高密度脂蛋白与雌激素和雄激素的变化与肝甘油三酯脂肪酶的变化相关，甘油三酯脂肪酶和 LPL 一样，在注射肝素后释放到血液中。

除了经典的激素及其受体，其他核受体在与几种类型的代谢副产物相互作用后也影响脂质代谢。这些受体包括 PPAR、LXR 和 FXR。这些受体在脂质代谢中的作用见图 41-6。

已知的 PPAR 有三种类型：α、γ 和 δ。PPARα 促进脂肪酸氧化和酮体生成，并由饥饿诱导。PPARα 在适应脂肪动员的组织中表达最高，如肝脏和骨骼肌，但也存在于许多其他部位。在人类，贝特类药物激活 PPARα 可降低甘油三酯，升高 HDL。脂肪酸与该受体相互作用，另一种磷脂酰胆碱也被鉴定为 PPARα 的内源性配体 [37]。

PPARα 促进能量利用，而 PPARγ 基因激活则促进

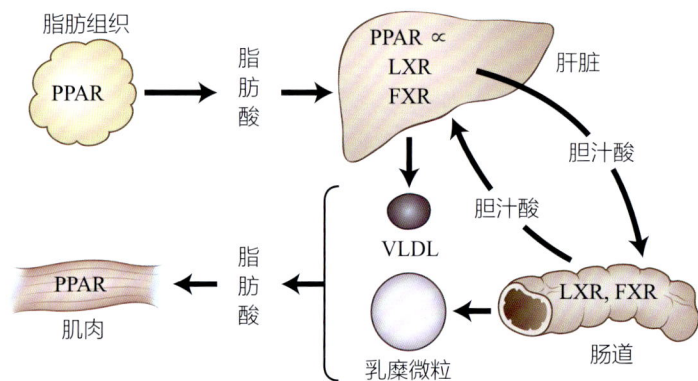

◀ 图 41-6 **脂代谢中的核受体**
PPAR 在脂肪组织中比较活跃，脂肪组织作为肝脏的脂肪酸来源，其 PPARα、LXR 和 FXR 均较活跃。肝脏产生的胆汁酸与肠道一起参与肠 - 肝循环，肠道是 LXR 和 FXR 表达的另一个部位。肝脏产生的 VLDL 和肠道中的乳糜微粒被代谢后释放出脂肪酸为肌肉（PPAR 表达的另一个部位）提供燃料，并可被脂肪组织储存

能量储存。它在脂肪组织中表达水平最高，也在巨噬细胞中表达，并且后者有助于协调炎症和代谢之间的复杂关系。乙醚脂是过氧化物酶体中产生的磷脂，似乎是 PPARγ 的内源性配体[38]。在用 TZD 类药物激活人类 PPARγ 时，会导致胰岛素增敏和体重增加（见第35章）。后一种效应是因为这种核受体通过对肾脏的作用促进脂肪生成和体液潴留。值得注意的是，TZD 类药物会增加心力衰竭的发生率[39]。在人类使用 TZD 类药物往往会降低甘油三酯，升高高密度脂蛋白，这可能是通过调节胰岛素信号实现的。在小鼠身上，这些药物可以减轻动脉粥样硬化，而在近期脑卒中或短暂性脑缺血发作的代谢综合征患者中，吡格列酮可降低脑卒中和心肌梗死的风险[40]。PPARα 和 PPARγ 的双重激动剂可降低人类的糖化血红蛋白和血脂，但也增加了全因死亡率[41]。

PPARδ 促进骨骼肌中的脂肪酸氧化，该受体的激活可能模拟了运动的某些方面。

LXR 和 FXR 也参与脂类代谢。LXRα 和 LXRβ 被氧化甾醇（胆固醇的衍生物）激活，以增加胆固醇到胆汁酸的转化，增加胆汁酸的排泄，并减少胆固醇的吸收。LXR 激活通过诱导 LDL 受体的降解来抑制胆固醇的吸收[42]。LXR 还诱导脂肪酸和甘油三酯的合成。FXR 被胆汁酸激活，刺激胆汁酸的分泌和重吸收。糖尿病患者服用胆汁酸螯合剂科考维仑可以降低血糖，但核受体在这一效应中的作用尚不明确。

其他的核受体在脂质生成中也起着重要作用，因为脂质生成过程是糖类转化为甘油三酯，而不是糖原。ChREBP 对上述过程的调控作用占比可能多达 50%。它通过反式激活一系列糖酵解和成脂相关基因来响应糖类过剩[43]。SREBP1c 在这一过程中的作用也十分关键[44]。

（2）血浆脂蛋白、载脂蛋白、受体和其他蛋白质：脂蛋白是血液中循环的球形颗粒，它将重要的非水溶性营养物质、维生素、结构成分和具有特殊功能的蛋白从肠道通过血浆输送到远处组织。适当浓度的脂蛋白对健康是必不可少的，但某些脂蛋白的浓度升高会增加心血管疾病的风险。其他脂蛋白缺乏或低浓度下降可能会导致维生素缺乏综合征。不同脂蛋白的作用将在以下章节中详细讨论。

（五）主要脂蛋白

图 41-7 为典型的脂蛋白结构。脂蛋白的基本结构体现了各成分的生化特性。脂蛋白表面由能与水环境相互作用的带电分子组成，如磷脂和游离胆固醇。两亲性蛋白质（同时具有亲水和疏水结构域），称为apo，也存在于脂蛋白表面，其亲水结构域朝向血浆，疏水结构域朝向颗粒的核心。apo 参与调节脂蛋白与代谢酶和细胞受体的相互作用。脂蛋白内核由中性（不带电）脂质组成，如甘油三酯和胆固醇酯。

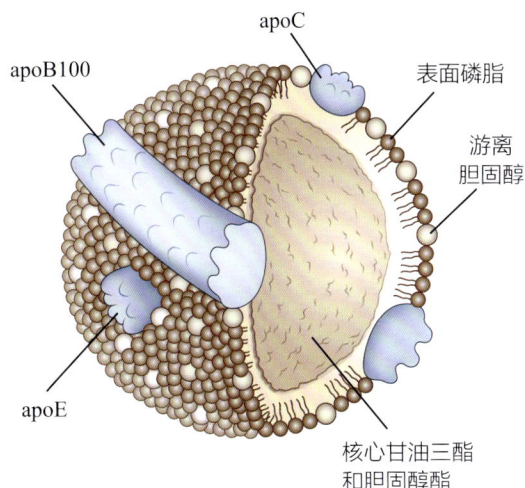

▲ 图 41-7 脂蛋白的基本结构：VLDL 颗粒的示意图

脂蛋白在血浆中的流动是动态的。人类一生中的大部分时间都处于餐后状态。进食与脂蛋白的产生有关，也参与催化代谢这些脂蛋白的酶。在血液循环中，甘油三酯的脂解导致乳糜微粒迅速减小。随着乳糜微粒内核甘油三酯的流失，皱缩颗粒表面的多余成分被排出，非酯化脂肪酸和脂溶性维生素都被输送到组织中。

表 41-2 列出了脂蛋白的主要类别。根据超速离心后的迁移率及使用含盐溶液后的密度对脂蛋白进行鉴定和分类。另一种涉及琼脂糖凝胶电泳迁移率的原始分类方案不再采用。乳糜微粒、乳糜微粒残体和VLDL 富含甘油三酯。IDL、LDL 和 Lp（a）富含胆固醇。HDL 富含磷脂。富含甘油三酯的脂蛋白，如乳糜微粒，体积大且通常不能溶解，这是某些类型高脂血症患者非禁食或禁食后血浆混浊的原因。表 41-2 提供了脂蛋白颗粒的大小范围，在不同种类脂蛋白间及同一种类间存在很大差异。颗粒中蛋白质与脂质的相对含量与脂蛋白的大小和浮力有关，例如，颗粒大的VLDL 比颗粒小的 HDL 含有更多的脂质。同种颗粒的不同亚型同样在大小和蛋白质/脂质含量上存在差异。小而密 LDL 是一种脂蛋白的亚型，它与心血管疾病、胰岛素抵抗和高甘油三酯血症相关。

乳糜微粒产生于肠道。它们密度比水低，漂浮在血浆样品的顶端。这种颗粒在餐后（几分钟内）被迅速清除，因此过夜禁食后肠道应该缺乏乳糜微粒。乳糜微粒的特征性载脂蛋白是 apoB48，它是人类肠细胞产生的 apoB 的唯一形式。之所以命名为 B48，是因为作为剪接变体，它占 VLDL 和 LDL 中 B100 蛋白质全长的 48%。乳糜微粒通过与 HDL 颗粒相互作用获得apoC 和 apoE 分子，这一过程促进乳糜微粒代谢及转化为乳糜微粒残体。乳糜微粒残体也以 apoB48 的存在

表 41-2　血浆脂蛋白的主要类别					
类　型	密度（g/ml）	来　源	主要脂质	主要 apo	大小（nm）
乳糜微粒	<0.95	肠道	85% 甘油三酯	B48，AⅠ，AⅣ，E，CⅠ，CⅡ，CⅢ	100～500
乳糜微粒残体	<1.006	来源于乳糜微粒	60% 甘油三酯 20% 胆固醇	B48，E	80～125
VLDL	<1.006	肝脏	55% 甘油三酯 20% 胆固醇	B100，E，CⅠ，CⅡ，CⅢ	30～80
IDL	1.006～1.019	来源于 VLDL	35% 胆固醇 20% 甘油三酯	B100,E	25～35
LDL	1.019～1.063	来源于 IDL	60% 胆固醇 5% 甘油三酯	B100	18～25
HDL	1.063～1.21	肝脏、肠道、血浆	25% 磷脂 20% 胆固醇 5% 甘油三酯	AⅠ，AⅡ，CⅠ，CⅡ，CⅢ，E	5～12
LP（a）	1.05～1.09	肝脏	60% 胆固醇 5% 甘油三酯	B100，apo（a）	约 30

apo. 载脂蛋白；IDL. 中密度脂蛋白；LDL. 低密度脂蛋白；LP（a）. 载脂蛋白（a）；VLDL. 极低密度脂蛋白

为特征，可迅速从血浆中清除。残体颗粒及 LDL 均会促进动脉粥样硬化的发生。

VLDL 颗粒产生于肝脏。它们比乳糜微粒小，特征性的载脂蛋白是 apoB100，这是由肝脏产生的 apoB 的形式。VLDL 也携带 apoC 分子，apoC 调节 VLDL 向 IDL 的转化，IDL 是 VLDL 残体，也可导致动脉粥样硬化。IDL 颗粒含有 apoB100 和 apoE，将转化为 LDL，其特征是只携带 apoB100 作为载脂蛋白。LDL 是大部分人胆固醇的主要载体，血清 LDL 水平构成冠心病风险分层和治疗目标的基础。对于大多数临床实验室，LDL 水平也代表着 IDL 和 LDL 颗粒浓度。

HDL 颗粒具有复杂的生物学特性。它们可以由肝脏和肠道产生，或由于其他脂蛋白的代谢而聚集于血浆中。它们被主观地分类为携带 apoAⅠ和 apoC 的 HDL2（密度较低，为 1.063～1.125g/ml）和携带 apoAⅠ、apoAⅡ和 apoC 的 HDL3（密度较高，为 1.125～1.21g/ml）。还有一小类称为 HDL1 的亚型，它携带大部分的血浆 apoE。人群研究发现，高 HDL 水平与低心血管疾病风险相关，但尚不清楚 HDL 是否对动脉粥样硬化有直接作用。HDL 可以通过其胆固醇含量来进行测定，或最近使用的胆固醇流出能力功能测定法进行评估。胆固醇流出反映的是标记的胆固醇从培养的巨噬细胞系到 apoB 缺乏的血浆中的转运，这可能与心血管事件的发生呈负相关。在某种程度上，HDL 浓度和功能之间的差异也许可以解释为什么与 HDL 水平相关的遗传标志物与心血管疾病风险无关。

由肝脏产生的 Lp（a）由一个 LDL 颗粒组成，其中 apo（a）与 apoB100 共价连接。apo（a）与内源性溶栓反应所需的纤溶酶原具有大量的蛋白质同源性，它基于 Kringle 重复以不同的亚型存在。重复越少的亚型分子量越低，导致在血液中以更高的浓度循环，而越高浓度的 Lp(a) 会增加心肌梗死、主动脉瓣钙化和主动脉狭窄的风险。

（六）主要 apo

表 41-3 总结了重要 apo 的染色体位置、大小、合成场所和主要功能。

1. apoAⅠ、AⅡ、AⅣ、AⅤ　apoAⅠ是 HDL 中含量最丰富的载脂蛋白。它由肝脏和肠道合成，激活 LCAT，该酶将卵磷脂中的一个脂肪酸转移到胆固醇的游离羟基上，从而产生胆固醇酯。HDL 颗粒的成熟从含有 apoAⅠ的低脂圆盘开始，逐渐获得游离胆固醇。新生 HDL 中的胆固醇在 LCAT 的作用下转化为胆固醇酯，使颗粒逐渐扩张成球形。apoAⅠ介导胆固醇从外周组织流出，这是胆固醇逆向转运过程中的一个重要步骤。人类 apoAⅠ基因突变会导致低 HDL 和角膜混浊。apoAⅠ被认为是一种抗动脉粥样硬化蛋白，但导致低水平 apoAⅠ的遗传缺陷并不总是与冠状动脉疾病相关。

某些 HDL 颗粒中同时含有 apoAⅡ和 apoAⅠ。apoAⅡ主要在肝脏中合成，与肝脂酶（一种参与 HDL 代谢的酶）的激活和 LCAT 的抑制有关。apoAⅡ会破坏 HDL 促胆固醇逆向转运的能力，但在人类中先天缺

表41-3 主要apo

apo（染色体）	分子量（kDa）	合成场所	功　能
A I （11）	约29	肝脏，肠道	结构蛋白（HDL）；LCAT 辅助因子；胆固醇逆向转运中的重要作用；ABCA1 和 SR-B I 的配体
A II （1）	约17（二聚体）	肝脏	抑制 apoE 与受体结合；激活肝脂酶；抑制 LCAT
A IV （11）	约45	肠道	潜在饱感因子；LCAT 激活剂；促进肠道脂质分泌
A V （11）	39	肝脏	LPL 介导的脂解激活剂；可能抑制肝脏 VLDL 合成
B100（2）	约500	肝脏	结构蛋白（VLDL 和 LDL）；LDL 受体配体
B48（2）	约200	肠道	结构蛋白（CM）
C I （19）	6.6	肝脏	调节残体与受体的结合；激活 LCAT
C II （19）	8.9	肝脏	LPL 辅助因子
C III （11）	8.8	肝脏	调节残体与受体的结合；LPL 抑制药
E （19）	约34	肝脏、大脑、皮肤、睾丸、脾脏	LDL 和残体受体配体；局部脂质再分配；胆固醇逆向转运（携带 apoE 的 HDL）
apo（a）（6）	400～800	肝脏	调节血栓形成及纤维蛋白溶解

ABCA1. 三磷腺苷结合盒转运体 A1；apo. 载脂蛋白；HDL. 高密度脂蛋白；LCAT. 卵磷脂胆固醇脂酰转移酶；LDL. 低密度脂蛋白；LPL. 脂蛋白脂肪酶；SR-B1.B 类 1 型清道夫受体；VLDL. 极低密度脂蛋白

少 apoA II 并没有产生异常表型。

apoA IV 产生于肠道，高脂饮食促进其分泌。在小鼠中 apoA IV 可能会影响摄食，但在人类中尚无相关研究。

apoA V 由 11 号染色体上 apoA I /C III/A IV/A V 基因簇中 apoA IV 基因附近的一个基因座编码。它由肝脏产生，在人类中循环浓度较低，与 VLDL 颗粒一起循环。apoA V 参与 LPL 水解富甘油三酯脂蛋白过程，其表达水平与甘油三酯水平呈负相关，并通过肝蛋白聚糖促进脂蛋白清除。人类 apoA V 纯合突变增加高乳糜微粒血症和胰腺炎的风险。

2. apoB　apoB 仅由一种基因编码，但有 apoB100 和 apoB48 两种形式。一种独特的 RNA 编辑机制使得同一基因可以翻译两种形式的 apoB（图 41-8）。在肝细胞和肠细胞中，转录出的信使 RNA 是相同的，但有一种仅在（人类）肠道中出现的编辑蛋白复合物与 mRNA 相互作用，将核苷酸位置 6666 处的胞嘧啶改变为尿嘧啶，生成肠道中长度约为 apoB100 长度 48% 的蛋白 apoB48。

apoB48 对于乳糜微粒的组装非常重要。每个乳糜微粒上都有 1～2 个 apoB48 分子，它们为颗粒提供结构支撑。apoB100 的 COOH 末端决定了与 LDL 受体的相互作用，但 apoB48 中缺少这一末端，因此 apoB48 并不参与肠源性脂蛋白的清除。

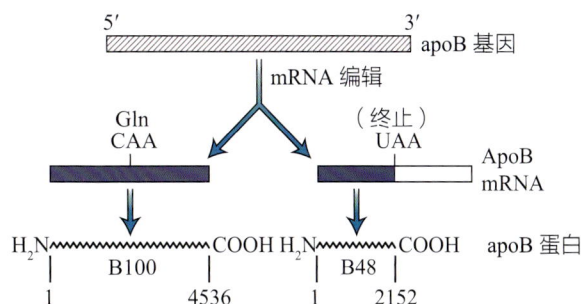

▲ 图 41-8　信使 RNA 编辑机制介导的 apoB100 和 apoB48 合成

在人类肠道中，apoB mRNA 中一个特定的胞嘧啶（C）转变为尿嘧啶（U）。这种变化导致形成终止密码子及 apoB48 的合成，其中 apoB48 仅包含全长 apoB100（4536 个氨基酸）的前 2152 个氨基酸。COOH. 羧基末端；Gln. 谷氨酰胺；H₂N. 氨基末端

apoB100 起源于肝脏，在肝脏中与脂质共翻译，以协调 VLDL 颗粒的形成。影响血液循环中致动脉粥样硬化脂蛋白水平的 VLDL 组装和运输不是由 apoB 基因的转录控制决定的，而是由一种脂质稳定 apoB 蛋白的机制决定的。VLDL 的产生见图 41-9。VLDL 的组装包括两个步骤。第一步，apoB 的 mRNA 在粗面内质网上翻译时，与微粒体甘油三酯转移蛋白（microsomal triglyceride transfer protein，MTP）（一种药物治疗靶点）提供的脂质结合。这种蛋白质与蛋白

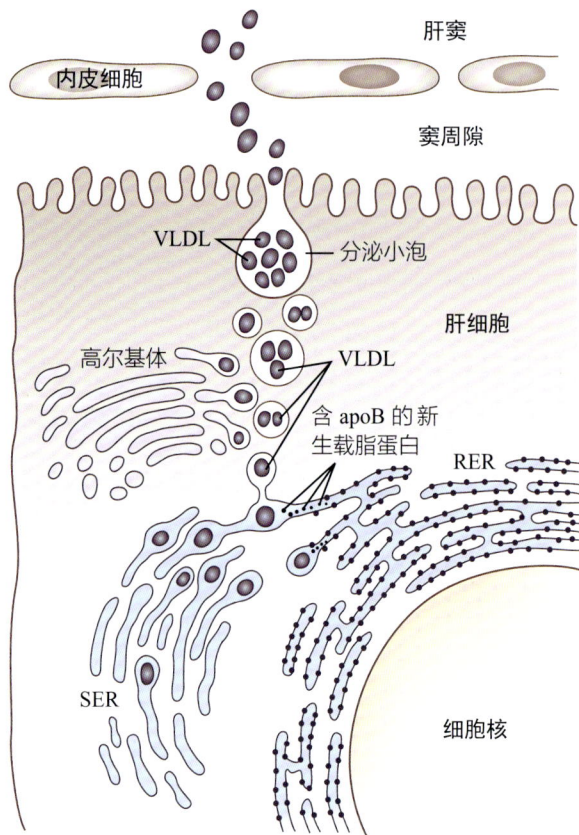

▲ 图 41-9 肝细胞中 VLDL 的生物合成

粗面内质网合成的含 apoB 的新生载脂蛋白与滑面内质网中的脂质结合。VLDL 在高尔基体中加工，并积聚在大的分泌囊泡中，随后被释放到 Disse 间隙并进入血液（经 Rockefeller University Press 许可转载，改编自 Alexander CA, Hamilton RL, Havel RJ. Subcellular localization of B apoprotein of plasma lipoproteins in rat liver. *J Cell Biol*.1976;69:241-263.）

质二硫键异构酶形成异二聚体，通过重组分子中二硫键的位置来调整 apoB 蛋白结构，使其适应外源脂质。这种脂质大多来源于脂肪组织，在脂肪组织中甘油三酯脂解释放出游离脂肪酸，并将其输送到肝脏。在这一步骤中，磷脂和胆固醇也与 apoB 结合。如果肝脏中没有足够的脂质，（持续生成地）apoB 会被泛素化并在蛋白酶体中降解。第二步，在 apoE 的帮助下，成熟的 VLDL 颗粒在高尔基体中与多余的脂滴融合，随后这些富含甘油三酯的颗粒被分泌到肝脏的 Disse 间隙中。两种不同来源的 VLDL 虽然经历的过程不同，但 VLDL 颗粒最终都会进入血液循环。在循环中，其他脂蛋白的 apo 转移到 VLDL 上可以改变其结构，并促进其在外周组织中的代谢。

脂质水平增加促进了 VLDL 产生增加，这是肥胖和糖尿病血脂异常的主要表现，以循环中为主要原因。每个 VLDL 颗粒上都有一个 apoB100，一直到这些脂蛋白代谢为 IDL 及 LDL 都保留着这一组合。因此，检测

血浆中 apoB100 的水平可以反映脂蛋白颗粒的水平，而 apoB 水平升高与心血管疾病的发生相关。在人类罕见病无 β 脂蛋白血症中，MTP 突变会引起 apoB 的完全缺失。该病患者通常有严重的神经缺陷，可能是反映出维生素 E 缺乏，因为维生素 E 是脂溶性维生素，需要富含甘油三酯的脂蛋白来运输。极低浓度（非完全缺失）apoB 见于人类疾病低 β 脂蛋白血症，通常由 apoB 的截短突变引起。该病患者表现为低胆固醇和低甘油三酯血症，表面上看起来健康。低 β 脂蛋白血症的另一个病因是 ANGPTL3 的缺陷，会导致肝脏脂蛋白分泌减少和清除增加，但不会导致脂肪肝。在 apoB100 介导与 LDL 受体结合的 COOH 末端第 3500 个氨基酸位点突变会导致家族性 apoB100 缺乏症。此类患者 LDL-C 浓度升高，与家族性高胆固醇血症的临床表现类似。

3. apoC I 、C II 、C III　这类小载脂蛋白由基因组中两个不同位置的基因座编码。apoC I 和 apoC II 由 19 号染色体上靠近 apoE 基因的位点转录。编码 apoC III 的基因位于 11 号染色体上 apoA I /C III /A IV /A V 基因簇的组分中。apoC 对于甘油三酯代谢非常重要，它们可以在脂蛋白颗粒间自由交换，因此可以通过脂蛋白受体干扰对 apoE 的识别，或是取代脂蛋白中的 apoE（这两种都会通过降低甘油三酯清除率而增加浓度）。apoC II 的功能更为复杂。小鼠体内 apoC II 浓度升高会取代 apoE 导致甘油三酯浓度升高，但 apoC II 也是 LPL 酶的辅助因子，因此正常水平的 apoC II 对脂质清除也是必需的。人类 apoC II 突变会导致严重的高甘油三酯血症，与 LPL 缺乏表现类似。

apoC III 与人类健康关联更加密切。apoC III 的浓度在许多血脂异常的疾病中都会升高，而大多数降脂药物都能降低 apoC III 的浓度。当 apoC III 基因突变致其浓度降低时，能够改善血脂状况并减少动脉粥样硬化，因此针对 apoC III 的治疗方式可能有更大的临床获益。在血甘油三酯浓度极高的家族性乳糜微粒血症综合征（familial chylomicronemia syndrome，FCS）患者中，抑制 apoC III mRNA 水平能显著降低甘油三酯浓度。

4. apoE　apoE 的生理机制也很复杂。apoE 在肝脏中的表达最高，其次是大脑。在大脑中，通常由星形胶质细胞和小胶质细胞合成 apoE，此外，受损的神经元及诸如巨噬细胞等许多其他类型的细胞也可产生 apoE。apoE 存在于除 LDL 外的所有脂蛋白中，在血浆中循环。apoE 的主要功能涉及与介导血浆脂蛋白清除的两种主要受体的相互作用：LDL 受体和 LRP1（也称乳糜微粒残体受体）。因此，apoE 主要负责餐后肠源性脂蛋白的清除，以及在 VLDL 和 IDL 颗粒转化为 LDL 之前将其清除。

apoE 有三种主要的亚型：E2、E3 和 E4。它们分别由 ε2、ε3 和 ε4 的等位基因编码，蛋白质中 112 和 158 氨基酸位点的变异导致它们在电荷上有所差异。

apoE3 被认为是正常的亚型：其氨基酸残基 112 处为半胱氨酸，158 处为精氨酸。apoE2 在 112 和 158 氨基酸处均为半胱酸，而 apoE4 在 112 和 158 氨基酸处都为精氨酸。这些变异可导致结构和功能的差异（图41–10）。该蛋白有两个结构域：一个 NH₂ 末端与脂蛋白受体相互作用，一个 COOH 末端与脂质相互作用（图 41–10A）。在与疾病相关的 apoE4 亚型中，这两个结构域相互作用，而 apoE3 不会发生结构域的相互作用（图 41–10B）。

　　大量数据研究（86 000 余人的血脂数据，37 000余例冠脉事件数据）表明 apoE 等位基因和基因型频率、血脂水平和冠状动脉疾病风险之间相互关联。在健康

成人中，ε2 的等位基因频率为 7%，ε3 为 82%，ε4 为11%。ε2/ε2 的基因型频率为 0.7%，ε2/ε3 为 11.6%，ε2/ε4 为 2.2%，ε3/ε3 为 62.3%（最常见的基因型），ε3/ε4 为 21.3%，ε4/ε4 为 1.9%。基因型与 LDL 水平及冠状动脉疾病发生风险之间存在线性关系，从低到高排序依次为：ε2/ε2＜ε2/ε3＜ε2/ε4＜ε3/ε3＜ε3/ε4＜ε4/ε4。与对照组（ε3/ε3）相比，存在 ε2 等位基因使冠状动脉疾病风险降低约 20%，而出现 ε4 等位基因则使风险轻度升高。这些观察结果的意义可以从两方面进行解读。首先，ε2/ε2 基因型个体虽然在人群研究中发现冠心病风险减少，但也有患 β– 脂蛋白血症的风险，其中约 5% 的 ε2/ε2 个体发生 β– 脂蛋白质血症，与进展性

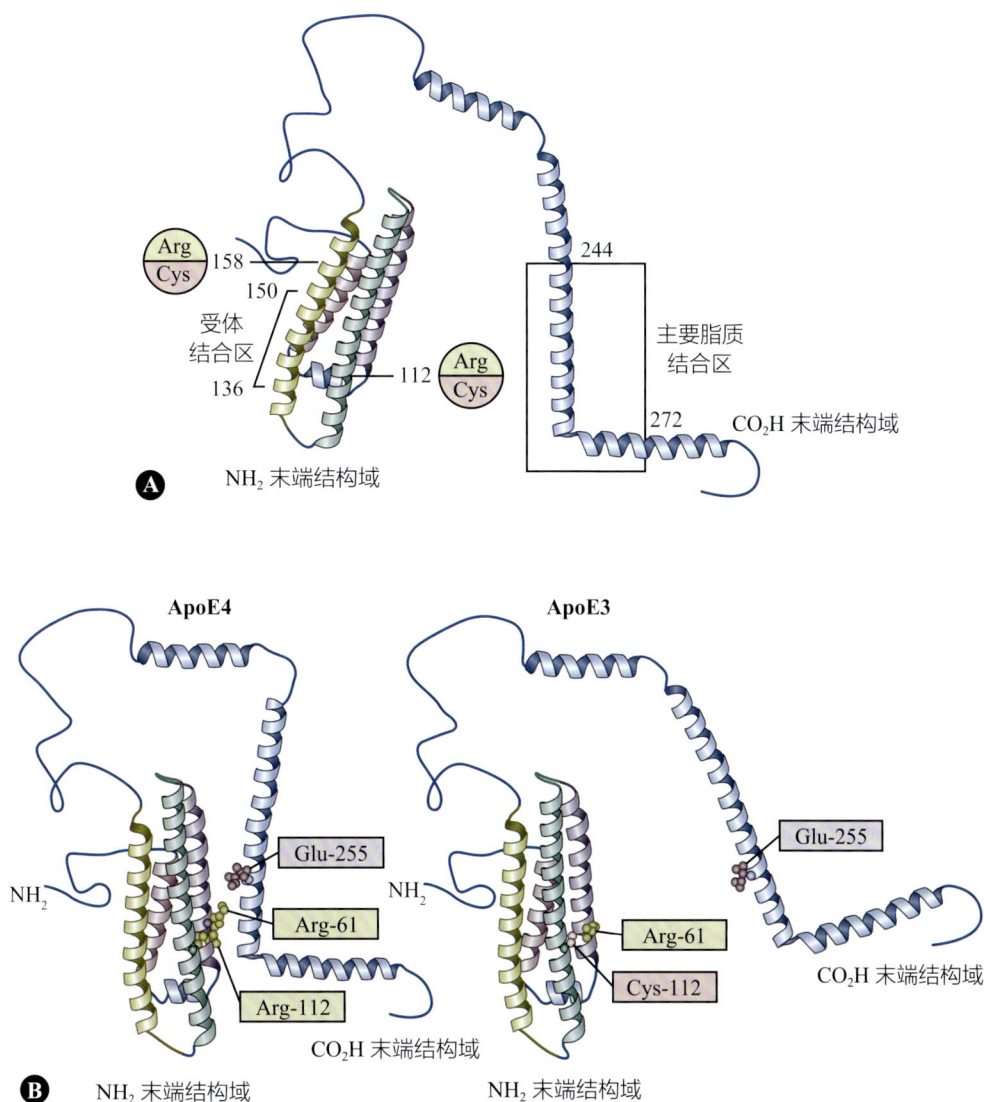

▲ 图 41–10　A. apoE 的氨基末端结构域由一个四螺旋束组成。包含 165～200 氨基酸残基的随机结构区域形成连接到羧基末端结构域的连接器或铰链区。apoE 有两个主要功能区。136～150 氨基酸残基（黄色螺旋）包含受体结合区，羧基末端结构域中 240～260 氨基酸残基包含脂质结合区。B. apoE4 具有独特的结构域相互作用特性，这使其与 apoE3 不同（氨基末端结构域中的 Arg-61 与羧基末端结构域的 Glu-255 相互作用）

Arg. 精氨酸；Cys. 半胱氨酸；Glu. 谷氨酸

血管疾病相关。其次，相比 E3 和 E4 蛋白，E2 蛋白与 LDL 受体的结合力较低。这表明 E2 蛋白患者体内的 LDL-C 应该更高（因为它不太可能被该受体清除），但实际观察到的情况却是相反的。这些数据表明其他受体介导的过程，如通过 HSPG 介导，可能对清除含apoE 的脂蛋白至关重要。

apoE 是阿尔茨海默病的一个特征明确的遗传标记。具有一个 ε4 等位基因的患者风险增加约 3 倍，具有两个 ε4 等位基因者风险增加约 12 倍。ε2 等位基因的存在具有保护作用，在早发和迟发阿尔茨海默病患者中都如此。中枢神经系统中存在 HDL 样的脂蛋白，apoE 介导的胆固醇传递对正常突触功能非常重要。脂代谢与阿尔茨海默病的关系尚未完全清楚，但有证据表明，β 淀粉样蛋白（该疾病特征性斑块的主要成分）在表达 E4 蛋白的患者的大脑中的沉积开始较早。因为有 ε4 等位基因的人更容易发生动脉粥样硬化，所以中枢神经系统血管病变可以解释 apoE 与退行性神经病变的关联。

（七）参与脂质代谢的主要受体

1. LDL 受体基因家族　LDL 受体家族至少有 10 个成员，其中 LDL 受体和 LRP1 是对全身脂质代谢最为重要的两个。LDL 受体识别 apoB100 和 apoE，而 LRP1 仅识别 apoE。其他核心家族成员（具有很高的结构同源性）包括 VLDL 受体、apoE 受体 2（apoER2 或 LRP8）、LRP4、LRP1B 和 megalin（LRP2，也称为gp330 和主要海曼肾炎抗原）。

该家族中有三个成员缺乏其他成员的一些结构特征。它们是分拣蛋白相关受体 L1（LR11/SORL1）、LRP5 和 LRP6。分拣蛋白受体与 LDL 受体和 LRP1 一起参与大脑发育、突触功能和神经保护，因此与阿尔茨海默病相关。LRP5 和 LRP6 都是 G 蛋白偶联受体家族的共同受体，称为卷曲受体。卷曲受体结合 Wnt 分子，诱导转录因子 β-catenin 上游的重要信号级联反应。LRP5 的基因变异与肥胖相关，人类 LRP6 突变会导致代谢综合征和冠心病。人类 LRP5 或 LRP6 的功能失活突变会导致骨质疏松症，而 LRP5 的功能激活突变导致骨硬化。这些观察表明，胰岛素抵抗、冠心病和骨质疏松症等常见的伴发疾病可能与 Wnt 信号通路异常有关。

（1）LDL 受体：LDL 受体是一种在大多数细胞上表达的大分子量（160kDa）糖蛋白。它可以识别apoB100 和 apoE，因此参与了 LDL、乳糜微粒残体、VLDL 和 IDL 的摄取。大多数 HDL 颗粒不含 apoE，因此不会与 LDL 受体或 LRP 相互作用。LDL 受体是 Brown 和 Goldstein 在 20 世纪 70 年代发现的，当时用其解释了一种人类疾病（家族性高脂血症），以及降胆固醇药物的作用机制，并将受体介导的内吞作用定义为从外部环境向细胞提供关键成分的一个典范。

LDL 受体与该受体家族的其他成员有相同的功能

结构域，包括配体结合结构域、EGF 前体结构域、细胞表面的 O– 连接糖结构域、跨膜结构域和 COOH 末端的细质结构域（图 41–11）。配体结合结构域包括约40 个氨基酸组成的七个重复序列，每个序列包含六个半胱氨酸，在重复序列中形成三个二硫键从而稳定结构。重复序列还包括带负电荷的氨基酸，它们与配体apoB 和 apoE 上带正电荷的残基及钙离子相互作用。EGF 前体结构域由三个 EGF 样重复序列（图 41–11）、位于重复序列 B 和 C 之间的称为 β– 螺旋的结构组成。O– 连接糖结构域是糖类部分附着到受体上的位置，其后紧跟一段短的膜序列。细胞质结构域由 50 个氨基酸残基组成，其中包括一个 NPXY（天冬酰胺、脯氨酸、任何氨基酸、酪氨酸）靶向序列，接头蛋白在该序列处停留，从而使受体在包被的内陷小凹中聚集。

内陷小凹是细胞表面的特殊区域，其特征为含有蛋白复合物网格蛋白。当 LDL 受体与脂蛋白结合时，会迁移到内陷小凹，网格蛋白将复合物引导到向内折叠的细胞膜区域，形成细胞内囊泡或内涵体（图 41–12）。随后内涵体转变为酸性，使 LDL 受体上的脂蛋白被替换为 EGF 前体结构域的 β– 螺旋。未使用的 LDL受体循环回到细胞表面。在 PCSK9 存在的情况下（图 41–18），LDL 受体构象会发生改变，促进其降解并防止其再循环到细胞表面。

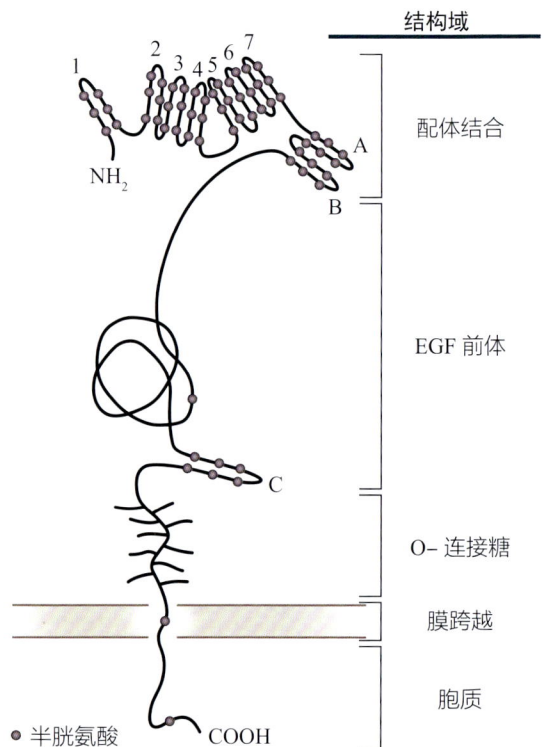

▲ 图 41–11　**LDL 受体的功能结构域**

配体结合结构域中的数字 1～7 指的是重复序列。EGF 前体结构域中的 A、B、C 为 EGF 样重复序列。COOH. 羧基末端

脂蛋白在溶酶体中降解。胆固醇通过两种蛋白质 NPC1 和 NPC2 的作用从溶酶体中转运出来，这两种蛋白质在人类 C 型尼曼 - 皮克病中发生突变，其特征是胆固醇在细胞内积聚，可通过鞘内注射环糊精缓解病情。NPC2 是水溶性蛋白，与溶酶体中脂蛋白水解后产生的胆固醇结合，将降解产物甾醇转移到与膜相关的 NPC1，随后释放到细胞中，发挥结构和调节功能。

胆固醇的关键调节功能之一是调控 LDL 受体的表达。细胞内甾醇浓度由 SCAP 感应，SCAP 与 SREBP 在内质网中结合。SREBP2 对 LDL 受体的转录最为重要；其 SREBP2 的 NH_2 末端含有亮氨酸拉链型转录因子结构，可以与 LDL 受体基因启动子中的甾醇调节元件结合。当细胞缺乏甾醇时（图 41-13，左侧），SCAP 迁移到高尔基体，对连接到蛋白质的糖部分进行修饰，使 SCAP 能够将 SREBP 转运到 S1P 组分中。随后两种蛋白酶，S1P 和 S2P 依次作用于 SREBP 以释放其 NH_2 末端，该末端迁移到细胞核并与脂质基因（如 LDL 受体）和 HMG-CoA 还原酶启动子区的甾醇调节元件结合，增加功能蛋白的转录和表达水平。在有充足胆固醇的情况下（图 41-13，右侧），SCAP 不会循环到高尔基结构中，因此也无法使 SREBP 移动到 S1P 组分，从而无法剪切 SREBP 使其转录因子迁移到细胞核。在有胆固醇存在的条件下，这种阻止 SREBP 激活的机制可以防止胆固醇在细胞内过度累积。

(2) LRP1：LRP1 也被称为 apoE 受体或乳糜微粒残体受体。LRP1 结构较大，包含四种 LDL 受体的成分，具有多种配体结合结构域。LRP1（但不是 LDL 受体）缺乏在小鼠中具有胚胎致死性。表达 LRP1 的主要细胞类型包括肝细胞、神经元和胎盘合胞滋养细胞。在营养物质调节和信号传导过程中，有多种不同的配体与 LRP1 结合。这些配体包括淀粉样前体蛋白（加工形成阿尔茨海默病斑块的 β 淀粉样蛋白）、细菌副产物、组织纤溶酶原激活物（与 LRP1 相互作用以促进脑缺血时的炎症）、纤溶酶源激活剂抑制物和 α_2- 巨球蛋白（促炎分子，可通过灭活基质金属蛋白酶促炎）。LRP1 与受体相关蛋白有关，受体相关蛋白是一种小蛋白，在细胞加工过程中作为分子伴侣与 LRP1 的几个区域结合。

LRP1 结合 apoE，但不结合 apoB100。因此，它介导主要含 apoE 的脂蛋白的代谢，包括乳糜微粒残体和 IDL（VLDL 残体），但不参与 LDL 代谢。LRP1 与脂蛋白的相互作用比 LDL 与 LDL 受体之间的相互作用更复杂。LRP1 与脂蛋白结合需要多个 apoE 分子，并且脂蛋白与细胞表面蛋白聚糖必须从初始阶段就相互结合。脂蛋白上其他含有 apoE 的部分也促进结合过程。LPL 负责代谢乳糜微粒和 VLDL 颗粒，在介导内皮中脂肪酸和其他成分的释放后会黏附到这些颗粒上。结合脂蛋白的 LPL 分子（以及肝脂酶）能够与 LRP1 相互作用，促进肝脏摄取剩余的脂质物。

2. 模式识别受体 过量脂质被输送到血管会导致动脉粥样硬化。固有免疫系统和多种广泛表达的受体参与了动脉粥样硬化的发生过程，并且可以被脂质激活。其中至少有两类受体，即清道夫受体和 TLR，可以优先识别配体模式（如与糖类、脂质或核酸相关的模式），而不是离散特征（如特定氨基酸序列）。

(1) 清道夫受体：据观察，巨噬细胞可以结合和内化修饰过的 LDL，但不结合天然 LDL，这一现象使清道夫受体得以被发现。这类受体有多种类型，可以结合不同状态的（如氧化、乙酰化）LDL 或其他聚阴离子配体。其中 A 类和 B 类受体尤为重要。

A 类受体包括清道夫受体 A（SR-A1 型和 SR-A2 型，由可变剪切形成）、MARCO、SCARA5 和具有 C 型凝集素结构域的清道夫受体（SRCL-I/II，也称为 CL-P1）。SR-A 是第一个被发现的清道夫受体，能与多种配体（包括细菌副产物）结合，激活包括 MAPK 在

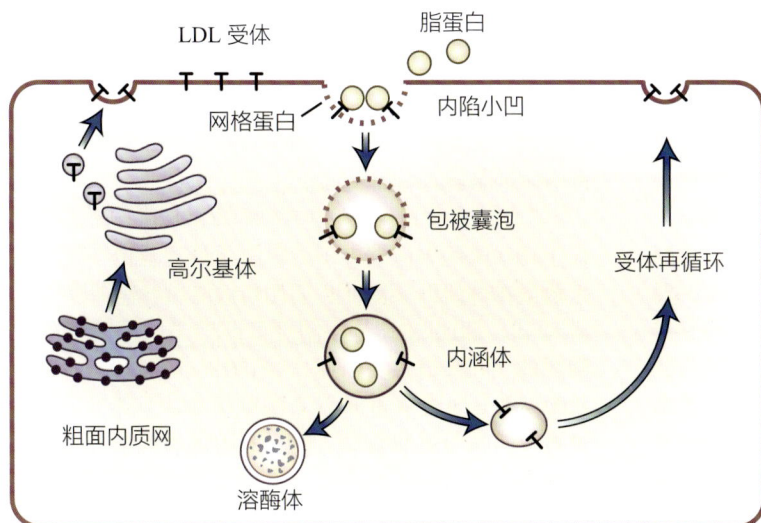

◀ 图 41-12 **LDL 受体通路**

LDL 与细胞表面的受体相互作用。复合物进入内陷小凹并被内吞。包被囊泡丢失网格蛋白外壳成为内涵体，脂蛋白和受体在此解离。受体循环到细胞表面，脂蛋白降解。或者，粗面内质网合成新的受体并转运到细胞表面（改编自 Brown MS, Goldstein JL. A receptor-mediated pathway for cholesterol homeostasis. *Science* 1986; 232: 34-47; Myant NB. *Cholesterol Metabolism, LDL, and the LDL Receptor. San Diego*, CA: Academic Press; 1990.）

图中标注：LDL 受体、脂蛋白、网格蛋白、内陷小凹、包被囊泡、受体再循环、高尔基体、内涵体、粗面内质网、溶酶体

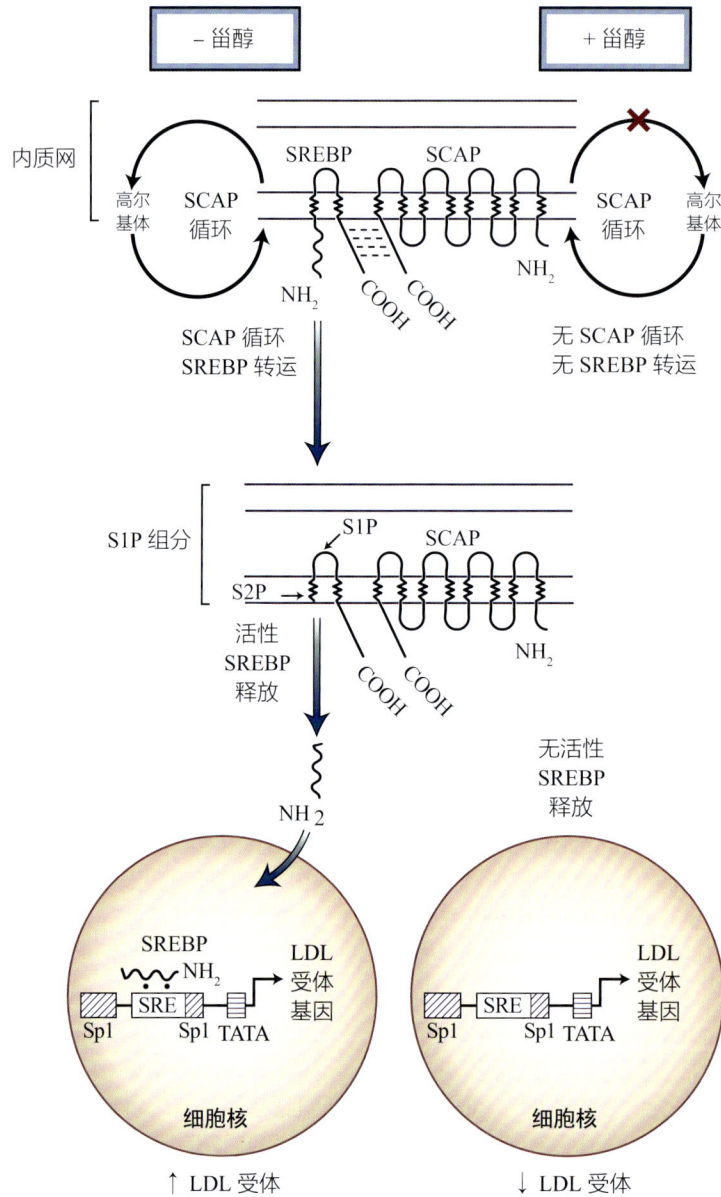

▲ 图 41-13　LDL 受体基因调节

COOH. 羧基末端；S1P. 位点 1 蛋白酶；S2P. 位点 2 蛋白酶；SCAP. SREBP 切割激活蛋白；SRE. 甾醇调节元件；SREBP. 甾醇调节元件结合蛋白；TATA. TAT 盒或核心启动子序列

内的应激信号通路，并被认为与动脉粥样硬化、凋亡细胞的清除和阿尔茨海默病有关。

B 类受体包括 CD36 和 B 类清道夫受体 [SR-B Ⅰ（在人体中称为 CLA1）]。与其他清道夫受体不同的是，这些受体除了结合修饰 LDL，还结合 VLDL、天然 LDL 和 HDL。CD36 在多种细胞中表达，包括单核细胞、巨噬细胞、脂肪细胞、血小板、内皮细胞、肝细胞、小胶质细胞，以及舌头，在舌头上 CD36 可以感应饮食中的脂质。除脂蛋白外，长链脂肪酸也是 CD36 的配体。组织中 SR-B Ⅰ 的分布比较有限，主要在肝细胞、单核细胞 / 巨噬细胞和类固醇生成组织上

表达。人体 SR-B Ⅰ 的基因缺陷使循环 HDL 增加，但也增加了患冠心病的风险。

（2）TLR：TLR 家族包括宿主防御病原体所需的固有免疫系统的关键效应子。它们的激活与包括动脉粥样硬化在内的许多慢性炎症性疾病有关，需要通过增加 NFκB、AP1 和其他控制炎症的转录因子的信号通路实现。一些清道夫受体，如 CD36，可能是 TLR 的辅助受体。TLR 存在于髓系细胞（如单核细胞 / 巨噬细胞）和肠上皮细胞中。TRL 配体包括在细菌中发现的脂多糖（TLR4）和糖脂（TLR2）。TLR2 通过富甘油三酯脂蛋白上的 apoC Ⅲ 介导单核细胞活化。

（八）其他介导脂质代谢的酶和转移蛋白

1. 肝脂酶 肝素脂肪酶本身是一种磷脂酶，但具有一定甘油三酯脂肪酶活性。它在肝细胞中合成，但主要存在于肝脏的内皮细胞和 Disse 间隙的 HSPG 上。在合成类固醇的组织中也有肝素脂肪酶，但并不是原位合成。LPL 主要存在于远离肝脏的组织中，从而确保脂质和维生素的外周输送，而肝脂酶则在肝脏中集中协调脂蛋白代谢。肝脂酶的功能包括将 IDL 转换为 LDL，将 HDL2 转化为 HDL3，还可能参与了乳糜微粒残体的最终代谢途径，以促进它们被 LRP1 吸收。与 LPL 不同，肝脂酶不需要 apoC Ⅱ 等辅助因子，但注射肝素（肝素后脂肪酶活性）能够使 LPL 和肝脂酶两种酶都从它们的内皮活性位点中被置换出来。高水平的肝脂酶会降低 HDL 浓度，而高水平的 LPL 会增加 HDL。

2. 内皮脂肪酶 内皮脂肪酶在进化上与肝脂酶和 LPL 是相关的，它是一种几乎没有甘油三酯脂肪酶活性的磷脂酶。内皮脂肪酶在胚胎内皮细胞中呈高表达，在胚胎成熟过程中表达逐渐下降。在成人体内，内皮脂肪酶表达最高的部位包括内皮细胞、甲状腺、肺、肝、胎盘和性腺。在小鼠中，过表达内皮脂肪酶会降低 HDL，而失活会增加 HDL。内皮脂肪酶在主动脉中的表达可能随着动脉粥样硬化的发生而增加。人类内皮脂肪酶功能丧失性突变与 HDL 升高有关。内皮脂肪酶似乎不影响动脉粥样硬化发生风险。

3. PCSK9 PCSK9 是一种分泌型蛋白酶，能够与 LDL 受体相互作用，使其靶向转移到溶酶体，从而促进 LDL 受体的降解。该降解过程并不需要 PCSK9 的催化活性。PCSK9 在肝脏、肠道和肾脏中表达水平最高。在发现编码 PCSK9 的基因发生错义突变（随后确定为功能获得性突变）与高胆固醇血症和冠状动脉疾病相关后，人们逐渐意识到 PCSK9 在脂质代谢中的重要作用。在小鼠中过表达 PCSK9 会降低 LDL 受体蛋白水平。人类 PCSK9 的失活突变与低 LDL 浓度和血管疾病风险降低有关。一部分 PCSK9 可以和血液循环中的 LDL 相结合，这有助于将 LDL 靶向到 LDL 受体。PCSK9 抗体在人类疾病的治疗中有一定作用。

4. 脂蛋白相关 PLA2 磷脂酶能水解磷脂 sn2 位点的酯键，通常会导致脂肪酸和溶血磷脂酰胆碱的释放，从而诱发炎症。磷脂酶最初是作为蛇毒中的一种成分被发现，此后分成了许多不同的类别。膜磷脂是大多数磷脂酶的底物。Lp-PLA2 是一个例外，因为它可以水解水相中的底物。Lp-PLA2 可以与 LDL 和 HDL 脂蛋白结合，是冠状动脉疾病的一个分子标志物。在人体中，抑制这种酶会减少动脉粥样硬化斑块脂质核心的扩张，但不会减少心血管终点事件的发生。

5. 胆固醇酯转移蛋白 胆固醇酯转移蛋白（cholesteryl ester transfer protein，CETP）能促进脂蛋白间两类中性脂质的交换：胆固醇酯和甘油三酯。在 CETP 作用下，HDL 的胆固醇酯被转移到 VLDL、IDL 和乳糜微粒残体中；作为交换，来自 VLDL、IDL 和残体的甘油三酯被转移到 HDL。人类和其他灵长类动物具有 CETP 活性，使胆固醇酯从 HDL 转移到含有 apoB 的脂蛋白中，最终由 LDL 承担了大部分胆固醇，并导致动脉粥样硬化的发生。鼠类和犬类没有 CETP。它们体内大部分的胆固醇都由 HDL 携带；LDL 水平较低，因此这些动物能抵抗动脉粥样硬化。这一现象促使人们提出了将抑制 CETP 活性作为治疗动脉粥样硬化治疗手段的想法。在临床试验中，多种抑制剂都增加 HDL-C，降低 LDL-C，但死亡率却增加。因此，CETP 抑制剂选择性地增加 HDL 对心血管事件并没有影响，心血管事件的降低可能还是由于降低了 LDL 水平。

6. 卵磷脂胆固醇酯酰转移酶 LCAT 主要在肝脏中合成；与 HDL 颗粒一起在血浆中循环，少部分与 LDL 颗粒一起循环。LCAT 由几种载脂蛋白（apoA Ⅰ 等）激活，随后以磷脂卵磷脂（磷脂酰胆碱）和游离胆固醇作为底物生成溶血卵磷脂（溶血磷脂酰胆碱）和胆固醇酯。脂蛋白中的大多数胆固醇酯来源于 LCAT 的作用。人类 LCAT 罕见突变会导致 HDL 水平降低。LCAT 在动脉粥样硬化中的作用尚不确定，一些报道表明，LCAT 发生功能失活性突变并不会增加动脉粥样硬化的风险，这可能是因为他们残留的 HDL 仍在胆固醇逆向转运中发挥作用。

二、脂质代谢的整合生理学

脂质代谢以多种脂质的动态流动为特征，包括外环境到肝脏、从肝脏到外周组织、从外周组织回到肝脏、最终通过胆汁酸排泄回到外环境。所涉及的主要通路的完整示意图见图 41-14 和图 41-15。

（一）外源性脂质转运

十二指肠和近端空肠吸收饮食中的脂肪和胆固醇后产生乳糜微粒，在肠细胞的侧边缘被分泌并进入肠系膜淋巴管（图 41-14）。乳糜颗粒通过胸导管进入血浆，并被 LPL 快速代谢，产生乳糜微粒残体。乳糜微粒残体被肝脏中的残体受体（LRP1/HSPG）和 LDL 受体摄取。在 LPL 作用下释放的游离脂肪酸由脂肪组织储存，或被其他组织（如骨骼肌、心脏）用作能量底物。

（二）内源性脂质转运

来自乳糜微粒残体和脂肪组织水解产生的脂质可以在肝脏中重组（图 41-14）形成 VLDL 颗粒，并分泌到血浆中。胰岛素抵抗时出现的脂代谢异常在很大程度上是由 VLDL 的过量产生引起的，主要是因为胰岛素受体和 IRS 配体蛋白下游的信号受阻。VLDL 颗粒在 LPL 作用下代谢生成 IDL 颗粒，IDL 颗粒又被 LPL 和肝脂酶代谢生成 LDL 颗粒。因此，LDL 来源于 VLDL，这可以解释为什么增加 LPL 作用以降低甘油三酯（由 VLDL 携带）的治疗与 LDL 的一过性增

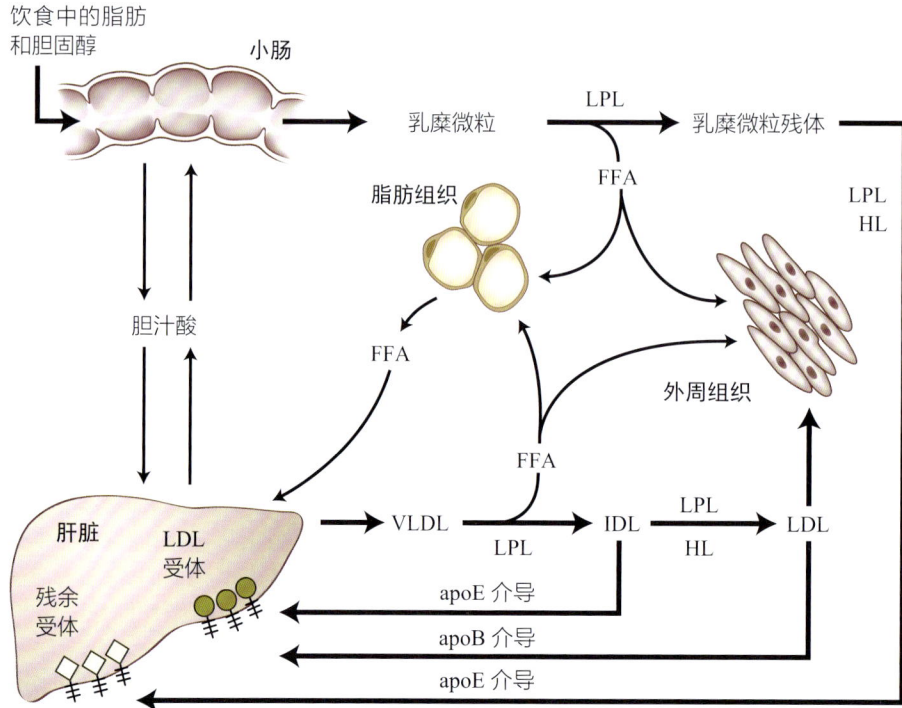

▲ 图 41-14　参与肠道合成乳糜微粒及肝脏合成 VLDL 代谢的主要途径概述

apoB. 载脂蛋白 B；apoE. 载脂蛋白 E；FFA. 游离脂肪酸；HL. 肝脂酶；IDL. 中密度脂蛋白；LPL. 脂蛋白脂酶；VLDL. 极低密度脂蛋白（改编自 Mahley RW. Biochemistry and physiology of lipid and lipoprotein metabolism. In:Becker KL, ed. *Principles and Practice of Endocrinology and Metabolism*.2nd ed. Philadelphia, PA: JB Lippincott; 1995:1369-1378. ）

加有关。IDL 可通过 apoE 依赖的过程被肝脏摄取，而 LDL 则通过 apoB100 与 LDL 受体的结合被肝脏摄取。正常情况下这些 VLDL 颗粒、IDL 颗粒和 LDL 颗粒可被外周组织吸收，为外周组织提供营养素、胆固醇和脂溶性维生素。但当这些脂蛋白颗粒过量存在时，它们中的每一种都可能导致动脉粥样硬化。

（三）胆固醇逆向转运与 HDL 功能失调

胆固醇不能被外周组织代谢，必须回到肝脏进行代谢。这一过程称为胆固醇逆向转运，依赖于 HDL 及其前体，过程见图 41-15。组织中多余的胆固醇可以在 ABCA1 的作用下进入低脂量的 apoA I，或通过 ABCG1 介导至新合成的 HDL 颗粒中。在细胞实验中检测到的胆固醇流动，以及将胆固醇作为人类心血管风险的生物标志物，主要是反映了 ABCA1 的活性。也有证据表明，胆固醇可以不借助转运蛋白的作用，仅依赖细胞表面的浓度梯度被 HDL 获取。LCAT 酯化 HDL 相关胆固醇形成胆固醇酯，并诱导 HDL 的成熟。HDL 颗粒通过三种途径将甾醇运输到肝脏。首先，HDL 与肝脏的 SR-B I（CLA1）直接结合促进胆固醇酯的传递，这一机制并不涉及受体内化，而是脂质的横向传递。其次，胆固醇酯可以在 CETP 的作用下转移到含 apoB 的脂蛋白上，随后这些颗粒可以通过 LDL 受体将胆固醇输送到肝脏。第三，小部分 HDL

可以获取 apoE 并与肝脏 LDL 受体结合。一旦进入肝脏，胆固醇就会转化为胆汁酸进行排泄。

胆固醇是动脉粥样硬化斑块的主要成分，因此可以通过促进胆固醇从病损处排出的方式治疗动脉粥样硬化。HDL 参与了胆固醇排出的过程，但静态 HDL 水平并不能很好地预测胆固醇逆向转运。HDL 颗粒功能失调时不能介导胆固醇排出，这可以解释某些升高 HDL 的干预措施无法降低心血管疾病风险。在人体中可以对胆固醇从外周流向肝脏的速率进行检测，这或许能更好地预测治疗效果。在体外进行的胆固醇流出能力的研究对评估风险可能有用，但与疾病的关联并不具有普遍性。

除了参与胆固醇逆向转运，HDL 还具有其他功能，也会因各种原因受损而导致 HDL 功能失调。HDL 的其他功能包括诱导 eNOS、转运参与急性时相反应和炎症蛋白，以及通过诱导前列环素抑制血栓形成（通过蛋白 C 途径减少凝血酶的产生并减少血小板活化）。

三、高脂血症、血脂紊乱和动脉粥样硬化形成概述

血脂异常可以表现为甘油三酯升高、胆固醇升高、甘油三酯和胆固醇均升高，以及高密度脂蛋白降低。表 41-4 列出了以上每种情况的主要和次要原因。

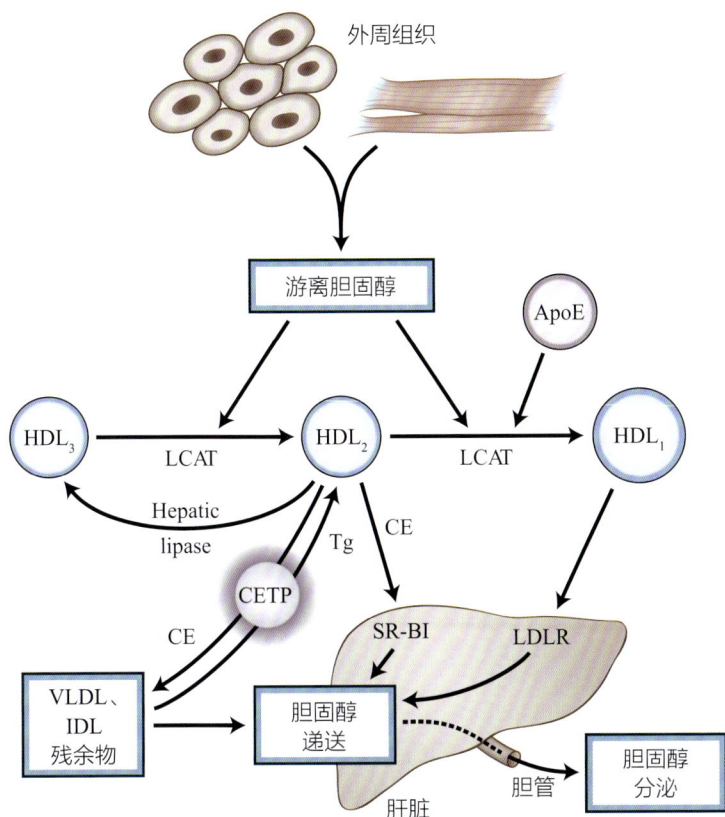

◀ 图 41-15 **HDL** 在脂质从含过量胆固醇的细胞重新分布到需要胆固醇的细胞或肝脏中排泄的作用。箭表示胆固醇逆向转运通路（胆固醇从细胞转运到 **HDL**，然后转运到 **LDL** 及肝脏）

apoE. 载脂蛋白 E；CE. 胆固醇酯；CETP. 胆固醇酯转移蛋白；HDL. 高密度脂蛋白；IDL. 中密度脂蛋白；LCAT. 卵磷脂胆固醇脂酰转移酶；LDLR. 低密度脂蛋白受体；SR-BⅠ.B 类 1 型清道夫受体；Tg. 甘油三酯；VLDL. 极低密度脂蛋白

表 41-4 高脂血症和血脂紊乱的鉴别诊断

高甘油三酯血症	高胆固醇血症	胆固醇和甘油三酯均升高	低 HDL 血症
主要疾病			
LPL 缺乏	家族性高胆固醇血症	家族性复合型高脂血症	家族性低 α 脂蛋白血症
apoC Ⅱ 缺乏	家族性 apoB100 缺乏	异常 β 脂蛋白血症	apoA Ⅰ 突变
家族性高甘油三酯血症	多基因性高胆固醇血症		LCAT 缺乏
异常 β 脂蛋白血症	谷固醇血症		ABCA1 缺乏
次要疾病			
糖尿病	甲状腺功能减退症	糖尿病	类固醇
甲状腺功能减退症	阻塞性肝病	甲状腺功能减退症	维甲酸类药物
高糖类饮食	肾病综合征	糖皮质激素	HIV 感染
肾衰竭	噻嗪类药物	免疫抑制药	丙肝病毒感染
肥胖 / 胰岛素抵抗		蛋白酶抑制药	
雌激素		肾病综合征	
酒精		脂肪代谢障碍	
β 受体拮抗药			
蛋白酶抑制药			

（续表）

高甘油三酯血症	高胆固醇血症	胆固醇和甘油三酯均升高	低 HDL 血症
糖皮质激素			
维 A 酸类药物			
胆汁酸结合树脂			
抗精神病药物			
脂肪营养不良			
噻嗪类药物			

ABCA1. 三磷腺苷结合盒转运体 1；apo. 载脂蛋白；HDL. 高密度脂蛋白；HIV. 人体免疫缺陷病毒；LCAT. 卵磷脂胆固醇酰基转移酶；LPL. 脂蛋白脂肪酶

血浆脂质水平与生活方式密切相关。例如，西方国家的高脂肪、高胆固醇饮食会提高血浆胆固醇，而剧烈运动可降低致动脉粥样硬化颗粒和甘油三酯。血脂的正常浓度范围定义为平均值 2 个标准差内，因此在不同国家和不同时期是不同的。对日本人的研究表明，饮食和生活方式对血浆胆固醇的影响是最主要的。日裔美国人采用西化饮食，胆固醇会明显增加。由于总胆固醇水平与冠心病风险关联的范围很广（图 41-16），其正常水平被定义为最低心血管风险相关的水平，而非人群平均水平，这表明发达国家大多数人血脂水平与动脉粥样硬化性心血管疾病风险相关。流行病学研究支持总胆固醇低于 150mg/dl（3.9mmol/L）与心血管疾病低风险有关（图 41-16）。此外，在已患动脉粥样硬化性心脑血管疾病的患者中，LDL 低于 70～80mg/dl（<2.0mmol/L）可使动脉粥样硬化缓解，如已有病灶变小和炎症状态减轻[88]。

人口学、遗传学和治疗数据支持动脉硬化常由胆固醇在动脉壁内沉积引起。某些遗传性高脂血症与早发性动脉粥样硬化有关。通过饮食、他汀类药物和其他疗法甚至回肠旁路手术降低血液中的胆固醇，已被证明可以减少主要心血管事件的发生，特别是心肌梗死、血管重建的需要及脑卒中。大多数冠心病患者在接受他汀类药物治疗后，病情会减轻。胆固醇假说得到了大量动物数据的进一步支持：通过饮食或基因修饰改变血脂水平会导致动物发生动脉粥样硬化，而减少胆固醇可逆转这一疾病。

动脉粥样硬化及其临床表现出的冠状动脉疾病、脑卒中和外周血管疾病可能是几种病理生理变化的结果。动脉疾病是在不同个体和环境中，由脂质浸润、动脉损伤和巨噬细胞炎症的不同反应造成的。100 多年前，病理学家就已确定胆固醇是动脉粥样硬化的一个主要组成部分。这种代谢不良的脂质与胶原蛋白和蛋白酶（结缔组织的关键成分，由连接到糖类上的蛋

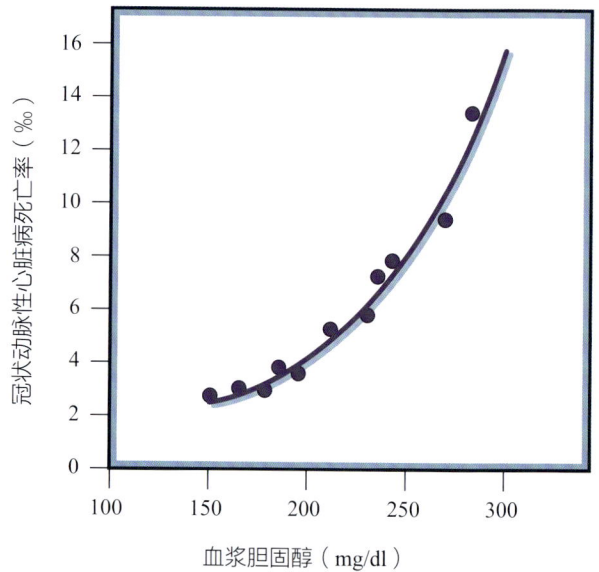

▲ 图 41-16　多重危险因素干预试验中血浆胆固醇水平与冠状动脉性心脏病死亡率的关系

改编自 Stamler J, Wentworth D, Neaton JD. Is relationship between serum cholesterol and risk of premature death from coronary heart disease continuous and graded? Findings in 356,222 primary screenees of the Multiple Risk Factor Intervention Trial [MRFIT]. *JAMA*. 1986; 256: 2823-2828; Copyright © 1986, by the American Medical Association

白质组成）有关，并且存在于动脉细胞内。巨噬细胞和平滑肌细胞转化成的泡沫细胞，因其细胞内富含泡沫脂质而得名。此外，通常还有非细胞的富含脂质区域，不同数量的富含胶原的结缔组织，以及粥样硬化斑块破裂的区域。动脉粥样硬化过程从脂质渗入动脉壁开始。目前未解决的致病机制问题包括：①脂质如何进入动脉；②哪些途径导致泡沫细胞吸收过多的脂质；③哪些过程导致斑块破裂和血栓形成。

脂蛋白穿过动脉屏障并渗入动脉壁。较大的颗粒，

如乳糜微粒，可能会被内皮屏障排除在外。LDL 可以通过细胞间通道沿着无细胞血浆持续跨内皮运动，或通过与特定受体相互作用从而离开循环。一旦进入内皮下空间，脂蛋白只有累积起来才能导致疾病。据推测，apoB 上的正电荷与带负电荷的蛋白多糖相互作用，促进脂蛋白的保留。LDL 和 VLDL 中的 apoB100，乳糜微粒残余中的 apoB48，以及几类脂蛋白中的 apoE 都有蛋白多糖结合序列[90]。另一种可能性是动脉内脂蛋白融合形成大的聚集物，无法解离重新进入循环。脂蛋白被吸收到细胞中通常可以得到很好的控制，细胞中过多的胆固醇会使 LDL 受体下调。因此，异常的脂蛋白受体调节也可能是一个因素，或者 LDL（和残余）可能通过非胆固醇调节的模式识别受体进入细胞。

含有胆固醇的脂蛋白可引起炎症。动脉内的酶可能会诱发 LDL 蛋白质和脂质含量改变，从而将这些颗粒转化为更具炎症特性的氧化性 LDL。低剂量阿司匹林有一些抗炎特性，但它对心血管事件的减少作用很可能是继发于对血小板聚集的影响，而不是对动脉粥样硬化的直接影响。最近的一项临床试验表明，阻断 IL-1β 受体可减少 CRP 水平较高及已有血管疾病患者的主要冠状动脉事件。这一发现支持即使在降脂治疗的情况下，某些抗炎治疗方法有助于预防和治疗动脉粥样硬化的残余风险。

动脉管腔会因为巨噬细胞的聚集、平滑肌细胞的增殖和胆固醇的沉积而逐渐变窄，但真正危险的病变可能不会引起管腔的明显缩小。随着动脉粥样硬化的发展，管腔会出现代偿性扩张以保持管腔大小几乎不变。当病变在内膜内发展时，表层内膜破裂或内皮侵蚀的并发症导致病变内容物暴露于血小板，引发血栓形成。在大多数患者中，急性血栓形成是梗死主要的原因。覆盖在底层致栓脂质的纤维帽很薄时，就会发生破裂或侵蚀。

内皮细胞丢失或纤维帽破裂，内皮下空间暴露时，复杂病变的表面可以形成血栓。血小板可以黏附在裸露表面，促进血栓形成。在这些不稳定的斑块中，血液实际上会进入动脉壁，导致大血栓的形成。钙化也是晚期病变的一个特征。晚期病变动脉壁的弹性和完整性会减弱，可能形成动脉瘤。去除或减少导致动脉粥样硬化的刺激可导致斑块消退和稳定，留下无脂残留，类似于伤口瘢痕，不太可能成为血栓形成的病灶。

首先在动物身上进行、现在在人体中得到证实的研究表明，如果强化降血浆胆固醇疗法，动脉粥样硬化过程是可以逆转的。通过血管内超声发现，LDL 降低到低于 70mg/dl（1.8mmol/L）的水平时，大约 2/3 受试者的病变大小减小。使用 PCSK9 抑制药降低 LDL 时发现了更大程度的缓解。

人群中血管疾病并不普遍，即使在有明显高胆固醇血症的群体中也是如此。同理，低胆固醇血症也不能保证不患血管病。可能有一半的动脉粥样硬化是由高脂血症和其他已知的心脏危险因素造成的。

脂质在动脉粥样硬化中很重要，但在降脂时代仍需要找到更多的方法来解决剩余风险。针对非脂质原因的几种治疗动脉硬化的方法效果较差。使用维生素 E 和抗生素并不能改变心血管事件发生率。其他与心脏事件相关的炎症性疾病（如结肠血管病）也不能通过降低胆固醇来降低心脏事件发生率。他汀类药物介导的胆固醇降低对终末期肾病可能无效，虽然这些患者 LDL 通常并不会升高。然而，他汀/依折麦布治疗可以减少肾脏疾病不严重患者的心血管事件。

四、高甘油三酯血症

甘油三酯超过 2000mg/dl（22.6mmol/L）时为严重的高甘油三酯血症，通常会导致胰腺炎。LPL 在甘油三酯约 500mg/dl（5.6mmol/L）时达到饱和，不控制饮食摄入的大量脂肪可能无法从血液中清除，从而导致严重的高甘油三酯血症和胰腺炎。甘油三酯指南的重点是预防胰腺炎，而不是心血管疾病，目前没有一级证据证明减少甘油三酯的直接疗法能影响心血管事件。正在进行的贝特类和 ω-3 脂肪酸的试验未来可能会解决这个问题。

（一）空腹高乳糜微粒血症

严重的高甘油三酯血症最典型的表现是空腹高乳糜微粒血症。这可能是乳糜微粒代谢的原发缺陷导致的，也可能是继发于 VLDL 的增加和 LPL 的饱和。当甘油三酯水平超过约 500mg/dl（5.6mmol/L）时就会出现 LPL 饱和，这意味着较高的甘油三酯水平超过了该酶作用于其底物的能力，饮食中的甘油三酯无法被代谢而留在循环中。因此，家族性高甘油三酯血症、家族性复合型高脂血症和异常 β 脂蛋白血症可与空腹高乳糜微粒血症有关。这种情况该病恶化的常见原因为糖尿病控制不佳，导致脂肪细胞内脂质分解增加，脂肪酸返回肝脏，VLDL 甘油三酯分泌增加，LPL 饱和。一些饮食和环境因素也可调节甘油三酯的产生，其中最值得注意的为酒精因其产生甘油三酯的主要底物。此外，富含游离糖类的饮食（特别是单糖），会诱导甘油三酯的产生。果糖也会增加肝脏中脂质的新生，但对循环中甘油三酯的影响较小。

甘油三酯水平超过 500mg/dl（5.6mmol/L）、高甘油三酯导致的胰腺炎是较常见的；甘油三酯超过 1000mg/dl（11.3mmol/L）在普通医疗人群中占 0.4%，其中 5.4% 的人在 1 年内有胰腺炎发作。导致该病的遗传缺陷称为家族性乳糜微粒血症综合征，相对罕见，发病率约为 1/25 万。因此，大多数患者可能在遗传上就存在严重的高甘油三酯血症倾向，而症状的出现来自于环境因素，如饮酒或其他基础疾病如糖尿病。LPL 缺陷是引起遗传性 FCS 的最常见原因，缺乏正常的 LPL 会阻止乳糜微粒的清除。LPL 缺陷通常（但非所有）在儿童期表现，其症状不一，包括婴儿期喂养困难到胰腺炎，有时会被误认为是阑尾炎。患者的血浆通常呈乳白色，全血可能为粉红，表现为"奶油番茄汤"的颜色。甘油三酯升高导致胰腺炎的触发阈值水平是可变的；一些患者的甘油三酯水平超过 10 000mg/dl（11.3mmol/L）时没有症状，而另一些患者在甘油三酯水平通常超过 2000mg/dl（22.6mmol/L）时就会发生胰腺炎。然而，胰腺炎的患者一般会禁食，第一次测量的样本可能不能反映甘油三酯的峰值。此外，LPL 正常作用所需蛋白质的其他几个突变也会引起 FCS。

高乳糜微粒血症和胰腺炎之间的病理生理学关系尚不清楚。富含脂质的血液淤积，可能导致胰腺缺血。正常情况下，腺泡细胞渗出的少量脂肪酶可能导致局部脂肪分解过多，游离脂肪酸和溶血卵磷脂（一种由磷脂酰胆碱产生的有毒脂质）局部毒性浓度的产生，以及腺泡细胞对相邻细胞的进一步损伤。对腺泡细胞的损害（如酒精）可加速这一过程。

大多数未发展成胰腺炎的严重高乳糜微粒血症患者没有症状，但少数超过极端水平 10 000mg/dl（11.3mmol/L）的人会出现高乳糜微粒血症综合征。这些患者会出现呼吸困难和精神错乱，有时与早期痴呆无法区分。这可能是血流减少或氧气输送受阻的结果。

血液中甘油三酯浓度的明显增加导致甘油三酯在某些器官中的积聚，增加的甘油三酯可于血液中观察到。最好的方法是直接检查血液，让红细胞沉淀，观察血浆上的油层，或通过眼底检查时发现血液变成粉红色，称为视网膜脂血症（图 41–17B）。如图 41–17G 所示，可出现发疹性黄瘤，具体表现为 2～5mm 的丘疹，中心为黄色周围伴有红斑。这类黄瘤由富含甘油三酯的皮肤巨噬细胞引起，有时会与痤疮或毛囊炎相混淆。发疹性黄瘤最常出现在臀部、手臂伸直面和背部但原因不明。肝脏和脾脏肿大也不罕见，可能是由甘油三酯在这些器官中积聚引起的。

除了严重的高甘油三酯血症，其他实验室指标也可能不正常。血浆钠可降低，肝脏转氨酶有时会升高。尽管存在胰腺炎，淀粉酶可能因检测假象显示正常；在这种情况下，血清脂肪酶是一个更可靠的指标。临床实验室一般很容易注意到严重的脂血症，但由于血清的混浊而忽视常规化学指标的测量。如果需要进行这些测量，可以对血浆进行离心，去除乳糜微粒层后再对剩余的血浆进行检查。

（二）LPL 缺陷

据报道，几乎每个种族群体都有 LPL 遗传缺陷的患者，一种创始者突变使这种缺陷在法裔加拿大人中特别常见。至少有一半的严重遗传性原发性高甘油三酯血症的病例是由 LPL 缺陷造成的。大多数 LPL 酶的缺陷是由 LPL 蛋白的失活引起的，但也有报道称可能是由于 LPL 蛋白生成减少。LPL 可能具有无须催化功能的受体功能，有这些缺陷的患者可能会有更严重的表型。

有研究表明，遗传性 LPL 缺乏症会在成年后出现，但大多数成年后的严重高胆固醇血症病例都与部分 LPL 缺乏症或其他原因有关。这些原因中最重要的是 2 型糖尿病和肥胖，因为胰岛素抵抗与脂蛋白的清除缺陷有关。餐后脂血症也是糖尿病的一个突出特征。应详细了解提高甘油三酯药物的使用史。

LPL 的调节很复杂，其作用缺陷与遗传或获得性异常有关，但不包括 LPL 分子的遗传缺陷。LPL 专性辅助因子 apoC Ⅱ 的缺陷会导致 LPL 活性缺乏。最初在小鼠身上发现的两个分子缺陷有时可导致人类严重的高甘油三酯血症。GPIHBP1 是一种由内皮细胞表达的分子，其缺陷导致 LPL 与其在毛细血管腔内的结合位点联合缺陷，以及血管内脂肪分解缺陷。在一项研究中，20% 的 FCS 患者有 GPIHBP1 的突变。LMF1 是正确的细胞内折叠和激活 LPL 所需的细胞内蛋白[100]。LPL、GPIHBP1 和 LMF1 的突变都会降低肝素后 LPL 的活性，而 apoC Ⅱ 突变则不会，但其血清不能最大限度地激活 LPL。另一个与 FCS 有关的基因突变是葡萄糖激酶调节蛋白，当其功能失调时肝脏可从头合成过量的脂肪酸[101]。

自身免疫性疾病可能与 LPL、apoC Ⅱ 或肝素抑制导致的甘油三酯分解功能缺陷有关。抗肝素抗体能阻止 LPL 与内皮表面的正常结合。抗 GPI-HBP1 抗体可能是自身免疫性乳糜微粒血症最常见的原因，该蛋白质的三级结构使其具有较强的免疫原性。筛查自身免疫性疾病，如同时存在系统性红斑狼疮或类风湿关节炎尤其重要，因为其他高乳糜微粒血症综合征通常避免使用糖皮质激素。此外，部分患有血管疾病或输血或化疗引起的全身血管内反应的患者也会出现 LPL 缺陷。空腹高乳糜微粒血症的短暂发作主要是由于病毒感染和空腹后摄入过多的脂肪 / 热量。

（三）餐后高脂血症

血浆脂质水平通常是在隔夜禁食后测量的，但在一些动物模型中，乳糜微粒残留物与血管疾病有关，也与遗传或饮食引起的高脂血症有关。因而人们提出假设，残余脂蛋白是一个被忽视的血管疾病原因。餐后高脂血症（以甘油三酯增加来衡量）与动脉粥样硬化性心血管疾病的高风险相关。然而，餐后甘油三酯的升高也与空腹甘油三酯和 HDL 降低相关，所以目前不建议在临床实践中进行餐后测量。餐后脂血症是糖尿病的一个突出特征，但并不损害空腹血糖或葡萄糖耐量。

（四）严重高甘油三酯血症的诊断评估

需要对潜在的医学状况进行评估，并考虑发病年龄。在可能的情况下对 LPL 及其调控基因的生化和

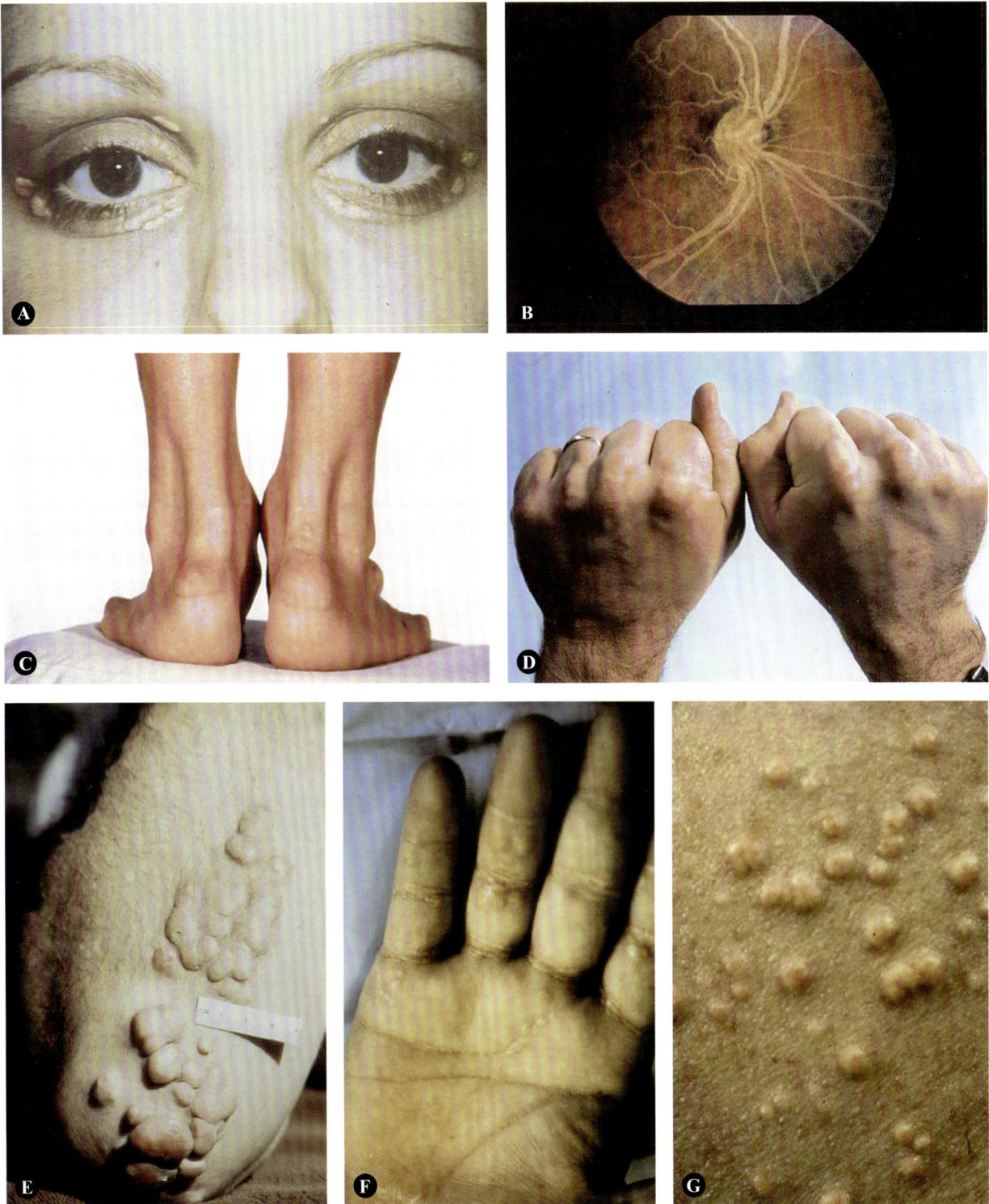

▲ 图 41-17　与高脂血症相关的体检结果

A. 黄斑瘤；B. 视网膜脂血症；C. 跟腱黄瘤，注意肌腱的明显增厚；D. 肌腱黄瘤；E. 结节性黄瘤；F. 掌跖黄瘤；G. 发疹性黄瘤（A 和 B. 图片由 Dr.Mark Dresner and Hospital Practice [May 1990,p.15] 提供；C 至 F. 图片由 Dr.Tom Bersot 提供；G. 图片由 Dr.Alan Chait 提供）

遗传评估可以进一步完善诊断。引起空腹高甘油三酯血症的疾病在饮食、药物或其他疾病（如糖尿病或妊娠）的作用下会导致严重的高甘油三酯血症。遗传性 LPL 缺乏症是应通过临床背景和肝素后血液中 LPL 活性的生化缺陷或 LPL 的遗传缺陷来诊断的。LPL 缺乏症通常发病年龄较小，尤其是儿童期。杂合子携带者中常有低 HDL 的家族史。LPL 异构体也是普通人群中 HDL 水平的一个决定因素，在法裔加拿大人的家族史中有所体现。

已经发现 100 多个 LPL 基因的突变，并且可以通过商业 DNA 测序进行诊断。LPL 活性异常时可以收集肝素后血浆来测量其活性，但在急性胰腺炎的情况下禁止使用肝素。采用这种方法需要与研究实验室协商，因为 LPL 活性在临床实验室中是无法测量的。通过将患者的血清与标准的人源 LPL 混合然后评估活性，可以检测 apoC Ⅱ、LPL 激活剂和 LPL 抑制药（如抗生素）等的缺乏。对这些罕见病例的诊断可以改善临床管理。

1. 由 VLDL 升高导致的中度空腹高甘油三酯血症 150～500mg/dl（1.7～5.6mmol/L）的甘油三酯水平是异常的，这一中度增加的水平除了与血管疾病有关外，还可能带来胰腺炎的风险。哥本哈根的一项包含 116 500 人的研究发现，甘油三酯超过 177mg/dl（2.0mmol/L）与急性胰腺炎的风险有关，并且其风险大于心肌梗死的风险。全基因组关联研究观察到甘油三酯的降低与较低的动脉粥样硬化疾病风险和 apoC Ⅲ 基因突变有关，apoC Ⅲ 是一种可能抑制 LPL 作用并减少肝脏对富含甘油三酯脂蛋白摄取的蛋白质，这表明甘油三酯有致动脉粥样硬化的作用。此外，高甘油三酯血症一般只有在其他条件存在时才表现出来，但杂合子 LPL 突变也会增加动脉粥样硬化的风险。

有几种不同的临床情况可导致空腹高甘油三酯血症。家族性复合型高脂血症与 apoB 生成增加有关，在不同的时间以及不同的家庭成员中，会出现高甘油三酯血症（VLDL 增加）、胆固醇（LDL）增加，或两者同时发生。这种疾病与心血管疾病的风险增加有关，但因其也存在于有代谢综合征相关的其他风险因素的患者中，具体作用尚不清楚。许多高甘油三酯血症患者同时伴有胰岛素抵抗、肥胖和（或）明显的糖尿病，因此很难分离出这种代谢紊乱的具体原因。虽然有单独的甘油三酯升高且没有血管疾病的家系已经被发现，但在存在代谢综合征的情况下，甘油三酯升高可能通过一些尚不明确的机制导致易患血管疾病。

在肠道胆汁酸的吸收受损的情况下，某些独立高甘油三酯血症病例与肝脏过度分泌胆汁酸有关，类似于使用胆汁酸结合树脂导致的高甘油三酯血症。目前大的、富含甘油三酯的 VLDL 是否会导致动脉粥样硬化还不确定。

apoE 的同型突变即 apoE2/E2 导致的乳糜微粒和小型 VLDL 残余物清除障碍是异常 β 脂蛋白血症的基础。该病在普通人群中的发病率约为 1/10 000。由于残余脂蛋白的清除缺陷，进而出现甘油三酯和胆固醇的升高。异常 β 脂蛋白血症的患者有时会有结节性和掌跖黄瘤，并且有周围血管疾病的倾向。

遗传性低 α 脂蛋白血症综合征通常与中度高甘油三酯血症有关。这些综合征包括 LCAT 缺乏症、Tangier 病和 apoA Ⅰ Milano 变构体。HDL 上的 apoC Ⅱ 储量减少可能是该病的原因。

2. 高甘油三酯血症的继发原因

（1）糖尿病：糖尿病是导致高甘油三酯血症的最重要原因；在糖尿病心血管风险控制行动的研究中，平均甘油三酯为 162mg/dl（1.8mmol/L），高于健康理想值。胰岛素可减少来自脂肪组织的脂肪酸通量，减少肝脏 apoB 的产生，抑制甘油三酯从头合成，并优化 LPL 的作用。对人类的动力学研究表明，甘油三酯分泌的增加和甘油三酯从血液中清除的减少常常在糖尿病患者中共同发生。糖尿病还与餐后血脂增加有关。最常见的糖尿病血脂异常是中度高甘油三酯血症和低 HDL 血症。HDL 降低的原因是 VLDL 甘油三酯与 HDL 胆固醇酯的交换增多，富含甘油三酯的 HDL 被肝脏脂肪酶水解，以及较小的 HDL 能更快地从循环中清除。脂肪分解的缺陷也可能减少从富含甘油三酯的脂蛋白中转移给 HDL 的胆固醇数量。CETP 还增强了甘油三酯向 LDL 的转移，使这些脂蛋白转化为更小、更密集的形式，可能更容易导致动脉粥样硬化。这种脂蛋白表型通常也被称为糖尿病性血脂异常，但它也存在于非高血糖的代谢综合征患者中。尽管与年龄和性别匹配的对照组相比，糖尿病患者的 LDL 没有增加，但糖尿病控制的改善可减少 LDL。糖尿病与严重的空腹乳糜微粒血症有关。许多这类患者也有潜在的血脂疾病（如杂合子 LPL 缺乏），但其他人没有明确的血脂紊乱。

控制不佳的 1 型糖尿病患者也会出现高甘油三酯血症。然而，由于胰岛素会刺激高密度脂蛋白的产生，控制良好的患者有时会出现高水平的 HDL。部分数据表明，胰岛素诱导的 HDL 增加并不能预防心血管疾病。

（2）肾衰竭：肾衰竭与高甘油三酯血症和低 HDL 水平有关。其原因尚不清楚，但可能与潜在的胰岛素抵抗和血浆甘油三酯脂肪分解的缺陷有关。肾病综合征的高甘油三酯血症与 LPL 抑制剂血管生成素样蛋白 4 的循环水平升高有关。

（3）药物：糖尿病、肥胖和肾脏疾病是空腹高甘油三酯血症的常见原因，但各种药物也可使甘油三酯升高。与高甘油三酯血症相关的最常见的药物是雌激素、噻嗪类药物、β 受体拮抗药、蛋白酶抑制药、糖皮质激素、免疫抑制药、维 A 酸类药物（异维 A 酸、异维 A 酸）、胆汁酸结合树脂和新型抗精神病药物。

口服雌激素治疗会因肝脏产生更多的 VLDL 增加血浆甘油三酯水平，但雌 - 孕激素联合治疗不会增加甘油三酯，有时还与 LDL 的减少有关。在潜在高甘油三酯血症的情况下，单独口服雌激素或含雌激素的避孕药或在卵细胞诱导生育期间的患者可能发生严重的高乳糜微粒血症和胰腺炎。因此，在开始使用雌激素治疗或雌激素诱导治疗之前，应检测女性的甘油三酯水平。经皮给药的雌激素不会导致其在肝脏高度聚集，也不会增加甘油三酯。他莫昔芬是一种SERM，可引起严重的高甘油三酯血症和胰腺炎，而另一种SERM雷洛昔芬则不会升高甘油三酯。

(4) 饮食和酒精：饮食可导致血浆甘油三酯水平的明显变化。大多数脂蛋白谱使用空腹血液以避免餐后甘油三酯的增加，这代表了饮食脂肪和肝脏的甘油三酯生成。肝脏甘油三酯的生成在摄入单糖后明显增加，如加糖食品（特别是包括高果糖玉米糖浆的饮料）和其他糖类（面包、面条、大米和土豆）中发现的单糖。摄入过多的单一糖类通常会导致中度高甘油三酯血症，但也可能加剧潜在的遗传性高甘油三酯血症。脂肪摄入，尤其是在甘油三酯水平超过500mg/dl（5.6mmol/L）时可导致严重的高胆固醇血症。

酒精是导致高甘油三酯血症的一个主要临床原因。对酒精引起的甘油三酯升高的敏感性是不同的，但大部分高甘油三酯血症患者戒酒是有效的。酒精对脂质代谢有许多影响，包括诱导脂肪酸从头合成，以及抑制肝脏中的脂肪酸氧化。明确单独高甘油三酯血症是否为饮酒患者胰腺炎的原因是一个常见的临床难题。异常β脂蛋白血症的患者对饮酒的影响特别敏感，因为在残余物清除受损的情况下，酒精会导致VLDL过量生成，继而产生残体颗粒。酒精也可提高HDL，甘油三酯升高而HDL未降低是酒精可能导致脂质紊乱的一个临床线索。

（五）中度高甘油三酯血症的诊断性评估

应筛查相关疾病，审查药物使用，评估饮食。如果甘油三酯和胆固醇都升高，寻找潜在的脂蛋白紊乱可能有助于诊断。通过超速离心可将由富含胆固醇的VLDL导致的脂蛋白异常与家族性复合型高脂血症相区别。通常VLDL甘油三酯与胆固醇的比率约为5，而在异常β脂蛋白血症中则降至3或更低。apoE基因分型可确定患者是否具有apoE2/E2的基因型，这可能与侵袭性血管病有关。胆固醇富集的VLDL也见于甲状腺功能减退症、肾衰竭或肝脂肪酶缺乏的患者中。

五、不伴高甘油三酯血症的高胆固醇血症

因为所有的脂蛋白都含有胆固醇，甘油三酯的急剧增加必然也会导致血液中胆固醇的升高。然而，甘油三酯与胆固醇的比率将大于5。本部分讨论原发性胆固醇升高相关的疾病。高胆固醇血症的临床表现有限。尽管患有严重高胆固醇血症的患者偶尔会出现美容问题或与肌腱黄瘤相关的骨科问题，但高胆固醇血症在临床上通常表现隐匿，并且是在常规评估或在诊治血管疾病时通过血液检测发现。

（一）多基因高胆固醇血症

大多数LDL-C升高的患者并不是患有家族性高胆固醇血症，即使胆固醇水平高于300mg/dl（7.8mmol/L），通常也不会与黄瘤或LDL受体缺陷相关。如果像其他实验室指标的传统定义一样定义高胆固醇血症，高胆固醇血症被定义为人群中胆固醇值超过第95百分位数，那么这些患者中只有1/25患有FH。虽然饮食和生活方式影响LDL，但与大多数LDL水平升高相关的遗传和环境因素尚不清楚，因此这种类型的高胆固醇血症被称为多基因高胆固醇血症。尽管如此，胆固醇的增加与冠状动脉疾病风险更高有关。

LDL水平的升高可能是由正常LDL受体对LDL的清除有缺陷造成，或者由受体的更微妙的调节造成，或LDL产量的增加导致。最后一种类型见于家族性混合性高脂蛋白血症，可表现为LDL的原发升高。肠道胆固醇的吸收增加，脂质调节的核转录因子的调节异常，或者胆固醇和apoB脂蛋白组装途径中的功能获得异常都可能导致更多LDL的产生，但其具体机制都了解甚少。

（二）遗传性FH

Brown和Goldstein对杂合子FH原因的调查，揭示了LDL受体对了解胆固醇代谢的关键作用。发生这种严重高胆固醇血症相对常见的原因是LDL受体产生过程中的众多缺陷，其中任何一个缺陷都可以导致LDL受体的功能或产生受损。FH患者（大多数为杂合子）的胆固醇水平超过300mg/dl（7.8mmol/L）。这种疾病的纯合子胆固醇水平大约是这个值的2倍。在美国的一个医疗保健系统中，在未经选择的参与者中，杂合型FH发病率为1/256，而在心导管实验室参与者中杂合型FH发病率为1/118[118]。FH是早发性冠状动脉疾病的主要原因之一。此外，纯合子FH和其他一些LDL受体严重缺陷的基因型与主动脉瓣钙化和狭窄有关。人类可以在没有高胆固醇血症的情况下出现LDL受体缺陷，但这些人患心血管疾病的风险仍然增加[119]。

杂合子FH的患者肌腱上有胆固醇沉积，导致肌腱黄瘤（图41-17C和D）。这种情况在跟腱上最常见。视诊时，肌腱常见的弓状形状缺失或肌腱明显隆起或普遍增厚都会很显而易见。通过触诊也可以发现肌腱的不规则。这一查体发现有时类似于肌腱断裂造成的瘢痕。如果肌腱异常，应询问运动损伤史。黄瘤也发生在手部的伸肌腱上，但比较少见，最常见的是握紧拳头的指节。跟腱黄瘤可导致跟腱炎反复发作。有些黄瘤很隐蔽，仅表现为肌腱增厚或肌腱插入肌肉处的小肿块。FH患者也有黄瘤（图41-17A）和早发性角膜环（即年龄小于40岁的人），但这些现象也可以发生在没有FH的患者中。许多FH患者查体时也可以没

有阳性发现。早发的冠状动脉疾病是常见的，但也因人而异。一些 FH 患者尤其是如果他们还有高密度脂蛋白降低或吸烟导致的相关风险时，在 30—40 岁就会患上冠心病。而另一些 FH 患者（尤其是女性）即使在他汀类药物引入之前也从未发生临床可查见的血管疾病。也许是基因型的不完全外显或者因生活方式带来的保护性因子帮助维持他们的正常寿命。

纯合子 FH 并不常见，但可能比以前认识到的发生频率更高。这些患者因为肌腱外观和平面黄色瘤及结节状黄瘤（图 41-17E），出生时明显的高胆固醇血症，过早的冠状动脉疾病，或主动脉瓣疾病，在生命早期就开始引起临床关注。典型的血浆胆固醇浓度为 600～1000mg/dl（15.5～25.9mmol/L），LDL 浓度为 500～950mg/dl（13.0～24.6mmol/L）。有症状的冠状动脉疾病可能在 10 岁之前发生。如果不治疗，这些纯合子患者通常在 20 岁前死于心肌梗死。纯合子患者的主动脉瓣病变可以是瓣膜病变或瓣上病变。任何血浆胆固醇极高或有 FH 黄瘤特征的儿童 [通常＞500mg/dl（13.0mmol/L）] 都是疑似纯合型 FH 患者。双亲均为专性杂合子，后代应表现为杂合子 FH 表型。这些儿童可以接受重复的 LDL 分离或肝移植治疗。

（三）家族性 apoB100 缺陷症

基于人群的基因分型显示，LDL 与正常 LDL 受体结合的缺陷会导致 LDL-C 升高 60～70mg/dl（1.5～1.8mmol/L）[121]。家族性 apoB100 缺陷症的表型与 FH 的表型没有区别，包括冠心病的易感性增加。谷氨酰胺取代了氨基酸 3500 位上的精氨酸，从而减少了 LDL 与 LDL 受体的结合，这是大多数家族性 apoB100 缺陷症的原因，尽管也有其他缺陷的报道。通常 LDL 的升高不那么显著，如 LDL 低于 200mg/dl（5.2mmol/L），这反映了由于突变导致的受体结合的部分缺陷或 apoE 介导的脂蛋白摄取的持续能力。

（四）与 LDL 水平升高相关的罕见突变

几种罕见、孤立的高胆固醇血症的病因已有报道。LDLRAP1 基因编码肝细胞表面与 LDL 受体相结合的 LDL 内化所需的一种接头蛋白（ARH），它的突变会导致常染色体隐性遗传性高胆固醇血症。与常染色体隐性遗传性高胆固醇血症相关的 ARH 突变已被报道主要发生在意大利人（撒丁岛）和黎巴嫩人。

据报道，常染色体显性遗传性高胆固醇血症是由编码胆固醇 7α- 羟基酶的基因突变引起的[122]。高胆固醇血症是由胆固醇转化为胆酸的缺陷引起的。

PCSK9 的突变导致 LDL 受体表达的改变，因为这种酶可以调节细胞内的 LDL 降解[123]。功能获得突变可以减少 LDL 受体的数量，并导致肝脏清除 LDL 的缺陷。这种蛋白的抑制剂是治疗高胆固醇血症的有效药物[124]。PSCK9 的功能缺失突变与低总胆固醇和 LDL 有关，并降低了冠状动脉疾病的风险。

（五）血浆 Lp（a）升高

apo（a）是一种功能未知的蛋白质，与纤溶酶原有很高的同源性，与 apoB 结合产生一种称为 Lp（a）的 LDL。Lp（a）水平升高会增加心血管疾病和钙化性主动脉瓣狭窄的风险[125]，大约 20% 高 Lp（a）患者患有上述疾病[126]。Lp（a）升高的患者更有可能发生搭桥和支架堵塞。不同于 LDL 相关的心血管疾病风险是通过 LDL 血浆水平的连续函数赋予，Lp（a）的相关心血管疾病风险只存在于 Lp（a）水平最高的人群。

血浆 Lp（a）水平在很大程度上由遗传决定。Lp（a）粒子由数量不等的蛋白质重复序列组成，这种重复序列被称为 Kringle。较小的 Lp（a）粒子，具有较少的 Kringle 重复，通常在较高的 Lp（a）水平时产生。出于这个原因，一些人认为 Lp（a）的大小决定血管风险，而不是血浆水平。肾衰竭导致 Lp（a）升高。烟酸治疗而不是他汀类药物治疗可降低 Lp（a），而 PCSK9 抑制剂通过增加其血浆清除率来降低 Lp（a）[127]。使用反义和沉默 RNA 方法降低 Lp（a）的特定疗法正在开发中。

（六）脂蛋白（X）

阻塞性肝病有时会导致血浆胆固醇显著增加。在一定程度上，这是 LDL 增加的结果，推测是由于 LDL 受体的缺陷。此外，游离胆固醇与一种被称为 Lp（X）的白蛋白一起循环。这是由胆固醇酯化酶 LCAT 缺乏所致。这种临床背景下可提示诊断。此外，实验室还可以测定游离胆固醇与总胆固醇（或胆固醇酯）的异常比例。Lp（X）与血管疾病的关系尚不清楚。

（七）谷甾醇血症

在这种罕见的疾病中，通常不会大量吸收的谷甾醇和其他植物甾醇在肠道中被大量吸收，导致它们在血浆和周围组织中积聚，并导致过早的动脉粥样硬化[128]。分子原因是编码 ABCG8 和 ABCG5 的基因突变，这两个基因负责清除被吸收的植物甾醇。患者在儿童时期发展为肌腱黄瘤，血浆 LDL 正常或升高；鉴别诊断包括 FH 和脑腱黄瘤病。这一诊断可以通过血浆脂质的气 - 液色谱来确认，这表明植物类甾醇水平很高。治疗包括限制饮食中的植物类甾醇和依折麦布，它会抑制食物中类固醇的吸收[129]。

（八）脑腱黄瘤病

脑腱黄瘤病是一种少见的与神经系统疾病、肌腱黄瘤和青壮年白内障相关的类固醇代谢紊乱。神经学表现包括小脑共济失调、痴呆症、脊髓麻痹和智力低下。过早的动脉粥样硬化是很常见的。据报道，骨质疏松症可能是由维生素 D 代谢改变引起的。27- 羟基酶是胆固醇氧化和胆汁酸合成的关键酶，这种疾病是由于突变导致 27- 羟基酶缺乏，从而导致血浆中胆固醇和胆甾醇水平升高，随后这些类固醇在肌腱和神经系统组织中积累。鹅去氧胆酸可以用来治疗上述疾病。

（九）甲状腺功能减退症与胆固醇升高

所有有明显高脂血症的患者都应该筛查甲状腺功能减退，因为甲状腺激素缺乏会导致高胆固醇血症，而低水平的甲状腺激素容易导致他汀类诱导性肌炎[130]。虽然甲状腺功能减退通常会增加 LDL，但它也可能与血浆甘油三酯升高有关。甲状腺功能减退症患者的高密度脂蛋白水平通常不变或略低，甲状腺功能亢进患者的高密度脂蛋白水平可能会降低。亚临床甲状腺功能减退是高胆固醇血症的原因之一，亚临床甲状腺功能减退导致的高脂血症有时对甲状腺激素替代治疗有反应[131]。

（十）孤立性高胆固醇血症的诊断评价

所有成年人，或许还有儿童，都应该至少每 5 年进行一次胆固醇水平评估。在成年人中，胆固醇水平高于 300mg/dl（7.8mmol/L）和 LDL 高于 190mg/dl（4.9mmol/L）提示 FH。任何患有早发动脉粥样硬化性心血管疾病的人都应该怀疑是杂合子 FH。临床上可以通过肌腱黄瘤和早期冠状动脉疾病家族史来确认杂合子 FH 的诊断。FH 主要是临床诊断，但基因检测是可用的，虽然费用很高，但可能有助于评估家庭成员的风险和遗传咨询。这一点很重要，因为许多 FH 患者最初不会出现 LDL 升高，但心血管疾病的风险增加，可能是由于终生 LDL 高于理想水平。

（十一）高密度脂蛋白增加

偶尔高胆固醇血症患者的高密度脂蛋白升高，而 LDL 正常。通常，这种情况出现在心血管疾病较少的家庭中。然而，与遗传相关的研究未能将高密度脂蛋白升高与血管疾病减少联系起来[132]，而且在他汀类药物时代没有任何提高高密度脂蛋白的药物干预显示获益。

有一些患者的高密度脂蛋白升高，但并没有对心血管疾病起保护作用。从这些患有心血管疾病和高水平高密度脂蛋白的患者中分离出高密度脂蛋白，我们可以观察到这些高密度脂蛋白并不具有抗炎特性[133]。然而，在系统性红斑狼疮患者中检测到致动脉粥样硬化的高密度脂蛋白[134]。因此，在某些临床情况下，高密度脂蛋白可能是功能失调。

遗传性疾病导致高密度脂蛋白升高　CETP 缺乏症是一种由于 CETP 活性降低而导致血浆高密度脂蛋白水平升高的遗传性综合征。这种疾病在日本人中并不少见。其特征包括纯合子血浆高密度脂蛋白显著升高 [通常＞100mg/dl（2.6mmol/L）]。尽管高密度脂蛋白水平升高，但 CETP 基因突变对冠心病风险的影响尚不清楚。而杂合子高密度脂蛋白适度升高。CETP 活性较低导致胆固醇酯从高密度脂蛋白转移到含 apoB 的脂蛋白上的转移减少。因此在高密度脂蛋白中发现了更多的胆固醇酯，总胆固醇与高密度脂蛋白的比率显著降低。CETP 在高甘油三酯血症中活性最高，除

了降低高密度脂蛋白外，它还提供了一种通过高密度脂蛋白代谢降低甘油三酯的机制。也许出于这个原因，在通常不具有显著血浆 CETP 活性的小鼠身上进行的研究表明，通过添加 CETP 转基因可以使含有 apoB 的脂蛋白减少，并使动脉粥样硬化减轻。综上所述，CETP 抑制药似乎并没有表现出通过增加高密度脂蛋白而获益[83]。

其他几种与血浆高密度脂蛋白升高有关的药物。在这些情况下高密度脂蛋白产生的抗动脉粥样硬化能力尚不清楚。口服雌激素、苯妥英钠（苯妥英）、苯巴比妥、摄入乙醇和使用胰岛素治疗的一些 1 型糖尿病患者，可以使高密度脂蛋白升高。

内皮性脂肪酶缺乏症是由脂酶基因家族的第三个成员（内皮脂肪酶）的缺陷引起的。这种脂肪酶功能缺失突变与高密度脂蛋白水平升高有关，但与降低冠心病风险无关。

六、甘油三酯和胆固醇升高

VLDL 和 LDL 升高、混合性高脂血症或循环残余脂蛋白增加（β- 脂蛋白血症）可引起甘油三酯和胆固醇水平升高。而诊断 β- 脂蛋白血症的方法通常不会有效，除非患者出现早发血管疾病或手掌黄色瘤。

（一）混合性高脂血症

混合性高脂血症是一种常见的疾病，它与血浆胆固醇和甘油三酯水平升高、冠状动脉疾病易感性增加有关。脂蛋白分离显示 LDL 和 VLDL 升高。动力学分析表明，这种疾病主要与 apoB 脂蛋白的过量产生有关，而不是与清除缺陷有关。当它发生在家族内时，称为家族性混合性高脂血症。这些人不一定有其他导致血脂异常的原因，来自各种高脂血症家族是其特征，包括孤立性甘油三酯升高或孤立性 LDL 升高。此外，个体的异常脂蛋白模式 [甘油三酯和（或）胆固醇升高] 会随着时间的推移而变化。

调节 apoB 的产生涉及几个步骤，了解这一生理学过程可以解释混合型高脂血症与其他疾病的一些联系。回流到肝脏的脂肪酸的增加和胰岛素作用的减少阻止了新合成的 apoB 的降解。因此，代谢综合征和 2 型糖尿病常合并高脂血症也就不足为奇了。尽管已经对这种疾病的遗传学进行了研究，但这种脂蛋白模式与胰岛素抵抗和肥胖综合征共存一直令人困惑。因此，虽然已经观察到与脂质代谢相关的几个基因的变化，如 LPL 和 apoCⅢ，但目前还没有确切的遗传标记。

（二）家族性异常 β 脂蛋白血症

家族性异常 β 脂蛋白血症是一种罕见的脂蛋白代谢紊乱，其特征是中到重度的高甘油三酯血症和高胆固醇血症，是由富含胆固醇的残留颗粒在血浆中积聚而引起的。这种患者发生早发的外周血管疾病和冠状动脉疾病是常见的。其原因是 apoE 基因的突变导致

apoE 与脂蛋白受体的结合缺陷。这种疾病与 apoE2 亚型有关，在大多数情况下是作为常染色体隐性遗传的。由于这种疾病的表型表达仅限于大约 5% 的 apoE2/E2 表型患者，因此其他遗传或环境因素也起了一定作用。高脂血症是由残留脂蛋白清除缺陷引起的，肝脏摄取残余脂蛋白需要 apoE 与 LDL 受体、LRP1 和 HSPG 相互作用。累积的残留物通过 LPL 介导的甘油三酯水解失去了大量的甘油三酯，因此其富含胆固醇。而主要的残留颗粒被称为 β-VLDL，可以通过凝胶电泳上的异常迁移或异常的脂肪含量来识别。

异常 β 脂蛋白血症常见于成人，而在 20 岁以下的人群中很少被发现。这种疾病在男性中比在女性中更常见。血浆甘油三酯和胆固醇水平通常为 300～4000mg/dl（3.4～45.2mmol/L），HDL-C 浓度正常。超过一半的患者会出现黄瘤。掌侧黄瘤，即在手掌皱褶处的扁平黄瘤（图 41–17F）是本病的特征。结节状或结节发疹性的黄瘤（图 41–17E）在这种疾病中也很常见，但特异性较差。肌腱黄瘤和睑黄瘤也可能发生。家族性高胆固醇血症患者外周血管疾病并不常见，但在患有异常 β 脂蛋白血症的患者中，除了早发的冠状动脉疾病外，还会出现早发的外周血管疾病。若合并肥胖、饮酒、糖尿病和甲状腺功能减退等，还会加重异常 β– 脂蛋白血症的表型。

除了 apoE2 亚型的纯合子外，已知 apoE 基因的一些突变会导致常染色体显性遗传的异常 β– 脂蛋白血症表型。这种表型在早期就表现出来，而没有加重的因素。

（三）肝脂酶缺乏症

肝脂酶缺乏症是一种罕见的疾病，它与血浆中肝素化后释放的肝脂酶活性不足有关。由于该酶参与 IDL 向 LDL 转化的最后一步，并参与乳糜微粒残留物的清除，它的缺乏会导致与异常 β 脂蛋白血症相似的表型，即血浆胆固醇 [250～1500mg/dl（6.5～38.9mmol/L）] 和甘油三酯 [395～8200mg/dl（4.5～92.7mmol/L）] 升高。患者还会出现掌部和管状发疹性黄瘤、早发的角膜弓和冠状动脉疾病。因为肝脂酶也调节高密度脂蛋白的代谢，所以高密度脂蛋白水平不会降低。肝脂酶缺乏症需要体外检测肝素化后血浆中的肝脂酶活性或 DNA 分析以确定突变。

（四）肾病综合征

高脂血症几乎总是伴随着肾病综合征。总胆固醇、VLDL、LDL、总甘油三酯和血浆 apoB 都可能升高。肾病综合征使肝脏产生含 apoB 的脂蛋白增加，导致血浆 LDL 和 VLDL 升高，或两者兼而有之。这可能是对低白蛋白血症和相关的肝脏蛋白分泌普遍增加的反应。

（五）在 HIV 感染中应用蛋白酶抑制药

对 HIV 感染的治疗通常会导致高脂血症、脂肪营养不良和胰岛素抵抗。高甘油三酯血症是最常见的血脂异常，尽管也发现 LDL 升高。这些影响最初被认为是使用蛋白酶抑制药造成的，但其他药物（如反转录酶抑制药）也可能导致血脂异常。代谢综合征并非都是由药物引起的，利托那韦等较老的药物更有可能产生代谢不良反应。这种综合征的原因尚不清楚，但可能与肝脏产生较多的 apo 和甘油三酯有关。

（六）免疫抑制方案

接受移植的患者需要几种药物治疗，通常表现为高甘油三酯血症伴或不伴高胆固醇血症。糖皮质激素更常升高甘油三酯，环孢素升高胆固醇，而雷帕霉素升高胆固醇和甘油三酯。

（七）甘油三酯和胆固醇升高的诊断评估

甘油三酯和胆固醇同时升高是很常见的。适当的评估通常要求临床医生确定高脂血症主要是一种遗传性疾病，还是继发于系统性疾病或药物治疗。药物治疗可能是最常见的原因。表 41–4 提供了病因诊断的概述。在血脂紊乱方面，家族性混合性高脂血症既需要有病史，也需要家庭成员的空腹血脂数值。这种疾病很常见，并与早发血管疾病有关。在某些情况下，评估异常 β 脂蛋白血症这种罕见的疾病是有用的。在其他情况下，经验性治疗是合理的。

七、低胆固醇血症

导致含有 apoB 的脂蛋白水平极低和胆固醇水平低的继发原因包括吸收不良、败血症、肝衰竭、恶病质综合征和营养不良，也有遗传因素导致胆固醇降低。

（一）家族性低 β 脂蛋白血症

家族性低 β 脂蛋白血症定义为 apoB 和 LDL 水平低于第 5 百分位数。低 β 脂蛋白血症与表型无关，并可降低心血管疾病的风险。这种综合征的可能原因包括导致 apoB 缩短的突变和可能导致 LDL 受体数量增加的 PCSK9 突变。PCSK9 功能缺失突变在多达 2% 的非裔美国人中发生，在欧洲血统的人中很少见。其他患者的血管生成素样蛋白 3 存在缺陷[55]。而低 β 脂蛋白血症患者除了血管生成素样蛋白 3 缺陷外，发生肝脏脂肪变性的风险也会增加。

（二）无 β 脂蛋白血症

无 β 脂蛋白血症是一种罕见的由 MTP 缺乏引起的常染色体隐性遗传病，这种患者血浆中几乎没有含 apoB 的脂蛋白。无 β 脂蛋白血症的患病率不到 1/100 万，与纯合子低 β 脂蛋白血症具有相同的表型，包括肠道对脂肪和脂溶维生素的吸收不良，这可能会导致与维生素 E 缺乏有关的神经系统疾病。这种疾病通常在婴儿时期被发现，因为脂肪吸收不良与血浆胆固醇和甘油三酯水平显著下降有关。

（三）乳糜微粒潴留综合征

Anderson 病，或乳糜微粒潴留综合征，是一种罕见的疾病，其表型类似于无β脂蛋白血症。Anderson病患者不能从肠道分泌乳糜微粒。SAR1B 基因（前身为 SARA2）的突变与它有关。该基因编码 SAR1B，这是一种在肠道细胞中通过分泌途径运输乳糜微粒的重要蛋白质。

（四）家族性低脂蛋白血症

尽管普通人群中的低高密度脂蛋白水平与更严重的冠状动脉疾病相关，但导致血浆高密度脂蛋白水平极低的遗传病是多变的，甚至有时患冠状动脉疾病的风险是不确定的。在一定程度上，这可能是由其中一些疾病的罕见所致。出于这个原因，治疗这些疾病的方法通常是不明确的。

1. apoA Ⅰ 突变　apoA Ⅰ 基因的突变会减少高密度脂蛋白的形成，导致血浆高密度脂蛋白水平降低。apoA Ⅰ 缺乏症可由 apoA Ⅰ 基因点突变或 apoA Ⅰ /C Ⅲ /A Ⅳ /A Ⅴ 基因座的缺失或基因重排引起。apoA Ⅰ 缺乏通常会导致血浆高密度脂蛋白低于 10mg/dl（0.26mmol/L）。一些 apoA Ⅰ 变异体激活 LCAT 效果不佳。分子诊断是通过显示 apoA Ⅰ 大小改变的蛋白质分析或通过基因测序进行的。一些 apoA Ⅰ 变异与淀粉样变性有关，但这些变异还没有明确的特定临床表现。

apoA Ⅰ Milano 变异体（apoA Ⅰ $_{Milano}$）是由 173 位氨基酸上的精氨酸被半胱氨酸取代引起的。这种变异体导致血浆高密度脂蛋白水平较低，但并不会引起早发的冠心病。这种高密度脂蛋白被假设为能够抗动脉粥样硬化，但在接受现代他汀类药物治疗的急性冠脉综合征患者中，给予重组 apoA Ⅰ $_{Milano}$ 似乎不会诱导斑块消退[135]。

2. LCAT 缺乏症　LCAT 缺乏症[136]导致低高密度脂蛋白，这是由于胆固醇到胆固醇酯的转换有缺陷。在年轻人中，LCAT 缺乏会导致严重的角膜环（有时会导致明显的视力障碍）、正常血色素性贫血，偶尔还会出现肾衰竭。肾活检可见特征性泡沫细胞。在表型符合上述特征的患者中，游离胆固醇 / 胆固醇酯的比值是有诊断意义的。正常情况下，游离胆固醇约占总胆固醇的 30%，但在 LCAT 缺乏症患者中，这一比例增加到 90% 以上。还可以进行 LCAT 活性测量和测序。尽管高密度脂蛋白水平很低，但 LCAT 缺乏症患者患冠心病的风险并不明显，这可能是因为此类患者的 LDL 水平较低。

LCAT 缺乏症的一种罕见变异，称为鱼眼病，也是由 LCAT 基因突变引起的。表型没有完全性 LCAT 缺乏症那么严重。鱼眼病的特征是低血浆高密度脂蛋白和角膜混浊，但不会发生贫血和肾脏疾病。LCAT 缺乏症和鱼眼病之间的表型差异被归因于 LCAT 基因突变编码的变异是高密度脂蛋白和含 apoB 的胆固醇（LCAT 缺乏症）都不能酯化，还是仅不能酯化高密度脂蛋白（鱼眼病）。

3. ABCA1 缺乏症　ABCA1 转运蛋白是肝脏和小肠完成成熟高密度脂蛋白合成所必需的。该受体的几个突变与低脂蛋白血症有关。由于基因突变的数量很大，检测方法经常研究成纤维细胞将胆固醇"卸载"到 apoA Ⅰ 以显示缺陷。

Tangier 病（Tangier disease，TD）是 ABCA1 缺乏的最明显的例子。这些患者来自切萨皮克湾的丹吉尔岛，由于血浆高密度脂蛋白显著降低、LDL 降低及明显的扁桃体橙色表现，因此患有低胆固醇血症。橙色扁桃体可能是由网状内皮系统巨噬细胞的胆固醇逆向运输缺陷造成的，其颜色来自类胡萝卜素。这种患者心患血管疾病的风险尚不确定。

八、脂质疾病的治疗

（一）支持脂质疾病治疗的证据：胆固醇与心血管疾病

尽管血管疾病的发病率显著下降，但心血管疾病包括冠心病和脑血管疾病，仍然是美国男性和女性的主要死亡原因[137]。主要危险因素包括年龄、LDL升高、高密度脂蛋白降低、吸烟、高血压、胰岛素抵抗、有或不伴有明显的糖尿病，以及早发的心血管疾病家族史。可改变的危险因素占心血管疾病额外风险的大部分。虽然已经提出了几个新的危险因素来提高预测心血管事件风险的准确性，但在大多数患者中，存在四种情况（血脂异常、高血压、吸烟和糖尿病）导致心血管疾病风险的增加。

他汀类药物降低了既往发生过心血管事件患者的复发概率（二级预防）[1, 138]。临床试验的 Meta 分析表明，在大多数亚组中（包括男性组和女性组），他汀类药物降低了患者发生初始心血管事件的风险（一级预防）。无论基线 LDL 水平如何，他汀类药物还可以减少患有糖尿病、高血压的高危患者的心血管事件风险。

关于降低甘油三酯或提高高密度脂蛋白水平，或两者兼而有之的益处的证据并不充分。在纤维酸性吉非贝齐研究中的数据最有意义。赫尔辛基心脏研究[139]和退伍军人事务 HDL-C 干预试验[140]都使用了吉非贝齐，前者用于一级预防，后者用于二级预防，在这两项研究中，获益最大的是甘油三酯升高同时伴有高密度脂蛋白降低的男性。对其他贝特类药物的研究，如非诺贝特，显示降低甘油三酯并无明确获益[141]。在 2 型糖尿病患者的 ACCORD 试验中，在他汀类药物基础上加入非诺贝特治疗平均甘油三酯为 162mg/dl（1.8mmol/L）的患者。尽管在甘油三酯较高、高密度脂蛋白降低的亚组患者心血管事件发生较少[142]，但总体人群并无心血管获益，这些观察结果在延长的随访中持续存在[143]。

尽管在他汀类药物研究中，降低 LDL 可将心血管事件发生率降低 30%～50%，但仍然存在显著的残余风险，尤其是在已有血管疾病的患者中，尽管 LDL 水平达到 70～80mg/dl（1.8～2.1mmol/L），但他们中的许多人仍有心血管事件发生，这提出了如何降低这种残余风险的问题。其他问题包括：应该从多早开始初级预防治疗？持续时间更长的治疗会带来更好的结果吗？降低甘油三酯或提高高密度脂蛋白有什么好处？哪些生物标志物最适合对高危患者进行筛查和监测？是否可以通过操控动脉粥样硬化的其他介质来降低心血管事件？怎样才能完成的生活方式的改变？

（二）血脂检测

对所有 20 岁及以上的成人，应至少每 5 年进行一次完整的血浆血脂谱（包括总胆固醇，计算的 LDL、HDL 和甘油三酯）检测。所有的胰腺炎患者应进行甘油三酯的检测。理想情况下，在启动降脂治疗前，至少应在患者病情稳定的时候进行 2 次空腹血浆血脂的检测。为了排除致动脉粥样硬化残留物中检测到显著升高脂蛋白，血脂检测前通常要禁食 12h。由于胆固醇是乳糜微粒的次要成分，因此禁食或非禁食状态下均可测量血浆胆固醇。在急性心肌梗死后的首个 24h 内完成的血脂检测结果通常是可靠的。

大多数临床实验室检测血浆总胆固醇、甘油三酯和 HDL；血脂谱的最终的分析结果是在从血浆中除去含有 apoB 的脂蛋白后得出的。多年来，血浆 LDL 的浓度都是使用弗里德瓦尔德公式计算所得。

$$LDL = 总胆固醇 - HDL - VLDL$$

这个公式假定 VLDL 的含量是血浆甘油三酯水平的 20%，因此 VLDL 含量由甘油三酯除以 5 计算所得。这样假设计算所得的结果只有在甘油三酯不超过 400mg/dl（4.5mmol/L）的情况下才可靠。在严重高甘油三酯血症的情况下，以及由于异常 β 脂蛋白血症导致甘油三酯和胆固醇的比例变化，最终导致 VLDL 水平改变的情况下，根据上述公式计算所得的结果并不准确。尤其值得关注的是，在强化他汀及 PCSK9 的降脂治疗时，这个公式可能低估了低 LDL 水平。

商业实验室目前正在使用一个新的公式计算 LDL 水平。新的马丁 – 霍普金斯公式使用可调节因子来计算 VLDL 的甘油三酯与胆固醇比率。这个新公式的计算方式是基于美国超过 130 万个血脂样本的甘油三酯和非 HDL-C 水平的数据。甘油三酯水平在 100～400mg/dl（0.11～4.5mmol/L）时，这种方法比弗里德瓦尔德公式能更准确地确立 LDL 水平。专业实验室可以通过超速离心或 MRI 直接检测不同的脂蛋白。现在许多临床实验室也可以直接检测 LDL。因为直接检测脂蛋白未在大型临床试验中使用，也未纳入大多数指南，所以直接检测脂蛋白在临床实践中的价值并

不确定。

（三）高 LDL 血症的治疗

众所周知，临床试验已经明确证实了降低 LDL 的获益。有效的危险因素管理可降低临床动脉粥样硬化事件发生率。然而在美国，首次动脉粥样硬化事件发生后的心肌梗死、心源性死亡的 5 年发病率仍居高不下，发病率取决于年龄、种族、性别和危险因素的控制。

所有患者的初始评估由病史和体格检查组成，包括饮食、运动、心血管危险因素和血浆血脂检测的评估。排除血脂紊乱的继发性因素是非常重要的（表 41-4）。肥胖是心血管疾病的一个独立危险因素，腰围的测量不仅反映了肥胖，也用来定义代谢综合征（表 41-5）。肥胖加重了血脂异常、高血压和胰岛素抵抗，因此无论传统心血管风险的严重程度如何，肥胖都是治疗目标之一（表 41-6）。应特别强调的是，为了识别胆固醇相关疾病及早发心血管疾病，应获取所有一级亲属的详细病史。在初级保健中，儿童 – 父母筛查策略可有效识别有心血管高风险的家族性高胆固醇血症。检查的重点为心血管系统、高脂血症的临床表现，以及引起继发性血脂异常的疾病。

（四）高乳糜微粒血症诱发的胰腺炎

显著升高的甘油三酯水平最常由实验室观察到脂血症，最终通过检测确诊。甘油三酯高于 1000mg/dl（11.3mmol/L）通常表明存在两种或两种以上的脂质代谢异常（如在潜在的家族性高甘油三酯血症的情况下进行雌激素治疗）。升高的血浆甘油三酯水平可在短期内显著波动。出现波动是因为 LPL 介导的对富含甘油三酯颗粒的清除机制在血浆甘油三酯浓度约为 500mg/dl（5.6mmol/L）时达到饱和。因此，甘油三酯的水平会随着膳食脂肪摄入的增加而急剧上升，而随着膳食脂肪的限制而迅速下降。糖类比例极高的饮食，除非该饮食是主要由糖类的复合物组成，则可能会导致血糖控制不良和甘油三酯水平增加。乳糜微粒血症综合征患者最初可能需要脂肪占能少于 10% 的饮食，以此来减少乳糜微粒的产生。

血浆冷藏过夜对肉眼观察血浆有益。最上层的奶油状物质就是乳糜微粒。混浊的下层液体意味着 VLDL 水平高。上层的奶油状物质和混浊的血浆表明乳糜微粒和 VLDL 同时存在。

糖尿病史、饮酒史或使用升高甘油三酯的药物史是在高甘油三酯患者中是常见的。体格检查可能会对发现高甘油三酯血症线索有用。眼底检查可观察到视网膜脂血症（图 41-17B），这是一种血脂血症导致视网膜小动脉呈乳白色的情况。通常只在甘油三酯为 2000mg/dl（22.6mmol/L）或更高时才会出现。

爆发性黄瘤（图 41-17G）表现为小的、淡黄色的圆形丘疹，包含一个苍白的中心和一个红斑基底。

表 41-5 代谢综合征诊断标准	
测量指标[a]	分类阈值
腰围	欧裔美国人，非洲裔美国人，拉丁美洲人：男性，≥40 英寸（101.6cm）；女性，≥35 英寸（88.9cm） 亚洲人：男性，≥35 英寸（88.9cm）；女性，≥32 英寸（81.3cm）
甘油三酯升高	≥150mg/dl 或正在进行降低甘油三酯的药物治疗
HDL 降低	男性<40mg/dl，女性<50mg/dl，或正在进行降低 HDL 的药物治疗
血压升高	收缩压≥130mmHg 或舒张压≥85mmHg 或正在进行降压药物治疗
空腹血糖升高	≥100mg/dl 或正在进行药物降糖治疗

a. 确诊需要达五项测量指标中的三项；HDL. 高密度脂蛋白（改编自 Grundy SM, Cleeman JI, Daniels SR, et al. Diagnosis and management of the metabolic syndrome: an American Heart Association/National Heart, Lung, and Blood Institute scientific statement. *Circulation*. 2005; 112:2735-2752.）

表 41-6 动脉粥样硬化性心血管疾病的传统危险因素
• 年龄
• 性别
• 总胆固醇
• HDL
• 收缩压
• 使用降压治疗
• 糖尿病
• 目前吸烟

HDL. 高密度脂蛋白（引于 Goff DC Jr, Lloyd-Jones DM, Bennett G, et al. 2013 ACC/AHA guideline on the assessment of cardiovascular risk: a report of the American College of Cardiology/American Heart Association Task Force on Practice Guidelines. *J Am Coll Cardiol*. 2014; 63: 2935-2959.）

它们分布于腹壁、背部、臀部等压力接触区。它们是由甘油三酯在真皮组织细胞中聚集形成的，通常发生在血浆甘油三酯水平为 1000~2000mg/ml（11.3~22.6mmol/L）或更高时。随着血浆甘油三酯浓度的降低，它们可以迅速消失。

严重的高甘油三酯血症 [1000mg/dl（>11.3mmol/L）] 应积极治疗，因为如此高水平的甘油三酯引起的胰腺炎是致命的。生活方式干预包括运动、饮食（避免高脂肪、单糖和非复合物的糖类）、控制糖尿病、尽量避免使用升高甘油三酯的药物。初始药物治疗是贝特类药物、鱼油，联用或单用烟酸。有患者也接受了新的 apoB 抑制药（米泊美生钠）或 MTP 抑制药（洛美他派）的治疗，但甘油三酯在肝脏的蓄积增加是这两种治疗需要关注的一个问题。在有和没有 LPL 突变的患者中，肝脏产生 apoC Ⅲ 的反义减少有效降低了甘油三酯水平。其他正在研发的降脂药物以 LPL 抑制蛋白 ANGPTL3 为靶点。

急性胰腺炎治疗的方法是基于临床经验和我们对胰腺炎的病理生理学的理解，而不是随机的临床试验的结论。在糖尿病的治疗中，胰岛素治疗是必不可少的。在非高血糖患者中，低剂量胰岛素（1~2U/h）通常足以阻止脂肪组织的脂肪分解，降低循环中的游离脂肪酸水平，理论上可以减少肝脏产生的甘油三酯。LPL 活性也可由胰岛素诱导。高剂量的胰岛素（如用于治疗糖尿病酮症酸中毒的胰岛素剂量）需要大量的葡萄糖输注以防止低血糖，这样可能增加肝脏中新生甘油三酯的产生。在大多数患者中，甘油三酯会在 24h 内降低约 50%，因此，需要通过血浆稀释获得准确的初始甘油三酯水平来证明对常规治疗无反应。尽管血浆置换显著降低血液中的甘油三酯水平，但血浆置换很少被证明是有效的。基于这个原因，只有在常规方法无效、伴有相关器官功能障碍、血浆水平异常升高 [超过 10 000mg/dl（259mmol/L）] 或妊娠期间由雌激素诱导肝脏甘油三酯产生导致甘油三酯增加的情况下，考虑血浆置换治疗才是合理的。

1. 筛查继发性疾病 病史和体格检查的导向应是发现导致继发性脂代谢异常的疾病，以及识别包括药物在内的可能导致高脂血症的因素（表 41-4）。最低限度的检查应包括空腹血糖、糖化血红蛋白、肾功能和肝功能、尿蛋白和 TSH。

2. 患者选择和治疗目标 几十年来，许多专业团体发布和更新了高脂血症的治疗指南。随着治疗脂蛋白疾病的指南和降低心血管风险的方法的发展，这些治疗高脂血症的指南引起了争议。早期指南推荐是基于流行病学、临床前数据和有限的随机临床数据，这些指南推荐在随后的临床试验中被证明是有先见之明的。虽然降低 LDL-C 可以预防动脉粥样硬化性心血管疾病，并减少已确诊或风险增加的患者的临床重要心血管事件，这一观点已被广泛接受，但哪些患者应该接受降脂治疗，以及降脂治疗的血脂目标是什么，一直存在争议。美国国立卫生研究院在 20 世纪 80 年代末建立了国家胆固醇教育计划，制订了胆固醇水平的标准，并开创了一种实用的治疗方法，根据血脂和其他心脏危险因素将人群按心脏危险程度划分。这种划分方法一直存在。最近的临床试验表明，积极且安全地降低 LDL 可以更加有效地减少斑块。虽然一般来说，疾病一级预防的理想 LDL 水平低于 100mg/dl（2.6mmol/L），疾病二级预防的理想 LDL 水平低于 70mg/dl（1.8mmol/L），但也有人建议，在动脉粥样硬化、心脏高风险或 LDL 低于 70mg/dl（1.8mmol/L）仍有疾病持续进展的情况下，理想 LDL 水平应达到更低的目标 [＜55mg/dl（1.4mmol/L）]。

ACC/AHA2013 年（表 41-7）指南存在争议，因为它们关注的不是 LDL 目标，而是高剂量与低剂量他汀类药物治疗的使用，以及 LDL 降低的百分比。其他包括加拿大心血管学会和欧洲学术团体继续将治疗目标纳入指南推荐（表 41-8）。所有降低 LDL 的治疗方法都被证实有类似的降低心血管事件的作用，随着新的有效降脂疗法的出现（如 PCSK9 抑制药），指南可能会推荐更加积极的降脂治疗目标。

基于当前 ACC/AHA 指南的风险计算器可以在 ACC 和 AHA 网站上找到。弗雷明汉风险计算器仍然经常使用。它包括年龄、总胆固醇、高密度脂蛋白、收缩压和吸烟状况，以及许多其他可获取的风险因素。它还包括了其他一些众所周知的风险因素，如 Lp（a）、CRP 和冠状动脉钙化评分。不同的风险评分系统可能适用于不同的人群和地区。在确认除 LDL 以外的脂蛋白也会导致动脉粥样硬化的情况下，一些指南将非 HDL 胆固醇（总胆固醇减去 HDL）作为次要目标，即增加 30mg/dl（0.8mmol/L），以解释富含甘油三酯的脂蛋白可能导致动脉粥样硬化的风险。

大多数指南建议对任何 LDL 大于 190mg/dl（4.9mmol/L）的患者进行治疗。何时开展降脂治疗作为一级预防尚不清楚。生物标志物，如 CRP、Lp（a）和成像技术（如冠状动脉钙化评分），有时被加入以更精确地估计个体风险。2 型糖尿病患者的治疗指南考虑到了其心血管事件风险的增加。同时患有血管疾病和糖尿病的患者被认为心血管事件风险非常高。心血管疾病占老年人口死亡的很大比例，对已知患有冠心病的不超过 85 岁的老年患者进行治疗有生存获益。

有些 LDL 水平低于以前治疗阈值的患者受益于更大幅度的 LDL-C 降低。因此，以目标为导向的治疗方法可能低估了更大幅度的 LDL 降低所带来的好处。使用 PCSK9 抗体的心血管预后试验可以将 LDL 降低到非常低的水平，这些试验的结果可能会导致指南建议的 LDL 水平低于当前目标。

（五）具体的治疗方法

具体的治疗方法包括改变生活方式（饮食、运动和体重管理）和药物治疗。

1. 生活方式治疗 改变生活方式，包括饮食干预、适度运动和减重是治疗高脂血症（表 41-9）的一线疗法，并且可能足以用于轻度血脂异常的低风险患者。所有其他的降脂治疗都应该建立在治疗性生活方式改变的基础上。

高甘油三酯血症通常可以通过减少脂肪、单糖、酒精和热量的摄入得到缓解。大多数患者通过饮食将 LDL 水平降低 10%～15%，这对于低风险患者的一级预防来说可能是足够的。对于已确诊的冠心病患者，应在饮食治疗的同时启动药物治疗。对于不遵循饮食建议的患者，对降脂药物的反应可能会令人失望。

表 41-7　美国心脏病医师协会 / 美国心脏学会 2013 年他汀类药物受益群体	
受益群体	**治　疗**
临床确诊的 ASCVD	年龄＜75 岁，无禁忌证：高强度他汀类药物；年龄＞75 岁或有禁忌证：中强度他汀类药物
LDL＞190mg/dl，年龄＞21 岁	高强度他汀类药物 如果需要进一步降低 LDL，可以考虑使用非他汀类药物
一级预防 - 糖尿病：年龄 40—75 岁，LDL70～189mg/dl	中强度他汀类药物 如果 10 年 ASCVD 风险≥7.5%，考虑高强度他汀类药物
一级预防 - 无糖尿病[a]：≥7.5% 10 年 ASCVD 风险[b]，年龄 40—75 岁，LDL70～189mg/dl	中到高强度的他汀类药物

a. 在启动他汀类药物治疗前，临床医生和患者需要进行他汀药物治疗的风险讨论；b. 如果使用 ASCVD 风险计算器后风险决策不确定，可以考虑他汀类药物治疗；ASCVD. 动脉粥样硬化性心血管疾病；LDL. 低密度脂蛋白（引自 Stone NJ,Robinson JG,Lichtenstein AH,et al.2013 ACC/AHA guideline on the treatment of blood cholesterol to reduce atherosclerotic cardiovascular risk in adults:a report of the American College of Cardiology/American Heart Association Task Force on Practice Guidelines.*J Am Coll Cardiol*.2014;63:2889–2934.）

	治疗强度或目标		
风险类别	ACC/AHA[a]	CCS[b]	Eur Soc Card[+c]
二级预防／高风险或极高风险	临床 ASCVD：生活方式＋高强度他汀类药物（LDL 降低≥50%）	临床 ASCVD，大多数糖尿病（年龄≥40 岁，年龄≥30 岁，病程持续 15 年，微血管疾病），腹主动脉瘤，慢性肾脏病 生活方式＋他汀类药物达到 LDL<77mg/dl（2.0mmol/L）或＞降低 50% 或非 HDL<100mg/dl（2.6mmol/L）的目标	极高风险 [有病历记录的 CVD，伴有靶器官损伤的 DM，GFR<30ml/（min·1.73m²）的 CKD，计算分值≥10%] 生活方式建议和药物治疗 LDL 目标<70mg/dl（1.8mmol/L）
一级预防	LDL≥190mg/dl（排除继发原因）：生活方式＋高强度他汀类药物（如反应不足可加非他汀类药物）	Framingham 风险评分 10%～19%，LDL≥135mg/dl（3.5mmol/L）或非 HDL≥166mg/dl（4.3mmol/L）；或一个额外的危险因素生活方式＋他汀类药物以达到 LDL<77mg/dl（2.0mmol/L） 或＞降低 50% 或非 HDL<100mg/dl（2.6mmol/L）的目标	高危：胆固醇>310，大多数糖尿病，中度 CKD，GFR30～59ml/（min·1.73m²），计算 SCORE5%～10% 生活方式建议，如果 LDL>100，给予生活方式建议和药物治疗 LDL 目标<100mg/dl（2.5mmol/L）
	无 ASCVD 的糖尿病，LDL<190mg/dl：进行风险计算 中到高强度他汀		中度风险计算评分 1%～5% 生活方式建议，如果 LDL 未控制到小于 115mg/dl（3.0mmol/L）考虑药物治疗
	ASCVD 风险≥7.5% 与患者进行风险讨论中度至高强度他汀类药物		
其他的考虑	评估甘油三酯＞500mg/dl	依折麦布一线添加药物，PCSK9 抑制药作为二线添加药物；apoB 水平作为风险分层	甘油三酯<150 是理想的，体育活动和其他生活方式的改变会增加高密度脂蛋白

a. 引自 ACC/AHA data from American College of Cardiology/American Heart Association, Stone NJ, Robinson JG, Lichtenstein AH, et al. ACC/AHA guideline on the treatment of blood cholesterol to reduce atherosclerotic cardiovascular risk in adults:a report of the American College of Cardiology/American Heart Association Task Force on Practice Guidelines.*J Am Coll Cardiol*. 2014; 63:2889–2934.

b. 引自 Canadian Cardiovascular Society data from Anderson TJ, Grégoire J,Pearson GJ, et al. 2016 Canadian Cardiovascular Society guidelines for the management of dyslipidemia for the prevention of cardiovascular disease in the adult.*Can J Cardiol*.2016;32(11):1263–1282.

c. 引自 Eur Soc Card data from Piepoli MF, Hoes AW, Agewall S, et al.2016 European guidelines on cardiovascular disease prevention in clinical practice: the Sixth Joint Task Force of the European Society of Cardiology and Other Societies on Cardiovascular Disease Prevention in Clinical Practice (constituted by representatives of 10 societies and by invited experts) developed with the special contribution of the European Association for Cardiovascular Prevention & Rehabilitation (EACPR).*Eur Heart J*.2016;37(29):2315–2381.

每天适度的运动（如散步）可能有助于降低甘油三酯水平。运动对甘油三酯高、高密度脂蛋白低、LDL 中度升高的肥胖、胰岛素抵抗患者特别有用。运动计划结合适度低热量饮食可以适度减轻体重，体重的减轻可以改善血脂异常、糖耐量和血压，对代谢综合征患者来说特别适用。包括营养学家和营养师在内的团队管理可能会增强饮食疗法的作用。

饮食变化最好是个体化的循序渐进。家庭成员的参与也很重要。阻止高血压的饮食方法（DASH）或地中海饮食是合适的。乳糜微粒血症综合征患者最初可能需要脂肪所占热量比例少于 10% 的饮食来减少乳糜微粒的产生。糖耐量受损的患者对低脂低热量饮食

有反应，而对单纯极低脂肪含量饮食的反应可能会令人失望。

各种膳食脂肪的影响已被广泛研究。目前的指南建议是限制饱和脂肪和反式脂肪，并用复合糖类、多不饱和脂肪和单不饱和脂肪替代。高胆固醇和饱和脂肪摄入通过降低受体介导的 LDL 清除而升高血浆胆固醇。高膳食胆固醇也促进 LDL 合成增加。反式脂肪是至少有一个反式双键的不饱和脂肪酸；当液态植物油部分氢化，产生用于人造黄油和起酥油的半固态脂肪时，反式脂肪酸就会产生。反式脂肪提高 LDL，减少高密度脂蛋白，升高的 LDL 和减少的高密度脂蛋白与心血管疾病有关。

表 41-9　降低心血管风险的生活方式建议	
措　施	干预方法
饮食	遵循富含蔬菜、水果、全谷物、家禽、鱼类、低脂乳制品、豆类、非热带植物油和坚果的饮食模式 限制红肉、糖果和含糖饮料 将饱和脂肪的占比限制在总热量的 5%～6% 限制反式脂肪的热量
体育活动	每周 3～4 次中等强度到高强度的有氧运动，平均每次 40min
体重管理	对于有其他危险因素的肥胖（BMI≥30）或超重患者（BMI≥25），持续减重 3%～5% 或更多可降低 ASCVD 患病风险 咨询注册营养师可能有助于计划、启动和维持减重和限制饱和脂肪摄入

ASCVD. 动脉粥样硬化性心血管疾病；BMI. 体重指数（引自 Eckel RH,Jakicic JM,Ard JD,et al.2013 AHA/ACC guideline on lifestyle management to reduce cardiovascular risk:a report of the American College of Cardiology American/Heart Association Task Force on Practice Guidelines.*J Am Coll Cardiol*.2014;63:2960–2984;Jensen MD,Ryan DH,Apovian CM,et al.2013 AHA/ACC/TOS guideline for the management of overweight and obesity in adults:a report of the American College of Cardiology/American Heart Association Task Force on Practice Guidelines and the Obesity Society.*J Am Coll Cardiol*.2014;63:2985–3023.）

鱼油富含二十碳五烯酸（EPA）或二十二碳六烯酸（DHA）（表 41-1）。每天服用 4g EPA+DHA 可以降低 VLDL 并治疗升高的甘油三酯。观察数据显示，不管是在无心血管疾病人群或已知心血管疾病人群，鱼类摄入均与降低心血管疾病风险相关。许多专家建议，对于那些不喜欢吃鱼的人来说，每周吃两份富含油脂的鱼或每天服用能提供 1g EPA+DHA 的鱼油胶囊是合理的。目前还不清楚补充鱼油是否对预防或治疗动脉粥样硬化性血管疾病有效。Cochrane 对已发表报道的分析表明，增加 EPA 和 DHA 对死亡率或心血管健康几乎或没有影响。然而，最近的一项研究表明，在已知的动脉粥样硬化或高风险（如糖尿病）的高甘油三酯受试者中使用 4g 二十糖乙酯可以减少冠状动脉事件。

其他膳食成分也会影响血浆脂质。例如，车前草或燕麦糠等可溶性纤维可以结合肠道中的胆汁酸，促进胆固醇的净排泄，适度降低 LDL（5%～10%）。用谷甾醇或谷甾醇制成的人造黄油，是一种抑制胆固醇吸收的植物甾醇，可以降低血清胆固醇约 10%。总之，植物固醇、可溶性纤维和限制饱和脂肪和胆固醇的结合可以使 LDL 水平降低约 30%。

2. 药物治疗　表 41-10 中列出了抑制细胞中胆固醇合成的药物（HMG-CoA 还原酶抑制药）、通过诱导肝细胞 LDL 受体表达以抑制 LDL 受体降解的药物（PCSK9 抑制药）、阻断肠道中胆固醇吸收的药物（依折麦布）或抑制肠道中胆汁酸吸收的药物（胆汁酸螯合剂）。贝特类、ω-3 脂肪酸和叶酸类药物可以抑制VLDL 的生成或增强富含甘油三酯颗粒的清除。减少肝脏 VLDL 生成的药物包括脂蛋白 B 反义寡核苷酸、米泊美生、MTP 抑制药洛美他派。

(1) HMG-CoA 还原酶抑制药（他汀类）：他汀类

药物可以抑制胆固醇的生物合成，上调 LDL 受体，增强 LDL 清除，减少肝脏的脂蛋白释放，并可能通过促进 VLDL 的清除和减少脂蛋白的生成来降低甘油三酯。

他汀类药物对 LDL 升高的各型高脂血症都有效，尤其是在同时伴有血管疾病和 LDL 水平显著升高的患者中效果特别明显（如家族性高胆固醇血症合并高脂血症）。他汀类是降低 LDL 水平一级或二级预防的首选药物，但对纯合 LDL 受体缺乏症效果较差。几种他汀类药物已被批准用于患有家族性高胆固醇血症、高 LDL 血症或早发冠状动脉疾病家族史的儿童和青少年。

表 41-11 提供了各种他汀类药物在不同剂量下的相对效力，表 41-12 展示了各种他汀类药物对 LDL 的预期影响。他汀类药物可降低 20%～60%LDL 水平，升高 2%～16%HDL 水平，降低 7%～37% 甘油三酯水平，具体效果取决于药物、剂量、甘油三酯的基线水平。不同患者的疗效也存在差异，即使在相同剂量下，LDL 也有不同的降幅。对于每一种他汀类药物，加倍的剂量通常会额外降低 6% 的 LDL[165]。LDL 的降低在治疗开始后的 1～2 周内出现，并在 4～6 周内稳定。匹伐他汀、阿托伐他汀和瑞舒伐他汀的半衰期较长，分别约为 12h、14h 和 21h。其他他汀类药物的半衰期为 2～3h。半衰期短的第一代他汀类药物应该在晚上服用。阿托伐他汀和氟伐他汀的肾脏清除量很小，可能更适合肾功能不全的患者。在美国，有几种他汀类药物是仿制药。表 41-13 展示了现有他汀类药物的具体剂量功能和作用机制。

他汀类药物最常见的不良反应是腹痛、便秘、腹胀、恶心、头痛、疲劳、腹泻和肌肉不适。除肌肉骨骼症状外，大多数不良反应都很少见。

表 41-10 用于治疗高脂血症的药物

可供选择的类别和药物	剂 量	主要降低的血脂成分	机 制
HMG-CoA 还原酶抑制药		LDL	减少胆固醇合成；增加 LDL 受体介导的 LDL 的清除
瑞舒伐他汀	5～40mg, qd		
阿托伐他汀	10～80mg, qd		
辛伐他汀	5～40mg, qd		
洛伐他汀	10～80mg, qd		
普伐他汀	10～40mg, qd		
氟伐他汀	20～80mg, qd		
匹伐他汀	1～4mg, qd		
PCSK9 抑制药		LDL	抑制 LDL 受体降解
依洛尤单抗	140mg, 每 2 周皮下注射 1 次, 或 420mg, 每月皮下注射 1 次		
阿莫罗布单抗	75～150mg, 每 2 周皮下注射 1 次		
肠道胆固醇吸收抑制药			
依折麦布	10mg/d	LDL	抑制胆固醇吸收
胆汁酸螯合剂		LDL	增加类固醇排泄和 LDL 的代谢
考来烯胺	4～12g, bid		
考来替泊	5～15g, bid		
考来维仑	3.75～4.375g, qd		
纤维酸盐衍生物		VLDL（LDL）	减少 VLDL 生成，增强 LPL 的作用
吉非贝齐	600mg, bid		
非诺贝特[a]	30～200mg, qd		
ω-3 脂肪酸		VLDL	抑制 VLDL 生成
Lovaza（EPA 和 DHA）	4g, qd		
Vascepa（EPA）	4g, qd		
Epanova（EPA 和 DHA）	2～4g, qd		
烟酸类		VLDL（LDL）	减少 VLDL 生成，增强 LPL 的作用
烟酸（结晶型）	1～3g, qd		
缓释型烟酸（烟酸缓释片）	500～2000mg, qd		
apoB 反义寡核苷酸		VLDL, LDL, Lp（a）	抑制 apoB 合成
米泊美生	200mg, 每周皮下注射 1 次		
微粒体甘油三酯转运蛋白抑制物		VLDL, LDL, Lp（a）	抑制微粒体甘油三酯转运蛋白
洛美他派	5～60mg, qd		

a. 存在几种不同剂量的非诺贝特制剂；qd. 每天 1 次；bid. 每天 2 次；sc. 皮下注射；EPA. 高浓度二十碳五烯酸乙酯；DHA. 二十二碳六烯酸；HMG-CoA.3- 羟基 -3- 甲基戊二酰辅酶 A；LDL. 低密度脂蛋白；VLDL. 极低密度脂蛋白；Lp（A）.脂蛋白（A）；LPL.脂蛋白脂酶；PCSK9.前蛋白转化酶枯草溶菌素 9

使用他汀类药物时，肝脏毒性并不常见。肝转氨酶升高通常是轻微的，不需要停用他汀类药物。转氨酶升高可能是剂量依赖性的，临床试验表明，根据他汀类药物和剂量的不同，0.1%～1.9% 的患者出现肝转氨酶持续升高超过正常上限的 3 倍。2012 年，美国 FDA 从他汀类药物的标签中删除了对转氨酶的常规监测要求。只有在有临床指征的情况下，才应在基线和治疗时监测转氨酶。只有大约 1% 的使用他汀类药物的患者的转氨酶升高到正常上限的 3 倍以上，即使患者继续服用他汀类药物，升高的幅度也往往会降低[166]。在存在未失代偿肝病和非酒精性肝脂肪变性时，他汀类药物可以谨慎使用[167]。如果转氨酶仍然高于正常上限的 3 倍，可考虑降低剂量或更换不同的他汀类药物，并明确其他可能的诱因或药物。他汀类药

表 41-11 高、中、低强度的他汀类药物治疗

高强度	中等强度	低强度
每天剂量平均可降低 LDL 约≥50%[a]： 瑞舒伐他汀 20～40mg 阿托伐他汀 40～80mg	每天剂量平均可将低 LDL30%～50%[a]： 瑞舒伐他汀 5～10mg 阿托伐他汀 10～20mg 辛伐他汀 20～40mg 洛伐他汀 40mg 普伐他汀 40～80mg 氟伐他汀 40mg bid 匹伐他汀 2～4mg	每天剂量平均可降低 LDL＜30%[a]： 辛伐他汀 10mg 洛伐他汀 20mg 普伐他汀 10～20mg 氟伐他汀 20～40mg 匹伐他汀 1mg

a. 注意个体存在差异；bid. 每天 2 次；LDL. 低密度脂蛋白（引自 Robinson JG,Lichtenstein AH,et al.ACC/AHA guideline on the treatment of blood cholesterol to reduce atherosclerotic cardiovascular risk in adults:a report of the American College of Cardiology/American Heart Association Task Force on Practice Guidelines.*J Am Coll Cardiol*.2014;63:2889–2934.）

表 41-12 他汀类药物剂量与 LDL 降幅（较基线值变化的百分比 %）

治疗药物	5mg	10mg	20mg	40mg	80mg
瑞舒伐他汀	−40	−46	−52	−55	—
阿托伐他汀	—	−37	−43	−48	−51
辛伐他汀	−26	−30	−38	−41	−47
洛伐他汀	—	−21	−27	−31	−40
普伐他汀	—	−20	−24	−30	−36
氟伐他汀	—	—	−22	−25	−35
匹伐他汀	—	—	−32（1mg）	−36（2mg）	−43（4mg）
依折麦布 10mg+ 不同剂量辛伐他汀	—	−45	−52	−55	−60

LDL. 低密度脂蛋白；—. 无数据（引自 Hou R,Goldberg AC.Lowering low-density lipoprotein cholesterol:statins,ezetimibe,bile acid sequestrants, and combinations—comparative efficacy and safety.*Endocrinol Metab Clin North Am*.2009;38:79–97; Livalo package insert.Available from http://www.kowapharma.com/documents/LIVALO_PI_CURRENT.pdf.）

表 41-13 不同他汀类药物的特性

药物	药理学	安全性
瑞舒伐他汀	属合成化合物；由 CYP2C9 代谢形成活性产物	与华法林联用时可增加 INR；肾功能不全、亚洲患者、老年患者减少剂量
阿托伐他汀	属合成药物；在尿液中排泄＜2%；半衰期 14h	与 CYP3A4 底物相互作用；增加地高辛浓度
辛伐他汀	土曲霉发酵产物的合成衍生物；严重肾功能不全应减少剂量	与 CYP3A4 底物的相互作用
洛伐他汀	第一个在美国上市的他汀类药物；从一种土曲霉菌株中分离而来；食物摄入可增加吸收	与 CYP3A4 底物的相互作用
普伐他汀	来源于土曲霉的发酵产物；肾功能不全时减少剂量	可与环孢素的相互作用
氟伐他汀	属合成药物；最小肾排泄量	与华法林、苯妥英钠、格列本脲、双氯芬酸、氟康唑、酮康唑相互作用
匹伐他汀	严重肾衰竭应减量治疗	与环孢素、红霉素、利福平相互作用

CYP2C9 和 CYP3A4. 细胞色素 P450 同工酶 2C9 和 3A4；INR. 国际标准化比值（引自 Hou R, Goldberg AC. Lowering low-density lipoprotein cholesterol:statins, ezetimibe, bile acid sequestrants, and combinations—comparative efficacy and safety.*Endocrinol Metab Clin North Am*.2009; 38:79–97; Livalo package insert.Available from http://www.kowapharma.com/documents/LIVALO_PI_CURRENT.pdf.）

物引起的不可逆性肝损伤极为罕见，肝衰竭年发生率为 1 例 /100 万人[167]。

大约 5% 的患者存在他汀类药物相关的肌肉不适的不良反应，但最近基于安慰剂的随机试验表明，其中许多问题是由反安慰剂效应引起的，这是对不良反应的预期导致认知改变[168]。他汀类药物相关的不良反应与药物剂量相关，但许多大型随机、安慰剂对照临床试验并未显示他汀类药物治疗组和安慰剂组之间肌痛和肌酸激酶升高率存在差异。无论如何，肌肉不适是患者停用他汀类药物的常见原因，这可能与通过互联网发布的关于他汀类药物治疗风险的错误信息有关[170]。在适当的情况下，推断为肌痛后可谨慎地重新使用他汀类药物。

对于服用他汀类药物后有肌肉症状的患者，必须排除可能影响骨骼肌或引起肌肉症状的疾病，如甲状腺功能减退、维生素 D 缺乏症、风湿病，甚至可能是抑郁症。抑制他汀类分解代谢与增加肌病风险有关。通过 CYP 系统代谢的药物，如酮康唑、伊曲康唑、克拉霉素和红霉素，会提高他汀类药物的血浆水平，特别是在使用较老的他汀类药物时，这些药物对肝脏的处置更有限。其他增加他汀类肌病风险的药物包括吉非贝齐、环孢素、地高辛、维拉帕米、地尔硫草、胺碘酮、秋水仙素和蛋白酶抑制药。

横纹肌溶解是他汀类药物最严重的潜在不良反应，可导致肌红蛋白尿和肾衰竭。横纹肌溶解症很少见，在肾功能不全、高龄、并存其他疾病、多药并存、围术期的患者中更有可能发生。对大多数患者而言，常规监测肌酸激酶并无意义。对于存在肌肉相关主诉的患者，血脂异常的管理是具有挑战性的，可能包括使用不同的他汀类药物，减少剂量，减少给药频率，或考虑其他降低 LDL 的药物。应避免使用较大剂量的辛伐他汀，FDA 建议不要使用辛伐他汀至 80mg；对于使用胺碘酮、维拉帕米和地尔硫草的患者，辛伐他汀应该限制在 10mg；对于服用氨氯地平和雷诺嗪的患者，辛伐他汀应该限制在 20mg。

他汀类药物的使用与 2 型糖尿病易感人群 2 型糖尿病的发病率增加相关，这种相关性在使用最高剂量的阿托伐他汀（80mg）和瑞舒伐他汀（40mg）时最为明显[171]。遗传学研究表明[172, 173]，LDL 受体、PCSK9和 HMG-CoA 还原酶（他汀类药物的靶标）的变异与2 型糖尿病的风险相关，这提示促进对 LDL 的摄取可能影响糖尿病的发病。尽管如此，除动脉粥样硬化风险最低的患者外，降低 LDL 减少急性心血管事件的获益明显超过血糖升高的风险。注意饮食、锻炼和体重等因素的干预可以降低糖尿病的发病风险。

患者存在大量不良反应的反馈不一定是由于他汀类药物，关于明确不良反应相关症状的原因，应适当对患者的精神状态和记忆缺失情况进行评估。除横纹肌溶解外，没有证据表明他汀类药物对肾功能有直接的不良影响。在妊娠和哺乳期间、严重肝功能不全的患者中应禁用他汀类药物。

(2) PCSK9：这类较新的药物是针对 PCSK9 的完全人源化单克隆抗体，其通过抑制 LDL 受体的降解，增加 LDL 受体到肝细胞表面的再循环来降低循环中的 LDL，从而降低 LDL 水平（图 41-18）。PCSK9 抑制剂单用或与他汀类药物联用时，可增强循环中 LDL 的清除，导致循环 LDL 进一步降低近 60%，减少冠心病事件的发生[2]。同时，改善和逆转了动脉粥样硬化患者的动脉粥样硬化。

在美国上市的两种 PCSK9 抑制药阿莫罗布单抗和依洛尤单抗的临床试验表明，PCSK9 抑制药能够减少动脉粥样硬化性心血管疾病事件，特别是在近期患有急性冠脉综合征、多支冠状动脉病变或外周动脉病变的患者中更为明显。在临床试验中，单独使用PCSK9 抑制药或与他汀类药物联合使用时，LDL 干预目标没有设定下限，超过 1/4 的患者将 LDL 降至25mg/dl（0.65mmol/L）以下，显示出更低的心血管事件发生率。PCSK9 抑制药推荐用于 LDL 水平 70mg/dl（1.8mmol/L）及以上的接受最大耐受剂量口服药物 [包括他汀类药物和（或）依折麦布] 治疗的高危患者。PCSK9 抑制药对纯合型家族性高胆固醇血症的治疗效果明显，而家族性高胆固醇血症突变基因携带者的过早死亡发生率很高，否则治疗可能非常困难。与他汀类药物不同，PCSK9 抑制药可降低 Lp（a），但幅度不大。这些药物每 2～4 周注射 1 次。与许多新的生物制剂一样，医疗保险和费用限制了临床的使用。迄今为止，除了发现注射部位的不良反应外，这种药物的不良反应似乎很小。

(3) 依折麦布：依折麦布通过与肠道胆固醇吸收转运蛋白 NPCL1 结合来抑制胆固醇吸收。单独使用或与他汀类药物联合使用时，依折麦布可使 LDL 降低14%～25%。已证明在他汀类药物治疗中加入依折麦布可进一步减少心血管事件；在一项研究中，LDL 从近 70mg/dl 降至 54mg/dl（1.8～1.4mmol/L）[155]。依折麦布可用于他汀类药物不耐受的患者，经葡萄糖醛酸化反应，导致广泛的肝 - 肠循环，吸收不受食物影响。

依折麦布的不良反应相对较少，可能出现腹泻或肝功能异常，肌病很罕见且与肌痛一样，与药物本身没有明显关系。依折麦布可增加血浆环孢素水平。贝特类药物可以增加依折麦布的水平，但这一发现的临床意义尚不明确[175]。妊娠和严重肝功能异常是依折麦布使用的禁忌证。

(4) 胆汁酸螯合剂：胆汁酸螯合剂自 20 世纪 70 年代以来一直在使用，但现在主要用于无法服用他汀类药物或需要进一步降低胆固醇的患者。他汀类药物广泛使用之前进行的临床试验表明，胆汁酸螯合剂可以

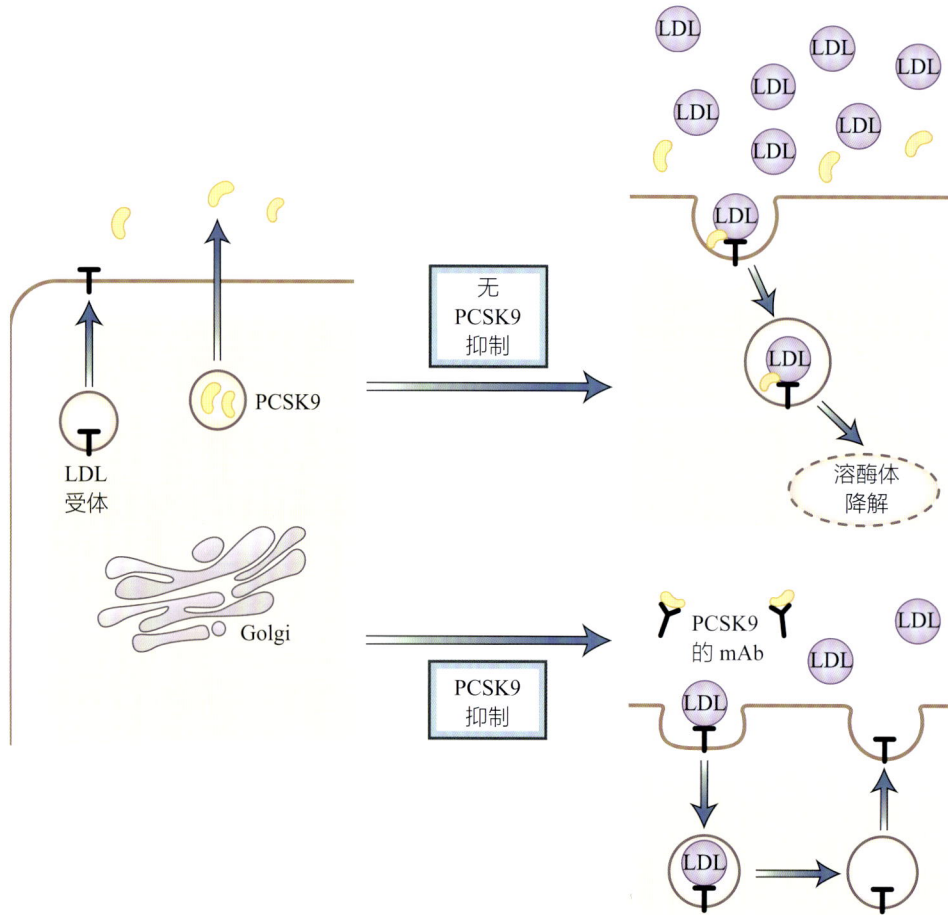

▲ 图 41-18　**PCSK9 的作用及其在 LDL-C 代谢中的抑制作用**

LDL 受体和 PCSK9 均由高尔基体加工处理，然后分泌 PCSK9。在缺乏 PCSK9 抑制的情况下，PCSK9 与 LDL 受体相互作用，并促使其在 LDL 受体蛋白溶酶体降解途径中得以保留。在 PCSK9 的抑制作用下，更多的 LDL 受体聚集于细胞表面，清除循环中的 LDL 以降低 LDL 水平，并降低心血管风险

减少心血管事件[176, 177]。胆汁酸螯合剂通过在小肠中结合带负电荷的胆汁酸和胆汁盐来阻断胆汁酸的肠肝循环，并增加胆固醇向胆汁的转化。肝细胞胆固醇含量减少会增加 LDL 受体，导致循环中 LDL 水平降低。同时，胆固醇的合成也会增加，从而促进 VLDL 的分泌。因此，此类药物禁用于高甘油三酯血症的患者。

胆汁酸螯合剂单药应用可以剂量依赖性地降低 5%～30% 的 LDL 水平。考来烯胺、考来替泊和考来维仑在美国被批准使用。考来维仑比考来烯胺或考来替泊具有更高的胆汁酸结合能力和亲和力，并且以较低剂量使用。每天 3.8g（6 片 625mg 片剂）可降低 15%LDL，每天 4.3g（7 片 625mg 片剂）可降低 18%LDL[178, 179]。胆汁酸螯合剂可降低糖尿病患者的空腹血糖和糖化血红蛋白水平[180]，这种效应的潜在机制尚不清楚，但可能与激活结肠中的胆汁敏感性受体（TGR5）有关。

胃肠道功能紊乱是胆汁酸螯合剂常见的不良反应，

包括便秘、恶心、腹胀、腹痛、胀气、痔疮加重。低剂量起始用药，患者教育，使用大便软化剂或车前草可以提高患者的用药依从性。这些药物不会被吸收，因此可以在妊娠期间使用。胆汁酸螯合剂影响多种药物的吸收，其他药物应在使用胆汁酸螯合剂之前的 1～2h 或之后 4～6h 服用。

(5) 贝特类药物：在赫尔辛基心脏研究（一级预防）和退役军人事务 HDL-C 干预试验（二级预防）中，使用贝特类药物吉非贝齐减少了致死和非致死性心血管事件，并且不会增加非心脏原因的死亡率[139-140]。非诺贝特干预与减少糖尿病事件研究显示，虽然非诺贝特并未减少 2 型糖尿病患者心血管死亡、非致死性心肌梗死、脑卒中等多重心血管结局，但观察到的非致死性事件较少[141]。在他汀类药物的基础上加用非诺贝特可能使高甘油三酯和低 HDL 的糖尿病患者获益[142, 143]。非诺贝特干预与减少糖尿病事件研究和 ACCORD 试验显示非诺贝特可延缓糖尿病患者视网膜

病变的进展，这项结论使其被澳大利亚卫生当局批准用于糖尿病视网膜病变[181,182]，这种作用的潜在机制尚不清楚，但似乎与循环中的血脂干预无关。

贝特类药物通过激活 PPARα，加强脂肪酸氧化，从而增加 LPL、apoA I 和 apoA II 水平，同时降低甘油三酯（30%～50%）和 apoC III，升高 HDL（在甘油三酯升高的人中增加 10%～20%）。贝特类可适度降低 LDL，但其最常用于严重的高甘油三酯血症和合并高脂血症。非诺贝特可每天服用 1 次。吉非贝齐每天 2 次随餐服用，但由于药物相互作用的干扰，因此使用频率较低。

贝特类药物禁用于肝脏或胆囊疾病的患者，特别是非诺贝特可能会升高转氨酶水平，增加胆囊结石的发病风险，特别是服用非诺贝特时。贝特类药物的不良反应可能包括胃肠道不适、皮疹和瘙痒。因非诺贝特易导致肌病，故肾功能不全患者应避免使用非诺贝特。吉非贝齐与大多数他汀类药物联合使用会增加因他汀类药物水平升高而导致的肌病风险，而非诺贝特不会干扰他汀类药物的代谢，故在贝特 / 他汀类联合疗法中是首选的[183]。由于对蛋白质结合的影响，在非诺贝特治疗启动时应调整华法林的用量。吉非贝齐可开始启用于妊娠中期存在甘油三酯显著升高且有胰腺炎患病风险的孕妇。

（6）ω-3 脂肪酸：来源于鱼类的 ω-3 脂肪酸（EPA 和 DHA）可减少循环中的甘油三酯，但它们对心血管事件的影响尚不清楚。日本 EPA 脂质干预研究表明，与单独使用他汀类药物相比，在冠心病患者中联合使用他汀类药物和 EPA（1.8g/d）可减少 19% 的急性冠脉事件[184]，这与近期 REDUCE-IT 试验结果相似[164]。其他使用鱼油进行的临床研究结果、使用 EPA 和 DPA 试验的 Meta 分析均没有显示死亡率或心血管的获益[162,163,185]。目前尚不清楚 REDUCE-IT 试验的阳性结果是否归因于其特定的 ω-3 脂肪酸配方、受试者选择或干预剂量。

ω-3 脂肪酸通过某些机制减少肝脏的甘油三酯分泌，适用于甘油三酯高于 500mg/dl（5.6mmol/L）时。EPA 和 DHA 可将甘油三酯降低 20%～50%，具体降幅取决于基线水平。ω-3 脂肪酸对 HDL 的影响很小，LDL 可能会通过 VLDL 的转化而增加。

每天 3～4g EPA 和 DHA 用于降低甘油三酯。非处方制剂的 EPA 和 DHA 不尽相同，处方制剂的 ω-3 脂肪酸含量通常是非处方制剂的 2 倍。制剂种类包括含有 EPA 和 DHA、未酯化的 EPA 和 DHA，或仅含有 EPA。与贝特类药物不同，EPA 和 DHA 不会影响他汀类药物的代谢，也不会增加肌病的风险。ω-3 脂肪酸的不良反应包括嗳气、腹泻和腹部不适，有可能增加出血风险，但这种风险在临床试验中尚未发现。

（7）烟酸：烟酸是复合维生素 B 的一种，于 1955 年被发现可以降低人类的血浆胆固醇，其作用机制除观察到引起生理性 VLDL 分泌减少外，其他尚不清楚。烟酸可使甘油三酯降低 10%～30%，使高密度脂蛋白增加 10%～40%。烟酸还能使 Lp（a）降低，最高可降低 25%。Coronary Drug Project 研究的烟酸组结果显示，在为期 6 年的试验期间，男性冠心病患者的非致死性心肌梗死发生减少，并且在研究后的 9 年总死亡率下降[186]。然而，在近期基于他汀类药物已显著降低 LDL 的受试者中进行的烟酸缓释研究、代谢综合征伴低高密度脂蛋白 / 高甘油三酯动脉粥样硬化干预和对全球健康结局的影响研究（AIM-HIGH）、第二项心脏保护研究 –HDL 治疗减少血管事件研究（HPS2–THRIVE）均显示尽管 HDL 和甘油三酯有所改善，但并未显示烟酸使用带来其他的临床获益。除难治性高胆固醇血症或高甘油三酯血症外，缺乏相关疗效和新药物（依折麦布和 PCSK9 抑制药）的应用等因素使烟酸的使用减少。

烟酸最常见的不良反应是皮肤潮红，在首次给药时最为明显，重复相同的给药剂量可能会产生耐受。烟酸摄入体内后 15～60min 出现皮肤潮红，持续 15～30min，这可能与皮肤真皮层释放前列腺素 D_2 有关。与食物一起摄入并在用药前 30～60min 服用阿司匹林（建议 325mg）可最大限度地减少皮肤潮红发生，而酒精饮料和辛辣食物则会加剧潮红。缓释型烟酸（NIASPAN）可能比结晶烟酸耐受性更好。从低剂量开始并逐渐增加剂量可以提高药物的耐受性。

烟酸还存在其他的不良反应，其中最严重的是肝毒性，与烟酸缓释剂型相比，结晶烟酸发生肝毒性更常见。烟酸还可能导致糖耐量异常和进展，以及高尿酸血症。烟酸罕见的不良反应包括视物模糊和可逆性的囊样黄斑水肿。单独使用烟酸或与他汀类药物联合使用时，发生肌病比较少见。烟酸禁用于活动性消化性溃疡和妊娠。

（六）联合治疗

联合治疗适用于存在严重血脂升高和对单一治疗效果不佳的患者。家族性高胆固醇血症或家族性混合型高脂血症的患者属于高风险人群，可能存在单药无法降低 LDL 至目标值的情况，使用单一药物难以将 LDL 降至低于 70mg/dl（1.8mmol/L）的目标范围。较高剂量的他汀类药物可能与不良反应增加有关。如果最高耐受剂量的他汀类药物不能充分降低 LDL，则加用其他类型的药物可能会达到预期目标。他汀类药物、依折麦布、PCSK9 抑制药和胆汁酸螯合剂通过不同的机制发挥作用，这使得联合用药可能比单药治疗更有效。关于联合用药治疗临床结局的数据有限，表 41-14 列出了针对降低 LDL 的联合疗法。

其他类型高脂血症的联合治疗

（1）他汀类与贝特类：他汀类与贝特类药物联用适

	表 41-14　LDL 的药物联合治疗
他汀类 + 依折麦布	• 在他汀类药物中加入依折麦布可进一步降低 20% 或以上的 LDL，降低 7%～13% 的甘油三酯 • 相当于 4 倍剂量的他汀类药物产生的 LDL 降幅 • 依折麦布每天给药的基础上加用每周 2～3 次的小剂量他汀类药物可提高耐受性；可使用他汀类药物和依折麦布的复方制剂 • 单药的不良反应即是最常见的不良反应 • 辛伐他汀和依折麦布联用已被证明可减少肾病患者[96] 和急性冠脉综合征患者[155] 的心血管事件发生
他汀类 + PCSK9 抑制药	• 目前治疗高胆固醇血症最有效的方法 • 尚未发现不良的药物相互作用 • 比单独使用他汀类药物更能减少 CHD 事件
他汀类 + 胆汁酸螯合剂	• 可进一步将 LDL 从 24% 降至 60% • 考来烯胺和考来替泊可干扰他汀类药物的吸收；考来维仑不影响他汀类药物的吸收 • 他汀类药物 + 考来维仑的组合对于甘油三酯升高的患者效果不佳，但可能对 2 型糖尿病有作用，因考来维仑可降低血糖
他汀类 + 烟酸	• 他汀类药物联合烟酸，除可降低甘油三酯外，还可以将 LDL 降低 10%～20% • 当与他汀类药物联合使用时，烟酸的最大剂量应为每天 2000mg • 在 LDL 水平已经很低的受试者中，这种组合并没有减少 CHD 事件
胆汁酸螯合剂 + 烟酸	• 在他汀类药物面世之前，胆汁酸螯合剂 + 烟酸用于降低高危患者的 LDL • 考来维仑 + 烟酸缓释剂使许多无法使用他汀类药物的患者可以耐受这种组合
依折麦布 + 胆汁酸螯合剂	• 依折麦布抑制胆固醇吸收，胆汁酸螯合剂通过转化为胆汁酸增强胆固醇排泄，两种作用可以产生叠加效应 • 这种组合很适合不能使用他汀类药物的患者

CHD. 冠心病；LDL. 低密度脂蛋白胆固醇；PCSK9. 前蛋白转化酶枯草溶菌素 9

用于甘油三酯和 LDL 升高的患者，这可能对代谢综合征、糖尿病或其他类型的混合性血脂紊乱的患者有效。大多数他汀类药物与吉非贝齐合用会增加包括横纹肌溶解症在内的肌病风险，因为吉非贝齐可干扰他汀类药物的葡萄糖醛酸化反应，导致其血药浓度升高[190]。他汀类药物联合非诺贝特发生横纹肌溶解的风险相较吉非贝齐降低约 15 倍（0.58/100 万 vs. 8.6/100 万）。

在肾功能不全、充血性心力衰竭、严重虚弱或其他影响药物代谢的时，应避免他汀类药物和贝特类药物联合使用，联用的不良反应包括轻微的胃肠道不适、皮疹和瘙痒。

(2) 其他联合：患者使用高剂量的他汀类药物或 PCSK9 抑制药存在不耐受的情况时，他汀类药物、依折麦布和非诺贝特三药联用可充分降低甘油三酯和 LDL。当使用贝特类降低甘油三酯时，LDL 可能会升高；如果他汀类药物不耐受且甘油三酯控制良好，可以加用胆汁酸螯合剂；当甘油三酯水平不是最佳时，依折麦布与贝特类药物联用可能会降低 LDL。如果甘油三酯水平控制不佳，加用 ω-3 脂肪酸可能会有效。当甘油三酯水平显著升高时，应考虑将贝特类与烟酸或 ω-3 脂肪酸联用或三者联合使用。

(3) 乳糜微粒血症综合征的治疗：乳糜微粒血症综合征患者应限制总脂肪摄入和采取其他治疗措施，直到甘油三酯降至低于 1000mg/dl（11.3mmol/L），然后启动饮食干预限制脂肪摄入（如＜10% 的热量），目标是将甘油三酯保持在 1000mg/dl（11.3mmol/L）以下，如条件允许可降至更低范围。控制饮食、饮酒和血糖、用药都是有效的干预措施，可使用中链甘油三酯油用于烹饪。通常使用贝特类或烟酸来控制甘油三酯。奥利司他能抑制脂肪吸收，其作用类似于低脂饮食，使用其可能会达到治疗效果[191]。当存在胰腺炎风险时，可考虑低脂肪/低糖类的流质配方饮食进行干预。

几种针对高乳糜微粒血症和复发性胰腺炎的新疗法即将问世。在欧洲，已经采用基因疗法使腺病毒表达 LPLS447X（有效截断的 LPL 基因片断）治疗 LPL 缺乏症，多次治疗后效果仍然是短暂的。此外，使用抑制 apoCⅢ 或 ANGPLT3 生成的其他疗法正在研发当中。

(4) 家族性高胆固醇血症的治疗：家族性高胆固醇血症患者治疗指南指出，杂合型家族性高胆固醇血症的治疗包括低总脂肪、饱和脂肪和胆固醇含量的饮食，但对胆固醇的影响不大（5%～15%）。偶尔可以通过单用他汀类药物来充分有效地降低胆固醇，但多数情况下需要联合用药。许多患者在服用高剂量他汀类药物和依折麦布后，LDL 水平将降至 100mg/dl（2.59mmol/L）以下。在他汀类药物的基础上添加 PCSK9 抑制药或依折麦布可进一步降低 LDL[193]。PCSK9 抑制药对受体突变但不缺失的家族性高胆固醇血症患者有一定效果。LDL 血浆净化疗法或肝移植是也是治疗的选择之一。

杂合型家族性高胆固醇血症患者在启动治疗的年龄区间目前还存在争议，但在疾病发展的早期阶段，年龄较轻时启动治疗可能会获益。他汀类药物被批准用于治疗 8 岁（普伐他汀）或 10 岁（其他药物）或以上的杂合型家族性高胆固醇血症的儿童，用药时应考虑父母和祖父母的冠心病发病年龄、是否存在其他危险因素等情况。

目前已经开发了几种方法治疗纯合型家族性高胆固醇血症。米泊美生是一种 apoB 反义寡核苷酸，已被批准在美国用于治疗纯合型家族性高胆固醇血症，但很少使用，它可以抑制 apoB 的翻译，从而降低 apoB 和 LDL 水平[196]。米泊美生可降低纯合型和杂合型家族性高胆固醇血症患者的 LDL[197, 198]，最常见的不良反应是发热、全身疼痛和注射部位的局部不适，最严重的是存在潜在的肝毒性和心血管不良反应。洛美他派是一种 MTP 抑制药，在美国和欧盟被批准用于治疗纯合型家族性高胆固醇血症。VLDL 的组装需要 MTP，洛美他派的 MTP 抑制作用可使 LDL 降低 50%。洛美他派的不良反应包括腹泻、肝脏转氨酶升高和肝脏脂肪累积。在一项纯合型家族性高胆固醇血症的长期研究中，洛美他派在研究的初始阶段将 LDL 降低了 50%，在治疗 78 周时将 LDL 降低了 31%。

家族性 apoB100 缺陷症的治疗类似于杂合型家族性高胆固醇血症，包括低脂肪和低胆固醇饮食、联合用药，以及应对存在患病风险的家庭成员进行显性基因突变的筛查。

(5) 家族性混合型高脂血症的治疗：减肥和饮食治疗可以帮助纠正肥胖和胰岛素抵抗等导致高脂血症的代谢异常。大多数患者最适合使用他汀类药物。贝特类药物可以降低甘油三酯并升高 HDL，同时可降低存在胰岛素抵抗、高甘油三酯血症和低 HDL 患者的冠脉事件发生率。低 HDL 患者应接受他汀类药物治疗。由于家族性混合型高脂血症与早发性冠心病相关，故应筛查明确受影响的家庭成员。

(6) 代谢综合征的治疗：代谢综合征是一种极其常见的病症，其定义为满足表 41-5 中呈现的五个特征中的至少三项：腰围增加、高甘油三酯血症、低 HDL、高血压和空腹血糖升高。代谢综合征与血管疾病风险增加和 2 型糖尿病的发展显著相关，这相当于糖尿病前期。肥胖是冠心病、糖尿病和血脂异常的危险因素，欧洲患者的体重指数的控制目标应低于 25kg/m^2（低于南亚和东亚患者），可能需要结合饮食、运动、药物和手术治疗来促使达标（见第 40 章）。由于这一目标通常无法实现，因此可能还需要针对高血压、吸烟、糖尿病和血脂异常进行相应的治疗，所有患者均应根据现有的高甘油三酯、低 HDL、高血压和高血糖相关的治疗指南进行评估干预。

(7) 异常 β 脂蛋白血症的治疗：由于异常 β 脂蛋白血症受共存代谢疾病的影响，因此应积极筛查和治疗肥胖、糖尿病和甲状腺功能减退症，同时减少饮酒。血脂异常通常可在不使用药物治疗的情况下得到缓解。异常 β 脂蛋白血症与甲状腺功能减退症呈强相关性，并且对甲状腺激素替代疗法存在显著反应。饮食干预的应聚焦于限制总脂肪、饱和脂肪、胆固醇和热量的摄入。如果对共存代谢疾病的饮食干预和治疗效果不佳，应启动他汀类药物治疗，必要时可考虑药物联合治疗。由于该疾病与早发性血管疾病相关，故应筛查一级亲属是否存在 apoE2 的表达。

(8) Lp（a）升高的治疗：目前还没有关于降低 Lp（a）的试验结果。新的反义和沉默 RNA 法正在临床试验中研究[201]。血浆分离技术可降低 Lp（a），目前已用于存在进展性冠心病伴有 Lp（a）升高的患者[202]。依洛尤单抗、阿莫罗布单抗、烟酸、米泊美生、洛美他派除降低 LDL 外，也可不同程度地降低 Lp（a），但降幅较小。

(9) 低 HDL 的治疗：家族性低 α 脂蛋白血症患者的血浆胆固醇正常或轻度升高，但 HDL 水平非常低，导致易患冠心病。尽管血浆胆固醇水平正常，但此类患者的总胆固醇与 HDL 的比率可能很高（>10）。他汀类药物可降低总胆固醇，是降低总胆固醇与 HDL 比率的最有效方法。他汀类药物可减少低 HDL 患者的临床事件[203]。贝特类药物不会增加甘油三酯正常患者的 HDL 水平。然而，药物疗法提高 HDL 水平并不能提供临床获益。

（七）血脂异常治疗总结

在没有明确证据提示严重不良反应的情况下，对于大多数常见的血脂异常，应该考虑使用他汀类药物。关于他汀类药物相关危害的不当和虚假的观点可能会导致药物的停用和用量不足。大量证据表明，未来关于他汀类药物疗效的任何发现，都无法从根本上改变这类药物的获益与风险之间的有利平衡[204]。

第九篇
多发性内分泌疾病与内分泌肿瘤

Polyendocrine and Neoplastic Disorders

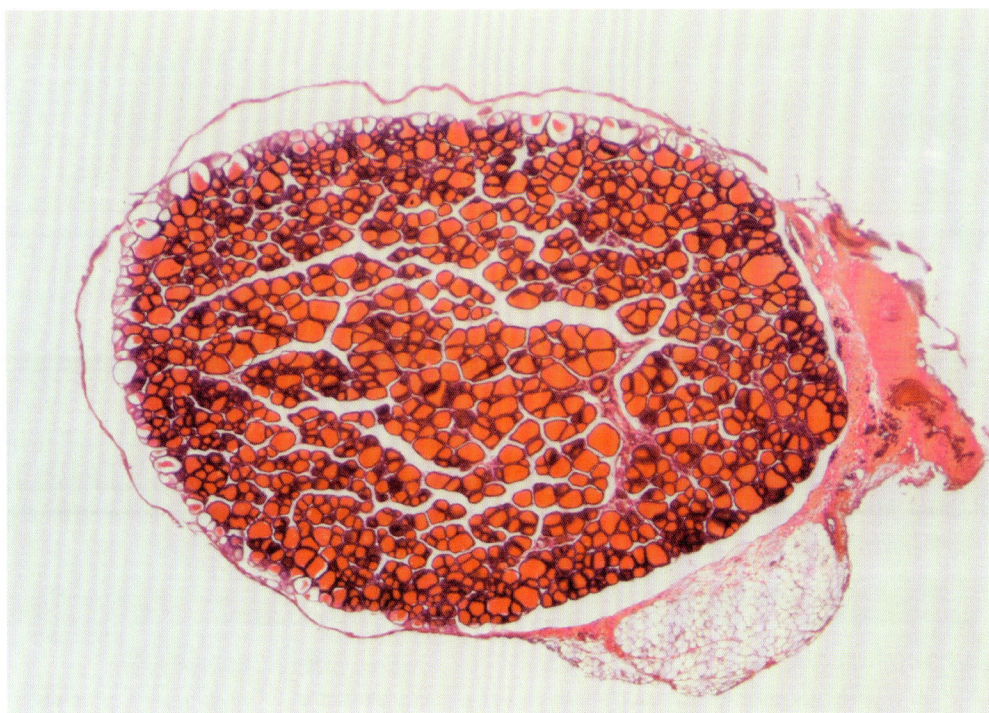

第42章　多发性内分泌肿瘤综合征
Multiple Endocrine Neoplasia

PAUL J. NEWEY　RAJESH V. THAKKER　著

赵思楠　张力辉　译　乔　虹　校

要点

- 多发性内分泌肿瘤综合征可能为常染色体显性遗传，特征是患者会患有两种或多种肿瘤。现可分为四种主要类型（MEN1~4型）。
- MEN1的特征是患者患有甲状旁腺、垂体前叶肿瘤和十二指肠胰腺神经内分泌肿瘤，偶尔也发生前肠类癌和肾上腺肿瘤。MEN1是由MEN1基因的突变引起的，该基因编码肿瘤抑制蛋白menin。
- MEN2（也称为MEN2A）的特征是患者患有甲状腺髓样癌、嗜铬细胞瘤和甲状旁腺肿瘤。MEN2包括MEN2A伴有先天性巨结肠症、皮肤苔藓淀粉样变性，以及家族性孤立性MTC。
- MEN3（也称为MEN2B）的特征是患者患有MTC、嗜铬细胞瘤与类马方综合征、黏膜神经瘤、角膜神经纤维髓质化和肠神经节瘤病。
- MEN2和MEN3是由于转染时重排原始癌基因突变，导致酪氨酸激酶的编码受体组成性激活。
- MEN4患者可能出现甲状旁腺、垂体前叶和胰腺神经内分泌肿瘤，以及由细胞周期蛋白依赖性激酶抑制剂p27Kip1(CDKN1B)基因突变引起的性腺、肾上腺、肾脏和甲状腺肿瘤。
- 应向MEN患者和他们的一级亲属提供基因检测，对有发生肿瘤风险的突变个体进行定期临床、生化和放射学筛查，以早期发现和治疗肿瘤。
- MEN患者的治疗旨在最大限度地减少与疾病相关的发病率和死亡率，同时保持生活质量，这需要多学科联合治疗。

一、多发性内分泌肿瘤综合征的概述

多发性内分泌肿瘤的特征是在个体患者中发生涉及两个或多个内分泌腺的肿瘤[1-3]。这种疾病以前被称为多发性内分泌腺病或多腺体综合征。然而，在一些患者也可能患有腺体增生和恶性肿瘤，因此现在倾向于称为多发性内分泌肿瘤。现已认识到的MEN有四种主要形式，即MEN1~4型，每种类型以特定内分泌腺内肿瘤的发展为特征[1,4]（表42-1）。所有类型的MEN都可能为常染色体显性遗传所致，也可在没有家族史的情况下偶尔发生[1,3]。然而，有时区分散发性和家族性病例可能会很困难，因为在一些散发病例中，家族中患有该疾病的患者可能在症状出现之前已经死亡。据报道，除了MEN1~4型，还有其他6种综合征与涉及一个或多个内分泌腺体及非内分泌器官的肿瘤有关[5-10]，其中包括：甲状旁腺功能亢进症–下颌肿瘤综合征、von Hippel-Lindau病、Carney综合征、神经纤维瘤1型、Cowden综合征、McCune-Albright综合征。前5种综合征为常染色体显性遗传，McCune-Albright综合征是由体细胞早期突变引起的。本章将重点介绍MEN1~4型的主要临床及分子生物学方面内容。

二、MEN1型

MEN1曾被称为Wermer综合征，是一种常染色体显性遗传疾病，在30 000人口中约有1人患病。

MEN1 的特点是同时存在甲状旁腺、垂体肿瘤和十二指肠胰腺神经内分泌肿瘤。此外，患者还可能发生其他内分泌肿瘤（如肾上腺皮质肿瘤、胸腺和支气管类癌）和非内分泌肿瘤（如脑膜瘤、面部血管纤维瘤、胶原瘤和皮肤脂肪瘤）（表 42-1）。1903 年，Erdheim11 在一名垂体前叶肿瘤和甲状旁腺肿大的患者

表 42-1 多发性内分泌肿瘤综合征的特征肿瘤及相关基因异常		
类型（染色体位置）	肿瘤（发生率估计值）	基因；最常突变的密码子
MEN1（11q13）	甲状旁腺腺瘤（90%） 肠胰腺肿瘤（30%～70%） • 胃泌素瘤（40%） • 胰岛素瘤（10%） • 无功能瘤（20%～55%） • 胰高血糖素瘤（<1%） • VIPoma（<1%） 垂体腺瘤（30%～40%） • 催乳素瘤（20%） • 生长激素瘤（10%） • ACTH 瘤（<5%） • 无功能瘤（<5%） 其他相关肿瘤 • 肾上腺皮质肿瘤（20%～40%） • 嗜铬细胞瘤（<1%） • 支气管肺 NET（2%） • 胸腺 NET（2%） • 胃神经 NET（10%） • 脂肪瘤（30%） • 血管纤维瘤（85%） • 胶原瘤（70%） • 脑膜瘤（8%）	MEN1 83/84，4bp del（约 4%） 119，3bp del（约 3%） 209—211，4bp del（约 8%） 418，3bp del（约 4%） 514—516，del 或 ins（约 7%） Intron 4 ss（约 10%）
MEN2[b]，也称 MEN2A（10 cen–10q11.2）	MTC（90%） 嗜铬细胞瘤（50%） 甲状旁腺腺瘤（20%～30%）	RET634，缺失（如 Cys → Arg）
MEN3，也称 MEN2B（10 cen–10q11.2）	MTC（>90%） 嗜铬细胞瘤（40%～50%） 其他相关异常（40%～50%） 黏膜神经瘤 类马方综合征 角膜神经纤维髓质化 巨结肠	RET 918，Met → Thr
MEN4（12p13）	甲状旁腺腺瘤[a] 垂体腺瘤[a] 生殖器官肿瘤[a]（如睾丸癌、神经内分泌宫颈癌） ? 肾上腺及肾脏肿瘤[a]	CDKN1B，无识别的常见突变

a. 报道的数字不足，无法提供流行病学信息；b. MEN2 的变体包括家族性孤立性 MTC、具有皮肤苔藓淀粉样变性的 MEN2A 和具有先天性巨结肠的 MEN2A；已确定 MEN1 综合征常染色体显性遗传；del. 删除；ins. 插入；MEN. 多发性内分泌瘤；MEN1. MEN1 型；MEN2 .MEN2 型；MEN3、MEN3 型；MEN4. MEN4 型；NET. 神经内分泌肿瘤；VIPoma. 血管活性肠肽分泌肿瘤；MTC. 甲状腺髓样癌
[引自 Thakker RV, Newey PJ, Walls GV, et al. Clinical practice guidelines for multiple endocrine neoplasia type 1 (MEN1).*J Clin Endocrinol Metab.* 2012; 97(9): 2990–3011.]

的尸检报告中首次描述了 MEN1。在 20 世纪 20 年代，认为胰岛细胞肿瘤与甲状旁腺和垂体肿瘤有关[12, 13]，在 1930—1960 年，甲状旁腺、胰岛细胞和垂体前叶肿瘤三联征被认为是 MEN1 的特征，该综合征具有家族性，呈常染色体显性遗传[14-16]。20 世纪 80 年—90 年代对 MEN1 家族和 MEN 肿瘤的研究发现了 MEN1 基因，该基因位于染色体 11q13[17, 18]。从那时起，对受影响的个体（及其亲属）实施种系 MEN1 基因检测改变了该疾病的诊断和管理方式。此外，体细胞 MEN1 突变已被确定为散发性甲状旁腺和胰腺 NET 的主要原因，这拓宽了 MEN1 基因及其编码蛋白 menin 的生物学和临床意义。menin 由 610 个氨基酸组成，是一种核蛋白，通过在转录调控、基因组稳定性、细胞分裂、增殖和表观遗传调控中与其他蛋白质相互作用来充当肿瘤抑制因子。

（一）临床特征与管理

MEN1 的临床表现与肿瘤发生部位和（或）激素分泌过多有关。几乎所有患者在 50 岁时都会出现肿瘤发展的临床或生化证据。MEN1 的肿瘤在幼儿时期（≤5 岁）不常见，但之后的发生率增加与年龄相关，大约 75% 的患者在 20 岁时将出现一个或多个肿瘤[19]。虽然儿童时期出现胰腺 NET（如胰岛素瘤）或垂体肿瘤并不罕见，甲状旁腺肿瘤仍为 75%～90%MEN1 患者的首发表现（表 42-1），而有些患者可能表现为胃泌素瘤、胸腺类癌或肾上腺肿瘤。总体而言，十二指肠胰腺 NET（包括激素分泌性和非分泌性肿瘤）发生在 40%～70% 的患者中，而垂体前叶肿瘤发生在 30%～40% 的患者中。其他内分泌肿瘤的发生率是可变的：20%～55% 的 MEN1 患者患有肾上腺肿瘤，而只有不到 10% 的患者表现为胸腺或支气管肿瘤。准确识别和适当管理 MEN1 相关肿瘤非常重要，因为它们与高发病率和死亡率相关，30%～70% 的 MEN1 患者将死于与 MEN1 直接相关的病因，恶性十二指肠胰腺 NET 和胸腺类癌是过早死亡的最大风险[20]。

满足以下三个标准之一即可诊断 MEN1[1, 21, 22]：①出现两个或多个原发性 MEN1 相关内分泌肿瘤（即甲状旁腺腺瘤、肠腺肿瘤和垂体腺瘤）；②临床诊断为 MEN 患者的一级亲属发生一种 MEN1 相关肿瘤；③基因检测中出现 MEN1 突变，即使患者尚无症状且未出现提示肿瘤发展的血清生化或放射学异常。

MEN1 相关肿瘤的治疗与散发性肿瘤大致相似，也有需注意的特点。MEN1 相关肿瘤通常是多种肿瘤，因此手术治愈的可能性降低。例如，MEN1 患者常患有多个小的黏膜下十二指肠胃泌素瘤，如果不进行广泛的手术切除，则很难实现生化缓解。因此质子泵抑制药（proton pump inhibitor，PPI）治疗是合适的替代方案，可改善长期结局。再如，胰腺 NET 可能使治疗具有挑战性（如准确定位功能肿瘤以进行切除），并且

要考虑肿瘤切除后残余的胰腺组织仍具有发生肿瘤的风险。因此，MEN1 的治疗应平衡干预的益处与潜在风险，最终目标是在保持患者生活质量的同时最大限度减少与疾病相关的发病率和死亡率。

1. 甲状旁腺肿瘤

(1) 临床特征：原发性甲状旁腺功能亢进症（primary hyperparathyroidism，PHPT）是 MEN1 最常见的特征。PHPT 见于约 95% 的患者[1, 23-25]，是 75%～90%MEN1 患者的首发表现[19, 23]。患者通常无症状，只有生化证据，也可能出现高钙血症（即多尿、烦渴、便秘、不适）或其他表现，包括肾结石、囊性纤维骨炎或消化性溃疡[1, 26]。PHPT 的诊断依据是高钙血症合并未降低的甲状旁腺激素浓度。高钙血症通常为轻度，重度高钙血症或甲状旁腺癌罕见[1]。MEN1 患者的 PHPT 通常发生在 15 岁以上的患者中，最小的有症状和无症状患者分别是 8 岁和 4 岁[19]。高达 75% 的 MEN1 患儿和年轻人（<21 岁）存在 PHPT 的生化证据，但只有少数患者具有临床特征（如肾结石）[19]。除了发病年龄较早外，MEN1 相关的 PHPT 与非 MEN1 PHPT 相比还有其他不同，前者的性别分布相等（男性比女性分别为 1∶1 与 1∶3），并且所有四个甲状旁腺与肿瘤的同步受累[1, 19, 25, 27]，这是由 MEN1 基因的双列灭活导致腺体内一个或多个细胞群的单克隆扩增造成的[24, 28, 29]。与非 MEN1 PHPT 相比，MEN1 相关 PHPT 的骨密度降低幅度更大，因此骨质减少和骨质疏松症在 MEN1 患者中很常见[30, 31]。MEN1 患者骨密度降低和骨脱矿质在腰椎、股骨颈和桡骨远端尤为明显[31, 32]。这可能是由于 MEN1 相关 PHPT 的发病年龄较早，也可能是由发病机制不同所致。

(2) 治疗：MEN1 相关 PHPT 的首选治疗方法是手术切除亢进的甲状旁腺，然而手术的适应证、时间、范围仍存在争议[1]。这些争议表明尚缺乏指导临床的高质量证据[1]。建议手术治疗的患者包括有症状、存在严重高钙血症（>3.00mmol/L）和（或）终末器官损伤 [如肾结石、高钙尿 [>9mmol/（L·24h）或 400mg/24h]、肌酐清除率<60ml/min、骨密度降低（T 评分<-2.5）和（或）既往脆性骨折] 的患者[1]。大部分医院建议行甲状旁腺切除术（切除 3～3.5 个腺体）或全甲状旁腺切除术，联合或不联合冷冻保留甲状旁腺组织自体移植[1, 33-40]。建议在颈部手术时同时行胸腺切除术，以切除可能嵌入胸腺的甲状旁腺肿瘤[1]。不推荐行微创选择性甲状旁腺切除术、单侧清除术和甲状旁腺次全切术（切除<3.5 个腺体），因为通常所有四个甲状旁腺都受多发性腺瘤或增生的影响，尽管在组织学上可能很难区分。MEN1 甲状旁腺的手术目的是尽可能长地维持正常血钙，并避免手术的医源性并发症，包括喉神经损伤和永久性甲状旁

功能减退症。甲状旁腺次全切除术和全甲状旁腺切除术的术后持续性或复发性 PHPT 的风险最低，小于次全甲状旁腺切除术的复发率较高 [36-39]。尚未见单侧或微创甲状旁腺切除术的长期结局的数据报道，但这种情况下复发是不可避免的 [41, 42]。全甲状旁腺切除术与永久性甲状旁腺功能减退症的风险最相关，可能发生在 13%～67% 的病例中 [37, 39]。永久性甲状旁腺功能减退症需要终身使用活性维生素 D 衍生物（即骨化三醇或阿法骨化醇）治疗，这可能与显著的发病率相关（如无意中发生显著低钙血症或高钙血症）。因此，还可行全甲状旁腺切除术伴新鲜或冷冻保存的甲状旁腺组织自体移植 [1, 35, 43]。使用冷冻保存组织可降低术后甲状旁腺功能减退症，但由于细胞活力降低，移植失败率较高。此外在移植组织中常有复发性疾病 [36]，这可能需要再次手术切除 [37]，曾有报道在 MEN1 患者中发现甲状旁腺自体移植组织内有转移性胸腺癌，因此这种手术方法需要谨慎对待 [44]。因此，大多数中心建议进行甲状旁腺切除术（至少切除 3.5 个腺体）或全甲状旁腺切除术联合术后长期口服骨化三醇或阿法骨化醇治疗。建议由多学科团队评估手术干预的时间和程度，该团队应考虑当地的外科专业知识、后续维生素 D 类似物治疗的可用性，以及患者的偏好。西那卡塞是一种钙拟似物，是钙感应受体的变构调节剂，已被用于降低存在手术禁忌证或术后仍存在 PHPT 的 MEN1 患者的血浆钙浓度 [45]。

术前影像学检查（如超声、99mTc Sestamibi、CT、MRI 和 PET-CT）的价值有限，因为所有甲状旁腺都可能受累，因此需要进行双侧颈部探查。超过 90% 的患者不会因术前影像学检查结果改变手术方法，在识别异位甲状旁腺方面价值有限，只有约 38% 的病例能正确识别；在 69% 的病例中，只能正确定位随后在手术中发现的最大的甲状旁腺，而在 86% 的病例中未能识别增大的对侧腺体 [34, 46]。然而，术中 PTH 测定可能有助于识别功能亢进的甲状旁腺组织 [34, 47]，例如，PTH 浓度降低大于 75% 与高生化治愈率相关，但这并不排除以后甲状旁腺功能亢进症复发的可能性 [47]。双侧颈部探查加上术中 PTH 测量，能查明可能存在的异位和（或）多发性功能亢进性甲状旁腺，其位置多在胸腺内，也可位于纵隔或颈动脉鞘。胸腺内可能存在多余的腺体，建议在甲状旁腺手术时进行双侧胸腺切除术 [1, 34, 37]。

无症状 MEN1 患者（包括仅表现出轻度生化特征的儿童和年轻人）的最佳治疗方法仍有待确定；目前一些医疗中心提倡早期治疗以尽量减少对骨骼健康的影响，而另一些中心则支持保守治疗，包括定期评估患者是否出现症状和（或）相关并发症 [1, 19]。

2. 胰腺 NET 胰腺 NET 仍然是 MEN1 患者过早死亡的主要原因。30%～80% 的 MEN1 患者有胰腺 NET [1, 19, 48-51]，而在进行组织病理学评估时，几乎所有 MEN1 患者都有显微镜下胰岛肿瘤 [52]。胰腺 NET（如胃泌素瘤、胰岛素瘤和胰高血糖素瘤）可能分泌过量激素导致相关临床特征，也可能是非分泌性（也称为无功能）肿瘤（图 42-1），包括产生胰多肽但与激素过量无关的肿瘤 [1]。MEN1 患者可能有多个胰腺 NET，如 10% 的患者可能患有胃泌素瘤和胰岛素瘤，这些肿瘤可能同时出现或在不同时间出现 [23]。治疗这些 MEN1 相关胰腺 NET 的主要目标是降低与其相关的发病率和死亡率（即缓解症状和恶性肿瘤风险）。治疗方法有许多（图 42-2），但缺乏高质量的证据证明疗效，因此很难选择治疗方法。例如，非转移性单发胰腺 NET 的理想治疗方法是手术切除，因为这是唯一的潜在治愈性治疗。然而，这种情况很少出现在 MEN1 患者中，他们常有多个胰腺 NET。例如，分别超过 95% 和 40% 的 MEN1 患者的胃泌素瘤和胰岛素瘤是多发性的，大小从微腺瘤到 4cm 以上不等。这些胰腺 NET 的临床表现也各不相同，通常所有肉眼可见的胰腺 NET 都是潜在的恶性肿瘤，尽管单个胰腺 NET 的侵袭性不能通过肿瘤大小、放射学特征或激素水平来准确预测 [53]。研究表明，大多数微腺瘤是稳定的，体积不常增加，30%～40% 小于 2cm 的大腺瘤的体积会在 10 年内增加 [49]，50%～70% 的 2～3cm 之间的腺瘤可能有淋巴结转移，25%～40% 的大于 4cm 的腺瘤可能会有肝转移 [53]。MEN1 患者的生存率与是否存在转移性疾病相关，在患有小于 2.5cm 胃泌素瘤的 MEN1 患者中，与非转移性或转移性疾病相关的 15 年生存率分别为 100% 和 50% [1, 53]。

3. 胃泌素瘤

(1) 临床特征：胃泌素瘤与胃酸的过量产生有关，导致复发性消化性溃疡，这被称为 Zollinger-Ellison 综合征（Zollinger-Ellison syndrome，ZES）[54, 55]。ZES 的症状包括与消化性溃疡相关的症状（即腹痛、胃灼热），以及体重减轻、腹泻和脂肪泻 [1]。食管狭窄和（或）Barrett 食管在 ZES 患者中也更常见，继发于消化性溃疡的急性小肠穿孔和（或）出血也与 ZES 相关 [56]。儿童很少出现症状，虽然有在 10 岁以下儿童中出现症状的报道 [19]。20%～60% 的 MEN1 患者会发生胃泌素瘤 [53, 57-59]，常见于成年男性 [27]。大约 20% 的散发性胃泌素瘤患者将患 MEN1 [1]。MEN1 相关的胃泌素瘤通常是十二指肠黏膜深处的小结节（直径<5mm）、多个结节性病变，在胰腺中很少见 [57, 60]，这与散发性胃泌素瘤相反，散发性胃微粒瘤通常表现为胰腺或十二指肠内的孤立肿瘤。此外，MEN1 相关胃泌素瘤通常为微肿瘤（<1mm），尽管其体积小，但常在病程的早期就转移到局部淋巴结 [57, 60]。事实上，在诊断时 30%～70% 的病例已发现局部淋巴结转移 [53, 61-63]。肝转移在 MEN1 中很少见，肝转移与预后不良有

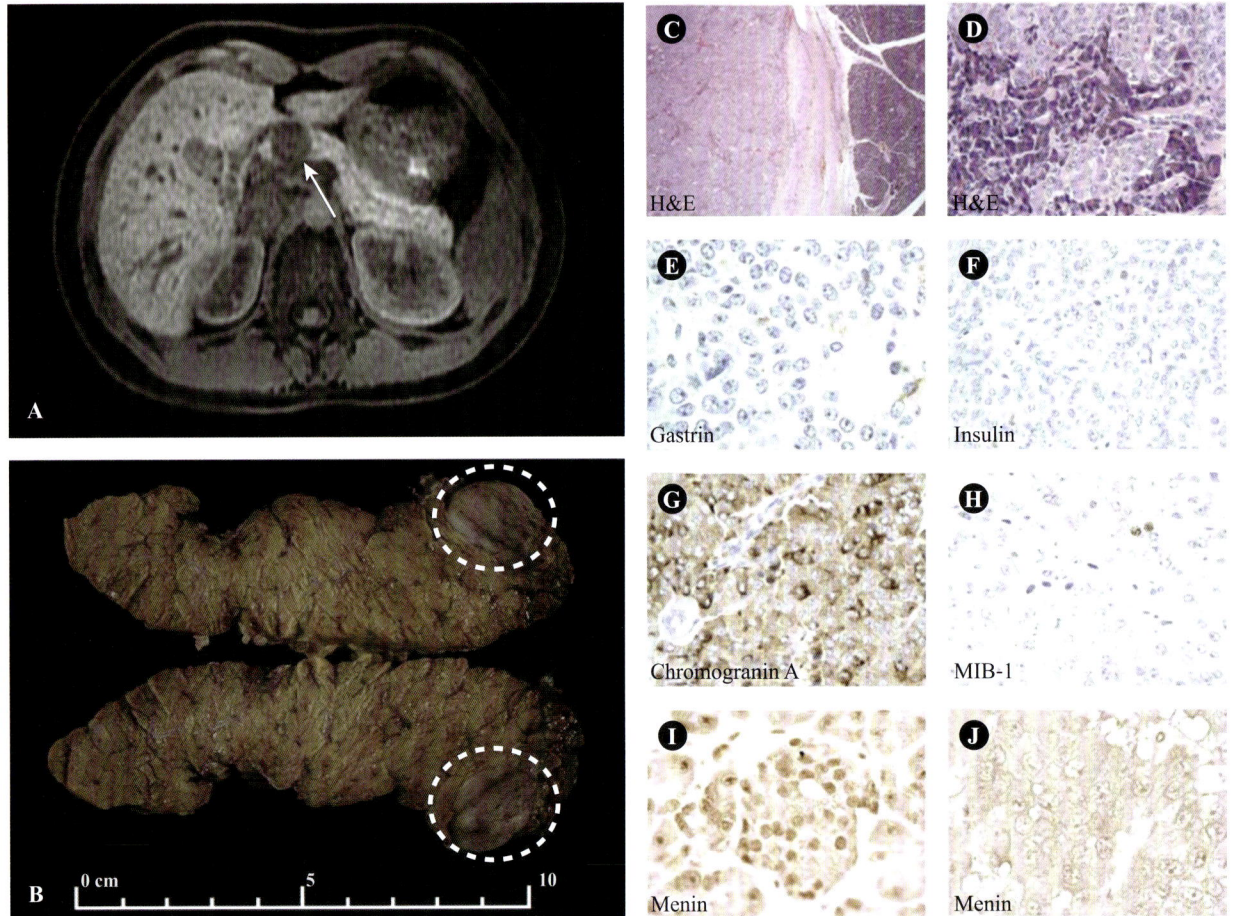

▲ 图 42-1　14 岁 MEN1 患者无功能胰腺 NET

A. 腹部 MRI 显示胰腺颈部内大于 2.0cm（前后最大径）的低密度肿瘤（箭）。没有邻近结构侵袭或转移的证据。B. 通过手术切除胰腺 NET 后，检查证实肿瘤在胰腺颈部的位置（白色虚线圆圈）。C 和 D.HE 染色显示肿瘤很局限（C），但局部肿瘤（苍白细胞）和正常胰腺之间的边缘不清晰（D）。E 至 G. 免疫染色结果支持无功能胰腺 NET 的临床和生化诊断，因为肿瘤没有显著表达胃肠肽 [胃泌素和胰岛素的结果（E 和 F）]，但含有嗜铬粒蛋白 A（G）。H.MIB-1（Ki-67）测量的增殖指数低，与低级别肿瘤一致。J. 肿瘤中无 menin 蛋白表达；在邻近的非肿瘤胰腺组织中，胰岛内 menin 蛋白表达明显，肿瘤内无表达，与 MEN1 基因双列灭活一致 [A、C 至 J. 引自 Newey PJ, Jeyabalan J, Walls GV, et al.Asymptomatic children with multiple endocrine neoplasia type 1 mutations may harbor nonfunctioning pancreatic neuroendocrine tumors.*J Clin Endocrinol Metab*.2009;94(10):3640-3646.]

关 [64, 65]。其他不良预后指标包括胃泌素水平显著升高、异位库欣综合征和发生原发性胰腺肿瘤 [66]。在没有 PHPT 的情况下，MEN1 患者似乎很少发生胃泌素瘤 [58, 67]。成功治疗 PHPT，血钙恢复正常，可使约 20% 合并高胃泌素血症和 ZES 的 MEN1 患者得到症状及生化改善 [68]。

空腹血清胃泌素与基础胃酸分泌水平升高可诊断胃泌素瘤 [1, 61, 69-71]，仅空腹血清胃泌素升高不足以诊断，因为在胃酸缺乏、胃窦 G 细胞增生、幽门螺杆菌感染、肾衰竭、高钙血症和 PPI 治疗时也可以出现 [69-71]。对胃泌素瘤患者进行促胰液素或钙静脉激惹试验，胃泌素会明显增加，可能有助于诊断 [1]。十二指肠胃泌素瘤可通过超声内镜定位。CT、MRI、选择性血管造影和（或）生长抑素受体闪烁显像联合选择性动脉促泌剂注射（如钙）和肝静脉胃泌素测量也有助于定位肿瘤 [1]。

(2) 治疗：由于缺乏对 MEN1 胃泌素瘤患者治疗的前瞻性随机对照试验结果，治疗具有挑战性并依赖专家意见 [1, 53]。治疗的目的是改善相关高胃泌素血症的症状和（或）后遗症的同时降低晚期转移可能性。胃泌素瘤的药物治疗在出现 PPI（如奥美拉唑和兰索拉唑）治疗后已经发生了转变，这些治疗可有效将基础胃酸分泌降低到低于 10mmol/L，减轻与胃泌素瘤相关的症状 [1]。如果使用大剂量 PPI 治疗症状仍未得到控制，可加用 H_2 受体拮抗药（如雷尼替丁）。这些疗法是控制症状的主要治疗方法，显著降低了以前与 MEN1 患者 ZES 相关的发病率和死亡率。然而，这种治疗对肿瘤生长的影响和（或）发生晚期疾病的风险

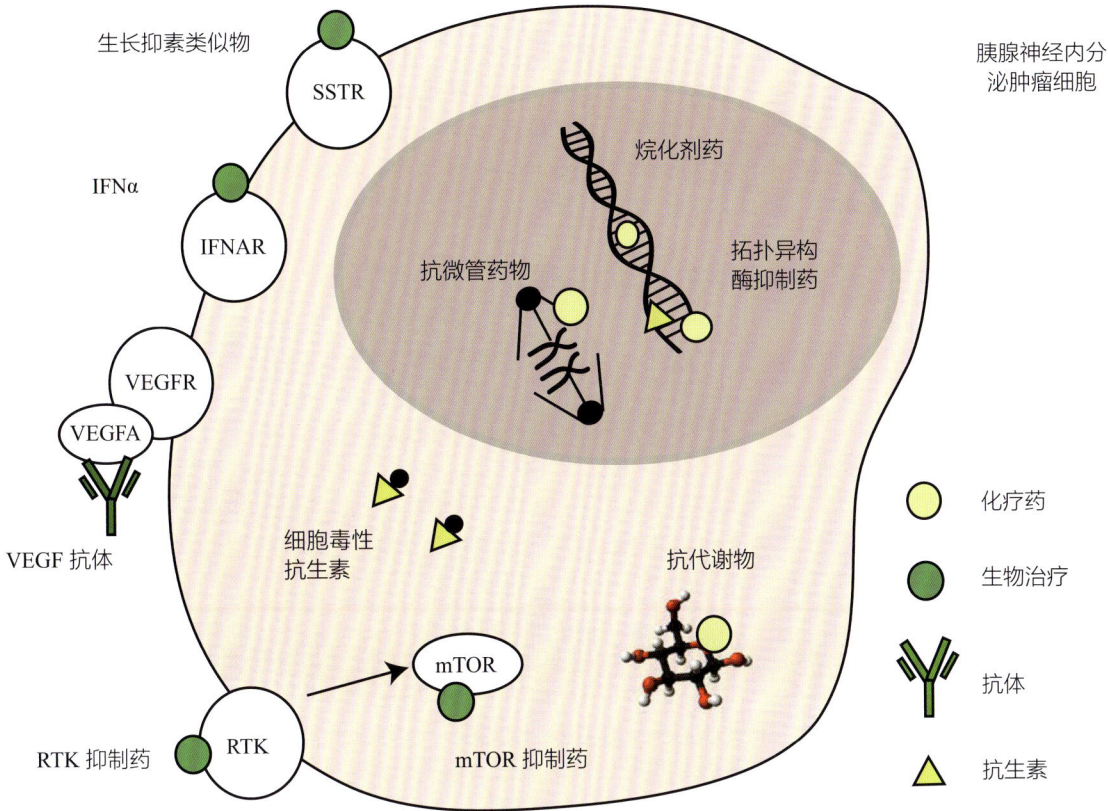

▲ 图 42-2　胰腺神经内分泌肿瘤现有和新兴治疗

胰腺 NET 的医学疗法包括作用于癌细胞中不同通路的药物、生物疗法和抗体。生长抑素类似物（如奥曲肽和兰瑞肽）广泛用于治疗胰腺 NET。生长抑素类似物作用于肿瘤细胞表面生长抑素受体家族的成员，控制过量的激素分泌并抑制生长（即抗增殖作用）。其他药物，如 mTOR 抑制药（如依维莫司）和受体酪氨酸激酶抑制剂（如舒尼替尼和帕唑帕尼），已被证明可以延缓胰腺 NET 肿瘤进展。临床试验正在研究这些药物联合使用或与其他疗法联用效果，包括靶向 VEGFR 的单克隆抗体（如贝伐单抗）。靶向 IFNα/β 受体（IFNAR）的 IFNα 也能有效控制症状和肿瘤进展。化疗药物也可有效治疗转移性胰腺 NET，包括烷化剂（如链脲佐菌素、替莫唑胺、顺铂、环磷酰胺、丙卡巴肼、达卡巴嗪和奥沙利铂）、抗微管药物（如多西紫杉醇和依托泊苷）、抗代谢药物（如氟尿嘧啶、卡培他滨和吉西他滨）、拓扑异构酶抑制药（如多柔比星、依托泊苷和依瑞诺聚糖）和细胞毒性抗生素（如放线菌素 D、阿霉素、丝裂霉素、米托蒽醌）。作用于不同细胞途径的化学预防药物常联合使用。VEGFA. 血管内皮生长因子 A[引自 Frost M, Lines KE, Thakker RV. Current and emerging therapies for PNETs in patients with or without MEN1. *Nat Rev Endocrinol*. 2018; 14(4);216-227.]

尚未确定。此外，生长抑素类似物治疗在可能表达生长抑素受体的 MEN1 胃泌素瘤中的作用仍有待确定。手术在 MEN1 相关胃泌素瘤中的作用仍然存在争议，部分原因是不知道 MEN1 患者的长期自然病程[53, 72]。总体而言，MEN1 患者胃泌素瘤的预后良好，5 年、10 年和 20 年生存率分别为 90%～96%、75%～96% 和 58%～90%[73]，预期生存率在引入抑酸疗法后也更高了。少数患者会出现侵袭性疾病，而识别这些患者仍具有挑战性。预后较差的 MEN1 相关胃泌素瘤特征包括肿瘤体积大、原发肿瘤位于胰腺、存在肝转移、发病年龄早和男性[65, 73]。胰腺胃泌素瘤的肝转移风险较高，并且与肿瘤大小相关，因此建议对 MEN1 患者中所有大于 2cm 的胃泌素瘤进行手术切除[1, 73]。手术的作用仍存在争议，一些中心主张采用基本治疗，另一些中心则追求早期手术干预。提倡非手术方法的中心

指出，即使在有淋巴结转移的情况下，较小肿瘤的长期预后也很好；存在多个小十二指肠肿瘤时手术治愈率低；与胰十二指肠切除术相关的潜在风险高；患者症状可以通过 PPI 治疗实现良好控制；尚缺乏证据表明手术患者的生存率有所改善[1, 53, 73]。而主张早期手术干预的中心指出，手术可使 30%～75% 的患者在 3～5 年内恢复正常血胃泌素水平[74, 75]。这些研究中的手术方法包括十二指肠切除术联合十二指肠黏膜胃小瘤摘除术（如果可行）或联合胰头肿瘤切除术，胰腺周围淋巴结切除术，胸腺胰腺切除术；部分胰十二指肠切除术；保留胰腺的全十二指肠切除术以及全胰十二指肠切除术[1, 53, 74-77]。全胰十二指肠切除术（即 Whipple 手术）与糖尿病和吸收不良的风险显著增加相关，因此很少进行，通常用于弥漫性大胰腺肿瘤患者[1]。然而，手术的长期缓解率和生存率数据尚不清楚，因此

目前药物相对于手术的益处已导致许多中心和指南建议对 MEN1 患者的胃泌素瘤进行非手术治疗，手术仅用于药物治疗失败的患者[1, 53]。

晚期/播散性胃泌素瘤的治疗是困难的，与散发性疾病的治疗没有区别。治疗方法包括使用链脲佐菌素和氟尿嘧啶、卡培他滨和替莫唑胺、顺铂和依托泊苷进行化疗，用奥曲肽或兰瑞肽（人生长抑素类似物）进行激素治疗（图 42-2），选择性内部放疗，射频消融，肽受体放射性核素治疗，肝动脉栓塞，人白细胞 IFN，切除所有可切除的肿瘤和肝移植，均偶有益处[53, 74]。

4. 胰岛素瘤

（1）临床特征：胰岛素瘤由胰岛 B 细胞引起，10%~30% 的 MEN1 患者会出现胰岛素瘤，而 5%~10% 的胰岛素瘤患者会出现 MEN1[1, 19, 23, 25]。与非 MEN1 患者相比，MEN1 患者多在 40 岁之前出现胰岛素瘤，在约 10% 的病例中可能是 MEN1 的首发表现。最近一项针对 160 名 21 岁以下 MEN1 患者的研究观察到，12% 的患者会出现胰岛素瘤，最早出现在 5 岁[19]。

MEN1 胰岛素瘤患者通常表现为空腹或运动后出现低血糖症状（如虚弱、头痛、出汗、昏厥、焦虑、行为改变、癫痫发作和意识丧失），并在摄入葡萄糖（食物）后改善[19]。72h 禁食试验可诊断胰岛素瘤[1, 69, 78]，低血糖[即葡萄糖＜2.2mmol/L（40mg/dl）]时出现胰岛素（连同胰岛素原和 C 肽）浓度不适当升高[1]，重要的是血尿结果中不能检测出磺脲类药物。胰岛素瘤的药物治疗包括频繁的糖类饮食、二氮嗪和生长抑素类似物，并不总是成功，最佳治疗方法是手术切除胰岛素瘤。肿瘤术前定位可提高手术成功率。大多数胰岛素瘤是单发病变，发生在胰体或胰尾，但在大约 40% 的 MEN1 患者中可观察到多发性或多中心胰岛素瘤[79]。此外，MEN1 患者常合并胰腺 NET（如 NF 肿瘤），这使正确定位胰岛素瘤具有挑战。术前定位常规采用的影像学检查方法包括内镜超声、CT 和 MRI，也可能需要更专业的方法，包括腹腔干血管造影和选择性动脉内钙刺激联合肝静脉胰岛素测量[80-82]。生长抑素受体联合[111]奥曲肽进行的生长抑素受体闪烁显像（somatostatin receptor scintigraphy，SRS）对胰岛素瘤的敏感性低（20%~60%），68Ga-DOTATATE-PET-CT 敏感性更高[83]。与常规影像学检查方法相比，基于 GLP1 的闪烁显像在定位胰岛素瘤方面具有高敏感性，可能是有用的诊断方法[83-85]。18F-FDG-PET/CT 在胰岛素瘤检测中的效用通常仅限于高度转移性疾病[83]，还可以在手术时使用直接术中胰腺超声来识别可能的肿瘤[80, 86, 87]。

（2）治疗：手术是非转移性疾病患者的首选治疗方法。有几种外科手术可提供长期治愈效果，包括单个或多个肿瘤的摘除或切除术、远端或部分胰腺切除术、胰十二指肠切除术[79, 88, 89]。在一项接受胰岛素瘤手术的 MEN1 患者大型系列研究中，远端胰腺切除术后低血糖复发风险低于摘除术，但手术相关并发症的风险较高[90]。微创方法（如腹腔镜、手术机器人）可能适用于特定 MEN1 病例[88, 91]。具体手术方法取决于胰岛素瘤的位置和大小，以及是否存在其他胰腺肿瘤。MEN1 患者的胰岛素瘤通常是良性的，手术结果和长期预后良好[90]。对于肿瘤晚期和转移性疾病，化疗（使用链脲佐菌素、氟尿嘧啶和阿霉素）和局部治疗（包括肝动脉栓塞术）可用于疾病和症状控制[1, 53, 92]（图 42-2）。

5. 胰高血糖素瘤

（1）临床特征：胰高血糖素瘤起源于胰岛 A 细胞，导致胰高血糖素分泌过多，见于 1%~2% 的 MEN1 患者[93]。皮疹（坏死性迁移性红斑）、口腔炎、体重减轻、静脉血栓形成和贫血的特征性临床特征可能并不存在[93]。相反，在无症状的 MEN1 患者中，有可能通过胰腺监测成像发现胰高血糖素瘤。当患者有明显的高血糖（即大于正常上限的 2 倍）时，无论是否存在葡萄糖耐受，亦可能患胰高血糖素瘤[52, 94]。而一部分 NF 肿瘤与血浆胰高血糖素的适度升高有关（即小于正常上限的 2 倍）。

（2）治疗：胰高血糖素瘤最常出现在胰腺尾部，在允许的情况下治愈性手术切除是首选治疗方法。然而，考虑到 50%~80% 的患者可能患有大肿瘤并伴有转移，治愈性手术可能不可行[1]。使用生长抑素类似物（如奥曲肽或兰瑞肽）或化疗（使用链脲佐菌素和氟尿嘧啶或二甲基三嗪烯 - 咪唑甲酰胺）（图 42-2）在一些患者中是成功的，肝动脉栓塞术已用于治疗转移性疾病[1, 53, 92]。

6. 血管活性肠肽分泌肿瘤

（1）临床特征：血管活性肠肽瘤，即 VIP 分泌性胰腺肿瘤。患者会出现水样腹泻、低钾血症和胃酸缺乏[1, 93]。这种临床综合征被称为 Verner-Morrison 综合征，WDHA 综合征[水样腹泻，低钾血症，胃酸缺乏（watery diarrhea，hypokalemia，achlorhydria）] 或 VIPoma 综合征[1]。只有少数 MEN1 患者患有 VIPoma[93]。血浆 VIP 浓度显著升高的同时排除泻药和利尿药滥用，并确认禁食期间粪便量超过 0.5~1.0L/d 可诊断 VIPoma。

（2）治疗：VIPoma（主要位于胰腺尾部）的手术治疗已达到治愈性，但大约 50% 的患者在诊断时已有转移灶[95, 96]，在肿瘤不可切除的患者中，生长抑素类似物（如奥曲肽和兰瑞肽）、链脲佐菌素联合氟尿嘧啶、皮质类固醇、吲哚美辛、甲氧氯普胺和碳酸锂治疗已被证明是有益的，肝动脉栓塞术对转移灶的治疗是有用的（图 42-2）。

7. 无功能性胰腺 NET

（1）临床特征：无功能性胰腺 NET 是胰岛源性肿

瘤,不会引起与过量激素相关的临床综合征,因此这些肿瘤可能表现为与局部占位效应 [邻近结构的疼痛和(或)压迫] 或转移性疾病(如恶病质、黄疸、肝大、肝和骨痛)相关的症状。然而,一些无功能性胰腺 NET 可能与胰多肽和(或)胰高血糖素升高有关[1, 97],但血浆胰多肽和胰高血糖素、嗜铬粒蛋白 A 对 MEN1 患者胰腺 NET 检测的敏感性和特异性均较低[98, 99],目前尚无用于检测无功能性胰腺 NET 的血标志物。因此,胰腺影像学检查仍然是主要的诊断手段,虽然最佳检测方式尚未确定且常取决于当地设备的可用性与专业性。MEN1 中的无功能性胰腺 NET 通常被视为单一实体(图 42-1),尽管它们可能代表具有不同病理学和(或)分子亚型的异质性肿瘤组。对 MEN1 患者实施的影像监测结果表明,无功能性胰腺 NET 是 MEN1 中最常见的胰腺 NET,发生在 15%～55% 的患者中[49, 51, 53, 97, 100]。一项前瞻性内镜超声研究(endoscopic ultrasound study,EUS)表明,大约 55% 的 MEN1 患者有一个或多个无功能性 NET[48],一项组织病理学研究报道称,几乎所有 MEN1 患者都有小微腺瘤无功能性肿瘤[52, 53]。此外,据报道超过 5%～40% 的 12—20 岁 MEN1 患者有无功能性胰腺 NET[19, 97, 101]。因此,目前指南建议从 10 岁开始对 NF 胰腺 NET 进行影像监测[1],目的是检测和监测临床相关肿瘤,同时尽量减少与手术相关的电离辐射暴露和(或)医源性并发症。据报道,EUS 是检测小于 1cm 的肿瘤的最敏感方法,可准确估计肿瘤生长速率,通过 EUS 引导的细针抽吸结果可用于评估肿瘤的有丝分裂计数和(或)Ki-67 指数[53, 102]。然而,EUS 是一种侵入性和耗时的手术,依赖于较高的专业知识,它可能会高估 MEN1 中无功能性胰腺 NET 的体积,而这可能会影响到有关手术的决定[103]。其他影像学检查方法包括 MRI、CT、SRS(即基于奥曲肽 /^{68}Ga-DOTATATE-PET)和 FDG-PET,每种方法在不同系列中具有高敏感性和特异性,因此这些检查组合常用于全面描述肿瘤和评估转移风险[53, 104, 105]。

无功能性胰腺 NET 是 MEN1 患者过早死亡的主要原因,与其他 MEN1 相关的胰腺 NET(如胰岛素瘤、胃泌素瘤)相比,其预后较差[20, 53, 61, 106]。过早发病和死亡通常由转移性疾病的发展引起,但也可能由手术的并发症引起[20, 49, 51, 106, 107]。肝转移的风险与原发性肿瘤大小相关,大约 43% 的大于 3cm 肿瘤患者、18% 的 2～3cm 肿瘤患者、10% 的 1～2cm 肿瘤患者、4% 的小于 1cm 肿瘤患者存在同步肝转移[100]。然而,肿瘤大小在预测转移风险方面并非普遍正确,因为一部分小肿瘤患者也会发展为晚期疾病[108]。此外,目前流行的生物标志物不能用于预测无功能性胰腺 NET 的转移风险,基于 miRNA、循环肿瘤细胞、多基因特征和肿瘤 DNA 的循环生物标志物在预测肿瘤方面可能具有未来希望[104, 109, 110]。

(2)治疗:无功能性 MEN1NET 的治疗目标是尽可能降低肿瘤转移的同时避免不必要的手术干预,这些干预会导致显著的并发症[1, 53, 107]。手术切除 NF 胰腺 NET 是有益的,最近一项研究表明,在 MEN1 无功能性胰腺 NET 肿瘤大于 3cm 患者中,接受手术的 16 人有 6 人(约 40%)发生肝转移或死亡,而未接受手术的 6 人中有 5 人(约 80%)发生肝转移或死亡[51]。但同一项研究显示,肿瘤小于 2cm 的 NF 胰腺 NET 手术患者与未手术患者的术后转移率没有显著差异[51]。因此大多数中心建议对大于 2cm 的无功能性胰腺 NET 进行手术,因为较小的 NF 胰腺 NET(<2cm)在平均 10 年内体积较稳定[49, 111]。在一项研究中,60%(46 例中的 28 例)小于 2cm 的无功能性胰腺 NET 患者病情稳定,而其余 40% 患者的肿瘤大小或数量增加或出现分泌过多综合征,只有 15%(46 例中的 7 例)需要手术,只有 2%(46 例中的 1 例)死于转移性疾病[49]。另一项研究报道显示,与保守治疗的患者相比,小于 2cm 的 MEN1 无功能性 NET 患者的手术不影响无进展生存期(PFS),因为大多数肿瘤表现出惰性行为[111]。然而,当肿瘤生长迅速(即在 3～6 个月内肿瘤大小增加 1 倍)时,建议进行手术(图 42-1),如果胰腺 NET 的大小为 1cm 或更大,一些中心将考虑手术。进行手术前应考虑胰腺(和其他地方)内可能存在其他肿瘤、与正在切除的肿瘤或其他来源的隐匿性转移性疾病的存在,以及残余的胰腺组织仍有肿瘤发展风险的事实。所有这些因素都强调了多学科合作及患者参与决策过程的重要性[106]。

MEN1 小(即<2cm)NF 胰腺 NET 的药物治疗包括长效奥曲肽,10% 的患者出现肿瘤缓解,80% 的患者病情稳定,10% 的患者在治疗 12～15 个月内出现疾病进展[112],肿瘤大小稳定的患者胰多肽和胰高血糖素减少[113]。晚期疾病患者的治疗包括局部和全身治疗(图 42-2),与其他胰腺 NET 的治疗方法相似。然而,这种治疗的证据来自对非 MEN1 患者的研究,将其应用于 MEN1 患者需谨慎[53]。生长抑素类似物治疗可降低约 50% 非 MEN1 患者晚期胰腺高分化 NET 的进展风险[114, 115]。受体酪氨酸激酶(receptor tyrosine kinase,RTK)抑制药舒尼替尼可使非 MEN1 伴晚期高分化胰腺 NET 患者的 PFS 从 5.5 个月升高至 11.4 个月[116],mTOR 抑制药依维莫司使非 MEN1 低或中晚期胰腺 NET 患者的 PFS 从 6 个月增加到 11 个月[117]。晚期 NF 胰腺 NET 的其他疗法包括化疗、肽受体放射性核素治疗和局部治疗(如射频消融、经动脉化疗栓塞和选择性内部放疗)[53, 92]。

8. 生长抑素瘤 分泌生长抑素的胰腺肿瘤与生长抑素综合征相关,其特征为高血糖、胆石症、低胃酸输出、脂肪泻、腹泻、腹痛、贫血和体重减轻。尽管很多 MEN1 相关胰腺 NET 伴有生长抑素升高,但尚无生长抑素综合征的报道[20, 93]。因此，这组肿瘤通常被认为是无功能的。

9. GHRH 分泌肿瘤 一些 MEN1 患者的胰岛肿瘤可分泌 GHRH[1, 118]，患者可能表现为肢端肥大症的特征，可通过血清 GH、GHRH 和 IGF-1 升高来诊断。在 MEN1 患者中，GHRH 分泌肿瘤主要发生在胰腺内，而散发性 GHRH 分泌肿瘤可能出现在肺或小肠中[118]。手术切除是 MEN1 相关胰腺 GHRH 分泌肿瘤的首选治疗方法[118]。

10. 垂体瘤

(1) 临床特征：垂体前叶肿瘤见于 30%～50% 的 MEN1 患者中，但随着对 MEN1 患者进行常规监测，以及影像学检查灵敏度的提高，检出率有所增加[1, 23, 119-12]。女性比男性更多见[27, 121]，有研究报道了家族相关性，并提示存在与 MEN1 突变无关的潜在遗传修饰影响[122]。垂体肿瘤通常出现在成年早期，平均年龄为 30—40 岁[119, 121]，也可能更早发生；一项研究报道显示，21 岁前的患病率约为 35%，大多数病例出现在 15—20 岁[19]，而报道最年轻的是一名 5 岁男孩[123]。垂体肿瘤是 10%～20%MEN1 患者的首发表现[19, 124]。在 MEN1 患者中垂体大腺瘤（即 >1cm）的患病率较高（>80%）[121]，但最近的系列报道显示微腺瘤（即 <1cm）也经常发生，这些差异可能是因为引入了高灵敏性的影像学监测[119, 124]。MEN1 患者垂体肿瘤亚型中催乳素瘤最常见，占 MEN1 相关垂体肿瘤的 40%～75%[19, 119, 120, 124]。其他功能性垂体肿瘤包括分泌 GH 的肿瘤（5%～15%）和分泌 ACTH 的肿瘤（3%～7%），而在少数肿瘤中可观察到多激素分泌（即催乳素 /GH 和催乳素 /ACTH）。其余肿瘤主要是无功能性垂体瘤（15%～40%）[20, 119, 121, 124]，尽管有些与糖蛋白亚单位分泌有关[1]。通过筛查检测到的垂体肿瘤中约有 50%（与临床表现相反）是无功能性肿瘤，而其中大多数是微腺瘤[119]。MEN1 相关垂体肿瘤的临床表现与散发性垂体肿瘤患者相似。例如，催乳素瘤患者具有与高催乳素血症相关的特征（如女性的闭经、溢乳和不孕症，以及男性的勃起功能障碍和丧失），而分泌生长激素和 ACTH 的肿瘤患者将分别表现出与肢端肥大症和库欣病相关的症状和体征。垂体大腺瘤通常表现为局部占位效应（如头痛、视野缺损）或垂体功能减退的特征。诊断和临床检查与散发性垂体肿瘤相似，包括生化检查和影像学检查，明确肿瘤的性质并评估垂体功能。鉴于肿瘤发展的高风险，建议 *MEN1* 基因突变者定期检测催乳素和 IGF-1，以及垂体 MRI。

(2) 治疗：总体上 MEN1 垂体肿瘤患者（其中大多数是良性肿瘤）的预后良好[20]，垂体癌在 MEN1 中极为罕见，仅有少数病例报道[1, 125]。MEN1 垂体肿瘤的治疗与其散发性垂体瘤相似，包括适当的药物治疗

[例如，用于催乳素瘤的卡麦角林，生长抑素类似物和（或）用于生长激素瘤的聚乙二醇] 或选择性经蝶鞍腺瘤切除术，放疗仅用于具有残留和（或）不可切除的肿瘤组织的患者[125]。然而在一些研究中，MEN1 患者的垂体肿瘤比散发性患者更大，更具侵袭性，并且对药物治疗的反应也较差[120, 121, 125]。一项研究报道称，年轻男性 MEN1 患者的垂体肿瘤比女性患者大，大多数是具有侵袭性影像学特征（即 Hardy3 级或 4 级）的大腺瘤[19]。然而，其他主要针对成人 MEN1 患者的研究表明，大多数垂体肿瘤对药物治疗反应良好，与散发性肿瘤相似（如催乳素瘤的缓解率 >90%），而无功能性肿瘤通常较小且稳定，不需要手术干预[72, 119]。

11. 肾上腺瘤

(1) 临床特征：据报道 MEN1 患者肾上腺皮质肿瘤的发病率为 20%～55%[1, 126]，采用高灵敏度的影像学检查（包括内镜超声），肾上腺瘤检出率更高（约 75%）[127]。大多数患者无症状，因为大多数肿瘤（包括皮质腺瘤、增生、多发性腺瘤、结节性增生、囊肿或癌）均为无功能性[1, 126]。事实上，只有不到 10% 的肾上腺肿大伴有激素分泌过多，最常见的是原发性醛固酮增多症和 ACTH 依赖性库欣综合征[126]。肾上腺皮质癌患者偶尔会出现高雄激素血症。MEN1 患者中罕有嗜铬细胞瘤的发生。虽然肾上腺受累最常见于 MEN1 成人患者（性别分布均等），儿童期偶尔也会出现。例如，在 4 岁男孩和 16 岁女孩中发现了肾上腺癌，两人都有雄激素过量的临床表现和生化学证据[19]。据报道，肾上腺肿瘤在 MEN1 亲属中表现出遗传性，因此有亲属患病的人需提高警惕性[122]。存在功能性肾上腺肿瘤症状或体征的患者或肿瘤大于 1cm 的患者，应进行生化检查 [血浆肾素和醛固酮浓度、低剂量地塞米松抑制试验、尿儿茶酚胺和（或）肾上腺素]。据报道，在 MEN1 患者中，肾上腺皮质癌的发病率约为 1%，但在大于 1cm 肾上腺肿瘤的 MEN1 患者中，肾上腺皮质癌的发病率更高（约为 13%）[126]。因此，应每年为肾上腺肿瘤的 MEN1 患者提供影像学检查，表现出非典型放射学特征、肿瘤显著生长或大于 4cm 的患者应考虑手术切除[1, 126]。

(2) 治疗：关于 MEN1 相关无功能性肾上腺肿瘤的治疗尚未达成共识，因为这些肿瘤大多数是良性的。如果肿瘤的直径大于 4cm，恶性肿瘤的风险会增加，但在 MEN1 患者中小于 4cm 的肿瘤中也已发现肾上腺皮质癌[1, 126]。对于直径大于 4cm、直径为 1～4cm 且具有非典型或可疑放射学特征（如平扫 CT 的 Hounsfield 单位增加）的肾上腺肿瘤，或在 6 个月的间隔内显著增长的肾上腺肿瘤，建议手术治疗[1, 127]。MEN1 患者功能性（即分泌性）肾上腺肿瘤的治疗与非 MEN1 患者的肿瘤相似。

12. 类癌肿瘤 在 MEN1 患者中，胸腺、支气管

或胃肠道类癌肿瘤以不同的频率发生。胸腺类癌虽然罕见，但具有最重要的临床挑战，因为它们具有侵袭性，是MEN1患者过早死亡的主要原因之一。

13.胸腺类癌　胸腺类癌肿瘤见于2%～8%的MEN1患者[1, 128-131]，主要见于成年男性患者，性别差异似乎特定于个体种族人群（欧洲人：男：女为20：1；日本人：男：女为2：1；中国人：男：女为1：1）[27, 129, 132]。在欧洲血统的MEN1人群中，吸烟是肿瘤的独立危险因素[129]。诊断时的中位年龄为40—45岁[129]，但更早的临床表现已有报道，一名16岁男童在诊断为局部和远处转移性疾病的49个月后死亡[19]。尽管MEN1患者中胸腺类癌肿瘤的总体发生率较低，但有几份报道强调了单个家族内的聚集性病例，说明其有独立于MEN1突变的高遗传性[122, 129]。胸腺类癌约占过早死亡MEN1患者的20%[20, 61, 129]，在所有MEN1相关肿瘤中死亡率增加的风险比最高（HR=4.64，95%CI 1.73～12.41）[20]。一旦确诊，MEN1胸腺类癌肿瘤患者的中位生存期为8～10年[129, 131]。症状可能包括疼痛（如胸部、肩部、乳房疼痛）或腔静脉阻塞的特征[131]，但通常没有类癌综合征的特征（即潮红、腹泻）[129, 131]。大多数患者在诊断时没有症状，大多数肿瘤都是通过放射学检测出的[131]。血生化标志物（如升高的嗜铬粒蛋白A和尿5-羟基吲哚乙酸）对肿瘤检测不够敏感，因此诊断依赖于放射学影像学检查，但尚无最佳筛查方法。CT可能对肿瘤检测敏感，但反复暴露于电离辐射令人担忧，因MEN1中胸腺类癌肿瘤是自然病程发展最快的之一，需要频繁的扫描（每1～2年1次）[1, 130]。可以针对肿瘤检测对"低剂量"CT或MRI进行优化，但需要进一步的研究评估它们在MEN1中的效用。同样，SRS在胸腺类癌中经常呈阳性，但没有足够的证据推荐将其用作筛查方式。FDG-PET也可用于评估MEN1患者的胸部病变[133]。胸腺类癌的治疗取决于就诊阶段。手术切除具有治愈性，因此建议手术治疗，尽管术后复发率很高[129, 131]。就诊年龄较大、肿瘤直径较大、存在转移瘤提示较差的临床结局[129]。晚期疾病患者可使用化疗（如依托泊苷和顺铂）和放疗[129, 131]。生长抑素类似物的治疗价值尚不清楚，可能会改善症状和（或）导致肿瘤缓解。应该注意的是，建议接受了甲状旁腺切除术的MEN1患者也行胸腺切除术，尽管几乎没有证据表明这种预防性胸腺切除术能够可靠地预防胸腺类癌的发生，并且已经有几例在接受过该手术的患者中出现胸腺类癌病例报道[131]。虽然现有的指南推荐对胸腺类癌进行定期筛查，但没有证据表明这种针对早期肿瘤检测的方法可以改善结局[130]。

14.支气管类癌　4%～13%的成年MEN1患者患有支气管类癌，通常与死亡率增加无关[20, 128, 130, 134]，因为它们多是良性的，偶尔为恶性[134]。男女支气管类癌的发病率大致相等[128]，尽管最初报道主要发生在女性中。支气管类癌在成年出现，中位年龄约为40岁，儿童似乎没有报道[19, 128, 130]。大多数支气管类癌患者无症状，通常不存在类癌综合征的特征[59, 128]。诊断依靠影像学检查，CT最常用。应该注意的是，MEN1患者的肺部病变需要仔细评估，因为可能是其他肿瘤的转移性病变[128, 133]。通常用手术治疗支气管NET，但没有直接证据表明这可以改善MEN1患者结局，但据报道在散发病例中手术是有益的[130, 134, 135]。

15.胃类癌　15%～70%存在高胃泌素血症的MEN1患者患有Ⅱ型胃类癌（也称为肠嗜铬细胞样细胞类癌），常在上消化道内镜检查时偶然发现[1, 136, 137]。肿瘤常为多发性，直径小（如<1.5cm），SRS显示胃摄取增加。这些肿瘤的恶性潜力尚不确定，手术在可行的情况下可能是合适的[136, 137]。生长抑素类似物治疗也可使这些肿瘤缩小[136-138]。

16.其他肿瘤

(1) 中枢神经系统肿瘤：MEN1患者也可患有中枢神经系统肿瘤（包括室管膜瘤、神经鞘瘤和脑膜瘤）[1]。脑膜瘤见于约8%的MEN1患者，大多数脑膜瘤与症状无关，60%没有扩大[1]。MEN1相关脑膜瘤的治疗与非MEN1患者相似。

(2) 脂肪瘤：皮下脂肪瘤发生在15%～33%的MEN1患者中，通常是多发性的[1, 23]。MEN1患者还可能会发生内脏、胸膜或腹膜后脂肪瘤。通常采用保守治疗。当出于美容原因手术切除后，它们通常不会复发。

(3) 面部血管纤维瘤和胶原瘤：MEN1患者的多发性面部血管纤维瘤发病率为22%～88%，胶原瘤发病率0%～72%（图42-3）。MEN1血管纤维瘤在临床和组织学上与在结节性硬化症患者中观察到的血管纤维瘤相同，但在MEN1患者中，血管纤维瘤也存在于上唇和嘴唇边缘。这些皮肤表现在MEN1患者中多见，可用于无症状MEN1患者亲属的MEN1诊断。这些皮肤病变通常不需要治疗。

(4) 甲状腺肿瘤：甲状腺肿瘤由腺瘤、胶体甲状腺肿和癌组成，发生在超过25%的MEN1患者中[1, 23]。然而，一般人群的甲状腺疾病患病率很高，MEN1患者与甲状腺异常的关联可能是偶然的[1]。

(5) 乳腺癌：女性MEN1患者的乳腺癌的相对风险在2.3～2.8。大多数乳腺肿瘤为导管型，具有混合激素受体（雌激素受体、黄体酮受体和人EGF受体）[139]。一些乳腺癌的脑膜蛋白表达降低，MEN1位点的杂合性丧失，不过仍需进一步研究来证实这种关联[140]。后续报道表明，乳腺癌的增加与其他已知危险因素无关[141]，因此一些中心主张在40岁以上的女性MEN1患者中引入乳腺癌筛查[141]。但需要证据支持乳腺癌与MEN1的关联，以及进行这种筛查的价值[85]。

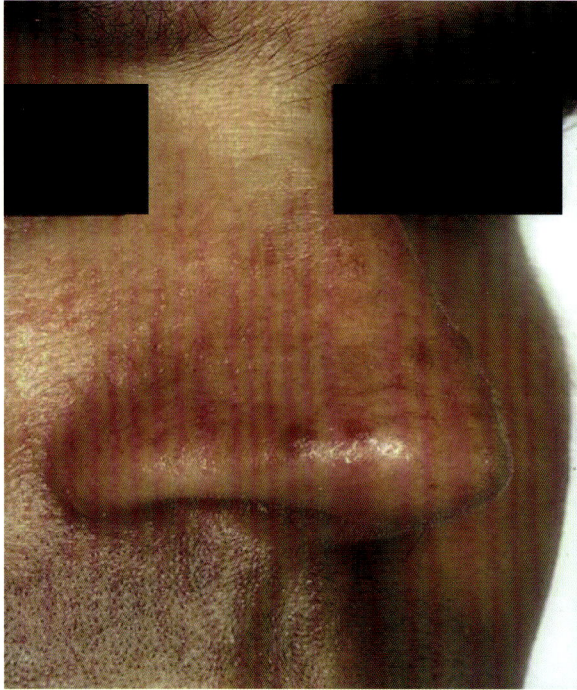

▲ 图 42-3　MEN1 患者中的多发性血管纤维瘤

（二）分子遗传学

1. MEN1 基因　MEN1 基因 位 于 染 色 体 11q13 上，由 10 个外显子组成，编码由 610 个氨基酸组成的 menin 蛋白，通过与相互作用的蛋白质伴侣的直接关联或调节关键细胞信号传导途径来调节转录、染色质结构、基因组稳定性和细胞增殖[18, 92, 142-144]（图 42-4）。MEN1 患者携带 MEN1 基因的种系杂合突变，这使他们易患肿瘤；但肿瘤发生需要野生型 MEN1 等位基因的体细胞失活，肿瘤提示 MEN1 基因的双列灭活。最常见的是野生型等位基因的失活通过大的体细胞缺失（即在 11q13 位点处）发生，其表现为肿瘤 DNA 的杂合度（loss of heterozygosity，LOH）丧失，这与 Knudson 的遗传性肿瘤发生的"两击"模型和内分泌组织中 menin 的肿瘤抑制功能一致。导致野生型 MEN1 等位基因失活的替代机制包括点突变（即导致无意义或错义氨基酸取代）或小插入或缺失（插入），在这种情况下，LOH 会不明显[1]。

MEN1 基因跨越了 7.7kb 的基因组 DNA，已经鉴定出至少 16 种不同的 MEN1 转录。主要的 MEN1 转录是 2.76kb 的 mRNA，它编码 menin 的 610 个氨基酸同种型。规范转录在 3.16kb 处更长但很罕见，预计是在外显子 2/ 内含子 2 连接处拉长阅读框 5 个氨基酸长度，产生 615 个氨基酸的蛋白质同种型。外显子 2 上游约 1400bp 的区域同时包含最小启动子区域和几个调节区域，显示出很强的启动子活性。在检查的所有人体组织中都观察到 MEN1 转录的表达，尽管 menin 蛋

白表达不一定与转录水平相关。MEN1 基因和脑膜蛋白在哺乳动物物种中高度保守（如小鼠和大鼠分别约为 89% 和 97% 的 DNA 和蛋白质同一性）。在一些进化远距离种类中观察到了 menin 同源基因序列，包括斑马鱼和果蝇，但并不存在于酵母（如酿酒酵母）或线虫（如秀丽隐杆线虫）中。最近的群体水平遗传研究表明，MEN1 的编码区域对错义和无意义变异表现出高度约束，这表明它处于强大的进化选择压力之下[145]。MEN1 基因的转录部分受其自身蛋白质产物 menin 的调节，menin 表达的减少激活 MEN1 启动子活性，而 menin 过表达则会下调启动子活性[146]。还观察到 MEN1 3′ 未翻译区域会结合 miRNA 24-1，抑制 menin 表达[147]。

2. 种系 MEN1 突变　迄今为止，在 MEN1 患者或相关肿瘤个体中已报道了 1200 多个种系 MEN1 突变，其中有约 600 种不同的种系突变[148-150]。MEN1 突变最常从受影响的父母处遗传，在大约 10% 的病例中，它们从头开始出现。大多数突变（约 70%）是通过过早截断 menin 蛋白 [移码缺失或插入（40%～ 45%）、无意义突变（14%～20%）、剪接位点突变（约 10%）] 导致功能丧失，其余是错义突变（20%～25%）、框内缺失或插入（约 5%），以及涉及全部或部分 MEN1 基因的严重缺失（1%～2.5%）[148, 150]。MEN1 基因的整个编码区域都可发生突变，其中九个单独的突变占所有种系 MEN1 突变的 20% 以上（例如，c.249_252delGTCT,c.292C＞T,c.358_360delAAG,c.628_631delACAG,c.784-9G＞A,c.1243C＞T,c.1378C＞T,c.1546delC,c.1546_1547insC）[148]。此外有 11 个独立密码子（即 45、69、70、139、156、183、220、253、418、436 和 516）受到 5 个或多个不同 MEN1 突变的影响[150]。这些研究表明，MEN1 基因的特定区域可能更容易发生突变。值得注意的是，其中一些突变发生在重复的 DNA 序列中，这与诱变的复制滑点模型一致。例如，密码子 516 中的 delC 和 insC（c.1546-1547）涉及 poly（C）7 束，已经有一种滑脱链错配模型可解释该位置的大量插入或删除[148, 151]。在不相关的家族中发生的复发性突变可能是因为存在群体特异性创始人突变，这可以通过单倍型分析明确[143, 152, 153]。

MEN1 突变与疾病的临床表现之间似乎不存在相关性[4, 148, 151]。对几个含有相同的 MEN1 突变的大型 MEN1 家族研究表明，不同家族成员可以发展为不同肿瘤[4, 154]。与其他 MEN1 突变相比，密码子 428～610 的突变破坏 menin 蛋白与 CHES1 蛋白的相互作用，其与侵袭性胰腺 NET 的高发病率、死亡率有关[155]。影响与 JunD 相互作用的三个 menin 结构域（密码子 1～40、139～242 和 323～428）的突变具有更高的过早死亡风险[156]。这些发现需要进一步研究来验证。一些具有种系 MEN1 突变的家族不能

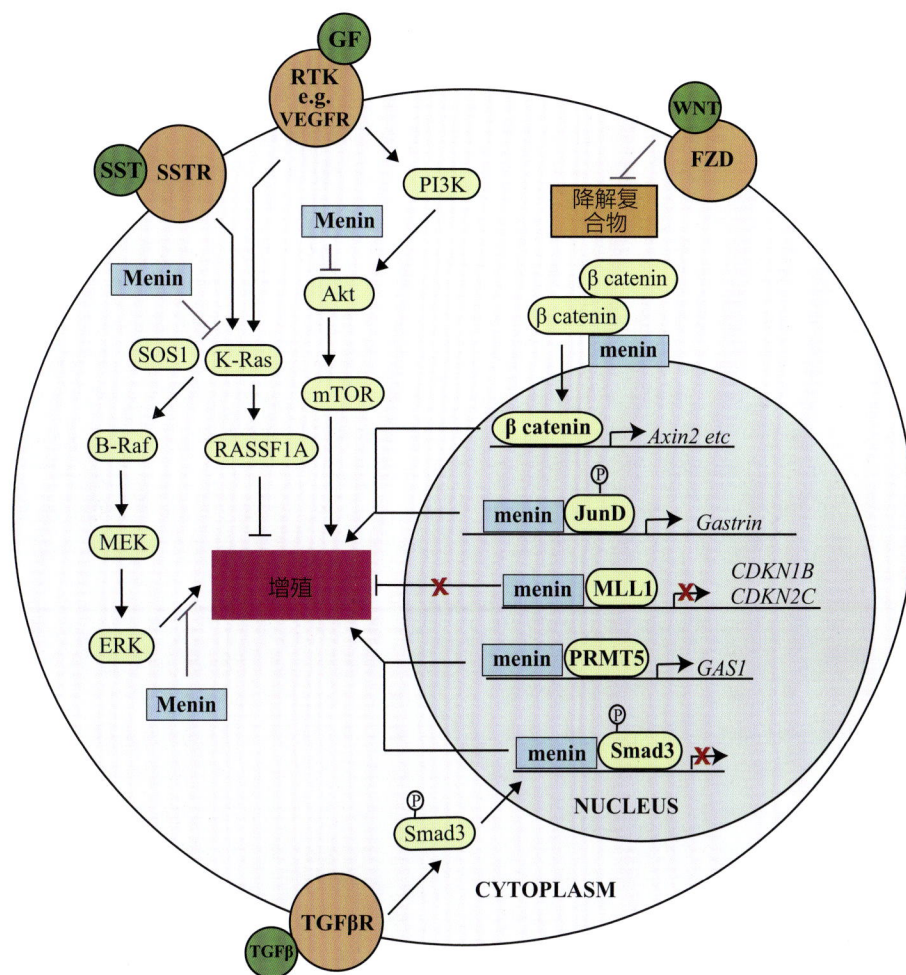

▲ 图 42-4　menin 在细胞核与细胞质的作用

内分泌组织中 menin 蛋白失表达（蓝色框）可能会通过多种途径增加细胞增殖。在细胞核中，menin 蛋白的缺失会导致其与转录因子 JUND 和 PRMT5 的相互作用被破坏，从而分别解除靶基因 Gastrin 和 GAS1 的转录抑制；与 MLL1、MLL2 和 SMAD3（TGFβ 信号传导成分）结合以促进靶基因的转录；可调节 WNT 途径，因为 β-catenin 不再被 menin 蛋白阻止进入细胞核，WNT 途径靶基因的转录得以实现。与其他转录因子和染色质修饰蛋白复合物的相互作用可能进一步调节致癌信号通路。在细胞质中，menin 蛋白通过与 AKT（PI3K 的下游，RTK 信号通路的一部分）结合并阻止其易位到质膜，对 mTOR 通路产生抑制作用。它还对 KRAS 诱导的增殖有抑制作用（可能是通过抑制 ERK 依赖的磷酸化和防止 SOS1 和 KRAS 之间的相互作用）。所有途径都影响增殖，这涉及细胞核核和细胞质机制（仅在细胞质中显示）。绿色圆圈表示配体，橙色圆圈表示受体。Akt. 蛋白激酶 B；B-Raf. 丝氨酸 / 苏氨酸蛋白激酶 B-Raf；CDKN. 细胞周期蛋白依赖性激酶抑制剂；ERK. 细胞外信号调节激酶；FZD. 卷曲受体；GAS1. 生长抑制特异性蛋白；GF. 生长因子；MEK. 丝裂原活化蛋白激酶；MLL. 混合谱系白血病；PI3K. 磷脂酰肌醇 3- 激酶；PRMT5. 蛋白精氨酸 N- 甲基转移酶 5；RASSF1A. Ras 关联域家族成员 1 同种型 A；SST. 生长抑素；SSTR. SST 受体；TGFβ. 乙型轉化生長因子；TGFβR. TGFβ 受体 [改编自 Frost M, Lines KE, Thakker RV. Current and emerging therapies for PNETs in patients with or without MEN1. *Nat Rev Endocrinol*. 2018; 14(4);216-227.]

出现完整的 MEN1 临床表型。例如，具有 MEN1 的 Burin 或催乳素瘤变异体的家族具有特定的无意义突变（即 Tyr312Ter、Arg460Ter），表现为催乳素瘤发生率高，但胃泌素瘤发生率低[157, 158]。同样在来自塔斯马尼亚州的一个携带剪接位点 MEN1 突变（c.446-3C＞G）的大型家族中也没有出现生长激素瘤[159]。也有种系 MEN1 突变的家族仅发展为甲状旁腺肿瘤，这被称为家族性孤立性甲状旁腺功能亢进症（familial isolated hyperparathyroidism，FIHP）[148, 150, 160]。这些表型变异

可能是特定的 MEN1 突变或遗传修饰因子引起的。例如，与 MEN1 相比，FIHP 与高发生性错义 MEN1 突变有关（约38% vs. 23%，$P < 0.01$），而且一些 FIHP 错义突变保留了 menin 蛋白稳定性和生物活性，这与较轻的表型一致[161]。一些 FIHP 家族具有与 MEN1 家族中相同的蛋白质截断突变，说明遗传修饰因子在起作用。在明确散发性胰腺 NET 患者中也发现了种系 MEN1 突变，但不清楚是否对所有此类患者做了其他 MEN1 表现的评估[162]。还有研究报道称 O 型血型与

MEN1 患者 NET 的风险增加有关[163]，不过随后的一项研究并没有发现这种关联[164]。

最后应该注意的是，大约 10% 的临床诊断为 MEN1 的患者在 MEN1 编码区没有突变[165]，这些个体可能在基因的启动子或未翻译区域中具有突变，或者具有其他基因突变的表型[1]。其中一些患者与 MEN1 突变患者相比，较晚出现第一个内分泌肿瘤，而且很少出现第三个 MEN1 表现[165]，预期寿命更长[72, 165]。因此，这些人可能是患有两种散发性内分泌肿瘤，而非遗传性 MEN1 综合征[165]。

3. MEN1 多态性 在 MEN1 基因的编码区和非编码区中观察到至少 35 种不同的常见种系变异（即具有次要等位基因频率＞0.5%）的多态性，其中 5 个在编码区域 [3 个同义区域和 2 个非同义区域（即规范转录本中的 p.Arg176Gln 和 p.Ala546Thr）]，20 个在内含子区域，10 个位于未翻译区域（http://phase3browser.1000genomes.org/ 和 http://gnomad.broadinstitute.org/）。认识到这些多态性很重要，特别是非同义编码区域变异，因为这种变异并不一定有致病性，因此需要仔细评估是否潜在的新型 MEN1 突变。在 GnomAD 数据库中，观察到大约 200 个罕见（MAF＜0.5%）错义变体 (http://gnomad.broadinstitute.org/)，其中大多数不具有临床意义。大型人口的数据库使得确认这些变异体属于良性病变变得越来越容易[145]。

4. 其他基因中 MEN1 的拟表型和变异 拟表型是指疾病表现的发展，通常与特定基因相关，但是由另一个基因或环境因素的突变引起的。5%～10%的 MEN1 家族会存在拟表型，并且可能发生在不同的临床环境中[21, 22, 159, 166]。已经有在家族性 MEN1 的背景下出现拟表型的报道，患有 MEN1 相关肿瘤（如垂体或甲状旁腺肿瘤）的患者不携带家族性 MEN1 突变[21, 22]。拟表型也可能发生在临床诊断为 MEN1（即≥2 个 MEN1 相关内分泌肿瘤）的患者或亲属中，他们没有携带 MEN1 突变，而是在另一个基因中存在突变，该基因与其他疾病更相关[21, 22]。这些基因包括：CDC73，编码肿瘤抑制性副纤维蛋白，其突变导致甲状旁腺功能亢进 - 颌骨肿瘤综合征[167]；CASR，它编码钙感应受体，其突变导致家族性良性低尿钙高钙血症 1 型和（或）FIHP[168, 169]；AIP，编码芳烃受体相互作用蛋白，其突变与家族性孤立性垂体腺瘤有关[170]。最后，在没有 MEN1 突变的情况下，一小部分表现出 MEN1 临床特征的患者可能具有 CDKN1B 突变，这导致 MEN4 相关疾病[171, 172]（表 42-1）。因此，对于出现典型或非典型 MEN1 表现但未发现 MEN1 突变的患者，应考虑拟表型或其他基因学诊断的可能性。此外，无论个体的临床疾病状况如何，都应在存在家族性 MEN1 突变的所有家族成员中进行基因检测。

5. 体细胞 MEN1 突变 超过 90% 的 MEN1 患者肿瘤具有涉及染色体 11q13 上位点的 LOH，这常被视为 MEN1 基因是肿瘤抑制因子的证据（双烯质 MEN1 失活的结果）[24, 29, 173]。MEN1 基因及其编码蛋白 menin 被认为是内分泌肿瘤的关键决定因素，引发了其在散发性内分泌肿瘤发展中作用的研究，这些肿瘤已被证明具有两个 MEN1 等位基因的体细胞失活，这通常是由于影响一个等位基因的失活点突变或小插入，以及另一个等位基因的大规模缺失[148]。在大约 35% 的甲状旁腺肿瘤[174, 175]、40%～45% 的无功能性胰腺 NET[162, 176]、约 40% 的胃泌素瘤[148]、0%～15% 的胰岛素瘤[177]、3%～5% 的垂体肿瘤[148, 178]、15%～20% 的肺类癌[179, 180]、少于 3% 的小肠 NET[181, 182]、少于 3% 的肾上腺皮质肿瘤、10% 的血管纤维瘤和大约 30% 的脂肪瘤[148] 中存在体细胞 MEN1 突变。在这些散发肿瘤中，体细胞突变发生在整个 MEN1 编码区，包括功能丧失和错义突变，类似于种系突变[148]。尽管肿瘤基因分型可能有助于制订个性化治疗方案，目前在散发性肿瘤中鉴定体细胞 MEN1 突变几乎没有临床效用。肿瘤突变分析可以提供预后信息，与没有 MEN1 突变的肿瘤相比，散发胰腺 NET 中存在体细胞 MEN1 突变与生存率提高有关[176]。

6. menin 蛋白的功能及肿瘤发生机制的探明 menin 是一种无处不在的蛋白质，主要位于细胞核中，其 C 端至少有三个核定位信号[143, 144, 183]。menin 也存在于细胞质中，调节关键的信号通路[184]。menin 作为支架蛋白与 20 多种蛋白质和分子相互作用，促进其在转录和表观遗传调节、基因组稳定性、DNA 修复、细胞分裂、细胞信号传导和细胞运动中的作用[143, 144, 183]（图 42-4）。我们将简要回顾 menin 在转录中的作用，它可以作为激活剂和抑制因子，以及一些规范信号通路的组成部分。这些说明 menin 作为肿瘤抑制因子和致癌辅因子的能力取决于细胞环境[183]。因此在大多数内分泌组织中，menin 蛋白充当肿瘤抑制因子，而在其他肿瘤中，包括白血病、小儿胶质瘤、前列腺癌、肝细胞癌和乳腺癌，它是致癌基因[143, 144, 183, 185, 186]。

menin 通过与 MLL1 和 MLL2 组蛋白甲基转移酶复合物相互作用来激活转录[187, 188]，这些复合物负责 H3K4Me3，引起染色质修饰，并与转录激活相关[187-189]（图 42-4）。menin/MLL1 位于数千个基因的启动子区域，并且通常与活性转录相关，menin 缺失仅与一小部分基因的转录变化相关[190]。menin-MLL 复合物是 Hox 基因表达的关键激活剂[187]，p27 和 p18 细胞周期蛋白依赖性激酶抑制剂[191, 192]，menin 将 MLL 与晶状体上皮衍生生长因子联系起来，后者是 MLL 依赖性转录所需的染色质相关蛋白，与白血病转化有关[193]。对 MLL1 和 LEDGF 复合物的 menin 晶体结构的分析证实了关键的相互作用域，其中 menin 呈现"弯曲左手"结构，N 端类似于拇指（长 β 发夹），中央部分为手掌，C 端为弯曲的手指 [144, 194]。中央"手掌"区域内的深口袋形成 MLL1 结合位点，LEDGF 同时结合 menin 和 MLL1。因此，menin 充当分子适配器来连接这些蛋白质，对这些相互作用结构域的破坏会破坏下游的转录活性 [144, 194]。然而，完整的 menin-MLL 复合物强化了参与白血病发生的基因（如 HOX 基因、EZH2）的转录激活 [187, 195, 196]，已经开发了靶向这种促肿瘤功能的小分子抑制剂，在临床前体外和体内模型中治疗 MLL 依赖性白血病是有效的 [197, 198]。menin-MLL 复合物还可作为前列腺癌中雄激素受体信号传导的致癌共激活剂，使用小分子 menin-MLL 抑制剂可在体内有效抑制 [185]，menin-MLL 复合物还作用于乳腺癌中的 ESR1 信号传导。它招募转录增强子 FOXA1 和 GATA3，促进癌症相关基因的表达 [183]，还与 PDGF 受体 A 在小儿胶质瘤中的信号传导相关 [186]。独立于 H3K4Me3 活性的转录激活是通过纤维肉瘤和肝细胞癌（hepatocellular carcinoma，HCC）细胞系中 menin 和癌基因 MYC 之间的直接相互作用发生的 [199]。

menin 通过几种直接和间接机制调节转录抑制。menin 直接与 JunD 相互作用（图 42-4），JunD 是 AP1 转录因子家族的成员，JunD 与 MLL1 使用相同的 menin 蛋白结合口袋，因此 JunD 和 MLL1 可能会竞争性与 menin 结合 [194]。menin 与 JunD 的结合有助于招募 mSin3A HDAC 复合物以抑制 JunD 依赖性转录，叉头转录因子 CHES1 与 menin-mSin3A 转录抑制因子复合物相关联，以调节与 DNA 损伤相关的 S 相检查点途径 [143, 144, 183]。menin 与 JunD 的结合阻断 JNK 介导的磷酸化，从而抑制 JunD 的翻译后修饰（和随后的活化）[194]。此外，menin 抑制编码生长因子促增殖受体的 PTN 基因表达，这增加了 EZH2 介导的 H3K27M3，后者是基因转录的阴性标记。对肝细胞癌的研究表明，menin、EZH2 和 H3K27Me3 水平升高与预后不良有关，而抑制 H3K27Me3 有效阻断了肝细胞癌细胞的侵袭性表型 [200]。menin 还将转录因子 PRMT5（图 42-4）招募到 GAS1 基因的启动子中，这是 Shh 配体与其细胞表面受体结合所需的重要辅助因子，因此可充当 Hedgehog 信号传导的负调节剂 [201]。menin 还抑制由 NFκB 家族成员介导的转录，其他 menin 调节功能包括通过调节 miRNA 生物合成来调节基因表达 [147, 202]，调节核受体靶基因的表达（如与 ERα 的直接相互作用），参与 DNA 损伤反应（其中 menin 发生磷酸化），并通过改变对 RNA 聚合酶Ⅱ的亲和力影响转录反应 [203]。

menin 调控参与内分泌和非内分泌肿瘤发生的若干典型信号传导途径 [92, 144]，有细胞和组织特异性。例如，menin 作为 Wnt/β-catenin 信号通路的一个负调控者（图 42-4），通过调节 β-catenin 的磷酸化和从细胞核向细胞质的输出而发挥作用，从而减少 Wnt 靶基因的表达 [184]，人类和小鼠胰腺 NET 中 menin 的表达缺失会导致 Wnt 信号通路的激活。这为使用小分子 Wnt 抑制剂治疗突变体小鼠的 MEN1 相关胰腺 NET 的理由提供了支持 [204]。另一项研究报道显示，menin 在胰腺内分泌细胞中充当 Wnt 信号的正向调节器，从而突出了取决于细胞环境的明显的矛盾活动 [205]。在 menin 和 RAS 信号通路之间也观察到类似的复杂的相互作用，menin 已被报道在胰腺内以细胞背景特定的方式决定 K-RAS 信号结果（图 42-4）[206]。K-RAS 的激活通常会增强细胞增殖，但在胰腺内分泌细胞中，它会抑制增殖；这是由于 menin 依赖性地优先激活抗增殖的 RAS 效应器 RASSF1A，同时抑制促进增殖的 RAF/MAPK 途径（图 42-4）。胰腺内分泌细胞中 menin 的下调会释放这种抑制，导致更多的 RAF/MAPK 信号和内分泌细胞增殖 [206]。其他信号通路也受到 menin 表达的调节，包括 TGFβ、BMP、Hedgehog、AKT 和 MYC 通路 [92, 144, 189, 199]（图 42-4）。对 MENIN 功能复杂性的更好理解，以及对关键相互作用蛋白和主要信号通路改变的识别，促进了几个潜在新的治疗目标的确定。这些目标已经在 MEN1 和非 MEN1 相关肿瘤的临床前模型中进行了评估，这些药物包括 menin-MLL 抑制药、其他表观遗传修饰剂和 Wnt 抑制药（图 42-4）。

（三）动物模型

menin 在哺乳动物进化中高度保守（即人和小鼠之间的 DNA 和蛋白质一致性分别为 90% 和 97%），而距离较远的生物体则拥有相似度较低的同源物 [如斑马鱼（Danio rerio）、苍蝇（Drosophila melanogaster）]。尽管对 menin 功能的一些研究采用了这些较远的模式生物 [例如，在 D.melanogaster 中，MEN1 同源物 Mnn1 的同型缺失导致有活力的后代，但对 DNA 损伤和其他环境应激因素（如热冲击、缺氧）的敏感性增加][207]。对 menin 体内功能的了解来自于对常规和条件性 Men1 小鼠基因敲除模型的研究 [207]。

1. 传统的 MEN1 基因敲除小鼠模型 通过定向删除 Men1 基因的不同外显子区域，包括删除 1～2 号外显子 [208]、2 号外显子 [209]、3 号外显子 [210] 和 3～8 号外显子 [211]，建立了几个传统的 Men1 基因敲除模型，导致 Men1 基因转录的缺失（即通过转录起始点的缺失）或产生严重截断的 Men1 转录产物 [207]。尽管在肿瘤谱上有一些微妙的差异，这些模型全都再现了临床 MEN1 综合征的主要特征；杂合（Men1[+/-]）小鼠会发生胰岛、垂体前叶、甲状旁腺和肾上腺的多种肿瘤 [208-211]。Men1[+/-] 小鼠还发生性腺、甲状腺和前列腺肿瘤，这些肿瘤通常与患者的 MEN1 无关 [207, 208, 210, 211]。在一些情况下，生化和（或）免疫组织化学分析证实了与人类肿瘤相一致的特征，包括与胰岛素瘤一致的血浆胰岛素水平和胰腺 NET，与 PHPT 一致的 PTH 和（或）高钙血症和甲状旁腺增生，多激素表达的胰腺 NET，以及胰腺 NET 和垂体瘤中的 SSTR2 和 VEGF-A 表达[208, 210, 211]。在每一个 Men1[+/−] 模型中，各种肿瘤的出现是以时间为基础的，通常在大约 9 个月时开始。对肿瘤的分子分析证实了 Men1 基因的 LOH 和 menin 表达的缺失，这与 Men1 双等位基因钝化对肿瘤发展的影响及其为肿瘤抑制基因的作用相一致。在每个传统小鼠模型中，Men1 纯合子切除（Men1[−/−]）会导致在胚胎在第 10.5～14.5 天之间死亡，出现颅面缺陷、出血、水肿和神经管缺陷，以及早期胰腺内分泌发育异常[212, 213]。与 D.melanogaster 的情况相反，menin 对哺乳动物的发育至关重要。然而，胚胎死亡的时间和观察到的具体表型取决于小鼠的背景品系，说明遗传修饰物可能起作用[212]。此外，在每个常规 Men1[+/−] 模型中观察到的肿瘤表型的差异反映了遗传背景和（或）遗传修饰物的影响。使用 Men1[+/−] 小鼠研究了 menin 和其他关键肿瘤抑制基因之间的潜在协同作用。在同时具有视网膜母细胞瘤基因一个等位基因缺失的 Men1[+/−] 小鼠（Men1[+/−] ⁻Rb[+/−]）中，没有观察到肿瘤发展的加速或增强，表明 menin 和 pRB 在共同的致瘤途径中发挥作用[214]。RBP2（也称为 JARID1A 或 KDM5A）的基因切除（它是一种组蛋白去甲基化酶，有助于 pRB 的肿瘤抑制活性）减少了肿瘤的形成，并延长了 B 细胞特异性 Men1 基因敲除小鼠模型的生存期[215]。相反，没有观察到 Men1 和 CDK 抑制剂 Cdkn1b 的联合突变（Men1[+/−]/Cdkn1b[−/−]）对肿瘤的表达有明显影响，破坏 Cdkn2c（编码 p18 蛋白）（Men1[+/−]/Cdkn2c[−/−]）会加速 Men1 小鼠的内分泌肿瘤发展[216]。

2. 条件性 Men1 小鼠基因敲除模型　传统的 Men1 小鼠模型在研究肿瘤生物学方面有局限性，包括器官特异性肿瘤形成的不完全发生率和肿瘤发生所需的潜伏期（即由于需要体细胞的"二次撞击"），这样就很难研究肿瘤发展的早期事件。为了解决这些缺陷，建立了几个组织特异性的条件性敲除模型，包括时间控制下的模型，从而使 Men1 双等位基因失活的后果能够在内分泌和非内分泌组织中得到评估[207]。例如，使用 PTII 启动子控制的 Cre 重组酶生成了甲状旁腺特异性条件小鼠模型，患甲状旁腺功能亢进症的发生率比常规 Men1[+/−] 模型高[217]。利用不同的 RIP Cre 小鼠品系产生的胰岛 B 细胞特异性 Men1[−/−] 小鼠，具有早发的胰岛增生，随后形成高发生率的胰岛素瘤，一些模型由于 Rip-Cre 在垂体的表达而也发展出催乳素瘤[207]。通过使用 Pdx1-Cre 启动子在内分泌和外分泌胰腺细胞中定向删除 Men1，会导致内分泌细胞增殖和胰腺 NET 的形成，但没有外分泌肿瘤的表现[218]。胰腺 A 细胞特异性 Men1 基因敲除模型

没有出现胰高血糖素瘤，而是出现了胰岛素瘤，表明 A 细胞向 B 细胞转分化的可能性，或者存在调节性旁分泌作用[219, 220]。已经通过使用可诱导的条件性敲除实现了 B 细胞 Men1 失活的时序调节（即把已建立的 Rip-Cre Men1 模型与携带 ER-Cre 的转基因小鼠结合起来，促进 Men1 在接触他莫昔芬时的敲除）[207, 221]。对这些小鼠的研究显示，在 Men1 失活后胰岛细胞迅速开始增殖。这种突变小鼠为研究肿瘤发生的早期事件和评估新疗法对肿瘤发展的影响提供了模型[221]。

3. Men1 小鼠基因敲除模型的非内分泌表型　在 Pax3 或 Wnt1 表达的神经嵴细胞中，Men1 的组织特异性失活导致突变的小鼠有颅骨缺陷、腭裂和围产期死亡[222]，成熟的成骨细胞中 menin 失活（使用骨钙蛋白 –Cre）会导致骨密度、小梁骨量和皮质骨厚度降低[223]，证明 menin 在骨骼发育中起关键作用。肝细胞特异性 Men1 缺失会通过涉及组蛋白去乙酰化的机制导致高脂肪饮食引起的肝脏脂肪变性[224]。此外在 Men1[−/−] 雌性小鼠中，化学致癌物对肝癌的诱导减少，对此模型的研究表明，Menin 在促进肝脏肿瘤发生中起着涉及 H3K4Me3 的重要表观遗传作用[225]。

4. 药物疗法在 Men1 小鼠模型中的临床前评估　Men1 基因敲除小鼠模型已被用于研究包括基因治疗、新的体蛋白类似物、表观遗传调节剂、β-catenin 拮抗药和 MEK1/2 抑制剂在内的疗法[92]。

在与 MEN1 相关的肿瘤中常能观察到 MEN1 基因的双等位基因失活，这与其可能的肿瘤抑制功能相一致。因此，MEN1 基因替代疗法为恢复 menin 功能提供了一个潜在治疗策略。为了验证效果，将含有巨细胞病毒启动子的小鼠 Men1 cDNA 的无复制能力腺病毒载体注射到常规 Men1[+/−] 雌性小鼠的垂体瘤中，导致 menin 表达的恢复和肿瘤增殖的减少，表明了这种方法的潜在效用[226]。

在不同的小鼠模型中评估了生长抑素类似物治疗的疗效。帕瑞肽是一种通过 SSTR3 和 SSTR5 靶向 SSTR1 的多受体配体生长抑素类似物，使用后 Men1[+/−] 小鼠和 Pdx1-Cre-Men1 条件性敲除小鼠中的胰腺 NET 和垂体肿瘤的细胞增殖减少，细胞凋亡增加[227, 228]。系统性的帕瑞肽治疗也可以减少 Men1[+/−] 小鼠的胰腺 NET 形成[92, 227]，表明它具有化学预防的作用。在 Pdx1-Cre-Men1 模型中，使用杂交腺相关病毒和显示生物活性奥曲肽的噬菌体将 TNF 转基因定向传递给胰腺 NET，可以减少肿瘤体积并改善生存率[229]。

MEN1 相关的肿瘤有表观遗传机制的改变，如组蛋白修饰和 DNA 甲基化，menin 与几个组蛋白修饰蛋白相互作用，包括 MLL1、PRMT5（图 42–4）和去乙酰化酶复合物（如组蛋白去乙酰化酶复合物亚单位 MSin3A）。JQ1 是一种与乙炔残基结合以促进基因

转录的蛋白质的 BET 蛋白家族抑制剂，使用 JQ1 评估表观遗传调节剂治疗 Men1$^{+/-}$ 小鼠胰腺 NET 的效果，JQ1 在体外减少胰腺和支气管 NET 细胞系的增殖并增加了凋亡，在 B 细胞特异性 Menin 基因敲除（RIP-Cre-Men1$^{-/-}$）小鼠体内发生的胰腺 NET 细胞系有相同效果[230]。因此，表观遗传机制的抑制剂可能是 MEN1 患者的新型治疗药物。

其他对 Men1 基因敲除小鼠的胰腺 NET 有效的药物包括 WNT 和 K-RAS 信号调节剂（图 42-4）。小分子 β-catenin 拮抗药（PKF115-584）减少了 RIP-Cre-Men1$^{-/-}$ 小鼠胰腺 NET 的增殖，并改善了胰岛素分泌过多的情况[204]。此外，对从 Ins2-Cre-Men1$^{-/-}$ 小鼠获得的胰岛细胞和 NET 的研究表明，在胰腺内分泌 B 细胞中 K-RAS 激活了相反的生长途径，但由于 menin 活性，抗增殖途径占主导地位，它阻止了 MAPK 途径驱动生长，而使 RASSF1A 保持不变（图 42-4）。胰腺 NET 中 menin 缺失会增加细胞增殖，这是因为消除了对 K-RAS 下游 MAPK 驱动的增殖的阻碍，而 K-RAS 信号则通过减少未被对抗的 RASSF1A 活性来增加细胞增殖[206]。通过使用调节 KRAS 途径的 MEK1/2 抑制药（即 PD0325901 或 GSK1120212）进一步证明了 RAF/MEK/ERK 途径在驱动 menin 活性降低的胰岛 B 细胞的不适当生长和生存方面的重要性，并发现这些抑制药具有抗增殖和细胞毒性作用。因此，这些可能为 menin 缺失的肿瘤提供新的治疗方法。

（四）基因检测、肿瘤监测和护理的组织

1. MEN1 突变分析的临床应用 MEN1 突变分析在临床实践中具有以下几个方面的作用：①确认临床诊断；②识别携带 MEN1 突变的家庭成员，进行肿瘤检测和早期治疗的筛查；③识别不携带家族性生殖系 MEN1 突变的家庭成员[1, 21]（图 42-5）。目前的指南建议，在以下情况下应进行 MEN1 突变分析：①有两个或更多 MEN1 相关肿瘤（即甲状旁腺、胰岛或垂体肿瘤）的病例；②已知 MEN1 突变携带者的所有一级亲属，无论他们是无症状还是表现出相关的临床特征[即有症状、体征或一个或多个 MEN1 相关肿瘤的生化和（或）放射学证据]；③怀疑有 MEN1 或不典型表现的患者，其中包括 30 岁以下的甲状旁腺腺瘤和（或）多腺体甲状旁腺疾病、胃泌素瘤或在任何年龄段出现的多发性胰腺 NET 的患者，或有两个或多个与 MEN1 相关的肿瘤的个体，这些肿瘤不完全限于甲状旁腺、胰岛和甲状旁腺肿瘤的经典三联体（即甲状旁腺加肾上腺肿瘤）[1, 21]。这些建议得到了一些研究结果的支持。一项对 200 名内分泌肿瘤患者的研究报道称，在有两个或以上与 MEN1 相关的主要内分泌肿瘤（如甲状旁腺、胰腺、垂体肿瘤）和有这些肿瘤家族史的个体中，70% 以上发生了 MEN1 突变；约 60% 的至少患有一种主要内分泌肿瘤的个体或拥有患主要

内分泌肿瘤的一级亲属；6% 的散发性（即非家族性）MEN1 相关内分泌肿瘤患者转诊检测出更多的肿瘤，不过只在患有多种内分泌肿瘤和（或）年龄小于 30 岁的患者中观察到 MEN1 突变[231]。另一项研究报道称，发现 MEN1 突变的可能性与临床特征相关，80% 出现三个 MEN1 相关肿瘤的患者有种系 MEN1 突变，如果家族史显示存在受影响的亲属，则增加到 90% 以上，而在出现单一 MEN1 相关肿瘤的患者中，只有 15% 有 MEN1 突变，当家族史显示没有受影响的亲属，这一比例下降到 0%[232]。一项对 205 名 PHPT 患者和 PHPT 家族史的研究显示，大约 45% 的患者有 MEN1 突变，多腺疾病、男性性别和年龄小于 45 岁是相关种系突变的独立预测因素，其概率分别为 14、1.7 和 8[233]。一项对 39 名非典型表现的患者（即垂体腺瘤伴嗜铬细胞瘤/副神经节瘤）的研究发现，两名患者存在生殖系 MEN1 突变[234]。所有这些研究表明，不进行基因检测可能会错过早期诊断的机会[1, 235]。

在对 MEN1 进行基因诊断后，应向所有一级亲属提供预测性基因检测（图 42-5），目前指南建议应尽早进行[1]。事实上，受影响病例的一级亲属基因诊断的延迟会导致发病率的增加，突出了在 MEN1 亲属中进行积极的级联检测的必要性[236]。然而，需要考虑几个伦理问题，检测前的咨询和透明度是至关重要的。患者可能会担心发现致病突变对其他家庭成员的影响、未来的生殖决策、可能的经济或社会歧视。事实上，接受基因检测的患者经常担心对未来就业或获得保险的能力的潜在影响，尽管许多国家已立法保护个人免受这种基因歧视。例如在美国，联邦遗传信息非歧视法案禁止医疗保险公司或雇主使用遗传信息来决定个人是否有资格获得医疗保险，或在与就业有关的事项（即聘用、晋升）中做出决定。在适当的遗传咨询后，大多数患者会明白基因检测的潜在好处超过危害。进一步考虑是儿童的基因检测，这通常是在父母同意的情况下进行的。事实上，鉴于早发的 MEN1 相关肿瘤的高发生率[19]，建议无症状的高危儿童（即受影响的父母的后代）在出生后的 10 年内进行基因检测，最好在 5 岁前进行[21, 174]。

在适当的情况下，应提供孕前遗传咨询给可能将 MEN1 遗传给后代的人（即有症状或无症状的 MEN1 突变携带者），基因检测的进展与体外受精相结合可为父母提供植入前遗传学诊断的机会。这可以通过从早期囊胚中获得的少量细胞 DNA 直接测序来实现，随后只植入那些确认不携带突变的胚胎，明显减少遗传给孩子的风险。最后必须强调的是，所有的 MEN1 基因检测应在经认可的遗传学实验室进行，使用有效的检测方法对 MEN1 基因的所有外显子和剪接位点区域进行充分测序，从而达到所有单核苷酸变异或小插入或缺失的可靠检测。在没有这种突变的情况下，应

```
┌─────────────────────┐
│ 临床诊断 MEN1（即≥2 │
│ 个 MEN1 相关肿瘤）或 │
│ 高度怀疑有 MEN1      │
└─────────────────────┘
          │
          ▼
┌─────────────────────┐              ┌─────────────────────┐
│ 基因测试 MEN1 突变   │              │ 确定一级亲属，       │
└─────────────────────┘              │ 进行遗传咨询和       │
                                     │ MEN1 突变检测        │
                                     └─────────────────────┘
```

无 *MEN1* 突变	有 *MEN1* 突变	无 *MEN1* 突变

无须进一步检查

根据临床特征，考虑其他基因的表型和突变分析的发生（如 *CDC73*、*CASR*、*AIP*、*CDKN1B*）

MEN1 突变阳性者继续监测其他 *MEN1* 相关的肿瘤

确定一级亲属，进行临床和生物化学评估

无症状的一级亲属应继续每年进行临床和生化检查

患有 MEN1 相关肿瘤的一级亲属应按 MEN1 突变阳性者进行监测

临床评估：MEN1 相关肿瘤的症状或体征

生物化学评估：Ca^{2+}、PTH、PRL、IGF-1、CgA、空腹肠道激素、空腹葡萄糖和胰岛素

放射学评估：垂体 MRI，腹部 MRI（或 CT 或 EUS），胸部 CT（或 MRI）

正常结果	异常结果
在 6~12 个月时重新进行临床和生化检查，在 12~36 个月时进行放射学检查	进一步检查

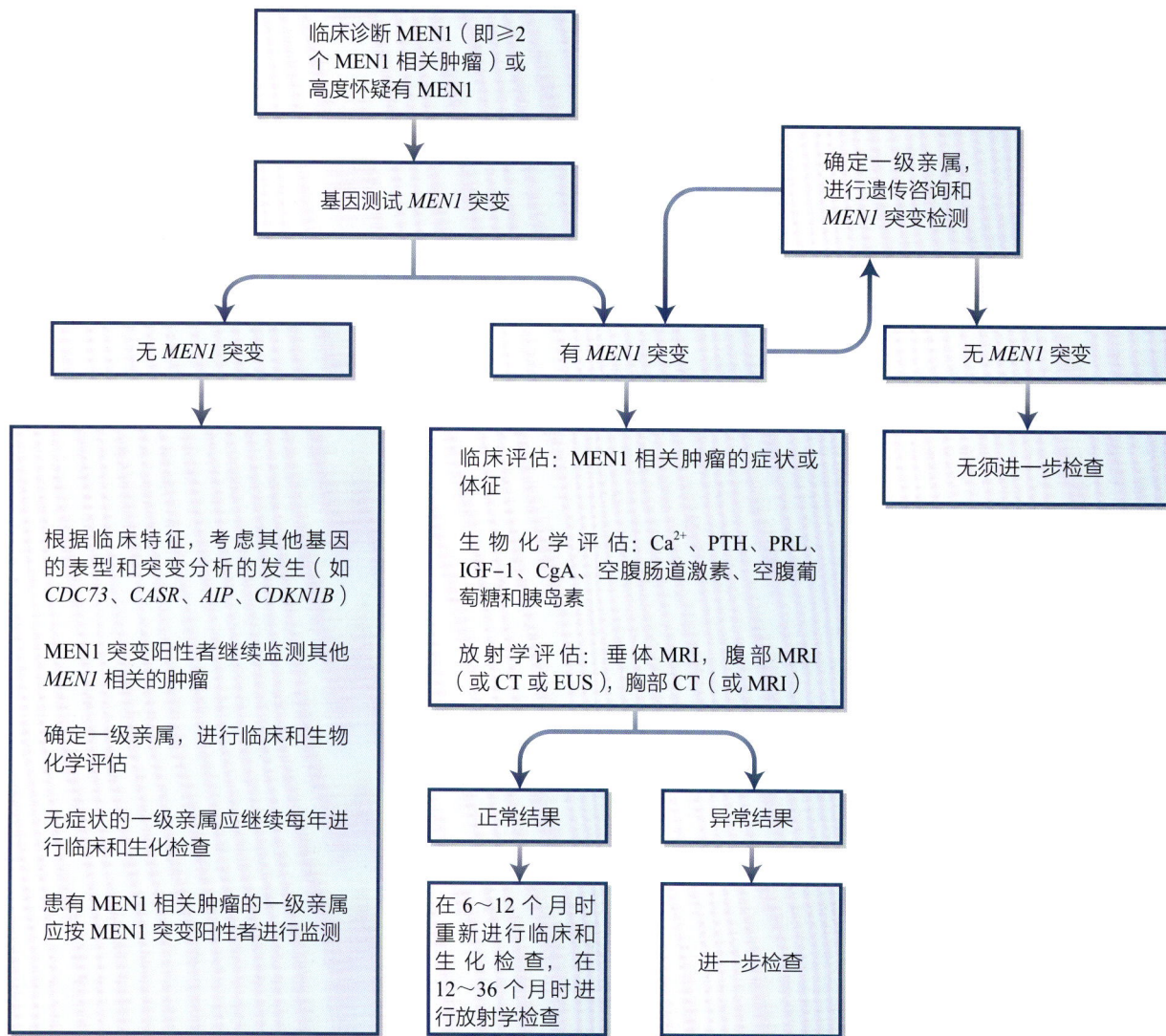

▲ 图 42-5　**MEN1 的基因检测和肿瘤筛查的方法**

确诊病例或高度怀疑有临床 MEN1 的个体，应进行遗传咨询和 *MEN1* 突变检测。应促使生殖系 *MEN1* 突变鉴定进入定期临床、生化和放射学筛查程序。同时所有一级亲属都应进行遗传咨询和 *MEN1* 突变检测，无论他们是否表现出 MEN1 的临床特征或症状。遗传了 *MEN1* 突变的个体应定期筛查。没有遗传 MEN1 突变的一级亲属不需要进一步随访，这可以减轻 MEN1 相关肿瘤发展的焦虑。对于没有发现 *MEN1* 突变的病例 [包括排除部分或整个基因缺失（如通过多重连接探针扩增技术分析）]，根据具体的临床特征可能需要进行额外的基因检测。包括与家族性甲状旁腺综合征相关的基因突变检查，与甲状旁腺功能亢进 – 颌骨肿瘤综合征相关的 CDC73，与家族性良性高钙血症相关的钙感应受体，或 CDKN1B 和 AIP，这些在临床 MEN1 患者中很少发现。高达 10% 的临床 MEN1 家族可隐藏表型，强调了准确的遗传评估的重要性。对于没有发现 *MEN1* 突变的 MEN1 家族，应为那些有疾病临床表现的人提供临床、生化和放射检查，并为无症状的一级亲属提供年度临床和生化检查。Ca^{2+}. 钙；CgA. 色氨酸 A；CT. 计算机断层扫描；EUS. 内镜超声；IGF-1. 胰岛素样生长因子 1；MRI. 磁共振成像；PRL. 催乳素。PTH. 甲状旁腺激素 [引自 Thakker RV, Newey PJ, Walls GV, et al.Clinical practice guidelines for multiple endocrine neoplasia type 1 (MEN1).*J Clin Endocrinol Metab*. 2012; 97(9):2990-3011.]

采用多重连接探针扩增技术来检测部分或全部基因缺失。

2. 对高危人群的监控　目前的指南建议所有 MEN1 的高风险个体（即突变基因携带者）定期进行临床、生化和放射检查，以早期发现和治疗肿瘤，减少其相关的发病率和死亡率[1]（表 42-2 和图 42-5）。这种筛查项目可能是有益的，但还没有能支持其有

效性的高质量证据。大多数临床医生建议实施定期监测，不过调查的频率和范围存在争议[19, 72, 85]。无功能性胰腺 NET 和胸腺类癌的检测是两个特别有争议的领域，它们是 MEN1 相关过早死亡的两个主要原因。开始筛查的年龄、生化肿瘤标志物的使用、最佳的放射学方法都有争议[19, 85, 98, 99, 237]。目前的指南建议从 10 岁开始进行胰腺影像学检查，这得到了一些报

道的支持，这些报道表明在生命的 10～20 年中无功能性 NET 的发病率很高[19, 97, 101]。然而，一些中心建议影像学检查应推迟到至少 16 岁。同样对于胸腺类癌，快速的生长速度和侵袭性的病程要求患者至少每年进行一次胸部 CT，但与此相关的高电离辐射剂量是不可接受的，特别是这种肿瘤只发生在少数 MEN1 患者中。患有 MEN1 的女性的乳腺癌筛查时机是另一个有争议的话题，一些团体主张从 40 岁开始筛查[139, 141]。重要的是将目前这些建议进行个性化处理，并根据当地资源的可用性和患者的意愿进行调整，患者应参与到决策过程中。最近的一项研究发现，大多数 MEN1 患者会因疾病为自己和亲属担忧，并且会因定期监测筛查加剧[238]。这种心理困扰还会造成较低的生活质量[238]。

三、MEN2、3 型

MEN2 被称为 MEN2A 和 Sipple 综合征，是一种常染色体显性疾病，其发病率为每 8 万～20 万活产婴儿中有 1 例，其特点是甲状腺髓样癌伴有嗜铬细胞瘤和甲状旁腺肿瘤[3, 239, 240]。MEN2 还包括三个变体，即 MEN2A 伴有先天性巨结肠症（hirschsprung disease，HSCR），MEN2A 伴有皮肤苔藓淀粉样变性（cutaneous lichen amyloidosis，CLA），以及孤立性家族性 MTC

（familial MTC-only，FMTC），MTC 是该综合征的唯一表现形式。MEN3 也被称为 MEN2B，特点是 MTC 和嗜铬细胞瘤，不伴有 PHPT，但与类马方综合征、黏膜神经瘤、角膜神经纤维髓质化和肠道自主神经节功能障碍导致巨结肠有关[3]（图 42-6）。MEN2 比 MEN3 更常见，MEN2 占 90% 以上，MEN3 占 5%～10% 的患者，但 MEN3 的 MTC 通常在婴儿期出现，并且具有更强的侵袭性[3]。甲状腺癌和嗜铬细胞瘤之间的关联是由 Sipple 在 1961 年首次报道的[241]，Cushman 和 Rochester 报道了一个具有嗜铬细胞瘤、MTC 和甲状旁腺瘤的常染色体显性遗传的家族[242]，Steiner 及其同事[243]在 1968 年提出了 MEN2 一词，用来描述一个具有 MTC、嗜铬细胞瘤、PHPT 和库欣综合征的家族。Williams 和 Pollock[244]在 1966 年报道了多发性神经瘤、嗜铬细胞瘤和 MTC 的关联，Schimke 和同事[245]在 1968 年、Chong 和同事[246]在 1975 年用 MEN2B 一词来描述这种疾病。有趣的是，首次描述 MEN2A 和嗜铬细胞瘤是在 1886 年，一位 18 岁的女性患有双侧肾上腺肿瘤，其在德国黑森林的亲属随后被报道患有嗜铬细胞瘤和 MTC，原因是转染过程中的重排突变（Cys634Trp），表明该患者和家族有 MEN2A[247]。最早描述可能患有 MEN3 的患者是在 1922 年和 1923 年，分别由 Wagenmann[248]和 Froboese[249]报道。

表 42-2　有 MEN1 风险的个体筛查的建议			
MEN1 相关肿瘤	开始检测的年龄（岁）	生化检查项目（年度）	影像学检查（时间间隔）
甲状旁腺	8	血钙、PTH	无
胰腺 胃泌素瘤 胰岛素瘤 其他胰腺 NET （如无功能性）	20 5 10	空腹胃泌素 空腹血糖（± 胰岛素） 嗜铬粒蛋白 A，胃肠激素类 a（如胰高血糖素、胰多肽、血管活性肠肽）	无 无 腹部 MRI、EUS（每年 1 次）
垂体 催乳素瘤 生长激素瘤 其他垂体瘤 （如无功能性 NET）	5 5 10b	催乳素 IGF-1 无，除非是功能性肿瘤的症状或体征（如促肾上腺皮质）	无 无 垂体 MRI（每 3 年 1 次）
肾上腺皮质	<10	无，除非是功能性肿瘤的症状或体征，或肿瘤 >1cm	腹部 MRI（每年 1 次）
胸腺 / 支气管类癌	15	无	胸部 CT 或 MRI（每 1～2 年 1 次）

a. 嗜铬粒蛋白 A、胰多肽和胰高血糖素的浓度可在无功能的 PNET 中升高，但它们的敏感性和特异性较低，因此其价值有待商榷；b. 尽管有 5 岁 MEN1 患者垂体瘤的报道，但在没有垂体腺瘤的症状、体征或生化证据的情况下，垂体影像学检查可能被推迟到 10 岁以后，与胰腺成像同时进行；CT. 计算机断层扫描；EUS. 内镜超声；MEN1. 多发性内分泌肿瘤 1 型；MRI. 磁共振成像；NET. 神经内分泌肿瘤；PTH. 甲状旁腺激素 [引自 Thakker RV, Newey PJ, Walls GV, et al.Clinical practice guidelines for multiple endocrine neoplasia type 1 (MEN1).*J Clin Endocrinol Metab*. 2012; 97(9): 2990–3011.]

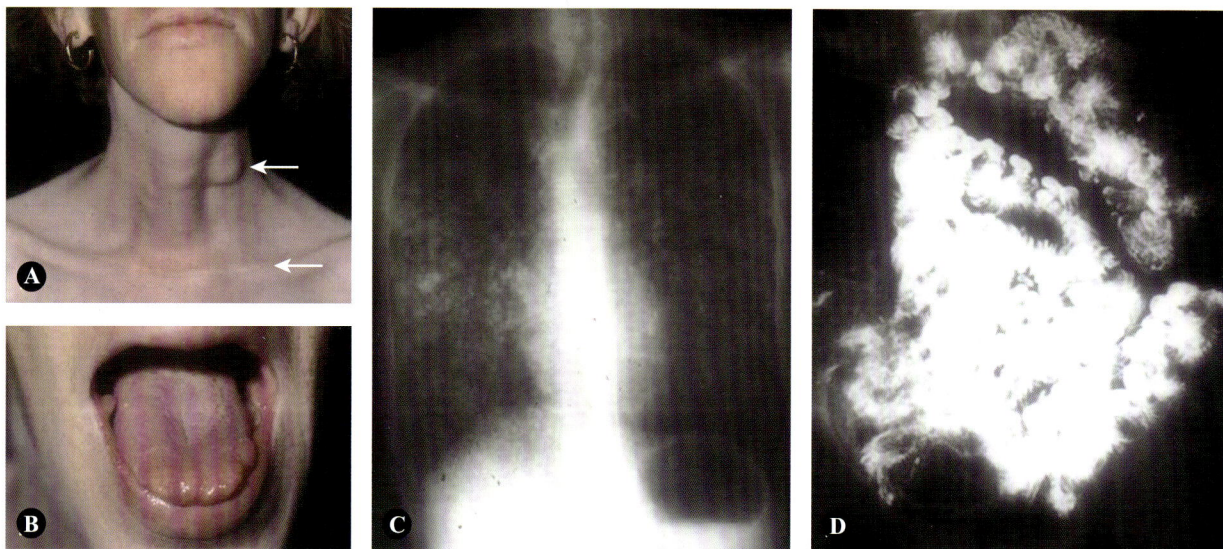

▲ 图 42-6　一个多发性内分泌肿瘤 3 型患者的临床特征

A. 患者左侧颈部有一个结节，代表甲状腺髓样癌的转移（上箭）。甲状腺切除术的瘢痕（下箭）。B. 舌头和嘴唇上有明显的黏膜神经瘤。C. 胸部 X 线显示甲状腺髓样癌的双侧肺部转移。D. 钡餐 X 线显示继发于自主神经节功能紊乱的多发性肠憩室。该患者有腹泻和吸收不良的病史 [改编自 Thakker RV. Multiple endocrine neoplasia. *Medicine*. 2013; 41(10);562–565.]

在 20 世纪 80 年代和 90 年代，对 MEN2 和 MEN3 家族的遗传学研究表明是 RET 原癌基因突变引起了 MEN2 和 MEN3 综合征，该基因位于染色体 10q11.21 并编码 RTK。约 95% 的 MEN2 RET 突变涉及富含半胱氨酸的细胞外结构域（extracellular domain，ECD），其中 Cys634 突变约占所有 MEN2 突变的 85%，而约 95% 的 MEN3 RET 突变为 Met918 突变，其位于细胞内酪氨酸激酶结构域（表 42-1 和表 42-3，图 42-7）。此外，这些 RET 突变的发现预测了 MTC 在临床表现和发病年龄方面的风险，改变了对患者的管理方式，因为它有助于确定预防性甲状腺手术的时机，这对避免与 MTC 相关的发病率和死亡率非常有效。事实上，预防性甲状腺切除术和终身甲状腺素替代极大地改善了 MEN2 和 MEN3 患者的预后，90% 的 RET 突变的年轻患者在预防性甲状腺切除术后 7 年内没有持续或复发 MTC 的证据 [250]。为了便于管理 MEN2 和 MEN3 患者的 MTC，美国甲状腺协会基于基因型和表型之间的相关性（如 MTC 的侵略性）定义了种系 RET 突变的三个类别，包括最高风险（MEN3 相关的 Met918Thr 突变）、高风险（分别与 MEN2 和 MEN3 相关的 Cys634 和 Ala883Phe 突变）和中风险（所有其他 MEN2 RET 突变）（表 42-4 和表 42-3）[3]。对于被确认为携带 RET 突变的无症状个体，目前对肿瘤监测和治疗的建议是基于这些风险类别，目的是在足够早的年龄（即通常在生命的最初几个月或几年）识别 RET 突变，为"预防性"甲状腺切除术提供机会窗口。此外，在受影响的患者中发现与 MEN2 相关 RET 突变后应及时对所有一级亲属进行筛查，对

所有出现 MTC 或嗜铬细胞瘤的患者应考虑 MEN2 或 MEN3 的可能性，并进行种系 RET 基因检测。要注意的是，在患有 MEN2 和 MEN3 的个体中，分别有 5%～10% 和约 75% 的人可观察到 RET 新生突变。对 RET 和 RTK 理解的进展使得 RTK 抑制剂被用于治疗晚期和转移性 MTC。治疗出现一个或多个 MEN2 和 MEN3 临床表现的患者需要采用多学科方法以确保最佳治疗，包括外科医生、肿瘤学家、内分泌学家和遗传学家。

（一）临床特征和管理

1. 甲状腺髓样癌

（1）临床特征：MTC 最常见，通常是 MEN2 和 MEN3 的第一个表现，几乎发生在所有受影响的个体中（图 42-6 和图 42-8）。MTC 也是过早发病和死亡的主要原因，经常出现在儿童身上。因此，MTC 的早期检测和治疗非常重要，RET 突变检测的广泛实施改变了对已知 RET 突变的 MEN2 和 MEN3 家族患者的管理。事实上，确定为 MEN2 的致病基因 RET 及随后对"高危"一级亲属进行基因检测，使临床上从出现颈部肿块和晚期疾病的人转变为无症状的 RET 基因突变携带者即开始干预，这些人建议进行预防性甲状腺切除术，大大降低了他们发展为晚期 MTC 的可能性 [250, 251]。此外，广泛提供 RET 基因检测以确定无症状的个体，然后进行预防性甲状腺切除术，这也使 MEN2 病例中出现 MTC 病例的比例显著下降 [252]。如果没有相关家族史 [和（或）事先了解过 RET 的遗传状况]，MTC 的表现通常是可触及的颈部肿块，15% 以上的患者可能没有症状或伴有压迫或吞咽困难的症

表 42–3　MEN2 和 MEN3 中常见 RET 突变相关的临床关系和 MTC 风险水平

外显子	受影响的密码子 / 突变	ATA MTC 风险等级	嗜铬细胞瘤发生率	PHPT 发生率	其他关联报道
8	Gly533Cys	中	c.10%	c.10%	—
10	Cys609Phe/Gly/Arg/Ser/Tyr	中	c.10%～20%	c.10%	HSCR
10	Cys611Phe/Gly/Ser/Tyr/Trp	中	c.10%～20%	c.10%	HSCR
10	Cys618Phe/Arg/Ser	中	c.10%～20%	c.10%	HSCR
10	Cys620Phe/Arg/Ser	中	c.10%～20%	c.10%	HSCR
11	Asp631Tyr	中	c.50%	—	—
11	Cys634 Phe/Gly/Arg/Ser/Trp/Tyr	高	c.50%	c.20%～30%	CLA
11	Lys666Glu	中	c.10%	—	—
13	Glu768Asp	中	—	—	—
13	Leu790Phe	中	c.10%	—	—
14	Val804Leu	中	c.10%	c.10%	—
14	Val804Met	中	c.10%	c.10%	CLA
15	Ala883Phe	高	c.50%	—	MEN3 临床表现
15	Ser891Ala	中	c.10%	c.10%	—
16	Arg912Pro	中	—	—	—
16	Met918Thr	最高	c.50%	—	MEN3 临床表现

−. 非典型观察 / 相关；ATA. 美国甲状腺协会；CLA. 皮肤淀粉样变性；HSCR. 先天性巨结肠；MEN2. 多发性内分泌肿瘤 2 型；MEN3. 多发性内分泌肿瘤 3 型；MTC. 甲状腺髓样癌；PHPT. 原发性甲状旁腺功能亢进症

状，应该注意的是只有少数（0.3%～1.4%）患有甲状腺结节的人群可能是 MTC [3]。这种出现 MTC 的病例（即有颈部肿块），诊断时常已存在区域和（或）远处转移，可手术治愈的情况很少。MTC 和嗜铬细胞瘤可能同步存在，在进行任何甲状腺手术前应考虑这种可能性，尤其是在无法获得 RET 基因检测结果的情况下。与 MTC 相关的其他症状包括腹泻(约 30% 的患者）和（或）潮红，每种症状都是由降钙素或其他肿瘤分泌的激素（如 5- 羟色胺、前列腺素）升高引起的。腹泻最常发生在晚期疾病患者身上，而且最常发生在有肝转移的患者中 [3]。MTC 产生的异位 ACTH 或促皮质激素释放激素可能会引起库欣综合征，1%～3% 的异位库欣综合征是由 MTC 引起的 [253]。那些有颈部肿块的患者常在诊断时已有淋巴结和远处转移，淋巴结受累程度提供了重要的预后信息 [3, 254]。颈部和纵隔淋巴结是最常见的局部转移部位，远处转移部位通常在骨、肝、肺或脑。

MTC 发生在滤泡旁 C 细胞的恶性转化之后，这些细胞集中在甲状腺的中部和上部区域。滤泡旁 C 细胞的胚胎学起源是神经外胚层，可能存在特定物种的差异 [255]。哺乳动物的 C 细胞来源于外胚层的神经嵴细胞亚群，这些细胞迁移到最下层的咽弓（即第四弓）。据此，它们与一对内胚层衍生的超枝状体合并，成为发育中的甲状腺的一部分 [255]。C 细胞分泌几种生物胺和肽，包括降钙素，这是一种进化保守的激素，参与钙的平衡。降钙素在哺乳动物中的生理功能尚不清楚，因为无论是敲除小鼠降钙素基因，还是人类中甲状腺发育不良造成该激素缺失，都不会影响生存能力或骨骼发育，但又确实与正常发育和正常表型有关 [255]。C 细胞转化为 MTC 的过程有许多步骤，首先是 C 细胞增生（C-cell hyperplasia，CCH），接着是非浸润性显微镜下的 MTC（即 <1cm），之后发展到浸润性癌，并有淋巴结和远处转移 [239]。异常的 RET 信号传导最有可能是肿瘤形成的关键起始事件，但这些阶段的分子基础仍不清楚。MEN2 患者的 MTC 常是多灶性和双侧的，发生在甲状腺上部 2/3 处，对应于 C 细胞的最

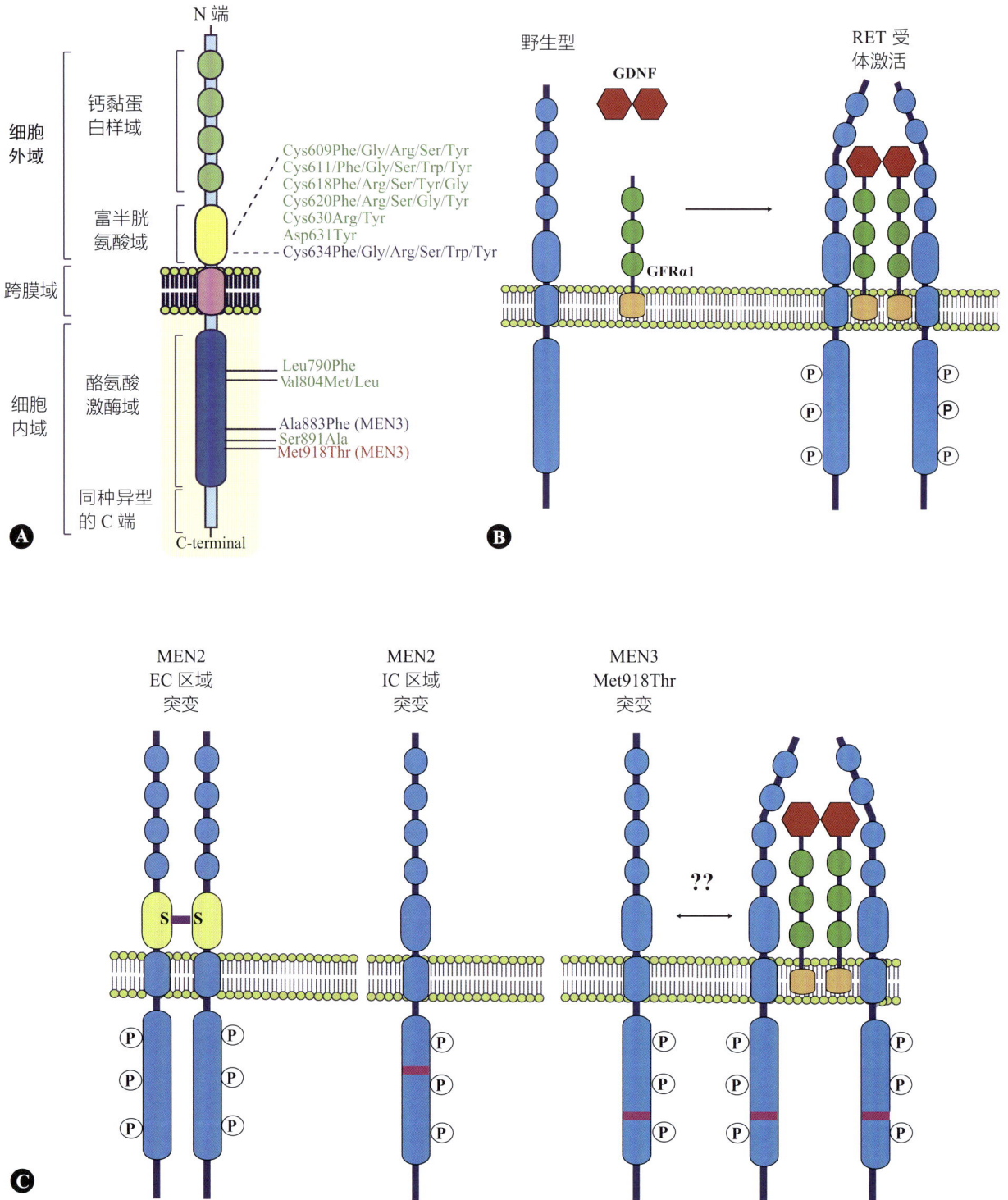

▲ 图 42-7 RET 受体结构突出了常见的 **2 型多发性内分泌系统细胞增生相关的 RET 突变 (A)** 的主要功能结构域和位置

MEN2 相关突变最常发生在细胞外（EC）结构域富含半胱氨酸的区域，或者发生在细胞内（IC）酪氨酸激酶结构域，这些区域由跨膜结构域（TM）连接。所显示的突变代表那些最常见的 MEN2 和 MEN3，尽管存在额外的 RET 突变曾被少数家族描述过。美国甲状腺协会（American Thyroid Association，ATA）对 RET 突变的风险分类也指出："最高"风险为红色；"高"风险为蓝色；"中度"风险为绿色。注意括号中与 MEN3 相关的突变。其他突变均与 MEN2 相关。RET 受体激活发生在胶质细胞源性神经营养因子（GDNF）配体家族（GFL）的成员结合之后，其中包括 GDNF（如图）、神经营养蛋白、人 psp 和 artemin（B）。然而，这种结合是由辅助受体介导的，以 GDNF 家族受体 α 组蛋白（GFRα1 所示）的成员为代表。因此，GFL-GFR α 复合物一旦形成，就会参与 RET，促进受体二聚化和受体激活，导致酪氨酸激酶结构域内特定酪氨酸残基的自磷酸化，随后招募和激活下游信号复合物。与 MEN2 相关的突变与配体非依赖性受体激活有关，但通过不同的机制实现（C）。胞外（EC）富含半胱氨酸结构域的 MEN2 突变导致未配对的半胱氨酸残基之间形成二硫键（S）介导的配体非依赖性受体二聚化，导致组成型受体激活。相反，MEN2 相关突变影响胞内（IC）酪氨酸激酶结构域，导致受体以单体形式激活。MEN3 Met918Thr 突变也导致配体非依赖性的受体激活，但可能由于 RET 配体的存在而进一步增强，从而促进受体二聚化，甚至更高水平的受体信号传导。然而，这种与 Met918Thr 突变相关的配体增强活性在体内的作用仍然不确定 [以双疑问标记（??）为代表][图 A 改编自 Newey PJ. Multiple endocrine neoplasia. *Medicine*. 2017;45(9): 538-542.]

表 42-4　对 MEN2 和 MEN3 患者筛查和手术的建议

ATA 风险分级[a]	相关 *RET* 突变	推荐开始筛查 / 干预的年龄（岁）				
		RET 突变检测	第一次血清降钙素和颈部超声	预防性甲状腺切除术	筛查 PCC[f]	筛查 PHPT
中	经过验证的致病性突变，不包括那些为高风险和最高风险中的突变[b]	<5	5	>5[c]	16	16
高	Cys634Phe/Gly/Arg/Ser/Trp/Tyr Ala883Phe[d]	<3	3	5 或更早[e]	11	11
最高	Met918Thr[d]	1 岁之前越早越好	0.5—1 岁之前越早越好	1 岁之前越早越好	11	—

a. 美国甲状腺协会髓样甲状腺癌管理指南修订版中定义的 ATA 风险类别，引自 *Thyroid*.2015;25(6):567−561；

b. 在 ClinVar、ARUP 数据库报告的 RET 突变（arup.utah.edu/database/MEN2/MEN2_welcome.php）；

c. 根据血清降钙素的升高和（或）儿科医生、外科医生和家长 / 家庭的共同讨论来决定手术的时间。例如，如果血清降钙素和颈部超声检查正常，则可以晚些时候手术；

d. 与 MEN3 相关的 RET 突变；

e. 根据血清降钙素的升高，外科医生和儿科医生与患儿家长协商后应决定最佳的手术时间

f. 患有 MTC 的人在进行手术前必须排除嗜铬细胞瘤，并且应排除所有计划妊娠或已妊娠的高危人群

—. 不需要，因为不属于 MEN3；ATA. 美国甲状腺协会；MEN2. 多发性内分泌肿瘤 2 型；MEN3.MEN3 型；PCC. 嗜铬细胞瘤；PHPT. 原发性甲状旁腺功能亢进症 [引自 American Thyroid Association Guidelines Taskforce, Kloos RT, Eng C, et al.Medullary thyroid cancer:management guidelines of the American Thyroid Association.*Thyroid*.2009;19(6):565−612；Wells SA Jr, Asa SL, Dralle H, et al. Revised American Thyroid Association guidelines for the management of medullary thyroid carcinoma.*Thyroid*.2015;25(6):567−610.]

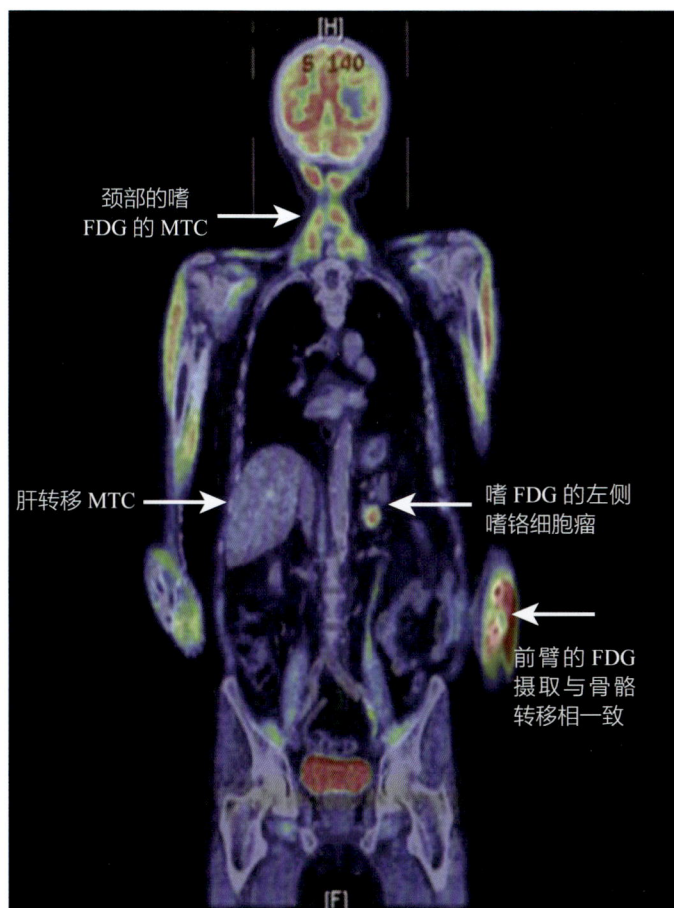

◀ **图 42-8　由 Cys634Arg RET 突变导致的 MEN2 患者，患有 MTC 伴肝脏和骨骼转移。^{18}F-FDG-PET 扫描显示左肾上腺嗜铬细胞瘤有 PET-avid 摄取**
FDG. 氟脱氧葡萄糖；MTC. 甲状腺髓质癌；[引自 Naziat A, Karavitaki N, Thakker R, et al. Confusing genes: a patient with MEN2A and Cushing's disease.*Clin Endocrinol*. 2013; 78(6):966-968.]

高浓度，而且在病程早期观察到的 CCH 很可能是转化祖细胞的单克隆增生，而不是增生本身[3]。肿瘤发展的每个阶段都会保留降钙素的分泌能力，因此它是一个有价值的肿瘤标志物，对 MTC 的诊断和随后的肿瘤监测（即检测残余、复发或进展性疾病）都有临床意义[3]。因此，MTC 的诊断有赖于高浓度血清降钙素，同时还需细胞学/组织病理学证据支持[3]。

颈部超声与细针抽吸术是对出现单发甲状腺结节者的初步检查，而放射性核素甲状腺扫描可显示 MTC 肿瘤为"冷"结节。MTC 可能显示出不同的细胞学表现，有时也可能被误诊为其他类型的肿瘤[3]。典型的细胞学表现包括松散或弱凝聚的细胞，这些细胞可能是纺锤形的，或具有浆液性或上皮性的表现[3]。MTC 的重要细胞学标准包括分散的多角形或三角形细胞、嗜氮细胞质颗粒、极度偏心的细胞核，染色质颗粒粗大，并有淀粉样变[3]。一些研究报道了 FNA 对 MTC 诊断的高准确性（即 >80%），但对 15 项研究和 641 个 MTC 病例的 Meta 分析报道称检出率约为 55%，一些最初被归类为不确定或良性的标本随后被发现为 MTC；因许多未被确定为 MTC 的标本最终发现为恶性肿瘤，而这些病例需要进行手术[3, 256]。对于疑似 MTC 或不确定的细针抽吸结果，可通过测量 FNA 冲洗液中的降钙素水平和（或）对神经内分泌标志物（包括降钙素、色氨酸和癌胚抗原）进行附加的免疫组化评估来提高诊断准确性[3, 257]。

一旦怀疑 MTC 就应该测量基础血清降钙素水平。现代免疫化学发光检测法对降钙素单体具有高度敏感性和特异性，通常不会对降钙素原或其他降钙素相关肽产生交叉反应。但在一些疾病状态下，如慢性肾衰竭、甲状旁腺疾病、甲状腺炎、肺癌和前列腺癌及其他 NET，血清降钙素浓度也会升高，降低了基础降钙素水平对 MTC 诊断的特异性[3]。降钙素水平升高（或偶尔不适当的低）也可能在有异性抗体的情况下出现。而由于"钩状效应"，偶尔也会出现假阴性或不适当的低降钙素水平。钩状效应指过高的血清降钙素水平使免疫测定中抗体的结合能力饱和，这种可能性在现代免疫化学发光测定中已经减少。不适当的低血清降钙素浓度（即相对于疾病阶段）也可能发生在晚期 MTC，肿瘤的去分化会导致降钙素的分泌减少[3]。偶尔也有降钙素阴性的 MTC 出现单发甲状腺结节的病例报道[258]。基础血清降钙素水平的参考范围因检测方法而异，与年龄和性别也相关。例如，男性的血清降钙素浓度通常高于女性，反映了较大的 C 细胞质量。此外，婴幼儿的血清降钙素水平升高，在 2—3 岁之前有特定年龄的参考范围，之后的浓度与成人无异[3, 259]。想要在患甲状腺结节的患者中设定一个血清降钙素浓度，低于这个浓度就可以有把握地排除 MTC 的诊断，这仍然是一个挑战，因为经常发生假阳性[260]。因此，患有甲状腺结节的患者是否需要在进行 FNA 前常规测量基础血清降钙素仍有争议。提倡测量降钙素的人认为，一旦 MTC 扩散到甲状腺以外，治愈率很低，因此需要早期诊断。然而，MTC 的总体发生率很低（即 <1%），成本效益值得考虑，那些基础血清降钙素水平升高但随后没有发生 MTC 的人，先天性发病的可能性还没有得到充分评估[261]。目前的指南考虑到临床实践的差异并没有提出任何明确建议[3]。以前用包括钙和五肽胃泌素在内的强效促泌剂进行激发试验，用于提高血清降钙素测定的诊断价值，现在已较少采用[3]。除降钙素外，其他可能与 MTC 有关的生物标志物包括 CEA，尽管它对 MTC 没有特异性，在确定诊断方面作用不大，但可能对监测疾病进展有作用；糖抗原 19-9 等可能与 MTC 有关，但不常规用于诊断[262]。

一旦通过 FNA 诊断了 MTC 并伴有基础血清降钙素浓度升高，就需要进一步检查以确定疾病的可能范围。因此术前必须用颈部超声进行分期，当患者有广泛的颈部疾病和（或）非常高的血清降钙素水平（如 >500pg/ml）时，就怀疑有转移性病灶，应进行 CT 或 MRI 检查。CT 广泛用于检测肺部和纵隔淋巴结受累情况，而其他方法（如 MRI、骨扫描）则用于检测其他部位的转移情况。FDG-PET/CT 或 F-DOPA-PET/CT 可能会有帮助（图 42-8），但许多中心并不具备这样的设备。对于 MTC 的检查，重要的是对所有患者进行 RET 种系基因检测，对于那些有突变的患者（或那些可能会延误检测的人）来说，手术前应排除嗜铬细胞瘤和 PHPT[3]。

MTC 在 MEN2 中具有高发病率，70%~100% 的受影响者在 70 岁前发病。基因型与表型之间有很强的相关性，因此 MTC 的发生时间是由特定的 RET 突变来预测（至少是部分），目前 ATA 对种系 RET 突变风险分类基于 MTC 的潜在"侵略性"，这基于发病年龄而不是肿瘤表现[3, 263]（表 42-4）。ATA 最高风险类别以与 MEN3 有关的 Met918Thr 突变为代表，MTC 无一例外地在生命最初几年启动，并且在 1 岁之前就能发生肉眼可见的病变。事实上，MEN3 中报道的最小 MTC 病例是 9 周龄婴儿，并且在出生后的第 1 年就出现了淋巴结转移[264, 265]。由于 MEN3 患者新发突变的频率很高，导致相关 MTC 的诊断常延迟到生命的 10~20 年（即平均诊断年龄为 14 岁）。这时已无一例外地出现了甲状腺以外的扩散，错过了治愈性治疗的机会[264-266]。事实上，MTC 是 MEN3 的主要死因，并与明显的侵袭性疾病过程有关，因此它的 10 年生存率比 MEN2 的 MTC 更差，这可能部分反映了较早的发病年龄和较晚的明确诊断[265]。

MTC 发生在有 ATA 高风险 RET 突变（即分别为密码子 Cys634 突变和 Ala-883Phe 突变）的 MEN2 和

MEN3 患者中，诊断的中位年龄为 20—25 岁，但也有年龄小于 5 岁的报道[263, 267]。在这些高危 RET 突变携带者中，10 岁以下患者出现淋巴结转移并不常见[3, 268]。不同的密码子 634 突变可能与 MTC 表达的细微差别有关。据报道，与其他密码子 634 替换相比，Cys634Arg 突变携带者的 MTC 的发生率更高[269, 270]。发生 ATA 中度风险 RET 突变的 MEN2 患者（即除 Met918Thr、Cys634 和 Ala883Phe 的所有其他 RET 突变），其 MTC 发病的中位年龄通常比高风险突变者晚，但这是高度可变的。例如，在 127 例中等风险 RET 突变的患者中，MTC 诊断的中位年龄为 42 岁，范围为 6—86 岁[263]。此外，尽管与高风险突变携带者相比，中度风险的 MTC 诊断年龄较晚，但没有临床过程的差异，这表明 RET 突变主要影响发病年龄，而不是疾病本身的侵略性[263]。最近的研究表明，根据 MTC 与年龄有关的进展情况，可能进一步细分 ATA 中度风险类别，包括中度高风险组，如影响密码子 Cys611、Cys618 和 Cys620 的突变，以及中度低风险组，如影响密码子 Leu790、Val804 和 Ser891 的突变[267]。与某些中度风险 RET 突变（如 Val804Met）相关的 MTC 的发病率也可能大大降低，因背景人群中携带该变体的个体频率高于预期[145, 271]。因此，MTC 的风险和与年龄相关的发生率由密码子特异性 RET 突变决定，尽管其他遗传和（或）环境调节因素可能影响疾病表达。例如，具有特定 RET 突变的个体发生 MTC（和其他 MEN2 临床特征）的风险也可能受到其他 RET 编码变异和（或）背景 RET 单倍型的影响[272, 273]。

(2) 治疗：手术是散发性和遗传性 MTC 的推荐治疗方法，包括全甲状腺切除术和颈部淋巴结清扫术，因为它提供了实现治愈的最佳机会。对于复发或转移性 MTC，有几种不同的治疗策略，包括局部肿瘤细胞减灭术、体外放射治疗、射频消融、化疗栓塞和全身性靶向治疗，如 RTK 抑制药。

大多数 MTC 伴有甲状腺结节的患者在诊断时就有淋巴结转移的证据，而手术的范围仍有争议。MEN2 患者可能有多灶性和（或）双侧病变，颈部淋巴结受累的程度和（或）是否存在远处转移将影响手术范围。术前基础血清降钙素浓度与颈部淋巴结受累程度有关，因此在一些中心用于决定淋巴结切除的范围。例如，一项对 300 名治疗无效的 MTC 患者的研究报道显示，存在同侧中央和外侧颈部、对侧中央、对侧外侧颈部和上纵隔的淋巴结转移相对应的基础血清降钙素浓度为超过 20pg/ml、50pg/ml、200pg/ml 和 500pg/ml[274]。治疗前降钙素水平为 1000pg/ml 或更高的患者中，超过 50% 的患者可以实现生化治愈，而术前降钙素水平为 10 000pg/ml 或更高的患者则无法实现这种结果[274]。术后生化缓解或治愈很重要，因为它与低复发率和优质的长期生存率有关，10 年的生存率为 98%[275, 276]。

也有关于 CEA 的淋巴结受累和手术治愈率的预后信息的报道，例如，术前血清 CEA 浓度大于 30ng/ml 表示有中央和同侧的淋巴结转移，而血清 CEA 浓度大于 100ng/ml 表示存在对侧的淋巴结受累和（或）远处转移[277]。对于 MTC 的淋巴结切除范围尚未达成共识，目前的指南建议对超声检查没有颈部淋巴结转移的 MTC 患者进行全甲状腺切除和中心区淋巴结清扫，而根据降钙素水平可以考虑切除同侧外侧部的淋巴结[3]。如果有颈部淋巴结受累，那么建议切除中央和同侧外侧部淋巴结，如果病变没有累及对侧，可以根据降钙素水平来决定是否切除该区域的淋巴结[3]。

对于有区域淋巴结受累的患者，全甲状腺切除术和双侧淋巴结清扫术经常不能达到生化治愈。在 1～10 个颈部淋巴结受累的患者中，只有 31%～57% 术后能立即实现血清降钙素的正常化，而在 10 个以上颈部淋巴结受累的患者中，0%～4% 术后能观察到生化缓解[278, 279]。因此，转移淋巴结是一个不良的预后因素，受累的淋巴结数量与发生远处转移的可能性相关[254, 280]。此外，在接受甲状腺切除术和淋巴结切除的 MTC 患者中，手术时清除的淋巴结数量越多（即淋巴结收获量，作为分期的替代物），转移性淋巴结比率（即转移性淋巴结数量/淋巴结收获量）越高，生存率越差[280]。美国癌症联合委员会的肿瘤、结节、转移分期系统也有预测效用，原发肿瘤延伸到甲状腺囊外侵入局部结构（即 pT_4 肿瘤）的复发率增加[3]。然而，美国癌症联合委员会的系统没有纳入年龄、术前和术后血清降钙素水平或受影响的淋巴结数量，而这些也都能提供预后信息。

甲状腺切除术和淋巴结清扫术可能与一些术后并发症有关，包括淋巴漏、暂时性（偶尔是永久性）的甲状旁腺功能减退症，以及对喉返神经和（或）其他神经的短暂或长期损害。手术后应检测基础或刺激后降钙素水平以评估疾病状态，但通常要推迟约 3 个月以便有足够的时间使降钙素水平达到最低点[3, 281]。全甲状腺切除术后的患者都需要终身使用甲状腺激素，必要时还需要监测血浆中的钙浓度并进行适当的治疗。对于晚期患者（即广泛区域性或转移性疾病），不建议积极手术，因为无法通过手术治愈。这些患者的治疗目标是维持声音和吞咽功能，保持生活质量，并避免局部并发症[3]。

2. MEN2 的预防性甲状腺切除术 通过种系 RET 基因突变检测识别遗传性 MTC 高风险个体，为无症状个体进行预防性或治疗性手术提供了机会[3, 239, 268]。事实上，预防性甲状腺切除术已成为治疗有遗传性 MTC 风险儿童的主要手段，如果足够早进行，它有可能降低与 MTC 发展相关的发病率和死亡率[3, 239, 250-252, 268, 282, 283]。例如，2005 年一项研究报道称，对 50 名年龄小于 19 岁的患有 MEN2 相关 RET 突变的患者进行预防性甲状腺切除术，在平均 7 年的随访期间，约 90% 的病例没有残留或复发。最近，一项研究报道了 167 名患有 MEN2 和 MEN3 相关 RET 突变的儿童的预防性甲状腺切除术的结果，在 149 名有随访数据的患者中，平均 7 年内没有出现残留或疾病复发。此外，99% 的术前降钙素水平升高的患者术后降钙素恢复正常[251]。然而需要注意的是，这种预防性手术不是在出现任何异常情况之前切除甲状腺，而是在出现转移性疾病的重大风险之前进行手术。高度敏感的血清降钙素测定法的出现可能有助于为手术决策提供依据。但应该注意的是，幼儿的血清降钙素浓度经常很高，尤其是在出生后的前几个月，不能准确反映疾病状态。因此，尽管之前关于预防性甲状腺切除术时间的建议仅基于 RET 突变的风险类别[2]，但最近的指南表明，在某些情况下考虑基础或刺激后血清降钙素水平是合理的，因为这是 MTC 状态和疾病风险的可靠指标[3]。这代表了一个重要的变化，说明在携带相同 RET 突变的人，甚至来自同一家族的人中，MTC 发病年龄仍然存在相当大的异质性。此外，它还表明尽管 RET 突变的风险类别是决定 CCH 发病年龄和随后转变为 MTC 的主要因素，但其他遗传和（或）环境因素也可能影响疾病的表达。

幼儿期的甲状腺切除术并发症比大龄儿童或成人的发生率高。这种手术只应在有经验的中心进行。与手术相关的并发症包括患甲状旁腺功能减退症的可能性更高，因为在幼儿中难以识别甲状旁腺。如果对幼儿进行中央淋巴结切除术，并发症也会增加，包括更高的一过性和永久性甲状旁腺功能减退症风险，以及出现一过性喉返神经麻痹的可能性[268, 284]。因此，预防性手术的时间旨在在早期手术的风险和因手术时机延迟而需要更广泛范围手术的风险之间取得一个重要的平衡。目前的指南试图解决这一平衡，对于那些 MTC 发病年龄较晚的生殖系 RET 突变儿童，预防性甲状腺切除术的时间有一定灵活性，建议那些被认为是最高风险的儿童尽早手术（表 42-4）。因此，建议携带 ATA 最高风险 RET 突变（即 Met918Thr）的儿童在出生后第 1 年接受全甲状腺切除术，虽然这个年龄段的甲状旁腺功能减退症的并发症率较高，但延迟治疗可能会导致转移性疾病。对于 ATA 高风险（即密码子 Cys634 和 Ala883Phe 突变）的儿童，通常建议在 5 岁前进行预防性甲状腺切除术，具体时间根据 3 岁开始的年度临床检查、颈部超声检查和血清降钙素水平而定。对于那些 ATA 中度风险 RET 突变的儿童，预防性甲状腺切除术的时间应基于临床检查、颈部超声检查和血清降钙素浓度的结果，从 5 岁开始[3]。一旦血清降钙素浓度升高就应进行甲状腺切除术，对于那些无法进行长期监测的儿童来说，在降钙素水平正常时也可以行预防性甲状腺切除术。尽管一旦基础血清

降钙素水平超过正常范围的上限（如 10pg/ml）可能就代表 MTC 发展的早期阶段，是手术干预的合适时机，但"安全"血清降钙素浓度的窗口，即可行治愈性手术的时机还没有精确定义。10～30pg/ml 的血清降钙素浓度可能是最佳干预窗口，因为在血清降钙素浓度为 30pg/ml 或更低的 RET 突变患儿中没有观察到结节转移[268, 283]。一旦降钙素水平超过 30pg/ml，结节转移的可能性就会增加，往往需要进行中央淋巴结切除，而这可能会造成手术相关发病率增加、长期缓解期缩短[268, 285]。

3. MTC 患者的术后评估和管理　手术后血清降钙素水平的正常化与较好预后有关，尽管这些患者中的一小部分可能会出现复发。例如，术后基础血清降钙素浓度低于 10pg/ml 的患者 3 年和 5 年无复发生存率分别为 95% 和 90%[276]，只有约 4% 的复发患者被发现术后血清降钙素水平正常[286]。因此不能认为术后血清降钙素水平正常都是治愈性的，需要长期的临床和生化随访。术后基础血清降钙素水平高于参考范围的患者需要进一步检查，检查内容取决于降钙素升高的程度。血清降钙素水平在 10～150pg/ml 表明颈部有局部残留，应通过超声检查进行评估，而血清降钙素浓度大于 150pg/ml 表明可能存在更广泛的疾病，需要额外的影像学检查（如 CT、MRI、骨扫描）。残留 / 复发疾病的程度和位置，以及由影像学和降钙素和（或）CEA 翻倍时间确定的肿瘤进展速度，将决定应该采取哪种局部或全身治疗方案。降钙素翻倍时间是预后的重要指标，一项研究显示，降钙素翻倍时间小于 6 个月和 6～24 个月的患者，其 10 年生存率分别为约 10% 和约 40%，而翻倍时间大于 24 个月的患者在研究结束时都仍存活[287]。在另一项研究中，降钙素和 CEA 翻倍时间都与疾病进展密切相关，翻倍时间为 2 年或更短的人中，约 95% 有进展性疾病，而翻倍时间大于 2 年的人中，约 85% 的人病情稳定[288]。

4. 晚期疾病的管理　MEN2 或 MEN3 患者 MTC 晚期的管理与散发性 MTC 患者没有区别[3]。对于血清降钙素显著升高的 MEN2 和 MEN3 患者，术前（如＞500pg/ml）、术后（如＞150pg/ml）或在随访期间升高，应检测有无局部晚期和（或）转移性疾病，因为这将影响后续治疗方法的选择[3]。

对于残留或疾病复发仅限于颈部的患者，可根据术前检查 [即影像学和（或）活检] 对中央和（或）侧面区域进行分区解剖二次手术，目的是使血清降钙素水平正常化或降低，但这些潜在好处必须与进一步手术相关的发病率增加相平衡。除非有证据表明复发的 MTC 含有乳头状或滤泡状甲状腺癌的成分，否则不建议对 MTC 患者进行术后放射碘治疗。颈部的体外放射治疗（external beam radiotherapy，EBRT）已被广泛用于控制局部疾病，尽管在考虑到其他预后因素

的情况下几乎没有证据显示生存率有提高[289]。目前指南建议对那些局部复发高风险患者和有气道梗阻风险的患者使用 EBRT，但应考虑到与治疗相关的潜在急性和慢性毒性[3]。

出现远处转移后，治疗目的是控制疾病和（或）缓解症状，因为已无法治愈。最佳疗法的选择取决于几个因素，包括转移的部位和程度、肿瘤进展的速度、患者的状况、患者可用的治疗方式 / 患者的意愿。MTC 最常转移到肝脏和中轴骨骼（图 42-8），其次是肺（图 42-6）、脑和皮肤，可以采用几种治疗方法来控制症状和（或）疾病进展[3]。转移性疾病的治疗大致分为局部和全身治疗。局部治疗通常用于与肿瘤扩散有关的特定部位的疾病或症状控制，包括手术切除 / 剥离、化疗栓塞、射频消融和 EBRT[3]。与激素分泌异常有关的症状也可能需要治疗。例如，抗胃肠动力药（如洛哌丁胺）和（或）生长抑素类似物可以改善那些具有激素活性的肝转移瘤患者的腹泻，可以在手术切除和（或）选择性动脉化疗栓塞之前使用[3]。可能需要对库欣综合征（即由于 CRH 或 ACTH 的异位产生）进行生化控制，以尽量减少相关的发病率（如高血糖、骨质疏松、高血压、低钾血症、胃炎）。这可以通过一些方法来实现，包括药物治疗（如酮康唑、甲氧苄啶、米托坦）、双侧肾上腺切除术或肝转移灶切除。MTC 引起的异位库欣综合征在接受 RTK 抑制剂凡德他尼治疗后有所缓解[290]。

全身抗肿瘤治疗通常用于有明显疾病和（或）疾病进展的转移性 MTC 患者。RTK 抑制剂的靶向治疗是该领域的重大进展，这些药物现在是大多数晚期进展性疾病患者的一线治疗。相比之下，传统的细胞毒性化疗方案，无论是单药还是联合用药，缓解率都较低，不常规推荐。系统治疗包括放射性核素治疗（如 [^{90}Y-DOTA]-TOC），也已在早期临床试验中采用，但这些治疗需要进一步评估以支持其更广泛的临床应用[3]。

5. 针对 MEN2 相关 MTC 的靶向疗法 目前有两种 RTK 抑制药被批准用于晚期进展性 MTC：凡德他尼，针对 RET、EGFR 和 VEGFR 激酶；卡博赞替尼，针对 RET、c-Met 和 VEGFR 激酶[3, 266, 291-293]。这些药物的抗 RET 活性是其在 MTC 临床疗效中的决定因素，它们对包括 VEGFR 在内的其他 TK 的靶向作用也是抗肿瘤作用的一环。

凡德他尼对晚期 MTC 的安全性和有效性最初是在针对 MEN2 和 MEN3 患者的临床试验中进行评估的，结果显示部分缓解率为 15%～20%，另外约 50% 的患者病情稳定时间为 24 周或以上[294, 295]。在随后的一项针对散发性或遗传性疾病导致的晚期 MTC 患者的Ⅲ期试验中，凡德他尼与安慰剂相比显示出更高的 PFS（中位 PFS 分别为 30.5 个月与 19.5 个月），而治疗组

中大约 45% 的患者显示出部分肿瘤缓解[291]。使用凡德他尼对 28 名有生殖系 RET 突变的患者进行治疗，发现大约 45% 的患者有肿瘤缓解[291]，而携带体细胞 Met918Thr RET 突变的肿瘤也有增强的反应[291]。对患有 MEN3 和局部晚期或转移性 MTC 的儿童和青少年使用凡德他尼的研究报道称，客观部分缓解率为 47%，而所有 15 名携带种系 Met918Thr 突变的 MEN3 患者的肿瘤大小都有所减小[296]。

在一项Ⅲ期临床试验中，卡博赞替尼使 28% 的局部晚期或转移性 MTC 患者出现部分肿瘤缓解，而安慰剂组为 0%。与安慰剂相比，接受治疗者的 PFS 有所提高（分别为 11.2 个月与 4.0 个月）[297]。然而，治疗组和安慰剂组之间没有显示出总的生存优势[297]。该试验的后续分析报道称，与安慰剂相比，RET 或 RAS 突变患者接受卡博赞替尼治疗的中位 PFS 增加（分别为 13.8 个月与 4.6 个月，10.8 个月与 1.8 个月）。在没有 RET 或 RAS 突变的患者中没有观察到这种疗效（治疗组和安慰剂组的中位 PFS 分别为 5.6 个月与 5.3 个月）[298]。此外，携带 Met918Thr RET 突变的肿瘤患者在卡博赞替尼治疗下有最大的中位 PFS 获益（14.1 个月），而且重要的是，这些患者是唯一总生存期增加的群体[298-300]。此外，在有和没有 RET 突变的患者中分别观察到 32% 和 22% 的客观缓解率，表明在没有 RET 突变的患者中具有一定的抗肿瘤活性[298, 299]。

这些研究显示，用 RTK 抑制药治疗晚期 MTC 患者，50% 以上出现了客观肿瘤缓解。此外，大多数患者出现了耐药性，从而导致疾病控制只有短期到中期的改善，而长期的疾病缓解和主要的生存获益并没有得到证实[266, 299, 300]。与这些药物相关的不良反应包括腹泻、皮疹、乏力、高血压、腹痛、光过敏、QT 间期延长和胃肠道瘘，分别有 12%～16% 的人会因此停药，35%～79% 的人减少用药剂量[3]。即使在携带类似 RET 突变的个体之间药物反应也有明显的异质性，需要提高对这些药物分子层面的理解以确定其最佳使用方式[266, 296]。要确定这些药物在不同 RET 突变情况下的临床活性，并确定其不同的抗 TK 活性（如抗 VEGFR）。因为通过体外和体内肿瘤模型证明卡博赞替尼对几种 RET 突变形式（如 Met918Thr 和 Tyr791Phe）有活性，而其他 RET 突变形式（包括 Val804）似乎对某些 RTK 抑制药（包括凡德塔尼）有抗性[301, 302]。

其他多 TK 和 RET 抑制药也在早期临床试验中被评估对晚期 MTC 的治疗效果，包括索拉非尼，在 6%～25% 的患者中显示出部分缓解[303, 304]；伦瓦替尼，在大约 35% 的 MTC 患者中显示出客观的肿瘤缓解[305]；舒尼替尼，显示出 38% 的客观缓解率[306]。这些药物和其他一些 TK 抑制药目前还没有被批准使用，需要更大规模的研究来确定它们对 MEN2 和 MEN3 患者 MTC 的有效性。临床前研究已经评估了其他对

特定 TK 受体突变有活性的 RTK 和 RET 抑制药。例如，阿来替尼和普纳替尼有显著的抗 RET 活性，包括有效靶向 Val804 "守门员" 突变体（如 Val804Met 和 Val804Leu）[292, 299, 307]，而一些 RET 特异性抑制药正在开发中[292]。

很可能需要序贯治疗或联合系统治疗来获得较长期的治疗反应，早期阶段的研究正在进行中。还需要进一步了解获得性耐药的机制以确定新药物的最佳使用方式。

6. 嗜铬细胞瘤

(1) 临床特征：嗜铬细胞瘤是 MEN2 和 MEN3 中第二常见的肿瘤，其总体发生率为 40%～50%。嗜铬细胞瘤可能是少数病例的第一表现（＜10%），也可能在约 35% 的病例中与 MTC 同步发生[308-310]（图 42-8）。虽然与密码子 Cys634 和 Met918Thr 突变有关的最早发病年龄分别为 8 岁和 12 岁，MEN2 儿童出现嗜铬细胞瘤是罕见的[3, 311]。MEN2 相关嗜铬细胞瘤的一个关键特征是，在 50% 的患者中双侧发病，可以同时或异时发生[308, 312-315]。双侧疾病在特定基因型（包括 Cys634Arg RET 突变）的个体中发生的频率更高[269, 270, 315]。大多数（＞95%）与 MEN2 和 MEN3 相关的嗜铬细胞瘤出现在肾上腺内，并在肾上腺髓质增生的背景下发生[239, 316]。但最近的研究表明，肾上腺髓质增生区域与嗜铬细胞瘤有共同的分子特征，应被视为微嗜铬细胞瘤更为恰当[317]。绝大多数（＞95%）与 MEN2 和 MEN3 相关的嗜铬细胞瘤是良性的，在大型系列报道中只有 0%～4% 的人发展为恶性肿瘤，尽管个别病例报道有偶尔出现转移性扩散的情况[308, 315, 318-320]。肾上腺外嗜铬细胞瘤 / 副神经节瘤在 MEN2 和 MEN3 中极为罕见[321]。MEN2 和 MEN3 嗜铬细胞瘤的临床症状和体征与非综合征和非家族性嗜铬细胞瘤患者并无不同。患有嗜铬细胞瘤的 MEN2 和 MEN3 患者可能出现与儿茶酚胺分泌过多有关的特征，包括发作性头痛、出汗、心悸、焦虑和高血压。然而，30%～50% 的 MEN2 和 MEN3 患者是无症状的，嗜铬细胞瘤是在筛查项目中被诊断的[315, 322]。因此，所有在手术前被诊断为 MTC 的患者（无论有无体征或症状）都应考虑嗜铬细胞瘤的可能性，如果不能诊断和治疗并发的嗜铬细胞瘤，可能会因术中肾上腺素危机而导致灾难性的结果[3]。此外，在妊娠前排除所有高危 MEN2 和 MEN3 患者的嗜铬细胞瘤非常重要[3]。

嗜铬细胞瘤的诊断是通过血浆和（或）尿液中游离甲氧基肾上腺素浓度升高来确认的。与 MEN2 相关的嗜铬细胞瘤是典型的释放肾上腺素的疾病，据报道，其分泌的肾上腺素浓度高得不成比例[239, 315]，而肾上腺素的升高（和相关的甲氧基肾上腺素）的程度可能有助于将 MEN2 与其他遗传性嗜铬细胞瘤 / 副神经节瘤综合征

区分开来，如 von Hippel-Lindau 病和家族性副神经节瘤综合征，这些以分泌去甲肾上腺素或其代谢物为主。因为双侧疾病的概率很高，术前的肿瘤定位是必不可少的，应该扫描两个肾上腺。建议使用 CT 或 MRI 进行横断面成像，一些中心更倾向于 CT，因为它提供了更高的分辨率，嗜铬细胞瘤表现为致密的富血供肿块[312, 323]。一些功能成像方式（如 ^{123}I-MIBG、[18]F-FDOPA PET/CT、[18]F-FDG PET、[68]Ga-DOTA）在疾病定位和检测转移性和肾外疾病时具有高敏感性和特异性，但考虑到大多数患者的良性疾病局限于肾上腺髓质，它们对 MEN2 和 MEN3 的作用可能不是很大[324, 325]。

MEN2 和 MEN3 患者中嗜铬细胞瘤的发生取决于基因型[239, 268, 270, 312, 314, 322]。因此，在具有 ATA 高风险（密码子 Cys634 和 Ala883Phe）和最高风险（Met918Thr）RET 突变的患者中，嗜铬细胞瘤的发病率最高，而在具有中等风险 RET 突变的患者中发病率较低（表 42-3 和图 42-7）。迄今为止，嗜铬细胞瘤发生率的大多与年龄有关，而几种 RET 突变的绝对终生风险尚不清楚。例如，30% Met918Thr 突变患者在 27 岁时，100% 的 Met918Thr 突变患者在 56 岁时，患上嗜铬细胞瘤；25%、30%～60%、52% 和 88% 的密码子 Cys634 RET 突变携带者分别在 30 岁、35 岁、50 岁和 77 岁时发病；携带中等风险的第 10 外显子突变（如影响密码子 609—620 的突变）的患者有不到 20% 在 35 岁之前患嗜铬细胞瘤[268, 270, 309, 312, 314, 322]。据报道，影响同一 Cys634 残基的不同突变会产生不同的肿瘤发生率，Cys634Arg 突变的 MEN2 患者嗜铬细胞瘤的发病率最高[269, 270, 310]。此外，最近的研究还表明，存在潜在的遗传或环境疾病修饰因素，来自不同地理区域的具有相同 RET 突变的个体在 MEN2 中具有不同的嗜铬细胞瘤发病史。例如，来自南美洲的具有 11 号外显子突变（如影响密码子 Cys634）的 MEN2 患者似乎比来自欧洲（即南欧、中欧、西欧）的患者具有更低的疾病发病率和（或）更晚的发病年龄[326]。即使在同一血缘关系中，嗜铬细胞瘤的发生率和表现也不尽相同，这为遗传修饰因素的影响提供了进一步支持。对这种修饰性影响的潜在见解包括某些含有 RET 突变的单倍型与额外的 RET 罕见变体（如 Tyr791Phe）或多态性（如 Leu769Leu、Ser836Ser 和 Gly691Ser/Ser904Ser）一起导致嗜铬细胞瘤的年龄相关风险增加[273, 327]。

(2) 治疗：手术切除是治疗的首选。然而，必须在术前和围术期使用 α 和 β 受体阻滞药，对于双侧肾上腺切除术的患者，如果有术后类固醇和盐皮质激素缺乏的风险，则应在围术期使用类固醇。对于单侧或双侧肾上腺切除术，开腹（即后腹腔镜）和腹腔镜均是合适的，手术结果相似[3]。然而，与非遗传性和非家族性嗜铬细胞瘤患者相比，在规划手术策略时应特别考虑 MEN2 和 MEN3 患者的几个额外因素。例如，在

同时出现双侧嗜铬细胞瘤患者中，同时切除两个肾上腺会导致术后肾上腺功能不全，所有患者都需要终身使用糖皮质激素和盐皮质激素替代[268, 322]。因此，尽管对侧腺体有可能发生肿瘤，也不建议对单侧疾病患者进行双侧肾上腺切除[3]。为了降低需进行双侧肾上腺切除术的患者出现肾上腺功能不全的风险，一些中心主张进行肾上腺保留手术（即肾上腺次全切除术），尽管残余组织中存在潜在的肿瘤复发风险[268, 312, 322, 328]。肾上腺保留手术包括切除嗜铬细胞瘤的同时争取留下 10%～30% 的残余肾上腺皮质组织，以便为糖皮质激素和盐皮质激素功能提供足够的肾上腺储备。支持这种方法的人指出，恶性风险低，肿瘤复发率相对较低，无病的时间长，而且与保留肾上腺手术相关的肾上腺功能不全的发生率低。一些回顾性系列研究比较了传统和保留肾上腺切除术的临床结果。在 552 名接受嗜铬细胞瘤手术的 MEN2 患者中，约 20% 接受保留肾上腺的手术治疗，其中 60% 接受双侧肿瘤切除的患者保留糖皮质激素的分泌功能[322, 328]。此外，在单侧或双侧肾上腺保留手术后，经过 10 年的随访，残余手术腺体的肿瘤复发率很低，约为 3%[312, 322]。尽管其他系列报道了较高的复发率，并且可能随着随访时间的延长而上升，目前指南仍建议将肾上腺保留手术作为肾上腺切除术的替代方案，不过这种手术在患有多灶性疾病的 MEN2 和 MEN3 患者中可能在技术上不可行[3, 268, 312, 314, 328-330]。最后，对于同时患有嗜铬细胞瘤和 MTC 的患者，通常在进行甲状腺切除术之前切除肾上腺肿瘤[3]。有关手术策略的决定应平衡相对风险和效益，并考虑到患者的意愿。此外，需要注意的是，筛查项目和治疗方法的改进已经降低了与 MEN2 和 MEN3 嗜铬细胞瘤相关的发病率和死亡率，其恶性疾病的发生率非常低；因此，目前的结果是非常有利的[312, 322]。手术后，需要对所有患者进行终身随访，以监测肾上腺功能不全的糖皮质激素和盐皮质激素替代治疗的效果，并监测单侧切除后对侧肾上腺或保留肾上腺手术后残留的肾上腺组织中是否出现了新的嗜铬细胞瘤，以便计划和提供适当的手术（即肾上腺切除术）。

7. 原发性甲状旁腺功能亢进症

(1) 临床特征：约 30% 的 MEN2 患者会发生 PHPT，通常在生命的第 30～40 年出现[3, 268, 270, 312, 314, 331]。PHPT 的风险与 RET 基因型有关，Met918Thr RET 突变的患者不会发生 PHPT，而 10%～20% 的密码子 Cys634 突变患者会在 35—40 岁时发生 PHPT[268, 269, 314]；其中，Cys634Arg RET 突变的携带者患 PHPT 的风险最高[269, 270]。其他 RET 突变（如涉及密码子 Cys609、Cys611、Cys618 和 Cys620 的第 10 外显子）的患者患 PHPT 的风险小于 5%[3, 332]。在一些有密码子 Cys634 突变的 MEN2 患者中，有报道称 PHPT 最早在 2 岁时

就发生[3, 333, 334]。在 MEN2 的 PHPT 患者中，可能出现多个甲状旁腺增生和（或）腺瘤形成，而且经常是不同步的，因此经常能观察到优势的单腺甲状旁腺肿瘤[312]。MEN2 患者的 PHPT 诊断与非综合征和非家族性的患者没有区别，即高钙血症与血浆 PTH 浓度升高或不适当的正常。患有 PHPT 的 MEN2 患者经常无症状，仅有轻度高钙血症[3, 268]，因此通常在常规生化检测后或筛查其他 MEN2 表现时做出诊断。术前使用 Sestamibi、超声和四维 CT 对甲状旁腺进行定位的影像学检查，仅对之前因 MTC 进行过颈部手术 [即甲状腺切除术和（或）颈部中央结节切除术] 的患者有用，可能有助于指导手术方法。对于那些同时诊断为 PHPT 和 MTC 的患者，颈部超声或 MRI 用于 MTC 分期可能有助于识别增大的甲状旁腺，但进一步的甲状旁腺成像没什么价值，通过手术探查可对所有四个甲状旁腺进行评估。

(2) 治疗：目前对 MEN2 的 PHPT 治疗的建议是只切除肿大 / 病变的甲状旁腺，而不是对 MEN1 推荐的那样更大的手术[3, 268]。手术方法的选择将取决于 PHPT 相对于 MTC 的诊断时间。对同时患有 MTC 和 PHPT 的患者，在接受 MTC 的甲状腺切除术时，建议只切除增大的甲状旁腺，并通过术中 PTH 检测监测甲状旁腺切除术的成功率[268]。对于四腺受累的患者，建议进行次全甲状旁腺切除术，将残余物留在血管蒂上，或进行全甲状旁腺切除术并进行自体移植[3]。对于甲状腺切除术后出现 PHPT 的患者，甲状旁腺手术的目标是只切除增大的甲状旁腺，切除范围通过术前影像学检查确定[3]，通过术中 PTH 检测了解增大的腺体是否成功切除，而正常的甲状旁腺则保留在原位。最后，对于接受甲状腺切除术治疗 MTC 的患者，如果血钙和 PTH 正常，建议不进行预防性甲状旁腺切除术，外观正常且存活的甲状旁腺应留在原位[331]。

8. 与 MEN2A 变异性疾病相关的其他临床特征

(1) 单纯的家族性 MTC：FMTC 的特点是 MTC 为 MEN2 的唯一表现。然而，由于一些患者嗜铬细胞瘤的低发生率，FMTC 和 MEN2A 之间很难区分，至少有四个 50 岁以上的家族成员受 MTC 影响而非嗜铬细胞瘤或 PHPT 时，才应考虑 FMTC[3, 335, 336]。如果采用严格的诊断标准，FMTC 是非常罕见的。

(2) MEN2 伴 CLA：据报道，CLA 发生在高达 35% 的携带密码子 Cys634 突变的 MEN2 患者中[337]（图 42-9），但在有其他 RET 突变的 MEN2 患者中极少发生。CLA 典型表现为强烈的瘙痒，在 $T_{2\sim6}$ 皮区的肩胛间区域出现皮疹[3]（图 42-9）。皮损在阳光下会有所改善，在紧张时可能会加重。CLA 可能早于 MEN2 的其他临床表现。治疗包括局部使用药膏（如皮质类固醇）、全身性抗组胺药和（或）光疗，这也许能缓解部分症状[3]。

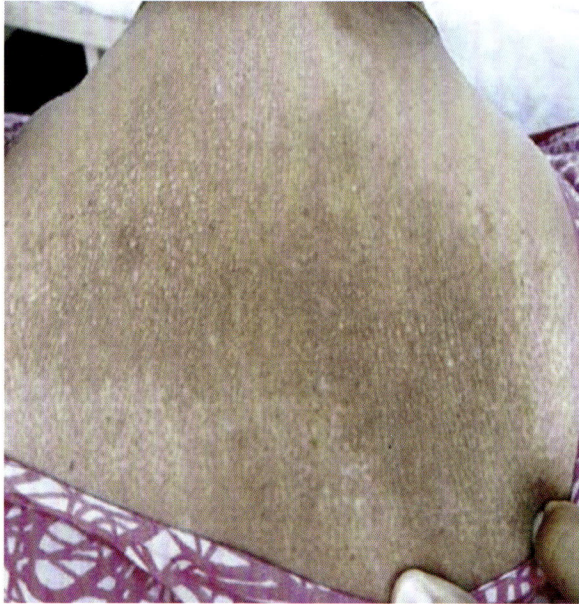

▲ 图 42-9　携带密码子 Cys634 突变的 MEN2 患者的皮肤苔藓淀粉样变

引自 Birla S, Singla R,Sharma A, Tandon N. Rare manifestation of multiple endocrine neoplasia type 2A & cutaneous lichen amyloidosis in a family with *RET* gene mutation.*Indian J Med Res*. 2014; 139(5); 779-781.

（3）MEN2 伴 HSCR：约 7% 的 MEN2 患者表现出 HSCR 的特征，通常在出生后不久出现无法排便和巨结肠，这是因为沿不同长度的肠道没有肠神经节。该表型仅在 MEN2 患者中观察到，其第 10 外显子中存在影响 609、611、618 和 620 位半胱氨酸残基的激活性 RET 突变。在大约 50% 的散发性 HSCR 患者中观察到杂合功能丧失的 RET 突变，因此，MEN2 与 HSCR 的共同发生似乎是矛盾的（即在激活和功能丧失的 RET 突变背景下发生 HSCR）[338, 339]。对受体结构 / 功能的认识为这些矛盾观察的分子基础提供了解释，假设这些特定的 10 号外显子突变导致构成性受体激活产生致癌信号（即导致 MEN2 表型），但减少了细胞表面受体的表达（如通过降低稳定性），从而导致在肠道神经系统发育期间配体依赖的 RET 信号传导不足[340]。

在 MEN2 患者中，偶尔会出现更典型的 MEN3 的皮肤学特征，包括皮肤过度神经炎（即皮肤中肥大的有髓神经纤维和无髓神经纤维）。也有多发性硬化性纤维瘤的报道，更像是在 PTEN 错构瘤综合征中观察到的变化[341]。

9. 与 MEN3 相关的其他临床表现　几乎所有的 MEN3 患者都有内分泌以外的特征，他们通常有早发的侵袭性 MTC 的内分泌表现，同时还有嗜铬细胞瘤[265]。然而，这些内分泌以外特征的发生率和（或）严重性可能是可变的，有些可能在生命的早期就很明

显；一旦被识别，可能有助于早期诊断。但这些特征经常被忽视，导致治疗的延误[342]。这些内分泌以外的（或非）内分泌特征包括引起马方体型的骨骼表型，身材高大，四肢修长，脸部狭窄，腭部高拱，胸壁异常（如胸骨外翻、胸骨凹陷），脊柱侧弯，蜘蛛足样指 / 趾，以及股骨干骺线滑脱的风险增加[3, 265]；多发性黏膜神经瘤，通常表现为口腔及其周围的软性丘疹（如影响舌、唇），也可发生在鼻腔和喉部黏膜（图 42-6）；眼部表现，如白内障、轻度眼睑下垂、结膜神经瘤和突出的角膜神经纤维[265]；上消化道症状，如吞咽困难和呕吐，可能是由于食管异常；下消化道症状，如由弥漫性肠神经节瘤病（图 42-6）和结肠运动受损导致巨结肠[265, 343]引起的肠道习惯改变（最常见的是便秘），以及早期喂养不耐受、牙齿错位、真皮神经过敏。

（二）分子遗传学

1. RET 原癌基因　人类 RET 原癌基因编码一个 TK 家族的单通道跨膜受体，位于 10q11.2 号染色体的周围区域，包括 21 个编码外显子，横跨大约 55kb 的基因组 DNA[293, 307, 344-348]。RET 受体是 RTK，由一个 ECD 组成，包含四个钙黏蛋白样重复序列，一个富含半胱氨酸的区域，一个跨膜结构域，以及一个细胞内结构域（intracellular domain，ICD），包括 TK 结构域和一个特异性 C 端（图 42-7）。RET 的转录受几个 DNA 结合因子的调节，这些因子作用于上游启动子和增强子，转录物的水平进一步受内含子和 3' 非翻译区的调节元件控制[307]。RET 的交替剪接导致几个高度保守的蛋白质异构体，两个主要的异构体是 RET9（"短"）和 RET51（"长"），它们在极端的 C 端区域分别只有 9 个和 51 个 C 端氨基酸的差异[307]（图 42-7）。

2. 胚胎型 RET 突变　已有超过 50 种不同的生殖系杂合 RET 突变报道，这些突变导致受体激活，与 MEN2 和 MEN3 有关[240, 340]。大多数与 MEN2 相关的 RET 突变涉及受体富含半胱氨酸的 ECD 内半胱氨酸残基的杂合非同义氨基酸替换，或细胞内 TK 结构域的非半胱氨酸残基替换（图 42-7）。还有一些与 MEN2 相关的 RET 突变，其中大多数影响相对较少的密码子，包括这些区域外的非同义氨基酸替换或小的重复、插入和删除（表 42-3）。因此，MEN2 最常与半胱氨酸 ECD 中密码子 Cys634 的氨基酸替换有关（图 42-7），该域中密码子 609、611、618 或 620 的半胱氨酸残基的突变也占其余 MEN2 突变的很大一部分[240, 270, 340]。MEN2 突变也发生在细胞内 TK 结构域，这些突变涉及亮氨酸 790（即 Leu790Phe）、缬氨酸 804（即 Val804Met、Val804Leu）和丝氨酸 891（即 Ser891Ala）的替换。在一些患者中还有富含半胱氨酸和 TK 结构域的其他变体。以前报道为致病性的一些变体（即突变）可能由于确认和（或）报告偏差

而被错误分类，它们可能是良性变体（如 Ser649Leu、Tyr791Phe 和 Ile852Met）[267, 340, 349]。大约 95% 的 MEN3 突变涉及细胞内 TK 结构域第 918 号密码子的蛋氨酸到苏氨酸的替换（Met918Thr），而少于 5% 的突变涉及 Ala883Phe，与较少的疾病过程有关 [350]。

MEN2 和 MEN3 的一个典型特征是基因型与表型的强烈关联，因此可预测与特定 RET 突变相关的潜在疾病谱和 MTC 发病年龄，这改变了患者的临床管理方式。疾病的表型及其严重程度在携带相同突变的个体之间可能有所不同，甚至在同一家族中也是如此，这暗示了遗传调节剂的作用，可能包括与致病突变同时出现的顺式 RET 编码区变异 [307, 340]。例如，在携带 Val804Met 突变的个体中已经报道了几种 RET 变体（如 Glu805Lys、Tyr806Cys 和 Ser904Phe），这些变体与受体信号增强有关，从而导致更严重的疾病表型，类似于 MEN3 [351, 352]。此外，通过单倍型分析确定的几个非编码和同义 RET 多态性可改变疾病表达和临床过程 [272]。据估计，欧洲人群中与 MEN2 相关的种系 RET 突变的总体发生率为 1/80 万～1/10 万 [240]，最近对外显子组整合联合队列的评估显示发生率约为 1/2000 [145]。特别是 ATA 中度风险的 Val804Met RET 变异的频率很高，表明这种突变可能与较低的疾病发生率有关 [145]。这一观察得到了进一步的生物信息学研究的支持，其中 Val804Met 的 MTC 疾病发生率低于 5% [271]。这些研究共同强调了进一步进行无偏见的人群研究的必要性，与其他遗传性内分泌肿瘤基因所做的研究相同，可以完善目前对 RET 变异体携带者的疾病流行率的估计 [353]。同样重要的是，要注意 RET 突变的发生率和谱系可能因地理区域的不同而不同，反映了可能的人口特定因素和潜在奠基者突变的存在。一项对来自德国、意大利和法国的约 500 个 MEN2 家庭的研究表明，约 34% 的家族携带密码子 Cys634 RET 突变，约 17%、10% 和 7.6% 的家族分别有密码子 Val804、Met918 和 Leu790 突变 [240]。而另一项来自丹麦的研究报道显示，密码子 Cys611 RET 突变是最普遍的，可能是该人群中的奠基者突变（如 Cys611Tyr）[354]。

超过 50% 的 FMTC 患者有 RET 的 Cys618 突变，其中 Cys618Arg 是最常见的。少数 FMTC 家族没有 RET 突变，最近有报道称一个家族的 ESR2 基因突变与 MTC 共存 [355]，表明了遗传异质性的存在和其他基因在 MTC 病理中的作用。

胚胎功能丧失的 RET 突变是孤立性 HSCR 最常见的原因 [356]，在 HSCR 患者中已经报道了 200 多种不同的杂合 RET 突变，这些突变被预测是会导致 RET 受体信号减弱和不能传递肠道神经系统发育所需的关键发育信号。

3. 体细胞 RET 突变和重排　体细胞 RET 突变是散发性 MTC 中最常见的复发性突变 [357]。总的来说，40%～50% 的散发性 MTC 携带体细胞 RET 突变，这一频率因肿瘤大小和疾病阶段而异 [340, 357, 358]。RET 突变频率在大于 2cm 的肿瘤中有所增加，在那些晚期或转移性疾病中可能超过 80% [358, 359]。发生在散发性 MTC 中的体细胞 RET 突变通常影响与 MEN2 和 MEN3 中被破坏的相同的残基，60%～80% 是由 MEN3 相关的 Met918Thr 替代所代表 [358, 359]。在没有 RET 突变的 MTC 中，体细胞 RAS 突变（主要是 HRAS 和 KRAS）是第二常见的遗传异常，在 10%～30% 的散发性 MTC 中发生，从而支持 RET-RAS-MAPK 激酶通路的激活是 MTC 发展的一个核心特征 [357]。体细胞 RET 突变检测在未来可能有临床用途，最近的一项 Meta 分析报道称，体细胞 RET 突变的患者淋巴结转移、远处转移、肿瘤复发的风险增加，死亡率也更高 [360]。另一项研究报道称，携带双体细胞 RET 突变的晚期 MTC 与不利的结果有关 [359]。

据报道，在 20%～40% 的散发性甲状腺乳头状癌中，RET 位点的体细胞重排产生了具有构成性 TK 活性的嵌合融合蛋白，这些不同的 RET 融合伙伴被统称为 RET/PTC 重排。每个 RET/PTC 重排的特点是将 RET TK 域遗传位点放置在一个普遍表达的供体基因旁边，该基因含有一个螺旋二聚体结构域，有利于构成受体功能和激活下游的致癌信号通路 [340]。例如，最常见的 RET/PTC1 和 RET/PTC3 重排是 10 号染色体长臂上染色体内倒置的结果，使 RET TK 结构域分别与 CCDC6 或 NCOA4 基因毗邻。RET/PTC 嵌合蛋白在辐射诱发的 PTC 中发生率较高，表明电离辐射很可能是其发生的风险因素，它们也可能在没有接触辐射的情况下发生，并常在 PTC 儿童中观察到 [345]。此外，RET/PTC 融合在良性甲状腺结节和桥本甲状腺炎患者中也有报道 [340]。在大约 1% 的肺腺癌（如主要涉及与 KIF5B 的融合）和包括慢性粒细胞白血病在内的造血细胞恶性肿瘤的病例报道中，也有导致嵌合蛋白的体细胞 RET 重排 [345]。

4. RET 多态性　RET 基因内常见多态性和非致病性罕见序列变异需要与致病性 RET 突变区分开来。编码区的常见多态性（全球 MAF>0.5%）包括 2 个错义（p.Gly691Ser、p.Arg982Cys）和 6 个同义变体。然而，在特定的种族群体中观察到许多额外的错义变体，其 MAF≥0.5%（如欧洲人口中的 p.Leu56Met，芬兰欧洲和阿什肯纳兹犹太人口中的 p.Tyr791Phe，东亚人口中的 p.Asp489Asn、pThr278Asn、p.Arg67His、p.Arg114His，以及非洲人口中的 p.Gly446Arg），尽管其中许多也在其他种族人口中以较低频率出现。在 RET 非翻译区至少有 15 个常见的非编码变异，而大的 RET 内含区则有 300 多个额外的非编码常见多态性（http://phase3browser.1000genomes.org/ 和 http://gnomad.

broadinstitute.org/）。因此认识这些多态性是很重要的，当在基因测试中发现 RET 序列变体时需要谨慎对待。这对发生在已知 RET 功能域附近的新型错义变异尤为重要，在有明确的证据表明变异体与疾病表型的分离和（或）细胞功能的异常建立起来之前，可能无法归纳出致病性。GnomAD 数据（http://gnomad.broadinstitute.org/）集中报道了大约 600 种不同的罕见（MAF＜0.5%）错义 RET 变异，而最近一项评估 Exome Aggregation Consortium 队列的研究估计，背景人群中大约每 35 人中就有 1 人携带罕见（MAF＜0.5%）的非同义 RET 变体[145]，这突出了变体解释的潜在挑战。

5. RET 的结构和功能 RET 受体包括几个特定的区域：一个大的 ECD，包含四个钙黏蛋白样的重复序列和一个富含半胱氨酸的区域，一个疏水性的单通道跨膜结构域，一个并联膜段，一个细胞内的 TK 结构域，以及一个异构体特定的 C 端尾部[2, 307, 344–346, 348]（图 42-7）。RET 信号通过与 GDNF 配体（GFL）结合而激活，GFL 包括 GDNF、Neurturin、Persephin 和 Artemin[344]（图 42-7）。对于受体的参与，这些配体都需要有一个配体结合的核心受体存在，它包括 GFRα 组蛋白成员[307, 344, 347]。有四种不同的 GDFα 核心受体（GFRα1～4），优先选择四种 GFL 中的一种。虽然导致受体激活的确切顺序尚有争议，但 GFL-GFRα 复合物的形成使 RET 被招募并形成异质二聚体，其中 RET-GFLGFRα 复合物具有 2∶2∶2 的化学计量[344]。这种三元复合体的形成导致 TK 结构域的激活，以及细胞内多个酪氨酸残基的自体磷酸化，而这些残基又形成信号蛋白的对接点，如那些具有 SH2 或 PTB 结构域的信号蛋白，最终促进信号在细胞内通过大量的效应器途径向下游传递[293, 344]。几个保守的残基在催化激活和随后的信号转导中具有关键功能[293, 344]。例如，RET51 异构体中 Tyr1062 和 Tyr1096 的自体磷酸化酪氨酸残基是关键的信号枢纽，促进了多种不同信号途径（如 RAS-MAPK 和 PI3KAKT）的激活[307, 346]，并联膜残基 Tyr687 的自体磷酸化可增加 RET 的催化活性。据报道，受体功能还依赖于激活环内的一个磷酸丝氨酸残基（Ser909），表明 RET 作为一种双特异性激酶发挥作用[361]。

多个下游途径（如 Ras/MAPK、PI3K/Akt、PLCγ、JNK、JAK-STAT、FAK 和 β-catenin/Wnt）的激活调节细胞过程，包括分化、增殖、迁移和细胞因子的产生[348]。RET 引导特定细胞效应的能力可能是通过几种机制实现的。例如，不同 RET 配体（即 GFL）的结合可能导致受体激活的差异[348]，而不同 RET 异构体（如 RET9 和 RET51）的表达可能导致个别细胞内信号通路的不同部署[362]。此外，在不同的细胞中，各种细胞内信号伙伴复合体的可用性也对 RET 信号特异性有影响。

在生理条件下，RET 蛋白在胚胎发育中表达水平最高，它在多种组织发育中发挥重要作用。例如，RET 对肾脏和泌尿生殖道的正常发育是必不可少的，它在调节中肾管模式和输尿管芽的分支形态发生中起着关键作用[307, 363, 364]。此外，RET 主要在来自神经嵴的细胞系中表达，包括神经内分泌和神经元系，因此，其中几个与 RET 突变患者所观察到的疾病有关也就不奇怪了。因此，RET 在甲状腺滤泡旁细胞、肾上腺绒毛细胞和神经元中表达，它在肠道神经系统的迁移和建立中起着重要作用[293, 365]。RET 也在神经嵴衍生的外周和中枢神经元群体中表达，调节轴突生长和细胞存活[307]。例如，RET 在早期发育过程中在脊髓运动神经元中表达，介导强大的促生存活动，并且在成年腹中脑多巴胺能神经元中也有类似的保护作用[347]。RET 在造血和免疫细胞前体中低水平表达，是形成肠道相关淋巴组织和 Peyer 集合淋巴结的必要条件[366]。

6. RET 突变和受体功能 对疾病相关的 RET 突变或易位的研究发现了 RET 受体功能机制的分子见解，这些突变或易位导致了受体信号传导的异常。因此，对杂合子 RET 突变的研究增加了我们对这一 RTK 的结构功能关系的理解，这些突变导致功能丧失并与 HSCR 相关，或功能获得（即受体信号传导增强并与 MEN2 和 MEN3 相关）。例如，涉及 ECD 中半胱氨酸残基（如 Cys609、Cys611、Cys18、Cys620、Cys630、Cys634）替换的 MEN2 突变导致一个未配对的半胱氨酸残基与邻近的突变体 RET 受体上类似的未配对残基形成二硫键，从而导致与配体无关的二聚化和受体的组成性激活（图 42-7）。有趣的是，其中一些突变（如影响 Cys611、Cys18、Cys620）可导致 RET 受体具有明显的功能增益和功能丧失。这是因为突变的 RET 受体虽然具有构成性活性，但其成熟度较差，导致其细胞表面表达减少，这将对依赖 GFL 的组织的发育产生不利的影响。因此，突变的 RET 受体虽然被激活，但会比较少，这就为因 RET 信号增强而导致的 MEN2 和与 RET 单倍体功能不足和功能缺失突变有关的 HSCR 的同时存在提供了解释[293, 307, 338]。ECD 的 RET 受体突变也可能改变下游受体的信号传导。例如，与富含半胱氨酸结构域突变相关的配体无关的二聚化可能与不同的细胞定位有关，并导致进入下游信号复合物的途径改变，以及个别途径（如 PI3K/AKT 途径）的优先激活[307, 348]，或以其他方式改变 ICD 的功能，导致受体自体磷酸化和适应蛋白招募的不同模式。这些对 RET 信号传导的不同影响可能反过来造成患者表型的差异。

MEN2 相关的 RET 突变的 ICD（如影响 Leu790、Tyr791、Val804、Ser891）导致突变的受体在没有配体的情况下作为单体具有活性，这种自主信号传导在有配体的情况下不会进一步增强。这与 MEN3 相关的 RET 突变 Met918Thr 形成对比，该突变也位于 ICD 的 TK 结构域，但导致受体构象的改变，增加了对 ATP 的亲和力，在单体和二聚体形式下都具有与配体无关的激酶活性，配体的存在进一步增强了这种活性[293, 344]。与 RET51 相比，RET9 异构体的这种功能增强更为明显，这种更大的信号传导活性可能引发了 MEN3 患者中侵略性临床表型。此外，RET ICD 的突变会导致与细胞质 TK（如 SRC 和 FAK）更常见的底物的磷酸化，这可能与患者的更强的致瘤活性和更积极的肿瘤表现相关[344]。

（三）动物模型

RET 基因在哺乳动物和脊椎动物中是高度进化和保守的，所有的高等生物都有一个 RET 的单拷贝正体。此外，所有脊椎动物都有 GDNF 家族配体和各自的 GFRα 蛋白。在进化较远的生物体中也有 RET 的直系亲属，包括果蝇和文昌鱼[347]。尽管对 RET 功能的一些了解来自于非哺乳动物模型，包括斑马鱼（D.rerio）和果蝇，但评估与 MEN2 和 MEN3 相关的 RET 突变的主要模型生物一直是小鼠。已经通过突变 RET 蛋白的转基因表达，或将特定的突变引入 Ret 基因的敲入方法而产生一些小鼠模型[367, 368]。同型失活的 Ret 基因突变的小鼠出生后不久就会死亡，并有肾脏萎缩和胃肠道缺乏肠道神经元[340, 363]。

对于 MEN2，已经建立了两个转基因模型，其中人类 Cys634Arg 突变以组织限制的方式表达。在一个模型中，在大鼠降钙素基因相关肽/降钙素启动子的控制下表达人类突变的 RET9 异构体，会导致明显的 CCH，随后出现双侧 MTC，其形态特征与人类 MTC 相似[369]。在另一个模型中，在人类降钙素启动子的控制下表达人类突变的 RET51 异构体，导致小鼠具有早发的 CCH，随后出现双侧 MTC，而且一个创始系还出现了类似于甲状腺乳头状癌、胰腺囊腺瘤和囊腺癌的肿瘤[368, 370]。一种在多个组织（如甲状腺、心脏、肝脏、结肠、大脑）中表达具有 Cys634Arg 突变的人类 RET 基因的转基因小鼠患上了 CCH 和（或）MTC，伴有高血清降钙素浓度，这些小鼠的肿瘤（而不是正常组织）有 RET 二聚体，并与 Shc 和 Grb2 适应蛋白形成复合物[371]。此外，还建立了敲入 Cys620Arg 突变基因的小鼠模型，发现老年杂合子（Ret$^{+/620R}$）小鼠会出现 CCH 和肾上腺增生，尽管没有出现明显的 MTC 或嗜铬细胞瘤。同型杂交小鼠（Ret$^{620R/620R}$）在出生后的第 1 天就死于肾脏缺失和肠梗阻，与常规 Ret 基因敲除小鼠观察到的表型一致，这些观察结果进一步证明了某些 RET 突变的明显矛盾活性，这些突变同时表现出功能丧失和功能增益活性[372]。

对于 MEN3，已经有转基因和基因敲入小鼠模型。在一个小鼠模型中，MEN3 相关的 Met918Thr 突变在人降钙素启动子下的转基因表达，导致 8 月龄的小鼠出现结节性 CCH，11 个月后 13% 的小鼠进展为 MTC[373]。使用多巴胺 β- 羟化酶启动子使同样的突变在另一个小鼠模型中的转基因表达，有利于在发育中的交感神经系统、肠神经系统和肾上腺髓质中的表达，导致肾上腺和交感神经系统的神经胶质瘤，在组织学上与人类神经节瘤不一样[374]。已经产生了一个携带相当于 Met918Thr 突变（即 Met919Thr）的小鼠模型，其中杂合子（Ret$^{+/MEN3}$）和同合子（Ret$^{MEN3/MEN3}$）的小鼠产生 CCH 和肾上腺绒毛细胞增生[375]。仅在同型小鼠中有进展为嗜铬细胞瘤和更严重的甲状腺疾病的表型，表明激活性突变对疾病表达的潜在剂量效应。然而，没有一个小鼠模型出现黏膜神经瘤或胃肠神经节瘤，而这些都是在 MEN3 患者中发现的[367, 368, 375]。

（四）基因检测、肿瘤监测和护理的组织

1. MEN2 和 MEN3 的遗传测试的临床效用　RET 基因检测的广泛实施改变了 MEN2 和 MEN3 患者的管理，因为它能够识别那些具有较高发病风险的个体，而且往往是在儿童早期和临床特征出现之前（即症状前诊断），因此可以实施适当的监测和早期治疗。事实上，RET 基因检测在 MEN2 中的有效性已在德国的研究中得到证实。该研究显示，通过级联基因检测增加了对高危人群的检测，使得人群中发病病例的比例下降，同时，由于预防性甲状腺切除术，非 RET 突变携带者的 MTC 发生率明显下降[252]。MEN3 的情况更加困难，因为出现新的突变的病例比例很高（约 75%），因此经常错过早期发现和预防治疗的机会[342]。

在对 MEN2 进行遗传学诊断后，可能会改善家族中的临床结果，这突出了识别携带生殖系 RET 突变的潜在病例的必要性。因此，应考虑在几种情况下进行基因检测，以最大限度地提高成功诊断的可能性。目前 RET 基因检测适用于所有临床诊断为 MEN2（如 MTC 和嗜铬细胞瘤）的患者，以及具有相关 MEN2 综合征（如 FMTC、CLA、HSCR）的临床特征或 MEN3 表型的患者。那些出现与 MEN2 相关的临床特征并有相关家族史的人需要进行检测。此外，所有出现明显的散发性 MTC，单侧或双侧肾上腺嗜铬细胞瘤的患者应进行 RET 突变分析[3, 340]。对于 RET 突变状态不明的患者，应优先进行 RET 基因的 DNA 测序，包括反复受影响的外显子（如 10、11、13~16 外显子）或对整个 RET 编码区进行测序。对于临床表型高度提示特定基因型的患者（如典型的 MEN3 内分泌外特征与 Met918Thr 突变），应对 RET 基因序列的范围进行更有限的检测。但如果 RET 检测仅限于特定的外显子，可能会忽略其他的序列变异，而会对患者产生临床影响[3]。以前在 MEN2 和 MEN3 患者中没有报道过的

RET 序列变异，需要临床遗传学团队仔细评估其可能致病性，并且必须根据临床情况决定对家庭成员进行级联基因检测。

一旦在患者中确定了致病性 RET 突变，应向所有有风险的一级亲属提供遗传咨询和适当的特定序列变异的基因测试。联系亲属需要患者的配合，偶尔也会出现复杂的伦理问题（如患者不愿意向家庭成员透露自己的健康状况）。在对儿童的管理中，如果受影响的父母拒绝对高危儿童进行适当的调查和测试，也可能会出现类似的伦理问题。不过这种情况很少见。对高危人群的 RET 基因检测应在早期进行，对于可能携带 ATA 最高风险和高风险类 RET 突变的儿童，应分别在出生后的前几个月或几年进行，因为这些人群发病较早。对突变状态未知或无法获得的可能为患者的一级亲属进行 RET 基因检测也是有必要的。在适当的情况下，应向所有有可能将 RET 基因突变传给其后代的人提供孕前遗传咨询。使用侵入性（如羊膜穿刺术）或非侵入性方法（如通过评估母体血液中的胎儿 DNA）进行产前基因检测，可以让未来的父母了解发育中胎儿的疾病状况。基因检测的最新进展与体外受精相结合，也为未来的父母提供了进行植入前遗传学诊断的机会。

2. 对 RET 突变携带者进行筛查和干预 对高危人群在儿童早期和临床特征出现之前进行 MEN2 或 MEN3 遗传诊断，能够对无症状者进行适当的监测和治疗。关于肿瘤监测的时间表和潜在的预防性甲状腺切除术的时间建议由 RET 突变的 ATA 风险类别决定（表 42-4）。对于那些具有最高风险和高风险类别的 RET 突变的患者，通常建议在 1 岁和 5 岁之前进行预防性甲状腺切除术 [在某些情况下根据临床、生化和（或）放射学特征而提前]。中度风险的 RET 突变患者的预防性手术时间要基于对基础血清降钙素水平的连续测量和颈部影像学检查 [3]。建议根据基因型 – 表型的相关性，在与 RET 突变的风险状况相称的年龄开始每年对嗜铬细胞瘤和 PHPT 进行适当的筛查（表 42-4）。对于通过级联基因检测确定为 MEN2 相关 RET 突变的成年患者，应立即测定血清降钙素浓度和血浆 / 尿液游离甲氧基肾上腺素。对于血清降钙素浓度正常和（或）甲氧基肾上腺素正常的患者，应对血清降钙素和血浆 / 尿液甲氧基肾上腺素进行年度监测，这种情况最常见于中度风险的 RET 突变，可能导致疾病晚发或肿瘤发生率较低。对于那些被确认为血清降钙素浓度升高或血浆或尿液中甲氧基肾上腺素升高的患者，在进行治疗前应进行全面评估以确定 MTC 和（或）嗜铬细胞瘤的分期。此外，在对所有 RET 突变或患有 MTC、MEN2 或 MEN3 的患者进行任何干预之前，必须排除嗜铬细胞瘤等并存的病症。

四、MEN4

MEN4 是一种常染色体显性遗传疾病，由位于 12p13 号染色体上的 CDKN1B 基因突变引起，已报道的病例不到 20 例 [172, 376, 377]，患者的临床特征与 MEN1 患者相似。事实上，在临床诊断为 MEN1 的 5%～10% 的患者中，如果没有 MEN1 基因突变，大约 3% 有 CDKN1B 突变。

（一）临床特征和管理

MEN4 患者主要有甲状旁腺、垂体和胰腺肿瘤，并伴有其他肿瘤，包括胃肠道、支气管和宫颈 NET，无功能性肾上腺肿瘤，PTC，脂肪瘤和乳腺癌 [5, 172, 376–379]。与 PHPT 相关的甲状旁腺肿瘤已被报道在约 80% 的 MEN4 病例中出现，PHPT 发生在比 MEN1 更晚的年龄。垂体肿瘤（包括生长激素瘤、促肾上腺皮质素瘤、催乳素瘤和无功能性腺瘤）发生在约 40% 的病例中 [172]，十二指肠胰腺 NET 发生在约 35% 的病例中。对这些与 MEN4 相关的肿瘤的调查和治疗与 MEN1 和非 MEN1 肿瘤相似。

（二）分子遗传学和动物模型

对 MEN4 基因的鉴定来自于对内分泌肿瘤大鼠模型（称为 MENX）的观察 [380]，其中疾病位点被映射到 4 号染色体的远端部分 [381]，该区域包含 Cdkn1b 基因。Cdkn1b 编码 CDKI p27^{kip1}，也被称为 p27 [171, 172, 377, 379]。在 MENX 大鼠中发现大鼠 Cdkn1b 基因在密码子 179 处有一个 8bp 的同源移帧插入，导致一个错义肽在密码子 218 处终止，产生一个高度不稳定的突变体 p27^{kip1} 蛋白 [171, 172]。随后在一名具有 MEN1 表型（垂体和甲状旁腺疾病）但没有 MEN1 突变的患者中发现了一个无义 CDKN1B 突变 [171]。之后发现了更多携带 CDKN1B 突变的患者，MENX 被重新命名为 MEN4 [172, 382, 383]。到目前为止，只有不到 20 个 MEN4 病例有 CDKN1B 突变的报道，这些突变大多与 p27^{Kip1} 水平降低或蛋白功能改变有关，与肿瘤抑制作用一致。报道的突变包括无义、框架转换、剪接位点和错义突变 [171, 172, 376, 377, 382–385]。在明显的散发性（即非家族性）PHPT 患者中也有种系 CDNK1B 突变的报道，需要进一步的研究来证实突变的临床意义，以及这些人是否会发展出额外的 MEN 相关的肿瘤 [386, 387]。值得注意的是，CDKN1B 和其他 CDK 抑制药基因的一些罕见错义变体在人群中出现频率相对较高 [145]，一些属于良性多态性的 CDKN1B 变体可能被误归为突变。

p27^{kip1} 通过与几个细胞周期蛋白及其各自的 CDK 相互作用，参与细胞周期调节，包括与细胞周期蛋白 E/cdk2、细胞周期蛋白 A/cdk2 和细胞周期蛋白 D/cdk4 的相互作用 [388–390]。p27^{kip1} 蛋白的主要功能是控制细胞复制过程中的 G$_1$ 到 S 期，p27^{kip1} 与细胞周期蛋白 E/cdk2 的结合会阻止细胞周期的进展 [388]。细胞的 p27^{kip1}

水平在转录、翻译和翻译后水平上受到严格的调控，menin 通过与 MLL 的相互作用调控 CDKN1B 的转录[191,192]。然而，翻译后的调节促进了 p27^{kip1} 表达的快速变化。例如，在收到有丝分裂信号时，细胞质和细胞核中至少有两种途径被激活，从而导致 p27^{kip1} 上特定残基磷酸化，导致蛋白体介导的降解和细胞周期进展的减弱[388,391,392]。此外，在许多癌症中观察到 p27^{kip1} 的下调，包括结肠、乳腺、胃和前列腺的癌症[388]。据报道，p27^{kip1} 蛋白水平降低的机制可能包括转录减少、翻译减少、蛋白降解增加、与关键相互作用伙伴的结合减少，或细胞错位[376,382-384,388]。

（三）基因检测、肿瘤监测和护理组织

CDKN1B 突变的遗传分析适用于有典型或不典型 MEN1 的临床证据但没有 MEN1 突变的个体，或是那些有已知 CDKN1B 突变的患者的一级亲属[1,172,376]。由于报道的 MEN4 患者数量很少，很难为 MEN4 的管理提供专门的指南，目前来看，遵循与 MEN1 类似的监测方案是合理的[1,172,376,377]。

五、未来的方向和结语

MEN 综合征的诊断和管理方面已经取得了重大进展，特别是 MEN1、RET 和 CDKN1B 基因检测的广泛实施，促进了对患 MEN1、MEN2 和 MEN3 及 MEN4 风险个体的识别。这种方法促成了对突变携带者的定期筛查，使肿瘤的早期和（或）无症状检测成为可能，也促成了旨在减少疾病相关的发病率和死亡率的治疗。例如，在 MEN2 中实施预防性甲状腺切除术，使临床结果得到了显著改善。此外，对 MEN 综合征自然史的进一步了解有助于临床指南的制订，这些指南往往是基于专家之间的共识，而不是来自临床试验的证据，而要解决关键问题，如 MEN1 相关的胰腺 NET 和甲状旁腺肿瘤的最佳治疗，就需要这些指南。准确预测 MEN1 相关胰腺 NET 和胸腺类癌的可靠生物标志物和诊断工具也是需要的，同样需要评估从对 menin 生物学理解中产生的新治疗方法，这些方法在临床前模型中已被证明是有效的。此外，影响 MEN2 疾病表达和发生率的遗传和环境因素仍有待阐明，需要改进筛查方案，使之能够检测到与 MEN3 相关的新的突变，减少出现晚期 MTC 的儿童数量。需要对晚期 MTC 进行更有效的靶向治疗，以及确定现有疗法的最佳使用，包括 RTK 抑制药。对 RET 受体结构 / 功能的进一步机制研究，以及针对个别 RET 突变的个性化疗法的开发可能会对这一点有所帮助。最后，MEN4 的自然史及其临床表现需要通过对具有 CDKN1B 突变的个人和家族的持续识别和仔细的临床评估来确定。

声明

PJN 得到了首席科学家办公室的支持（奖学金 SCAF/15/01）。RVT 得到了 Wellcome 信托基金研究员奖（106995/2/15/2）、美国国家卫生研究所（National Institute for Health Research，NIHR）牛津生物医学研究中心项目和 NIHR 高级研究员奖（NF-SI-0514-1091）的支持。

第 43 章 免疫内分泌病综合征
The Immunoendocrinopathy Syndromes

JENNIFER M. BARKER   PETER A. GOTTLIEB   MARK S. ANDERSON   著

孙婧雪 吴言美智 乔 虹 译 张力辉 校

要点

- 内分泌疾病可能互相伴发，了解它们之间的关联有助于及早诊断更多疾病。
- 许多自身免疫性内分泌疾病有共同遗传基因位点的遗传风险，这在一定程度上可以解释它们为何共同发病。
- 揭示这些罕见疾病的病因，使人们对免疫系统在自身免疫中的作用有了基本了解。
- 对这些罕见综合征的研究有助于揭示其遗传基础，并明确重要的免疫途径。
- 对内分泌自身免疫疾病的诊断及疾病状态的评估促进了新的检测手段的研发，这些检测手段已成为内分泌自身免疫检测的基石。
- 本章讨论了相关疾病的推荐检测。

自从 Addison 首次描述了一位原发性肾上腺功能不全患者并发两种自身免疫性疾病（白癜风和 Addison 病中的色素沉着），人们发现免疫内分泌病综合征对深入了解内分泌学和免疫学均有助益（图 43–1），对其发病机制的探索也在不断扩展，尤其是发现了与疾病易感性、潜在的环境因素、免疫系统靶向的器官特异性抗原相关的共同基因位点。最新的进展包括开发针对 T 细胞和其他免疫学检测更可靠的方法，进一步完善疾病预测模型，以及进一步探索疾病易感性的遗传因素。

大多数自身免疫性内分泌疾病（如 1 型糖尿病、自身免疫性甲状腺疾病）是独立发生的。两种不同的多发性内分泌综合征可以通过各自特征性表现来区分。自身免疫性多发性内分泌综合征 Ⅰ 型（APS-Ⅰ）是一种罕见的常染色体隐性遗传疾病，由 AIRE 基因缺陷引起。相比之下，自身免疫性多发性内分泌综合征 Ⅱ 型（APS-Ⅱ）更常见，常表现为多病并发，并且无法明确其定义。APS-Ⅱ 的共同特征是与位于 6 号染色体短臂（6p21.3）上的 HLA 区域的基因多态密切相关。除 HLA 外，许多其他位点也可能与 APS-Ⅱ 易感性

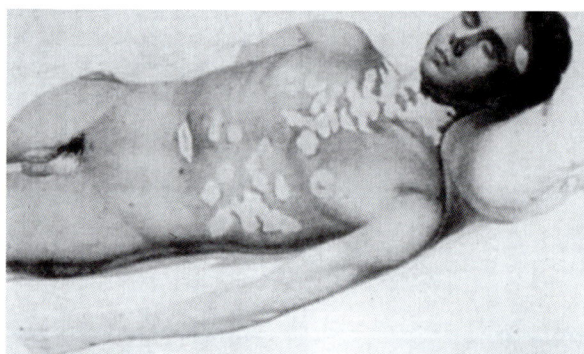

▲ 图 43–1 该图为 **Addison** 对原发性肾上腺功能不全（**Addison 病**）的首次描述

引自 Addison T. *On the Constitutional and Local Effects of Disease of the Supra-renal Capsules*. London, UK: Samuel Highley; 1855.

有关。为便于后文阐述，本章将 APS-Ⅱ 分为 APS-Ⅱ（Addison 病合并 1 型糖尿病或自身免疫性甲状腺病）、APS-Ⅲ（自身免疫性甲状腺病合并除 Addison 病和 1 型糖尿病以外的其他自身免疫性疾病）和 APS-Ⅳ（两种或两种以上其他器官特异性自身免疫性疾病）。

APS-Ⅱ还有其他命名，包括 Schmidt 综合征、多腺性自身免疫性疾病、多腺性功能减退综合征、器官特异性自身免疫性疾病和多发性内分泌性糖尿病。名称繁多反映的是对于这种综合征的研究不仅数量庞大，而且影响重大。但是这些命名也有不足，如未能涵盖内分泌腺体功能亢进和减退并存的情况，或者未包含恶性贫血和乳糜泻等非内分泌疾病。对 APS-Ⅱ患者的研究有助于揭示多种疾病的自身免疫机制，并利用自身抗体进行疾病诊断，如 1 型糖尿病和胰岛细胞抗体的关系。

对其他罕见自身免疫性内分泌疾病的研究也有助于对自身免疫的理解。例如，一种罕见疾病，即免疫失调多发性内分泌肠病 X 连锁综合征（immunodysregulation polyendocrinopathy enteropathy X-linked syndrome，IPEX），是由 FOXP3 基因突变引起的。FOXP3 对调节性 CD4$^+$T 细胞的发育和功能起到关键作用，这些细胞的功能是维持对自身的耐受性。人们认识到这些 T 细胞在许多自身免疫性疾病的发病机制中发挥着关键作用，针对这些细胞的治疗方法可能会用于临床。对遗传性罕见病的理解有助于进一步认识多基因遗传综合征。

一、自身免疫入门

要了解自身免疫性疾病的病理生理学，需要了解免疫耐受（区分自身和非自身）的基本机制。免疫耐受机制受损则会产生自身免疫。它可以发生在具有再生能力的中心器官，如胸腺、骨髓，也可以发生在外周组织，如靶器官或淋巴组织。T 淋巴细胞和 B 细胞产生的自身抗体是免疫系统的两个途径，在识别抗原方面差异显著。自身抗体与抗原反应包括可溶性分子和细胞表面分子，通常与自身抗原的构象相关。相比之下，T 细胞通过组织相容性复合物（MHC）识别靶细胞表面的自身抗原肽段，长度为 8～12 个氨基酸。

当与抗原肽结合时，组织相容性分子与 T 细胞受体相互作用。这些分子类似于热狗，抗原肽（"香肠"）结合在组织相容性分子（"面包"）的凹槽中。组织相容性分子具有极强的多态性，在肽结合槽内排列着不同的氨基酸，这些可变氨基酸决定了哪些肽能被结合并呈递给 T 淋巴细胞。

T 细胞在免疫系统中的功能由其细胞表面分子决定。T 细胞与免疫系统内外的其他细胞相互作用，CD4$^+$ T 细胞通常与来源于细胞外蛋白质的肽反应。这些蛋白质在抗原呈递细胞（antigen-presenting，APC）上表达，如巨噬细胞、树突状细胞和 B 淋巴细胞，并且与Ⅱ类组织相容性分子（人类的 HLA-DP、HLADQ 或 HLA-DR）结合。与 CD8$^+$ T 细胞发生反应的肽与Ⅰ类组织相容性分子（HLA-A、HLA-B 和 HLA-C）结合。Ⅰ类分子存在于几乎所有有核细胞的表面，在这种情况下，抗原肽来源于内源性表达的蛋白质，并由靶细胞本身以Ⅰ类 HLA 复合物的形式呈递。CD8$^+$ T 细胞对抗原肽的识别通常会导致细胞毒性物质释放，从而杀死靶细胞。

T 细胞反应取决于抗原呈递的环境。仅有组织相容性分子表达，单个 T 细胞识别抗原是不足以激活 T 细胞的。T 细胞和 APC 上的细胞表面分子的相互作用是主要决定因素之一。MHC、肽类和 T 细胞受体（第一信号）之间的相互作用对激活过程至关重要。其他共刺激分子则有助于确定免疫反应的性质（第二信号）。呈递抗原的环境对于确定这种反应也非常关键，细胞表面分子和受体、细胞因子和趋化因子形成抗原呈递的环境。根据不同的环境，细胞可以被激活、耐受或无应答（免疫无反应）。例如，APC 细胞表面分子 CD80 或 CD86 与 T 细胞上的 CD28 受体结合并放大第一信号，从而导致 T 细胞活化。MHC 存在但缺乏第二信号时，T 细胞识别抗原也不会产生完整的免疫应答过程。

耐受性的诱导是一个分阶段的过程，T 细胞在胸腺开始成熟，这个过程部分取决于胸腺外周抗原的存在。外周抗原通常是免疫系统以外的组织中表达的自身抗原，在胸腺中以低水平表达。在 MHC 存在的情况下，对这些外周分子有强烈反应的 T 细胞在胸腺中被去除，即通过负选择从 T 细胞库中移除。对 AIRE 基因敲除小鼠的研究证实了这是自身免疫疾病发病的关键，研究发现小鼠胸腺外周抗原表达水平低，并在多个器官中出现淋巴细胞浸润。

外周耐受是 T 细胞在胸腺成熟后诱导耐受的重要机制。无应答性和调节性 T 细胞对幼稚 T 细胞的耐受诱导是不可或缺的。主要的调节 T 细胞群携带细胞表面标志物 CD4 和 CD25，并表达 FOXP3。CD4$^+$/CD25^{high} 细胞群的免疫抑制活性受转录因子 FOXP3 调控，该转录因子的缺失导致新生儿发生暴发性自身免疫病（如新生儿 1 型糖尿病和肠病），并且常于出生后第 1 年内死亡（IPEX 综合征）。另一组有助于控制外周 T 细胞耐受的关键分子是 CTLA4 和 PD1[1]。CTLA4 在 T 细胞中表达，通过与 T 细胞激活剂 CD28 竞争，负向调节 T 细胞信号传导。CTLA4 与 CD80 和 CD86 具有更高的亲和力，因而结合能力胜过 CD28。此外，CTLA4 在表达 FOXP3 的 CD4$^+$T 调节细胞的表面广泛表达，它可能阻断 CD28 与 CD80 和 CD86 的相互作用。PD1 是另一种在长期激活的 T 细胞上高表达的共刺激分子，它通过其胞质内尾部的抑制性信号结构域传递抑制信号。PD1 和 CTLA4 在外周耐受中的重要性，在发生自发性多器官自身免疫的基因敲除小鼠模型和接受阻断其活性的抗体治疗的癌症患者中得到证实，其中许多患者出现自身免疫并发症。

同源协作是 CD4$^+$T 细胞激活 B 细胞，使其对相同抗原做出反应的过程。CD4+T 细胞激活 B 细胞产生体液免疫反应，这种情况发生在 CD4+T 细胞与 B 细胞表面上的 MHC 的抗原结合之后。CD4+T 细胞产生的细胞因子（IL4、IL5 和 IL6）可诱导 B 细胞成熟。根据环境中的细胞因子，B 细胞将从产生 IgM 转变为产生 IgG、IgE 或 IgA。B 细胞耐受性的发生发展依赖于连锁识别，即 CD4+T 细胞如果未与 MHC 凹槽中的抗原结合，那么它将无法激活自身反应性 B 细胞。因此，B 细胞产生的自身抗体与自身反应的 T 细胞常存在特异性关联，因为它们共享相同的自身抗原。此外，自身反应性 B 细胞是自身反应性 T 细胞的关键 APC，在自身免疫过程的发生和维持中形成正反馈循环。

二、自身免疫性疾病的自然史

自身免疫性疾病的自然进程可以分为不同阶段，包括初始的遗传易感性，自身免疫的触发（如膳食麦醇溶蛋白暴露触发乳糜泻），自身免疫激活的亚临床阶段（如进行性腺体破坏），以及最终临床显性疾病阶段。这一简化的理论结构有助于理解与自身免疫和疾病发展的相关性（图 43-2），但它不能解释自身免疫为何会时强时弱。

（一）遗传易感性

自身免疫疾病大多出现 APS-Ⅱ 的家族性聚集以及组分多样化，其遗传模式各不相同（表 43-1）。多个遗传基因位点（其中 HLA 作用最强）与环境因素相互作用，共同决定疾病易感性。自身免疫性疾病常常具有共同的遗传性危险因素，包括 HLA、MICA、PTPN22、CTLA4，以 NLRP1 或 NALP1 基因[2]。此外，某些器官特异性自身免疫性疾病的遗传易感性与多态性有关，如胰岛素基因上游可变核苷酸片段重复序列的多态性与 1 型糖尿病的风险有关[3]。

位于 6 号染色体上的 MHC 的基因编码蛋白质对调节免疫系统的功能十分重要，这些基因彼此间的连锁不平衡与器官特异性自身免疫性疾病的发病机制有关。对于器官特异性自身免疫疾病的遗传学而言，最重要的是 HLA Ⅰ 类和 Ⅱ 类基因。HLA 基因分型揭示了许多经典的血清检测的等位基因亚型，并且编码组织相容性分子的每个多态性的遗传序列均以独特的名字命名。例如，DQ 分子是与内分泌自身免疫最密切相关的组织相容性分子，它的每一条 α 链和 β 链序列均可由编号表示，如 DQ 分子（也称为 DQ2）的 α 链 DQA1*0501 和 β 链 DQB1*0201 参与编码了 DR3（DRB1*0301）单倍型。单倍型由染色体连续区域上的一系列不同基因的等位基因组成（如 DQA1 和 DQB1 等位基因），并共同遗传。基因型则为两条染色体单倍型的组合。HLA 精细定位显示，HLA-A1/B8/DR3 单倍型中约 2.9Mb 的区域保持不变，具有显著保守性。长片段的保守性表明这些区域处于高度连锁不平衡状态，遗传过程中不发生重组。识别疾病相关的保守性区域，有助于疾病易感性的评估。

多重自身免疫性疾病的风险因素叠加也与遗传易感性有关，尤其在 HLA 内。例如，1 型糖尿病的高危 HLA 基因型为 DR3-DQ2，DR4-DQ8（DQ8=DQA1*0301-DQB1*0302），研究发现它在 1 型糖尿病发展中至关重

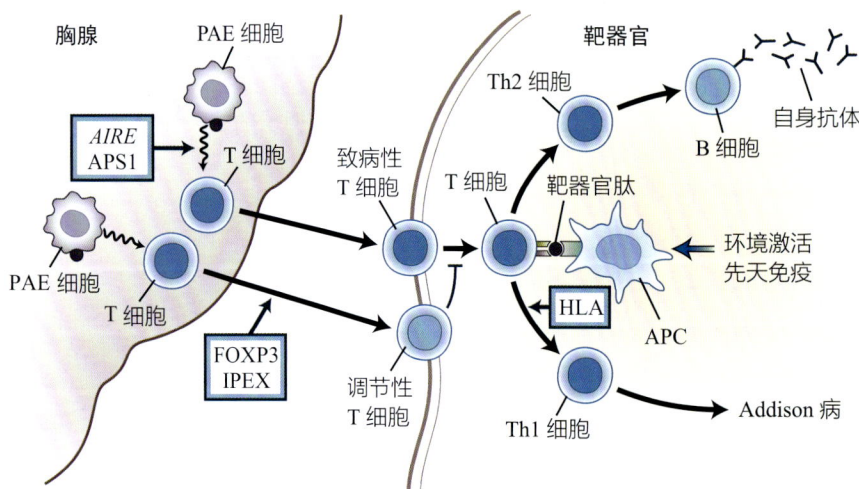

▲ 图 43-2　多发性内分泌疾病自身免疫发病机制模型

一组能识别器官特异性表位的 T 细胞决定了自身免疫性疾病的发生。多肽存在于 HLA 分子中，并被 T 细胞受体识别。自体分子的识别则取决于 T 细胞的成熟度，这一过程从胸腺开始并延续到外周。转录因子 FOXP3 刺激 CD4+/CD25+ 调节性 T 细胞的发育。B 细胞在 T 细胞的刺激下产生自身抗体。AIRE. 自身免疫调节因子；APC. 抗原提呈细胞；APS1. 自身免疫性多发性内分泌综合征 1；IPEX. 免疫调节性多发性内分泌素病肠病 X 连锁；PAE. 外周抗原表达细胞；Th1.1 型辅助性 T 细胞；Th2.2 型辅助性 T 细胞

表 43-1 自身免疫性疾病的遗传相关性

基 因	可能的活化机制	多态性/突变	疾 病	遗 传
HLA	抗原呈递	DR3–DQ2/DR4–DQ8 DR3–DQ2 DR3–DQ2/DRB1*0404–DQ8 DR3–DQ2/DR4–DQ8 DR3 DR5	1 型糖尿病 乳糜泻 Addison 病 Graves 病	多基因
MICA	初始 T 细胞始动	5，5.1 4，5.1 5.1	1 型糖尿病 乳糜泻 Addison 病	多基因
PTPN22	T 细胞受体信号通路与调节激酶相互作用	620 位精氨酸被色氨酸取代	1 型糖尿病 SLE RA Graves 病 甲状腺功能减退症 白癜风	多基因
CTLA4	活化 CD4$^+$ 和 CD8$^+$T 细胞受体 减少 T 细胞活化	CT60 CT60；+49A/G CT60；+49A/G ++49A/G ++49A/G	1 型糖尿病 Graves 病 甲状腺功能减退症 乳糜泻 Addison 病	多基因
AIRE	"外周" 抗原呈递至胸腺	突变	APS- Ⅰ	常染色体隐性遗传
FOXP3	CD4$^+$/CD25$^+$ 调节性 T 细胞成熟所需转录因子	突变	IPEX	X 连锁

AIRE. 自身免疫调节因子；APS- Ⅰ . 自身免疫性多发性内分泌综合征 Ⅰ 型；CTLA4. 细胞毒性 T 淋巴细胞相关抗原 4；FOXP3. 叉头盒蛋白 3；HLA. 人类白细胞抗原；IPEX. 免疫调节性多发性内分泌素病肠病 X 连锁；MICA. 主要组织相容性复合体 Ⅰ 类相关基因 A；PTPN22. 淋巴酪氨酸磷酸酶基因；RA. 类风湿关节炎；SLE. 系统性红斑狼疮

要。与 1 型糖尿病同胞遗传相同的 DR3-DQ2、DR4-DQ8 的儿童，12 岁前发生自身免疫性疾病的风险大于 75%，发生糖尿病的风险大于 50%[4]。该基因的 DR4 亚型 DRB1*0404 与 Addison 病密切相关[5, 6]。不论是否合并 1 型糖尿病[7, 8]，DR3-DQ2 单倍型均与乳糜泻相关。这种单倍型还可能与自身免疫性甲状腺疾病有关[9]，但尚存争议[10]。

虽然一些 HLA 等位基因增加了疾病风险，但也存在一些保护性等位基因。例如，常与 DR2 相关的 DQ 等位基因 DQA1*0102-DQB1*0602，当它显性遗传时不易发生 1A 型糖尿病[11]，但是它与另一种自身免疫性疾病多发性硬化症的易感性有关。这种保护作用并不普遍适用于所有内分泌自身免疫，如 DQB1*0602 不能避免 Addison 病。DP 是 MHC 内的另一个基因，其 0402 多态性已被证明与 1 型糖尿病高危 HLA 基因型（DR3/DR4）受试者的发病风险降低相关[12]。因此，随着对遗传影响疾病的了解愈加深入，不同的基因型的组合将有望完善自身免疫性疾病的预测。

在胸腺和原始 CD8$^+$T 细胞中，MICA 参与蛋白质表达。MICA 的多态性与 1 型糖尿病[13]、乳糜泻[14]、Addison 病[15] 有关。MICA 多态性 5.1 是由于单个碱基对的插入导致提前终止密码子和截短蛋白的产生。在 Addison 病相关的自身免疫受试者中，这种特殊的多态性已被证明影响了 Addison 病的发病风险。

除 MHC 外，还有一些基因也参与自身免疫性疾病的发病机制。例如，PTPN22 基因编码 LYP 蛋白。LYP 可能是 T 细胞受体下游信号级联抑制剂，通过其与 CSK 等调节激酶相互作用。与色氨酸取代 620 位精氨酸相关的特定多态性（R620W）阻断了 LYP 与 CSK 的相互作用[16]。最近的研究表明，该等位基因可能会促进自身反应性 B 细胞的发育[16, 17]，并影响 T 细胞和 B 细胞中的细胞内信号通路[18]。这种多态性与 1 型糖尿病[19]、类风湿关节炎[20]、系统性红斑狼疮[21]、Graves 病[22]、白癜风[23] 有关，也与 Addison 病有一定的相关性[24]。此外，在有多人患一种以上自身免疫性疾病的家族中，该疾病相关等位基因与 SLE、类风湿关节炎、1 型糖尿病和自身免疫性甲状腺功能减退症相关[24]。

在活化的 CD4+ 和 CD8+T 细胞上表达的 CTLA4 起负调节作用[25]，该基因的几种多态性与自身免疫性疾病有关。在 Graves 病受试者中，一种与 AT 重复序列相关的多态性可降低 CTLA4 的抑制作用[26]。3′ 非翻译区的单核苷酸多态性 CT60，与 Graves 病[27]、自身免疫性甲状腺功能减退[28] 均有关。另一个多态性 +49A/G 不仅与荷兰人群的乳糜泻相关[29]，也与自身免疫性甲状腺疾病[30]、Addison 病[31] 相关。

NALP1 调节免疫系统，据初步观察，该基因与白癜风[32]、Addison 病、1 型糖尿病[33] 相关等自身免疫性疾病相关。

器官特异性遗传多态性与特异性自身免疫性疾病的发生有关。例如，胰岛素基因上游可变拷贝数重复序列的多态性与 1 型糖尿病的发生有关。片段重复序列数量增加可能有助于改善胰岛素反应性 T 细胞的负向选择，从而增加了胸腺中胰岛素产量，以及预防 1 型糖尿病发生[3]。同样，甲状腺球蛋白基因多态性与自身免疫性甲状腺疾病相关[34]。

单基因缺陷，如 AIRE 和 FOXP3，会引起多器官自身免疫，我们将在后续相关章节中讨论。一项研究发现[31]，90 例 Addison 病（非 APS- I）患者中有 1 例（1.1%）发生 AIRE 基因突变，而对照组中 576 例受试者中有 1 例（0.2%）发生，这表明 AIRE 基因对 APS- II 或散发性 Addison 病中无影响。

（二）环境触发因素

虽然遗传学在自身免疫的发展中起着重要作用，但它不是唯一的影响因素。例如，1 型糖尿病的高危 HLA 基因型（DR3-DQ2、DR4-DQ8）发生糖尿病的风险为 1/20[35]。虽然它较一般人群 20 岁前的患病率（1/200）要高，但也并非 100%。因此，其他因素一定也参与了自身免疫的启动，如遗传和环境。环境触发因素便是其中重要的一环。

乳糜泻的一种确定的潜在环境诱因是谷物蛋白。对年轻人糖尿病自身免疫研究（Diabetes Autoimmunity Study in the Young，DAISY）、BabyDiab 和乳糜泻自身免疫研究（Celiac Disease Autoimmunity Research，CEDAR）等研究发现，首次接触谷物的时间是自身免疫性糖尿病和乳糜泻的风险因素。较早就接触谷类食品的婴儿，其糖尿病和腹腔相关自身免疫的发病率高于那些较晚接触谷类食品的婴儿[36-38]。在流行病学研究中，食用鱼肝油与 1 型糖尿病风险降低有关。鳕鱼肝油含有 ω-3 多不饱和脂肪和维生素 D。一项前瞻性研究[39] 同样发现，ω-3 多不饱和脂肪摄入减少与 1 型糖尿病相关的自身免疫风险增加有关。进一步研究可能会发现其他环境因素。我们饮食的改变、食物的成分、抗生素等药物的应用有可能改变我们的肠道菌群

和微生物群落。动物研究[40, 41] 表明，肠道微生物群落的变化可以影响自身免疫动物模型的疾病进展。在人群中仅能观察到自身免疫性疾病发生频率增加[42, 43]，尚缺乏进一步证据证明微生物组和先天免疫之间的相互作用会导致炎症增加。

病毒和其他感染是自身免疫的原因，如风疹感染会导致 1 型糖尿病发生。对糖尿病前期或糖尿病患者的胰腺检查结果与器官病毒感染一致[44, 45]。然而，相关性不等同于因果关系，需要进一步研究确定其是否为自身免疫启动或加重的有效因素。

靶向免疫治疗也诱导自身免疫。一项应用抗 CD52 单克隆抗体治疗多发性硬化症患者的研究显示，27 名患者中 1/3 在用药后出现抗甲状腺激素受体抗体和甲状腺功能亢进[46]。肝炎患者应用 IFNα，与自身免疫性甲状腺疾病[47] 和 1 型糖尿病[48] 有关。在未用胰岛素的情况下，发生与胰岛素自身抗体相关的严重低血糖称为 Hirata 病。Hirata 病的发生与 Graves 病患者接受甲巯咪唑治疗有关，并且与伴有 DRB1 等位基因（DRB1*0406）的 HLA-Bw62/Cw4/DR4 有关[49]。免疫检查点抑制剂现已批准在几类癌症中使用，这些阻断 T 细胞的 CTLA4 或 PD1 抗体都与诱导部分患者发生自身免疫并发症有关。这些自身免疫并发症涉及广泛，其中内分泌相关的自身免疫包括甲状腺炎、1 型糖尿病、淋巴细胞性甲状腺炎和肾上腺炎[50]。

（三）器官特异性自身免疫的发生

一些特定疾病高度特异的自身抗体常常在发病前即存在。尽管自身抗原可能存在于多种组织，特异性自身抗体仅与单种自身抗原发生反应。自身抗体的靶点本身并不是相关因素，但它们在特定的细胞和细胞部位表达，从而与器官特异性自身免疫相关。抗胰岛抗体包括 GAD 抗体、ICA512（也称为 IA2）、胰岛素抗体，以及最近发现的 ZnT8 抗体[51]。乳糜泻与 tTG 抗体有关。Addison 病与抗 21- 羟化酶抗体有关。

由于抗体可以出现在器官发生功能障碍前，因此可用于自身免疫性疾病高风险受试者的筛查。针对 1 型糖尿病的 TrialNet 研究，即以此方法对 1 型糖尿病患者的一级亲属进行糖尿病相关自身抗体的筛查，发现发病风险随自身抗体的数量和持久性增加而升高。

器官特异性自身抗体在一般人群中的阳性率极低（约 1/100），而常出现在临床疾病风险较高的人群中。发病前数年这些自身抗体可能已经表达，随时间推移还产生了额外的自身抗体。不同疾病进展的差异性较大，如 1 岁的儿童就可以发生 1 型糖尿病，而 5%～10% 的自身免疫性 2 型糖尿病受试者到成年期才被确诊。这种差异可能部分归因于遗传学。例如，DQB1*0602 在成年自身免疫性糖尿病患者中起保护作用，但在老年受试者中比例更高[52]。

相反，关于致病性 T 细胞的特异性认知不足。观

察发现，致病性 T 细胞克隆的交叉反应识别可能是具有 4 个一定间隔的氨基酸的九肽决定的。同时，每个 T 细胞受体可能与一百万种不同的肽反应，因此通过交叉反应性 T 细胞来确定自身免疫模式具有巨大的研究空间。在胸腺和其他淋巴组织中发现表达自身抗原的外周抗原表达细胞也是近来的重大进展之一。例如，胸腺中少量的胰岛素分子即有助于耐受。胰岛素样蛋白基因多态性与糖尿病风险相关，能够在胸腺中调节胰岛素信使 RNA。脾脏、淋巴结和循环中的基质细胞和淋巴细胞（CD11c⁺）也表达多种类似抗原[53]。

（四）腺体功能不全

器官功能障碍随时间推移而加重，其间可能包括一段功能代偿期，其特征为刺激性激素水平升高而靶腺激素水平正常。前者如 TSH 和 ACTH，后者包括 T_3、甲状腺素和皮质醇等。一旦腺体主体被破坏，患者就会出现临床症状和体征。

三、自身免疫性多发性内分泌综合征 I 型

（一）临床特征

表 43-2 比较了 APS-I 和 APS-II。APS-I 患者的临床特征和推荐随访情况见表 43-3。两种综合征的疾病特征表型上存在差异，特别是 APS-I 易发生甲状旁腺功能减退和念珠菌病，而 APS-II 几乎不发生。同样，乳糜泻常见于 APS-II，但不见于 APS-I。

APS-I（MIM240300），也称为自身免疫性多发性内分泌病 – 念珠菌病 – 外胚层营养不良，或 APECED，其特征是黏膜皮肤念珠菌感染、自身免疫性甲状旁腺功能减退和 Addison 病组成的经典三联征。根据多个队列研究，APS-I 患者全身各个器官均有发生自身免疫性疾病的风险，被观察的受试者主要来自

特　　征	APS-I	APS-II
遗传模式	常染色体隐性遗传（仅有兄弟姐妹受影响）	多基因（受多代影响）
相关基因	AIRE 基因突变	HLA-DR3 和 DR4 相关
性别关系	发病率无性别差异	女性更多见
发病年龄	婴儿期发病	发病高峰 20—60 岁
临床特征	黏膜皮肤念珠菌病、甲状旁腺功能减退、Addison 病	1 型糖尿病、自身免疫性甲状腺疾病、Addison 病
诊断抗体	IFN 抗体	

表 43-2　自身免疫性多发性内分泌综合征的对比特征

APS. 自身免疫性多发性内分泌综合征

表 43-3　APS-I 和 APS-II 的临床特征及推荐的随访情况

疾病成分	40 岁时的发病频率为（%）	推荐评估
自身免疫性多内分泌综合征 I 型		
Addison 病	79	钠、钾、促肾上腺激素、皮质醇、血浆肾素活性、21- 羟化酶自身抗体
腹泻	18	病史
外胚层发育不良	50~75	体格检查
甲状旁腺功能减退	86	血清钙、磷酸盐、甲状旁腺激素
肝炎	17	肝脏功能检测
甲状腺功能减退	18	TSH；甲状腺过氧化物酶和（或）甲状腺球蛋白自身抗体
男性性腺功能减退	26	FSH/LH
黏膜皮肤念珠菌病	100	体格检查

（续表）

疾病成分	40 岁时的发病频率为（%）	推荐评估
顽固便秘	21	病史
卵巢衰竭	72	FSH/LH
恶性贫血	31	全血细胞计数，维生素 B_{12} 水平
脾萎缩	15	豪氏体血液涂片；血小板计数；如有意义，行超声波检查
1 型糖尿病	23	葡萄糖、糖化血红蛋白、糖尿病相关的自身抗体（胰岛素、GAD65、IA2）
自身免疫性多发性内分泌综合征 Ⅱ 型[a]		
Addison 病	0.5	21- 羟化酶自身抗体；若有意义，行 ACTH 刺激试验
脱发		体格检查
自身免疫性甲状腺功能减退	15～30	TSH；甲状腺过氧化物酶和（或）甲状腺球蛋白自身抗体
乳糜泻病	5～10	谷氨酰胺酶自身抗体；若有意义，行小肠活检
小脑共济失调	罕见[b]	症状和体征
慢性炎性脱髓鞘性多发神经病变	罕见[b]	症状和体征
下垂体炎	罕见[b]	症状和体征
特发性心脏传导阻滞	罕见[b]	症状和体征
IgA 缺陷	0.5	IgA 水平
重症肌无力	罕见[b]	症状和体征
心肌炎	罕见[b]	症状和体征
恶性贫血	0.5～5	抗顶叶细胞自身抗体；若有意义，行全血细胞计数、维生素 B_{12} 水平检测
浆膜炎	罕见[b]	症状和体征
全身肌强直综合征	罕见[b]	症状和体征
白癜风	1～9	体格检查

a. 在 1 型糖尿病患者中；b. 在 APS-Ⅱ 患者中报道罕见；ACTH. 促肾上腺皮质激素；APS. 自身免疫性多发性内分泌综合征；CBC. 全血细胞计数；FSH. 促卵泡激素；GAD. 谷氨酸脱羧酶；IA2. 抗原胰岛素瘤 2；IgA. 免疫球蛋白 A；LH. 黄体生成素；PTH. 甲状旁腺激素；TSH. 促甲状腺激素

芬兰[54-56] 和美国[57, 58]。

在 Perheentupa 描述的 89 名芬兰患者中[54]，所有患者均曾患有慢性念珠菌病，86% 患有甲状旁腺功能减退，79% 患有 Addison 病。性腺功能减退（女性72%，男性 26%）和牙釉质发育不全（77% 的患者）也常见。其他较少见的表现包括脱发（40%）、白癜风（26%）、肠道吸收不良（18%）、1 型糖尿病（23%）、恶性贫血（31%）、慢性活动性肝炎（17%）和甲状腺功能减退（18%）。这些疾病的发病高峰在 10 岁或 20岁前，并且该疾病在几十年后持续进展（图 43-3）。

因此，报道的疾病患病率高度依赖于随访结束的年龄。

APS-Ⅰ 通常在儿童早期即有特征性表现，便于识别。婴儿可在 1 岁内出现慢性或复发性黏膜皮肤念珠菌病，随后是甲状旁腺功能减退和 Addison 病，但是其他自身免疫性疾病可在任何年龄的出现。在一个患者身上，从诊断出一种疾病到出现另一种疾病的病程可长达数十年。因此，终身随访对于早期发现其他疾病组分非常重要。

复发性念珠菌病通常影响口腔和指甲，较少影响皮肤和食管[54]。慢性口腔念珠菌病可导致黏膜萎缩和

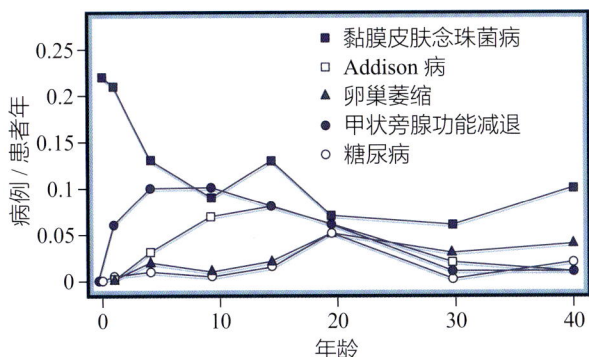

▲ 图 43-3　自身免疫性多发性内分泌综合征 I 型患者按年龄划分的发病率

引自 Perheentupa J. APS-I/APECED: the clinical disease and therapy. *Endocrinol Metab Clin North Am*. 2002;31:295-320.

白斑，进而可能发展为死亡率较高的口腔黏膜癌。

该综合征的另一特征是非甲状旁腺功能减退导致的外胚层营养不良，表现为指甲凹陷、角膜病变和牙釉质发育不全。牙釉质发育不全不仅可以在甲状旁腺功能减退发生前出现，对于已经发生甲状旁腺功能减退的患者，即使给予充分的替代治疗，也会影响牙齿形成[59]。

Friedman 等[60] 报道的 APS-I 患者还伴发了无脾症和胆石症。脾脏萎缩导致免疫缺陷相对常见，但病因不清：高达 15% 的患者没有脾脏[54]。外周血涂片出现 Howell-Jolly 小体提示无脾，如果发现无脾，应给予多价肺炎球菌疫苗免疫并随访，保证机体维持足够而持续的抗体滴度，若未达标则需要每天使用预防性抗生素。

吸收不良伴脂肪泻的原因不明，常呈间歇性，可因低钙血症而加重。Bereket 等[61] 报道了 1 例通过内镜活检发现节段性肠淋巴管扩张的病例。患者使用环孢素治疗胰腺功能减退[62]。肠道内分泌细胞（肠嗜铬细胞、胆囊收缩酶和肠嗜铬细胞样）相关自身抗体（如色氨酸羟化酶、组氨酸脱羧酶）的出现与内分泌细胞减少、胃肠道功能障碍均有关[63, 64]。

（二）遗传学

APS-I 是一种经典的孟德尔常染色体隐性遗传病，由位于 21 号染色体短臂（21p22.3 上标记 D21s49 和 D21s171 附近）的 *AIRE* 基因突变引起[65]。*AIRE* 基因编码的是一种转录调节蛋白，在胸腺的抗原呈递细胞和淋巴组织的一小部分细胞中高度表达[66, 67]。*AIRE* 基因定位于细胞核，其突变已被证明与报道基因产物的转录减少有关[68, 69]。APS-I 小鼠模型已经建立，*AIRE* 基因敲除小鼠也会自发地产生自身免疫特征。对 *AIRE* 敲除小鼠胸腺中抗原提呈的上皮细胞分析表明，这些细胞降低了外周组织特异性自身抗原（tissue-specific self-antigens，TSA）的表达，而 *AIRE* 则促进 TSA 表达[66]。

此外，当 *AIRE* 缺陷时，对这些 TSA 具有特异性的自身反应性 T 细胞可以逃脱胸腺的负选择，促进自身免疫[70-72]。因此，*AIRE* 似乎是一种转录激活因子，促进胸腺中大量 TSA 表达，促进中枢耐受（图 43-4）。

在患有 APS-I 的受试者中已经发现了多种 AIRE 突变。特定突变的频率在不同的人群中也会有所不同。例如，在撒丁岛，90% 的突变等位基因中存在氨基酸 257 的缺失。美国 71% 的等位基因和英国 56% 的等位基因上发生外显子 8 上 136 碱基对缺失。单倍型分析表明这种缺失很常见。

大多数 APS-I 病例为常染色体隐性遗传，然而也有常染色体显性遗传的报道。一个意大利的患病家族中，AIRE 蛋白（G228W）的 SAND 结构域发生突变，由于杂合状态与自身免疫相关，因此符合常染色体显性遗传模式[73]。在 *AIRE* 基因突变的小鼠模型中，与对照组相比，胸腺中 TSA 的表达减少，印证了其遗传机制模式[74]。此外，*AIRE* 的 PHD1 结构域的位点突变也与显性遗传模式相关[75]。目前观察到的全部病例均与 *AIRE* 的 N- 端结构域形成多聚体有关，而其他结构域突变后发生的多聚化则具有抑制 AIRE 活性的作用。这种表型的患者通常症状较轻，较少出现或仅出现单一的自身免疫特征，这也侧面说明了 AIRE 基因的致病作用在这些患者中未能发挥完全。

（三）诊断

当并发两种或两种以上的主要组分疾病（即黏膜皮肤念珠菌病、甲状旁腺功能减退和 Addison 病）时，APS-I 易于诊断。即使只有其中一种疾病存在的患

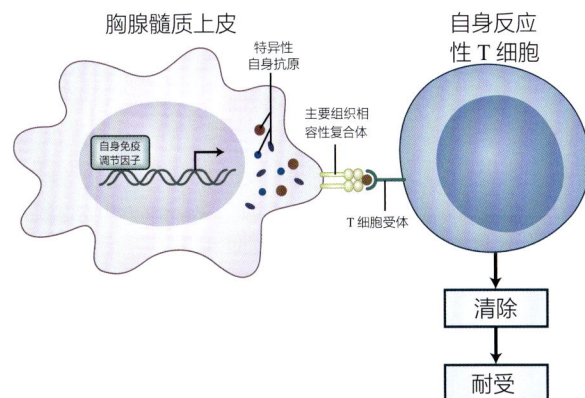

▲ 图 43-4　AIRE 基因通过促进自身抗原在胸腺中的表达维持耐受性

图中为表达 AIRE 的胸腺髓上皮细胞（左）。AIRE 在细胞核中起作用，促进数千种不同的组织特异性自身抗原的表达，其中包括许多内分泌器官特异性蛋白，如胰岛素。这些 TSA 的肽类片段显示在主要组织相容性复合体分子上，以帮助促进自身反应性 T 细胞的去除（右），这些 T 细胞可以由胸腺中 T 细胞受体的随机基因重排产生。当这种 T 细胞在胸腺中遇到抗原 MHC 时，它们就会被清除，从而维持免疫耐受

者，其兄弟姐妹也有发病风险。*AIRE* 突变的测序有助于 APS- I 的诊断。有任何成分疾病表现的患者都应该密切随访，以观察其他疾病的发生。

无论筛查时年龄如何，几乎所有 APS- I 患者中都能检测到 IFNα 和 IFNω 的自身抗体[76]。该自身抗体在 *AIRE* 基因不同突变位点的 APS- I 患者中均存在，而在其他自身免疫性疾病中不存在，可以用于在并发多种自身免疫性疾病的患者中筛查 APS- I。目前，这些 1 型 IFN 抗体对临床转归的影响尚不清楚，因为 APS- I 受试者未见病毒感染风险增加[54]。一些 APS- I 受试者还携带 IL-17A、IL-17F 和 IL-22 的自身抗体[77, 78]。这些细胞因子是影响 Th17 T 细胞亚群功能的关键，这些细胞因子功能缺失会增加对白色念珠菌的易感性，如 IL–17 受体突变[79]。因此，这些效应细胞因子家族的自身免疫反应可能导致 APS- I 对念珠菌的易感性。

（四）治疗和随访

肾上腺功能不全和甲状旁腺功能减退的治疗与其他章节中讨论的相同，但需要注意的是吸收不良会增加治疗难度。口服抗真菌药物（如氟康唑和酮康唑）可改善黏膜皮肤念珠菌病，但是停药或减量则易复发感染。应用酮康唑需要密切监测，因为它不仅可以抑制肾上腺和性腺的类固醇合成，导致肾上腺功能衰竭，还与肝酶水平的短暂升高、发生肝炎有关。氟康唑则较少导致诱发肝炎，并且推荐剂量范围内不会抑制类固醇生成。

一些自身抗体与自身免疫性疾病相关，如抗甲状旁腺抗体和抗肾上腺抗体。21– 羟化酶是孤立型 Addison 病和 APS- II 相关 Addison 病的主要自身抗原，而 17α– 羟化酶和细胞色素 P450 侧链裂解酶的自身抗体（CYP11A1）也与 APS- I 相关 Addison 病相关[80]。其他的抗体包括肠道疾病中发现色氨酸羟化酶抗体，斑秃患者中查到酪氨酸羟化酶抗体，肝炎和白癜风中具有 L– 氨基酸脱羧酶、苯丙氨酸羟化酶抗体[81, 82]，以及与毛囊反应的抗体[83]等。Tuomi 等观察到，表达抗 GAD65 自身抗体的 APS- I 患者中 41% 并未在 2.4～19.5 年的随访中发生糖尿病，这表明单一抗原预测发病效果较差[84]。有研究发现，NALP5 的抗体在 49% 的 APS- I 伴甲状旁腺功能减退症患者中阳性，而 APS- I 不伴甲状旁腺功能减退症的患者中阴性[85]。因此，筛查伴发的多种自身免疫性疾病相关的自身抗体可能有助于 APS- I 诊断。

为了在出现明显症状和体征之前及早发现新的疾病，建议开展对包括自身抗体、电解质、甲状腺功能和肝功能检查、血液涂片和血浆维生素 B_{12} 水平进行筛查。有肾上腺功能减退风险的患者可以通过测量基础 ACTH 和卧位血浆肾素活性进行筛查，然后酌情进行动态测试。无脾症的评估需要行腹部超声检查[60]和

Howell-Jolly 小体的血液涂片检查，接种肺炎球菌疫苗者需要监测抗体滴度。

严重病例可在免疫抑制治疗中受益。Ward 等[62]治疗了一名患有角结膜炎、肝炎和严重胰腺功能不全的 13 岁患者，环孢素治疗与该患粪便脂肪恢复正常有关（31.5～2.5g/d）。

四、自身免疫性多发性内分泌综合征 II 型

（一）临床表现

APS- II（MIM269200）定义为在同一患者身上出现以下两种或两种以上疾病：原发性肾上腺功能不全（Addison 病）、Graves 病、自身免疫性甲状腺炎、1A 型糖尿病、原发性性腺功能减退症、重症肌无力和乳糜泻。白癜风、脱发、浆膜炎和恶性贫血在患有该综合征的家族中发病率也增加（表 43–3）。APS- II 比 APS- I 更常见，在女性发生率高于男性，通常在成年期发病，并表现出家族聚集性（表 43–2）。

当存在其中一种疾病时，相关疾病的发生风险就升高。此外，即使无临床症状，血液中也常存在器官特异性的自身抗体。例如，患有 1 型糖尿病的受试者有 15%～20% 的甲状腺功能减退风险，5%～10% 的乳糜泻相关自身免疫风险和 1.5% 的肾上腺自身免疫风险。APS- II 患者的亲属发生自身免疫的风险更大。在患 Addison 病的 APS- II 家族中，21– 羟化酶自身抗体（Addison 病相关自身抗体）、抗胰岛自身抗体或 tTG 自身抗体（乳糜泻相关自身抗体）的阳性率高达 15%。该综合征发病的始动因素和加重诱因尚不清，但对于每种组分疾病的机制和病程，免疫遗传学和免疫学水平均存在相似之处。

由于器官特异性自身免疫疾病进展缓慢，该综合征患者及其家属应随着时间的推移反复进行相关指标评估。在已发生该综合征的家庭中，应告知亲属主要疾病的早期症状和体征（列表可从 Barbara Davis 糖尿病中心的网站上获得[86]）。患有多种疾病的患者亲属应每 3～5 年进行一次病史、体格检查和筛查，并检测抗胰岛自身抗体、TSH 和血清维生素 B_{12} 水平。如果有任何症状或体征，或者存在 21– 羟化酶自身抗体，则应每年进行皮质醇刺激试验检测患者基础 ACTH 水平。

在 Neufeld 等报道[57]的 224 名伴有 Addison 病的 APS- II 患者中，1 型糖尿病和自身免疫性甲状腺疾病是最常见的共病类型（分别占 52% 和 69%）。其他疾病则不常见，包括白癜风（5%）和性腺功能减退（4%）。在一个由 600 多名意大利患者组成的队列中，多数 Addison 病患者（86.7%，排除 APS- I 受试者后）患有其他自身免疫性疾病，最常见的是甲状腺疾病（56%）和糖尿病（12%）。在平均 10 年的随访中，甲状腺（16%）或糖尿病（8.8%）相关的自身抗体在相关疾病

发生前就已经呈阳性[87]。因此，密切监测 Addison 病患者是否存在其他自身免疫性疾病，包括甲状腺、1A型糖尿病和卵巢早衰是必要的。

1A 型糖尿病患者合并甲状腺自身免疫病或乳糜泻十分常见，需要筛查。10%～20% 的 1 型糖尿病患儿存在甲状腺过氧化物酶自身抗体阳性；女性患者发生率更高，并且在所有患者中随着年龄和糖尿病病程的增加而增加。在 1 型糖尿病伴有甲状腺过氧化物酶自身抗体阳性的患者中，有相当一部分人发展为甲状腺疾病。一项研究表明，经过 15 年以上的随访，80% 的 1 型糖尿病伴甲状腺过氧化物酶自身抗体阳性的患者发生甲状腺功能减退[88]。然而，有一些研究表明，一部分自身抗体阴性的患者也发生甲状腺疾病。因此，1型糖尿病患者有必要每年检查 TSH 水平。

tTG 是乳糜泻的主要肌内膜自身抗原，随着放射免疫测定法的开展，人们发现 10%～12% 的 1 型糖尿病患者中也存在 tTG 自身抗体[7]。tTG 自身抗体的阳性检出率在 HLA-DQ2 阳性的糖尿病患者中更高；1/3的 DQ2 纯合子受试者表达抗 tTG 抗体，提示 HLA-DQ2 可能参与 1 型糖尿病和乳糜泻疾病进程的发展。高滴度抗体受试者中 70% 会发病[89]。乳糜泻既可能在 1 型糖尿病发病时就出现，又可能在糖尿病病程中发生，并且成人中发病率较儿童更高[90]。如果不及时治疗，有症状的乳糜泻会增加胃肠道恶性肿瘤发病风险，尤其是淋巴瘤。生存分析显示，病程超过 15 年的 1 型糖尿病伴发乳糜泻的患者，其死亡率增加[91]。筛查频率和方法仍然存在争议，但至少两者的相关性不可忽视，并且 tTG 抗体的筛查阈值应适当降低。如果结果阳性且经重复检测证实，则需要进行小肠活检以确诊乳糜泻，确诊后采用无麸质饮食。部分乳糜泻患者虽无症状，但也可能出现骨质疏松症和发育不良。

（二）诊断

诊断时仅发生单一自身免疫性内分泌疾病的 APS-Ⅱ 患者，需要评估其发生其他自身免疫性疾病的风险。全面细致的问诊查体有助于发现其他自身免疫性疾病的症状或体征。疾病筛查可以包括自身免疫疾病的标志物（如器官特异性自身抗体）和腺体功能的测定（如 TSH 水平）。

自从开展特异性自身抗原克隆和抗原重组的方法以来，几种器官特异性自身抗体的检测得到改进。相较于以往的基于组织切片进行免疫荧光分析，放射免疫测定法更好，如 ICA 检测。值得注意的是，即使在单一自身免疫性疾病患者中也能检测出多种自身抗原。大多数内分泌自身抗原是激素（如胰岛素）或与内分泌功能相关的酶，如甲状腺炎中的甲状腺过氧化物酶，1 型糖尿病中的 GAD、羧肽酶 H 和 ICA 512/IA2，Addison 病中的 17α- 羟化酶和 21- 羟化酶，以及恶性贫血中的顶细胞酶 H^+/K^+-ATP 酶。

在 1 型糖尿病中，胰岛素、GAD65、ICA512/IA2和 ZnT8 的自身抗体阳性率最高[51]。同样，Addison病中对 21- 羟化酶自身抗体的放射检测结果也展示出良好的特异性和灵敏度。重组 21- 羟化酶诱导产生的肾上腺自身抗体通常在 Addison 病发病前出现，使用 21- 羟化酶自身抗体筛查可以发现那些抗体阳性，但皮质醇水平因受 ACTH 代偿调节仍在正常范围的患者。对于 21- 羟化酶自身抗体阳性的患者需每年随访，先测定 ACTH 基线值，再行 ACTH 刺激试验，以监测肾上腺功能不全的发生。

通常，自身抗体阳性标志着由 T 细胞介导的自身免疫性疾病的存在或发病风险。同时，自身抗体也可能是致病的，即致病性自身抗体通过胎盘导致新生儿疾病，例如，新生儿 Graves 病（抗 TSH 受体自身抗体）和新生儿重症肌无力（抗乙酰胆碱受体自身抗体）。

（三）治疗

多发性内分泌自身免疫综合征中每种疾病组分的相关治疗在其他章节中讨论。此处介绍与 APS-Ⅱ 相关的治疗注意事项。

该综合征的许多组分疾病的前驱期较长，并且与疾病症状出现之前自身抗体的表达有关。因此，疾病在临床发病前就可以预测其风险，并通过恰当的干预措施预防该疾病。这对于 1A 型糖尿病尤为重要，也可能适用于 Addison 病和性腺功能减退症。

预防策略已广泛应用在 1 型糖尿病患者的研究中。疾病的预防可以发生在 B 细胞功能障碍进程中的多个时间点。一级预防策略是对仅有遗传风险而无自身免疫证据的人群行干预措施，但这会导致终生不发病的人群也要接受该干预。因此，任何干预措施都需要保证安全且易于实施。二级预防策略是对糖尿病相关自身抗体阳性但未出现糖代谢异常的人群，使用不良反应风险较高的药物进行干预。三级预防策略是对糖尿病患者使用免疫调节剂来保护胰岛功能，保证 C 肽分泌。

根据家族史或特定 HLA 基因型，1 型糖尿病的一级预防针对发生 1 型糖尿病风险最高的婴儿，该婴儿的糖尿病相关自身抗体必须是阴性。干预措施集中在饮食控制上，包括无麸质饮食、DHA 补充剂和无牛胰岛素元素的配方。迄今为止，在大规模临床试验中，干预措施并未阻止糖尿病相关自身抗体或糖尿病的进展[92]。

1 型糖尿病的二级预防应该针对特异性抗原（胰岛素和 GAD65）和非特异性抗原（烟酰胺）携带者。有些研究在无糖尿病但糖尿病相关自身抗体阳性的受试者中进行。也有一些研究纳入了葡萄糖代谢异常的患者，如第一时相胰岛素分泌受损和糖耐量受损。

美国国立卫生研究院的一项大型试验（1 型糖尿病预防试验）直接测试了口服和非口服胰岛素预防糖尿病的作用。DPT-1 分两组：高风险人群（5 年内糖尿病风险＞50%）和中风险人群（5 年内糖尿病风险 25%～50%）。前者给予静脉或皮下注射胰岛素，后者给予口服胰岛素。肠胃外[93] 和口服[94] 胰岛素都不能减缓糖尿病的进展。然而，在对 DPT-1 口服试验受试者的亚组分析中发现，口服胰岛素对诊断时胰岛素自身抗体水平较高的患者有治疗效果[94]，而且进一步的试验正在进行中。在亚临床 Addison 病中，短期糖皮质激素似乎可以抑制肾上腺自身抗体的表达，并防止进行性肾上腺破坏[95]。目前对糖尿病相关自身抗体和葡萄糖代谢异常患者的免疫调节剂（阿巴西普和替普利单抗）的研究也正在进行中。

由于这些疾病的自身免疫机制，一些研究观察了免疫抑制剂和免疫调节剂的作用。环孢素等药物有助于保护胰岛素分泌能力。然而，由于环孢素具有肾毒性和潜在致癌性，因此无法推广。正在研究较新的免疫抑制药（如西罗莫司），并且已显示抗 CD20 抗体（利妥昔单抗）、阿巴西普和非促有丝分裂 CD3 抗体等生物制剂可延长 C 肽的分泌能力，有助于减少糖尿病患者第 1 年的胰岛素用量[96-100]。

对于未经治疗的肾上腺功能不全合并甲状腺功能减退的患者，甲状腺激素治疗可能会引发肾上腺危象，危及生命。因此，对于甲状腺功能减退症患者，若疑诊该综合征，必须先进行肾上腺功能的评估再给予治疗。如果胰岛素依赖型糖尿病患者出现胰岛素需求减少，常常是提示肾上腺功能不全最早的征象，早于色素沉着或电解质异常。

五、其他多发性内分泌自身免疫综合征

罕见的多发性内分泌综合征列于表 43-4。

（一）IPEX

IPEX（MIM340790、MIM300292）于 1982 年首次被提出，是一种罕见的 X 连锁隐性遗传疾病，其特征是免疫失调并导致多种自身免疫性疾病和早夭（表 43-4）。它是由 FOXP3 基因的突变引起的。临床特征包括非常早发的 1A 型糖尿病、导致发育迟缓的严重肠病和皮炎，如果不能找到有效的治疗手段，通常发病后数年内即死亡。其他报道的异常情况包括特发性血小板减少、溶血性贫血、甲状腺功能减退、淋巴病变、肾病和脱发[101]。免疫学检测显示，除了与组分疾病相关的异常外，IgE 和嗜酸性粒细胞也增多。

自发的 X 连锁 IPEX 小鼠模型被称为 Scurfy 小鼠。Scurfy 小鼠模型有助于揭示 FOXP3 与 IPEX 的相关性。Scurfy 小鼠与 IPEX 儿童具有相似的特征。Scurfy 小鼠发病相关的基因是一种具有转录因子特征的 DNA 结合蛋白基因[102]。研究该基因功能时发现，将 Scurfy 小鼠的胸腺移植到免疫功能不全的小鼠体内，会使免疫功能不全的小鼠患病，但将胸腺移植到免疫功能正常的小鼠体内则不会患病，注射正常 T 细胞可以改变表

型，表明调节细胞可干预疾病进程。连锁分析表明，X 染色体 17cM 长的片段（Xp11.1—q13.3）与 IPEX 相关，迄今为止，大多数患病家族中都发现了 FOXP3 基因的突变[103]。FOXP3 编码的蛋白质是叉头家族有翼状螺旋转录因子的成员 FOXP3。FOXP3 已被证明在 CD4⁺/CD25⁺ 调节性 T 细胞中表达[104]。这些 T 细胞可以抑制其他 T 细胞的激活[104]。FOXP3 突变则导致调节性 T 细胞无法产生，发生 IPEX。一般来说，症状较轻的表型与点突变或较小的缺失相关，因此 FOXP3 尚未完全缺失。然而，单一突变所致的不同表型间差异显著，表明该疾病可能也受到其他基因或环境暴露因素的影响。

治疗方案需针对潜在疾病。确诊时，婴儿可能因受肠病影响，需要肠道休息和肠外营养。糖尿病采用胰岛素治疗。具有增强免疫作用的钙调磷酸酶抑制药已经应用于疾病的初始阶段。疗效确切的方法是造血干细胞移植（hematopoietic stem cell transplantation，HSCT）。HSCT 可逆转肠病和该综合征的其他自身免疫疾病[105]。通常，已确诊的 1 型糖尿病和甲状腺疾病不会自愈。然而，一些报道显示免疫治疗联合 HSCT 治疗逆转了 1 型糖尿病[106]。另一份病例报道显示骨髓重建后，肠道免疫系统也会重建[107]。将功能性 FOXP3 基因插入淋巴细胞的方法也正在研发，有望成为 HSCT 的补充或替代方案[108, 109]。

在过去几年中，一些具有与 IPEX 相似的临床特征但无 FOXP3 突变的疾病被发现。在这些疾病中，IL2RA[110, 111]、STAT5b[112]、STAT-1[113] 和 ITCH[114] 突变导致调节性 T 细胞功能异常，无法维持免疫耐受。

（二）CTLA4、STAT3 和 LRBA 突变

随着全基因组测序的发展，人们在常伴发内分泌疾病的多器官自身免疫病家族中发现了一些罕见的遗传变异。在一些家族中，CTLA4 基因杂合性的功能缺失性突变与自身免疫有关，也可能与调节 T 细胞功能缺陷有关[115, 116]。值得注意的是，这些突变产生的自身免疫反应比 IPEX 小。最近在 LRBA 基因杂合突变患者中也发现了类似的综合征[117]，但机制尚不清楚，可能与 T 细胞内 CTLA4 转运有关。此外，STAT3 基因的显性激活突变也与散发病例和一些家族性自身免疫综合征相关[118, 119]。患者常表现为甲状腺炎、血细胞减少和 1 型糖尿病，少数可见身材矮小。STAT3 是一种公认的效应细胞因子的转换器，但该突变触发免疫的机制尚不清楚，可能与 T 细胞的非正常激活有关。

（三）抗胰岛素受体自身抗体

该病也称为 B 型胰岛素抵抗或黑棘皮病，其胰岛素抵抗是由于抗胰岛素受体抗体和抗胰岛素抗体的存在[120]，有关这种疾病的报道罕见（＜100 例）。抗体阳性的患者中约 1/3 患有相关的自身免疫性疾病，如 SLE 或 Sjögren 综合征。关节痛、白癜风、脱发、自

失　调	临床表现	病　因
		表43-4　罕见的多发性内分泌疾病
平田病（胰岛素抵抗综合征）	低血糖症	胰岛素自身抗体 与甲巯咪唑有关
IPEX 或 CD25 缺乏	1 型糖尿病 肠病	FOXP3 突变的 IPEX IL2RA 突变的 CD25 缺乏症
自身免疫性淋巴增生综合征 V 型	自身免疫性甲状腺炎 自身免疫性细胞减少 低丙种球蛋白血症	CTLA4 突变导致单倍体不足
婴儿期自身 1 型免疫性疾病	自身免疫性细胞减少 自身免疫性甲状腺炎 1 型糖尿病 身材矮小	STAT3 杂合性显性突变激活
Kearns-Sayre 综合征	甲状旁腺功能减退 原发性性腺功能衰竭 非自身免疫糖尿病 垂体功能减退	线粒体 DNA 缺失
POEMS 综合征	多发性神经病 器官肥大 糖尿病 原发性性腺功能衰竭	浆细胞紊乱，产生 M 蛋白和细胞因子
胸腺肿瘤	重症肌无力 红细胞低球蛋白血症 自身免疫性甲状腺疾病 肾上腺功能不全	胸腺瘤
B 型胰岛素抵抗	严重胰岛素抵抗	胰岛素受体自身抗体
Wolfram 综合征	尿崩症 非自身免疫性糖尿病 双侧视神经萎缩 感音神经性耳聋	编码跨膜蛋白的 WSF1 突变

IPEX. 免疫调节性多发性内分泌素病肠病 X 连锁；POEMS. 浆细胞紊乱伴多发性神经病，器官肿大，内分泌病，M 蛋白，皮肤改变

身免疫性甲状腺疾病、继发性闭经和自身免疫家族史也有报道。有 2 例此病患者被报道合并了自身免疫性甲状腺疾病，一名患有甲状腺功能减退症，另一名患者抗甲状腺抗体阳性。此外，抗核抗体阳性、红细胞沉降率升高、高球蛋白血症、白细胞减少和低补体血症等也很常见[121]。

主要临床表现与抗胰岛素受体抗体有关。胰岛素抵抗很严重，为了维持血糖浓度每天静脉注射胰岛素量可高达 175 000U。尽管有高血糖和明显的胰岛素抵抗，但酮症酸中毒并不常见。病程中糖尿病状态多变，有些患者出现自发缓解，部分患者有严重的低血糖症（体外实验表明可能与抗胰岛素受体抗体的胰岛素样作

用有关）[122]。黑棘皮病是皮肤粗糙呈疣状和小乳头状，与胰岛素抵抗状态有关。美国国立卫生研究院用利妥昔单抗、环磷酰胺和脉冲式给予皮质类固醇，靶向 B 淋巴细胞，已成功治疗这种罕见病[122, 123]。

（四）POEMS 综合征

多系统异常的 POEMS 可以有浆细胞障碍伴多发性神经病、器官肿大、内分泌病、单克隆浆细胞障碍和皮肤改变，也称为 Crow-Fukase 综合征（MIM192240），包括糖尿病（3%～36% 的患者）、原发性性腺功能衰竭（55%～89% 的患者）、浆细胞恶病质、硬化性骨病变和神经病[124]。患者通常表现为严重的进行性感觉运动性多发性神经病、肝脾肿大、淋巴结病和色素

沉着过度。他们有浆细胞恶病质和硬化性骨病变。患者患病年龄在 50—60 岁，确诊后的中位生存时间为 14 年[124,125]。

POEMS 的病理生理学，我们依然知之甚少。有证据表明，除了 M 蛋白外，IL-1A、IL6 和 TNFα 等细胞因子也参与了这种疾病的发生发展。在几项研究中，VEGF 水平升高与疾病状态相关，免疫抑制药治疗可减轻疾病症状、降低 VEGF 水平，表明该生长因子在疾病中有一定作用[126,127]。抗 VEGF 抗体的治疗试验将为这一假设提供更有力证据。

目前已经提出了治疗 POEMS 的方法[125]。治疗的重点包括基线评估、病情的持续监测和调控浆细胞的系统治疗，以及明确的骨病变部位的放射治疗。糖尿病对小剂量皮下注射胰岛素有效。

（五）Kearns-Sayre 综合征

罕见的 Kearns-Sayre 综合征（MIM530000），也称为眼颅疾病或眼脑神经肌肉疾病伴随视网膜色素变性，其特征是眼肌麻痹和进行性无力，并伴有多种内分泌异常，包括甲状旁腺功能减退、原发性性腺功能低下、糖尿病和垂体功能减退[128]。在患者的肌肉活检中发现了结晶的线粒体内含物，在小脑中也观察到这种物质。线粒体疾病与内分泌异常之间的关系尚不清楚。抗甲状旁腺抗体尚未报道，然而，已经发现垂体前叶和横纹肌的抗体，并且该疾病可能具有自身免疫的参与。其他异常包括视网膜色素变性和心脏传导阻滞。线粒体 DNA 的缺失与 Kearns-Sayre 综合征有关[129]。这些突变通常是散发的，与家族综合征无关。

（六）胸腺肿瘤

胸腺是一种复杂的组织，具有特异的内分泌上皮，可合成多种参与控制 T 细胞成熟的生物活性肽。该上皮来源于神经嵴，含有复杂的神经节苷脂，可与单克隆抗体（A2B5）和破伤风毒素以类似于胰岛的方式发生反应。

与胸腺瘤相关的疾病与 APS-Ⅱ 中所见的疾病相似[130]，尽管特定疾病的发生率不同。在一项对胸腺瘤患者的回顾性分析中，44% 的患者出现重症肌无力，约 20% 的患者出现红细胞再生障碍，6% 的低球蛋白血症，2% 的自身免疫性甲状腺疾病，423 名患者中有 1 名出现肾上腺功能不全（0.24%）。鉴于胸腺瘤患者报告的自身免疫性甲状腺疾病的发病率可能被低估了，因此重症肌无力患者伴发甲状腺疾病的发病率尚不清楚。成人黏膜皮肤念珠菌病也与胸腺瘤有关。最近的研究表明，AIRE 和外周抗原适当表达可能是导致这些患者发生自身免疫的原因之一[131]。

（七）Wolfram 综合征

Wolfram 综合征（MIM222300，4 号染色体；MIM598500，线粒体）是一种罕见的常染色体隐性遗传病，也称为 DIDMOAD（尿崩症、糖尿病、进行性双侧视神经萎缩和感觉神经性耳聋）。此外，多数患者可见神经和精神障碍症状，并可能导致严重的残疾。MRI 可见脑萎缩[132]。对 Wolfram 综合征家族性和散发性病例中的基因突变进行分析，明确了位于 4p16.1.116 的基因 wolframin 是致病基因。基因型和表型分析已经明确了截短蛋白质和蛋白质羧基末端突变患者的严重表型（定义为 10 年内神经系统疾病的发展）[133]。

Wolframin 已确定定位于内质网[134]，并在神经元和神经内分泌组织中被发现[135]。它的表达使离子通道活性升高，从而增加细胞内钙，并可能在细胞内钙稳态中起重要作用[136]。功能研究表明，报道的 WFS1 突变导致 Wolframin 的蛋白质稳定性降低[137]。除了 WFS1 外，其他位点的连锁也可能导致了该疾病表型差异。

Wolfram 综合征是一个缓慢进展的神经退行性过程，并且还存在（非自动免疫）选择性破坏胰腺 B 细胞的可能，最近在干细胞模型中发现，这与胰腺 B 细胞内质网应激增加有关[138]，这种相关性可能与 WFS1 表达模式相关。儿童期发病的糖尿病通常是首发表现，在所有报道的病例中都存在糖尿病和视神经萎缩，但其他伴随症状则各异。糖尿病的病程与微血管并发症的发生有关[137]。其他内分泌疾病，如 ACTH 缺乏症和生长激素缺乏症[137]也有报道。在一份病例中报道了 2 例患有 Wolfram 综合征儿童，表现为巨幼细胞和铁粒幼细胞性贫血，并且对硫胺素治疗有反应。此外，硫胺素治疗与胰岛素需求量减少有关[139]。

（八）Omenn 综合征

Omenn 综合征（MIM603554）是一种原发性免疫缺陷综合征，其自身免疫主要影响皮肤和胃肠道。与 T 细胞受体重组减少相关的突变已经被报道。一项研究观察到 2 名患者胸腺中 AIRE 基因表达水平降低，这与外周抗原表达降低有关[125]。

（九）染色体疾病

唐氏综合征或 21 三体综合征（MIM190685）与 1 型糖尿病、甲状腺炎和乳糜泻的发生有关。特纳综合征患者患甲状腺疾病和乳糜泻的风险增加。建议定期对 21 三体综合征和特纳综合征患者进行相关自身免疫性疾病筛查。

结论

对 APS-Ⅰ 和 IPEX 等罕见疾病的研究，有助于明确外周抗原在胸腺表达和调节性 T 细胞发育的过程，了解正常的免疫系统，以及出现错误可能引发的自身免疫疾病的机制。以上这些知识将有助于更好地揭示常见自身免疫性内分泌疾病的病理生理，催生免疫学检测方法的革新，更好地应用于这些疾病预防和治疗。

第44章 HIV/AIDS 的内分泌学
Endocrinology of HIV/AIDS

TODD T. BROWN　STEVEN K. GRINSPOON　著

余　洁　刘艺文　李子怡　何丽云　王佳璐　杨　娜　齐梦亚　赵　媛　吕　璐
邢宝迪　韩　丽　杨宇成　黄艺玲　李玉秀　译　侯新国　校

要点

- 在 HIV 感染者中常见肾上腺功能减退。特异性蛋白酶抑制剂利托那韦和 P450CYP3A4 抑制剂科比司他可能会减慢吸入性和注射性类固醇激素的代谢，从而增加全身暴露剂量。
- 在 HIV 感染者中常见性腺功能减退。促性腺激素通常减低或正常，由于该类人群的性激素结合球蛋白升高，应使用特定的方法测定游离睾酮进行评估。
- HIV 感染者的骨折发生率增加，并且是多因素的，可能与骨转换增加、某些抗反转录病毒药物的应用、免疫激活、维生素 D 缺乏和性腺功能减退有关。
- HIV 感染者的心血管疾病风险增加，这与传统危险因素和新的危险因素（包括免疫和炎症因素）增加有关。
- 对 HIV 感染者进行胰岛素抵抗、糖尿病和血脂异常的内分泌管理可能有助于降低其心血管疾病风险。
- AIDS 相关消瘦应与 HIV 相关脂肪营养不良相鉴别，前者以肌肉减少为特征，后者以皮下脂肪减少为特征。
- 内分泌疗法可用于治疗 AIDS 相关消瘦患者的肌少症（睾酮和生长激素）或减少 HIV 相关脂肪营养不良患者的内脏脂肪（GHRH）。
- 用于治疗 HIV 的药物对内分泌代谢有许多影响，包括对类固醇激素代谢、性腺功能、维生素 D 合成、肾磷排泄、葡萄糖摄取和 VLDL 代谢的影响。

　　全球的 HIV 感染者已达 3670 万，其中美国的感染人数超过 110 万。在世界的许多地区，如撒哈拉以南的非洲，HIV 仍在流行，预计有 2560 万人感染 [1]。此外，亚洲和世界其他地区的 HIV 感染人数也在迅速增长。内分泌功能障碍在 HIV 感染者中很常见，肾上腺、性腺、甲状腺、骨骼和代谢异常均有报道。HIV 病毒本身、相关的感染性微生物、免疫激活、细胞因子和抗反转录病毒药物都可能影响内分泌功能。HIV 感染相关的内分泌疾病，如性腺功能减退、肾上腺皮质功能不全、糖尿病和骨质丢失，可能导致严重的并发症，因此明确诊断很重要。抗反转录病毒疗法（antiretroviral therapy，ART）和特定药物之间的相互作用也可能导致内分泌功能紊乱。内分泌疗法可通过影响关键的代谢指标和体成分指标来改善患者的生活质量并实现长期生存，包括改善 AIDS 相关消瘦中的肌肉丢失（肌少症），以及表现为外周和腹部皮下脂肪丢失、中心（内脏）脂肪相对或绝对增加的脂肪再分布。然而，由于患者的营养状况、治疗 HIV 感染的各种药物的作用不同，诊断和治疗可能比较困难。抗反转录病毒药物的有效治疗使 HIV 感染者的寿命延长，然而这些药物的不良反应和 HIV 相关的免疫功能障碍会增加心血管疾病和代谢异常的风险，因此需要内分泌专科医师进行干预和长期管理。本章将对 HIV 感染者内分泌异常的患病率、机制、治疗策略进行回顾。

一、肾上腺功能

晚期 AIDS 患者出现疲劳、低钠血症或其他肾上腺功能不全的临床表现，应高度怀疑出现肾上腺功能不全。临床 AIDS 患者肾上腺功能障碍相对罕见，但其肾上腺功能一般有轻微损害。在晚期 AIDS 患者中，肾上腺功能障碍最常见的原因是巨细胞病毒（cytomegalovirus，CMV）对肾上腺组织的破坏，也可能是药物、机会性感染引起的下丘脑 / 脑垂体疾病、特发性炎症或组织破坏，在极少数情况下也会出现皮质醇抵抗。此外，有脂肪再分布的 HIV 感染患者可能会出现库欣综合征的临床表现，但少有真正的库欣病。

（一）肾上腺功能不全

住院的 AIDS 患者生化学检查常见肾上腺皮质功能不全。在早期的一项研究中，74 名住院的 AIDS 患者接受了 ACTH 兴奋试验，有 17% 的人显示肾上腺刺激后皮质醇分泌不足（1h 皮质醇＜18μg/dl），约 4% 的患者出现肾上腺皮质功能不全的临床症状[2]。在有肾上腺皮质功能不全临床症状和体征的患者中，包括低钠血症的患者，ACTH 兴奋试验显示肾上腺皮质功能不全的患者比例高达 30%[3]。

发生在晚期 AIDS 患者中的肾上腺皮质功能不全最常见的原因是机会性感染对肾上腺组织的破坏，CMV 肾上腺炎是最常见的病因，尸检中 40%～90% 的患者可见 CMV 感染。然而，CMV 引起的肾上腺皮质破坏通常不到 50%，导致肾上腺功能不全可能性小[4]，在接受新型抗反转录病毒药物治疗的患者中免疫功能保存良好的情况下感染 CMV 的可能性很小。与 HIV 疾病中肾上腺破坏有关的其他微生物和过程包括结核分枝杆菌、鸟型胞内分枝杆菌（mycobacterium avium-intracellulare，MAI）、隐球菌感染和出血。此外，机会性感染（如弓形体病、隐球菌病和 CMV）可在极少数情况下引起垂体 / 下丘脑破坏导致继发性肾上腺皮质功能不全。约 10% 的 HIV 患者尸检时可观察到特发性腺垂体坏死，这可能与 HIV 病毒感染的直接影响有关[5]。

（二）糖皮质激素过量：肾上腺合成增多与皮质醇抵抗

AIDS 患者中也可能出现皮质醇水平升高，皮质醇水平升高可能是与体重减轻或病情加重有关的应激反应。有研究表明，ACTH 兴奋试验中 DHEA 与皮质醇的比率降低，提示内源性肾上腺皮质醇合成增多可能是 17,20- 裂解酶功能障碍的结果[6]。下丘脑 - 垂体 - 肾上腺轴的细胞因子调节也可能导致皮质醇水平升高。IL-1 产生于下丘脑正中隆起，在体外实验和动物实验中均证实 IL-1 能增加 CRH 和 ACTH 的分泌。因此，正中隆起中受感染的单核细胞分泌 IL-1 增加可能是 HIV 感染者皮质醇分泌增加的另一个原因。反过来，皮质醇水平升高和每天变化幅度增大可能会减少 T 细胞免疫活性[7]。晚期 AIDS 患者也可出现糖皮质激素抵抗，在皮质醇增多和 ACTH 增加的情况下表现出 Addison 病相关症状，包括色素沉着。

（三）药物影响

药物治疗可能导致 HIV 患者肾上腺皮质功能不全（表 44-1）。酮康唑是一种抗真菌药，它抑制侧链裂解酶和 11β- 羟基酶，这种抑制作用在氟康唑、伊曲康唑和最近引入的咪唑衍生物中并不常见。苯妥英、阿片类药物和利福平等药物会影响皮质醇代谢，肾上腺皮质储备功能下降的患者使用利福平治疗结核病可能会导致肾上腺皮质功能不全。醋酸甲地孕酮是一种有效的合成孕激素衍生物，用作食欲刺激剂，具有糖皮质激素特性并降低 ACTH。突然停用甲地孕酮可能导致肾上腺皮质功能不全，这些患者应接受肾上腺功能检查，并在停用甲地孕酮后按需使用糖皮质激素治疗。此外，甲地孕酮可降低性腺功能，在治疗期间和治疗后也应进行监测。联合使用氟替卡松和利托那韦的库欣综合征患者，利托那韦通过抑制细胞色素 CYP3A4 和由此导致的氟替卡松代谢减少，这种联合用药可导致严重皮质醇过多和停用氟替卡松后潜在的严重肾上腺皮质功能不全[8]。这类患者尽管有高皮质醇血症的症状，但皮质醇和 ACTH 水平非常低，这是由于循环中氟替卡松浓度增加抑制了内源性 HPA 轴。停用氟替卡松后，需要进行长期的生理性类固醇激素替代治疗，直到 HPA 轴恢复。此外，据报道，在接受关节内类固醇激素治疗的患者中，约有 5% 的患者在服用蛋白酶抑制药时出现肾上腺皮质功能不全，特别是利托那韦，6 个月内注射 2 次以上的患者发生肾上腺皮质功能不全的风险增加[9]。考比司他是另一种有效的 CYP3A4 抑制药，与某些抗反转录病毒药物联合使用，与关节内注射的类固醇激素产生类似的相互作用[10]。

（四）临床评估

HIV 感染者有肾上腺皮质功能不全的症状，特别是低钠血症，以及肾上腺皮质功能不全的危险因素，如 CMV 感染或近期使用甲地孕酮，应该像其他疑似肾上腺皮质功能障碍的患者一样评估皮质醇轴功能。除怀疑最近发生下丘脑或垂体功能不全的患者外，ACTH 兴奋试验是首选检查，如果没有禁忌证，患者可能需要进行晨间皮质醇水平、美替拉酮或胰岛素低血糖兴奋试验。在发现肾上腺皮质功能不全后，应检测 ACTH 水平，并行相应的影像学检查来进行定位诊断。当患者有肾上腺皮质功能不全和皮质醇水平升高的临床症状时，其可能存在皮质醇抵抗，可以通过检测单核细胞中糖皮质激素受体的水平来做出诊断。相反，同时有肾上腺皮质激素过量和低 ACTH 水平的患者应高度怀疑外源性类固醇的使用，或与抗反转录病毒治疗的相互作用。

表 44-1　HIV 治疗药物的主要内分泌与代谢影响

内分泌/代谢系统	相互作用的药物	机　制	影　响
肾上腺	利托那韦科比司他	CYP3A4 抑制药，可降低氟替卡松和可能的其他类固醇的代谢	Cushing 特征，伴有 ACTH/ 皮质醇降低
	酮康唑	抑制 11β- 羟化酶	肾上腺功能不全
	醋酸甲地孕酮	合成性孕激素类药物，具有糖皮质激素特性	肾上腺功能不全
	利福平	增加皮质醇代谢	肾上腺功能不全
性腺	醋酸甲地孕酮	降低促性腺激素	性腺功能减退
	酮康唑	抑制侧链断裂酶	性腺功能减退
	蛋白酶抑制药	多种效应引起高催乳素血症，直接或通过拮抗多巴胺	潜在的性腺功能减退
	合成性类固醇	降低促性腺激素	性腺功能减退
甲状腺	利福平	增加甲状腺激素肝脏清除率	甲状腺素水平降低
	IFN	自身免疫性甲状腺炎	对甲状腺功能产生不同影响
液体和电解质	甲氧苄啶	与阿米洛利具有结构相似性，抑制肾小管钾离子分泌	高钾血症
	富马酸替诺福韦酯	范可尼样综合征，磷酸盐消耗	低钾血症，低磷血症
钙	蛋白酶抑制药	不同效应以抑制 25- 羟维生素 D 的 1α- 羟化	低钙血症
	依法韦仑	通过诱导 CYP24A 增加 25- 羟维生素 D 分解代谢	维生素 D 缺乏
	利福布汀	诱导细胞色素 P_{450} 并改变维生素 D 代谢	维生素 D 缺乏
	膦甲酸	与钙剂复合	离子钙和镁降低
	喷他脒	肾镁消耗	低钙血症
	酮康唑	抑制 1,25- 二羟维生素 D 合成	低钙血症
骨骼	替诺福韦	磷酸盐消耗和肾小管病变，可能直接影响破骨细胞功能	骨量丢失
	蛋白酶抑制药	不明确	骨量丢失
葡萄糖	蛋白酶抑制药	多种效应以抑制 GLTU-4 介导的葡萄糖转运	高血糖
	NRTI	多种效应以抑制线粒体 DNA 聚合酶 γ	高血糖
	喷他脒	胰岛细胞炎症和胰岛素释放	低血糖，随后发生高血糖
机体成分	蛋白酶抑制药	多种效应以抑制皮下脂肪中 SREBP1 和 PPARγ 的信号通路	皮下脂肪减少
	NRTI	多种效应以抑制皮下脂肪中线粒体 DNA 聚合酶 γ	皮下脂肪减少
脂质	蛋白酶抑制药	不同效应以降低脂蛋白酶对 VLDL 和 TG 的清除	高甘油三酯血症
	合成类固醇	对肝酶和 LCAT 可能具有作用	HDL 降低

ACTH. 促肾上腺皮质激素；GLUT-4. 葡萄糖转运体 4；HDL. 高密度脂蛋白；LCAT. 卵磷脂胆固醇酰基转移酶；NRTI. 核苷类反转录酶抑制药；PPAR. 过氧化物酶体增殖物激活受体；SREBP1. 固醇调节元件结合蛋白 1；TG. 甘油三酯；VLDL. 极低密度脂蛋白；HDL. 高密度脂蛋白

二、性腺功能

（一）男性性功能障碍

性腺功能障碍常见于体重减轻和疾病晚期的男性

HIV 感染者。最初研究表明，生化检验结果证实性腺功能低下见于约 50% 男性 AIDS 患者，并与疾病严重程度有关。约 20% 伴有低体重的男性 HIV 感染者会出现性腺功能减退[11]。最近的研究表明，性腺功能减退的患病率较低，为 9%～16%[12-15]。HIV 感染者发生性腺功能减退的可能机制有严重病情或营养不良影响促性腺激素的分泌；药物作用；或机会性感染导致的组织破坏，这种情况较为罕见。通常情况下，性腺功能减退是继发的，促性腺激素水平异常或偏低，如在瑞士 HIV 队列中，高效抗反转录病毒治疗最初阶段，约 91% 患者出现游离睾酮水平下降[16]。原发性性腺功能减退较少见，可能是由于细胞因子对睾丸的影响，如 TNF 通过作用于侧链裂解酶以抑制类固醇生成，以及 IL-1 抑制睾丸间质细胞类固醇生成和 LH 与睾丸间质细胞结合。实际上，在意大利进行的一项针对平均年龄 45 岁男性的大型队列研究中，Rochira 和同事[13] 通过测定清晨总睾酮水平来评估性腺功能减退，研究表明，16% 患者出现促性腺激素水平升高（图 44-1）。此外，很少有关于睾丸机会性感染的报道，高达 25% 的 AIDS 患者可因各种机会性感染或全身肿瘤导致睾丸受累，包括 CMV、弓形虫病、卡波西肉瘤（Kaposi sarcoma，KS）和睾丸淋巴瘤，而这些疾病很少会导致原发性性腺功能减退症。

此外，一些药物可能会影响下丘脑 - 垂体 - 性腺轴。酮康唑可抑制睾丸类固醇生成过程中的侧链裂解酶和其他关键酶。醋酸甲地孕酮用于增加食欲，但作为一种合成性促孕剂，它会抑制促性腺激素分泌，引起性腺功能减退。阿片类药物会影响 GnRH 分泌，并可能导致低促性腺激素性性腺功能减退症。

最近，已证实 HIV 感染者可出现催乳素水平升高和男性乳房发育。在一项纳入 2275 例 HIV 感染者的病例 - 对照研究中，有 1.8% 出现男性乳房发育，与

性腺功能减退、丙型肝炎和脂肪萎缩程度（强效 ART 导致皮下脂肪减少）有关。病例组 TSH 水平明显高于对照组，但两组甲状腺功能减退症所占比例并无显著差异[17]。在 ART 药物中，依法韦仑与男性乳房发育的关系最为密切[18]，这是由于其对雌激素受体的直接激活作用[19]。据报道，21% 病情稳定的 HIV 男性感染者存在高催乳素血症，与阿片药物应用、CD4 计数增加呈显著相关，但与身体成分的改变或男性乳房发育无关[20]。在接受 PI 治疗的患者中，同样存在溢乳相关的催乳素水平增加。其作用机制尚不清晰，可能与特异性 PI 直接刺激催乳素分泌或作用于 P_{450} 系统进而增加其他药物的多巴胺拮抗作用相关[21]。由于潜在的相互作用，对于接受 PI 的 HIV 男性感染者，应谨慎应用多巴胺激动药。

30%～55%HIV 感染者会出现性激素结合球蛋白水平升高。使用总睾酮水平作为衡量指标会低估该人群中性腺功能减退症的患病率，因此推荐测定生物活性睾酮或游离睾酮水平作为诊断性腺功能减退症的指标。值得注意的是，游离睾酮类似物测定依赖于性激素结合球蛋白水平，因此不推荐使用。相比之下，通过平衡透析法测定或通用方程计算的游离睾酮水平是检测 HIV 感染人群性腺功能减退症的更有效。例如，Monroe 及同事在多中心 AIDS 队列研究中比较了抗反转录病毒疗法中正常体重的 HIV 感染者和匹配性良好的未感染者，发现 HIV 感染者的总睾酮水平与未感染者相似，但 HIV 感染者的游离睾酮水平（使用 Vermeulen 方程计算）明显低于未感染者[12]。仅使用总睾酮水平作为衡量指标会漏诊 33% 的性腺功能减退症患者[12]。总睾酮或游离睾酮类似物放射免疫分析诊

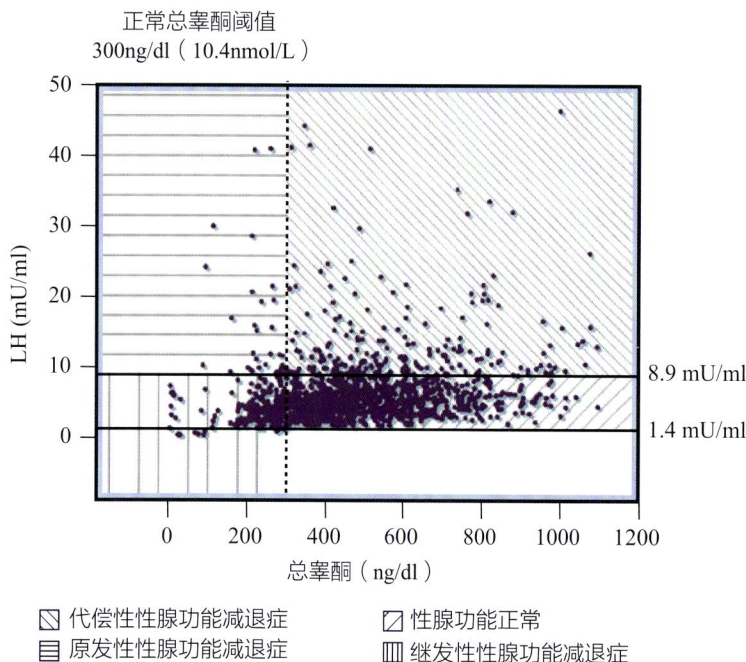

正常总睾酮阈值
300ng/dl（10.4nmol/L）

（纵轴）LH（mU/ml）
（横轴）总睾酮（ng/dl）

8.9 mU/ml
1.4 mU/ml

◀ 图 44-1　根据血清总睾酮阈值 300ng/dl 和 LH 正常范围来判断性腺状况

引自 Rochira V, Zirilli L, Orlando G, et al. Premature decline of serum total testosterone in HIV-infected men in the HAART-era. *PLoS One*. 2011; 6: e28512, Fig.2

▨ 代偿性性腺功能减退症　　▨ 性腺功能正常
▤ 原发性性腺功能减退症　　▥ 继发性性腺功能减退症

断 HIV 感染者的性腺功能减退症敏感性较差，分别为 25% 和 33%[14]。

对于可能由急性或慢性疾病导致的性腺功能减退患者，由于腺体的内源性功能可能随着健康状况的改善而恢复，建议在康复后重新检测清晨游离睾酮水平评估性腺功能。持续性性腺功能减退患者，在明确性腺功能减退的诊断后应给予生理睾酮替代治疗。尽管特定的合成代谢类固醇已被证实可治疗 AIDS 导致的体重减轻，但合成代谢固醇单独或联合睾酮治疗性腺功能减退症的疗效尚未在 HIV 感染的男性性腺功能减退症群体得到证实。

（二）女性性腺功能障碍

约 25% 的女性 HIV 感染者出现闭经，这可能由疾病压力导致的促性腺激素分泌减少引起。与此同时，高达 50% 的女性 HIV 感染者会出现无排卵，这与 CD4 计数减少有关。无排卵的女性 HIV 感染者月经异常的可能性是正常排卵者的 3 倍。据报道，多达 8% 的女性 HIV 感染者绝经期提前[22]。

女性 HIV 感染者的雄激素水平往往会降低。一项研究表明，通过检测游离睾酮水平发现，在女性 HIV 感染者中，超过 50% 的体重显著减轻者和 1/3 的无体重减轻者，其雄激素水平明显低于年龄匹配的健康女性[23]。HIV 感染病程中（特别是体重显著减轻的女性感染者）雄激素缺乏的可能机制是由于肾上腺皮质醇分泌增加而雄激素生成减少[6]。

三、甲状腺功能

HIV 感染者常出现甲状腺功能改变。HIV 感染者甲状腺素结合球蛋白水平升高，与 CD4 计数呈负相关[24]。HIV 感染者的甲状腺功能异常可能是由晚期疾病的压力导致，或是一种伴随疾病，如正常甲状腺病态综合征一样。然而，一些研究表明，在成年 HIV 感染者中 rT_3 水平不会随着 T_3 水平的降低而升高，这与非甲状腺疾病预期结果一致[3]。随着病情进展，HIV 感染者 T_3 水平降低，TBG 增加，rT_3 水平降低。

除正常甲状腺病态综合征外，大型筛查研究表明，在 HIV 感染者中原发性甲状腺功能减退症的患病率增加。近期研究调查了 HAART 时期甲状腺功能障碍的患病率。一项 1565 名 HIV 感染者的研究显示，临床甲状腺功能减退症患病率为 2.5%，临床甲状腺功能亢进症的患病率为 1%。更多的患者表现为亚临床甲状腺功能减退（4%）和与非甲状腺疾病相关的甲状腺检查结果异常（17%）。与之相对应，76% 的患者甲状腺功能测试正常。HIV 治疗和特异性抗反转录病毒药物与甲状腺功能障碍无关[25]。Nelson 及其同事在一项包含 2437 名 HIV 感染者的研究中发现该人群中甲状腺功能亢进症和甲状腺功能减退症的患病率都为 1%[26]。包括 PI 和依非韦伦在内的特定抗反转录病毒药物使用与

甲状腺功能障碍相关，但这与其他研究结果不一致。

在平均年龄为 1.5 岁且发育不良的幼儿中，TSH 水平增加。T_4 水平正常，但 TRH 实验显示过度 TSH 反应及对甲状腺激素反应速率增加[27]。Fundaro 及其同事发现，34% 有症状 HIV 感染儿童的抗甲状腺球蛋白抗体增加[28]。28% 的 HIV 感染儿童，特别是那些有严重免疫抑制的儿童，TSH 水平升高。相反，一项对围产期感染儿童进行的更大规模的研究显示，患者（特别是在那些有严重免疫抑制的患者中）总 T_3、总 T_4 和游离 T_4 减少，rT_3、TBG 和 TSH 增加，自身抗体阴性，提示正常甲状腺病态综合征状态。应对发育不良的 HIV 感染儿童进行甲状腺功能减退症筛查，但更多时候甲状腺功能检测反映非甲状腺疾病和免疫损害的严重程度[29]。

近期，HIV 感染者的甲状腺功能障碍被描述为一种免疫重建综合征，其自身免疫性甲状腺疾病与强效 ART 治疗、免疫功能改善有关，这通常是在 ART 治疗开始后 12～36 个月[30]。在这种情况下经常会出现 Graves 病。开始 HAART 治疗后，免疫重建甲状腺疾病的患病率在女性中为 3%，男性为 0.2%[31]。HIV 感染者在接受了 IL-2 治疗后，也会出现 Graves 病[32]。

除了自身免疫性原因外，HIV 感染者也会出现与甲状腺侵犯和感染相关的甲状腺疾病。据报道，肺孢子虫甲状腺炎可引起疼痛性甲状腺炎样征象，甲状腺功能亢进后出现甲状腺功能减退，扫描摄取减少，腺体柔软固定。肺孢子虫甲状腺炎也可能由肺外性肺孢子虫感染时使用吸入性喷他脒引起。

HIV 感染患者的甲状腺活检已发现 CMV、MAI、隐球菌和 KS 感染现象，但这些感染尚未被证实与 AIDS 患者的临床甲状腺疾病有关。有报道表明，曲霉和马红球菌感染导致临床甲状腺脓肿。此外，据报道，弓形虫病和巨细胞病毒等机会性感染引起的下丘脑 / 垂体侵犯也会导致继发性甲状腺功能减退症。

四、水电解质平衡

水电解质紊乱在 AIDS 患者中很常见。超过 50% 的患者可能出现低钠血症，通常与抗利尿激素分泌失调综合征有关。高钾血症也比较常见，可能与各种药物有关，如甲氧苄啶。高钾血症也可能与肾上腺功能不全有关，但这种情况比较罕见。

（一）钠

40%～60% 的 AIDS 住院患者和 20% 的门诊患者出现低钠血症（血钠＜130mmol/L）。23%～47% 的低钠血症患者诊断为 SIADH（血钠含量低、尿液渗透压不适当升高的血容量充足患者）。SIADH 可能是由各种感染和肿瘤引起的，严重时可用限制液体和高渗盐水的方法进行治疗。血管加压素受体 –2 拮抗药托伐普坦也被用于治疗晚期 HIV 患者的低钠血症[33]。

在血容量不足、低钠血症的 HIV 感染者中有 30% 的患者存在肾上腺功能不全[34]。自由水过多引起的容量减少（腹泻、呕吐）和水清除受损（HIV 肾病）可能会导致 HIV 感染患者，尤其是住院患者，发生低钠血症，可通过补充血容量给予治疗。低肾素性低醛固酮血症通常与高钾血症相关[35]，可能是低钠血症的另一个原因，可用盐皮质激素治疗。不明原因的低钠血症可能与阿糖胞苷、咪康唑和戊脒等药物的使用有关。高钠血症则可能由膦甲酸钠诱发的肾源性尿崩症引起。

（二）钾

服用甲氧苄啶的 AIDS 患者中有 20%~53% 发生高钾血症，因为甲氧苄啶的结构与阿米洛利相似，可抑制肾小管的排钾作用[36]。其他潜在的原因包括喷他脒相关的肾小管病变、HIV 肾病（肾小球硬化）、原发性肾上腺功能不全，以及罕见的低肾素性低醛固酮血症。关于 HIV 感染者钾平衡的生理学研究也表明，HIV 感染者对高钾血症的醛固酮反应不足。在使用富马酸替诺福韦酯过程中，患者曾出现过伴有肾小管功能障碍、磷酸盐消耗和低钾血症的范科尼样综合征；而在使用阿德福韦酯、西多福韦酯和地达诺辛时，罕见范科尼样综合征[37]。

五、钙稳态与骨骼改变

（一）钙稳态

低钙血症常见于 HIV 晚期。在一项大型的 HIV 感染者队列研究中，6.5% 的患者出现了低钙血症，经白蛋白校正后总血钙水平降低。钙水平随着疾病的进展而进行性降低。在低钙血症患者中，48% 的患者存在维生素 D 缺乏，大多数患者未出现预期的甲状旁腺激素水平升高[38]。Jaeger 及其同事[39] 也证实了严重免疫力低下的 AIDS 患者 PTH 分泌减少，但其机制尚不清楚。此外，PTH 水平下降可能出现于病情加重期间或是与肾脏镁消耗引起的低镁血症有关。维生素 D 缺乏可能是由于 AIDS 肠道病变引起的吸收不良导致的，或是由抗反转录病毒药物的特殊作用引起的（例如，PI 抑制 25- 羟维生素 D 的 1α- 羟化，或依法韦仑增加 25- 羟维生素 D 向 24,25- 双羟维生素 D 的转化）[40-42]。

在 HIV 感染的儿童中也存在严重的营养性维生素 D 缺乏。骨软化症与 HIV 感染者使用利福布汀治疗 MAI 有关。利福布汀可诱导细胞色素 P_{450}，这可能影响维生素 D 的代谢；其他诱导细胞色素 P_{450} 的药物也可能有类似的影响。多种药物可能影响钙的平衡（表 44-1）。膦甲酸钠可与钙结合形成复合物，进而降低游离钙水平，也可诱发严重低镁血症。喷他脒治疗与肾脏镁消耗和严重低镁血症有关，可能通过减少 PTH 释放和抵抗循环 PTH 而导致低钙血症。酮康唑可抑制 1,25- 双羟维生素 D 的合成。

在 HIV 患者中，高钙血症可由肉芽肿性疾病（结核病）或淋巴瘤引起的 1,25- 双羟维生素 D 形成过量而导致，或由播散性 CMV 的局部破骨细胞的骨吸收或人类 T 细胞淋巴瘤病毒 1 相关的 PTH 相关蛋白激活而引起。在已知有结核病的 HIV 患者的抗反转录病毒治疗启动过程中，可能会出现免疫重建相关的高钙血症，其中免疫重建会增加肉芽肿活性和 1,25- 双羟维生素 D 的生成[43]。

（二）骨流失：患病率、病因和治疗策略

最近进行的一项研究评估了在抗反转录病毒治疗过程中 HIV 感染者骨质流失进展的发生率和风险因素。Bonjoch 及其同事[44] 调查了 671 名 HIV 感染者，发现 47.5% 的患者有骨量减少，23% 的患者有骨质疏松症。在 2.5 年的随访中，骨量减少和骨质疏松的进展率分别为 12.5% 和 15.6%；在 5 年的随访中，两者的进展率分别为 18% 和 29%。在这个大型队列中，与骨质流失进展相关的因素是年龄、男性、较低的 BMI、使用 PI 和使用 TDF[44]。在绝经后的女性 HIV 感染者中也出现了明显的骨质流失，绝经的时间和传统的风险因素与骨质流失的关系最为显著。在一项对绝经后女性 HIV 感染者的纵向研究中，Yin 和同事[45] 证明，与未感染 HIV 的对照组相比，HIV 感染者骨吸收标志物和年化骨丢失量增加。

特定的抗反转录病毒治疗方案可能会影响 HIV 人群的骨量。研究表明，改用以 TDF 为基础的方案与骨质流失和骨转换增加有关[46, 47]（图 44-2）。在 HIV 感染风险人群中给予单药替诺福韦进行暴露前预防的研究，充分证明了 TDF 的作用。这些患者与对照组相比，在 2 年的随访中骨量流失平均约为 1%。在有其他并发症、健康状况较差的 HIV 感染者中，骨量流失会更严重[48]。

目前推荐对于有骨折风险的 AIDS 患者初始或持续治疗应避免使用替诺福韦[49]。抗反转录病毒治疗从替诺福韦转向阿巴卡韦、雷替格拉韦或替诺福韦前药，替诺福韦艾拉酚胺与接受有效抗反转录病毒治疗的 AIDS 患者骨密度的改善相关[50-52]。此外，由于蛋白酶抑制药对骨密度有负向的调节作用，因此对有骨折风险的 AIDS 患者应避免使用蛋白酶抑制药。

最近的数据表明免疫因素与骨密度降低密切相关，包括 T 细胞激活[53]、细胞计数低[54]、同时感染乙肝或丙肝等，特别是在女性中这种现象更为明显[55]。这些数据表明，有必要评估和跟踪具有特定危险因素的 HIV 感染者的骨密度，如老龄、长期的抗反转录病毒治疗、BMI、性腺功能减退、肝炎、低 CD4 细胞计数和使用替诺福韦。

内分泌因素可能导致 HIV 感染者的骨密度降低，包括性腺功能减退、相对生长激素缺乏和维生素 D 缺乏。在一项研究中，对于中心脂肪堆积的患者，通过夜间频繁采样确定其生长激素脉冲分泌减少，并与椎

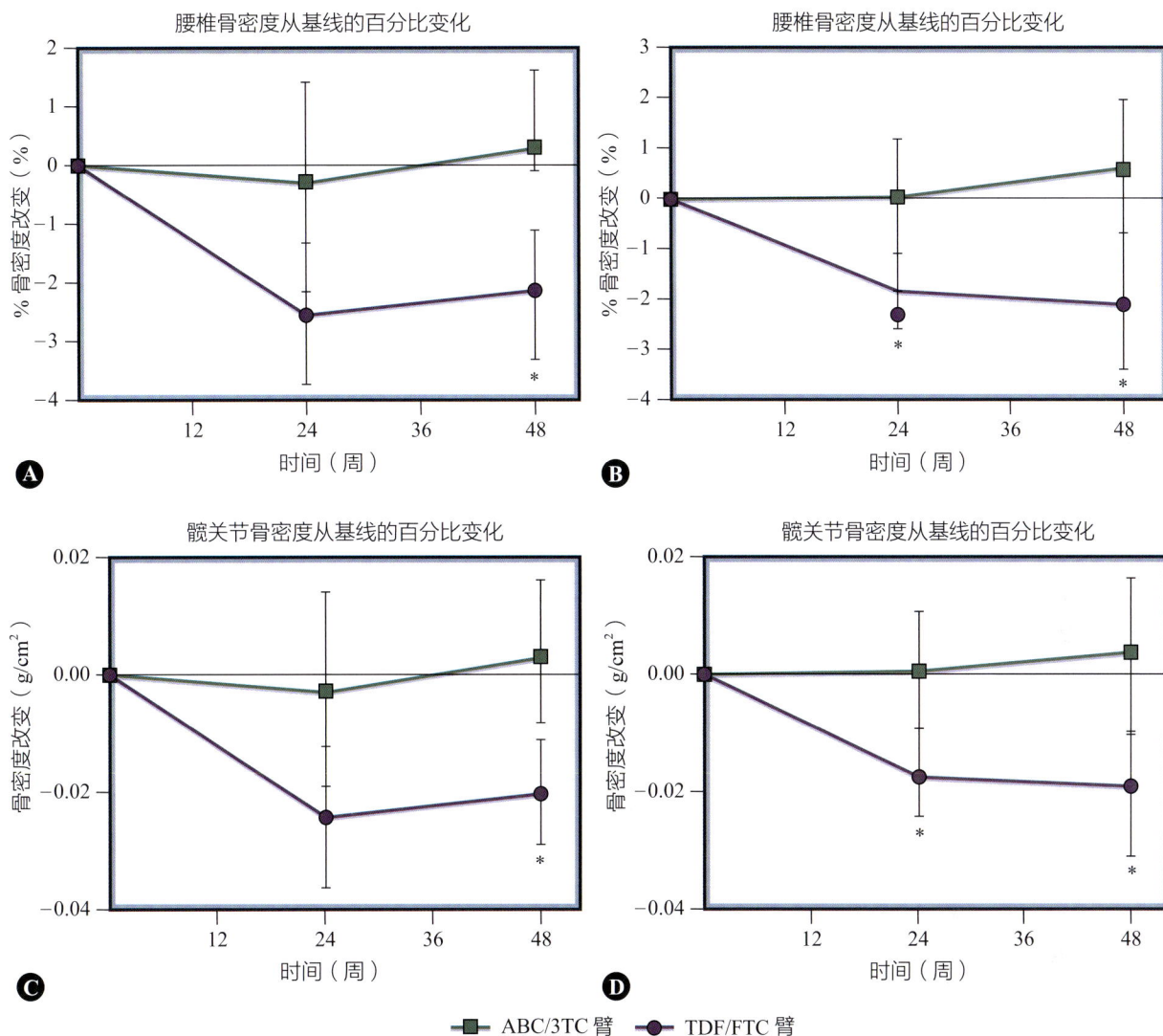

腰椎骨密度从基线的百分比变化（图A，纵轴 % 骨密度改变（%），横轴 时间（周）12、24、36、48）

腰椎骨密度从基线的百分比变化（图B，纵轴 % 骨密度改变（%），横轴 时间（周）12、24、36、48）

髋关节骨密度从基线的百分比变化（图C，纵轴 骨密度改变（g/cm²），横轴 时间（周）12、24、36、48）

髋关节骨密度从基线的百分比变化（图D，纵轴 骨密度改变（g/cm²），横轴 时间（周）12、24、36、48）

■ ABC/3TC 臂　　● TDF/FTC 臂

▲ 图 44-2　髋关节和腰椎骨密度较基线水平的变化

通过双能 X 线吸收仪测量的腰椎（A 和 C）和髋关节（B 和 D）骨密度与基线相比的百分比和绝对平均变化。ABC/3TC. 阿巴卡韦 / 拉米夫定；BMD. 骨密度；TDF/FTC. 替诺福韦 / 恩曲他滨。误差条显示了 95%CI（引自 Rasmussen TA, Jensen D, Tolstrup M,et al.Comparison of bone and renal effects in HIV-infected adults switching to abacavir or tenofovir based therapy in a randomized trial. *PLoS One*.2012; 7:e32445, Fig.2.）

体骨密度显著相关[56]。这种关系可能部分解释了 HIV 感染者内脏脂肪增加和骨密度降低之间的负相关关系[57]。维生素 D 缺乏在 HIV 感染者中很常见。

在伦敦一项针对门诊患者的研究中，25- 羟维生素 D 缺乏症（<20ng/ml）和严重 25- 羟维生素 D 缺乏症（<10ng/ml）的患病率分别为 58.5% 和 12.6%[58]。在对布鲁塞尔的 2044 名 AIDS 患者进行连续随访的大型队列研究中，使用 10ng/ml 为诊断标准的严重维生素 D 缺乏症的患病率为 32.4%[59]。在本研究中的 HIV 感染者中，病程晚期（CD4<200 细胞 /mm³）和目前使用依非韦伦与严重维生素 D 缺乏症显著相关[59]。在仔细进行的病例对照研究中，HIV 与非 HIV 感染患者的患有维生素 D 缺乏症的优势比倾向

于增加到 1.46，尽管这没有统计学意义[60]。替诺福韦可能增加甲状旁腺激素的释放和骨转换，这可能与近端肾小管重吸收磷酸盐或其他影响有关。蛋白酶抑制药也可能抑制 1α- 羟化酶，导致维生素 D 缺乏[40]。

在对接受 HAART 治疗的 HIV 感染者的研究中调查了骨吸收和形成的生物标志物，并发现了骨转换增加的证据[61]。Tebas 及其同事评估 73 例接受蛋白酶抑制药治疗的 HIV 阳性患者的血清和尿液样本中的骨标志物。血清骨碱性磷酸酶和尿 N- 端粒肽的升高与双能 X 线吸收仪测定的骨密度 T 值和 Z 值评分呈负相关，表明接受蛋白酶抑制药治疗的 HIV 感染者的骨转换率增加[62]。最近研究 RANKL 系统，受体激活剂的数据表明，HIV 感染者的可溶性 RANKL 降低[63, 64]，不支持将该系统的

激活作为 HIV 感染者骨转换增加的机制。相反，在低骨密度的 HIV 感染女性中，骨保护素增加，这表明在低骨密度和高骨吸收率的情况下存在代偿性增加[65]。

最近的几项研究调查了 HIV 感染者的骨折率。在一项美国的注册登记研究中，AIDS 患者与非 AIDS 患者的总体骨折患病率分别为 2.87 人 /100 人和 1.77 人 /100 人[66]。在欧洲进行的一项大型队列研究中，髋部和重大骨折显著增加的校正后风险比分别为 4.7 和 1.8，在该研究中，老年 HIV 感染患者骨折的相对风险比增加[67]（图 44-3）。在退伍军人管理局的男性队列中，Womack 和同事[68]研究表明，脆性骨折的增加与较高的衰弱评分、低 BMI、酒精相关诊断、白人种族、质子泵抑制药使用和蛋白酶抑制药使用密切相关。在一项仅限于女性的研究中，与非感染女性相比，HIV 感染女性中一生中脆性骨折次数明显增加（OR=1.7，95%CI 1.1～2.6）[69]。使用 FRAX 评分来预测脆性骨折，在 HIV 感染者中显示出敏感性相对较差，但特异性较好[70]。在骨密度数据的各部分比较中，来自非随机纵向队列研究的数据表明，总体上来说使用蛋白酶抑制药、核苷反转录酶抑制药和非核苷反转录酶抑制药（non-NRTI，NNRTI）与降低骨折率相关，而且单个药物的效果各不相同。低 CD4 T 细胞计数、肝炎和糖尿病与骨折风险的增加独立相关[71]。这些数据表明，抗反转录病毒治疗的总体效果可能是通过改善免疫功能和病毒学因素来改善骨骼，但特定的抗反转录病毒治疗药物对骨骼的不良反应可能也很重要[72]。

关于 HIV 感染者骨丢失的治疗策略的资料有限。在特发性骨丢失和高骨转换的患者中，最近的研究表明，阿仑膦酸钠可以有效增加 HIV 感染者的骨密度，

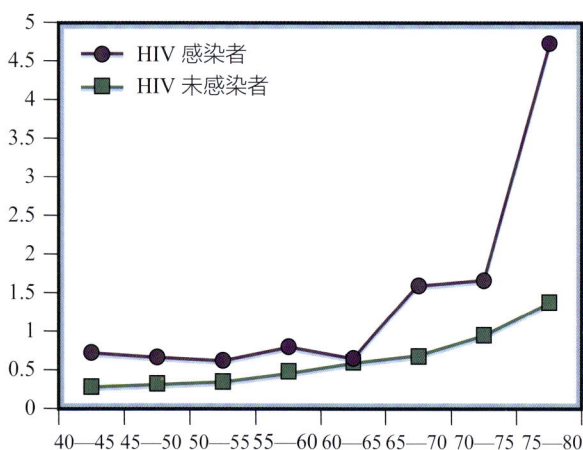

▲ 图 44-3 人类免疫缺陷病毒感染患者与未感染患者的年龄特异性骨折发生率（每 100 人年）

经许可转载，引自 Guerri-Fernandez R,Vestergaard P,Carbonell C,et al.HIV infection is strongly associated with hip fracture risk,independently of age,gender,and comorbidities:a population-based cohort study.*J Bone Miner Res*.2013;28:1259-1263,Fig.1

研究表明在 42 周内腰椎骨密度从 3.4% 增加到 5.2%，并且具有有良好的安全耐受性，尽管受试者数量相对较少[73, 74]。在一项随机、安慰剂对照研究中，使用长效双膦酸盐（如唑来膦酸盐）超过 2 年，显示脊髓骨密度的变化更大，为 8.9%[75]。重要的是，在末次给药 5 年后，各组之间的骨密度和骨转换仍然存在显著差异，这表明在短期给药后存在有效且持久的影响[76]。迄今为止，还没有研究报道特立帕肽、阿巴帕肽或地诺单抗在 HIV 感染人群中的影响。在消瘦的男性 AIDS 患者中，高剂量的睾酮（200mg/ 周）已被证实会增加骨密度[77]。

在开始抗反转录病毒治疗 2 年后，患者的骨密度一般下降 2%～6%，在接受替诺福韦或蛋白酶抑制药的患者中，下降幅度更大[78-81]。晚期 AIDS 患者在开始抗反转录病毒治疗时也会出现骨密度损失增加[82]。除了避免使用替诺福韦和蛋白酶抑制药，以及在更高的 CD4 细胞计数下开始抗反转录病毒治疗外，已经测试了几种治疗方案来减轻抗反转录病毒治疗期间的骨丢失。在一项随机对照试验中，在抗反转录病毒起始时使用替诺福韦 / 恩曲他滨 / 依非韦伦联合高剂量的维生素 D_3（4000U/d）和钙（1000mg/d）减少 50% 的抗反转录病毒起始相关的骨损失[83]。在另一项随机试验中，在开始抗反转录病毒治疗前，单药唑来膦酸（5mg）可防止 96 周内的骨丢失[84]；这可能是那些开始接受抗反转录病毒治疗的 HIV 感染患者维持骨骼健康的重要策略，这些患者因年龄较大、骨密度较低或存在其他骨折危险因素而有骨折风险（图 44-4）。

（三）HIV 感染儿童的骨代谢

有报道称 HIV 感染儿童的骨密度下降。O'Brien 团队[85]发现，围产期感染的女孩在 9 岁时全身骨密度降低，与 N 端肽和 PTH 水平增加有关。在 2013 年的一项研究中，12—13 岁的 HIV 感染儿童与接触 HIV 但未感染的儿童相比，低骨量的患病率更高，但是两组之间的差异在校正身高和体重后有所减弱，这表明生长迟缓可能是骨密度差异的原因[86]。在 20—25 岁、Tanner5 期、围产期或青春期感染的年轻 HIV 感染者中，高分辨率外周定量 CT 显示体积骨密度、皮质和小梁厚度均降低，表明 HIV 感染者的峰值骨量较低[87]。与吸收标志物增加相反，有研究发现 HIV 感染儿童的骨钙素水平降低，这表明骨形成减少、骨吸收增加和骨形成减少之间存在相对差异[88]。与成人的数据相似，在 HIV 感染的儿童中骨密度与 IGF-1 有关，这表明 GH 水平低对骨骼发育存在潜在影响[89]。Mora 团队[90]对 HIV 感染儿童和对照组进行了 1 年的纵向追踪以比较两组的骨密度变化，结果显示，HIV 感染儿童全身骨密度相对减少，但脊柱骨密度增加，以及骨转换相对增加。在一项小型研究中，使用 TDF 的抗反转录病毒治疗方案与儿童骨密度的小幅下降有关，但似乎并不影响 10 年以上骨累积[91, 92]。TDF 是否会

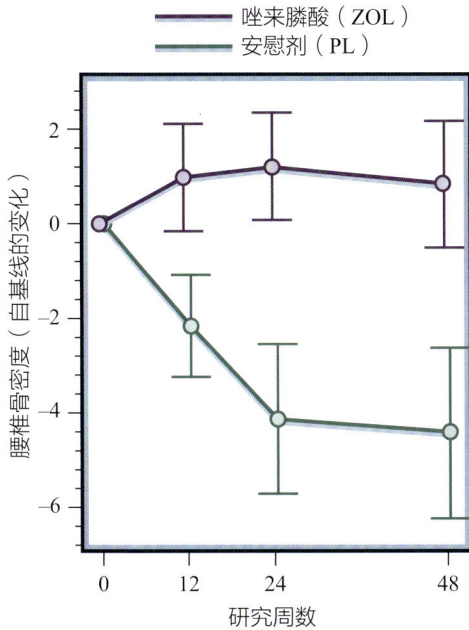

▲ 图 44-4　使用唑来膦酸（5mg 静脉注射）或安慰剂开始抗反转录病毒治疗 48 周后腰椎骨密度的纵向百分比变化

改编自 Ofotokun I, Titanji K, Lahiri CD, et al.A singledose zoledronic acid infusion prevents antiretroviral therapy-induced bone loss in treatment-naive HIV-infected patients:a phase IIb trial. Clin Infect Dis.2016;63(5):663-671; Fig.3B

影响未感染 HIV 的婴儿的骨骼健康或线性生长，这一点说法各异[93, 94]。

补充维生素 D 是改善 HIV 感染儿童和青少年骨密度下降的方法。在一项儿童研究中，补充 2 年的维生素 D [每 2 个月补充 100 000U 的胆钙化醇和钙（1g/d）] 没有增加骨密度[95]。但对使用 TDF 的 ART 的青少年的研究发现维生素 D_3（50 000U/ 月）与腰椎 BMD 的适度增加有关，在安慰剂组中没有观察到这一现象[96]。另一项为期 24 个月的随机、安慰剂对照研究显示，维生素 D_3 剂量为 18 000U/ 月、60 000U/ 月和 120 000U/ 月之间的骨密度变化没有差异[97]。综上所述，这些发现表明补充维生素 D 对儿童和青少年骨密度的影响可能很小。

（四）骨缺血性坏死

Miller 团队[98] 发现，在 339 名无症状的 HIV 感染者中，缺血性坏死（avascular necrosis，AVN）的患病率为 4.4%。之前有报道，AVN 与先前使用皮质类固醇之间显著相关。其他与 AVN 风险增加明显相关的潜在因素包括抗心磷脂抗体、运动及其相关的机械压力。在 HIV 感染者中，饮酒也可能是一个与 AVN 有关的因素[99]。在对 HIV 感染者的研究中，骨坏死与使用一种或多种抗反转录病毒药物、高甘油三酯和胆固醇水

平、高血清免疫球蛋白 E 有关[100]。在骨坏死患者中观察到 D- 二聚体增加，表明凝血和炎症反应起到一定的作用[101]，既往使用免疫抑制剂是 AVN 发病的主要危险因素[102]。

六、GH/IGF-1 轴

在 HIV 感染者中，GH/IGF-1 轴存在明显异常。在消瘦和体重明显下降的 AIDS 患者中，GH 水平增加与 IGF-1 水平降低有关，这是营养不良时 GH 抵抗的典型表现。相反，在内脏脂肪堆积的情况下，24h 内多次 GH 水平采样结果显示明显不同的表现[103]。在这种情况下，平均夜间 GH 和 GH 脉冲幅度降低，而与年龄匹配和体重指数匹配的非脂肪营养不良型 HIV 和非 HIV 感染患者相比，GH 脉冲频率没有差异。患者内脏脂肪增加与 GH 水平降低显著相关。实验表明，游离脂肪酸抑制 GH 释放的作用是通过阿昔莫司（一种烟酸衍生物，可阻止外周组织脂肪分解并降低 FFA 水平）实现的。GH 对 GH 释放激素的峰值反应在阿昔莫司的作用下增加，与 FFA 的变化成反比[104]。对 HIV 感染者的 GH 的生理学研究表明，在内脏型肥胖的 HIV 感染者中，脂肪分布过程中发生萎缩性变化，同时其生长抑素增加、胃泌素减少、脂肪分解增加，从而导致 GH 分泌减少[104]。

GH 缺乏是 HIV 感染儿童生长迟缓的一个潜在原因，用 GH 治疗可以改善这些儿童的生长进程[105]。在发育不良的 HIV 感染的儿童中，IGFBP3 分解增加，IGF-1、IGFBP3 和 IGFBP3 三元复合体的酸性亚单位减少[106]。在 HIV 感染的儿童中，IGF-1 和 IGFBP3 对 GH 的反应可能受损，该人群的 GH 敏感性降低。对 GH 的反应可能随着体重增加和 HAART 后免疫功能的改善而改善[107]。GH 缺乏也可能破坏 HIV 感染儿童的正常胸腺发育。在 GH 激发试验反应正常的 HIV 感染儿童中，常使用 GH 增加儿童的身高[105]。在 HIV 感染的儿童中，GH 分泌减少与内脏脂肪过多有关。GH 被美国 FDA 批准用于治疗成年 AIDS 患者的消瘦。此外，一种 GHRH 类似物替莫瑞林被 FDA 批准用于减少 HIV 脂肪营养不良患者的内脏脂肪堆积。

七、糖稳态和胰岛功能

在实施有效的抗反转录病毒药物治疗之前，糖稳态紊乱相对较少发生，但可能是由于使用了特定的抗反转录病毒药物，在 HAART 治疗期间，糖稳态紊乱通常与血脂异常和脂肪再分布有关。胰腺是晚期 AIDS 患者机会性感染和恶性肿瘤常见的靶器官，但是临床内分泌功能不全很少发生，除非淋巴瘤或 KS 大量替代胰腺组织。例如，尸检中经常发现胰腺的机会性感染，但很少与临床死亡有关。胰腺炎和低血糖更常见于使用某些药物后，如喷他脒、地达诺苷或扎尔西他

滨。喷他脒继发的胰岛细胞炎症和胰岛素释放可导致低血糖，特别是在高剂量治疗和氮质血症的情况下。之后，喷他脒引起的慢性胰岛细胞破坏可导致高血糖。醋酸甲地孕酮与新发糖尿病有关，因为它具有强效糖皮质激素作用。胰腺炎在 HIV 患者中很常见，通常与药物作用有关（如喷他脒、甲氧苄啶 – 磺胺甲噁唑和扎尔西他滨）。约翰斯·霍普金斯大学 AIDS 临床中心在 2001—2006 年期间对 6000 名患者进行了 23460 人年的跟踪调查，急性胰腺炎的发病率为 5.1/1000 人年。低 CD4+ 细胞计数、喷脒雾化和女性与胰腺炎相关。相反，特定的抗反转录病毒药物与之无关[108]。在 EuroSIDA 的研究中，从 2001 年以来，胰腺炎的发病率较低，为 1.27/1000 人年，同样低 CD4 计数与之相关。与来自霍普金斯队列的数据相似，ART 的累积暴露和与胰腺炎相关反转录酶抑制药，如地达诺新、司坦夫定等的暴露之间没有发现关联[109]。淀粉酶水平也可能在继发于大淀粉酶血症和唾液淀粉酶的 HIV 感染患者中升高。

八、HIV 感染者的代谢及体成分改变

目前证实HIV感染者的代谢和体成分发生了改变。这些不同程度的改变是多种因素引起的，部分与 HIV 病毒本身、炎症和特定的抗反转录病毒药物，以及这些因素的相互作用有关[110, 111]。重要的是，这些改变可能引起心血管疾病增加，反映了机体对 ART、生活方式改变（lifestyle modification，LSM）和特定药物治疗方案（如改善血脂或胰岛素敏感性）变化做出的反应。

（一）AIDS 消耗综合征及瘦体重丢失

消耗最初是进展性 HIV 疾病的一个共同特征，被称为"苗条的疾病"。AIDS 消耗综合征目前定义为体重低于理想体重的 90% 或 3 个月内体重减轻超过 10%。它的特点是瘦体重不成比例地减少，身体脂肪相对较少，多见于男性患者。在女性患者中，随着疾病的进展，脂肪量可能会不成比例地减少。瘦体重的减少发生在早期，可能早于体重减轻。肌肉萎缩、虚弱、静息能量消耗增加 8%～9% 也是本病的特征。Macallan 和同事[112]证明，在体重快速下降期间，能量消耗下降，但低于热量摄入的下降程度。与 AIDS 重症相关的细胞因子可能会增加能量消耗并降低食欲。此外，慢性体重下降可能与胃肠道疾病有关，包括吸收不良。体重减轻是 HIV 病毒感染死亡率的一个重要预测因素，BMI<18.4kg/m² 人群死亡率增加 2.2 倍，BMI<16.0kg/m² 人群死亡率增加 4.4 倍[113]。在 30%～50% 的 AIDS 患者中被发现性腺功能减退，可能也与体重下降相关[114]。

与传统的消瘦表现相反，HIV 疾病可能与超重和肥胖有关，特别是在肥胖流行的发达国家。在美国南部一家大型城市临床中心进行的一项研究中，尽管抗

反转录病毒治疗开始时病毒载量很高，但体重过轻患者比例低于 10%，而超重和肥胖患者比例为 44%[115]。应用抗反转录病毒治疗后，20% 的患者体重增加，有些患者从正常体重增加到超重，有些患者从超重变为肥胖[115]（图 44-5）。在应用抗反转录病毒治疗期间，有严重的免疫功能不全或应用蛋白酶抑制药的患者体重增加最多。

（二）脂肪含量和分布的变化

HIV 感染者中，体成分最常见的改变是腹部和外周皮下脂肪减少，包括面部皮下脂肪减少[116]。其他可见的变化有中心脂肪的相对保存，内脏脂肪和上躯干脂肪相对或绝对增多[116, 117]。此外，还可以看到异位脂肪沉积，包括颈背部脂肪沉积。也可以见到肝脏和肌肉的脂肪沉积增加，这与胰岛素抵抗有关。一项针对 21 世纪初开始进行抗反转录病毒治疗患者（包括 NRTI 和 PI）的前瞻性研究发现，随着与病毒感染控制相关的分解代谢消耗状态的逆转，起初外周皮下脂肪和中心脂肪沉积增加，随后外周脂肪的减少，中心脂肪相对保留甚至绝对增加。有关用新的方案开始治疗抗反转录病毒患者的数据提示，在 96 周内皮下脂肪和内脏脂肪都会增加[118]。HIV 感染中脂肪再分布和的代谢变化研究（Fat Redistribution and Metabolic Change in HIV Infection，FRAM）的数据表明，内脏脂肪的增加、四肢脂肪的减少与 HIV 感染患者死亡率增加独立相关[119]（图 44-6）。

中心脂肪相对沉积的原因仍不明确。例如，目前尚不清楚这是否是一种特定抗反转录病毒药物的直接作用，或者反常的将营养分配到保存相对完好的中心

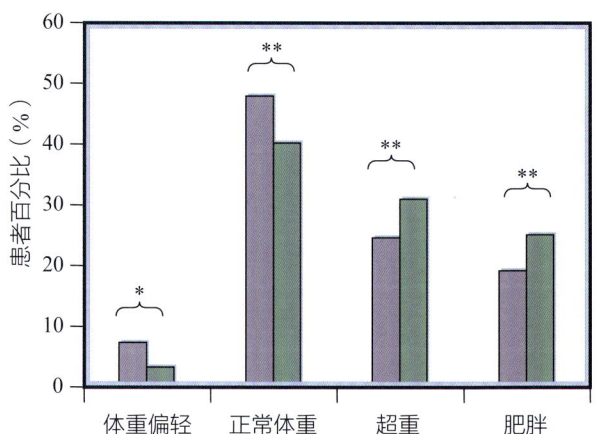

▲ 图 44-5 阿拉巴马大学伯明翰分校 1917 年 HIV/AIDS 诊所在 2000—2008 年对抗反转录病毒治疗开始时与治疗 2 年后未接受治疗的 HI 感染患者的 BMI 指数等级比例的比较。紫条 = 治疗开始；蓝绿色条 =24 个月

*. P<0.05；**. P<0.01（经许可转载，引自 Tate T, Willig AL, Willig JH, et al. HIV infection and obesity: where did all the wasting go? *Antivir Ther*. 2012; 17: 1281-1289, Fig.2A）

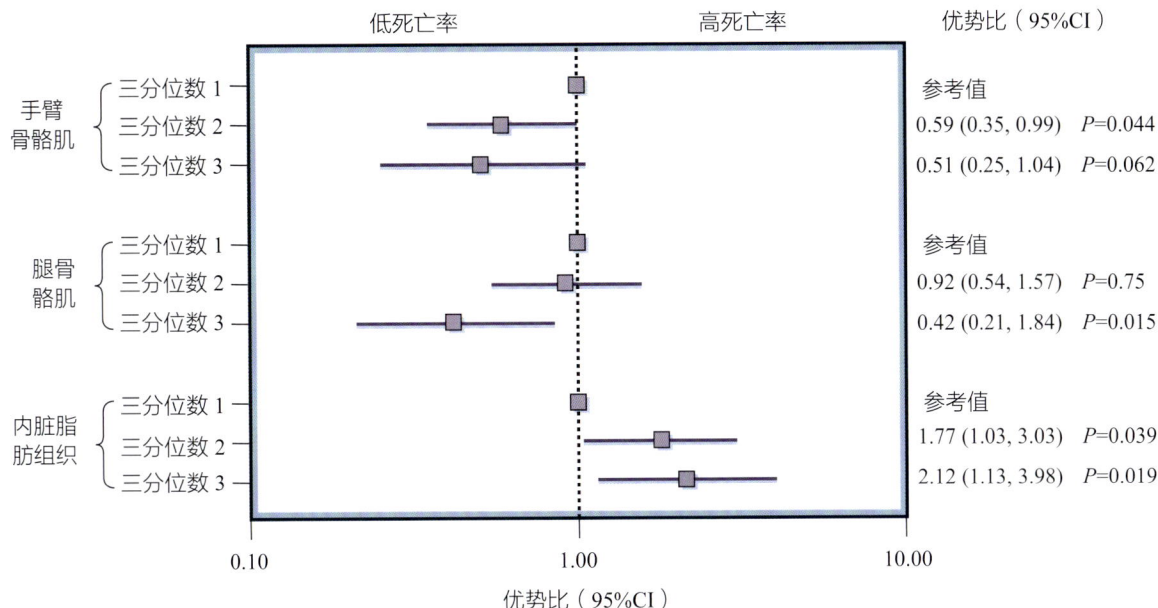

▲ 图 44-6 在人类免疫缺陷病毒感染的 FRAM 参与者中，MRI 测量的骨骼肌和脂肪组织与 5 年死亡率的多变量校正相关性。X 轴是 log10 刻度。多变量调整模型的估计控制年龄、性别、种族、传统心血管疾病危险因素、HIV 相关因素、CRP、纤维蛋白原，采用胱抑素 C 估算肾小球滤过率、蛋白尿、手臂骨骼肌、腿骨骼肌和内脏脂肪组织。参考值类别是第 1 百分位，指最低数量的肌肉或者脂肪组织

CI. 置信区间 [经许可转载，引自 Scherzer R,Heymsfield SB, Lee D, et al.Decreased limb muscle and increased central adiposity are associated with 5-year all-cause mortality in HIV infection.AIDS.2011;25(11):1405-1414,Fig.1.]

脂肪储备（受 NRTI 治疗和线粒体毒性影响较小）是否可能是原因之一。相比之下，一些机制已经被阐明以解释外周脂肪的减少。NRTI 可以抑制线粒体 DNA 多聚酶γ，导致线粒体功能异常。使用特定的 NRTI，包括经典的 NRTI，如司坦夫定，与体内和体外脂肪凋亡和线粒体 DNA 的减少，以及脂质代谢基因的表达减少，临床上皮下脂肪减少、脂肪萎缩有关[120, 121]。PI 对于脂肪形成可能有直接作用（通过抑制 SREBP1 的核定位和减少 PPARγ 的表达）[122]。NRTI 和 PI 一直与体内外脂肪的分解有关。

在接受抗反转录病毒治疗的 HIV 感染者中，基因多样性可能倾向于改变体成分和代谢。这种发现可能暗示，一种基因环境的相互作用导致了这种变化。例如，抵抗素基因的单核苷酸多态性可以预测使用特定的抗反转录病毒方案时血脂异常、胰岛素抵抗和四肢脂肪减少的发生[123]。在同一研究中，血色素沉着症基因多态性和特定线粒体基因单倍型也与四肢脂肪减少增加有关[124]。Fas 基因（APOC3）、PPAR 基因和肾上腺素能受体的特异性单倍型也与脂肪萎缩的发生有关[125]。

其他研究表明，伴有外周脂肪组织减少患者的脂肪组织中存在早期分子改变。Kratz 及其同事[126]认为，在大腿皮下脂肪中编码脂蛋白脂肪酶的 mRNA、转录因子 SREBP1、PPARγ 和 CCAAT/ 增强子结合蛋白 C/ EBPα 的表达降低与脂肪的减少有关，在出现明显的临床表现之前，在皮下脂肪尚保留的患者脂肪组织中已经发现编码羟类固醇 11β 脱氢酶 1 和转录因子 C/ EBPβ 的 mRNA 水平增加。目前还发现，RNA 内切酶 Dicer 调节褐色和白色脂肪细胞的分化，在出现脂肪萎缩的 HIV 感染患者的皮下脂肪中表达减少，为 HIV 患者脂肪功能异常提供了一种新的机制[127]。此外，研究提示，肾素 – 血管紧张素 – 醛固酮系统的激活增加与 HIV 患者血管脂肪沉积有关。最新数据表示在 HIV 感染者中，使用盐皮质激素受体拮抗体依普利酮可能会降低免疫激活并改善某些代谢指标[128]。

自从引入 HAART，脂肪分布的改变已经得到了广泛认同，但是在抗反转录病毒治疗初期的患者中，也可以出现异常的脂肪分布，这表明病毒因子也可能是原因之一。在这方面，最新数据表明脂肪组织功能异常可能与一种病毒附件蛋白 Vpr 有关，它可以同时激活糖皮质激素受体并抑制 PPARγ[129]。

HIV 感染者脂肪分布的改变和库欣综合征有相似之处，都有颈项部脂肪堆积和脂肪向心性分布。然而，库欣综合征有更特异的特征，包括近段肌肉萎缩、面部多血质、皮肤菲薄、瘀斑和紫纹，然而这些特征在 HIV 感染者中都未见到，因此这些改变构成了假库欣综合征[130]。Miller 及其同事[130]观察到有类库欣特点的 HIV 感染者皮质醇水平正常，地塞米松对皮质醇有充分的抑制作用。Yanovski 及其同事[131]将 PI 相关脂

肪代谢障碍的 HIV 感染者和对照组、库欣综合征患者进行比较。相比于真正的库欣综合征患者，PI 相关脂肪代谢障碍患者表现为皮质醇日间变化水平正常。相比于对照组，无 24h 尿皮质醇水平降低及 17- 羟类固醇水平升高。有脂肪分布变化的 HIV 感染者，皮下组织 11β- 羟类固醇脱氢酶表达升高已经证实与尿皮质醇与皮质醇代谢物的比例增加有关，并且可能导致皮质醇产生增加[132]。此外，病毒蛋白可能会激活特定脂肪组织中的糖皮质激素受体[129]。

其他类固醇代谢异常与脂肪分布的变化有关。在一项纵向评估中，脂肪代谢障碍的发生与 DHEA 降低、皮质醇/DHEA 比例升高和 IFNα 升高有关[133]。在受影响的脂肪组织中皮质醇的再生增加可能导致了胰岛素抵抗和进一步脂肪再分布。

（三）脂质异常

脂质异常在 HIV 感染者中非常常见，特别是脂肪分布变化，内脏脂肪和上躯干脂肪的增加。高甘油三酯血症与 HIV 感染有关，在有效的抗反转录病毒治疗之前即观察到高甘油三酯血症，部分患者的高甘油三酯血症与 VLDL 分泌增加和清除率下降有关[134]。这些变化的原因尚不明确，可能是病毒感染本身的影响，也可能与脂多糖微生物易位[135]、细胞因子（包括 IFNα）改变有关[136]，或与 ApoE 的增加有关[137]。一项纵向研究观察到 HIV 血清转换期伴随着 HDL-C、总胆固醇和 LDL-C 的降低。随着抗反转录病毒治疗，胆固醇和 LDL 升高至感染前水平，但是 HDL 仍保持低水平[138]。

在接受联合抗反转录病毒治疗包括 PI 的 HIV 感染患者中，高胆固醇血症（＞240mg/dl）、高甘油三酯血症（＞200mg/dl）和低 HDL（＜35mg/dl）分别占 27%、40% 和 27%，而在之前未治疗的患者中相应的比例分别为 8%、15% 和 26%[139]。在脂肪分布改变的患者中，相比于 Framingham 后代研究中年龄和 BMI 匹配的队列，57% 的患者表现为高甘油三酯血症，46% 的患者表现为低 HDL[140]。在脂肪代谢障碍的 HIV 感染者中，存在一种致动脉粥样硬化的小而密的 LDL 颗粒的表型[141]。此外，研究者已经证明，LDL 和甘油三酯同时增加，以及肝脂肪酶受损，暗示脂蛋白加工受损，进一步导致了动脉粥样硬化[142]。

HIV 感染者的血脂异常可能是由抗反转录病毒药物的作用导致，包括特定 PI，已经证实可以导致甘油三酯水平升高。PI 的使用可能也与致动脉粥样硬化的血脂异常有关，包括小而密的 LDL 的增加[143]、ApoC-Ⅲ 和 ApoE 升高，ApoB 的蛋白酶体降解降低[144, 145]。Mulligan 和同事[146] 证明脂质水平的变化发生在 PI 治疗的 3 个月内。高甘油三酯血症在接受利托那韦或利托那韦/沙奎那韦联合治疗的患者中最为严重。在目前批准使用的 PI 中，阿扎那韦与高脂血症的

关联最小[147]。相比于其他 PI，使用阿扎那韦的脂质改变似乎更少，并且有所改善[148]。一些 NNRTI，如依法韦仑，可能不仅会使总胆固醇水平和非 HDL-C 水平升高，而且会使 HDL-C 水平升高[149]。最新的 NNRTI，如利匹韦林和依曲韦林，对脂质谱的影响不如依非韦仑明显[150-152]。与 PI 相比，整合酶链转移抑制剂，如拉替格雷韦、杜鲁特韦、埃替拉韦和比克替拉韦，对脂质谱的影响更加获益[153-155]。这些药物联合 NRTI 可作为 HIV 患者的首选起始治疗方案[156]。

（四）高脂血症和胰岛素抵抗

胰岛素抵抗和糖尿病在 HIV 感染者中相对常见。在一项早期的纵向研究中，接受联合抗反转录病毒治疗的 HIV 感染者发生糖尿病的可能性是对照组的 3.1 倍[157]。最近研究进一步证实 2000 年前糖尿病发病风险增加，但是在应用最新的抗反转录病毒治疗期间，药物制剂导致葡萄糖异常可能性较小，HIV 感染和非 HIV 感染患者发生糖尿病的风险相同[158]。这些评估表明，2000 年前的最高年发病率为 23.2/1000 患者，现已经下降到＜10/1000 患者，未接受和使用抗反转录病毒治疗的受试者之间没有差异[159]（图 44-7）。然而，一项最近的分析比较了具有全国代表性的 HIV 感染者，校正后的糖尿病患病率为 11.8%，明显高于国家健康和营养调查中 8% 的糖尿病患病率[160]。BMI、脂肪代谢障碍、CD4 数值低，以及接受特定的、更老的抗反转录病毒药物治疗（包括司坦夫定和依地那韦）的 HIV 人群更易患上糖尿病[158]。糖耐量受损的 HIV 感染者表现为高胰岛素血症，提示胰岛素抵抗导致该人群中葡萄糖稳态受损。

已经证实，HbA1c 低估了 HIV 感染患者的血糖水平，特别是那些由于特定的抗反转录病毒药物导致平均红细胞体积增加的患者。在一项研究中，使用 5.8% 的糖化血红蛋白临界值和使用 6.5% 的临界值相比，优化了诊断糖尿病的曲线下面积，并且敏感度从 40.9% 增加至 88.8%，特异性从 97.5% 减少至 77.5%。研究表明，与 A1c 曲线下面积的阈值为 6.5% 诊断 DM 相比，将阈值定为 5.8% 诊断 DM，敏感性能够从 40.9% 增加至 88.8%，但特异性从 97.5% 下降至 77.5%[161]。

HIV 感染者发生胰岛素抵抗可能是由异常的脂肪分布导致的（如中心脂肪增加、外周皮下脂肪丢失、相关分子变化）。这些变化包括细胞因子的改变（如脂联素降低、抵抗素增加或 TNFα 水平升高），或者其他过程改变（如线粒体功能障碍、脂肪和蛋白质分解增加、细胞因子信号转导抑制因子[162] 表达增加、肌肉和肝脏脂肪沉积增加）。对于 HIV 感染者，启动 ART 疗法后体内炎症增加可能与糖尿病的发生发展有关[163]。微生物持续地跨胃肠道屏障移动可能会导致血液中脂多糖水平增加，虽然抑制了病毒水平，但同时

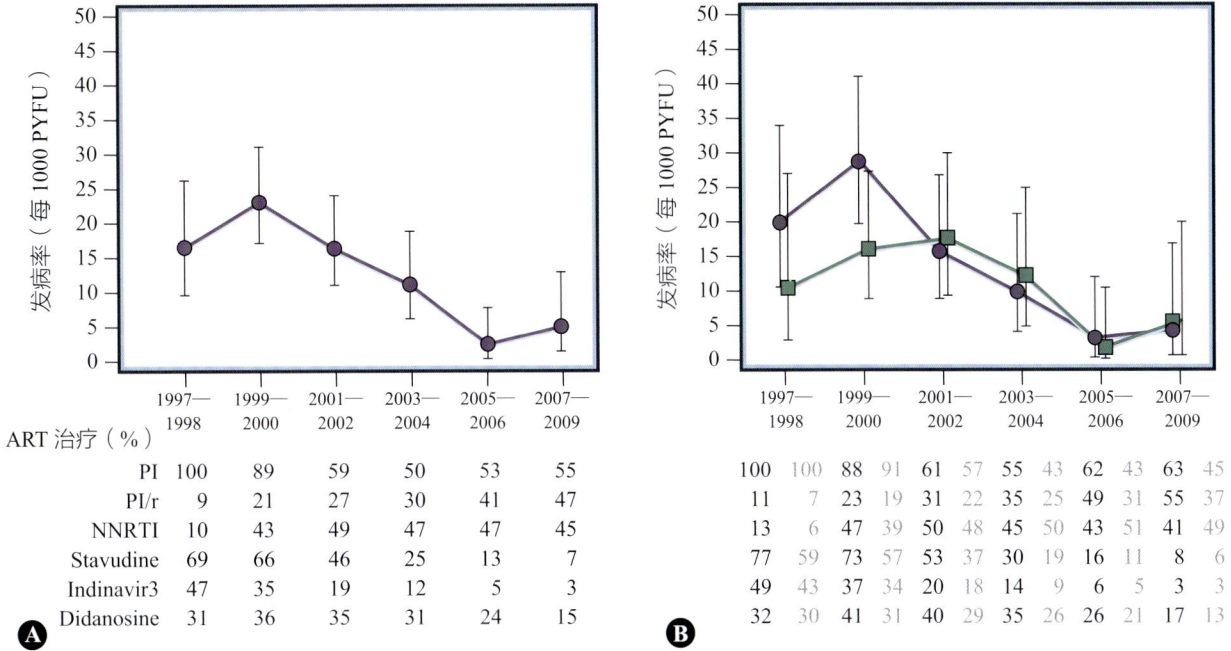

ART 治疗（%）	1997—1998	1999—2000	2001—2002	2003—2004	2005—2006	2007—2009
PI	100	89	59	50	53	55
PI/r	9	21	27	30	41	47
NNRTI	10	43	49	47	47	45
Stavudine	69	66	46	25	13	7
Indinavir3	47	35	19	12	5	3
Didanosine	31	36	35	31	24	15

1997—1998		1999—2000		2001—2002		2003—2004		2005—2006		2007—2009	
100	100	88	91	61	57	55	43	62	43	63	45
11	7	23	19	31	22	35	25	49	31	55	37
13	6	47	39	50	48	45	50	49	51	41	49
77	59	73	57	53	37	30	19	16	11	8	6
49	43	37	34	20	18	14	9	6	5	3	3
32	30	41	34	40	29	35	26	26	21	17	13

▲ 图 44-7　**ANRS CO8 ARROCO-COPILOTE** 队列中新发糖尿病和抗反转录病毒药物暴露时间发病率曲线

1997—2009 年每 1000PYFU 糖尿病发生率（A）所有纳入的患者（B），在 PI 开始前从未接受过 ART 治疗（ART 阴性，蓝绿色线）或此前接受过 ART 治疗（非阴性，紫色线）。随访期间接受各种药物的患者百分比显示在图表的下方（B 中灰字母对应未接受过 ART 治疗的患者）。垂直线表示 95%CI。ART. 抗反转录病毒疗法；NNRTI. 非核苷类似物反转录酶抑制药；PI. 蛋白酶抑制药；PI/r. 利托那韦增强的 PI；PYFU. 随访人年（经许可转载，引自 Capeau J, Bouteloup V, Katlama C, et al.Ten-year diabetes incidence in 1046 HIV-infected patients started on a combination antiretroviral treatment. *AIDS*.2012;26:303–314,Fig.1）

也导致机体代谢发生改变[164]。RB4 可能进一步加重胰岛素抵抗，从而导致 HIV 代谢异常[165]。在 ART 治疗起始阶段，正在经历免疫重建综合征的 HIV 感染者会罕见地出现胰岛素受体自身抗体[166]。此外，有重要证据表明，特定的抗反转录药物能够直接降低胰岛素敏感性。PI 在体外抑制葡萄糖转运体（GLUT–4）减少葡萄糖摄取[167]，在体内降低胰岛素敏感性[168]。同时，PI 也被推测能降低 B 细胞凋亡，抑制胰岛素分泌[169]。NRTI 与胰岛素抵抗的关联可能是 NRTI 通过增加线粒体毒性[170]的直接效应，也可能是通过影响皮下脂肪的间接效应[121]。有关特异性 ART 药物对代谢作用的更多细节见表 44–1。HIV 患者糖尿病的临床表现和病程进展尚缺乏高质量的研究，但是初步研究表明，HIV 感染的患者（特别是那些病毒载量增加的患者）蛋白尿风险增加，并且与血压水平无关[171]。

（五）HIV 感染者代谢和体成分改变的治疗

目前有几种用于 HIV 感染患者体成分改变及代谢异常的治疗选择。

1. AIDS 消瘦和瘦体重减少的治疗

睾酮已成功用于增加 AIDS 消耗综合征男性的瘦体重。随机研究表明，肌内注射睾酮能够显著改善性腺功能减退伴消耗综合征的 AIDS 男性患者的瘦体重（6 个月内增加 2kg），并且提高他们的生活质量[172]。尽管少数研究表

明，类固醇激素对伴有消耗综合征的 HIV 感染者有获益，但这些药物同时也会抑制性腺功能，并可能导致性腺功能减退。甲基睾酮和合成代谢类固醇可能会导致肝脏损伤，包括肝紫癜病、肝功能恶化、潜在的恶性肿瘤。此外，高剂量的类雄诺龙会抑制内源性睾酮的水平，显著增加转氨酶和 LDL 的水平[173]。诺龙（每 2 周 1 次 100mg 肌内注射）能有效增加 HIV 感染女性的体重和瘦体重[174]。合成类固醇与 HDL 减少及其他不良反应（包括肝脏不良反应）相关。此外，在治疗 AIDS 相关的体重减少方面，合成类固醇与天然睾酮相比没有优势。短期使用合成类固醇可能会用于治疗性腺功能正常患者的严重消瘦，但由于其相关不良反应，一般情况下应避免使用。DHEA 可用于改善亚综合征抑郁和情绪障碍的 HIV 感染者的情绪[175]，但是 DHEA 的剂量、疗程和临床治疗终点方面仍有待进一步的研究。

目前已有一些研究观察了雄激素在低体重 HIV 感染女性中的疗效。这些研究的睾酮治疗为经皮贴剂，采用 150～300μg/d 的低生理剂量。其中使用睾酮 150μg/d 治疗 6 个月，瘦体重增加，并伴随肌肉功能和力量显著改善且未出现多毛或男性化。在相对雄激素缺乏的女性 HIV 感染者中开展了一项为期 18 个月的随机安慰剂对照研究，发现睾酮 300μg/d 可增加臀

部瘦体重和骨密度，并有助于改善抑郁指数，而不会升高血脂或血糖水平[176]。已有研究初步探讨了 DHEA 对绝经前女性雄激素水平的影响，但是该疗法的临床有效性有待进一步阐明。醋酸甲地孕酮是一种具有类糖皮质激素特性的合成孕激素。随机研究显示，服用醋酸甲地孕酮后，伴随能量摄入增加，在 12 周内体重能够增加 3～4kg，但增加的主要是脂肪而不是瘦体重[177, 178]。此外，醋酸甲地孕酮具有类糖皮质激素的特性，使其产生包括性腺功能减退和高血糖在内的多种不良反应，并且突然停药可诱发肾上腺危象。在儿童中，醋酸甲地孕酮促进体重增加而不影响患儿的线性生长[179]。

以下几种药物已用于治疗 AIDS 的消耗综合征。沙利度胺可阻断 TNFα 的作用，并减轻 AIDS 患者的食管溃疡。临床研究表明，沙利度胺短期内对体重指数的提升作用有限，但有显著的不良反应，包括皮疹和发热。hCG 导致睾酮水平升高，并且可能具有抑制 KS 的作用。目前尚缺乏随机对照的临床研究明确其对人类消耗综合征的影响。

此外，AIDS 消耗综合征患者可能表现出典型的营养相关 GH 抵抗。这些患者表现出 GH 水平升高，但主要介导 GH 在肌肉发挥作用的 IGF-1 水平下降，提示 GH 抵抗[180, 181]。GH 已在罹患肌少症的 HIV 感染消耗综合征患者中应用以增加瘦体重，改善消瘦。一项在罹患消耗综合征的 AIDS 患者中开展的安慰剂对照研究，研究了高剂量（即超生理剂量）的 GH 给药[0.1mg/（kg·d）]，可以观察到 3 个月内体重有小幅度增加（1.6kg），差异具有统计学意义[182]，同时也增加了跑步机测试的运动耐量，改善生活质量，提高外周肌肉氧摄取和利用[183]。这些研究表明，大剂量 GH 能够显著增加消耗综合征的 AIDS 患者的瘦体重，改善营养介导的 GH 抵抗。然而，高剂量的 GH 与高血糖和体液潴留等不良反应有关[184]，并且难以坚持长时间的治疗。鉴于 GH 过多导致的急性和慢性不良反应，对于长期大剂量使用 GH 治疗消耗综合征的 AIDS 患者应更加谨慎。高剂量 GH 已被证明可增加胸腺质量和循环 CD4 细胞[185]。低剂量（0.7mg/d）GH 能够诱导接受有效 ART 的患者中 HIV1 特异性 T 细胞应答[186]。目前仍需更深入的研究来探究 GH 对免疫轴的影响。

多学科综合治疗 AIDS 患者的消耗综合征是最有效的。优化 ART 与充足营养和蛋白质供给的联合至关重要。然而，即使如此，由于疾病的高分解代谢特性，体重和肌肉含量仍可能继续减少。这些病例的内分泌轴评估应包括性腺功能，因其往往出现性腺功能减低。在消耗综合征的 AIDS 患者中 GH 水平增加，但 FDA 批准 GH 超生理剂量给药能够进一步增加瘦体重。高剂量 GH 给药最适用于其他治疗方法无效的严重消耗综合征。其他通过刺激食欲（包括醋酸甲地孕酮）来增加体重的治疗方法与瘦体重增加无关，并可能引发不良反应。当应用 HAART 治疗 AIDS 时，抗反转录病毒治疗相关的脂肪萎缩应该与传统的消耗综合征区分开来。虽然真正的 AIDS 消耗综合征包括肌少症，需要合成代谢治疗来增加肌肉质量，而严重的脂肪萎缩表明则需要避免脂肪丢失。

2. 治疗脂肪萎缩和皮下脂肪减少的策略 抗反转录病毒治疗转换为毒性较小的 NRTI 或 PI 可能有助于改善脂肪分布和高脂血症[187]。一项研究表明，将洛匹那韦 / 利托那韦治疗转换为阿扎那韦 / 利托那韦可改善葡萄糖向肌肉的转运，降低甘油三酯水平（平均降至 182mg/dl），内脏脂肪减少 25%[148]。另一项研究表明，在改用基于非胸苷类似物的 ART 治疗后，皮下脂肪含量显著增加且内脏脂肪含量减少[188]。生活方式干预和阻力训练不能逆转接受 ART 治疗的 HIV 感染者常见的皮下脂肪减少。

3. 内脏脂肪堆积治疗 LSM 在结合运动锻炼时可能改善血脂水平和腹部脂肪堆积[189]。进行性阻抗训练（progressive resistance training，PRT）也可减少肌肉脂肪，从而显著改善 HIV 感染患者的葡萄糖稳态[190]。以糖尿病预防计划为模型的 HIV 感染者的 LSM 干预研究表明，LSM 能够改善心肺功能、增加 HDL 水平和改善 CRP 水平[191]，但对体成分无显著作用。

在雄激素相对缺乏合并有腹部脂肪堆积（腰臀比 >0.95 或腰围 >100cm）的男性 HIV 感染者中使用睾酮治疗的资料有限[192]。每天应用 10g 外用睾酮并持续 24 周没有改善内脏脂肪，但与安慰剂相比，整体躯干脂肪减少了 15%。对血糖和胰岛素水平无显著影响。大剂量睾酮和合成类固醇对脂质水平的不良影响可能限制了该类药品在 HIV 感染者中减少内脏脂肪的作用。另外，有研究表明在非 HIV 感染的老年男性中使用睾酮可能会增加 CVD 事件的发生[193, 194]。睾酮应仅限于治疗那些有性腺功能减退的男性 HIV 感染者，因其可以改善这类患者的瘦体重和骨骼情况。

生长激素也被用于有中心脂肪堆积的 HIV 感染者，以减少内脏脂肪。Lo 及其同事[195]在对有中心脂肪堆积且对 GHRH– 精氨酸试验反应不足的 HIV 感染者中应用了小剂量、长疗程（超过 18 个月）的生长激素。小剂量生长激素在 18 个月内可使 VAT 降低 9%，同时降低血压和甘油三酯水平。然而，即使应用小剂量生长激素，也会使 2h 血糖增加。这表明生长激素虽然可能有助于减少中心脂肪堆积，但在严重胰岛素抵抗的人群中，其应用剂量却难以确定。FDA 没有批准生长激素用于治疗 HIV 脂肪营养不良，很大程度上是因为生长激素能加重血糖异常。

相反，生长激素促泌剂已成功用于增加瘦体重和减少内脏、躯干脂肪，并且对血糖水平无明显影响。

在纳入两项大型、随机、安慰剂对照的三期试验（研究患者总数超过 800 名）的联合分析中，相对于安慰剂，GHRH（1~44）（替莫瑞林）使合并中心脂肪堆积的 HIV 感染患者的 VAT 降低了 15.4%。甘油三酯水平（相当于 43mg/dl）、总胆固醇水平和胆固醇与高密度脂蛋白的比值均有改善。在 12 个月的研究期间，可以发现体成分有进一步改善[196]（图 44-8）。然而，临床上并未观察到 GHRH（1~44）显著降低 SAT，因此它选择性对 VAT 有效。与小剂量生长激素相比，使用 GHRH（1~44）与 IGF-1 水平的生理性升高相关，而不会引起血糖或胰岛素水平的升高。内脏脂肪的显著减少与血脂、血糖、脂联素水平的改善相关，表明随着 VAT 减少，代谢状态也有所改善[197]。近期有研究指出，GHRH（1~44）可以改善与内脏脂肪相关的肝脏脂肪，这表明 GHRH（1~44）对其他异位脂肪沉积也有益[198]。当停止生长激素和 GHRH 治疗后，会导致内脏脂肪重新增至基线水平，这表明这些药物在停药以后无持续治疗作用[199-201]。2010 年，FDA 批准 GHRH（1~44）用于治疗 HIV 感染者的中心脂肪沉积。

4. 胰岛素增敏策略　HIV 感染者存在显著的胰岛素抵抗，这与使用特定的抗反转录病毒药物、脂肪分布变化等因素有关。二甲双胍尤其适用于合并明显躯干肥胖和 FFA 水平升高的患者，肝脏葡萄糖生成增加是造成胰岛素抵抗的病因之一。此外，二甲双胍对血脂有轻微的改善作用。二甲双胍已被证明可降低高脂血症患者中甘油三酯和 LDL 水平，而不会对其他指标产生不利影响。血浆甘油三酯水平可被降低 10%~20%，这可能是由肝脏 VLDL 产生减少所致。

既往已有研究证实，二甲双胍在合并中心脂肪沉积和胰岛素抵抗的 HIV 感染者中具有疗效。在一项为期 12 周的随机、安慰剂对照的研究中，Hadigan 及其同事[202, 203]证明，给予二甲双胍 500mg 口服，每天 2 次，持续应用 12 周，可显著改善胰岛素抵抗、舒张压、组织纤溶酶原激活物和纤溶酶源激活物抑制剂浓度，并降低腹部内脏脂肪，从而改善此类患者的 CVD 风险。二甲双胍的作用可维持超过 9 个月[204]。另有其他研究表明，二甲双胍可以改善 HIV 感染者的胰岛素敏感性，但对于腹部脂肪的影响，结论与之前的研究并不一致[205]。一项随机对照研究比较了二甲双胍联合渐进式阻力训练与单独使用二甲双胍对 HIV 感染者的治疗效果，结果表明，联合组可以更好地改善中心型肥胖、血压和胰岛素抵抗[206]。与单纯生活方式改善相比，二甲双胍可显著减少 HIV 感染者的冠状动脉钙化[191]。

HIV 皮下脂肪的丢失会限制外周葡萄糖和甘油三酯的摄取，进而加重胰岛素抵抗。因此，胰岛素增敏剂因其可增加皮下脂肪含量而备受关注。现已证明，TZD 药物主要是通过激活 PPARγ，从而促进脂肪的形成。TZD 既可改善肝脏的胰岛素抵抗，又可改善外周的胰岛素抵抗，其显性作用是增加外周葡萄糖摄取。TZD 的治疗效果在非 HIV 感染者中受到质疑，原因是罗格列酮可导致死亡率增加，尚无证据证明吡格列酮有类似的作用[207]。TZD 可使体重增加，而二甲双

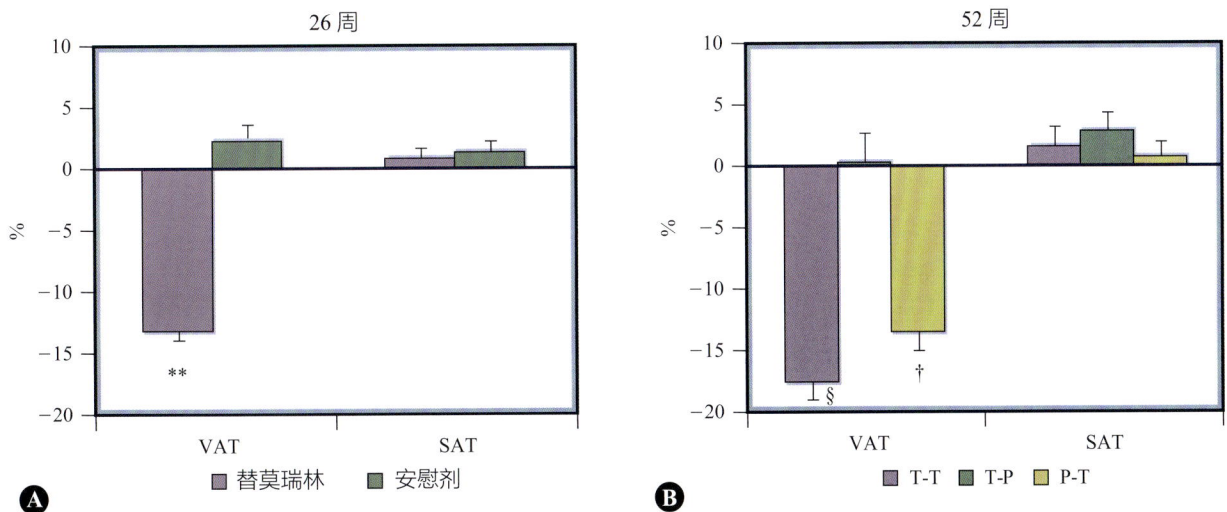

▲ 图 44-8　26 周（A）和 52 周（B）时，VAT 和 SAT 与基线相比的百分比变化。数据为平均值 ± 标准误

**. 与安慰剂相比 $P<0.001$；§. 与基线和与 T-P 相比，$P<0.001$；†. 与基线相比，$P<0.001$；P-T. 开始 26 周为安慰剂，随后 26 周为替莫瑞林；SAT. 皮下脂肪组织；T-T. 开始 26 周和随后的 26 周均为替莫瑞林；T-P. 开始 26 周为替莫瑞林，随后 26 周为安慰剂；VAT. 内脏脂肪组织

[经许可引自 Falutz J, Mamputu JC, Potvin D, et al. Effects of tesamorelin (TH9507), a growth hormone-releasing factor analog, in human immunodeficiency virus-infected patients with excess abdominal fat: a pooled analysis of two multicenter, double-blind placebo-controlled phase 3 trials with safety extension data. *J Clin Endocrinol Metab*. 2010;95:4291-4304.]

胍会导致体重下降。尽管如此，由于 TZD 可通过激活 PPARγ 起到胰岛素增敏的作用，并能促进脂肪生成，针对该药物在皮下脂肪丢失合并胰岛素抵抗的 HIV 感染者中的应用开展了研究。

一项为期 3 个月的随机对照研究比较了罗格列酮 / 安慰剂对 28 名胰岛素抵抗的 HIV 感染者的胰岛素敏感性、脂联素、游离脂肪酸和皮下脂肪体积的影响，研究表明，罗格列酮对上述指标均有改善[208]。相反，在脂肪萎缩的患者（仅针对脂肪丢失而未评估胰岛素抵抗）中应用罗格列酮 48 周后并未见到皮下脂肪的显著改善，HIV 感染者在应用罗格列酮后出现显著的脂联素水平升高和胰岛素抵抗的改善[209]。罗格列酮或能有效增加部分 HIV 感染者的皮下脂肪，尤其是有胰岛素抵抗的患者[210]，但其对血脂水平有显著不良影响，尤其是 LDL，相比之下吡格列酮的影响较小。Slama 团队[211] 在合并脂肪萎缩的 HIV 感染者中开展了吡格列酮的大型随机对照研究，结果显示其增加了外周脂肪并提高了 HDL 浓度，证实其对胰岛素抵抗和脂肪萎缩的 HIV 感染者的潜在治疗价值。总体而言，TZD 相较二甲双胍对脂代谢和体成分有截然不同的作用，但降低 HIV 感染者血糖的作用类似[212]。

NRTI 治疗对线粒体功能有明显影响。Mallon 团队[213] 发现，同时使用 TZD 和 NRTI，可使罗格列酮增加脂肪组织表达 PPARγ 的作用减弱，从而使其对合并脂肪萎缩的 HIV 感染者的增脂作用削弱。此外，有小型研究表明，针对 HIV 感染者线粒体功能紊乱的治疗，包括通过补充半胱氨酸和甘氨酸增加谷胱甘肽浓度，可改善线粒体中脂肪氧化和糖类氧化、胰岛素敏感性[214]。一项开放性研究表明，L- 乙酰肉碱可以降低肌细胞内脂质堆积，增加腿部脂肪含量，同时降低游离脂肪酸水平[215]。但在另一项随机研究中，L- 乙酰肉碱增加了 T 细胞线粒体 DNA，但对体成分和代谢参数并无影响[216]。迄今为止关于改善线粒体功能的研究数量不多，该领域仍需进一步探究。

5. 瘦素用于治疗合并脂肪萎缩的 HIV 感染者的代谢失调 由于脂肪减少和脂肪萎缩，HIV 感染者的瘦素水平较低。一项初期小型研究表明，给予脂肪萎缩和瘦素减少的 HIV 感染者瘦素治疗，可显著改善胰岛素敏感性、HDL 和甘油三酯水平，并降低躯干及内脏脂肪[217, 218]。在合并脂肪萎缩和脂肪增生且低瘦素水平的患者，补充瘦素可改善总胆固醇、非 HDL 胆固醇、血糖指标，但不改善 HDL、甘油三酯或脂质动力学[219]。因瘦素降低食欲，应用瘦素可导致体重减轻。美雷普汀被 FDA 批准用于治疗对先天性和获得性脂肪营养不良的相关并发症，但尚未批准用于 HIV 感染或其治疗。目前还需更多研究来探究瘦素改善 HIV 感染者代谢参数和脂肪重分布的潜在作用。

6. 脂质管理 参见 HIV 感染者中高脂血症的治疗方案相关内容。

九、HIV 感染者的心血管疾病

HIV 感患者的 CVD 患病率增加。HIV 感染者的传统 CVD 的风险因素包括高吸烟率、胰岛素抵抗、致动脉粥样硬化性血脂紊乱、躯干肥胖、高血压（hypertension，HTN）、纤维蛋白溶解受损、PAI1 及组织型纤溶酶原激活剂水平升高、脂联素水平降低、CRP 水平升高。糖尿病也是 HIV 感染者的 CVD 风险因素，它使冠心病的相对危险度增加至 2.41 倍[220]。超过 40% 的 AIDS 患者合并有代谢综合征，其心肌梗死的预期发病率也相应增加[221]。

代表性指标的异常，包括颈动脉内膜厚度和内皮功能，提示 HIV 感染者 CVD 发病率增加。内皮功能的异常与血脂异常有关，包括乳糜微粒、VLDL 和中等密度脂蛋白水平增高，以及 HDL 水平减低。冠脉 CTA 可证实 HIV 感染者的亚临床动脉粥样硬化。Lo 的研究团队证实[222]，与匹配度良好的非 HIV 感染者相比，无症状 HIV 感染者动脉斑块的发病率更高（34% vs. 59%）。后续研究表明，HIV 感染者的动脉斑块多为非钙化的[223]，它们更加脆弱，包括低回声的脂肪病变和偏心正向重塑[224]。通过氟脱氧葡萄糖正电子发射断层扫描评估血管表面的炎症程度，Subramanian 团队[225] 证实，即使是 CVD 危险因素较少的 HIV 感染患者，血管炎症表现也会有所增加（图 44-9）。免疫激活与动脉炎症相关，并且独立于传统的危险因素，表明非传统风险因素（包括免疫激活）在 HIV 感染患者中会加速动脉粥样硬化。

免疫激活指标的升高与动脉炎症相关，并且独立于传统危险因素，表明免疫激活等非传统危险因素在促进 HIV 感染者的动脉粥样硬化进程中发挥着重要作用。特别是单核细胞活化的标志物，包括可溶性 CD163 和 CD14[226, 227]，以及细菌易位[228]，与 HIV 感染者的内膜中层厚度和非钙化冠状动脉斑块等动脉粥样硬化指标相关。相反，在这些患者中，传统危险因素与冠状动脉钙质聚集在一起[226]，可能会低估动脉粥样硬化的影响[229]。CCR5、氧化应激标志物的遗传多态性和 mRNA 表达也可能与 HIV 感染者动脉粥样硬化增加有关[230, 231]。免疫激活可能导致具有高危形态的炎性易损斑块的患病率增加，这反过来可能增加 HIV 感染者心源性猝死的风险[232]。

一些研究表明 HIV 患者的 MI 率增加。最初的研究表明，ART 引起的血脂异常是导致 HIV 感染者 CVD 风险增加的一个主要因素。在一项针对 23 468 名患者的大型前瞻性研究中，接受抗反转录病毒治疗每增加 1 年的协变量校正风险为 1.26。其他危险因素包括男性、DM、高龄、MI 病史、HTN 和血脂异常[233]。控制血脂异常可显著降低 HAART 暴露的影响，表明

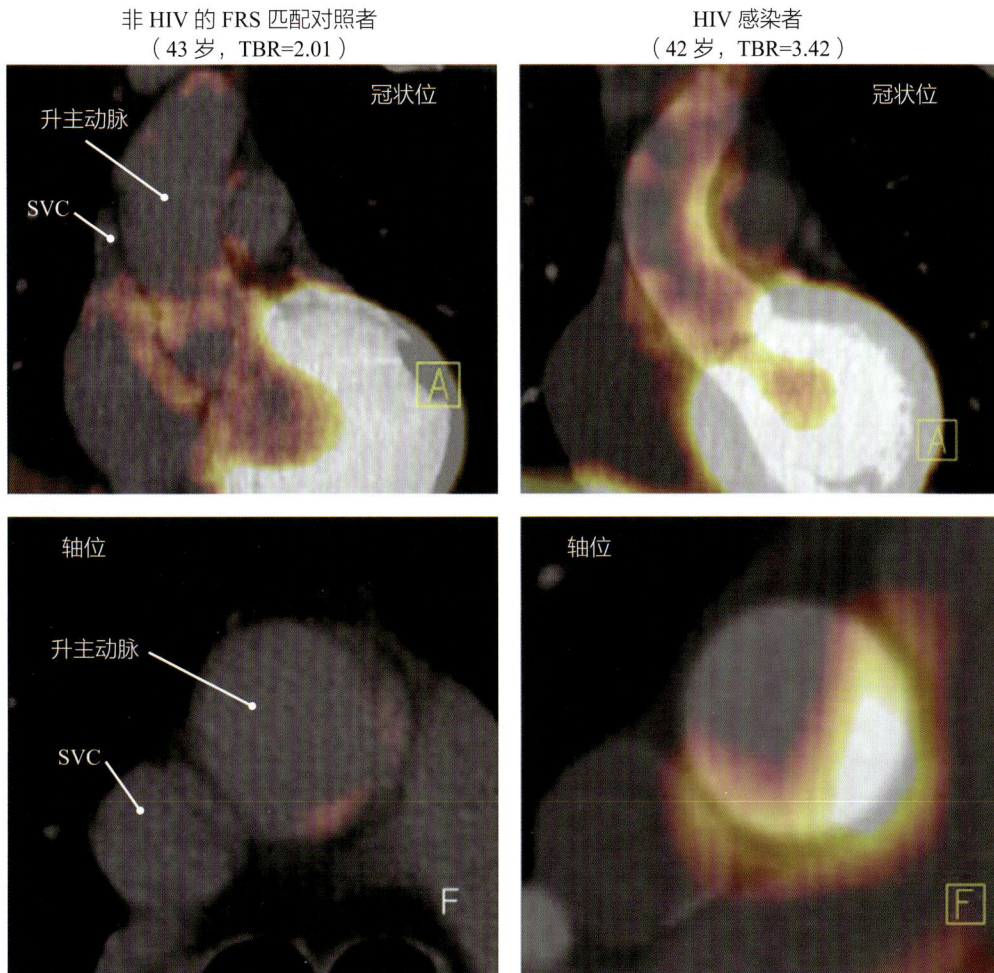

非HIV的FRS匹配对照者
（43岁，TBR=2.01）

HIV感染者
（42岁，TBR=3.42）

▲ 图 44-9 代表性的主动脉 ^{18}F-FDG-PET/CT 成像

与非 HIV FRS 匹配的对照组相比，HIV 感染者的主动脉 PET-FDG 摄取量增加（红色）。两位受试者都没有已知的心脏疾病，FRS 都很低，为 2 分，心脏 CT 没有钙质，都没有接受他汀类药物。A 表示前后方向，F 表示脚头方向。CT. 计算机断层扫描；^{18}F-FDG-PET. [^{18}F] 氟 –2– 脱氧 –d– 葡萄糖正电子发射断层扫描；FRS. Framingham 风险评分；HIV. 人类免疫缺陷病毒；SVC. 上腔静脉；TBR. 目标 – 背景比（经许可转载，引自 Subramanian S,Tawakol A, Burdo TH, et al. Arterial inflammation in patients with HIV. *JAMA*. 2012; 308: 379–386, Fig.2.）

血脂异常可能导致 HIV 感染者的 CVD 增加。

相反，更多的研究表明，传统危险因素以外的其他因素也可能导致 HIV 患者的 CVD 发病率增加。在一项针对美国大型医疗中心患者的研究中，Triant 等 [234] 证明，在考虑到年龄、性别和种族的模型中，与非 HIV 感染者相比，HIV 感染者的 MI 增加的 RR 为 1.75（95%CI 1.51～2.02，P＜0.0001）（图 44–10）。传统危险因素的发生率增加，包括 DM（11.5% vs. 6.6%，HIV 感染者 vs. 非 HIV 感染者）、HTN（21.2% vs. 15.9%）和血脂异常（23.3% vs. 17.6%），每一项危险因素都会增加 MI 的发病率（每项危险因素的 RR 值分别为 1.62、1.98 和 3.03）。然而，纳入高血压、糖尿病和血脂异常的回归模型显示，与非 HIV 感染者相比，这三个风险因素只占 HIV 感染者额外风险的 25%，表明还有其他因素参与其中 [235]。Freiberg 等 [235]

证明，在退伍军人管理系统的一个大型 HIV 感染者队列中，控制 Framingham 风险因素后，MI 的危险比增加了 1.48。吸烟率增加也会导致 HIV 患者的 CVD 风险增加。

炎症可能在 HIV 感染者的 CVD 风险增加中起着重要作用。在 HIV 感染者中观察到 CRP 水平升高，并可以据此预测 MI 发生率升高 [236]。SMART 研究小组表明，在随意中断治疗、免疫功能控制不达标的患者中，心血管事件的发生率增加 [237]。事实上，2014 年的一项研究表明，CD4 计数下降甚至降低至最低值是导致 HIV 感染者发生 CVD 的重要因素，表明免疫功能障碍在其中起着重要作用 [238]。

女性 HIV 感染者也有 CVD 增加的风险。在大型队列研究中，女性 HIV 感染者与非 HIV 感染者相比的 MI 和脑卒中的 RR（急性 MI 的 RR=2.98）高于男性

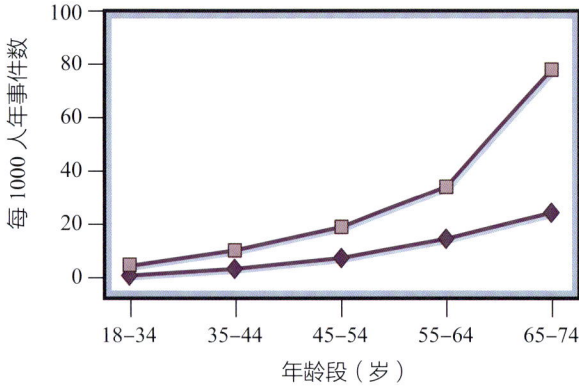

▲ 图 44-10　按年龄组划分的心肌梗死率

上方折线（正方形）表示诊断为人类免疫缺陷病毒病的患者。下方折线（菱形）表示未诊断出人类免疫缺陷病毒疾病的患者。所示数据包括男女。比率代表由国际疾病分类编码确定的每 1000 人年事件数（经许可转载，引自 Triant VA, Lee H, Hadigan C, Grinspoon SK. Increased acute myocardial infarction rates and cardiovascular risk factors among patients with human immunodeficiency virus disease. *J Clin Endocrinol Metab*. 2007; 92: 2506–2512，Fig.1B.）

HIV 感染者与非 HIV 感染者相比的 RR（急性 MI 的 RR=1.40）[234]。与年龄和 BMI 匹配的对照组相比，女性 HIV 感染者的腰臀比、内脏脂肪、CRP、IL6、甘油三酯和 LDL 增加，HDL 和脂联素减少。中心性肥胖可显著预测异常的 CVD 风险指标，包括新的炎症标志物[239]。此外，研究表明，女性 HIV 感染者的免疫激活指标，包括单核细胞激活标志物的显著增加，都与非钙化斑块的形成相关[240]。

（一）HIV 感染者高脂血症的治疗策略

　　根据现行指南，对 HIV 感染者中的高脂血症进行治疗有助于降低心血管风险。值得注意的是，将普通人群中建立的心血管疾病风险预测公式（如 Framingham 冠心病或美国心脏病学院 / 美国心脏协会评分）用于 HIV 感染者时，其预测效果不佳，往往会低估真实风险[241]（图 44–11）。与 Framingham CHD 评分[242] 相比，在抗 HIV 药物不良反应研究的数据收集中建立的 HIV 特异性风险预测公式（包括 HIV 特异性变量）可能预测效果较好，尽管尚未在所有高危人群中证实[243]。

　　治疗严重的高甘油三酯血症可以降低胰腺炎的风险。对于甘油三酯水平严重升高的患者，首选 PI 治疗，因其引起血脂异常的可能性较低。在 HIV 感染者中，通过饮食[244] 和运动[245] 可使甘油三酯水平分别降低约 20% 和 30%。在有严重血脂异常的 HIV 人群中，无论是饮食还是运动，都无法使甘油三酯水平恢复正常。在患有高甘油三酯血症的 HIV 感染者中，非诺贝特在 3 个月内使甘油三酯水平降低了 40%，总胆固醇水平降低了 14%[246]。吉非贝齐或其他贝特类衍生物

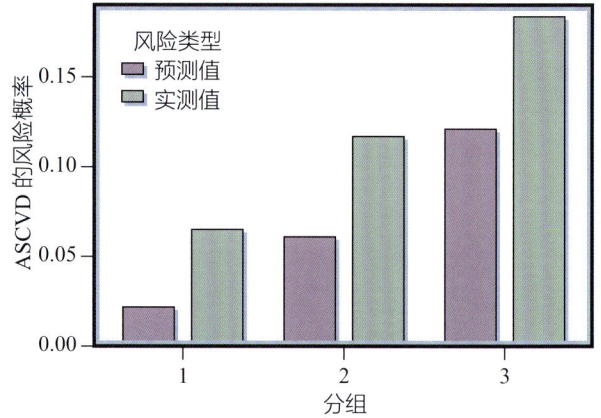

▲ 图 44-11　人类免疫缺陷病毒感染者的动脉粥样硬化性心血管疾病的观察和预测 5 年风险（第 1 组：<5%；第 2 组：5%～7.5%；第 3 组：>7.5%）

改编自 Triant VA, Perez J, Regan S, et al. *Cardiovascular risk prediction function underestimates the risk of HIV infection.Circulation*. 2018; 137(21): 2203-2214.

可能具有较小但有益的作用。烟酸也能显著降低甘油三酯水平，但可能会使 HIV 感染者的糖耐量受损，尽管这种血糖变化可能只是暂时的[247]。此外，由于其相关的潮红和潜在的肝功能异常，一般不选用烟酸治疗。在一项关于非诺贝特、烟酸或两药合用同时联合饮食和运动的为期 24 周的大型随机对照试验中，两药合用治疗联合饮食和运动可以最大限度地降低甘油三酯（–52%），而当单药烟酸联合饮食和运动治疗时，HDL 增幅最大。35%～40% 的烟酸治疗受试者出现潮红[248]。最新研究也阐明了 ω-3 多不饱和脂肪酸的功效，在一项随机、安慰剂对照研究中，ω-3 多不饱和脂肪酸可将甘油三酯水平降低 25.5%，并具有良好的耐受性[249]。在一项关于联合治疗的研究中，同时接受非诺贝特和鱼油治疗的高甘油三酯血症 HIV 感染者的甘油三酯水平降低了 65.5%[250]。在伴有高甘油三酯血症的 HIV 感染者中，将鱼油与吉非贝齐、贝特类和阿托伐他汀进行比较，结果表明，鱼油可以使甘油三酯降低 45mg/dl；而贝特类（–66mg/dl）比阿托伐他汀类（–39mg/dl）降低甘油三酯的作用更强效[251]。

　　HMG-CoA 还原酶抑制药对降低 HIV 感染者的胆固醇水平最有效，但对降低甘油三酯的效果较差。例如，普伐他汀联合饮食指导在 24 周内将总胆固醇水平降低了 17%，但对甘油三酯水平没有影响[252]。吉非贝齐和阿托伐他汀联合治疗可使 HIV 感染者的胆固醇降低 30%，甘油三酯降低 60%[244]，并且可能对混合性高脂血症的 HIV 感染者有效。当联合使用 HMG-CoA 还原酶抑制药和纤维酸衍生物时，发生横纹肌溶解的风险会增加。此外，PI 本身可以影响 HMG-CoA 还原酶抑制药的代谢。在这方面，利托那韦被证明可

使辛伐他汀的水平增加 3059%，阿托伐他汀的水平增加 79%[253]。在一项对美国凯撒健康计划医疗集团近 900 名 HIV 感染者的分析中，使用他汀类药物可使 HIV 感染者与非 HIV 感染者的 LDL 分别降低 25.6% 和 28.3%，而使用吉非贝齐可使他们的甘油三酯分别降低 44.2% 和 59.3%。他汀类药物对 LDL 的影响不因抗反转录病毒治疗类别而异，而吉非贝齐对接受 PI 的 HIV 感染患者的影响较小，在接受 NNRTI 治疗的患者中效果最好。他汀类药物（包括阿托伐他汀、普伐他汀和洛伐他汀）的安全性良好，很少发生肌炎。各种他汀类药物对 LDL 的相对效力基本相似，阿托伐他汀可降低 LDL 近 26.4%，普伐他汀可降低 LDL 近 23.6%[254]。由于与达芦那韦的潜在相互作用，瑞舒伐他汀必须以较低剂量使用，但在安慰剂对照试验中，给予瑞舒伐他汀 10mg/d 可使 LDL 降低 28%[255]。新药（如匹伐他汀）可能与 ART 的相互作用最少，因为它们是葡萄糖醛酸化的，不影响 CYP3A 代谢。依泽替米贝与他汀类药物联合应用于 HIV 患者时耐受性良好，并能进一步降低 LDL（额外降低 14%）[256]。他汀类药物对临床事件的影响尚未在大型随机对照试验中报道，但队列研究表明，在接受 ART 治疗并实现病毒学抑制的 HIV 感染者中，他汀类药物对总死亡率有潜在的获益[257]，初步研究表明，它对改善动脉粥样硬化指标（如颈动脉内膜中层厚度和冠状动脉斑块）有效果[258, 259]。一项名为 REPRIEVE 的大型安慰剂对照随机试验正在对没有他汀类药物治疗指征的 HIV 感染者进行研究，以观察匹伐他汀对临床事件的影响[260]。抑制 PCSK9 为 CVD 高危的 HIV 感染者提供了另一种治疗策略[261]。与匹配的未感染 HIV 的对照组相比，HIV 感染者的 PCSK9 水平更高，并且与单核细胞激活标志物相关[262]。

（二）HIV 患者 CVD 的抗炎方案

目前正在初步探索抗炎方案对改善内皮功能和减少动脉炎症的作用。这些方案包括己酮可可碱、卡那单抗和甲氨蝶呤，但这些药物在 HIV 人群中的安全性和有效性尚不清楚。他汀类药物作为一种抗炎方案也可能是有益的，因其可以降低 CRP，并对单核细胞活化具有多效性作用。

第45章　神经内分泌肿瘤及相关疾病
Neuroendocrine Tumors and Related Disorders

KJELL ÖBERG　著

崔　晨　侯新国　译　李玉秀　校

- 神经内分泌肠道肿瘤（类癌）临床管理的主要依据是 WHO 的神经内分泌肿瘤（NET-G1、NET-G2、NET-G3）和神经内分泌癌（NEC-G3）分类系统（2017）。
- 肺部肿瘤最重要的循环生物标志物是嗜铬粒蛋白 A（常规）、尿 5- 羟基吲哚乙酸和神经元特异性烯醇化酶。
- 类癌综合征的症状包括潮红、腹泻、右心纤维化和支气管哮喘。
- ^{111}In-DTPA-Phe Octreotide（奥曲肽）分子成像和最近的 ^{68}Ga-DOTA-OCTREOTATE PET 是确定疾病分期及肽受体放射疗法可能性的重要检查方法。
- 低增殖性小肠神经内分泌肿瘤（如 NET-G1）的一线治疗是生长抑素类似物。
- 化疗主要用于肺部的 NET-G2（非典型类癌）。
- NET-G1 和 NET-G2 均可考虑肽受体放射性治疗。

1888 年，Otto Lubarsch 首次对类癌进行了临床和组织病理学描述[1]。他认为胃肠道类癌以多中心起源、缺乏腺体形成为特征，并且与一般的消化系统腺癌不同。

Karzinoide 一词于 1907 年由病理学家 Siegfried Oberndorfer[2] 提出，用以描述一种良性的回肠肿瘤，但其生物学特征可能更类似于癌。尽管在 1949 年 Pearson 和 Fitzgerald[3] 描述了一系列转移性类癌，但现在仍然存在这种肿瘤是良性的观点。类癌这一术语现在已较少使用，较为推荐的是神经内分泌肿瘤（neuroendocrine tumor，NET）。典型的中肠类癌称为小肠神经内分泌瘤（small intestinal neuroendocrine tumor，SI-NET）。肺神经内分泌肿瘤通常仍被称为类癌。在本章中，"类癌"这一术语也将用于描述胃肠道 NET。

随后的报道证实了神经内分泌肿瘤存在于多种器官中，但最常受累的是肺和胃肠道。胸腺、卵巢、睾丸、心脏和中耳也有类癌的报道。Thorson 及其同事[4]在 1954 年描述了临床上广为人知的类癌综合征。1 年前，Lembeck[5] 从 1 例类癌肿瘤中提取了血清素。

一、系统发育和胚胎学

类癌来源于神经内分泌细胞，1914 年 Gosset 和 Masson[6] 最先提出类癌的神经内分泌特性。Masson[7] 后来描述了肿瘤细胞胞质内颗粒对银盐的显著亲和力，并指出类癌肿瘤起源于肠嗜铬细胞，即肠上皮 Lieberkühn 隐窝中的 Kulchitsky 细胞。此外，他认为肿瘤是内分泌起源的（图 45-1）。

哺乳动物的胃肠道和胰腺含有 14 种内分泌细胞类型，最初被认为起源于神经外胚层。这一观察引申出了"胺前体摄取和脱羧"（amine precursor uptake and decarboxylation，APUD）概念，因为这些细胞能够摄取血清素和儿茶酚胺等氨基酸前体并对生物胺进行脱羧反应[8]。后来人们对 APUD 的概念进行了修改，他们推测这些内分泌细胞也可能来源于中胚层和内胚层[9]。在体外培养类癌肿瘤细胞时可以清楚地看到神

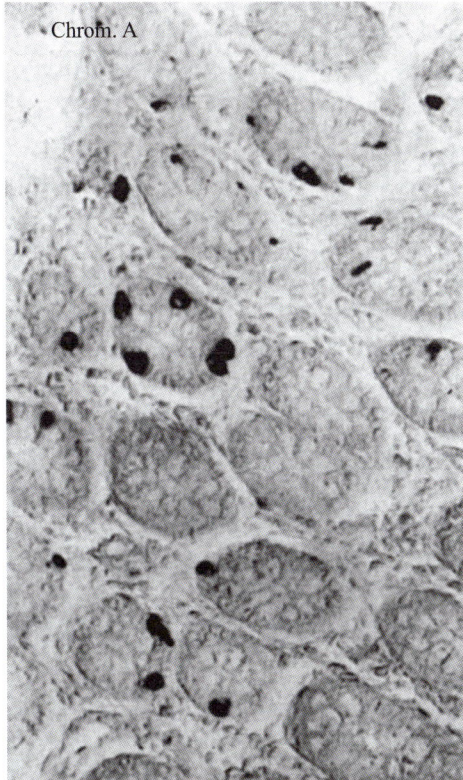

▲ 图 45-1　正常人小肠组织用嗜铬粒蛋白 A（Chrom. A）染色指示神经内分泌细胞。细胞散布在肠黏膜中

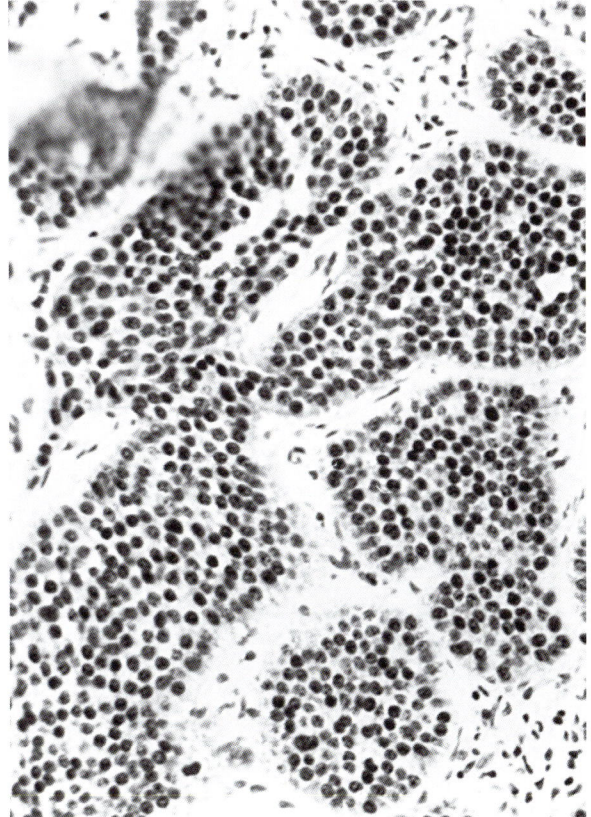

▲ 图 45-2　典型的高分化中肠类癌肿瘤的组织病理学

经元表型。许多类癌肿瘤来源于肠嗜铬细胞，这类细胞具有产生和分泌胺类（如血清素）和多肽（如神经激肽 A 和 P 物质）的特性（图 45-2）。

类癌也可能起源于其他神经内分泌细胞，如肠道的肠嗜铬样细胞（enterochromaffin-like，ECL）和支气管中的内分泌细胞。来源于这些细胞的肿瘤可以产生多种激素，如胃泌素、胃泌素释放肽、生长素释放肽、降钙素、胰多肽、ACTH、CRH 和 GHRH，以及生长抑素、胰高血糖素和降钙素基因相关肽[10]。所有类型类癌的常见分泌产物是糖蛋白嗜铬粒蛋白 A，即这类患者中最重要的一般肿瘤标志物。

二、分子遗传学

尽管类癌肿瘤的诊断、定位和治疗取得了进展，但尚未确定与类癌肿瘤发展相关的病因。目前关于肿瘤发生的分子遗传变化知之甚少。散发性前肠类癌、家族性多发性内分泌肿瘤 1 型经常在染色体 11q13 处显示等位基因缺失，并且在 1/3 的散发性前肠肿瘤中报道了体细胞 MEN1 基因突变[11]。与前肠类癌相比，中肠类癌的分子和细胞遗传学数据非常有限，这些肿瘤不包括在 MEN1 综合征中。据报道，38% 和 33% 的胃肠道类癌中分别有 18q 和 18p 染色体缺失[12]。

一篇报道表明，88% 的中肠类癌患者中存在 18 号染色体基因缺失，但 SMAD4/DPC4 位点未见缺失[13]。除了发现 18 号染色体上的缺失外，在单个肿瘤中还发现了其他染色体（4、5、7、9、14、20）上的多个缺失。必须进一步探索 SMAD4/DPC4/DCC 基因位点的端粒区域，以发现该区域是否存在可能的抑癌基因缺失。类癌肿瘤中的基因表达阵列已证明 RET 原癌基因上调，但迄今为止尚未检测到突变。报道表明，Notch 信号通路是 GI 类癌中神经内分泌分化和血清素产生的重要调节剂[14, 15]。Wnt 信号通路及 TGFβ 信号在类癌中表达上调[16]。CDKN1B 是小肠 NET 中的一种肿瘤抑制因子，编码细胞周期蛋白依赖性激酶抑制剂 p27Kip1[17]。最近报道了参与 DNA 修复的 MUTYH 基因突变[18]。

三、分类

1963 年，Williams 和 Sandler 报道了类癌肿瘤的胚胎起源与肿瘤的组织学、生物化学和（一定程度上）临床特征之间的关系[19]。据此将类癌肿瘤分为三种类型（表 45-1）：前肠类癌（即胸内、胃和十二指肠的类癌），中肠类癌（小肠、阑尾和近端结肠的类癌），后肠类癌（远端结肠和直肠的类癌）。

尽管这种原始分类在类癌患者的临床评估中很实用，但它有明显的缺点。由此，提出了一个新的分

表 45-1 类癌的分类		
前 肠	中 肠	后 肠
组织病理学		
嗜银性	嗜银阳性	嗜银性
CgA 阳性	CgA 阳性	SVP2 阳性
NSE 阳性	NSE 阳性	CgA 阳性，NSE 阳性
分子遗传学		
染色体 11q13 缺失	染色体 18q，18p 缺失	未知
分泌物		
CgA、5-HT、5-HTP、组胺、ACTH、GHRH、CGRP、生长抑素、AVP、胰高血糖素、胃泌素、NKA、P 物质、神经降压素、GRP	CgA、5-HT、NKA、P 物质、前列腺素 E1 和 F2、缓激肽	PP、YY、生长抑素
类癌综合征		
30%	70%	无

ACTH. 促肾上腺皮质激素；AVP. 精氨酸加压素；CgA. 嗜铬粒蛋白 A；CGRP. 降钙素基因相关肽；GHRH. 生长激素释放激素；GRP. 胃泌素释放肽；5-HT. 5- 羟色胺；5-HTP.5- 羟色氨酸；NKA. 神经激肽；NSE. 神经元特异性烯醇化酶；PP. 胰多肽；YY. 肽 YY；SVP2. 突触小泡蛋白 2

类系统（WHO2010 年分类），该系统不仅参考了类癌肿瘤的起源部位，还考虑了组织病理学特征的改变[20]。在这个修订后的分类系统中，典型肿瘤被归类为 NET-G1 肿瘤，具有典型的生长模式。最近更新的 WHO 分类系统中（2017 年）包含一个新的 NET-G3 组，是一种高分化的肿瘤，具有较强的增殖能力（Ki-67＞20%），但没有像 NEC-G3 那样具有侵袭性[21]。典型的类癌肿瘤通常生长缓慢，增殖能力较低（增殖指数＜2%）。它们通常局限于黏膜和黏膜下层，直径小于 1～2cm（典型的中肠类癌）。NET-G2 肿瘤表现出广泛的侵袭性生长和高增殖指数（PI2%～20%）。低分化癌（NEC-G3）是具有转移能力及增殖指数大于 20% 的巨大肿瘤（图 45-3）。欧洲神经内分泌肿瘤学会（European Neuroendocrine Tumor Society，ENETS）提出了一种新的肿瘤 – 淋巴结 – 转移（tumor-node-metastasis，TNM）分类和分级系统，在临床上得到了广泛应用[22]。

肺部神经内分泌肿瘤分为典型类癌、非典型类癌、大细胞神经内分泌癌和小细胞肺癌。典型和非典型类癌之间的差异在于组织病理学特征，非典型类癌具有更高的增殖能力和坏死特征[23]（图 45-4）。西方国家之间的类癌发病率基本一致，每 100 000 人中有 2.8～4.5 例（SEER 数据库，隶属于美国国家癌症研究所）[24]。由于许多类癌是惰性的，其真实的发病率可能更高。特别是很多研究未纳入阑尾类癌，但在尸检

研究中发现阑尾类癌的发病率高达 8.2/100 000[25]。类癌综合征患者的发病率约为 0.5/100 000[26]。根据美国 1950—1969 年 End Results Group 和 1969—1971 年第三次全国癌症调查的结果显示，发生类癌最常见的部位是胃，其次是直肠、回肠、肺和支气管[27]。

美国国家癌症研究所 SEER 数据库在 1973—2000 年期间进行的一项分析报告称，肺部和胃部的类癌的百分比增加，而阑尾类癌的百分比下降[24]。年龄特异性发病率峰值出现在 65—75 岁（7.5～ 9.5/100 000）[28]，男性居多。在 50 岁以下的人群中，阑尾类癌和肺类癌均以女性居多。SEER 数据库（SEER 18）的分析显示，2012 年类癌的发病率为 6.98/100 000，患病率为 48/100 000，自 1993 年以来显著增加[24, 27, 29]（图 45-5）。

四、生物化学

类癌细胞可以分泌激素，此过程高度有序。1953 年，Lembeck 从类癌肿瘤中分离出血清素，人们开始意识到类癌综合征与血清素的过度生成有关[5]。图 45-6 阐述了血清素的生物合成及其代谢降解。

中肠及前肠的神经内分泌瘤伴有转移时可分泌血清素，可分别增加 76% 和 30% 的 5- 羟基吲哚乙酸（5HIAA）的尿路排泄[30]。起源于前肠的类癌，L- 氨基酸脱羧酶通常处于低水平，这种酶能将 5- 羟色氨酸（5-HTP）转化为血清素。因此，这类肿瘤主要分

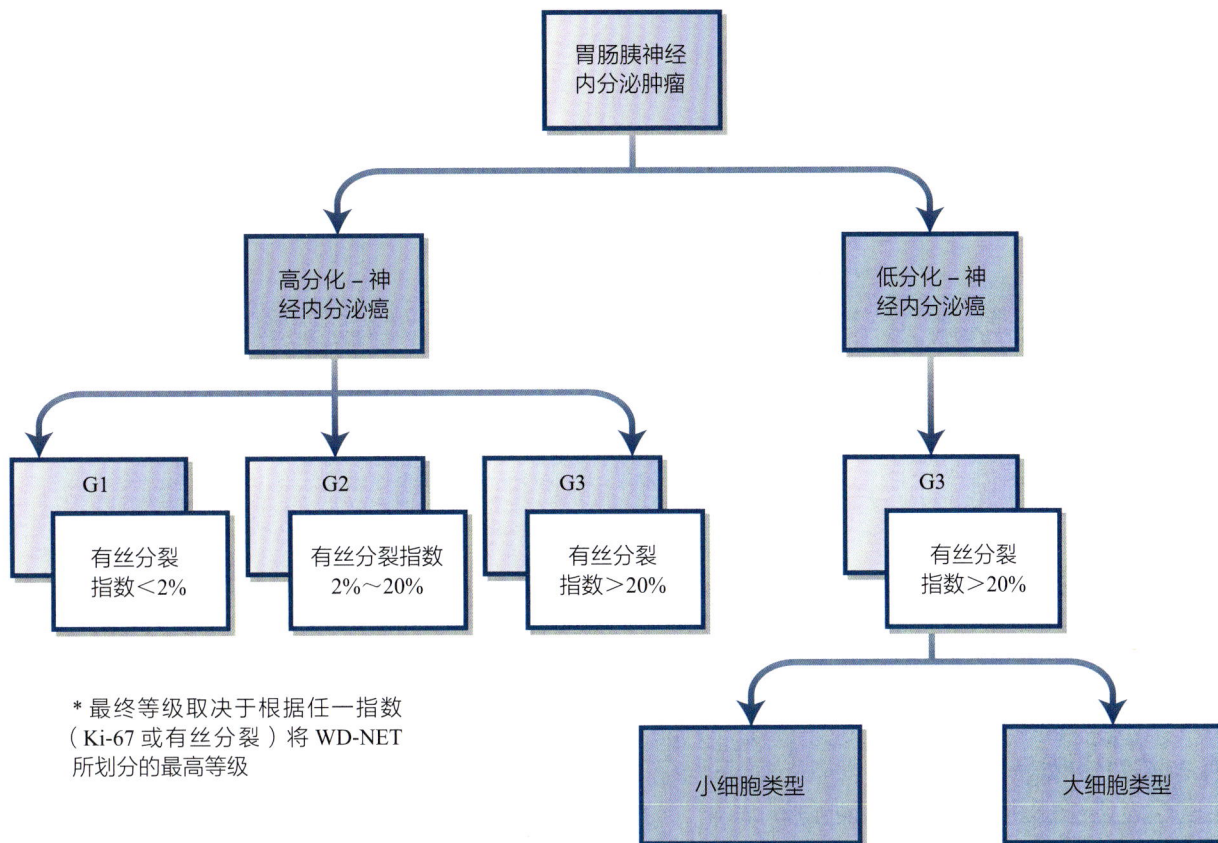

```
胃肠胰神经
内分泌肿瘤
    ├── 高分化－神经内分泌癌
    │     ├── G1    有丝分裂指数<2%
    │     ├── G2    有丝分裂指数2%～20%
    │     └── G3    有丝分裂指数>20%
    └── 低分化－神经内分泌癌
          └── G3    有丝分裂指数>20%
                ├── 小细胞类型
                └── 大细胞类型
```

* 最终等级取决于根据任一指数（Ki-67 或有丝分裂）将 WD-NET 所划分的最高等级

*Klöppel G, Couvelard A, Hruban RH et al. Neoplasms of the neuroendocrine pancreas. In: Lloyd RV, Osamura RY, Klöppel G et al, eds. WHO classification of tumours of endocrine organs. 4th ed. Lyon, France: IARC Press, 2017:209–239.

▲ 图 45-3　胃肠胰神经内分泌肿瘤的病理分类，**GEP-NEN**（引自 **WHO in 2017**）。有丝分裂指数是每 10 个高倍视野的统计计数

G. 等级；GEP. 胃肠胰；HPF. 高倍镜视野（引自 de Mestier L, Cros J, Neuzillet C, et al. Digestive system mixed neuroendocrine-nonneuroendocrine neoplasms. *Neuroendocrinology*. 2017; 105: 412-425.）

泌 5-HTP[31, 32]。

多年来，人们认为类癌综合征可全部由这些生物活性胺的分泌来解释。然而，进一步的研究表明，血清素主要参与腹泻的发病，而在类癌潮红和支气管收缩中其他生物活性物质发挥更重要的作用。

Oates 及其同伴[33] 提出，类癌肿瘤中发现的一种激肽释放酶可致面色潮红，使血浆激肽原释放赖氨酰舒缓激肽和血管舒缓激肽。这些生物活性物质可引起血管舒张、低血压、心动过速和水肿等症状[33-35]。此外，前列腺素（E₁、E₂、F₁、F₂）也可能在类癌综合征中发挥作用。研究发现，胃类癌和肺类癌中均含有并可分泌组胺，其尿液中组胺代谢产物也常高于正常水平，这可能是这类患者出现特征性面色潮红的原因[37-39]。除此之外，类癌中也发现了多巴胺和去甲肾上腺素[40]。

1977 年，Håkansson 及其同事在类癌中发现物质 P，这是一类具有相同羧基末端的多肽家族，被称为速激肽（图 45-7）。许多速激肽相关的多肽已从类癌肿瘤中分离得到，如神经激肽 A、神经肽 K 和依来多辛。图 45-8 表示肠类癌患者接触刺激后面色潮红，此时多种速激肽会释放进入循环中[42-44]。

在类癌免疫组化或肿瘤提取物染色中可发现多种不同类型的多肽，如胰岛素、胃泌素、生长抑素、S100 蛋白、多肽 YY、胰腺多肽、hCG-α、胃动素、降钙素、血管活性肠肽和内啡肽等[10]。前肠类癌可产生异位 ACTH 或 CRH，尤其是支气管或胸腺类癌患者易患库欣综合征[45]。前肠类癌患者也可因肿瘤异位分泌 GHRH 而出现肢端肥大症[46]，作为神经纤维瘤病一部分的十二指肠类癌可分泌生长抑素[47]。

嗜铬粒蛋白 / 分泌粒蛋白家族是由 CgA、CgB（又称分泌粒蛋白 I）、分泌粒蛋白 II（又称 CgC）和一些其他蛋白组成。1965 年，首次从牛肾上腺髓质嗜铬细胞中分离出水溶性蛋白质 CgA[48]，胃肠道和整个胰腺都发现了 CgA 的免疫反应性，并且所有内分泌腺中均能分离得到 CgA[49]。

CgA 是一种酸性糖蛋白，含有 439 个氨基酸，分

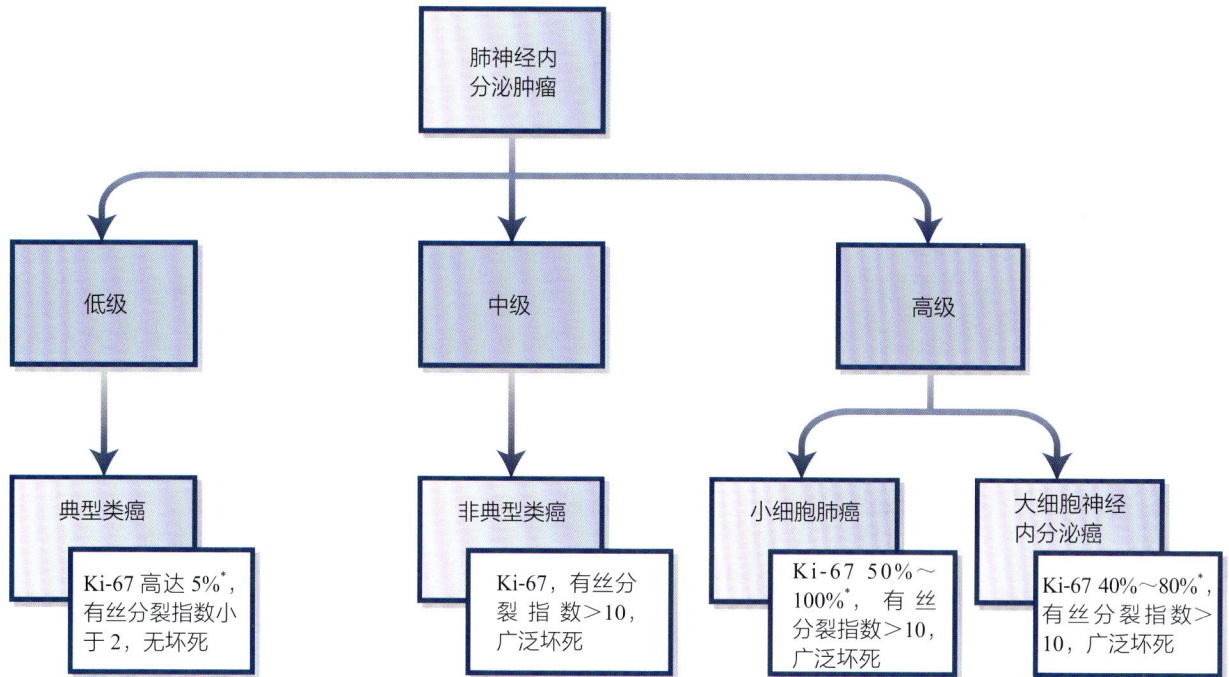

* 具有类癌形态和有丝分裂率＞10 的肿瘤可能具有侵袭性，最好归类为 LCNEC

* Travis WD, Brambilla E, Burke AP et al, eds. WHO classification of tumours of the lung, pleura, thymus and heart. 4th ed. Lyon, France: International Agency for Research on Cancer, 2015.

▲ 图 45-4　肺神经内分泌肿瘤的病理分类，Lung-NEN（引自 WHO in 2015）。有丝分裂指数是每 2 平方毫米的统计数
改编自 Travis WD.Pathology and diagnosis of neuroendocrine tumors: lung neuroendocrine. *Thorac Surg Clin*. 2014; 24: 257-266.

子量为 48kDa。可裂解产生多个生物活性片段，如血管抑制素、嗜铬粒抑制蛋白和胰抑素[49-53]（图 45-9）。

胺和激素储存在细胞内的两种囊泡中：一种是大且具有致密中心的囊泡，一种是小的突触样囊泡。大的具有致密中心的囊泡含有激素和一种或多种嗜铬粒蛋白 / 分泌粒蛋白。这些囊泡在接受刺激后可同时释放胺和激素（图 45-10）。

目前，CgA 的生理功能尚未完全清楚，它普遍存在于神经内分泌组织中，与肽类激素和胺共分泌，表明分泌囊泡可储存肽类物质[49, 50, 54]。CgA 还是一种激素原，可以生成多种具有生物活性的小片段，是许多神经内分泌肿瘤的重要组织和血清标志物，包括前肠、中肠、后肠的内分泌肿瘤（表 45-1）。

五、临床表现

神经内分泌肿瘤的临床表现取决于其发病部位、激素类型和侵袭范围。肺类癌一般是在常规肺部影像学检查中偶然诊断出来的，而中肠类癌可能被诊为肠梗阻，或成为腹部不适、疼痛的原因。直肠类癌可能导致出血或梗阻。肺类癌由于分泌 CRH 或 ACTH，其临床表现为库欣综合征，或由于产生 5- 羟色胺、5-HTP 或组胺，表现为类癌综合征[55]。中肠类癌由于

5- 羟色胺和速激肽的产生，通常表现为类癌综合征。

神经内分泌肿瘤就诊时的临床表现取决于接诊科室的类型。在我们肿瘤科，74% 的患者表现为类癌综合征，13% 伴有腹痛，12% 伴有类癌心脏病，2% 伴有支气管收缩[27]。无偏倚资料分析显示，肠梗阻是回肠类癌最常见的症状，其次是腹痛。潮红和腹泻是类癌综合征的组成部分，但只是回肠类癌第三位最常见症状[56-58]。然而，由于许多患者症状不明显，肿瘤的诊断可能会推迟 2～3 年[26]。

（一）类癌综合征

1954 年，Thorson 及其同事首次归纳总结了类癌综合征的以下特征：小肠恶性类癌伴肝转移，右侧心脏瓣膜病（肺动脉狭窄和三尖瓣关闭不全，不包括房室间隔缺损），周围血管舒缩症状，支气管收缩，以及罕见类型的发绀[4]。1 年后，William Bean 博士[59] 对类癌综合征进行了形象的描述："这种不常见的症状和体征引起了临床专家的关注，即皮肤的变化快速而剧烈，如同千变万化的北极光一般。"

该综合征的特点包括潮红、腹泻、右侧心力衰竭，有时还包括支气管收缩和尿 5HIAA 水平升高[60, 61]。这是典型的类癌综合征，但有些患者只表现出其中的一种或两种特征。与该综合征相关的其他症状包括体重

NETs by site

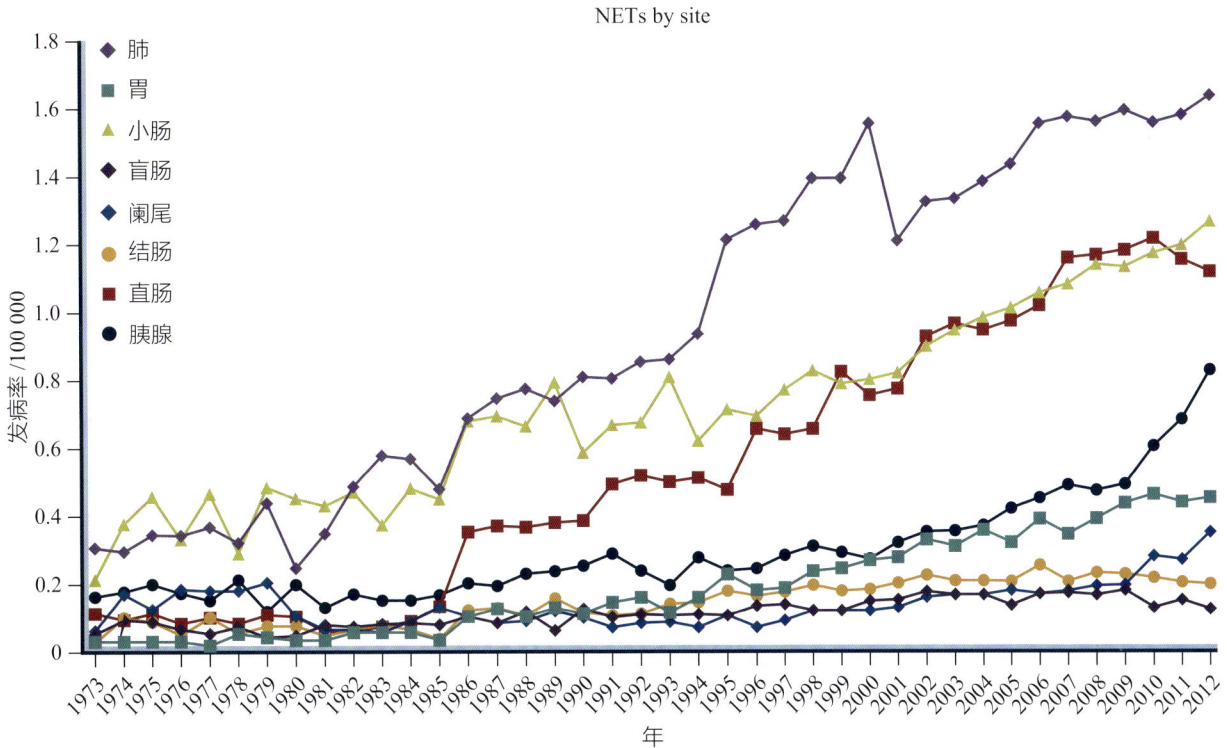

▲ 图 **45-5**　**按原发部位划分的胃肠胰腺神经内分泌肿瘤的校正年龄的发病率（SEER 18）。注意过去几十年的显著增长**
NET. 神经内分泌肿瘤（引自 Dasari A, Shen C, Halperin D, et al.Trends in the incidence, prevalence,and survival outcomes in patients with neuroendocrine tumors in the United States. *JAMA Oncol*. 2017; 3:1335-1342.）

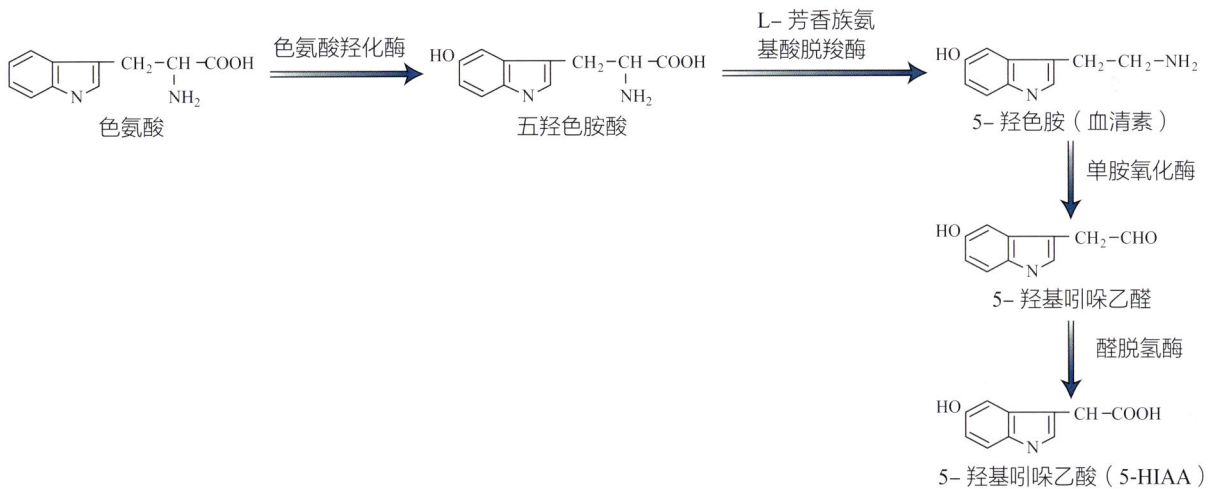

▲ 图 45-6　**5- 羟色胺（血清素）的生物合成和代谢**

减轻、出汗和糙皮病样皮肤病变。

　　类癌综合征的进展与肿瘤的大小、转移部位、原发肿瘤的部位有关。该综合征最常见于起源于小肠和近端结肠的肿瘤，40%～60% 的肿瘤患者会出现这种症状[27, 57, 60, 61]；该综合征在支气管类癌患者中较少见，在直肠癌患者中几乎不发生[55, 62, 63]。这种综合征很少发生在中肠类癌患者和较小的肿瘤，如仅有区域淋巴结转移的肿瘤[58]。类癌综合征患者通常伴有多发性肝转移。与肝转移相关的是由于肝脏有效地灭活释放到门脉循环中的胺和肽。肝转移瘤的静脉引流直接进入体循环，绕过肝失活[64]。

　　在没有肝转移的情况下，其他导致类癌综合征的肿瘤是卵巢类癌和支气管类癌，它们将介质直接释放到全身循环系统，而不是门脉循环。典型中肠类癌的腹膜后转移也直接释放介质到循环中，并可能导致类癌综合征而不伴有肝转移[60, 61]。

```
Substance P          Arg-Pro-Lys-Pro-Gln-Gln-Phe-Phe-Gly-Leu-Met-NH2
Neurokinin A                 His-Lys-Thr-Asp-Ser-Phe-Val-Gly-Leu-Met-NH2
Neurokinin B                     Asp-Met-His-Asp-Phe-Val-Gly-Leu-Met-NH2
Eledoisin            Pyr-Pro-Ser-Lys-Asp-Ala-Phe-Ile-Gly-Leu-Met-NH2
Kassinin             Asp-Val-Pro-Lys-Ser-Asp-Glu-Phe-Val-Gly-Leu-Met-NH2
Physalemin           Pyr-Ala-Asp-Pro-Asn-Lys-Phe-Tyr-Gly-Leu-Met-NH2
Neuropeptide K       Arg-His-Lys-Thr-Asp-Ser-Phe-Val-Gly-Leu-Met-NH2
                   ¹-Lys-His-Ser-Ile-Gln-Gly-His-Gly-Tyr-Leu-Ala-Lys
                   Asp-Ala-Asp-Ser-Ser-Ile-Glu-Lys-Gln-Val-Ala-Leu-Leu¹
```

▲ 图 45-7　速激肽家族具有相同的羧基末端。神经肽 K 是含有神经分裂素 A 的前激素，可以被剪切

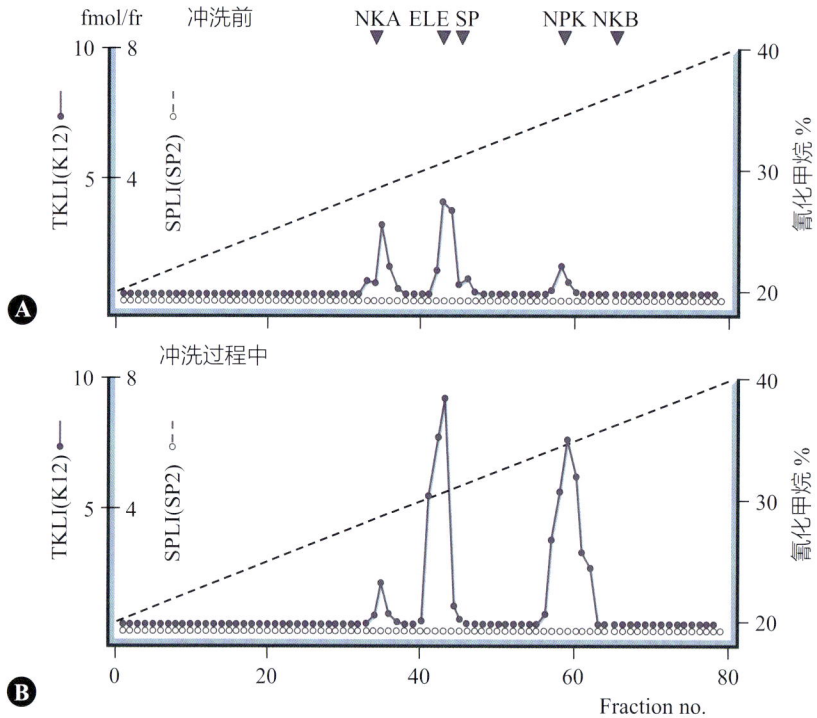

▲ 图 45-8　对类癌患者血浆样品在潮红前（A）和潮红期间（B）进行色谱分析。依来多辛样肽和神经肽 κ 均显著增加

ELE. 依来多辛；NKA. 神经激肽 A；NKB. 神经激肽 B；NPK. 神经肽 K；SP. 物质 P；SPLI（SP2）. 物质 P 样免疫反应性；TKLI（K12）. 速激肽样免疫反应性

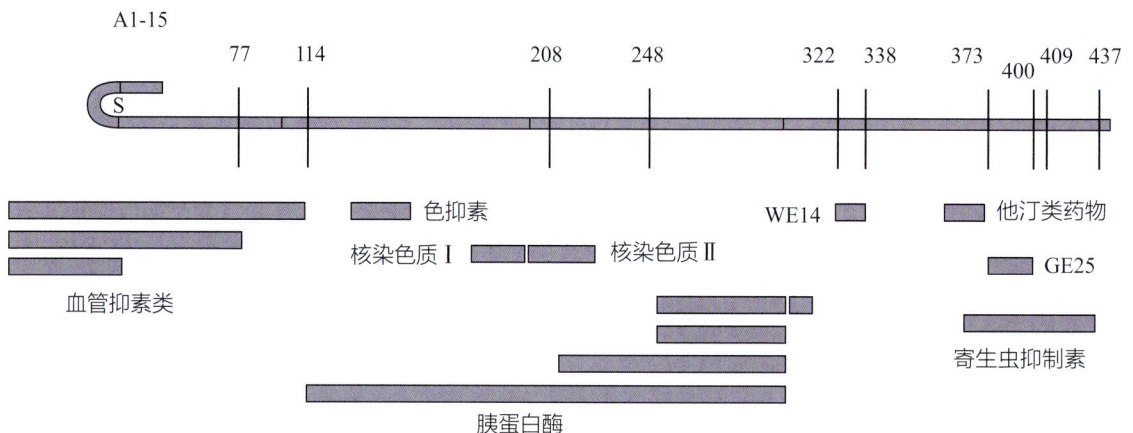

▲ 图 45-9　糖蛋白嗜铬粒蛋白 A 及相关肽，包括 GE25 和 WE14

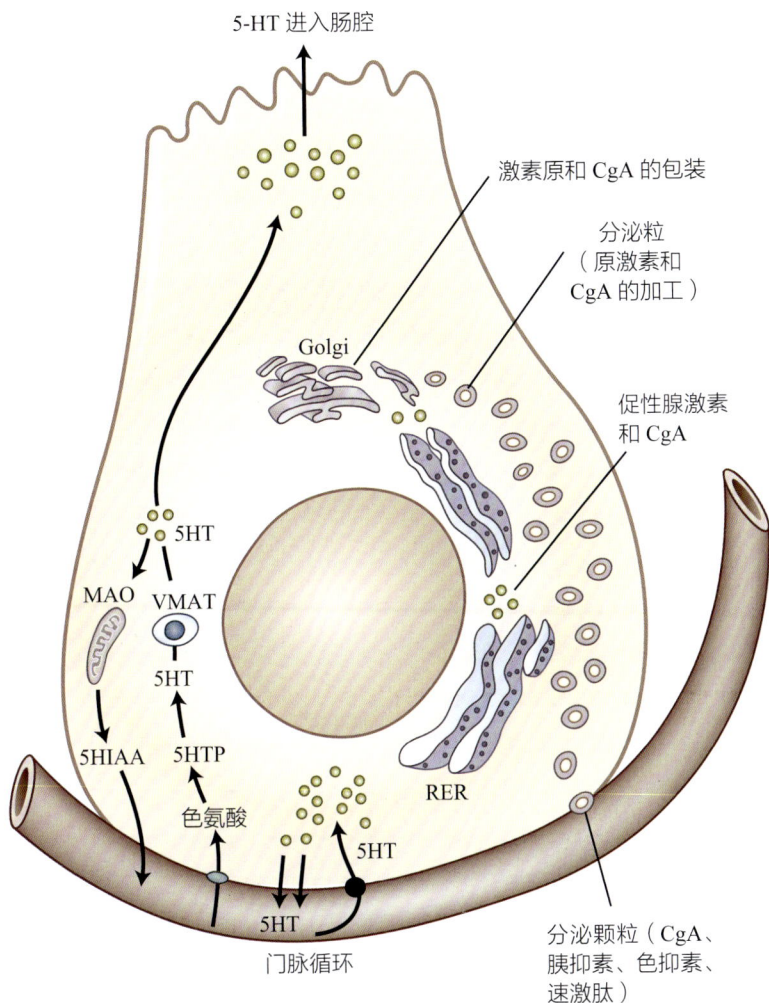

▲ 图 45-10 **肠嗜铬细胞示意**

5- 羟色胺合成的第一步是色氨酸通过载体运输从血液穿过细胞膜进入细胞。细胞内色氨酸首先转化为 5- 羟色氨酸，5- 羟色氨酸又转化为 5-HT 并储存在分泌囊泡中。5-HT 转运至囊泡需要囊泡单胺转运体。通过基底侧膜，5-HT 释放到循环中。细胞膜中还有一种膜泵机制，负责胺的再摄取。一小部分 5-HT 也可以释放到肠腔内。肽前激素和嗜铬粒蛋白 A 及其他颗粒蛋白在粗面内质网中合成，运输到高尔基体加工，在刺激下通过胞吐作用从囊泡中释放

1. 潮红 文献中记载了四种类型的潮红：红斑型、紫罗兰色型、持久型和鲜红色型[60, 61]。

第一种类型是红斑型潮红也是最著名的类型，是一种突发的、弥漫性的、红斑性的潮红，通常影响面部、颈部和上胸部（即常见的潮红区域）（图 45-11）。这种类型的潮红通常持续时间较短，为 1~5min 不等，与早期中肠类癌有关。患者在发生潮红时通常会伴有皮温升高，偶尔会伴有心悸。据报道，20%~70% 的中肠类癌患者在发病时会出现这种潮红[26, 60, 62]。

第二种类型是紫罗兰色型潮红，其影响部位与前一种类型相同。这两种类型的持续时间也大致相同，紫罗兰色潮红的持续时间有时更长一点。患者也可能会伴有面部毛细血管扩张。这种潮红常见于中肠类癌晚期（图 45-12），而患者通常意识不到，因为他们已经习惯了这种潮红的反应。

第三种类型是持久型潮红，通常可以持续几个小时，也有可能持续几天。这种类型的潮红有时会累及全身并伴有大量流泪、唾液腺肿胀、低血压和面部水肿（图 45-13）。这些症状通常与恶性支气管类癌有关。

第四种类型是鲜红色、斑片状型潮红，见于慢性萎缩性胃炎和嗜铬细胞增生，或者是嗜铬细胞瘤（起源于嗜铬细胞）。这种类型的潮红与组胺和组胺代谢物释放增加有关。

潮红可能是自发的，也可能是由压力（身体上和精神上）、感染、酒精、某些（辛辣的）食物或药物，如注射儿茶酚胺、钙或五肽胃泌素引起的。类癌综合征中潮红的病理生理机制尚未阐明[65-67]。在过去认为其与过量产生血清素或血清素代谢物有关[66]。然而，一些血浆血清素水平较高的患者没有任何潮红症状，而使用血清素拮抗药（如二甲麦角新碱、赛庚啶或酮色林）对潮红也没有任何作用[65, 68]。

在我们的一项研究中，在由五肽胃泌素或酒精引发的潮红过程中，我们检测了速激肽、神经肽 K 和 P 物质的释放，发现潮红反应的起始和强度与速激肽的释放之间存在显著的相关性（图 45-7）。而且，当在刺激前给予奥曲肽从而抑制速激肽的释放时，相同的患者很少或者没有发生潮红（图 45-14）[42-44]。引起潮红反应的其他介质可能是激肽释放酶和缓激肽，它们

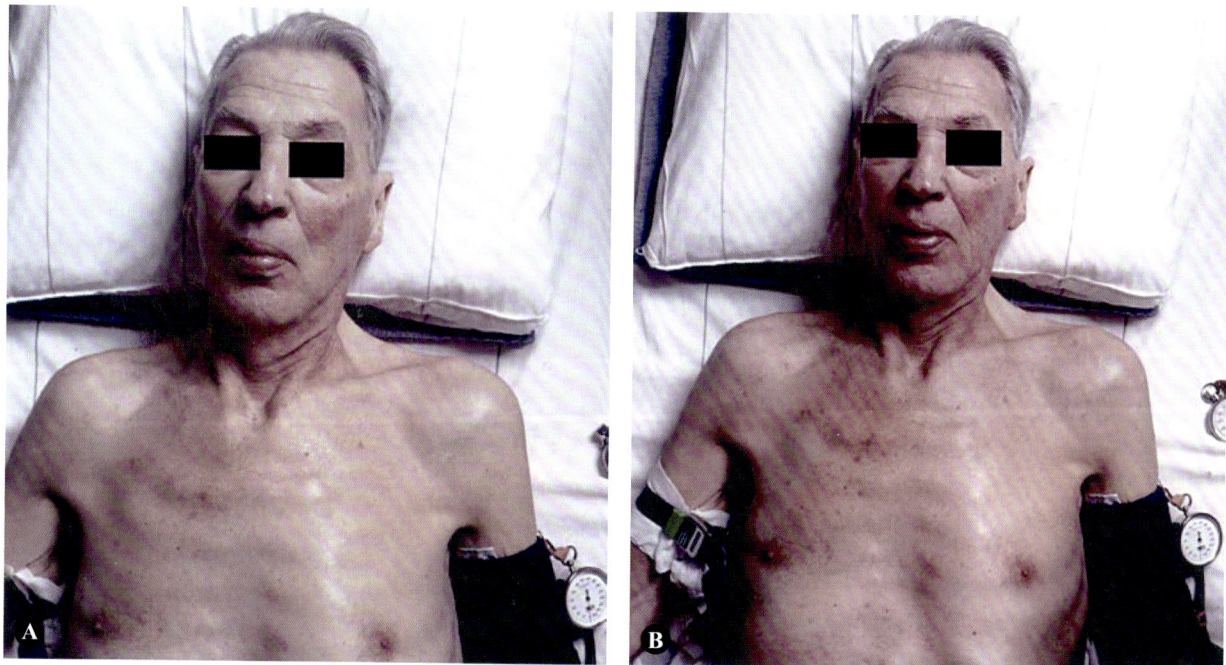

▲ 图 45-11 激发前后的类癌综合征

A. 激发潮红之前；B. 同一患者经五肽胃泌素激发潮红后

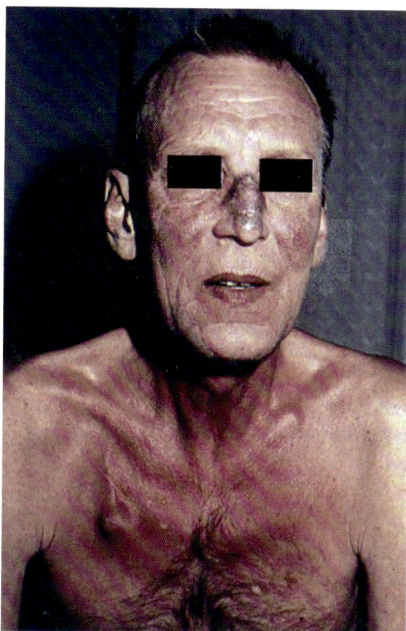

▲ 图 45-12 长期患有类癌综合征的患者身上表现出长期持续性的慢性潮红，注意毛细血管扩张

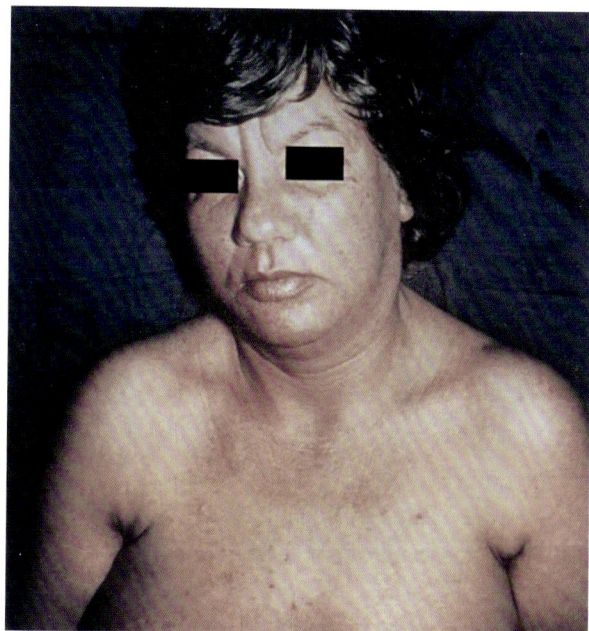

▲ 图 45-13 该患者患有肺类癌和类癌综合征，并伴有严重的长期持续的潮红、流泪和脸部浮肿

在激发潮红反应过程中被释放[33-35]。

组胺可能是肺类癌和胃类癌（嗜铬细胞瘤）中潮红的介质[37-39]。速激肽、缓激肽和组胺是常见的扩血管物质，而生长抑素类似物可能通过减少血液循环中这些介质的水平来减轻潮红[42-44,67-72]。Furschgott 和 Zawadski

提出，潮红是由内皮源性舒张因子（endothelium-derived relaxing factor，EDRF）或血小板活化过程中由 5-HTP 释放的一氧化氮介导的间接扩血管作用引起的[73]。

与类癌相关的面部潮红应该与特发性潮红和绝经期潮热相鉴别。特发性潮红的患者通常有从早年开始

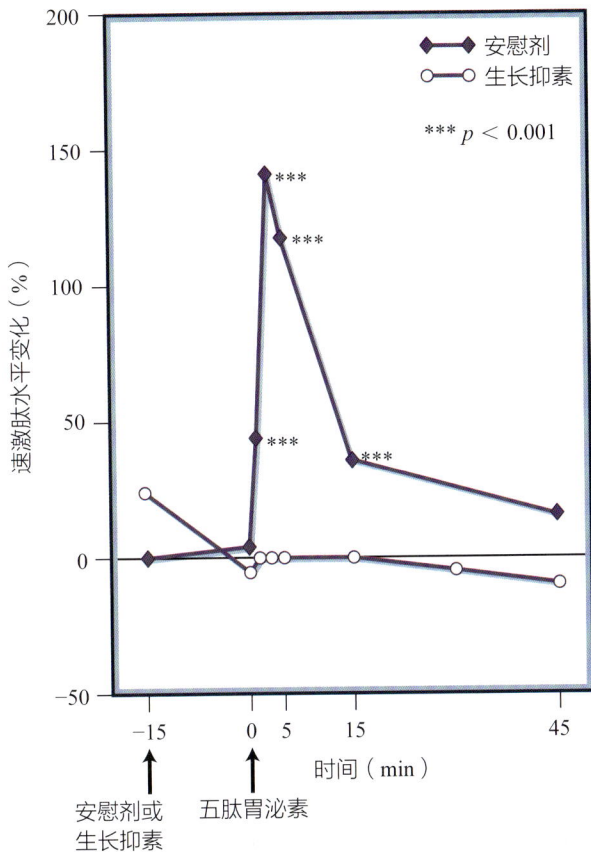

▲ 图 45-14 典型的中肠类癌患者在经五肽胃泌素刺激后速激肽水平。用生长抑素预处理 15min 造成速激肽释放的抑制和潮红反应的抑制（空心圆表示）

较长的潮红病史，有时也会有家族史，但是没有肿瘤的发生。绝经期潮热通常累及全身，并伴有大量的出汗。真正出现类癌综合征的绝经后女性应区分这两种类型的潮红。

2. 腹泻 30%～80% 的类癌综合征患者会出现腹泻[26, 27, 60, 61]。其病理生理学机制目前尚不清楚，可能是由多种因素造成的。腹泻通常伴有腹部痉挛，内分泌、旁分泌和机械因素均会导致腹泻。包括 5- 羟色胺、速激肽、组胺、激肽释放酶和前列腺素在内的多种肿瘤产物可以刺激肠蠕动、肠道的机电活动和肠道张力[67, 74-76]。体液和电解质的失衡可导致分泌性腹泻。吸收不良可由肠切除、淋巴管扩张、细菌过度繁殖引起，也可继发于肠系膜纤维化、肿瘤引起的部分肠阻塞、肠蠕动过快。小肠分泌增加、吸收不良、蠕动加快可使近端结肠的正常储存和吸收能力受损，导致腹泻，如果结肠的重吸收功能受损，腹泻可能会加重。

在一项对 5- 羟色胺水平升高的类癌综合征患者的研究中，与正常受试者相比，这类患者小肠和结肠

的通过时间显著缩短[77]，升结肠的体积显著小于正常人群，餐后结肠张力显著增加。这表明类癌综合征有腹泻症状的患者肠道蠕动功能会发生改变，影响小肠和结肠。许多类癌综合征患者接受了广泛小肠切除术，他们可能会受到短肠综合征的影响。

目前认为 5- 羟色胺是导致类癌综合征腹泻的原因，因为其对肠道动力、肠道电解质和体液分泌有影响[61, 74-76]。5- 羟色胺受体拮抗药，如恩丹西酮和酮色林，在一定程度上能够缓解腹泻。最近的研究表明，色氨酸羟化酶抑制剂特罗司他乙酯可以降低 5- 羟色胺水平，并减少肠蠕动的次数[81]。

3. 类癌心脏病 类癌特有的一种内分泌效应是 10%～20% 的患者的心内膜、瓣膜小叶、心房和心室会出现斑块样增厚[82, 83]，这种纤维病变会导致狭窄和血流反流。心内膜内皮下新生胶原形成为类癌心脏病病理诊断的标志[82-84]。这些病变的发生率取决于诊断方法。超声心动图可发现大约 70% 的早期病变，而常规临床检查仅可发现 30%～40% 的患者[82, 83, 85]。而病变的实际发现率仅为 5%～10%，这可能是由于诊断时处于疾病早期或是使用了抗肿瘤生物治疗药物，如生长抑素类似物和 α-IFN，这两种药物都可以控制激素的过量释放，与心脏纤维化过程有关。

在 1987 年的一项研究中[26]，40% 的类癌患者死于与类癌相关的心脏并发症。2008 年的数据显示，这种并发症较为少见，患者通常死于肿瘤的进展[27]。

引起右心纤维化的具体机制尚未明确，但右心纤维化主要发生在同时伴有类癌综合征和肝转移的患者中[82, 83]。目前认为诱导纤维化的物质直接释放到心脏右侧，然后在通过肺循环时被中和或降解，因为很少有患者出现心脏左侧类似病变[82, 83]。然而，肺部类癌患者偶尔也会在左心表现出相同的纤维化病变。组织学上，心内膜中的斑块样增厚由肌成纤维细胞和嵌入富含黏多糖和胶原的基质中的成纤维细胞组成[82]。

先前研究已经证明，生长因子 TGFβ 家族在类癌心脏右侧纤维斑块中表达上调[86]。TGFβ 可刺激基质形成和胶原沉积。心脏局部诱导 TGFβ 的物质尚不清楚，但可能由 5- 羟色胺、速激肽和 IGF-1 介导[82, 87]。

目前已发现循环中 5- 羟色胺和速激肽水平与类癌心脏病的程度和频率之间存在相关性。减肥药芬氟拉明和右芬氟拉明对 5- 羟色胺代谢造成影响，并与类癌心脏病的瓣膜病变相关[88, 89]。然而，可使尿 5HIAA 排泄减少的治疗并不会减轻心脏病变[90]。两项动物研究表明，5- 羟色胺可能在类癌心脏病的发生中起重要作用。在体外实验中，5- 羟色胺也可诱导 TGFβ1[91-93]。CTGF 由类癌细胞产生，在晚期纤维化患者中表达增加。已知 CTGF 可刺激 TGFβ[94]。对于类癌性心脏病的早期检测，NT-proBNP 是最佳诊断和预后标志物[95]。

4. 支气管收缩 类癌综合征患者中哮喘发作较为罕见[26, 60, 61]。导致支气管收缩的病因尚不清楚，但目前认为速激肽和缓激肽介导了这一过程[96, 97]。这些药物可使呼吸道平滑肌收缩，也可导致气道局部水肿。

5. 类癌综合征的其他表现 类癌患者可能出现心脏病变以外的纤维化并发症，包括腹腔内和腹膜后纤维化、肠系膜动静脉阻塞、佩罗尼病和类癌关节病[60, 61]。

腹腔内纤维化可导致肠粘连和肠梗阻，是比原发性类癌更常见的肠梗阻原因[58, 98, 99]。腹膜后纤维化可导致输尿管梗阻，损害肾功能，有时需要输尿管支架治疗。

纤维化引起的动静脉狭窄和闭塞可能会危及生命。缺血性肠襻必要时须切除，这一手术最终会导致短肠综合征[58, 99]。

类癌综合征的又一罕见特征是糙皮病样皮肤病变，伴有过度角化和色素沉着、肌病和性功能障碍[61]。

（二）类癌危象

自采用生长抑素类似物治疗以来，类癌危象已较为罕见。其可为自发性的，也可在麻醉诱导、栓塞、化疗或感染期间发生。类癌危象是一种以严重潮红、腹泻、低血压、高热和心动过速为特征的临床症状。如果不进行治疗，患者可能会在危象期间死亡。

术前、术中和术后均应给予静脉或皮下注射生长抑素类似物（或同时使用两种给药方式），以防止类癌危象的发生[100, 102-104]。以转移性肺类癌为例，转移性肺类癌患者在类癌危象期间尤其难以治疗，建议静脉注射奥曲肽 50～100μg/h，补充组胺 H_1 受体和 H_2 受体阻滞药，以及静脉注射氯化钠[105]。

（三）类癌的其他临床表现

肺类癌和胸腺类癌异位分泌 CRH 和 ACTH，占库欣综合征所有病例的 1%[45, 106]。在前肠类癌中也报道了由 GHRH 异位分泌引起的肢端肥大症[46, 107]。胃类癌占胃肿瘤的不到 1%。根据临床和组织学特征，它们可分为三个不同的类型，均起源于胃 ECL 细胞[108]。1 型与 A 型慢性萎缩性胃炎相关（80%）。2 型与作为 MEN1 综合征一部分的卓 - 艾综合征相关（6%）。3 型代表散发性胃类癌，发生时无高胃泌素血症，恶性程度更高，50%～60% 发生转移[108, 109]。

约 80% 的胃类癌与 A 型慢性萎缩性胃炎有关，50% 以上的胃类癌患者还患有恶性贫血。这些肿瘤更常见于女性，并且通常在诊断贫血或腹痛时通过内镜检查确定[108, 110]。它们通常是多灶性的，局限于胃底区域，来源于 ECL 细胞，患者有胃液不足和高胃泌素血症表现。胃泌素的高分泌会导致 ECL 细胞增生，随后可能发展为类癌[111, 112]。在长期接受质子泵抑制药治疗的患者中也发现有 ECL 细胞的增生[113, 114]。

六、诊断

对于疑似类癌的肿瘤，其诊断必须综合考虑分子遗传学、肿瘤生物学、组织病理学、生物化学、病变部位。诊断类癌肿瘤可以依据类癌综合征相关的临床症状或其他临床症状，对于相对无症状患者，可以依据其手术病理结果或肝活检的组织病理学表现。

在一项研究中，154 名患者在手术时发现了胃肠道类癌，其中 60% 是无症状的[115]。对于有症状的患者，从症状出现到确诊的时间通常需要 1～2 年[26]。目前的肿瘤生物学指标包括生长因子（PDGF、EGF、IGF-1、TGF）[116] 和作为增殖指数的增殖因子（核抗原 Ki-67 的检测）。这一指标与肿瘤的侵袭性和生存率相关[117, 118]。黏附分子，如 CD44，特别是外显子 V6 和外显子 V9，与提高生存率有关[119]。FGFβ 和 VEGF 的表达也应包括在肿瘤生物学项目中。生长抑素类似物是治疗类癌综合征的基石；因此，用特异性抗体测定生长抑素受体（SSTR1～5）的不同亚型是有必要的[120, 121]。罕见的家族性类癌病例应分析 11q13 号染色体和 18 号染色体的杂合性缺失。综合全基因组分析，包括外显子组和全基因组测序、基因表达、DNA 甲基化和拷贝数分析，已经确定了三种新的小肠 NET（类癌）分子亚型，分别具有不同的临床结局。表观遗传失调在小肠 NET 中很常见[17]。最近，我们发现了与氧化应激中 DNA 蛋白相关的 *MUTYH* 基因突变[18]。

（一）组织病理学诊断

类癌的组织病理学诊断是基于使用抗 CgA 抗体、突触素和神经元特异性烯醇化酶的免疫组化。这些免疫组化染色已经取代了旧的银染色，即 Grimelius 及 Sevier-Munger 嗜银染色。Masson 嗜银染色法检测血清素含量也被免疫细胞化学法检测血清素抗体所取代[10]。这些神经内分泌标志物可以通过对不同激素的特异性免疫细胞化学来补充，如 P 物质、胃泌素和 ACTH。WHO 分类是决定治疗的基础，因此必须测定 Ki-67（MIB1）以分析细胞增殖。检测 TTF1 和 CDX2 抗体有助于原发肿瘤定位[122]。

（二）生化诊断

对于有潮红和其他类癌综合征表现的患者，可以通过测量尿中的 5HIAA 来确定诊断，此时 5HIAA 的排泄往往是增多的[123]。类癌肿瘤患者的尿 5HIAA 水平通常为 100～3000μmol/24h（15～60mg/24h）[范围为 <50μmol/24h（10mg/24h）]。尿 5HIAA 的测定方法包括高效液相色谱法、电化学检测法、比色法和荧光法[124]。各种食物和药物可能会干扰尿 5HIAA 的测量，患者在取样前 24h 应避免使用这些药物（表 45-2）[125]。通常建议在 24h 收集两次尿液来测量 5HIAA。在一项对恶性中肠类癌患者的研究中，60%～73% 的患者出现尿 5HIAA 水平升高[27, 60, 61]，特异性接近 100%。

表 45-2　影响尿 5HIAA 测定的干扰因素	
食　物	**药　物**
导致假阳性结果的因素	
牛油果	对乙酰氨基酚
香蕉	乙酰苯胺
巧克力	咖啡因
咖啡	氟尿嘧啶
茄子	愈创甘油醚
山核桃	左旋多巴
菠萝	美法仑
李子	美芬新
茶	甲基苯丙胺
	美索巴莫
	马来酸二甲麦角新碱
核桃	维洛沙秦啉
	利舍平
	水杨酸盐类
导致假阴性结果的因素	
	促肾上腺皮质激素
	对氯苯丙氨酸
	氯丙嗪
	肝素
	丙咪嗪
无	异烟肼
	乌洛托品
	甲多巴
	单胺氧化酶抑制药
	吩噻嗪
	异丙嗪

目前，测量尿 5HIAA 是诊断类癌主要的生化分析程序。然而，尿和血小板中的血清素本身可以提供更多的信息。在一些研究中，血小板血清素水平比尿 5HIAA 和尿血清素水平更敏感，并且不受患者进食的影响，5HIAA 水平同样不受进食的影响。

在一项对 44 例类癌患者进行的比较研究中，我们测量了血小板血清素、尿 5HIAA 和尿血清素水平。三者对于前肠类癌的敏感性分别为 50%、29% 和 55%，中肠类癌的敏感性分别为 100%、92% 和 82%，后肠类癌的敏感性分别为 20%、0% 和 60%[126]。

目前已经建立了一种测定血清中 5HIAA 的方法，并将取代尿液 5HIAA[127]。5HIAA 的升高可能发生在吸收不良和多种其他条件下。前肠类癌倾向于产生非典型类癌综合征，并且血浆 5-HTP 增加，而不是血清素，因为它们缺乏适当的脱羧酶，因此尿 5HIAA 正常[31, 40]。然而，有一部分 5-HTP 在肠道和其他组织中脱羧，许多患者的尿 5-HT 或 5HIAA 水平略有升高。

为了早期诊断，人们已经试图识别更特异和敏感的类癌肿瘤血清标记物。CgA 就是这样一个标记。研究表明，在人类神经内分泌组织中，CgA 和 CgB 比 CgC 更丰富[49, 50, 128]。在 44 例类癌患者中，CgA 增加 99%，CgB 增加 88%，CgC 仅增加 6%（图 45-15）[129]。已经有人提出，血浆中 CgA 的水平可能反映了肿瘤的大小。在一项对 75 名中肠类癌和类癌综合征患者的研究中，87% 的类癌患者 CgA 升高。此外，还发现血浆嗜铬粒蛋白水平与疾病程度之间存在相关性（P＜0.0001）[27]。在同一研究中，76% 的中肠类癌中尿 5HIAA 升高，而与肿瘤大小或疾病程度没有相关性。

CgA 在检测类癌肿瘤时是一种比尿 5HIAA 更敏感的标志物，但由于 CgA 是由各种类型的神经内分泌肿瘤释放和分泌的，其特异性较低[129-132]。因此，在类癌综合征患者的检查中，应结合血浆 CgA 与尿 5HIAA 或血清素的测定。重要的是，血浆 CgA 可能在其他情况下升高，如慢性萎缩性胃炎、质子泵抑制剂治疗或肾功能受损[133]。血浆神经元特异性烯醇化酶（neuronspecific enolase，NSE）的敏感性和特异性均低于血浆 CgA[129]。血浆 NSE 对肺 NET 和其他高增殖性的 NET 的患者特别有用[134]。据报道，60% 的前肠类癌患者和 50% 的后肠类癌患者的血清 hCGα 升高，但在中肠类癌和类癌综合征患者中仅为 11%。据报道，46% 的中肠类癌患者血浆神经肽 K 水平升高，而只有 9% 的前肠类癌患者血浆神经肽 K 水平升高[130, 135]。血浆 P 物质的灵敏度为 32%，特异度为 85%[27, 42-44]。据报道，神经激肽 A 是小肠类癌诊断和预后的敏感标志物[136]。约 1/3 的中肠类癌患者和 1/3 前肠类癌患者的胰多肽水平也升高[137]。最近，一项分析循环 mRNA 的基因转录检测（51 个基因）显示，检测神经内分泌肿瘤和预测治疗结果灵敏度 / 特异度为 98%/97%[137, 138]。

在使用生长抑素类似物治疗过程中，血浆 CgA 和尿 5HIAA 都不是肿瘤大小的可靠标志，因为生长抑素抑制激素的合成和释放，而不改变肿瘤大小。

（三）定位

目前许多影像学技术，包括内镜、钡灌肠、胸片、

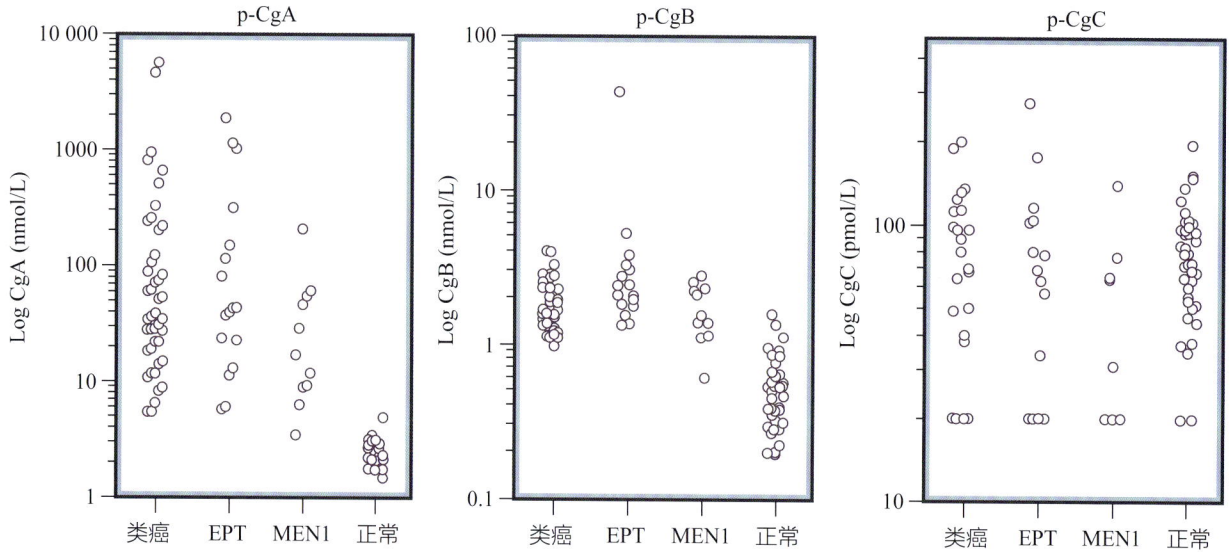

▲ 图 45-15　各种神经内分泌肿瘤患者血浆中 CgA、CgB 和 CgC（p）水平
EPT. 内分泌胰腺肿瘤；MEN1. 多发性内分泌瘤 1 型

超声、CT、MRI 和血管造影，已被用于确定原发肿瘤的位置，以及类癌肿瘤的转移。近年来，生长抑素受体闪烁显像和 ^{131}I-MIBG 扫描已被用于该疾病的定位和分期[139-142]。支气管类癌通常可通过胸片、CT 或支气管镜检查发现[143]。原发性中肠肿瘤通常很小，难以用传统的诊断方法（如钡灌肠、CT 或 MRI）进行定位。其中一些肿瘤可以通过血管造影、胶囊内镜或 SRS 进行定位，肝转移瘤通常可通过 CT 或 MRI 检测。目前，CT 或 MRI 和 SRS 是肿瘤分期的主要诊断方式（图 45-16）。SRS 现在被 ^{68}Ga-Dotatate/TOC-PET 所取代，后者具有更高的敏感度和特异性[144, 145]。

其他敏感的方法是应用 PET 或 ^{18}F-DOPA-PET 扫描[146]，使用 ^{11}C-5-HTP，血清素合成的前体可在类癌肿瘤中积累（APUD 机制）的同位素标记肿瘤（图 45-17）[147, 148]；随着 PET 相机的发展，现在可以检测到直径小至 0.5cm 的肿瘤[147]。在治疗过程中，我们发现 PET 扫描、转运速率常数和尿 5HIAA 的变化密切相关，提示 PET 扫描可能有助于监测治疗结果。目前认为，使用 ^{18}F-FDG-PET 扫描在检测低增殖的神经内分泌肿瘤中无效，但最近的数据表明，它有利于鉴别低分化的间变性肿瘤和分化良好的肿瘤[149]。

在 80%～100% 的病例中，类癌肿瘤含有生长抑素

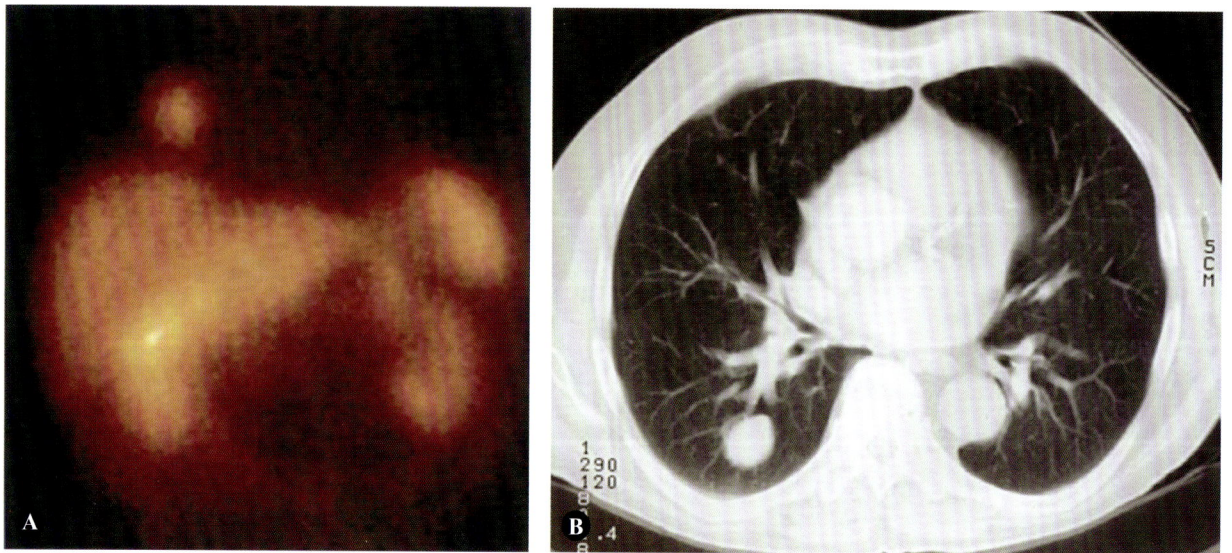

▲ 图 45-16　支气管类癌
A. 支气管类癌患者的生长抑素受体闪烁显像；B. 对同一患者的 CT

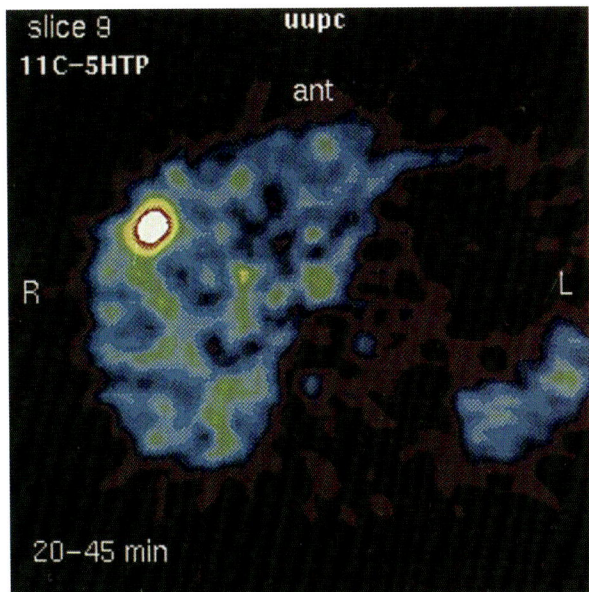

▲ 图 45-17　用 ^{11}C-5- 羟色氨酸进行 PET 扫描显示肝脏内的转移

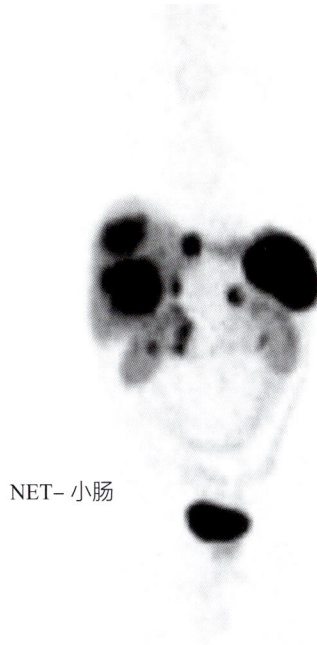

NET- 小肠

▲ 图 45-18　类癌患者的 ^{68}Ga-DOTA-PET/CT。应注意存在肝脏和淋巴结转移

NET. 神经内分泌肿瘤

的高亲和力受体。这些受体存在于原发肿瘤和转移瘤中。目前已克隆了 5 种生长抑素受体亚型（SSTR1～5），其中生长抑素受体 2 型是类癌肿瘤中表达的主要亚型。

最常见的生长抑素类似物奥曲肽与 SSTR2、SSTR3 及 SSTR5 具 有 高 亲 和 力[151-153]，SRS 与 ^{111}In-DTPA-Phe 奥曲肽检测类癌患者的灵敏度为 80%～90%[153, 154]。许多研究表明，与常规成像研究相比，SRS 对类癌的定位具有更高的敏感性[154-157]。肉芽肿（如结节病、结核病）、活化淋巴细胞（淋巴瘤、慢性感染）、甲状腺疾病（甲状腺肿、甲状腺炎）、内分泌胰腺肿瘤和其他内分泌肿瘤患者均可出现假阳性扫描。由于其高灵敏度和成像能力，全身 SRS 应该作为定位和确定疾病分期的初步影像检查方法。SRS 可以有效检测类癌中常见的骨转移，与传统的锝骨扫描一样敏感[144, 158-161]。目前已研发出了 ^{68}Ga-DOTATATE/TOC-PET 扫描，其比奥曲肽扫描敏感性更高，将在世界范围内取代奥曲肽扫描（图 45-18）。

^{123}I-MIBG 闪烁显影已应用于中肠类癌患者，其敏感性约为 50%，低于 SRS（80%～90%）。然而，它可以在对 ^{123}I-MIBG 治疗敏感的患者中发现类癌[162]。Van Essen 和同事总结了目前的影像学检查[163]。

图 45-19 总结了一种类癌的诊断流程。

七、治疗

类癌肿瘤伴类癌综合征的治疗需要一种复合方法，包括症状控制，以及肿瘤减灭。大多数类癌综合征患者伴有肿瘤转移。治疗目标是减缓和改善临床症状、抑制肿瘤生长、提高生活质量并（尽量）延长总体生存期。

控制类癌综合征的症状的方法包括改变生活方式、补充营养和特定药物治疗以减少相应的临床症状。在早期病例中，应避免患者心理和生理上的压力，以及避免饮酒、辛辣食物和会引起潮红反应的药物等[61]。

肿瘤产生血清素会消耗色氨酸。正常情况下，体内约有 1% 的色氨酸用于生产血清素；然而，在类癌中，多达 60% 的可用色氨酸可能被用于合成血清素，这可能导致色氨酸和烟酸缺乏。因此，多年来一直建议补充烟酸以防止糙皮病。许多患者进行了回肠末端切除术，这可能导致维生素 B_{12} 和叶酸缺乏。这些患者需要补充维生素 B_{12} 和叶酸。

类癌性心脏病引起的心力衰竭可能需要利尿药或 ACE 抑制药。少数患者需要使用支气管扩张药，如沙丁胺醇，它与 α 肾上腺素受体相互作用，不会引起潮红。类癌综合征中的腹泻可由洛哌丁胺或地芬诺酯控制[164]。如果患者伴有类癌综合征，可以使用生长抑素类似物治疗，这种治疗已经取代了早期的血清素抑制药和血清素受体抑制药治疗。抑制血清素合成的抑制药（如对氯苯丙氨酸和 α- 甲基多巴）和血清素受体拮抗药（如赛庚啶、美西麦角和酮色林）在临床上不作为常规使用[164]。

这些早期治疗在抑制潮红和腹泻方面的效果有限并伴有明显的不良反应。特洛司他乙酯是色氨酸羟化酶的抑制药，可降低血清素水平。在一项研究中，该化合物减少了 44% 的肠蠕动和 75% 的尿 5HIAA 水平。

人类生长抑素

醋酸奥曲肽

兰瑞肽

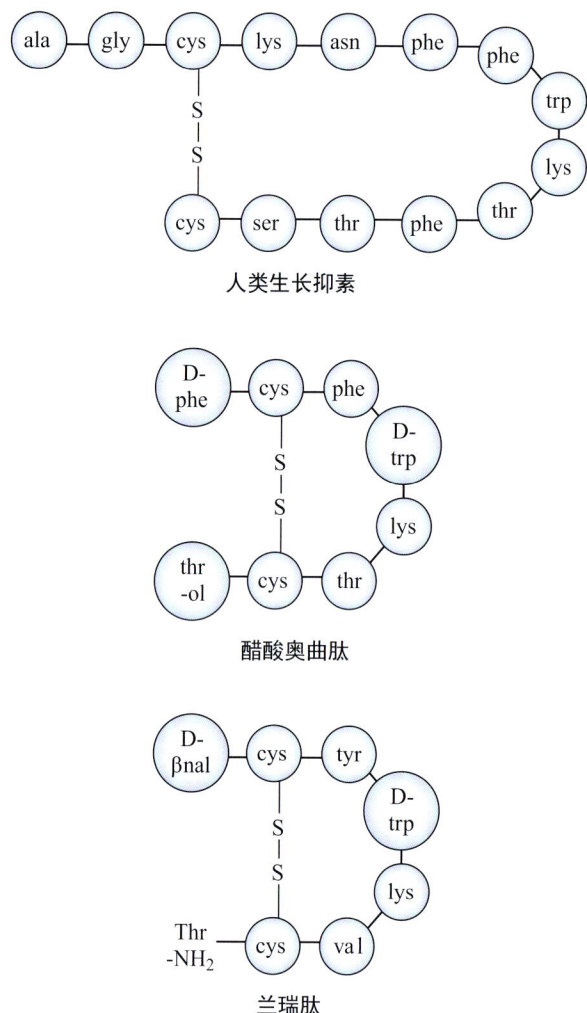

▲ 图 45–19　小肠神经内分泌肿瘤（类癌）的诊断流程

患者的症状得到了显著的改善[165]。组胺 H_1 和 H_2 受体拮抗药的组合对由同时分泌组胺和血清素引起的前肠类癌引起的类癌综合征有效。在某些严重潮红和腹泻的情况下，泼尼松龙 15～30mg/d 偶尔会缓解症状[164]。

（一）生长抑素类似物

尽管天然生长抑素可减轻类癌综合征患者的症状[166]，但其使用受限于其较短的半衰期（约 2.5min）。在过去 30 年中，已开发出用于临床的合成生长抑素类似物（八肽）。奥曲肽是最常用的药物，其他类似物是兰瑞肽和伐普肽[167-172]。

临床中使用的生长抑素类似物（奥曲肽、兰瑞肽）（图 45–20）与受体 SSTR1 和 SSTR5 结合，并以较低的亲和力与 SSTR3 结合。它们作用于特定的细胞，通过与属于 G 蛋白偶联膜受体超家族的跨膜受体相互作用来发挥细胞内作用。它们抑制腺苷酸环化酶活性，激活磷酸酪氨酸磷酸酶，并调节有丝分裂原活化蛋白激酶[153, 155, 173-175]。受体亚型 2 和 5 调节细胞中的 K^+ 和 Ca^{2+} 通量。所有这些信号通路的激活都会抑制生长因

子的产生和释放，并具有抗增殖作用[154, 155, 168-171, 173, 174]。

SSTR3 可介导 PTP 依赖性细胞凋亡，并伴随着 TP53 和 BAX 的激活[175]。5 种生长抑素受体亚型中的四种（SSTR2～5）在结合配体后经历快速内化结合，已通过肿瘤靶向放射性生长抑素类似物疗法进行了探索[176-179]。

已有研究报道了该类型药物的抗增殖作用，可能是通过激活 SSTR2 和 SSTR5，抑制 MAPK 和 K^+、Ca^{2+} 通量导致细胞周期停滞[173-175]；然而，确切的抗肿瘤机制尚不清楚。

现在已知生长抑素受体的不同亚型（SSTR1 和 SSTR5）与多巴胺受体 D_2 形成异二聚体。这种交互对话参与调节细胞内信号，并精细调节其介导的效应[177]。

生长抑素受体的 5 种亚型均在类癌中表达。它们以各种组合的形式表达，一些肿瘤表达所有五种亚型[177-179]。受体不仅在肿瘤细胞上表达，而且在瘤周静脉中表达[180]。抗血管生成可能是生长抑素类似物的另一种抗肿瘤机制[181]。

每 8～12 小时皮下注射奥曲肽和兰瑞肽可控制 60%～70% 类癌综合征患者的临床症状，这些药物是首选药物[182-187]。奥曲肽和兰瑞肽可降低血清素和尿 5HIAA 水平，以及血浆速激肽和 CgA 水平。奥曲肽的推荐剂量为 100～150μg，每天 2～3 次，这是控制临床症状的标准治疗方法[186]。但是，有些患者需要更高的剂量，总计 3000μg/d，以控制临床症状和肿瘤生长，特别是在长期治疗期间[188]。

在长期治疗期间可能会出现对生长抑素类似物的快速抵抗（敏感性降低）[189]。醋酸奥曲肽和兰瑞肽的长效缓释制剂已经开发出来，奥曲肽 LAR 的剂量为 20～30mg 每月 1 次或兰瑞肽 90～120mg 每月 1 次，可控制 50%～60% 类癌综合征患者的临床症状和激素水平[189-190]。生长抑素类似物的长效制剂明显提高了质量，通过减少注射次数和更稳定地控制临床症状来延长患者的生命[189]。一种新的生长抑素类似物帕瑞肽，与 SSTR1、SSTR2、SSTR3 和 SSTR5 相互作用，已进入类癌肿瘤的一些临床试验。在一项针对奥曲肽难治性类癌患者的 Ⅱ 期研究中，1/3 的患者排便次数和潮红发作次数减少[190, 191]。然而，在小肠 NET 随机试验中，该药物并未显示优于标准奥曲肽的效果[189]。

兰瑞肽（12mg/d）和奥曲肽（3mg/d）的大剂量治疗增加了肿瘤显著减小的患者百分比（12% vs. 标准剂量为 5%）[192-195]。据报道，在大剂量治疗期间可能通过激活 SSTR3 诱导细胞凋亡增加。超高剂量奥曲肽在对标准剂量耐药的患者中产生显著的抗肿瘤反应[195, 196]。中肠类癌（PROMID）的一项前瞻性随机研究表明，与安慰剂相比，奥曲肽 LAR 的进展时间显著延长[197]。这些数据改写了美国国家综合癌症网

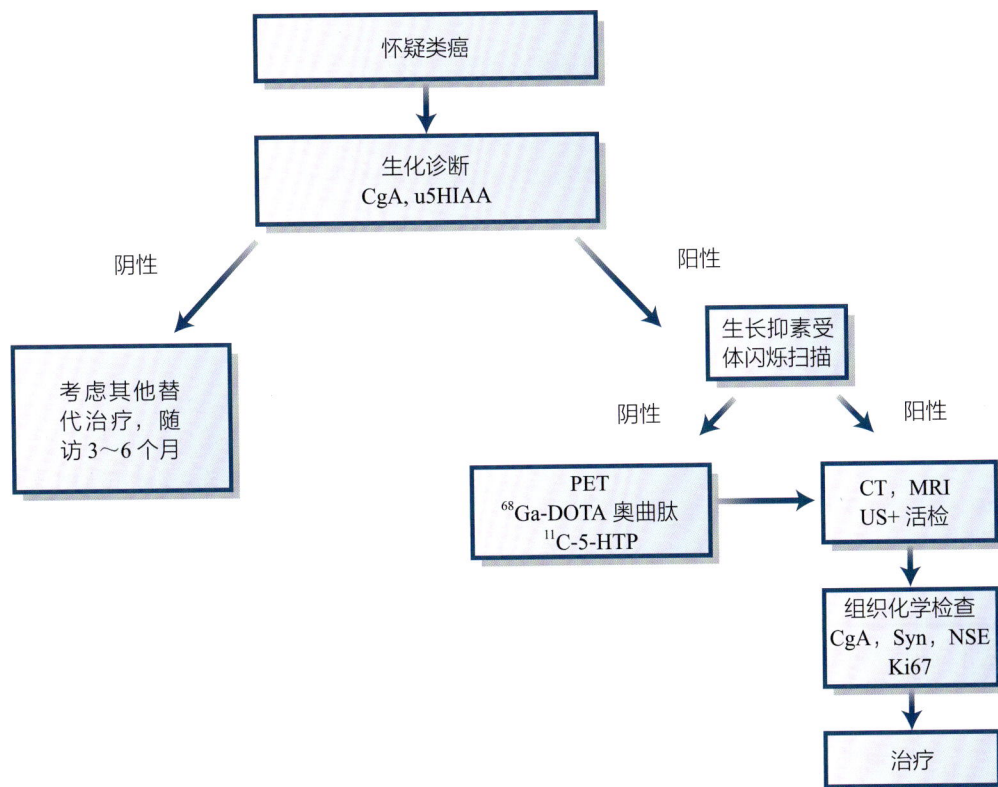

▲ 图 45-20　人生长抑素 14、醋酸奥曲肽、兰瑞肽的分子结构

CgA. 嗜铬粒蛋白 A；[11]C-5-HTP. ^{11}C-5- 羟色氨酸；CT. 计算机断层扫描；5HIAA. 5- 羟基吲哚乙酸；MRI. 磁共振成像；NSE. 神经元特异性烯醇化酶；PET. 正电子发射断层扫描；Syn. 突触素；US. 超声

络类癌治疗指南。所有类型的类癌肿瘤，无论功能如何，现在都推荐使用奥曲肽治疗。2014 年的一项研究（CLARINET）进一步表明生长抑素类似物具有抗肿瘤作用[198]。兰瑞肽显著延长了无功能神经内分泌肿瘤的无进展生存时间[198]。

对于有类癌危象风险的患者，生长抑素类似物治疗也是一种选择。类癌危象是类癌综合征危及生命的并发症，可以自发发生，也可能与应激、麻醉、化疗和感染有关。患者通常会出现严重的潮红、腹泻、腹痛和低血压。建议以 50~100μg/h 的速度连续输注生长抑素类似物，这通常会改变危及生命的状况。另外，建议在手术前或其他应激增加情况下给予患者皮下注射生长抑素类似物。

生长抑素类似物治疗的不良反应一般不严重，发生在 20%~40% 的患者中。它们包括注射部位疼痛、气体形成、腹泻和腹部绞痛。显著的长期不良反应包括胆结石形成、胆囊淤泥、脂肪泻、葡萄糖耐量下降和低钙血症[103, 184, 185, 188, 189, 195]。长期治疗的患者胆结石的发生率为 5%~70%，而需要手术治疗的有症状的胆结石患者少于 10%[189]。

（二）IFN

单独使用或与生长抑素类似物联合使用 IFNα 可有效治疗类癌综合征。每周皮下注射 3~5 次 300 万~500 万 U 重组 IFNα-2β 或 IFNα-2β 可使 40%~50% 的患者获得症状和生化控制[184, 199, 200–204]。据报道，10%~20% 的患者肿瘤可显著缩小[204–206]。

IFNα 通过阻断细胞分裂于 G_1/S 期、抑制蛋白质和激素合成、抑制血管生成因子 bFGF 和 VEGF 而减少血管生成直接作用于肿瘤细胞；它还通过刺激免疫系统，特别是 T 细胞和 NK 细胞，产生间接作用[207, 208]。对 IFNα 的反应可以通过分析 2',5'- 寡腺苷酸合成酶或蛋白激酶 p68（PKR）的诱导来预测，这些酶参与细胞周期调节和蛋白质合成[208–212]。长效 IFNα 制剂现已上市（聚乙二醇 IFN），可以每周 80~150μg 的剂量皮下应用。IFNα 治疗可诱导肿瘤内纤维化，常规 CT 或超声检查不能发现，因此，肿瘤大小可能保持不变[213]。IFNα 的不良反应比生长抑素类似物更明显，包括慢性疲劳综合征、贫血、白细胞减少和血小板减少，以及 10%~15% 的患者可发生自身免疫反应[208, 214]，不过大多数不良反应是剂量依赖性的，可以通过个体化剂量来控制。

对单独使用奥曲肽或 IFNα 没有反应的类癌综合征患者可给予两种药物的联合治疗。这种联合治疗使 70% 的患者症状得到控制，40%~50% 的患者肿瘤生长得到遏制[215-217]，也可提高添加生长抑素类似物时对 IFNα 的耐受性。此外，生长抑素类似物的治疗会因时间推移发生的快速反应而受到阻碍，这意味着对生长抑素类似物的敏感性降低，需要增加剂量，最后在 IFNα 治疗可以继续的情况下可以停用化合物数月。反之，如果 IFNα 出现严重不良反应（主要是慢性疲劳综合征或精神抑郁），则可以停用 IFNα，继续使用生长抑素类似物[215-217]。最近，一项前瞻性随机 Ⅲ 期研究显示，IFNα-2β 和贝伐单抗具有类似的抗肿瘤活性[218]。

（三）化疗

大多数人认为，典型的中肠类癌和类癌综合征患者中肿瘤表现出低增殖能力者不应该接受化疗。各种研究的结果令人失望：反应率不超过 5%～10%，寿命短，并伴有相当大的不良反应[219, 220]。链脲佐菌素和氟尿嘧啶的联合应用在胰腺内分泌肿瘤中显示出抗肿瘤作用，但在典型的中肠类癌中没有显示类似的作用[220]。然而，在通常表现出更多恶性行为的前肠类癌中，可以尝试细胞毒性治疗。此类联合用药包括链脲佐菌素 + 氟尿嘧啶、阿霉素、顺铂 + 依托泊苷和达卡巴嗪 + 氟尿嘧啶[221-223]。替莫唑胺对前肠类癌具有显著疗效[224]。所有这些细胞毒性治疗均可与生长抑素类似物联合使用。

（四）其他药物

酪氨酸激酶受体（PDGFRα/β、EGFR、VEGFR）在类癌肿瘤细胞和基质细胞中均有表达。因此，已尝试使用酪氨酸激酶受体抑制剂进行治疗，客观有效率为 10%～15%[225]。mTOR 靶蛋白抑制剂是阻断在许多肿瘤中被激活的 mTOR 信号通路的新药物。依维莫司单独或与奥曲肽联合应用已产生 15%～20% 的客观有效率[226-228]。在一项针对非功能性肺或胃肠道 NET（RADIANT4）的随机安慰剂对照研究中评估了依维莫司。结果显示，依维莫司治疗与无进展生存期显著改善有关[225]。然而，在另一项针对类癌综合征患者的试验中，接受依维莫司与安慰剂（RADIANT2）的患者的总生存率没有差异[228]。

（五）手术

具有类癌综合征临床表现的患者，其肿瘤大多数为恶性，因此采用单纯手术治疗很少可以治愈。切除局部病灶或区域结节性转移性病灶可治愈部分患者，但即使不能进行根治性手术，也应始终考虑减瘤手术和搭桥手术，并可在治疗过程中的任何时候进行[58, 99, 229]。

外科医生开始更加积极，目前正在进行更广泛的切除和减瘤手术[229, 230]。最近对患者原发肿瘤和局部转移的切除发生了争论，最终决定需要进行前瞻性随机试验开展研究[23]。与其他肝脏转移性肿瘤（其中肝移植通常效果不佳）相比，转移性类癌患者对肝移植的兴趣正在增加[232-234]。在一项对 103 例恶性神经内分泌肿瘤（包括类癌和胰腺内分泌肿瘤）患者的回顾中，5 年和 2 年生存率分别为 16% 和 47%，但无复发生存率低于 24%[234]。对于在药物治疗或肿瘤靶向放射治疗期间出现危及生命的不受控制的类癌综合征，并且无已知肝外转移扩散（米兰标准）的年轻患者（<50 岁），可考虑肝移植。然而，我们小组的一项研究对肝移植的结果提出了质疑，55 岁以下未手术患者的 5 年生存期为 92±9 个月，而符合米兰标准的移植患者的 5 年生存期为 97±6 个月[232]。

另一种缩减肿瘤的方法是肝动脉栓塞，它不仅能改善约 50% 患者的类癌综合征，还能缩小同样多患者的肿瘤大小[235, 236]，治疗效果可持续 9～12 个月，并可重复治疗[235, 236]。化疗栓塞、外科凝胶（吸收性明胶海绵）同时栓塞和化疗（阿霉素、丝裂霉素、顺铂、氟尿嘧啶）或 IFNα 等治疗方法使大量类癌综合征患者的症状得到改善[237, 238]。但是，肝动脉闭塞或栓塞可导致严重的不良反应（恶心、呕吐、肝痛、发热）和严重并发症（肝肾综合征、败血症、胆囊穿孔和肠坏死），并发症见于 5%～7% 的患者[236-238]。

其他肿瘤细胞灭活治疗方法包括冷冻疗法和射频消融[239]。然而，这些手术仅限于肿瘤负荷较小、肿瘤直径小于 5cm 和转移灶数量有限的患者。

（六）放疗

体外放疗的效果有限，主要用于缓解与骨和脑转移相关的症状[240, 241]。MIBG 可被类癌吸收并浓缩，现已在有限的患者中评估了放射性标记的 MIBG 治疗的可能性。据报道，^{125}I-MIBG 或 ^{131}I-MIBG 的缓解率约为 30%[242, 243]。

^{111}In-DTPA– 奥曲肽已应用于以生长抑素类似物为基础的肿瘤靶向放射治疗。据报道，约 40% 的患者症状有所改善，约 30% 的患者肿瘤稳定[244]。^{111}In 是一种弱辐照体（俄歇电子），现已被 ^{90}Y 和 ^{177}Lu（β–发射体）所取代[245, 247]。^{90}Y-DOTA– 奥曲肽的研究报道取得了可喜的结果[245]，相对较新的同位素 ^{177}Lu-DOTA 奥曲肽已投入临床应用，结果进一步改善，30%～40% 的疾病晚期患者的肿瘤出现显著缩小，但是对于小肿瘤更有效。这是一种具有吸引力的治疗模式，因为放射性配体在与受体结合后被内化并转运至细胞核，导致 DNA 损伤[245]，而由于肿瘤细胞通常比周围正常组织具有更高密度的生长抑素受体（SSTR2 和 SSTR5），因此该治疗可能具有更好的耐受性。最近发表了一项关键试验，其中每 4 周用 4 个周期的 ^{177}Lu-DOTATATE 或 60mg 奥曲肽 LAR 治疗小肠 NET（NETTER1），其中，接受放射治疗的患者无进展生存期显著延长[248]。该试验现已成为欧洲药品管理局和美国 FDA 注册治疗非手术转移性胃肠道 NET 患者的基础。最近，一个血液中的基因标记显示可预测 ^{177}Lu 奥曲肽对 PRRT 的反应[249]。

在肝脏占主导的疾病中，使用玻璃珠或树脂珠形式的 ^{90}Y 微球注射到肝动脉中进行放射栓塞可能是一种有效的替代方法[250]。现将目前转移性类癌肿瘤的治疗方法进行总结（图 45-21）。

八、预后

类癌综合征是晚期神经内分泌肿瘤的一种临床表现。不同部位的类癌发生类癌综合征的概率不同，其侵袭性也不同。各种类癌患者的生存率取决于肿瘤的部位、侵袭范围和肿瘤的生物特性。局限性中肠类癌患者的 5 年生存率约为 65%，局部转移的患者与之相似，而远处转移患者的 5 年生存率降至 39%[26-28, 251, 252]。中肠类癌的相对 5 年、10 年和 15 年生存率分别为 67%、54% 和 44%[251]。典型支气管类癌的 5 年和 10 年生存率分别为 95% 和 80%。非典型肺类癌的生存期明显较短，5 年生存率仅为 50%[23]。

决定类癌患者生存率的主要因素之一是其是否存在转移。患者为女性且年龄越小，其预后越好。与较低生存率相关的其他因素是诊断时的高 CgA 水平和高增殖指数（Ki-67）[38, 117]。在 20 世纪 90 年代，类癌心脏病的死亡率有所降低，这可能是早期诊断、积极手术、引入生长抑素类似物和 IFNα 的结果。在我们团队进行的一项早期研究中，30% 的患者死于类癌的心脏并发症[25]。在 2008 年一项研究中，这一比率下降到 10% 以下[27]。具有临床症状的类癌心脏病现在比较罕见。5%~10% 的类癌患者并发大肠腺癌的风险增加。并发两种恶性肿瘤者预后较差[23, 26]。在两项研究

（2011 年和 2014 年）中，比较了近 900 名患有中肠或后肠肿瘤的患者，生存率与 WHO 分级及 TNM 分期相关。1 级肿瘤（G_1）的 10 年生存率为 80%，G_2 肿瘤为 50%~66%，G_3 肿瘤为 35%；对于 I 期和 II 期肿瘤，生存率为 100%，III 期为 85%，IV 期为 35%[251]。对降低生存率有显著影响的预后因素是诊断时年龄较大、类癌心脏病、肝脏肿瘤负荷、高 WHO 分级和腹膜癌[250, 252]。局部手术切除对生存率有积极影响[252]。

九、其他导致潮红的疾病

（一）甲状腺髓样癌与血管活性肠肽瘤

其他神经内分泌肿瘤，如甲状腺髓样癌和血管活性肠肽瘤（包括神经节细胞瘤、胰腺内分泌肿瘤），可表现为潮红综合征（图 45-22）[253, 254]。患者也可能表现为腹泻，特别是那些患有血管活性肠肽瘤的患者，经常伴有严重的分泌性腹泻。在 MTC 患者中，潮红和腹泻比较少见，主要见于循环降钙素和 CGRP 水平较高的患者。

潮红和腹泻的机制尚不清楚，但可能是由降钙素刺激生成的前列腺素介导的。在晚期转移性 MTC 患者中，潮红和腹泻的发生率通常低于 5%[253, 255]。治疗主要针对肿瘤生长，包括手术切除、肝脏栓塞和细胞毒性治疗（基于阿霉素的联合治疗）。生长抑素类似物治疗可缓解腹泻。使用酪氨酸激酶抑制剂凡德他尼治疗可以减轻症状，并具有一定的抗肿瘤作用[255]。

血管活性肠肽瘤或 WDHA 综合征（即水样腹泻、低钾血症和胃酸缺乏综合征，又称 Verner-Morrison 综

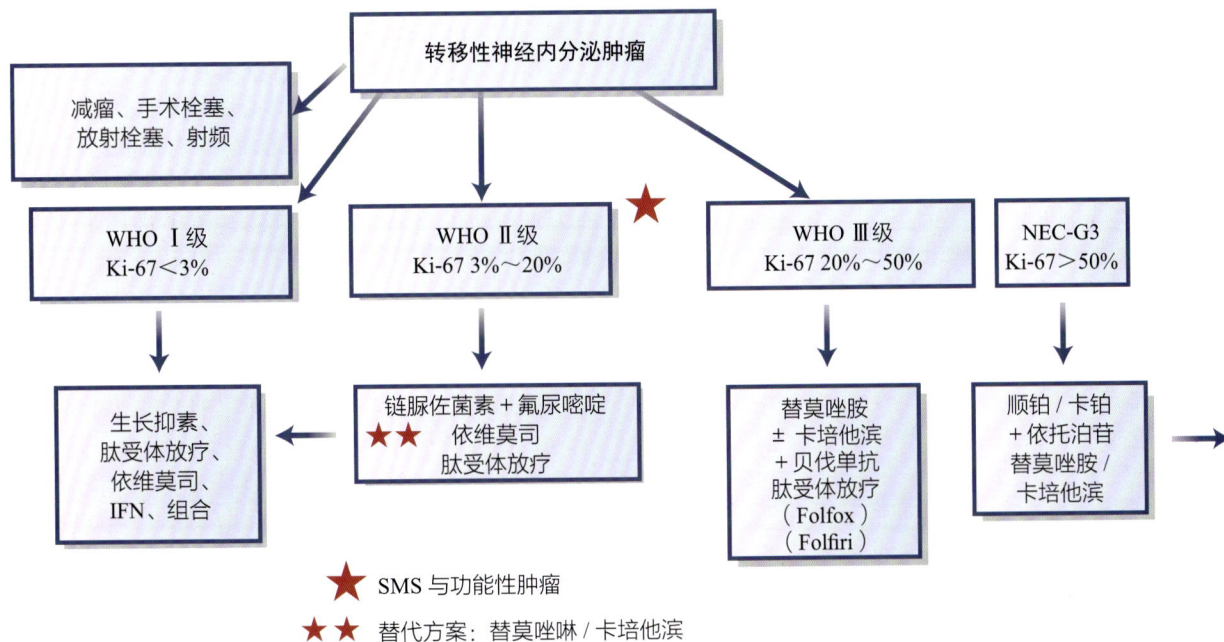

▲ 图 45-21　转移性神经内分泌肿瘤的治疗流程

IFN. 干扰素；NEC. 神经内分泌癌；WHO. 世界卫生组织

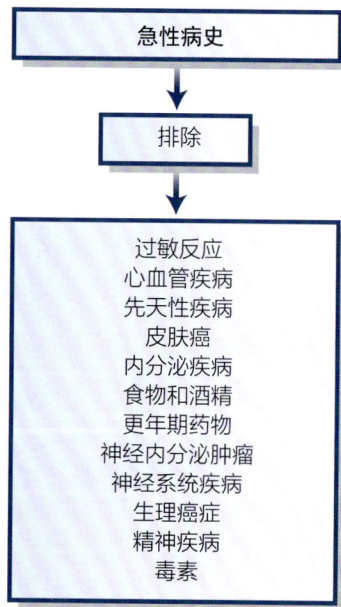

▲ 图 45-22　引起潮红的疾病评估

引自 Yale SH, Vasudeva S, Mazza JJ, et al. *Disorders of flushing.Compr Ther*. 2005; 31:59-71.

合征）常伴有严重的分泌性腹泻（排泄高达 15L/d），一些患者还表现出持续的全身紫红色潮红和低血压[254, 256, 257]。该综合征还包括胃酸缺乏、低钾血症和代谢性酸中毒，并且与 VIP 和相关肽组氨酸蛋氨酸肽的过量产生有关。这些患者常在胰腺、肺或交感神经节中发现肿瘤[256, 257]。

血管活性肠肽瘤可以通过测量血浆 VIP 来确诊，其血浆 VIP 水平通常超过 70pmol/L[257]。

治疗主要针对抗肿瘤和激素过量。在恶化的情况下，通过皮下或静脉输注给予生长抑素类似物可以控制临床症状[258]。对于恶性病例，建议使用链脲佐菌素，辅以氟尿嘧啶或阿霉素进行细胞毒性治疗[256]。一些抑制剂，如 mTOR（依维莫司），在血管活性肠肽瘤中表现出一定的抗肿瘤作用，可使临床症状减轻[225]。

（二）肥大细胞增多症和相关疾病

肥大细胞增多症，以及其他导致全身性肥大细胞活化的疾病，在临床上多有潮红障碍的表现。大多数肥大细胞增多症患者病程缓慢，但一些肥大细胞增多症具有侵袭性。症状主要归因于阵发性肥大细胞激活[259, 260]。

大多数肥大细胞增多症患者有皮肤受累的证据，最常见的是多发性小色素性病变，用钝物触碰皮肤会产生荨麻疹（Darier 征）；这种情况称为色素性荨麻疹[261, 262]。另一种类型的皮肤肥大细胞增多症是毛细血管扩张型，称为持久性发疹性斑状毛细血管扩张症。

肝大和脾大可能是由于肥大细胞浸润，肝纤维化也很常见[262, 263]。

骨骼受累可表现为骨质疏松或骨硬化[264]。全身性肥大细胞增多症也可累及胃肠道，在回肠、胃和大肠有黏膜结节[265]。

血液疾病是非特异性的，伴有明显的骨肥大细胞浸润、贫血、白细胞增多，有时还有淋巴结病和嗜酸性粒细胞增多[266]。在一部分患者中，肥大细胞增多症继发于原发性血液疾病，通常是骨髓增生或骨髓增生异常疾病[266-268]。在极少数病例中报道了肥大细胞白血病[269]。一些病例具有 *FIP1L1-PDGFRA* 基因序列，与慢性嗜酸性粒细胞白血病重叠。他们还表现出血清类胰蛋白酶水平升高[270]。大多数（>80%）全身性肥大细胞增多症患者在肥大细胞中的密码子 816 中存在激活的 c-kit 突变[270]。

系统性肥大细胞增多的临床症状包括潮红、心动过速、低血压，有时还有恶心、呕吐和腹泻。该综合征的症状与类癌综合征相似。组胺是一种强效的血管扩张药，由肥大细胞释放，可引起上述症状。引起该综合征的其他介质包括前列腺素 D_2、类胰蛋白酶和肝素[270-273]。前列腺素 D_2 是一种比组胺更有效的介质。

肥大细胞增多症可以通过测量尿液中的组胺和组胺代谢物进行诊断[272]。诊断肥大细胞增多症时，组胺代谢物（N-甲基组胺和甲基咪唑乙酸）的定量检测比组胺检测更为敏感[273]。评估内源性前列腺素 D_2 可以通过测量尿液中的主要代谢物，但是该检测只能在专业实验室中进行。检测类胰蛋白酶释放更加简单可行，可以通过免疫测定法检测这种颗粒相关酶类胰蛋白酶的增量（>20ng/ml）[274]。CD25 细胞的骨髓分析可能支持肥大细胞疾病的诊断[275]。

治疗方案取决于该病的严重程度。与治疗过敏反应一样，肾上腺素可有效逆转与肥大细胞介质释放相关的低血压[275]；因此，这些患者应持续性皮下注射或吸入肾上腺素。预防急性发作的慢性治疗包括抗组胺治疗和抑制前列腺素合成。需要阻断组胺 H_1 和 H_2 受体来防止组胺的血管舒张作用[246, 275, 276]。

非甾体抗炎药可以通过抑制环氧合酶，从而进一步抑制前列腺素的形成。可以使用阿司匹林，但一些患者无法耐受其肠道不良反应和过敏反应[277]。对于抗组胺药和非甾体抗炎药皆不耐受的患者，可以试用 IFNα，从而减少肥大细胞数量和肥大细胞介质的释放。目前 IFNα 治疗仍处于实验阶段[278]。一部分携带 *FIP1L1-PDGFRA* 癌基因的患者可以通过甲磺酸伊马替尼治疗实现临床、组织学和分子学方面的完全缓解，这与携带 c-kitD816V 突变的患者不同[277]。

第 46 章　癌症患者的生殖疾病管理
Managing Reproductive Disorders in Cancer

MAHMOUD SALAMA　VICTORIA SANDLER　TERESA K. WOODRUFF　著

史晓阳　于　璐　吕丽芳　袁慧娟　译　苏本利　校

要点

- 随着癌症存活率的提高，肿瘤引起多个器官系统的不良后遗症及其治疗越来越受到重视。内分泌系统是最常受影响的器官系统之一，超过 40% 的儿童癌症幸存者表现出异常。
- 肿瘤生殖学是一个相对较新的跨学科领域，它是肿瘤学和生殖医学的交叉学科，为年轻的癌症患者提供了生育的选择。
- 在治疗年轻癌症患者时，常使用积极的可能会导致性腺毒性的抗癌方案，包括烷化化疗和全身照射。抗癌治疗所致的性腺毒性和随之出现的医源性生育能力丧失的风险，主要取决于疾病的类型和分级、抗癌治疗的剂量和剂型、患者开始治疗的年龄。
- 如果抗癌治疗可能会导致性腺毒性和随后的医源性生育能力丧失的风险大于 50%，而患者希望将来能生孩子，则应在化疗和放射治疗之前、期间和之后启动生育保护和恢复策略。
- 在获得患者或儿童法定监护人的知情同意后，应根据患者的情况制订个性化的生育能力保护和恢复策略。
- 生育能力的保存和恢复措施包括配子和性腺组织冷冻，以及此后的自体移植、性腺保护、性腺组织生物工程技术、干细胞繁殖技术、新辅助细胞保护性药物的应用。
- 由肿瘤学家、妇科医生、内分泌学家、外科医生、生殖生物学家、研究科学家和患者导航员密切配合的多学科肿瘤生殖学团队对于确保高标准的管理至关重要。

一、肿瘤生殖学及其重要性

（一）问题的范围

全世界每年有超过 1400 万人受癌症困扰，其中 10% 为育龄期人群[1]。儿童和青少年的癌症存活率为 71%～86%，这主要归功于能够成功早期发现和有效的癌症治疗。然而，高达 80% 的儿童、青少年和成人患者接受的治疗可能会暂时或永久地影响他们的生殖健康，包括生育能力、性腺功能和性心理健康[2]。肿瘤生殖学领域的核心是在做出维持生命但威胁生育能力的癌症治疗决定的同时，要把患者的生殖健康考虑在内。因此，全面讨论癌症治疗的内分泌后果，包括生育能力丧失、类固醇激素依赖性组织（如骨骼和心脏）功能障碍、性心理健康受损，以及讨论生育能力保留和避孕选择，对于优化癌症幸存者的未来生活质量至关重要[3]。

当前的肿瘤学临床实践指南建议医务人员在治疗前、治疗中和治疗后就癌症治疗对未来生殖健康的潜在影响进行积极的讨论[4]。尽管医务人员越来越意识到癌症治疗对生殖健康的影响，但在开始癌症治疗之前，多达 50% 的患者没有获得生殖健康咨询[2,5,6]。癌症患者非常有兴趣在癌症诊断、治疗和随访过程中与他们的医务人员就生殖健康进行讨论。在患有癌症的年轻女性中，62% 的人表示在接受癌症诊断之前已经有了生育计划[4,7]。事实上，对未来生育能力的担忧是正在接受癌症治疗的育龄期女性的痛苦根源，其中 1/3 的女性报告有影响日常功能的抑郁和（或）焦虑症状，15% 的女性需要精神药物治疗[8]。即使在癌症治疗开始之前接受了生殖健康咨询，许多人也表示对反馈的信息数量和质量不满意[4]。例如，患有乳腺癌的成年女性表示，她们对在开始治疗之前提到生育能力保护的这一事实总体上感到满意，但许多人对关注不育感到沮丧，而不是关注保留生育能力的方案选择及其成功率、保留生育能力手术费用和实验方案。重要的是，那些认为自己在开始癌症治疗之前已经获得了充分和高质量的有关保留生育能力信息的成年女性，其寻求生育能力保护的可能性比没有接受咨询的女性高 5 倍。这些女性表示，即使她们在开始治疗前选择不保留生育能力，之后也不会感到遗憾，同时有较好的生活质量[4, 7]。对于成年男性癌症患者，在癌症治疗前提供有关保留生育能力的咨询尤其重要，因为生育能力状况与他们的男子气概和亲密关系密切相关[9]。寻求保留生育能力的男性表示，他们对生物学父亲身份的前景感到放心，这是对他们男性身份的重申[9]。然而，男性癌症患者比女性患者更少被告知潜在的生育能力受损[5]。

此外，青少年癌症患者在癌症治疗期间和治疗后，在处理与个人身体形象、亲密关系、人际交往和性相关的问题方面面临着独特的额外挑战。患有癌症的青少年及其父母常担任主要决策者，他们都对患者未来的生育能力表示担忧。然而，患有癌症的青少年的父母更为优先考虑开始治疗而不是保留生育能力，并且低估了他们的孩子对未来生育能力的担忧[10]。儿童癌症患者的父母有时会调整提供给年轻癌症患者（12—15 岁）的信息，以减少患者在特别情绪化时期的痛苦。因此，一些在儿童和青少年时期有癌症病史的成年人对他们的父母和医务人员都完全或部分地将癌症治疗对其生育能力的影响排除在谈话之外表示不满[11]。此外，许多成年患者表示，在完成癌症治疗后，没有得到充分的关于重新评估生育潜力的信息，包括关于安全性行为和避孕、计划生育和非生物学父母选择的咨询[11]。事实上，儿童癌症的成年幸存者及其父母都对在开始癌症治疗之前没有充分分配时间和关注在生育能力的讨论上表示遗憾，并将咨询不足的责任归咎于医务人员[12]。他们的父母还表示，无论孩子在癌症诊断时的年龄如何，他们都应该参与关于未来生育能力的讨论。对于许多成年幸存者及其父母来说，在癌症治疗之前讨论未来的生育能力意味着对未来的希望[12]。

生殖健康咨询还应包括讨论与癌症治疗和随后的内分泌功能障碍相关的慢性合并症，包括骨质疏松症、心血管疾病、认知功能障碍和心理健康问题[13]。不仅某些癌症治疗（蒽环类药物、曲妥珠单抗、胸部照射）

与心脏毒性有关[14, 15]，而且特定的化学治疗和免疫药物、颅内照射、手术切除肿瘤和抗激素治疗还与肥胖、糖耐量异常、胰岛素抵抗、高血压、动脉粥样硬化和血脂异常等不良代谢因素相关，这些参数都会增加心血管疾病的风险[16, 17]。此外，许多癌症治疗通过破坏产生雌激素和睾酮的器官，导致雌激素和睾酮缺乏，从而抑制雌激素受体介导的信号传导和睾酮向雌激素的芳构化，并下调下丘脑-垂体-性腺轴。考虑到这些类固醇激素对骨骼健康至关重要，导致雌激素和睾酮缺乏的癌症治疗与骨骼生理学改变、骨密度快速下降、男性和女性癌症患者骨折风险增加 2 倍有关。事实上，超过 80% 的前列腺癌男性患者在药物或手术去势后出现骨密度下降，而乳腺癌女性患者在治疗引起的卵巢功能不全发作后出现骨密度加速下降。癌症治疗还与阻碍正常骨骼形成的慢性营养缺乏、增加跌倒和随后骨折风险的慢性去适应及治疗相关的神经病变有关[18]。最后，癌症幸存者的心理健康问题发病率也高于普通人群[19]。据报道，骨骼和中枢神经系统肿瘤的老年、单身、失业的女性的癌症幸存者的情绪和社会压力更大[20]。性行为、生育能力和父母身份是影响成年癌症幸存者的心理健康尤其重要的因素，也是导致癌症诊断和治疗的长期心理后遗症的主要因素[21]。

（二）癌症治疗期间的生殖健康问题

1. 生育能力 生育能力是生殖健康的重要组成部分，在癌症患者，尤其是女性患者的健康相关生活质量中发挥着重要作用。事实上，60% 的女性癌症患者和 50% 以上的男性癌症患者表示渴望为人父母[22]。癌症治疗后的暂时性或永久性不育可能会影响多达 60% 的癌症幸存者。癌症治疗对生育能力的影响通常是不可预测的，常受化疗药物类型、放射剂量、患者年龄和治疗前性腺储备的影响。对于女性癌症患者，烷化剂和盆腔照射对原始卵泡的毒性特别大，这些疗法会耗尽卵巢储备并缩短生殖窗[23]。对于男性癌症患者，化疗和盆腔照射在开始治疗的 3 个月内与无精子症有关，几乎 1/4 的男性癌症幸存者经历了持续性无精子症或少精子症。化疗和放疗也可能导致精原细胞中未修复的 DNA 的损伤，从而损害生育能力和（或）增加后代先天畸形的风险[24]。

生物学上的父母身份对于癌症患者的成人和性别认同感、生存目的和社会接纳感至关重要。女性癌症幸存者将妊娠视为女性特质的标志，而男性癌症幸存者则更注重将生物学上的父亲身份作为男性特质的标志。未知的生育状况进一步加剧了癌症幸存者的生殖健康相关焦虑，尤其是那些年轻的单身人士，他们可能担心潜在的不育会对他们寻找伴侣产生不利影响。因此，癌症治疗结束后对生殖功能的重新评估是癌症患者综合护理的一个重要方面。值得注意的是，有生育能力的癌症幸存者可能会由于担心癌症复发、癌症向后代的传递、自己的发病率和死亡率对未来孩子的影响而选择不妊娠[22]。因此，参与癌症患者护理的医务人员不仅需要解决保护生育能力和癌症治疗启动的组织协同工作，而且还必须提供与肿瘤生殖学情感方面相关的同情支持，这对患者的整体和长期福祉很重要。

2. 癌症治疗期间的避孕措施 尽管癌症治疗具有性腺毒性作用，但许多癌症患者在治疗期间仍能生育。高达 10% 的接受癌症治疗的女性并未始终使用可靠的避孕方法[25]，3% 的女性癌症患者经历了意外妊娠[26]。如何选择合适的女性避孕方法取决于癌症的类型（例如，乳腺癌女性使用非激素铜宫内节育器 vs. 宫颈癌女性采用植入避孕）、功能状况和合并症（例如，免疫能力、血栓栓塞风险、肝功能障碍）和个人偏好[27]。屏障避孕法可防止性传播感染[22]，但由于使用失败率高，在避孕方面不如宫内节育器和避孕植入物有效。紧急避孕，包括短期口服药物，被认为对患有癌症的女性患者是安全的。男性避孕的选择范围正在迅速扩大，许多方法已被证明在男性中是可以被接受的。诱发无精子症的方法包括单独使用雄激素或与孕激素、GnRH 激动剂、GnRH 拮抗药和输精管结扎术联合使用。在聚合物凝胶引导下，对精子的可逆性抑制会导致精子的可逆性损伤，而血管闭塞装置会阻止精子经输精管的传输[28]。然而，这些男性避孕方法的使用会受到给药不适、费用、对男性避孕的污名化、对性欲和性功能影响、可逆性的限制[29]。目前正在研究将选择性雄激素受体调节剂和非激素药物作为男性的避孕选择[29]。在女性癌症患者中，避孕药具的使用与妊娠的愿望不一致。尽管没有准确的癌症孕妇患者的堕胎率的报道，但许多女性表示，如果在癌症治疗期间妊娠，她们会选择堕胎。癌症患者优先考虑避孕作为其护理的一个重要方面，但只有少数研究充分记录了癌症患者避孕咨询的数量和质量。值得注意的是，参与避孕咨询的女性中有 65% 称使用了有效的避孕方法[25]。

癌症治疗结束后适当的受孕时机也是癌症幸存者生殖健康的一个重要方面。女性癌症患者在化疗结束后 6 个月内和放疗结束后 12 个月内不应尝试受孕[23]，而男性患者在治疗结束后 12～24 个月内不应尝试，因为在此期间内，精子 DNA 有尚未修复的风险[24]。此外，在尝试妊娠之前，还必须考虑癌症复发的风险。适当计划的避孕措施使癌症患者能够将妊娠时间安排到对孕产妇更好的健康阶段，并使受精、胚胎发育和早期妊娠结局最优化[24, 30]。

3. 性腺功能障碍

(1) 女性癌症患者：接受手术、化疗或放射治疗以治疗癌症的女性患早发性卵巢功能不全的风险大大增加。卵巢早发功能不足（POI）的特征是 40 岁以下女

性出现闭经和性腺类固醇激素缺乏，同时在至少间隔 1 个月有最少有两次血清 FSH 升高。年轻女性癌症幸存者的 POI 患病率在 2%～82%。诊断年龄、化疗类型（如烷化剂和类烷基化剂）、放剂量和靶区、霍奇金淋巴瘤的诊断是 POI 的危险因素。此外，卵巢切除术与雌激素和雄激素的迅速减少相关，这会导致 POI 症状，包括潮热、盗汗、阴道干燥和性欲下降。外阴切除术和根治性子宫切除术增加了会阴的瘢痕和疼痛，进一步加剧了性功能障碍。重要的是，卵巢激素缺乏与一些疾病的发病率（如骨质疏松症和骨折风险、心血管疾病、精神疾病和认知能力下降）和死亡率增加有关。卵巢功能的恢复是不确定的，在某种程度上是不可预测的，主要依赖于基线卵巢功能储备。更好地预测女性癌症幸存者卵巢功能储备的方法仍正在优化中，包括测量血清抗米勒管激素、窦性卵泡计数、卵巢体积和表面积。评估女性癌症幸存者卵巢储备功能（而非 POI 症状或除 POI 症状外）的标准化方法可用于指导避孕咨询和 POI 长期并发症的筛查[31, 32]。

目前已经制订了多种策略来解决 POI 的症状。潮热可以通过改变生活方式，如体重管理和避免诱因，认知行为疗法和催眠，以及特定的非激素药物来控制[14]。与雌激素缺乏相关的失禁、阴道干燥和性交困难可以通过盆底物理疗法、阴蒂治疗装置、避免刺激物、润滑剂 / 保湿剂、局部麻醉药、局部和阴道内雌激素、睾酮或脱氢表雄酮和心理治疗来改善[14]。尽管激素替代疗法有时对患有激素敏感性癌症（如乳腺癌、子宫内膜癌、宫颈癌和某些卵巢癌）的女性不利，但一些研究表明，早期妇科癌症女性幸存者使用激素替代治疗与癌症复发风险的增加无关[14, 33]。然而，女性癌症幸存者更年期症状的缓解并不总是与更好的生活质量相关；因此，癌症幸存者的社会心理方面的问题也必须得到处理[32]。

(2) 男性癌症患者：男性癌症患者的性腺功能减退可由睾丸的直接损伤引起，如手术切除性腺肿瘤、盆腔放疗、全身化疗。睾丸功能障碍也可继发于垂体或下丘脑损伤，如颅脑放疗或中枢神经系统肿瘤切除术。因癌症治疗而导致性腺功能减退症的男性可能会出现性欲或性功能下降、潮热、疲劳、思维迟缓和精神抑郁（持续性抑郁症）等症状，这些症状可能很难与癌症治疗的常见不良反应区分开来。性腺功能减退还可能表现为身体状态的客观改变（如肌肉张力降低、男性乳房发育、体重增加、脂肪重新分布、体毛脱落）、睾丸体积减小和正色素正细胞贫血。接受双侧睾丸切除术、垂体切除术、盆腔或颅脑放疗的男性可能会在治疗后不久出现性腺功能减退症状，而接受全身化疗的男性可能会缓慢地出现性腺功能减退症状。许多长期接受化疗或腹膜后放疗的男性会有睾酮缺乏的一些表现，这在 45 岁以上的男性中风险更高[34]。化疗对睾

丸功能的影响是药物特异性的，即使在相同的化疗类别中也是如此[31]。基线睾丸体积与癌症治疗后性腺功能减退的风险呈负相关[34]。

睾酮缺乏与性欲下降、勃起功能障碍和性高潮障碍有关，这些障碍在低于正常浓度和低睾酮浓度之间的范围内发展。性腺功能减退症状与较差的健康相关生活质量有关。睾酮缺乏还与骨质疏松症、抑郁症、代谢功能障碍、心血管疾病和死亡率有关。因此，评估接受癌症治疗男性的性腺功能减退很重要[34]。睾酮替代物很容易获取，但不作为晚期前列腺癌或乳腺癌男性患者的选择[34]。

4. 与癌症治疗相关的身体变化 治疗乳腺癌的乳房切除术、治疗宫颈癌或子宫内膜癌的子宫切除术后的解剖学变化会对患者的自尊心产生不利影响，会降低性欲，并对女性的性意识和亲密感产生负面影响[22, 35, 36]。保留乳头的乳房切除术已经发展成为一种外科替代方案，它与更好的美容效果、更高的患者满意度、心理社会健康和性健康、更高的健康相关生活质量相关[37, 38]。考虑到患有妇科癌症的女性很少有外科手术可供选择，我们必须在这一癌症患者队列中确定和解决妇科手术对社会心理健康的影响。患有前列腺癌和睾丸癌的男性在手术后也会出现身体形象、自我感觉的男子气概和生活质量的变化[39]。在接受手术切除睾丸（睾丸切除术）进行癌症治疗的睾丸癌幸存者中，7% 的人表示射精和勃起有问题，17% 的人称有负面的身体形象，25% 的人表示性兴趣下降，40% 的人表示在治疗完成 3 年后性活动减少。性功能障碍在接受腹膜后淋巴结清扫术的男性中尤为普遍。在癌症手术后经历这些不利结果的男性报告了较低的婚姻满意度，以及长期的关系受损[40]。因单侧睾丸癌接受睾丸切除术的男性中，超过 1/4 的人选择了睾丸假体，这与恢复公认的男性外观有关，并且超过 80% 的人表示出对假体的长期满意[41]。很明显，与癌症治疗相关的解剖学改变对男性和女性癌症患者的自我形象、性健康和生活质量造成重大影响，必须在癌症幸存者的综合护理中对此加以适当处理。

二、保留生育能力的逻辑学

（一）生育能力保留和恢复的重要性

当使用积极的化学疗法和放射疗法时，性腺毒性可能会作为不良反应出现，导致生殖功能受损、性腺类固醇激素依赖性组织（如骨骼和心脏）受损、生育能力的丧失。为了避免或至少减轻这些破坏性并发症，应在化疗和放疗之前、期间和之后提供有效的策略来保护和恢复年轻癌症患者的生育能力[42-46]。

由于早期诊断和治疗的进步，存活到成年的年轻癌症患者数量有所增加，生育能力等长期健康问题越来越受到人们的关注。迄今为止，辅助生殖技

术、冷冻生物学和试验性转化医学方案已被用于预防或克服癌症患者因化疗和放疗引起的性腺毒性，以保持和恢复其生育能力。每种保护生育能力的选择各有利弊，可能并非对所有患者都可行。在美国临床肿瘤学会（American Society of Clinical Oncology，ASCO）[47-49]、美国生殖医学学会（American Society for Reproductive Medicine，ASRM）[50, 51]、欧洲医学肿瘤学会（European Society for Medical Oncology，ESMO）[52, 53]、美国肿瘤生育协会[54, 55]、国际生育保护学会[56-59]、国家综合癌症网络[60]、美国儿科学会[61]、儿科血液学/肿瘤学护士协会[62]和德国生育能力保护网络（FertiPROTEKT）[63-65]过去几年发布的众多国际生育能力保护和恢复指南中，强调了人们越来越认识到保护生育能力对癌症患者的重要性。

（二）女性癌症患者生育能力的丧失、保护和恢复

1. 年轻女性癌症患者的流行病学调查 根据英国的统计（2013—2015 年），青春期前女孩（0—14 岁）最常见的癌症是白血病（29%）、中枢神经系统恶性肿瘤（28%）、淋巴瘤（7%）和肾癌（6%）。女性青少年和青年人（AYA）（15—24 岁）最常见的癌症是淋巴瘤（20%）、黑色素瘤（16%）、中枢神经系统肿瘤（14%）和白血病（7%）。成年女性（25—49 岁）最常见的癌症是乳腺癌（44%）、黑色素瘤（9%）、宫颈癌（8%）、中枢神经系统肿瘤（6%）和卵巢癌（5%）。育龄女性最常见的癌症包括乳腺癌、宫颈癌、白血病、淋巴瘤、CNS、肾癌和骨癌，可能需要积极的采用具有性腺毒性的化疗和放疗[64]（表 46-1）。

2. 年轻女性患者的性腺毒性和生育能力丧失的风险 对于接受癌症治疗的年轻女性患者，当卵巢暴露于环磷酰胺、异环磷酰胺和白消安等烷基化疗药物；对骨盆和腹部进行电离放射治疗后；或在颅内或全身放疗后很有可能造成性腺毒性、POI、卵巢早衰（POF）和生育能力的丧失。性腺毒性的程度主要取决于癌症治疗的类型、剂量和持续时间，以及患者的年龄和癌症的类型及阶段。一些指南试图根据癌症治疗对女性的性腺毒性和相关的 POF、生育能力丧失的风险来对其进行分类[47-49, 66, 67]（表 46-2）。

3. 年轻女性患者生育能力保留和恢复的选择 当癌症治疗的性腺毒性评估风险大于 50% 时，应在开始治疗前向年轻患者（<40 岁）提供生育能力保留策略。一些公认、有争议的和试验性的措施可用于保留患癌年轻女性和女孩的生育能力。公认的选择包括胚胎冷冻和卵细胞冷冻。有争议的措施包括卵巢保护技术，如使用 GnRH 类似物和激素抑制治疗、外科卵巢移位术（卵巢固定术）、性腺屏蔽、分次化疗和放疗。试验性的措施包括用于未来自体移植的卵巢组织冷冻、卵母细胞体外成熟（in vitro maturation，IVM）、人工卵巢系统、干细胞移植和新辅助细胞保护性药物

表 46-1　英国按生育年龄划分的常见癌症（2013—2015 年）

	女　性	男　性
青春期前（0—14 岁）	白血病(29%)、中枢神经系统肿瘤(28%)、淋巴瘤（7%）和肾癌（6%）	白血病（31%）、中枢神经系统肿瘤（26%）和淋巴瘤（13%）
青少年和青壮年（15—24 岁）	淋巴瘤（20%）、黑色素瘤（16%）、中枢神经系统肿瘤（14%）和白血病（7%）	生殖细胞肿瘤（27%）、淋巴瘤（22%）、中枢神经系统肿瘤（13%）和白血病（10%）
成年人（25—49 岁）	乳腺癌（44%）、黑色素瘤（9%）、宫颈癌（8%）、中枢神经系统肿瘤（6%）和卵巢癌（5%）	睾丸肿瘤（14%）、黑色素瘤（11%）、中枢神经系统肿瘤（10%）、肠道肿瘤（10%）和头颈部肿瘤（8%）
可能需要积极的具有性腺毒性的化疗和放射治疗，并需要事先采取保留生育能力的措施的最常见的癌症类型	乳腺癌、宫颈癌、白血病、淋巴瘤、中枢神经系统肿瘤	睾丸肿瘤、生殖细胞肿瘤、白血病、淋巴瘤、中枢神经系统肿瘤

引自 Cancer Research UK.Cancer incidence by age.Available at http://www.cancerresearchuk.org/health-professional/cancer-statistics/incidence/age.Accessed February 8,2019.

表 46-2　抗癌治疗与性腺毒性和生育力丧失的相关风险

风险等级	女性的风险	男性的风险
高风险	• 造血干细胞移植联合环磷酰胺 / 全身放疗或环磷酰胺 / 白消安 • 包括卵巢区域的体外放疗 • 40 岁及 40 岁以上女性 CMF、CEF、CAF 治疗 6 个周期（乳腺癌辅助治疗） • 手术切除一侧 / 双侧卵巢或垂体	• 全身放疗 • 男性睾丸放射剂量＞2.5Gy • 男孩睾丸放射剂量＞6Gy • 头颅放射＞40Gy • 含有丙卡巴肼的方案：COPP、MOPP、MVPP、ChlVPP/EVA、MOPP/ABVD、COPP/ABVD • 用于移植调节的烷基化化疗药（环磷酰胺、白消安、美法仑） • 任何烷化剂（如丙卡巴肼、氮芥、环磷酰胺）+TBI、盆腔放疗或睾丸放疗 • 环磷酰胺总剂量＞$7.5g/m^2$ • 手术切除一侧或双侧睾丸或垂体
中等风险	• 30—39 岁女性 CMF、CEF、CAF×6 个周期（乳腺癌辅助治疗） • 40 岁及以上女性 AC×4 个周期（乳腺癌辅助治疗）	• 睾丸放射剂量 1～6Gy（由于从腹部 / 盆腔的散射） • BEP×2～4 个周期 • 顺铂累积剂量＞$400mg/m^2$ • 卡铂累积剂量≥$2g/m^2$ • 激素治疗（前列腺癌） • 盆腔内手术（前列腺、膀胱、低位大肠、直肠） • CHOP/COP 方案治疗
低风险	• ABVD • CHOP×4～6 个周期 • CVP • 急性髓系白血病治疗（蒽环类 / 阿糖胞苷） • 急性淋巴细胞白血病治疗（多药） • 30 岁以下女性 CMF、CEF、CAF×6 个周期（乳腺癌辅助治疗） • 40 岁以下女性 AC×4 个周期（乳腺癌辅助治疗）	• 睾丸放射剂量 0.2～0.7Gy • 非烷化剂：ABVD，白血病的多药疗法 • 蒽环类 + 阿糖胞苷 • 贝伐单抗（阿瓦斯汀）

（续表）

风险等级	女性的风险	男性的风险
极低或无风险	• 甲氨蝶呤、氟尿嘧啶、长春新碱、博来霉素、放线菌素	• 睾丸放射剂量＜0.2Gy • 放射性碘 • 含有长春新碱的多药疗法
未知	• 紫杉烷、奥沙利铂、伊立替康、单克隆抗体、酪氨酸激酶抑制药	• 伊立替康 • 单克隆抗体，如西妥昔单抗（爱必妥） • 酪氨酸激酶抑制药，如厄洛替尼（特罗凯）、伊马替尼（格列卫）

ABVD. 多柔比星（阿霉素）、博来霉素、长春新碱、达卡巴嗪；AC. 多柔比星（阿霉素）、环磷酰胺；BEP. 博来霉素、依托泊苷、顺铂；CAF. 环磷酰胺、多柔比星（阿霉素）、氟尿嘧啶；CEF. 环磷酰胺、表柔比星、氟尿嘧啶；ChlVPP. 苯丁酸氮芥、长春碱、丙卡巴肼、泼尼松龙；CHOP. 环磷酰胺、羟基柔红霉素、长春新碱、泼尼松；CMF. 环磷酰胺、甲氨蝶呤、氟尿嘧啶；COP. 环磷酰胺、长春新碱、泼尼松；COPP. 环磷酰胺、长春碱、丙卡巴肼、泼尼松；CVP. 环磷酰胺、长春新碱、泼尼松；EVA. 依托泊苷、长春花碱、阿霉素（多柔比星）；MOPP. 氮芥、长春碱、丙卡巴肼、泼尼松；MVPP. 氮芥、长春新碱、丙卡巴肼、泼尼松龙；NOVP. 诺安托（米托蒽醌）、长春新碱、长春碱、泼尼松；OEPA. 长春碱、依托泊苷、泼尼松、阿霉素（多柔比星）

治疗等[68-74]（表 46-3 和图 46-1）。

4. 保留女性和女孩生育能力的既定选择

（1）胚胎冷冻：胚胎冷冻是第一个确立的保留女性生育能力的方法，它至今仍被认为是金标准。它涉及通过缓慢冷冻或透明化冷冻来保存体外受精的成熟卵母细胞，后者因为解冻后存活率更高而成为现在的首选[75-77]。胚胎冷冻需要事先进行卵巢刺激、成熟卵母细胞回收和用于体外受精的精子[78-83]。因此，它不适用于下丘脑 - 垂体 - 卵巢轴并不活跃的青春期前女孩，以及出于个人、道德或宗教原因不想使用捐赠精子的单身女性。它也不适用于患有对雌激素敏感的女性癌症患者，如乳腺癌和子宫内膜癌，因为传统的卵巢刺激可能会导致血清雌激素水平升高。使用他莫昔芬（一种 SERM）[84, 85]或来曲唑（一种芳香酶抑制剂）[86-91]替代卵巢刺激方案来尽量减少雌激素升高带来的影响。此外，传统的卵巢刺激可能需要长达数周的时间，并且存在引起卵巢过度刺激综合征的风险；因此，对于患有高度侵袭性恶性肿瘤（如血液病）且需要立即进行癌症治疗的女性来说，它可能不是一个合适的选择。对于这些女性，随机启动卵巢刺激以紧急保留生育能力可能是一种选择[92-99]。冷冻胚胎、卵细胞和精子的标准储存期为 10 年，但也可以延长。在健康女性中，每次冷冻胚胎移植的活产率接近 30%[100-102]。然而，在患有癌症的女性中，每次冷冻胚胎移植的活产率降低到约 15%，但没有增加先天性异常的风险[103]。

（2）冷冻卵细胞：2012 年，ASRM 批准卵细胞冷冻作为女性生育能力保护的公认选择[104]。卵细胞冷

表 46-3 进行有性腺毒性的抗癌治疗的患者保留生育力的选择

选 项	女 性	男 性
确定的	• 胚胎冷冻 • 卵细胞冷冻	• 精子冷冻
有争议的	• GnRH 类似物与激素抑制 • 卵巢固定术 • 性腺屏蔽 • 分次化疗和放疗	• GnRH 类似物与激素抑制 • 性腺屏蔽 • 分次化疗和放疗
试验性的	• 卵巢组织冷冻与自体移植 • 卵母细胞体外成熟和透明化冷冻 • 人工卵巢 • 干细胞 • 新型辅助细胞保护性药物治疗 • 其他	• 睾丸组织冷冻 • 干细胞 • 新型辅助细胞保护性药物治疗 • 其他

分组	方法	冷冻保存	治疗处置	接受者	关注点

女性

激素刺激
激素循环
2～3周

合子或胚胎

成熟卵母细胞

胚胎移植 → 患者或孕期代孕者

延误癌症治疗

激素注射

是否有合适的精子捐赠者

青春期后女性

激素刺激
激素循环
2～3周

卵丘-卵母细胞复合体

女性　青春期后女性　青春期前女性

腹腔镜卵巢切除术

卵巢皮质组织

卵巢移植 → 患者

重新引入癌细胞的可能性

体外卵泡成熟和体外受精或卵胞质内单精子注射与胚胎移植 → 患者或孕期代孕者

实验性

男人　青春期后男性

射精
成熟精子提取

精子

卵胞质内单精子注射与胚胎移植 → 配偶

睾丸活检 → 睾丸

干细胞再生 → 患者

实验性

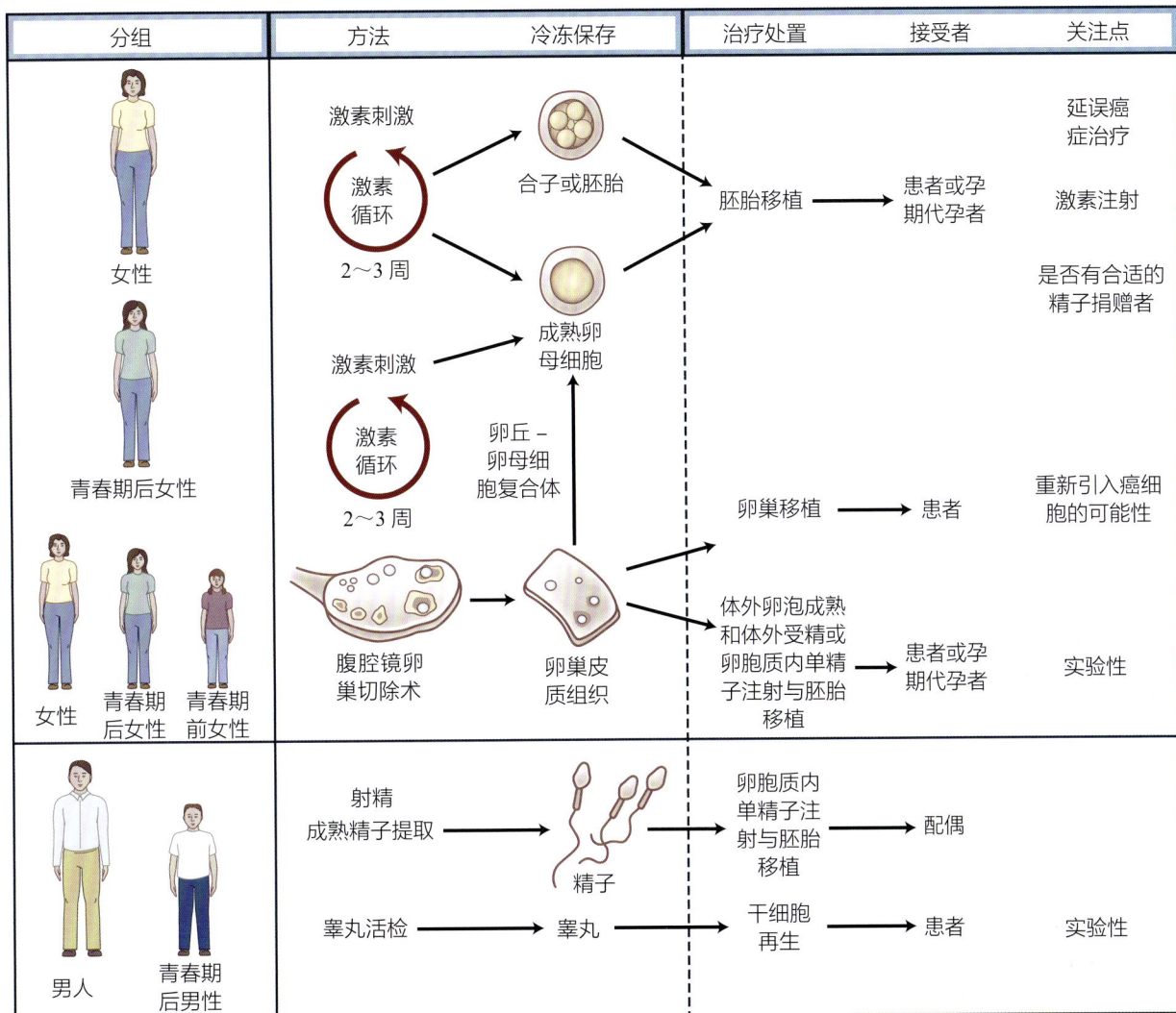

▲ 图 46-1　癌症患者保留生育能力的选择

改编自 Jeruss JS, Woodruff TK. Preservation of fertility in patients with cancer. *N Engl J Med.* 2009; 360(9):902-911.

冻包括通过缓慢冷冻或透明化冷冻来保存成熟卵母细胞[105-108]。与胚胎冷冻一样，卵细胞冷冻需要事先进行卵巢刺激以获取成熟的卵母细胞，但不涉及 IVF。因此，卵细胞冷冻不适用于青春期前的女孩；但是，对于不想使用供体精子的单身女性来说，这是一种选择。卵细胞冷冻具有与前面提到的胚胎冷冻相同的卵巢刺激的缺点。在健康女性中，每个冷冻卵母细胞的活产率约为 6%，但由于透明化方案和卵细胞捐赠计划的进步，该比率在继续稳步提高[109-113]。然而，在患有癌症的女性中，没有足够的关于冷冻卵细胞结果的数据来估计每个冷冻卵母细胞的活产率。迄今为止，在患癌女性卵母细胞透明化冷冻后，只有少数活产被报道[113-115]。在获得更多数据之前，在肿瘤生育咨询期间应谨慎地推断女性癌症患者卵细胞冷冻的结果。

5. 保留女性和女孩生育能力的有争议的措施

(1) GnRH 类似物和激素抑制：GnRH 类似物常被用于妇科内分泌学和生殖医学领域；然而，GnRH 类似物治疗在化疗前和化疗期间保护卵巢免受损伤的作用仍存在广泛争议[116-120]。一些随机试验、系统评价和 Meta 分析已经表明在化疗前和化疗期间使用 GnRH 类似物与女性癌症幸存者 POF 发生率降低之间存在相关性[119, 121-126]。GnRH 类似物的作用机制及其对卵巢的直接和间接影响尚未明了。已知 GnRH 类似物会抑制垂体分泌促性腺激素，从而间接抑制卵巢功能[127, 128]。一些理论认为，在化疗前和化疗期间给予 GnRH 会抑制卵巢，从而减少进入生长池的原始卵泡数量；这些休眠的卵泡被认为对化疗药物的性腺毒性作用不太敏感。其他理论表明，GnRH 类似物对卵巢具有直接保护作用，包括通过上调卵巢内抗凋亡分子和保护卵巢生殖干细胞[129, 130]。在大多数患者中，GnRH 类似物尚未显示出有保护卵巢免受放疗所致的性腺毒性的作用。因此，不建议将 GnRH 类似物用于计划接受盆腔放射的女性癌症患者的生育能力保护。根据 ASCO、欧洲医学肿瘤学会和 ASRM 的指南[47-53]，不应依赖 GnRH 类似物和其他激素抑制方法（如口服避孕药）作为保护女性生育能力的方法。然而，最近的一些出版物鼓励在化疗期间使用 GnRH 类似物来保护女性的生育能力[128, 131-139]。

（2）卵巢固定术：卵巢固定是一种将卵巢从盆腔照射区移出的卵巢移位手术，常用于治疗盆腔恶性肿瘤，如霍奇金淋巴瘤、宫颈癌、阴道癌和盆腔肉瘤。在卵巢固定术中，可以使卵巢向骨盆壁或子宫后方内侧移位。尽管此种手术还未普及，但可以通过纤维剖腹手术、腹腔镜手术甚至机器人手术进行。最简单和最成功的技术是腹腔镜外侧卵巢固定术。卵巢固定术在一个卵巢上进行，而另一个卵巢被切除以用于卵巢组织冷冻[140-146]。根据 ASCO 指南，卵巢固定术在保护卵巢和保留生育能力方面的成功率是有争议的，因为它取决于盆腔照射的剂量、部位和类型，患者的年龄，以及放疗是否与化疗相结合。在放疗过程中，被移位的卵巢也有可能重新回到其原始位置。卵巢固定术成功后，无须 ART 即可自然妊娠。卵巢固定术不能保护卵巢免受化疗引起的性腺毒性。因此，不建议同时计划接受化疗的女性癌症患者采用[47, 48]。

（3）性腺屏蔽：在盆腔照射期间应该常规使用性腺屏蔽以保护卵巢，尤其在年轻患者中。与卵巢固定术类似，性腺屏蔽不能保护卵巢免受化疗诱导的性腺毒性，因此当化学疗法与放射疗法相结合时性腺屏蔽的作用有限[47-63]。

（4）分次化疗和放疗：分次化疗和放疗的剂量可以减少性腺毒性和性腺损伤，因而应尽可能尝试[47-63, 65]。

6. 女性和女孩生育能力保留的试验性选择

（1）卵巢组织冷冻和自体移植：卵巢组织冷冻仍然被认为是女性保留生育能力的一种试验性方法。它包括冷冻保存手术切除的皮质卵巢组织，以供以后用于自体移植或体外卵母细胞成熟[147-151]。此外，可以直接从提取的卵巢组织中取出未成熟的卵母细胞进行 IVM 和透明化冷冻[152-157]。在开始癌症治疗之前，通过腹腔镜或开腹手术切除至少一半的卵巢。提取的卵巢组织需在特殊条件下于 24h 内运送到中央冷冻库，由经验丰富的肿瘤生育团队进行处理[158-160]。常通过慢速冷冻来进行卵巢组织的冷冻[161-163]，但透明化冷冻方案已经在许多研究试验中尝试并取得了积极的结果[164-168]。

在癌症康复后，当需要妊娠时，可以将冷冻的卵巢组织解冻并移植到同一患者体内（自体移植），通常移植到剩余的卵巢或卵巢窝上。当出现严重盆腔粘连或因之前的放射治疗造成盆腔循环不良时，可以将冻融的卵巢组织异位自体移植到其他部位，如腹壁或前臂的皮下间隙。冻融卵巢组织经自体移植成功后，卵巢功能可在术后 2～9 个月内恢复并可持续数年。原位自体移植后，自然妊娠是可能的，原位或异位移植的患者也可以接受卵巢刺激、取卵和 IVF。尽管仍需要进行国际登记，但在卵巢组织缓慢冷冻和原位自体移植后，全世界至少有 120 名的健康婴儿出生，流产或先天性异常的风险也没有增加。在这种情况下，每次移植的活产率粗略估计为 25%。卵巢组织透明化冷冻和异位自体移植带来活产婴儿的报道很少[169-173]。

卵巢组织冷冻后自体移植可能是青春期前女性唯一合适的保留生育能力的选择，尽管在青春期前进行卵巢组织冷冻的女性中很少有婴儿出生[174, 175]。与既定的保留女性生育能力的选择（胚胎和卵细胞冷冻）相比，卵巢组织冷冻和自体移植不需要事先进行卵巢刺激，因此不会延迟癌症治疗。此外，该方案还可以使卵巢内分泌和生殖功能得到数年的恢复[147-151]。

在同卵双胞胎姐妹之间移植新鲜和冻融的卵巢组织已经成功，并且获得了健康的活产婴儿[176-178]。在人类和几个动物物种中已经进行了通过缓慢冷冻或透明化冷冻的全卵巢冷冻保存的研究[179-182]。然而，全卵巢冷冻保存和自体移植面临挑战，主要是相关的冷冻损伤及移植后血管并发症和缺血所导致的非常高的卵泡损失率[183-187]。

尽管通过自体移植冻融的卵巢组织来保留癌症患者的生育能力是有希望的，但还存在一个重大而严重的问题，即卵巢组织可能被恶性细胞污染，或卵巢癌及可能转移至卵巢的恶性肿瘤导致的微小残留病灶。根据多项研究、系统评价和 Meta 分析来评估重新引入恶性细胞的风险。对于患有任何类型卵巢癌或白血病（高风险）的女性，冻融卵巢组织的自体移植是绝对禁止的。而对于患有霍奇金淋巴瘤、乳房、骨骼和结缔组织恶性肿瘤（轻度风险）或患有非霍奇金淋巴瘤和胃肠道癌症（中度风险）的女性来说，它可能是一种选择[150, 189-191]。为了评估重新引入恶性细胞的风险，可以在自体移植前对切除的组织进行几项检测，包括组织学检查、体外培养、免疫组织化学检查、聚合酶链式反应检测、多色流式细胞术、将卵巢组织长期异种移植到免疫缺陷的小鼠体内[159, 192-200]。最近有报道称，在评估白血病细胞污染情况后，一名白血病幸存者通过自体移植冷冻保存的卵巢组织首次分娩[201]。尽管引人注目，但尚不清楚所有白血病患者的污染风险是否相同；同时，这种结果仅是个案，因此，应当慎用于肿瘤生育治疗。

（2）卵母细胞的体外成熟：考虑到由于恶性细胞或由于存在微小残留疾病而引起卵巢组织被污染的风险很高，那么冻融卵巢组织的自体移植在某些患者中是绝对禁止的，恢复生育能力最安全的方法可能是卵母细胞的 IVM 和人工卵巢技术。

在体外，可以通过常规超声引导经阴道途径从提取的卵巢组织和未受刺激的卵巢中直接提取未成熟的卵母细胞。将取回的未成熟卵母细胞在体外培养 24～48h，就成熟为中期Ⅱ期卵母细胞，并为 IVF 或透明化冷冻做好准备[202-205]。尽管 IVM 在技术上仍面临挑战，但它对所有患者（包括青春期前的女性）都是可行的。最近，卵母细胞 IVM 的成功率有所提高[206-209]，并且一些新报道显示出了与传统 IVF 相当的结果[210, 211]。

(3) 人工卵巢：卵巢生物假体或人工卵巢是一种新的实验技术，旨在通过体外多步骤策略产生成熟的卵母细胞，为体外受精做好准备，包括卵巢组织、卵泡和卵母细胞的连续体外培养[212-214]。虽然这项实验技术仅在小鼠中取得过成功[215, 216]，关于改进人工卵巢的方法和结果、帮助建立该技术以转化为临床护理的研究正在进行中[217]（图 46-2）。

卵巢组织培养（封装的体外卵泡生长）包括在体外培养新鲜或冷冻解冻的人类卵巢皮质组织切片 6～10 天，激活组织内原始卵泡的生长以达到窦前卵泡阶段[218, 219]。将窦前卵泡从培养的卵巢组织中酶促和（或）机械分离，并在由藻酸盐、基质胶、纤维蛋白或其他生物材料制成的可生物降解的三维微环境中单独培养长达 4 周[220]。3D 体外卵泡培养支持窦前卵泡生长到早期窦卵泡期[221-225]。这些体外生长的早期窦卵泡随后从周围的 3D 微环境中酶促和（或）机械释放，并被刺破以释放封闭的卵母细胞[226]。最后，释放的未成熟卵母细胞在体外培养 24～48h，以成熟为中期Ⅱ期卵母细胞，为体外受精或透明化冷冻做好准备[152-157]。

人工卵巢的其他应用包括：①体外受精和胚胎移植技术和（或）体外成熟卵母细胞的透明化[152-157]；②在可生物降解的 3D 微环境中再移植体外生长的卵泡，并在异种移植小鼠模型中取得了潜在成功[227-231]；③在 POF 患者中再移植体外激活的卵巢组织，并报道

活产[232-234]（图 46-2）。同时，在女性生育能力的保存和恢复领域具有潜在应用的其他新兴技术，其中包括组织工程[235] 和 3D 打印器官[236]。3D 打印的生物假体卵巢是一种新颖的实验技术，其中分离的卵巢卵泡被嵌入 3D 打印的微孔水凝胶支架中，以支持体内移植后的卵泡生长。在手术绝育的小鼠中移植生物假体卵巢后，可以实现卵巢功能的完全恢复。进行自然交配后，具有 3D 打印卵巢的小鼠可以产生健康的幼崽[236]。这些发现为创建 3D 打印人工卵巢以恢复癌症患者的生育能力开辟了新的视野。

(4) 干细胞：由于过去几十年里在干细胞研究的最新进展中，许多研究已经验证了干细胞在女性生殖内分泌学和不孕症领域的潜在应用。最近发现的卵巢（卵原）干细胞和诱导性多能干细胞的产生揭示了维持卵巢卵泡和卵母细胞产生的新机会，而卵泡和卵母细胞通常在出生后就停止产生了。基于干细胞的疗法有可能治疗各种情况导致的不孕，包括积极的性腺毒性化疗和放疗后的 POF[237-245]。尽管前景广阔，但是要将干细胞科学转化为常规临床实践还有很长的路要走。

(5) 新辅助细胞保护药物治疗：在保留生育能力研究中，采用开发缓解策略以减少化学疗法和放射疗法引起的性腺毒性是目前正在采取的另一种方法。最近，已经尝试了几种策略来减少动物模型中特定化学治疗剂的性腺毒性作用，并取得了可喜的结果。这种策略的例子包括使用纳米封装的三氧化二砷[246]、伊马替尼灭活 c-Abl-TAp63 通路[247, 248] 和使用 GnRH 类似物曲普瑞林[123, 249, 250]。S1P[251]、AS101[252] 和 FTY720[253] 治疗也已作为减少放射治疗诱导的性腺毒性的方法，并对此进行了研究。

（三）男性癌症患者的生育能力丧失、保存和恢复

1. 年轻男性患者的癌症流行病学　据英国（2013—2015 年）统计，青春期前男性（0—14 岁）最常见的

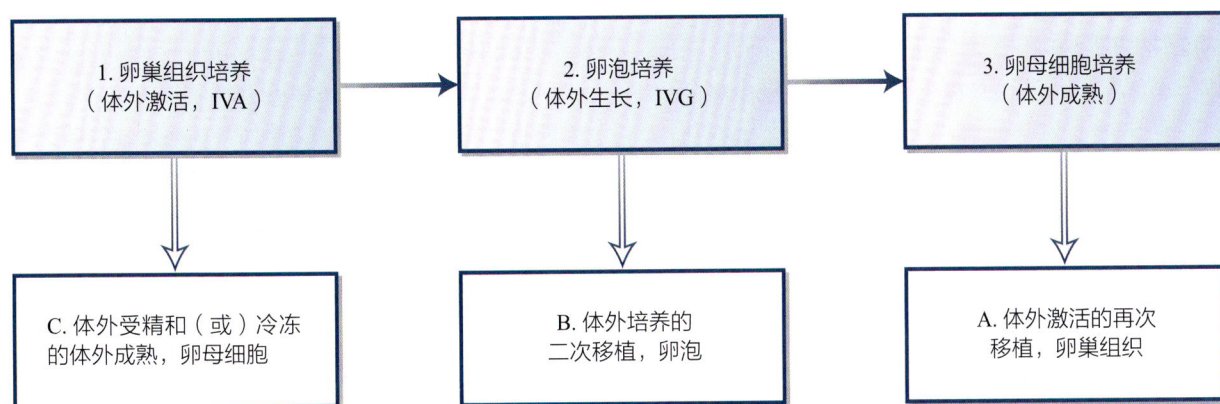

图中流程：

1. 卵巢组织培养（体外激活，IVA）→ 2. 卵泡培养（体外生长，IVG）→ 3. 卵母细胞培养（体外成熟）

C. 体外受精和（或）冷冻的体外成熟，卵母细胞

B. 体外培养的二次移植，卵泡

A. 体外激活的再次移植，卵巢组织

▲ 图 46-2　人工卵巢：概念（蓝框）和应用（白框）

改编自 Salama M, Isachenko V, Isachenko E, Rahimi G, Mallmann P. Advances in fertility preservation of female patients with hematological malignancies. *ExpertRev Hematol*. 2017; 10(11): 951-960.

癌症是白血病（31%）、中枢神经系统癌症（26%）和淋巴瘤（13%）。在 AYA 男性（15—24 岁）中最常见的癌症是生殖细胞肿瘤（27%）、淋巴瘤（22%）、中枢神经系统癌症（13%）和白血病（10%）。成年男性（25—49 岁）最常见的癌症是睾丸癌（14%）、黑色素瘤（11%）、CNS（10%）、肠癌（10%）和头颈部癌症（8%）。其中最常见的可能需要积极的性腺毒性化疗和放疗的癌症是睾丸癌、生殖细胞肿瘤、白血病、淋巴瘤和中枢神经系统癌症[64]（表 46-1）。

2. 年轻男性患者的性腺毒性和生育能力丧失风险　在接受癌症治疗的年轻男性患者中，当睾丸暴露于苯丁酸氮芥、氮芥和环磷酰胺等烷基化化学疗法时，以及对骨盆和盆腔、腹部、头颅或全身行放射治疗时，通常会发生性腺毒性、无精子症和继发的生育能力丧失。性腺毒性的程度主要取决于癌症治疗的类型、剂量和癌症疗程的剂量，以及患者的年龄和癌症的类型和阶段。根据癌症治疗对男性的性腺毒性、无精子症和继发的生育能力丧失的风险进行分类[24, 254-259]（表 46-2）。

3. 年轻男性患者的生育能力保留和恢复的选择　与女性癌症患者一样，当估计的性腺毒性风险大于 50% 时，应在癌症治疗前为年轻男性患者（<40 岁）提供生育能力保留策略。为了保护患有癌症的年轻男性和男孩的生育能力，可以提供一些确证、有争议和试验性的选择。其中确证的选择是精子冷冻。有争议的选择包括使用 GnRH 类似物和激素抑制、性腺屏蔽、分次化疗和放疗。试验性的选择包括睾丸组织冷冻、干细胞、新辅助细胞保护药物治疗等[260-263]（表 46-3 和图 46-1）。

4. 男性和男孩保留生育能力的确证的选择

精子冷冻：精子冷冻是男性生育能力冷冻保存的第一个也是唯一确定的方法；自 20 世纪 50 年代以来，精子冷冻一直被认为是金标准方案[264, 265]。它包括通过缓慢冷冻或透明化冷冻取精和冷冻保存精子；后一种方法现在是首选，因为解冻后的存活率更高[266, 267]。最近，已经开始尝试对人类精子进行无冷冻保护剂的透明化，并可以产生健康的活产[268-270]。在正常条件下，精子样本是通过手淫从成人和青少年男性身上获得的。然而，在射精障碍的情况下，可以使用振动或电刺激来获得精子。在逆行射精的患者中，可以从尿液中分离出精子。当诊断为阻塞性或非阻塞性无精子症时，可以进行睾丸精子抽吸或提取以获得精子[271-273]。在临床实践中，冷冻精子和新鲜精子具有相当的活产率，并且根据一些报道，冷冻精子可以储存 20 余年且无不良反应。据报道，用储存 21 年[274]、储存 28 年[275]、储存 40 年的精液进行卵胞质内单精子注射[276] 都可实现健康活产。

5. 男性和男孩保留生育能力的有争议的选择

(1) GnRH 类似物和激素抑制：目前，已经证明在男性化疗前和化疗期间使用 GnRH 类似物可以在小鼠和大鼠模型中具有性腺保护作用，但在人类和非人类灵长类动物中似乎没有相同的作用[277, 278]。在大多数情况下，GnRH 类似物不能够保护睾丸免受放疗引起的性腺毒性。用雄激素和抗雄激素来抑制睾丸的其他激素方法在成年男性中未显示出有性腺保护的积极作用。由于这些原因，ASCO 不推荐使用 GnRH 类似物和其他激素抑制方法来保持男性生育能力[47-49]。

(2) 性腺屏蔽：在盆腔放射治疗期间应常规使用性腺屏蔽以保护睾丸，特别是在年轻患者中。然而，性腺屏蔽不能保护睾丸免受化疗引起的性腺毒性，因此当化疗与放疗相结合时，其发挥的作用有限[47-63, 65]。

(3) 分次化疗和放疗：与患有癌症的女性和女孩一样，化疗和放疗剂量的分割可以减少性腺毒性和性腺损伤，应尽可能尝试[47-63, 65]。

6. 男性和男孩保留生育能力的试验性选择

(1) 睾丸组织冷冻：睾丸组织冷冻是一种试验性选择，可以在无法产生精子时提供选择，如在青春期前的男孩或患有无精子症的成年人中。在这项技术中，精原干细胞，无论是在睾丸组织内还是作为细胞悬液，都通过缓慢冷冻或透明化冷冻，并储存起来以备将来自体移植、体外培养或体外精子发生[279]。与卵巢组织一样，冷冻融化睾丸组织的自体移植可能会带来将恶性细胞重新引入患者体内的风险，尤其是在患有睾丸癌或转移到睾丸的恶性肿瘤（如白血病）的患者中。迄今为止，睾丸组织冷冻和精原干细胞自体移植、异种移植、体外培养和体外精子发生已被证明在小鼠中比在其他动物物种和人类中更有效[271, 279-285]。

(2) 干细胞：最近，精原干细胞的发现和诱导多能干细胞的产生为积极性腺毒性化疗和放疗后精子发生的恢复和维持开辟了新的视野[286-292]。尽管前景广阔，仍需要做很多工作去将干细胞研究成果转化为保留生育能力的临床应用。

(3) 新型辅助细胞保护药物治疗：尽管开发新型辅助细胞保护药物治疗策略以减少化疗和放疗诱导的性腺毒性是保留生育能力研究的一个重要课题，但很少有研究正式将这些方法应用于男性。在啮齿动物中，免疫调节 AS101 和肉碱取得了部分成功[293, 294]。

(4) 其他试验性选择：最近，有几项研究技术，在保留男性生育能力和恢复领域具有潜在应用价值，包括睾丸组织培养、体外精子发生和基因治疗[295-302]。

（四）年轻女性和男性癌症患者的决策策略

为了给年轻的癌症患者提供保留生育能力和恢复策略，治疗中心应配备适当的设备，并拥有一支由肿瘤学家、妇科医师、男科医师、生殖生物学家、移植外科医生和研究科学家组成的高技能团队。强烈建议将肿瘤诊所、小型医疗中心或综合医院的患者转诊到高度专业化的肿瘤生育中心，以保证高标准的护理[1, 303, 304]。

对于年轻的癌症患者，建议在诊断后立即开始进行生育咨询。如果患者年龄小于40岁，有合理的生存机会，身体健康，具有令人满意的生殖功能，则癌症治疗计划应由肿瘤生育团队审查，并且应该评估性腺毒性和随后生育能力丧失的风险。如果风险大于50%，并且患者希望将来生育孩子，则应在化疗和放疗之前和期间采取生育能力保留策略。在患者完成癌症治疗

并进入生存领域后，应重新评估内分泌和生殖功能。如果确定患者有癌症治疗导致的生育能力下降，则可以使用冷冻的配子、性腺组织或干细胞来恢复生育能力。从临床角度来看，保留生育能力和恢复策略应根据每位患者的情况和愿望量身定制，并可能涉及既定、有争议和试验性选择的组合（在获得患者或儿童法定监护人的知情同意后）[1, 305-309]。如表46-4和表46-5所示，在癌症治疗之前、治疗期间和治疗之后，可以根据患者的性别和年龄尝试可行的策略（如果可行且无禁忌）。

表 46-4　女性癌症患者的合理生育力保留和恢复策略			
年　龄	抗癌治疗前（生育保护）	抗癌治疗期间（生育保护）	抗癌治疗后（恢复生育能力）
青春期前 （0—14 岁）	• 卵巢组织冷冻 • 卵母细胞的体外成熟与透明化冷冻 • 卵巢固定术	• 性腺屏蔽 • 分次化疗和放射治疗 • 新型辅助细胞保护性药物治疗	• 冷冻卵母细胞的体外受精 /ICSI • 冰冻自体移植 • 人工卵巢 • 干细胞
青少年及青少年 （15—24 岁）	• 卵细胞冷冻 • 胚胎冷冻 • 卵巢组织冷冻 • 卵母细胞的体外成熟与透明化冷冻 • 卵巢固定术	• GnRH 类似物与激素抑制 • 性腺屏蔽 • 分次化疗和放射治疗 • 新型辅助细胞保护性药物治疗	• 冷冻卵母细胞的体外受精 /ICSI • 冷冻胚胎宫内移植 • 冷冻卵巢组织的自体移植 • 人工卵巢 • 干细胞
成年人 （25—40 岁）	• 胚胎冷冻 • 卵细胞冷冻 • 卵巢组织冷冻 • 卵母细胞的体外成熟与透明化冷冻 • 卵巢固定术	• GnRH 类似物与激素抑制 • 性腺屏蔽 • 分次化疗和放射治疗 • 新型辅助细胞保护性药物治疗	• 冷冻胚胎宫内移植 • 冷冻卵母细胞的体外受精 /ICSI • 冷冻卵巢组织的自体移植 • 人工卵巢 • 干细胞

GnRH. 促性腺激素释放激素；ICSI. 卵胞质内单精子注射

表 46-5　男性癌症患者的合理生育力保留和恢复策略			
年　龄	抗癌治疗前（生育保护）	抗癌治疗期间（生育保护）	抗癌治疗后（恢复生育能力）
青春期前 （0—14 岁）	• 睾丸组织冷冻	• 性腺屏蔽 • 分次化疗和放疗 • 新型辅助细胞保护药物治疗	• 冷冻睾丸组织自体移植 • 干细胞
青少年及青少年 （15—24 岁）	• 精子冷冻 • 睾丸组织冷冻	• GnRH 类似物和激素抑制 • 性腺屏蔽 • 分次化疗和放疗 • 新型辅助细胞保护药物治疗	• 使用冷冻精子的 IUI/IVF/ICSI • 冷冻睾丸组织的自体移植 • 干细胞
成年人 （25—40 岁）	• 精子冷冻 • 睾丸组织冷冻	• GnRH 类似物和激素抑制 • 性腺屏蔽 • 分次化疗和放疗 • 新辅助细胞保护药物治疗	• 使用冷冻精子的 IUI/IVF/ICSI • 冷冻睾丸组织的自体移植 • 干细胞

GnRH. 促性腺激素释放激素；ICSI. 卵胞质内单精子注射；IVF. 体外受精；IUI. 宫内人工授精

如果保留生育能力选项被拒绝、有禁忌或不可用，则可以在可能的情况下提供收养和第三方生殖（配子捐赠和代孕）作为替代方案[310, 311]。如果第三方生殖服务不可用或法律不允许的情况下，患者可以考虑出国以寻求这些方案。这种日益增长的现象在媒体上被称为跨境生殖保健或生育旅游[312-319]。

三、保留生育能力的挑战

（一）限制生育支持的因素

只有大约 1/3 的 AYA 癌症幸存者追求生育能力[21]。肿瘤生育支持的障碍包括与患者和提供者相关的因素[25]。女性的性别、年龄、种族、关系状况和目前的父母身份、宗教信仰、经济问题、自我感觉缺乏时间和情绪的困扰，以及诊断时的功能状态、恶性肿瘤的类型和预后都很重要[25, 26, 320]。因为他们认为该主题应该首先由他们的提供者介绍，所以一些癌症患者不愿与他们的医疗保健团队就生殖健康展开对话[321]。此外，许多做出保留生育能力决定的患者正处于应对癌症诊断的早期阶段，除了评估生育能力保留的财务和伦理影响外，还要考虑个人死亡率、癌症复发和与癌症治疗相关的合并症[29]。

尽管超过 80% 的癌症医疗保健提供者认为生殖健康对癌症患者很重要，但超过 70% 的提供者认为没有做好正式评估和解决这些问题的准备[321]。提供者的年龄、实践环境、感知培训、时间和资源不足、患者对讨论生殖健康的愿望和舒适度的个人看法也会对是否将肿瘤生育纳入综合癌症护理中造成影响[25, 321]。在为儿童和青少年癌症患者提供医疗保健时，与性功能尚未成熟的患者及其父母讨论有关生殖健康的不适感会影响生殖健康得到解决的程度，特别是提供者对患者未来生育能力有关的问题上的决策能力表示担忧[322]。

男性和女性癌症患者都将生育能力视为他们心理和社会福祉的重中之重。尽管越来越多的癌症患者在治疗前接受了有关保留生育能力的信息，但保留生育能力的选择却没有得到充分利用[21]，部分原因是在初步咨询后没有完全的转诊给生殖专家[323]。接受生殖专家评估的患者更有可能在开始治疗之前就对保留生育能力的措施有更好的了解，无论他们将来是否寻求这些治疗方案[323]。因此，有效执行保留生育能力咨询需要癌症治疗人员（肿瘤学家、外科医生、放射科医师）、生育专家和科学家之间复杂的沟通和协调，以及共同的责任感[324]。

（二）特殊患者人群

对于种族、文化和少数性取向者而言，生殖健康与癌症诊断和治疗之间的关系是多方面的。所提供的生育咨询因种族而异[320]。关于疾病、灵性和死亡的文化特定信仰[325]、对医疗系统[326]和医疗决策的信任[327]、性行为[328, 329]、自我认同和自主权[330]、生活质量[331]会影响癌症患者对生殖健康在其整体幸福感中所扮演的角色的看法。此外，患者的宗教和文化信仰，特别是关于配子收集和储存、受精、生育和代孕的信仰，会指导他们在不同的保留生育能力方案中进行选择[332]。因此，在文化上有竞争力的肿瘤生育护理很重要，因为它可以改善患者与提供者之间的沟通，减少决策后悔，并改善与健康相关的生活质量[326]。

少数性取向者会在癌症治疗之前、期间和之后遇到与亲密关系、生育能力和父母身份相关的不同挑战。一方面，患有癌症的女同性恋、男同性恋、双性恋、跨性别或酷儿（lesbian, gay, bisexual, transgender, or queer, LGBTQ）社区的成员在人际关系、生育能力和身体形象方面与异性恋者有相似的担忧。另一方面，LGBTQ 癌症患者也独特地表达了对"选择的家庭"的信仰，这是一个建立在爱情和亲属关系之上的家庭，不一定是血缘或生物关系；与异性恋癌症患者相比，他们更愿意接受其他育儿选择，如收养、捐赠配子和代孕，并且报告说生育对他们关系的影响较小。由于许多医疗保健提供者可能没有适当的考虑亲密关系、人际关系和家庭建设等独特的方面，几乎 1/3 的 LGBTQ 癌症患者报告在癌症治疗之前对生殖健康的咨询不满意[333]。

对于占所有孕妇人口约 0.1% 的癌症孕妇来说，关于生育和家庭建设的决定也具有挑战性[334]。虽然罕见，但在妊娠期间诊断出的常见癌症包括乳腺癌（最常见）和宫颈癌、霍奇金淋巴瘤、非霍奇金淋巴瘤、卵巢癌、恶性黑色素瘤、白血病、甲状腺癌和结肠直肠癌[335, 336]。患有癌症的孕妇可能难以区分癌症和妊娠的相关症状，对接受某些影像学检查或其他诊断程序时犹豫不决，并担心在其身体发生与妊娠相关的变化时，可能会遗漏临床上不明确的癌症。因此，她们面临更高的终止妊娠的风险[337]。由于妊娠期癌症的复杂性，已经制订了妊娠期癌症女性产前护理指南[338]。需要手术、放疗或化疗的治疗需要由肿瘤学家、产科医生、新生儿科医生、心脏病专家、药理学家、外科医生、放射肿瘤学家、伦理学家和心理健康提供者组成的多学科团队密切监测。据报道，患有癌症的孕妇的活产率高达 86%，而早产、小于胎龄儿出生体重和新生儿重症监护病房入院率分别为 48%、21% 和 41%。产妇年龄、癌症类型、疾病程度（全身性与局部性）和化疗药物的类型（例如，图 46-3 以铂为基础的紫杉烷类）是癌症孕妇某些不良生产和新生儿结局的危险因素。因此，已经实施了对化疗给药标准的改变（如在妊娠前 3 个月之后和不迟于妊娠第 35 周），以分别降低先天性畸形和骨髓抑制的风险[339]。癌症治疗手术前的适当时机和围术期护理降低了癌症女性早产的风险[340]。尽管如此，在癌症治疗过程中接受放射治疗的女性在随后的妊娠中流产、早产、胎盘异常、胎儿畸形和低胎儿出生体重的风险呈剂量依赖性增加[31,341]。同时，妊娠和癌症治疗对癌症复发和孕产妇整体健康的长期影响仍然未知[342]。值得注意的是，妊娠期间患有癌症的母亲所生的孩子的生长、心脏功能、神经心理能力和整体健康状况与对照组相当[343]。

（三）财务和道德考虑

大约 50% 的癌症幸存者在诊断 1 年后会遇到经济困难[344]。事实上，与匹配的对照组相比，癌症患者在诊断后 5 年内申请破产的可能性是其 2.6 倍以上，并且 21—44 岁的患者面临的风险最大[345]。"财务毒性"包括癌症患者在诊断、治疗和随访过程中所经历的所有财务考虑。财务毒性对年轻的癌症患者来说尤其沉重，并且在其追求生育能力的个人选择中起着重要作用[345]。图 46-3 显示了保留生育能力的成本。许多健康保险计划不涵盖与保留生育能力相关的费用，只有两个州要求对与医源性不孕症相关的费用进行保险。此外，一些计划会选择性地支付卵巢刺激的费用，但不包括卵细胞/胚胎储存费用。因此，对于许多育龄癌症患者来说，保留生育能力可能是一个缺乏证据的选择[346]。事实上，超过 20% 的癌症患者将费用列为不追求生育能力的主要原因[320]。经济困难的差异会导致癌症治疗后与医疗保健相关的生活质量下降，特别是在某些少数族裔中[344,347]。因此，患者的金融知识和导航计划正在朝着减轻生育能力保留的经济负担迈进[348]。

在癌症治疗之前提供足够的生殖健康咨询和在癌症诊断时及时实施癌症治疗通常是不一致的，这引发了复杂的伦理问题。具体的伦理问题包括有目的地公开保留生育能力的选择，尽管可能会延迟开始癌症的治疗；持续了解患者的机密性和隐私；儿童和青少年患者保留生育能力的同意书和同意书的获取；分配保存的组织（包括死后复制）的未来使用、处置和捐赠的权利；在未来的生殖中利用植入前基因诊断；在患者和相关合作伙伴之间提供与保留生育能力相关的费用；对癌症幸存者后续后代生活质量的潜在影响；避免在讨论预后不良患者的未来生育能力时产生错误的希望[349]。在青春期前癌症患者中，关于生殖健康的对话，包括目前的避孕、性行为和未来的生育能力，以及从男孩身上获取精液和从女孩身上获取卵巢组织的统筹安排，很大程度上取决于父母和提供者对孩子性成熟的看法[332]。在年轻时接受保留生育能力咨询的成年癌症幸存者可能不同意其父母在癌症诊断时所做出的决定[350]。许多癌症幸存者承受着社会和情感压力，需要使用先前储存的性腺组织或配子来实现遗传亲子关系，尤其是在社会构建的女性、男性和亲子关系理想的背景下[351]。此外，生物伦理、法律和监管问题对于考虑实验性保留生育能力的年轻癌症患者、考虑将生殖组织同种异体移植或异体移植或代孕作为实现父母身份的方式的癌症幸存者尤为相关[352]。因此，许多机构已经成立了工作组，以帮助解决个别癌症患者在癌症诊断、治疗和随访过程中所面临的伦理问题。

（四）应对挑战的方法

1. 提供个性化风险评估　获得有关癌症或特定

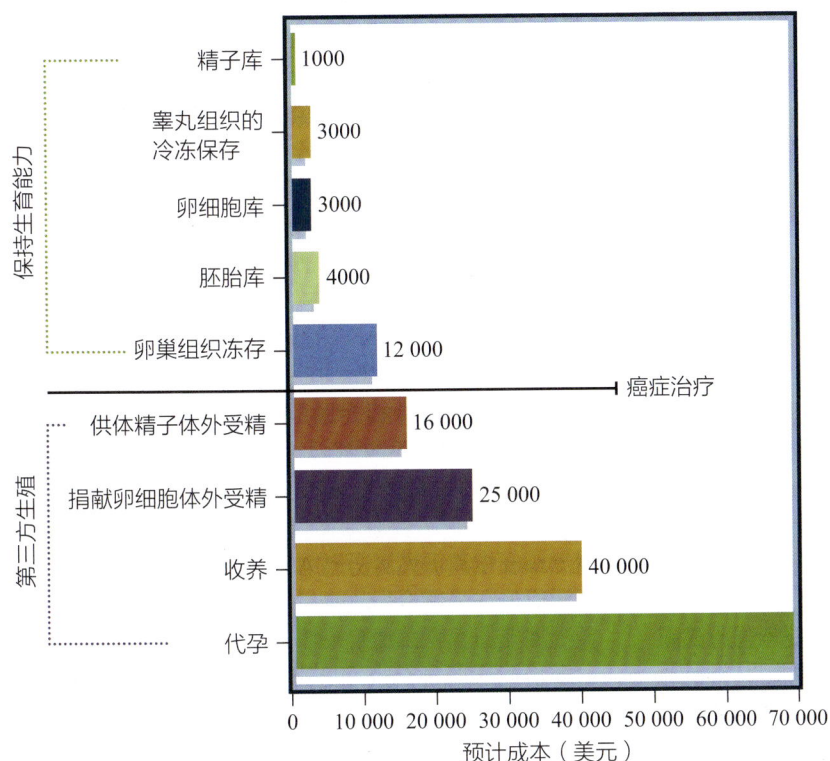

保持生育能力
- 精子库　1000
- 睾丸组织的冷冻保存　3000
- 卵细胞库　3000
- 胚胎库　4000
- 卵巢组织冻存　12 000

癌症治疗

第三方生殖
- 供体精子体外受精　16 000
- 捐献卵细胞体外受精　25 000
- 收养　40 000
- 代孕

预计成本（美元）
0　10 000　20 000　30 000　40 000　50 000　60 000　70 000

◀ **图 46-3　保留生育能力的费用不包括每年的生殖组织储存费（约 250 美元/年）或体外受精（试管授精，约 12 000 美元）的费用**

图片由 Oncofertility Consortium and Teresa K. Woodruff 提供

癌症治疗带来的不孕风险的信息对于做出接受生育保护治疗的明智决定至关重要。对于女性来说尤为如此，因为可用的保留生育能力技术成本高昂，需要几天或几周才能完成。几项队列研究表明，癌症治疗后女性和男性的生育能力下降；斯堪的纳维亚队列研究和儿童癌症幸存者研究发现，生育孩子的可能性降低了一半 [353-355]。然而，前瞻性研究仍然缺乏或规模不足，并且由于治疗后评估生育状况需要大量时间，随机对照试验很难在这一人群中实施。由于患者年龄、肿瘤分期和治疗的异质性，尤其是样本量是一个难以克服的障碍。前瞻性或观察性研究必须持续数年或数十年，以评估特定癌症类型或癌症治疗是否会过早地降低卵巢储备和生育潜力。患者选择也可能存在偏差，因为参加这些研究的患者对生育能力非常感兴趣。尽管存在这些挑战，但人们仍在努力确定癌症患者不孕风险的个体预测因素，其中最重要的是女性的年龄，以及男性和女性的癌症治疗类型。卵巢储备或精子产生的预处理评估是估计不孕风险的重要的第一步，因为癌症患者的生殖功能可能已经受到损害。癌症治疗后，卵巢或睾丸功能的恢复可能会在放疗或化疗后数月至数年发生。在男性中，应反复进行精液分析以评估精子生成的恢复情况，因为睾丸的干细胞会重新启动精子发生，这可能会在治疗后数年延迟。尽管大多数研究都使用闭经作为女性生育能力丧失的替代指标，但它并不准确；事实上，恢复正常月经并不总是预示着生育能力。这需要新的和更准确的卵巢功能标志物来指导患者在癌症治疗前后的不孕风险和生育状况。

2. 临床护理的实践管理、知识和获得障碍 肿瘤生育学是一个连接生殖科学和肿瘤学的领域，旨在保护被诊断患有癌症的患者的生殖功能。实现这一目标需要参与癌症和不孕症治疗的专家密切合作，他们往往有竞争优先权。与患者讨论癌症可能带来的风险及其对生育能力的治疗、保留生育能力的措施必然是复杂的，不仅因为涉及多种观点，而且因为时机至关重要，特别是对于患有侵袭性癌症的患者。对于患有癌症的儿童来说，这项任务可能特别困难，需要从业者评估长期不孕风险，并在迫切需要性腺激素治疗时提供适当的保留生育能力技术。最年轻患者的保留生育能力措施（未成熟配子检索和冷冻保存）在很大程度上仍处于试验阶段，并且该程序的可用性仅限于少数的几个中心。事实上，该领域的主要威胁之一是需要让许多学科的专业协会将生育能力纳入他们的临床决策之中，肿瘤学、泌尿学、专职医疗保健专业人员和生殖内分泌学家（成人和儿科）都需要参与其中。

尽管对肿瘤生育能力的需求、肿瘤学和生殖内分泌学之间的合作正在得到全球认可，世界各地的几个科学协会都制订了癌症患者保留生育能力指南 [50, 356]，但在获取知识、程序本身和支持方面仍有差距。为了更全面地解决癌症治疗后的医源性不孕问题，有必要与各个癌症治疗中心、生殖内分泌学和不孕症实践、不孕症诊所分享有关肿瘤不孕症的信息。应该定期向这些涉众发送该领域的更新。社交媒体和传统媒体必须参与进来。跨平台资源应广泛分布并在线提供。必须广泛宣传将医生和患者与肿瘤生育护理联系起来的移动应用程序。

3. 纳入心理支持对肿瘤生育临床护理模式至关重要 在肿瘤生育决策过程中的心理支持是必不可少的，尤其是对于面临非常特殊挑战的儿科肿瘤患者 [357]。他们（或他们的父母）可能对癌症诊断感到不知所措，并专注于癌症生存所必需的东西，而不是讨论未来可能的不孕症。即使患者决定进行保留生育能力，他们也更有可能选择快速的"一站式"策略，如卵巢组织冷冻保存，这不会延迟癌症治疗的开始，也不需要患者积极地参与像胚胎或卵母细胞冷冻保存所必需的保留生育能力治疗中。这引起了一些担忧，因为在许多情况下，患者可能会选择进行一种实验性但更快的手术，而一个成熟但较慢的手术可能至少同样有效，并且侵入性肯定更小。重要的是，实践了解专业的肿瘤生育支持人员和模型的价值，这些人员和模型培训心理学家进行肿瘤生育导航和咨询，他们可以为单个中心或中心之间的患者提供心理和决策支持。将这种能力建设到肿瘤生育护理中是一项重要的战略，可以在宏观（州、地区或国家）范围内实施。

4. 途径和负担能力 保留生育能力的成本远远超出了大多数人的承受能力；在美国，辅助生殖技术冷冻卵细胞的平均前期成本为 9200 美元，加上每年约 300 美元的储存费，以及用于解冻、受精和植入冷冻卵细胞的 4400 美元 [358]。尽管欧洲、亚洲和北美的保险、报销和具体成本问题各不相同，但在癌症环境的内部和外部，过去 35 年来在全球范围内可用的辅助生殖技术未得到充分利用的主要原因是程序和药物的成本。在世界许多地方，包括在全球北部的国家（如美国），不孕症治疗通常不在健康保险范围内 [359]。在南半球，不孕症治疗通常被视为奢侈品，因为缺乏资源，并且需要优先考虑基本的、挽救生命的医疗保健 [360]。在葡萄牙，为改善辅助生殖技术的财政支持计划做出了相当大的努力，如今，公共辅助生殖技术中心为男性和女性提供生育保护，其中 69% 的药物费用由社会保障支付 [361]。对肿瘤生育成本的逐个国家评估正在进行中，并将提供对未来降低成本的方法的见解，以降低癌症患者获得治疗的障碍。拥有遗传学子女的能力对全世界的许多女性和男性都很重要 [360]，WHO 认为不孕症是一个全球性的健康问题 [362]。遗传亲子关系和公共卫生观点的重要性对于追求生育能力保护的论点很重要，特别是在资源有限的环境中。最终，成本和优先权是相互交织的,应该得到同等考虑。

5.公共意识 尽管在过去 10 年中公众对肿瘤生育的认识急剧增加,但总体上仍缺乏对癌症环境中保留生育能力的重要性的知识和理解。媒体是传播健康相关新闻的有力工具,它在教育公众了解不孕不育方面发挥了重要作用。然而,在那些不太可能通过新闻媒体接触到的人、受教育程度较低的人、卫生知识普及程度较低的人、社会经济背景较低的人中,这种意识仍然很低。公众意识是为特定事业创造公众支持的第一步。没有广泛的公众支持,一场运动很难获得动力并产生真正的变化。阻止肿瘤生育获得更多公众支持的障碍之一是认为辅助生殖技术是一种在医学上没有必要的选择性程序。然而,一些专业医疗机构将不孕症归类为一种疾病,并且有大量证据表明不孕症及其治疗对身体、心理、社会和经济的影响。纠正这种误解并说明除保留生育能力外,癌症患者对癌症生育的健康益处是该领域的主要焦点。

6.肿瘤生育、不孕和社会化冷冻卵细胞的区别 尽管肿瘤生育涉及用于不孕症治疗的相同 ART 程序,但肿瘤生育特别关注年轻癌症患者的需求,这些患者未来的生育能力受到癌症或其治疗的威胁。重要的是,要认识到肿瘤不孕症患者和传统不孕症患者之间的差异。与寻求不孕症治疗的患者不同,肿瘤不孕症患者预期医源性不孕症与其挽救生命的癌症治疗直接相关。不幸的是,这两个类别经常混为一谈,导致将其作为不孕症治疗的一种形式,类似地将肿瘤生育手术排除在保险范围之外[363]。明确将肿瘤不孕症分类为癌症治疗计划的一部分将有助于确定肿瘤不孕症和不孕症治疗之间的差异,并改善特别是在肿瘤不孕症环境中的 ART 程序的可及性和保险范围[364]。

许多公众也很难区分使用 ART 来保存癌症患者的生育能力和使用 ART 来保存生育能力以避免与年龄相关的不孕症,这就是所谓的社会化卵细胞冷冻[365]。在过去几年里,想要推迟生育的女性在社会上冷冻卵细胞受到了新闻媒体的极大关注[366]。鉴于公众的健康和科学素养较低,人们可能无法立即了解到癌症患者与担心和年龄相关的不孕症的健康女性保留生育能力的不同原因,尤其是因为在每种情况下都使用相同的技术。随着社会化卵细胞冷冻需求的增加,人们担心所有患者的保留生育能力成本都会增加,包括不孕不育患者。因此,必须做更多的工作以用通俗易懂的语言来更清楚地说明在肿瘤生育环境(如用于不孕症)与社会化卵细胞冷冻中使用 ART 的差异。

总结和展望

肿瘤生育学属于交叉学科,需要将医学专业(肿瘤学、泌尿学和生殖内分泌学)相互结合,并与将成为未来突破的新兴技术相结合。癌症导致的生殖功能的丧失对内分泌健康、生育能力和社会心理健康产生了深远影响,关注这一快速发展的领域对于确保癌症幸存者的高生活质量至关重要。